Pädiatrie

Georg F. Hoffmann
Michael J. Lentze
Jürgen Spranger
Fred Zepp
(Hrsg.)

Pädiatrie

Grundlagen und Praxis

Band 1

Mit 1271 Abbildungen und 447 Tabellen

Begründet von Michael J. Lentze, Jürgen Schaub, Franz Schulte und Jürgen Spranger

4., vollständig überarbeitete Auflage

Springer

Herausgeber
Prof. Dr. med. Georg F. Hoffmann
Universitätsklinikum Heidelberg
Zentrum für Kinder- und Jugendmedizin
Im Neuenheimer Feld 430
69120 Heidelberg

Prof. Dr. med. Jürgen Spranger
Universitätsmedizin Mainz
Zentrum für Kinder- und Jugendmedizin
Langenbeckstr. 1
55131 Mainz

Prof. Dr. med. Michael J. Lentze
Forschungsinstitut für Kinderernährung
Heinstück 11
44225 Dortmund

Prof. Dr. med. Fred Zepp
Universitätsmedizin Mainz
Zentrum für Kinder- und Jugendmedizin
Langenbeckstr. 1
55131 Mainz

Ergänzendes Material zu diesem Buch finden Sie auf http://extras.springer.com

ISBN 978-3-642-41865-5 ISBN 978-3-642-41866-2 (eBook)
DOI 10.1007/978-3-642-41866-2

Die Deutsche Nationalbibliothek verzeichnet diese Publikation in der Deutschen Nationalbibliografie; detaillierte bibliografische Daten sind im Internet über http://dnb.d-nb.de abrufbar.

Springer Medizin

Planung: Dr. Christine Lerche, Heidelberg
Projektmanagement: Claudia Bauer, Heidelberg
Lektorat: Annette Allée, Dinslaken und Dr. med. Susanne Meinrenken, Bremen
Projektkoordination: Cécile Schütze-Gaukel, Heidelberg
Zeichnungen: Christine Goerigk, Ludwigshafen und Fotosatz-Service Köhler GmbH, Reinhold Schöberl, Würzburg
Umschlaggestaltung: deblik Berlin
Fotonachweis Umschlag:
Band 1: © Phase4Photography – shutterstock
Band 2: © C.M. Lerche
Herstellung: le-tex publishing services GmbH, Leipzig

Gedruckt auf säurefreiem und chlorfrei gebleichtem Papier.

Springer Medizin ist Teil der Fachverlagsgruppe Springer Science+Business Media
www.springer.com

Vorwort zur 4. Auflage

Das medizinische Wissen verdoppelt sich alle 3–5 Jahre, so dass für das Fachbuch „Pädiatrie" 7 Jahre nach Erscheinen der letzten Auflage eine Neuauflage dringend erforderlich ist. Nach intensiven Diskussionen der Herausgeber mit dem Verlag über die Frage, ob ein gedrucktes Werk heutzutage noch zeitgemäß ist, haben sich beide Seiten entschlossen, eine 4. Auflage als Buch herauszubringen. Angesichts der enormen Zunahme des Wissens war diese Auflage nicht mehr in einem Band unterzubringen. Das Fachbuch erscheint jetzt in 2 Bänden. Um die neuen Erkenntnisse darzustellen, bedurfte es einer Verjüngung der Autoren. Neben zahlreichen neuen Autoren konnten auch zwei neue Herausgeber gewonnen werden: Prof. Georg F. Hoffmann und Prof. Fred Zepp. Den beiden ausgeschiedenen Herausgebern Prof. Jürgen Schaub und Prof. Franz Schulte sei bei dieser Gelegenheit noch einmal für ihre Gestaltung der früheren Auflagen herzlich gedankt. Auch danken wir den zahlreichen ausgeschiedenen Autorinnen und Autoren der letzten Auflagen. Ohne ihre Mitarbeit wären diese nicht so erfolgreich gewesen. Herzlichen Dank auch an unsere Leserinnen und Leser für die zahlreichen konstruktiven und kritischen Kommentare und Anregungen. Sie sind bei der Neuauflage berücksichtigt worden und in die entsprechenden Kapitel eingeflossen.

Das vorliegende Werk soll den derzeitigen Wissensstand in der Pädiatrie umfassend darstellen und im deutschsprachigen Raum auch in Zukunft das Standardwerk der Kinder- und Jugendheilkunde bleiben. Viele Kapitel wurden gestrafft, andere ergänzt oder neu konzipiert. Gleichzeitig mit dem gedruckten Buch erscheint die elektronische Version und steht dann als eBook zur Verfügung. Damit können die Vorzüge digitaler Medien, wie z. B. die freie Volltextsuche, uneingeschränkt genutzt werden. Erstmals werden zudem ergänzende Informationen als Online-Materialien bereitgestellt (http://extras.springer.com). Somit hoffen wir den Erwartungen einer modernen Leserschaft gerecht zu werden.

Das Fachbuch richtet sich besonders an Kinder- und Jugendärzte/-ärztinnen und solche, die sich in der Weiterbildung befinden. Es soll als Primärliteratur Rückhalt und Nachschlagewerk der Kinder- und Jugendheilkunde sein. So hoffen wir, dass die Leser dieses zweibändigen Werkes alle pädiatrischen Fragen zufriedenstellend beantwortet finden.

Dem Verlag danken wir für die stets konstruktive und hilfreiche Zusammenarbeit, die dieses Werk in seiner Qualität und im Layout stets verbessert hat.

G. F. Hoffmann, M. J. Lentze, J. Spranger, F. Zepp
Heidelberg, Dortmund, Sinzheim, Mainz
Sommer 2014

Vorwort zur 1. Auflage

In der zweiten Hälfte des 20. Jahrhunderts gab es neben einer wachsenden Zahl studentischer Lehrbücher 3 traditionsreiche große deutschsprachige Fachwerke der Kinderheilkunde, den *Feer-Kleinschmidt-Joppich* mit 27 Auflagen, den *Fanconi-Wallgreen* mit 8 Auflagen und den *Keller-Wiskott* mit 6 Auflagen.

Erhöhte Herstellungskosten, ein gesättigter Markt an studentischen Lehrbüchern und das Fehlen **eines** umfassenden Standardwerks der Kinderheilkunde veranlaßten die Herausgeber des *Feer-Kleinschmidt* und des *Keller-Wiskott* zur Konzeption des vorliegenden Werkes. Als zusätzlicher Herausgeber konnte M. J. Lentze, Bonn, gewonnen werden. Entstanden ist nach 2jähriger Vorbereitung kein Lernbuch für Studenten, sondern ein Lese- und Nachschlagebuch für Kinderärzte und Allgemeinärzte in der Praxis, für Assistenten, Oberärzte und Chefärzte in der Klinik, für Ärzte im öffentlichen Gesundheitsdienst und für all jene, die kranke Kinder betreuen und gesunde vor Krankheiten bewahren.

Mit der Herausgabe eines umfangreichen Fachbuches knüpft der Springer-Verlag an die alte Tradition eines „Handbuches" für Kinderheilkunde an. 3 Jahre nach der letzten Auflage des *Pfaundler-Schlossmann* erschien zwischen den Jahren 1963–1972 das 9bändige von H. Opitz und F. Schmid herausgegebene Werk, das noch in vielen Klinik- und Institutsbibliotheken steht und eine wahre Fundgrube von detaillierten klinischen Beschreibungen ist. Der Stil eines derartigen enzyklopädischen Handbuches, in dem nahezu alles steht, ist allerdings im Zeitalter der elektronischen Datenverarbeitung nicht mehr sinnvoll. Deshalb ist das vorliegende Werk am ehesten als „Fachbuch" zu bezeichnen. Bewußt wurde der Inhalt in **einem** Band komprimiert. Über 200 Autoren haben sich der gewaltigen Aufgabe angenommen. Durch die Beteiligung vieler österreichischer und Schweizer Kollegen ist dieses Fachbuch für Ärzte im gesamten deutschsprachigen Europa gedacht.

Die Schwierigkeit eines jeden Pädiatriebuches liegt in den Aufgaben der Kinder- und Jugendmedizin begründet. Diese sind nicht auf ein bestimmtes Organ- oder Funktionssystem bezogen, sondern beinhalten alle Krankheiten des Kindes von der Geburt – manchmal vor der Geburt – bis zum Ende des somatischen und psychischen Wachstums. So kann es nicht verwundern, dass Ärzte aus anderen Fachgebieten unter den Autoren zu finden sind: Augenärzte, Dermatologen, Hals-Nasen-Ohren-Ärzte, Humangenetiker, Mund-, Kiefer- und Gesichtschirurgen u. a.

Auf einige redaktionelle Besonderheiten in diesem Werk sei hingewiesen. Aufgrund neuer pathophysiologischer Erkenntnisse wird der Begriff Ernährungsstörungen des Säuglings fallengelassen. Die Störungen der Ernährung werden jetzt ätiologisch gesehen und definierten Krankheiten zugeordnet. Der Charakter eines Buches für Fortgeschrittene hat viele Fotos von bekannten Krankheiten überflüssig gemacht. So wird die Erkennung eines Masernexanthems bei einem Arzt in Praxis und Klinik vorausgesetzt. Literaturangaben beschränken sich in der Regel auf historisch wichtige Arbeiten, auf Übersichtsartikel und kasuistisch bedeutsame Publikationen. In Einzelfällen, wie im Normalwertkapitel und bei den Arzneimitteltabellen, haben die Autoren dieses Prinzip durchbrochen und die angegebenen Normalwerte und Dosierungen mit Quellenangaben belegt. Die Vermehrung des Wissens in der Medizin ist besonders in der Molekularbiologie so gewaltig, dass während der Herstellung dieses Fachbuches beschriebene Fakten schon wieder überholt und neue hinzu gekommen sind, die aus drucktechnischen Gründen nicht mehr berücksichtigt werden konnten.

Die erste Auflage eines wissenschaftlichen Fachbuches kann nicht perfekt sein. Die Herausgeber bitten um Nachsicht und sind für konstruktive Vorschläge zu einer Verbesserung des Buches in der 2. Auflage dankbar. Die Mitarbeiter des Springer-Verlags haben sich mit großem Engagement dieses Werkes angenommen und Neuland betreten. Der Kompromiß zwischen unseren Wünschen und dem verlegerisch Machbaren ist akzeptabel. Wir bedanken uns für die harmonische, nicht immer einfache Zusammenarbeit. Die Aufmachung des Buches ist nach deutschem Standard hervorragend, der Preis für diese knapp 1900 Seiten angemessen. Besonders glücklich sind die Herausgeber, daß sie Prof. Dr. Klaus Heyne, Kiel, für die Erstellung des Sachwortverzeichnisses gewinnen konnten.

M. J. Lentze, J. Schaub, F. J. Schulte, J. Spranger
Bonn, Kiel, Hamburg, Mainz, im Herbst 2000

Die Herausgeber

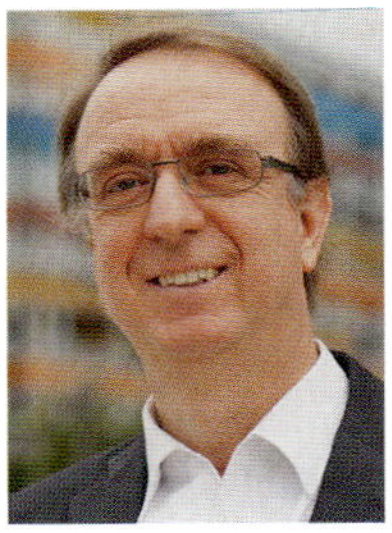

Prof. Dr. med. Georg F. Hoffmann
Geschäftsführender Direktor des Zentrums für Kinder- und Jugendmedizin des Universitätsklinikums Heidelberg
Studium der Humanmedizin in Göttingen und Birmingham, Großbritannien. Facharztausbildung in Göttingen, San Diego, USA, und Heidelberg. 1991 Anerkennung als Kinderarzt in Heidelberg, seit 1996 mit dem Schwerpunkt Neonatologie, seit 2007 mit dem Schwerpunkt Neuropädiatrie. Habilitation 1992 an der Ruprecht-Karls-Universität Heidelberg zu dem Thema „Die Mevalonazidurie – Eine Stoffwechselerkrankung der Cholesterin- und Isoprenoidbiosynthese".
Oberarzt und Leiter der Sektion „Pädiatrische Stoffwechselerkrankungen" an der Universitäts-Kinderklinik Heidelberg (1992–1994). Universitätsprofessor und Leiter der Klinik Pädiatrie II an der Universitäts-Kinderklinik der Philipps-Universität Marburg (1994–1999) mit den Schwerpunkten Neuropädiatrie und Stoffwechselerkrankungen. Seit 1999 Geschäftsführender Ärztlicher Direktor des Zentrums für Kinder- und Jugendmedizin des Universitätsklinikums Heidelberg.
Klinische und wissenschaftliche Schwerpunkte: Stoffwechselerkrankungen, Ernährungsstörungen, seltene Erkrankungen, Neuropädiatrie.

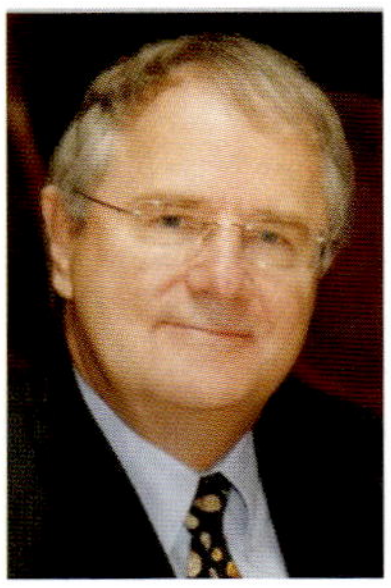

Prof. em. Dr. med. Michael J. Lentze
Forschungsungsinstitut für Kinderernährung Dortmund
Studium der Medizin in München, Promotion 1975. Ausbildung zum Kinderarzt am Dr. von Haunerschen Kinderspital in München. 1984 Habilitation an der Medizinischen Fakultät der Universität Bern.
Research Fellow im Department of Gastroenterology am Peter Bent Brigham Hospital, Havard Medical School. Leiter der Gastroenterologischen Abteilung an der Universitätskinderklinik Inselspital Bern (1980–1990). Ordentlicher Professor der Medizinischen Fakultät der Universität Bonn (1990–2012). Ärztlicher Direktor des Universitätsklinikums Bonn (1991–2011). Seit 2001 Direktor des Forschungsinstitutes für Kinderernährung in Dortmund. Seit 2004 Mitglied der Nationalen Akademie der Wissenschaften Leopoldina, Halle. Derzeit Gastprofessor an der Universitätskinderklinik der Staatlichen Medizinischen Universität Tiflis/Georgien.
Forschungsschwerpunkte: Kongenitale Diarrhö, Kinderernährung, Zöliakie, chronisch-entzündliche Darmerkrankungen.

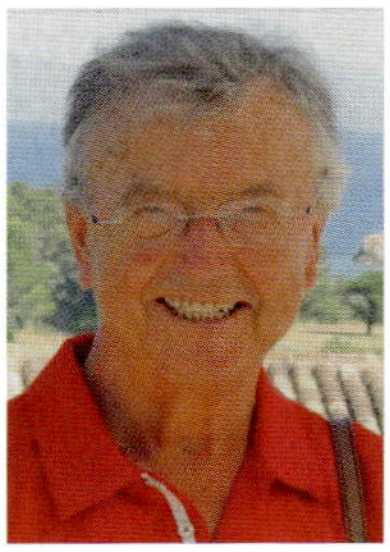

Prof. em. Dr. med. Jürgen Spranger
Studium und Promotion an der Universität Freiburg. Habilitation 1968 an der Universität Kiel. Medizinalassistent in Freiburg und Berlin, Assistenzarzt und Facharztausbildung in Heidelberg, Münster und Kiel. Forschungsaufenthalte am Sloan-Kettering Institute New York (1957–1958) und Children's Hospital, Harvard Medical Center, Boston (1968–1969). Oberarzt der Universitäts-Kinderklinik Kiel (1969–1974), seit 1972 in leitender Funktion. Außerplanmäßige Professur der Universität Kiel 1971. Gastprofessur am Department of Genetics der University of Wisconsin, Madison (1971–1972). Berufung an den Lehrstuhl für Kinderheilkunde der Universität Bonn (1974) und der Universität Mainz (1974). Von 1974 bis 1998 Direktor der Universitätskinderklinik Mainz.
Auszeichnungen: Czerny-Preis der Deutschen Gesellschaft für Kinderheilkunde 1972, Heubner-Preis der Deutschen Gesellschaft für Kinderheilkunde 2004. Seit 1988 Mitglied der Nationalen Akademie der Wissenschaften Leopoldina, Halle.
Wissenschaftlicher Schwerpunkt: Wachstumsstörungen im Kindesalter, medizinische Genetik.

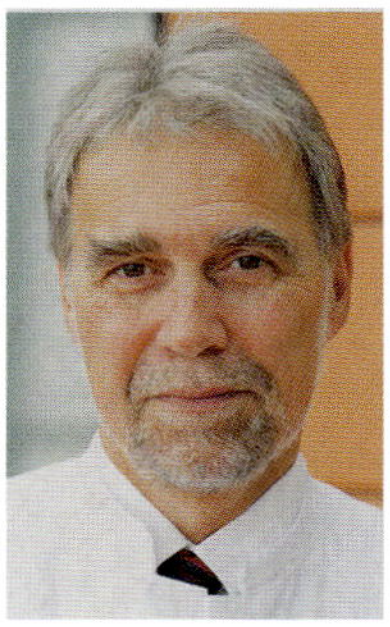

Professor Dr. med. Fred Zepp
Direktor des Zentrums für Kinder- und Jugendmedizin der Universitätsmedizin der Johannes Gutenberg-Universität, Mainz
Studium der Humanmedizin an der Universität Mainz und der University of Wisconsin in Madison (1975–1981). Assistenzarzt an der Kinderklinik in Mainz, Habilitation 1992. Seit 1998 Direktor der Universitäts-Kinderklinik und Kinderpoliklinik der Johannes Gutenberg-Universität Mainz (heute Zentrum für Kinder- und Jugendmedizin), Leitung des „Referenzlabors für zellvermittelte Immunität" und des Impfzentrums der Universitätskinderklinik Mainz.
Prodekan für Forschung am Fachbereich Medizin der Universitätsmedizin der Johannes Gutenberg-Universität Mainz (2001–2011). Präsident der Deutschen Gesellschaft für Kinder- und Jugendmedizin (2009–2012).
Mitglied der STIKO seit 1998, Mitglied des Wissenschaftlichen Beirats der Bundesärztekammer seit 2006 und auch Mitglied des Vorstands des Wissenschaftlichen Beirats seit 2012, Mitglied des

Wissenschaftlichen Beirats des Paul-Ehrlich-Instituts seit 2012, seit 2012 Mitglied der Scientific Advisory Group in Vaccines der EMA (CHMP).
Forschungsschwerpunkte: Pädiatrische Immunologie und Infektiologie. Anregung und Durchführung mehrerer nationaler und internationaler multizentrischer Studien auf dem Gebiet der Impfstoffentwicklung.

Inhaltsverzeichnis

Band 1

I Basiskonzepte der Kinder- und Jugendmedizin

II Krankheitsprävention

V Medizinische Genetik

VI Pränatale Medizin und Neonatologie

IX Endokrinologie

XII Allergie und allergische Krankheiten

XIII Infektionskrankheiten

XIV Notfall- und Intensivmedizin

XV Pharmakotherapie

Band 2

XVI Krankheiten von Verdauungstrakt, Peritoneum, Bauchwand und Pankreas

XIX Herz- und Gefäßkrankheiten

XXI Krankheiten der Niere, der ableitenden Harnwege und des äußeren Genitales

XXXIII Krankheiten der Muskulatur und Nerven

XXIV Seelische Entwicklung und ihre Störungen

XXV Krankheiten des Stütz- und Bindegewebes

XXVI Augenkrankheiten

XXVIII Hautkrankheiten

XXIX Materialien

Autorenverzeichnis

Abicht, Angela, PD Dr. med.
Friedrich-Baur-Institut München
Labor für Molekulare Myologie
Marchioninistr. 17
81377 München

Aksu, Fuat, Prof. Dr. med.
Universität Witten/Herdecke
Vestische Kinder- und Jugendklinik
Dr.-Friedrich-Steiner-Str. 5
45711 Datteln

Ankermann, Tobias, PD Dr. med.
Universitätsklinikum Schleswig-Holstein, Campus Kiel
Klinik für Allgemeine Pädiatrie
Arnold-Heller-Str. 3, Haus 9
24105 Kiel

Assmann, Birgit, PD Dr. med.
Universitätsklinikum Heidelberg
Zentrum für Kinder- und Jugendmedizin, Kinderheilkunde I
Im Neuenheimer Feld 430
69120 Heidelberg

Aufricht, Christoph, Prof. Dr.
Medizinische Universität Wien
Universitätsklinik für Kinder- und Jugendheilkunde
Währinger Gürtel 18-22
1090 Wien
Österreich

Baalen van, Andreas, PD Dr. med.
Universitätsklinikum Schleswig-Holstein, Campus Kiel
Klinik für Neuropädiatrie
Arnold-Heller-Str. 3, Haus 9
24105 Kiel

Bächli, Heidi, PD Dr. med.
Universitätsklinikum Heidelberg
Neurochirurgische Klinik, Sektion Pädiatrische
Neurochirurgie
Im Neuenheimer Feld 400
69120 Heidelberg

Bader, Peter, Prof. Dr. med.
Klinikum der Johann Wolfgang Goethe-Universität
Klinik für Kinder- und Jugendmedizin
Stammzelltransplantation und Immunologie
Theodor-Stern-Kai 7
60590 Frankfurt am Main

Baerlocher, Kurt, Prof. Dr. med.
ehem. Chefarzt Ostschweizer Kinderspital
Tanneichenstr. 10
9010 St. Gallen
Schweiz

Ballauff, Antje, Dr. med.
Helios-Klinikum Krefeld
Kinderklinik
Lutherplatz 40
47805 Krefeld

Banzer, Winfried, Prof. Dr. med. Dr. phil.
Goethe-Universität Frankfurt
Institut für Sportwissenschaften
Abt. Sportmedizin
Ginnheimer Landstr. 39
60487 Frankfurt

Bartmann, Peter, Prof. Dr. med.
Universitätskinderklinik Bonn
Abt. für Neonatologie
Adenauerallee 119
53113 Bonn

Bast, Thomas, PD Dr. med.
Epilepsiezentrum Kork
Klinik für Kinder und Jugendliche
Landstr. 1
77694 Kehl-Kork

Bauer, Carl-Peter, Prof. Dr. med.
Fachklinik Gaißach
Zentrum für chronische Erkrankungen
Dorf 1
83674 Gaißach

Beetz, Rolf, PD Dr. med.
Universitätsmedizin Mainz
Zentrum für Kinder- und Jugendmedizin
Langenbeckstr.1
55101 Mainz

Bergmann, Frauke, Dr. med.
MVZ wagnerstibbe, amedes Gruppe
Georgstr. 50
30159 Hannover

Berner, Reinhard, Prof. Dr. med.
Universitätsklinikum Carl Gustav Carus Dresden
Klinik und Poliklinik für Kinder- und Jugendmedizin
Fetscherstr. 74
01307 Dresden

Berweck, Steffen, PD Dr. med.
Schön Klinik Vogtareuth
Klinik für Neuropädiatrie und Neurologische Rehabilitation,
Epilepsiezentrum für Kinder und Jugendliche, Tagesklinik
für Neuropädiatrie
Krankenhausstr. 20
83569 Vogtareuth

Bieber, Thomas, Prof. Dr. Dr. med.
Universitätsklinikum Bonn
Klinik und Poliklinik für Dermatologie und Allergologie
Sigmund-Freud-Str. 25
53127 Bonn

Bierau, Jörgen, Dr. med.
Maastricht University Medical Centre
Laboratory for Biochemical Genetics
P.O. Box 5800
6202 AZ Maastricht
Niederlande

Blank, Rainer, PD Dr. med.
Kinderzentrum Maulbronn gGmbH
Klinik für Kinderneurologie und Sozialpädiatrie
Knittlinger Steige 21
75433 Maulbronn

Bode, Harald, Prof. Dr.
Universitätsklinikum Ulm
Sozialpädiatrisches Zentrum
Frauensteige 10, Haus 5
89075 Ulm

Böhles, Hansjosef, Prof. em. Dr. med. Dr. h.c.
Auf der Körnerwiese 12
60322 Frankfurt am Main

Böhm, Roland, Dr. med.
Universitätsklinikum Leipzig
Klinik und Poliklinik für Kinderchirurgie
Liebigstr. 20a
04103 Leipzig

Böker, Thorsten, PD Dr. med.
Klinikzentrum Mitte
Augenklinik
Beurhausstr. 40
44137 Dortmund

Boltshauser, Eugen, Prof. em. Dr.
Brüschstr. 58
8708 Männedorf
Schweiz

Bootz, Friedrich, Prof. Dr. med. Dr. h.c.
Universitätsklinikum Bonn
Klinik und Poliklinik für Hals-Nasen-Ohrenheilkunde/
Chirurgie
Sigmund-Freud-Str. 25
53127 Bonn

Borkhardt, Arndt, Prof. Dr. med.
Heinrich-Heine-Universität Düsseldorf
Zentrum für Kinderheilkunde-und Jugendmedizin
Moorenstr. 5
40225 Düsseldorf

Breuer, Johannes, Prof. Dr. med.
Universitätsklinikum Bonn
Zentrum für Kinderheilkunde
Abt. für Kinderkardiologie
Adenauerallee 119
53113 Bonn

Brockmann, Knut, Prof. Dr. med.
Universitätsmedizin Göttingen
Klinik für Kinderheilkunde und Jugendmedizin
Robert-Koch-Str. 40
37075 Göttingen

Buderus, Stephan, Dr. med.
St. Marienhospital Bonn
Robert-Koch-Str. 1
53115 Bonn

Buheitel, Gernot, Prof. Dr. med.
Klinikum Augsburg
II. Klinik für Kinder und Jugendliche
Stenglinstr. 2
86156 Augsburg

Bührer, Christoph Andreas, Prof. Dr. med.
Charité – Universitätsmedizin Berlin
Klinik für Neonatologie
Augustenburger Platz 1
13353 Berlin

Büsching, Uwe, Dr. med.
Gemeinschaftspraxis
Beckhausstr. 171
33611 Bielefeld

Burri, Peter, Prof. em. Dr. med.
Universität Bern
Institut für Anatomie
Baltzerstr. 2
3020 Bern
Schweiz

Christen, Hans-Jürgen, Prof. Dr. med.
Kinderkrankenhaus auf der Bult
Allgemeine Kinderheilkunde/Neuropädiatrie
Janusz-Korczak-Allee 12
30173 Hannover

Christiansen, Holger, Prof. Dr. med.
Universitätsklinikum Leipzig
Klinik und Poliklinik für Kinder und Jugendliche
Abt. für Päd. Onkologie, Hämatologie und Hämostaseologie
Liebigstr. 20a
04103 Leipzig

Claviez, Alexander, PD Dr. med.
Universitäts-Klinikum Schleswig-Holstein Campus Kiel
Pädiatrische Onkologie/Hämatologie/KMT-Einheit
Klinik für Allgemeine Pädiatrie
Arnold-Heller-Str. 3
24105 Kiel

Correll, J. K., Dr. med.
Schön Klinik Vogtareuth
Abt. Kinderorthopädie
Krankenhausstr. 20
83569 Vogtareuth

Dannecker, Günther Prof. Dr. med.
Ehem. Direktor am Olgahospital Klinikum Stuttgart,
Pädiatrisches Zentrum
Feldweg 1
15306 Seelow

Deneke, Christiane, Dr. med.
Haynstr. 15
20249 Hamburg

Dettenkofer, Markus, Prof. Dr. med.
Universitätsklinikum Freiburg
Institut für Umweltmedizin und Krankenhaushygiene
Breisacher Str. 155b
79106 Freiburg

Döderlein, Leonard, Dr. med.
Orthopädische Kinderklinik Aschau
Bernauer Str. 18
83229 Aschau

Doss, Manfred O., Prof. Dr. med.
Deutsches Kompetenz-Zentrum für Porphyriediagnostik
und Konsultation
Postfach 1220
35002 Marburg an der Lahn

Dubowy, Karl-Otto, Dr. med.
Zentrum für angeborene Herzfehler
Herz- und Diabeteszentrum Bad Oeynhausen
Georgstr. 11
32545 Bad Oeynhausen

Eber, Ernst, Prof. Dr. med.
Medizinische Universität Graz
Universitätsklinik für Kinder- und Jugendheilkunde
Auenbruggerplatz 2/4
8036 Graz
Österreich

Ebinger, Friedrich, PD Dr. med.
St. Vincenz Krankenhaus Paderborn
Klinik für Kinder- und Jugendmedizin
Husenerstr. 81
33098 Paderborn

Eiffert, Helmut, Prof. Dr. Dr. med.
Universitätsmedizin Göttingen
Institut für Medizinische Mikrobiologie
Kreuzbergring 57
37075 Göttingen

Ehl, Stephan, Prof. Dr. med.
Universitätsklinikum Freiburg
Centrum für Chronische Immundefizienz
Breisacherstr. 117
79106 Freiburg

Fleischhack, Gudrun, Prof. Dr. med.
Universitätsklinikum Essen
Zentrum für Kinder- und Jugendmedizin, Klinik für
Kinderheilkunde III
Pädiatrische Hämatologie/Onkologie
Hufelandstr. 55
45147 Essen

Forster, Johannes, Prof. Dr. med.
St. Josefskrankenhaus
Abt. für Kinder- und Jugendmedizin mit Neonatologie
Sautierstr. 1
79104 Freiburg

Franke, Ingo, Dr. med.
Universitätskinderklinik Bonn
Zentrum für Kinderheilkunde
Adenauerallee 119
53113 Bonn

Freihorst, Joachim, Prof. Dr. med.
Ostalb-Klinikum
Klinik für Kinder- und Jugendmedizin
Im Kälblesrain 1
73430 Aalen

Freisinger, Peter, Prof. Dr. med.
Klinikum am Steinenberg
Klinik für Kinder- und Jugendmedizin
Steinenbergstr. 31
72764 Reutlingen

Frey, Urs P., Prof. Dr. med.
Universitäts-Kinderspital beider Basel (UKBB)
Spitalstr. 33
4056 Basel
Schweiz

Fulda, Simone, Prof. Dr. med.
Institut für Experimentelle Tumorforschung in der Pädiatrie
Goethe-Universität Frankfurt
Dr. Petra Joh-Forschungshaus
Komturstr. 3 a
60528 Frankfurt

Fuchs, Jörg, Prof. Dr. med.
Universitätsklinik für Kinder- und Jugendmedizin
Abt. für Kinderchirurgie und Kinderurologie
Hoppe-Seyler-Str. 1
72076 Tübingen

Gärtner, Jutta, Prof. Dr. med.
Universitätsmedizin Göttingen
Klinik für Kinder- und Jugendmedizin
Robert-Koch-Str. 40
37075 Göttingen

Gahr, Manfred, Prof. Dr. med.
Küntzelmannstr. 8
01324 Dresden

Ganser, Gerd, Dr. med.
St.-Josef-Stift
Klinik für Kinder- und Jugendrheumatologie
Westtor 7
48324 Sendenhorst

Girschick, Hermann, Prof. Dr. med.
Vivantes Klinikum im Friedrichshain
Klinik für Kinder- und Jugendmedizin
Landsberger Allee 49
10249 Berlin

Goldbeck, Lutz, Prof. Dr. med.
Universitätsklinikum Ulm
Klinik für Kinder- und Jugendpsychiatrie/Psychotherapie
Steinhövelstr. 5
89075 Ulm

Gontard v., Alexander, Prof. Dr. med.
Universitätsklinikum des Saarlandes
Klinik für Kinder- und Jugendpsychiatrie und Psychotherapie
Kirrberger Str. 1
66421 Homburg

Gortner, Ludwig, Prof. Dr. med.
Universitätsklinikum des Saarlandes
Klinik für Allgemeine Pädiatrie und Neonatologie
Kirrberger Str. 1
66421 Homburg/Saar

Grüters-Kieslich, Annette, Prof. Dr. med.
Charité – Universitätsmedizin Berlin
Campus Virchow-Klinikum
Otto-Heubner-Centrum für Kinder- und Jugendmedizin
Augustenburger Platz 1
13353 Berlin

Gutjahr, Peter, Prof. Dr. med.
Universitätsmedizin Mainz
Zentrum für Kinder- und Jugendmedizin
Langenbeckstr. 1
55131 Mainz

Häberle, Johannes, Prof. Dr. med.
Kinderspital Zürich
Abt. für Stoffwechselkrankheiten und Forschungszentrum für das Kind
Steinwiesstr. 75
8032 Zürich
Schweiz

Haffner, Dieter, Prof. Dr. med.
Medizinische Hochschule Hannover
Klinik für Pädiatrische Nieren-, Leber- und Stoffwechselerkrankungen
Carl-Neuberg-Str. 1
30625 Hannover

Hahn, Axel, Dr.
Bundesinstitut für Risikobewertung (BfR)
Vergiftung und Produktdokumentation
Dokumentations- und Bewertungsstelle für Vergiftungen
Max-Dohrn-Str. 8–10
10589 Berlin

Hamelmann, Eckard, Prof. Dr. med.
Ruhr-Universität Bochum
Klinik für Kinder- und Jugendmedizin
Alexandrinenstr. 5
44791 Bochum

Hammer, Jürg, Prof. Dr. med.
Universitäts-Kinderspital beider Basel (UKBB)
Abt. für Intensivmedizin u. Pneumologie
Spitalstr. 33
4056 Basel
Schweiz

Hanefeld, Folker, Prof. em. Dr. med.
Universitätsmedizin Göttingen
Zentrum für Kinderheilkunde und Jugendmedizin
Schwerpunkt Neuropädiatrie
Robert-Koch-Str. 40
37075 Göttingen

Hauer, Thomas Dr. med.
Deutsches Beratungszentrum für Hygiene
Infektiologe (DGI)
Schnewlinstr. 10
79098 Freiburg

Hauri-Hohl, Mathias, MD PhD
Kinderspital Zürich
Steinwiesstr. 75
8032 Zürich
Schweiz

Häusler, Martin, Prof. Dr. med.
Universitätsklinikum Aachen
Klinik für Kinder- und Jugendmedizin
Pauwelstr. 30
52074 Aachen

Heger, Sabine, PD Dr. med.
Kinderkrankenhaus auf der Bult
Pädiatrie III
Janusz-Korczak-Allee 12
30173 Hannover

Heinen, Florian, Prof. Dr. med.
Klinikum der Universität München
Kinderklinik und Kinderpoliklinik im Dr. von Haunerschen Kinderspital
Lindwurmstr. 4
80337 München

Heininger, Ulrich, Prof. Dr. med.
Universitäts-Kinderspital beider Basel (UKBB)
Abt. für Pädiatrische Infektiologie und Vakzinologie
Spitalstr.33
4056 Basel
Schweiz

Heinrich, Martina, Dr. med.
Klinikum der Universität München
Kinderchirurgische Klinik und Poliklinik im Dr. von Haunerschen Kinderspital
Lindwurmstr. 4
80337 München

Henker, Jobst, Prof. Dr. med.
Freiheit 51
01157 Dresden

Henneke, Marco, PD Dr. med.
Universitätsmedizin Göttingen
Klinik für Kinderheilkunde und Jugendmedizin
Robert-Koch-Str. 40
37075 Göttingen

Herberg, Ulrike, Dr. med.
Universitätskinderklinik Bonn
Zentrum für Kinderheilkunde
Abt. für Kinderkardiologie
Adenauerallee 119
53113 Bonn

Herpertz-Dahlmann, Beate, Prof. Dr. med.
Universitätsklinik Aachen
Klinik für Psychiatrie, Psychosomatik und Psychotherapie des Kindes- und Jugendalters
Neuenhofer Weg 21
52074 Aachen

Herrmann, Bernd, Dr. med.
Klinikum Kassel, Gesundheit Nordhessen
Kinder- und Jugendmedizin, Neonatalogie, Ärztliche Kinderschutz- und Kindergynäkologieambulanz
Mönchebergstr. 43
34125 Kassel

Hillmann, Georg, Prof. Dr. med.
Gnejsvägen 8
74731 Alunda
Schweden

Hiort, Olaf, Prof. Dr. med.
Universitätsklinikum Schleswig-Holstein
Klinik für Kinder- und Jugendmedizin
Ratzeburger Allee 160
23538 Lübeck

Hoffmann, Georg F., Prof. Dr. med.
Universitätsklinikum Heidelberg
Zentrum für Kinder- und Jugendmedizin
Im Neuenheimer Feld 430
69120 Heidelberg

Holländer, Georg A., Prof. Dr. med.
Universitäts-Kinderspital beider Basel (UKBB)
Spitalstr. 33
4056 Basel
Schweiz

Höllwarth, Michael, Prof. em. Dr. med.
Universitätsklinik für Kinder- und Jugendchirurgie Graz
Auenbruggerplatz 34
8036 Graz
Österreich

Hoppe, Bernd, Prof. Dr. med.
Klinikum der Universität zu Köln
Klinik und Poliklinik für Kinder- und Jugendmedizin
Pädiatrische Nephrologie
Kerpener Str. 62
50937 Köln

Horn, Denise, PD Dr. med.
Charité – Universitätsmedizin Berlin
Klinische Genetik/Beratung
Augustenburger Platz 1
13353 Berlin

Horneff, Gerd, Prof. Dr. med.
Asklepios Klinik Sankt Augustin GmbH
Zentrum Allgemeine Pädiatrie und Neonatologie
Arnold-Janssen-Str. 29
53757 Sankt Augustin

Houwen, R. H. J., Dr.
University Medical Centre Utrecht
Dept. of Pediatric Gastroenterology
Post Box 85090
3508 AB Utrecht
Niederlande

Hufnagel, Markus, PD Dr. med.
Universitätsklinikum Freiburg
Pädiatrische Infektiologie und Rheumatologie
Zentrum für Kinder- und Jugendmedizin
Mathildenstr. 1
79106 Freiburg

Huppertz, Hans-Iko, Prof. Dr. med.
Professor-Hess-Kinderklinik
Klinikum Bremen-Mitte gGmbH
Akademisches Lehrkrankenhaus
28177 Bremen

Huppke, Peter, Prof. Dr. med.
Universitätsmedizin Göttingen
Klinik für Kinder- und Jugendmedizin
Robert-Koch-Str. 40
37075 Göttingen

Janka-Schaub, Gritta, Prof. Dr. med.
Universitätskrankenhaus Hamburg-Eppendorf
Klinik für pädiatrische Hämatologie und Onkologie
Martinistr. 52
20246 Hamburg

Jenni, Oskar, Prof. Dr. med.
Kinderspital Zürich
Abt. Entwicklungspädiatrie
Steinwiesstr. 75
CH-8032 Zürich

Jorch, Gerhard, Prof. Dr. med.
Universitätsklinikum Magdeburg
Universitätskinderklinik, Haus 10
Leipziger Str. 44
39120 Magdeburg

Kagan, Karl-Oliver, Prof. Dr. med.
Universitäts-Frauenklinik Tübingen
Calwerstr. 7
72076 Tübingen

Kaindl, Angela, PD Dr. med.
Charité – Universitätsmedizin Berlin
Klinik für Pädiatrie mit Schwerpunkt Neurologie
Augustenburger Platz 1
13353 Berlin

Kallinich, Tilmann, PD Dr. med.
Charité – Universitätsmedizin Berlin
Campus Virchow-Klinikum
Klinik für Pädiatrie mit Schwerpunkt Pneumologie und Immunologie
Augustenburger Platz 1
13353 Berlin

Keilmann, Annerose, Prof. Dr. med.
Universitätsmedizin Mainz
Kommunikationsklinik
Langenbeckstr. 1
55131 Mainz

Keller, Klaus-Michael, Prof. Dr. med.
Deutsche Klinik für Diagnostik
Fachbereich Kinder- und Jugendmedizin
Aukammallee 32
65191 Wiesbaden

Kersting, Mathilde, Prof. Dr. med.
Forschungsinstitut für Kinderernährung
Heinstück 11
44225 Dortmund

Kienast, Wolfgang, Prof. em. Dr. med.
Bei den Polizeigärten 7
18057 Rostock

Kieslich, Matthias, Prof. Dr. med.
Klinikum der Johann Wolfgang Goethe-Universität
Klinik für Kinder- und Jugendmedizin
Abt. für Pädiatrische Neurologie
Theodor-Stern-Kai 7
60590 Frankfurt am Main

Kiess, Wieland, Prof. Dr. med.
Universitätsklinikum Leipzig
Klinik für Kinder- und Jugendmedizin
Liebigstr. 20a
04103 Leipzig

Kinet, Michael, Dr. med.
Graf-Luckner-Str. 4f
24159 Kiel

Kirschfink, Michael, Prof. Dr. med.
Universitätsklinikum Heidelberg
Institut für Immunologie
Im Neuenheimer Feld 305
69120 Heidelberg

Kirschner, Janbernd, PD Dr. med.
Universitätsklinikum Freiburg
Zentrum für Kinder- und Jugendmedizin
Klinik für Neuropädiatrie und Muskelerkrankungen
Mathildenstr. 1
79106 Freiburg

Klingebiel, Thomas, Prof. Dr. med.
Klinikum der Johann Wolfgang Goethe-Universität
Klinik für Kinder- und Jugendmedizin
Theodor-Stern-Kai 7
60590 Frankfurt am Main

Knuf, Markus, Prof. Dr. med.
Klinikum der Landeshauptstadt Wiesbaden
Dr. Horst Schmidt Kliniken GmbH
Klinik für Kinder und Jugendliche
Ludwig-Erhard-Str. 100
65199 Wiesbaden

Kobbe, Robin, Dr. med.
Universitätsklinikum Hamburg-Eppendorf
Klinik und Poliklinik für Kinder- und Jugendmedizin
Martinistr. 52
20246 Hamburg

Kohlschütter, Alfried, Prof. Dr. med.
Universitätsklinikum Hamburg-Eppendorf
Klinik und Poliklinik für Kinder- und Jugendmedizin
Arbeitsgruppe Degenerative Gehirnkrankheiten
Martinistr. 52
20246 Hamburg

Koletzko, Berthold, Prof. Dr. med.
Klinikum der Universität München
Kinderklinik und Kinderpoliklinik im Dr. von Haunerschen Kinderspital
Lindwurmstr. 4
80337 München

Koletzko, Sybille, Prof. Dr. med.
Klinikum der Universität München
Kinderklinik und Kinderpoliklinik im Dr. von Haunerschen Kinderspital
Lindwurmstr. 4
80337 München

Kölker, Stefan, Prof. Dr. med.
Universitätsklinikum Heidelberg
Klinik Kinderheilkunde I, Stoffwechselzentrum
Im Neuenheimer Feld 430
69120 Heidelberg

König, Jens, Dr. med.
Universitätsklinikum Münster
Pädiatrische Nephrologie
Waldeyer Str. 22
48149 Münster

König, Rainer, Prof. Dr. med.
Klinikum der Johann Wolfgang Goethe-Universität
Institut für Humangenetik
Theodor-Stern-Kai 7
60590 Frankfurt am Main

Kolip, Petra, Prof. Dr. phil.
Universität Bielefeld
Fakultät für Gesundheitswissenschaften
Postfach 100131
33501 Bielefeld

Konrad, Martin, Prof. Dr. med.
Universitätsklinikum Münster
Pädiatrische Nephrologie
Waldeyer Str. 22
48149 Münster

Korinthenberg, Rudolf, Prof. Dr. med.
Universitätsklinikum Freiburg
Klinik II: Neuropädiatrie und Muskelerkrankungen,
Zentrum für Kinder- und Jugendmedizin
Mathildenstr. 1
79106 Freiburg

Krägeloh-Mann, Ingeborg, Prof. Dr. med.
Universitätsklinik für Kinder- und Jugendmedizin
Abt. Neuropädiatrie, Entwicklungsneurologie, Sozialpädiatrie
Hoppe-Seyler-Str. 1
72076 Tübingen

Kramer, Hans Heiner, Prof. Dr. med.
Universitätsklinikum Schleswig-Holstein, Campus Kiel
Klinik für Kinderkardiologie
Arnold-Heller-Str. 3
24105 Kiel

Krawinkel, Michael B., Prof. Dr. med.
Justus-Liebig-Universität
Institut für Ernährungswissenschaft und Zentrum für Kinderheilkunde und Jugendmedizin
Wilhelmstr. 20
35392 Gießen

Kreth, Hans Wolfgang, Prof. Dr. med.
Universitätsklinikum Würzburg
Universitätskinderklinik
Josef-Schneider-Str. 2–11
97080 Würzburg

Kries v., Rüdiger, Prof. Dr. med.
Institut für Soziale Pädiatrie und Jugendmedizin
Abt. Epidemiologie
Heiglhofstr. 63
81377 München

Kulozik Andreas, Prof. Dr. med.
Universitätsklinikum Heidelberg
Zentrum für Kinder- und Jugendmedizin
Onkologie, Hämatologie, Immunologie und Pneumologie
Im Neuenheimer Feld 430
69120 Heidelberg

Kunz, Joachim, Dr. med.
Universitätsklinikum Heidelberg
Zentrum für Kinder- und Jugendmedizin
Pädiatrische Hämatologie, Onkologie, Immunologie
Im Neuenheimer Feld 430
69120 Heidelberg

Kurlemann, Gerhard, Prof. Dr. med.
Universitätsklinikum Münster
Klinik für Kinderheilkunde, Abt. Neurologie
Albert-Schweitzer-Campus 1
48149 Münster

Landolt, Markus A., Prof. Dr. phil.
Kinderspital Zürich
Abt. für Psychosomatik und Psychiatrie
Steinwiesstr. 75
8032 Zürich
Schweiz

Lang, Thomas, Prof. Dr. med.
Klinikum Starnberg
Klinik für Kinder- und Jugendmedizin
Oßwaldstr. 1
82319 Starnberg

Largo, Remo H., Prof. Dr. med.
Speerstr. 31
8738 Ütliburg
Schweiz

Lausch, Ekkehart, PD Dr. med.
Universitätsklinikum Freiburg
Zentrum für Kinder- und Jugendmedizin
Pädiatrische Genetik
Mathildenstr. 1
79106 Freiburg

Lehrnbecher, Thomas, Prof. Dr. med.
Klinikum der Johann Wolfgang Goethe-Universität
Klinik für Kinder- und Jugendmedizin
Theodor-Stern-Kai 7
60596 Frankfurt

Lentze, Michael J., Prof. Dr. med.
Forschungsinstitut für Kinderernährung
Heinstück 11
44225 Dortmund

Lorenz, Christian, PD Dr. med.
Klinikum Bremen Mitte
Kinderchirurgische Klinik
Friedrich-Karl-Str. 10
28205 Bremen

Lutz, Sören, Dr. med.
Universitätsklinikum Essen
Klinik für Kinderheilkunde I
Hufelandstr. 55
45122 Essen

Marquardt, Thorsten, Prof. Dr. med.
Universitätsklinikum Münster
Klinik und Poliklinik für Kinder- und Jugendmedizin
Albert-Schweitzer-Campus 1
48149 Münster

Marx, Sylvie, Dr. med.
Schön-Klinik Vogtareuth
Abt. Kinderorthopädie
Krankenhausstr. 20
83569 Vogtareuth

Mátyás, G., Priv.-Doz. Dr. sc. nat.
Zentrum für Kardiovaskuläre Genetik und Gendiagnostik
Stiftung für Menschen mit seltenen Krankheiten
Wagistr. 25
8952 Schlieren
Schweiz

Meinecke, Peter, PD Dr. med.
Altonaer Kinderkrankenhaus
Medizinische Genetik/Genetische Beratung
Bleickenallee 38
22763 Hamburg

Meissner, Thomas, PD Dr. med.
Universitätsklinikum Düsseldorf
Klinik für Allgemeine Pädiatrie und Neonatologie
Moorenstr. 5
40225 Düsseldorf

Melk, Anette, Prof. Dr. med. Dr. rer. nat.
Medizinische Hochschule Hannover
Abt. für Pädiatrische Nieren-, Leber- und Stoffwechselerkrankungen
Carl-Neuberg-Str. 1
30625 Hannover

Melter, Michael, Prof. Dr. med.
Universitätsklinikum Regensburg
Klinik und Poliklinik für Kinder- und Jugendmedizin
Franz-Josef-Strauß-Allee 11
93053 Regensburg

Metzelder, Martin L., PD Dr. med.
Universitätsklinikum Essen
Sektion Kinderchirurgie
Klinik für Allgemein-, Viszeral- und Transplantationschirurgie
Hufelandstr. 55
45122 Essen

Mihatsch, Walter A., PD Dr. med.
Städtisches Krankenhaus Harlaching
Klinik für Kinder- und Jugendmedizin
Sanatoriumsplatz 2
81545 München

Minkov, Milen, Prim. Univ. Prof. Dr.med.
KA Rudolfstiftung der Stadt Wien
Abt. für Kinder- und Jungendheilkunde mit Department für Neonatologie
Juchgasse 25
1030 Wien
Österreich

Möller, Alexander, PD Dr. med.
Kinderspital Zürich
Abt. Pneumologie
Steinwiesstr. 76
8032 Zürich
Schweiz

Möller, Christoph, Prof. Dr. med.
Kinderkrankenhaus auf der Bult
Zentrum für Kinder und Jugendliche
Abt. für Kinder- und Jugendpsychiatrie
Janusz-Korczak-Allee 12
30173 Hannover

Moog, Ute, PD Dr. med.
Universitätsklinikum Heidelberg
Institut für Humangenetik
Im Neuenheimer Feld 366
69120 Heidelberg

Mühlendahl v., Karl Ernst, Prof. Dr. med.
Kinderumwelt gGmbH
Kinderärztliche Beratungsstelle für Allergie- und Umweltfragen
Westerbreite 7
49084 Osnabrück

Müller, Thomas, Prof. Dr. med.
Medizinische Universität Innsbruck
Universitätsklinik für Pädiatrie I
Anichstr. 35
6020 Innsbruck
Österreich

Multerer, Christel, Dr. med.
Orthopädische Kinderklinik Aschau
Bernauer Str. 18
83229 Aschau im Chiemgau

Mundlos, Stefan, Prof. Dr. med.
Charité – Universitätsmedizin
Campus Virchow
Institut für Medizinische Genetik
Augustenburger Platz 1
13353 Berlin

Mutius v., Erika, Prof. Dr. med. Dr. h.c.
Klinikum der Universität München
Klinik und Poliklinik im Dr. von Haunerschen Kinderspital
Lindwurmstr. 4
80336 München

Nader, Sean, Dr. med.
Schön-Klinik Vogtareuth
Abt. Kinderorthopädie
Krankenhausstr. 20
83569 Vogtareuth

Nadal, David, Prof. Dr. med.
Kinderspital Zürich
Abt. Infektiologie und Spitalhygiene
Steinwiesstr. 75
8032 Zürich
Schweiz

Neitzel, Heidemarie, Prof. Dr.
Charité – Universitätsmedizin Berlin
Institut für Humangenetik
Augustenburger Platz 1
13353 Berlin

Neppert, Birte, Dr. med.
Universitätsklinikum Schleswig-Holstein – Campus Lübeck
Augenklinik
Ratzeburger Allee 160
23538 Lübeck

Neubauer, Bernd A., Prof. Dr. med.
Universitätsklinikum Gießen und Marburg
Zentrum für Kinderheilkunde und Jugendmedizin,
Abt. für Neuropädiatrie, Sozialpädiatrie und Epileptologie
Feulgenstr. 12
35392 Gießen

Nicolai, Thomas, Prof. Dr. med.
Klinikum der Universität München
Kinderklinik und Kinderpoliklinik im Dr. von Haunerschen
Kinderspital
Kinderintensivstation
Lindwurmstr. 4
80337 München

Niehues, Tim, Prof. Dr. med.
Helios Kliniken Krefeld
Zentrum für Kinder- und Jugendmedizin
Lutherplatz 40
47805 Krefeld

Niethammer, Dietrich, Prof. Dr. med.
Universitätsklinik für Kinder- und Jugendmedizin
Stiftung für kranke Kinder
Hoppe-Seyler-Str. 1
72076 Tübingen

Noeker, Meinolf, PD Dr. med.
Landesrat für Krankenhäuser und Gesundheitswesen
Landschaftsverband Westfalen Lippe
Hörsterplatz 2
48147 Münster

Noterdaeme, Michele, Prof. Dr. med.
Josefinum
Klinik für Kinder- und Jugendpsychiatrie und
Psychotherapie
Kapellenstr. 30
86154 Augsburg

Nützenadel, Walter, Prof. Dr. med.
Blumenthalstr. 18
69120 Heidelberg

Oberwaldner, Beatrice, MSc
Meinonggasse 19/3
8010 Graz
Österreich

Oster, Oskar, Prof. Dr.
Mainzer Str. 65a
55124 Mainz

Partsch, Carl-Joachim, Prof. Dr. med.
Endokrinologikum Hamburg
Lornsenstr. 4–6
22767 Hamburg

Paul, Thomas, Prof. Dr. med.
Universitätsmedizin Göttingen
Klinik für Pädiatrische Kardiologie und Intensivmedizin
Robert-Koch-Str. 40
37075 Göttingen

Pfäffle, Roland, Prof. Dr. med.
Universitätsklinik und Poliklinik für Kinder und Jugendliche
Abt. Pädiatrische Endokrinologie
Liebigstr. 20a
04103 Leipzig

Pietz, Joachim, Prof. Dr. med.
Universitätsklinikum Heidelberg
Zentrum für Kinder- und Jugendmedizin
Sektion Neuropädiatrie, Klinik Kinderheilkunde I
Im Neuenheimer Feld 430
69120 Heidelberg

Pittschieler, Klaus, Prof. Dr. med.
Marienklinik
Claudia de Medici-Str. 21
39100 Bozen
Italien

Plecko, Barbara, Prof. Dr. med.
Kinderspital Zürich
Extraordinariat Neuropädiatrie
Steinwiesstr. 75
8032 Zürich
Schweiz

Poets, Christian, Prof. Dr. med.
Universitätsklinik für Kinder- und Jugendmedizin
Calwer-Str. 7
72076 Tübingen

Przyrembel, Hildegard, Prof. Dr. med.
Bolchener Str. 10
14167 Berlin

Queißer-Wahrendorf, Annette, PD Dr. med.
Universitätsmedizin der Johannes Gutenberg-Universität Mainz
Zentrum für Kinder- und Jugendmedizin
Langenbeckstr. 1
55131 Mainz

Rascher, Wolfgang, Prof. Dr. med. Dr. h.c.
Universitätsklinikum Erlangen
Kinder- und Jugendklinik
Loschgestr. 15
91054 Erlangen

Reich, Rudolph, Prof. Dr. med. Dr. med. dent.
Universitätsklinikum Bonn
Zentrum für Zahn-, Mund- und Kieferheilkunde
Poliklinik für Mund-, Kiefer- und plastische Gesichtschirurgie
Welschnonnenstr. 17
53111 Bonn

Resch, Franz, Prof. Dr. med.
Universitätsklinikum Heidelberg
Zentrum für Psychosoziale Medizin
Klinik für Kinder- und Jugendpsychiatrie
Blumenstr. 8
69115 Heidelberg

Riedel, Frank, Prof. Dr. med.
Altonaer Kinderkrankenhaus
Bleickenallee 38
22525 Hamburg

Riedler, Josef, Prof. Dr. med.
Kardinal Schwarzenberg'sches Krankenhaus
Kinder- und Jugendheilkunde
Kardinal-Schwarzenberg-Str. 2–6
5620 Schwarzach im Pongau
Österreich

Rieger, Christian, Prof. Dr. med.
Platanenweg 17
44801 Bochum

Riepe, Felix, Prof. Dr. med.
Kinderarztpraxis Kronshagen
Kopperpahler Allee 121
24119 Kronshagen

Rodeck, Burkhard, PD Dr. med.
Medizinische Hochschule Hannover
Christliches Kinderhospital Osnabrück
Bischofsstr. 1
49074 Osnabrück

Rohrbach, Marianne, Dr. med. et Dr. med. nat.
Kinderspital Zürich
Steinwiesstr. 75
8032 Zürich
Schweiz

Roos, Reinhard, Prof. Dr. med.
Städtisches Krankenhaus Harlaching
Klinik für Kinder- und Jugendmedizin
Sanatoriumsplatz 2
81545 München

Rosenhagen, Andreas, Prof. Dr. med.
Klinikum der Johann Wolfgang Goethe-Universität
Institut für Sportwissenschaften
Abt. Sportmedizin
Ginnheimer Landstr. 39
60487 Frankfurt

Rosewich, Hendrik, Dr. med.
Universitätsklinikum Göttingen
Klinik für Kinder- und Jugendmedizin
Robert-Koch-Str. 40
37075 Göttingen

Rothenberger, Aribert, Dr. med.
Universitätsmedizin Göttingen
Klinik für Kinder- und Jugendpsychiatrie und Psychotherapie
von-Siebold-Str. 5
37075 Göttingen

Rüdiger, Mario, Prof. Dr. med.
Medizinische Fakultät Carl Gustav Carus
Neonatologie und Pädiatrische Intensivmedizin
Fetscherstr. 74
01309 Dresden

Santer, René Prof. Dr. med.
Universitätsklinikum Hamburg-Eppendorf
Klinik und Poliklinik für Kinder- und Jugendmedizin
Martinistr. 52
20246 Hamburg

Schade, Götz, Prof. Dr. med.
Universitätsklinikum Bonn
Klinik und Poliklinik für Hals-Nasen-Ohrenheilkunde
Abt. für Phoniatrie und Pädaudiologie
Sigmund-Freud-Str. 25
53127 Bonn

Schaefer, Franz, Prof. Dr. med.
Universitätsklinikum Heidelberg
Zentrum für Kinder- und Jugendmedizin
Sektion für Pädiatrische Nephrologie
Im Neuenheimer Feld 430
69120 Heidelberg

Schara, Ulrike, Prof. Dr. med.
Universitätsklinikum Essen
Bereich Neuropädiatrie, Entwicklungsneurologie und Sozialpädiatrie
Hufelandstr. 55
45122 Essen

Schilke, Reinhard, PD Dr. med. dent.
Medizinische Hochschule Hannover
Klinik für Zahnerhaltung, Parodontologie und Präventive Zahnheilkunde
Carl-Neuberg-Str. 1
30625 Hannover

Schimmelmann, Benno Graf, Prof. Dr. med.
Universitäre Psychiatrische Dienste Bern
Kinder- und Jugendpsychiatrie
Bolligenstr. 111
3000 Bern 60
Schweiz

Schlack, Hans Georg, Prof. Dr. med.
An den Kreuzen 8
53125 Bonn

Schmeck, Klaus, Prof. Dr. med.
Universitäre Psychiatrische Kliniken UPK
Kinder- und Jugendpsychiatrische Klinik
Schaffhauserrheinweg 55
4058 Basel
Schweiz

Schmid, Raimund, Prof. Dr. med. Dipl.-Psych.
Kindernetzwerk e. V.
Hanauer Str. 8
63739 Aschaffenburg

Schmitt, Claus P., Prof. Dr. med.
Universitätsklinikum Heidelberg
Zentrum für Kinder- und Jugendmedizin
Sektion für Pädiatrische Nephrologie
Im Neuenheimer Feld 430
69120 Heidelberg

Schmitt, Heinz-Josef, Prof. Dr. med.
Senior Director Vaccines, Pfizer
Universitätsmedizin Mainz
Zentrum für Kinder- und Jugendmedizin
Langenbeckstr. 1
55131 Mainz

Schmitt-Grohé, Sabina, Prof. Dr. med.
Universitätsklinikum Bonn
Zentrum für Kinderheilkunde
Abt. für Allgemeine Pädiatrie
Adenauerallee 119
53113 Bonn

Schnabel, Dirk, Dr. med.
Charité – Universitätsmedizin Berlin
Campus Virchow-Klinikum
OHC-Kinderklinik
Augustenburger Platz 1
13353 Berlin

Schneppenheim, Reinhard, Prof. Dr. rer. nat.
Universitätsklinikum Hamburg-Eppendorf
Klinik und Poliklinik für Pädiatrische Hämatologie und Onkologie
Martinistr. 52
20246 Hamburg

Schöni, Martin H., Dr. rer. nat.
Universität Bern, Inselspital
Universitätsklinik für Kinderheilkunde
3010 Bern
Schweiz

Schöning, Martin, Prof. Dr. med.
Universitätsklinik für Kinder- und Jugendmedizin
Kinderheilkunde III
Hoppe-Seyler-Str. 1
72076 Tübingen

Scholz, Horst, PD Dr. med.
Straße 6, Nr. 23
13125 Berlin

Schroten, Horst, Prof. Dr. med.
Universitätsmedizin Mannheim
Klinik für Kinder- und Jugendmedizin
Theodor-Kutzer-Ufer 1-3
68163 Mannheim

Schuffenhauer, Simone, Dr. med.
Institute of Human Genetics
Helmholtz Zentrum München
Ingolstädter Landstr. 2
85764 Neuherberg

Schulte-Körne, Gerd, Prof. Dr. med.
Klinikum der Universität München
Klinik und Poliklinik für Kinder- und Jugendpsychiatrie, Psychosomatik und Psychotherapie
Pettenkofer Str. 8a
80336 München

Schulz, Elisabeth, Prof. Dr. med.
ehemals Universitätsklinikum Hamburg-Eppendorf
Martinistr. 52
20246 Hamburg

Schuster, Volker, Prof. Dr. med.
Universitätsklinikum Leipzig
Universitätsklinik für Kinder und Jugendliche
Liebigstr. 20a
04103 Leipzig

Schumacher, Reinhard, Prof. Dr. med.
Universitätsmedizin Mainz
Zentrum für Kinderheilkunde und Jugendmedizin
Langenbeckstr. 1
55131 Mainz

Schwab, Matthias, Prof. Dr. med.
Dr. Margarete-Fischer-Bosch-Institut für Klinische Pharmakologie
Auerbachstr. 112
70376 Stuttgart

Schwabe, Georg C., Prof. Dr. med.
HELIOS-Klinikum Berlin-Buch
Klinik für Kinder- und Jugendmedizin
Schwanebecker Chaussee 50
13125 Berlin

Schweinitz v., Dietrich, Prof. Dr. med.
Klinikum der Universität München
Kinderchirurgische Klinik im Dr. von Haunerschen Kinderspital
Lindwurmstr. 4
80336 München

Seger, Reinhard, Prof. Dr. med.
Kinderspital Zürich
Abt. für Pädiatrische Immunologie und Allergologie
Steinwiesstr. 75
8032 Zürich
Schweiz

Seidenberg, Jürgen, Prof. Dr. med.
Klinikum Oldenburg
Rahel-Straus-Str. 10
26133 Oldenburg

Sennhauser, Felix Hans, Prof. Dr. med.
Kinderspital Zürich
Medizinische Klinik
Steinwiesstr. 75
8032 Zürich
Schweiz

Seyberth, Hannsjörg W., Prof. em. Dr. med.
Lazarettgarten 23
76829 Landau

Sieverding, Ludger, Prof. em. Dr. med.
Universitätsklinik für Kinder- und Jugendmedizin
Abt. Kinderkardiologie, Pulmologie und Intensivmedizin
Hoppe-Seyler-Str. 1
72076 Tübingen

Simons, Michael, Prof. Dr. med.
Universitätsklinik Aachen
Klinik für Psychiatrie, Psychosomatik und Psychotherapie des Kindes- und Jugendalters
Neuenhofer Weg 21
52074 Aachen

Speckmann, Carsten, Dr. med.
Universität Freiburg
Zentrum für Kinderheilkunde und Jugendmedizin
Mathildenstr. 1
79106 Freiburg

Speer, Christian P., Prof. Dr. med.
Universitätsklinikum Würzburg
Kinderklinik und Poliklinik
Josef-Schneider-Str. 2
97080 Würzburg

Sperl, Wolfgang, Prof. Dr. med.
Paracelsus Medizinische Privatuniversität
Universitätsklinik und Poliklinik für Kinder- und Jugendmedizin
Müllner Hauptstr. 46
5020 Salzburg
Österreich

Spiekerkötter, Ute, Prof. Dr. med.
Universitätsklinikum Freiburg
Allgemeine Kinder- und Jugendmedizin
Mathildenstr. 1
79106 Freiburg

Spitzer, Peter, MA PhD
Universitätsklinik für Kinder- und Jugendchirurgie Graz
Auenbruggerplatz 49
8036 Graz
Österreich

Splieth, Christian, Prof. Dr. med.
Poliklinik für Kieferorthopädie
Präventive Zahnmedizin u. Kinderzahnheilkunde
Rotgerberstr. 8
17475 Greifswald

Spranger, Stefanie, PD Dr. med.
Praxis für Humangenetik-Bremen
Schwachhauser Heerstr. 50a–c
28209 Bremen

Spranger, Matthias, PD Dr. med.
Neurologisches Reha-Zentrum für Kinder und Jugendliche
Friedehorst
Rotdornallee 64
28717 Bremen-Lesum

Spranger, Jürgen, Prof. em. Dr. med.
Im Fuchsberg 14
76547 Sinzheim

Steen, Astrid, Prof. Dr. med.
Hautarztpraxis Meckenheim
Neuer Markt 27
53340 Meckenheim

Steinmann, Beat, Prof. Dr. med.
Kinderspital Zürich
Steinwiesstr. 75
8032 Zürich
Schweiz

Stier, Bernhard, Dr. med.
Kinder- und Jugendarzt
Wetzlarer Str. 25
35510 Butzbach

Stiller, Brigitte, Prof. Dr. med.
Universitätsklinikum Freiburg
Universitäts-Herzzentrum Freiburg Bad Krozingen
Klinik für Angeborene Herzfehler und Pädiatrische
Kardiologie, ZKJ
Mathildenstr. 1
79106 Freiburg

Stölzel, Ulrich, Prof. Dr. med.
Klinikum Chemnitz gGmbH
Klinik für Innere Medizin II, Gastroenterologie,
Hepatologie, Infektiologie, Onkologie, Intensivmedizin –
Porphyriezentrum Sachsen
PSF 948
09009 Chemnitz

Suchodoletz v., Waldemar, Prof. Dr. med.
Richard-Riemerschmid-Allee 16
81241 München
ehemals Klinikum der Universität München
Klinik und Poliklinik für Kinder- und Jugendpsychiatrie,
Psychosomatik und Psychotherapie
Pettenkofer Str. 8a
80336 München

Superti-Furga, Andrea, Prof. Dr. med.
Centre Hospitalier Universitaire Vaudois
Rue du Bugnon 46
1011 Lausanne
Schweiz

Thies, Wolf-Rüdiger, Prof. Dr. med.
Praxis für Kinderkardiologie
Karmarschstr. 36
30159 Hannover

Thomasius, Rainer, PD Dr. med.
Universitätsklinikum Hamburg-Eppendorf
Deutsches Zentrum für Suchtfragen des Kindes- und
Jugendalters (DZSKJ)
Martinistr. 52
20246 Hamburg

Tönshoff, Burkhard, Prof. Dr. med.
Universitätsklinikum Heidelberg
Zentrum für Kinder- und Jugendmedizin
Klinik für Kinderheilkunde
Im Neuenheimer Feld 430
69120 Heidelberg

Tschanz, Stefan A., Prof. Dr. med.
Universität Bern
Institut für Anatomie
Baltzerstr. 2
3012 Bern
Schweiz

Uhlenberg, Birgit, Dr. med.
Charité – Universitätsmedizin
Campus Virchow-Klinikum
Klinik für Pädiatrie mit Schwerpunkt Neurologie
Augustenburger Platz 1
13353 Berlin

Ullrich, Kurt, Prof. em. Dr. med.
Universitätsklinikum Hamburg-Eppendorf
Klinik und Poliklinik für Kinder- und Jugendmedizin
Martinistr. 52
20251 Hamburg

Ure, Benno M., Prof. Dr. med.
Medizinische Hochschule Hannover
Klinik für Kinderchirurgie
Carl-Neuberg-Str. 1
30625 Hannover

Voss v., Hubertus, Prof. em. Dr. med. Dr. h.c.
Privatinstitut für Soziale Pädiatrie im Zentrum für
Humangenetik und Laboratoriumsmedizin
Lochhamer Str. 29
82152 Martinsried-Planegg

Wabbels, Bettina, Prof. Dr. med.
Universitätsklinikum Bonn
Augenklinik
Sigmund-Freud-Str. 25
53195 Bonn

Wabitsch, Martin, Prof. Dr. med.
Universitätsklinik Ulm
Universitätsklinik für Kinder- und Jugendmedizin
Sektion Pädiatrische Endokrinologie und Diabetologie
Eythstr. 24
89075 Ulm

Wagner, Bendicht Peter, Prof. Dr. med.
Universität Bern, Inselspital
Abt. für pädiatrische Intensivbehandlung
3010 Bern
Schweiz

Wagner, Norbert, Prof. Dr. med.
Universitätsklinik Aachen
Klinik für Kinder- und Jugendmedizin
Pauwelstr. 30
52074 Aachen

Waldegger, Siegfried, Prof. Dr. med.
Universitätsklinikum Innsbruck
Department für Kinder- und Jugendheilkunde
Anichstr. 35
6020 Innsbruck
Österreich

Warnke, Andreas, Prof. Dr. med.
Universitätsklinikum Würzburg
Klinik und Poliklinik für Kinder- und Jugendpsychiatrie und Psychotherapie
Füchsleinstr. 15
97080 Würzburg

Weber, Stefanie, Prof. Dr. med.
Universitätsklinikum Essen
Klinik für Kinderheilkunde II
Hufelandstr. 55
45147 Essen

Weber, Lutz T., PD Dr. med.
Klinikum der Universität zu Köln
Klinik und Poliklinik für Kinder- und Jugendmedizin
Kindernephrologie
Kerpener Str. 62
50937 Köln

Weiß, Thomas S., PD Dr. med.
Universitätsklinikum Regensburg
Klinik und Poliklinik für Kinder- und Jugendmedizin
Franz-Josef-Strauss-Allee 11
93053 Regensburg

Weissenrieder, Nikolaus, Dr. med.
Praxiszentrum Saarstraße
Saarstr. 7
80797 München

Widhalm, Kurt, Prof. em. Dr. med.
Österreichisches Akademisches Institut für Ernährungsmedizin
Alserstr. 14/4a
1090 Wien
Österreich

Wieczorek, Dagmar, Prof. em. Dr. med.
Universitätsklinikum Essen
Institut für Humangenetik
Hufelandstr. 55
45122 Essen

Wildhaber, Johannes H., Prof. Dr. med.
HFR Fribourg – Kantonsspital
Département de Pédiatrie
Postfach
1708 Fribourg
Schweiz

Winter, Reinhard, Dr. rer. soc.
Sozialwissenschaftliches Institut Tübingen
Lorettoplatz 6
72072 Tübingen

Wirth, Stefan, Prof. Dr. med.
Universität Witten-Herdecke
Zentrum für Kinder- und Jugendmedizin, HELIOS-Klinikum Wuppertal
Heusnerstr. 40
42283 Wuppertal

Witt, Heiko, Prof. Dr. med.
Kinderklinik Schwabing
Kölner Platz 1
80804 München

Wolf, Nicole, Prof. Dr. med.
VU University Medical Center
1 PK-Y50, Postbox 7057
1007 MB Amsterdam
Niederlande

Wühl, Elke, PD Dr. med.
Zentrum für Kinder- und Jugendmedizin
Sektion für Pädiatrische Nephrologie
Im Neuenheimer Feld 430
69120 Heidelberg

Zabel, Bernhard, Prof. Dr. med.
Universitätsklinikum Freiburg
Zentrum für Kinder- und Jugendmedizin, Sektion Pädiatrische Genetik
Mathildenstr. 1
79106 Freiburg

Zeidler, Cornelia, Dr. med.
Medizinische Hochschule Hannover
Kinderklinik
Carl-Neuberg-Str. 1
30625 Hannover

Zepp, Fred, Prof. Dr. med.
Universitätsmedizin Mainz
Zentrum für Kinder- und Jugendmedizin
Langenbeckstr. 1
55131 Mainz

Zimmer, Klaus-Peter, Prof. Dr. med.
Universitätsklinikum Gießen und Marburg
Abt. Allgemeine Pädiatrie und Neonatologie
Feulgenstr. 12
35392 Gießen

Zwiauer, Karl, Prof. Dr. med.
Landesklinikum St. Pölten-Lilienfeld
Abt. für Kinder- und Jugendheilkunde
Propst Führer-Str. 4
3100 St. Pölten
Österreich

I Basiskonzepte der Kinder- und Jugendmedizin

1 Einleitung

J. Spranger, F. Zepp

1.1 Kinderheilkunde als Teil der Medizin

Pädiatrie ist die auf die Betreuung von Kindern und Jugendlichen spezialisierte Disziplin der Medizin. Sie ist ein altersbegrenzter Teil der Allgemeinmedizin mit dem Anspruch, Kinder und Jugendliche im Kontext von Familie und kindbezogener Lebenswelt ganzheitlich und umfassend zu betreuen. Ihre breite und vielfältige Differenzierung entspricht der Entwicklung der internistischen Spezialdisziplinen. Als Besonderheit hat sich ein enges Verhältnis zwischen Pädiatrie und Genetik herausgebildet. Dies erklärt sich daraus, dass die Mehrzahl der genetisch determinierten Krankheiten im Kindes- und Jugendalter auftritt. Fortschritte in dieser Disziplin ermöglichen es, dass Kinder mit noch vor wenigen Jahren unheilbaren Genopathien heute in guter Lebensqualität das Erwachsenenalter erreichen. Zusammen mit Kindern aus anderen Subdisziplinen, die an früher tödlichen, jetzt aber beherrschbaren Krankheiten leiden und einer langjährigen Nachsorge bedürfen, schaffen sie das neue Problem der Transition, d. h. der strukturierten Überführung dieser Patienten aus der Pädiatrie in die der Erwachsenenmedizin.

Die zentrale Aufgabe von pädiatrisch tätigen Ärztinnen und Ärzten ist die Sicherstellung der körperlichen und geistig-seelischen Gesundheit von Kindern und Jugendlichen. Bei der Geburt angelegte Strukturen und Funktionen des Organismus sind zu bewahren, in ihrer Entwicklung zu fördern, im Krankheitsfall wiederherzustellen. Bis zum Erreichen des Erwachsenenalterssoll jedes Kind sein körperliches und geistiges Potenzial optimal entfalten und die bestmögliche Lebensqualität erlangen. Dabei sind gesellschaftliche Gegebenheiten und Ansprüche zu berücksichtigen. Pädiatrische Tätigkeit verlangt besondere Kenntnisse der altersabhängigen Veränderung physiologischer und pathophysiologischer Abläufe, der geistigen und seelischen Entwicklung sowie der besonderen Abhängigkeit, Verletzlichkeit und eingeschränkten Kommunikationsfähigkeit des Kindes. Pädiatrie ist mithin nicht nur eine kurative, sondern in hohem Maße präventiv handelnde medizinische Wissenschaft.

Eine Besonderheit der Pädiatrie ist die Erweiterung des Arzt-Patienten-Verhältnisses durch Eltern oder anderweitig Sorgeberechtigte. Sie sind zusätzliche, in Aufklärung und Beratung einbezogene, nicht aber selbst erkrankte Ansprechpartner. Die ärztliche Entscheidung geht durch den Filter einer dritten Instanz. Kinderärztin und Kinderarzt arbeiten unter Aufsicht der Eltern. Sie arbeiten jedoch auch mit deren Assistenz. Eltern übernehmen Funktionen, für welche in anderen medizinischen Disziplinen fremde Personen wie Schwestern, Pflegerinnen oder Sozialarbeiter benötigt werden. Nicht verschwiegen sei allerdings, dass Kinder gelegentlich auch vor ihren Eltern zu schützen sind. In jedem Fall ist Kindermedizin immer auch Elternmedizin.

1.2 Frühe Entwicklung der deutschsprachigen Pädiatrie

Mit der Erkenntnis der körperlichen und seelischen Besonderheiten des Kindes grenzte sich die Pädiatrie im späten 18. Jahrhundert von der Erwachsenenmedizin ab. Waren Kinder zuvor als unfertige Erwachsene begriffen und bei schwerer Krankheit zusammen mit erwachsenen Patienten in denselben Räumlichkeiten behandelt worden, entwickelten sich aus Einrichtungen für arme, Waisen- und Findelkinder die ersten Kinderkrankenhäuser. 1802 entstand aus dem Waisenhaus de l'enfant Jesus in Paris das Hôpital des Enfants Malades. Das erste Kinderkrankenhaus des deutschsprachigen Raums, nach St. Petersburg und Paris das dritte in Europa, wurde 1837 in Wien errichtet. Aus ihm entstand 1849 das St.-Anna-Kinderspital, die erste deutschsprachige Universitätskinderklinik und Zentrum der führenden Wiener Schule der Kinderheilkunde mit noch heute erinnerten Ärzten, wie Mauthner und von Pirquet.

Aus rein spekulativen Annahmen über die Ursache von Kinderkrankheiten entwickelte sich eine auf sorgfältiger Beobachtung und naturwissenschaftlicher Analyse gegründete Krankheitslehre.

In Deutschland berief 1893 Friedrich Althoff, vortragender Rat im preußischen Kultusministerium, unter dem Eindruck einer Sterblichkeitsrate von über 30 % der Lebendgeborenen Otto Heubner aus Leipzig nach Berlin. Ein Jahr später ernannte er ihn zum ersten deutschen Ordinarius für Kinderheilkunde – gegen den Protest der Berliner medizinischen Fakultät unter Wortführung Virchows. Pädiatrie wurde Lehr- und Prüfungsfach. Aus sorgfältiger klinischer Beobachtung und Krankheitsbeschreibung, ihrer Kontrolle durch die pathologische Anatomie, den Erkenntnissen der Bakteriologie (Theodor Escherich, Claus v. Pirquet) und Ernährungslehre resultierten Erfolge in der Bekämpfung von Infektions- und Ernährungskrankheiten. Es begann eine wissenschaftliche Blütezeit, die bis in die frühen 1930er Jahre andauerte. Namen wie Czerny, Finkelstein, Moro, von Pfaundler sind mit der Erinnerung an diese Zeit verbunden. In ihr wurden die heute selbstverständlichen Grundlagen der kurativen und präventiven Pädiatrie geschaffen, das Wissen um Ernährungsphysiologie, Impfungen, die Rachitis und Rh-Inkompatibilität, um nur Weniges zu nennen.

Mit dem Niedergang der Kinderheilkunde im Einflussbereich des Nationalsozialismus war es der Schweiz vorbehalten, die Tradition der deutschsprachigen Pädiatrie fortzuführen und auf ihrem internationalen Niveau zu halten. Mithilfe ihrer Schweizer Kollegen konnten deutsche und österreichische Kinderärzte nach dem Krieg wieder Anschluss an die internationale Kinderheilkunde gewinnen. Erinnert sei an die von Fanconi, Prader, Rossi, Zellweger und anderen in Zürich gestalteten Fortbildungsseminare.

G.F. Hoffmann, M.J. Lentze, J. Spranger, F. Zepp (Hrsg.), *Pädiatrie*,
DOI 10.1007/978-3-642-41866-2_1, © Springer-Verlag Berlin Heidelberg 2014

1.3 Veränderungen des Aufgabenspektrums seit 1945

Während in Entwicklungsländern infektions- und ernährungsassoziierte Mangelkrankheiten zentrale Aufgaben der Kinderheilkunde blieben, verdrängten in den hoch entwickelten Ländern Impfungen und Antibiotika, Hygiene und immer feinere Kenntnisse der Ernährungsphysiologie und -pathologie diese Krankheiten aus den Kliniken. In den Vordergrund der klinischen Pädiatrie schoben sich seltenere, häufig genetisch determinierte Entwicklungsstörungen und chronische Krankheiten. Biochemie, Immunologie, Molekularbiologie und -genetik, technische Innovationen wie Sonografie, Magnetresonanz- und Positronenemissionstomografie revolutionierten die Diagnostik. Die Zahl bekannter Krankheiten wuchs ebenso rasch wie das Wissen um physiologische und pathophysiologische Vorgänge. Die Informationstechnologie, z. B. in Form von Computern, zog in Kliniken und Praxen ein. Fortschritte der Kommunikationstechnologie erweiterten Wissensumfang und Informationsanspruch der Eltern.

Antibiotika, Hormone, Zytostatika, neue operative und pädiatrisch-therapeutische Verfahren einschließlich Flüssigkeits- und Elektrolyttherapie, Transplantation, interventionelle Verfahren, z. B. in der Kinderkardiologie und -chirurgie und Gentherapie, ermöglichten ein Leben mit Krankheiten und Entwicklungsdefekten, die früher den sicheren Tod bedeuteten. Kam die Diagnose einer Leukämie im Jahre 1970 noch einem Todesurteil gleich, so werden heute mehr als 70 % der betroffenen Kinder geheilt. Kinder mit Ösophagusatresie, Myelomeningozelen, sehr kleine Frühgeborene hatten kaum eine Überlebenschance. Fortschritte der Prä- und Perinatalmedizin, neue intensivmedizinische und operative Verfahren sicherten ihr Leben, nicht selten freilich um den Preis einer vorübergehenden oder lebenslangen Behinderung. Mit der Betreuung behinderter und chronisch kranker Kinder entstand ein neues Aufgabenspektrum.

1.4 Strukturentwicklung der Pädiatrie

Wie die Erwachsenenmedizin passte sich die Kinderheilkunde den unübersichtlicher werdenden Kenntnissen und Verfahren durch Spezialisierung an. Glaubten leitende Ärzte der 1960er Jahre die Kinderheilkunde noch weitgehend überblicken zu können, ist die moderne Pädiatrie ohne Spezialbereiche nicht mehr denkbar. Anders als in angelsächsischen Ländern wuchs in Deutschland mit der Spezialisierung die Gefahr der intellektuellen und organisatorischen Absonderung einzelner Teilgebiete. Der damit verbundene Hang zum Partikularismus gefährdet die ganzheitliche Betreuung von Kindern.

Verglichen vor allem mit englischsprachigen Ländern hat die deutsche Pädiatrie eine besondere Struktur. Sie ist gekennzeichnet durch die strenge Teilung zwischen stationärer und ambulanter Betreuung. Zahl und Organisationsgrad der niedergelassenen Kinderärzte übertreffen die vieler anderer Länder. Ihre Qualifikation führte zur weitgehenden Verlagerung der pädiatrischen Grundversorgung und Prävention aus dem stationären in den ambulanten Bereich. In die Klinik, insbesondere auch ihre neonatologischen, intensivmedizinischen und onkologischen Bereiche, werden nur noch schwere, unklare oder hochspezielle Behandlungsfälle eingewiesen. Sie bilden eine personalintensive und anspruchsvolle, aber für Aus- und Weiterbildung zunehmend schmalere Basis. Studenten und Weiterbildungsassistenten sehen überwiegend schwere und seltene Krankheiten; die Pädiatrie des Alltags wird häufig nur in Notfallambulanzen und Bereitschaftsdiensten erfahren. Die damit verbundenen organisatorischen und ökonomischen Schwierigkeiten prägen das Bild der heutigen Kinderklinik ebenso wie ihre erst zwischen 1970 und 1980 erfolgte Öffnung für die erwachsenen Angehörigen. Wenige Patienten, kritische und anspruchsvolle Eltern ergeben im heutigen Versorgungssystem eine sehr schmale wirtschaftliche Basis.

1.5 Präventive Medizin – Sozialpädiatrie

Neben dem erweiterten Behandlungsspektrum übernahm die ambulante Pädiatrie vermehrt Aufgaben der sekundären und tertiären Prävention, von Krankheitsfrüherkennung und Rehabilitation. In Deutschland setzten sich Kinderärzte wie Nitsch, Schmid, von Harnack, Theobald, Hellbrügge u. a. für die Verlagerung der individuellen in die staatlich gelenkte und öffentlich finanzierte Vorsorge ein. Unter dem Begriff der Sozialpädiatrie wurden Vorsorgeuntersuchungen systematisiert und ein Netzwerk von Frühförderungszentren eingerichtet. Mit dem intensivierten Wunsch nach Krankheitsfrüherkennung wuchs freilich die Gefahr von Überdiagnostik und Übertherapie. Die Erkennung des Normalen bleibt ebenso eine der Hauptaufgaben der Pädiatrie wie die kritische Evaluierung therapeutischer Neuerungen.

1.6 Kinderarzt und Gesellschaft

Die Beratung der Eltern bei fetalen oder genetisch determinierten Krankheiten, die Frage lebensverlängernder Maßnahmen bei unheilbar Kranken, die Achtung der Entscheidungsfreiheit der Eltern, Persönlichkeitsschutz, das Recht auf Wissen und Nichtwissen sind Themen, denen sich der Kinderarzt nicht entziehen kann und zu denen er ethisch fundierte Entscheidungen zu treffen hat. Sie sind Teil der unmittelbaren Patienten-Arzt-Beziehung. Doch das Kind ist nicht nur Patient, sondern ein schutzbedürftiges Wesen in einer zunehmend von wirtschaftlichen Aspekten dominierten Gesellschaft. Die Entwicklung neuer Medikamente, die Diskussion um familiäre und öffentliche Betreuung von Säuglingen und Kleinkindern oder um die Zulassung genetisch-diagnostischer Maßnahmen, um nur einige Beispiele zu nennen, darf sich nicht ausschließlich an den Interessen der Erwachsenen orientieren. Die Pädiatrie war schon immer eng mit der öffentlichen Gesundheitsfürsorge verbunden. Sie hat die bleibende Verpflichtung ihre Stimme für Kinder in der Öffentlichkeit zu erheben.

1.7 Ökonomisierung und evidenzbasierte Pädiatrie

Mit steigender Lebenserwartung und Lebensqualität erhöhen sich die Kosten der Medizin. Versuche ihrer Begrenzung führen zu ausgedehnten Kontrollsystemen, Verwaltungsarbeit und zeitlicher Einschränkung genau des Teils der ärztlichen Tätigkeit, dessen Mangel von der Solidargemeinschaft beklagt wird, nämlich der sprechenden, einfühlend-ganzheitlichen Medizin. An der Wurzel ökonomischer Schwierigkeiten und des atmosphärischen Unbehagens liegen die Unbestimmtheit des Gesundheitsbegriffs und die wirklichkeitsferne Zusicherung einer Verfügbarkeit der besten Medizin für alle. Die bereits jetzt praktizierte, in Zukunft jedoch unvermeidlich zunehmende Triage in solidarisch und individuell zu tragende medizinische Maßnahmen spart die Pädiatrie weitgehend aus, befreit sie jedoch nicht von ihrer Pflicht zur Wirtschaftlichkeit und damit einer prozess- und ergebnisorientiert hohen Qualität. Davon unbenommen bleibt die Einsicht, dass, nicht nur rein volkswirtschaftlich gesehen, Prävention im Kindesalter bessere Ergebnisse und höhere Ersparnisse verspricht als präventive Maßnahmen im späteren Lebensalter, d. h. nach den Jahren der individuellen Produktivität und Wertschöpfung.

Die Qualität medizinischer Angebote und Interventionen soll wissenschaftlich belegt sein. Von rationalen Begründungen und Hypothesen ausgehend, sollen sie auf der Basis wiederholbarer, sachorientierter, widerlegbarer Beobachtungen und Erfahrungen beruhen. Wissenschaftlich begründete Verfahren und Eingriffe werden unter dem Begriff der „evidenzbasierten Medizin" subsumiert. Klinische Evidenz, d. h. der auf Beobachtung und Schlussfolgerung beruhende wissenschaftliche Nachweis einer diagnostischen, therapeutischen oder präventiven Wirkung, kann aus systematischen Untersuchungen und ihrer Metaanalyse hervorgehen. Sie dienen als externe Quelle ärztlicher Entscheidungsfindung. Goldstandard externer Evidenz ist die randomisierte, plazebokontrollierte, prospektive Doppelblindstudie. Ihr Nachteil ist die begrenzte Übertragbarkeit ihrer Befunde auf das Individuum. Eine Letalitätswahrscheinlichkeit von 90 % sagt nicht aus, ob ein betroffenes Individuum zu den 90 Sterbenden oder 10 Überlebenden gehören wird. Evidenz erwächst ebenso ohne statistische Prüfungsverfahren, intern, d. h. aus individueller Erfahrung. Die Wirksamkeit einer Transplantation genetisch manipulierter Zellen lässt sich aus der Korrektur eines lebenslang bestehenden kombinierten Immundefekts bei einem einzigen Kind belegen. Zur Ermittlung von Heilungswahrscheinlichkeit und Komplikationsrate dieser Intervention bei der kombinierten Immunschwäche bedarf es jedoch auch hier der seriellen prospektiven Untersuchung. Interne Evidenz, d. h. persönliche Erfahrung, ist zur Interpretation von externer Evidenz und den daraus gewonnenen Leitlinien sowie für ihre Anwendung im Einzelfall unabdingbar. Interne Evidenz kann aber als solche nicht generalisiert werden. Sie eignet sich nicht zur Bildung allgemeingültiger Lehrsätze und unterliegt als Individualurteil vermehrt der Gefahr von Irrtum und Täuschung. Hier sind Gesellschaft und Pädiatrie gefordert verstärkt in Versorgungsforschung zu investieren. Nur durch strukturierte Untersuchung der Umsetzung wissenschaftlicher Erkenntnisse in den praktischen ärztlichen Alltag kann beurteilt werden, welche medizinischen Innovationen tatsächlich einen Fortschritt für Kinder und Jugendliche bedeuten.

1.8 Kinderarzt, Umwelt und Irrationales in der Pädiatrie

Eine Statistik des Jahres 1907 belegt, dass im Deutschen Reich 439,7 pro 1000 Kinder bis zum 16. Lebensjahr starben. Die mittlere Lebenserwartung von männlichen Neugeborenen betrug 45 Jahre, die eines weiblichen 48 Jahre. In Mitteleuropa ist die Neugeborenenmortalität seit dem Ende des Zweiten Weltkriegs von Werten um 40 auf solche um 5 pro Tausend gesunken und die davon wesentlich abhängige Lebenserwartung auf nunmehr 90 Jahre für Frauen und 84 Jahre für Männer gestiegen.

Dieser Zuwachs an Lebensjahren ist mit einem ebenso großen Gewinn an Lebensqualität und Genussfähigkeit verbunden. Demgegenüber steht eine unverändert große, ja wachsende Angst vor schädigenden Einflüssen einer als lebensfeindlich empfundenen, naturwissenschaftlich geprägten Zivilisation. Mit dem Verschwinden von Hunger und Krieg, der Beherrschung von Naturgewalten und tödlichen Epidemien richtet sich die gleiche Angst auf Verunreinigungen von Luft und Nahrung im Picogrammbereich ebenso wie auf die Effekte einer hochtechnisierten Medizin. So irrational wie diese Ängste sein mögen, beeinflussen sie dennoch Befindlichkeiten und fordern ärztliche Abhilfe. Die deutschsprachige Pädiatrie stellt sich dieser Aufgabe u. a. mit einem Informations- und Aufklärungssystem für Umweltgefährdungen. Dass auf dem Boden irrationaler Ängste irrationale, alternative Formen der Medizin gedeihen, hat komplexe Ursachen (► Kap. 116, Komplementärmedizin).

1.9 Dieses Buch

Das vorliegende Buch geht über Leitlinien hinaus, indem es sie begründet, erklärt und dem individuellen Urteil öffnet. Es erhebt nicht den Anspruch auf Vollständigkeit und Ausschließlichkeit. Viele Erkenntnisse sind extern validiert, andere beruhen auf tradierter Einschätzung und persönlicher Erfahrung. Alle jedoch öffnen sich und unterliegen dem Postulat der wissenschaftlichen Überprüfbarkeit. Sie verändern sich mit jeder neuen Auflage dieses Fachbuchs. Widerlegbarkeit, Entwicklung, Änderung sind Wesensmerkmale der Schulmedizin. In diesem Sinn ist dieses Buch bewusst, und nicht ohne Stolz, ein Werk der Schulmedizin.

Literatur

Guven B, Ma S, Grason H (2009) Early childhood health promotion and its life course health consequences. Acad Pediat 9:142–149

Haas SA, Glymour MM, Berkman LF (2011) Childhood health and labor market inequality over the life course. J Health Soc Behav 52:298–313

Hurwitz B (2004) How does evidence based guidance influence determinations of medical negligence. Br Med J 329:1024–1028

Kiene H (2001) Komplementäre Methodenlehre der klinischen Forschung. Springer, Berlin Heidelberg New York Tokyo

Lockwood S (2004) »Evidence of me« in evidence based medicine? Br Med J 329:1033–1035

Rosenberger M (2006) Die beste Medizin für alle – um jeden Preis? Dtsch Ärztebl 103:C626–C629

Sackett DL, Rosenberg WMC, Gray JAM, Haynes RB, Richardon WS (1996) Evidence based medicine: what it is and what it isn't. Br Med J 312:71–72

Spranger J (2005) Krankheit und Geld. Gedanken zur Ökonomie in der Medizin. Pädiatr Praxis 68:139–148

2 Ethik in der Pädiatrie

D. Niethammer

2.1 Ethik als Grundlage ärztlichen Handelns

Ethik ist ganz generell die Theorie der Moral. Wenn man sich seiner moralischen Urteile sicher ist, benötigt man eigentlich zur Bestätigung keine Theorie. Das ändert sich aber spätesten dann, wenn man sein Verhalten rechtfertigen muss oder wenn in einer Gesellschaft Unsicherheiten über gültige moralische Grundsätze bestehen oder Neuerungen einen moralischen Konsens über deren Wertigkeit verlangen.

Die Medizinethik befasst sich mit Fragen nach dem richtigen ärztlichen Handeln, was erlaubt oder nicht zulässig ist, wobei es speziell um den Umgang mit dem kranken und gesunden Menschen geht. Im Gegensatz zu früheren Zeiten, in denen es bei medizinethischen Diskussionen und Festlegungen nur um das ärztliche Handeln ging, betreffen die Überlegungen heute auch andere Berufsgruppen wie z. B. Pflegekräfte oder auch Mitarbeiter der Krankenkassen. Bis zum Ende des 2. Weltkriegs war der Hippokratische Eid eine allgemein anerkannte Leitlinie für das ethisch korrekte ärztliche Handeln, und es bestand ein allgemeiner Konsens über die moralischen Regeln für das ärztliche Handeln. Spätestens die tief unmoralischen Experimente der nationalsozialistischen Ärzte an Insassen von Konzentrationslagern machten jedoch deutlich, dass es dringend der Festlegung ethischer Richtlinien bedurfte. Das Genfer Ärztegelöbnis durch die Generalversammlung des Weltärztebundes von 1948 und die Verabschiedung des Internationalen Codes der ärztlichen Ethik im folgenden Jahr durch das gleiche Gremium waren die ersten Versuche, sich auf internationaler Ebene auf allgemeingültige ethische Richtlinien zu einigen. Im Jahre 1964 verabschiedete das gleiche Gremium in Helsinki „Ethische Grundsätze für die Forschung am Menschen", die als die „Deklaration von Helsinki" in die Geschichte eingegangen ist und mehrfach in den Folgejahren, zuletzt 2008, revidiert und an die neusten Entwicklungen angepasst wurde. Der Gesetzgeber hat mit Gesetzen wie dem Arzneimittelgesetz (AMG) oder dem Medizinproduktegesetz ebenso deutlich gemacht, dass auch gesetzliche Regelungen notwendig sind, die das ärztliche Handeln direkt betreffen.

Die Entwicklungen der modernen Medizin führen zunehmend zu kontroversen Vorstellungen in der Gesellschaft auch innerhalb der Ärzteschaft, die es im Interesse der kranken Menschen dringend notwendig macht, einen Konsens zu erreichen, nicht zuletzt, weil auch gesetzgeberische Aktionen notwendig werden. Es sei nur an die Debatte um die Präimplantationsdiagnostik (PID) im Jahre 2011 erinnert. Dabei darf auch nicht vergessen werden, dass sich bestimmte ethische Vorstellungen über die Jahre ändern können, so dass Revisionen von ethischen Richtlinien angezeigt sein können oder müssen.

2.2 Ethik in der Pädiater-Patient-Beziehung

2.2.1 Empathie

Eigentlich bedarf die Empathie als grundsätzliche Basis des ärztlichen Handelns keiner ethischen Begründung. Es muss aber hier betont werden, dass ein Arzt ohne Empathie zu seinen Patienten sich aus ethischer Sicht (aber wahrscheinlich nicht nur aus dieser Perspektive) eindeutig unethisch verhält.

2.2.2 Paternalismus der Ärzte und Autonomie des Patienten

Seit Hippokrates war die Medizin des Abendlandes davon geprägt, dass der Arzt die Verantwortung für seinen Patienten trägt und in dessen Sinne handelt („salus aegroti prima lex" und „nil nocere"). Er alleine entscheidet über die notwendige Diagnostik und Therapie. Bis weit in das 20. Jahrhundert wurde dieser Paternalismus durch den Arzt nicht in Frage gestellt, sondern durchaus von den Patienten und der Gesellschaft als adäquat empfunden. Erst in der 2. Hälfte des 20. Jahrhunderts wurden Zweifel an der Richtigkeit dieses Konzeptes lauter. Am Ende der jahrzehntelangen Diskussion stand der autonome Patient, der nach ausführlicher Information durch den behandelnden Arzt letztendlich über die Art der durchzuführenden Diagnostik und Therapie selbst entscheidet. Die amerikanische Bezeichnung „informed consent" bürgerte sich als Kurzform für diese Vorgehensweise ein. Die ursprüngliche „Verantwortungsethik" wurde sozusagen durch eine „Vertragsethik" ersetzt, nach der der Arzt seinen Patienten ausführlich über die Vor- und Nachteile der verschiedenen diagnostischen und therapeutischen Möglichkeiten informiert und ihm die Entscheidung überlässt: Arzt und Patient schließen einen Behandlungsvertrag.

Bei Kindern oder anderweitig nicht einwilligungsfähigen Menschen haben die Eltern oder ein Vormund das alleinige Entscheidungsrecht. Es besteht weithin die Ansicht, dass das Prinzip der Autonomie für diese Personengruppe nicht gelten kann. Das ist aber in dieser Ausschließlichkeit nicht richtig. Zwar ist nach unserer Rechtsprechung eine Maßnahme bei einem nicht einwilligungsfähigen Patienten einer Körperverletzung gleichzusetzen, wenn der Arzt sie ohne Einwilligung der Eltern oder des Vormundes vornimmt. Das kann aber umgekehrt nicht bedeuten, dass man die Kinder grundsätzlich nicht informiert und in die Entscheidungsfindung nicht mit einbezieht. Kranke Kinder und besonders Jugendliche können oft sehr genau verstehen, worum es geht, und sie müssen daher als Betroffene ebenso informiert und nach ihrer Meinung gefragt werden („informed assent"). Auch sie haben ein Recht auf Autonomie. Ab welchem Alter sie diese einfordern können, kann nur im Einzelfall entschieden werden, ohne Frage können aber schon 4- bis 5-jährige Kinder Zusammenhänge begreifen und eine Meinung äußern. In der Regel werden sie den Entscheidungen ihrer Eltern folgen. Es kann aber durchaus vorkommen, dass ein Kind im Gegensatz zu seinen Eltern eine bestimmte Maßnahme ablehnt. Hier muss man als Arzt versuchen, die Gründe für die abweichende Haltung zu ergründen. Das kann in der Tat gelegentlich schwierig sein. Und es kann notwendig werden, dem Kind beizustehen und den Eltern den Wunsch ihres Kindes zu erläutern und eventuell für die Umsetzung zu kämpfen.

2.2.3 Aufklärung und Ehrlichkeit des Arztes

Früher war es üblich, Kinder und Jugendliche nicht über die Natur ihrer Erkrankung aufzuklären. Die allgemein akzeptierte Meinung war, dass Kinder nicht über den Tod nachdenken und sich auch über Erkrankungen keine Gedanken machen (sollen) – eine Haltung, die auf Sigmund Freud zurückging und später noch von Jean Piaget un-

G.F. Hoffmann, M.J. Lentze, J. Spranger, F. Zepp (Hrsg.), *Pädiatrie*,
DOI 10.1007/978-3-642-41866-2_2, © Springer-Verlag Berlin Heidelberg 2014

termauert wurde. Heute wissen wir, dass das falsch ist und dass die Kinder sehr wohl intensiv über ihre Erkrankung und deren Folgen nachdenken. Es ist deshalb äußerst wichtig, dass man sie ausführlich und ehrlich aufklärt. Manchmal wollen das Eltern nicht, weil sie Angst vor den Gesprächen und Fragen haben, die daraus entstehen können, oder sie möchten ihr Kind vor bitteren Wahrheiten schützen (▶ Abschn. 14.6.3). Manchmal weichen Eltern der Situation aus, indem sie erklären, sie würden ihr Kind selber aufklären. Diesem Vorhaben sollte man misstrauisch gegenüber sein, nicht nur weil die Eltern in der Regel dazu tendieren, die Situation zu beschönigen, sondern weil man als Arzt dann nicht darauf vertrauen kann, dass das Kind alle für es wichtigen Informationen bekommt. Vielmehr sollte man den Eltern vorschlagen, dass man die Aufklärung mit ihnen gemeinsam durchführen will. Das hat außerdem den Vorteil, dass das Kind vorgeführt bekommt, dass es denselben Informationsstand wie die Eltern erhält. Wenn man selber davon ausgeht, dass man bei der Aufklärung immer ehrlich sein sollte – und davon muss man unbedingt ausgehen, dann sollte man sich auch im Klaren darüber sein, dass sich Lügen verbieten; und Ausflüchte sind auch eine Form der Lüge. Schwerkranke Kinder begreifen aus dem Verhalten ihrer Eltern und der Ärzte den Ernst der Lage. Natürlich stellen sie Fragen. Wenn ihnen aber keine klare Antwort gegeben wird oder sie mit Ausflüchten abgespeist werden, verstummen sie und stellen das nutzlose Fragen ein. Sie merken, dass sie ihren Eltern mit ihren Fragen Angst einjagen und diese dadurch verunsichert werden. Und verunsicherte Eltern sind für Kinder immer eine zusätzliche Belastung. Und so stellen sie das Fragen ein und bleiben mit ihren eigenen Ängsten alleine.

Man muss sich auch im Klaren darüber sein, dass die Aufklärung kein einmaliges Geschehen ist, mit dem die Angelegenheit ein für allemal erledigt ist. Es ist vielmehr ein kontinuierlicher Prozess während der Erkrankung, der allerdings nicht immer gleich intensiv ist. Hat das Kind erfahren, dass man sich bemüht, immer ehrlich zu antworten, wird es im Laufe der Zeit immer sicherer, dass es mit den eigenen Fragen und Ängsten nicht alleine gelassen wird. Natürlich ist es nicht immer einfach, ehrliche Antworten zu geben und man ist versucht, einer klaren Antwort auszuweichen. Aber es ist unendlich wichtig, dass die Kinder sich auf ehrliche Antworten verlassen können. Und wenn das so ist, dann haben auch gute Nachrichten eine viel höhere Aussagekraft. „Es ist im Moment alles in Ordnung" ist dann wirklich eine glaubwürdige Aussage. Ein Problem ist, dass Kinder in der Regel keinen Termin vereinbaren, um ihre Fragen zu stellen, und so stellen sie wichtige Fragen oft unverhofft in einem Gespräch über Alltagsdinge. Darauf muss man gefasst sein. Aber auch dann darf man sich nicht mit Ausflüchten begnügen.

2.2.4 Wenn ein Kind sterben muss

Wenn man seinem Patienten vermitteln konnte, dass man wirklich nicht lügt und sich immer um ehrliche Antworten bemüht, und das Kind auch im Verlauf der Betreuung keinen Grund hatte, anzunehmen, dass das nur schöne Worte sind, sondern erfahren hat, dass man sich an das Versprechen, niemals zu lügen, hält, dann ist das eine gute Basis für die Betreuung eines Kindes am Ende seines Lebens. Auch jetzt muss das Kind sich darauf verlassen können, dass es nicht belogen wird. Die Frage „Muss ich bald sterben?" verlangt dann ebenso nach einer klaren Antwort. Natürlich kommt auch dem noch so erfahrenen Kinderarzt die Antwort nicht leicht über die Lippen. Und trotzdem muss es sein. Die Reaktion der Kinder kann heftig sein. Manchmal fangen sie an zu schreien, manchmal stehen sie auf und nehmen ihre Eltern in den Arm, aber fast immer kommen sie dann bald zur Sache, nämlich wie es jetzt weitergeht. Schon 7- oder 8-Jährige denken bei einer schweren Erkrankung durchaus auch über die Möglichkeit des Sterbens nach und befassen sich intensiv mit diesem Vorgang. Und dann kommen sehr bald Fragen wie „Werde ich beim Sterben alleine sein?", „Tut sterben weh?", „Wann werde ich sterben?" oder „Was kommt danach?" – solche und andere Fragen treiben die Kinder um, und sie suchen nach Antworten. Man kann den Kindern versichern, dass sie nie allein gelassen werden. Dass Sterben weh tut, kann man nicht ganz sicher ausschließen. Aber eine Antwort wie „Ich war schon oft dabei, aber ich hatte nie den Eindruck, dass es weh tut" kann sehr hilfreich sein. Dass man den Zeitpunkt nicht festlegen kann, verstehen die Kinder auch, wenn man ihnen z. B. sagt, dass das niemand weiß und dass man durchaus noch vor ihnen sterben kann. Und was danach kommt, wissen wir natürlich auch nicht, aber man kann mit ihnen gemeinsam fantasieren, wie es sein könnte.

„Ich kann nichts mehr für Dich tun" ist eine Aussage, die falsch ist, nicht nur deshalb, weil man durchaus noch etwas tun kann und muss. Aber diese Aussage signalisiert dem Patienten, dass man ihn jetzt mit seinem Schicksal allein lässt und dass gerade zu einem Zeitpunkt, an dem er den Beistand am notwendigsten benötigt. „Ich bin weiter für Dich da", ist die viel adäquatere Aussage. Und in der Tat hört ja das Betreuungsverhältnis durch den Arzt erst mit dem Tod des Patienten auf. Das Sterben ist der letzte Abschnitt des Lebens, und der Patient benötigt den Beistand seines Arztes jetzt ebenso wie in der Zeit davor. Der einzige Unterschied ist, dass sich jetzt das Behandlungsziel ändert.

2.2.5 Palliativmedizin

Wenn allen Beteiligten klar ist, dass der Patient bald sterben muss, ist der Zeitpunkt gekommen, von der kurativen Medizin auf die palliativmedizinische Betreuung umzuschalten (im Amerikanischen „transitioning from cure to care"). Und da bleibt für Ärzte und Pflegekräfte noch viel zu tun. Die Betreuung eines sterbenden Kindes oder Jugendlichen ist eine große Herausforderung für jeden Arzt, und nicht jeder ist dieser Aufgabe gewachsen. Auf der einen Seite ist das Sterben eines Patienten in der Pädiatrie zum Glück ein seltenes Ereignis. Vielleicht ist das der Grund, warum dieses Thema in der Ausbildung häufig zu kurz kommt. Mancher Arzt mag sich deswegen, aber auch aus anderen Gründen mit einer solchen Aufgabe überfordert fühlen. Das sollte er sich dann aber auch eingestehen und nicht verzweifelt versuchen, seine Probleme zu überspielen. Er tut sich und seinem Patienten damit keinen Gefallen. Auf der anderen Seite ist es notwendig, dass Ärzte, die in Spezialgebieten tätig sind, in denen das Sterben eines chronisch kranken Kindes nicht ganz ungewöhnlich ist, sich selber klarmachen, dass sie sich im Interesse ihrer Patienten auch dieser Aufgabe stellen müssen, denn andernfalls würden sie einen Patienten, den sie eventuell über eine lange Zeit betreut haben, in der letzten Phase seines Lebens allein lassen. Und das ist außerdem ein Lebensabschnitt, in dem sich die jungen Patienten nur noch schwer auf neue Menschen einlassen können. In manchen Kliniken ist es üblich, dass ein bestimmter Kollege für diese Zeit die Betreuung eines Patienten übernimmt. Eventuell hat er in der Tat große Erfahrung als Sterbebegleiter, aber er hat nicht immer eine Beziehung zu dem Kind, die auf einem über lange Zeit erfahrenen Vertrauen beruht. So sollte er besser die jüngeren Ärzte bei der Betreuung ihres sterbenden Patienten beraten und überwachen und ihnen mit seiner Erfahrung helfen.

Am Anfang der palliativmedizinischen Phase steht die Entscheidung, intensivierte lebenserhaltende Maßnahmen zu unterlassen.

Dazu gehört auch die Festlegung, ggf. auf Reanimationsmaßnahmen zu verzichten. Das ist für die Eltern ein schlimmer Moment. Man sollte nicht von ihnen verlangen, diese Entscheidung zu verantworten, sondern es ist eine ärztliche Aufgabe, ihnen zu vermitteln, warum es sinnvoll sein kann, eine derartige Entscheidung zu treffen, um dann gemeinsam zu einem Beschluss zu kommen. Das Ergebnis sollte dann schriftlich in der Akte festgehalten werden, damit sich auch andere Mitglieder des Teams über die Situation informieren können. Die Behandlung von Symptomen wie die schwere Atemnot und ein optimales Konzept für die Schmerzbehandlung machen den medizinischen Teil der Palliativmedizin aus.

Auch in diese Entscheidungen sollten, wenn immer möglich, die Kinder und Jugendlichen mit einbezogen werden. Es überrascht immer wieder, welche klaren Vorstellungen manche junge Menschen davon haben, was für sie der richtige Weg ist. Man sollte nicht vergessen, dass sie durch ihre Erkrankung und deren Verlauf große Erfahrung gewonnen haben. Schwierig kann es sein, wenn es sich um einen Jugendlichen handelt. Aber auch hier zeigt sich immer wieder, dass oft klare Vorstellungen über das weitere Vorgehen bestehen. Ein offener und ehrlicher Dialog ist eine Voraussetzung dafür.

Manchmal wird die Bitte an den Arzt herangetragen, das Leiden aktiv zu beenden (Euthanasie). Das ist aber keine ärztliche Aufgabe und sollte auch im Interesse der Eltern abgelehnt werden, die nach dem Tod ihres Kindes mit der Tatsache leben müssen, dass ihre Bitte erfüllt wurde. Das bedeutet nicht, dass man gelegentlich zur Linderung des Leidens Medikamente in einer Dosierung einsetzen muss, die den Sterbevorgang beschleunigen. Noch schwieriger kann die Entscheidung sein, die aktive Beatmung zu beenden, wenn nicht mehr damit zu rechnen ist, dass der Patient das Bewusstsein wiedererlangt, also die Intensivbehandlung keine positive Zielsetzung mehr hat. Es ist ein unethisches Verhalten, sich um derartige Diskussionen und Entscheidungen zu drücken. Das einfache Fortführen der Intensivbehandlung ohne ein zu erreichendes Ziel ist unärztlich.

2.2.6 Forschung in der Pädiatrie

Die Haltung, Forschung an Kindern sei unethisch, ist eindeutig falsch, denn man schließt sonst diese Altersgruppe von jedem Fortschritt aus. Forschungsergebnisse, die an Erwachsenen gewonnen wurden, können wegen der physiologischen Besonderheiten des jungen Organismus nicht ohne Weiteres übertragen werden. Auf der anderen Seite sind die ethischen Anforderungen an den forschenden Kinder- und Jugendarzt hoch mit klaren Richtlinien, wie sie in dem deutschen Arzneimittelgesetz festgelegt sind. Aber auch auf europäischer Ebene hat die Arzneimittelbehörde EMA (European Medicines Agency) klare allgemeingültige Vorstellungen entwickelt, die für die Forschung zur Entwicklung neuer Arzneimittel gelten. Für Einzelheiten zu diesem Problem und allen ethischen Aspekten der pädiatrischen Forschung sei verwiesen auf Marckmann und Niethammer 2010. Wichtig ist, dass eine Forschung ohne eine Bewertung des Forschungsvorhabens durch eine Ethikkommission, wie sie inzwischen in allen medizinischen Fakultäten und Ärztekammern etabliert sind, nicht zulässig ist, wobei es wichtig ist, dass mindestens ein Mitglied der Kommission Pädiater ist.

2.2.7 Ethisches Komitee

Im klinischen Alltag kommt es immer wieder zu Situationen, bei denen Diskussionen und sogar Uneinigkeit über das weitere Vorgehen bestehen (z. B. Weiterbehandlung eines schwer geschädigten Frühgeborenen oder die Indikation einer mutilierenden Operation). Nicht nur ist es notwendig, dass sich alle an der Betreuung des kranken Kindes beteiligten Mitarbeiter um einen Tisch versammeln, sondern es sollte auch die Diskussion mit einem ethischen Komitee gesucht werden, das den Sachverstand von erfahrenen Ärzten und Pflegekräften aus verschiedenen Gebieten, Patientenvertretern, Psychologen und Seelsorgern vereint. Im Gegensatz zu den USA gibt es hierzu in Deutschland noch keine rechtliche Regelung für die Einsetzung oder Zusammensetzung eines solchen Komitees, doch sind die größeren Kliniken zunehmend dazu übergegangen, derartige Gremien zu etablieren. Auch hier ist es wichtig, dass mindestens ein Vertreter der Kinder- und Jugendmedizin Mitglied ist.

2.3 Spezielle ethische Probleme in der Pädiatrie

Es gibt viele diagnostische und therapeutische Bereiche in der Pädiatrie, die ihre speziellen ethischen Probleme haben, wie z. B. die Transplantationsmedizin oder die Neonatologie. Aber es darf nicht übersehen werden, dass auch bestimmte diagnostische Verfahren ethischen Konfliktstoff beinhalten.

2.3.1 Genetik

Das gilt besonders für die neueren Entwicklungen im Bereich der Genetik, die vielen Menschen Angst machen. So verbinden viele Menschen die Präimplantationsdiagnostik (PID – also die genetische Untersuchung der befruchteten Eizelle vor der Einpflanzung in die Gebärmutter) mit der Vorstellung der Produktion von „Designerbabys", etwas, was sie zu Recht ablehnen. Dabei geht es bei diesem Verfahren darum, bei bekannten genetischen Defekten in der Familie zu verhindern, dass ein Kind mit einer schweren Krankheitslast geboren wird. Dadurch wird der werdenden Mutter eine Amniozentese und eventuell ein Abort erspart, beides Verfahren, die Risiken beinhalten und mit erheblichen psychischen Belastungen für die Frauen verbunden sind. Familien, in denen schon mehrfach Mitglieder aufgrund bestimmter genetischer Defekte unter einer schweren Erkrankung gelitten haben und vorzeitig gestorben sind, wissen, warum sie dieses Leiden einem weiteren Familienmitglied ersparen wollen. Man sollte ihnen nicht vorwerfen, dass sie behinderte Menschen abwerten wollen, wie es manche Vertreter von Behindertenverbänden manchmal tun. Sie haben das Leiden bei anderen Mitgliedern der Familie ertragen müssen, und sie wollen es zu Recht bei einem weiteren Mitglied verhindern. Ethisch umstritten ist der Einsatz der PID für die Suche eines passenden Spenders für eine lebensrettende Knochenmarktransplantation. Hier ist aber die bereits geübte Praxis, nach Amniozentese und Molekulardiagnostik das nicht passende Kind abzutreiben, sicher problematischer.

2.3.2 Transplantationsmedizin

In der Transplantationsmedizin gibt es noch andere ethische Probleme. Die Verfügbarkeit von Organen und Prioritätensetzungen sind inzwischen durch Gesetze geregelt. Das gilt auch für die Verwendung von Lebendspendern. Im Gegensatz zur Knochenmarktransplantation, bei der Kinder und andere nichteinwilligungsfähige Menschen als Spender herangezogen werden dürfen, gilt das nicht für die Organspende. Ein schwieriges Problem für den Pädiater ist stets, in einer Situation, in der ein schwer geschädigtes Kind auf der Intensivstation zu einem potenziellen Organspender geworden ist, in einem Gespräch die Einwilligung zur Organentnahme von den Eltern zu erhalten. Viele neigen dazu, sich diesem Problem zu entziehen, und verhindern vielleicht dadurch, dass ein anderes Kind endlich von der Warteliste genommen werden und z. B. von der Dialyse befreit werden kann. Dieses Verhalten ist jedoch unethisch.

2.3.3 Neonatalogie

Die Neonatologie ist ein Bereich der Pädiatrie, in dem besonders häufig schwerwiegende Entscheidungen von Ärzten verlangt werden. Die moderne Intensivmedizin hat dazu geführt, dass die Schwangerschaftsdauer für die mögliche Überlebensfähigkeit immer kürzer und das Geburtsgewicht immer niedriger geworden sind. Die Diskussionen um die absoluten Grenzwerte werden manchmal heftig geführt, und man ist ihnen bei den heutigen Möglichkeiten sicher sehr nahe gekommen. Aber man darf nicht vergessen, dass noch am Anfang der 1970er Jahre ein Geburtsgewicht unter 2500 g weithin als mit dem Leben nicht vereinbar angesehen wurde. Auch die Frage, wie weit eine Intensivbehandlung von Neugeborenen mit schweren Fehlbildungen gehen soll, ist im Einzelfall nicht einfach zu beantworten, wie auch bei Kindern, bei denen zum Zeitpunkt der Geburt die Prognose nicht feststeht, sie aber ohne medizinische Maßnahmen nicht überlebensfähig sind. Und die Konsequenzen für die Familie, in der ein schwer behindertes Kind aufwachsen soll, sind ein nicht zu vernachlässigender Punkt bei den Überlegungen zum Einsatz oder Fortsetzung intensivmedizinischer Maßnahmen.

2.4 Folgerungen für den Pädiater

Der Kinder- und Jugendarzt hat eine besondere moralische Verantwortung, sind doch seine Patienten selber noch nicht geschäftsfähig und (abhängig vom Alter) zum Teil noch gar nicht in der Lage, ihre eigenen Vorstellungen und Wünsche zu formulieren. Noch immer ist es umstritten, in welchem Alter Kinder in der Lage sein können, ihre Situation zu begreifen und zu therapeutischen Maßnahmen kompetent Stellung nehmen zu können. Ohne Zweifel konnte in diesem Kapitel nur ein begrenzter Ausschnitt an Problemen dieser vielschichtigen Problematik angesprochen werden. Der Autor konnte nur die ihm besonders wichtig erscheinenden ethischen Probleme in der Pädiatrie aufzeigen und mögliche Konflikte deutlich machen. Es darf nicht vergessen werden, dass es hier nicht um ein generelles ethisches Regelwerk gehen kann. Die Beziehung zwischen einem Arzt und einem Patienten hat zwar generelle Aspekte, bleibt aber letztendlich immer ein individuelles Geschehen. Daher ist zu fordern, dass sich der Arzt seiner ethischen Verantwortung bewusst ist und seine diesbezüglichen Vorstellungen immer wieder überdenkt und eventuell korrigiert. Das gehört ebenso zum ärztlichen Handeln wie die kontinuierliche Fortbildung auf seinem medizinischen Fachgebiet. Zwei grundsätzliche ethische Forderungen sind besonders wichtig: Es ist unethisch, zu lügen, und es ist ebenso unethisch, einer schwierigen Entscheidung durch Weiterführung von Intensivmaßnahmen auszuweichen.

Literatur

Deutsch E, Spickhoff A (2008) Medizinrecht, 6. Aufl. Springer, Berlin Heidelberg (enthält alle wesentlichen Deklarationen und Richtlinien)

Marckmann G, Niethammer D (Hrsg) (2010) Ethische Aspekte der pädiatrischen Forschung. Deutscher Ärzte-Verlag, Köln

Niethammer D (2008) Das sprachlose Kind: Vom ehrlichen Umgang mit schwer kranken und sterbenden Kindern und Jugendlichen. Schattauer, Stuttgart

Niethammer D (2010) Wenn ein Kind schwerkrank ist (medizinHuman Bd. 11. Suhrkamp, Berlin

Schöne-Seifert B (2007) Grundlagen der Medizinethik. Kröner, Stuttgart

Wiesing U, Marckmann G (2009) Freiheit und Ethos des Arztes. Herausforderungen durch evidenzbasierte Medizin und Mittelknappheit. Alber, Freiburg

3 Wachstum und Entwicklung

O. G. Jenni, R. H. Largo

3.1 Grundsätzliches zur Entwicklung des Kindes

Die Pädiatrie zeichnet sich als medizinisches Fachgebiet dadurch aus, dass sich der Kinderarzt mit einem Organismus beschäftigt, der sich ständig verändert. Dies gilt für einzelne Organfunktionen wie beispielsweise den Blutdruck oder die Atemfrequenz genauso wie für das Kind als Ganzes. Das Kind wächst und entwickelt sich über viele Jahre. Es verändert seine Gestalt und eignet sich ständig neue Fähigkeiten und Verhalten an. Ausreichende Kenntnisse über die kindliche Entwicklung sind eine notwendige Voraussetzung, um Kinder und Jugendliche umfassend betreuen zu können (s. a. die beiden Fallbeispiele in dem Kasten). Die Entwicklungspädiatrie ist innerhalb der Kinderheilkunde dasjenige Fachgebiet, das sich mit der Entwicklung und dem Verhalten von gesunden und kranken Kindern vom Säuglingsalter bis in die Adoleszenz befasst.

> Ein Kind ist seit 2 Wochen wegen einer Pneumonie hospitalisiert. Endlich geht es dem Kind besser und man entschließt sich zur Entlassung. Die Assistenzärztin geht zum Kind und teilt der Mutter die Entscheidung mit. Sie sagt zum Kind: „Morgen darfst du endlich nach Hause". Die Mutter ist sehr glücklich. In welchem Alter kann das Kind die Bemerkung der Assistentin erst verstehen?
> Ein Kind wird für einen Chemotherapieblock hospitalisiert. Der Oberarzt begrüßt zusammen mit dem Medizinstudenten das Kind und dessen Eltern. Er bittet den Studenten einen Eintrittsstatus zu machen. Beim Verlassen des Zimmers sagt der Unterassistent: „Ich komme in 10 min wieder und untersuche dich dann". In welchem Alter kann das Kind die Bemerkung des Studenten erst verstehen?
> Die beiden Fallbeispiele zeigen, dass Kenntnisse über die Entwicklung des kindlichen Zeitverständnisses wichtig sind, damit ein angemessener Umgang mit dem Kind möglich ist (s. zum Zeitverständnis von Kindern ▸ Abschn. 3.7).

Es ist eine wichtige kinderärztliche Aufgabe, Verzögerungen und Störungen im Wachstum und in der Entwicklung eines Kindes frühzeitig zu erfassen und allfällige therapeutische Maßnahmen einzuleiten. Eltern erwarten, dass der Kinderarzt das Kind in Bezug auf Wachstum, Entwicklung und Verhalten betreuen und Familien kompetent beraten kann. Tatsächlich haben Beratungen in der kinderärztlichen Praxis in den letzten 30 Jahren einen großen Stellenwert erhalten. Während früher meist infektiologische Fragestellungen im Vordergrund standen, so macht heute die Beratungstätigkeit in einer kinderärztlichen Praxis durchschnittlich 50 % der Zeit aus.

Der Kinderarzt muss über ein solides Grundwissen über die Entwicklung eines Kindes verfügen. Er soll die wichtigsten Entwicklungsmeilensteine kennen, mit den gängigen Entwicklungsmodellen und Erziehungsvorstellungen vertraut und fähig sein, im Gespräch und durch Beobachtung herauszufinden, welche Erwartungen die Eltern an das Kind haben und wie sie mit dem Kind umgehen. Schließlich sollte er auch die relevanten psychosozialen Faktoren kennen und deren mögliche Auswirkungen auf die Entwicklung eines Kindes abschätzen können.

In den ersten drei Unterkapiteln werden allgemeine Angaben zur kindlichen Entwicklung in verschiedenen Entwicklungsbereichen, zum Zusammenwirken von Anlage und Umwelt sowie der Variabilität in der kindlichen Entwicklung gemacht. In den folgenden Unterkapiteln werden Teilbereiche der Entwicklung in verschiedenen Altersperioden behandelt.

Die kindliche Entwicklung lässt sich anhand der folgenden 3 Prozesse charakterisieren:

1. Wachstum: Entwicklungsparameter nehmen quantitativ zu, z. B. Körpergröße, Muskelkraft oder Wortschatz.
2. Differenzierung: Entwicklungsparameter verändern sich qualitativ, indem sie sich morphologisch und funktionell ausdifferenzieren, z. B. Ausbildung der Greiffunktion, der Syntax oder der sekundären Geschlechtsmerkmale.
3. Spezifizierung: Entwicklungsparameter werden mit der Anpassung an die Umwelt in ihren Funktionen festgelegt, z. B. die Motorik beim Aneignen des Schreibens oder die Sprache durch den Erwerb der Muttersprache. Die Spezifizierung wird in der Pubertät weitgehend abgeschlossen, z. B. bezüglich motorischer Geschicklichkeit oder Sprachkompetenz.

Kinder entwickeln sich ganzheitlich, d. h. Teilbereiche wie Motorik oder Sprache stehen in einer ständigen Wechselwirkung miteinander. Wenn in diesem Kapitel die Entwicklung in verschiedene Bereiche aufgeteilt wird, geschieht dies lediglich aus praktischen Gründen, denn die Gesetzmäßigkeiten der Entwicklung lassen sich so besser darstellen. Die kindliche Entwicklung wird anhand der folgenden 6 Teilbereiche besprochen:

- Wachstum
- Motorik
- Bindungs- und Sozialverhalten
- Ernährungs- und Schlafverhalten
- Kognition
- Sprache

3.1.1 Wachstum

Die somatische Entwicklung zeichnet sich durch eine Größenzunahme sowie eine morphologische und funktionelle Differenzierung der Organsysteme aus. Damit verbunden ist ein Wandel in Gestalt und Erscheinung. Die Eigenheiten des Wachstumsprozesses lassen sich am besten an einer individuellen Wachstumskurve ablesen. In ◘ Abb. 3.1a ist die Distanzkurve der Länge eines einzelnen Kindes dargestellt. Die Körpergröße nimmt im ersten Lebensjahr rasch zu, flacht sich in den folgenden Jahren zunehmend ab, um nach einer erneuten, leichten Zunahme in der Pubertät die Erwachsenengröße zu erreichen.

Einen noch besseren Einblick in die Dynamik des Längenwachstums vermittelt die Geschwindigkeitskurve, die sich aus der ersten Ableitung der Distanzkurve ergibt (◘ Abb. 3.1b). Die Wachstumsgeschwindigkeit ist im ersten Lebensjahr außerordentlich hoch. Sie nimmt bis zum 7. Lebensjahr ständig ab. Im frühen Schulalter kommt es zu einer vorübergehenden leichten Zunahme des Wachstums (erste Streckung oder sog. mid-growth spurt). In der Pubertät nimmt das Längenwachstum kurzfristig stark zu, um danach innerhalb weniger Jahre zum Abschluss zu kommen.

G.F. Hoffmann, M.J. Lentze, J. Spranger, F. Zepp (Hrsg.), *Pädiatrie*,
DOI 10.1007/978-3-642-41866-2_3, © Springer-Verlag Berlin Heidelberg 2014

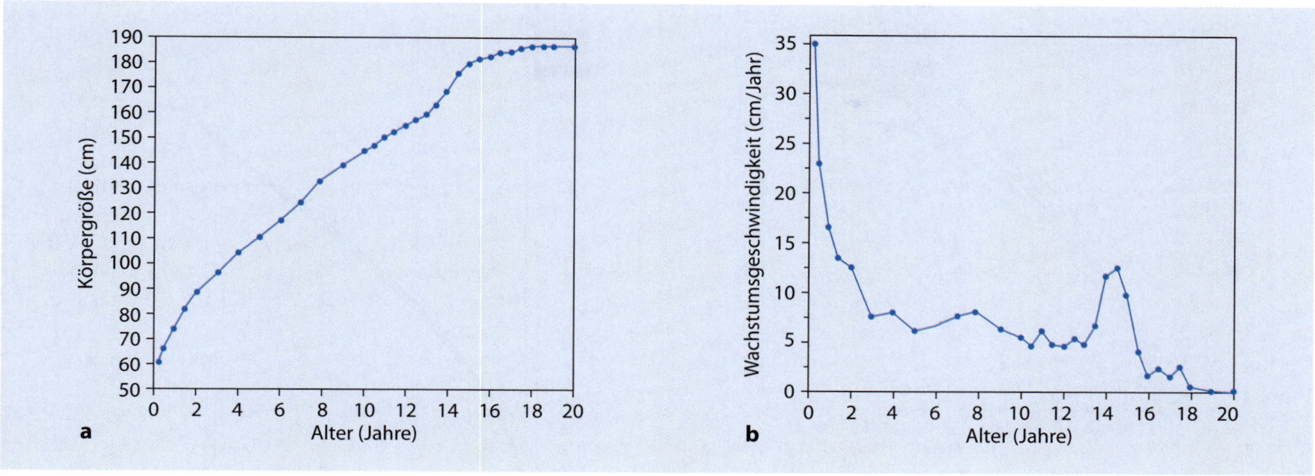

Abb. 3.1a,b Wachstumskurve bei einem einzelnen Kind. **a** Distanzkurve der Körpergröße, **b** Geschwindigkeitskurve der Körpergröße (Größenzunahme pro Jahr; Proband der ersten Zürcher Longitudinalstudie). (Aus: Prader et al. 1989)

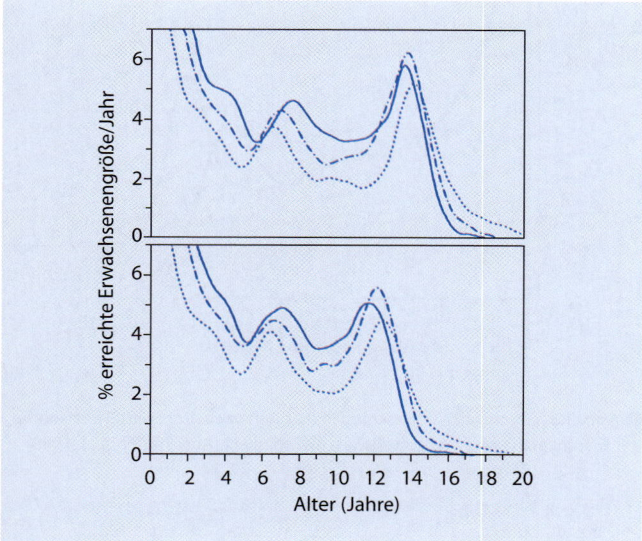

Abb. 3.2 Mittlere Geschwindigkeitskurven (ausgedrückt in Prozenten der erreichten Erwachsenengröße) für Armlänge (-----), Rumpflänge (·····) und Beinlänge (----) bei Jungen (*oben*) und Mädchen (*unten*). (Aus: Gasser et al. 1991)

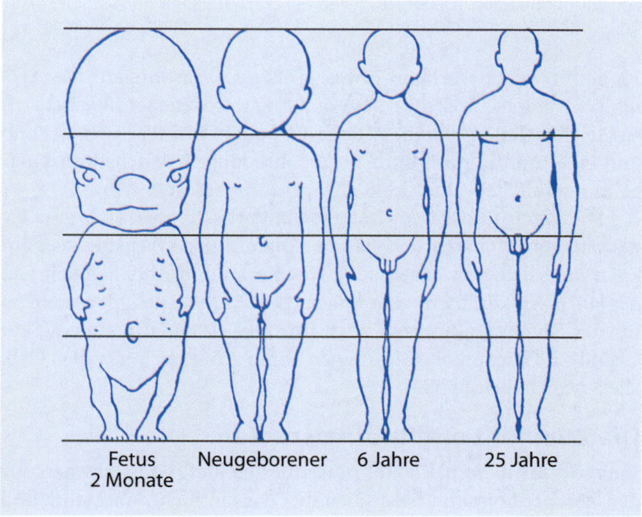

Abb. 3.3 Gestaltwandel

Die Wachstumsgeschwindigkeit weist bei allen Kindern den gleichen Kurvenverlauf auf. Dies gilt nicht nur für die Gesamtlänge, sondern auch für die Längenmaße von Beinen, Armen und Rumpf (Abb. 3.2). So unterscheidet sich das Wachstum des Rumpfs von demjenigen der Beine nur dadurch, dass die Wachstumsgeschwindigkeit der Beine in jedem Alter etwas größer ist und der pubertäre Wachstumsschub früher einsetzt. Letzteres führt dazu, dass die Kinder zu Beginn der Pubertät eher langbeinig sind.

Die interindividuellen Unterschiede in der Körpergröße lassen sich auf ein unterschiedlich ausgeprägtes Wachstum über die ganze Entwicklungsperiode zurückführen. Kinder, die als Erwachsene groß sind, wachsen in jedem Alter etwas mehr als diejenigen, die eine geringe Erwachsenengröße erreichen. Der dynamische Ablauf des Wachstums ist aber bei kleinen und großen Individuen grundsätzlich gleich.

Da sich die verschiedenen Körperabschnitte ungleich rasch entwickeln, kommt es im Verlauf der prä- und postnatalen Entwicklung zu einem Gestaltwandel (Abb. 3.3).

Das Wachstum ist nicht nur von Kind zu Kind unterschiedlich ausgeprägt, es verläuft auch unterschiedlich rasch und dauert damit verschieden lange an. Die interindividuellen Unterschiede in der Wachstumsdauer können bis zu 5 Jahre betragen. Das Wachstumstempo ist dabei unabhängig von der Körpergröße: Kleine und große Kinder können gleichermaßen verschieden rasch wachsen. Ein unterschiedliches Wachstumstempo kann vor allem im frühen Schulalter und in der Pubertät zu erheblichen Längendifferenzen führen. In Abb. 3.4 ist das Längenwachstum zweier Mädchen dargestellt, die in den ersten Lebensjahren und nach Abschluss des Wachstums gleich groß sind. Ihre Wachstumsdynamik ist aber sehr unterschiedlich. Das eine Mädchen wächst viel rascher als das andere, was im Alter von etwa 12 Jahren vorübergehend zu einer Differenz in der Körpergröße von 14 cm führt.

Männer sind durchschnittlich 13 cm größer als Frauen (Daten aus der ersten Zürcher Longitudinalstudie). Dieser Geschlechtsunterschied kommt erst im Verlauf der Pubertät zustande. Im präpubertären Alter sind die Jungen im Mittel lediglich 1,5 cm größer als die Mädchen (Abb. 3.5a).

Da der pubertäre Wachstumsspurt bei den Mädchen 1,5 Jahre früher eintritt als bei den Jungen, sind die Mädchen mit etwa

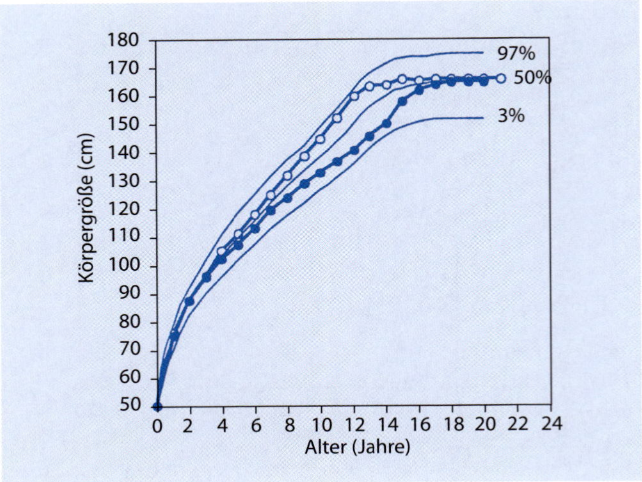

Abb. 3.4 Unterschiedliche Wachstumsdynamik: 2 Mädchen mit raschem (*kleiner Kreis:* Frühentwicklerin) bzw. langsamen Wachstum (*halbfetter Punkt:* Spätentwicklerin) bei gleicher Erwachsenengröße. 3., 50. und 97. Perzentile der Normpopulation. (Daten aus der ersten Zürcher Longitudinalstudie)

12 Jahren vorübergehend etwas größer als die Jungen. Der Geschlechtsunterschied von 13 cm in der Erwachsenengröße lässt sich zu gleichen Teilen auf einen stärkeren pubertären Wachstumsschub und eine um durchschnittlich 1,5 Jahre längere Wachstumsdauer beim männlichen Geschlecht zurückführen (Abb. 3.5b).

Die Wachstumsgeschwindigkeit ändert sich aber nicht nur innerhalb von Monaten und Jahren, sondern der Wachstumsverlauf kann innerhalb von Tagen oder Wochen und in Abhängigkeit von der Jahreszeit kurzfristig schwanken (Abb. 3.6). Dies gilt besonders für das Säuglingsalter, aber auch für die Zeit danach. Aus diesem Grund sind wiederholte Messungen nur in größeren Intervallen (z. B. alle 3 Monate) sinnvoll.

Die Zürcher Longitudinalstudien

Viele der in diesem Kapitel präsentierten Befunde stammen aus den Zürcher Longitudinalstudienüber das kindliche Wachstum und die Entwicklung. In diesen Studien wurden seit 1954 bei mehr als 700 Kindern das Wachstum und die Entwicklung von der Geburt bis ins Erwachsenenalter untersucht. Die Zürcher Longitudinalstudien gehören zu den umfassendsten Studien über das Wachstum und die kindliche Entwicklung.

Methodik

Um das Wachstum eines Kindes zuverlässig zu beurteilen, braucht es eine standardisierte Messtechnik und Normwerte.

Körpermaße

Für die meisten klinischen Fragestellungen reichen die folgenden 3 Körpermaße aus:

Gewicht Das Kind wird nackt gewogen oder anschließend das Gewicht der getragenen Kleidungsstücke vom Messwert abgezogen. Das Körpergewicht wird auf 100 g genau erfasst.

Körpergröße Sie wird in den ersten 2 Lebensjahren liegend bestimmt. Ein Untersucher, z. B. die Mutter, hält den Kopf des Kindes an der oberen Begrenzung der Messeinrichtung fest. Der Kopf wird so positioniert, dass die Verbindungslinie zwischen dem Gehörgang und dem äußeren Augenwinkel vertikal verläuft. Der zweite Unter-

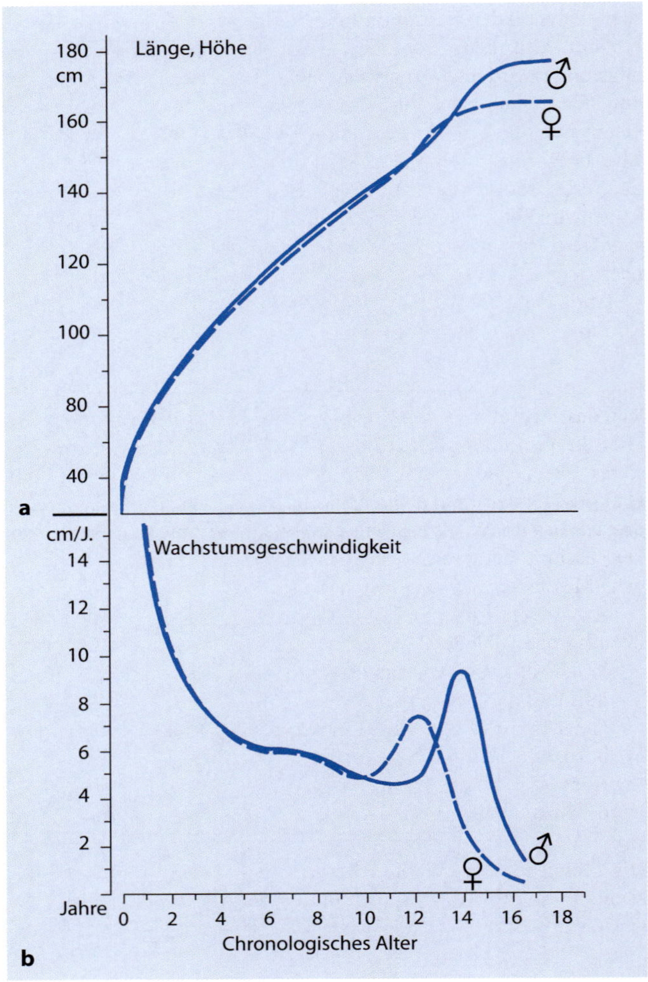

Abb. 3.5 Geschlechtsunterschied im Längenwachstum: Mittelwertskurve der Distanzmaße und Wachstumsgeschwindigkeit. (Aus: Prader et al. 1989)

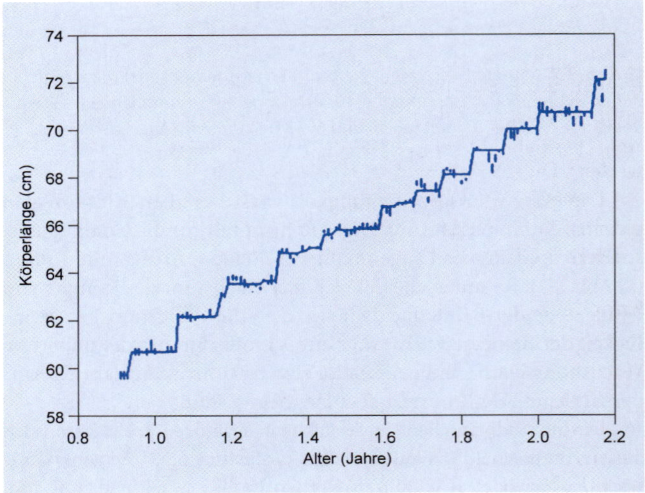

Abb. 3.6 Kurzfristige Schwankungen im Wachstum. Tägliche Längenmessungen im 2. Lebensjahr eines Säuglings. *Vertikale Striche* = Durchschnitt der Tagesmessungen inklusive die Standardabweichung. Das statistische Modell identifizierte 13 kurzfristige Wachstumsspurts innerhalb dieser 4 Monate. (Aus: Lampl et al. 1992)

sucher streckt den Rumpf und die Beine des Kindes und bringt die Fußsohlen in festen Kontakt mit dem Messbrett. Ab dem 24. Lebensmonat wird die Körpergröße stehend bestimmt. Das Kind wird aufgefordert, so an der Messeinrichtung zu stehen, dass Fersen, Gesäß und Hinterhaupt dem Messbrett anliegen. Fußknöchel oder Knie berühren sich gegenseitig. Der Kopf wird so positioniert, dass die Verbindungslinie zwischen dem Gehörgang und dem äußeren Augenwinkel horizontal verläuft. Das Kind wird vom Untersucher sanft gestreckt, indem er dessen Kopf am Unterkiefer fasst und leicht nach oben zieht. Das Kind darf dabei die Fersen nicht anheben. Das Messbrett wird auf den Kopf aufgesetzt. Die Messung wird auf einen Millimeter genau abgelesen.

Kopfumfang Das Messband wird so um den Kopf des Kindes gelegt, dass es oberhalb der Augenbrauenwülste zu liegen kommt und über die Prominenz des Hinterhaupts verläuft. Das Messband soll so fest angezogen werden, dass die Haare zusammengepresst sind. Die Messung wird auf einen Millimeter genau abgelesen und sollte dreimal bestimmt werden. Der endgültige Wert ergibt sich aus dem Durchschnitt der vorgenommenen Messungen. Damit werden mögliche Messfehler gering gehalten.

Aus diesen Körpermaßen lassen sich die folgenden zusätzlichen Bezugsgrößen ableiten:

- Wachstumsgeschwindigkeit: Zunahme der Körperlänge pro Jahr
- Gewicht für Körperlänge:Körpergewicht auf die Körperlänge bezogen
- Body-Mass-Index (kg/m^2): Körpergewicht (kg) dividiert durch die Körpergröße (m^2)

Die Messtechnik für zahlreiche verschiedene anthropometrische Maße und Normwerte können bei Prader und Mitarbeiter (1989) sowie Falkner u. Tanner (1979) nachgelesen werden.

Weitere Maße

Normwerte

Es gibt zwei unterschiedliche Methoden, wie Normwerte von Wachstumskurven erhoben werden können. Einerseits können die Körpermaße anhand einer repräsentativen Stichprobe von Kindern und Jugendlichen einer umschriebenen Population erfasst werden. Man spricht dann von Referenzkurven (Referenzwerten). Andererseits können die Körpermaße anhand einer möglichst gesunden und optimal ernährten (aber nicht repräsentativen) Population erhoben werden. In diesem Fall spricht man von Standardkurven (Standardwerten). Die im Anhang dargestellten Standardkurven beruhen u. a. auf Daten der WHO Multicenter Growth Reference Study (MGRS), die auf einer Population von gesunden, optimal ernährten Kindern aus verschiedenen Kulturen beruht.

Knochenalter

Es zeigt an, ob das Wachstum eines Kindes durchschnittlich, verzögert oder beschleunigt verläuft. Das Knochenalter wird anhand von Anzahl, Größe und Form der Knochenkerne eingeschätzt. Bei den Bestimmungsmethoden nach Greulich u. Pyle (1959) und Tanner et al. (1983) werden Handröntgenbilder, bei derjenigen nach Roche et al. (1975) Knieröntgenbilder verwendet. Die ersten beiden Methoden eignen sich für Knochenalterbestimmungen nach dem 6. Lebensjahr, letztere für die ersten Lebensjahre. Kürzlich wurden Verfahren entwickelt, welche es erlauben, die Knochenaltersbestimmung mit einem Computerprogramm und vom Betrachter unabhängig durchzuführen (z. B. mit BoneXpert, Thodberg et al., 2010).

Zielgröße

Aufgrund der signifikanten korrelativen Beziehung zwischen der Körpergröße des Kindes und derjenigen der Eltern (Korrelationskoeffizient $r = 0{,}6$) kann abgeschätzt werden, welche Erwachsenengröße ein Kind unter gleichen Lebensbedingungen und bei ungestörtem Wachstum erreichen wird. Die sog. Zielgröße errechnet sich folgendermaßen:

([Größe des Vaters + Größe der Mutter]: 2) + 6,5 cm für Jungen bzw. −6,5 cm für Mädchen

95 % der Erwachsenengrößen liegen innerhalb eines Streubereichs von ±8,5 cm des errechneten Werts.

Wachstumsprognose

Sie kann anhand der aktuellen Körpergröße des Kindes (nach dem 6. Lebensjahr) und des Knochenalters geschätzt werden. ◘ Tabelle 3.1 von Bayley u. Pinneau (1952) gibt den prozentualen Anteil der Körpergröße an, die ein Kind bei einem bestimmten Knochenalter erreicht hat. Mit zu berücksichtigen ist, ob das Knochenalter im Vergleich zum chronologischen Alter verfrüht, durchschnittlich oder verzögert ist.

Pubertätsentwicklung

Sie kann anhand der Stadien nach Tanner erfasst werden. Das Hodenvolumen lässt sich sonografisch genau oder mit dem Orchidometer von Prader semiquantitativ bestimmen (► Abschn. 3.9).

Gehirnentwicklung

Die Entwicklung des zentralen Nervensystems (ZNS) ist ein sehr komplexer Prozess und die Zunahme des Kopfumfangs spiegelt die ZNS-Entwicklung nur ungenügend wider. Die Neurogenese, Migration der Neurone, Zelldifferenzierung, Myelinisierung der Axone und die Bildung von neuronalen Netzwerken (Synaptogenese und Synapsenelimination, ◘ Abb. 3.7) finden in allen Teilen des Nervensystems zu unterschiedlichen Zeitpunkten statt (◘ Abb. 3.8). Bestimmte Bereiche, z. B. das Rückenmark und der Hirnstamm, sind bereits bei Geburt vollständig organisiert, während andere sich noch bis weit in die Pubertät entwickeln. So gibt es z. B. einzelne Regionen mit unterschiedlichen Reifungszeitpunkten in der Synaptogenese. Die visuellen Systeme reifen rascher als der motorische oder frontale Kortex. Zum Zeitpunkt der Geburt sind sensorische Funktionen wie Sehen, Hören und Tasten bereits weitgehend entwickelt, während motorische und höhere kognitive Funktionen noch nicht ausgereift sind. Tatsächlich findet die Synaptogenese zuerst in posterioren Anteilen des Kortex und erst später in frontalen Arealen statt. Auch die nachfolgende Synapsenelimination zeigt unterschiedliche Zeitverläufe (◘ Abb. 3.8).

Erst in der späten Adoleszenz findet die Synapsenelimination in denjenigen Kortexbereichen statt, die für komplexe kognitive Leistungen verantwortlich sind (z. B. für Gedächtnis, Gefühlsregulation oder logisches Denken). Auch die Myelinisierung der Axone ist ein protrahierter Prozess mit verschiedenen Entwicklungsschüben im Alter von 2, 8 und 12 Jahren. Generell erreichen die vorderen Hirnregionen wie bei der Synaptogenese und Synapsenelimination die Ausreifung deutlich später (◘ Abb. 3.9).

Methodik Es gibt verschiedene bildgebende Verfahren, um die Hirnentwicklung beim Kind sichtbar zu machen, besonders die Elektroenzephalografie, die Computertomografie, die Magnetresonanztomografie und die funktionelle Magnetresonanztomografie (fMRT). Die Verfahren werden zunehmend auch kombiniert, um Strukturen (hohe räumliche Auflösung von MRT) und Funktionen (hohe zeitliche Auflösung von EEG) gleichzeitig darzustellen. Trotz

Tab. 3.1 Berechnung der Wachstumsprognose aus Körpergröße und Knochenalter. (Aus: Bayley u. Pinneau 1952)

Knochenalter (Jahre)	Jungen/Knochenalter			Mädchen/Knochenalter		
	Verfrüht	Normal	Verzögert	Verfrüht	Normal	Verzögert
6,0			68,0		72,0	73,3
6,6			70,0		73,8	75,1
7,0	67,0	69,5	71,8	71,2	75,7	77,0
7,6	68,5	70,9	73,8	73,2	77,2	78,8
8,0	69,6	72,3	75,6	75,0	79,0	80,4
8,6	70,9	73,9	77,3	77,1	81,0	82,3
9,0	72,0	75,2	78,6	79,0	82,7	84,1
9,6	73,4	76,9	80,0	80,9	84,4	85,8
10,0	74,7	78,4	81,2	82,8	86,2	87,4
10,6	75,8	79,5	81,9	85,6	88,4	89,6
11,0	76,7	80,4	82,3	88,3	90,6	91,8
11,6	78,6	81,8	83,2	89,1	91,4	92,6
12,0	80,9	83,4	84,5	90,1	92,2	93,2
12,6	82,8	85,3	86,0	92,4	94,1	94,9
13,0	85,0	87,6	88,0	94,5	95,8	96,4
13,6	87,5	90,2		96,2	97,4	97,7
14,0	90,5	92,7		97,2	98,0	98,3
14,6	93,0	94,8		98,0	98,6	98,9
15,0	95,8	96,8		98,6	99,0	99,4
15,6	97,1	97,6		99,0	99,3	99,6
16,0	98,0	98,2		99,3	99,6	99,8
16,6	98,5	98,7		99,5	99,7	99,9
17,0	99,0	99,1		99,8	99,9	100,0
17,6		99,4		99,9	99,9	
18,0		99,6			100,0	
18,6		100,0				

Die Zahlen geben an, wie viel Prozent der zu erwartenden Körpergröße bei einem gegebenen Knochenalter erreicht sind. *Knochenalter normal*: chronologisches Alter + 1 Jahr; *Knochenalter verfrüht/verzögert*: weicht um >1 Jahr vom chronologischen Alter ab. (Nach Bayley u. Pinneau 1952). Die Werte sind auch heute noch gültig.

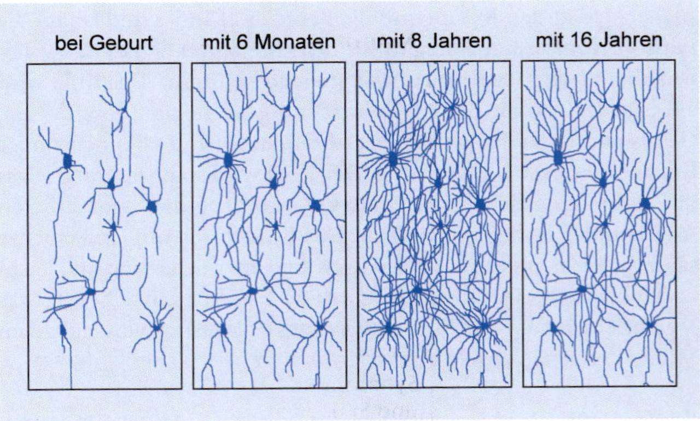

Abb. 3.7 Synaptogenese und Synapsenelimination in den ersten 2 Lebensdekaden. Während es im Vorschulalter zu einem eigentlichen Blühen von synaptischen Verbindungen kommt, so werden viele dieser Verbindungen im Verlauf der Pubertät wieder abgebaut.

zahlreicher technischer Fortschritte müssen die bildgebenden Befunde im Kindesalter vorsichtig interpretiert werden. Es gibt nach wie vor nur wenige Untersuchungen bei gesunden, normal sich entwickelnden Kindern. Es zeigen sich besonders im Kindesalter deutliche geschlechtsspezifische Muster und es besteht aufgrund altersbedingter Reifeunterschiede eine äußerst große individuelle Variabilität zwischen Kindern. Zudem können die oben dargestellten Veränderungen in der Synapsenbildung und Elimination nicht direkt mit bildgebenden Verfahren dargestellt werden.

Motorik

Der Begriff Motorik wird in der Literatur nicht einheitlich verwendet. Aus Sicht der Bewegungswissenschaften bedeutet Motorik die Gesamtheit aller Steuerungs- und Funktionsprozesse, welche der Haltung und Bewegung zugrunde liegen. Motorische Fähigkeiten umfassen dabei alle Strukturen und Funktionen, die für den Erwerb und das Zustandekommen von Bewegungen verantwortlich sind. Darunter versteht man Ausdauer, Kraft, Geschwindigkeit und Koordination. Motorische Fertigkeiten umfassen die sichtbaren und komplexen Bewegungshandlungen, wie Laufen, Springen oder Werfen. Die entwicklungsabhängigen Fortschritte im Bewegungsverhalten von Kindern sind in den letzten Jahren ausführlich beschrieben worden (Abb. 3.10).So trägt z. B. das Körperwachstum wesentlich zur Entwicklung von motorischen Fähigkeiten bei. Muskelkraft, Lauftempo und Ausdauer nehmen im Verlauf der Kindheit zu und koordinative Fähigkeiten werden besser.

Für den Kinderarzt sind besonders die (neurologischen) Funktionsabläufe des Bewegungsverhaltens relevant (welche unter dem Begriff Neuromotorik zusammengefasst werden). Darunter versteht man das Reflexverhalten (z. B. der Greifreflex), die Haltungskontrolle (z. B. das Sitzen), die eigentliche Fortbewegung (z. B. das Gehen), die Greiffunktionen (z. B. der Pinzettengriff) und die adaptiven motorischen Funktionen (z. B. das Schreiben).

Methodik Für eine Einschätzung der Motorik im Vorschul- und Schulalter stehen verschiedene standardisierte Untersuchungsinstrumente zur Verfügung (Tab. 3.2).

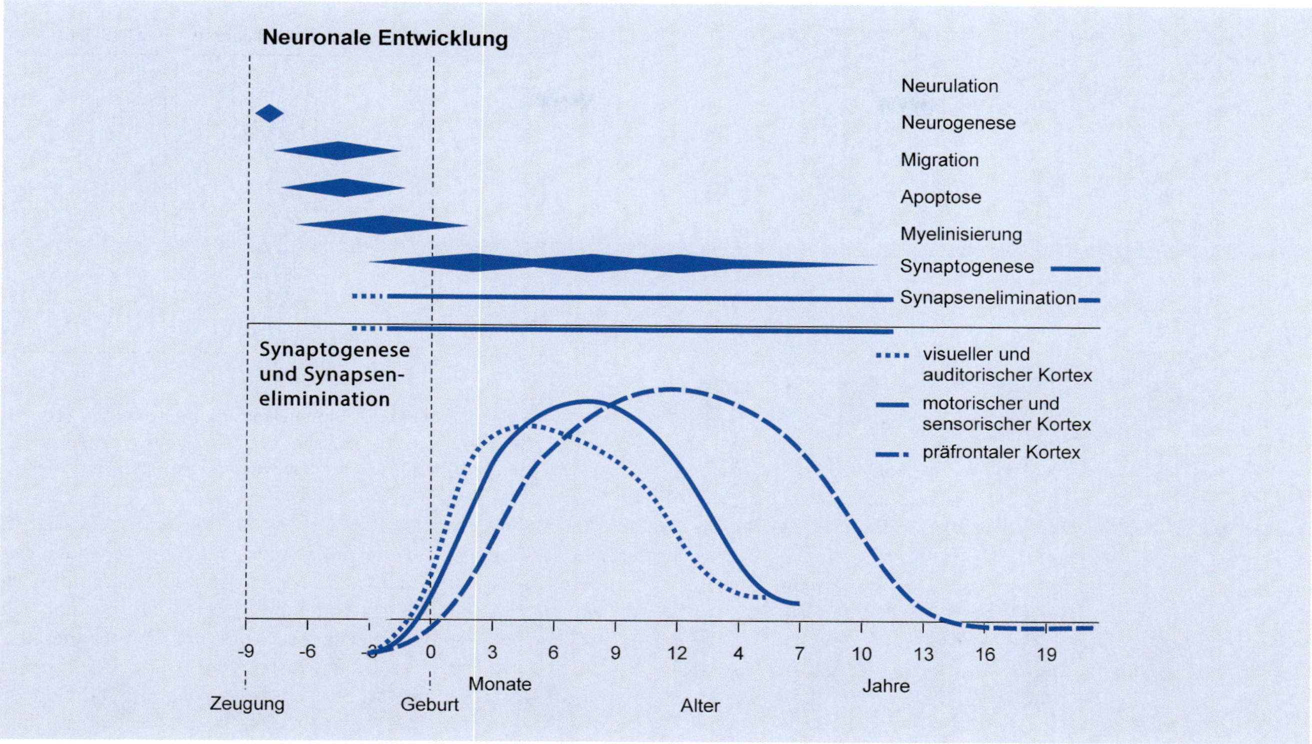

Abb. 3.8 Zusammenfassende Darstellung des Entwicklungsverlaufs des zentralen Nervensystems. Im *oberen Teil* ist die Dauer einiger neuronaler Entwicklungsschritte skizziert, im *unteren Teil* wird der zeitliche Verlauf der Synaptogenese und Synapsenelimination in verschiedenen Hirnarealen dargestellt

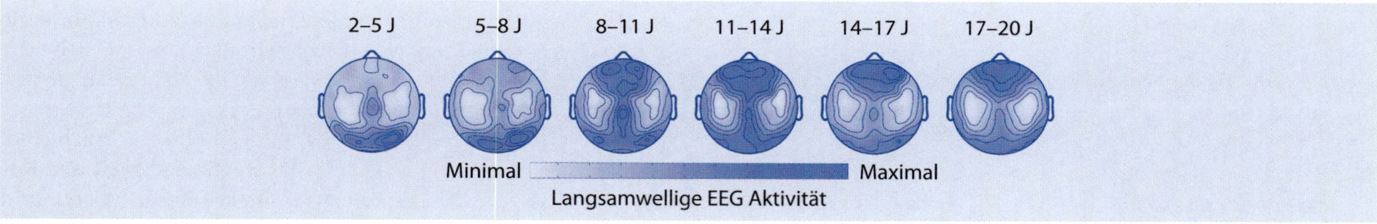

Abb. 3.9 Posteroanteriore Entwicklung des Kortex. Räumliche Verteilung der langsamwelligen EEG-Aktivität (<4 Hz) im Non-REM-Schlaf von 2–20 Jahren. Die Darstellungen basieren auf 109 EEG-Elektroden (Maxima dunkel, Minima hell). (Adaptiert nach Kurth et al. 2010)

3

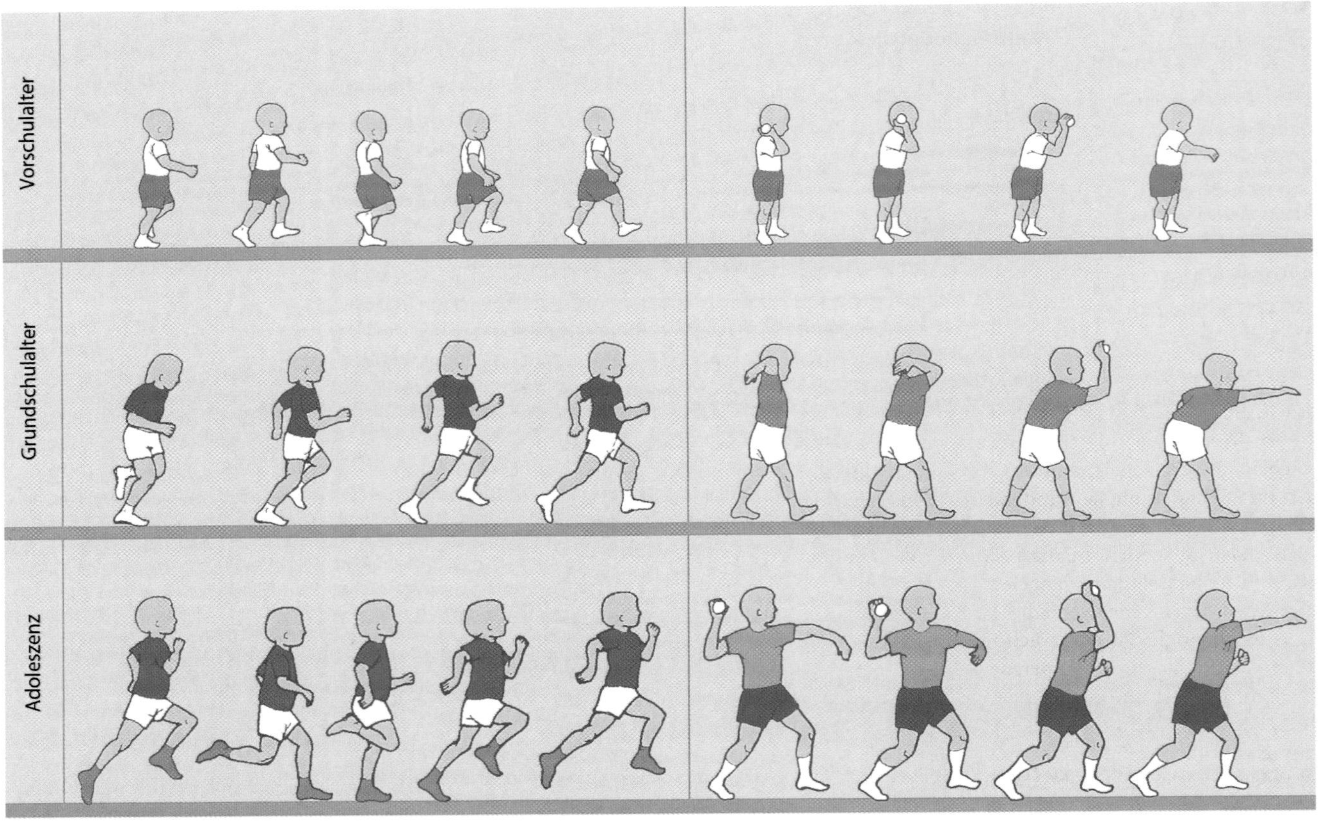

Abb. 3.10 Stadien der Bewegungsentwicklung im Rennen und Werfen vom Vorschulalter über das Schulalter bis in die Adoleszenz. (Adaptiert nach Gallahue u. Ozmun, 2006)

Tab. 3.2 Tests zur Beurteilung der Motorik

Test	Altersbereich	Untertests	Bemerkungen
Movement Assessment Battery for Children – 2 (M-ABC-2)[a]	3–17	Handgeschicklichkeit Ballfertigkeiten Balance	Normierung für die Altersbereiche 3–6, 7–10, 11–16 Jahre Empfohlener Test für die Diagnostik der umschriebenen Entwicklungsstörung motorischer Funktionen (UEMF)
Bruininks-Oseretsky Test of Motor Proficiency, Second Edition (BOT-2)[b]	4,5–14,5	Rennen, Balance, Koordination, Hand-Auge-Koordination, Geschwindigkeit von motorischen Aufgaben und Geschicklichkeit	Normierung für 4–21 Jahre; in den oberen Altersbereichen z. T. Deckeneffekte Je nach Untertest Leistung (Zeit oder Zeitlimits) oder qualitatives Scoring Empfohlener Test für die Diagnostik der UEMF.
Zürcher Neuromotorik[c]	5–18	Rein motorische Leistungen (repetitive, alternierende und sequentielle Bewegungen) Adaptive Leistungen (Steckbrett und dynamische Balance) Gleichgewicht (statische Balance) Stressgaits (Haltung)	Leistung (Zeit) und Bewegungsqualität (Mitbewegungen) werden quantitativ erfasst. Wird derzeit für die Diagnostik der UEMF überprüft.
MOT[d]	4–7	Koordinationsfähigkeit, Feinmotorik, Gleichgewicht, Reaktionsfähigkeit, Sprungkraft, Geschwindigkeit	

[a] Henderson SE, Sudgen DA & Barnett AL (2007). Movement Assessment Battery for Children – Second Edition (Movement ABC-2). London: Harcourt Assessment. Deutsche Bearbeitung nach Petermann (2009)
[b] Bruininks R (2005) Bruininks-Oseretski test of motor proficiency, 2nd ed. NCS Pearson, Inc.
[c] Largo RH, Caflisch JA, Jenni OG (2007) Zürcher Neuromotorik. AWE-Verlag, 2. Aufl.
[d] Zimmer R, Volkamer M (1987) Motoriktest für vier- bis sechsjährige Kinder (MOT 4–6). 2. Aufl.

3.1.2 Bindungs- und Sozialverhalten

Bindungsverhalten

Die wechselseitige Bindung zwischen Eltern und Kind stellt die Ernährung, die Pflege und den Schutz des Kindes sicher und ermöglicht die Weitergabe von Fähigkeiten und Wissen.

Das Kind hat eine angeborene Bereitschaft, sich an Personen zu binden, die ihm vertraut werden. Ist ein Kind an eine Person gebunden, sucht es bei ihr Nähe und Zuwendung. Ihre Anwesenheit gibt ihm Sicherheit und macht es aktiv. Wenn sich die Bezugsperson vom Kind entfernt, reagiert es mit Nachlaufen und Verlassenheitsängsten. Bowlby (1969) spricht diesem Verhalten eine instinktive Qualität zu: Das Kind bindet sich an die Eltern und andere Bezugspersonen unbesehen davon, wie gut und zuverlässig sie seine Bedürfnisse befriedigen. Die Stärke der Bindung hängt nicht von der Qualität der Eltern-Kind-Beziehung ab. Wird ein Kind von seinen Eltern vernachlässigt oder abgelehnt, führt dies im vorpubertären Alter nicht zu einer Schwächung der kindlichen Bindung. Im Gegenteil: Elterliche Gleichgültigkeit und Ablehnung ängstigen das Kind so sehr, dass es sich umso mehr um ihre Nähe und Zuwendung bemüht. Das Kind ist biologisch darauf angelegt, bei vertrauten Personen Schutz zu suchen, selbst dann, wenn diese die Aggressoren sind. Diese emotionale Abhängigkeit wirkt sich für Kinder fatal aus, die von den Eltern oder anderen Bezugspersonen misshandelt oder missbraucht werden. Die Art und Weise, wie die Eltern mit dem Kind umgehen, bestimmt nicht die Stärke der kindlichen Bindung, hat aber gleichwohl allergrößte Auswirkungen auf das Kind: Die Qualität des elterlichen Verhaltens ist entscheidend für sein psychisches Wohlbefinden und sein Selbstwertgefühl.

Das Kind kann nicht nur im 1. Lebensjahr Bindungen eingehen. Die Bereitschaft, sich zu binden, ist auch im Kleinkindesalter und selbst im Kindergarten- und Schulalter noch vorhanden, wenn auch nicht mehr so vorbehaltlos und ausgeprägt wie in den ersten 2 Lebensjahren. Sie hängt davon ab, wie viel Geborgenheit und Zuwendung das Kind bis dahin erhalten hat und wie groß die Bereitschaft der zukünftigen Bezugspersonen ist, sich auf eine Beziehung mit dem Kind einzulassen, z. B. bei einer Adoption.

Weil das Kind auf die Nähe einer vertrauten Person angewiesen ist, löst jede Trennung Angst aus. In den ersten Lebensjahren braucht es den ständigen Kontakt mit wenigstens einer Bezugsperson. Neben der Trennungsangst bindet das Fremdeln das Kind zusätzlich an die Bezugspersonen.

Die Bindung der Eltern an das Kind ist nicht so bedingungslos wie diejenige des Kindes an die Eltern. Für die elterliche Bindung haben angeborene und hormonell unterstützte Verhaltensweisen anfänglich eine Sicherungs- und Starterfunktion. Sie helfen den Eltern, sich in den ersten Lebenswochen auf das Kind auszurichten und verstärken ihr fürsorgliches Verhalten. So ruft sich das Kind den Eltern mit seinem Schreien immer wieder in Erinnerung. Mit seinem Lächeln belohnt es sie für ihre Fürsorge und erhöht ihre Neigung, sich ihm zuzuwenden. Es zeigt ihnen mit seiner Zufriedenheit, dass es sich wohl fühlt, wenn sie in seiner Nähe sind, seine Bedürfnisse befriedigen und sich mit ihm beschäftigen. Die Eltern freuen sich an seiner Erscheinung und seinem Verhalten und fühlen sich als Erziehungspersonen bestätigt, wenn das Kind ihnen nacheifert und ihr Verhalten nachahmt. Die Zuwendung, die sie von ihrem Kind erhalten, und die Erfahrungen, die sie täglich mit ihm machen, verstärken und erhalten ihre Bereitschaft, sich um das Kind zu kümmern.

In der Kind-Eltern-Beziehung stellt sich nie ein stabiler Zustand ein. Die Bindungen zu den Eltern, anderen Bezugspersonen und Gleichaltrigen wandeln sich ständig und beeinflussen sich wechselseitig (◘ Abb. 3.11). Die Eltern und Bezugspersonen müssen ihre

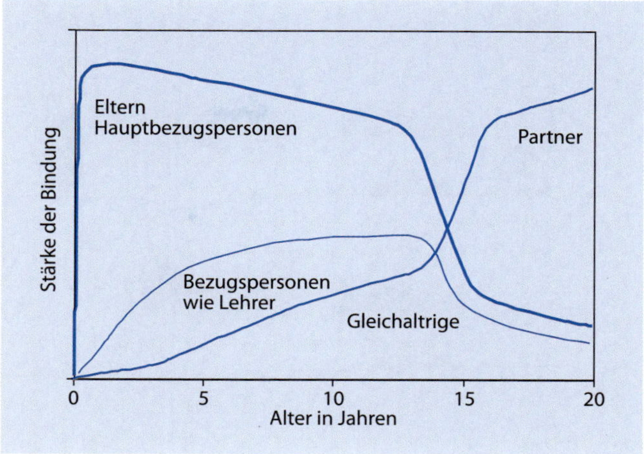

◘ **Abb. 3.11** Wandel und Stärke der Bindungen im Verlauf der Entwicklung

Fürsorge und ihr Verhalten laufend dem Kind anpassen. In der Adoleszenz kommen die Fürsorge und die Weitergabe von Fähigkeiten und Wissen weitgehend zu einem Abschluss. Die emotionale Abhängigkeit von den Eltern schwächt sich so weit ab, dass der junge Erwachsene tragfähige Beziehungen mit fremden Menschen eingehen und schließlich eine eigene Familie gründen kann.

Die Bindungen, die ein Kind in jeder Entwicklungsperiode eingeht, sind immer auch Lernerfahrungen. Sie bestimmen seine Erwartungen, die es in künftige Beziehung setzen wird, und beeinflussen seine Einstellung zu anderen Menschen sowie seinen Umgang mit ihnen. Wie Eltern und Fachleute mit einem Kind umgehen, wirkt sich auf seine zukünftige Bindungsbereitschaft, sein Sozialverhalten und sein Selbstwertgefühl aus.

Das Beziehungsverhalten eines Kindes wird wesentlich durch die Fähigkeit mitbestimmt, soziale Signale zuverlässig wahrzunehmen, richtig zu deuten und vorteilhaft darauf zu reagieren. Seine wichtigsten Anteile sind das Beherrschen der nichtverbalen Kommunikation, die Einsicht in die eigene Befindlichkeit und das Erfassen von Stimmungen und Motivationen bei den Mitmenschen. Das Beziehungsverhalten entwickelt sich aus den konkreten Erfahrungen, die das Kind im Umgang mit seinen Mitmenschen macht. Es eignet sich die für seine Kultur maßgebenden Verhaltensweisen, sozialen Regeln und Wertvorstellungen durch imitatives Lernen an.

Imitatives Lernen

Die Kinder werden mit einer angeborenen Bereitschaft zur Nachahmung geboren. Sie orientieren sich an Vorbildern, verinnerlichen deren Verhalten und vorgelebte Werte und werden so sozialisiert. Dieser Prozess widerspiegelt sich im symbolischen Spiel der ersten Lebensjahre, später im Rollenspiel sowie im Regelverständnis und interaktiven Gruppenverhalten gleichaltriger Kinder. Die Kinder orientieren sich dabei anfänglich an Bezugspersonen und nach dem ersten Lebensjahr zunehmend auch an anderen Kindern.

Soziale Kognition

Ein wichtiger Aspekt der Entwicklung des Sozialverhaltens ist die soziale Kognition. Sie besteht – sehr vereinfacht ausgedrückt – aus der Intro- und Extrospektion. Unter Introspektion wird die Fähigkeit verstanden, in sich selbst hineinzufühlen, die eigene Befindlichkeit – wenn auch in einem begrenzten Ausmaß – emotional und kognitiv zu erfassen. Als Extrospektion wird die Fähigkeit bezeichnet, sich in andere Menschen hineinzufühlen, deren Gefühle, Gedanken, Verhalten und Motivation reflektieren zu können. Ein Meilenstein

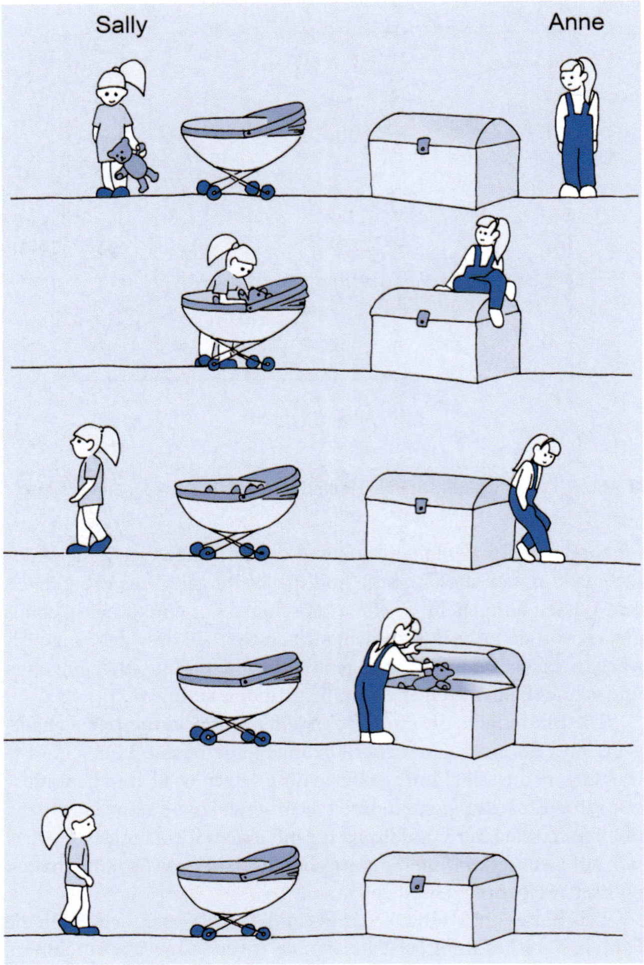

Abb. 3.12 False-belief-Paradigma „Sally and Anne". Wenn das Kind eine Theory of Mind hat, versteht es, dass Sally den Bär im Kinderwagen suchen wird, obwohl das Kind weiß, dass der Bär in Wahrheit in der Kiste ist, weil er von Anne dorthin gelegt wurde. (Adaptiert nach Wimmer u. Perner 1983)

der Introspektion ist das Auftreten der Selbstwahrnehmung gegen Ende des 2. Lebensjahrs. Die Entwicklung der Extrospektion wird mit dem Auftreten der „Theorie des Geistes" (Theory of Mind, ToM) nach Wimmer und Perner 1983 deutlich. In den ersten Lebensjahren gehen die Kinder davon aus, dass andere Menschen genauso denken und fühlen wie sie selbst. Entwicklungspsychologische Studien haben gezeigt, dass Kinder im Alter von 3–4 Jahren die Fähigkeit entwickeln, sich in andere Menschen hineinzuversetzen. Sie können sich vorstellen, dass jeder Mensch bestimmte Absichten, Gedanke und Gefühle hat und dass sich diese von den eigenen unterscheiden. Sich in einen anderen Menschen hineinzufühlen heißt aber nicht nur diese Gefühle auch nachzuempfinden (empathisch zu sein), sondern sie gedanklich zu verstehen. Diese Fähigkeit erlaubt dem Kind, Handlungen vorauszusehen und Absichten anderer zu beurteilen.

Studien bei Kindern mit Störungen aus dem autistischen Formenkreis haben gezeigt, dass sich die Fähigkeiten dieser Kinder zur Imitation, die Selbstwahrnehmung und die Theory of Mind stark verzögert entwickeln können.

Methodik Zur Beurteilung des Bindungsverhaltens haben Ainsworth und Mitarbeiter (1978) den Fremde-Situations-Test geschaffen. Der Test umfasst eine standardisierte Beobachtungssituation, mit welcher die Bindungsqualität zwischen Kind und Mutter beschrieben werden kann. Die Entwicklung der Selbstwahrnehmung kann im Rouge-Test von Bischof-Köhler (1989) objektiviert werden. Bei diesem Test wird dem Kind im Spiel möglichst unbemerkt ein roter Fleck auf die Stirn gemalt. Vor einen Spiegel gesetzt, bemerkt das Kind den Fleck erstmals zwischen 18 und 24 Monaten. In diesem Alter beginnt das Kind, sich als Person bewusst wahrzunehmen und sich von anderen Personen abzugrenzen. Die Selbstwahrnehmung ist eine Voraussetzung dafür, Vornamen und Ich-Form zu verwenden. Um die Entwicklung der ToM zu beschreiben, wurde von Wimmer und Perner (1983) die „Sally und Anne"-Aufgabe erfunden. Mit dieser Aufgabe kann nachgewiesen werden, ob ein Kind versteht, dass andere Menschen andere Vorstellungen (z. B. falsche Überzeugungen) haben können (Abb. 3.12.).

Für den Kinderarzt sind grundlegende Kenntnisse über die Entwicklung des sozialen Verhaltens für die klinische Arbeit unerlässlich. So ist Wissen über die Entwicklung der ToM für einen kindgerechten Umgang wichtig. Ein 2-jähriges Kind kann die Absichten und Handlungen des Arztes (z. B. für eine Untersuchung) nicht voraussehen und gedanklich nachvollziehen.

Meist wird sich der Kinderarzt für die Beurteilung des Bindungs- und Sozialverhaltens eines Kindes aus zeitlichen Gründen mit den Informationen aus dem sozialen Umfeld und aus Elterngesprächen begnügen müssen.

3.1.3 Ernährungs- und Schlafverhalten

Körperfunktionen wie Kreislauf, Atmung und Verdauung müssen gewährleistet sein, damit ein Kind gedeihen kann. Einige dieser Funktionen werden von bestimmten Verhalten begleitet, die Eltern und Kinderarzt häufig beschäftigen. Dazu gehören insbesondere das Trink-, Ess- und Schlafverhalten.

Ernährungsverhalten

Kinder werden im Verlaufe ihrer Entwicklung unterschiedlich ernährt. Die Ernährungsform ist dem jeweiligen Entwicklungsstand des kindlichen Organismus angepasst. Sie entspricht seinen Möglichkeiten von Nahrungsaufnahme, Verdauung, Stoffwechsel und Ausscheidung. Im Säuglingsalter ist das Kind bei der Ernährung vollständig von den Eltern und anderen Bezugspersonen abhängig. Danach beginnt es, in seinem Trink- und Essverhalten zunehmend selbstständig zu werden und erwirbt kulturspezifische Esstechniken.

Bereits Neugeborene und junge Säuglinge unterscheiden sich voneinander in ihrem Trinkverhalten. Größere Kinder können ausgeprägte Abneigungen und Vorlieben für bestimmte Speisen aufweisen. Das Essverhalten und die Bedeutung, welche die Nahrung und das Essen für Kinder bekommen, sind aber nicht nur Ausdruck individueller Eigenheiten, sondern werden immer auch durch die familiären Erfahrungen mitgeprägt. Eltern ernähren ihre Kinder und erziehen sie durch ihr Vorbild zu bestimmten Essgewohnheiten.

Essverhalten und Wohlbefinden beeinflussen sich gegenseitig. Mit Zuwendung oder Liebesentzug können die Eltern auf das Trink- und Essverhalten ihres Kindes einwirken. Gleichzeitig übt das Kind mit seinem Verhalten auch eine große Macht auf die Eltern aus. Ein Kind, das beim Essen kräftig zupackt, erfreut die Eltern. Ein Kind, das wenig isst, ängstigt sie. Eltern haben einen imperativen Drang, ihr Kind zu ernähren. Sie werden, wenn es ein schlechter Esser ist, leicht verunsichert.

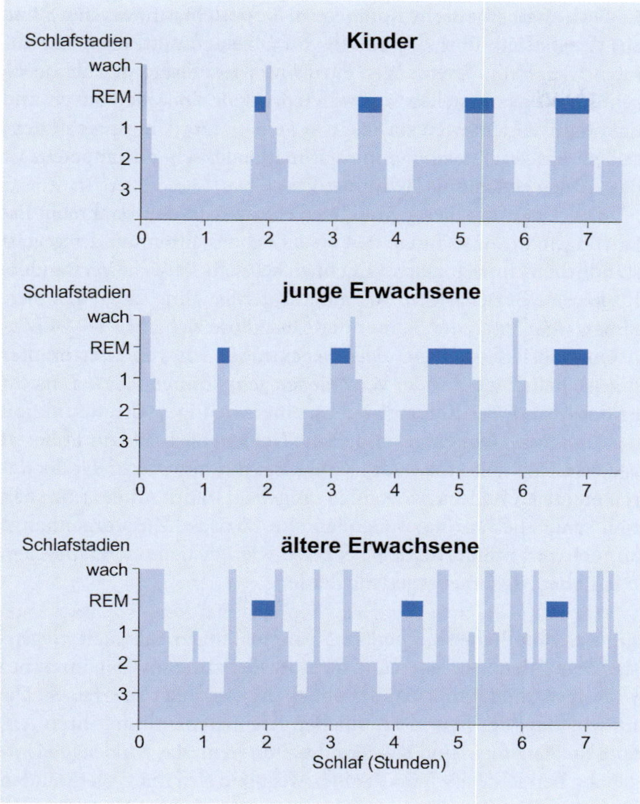

Abb. 3.13 Das Schlafverhalten im Verlauf einer Nacht bei Kindern, jungen und älteren Erwachsenen. (Adaptiert nach Linden 1979)

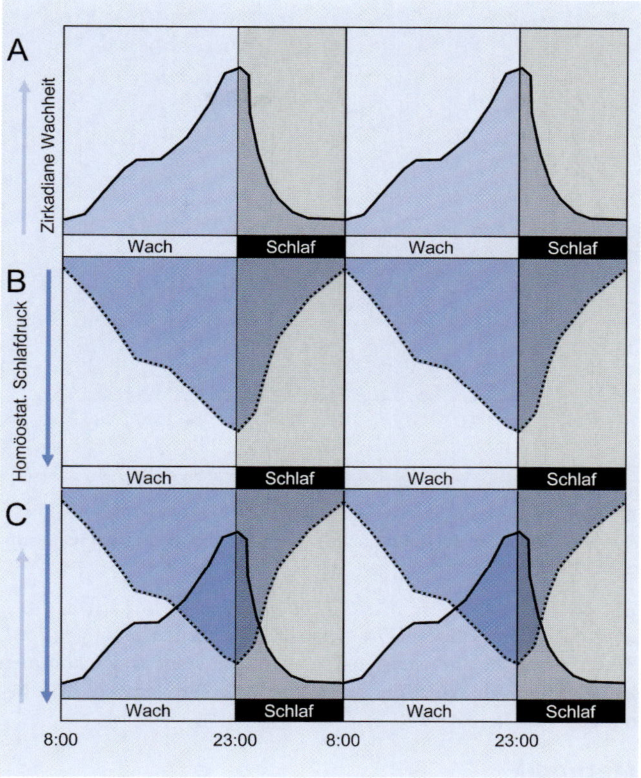

Abb. 3.14 Erklärungsmodell der zirkadianen und homöostatischen Schlaf-Wach-Regulation (2-Prozess-Modell, nach Borbély 1982). *Oberste Grafik*: Zunehmende zirkadiane Wachheit im Verlauf des Tages und abnehmende Wachheit in der Nacht. *Mittlere Grafik*: Zunehmender homöostatischer Schlafdruck im Verlauf des Tages und abnehmender Schlafdruck in der Nacht. *Unterste Grafik*: Wechselspiel der beiden Prozesse

Schlafverhalten

Schlaf-Wach-Zyklen

Das Schlafverhalten ändert sich im Verlaufe der kindlichen Entwicklung sehr stark. Anhand des Elektroenzephalogramms und von Körperfunktionen wie Atmung, Augenbewegungen und Muskeltonus lassen sich zwei Funktionszustände (Stadien) des Schlafs unterscheiden: REM- und Non-REM-Schlaf. Der REM-Schlaf geht mit einem charakteristischen Muster des Elektroenzephalogramms, einer unregelmäßigen Atmung, gelegentlicher motorischer Unruhe und schnellen Bewegungen des Augapfels unter den Augenlidern einher (rapid eye movements). Der Non-REM-Schlaf zeichnet sich durch eine große motorische Ruhe, eine regelmäßige Atmung und das Fehlen von raschen Augenbewegungen aus. Er setzt sich elektroenzephalografisch aus 3 Unterstadien zusammen. Schlafzyklen entstehen durch regelmäßige Wechsel zwischen den Stadien des REM- und Non-REM-Schlafs sowie dem Wachzustand (Abb. 3.13). Es gibt kein Alter, in dem die Schlafzyklen gewissermaßen ausgereift sind. Sie verändern sich ständig im Verlauf des Lebens. Beim jungen Säugling dauert ein Schlafzyklus etwa 50 min. Er verlängert sich bis ins Erwachsenenalter auf 90–120 min.

Schlafregulation

Zwei biologische Prozesse steuern den Schlaf und das Wachsein beim Menschen: der zirkadiane Prozess und die Schlafhomöostase (Abb. 3.14).

Der zirkadiane Prozess (lat. circa dies, ungefähr einen Tag, ≈ 24 h) beschreibt einen regelmäßigen und schlafunabhängigen Prozess, der dem Menschen ermöglicht, nachts zu schlafen und tagsüber wach zu sein. Der anatomische Sitz der „inneren Uhr" ist in den suprachiasmatischen Kernen des Zwischenhirns lokalisiert und steuert neben Wachheit und Schlaf auch Körpertemperatur, Atmung, Blutdruck, Herztätigkeit, Harnausscheidung, Hormonproduktion und Genaktivität. Die innere Uhr wird hauptsächlich durch den Hell-Dunkel-Wechsel synchronisiert. Andere Zeitgeber wie Lärm, soziale Kontakte oder regelmäßige Nahrungsaufnahme sind bei der täglichen Anpassung von geringerer Bedeutung.

Dem zirkadianen Prozess gegenüber steht der homöostatische, schlafabhängige Prozess. Während des Wachseins nimmt die Schlafbereitschaft so weit zu, dass wir schließlich einschlafen. Im Verlauf der Nacht bauen wir den Schlafdruck wieder ab.

Idealerweise sind der homöostatische und der zirkadiane Prozess so aufeinander abgestimmt, dass sie einander ergänzen. Störungen in der Regulation dieser zwei Prozesse können zu Einschlafschwierigkeiten, Durchschlafstörungen oder vermehrter Tagesmüdigkeit führen. Zirkadianer und homöostatischer Prozess durchlaufen in den ersten Lebensjahren Reifungsveränderungen und stimmen ihre Funktionen aufeinander ab.

Schlafdauer

Genauso wie sich die Schlaf-Wach-Zyklen und die Schlafregulation im Verlauf des Lebens ständig verändern, sind auch die Gesamtschlafdauer und die Anteile von REM- und Non-REM-Schlaf stark altersabhängig (Abb. 3.15). Die Schlafdauer und der Anteil des REM-Schlafs nehmen mit zunehmendem Alter immer mehr ab.

Der Schlafbedarf ist in jedem Alter von Mensch zu Mensch unterschiedlich groß. Es gibt Neugeborene, die lediglich 14 und andere,

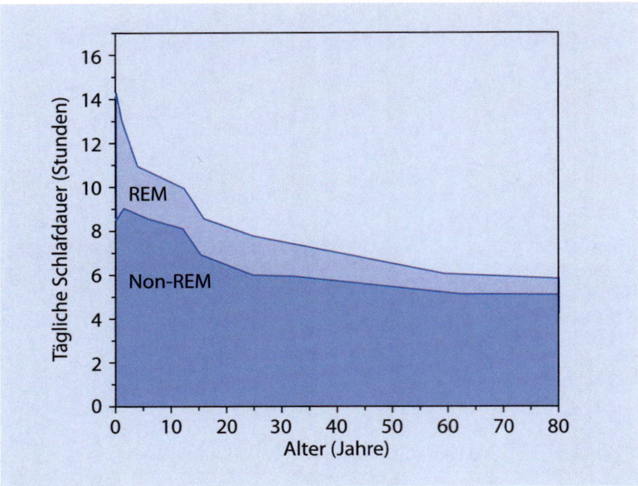

Abb. 3.15 Die Dauer des Gesamtschlafs sowie Anteile von REM- und Non-REM-Schlaf von der Geburt bis ins hohe Alter. (Adaptiert nach Roffwarg et al. 1966)

die 20 h pro 24 h schlafen. Die meisten Erwachsenen benötigen 7–8 h Schlaf, damit sie am nächsten Tag ausgeruht sind. Einige kommen jedoch mit 3–4 h Schlaf pro Nacht aus, während andere 9–10 h benötigen.

Methodik

Störungen des Ernährungs- und Schlafverhaltens gehören zu den häufigsten Verhaltensauffälligkeiten im Kindesalter. Einer Beratung sollte immer eine sorgfältige Erfassung des kindlichen Verhaltens vorausgehen.

Das Schlafverhalten wie auch das Trink- und Essverhalten eines Kindes kann mit einem 24-Stunden-Protokoll zuverlässig erfasst werden (Abb. 3.16). Die Eltern werden gebeten, das kindliche Verhalten während 7–14 Tagen aufzuzeichnen.

Die Schlafstruktur wird durch eine Polysomnografie (nächtliche Schlafableitung des EEG, der Augenbewegungen und des Muskeltonus) erfasst. Eine weitere Methode zur Schlafaufzeichnung ist die Aktimetrie, bei welcher das Bewegungsmuster eines Kindes während der Nacht und des Tages aufgezeichnet und so die Schlaf-Wach-Aktivität über mehrere Tage oder Wochen erfasst werden kann (Abb. 3.42).

3.1.4 Kognition und Intelligenz

Unter Kognition oder kognitiven Fähigkeiten werden einzelne Denkleistungen verstanden, bei welchen spezifische Informationen der Umwelt und des Organismus aufgenommen und in einer für den Organismus sinnvollen Weise verarbeitet werden. Der Begriff Intelligenz ist ein Sammelbegriff für alle kognitiven Fähigkeiten und wird mit dem Intelligenzquotienten (IQ) erfasst. Neben der generellen Intelligenz werden auch voneinander unabhängige Teilfähigkeiten eines Individuums beschrieben. Die Theorie von Gardner geht von acht verschiedenen Fähigkeiten aus, den sprachlichen, logisch-mathematischen, figural-räumlichen, musikalischen, motorisch-kinästhetischen, sozialen und anderen geistigen Kompetenzen (Abb. 3.17).

In der klinischen Praxis hat sich die Beschreibung von verschiedenen kindlichen Kompetenzen bewährt (siehe dazu das Entwicklungsprofil und Abb. 3.17). Zwei dieser Kompetenzen werden im Folgenden näher erläutert.

Logisch-mathematische Kompetenz Sie besteht im weitesten Sinne aus der Einsicht über das Wesen von Objekten und deren Zusammenwirken. Voraussetzungen dazu sind wiederholte, genaue Beobachtungen, das Erstellen von widerspruchsfreien, qualitativen und quantitativen Kriterien sowie ein systematischer Umgang mit denselben. Ein Teilbereich der logisch-mathematischen Kompetenz ist das Zahlenverständnis (Arithmetik).

Der Ursprung dieser Kompetenz wurzelt in den konkreten Erfahrungen, die das Kind in den ersten Lebensjahren mit der gegenständlichen Umwelt macht. Es entwickelt sehr früh ein Verständnis für kausale Beziehungen. So entdeckt der Säugling, dass Musik erklingt, wenn er an der Schnur der Musikdose zieht. Mit 18–24 Monaten realisiert das Kind, dass Gegenstände aufgrund bestimmter Eigenschaften gleich oder verschieden sein können. Diese Einsicht ist der Beginn des Kategorisierens, einer wichtigen Grundfunktion des logischen Denkens. Das logische Denken bleibt bis zur Pubertät anschaulich konkret, d. h. das Kind kann nur mit Objekten oder deren mentalen Bildern wie Zahlen umgehen. In der Adoleszenz stellt sich schließlich formales Denken ein. Logische Zusammenhänge können nun mit abstrakten Begriffen wie Zeichen oder Symbolen, z. B. in der Algebra, dargestellt werden.

Figural-räumliche Kompetenz Sie besteht in der Fähigkeit, Gegenstände in ihrem Aussehen und ihrer Ausdehnung sowie in ihren Bewegungen und räumlichen Beziehungen zueinander zu erfassen. Die Entwicklung der figural-räumlichen Kompetenz nimmt ihren Anfang im Säuglings- und Kleinkindesalter, wenn das Kind seine Umgebung betrachtet, sich im Raum bewegt und sich mit Gegenständen beschäftigt. Im Alter von 3–4 Jahren beginnt es, seine Vorstellungen im Spiel konstruktiv umzusetzen. Es baut z. B. aus Bauklötzen und Legosteinen dreidimensionale Gebilde wie etwa ein Haus oder ein Flugzeug. Im Schulalter verfügt es über ein gut entwickeltes Orientierungsvermögen. In der Adoleszenz stellt sich schließlich mit dem formalen Denken die Fähigkeit ein, Landkarten zu lesen und darstellende Geometrie zu betreiben.

Bis weit in die 1960er Jahre glaubte man, dass Kinder die oben genannten kognitiven Kompetenzen sehr rasch erlernen und diese sich nicht wesentlich von denjenigen der Erwachsenen unterscheiden. Generell war man sich einig, dass das menschliche Denken mit allgemeinen, für alle Alter gültigen Gesetzen beschrieben werden kann. Es galt die Regel, dass Kinder einfach „kleine Erwachsene" seien. Erst Piaget stellte ein umfassendes Modell der kognitiven Entwicklung beim Kind vor, das trotz einiger Kritik auch heute noch gültig ist. Die Entwicklung der Kognition wurde dabei in altersspezifischen Kategorien zusammengefasst (Tab. 3.3).

Methodik

Die geistige Entwicklung eines Kindes kann in den ersten Lebensjahren mithilfe von Entwicklungstests und dem kindlichen Spielverhalten erfasst (Tab. 3.4) und ab etwa 3 Jahren mit Intelligenztests abgebildet werden (Tab. 3.5).

Für die Einschätzung schulischer Fertigkeiten wie Schreiben, Lesen und Rechnen stehen im deutschen Sprachraum ebenfalls standardisierte Tests zur Verfügung.

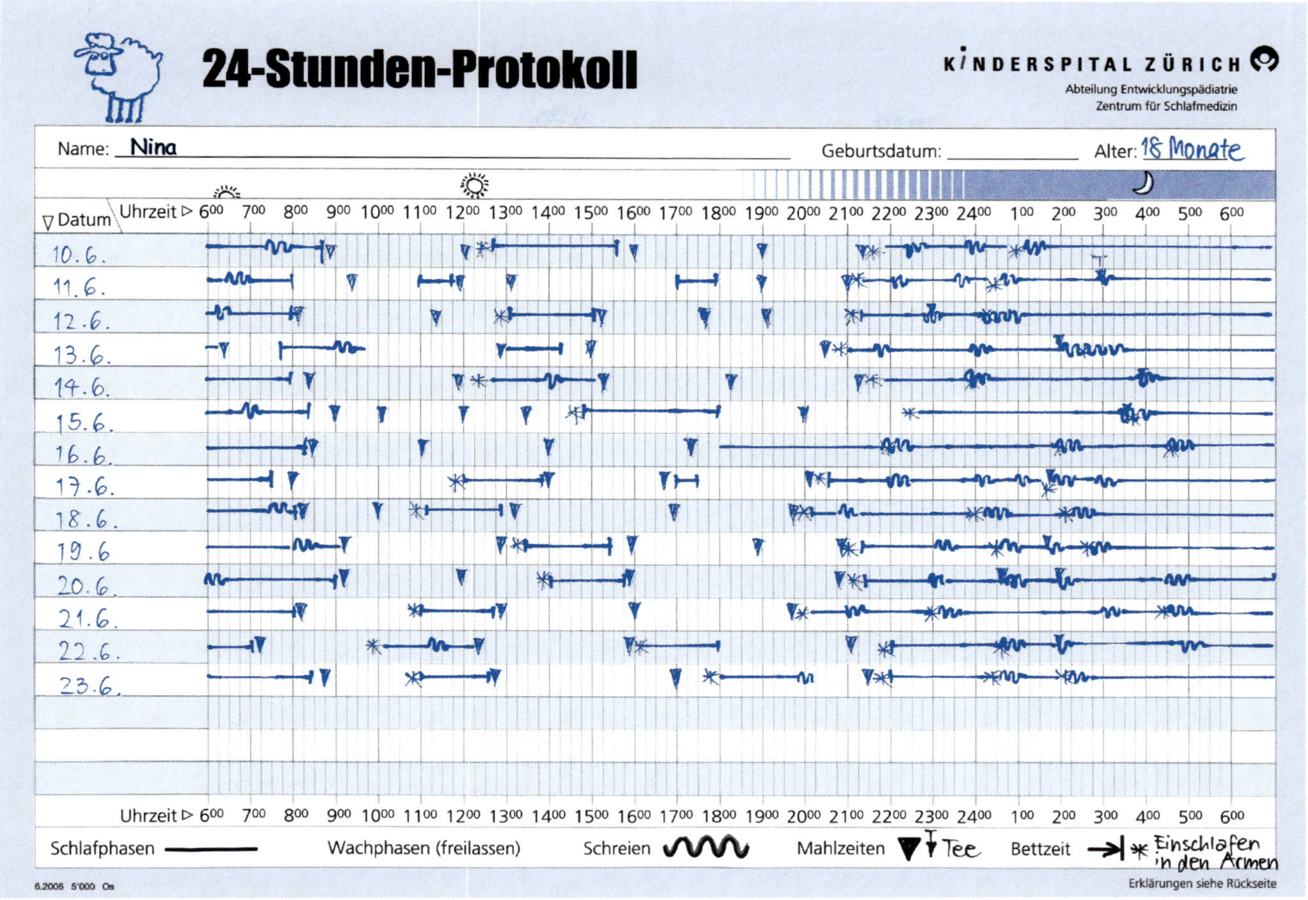

■ **Abb. 3.16** 24-Stunden-Protokoll

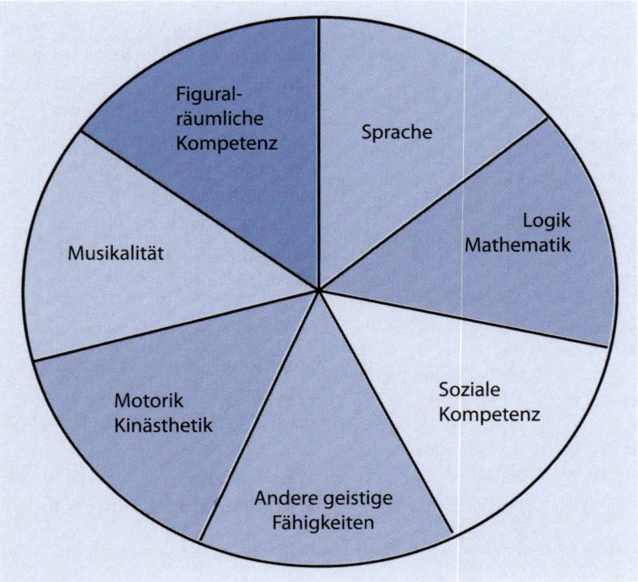

■ **Abb. 3.17** Multiple Fähigkeiten. (Adaptiert nach Gardner 1982)

Tab. 3.3 Phasen der kognitiven Entwicklung nach Piaget (1975)

Periode	Alter	Kognitive Fähigkeiten
Sensomotorische Periode	Geburt bis 2 Jahre	Konkrete Erfahrungen führen zu ersten Vorstellungen der sozialen und gegenständlichen Umwelt
Präoperationale Periode	2–6 Jahre	Symbolfunktionen in Sprache (z. B. Wörter) und Denken (z. B. Selbst-/Fremdwahrnehmung)
Konkret operationale Periode	7–12 Jahre	Logisches Denken anhand konkreter Objekte und deren mentaler Repräsentation (z. B. Mengen- und Zahlenbegriff, Zeitvorstellung, Konservation physikalischer Größen)
Formal operationale Periode	Nach 12 Jahren	Abstraktes und deduktives Denken, Aufstellen und Testen von Hypothesen, Umgang mit abstrakten Symbolen (z. B. Algebra)

Tab. 3.4 Entwicklungstests

Test	Deutsche Bearbeitung	Altersbereich (Jahre)	Untertests	Bemerkungen
Bayley-Scales of Infant Development, 2nd Edition (Bayley II), 1993[a]	Reuner und Mitarbeiter, 2007	0–3	Mentale Skala Motorische Skala Verhaltensskala	Am besten standardisierter Entwicklungstest, für klinischen und wissenschaftlichen Gebrauch
Bayley-Scales of Infant Development, 3rd Edition (Bayley II), 2006[b]	Keine	0–3	Kognitive Entwicklung, Sprache (rezeptiv und expressiv), Motorik (Grobmotorik, Feinmotorik); Fragebögen zur sozio-emotionalen Entwicklung und Alltagsverhalten	Neue Konzeption des Bayley II, allerdings noch ohne deutsche Normen
Griffiths, 1983[c]	Brandt und Sticker, 2001	0–2	Motorik Persönlich-sozial Hören und Sprechen Auge und Hand Leistungen	Für diagnostischen Gebrauch
Münchner Funktionelle Entwicklungsdiagnostik	Hellbrügge et al. 1978[d]	0–3	Statomotorik Sinnesorgane Spielvermögen Sprache Sozialverhalten	Für diagnostischen Gebrauch, etwas veraltet
Wiener Entwicklungstest (WET), 2002[e]	Kastner-Koller und Deimann, 2002	3–6	Motorik, Visuomotorik/visuelle Wahrnehmung, Lernen und Gedächtnis, kognitive Entwicklung und Sprache, sozial-emotionale Entwicklung	Für diagnostischen Gebrauch
Entwicklungstest 6 Monate bis 6 Jahre (ET 6-6), 3. Auflage, 2008[f]	Petermann, Stein und Macha, 2008	6 Monate bis 6 Jahre	Körpermotorik, Handmotorik, kognitive Entwicklung (Gedächtnis, Handlungsstrategien, Kategorisieren); Sprachentwicklung, Sozialentwicklung, emotionale Entwicklung	Für diagnostischen Gebrauch

[a] Bayley N (1993) Bayley Scales of Infant Development (2nd ed.). San Antonio: Psychological Corporation
[b] Bayley N (2007) Bayley Scales of Infant Development (3nd ed.). San Antonio: Psychological Corporation
[c] Griffiths R (1983) Griffith Entwicklungsskalen (GES) zur Beurteilung der Entwicklung in den ersten beiden Lebensjahren. Deutsche Bearbeitung: Brandt I und Stricker. Beltz, Weinheim 2001
[d] Hellbrügge T, Lajosi F, Menara D, Schamberger R, Rautenstrauch T (1978) Münchener Funktionelle Entwicklungsdiagnostik. Erstes Lebensjahr. Urban & Schwarzenberg, München
[e] Kastner-Koller U, Deimann P (2002) Wiener Entwicklungstest (WET). Ein Verfahren zur Erfassung des allgemeinen Entwicklungsstandes bei Kindern von 3 bis 6 Jahren (1. Aufl. 1998; 2., bearbeitete und neu normierte Aufl. 2002), Hogrefe Verlag, Göttingen
[f] Petermann F, Stein IA, Macha T (2008) Entwicklungstest sechs Monate bis sechs Jahre (ET 6-6), 3. Aufl., Pearson Assessment, Frankfurt am Main

Tab. 3.5 Intelligenztests

Test	Deutsche Bearbeitung	Altersbereich (Jahre)	Untertests	Bemerkungen
Snijders-Oomen nonverbaler Intelligenztest[a]	Tellegen und Mitarbeiter al. 2007	2,5–7	Sortieren Mosaik Kombination Kurzzeitgedächtnis Kopieren	Ein von der Sprache unabhängiger Intelligenztest (ursprünglich für hörbehinderte Kinder entwickelt)
Stanford-Binet	Terman und Merrill 1957[b]	3 bis Erwachsenenalter	Einzelaufgaben	Sprachbestimmt, Normen veraltet
K-ABC Kaufman Assessment Battery for Children	Melcher und Preuss 1991[c]	2,5–12	Ganzheitliches Denken Einzelheitliches Denken Intellektuelle Fähigkeiten Fertigkeiten	Für diagnostischen und wissenschaftlichen Gebrauch
Wechsler Intelligence Scale for Children – Fourth Edition (WISC-IV)	HAWIK-IV, Petermann und Petermann 2011[d]	6–15; 11	Leistungsprofil; Gesamt-I sowie 4 weitere Indizes (Sprachliches Verständnis, Wahrnehmungsgebundenes logisches Denken, Arbeitsgedächtnis, Bearbeitungsgeschwindigkeit)	Für diagnostischen und wissenschaftlichen Gebrauch, am häufigsten gebrauchter Intelligenztest
Wechsler Preschool and Primary Scale of Intelligence – III (WPPSI-III)	HAWIVA-III, Petermann, 2009[e]	3–7	Leistungsprofil; Gesamt-IQ, Verbal- und Handlungs-IQ sowie zwei weitere Indizes (Verarbeitungsgeschwindigkeit und Allgemeine Sprachskala)	Für diagnostischen und wissenschaftlichen Gebrauch
Coloured Progressive Matrices (CPM)	Bulheller und Häcker, 2002[f]			

[a] Tellegen PJ., Laros JA, Petermann F (2007) Snijders-Oomen non-verbaler Intelligenztest von 2,5 bis 7 Jahre (SON-R 2,5-7), 2. Aufl., Hogrefe Verlag, Göttingen
[b] Terman LM, Merrill MA (1957) Stanford-Binet-Intelligenz-Test S-I-T. Hogrefe, Göttingen
[c] Kaufman AS, Kaufman AL (deutschsprachige Fassung von Melchers und Preuss, 8. Aufl. 2008) K-ABC, Kaufman assessment battery for children. Pearson Assessment, Frankfurt am Main 1991
[d] Wechsler Intelligence Scale for Children – Fourth Edition (dt. Version, 2011) (WISC-IV), Petermann F, Petermann U, Pearson Assessment, Frankfurt am Main
[e] Wechsler Preschool and Primary Scale of Intelligence – III (WPPSI-III) (dt. Version, 2007), Petermann F, Pearson Assessment, Frankfurt am Main.
[f] Bulheller S, Häcker H (2002) Coloured Progressive Matrices (CPM), Pearson Assessment, 3., neu norm. Aufl., Frankfurt am Main

Tab. 3.6 Beziehung zwischen Kognition und Sprache

Kognition	Rezeptive Sprache	Expressive Sprache
Erkennen von Gegenständen	Verstehen von Substantiven, Namen	Gebrauch von Substantiven, Namen
Erkennen von Handlungen	Verstehen von Verben	Gebrauch von Verben
Erkennen von räumlichen Beziehungen	Verstehen von Präpositionen des Ortes	Gebrauch von Präpositionen des Ortes
Erkennen von zeitlichen Beziehungen	Verstehen von Präpositionen der Zeit	Gebrauch von Präpositionen der Zeit
Erkennen von kausalen Beziehungen	Verstehen von finalen Sätzen	Gebrauch von Warum-Fragen

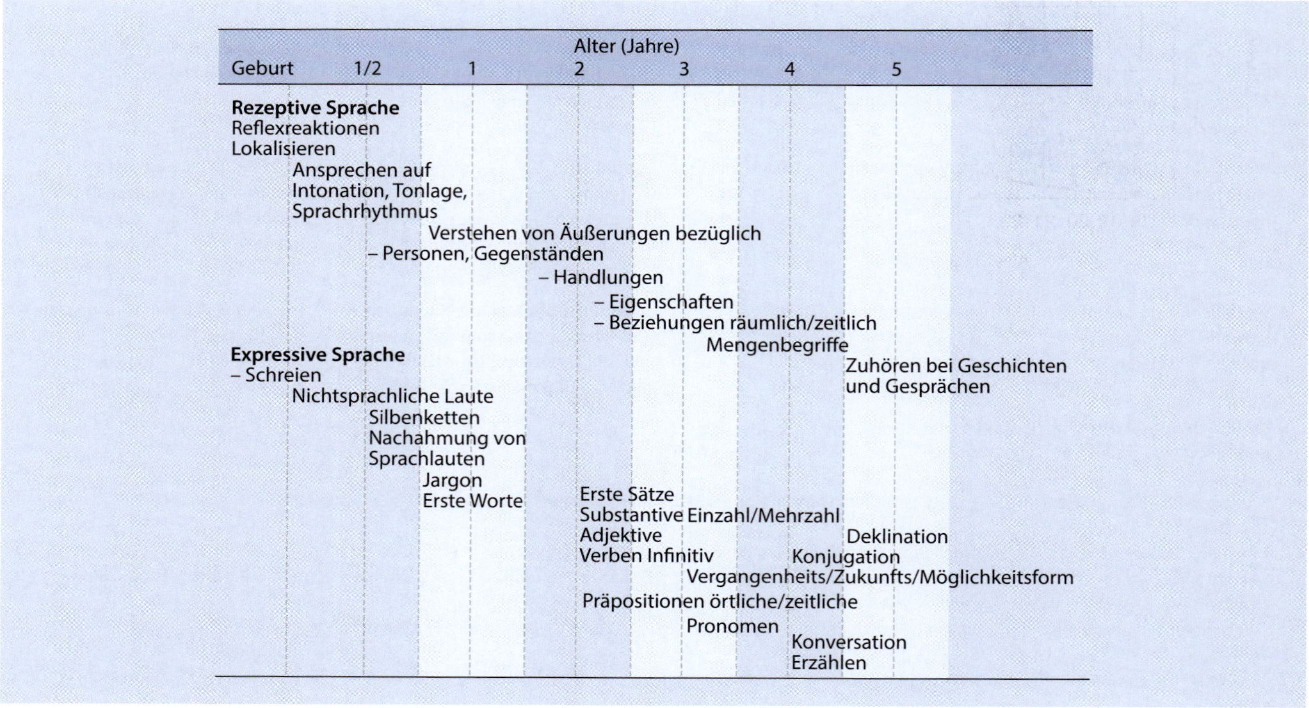

Abb. 3.18 Meilensteine der Sprachentwicklung

3.1.5 Sprache

Sprache ist Kommunikation mit Symbolcharakter. Sie ermöglicht einerseits eine Informationsübermittlung und andererseits differenzierte zwischenmenschliche Interaktionen. Mithilfe von Sprache und nichtsprachlicher Kommunikation (Tonfall, Klangfarbe der Stimme, Blickverhalten, Mimik und Körperhaltung) werden soziale Beziehungen aufgenommen und unterhalten sowie emotionales Befinden wahrgenommen und mitgeteilt. Sprachentwicklung und Beziehungsverhalten sind in den ersten Lebensjahren eng miteinander verbunden. So führen Sprachstörungen häufig auch zu auffälligem Sozialverhalten, z. B. bei hörbehinderten Kindern. Ebenso können Störungen des Sozialverhaltens mit einer abweichenden Sprachentwicklung einhergehen, z. B. bei autistischen Kindern.

Sprachverständnis (rezeptive Sprache) und sprachliche Ausdrucksfähigkeit (expressive Sprache) bestehen im Wesentlichen aus drei Funktionsbereichen:

Phonologisch-syntaktischer Bereich

Er dient der Dekodierung und Enkodierung von Sprachsignalen (Laute, Grammatik und Syntax). Diese Fähigkeit ist in hohem Masse biologisch determiniert und bereits im frühen Säuglingsalter vorhanden.

Semantischer Bereich

Er bezieht sich auf den Inhalt und stellt den Bezug zur Kognition her. Sprachsignale müssen, damit sie als Informationsträger dienen können, mit inhaltlichen Aussagen verbunden werden. Das Kind beginnt bereits im 1. Lebensjahr aufgrund konkreter Erfahrungen Beziehungen zwischen Wort- und Satzgebilden und deren inhaltlicher Bedeutung herzustellen.

Kommunikativ-sozialer Bereich

Er ermöglicht die soziale Anwendung der Sprache. Diese Teilkompetenz hat ihre Wurzeln in der nichtverbalen Kommunikation der ersten Lebensjahre und orientiert sich am Kommunikationsstil der sozialen Umgebung.

Eine für die klinische Arbeit wichtige Einsicht wurde von Piaget (1975) formuliert. So tritt im Verlauf der Entwicklung zuerst

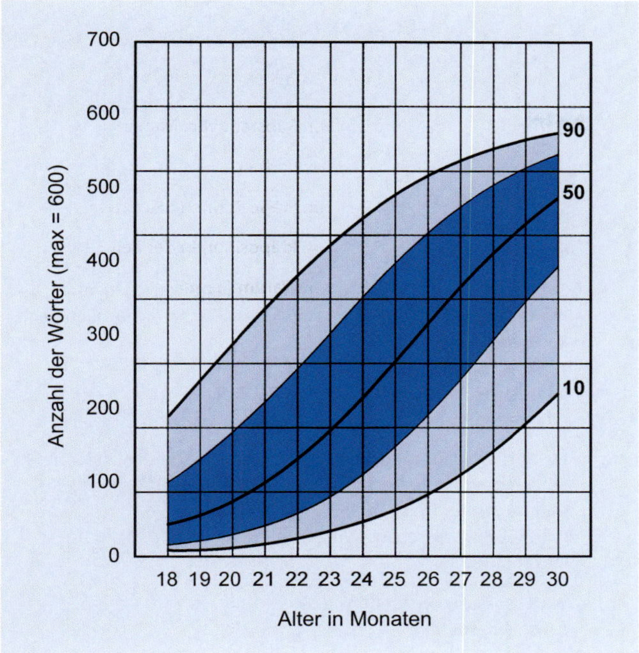

Abb. 3.19 Wachstum des Wortschatzes zwischen 18 und 30 Monaten. (Adaptiert nach Daten von Szagun et al. 2009)

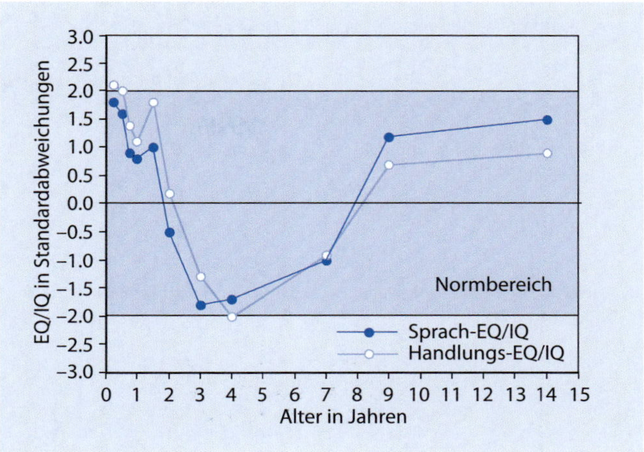

Abb. 3.20 Vorübergehend schwerer, intellektueller Entwicklungsrückstand, der durch eine Depression infolge ungünstiger psychosozialer Bedingungen ausgelöst wurde. Die *graue Zone* bezeichnet den Normbereich für Entwicklungs- und Intelligenzquotienten (EQ/IQ; Zweite Zürcher Longitudinalstudie). (Aus: Largo et al. 1989)

ein kognitives Verständnis für einen bestimmten Begriff auf; darauf folgen das sprachliche Verständnis und schließlich die sprachliche Ausdrucksfähigkeit (Tab. 3.6).

So erfasst ein Kind zuerst kognitiv die vertikale Dimension des Raums, danach setzt es diese Raumvorstellung mit der gehörten Präposition „auf" in Verbindung und schließlich ist es auch fähig, die Präposition beim Sprechen zu verwenden.

Eine normale kognitive Entwicklung ist eine unabdingbare Voraussetzung für eine normale Sprachentwicklung. Die Integration von Symbolinhalten sowie die Ausweitung und Differenzierung der gesprochenen und geschriebenen Sprache als Kommunikationsmittel setzt sich bis ins Erwachsenenalter fort.

Methodik

Die Sprachentwicklung zeichnet sich in jedem Alter durch charakteristische Entwicklungsstadien aus (Abb. 3.18). Zur Beurteilung der Sprache kann der Kinderarzt die anamnestischen Angaben der Eltern und direkte Beobachtungen, z. B. im Spiel, heranziehen. Dabei sollte er immer die große zeitliche Variabilität in Betracht ziehen, mit der die einzelnen Entwicklungsstadien, z. B. das Wachstum des Wortschatzes, auftreten können (Abb. 3.19).

Zur präzisen Einschätzung der Sprachkompetenz stehen standardisierte Tests zur Verfügung (Tab. 3.7). Für die Beurteilung der Sprachkompetenz eines Kindes müssen neben der individuellen Sprachentwicklung immer auch das Hörvermögen, die kognitive Entwicklung sowie das Milieu, in dem das Kind aufwächst, berücksichtigt werden.

3.2 Anlage und Umwelt

Die Vorstellungen, die sich Eltern und Kinderärzte über das Zusammenwirken von Erbgut und Umwelt machen, prägen die Art und Weise, wie sie mit dem Kind umgehen, ganz wesentlich mit. Diese Vorstellungen bestimmen, bis zu welchem Grad sie seine Entwicklung und seine Persönlichkeit als etwas Vorbestimmtes und Vorgegebenes betrachten oder aber als ein Produkt ihrer Bemühungen und des Milieus, in dem das Kind aufwächst.

Es gibt verschiedene Entwicklungsmodelle, die sich mit den Annahmen über die Wechselwirkungen zwischen Anlage und Umwelt befassen. Sie werden in diesem Unterkapitel vorgestellt.

3.2.1 Risiko- und Schutzfaktoren

Das Erfassen von Risikofaktoren ist ein in der Medizin weit verbreiteter wissenschaftlicher und klinischer Ansatz. In Bezug auf den zeitlichen Ablauf werden folgende Risikofaktoren für die kindliche Entwicklung unterschieden: Pränatale Risikofaktoren (z. B. Chromosomenaberrationen, intrauterine Infektionen), perinatale Risikofaktoren (z. B. vorzeitige Lösung der Plazenta, Asphyxie) und postnatale Risikofaktoren (z. B. Trennung der Eltern).

Während es sich bei pränatalen und perinatalen Faktoren mehrheitlich um organische Ursachen handelt, sind es bei den postnatalen vor allem psychosoziale Risiken, die die Entwicklung nachteilig beeinflussen können (▶ Übersicht: Psychosoziale Risiko- und Schutzfaktoren). Langzeitstudien haben ergeben, dass das Vorliegen einzelner Risikofaktoren prognostisch wenig bedeutsam ist. Eine Scheidung der Eltern muss sich nicht zwangsweise negativ auf die Entwicklung ihres Kindes auswirken. Es ist vielmehr die Kumulation von Risikofaktoren, die die Entwicklung eines Kindes beeinträchtigt und zu psychischen Störungen und asozialem Verhalten in Adoleszenz und Erwachsenenalter führen kann.

Fallbeispiel Wie negativ sich ein Zusammentreffen nachteiliger Lebensbedingungen auf die Entwicklung eines Kindes auswirken kann, zeigt die folgende Fallgeschichte: Tobias war ein zufriedener und aktiver Säugling, der sich in den ersten 2 Lebensjahren sehr gut entwickelt hatte (Abb. 3.20). Als er 2 Jahre alt war, ließen sich seine Eltern scheiden; Tobias kam in mütterliche Obhut. Ein halbes Jahr nach der Scheidung erkrankte seine Mutter an Brustkrebs und verbrachte wiederholt Wochen und Monate in stationärer Pflege. Sie starb, als Tobias 6 Jahre alt war. Zwischen dem 3. und 7. Lebensjahr war Tobias bei verschiedenen Pflegefamilien

3

Tab. 3.7 Sprachtests

Test	Deutsche Bearbeitung	Altersbereich (Jahre)	Untertests	Bemerkungen
Psycholinguistischer Entwicklungstest (PET)[a]	Angermaier, 1974	2,5–7	Sprache Wahrnehmung Zahlen/Mengenbegriff Gedächtnis Motorik	Veraltet
Heidelberger Sprachentwicklungstest (HSET)[b]	Grimm und Schöler, 1991	3–9	Satzstruktur Morphologische Struktur Satzbedeutung Wortbedeutung Interaktive Bedeutung Integrationsstufe	Für diagnostischen und wissenschaftlichen Gebrauch
Elternfragebögen für die Früherkennung von Risikokindern (ELFRA)[c]	Grimm und Doil, 2000	10–24 Monate	ELFRA-1: Sprachproduktion, Sprachverständnis, Gesten und Feinmotorik; ELFRA-2: Produktiver Wortschatz, Syntax, Morphologie	Geeignet für die kinderärztlichen Vorsorgeuntersuchungen
Sprachentwicklungstest für zweijährige Kinder (SETK-2)[d]	Grimm H (2000)	2–3	Wort- und Satzverständnis sowie -produktion	
Sprachentwicklungstest für drei- bis fünfjährige Kinder (SETK 3–5)[e]	Grimm H (2001)	3–6	Satzverständnis, sprachliche Regelbildung, phonologisches Arbeitsgedächtnis, Satzgedächtnis	Für diagnostischen und wissenschaftlichen Gebrauch
Fragebogen zur frühkindlichen Sprachentwicklung: FRAKIS[f]	Szagun, Stumper und Schramm, 2009	18–30 Monate	Wortschatz und Grammatik	

[a] Angermaier M (1977) Psycholinguistischer Entwicklungs-Test. Manual. Beltz, Weinheim 1977
[b] Grimm H, Schöler H (1978) Heidelberger Sprachentwicklungstest. Handanweisung für die Auswertung und Interpretation. Westermann, Braunschweig; Hogrefe Verlag, Göttingen
[c] Grimm H und Doil H (2000) Elternfragebögen für die Früherkennung von Risikokindern (ELFRA), Hogrefe Verlag, Göttingen
[d] Grimm H (2000) Sprachentwicklungstest für zweijährige Kinder (SETK-2).Hogrefe Verlag, Göttingen
[e] Grimm H (2001) Sprachentwicklungstest für drei- bis fünfjährige Kinder (SETK 3-5), Hogrefe Verlag, Göttingen
[f] Szagun G, Stumper, B, Schramm AS (2009) Fragebogen zur frühkindlichen Sprachentwicklung: FRAKIS. Pearson Assessment, Frankfurt am Main

und in einem Heim untergebracht. Im Alter von 7 Jahren wurde Tobias adoptiert. Er bekam in den folgenden Jahren wieder die notwendige Geborgenheit und Zuwendung, was sich auf sein psychisches Wohlbefinden und seine intellektuelle Leistungsfähigkeit positiv auswirkte.

Es gibt Kinder, die sich trotz ungünstigster psychosozialer Bedingungen normal entwickeln. Die Widerstandskraft (Resilienz), die diese Kinder widrigen Umständen entgegensetzen, wurde u. a. auf sog. Schutzfaktoren zurückgeführt (▶ Übersicht). Während das Konzept der Risikofaktoren vor allem zu einer Strategie des Vermeidens und Kompensierens von nachteiligen Bedingungen führt, hebt die Vorstellung der Schutzfaktoren das Aufsuchen und Bewahren von entwicklungsfördernden und stabilisierenden Elementen hervor.

Psychosoziale Risiko- und Schutzfaktoren

Risikofaktoren:
- Trennung der Eltern
- Tod eines Elternteils
- Arbeitslosigkeit
- Psychische oder chronische Krankheit eines Elternteils
- Niedriger sozioökonomischer Status und Armut der Eltern

Schutzfaktoren:
- Stabile Bindung zu mindestens einer Bezugsperson
- Keine längere Trennung in den ersten Lebensjahren
- Emotional warmes und konstantes Erziehungsverhalten (autoritativer Erziehungsstil)
- Emotionale Unterstützung außerhalb der Familie
- Positive Beziehungen zu Geschwistern
- Qualität der Beziehung der Eltern untereinander

3.2.2 Verhaltensgenetische Sicht

Verhaltensgenetische Studien haben in den vergangenen 30 Jahren wesentlich zum Verständnis des Zusammenspiels von Genetik und Umwelt beigetragen. Von großer Bedeutung waren dabei Adoptions- und Zwillingsstudien. Aufgrund unterschiedlicher Konstellationen von genetischer Verwandtschaft und gemeinsamer Umwelt konnte man abschätzen, welchen Einfluss Erbgut und Umwelt auf die kindliche Entwicklung haben. Die wissenschaftlichen Befunde legen auf den ersten Blick nahe, dass die kindliche Entwicklung hauptsächlich durch genetische Faktoren bestimmt wird (◘ Abb. 3.21). So besteht in Bezug auf die intellektuelle Leistungsfähigkeit nur ein sehr gerin-

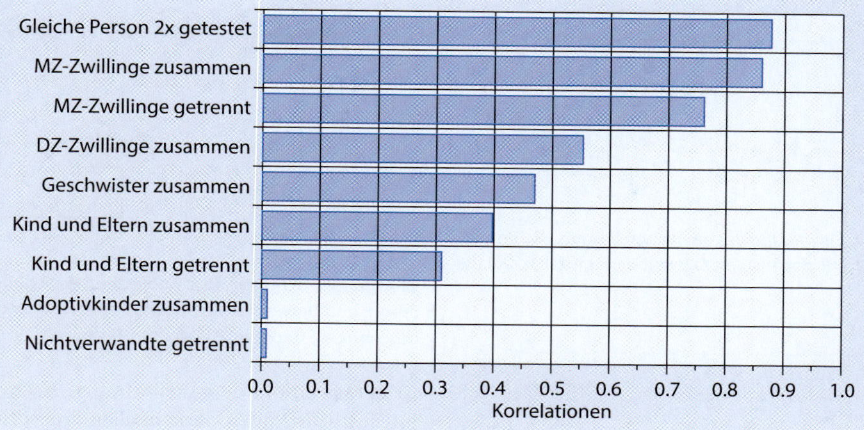

Abb. 3.21 Intellektuelle Leistungsfähigkeit in der Adoleszenz: Genetische Verwandtschaft und gemeinsame Umwelt. *MZ:* monozygot; *DZ:* dizygot. (Aus: Scarr 1992)

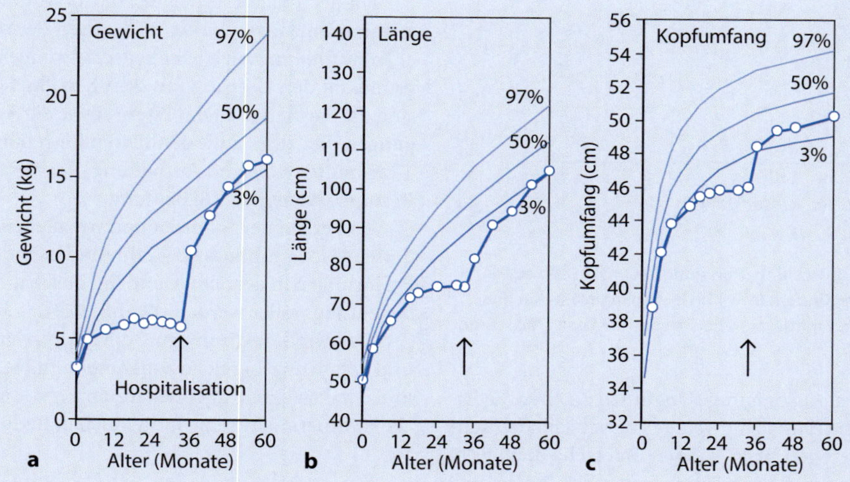

Abb. 3.22a–c Ausgeprägte Wachstumsverzögerung bei einem Jungen, der an unzureichender Ernährung und Vernachlässigung litt. Normalisierung der Ernährung und Milieuänderung führten zu einem ausgeprägten Aufholwachstum und zu vollständiger Kompensation des Wachstumsdefizits. Die *Mittellinie* (50 %) beschreibt den Mittelwert, die *Linien von 3 % und 97 %* den Streubereich des jeweiligen Körpermaßes. **a** Gewicht, **b** Länge, **c** Kopfumfang. (Fallbeispiel aus den Zürcher Longitudinalstudien)

ger Unterschied in der korrelativen Beziehung zwischen Kindern, die mit ihren leiblichen Eltern zusammenleben, und Kindern, die von ihren biologischen Eltern getrennt aufwachsen (Korrelation 0,40 bzw. 0,32). Kinder, die gemeinsam aufwachsen, aber von biologisch verschiedenen Eltern stammen, weisen als Jugendliche jedoch kaum mehr Gemeinsamkeiten hinsichtlich ihrer intellektuellen Leistungsfähigkeit auf.

Die Vorstellung, dass die kindliche Entwicklung nach einem genetischen Plan fortschreitet, gilt allerdings heutzutage als ebenso überholt wie reine Umweltmodelle, die besagen, dass die Entwicklung primär durch die Umwelt beeinflusst wird. Das Kind wird als ein aktives Wesen gesehen, das auf seine Umwelt einwirkt und selektive Erfahrungen macht. Der Einfluss, den das Kind auf seine Umwelt nehmen kann, ist in der frühen Kindheit noch klein, nimmt aber mit dem Alter immer mehr zu. Es hat sich gezeigt, dass eineiige Zwillinge, die mit identischem Erbgut in verschiedenen Familien aufgezogen werden, sich sehr ähnlich entwickeln, während zweieiige Zwillinge, die in der gleichen Familie aufwachsen, aber nur zur Hälfte genetisch verwandt sind, mit dem Alter immer verschiedener werden und in der Adoleszenz nur noch einen Ähnlichkeitsgrad wie Geschwister aufweisen.

In welch hohem Ausmaß das Kind durch seinen Entwicklungsplan bestimmt wird, zeigt sich dann, wenn ungünstige äußere Bedingungen seine Entwicklung beeinträchtigen. Fällt die Benachteiligung weg, setzt ein Aufholwachstum (catch-up growth) ein, welches das Kind auf seine vorbestimmte Entwicklungslinie zurückführt. Wie ausgeprägt diese Eigenregulation ausfallen kann, zeigt Abb. 3.22.

Die Eigenregulation gleicht mit großer Genauigkeit das Wachstumsdefizit aus. Das Wachstum verläuft nur so lange beschleunigt, bis diejenigen Körpermaße wieder erreicht sind, die der vorbestimmten Entwicklungslinie entsprechen. Diese Eigenregulation kann nicht nur beim Wachstum, sondern auch bei der sprachlichen und intellektuellen Entwicklung nachgewiesen werden, ist jedoch beim Bindungs- oder Sozialverhalten schwieriger zu erfassen. Wissenschaftliche und klinische Beobachtungen sprechen dafür, dass alle Entwicklungsbereiche über eine Eigenregulation verfügen, wenn

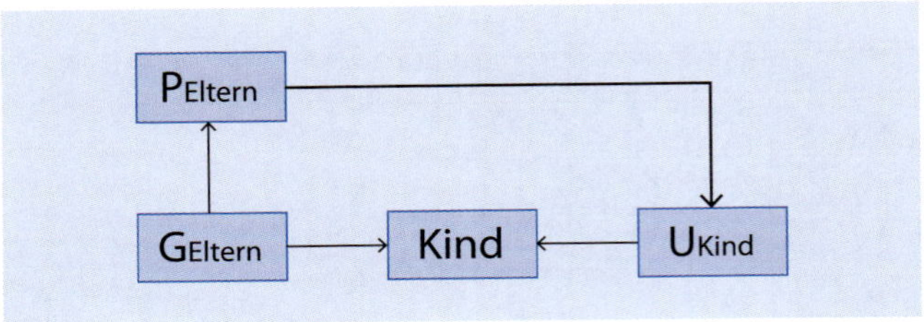

Abb. 3.23 Frühe Kindheit: Einwirkung des elterlichen Erbguts (*G* Genotyp) und des elterlichen Phänotyps *P*, der auch die Umwelt *U* mitgestaltet, auf die Entwicklung des Kindes

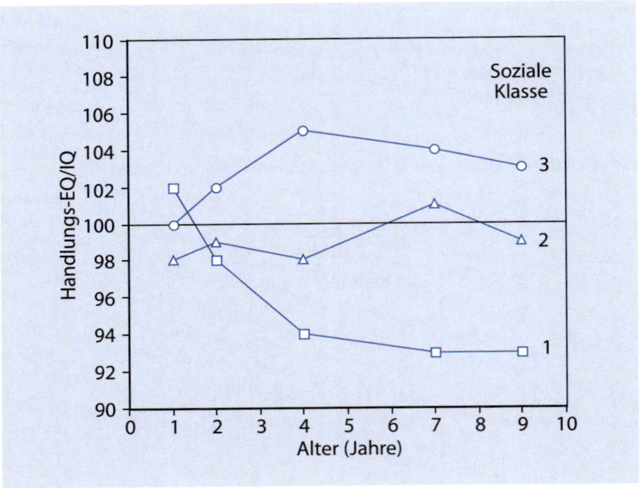

Abb. 3.24 Intellektuelle Entwicklung (Handlungs-EQ/IQ) in den ersten 9 Lebensjahren bei Schweizer Kindern (*N* = 119) in Abhängigkeit von drei sozialen Klassen. *1* niedrigste, *2* mittlere, *3* oberste soziale Klasse. (Aus: Largo et al. 1989)

auch in unterschiedlicher Ausprägung: Ungünstige Lebensbedingungen wirken sich auf die Entwicklungsbereiche verschieden stark aus und Entwicklungsverzögerungen können unterschiedlich wettgemacht werden. So können Beeinträchtigungen des Wachstums und der intellektuellen Entwicklung eher kompensiert werden als solche des Bindungs- und Sozialverhaltens. Entwicklungsverzögerungen können nicht beliebig lange aufgeholt werden. Je älter ein Kind ist und je länger seine Entwicklung beeinträchtigt wird, desto geringer wird die Aufholentwicklung ausfallen.

In der frühen Kindheit bestimmen die Eltern mit ihrer Erbanlage und ihrer Gestaltung der Umwelt in einem hohen Maße die Entwicklung eines Kindes. Diese hohe Übereinstimmung zwischen Erbgut und Umwelt kommt dadurch zustande, dass die Eltern das Milieu, in dem das Kind aufwächst, nach ihrer eigenen genetischen Veranlagung gestalten (Abb. 3.23).

So regen Eltern, die gut und viel lesen, ihre Kinder frühzeitig mit ihrem Vorbild zum Lesen an. Haben Eltern aber Leseschwierigkeiten, werden sie weniger Bücher kaufen, kein Vorbild für ihre Kinder sein und diese weniger zum Lesen motivieren. Hat ein Kind die Leseschwäche der Eltern geerbt, wird seine Lesebereitschaft zusätzlich beeinträchtigt sein.

Die enge Beziehung zwischen elterlichem Erbgut, Phänotyp und Umweltgestaltung führt dazu, dass der sozioökonomische Status (SES), z. B. definiert durch die schulische Ausbildung und berufliche Stellung der Eltern, eine der wichtigsten Einflussgrößen der frühkindlichen Entwicklung darstellt. Er bestimmt die intellektuelle Entwicklung weit mehr als sämtliche pränatalen und perinatalen Risikofaktoren. Sein Einfluss auf die intellektuelle Entwicklung

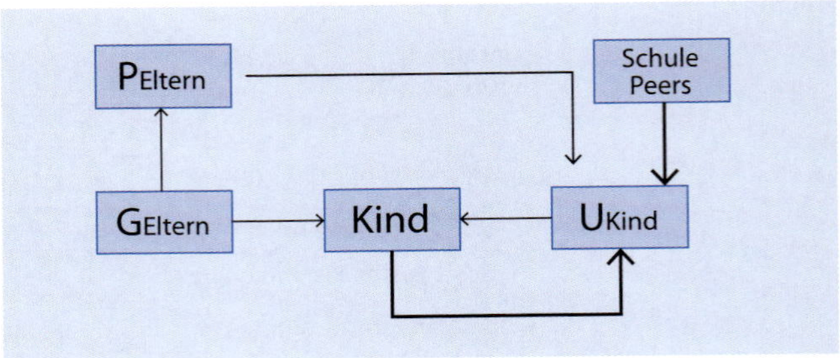

Abb. 3.25 Schulalter und Adoleszenz. Beziehung zwischen elterlichem Erbgut und Umweltfaktoren sowie ihre Auswirkungen auf die Entwicklung des Kindes. *G* Genotyp, *P* Phänotyp, *U* Umwelt

ist Abb. 3.24 in dargestellt. In den ersten 2 Lebensjahren ist die intellektuelle Entwicklung in allen drei sozialen Klassen vergleichbar. Danach stellen sich zunehmend Unterschiede zwischen den Klassen ein. Im Alter von 9 Jahren besteht zwischen den mittleren Intelligenzquotienten der höchsten und tiefsten sozialen Klasse eine Differenz von 10 IQ-Punkten.

Da der Phänotyp der Eltern durch deren eigene Entwicklung mitbestimmt wird, wirken sich neben der schulischen und beruflichen Ausbildung auch Kindheitserfahrungen und kultureller Hintergrund auf den Umgang mit dem Kind aus. Einflussreiche Faktoren sind die Partnerschaft der Eltern sowie die Arbeits- und Wohnbedingungen. Bei einer außerfamiliären Betreuung des Kindes (Krippen, Tagesmütter etc.) sind Ausbildung, Verfügbarkeit und Konstanz der Bezugspersonen von Bedeutung.

Im Verlauf der Schulzeit und vor allem in der Adoleszenz nimmt der elterliche Einfluss ab, während besonders die außerfamiliären Erfahrungen in der Schule und mit gleichaltrigen Kameraden immer bedeutungsvoller werden (Abb. 3.25).

Das Kind bestimmt mit dem Älterwerden seine Beziehungs- und Erfahrungsbereiche zunehmend selbst. Schulische Leistungen, Freizeitaktivitäten und Bekanntenkreis unter Gleichaltrigen drücken immer mehr seine individuellen Bedürfnisse und Fähigkeiten aus.

Ein erheblicher Anteil der Variabilität zwischen Eltern und Kind kann verhaltensgenetisch nicht erklärt werden. Wesentliche nichtgenetische Faktoren wie beispielsweise innerfamiliäre Faktoren bestimmen die Entwicklung mit. Die Familie spielt als Mikrokosmos eine wesentliche Rolle. So wird das Selbstwertgefühl und Rollenverhalten durch die Geschwisterkonstellation mitbestimmt. Der wichtigste Faktor scheint aber der Einfluss zu sein, den jedes Familienmitglied ausübt, indem es mit seinem Verhalten auf die anderen einwirkt und Reaktionen, Beziehungen und Tätigkeiten hervorruft oder unterdrückt.

Genetisch determinierte Anlagen und Umwelt prägen gemeinsam die Entwicklung. Das Erbgut schafft in der organischen Anlage die strukturellen und funktionellen Voraussetzungen. Der Organismus kann dieses Entwicklungspotenzial je nach Umweltbedingungen in unterschiedlichem Maße umsetzen. Sind die Umweltbedingungen günstig, wird die Anlage weitgehend verwirklicht. Sind sie ungünstig, wird nur ein Teil des Entwicklungspotenzials ausgeschöpft. Selbst unter optimalen Bedingungen kann der Organismus nur realisieren, was anlagemäßig vorgegeben ist. Dieser Zusammenhang zwischen Anlage und Umwelt gilt grundsätzlich für alle Entwicklungsbereiche.

Das wesentlichste Ergebnis der verhaltensgenetischen Forschung ist die Erkenntnis, dass die Umwelt nicht auf ein passives Kind einwirkt. Das Kind gestaltet seine Umwelt entscheidend mit, indem es Beziehungen und Erfahrungen seinen Fähigkeiten und Neigungen entsprechend aussucht. Quantitative entwicklungsdynamische As-

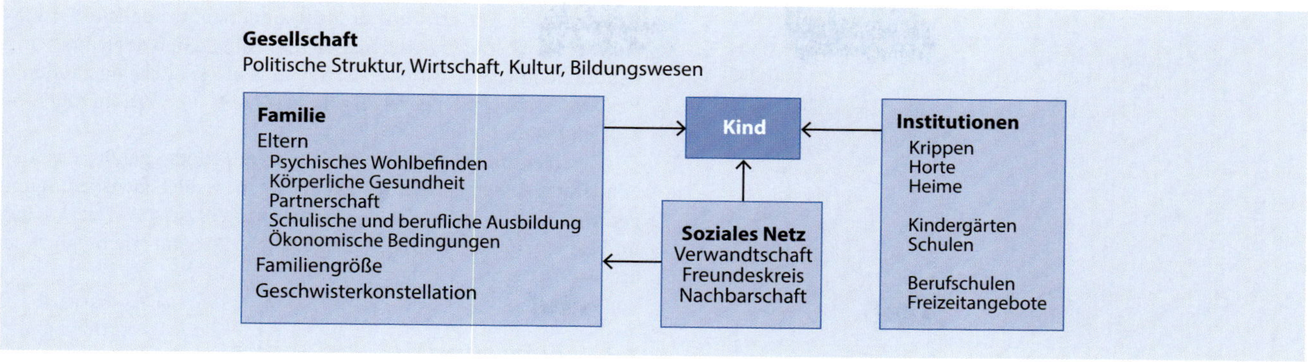

Abb. 3.26 Wirkung der Umwelt auf die kindliche Entwicklung. (Adaptiert nach Bronfenbrenner 1979)

pekte spielen dabei eine wesentliche Rolle. Lesefreudige Kinder lesen in einem Monat 50 % mehr als leseunwillige. Erstere lesen auch anspruchsvollere Bücher. Wird dieser Unterschied über die gesamte Entwicklungsperiode hochgerechnet, ergibt sich bezüglich Leseerfahrung und Wissensstand ein beeindruckender Unterschied im Erwachsenenalter. Geringe Unterschiede in den individuellen Fähigkeiten können so im Verlauf der Kindheit zu sehr unterschiedlichen Erfahrungen und Befähigungen führen.

3.2.3 Weitere interaktive Entwicklungsmodelle

Neben dem oben dargestellten verhaltensgenetischen Modell gibt es weitere interaktive Entwicklungsmodelle, die besagen, dass sowohl das Kind wie auch die Umwelt den Entwicklungsverlauf aktiv mitbestimmen. Die sog. Transaktionsmodelle gehen davon aus, dass die Entwicklung aus einer permanenten und wechselseitigen Einflussnahme zwischen Kind und Umwelt entsteht. Das heißt, die Umwelt wirkt unablässig auf das Kind ein, aber auch das Kind auf seine Umwelt. Das soziale Umfeld des Kindes ist in Abb. 3.26 dargestellt.

In den ersten Lebensjahren werden die Bedürfnisse des Kindes durch die primären Bezugspersonen befriedigt. In welchem Umfang die Eltern und andere Bezugspersonen wie Großeltern für das Kind sorgen können, hängt von ihrem eigenen physischen und psychischen Wohlbefinden, ihren partnerschaftlichen Beziehungen sowie den aktuellen beruflichen und wirtschaftlichen Bedingungen ab. Die Lebensbedingungen der gesamten Familie stehen unter dem Einfluss des gesellschaftlichen Umfeldes. So wirken sich ungünstige wirtschaftliche Verhältnisse, die mit Arbeitslosigkeit und Verarmung einhergehen, nachteilig auf den Zusammenhalt der Familie und damit auch auf die Entwicklung der Kinder aus.

Kulturelle Faktoren wie religiöse oder ethnische Zugehörigkeit können die Entwicklung eines Kindes beeinflussen. Mit dem Eintritt in den Kindergarten und die Schule werden die Kinder in ihrer sozioemotionalen und kognitiven Entwicklung zunehmend von den gesellschaftlichen Einrichtungen (Bildungswesen, Freizeitangebot etc.) geprägt. Eine zentrale Aussage des ökologischen Modells besteht darin, dass sich jede Veränderung in einem Subsystem auch auf andere Subsysteme auswirkt.

3.2.4 Entwicklungsdynamische Betrachtungsweise

Studien über die Bedeutung psychosozialer Faktoren, verhaltensgenetische Untersuchungen und ethologisch orientierte Konzepte haben die folgenden drei Bereiche für die sozioemotionale Entwicklung der Kinder als bedeutungsvoll herausgestellt:

Emotionale und soziale Sicherheit Das psychische Wohlbefinden des Kindes hängt grundlegend davon ab, wie seine Bedürfnisse nach Nahrung, Pflege und Schutz befriedigt werden, ob es sich geborgen fühlt und ob es die emotionale Zuwendung erhält, die ihm das Gefühl gibt, von seinen Bezugspersonen akzeptiert zu sein. Als Bezugspersonen werden Erwachsene bezeichnet, die die Bedürfnisse und Eigenheiten des Kindes kennen, seine Bedürfnisse befriedigen und die dem Kind in Erscheinung und Verhalten vertraut sind. Für die meisten Kinder sind ihre Eltern die Hauptbezugspersonen.

Einige wesentliche Aspekte der emotionalen und sozialen Sicherheit, die vom Kinderarzt beachtet werden sollen, sind in der folgenden ► Übersicht aufgeführt.

Emotionale und soziale Sicherheit

Einschätzung von Grundbedürfnissen, Qualität der Betreuung sowie Beziehungen zu Bezugspersonen und Gleichaltrigen

Kind:
- Wie verhält sich das Kind gegenüber Bezugspersonen?
- Wie ausgeprägt sind Trennungsängste und Fremdeln?
- Welche Lernerfahrungen hat das Kind bisher mit Bezugspersonen gemacht?

Umwelt:
- Wie ist die Betreuung bzgl. Kontinuität?
- Wie ist die Qualität der Betreuung?
- Wer sind die Bezugspersonen?
- Wie schätzen Sie die Bedürfnisse des Kindes ein?
- Wie sind die Beziehungen zu den Geschwistern bzgl. Konstellation und Qualität der Beziehungen?
- Wie sind die Beziehungen zu Gleichaltrigen bzgl. Kontaktmöglichkeiten und Qualität der Beziehungen?

Erziehungsstil, Vorbilder und Wertvorstellungen Der Umgang der Eltern und anderer Bezugspersonen mit dem Kind sowie untereinander bestimmen seine zukünftige soziale Kompetenz. Mit ihrem Erziehungs- und Beziehungsstil vermitteln die Eltern dem Kind Umgangsformen, Wertvorstellungen und Einschätzungen von sich selbst und den anderen.

Entwicklung und Selbstbestätigung Das Kind hat einen inneren Drang, sich zu entwickeln, d. h. sich Fähigkeiten und Wissen anzueignen. Dazu notwendig sind Erfahrungen mit der sozialen und dinglichen Umwelt, die dem jeweiligen Entwicklungsalter angepasst

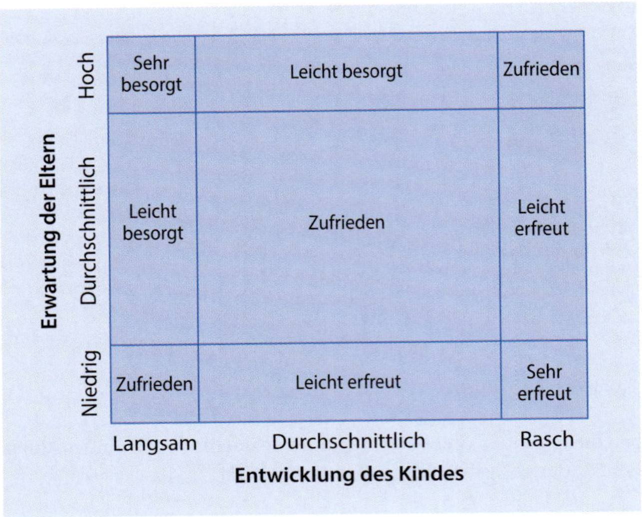

Abb. 3.27 Erwartungen der Eltern und Entwicklung des Kindes: Je nach ihren Erwartungen schätzen die Eltern die Entwicklung ihres Kindes unterschiedlich ein

sind. In den ersten Lebensjahren werden diese Erfahrungen vor allem durch die Eltern ermöglicht, danach zunehmend von außerfamiliären Bezugspersonen wie Kindergärtnerinnen und Lehrern, aber auch von gleichaltrigen Kameraden.

Jedes Kind hat sein individuelles Profil an Stärken und Schwächen, welches von ihm selbst, den Eltern und anderen Bezugspersonen wie Lehrer oft unterschiedlich wahrgenommen wird (▶ Übersicht). Die bisherigen Lernerfahrungen können die Leistungsfähigkeit eines Kindes wesentlich beeinflussen. Ein Kind, das in der Schule überwiegend positive Erfahrungen machen konnte, wird sich anders verhalten als ein Kind, das großen Belastungen ausgesetzt war und sich als Versager fühlt.

Fähigkeiten und Leistung

Einschätzung des Entwicklungsprofils eines Kindes, der Einstellung der Bezugspersonen zu den Kompetenzen des Kindes sowie leistungsmäßige Stellung unter Geschwistern und Gleichaltrigen.

Kind:
- Wie sieht sein individuelles Profil der Fähigkeiten aus (intellektuelle und motorische Leistungsfähigkeit, soziale Kompetenz etc.)?
- Wie schätzt das Kind selbst seine Fähigkeiten ein?
- Welche Lernerfahrungen hat das Kind bisher gemacht?
- Wie sind die Fähigkeiten bei den Familienangehörigen ausgebildet?

Umwelt:
- Wie schätzen die Bezugspersonen die Kompetenzen des Kindes ein?
- Wo sehen sie seine Stärken und Schwächen?
- Welche Erwartungen haben sie an das Kind?
- Welche Stellung nimmt das Kind unter den Geschwistern bzgl. Fähigkeiten und Leistung ein?
- Welche Stellung nimmt das Kind unter Gleichaltrigen bzgl. Fähigkeiten und Leistung ein?

Damit der Kinderarzt die Entwicklung eines Kindes richtig einschätzen kann, muss er einerseits das Kind mit seinen individuellen Bedürfnissen und Eigenheiten und andererseits seine Umwelt zu erfassen suchen. Dabei gilt es insbesondere auf mögliche Diskrepanzen zwischen den Bedürfnissen und Fähigkeiten des Kindes und dem Erziehungsstil sowie den Erwartungen von Eltern und anderen Bezugspersonen wie Lehrer zu achten (◘ Abb. 3.27, Zürcher Fitkonzept, Largo und Jenni, 2005).

Zu einer umfassenden Beurteilung eines Kindes gehört, dass der Kinderarzt dessen anlagebedingten Vorgaben, die Lebensbedingungen der Familie sowie das Zusammenwirken zwischen dem Kind und seiner sozialen und materiellen Umwelt so gut wie möglich zu erfassen versucht.

3.3 Erfassung der Variabilität

Es gibt kein Entwicklungsmerkmal, das bei allen Kindern gleich ausgeprägt wäre. Wenn der Kinderarzt die Entwicklung und das Verhalten eines Kindes beurteilen will, muss er die Variabilität des Verhaltens bzgl. Ausmaß und Erscheinungsformen ausreichend kennen. Nur so kann er die Bedeutung einer allfälligen individuellen Abweichung richtig einschätzen.

3.3.1 Interindividuelle Variabilität

Es gibt verschiedene Methoden, um die Variabilität zu beschreiben, die ein bestimmtes Entwicklungsmerkmal bei Kindern aufweisen kann. Weit verbreitet ist die Verwendung sog. Perzentilenkurven, z. B. für Körperlänge, Schlafdauer, motorische Leistungen, Wortschatz etc. Sie geben an, wie unterschiedlich entwickelt Kinder in jedem Alter sind (◘ Abb. 3.28).

Perzentilenkurven beschreiben die Verteilung eines Merkmals in der Normalpopulation. Sie geben an, wie groß die Wahrscheinlichkeit ist, dass ein Messwert normal ist. Je mehr der Wert von der 50. Perzentile abweicht, desto größer wird die Wahrscheinlichkeit, dass eine Auffälligkeit vorliegt. Ein Kind, das mit seiner Körpergröße über der 97. oder unter der 3. Perzentile liegt, ist allerdings nicht notwendigerweise auffällig. 6 % der Normalbevölkerung liegen außerhalb dieser Perzentilenwerte. Andererseits wächst auch nicht jedes Kind normal, dessen Körpergröße zwischen der 3. und 97. Perzentile liegt.

Perzentilenwerte, denen eine Normalverteilung der Messgröße (z. B. der Körpergröße) zugrunde liegt, werden als Gauß-Perzentilen bezeichnet (◘ Abb. 3.29). Deren Berechnung ergibt sich durch eine feste Beziehung zwischen Standardabweichung und Prozentwerten (z. B. Mittelwert + 1,28 Standardabweichung = 75. Perzentile). Andere Skalen, die sich auf die Normalverteilung beziehen, sind die Z- oder SDS-Skalen (SDS: standard deviation score). Entwicklungs- und Intelligenzquotienten beruhen ebenfalls auf der Annahme einer Normalverteilung; eine Standardabweichung beträgt 15 EQ/IQ-Punkte (◘ Abb. 3.29).

Einige Eigenschaften wie Körpergewicht oder Wortschatz sind nicht normal verteilt (◘ Abb. 3.28, rechts oben). Ihre Verteilung in der Bevölkerung kann durch empirische Perzentilen wiedergegeben werden, die direkt aus den Daten errechnet werden. Nicht normal verteilte Standards zeichnen sich dadurch aus, dass sie im Gegensatz zu den Gauß-Standards eine asymmetrische Verteilung aufweisen.

Die normale Variation der psychomotorischen Entwicklung wird in Screeninginstrumenten (z. B. dem Denver-Test) als sog. Normbereich definiert. Die Annahme, dass ein Kind, das eine Störung aufweist, sich immer außerhalb dieses Bereiches befindet, ist nicht richtig, wie ◘ Abb. 3.30 am Beispiel der Zerebralparese illustriert.

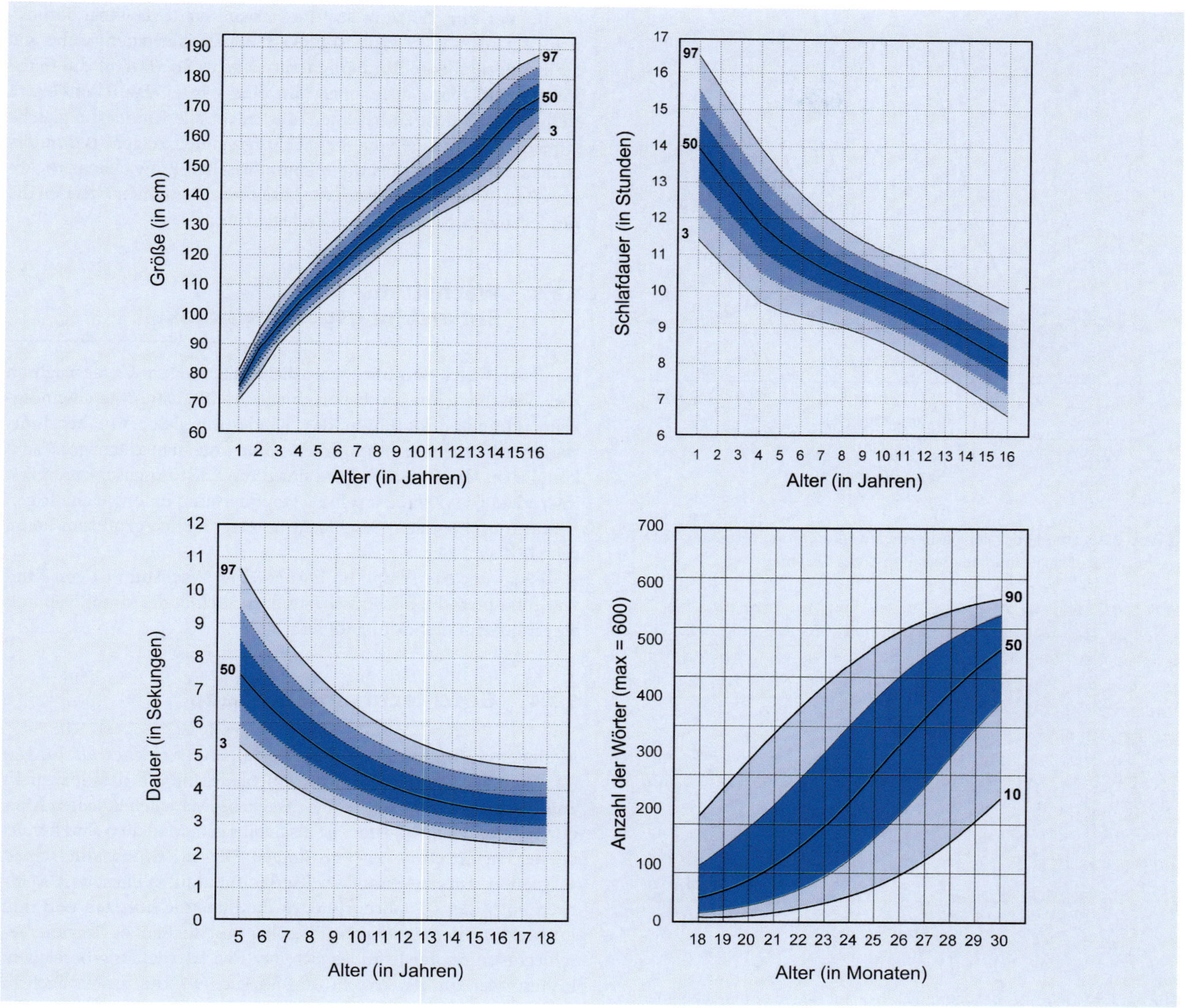

Abb. 3.28 Perzentilenkurven von Körpergröße, Schlafdauer, motorischen Leistungen und Wortschatz. (Aus: Prader et al. 1989, Iglowstein et al. 2003, Szagun et al. 2009 und Largo et al. 2001)

Das freie Gehen setzt bei neurologisch unauffälligen Kindern zwischen 10 und 20 Monaten ein. Kinder mit einer schweren bis mäßigen Zerebralparese liegen deutlich außerhalb dieses Altersbereichs. Kinder mit einer leichten Zerebralparese jedoch finden sich im oberen oder sogar im mittleren Normbereich. Sie machen die ersten Schritte im gleichen Alter wie gesunde Kinder. Ein normales Gehalter schließt also eine motorische Störung keineswegs aus. Eine leichte Behinderung führt wohl zu einer Verzögerung in der Entwicklung, die aber so gering sein kann, dass das Entwicklungsmerkmal immer noch altersgemäß auftritt. Um eine leichte motorische Störung zu erfassen, ist es daher notwendig, nicht nur den Zeitpunkt des Gehens, sondern auch die Art und Weise zu beurteilen, wie sich das Kind bewegt. Dies trifft nicht nur für die Motorik, sondern auch für andere Entwicklungsbereiche wie etwa die Sprache zu. So kann ein Kind durchaus altersgemäß die ersten Worte und die ersten Sätze sprechen. Seine Artikulation und seine Satzbildung sind aber auffällig. Weitere Untersuchungsparameter, wie die Qualität der Aussprache und Satzbildung, sind für eine zuverlässige Beurteilung notwendig.

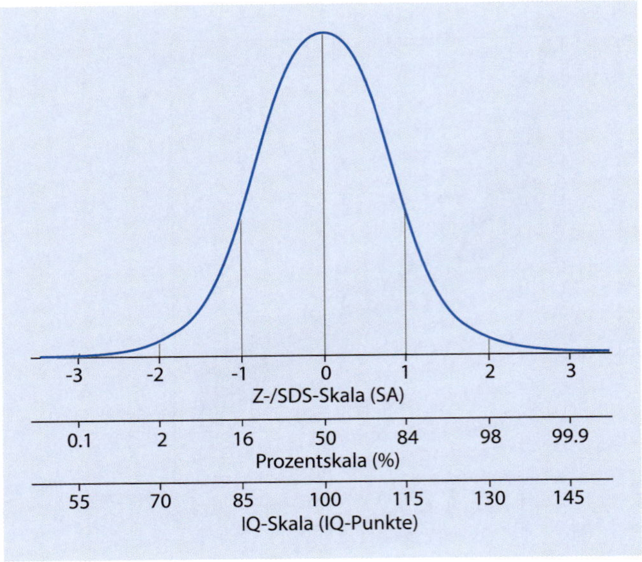

Abb. 3.29 Standardskalen basierend auf einer Normalverteilung der Messwerte. Z-/SDS-Skala, Standard-Deviation-Score-Skalen

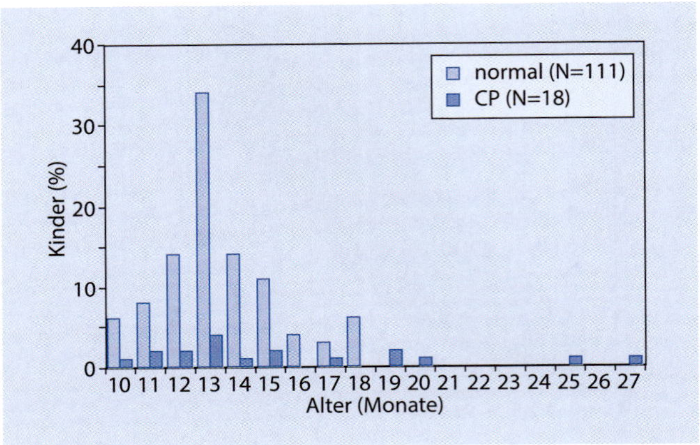

Abb. 3.30 Geh-Alter bei neurologisch unauffälligen termingeborenen Kindern und bei Kindern mit unterschiedlich ausgeprägter Zerebralparese. (Aus: Largo et al. 1985)

3.3.2 Entwicklungsverlauf und Stabilität

Das Wachstum und die Entwicklung eines Kindes können anhand einer Verlaufskurve weit zuverlässiger eingeschätzt werden als aufgrund einzelner Messpunkte (Abb. 3.31).

Die Beziehung zwischen den Geburtsmaßen und der elterlichen Größe ist nur gering und widerspiegelt die intrauterinen Bedingungen weit mehr als die genetischen Voraussetzungen. Darum sind Wechsel in der Längen- oder Gewichtsperzentile in den ersten 2 Lebensjahren recht häufig und meist normal, weil sich das Kind in dieser Zeit seinen eigenen genetisch definierten Wachstumskanal sucht.

Später zeichnet sich ein normaler Wachstumsverlauf dadurch aus, dass Gewicht, Länge und Kopfumfang in etwa parallel zu den Perzentilenkurven im Wachstumskanal verlaufen. Eine Abweichung vom Perzentilenverlauf indiziert in einem solchen Fall weitere Untersuchungen. Wie aus Abb. 3.31zu ersehen ist, können bei einer Wachstumsstörung die Messpunkte durchaus zwischen der 3. und 97. Perzentile liegen. Nur der Verlauf zeigt die Wachstumsstörung an.

Bei der Einschätzung des Entwicklungsverlaufs ist zu berücksichtigen, dass sich viele Fähigkeiten und Verhalten nicht wie die Körpermaße kontinuierlich entwickeln. So verläuft die frühe Sprachentwicklung in Etappen (einzelne Wörter, Zwei-Wort-Sätze etc.). Zusätzlich ist zu beachten, dass nicht alle Kinder die gleiche sequenzielle Abfolge von Entwicklungsstadien zeigen. Besonders offensichtlich ist dies bei der lokomotorischen Entwicklung (▶ Abschn. 3.6). Auch beim Erwerb des Lesens und Schreibens wenden die Kinder unterschiedliche Lernstrategien an.

3.3.3 Wachstums- und Entwicklungsgeschwindigkeit

Kinder sind nicht nur unterschiedlich groß und schwer. Sie wachsen auch verschieden rasch. Unterschiedliche Wachstumsgeschwindigkeiten können dazu führen, dass Kinder mit gleichem Wachstumspotenzial in einem bestimmten Alter unterschiedlich groß sein können (▶ Abschn. 3.1.1). Dass sich die Wachstumsgeschwindigkeit im Verlaufe der Kindheit ständig verändert und unter gleichaltrigen Kindern und je nach Geschlecht unterschiedlich groß sein kann, zeigt Abb. 3.32.

Nicht nur das Tempo im körperlichen Wachstum ist von Kind zu Kind unterschiedlich rasch, sondern auch in der kognitiven und sprachlichen Entwicklung (Abb. 3.33).

3.3.4 Geschlechtsunterschiede

Mädchen entwickeln sich präpubertär etwas rascher als Jungen (Abb. 3.32). Die Geschlechtsunterschiede sind u. a. darauf zurückzuführen, dass die biologische Zeitskala bei Mädchen in jedem Alter etwas weiter fortgeschritten ist als bei Jungen. Mädchen sind bereits bei der Geburt etwas reifer als Jungen. Dieser Reifungsunterschied vergrößert sich im Verlauf der Kindheit und führt dazu, dass Mädchen im Mittel 1,5 Jahre früher in die Pubertät eintreten und ihre Entwicklung dementsprechend früher abschließen als Jungen. Geschlechtsunterschiede finden sich in vielen Entwicklungsbereichen, insbesondere in der Sprach- und Sozialentwicklung, aber auch in der Feinmotorik. Jungen haben einen geringfügigen Vorteil in der somatischen Entwicklung, da ihr Wachstumspotenzial etwas größer ist, und in der Grobmotorik, weil sie über etwas mehr Muskelkraft verfügen.

Die Geschlechtsunterschiede sollten allerdings nicht überbewertet werden. Die mittleren Differenzen zwischen Mädchen und Jungen sind viel kleiner als die Unterschiede von Kind zu Kind. So bilden Mädchen Zwei-Wort-Sätze im Mittel 3 Monate früher als Jungen, nämlich mit 20 bzw. 23 Monaten. Bei Jungen und Mädchen kann dieser Meilenstein jedoch bereits mit 12–15 Monaten oder erst mit 24–36 Monaten auftreten. Mit anderen Worten: Jungen können also durchaus eine raschere Sprachentwicklung aufweisen als gleichaltrige Mädchen.

3.3.5 Beziehung zwischen Wachstums- und Entwicklungsparametern

Um das Gewicht eines Kindes richtig beurteilen zu können, reichen Perzentilenkurven und selbst der Gewichtsverlauf nicht aus. Das Gewicht muss auf die Körperlänge des Kindes bezogen werden (Vergleich der Proportionen). Dazu stehen Normkurven zur Verfügung, in denen die Gewicht-Länge-Beziehung in Perzentilen dargestellt

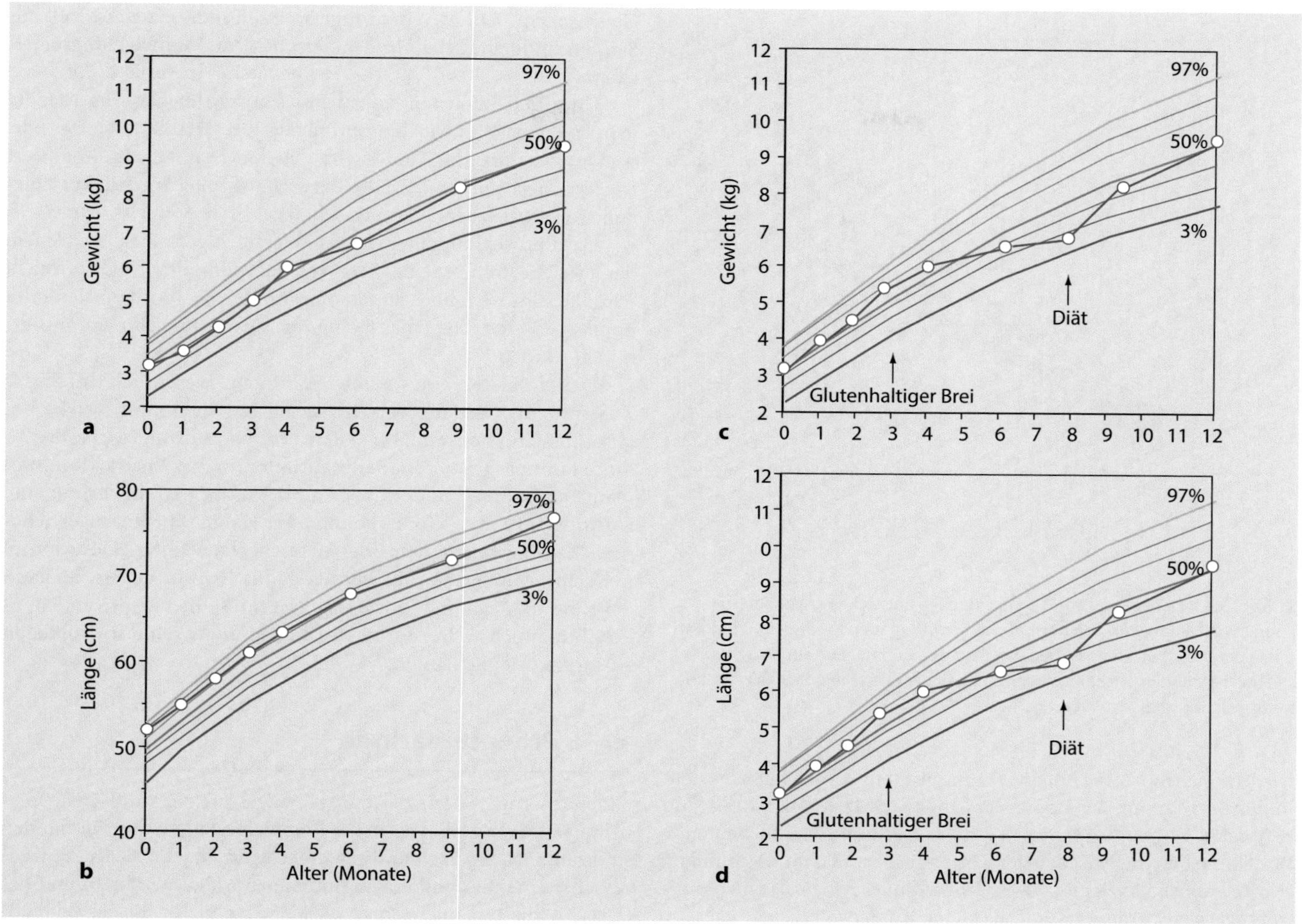

Abb. 3.31a–d Individueller Verlauf von Gewicht und Körpergröße. **a, b** Normaler Verlauf entlang der Perzentilen; **c, d** Wachstumsverzögerung bei einem Kind mit Zöliakie, die zu einem Durchkreuzen der Längen- und Gewichtperzentilen führt. Die Diätbehandlung bewirkt ein Aufholwachstum

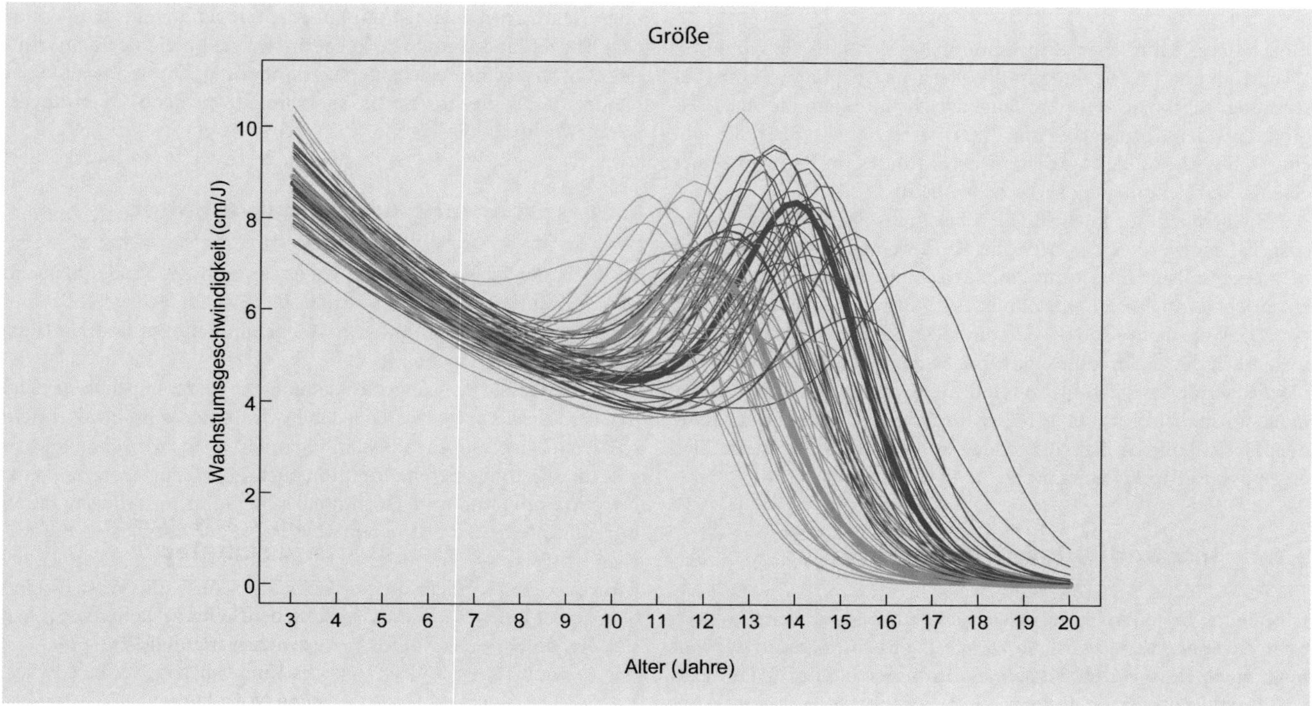

Abb. 3.32 Wachstumsgeschwindigkeit für die Körperlänge von Mädchen und Jungen (*blau* = Jungen, *grau* = Mädchen). (Aus den Zürcher Longitudinalstudien)

3

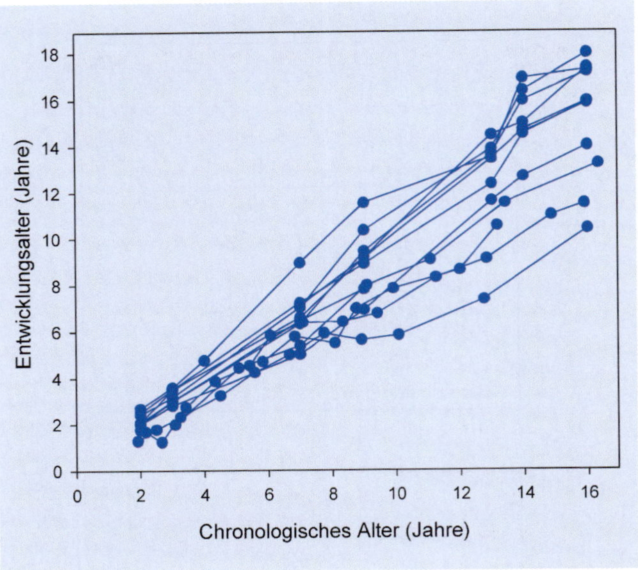

Abb. 3.33 Darstellung von 12 individuellen Entwicklungsverläufen der kognitiven Fähigkeiten von normal sich entwickelnden Kindern und Kindern mit leichtem Entwicklungsrückstand. (Aus den Zürcher Longitudinalstudien). Die Steilheit der Entwicklungslinien spiegelt die unterschiedliche Entwicklungsgeschwindigkeit wider

wird (► Abschn. 3.10, Anhang). Eine weitere Möglichkeit besteht in der Berechnung des Body-Mass-Index (BMI; ► Abschn. 3.1 und ► Abschn. 3.10, Anhang). Eine geringe, aber klinisch unbedeutende Beziehung besteht zwischen der Körpergröße und dem Kopfumfang (Korrelationskoeffizient $r = 0{,}4$). Große Kinder haben also nicht notwendigerweise größere Köpfe als kleine Kinder.

3.3.6 Ausprägung elterlicher Merkmale

Ein weiterer hilfreicher Bezugspunkt bei der Einschätzung von Wachstum und Entwicklung ist die elterliche Ausprägung eines bestimmten Merkmals. Für das Längenwachstum kann die sog. Zielgröße aus der Körpergröße der Eltern errechnet werden. Sie gibt einen Hinweis, ob das Wachstum eines Kindes im Rahmen seiner genetischen Veranlagung verläuft (► Abschn. 3.1.1).

Hinsichtlich der intellektuellen Leistungsfähigkeit kann davon ausgegangen werden, dass 90 % der Kinder einen IQ aufweisen, der demjenigen ihrer Eltern mit einer Streuung von ±20 IQ-Punkten entspricht (Annahme: Korrelation des IQ zwischen Kind und Eltern, $r = 0{,}5$). Weicht ein Kind in seiner intellektuellen Leistungsfähigkeit wesentlich davon ab, sollte eine Ursache dafür gesucht werden. Klinisch besonders bedeutungsvoll ist die Ausprägung elterlicher Merkmale, wenn beim Kind eine Teilleistungsschwäche wie Legasthenie oder Dyskalkulie vorliegt. Bei vielen betroffenen Kindern findet sich eine positive Familienanamnese.

3.3.7 Intraindividuelle Variabilität

Die Vielfalt besteht nicht nur zwischen den Kindern, sondern auch beim einzelnen Kind selbst. So kann z. B. das eine Kind in der Motorik weiter fortgeschritten sein als in seiner intellektuellen Entwicklung, während ein anderes Kind sprachlich sehr begabt, aber motorisch ungeschickt ist. Seine Entwicklung verläuft also nicht im Gleichschritt. Jedes Kind verfügt über ein individuelles Profil aus Stärken und Schwächen in den verschiedenen Entwicklungsbereichen.

Um die Fähigkeiten eines Kindes anschaulicher darzustellen, hat sich das sog. Entwicklungsprofil bewährt (Abb. 3.34). Der Entwicklungsstand eines Kindes wird dabei nicht mit einem Kennwert wie IQ angegeben, sondern das Entwicklungsalter wird für verschiedene Kompetenzbereiche eingeschätzt.

Das Entwicklungsalter entspricht demjenigen Alter, in welchem der jeweilige Rohwert eines Tests von der Hälfte aller Kinder erreicht wird. Das Entwicklungsalter kann mithilfe von Testmanualen oder durch die Benutzung eines Computer-Auswertungsprogramms ermittelt werden.

Das Verhalten eines Kindes wird ganz wesentlich durch das Zusammenwirken der verschiedenen Entwicklungsbereiche bestimmt. Verhaltensauffälligkeiten und psychosomatische Symptome können besonders dann auftreten, wenn Entwicklungsbereiche stark auseinanderklaffen und Kinder extrem diskrepante Leistungen zeigen. Kinder können mit einem sehr unausgeglichenen (d. h. inhomogenen oder dissoziierten) Entwicklungsprofil nur schwer umgehen und werden dadurch verunsichert. So kann ein Kind in Wutanfälle ausbrechen, wenn seine kognitiven Fähigkeiten deutlich weiter fortgeschritten sind als seine sprachlichen Ausdrucksmöglichkeiten.

3.4 Pränatalperiode

Differenzierung, Spezifizierung und Wachstum des kindlichen Organismus sind nie größer als in der Pränatalperiode. Damit verbunden sind zahlreiche Risiken und eine hohe Mortalität. 30 % der Schwangerschaften enden mit einem Spontanabort, zumeist während des ersten Trimesters und oftmals als Folge einer chromosomalen Störung. Der Uterus bietet dem Kind viel Schutz, ist aber dennoch durchlässig für zahlreiche Umwelteinflüsse, wie Infektionen (z. B. Toxoplasmose, Röteln), chemische Noxen (z. B. Quecksilber, antiepileptische Medikamente, Alkohol oder Drogen). Hohe Temperatur und Bestrahlung können zu körperlichen und mentalen Abnormitäten sowie zu einer Wachstumsverminderung führen. Etwa 5 % der Kinder sind frühgeboren, d. h. sie kommen vor der 37. Schwangerschaftswoche auf die Welt.

3.4.1 Ernährung und Schlafverhalten

Während der Schwangerschaft wird das ungeborene Kind umfassend von der Mutter versorgt. Es bezieht von ihr alle Nährstoffe, die es für seine Entwicklung und sein Wachstum benötigt und kann die Schlacken an sie abgeben.

In den ersten Schwangerschaftsmonaten ist das ungeborene Kind in einem Bewusstseinszustand, der elektrophysiologisch weder dem späteren Wachsein noch Schlaf entspricht. Das zirkadiane System scheint allerdings bereits funktionstüchtig zu sein. Herzfrequenz, Körpertemperatur und Hormonausscheidung unterliegen schon intrauterin einem 24-Stunden-Rhythmus, der durch die mütterlichen Zeitgeber synchronisiert wird. Im letzten Trimenon können bei frühgeborenen Kindern die Vorläufer von Schlaf- und Wachzustand beobachtet werden. Mit etwa 36 Schwangerschaftswochen beginnen sich eigentliche Schlaf- und Wachperioden auszubilden.

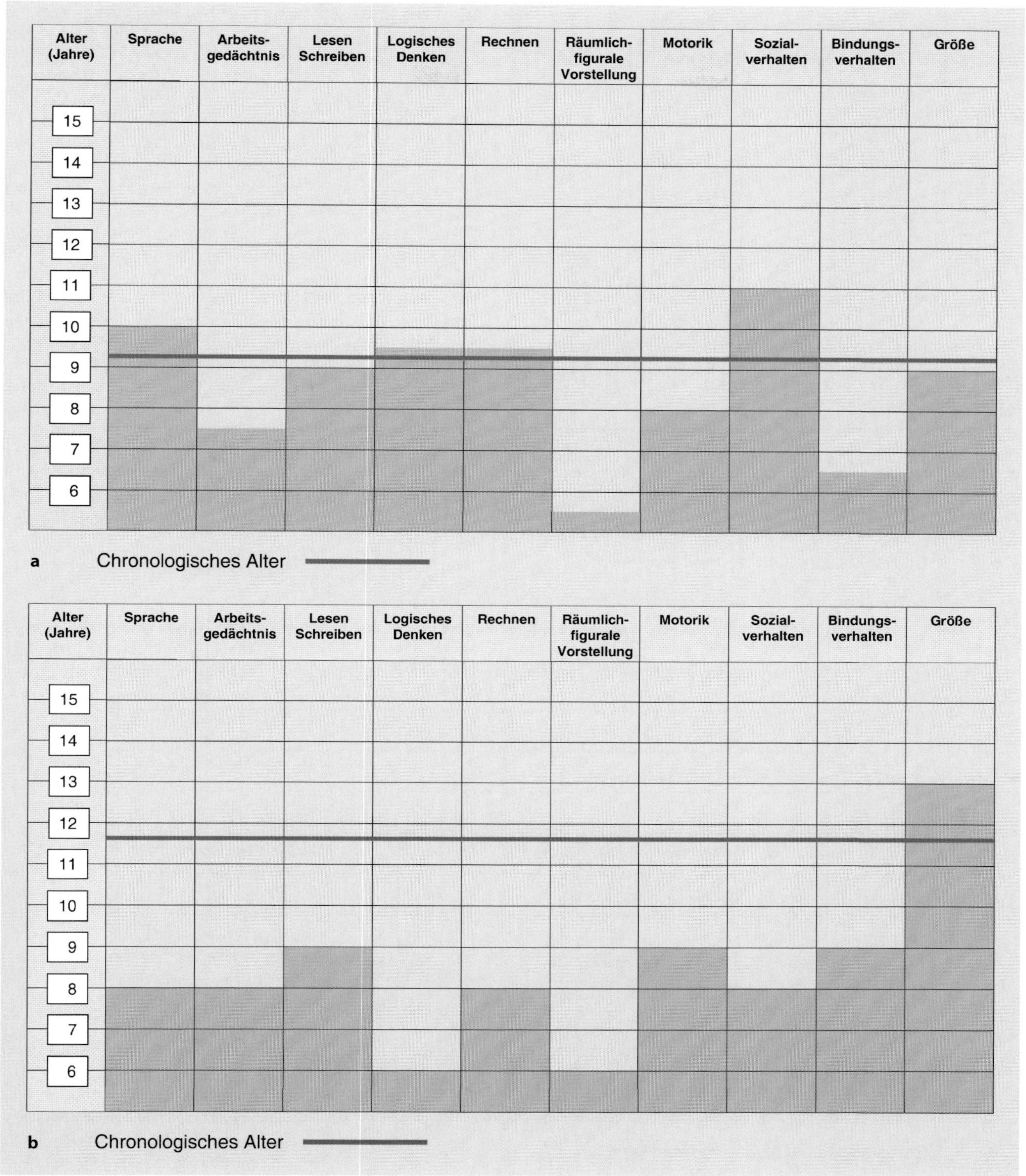

Abb. 3.34a–d Verschiedene Entwicklungsprofile bei Schulkindern. **a** Junge, **b** Mädchen, **c** Junge, **d** Mädchen

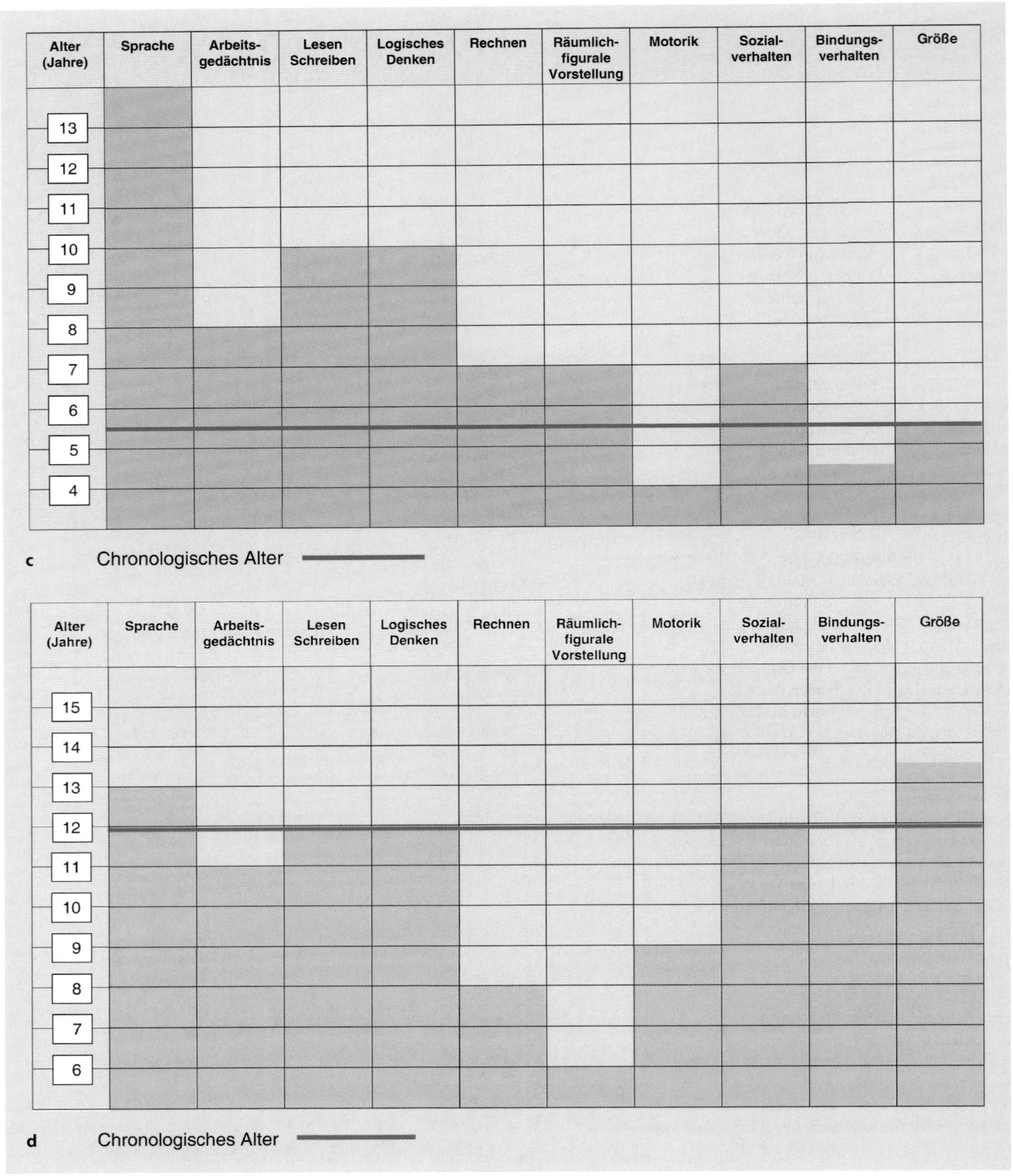

Abb. 3.34a–d (*Fortsetzung*) Verschiedene Entwicklungsprofile bei Schulkindern. **a** Junge, **b** Mädchen, **c** Junge, **d** Mädchen

3.4.2 Wachstum

Die körperliche Entwicklung zwischen Zeugung und Geburt dauert ca. 40 Wochen und umfasst 3 Perioden (◘ Abb. 3.35).

Organanlage

In den ersten 8 Lebenswochen werden die Organe angelegt. Nach einer Phase intensiver Zellteilung bilden sich mit 14 Tagen eine Körpersymmetrie sowie ein Kopf- und ein Schwanzende aus. Daraufhin beginnen sich die verschiedenen Gewebe zu differenzieren. Die Neuralplatte erscheint an der ektodermalen Oberfläche des trilaminaren Embryos, faltet sich zum Neuralrohr ein und bildet die neurale Leiste, die zum peripheren Nervensystem wird. Zwischen 21 und 28 Tagen entstehen die Herzkammern, Gefäße sprießen aus und vereinigen sich zu einem Blutkreislauf. Ein einfacher Darm entsteht, aus dem die Leber, die Bauchspeicheldrüse und die Lungen durch Ausstülpungen hervorgehen. Die Somiten, Vorläufer der Skelettmuskeln und Wirbel, erscheinen; mit 42 Tagen sind die ersten Fingerstrahlen sichtbar. Aus den Schlundbögen entwickeln sich Mandibula, Maxilla und äußeres Ohr. Die Linsenplakoden treten auf, die den Sitz des zukünftigen Auges bestimmen. Anfang des 3. Schwangerschaftsmonats sind alle Organe angelegt. Das Kind ist zu diesem Zeitpunkt etwa 30 g schwer und 6 cm lang.

Organdifferenzierung

Im 3.–6. Schwangerschaftsmonat differenzieren sich die Organe bis zur Funktionstüchtigkeit aus. Lungenbläschen und Bronchien werden gebildet; die Produktion des Surfactantfaktors setzt ein. Das Hör- und Gleichgewichtsorgan sowie die Augen reifen aus. Die Myelinisierung des Nervensystems setzt ein. Ende des 2. Schwangerschaftstrimenons sind die Organsysteme so weit ausgereift, dass mehr als die Hälfte der Kinder, die in der 25.–27. Schwangerschaftswoche auf die Welt kommen, mithilfe der modernen Geburtshilfe und Neonatologie überleben. Das Körpergewicht beträgt in diesem Alter 500–800 g und die Körperlänge etwa 35 cm.

Organwachstum

Im letzten Schwangerschaftstrimenon nehmen die Kinder an Länge und an Gewicht zu. Sie vergrößern ihr Körpergewicht zwischen der 26. und 40. Schwangerschaftswoche um das 4- bis 7-Fache. Die Gewichtszunahme ist durch eine Vergrößerung aller Organe und die Bildung eines kräftigen Unterhautfettgewebes bedingt, das postnatal als Wärmeschutz und Energiespeicher dient.

Am Termin geborene Jungen sind durchschnittlich 3500 g und Mädchen 3300 g schwer; sie weisen eine mittlere Körperlänge von 52 bzw. 50 cm auf. Für die meisten Zwillinge wird die plazentare Versorgung in den letzten Schwangerschaftswochen unzureichend. Ihr Geburtsgewicht ist deshalb im Durchschnitt 600 g niedriger als dasjenige von Einzelkindern. Ihr Längenwachstum ist zumeist nicht beeinträchtigt. Drillinge und Vierlinge sind in ihrer Versorgung noch mehr eingeschränkt als Zwillinge. Sie sind daher bei der Geburt wesentlich leichter und auch kleiner als Einzelkinder.

3.4.3 Motorik

Die werdende Mutter verspürt Kindsbewegungen erstmals mit 16–20 Schwangerschaftswochen. Die Anfänge der motorischen Aktivität des ungeborenen Kindes reichen jedoch weit in die Frühschwangerschaft zurück.

Im Ultraschall sind einfache Bewegungen bereits in der 8. Schwangerschaftswoche nachweisbar (◘ Abb. 3.36). Zwischen der

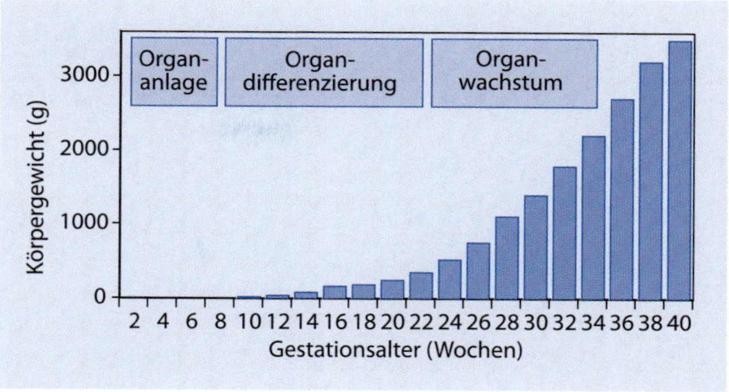

◘ **Abb. 3.35** Somatische Entwicklung und Körpergewicht in der Pränatalperiode

9. und 14. Schwangerschaftswoche entwickeln sich alle Bewegungsmuster, die am Geburtstermin bei Neugeborenen zu beobachten sind. Die verschiedenen Bewegungen werden kaum durch äußere Reize ausgelöst; sie sind vor allem Ausdruck einer eigenständigen motorischen Aktivität, die die folgenden Aufgaben erfüllt:

Einüben von Bewegungsmustern Geradezu lebenswichtig für das Kind ist das Einüben derjenigen Verhalten, die bei der Geburt auf Anhieb funktionieren müssen wie das Atmen, Saugen und Schlucken.

Einüben von Organfunktionen Die Atembewegungen fördern das Wachstum der Lungen. Das Trinken von Fruchtwasser regt den Darm zur Resorption und die Nieren zur Ausscheidung an.

Modellierung der Gliedmaßen Muskeln, Knochen und Gelenke entwickeln sich nur normal, wenn sich das Kind regelmäßig bewegt. Die Bewegungen modellieren die Gliedmaßen.

Einstellung in den Geburtskanal Vor der Geburt stellt das Kind seine Körperlage so ein, dass es mit dem Kopf in den Geburtskanal eintritt und damit auf die schonende Weise auf die Welt kommt.

3.4.4 Bindungsverhalten

Die Beziehung der Eltern zum Kind beginnt weit vor der Geburt. Sie entsteht aus den Erwartungen, die die Eltern in ihr zukünftiges Kind setzen, aus ihren partnerschaftlichen und familiären Vorstellungen sowie aus den Erfahrungen, die die Eltern während der Schwangerschaft mit dem Kind und mit dem Ehepartner machen. In der Entwicklung der Eltern-Kind-Beziehung können im Verlauf der Schwangerschaft drei Erlebnisperioden unterschieden werden:

1. Trimenon Die Schwangerschaft macht sich in den ersten Wochen für die meisten Frauen körperlich nur wenig bemerkbar. Vermehrte Müdigkeit und Übelkeit, Heißhunger auf und Widerwillen gegen bestimmte Speisen können auftreten. Obwohl die schwangere Frau ihr Kind noch nicht wahrnimmt, beschäftigt es sie aber gleichwohl. Die Frau spürt, dass das Kind ihr Leben verändern wird. Sie muss sich mit ihrer zukünftigen Rolle als Mutter und den Veränderungen, die sich in ihrem privaten und beruflichen Leben ergeben werden, auseinandersetzen. Ambivalente Gefühle treten auf, unabhängig davon, ob die Schwangerschaft geplant war oder nicht; sie gehören zu jeder Schwangerschaft. Auch der angehende Vater macht sich Gedanken, wie sich das Kind auf Partnerschaft und Beruf auswirken wird.

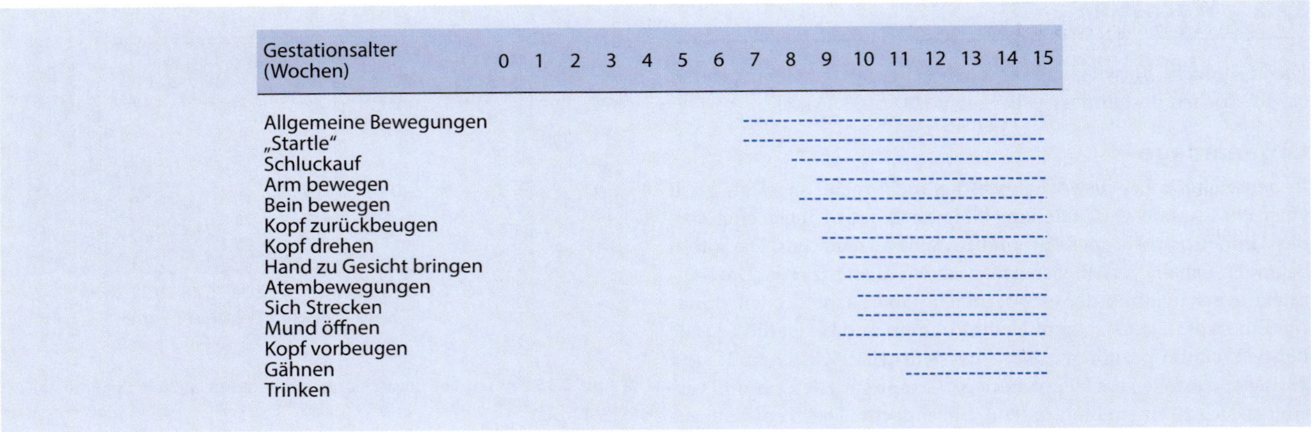

Abb. 3.36 Die häufigsten Bewegungsmuster während der Schwangerschaft. Die *Striche* geben an, ab welchem Alter die verschiedenen Bewegungsmuster beobachtet werden. (Adaptiert nach Prechtl 1988)

2. Trimenon Mit den ersten Kindsbewegungen in der 16.–20. Schwangerschaftswoche nimmt die Mutter das ungeborene Kind erstmals als ein unabhängiges Wesen wahr. Aufgrund seines Musters an Aktivität und Reaktivität beginnt sie, ihm individuelle Persönlichkeitsmerkmale zuzuschreiben.

3. Trimenon In den letzten Wochen vor der Geburt beginnt sich das innere Bild aufzulösen, das sich die Mutter im Verlauf der Schwangerschaft von ihrem Kind gemacht hat. Sie macht sich bereit für die reale Beziehungsaufnahme mit ihrem Kind.

3.4.5 Kognition und Kommunikation

Unser Wissen über die Erfahrungen, die ein ungeborenes Kind im Verlauf der Pränatalperiode macht, und deren Bedeutung für seine spätere Entwicklung ist begrenzt. Beispielsweise ist das Kind seit der Frühschwangerschaft motorisch vielseitig aktiv, ohne dass wir wissen, ob und wie sich diese Aktivitäten auf die geistige Entwicklung auswirken.

Allerdings ist die auditive Wahrnehmung des ungeborenen Kindes eingehend untersucht worden. Das Innenohr hat bereits mit der 20. Schwangerschaftswoche Erwachsenengröße erreicht und ist teilweise funktionstüchtig. Mit 36–40 Schwangerschaftswochen ist das Hörorgan ausgereift, die Hörzellen reagieren elektrophysiologisch wie beim erwachsenen Menschen. Mithilfe von EKG- und EEG-Aufzeichnungen konnte gezeigt werden, dass das ungeborene Kind auf akustische Reize zuverlässig mit einer Änderung von Herzfrequenz und Hirnaktivität reagiert. Während laute Geräusche die Herzfrequenz ansteigen lassen und das ungeborene Kind sich vermehrt bewegt, bewirken die menschliche Stimme und Musik eine Abnahme der Herzfrequenz und eine motorische Beruhigung. Das Kind vermag zwischen der Stimme der Mutter und derjenigen fremder Personen zu unterscheiden.

Das ungeborene Kind ist ebenfalls zur Habituation fähig. Fetale Bewegungen verstärken sich als Antwort auf akustische Reize und vermindern sich nach mehrmaligen Wiederholungen. Ein anderer akustischer Reiz ruft wiederum die ursprüngliche Antwort hervor. Diese frühe Form des Lernens ist bei neurologisch beeinträchtigten oder unterversorgten Kindern vermindert.

3.5 Neugeborenenperiode

Nach der Geburt muss sich das Kind an die neuen Lebensbedingungen anpassen. Seine Atmung und sein Kreislauf bewältigen diese Umstellung innerhalb weniger Minuten. Verdauung, Stoffwechsel und Ausscheidung kommen nur langsam über Stunden und Tage in Gang. Der Säugling braucht schließlich Wochen und Monate, um seinen Schlaf-Wach-Rhythmus dem Tag-Nacht-Wechsel anzugleichen.

3.5.1 Ernährung

Die Nahrungszufuhr ist in den ersten Lebenstagen unzureichend. Um diese Zeit zu überbrücken, kommt das Kind mit einem Energievorrat an Fett und Kohlenhydraten (Glykogen) auf die Welt. Das Neugeborene braucht anfänglich nicht voll ernährt zu werden.

Wenn die Mutter ihr Kind in den ersten Minuten nach der Geburt an die Brust legt, sucht es nach der Brustwarze und macht die ersten Saugversuche. Saugen und Schlucken sind Verhalten, die das Kind vor der Geburt während Monaten eingeübt hat. Bis zur 34. Schwangerschaftswoche sind diese Reflexmechanismen so weit entwickelt, dass ein Kind, das zu diesem Zeitpunkt zur Welt kommt, ausreichend Flüssigkeit zu sich nehmen kann. Die Nahrungsaufnahme wird durch die folgenden kindlichen und mütterlichen Reflexe sichergestellt:

Suchreflex

Berühren die Wangen oder die Lippen eines hungrigen Neugeborenen die mütterliche Brust, beginnt es nach der Brustwarze zu suchen und versucht, diese in den Mund zu bekommen. Suchbewegungen können beim hungrigen Kind auch mit einem Schnuller oder einem Finger ausgelöst werden.

Wenn das Neugeborene die Wärmeabstrahlung der mütterlichen Brust auf der Wange spürt, dreht es den Kopf zur Brust. Es orientiert sich in seinem Suchverhalten auch nach dem mütterlichen Geruch. Es kann bereits am 5. Lebenstag das Brusttüchlein der eigenen Mutter von denjenigen anderer Mütter zuverlässig unterscheiden.

Saugreflex

Berühren die Lippen die Brustwarze, saugt das Neugeborene die Brustwarze in die Mundhöhle und hält sie mit Ober- und Unterkiefer fest. Die Zunge drückt die Brustwarze gegen den Gaumen und streicht die Milchzisternen der Brustdrüsen von hinten nach vorne

Tab. 3.8 Verhaltenszustände des Neugeborenen. (Aus: Prechtl 1977)

Verhaltenszustand	1 (ruhiger Schlaf)	2 (aktiver Schlaf)	3 (wach, ruhig)	4 (wach, aktiv)	5 (schreiend)
Augen	Geschlossen, ruhig	Geschlossen, rasche Bewegungen	Offen	Offen	Offen/geschlossen
Spontanbewegungen	Selten	Gelegentlich	Keine	Häufig	Häufig
Atmung	Regelmäßig	Unregelmäßig	Regelmäßig	Unregelmäßig	Unregelmäßig
Muskeltonus	Normal	Erniedrigt	Normal	Erhöht	Erhöht

aus. Anschließend öffnet sich der Mund etwas, der Druck der Zunge lässt nach, und die Zisternen füllen sich erneut.

Schluckreflex

Während Monaten trinkt das ungeborene Kind Fruchtwasser. Der Schluckreflexist bei der Geburt eingeübt und abgestimmt mit den Saug- und Atembewegungen. Beim Trinken führt der Säugling 10–30 Saugbewegungen während etwa 15 s aus und schluckt dabei ein- bis viermal; nach 1–2 Schluckbewegungen macht er einen Atemzug. Er kann saugen und schlucken und dabei gleichzeitig atmen. Da er ausschließlich durch die Nase atmet, kann ihn bereits ein banaler Schnupfen beim Trinken behindern.

Spätestens ab dem 6. Schwangerschaftsmonat sind die Brustdrüsen funktionsbereit. Die Milchbildung wird durch die hormonelle Umstellung bei der Geburt in Gang gesetzt. Der Säugling löst durch sein Saugen die Bildung und Ausscheidung der Milch aus. Wie beim kindlichen Trinkverhalten spielen auch bei der Milchbildung Reflexmechanismen eine wichtige Rolle:

Milchbildungsreflex

Der Saugreiz des Kindes setzt bei der Mutter im Vorderlappen der Hirnanhangsdrüse Prolaktin frei, das die Brustdrüse zur Milchbildung anregt. Je häufiger die Mutter das Neugeborene an die Brust legt, desto stärker wird die Brustdrüse stimuliert und desto größer ist die Milchmenge.

Milchausscheidungsreflex

Der Saugreiz bewirkt im Hinterlappen der Hirnanhangsdrüse die Ausschüttung von Oxytocin ins mütterliche Blut. Das Hormon bringt die Muskelfasern, die sich um die Milchdrüsen und -gänge winden, zur Kontraktion; dadurch wird die Milch aus den Zisternen gepresst.

3.5.2 Schlafverhalten

Die Schlafstadien sind beim Neugeborenen noch unreif. Weil vor der Geburt und unmittelbar danach EEG, EOG und EMG noch keine stabilen und reproduzierbaren Schlafmuster zeigen und die Stadieneinteilung mittels neurophysiologischer Methoden unzuverlässig ist, hat sich die Verhaltensbeobachtung als geeignete Methode im Neugeborenenalter etabliert. Das Verhalten des Säuglings wird dabei anhand von Atmung, Augen, Motorik, Muskeltonus und Stimmungslage in 5 Stadien eingeteilt (Tab. 3.8).

Die Verhaltenszustände nach Prechtl definieren einen aktiven (entspricht dem REM-Schlaf) und ruhigen Schlaf (entspricht dem Non-REM-Schlaf). Im Gegensatz zum REM-Schlaf des Erwachsenen ist der Säugling im aktiven Schlaf unruhiger, bewegt sich mehr und zeigt Zuckungen (twitches) und Grimassen (z. B. Engelslächeln). Bei Neugeborenen folgt auf den Wachzustand häufig unmittelbar

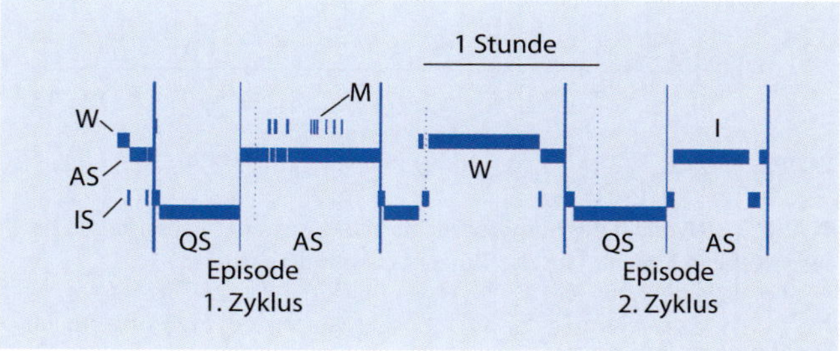

Abb. 3.37 Darstellung von 2 Schlafzyklen eines neugeborenen Kindes. *QS* = ruhiger Schlaf und *AS* = aktiver (REM) Schlaf. *IS* = Übergangsschlaf. *W* = Wach. Der 1. und der 2. Zyklus sind von einer Wachphase unterbrochen, die nicht zu den eigentlichen Schlafzyklen gehört. Im *AS* sind viele Bewegungen (*M*) sichtbar. (Adaptiert nach Jenni et al. 2004)

aktiver Schlaf, während bei Erwachsenen der Schlaf meist im Non-REM-Schlaf beginnt. Tatsächlich ist der aktive Schlaf beim Neugeborenen und Säugling weit ausgedehnter als beim älteren Kind und Erwachsenen. Neugeborene schlafen meist die Hälfte ihrer Schlafzeit im aktiven Schlaf, während die Erwachsenen nur noch etwa 20 % REM-Schlaf zeigen. Im Verhaltenszustand 3 ist das Kind motorisch ruhig und am aufmerksamsten.

Schlafzyklen entstehen durch regelmäßige Wechsel zwischen aktivem und ruhigem Schlaf (Abb. 3.37). Beim Säugling beträgt die Länge des Schlafzyklus 50–60 min, beim Erwachsenen 90–110 min. Im Verlauf der Nacht treten beim Neugeborenen bis zu 10 Zyklen auf, beim Erwachsenen können meist 4–5 Zyklen unterschieden werden.

3.5.3 Wachstum

Das Neugeborene verbraucht in den ersten Lebenstagen mehr Kalorien, als ihm zugeführt werden, und scheidet mehr Flüssigkeit aus, als es aufnehmen kann. Der daraus resultierende Gewichtsverlust beträgt bei den meisten Kindern 3–6 % des Geburtsgewichts, kann aber bis zu 10 % ausmachen (Abb. 3.38). Das Längenwachstum bleibt in den ersten Lebenstagen weitgehend aus. Der Kopfumfang kann je nach Ausmaß des Flüssigkeitsverlusts und der Größe der Geburtsgeschwulst zu- oder abnehmen.

Nach 5–10 Tagen ist das Geburtsgewicht wieder erreicht. Danach setzt ein rasches Körperwachstum ein.

3.5.4 Motorik

Das Neugeborene weist zahlreiche Reflexreaktionen auf. Seine Motorik besteht zudem aus einer sehr beschränkten Haltungskontrolle, aus Spontanbewegungen und gelegentlichen koordinierten Bewegungen.

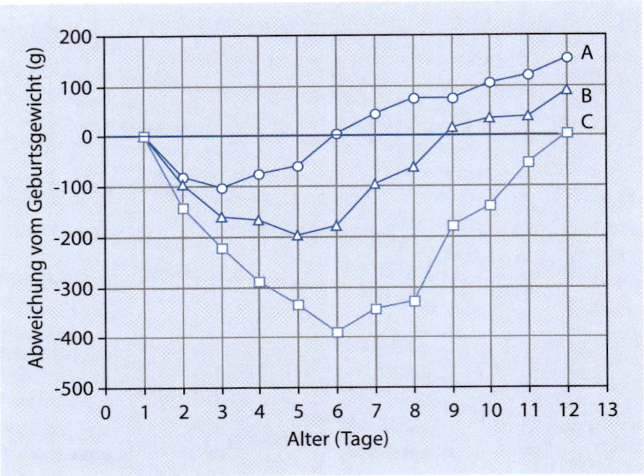

Abb. 3.38 Verlauf des Körpergewichts in den ersten 12 Lebenstagen bei 3 ausgewählten Kindern (aus den Zürcher Longitudinalstudien)

Reflexreaktionen

Darunter sind motorische, gleich ablaufende Verhaltensweisen zu verstehen, die durch einen bestimmten Reiz zuverlässig ausgelöst werden. Einige dieser Reflexverhalten sind geradezu lebenswichtig. Wird der Säugling mit dem Gesicht nach unten abgelegt, dreht er den Kopf zur Seite. Dieser Reflex stellt sicher, dass die Nasenatmung erhalten bleibt. Nachfolgend werden zwei besondere Reflexreaktionen beschrieben.

Moro-Reaktion Das Kind wird aus einer sitzenden Stellung heraus rasch um etwa 30 % nach hinten bewegt. Es extendiert und abduziert die Arme und evtl. auch die Beine, um die Extremitäten anschließend zu flektieren und zu adduzieren (Abb. 3.39).

Greifreflex Druck auf die Innenfläche der Hände oder auf die Fußsohle bewirkt eine Beugung der Finger bzw. Zehen (Abb. 3.40). Am ausgeprägtesten wird der Reflex hervorgerufen, wenn ein Fell über die Handinnenfläche oder Fußsohle gezogen wird.

Haltung

Wenn der Säugling aufrecht gehalten wird, z. B. an der Schulter der Mutter, vermag er den Kopf kurze Zeit zu halten, insbesondere dann, wenn es etwas Interessantes zu sehen oder zu hören gibt. Ansonsten verfügt das Neugeborene noch über keine Haltungskontrolle.

Unwillkürliche Spontanbewegungen

Das Neugeborene streckt und beugt rhythmisch und alternierend Arme und Beine. Die Qualität dieser unwillkürlichen Spontanbewegungen (general movements) hat eine prognostische Aussagekraft. Normale Spontanbewegungen zeichnen sich durch die folgenden drei Merkmale aus:

- Glattheit des Bewegungsablaufs
- Große Variabilität der Bewegungen bzgl. des zeitlichen Ablaufs und des Raums, den sie einnehmen
- Große Variabilität der sequenziellen Bewegungsabfolgen zwischen den Extremitäten

In den ersten Lebenswochen laufen die spontanen Bewegungen oft in elliptischen Bahnen (writhing movements), während nach 6 Wochen die Bewegungen mit kleiner Amplitude, moderater Geschwindigkeit und variabler Beschleunigung aller Körperteile in alle Richtungen zunehmen (fidgety movements).

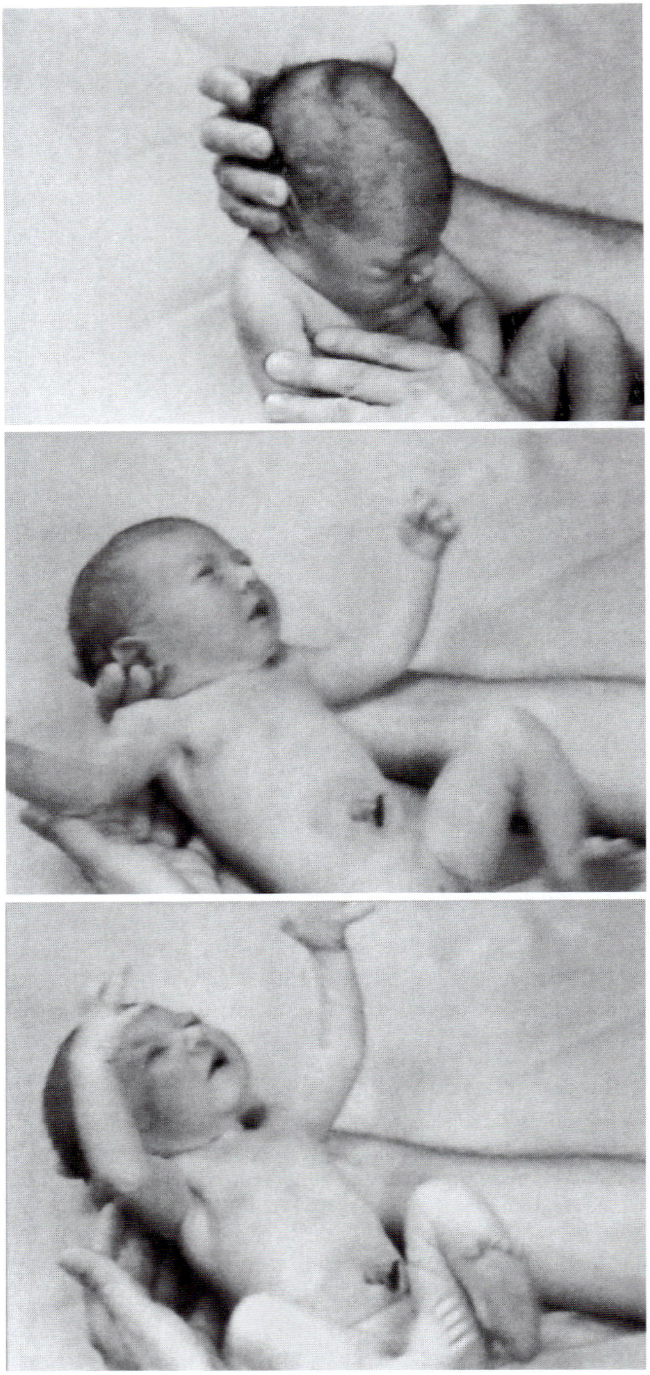

Abb. 3.39 Moro-Reaktion. (Mit freundlicher Genehmigung von O. Jenni)

Koordinierte (willkürliche) Bewegungen

Mit den Händen führt das Neugeborene gelegentlich koordinierte Bewegungen aus. Es bringt seine Hände zum Mund, hält sie vor die Augen und fixiert sie kurzzeitig. Koordinierte (willkürliche Bewegungen nehmen im Verlauf der ersten Lebensmonate zu.

Bei der Beurteilung der Motorik des Neugeborenen sollte sein aktueller Verhaltenszustand immer mitberücksichtigt werden. Sein motorisches Verhalten fällt je nach Verhaltenszustand, in dem sich das Kind gerade befindet, unterschiedlich aus (Tab. 3.9). Unerfahrene Untersucher sollten ein Neugeborenes nur dann neurologisch beurteilen, wenn es sich im Verhaltenszustand 3 befindet.

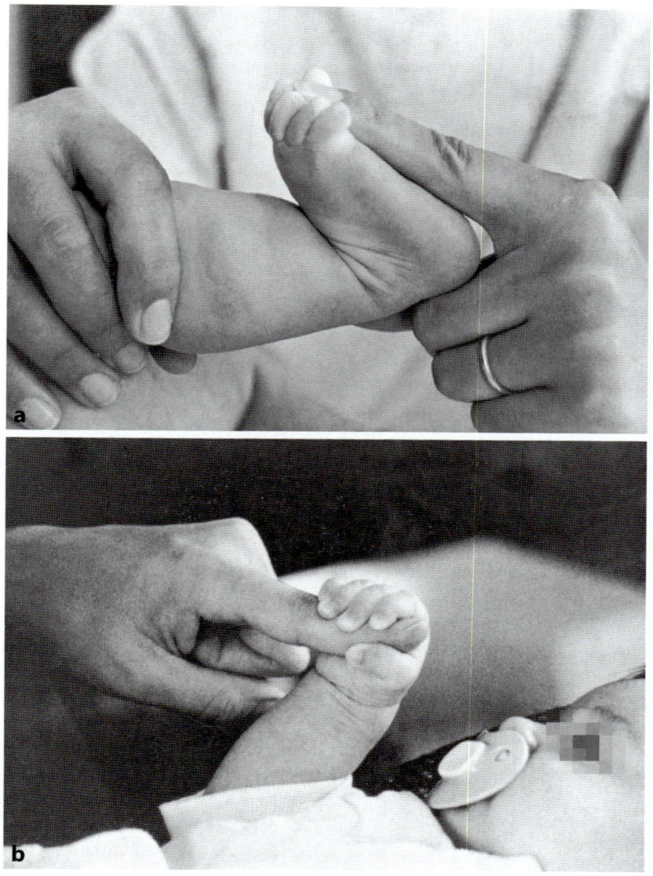

Abb. 3.40a,b Greifreflex an Füßen (**a**) und Händen (**b**)

3.5.5 Bindungs- und Sozialverhalten

Unmittelbar nach der Geburt ist das Neugeborene ausgesprochen wach und aufmerksam. Seine erhöhte Bereitschaft zur Kontaktaufnahme kann durch Analgetika und Anästhetika, die die Mutter während der Entbindung erhalten hat, aber auch durch eine fetale Hypoxie beeinträchtigt werden. Diese initiale Phase der sozialen Interaktion ist gefolgt von einer Periode mit langen Schlafphasen. In den folgenden Tagen treten nur noch kürzere Perioden von Wachsein und Aufmerksamkeit auf. In den Wochen und Monaten danach wendet sich das Kind immer mehr den Personen zu, die seine Bedürfnisse befriedigen, mit ihm zusammen sind und ihm Geborgenheit und Zuwendung geben.

Die Stunden nach der Geburt haben für die Eltern eine außergewöhnliche emotionale Qualität, die wahrscheinlich durch Hormone verstärkt wird. Die Erfahrungen der ersten Lebensstunden spielen aber keine Schlüsselrolle in dem Sinne, dass, wenn dieser Kontakt zwischen Eltern und Kind nach der Geburt ausbleibt, eine bleibende Beeinträchtigung der Eltern-Kind-Beziehung zu befürchten wäre. Dies ist ein Glück für alle Eltern und Kinder, denen ein gegenseitiges Kennenlernen nach der Geburt aus äußeren Gründen verwehrt ist, z. B. weil das Kind durch Kaiserschnitt entbunden oder wegen Frühgeburtlichkeit in ein anderes Spital verlegt werden muss.

Die Geburt und die unmittelbare Zeit danach ist für Eltern und Kind ein bewegendes, aber kein grundlegend prägendes Erlebnis. Die Bindung zwischen Eltern und Kind entwickelt sich aus den unzähligen kleinen und großen Erfahrungen, die sie im Verlauf von Monaten und Jahren miteinander machen werden.

Tab. 3.9 Reizantwort in Abhängigkeit vom Verhaltenszustand. +++ Erhöht; ++ mittel; + erniedrigt; – fehlend. (Aus: Prechtl 1977)

	Schlaf		Wachzustand
Verhaltenszustand	1	2	3–5
Muskeltonus	+++	(+)	++
Propriozeptive Reflexe			
Sehnenreflexe	+++	(+)	++
Moro	+++	(+)	++
Exterozeptive Hautreflexe			
Suchreflex	–	–	++
Greifreflex	–	(+)	++
Nozizeptive Reflexe			
Babinski	+	+++	+++
Auditive Reaktionen	–	++	+++
Visuelle Folgebewegungen	–	–	+++
Vestibulookuläre Reflexe	–	++	+++

Im ersten Gespräch mit den Eltern sollte der Kinderarzt zu erfahren suchen, welche Bedeutung das Kind für sie hat, welche Erwartungen, Ängste und Sorgen sie haben und wie ihre Lebensbedingungen sind (Tab. 3.10).

3.5.6 Kognition und Kommunikation

Das Neugeborene verfügt über ein differenziertes Wahrnehmungsvermögen. Es kann visuelle Reize unterschiedlich verarbeiten und zeigt eine visuelle Präferenz für Gesichter. Es kann ein Objekt fixieren und horizontal verfolgen. Seine Blickdistanzliegt bei 20–25 cm, was etwa der Distanz zum mütterlichen Gesicht entspricht, wenn es auf dem Arm der Mutter liegt. Es vermag eine menschliche Stimme von Tönen, Klängen und Geräuschen zu unterscheiden. Es wendet sich vorzugsweise weiblichen Stimmen zu und dreht zuverlässig den Kopf, wenn zu ihm auf Ohrhöhe mit einer hohen Stimme gesprochen wird.

Das Neugeborene reagiert darauf, wie es aufgenommen und auf dem Arm gehalten wird. Es kann Mundstellungen nachahmen. Das Neugeborene teilt sich mit seiner Körpersprache (Mimik, Haltung und Bewegungen des Körpers) und durch sein Schreien mit.

3.6 Säuglingsalter

Im ersten Lebensjahr ist das Kind auf vielerlei Weise damit beschäftigt, sich an die neue Umwelt anzupassen: an flüssige und feste Nahrung, an den Tag-Nacht-Wechsel, an die Schwerkraft und den Raum. Vor allem aber muss es mit den Bezugspersonen und der gegenständlichen Umgebung vertraut werden, die sein Gedeihen ermöglichen und seine Entwicklung gewährleisten.

3.6.1 Ernährungsverhalten

Die tägliche Nahrungsmenge ist von Kind zu Kind unterschiedlich groß (Abb. 3.41). Wird sie auf das Körpergewicht bezogen, bleiben

3

Tab. 3.10 Faktoren, die das elterliche Verhalten beeinflussen können

Einflussfaktoren	Beispiele
Psychosoziale Faktoren	
Partnerbeziehung	Gegenseitiges Verständnis, Rollenverteilung und -akzeptanz, Familienplanung
Eigene Kindheits- und Familienerfahrung	Beziehung zu eigenen Eltern, -Scheidung, Tod eines Elternteils
Soziale Integration	Freundes- und Bekanntenkreis, berufliche Situation, Wohnung, Stadt/Land
Ethnische Zugehörigkeit	Religion, kultureller Hintergrund
Schwangerschaft	
Frühere Schwangerschaft	Aborte, Totgeburten
Verlauf der Schwangerschaft	Langes Liegen, Tokolyse, Blutungen, Kindsbewegungen
Soziale Umstellung	Aufgabe von Beruf, Mutterrolle
Geburt	
Umstände	Frühgeburtlichkeit, Kaiserschnitt, Komplikationen bei Mutter und Kind
Trennung von Mutter und Kind	Dauer der Trennung, Distanz zwischen Gebärklinik und Neonatologie
Neonatalperiode	
Komplikationen	Atemnotsyndrom, Infektion, Blutaustausch
Erste Lebensmonate	
Trinkverhalten	Ernährungsschwierigkeiten
Schlafverhalten	Fehlender Tag-Nacht-Rhythmus
Schreien	„Bauchkoliken"
Psychomotorische Entwicklung	Entwicklungsverzögerung, zerebrale Bewegungsstörung
Partnerschaft	
Mutter	Isolation, Anpassung an Mutterrolle, Verlust beruflicher Tätigkeit und sozialer Kontakte, Unterstützung durch den Ehemann
Vater	Nähe/Distanz zum Kind, Haltung als Ehepartner, Beanspruchung durch Beruf, Rolle des Ernährers

die Unterschiede bestehen. Im Alter von 12 Monaten gibt es Kinder, die mit 60 g Nahrung pro kg Körpergewicht auskommen, während andere bis zu 120 g Nahrung pro kg Körpergewicht zu sich nehmen. Große und schwere Kinder essen und trinken nicht notwendigerweise mehr als leichte und kleine.

Das Gedeihen eines Kindes lässt sich weniger an der aufgenommenen Nahrungsmenge als an den folgenden Parametern einschätzen:
- Aufmerksamkeit und motorische Aktivität
- Verlaufskurve von Länge und Gewicht und
- Urin- und Stuhlausscheidung

Im Verlauf des ersten Lebensjahrs wird der Nährstoff- und Energiebedarf mit dem rasch zunehmenden Körpergewicht so groß, dass flüssige Nahrung wie Muttermilch oder Säuglingsmilchnahrung allein nicht mehr ausreicht. Damit der Säugling Brei essen und verdauen kann, müssen verschiedene Körperfunktionen herangereift sein:
- Die Mundmotorik ist anfänglich ganz auf das Saugen eingestellt. Sie muss einen bestimmten Entwicklungsstand erreicht haben, damit der Säugling Brei aufnehmen und herunterschlucken kann.
- Das Neugeborene ist ausschließlich auf Süßes ausgerichtet. Nach dem 3. Lebensmonat beginnt der Säugling, sich für andere Geschmacksempfindungen zu interessieren.
- Breinahrung stellt höhere Anforderungen an die Verdauung und die Ausscheidung als die Milch. Sie enthält weniger Flüssigkeit; ihre Nährstoffe sind schwerer verdaulich und belasten den Körper mit Mineralstoffen, die über die Nieren ausgeschieden werden müssen.

Alle diese Funktionen reifen von Kind zu Kind unterschiedlich rasch heran. Einige Kinder essen daher Brei bereits mit 4 Monaten, die meisten mit 5–6 Monaten und manche erst mit 7–8 Monaten.

3.6.2 Schlafverhalten

In den ersten Lebenswochen sind die Dauer des Tagschlafs und diejenige des Nachtschlafs etwa gleich groß (Abb. 3.42). In den folgenden Monaten nimmt die Dauer des Nachtschlafs immer mehr zu, während der Tagschlaf immer kürzer ausfällt. Mit etwa 12 Monaten ist die Umverteilung des Schlafs im Wesentlichen abgeschlossen.

Ursache für diese Umverteilung ist die Reifung der zirkadianen und homöostatischen Prozesse in den ersten Lebensmonaten, welche ihre Funktionen aufeinander abstimmen. Tatsächlich hängen Entwicklung und Wechselspiel von innerer Uhr und Schlafhomöostase mit dem Schlaf- und Wachverhalten der ersten Lebensjahre

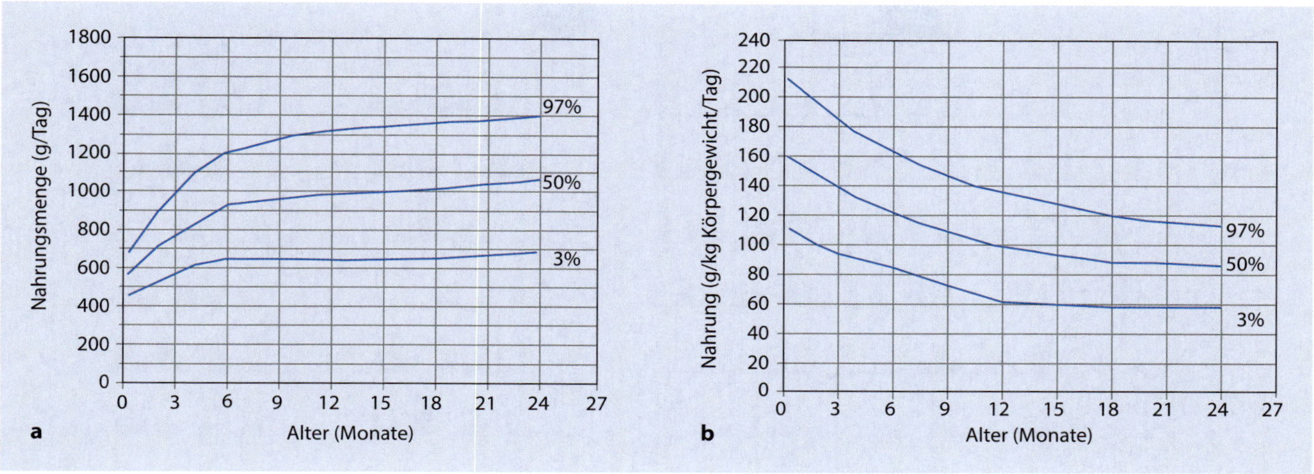

Abb. 3.41a,b Perzentilenkurven für die ersten 24 Lebensmonate. **a** Tägliche Nahrungsmenge absolut, **b** bezogen auf das Körpergewicht. (Daten aus: Birch et al. 1991, Stolley et al. 1982, Wachtel 1990)

eng zusammen. Die Amplitude der 24-Stunden-Rhythmik wird im Verlauf der ersten Lebenswochen immer größer, d. h. die Stärke des zirkadianen Signals nimmt laufend zu (Abb. 3.43). So erreicht z. B. die Amplitude des Temperaturrhythmus im Alter von 6–12 Wochen bereits ein Maximum. Weil die Körpertemperatur mit dem Aktivitätsgrad und der Wachheit eines Individuums eng gekoppelt ist, wird mit zunehmender Amplitude des Temperaturrhythmus auch die Aktivität und zirkadiane Wachheit (alertness) im Verlauf der ersten Lebenswochen immer größer.

Experimentelle Studien weisen darauf hin, dass die homöostatische Schlaf-Wach-Regulation im Gegensatz zum zirkadianen Prozess erst später auftritt. Mit anderen Worten: Neugeborene und junge Säuglinge bauen noch keine Schlafschuld während des Wachseins auf und kompensieren Wachzeit nicht mit tiefem oder längerem Schlaf. Dieser Befund deckt sich mit der praktischen Beobachtung, dass Neugeborene auch nach einer längeren Wachphase manchmal nur für kurze Zeit schlafen und nachher wieder wach und aktiv sind. Man kann sie deshalb nicht länger wach halten in der Hoffnung auf eine längere Schlafphase danach. Erst das Einsetzen der homöostatischen Regulation im 2. Lebensmonat führt dazu, dass Säuglinge längere Phasen von aufmerksamen Wachzuständen tagsüber und ruhigen Schlafphasen in der Nacht aufrechterhalten können.

Einige Kinder schlafen bereits im ersten, 70 % bis zum dritten und 90 % bis zum fünften Lebensmonat durch (gängige Definition von Durchschlafen: 6–8 h ohne Aufwachen). Je weiter die Reifungsprozesse der Schlafhomöostase fortschreiten, desto weniger schlafen die Kinder tagsüber und desto seltener erwachen sie in der Nacht. Im Gegensatz zu größeren Kindern und Erwachsenen zeigen Säuglinge allerdings noch einen sehr raschen Anstieg und Abbau des homöostatischen Prozess (d. h. der Schlafschuld), was sich in einem polyphasischen Schlafmuster abbildet.

Die Entwicklung von homöostatischer und zirkadianer Regulation verläuft je nach Kind unterschiedlich schnell. Während die Entwicklung der homöostatischen Regulation nicht wesentlich von aussen beeinflusst werden kann, so hilft eine Regelmässigkeit im äußeren Tagesablauf die innere Uhr „einzustellen". Es gibt Hinweise dafür, dass soziale Zeitgeber (Ernährung, Pflege, Spiel und soziale Kontakte) bei Säuglingen eine wichtigere Rolle spielen als das Tageslicht. Unter dem Einfluss dieser sozialen Zeitgeber synchronisieren die Kinder ihr Schlaf-Wach-Verhalten innerhalb der ersten Lebensmonate zunehmend mit dem 24-Stunden-Tag-Nacht-Wechsel.

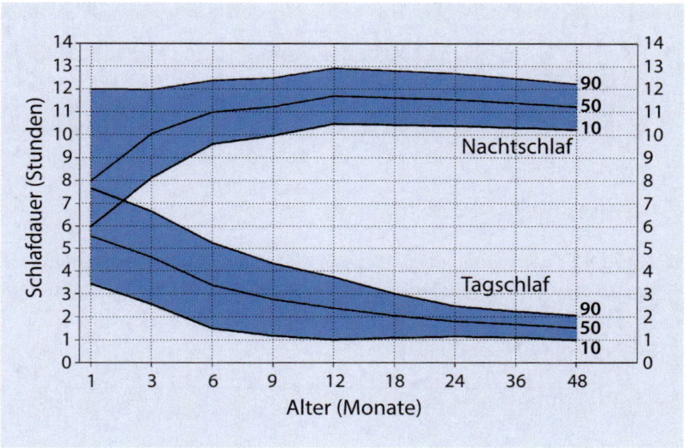

Abb. 3.42 Entwicklung des Nacht- und Tagschlafs im Verlauf der ersten 4 Lebensjahre

3.6.3 Schreiverhalten

In den ersten Lebensmonaten teilt der Säugling Bedürfnisse wie Hunger, Unwohlsein, Langeweile oder Müdigkeit seiner Umgebung hauptsächlich durch sein Schreien mit. Er schreit aber auch, ohne dass die Eltern eine eindeutige Ursache ausmachen können. In unserer westlichen Gesellschaft weist dieses unspezifische Schreien in den ersten 3 Lebensmonaten einen charakteristischen Verlauf auf (Abb. 3.44). Es nimmt von der Geburt bis zur 6. Lebenswoche zu, um danach bis zum 3. Lebensmonat wieder abzunehmen. Bei frühgeborenen Kindern bezieht sich dieser Verlauf nicht auf das Geburtsdatum, sondern auf den errechneten Geburtstermin. Ausmaß und Dauer des Schreiens sind von Kind zu Kind unterschiedlich ausgeprägt. Etwa ein Fünftel aller Kinder werden als ausgesprochene Schreikinder oder Bauchkolik-Kinder bezeichnet. Eine organische Ursache für das Schreien, z. B. ein unausgereiftes Verdauungsenzym, konnte bisher nicht gefunden werden und der Begriff Koliken ist darum missverständlich. Charakteristisch für das unspezifische Schreien ist, dass es überwiegend am späteren Nachmittag und in den Abendstunden auftritt (Abb. 3.45).

Ausgehend vom 2-Prozess-Modell (Abb. 3.14) lässt sich eine interessante These bezüglich der Ursache des unspezifischen Schreiens in den ersten Lebensmonaten postulieren: Die Schlafhomöostase

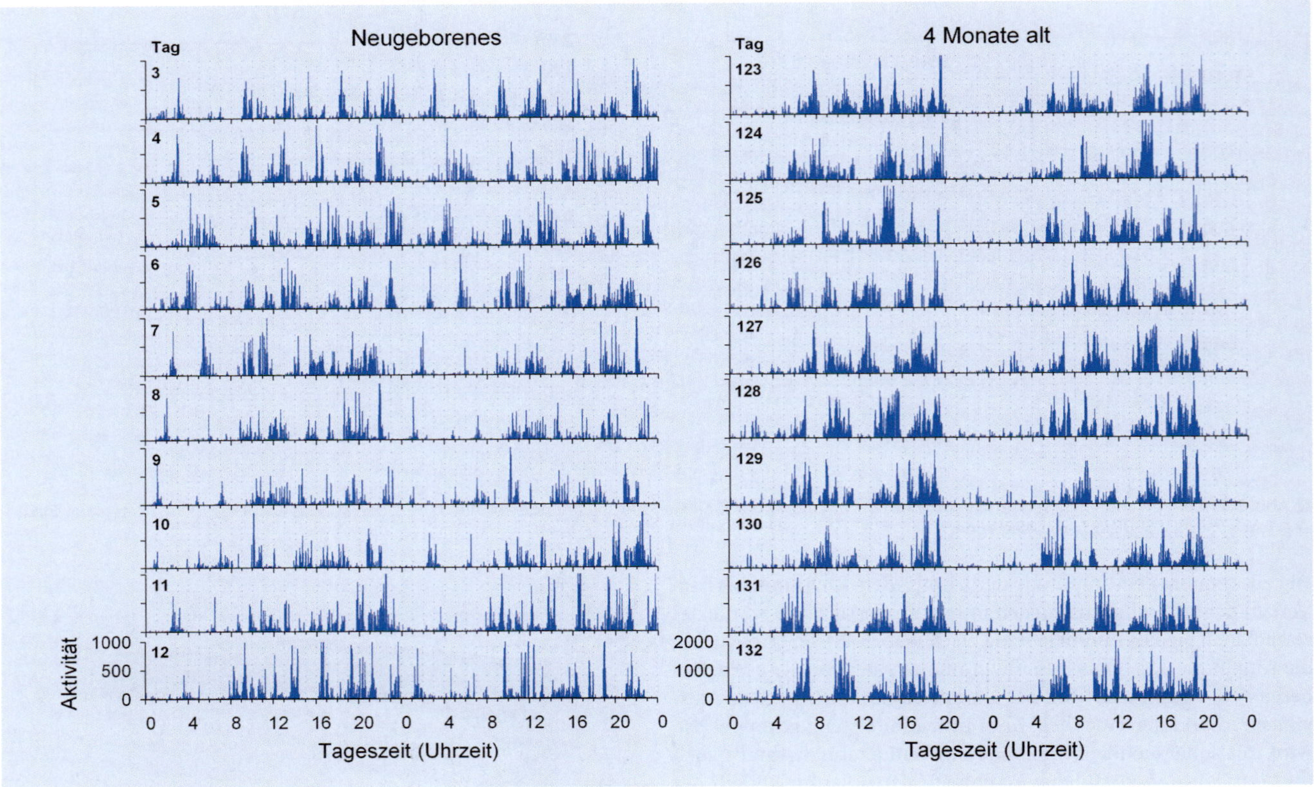

Abb. 3.43 Entwicklung des 24-Stunden-Rhythmus. Doppeldarstellung von Ruhe-Aktivitäts-Mustern eines Kindes im Neugeborenenalter (3.–12. Tag) und 4 Monate später (123.–132. Tag). Aufzeichnung mittels Aktimetrie in Minutenintervallen

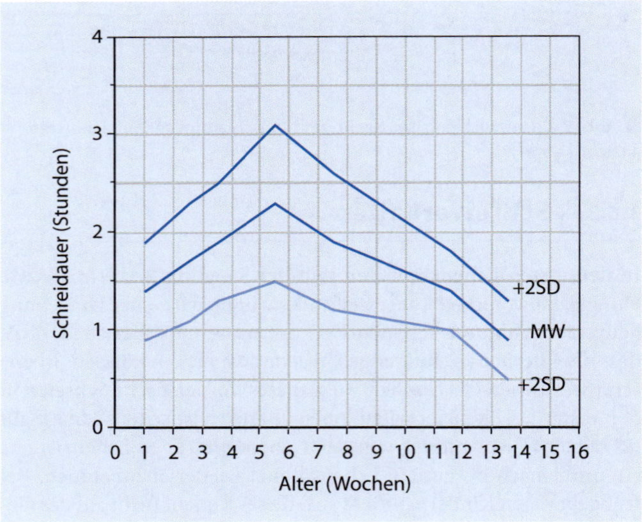

Abb. 3.44 Dauer der täglichen Schreistunden in den ersten 3 Lebensmonaten (Mittelwert ± 2 Standardabweichungen). (Nach Brazelton 1962)

entwickelt sich bei Kindern mit exzessivem oder persistierendem Schreien verzögert oder gestört und ist mit dem zirkadianen Prozess ungenügend abgestimmt. Das Kind zeigt wechselnde Phasen der Übermüdung und Überreizung, schreit gehäuft in den Abendstunden; ist nicht in der Lage einen aufmerksamen Wachzustand aufrechtzuerhalten und erwacht mehrfach in der Nacht. Exzessives Schreien scheint in diesem Kontext also ein erhöhter Wachheitsgrad zu sein, der von der inneren Uhr gesteuert wird und welchem die Schlafhomöostase nur gering oder wegen verzögerter Reifungsentwicklung nicht entgegenwirkt.

Wie viel ein Kind schreit, hängt vor allem von seiner Disposition ab und weniger vom elterlichen Verhalten. Erfahrene Eltern wenden meist nicht mehr Zeit für ihr schreiendes Kind auf als unerfahrene. Sie verstehen es aber besser, die richtige Maßnahme in der richtigen Dosierung zum richtigen Zeitpunkt zu ergreifen.

Vermehrtes Herumtragen (mindestens 4 h pro Tag) kann zu einer erheblichen Verminderung des täglichen Schreiens beitragen. Entscheidend dabei ist, dass der Säugling nicht erst aufgenommen wird, wenn er weint, sondern dass das Herumtragen über den Tag verteilt erfolgt. Wiederholter Körperkontakt und häufige Stimulierung der Gleichgewichts- und Bewegungsorgane scheinen eine rhythmisierende Wirkung auf die Körperfunktionen zu haben und damit zu einer Reduzierung der Schreiperioden zu führen. Eltern können die Schreiperioden verkürzen, wenn auch nicht eliminieren, wenn sie die Kinder regelmäßig über den Tag verteilt herumtragen, sich spielerisch mit dem wachen Kind beschäftigen und einen regelmäßigen Tagesablauf einhalten.

3.6.4 Wachstum

Im Mittel verdreifacht sich das Körpergewicht im ersten Lebensjahr, die Körperlänge nimmt um 25 cm und der Kopfumfang um 12 cm zu (Abb. 3.46).

Korrektur der Wachstumsparameter

Bei Frühgeborenen (<37. SSW) ist eine dem Gestationsalter entsprechende Korrektur aller Körpermaße bis mindestens zum 2. Geburtstag vorzunehmen. Dieser Grundsatz gilt auch für andere Ent-

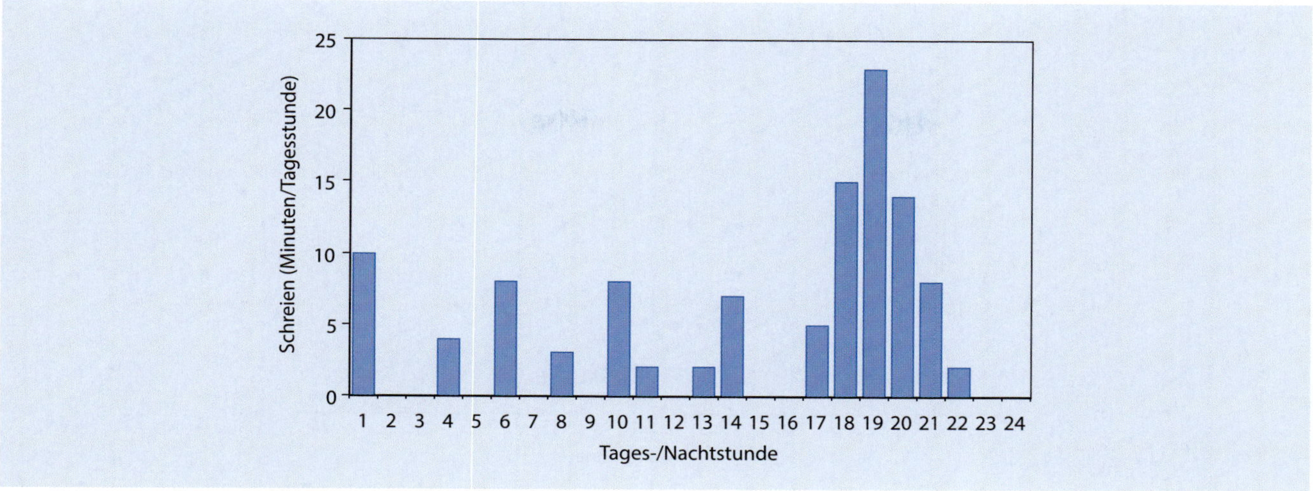

Abb. 3.45 Verteilung der Schreiperioden bei einem 6 Wochen alten Kind im Verlauf von 24 h

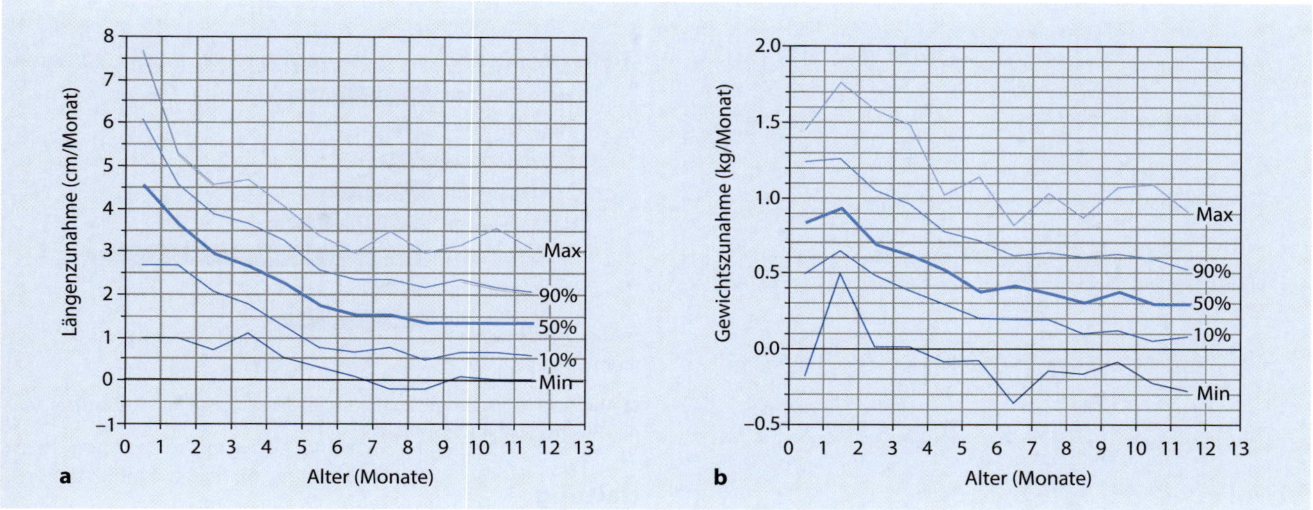

Abb. 3.46a,b Monatliche Zunahme von **a** Körperlänge und **b** Gewicht (10., 50. und 90. Perzentile, Minima und Maxima). (Aus: Eiholzer et al. 1998)

wicklungsbereiche. Beispiel: Wird ein Kind mit 28 SSW geboren, so werden die Körpermaße so eingetragen, dass dem chronologischen Alter 12 Wochen (ca. 3 Monate) abgezogen werden. Ist das Kind also 24 Monate alt, so werden die Maße bei 21 Monaten eingetragen.

Kopfwachstum und Konfiguration

Der Kopfumfang nimmt bei allen Kindern kontinuierlich etwa parallel einer Perzentilenkurve zu. Die Kopfform wird durch familiäre Merkmale geprägt. In den ersten Lebensmonaten formt die Schwerkraft den Kopf zusätzlich mit. Säuglinge, die auf dem Rücken schlafen, halten den Kopf überwiegend in einer Mittelstellung und entwickeln einen eher hinten abgeflachten Kopf. Säuglinge, die auf dem Bauch schlafen, haben den Kopf seitlich gedreht und bekommen eine mehr dolichozephale Kopfform. Bei frühgeborenen Kindern wirkt die Schwerkraft vorzeitig seitlich auf die weichen Schädelknochen ein. Manche ehemals frühgeborene Kinder haben daher einen ausgesprochen schmalen, hohen und nach hinten ausgezogenen Kopf.

Fontanelle

Alle Kinder weisen bei der Geburt eine offene vordere Fontanelle auf, die sehr unterschiedlich groß ist. Der Fontanellendurchmesser nimmt in den ersten Lebenswochen nach termingerechter Geburt noch leicht zu, um danach abzunehmen (Abb. 3.47). Die Fontanelle kann während Monaten in ihrer Größe unverändert bleiben, um sich dann innerhalb weniger Wochen zu verschließen. Der Fontanellenschluss stellt sich bei 50 % der Kinder zwischen dem 9. und 18. Lebensmonat ein. Frühestens kann dies bereits mit 3 Monaten und spätestens erst mit 27 Monaten geschehen.

Zahnentwicklung

Die ersten Zähne (Milchzähne) treten bei den meisten Kindern zwischen 5 und 8 Monaten auf. Sie können bereits bei der Geburt vorhanden sein oder aber erst mit 12–18 Monaten erscheinen. Durchschnittlich brechen die Zähne bei Jungen etwas früher durch als bei Mädchen. Die Reihenfolge, in der die Milchzähne am häufigsten auftreten, ist in Abb. 3.48 dargestellt.

3.6.5 Neuromotorik

Im Verlauf des ersten Lebensjahrs befreit sich das Kind aus seiner anfänglichen motorischen Hilflosigkeit. Als Neugeborenes vermag

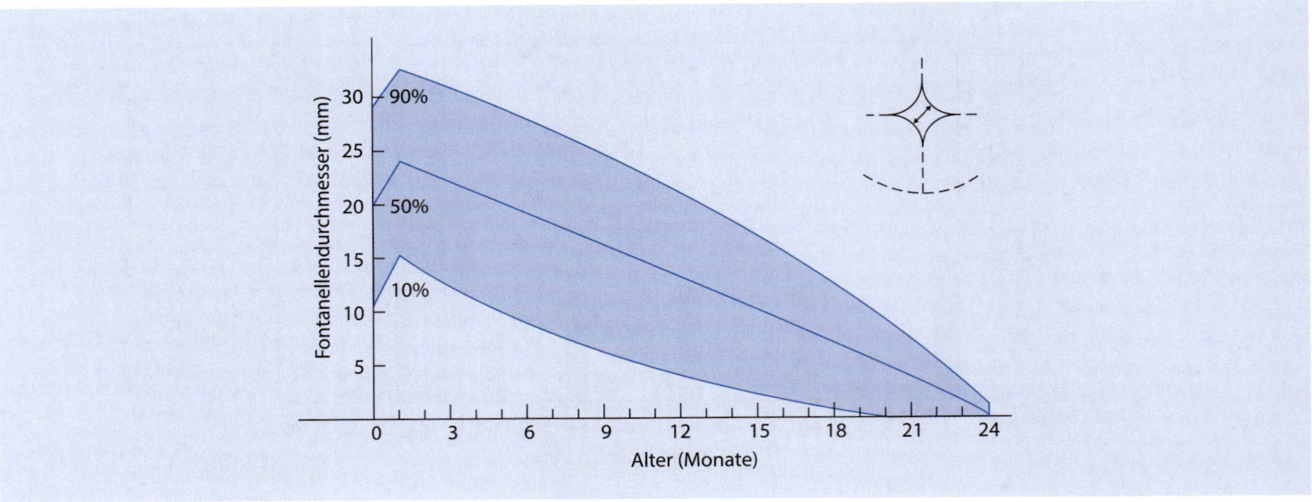

Abb. 3.47 Fontanellendurchmesser (10., 50. und 90. Perzentile). (Aus: Duc u. Largo 1986)

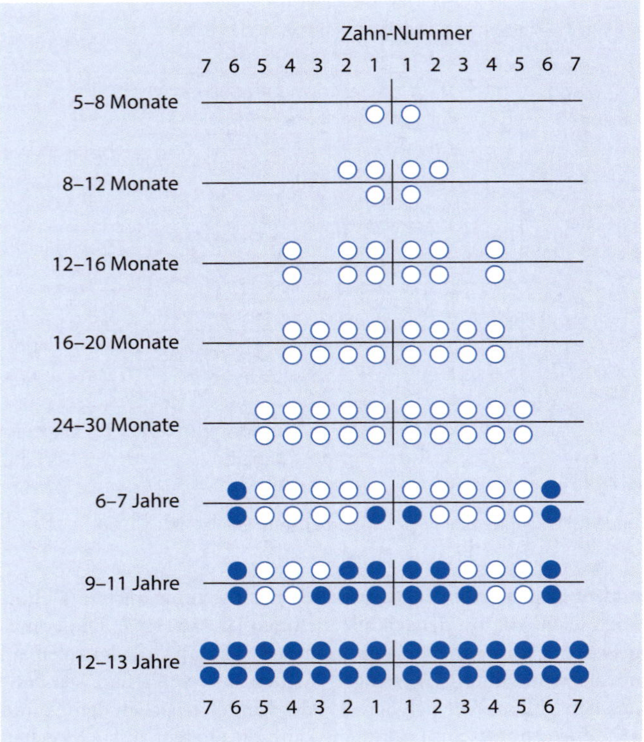

Abb. 3.48 Durchschnittlicher Verlauf der Zahnentwicklung. *Leere Kreise:* Milchzähne; *gefüllte Kreise:* bleibende Zähne

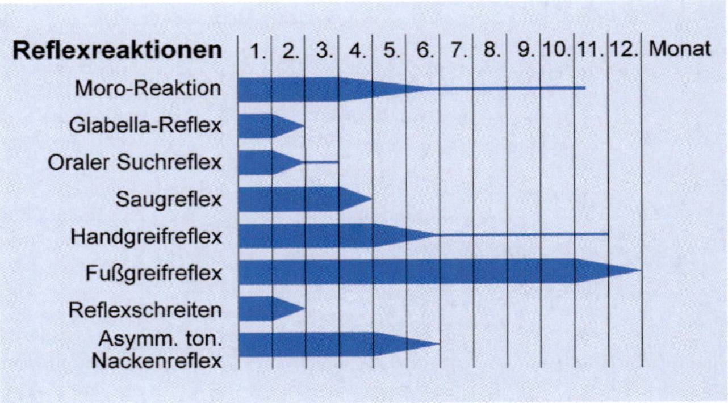

Abb. 3.49 Einfache und komplexe Reflexreaktionen im 1. Lebensjahr. (Aus den Zürcher Longitudinalstudien)

es seine Körperlage kaum zu verändern. 12 Monate später kann es sitzen, aufstehen und sich fortbewegen.

Reflexverhalten

Die Motorik des Säuglings wird von vielen unterschiedlich komplexen Reflexreaktionen mitbestimmt. Ihre Ausprägung ist vom Reifezustand und der neurologischen Integrität des Kindes abhängig. Die Reflexreaktionen, die im ersten Lebensjahr klinisch bedeutsam sind, gibt Abb. 3.49 in einer Übersicht wieder.

Haltung

Die erste motorische Aufgabe, die sich dem Säugling stellt, ist sich gegen die Schwerkraft zu behaupten. Eine ausreichende Kopf- und Körperhaltung entwickelt sich in den ersten 6 Lebensmonaten (Abb. 3.50).

In Bauchlage geht der Säugling von einer Flexions- in eine Extensionshaltung über, in Rückenlage verläuft die Entwicklung genau umgekehrt. Wird das Neugeborene zum Sitzen hochgezogen, fehlt ihm die Kraft, den Kopf gegen die Schwerkraft anzuheben. Mit etwa 3 Monaten vermag der Säugling, den Kopf mitzunehmen. Mit 5–6 Monaten hebt er den Kopf spontan von der Unterlage ab, wenn er aufgenommen wird.

Im Sitzen kann das Neugeborene den Kopf nur für wenige Sekunden aufrecht halten; der Kopf fällt nach hinten oder vorn. Im Alter von 3 Monaten hält der Säugling den Kopf im Sitzen und vermag ihn seitwärts zu drehen. Mit 6 Monaten kann er auch nach oben und unten blicken.

Lokomotion

Die Fortbewegung setzt zwischen 6 und 12 Monaten ein. 95 % der Kinder können sich am Ende des ersten Lebensjahrs auf irgendeine Weise fortbewegen (Abb. 3.51).

Die motorische Entwicklung verläuft aber keineswegs immer nach einheitlichen Prinzipien, sondern sie zeigt viele verschiedene individuelle Wege (Abb. 3.52). Beispielsweise kriecht nicht jedes

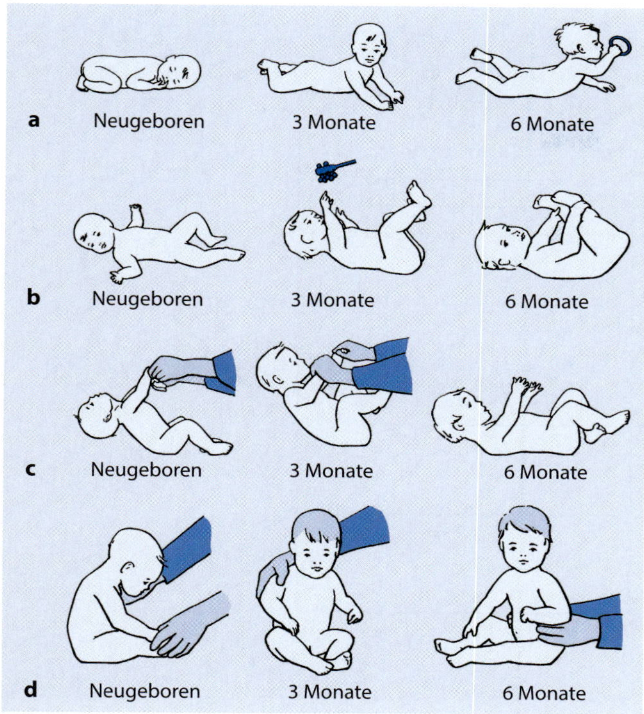

Abb. 3.50a–d Kopf- und Körperhaltung **a** in Bauchlage, **b** in Rückenlage, **c** beim Aufziehen und **d** im Sitzen in den ersten 6 Lebensmonaten. (Mit frdl. Genehmigung von Largo 1993)

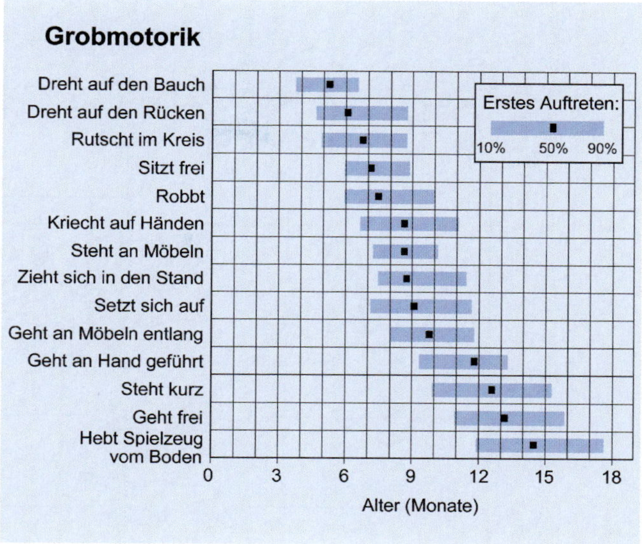

Abb. 3.51 Erstes Auftreten der Meilensteine der frühen Lokomotion (Grobmotorik). (Aus den Zürcher Longitudinalstudien)

Kind, bevor es sich in den Stand hochzieht und frei läuft. Eine Reihe von Studien haben gezeigt, dass zwischen 3 % und 12 % aller Kinder vor dem freien Gehen weder robben noch kriechen, sondern sich zuerst am Ort drehen und nach einer bestimmten Zeit direkt zum Rutschen oder Rollen wechseln. Diese Kinder lernen meist erst etwas verzögert frei gehen. Bei einem Teil dieser Kinder hat sich ein Elternteil in der gleichen Art und Weise fortbewegt (durch Rutschen, Rollen oder mit Schlangenbewegungen).

Rutscher Mit Rutschen (im Englischen shuffling und im Amerikanischen scooting genannt, ▣ Abb. 3.53) wird eine spezielle Art der Fortbewegung bezeichnet, bei der die Kinder auf dem Gesäß rutschen und dabei symmetrisch oder einseitig mit den Beinen rudern. Es gibt Kinder, die sich auf diese Weise sehr schnell von einem Ort zum anderen fortbewegen können. Die meisten dieser Kinder lernen später als andere Kinder selbstständig zu gehen. Unabhängig davon, wann die Kinder die ersten freien Schritte machen, zeigen sich bei einigen von ihnen im Säuglings- und Kleinkindalter leichte neurologische Auffälligkeiten, z. B. eine muskuläre Hypotonie.

Rutscher mit fehlenden oder nur geringen neurologischen Auffälligkeiten im Säuglings- und Kleinkindalter holen den motorischen Entwicklungsrückstand der ersten Lebensjahre bis ins Schulalter auf. In diesen Fällen kann Rutschen also als Normvariante betrachtet werden. Diese sog. idiopathischen Rutscher müssen allerdings von den symptomatischen Rutschern abgegrenzt werden. Diese Kinder rutschen infolge einer neurologischen Erkrankung (z. B. einer Zerebralparese oder Muskelschwäche), die weiter abgeklärt werden muss. Die muskuläre Hypotonie ist bei symptomatischen Rutschern ausgeprägter und oft nicht der einzige klinische Befund. Diese Kinder zeigen meist zusätzliche Auffälligkeiten wie verminderte oder gesteigerte Reflexantwort und abnorme Gelenkbeweglichkeit. Wenn die Hypotonie leicht ist und ausschließlich mit einem motorischen Entwicklungsrückstand einhergeht, darf mit einer weiteren Diagnostik zugewartet werden. Der Entwicklungsverlauf der Kinder zeigt an, ob weitere Untersuchungen indiziert sind.

Entwicklungsneurologische Untersuchung beim Säugling

Diese beinhaltet die Beurteilung von Spontanmotorik, Körperhaltung, visuellem und auditivem Verhalten, Kraft, Muskeltonus, Muskeleigenreflexe, Reaktivität sowie allgemeines Verhalten. Unter Reaktivität versteht man die Reaktion und Anpassungsfähigkeit des Kindes auf Umgebungsreize, die allgemeine Reizbarkeit und die Reaktion auf fremde und bekannte Personen. Beim allgemeinen Verhalten wird das Interesse an Gegenständen, die Stabilität des Verhaltens, Schreien und Beruhigbarkeit untersucht. Die Aussagekraft von Spontanmotorik (general movements), Körperhaltung und Tonus sowie visuellem und auditivem Verhalten ist bezüglich deren prognostischer Bedeutung in der Regel wichtiger als die von Muskeleigenreflexe und von Primitivreflexen. Für die Frage nach zentral oder peripher bedingter muskulärer Hypotonie beim Neugeborenen und Säugling (floppy infant), ist die Beurteilung von Kraft und Muskeleigenreflexe jedoch bedeutsam.

Greifverhalten

Zwischen 4 und 12 Monaten reifen die Greiffunktionen heran. Ihnen voraus gehen die folgenden Verhalten, mit denen sich das Kind mit seinen Händen vertraut macht:

- Hände in den Mund (Hand-Mund-Koordination). Der Säugling nimmt die Finger in den Mund und saugt daran.
- Hände betrachten (Hand-Augen-Koordination). Der Säugling führt eine Hand vor das Gesicht, öffnet die Finger, bewegt sie langsam und schaut sie dabei an.
- Hände betasten (Hand-Hand-Koordination). Der Säugling bringt die Hände zusammen, die sich gegenseitig betasten.

Zwischen 4 und 5 Monaten beginnen die Kinder gezielt zu greifen. Der Greifreflex schwächt sich mit dem Auftreten des Greifens immer mehr ab. Die wichtigsten Stadien der Greifentwicklung sind in ▣ Abb. 3.54 und 3.55 dargestellt.

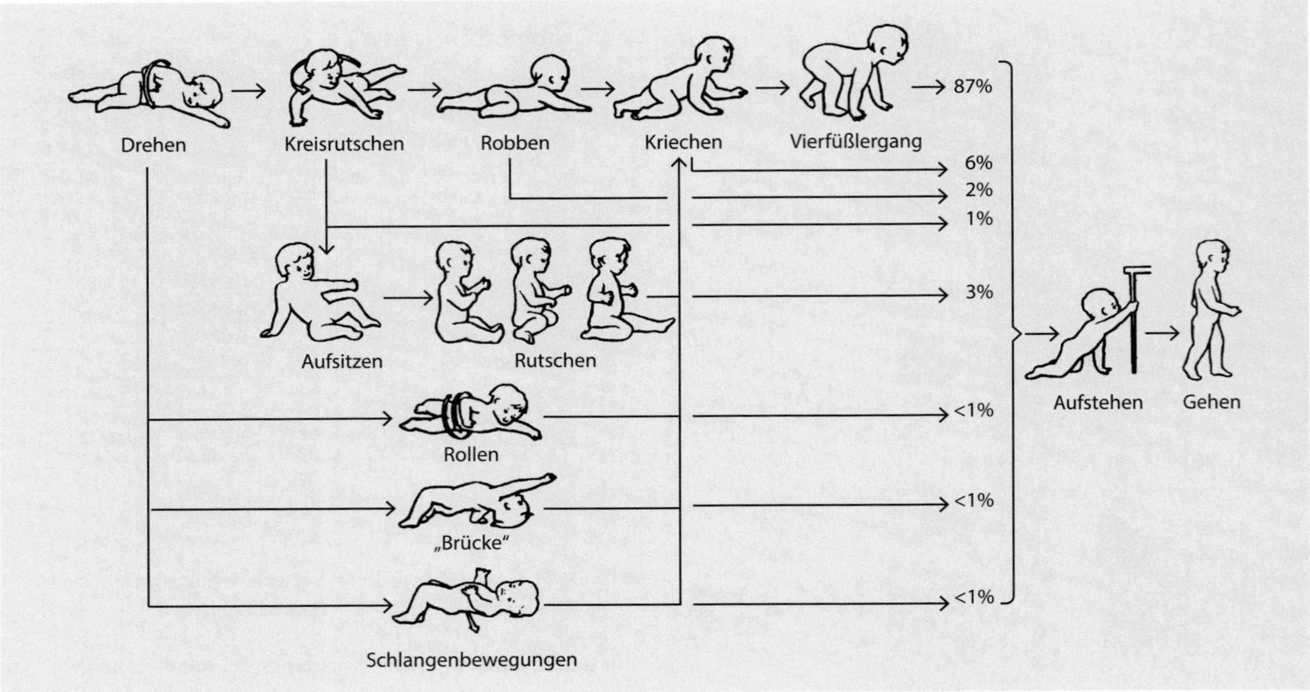

Abb. 3.52 Entwicklungsverläufe der frühen Lokomotion. (Mit frdl. Genehmigung von Largo et al. 1985)

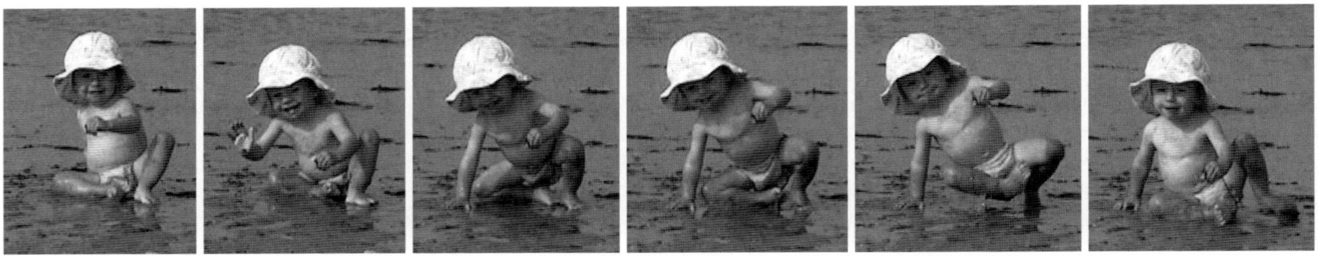

Abb. 3.53 16 Monate altes Kind mit Rutschsequenz. (Mit freundlicher Genehmigung von O. Jenni)

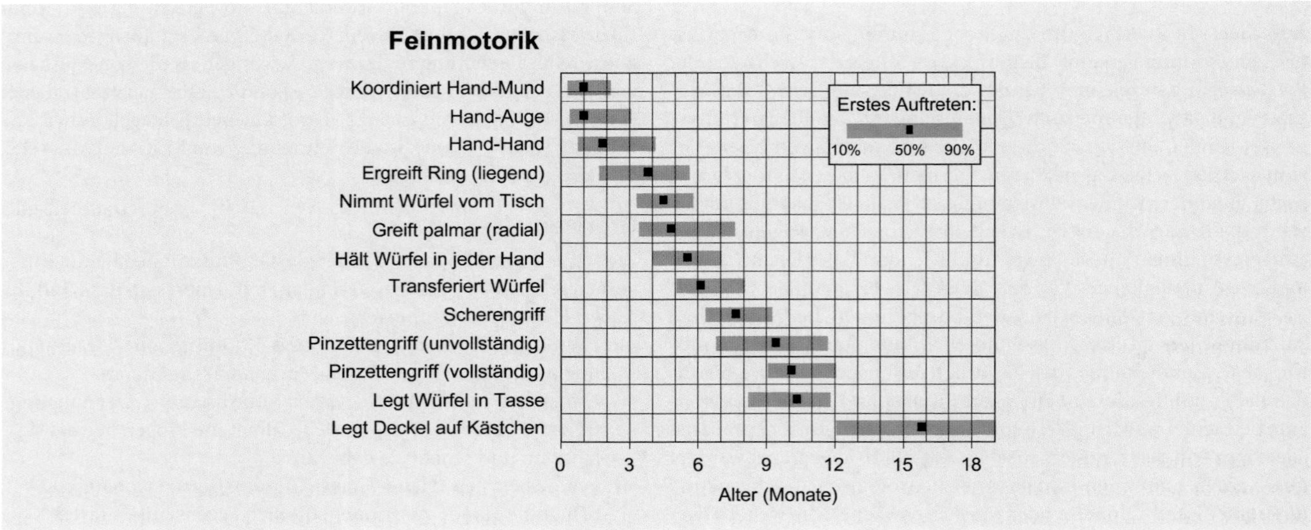

Abb. 3.54 Entwicklung der Feinmotorik im ersten Lebensjahr. (Aus den Zürcher Longitudinalstudien)

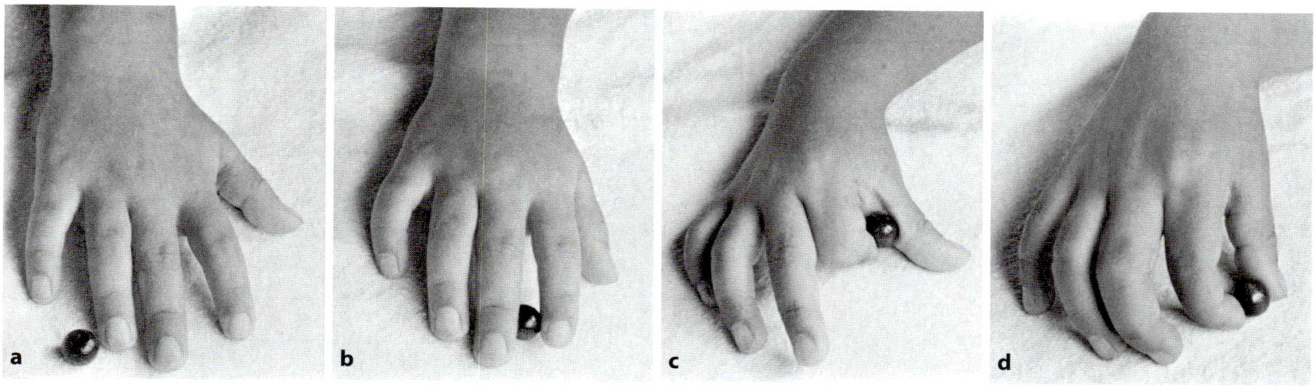

Abb. 3.55a–d Palmares Greifen (das Kind ergreift den Gegenstand mit der ganzen Hand. Alle Finger machen die Beugebewegung mit) **a** ulnar und **b** radial, **c** Scherengriff (das Kind ergreift den Gegenstand an der Basis von Daumen und Zeigefinger) und **d** Pinzettengriff (das Kind ergreift den Gegenstand zwischen den Fingerkuppen von Daumen und Zeigefinger)

Während die Kinder Ende des ersten Lebensjahrs großes Geschick im Ergreifen von Gegenständen zeigen, bereitet ihnen das Loslassen von Gegenständen noch Mühe. Erst im Verlauf des 2. Lebensjahrs werden die Kinder fähig, Gegenstände gezielt loszulassen.

3.6.6 Bindungs- und Sozialverhalten

In den ersten Lebenswochen wird der Säugling mit den Personen vertraut, die ihn füttern, pflegen, auf den Arm nehmen, mit ihm plaudern und spielen. Er macht die Erfahrung, dass seine Bedürfnisse zuverlässig befriedigt werden. Wenn er Hunger hat und schreit, bekommt er zu trinken. Wenn er sich unwohl fühlt, nicht mehr allein sein will oder nicht einschlafen kann, steht ihm jemand bei. Zu diesen Personen, für die meisten Kinder die Eltern, entwickelt das Kind eine bedingungslose Bindung.

Ein Gefühl von Nähe und Sicherheit ist für das Kind in den ersten Lebensmonaten eine körperliche Erfahrung: gehalten, getragen und bewegt zu werden. Mit 3–4 Monaten beginnt das Kind, vom Körperkontakt langsam unabhängiger zu werden. Es vermag den Kopf im Liegen und Sitzen anzuheben und einige Zeit hochzuhalten. Sein Sehvermögen hat sich so weit entwickelt, dass es die Eltern auf Distanz wahrnehmen und mit den Augen verfolgen kann, wenn sie herumgehen. Mit diesen neu erworbenen Fähigkeiten fühlt sich das Kind auch ohne direkten Körperkontakt den Eltern nahe.

Etwa im gleichen Alter beginnt es, nach Gegenständen zu greifen. Es kann sich nun alleine beschäftigen und ist nicht mehr ausschließlich auf eine Bezugsperson als Spielpartner angewiesen. Das Kind braucht aber nach wie vor die Nähe einer Bezugsperson. Es erwartet, dass diese jederzeit verfügbar ist. Jede Trennung löst Angst aus. Wird das Kind verlassen, reagiert es mit Angst und Verzweiflung und versucht, sich an die Person zu klammern. Neben der Trennungsangst bindet das Fremdeln das Kind zusätzlich an die Bezugspersonen. Mit der Hinwendung zu vertrauten Menschen stellt sich ein zurückhaltendes Verhalten gegenüber Fremden ein. Im Alter von 6–10 Monaten beginnt das Kind, unbekannte Personen abzulehnen. Das Fremdeln ist im 2. und 3. Lebensjahr besonders ausgeprägt. Es schwächt sich in dem Maße ab, wie das Kind emotional selbstständiger und fähiger wird, Kontakt mit anderen Erwachsenen und Kindern aufzunehmen.

Die Trennungsangst und das Fremdeln setzen in dem Alter ein, in dem das Kind beginnt, sich fortzubewegen. Sie sorgen dafür, dass es in der Nähe vertrauter Personen bleibt und sich nicht ständig Gefahren aussetzt. Trennungsangst und Fremdeln binden das Kind an seine Bezugspersonen, die ihm fortan als sichere Basis dienen, von der aus es seine nähere Umwelt erkunden kann (Abb. 3.56).

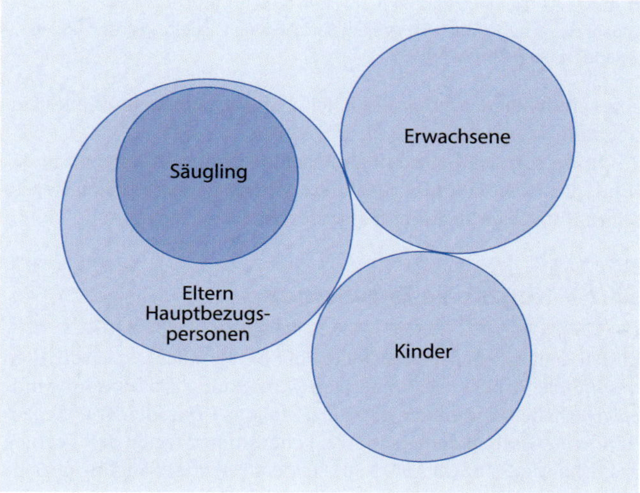

Abb. 3.56 Bindungen im Säuglingsalter

Wenn sich die Eltern mit dem Kind beschäftigen, kommt es immer auch zum Austausch von Zärtlichkeiten. Die Mutter lächelt den Säugling an, er lächelt zurück. Die Mutter plaudert mit ihm, der Säugling antwortet mit Lauten. Sie streichelt und liebkost ihn, der Säugling strampelt vor Freude. Dieser emotionale Austausch und das soziale Spiel geben dem Kind ein Gefühl von Vertrautheit und Angenommensein.

Mit etwa 6–8 Wochen erscheint die erste soziale Form des Lächelns: Der Anblick eines menschlichen Gesichts ruft beim zufriedenen Kind zuverlässig ein Lächeln hervor. Dieses erste Lächeln ist noch ziemlich unspezifisch: Der Säugling lächelt vertraute und fremde Personen gleichermaßen an. Das Lächeln wird anfänglich allein durch die Umrisse des menschlichen Kopfs ausgelöst (Abb. 3.57). So kann auch ein Luftballon ein Lächeln hervorrufen.

In den folgenden Wochen richtet der Säugling seine Aufmerksamkeit zunehmend auf die Augenpartie. Die Augen und Augenbrauen werden als Auslöser des Lächelns bedeutsam. Mit etwa 20 Wochen beginnt die Mundpartie eine Rolle zu spielen. In den folgenden Wochen lächelt der Säugling fremde Personen zunehmend weniger und schließlich überhaupt nicht mehr an. Spätestens mit einem halben Jahr beginnt er, auf den mimischen Ausdruck

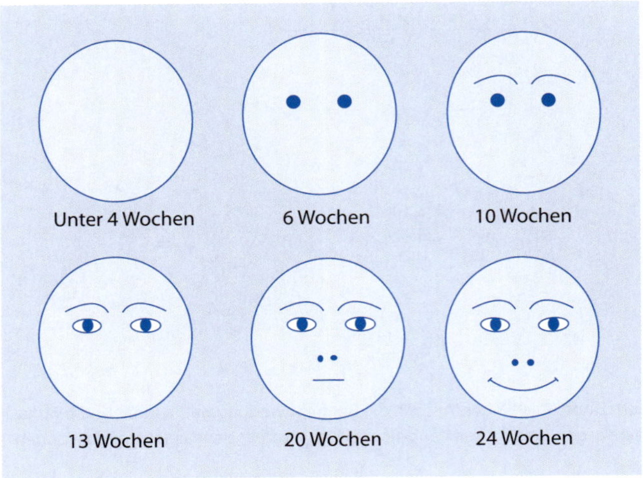

Abb. 3.57 Elemente des menschlichen Gesichts und der Mimik, die im Verlauf des ersten halben Jahrs beim Säugling ein Lächeln auslösen können. (Adaptiert nach Ahrens 1954)

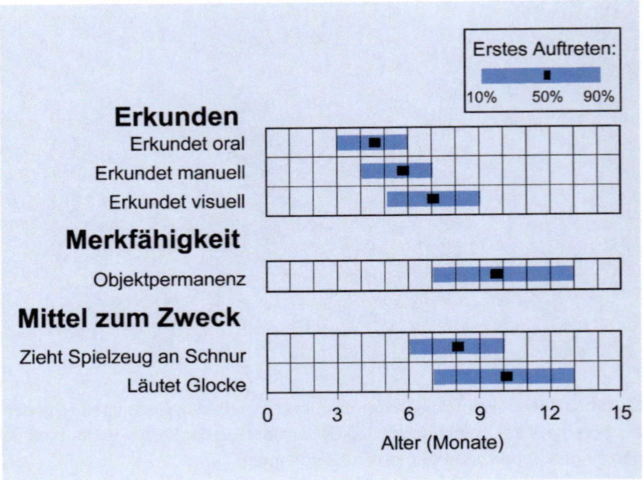

Abb. 3.58 Spielverhalten im 1. Lebensjahr. (Aus den Zürcher Longitudinalstudien)

eines Gesichts zu achten. Er lächelt nur noch ein freundliches Gesicht an.

In der sozialen Interaktion mit seinen Bezugspersonen lernt das Kind, das Lächeln und viele andere Verhalten den sozialen Regeln seines Milieus entsprechend einzusetzen.

3.6.7 Kognitive Entwicklung

In den ersten Lebensjahren reflektiert das kindliche Spielverhalten wesentliche Aspekte der kognitiven Entwicklung. Das dominierende Spielverhalten der ersten 12 Monate ist das Erkunden von Gegenständen. Zwischen dem 4. und 12. Lebensmonat treten drei Formen des Erkundens auf (Abb. 3.58). Zudem setzt der Säugling gezielte Mittel ein, um einen Spielzeug oder einen Gegenstand zu ergreifen (Verständnis für Mittel zum Zweck).

Orales Erkunden

Das Kind nimmt Gegenstände zum Mund und untersucht sie bzgl. Größe, Konsistenz, Form und Oberflächenbeschaffenheit. Dabei vermitteln ihm die Sinneskörperchen der Schleimhäute sowie der Zungen- und Lippenmuskeln Eindrücke über die Beschaffenheit des Gegenstandes (taktil-kinästhetische Wahrnehmung). Das orale Erkunden ist das dominierende Erkundungsverhalten bis zum 8. Monat. Nach dem 18. Lebensmonat kommt es kaum mehr vor.

Manuelles Erkunden

Das Kind bewegt den Gegenstand in der Luft hin und her, schlägt ihn auf die Unterlage oder gegen einen anderen Gegenstand, reibt ihn auf der Unterlage und wirft ihn zu Boden. Das Kind gewinnt mit diesem Verhalten wiederum taktil-kinästhetische Informationen über den Gegenstand. Manuelles Erkunden ist charakteristisch für die zweite Hälfte des ersten Lebensjahrs.

Visuelles Erkunden

Ein eigentliches Betrachten von Gegenständen setzt erst im Alter von 8–9 Monaten ein. Vor diesem Alter benützt das Kind die Augen lediglich dazu, einen Gegenstand zu lokalisieren und die Hand zum Gegenstand zu führen. Beim visuellen Erkunden wird der Gegenstand eingehend betrachtet, in den Händen nach allen Seiten gewendet und mit dem Zeigefinger befühlt.

Die drei Formen des Erkundungsverhaltens treten von Kind zu Kind zu unterschiedlichen Zeitpunkten auf (Abb. 3.58).

Im Alter von etwa 9 Monaten entwickelt sich die Merkfähigkeit oder Objektpermanenz. Bis zu diesem Alter ist ein Gegenstand, der aus dem kindlichen Blickfeld verschwindet, für das Kind nicht mehr vorhanden. Das neu erworbene Kurzzeitgedächtnis erprobt das Kind auf vielfältige Art, eigenständig und im sozialen Spiel (z. B. im Gugus-Dada-Spiel).

Ein Verständnis für kausale Zusammenhänge erschließt sich dem Kind auf vielerlei Weisen, im Umgang mit Gegenständen und Menschen. Im Verlauf des ersten Lebensjahrs beginnt das Kind, die Auswirkungen einfacher Handlungen zu begreifen. So erfasst es durch wiederholtes Schütteln der Glocke den Zusammenhang zwischen seinen Handbewegungen und dem Ertönen der Glocke.

Gegen Ende des ersten Lebensjahrs beginnt das Kind, einfache Handlungen nachzuahmen. Es winkt auf Wiedersehen, klatscht in die Hände und verweigert seine Zustimmung mit Kopfschütteln. Wenn es einen Gegenstand haben möchte, den es nicht erreichen kann, zeigt es darauf, anfänglich mit der ganzen Hand und dann mit dem Zeigefinger.

3.6.8 Sprachentwicklung

Im Säuglingsalter ist die Sprachentwicklung in das Beziehungsverhalten eingebettet. Das Gefühlsmäßige der Sprache und die zwischenmenschliche Beziehung sind für den Säugling die wesentlichen Anteile der Kommunikation. Mit 2–3 Monaten beginnt er, auf den Mund der Mutter zu schauen und auf ihre Lippenbewegungen zu achten, wenn sie mit ihm spricht. Der Säugling wendet sich nicht nur gezielt einer Stimme oder einem Geräusch zu. Er kann akustische Reize auch ignorieren; diese Fähigkeit ist insbesondere beim Schlafen von Bedeutung.

In der zweiten Hälfte des ersten Lebensjahrs stellt sich ein erstes Verständnis für Wörter ein. Die Wörter bekommen eine konkrete Bedeutung für das Kind, indem es Namen mit Personen in Verbindung bringt. Wenn es mit seinem Namen angesprochen wird, hält es in seinem Spiel inne. Wenn die Mutter eines der Geschwister ruft, sucht es mit seinen Augen nach dem Geschwister. Etwas später setzt das Kind Wörter mit Gegenständen und Situationen in Beziehung und lernt so Milchflasche oder Schnuller beim Namen

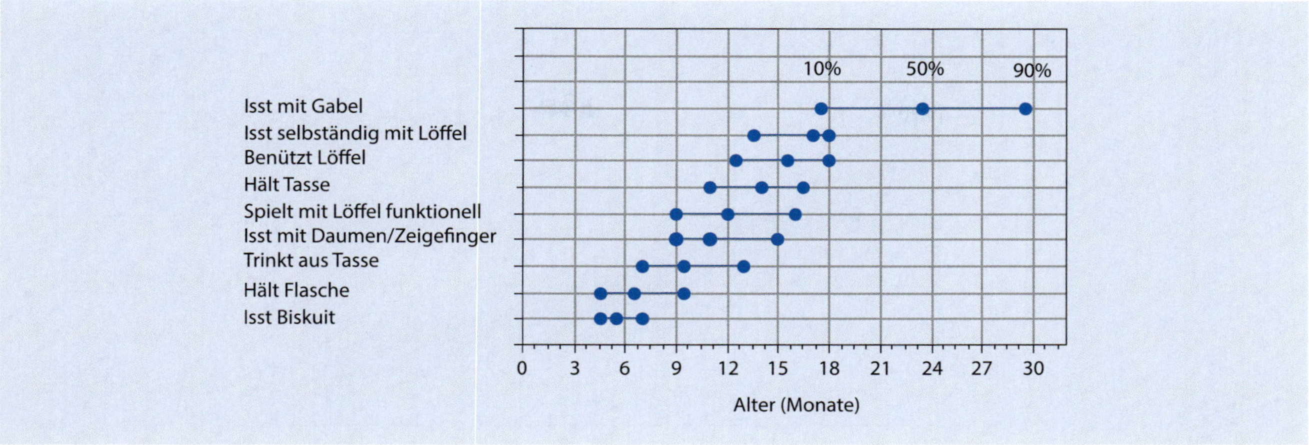

Abb. 3.59 Entwicklung des Trink- und Essverhaltens für beide Geschlechter. (Aus den Zürcher Longitudinalstudien)

kennen. Wenn die Mutter Wörter wie „Essen“, „Baden“, „Spazierengehen“ braucht, weiß es, welche Aktivitäten damit gemeint sind. Das erste Sprachverständnis ist in einem hohen Maße an Erfahrungen gebunden: Das Kind „erlebt“ die Wörter. So versteht es anfänglich das Wort „Spazierengehen“ nur im Zusammenhang mit Jacke-und-Mütze-Anziehen und Ins-Wägelchen-gesetzt-Werden. Einige Zeit später ist das Wort allein von ausreichender Bedeutung.

In den ersten Lebensmonaten ist die Lautproduktion eines Kindes unabhängig von seiner Umgebung. Kinder, die in unterschiedlichen Kulturen aufwachsen, bilden die gleichen Laute. Charakteristisch für das Alter von 3–5 Monaten sind Vokale, Blas-, Reib- und freudige Schreilaute. Nach dem 6. Lebensmonat verwendet der Säugling immer häufiger Konsonanten. Er hängt zwei und mehr Silben aneinander, Lautfolgen wie bah-bah-bah, gah-gah-gah oder ogoo-ogoo-ogoo entstehen. Mit 7–8 Monaten setzt die Fähigkeit zur unmittelbaren Nachahmung ein. Der Säugling beginnt, Laute nachzuahmen; zuerst nur solche, die er bereits in seinem Repertoire hat, dann auch Laute, die ihm noch nicht vertraut sind. Aus Silbenfolgen wie mama-mama leitet das Kind die ersten Bezeichnungen für seine Eltern ab. Anfänglich gebraucht es „Mama“ und „Papa“ eher zufällig. Nach kurzer Zeit wendet es sie gezielt an.

Gegen Ende des ersten Lebensjahrs drückt das Kind sein Missbehagen immer weniger durch Schreien und immer mehr mit Lauten aus. Wenn es ein Spielzeug haben will, das es nicht erreichen kann, schimpft es; sein Plappern bekommt einen ärgerlichen Unterton. Will es Zuwendung, schreit es nicht mehr, sondern macht sich mit lockenden oder klagenden Lauten bemerkbar.

3.7 Kleinkindesalter

Zwischen dem 2. und 5. Lebensjahr erweitert das Kind seine geistigen Kompetenzen mehr als in jeder anderen Altersperiode. So entwickelt es ein Verständnis für zeitliche, räumliche und kausale Zusammenhänge sowie eine für den Alltag ausreichende Kommunikation. Diese Fähigkeiten machen das Kind zunehmend selbstständiger. Gleichzeitig bleibt es emotional so stark an seine Eltern und andere Bezugspersonen gebunden, dass es ohne sie nicht auskommen kann.

3.7.1 Ernährungsverhalten

Im 2. Lebensjahr nimmt der Appetit bei den meisten Kindern deutlich ab. Manche Kinder essen weniger als im 1. Lebensjahr. Die interindividuellen Unterschiede im Essverhalten bleiben bestehen. Das Bedürfnis, beim Essen und Trinken selbstständig zu werden, erwacht, wenn die geistigen und motorischen Fähigkeiten einen gewissen Entwicklungsstand erreicht haben. Zwischen 9 und 15 Monaten ist das Kind so weit entwickelt, dass es einfache Handlungen nachzuahmen vermag. Aus einer Tasse zu trinken und mit einem Löffel zu essen, eignet sich das Kind durch imitatives Lernen an (Abb. 3.59).

Kinder beginnen in unterschiedlichem Alter zu beißen und zu kauen, da die Zähne verschieden rasch durchbrechen und die Mundmotorik unterschiedlich rasch ausreift. Spätestens Ende des 1. Lebensjahrs kann das Kind ein Stück feste Nahrung abbeißen. Das Kauvermögen ist bei den meisten Kindern im Verlaufe des 2. und bei einigen erst im 3. Lebensjahr ausreichend entwickelt.

3.7.2 Schlafverhalten

Der Schlafbedarf ist in jedem Alter und von Mensch zu Mensch sehr unterschiedlich (Abb. 3.60).

Der individuelle Schlafbedarf ist eine relativ stabile Größe, d. h. dass Langschläfer in der Regel Langschläfer bleiben und Kurzschläfer auch später in ihrem Leben wenig schlafen. Zwillingsstudien bestätigen diesen Befund und zeigen, dass genetische Anlagen dabei eine große Rolle spielen.

Erst mit der Anpassung der inneren Uhr an den 24-Stunden-Tag-Nacht-Wechsel und der Reifung der Schlafhomöostase kommt es zu einer Umverteilung des Schlafs vom Tag auf die Nacht. Es gelingt den Kindern zunehmend tagsüber längere Zeit wach zu sein, d. h. der homöostatische Schlafdruck baut sich langsamer auf. Mit der Zeit wird die Dauer des Tagschlafs kürzer einzelne Episoden entfallen und schliesslich bleibt der Tagschlaf im Vorschulalter ganz aus (Abb. 3.61). Im Gegenzug nimmt die Dauer des Nachtschlafs zu.

Wie oft und wie lange das einzelne Kind tagsüber schlafen soll, hängt von den biologischen Vorgaben der Schlafregulation (vor allem der Schlafhomöostase) und vom Erziehungsstil der Eltern ab. Als Regel gilt: Kinder sollen tagsüber so viel schlafen können, dass sie im Wachzustand zufrieden und an ihrer Umgebung interessiert sind.

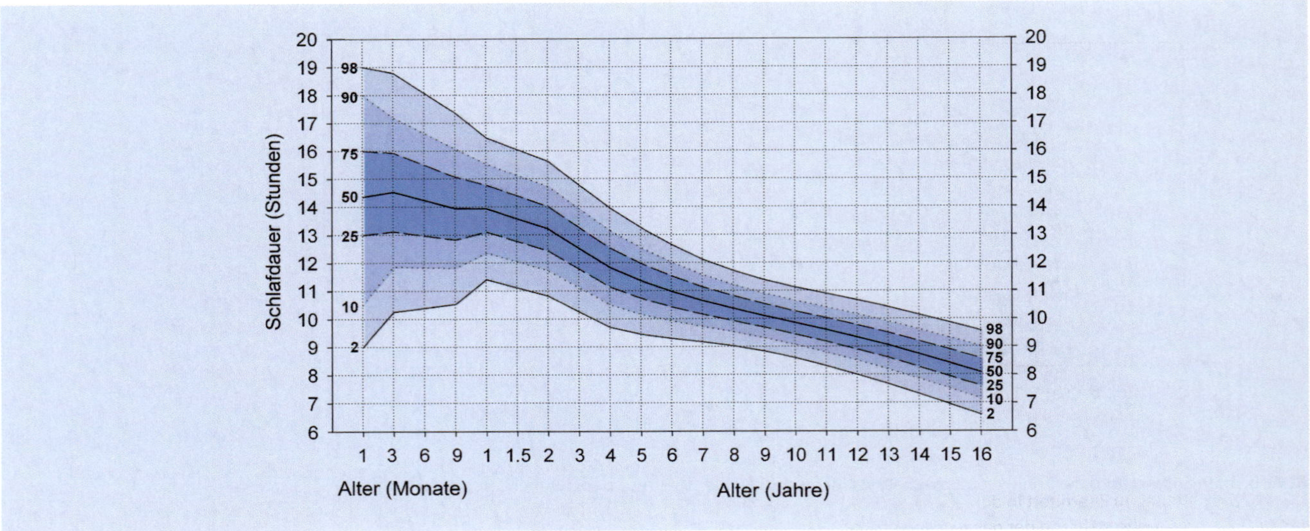

Abb. 3.60 Perzentilenkurven für die Gesamtschlafdauer per 24 h in den ersten 18 Lebensjahren. (Aus den Zürcher Longitudinalstudien und mod. nach Iglowstein et al. 2003)

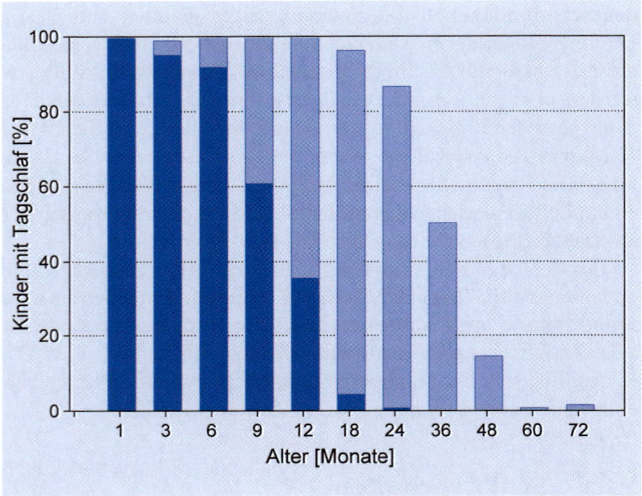

Abb. 3.61 Häufigkeit des Tagschlafs (*dunkle Balken* ≥2 Tagschlafepisoden, *helle Balken* 1 Tagschlafepisode). (Aus: Iglowstein et al. 2003)

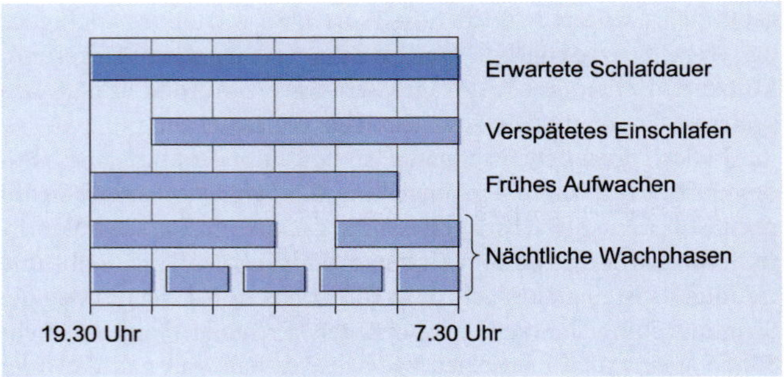

Abb. 3.62 Erwartete Schlafdauer und Bettzeit. Entspricht die Bettzeit von 19.30 Uhr bis 7.30 Uhr dem effektiven Schlafbedarf (*grauer Balken*, 12 h), dann schläft das Kind durch. Stimmen Bettzeit und Schlafbedarf nicht überein, so kommt es zu verspätetem Einschlafen, frühem Aufwachen oder nächtlichen Wachphasen (*blaue Balken*, 10 h)

Weil der Schlafbedarf (d. h. Nachschlaf plus Tagschlaf) unter gleichaltrigen Kindern so unterschiedlich ist, gibt es keine Regel, wie viel Schlaf ein Kind in einem bestimmten Alter benötigt. Für jedes Alter gilt aber: Ein Kind kann nur so viel schlafen, wie es seinem Schlafbedarf entspricht (Abb. 3.62). Muss es mehr Zeit im Bett verbringen, kann es auf verschiedene Weise reagieren: Es kann am Abend nicht einschlafen, wacht morgens sehr früh auf oder ist nachts mehrmals für längere Zeit wach.

Es kann für Eltern eine Hilfe sein, den Schlafbedarf ihres Kindes selbstständig oder unter fachlicher Anleitung zu erfassen und die Bettzeit entsprechend anzupassen. Die Erfahrung zeigt, dass gerade diejenigen Kinder Einschlaf- oder Durchschlafprobleme zeigen, die einen geringen Schlafbedarf haben. Es ist verständlich, wenn Eltern bevorzugen, dass ihr Kind am Abend früh ins Bett geht und lange schläft, damit sie genügend Zeit für Haushalt, Freizeitaktivitäten und die Paarbeziehung haben. Stellen sich die Eltern jedoch nicht auf den individuellen Schlafbedarf ihres Kindes ein, so resultieren oft hartnäckige Schlafstörungen. Eine Erhöhung des biologisch vorgegebenen und homöostatisch regulierten Schlafbedarfs durch verhaltenstherapeutische oder medikamentöse Massnahmen ist nicht möglich.

Nächtliche Trennungs- und Verlassenheitsängste treten im Rahmen der Autonomieentwicklung im 3. Lebensjahr auf. Sie werden durch Milieufaktoren, z. B. die Geburt eines Geschwisters, verstärkt. Sie können dazu führen, dass ein Kind im Verlauf der Nacht das Elternbett aufsucht (Abb. 3.63). Die Eltern vermindern diese Ängste, wenn sie sich bemühen, dem Kind tagsüber ausreichend Geborgenheit zu geben und seine Selbstständigkeit zu fördern.

Parasomnien

Parasomnien treten bei fast 40 % aller Kinder im Vorschulalter und weniger im Schulalter auf (Tab. 3.11). Unter Parasomnien versteht man ungewöhnliche Verhaltensmuster während des Schlafs oder des Schlaf-Wach-Übergangs. Typische Parasomnien sind das nächtliche Angsterschrecken (Pavor nocturnus), die weniger dramatische nächtliche Schlaftrunkenheit (confusional arousal), das Schlafwandeln, das Sprechen im Schlaf oder Angstträume (Alpträume). Typische Parasomnien für das Kleinkindalter sind rhythmische Bewegungen, vor allem des Kopfs, die vor dem Einschlafen beginnen und im Schlaf teilweise andauern. Rhythmische Bewegungsmuster

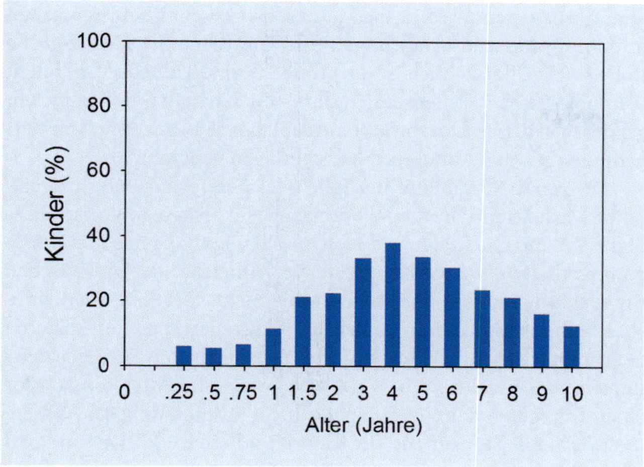

Abb. 3.63 Kinder im Elternbett in den ersten 10 Lebensjahren (mindestens einmal pro Woche während der ganzen Nacht. (Aus: Jenni et al. 2005)

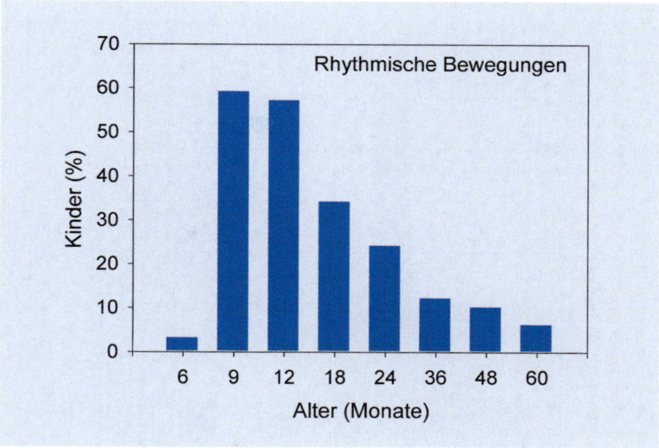

Abb. 3.64 Rhythmische Bewegungen in den ersten Lebensjahren. (Aus: Klackenberg 1971)

Tab. 3.11 Pavor nocturnus und Angstträume

Merkmal	Pavor nocturnus	Angstträume
Schlafphase	Partielles Aufwachen aus tiefem Schlaf (Non-REM-Stadium IV)	Angstmachender Traum mit REM-Schlaf gefolgt von Aufwachen
Zeitliches Auftreten	1–3 h nach dem Einschlafen	In der zweiten Hälfte der Nacht
Erster Eindruck vom Kind	Kind mit aufgerissenen Augen, außer sich	Waches Kind weint oder ruft nach Eltern
Verhalten des Kindes	Sitzt im Bett, schlägt um sich. Rennt umher in bizarrer Manier. Gesichtsausdruck zeigt offensichtliche Angst, Zorn oder Verwirrung Ausgeprägtes Schwitzen, jagender Puls, starkes Atmen. Verhalten normalisiert sich sofort nach Aufwachen	Weint und ist verängstigt; Angst dauert nach Aufwachen an.
Verhalten des Kindes gegenüber Eltern	Nimmt Eltern nicht wahr. Lässt sich nicht beruhigen. Stößt Eltern weg, schreit und schlägt um sich, wenn gehalten	Nimmt Eltern sofort wahr, will getröstet werden.
Wiedereinschlafen	Rasch	Oft verzögert
Erinnerung	Keine	Auch am folgenden Tag
Was tun als Eltern?	Abwarten, nicht versuchen, Kind zu wecken. Vor Verletzungen schützen	Zuwendung. Falls Bedürfnis mit Kind über Traum reden
Alter	1.–5. Lebensjahr	3.–10. Lebensjahr
Psychische Störungen	Nein	Relativ häufig

beginnen meist im ersten Lebensjahr und enden spontan im 3. oder 4. Lebensjahr (Abb. 3.64).

Der Pavor nocturnus grenzt sich von einem epileptischen Anfall durch folgende Eigenschaften ab:
- komplexes Verhaltensmuster
- keine stereotypen Bewegungen,
- länger als 1 min,
- selten mehr als zweimal pro Nacht,
- kein Auftreten in Gruppen und
- fast immer Auftreten im ersten Drittel der Nacht.

Die Unterscheidung gelingt mit einer Videoaufzeichnung meist sehr zuverlässig.

3.7.3 Wachstum

Das Wachstum schwächt sich zwischen 2 und 5 Jahren immer mehr ab. Das Milchgebiss ist bis Ende des 3. Lebensjahrs vollständig durchgebrochen. Eine anfänglich ausgeprägte lumbale Lordose, die mit einem deutlich vorgewölbten Abdomen einhergeht, bildet sich zurück. Die O-Beinstellung des 1. Lebensjahrs geht bis zum 3. Lebensjahr in eine X-Beinstellung über, die sich bis zum Schulalter wieder mehr oder weniger zurückbildet.

3.7.4 Motorik

Der wichtigste grobmotorische Meilenstein des 2. Lebensjahrs ist das freie Gehen. Er weist eine große Streubreite auf (Abb. 3.65). Manche Kinder sind während Wochen mit dem Gehen so beschäftigt, dass sie in anderen Entwicklungsbereichen nur geringfügige Fort-

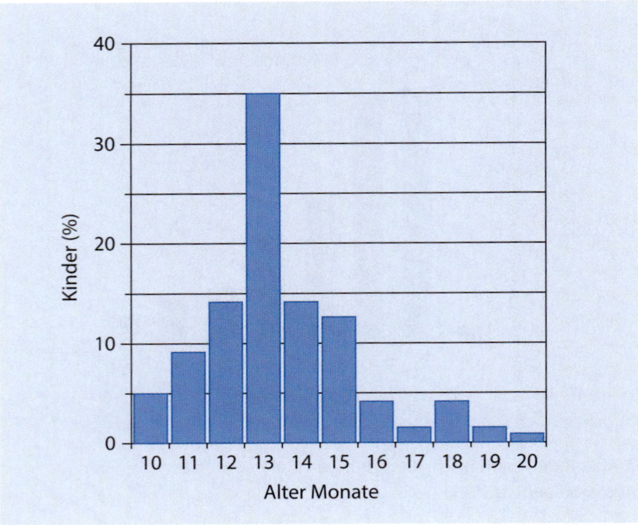

Abb. 3.65 Zeitliches Auftreten des freien Gehens. (Aus: Largo et al. 1985)

schritte machen. Nach einigen Wochen Üben läuft das Kind bereits nicht mehr so breitbeinig wie zu Beginn und seine Arme schwingen mit den Gehbewegungen mit. Das Kind setzt beim Gehen den Fuß mit der Ferse auf und rollt ihn ab. Es vermag das Tempo den räumlichen Gegebenheiten immer besser anzupassen.

Im Verlauf des 3. Lebensjahrs lernt das Kind, Treppen zu steigen und zu rennen. Es fährt Dreirad und mit 4–5 Jahren Zweirad (Abb. 3.66). Es erprobt seine motorischen Fähigkeiten unter den verschiedensten Bedingungen, z. B. beim Ballspiel oder an einem Kletterturm.

Zu Beginn des 2. Lebensjahres ist die Greiffunktion des Kindes so weit differenziert, dass es in der Lage ist, einen Stift in die Hand zu nehmen, zu kritzeln und ihn wieder loszulassen. In diesem Alter braucht das Kind abwechselnd beide Hände und hält den Stift meist im Faustgriff. Nach dem 2. Lebensjahr differenziert sich das Zusammenspiel zwischen visueller Wahrnehmung und Handgeschicklichkeit weiter aus. Die visuomotorische Geschicklichkeit bildet eine wichtige Voraussetzung, damit Aktivitäten wie Basteln, Zeichnen und Bauen mit Legosteinen möglich werden.

Meilensteine

Sie bezeichnen das erstmalige Auftreten von bestimmten Entwicklungsschritten, z. B. in welchem Alter ein Kind frei sitzen kann, zu greifen beginnt, einige Schritte frei läuft, Pedalen treten oder ohne Stützräder Fahrrad fahren kann. Das Konzept der Meilensteine geht auf die frühen Untersuchungen von Gesell und Armatruda (1947) zurück, welche die Entwicklung von Kindern analysierten, dokumentierten, verschiedene Entwicklungsstufen beschrieben und die ersten eigentlichen Entwicklungsnormen bestimmten. Diese Normen wurden später von vielen Entwicklungstests übernommen (z. B. vom Bayley-Test, Griffith-Test oder den Denver-Entwicklungsskalen).

Einige grobmotorische Meilensteine im Kindesalter sind in Abb. 3.66 illustriert. Es fällt auf, dass diese Meilensteine mit zunehmendem Alter immer variabler auftreten. Die Kurven werden immer flacher. Mit anderen Worten: Je älter die Kinder werden, desto variabler treten bestimmte motorische Entwicklungsschritte auf. Während 80 % aller Kinder zwischen 10 und 20 Monaten die ersten freien Schritte gehen, so können die meisten Kinder zwischen 2 und 4,5 Jahren auf einem Bein stehen. Eine mögliche Erklärung für die zunehmende Variabilität der motorischen Meilensteine ist, dass die frühe motorische Entwicklung stärker durch genetische Programme bestimmt wird als die Motorik im Vorschul- und Schulalter, in dem motorische Erfahrungen und Umwelteinflüsse eine große Rolle spielen. Tatsächlich ist die große interindividuelle Variabilität von motorischen Meilensteinen stark von der Interaktion zwischen genetischer Variabilität sowie von Adaptationsleistungen an Umweltbedingungen und kulturellen Vorstellungen geprägt.

Die große Variabilität bezüglich des Erreichens eines motorischen Meilensteins macht die Voraussage für spätere motorische Fähigkeiten und Qualitäten wie auch für allfällige Störungen im Bewegungsverhalten unzuverlässig. Für die Vorhersage der motorischen Entwicklung eignen sich Meilensteine nicht. Das Erreichen eines spezifischen motorischen Meilensteins korreliert nicht mit späteren neuromotorischen Leistungen (und auch nicht mit Intelligenzleistungen im Schulalter). Ein Kind, welches erst im Alter von 16 Monaten frei laufen kann, zeigt später nicht zwangsläufig schwächere motorische Leistungen als ein Kind, das diesen wichtigen motorischen Meilenstein bereits mit 10 Monaten erreicht hat.

Trotzdem ist die Anamnese der motorischen Meilensteine in der Praxis wichtig. Michaelis hat dazu das sog. Grenzsteinprinzip formuliert. Als Grenzstein bezeichnet man den Zeitpunkt, bei welchem 90–95 %aller Kinder einen bestimmten motorischen Entwicklungsschritt erreicht haben. Klassische motorische Grenzsteine sind:

- Sichere Kopfkontrolle mit 6 Monaten
- Freies Sitzen mit 9 Monaten
- Freies Gehen mit 20 Monaten
- Beidbeiniges Hüpfen von der untersten Treppenstufe mit 3 Jahren
- Pedale treten und Steuern eines Dreirades mit 4 Jahren
- Freihändiges Treppengehen (mit Beinen alternierend) mit 5 Jahren

Werden Grenzsteine nicht altersentsprechend erreicht, so kann das ein Hinweis auf eine neurologische Störung sein und erfordert weitere diagnostische Untersuchungen.

3.7.5 Bindungs- und Sozialverhalten

Zwischen dem 2. und 5. Lebensjahr erwirbt das Kind ein großes Stück innerer und äußerer Selbstständigkeit. Die Fähigkeit, Beziehungen zu außerfamiliären Personen aufzunehmen, nimmt ständig zu (Abb. 3.67). Das Kind ist aber immer noch auf die Unterstützung von Bezugspersonen angewiesen, wenn es in Kontakt mit Erwachsenen und Kindern treten will. So braucht es anfänglich den Rückhalt der Mutter, wenn es eine Spielgruppe besucht. Es muss mit der Gruppenleiterin und den anderen Kindern zuerst vertraut werden, bevor es sich ohne die Mutter wohl fühlen kann. Tatsächlich haben Erzieherinnen von Spielgruppen oder Kinderkrippen wichtige Aufgaben als außerfamiliäre Bindungspersonen. Eine Kontinuität in der Betreuung und eine fundierte Ausbildung in Kleinkinderziehung sind dabei wichtige Grundvoraussetzungen für eine gute Betreuung von Säuglingen und Kleinkindern.

Die zeitliche und räumliche Abhängigkeit von Bezugspersonen bleibt während des ganzen Vorschulalters bestehen: Das Kind ist auf die ständige Anwesenheit einer vertrauten Person angewiesen, die auf seine Bedürfnisse eingehen kann. Es ist das Alter, in dem das Kind am Rockzipfel der Mutter und anderer Bezugspersonen hängt.

Das Kleinkind verlangt viel Zuwendung, nicht nur in Form von Körperkontakt und sprachlichem Austausch. Gemeinsame Erfahrungen sind wichtige Formen der Zuwendung. Spielen und Singen und gemeinsame Erlebnisse mit Bezugspersonen im Haus und im

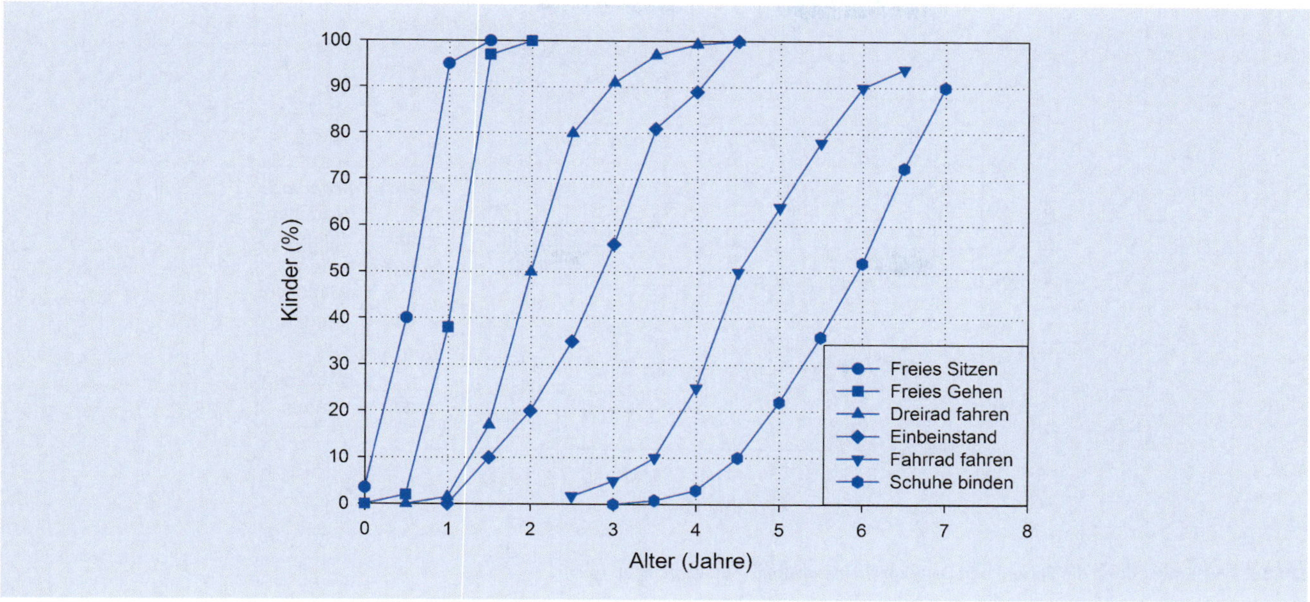

Abb. 3.66 Erstmaliges Auftreten von grobmotorischen Meilensteinen in der frühen Kindheit (Aus den Zürcher Longitudinalstudien)

Freien geben dem Kind ein Gefühl des Angenommenseins und der Zugehörigkeit.

Geborgenheit können sich Kleinkinder untereinander, z. B. in einer Spielgruppe, in einem beschränkten Ausmaß geben. Ihre Fähigkeiten, sich emphatisch zu verhalten, sind noch zu beschränkt. Sie interessieren sich aber für das Verhalten und Tun der anderen Kinder. Erstes antizipierendes Verhalten zeigt sich im Rollenspiel.

Die Erweiterungen, die das Beziehungsverhalten zwischen 2 und 5 Jahren erfährt, werden wesentlich durch die Selbstwahrnehmung sowie ein sich ständig erweiterndes Raum- und Zeitverständnis bestimmt (s. Abschn. „Kognitive Entwicklung“). Zwischen 18 und 24 Monaten beginnt das Kind sich als Person wahrzunehmen und von anderen Menschen abzugrenzen (s. Abschn. „Kognitive Entwicklung“). Damit verdichten sich seine Gefühle von Geborgenheit oder Verlassensein zu bewussten Vorstellungen. Das Kind realisiert, dass es alleine ist, wenn es nachts aufwacht. Trennungs- und Verlassenheitsängste lassen in seiner Phantasie Schreckgestalten entstehen, die in Ecken und hinter Vorhängen des dunklen Kinderzimmers lauern.

Viele Kleinkinder tragen ständig ein Tüchlein oder ein Spielzeug mit sich herum. Solche Übergangsobjekte haben eine Ersatzfunktion; sie können Bezugspersonen für eine begrenzte Zeit ersetzen. Sie geben den Kindern ein Gefühl von Sicherheit und Vertrautheit und dienen ihnen als Tröster.

Ein weiteres wichtiges Verhaltensphänomen tritt im Alter zwischen 2 und 4 Jahren auf: das Trotzen. Das Kind möchte eigene Vorstellungen durchsetzen und erlebt, dass diese entweder nicht umsetzbar sind oder von den Eltern nicht toleriert werden. Trotzen ist Ausdruck der sich entwickelnden Selbstwahrnehmung und zunehmenden Autonomieentwicklung. Trotzreaktionen kommen bei allen Kindern in unterschiedlicher Ausprägung vor, verschwinden meist im 4. Altersjahr und sind ein typisches Beispiel eines Reifungsphänomens im Vorschulalter.

3.7.6 Selbstständigkeit

Im 2. Lebensjahr wird das Kind bezüglich Trinken und Essen weitgehend selbstständig. Im 3. Lebensjahr zieht es Kleidungsstücke wie Socken oder Mütze aus. Ein bis zwei Jahre später kann es sich selbstständig an- und auskleiden. Zwischen 2 und 5 Jahren reifen die Blasen- und Darmfunktionen so weit heran, dass das Kind aus einem inneren Bedürfnis heraus sauber und trocken werden will (Abb. 3.68).

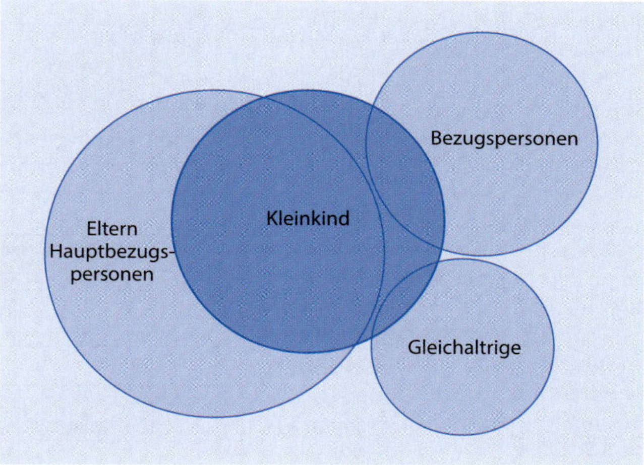

Abb. 3.67 Bindungen im Kleinkindesalter

Das Kind ist dann bereit, sauber und trocken zu werden, wenn es die Darm- und Stuhlentleerung bewusst wahrzunehmen beginnt. Die Eigenwahrnehmung stellt sich zwischen 18 und 48 Monaten ein. Sie äußert sich in Mimik, Körperhaltung und Sprache. Die meisten Kinder werden mit wenig erzieherischem Aufwand sauber und trocken, wenn die Eltern dem Kind beim Auftreten der Eigenwahrnehmung als Vorbild dienen und es in praktischen Belangen unterstützen. Etwa 50 % der Kinder werden im Verlauf des 3. Lebensjahrs tagsüber sauber und trocken, weitere 40 % im 4. und praktisch alle Kinder im 5. Lebensjahr. Die Blasenkontrolle nachts entwickelt sich etwas später als diejenige tagsüber. Etwa 10 % der Jungen und 5 % der Mädchen nässen im Alter von 5 Jahren nachts noch ein.

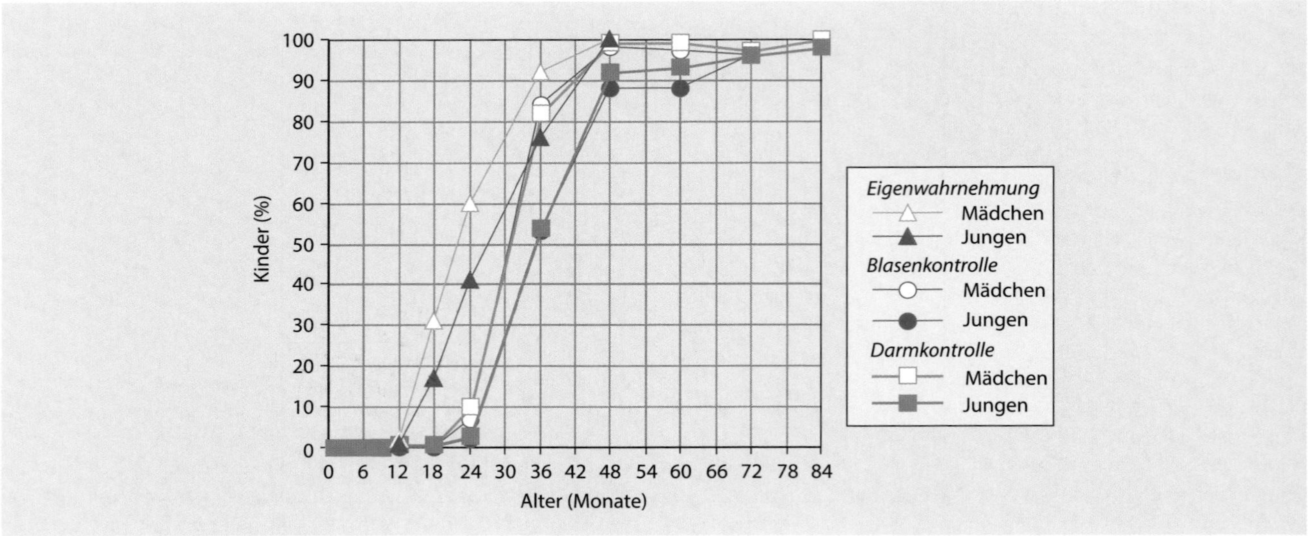

Abb. 3.68 Entwicklung der Blasen- und Darmkontrolle tagsüber. (Aus: Largo et al. 1996)

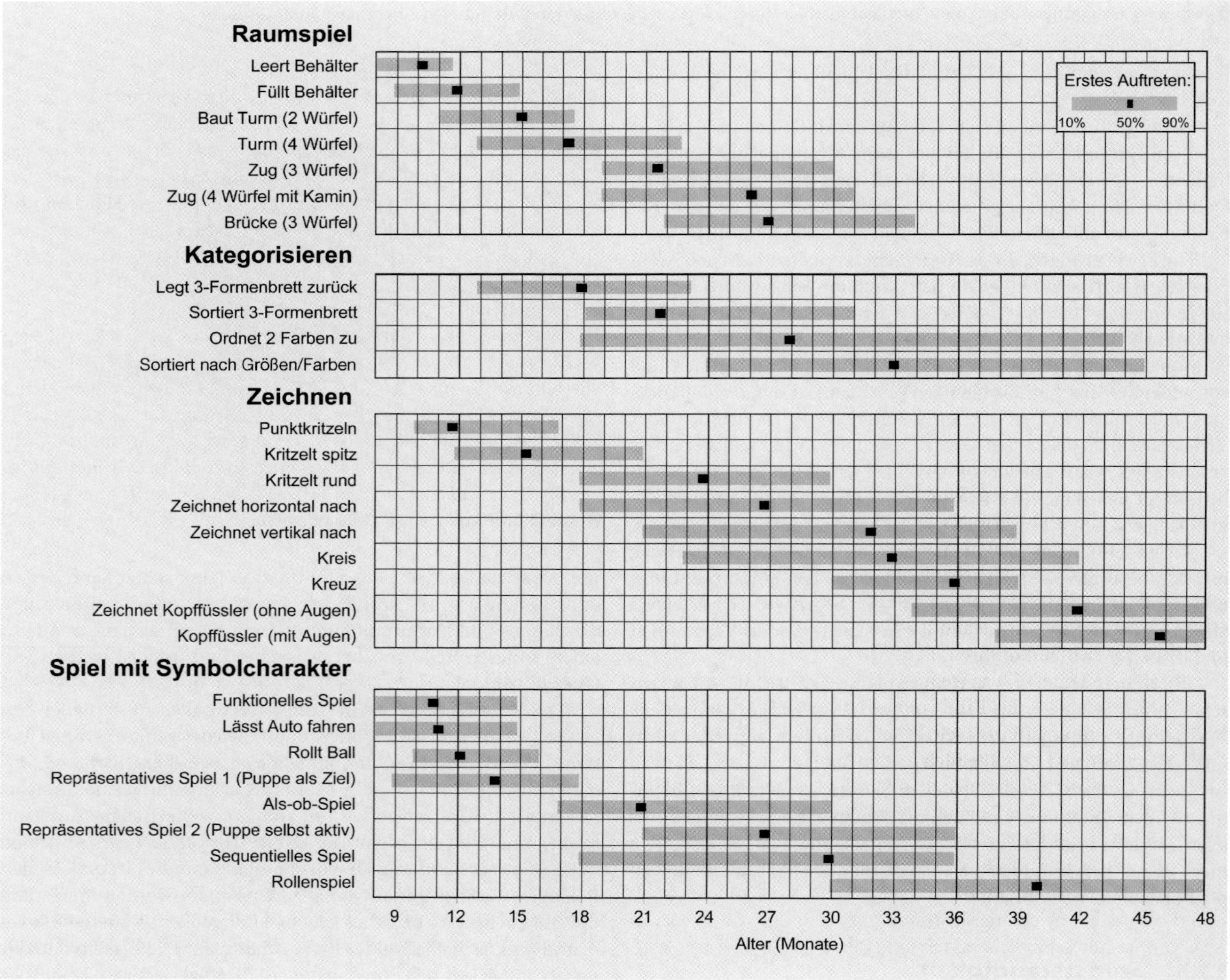

Abb. 3.69 Spielverhalten im Kleinkindalter als Spiegel der kognitiven Entwicklung. (Aus den Zürcher Longitudinalstudien)

3.7.7 Kognitive Entwicklung

Im 2. Lebensjahr geht die sensomotorische Periode zu Ende und wird durch die präoperationale Periode abgelöst, die sich durch das Auftreten der sog. Symbolfunktionen anzeigt.

Figural-räumliche Vorstellungen

Diese Entwicklung nimmt ihren Anfang im Säuglings- und Kleinkindesalter, wenn das Kind seine Umgebung betrachtet, sich im Raum bewegt und sich mit Gegenständen beschäftigt. Ab dem 2. Lebensjahr setzt sich das Kind in seinem Spiel intensiv mit den räumlichen Beziehungen zwischen den Gegenständen auseinander. Diese Auseinandersetzung spiegelt sich in einer charakteristischen Abfolge von Spielverhalten wider (◘ Abb. 3.69).

Bis zum Alter von 5 Jahren sind die räumlichen Vorstellungen so weit entwickelt, dass das Kind die Raumdimensionen im Spiel konstruktiv umsetzen kann. Es baut z. B. aus Bauklötzen oder Legosteinen dreidimensionale Gebilde wie etwa ein Haus oder ein Flugzeug.

Im 2. Lebensjahr erkennt das Kind die Funktion eines Stiftes und ergreift ihn mit der Hand (funktionelles Kritzeln und Nachahmung). Erste Vorformen von Zeichnungen werden auf ein Blatt Papier gekritzelt (Punkt- oder Strichkritzeln). Die zeichnerische Tätigkeit ist zu diesem Zeitpunkt ganz von schwungvollen Bewegungen des Oberkörpers bestimmt. Erst später im 2. Lebensjahr verlagert sich der Bewegungsdrehpunkt immer mehr vom Oberarm (Punkt- und Strichkritzeln), zum Ellenbogen (Kreiskritzeln) und schließlich auf das Hand- und die Fingergelenke (sinnunterlegtes Kritzeln).

Zu Beginn des 3. Lebensjahres können Kinder eine horizontale und vertikale Linie nachzeichnen. Aus dem Kreiskritzeln entwickelt sich im Folgenden eine erste geometrische Form: der Kreis. Die geometrischen Grundformen werden dann im Verlauf zu komplexeren Formen zusammengesetzt, die das Kind dann auch benennt. Ab dem 5. Lebensjahr verfügt es über erste konkrete Motive, die sich aus den Grundformen ableiten. Sie zeichnen dann einen sog. Kopffüßler, die erste Darstellung der menschlichen Gestalt (◘ Abb. 3.70). Bis zum Kindergartenalter sind die meisten Kinder fähig, den Menschen mit den wichtigsten Körperteilen, aber auch Häuser und Bäume wiederzugeben.

Symbolspiel

Zwischen 12 und 18 Monaten macht das Kind einen ersten Schritt hin zur Entwicklung von sog. Symbolfunktionen. Nach Piaget (1975) entsteht über die verzögerte Nachahmung eine innere Vorstellung einer Handlung. Diese innere Vorstellung ist unabhängig von den zeitlichen und örtlichen Gegebenheiten, in der das Kind die Handlung erlebt hat, und damit auf neue Situationen übertragbar. Dies ermöglicht dem Kind, eine Handlung, z. B. „Mit dem Löffel zu essen" nicht nur bei sich auszuführen. Es kann auch die Mutter oder die Puppe mit dem Löffel füttern (repräsentatives Spiel I). In einem weiteren Schritt stellt sich das Kind vor, dass die Puppe selbst mit dem Löffel isst (repräsentatives Spiel II). Anfang des 3. Lebensjahrs ist seine Vorstellungskraft schließlich so weit entwickelt, dass das Kind nicht nur einzelne Handlungen, sondern ganze Handlungsabläufe mit einer gemeinsamen Thematik darstellen kann (sequenzielles Spiel). Es spielt z. B. in der Puppenstube „Essen am Familientisch" oder „Zu Bett gehen" nach. Die Symbolfunktionen sind von ausschlaggebender Bedeutung für die Kognition, das Sozialverhalten und die Sprachentwicklung. In ◘ Abb. 3.69 sind die verschiedenen Spielformen mit Symbolcharakter aufgeführt.

Zeitverständnis

In den ersten 3 Lebensjahren verfügt das Kind über keine konkreten Zeitvorstellungen. Die Mutter kann ihrem 2-jährigen Kind nicht

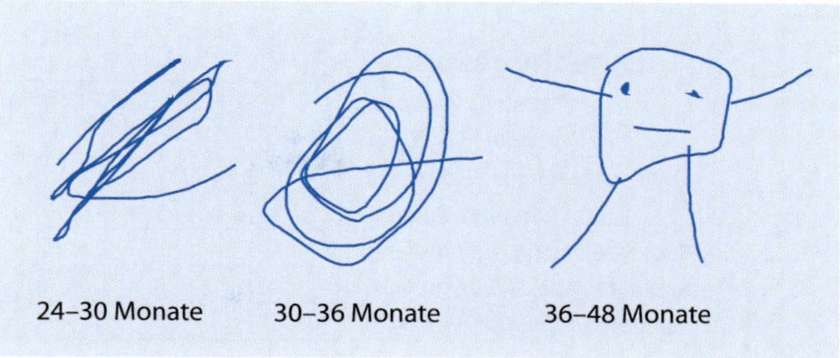

◘ **Abb. 3.70** Zeichnen im Alter von 2–4 Jahren: *Spitzes* und *rundes Kritzeln* sowie erste Menschzeichnung *(Kopffüßler)*

begreiflich machen, dass sie nur einige Minuten wegbleibt, wenn sie im Keller etwas holen möchte. Erste Zeitvorstellungen entwickeln sich im 4. Lebensjahr. Das Kind versteht einfache zeitliche Angaben wie „Nach dem Mittagsschlaf gehen wir auf den Spielplatz". Bis zum Schulalter dehnt sich das kindliche Vorstellungsvermögen auf immer größere Zeiträume aus. Ein 4- bis 5-jähriges Kind verfügt über Zeitvorstellungen, die sich über einige Tage erstrecken, und versteht Begriffe wie „gestern, heute und morgen". Nummerische Zeitbegriffe (z. B. 10 min) erkennt das Kind gewöhnlich erst im Schulalter (s. auch die beiden Fallbeispiele in der Einleitung).

Logisch-mathematische Kompetenz

Der Ursprung dieser Kompetenz liegt in den konkreten Erfahrungen, die das Kind in den ersten Lebensjahren mit der gegenständlichen Umwelt macht. Mit 1,5–2 Jahren realisiert das Kind, dass Gegenstände aufgrund bestimmter Eigenschaften gleich oder verschieden sein können. Es sortiert oder gruppiert Spielsachen und Gegenstände nach bestimmten Eigenschaften. Diese Einsicht ist der Beginn des Kategorisierens, einer Grundfunktion des logischen Denkens.

Zahlenverständnis Bereits das Neugeborene und der Säugling verfügen über eine – wenn auch noch sehr beschränkte – Mengenvorstellung. Die erste Unterscheidung von Mengen, die das Kind im Verlauf des 3. Lebensjahrs bewusst vornimmt, umfasst Vorstellungen wie „eines" und „vieles". Damit wird es dem Kind möglich, Einzahl und Mehrzahl von Hauptwörtern zu bilden. Frühestens im 4. und 5. Lebensjahr beginnt sich ein Zahlenbegriff einzustellen. Er bleibt vor dem Schuleintritt bei den meisten Kindern auf 1–5 beschränkt.

3.7.8 Sprachentwicklung

Das Sprachverständnis (rezeptive Sprache) ist im Kleinkindesalter weiter entwickelt als der sprachliche Ausdruck (expressive Sprache). In ◘ Abb. 3.71 sind die wichtigsten Meilensteine der expressiven und rezeptiven Sprache zusammengestellt.

Rezeptive Sprache

Gegen Ende des 1. Lebensjahrs kann das Kind die Bezeichnung von Personen und Gegenständen verstehen, mit denen es täglich in Berührung kommt. Es reagiert sinngemäß auf Fragen wie „Wo ist Papa?". Sagt die Mutter „nein", hält das Kind – mindestens einen Augenblick lang – in seiner Tätigkeit inne. Zwischen 12 und 18 Monaten wächst das Interesse des Kindes an Gesprächen. Es hört aufmerksam zu, wenn Eltern und Geschwister miteinander sprechen. Gegen Ende des 2. Lebensjahrs versteht das Kind Sätze wie „Wenn wir auf dem Spielplatz sind, darfst du mit dem Ball spielen".

3

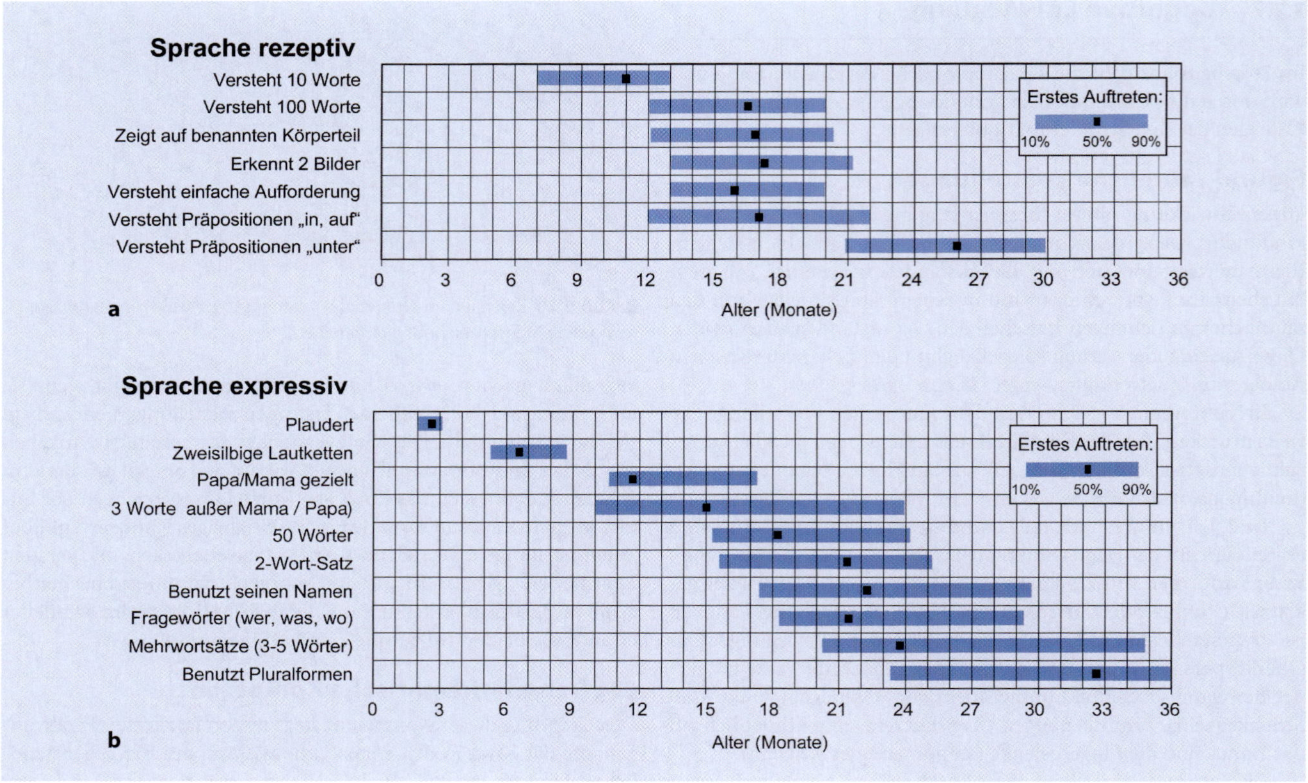

Abb. 3.71a,b Entwicklung von Sprachmeilensteinen im Kleinkindalter. (Aus den Zürcher Longitudinalstudien)

Kleinkinder haben eine große Vorliebe für Kinderreime. Sie können sie sich mühelos mithilfe von Melodie und rhythmischen Begleitbewegungen merken. Der Inhalt der Reime interessiert die Kinder dabei weit weniger.

Expressive Sprache

Anfang des 2. Lebensjahrs entwickeln die Kinder einen sog. Sprechjargon, der sich aus längeren Lautfolgen zusammensetzt und zumeist keine eigentlichen Wörter enthält. Das Charakteristische des Jargons ist, dass die Kinder Fluss, Rhythmus und Tonfall der Umgebungssprache nachahmen. Die Kinder machen nicht nur die Sprechweisen der Familienangehörigen nach, sondern auch Umgebungslaute wie Hundegebell oder das Geräusch eines fahrenden Autos.

Kleinkinder haben ein großes Interesse, die Namen von allen möglichen Gegenständen zu erfahren. Sie stellen den ganzen Tag „Was-Fragen“ und erwarten, dass die Eltern Auskunft geben. Eine Eigenheit der frühen Sprachentwicklung besteht darin, dass das Kind die Bedeutung eines Wortes überdehnt. Mit dem Wort „Kuh“ bezeichnet es z. B. alle größeren Tiere, also nicht nur Kühe, sondern auch Pferde, Schafe und Ziegen. Es neigt auch dazu, die Bedeutung eines Wortes einzuengen. So braucht es z. B. das Wort „Auto“ nur für das Fahrzeug der Familie, nicht aber für andere Autos.

Die ersten Wörter treten bei den meisten Kindern zwischen 12 und 18 Monaten auf. Bei vielen Kindern weist die frühe Sprachentwicklung einen sprunghaften Charakter auf; der Wortschatz weitet sich nicht kontinuierlich, sondern in Schüben aus. Wenn der Wortschatz auf 20–50 Wörter angewachsen ist, beginnen die Kinder, Zwei-Wort-Sätze zu bilden. Diese entstehen aus der Verbindung zweier Wörter, die nicht als ein Begriff auftreten, z. B. „Eva Schuhe“.

Die expressive Sprachentwicklung zwischen 2 und 5 Jahren weist die folgenden Merkmale auf:

Eigenschaftswörter Zweijährige Kinder verwenden noch kaum Eigenschaftswörter. Eine Ausnahme bildet das Wörtchen „heiß“, das häufig und früh im Wortschatz der Kinder erscheint. Vom 3.–5. Lebensjahr eignen sich die Kinder viele Eigenschaftswörtern an.

Tätigkeitswörter Zweijährige Kinder verwenden nur die Infinitivform. Die Beugung (Konjugation) wie auch die verschiedenen Zeitformen der Tätigkeitswörter erwerben die Kinder im 3.–5. Lebensjahr. Die semantischen Voraussetzungen dafür sind, dass das Kind sich und andere Menschen als eigenständige Personen wahrnimmt sowie über einen Mengen- und einen Zeitbegriff verfügt.

Persönliche Fürwörter Zweijährige Kinder sprechen von sich, indem sie ihren Vornamen benutzen. Im Verlauf des 3. Lebensjahrs sind „mein“ und „mir“ diejenigen Fürwörter, die die Kinder zuerst verwenden. Es folgen „du“ und schließlich „ich“. Mit den ersten Mengenvorstellungen erschließt sich den Kindern auch die Bedeutung der Wir-Form.

Kausalbegriffe Ein Bewusstwerden von Kausalzusammenhängen setzt im 3. und 4. Lebensjahr ein. Die Kinder kommen ins „Fragealter“. Die Kinder stellen den lieben langen Tag „Warum-Fragen“.

Spricht ein Kind im Alter von 24 Monaten noch keine 50 Wörter oder macht Zwei-Wort-Sätze, dann bezeichnet man es als Late Talker und es sind weitere (besonders logopädische) Abklärungen indiziert. Eine Spracherwerbsstörung kann in diesem Alter jedoch noch nicht sicher diagnostiziert werden, da der Verlauf der Sprachentwicklung bei den Late Talkers sehr unterschiedlich ist. Manche Late Talkers holen die Verzögerung auf bis sie 3 Jahre alt sind, andere bilden eine Spracherwerbsstörung aus oder zeigen sprachliche Auffälligkeiten.

Mit dem Eintritt in den Kindergarten ist die Sprache bei den meisten Kindern so weit entwickelt, dass die Kinder im täglichen Umgang in vollständigen, grammatikalisch korrekten Sätzen sprechen. Die Artikulation, wenn auch noch unvollständig, ist auch für Außenstehende gut verständlich.

Die meisten Eltern spüren intuitiv, welche Wörter und Satzkonstruktionen ihr Kind versteht, und passen ihre Sprechweise seinem Sprachverständnis an. Der folgende Umgang mit dem Kind wirkt sich fördernd auf seine Sprachentwicklung aus: Die Eltern übernehmen nicht die Sprechweise des Kindes. Sie vereinfachen aber ihre Sprache so weit, dass das Kind sie versteht. Sie haben eine akzeptierende Grundhaltung, können gut zuhören und das Kind bestätigen. Sie korrigieren die inhaltliche Aussage und den Wahrheitsgehalt dessen, was das Kind sagt, nicht aber die grammatikalische Form. Sie berichtigen eine falsche Satzkonstruktion nur, wenn diese die Aussage unverständlich macht. Entscheidend für die Sprachentwicklung des Kindes ist das elterliche Interesse am Kind und ihre innere Bereitschaft zur Kommunikation.

Kinder, deren Eltern zwei verschiedene Sprachen sprechen, weisen im Vergleich mit Kindern, die nur eine Sprache hören, eine langsamere Sprachentwicklung auf. Die Verzögerung kann sich mit einem kleineren Wortschatz und einem einfacheren Satzbau bis ins frühe Schulalter bemerkbar machen. Dieser vorübergehende Nachteil sollte aber Eltern nicht davon abhalten, ihrem Kind mehr als eine Sprache zu vermitteln. Ein- und dieselbe Person sollte mit dem Kind in den ersten Jahren nur eine Sprache sprechen.

3.8 Schulalter

Zwischen 6 und 12 Jahren eignet sich das Kind die grundlegenden Kulturtechniken an. Akademische Fähigkeiten und ein vielfältiges Wissen werden ihm besonders durch die Schule und andere Institutionen vermittelt. Die Beziehungen zu den Gleichaltrigen bekommen für das Schulkind eine immer größere Bedeutung, während es sich langsam von seinen Eltern abzulösen beginnt.

3.8.1 Ernährungsverhalten

Das Ernährungsverhalten im Schulalter wird durch die Vorbildfunktion der Familie und durch das Verhalten von Gleichaltrigen wesentlich bestimmt. Fehlernährung von Schulkindern ist leider weit verbreitet. So bevorzugen Kinder oft Lebensmittel mit einer hohen Energiedichte (Junk Food und gesüßte Getränke).

3.8.2 Schlafverhalten

Einschlafstörungen sind in dieser Altersperiode häufig. Als deren mögliche Ursache sind u. a. Schulschwierigkeiten und Beziehungsprobleme mit Gleichaltrigen in Betracht zu ziehen. Ab dem Schulalter können gewöhnlich die Merkmale der inneren Uhr zuverlässig mit Fragebogen erfasst werden. Als Chronotypus wird diejenige Eigenschaft bezeichnet, die uns zum Morgentyp („Lerche") oder Abendtyp („Eule") macht. Der Morgentyp wacht in der Regel frühzeitig auf, erreicht sein Leistungsmaximum bereits am frühen Morgen und legt sich in der Regel abends relativ frühzeitig schlafen. Der Abendtyp hingegen wacht morgens tendenziell später auf, ist erst am Nachmittag und Abend voll leistungsfähig und geht entsprechend spät ins Bett. Der Chronotypus eines Individuums ist genetisch vorgegeben und bleibt ein Leben lang erhalten.

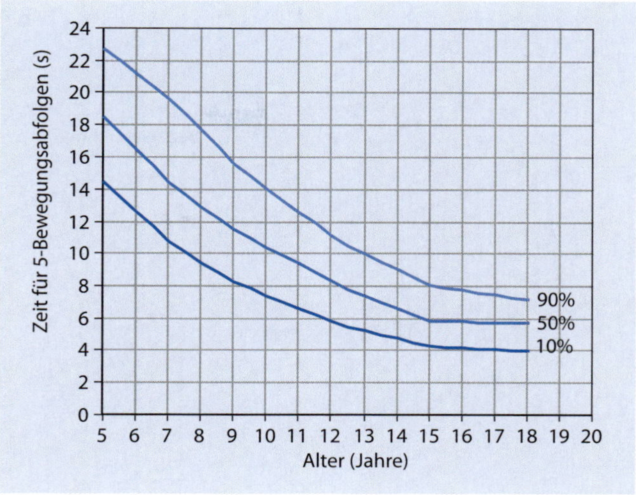

■ **Abb. 3.72** Geschwindigkeit sequenzieller Fingerbewegungen. Das Diagramm gibt die Zeit an, die Kinder zwischen 5 und 18 Jahren benötigen, um 5-mal die folgende Bewegungsabfolge durchzuführen: Der Daumen berührt nacheinander Zeigefinger, Mittelfinger, Ringfinger und kleinen Finger (10., 50. und 90. Perzentile). (Aus: Largo et al. 2001a, b)

3.8.3 Wachstum

Die körperliche Entwicklung verläuft im Schulalter kontinuierlich und mit geringer Intensität. Die erste Streckung (mid-growth spurt) mit 7 Jahren fällt bei den meisten Kindern so schwach aus, dass sie nicht wahrgenommen wird. Die Körpergestalt bleibt während der mittleren Kindheitsperiode stabil. Die zweiten Zähne brechen ab dem 5.–7. Jahr bis ins Erwachsenenalter durch. Das lymphoide Gewebe ist im frühen Schulalter hypertroph; vergrößerte Tonsillen und Adenoide machen aber nur ausnahmsweise eine chirurgische Reduktion erforderlich. Die Sexualorgane bleiben unreif und das sexuelle Interesse ist gering.

3.8.4 Motorik

Bewegungskoordination, Durchstehvermögen und Muskelkraft nehmen im Schulalter kontinuierlich zu. Die Fähigkeit, komplexe Bewegungen wie beim Tanzen, Tennis- oder Klavierspiel auszuführen, ist von der familiären Disposition, der Reifungsgeschwindigkeit und der Trainingsintensität abhängig. Der unterschiedliche Kompetenzgrad, der dabei erreicht wird, spiegelt die große interindividuelle Variabilität neuromotorischer Funktionen wider.

Das Leistungsvermögen nimmt bis zur Pubertät ständig zu (■ Abb. 3.72), während Häufigkeit und Ausmaß der Mitbewegungen sich vermindern.

3.8.5 Bindungs- und Sozialverhalten

Im Schulalter wird das Kind fähig, selbstständig Kontakt zu Erwachsenen und Gleichaltrigen aufzunehmen (■ Abb. 3.73). Diese Beziehungen werden für das Kind in dieser Altersperiode so wichtig, dass sich ein Mangel nachteilig auf sein Wohlbefinden und Selbstwertgefühl auswirkt. Das Schulkind hat eine innere Bereitschaft, sich auf fremde Erwachsene auszurichten und von ihnen zu lernen. Es braucht – im Gegensatz zum Kleinkind – seine Eltern oder andere Hauptbezugspersonen nicht mehr als Vermittler.

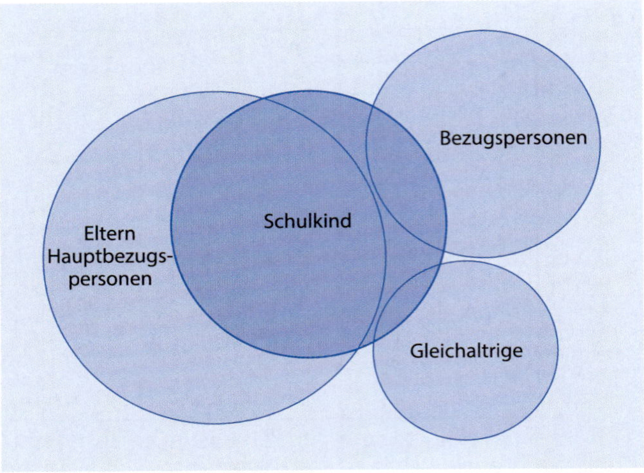

Abb. 3.73 Bindungen im Schulalter

Das Schulkind ist nicht mehr auf die unmittelbare Nähe vertrauter Erwachsener angewiesen. Es braucht aber die Gewissheit, dass es jederzeit an eine Bezugsperson gelangen kann. Die Beziehung zu den Eltern bleibt die sichere Basis, von der aus das Kind außerfamiliäre Erfahrungen macht. Meilensteine der zunehmenden Unabhängigkeit sind Erfahrungen wie das erste Nächtigen im Hause eines Freundes oder die Teilnahme an einem Feriencamp.

Das Schulkind braucht nicht nur die Zuwendung und Anerkennung von Eltern und Bezugspersonen wie Lehrern, sondern immer mehr auch von seinen Kameraden. Es ist darauf angewiesen, dass es mit seinen Fähigkeiten und Leistungen von ihnen akzeptiert wird und sich so die Zugehörigkeit zu einer Gruppe sichern kann. Organisationen wie Pfadfindervereinigung oder Sportgruppe bieten Gelegenheiten, Beziehungen zu Gleichaltrigen außerhalb der Familie aufzubauen. Kinder können sich gegenseitig ein Gefühl von Nähe und Sicherheit geben; tiefe und tragfähige Freundschaften sind nun möglich, Freundschaften, die über Monate und Jahre andauern können. Aber auch Gegnerschaften und konflikthafte Beziehungen mit Gleichaltrigen gestalten das Beziehungsverhalten.

3.8.6 Kognition

Im frühen Schulalter vollzieht sich der Wandel vom präoperationalen zum konkret logischen Denken. Das magische, egozentrische und wahrnehmungsgebundene Denken des Kleinkindes wird abgelöst durch ein erweitertes kognitives Verständnis. Das Schulkind versteht die Bedeutung von Regeln, vermag verschiedene Aspekte gleichzeitig zu berücksichtigen und seine Wahrnehmung durch logische Einsichten zu relativieren. Letzteres zeigt sich beispielsweise darin, dass für ein Schul-, nicht aber für ein Kleinkind das Volumen einer Flüssigkeit konstant bleibt, wenn es von einem hohen und schmalen Gefäß in ein breites und flaches umgegossen wird.

Beim Schuleintritt soll ein Kind die folgenden Voraussetzungen mitbringen:

- Intellektuell: zeigt Interesse für Buchstaben, Zahlen und Geschichten
- Sozial: kann Beziehungen zu fremden Erwachsenen und Gleichaltrigen aufnehmen, ist gruppenfähig und kann den Schulweg alleine bewältigen
- Motorisch: verfügt über eine ausreichende feinmotorische Geschicklichkeit zum Schreiben und Zeichnen; kann längere Zeit ruhig sitzen

Der Entwicklungsstand von Kindern kann mit normierten Fragebogen erfasst werden. Ein Beispiel ist der von Ohrt und Kollegen ausgearbeitete Fragebogen für 5-jährige Kinder (Abb. 3.74). Dieser Fragebogen kann eine ausgedehnte Untersuchung der verschiedenen Entwicklungsbereiche mit standardisierten Tests nicht ersetzen (► Abschn. 3.2).

In den ersten Jahren der Elementarschule eignen sich die Kinder die grundlegenden akademischen Fähigkeiten wie das Lesen, das Schreiben und das Rechnen an. In den folgenden Schuljahren benutzen sie diese Grundkenntnisse, um Wissen zu erwerben, Zusammenhänge zu verstehen und Probleme zu lösen. Viele Fähigkeiten erwerben sie auch in der Freizeit. Manche Kinder werden zu eigentlichen Experten im Sport oder in musischen Aktivitäten.

Die interindividuelle und intraindividuelle Variabilität von Körpergröße, kognitiven Fähigkeiten, schulischen Fertigkeiten, Bewegungsverhalten und sprachlichen Kompetenzen (s. ► Abschn. 3.3, „Erfassung der Variabilität",) ist im Schulalter sehr groß. Leistungsversagen und -verweigerung sowie sekundäre Verhaltensauffälligkeiten, wie motorische Unruhe, vermehrte Aggressivität und gestörtes Beziehungsverhalten, treten darum gehäuft auf. Kinder, die an solchen Störungen leiden, sind umfassend abzuklären. Dazu gehört eine sorgfältige Beurteilung der intellektuellen Leistungsfähigkeit, insbesondere auch bezüglich des Vorliegens von spezifischen Lernschwächen, wie einer Leserechtschreibstörung (Legasthenie) oder einer Rechenstörung (Dyskalkulie), sowie eine Untersuchung der motorischen und sozialen Kompetenzen. Zusätzlich werden die Erwartungen und Erziehungsvorstellungen der Eltern und Lehrer in Erfahrung gebracht. Interventionen sollten neben therapeutischen und pädagogischen Maßnahmen besonders darin bestehen, die schulischen Anforderungen den individuellen Fähigkeiten des Kindes anzupassen und das Umfeld so zu gestalten, dass das Kind seine Stärken einsetzen und positive Lernerfahrungen machen kann.

3.8.7 Sprache

Die formale Sprachentwicklung ist im frühen Schulalter weitgehend abgeschlossen. Geringfügige Auffälligkeiten in Artikulation und Syntax kommen aber bei 5–10 % der Kinder noch vor (Abb. 3.75).

In der Elementarschule geht es besonders darum, die Kompetenzen der gesprochenen Sprache weiter auszuweiten und auf die geschriebene Sprache zu übertragen.

3.9 Adoleszenz

In der Adoleszenz werden Entwicklung und Wachstum abgeschlossen. Zuvor macht der Organismus einen letzten Entwicklungsschub durch. Ein hormonell ausgelöster Reifungsprozess bewirkt einen Wachstumsspurt, einen Gestaltwandel und das Auftreten der sekundären Geschlechtsmerkmale. Die kognitiven Fähigkeiten erweitern sich um neue Denkkategorien. Im Bindungs- und Sozialverhalten findet ein tief greifender Umbruch statt.

3.9.1 Ernährungsverhalten

Jugendliche wollen über Körper und seine Bedürfnisse selbst bestimmen. Sie lehnen die Fürsorge der Eltern geradezu ab. Was sie essen und trinken, wollen sie selbst entscheiden. Ob ihr Verhalten sinnvoll und ihrem Körper zuträglich ist, kümmert sie oft wenig. Mit dieser

Radfahren	noch nicht ○	mit Stützrädern ○	seit kurzem ohne Stützräder ○	> 1/2 Jahr ohne Stützräder ○
Ballfangen	noch nicht ○	nur mit Mühe ○	gut ○	sehr geschickt ○
Rennen	noch nicht ○	langsam ○	rasch ○	sehr rasch, flüssig ○
Knöpfe aufknöpfen	noch nicht ○	mit Hilfe ○	seit kurzem selbst ○	seit 1 Jahr ○
Mann-Zeichnung	keine gegenständliche Darstellung ○	Kopffüßler ○	Kopf, Rumpf, Extremitäten ○	zusätzlich Details von Kopf und Extremitäten ○
Zeitbegriff	fehlend ○	morgens, mittags, abends ○	gestern, heute, morgen ○	über mehrere Tage ○
Ausdrucksfähigkeit im Vergleich mit Gleichaltrigen	stark zurück ○	etwas zurück ○	etwas voraus ○	deutlich voraus ○
Erzählen von Erfahrungen und Geschichten	fehlend ○	bruchstückweise ○	mehrheitlich zusammenhängend ○	detailliert und klar ○
Artikulation der Alltagssprache für Außenstehende	unverständlich ○	teilweise verständlich ○	mehrheitlich verständlich ○	alles verständlich ○
Satzbau der Alltagssprache	so unvollständig, dass unverständlich ○	viele Fehler ○	selten Fehler ○	immer korrekt ○
Trennung von Bezugspersonen für einige Stunden	nicht möglich ○	nur für kurze Zeit möglich ○	meist möglich, aber noch Schwierigkeiten, Trennung auszuhalten ○	immer korrekt ○
Versteht Spielregeln altersgemäßer Spiele (Brettspiele, Domino, Lotto u.ä.)	nein ○	hält sich für kurze Zeit an Spielregeln, bricht Spiele von sich aus ab ○	gelegentliche Probleme mit Spielregeln oder Verlierer zu sein ○	hält sich an Spielregeln, kann auch verlieren ○
Wird von anderen Kindern in kleinerer Spielgruppe (bis zu 6 Kindern) akzeptiert	nein ○	ab und zu mit erheblichen Vorbehalten ○	meist, aber gelegentlich gewisse Vorbehalte ○	wird voll akzeptiert ○
Hat Freunde/Freundinnen	nein ○	nur ab und zu kurzfristig, wenig an Freundschaften interessiert ○	möchte gerne, verliert aber immer wieder scheinbar stabile Freundschaften ○	stabile Freundschaften, wird eingeladen, lädt selbst ein (z.B. Geburtstage) ○
Rollenspiele mit anderen Kindern	beteiligt sich nicht ○	beteiligt sich nur ungern und mit bestimmter Rolle ○	nur bestimmte Rolle oder lässt sich unangemessene Rolle zuweisen ○	übernimmt verschiedene Rollen kompetent je nach Spielsituation ○
Versteht emotional getönte Signale (Mimik, Gestik, Redewendungen, Tadel, Trauer, Kummer, Weinen, Lachen) anderer Kinder	nein ○	hat erhebliche Schwierigkeiten, Signale zu bemerken und adäquat zu reagieren ○	versteht, kann aber nicht immer adäquat reagieren ○	versteht und handelt adäquat (Trösten, Teilen, Kommentare, Mitfreuen) ○
Ankleiden	nicht möglich ○	braucht immer etwas Hilfe ○	mehrheitlich selbständig, braucht gelegentliche Hilfe ○	selbständig ○
Sauberkeit	nässt täglich ein ○	ist noch nicht zuverlässig trocken und sauber ○	ist trocken und sauber, wenn zum Toilettengang aufgefordert wird ○	selbständig ○

Abb. 3.74 Normierter Fragebogen zur Erfassung von Entwicklungsauffälligkeiten bei 5-jährigen. *Eingezeichnete Grenzlinie* entspricht der 95. Perzentile der Normstichprobe. (Adaptiert nach Ohrt et al. 1993)

Haltung ist eine Risikobereitschaft (z. B. Alkoholexzesse, Drogen etc.) verbunden, die unterschiedlich lang andauern und individuell verschieden ausgeprägt sein kann.

3.9.2 Schlafverhalten

Jugendlicheverschieben im Verlauf der Pubertät den Einschlafzeitpunkt immer mehr in den Abend und die Nacht hinein. Tatsächlich scheint sich die innere Uhr und der zirkadiane Rhythmus mit der Pubertät zeitlich nach hinten zu verschieben und der homöostatische Schlafdruck tagsüber langsamer aufzubauen. Dies würde erklären, warum Jugendliche später ins Bett gehen und später aufstehen möchten. Zudem nimmt der elterliche Einfluss auf den Einschlafzeitpunkt der Jugendlichen immer mehr ab.

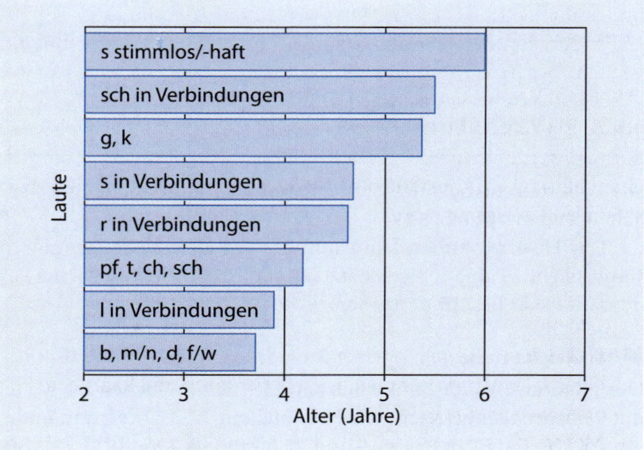

Abb. 3.75 Entwicklung der Sprachlaute (90. Perzentile). (Nach: Grohnfeldt 1980)

Tab. 3.12 Definition der Pubertätsmerkmale. Abkürzungen wie B2 oder PH3 bezeichnen das Alter, bei dem eine Weiterentwicklung von einem bestimmten Pubertätsstadium zum nächsten stattfindet. (Nach Tanner 1962)

Stadium		Merkmale
Pubesbehaarung (PH) (beider Geschlechter)	PH1	Pubes nicht weiter entwickelt als Behaarung der Bauchhaut. Eigentliche Schamhaare fehlen
	PH2	Spärliches Wachstum langer, leicht pigmentierter Haare
	PH3	Behaarung beträchtlich dunkler, gröber und stärker gelockt. Spärliche Ausbreitung über das Schamdreieck
	PH4	Behaarung ähnelt dem Erwachsenen Typ, jedoch erheblich geringere Ausbreitung und kein Übergreifen auf Oberschenkel
	PH5	Erwachsenenbehaarung mit horizontaler oberer Begrenzung und Ausbreitung auf die Oberschenkel
	PH6	Wie PH5, jedoch mit zusätzlicher Ausbreitung entlang der Linie alba (männlicher Behaarungstyp)
Brustentwicklung (B) Mädchen	B1	Ausschließliches Hervortreten der Papille
	B2	Brustknospe, halbkugelige Vorwölbung im Bereich des Warzenhofs, der sich im Durchmesser vergrößert
	B3	Weitere Vergrößerung über den Warzenhof hinaus, ohne Trennung ihrer Konturen
	B4	Weitere Vergrößerung mit gesonderter Vorwölbung im Bereiche des Warzenhofs
	B5	Reife Brust, Zurückweichen der Warzenhofvorwölbung in die allgemeine Brustkontur
Genitalentwicklung (G) Jungen	G1	Testes, Skrotum und Penis haben die gleiche Größe wie in der früheren Kindheit
	G2	Vergrößerung von Skrotum und Testes. Strukturveränderung und Rötung der Skrotalhaut. Penis unverändert
	G3	Vergrößerung des Penis, zunächst hauptsächlich in der Länge. Weiteres Wachstum von Skrotum und Testes
	G4	Dickerwerden des Penis und Entwicklung der Glans. Dunkelfärbung der Skrotalhaut
	G5	Erwachsenengröße und -form des Genitals
Axillarbehaarung (AH)	AH1	Keine
	AH2	Spärlich
	AH3	Mäßig
	AH4	Ausgedehnt
Akne (A)	A1	Keine
	A2	Leicht bis mäßig
	A3	Ausgeprägt
Striae (STR)	STR1	Keine
	STR2	Vorhanden
Menarche (M)	M	Erstmalige Menstruationsblutung

3.9.3 Wachstum

Die Pubertätsentwicklung kann anhand der Tanner-Stadien festgehalten werden (Tab. 3.12).

Das Hodenvolumen kann mithilfe des Orchidometers durch vergleichende Palpation geschätzt (Abb. 3.76) oder durch eine Sonografie exakt bestimmt werden.

Mädchen

Der pubertäre Wachstumsschub setzt bei den Mädchen im Mittel mit 9,6 Jahren ein, erreicht seinen Gipfel mit 12,2 Jahren und findet seinen Abschluss zwischen 15 und 16 Jahren (Abb. 3.77). Das Sesambein des Daumens tritt im Röntgenbild bei einem durchschnittlichen Alter von 11,5 Jahren auf und wird bei der Mehrheit vor dem Auftreten des pubertären Wachstumsschubs sichtbar. Die Mädchen erreichen 99 % der Erwachsenengröße im Mittel mit 15,25 Jahren.

Die Entwicklung der Pubesbehaarung setzt bei einem mittleren Alter von 10,4 Jahren ein (PH2). Sie wird gefolgt von der Brustentwicklung (B2: 10,9 Jahre) und der Axillarbehaarung (AH2: 12 Jahre). Während sich das Auftreten dieser drei Pubertätsmerkmale über mehrere Jahre hinzieht, finden alle drei Merkmale etwa gleichzeitig ihren Abschluss, nämlich bei einem mittleren Alter von 13,9–14 Jahren.

Die Pubesbehaarung tritt bei den meisten Mädchen zuerst auf, gefolgt von der Brustentwicklung und der Axillarbehaarung; Axillarbehaarung und Menarche treten nie als erstes Merkmal auf (Tab. 3.13). Selten wird als Entwicklungsvariante eine isolierte Schambehaarung oder Brustentwicklung im vorpubertären Alter beobachtet (prämature Pubarche oder Thelarche).

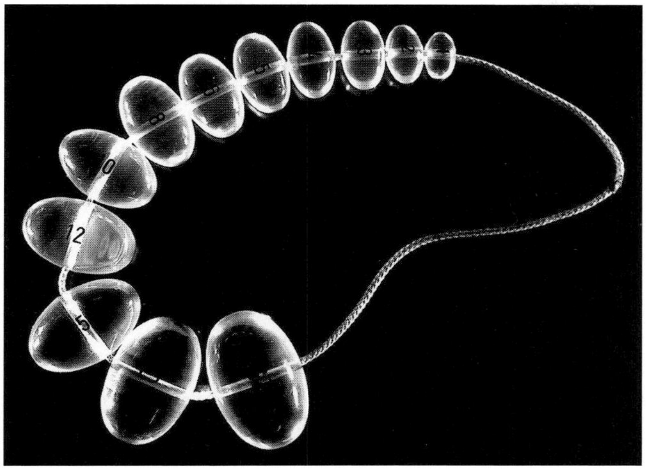

■ **Abb. 3.76** Orchidometer. (Aus: Prader et al. 1989)

■ **Tab. 3.13** Zuerst auftretende Pubertätsmerkmale bei Mädchen und Jungen. (Aus: Largo u. Prader 1983a, b)

Mädchen	%	Jungen	%
Pubesbehaarung	53	Genitalentwicklung	41
Pubesbehaarung und Brustentwicklung	29	Hodenvolumen ≥3 ml	20
Brustentwicklung	18	Genitalentwicklung und Pubesbehaarung	17
Menarche	0	Genitalentwicklung und Hodenentwicklung ≥3 ml	9
	0	Pubesbehaarung	8
		Genitalentwicklung, Pubesbehaarung und Hodenvolumen ≥3 ml	5

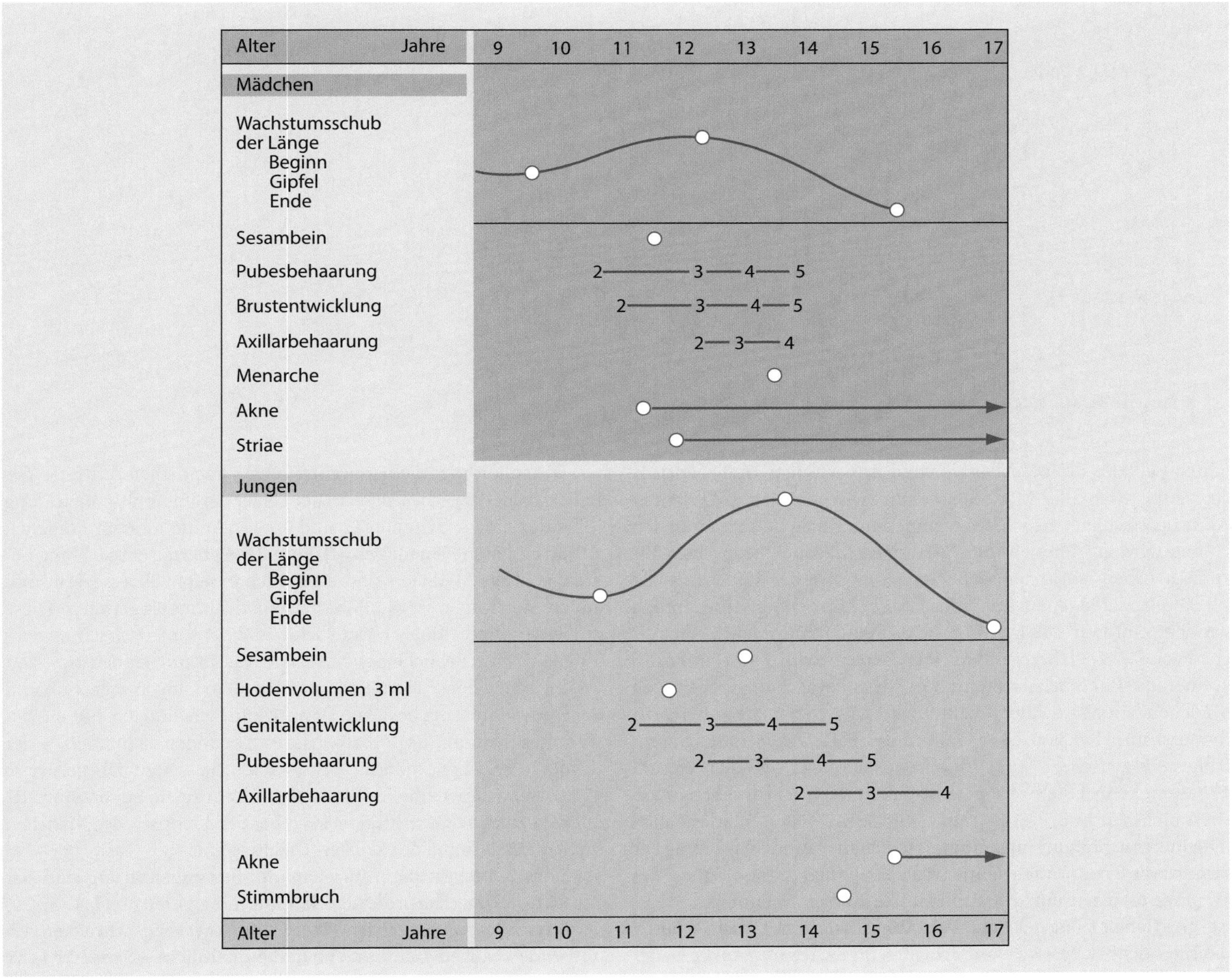

■ **Abb. 3.77** Mittleres Auftreten der Pubertätsmerkmale bei Mädchen und Jungen. (Aus: Largo u. Prader 1983a, b)

Das durchschnittliche chronologische Alter der Menarche beträgt derzeit 13,4 Jahre. Alle Mädchen haben zum Zeitpunkt der Menarche den Gipfel des pubertären Wachstumsschubs überschritten. Mit der Menarche ist die Phase der größten Längenzunahme abgeschlossen.

Ein männlicher Behaarungstyp (PH6) wird bei etwa 20 % der Mädchen bis zum 18. Lebensjahr beobachtet. In diesem Alter ist bei allen Mädchen die Axillarbehaarung voll entwickelt (AH4). Gesichtsakne tritt frühestens mit 11,5 Jahren auf, kommt in den folgenden

3

Tab. 3.14 Normalwerte der Pubertätsentwicklung (Aus: Largo u. Prader 1983a, b)

		Mädchen			Jungen		
		Mittleres Auftreten (Jahre)	Standardabweichung (Jahre)	Streubereich (Jahre)	Mittleres Auftreten (Jahre)	Standardabweichung (Jahre)	Streubereich (Jahre)
Gipfel des pubertären Wachstumsschubs		12,2	0,8	9,5–15,0	13,9	1,0	11,5–16,0
Pubesbehaarung	PH2	10,4	1,2	8,0–14,0	12,2	1,5	9,0–15,5
	PH3	12,2	1,2	9,5–15,0	13,2	1,2	10,0–16,0
	PH4	13,0	1,1	10,0–16,0	14,1	1,0	11,0–16,5
	PH5	14,0	1,3	11,5–17,5	14,9	1,1	12,5–17,5
Brustentwicklung	B2	10,9	1,2	8,0–14,5			
	B3	12,2	1,2	9,0–15,5			
	B4	13,2	0,9	10,0–15,5			
	B5	14,0	1,2	12,0–18,0			
Genitalentwicklung	G2				11,2	1,5	8,5–15,5
	G3				12,9	1,2	10,0–16,0
	G4				13,8	1,1	11,5–16,5
	G5				14,7	1,1	12,5–7,5
Menarche		13,4	1,1	10,5–17,0			
Stimmbruch					14,6	1,1	12,0–17,0
Hodenwachstum	Beginn (≥3 ml)				11,8	0,9	9,5–15,5
	Ende				15,3	1,2	12,5–18,5

B: Brustentwicklung; *G*: Genitalentwicklung; *PH*: Pubesbehaarung

Jahren bei 50 % der Mädchen vor und ist nach dem 16. Lebensjahr rückläufig. 81 % aller Mädchen weisen zwischen 11 und 18 Jahren Akne unterschiedlichen Schweregrades und Dauer auf. Striae an den Hüften werden frühestens bei 12-jährigen Mädchen beobachtet. Bis zum 18. Lebensjahr treten sie bei insgesamt 41 % der Mädchen auf.

Die verschiedenen Pubertätsstadien können außerordentlich variabel eintreten (Tab. 3.14). Die Standardabweichungen reichen von 0,9–1,3 Jahren und die Streubereiche von 5–6,5 Jahren. So können die Pubesbehaarung und die Brustentwicklung bei einigen Mädchen bereits im Alter von 8–9 Jahren auftreten, bei anderen ist dies erst im Alter von 13–15 Jahren der Fall. Die Menarche kann frühestens zwischen 9 und 10 Jahren, spätestens zwischen 16 und 17 Jahren beobachtet werden. Der pubertäre Wachstumsschub variiert nicht nur in Bezug auf sein zeitliches Auftreten, sondern auch in seiner Ausprägung. Bei einem Drittel aller Mädchen beträgt er weniger als 2 cm pro Jahr. Eine solch geringfügige Ausprägung des Wachstumsschubs entzieht sich eines klinischen Nachweises.

Die Entwicklung der Pubesbehaarung dauert im Mittel 3,6 Jahre, diejenige der Brustentwicklung 3,2 Jahre. Im Einzelfall kann die Dauer weniger als ein Jahr oder aber mehr als 6 Jahre betragen (Tab. 3.15).

Die Entwicklung der Pubesbehaarung und diejenige der Brustentwicklung sind nicht signifikant miteinander korreliert. Zwischen dem Auftreten der Pubesbehaarung bzw. der Brustentwicklung und dem Erscheinen der Menarche verstreichen im Mittel 2,7 bzw. 2,2 Jahre. Dieses Intervall kann weniger als ein Jahr oder aber bis zu 6,5 Jahre betragen.

Die außerordentlich große Streuung im zeitlichen Auftreten der Pubertätsmerkmale wie auch in der Dauer der Pubertätsentwicklung führt dazu, dass zwischen 12 und 15 Jahren die meisten Mädchen sich in einem intermediären Stadium der Pubertätsentwicklung befinden; einige Mädchen sind körperlich bereits voll ausgereift und andere noch nicht in die Pubertätsentwicklung eingetreten. Diese großen interindividuellen Unterschiede in der somatischen Entwicklung können erhebliche psychosoziale Auswirkungen haben.

Zwischen den Pubertätsmerkmalen, dem Längenwachstum und der Knochenreifung bestehen signifikante Beziehungen. Für ein bestimmtes Stadium der Pubesbehaarung befinden sich 80–90 % der Kinder in zwei benachbarten Bruststadien. So weisen beispielsweise 87 % der Mädchen, die ins Stadium PH3 eintreten, ein Stadium B2 oder B3 auf. Die Gesichtsakne setzt bei der Mehrheit der Mädchen im Stadium 4 und 5 der Brustentwicklung ein.

Zum Zeitpunkt des Auftretens der Schambehaarung und der Brustentwicklung haben die Mädchen im Durchschnitt 85,1 bzw. 87,2 % der Erwachsenengröße erreicht (Tab. 3.16). Dies entspricht einem verbleibenden Längenwachstum von durchschnittlich 24,5 bzw. 21,1 cm. Zu berücksichtigen sind wiederum die großen Standardabweichungen.

Der Gipfel des pubertären Wachstumsschubs wird von den meisten Mädchen im Stadium 2 und 3 der Pubesbehaarung und Brustentwicklung erreicht (Tab. 3.17). Beim Eintreten der Menarche befinden sich 20–30 % der Mädchen im Stadium 3 der Pubesbehaarung und Brustentwicklung, etwa 40 % im Stadium 4 und wiederum 20–30 % im Stadium 5 (Tab. 3.18).

Tab. 3.15 Dauer der Entwicklung von Pubesbehaarung und Brustentwicklung sowie zeitliche Beziehung zur Menarche. (Aus: Largo u. Prader 1983a, b)

Merkmal		Mittlere Abweichung (Jahre)	Standardabweichung (Jahre)	Streubereich (Jahre)
Pubesbehaarung	PH2–5	3,6	1,1	1,0–6,5
	PH2–M	2,7	1,1	0,5–4,9
Brustentwicklung	B2–5	3,2	1,4	0,5–6,5
	B–M	2,2	1,1	0,2–6,5

B: Brustentwicklung; *M:* Menarche; *PH:* Pubesbehaarung

Tab. 3.16 Verbleibendes Wachstum bei Auftreten von Pubesbehaarung und Brustentwicklung. (Aus: Largo u. Prader 1983b)

Größe/Wachstum	PH2		B2	
	Mittelwert	Standardabweichung	Mittelwert	Standardabweichung
Erreichte Erwachsenengröße (%)	85,1	3,0	87,2	2,9
Verbleibendes Wachstum (cm)	24,5	5,1	21,1	5,0

B: Brustentwicklung; *PH:* Pubesbehaarung

Tab. 3.17 Prozentuale Verteilung der Pubesbehaarung und Brustentwicklung zum Zeitpunkt des pubertären Wachstumsgipfels. (Aus: Largo u. Prader 1983b)

Merkmal	Stadium 1	Stadium 2	Stadium 3	Stadium 4	Stadium 5
Pubesbehaarung (%)	4	37	49	10	
Brustentwicklung (%)	5	43	47	2	3

Tab. 3.18 Prozentuale Verteilung der Pubesbehaarung und Brustentwicklung zum Zeitpunkt der Menarche. (Aus: Largo u. Prader 1983b)

Merkmal	Stadium 1	Stadium 2	Stadium 3	Stadium 4	Stadium 5
Pubesbehaarung (%)	0	3	20	46	31
Brustentwicklung (%)	0	5	31	40	24

Zwischen Menarche und Knochenalter besteht eine engere korrelative Beziehung als zwischen Menarche und chronologischem Alter. Die Menarche tritt bei einem mittleren Knochenalter von 13,2 Jahren auf; die Standardabweichung ist deutlich kleiner als zwischen Menarche und chronologischem Alter (0,7–1,1 Jahre). Die Menarche setzt bei 90 % der Mädchen bei einem Knochenalter von 12,5–14,5 Jahren ein.

Die pubertäre Gewichtszunahme beträgt etwa 40 % des Erwachsenengewichts. Sie hinkt um einige Monate hinter dem Längenwachstum her. Der Adoleszente streckt sich zuerst und legt erst dann an Fülle zu. Bei den Mädchen nimmt vor allem das Fettgewebe und bei den Jungen das Muskelgewebe zu. Nach Frisch und Revelle (1971) setzt die Menarche bei einem mittleren Körpergewicht von 48 kg ein (Streuung: 33,3–72,5 kg).

Tab. 3.19 Zyklusdauer und Auftreten ovulatorischer Zyklen in Abhängigkeit vom gynäkologischen Alter. (Aus: Apter u. Vihko 1977)

Zykluslänge	Gynäkologische Alter (Jahre)					
	0	1	2	3	4	5
<21 Tage (%)	7	4	4	3	3	3
21–35 Tage (%)	70	76	77	81	81	88
>35 Tage (%)	23	19	19	15	16	9
Ovulatorische Zyklen[a] (%)	14	38	50	48	64	87

[a] Serumprogesteron <2 ng/ml (20–23 Tage)

Die mittlere Größe bei der Menarche beträgt 156,9 cm, was einer erreichten Erwachsenengröße von 95,3 % entspricht oder einem verbleibenden Größenwachstum von durchschnittlich 7,8 cm. Im Einzelfall können diese Werte wiederum außerordentlich variieren. So gibt es Mädchen, die zum Zeitpunkt der Menarche weniger als 90 % ihrer Erwachsenengröße erreicht haben; sie werden nach der Menarche noch bis zu 18 cm wachsen. Andere Mädchen weisen bereits 99,2 % ihrer Erwachsenengröße auf; das verbleibende Größenwachstum beträgt lediglich noch 1,4 cm.

Im ersten Jahr nach der Menarche beträgt die Zykluslänge bei 70 % der Mädchen 21–35 Tage, bei 7 % der Mädchen weniger als 21 Tage und bei 23 % mehr als 35 Tage (Tab. 3.19). Mit zunehmendem gynäkologischen Alter nimmt die Zahl der kurzen wie auch der sehr langen Zyklen ab. Diese Regularisierung der Menstruationszyklen geht mit einer Zunahme der ovulatorischen Zyklen einher. Im ersten gynäkologischen Jahr weisen lediglich 14 % der Mädchen ovulatorische Zyklen auf. Bis zum Ende des 2. Jahres sind es bereits 50 und im 5. Jahr 87 % der Mädchen. Damit hat sich bei den meisten Mädchen die Geschlechtsreife eingestellt.

3

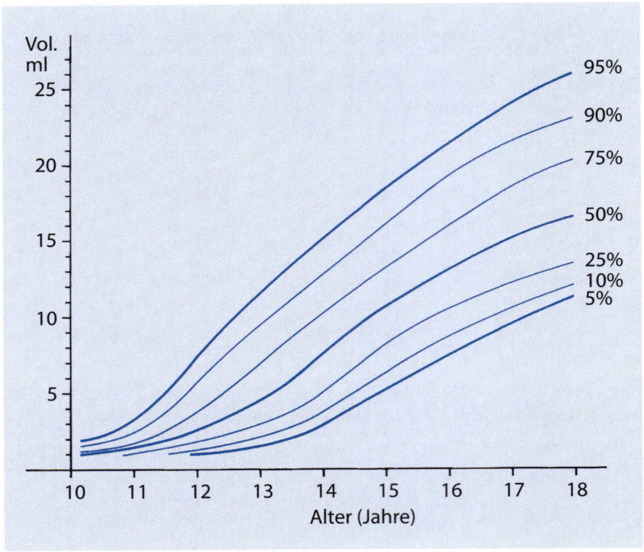

Abb. 3.78 Hodenvolumen. (Aus: Largo u. Prader 1983a)

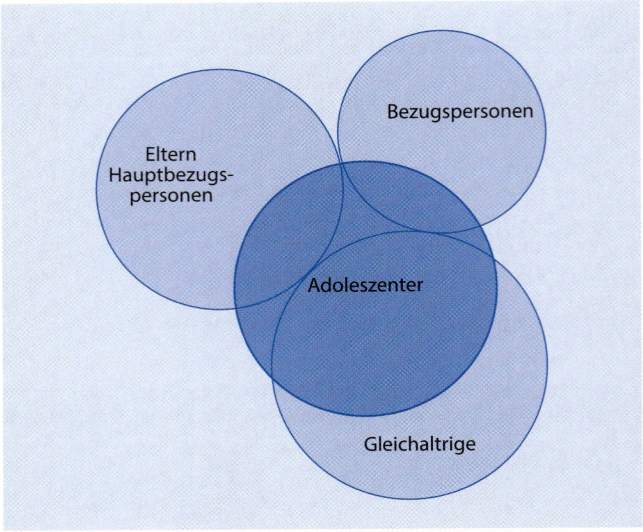

Abb. 3.79 Bindungsverhalten in der Adoleszenz

Jungen

Bei den Jungen setzt die Pubertätsentwicklung mit einer Vergrößerung der Hoden von einem präpubertären Volumen von 1–2 auf mindestens 3 ml ein (Abb. 3.77, Abb. 3.78 sowie Tab. 3.14). Der Hodenvergrößerung folgt die Entwicklung des Genitales sowie der Pubes- und Axillarbehaarung. Ejakulationen treten erstmals im letzten Drittel der Pubertätsentwicklung auf. Der Gipfel des pubertären Wachstumsschubs stellt sich mit etwa 14 Jahren ein. Der Stimmbruch tritt immer nach dem Gipfel auf. Die Erwachsenengröße wird im Mittel mit 17 Jahren erreicht. Akne wird bei 30 % der Jungen bis zum 18. Lebensjahr beobachtet. Die Entwicklung des Bartwuchses und der Körperbehaarung setzt sich bis ins 3. Dezennium fort.

Die Pubertätsentwicklung der Jungen ist wie bei den Mädchen durch eine große Variabilität bzgl. Zeitpunkt und Dauer gekennzeichnet (Tab. 3.14 und Tab. 3.15). Im Alter von 12–15 Jahren sind gleichaltrige Jungen sehr unterschiedlich weit entwickelt. Die Mehrheit steht mitten in der Pubertätsentwicklung, einige Jungen sind bereits geschlechtsreif und andere weisen noch keine sekundären Geschlechtsmerkmale auf. Eine erhebliche körperliche Entwicklungsverzögerung kann zu sozioemotionalen Schwierigkeiten führen.

Ein relativer Östrogenüberschuss zu Beginn der Pubertät führt bei 60 % der Jungen zu einer, oft nur einseitigen, Vergrößerung der Brustdrüsen. Eine solche Gynäkomastie verschwindet bei mehr als 90 % der betroffenen Jungen im Verlauf von 1–2 Jahren. Sie kann, wenn sie ausgeprägt ist, allerdings zu einer psychosozialen Belastung werden; eine chirurgische Behandlung ist nur sehr selten und immer erst nach Abschluss der Pubertätsentwicklung angezeigt.

Bei beiden Geschlechtern stimulieren die adrenalen Androgene die Talgdrüsen, was den Körpergeruch verändert und Akne auslösen kann. Die Ausweitung des Augapfels wirkt sich häufig in einer Kurzsichtigkeit aus. Die Vergrößerung und Verlagerung des Larynxs führt, beim männlichen Geschlecht weit ausgeprägter als beim weiblichen, zu einer Absenkung der Stimmhöhe. Im Verlauf der Pubertät verdoppelt sich die Herzgröße. Damit nehmen Blutdruck und Blutvolumen, aber auch andere klinische Parameter wie Lungenkapazität und Hämatokrit deutlich zu.

3.9.4 Motorik

Die Ausreifung des motorischen Systems wird im Verlauf der Adoleszenz abgeschlossen. Geschicklichkeit, Bewegungsgeschwindigkeit und Gleichgewicht nehmen nicht mehr weiter zu; Dauer und Ausmaß der Mitbewegungen verringern sich weiter. Motorische Fertigkeiten können aber auch im Erwachsenenalter durch Einüben erworben und durch Training verbessert werden.

3.9.5 Bindungs- und Sozialverhalten

Das Bindungsverhalten erfährt in der Adoleszenz einen Bruch, der in seinem Ausmaß der Tiefe der bedingungslosen Bindung in den ersten Lebensjahren entspricht. Die Bindung zu den Eltern und anderen Bezugspersonen schwächt sich so weit ab, dass der junge Mensch frei wird, um neue Beziehungen einzugehen und nach einigen Jahren selbst eine Familie zu gründen.

Die innerliche Neuorientierung der Jugendlichen wirkt sich auf ihr Beziehungsverhalten aus. Die körperliche Distanz zu den Eltern wird größer. An einem Meinungsaustausch mit den Eltern sind sie nur noch wenig oder überhaupt nicht mehr interessiert. Mit der emotionalen Ablösung von den Eltern haben sie kaum mehr Angst vor einem Liebesentzug, wenn sie sich den Eltern entgegenstellen. Sie sind immer weniger bereit, ihr Verhalten nach ihnen auszurichten. Sie lassen sich von den Eltern emotional kaum mehr kontrollieren.

Jugendliche stellen sich in ihrem Bindungsverhalten auf Gleichaltrige ein, die ihnen die Geborgenheit und Zuwendung geben sollen, die sie bisher von den Eltern erhalten haben (Abb. 3.79). Die Erwartungen, die sie dabei an Gleichaltrige stellen, sind kaum kleiner als diejenigen, die sie bisher an die Eltern richteten: bedingungslose Treue und unzerstörbare Beziehungen.

Jugendliche wollen als Person mit ihrer Erscheinung, ihren Fähigkeiten und Leistungen von anderen Jugendlichen akzeptiert werden. Sie reagieren überaus empfindsam auf ihre Einschätzung von Stärken und Schwächen. Um von ihnen angenommen zu werden, sind sie bereit, Risiken einzugehen (z. B. in einem durch Imponiergehabe ausgelösten, aggressiven Autofahren). Die meisten Jugendlichen sind ständig bemüht zu gefallen und reagieren überempfindlich auf Ablehnung und Verlust. Das Schlimmste, was Jugendlichen zustoßen kann, ist, von den Gleichaltrigen nicht akzeptiert zu werden. Das Ausmaß ihrer Verzweiflung ist durchaus mit dem Verlassenheitsgefühl eines Kindes vergleichbar, das sich von den Eltern abgelehnt fühlt. Wie schwerwiegend oft der Beziehungsnotstand vieler Jugendlicher ist, zeigt der sprunghafte Anstieg psychosomatischer Störungen wie Anorexie sowie der Suizidrate in der Adoleszenz.

Die Bedrohungen, denen Jugendliche ausgesetzt sind, sollten Eltern und Fachleute bei aller Ablehnung, die sie von ihm immer wieder erfahren, bedenken. Jugendliche sind in ihrem Streben nach Unabhängigkeit auf die Unterstützung der Eltern und anderer Bezugspersonen angewiesen. Sie brauchen das Gespräch mit und den Rückhalt bei vertrauten Erwachsenen, die aber nicht versuchen sollten, sie in ihrem Denken und in seinen Gefühlen zu beeinflussen.

Anfänglich sozialisieren sich die Jugendlichen in gleichgeschlechtlichen Gruppen. Abwertende Sprüche, Neckereien gegenüber dem anderen Geschlecht und Gerüchte darüber, wer wen mag, spiegeln das unterschwellige sexuelle Interesse wider. Weibliche Freundschaften basieren auf gegenseitigem Vertrauen, während sich die männlichen besonders auf gemeinsame Aktivitäten und Wettbewerb abstützen.

Das Interesse am anderen Geschlecht wächst allgemein mit dem Einsetzen der Pubertät. Die sexuelle Entwicklung (Küssen, Petting, Geschlechtsverkehr) weist jedoch eine sehr große interindividuelle Variabilität auf. Sie hängt wesentlich vom individuellen Reifungstempo ab, aber auch von sozialen und kulturellen Faktoren. Wissen über das Risiko einer Schwangerschaft, die Gefahr von Aids und anderen sexuell übertragbarer Krankheiten vermag das Verhalten nur begrenzt zu beeinflussen.

Im Verlauf der Adoleszenz nimmt die Partnersuche zu und das Bedürfnis nach der gleichgeschlechtlichen Gruppe ab. Das sexuelle Experimentieren vermindert sich und intime Beziehungen bestimmen zunehmend das Beziehungsverhalten. Werte wie Liebe, Zugehörigkeit und gegenseitige Verantwortung werden immer bedeutungsvoller.

3.9.6 Kognitive Entwicklung

Nach der Theorie von Piaget (1975) markiert die Adoleszenz den Übergang vom konkret operationalen zum formal logischen Denken. Letzteres ermöglicht den Umgang mit abstrakten Begriffen, z. B. in Algebra, befähigt das Argumentieren aufgrund bestimmter Prinzipien sowie das Entscheiden unter Zuhilfenahme von Kriterien. Zu den formal logischen Fähigkeiten gehört auch die Möglichkeit, über das Denken selbst nachdenken zu können. Gewisse Adoleszente zeigen bereits im späten Schulalter formales Denken, andere verfügen über diese Fähigkeit erst gegen Ende der Pubertät, und wieder andere erwerben sie nie. Eine starke gefühlsmäßige Beteiligung vermag formal logisches Denken immer wieder zu dominieren. So kann beim Autofahren die Überzeugung, gegen Unfälle gefeit zu sein, zu einem irrationalen Verhalten verleiten. Das formal logische Denken wirkt sich auch auf die Selbstwahrnehmung und die moralischen Vorstellungen aus.

3.9.7 Selbstwahrnehmung

Zu Beginn der Adoleszenz wird die Selbstwahrnehmung geprägt durch die körperlichen Veränderungen. Junge Adoleszente gehen sehr kritisch mit ihrer äußeren Erscheinung um und haben oft das Gefühl, jedermann starre sie an. Geringfügige Verzerrungen der Körperwahrnehmung scheinen universal zu sein. Eine schwerwiegende gestörte Eigenwahrnehmung, wie sie bei der Anorexie auftritt, kommt besonders in der Frühphase der Pubertät vor. Die körperlichen Veränderungen können das Selbstwertgefühl verbessern, besonders bei Jungen, aber auch vermindern, eher bei Mädchen. Im Verlauf der Adoleszenz nimmt der Einfluss, den die Peergroup auf die Bekleidung, Aktivitäten und Verhalten des Jugendlichen ausübt, immer mehr ab. Körperliche Attraktivität und Ansehen bleiben aber kritische Faktoren, sowohl in der Beziehung zu Gleichaltrigen wie auch für das eigene Selbstwertgefühl. Mädchen neigen dazu, sich selbst und ihre Kameradinnen aufgrund der zwischenmenschlichen Beziehungen einzuschätzen, während sich die jungen Männer eher auf bestimmte Fähigkeiten ausrichten.

Manche Adoleszente philosophieren gerne über die Bedeutung des Lebens. Intensive Gefühle, Aufgewühltsein und tiefste Traurigkeit begleiten seine Gedanken und sind gelegentlich schwierig von Symptomen psychiatrischer Krankheiten abzugrenzen. Existenzielle Fragen beschäftigen ihn: Wer bin ich? Weshalb bin ich hier? Mögliche Antworten auf diese Fragen beinhalten eine Selbstbeurteilung und eine Einschätzung der eigenen Möglichkeiten. Ein zunehmend realistisches Rollenmodell löst das idealisierte der Vergangenheit langsam ab. Gegen Ende der Adoleszenz wird die Selbstwahrnehmung immer mehr durch die Stellung bestimmt, die der junge Erwachsene in der Gesellschaft künftig einnehmen wird.

3.9.8 Moralische Entwicklung

Im präadoleszenten Alter sind für ein Kind „richtig" und „falsch" absolute und nicht diskutierbare Werte. Einem Menschen ein Stück Brot zu geben, der hungert, ist für ein Kind nicht erlaubt, wenn es dafür das Brot stehlen muss. Adoleszente versuchen, diese Art von Moralität zu überwinden und sich an übergeordneten ethischen Vorstellungen zu orientieren. Sie hinterfragen die Verhaltensstandards der Eltern und der Gesellschaft. Sie beginnen sich für soziale Zusammenhänge, die über ihren Verwandten- und Bekanntenkreis hinausgehen, zu interessieren und beschäftigt sich mit politischen und ökologischen Fragen.

Das erweiterte Denken erleben Jugendliche als eine innere und äußere Befreiung. Sie wollen in die Welt hinausgehen und sich ihr stellen. Sie neigen anfänglich zu realitätsfernen Erwartungen, vorschnellen Urteilen und Selbstüberschätzung. Jugendliche sind oft idealistisch bis absolutistisch und intolerant gegenüber andersartigen Vorstellungen. Religiöse und politische Gruppierungen, die einfache Antworten auf komplexe Fragen versprechen, weisen für manche Jugendliche eine große Attraktivität auf.

3.9.9 Sprache

Die Ausreifung der morphologischen und funktionellen Sprachstrukturen wird in der Adoleszenz abgeschlossen. Während sich die Kinder im vorpubertären Alter eine Sprache durch Anhören und Erleben erwerben können, ist ein solch ganzheitliches Erlernen nach der Adoleszenz nur noch ausnahmsweise möglich. Die meisten Erwachsenen müssen sich eine Sprache analytisch aneignen, indem sie sich intensiv mit dem Vokabular und den und syntaktischen Regeln auseinandersetzen.

3.10 Anhang: Normwerte Wachstum

Die dargestellten Wachstumskurven beruhen auf der WHO Multicenter Growth Reference Study (MGRS), den Daten des National Center for Health Statistics (NCHS) und der Zürcher Longitudinal Studien (◘ Abb. 3.80, 3.81, 3.82, 3.83, 3.84, 3.85, 3.86, 3.87, 3.88, 3.89, 3.90, 3.91, 3.92, 3.93, 3.94, 3.95, 3.96, 3.97, 3.98, 3.99, 3.100, 3.101, 3.102 und 3.103).

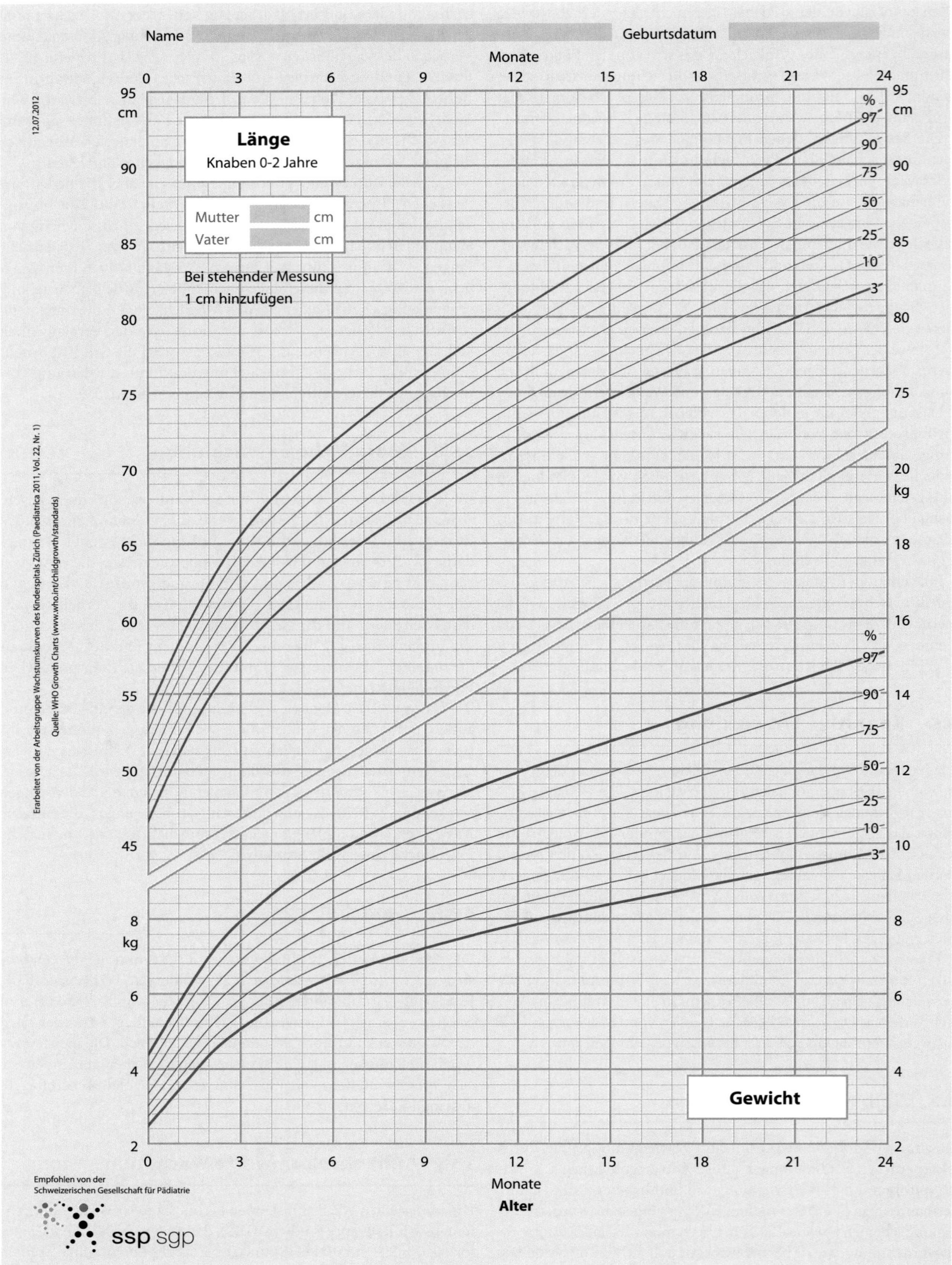

Abb. 3.80 0–2 Jahre, Jungen: Körperlänge und Gewicht

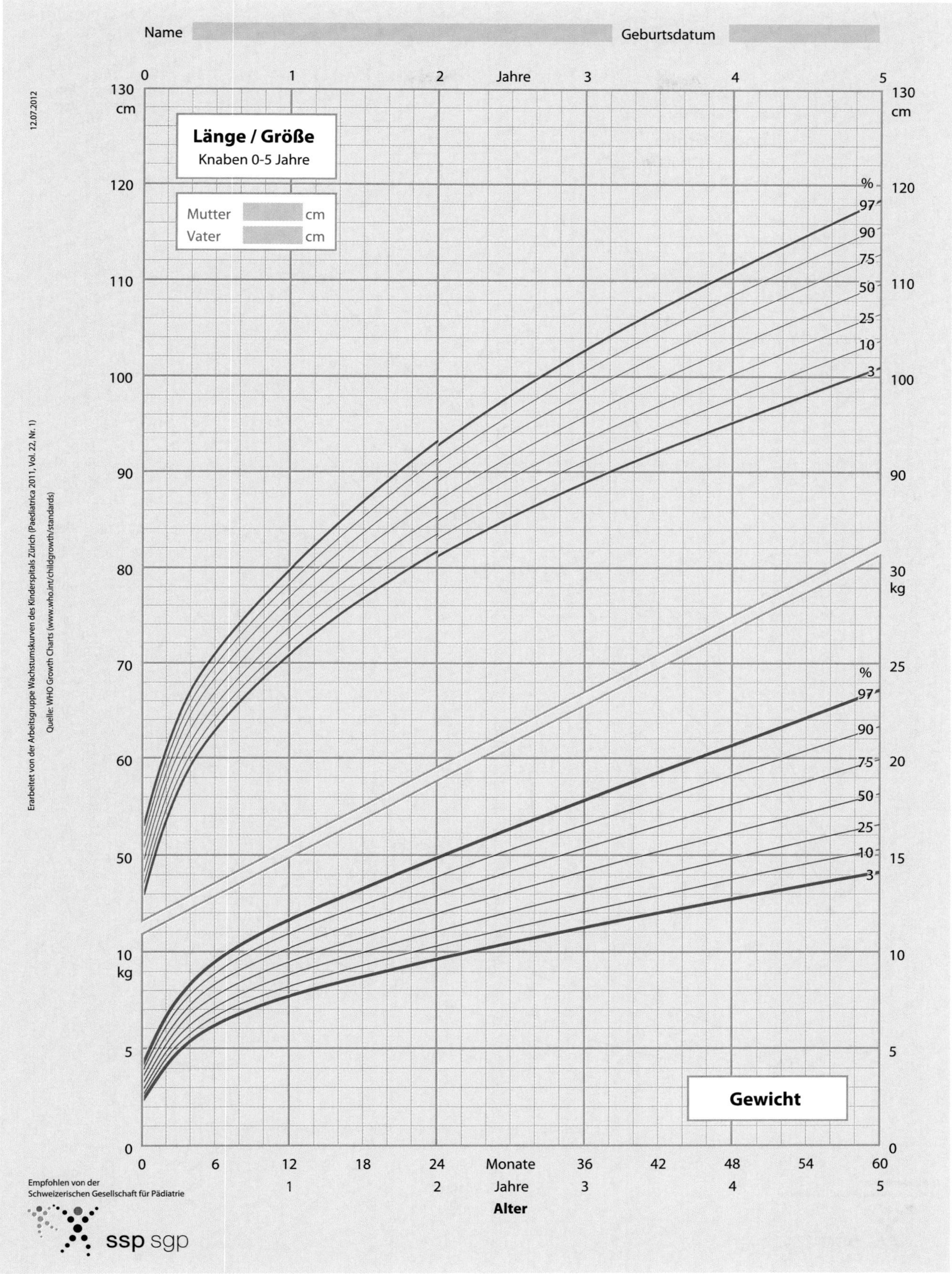

Abb. 3.81 0–5 Jahre, Jungen: Körperlänge und Gewicht

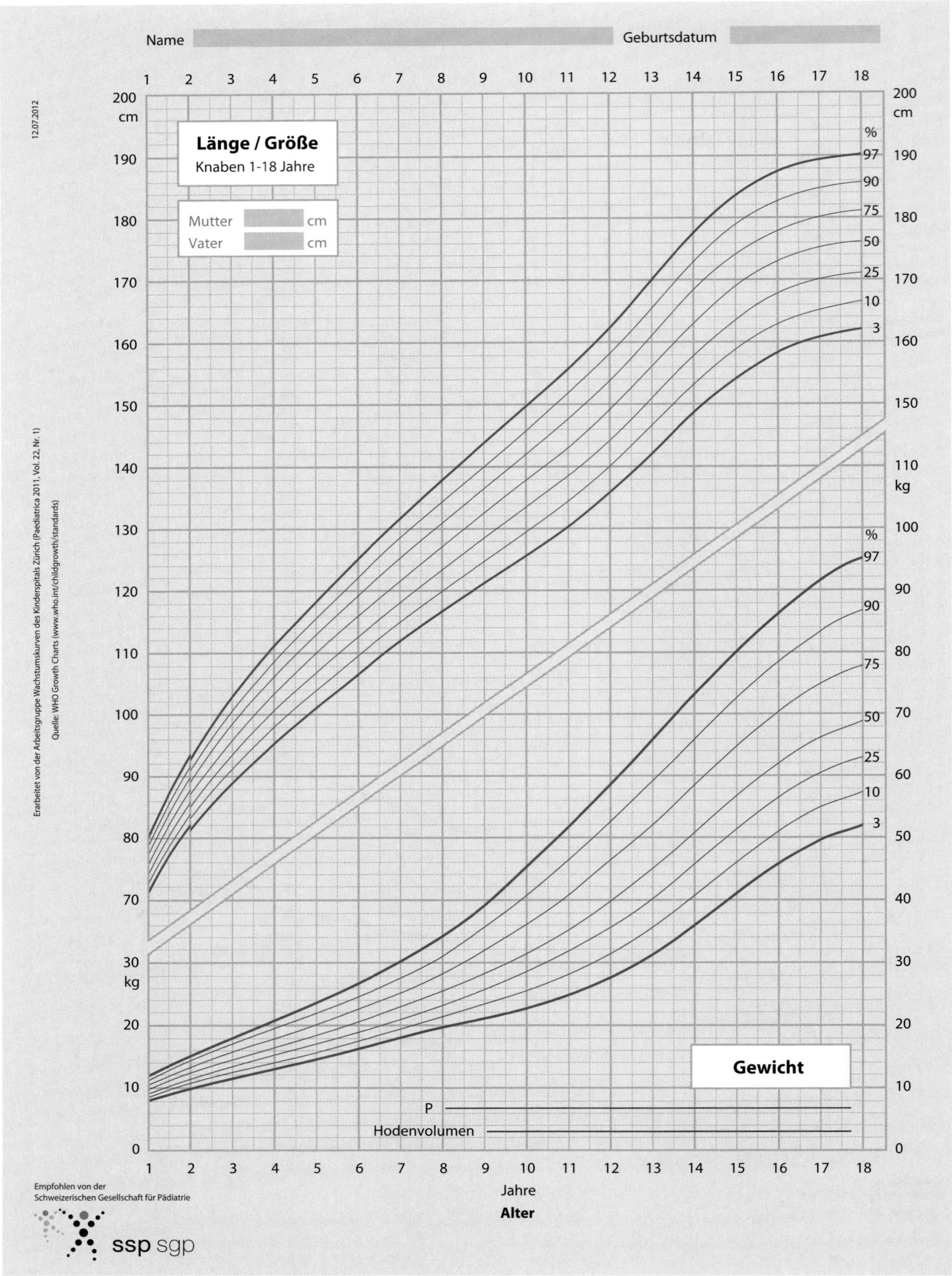

Abb. 3.82 1–18 Jahre, Jungen: Körperlänge und Gewicht

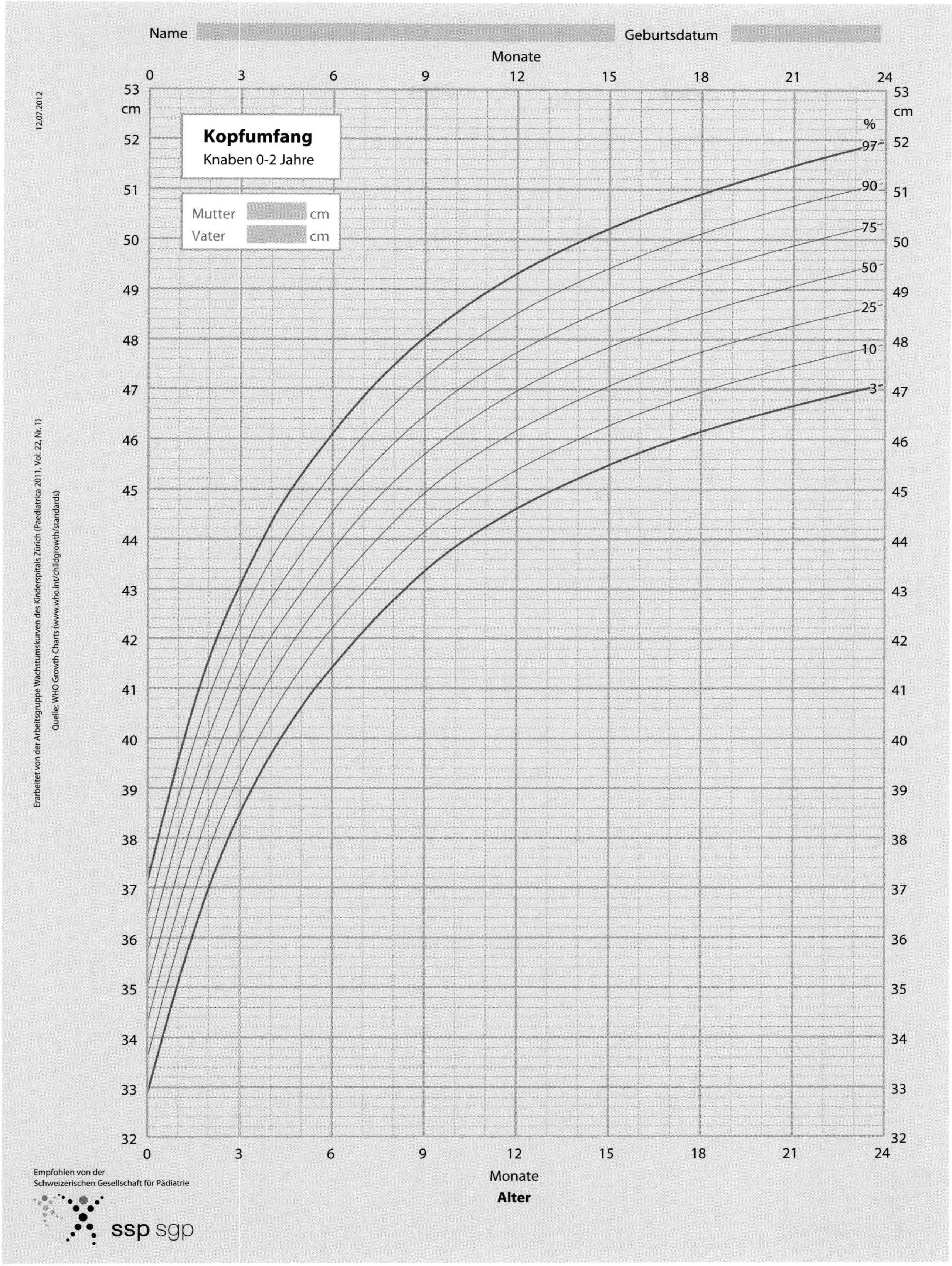

Abb. 3.83 0–2 Jahre, Jungen: Kopfumfang

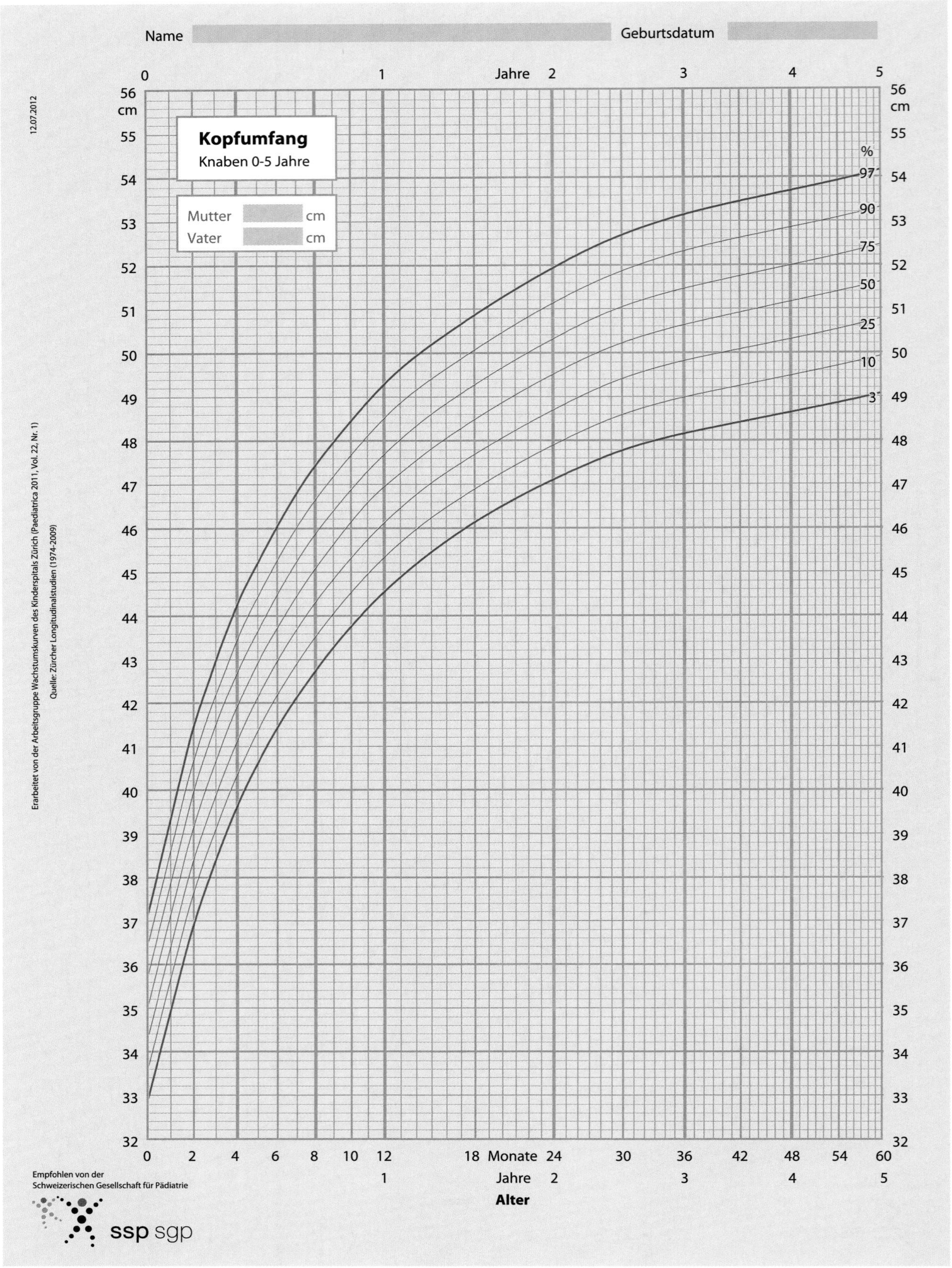
Name
Geburtsdatum
Kopfumfang
Knaben 0-5 Jahre
Mutter cm
Vater cm
12.07.2012
Erarbeitet von der Arbeitsgruppe Wachstumskurven des Kinderspitals Zürich (Paediatrica 2011, Vol. 22, Nr. 1)
Quelle: Zürcher Longitudinalstudien (1974-2009)
0 1 Jahre 2 3 4 5
56 cm
55 54 53 52 51 50 49 48 47 46 45 44 43 42 41 40 39 38 37 36 35 34 33 32
%
97 90 75 50 25 10 3
0 2 4 6 8 10 12 18 Monate 24 30 36 42 48 54 60
1 Jahre 2 3 4 5
Alter
Empfohlen von der Schweizerischen Gesellschaft für Pädiatrie
ssp sgp

Abb. 3.84 0–5 Jahre, Jungen: Kopfumfang

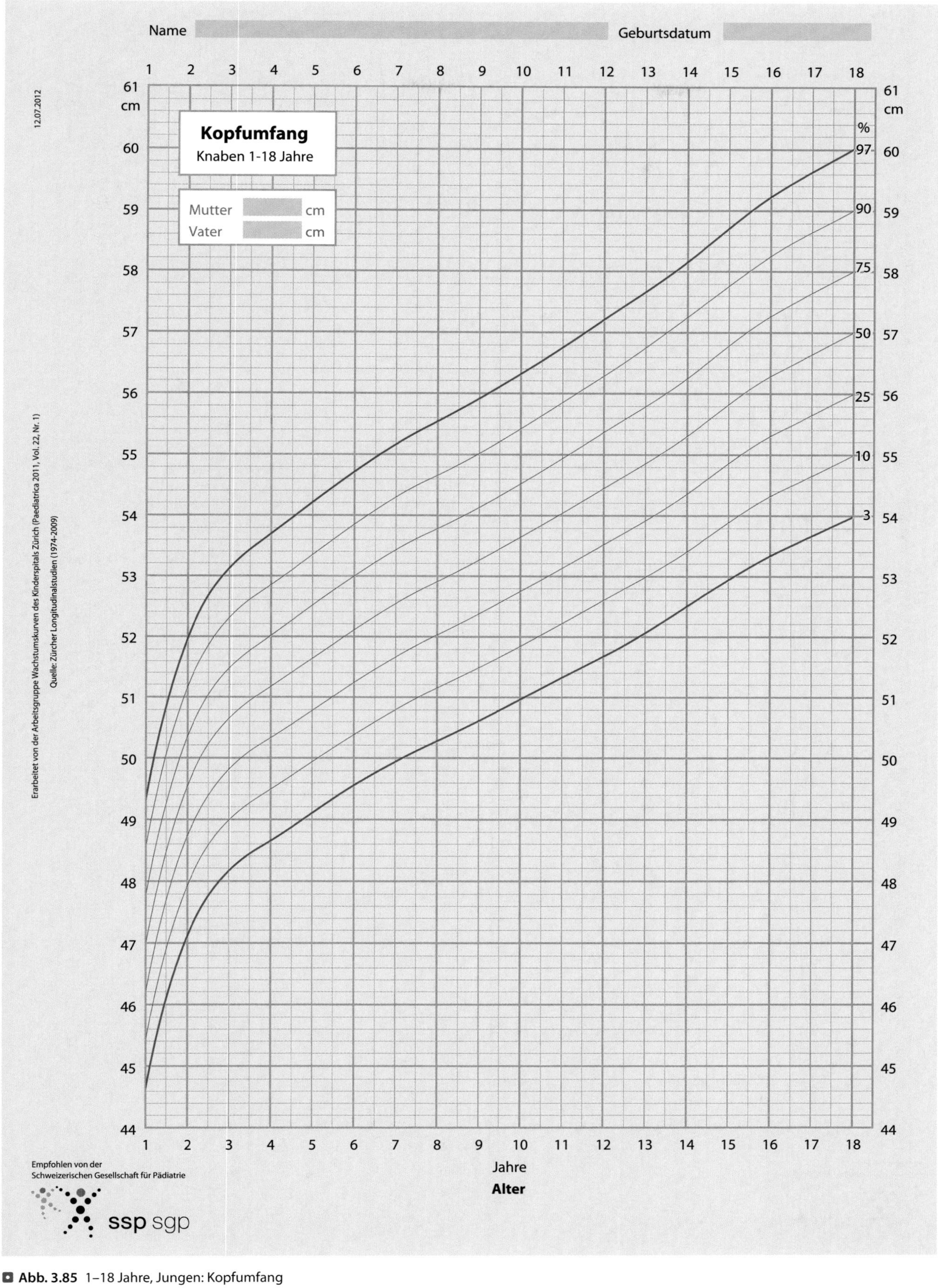

Abb. 3.85 1–18 Jahre, Jungen: Kopfumfang

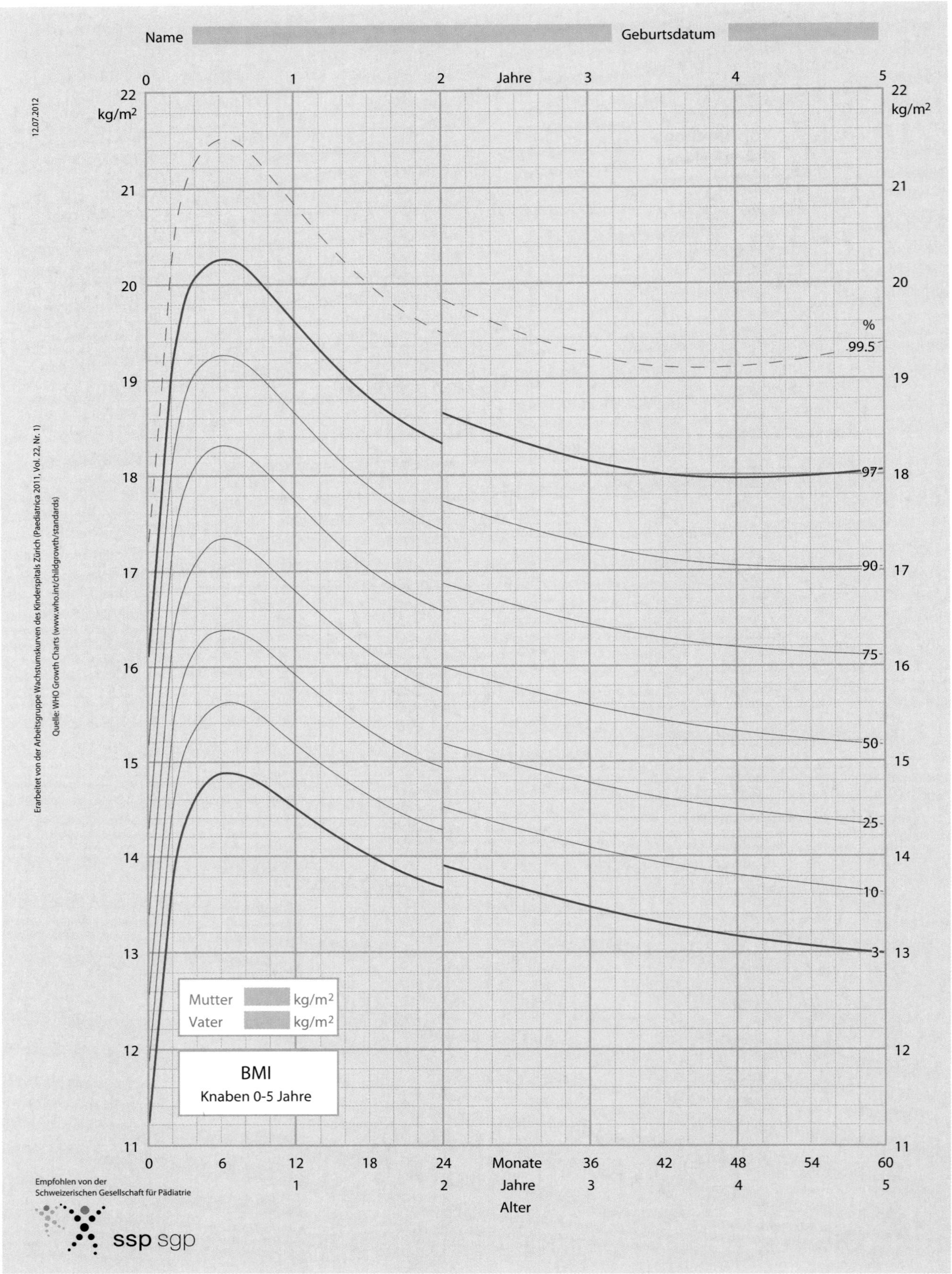

■ **Abb. 3.86** 0–5 Jahre, Jungen: Body Mass Index

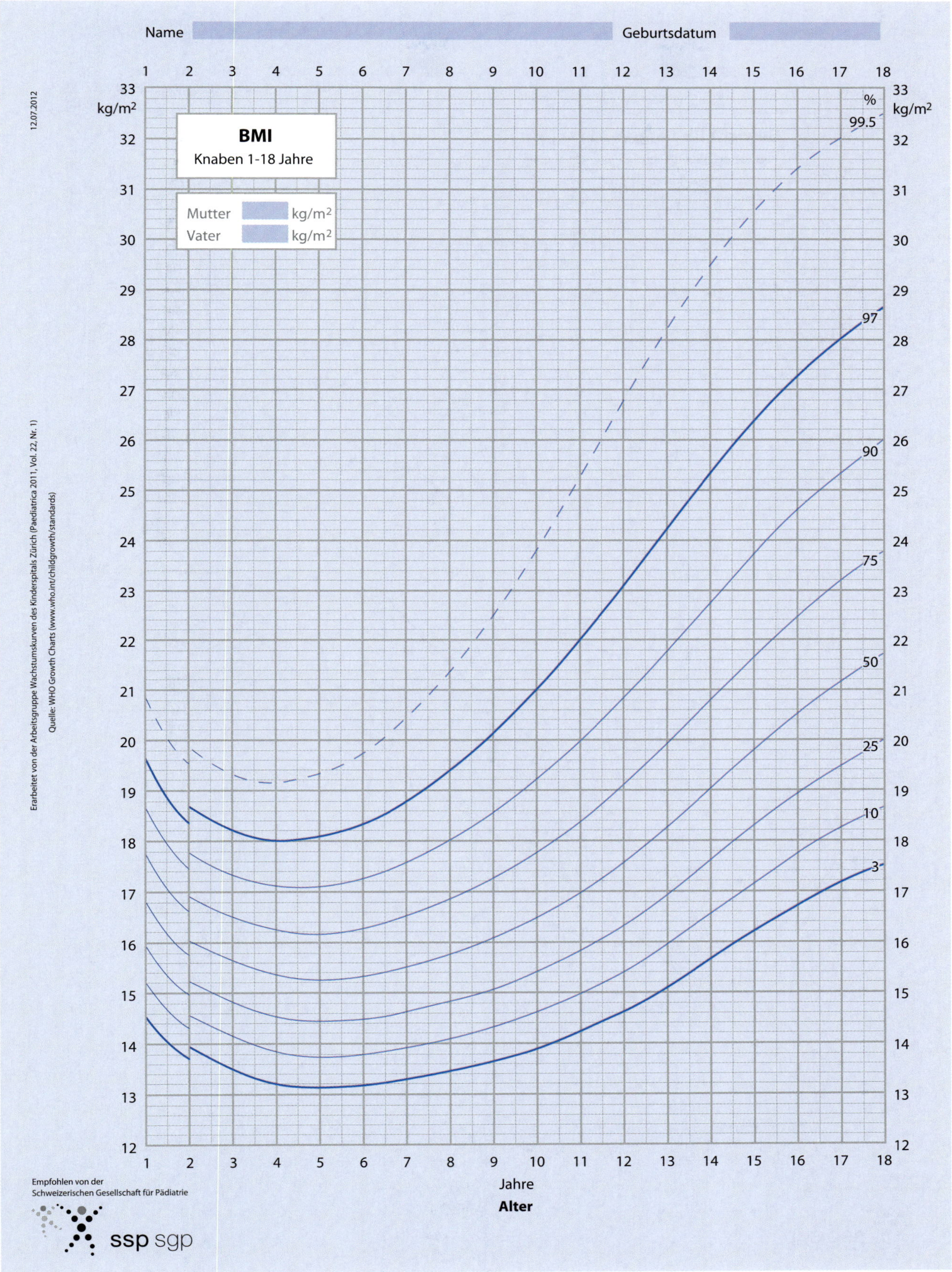

Abb. 3.87 1–18 Jahre; Jungen: Body Mass Index

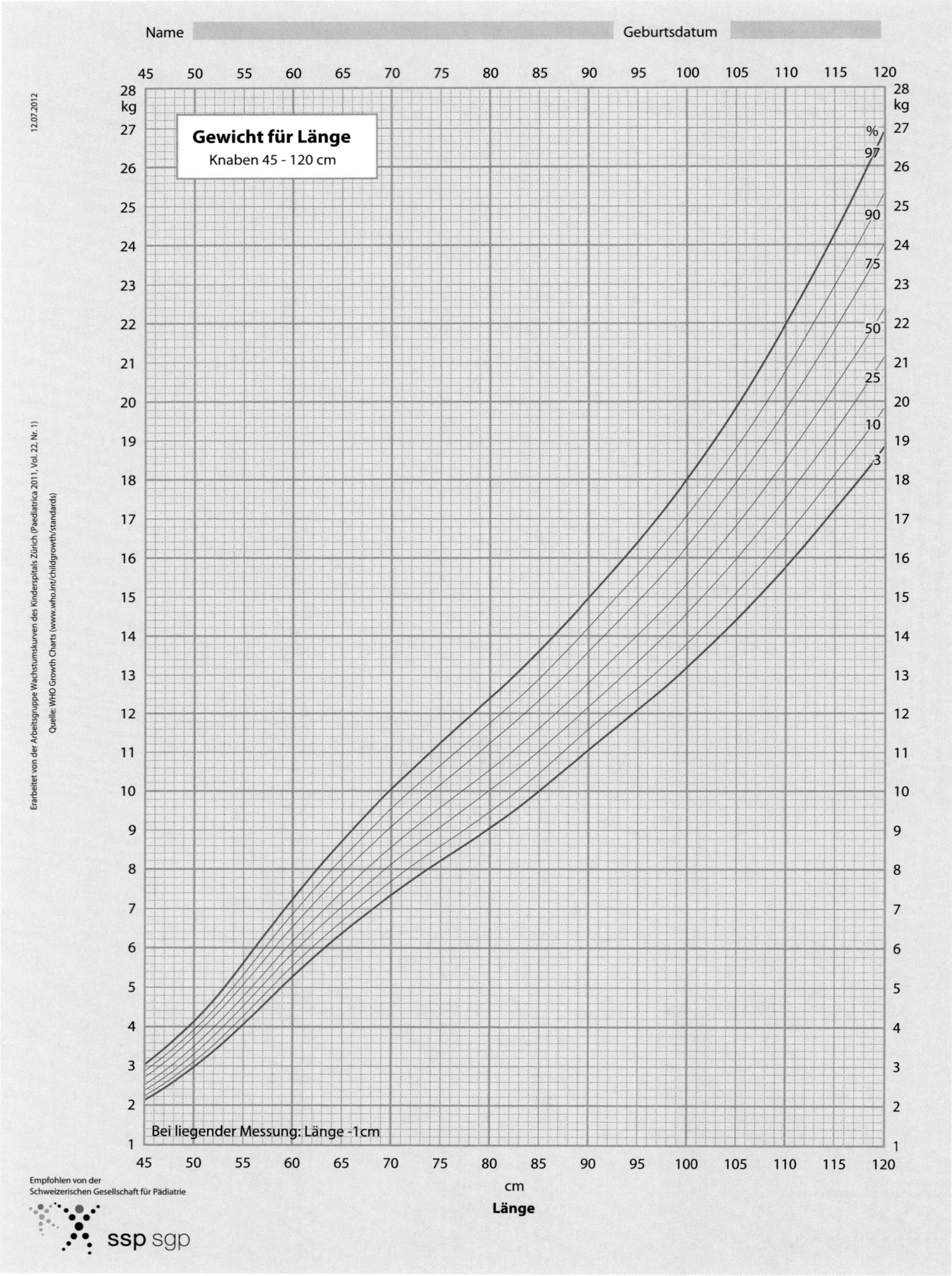

■ **Abb. 3.88** Gewicht für Länge, Jungen 45–120 cm

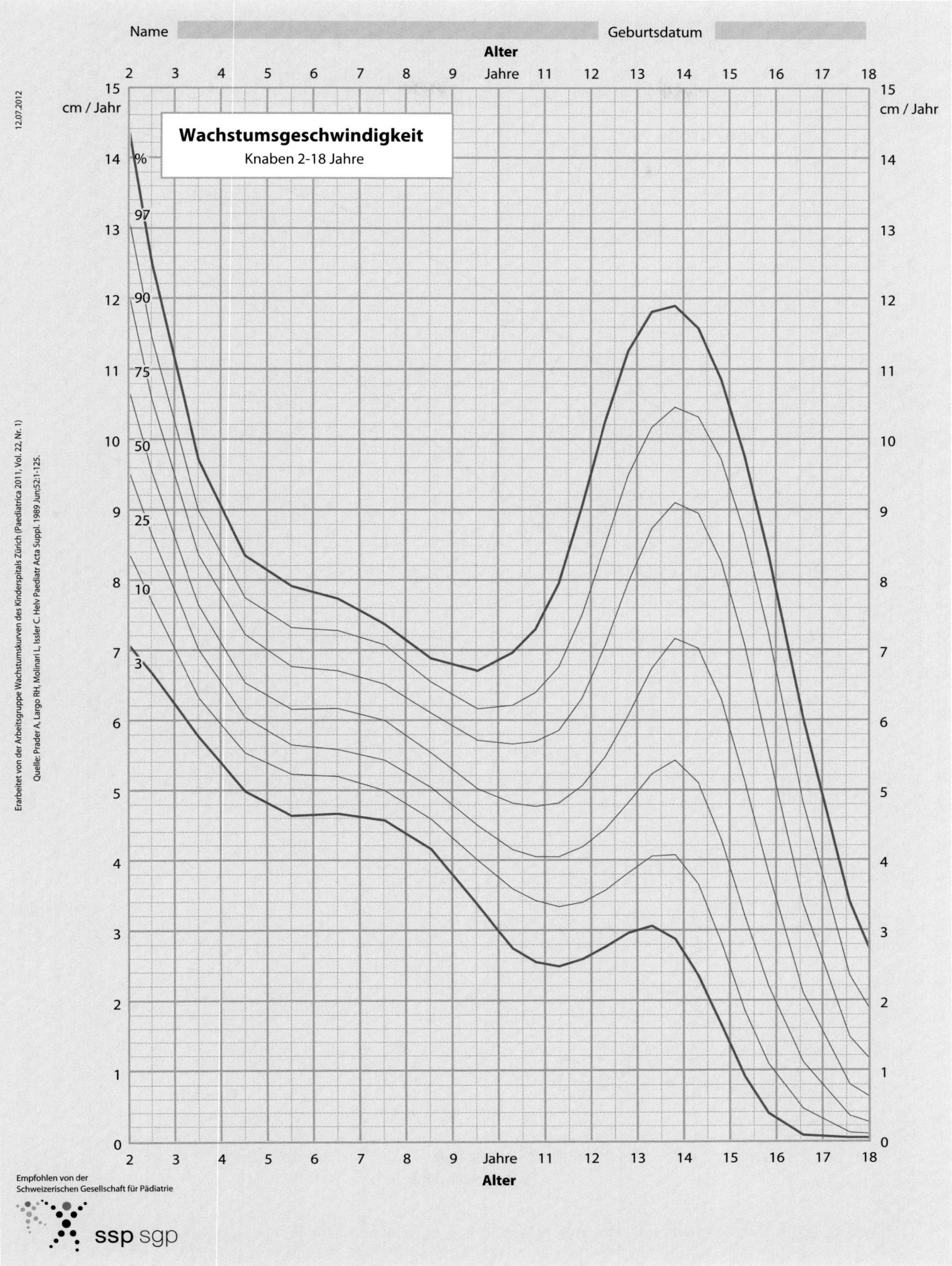

Abb. 3.89 2–18 Jahre, Jungen: Wachstumsgeschwindigkeit

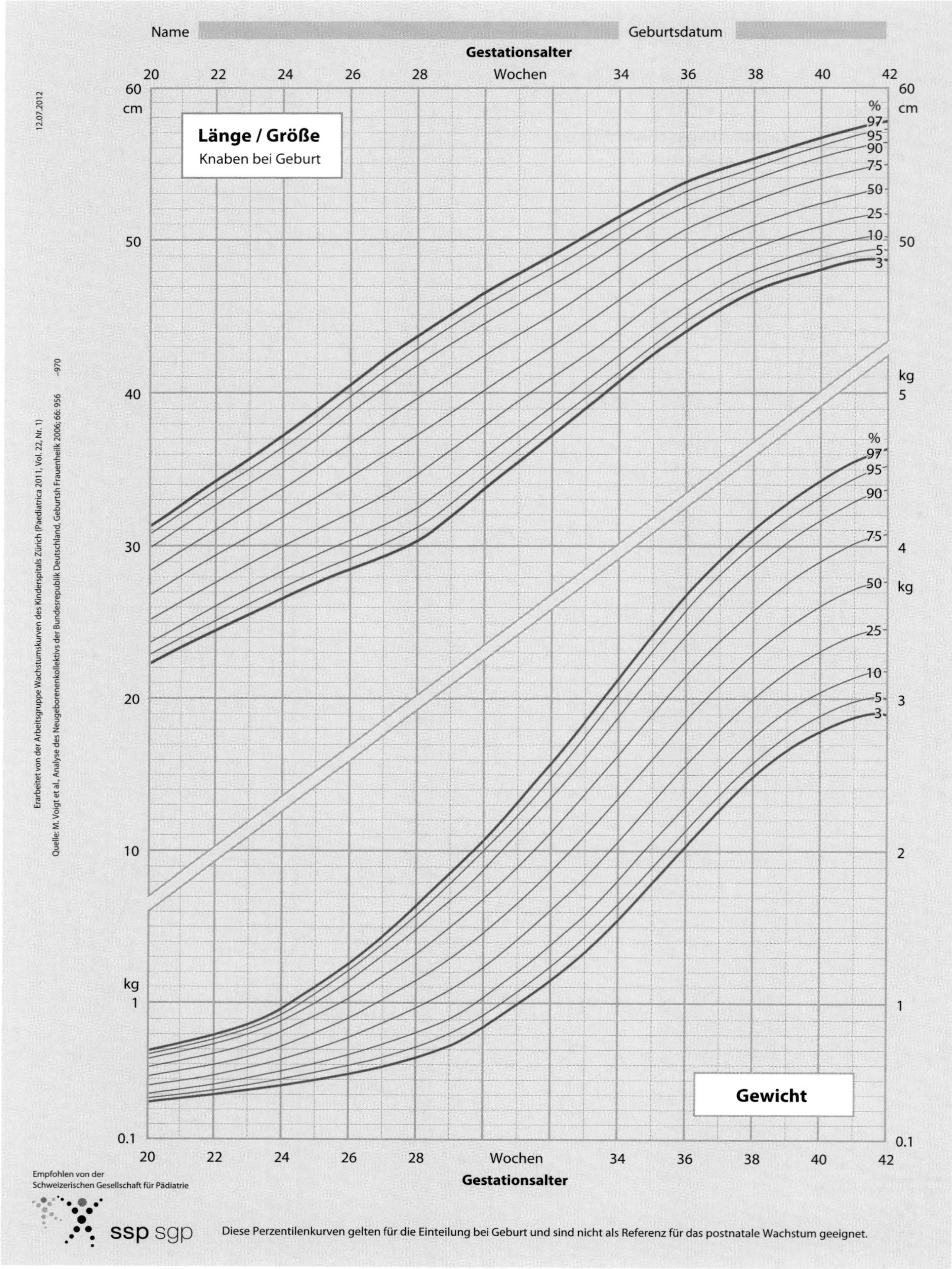
Name
Geburtsdatum
Gestationsalter
Wochen
Länge / Größe
Knaben bei Geburt
cm
kg
%
97
95
90
75
50
25
10
5
3
Gewicht
12.07.2012
Erarbeitet von der Arbeitsgruppe Wachstumskurven des Kinderspitals Zürich (Paediatrica 2011, Vol. 22, Nr. 1)
Quelle: M. Voigt et al., Analyse des Neugeborenenkollektivs der Bundesrepublik Deutschland, Geburtsh Frauenheilk 2006; 66: 956 -970
Empfohlen von der Schweizerischen Gesellschaft für Pädiatrie
ssp sgp
Diese Perzentilenkurven gelten für die Einteilung bei Geburt und sind nicht als Referenz für das postnatale Wachstum geeignet.

Abb. 3.90 Jungen bei Geburt: Körperlänge und Gewicht

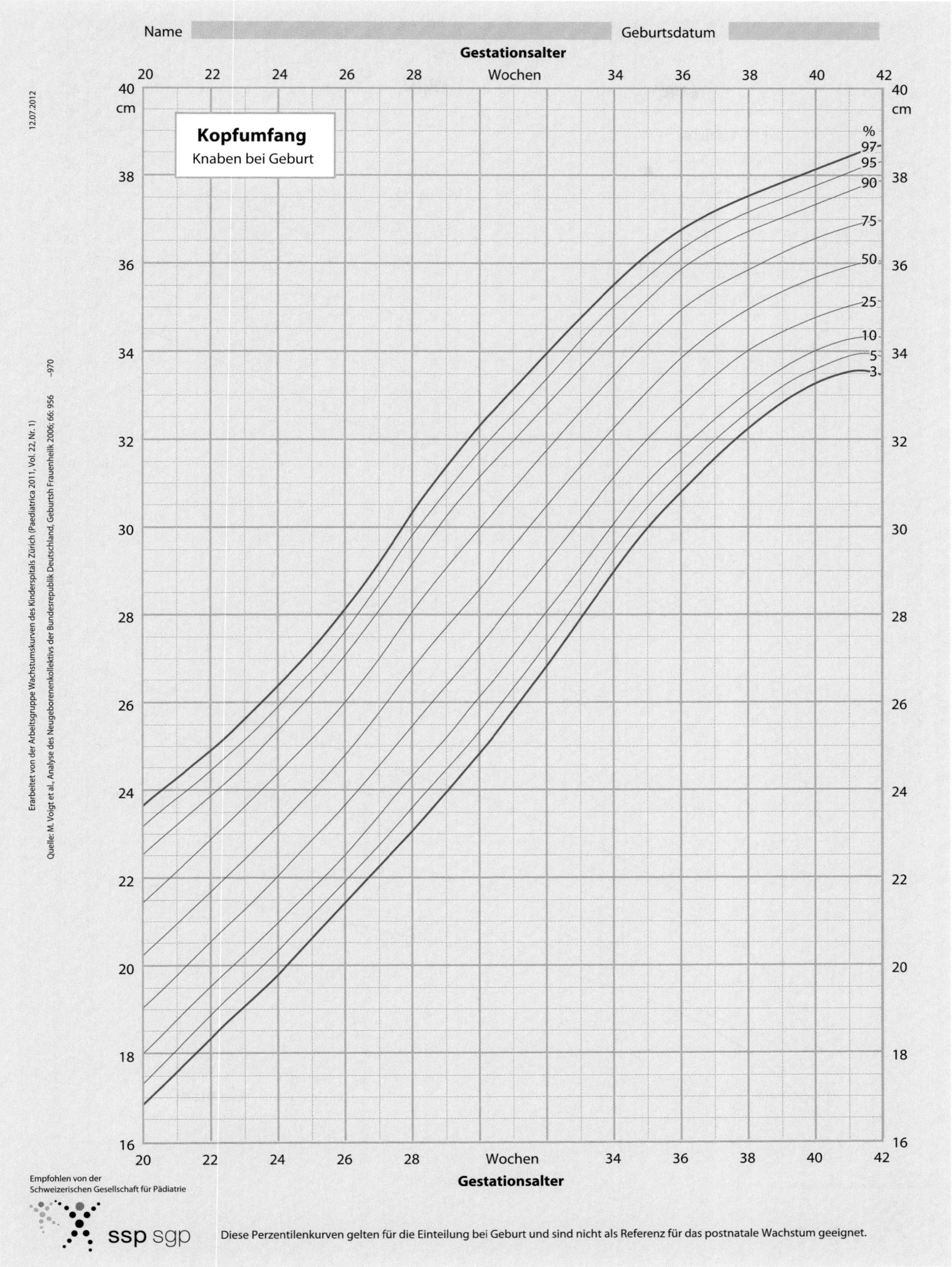

Abb. 3.91 Jungen bei Geburt: Kopfumfang

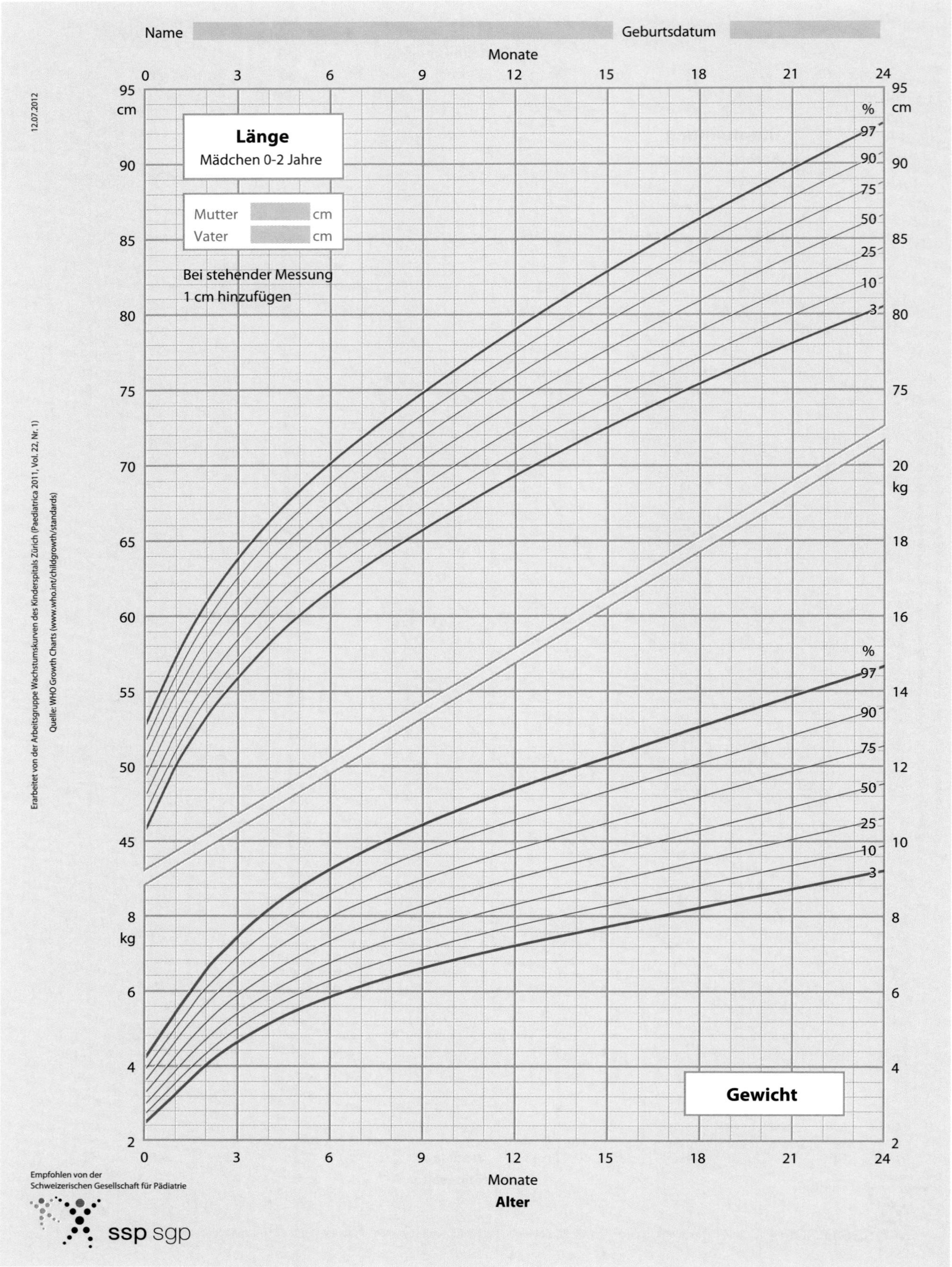

Abb. 3.92 0–2 Jahre, Mädchen: Körperlänge und Gewicht

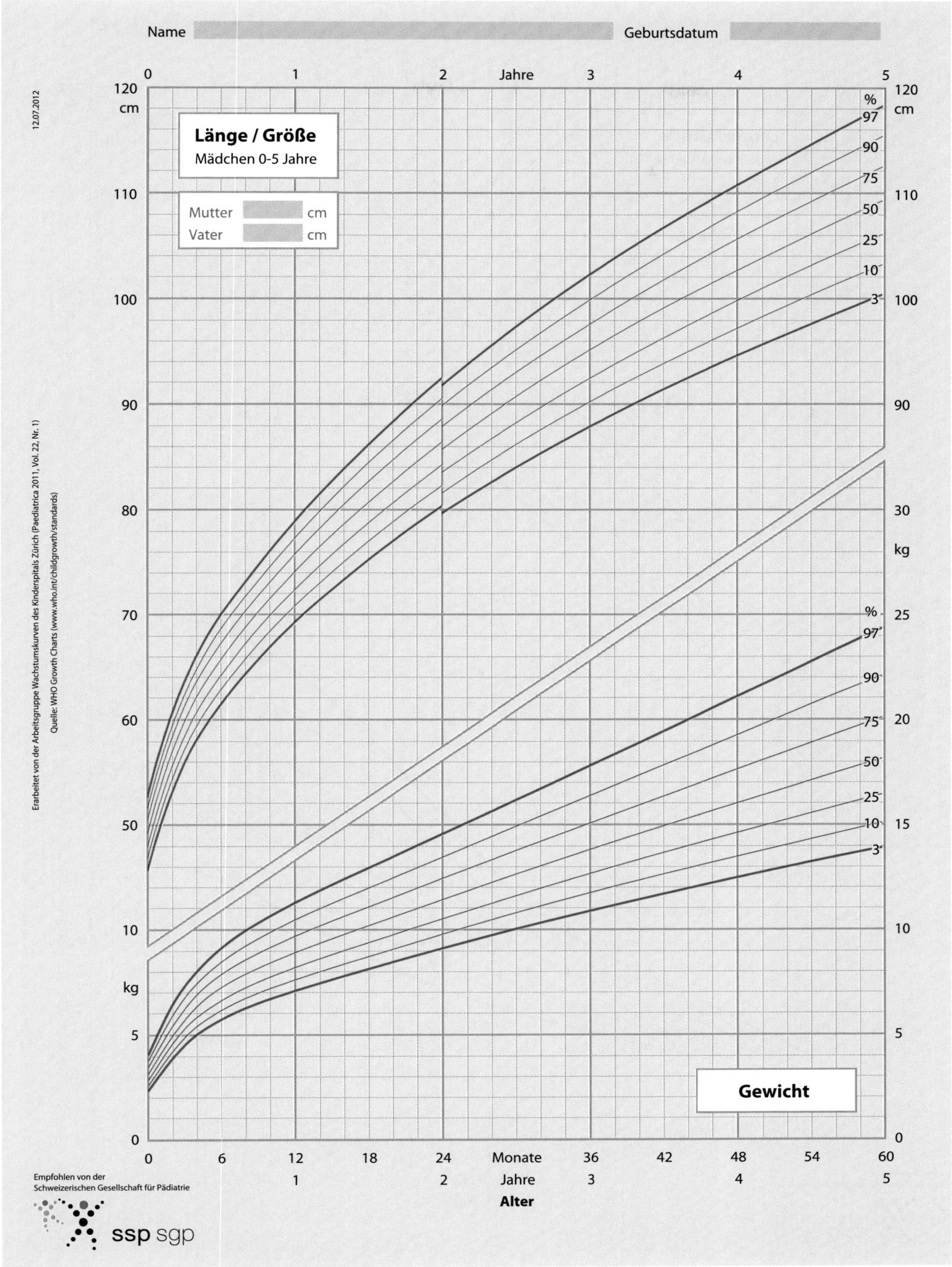

Abb. 3.93 0–5 Jahre, Mädchen: Körperlänge und Gewicht

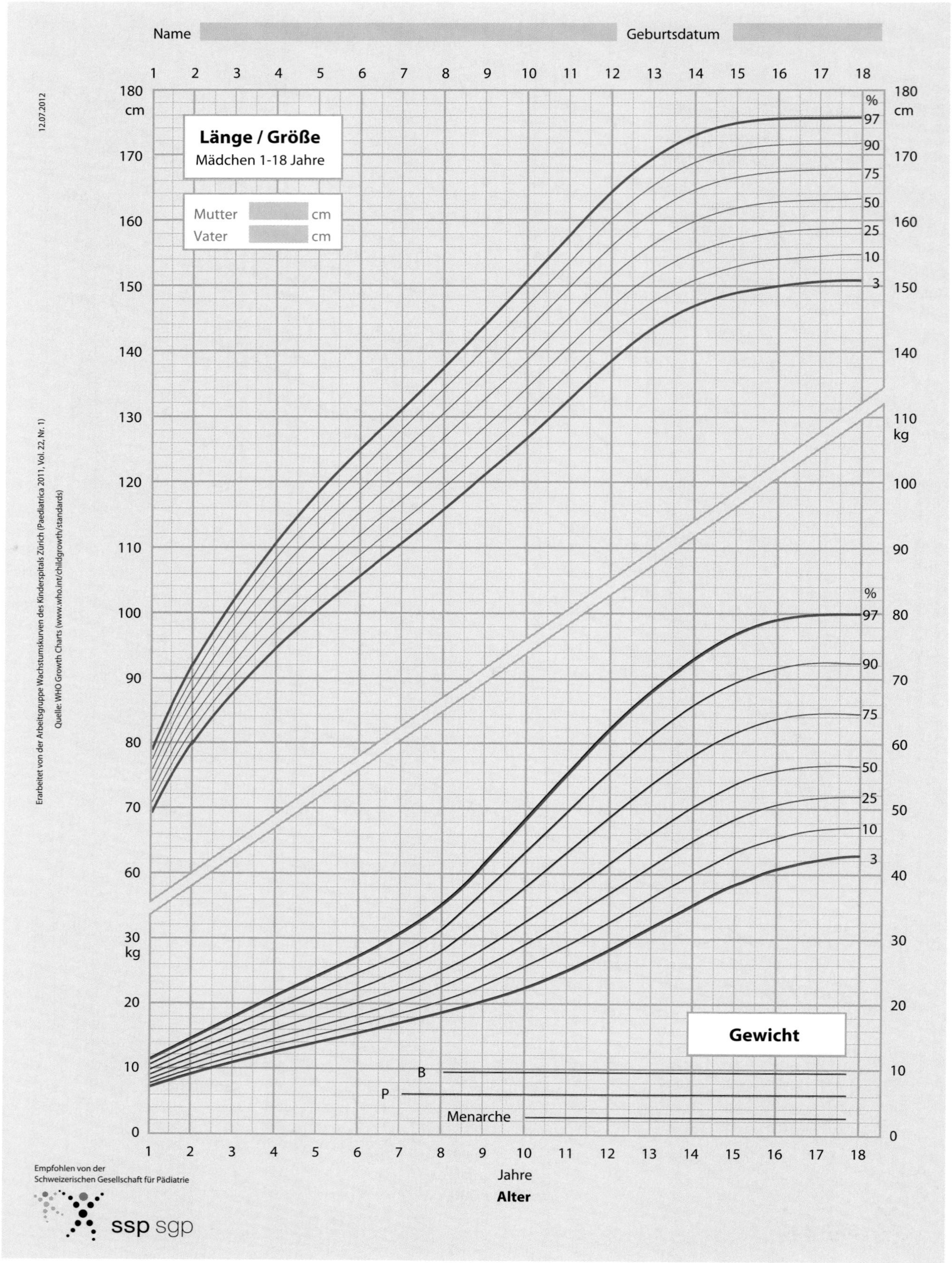

Abb. 3.94 1–18 Jahre, Mädchen: Körperlänge und Gewicht

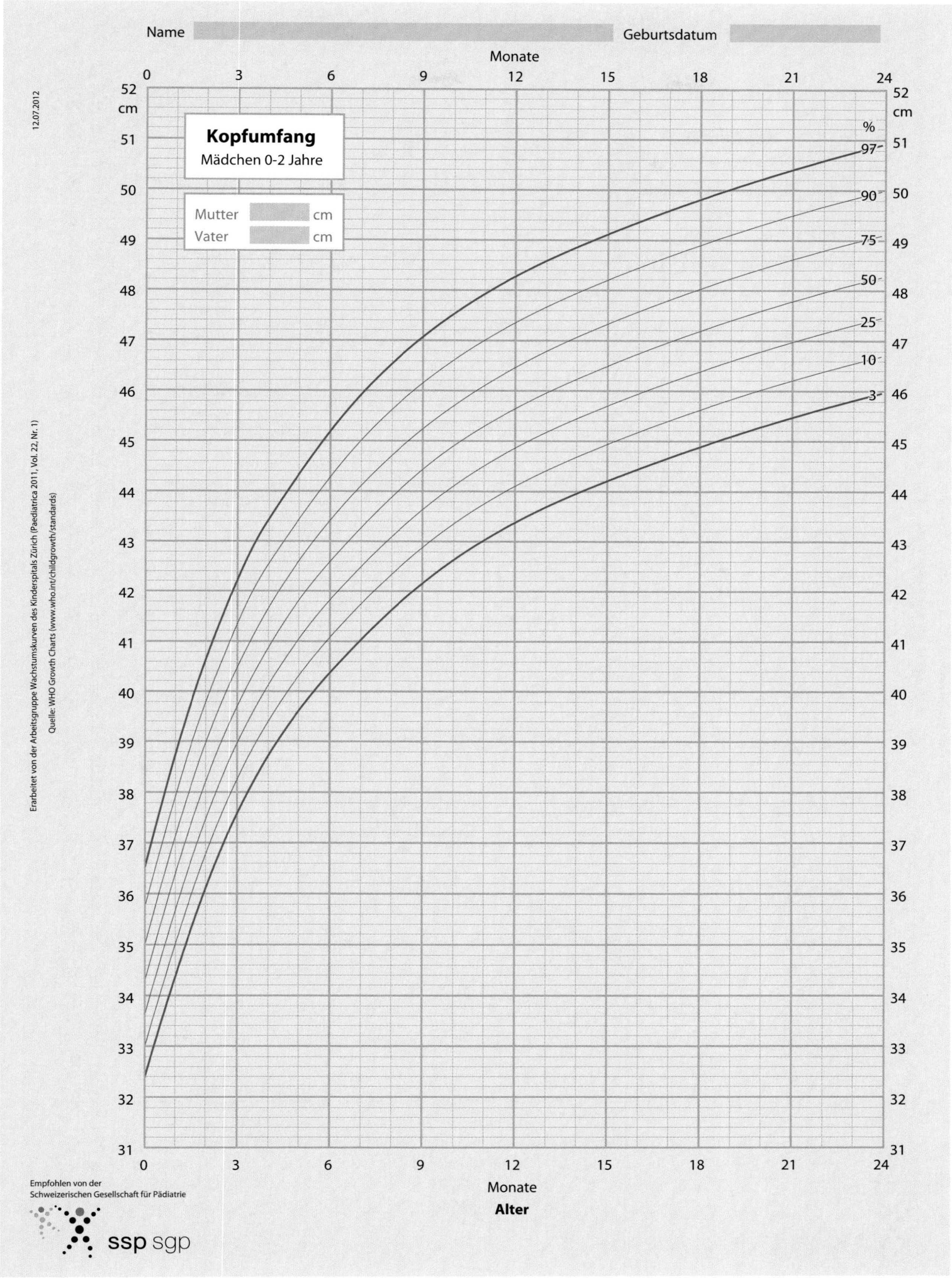

Abb. 3.95 0–2 Jahre, Mädchen: Kopfumfang

3

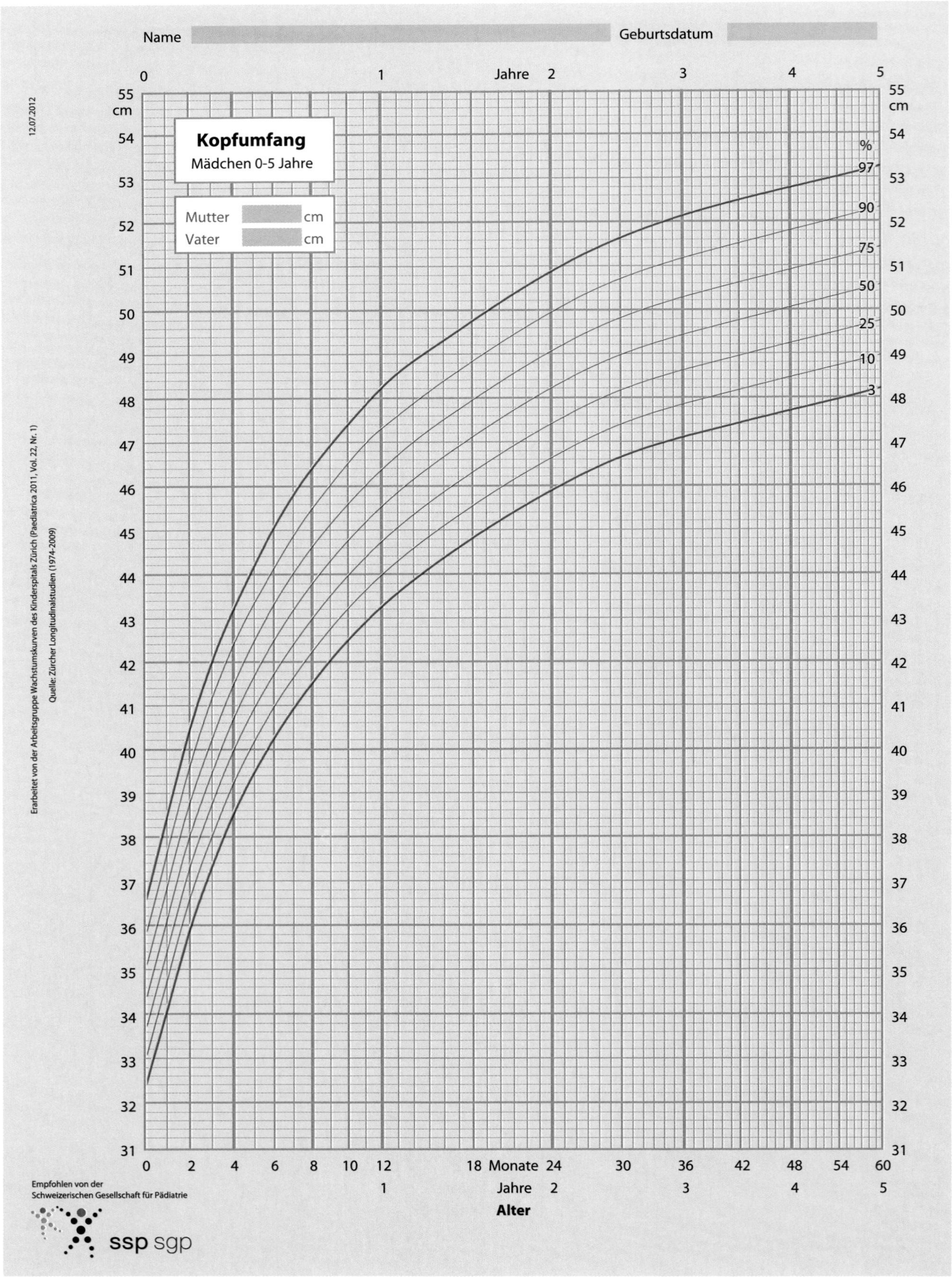

Abb. 3.96 0–5 Jahre, Mädchen: Kopfumfang

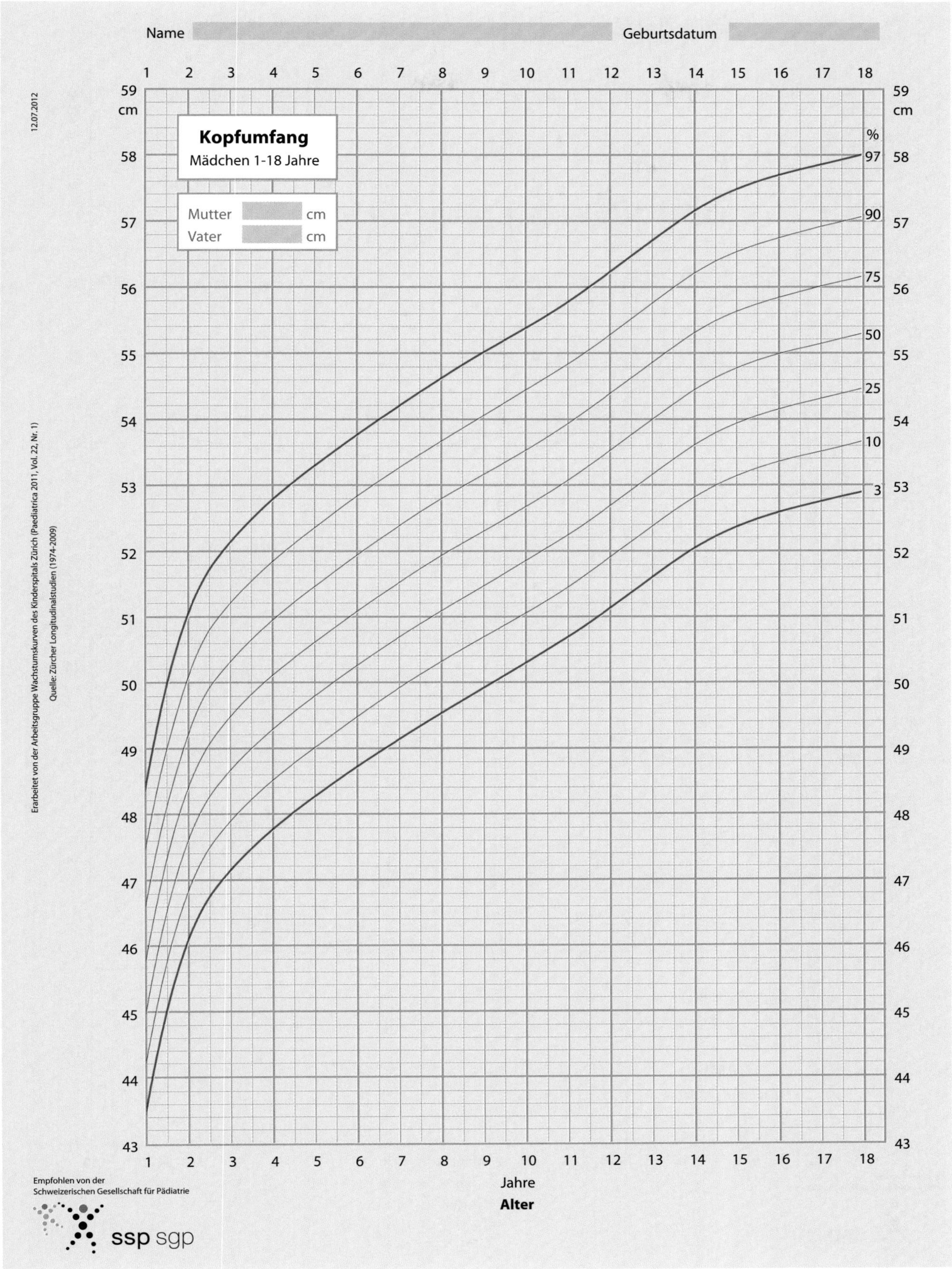

Abb. 3.97 1–18 Jahre, Mädchen: Kopfumfang

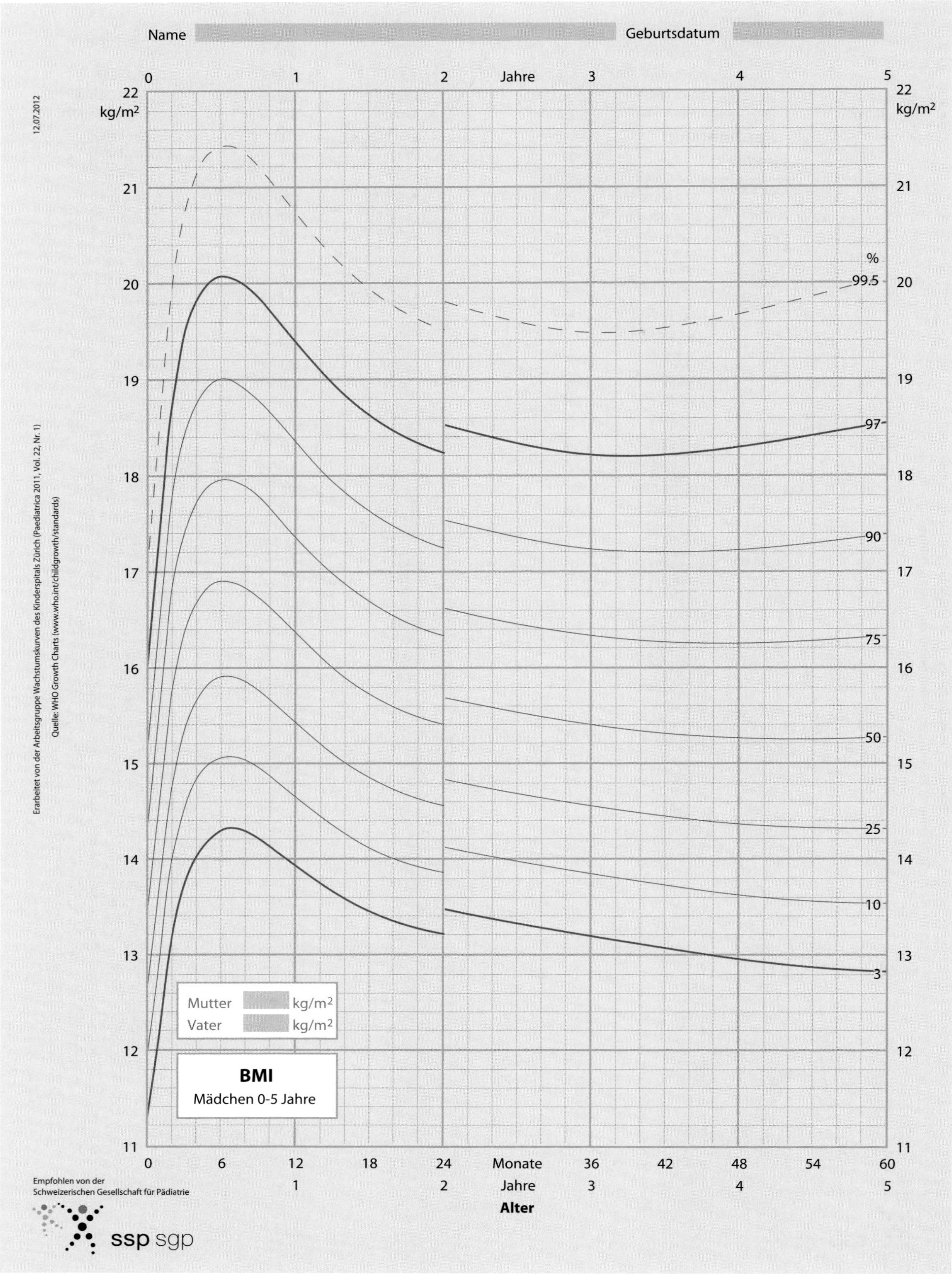

■ **Abb. 3.98** Body-Mass-Index, Mädchen: 0–5 Jahre

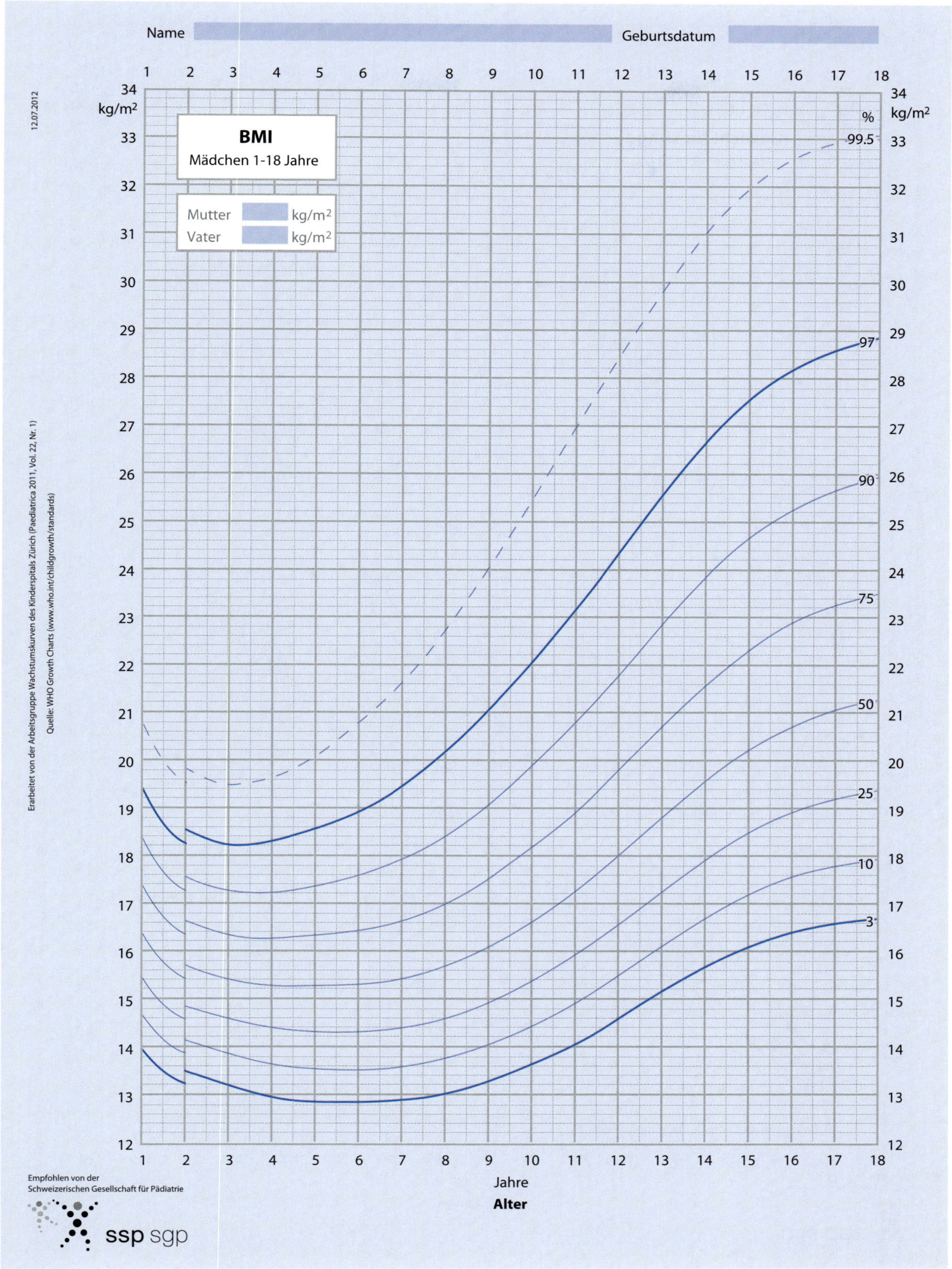

Abb. 3.99 Body-Mass-Index, Mädchen: 1–18 Jahre

3

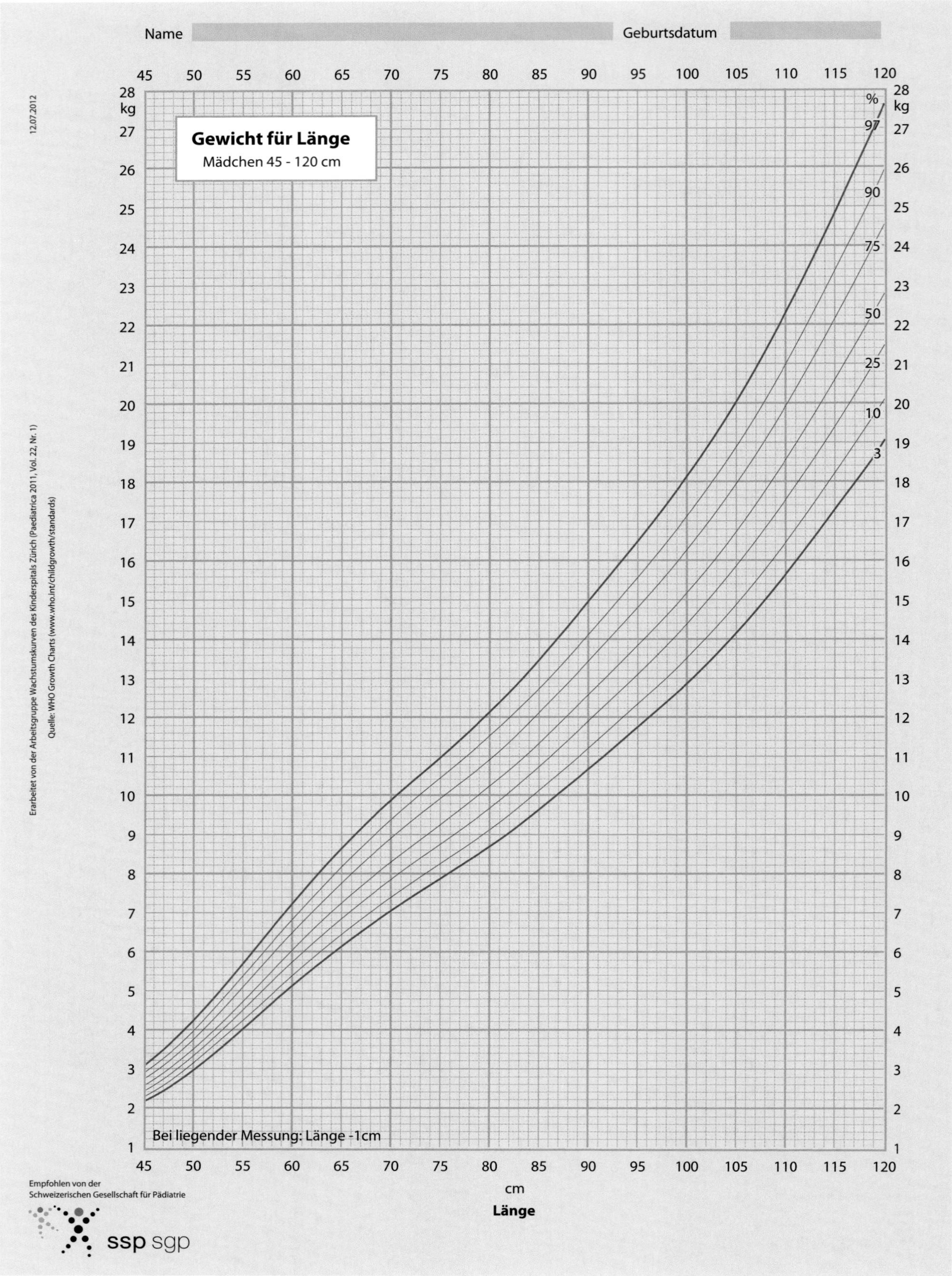
Name
Geburtsdatum
Gewicht für Länge
Mädchen 45 - 120 cm
45 50 55 60 65 70 75 80 85 90 95 100 105 110 115 120
kg
1 2 3 4 5 6 7 8 9 10 11 12 13 14 15 16 17 18 19 20 21 22 23 24 25 26 27 28
%
97
90
75
50
25
10
3
Bei liegender Messung: Länge -1cm
cm
Länge
12.07.2012
Erarbeitet von der Arbeitsgruppe Wachstumskurven des Kinderspitals Zürich (Paediatrica 2011, Vol. 22, Nr. 1)
Quelle: WHO Growth Charts (www.who.int/childgrowth/standards)
Empfohlen von der
Schweizerischen Gesellschaft für Pädiatrie
ssp sgp

Abb. 3.100 Gewicht für Länge, Mädchen 45–120 cm

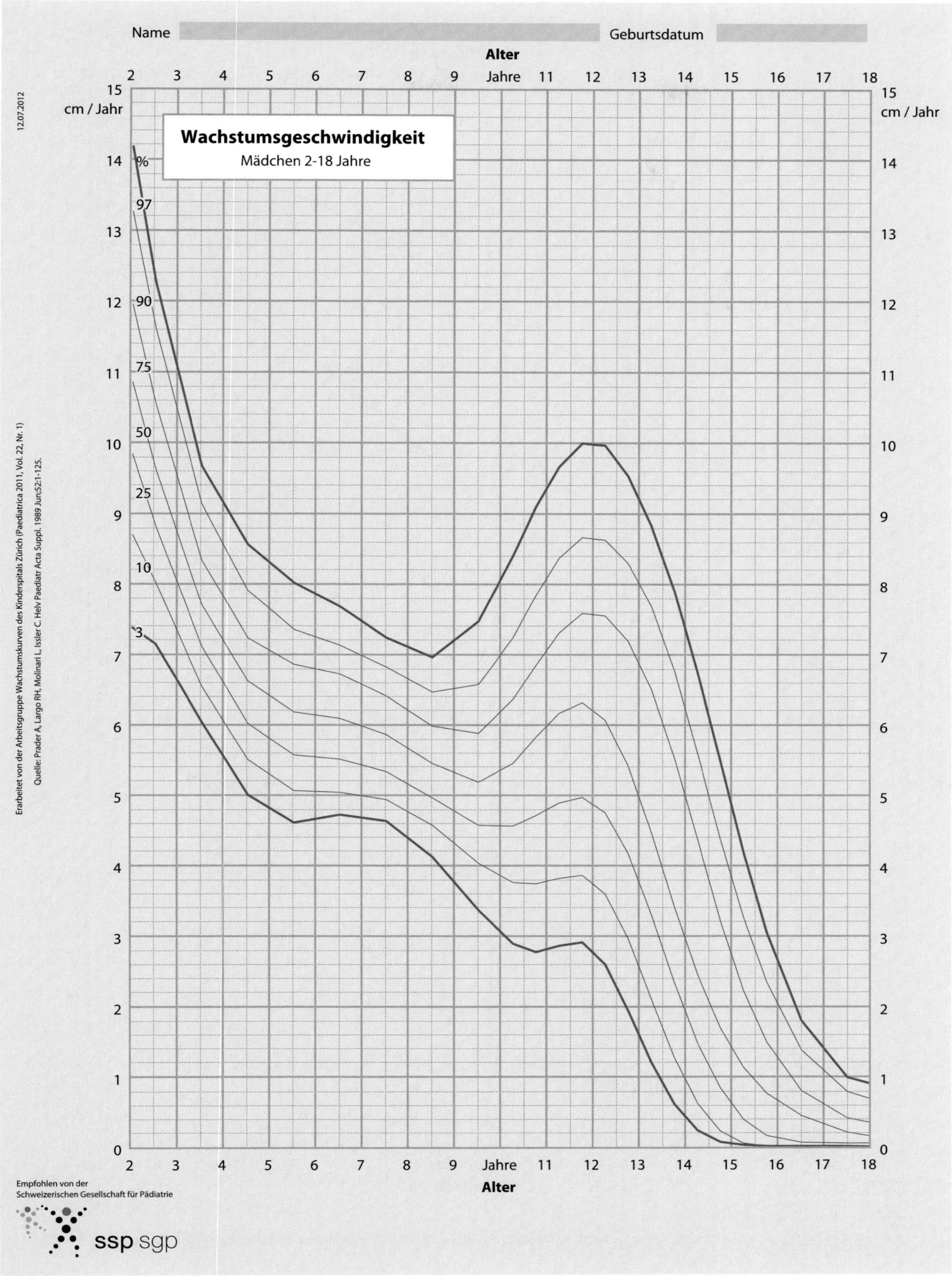

Abb. 3.101 Wachstumsgeschwindigkeit, Mädchen: 2–18 Jahre

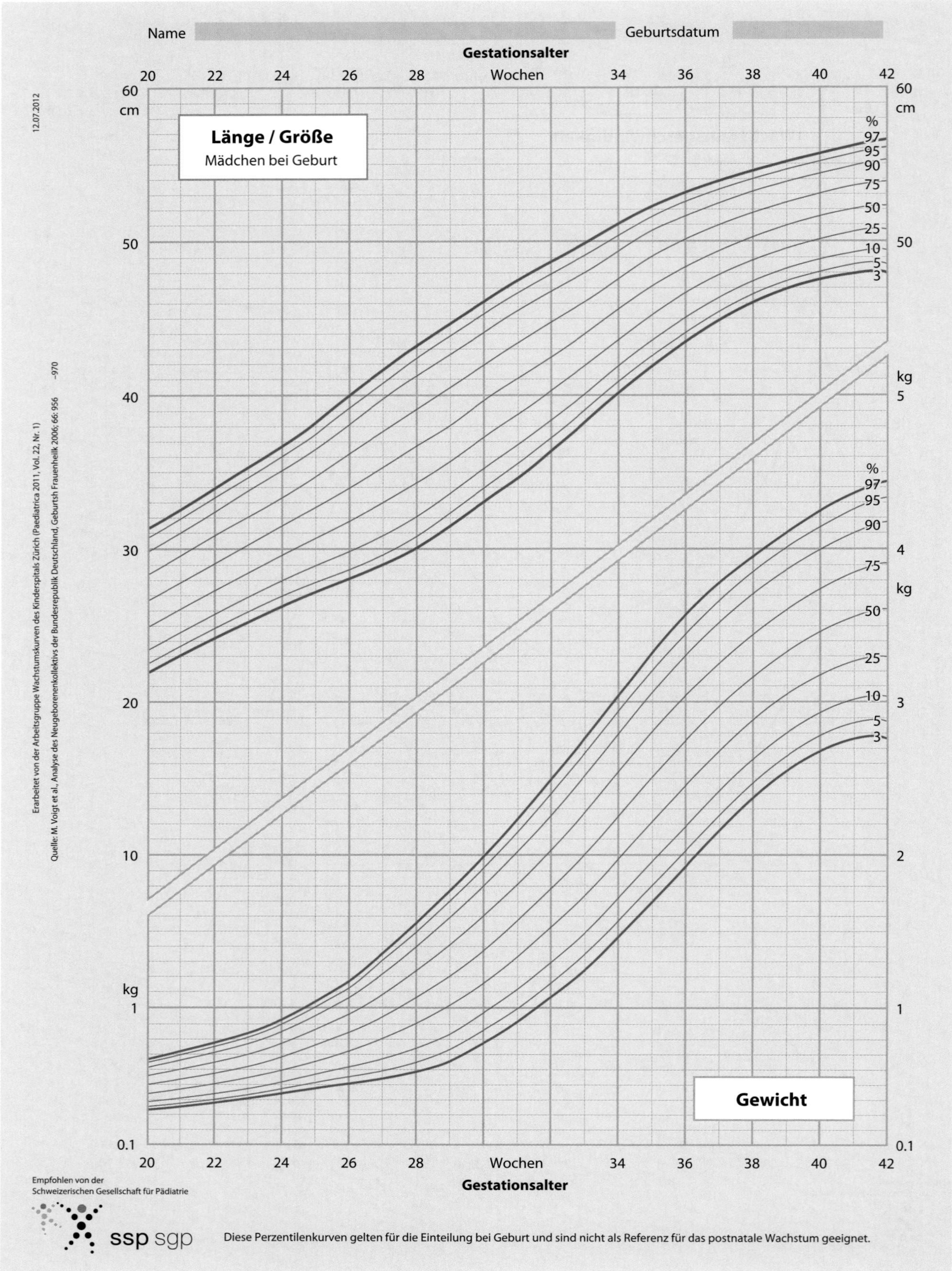

Abb. 3.102 Mädchen bei Geburt: Körperlänge und Gewicht

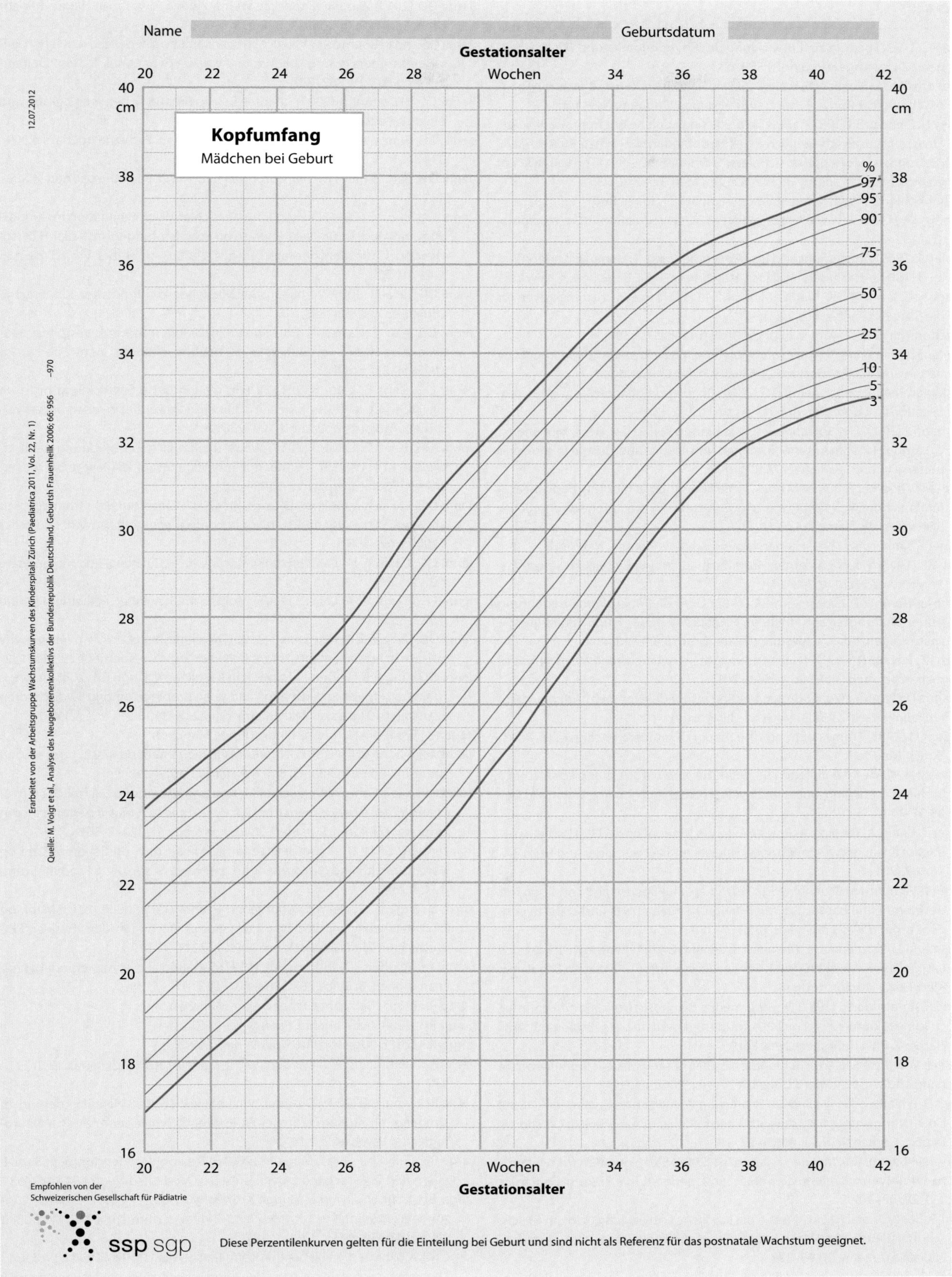

Abb. 3.103 Mädchen bei Geburt: Kopfumfang

Literatur

Ahrens R (1954) Beitrag zur Entwicklung des Physiognomie- und Mimikerkennens. Z Exp Angew Psychol 2:599–633

Ainsworth MDS, Blehar MC, Waters E, Wall S (1978) Patterns of attachment. A psychological study of the strange situation. Erlbaum, New York

Bayley N, Pinneau SR (1952) Tables for predicting adult height from skeletal age: Revised for use with Greulich-Pyle hand standards. J Pediatr 40:426–437

Birch LL, Johnson SL, Andresen G, Peters JC, Schulte MC (1991) The variability of young children's energy intake. N Engl J Med 324:232–235

Bischof Köhler D (1989) Spiegelbild und Empathie. Huber, Bern

Borbély AA (1982) A two process model of sleep regulation. Hum Neurobiol 1(3):195–204

Bowlby J (1969) Attachment and loss Attachment, Bd. 1. Hogarth, London

Bowlby J (1969) Attachment and loss Attachment, Bd. I. Basic Books, New York

Braegger C, Jenni OG, Konrad D, Molinari L (2011) Neue Wachstumskurven für die Schweiz. Paediatrica 22(1):9–11

Brazelton TB (1962) Crying in infancy. Pediatrics 29:579–588

Bronfenbrenner U (1979) The ecology of human development. Experiments by nature and design. Harvard University Press, Cambridge

Carskadon MA, Acebo C, Jenni OG (2004) Regulation of adolescent sleep: implications for behavior. Ann N Y Acad Sci 1021:276–291

Dittmann J (2002) Der Spracherwerb des Kindes. Verlag C.H. Beck, München

Duc G, Largo RH (1986) Anterior fontanel: Normal size and closure in term and preterm infants. Pediatrics 78:904–908

Eiholzer U, Bodmer P, Bühler M et al (1998) Longitudinal monthly body measurements from 1 to 12 months of age. A study by practitioners for practitioners. Eur J Pediatrics 157:547–552

Falkner F, Tanner JM (1979) Human growth Bd. 1–3. Plenum, New York

Fantz RL (1965) Visual perception from birth as shown by pattern selectivity. Ann NY Acad Sci 118:793–814

Fremmer-Bombik E, Grossmann KE (1993) Über die lebenslange Bedeutung früher Bindungserfahrungen. In: Petzold HG (Hrsg) Frühe Schädigung – späte Folgen, Bd. 1. Junfermann, Paderborn, S 83–110

Frisch RE, Revelle R (1971) Height and weight at menarche and a hypothesis of menarche. Arch Dis Child 46:695–701

Gallahue D, Ozmun J (2006) Understanding motor development: Infants, children, adolescents, adults. McGraw-Hill, Boston

Gardner H (1983) Frames of mind. The theory of multiple intelligences. BasicBooks, New York

Garmezy N, Masten AA, Tellegen A (1984) The study of stress and competence in children: Building blocks for developmental psychopathology. Child Dev 55:97–111

Gasser T, Kneip A, Binding A, Prader A, Largo RH, Molinari L (1991) The dynamics of linear growth in distance, velocity and acceleration. Ann Hum Biol 18:187–205

Geiger A, Achermann P, Jenni OG (2010) Sleep, intelligence and cognition in a developmental context: differentiation between traits and state-dependent aspects. Prog Brain Res 185:167–179

Geissmann H, Fahrländer E, Margelist T, Jenni OG (2012) Wie entwickeln sich Late Talkers? In: Hellbrügge T, Schneeweiss B (Hrsg). Kinder im Schulalter. Klett-Cotta Verlag, Stuttgart, S 52–67

Gesell A, Amatruda CS (1947) Developmental diagnosis: Normal and abnormal child development – clinical methods and pediatric applications, 2. Aufl. Harper & Row Publishers, New York

Greulich WW, Pyle SI (1959) Radiographic atlas of skeletal development of the hand and wrist. Stanford University Press, Stanford (CA)

Hayes D, Whitehead F, Wellings A, Thompson W, Marschlke C, Moran M (1989) How strongly do genes drive children's choice of experiences? Technical Report. Cornell Univ Ser 89:16–17

Iglowstein I, Jenni OG, Molinari L, Largo RH (2003) Sleep duration from infancy to adolescence: reference values and generational trends. Pediatrics 111(2):302–307

Jenni O, Benz C, Latal B (2011) Wenn die kindliche Entwicklung nicht im Gleichschritt verläuft – Kinder mit Entwicklungsauffälligkeiten besser verstehen. Pädiatrie up2date 2:199–228

Jenni OG (2009) Säuglingsschreien und die Entwicklung der Schlaf-Wach-Regulation. Monatsschrift für Kinderheilkunde 157:551–558

Jenni OG (2013) Wie die Kinder die Welt abbilden – was man daraus folgern kann. Pädiatrie up2date 3: 227-253

Jenni OG and LeBourgeois MK (2006) Understanding sleep-wake regulation and sleep disorders during childhood: the value of a model. Current Opinion in Psychiatry 19: 282–287

Jenni OG, O'Connor B (2005) Children's sleep: interplay between culture and biology. Pediatrics 115:204–216

Jenni OG, Benz C (2007) Schlafstörungen beim Kind. Pädiatrie up2date 4:309–333

Jenni OG, Benz C (2007) Schlafstörungen beim Kind. Pädiatrie up2date 4:309–333

Jenni OG, Benz C (2011) Entwicklung der Schlaf-Wach-Regulation im Kindesalter: ein Modell zum Verständnis von Schlafstörungen. In: Keller H (Hrsg) Handbuch für Kleinkindforschung, 4. Aufl. Hans Huber Verlag, Bern, S 1032–1056

Jenni OG, Latal B (2009) Verhaltensauffälligkeiten im Kindesalter. Kinderärztliche Praxis 80:180–188

Jenni OG, Aziz C, Caflisch J, Rousson V (2013) Infant motor milestones: poor predictive value for outcome of healthy children. Acta Paediatrica 102(4):e181–e184

Jenni OG, Benz C, Latal B (2011) Wenn die kindliche Entwicklung nicht im Gleichschritt verläuft – Kinder mit Entwicklungsauffälligkeiten besser verstehen. Pädiatrie up2date 2:199–228

Jenni OG, Benz C, Latal B (2011) Wenn die kindliche Entwicklung nicht im Gleichschritt verläuft – Kinder mit Entwicklungsauffälligkeiten besser verstehen. Pädiatrie up2date 2:199–228

Jenni OG, Caflisch J, Molinari L, Largo RH (2007) Sleep duration from age 1 to 10 years: variability and stability in comparison with growth. Pediatrics 120(4):e769–e776

Jenni OG, Caflisch JA, Latal B (2008) Motorik im Schulalter. Pädiatrie up2date 4:339–356

Jenni OG, Caflisch JA, Latal B (2008) Motorik im Schulalter. Pädiatrie up2date 4:339–356

Jenni OG, Deboer T, Achermann P (2006) Development of the 24-h rest-activity pattern in human infants. Infant Behavior and Development 29:143–152

Jenni OG, Zinggeler Fuhrer H, Iglowstein I, Molinari L, Largo RH (2005) A longitudinal study about bedsharing and sleep problems among Swiss children in the first 10 years of life. Pediatrics 115:233–240

Kagan J (1984) Die Natur des Kindes. Piper, München

Kakebeeke T, Largo RH (1997) Differences in movement quality at term among preterm and term infants. Biol Neonate 71:367–378

Kakebeeke TH, Caflisch JA, Locatelli I, Rousson V, Largo RH, Jenni OG (2013) Neuromotor development from 3 to 5 years. Part 3: Motor performance in preschool children. Dev Med Child Neurology 55(3):248–256

Klackenberg G (1971) A prospective longitudinal study on Children. Data on psychic health and dvelopment up to 8 years of age. Acta Paediatr Scand 224: 1-239

Kurth S, Ringli M, Geiger A, LeBourgeois M, Jenni OG, Huber R (2010) Mapping of cortical activity in the first 2 decades of life: a high-density sleep EEG study. Journal of Neuroscience 30(40):13211–13219

Lampl M, Veldhuis JD, Johnson ML (1992) Saltation and stasis: a model of human growth. Science 258(5083):801–803

Largo RH (2007) Babyjahre. Piper Verlag, München

Largo RH (2008) Schülerjahre. Piper Verlag, München

Largo RH (2011) Jugendjahre. Piper Verlag, München

Largo RH, Jenni OG (2005) Das Zürcher Fit-Modell. Familiendynamik 30(2):111–127

Largo RH, Jenni OG (2007) Die interindividuelle Vielfalt als Herausforderung im Umgang mit Kindern (Zürcher Fit-Konzept). Schweizer Archiv für Neurologie und Psychiatrie 1:19–26

Largo RH, Caflisch J, Hug F, Muggli K (2001b) Neuromotor development 5 to 18 years: Part 2. Associated movements. Dev Med Child Neurol 34:444–453

Largo RH, Caflisch J, Hug F, Muggli K, Sheehy A, Gasser T (2001a) Neuromotor development 5 to 18 years: Part1. Timed performance. Dev Med Child Neurol 43:436–443

Largo RH, Molinari L, von Siebenthal K, Wolfensberger U (1996) Does a profound change in toilet-training affect development of bowel and bladder control? Dev Med Child Neurol 38:106–116

Largo RH, Pfister D, Molinari L, Kundu S, Lipp A, Duc G (1989) Significance of prenatal, perinatal and postnatal factors in the development of AGA-preterm children at 5–7years. Dev Med Child Neurol 31:440–456

Largo RH, Prader A (1983a) Pubertal development in Swiss boys. Helvet Paediatr Acta 38:211–228

Largo RH, Prader A (1983b) Pubertal development in Swiss girls. Helvet Paediatr Acta 38:229–243

Largo RH, Weber M, Comenale-Pinto L, Duc G (1985) Early development of locomotion: Significance of prematurity, cerebral palsy and sex. Dev Med Child Neurol 27:183–191

Largo RH, Weber M, Comenale-Pinto L, Duc G (1985) Early development of locomotion: Significance of prematurity, cerebral palsy and sex. Dev Med Child Neurol 27:183–191

Largo RH, Weber M, Comenale-Pinto L, Duc G (1985) Early development of locomotion: Significance of prematurity, cerebral palsy and sex. Dev Med Child Neurol 27:183–191

MacFarlane JA (1975) Parent-infant interaction. Ciba Foundation Symposium. Elsevier, Amsterdam

Melzoff A, Moore MK (1977) Imitations of facial and manual gestures by human neonates. Science 198:75–78

Molinari L, Largo RH, Prader A (1980) Analysis of the mid-growth spurt. Helvet Paediatr Acta 35:325–334

Ohrt B, Schlack HG, Largo RH, Michaelis R, Neuhäuser G (1993) Erfassen von Entwicklungsauffälligkeiten bei Fünf-jährigen. Ein normierter Fragebogen. Pädiatr Praxis 46:11–19

Papousek M (1995) Vom ersten Schrei zum ersten Wort. Huber, Bern

Piaget J (1975) Gesammelte Werke. Studienausgabe. Klett, Stuttgart

Plomin R, Daniels D (2011) Why are children in the same family so different from one another? Int J Epidemiol 40(3):563–582

Prader A, Largo RH, Molinari L, Issler C (1989) Physical growth of Swiss children from birth to 20years of age. Helvet Paediatr Acta Suppl 52:

Prader A, Largo RH, Molinari L, Issler C (1989) Physical growth of Swiss children from birth to 20 years of age. First Zurich longitudinal study of growth and development. Helv Paediatr Acta Suppl 52:1–125 (Wachstumsgeschwindigkeit)

Prader A, Largo RH, Molinaril L, Issler C (1989) Physical growth of Swiss children from birth to 20 years of age (First Zurich longitudinal study of growth and development). Helvet Paediat Acta 52:

Prechtl HF (1974) The behavioural states of the newborn infant (a review). Brain Res. 76(2): 185-212

Prechtl HFR (1988) Beurteilung fetaler Bewegungsmuster bei Störungen des Nervensystems. Gynäkologe 21:130–134

Prechtl HFR (1990) Qualitative changes of spontaneous movements in fetus and preterm infants are a marker of neurological dysfunction. Early Hum Dev 23:151–158

Quinton D, Rutter M (1984) Family pathology and child psychiatric disorder: a four year prospective study. In: Nicol AR (Hrsg) Longitudinal studies in child psychology and psychiatry. Practical lessons from research experience. Wiley, Chichester, S 133–147

Roche AF, Wainer H, Thissen D (1975) Skeletal maturity. The knee joint as a biological indicator. Plenum, New York

Roffwarg HP, Muzio JN, Dement WC (1966) Ontogenetic development of the human sleep-dream cycle. Science 15:604–661

Rutter M (1975) Helping troubled children. Pinguin, Harmondsworth, Middlesex

Rutter M (1980) Scientific Foundations of Developmental Psychiatry. Heinemann, London

Sameroff AJ, Chandler MJ et al (1975) Reproductive risk and the continuum of caretaking casuality. In: Horowitz FD (Hrsg) Review of child development research, Bd. 4. University of Chicago Press, Chicago, S 187–244

Scarr S (1992) Developmental theories for the 1990s: Development and individual differences. Child Dev 63:1–9

Scarr S, McCartney K (1983) How people make their own environments: A theory of genotype environment effects. Child Dev 54:424

Scarr S, Weinberg RA (1983) The Minnesota adoption studies: Genetic differences and malleability. Child Dev 54:260–267

Stiles J, Jernigan TL (2010) The basics of brain development. Neuropsychol Rev 20(4):327–348

Stolley H, Kersting M, Droese W (1982) Energie- und Nährstoffbedarf von Kindern im Alter von 1–14 Jahren. Erg Inn Med Kinderheilk 48:1–75

Szagun G (2006) Sprachentwicklung beim Kind. Beltz Verlag, Weinheim und Basel

Tanner JM (1962) Growth at adolescence. Blackwell, Oxford

Tanner JM, Whitehouse RH, Marshall MR, Healy MR, Goldstein H (1983) Assessment of skeletal maturity and prediction of adult height (TW2 Method). Academic Press, New York

Thodberg HH, Jenni OG, Ranke MB, Martin DD (2009) Prediction of adult height with automated bone age determination. Journal of Clinical Endocrinology and Metabolism 94(12):4868–4874

Thurstone LL (1938) Primary mental abilities. University of Chicago Press, Chicago

Tizard B, Hodges J (1978) The effect of early institutional rearing on the development of eight-year-old children. J Child Psychol Psychiatry 16:61–74

Voigt et al (2006) Analyse des Neugeborenenkollektivs der Bundesrepublik-Deutschland. Geburtsh Frauenheilk 66:956–970

Wachtel U (1990) Ernährung von gesunden Säuglingen und Kleinkindern. Thieme, Stuttgart

Werner EE, Smith RS (1989) Vulnerable but Invincible: A longitudinal study of resilient children and youth. Adams, Bannister and Cox, New York

Werner EE, Smith RS (1992) Overcoming the odds: High risk children from birth to adulthood. Cornell University Press, Ithaca/NY

Werner H, Le Bourgeois M, Geiger A, Jenni OG (2009) Assessment of Chronotype in 4- to 11 Year Old children: Reliability and Validity of the Children's ChronoType Questionnaire. Chronobiology Int 26(5):992–1014

WHO Growth Charts (WHO Multicentre Growth Reference Study, MGRS, 1997–2003, www.who.int/childgrowth/standards) (Länge/Größe, Gewicht und BMI von 0–2 und 0–5 Jahren)

WHO Growth Charts (WHO reconstruction of National Center for Health Statistics NCHS 1977, De Onis M et al. Bulletin of the WHO 2007; 85: 660–667) (Länge/Größe, Gewicht und BMI von 5–18 Jahren)

Wimmer H, Perner J (1983) Beliefs about beliefs: Representation and constraining functions of wrong beliefs in young children's understanding of deception. Cognition 13:103–128

Zürcher Longitudinalstudien 1974–2009, Abteilung Entwicklungspädiatrie, Kinderspital Zürich (Kopfumfang)

II Krankheitsprävention

4 Krankheitsfrüherkennungsuntersuchungen bei Kindern und Jugendlichen

M. Kinet

4.1 Primäre, sekundäre und tertiäre Prävention

Die Gesundheit von Kindern und Jugendlichen ist ein vorrangiges Qualitätsmerkmal des Gesundheitswesens eines Landes. Neben der Behandlung hat hier die Prävention von Krankheiten und Behinderungen eine besondere Bedeutung. Auf diesem Gebiet liegt eine der zentralen Aufgaben der Pädiatrie.

Unter primärer Prävention sind alle Maßnahmen zur Sicherung und Erhaltung der Gesundheit zu verstehen. Neben Ernährung, Bewegung und psychosozialer Geborgenheit im Kindes- und Jugendalter gehören hierzu Hygiene bei Neugeborenen, prophylaktische Gaben von Vitamin K und D, Förderung der Zahngesundheit durch entsprechende Pflege, Gaben von Fluoriden und Vermeidung von schädlichen Gewohnheiten (Schnuller, Saftflasche), Aufklärung der Eltern über Maßnahmen zur Vermeidung des plötzlichen Kindstodes, von Unfällen und insbesondere die Durchführung von Schutzimpfungen.

Ziel der sekundären Prävention ist die Verhütung von Komplikationen aufgetretener Krankheiten durch deren frühe Erkennung und damit die Verbesserung der Prognose. Auf diesem Konzept basiert das System der Krankheitsfrüherkennung bei Kindern und Jugendlichen.

Tertiäre Präventionumfasst alle Maßnahmen, die das Fortschreiten oder Wiederauftreten einer behandelten oder zumindest erkannten Krankheit verhindern und damit die Lebensqualität verbessern sollen.

Zur Früherkennung von Krankheiten ist ein Screening der gesamten Bevölkerung oder, nicht zuletzt aus ökonomischen Gründen, von definierten Personengruppen (selektives Screening) erforderlich. Angesichts der sich immer weiter ausdehnenden technischen Möglichkeiten ist die Beachtung der bereits 1968 von Wilson und Jungner erarbeiteten Auswahlkriterien zur Festlegung von Zielkrankheiten und hierfür eingesetzten Untersuchungsmethoden besonders aktuell (► Übersicht).

Screeningkriterien nach Wilson und Junger (WHO 1968)

1. Die gesuchte Erkrankung sollte ein bedeutendes Gesundheitsproblem sein.
2. Es sollte eine anerkannte Therapie für Patienten mit einer gesicherten Erkrankung geben.
3. Entsprechende Einrichtungen für weiterführende Diagnostik und Therapie sollten ausreichend verfügbar sein.
4. Es latentes oder frühes symptomatisches Stadium für die betreffende Erkrankung sollte im Screening erkennbar sein.
5. Es sollte ein brauchbarer Tests oder eine Untersuchungsmethode zur Verfügung stehen.
6. Der Früherkennungstest muss für die Bevölkerung akzeptabel sein.
7. Der natürliche Verlauf der Erkrankung, insbesondere die Entwicklung vom latenten zum manifesten Stadium, sollte hinreichend aufgeklärt sein.
8. Es sollten eindeutige Richtlinien aufgestellt werden, wer als Patient behandelt werden soll.
9. Die „Fallfindungskosten" (für Screening, Bestätigungsdiagnostik und Therapie der bestätigten Patienten) sollten zu den insgesamt für die medizinische Versorgung aufgewandten Kosten in einem ausgewogenen Verhältnis stehen.
10. Eine Screeninguntersuchung sollte ein kontinuierlicher Prozess und nicht eine „Einmal-und-nie-wieder"-Aktion sein.

4.2 Krankheitsfrüherkennung bei Kindern und Jugendlichen in Deutschland

4.2.1 Grundlagen

Nach Änderung der gesetzlichen Grundlagen wurde das Krankheitsfrüherkennungsprogramm für Kinder am 1.7.1971 in die vertragsärztliche Versorgung übernommen und damit der Anspruch aller Kinder auf Durchführung dieser Untersuchungen begründet. Jedes Kind erhält ein Gesundheitsheft. Die gesetzliche Grundlage der Früherkennungsuntersuchungen („Vorsorgeuntersuchungen", VSU) wurde in § 26 des Sozialgesetzbuchs V (SGB V) gelegt. Das anfangs blaue, später gelbe Kinderheft (Teildarstellung in ◘ Abb. 4.1, 4.2 und 4.3) wurde inhaltlich mehrfach verändert. Hervorzuheben sind die 1977 eingeführte heutige U5 im 6.–7. Lebensmonat, 1989 die U9 im 60.–64. Lebensmonat, 1996 die Ergänzung der U3 durch das sonografische Hüftgelenksscreening in der 4.–6. Lebenswoche zur Früherkennung behandlungsbedürftiger Hüftdysplasien und -luxationen, die 1998 eingeführte Jugendgesundheitsuntersuchung im 13.–14. Lebensjahr sowie 2008 die Erweiterung um eine U7 a am Ende des 3. Lebensjahrs.

Grundlage zur Durchführung aller genannten Untersuchungen sind die Kinderrichtlinien des gemeinsamen Bundesausschusses der Ärzte und Krankenkassen (gBA) in der aktuell gültigen Fassung. Sie legen u. a. genaue Zeitspannen sowie ggf. Toleranzgrenzen für die Durchführung aller Untersuchungen fest (◘ Tab. 4.1). Die Richtlinien gelten zunächst nur für Kinder, die im Rahmen der gesetzlichen Krankenversicherung versichert sind, werden sinngemäß, jedoch nicht bindend, auch für privat versicherte Kinder angewendet. Diese Kinder können nach den weitergehenden Vorgaben der privatärztlichen Gebührenordnung (GOÄ1996) bis zum 14. Geburtstag eine VSU im Kalenderjahr in Anspruch nehmen. In den ersten beiden Lebensjahren besteht für sie keine Einschränkung der Häufigkeit.

G.F. Hoffmann, M.J. Lentze, J. Spranger, F. Zepp (Hrsg.), *Pädiatrie*,
DOI 10.1007/978-3-642-41866-2_4, © Springer-Verlag Berlin Heidelberg 2014

4

Tab. 4.1 Zeitraum und Toleranzgrenzen der Früherkennungsuntersuchungen für Kinder

Untersuchung	Zeitraum	Toleranzgrenze
U 1	Sofort post partum	Keine
Neugeborenenscreening	48.–72. Stunde	36.–72. Stunde
Hörscreening	1.–3. Tag	bis Ende 3. Monat
U 2	3.–10. Tag	3.–14. Tag
U 3	4.–5. Woche	3.–8. Woche
Hüftsonografie	4.–5. Woche	3.–8. Woche
U 4	3.–4. Monat	2.–4,5 Monat
U 5	6.–7. Monat	5.–8. Monat
U 6	10.–12. Monat	9.–14. Monat
U 7	21.–24. Monat	20.–27. Monat
U 7a	34.–36. Monat	33.–38. Monat
U 8	46.–48. Monat	43.–50. Monat
U 9	60.–64. Monat	58.–66. Monat
Jugendgesundheitsuntersuchung	14. Lebensjahr	13.–15. Jahr

4.2.2 Praxis der Früherkennungsuntersuchungen

Neugeborenenerstuntersuchung U1

Die U1 ist keine speziell pädiatrische Untersuchung. Da sie unmittelbar nach der Geburt durchgeführt werden muss, kann sie auch durch den Geburtshelfer oder durch die Hebamme vorgenommen werden. Neben der Dokumentation von Risikofaktoren von Schwangerschaft und Geburt werden lediglich Körpermaße, APGAR-Index, pH-Wert des Nabelschnurbluts sowie auffällige Fehlbildungen bzw. Besonderheiten sowie die Durchführung der ersten Vitamin-K-Prophylaxe dokumentiert.

Erweitertes Neugeborenenscreening

Bereits in den 1980er Jahren wurden neue Laboruntersuchungen entwickelt, um aus Trockenblut auf Filterpapierkarten die Phenylketonurie (PKU) und später auch die Galaktosämie und die konnatale Hypothyreose bereits bei Neugeborenen zu erkennen und damit eine frühzeitige Behandlung zur Vermeidung schwerer Folgeschäden zu ermöglichen. In den folgenden Jahren kamen insbesondere durch Einführung der Tandemmassenspektrometrie viele weitere Zielkrankheiten hinzu. Dies führte 2005 zu einer Regulierung durch den gBA mit Einführung des erweiterten Neugeborenenscreenings und strikter Beschränkung auf 14 Zielkrankheiten (▶ Kap. 6). 2010 folgte eine Anpassung an das Gendiagnostikgesetz mit weitreichenden Aufklärungspflichten für die verantwortlichen Ärzte.

Die für das Screening erforderlichen Blutproben (Kapillar- oder Venenblut) sollten optimal zwischen der 48. und 72. Lebensstunde, jedoch nicht vor der 36. Lebensstunde abgenommen werden. Bei sehr unreifen Frühgeborenen muss ein Zweitscreening in einem korrigierten Alter von 32 Schwangerschaftswochen vorgenommen werden. Die Eltern des Kindes müssen ausführlich über das geplante Screening informiert werden und schriftlich zustimmen oder ablehnen. Für den Fall eines positiven Befundes muss den Eltern sofort eine kompetente Beratung in einem Zentrum für Pädiatrische Endokrinologie oder Stoffwechselkrankheiten angeboten werden.

Im Jahr 2009 wurden nahezu alle Neugeborenen in Deutschland im Screening erfasst. Dabei wurde bei 493 Kindern eine der Zielkrankheiten entdeckt.

Sonografie der Hüftgelenke

Die sonografische Untersuchung der Hüftgelenke zur Früherkennung einer Dysplasie oder Luxation wird im zeitlichen Rahmen der U3 durch einen hierfür qualifizierten Untersucher durchgeführt. Das Verfahren richtet sich derzeit nach den von Graf entwickelten Untersuchungs- und Beurteilungskriterien. Eine zusätzliche Bild- und Befunddokumentation ist vorgeschrieben. Der Nutzen des Hüftscreenings konnte inzwischen eindrucksvoll nachgewiesen werden: Bei einer Akzeptanz von etwa 90 % aller Neugeborenen ist die Häufigkeit stationär behandelter Hüftdysplasien oder -luxationen bei Kindern bis zum 5. Lebensjahr um etwa 75 % zurückgegangen.

Hörscreening

Eine wichtige Weiterentwicklung ist das 2008 eingeführte Neugeborenen-Hörscreening durch Messung der otoakustischen Emissionen (TEOAE) und ggf. Hirnstammaudiometrie (AABR). Durch Erkennung möglichst aller Kinder mit angeborenen Hörstörungen und möglichst frühzeitiger Einleitung einer Behandlung sollen die schweren Folgen für die Hör- und Sprachentwicklung und sekundäre psychosoziale Entwicklungsstörungen verhindert werden.

Früherkennungsuntersuchungen U2–U9

Die weiteren VSU U2–U9 sind auf der linken Seite des Untersuchungshefts nach einem einheitlichen Dokumentationsschema (A. Erfragte Befunde – B. Erhobene Befunde – C. Ergänzende Angaben) aufgebaut (◘ Abb. 4.1). Auf der dazugehörigen rechten Seite (◘ Abb. 4.2). werden die erhobenen Körpermaße und wesentliche, die Entwicklung gefährdende Gesundheitsstörungen als ICD-10-Code oder Freitext eingetragen sowie notwendige Maßnahmen und ggf. der Verlauf dokumentiert. Die strukturierten Anamnese- und Befunddaten orientieren sich an den altersspezifischen Zielkrankheiten des Früherkennungsprogramms. Der Untersucher kann diese bei Bedarf durch eigene Anamnese und Befunde ergänzen.

Im Jahr 2008 hat der gBA eine zusätzliche VSU U7a mit 3 Jahren eingerichtet, um eine bisherige Lücke zu schließen und damit auch die Akzeptanz der folgenden Untersuchungen zu steigern. Ein neuer Schwerpunkt dieser Untersuchung ist die Früherkennung der Amblyopie bei Kleinkindern. Eine obligate primärpräventive Beratung durch den Arzt ist trotz einer entsprechenden Ankündigung auch hier nicht vorgesehen.

Etwa zur gleichen Zeit wurde in mehreren Bundesländern durch Gesetzesinitiative eine gewisse Verpflichtung der Eltern zur Inanspruchnahme der Früherkennungsuntersuchungen eingeführt. Diese wird durch unterschiedliche Meldesysteme überwacht, ggf. prüft der Öffentliche Gesundheitsdienst die Lebenssituation der nicht untersuchten Kinder und bietet angemessene Hilfen an.

4.2.3 Jugendgesundheitsuntersuchung

Für die Jugendgesundheitsuntersuchung gibt es eigene Richtlinien (▶ Kap. 46ff). Sie zielen auf die Früherkennung nicht nur körperlicher Anomalien, sondern auch von psychischen und psychosozialen Risikofaktoren. Neben einer Anamnese und körperlichen Untersuchung auf alterstypische Zielkrankheiten (Wachstum, Pubertätsent-

Bitte – **falls zutreffend** – die auffälligen Befunde bzw. Angaben **ankreuzen** **U6**

Ⓐ Erfragte Befunde

- ☐ Krampfanfälle
- ☐ Schwierigkeiten beim Trinken und Essen, Erbrechen, Schluckstörungen
- ☐ abnorme Stühle
- ☐ Miktionsstörungen (z. B. Windeln nie trocken, kein Wasserlassen im Strahl)
- ☐ gehäufte Infektionen
- ☐ Blickkontakt fehlt
- ☐ verzögerte Sprachentwicklung (keine Silbenverdoppelung wie da-da)
- ☐ Reaktion auf leise Geräusche fehlt
- ☐ Stereotypien (z. B. rhythm. Kopfwackeln)

Ⓑ Erhobene Befunde

Körpermaße

(bitte in das Somatogramm **eintragen)**

- ☐ Untergewicht
- ☐ Übergewicht

Haut

- ☐ auffällige Blässe
- ☐ Cyanose
- ☐ Pigmentanomalie
- ☐ Hämatom
- ☐ ernste Verletzungsfolge
- ☐ chron. entzündliche Hautveränderung

Brustorgane

Hals/Herz

- ☐ Struma
- ☐ Herzgeräusch
- ☐ Herzaktion beschleunigt, verlangsamt, unregelmäßig
- ☐ verlagerter oder hebender Herzspitzenstoß
- ☐ Femoralispuls fehlt

Lunge

- ☐ path. Auskultationsbefund
- ☐ Dyspnoezeichen (z. B. thorakale Einziehungen)

Bauchorgane

- ☐ Hernie re/li
- ☐ Lebervergrößerung
- ☐ Milzvergrößerung
- ☐ anderer path. Befund

Geschlechtsorgane

- ☐ Hodenhochstand re/li
- ☐ andere Anomalie (z. B. Hydrocele, Hypospadie, Hymenalatresie)

Skelettsystem

- ☐ Rachitische Zeichen

Schädel

(**bitte** Schädelumfang in Diagramm **eintragen**)

- ☐ auffälliger Kopfumfang
- ☐ auffällige Kopfform

Brustkorb/Wirbelsäule

- ☐ eingeschränkte Beweglichkeit der Wirbelsäule
- ☐ Fehlbildung oder Fehlhaltung

Hüftgelenke

- ☐ Dysplasie- oder Luxationszeichen re/li

Gliedmaßen

- ☐ Fehlbildung oder Fehlhaltung

Sinnesorgane

Augen

- ☐ Fixieren und/oder Blickverfolgung fehlt
- ☐ Motilitätsstörung
- ☐ Pupillenreflexe fehlen
- ☐ Schielen re/li
- ☐ Anomalien (z. B. Katarakt, Mikro-/Makro-Ophthalmie, – oberer Grenzwert für Hornhautdurchmesser 11 mm, Kolobom)

Ohren

- ☐ Hörreaktion fehlt re/li (keine Kopfwendung zur Geräuschquelle seitlich hinter dem Kopf)

Motorik und Nervensystem

- ☐ Koordiniertes Krabbeln auf Händen und Knien fehlt
- ☐ Hochziehen zum Stehen fehlt
- ☐ freier Sitz mit geradem Rücken und locker gestreckten Beinen fehlt
- ☐ gezieltes Greifen mit Daumen und Zeigefinger fehlt
- ☐ Bewegungsarmut (auch einzelner Extremitäten, z. B. nur der Beine)
- ☐ Bewegungsunruhe (einschließlich Tremor, auffälliger Tonuswechsel, auffällige Schreckhaftigkeit)
- ☐ konstante Asymmetrie von Tonus, Bewegungen, Reflexen
- ☐ Hypotoniezeichen
- ☐ Hypertoniezeichen

Ⓒ Ergänzende Angaben

- ☐ keine altersgem. Ernährung
- ☐ Rachitis/Fluoridprophyl. nicht fortgeführt
- ☐ Eltern unzufrieden mit Entwicklung und Verhalten des Kindes, weil:

  ____

  ____
- ☐ seit letzter Früherkennungsuntersuchung entwicklungsgefährdende Erkrankung oder Operation, welche:

  ____

  ____

Abb. 4.1 Befunde und Angaben der U6

wicklung, Blutdruck, Schilddrüse, Wirbelsäule) steht eine ausführliche Gesundheitsberatung im Mittelpunkt des Arzt-Patient-Kontakts. Dieser sollte auch zur Überprüfung und ggf. Vervollständigung des Impfstatus genutzt werden. Das Ergebnis der Untersuchung wird auf einem Dokumentationsbogen festgehalten (Abb. 4.3). Eine schriftliche Befundmitteilung an die Jugendlichen oder ihre Eltern ist bedauerlicherweise nicht vorgesehen.

Die Akzeptanz von Früherkennungsuntersuchungen für Kinder liegt für die Untersuchungen U1–U7 deutlich über 90 %. Die Inanspruchnahme der späteren Untersuchungen U8 und U9 ist etwas

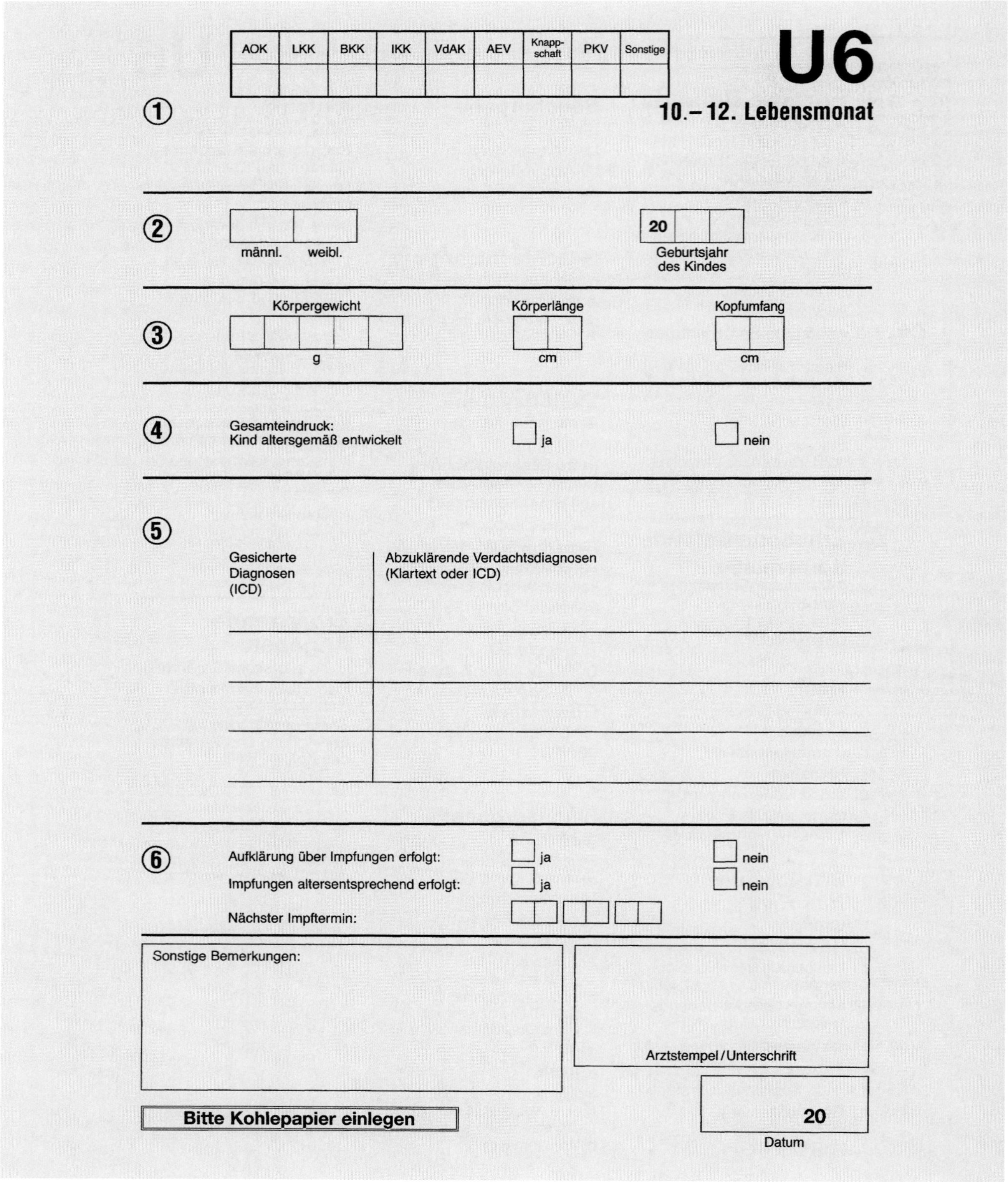

AOK	LKK	BKK	IKK	VdAK	AEV	Knapp-schaft	PKV	Sonstige

U6

10.–12. Lebensmonat

①

② männl. weibl. — 20 — Geburtsjahr des Kindes

③ Körpergewicht (g) — Körperlänge (cm) — Kopfumfang (cm)

④ Gesamteindruck: Kind altersgemäß entwickelt ☐ ja ☐ nein

⑤

Gesicherte Diagnosen (ICD)	Abzuklärende Verdachtsdiagnosen (Klartext oder ICD)

⑥ Aufklärung über Impfungen erfolgt: ☐ ja ☐ nein

Impfungen altersentsprechend erfolgt: ☐ ja ☐ nein

Nächster Impftermin:

Sonstige Bemerkungen:

Arztstempel / Unterschrift

20

Datum

Bitte Kohlepapier einlegen

Abb. 4.2 Berichtsvordruck der U6

geringer, insbesondere bei Familien mit niedrigen Sozialstatus und/oder ausländischer Herkunft. Die Beteiligung Jugendlicher an der J1 liegt 13 Jahre nach Ihrer Einführung bei etwa 25 %.

Bereits 2005 hatte der gBA eine inhaltliche Überarbeitung der Kinderrichtlinien beschlossen. Leider ist bis heute keine grundlegende Weiterentwicklung des über 40 Jahre alten Früherkennungsprogramms erkennbar. Das SGB V sieht eine strikte Altersbegrenzung von Früherkennungsuntersuchungen auf die Zeit bis zum Ende des 6. Lebensjahrs sowie eine Untersuchung nach dem 10. Lebensjahr vor. In einer Expertise für das Gesundheitsministerium haben

AOK	LKK	BKK	IKK	VdAK	AEV	Knappschaft

[redacted]
geb. am
[redacted]
Datum

Geschlecht weiblich ☐ männlich ☐

Anamnese

Bekannte Gesundheitsstörungen	*ja*	*nein*
1. chronische Erkrankung	☐	☐
2. körperliche Behinderung	☐	☐
3. seelische Störung	☐	☐

Impfstatus und Jodprophylaxe	*ja*	*nein*
4. Impfschutz vollständig	☐	☐
5. Jodprophylaxe wird durchgeführt	☐	☐

Familie	*ja*	*nein*
6. besondere Familiensituation	☐	☐
7. Hinweis auf familiäre Hypercholesterinämie	☐	☐

Schulische Entwicklung	*ja*	*nein*
8. Schulleistungsprobleme	☐	☐
9. Besuch einer weiterführenden Schule	☐	☐

Gesundheitsverhalten	*ja*	*nein*
10. regelmäßige Medikamenteneinnahme ohne ärztliche Verordnung	☐	☐
11. Rauchen	☐	☐
12. Alkoholkonsum	☐	☐

falls ja, wie häufig: selten ☐ mehrmals/Woche ☐ täglich ☐

	ja	*nein*
13. Drogenkonsum	☐	☐

falls ja, wie häufig: selten ☐ mehrmals/Woche ☐ täglich ☐

Motorik/Visuomotorik	*ja*	*nein*
14. motorische/visuomotorische Auffälligkeiten	☐	☐

Seelische Entwicklung/Verhalten	*ja*	*nein*
15. dissoziales Verhalten	☐	☐
16. Eßstörungen	☐	☐
17. affektive Störung	☐	☐

Pubertätsentwicklung	*ja*	*nein*
18. Knaben: Stimmbruch	☐	☐
19. Mädchen: Thelarche	☐	☐
Menarche	☐	☐
20. Sexualkontakte	☐	☐

Paul Albrechts Verlag, 22950 Lütjensee

Jugendgesundheitsuntersuchung

Teil a (mit der Abrechnung der KV zuleiten)

Körperliche Untersuchung

21. Größe (cm) ☐☐☐ 22. Gewicht (kg) ☐☐☐

Blutdruck

23. RR-Werte ☐ *normal* ☐ *kontrollbedürftig*

Labor

24. Gesamtcholesterin* ☐☐☐ mg/dl
(*nur bei familiärer Hypercholesterinämie)

Tanner-Stadien

25. Knaben ☐ G ☐ PH
26. Mädchen ☐ B ☐ PH
(nach: TANNER)

Befunde	*ja*	*nein*
Hals/Thorax/Bauchorgane		
27. Struma	☐	☐
Skelettsystem		
28. Fehlhaltung (Matthiaß-Haltungstest):		☐
Grad I ☐ Grad II	☐	
29. Skoliose – auffälliger Vorbeugetest	☐	☐
30. Bewegungseinschränkung der Hüfte	☐	☐
Sonstige		

31. ____________________

32. ____________________

33. ____________________

Zahl der Arztkontakte in den letzten 12 Monaten ☐

Veranlaßte Maßnahmen

wegen: *(bitte Ziffern 1 - 33 eintragen!)*

Weitere Diagnostik ☐ ☐ ☐

Weitere Beratung ☐ ☐ ☐

Überweisung ☐ ☐ ☐

Impfung veranlaßt ☐ *ja* ☐ *nein*

Arztstempel

Version 2.0

Abb. 4.3 Berichtsvordruck der Jugendgesundheitsuntersuchung sich die beauftragten Pädiater dafür ausgesprochen, diese Lücke unbedingt zu schließen. Bereits seit 2005 bietet der Berufsverband der Kinderärzte Deutschlands interessierten Eltern zusätzliche Früherkennungsuntersuchungen mit 8 (U10), 10 (U10) und 16 Jahren (J2) als Selbstzahlerleistungen an. Neben einer ausführlichen Elternanamnese schließt dieses Angebot auch eine strukturierte primärpräventive Beratung ein. Inzwischen konnte mit zahlreichen gesetzlichen Krankenkassen in Selektivverträgen eine Kostenübernahme vereinbart werden.

4.3 Krankheitsfrüherkennung bei Kindern und Jugendlichen in Österreich und der Schweiz

Programme für Kinder und Jugendliche zur Krankheitsfrüherkennung in Europa sind in fast allen Ländern etabliert. In den deutschsprachigen Nachbarländern gibt es zurzeit folgende Angebote:

Österreich Hier wurde 1974 der Mutter-Kind-Pass mit inzwischen 10 pädiatrischen Untersuchungen von der Geburt bis zum 5. Geburtstag eingeführt. Eine sonografisches Hüftscreening ist Teil der U3. Eine Beurteilung des Hörvermögens erfolgt durch Beobachtung akustischer Reflexe bei der U5. Bereits bei der U6 wird eine erste Überprüfung der Augen empfohlen, die bei der U7 durch eine augenfachärztliche Untersuchung ergänzt wird. Um eine hohe Inanspruchnahme sicherzustellen, ist die Fortzahlung des vollen Kindergeldes nach dem 2. Lebensjahr an die Inanspruchnahme der vorausgegangenen Untersuchungen gebunden. Für das Neugeborenenscreening gibt es keine spezifischen gesetzlichen Vorgaben, eine Ablehnung durch die Eltern ist möglich, eine schriftliche Zustimmung nicht erforderlich. Ein Untersuchungspass für Jugendliche als freiwilliges Angebot wurde 2005 eingeführt. Abweichend zum Inhalt der Früherkennungsuntersuchungen in Deutschland sind primärpräventive Beratungsangebote durch den Arzt fester Bestandteil des Programms.

Schweiz Auch hier werden seit 30 Jahren pädiatrische Früherkennungsuntersuchungen angeboten. Zahl und Umfang der Untersuchungen werden von der Schweizerischen Gesellschaft für Pädiatrie in einem Manual festgelegt. Die ersten 11 Untersuchungen bis zum 6. Lebensjahr, deren Untersuchungszeiträume den deutschen VSU entsprechen, werden von den Sozialversicherungen vergütet, weitere werden mit 10 und 14 Jahren empfohlen. Seit 2011 werden zwei weitere VSU mit 3 und 12 Jahren empfohlen. Neben einem Hüftsonografiescreening ist bei der U3 auch eine Pulsoxymetrie zur Früherkennung angeborener Herzfehler vorgesehen. Im Rahmen der U5 wird das Hörvermögen mit einer Hochtonrassel geprüft. Neben der somatischen und entwicklungsneurologischen Diagnostik werden zusätzlich umfassende Beratung und Materialien zur primären Prävention angeboten. Das Neugeborenenscreening ist im Kinderspital Zürich zentralisiert und umfasst heute 7 Zielkrankheiten. Eine Pilotstudie zur Einführung des Mukoviszidose-Screenings hat 2011 begonnen.

Bedauerlicherweise wurde in den vergangenen Jahrzehnten in allen deutschsprachigen Ländern keine systematische wissenschaftliche Evaluation der Krankheitsfrüherkennungsprogramme für Kinder durchgeführt. Fundierte Aussagen über den individuellen und gesellschaftlichen Nutzen sind deshalb nur eingeschränkt möglich.

Literatur

Arbeitskreis-Krankheitsfrüherkennung (1991) Hinweise zur Durchführung der Früherkennungsuntersuchungen im Kindesalter. Deutscher Ärzteverlag, Köln

Babitsch B (2009) Expertise: Früherkennungsuntersuchungen bei Kindern im Alter von 6 bis 10 Jahren. Retrieved 03 04, 2012, from Bundesgesundheitsministerium: http://www.bundesgesundheitsministerium.de/fileadmin/redaktion/pdf_publikationen/Expertise-kinderuntersuchungen_200912.pdf

Baumann T (2001) Paediatrica. Retrieved 03 03, 2012, from Die neuen Checklisten für die Vorsorgeuntersuchungen der SGP: http://www.swiss-paediatrics.org/sites/default/files/paediatrica/vol22/n1/pdf/26.pdf

Baumann T (2007) Atlas der Entwicklungsdiagnostik-Vorsorgeuntersuchungen U1 bis U10/J1. Thieme Verlag, Stuttgart

Baumann T, Pellaud N, et al. (2011) Paediatrica. Die neuen Checklisten für die Vorsorgeuntersuchungen der SGP; http://www.swiss-paediatrics.org/sites/default/files/paediatrica/vol22/n1/pdf/26.pdf

Bundeskanzleramt – Rechtsinformationssystem. (2012) Mutter-Kind-Pass-Verordnung: http://www.ris.bka.gv.at/GeltendeFassung.wxe?Abfrage=Bundesnormen&Gesetzesnummer=20001694

Bundesministerium für Gesundheit und Soziale Sicherung (2005). Änderung der Richtlinien über die Früherkennung von Krankheiten bei Kindern zur Einführung des erweiterten Neugeborenenscreenings. Bundesanzeiger (60): 4833

Bundesministerium für Gesundheit (2011) Anpassung des erweiterten Neugeborenenscreenings an das Gendiagnostikgesetz. Bundesanzeiger 40:1013

BVKJ (2011) Gesundheits-Checkheft für Kinder und Jugendliche

Gemeinsamer-Bundesausschuss (2010) „Kinder-Richtlinien". Bundesanzeiger 40:1013

Gesundheit.GV.AT: Alles zum Mutter-Kind-Pass (2012, 01 03) Retrieved 03.03.2012, from https://www.gesundheit.gv.at/Portal.Node/ghp/public/content/Alles_zum_Mutter_Kind_Pass_HK.html

Harms E, Olgemüller B (2011) Neonatal screening for metabolic and endocrine disorders. Deutsches Ärzteblatt Int 108(1–2):11–21

Hibbeler B (2005) Hüftgelenksdysplasie: Nutzen des Screenings bewiesen. Deutsches Ärzteblatt 102(12):A793

Lukacs Z (2009) Neugeborenenscreening in Deutschland, Österreich und der Schweiz. Monatsschrift für Kinderheilkunde 157:1209–1214

Nennstiel-Ratzel U (2012) Nationaler Screeningreport Deutschland 2009. Retrieved 3.3.2012, from DGNS: http://www.screening-dgns.de/PDF/Screeningreport_2009.pdf

Schubert I, Horch K et al (2004) Schwerpunktbericht der Gesundheitsberichterstattung des Bundes – Gesundheit von Kindern und Jugendlichen. Robert Koch-Institut, Berlin

Wilson JMG, Jungner G et al (1968) Principles an practice of screening for disease. WHO Public Health Paper 34:1ff

5 Hüftgelenkdysplasie und postnatales Hüftgelenkscreening

R. Schumacher

Definition Der Begriff der konnatalen Hüftgelenkdysplasie umfasst ein Spektrum von Befunden an der Hüftgelenkpfanne, das von leichter Deformierung des Pfannenerkers über die Steilstellung mit Subluxation bis zur Luxation des Hüftkopfs bei Hypoplasie des Acetabulums reicht. Während der im deutschen Sprachraum übliche Begriff „konnatal" eher einen statischen Charakter einer Fehlbildung des Gelenks vermittelt, wird die aus dem Amerikanischen übernommenen Bezeichnung „entwicklungsbedingte Hüftgelenkdysplasie" (developmental dysplasia of the hip) dem dynamischen Charakter der Erkrankung gerecht, wie er sich aus Studien zur Pathogenese der Hüftgelenkluxation entwickelt hat. In der sonografischen Diagnostik wird von Reifungsverzögerungen und dezentrierten Hüftgelenken gesprochen.

Epidemiologie Die Definition der Hüftgelenksdysplasie ist insgesamt unscharf, so dass eine große Schwankungsbreite in den Häufigkeitsangaben besteht.

Durch den geübteren Einsatz der Sonografie ist die Diagnostik insbesondere innerhalb der ersten Lebensmonate genauer und sicherer geworden. Während 1986 noch bei ca. 5 % der Lebendgeborenen sonografisch eine behandlungsbedürftige Hüftreifungsstörung diagnostiziert wurde, ist der Wert jetzt auf 3 % gesunken (persönliche Mitteilung der Krankenversicherungsträger). Dabei handelt es sich, jeweils auf 1000 Lebendgeborene bezogen, um 1–2 bei der Geburt bestehende Hüftgelenkluxationen, um 3–4 dezentrierte, d. h. subluxierte, und um 27 mit nach sonografischer Definition gefährdete/instabile Hüften. Bezüglich der instabilen Hüfte besteht bei den Provokationstests nach Ortolani und Barlow eine Mädchenwendigkeit von 12 : 1 und bei der Luxationshäufigkeit von 8 : 1.

Ätiologie und Pathogenese Die Ursache der Hüftgelenkdysplasie ist multifaktoriell mit genetischen, mechanischen und hormonellen Ursachen in unterschiedlicher Auswirkung. Weiße sind häufiger betroffen als Schwarze. Der mütterliche hormonale Einfluss (Östrogen) dokumentiert sich in einer zum Zeitpunkt der Geburt höheren Bindegewebslockerheit, die sich jedoch in der ersten Woche nach der Geburt zurückbildet.

Eine große Bedeutung kommt der mechanischen Komponente zu. Dabei spielen die Stabilität der Pfanne und die auf sie einwirkenden Kräfte eine Rolle. Es besteht ein Missverhältnis zwischen statischen und dynamischen Kräften. Die Hüftgelenkpfanne ist umso formbarer, je jünger das Kind ist. Ist der Hüftkopf erst einmal dezentriert oder wirken andere exzentrische Kräfte auf den Pfannenerker ein, so gibt der aus hyalinem Knorpel bestehende Gelenkanteil dem steten Druck nach, und es kommt zur Verformung („Dysplasie") und Luxation. Pränatal spielt dabei die intrauterine Lage des Fetus eine Rolle. Während die Hockstellung für das Hüftgelenk recht günstig ist, besteht bei Beckenendlage mit hochgeschlagenen, gestreckten Beinen eine ausgeprägte Fehlbelastung der Pfanne. Erkrankungen mit veränderter Bindegewebsfestigkeit zeigt die Übersicht.

Erkrankungen, die aufgrund von Veränderungen der Bindegewebsfestigkeit und dauerhafter muskulärer Tonusänderung häufig zu Hüftgelenkluxationen führen

- Arthrogryposis
- Fibröse Muskeldegeneration
- Diastrophische Dysplasie
- Larsen-Syndrom
- Neuromuskuläre Erkrankungen mit Spastik der unteren Extremitäten
- Ehlers-Danlos-Syndrom Typ III und VII

Zum Beleg für die immer wieder bei Erwachsenen mit Früharthrose des Hüftgelenks beschuldigte „Hüftgelenkrestdysplasie" gibt es keine Studien. Ist bereits die Definition der Hüftgelenkdysplasie unscharf, so gilt dies erst recht für die Restdysplasie, wenn die große Spannbreite des Normalen berücksichtigt wird.

Diagnose Entscheidend für den Therapieerfolg bei der Hüftgelenkdysplasie bzw. therapiepflichtigen Reifungsverzögerung sind die frühestmögliche Diagnose und der sich daraus ergebende frühzeitige Therapiebeginn. Vor Einschluss des Hüftgelenks in das Vorsorgeprogramm „Krankheitsfrüherkennung im Kindesalter" lag der mittlere Behandlungsbeginn schwerer Hüftgelenkdysplasien und Luxationen bei 13 Monaten. Dieser Zeitpunkt konnte durch das genannte Programm auf den 8. Lebensmonat reduziert werden. Auch dieser Therapiebeginn ist für die Erzielung eines zufriedenstellenden Therapieergebnisses aber noch deutlich zu spät.

Die von Graf 1978 beschriebene Hüftgelenksonografie als nicht strahlenbelastendes Verfahren eröffnet schon unmittelbar nach der Geburt zusätzlich zum klinischen Untersuchungsbefund der Hüfte die Möglichkeit für eine bildgebende Diagnostik. Seit 1996 ist in die Vorsorgeuntersuchung U3 (4.–5. Woche) das sonografische Hüftgelenksscreening aufgenommen.

Sonografische Untersuchungstechnik und Hüftgelenkklassifikation Das Hüftgelenkwird mittels eines Linearschallkopfs (Mindestfrequenz 5 MHz) in koronarer Ebene von lateral untersucht. Die bildliche Dokumentation erfolgt in der von Graf angegebenen Standardebene in einem Vergrößerungsverhältnis von 1,8 : 1. In der Standardebene, die durch die Mitte des Acetabulums verläuft, sind der knöcherne Pfannenerker, der Unterrand des Acetabulums an der Y-Fuge sowie die Fossa acetabuli und der knorpelige Erker mit dem echoreichen Labrum acetabulare klar erkennbar und somit auch ausmessbar (■ Abb. 5.1a).

Die Beurteilung der sonografischen Hüftgelenksbefunde basiert auf morphometrischen und morphologischen Kriterien: Der Pfannendachwinkel α und der Ausstellungswinkel β erlauben eine zahlenmäßige Klassifikation des Gelenks in seinem ossären und knorpeligen Anteil. Die Winkel werden zwischen der Grundlinie und der Pfannendachlinie bzw. der Ausstellungslinie entsprechend ■ Abb. 5.1b gemessen. Die Reproduzierbarkeit der Winkelmessungen ist für den Winkel α mit $\pm 2°$ deutlich besser als für den Winkel β ($>\pm 4°$). Im Hüftgelenkscreening hat nur der Winkel α diagnostische und therapeutische Bedeutung. Der Winkel α eignet sich darüber hinaus besser für vergleichende Langzeitkontrollen, da er bei wiederholten Messungen einen

G.F. Hoffmann, M.J. Lentze, J. Spranger, F. Zepp (Hrsg.), *Pädiatrie*,
DOI 10.1007/978-3-642-41866-2_5, © Springer-Verlag Berlin Heidelberg 2014

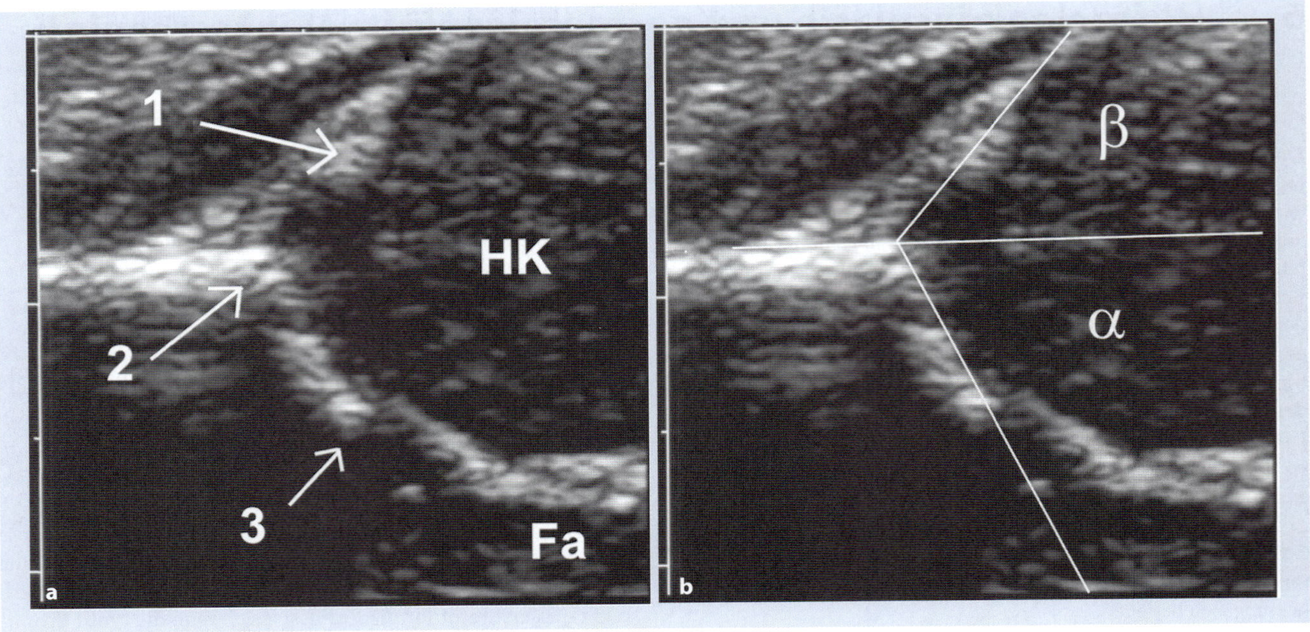

Abb. 5.1a,b Normales Hüftgelenksonogramm (Typ I nach Graf) eines Neugeborenen. **a** Mit anatomischen Strukturen: *1* knorpeliger Erker mit echoreichem Labrum acetabulare, *2* knöcherner Erker, *3* Unterrand des Acetabulums mit angrenzender Y-Fuge, *HK* Hüftkopf, *Fa* Fossa acetabuli. **b** Mit eingezeichneten Messlinien sowie Pfannendachwinkel α (63°) und Ausstellungswinkel β (51°)

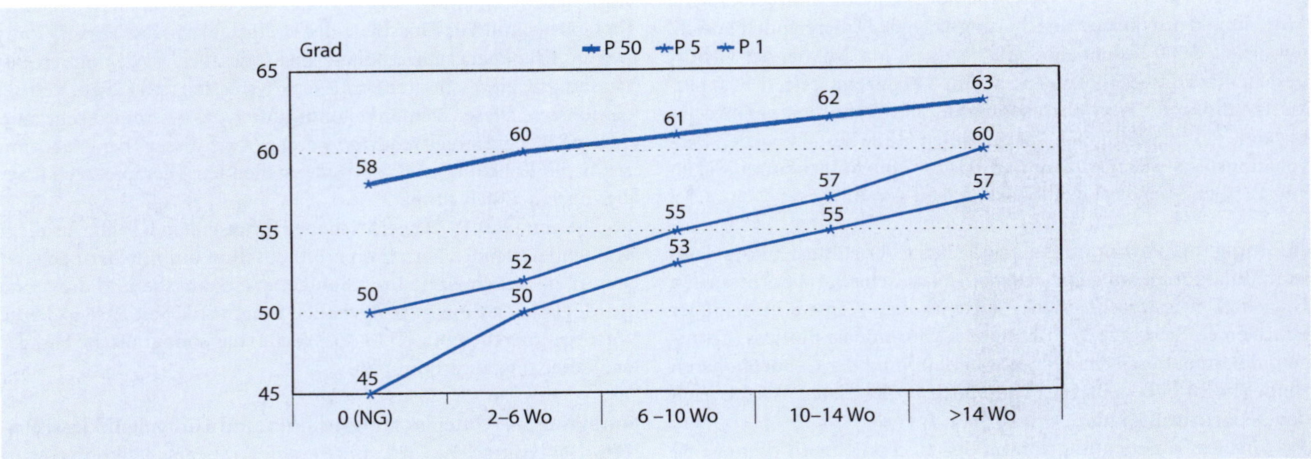

Abb. 5.2 Entwicklung des Pfannendachwinkels α bei 18.469 Säuglingen in Abhängigkeit vom Lebensalter. Dargestellt sind die 50er, 5er und 1er Perzentile (*NG* Neugeborene, *Wo* Wochen). (Mod. nach Weitzel 1992)

deutlich geringeren Messfehler aufweist. Mit zunehmender Reifung des Hüftgelenks nimmt der Winkel α entsprechend der Abb. 5.2 zu.

Bei der morphologischen Beschreibung der Sonogramme werden der knöcherne Pfannenerker, die Hüftgelenkpfanne, der knorpelige Erker und die Position des Hüftgelenkkopfs beurteilt. Es werden grundsätzlich 4 Hüftgelenktypen unterschieden:

- Typ I: das reife Hüftgelenk
- Typ IIa, b, c, D: das in unterschiedlichem Grad reifungsverzögerte Hüftgelenk (Abb. 5.3 und 5.4)
- Typ IIIa, b: das subluxierte Hüftgelenk mit dezentriertem Hüftgelenkskopf (Abb. 5.5 und 5.6)
- Typ IV: das luxierte Hüftgelenk (Abb. 5.7)

Die detaillierte Klassifikation gibt Tab. 5.1 wieder.

Nach Graf können morphometrische und morphologische Kriterien zur Charakterisierung des Hüftgelenktyps wechselseitig verwendet werden, da sich bei korrekter Beschreibung des knorpeligen und knöchernen Pfannendaches zwangsweise der richtige Hüfttyp ergibt. Die genannten Kriterien sind aber besonders wegen Ossifikationsvarianten im Bereich des knöchernen Erkers (Erkerdefekt) nicht völlig kongruent (Abb. 5.8). Deshalb hat die Morphometrie mit Bestimmung des Winkels α als relativ objektivem Parameter eine große Bedeutung.

Sonografisches Hüftgelenkscreening Ziel des Anfang 1996 in der Bundesrepublik eingeführten hüftsonografischen Screenings ist die Vermeidung von Spätfolgen der sog. angeborenen Hüftgelenkluxation bzw. die Früherkennung von Risiken, die zu Hüftgelenkluxationen führen können. Insbesondere sollen dadurch operative Korrekturen vermieden werden.

Da sich durch Anamnese und sorgfältige klinische Untersuchung nur etwa die Hälfte der Patienten mit später behand-

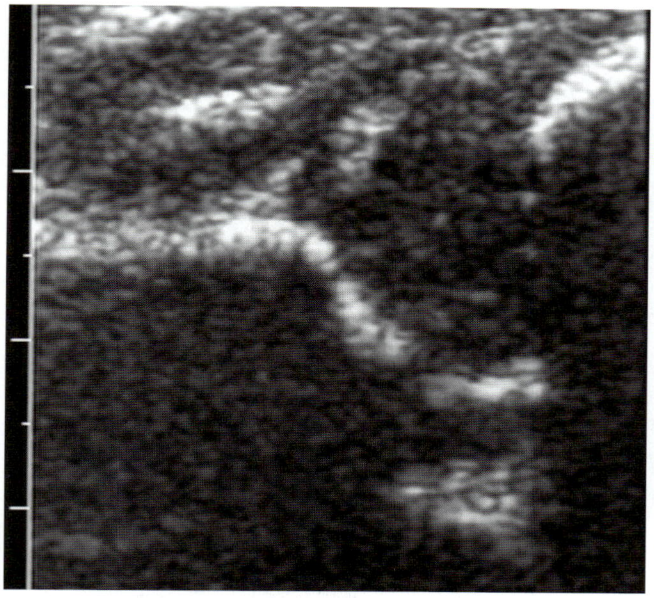

■ **Abb. 5.3** Typ IIa. Knöcherner Erker abgerundet, Winkel α 54°

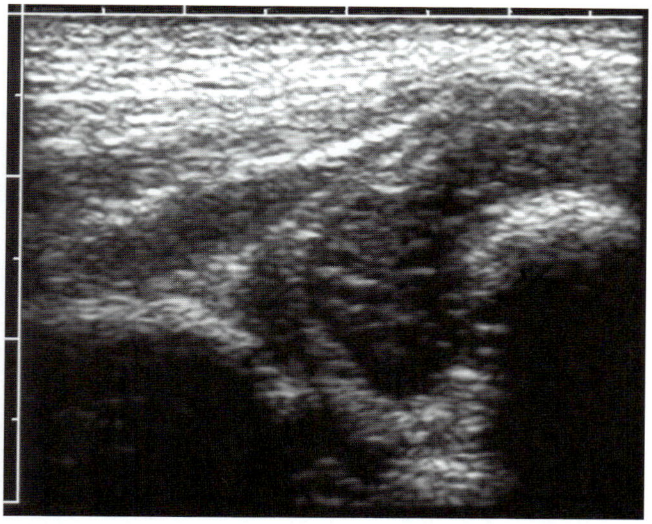

■ **Abb. 5.5** Typ IIIa. Der hyalinknorpelige Erker ist noch echoarm, mangelhafte Form der Pfanne, subluxierter Hüftkopf

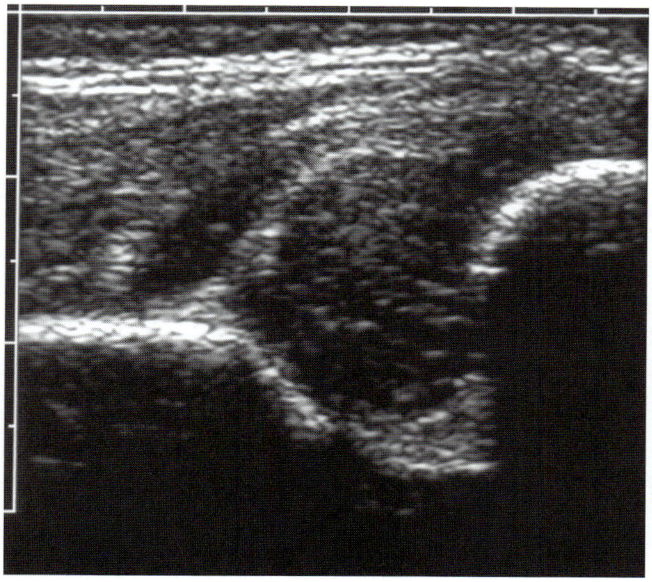

■ **Abb. 5.4** Typ IIc. Flache Hüftgelenkpfanne, Winkel α 48°. Hüftkopf zentriert

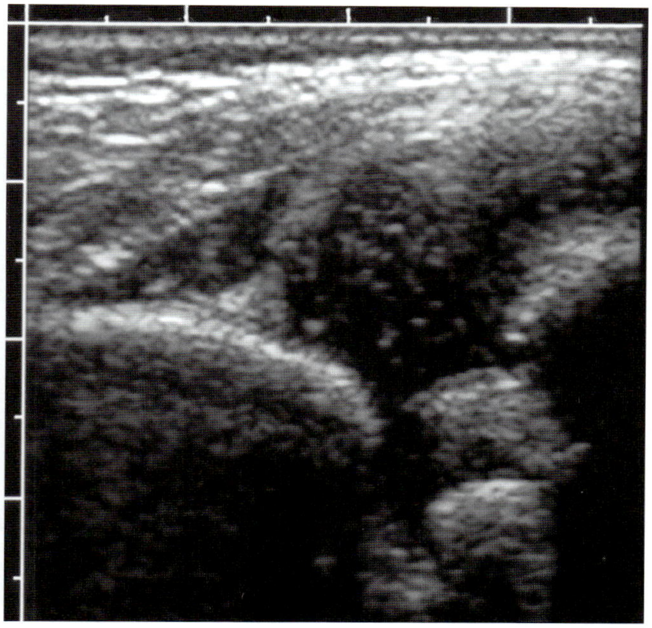

■ **Abb. 5.6** Typ IIIb. Echoreiche Umwandlung des hyalinknorpeligen Erkers. Der Hüftkopf ist subluxiert

lungspflichtigen Hüftgelenkdysplasien erfassen lassen, wird in unmittelbarem zeitlichem Zusammenhang mit der 3. Früherkennungsuntersuchung (U3) in der 4.–5. Lebenswoche ein allgemeines Hüftscreening angeboten. Ziel ist es, mit der Therapie vor der 6. Lebenswoche zu beginnen.

Unabhängig von dieser Untersuchung im Rahmen der U3 wird das sonografische Screeningprogramm schon bei Neugeborenen durchgeführt, wenn einer der in der folgenden Übersicht genannten Risikofaktoren vorliegt. Dabei werden sowohl anamnestische Angaben wie auch die Ergebnisse der klinischen Untersuchung bewertet (► Übersicht), insbesondere die Provokationstests nach Ortolani und Barlow auf Hüftgelenkinstabilität. Unbeschadet vom Ergebnis des Sonogramms wird auch bei diesen Kindern im Rahmen der U3 ein erneutes Hüftgelenksonogramm durchgeführt.

Anamnestische und klinische Zeichen, die unmittelbar in der Neonatalperiode die Indikationen für eine sonografische Hüftgelenkdiagnostik begründen

- Risiken aus Anamnese und Allgemeinbefund:
  - Geburt aus Beckenendlage
  - Hüftgelenkluxation bzw. Hüftgelenkdysplasie in der Herkunftsfamilie
  - Stellungsanomalien bzw. Fehlbildungen (insbesondere der Füße)
- Klinische Zeichen:
  - Instabilität des Hüftgelenks
  - Abspreizhemmung

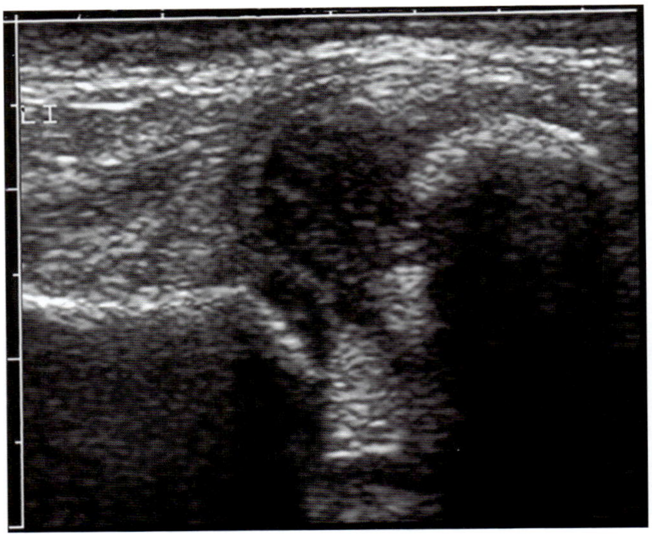

Abb. 5.7 Typ IV. der Hüftkopf ist luxiert. Der in die Pfanne geschlagene knorpelige Erker wirkt als Repositionshindernis

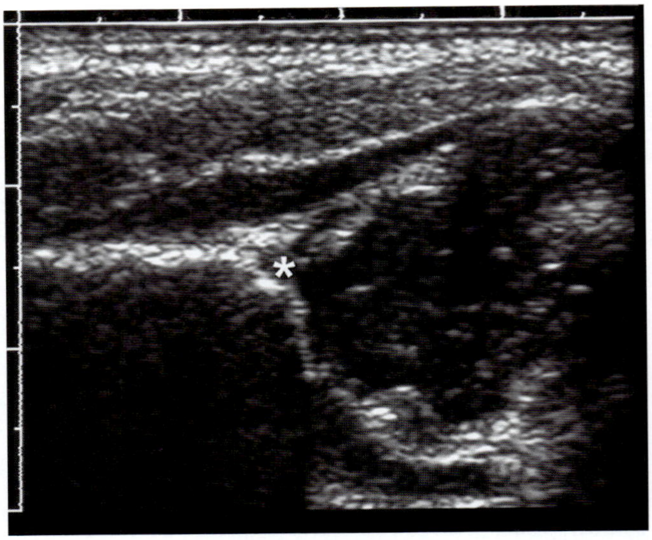

Abb. 5.8 Erkerdefekt, der durch Knorpel ausgefüllt wird (*Sternchen*) und dadurch das knorpelige Pfannendach sehr breit erscheinen lässt

Tab. 5.1 Hüftgelenkklassifikation nach Graf

Typen	Winkel α [Grad]	Labrum	Knöcherner Erker	Acetabulum	Hüftkopf
Typ I (Abb. 5.1)	>60 (>56)	Spitzzipflig	Eckig	Gut ausgebildet	Zentriert
Typ IIa	>50–59	Verbreitert	Abgerundet	Gut ausgebildet	Zentriert
Typ IIb	Wie Typ IIa, Kind jedoch älter als 3 Monate				
Typ IIc/D[a] (Abb. 5.4)	>43–49	Verbreitert	Abgeflacht	Flach	Zentriert
Typ IIIa (Abb. 5.5)	<43	Verdrängt, echoarm	Flach	Mangelhaft	Dezentriert
Typ IIIb (Abb. 5.6)	<43	Verdrängt, echoreich	Flach	Mangelhaft	Dezentriert
Typ IV (Abb. 5.7)	Luxation				

[a] Der Typ IID nach Graf weist gegenüber dem Typ IIc einen größeren β-Winkel auf. Hinsichtlich der Prognose unterscheidet er sich nicht von Typ IIc.

Therapie Die therapeutischen Konsequenzen aus den klinischen und sonografischen Hüftgelenkbefunden ergeben sich aus Tab. 5.2 und Tab. 5.3. Dabei wird unterschieden, ob die Befunde im Neugeborenenalter oder während der U3 erhoben wurden. Grundsätzlich wird jede Hüfte des Typs IIb und schlechter einer individualisierten Spreizbehandlung zugeführt. Nur ein früher Therapiebeginn bis zur 6. Lebenswoche nutzt die in diesem Lebensalter noch vorhandene große Formbarkeit der Gelenkstrukturen mit der Möglichkeit einer völligen Normalisierung der Hüftgelenkfunktion. Bei späterem Therapiebeginn ist dieses Behandlungsziel gefährdet oder nur durch eine deutlich verlängerte Therapiedauer und höheren Aufwand erzielbar. Seit Nutzung der Sonografie hat sich die durchschnittliche Therapiedauer von knapp 7 Monaten auf 4 Monate reduziert.

Das bei unreifen Hüftgelenken des Typs IIa mit Winkeln zwischen 51° und 56° empfohlene breite Wickeln ist eine Kompromisslösung. Es soll die Hüften in einer gewissen Abspreizung halten, ohne das Kind in seinem Bewegungsdrang wesentlich zu hindern. Gleichzeitig soll den Eltern die eventuelle Notwendigkeit eines Handlungs- bzw. Kontrollbedarfs vermittelt werden. Dies resultiert daher, dass bei der Sonografie wie beim Röntgen der Hüftgelenke der Grad der Ausreifung bei Geburt prognostisch nur eine gewisse Wahrscheinlichkeitsaussage für die zukünftige Entwicklung zulässt. Es ist dabei zu bedenken, dass durch die obige Empfehlung viele normale Hüften übertherapiert werden. Kontrolluntersuchungen an mittels Röntgenbildern diagnostizierten Hüftgelenkdysplasien (ohne Luxationen) mit Pfannendachwinkeln >2 Standardabweichungen vom Mittelwert zeigten eine spontane Normalisierungsrate bei 66 % der Fälle. Bezogen auf die sonografische Klassifikation beträfe dies den Hüfttyp IIc/D. Die Behandlung von Normvarianten liegt im allgemeinen Trend der Kinderheilkunde, ist aber mangels Spezifität des sonografischen Screenings anscheinend unvermeidbar. Die anfängliche Hoffnung, mittels des hüftsonografischen Screenings Spätdysplasien mit pelviner und femoraler Osteotomie gänzlich vermeiden zu können, hat sich bisher nicht verwirklicht. Die Wahrscheinlichkeit der Notwendigkeit dieser relativ seltenen Therapie hat sich durch das sonografischen Hüftgelenkscreening nur auf 0,2‰ halbiert.

Tab. 5.2 Vorgehen im Neugeborenenalter unter Berücksichtigung des anamnestischen, klinischen und sonografischen Befundes. (Aus: Altenhofen u. Hutzler 1996, modifiziert)

Anamnestisches Risiko	Instabilität und/oder Abspreizhemmung	Sonografie (α-Winkel nach Graf)	Hüfttyp nach Graf	Diagnostische/therapeutische Konsequenzen
+/–	–	>56°	I, IIa	Sonokontrolle U3
+/–	–	51–56°	IIa	Sonokontrolle U3
+/–	–	<51°	IIc/D, IIIa/b, IV	Spreizbehandlung, Sonokontrolle
+/–	+	>56°	I, IIa	Sonokontrolle U3
+/–	+	51–56°	IIa	Breit wickeln, Sonokontrolle U3
+/–	+	<51°	IIc/D, IIIa/b, IV	Spreizbehandlung, Sonokontrolle

Tab. 5.3 Vorgehen bei U3 unter Berücksichtigung des anamnestischen, klinischen und sonografischen Befundes. (Aus: Altenhofen u. Hutzler 1996, modifiziert)

Anamnestisches Risiko	Instabilität	Abspreizhemmung	Sonografie (α-Winkel nach Graf)	Hüfttyp nach Graf	Diagnostische/therapeutische Konsequenzen
+/–	–	–	>56°	I, IIa	Keine
+/–	+/–	–	51–56°	IIa	Breit wickeln, Sonografiekontrolle nach 4 Wochen
+/–	+/–	–	<51°	IIc/D, IIIa/b, IV	Spreizbehandlung
+/–	–	+	>56°	I, IIa	Sonografiekontrolle nach 4 Wochen
+/–	–	+	51–56°	IIa	Breit wickeln, Sonografiekontrolle nach 4 Wochen
+/–	–	+	<51°	IIc/D, IIIa/b, IV	Spreizbehandlung
+/–	+	+	51–56°	IIa	Breit wickeln, Sonografiekontrolle nach 4 Wochen
+/–	+	+	<51°	IIc/D, IIIa/b, IV	Spreizbehandlung/Reposition

Literatur

Altenhofen L, Hutzler D (1996) Leitlinien für das hüftsonographische Screening im Rahmen des Programms „Krankheitsfrüherkennung im Kindesalter". Dt Ärztebl 93:57–60

Avisse C, Gomes H, Delvinquiere V et al (1997) Anatomic study of the pre- and neonatal hip. Physiopathologic considerations on dysplasia and congenital dislocation of the hip. Surg Radiol Anat 19:155–159

Dorn U (1990) Hüftscreening bei Neugeborenen. Klinische und sonographische Ergebnisse. Wien Klin Wochenschr 102:1–22

Dunn PM (1976) Perinatal observations on the etiology of congenital dislocation of the hip. Clin Orthop 119:23–27

Exner GU (1997) Sonographisches Hüftdysplasie-Screening in der Schweiz. Päd 3:284–287

Exner GU, Kern SM (1994) Spontanverlauf milder Hüftdysplasien vom Kleinkindes- bis ins Erwachsenenalter. Orthopäde 23:181–184

Graf R (2010) Sonographie der Säuglingshüfte und therapeutische Konsequenzen, 6. Aufl. Thieme, Stuttgart

v Kries R, Ihme N, Altenhofen L, Niethard FU, Krauspe R, Rückinger S (2012) General ultrasound screening reduces the rate of first operative procedures for developmental dysplasia of the hip: a case-control study. J of Pediatr 160:271–275

Spranger J (1994) im Kindesalter: Wissenschaft und Magie. Monatsschr Kinderheilk. Therapie 142:84–89

Weitzel D (1992) Gutachten zur Frage des Stellenwertes eines flächendeckenden sonographischen Hüftscreenings bei Neugeborenen. Deutsche Klinik für Diagnostik, Wiesbaden

Wirth T, Stratmann L, Hinrichs F (2004) Evolution of late presenting developmental dysplasia of the hip and associated surgical procedures after 14 years of neonatal ultrasound screening. J Bone Joint Surg Br 86:585–589

Weitzel D, Schneider R, Obermann B (1994) Sonographische Befunde in einem flächendeckenden neonatalen Hüftscreening. Ist die Graf-Typeneinteilung der Hüftsonogramme korrekturbedürftig? Monatsschr Kinderheilk 142:132–113

6 Stoffwechselscreening

R. Santer, A. Kohlschütter

6.1 Bedeutung der Untersuchung von Neugeborenen auf angeborene endokrine und metabolische Krankheiten

In Deutschland sind nach Richtlinien des Gemeinsamen Bundesausschusses von Ärzte- und Krankenkassenvertretern (G-BA) derzeit die in ◘ Tab. 6.1 aufgeführten Zielkrankheiten für ein allgemeines labordiagnostisches Screening empfohlen.

Wie auch für andere Screeningaktivitäten (die offiziellen Programme des Hörscreening oder das Ultraschallscreening auf angeborene Hüftdysplasien, aber auch ein Hypoxiescreening auf angeborene zyanotische Herzvitien oder das inzwischen wieder verlassene Urin-Screening auf Katecholamine zur Entdeckung von Neuroblastomen höherer Stadien) ist der Grundgedanke, dass das neonatale Erkennen von Krankheiten dem Kind einen Benefit verschafft, der in vernünftigem Verhältnis zur Summe aller Nachteile der Maßnahme (finanzielle Kosten, Nebenwirkungen der Diagnostik, negative Effekte falsch-positiver Ergebnisse u. a. m.) steht. Für die WHO wurden durch Wilson und Jungner 1968 erstmals Kriterien für solche Screeningprogramme formuliert und seitdem mehrfach modifiziert.

Das Neugeborenenscreening wird mit speziellen Testmethoden durchgeführt, die auf eine Massenanwendung, niedrige Kosten und hohe Sensitivität ausgerichtet sind. Noch heute wird gerne vom „Guthrie-Test"gesprochen, ursprünglich die Bezeichnung für einen bakteriellen Test zur semiquantitativen Bestimmung von Metaboliten im Blut. Obwohl diese Methode in der Praxis heute keine Rolle mehr spielt, beruht die fortgesetzte Benutzung dieses Begriffs auf der Tatsache, dass es auch Robert Guthrie war, der mit seinen ersten Bemühungen um ein Phenylketonuriescreening die Verwendung von Trockenblutkarten einführte, die bis heute benutzt werden. Für die eigentliche Laboruntersuchung kommen heute enzymatische oder immunologische Einzeltests zur Anwendung, zusätzlich wird seit etwa 10 Jahren das sog. erweiterte Neugeborenenscreening durch Tandem-Massenspektrometrie flächendeckend eingesetzt, das in einem Untersuchungsgang die Konzentrationsbestimmung zahlreicher (>60) Metabolite erlaubt. Mit diesem Verfahren, aber auch mit anderen neuen, z. B. genetischen Methoden ist es möglich, eine große Zahl von Krankheiten durch Screening zu erfassen. Die Einschätzung, inwieweit geforderte Screeningkriterien für einzelne Krankheiten erfüllt sind, unterscheidet sich aber von Staat zu Staat, so dass die praktische Umsetzung weltweit, aber auch z. B. in wirtschaftlich vergleichbaren Ländern innerhalb Europas noch sehr unterschiedlich ist. Die das Screening betreffenden Gesichtspunkte des aktuellen deutschen Programms werden nachfolgend besprochen.

6.2 Zielkrankheiten des Neugeborenenscreenings

6.2.1 Konnatale Hypothyreose

Bei den primären Hypothyreosen (► Kap. 63) wird reaktiv die Ausschüttung von TSH gesteigert. Die erhöhte TSH-Konzentration im Blut wird für die Erkennung der Krankheit im Neugeborenen-Screening genutzt. Auf die Erfassung der sekundären und tertiären Hypothyreosen, bei denen das TSH nicht erhöht ist, wird zunehmend verzichtet. Hierzu müsste zusätzlich das Schilddrüsenhormon (T4) bestimmt werden, was in einigen Ländern auch geschieht. Der Verzicht auf die Bestimmung von T4 wird begründet mit den hohen Kosten und dem Hinweis, dass die sekundären Hypothyreosen wegen der ungestörten basalen Tätigkeit der Schilddrüse nicht zu geistigen Schäden führen.

Blutproben, die zu früh entnommen werden, können zu falsch-positiven Ergebnissen führen, da die TSH-Konzentration im Blut physiologischerweise nach der Geburt vorübergehend ansteigt. Mit einem gewissen Prozentsatz falsch-negativer Ergebnisse muss gerechnet werden. Im Zweifelsfall sollte man nicht auf ein negatives Screeningergebnis vertrauen, sondern eine Bestimmung von TSH und freien Hormonen im Plasma vornehmen.

Auch bei eindeutig positivem Testergebnis muss eine quantitative Bestimmung von TSH und Schilddrüsenhormonen erfolgen, und es muss eine orale Substitution mit L-Thyroxin unverzüglich, noch vor Eintreffen der Ergebnisse der Kontrolle, begonnen werden. Die weitere Behandlung (► Kap. 63) soll in Konsultation mit einem pädiatrischen Endokrinologen erfolgen. Bei sorgfältiger Behandlung wachsen diese Kinder nicht sichtbar beeinträchtigt auf, doch ließen Langzeitstudien in Kollektiven mit angeborener Hypothyreose gewisse kognitive und neuromuskuläre Defizite gegenüber Kontrollen erkennen.

6.2.2 Adrenogenitales Syndrom

Mit adrenogenitalem Syndrom (AGS) bezeichnet man eine Gruppe verwandter Enzymdefekte der Nebennierenrinde, die zu einer verminderten Synthese von Kortikoiden führen (► Kap. 65). Über 95 % der Fälle beruhen auf einem Mangel an 21-Hydroxylase. Diese Form kann durch das Neugeborenenscreening erkannt werden, wodurch lebensgefährliche „Salzverlustkrisen" mit schockartigem Bild vermieden werden können. Der Enzymdefekt führt zu einer Überproduktion von Androgenen, die für die bereits intrauterin beschleunigte somatische und sexuelle Reifung und für die Virilisierung weiblicher Patienten verantwortlich sind, die bis zu einer falschen Geschlechtszuordnung führen kann. Ein akkumulierender Metabolit ist 17-Hydroxy-Progesteron (17-OHP), dessen erhöhte Konzentration im Blut für den Screeningtest benutzt wird. Eine Substitutionsbehandlung mit Kortikoiden unterdrückt das abnorme Muster der Steroidhormone und vermeidet Virilisierung, Salzverlust und Minderwuchs durch vorzeitigen Epiphysenschluss.

Der Vorteil einer Erfassung durch das Neugeborenenscreening ist gut belegt. Problematisch ist die starke Abhängigkeit des Normbereichs der 17-OHP-Konzentration vom Gestationsalter. Bei der Beurteilung der Ergebnisse müssen daher Gestationsalter und Geburtsgewicht des Kindes bekannt sein. Pathologisch erhöhte 17-OHP-Konzentrationen sind schon bei Geburt nachweisbar, doch können die Werte innerhalb der ersten Lebenstage auch durch Kreuzreaktion mit maternalen Schwangerschaftshormonen oder Glukokortikoiden (bei kindlichem Stress) erhöht sein. Eine Hilfe bieten hier heute zusätzliche Tests zur Differenzierung der Steroide, die bei Neugeborenen eingesetzt werden können, deren Werte über dem Cut-off-Wert liegen.

G.F. Hoffmann, M.J. Lentze, J. Spranger, F. Zepp (Hrsg.), *Pädiatrie*,
DOI 10.1007/978-3-642-41866-2_6, © Springer-Verlag Berlin Heidelberg 2014

Tab. 6.1 Durch das Neugeborenenscreening in Deutschland erfasste Stoffwechselstörungen

Krankheit	Pathophysiologie	Häufigkeit	Nachweisverfahren	Therapie	Kapitelverweis
(Primäre) Hypothyreose	Unterfunktion der Schilddrüse führt zu Störungen der körperlichen und geistigen Entwicklung	1:4000	TSH (immunologisch)	Einnahme von Schilddrüsenhormon	▸ Kap. 63
Adrenogenitales Syndrom (AGS)	Hormonstörung der Nebennierenrinde mit verminderter Cortisolsynthese (→ krisenhafte Entgleisung) und vermehrter Androgenprokuktion (→ intersexuelles Genitale bei Mädchen)	1:10.000	17-Hydroxyprogesteron (17-OHP) (immunologisch)	Einnahme von Cortisol	▸ Kap. 65
Biotinidasemangel	Mangel an freiem Biotin (Koenzym von Carboxylasen) führt zu Hautveränderungen, Stoffwechselkrisen, geistiger Behinderung	1:60.000	Biotinidase (enzymatisch)	Einnahme von Biotin	▸ Kap. 53
Galaktosämie	Galaktose aus Nahrung kann nicht in Glukose überführt werden. Akkumulierende Intermediärprodukte führen zu Linsentrübung, geistiger Behinderung, Leberversagen und frühem Tod	1:40.000	Gal-1-P-Uridyltransferase (enzymatisch)	Galaktosereduzierte Diät	▸ Kap. 54
Phenylketonurie (PKU) und Hyperphenylalaninämie (HPA)	Gestörter Abbau der Aminosäure Phenylalanin führt zur Akkumulation und fortschreitender geistiger Behinderung	1:6500	Phenylalanin (TMS[1])	Phenylalanin-reduzierte Diät	▸ Kap. 53
Ahornsirup-Krankheit	Gestörter Abbau der verzeigtkettigen Aminosäuren führt zur Akkumulation von Metaboliten und zur Hirnschädigung	1:140.000	Xle[2], Val (TMS)	Vermeidung von Katabolie, eiweißreduzierte Diät, (LTx ?[3])	▸ Kap. 53
MCAD-Mangel	Störung im Abbau mittelkettiger Fettsäuren führt bei Katabolie zu Krisen mit Unterzuckerung, Hepatopathie, Koma und plötzlichem Tod	1:10.000	Mittelkettige Acylcarnitine (TMS)	Vermeidung von Katabolie	▸ Kap. 56
VLCAD-Mangel und LCHAD-Mangel	Störung im Abbau langkettiger Fettsäuren führt bei Katabolie zu Krisen mit Unterzuckerung, Koma und plötzlichem Tod, Rhabdomyolyse, Kardiomyopathie. Retino- und Neuropathie (*nur* LCHAD)	1:50.000 bzw. 1:140.000	Langkettige (Hydroxy) acylcarnitine (TMS)	Vermeidung von Katabolie, Diät mit mittelkettigen Fettsäuren	▸ Kap. 56
Carnitinstoffwechseldefekte (CPT1-, CPT2-, CAT-Mangel)	Störung im mitochondrialen Transport langkettiger Fettsäuren führt bei Katabolie zu Krisen mit Unterzuckerung, Koma und plötzlichem Tod	Sehr selten	Typisches Acylcarnitin-Muster (TMS)	Vermeidung von Katabolie, Diät mit mittelkettigen Fettsäuren	▸ Kap. 56
Glutaracidurie Typ I (GA I)·	Störung im Abbau der Aminosäuren Lysin und Tryptophan mit Akkumulation von Intermediärprodukten bei Katabolie und krisenhafter Basalganglienschädigung und bleibender Bewegungsstörung	1:10.0000	Glutarylcarnitin (TMS)	Vermeidung von Katabolie, lysin- und tryptophanreduzierte Diät, Carnitin	▸ Kap. 53
Isovalerianacidurie	Gestörter Abbau von Leucin führt zur Akkumulation von Metaboliten und zur Hirnschädigung	1:130.000	Isovalerylcarnitin (TMS)	Vermeidung von Katabolie, leucinreduzierte Diät	▸ Kap. 53

[1] TMS, Tandemmassenspektrometrie
[2] Xle, Summe der Konzentrationen von Leucin, Isoleucin, allo-Isoleucin und Hydroxyprolin
[3] LTx ?, Option der Lebertransplantation

Die rasche Bearbeitung und Befundmitteilung ist beim AGS-Screening besonders wichtig, da schon in den ersten Lebenstagen eine adrenale Krise und ein Salzverlustsyndrom eintreten können. Die erfolgreiche Langzeitbehandlung verlangt die Erfahrung eines pädiatrischen Endokrinologen.

6.2.3 Phenylketonurie

Die klassische Phenylketonurie (PKU) beruht auf einem Mangel an Phenylalaninhydroxylase und führt unbehandelt zu Oligophrenie, Krämpfen, Hautausschlägen und auffälligem Körpergeruch (▶ Kap. 53). Der Enzymdefekt führt zu erhöhten Konzentrationen von Phenylalanin in Blut und Gehirn. Es gibt leichte, gutartige Varianten des Phenylalaninhydoxylasemangels und „atypische" Formen der PKU, wobei letztere auf dem Mangel von Kofaktoren beruhen. Auch sie können durch erhöhtes Phenylalanin im Screening erfasst werden. Eine klinische Diagnose PKU ist in den ersten Lebensmonaten nicht möglich und erst nach Deutlichwerden einer gestörten psychomotorischen Entwicklung zu vermuten, zu einem Zeitpunkt, an dem es für die erfolgreiche Therapie zu spät ist. Die Behandlung besteht in einer phenylalaninarmen Diät mindestens während des Kindes- und Jugendalters.

Als Screeningparameter wird der erhöhte Gehalt von Phenylalanin im Blut benutzt, der durch den postnatalen Katabolismus langsam ansteigt. Hilfreich ist auch die schon früh diagnostisch sichere Phe/Tyr-Ratio. Ein positives Screeningergebnis muss in Zusammenarbeit mit einem Stoffwechselzentrum rasch diagnostisch geklärt werden. Die verschiedenen Ursachen einer Hyperphenylalaninämie (Phenylalaninhydroxylasemangel unterschiedlicher Malignität, Kofaktormangel, sekundäre Störungen) sind zu differenzieren. Im Falle einer klassischen PKU sollte die Diättherapie vor Ablauf der zweiten Lebenswoche einsetzen. Die sorgfältige langjährige Behandlung von PKU-Patienten, die ein körperlich und geistig normales Aufwachsen ermöglicht, erfordert die Mitbetreuung durch ein Stoffwechselzentrum.

6.2.4 Klassische Galaktosämie

Die klassische Galaktosämie beruht auf einer Störung der Verwertung von Galaktose bei Fehlen der Galaktose-1-Phosphat-Uridyltransferase (Gal-1-P-UT) (▶ Kap. 54).

Für das Screening nutzbar ist das Fehlen der Gal-1-P-UT-Aktivität in Blutzellen und, falls das Neugeborene ausreichend laktosehaltige Milchnahrung erhielt, die Akkumulation von Galaktose-1-Phosphat sowie die erhöhte Konzentration von Galaktose im Blut. Es gibt benigne Varianten der klassischen Galaktosämie mit mäßig verminderter, aber nicht fehlender Enzymaktivität.

Als Screeningtest für die klassische Galaktosämie empfiehlt sich die Messung der Gal-1-P-UT-Aktivität, deren Fehlen zu jedem Zeitpunkt nach der Geburt nachweisbar ist. Hierzu müssen die Trockenblutproben wegen der Empfindlichkeit des Enzyms besonders vor Hitze und Feuchtigkeit geschützt werden. Parallel dazu können weitere Methoden verwendet werden, wie die Bestimmung von Galaktose und Galaktose-1-Phosphat. Eine deutlich erhöhte Gesamt-Galaktosekonzentration hängt von ausreichender Zufuhr laktosehaltiger Milchnahrung ab, lässt dann aber auch „nichtklassische" Galaktosämieformen erkennen. Galaktose-1-Phosphat ist bei der klassischen Galaktosämie häufig auch ohne Laktosezufuhr erhöht. Der Befundrücklauf muss rasch erfolgen, da Neugeborene mit klassischer Galaktosämie bereits in den ersten Lebenstagen katastrophal entgleisen können. Bluttransfusionen können den Enzymtest für mehrere Wochen fälschlich normal erscheinen lassen.

Bei positivem Screeningergebnis ist die Zufuhr von laktosehaltiger Nahrung sofort zu unterbrechen und eine definitive (enzymatische oder genetische) Diagnostik zu veranlassen. Die Prognose der klassischen Galaktosämie ist bei Früherkennung und einer laktosearmen Diät im Allgemeinen gut, aber belastet durch eine oft suboptimale Entwicklung spezieller kognitiver Fähigkeiten und durch ovarielle Insuffizienz.

Nichtklassische Galaktosämien beruhen auf anderen Enzymdefekten (Galaktokinase, Uridindiphosphatgalaktose-4-Epimerase) und sind in der Regel weniger gefährlich, führen jedoch unerkannt auch zu Katarakten (▶ Kap. 54).

6.2.5 Biotinidasemangel

Der autosomal-rezessiv vererbte Mangel an Biotinidase verhindert im intermediären Stoffwechsel die Freisetzung von Biotin aus Biocytin (einer Verbindung von freiem Lysin und Biotin) und die Abspaltung proteingebundenen Biotins. Biocytin geht damit vermehrt über die Nieren verloren und Biotin steht nicht als prosthetische Gruppe verschiedener Carboxylasen zu Verfügung (▶ Kap. 53).

Die Biotinidaseaktivität wird im Trockenblut mit einem kolorimetrischen oder fluorimetrischen Assay bestimmt. Zur Bestätigungsdiagnostik werden diese Assays oder ein empfindlicherer radiometrischer Test im Serum oder molekulargenetische Untersuchungen durchgeführt. Die gefundenen Patienten können mit einer oralen Supplementierung von Biotin vor Schäden bewahrt werden.

6.2.6 Ahornsirupkrankheit

Die Abbaustörung der verzweigten Aminosäuren Leuzin, Isoleuzin und Valin (▶ Kap. 53) wird durch Bestimmung der Konzentration dieser Aminosäuren im Trockenblut erkannt. Da die Tandemmassenspektrometrie die Aminosäuren Leu, Ile, allo-Ile und Hydroxyprolin nicht differenzieren kann, wird oft die als Xle bezeichnete Summe angegeben

Die Behandlung der Ahornsirupkrankheit besteht in einer eiweißarmen Diät. Schwere akute Fälle sind durch das Screening nicht immer vor dem Auftreten von Symptomen zu erkennen, doch ist der therapeutische Nutzen einer Früherkennung und Behandlung unzweifelhaft. Zur Bestätigung der Diagnose ist die quantitative Analyse der verzweigtkettigen Aminosäuren im Plasma und der entsprechenden organischen Säuren im Urin erforderlich, ggf. ergänzt durch enzymatische und genetische Untersuchungen. Die Behandlung, bei der manche Fragen offen sind, erfordert die Erfahrung eines Stoffwechselzentrums.

6.2.7 Isovalerianacidurie

Diese Aminosäurenabbaustörung hat Ähnlichkeit mit der Ahornsirupkrankheit, auch hier können sehr unterschiedliche Schweregrade beobachtet werden, und die diätetische Behandlung ist vom Prinzip her ähnlich.

6.2.8 Glutaracidurie Typ I

Patienten mit der Glutaracidurie Typ I (GA I), einer Störung im Stoffwechsel der Aminosäuren Lysin und Tryptophan, können bei

Katabolismus oder übermäßiger Eiweißzufuhr in krisenhafte Entgleisungszustände geraten, bei denen vor allem die Basalganglien des Gehirns geschädigt werden, mit der Folge irreversibler schwerer dystoner Bewegungsstörungen. Die Erfassung der Patienten durch das Screening ist wegen der damit möglichen Vermeidung von Stoffwechselkrisen im frühen Kindesalter durch Diät und Carnitingabe sehr sinnvoll (▶ Kap. 53).

6.2.9 MCAD-Mangel

Der Medium-chain-Acyl-CoA-Dehydrogenase-Mangel (MCAD-Mangel) ist eine Abbaustörung von mittelkettigen Fettsäuren (▶ Kap. 56). Kinder mit diesem Defekt sind vor allem dann gefährdet, wenn Fettsäuren durch Lipolyse bei länger fehlender Nahrungszufuhr (also besonders bei Infekten), massiv freigesetzt und nicht weiter zu Ketonen abgebaut werden. Durch gestörte Regulation der Glukosehomöostase und direkt toxische Effekte der akkumulierenden Metabolite kann es zu Hypoglykämie, Acidose, Hepatopathie, Enzephalopathie mit Bewusstseinsstörung und Tod kommen. Allerdings gibt es auch Patienten, die völlig beschwerdefrei bleiben. Die Erfassung im Screening erfolgt mittels Tandemmassenspektrometrie über den Nachweis erhöhter Konzentrationen mittelkettiger Acylcarnitine. Eine Konfirmationsdiagnostik muss über Metabolitennachweis, enzymatisch oder molekulargenetisch erfolgen. Wichtig ist eine behutsame Beratung der Familie, um sowohl die Gefahren der Stoffwechselschwäche als auch die Entwicklung einer (kalorischen) Überbehandlung und psychologischen Überprotektion zu vermeiden.

6.2.10 VLCAD-Mangel, LCHAD-Mangel, Stoffwechseldefekte des Carnitins (CPT-I, CPT-II, CAT)

Der Very-long-chain-Acyl-CoA-Dehydrogenase-Mangel (VLCAD-Mangel) und der Long-chain-Hydroxy-Acyl-CoA-Dehydrogenase-Mangel (LCHAD-Mangel) sind Abbaustörungen langkettiger bzw. hydroxylierter langkettiger Fettsäuren (▶ Kap. 56). Auch sie werden durch abnorme Acylcarnitinprofile erfasst. Wichtig für diese Fettsäureoxidationsstörungen ist zu wissen, dass die Messparameter nur in katabolen Situationen auffällig sein müssen

Der neonatale Carnitin-Palmitoyltransferase-Mangel I und II (CPT-I, CPT-II) und der Carnitin-Acylcarnitintranslokase-Mangel (CAT) sind sehr seltene Störungen, die aber auch an typischen Profilen der Acylcarnitine erkennbar sind. Eine juvenile, rein muskuläre Form des Carnitinpalmitoyltransferase-Mangels II ist häufiger, sie wird aus nicht ganz verstandenen Gründen aber nicht sicher im Screening gefunden und darf bei Patienten mit belastungsabhängigen Rhabdomyolysen später nicht übersehen werden.

6.3 Praktische Durchführung und Ausblick

6.3.1 Durchführung

Die Durchführung des Neugeborenenscreenings ist in Deutschland durch die bereits oben erwähnte Kinder-Richtlinie geregelt. Sie beschreibt detailliert, wie die Aufklärung der Eltern zu erfolgen hat und wie die Untersuchung unter Einhaltung der Datenschutzbestimmungen und der Vorgaben des Gendiagnostikgesetzes durchzuführen ist.

Durchführungsverantwortung Die Verantwortung für das Screening liegt bei der Person, die die Geburt des Kindes verantwortlich geleitet hat. Ihr obliegt es, die Probe einschließlich der für die sichere und schnelle Erreichbarkeit der Eltern wichtigen Daten an ein qualifiziertes Labor zu senden und dies zu dokumentieren. Wurde die Geburt durch eine Hebamme geleitet, so soll (in gegenseitigem Einvernehmen) ein verantwortlicher Arzt benannt werden. Ist eine Benennung ausnahmsweise nicht möglich, muss trotzdem immer eine Rückfragemöglichkeit an einen Arzt gewährleistet sein. Jeder Arzt, der eine U2-Vorsorgeuntersuchung bei einem Neugeborenen durchführt, hat sich zu vergewissern, dass die Entnahme der Blutprobe für das erweiterte Neugeborenenscreening dokumentiert wurde. Ist dies nicht geschehen, so hat er das Screening entsprechend der Richtlinie anzubieten.

Der Laborarzt hat den Einsender über alle Befunde schriftlich zu informieren. Bei Verdacht auf das Vorliegen einer der Zielkrankheiten hat eine unverzügliche Unterrichtung stattzufinden und es ist auf eine fachkompetente Weiterbetreuung in entsprechenden Zentren zu verweisen.

Zeitpunkt der Blutentnahme Der empfohlene Zeitpunkt ist wegen der unterschiedlichen optimalen Bedingungen bei den unterschiedlichen Krankheiten ein Kompromiss. Die gegenwärtigen Empfehlungen lauten:

- Blutentnahme optimalerweise zwischen der 48. und 72. Lebensstunde. Die Blutprobe soll nicht vor der 36. und nicht nach der 72. Lebensstunde entnommen werden. Versäumte Entnahmen müssen rasch nachgeholt werden.
- Bei Entlassung aus der Geburtsklinik vor der 36. Lebensstunde oder Verlegung soll sicherheitshalber trotzdem eine erste Probe entnommen werden. Eine Blutentnahme vor der 36. Lebensstunde erhöht das Risiko von falsch-negativen und falsch-positiven Befunden. Bei Entlassung vor der 36. Lebensstunde müssen die Eltern daher über die Notwendigkeit einer zweiten Laboruntersuchung im optimalen Zeitfenster informiert werden.
- Die erste Probenentnahme soll vor einer Transfusion, Kortikosteroid- oder Dopamintherapie durchgeführt werden.
- Bei sehr unreifen Neugeborenen (Geburt vor der 32. Schwangerschaftswoche) muss ein zweites Screening in einem korrigierten Alter von 32 Schwangerschaftswochen erfolgen. (Dies entspricht häufig dem Termin der Verlegung von einer Intensivstation).

Bei jedem Zweifel an der ordnungsgemäßen Durchführung der Screeninguntersuchung sollte es sicherheitshalber wiederholt werden. Grundsätzlich muss eine im Screening gestellte Verdachtsdiagnose durch zusätzliche Untersuchungen (Konfirmationsdiagnostik) bestätigt werden.

Blutgewinnung und Probenversand Üblicherweise wird Kapillarblut aus der Ferse gewonnen und auf den markierten Filterpapierteil der Guthrie-Karte aufgebracht (◘ Abb. 6.1), Venenblut kann ebenfalls verwendet werden. Die Testkarte muss klare Angaben enthalten zur Identifizierung des Kindes, Datum und Uhrzeit der Geburt, Datum und Uhrzeit der Blutentnahme, Adresse und Telefonnummer der Mutter und des Einsenders, Angaben über Ernährungsstörungen (z. B. fehlende Zufuhr von Milch), Gestationsalter und Geburtsgewicht.

6.3.2 Ausblick

Das hier beschriebene und in Deutschland flächendeckend durchgeführte Vorgehen beim Neugeborenenscreening befindet sich in kontinuierlicher Weiterentwicklung. So wird die Aufnahme neuer Krankheiten in das Screeningprogramm fortlaufend diskutiert. Das Screening auf einige Organacidurien (Methylmalonacidurie, Propionacidurie) wird z. B. wegen der geringen Spezifität des Messparameters seit einigen Jahren nicht mehr empfohlen. Ob es Sinn macht, auf Krankheiten zu screenen, die in anderen Regionen zum Programm gehören (z. B. Homozystinurie, Glukose-6-Phosphat-Dehydrogenase-Mangel, Sichelzellanämie) muss immer wieder neu abgewogen werden. Zu erwähnen ist hier aktuell die Zystische Fibrose, für die zunehmend klar wird, dass eine frühe Diagnose die Prognose verbessert. Verschiedene Praktikabilitätsstudien wurden hier durchgeführt, und eine baldige Einführung in Deutschland ist im Gespräch. Allerdings ist eine ausreichend sichere Diagnosestellung nur durch Kombination verschiedener Messparameter zu erreichen, und es wird vorgeschlagen, die Bestimmung von immun-reaktivem Trypsinogen (IRT) mit der Konzentrationsbestimmung des pankreasassoziierten Proteins (PAP) oder mit genetischen Methoden zu kombinieren.

Zweistufige Tests werden auch bei anderen Krankheiten zunehmend eingesetzt, um die Spezifität der Untersuchung zu erhöhen und die Zahl falsch positiver Tests zu minimieren. Hier sei genannt die Multisteroidanalyse aus Trockenblutproben bei hohen 17-OHP-Konzentationen im AGS-Screening. Diese sog. „Second tier"-Tests können zu besserer Akzeptanz und Ausweitung des Untersuchungsspektrums führen. Insgesamt steigt mit besseren Therapiemöglichkeiten angeborener Krankheiten auch die Nachfrage nach früheren Diagnosemöglichkeiten. Dies gilt z. B. für die Tyrosinämie Typ I, wo mit NTBC eine wirksame medikamentöse Therapie gefunden wurde, oder für einige lysosomale Krankheiten, bei denen sich die Hoffnungen auf einen Erfolg der seit einiger Zeit verfügbaren Enzymersatztherapien nur teilweise erfüllt haben und bei denen man sich durch frühere Diagnose eine bessere Wirkung dieser Therapieform erhofft.

Neben etlichen vielversprechenden Aspekten gibt es auf dem Gebiet des Neugeborenenscreenings aber auch zahlreiche offene Fragen. Notwendige Qualitätskontrollen beim Neugeborenenscreening betreffen Fragen der Organisation und Logistik oder der Aufklärung der Eltern vor dem Hintergrund des gestiegenen Bewusstseins hinsichtlich des informationellen Selbstbestimmungsrechts. Auch hinsichtlich der technischen Durchführung der Blutentnahme, der präanalytischen und analytischen Laborverfahren, der Befundübermittlung, der adäquaten Konfirmationsdiagnostik und der Sicherstellung, dass die betroffenen Kinder rasch in optimale Langzeitbetreuung gelangen gibt es keine abgeschlossenen Konzepte. Für einige der im erweiterten Screening mit Tandem-Massenspektrometrie erfassbaren Krankheiten oder für lysosomale Speicherkrankheiten sind Zuverlässigkeit und Sinn des Screenings noch nicht ausreichend geklärt. Auch die klare Abgrenzung milder, nicht therapiebedürftiger Varianten muss noch besser herausgearbeitet werden. Der entscheidende Nachweis des Erfolgs eines Screeningprogramms ist nur dann belegt, wenn sorgfältige pädiatrische Nachverfolgungsstudien eine wirklich verbesserte Lebensqualität der identifizierten Patienten zeigen. Eine wissenschaftliche Begleitung der Programme und die Anpassung der Prozeduren an die beobachteten Ergebnisse sind daher unerlässlich.

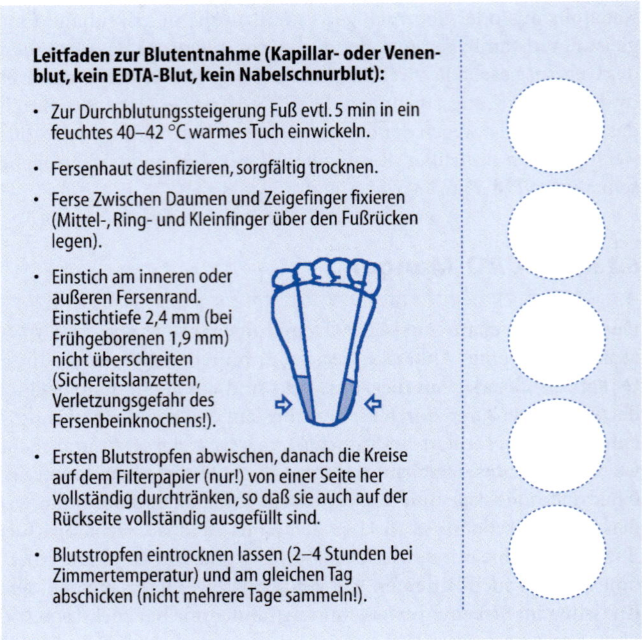
Leitfaden zur Blutentnahme (Kapillar- oder Venenblut, kein EDTA-Blut, kein Nabelschnurblut):
• Zur Durchblutungssteigerung Fuß evtl. 5 min in ein feuchtes 40–42 °C warmes Tuch einwickeln.
• Fersenhaut desinfizieren, sorgfältig trocknen.
• Ferse Zwischen Daumen und Zeigefinger fixieren (Mittel-, Ring- und Kleinfinger über den Fußrücken legen).
• Einstich am inneren oder außeren Fersenrand. Einstichtiefe 2,4 mm (bei Frühgeborenen 1,9 mm) nicht überschreiten (Sichereitslanzetten, Verletzungsgefahr des Fersenbeinknochens!).
• Ersten Blutstropfen abwischen, danach die Kreise auf dem Filterpapier (nur!) von einer Seite her vollständig durchtränken, so daß sie auch auf der Rückseite vollständig ausgefüllt sind.
• Blutstropfen eintrocknen lassen (2–4 Stunden bei Zimmertemperatur) und am gleichen Tag abschicken (nicht mehrere Tage sammeln!).

Abb. 6.1 Teil einer Filterpapierkarte für das Neugeborenenscreening mit Hinweisen zur Blutentnahme

Literatur

Andermann A, Blancquaert I, Beauchamp S, Déry V (2008) Revisiting Wilson and Jungner in the genomic age: a review of screening criteria over the past 40 years. Bull World Health Organ 86:317–319

Bundesministerium für Gesundheit (2010) Bekanntmachung [1967A] eines Beschlusses des Gemeinsamen Bundesausschusses über eine Änderung der Kinder-Richtlinien: Anpassung des erweiterten Neugeborenen-Screenings an das Gendiagnostikgesetz (GenDG). BAnz 40:1013–1018 (oder http://www.screening-dgns.de/screening-2e.htm)

Lindner M, Santer R, Spiekerkötter U, Zschocke J (2011) Konfirmationsdiagnostik bei Verdacht auf angeborene Stoffwechselkrankheiten aus dem Neugeborenenscreening. http://www.awmf.org/uploads/tx_szleitlinien/027-021_S1_Konfirmationsdiagnostik_bei_Verdacht_auf_angeborene_Stoffwechselkrankheiten_aus_dem_Neugeborenenscreening__Textfassung__Leitlinienreport__03-2010_03-2015.pdf

Ross LF (2012) Newborn screening for lysosomal storage diseases: an ethical and policy analysis. J Inherit Metab Dis 35:627–634

Sun A, Lam C, Wong DA (2012) Expanded newborn screening for inborn errors of metabolism: overview and outcomes. Adv Pediatr 59:209–245

Wilcken BP, Rinaldo D, Matern D (2012) Newborn screening for inborn errors of metabolism. In: Saudubray J-M, van den Berghe G, Walter JH (Hrsg) Inborn Metabolic Diseases: Diagnosis and Treatment. Springer Verlag, Berlin-Heidelberg, S 75–86

7 Neugeborenen-Hörscreening

A. Keilmann

Bedeutung In Deutschland werden 1–2 Kinder von 1000 mit einer behandlungs- oder versorgungspflichtigen beidseitigen Hörstörung geboren. Hörstörungen sind somit häufiger als alle anderen Erkrankungen, für die Screeningprogramme etabliert sind. Vor der Einführung des universellen Neugeborenen-Hörscreenings am 01.01.2009 wurden Hörstörungen im Mittel erst im 3. Lebensjahr entdeckt. Durch eine späte Diagnostik und Versorgung angeborener Schwerhörigkeiten ist vor allem die Hör- und Sprachentwicklung, in Abhängigkeit davon aber auch die soziale und intellektuelle Entwicklung des Kindes gefährdet. Je früher eine Hörstörung angemessen behandelt oder versorgt wird, desto eher gelingt eine normale Sprachentwicklung, die dem Kind eine normale Schullaufbahn ermöglicht und alle beruflichen Chancen eröffnet.

Durchführung Für das Neugeborenen-Hörscreening eignen sich nur objektive Hörprüfmethoden, die entweder auf der Messung otoakustischer Emissionen oder der Ableitung akustisch evozierter Hirnstammpotentiale beruhen. Mit subjektiven Hörprüfverfahren kann eine Hörstörung im Säuglingsalter auch durch sehr erfahrene Untersucher nicht sicher ausgeschlossen werden.

Bei der Messung transitorisch evozierter otoakustischer Emissionen (TEOAE) wird das Innenohr mit Clicks (kurzen Schallreizen) stimuliert, im äußeren Gehörgang kann dann mit einem hochempfindlichen Mikrofon die Antwort des Innenohrs gemessen werden, wobei es sich höchstwahrscheinlich um eine direkte Auswirkung der motorischen Aktivität der äußeren Haarzellen handelt. Die Messung erfolgt vorzugsweise im natürlichen Schlaf, die Umgebung sollte relativ ruhig sein. Behinderungen der Schallleitung, z. B. durch einen Mittelohrerguss oder eine Verlegung des Gehörgangs, behindern die Übertragung des Signals vom Innenohr zur Messsonde. Deshalb gelingen Messungen in den ersten 48 h des Lebens seltener als später. Bei sorgfältigem Vorgehen bestehen etwa 5 % der Kinder den Test nicht. Bei der Messung akustisch evozierter Hirnstammpotenziale (auch BERA, brainstem evoked response audiometry, AABR, automatic auditory brainstem response), die für das Neugeborenen-Hörscreening ebenfalls automatisiert erfolgt, ist diese Durchfallrate geringer. Die Messung ist jedoch aufwendiger, weil meist Elektroden geklebt werden müssen und die Messung länger dauert. Vorteile der Messung akustisch evozierter Hirnstammpotenziale sind hingegen zum einen, dass auch jüngere Kinder meist problemlos gemessen werden können, vor allem aber, dass auch Kinder mit einer auditorischen Synaptopathie/Neuropathie erfasst werden können.

Am 19. Juni 2008 fasste der Gemeinsame Bundesausschusses (GBA) aufgrund des entsprechenden Berichts des Instituts für Qualität und Wirtschaftlichkeit im Gesundheitswesen (IQWiG) den Beschluss über eine Änderung der Kinder-Richtlinien und führte damit das generelle Neugeborenen-Hörscreening (NHS) in Deutschland zum 01.01.2009 ein. Als Ziel wurde die Erkennung beidseitiger Hörstörungen ab einem Hörverlust von 35 dB bis zum Ende des 3. Lebensmonats und die Einleitung einer entsprechenden Therapie bis zum Ende des 6. Lebensmonats definiert. In diesem Beschluss wurde Folgendes festgelegt:

1. Das NHS erfolgt für jedes Ohr mittels TEOAE oder AABR und soll bis zum 3. Lebenstag durchgeführt werden. Für Risikokinder für konnatale Hörstörungen schreibt der Beschluss die AABR vor.
2. Bei auffälligem Testergebnis der Erstuntersuchung mittels TEOAE oder AABR soll möglichst am selben Tag, spätestens bis zur U2 eine Kontroll-AABR an beiden Ohren durchgeführt werden.
3. Bei einem auffälligen Befund in dieser Kontroll-AABR soll eine umfassende pädaudiologische Konfirmationsdiagnostik bis zur 12. Lebenswoche erfolgen. Hierfür wurden 2009 Empfehlungen der Deutschen Gesellschaft für Phoniatrie und Pädaudiologie erarbeitet, die 2011 überarbeitet wurden.

Im Beschluss des GBA wurde die gleichzeitige Implementierung geeigneter begleitender Qualitätssicherungsmaßnahmen empfohlen, u. a. die möglichst lückenlose Nachverfolgung im Screening auffälliger Kinder (Tracking). Ohne dieses Tracking gehen etwa die Hälfte der ursprünglich als auffällig gescreenten Kinder mit Schwerhörigkeiten zunächst wieder verloren und werden erst Jahre später diagnostiziert und behandelt.

Therapiemöglichkeiten Bei über mehrere Monate bestehenden Paukenergüssen erfolgt die operative Therapie durch Parazentese, ggf. Paukenröhrchen und ggf. Adenotomie. Bei persistierenden Hörstörungen, am häufigsten sind dies Innenohrhörstörungen, erfolgt die Hörgeräteversorgung im ersten Lebenshalbjahr. Im Kindesalter werden dazu Hinter-dem-Ohr-Hörgeräte eingesetzt (HdO-Hörgeräte), bei Fehlbildungen von Ohrmuschel und Gehörgang auch Knochenleitungsgeräte. Bei etwa einem Viertel aller angeborenen Schwerhörigkeiten ist die Hörstörung so ausgeprägt, dass mit Hörgeräten allein keine zufriedenstellende Sprachentwicklung zu erwarten ist. Nach einer probatorischen Hörgeräteversorgung, die auch zur Hörerweckung dient, erfolgt dann die Cochlea-Implantat-Versorgung, also ein elektronischer Ersatz des Innenohrs. Als ideal wird derzeit die Operation des 1. Ohrs im zweiten Lebenshalbjahr und die des zweiten Ohrs einige Monate später angesehen.

Zur Gewährleistung einer guten Hör- und Sprachentwicklung haben hörbehinderte Kinder ein Recht auf Schwerhörigenfrühförderung. Nach der Stellung der Diagnose erfolgt mit dem Einverständnis der Eltern die Meldung des schwerhörigen Kindes an die zuständige Schule. So erfolgt mit der Diagnosestellung eine umfassende Betreuung des hörgeschädigten Kindes und seiner Eltern, die eng in die Therapie eingebunden werden müssen.

Literatur

Gemeinsamer Bundesausschuss: Beschlusstext Neugeborenen-Hörscreening, http://www.g-ba.de/downloads/39-261-681/2008-06-19-Kinder-H%C3%B6rscreening_BAnz.pdf

Institut für Qualität und Wirtschaftlichkeit im Gesundheitswesen (Hrsg) (2007) Abschlussbericht S05-1: Früherkennungsuntersuchung von Hörstörungen bei Neugeborenen. Version 1.0; 28.02.2007. http:www.iqwig.de/download/S05-01_Abschlussbericht_Frueherkennungsuntersuchung_von Hoerstoerungen_bei_Neugeborenen.pdf

Neumann K, Nawka T, Wiesner T, Hess M, Böttcher P, Gross M (2009) Qualitätssicherung eines universellen Neugeborenen-Hörscreenings. Empfehlungen der Deutschen Gesellschaft für Phoniatrie und Pädaudiologie. HNO 57:17–20 (revidierte Fassung unter www. dgpp.de)

G.F. Hoffmann, M.J. Lentze, J. Spranger, F. Zepp (Hrsg.), *Pädiatrie*,
DOI 10.1007/978-3-642-41866-2_7,

8 Rachitisprophylaxe

D. Schnabel

8.1 Versorgung mit Vitamin D

Tagesbedarf an Vitamin D Der Tagesbedarf an Vitamin D (also Vitamin D3 und Vitamin D2) wird bei Frühgeborenen auf etwa 800–1000 IE, bei Säuglingen auf 400 IE und bei Kindern und Jugendlichen auf 800 IE geschätzt.

In der Muttermilch sind selten mehr als 25 IE Vitamin D pro Liter enthalten, während industriell hergestellte Milchen zumeist 400–500 IE Vitamin D pro Liter enthalten.

UV-Bestrahlung der Haut 90 % des täglichen Vitamin-D-Bedarfs kann durch Eigensynthese über die Sonnenlichtexposition in der Haut gebildet. Dabei kann 1 cm^2Haut unter Sonnenlichtexposition in 1 h 10 IE Vitamin D bilden.

Exakte Empfehlungen für eine adäquate natürliche UVB-Strahlung, die zur Rachitisprophylaxe eines Kindes notwendig ist, können nicht gegeben werden. Die wirksame Bestrahlungsdauer mit Wellenlängen zwischen 290 und 310 nm schwankt erheblich in Abhängigkeit von Jahres- und Tageszeit, geografischer Breite, Witterung, Bekleidung sowie exponierter Oberfläche, Dicke und Pigmentierung der bestrahlten Haut. Dabei ist eine direkte Sonnenbestrahlung nicht erforderlich, weil die indirekte Himmelsstrahlung genügend antirachitisch wirksame Strahlenanteile enthält. Dagegen darf der Einfall der Sonnenstrahlung nicht zu stark, z. B. durch Kleidung, Schirm, Dach eines Kinderwagens oder Hauswand, behindert werden.

In Deutschland ist eine Sonnenbestrahlung nur in den Monaten April bis September für eine Vitamin-D-Bildung in der Haut effektiv. In dieser Zeit reicht vermutlich eine 3-mal 15-minütige Exposition von Gesicht und Händen ohne Kopfbedeckung pro Woche zur Gewährleistung einer genügenden endogenen Vitamin-D-Synthese von Kindern und Jugendlichen aus.

Die Vitamin D-Versorgung des Organismus über Vitamin-D-reiche Nahrungsmittel macht maximal 10 % des Bedarfs aus. Wildlachs, Thunfisch, in geringen Konzentrationen Hühnerei, Kalbsleber, Hartkäse und Butter enthalten Vitamin D.

8.2 Prophylaxe und Therapie mit Vitamin D

8.2.1 Durchführung der Rachitisprophylaxe

Um eine Vitamin-D-Mangel-Rachitis (▶ Kap. 64) mit großer Sicherheit zu vermeiden, wird in Deutschland eine zusätzliche orale Individualprophylaxe während des 1., oft auch im 2. Lebensjahrs mit 500 IE Vitamin D_3/Tag durchgeführt. Überdosierungserscheinungen sind bei dieser Rachitisprophylaxe, die in der Regel mit einer Kariesprophylaxe in Form von Fluor kombiniert wird, nicht sehr wahrscheinlich.

Nach den aktuellen Empfehlungen der ESPGHAN haben Frühgeborene (<1500 g) einen täglichen Vitamin D-Bedarf von 800–1000 IE. Als weitere Risikogruppe für einen Vitamin D-Mangel gelten weibliche Jugendliche mit Migrationshintergrund aufgrund ihrer dunklen Hautpigmentierung, geringen Sonnenexposition sowie Ernährung (wenig Milchprodukte, phytan- bzw. oxalsäurereiche Kost).

8.2.2 Vitamin-D-Gabe bei chronischen Erkrankungen

Bei chronischen Erkrankungen, die entweder mit einer verminderten enteralen Vitamin-D-Aufnahme (Morbus Crohn, Zöliakie, Zystische Fibrose), einer gestörten Vitamin-D-Synthese (Lebererkrankung, chronische Niereninsuffizienz), einer erhöhten Vitamin-D-Metabolisierung (Antiepileptika bei Krampfleiden) oder Adipositas (großes Verteilungsvolumen) einhergehen, ist auf eine adäquate, gegenüber dem normalen täglichen Bedarf um das 2- bis 3-fach erhöhte Vitamin-D-Supplementierung zu achten.

8.3 Schlussfolgerung

Nach Einführung der Rachitisprophylaxe ist die Vitamin-D-Mangel-Rachitis in Deutschland zurückgegangen. Leider ist in den letzten Jahren, insbesondere aufgrund einer unzureichenden Prophylaxe – z. B. bei sehr lang ausschließlich mit Muttermilch ernährten Säuglingen, aber auch bei Säuglingen mit vegetarischer oder makrobiotischer Ernährung ohne adäquate Kalzium-, Vitamin-D- und Fettzusätze – wieder ein Anstieg der Rachitis festzustellen (mehrere 100 Fälle/Jahr).

Viele dieser Kinder erkranken erst im 2. Lebensjahr, da dann in der Regel keine Vitamin-D-angereicherte Milch mehr gefüttert wird und der Vitamin-D-Bedarf weiterhin hoch ist.

Die Sonnenbestrahlung ist als Prophylaxe im Säuglingsalter insbesondere in Deutschland nicht ausreichend. Eine Vitamin-D-Prophylaxe zur adäquaten Kalziumresorption und damit zur altersgerechten Knochenmineralisation ist unbedingt zu empfehlen. Kinder und Jugendliche sollten verstärkt zu außerhäuslichen Aktivitäten angeregt werden, um u. a. ihre endogene Vitamin D-Synthese zu stimulieren.

Da sich in zahlreichen epidemiologischen Studien, meist mit Erwachsenen, zunehmend Assoziationen zwischen niedrigen 25-HydroxyVitamin D-Konzentrationen und dem erhöhten Risiko für das Auftreten von kardiovaskulären Erkrankungen, Karzinomerkrankungen (Kolon, Prostata, Mamma, Pankreas) und Autoimmunerkrankungen (z. B. Diabetes Typ 1, Multiple Sklerose, Rheumatoide Arthritis) zeigen, empfiehlt die Deutsche Gesellschaft für Ernährung (2011) nunmehr die tägliche Zufuhr von 800 IE Vitamin D jenseits des Säuglingsalters.

Literatur

Deutsche Gesellschaft für Ernährung (2012) Referenzwerte für die Nährstoffzufuhr, 1. Aufl. Neuer Umschau Buchverlag, Neustadt an.d. Weinstraße

Wabitsch M, Koletzko B, Moß A (2011) Vitamin D-Versorgung im Säuglings-, Kindes- und Jugendalter. Monatsschr Kinderheilkd 159:766–774

G.F. Hoffmann, M.J. Lentze, J. Spranger, F. Zepp (Hrsg.), *Pädiatrie*,
DOI 10.1007/978-3-642-41866-2_8,

9 Jodprophylaxe der Struma

A. Grüters-Kieslich

Definition Als Struma wird eine Vergrößerung der Schilddrüse über die altersentsprechende Norm bezeichnet. Man unterscheidet die euthyreote Struma von einer Struma, die durch eine Schilddrüsenfunktionsstörung oder eine Thyreoiditis bedingt ist. In der Regel ist mit euthyreoter Struma die durch Jodmangel bedingte Struma gemeint. Man unterscheidet hierbei diffuse von knotig veränderten Strumen.

Ätiologie und Pathogenese Zwischen Jodmangel und dem gehäuften Auftreten von Strumen besteht eine enge Beziehung. Da Jod ein wichtiger Baustein für die Schilddrüsenhormonsynthese ist, wurde früher angenommen, dass ein Mangel an Jod zu einer verminderten Schilddrüsenhormonproduktion führt und die Vergrößerung der Schilddrüse allein auf die proliferative Wirkung des in der Folge ansteigenden TSH-Spiegels zurückzuführen ist. Diese funktionellen Vorstellungen erklären jedoch nicht alle klinischen Beobachtungen. So sind in Jodmangelgebieten die TSH-Spiegel bei Patienten mit Struma nicht höher als bei Patienten ohne Struma, und die angeborene Struma ist nicht zwingendes Symptom des endemischen Kretinismus. In Regionen mit ausgeprägtem Jodmangel gibt es außerdem Individuen ohne vergrößerte Schilddrüse und Jodmangelstrumen bei nur moderatem Jodmangel. Eine Struma entwickelt sich offensichtlich nur bei disponierten Menschen. Mit der Identifizierung genetisch bedingter Veränderungen des Natriumjodsymporters bei Patienten mit Hypothyreose und Struma sowie der Beschreibung von Mutationen im Pendrin-Gen, das ebenfalls für einen Jodidtransporter kodiert, wurde deutlich, dass die Prädisposition für die Entwicklung einer Struma durch Veränderungen in Genen bedingt sein kann, die eine wichtige Rolle in der Aufnahme von Jodid in die Schilddrüsenzelle spielen. Andere genetische Dispositionen sind Mutationen von Genen, die für die Schilddrüsenhormonbiosynthese bedeutsam sind, z. B. in Genen für Thyreoglobulin oder für Schilddrüsenperoxidase (TPO).

Weiterhin scheinen parakrine Wachstumsfaktoren wie „insulin-like growth-factor 1" (IGF-1) und „epidermal growth factor" (EGF) eine zentrale Rolle in der Strumagenese zu spielen. Das IGF-1- und EGF-vermittelte Wachstum von Schilddrüsengewebe ist bei intrathyreoidalem Jodmangel verstärkt.

Schließlich sind natürliche und synthetische Goitrogene wichtige Faktoren der Strumapathogenese. Zumeist wirken sie über eine Hemmung der Jodaufnahme (Thiocyanate) oder der Schilddrüsenperoxidase (Phenolderivate, Flavonoide); für manche ist der Wirkmechanismus nicht geklärt. In der Pädiatrie spielen neben der Verunreinigung des Trinkwassers durch Phenolderivate und Belastung der Muttermilch mit PCB Nahrungsmittel mit goitrogener Wirkung eine entscheidende Rolle. Daher nimmt in vielen Entwicklungsländern die Schilddrüsengröße nach Abstillen zu, da dann thiocyanatreiche billige Nahrungsmittel in die Ernährung eingeführt werden. Auch Soja hat eine goitrogene Wirkung und es wurden Patienten beschrieben, die im Rahmen einer Ernährung mit Sojamilch wegen einer Neurodermitis ausgeprägte Strumen entwickelten.

Die weltweiten Bemühungen, den Jodmangel zu eliminieren, haben in den letzten beiden Jahrzehnten signifikante Fortschritte gemacht. Während die WHO 1993 noch von 110 Staaten mit Jodmangel ausging, reduzierte sich die Anzahl von 2003–2011 auf 32 Staaten mit ausgeprägtem Jodmangel. Es wird derzeit davon ausgegangen, dass 71 % der Weltbevölkerung Zugang zu jodiertem Speisesalz haben. Es ist jedoch besorgniserregend, dass in einigen Ländern, z. B. in den USA und UK, sich eine Jodmangelsituation erneut entwickelt, nachdem über Jahrzehnte der Jodmangel als eliminiert galt. Dies ist zum einen auf eine Abnahme der Nutzung von jodiertem Speisesalz in der Lebensmittelindustrie, zum anderen auf ein gegenüber Jod kritisches Konsumentenverhalten zurückzuführen.

In der Bundesrepublik Deutschland besteht derzeit allenfalls nur noch regional ein geringer alimentärer Jodmangel. Durch die Zunahme des Verbrauchs von jodiertem Speisesalz in der Nahrungsmittelindustrie sowie in Bäckereien hat sich die Jodaufnahme in den letzten Jahren deutlich verbessert. Dies zeigt sich auch in einer bereits signifikanten Verringerung der Schilddrüsenvolumina bei Kindern und Jugendlichen, die jetzt im Bereich traditionell gut jodversorgter Regionen (z. B. Skandinavien) liegen. Ältere Normwerte der Schilddrüsengröße, die unter Bedingungen des alimentären Jodmangels gemessen wurden, sind daher durch Normwerte zu ersetzen, die bei gut mit Jod versorgten Kindern und Jugendlichen erhoben wurden (▣ Tab. 9.1).

Die Übertragbarkeit der neuesten, sehr strengen Referenzwerte der WHO 2004 auf mitteleuropäische Kinder ist umstritten, da die Referenzpopulation aus 6 verschiedenen Ländern (Bahrain, Japan, Peru, Schweiz, Südafrika, USA) stammt. Die Werte liegen unter denen in ▣ Tab. 9.1. Bei Überschreiten der Referenzwerte nach ▣ Tab. 9.1 ist die Jodausscheidung im Urin zu bestimmen. Sie sollte 100 µg/g Kreatinin überschreiten.

In der umfangreichen KiGGS-Studie kommt ein erhöhtes Schilddrüsenvolumen gehäuft bei Adoleszenten, bei Migranten aus Russland oder der Türkei sowie in Mittel- und Norddeutschland vor. Nach diesem Risikoprofil wären in Mittel-oder Norddeutschland lebende, türkisch- oder russischstämmige Jugendliche mit einem vergrößerten Schilddrüsenvolumen als besonders jodmangelgefährdet anzusehen.

Jodmangel in der Schwangerschaft führt zu einer Kropfbildung beim Feten. Durch eine zunehmende Verbesserung der Jodversorgung und durch gezielte Jodprophylaxe in der Schwangerschaft ist die sichtbare Neugeborenenstruma in der Bundesrepublik Deutschland eine Rarität geworden. Eine deutliche Korrelation besteht zwischen der Jodversorgung und der Häufigkeit erhöhter TSH-Spiegel im Neugeborenenscreening.

Ein Jodmangel ist ein erhebliches gesundheitliches Risiko im Hinblick auf die knotigen Veränderungen der Schilddrüse im Erwachsenenalter. Eine Jodmangelstruma zeigt nach längerem Bestehen die Tendenz, von der diffusen in die nodulöse Form überzugehen, wobei die Knotenbildung ihren Ausgang von Zellnestern nimmt, die nicht der TSH-Regulation folgen. Neben diesen morphologischen Veränderungen werden auch funktionelle Veränderungen, wie multifokale Autonomien oder eine globale Hypothyreose gehäuft in Jodmangelgebieten beobachtet. Daher müssen alle Anstrengungen unternommen werden, durch eine Verbesserung der Jodversorgung in allen Regionen die Jodmangelstruma bei Kindern und Jugendlichen zu eliminieren.

Prophylaxe Bei gestillten Säuglingen ist die Jodversorgung ausreichend, wenn der erhöhte Jodbedarf der Mutter sicher gedeckt ist. Da nahezu alle Säuglingsnahrungen mit Ausnahme von einigen

G.F. Hoffmann, M.J. Lentze, J. Spranger, F. Zepp (Hrsg.), *Pädiatrie*,
DOI 10.1007/978-3-642-41866-2_9, © Springer-Verlag Berlin Heidelberg 2014

Tab. 9.1 Referenzwerte der Schilddrüsenvolumina von gut mit Jod versorgten Kindern und Jugendlichen. (Aus: Liesenkötter et al. 1997)

Alter (Jahre)	Jungen (ml) MW (±2 SD)	Mädchen (ml) MW (±2 SD)	Gesamt (ml) MW (±2 SD)
<6	1,2 (1,0)	1,5 (1,4)	1,6 (0,6)
6–7	2,1 (0,8)	2,5 (1,0)	2,3 (0,9)
7–8	2,3 (0,8)	2,5 (1,0)	2,4 (0,9)
8–9	2,4 (0,7)	2,5 (1,0)	2,4 (0,9)
9–10	3,0 (0,7)	2,7 (1,1)	2,8 (0,9)
10–11	3,8 (1,5)	4,2 (1,4)	4,0 (1,7)
11–12	3,9 (1,5)	4,4 (1,2)	4,2 (1,8)
12–13	4,1 (1,4)	4,9 (2,3)	4,5 (1,9)
13–14	4,4 (1,9)	4,6 (2,7)	4,5 (2,3)
14–15	4,4 (1,4)	4,9 (2,3)	4,6 (2,7)
15–16	6,2 (3,2)	6,5 (3,8)	5,9 (3,7)
16–17	6,8 (3,9)	6,9 (4,5)	6,7 (4,2)

MW Mittelwerte, *SD* Standardabweichung

Tab. 9.2 Jodbedarf und empfohlene Jodsubstitution

Lebensabschnitt	Jodbedarf (µg/Tag)	Substitutionsdosis (µg/Tag)
Gestillter Säugling	50–80	200 an die Mutter
Ungestillter Säugling	50–80	Adaptierte Milch (mit Jodzusatz 5 µg/100 ml)
6–12 Monate	60–100	Evtl. 50
1–10 Jahre	120–150	Evtl. 50–100
11–16 Jahre (Pubertät)	100–200	Evtl. 100
Erwachsene	100–200	Evtl. 100
Schwangere	200–250	200

Spezialnahrungen mit Jodid angereichert sind, ist bei überwiegend mit Fertignahrung ernährten Säuglingen ebenfalls keine zusätzliche Jodsubstitution erforderlich. Bei der sich derzeit abzeichnenden allgemeinen Verbesserung der Jodsupplementierung von Nahrungsmitteln erscheint langfristig eine zusätzliche Jodsubstitution von Kindern und Jugendlichen nicht nötig. Eine Jodsubstitution sollte immer dann erfolgen, wenn eine familiäre Belastung mit Schilddrüsenvergrößerungen, eine genetische Störung der Jodaufnahme oder der Jodverwertung oder ein nachgewiesener regionaler Jodmangel besteht (Tab. 9.2).

Literatur

Gärtner R (1990) Struma – Pathophysiologie und Definition des Krankheitsbildes. In: Köbberling J, Pickardt R (Hrsg) Struma. Springer, Berlin Heidelberg New York Tokyo

Liesenkötter KP, Kiebler A, Stach B, Willgerodt H, Grüters A (1997) Small thyroid volumes and normal iodine excretion in Berlin schoolchildren indicate full normalization of iodine supply. Exp Clin Endocrinol Diabetes 105:46

Pohlenz J, Rosenthal IM, Weiss RE, Jhiang SM, Burant C, Refetoff S (1998) Congenital hypothyroidism due to mutations in the sodium/iodide symporter. Identification of a nonsense mutation producing a downstream cryptic 3′ splice site. J Clin Invest 101:1028

Thamm M (2007) Jodversorgung in Deutschland. Bundesgesundheitsbl-Gesundheitsforssch-Gesundheitsschutz 50:744–749

Thamm M, Karaolis-Denkert BA, Kroke A et al. (2007) Bericht zur Jodversorgung deutscher Kinder und Jugendlicher auf Basis der Daten des „Jod-Modul" im Rahmen der KIGGS Studie. www.bmelv.de/SharedDocs/Downloads/Ernaehrung/JodMonitoring.pdf?-blob=publicationFile.Jodmonitoring. BELVM

Zimmermann M, Andersson M (2012) Assessment of iodine nutrition in populations: past, present, and future. Nutrition Reviews 70(10):553–570

9

10 Impfungen

F. Zepp, H.-J. Schmitt, H. W. Kreth, M. Hufnagel

10.1 Aktive Immunisierung

10.1.1 Grundlagen

F. Zepp

Bedeutung

Impfungen gehören zu den wirkungsvollsten und kostengünstigsten Präventivmaßnahmen der modernen Medizin. Neben dem individuellen Schutz der geimpften Person lässt sich bei einem hohen Durchimpfungsgrad durch die meisten heute empfohlenen Impfungen auch die Zirkulation des entsprechenden Krankheitserregers vermindern. Durch den resultierenden Kollektivschutz der Bevölkerung (Herdenprotektion) werden indirekt auch nichtgeimpfte Personen vor einer impfpräventablen Infektionskrankheit geschützt. Bei hohen Durchimpfungsraten ist es sogar möglich, Krankheitserreger, deren einziges Reservoir der Mensch ist, regional zu eliminieren und schließlich weltweit auszurotten, wie es am Beispiel der Pocken erfolgreich demonstriert wurde. Mit der breiten Nutzung von wirksamen und sicheren Impfstoffen hat die Inzidenz von impfpräventablen Infektionskrankheiten im Verlauf des vergangenen Jahrhunderts weltweit eindrucksvoll abgenommen.

Das Verschwinden schwerwiegender, oft tödlich verlaufender Infektionskrankheiten infolge von Impfungen hat allerdings zu einer deutlichen Veränderung der Risikowahrnehmung in der Bevölkerung geführt. Trotz des unbestreitbaren Erfolgs von Impfungen sind die Bedenken der Öffentlichkeit gegenüber potenziellen, meist nur vermuteten oder sehr seltenen Risiken von Impfstoffen gewachsen und bestimmen heute in hohem Maße Akzeptanz und Nutzung von Impfungen. Der Verlust einer offensichtlichen Bedrohung durch Infektionserkrankungen fördert bei vielen Menschen den Eindruck, Impfungen seien überflüssig geworden. Es liegt in die Verantwortlichkeit des Gesundheitswesens, dieser grundsätzlich gesundheitsgefährdenden Fehlwahrnehmung aktiv durch Information und Beratung entgegenzuwirken.

Der Staat unterstützt diese Aufgabe durch die Entwicklung von öffentlichen Impfempfehlungen. In Deutschland werden Impfempfehlungen durch die Ständige Impfkommission (STIKO) am Robert Koch-Institut in Berlin erarbeitet und durch die Gesundheitsministerien der Bundesländer übernommen. Von diesen empfohlene Impfungen dienen primär der Stärkung des öffentlichen Gesundheitswesens („Impfungen in öffentlichem Interesse") und sollen übertragbare Krankheiten mit relevanter Morbidität oder Mortalität verhindern. Darüber hinaus enthalten die STIKO-Empfehlungen auch Hinweise für Indikations- und Nachholimpfungen und für verschiedene Aspekte individueller sinnvoller Impfungen. Grundlage von öffentlichen Impfempfehlungen sind infektionsepidemiologische Daten und publizierte bzw. den Behörden zur Verfügung stehende Daten zur Wirksamkeit, Sicherheit und Verträglichkeit von Impfstoffen. Weitere Kriterien bei der Entwicklung allgemeiner Impfempfehlungen betreffen die Definition von Impfzielen, die Kalkulation der dazu erforderlichen Impfquoten, die prospektive Akzeptanz der Impfung, infektionsepidemiologische Folgen sowie Evaluation und Überwachung (Surveillance-Programme) insbesondere im Hinblick auf die Umsetzung und den Erfolg der Empfehlung.

Auch mehr als 200 Jahre nach der Inaugurierung des Impfens durch Edward Jenner gilt uneingeschränkt, dass Impfungen der sicherste und beste Weg sind, Gesundheitsvorsorge zu betreiben und Infektionskrankheiten zu kontrollieren.

Immunologische Grundlagen

„Immunität" beschreibt die Fähigkeit des Organismus, Schutz gegenüber einer Infektion durch potentiell pathogene Mikroorganismen bzw. deren infektionsassoziierten Konsequenzen (Infektionskrankheit) zu gewährleisten. Das Immunsystem des Menschen umfasst natürliche unspezifische und erworbene spezifische Abwehrmechanismen (► Kap. 70). Nur das sog. spezifische Immunsystem ist in der Lage, eine immunologische Gedächtnisantwort aufzubauen und stellt daher auch den primären Ansatzpunkt für eine Immunisierung durch Impfung dar.

Spezifische Immunität

Die spezifische Immunität wird durch B-Lymphozyten und von diesen produzierten spezifischen Antikörpern (humoral) sowie durch verschiedene Populationen von T-Lymphozyten (zellulär) vermittelt. Die wichtigste Eigenschaft der spezifischen Immunität liegt in der Fähigkeit, nach der ersten Auseinandersetzung mit einem Pathogen eine „immunologische Gedächtnisantwort" auszubilden, die bei erneutem Kontakt eine wesentlich schnellere und in der Regel auch wirkungsvollere Abwehrreaktion ermöglicht. Das immunologische Gedächtnis ist die Grundlage von Infektionsschutz durch erworbene Immunität und stellt die Voraussetzung für die Infektionsprävention durch Impfungen dar.

Um einen Krankheitserreger zuverlässig erkennen zu können, müssen die Zellen des spezifischen Immunsystems zwischen körpereigenen Strukturen („Selbst") und körperfremden Substanzen (sog. Fremdantigene z. B. Viren, Bakterien oder bakterielle Toxine) unterscheiden. B- oder T-Lymphozyten besitzen dafür spezielle Rezeptormoleküle, die mit Strukturbestandteilen (Antigenen) von Mikroorganismen spezifisch interagieren. In der Regel präsentieren Mikroorganismen und ihre Stoffwechselprodukte eine Vielzahl antigener Strukturen, die – abhängig von den immungenetischen Voraussetzungen eines Individuums – nach Identifikation durch die Rezeptorstrukturen zur Initiierung einer antigenspezifischen Immunantwort führen. Während die Mehrzahl der heute genutzten Impfstoffe zunächst aus abgetöteten Erregern, inaktivierten Toxinen oder auch attenuierten lebenden Erregern besteht, ist es das Ziel moderner Impfstoffentwicklung, die Zahl der Antigene eines Impfstoffs möglichst auf die für eine schützende Immunantwort entscheidenden Strukturen zu begrenzen und damit bei hoher Spezifität unerwünschte Nebeneffekte des Impfstoffs zu vermindern.

B-Lymphozyten Die Rezeptoren von B-Lymphozyten sind die auf der Zelloberfläche exprimierten Antikörpermoleküle. Die in der Zellmembran verankerten Immunglobulinmoleküle besitzen die gleiche Spezifität wie die später nach Aktivierung der spezifischen Immunantwort von den differenzierten B-Zellen (Plasmazellen) sezernierten Antikörpermoleküle. Die Oberflächenantigenrezeptoren der B-Zellen erkennen Antigene als komplexe dreidimensionale Strukturen. Jede Veränderung der dreidimensionalen Struktur eines Antigens, z. B. bei Denaturierung eines Proteins, kann Folgen für die

G.F. Hoffmann, M.J. Lentze, J. Spranger, F. Zepp (Hrsg.), *Pädiatrie*,
DOI 10.1007/978-3-642-41866-2_10,

Antigenerkennung haben. Dies ist von besonderer Bedeutung für die Impfstoffentwicklung: So können ausgeprägte Veränderungen eines Impfantigens dazu führen, dass die induzierten Antikörper das ursprüngliche mikrobielle Antigen nicht oder nur noch ungenügend erkennen.

Die aktivierte B-Zelle differenziert im Verlauf der Primärantwort zunächst zu einer Immunglobulin M-produzierenden (IgM-produzierenden) Plasmazelle. Um eine suffizient schützende humorale Immunantwort und einen dauerhaften Schutz zu erreichen, sind der Wechsel der Antikörperproduktion auf IgG (Klassenwechsel, Isotypen-Switch) und die Ausbildung von B-Gedächtniszellen erforderlich. Diese Entwicklungsschritte werden durch dendritische Zellen (DC) und T-Helferzellen kontrolliert. Der Prozess wird durch die Sekretion von Chemokinen begünstigt, die die Migration der aktivierten B-Zellen in Richtung von T-Zellen der parafollikulären Lymphknotenzonen stimulieren. Es gibt nur wenige natürliche Antigene, die B-Zellen unabhängig von einer „Hilfe" durch T-Zellen aktivieren können.

T-Lymphozyten Das T-zelluläre Immunsystemumfasst verschiedene Zellsubpopulationen mit unterschiedlichen Regulator- und Effektorfunktionen. Zytotoxische T-Zellen erkennen und eliminieren u. a. Zellen, die Fremdantigen auf ihrer Zelloberfläche exprimieren (z. B. virusinfizierte Körperzellen). T-Helferzellen kontrollieren die humorale und zelluläre Immunantwort gegenüber komplexen Antigenen bzw. steuern die zelluläre Immunantwort durch zytotoxische T-Zellen. Regulatorische T-Zellen sind an der Begrenzung einer Immunantwort gegenüber Fremdantigen beteiligt und sorgen für die Aufrechterhaltung der T-Zell-Toleranz gegenüber Selbstantigenen. T-Zellen tragen auf ihrer Oberfläche spezifische Antigenrezeptoren (TCR). Im Gegensatz zu B-Zellen erkennen T-Zellen Fremdantigene nicht nativ, sondern in Assoziation mit körpereigenen Histokompatibilitätsstrukturen (HLA-Moleküle) auf antigenpräsentierenden Zellen (APC). T-Zell-Antigene sind im Allgemeinen kleine Peptide aus etwa 8–15 Aminosäuren. Abhängig von den Eigenschaften eines Antigens, der Prozessierung und Präsentation durch APC sowie Faktoren des umgebenden Milieus werden im Verlauf einer Immunantwort zytotoxische T-Zellen oder T-Helferzellen rekrutiert und aktiviert. Letztere können sich zu T-Helfer-1-Zellen (Th1) oder T-Helfer-2-Zellen (Th2) weiterentwickeln. Th1-Zellen unterstützen zellvermittelte zytotoxische Abwehrreaktionen, z. B. bei Virusinfektionen, und steuern die IgG-1-Produktion. Th2-Zellen kontrollieren die B-Zell-Antwort und die des B-zellulären Gedächtnisses. Die T-Helfer-Subpopulationen können durch Chemokinrezeptoren und ihre spezifischen Zytokinproduktionsprofile wie folgt unterschieden werden:

- Th1-Zellen sind durch Interferon-γ (IFN-γ), Interleukin-2 (IL-2) und Tumornekrosefaktor-α (TNF-α) charakterisiert.
- Th2-Zellen sind durch IL-4, IL-5, IL-6, IL-10, IL-13 und Transforming Growth Factor β (TGF-β) charakterisiert.

Die Stimulation von T-Zellen nach Antigenkontakt führt im Verlauf der Immunantwort zur Ausbildung von T-Gedächtniszellen.

In den vergangenen Jahren wurden weitere T-Zell-Subpopulationen beschrieben, die regulativ in den Ablauf der Immunantwort eingreifen. Für die Kontrolle der humoralen Immunantwort sind spezifische follikuläre T-Helferzellen in den Lymphknoten von Bedeutung (► Kap. 70).

Immunantwort

Die protektive Immunantwort nach Impfung ist das Resultat der Interaktion von verschiedenen Komponenten des spezifischen Immunsystems. Idealerweise besteht ein Impfstoff aus antigenen Strukturen, die sowohl B-Zellen als auch T-Zellen stimulieren, um eine potente B- und T-Gedächtnisantwort auszulösen. Für virale Impfstoffe kann neben der Induktion von Antikörpern auch die Aktivierung spezifischer zytotoxischer T-Zellen ein Ziel sein. Dies trifft insbesondere auf die viralen Lebendimpfstoffe zu.

Der Nachweis spezifischer Antikörper nach Impfung dient grundsätzlich als Surrogatmarker für die Auseinandersetzung des Immunsystems mit den Impfantigenen. Die Höhe der nachgewiesenen Antikörpertiterkonzentrationen korreliert für die meisten Impfstoffe aber nur unzureichend mit der Qualität und Stärke des Impfschutzes. Für Zulassungszwecke sind national, regional und/oder international Antikörperkonzentrationen definiert worden, die in klinischen Studien mit „Wirksamkeit" (Protektion) korrelierten. Dazu müssen allerdings definierte serologische Methoden (Funktionstests) verwendet werden, die für die klinische Routine meist nicht zur Verfügung stehen, etwa spezielle Bakterizidie-Titer oder Neutralisationstests. Durch hohen Infektionsdruck (z. B. durch eine große Menge an Tetanustoxin) kann der Schutz durch neutralisierende Antikörper aber auch einmal „überrannt" werden.

Impfstoffe

Konventionelle Impfstoffe bestehen in der Regel aus vermehrungsfähigen (Lebendimpfstoffe) oder nicht vermehrungsfähigen Erregern (Totimpfstoffe) oder aus mikrobiellen Produkten wie Toxinen. Basierend auf dem Fortschritt von Immunologie und Molekulargenetik nutzen aktuelle Impfstoffentwicklungen vermehrt gentechnologische Techniken zur Herstellung von virusähnlichen Partikeln (Virus-like particles, z. B. HPV-Vakzine) oder DNA-Impfstoffen, die nur aus antigenkodierender Erbinformation bestehen.

Lebendimpfstoffe werden aus der „Wildvariante" eines Krankheitserregers durch Modifikation oder durch Ausnutzung bestimmter Kulturbedingungen (Attenuierung) entwickelt. Die resultierenden abgeschwächten Erreger sind replikationsfähig und erzeugen im Impfling eine „Impf-Infektion", die ohne die typischen klinischen Symptome der Infektionskrankheit verläuft, aber trotzdem eine der natürlichen Abwehrreaktion entsprechende Immunantwort auslöst. Lebendimpfstoffe simulieren damit den Verlauf einer typischen Immunantwort vergleichbar mit einer „Wildinfektion". Wegen der nahen Verwandtschaft des attenuierten Erregers mit der „Wildform" schützt die resultierende Immunantwort gegen das krankheitserzeugende Pathogen. Risiken bestehen vor allem bei Impflingen mit Störungen der spezifischen Immunfunktionen, bei denen die Impfung mit attenuierten Erregern durch unkontrollierte Vermehrung zu schweren Komplikationen bis hin zum Tod führen kann. Typische Lebendimpfstoffe sind die Impfstoffe gegen Mumps, Masern, Röteln, Varizellen, Rotaviren oder Gelbfieber. Auch die früher empfohlene BCG-Impfung ist eine Lebendvakzine. Wegen unzureichender Wirksamkeit wird dieser Impfstoff in Deutschland nicht mehr als Regelimpfung eingesetzt; alternative, besser wirksame Impfstoffe gegen Tuberkulose wären dringend erforderlich, sind aber gegenwärtig auch in der Forschung noch nicht verfügbar.

Inaktivierte Impfstoffe (Totimpfstoffe) bestehen entweder aus vollständigen abgetöteten Erregern oder aus gereinigten, für die protektive Immunantwort relevanten Antigenstrukturen von Bakterien oder Viren (Komponentenimpfstoffe). Inaktivierte Impfstoffe sind nicht replikationsfähig; sie führen daher auch nicht zu einer Infektion oder zu erregerspezifischen Krankheitssymptomen. Allerdings können die Inhaltsstoffe von Totimpfstoffen lokale Reaktionen an der Injektionsstelle (Schwellung, Rötung, Schmerz) bzw. auch systemische Begleiterscheinungen auslösen, wie Fieber oder passagere körperliche Abgeschlagenheit. Im Gegensatz zu den Lebendimpfstoffen sind zum Erreichen einer schützenden Immunantwort mit Totimpfstoffen in der Regel mehrere Wiederholungsimpfungen erforderlich. Für Menschen mit Störungen der Immunfunktion stellen Totimpfstoffe kein Infektionsrisiko dar. Im ungünstigsten Fall kann es bei eingeschränkter Immunfunktion zum Ausbleiben des erwarteten Impfschutzes kommen. Beispiele für inaktivierte Impfstoffe sind Polio, Rabies, Hepatitis A, Typhus oder Cholera.

Fraktionierte Komponentenvakzine reduzieren die Inhaltsstoffe auf die für eine schützende Immunantwort relevanten Antigene. Zu dieser Gruppe gehören die modernen azellulären Pertussis- und Influenza-Vakzinen sowie der Hepatitis-B-Impfstoff. Auch bei Antitoxin-Impfstoffen, wie Diphtherie oder Tetanustoxoid, sowie Polysaccharidimpfstoffen handelt es sich um fraktionierte Vakzinen.

Die stetig wachsende Zahl wirksamer, gut verträglicher Impfstoffe für das Säuglings- und Kleinkindesalter ermöglicht es heute, Kinder schon sehr früh gegen eine Vielzahl von Infektionskrankheiten zu schützen. Um die Applikation der empfohlenen Impfungen auch im ersten Lebensjahr praktikabel und für Säuglinge und Eltern akzeptabel zu gestalten, wurden auf Basis der Einzelimpfstoffe in den vergangenen Jahren multivalente Kombinationsimpfstoffe entwickelt. Die heute verfügbaren Kombinationen enthalten bis zu 13 verschiedene Einzelimpfstoffe (z. B. Diphtherietoxoid, Tetanustoxoid, azelluläre Pertussiskomponenten, Hepatitis-B-Vakzine, inaktivierte Poliovakzine Typ I–III und konjugierte Hämophilus-Typ-b-Vakzine oder der 13-valente Pneumokokken-Konjugatimpfstoff).

Die Kombinationsimpfstoffe erlauben die sichere und einfache Applikation mehrerer Antigene in einer Injektion und haben seit ihrer Zulassung eine deutliche Steigerung der Durchimpfungsraten ermöglicht. Viele Untersuchungen bestätigen, dass diese Impfstoffe kein Risiko und keine Belastung für das kindliche Immunsystem darstellen. Auch junge Säuglinge und sogar ehemalige Frühgeborene sollten daher ab dem vollendeten 2. Lebensmonat mit den öffentlich empfohlenen Impfungen geschützt werden, idealerweise in Form von Kombinationsimpfstoffen. Die zukünftige Entwicklung von Kombinationsimpfstoffen ist weniger durch das Reaktionsvermögen des kindlichen Immunsystems, sondern vielmehr durch die aufwendigen technischen Produktionsprozesse limitiert. Auch die neuen Pneumokokken- und Meningokokken-Konjugatimpfstoffe sind konzeptionell Kombinationsimpfstoffe.

Die moderne Impfstoffentwicklung nutzt in zunehmendem Umfang die Fortschritte der molekularen Medizin. Schon heute werden Komponentenvakzine gentechnologisch als rekombinante Impfstoffe hergestellt, z. B. die Hepatitis-B-Impfstoffe. Bei neuen Impfstoffen gegen Rotaviren oder gegen humane Papillomaviren handelt es sich teilweise um lebend rekombinante Vakzinen oder um virusähnliche Partikel, die lediglich die Hülle von Viren ohne genetische Information repräsentieren. Durch den Einsatz neuer Adjuvanzien (Impfstoffzusätze, die die Initiierung und Ausprägung einer Immunantwort unterstützen und kontrollieren können) werden in Zukunft noch wirksamere, spezifischere und länger schützende Impfstoffe entwickelt werden.

Impfplan

In Deutschland wird der Impfkalender für Säuglinge, Kinder, Jugendliche und Erwachsene von der Ständigen Impfkommission (STIKO) am Robert Koch-Institut in Berlin entsprechend den Vorgaben des Infektionsschutzgesetzes laufend weiterentwickelt. Die aktuellen Empfehlungen können auf der Internetseite des Robert Koch-Instituts (▶ www.rki.de) bzw. der STIKO (▶ www.stiko.de) eingesehen und kostenfrei abgerufen werden.

Der „Impfkalender“ stellt die national optimalen Impfzeitpunkte der Standardimpfungen für Säuglinge, Kinder, Jugendliche sowie Erwachsene und Senioren dar (◘ Abb. 10.1). Grundlage sind zum einen definierte Impfziele, zum anderen die Zulassungsrahmenbedingungen der verfügbaren Impfstoffe. Der aktuelle Impfkalender (2013) umfasst Impfungen zum Schutz vor Diphtherie (D/d), Tetanus (T), Pertussis (aP, ap), Haemophilus influenzae Typ b (Hib), Hepatitis B (HBV), Poliomyelitis (IPV), Pneumokokken (Pnc), Meningokokken Serogruppe C (MenC), kanzerogene Humane Papillomaviren (HPV), Masern, Mumps, Röteln (MMR), Varizellen (VZV) sowie Rotavirus (RV)-Infektionen. Für Erwachsene werden neben Diphtherie, Tetanus und Pertussis-Auffrischimpfungen (▶ Abschn. 10.1.2, Pertussisschutzimpfung, Impfplan) ab dem 60. Lebensjahr Impfungen gegen Pneumokokken und gegen Influenza empfohlen.

Die Impfungen im 1. Lebensjahr legen das Fundament für die Ausbildung einer langanhaltenden Immunität und entsprechen aus immunologischer Sicht einer Grundimmunisierung, d. h. dem ersten Kontakt des Immunsystems mit einem „Erreger“ (◘ Abb. 10.1). Nach der Ausbildung einer spezifischen Immunreaktion kommt es nach der Impfung im zeitlichen Verlauf zum langsamen Schwinden der Impfimmunität, z. B. mit abfallenden Antikörpertitern. Zur Ausbildung eines lange persistierenden Schutzes ist daher die erneute Impfung nach einem längeren Zeitintervall unverzichtbar, üblicherweise mindestens 6 Monate, zu Beginn des 2. Lebensjahres. Erst durch diese Impfung wird eine gute immunologische Gedächtnisantwort aufgebaut. „Impf-Epidemiologen“ sprechen deshalb auch erst nach der vierten (Auffrisch-)Impfung (zurzeit in Deutschland 3 + 1) vom Abschluss der Grundimmunisierung und meinen damit das Erreichen eines langjährigen Impfschutzes.

Im Rahmen von Vorsorgeuntersuchungen für Säuglinge und Kinder, Schuleingangsuntersuchung, Schuluntersuchungen, Jugendgesundheitsuntersuchungen sowie bei jeder späteren ärztlichen Untersuchung sollte die Vollständigkeit des individuellen Impfschutzes überprüft werden. Sofern keine spezifischen Kontraindikationen vorliegen, erhalten auch Personen mit chronischen Krankheiten die empfohlenen Standardimpfungen. Die zurzeit empfohlenen Standardimpfungen, das empfohlene Impfalter und die Mindestabstände zwischen den Impfungen sind in ◘ Abb. 10.1 dargestellt. Neben den Standardimpfungen werden Indikationsimpfungen für Personen mit besonderen Infektionsrisiken empfohlen. Die Indikationsimpfungen finden sich ebenfalls in den aktuellen STIKO-Empfehlungen.

Die Standardimpfungen sollten bei jedem Kind ohne akute medizinische Probleme möglichst frühzeitig, beginnend nach der vollendeten 8. Lebenswoche, durchgeführt werden. Versäumte Impfungen werden unter Berücksichtigung der empfohlenen Zeitabstände und möglicher Kontraindikationen sobald wie möglich nachgeholt. Grundsätzlich gilt, dass jede früher verabreichte Impfung zählt und auch bei unvollständiger Grundimmunisierung nur die fehlenden Impfungen nachgeholt werden müssen. Bei unbekanntem Impfstatus muss im Zweifelsfall von fehlendem Impfschutz ausgegangen werden. In diesen Fällen empfiehlt sich eine vollständige Grundimmunisierung.

Frühgeborene Säuglinge sollen ebenfalls mit Erreichen des empfohlenen Impfalters von vollendeten 8 Lebenswochen geimpft werden. Verträglichkeitsrisiken bestehen nicht und die Impfantwort entspricht auch bei ehemaligen Frühgeborenen der reifgeborener Säuglinge.

Zwischen der Applikation von Lebend- und Totimpfstoffen müssen keine Zeitabstände eingehalten werden. Auch mehrere Lebendimpfstoffe, z. B. MMR-VZV, können gleichzeitig verabreicht werden. Ist dies nicht möglich, sollte bei Lebendimpfstoffen ein zeitlicher Abstand von 4 Wochen eingehalten werden, um den Impferfolg sicherzustellen.

Impfung	Alter in Wochen	Alter in Monaten					Alter in Jahren					
	6	2	3	4	11–14	15–23	2–4	5–6	9–11	12–17	ab 18	ab 60
Tetanus		G1	G2	G3	G4	N	N	A1	A2		A (ggf. N) [f]	
Diphtherie		G1	G2	G3	G4	N	N	A1	A2		A (ggf. N) [f]	
Pertussis		G1	G2	G3	G4	N	N	A1	A2		A (ggf. N) [f]	
Hib H. influenzae Typ b		G1	G2 [a]	G3	G4	N	N					
Poliomyelitis		G1	G2 [a]	G3	G4	N	N		A1		ggf. N	
Hepatitis B		G1	G2 [a]	G3	G4	N	N					
Pneumokokken		G1	G2	G3	G4	N						S [c]
Rotaviren	G1 [b]	G2	(G3)									
Meningokokken C					G1 (ab 12 Monaten)		N					
Masern					G1	G2	N				S [d]	
Mumps, Röteln					G1	G2	N					
Varizellen					G1	G2	N					
Influenza												S (jährlich)
HPV Humanes Papillomvirus										S [e]		

Erläuterungen

G Grundimmunisierung (in bis zu 4 Teilimpfungen G1–G4)

A Auffrischimpfung

S Standardimpfung

N Nachholimpfung (Grundimmunisierung aller noch nicht Geimpften bzw. Komplettierung einer unvollständigen Impfserie)

a Bei Anwendung eines monovalenten Impfstoffes kann diese Dosis entfallen.
b Die 1. Impfung sollte bereits ab dem Alter von 6 Wochen erfolgen, je nach verwendetem Impfstoff sind 2 bzw. 3 Dosen im Abstand von mindestens 4 Wochen erforderlich.
c Einmalige Impfung mit Polysaccharid-Impfstoff, Auffrischimpfung nur für bestimmte Indikationen empfohlen, vgl. Tabelle 2
d Einmalige Impfung für alle nach 1970 geborenen Personen ≥18 Jahre mit unklarem Impfstatus, ohne Impfung oder mit nur einer Impfung in der Kindheit, vorzugsweise mit einem MMR-Impfstoff
e Standardimpfung für Mädchen und junge Frauen
f Td-Auffrischimpfung alle 10 Jahre. Die nächste fällige Td-Impfung einmalig als Tdap- bzw. bei entsprechender Indikation als Tdap-IPV-Kombinationsimpfung.

Abb. 10.1 Impfkalender (Standardimpfungen) für Säuglinge, Kinder, Jugendliche und Erwachsene. (Mit frdl. Genehmigung von Robert Koch-Institut, Epidemiologisches Bulletin 34/2013)

Alle Impfungen (Datum, Impfstoff, Dosis, Applikationsart, Hersteller, Chargennummer) sind durch den impfenden Arzt in einem Impfbuch (z. B. Deutsches Grünes Kreuz, 35037 Marburg) zu dokumentieren.

Nebenwirkungen und Komplikationen

F. Zepp, H.-J. Schmitt

Reaktogenität Unter der Reaktogenität eines Impfstoffs versteht man lokale Reaktionen, wie Schmerz, Schwellung oder Rötung am Ort der Injektion und allgemeine Begleitreaktionen, wie Fieber, Unwohlsein, Appetitlosigkeit u. a. m. In Abhängigkeit vom Erfassungssystem (aktive oder passive Registrierung von Meldungen über Nebenwirkungen) und der Definition von Nebenwirkungen, untersuchtem Impfstoff, Zahl der vorangegangenen Injektionen und Alter des Impflings werden klinisch relevante lokale Reaktionen bei 2 % (z. B. erste DTaP-Dosis beim Säugling) bis zu 70 % (z. B. DTaP-Booster-Dosis) der Impflinge berichtet. Schwere lokale Reaktionen (≥2 cm) kommen bei den modernen Impfstoffen nur noch in einer Größenordnung von weniger als 2 % vor. Die Mehrzahl der heute genutzten Impfstoffe können mit einer Fieberreaktion einhergehen, wobei hohes Fieber (Temperaturen >39,0 °C) mit den heute empfohlenen Impfstoffen bei <2 % aller Impflinge auftritt. Lokale und allgemeine Reaktionen nach Gabe von Totimpfstoffen treten praktisch ausschließlich innerhalb von 48 h nach Applikation auf. Lebendimpfstoffe (MMR, Varizellen) induzieren Allgemeinreaktionen (Fieber, Hautausschlag) typischerweise zwischen dem 7. und 14. Tag nach Impfung.

Allergie Eine Anaphylaxie gegen Bestandteile von Impfstoffen kann schon bei der ersten Injektion auftreten. Sie entwickelt sich meist innerhalb von Minuten post vaccinationem und nahezu immer innerhalb von 30–60 min. Aus diesem Grund ist empfohlen, Personen nach Impfung für mindestens 30 min z. B. in der Praxis zu überwachen. In einer Studie wurde die Häufigkeit schwerer, interventionsbedürftiger Anaphylaxie-Fälle mit 1 : 1.200.000 ermittelt. Von der Anaphylaxie zu unterscheiden ist die sofort nach Injektion auftretende anaphylaktoide Reaktion, die möglicherweise Folge einer versehentlichen intravasalen Injektion ist, ferner die vasovagale Reaktion („Kollaps").

Mangelhafte Impftechnik Abszess, Blutung und Verletzung, z. B. eines Nervs, sind Folgen mangelhafter Impftechnik. Auch sterile Abszesse, Granulome oder Zysten an der Impfstelle sind mit schlechter Technik assoziiert, wenn z. B. Adsorbatimpfstoff außen an der Impfnadel haftet und den Stichkanal benetzt. Oft resultieren über Wochen bis Monate tastbare Knötchen an der Injektionsstelle. Eine intragluteale Impfung wird heute nicht mehr durchgeführt. Im ersten Lebensjahr wird üblicherweise in die laterale Oberschenkelmuskulatur, später in die Oberarmmuskulatur geimpft. Studien weisen darauf hin, dass Impfungen in die Oberschenkelmuskulatur bis zum 3. Lebensjahr seltener mit lokalen Nebenwirkungen vergesellschaftet sind.

Impfstofftypische Ereignisse Von den „allgemeinen Nebenwirkungen" abzugrenzen sind impfstofftypische Komplikationen. Hierzu zählte beispielsweise das Auftreten einer schlaffen Lähmung nach Gabe von oralem Poliovirus-Lebendimpfstoff (OPV), in der Literatur bekannt als „Vakzine-assoziierte paralytische Polio" (VAPP), mit einer Häufigkeit von rund 1 : 250.000 Dosen, oder die Dissemination des Tuberkuloseimpfstamms (BCG) vor allem bei Kindern mit schwerem Immundefekt. Beide Impfstoffe sind in Deutschland seit Ende des letzten Jahrhunderts (wegen ihrer Nebenwirkungen) nicht mehr empfohlen und nicht mehr erhältlich. Seither sind regelhaft auftretende „impfstofftypische" Impfkomplikationen mit bleibenden Schäden beim Impfling eine Rarität. Andere sehr seltene Impfkomplikationen sind die transiente Thrombozytopenie nach Gabe von Mumpsimpfstoff (seltener als 1 : 30.000), die akute, transiente Röteln-Arthropathie, vor allem bei erwachsenen, weiblichen Impflingen, die Invagination nach Rotavirusimpfung oder das Auftreten eines fiebergebundenen Krampfanfalls (bei genetisch Suszeptiblen) nach MMR-VZV-Impfung.

Unerwünschte Ereignisse versus Nebenwirkungen Der erste Impfstoff der modernen Impfstoffentwicklung (gegen Pocken) war nicht nur mit erheblicher Reaktogenität assoziiert, er führte auch regelhaft zu „impfstofftypischen Komplikationen" wie Sepsis, weil man im 18. Jahrhundert die Regeln einer hygienischen, sterilen Impfstoffproduktion nach heutigen Vorstellungen noch gar nicht kennen konnte. Durch moderne Herstellungsverfahren sind Impfstoffe heute sehr sicher, impfstofftypische Komplikationen mit bleibenden Schäden extrem selten. Dennoch werden Impfstoffe immer wieder als Ursache von schwerer Krankheit verdächtigt. Beispiele sind die Ganzkeim-Pertussisimpfung (sie verursacht weder plötzlichen Kindstod noch Hirnschäden), die Hepatitis-B-Impfung (sie ist nicht Ursache von Multipler Sklerose) oder die Masernimpfung (sie kann weder einen Morbus Crohn noch Autismus auslösen). Einzelne Fallberichte oder auch Fallserien sind aber prinzipiell ungeeignet, um zwischen einer Nebenwirkung (Impfstoff ist Ursache eines Ereignisses) und einem unerwünschten Ereignis in zeitlichem Zusammenhang nach Impfstoffgabe (Kausalität ist unbekannt) zu differenzieren.

Erfassung und Bewertung seltener, unerwünschter Ereignisse und Impfaufklärung Um der Bevölkerung auch zukünftig die besten und vor allem sichere Impfstoffe anbieten und auch sehr seltene Nebenwirkungen als solche erfassen zu können, ist es von größter Wichtigkeit, dass alle unerwünschten Ereignisse nach Impfung an das Gesundheitsamt, die Arzneimittelkommission der deutschen Ärzteschaft, die Zulassungsbehörde (Paul-Ehrlich-Institut in Langen) und/oder den Impfstoffhersteller gemeldet werden. Nach standardisierten gesetzlichen Vorgaben registrieren, sichten und bewerten diese Institutionen die gemeldeten unerwünschten Ereignisse nach Impfung innerhalb eines vorgegebenen Zeitfensters und untersuchen, ob das beobachtete Ereignis in ursächlichem Zusammenhang mit der Impfstoffgabe steht. Die STIKO publiziert regelmäßig, mit welchen Reaktionen und Komplikationen nach Gabe eines in Deutschland zugelassenen Impfstoffs zu rechnen ist. Diese Publikation sollte Grundlage der Impfaufklärung sein. Zu den Pflichten des Impfarztes zählt es auch, andere Ursachen eines unerwünschten Ereignisses nach Impfung differenzialdiagnostisch auszuschließen und hierzu ggf. adäquate Untersuchungsmaterialien zu asservieren. Das Paul-Ehrlich-Institut publiziert auf seiner Internetplattform alle gemeldeten Impfstoffnebenwirkungen (► http://www.pei.de/DE/arzneimittelsicherheit-vigilanz/pharmakovigilanz/uaw-datenbank/uaw-datenbank-node.html) für Deutschland.

Begutachtung von vermuteten Impfschäden Nach den Empfehlungen der STIKO nehmen in Deutschland rund 600.000 Kinder in den beiden ersten Lebensjahren an insgesamt 7 Impfterminen teil. Jede Krankheit – gleich wie selten sie ist –, die in diesen 24 Monaten auch ohne Impfen auftritt, kann daher mit einer gewissen Wahrscheinlichkeit auch in zeitlicher Koinzidenz mit einer Impfung beobachtet werden. Für die epidemiologische Begutachtung eines Kausalzusammenhangs haben nur kontrollierte Studien Beweiskraft (Vergleich der Häufigkeit eines unerwünschten Ereignisses zwischen einer geimpften und einer vergleichbaren, ungeimpften Population). Fallberichte oder Fallserien sind bestenfalls geeignet, Hypothesen zu generieren („Impfstoff verursacht eine Komplikation"), die wissenschaftlich anhand publizierter Kriterien überprüft werden müssen. Tritt das beobachtete Ereignis nach Re-Exposition des Impflings in gleicher Weise erneut auf, wird ein Kausalzusammenhang wahrscheinlich. „Biologische Plausibilität" (theoretisch oder epidemiologisch nachgewiesen) ist ein weiteres Argument dafür, dass ein Impfstoff Ursache eines unerwünschten Ereignisses sein könnte.

Anerkennung eines „Impfschadens" Nach § 61 Infektionsschutzgesetz genügt zur Anerkennung eines Gesundheitsschadens als Folge einer Impfung die Wahrscheinlichkeit eines ursächlichen Zusammenhangs. Wenn in der medizinischen Wissenschaft Ungewissheit über einen möglichen Kausalzusammenhang zwischen Impfung und einer Krankheit besteht, kann das zuständige Versorgungsamt den Gesundheitsschaden dennoch als Impfschaden anerkennen. Diese – auch im internationalen Vergleich – großzügige Unterstützung selbst für geringste Verdachtsfälle dient dem Ziel, das Vertrauen der Bevölkerung in den Nutzen und die Sicherheit der hierzulande verfügbaren Impfstoffe zu stärken.

10.1.2 Routineimpfungen

Tetanusschutzimpfung

F. Zepp, H.-J. Schmitt

Außer der passiven Immunisierung mit speziell angereicherten menschlichen Immunglobulinpräparaten gegen Tetanustoxin gibt es gegen den Wundstarrkrampf keine kausal wirksame Therapie. Die aktive Tetanusimpfung stellt daher die wichtigste Präventivmaßnahme dieser lebensbedrohlichen Infektionskrankheit dar.

Tab. 10.1 Tetanusimmunprophylaxe im Verletzungsfall

Vorgeschichte der Tetanus-Immunisierung (Anzahl der erhaltenen Tetanus-impfdosen)	Saubere, geringfügige Wunden		Alle anderen Wunden[1]	
	DTaP/Tdap[2]	TIG[3]	DTaP/Tdap[2]	TIG[3]
Unbekannt	Ja	Nein	Ja	Ja
0–1	Ja	Nein	Ja	Ja
2	Ja	Nein	Ja	Nein[4]
3 oder mehr	Nein[5]	Nein	Nein[6]	Nein

[1] Tiefe und/oder verschmutzte (mit Staub, Erde, Speichel, Stuhl kontaminierte) Wunden, Verletzungen mit Gewebszertrümmerung und reduzierter Sauerstoffversorgung oder Eindringen von Fremdkörpern (z. B. Quetsch-, Riss-, Biss-, Stich-, Schusswunden); schwere Verbrennungen und Erfrierungen, Gewebsnekrose, septische Aborte

[2] Kinder unter 6 Jahren erhalten einen Kombinationsimpfstoff mit DTaP, ältere Kinder Tdap (d. h.Tetanus-Diphtherie-Impfstoff mit verringertem Diphtherie-Toxoidgehalt und verringerter azellulärer Pertussiskomponente). Erwachsene erhalten ebenfalls Tdap, wenn sie noch keine Tdap-Impfung im Erwachsenenalter (≥18 Jahre) erhalten haben oder sofern eine aktuelle Indikation für eine Pertussisimpfung besteht.

[3] TIG = Tetanusimmunglobulin, im Allgemeinen werden 250 IE verabreicht, die Dosis kann auf 500 IE erhöht werden; TIG wird simultan mit DTaP/Tdap-Impfstoff angewendet.

[4] Ja, wenn die Verletzung länger als 24 h zurückliegt.

[5] Ja (1 Dosis), wenn seit der letzten Impfung mehr als 10 Jahre vergangen sind.

[6] Ja (1 Dosis), wenn seit der letzten Impfung mehr als 5 Jahre vergangen sind.

Impfstoffe

Tetanusimpfstoffe sind Toxoidimpfstoffe, die aus dem Kulturfiltrat von Clostridium tetani gewonnen werden. Das Toxin wird mit Formaldehyd zum Toxoid inaktiviert, anschließend an Aluminiumhydroxid oder Aluminiumphosphat adsorbiert und mit Konservierungsstoffen (z. B. Natriumtimerfonat) versetzt. Die passive Immunisierung mit Tetanusimmunglobulin wird nur „postexpositionell" durchgeführt, in der Regel in Verbindung mit der aktiven Impfung (Simultanprophylaxe; Tab. 10.1).

Wirkmechanismus

Die aktive Immunisierung mit Tetanustoxoid führt zur Bildung neutralisierender Antikörper gegen Tetanustoxin.

Im Säuglings- und Kleinkindalter wird der Impfstoff als Bestandteil von Kombinationsimpfstoffen (meist Hexavalent: DTaP-Hib-HBV-IPV) mit einer Toxoidkonzentration von mindestens 40 IE verimpft. Ab dem 6. Lebensjahr enthalten die Booster-Impfstoffe einen auf 20 IE reduzierten Toxoidanteil, um gelegentlich auftretende stärkere Lokalreaktionen zu vermeiden (s. auch Diphtherie- und Pertussis-Booster-Impfstoffe). Im Gegensatz zu den ebenfalls in der Konzentration reduzierten Pertussis- (aP oder ap) und Diphtheriekomponenten (D oder d) wird die Tetanuskomponente immer mit dem Großbuchstaben „T" gekennzeichnet.

Protektion

Eine Konzentration von ≥0,01 IE/ml im Neutralisationstest (NT) gilt als schützend. Andere Testverfahren – vor allem kommerziell erhältliche ELISA-Verfahren – korrelieren insbesondere in Bereichen niedriger Antikörperkonzentration nur schlecht mit den Ergebnissen des NT. Möglicherweise spielen Gedächtniszellen eine entscheidende Rolle bei der Entwicklung eines Langzeitschutzes.

Nebenwirkungen

Tetanusimpfstoffe führen bei einem kleinen Anteil der Geimpften zu lokalen Reaktionen, die aber harmlos sind und sich spontan wieder zurückbilden. In klinischen Studien bei älteren Kindern und Erwachsenen wurde ein Zusammenhang zwischen dem Schweregrad lokaler Nebenwirkungen einerseits und der vorbestehenden Höhe der Tetanusantitoxinkonzentrationen dokumentiert. Seltener als lokale Reaktionen sind Fieber, Kopfschmerzen und allgemeines Krankheitsgefühl. Über das Auftreten von peripheren Neuropathien oder eines Guillain-Barré-Syndroms im zeitlichen Zusammenhang mit der Tetanusimpfung wurde berichtet.

Kontraindikationen

Außer bei Anaphylaxie gegen Bestandteile des Impfstoffs gibt es keine Kontraindikationen gegen eine Tetanusimpfung. Ist eine Auffrischimpfung nicht möglich, ist im Verletzungsfall ggf. eine passive Immunisierung indiziert (Tab. 10.1, nach STIKO 2013).

Impfziele

Ziel der Impfung ist der Individualschutz vor Tetanus und dessen Komplikationen.

Impfplan
Alle Menschen sollten gegen Tetanus immun, d. h. geschützt, sein. Insbesondere werdende Mütter sollten über eine ausreichende Antikörperkonzentration verfügen, um ihr Neugeborenes durch die diaplazentare Übertragung von Antikörpern vor „neonatalem Tetanus (Nabeltetanus)" zu schützen. Die Grundimmunisierung erfolgt im Säuglingsalter in der Regel mit DTaP-Kombinationsimpfstoff (s. unten, Diphtherieschutzimpfung).

Die Gabe von Tetanusmonokomponentenimpfstoff ist heute – auch im Bereich der Unfallchirurgie – ein eklatanter Kunstfehler, weil in aller Regel die Gabe eines Kombinationsprodukts (Tdap; Tdap-IPV) indiziert ist, denn:

- Patienten, die eine Immunisierung gegen Tetanus benötigen, müssen auch vor einer Wundinfektion durch C. diphtheriae geschützt werden.
- Die getrennte Applikation macht eine weitere Injektion notwendig und fügt dem Patienten daher vermeidbare Schmerzen zu.
- Die Kosten für eine getrennte Applikation sind höher.
- Da ein monovalenter azellulärer Pertussisimpfstoff weltweit nicht verfügbar ist, kann die Impfung mit T-Monoimpfstoff für jene Personen zu Problemen führen, die eine Impfung gegen Pertussis benötigen. Allgemein wird nach T-Impfung davon abgeraten, innerhalb der folgenden 5 Jahre ein Tdap-Produkt wegen vermeintlich höherer Risiken für ausgeprägte Lokalreaktion zu verimpfen. Neuere Studien belegen allerdings, dass dieses Risiko deutlich überschätzt wird. Auch bei vorangegangener Tetanusimpfung kann, wenn indiziert, eine tetanusenthaltende Kombinationsimpfung (z. B. Tdap) ohne relevant höheres Nebenwirkungsrisiko verabreicht werden.

Neben den üblichen Booster-Impfungen ist eine Auffrischung u. U. als Simultanimpfung mit kontralateraler Gabe von Tetanusimmunglobulin angezeigt, wenn eine Verletzung bei Tetanusgefährdeten vorliegt und seit der letzten Impfung mehr als 5 Jahre vergangen sind (◘ Tab. 10.1).

Diphtherieschutzimpfung
F. Zepp, H.-J. Schmitt

Die früher häufiger eingesetzten Diphtherieantiseren stehen in Deutschland nur noch über die Auslandsapotheke zur Verfügung. Eine kausal wirksame Therapie existiert nicht, so dass der Prävention mittels aktiver Impfung eine entscheidende Bedeutung in der Kontrolle dieser lebensbedrohlichen Infektionskrankheit zukommt.

Impfstoffe
Diphtherieimpfstoffe enthalten inaktiviertes Diphtherietoxin, das aus dem Kulturüberstand eines Stamms von Corynebacterium diphtheriae mit hoher Toxinproduktion gewonnen wird. Das Toxin wird mit Formaldehyd inaktiviert und als „Toxoid" an Aluminiumhydroxid und/oder Aluminiumphosphat adsorbiert und mit Konservierungsstoffen versehen (z. B. Natriumtimerfonat).

Die Einzeldosis für Kinder enthält mindestens 30 IE Diphtherietoxoid (abgekürzt als „D"). Ab dem 6. Lebensjahr werden nur noch Impfstoffe mit einer verminderten Toxoiddosis (2 IE) eingesetzt (abgekürzt mit klein „d"), weil höhere Dosen gehäuft schwere lokale Impfreaktionen hervorrufen können. Es wird vermutet, dass vorangehende asymptomatische Infektionen mit apathogenen Corynebakterien Ursache dieser überschießenden Immunreaktionen beim älteren Kind und Erwachsenen sind.

Wirkmechanismus
Diphtherieimpfstoffe induzieren die Bildung neutralisierender Antikörper gegen Diphtherietoxin.

Protektion
Eine Antikörperkonzentration ≥0,01 IE/ml im Neutralisationstest wird als schützend angesehen (weitere Details s. oben: ► Abschn. Tetanusschutzimpfung).

Nebenwirkungen und Kontraindikationen
Lokale Reaktionen an der Injektionsstelle werden v. a. bei Erwachsenen beobachtet. Eine anaphylaktische Reaktion gegen Inhaltsstoffe ist sehr selten, ebenso Polyneuropathien oder Neuropathien. Andere gravierende, impfstofftypische unerwünschte Ereignisse sind nicht bekannt.

Impfziele
Impfziel ist der Individualschutz vor Diphtherie. Da der Impfstoff primär die durch bakterielle Toxine vermittelte Komplikation der Corynebakterieninfektion verhindert, sind herdenprotektive Effekte biologisch eher unwahrscheinlich. Belastbare Untersuchungen liegen zu dieser Thematik nicht vor.

Impfplan
Die Impfung gegen Diphtherie wird für alle Menschen empfohlen (► Abschn. 10.1.1, Impfstoffe → Kombinationsimpfstoffe). Ein Aussetzen der regelhaften Impfung in Russland im Verlauf der politischen Umstrukturierung der 1990er Jahre führte innerhalb von nur 3 Jahren zu einer Diphtherie-Epidemie. Diese wie viele andere Ausbrüche belegen zweifelsfrei, dass die Verhinderung der Diphtherie nur durch den suffizienten Impfschutz einer Population über den gesamten Lebensverlauf hinweg erreicht werden kann.

Die Impfung gegen Diphtherie wird in der Regel mit Kombinationsimpfstoffen durchgeführt (DT, DTaP, Td, Tdap, Tdap-IPV), für eine D-Monoimpfung gibt es außer im Rahmen einer Epidemie keine Indikation mehr. Die Grundimmunisierung im Kindesalter ist in ◘ Abb. 10.1 dargestellt.

Beginnt die Grundimmunisierung gegen Diphtherie erst jenseits der Säuglingsperiode (z. B. Immigranten), so werden 2 Injektionen eines Tdap- oder Td-Kombinationsimpfstoffs innerhalb von 4 Wochen appliziert, eine dritte nach 6 (bis 12) Monaten. Obwohl diese Impfstoffe mit geringerem Antigengehalt primär für die Booster-Impfung entwickelt und zugelassen wurden, zeigen kleinere Studien, dass ein ausreichender Immunschutz erreicht wird (s. auch RKI, Epidemiologisches Bulletin 30/2012). Anschließend sind 10-jährliche Auffrischimpfungen empfohlen. Ab etwa 5–6 Jahren werden, wie vorangehend besprochen, Impfstoffe mit reduziertem Antigengehalt eingesetzt, um eine akzeptable Reaktogenität zu gewährleisten.

Pertussisschutzimpfung
H.-J. Schmitt

Die Infektion mit Bordetella pertussis führt im Kindesalter zu charakteristischen, schweren, stakkatoartigen und über Wochen persistierenden Hustenanfällen, die oft mit Erbrechen einhergehen. Im Säuglingsalter können Gedeihstörung, Apnoen und Enzephalopathie im Vordergrund stehen. Der Immunschutz nach Infektion wie nach Impfung dauert 3 bis maximal 10 Jahre an. Dementsprechend haben gerade Erwachsene ein Risiko, wiederholt an Pertussis zu erkranken. Da Pertussis bei Erwachsenen klinisch ohne die charakteristischen Symptome des Kindesalters meist als über Wochen persistierender hartnäckiger, unspezifischer Husten verläuft, wird die Infektion oft nicht korrekt diagnostiziert. Eine Therapie mit Makrolidantibiotika ist zudem nur in der Frühphase einer Bordetella pertussis-Infektion wirksam und wird, wenn überhaupt, in der Erwachsenenmedizin in der Regel zu spät eingesetzt. Der Prophylaxe durch Impfung kommt konsequenterweise eine besondere Bedeutung für die Kontrolle dieser gerade für Säuglinge lebensbedrohlichen Infektionskrankheit zu.

Impfstoffe

Ganzkeim-Impfstoffe

Die ersten seit den 1960er Jahren verfügbaren Ganzkeim-Pertussisimpfstoffe bestanden aus abgetöteten „vollständigen Bordetella pertussis-Keimen". Die Antigenzusammensetzung dieses Impfstoffs ist mit mehr als 3000 verschiedenen Strukturen extrem komplex und im Fertigungsprozess außerordentlich variabel. Es ist daher nicht überraschend, dass Wirksamkeitsstudien in den 1980er und 1990er Jahren Wirksamkeitsraten zwischen 40 und >90 % aufwiesen.

Grundsätzlich sind Ganzkeim-Impfstoffe mit einer hohen Reaktogenität assoziiert, was auch auf die Vielzahl ihrer Inhaltsstoffe zurückgeführt wird. Behauptungen über angebliche schwere neurologische Schäden durch Ganzkeim-Impfstoffe führten in den späten 1960er Jahren zur Verunsicherung der Bevölkerung und schließlich in vielen Ländern der Erde, so auch Deutschland, zum Aussetzen der Impfempfehlung gegen Pertussis. Kontrollierte Untersuchungen konnten später aber schlüssig zeigen, dass gP-Impfstoffe weder mit der Entstehung von Hirnschäden noch mit dem plötzlichen Kindstod assoziiert sind. Wegen ihres niedrigen Preises sind DTgP-Kombinationsimpfstoffe in vielen Ländern der Erde auch heute der wichtigste Grundstein für Immunisierungsprogramme im Kindesalter.

Azelluläre Pertussisimpfstoffe

Azelluläre Pertussisimpfstoffe (aP) wurden als Alternative für die als zu reaktogen wahrgenommenen Ganzkeim-Impfstoffe (gP) entwickelt. Sie bestehen nicht mehr aus vollständig abgetöteten Bakterien, sondern entweder aus Extrakten von B.-pertussis-Kulturen oder aus gereinigten, eindeutig definierten Mengen einzelner B.-pertussis-Eiweiße. Die wichtigsten in Impfstoffen eingesetzten Antigene sind Pertussistoxoid (PT), filamentöses Hämagglutinin (FHA), Pertactin (PRN) und verschiedene Fimbrien (FIM). Es ist bis heute nicht zuverlässig gezeigt, welche B.-pertussis-Komponenten in welcher Zusammensetzung den optimalen Schutz vor Keuchhusten verleihen. Wahrscheinlich erhöht die Beigabe jeder weiteren Komponente die Schutzrate azellulärer Pertussisimpfstoffe.

Wirkmechanismen

Die pathophysiologischen Effekte einzelner Toxine und Faktoren von B. pertussis sind bekannt, dennoch bleibt die exakte Pathogenese des Keuchhustens ungeklärt, auch weil es kein Tiermodell gibt, in dem pertussiformer Husten induziert werden kann. aP-Impfstoffe induzieren die Bildung von Antikörpern gegen PT sowie gegen Adhäsionsfaktoren (FHA, PRN, FIM) von B. pertussis. Diese Antikörper fallen sowohl nach Impfung als auch nach Infektion aber rasch wieder ab, obwohl weiterhin für einen begrenzten Zeitraum (3–10 Jahre) Schutz vor erneuter Erkrankung besteht. Möglicherweise spielt für die Protektion gegen Pertussis die zellvermittelte Immunität (B. pertussis ist ein fakultativ intrazelluläres Pathogen) eine entscheidende Rolle: Die entsprechenden Marker bleiben über einen langen Zeitraum hinweg nachweisbar, auch wenn Antikörper bereits nicht mehr messbar sind.

Protektion

In klinischen Studien hatten DTaP-Impfstoffe je nach Zusammensetzung eine Wirksamkeit zwischen 78 und 96 %. Die ermittelte Wirksamkeit hängt in diesen Untersuchungen auch von der Definition des Krankheitsbildes ab: Vor „leichtem Keuchhusten" (nur wenige Tage Husten) schützen Pertussisimpfstoffe schlechter (rund 60 %) als vor „schwerem Husten" (rund 85 %; nach WHO-Definition: ≥3 Wochen anfallsweiser Husten). Kinder, die trotz Impfung an Keuchhusten erkrankten, hatten aber eine signifikant kürzere Hustendauer und sie waren weniger schwer krank als ungeimpfte Kinder. Serologische Verfahren sind bislang nicht geeignet, den Impferfolg oder gar Schutz vor Pertussis zu dokumentieren.

Nebenwirkungen

Die Inzidenz von lokalen Nebenwirkungen steigt mit der Anzahl der vorangegangenen Injektionen an und liegt nach der 4. Injektion (Booster-Dosis) bei bis zu 50 %. Bei etwa 1 von 1000 Booster-Dosen entwickeln die Impflinge zwischen dem 3. und 10. Tag p.v. eine nicht schmerzhafte Schwellung des gesamten Oberschenkels, die das Allgemeinbefinden und die Aktivitäten des Kindes nicht beeinträchtigt und die sich ohne weitere Therapie innerhalb weniger Tage spontan zurückbildet. Die Ursache ist unbekannt. Im Vergleich mit den Ganzkeim-Impfstoffen sind azelluläre Pertussisvakzinen signifikant weniger reaktogen. Hohes Fieber (>39 °C) wird bei etwa 1 % der DTaP-Impflinge beobachtet, hingegen bei bis zu 40 % der Impflinge nach DTgP. Hypoton-hyporesponsive Reaktionen kommen bei Verwendung azellulärer Impfstoffe nur noch in einer Größenordnung von rund 1 : 60.000 Dosen vor. DTgP-Impfstoffe sind häufiger mit lang anhaltendem (>3 h), unstillbarem Schreien des Säuglings assoziiert. Die gute Verträglichkeit der aP hat dazu geführt, dass alle Länder, die die Impfung mit Ganzkeim-Impfstoffen ausgesetzt hatten, zwischenzeitlich wieder regelhafte Impfprogramme für Säuglinge eingeführt haben.

Kontraindikationen

Anaphylaxie gegen einen der Inhaltsstoffe, hypoton-hyporesponsive Reaktion oder unstillbares Schreien sind (relative) Kontraindikationen für die Gabe weiterer DTaP-Dosen. Die frühere Empfehlung, Kinder mit progressiven neurologischen Krankheiten nicht gegen Pertussis zu immunisieren, basierte auf der Überlegung, dass man zu verhindern versuchte, die Verschlechterung der Grundkrankheit (z. B. eines Krampfleidens) dem Impfstoff zur Last zu legen. Nach heutigem Kenntnisstand gibt es keine Hirnschäden durch Pertussisimpfstoffe gleich welcher Art. Da Kinder mit ZNS-Krankheiten besonders durch Pertussis gefährdet sind, ist ihnen die DTaP-Impfung in besonderem Maße anzuraten. Die Sorgeberechtigten sind zuvor über diese Aspekte aufzuklären.

Impfziele

Ziel der Pertussisimpfung ist derzeit der Individualschutz speziell von Säuglingen und Kindern vor schwerer Krankheit und vor Komplikationen einschließlich Tod. Erwachsene erkranken in der Regel unerkannt an „atypisch" (unspezifischer Husten) verlaufender Pertussis und stellen ein wesentliches Infektionsrisiko für Neugeborene und sehr junge Säuglinge dar, die noch nicht über einen suffizienten Impfschutz verfügen. Gerade diese Altersgruppe ist von schwerwiegenden Pertussiskomplikationen bedroht. Neben dem Erwerb des Individualschutzes kann diese Risikogruppe durch die Impfung von Erwachsenen zusätzlich geschützt werden.

Impfplan

Pertussisimpfstoffe sollten zum frühestmöglichen Zeitpunkt (ab der 9. Lebenswoche) 3-mal im Abstand von 4 Wochen i.m. appliziert werden. Weitere Dosen werden im zweiten Lebensjahr, vor Schuleintritt und im Alter von vollendeten 9–17 Jahren gegeben. Es ist bekannt, dass Erwachsene ein wichtiges Reservoir für B. pertussis darstellen (► Kap. 97.2). Sie führen den Erreger wahrscheinlich immer wieder aufs Neue in die pädiatrische Population ein und gefährden vor allem Säuglinge und Kranke. Daher ist Tdap empfohlen für:

- Frauen mit Kinderwunsch präkonzeptionell,
- enge Haushaltskontaktpersonen zu Säuglingen (Eltern, Geschwister, Betreuer; möglichst 4 Wochen vor Geburt des Kindes),
- Personal der Pädiatrie, der Gynäkologie sowie der Gemeinschaftseinrichtungen für das Vorschulalter und in Kinderheimen (Kokonstrategie).

Da bis zu 1 % aller Erwachsenen pro Jahr an Pertussis erkranken und dann meist länger als 3 Wochen an „atypischem Keuchhusten" leiden (► Kap. 97.2), empfiehlt die STIKO seit 2009 Erwachsenen, deren letzte Pertussisimpfung mehr als 10 Jahre zurückliegt, aktuell zumindest einmalig eine Tetanus-Diphtherie-Pertussis-Auffrischimpfung. Ziel ist es, Pertussis populationsweit zu verhindern und damit besonders gefährdete Säuglinge vor pertussisassoziierten Schäden zu bewahren. Klinische Untersuchungen belegen, dass Jugendliche und Erwachsene mit unbekanntem Impf- oder Immunitätsstatus durch eine einmalige Pertussisimpfung zuverlässig gegen Pertussis geschützt werden können. Pertussisimpfstoffe sind gegenwärtig nur in Kombination mit d- und T-Impfungen verfügbar. Die gelegentlich geäußerte Befürchtung, dass die Pertussis-Auffrischimpfung durch die Kombination mit den Td-Komponenten ein höheres Nebenwirkungsrisiko hat, wird überschätzt. So konnte in einer französischen Studie gezeigt werden, dass Erwachsene, die 4 Wochen nach einer Td-Impfung mit einem Tdap-IPV-Impfstoff erneut geimpft wurden, nicht mehr unerwünschte Nebeneffekte entwickelten als Personen, die eine Plazebo-Impfung erhielten.

Schutzimpfung gegen Haemophilus influenzae Typ b

F. Zepp

Kapseltragende H. influenzae sind Ursache invasiver septischer Krankheitsverläufe (vor allem Meningitis, Epiglottitis und Osteomyelitis). Es gibt 6 bekannte Kapselpolysaccharid-Typen (Typ a–f). In Deutschland war H. influenzae Typ b (Hib) vor Einführung der Konjugatimpfung für >95 % der septischen Krankheitsfälle verantwortlich.

Impfstoffe

Die Impfstoffe enthalten das Kapselpolysaccharid von Hib (Polyribosylribitolphosphat, PRP), das chemisch an ein immunogenes Trägerprotein gekoppelt ist. Als Trägerproteine werden Tetanus- und Diphtherietoxoid (PRP-T, PRP-D, PRP-HbOC) sowie Membranproteine von Neisseria meningitidis B (PRP-OMP) verwendet. Es gibt Einzel- und Kombinationsimpfstoffe.

Wirkmechanismus

Die Konjugatimpfstoffe induzieren opsonisierende und komplementbindende Antikörper, vor allem vom IgG-Typ, die gegen das Kapselpolysaccharid PRP gerichtet sind. Nicht an Proteine gebundene (konjugierte) Kapselpolysaccharide sind bei Säuglingen und Kleinkindern bis zu 2 Jahren nicht oder nur schwach immunogen. Insbesondere kommt es bei reinen Polysaccharidimpfstoffen nur unzureichend zum Isotypenswitch von IgM zu IgG und es fehlt die Entwicklung einer immunologischen Gedächtnisantwort. Durch Konjugation an ein Trägerprotein werden proteinspezifische T-Zellen und Makrophagen stimuliert, die die polysaccharidspezifischen B-Zellen in der Entwicklung einer protektiven Gedächtnisantwort unterstützen. Dadurch wird es möglich, schon im Säuglingsalter eine schützende Immunantwort gegen Hib aufzubauen.

Protektion

Die Impfung schützt zu >95 % vor invasiven Hib-Erkrankungen. PRP-Antikörperkonzentrationen von mindestens 0,15 μg/ml korrelieren mit Kurzzeitschutz, spezifische Antikörperspiegel von ≥1 μg/ml mit Langzeitschutz. Neuere Studien deuten allerdings darauf hin, dass die Höhe der Antikörperkonzentrationen nicht der entscheidende Parameter für Protektion ist. Viel wichtiger scheint die Fähigkeit zu sein, bei Kontakt mit dem Krankheitserreger unverzüglich eine PRP-spezifische B-Zell-Gedächtnisantwort abrufen zu können. Die einzelnen Hib-Konjugatimpfstoffe besitzen unterschiedliche immunologische Charakteristika. Für alle Impfstoffe ergab sich jedoch in Feldversuchen eine hervorragende Wirksamkeit. In Deutschland traten vor Einführung der generellen Hib-Impfung durchschnittlich 2000 invasive Hib-Erkrankungen pro Jahr auf. Durch die Impfung im Säuglingsalter sank die Zahl der Erkrankungsfälle seit dem Jahr 1999 auf <25 ab. Nach der Einführung von Hib in multivalente Kombinationsimpfstoffe (DTaP-HBV-IPV-Hib) fiel zunächst eine quantitative Einschränkung der Hib-spezifischen Antikörperbildung im Vergleich zur alleinigen Verabreichung des Impfstoffs auf. Eine Vielzahl klinischer Studien wie auch die infektionsepidemiologische Beobachtung der Inzidenz invasiver Hib-Infektionen in Deutschland haben zweifelsfrei belegt, dass es sich bei den niedrigeren Antikörperkonzentrationen um immunologische Interferenzphänomene ohne Bedeutung für die protektive Wirksamkeit des Impfstoffs handelt, sofern eine Booster-Dosis im 2. Lebensjahr gegeben wird. Diese Einschätzung wird durch die Tatsache gestützt, dass auch bei breiter Nutzung von hexavalenten Kombinationsimpfstoffen (ca. 90 %) invasive Hib-Infektionen unverändert sehr gut kontrolliert sind.

Nebenwirkungen

Gelegentlich treten lokale Rötung und Schmerzen an der Injektionsstelle sowie kurz dauerndes Fieber auf. Schwerwiegende Impfkomplikationen wurden bisher nicht beobachtet.

Kontraindikationen

Außer Unverträglichkeitsreaktionen gegen Bestandteile des Impfstoffs gibt es keine Kontraindikationen.

Impfplan

Hib-Konjugatimpfstoffe werden heutzutage bevorzugt in Kombinationsimpfstoffen eingesetzt. In diesem Fall wird die Hib-Konjugatkomponente ab vollendeter 8. Lebenswoche 3-mal im Abstand von 4 Wochen, z. B. zusammen mit DTaP-IPV-HBV, als Sechsfach-Kombinationsimpfung i.m. injiziert. Eine 4. Impfung erfolgt zu Beginn des 2. Lebensjahrs. Für die Grundimmunisierung mit Monovakzinen genügen 3 Impfungen im 3., 5. und 12.–15. Lebensmonat. Bei bisher ungeimpften Kindern ist nach dem 12.–15. Lebensmonat eine einmalige Hib-Impfung ausreichend.

Indikationen

Die Impfung wird uneingeschränkt für alle Kinder bis zum vollendeten 5. Lebensjahr empfohlen. Ab dem 6. Lebensjahr ist die Hib-Impfung nur in Ausnahmefällen indiziert (z. B. bei funktioneller oder anatomischer Asplenie).

Poliomyelitisschutzimpfung

F. Zepp, H.W. Kreth

Wegen des (wenn auch sehr geringen) Risikos einer vakzineassoziierten Poliomyelitis (Häufigkeit ca. 1:250.000 bei der ersten Impfung im Säuglingsalter) wurde laut STIKO-Beschluss vom 21.1.1998 die bis dahin allgemein empfohlene orale Polio(Lebend-)vakzine (OPV) durch die inaktivierte Polio(Tot-)vakzine (IPV) ersetzt. Obwohl OPV heute noch zur Riegelungsimpfung bei Poliomyelitisausbrüchen vorgesehen ist, plant die WHO, dass ab 2015 alle Kinder weltweit ausschließlich IPV geimpft werden sollen.

Impfstoff

Der heute verwendete trivalente Impfstoff enthält nicht vermehrungsfähige, inaktivierte Poliowildviren aller 3 Typen. Es stehen Einzel- und Kombinationsimpfstoffe mit der IPV-Komponente zur Verfügung (IPV, Tdap-IPV).

Wirkmechanismen

Im Gegensatz zur oralen Lebendvakzine, die einen umfassenden (B- und T-zellulär vermittelten) mukosaorientierten Schutz bewirkte, erzeugt die inaktivierte Poliovakzine primär neutralisierende Serumantikörper, die die Erregerinvasion in das ZNS verhindern.

10

Protektion

Nach 2 Injektionen bilden mindestens 90 %, nach 3 Injektionen 99–100 % der Kinder protektive Antikörper. Die inaktivierte Poliovakzine erzeugt nur einen Individualschutz. Aufgrund der nur mäßigen intestinalen Immunität können Wildviren aufgenommen und ausgeschieden werden. Daher besteht für Nichtgeimpfte bei Polioausbrüchen ein hohes Ansteckungs- und Erkrankungsrisiko.

Nebenwirkungen

In seltenen Fällen treten lokale Rötungen und Schwellungen auf, gelegentlich auch Fieber. Zwischen IPV und dem Auftreten eines Guillain-Barré-Syndroms besteht kein kausaler Zusammenhang.

Kontraindikationen

Abgesehen von Überempfindlichkeitsreaktionen gegen einzelne Bestandteile des Impfstoffs gibt es keine Kontraindikationen. Auch Personen mit Einschränkungen der Immunfunktionen können unbedenklich mit IPV geimpft werden. In diesen Fällen ist lediglich zu berücksichtigen, dass der Impfschutz durch die Immunschwäche eingeschränkt sein kann, erhöhte Nebenwirkungsrisiken bestehen nicht.

Impfziele

Die WHO hatte sich zunächst die weltweite Eliminierung der Poliomyelitis bis zum Jahr 2010 zum Ziel gesetzt. Dieses ehrgeizige Ziel konnte nicht erreicht werden, gegenwärtig wird die Eradikation zwischen 2015 und 2020 angestrebt. Da prinzipiell immer noch die Gefahr einer Einschleppung besteht, müssen auch in den nächsten Jahrzehnten hohe Durchimpfungsraten aufrechterhalten werden.

Impfplan

Die Grundimmunisierung im Kindesalter besteht bei Verwendung von Kombinationsimpfstoffen aus 4 Injektionen (i.m.) im vollendeten 2., 3. und 4. und 11.–14. Lebensmonat. Bei Verwendung von Einzelimpfstoffen genügen 2 Impfungen im Abstand von 4–8 Wochen im 1. und eine weitere Dosis im 2. Lebensjahr. Im Alter von 9–17 Jahren erfolgt eine Auffrischimpfung. Eine mit OPV begonnene Grundimmunisierung wird mit IPV komplettiert. Nach dem vollendeten 18. Lebensjahr sollen nur noch gefährdete Personen eine Auffrischimpfung erhalten, wenn die letzte Impfung >10 Jahre zurückliegt (z. B. medizinisches Personal, das engen Kontakt zu Erkrankten haben könnte oder Reisende in Regionen mit Infektionsrisiko). Erwachsene, die nicht geimpft sind oder über keinen dokumentierten Impfschutz verfügen, werden mit IPV geimpft und zwar – je nach Anweisung der Hersteller – mit 2 oder 3 Impfdosen.

Hepatitis-B-Schutzimpfung

F. Zepp

Die Hepatitis-B-Impfung schützt vor einer akuten Infektion mit Hepatitis-B-Viren, insbesondere aber vor den Spätfolgen der chronischen Infektion, wie Leberzirrhose und hepatozellulärem Karzinom. Die generelle HB-Impfung wird seit 1995 für alle Kinder und Jugendlichen empfohlen.

Impfstoffe

Die Impfstoffe enthalten hochgereinigtes Hepatitis B-Oberflächenantigen (HBsAg), das in gentechnisch veränderten Zelllinien hergestellt wird, sowie zusätzlich Aluminiumhydroxid als Adjuvans. Die Impfstoffe besitzen eine hohe Effizienz und sind absolut infektionssicher.

Wirkmechanismus und Protektion

Etwa 95 % aller gesunden, jüngeren Impflinge sprechen auf die Grundimmunisierung mit Anti-HBs-Konzentrationen >10 IE/l an. Bis zu 5 % der Impflinge antworten entweder nicht (Non-Responder) oder vermindert auf die Impfung (Low-Responder). Durch weitere Impfungen (bis zu 5 Injektionen im Abstand von 3 Monaten) kann bei mehr als drei Viertel der Non-Responder eine positive Immunantwort ausgelöst werden. Für Menschen mit erhöhtem Hepatitisrisiko und gleichzeitig bestehenden immunologischen Einschränkungen (Dialysepatienten) wurden Hepatitisimpfstoffe mit höherem Antigengehalt oder innovativen Adjuvanzien (z. B. MLP: Monophospholipid A; Impfstoff Fendrix) entwickelt, die wesentlich stärkere immunologische Impfantworten, in der Regel aber auch verstärkte Nebenwirkungen hervorrufen. Derartige Impfstoffe können auch bei Individuen mit schwacher oder fehlender Impfantwort (Non-Responder) eingesetzt werden.

Nebenwirkungen

Die Verträglichkeit des HB-Impfstoffs ist sehr gut. Gelegentlich treten leichte lokale und systemische Reaktionen auf. Schwere Nebenwirkungen, die in einem eindeutigen kausalen Zusammenhang mit der Impfung stehen, wurden bisher nicht beobachtet. Insbesondere gibt es keine Hinweise dafür, dass Hepatitis B-Impfungen mit dem Auftreten von Multipler Sklerose assoziiert sind.

Kontraindikationen

Außer der sehr seltenen Überempfindlichkeit gegen Bestandteile des Impfstoffs gibt es keine Kontraindikation.

Impfziele

Ziel der Impfung ist die Ausrottung der Hepatitis B und die Verhinderung der chronischen Infektion mit lebensbedrohenden Folgekomplikationen wie dem hepatozellulären Karzinom. Die Hepatitis-B-Impfung ist der erste krebsvorbeugende Impfstoff.

Impfplan

Für die Grundimmunisierung sind insgesamt 3 Dosen eines HB-Impfstoffs empfohlen. Die Grundimmunisierung wird bei Säuglingen ab der vollendeten 8. Lebenswoche zusammen mit den DTaP-Hib-IPV-Impfungen durchgeführt. Bei der Impfung mit einem Monoimpfstoff ist die Gabe von 2 Dosen im Abstand von 8 Wochen, gefolgt von einer 3. Impfung nach 6–12 Monaten im 2. Lebensjahr ausreichend. Erfolgt die HB-Impfung im Rahmen einer Sechsfach-Kombinationsimpfung, erhalten die Säuglinge 3 Dosen im Abstand von 4 Wochen ab der vollendeten 8. Lebenswoche. Die Auffrischimpfung erfolgt gemeinsam mit der 4. Gabe des Sechsfachimpfstoffs nach dem vollendeten 11. Lebensmonat. Der Impfstoff wird i.m. verabreicht, bei Säuglingen in den lateralen Anteil des Oberschenkels, ab dem 2. Lebensjahr auch in den Oberarm. Serologische Nachtestungen zur Kontrolle des Impferfolgs sind nach der Routineimpfung im Kindes- und Jugendalter nicht erforderlich. Ob regelmäßige Auffrischimpfungen im weiteren Lebensverlauf notwendig sind, ist in Diskussion. Eine Titerbestimmung wird bei Risikopatienten bzw. Menschen mit besonderen beruflichen Infektionsrisiken empfohlen.

Indikationen

Neben der Impfung von Kindern und Jugendlichen sollte die selektive Impfung bei Erwachsenen mit erhöhtem Infektionsrisiko durchgeführt werden (z. B. bei medizinischem und zahnmedizinischem Personal, Beschäftigten in medizinischen Laboratorien, Personal in psychiatrischen Einrichtungen und Fürsorgeeinrichtungen für Zerebralgeschädigte oder Verhaltensgestörte, Dialysepatienten und Patienten mit häufiger Übertragung von Blut oder Blutbestandteilen u. a.). Im Gegensatz zur Routineimpfung bei Kindern und Jugendlichen sollte nach selektiver Impfung eine Überprüfung der Impfantwort durchgeführt werden (1–2 Monate nach der 3. Dosis).

Anhaltspunkte für den Zeitpunkt der Wiederimpfung sind:

- Anti-HBs-Titer <10 IE/l: sofort (und Kontrolle)
- Anti-HBs-Titer 10–100 IE/l: nach 6–12 Monaten
- Anti-HBs-Titer >100 IE/l: nach 10 Jahren

Die vorangehend dargestellten Antikörperkonzentrationen werden gegenwärtig noch in Deutschland genutzt und auch von der STIKO als Orientierung empfohlen. International wird allerdings ein Antikörpertiter von 10 IE als ausreichend angesehen. Gegenwärtig diskutieren die Fachgremien eine Überprüfung der deutschen Empfehlungen.

Für immuninsuffiziente und dialysepflichtige Patienten gibt es einen verstärkten Impfstoff mit 40 µg HBsAg pro Impfdosis bzw. mit modernen, das Immunsystem direkt stimulierenden Adjuvanzien (MLP).

Bei Neugeborenen infektiöser Mütter sollte sofort die kombinierte aktive und passive Immunisierung durchgeführt werden (unmittelbar post partum, d. h. innerhalb von 12 h 1 ml spezifisches Hepatitis-B-Immunglobulin [200 IE] + 0,5 ml Hepatitis-B-Impfstoff i.m.; Booster-Impfungen nach 1 und nach 6 Monaten).

Bei Neugeborenen von Müttern, deren HBsAg-Status nicht bekannt ist, wird ebenfalls post partum die Grundimmunisierung mit HB-Impfstoff begonnen. Bei nachträglicher Feststellung einer HBsAg-Positivität der Mutter kann beim Neugeborenen innerhalb von 7 Tagen postnatal die passive Immunisierung nachgeholt werden. Nach Abschluss der Grundimmunisierung ist die serologische Kontrolle erforderlich.

Bei akzidenteller Inokulation mit infektiösem Material muss bei Personen mit keiner oder unvollständiger Grundimmunisierung sofort die simultane aktive und passive Immunisierung durchgeführt werden (◘ Tab. 10.2 und passive Immunisierung, ◘ Tab. 10.4). Für geimpfte Personen gilt:

◘ Tab. 10.2 Hepatitis-B-Prophylaxe nach Exposition

Aktueller Anti-HBs-Wert	Erforderlich ist die Gabe von	
	HB-Impfstoff	HB-Immunglobulin
≥100 IE/l	Nein	Nein
10–100 IE/l	Ja	Nein
<10 IE/l	Ja	Ja
Nicht innerhalb von 48 h zu bestimmen	Ja	Ja

- Keine Maßnahmen notwendig,
  - wenn bei exponierter Person der Anti-HBs-Wert nach Grundimmunisierung ≥100 IE/l betrug und die letzte Impfung nicht länger als 5 Jahre zurückliegt oder
  - wenn innerhalb der letzten 12 Monate ein Anti-HBs-Wert von ≥100 IE/l gemessen wurde (unabhängig vom Zeitpunkt der Grundimmunisierung).
- Sofortige Verabreichung einer Dosis Hepatitis-B-Impfstoff (ohne weitere Maßnahmen),
  - wenn der Anti-HBs-Wert nach Grundimmunisierung ≥100 IE/l betrug und die letzte Impfung 5–10 Jahre zurückliegt.
- Sofortige Testung des „Empfängers",
  - wenn Empfänger nicht bzw. nicht vollständig geimpft ist oder
  - wenn Empfänger Non- oder Low-Responder ist (Anti-HBs nach Grundimmunisierung <100 EI/l) oder
  - wenn der Impferfolg nie kontrolliert wurde oder
  - wenn die letzte Impfung länger als 10 Jahre zurückliegt.

Rotavirusschutzimpfung

F. Zepp, H.-J. Schmitt

Rotaviren sind weltweit die häufigste Ursache von infektiösen Durchfallerkrankungen im frühen Kindesalter. Die Durchseuchung bis zum Alter von 5 Jahren liegt bei mehr als 95 %. Die Letalität von Rotavirus-Gastroenteritiden ist mit mehr als 600.000 Fällen pro Jahr in Entwicklungsländern ausgesprochen hoch, in Industrienationen ist sie hingegen trotz hoher Morbidität nur gering. Im Gegensatz zur Situation mit anderen Darmpathogenen haben Hygienemaßnahmen nur wenig Einfluss auf die Erregerübertragung.

Die Entwicklung von Rotavirusimpfstoffen war zunächst durch das vermehrte Auftreten von postvakzinalen Invaginationen bei jungen Säuglingen belastet. So musste der erste in den USA zugelassene Impfstoff RotaShield 1999, ein Jahr nach der Einführung, vom Markt genommen werden, weil es durchschnittlich nach jeder 10.000sten Impfung zum Auftreten einer Invagination (Intussuszeption) gekommen war. In den folgenden Jahren wurden mit hohem Aufwand zwei neue Rotavirusimpfstoffe entwickelt. Die beiden zwischenzeitlich zugelassenen Lebendimpfstoffe RotaTeq (in den USA 2006 eingeführt) und Rotarix (2008 eingeführt) stehen hinsichtlich ihres Nebenwirkungsprofils unter strenger Überwachung. Für beide ergaben sich in klinischen Studien mit jeweils mehr als 70.000 Probanden allenfalls marginale Hinweise für ein diskret erhöhtes Invaginationsrisiko nach der ersten Impfung. Entsprechenden Daten aus Ländern mit hohen RV-Impfraten zufolge, liegt das Invaginationsrisiko durch RV-Impfung bei etwa 1–2 zusätzlichen Invaginationen pro 100.000 geimpften Säuglingen (Basisrate in Deutschland 61,7 Invaginationen/100.000

Kinder <1 Jahr und 19,2/100.000 bei Säuglingen <3 Monate). Die Wirksamkeit beider Impfstoffe liegt bei etwa 90 % für schwerwiegende Rotavirus-Gastroenteritis und/oder -Hospitalisation.

Knapp die Hälfte aller Fälle von Diarrhö im frühen Kindesalter können durch die Impfung verhindert werden. Das minimal erhöhte Risiko für eine Invagination nach der ersten Impfung wird angesichts der hohen protektiven Wirksamkeit als vertretbar eingeschätzt. Die Eltern sind über das Risiko und klinischen Symptome einer Invagination vor Impfung aufzuklären.

Impfstoffe

Bei dem Impfstoff Rotarix handelt es sich um einen lebendattenuierten humanen Rotavirus (Stamm RIX4414). Der Impfstoff vermittelt einen Impfschutz gegenüber den Genotypen G1P, G2P, G3P, G4P und G9P sowie gegenüber Stämmen mit P(8)-Genotyp. Die Impfserie für Rotarix besteht aus 2 Dosen. Die erste Dosis kann ab einem Alter von 6 Wochen gegeben werden. Zwischen den einzelnen Dosen ist ein Zeitabstand von mindestens 4 Wochen einzuhalten. Die Impfserie sollte vorzugsweise vor dem Alter von 16 Wochen verabreicht werden, muss aber auf jeden Fall bis zum Alter von 24 Wochen abgeschlossen sein.

Der Impfstoff RotaTeq besteht aus lebenden human-bovinen Rotavirus-Reassortanten, die auf Vero-Zellen gezüchtet wurden. Der 5-valente Impfstoff enthält die Rotavirentypen G1, G2, G3, G4 und P1A. Die vollständige Immunisierung besteht aus 3 Dosen. Die erste Dosis kann ab Vollendung der 6. Lebenswoche, sollte jedoch nicht später als vor Vollendung der 12. Lebenswoche verabreicht werden. Ein Abstand von mindestens 4 Wochen sollte zwischen den einzelnen Dosen eingehalten werden. Die 3 Dosen sollten vorzugsweise vor Vollendung der 20.–22. Lebenswoche, spätestens jedoch bis zur Vollendung der 26. Lebenswoche verabreicht werden. Seit Mitte 2013 ist die Rotavirus-Impfung in die öffentlich empfohlenen Impfungen der STIKO aufgenommen worden (siehe ◘ Abb. 10.1).

Nebenwirkungen

Etwa bei einem Drittel der geimpften Säuglinge wird über Nebenwirkungen berichtet. Am häufigsten kommt es zu Fieberreaktionen, weiterhin werden Durchfall, Appetitlosigkeit und Erbrechen beobachtet. Das Risiko einer Invagination nach der ersten Impfung ist extrem gering (s. oben), trotzdem müssen die Eltern bei der Impfaufklärung darauf hingewiesen und bei postvakzinalen Bauchschmerzen eine Vorstellung beim Kinderarzt empfohlen werden.

Bei Neugeborenen mit angeborenen T-Zell-Defekten, die klinisch nicht immer in den ersten Lebensmonaten auffallen müssen, besteht das Risiko einer schweren Rotavirus-Infektion mit protrahierter Virusausscheidung.

Pneumokokkenschutzimpfung

F. Zepp, H. W. Kreth

Die Morbidität und Letalität durch invasive Pneumokokkeninfektionen ist hoch, besonders bei Kindern <2 Jahren und Personen >65 Jahren. Das Erkrankungsrisiko durch Pneumokokken wird durch bestimmte Grundkrankheiten, z. B. funktionelle oder anatomische Asplenie, drastisch erhöht. Ein weiteres infektiologisches Problem ist die zunehmende Resistenz von Pneumokokken gegenüber Makrolid- und β-Laktam-Antibiotika.

Impfstoff

Der klassische Polysaccharidimpfstoff besteht aus gereinigten Kapselpolysacchariden von 23 Serotypen, die für durchschnittlich 85–90 % der invasiven Pneumokokkeninfektionen verantwortlich sind. Die reine Polysaccharidformulierung stimuliert lediglich eine T-Zell-unabhängige Immunantwort ohne Aufbau eines wirksamen immunologischen Gedächtnisses. Dementsprechend sind keine ausgeprägten Booster-Effekte nachweisbar. Reine Polysaccharidimpfstoffe erzeugen bei Säuglingen und Kleinkindern <2 Jahren keine ausreichende Schutzwirkung.

Analog zu den konjugierten Haemophilus influenzae Typ b-Impfstoffen wurden durch Kopplung der Polysaccharide an Proteine multivalente Pneumokokken-Konjugatimpfstoffe entwickelt. Seit dem Frühjahr 2001 stand in Deutschland der erste 7-valente Pneumokokken-Konjugatimpfstoff zur Verfügung, der bereits im Säuglingsalter eine protektive Immunantwort induziert. Der Impfstoff enthält die an das Trägerprotein CRM197 (atoxische Mutante des Diphtherietoxins) gekoppelten Poly- bzw. Oligosaccharide der Pneumokokkenserotypen 4, 6B, 9V, 14, 18C, 19F und 23F. Der 7-valente Impfstoff deckte bei Einführung etwa 70 % der in Deutschland für das Kleinkindalter bedeutsamen Pneumokokken-Serotypen ab. Aktuell wird eine 13-valente Weiterentwicklung dieses Impfstoffs mit den Pneumokokkenpolysaccharid-Serotypen 1, 3, 4, 5, 6A, 6B, 7F, 9V, 14, 18C, 19A, 19F, 23F, ebenfalls an CRM gekoppelt, eingesetzt. Weiterhin ist ein 10-valenter Konjugatimpfstoff mit den Serotypen 1, 4, 5, 6B, 7F, 9V, 14, 18C, 19F und 23F zugelassen, der Protein D sowie Tetanustoxoid (Serotyp 18C) und Diphtherietoxoid (Serotyp 19F) als Konjugatprotein nutzt. Protein D wird von nicht typisierbaren Hämophilusstämmen gewonnen.

Wirkmechanismus

Die Konjugatimpfstoffe erzeugen opsonisierende Antikörper gegen die in der Vakzine enthaltenen Pneumokokkenserotypen.

Protektion

Nach Studien von Moberly (2013) sowie WHO-Metaanalysen, die vorwiegend bei Erwachsenen durchgeführt wurden, schützen reine Polysaccharidimpfstoffe in ca. 24 % für maximal 5 Jahre vor invasiven Infektionen. Gegen lokale Infektionen (Pneumonie, Otitis media, Sinusitis) besteht kein Schutz.

In einer in Kalifornien durchgeführten Studie zeigte der 7-valente Konjugatimpfstoff eine hohe Wirksamkeit gegen jene invasiven Pneumokokkeninfektionen (95 %; Meningitis, bakteriämische Verläufe), deren Serotypen im Impfstoff vorhanden waren. Deutlich geringere Wirksamkeiten wurden gegen lokalisierte Pneumokokkeninfektionen (35 % gegen Pneumonie (jeglicher Ursache), 57 % Otitis media durch Impfstoff-Serotypen) festgestellt. Erste Studien belegen auch die Wirksamkeit der 10- und 13-valenten Impfstoffe und weisen darauf hin, dass die Impfstoffe auch einen Einfluss auf die Kolonisierung des Nasen-Rachen-Raums haben.

Nebenwirkungen

In den ersten Tagen p.v. können milde lokale (Schmerzen, Rötung, Schwellung) und mäßige systemische Reaktionen (Fieber, Schläfrigkeit, Myalgien) auftreten. Schwerwiegende Nebenwirkungen wurden bisher nicht beobachtet.

Kontraindikationen

Kontraindikationen sind akute hochfieberhafte Erkrankungen und Unverträglichkeitsreaktionen gegen Bestandteile der Impfstoffe.

Impfplan

Pneumokokken-Konjugatimpfstoff

Seit Juli 2006 wird die generelle Impfung gegen Pneumokokken mit Pneumokokken-Konjugatimpfstoff für alle Kinder bis 24 Monate empfohlen. Das Impfschema besteht aus 3 Impfungen im Abstand von jeweils 1 Monat ab dem vollendeten 2. Lebensmonat, gefolgt von einer 4. Impfung zu Beginn des 2. Lebensjahres.

Der 10- oder 13-valente Pneumokokken-Konjugatimpfstoff kann simultan mit den bisher verfügbaren hexavalenten Impfstoffen gegen Diphtherie, Tetanus, Pertussis, Poliomyelitis, Haemophilus influenzae Typ b und Hepatitis B und mit MMR-Impfstoff und Varizellen-Impfstoff verabreicht werden.

Polysaccharidimpfstoff

Kinder, auch nach dem 2. Lebensjahr, sollten primär immer zunächst mit einem Konjugatimpfstoff geschützt werden. Mit Konjugatimpfstoff geimpfte Kleinkinder sollten bei fortdauernder gesundheitlicher Gefährdung (z. B. Splenektomie) ab dem 3. Lebensjahr zusätzlich eine Impfung mit reinem 23-valenten Polysaccharidimpfstoff erhalten (Mindestabstand von 2 Monaten nach der letzten Impfung mit Konjugatimpfstoff), um einen möglichst umfassenden Infektionsschutz sicherzustellen. Bei fortdauerndem Risiko kann die Impfung im Abstand von frühestens 3 Jahren (bei Kindern <10 Jahren) bzw. 6 Jahren (bei Erwachsenen) wiederholt werden. Die Wirksamkeit von Booster-Impfungen mit nicht konjugierten Impfstoffen ist in Diskussion.

Für bisher ungeimpfte Kinder im Alter vom 3. bis vollendetem 5. Lebensjahr mit hohem Risiko wird zunächst eine Impfung mit dem 10/13-valenten Konjugatimpfstoff empfohlen, gefolgt von einer Impfung mit dem 23-valenten Polysaccharidimpfstoff im Abstand von mindestens 2 Monaten.

Indikationen

Von der STIKO (Stand: Juli 2013) wird die Pneumokokkenimpfung für folgende Risikogruppen empfohlen:

- Kinder (ab vollendetem 2. Lebensjahr), Jugendliche und Erwachsene mit angeborenen oder erworbenen Immundefekten mit T- und B-zellulären Restfunktionen (z. B. Hypogammaglobulinämie, Komplement- und Properdindefekte, funktionelle oder anatomische Asplenie, Sichelzellanämie, hämatologische und onkologische Erkrankungen, HIV-Infektion, Zustand nach Knochenmarktransplantation) und chronischen Krankheitszuständen (z. B. Herz-Kreislauf-Krankheiten, chronische Lungenleiden, Diabetes mellitus und andere Stoffwechselstörungen, Niereninsuffizienz/nephrotisches Syndrom, Liquorfisteln, vor Organtransplantation und vor Beginn einer immunsuppressiven Therapie)
- Personen >60 Jahre (Regelimpfung): Für diese Altersgruppe ist mittlerweile auch der 13-valente Pneumokokken-Konjugatimpfstoff zugelassen.

Masernschutzimpfung

F. Zepp, H. W. Kreth

Masern sind eine der gefährlichsten Infektionskrankheiten des Kindesalters. Außer der aktiven und passiven Immunisierung gibt es keine kausale Therapie.

Impfstoff

Der Impfstoff enthält vermehrungsfähige, abgeschwächte Masernviren, die in Hühnerfibroblasten angezüchtet wurden. Das Impfvirus ist licht- und wärmeempfindlich (Kühlkette beachten!). Masern-Impfstoff wird vorzugsweise in Kombination mit Mumps- und Röteln-Impfstoff verabreicht. Nach Angaben des Herstellers wird der Impfstoff entweder i.m. oder s.c. injiziert.

Wirkmechanismen

Der Impfstoff erzeugt neutralisierende Antikörper und eine spezifische T-Zell-Immunität.

Protektion

Die Serokonversionsrate nach einer Impfdosis beträgt ca. 95 %. Die Dauer des Impfschutzes nach 2-maliger Impfung liegt wahrscheinlich bei mehreren Jahrzehnten, ist gegenwärtig aber nicht zuverlässig bekannt.

Nebenwirkungen

Zwischen dem 7. und 14. Tag p.v. können Fieber, Exantheme und Konjunktivitis auftreten. Eine Thrombozytopenie wird bei ca. 1 : 30.000 Impflingen beobachtet. Ob das Masernimpfvirus auch eine Enzephalitis auslösen kann, ist wissenschaftlich umstritten. Es besteht kein Zusammenhang zwischen Masernimpfung und entzündlichen Darmerkrankungen und Autismus.

Geimpfte Kinder sind nicht infektiös.

Kontraindikationen

Kontraindikationen sind Allergien auf Bestandteile des Impfstoffs (z. B. Neomycin, Gelatine), akute hochfieberhafte Erkrankungen, primäre und sekundäre Immunmangelzustände und Schwangerschaft. Asymptomatische HIV-infizierte Kinder können geimpft werden, wenn die CD4-positive Lymphozytenzahl mindestens 25 % des altersentsprechenden Normalwerts erreicht. Keine Kontraindikationen sind banale Infektionen mit Schnupfen und subfebrilen Temperaturen, Hühnereiweißallergie, Zerebralschäden und chronische Infektionen.

Impfziele

Ziel der WHO in Europa ist die Elimination von Masern bis zum Jahr 2015. Auch in Deutschland treten immer wieder lokale Epidemien mit z. T. über 1000 Erkrankten auf. Um eine Herdenprotektion zu erreichen, ist eine lückenlose, ≥95%ige Immunisierung aller Jahrgänge erforderlich. Mit einem 2-Dosen-Impfschema lässt sich die Populationsimmunität durch Reduktion von Impfversagern optimieren.

Impfplan

Im Gegensatz zu Totimpfstoffen enthalten Lebendimpfstoffe wie die Masernvakzine vergleichsweise geringe Mengen an Antigen (Impfviren). Die im ersten Lebensjahr noch vorhandenen maternalen Antikörper können das Impfvirus neutralisieren und dadurch die Effektivität der Impfung einschränken. Aus diesem Grund wird heute die Masernimpfung erst nach dem vollendeten 11. Lebensmonat empfohlen. Die 2. Impfung soll im Alter von 15–23 Monaten erfolgen, frühestens 4 Wochen nach der 1. Impfung. Auch Erwachsene, z. B. mit unbekanntem Impfstatus, können bedenkenlos geimpft werden. Für die Wiederimpfung gibt es nach oben keine Altersbegrenzung. Nach der Gabe von Blutprodukten und Immunglobulinen sollte, je nach verabreichter IgG-Menge, ein Abstand von mindestens 3–10 Monaten zur Masernimpfung eingehalten werden.

Die zweite Impfung, üblicherweise als Kombinationsimpfung mit Mumps, Röteln und ggf. auch Varizellen, dient einerseits dazu, Impflücken zu schließen, falls eine der 3 Lebendimpfungen nicht erfolgreich war, andererseits hat die zweite Impfung auch einen Booster-Effekt. Für einen langanhaltenden, wahrscheinlich lebenslangen Schutz sind nach WHO 2 Gaben des Impfstoffs Voraussetzung. Um dem Ziel näher zu kommen, Masern vollständig zu eradizieren, wird heute zusätzlich allen nach 1970 geborenen Erwachsenen (≥18 Jahre) mit unklarem Impfstatus bzw. ohne Masernimpfung oder mit nur einer Masernimpfung in der Kindheit eine Auffrischimpfung vorzugsweise mit einem MMR-Kombinationsimpfstoff empfohlen.

Postexpositionelle Impfung

Durch den Lebendimpfstoff kann auch der Ausbruch der Wildmasern wirksam unterdrückt werden, wenn innerhalb der ersten 3 Tage nach Exposition geimpft wird. Diese Riegelungsimpfung wird empfohlen für ungeimpfte, aber auch für erst einmal mit MMR-Impfstoff geimpfte Kinder. Sie ist besonders in Kindereinrichtungen und Schulen wichtig, um die Ausbreitung der Erkrankung auf weitere ungeschützte Kinder zu verhindern.

Passive Immunisierung

Zur passiven Immunisierung ◘ Tab. 10.4.

Mumpsschutzimpfung

F. Zepp, H. W. Kreth

Durch die Mumpsimpfung im frühen Kindesalter lassen sich die häufige meningitische Verlaufsform und die Orchitis während und nach der Pubertät vermeiden.

Impfstoff

Der Impfstoff enthält vermehrungsfähige, abgeschwächte Mumpsviren (Stamm Jeryl-Lynn), die auf embryonalen Hühnerfibroblasten angezüchtet werden. Der Impfstoff wird vorzugsweise als Kombinationsimpfstoff (MMR) eingesetzt.

10

Wirkmechanismen und Protektion

Die Impfung erzeugt neutralisierende Antikörper und mumpsspezifische T-Zellen vom CD4- und CD8-Typ. Der Impfschutz beträgt schon nach einer einmaligen Impfung nahezu 90 %. Die Dauer des Impfschutzes ist gegenwärtig nicht genau bekannt. Nach 2-maliger Impfung wird ein langjähriger, möglicherweise lebenslanger Schutz angenommen. In den vergangenen Jahren wird eine selektive Zunahme von Mumpsfällen bei Adoleszenten und jungen Erwachsenen bevorzugt in Schulen, Sportvereinen, Universitäten und anderen Gemeinschaftseinrichtungen beobachtet. Die exakten Ursachen für diese Entwicklung sind nicht geklärt. Es wird vermutet, dass mehrere Faktoren eine Rolle spielen können, wie veränderte genetische Struktur des Wildvirus und mangelnde Persistenz der Impfimmunität. Die Gesundheitsbehörden beobachten diese Entwicklung und prüfen, ob Veränderungen der Präventivmaßnahmen erforderlich werden.

Nebenwirkungen

Vereinzelt wird eine unilaterale Parotitis beobachtet, meistens in der 3. Woche nach Impfung oder noch später. Es besteht kein ursächlicher Zusammenhang zwischen einer Mumpsschutzimpfung und dem Auftreten eines Diabetes mellitus Typ 1.

Impfplan

Die Mumpsimpfung, vorzugsweise mit dem Kombinationsimpfstoff MMR, wird für alle Kinder (Jungen und Mädchen) empfohlen (1. Impfung nach dem vollendeten 11. Lebensmonat, 2. Impfung mit 15–23 Monaten). Der Erfolg einer Inkubationsimpfung bei Mumps ist fraglich.

Kontraindikationen

Es gelten die in ► Abschn. Masernschutzimpfung (s. oben) genannten Kontraindikationen.

Rötelnschutzimpfung

H. W. Kreth

Röteln sind für Kinder und Erwachsene im Grundsatz fast immer harmlose Erkrankungen. Das Ziel der Rötelnschutzimpfung ist daher primär die Verhütung der Rötelnembryopathie, die sich durch diaplazentare Infektion des ungeborenen Kindes bei Erkrankung einer nicht geschützten Schwangeren entwickelt.

Impfstoffe

Der Impfstoff enthält vermehrungsfähige, abgeschwächte Rötelnviren (Stamm Wistar RA 27/3), die auf menschlichen diploiden Zellen gezüchtet wurden. Einzel- und Kombinationsimpfstoffe (MMR) stehen zur Verfügung. Nach der Impfung wird das Impfvirus auch für kurze Zeit im Rachen ausgeschieden. Eine Übertragung von Impfviren auf Kontaktpersonen wurde aber bisher nicht festgestellt.

Wirkmechanismen

Die Impfung erzeugt neutralisierende Antikörper. Die Stimulation einer rötelnspezifischen T-zellulären Immunantwort ist biologisch plausibel, aber bisher nicht hinreichend erforscht.

Protektion

Mindestens 95 % der Impflinge, die älter als 11 Monate sind, bilden Antikörper gegen Rötelnvirus. Sie gelten als geschützt.

Nebenwirkungen

Gelegentlich treten ein leichtes Fieber, Lymphknotenschwellungen und leichte Impfröteln auf. Auch postvakzinale Thrombozytopenien werden beobachtet. Bei postpubertären Impflingen, vor allem jungen Frauen, kommt es in der 2.–3. Woche nach Impfung zu vorübergehenden Arthralgien oder Arthritiden. Die Arthritis ist selbstlimitiert und geht nicht in eine chronische Arthritis über!

Kontraindikationen

Es gelten die in ► Abschn. Masernschutzimpfung (s. oben) genannten Kontraindikationen.

Grundsätzlich sind Lebendimpfungen nicht in der Schwangerschaft empfohlen, insofern ist eine akzidentelle Rötelnimpfung kurz vor und in der Frühgravidität unerwünscht, aber keine zwingende Indikation zur Interruptio.

Impfziele

Das Ziel ist eine mindestens 90- bis 95%ige Durchimpfung aller Kinder, um die Zirkulation des Rötelnwildvirus zu unterbrechen (Herdenprotektion), und die völlige Verhinderung der Rötelnembryopathie.

Impfplan

Die Rötelnimpfung, vorzugsweise mit dem Kombinationsimpfstoff MMR, wird für alle Kinder (Jungen und Mädchen) empfohlen (1. Impfung nach dem vollendeten 11. Monat, 2. Impfung mit 15–23 Monaten). Eine zusätzliche monovalente Rötelnimpfung für Mädchen ist nicht erforderlich, wenn bereits 2 Impfungen mit MMR erfolgten.

Indikationen

Alle noch seronegativen Frauen mit Kinderwunsch (mit serologischer Erfolgskontrolle 8–10 Wochen nach Impfung). Die zu impfende Frau muss darüber informiert werden, dass sie in den nächsten 28 Tagen nach Impfung nicht schwanger werden darf.

Varizellenschutzimpfung

F. Zepp, H. W. Kreth

Seit Juli 2004 wird die Varizellenschutzimpfung von der STIKO als Standardimpfung für alle Kinder und Jugendliche empfohlen. Weiterhin gelten Indikationen für besonders gefährdete Gruppen.

Impfstoff

Der Impfstoff enthält attenuierte Varizella-Zoster-Viren (Stamm OKA), die auf menschlichen diploiden Zellen vermehrt wurden. Der Lebendimpfstoff wird bei einer Kühlschranktemperatur von +2 bis +8 °C gelagert und ist 2 Jahre lang haltbar. Der Impfstoff wird i.m. oder s.c. appliziert. Seit 2006 stehen auch MMR-VZV-Kombinationsimpfstoffe zur Verfügung.

Wirkmechanismus

Der Impfstoff erzeugt eine VZV-spezifische zelluläre und humorale Immunität.

Protektion

Die Serokonversionsrate bei gesunden Kindern beträgt >95 % mit einer Persistenz spezifischer Antikörper über den gesamten Beobachtungszeitraum (bisher 10–20 Jahre). Klinische Studien zeigen, dass schon die erste Impfung immunkompetente Kinder zu ca. 95 % vor einer schweren Varizellenerkrankung schützt. Milde verlaufende Durchbruchserkrankungen mit in der Regel <50 Effloreszenzen kommen jährlich bei 1–4 % der Geimpften vor, insbesondere nach massiver Virusexposition im Haushalt. Bei älteren Jugendlichen, jungen Erwachsenen und immunsupprimierten Patienten hingegen liegen Serokonversionsrate, Dauer der Antikörperpersistenz und Schutzeffekt nach einer Impfung deutlich niedriger. Aus diesem Grund wurden für diesen Personenkreis schon initial 2 Impfungen empfohlen. Nach Einführung der allgemeinen Impfempfehlung, insbesondere aber nach Zulassung von 4-valenten MMR-VZV-Kombinationsimpfstoffen, ergaben Folgestudien, dass auch für junge Kinder die 2-malige Impfung einen zuverlässigeren Impfschutz gegenüber Windpocken im Sinne einer Booster-Impfung vermittelt. Die allgemeinen Impfempfehlungen wurden dahingehend geändert, allen Altersgruppen eine 2-malige Impfung zu empfehlen.

Nebenwirkungen

Die Verträglichkeit bei gesunden Impflingen aller Altersgruppen ist ausgezeichnet. Gelegentlich treten Fieber und papulöse Exantheme auf (fast immer ohne Virusausscheidung). Dagegen ist der Impfstoff bei immunsupprimierten Kindern stärker reaktogen (in ca. 40 % hohes Fieber mit makulopapulösen und papulovesikulären Exanthemen mit Virusausscheidung).

Auch das Impfvirus ist potenziell in der Lage, latente Infektionen in den Spinal- und Hirnnervenganglien zu etablieren. Das Virus kann gelegentlich reaktiviert werden und einen Herpes Zoster verursachen. Nach den bisherigen Erfahrungen hat die Impfung jedoch ein geringeres Zoster-Risiko als die Wildvirusinfektion.

Kontraindikationen

Kontraindikationen sind Überempfindlichkeiten gegen Bestandteile des Impfstoffs (z. B. Framycetin, Neomycin oder Gelatine), akute hochfieberhafte Erkrankungen, Schwangerschaft, schwere angeborene oder erworbene Immundefizienz und Gabe von Blutprodukten, z. B. Immunglobuline, während der zurückliegenden 5 Monate.

Impfziele

Ziele der generellen Kinderimpfung sind Verringerung der Morbidität und Letalität der Varizellen, Herdenimmunität mit Verringerung der Ansteckungsgefahr von Risikopatienten und letztlich die Elimination der Varizellen.

Impfplan

Die Impfung wird ab dem Alter von 11–14 Monaten durchgeführt. Insgesamt sollen die Kinder 2 Impfungen im Abstand von mindestens 4 Wochen erhalten, die 2. Impfung sollte jedoch nicht vor dem 15. Lebensmonat verabreicht werden. Die 1. Impfung kann entweder simultan mit der 1. MMR-Impfung oder frühestens 4 Wochen später erfolgen. Aufgrund vermehrter Fieberreaktionen und einer leichten Zunahme von fiebergebundenen Krampfanfällen nach der ersten Impfung mit MMR-VZV-Kombinationsimpfstoffen empfiehlt die STIKO die erste Impfung mit separaten Impfstoffen (MMR und VZV) zeitgleich durchzuführen. Für die zweite Impfung kann ohne zusätzliche Risiken der 4-valente MMR-VZV-Kombinationsimpfstoff eingesetzt werden. Bei allen ungeimpften Kindern und Jugendlichen ohne Varizellenanamnese sollte die Varizellenimpfung ebenfalls mit 2 Dosen nachgeholt werden. Die Nachholimpfungen können jederzeit erfolgen, spätestens im Alter von 9–17 Jahren. Der Mindestabstand zwischen 2 Dosen Varizellen- bzw. Varizellen- und MMRV-Impfstoff beträgt 4–6 Wochen (Fachinformation beachten). Kinder und Jugendliche, die bisher nur eine Varizellenimpfung erhalten haben, sollen eine 2. Impfung erhalten.

Indikationen

Darüber hinaus wird die Varizellenimpfung für folgende medizinische und berufliche Indikationen empfohlen:

- Seronegative Frauen mit Kinderwunsch
- Seronegative Patienten vor geplanter immunsuppressiver Therapie oder Organtransplantation
- Seronegative Patienten mit onkologischen Erkrankungen (z. B. Leukämie) frühestens 6 Monate nach Beendigung der zytostatischen Therapie
- Empfängliche Patienten mit schwerer Neurodermitis
- Empfängliche Kontaktpersonen zu den oben Genannten
- Seronegatives Personal im Gesundheitsdienst, insbesondere in der Pädiatrie, Onkologie, Gynäkologie/Geburtshilfe, Intensivmedizin und Betreuung von immundefizienten Patienten

Die Varizellenimpfung kann auch bei empfänglichen Patienten mit asymptomatischer HIV-Infektion erwogen werden, wenn die CD4-positive Lymphozytenzahl mindestens 25 % des altersentsprechenden Normalwerts erreicht.

Postexpositionelle Impfung

Bei empfänglichen Personen mit Kontakt zu Risikopersonen ist eine postexpositionelle Riegelungsimpfung innerhalb von 5 Tagen nach Exposition oder innerhalb von 3 Tagen nach Beginn des Exanthems beim Indexfall zu erwägen.

Passive Immunisierung

Passive Immunisierung mit Varizella-Zoster-Immunglobulin ist bei ungeimpften Patienten mit erhöhtem VZV-Risiko bis 96 h nach VZV-Exposition indiziert. Als erhöhtes Risiko gelten:

- Ungeimpfte Schwangere ohne VZV-Anamnese
- Immundefiziente Patienten mit unbekannter oder fehlender VZV-Immunität
- Neugeborene, deren Mütter 5 Tage vor bis 2 Tage nach der Entbindung an VZV erkrankt sind (Tab. 10.4)

Meningokokkenschutzimpfung

F. Zepp, H.-J. Schmitt

Impfstoffe

In Deutschland sind reine Polysaccharidimpfstoffe gegen Meningokokken der serologischen Gruppen A und C sowie ein Impfstoff gegen die Gruppen A, C, W-135 und Y ab einem Alter von 24 Monaten zugelassen, die in dieser Präparation jedoch keine befriedigenden Impfresultate im frühen Kindesalter induzieren. Da das höchste Erkrankungs- und Komplikationsrisiko bei Säuglingen und Kleinkindern bis zum 4. Lebensjahr liegt, wurden analog zu Hib- und Pneumokokken in den vergangenen Jahren ebenfalls Meningokokken-Konjugatimpfstoffe entwickelt. Die ersten zugelassenen Impfstoffe dieser Gruppe waren Konjugatimpfstoffe für Meningokokken Typ C. Seit 2012 stehen auch tetravalente A, C, W-135 und Y-Impfstoffe als Konjugatformulierungen zur Verfügung. Die tetravalenten Impfstoffe nutzten entweder ein Diphtherietoxoid, CRM197 oder Tetanustoxoid als Konjugatprotein. Konjugatimpfstoffe gegen Meningokokken der Gruppe C sind bereits ab einem Alter von 2 Monaten einsetzbar, viervalente Meningokokkenkonjugatimpfstoffe sind bislang ab dem 13. Lebensmonat (Tetanus-Konjugat) bzw. ab 24 Monaten (CRM-Konjugat) zugelassen.

Anfang 2013 wurde zudem der erste Meningokokken Typ B-Impfstoff zugelassen. Dies ist für Deutschland von besonderer Bedeutung, da mehr als 60 % aller schwerwiegenden Meningokokkeninfektionen durch Typ B verursacht werden. Im Gegensatz zu den anderen Meningokokkengruppen eignet sich die Polysaccharidkapsel vom Typ B aufgrund von Strukturähnlichkeiten mit einer köpereigenen Sialinsäure nicht als Impfantigen. Auf den Outermembrane-Vesicles von Menigokokken Typ b basierende Impfstoffe (OMV-Impfstoffe) haben erfolgreich Epidemien z. B. in Neuseeland oder Norwegen bekämpft. Da es allerdings Dutzende OMV-Varianten gibt, sind diese Impfstoffe für einen generellen Einsatz nicht geeignet. Andere Proteinantigene von Meningokokken sind strukturell variabel, was ihre Nutzung in Impfstoffen ebenfalls limitiert.

Erst mittels moderner gentechnologischer Ansätze (reverse Vakzinologie, d. h. systematische Suche nach geeigneten Proteinantigenen auf dem Genom) ist es gelungen, eine Mehrkomponenten-Proteinvakzine zu entwickeln. Eine der neu formulierten Meningokokkenvakzinen der Gruppe B basiert auf drei rekombinant hergestellten Proteinen von Meningococcus Gruppe B. Dabei handelt es sich um das Neisserien-Adhäsin A (NadA), das Faktor-H-bindende Protein (fHBP) und das Neisserien-heparinbindende Antigen (NHBA). Zusätzlich enthält der Impfstoff das Outer Membrane Vesicle (OMV), das von dem in Neuseeland epidemischen Stamm B:4:P1.7-2,4 abstammt, und das die Antikörperantwort gegen die Proteine weiter steigert.

Wirkmechanismen

Die Applikation von reinen Kapselpolysacchariden (Men A, C, W, Y) führt zur Bildung opsonierender Antikörper gegen den entsprechenden Serotyp. Wie bei anderen Polysaccharidimpfstoffen hängt die Immunogenität vom Alter des Impflings ab. Kinder unter 2 Jahren entwickeln nur eine unzureichende Antikörperantwort. Auch bei älteren Kindern sind die erzielbaren Antikörperkonzentrationen niedriger als bei Erwachsenen. Konjugate bieten gegenüber den reinen Polysacchariden den Vorteil, dass sie neben einer ausgeprägten Antikörperantwort eine bessere immunologische Gedächtnisantwort und klinisch Individualschutz wie auch eine ausgeprägte Herdenimmunität erzeugen.

Der Meningokokkentyp-B-Komponenten Impfstoff erzeugt eine ausgeprägte humorale und zelluläre Immunantwort, die deutlich über dem in der Zulassung akzeptierten „Schutztiter“ liegt (1 : 4 im hSBA; humanes Serum Bakterizidie-Test).

Protektion

Im Kindesalter sollten ausschließlich Konjugatimpfstoffe eingesetzt werden. Die Meningokokken-Konjugatimpfstoffe weisen nach 2 Dosen für die Serotypen C, W und Y eine nahezu 100%ige Serokonversionsrate und eine entsprechende schützende Wirksamkeit auf. Die Serokonversionsrate für den Serotyp A liegt über 80 %.

Die neue MenB-Vakzine ist für den Einsatz schon im 1. Lebensjahr entwickelt, da diese Altersgruppe das höchste Erkrankungsrisiko trägt. Die bislang publizierten Daten belegen, dass die Vakzine in dieser Altersgruppe hoch immunogen und wirksam gegen ein breites Spektrum von Meningokokken-Gruppe-B-Stämmen ist. Es ist offen, ob und in welchem Umfang dieser Impfstoff auch gegen andere Meningokokken-Gruppen schützt.

Nebenwirkungen

Wie für andere Totimpfstoffe liegt die Häufigkeit relevanter lokaler Reaktionen unter 10 %, systemische Reaktionen sind selten. Als unerwünschte Ereignisse sind selten vorübergehende Schwäche, Parästhesien und Kopfschmerzen beschrieben worden. Bleibende Schäden beim Impfling sind nicht bekannt.

Im Vergleich zu anderen im Säuglings- und Kleinkindesalter verimpften Impfstoffen (DTaP, Hib, IPV, HBV und Pnc) entwickeln die Impflinge nach der MenB-Komponenten-Impfung häufiger Fieberreaktionen, wenn sie zusammen mit Routine-Impfungen appliziert wird. Ein erhöhtes Risiko für fiebergebundene Krampfanfälle ist in diesem Zusammenhang bislang in den Studien nicht aufgefallen.

Kontraindikationen

Außer den sehr seltenen Unverträglichkeitsreaktionen bestehen keine Kontraindikationen gegen die verfügbaren Meningokokken-Impfstoffe. Daten über den Einsatz während der Schwangerschaft liegen derzeit nicht vor.

Impfziele

Die STIKO empfiehlt die Impfung gegen Meningokokken der Serogruppe C mit einem konjugierten Meningokokken-C-Impfstoff für alle Kinder im 2. Lebensjahr zum frühestmöglichen Zeitpunkt. Primäres Impfziel ist es, die Morbidität invasiver Meningokokkenerkrankungen der Serogruppe C und die resultierenden Folgen wie Hospitalisierung, schwere Komplikationen, Behinderung und Tod zu verhindern. Ein zweiter, niedrigerer Inzidenzgipfel der Erkrankung besteht in Deutschland für Jugendliche. Bisher wurde in Deutschland keine Catch-up-Kampagne zum Schließen der Lücke bis zu dieser Altersgruppe empfohlen. Allerdings spricht sich die STIKO dafür aus, dass eine fehlende Men C-Impfung bis zum 18. Geburtstag nachgeholt wird. Wenn eine entsprechende Indikation besteht (z. B. Auslandreise) kann die Impfung im 2. Lebensjahr auch mit einem 4-valenten Men A, C, W, Y-Konjugatimpfstoff durchgeführt werden. Für den seit Januar 2013 zugelassenen Men B-Komponentenimpfstoff gibt es bisher noch keine offizielle öffentliche Impfempfehlung.

Indikationsimpfungen werden empfohlen für Reisende in Endemiegebiete, für möglicherweise exponiertes Laborpersonal, für Personen mit Immundefekten, sofern eine ausreichende immunologische Restfunktion besteht (Komplementdefekte; Properdindefekte; Hypogammaglobulinämie; Asplenie), sowie auf Empfehlung der Gesundheitsbehörden im Rahmen einer Epidemie, hervorgerufen durch einen Kapseltyp, der in einem der beiden Impfstoffe vertreten ist. Konjugatimpfstoffe können darüber hinaus eine ausgeprägte Herdenimmunität erzeugen.

Impfplan

Die Immunisierung mit Men C-Konjugatimpfstoffen erfolgt im 1. Lebensjahr durch zweimalige i.m.-Injektion mit 0,5 ml Impfstoff frühestens ab dem vollendeten 2. Lebensmonat im Abstand von mindestens 2 Monaten. Ab dem 2. Lebensjahr ist lediglich eine Dosis zum Erreichen des Impfschutzes erforderlich. Bei Beginn der Impfung im 1. Lebensjahr ist eine Dosis im 2. Lebensjahr als Booster erforderlich. In Deutschland ist die Gabe eines Meningokokken-C-Konjugatimpfstoffs ab Beginn des 2. Lebensjahrs bis zum 18. Lebensjahr empfohlen.

Der neue Men B-Komponenten Impfstoff ist ab dem vollendeten 2. Lebensmonat zugelassen. Zum Erreichen des Impfschutzes sind im 1. Lebensjahr 3 Dosen im Abstand von mindestens 1 Monat und eine Booster-Impfung im 2. Lebensjahr erforderlich. Ab dem 6. Lebensmonat sind 2 Dosen im Abstand von 2 Monaten plus ein Booster im 2. Lebensjahr ausreichend. Nach dem 2. Lebensjahr werden 2 Dosen (Abstand mindestens 2 Monate) und die 3. Dosis nach 12–23 Monaten empfohlen. Bei älteren Kindern sind möglicherweise 2 Einzeldosen ausreichend.

Schutzimpfung gegen humanes Papillomavirus

F. Zepp

Das Risiko der Entwicklung von HPV-assoziierten Zervixkarzinomen kann durch Impfung gegen humane Papillomaviren (HPV) signifikant reduziert werden. Aktuelle Impfempfehlungen haben zum Ziel, jungen Frauen ab dem Adoleszentenalter, idealerweise vor Beginn der sexuellen Aktivität, einen Impfschutz zu vermitteln. Verfügbare Impfstoffe schützen gegen HPV 16 und 18, die zusammen für ca. 70 % der Entwicklung HPV-Infektion-assoziierter intraepithelialer Dysplasien verantwortlich sind. Vor allem junge Frauen stellen die primäre Zielgruppe für die HPV-Impfung dar.

Impfstoffe

Zwei prophylaktische HPV-Impfstoffe wurden bisher entwickelt und sind seit 2006 bzw. 2007 in Deutschland zugelassen. Der Impfstoff Cervarix enthält HPV-16- und -18-Antigene. Der Vierfach-Impfstoff Gardasil enthält neben den für die Tumorgenese relevanten Typen HPV 16 und 18 auch die für das Auftreten von Genitalwarzen verantwortlichen Typen HPV 6 und 11. Beide Impfstoffe bestehen aus den „leeren" Kapsiden, sog. VLPs (virus-like particles), die entweder in Zelllinien (Cervarix) oder Hefen (Gardasil) gentechnologisch hergestellt werden. Die in beiden Vakzinen eingesetzten Hochrisiko-HPV-Typen 16/18 sind für etwa 70 % der Zervixkarzinome verantwortlich. Durch Kreuzimmunität gegen weitere Virustypen (HPV 31, 33, 35, 39, 45, 51), die mit HPV 16 und 18 verwandt sind, können durch die Impfung wahrscheinlich annähernd 80 % der Zervixkarzinome verhindert werden. Der zusätzlich die HPV-Typen 6 und 11 beinhaltende Impfstoff Gardasil schützt in ca. 90 % auch gegen Genitalwarzen. Für Gardasil ist ein Impfschutz auch gegen Genitalwarzen (knapp 89,3 % [95 % KI 70,1; 98,2]) und gegen Vorstufen des Peniskarzinoms (PIN 1,2,3) dokumentiert [100 %; 95 % KI -52,1; 100,0]).

Wirkmechanismus

Die gentechnologisch hergestellten Virushüllen (virus-like particles) der Papillomaviren lösen die Bildung neutralisierender Antikörper aus. Die durch Expression der Late-Gene L1 hergestellten virusähnlichen Partikel (VLP) enthalten keine virale Erbsubstanz und sind deshalb nicht infektiös. Beide Impfstoffe sind hoch immunogen, alle Geimpften entwickelten HPV-Typ-spezifische Antikörper (Serokonversionsrate 100 %). Die von beiden Impfstoffen erzeugten Antikörperkonzentrationen sind primär 80- bis 100-fach höher als die nach einer natürlichen Infektion beobachteten Antikörperkonzentrationen. Die Antikörper persistieren auf einem hohen Niveau über mindestens 5 Jahre (Gardasil) bzw. 9 Jahre (Cervarix) Nachbeobachtungszeit.

Nebenwirkungen

Schwere Nebenwirkungen oder Autoimmunerkrankungen sind bislang nicht beobachtet worden. Bis auf leichte Rötungen, Schwellungen und Schmerzen an der Einstichstelle, Grippesymptome, Kopfschmerzen oder leicht erhöhte Körpertemperatur traten keine schwerwiegenden und insbesondere keine dauerhaften Nebenwirkungen auf. Wird eine Frau unter der Impfung schwanger, ist bisher kein erhöhtes Risiko für eine fetale Schädigung nachgewiesen. Die Impfung wird in diesem Fall ausgesetzt und erst nach der Geburt komplettiert.

Impfschema

Die STIKO empfiehlt zur Reduktion der Krankheitslast durch den Gebärmutterhalskrebs die generelle Impfung gegen humane Papillomaviren (Typen HPV 16, 18) für alle Mädchen im Alter von 12–17 Jahren. Das empfohlene Impfschema ist 0, 1 (Cervarix) bzw. 2 (Gardasil) und 6 Monate. Die Impfung mit 3 Dosen sollte vor dem ersten Geschlechtsverkehr abgeschlossen sein. Die genaue Dauer der Immunität nach Verabreichung aller Impfstoffdosen und die spätere Notwendigkeit einer Auffrischimpfung sind derzeit nicht bekannt.

10.1.3 Indikationsimpfungen

Hepatitis-A-Schutzimpfung

F. Zepp

Die aktive Impfung gegen Hepatitis A ist die zuverlässigste Maßnahme zur Verhütung einer Infektion mit dem Hepatitis-A-Virus.

Impfstoff

Der Impfstoff enthält inaktivierte, an Aluminiumhydroxid adsorbierte Hepatitis-A-Viren, die in humanen diploiden Zellen gezüchtet wurden. Hepatitis-A-Impfstoff ist für Kinder ab dem vollendeten 1. Lebensjahr zugelassen. Ab dem 2. Lebensjahr ist der HAV-Impfstoff auch in Kombination mit Hepatitis-B-Impfstoff (Twinrix) verfügbar.

Wirkmechanismus

Die Impfung erzeugt neutralisierende Antikörper.

Protektion

Spätestens 2 Wochen nach der 1. Impfdosis sind 95–100 % der Impflinge geschützt (schützender Antikörpertiter ≥10 IE/l). Die Impfung erzeugt einen langanhaltenden Infektionsschutz, der nach der 2. bzw. 3. Injektion wahrscheinlich über mehr als 20 Jahre persistiert. Nach vollständiger Grundimmunisierung wird daher keine weitere Auffrischimpfung empfohlen.

Nebenwirkungen

Der Impfstoff ist sehr gut verträglich. Schwerwiegende Nebenwirkungen sind bisher nicht bekannt geworden.

Kontraindikationen

Außer bei bekannten Unverträglichkeitsreaktionen gegen Bestandteile des Impfstoffs gibt es keine Kontraindikation.

Impfplan

Die Anzahl der für eine vollständige Grundimmunisierung benötigten Injektionen richtet sich nach dem Antigengehalt des Impfstoffs. Mit dem in Deutschland zugelassenen Impfstoff mit 360 Antigeneinheiten pro Impfdosis sind bei Kleinkindern und Schulkindern 3 intramuskuläre Injektionen im Abstand von 0,1 und 6–12 Monaten erforderlich. Jugendliche und Erwachsene können mit einer höheren Antigenmenge (720 bzw. 1440 Antigeneinheiten pro Impfdosis) mit 2 Injektionen im Abstand von 6–12 Monaten immunisiert werden.

Indikationen

Die HAV-Impfung wird für Personen mit erhöhtem Expositionsrisiko empfohlen. Dazu zählen Reisende in Endemiegebiete wie z. B. Südeuropa, Asien, Südamerika wie auch medizinisches Personal, vor allem in Kinderkliniken und Infektionsabteilungen, Mitarbeiter in Kindertagesstätten, Kinderheimen und Laboratorien, Arbeiter in Kläranlagen u. a.

Wird nach Exposition ein Schutz benötigt, ist eine sofortige aktive Impfung ausreichend. Eine passive Immunisierung wird für Schwangere und Menschen mit Immundefekten empfohlen (◘ Tab. 10.4).

10

Schutzimpfung gegen Frühsommer-Meningoenzephalitis

F. Zepp, H. W. Kreth

Durch eine aktive Immunisierung gegen Frühsommer-Meningoenzephalitis (FSME) kann eine Erkrankung mit hoher Wahrscheinlichkeit verhindert werden.

Impfstoffe

Die Impfstoffe enthalten an Aluminiumhydroxid adsorbierte, formalininaktivierte FSME-Viren, die auf embryonalen Hühnerfibroblasten propagiert wurden. FSME-Impfstoffe sind für Kinder ab dem vollendeten 1. Lebensjahr bis zum 16. Lebensjahr zugelassen. Für ältere Jugendliche und Erwachsene stehen Impfstoffe mit doppeltem Antigengehalt zur Verfügung.

Wirkmechanismus

Die Impfung erzeugt neutralisierende Antikörper.

Protektion

Der Impfschutz beträgt – gemessen an der Antikörperkonversion – nach 2 Injektionen mindestens 90 % und nach 3 Injektionen nahezu 100 %. Die Dauer des Impfschutzes beträgt mindestens 3 Jahre. Die aktive Immunisierung gegen FSME schützt vor Erkrankungen sowohl durch den europäischen als auch durch den sibirischen und fernöstlichen Subtyp des Virus.

Nebenwirkungen

Bei ca. 10–20 % der Geimpften treten – vorzugsweise nach der 1. Impfung – lokale Reaktionen (Rötung, Schwellung, Schmerzhaftigkeit an der Injektionsstelle) und „grippale" Allgemeinsymptome mit Fieber auf. Vereinzelt wurden Neuritiden beobachtet (Kausalität nicht nachgewiesen).

Kontraindikationen

Kontraindikationen sind hochfieberhafte Erkrankungen und Überempfindlichkeitsreaktionen gegen Bestandteile des Impfstoffs.

Impfplan

Das konventionelle Impfschema besteht aus 2 Injektionen im Abstand von 14 Tagen bis 3 Monaten und einer 3. Impfung nach 9–12 Monaten. Bei anhaltendem Expositionsrisiko sind weitere Auffrischimpfungen alle 3–5 Jahre abhängig vom Impfstoff empfohlen. Allerdings weisen aktuelle klinische Studien darauf hin, dass auch nach 10 Jahren eine gute Gedächtnisantwort durch Auffrischimpfung erreicht werden kann, so dass auch bei länger zurückliegender Grundimmunisierung nicht selbstverständlich mit einer erneuten Impfserie begonnen werden muss. Erfahrungen aus der Schweiz deuten zudem darauf hin, dass Auffrischimpfungen alle 10 Jahre ausreichen können. Bei sehr kurzfristig geplanten Reisen in ein Risikogebiet kann ausnahmsweise auch ein Schnellimmunisierungsschema nach Angaben der Hersteller angewandt werden.

Indikationen

Die FSME-Schutzimpfung ist für alle Personen zu empfehlen, die sich innerhalb und außerhalb Deutschlands in einem Risikogebiet aufhalten und für die ein Expositionsrisiko besteht. In Baden-Württemberg ist die Impfung generell ohne Altersbeschränkung empfohlen. Für die Impfung besteht keine Altersbegrenzung (FSME-Risikogebiete, ► Kap. 203). Nach einer durchgemachten FSME besteht lebenslange Immunität.

Passive Immunisierung

Spezifische Immunglobulinpräparate zur passiven Immunisierung stehen nicht mehr zur Verfügung.

Influenzaschutzimpfung

F. Zepp, H. W. Kreth

Die Influenza ist eine schwerwiegende Infektionskrankheit, besonders für Patienten mit chronischen Grundleiden. Das gilt für alle Altersklassen.

Impfstoffe

Die Impfstoffe enthalten gereinigte Oberflächenantigene von seuchenaktuellen Influenzaviren, die meist in Hühnerembryonen gezüchtet werden. Bis 2013 bestand das Ausgangsmaterial aus 2 Influenzavirus-A-Subtypen und einem Influenzavirus Typ B (trivalenter Impfstoff), die jährlich entsprechend den dominant auftretenden Influenzatypen nach WHO-Empfehlung angepasst wurden. In der vergangenen Dekade traten wiederholt relevante Unterschiede (Mismatch) zwischen dem im Impfstoff enthaltenen Influenza B-Subtyp und dem tatsächlich im Infektionsgeschehen dominanten Typ auf. Aufgrund dieser Entwicklung empfiehlt die STIKO erstmals für die Saison 2013/2014 quadrivalente Impfstoffe mit jeweils 2 Influenza-A- bzw. -B-Subtypen zu verwenden. Infolge des Herstellungsprozesses können Influenzaimpfstoffe Hühnereiweiß enthalten. Seit 2012 steht ein kälteadaptierter trivalenter Lebendimpfstoff (in USA schon seit 2003 zugelassen) für Kinder ab dem 24. Lebensmonat bis zum 18. Lebensjahr zur Verfügung. Der nasal verabreichte Impfstoff erzeugt insbesondere bei jungen Kindern bis zum 6. Lebensjahr deutlich bessere Influenza-spezifische Immunantworten und stellt für diese Altersgruppe einen wirksamen Vorteil dar. Darüber hinaus sind Zellkulturvakzinen wie auch mit Squalen adjuvantierte Vakzinen in Entwicklung, die bislang aber noch nicht für das Kindesalter zugelassen sind.

Wirkmechanismus

Die Impfung erzeugt neutralisierende Antikörper. Der intranasal applizierbare Lebendimpfstoff induziert darüber hinaus eine mukosale Immunität mit impfstammspezifischer IgA- und T-zellulärer Immunantwort.

Protektion

Der Impfschutz beträgt 50–90 % bei gesunden Personen <60 Jahren (abhängig von Impfstoff und Studie) und guter Übereinstimmung von Impfviren und zirkulierenden Wildviren. Der frühestmögliche Schutz wird 10–14 Tage nach der Impfung erreicht. Bei zwischenzeitlichem Ausbruch einer Influenza-A-Epidemie kann die Zeit bis zum Erreichen eines Impfschutzes mit dem Virostatikum Amantadin oder dem Neuraminidasehemmer Oseltamivir überbrückt werden (Dosierung ► Kap. 100).

Nebenwirkungen

Mitunter werden leichte lokale und systemische Nebenwirkungen in den ersten 48 h nach der Impfung beobachtet. Wesentliche Begleiterscheinung des intranasalen Lebendimpfstoffs ist eine kurzzeitige postvakzinale Rhinitis. Der Lebendimpfstoff sollte nicht bei Kindern mit schwerem Asthma eingesetzt werden.

Kontraindikationen

Vorsicht bei Überempfindlichkeit gegen Hühnereiweiß!

Impfziele

Die Impfung erzeugt einen Individualschutz.

Impfplan

Erwachsene und Kinder ab 3 Jahren erhalten 0,5 ml, Kinder ab 6 Monate bis 3 Jahre 0,25 ml Impfstoff. Kinder, die zuvor nicht infiziert oder geimpft waren, sollten nach mindestens 4 Wochen eine zweite Impfdosis erhalten. Bevorzugte Impfzeit ist Oktober/Anfang November. Die Impfantikörper fallen innerhalb eines Jahres rasch ab. Bei weiterbestehendem Gesundheitsrisiko sind deshalb jährliche Wiederimpfungen mit aktualisierten Vakzinen erforderlich. Der Lebendimpfstoff kann ab dem vollendeten 24. Lebensmonat verabreicht werden. Auch für diesen Impfstoff werden für die erste Impfung 2 Dosen im Abstand von 4 Wochen (jeweils 0,2 ml in jedes Nasenloch) empfohlen.

Indikationen

Die Impfstrategie in Deutschland ist zurzeit zielgruppenorientiert. Die Influenzaimpfung wird für Kinder, Jugendliche und Erwachsene mit erhöhter gesundheitlicher Gefährdung infolge eines Grundleidens empfohlen (chronische Krankheiten der Atemwege, Herz-Kreislauf-Erkrankungen, Leber- und Nierenkrankheiten, Diabetes mellitus und andere Stoffwechselkrankheiten, Multiple Sklerose mit durch Infektionen getriggerten Schüben, angeborene und erworbene Immundefekte mit T- und/oder B-zellulärer Restfunktion, HIV-Infektion). Darüber hinaus ist die Impfung indiziert für alle Personen ab 60 Jahren, für Personen mit erhöhter Gefährdung (z. B. medizinisches Personal, Personen in Einrichtungen mit umfangreichem Publikumsverkehr) sowie für Personen, die als mögliche Infektionsquelle für von ihnen betreute ungeimpfte Risikopersonen fungieren können.

Tollwutschutzimpfung

F. Zepp, H. W. Kreth

Eine manifeste Tollwuterkrankung führt unweigerlich zum Tod. Deshalb muss die Infektionskrankheit unter allen Umständen durch rechtzeitige Impfung verhindert werden.

Impfstoff

Die in Deutschland zugelassenen Impfstoffe enthalten inaktivierte Rabiesviren, die entweder in menschlichen diploiden Zellkulturen (Rabivac) oder in embryonalen Hühnerfibroblasten (Rabipur) vermehrt wurden. Alle Zellkulturimpfstoffe sind vergleichbar wirksam.

Wirkmechanismus und Protektion

Die Impfung induziert neutralisierende Antikörper (frühestes Auftreten schützender Antikörperspiegel [>0,5 IE/ml] 7–14 Tage p.v.). Ein Versagen der postexpositionellen Tollwutprophylaxe ist in den allermeisten Fällen auf Behandlungsfehler und nicht auf ein Impfversagen zurückzuführen (fehlende oder falsche Wundversorgung, fehlende Gabe von Tollwutimmunglobulinen, verzögerte, postexpositionelle Impfbehandlung oder falsche Impftechnik).

Nebenwirkungen

Die Verträglichkeit der modernen Tollwutimpfstoffe ist sehr gut. Bei bis zu 10 % der Impflinge werden leichte lokale und systemische Reaktionen beobachtet. Die modernen Zellkulturvakzinen sind frei von enzephalitogenen Komponenten. Deshalb besteht heutzutage keine Gefahr schwerer, immunologisch bedingter ZNS-Komplikationen.

Kontraindikationen

Eine manifeste Tollwut verläuft stets tödlich. Es gibt von daher keine Kontraindikationen für die postexpositionelle Impfung! Bei Patienten mit schwerer Hühnereiweißallergie sollte vorsichtshalber der auf humanen diploiden Zellkulturen hergestellte Impfstoff (Rabivac) verwendet werden.

Impfplan

Postexpositionelle Prophylaxe

Die Impfstoffe werden bei postexpositioneller Prophylaxe an den Tagen 0, 3, 7, 14 und 28 verabreicht, vorzugsweise in die Mm. deltoidei, bei Kleinkindern in die Mm. vasti laterales. Intragluteale Injektionen werden heute nicht mehr durchgeführt. Bei multiplen Wunden, insbesondere in stark innervierten Regionen (Kopf, Hände u. a.) sollte am Tag 0 die doppelte Impfdosis (2-mal 1,0 ml an zwei verschiedenen Körperstellen) verabreicht werden. Zur postexpositionellen Prophylaxe gehört die korrekte Versorgung der Wunde (► Kap. 101.12) und ggf. die passive Immunisierung mit Tollwutimmunglobulin (Dosierung ◘ Tab. 10.3).

Präexpositionelle Impfung

Bei erhöhtem Expositionsrisiko ist auch die präexpositionelle Impfung angezeigt. Dazu genügen 3 Injektionen an den Tagen 0, 7 und 21 (oder 28), gefolgt von einer Booster-Injektion nach 1 Jahr, und ggf. weitere Auffrischimpfungen nach 3–5 Jahren (evtl. nach Titerkontrollen). Auch nach korrekt durchgeführter prophylaktischer Impfung sollten im Falle eines Viruskontakts je eine Dosis Impfstoff sofort und 3 Tage später verabreicht werden.

Indikationen

Indikationen für die postexpositionelle Tollwutimmunprophylaxe sind in ◘ Tab. 10.3 genannt.

Tuberkuloseschutzimpfung

F. Zepp

Die Tuberkulose ist weltweit ein bedeutendes infektiologisches Problem (schätzungsweise sind 30 % der Weltbevölkerung infiziert!); sie führt die Statistik der tödlichen Infektionskrankheiten weltweit an.

Tab. 10.3 Postexpositionelle Tollwutimmunprophylaxe. (Nach STIKO 2013)

Grad der Exposition	Art der Exposition		Immunprophylaxe
	Durch ein tollwutverdächtiges oder tollwütiges Wild- oder Haustier	Durch einen Tollwutimpfstoffköder	
I	Berühren/Füttern von Tieren, Belecken der intakten Haut	Berühren von Impfstoffködern bei intakter Haut	Keine Impfung
II	Knabbern an der unbedeckten Haut, oberflächliche, nicht blutende Kratzer durch ein Tier, Belecken der nichtintakten Haut	Kontakt mit der Impfflüssigkeit eines beschädigten Impfstoffköders mit nichtintakter Haut	Impfung
III	Jegliche Bissverletzung oder Kratzwunden, Kontamination von Schleimhäuten mit Speichel (z. B. durch Lecken, Spritzer)	Kontamination von Schleimhäuten und frischen Hautverletzungen mit der Impfflüssigkeit eines beschädigten Impfstoffköders	Impfung und simultan mit der ersten Impfung passive Immunisierung mit Tollwutimmunglobulin (20 IE/kgKG)

Nach dem 2012 herausgegebenen „Global tuberculosis report" der Weltgesundheitsorganisation starben 2012 über 2,1 Mio. Menschen an Tuberkulose. Neue wirksamere Impfstoffe werden dringend benötigt.

Impfstoff

In Deutschland ist zurzeit kein Tuberkuloseimpfstoff im Handel. Der vor 1998 eingesetzte Impfstoff enthält vermehrungsfähige, attenuierte bovine Mykobakterien (Bacillus Calmette-Guérin[BCG], Stamm Copenhagen 1331). Nach Aufschwemmen der lyophilisierten Bakterienmasse musste der Impfstoff sofort verbraucht werden. Die Impfung erfolgt durch streng intrakutane Injektion von 0,1 ml im oberen Drittel der Außenseite des linken Oberschenkels über dem Trochanter. Nur tuberkulinnegative Individuen (Vortestung mit 10 Tuberkulineinheiten intrakutan!) durften geimpft werden.

Protektion

Die BCG-Schutzimpfung gegen Tuberkulose ist eine der ältesten Impfungen; sie ist gleichzeitig die in ihrer Wirkung umstrittenste. Unterschiedliche Falldefinitionen (von Hauttestkonversion über verschiedene Organmanifestationen bis zu „Tod durch Tuberkulose") erschweren die Vergleichbarkeit der verschiedenen BCG-Impfstudien. Fallkontrollstudien dokumentieren eine Wirksamkeit zwischen 10 und 90 %. So wurde z. B. in einer chilenischen Studie zur Prävention der pulmonalen Tuberkulose bei Jugendlichen nur eine Wirksamkeit von 10 % ermittelt. In einer neueren Metaanalyse wurde eine Gesamtwirksamkeit der BCG-Impfung von 50 % errechnet. Die Schutzrate bezüglich „Tod durch Tuberkulose" betrug 71 %, für disseminierte Verlaufsformen 78 % und für Meningitis tuberculosa 64 %.

Insgesamt lässt sich aus den klinischen Studien die Vermutung ableiten, dass die BCG-Impfung bei erhöhtem Infektionsrisiko einen gewissen, allerdings schwer abschätzbaren Schutzeffekt besitzt, wobei hierfür in Gebieten mit niedriger Tuberkuloseinzidenz (wie zurzeit in Deutschland) kein wissenschaftlicher Nachweis erbracht wurde. Am ehesten scheinen Säuglinge und Kleinkinder von der Impfung zu profitieren (Verhinderung der generalisierten Verlaufsformen, die allerdings zurzeit in Deutschland sehr selten auftreten). Aufgrund der geringen Schutzwirkung in Ländern mit niedrigem Infektionsrisiko ist eine Impfung mit den aktuell verfügbaren Impfstoffen hier nicht sinnvoll. Zudem werden geimpfte Personen typischerweise für den Tuberkulose-Hauttest positiv, der anschließend nicht mehr diagnostisch bei geimpften Individuen genutzt werden kann.

Nebenwirkungen

Zu den häufigen Nebenwirkungen der BCG-Impfung zählen Impfulzera, Abszesse und Lymphadenitiden (Häufigkeit der suppurativen Lymphadenitis bei Kindern <2 Jahren ca. 0,3 %). Osteomyelitiden treten nach BCG-Impfung in einer Häufigkeit von etwa 1 : 100.000 auf. Bei Neugeborenen mit angeborenen T-Zell-Defekten besteht ein hohes Risiko einer lebensbedrohlichen, generalisierten BCGitis.

Indikationen

Die nur ungenügend belegte Wirksamkeit des einzigen in Deutschland zugelassenen BCG-Impfstamms und die rückläufige Zahl der Tuberkulosefälle haben die Ständige Impfkommission 1997 bewogen, eine neue Nutzen-Risiko-Bewertung vorzunehmen. Die STIKO erkannte, dass dem evtl. zu erwartenden Nutzen der Impfung ein ebenso großer potenzieller gesundheitlicher Schaden gegenübersteht. Die Tuberkuloseschutzimpfung wird deshalb seit April 1998 nicht mehr allgemein empfohlen.

Der Impfstoff darf in Deutschland auch auf Wunsch der Eltern (z. B. für den Fall, dass diese mit sehr jungen Kindern für längere Zeit in Hochendemieländer ausreisen wollen) nur dann noch verabreicht werden, wenn zuvor ein angeborener oder erworbener Immundefekt mit größtmöglicher Sicherheit ausgeschlossen wurde.

Typhusschutzimpfung

F. Zepp, H.-J. Schmitt, M. Hufnagel

Die Vermeidung potenziell kontaminierter Speisen und Getränke (s. unten ▶ Abschn. Choleraschutzimpfung) ist die beste Maßnahme zur Prophylaxe der Typhusinfektion. Weiterhin stehen oral oder parenteral applizierbare Impfstoffe zur Verfügung, die nach dem vollendeten 2. Lebensjahr verimpft werden können.

Impfstoff

Parenteraler Impfstoff

Der Impfstoff enthält 25 µg gereinigtes Vi-Kapselpolysaccharid-Antigen von Salmonella typhi, das nach einmaliger parenteraler Applikation die Bildung protektiver Antikörper gegen den Erreger induziert. Gegen Salmonellen, die nicht über das Vi-Antigen verfügen, besteht kein Schutz (z. B. S. paratyphi A und B). Ab der 3. Woche besteht eine Schutzrate von 77 % für wenigstens 12 Monate. Booster-Dosen werden bei entsprechender Exposition alle 3 Jahre empfohlen. Über Lokalreaktionen berichten rund 20 % der Impflinge, Allgemeinreaktionen werden bei 3 % registriert. Akute fieberhafte Erkrankungen, schwere Reaktionen auf eine vorangegangene Dosis gelten als Kontraindikation. Die Impfstoffzulassung besteht ab einem Alter von 2 Jahren. Schwangerschaft ist eine relative Kontraindikation.

Oraler Impfstoff

Der Impfstoff enthält mindestens 2 Mrd. lebende, lyophilisierte, attenuierte und 5 Mrd. inaktivierte S.-typhi-Bakterien (Stamm Ty21a) in einer magensaftresistenten Kapsel. An den Tagen 1, 3 und 5 wird unabhängig vom Alter jeweils 1 Kapsel 1 h vor einer Mahlzeit eingenommen. Bei Reisen in Endemiegebiete werden Booster-Dosen jährlich, bei Aufenthalt in einem Endemiegebiet alle 3 Jahre empfohlen. 7–10 Tage nach der 3. Dosis beträgt die Schutzrate wenigstens 67 %, nach 5–8 Dosen sogar 87 %. Kontraindikationen sind Säuglingsalter, akute gastrointestinale Krankheiten (Diarrhö!), schwere Reaktionen auf eine vorangegangene Dosis, schwerer T-Zell-Defekt, z. B. bei symptomatischer HIV-Infektion (Lebendimpfstoff!), und Schwangerschaft. An möglichen Interaktionen sind zu berücksichtigen: Antibiotika (können Impfstamm inaktivieren), Laxanzien sowie Mittel zur Malariaprophylaxe (Chloroquin, Pyrimethamin/Sulfadoxin, Mefloquin, Proguanil: jeweils 3 Tage Abstand).

Kein Impfstoff gegen Typhus kann übliche Hygienemaßnahmen ersetzen. Die Wirksamkeit des oralen und des parenteralen Impfstoffs ist – in Kenntnis der verschiedenen Studiendetails – vergleichbar hoch, und es bleibt dem Arzt überlassen, nach Alter des Patienten und anderen Aspekten (s. oben) individuell zu entscheiden.

Gelbfieberschutzimpfung

H.-J. Schmitt

Impfstoff

Es handelt sich um einen Lebendimpfstoff mit attenuierten Gelbfieberviren (Stamm 17D), die in Hühnerembryonen gezüchtet wurden.

Wirkmechanismus

Der Wirkstoff induziert neutralisierende Antikörper.

Protektion

Die Dokumentation der Wirksamkeit erfolgte im Wesentlichen auf epidemiologischer Basis durch Vergleich Ungeimpfter mit großen Kohorten Geimpfter zwischen 1940 und 1953 (Rückgang der Inzidenz von 35 auf 2,7 % bei Geimpften).

Nebenwirkungen und Kontraindikationen

Gelegentlich werden Lokal- und Allgemeinreaktionen beobachtet. Sehr selten ist insbesondere bei jungen Säuglingen eine durch den Impfstamm bedingte Enzephalitis beobachtet worden. In einigen wenigen Fällen trat in kausalem Zusammenhang mit der Impfung ein Multiorganversagen auf. In Deutschland ist der Impfstoff (Handelsname: Stamaril) erst ab dem 6. Lebensmonat zugelassen. Der Impfstoff enthält Hühnereiweiß, weswegen bei entsprechender Allergie besondere Vorsicht geboten ist. Der Lebendimpfstoff sollte Schwangeren und Patienten mit relevantem Immundefekt nicht gegeben werden. Auf ausreichenden Abstand zu anderen Impfungen ist zu achten, sofern nicht zeitgleich geimpft wird. Nach Immunglobulingabe sollte – je nach Dosis – wenigstens 3 Monate mit der Gabe des Impfstoffs gewartet werden (Inaktivierung durch neutralisierende Antikörper).

Impfziele

Der Impfstoff erzeugt einen Individualschutz vor Gelbfieber für Reisende in Endemiegebiete.

Impfplan

Einmalige Impfung (0,5 ml i.m. oder s.c.) in einer von den Gesundheitsbehörden zugelassenen Gelbfieberimpfstelle. Booster-Impfungen werden alle 10 Jahre empfohlen.

Indikationen

Indikationen bestehen bei Reisen in Endemiegebiete oder auf Verlangen von Transitländern (tropisches Afrika und Südamerika).

Choleraschutzimpfung

F. Zepp, H.-J. Schmitt, M. Hufnagel

Bei Reisen in Endemiegebiete stellt die Vermeidung des Genusses von bzw. des Kontakts mit potenziell kontaminierten Nahrungsmitteln und Getränken (Wasser aus „öffentlichen Quellen", aller Produkte hieraus [Eis] sowie aller Produkte, die damit in Berührung kamen; roher oder nicht ausreichend gekochter Fisch oder Krustentiere) den zuverlässigsten Schutz vor Cholera dar. In Deutschland ist ein Impfstoff gegen Cholera (Dukoral) verfügbar.

Impfstoffe

Ein Ganzkeimimpfstoff aus abgetöteten Vibrio cholerae-Bakterien (Stamm Ogawa und Inaba) ist noch in vielen Ländern der Welt verfügbar. Er wird aber wegen vergleichsweise hoher Reaktogenität und unsicherer Wirksamkeit (ca. 50 % für 6 Monate) nicht empfohlen. Seit Kurzem sind zusätzlich zwei orale Vakzinen verfügbar.

Dukoral besteht aus inaktivierten V. cholerae 01 plus der rekombinant hergestellten β-Untereinheit des Choleratoxins (CTB). Nach Gabe von 2 Dosen im Abstand von 2 Wochen wurde eine Wirksamkeit von 86 % ab der 3. Woche nach der ersten Dosis ermittelt. Nach 3 Jahren betrug die Wirksamkeit immerhin noch 40 %. Weiterhin bietet der Impfstoff einen zeitlich begrenzten Schutz gegen Diarrhö durch enterotoxinbildende E. coli (52 %). Schwangerschaft ist eine Kontraindikation. Erwachsene erhalten 2, Kinder von 2–6 Jahren 3 Dosen in einem Abstand von 1–6 Wochen. Bei weiter bestehendem Infektionsrisiko wird eine Booster-Dosis alle 6 Monate (Kinder bis 6 Jahre) bzw. alle 2 Jahre (ab 6 Jahre) empfohlen.

Der zweite orale Choleraimpfstoff – in Deutschland nicht zugelassen – besteht aus lebenden, attenuierten V. cholerae 01 (CVD 103 HgR) und bietet 1 Woche nach Verabreichung einer Dosis eine Schutzrate von 100 % gegen den klassischen Biotyp V. cholerae 01 sowie eine Schutzrate von 62 % gegen die Typen El Tor und Ogawa. Die Schutzdauer beträgt wenigstens 6 Monate. Vor ETEC-bedingter Diarrhö besteht kein Schutz. Schwangerschaft und Alter unter 2 Jahre sind Kontraindikationen.

Indikationen

Der alte Ganzkeim-Impfstoff ist nur noch indiziert, wenn ein Land auf der Impfung als Voraussetzung für eine Einreise besteht und neuere Impfstoffe nicht gegeben werden können. Kein Choleraimpfstoff hat eine Relevanz für Kurzzeitreisende in Endemiegebiete, da das Risiko, an Cholera zu erkranken, bei nur 1 : 100.000 liegt. Indiziert ist eine Impfung gegen Cholera ggf. für Personen, die sich häufig oder langfristig (z. B. beruflich in Flüchtlingslagern) in Endemiegebieten aufhalten.

10.2 Passive Immunisierung

F. Zepp, H. W. Kreth

10.2.1 Grundlagen

Bei der passiven Immunisierung werden dem Organismus Antikörper zugeführt, um Infektionskrankheiten und/oder deren Komplikationen (z. B. Toxineffekte) zu verhindern. Bei bakteriellen Infektionen werden Antikörper eingesetzt, um die Phagozytose und Elimination der Erreger durch Opsonisierung und/oder Komplementaktivierung zu fördern oder um Toxine zu neutralisieren. Der Eintritt von Viren in die Wirtszelle kann durch virusspezifische Antikörper verhindert und die antikörperabhängige Zytotoxizität über FC-Rezeptoren (z. B. durch Natürliche Killerzellen oder Makrophagen) gesteigert werden. Darüber hinaus werden Immunglobuline auch zur Immunmodulation eingesetzt (z. B. idiopathische Thrombozytopenische Purpura oder Kawasaki-Syndrom).

10.2.2 Präparate

Antikörperpräparationen stammen aus menschlichen oder tierischen Seren bzw. werden gentechnologisch hergestellt.

Immunglobulinkonzentrate aus menschlichem Serum können abhängig von der Präparation intramuskulär, (IgIM), subkutan (IgSC) und intravenös (IgIV) eingesetzt werden. Durch Anreicherung bzw. Gewinnung aus ausgewählten Seren werden Präparationen mit hohen spezifischen Antikörpertitern hergestellt (Hyperimmunglobuline), die entweder i.m. oder i.v. verabreicht werden. Für spezielle Indikationen stehen auch hochkonzentrierte Präparate mit (z. T. humanisierten) monoklonalen Antikörpern zur Verfügung (z. B. RSV-spezifische Antikörper). Der früher übliche Einsatz von Antiseren und Antitoxinen tierischen Ursprungs verliert angesichts der neuen, besser verträglichen Immunglobulinpräparate zunehmend an Bedeutung. Lediglich Antiseren gegen Tetanus-, Diphtherie- und Botulismus-Toxin werden unverändert aus Pferdeserum gewonnen.

Humane Immunglobulinpräparate werden entweder aus gepooltem Plasma von mindestens 1000 Blutspendern hergestellt (normales Immunglobulin, Standard-Ig) oder aus Plasma ausgesuchter Spender mit erhöhten spezifischen Antikörpertitern (spezielle Immunglobuline). Diese Präparate enthalten überwiegend Antikörper der IgG-Klasse (Halbwertzeit ca. 21 Tage) und allenfalls kleine Mengen an IgA.

10.2.3 Applikation

Die Applikation von Immunglobulinpräparationen ist nicht grundsätzlich als harmlos einzuschätzen. Einerseits kann es zu Unverträglichkeitsreaktionen kommen, anderseits können spezifische Antikörper bei einigen Viruskrankheiten (z. B. durch bestimmte Flaviviren) sogar zu einer Krankheitsverstärkung (Enhancement) führen. Insbesondere Seren tierischen Ursprungs haben ein hohes Risiko für allergische Reaktionen gegen Eiweißbestandteile.

Viele handelsübliche Präparate liegen als konzentrierte Lösung vor; je nach Präparation werden sie intramuskulär, intravenös oder subkutan verabreicht. Primär für den intramuskulären Gebrauch bestimmte Präparate dürfen nicht intravenös appliziert werden, da es durch die Aggregationsneigung der Immunglobuline zu schwersten anaphylaktischen Reaktionen kommen kann. Immunglobulinpräparationen zur i.v.-Gabe enthalten Stabilisatoren (u. a. Sorbit), die eine gute Verträglichkeit sicherstellen. Für die regelmäßige Substitution, z. B. bei Immunmangel-Krankheiten werden heute ausschließlich intravenöse oder subkutan applizierbare Präparate eingesetzt. Letztere haben den Vorteil, dass die Patienten die Infusion im häuslichen Umfeld selbst durchführen können und dadurch einen Zugewinn an Lebensqualität haben. Intramuskulär applizierbare Immunglobuline sind in der Regel günstiger, sie werden insbesondere bei speziellen Präparationen wie Hyperimmunglobulinen oder bei Nutzung von monoklonalen Antikörpern (z. B. RSV-Antikörper, Synagis) eingesetzt. Intramuskulär applizierte Antikörper werden langsamer resorbiert und können durch proteolytischen Abbau in der Muskulatur an bioverfügbarer Quantität verlieren.

Die teuren intravenös oder subkutan applizierbaren Präparate sind immer indiziert, wenn schnell hohe, intravenöse Antikörperspiegel notwendig sind.

10.2.4 Indikationen

Einige Indikationen für die passive Immunprophylaxe mit humanen Immunglobulinen sind in ◘ Tab. 10.4 zusammengestellt. Nicht zuverlässig wirksam ist die Prophylaxe von Mumps und Pertussis mittels Immunglobulingabe. Deshalb wurden die zur Verfügung stehenden Präparate inzwischen aus dem Handel gezogen. Rötelnimmunglobulin zur passiven Prophylaxe wird in Deutschland ebenfalls nicht mehr bereitgestellt, kann aber über Auslandsapotheken bezogen und eigenverantwortlich off-label injiziert werden. Zur passiven Immunprophylaxe schwerer RSV-Infektionen bei Hochrisikopatienten stehen seit wenigen Jahren hochkonzentrierte Präparationen von „humanisierten" monoklonalen Antikörpern zur Verfügung (▶ Kap. 101).

Heterologe Antiseren, die Antikörper tierischen Ursprungs enthalten, werden heute nur noch selten eingesetzt, z. B. gegen Diphtherie, Botulismus, Gasbrand, Schlangengifte und Skorpiongifte. Bis auf Botulismusantitoxin sind die anderen heterologen Antiseren in Deutschland nicht mehr verfügbar. Sie müssen aus dem Ausland bezogen werden. Die Anwendung heterologer Antiseren darf nur nach strenger Indikationsstellung erfolgen, da die artfremden Proteine die große Gefahr der Sensibilisierung in sich bergen. So kann es 6–13 Tage nach Serumgabe zu serumkrankheitsartigen Symptomen kommen (Fieber, Urtikaria, Arthritis, Neuritis, Nephritis). Die wiederholte Gabe von Antiseren der gleichen Tierart kann einen lebensbedrohlichen, anaphylaktischen Schock auslösen.

10.3 Reiseimpfung

H.-J. Schmitt

Der Eckstein der Prävention für alle Reisenden ist ein adäquater Immunschutz entsprechend den STIKO-Empfehlungen in Deutschland. Der Impfarzt hat daher zu prüfen, ob die dem Alter des Reisenden entsprechenden öffentlich empfohlenen Impfungen appliziert wurden (◘ Tab. 10.5). Für Personen mit einer Grundkrankheit sind ggf. weitere Impfungen indiziert.

Spezielle Reiseimpfungen sind je nach Art der Reise („Rucksacktourismus" mit Fahrten in entlegene ländliche Regionen oder Nobelhotel in der Hauptstadt) und deren Dauer (Langzeitaufenthalt aus beruflichen Gründen; Urlaubsreise für wenige Wochen oder für Monate etc.) anzuraten. Als Hilfe zur Entscheidung des Reisenden, ob er eine Impfung wünscht – und selbst bezahlt – sollte der Arzt

Tab. 10.4 Passive Immunisierung mit normalen Immunglobulinen

Immunglobulinpräparation		Code	Indikation
Humane Immunglobuline (allgemein)	Humane Immunglobuline, intravenös	IGIV	Behandlung von Antikörpermangel-Krankheiten, Idiopathische Thrombozytopenie, Kawasaki-Syndrom, andere immunregulatorische und inflammatorische Krankheiten (u. a. Polyneuropathie)
	Humane Immunglobuline, intramuskulär	IGIM	Behandlung von Antikörpermangel-Krankheiten; Prävention von Masern (innerhalb von 2–3 Tagen nach Kontakt Schutzwirkung; bei späterer Gabe (bis zum 6. Tag) Mitigierung möglich) Prävention von Hepatitis A
	Humane Immunglobuline, subkutan	IGSC	Behandlung von Antikörpermangelkrankheiten
Spezielle humane Immunglobulin-Präparate zur i.m.- oder s.c.-Anwendung	Hepatitis-B-Immunglobulin	HBIG	Prävention von Hepatitis B (z. B. Neugeborene infektiöser Mütter, nach akzidenteller Inokulation von infektiösem Material)
	Varizella-zoster-Immunglobulin	VariZIG	Prävention von Windpocken (Nichtimmune, abwehrgeschwächte, vor allem onkologische Patienten, Neugeborene, deren Mütter 5 Tage vor bis 2 Tage nach Geburt an Varizellen erkrankten, seronegative Schwangere in den ersten 5 Schwangerschaftsmonaten
	Rabies Immunglobulin	RIG	Prävention von Rabies, immer gleichzeitig aktive Impfung beginnen
	Tetanus Immunglobulin	TIG	Prävention oder Behandlung von Tetanus (Verletzungen bei Ungeimpften oder nicht vollständig Geimpften oder bei unbekannter Impfanamnese), immer simultan mit aktiver Impfung
Spezielle humane Immunglobulin-Präparate zur i.v.-Anwendung	Zytomegalievirus-Immunglobulin	CMV-IG	Prävention oder Behandlung von Zytomegalie-Virus-Infektion (für Abwehrgeschwächte, vor allem Patienten nach Transplantation und mit negativem Immunstatus, Wirkung nicht endgültig gesichert)
	Hepatitis-B-Immunglobulin	HepaGam B	Prävention von Hepatitis B (auch nach Lebertransplantation)
	Botulinum-Immunglobulin	BIG	Behandlung von infantilem Botulismus
Seren und Immunglobuline tierischer Herkunft	Tetanusantitoxin (Pferd)	TAT	Prävention oder Behandlung von Tetanus (nur falls TIG nicht verfügbar ist)
	Diphtherieantitoxin (Pferd)	DAT	Behandlung von Diphtherie
	Botulinumantitoxin (Pferd)	HBAT	Behandlung von Botulismus
Monokonale Antikörper	Palivizumab	Synagis	Prävention schwerer Verläufe von Respiratory-Syncytial-Virus-Infektionen bei ehemaligen Frühgeborenen und Säuglingen mit angeborenen Herzfehlern

zum einen über die Folgen der jeweiligen Krankheit informieren und zum anderen über deren Häufigkeit. Die „Japanische Enzephalitis“ ist zwar ausgesprochen selten, geht aber mit einer Letalität von 30 % einher. Im Gegensatz dazu ist die Influenza eine häufige Krankheit. Sie wird von jungen Personen ohne Grundkrankheit meist überlebt, kann aber den Spaß an der Reise erheblich mindern. Tabelle 10.6 fasst die wichtigsten Reiseimpfungen aus „deutscher Sicht“ zusammen. Details zur lokalen Epidemiologie und aktuelle Daten finden sich u. a. auf der Website des Auswärtigen Amts (▶ http://www.auswaertiges-amt.de/www/de/laenderinfos/gesundheitsdienst/index.html), der Deutschen Gesellschaft für Tropenmedizin (DTG; ▶ http://www.dtg.org/impfungen.html) sowie des Centrums für Reisemedizin (▶ www.crm.de).

Tab. 10.5 Altersentsprechender Immunschutz in Deutschland

Alter	Krankheiten, gegen die Impfschutz bestehen sollte bzw. altersentsprechend empfohlene Impfungen	
0–5 Jahre	Diphtherie, Tetanus, Pertussis, invasive Haemophilus influenzae b-Infektionen (Hib), Poliomyelitis (IPV-Impfstoff), Pneumokokkeninfektionen, Meningokokken-C-Infektionen, Hepatitis B, Masern, Mumps, Röteln, Varizellen, Rotavirusinfektion	
5–9 Jahre	Wie oben, außer Hib	
	Tdap	Booster mit 5–6 Jahren
9–17 Jahre	Wie oben, außer Hib; Mädchen zwischen 12 und 18 Jahren: HPV	
	Tdap-IPV	Booster 5 Jahre nach der vorangegangenen Tdap-Dosis
18–59 Jahre	Diphtherie	Grundimmunisierung; eine weitere Booster-Dosis, wenn letzte Diphtherieimpfung 10 Jahre zurückliegt
	Tetanus	Wie Diphtherie
	Td oder Tdap oder Tdap-IPV	Ab 18 Jahre sollte die erste Td-Impfung in Kombination mit Pertussisimpfstoff gegeben werden
	Polio	Wenigstens 4 Dosen eines Polio-Impfstoffs (Nachholimpfung mit IPV)
	MMR	Immunschutz durch Krankheit oder 2 Dosen Impfstoff
	VZV	Wie MMR
≥60 Jahre	Wie oben plus:	
	Pneumokokken	Einmalige Booster-Impfung bei bestimmten Indikationen
	Influenza	Jährliche Impfung im Herbst

Tab. 10.6 Mögliche Indikationen für Reiseimpfungen (Die aktuellen Fachinformationen der Hersteller sind zu beachten.)

Erreger	Personengruppe	Dosis/Bemerkungen
Hepatitis B	Reisende in Endemiegebiete (Asien, Osteuropa und Russland, Afrika, nördliches Südamerika) speziell bei: – „Abenteuerreisen", – Aufenthalt >1 Monat, – Kontakt mit der einheimischen Bevölkerung, – möglicherweise notwendiger medizinischer Betreuung vor Ort. Hinweis: Nur ein Drittel aller Hepatitis-B-Infektionen sind mit sexuellen Kontakten assoziiert!	Kinder und Jugendliche entsprechend STIKO-Empfehlung Erwachsene: 3 Dosen (0, 1, 6 Monate); ein gewisser Schutz ist schon nach der 2. Dosis zu erwarten
Hepatitis A	Reisende in Endemiegebiete (Südamerika; Afrika; Osteuropa und Russland; Asien) speziell bei: – „Abenteuerreisen", – Aufenthalt >1 Monat, – Kontakt mit der einheimischen Bevölkerung	Impfstoffzulassung ab einem Alter von 1 Jahr
Typhus	Reisende in Endemiegebiete (Südamerika, Afrika, Asien) speziell bei: Reisen unter schlechten hygienischen Bedingungen oder Aufenthalt für >1 Monat	Impfstoffzulassung für Kinder ab 1 Jahr (oraler Impfstoff) bzw. 2 Jahre (parenteraler Impfstoff)
Tollwut	Reisen in Hochrisikogebiete (Südamerika, Afrika, Asien) speziell bei: – Abenteuerreisen – >2 Monate Aufenthalt – beruflicher Exposition – Aufenthalt in Gebieten ohne Möglichkeit für eine zeitnahe Impfung nach möglichem Kontakt	Impfstoffzulassung für präexpositionelle Prophylaxe

Tab. 10.6 (*Fortsetzung*) Mögliche Indikationen für Reiseimpfungen (Die aktuellen Fachinformationen der Hersteller sind zu beachten.)

Erreger	Personengruppe	Dosis/Bemerkungen
Meningokokken	Reisen in aktuelle Endemiegebiete (z. B. „Meningitis-Gürtel" südlich der Sahara), speziell bei: – Reisen während der Trockenzeit (Dezember bis Juni), – Aufenthalt >1 Monat, – „Abenteuerreisen", – engem Kontakt zur Bevölkerung, – Pilgerreise zum Hadj, – längeren Reisen in Länder, die ein Meningitisimpfprogramm haben (z. B. Schüleraustausch nach England)	Ggf. lokale Vorschriften beachten Postexpositionell: Chemoprophylaxe (► Abschn. 96.1) Polysaccharide sind bei Kindern bis 24 Monaten wenig immunogen Meningokokken-ACWY-Konjugatimpfstoff verfügbar
Japanische Enzephalitis	Reisen in Endemiegebiete in Asien	Impfstoff in Deutschland neuerdings zugelassen und verfügbar
Gelbfieber	Reisende in Endemiegebiete (Teile Südamerikas und Afrikas)	Kinder können ab 6 Monaten, nach WHO-Empfehlung ab 9 Monaten geimpft werden
Polio	Reisende in Endemiegebiete, bisher (September 2012) Wildvirusnachweis nur noch in Afghanistan, Nigeria und Pakistan	Erwachsene sollten wenigstens 4 Impfungen erhalten haben. Bei fehlender Impfdokumentation eines Erwachsenen wenigstens 2 Dosen IPV vor Reiseantritt Eine Dosis IPV bei Reisen in Endemieregion, wenn letzte Dosis mehr als 10 Jahre zurückliegt.
FSME	Reisende in Endemiegebiete in Deutschland, Südschweden, Österreich, Polen, Ungarn, Slowenien, Kroatien, Bosnien, Tschechien, Slowakei, Baltikum, Teile Kasachstans, der Mongolei sowie weitere Gebiete in Nord- und West-China Kinder haben ein im Vergleich zu Erwachsenen geringeres Risiko für schwere Krankheitsverläufe	Siehe Hinweise des RKI zur Situation in Deutschland Impfung ab 13. Lebensmonat zugelassen
Influenza	Für Reisende mit erhöhtem Expositionsrisiko oder mit erhöhtem Komplikationsrisiko (ab 60 Jahre, Grundkrankheit) ist die Impfung sinnvoll. Darüber hinaus sollte eine individuelle Abwägung auch für andere Reisende erfolgen, denn das Risiko für eine Influenza lässt sich nicht angeben.	Impfung ab 6 Monaten möglich
Cholera	Vorkommen in Ländern mit mangelnder Hygiene oder nach Zusammenbruch einer hygienischen Wasserversorgung nach Katastrophen, v. a. in Asien, Afrika, Südamerika	Choleraschutzimpfung. Impfung ab 2 Jahre zugelassen; 2–6 Jahre 3 Dosen, danach 2 Dosen jeweils im Abstand von >1 bis <6 Wochen

Literatur

Gemeinsamer Bundesausschuss. Beschluss des GemeinsamenBundesausschusses über die Änderung der Schutzimpfungs-Richtlinie (SI-RL): Umsetzung der STIKO-Empfehlungen Juli 2012.http://www.g-ba.de/downloads/39-261-1582/2013-01-17_2012-10-18_SI-RL_%C3%84nd%20STIKO-Juli 2012_BAnz.pdf Stand 15.04.13

Klein NP, Fireman B, Yih WK et al (2010) Measles-Mumps-Rubella-Varicella Combination Vaccine and the Risk of Febrile Seizures. Pediatrics 126(0665):e1–e8. doi:10.1542/peds.

Ljungman P, Cordonnier C, Einsele H et al (2009) Guidelines. Vaccination of the hematopoetic cell transplant recipients. BoneMarrow Transpantation 44:521–526

Nabel GJ (2013) Designing Tomorrow's Vaccines. N Engl J Med 368:551–560

Nationaler Impfplan: Impfwesen in Deutschland – Bestandsaufnahme und Handlungsbedarf. Beschluss der Arbeitsgemeinschaft der Obersten Landesgesundheitsbehörden vom 15.12.2011

Palefsky JM, Giuliano AR, Goldstone S et al (2011) HPV vaccine against anal HPV infection and anal intraepithelial neoplasia. N Engl J Med 365:1576–1585

Patel MM, López-Collada VR, Bulhões MM et al (2011) Intussusception risk and health benefits of Rotavirus vaccination in Mexico and Brazil. N Engl J Med 364:2283–2292

Poethko-Müller C, Kuhnert R, Schlaud M (2007) Vaccination coverageand predictors for vaccination level. Results of the German Health Interview and Examination Survey for Children andAdolescents (KiGGS). Bundesgesundheitsblatt Gesundheitsforschung Gesundheitsschutz 50:851–862

Robert Koch-Institut (2005) STIKO: Hinweise zu Impfungen für Patienten mit Immundefizienz. Epidemiologisches Bulletin 39:354–364

Robert Koch-Institut (2013) Impfempfehlungen der Ständigen Impfkommission (STIKO) am Robert-Koch-Institut. Epidemiol Bulletin 30:235–254

Robert Koch-Institut R (2012) Empfehlungen der Ständigen Impfkommission(STIKO) am Robert Koch Institut. Epidemiologisches Bulletin 30:283–310

Robert Koch-Institut. Infektionsepidemiologisches Jahrbuch meldepflichtiger Krankheiten für 2011. Abrufbar unter: http://www.rki.de/DE/Content/Infekt/Jahrbuch/Jahrbuch_2011.pdf?__blob=publicationFile Stand 15.04.13

Robert Koch-Institut (2008) Zu den Impfquoten bei den Schuleingangsuntersuchungen in Deutschland 2006. Epidemiologisches Bulletin 7:55–57

Robert Koch-Institut R (2011) Zur Kombinationsimpfung gegen Masern, Mumps, Röteln und Varizellen (MMRV). Epidemiologisches Bulletin 38:352–353

Rotelli-Martins CM, Naud P, De Borba P et al (2012) Sustained immunogenicity and efficacy of the HPV-16/18 AS04-adjuvantedvaccine. Up to 8.4 years of follow-up. Hum Vaccin Immunother 8:390–397

Sester M, Gärtner BC, Girndt M et al (2008) Vaccination of the solidorgan transplant recipient. Transplantation Reviews 22:274–284

Shui IM, Baggs J, Patel M et al (2012) Risk of intussusception following administration of a pentavalent rotavirus vaccine in US infants. JAMA 307:598–604

Steffen R, Connor BA (2005) Travel health: From Risk Assessment to Priorities. J Trav Med. Vaccines 12:26–35

Zepp F, Heininger U, Mertsola J et al (2011) Rationale for pertussis booster vaccination throughout life in Europe. Lancet Infect Dis 11:557–570

11 Zahnärztliche Untersuchung und Prophylaxe

Ch. Splieth

Die Umorientierung der Zahnmedizin auf Erkrankungsursachen und Prävention ging mit einem deutlichen Kariesrückgang in der permanenten Dentition einher. So konnte die Kariesprävalenz bei 12-Jährigen von durchschnittlich über 6 kariösen, gefüllten und wegen Karies extrahierten Zähnen auf derzeit weniger als einen 1 Zahn reduziert werden. Als Folge dieses Kariesrückgangs liegen die Schwerpunkte der Kinderzahnheilkundeheute in der Früherkennung und Frühbehandlung von Störungen der Zahn- und Kieferentwicklung. Hierzu dient u. a. ein zahnärztlicher Kinderpass, der bei Geburtshelfern und in Entbindungsstationen ausgegeben wird. In diesem Pass werden der zahnärztliche Gebissbefund, Mundschleimhautveränderungen, Ernährungs- und Mundhygienegewohnheiten, Fluoridnutzung und Lutschgewohnheiten registriert (■ Abb. 11.1). Er ist ein wichtiges Werkzeug zur Verhütung insbesondere der frühkindlichen Karies. Diese früh auftretende Nuckel- oder Saugerflaschenkaries hat im Unterschied zur Karies der permanenten Dentition in den letzten Jahren an Häufigkeit eher zugenommen. Sie ist aufgrund der Anzahl der betroffenen Zähne, dem Schweregrad der Zerstörung, dem geringen Alter der Kinder und der daraus resultierenden geringen Kooperationsfähigkeit das größte kinderzahnheilkundliche Problem (■ Abb. 11.2a), das häufig nur durch eine zahnärztliche Sanierung in Narkose gelöst werden kann. Schmelz- oder Dentinbildungsstörungen sind demgegenüber vergleichsweise seltener (■ Abb. 11.2b).

Ätiopathogenese und Diagnostik Die frühere Auffassung, dass Karies das „Loch" im Zahn ist und mit einer Füllung therapiert wird, ist überholt. Karies ist ein chronisches Ungleichgewicht zwischen demineralisierenden und remineralisierenden Faktoren (■ Abb. 11.3). Die Demineralisation erfolgt durch organische Säuren, die in der Mundhöhle durch bakterielle Verstoffwechslung aus insbesondere kurzkettigen Kohlenhydraten entstehen. Diese und andere ätiopathogenetische Faktoren lassen sich diagnostisch, präventiv und therapeutisch nutzen.

Initial müssen die oben genannten Parameter in einer Anamnese zu Mundhygiene, Ernährungsgewohnheiten, insbesondere der Aufnahme von Süßigkeiten und zuckerhaltigen Getränken, Lutsch- und Nuckelverhalten, Fluoridnutzung abgefragt werden.

Die Untersuchung der Zähne beinhaltet einen Plaque- und einen Gingiva-Index, die über den vorhandenen Zahnbelag und die gingivale Blutung/Entzündung die Qualität der Mundhygiene dokumentieren. Weiterhin werden die vorhandenen Zähne, kariöse Initialläsionen und Defekte, bisherige Füllungen und fehlende Zähne erfasst. Zahnfehlstellungen und Dysgnathien sind mit dem vollständigen Milchgebiss und vor allem im jugendlich permanenten Gebiss von Bedeutung.

Prävention Die zahnärztliche Prophylaxe hat vier Ansatzpunkte: Aufklärung, Ernährungslenkung, Zahnpflege und Fluoridnutzung. Idealerweise sollte sie schon in der Schwangerschaft beginnen, weil
- durch die hormonellen Umstellungen eine Schwangerschaftsgingivitis begünstigt wird,
- es Hinweise auf eine Interaktion von parodontalen Erkrankungen, Entzündungen und der Entwicklung des Fetus bzw. Frühgeburten gibt,
- das Übertragungsrisiko der Kariesbakterien von der Mutter auf das Kind von deren Mundhygiene und Bakterienzahlen abhängt,
- die frühe Keimübertragung (Strep. mutans, Strep. sobrinus) zu frühen kariösen Läsionen an Milchzähnen führt,
- in den letzten Jahren auch in Deutschland ein Ansteigen der Anzahl von Kindern mit früher Milchzahnkaries zu beobachten ist.

Hervorzuheben ist die ausgesprochen hohe Motivation für Verhaltensänderungen in der Schwangerschaft, die für die zahnmedizinische Prävention genutzt werden sollte, bevor die Mutter nach der Geburt völlig von der Präsenz des Kindes absorbiert wird. Die Beratung der Schwangeren ist identisch mit den Informationen zur Prävention bei Säuglingen und Kleinkindern, die im Folgenden dargestellt werden. Lediglich die Untersuchung und Mundhygieneübungen am Kind können verständlicherweise noch nicht durchgeführt werden. Um dies an einem Termin nach Durchbruch der ersten Zähne am 8–9 Monate alten Kind nachzuholen, empfiehlt sich die Ausgabe des zahnmedizinischen Untersuchungshefts.

Ernährungslenkung Obwohl Karies durch die Vergärung von Kohlenhydraten, insbesondere von Zuckern bedingt ist, sind die Korrelationen zwischen Zuckerkonsum und Karies schwach. Außerdem ist die Ernährungslenkung ausgesprochen schwierig. Als allgemeine Empfehlung ist eine Reduktion der Zuckerimpulse sinnvoll, d. h. von zuckerhaltigen Getränken, Süßigkeiten etc. Dabei sind auch zuckerhaltige Medikamente (Hustensaft, Lutschpastillen), Säfte mit natürlichem Fruchtzuckergehalt und der häufig bei Kleinkindern empfohlene Milchzucker von Bedeutung. Als Alternative können hier zahnfreundliche Produkte dienen, die bezüglich Kariogenität und Erosion wissenschaftlich getestet wurden (■ Abb. 11.4).

Bei der Flaschenkaries ist eine Ernährungsanamnese notwendig, um die schädliche Ernährungsgewohnheit aufzudecken und Motivation zu schaffen, dieses Fehlverhalten abzustellen. Folgende Punkte sind bei der Ernährungslenkung zu beachten:
- Keine nächtliche Gabe der Nuckelflasche bei gesunden Kindern, ggf. ungesüßte Tees, Wasser oder reine Milch
- Keine Dauernuckelflasche, die Flasche ist kein Beruhigungsinstrument, frühzeitiger Übergang zum Trinken aus der Tasse
- Obstsäfte (auch nicht verdünnt), gesüßte Tees oder andere süße Getränke nicht zwischendurch als Durstlöscher (Flüssigkeitszufuhr) und über den Tag verteilt anbieten

Mundhygiene Orale Gesundheit ist ohne tägliche Plaqueentfernung unmöglich, da sowohl Karies als auch Gingivitis/Parodontopathien plaquebedingt sind, also aus der mikrobiellen Aktivität des Biofilms auf den Zahnoberflächen resultieren. Mundhygieneempfehlungen und -training für Eltern von Kleinkindern sind in Deutschland allerdings noch deutlich unterentwickelt, was die hohe Kariesrate im Milchgebiss erklärt. Die Mundhygiene vom ersten Zahn an (6.–8. Lebensmonat) entscheidet, ob Kleinkinder Karies entwickeln oder nicht. Manuell sind Kinder allerdings bis zur Einschulung nicht in der Lage, eine qualitativ relevante Mundhygiene zu betreiben, so dass das elterliche (Nach)Putzen unabdingbar ist. Sinnvollerweise wird bei Säuglingen im Liegen geputzt

G.F. Hoffmann, M.J. Lentze, J. Spranger, F. Zepp (Hrsg.), *Pädiatrie*,
DOI 10.1007/978-3-642-41866-2_11, © Springer-Verlag Berlin Heidelberg 2014

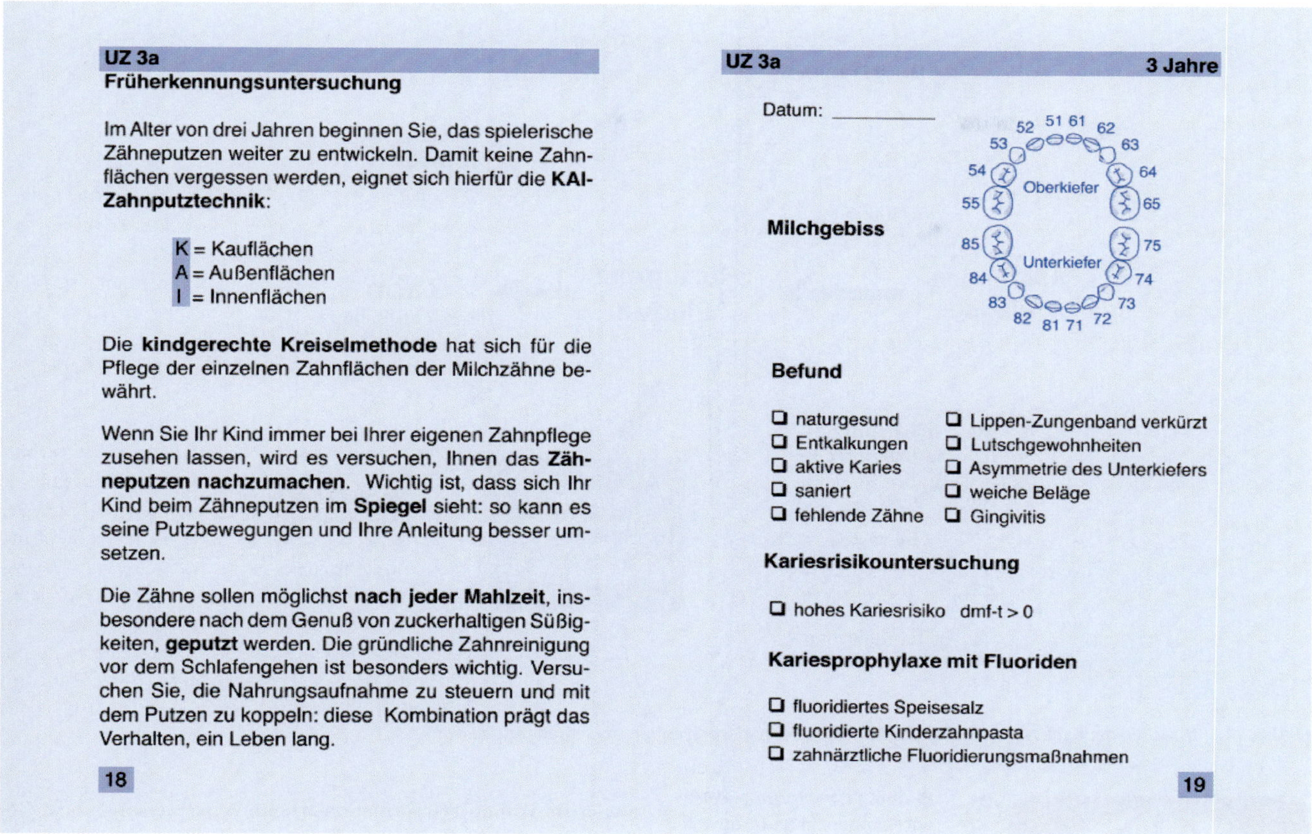

UZ 3a
Früherkennungsuntersuchung

Im Alter von drei Jahren beginnen Sie, das spielerische Zähneputzen weiter zu entwickeln. Damit keine Zahnflächen vergessen werden, eignet sich hierfür die **KAI-Zahnputztechnik**:

K = Kauflächen
A = Außenflächen
I = Innenflächen

Die **kindgerechte Kreiselmethode** hat sich für die Pflege der einzelnen Zahnflächen der Milchzähne bewährt.

Wenn Sie Ihr Kind immer bei Ihrer eigenen Zahnpflege zusehen lassen, wird es versuchen, Ihnen das **Zähneputzen nachzumachen**. Wichtig ist, dass sich Ihr Kind beim Zähneputzen im **Spiegel** sieht: so kann es seine Putzbewegungen und Ihre Anleitung besser umsetzen.

Die Zähne sollen möglichst **nach jeder Mahlzeit**, insbesondere nach dem Genuß von zuckerhaltigen Süßigkeiten, **geputzt** werden. Die gründliche Zahnreinigung vor dem Schlafengehen ist besonders wichtig. Versuchen Sie, die Nahrungsaufnahme zu steuern und mit dem Putzen zu koppeln: diese Kombination prägt das Verhalten, ein Leben lang.

18

UZ 3a **3 Jahre**

Datum: __________

Milchgebiss

Befund

- ❑ naturgesund
- ❑ Entkalkungen
- ❑ aktive Karies
- ❑ saniert
- ❑ fehlende Zähne
- ❑ Lippen-Zungenband verkürzt
- ❑ Lutschgewohnheiten
- ❑ Asymmetrie des Unterkiefers
- ❑ weiche Beläge
- ❑ Gingivitis

Kariesrisikountersuchung

- ❑ hohes Kariesrisiko dmf-t > 0

Kariesprophylaxe mit Fluoriden

- ❑ fluoridiertes Speisesalz
- ❑ fluoridierte Kinderzahnpasta
- ❑ zahnärztliche Fluoridierungsmaßnahmen

19

Abb. 11.1 Der zahnärztliche Kinderpass ist das Eingangstor zur regelmäßigen Prophylaxe vom ersten Zahn an

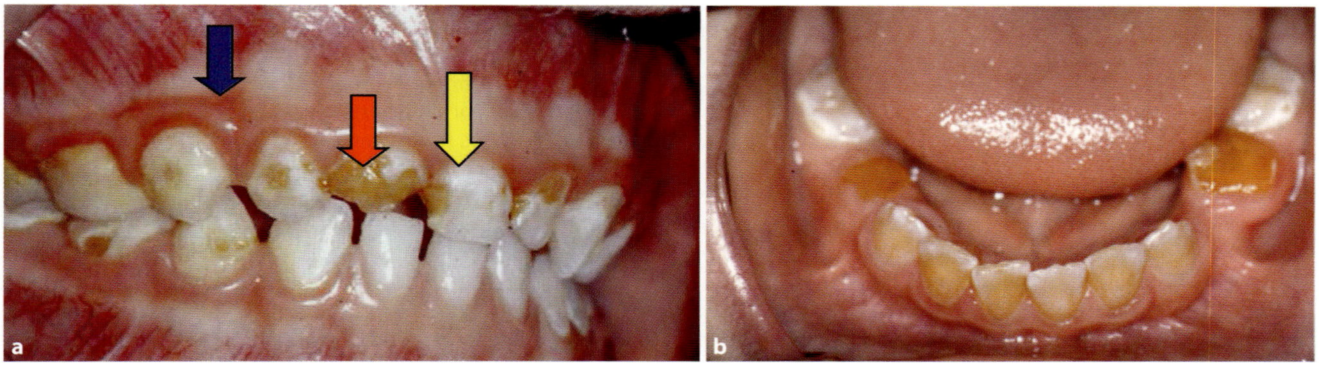

Abb. 11.2a,b Frühkindliche Karies. Karies ist dabei nicht nur der makroskopisch erkennbare Einbruch der Zahnhartgewebe (kariöser Defekt, *roter Pfeil*, **a**). Die chronische Entzündung des Zahnfleischs (Gingivitis, *blauer Pfeil*) und kreidig-weiße Entkalkungen (Initialläsionen, *gelber Pfeil*) sind bereits eindeutige Indikatoren für eine bestehende Kariesaktivität. Kariogene Plaque überdeckt häufig gerade Initialläsionen und ist daher vor einer Untersuchung zu entfernen. Davon sind Schmelz-/Dentinbildungsstörungen (**b**) abzugrenzen

(Abb. 11.5a). Aber auch später ermöglicht die liegende Position einen besseren Zugang zu allen Zähnen und eine ruhigere Atmosphäre (Abb. 11.5b). Bei Säuglingen ist das Training der Mutter in der Praxis essenziell, da aufgrund des Saugreflexes das Abhalten der Lippen eingeübt werden muss. Es sollte eine Kleinkindzahnbürste verwendet werden, Mullläppchen oder Wattestäbchen sind antiquiert. Die Zahnbürste wird mit den Borsten leicht schräg zum Zahnfleischsaum hin angesetzt und dann auf der Stelle gerüttelt; die Zähne sollten von vestibulär und palatinal gereinigt werden.

Fluoridnutzung Die Frage der Fluoridnutzung, oder besser gesagt die Applikationsform, wird zum Teil kontrovers diskutiert. Wie aus Abb. 11.3 ersichtlich, spielen Fluoride im Prozess der Kariesätiologie primär keine Rolle. Sie können allerdings als Therapeutikum eingesetzt werden, um während der Einwirkzeit von Säuren die Demineralisation zu reduzieren und danach die Remineralisation von Initialläsionen zu verstärken. Der deutliche Kariesrückgang in der permanenten Dentition wird im Wesentlichen mit der verstärkten Fluoridnutzung erklärt. Dabei ist die Einteilung in systemische und lokale Fluoride veraltet, da auch „systemische" Fluoride wie Tablette, Wasser oder Salz bei der oralen Aufnahme an den Zähnen lokal wir-

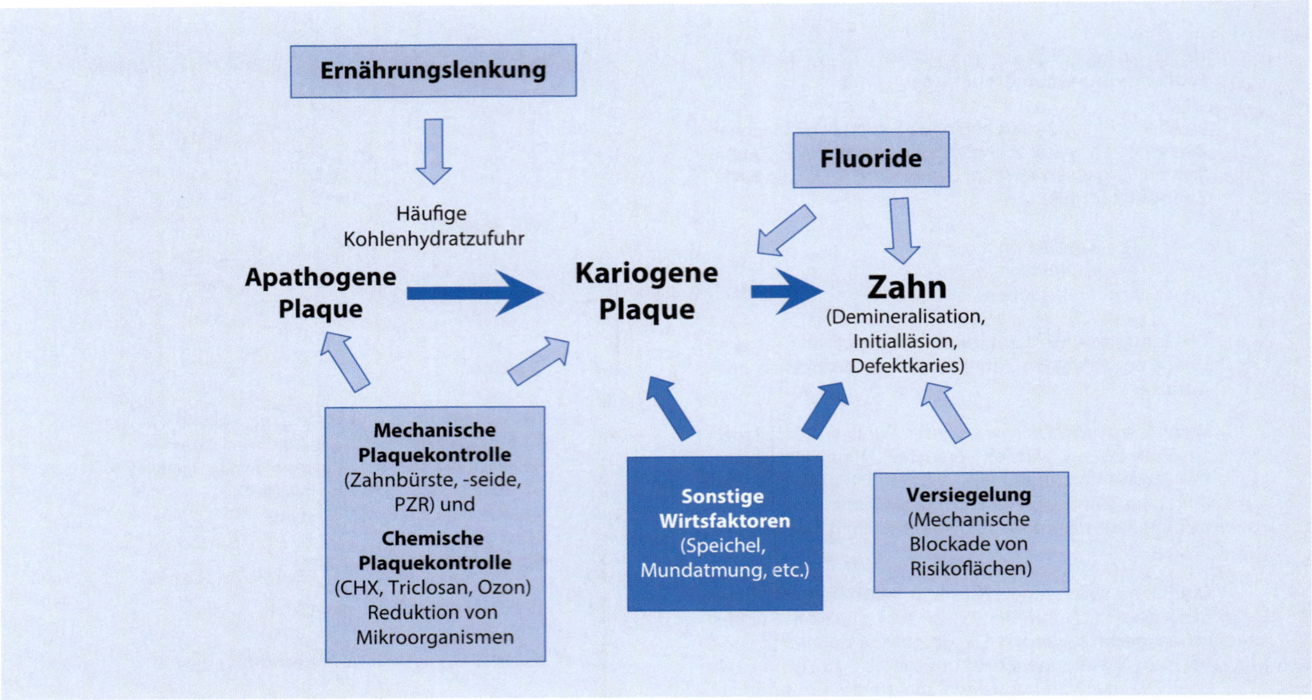

Abb. 11.3 Ursachen der Kariesaktivität und Möglichkeiten der Kariesprävention bzw. -therapie (*hellblau*)

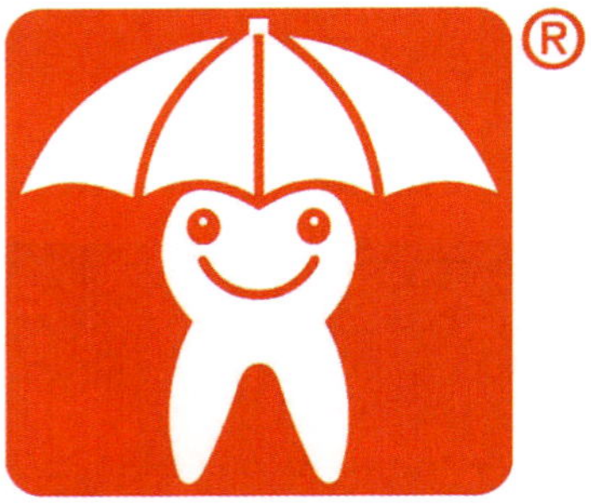

Abb. 11.4 Wissenschaftlich auf Kariogenität und Erosivität getestete zahnfreundliche Süßigkeiten tragen das Symbol „Zahnmännchen mit Schirm"

ken. Lokal applizierte Fluoride wie Zahnpasta verbleiben teilweise in der Mundhöhle, werden verschluckt, resorbiert und systemisch wirksam. Wissenschaftlich ist eindeutig geklärt, dass für die Kariesentwicklung die lokale Fluoridkonzentration in der Plaque und an der Zahnoberfläche jeden Tag im Zusammenspiel mit dem pH-Wert und der Kalzium-/Phosphatkonzentration entscheidend sind. Zähne können nicht über eine systemische Fluoridierung „hart gemacht werden für das Leben": Studien an systemisch optimal fluoridierten Zähnen, die hohe Anteile von Fluorapatit aufwiesen, halten einem kariösen Milieu nicht wesentlich besser stand als Zähne mit wenig eingelagertem Fluorid. Die Zugabe von gelöstem Fluorid kann jedoch auch bei Zähnen ohne Fluorideinbau die Kariesrate drastisch reduzieren. Daher ist die kontinuierliche, optimale Fluoridnutzung zur erfolgreichen Kariesprävention essenziell. Festzuhalten ist jedoch, dass Karies keine Fluoridmangelerkrankung ist und dass die Fluoridnutzung ohne adäquate Mundhygiene oder bei sehr häufigen Zuckerimpulsen weniger wirksam ist.

Vor dem Einsatz des Therapeutikums Fluorid ist die Fluoridanamnese zwingend nötig, da bereits bei der kariespräventiv optimalen, systemischen Dosierung (0,05 mg F/kg Körpergewicht) vermehrt leichte Dentalfluorosen auftreten. Deutliche systemische Überdosierungen führen zu ästhetisch inakzeptablen Resultaten. Die Fluoridanamnese umfasst verpflichtend den Fluoridgehalt im Trinkwasser am Wohnort (Informationen beim Wasserversorger oder Gesundheitsamt), die Ernährung (insbesondere Mineralwasser, Fisch, schwarzer Tee), Fluoridtabletten/-salz, Nutzung von fluoridhaltigen Zahnpasten (Kinder- oder Erwachsenenkonzentration), Gelen und Spüllösungen. Aufgrund der Gefahr der Dentalfluorose bei systemischer Gabe wurde im Jahr 2010 in den USA die Empfehlung zur Trinkwasserfluoridierung von 0,7–1,2 auf nur 0,7 mg/l reduziert.

Der oben beschriebene primär lokale Wirkmechanismus macht die Fluoridgabe vor Durchbruch des ersten Zahns (6.–8. Lebensmonat) überflüssig. Im Gegenteil: Das Fluoroserisiko für die gerade in Mineralisation befindlichen permanenten Frontzähne ist bei der Gabe von 0,25 mg Fluorid als Tablette aufgrund des geringen Gewichts von Neugeborenen besonders hoch (ca. 0,06 mg F/kg Körpergewicht, bei Frühgeburten sogar deutlich mehr). Danach steht die lokale Applikation im Vordergrund, die natürlich auch durch das Lutschen von Fluoridtabletten erfolgen kann. Aber gleichzeitig muss die mechanische Plaqueentfernung erfolgen (Abb. 11.5). Idealerweise könnte die aufgelöste Fluoridtablette auf die Zahnbürste gegeben oder eine Kinderzahnpasta (500 ppm Fluorid) verwendet werden. Die kombinierte Verwendung von Fluoridtabletten und fluoridhaltiger Zahnpasta führt bei kleinen Kindern zu sehr hohen Fluoroseraten, die der rezeptierende Arzt zu verantworten hat. Der Einsatz von Fluoridtabletten bei einem Kind hat außerdem zur Folge, dass für die gesamte Familie die Möglichkeit für den Einsatz von Fluoridsalz entfällt oder die Mahlzeiten für dieses Kind getrennt mit nichtfluoridhaltigem Salz zubereitet werden müssen. So stellt die Leitlinie der Deutschen Gesellschaft für Zahn-, Mund- und Kieferheilkunde fest, dass in nichtfluoridierten Gebieten die Fluoridsupplementation nur für Kinder mit hohem Kariesrisiko und nicht als Routineempfehlung durchgeführt werden sollte. Die Supplementierung sollte dann im Alter von 6 Monaten beginnen und im 12. Lebensjahr aufhören. Dies ist fast der identische Wortlaut der American Dental Association: „Für Kinder mit niedrigem Kariesrisiko werden keine Fluoridsupplementierung (Tabletten) empfohlen.

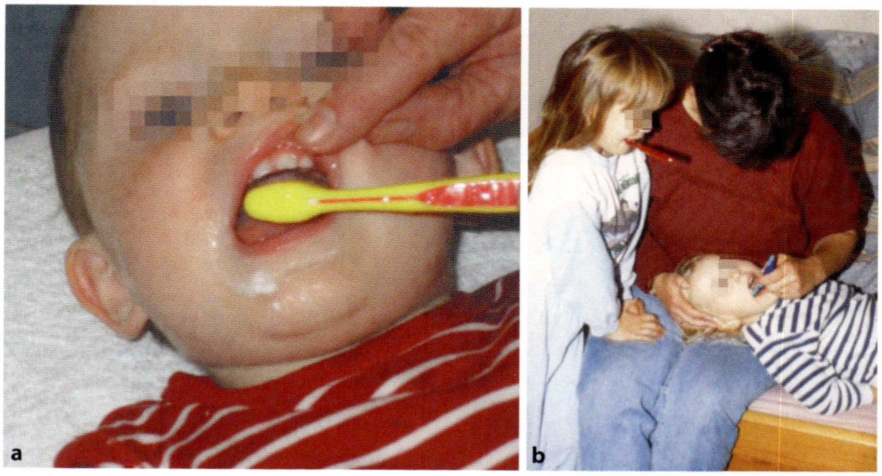

Abb. 11.5a,b Das Zähneputzen beim liegenden Kind ist für die Eltern angenehmer und übersichtlicher. Bei Säugling muss die Lippe abgehalten werden, da nur so eine ausreichende Plaqueentfernung unter Sicht möglich ist

Andere Fluoridquellen sollten für die Kariesprävention in Erwägung gezogen werden.“, d. h. forensisch muss eine Kariesrisikoabschätzung einschließlich Fluoridanamnese vor der Rezeptierung der Fluoridtabletten erfolgen.

Eine einfachere Lösung bietet daher die kombinierte Nutzung von fluoridhaltiger Zahnpasta und Fluoridsalz für alle Altersgruppen vom ersten bis zum letzten Zahn. Bei Kleinkindern müssen allerdings Dosierempfehlungen eingehalten werden, um ein Verschlucken von größeren Mengen Zahnpasta und damit verbundenen systemische Nebenwirkungen zu vermeiden: Zu Beginn sollte nur einmal am Tag mit einer erbsgroßen Menge Kinderzahnpasta (500 ppm) geputzt werden, ab dem 2. Geburtstag zweimal, wobei die Menge von den Eltern kontrolliert wird. Die Fluoridaufnahme beträgt dann nur 0,02 mg F/kg Körpergewicht, was auch zusammen mit den Fluoridmengen aus Salz kein Fluoroserisiko birgt. Außerdem festigt es die Gewohnheit des Zähneputzens. Ab 6 Jahren ist die Mineralisation der permanenten Dentition im Kiefer im Wesentlichen abgeschlossen und damit sollte zum Durchbruch des ersten permanenten Zahns eine Erwachsenenzahnpaste (1000–1500 ppm F) und einmal wöchentlich ein Fluoridgelee zur Verbesserung der posteruptiven Schmelzreifung angewendet werden. Die Salzfluoridierung sollte in der Familie weiter genutzt werden, da die Jugendlichen und Erwachsenen wie bei der Trinkwasserfluoridierung von dem lokalen Effekt profitieren.

Therapie Trotz einer Verstärkung der präventiven Maßnahmen weisen viele Kinder noch kariöse Läsionen auf, die zwingend zahnärztlich zu therapieren sind. Ansonsten resultieren Zahnschmerzen, Pulpitiden, Nekrosen des Endodontes, chronische Entzündungsprozesse und ein Funktionsverlust der Zahnreihen. Im Molarenbereich kommt es zur Aufwanderung der Zähne, die eine späte, umfangreiche kieferorthopädische Behandlung bedingen. Die Frühtherapie ist weniger aufwendig, wird von den Kindern besser toleriert und hat eine bessere Prognose. Dies gilt insbesondere für Kinder mit medizinischen Allgemeinerkrankungen, Behinderungen oder Syndromen, die häufig eine erhöhte orale Erkrankungsaktivität und eine eingeschränkte Kooperation bei Behandlungen aufweisen.

Zahnfehlstellungen, die im Milchgebiss häufig Folge von intensivem Lutschen oder vorzeitigem Milchzahnverlust sind, können durch interzeptive Maßnahmen vom Zahnarzt therapiert werden, was häufig eine umfassende kieferorthopädische Behandlung vermeiden kann. Die meist genetisch bedingten Dysgnathien werden vorzugsweise im jugendlich permanenten Gebiss vom Fachzahnarzt für Kieferorthopädie behandelt.

Literatur

DAJ (Deutsche Arbeitsgemeinschaft für Jugendzahnpflege) (2010) Epidemiologische Begleituntersuchungen zur Gruppenprophylaxe 2009. Bonn

DGKJ (Deutsche Gesellschaft für Kinderheilkunde und Jugendmedizin) und DGZMK (Deutsche Gesellschaft für Zahn-Mund- und Kieferheilkunde):S2 K Leitlinie „Fluoridierungsmaßnahmen zur Kariesprophylaxe“ (2013) Leitlinie AWMG Register Nr 083-001

Hausen H (2004) Benefits of topical fluorides firmly established. Evid Based Dent 5:36–37

Marinho VC, Higgins JP, Sheiham A, Logan S. Combinations of topical fluoride (toothpastes, mouthrinses, gels, varnishes) versus single topical fluoride for preventing dental caries in children and adolescents. Cochrane Database Syst Rev 2004a; (1): CD002781

Øgaard B (1990) Effects of fluoride on caries development and progression in vivo. J Dent Res 69:813–819

Rozier RG, Adair S, Graham F et al (2010) Evidence-Based Clinical Recommendations on Supplements for Caries Prevention: A Report the Prescription of Dietary Fluoride. J Am Dent Assoc 141:1480–1489

Splieth Ch (2000) Professionelle Prävention – Zahnärztliche Prophylaxe für alle Altersgruppen. Quintessenz Verlag, Berlin

Splieth Ch, Schwahn Ch, Hölzel C, Nourallah A, Pine C (2004) Prävention nach Maß? Mundhygienegewohnheiten bei 3-4jährigen Kindern mit und ohne kariöse Defekte. Oralprophylaxe 26:106–109

US Dept of Health and Human Serivces: Proposed HHS Recommendation for Fluoride Concentration in Drinking Water for Prevention of Dental Caries. www.hhs.gov/news/press/2011pres/01/pre_pub_frn_fluoride.html. gesehen 3.3.2012

III Kind und Gesellschaft/ Sozialpädiatrie

12 Epidemiologie als Grundlage der pädiatrischen Prävention

R. von Kries

12.1 Die Population als Patient – Aufgaben der Epidemiologie

Epidemiologie beschäftigt sich mit dem Auftreten und den Ursachen von Krankheiten in Bevölkerungen. Hierbei stehen zunächst die Häufigkeit der Erkrankung bzw. Veränderungen der Häufigkeit im Zentrum des Interesses. Werden die Kinder und Jugendlichen in Deutschland immer dicker? Haben immer mehr Kinder in Deutschland allergische Erkrankungen wie Asthma und Heuschnupfen? Neben den zeitlichen Trends sind auch regionale Unterschiede von Bedeutung: Sind allergische Erkrankungen in verschiedenen Regionen unterschiedlich häufig?

12.1.1 Adipositas-Epidemie bei Kindern und Jugendlichen auch in Deutschland?

In den USA ist fast jedes dritte Kind zu dick – in Europa bis zu jedes fünfte. Zu dick, also mindestens übergewichtig, ist ein Erwachsener mit einem Body-Mass-Index (BMI) über 25, adipös ist er ab einem BMI über 30. Bei Kindern können solche fixierten Grenzwerte nicht verwendet werden, da der BMI altersabhängig ist. Durch ein Pooling von Messwerten aus verschiedenen Kinderpopulation wurden altersabhängige Grenzwerte extrapoliert, die einem BMI von 25 bzw. 30 bei Erwachsenen entsprechen. Basierend auf solchen Grenzwerten lässt sich die Prävalenz von Übergewicht und Adipositas bei Kindern im Zeitverlauf sowie im internationalen Vergleich bestimmen.

So wurde anhand von Vollerhebungen bei Einschulungsuntersuchungen bei Kindern in Bayern gezeigt, dass in den Einschulungsjahrgängen 1982–1997 der Anteil übergewichtiger Kinder von 8,5 % auf 12,3 % und der adipöser Kinder von 1,8 % auf 2,8 % zugenommen hatte. In den letzten Jahren scheint sich dieser Trend nicht mehr fortzusetzen. Bei Rekruten der Geburtkohorten 1971–1979 wurde gezeigt, dass der Anteil der adipösen jungen Männer von 3,4 % auf 5,7 % zugenommen hatte. Bemerkenswert an diesen Daten war, dass nicht alle Kinder und jungen Erwachsenen betroffen waren. Schlanke und normalgewichtige Personen wurden nicht „dicker", während der BMI bei den Übergewichtigen und Adipösen deutlich zunahm: die Dicken wurden immer dicker – wie auch aus Erhebungen in den USA beschrieben. Diese Daten aus Deutschland waren verfügbar, weil es routinemäßige Untersuchungen gibt, die in konstanter Weise in Form einer Vollerhebung die betreffenden Daten bei allen Kinder bzw. den männlichen jungen Erwachsenen erhoben haben.

Welche Faktoren sind für diese Adipositas-Epidemie verantwortlich? Neben der Beschreibung von Veränderungen der Häufigkeit von Erkrankungen in Populationen ist die Analyse von möglichen Ursachen dieser Veränderungen die Domäne der Epidemiologie.

12.1.2 Epidemische Zunahme der Häufigkeit von Allergien – warum?

In vielen Ländern hat die Häufigkeit allergischer Krankheiten in den letzten 50 Jahren zugenommen, wobei neuere Daten aus Deutschland zeigen, dass hier in den letzten 10 Jahren eine Trendwende eingetreten ist: kein weiterer Anstieg der Prävalenz von Heuschnupfen und Asthma bei Schulkindern.

Bekannt ist, dass genetische Faktoren das Auftreten von allergischen Krankheiten begünstigen. Die Zunahme der Häufigkeit kann aber kaum durch genetische Faktoren bedingt sein. Deshalb muss angenommen werden, dass Umweltfaktoren oder Veränderungen im Lebensstil für die Zunahme verantwortlich sind.

Um Hypothesen zu generieren, welche Faktoren hierfür verantwortlich sein könnten, kann ein Vergleich der Häufigkeit allergischer Krankheiten in unterschiedlichen Ländern hilfreich sein. Damit ein solcher Vergleich sinnvoll ist, müssen vergleichbare Kinder (gleiches Alter, vergleichbare und jeweils repräsentative Stichproben) bezüglich der gleichen Merkmale (Falldefinitionen) verglichen werden. Die Verwendung gleicher Falldefinitionen ist essenziell und bezüglich allergischer Krankheiten keinesfalls trivial. In der ISAAC-Studie (International Study of Asthma and Allergies in Childhood) wurde deshalb eine standardisierte und in verschiedenen Kulturen vergleichbare Erfassung der Symptome von Asthma, Heuschnupfen und Neurodermitis u. a. bei Kindern im Alter von 13–14 Jahren entwickelt und in 156 Zentren aus 56 Ländern eingesetzt. Hierbei wurden Fragen zu klassischen Symptomen allergischer Krankheiten entworfen, validiert, übersetzt und dem regionalen Sprachgebrauch angepasst (in den neuen Bundesländern ist es z. B. gebräuchlich, statt von Giemen von Fiepen zu sprechen). Zusätzlich wurde zur Erfassung von Asthmasymptomen in den letzten 12 Monaten ein Video gezeigt (Frage: „Hattest Du so etwas in den letzen 12 Monaten?").

Diese Untersuchung zeigte zwischen den 156 Zentren erhebliche Unterschiede in der Inzidenz allergischer Krankheiten: um den Faktor 8 für Asthma- bzw. Neurodermitissymptome und den Faktor 4 für Heuschnupfensymptome (jeweils zwischen Ländern an der 90. und an der 10. Perzentile der Verteilung). Die Extremwerte unterschieden sich um Faktoren von 20–60. Die Raten für Asthmasymptome waren z. B. am höchsten in England, Australien, Neuseeland und Irland und am niedrigsten in Indonesien, Indien, Äthiopien, China, Usbekistan, Taiwan und Griechenland. Es ist auffällig, dass Kinder aus Ländern mit niedrigem hygienischem Standard offenbar seltener an Asthma erkranken. Diese Daten waren Wegbereiter der Hygienehypothese als Erklärung der Häufigkeit für die Zunahme von Allergien.

G.F. Hoffmann, M.J. Lentze, J. Spranger, F. Zepp (Hrsg.), *Pädiatrie*,
DOI 10.1007/978-3-642-41866-2_12, © Springer-Verlag Berlin Heidelberg 2014

12.1.3 Warum ist ein basales Verständnis von Epidemiologie für den Kinderarzt wichtig?

Die Grundlagen ärztlichen Handelns sollten auf Evidenz basiert sein. Für therapeutische Entscheidungen können hierzu randomisierte kontrollierte Studien durchgeführt werden. Der höchste Grad von Evidenz stellt die Metaanalyse randomisierter Studien dar. Die Aufgaben des Kinderarztes verschieben sich zunehmend von der kurativen zur präventiven Pädiatrie. Präventive Maßnahmen müssen ebenso wie Therapien hinsichtlich ihrer Wirksamkeit und Nebenwirkungen gesichert sein. Für viele Fragen in der Prävention sind aber randomisierte Studien ethisch nicht möglich. So hat es und wird es nie randomisierte Studien zum Zusammenhang von Stillen und Allergien, von Stillen und Adipositas bei Kindern, zum Schutz vor HIV-Infektionen durch Kondomgebrauch oder zum Einfluss der Schlafposition des Kindes auf das Risiko für den plötzlichen Kindstod („sudden infant death syndrome", SID) geben. Dennoch müssen Empfehlungen zu diesen Fragen auf Evidenz gegründet sein. Diese Evidenz kann nur aus Beobachtungsstudien kommen. Beobachtungsstudien sind die Domäne der Epidemiologie. Um solche Studien beurteilen zu können, muss der Kinderarzt die Maßeinheiten in der Epidemiologie und ihre Bedeutung, die Prinzipien epidemiologischer Studien und deren Fehlerquellen sowie die Kriterien für Kausalität in der Epidemiologie kennen.

12.2 Maßeinheiten in der Epidemiologie

Die Häufigkeit von Krankheiten in Populationen wird üblicherweise als Verhältniszahl angegeben. Hierbei steht im Zähler die Zahl der Erkrankten und im Nenner die Zahl der Personen, die potenziell erkrankt sein könnten. So muss z. B. beim Vergleich von Fehlbildungshäufigkeiten sehr präzise angegeben werden, ob hierbei nur Fehlbildungen bei Lebendgeborenen oder auch Fehlbildungen bei Totgeburten erfasst worden sind. Im ersten Fall muss die Zahl der Lebendgeburten im Nenner stehen, im zweiten Fall die Zahl der Lebend- und Totgeburten. Angaben zu Krankheitshäufigkeiten können als Prävalenz oder Inzidenz gegeben werden.

12.2.1 Prävalenz

Die Prävalenz einer Krankheit beschreibt die Häufigkeit der Krankheit in einer definierten Population zu einem definierten Zeitpunkt. Eine Prävalenzangabe wäre z. B. die Rate der an hypoplastischem Linksherzsyndrom erkrankten Kinder in Deutschland zu einem willkürlich gewählten Stichtag (z. B. 01.01.2000). Im Nenner dieser Berechnung stünden alle Kinder der Altersgruppe 0–15 Jahre, die zum Stichtag in Deutschland leben. Im Zähler stünden alle Kinder, die die Kriterien für den Nenner erfüllen und zusätzlich am Erhebungszeitpunkt das Merkmal „hypoplastisches Linksherzsyndrom" aufweisen.

Prävalenzzahlen sind nicht geeignet, um das Risiko für das Auftreten von Krankheiten zu beurteilen. So war mit ziemlicher Sicherheit die Prävalenz von „am hypoplastischen Linksherzsyndrom erkrankten" Kindern am 01.01.1980 annähernd Null, da fast alle Kinder mit dieser Krankheit in der ersten Lebenswoche verstarben. In den 1990er Jahren wurden palliative Operationstechniken entwickelt, die für einige dieser Kinder ein Überleben zumindest im ersten Lebensjahr ermöglichen. So wird am 01.01.2010 die Prävalenz der Kinder mit hypoplastischem Linksherzsyndrom sicher größer als 20 Jahre zuvor sein. Obwohl die Prävalenz der Krankheit größer geworden ist, kann hieraus nicht abgeleitet werden, dass das Risiko, am hypoplastischen Linksherzsyndrom zu erkranken, in den 1990er Jahren größer geworden ist als in den 1980er Jahren.

12.2.2 Inzidenz

Das Risiko für das Auftreten von Krankheiten wird durch die Erkrankungsinzidenz beschrieben. Wie groß war z. B. die Wahrscheinlichkeit für Kinder, die im Januar 1988 geboren waren, in den ersten 5 Lebensjahren an einer systemischen Haemophilus-influenzae-b-Infektion zu erkranken? Die Wahrscheinlichkeit bzw. das Risiko für das Auftreten von Krankheiten kann empirisch bestimmt werden durch die Häufigkeit des Auftretens von Krankheiten in einer definierten Population über einen definierten Zeitraum. Eine Möglichkeit zur Bestimmung der Wahrscheinlichkeit des Auftretens systemischer Haemophilus-influenzae-b-Erkrankungen bei Kindern, die im Januar 1988 geboren wurden, bestünde in einer systematischen Registrierung aller Kinder, die im Januar 1988 in Deutschland geboren wurden und der vollständigen Erfassung systemischer Haemophilus-influenzae-b-Erkrankungen bei diesen Kindern bis einschließlich Januar 1993.

Die Erkrankungsinzidenz errechnet sich aus der Zahl der Neuerkrankungen in einer definierten Population während des definierten Zeitraums dividiert durch die Zahl der beobachteten Kinder, die während des definierten Zeitraums potenziell erkranken könnten. Die Erkrankungsinzidenz ist ein Indikator für das Erkrankungsrisiko. Erkrankungsrisiken in Abhängigkeit von unterschiedlichen Expositionen, die Risiko oder Schutzfaktoren darstellen können, werden in epidemiologischen Studien untersucht.

12.3 Methoden zur Messung der Häufigkeit von Krankheiten

Die Definition eines geeigneten Zählers und Nenners ist unverzichtbar für die Berechnung von Prävalenzen und Inzidenzen. Hierzu ist die Kenntnis der Zahl der Erkrankten wie die der Exponierten notwendig. Die vollständige Erfassung von Krankheiten in Populationen kann durch aktive und passive Erfassungssysteme angestrebt werden.

12.3.1 Passive Erfassung

Passive Erfassungssysteme beruhen z. B. auf der Meldung meldepflichtiger Ereignisse wie Geburten und Todesfälle nach den Personenstandsgesetzen der einzelnen Bundesländer. Eine regelmäßige Abfrage der Häufigkeit der betreffenden Ereignisse in den potenziell meldenden Institutionen erfolgt hierbei nicht. Dennoch kann aufgrund der administrativen Vorgaben erwartet werden, dass alle Geburten und Todesfälle erfasst werden. In anderen Bereichen kann bei passiven Meldesystemen nicht von einer so vollständigen Erfassung ausgegangen werden. Im Infektionsschutzgesetz wird z. B. die Meldung von systemischen Hämophilus-influenzae- oder Meningokokken-Erkrankungen gefordert (Meldepflicht). Es wird jedoch nur ein Teil der Fälle gemeldet, wie Untersuchungen mit einem unabhängigen Erfassungssystem gezeigt haben.

12.3.2 Aktive Erfassung

Bei aktiven Surveillance-Systemen erfolgt eine monatliche Abfrage bei den potenziell meldenden Institutionen. Ein Beispiel für ein aktives Surveillance-System stellt die Erhebungseinheit für seltene pädiatrische Krankheiten im Kindesalter (ESPED) dar. Alle Chefärzte bzw. Leiter von selbstständigen Abteilungen in deutschen Kinderkliniken erhalten eine monatliche Postkarte/E-Mail-Anfrage, auf der sie gebeten werden, anzugeben, ob und wie häufig eine Auswahl von bis zu 12 unterschiedlichen Krankheiten in ihrer Institution im vorangegangenen Monat beobachtet worden ist. Die Kollegen werden gebeten, die Postkarte auch dann zurückzusenden, wenn kein Fall der aufgeführten Krankheiten in ihrer Klinik beobachtet worden ist. Anhand der Rücklaufquoten der Postkarten kann überprüft werden, wie groß der Anteil der an der Erhebung teilnehmenden Kliniker ist.

Auch bei solch aktiven Surveillance-Systemen kann jedoch nicht von einer vollständigen Erfassung aller interessierenden Fälle ausgegangen werden. Der Abgleich der Datenerfassung zur Diabetesinzidenz bei Kindern bis zum Alter von 15 Jahren mit einer zweiten unabhängigen Datenquelle zeigte, dass nur mit ESPED allein 72 % der tatsächlichen Fälle, durch Abfrage bei den Kinder behandelnden Ärzten der Studienregion allein 46 % der tatsächlichen Fälle und mit beiden Erfassungssystemen zusammen 85 % der geschätzten tatsächlichen Fallzahl zu erfassen waren. Grundsätzlich ist bei aktiven Erfassungssystemen aber von höheren Melderaten als bei passiven Erfassungssystemen auszugehen.

12.4 Studientypen und häufige Fehlerquellen

Sind die Inzidenzen einzelner Krankheiten in unterschiedlichen Populationen bzw. während unterschiedlicher Zeiträume in einer Population different, stellt sich die Frage, welche Ursachen diesen Unterschieden zugrunde liegen. Diese Ursachen können ggf. als protektive oder als Risikofaktoren identifiziert werden. Die Kenntnis relevanter protektiver Faktoren oder von Risikofaktoren ermöglicht rationale Präventionsmaßnahmen.

12.4.1 Ökologische Studien

Das einfachste Studiendesign ist die ökologische Studie. In Frankreich sterben weniger Menschen am Herzinfarkt als in Deutschland. Franzosen trinken pro Kopf mehr Rotwein als Deutsche. Besteht ein Zusammenhang zwischen dem Rotweinkonsum und Herzinfarkten? Solche Beobachtungen sind ausreichend, Hypothesen zu generieren – beweisen können sie solche Zusammenhänge jedoch nicht: Franzosen trinken nämlich nicht nur pro Kopf mehr Rotwein, sondern sie essen auch weniger tierische Fette, stattdessen verwenden sie mehr Olivenöl. Darüber hinaus kann man anhand solcher Daten keinen Bezug zur individuellen Exposition bei Erkrankten machen: ob nun in Frankreich gerade die Rotweintrinker gehäuft Herzinfarkte haben oder nicht, kann nicht beurteilt werden.

12.4.2 Querschnittsuntersuchungen

Querschnittsuntersuchungen („cross sectional studies") sind weit verbreitet und erlauben eine etwas bessere Beurteilung der Zusammenhänge zwischen potenziellen Schutz- und Risikofaktoren und Erkrankungen. So basiert z. B. eine der meistzitierten Studien zur Hygienehypothese bei Allergien auf einer solchen Querschnittserhebung: Bei Einschulungsuntersuchungen in ländlichen Regionen in Bayern wurde über Fragebogen die Lebenszeitprävalenz von allergischen Erkrankungen erfragt. Die Lebenszeitprävalenz erlaubt ebenso wie die Inzidenz eine Aussage über Erkrankungsrisiken. Zusätzlich wurde erfragt, ob die Kinder auf einem Bauernhof lebten – mit oder ohne Stalltiere. Bei Kindern, die auf einem Bauernhof mit Stalltieren lebten, war die Lebenszeitprävalenz von Heuschnupfen und Asthma am niedrigsten. Dies konnte nicht durch Verzerrungen (Bias) oder Störfaktoren (Confounding) erklärt werden. Offenbar gibt es Faktoren, die mit dem Stalltierkontakt in Zusammenhang stehen, die mit Heuschnupfen und Asthma assoziiert sind – als Ursache oder als Folge. Da die zeitliche Sequenz in Querschnittsuntersuchungen meist nicht erhoben wird, kann dies nur durch Plausibilitätsüberlegungen differenziert werden.

In den meisten Fällen ist eine Differenzierung von Ursache und Wirkung einfach möglich. So würde kaum ein vernünftiger Untersucher aus Ergebnissen einer Querschnittsuntersuchung, die bei Kindern mit obstruktiven Atemwegserkrankungen den häufigeren Gebrauch von Sekretolytika konstatiert, folgern, dass Sekretolytika das Auftreten von obstruktiven Bronchialerkrankungen begünstigen. Im Einzelfall kann aber die Erkenntnis von Ursache und Wirkung weniger evident sein.

Jedoch ist es kaum denkbar, dass Eltern in ländlichen Gegenden Bayerns Viehbauern werden, weil ihre Kinder weder Asthma noch Heuschnupfen haben. Deshalb ist in dieser Querschnittserhebung eine Differenzierung zwischen Ursache und Wirkung („Henne und Ei") möglich: Wahrscheinlich ist das Aufwachsen auf einem Bauernhof mit Stalltierkontakt protektiv gegenüber Asthma und Heuschnupfen.

12.4.3 Fall-Kontroll-Studien

Das Prinzip von Fall-Kontroll-Studien ist der Vergleich von Erkrankten und Kontrollpersonen hinsichtlich verschiedener Risikofaktoren. Die Aussagekraft von Fall-Kontroll-Studien ist ähnlich wie die von Querschnittserhebungen zu bewerten. Ist der vermutete Risikofaktor für das Auftreten der Krankheit von Bedeutung, wird diese Exposition bei den Erkrankten häufiger gefunden als bei den Kontrollpersonen. Wird die betreffende Exposition bei den Fällen hingegen seltener als bei den Kontrollpersonen gefunden, kann angenommen werden, dass diese Exposition einen protektiven Faktor darstellt. Ein Beispiel für einen protektiven Effekt ist der Einfluss der perikonzeptionellen Einnahme von Folsäurepräparaten auf das Auftreten von Neuralrohrdefekten. In verschiedenen Studien wurde überprüft, ob Frauen, die Kinder mit Neuralrohrdefekten geboren hatten, seltener folsäurehaltige Präparate eingenommen hatten als Kontrollpersonen, d. h. Frauen, die gesunde Kinder oder Kinder mit anderen Fehlbildungen geboren hatten. Ist die Annahme eines protektiven Effektes der Folsäureversorgung zur Verhinderung von Neuralrohrdefekten gerechtfertigt, wird erwartet, dass Mütter von Kindern mit Neuralrohrdefekten seltener folsäurehaltige Präparate eingenommen haben als Mütter von gesunden Kindern bzw. Kindern mit anderen Fehlbildungen. Dies wurde in mehreren Studien gezeigt.

Fall-Kontroll-Studien sind per Definition retrospektiv. Nach der Identifikation von Krankheitsfällen und entsprechenden Kontrollpersonen wird überprüft, ob die interessierende Exposition bei den Krankheitsfällen häufiger oder seltener vorlag als bei den Kontrollpersonen. Die Exposition gegenüber dem vermeintlichen Risikofaktor bzw. protektiven Faktor liegt in jedem Fall jedoch längere Zeit vor der Diagnose der Krankheit, z. B. vor der Geburt eines Kindes mit Neuralrohrdefekt. Eine weitere Zeitverschiebung kann sich durch die Erhebung des betreffenden Risikofaktors ergeben: So wurden in der 1988 von Mulinaire et al. publizierten Studie über den Zusammenhang zwischen Neuralrohrdefekten und der Einnahme folsäurehaltiger Vitaminpräparate Kinder aus den Geburtsjahren

1968–1980 aufgenommen. Die etwaige Einnahme von folsäurehaltigen Vitaminpräparaten bei Krankheitsfällen und Kontrollgruppen wurde 1982/83 erfragt. Die Erinnerung an eine etwaige Einnahme von Folsäuresupplementen in einer z. T. mehr als 10 Jahre zurückliegenden Schwangerschaft kann nicht sehr präzise sein.

Einsatzgebiete und Voraussetzungen Fall-Kontroll-Studien kommen häufig dann zum Einsatz, wenn neue potenzielle Risiko- oder protektive Faktoren diskutiert werden. Muss eine rasche Entscheidung angestrebt werden, ob diese Expositionen tatsächlich Risiko- bzw. Schutzfaktoren darstellen, können – insbesondere bei langen Latenzen zwischen dem Auftreten der Exposition und dem Manifestwerden der Krankheit – Ergebnisse prospektiver Studien nicht abgewartet werden. Aus einer prospektiven Geburtskohortenstudie ergab sich 1990 der Verdacht, dass eine parenterale Vitamin-K-Prophylaxe Krebs im Kindesalter verursachen könne. Durch prospektive Studien wäre diese Frage nicht ausreichend rasch beantwortbar, da zwischen der parenteralen Vitamin-K-Gabe bei der Geburt und dem Auftreten von Krebserkrankungen die Kinder bis zu 15 Jahre nachbeobachtet werden müssten. Deshalb wurde diese Hypothese zunächst in einer Fall-Kontroll-Studie überprüft. Nachdem diese erste Fall-Kontroll-Studie den Verdacht zu bestätigen schien, konnte ein generelles Krebsrisiko der parenteralen Vitamin-K-Prophylaxe durch weitere Fall-Kontroll-Studien weitgehend ausgeräumt werden.

Ein weiterer Vorteil der Fall-Kontroll-Studien ist die Möglichkeit der Untersuchung von Ursachen auch seltener Krankheiten. Neuralrohrdefekte z. B. sind in Deutschland mit einer geschätzten Inzidenz von 1–1,5/1000 relativ selten. Um in Deutschland anhand prospektiver Studien eine Aussage darüber machen zu können, ob perikonzeptionelle Folsäuresupplemente das Risiko für Neuralrohrdefekte auf ein Drittel reduzieren können, müssten je ca. 20.000 Schwangerschaften mit und ohne perikonzeptionelle Folsäuresupplementierung beobachtet werden, um auf dem Signifikanzniveau von $p < 0{,}05$ eine statistisch signifikante Aussage über eine solche erhebliche Risikoreduktion machen zu können.

Fall-Kontroll-Studien werden deshalb immer dann eingesetzt, wenn eine rasche Antwort über die potenzielle Relevanz neu vermuteter Risiko- bzw. protektiver Faktoren notwendig ist und wenn die betreffende Krankheit ein relativ seltenes Ereignis darstellt. Die Durchführung von Fall-Kontroll-Studien ist, verglichen mit den Kosten, die bei der prospektiven Begleitung großer Gruppen unterschiedlich exponierter Populationen entstehen, kostengünstig. Ein weiterer Vorteil ist die Möglichkeit, im Rahmen von Fall-Kontroll-Studien verschiedene Risikofaktoren für das Auftreten einer Krankheit zu untersuchen. In der Studie von Golding et al. aus dem Jahr 1992 wurde z. B. nicht nur die Frage nach einer möglichen Kanzerogenität der parenteralen Vitamin-K-Gabe, sondern auch die Frage nach einer möglichen Kanzerogenität einer Dolantinmedikation bei der Mutter unter der Geburt untersucht: Für Vitamin K ergab sich ein signifikanter Zusammenhang, für Dolantin nicht.

Ein besonderes Problem bei der Durchführung von Fall-Kontroll-Studien stellt die Auswahl geeigneter Kontrollgruppen dar. Als Kontrollpersonen kommen sowohl gesunde Kinder als auch Kinder mit anderen Krankheiten infrage. Es wird hierbei angestrebt, dass die Exposition der betreffenden Kontrollpersonen gegenüber dem vermeintlichen Risikofaktor die Exposition darstellt, der die Fälle ausgesetzt wären, wenn sie nicht erkrankt wären.

Fehlerquellen Eine Fehlermöglichkeit bei Fall-Kontroll-Studien stellt eine unterschiedliche Auswahl der Krankheitsfälle und Kontrollpersonen oder eine unterschiedlich vollständige Erfassung und Datensammlung bei Krankheitsfällen und Kontrollpersonen dar. Wären z. B. im Rahmen der Studien zur perikonzeptionellen Folsäureversorgung Fälle von Neuralrohrdefekten überwiegend dann erfasst worden, wenn die perikonzeptionelle Folsäureversorgung der Mutter unzureichend war, wäre der Eindruck, dass eine schlechte Folsäureversorgung ursächlich für das Auftreten von Neuralrohrdefekten ist, unzureichend begründet. Wäre bei den Krankheitsfällen weniger intensiv nach einer perikonzeptionellen Einnahme von Folsäuresupplementen gefragt worden als bei den Kontrollpersonen, würde fälschlicherweise der Eindruck entstehen, dass eine unzureichende Folsäureversorgung mit dem Auftreten von Neuralrohrdefekten im Zusammenhang stünde. Im umgekehrten Fall – der intensiveren Nachfrage bei den Krankheitsfällen als bei den Kontrollpersonen – würde ein tatsächlich bestehender Zusammenhang nicht erkannt.

Ein weiteres Problem kann eine systematische Verzerrung der Erinnerung darstellen. So mussten Krankheitsfälle wie Kontrollpersonen im Rahmen der Studien über den Zusammenhang von perikonzeptioneller Folsäureversorgung und Neuralrohrdefekten gleichermaßen aus der Erinnerung angeben, wie die Folsäureversorgung in der Frühschwangerschaft bei den betreffenden Müttern war. Alle anamnestischen Angaben sind potenziell fehlerhaft. Unterscheiden sich die Erinnerungsfehler bei Gruppen jedoch systematisch, unterschätzten z. B. Mütter von Kindern mit Neuralrohrdefekten regelmäßig ihre perikonzeptionelle Folsäureaufnahme, während die Mütter der Kontrollkinder korrekte Angaben machten, entstünde fälschlicherweise der Eindruck, dass eine schlechte Folsäureversorgung für das Auftreten von Neuralrohrdefekten verantwortlich sei. Um derartige selektive Erinnerungen zu minimieren, wurden in einigen dieser Studien den Fällen mit Neuralrohrdefekt Kontrollpersonen mit anderen Fehlbildungen gegenübergestellt. Hierbei konnte angenommen werden, dass Erkrankte wie Kontrollpersonen als gleichermaßen Betroffene auch gleichermaßen unpräzise bzw. fehlerhafte Angaben zu ihrer perikonzeptionellen Folsäureeinnahme machen würden.

Die Annahme der Unterschätzung der Folsäureaufnahme bei Müttern von Kindern mit Neuralrohrdefekt kann jedoch nicht mehr gerechtfertigt sein, wenn bereits zum Zeitpunkt der Durchführung der Studie die untersuchte Hypothese allgemein bekannt ist, so z. B. dass eine perikonzeptionelle Folsäureversorgung einen protektiven Einfluss auf das Auftreten von Neuralrohrdefekten haben könnte. Dies wurde z. B. auch als Problem einer Fall-Kontroll-Studie über den Zusammenhang von perikonzeptioneller Folsäureversorgung und Neuralrohrdefekten, in der kein Zusammenhang zwischen Folsäureaufnahme und Neuralrohrdefekt zu bestehen schien, diskutiert, bei der die Befragung der Mütter zu einem Zeitpunkt erfolgte, als bereits die ersten Studien über einen möglichen Zusammenhang bekannt wurden.

Eine Möglichkeit, Fehler durch systematisch falsche Erhebung der Exposition zu minimieren, ist die Datenerhebung aus archivierten Dokumenten bzw. Datenträgern durch „blinde Untersucher", die nicht wissen, ob die gesammelten Daten Krankheitsfällen oder Kontrollpersonen zuzuordnen sind.

Neben einem solchen systematischen Fehler (Bias) müssen auch im Rahmen von Fall-Kontroll-Studien Störfaktoren berücksichtigt werden. Im Idealfall unterscheiden sich Krankheitsfälle und Kontrollpersonen nur hinsichtlich der interessierenden Exposition. In der Praxis unterscheiden sich diese jedoch auch noch hinsichtlich anderer Risikofaktoren für die Krankheit. Um eine hierdurch bedingte Verzerrung (Confounding) der Untersuchungsergebnisse auszugleichen, sind besondere statistische Verfahren bei der Datenanalyse notwendig. Einer der wichtigsten Einwände gegen die 1992 von Golding et al. publizierte Hypothese, dass eine parenterale

Vitamin-K-Prophylaxe verantwortlich für ein erhöhtes Krebsrisiko im Kindesalter sein könne, war, dass im Rahmen dieser Studie überwiegend Kinder mit besonderen perinatalen Problemen eine parenterale Vitamin-K-Prophylaxe erhalten hatten. Wären nun aber diese besonderen perinatalen Probleme und nicht die parenterale Vitamin-K-Prophylaxe verantwortlich für das vermutete erhöhte Krebsrisiko, wäre die Annahme, dass die parenterale Vitamin-K-Prophylaxe Krebs verursachen könnte, unbegründet (Confounding). Eine möglichst vollständige Erfassung aller auch nur denkbaren Störfaktoren im Rahmen derartiger Studien ist notwendig, damit diese in der Analyse berücksichtigt werden können. Durch mathematische Verfahren werden Fälle und Kontrollen so ähnlich gemacht (Adjustierung), dass die betreffenden Störfaktoren bei beiden gleich verteilt sind. Dies ist jedoch nur für die Störfaktoren möglich, für die auch entsprechende Daten erhoben worden sind, d. h. der Störfaktor muss bekannt sein. So muss bei jedem neu identifizierten Risikofaktor die Frage gestellt werden, ob tatsächlich dieser Risikofaktor oder ein hiermit assoziierter unzureichend bekannter und nicht berücksichtigter Störfaktor verantwortlich für das erhöhte Erkrankungsrisiko ist.

12.4.4 Kohortenstudien

Im Rahmen von Kohortenstudien wird die Häufigkeit des Auftretens von Krankheiten in unterschiedlich exponierten Gruppen (Kohorten) prospektiv untersucht. Wegen des prospektiven Ansatzes gelten Kohortenstudien als weniger störanfällig als die vorgenannten Studien. Tritt die untersuchte Krankheit in der Kohorte, in der der vermutete Risikofaktor häufiger ist als in einer Vergleichsgruppe, gehäuft auf, wird angenommen, dass der vermutete Risikofaktor verantwortlich ist für das gehäufte Auftreten der Krankheit in der betreffend exponierten Kohorte.

Einsatzgebiete und Voraussetzungen Nach Definition der unterschiedlichen Kohorten aufgrund unterschiedlicher Expositionscharakteristika wird im weiteren Verlauf die Häufigkeit des Auftretens der interessierenden Krankheiten in diesen unterschiedlich exponierten Gruppen bestimmt. Im Rahmen der Untersuchungen über einen möglichen Zusammenhang von Folsäuresupplementation und Neuralrohrdefekten untersuchten Milunsky et al. (1989) 23.491 Schwangerschaften, bei denen um die 16. Schwangerschaftswoche eine α_1-Fetoproteinbestimmung oder eine Amniozentese durchgeführt wurde. Zu diesem Zeitpunkt wurden auch Daten über die Einnahme von Folsäuresupplementen in der Frühschwangerschaft erhoben. Die betreffenden Mütter konnten zu dem Zeitpunkt, als sie die Angaben über die Einnahme von Folsäuresupplementen machten, noch nicht wissen, ob sie ein gesundes Kind oder ein Kind mit Neuralrohrdefekt bekommen würden. Für 22.776 der ursprünglich 23.491 erfassten Schwangerschaften konnte eindeutig festgestellt werden, ob der Fetus (bei Spontanabort oder Schwangerschaftsabbruch) bzw. das Neugeborene einen Neuralrohrdefekt hatte oder nicht.

Geeignet sind Kohortenstudien für die Untersuchung seltener Expositionen (die Kohorten können an verschiedenen Orten ggf. auch über längere Zeiträume rekrutiert werden). Im Idealfall ist die Latenz zwischen der Exposition und dem Auftreten der Krankheit kurz, so dass nur Nachbeobachtungszeiten von wenigen Jahren notwendig sind. Begünstigt wird die Durchführbarkeit von Kohortenstudien, wenn die interessierenden Krankheiten auch in der nichtexponierten Kohorte nicht zu selten sind. Um mit einer ausreichenden Sicherheit (von mindestens 80 %) eine Verdopplung des Erkrankungsrisikos mit einer Irrtumswahrscheinlichkeit von unter 5 % erkennen zu können, wären bei einer Inzidenz der Zielerkrankung bei den Nichtexponierten von 5 % 491 Nachbeobachtungen pro Kohorte notwendig. Bei einer Inzidenz von 20 % reichten je 91 Nachbeobachtungen aus, während bei einer Inzidenz von 1 % zwei Kohorten mit jeweils 2510 Kindern nachbeobachtet werden müssten.

Voraussetzung für die Durchführbarkeit von Kohortenstudien ist die eindeutige Definierbarkeit der Exposition und eine möglichst 100%ige Nachuntersuchung der unterschiedlich exponierten Gruppen. So war es in der bereits zitierten Studie von Milunsky et al. (1989) möglich, bei 22.776 von 23.491 Schwangerschaften den infrage kommenden Endpunkt, Geburt eines Kindes oder Abort bzw. Abruptio bei einem Fetus mit Neuralrohrdefekt, eindeutig zu bestimmen. Bei 686 Müttern konnte der Wohnort zum Zeitpunkt der Geburt des Kindes nicht ermittelt werden, bei 29 Müttern war die vollständige Befragung nicht möglich. Eine Verzerrung des Untersuchungsergebnisses wäre möglich, wenn z. B. in der Folsäuresupplementkohorte mehr Schwangerschaften mit Ausgang „Geburt eines Kindes mit Neuralrohrdefekt" nicht dokumentiert worden wären als in der Kohorte ohne Folsäure. Dies erscheint jedoch nur schwer vorstellbar. Selbst wenn dies der Fall wäre, könnte dies – selbst bei Zugrundelegung der Inzidenz von 3,5 Neuralrohrdefekten/1000 in der nichtsupplementierten Kohorte – im ungünstigsten Fall nur 2 zusätzliche Krankheitsfälle in der Supplementkohorte zur Folge haben. Hierdurch würde das Ergebnis der Studie nicht beeinträchtigt.

Fehlerquellen Darüber hinaus stellen Störfaktoren (Confounding) ein besonderes Problem von Kohortenstudien dar. Im Rahmen der bereits zitierten Studie zum Zusammenhang von Folsäuresupplementen und Neuralrohrdefekten von Milunsky et al. (1989) wäre es vorstellbar, dass gerade die Frauen perikonzeptionell keine Folsäuresupplemente eingenommen hätten, die aus anderen Gründen ein erhöhtes Risiko für die Konzeption eines Kindes mit Neuralrohrdefekt hatten. Ein niedriger Sozialstatus z. B. ist mit einem erhöhten Risiko für Neuralrohrdefekte assoziiert. Sozial unterpriviligierte Frauen könnten möglicherweise weniger leichten Zugang zu Folsäuresupplementen haben. Würde ein niedriger Sozialstatus unabhängig von Ernährungsfaktoren das Risiko von Neuralrohrdefekten erhöhen, könnte somit ein Teil des Effektes der Erhöhung des Risikos für Neuralrohrdefekte durch fehlende perikonzeptionelle Einnahme von Folsäuresupplementen in Wirklichkeit durch den niedrigen Sozialstatus der keine Folsäuresupplemente einnehmenden Frauen bedingt sein.

Eine weitere potenzielle Fehlerquelle bei Kohortenstudien ist eine Fehlbestimmung des Krankheitsstatus. Besonders bei nicht sehr präziser Definition des Krankheitsstatus könnte die Wahrscheinlichkeit der Diagnosestellung bei bekannt Exponierten höher sein als bei nicht Exponierten. In der Studie von Milunsky et al. erscheint ein solcher Fehler jedoch unwahrscheinlich, da Enzephalozelen, Myelomeningozelen und die Anenzephalie klinisch sicher erkannt werden können.

12.4.5 Maßeinheiten für eine Risikoerhöhung bzw. Risikoreduktion

Kohortenstudien erlauben die Messung des Erkrankungsrisikos in unterschiedlich exponierten Populationen. So war in der Studie von Milunsky et al. (1989) die Inzidenz von Neuralrohrdefekten in der Gruppe der Mütter mit perikonzeptioneller Folsäureeinnahme mit 0,9/1000 Schwangerschaften deutlich niedriger als in der Gruppe ohne perikonzeptionelle Folsäurezufuhr (3,5/1000 Schwangerschaften). Das relative Risiko, ausgedrückt als Risk Ratio (RR) von Neuralrohrdefekten in Schwangerschaften mit vs. ohne perikonzeptionelle Folsäuresupplementierung betrug 0,26. Anders ausgedrückt: das Risiko der supplementierten Gruppe betrug nur etwa ein Viertel des Erkrankungsrisikos in der nichtsupplementierten Gruppe. Wenn die RR unter 1 liegt, spricht dies für einen protektiven Effekt der Exposition, eine RR von 1 schließt einen Einfluss der betreffenden Exposition aus, eine RR von größer als 1 spricht für eine Risikoerhöhung. Eine RR von 2 heißt, dass das Erkrankungsrisiko bei den Exponierten doppelt so hoch ist wie bei den Nichtexponierten. Die RR ist damit der klassische Parameter zur Beurteilung des relativen Risikos in Kohorten- und Interventionsstudien.

In Fall-Kontroll-Studien kann das Krankheitsrisiko nicht geschätzt werden, da in Fall-Kontroll-Studien alle erreichbaren Krankheitsfälle, jedoch nur ein kleiner, willkürlich definierter Anteil der potenziellen Kontrollpersonen berücksichtigt werden. Somit kann aus dem Anteil der Krankheitsfälle in Relation zur Summe der Krankheitsfälle und Kontrollpersonen nicht das Erkrankungsrisiko für Exponierte bzw. Nichtexponierte berechnet werden.

Die Odds Ratio (OR) ist der üblicherweise in Fall-Kontroll-Studien verwendete Parameter zur Beschreibung einer Risikoerhöhung oder Risikoreduktion durch unterschiedliche Expositionen. Die OR vergleicht die „Odds" bei Fällen und Kontrollen. Die Odds bezeichnen das Verhältnis von Exponierten (z. B. Mütter, die Folsäurepräparate genommen haben) zu Nichtexponierten (in dem Folsäurebeispiel die Mütter, die keine Folsäurepräparate genommen haben) bei Fällen und Kontrollen. Die Odds Ratio (OR) ist das Verhältnis der Odds bei Fällen und Kontrollen. Dieser Parameter erlaubt für seltene Krankheiten eine gute Schätzung des relativen Risikos, wobei die Zahlenwerte von OR und RR gleich interpretiert werden können.

12.4.6 Fehlerquellen bei epidemiologischen Studien

Statistischer Fehler

Anhand der vorangegangen Beispiele wurden einige häufige Fehler bei epidemiologischen Studien dargestellt. Als weiterer „Fehler" muss der statistische Fehler vorgestellt werden. Ziel epidemiologischer Studien ist es, abzuschätzen, um wie viel das Risiko für bestimmte Krankheiten durch verschiedene Expositionen erhöht oder reduziert wird. Würde man alle potenziell Exponierten nachuntersuchen und bei allen potenziell Exponierten den exakten Krankheitsstatus feststellen, ließe sich präzise beurteilen, um wie viel die betreffende Exposition das Risiko für die betreffende Krankheit erhöht oder erniedrigt. In der Praxis erfolgt diese Untersuchung jedoch nicht bei allen potenziell Exponierten, sondern in einer Gruppe von Exponierten und Nichtexponierten, deren Krankheitsstatus man beurteilen kann. Die Unschärfe der Messungen, die sich daraus ergibt, dass nicht alle potenziell Exponierten bzw. Nichtexponierten nachuntersucht werden, bedingt den statistischen Fehler der Messung. Der statistische Fehler ist also ein Maß für die Präzision der Risikoabschätzung. Risikoverhältnisse werden in epidemiologischen Studien somit geschätzt. Deshalb werden *RR* und *OR* immer mit einem Konfidenzintervall angegeben. Der Bereich des 95 %-Konfidenzintervalls z. B. gibt den Bereich an, in dem die wahre Risk (Odds) Ratio mit 95%iger Wahrscheinlichkeit zu finden ist. Die Unschärfe des 95 %-Konfidenzintervalls resultiert daraus, dass die Untersuchung nur auf einer begrenzten Anzahl von Beobachtungen beruht, und reflektiert den statistischen Fehler. Der wesentliche Vorteil des statistischen Fehlers ist somit, dass sein potenzielles Ausmaß durch das Konfidenzintervall abschätzbar ist.

Neben dem 95 %-Konfidenzintervall wird häufig auch der p-Wert angegeben. Der *p*-Wert steht mit dem 95 %-Konfidenzintervall in Zusammenhang, ist aber konzeptionell etwas anderes. Das 95 %-Konfidenzintervall erlaubt es, die Größe einer Effektstärke abzuschätzen. Beim *p*-Wert wird die Frage gestellt: kann die beobachte OR (RR) zufällig aufgetreten sein? Der *p*-Wert besagt, wie wahrscheinlich es ist, dass die beobachtete OR (RR) rein zufällig aufgetreten ist, unter der Annahme, dass in Wahrheit die Risiken bei Exponierten und Nichtexponierten identisch sind. Liegt der *p*-Wert unter 0,05, heißt das: In weniger als einem von 20 Fällen wird die beobachtete OR/RR aufgetreten sein, obwohl in Wahrheit kein Zusammenhang besteht. Ist der p-Wert < 0,01, ist diese Wahrscheinlichkeit noch kleiner, nämlich unter 1/100.

Der statistische Fehler ist die einzige Fehlerquelle in epidemiologischen Studien, die quantitativ abgeschätzt werden kann. Alle übrigen möglichen Fehler, Störfaktoren (Confounder) oder Verzerrungen (Bias) müssen in der Studienplanung bedacht und möglichst ausgeschlossen werden.

Störfaktoren

Störfaktoren (Confounding) sind Charakteristika der untersuchten Population, die sowohl mit den interessierenden Expositionen als auch mit den interessierenden Ergebnisparametern assoziiert sind. Dies soll am Beispiel des Einflusses der Frühgeborenheit auf den Zusammenhang zwischen Bauchlage und erhöhtem Risiko des plötzlichen Kindstods verdeutlicht werden. Würde der Zusammenhang von Schlafen auf dem Bauch und plötzlichem Kindstod in einer Fall-Kontroll-Studie untersucht, bei der 30 % der SID-Fälle ehemalige Frühgeborene waren, während nur 5 % der zufällig ausgewählten Kontrollpersonen ehemalige Frühgeborene waren, würde die Bedeutung der Bauchlage als Risikofaktor für den plötzlichen Kindstod überschätzt. Da die Bauchlage für Frühgeborene hinsichtlich der Atmungsphysiologie günstig ist, werden Frühgeborene insbesondere in den ersten Lebenswochen, z. T. aber auch noch danach, bevorzugt in der Bauchlage zum Schlafen gelegt. Somit besteht ein statistischer Zusammenhang zwischen Frühgeborenheit und häufiger Bauchlage. Allerdings erhöht aber auch die Frühgeborenheit an sich, unabhängig von einer etwaigen Bauchlage, das Risiko für den plötzlichen Kindstod. Somit besteht auch ein statistischer Zusammenhang zwischen Bauchlage und plötzlichem Kindstod. Frühgeborenheit wäre somit in dem hier dargestellten Zahlenbeispiel ein Störfaktor bei der Beurteilung des Zusammenhangs von Bauchlage und plötzlichem Kindstod, der dadurch bedingt ist, dass 30 % der betroffenen Fälle, aber nur 5 % der Kontrollpersonen Frühgeburten waren.

Bekannte Störfaktoren können in der Planung oder in der Analyse von Studien neutralisiert werden. Eine Möglichkeit zur Neutralisierung des Störfaktors Frühgeborenheit in der Studienkonzeption in dem oben dargestellten Beispiel wäre z. B. die Möglichkeit, die Studie auf reif geborene Kinder und Kontrollkinder zu begrenzen. Eine andere Möglichkeit ist das Matching: Bei diesem Studiendesign würde eine Paarbildung erfolgen, bei der zu jedem Frühgeborenenfall ein Kontrollfrühgeborenes und zu jedem Fall bei einem reifen Kind ein entsprechend reifes Kontrollkind ausgewählt würde. In diesem Fall müsste aber die Paaranalyse auch in den weiteren statistischen Berechnungen beibehalten werden, was zwar möglich, im Falle der Notwendigkeit der zusätzlichen Adjustierung für andere, noch nicht gepaarte Störfaktoren jedoch rechentechnisch aufwendig ist. Eleganter ist es, die Neutralisierung der Störfaktoren durch Adjustierung in der Analyse vorzunehmen. Durch mathematische Verfahren wie stratifizierte Analyse oder Regressionsanalyse würden betroffene Fälle und Kontrollpersonen einander so ähnlich gemacht, dass die interessierende Exposition – im oben genannten Beispiel die Bauchlage – unabhängig von der Frühgeborenheit untersucht werden kann.

Verzerrung

Während der Effekt von Störfaktoren (Confounder) in der Konzeption und Analyse der Studie potenziell ausgeglichen werden kann, ist die Verzerrung (Bias) nur durch eine sehr sorgfältige Planung der Studie verhinderbar. Die Bias beschreibt einen Fehler in der Konzeption von Studien, für den weder die Richtung noch das Ausmaß beurteilt werden kann. Eine Bias führt somit dazu, dass die Ergebnisse der betreffenden Studien kaum interpretierbar sind. Sie kann durch Fehler in der Auswahl der betroffenen Fälle und Kontrollpersonen (Selektionsbias) oder durch Fehler in der Erfassung der Information über den Expositions- oder Krankheitsstatus (Informationsbias) entstehen.

Eine Selektionsbias bei der Auswahl der Fälle kann z. B. dadurch entstehen, dass selektiv solche Fälle ausgewählt werden, bei denen die Exposition vorlag. Jedoch ist eine Selektionsbias auch bei der Auswahl der Kontrollpersonen möglich, wenn die Auswahl der Personen durch die interessierende Exposition beeinflusst wird. Selektionsbias ist ein charakteristischer Fehler bei Fall-Kontroll-Studien.

Auch die Informationsbias durch Fehlbeurteilung des Expositionsstatus ist ein typischer Fehler in Fall-Kontroll-Studien. Die Beurteilung der Exposition der betroffenen Fälle und Kontrollpersonen stützt sich häufig auf die Erinnerung der Betroffenen bzw. ihrer Eltern; menschliche Erinnerung ist bekanntlich selten objektiv. Dies wäre ein geringeres Problem, wenn Ausmaß und Richtung der Fehlerinnerung bei den betroffenen Fällen und Kontrollpersonen gleich wäre. Der wesentliche Unterschied zwischen beiden Gruppen ist jedoch häufig das Maß der Betroffenheit. Betroffene suchen nach Erklärungen für ihr Betroffensein, in diesem Fall für ihre Krankheit bzw. für die Krankheit ihres Familienangehörigen. Hieraus kann ein Erinnerungsfehler (Recall-Bias) entstehen.

Wären in den Studien über den Zusammenhang von perikonzeptioneller Folsäureeinnahme ausschließlich Mütter gesunder Kontrollkinder gefragt worden, wäre eine Recall-Bias bei der Erinnerung an die interessierende Exposition wahrscheinlich gewesen. Deshalb wurden z. B. in der Studie von Mulinaire et al. (1988) als Kontrollpersonen Mütter von Kindern mit anderen Fehlbildungen ausgewählt, bei denen angenommen werden konnte, dass diese sich in gleicher Weise wie die Mütter von Kindern mit Neuralrohrdefekten erinnern würden.

Eine weitere mögliche Verzerrung bei der Erhebung des Expositionsstatus kann auch durch unzureichend geschulte Interviewer entstehen: Wissen die Interviewer um die interessierende Hypothese und um den Krankheitsstatus des Interviewten, erscheint es denkbar, dass bei den betroffenen Fällen anders nachgefragt wird als bei den Kontrollpersonen (Interviewerbias). Die einzige Möglichkeit, dies zu verhindern, ist entweder eine Verblindung der Interviewer, oder, wenn dies nicht möglich ist, eine sehr intensive Interviewerschulung.

Ein Informationsbias bei der Erfassung des Krankheitsstatus ist ein typischer Fehler von Kohortenstudien. Häufig ist es in den Kohortenstudien bekannt, ob das untersuchte Individuum, dessen Krankheitsstatus zu überprüfen ist, exponiert war oder nicht. Insbesondere bei nicht sehr genau definierten Krankheitsbildern könnte somit die Diagnose der Krankheit bei Exponierten häufiger gestellt werden als bei Nichtexponierten, wodurch eine Verzerrung bei der Beurteilung des Erkrankungsrisikos durch die betreffenden Expositionen entstünden. In Interventionsstudien wird versucht, diesen Fehler zu vermeiden, indem die Studie als randomisierte Doppelblindstudie konzipiert wird, bei der weder der Untersuchte noch der Untersucher über die Art der Exposition informiert ist.

Verwechslung von Ursache und Wirkung („reverse causation")

Im täglichen Leben ist es meist evident, wer die „Henne" und wer das „Ei" ist. Im Bereich von epidemiologischen Studien jedoch, in denen primär nur ein irgendwie bestehender statistischer Zusammenhang zwischen zwei Beobachtungen festgestellt wird, kann dies im Einzelfall nicht immer evident sein. Im Rahmen der Fall-Kontroll-Studien über den Zusammenhang von Bauchlage und plötzlichem Kindstod musste z. B. sehr genau differenziert werden, was verglichen wurde: Die Lage, in der das an plötzlichem Kindstod verstorbene Kind aufgefunden wurde vs. Regelschlaflage des Kontrollkindes oder Regelschlaflage des an plötzlichem Kindstod verstorbenen Kindes und Regelschlaflage des Kontrollkindes. Bei der ersteren Gegenüberstellung wäre eine Verwechslung von „Henne" und „Ei" möglich, wenn eine Drehung auf den Bauch eine häufige terminale Reaktion der an plötzlichem Kindstod verstorbenen Kinder wäre.

12.5 Kausalität in der Epidemiologie

Während das Kausalitätsverständnis der naturwissenschaftlich orientierten Schulmedizin die Identifikation von Pathomechanismen auf physikalischer, biochemischer oder molekularer Ebene fordert, ist für die Annahme eines Kausalzusammenhangs auf Grundlage epidemiologischer Studien die Kenntnis eines exakten Pathomechanismus nicht notwendig. Lange vor der Identifikation der Choleravibrionen gelang es in London, eine Cholera-Epidemie durch Analyse der inzidenten Fälle zu beenden. Aufgrund von Beobachtungen, wie viele Menschen während dieser Epidemie wann und wo an Cholera erkrankten, konnten Verhaltensempfehlungen gegeben werden, die die Cholera-Epidemie beendeten: nur die Wasserentnahme aus bestimmten Brunnen war mit dem Auftreten der Cholera assoziiert, während bei Wasserentnahme aus einem anderen Brunnen keine Erkrankungen beobachtet wurden. Dies erlaubte die richtige Empfehlung, choleraträchtige Brunnen zu meiden.

Für ein solches, sich auf reine Empirie stützendes Kausalitätsverständnis sind sehr klar definierte Kriterien erforderlich. Epidemiologische Kausalitätskriterien wurden 1965 von Hill entworfen (► s. Übersicht).

Epidemiologische Kausalitätskriterien. (Mod. nach Hill 1965)

- Valide statistische Assoziation?
  - Zufall? Beurteilbar durch statistische Signifikanz
  - Systematische Fehler (Bias)? Fehlerhafte Konzeption oder Ausführung der Studie?
  - Störfaktoren (Confounding)? Ist der beobachtete Effekt der Exposition durch eine Assoziation der Exposition mit einem anderen (bekannten) Risikofaktor bedingt?
  - Verwechslung von Ursache und Folge ausgeschlossen?
- Kausalität?
  - Starke Assoziation? Risk Ratio bzw. Odds Ratio > 2?
  - Biologische Glaubwürdigkeit?
  - Konsistenz mit anderen Studien? Sind die Ergebnisse der meisten Studien mit der Hypothese vereinbar?
  - Nimmt nach der Vermeidung des vermeintlichen Risikos auch die Häufigkeit der Krankheit ab?

12.5.1 Valide statistische Assoziation

Unverzichtbar ist zunächst der Nachweis einer validen statistischen Assoziation. Die bereits dargestellten potenziellen Fehlerquellen epidemiologischer Studien betreffen allein die Frage nach einer validen statistischen Assoziation. Eine valide statistische Assoziation wird ausgeschlossen durch erkennbare Bias oder Störfaktoren, die in der Analyse nicht berücksichtigt wurden. „Statistische Signifikanz“ besagt nur, wie wahrscheinlich die zufällige Beobachtung der gefundenen Assoziation wäre. Üblicherweise wird eine statistische Signifikanz angenommen, wenn der p-Wert 0,05 unterschreitet. Ein p-Wert von $< 0{,}05$ heißt, dass die Wahrscheinlichkeit eines statistischen Fehlers geringer ist als 1 : 20.

Ist die Wahrscheinlichkeit eines statistischen Fehlers hinreichend klein und scheinen Fehler durch Störfaktoren oder Bias nach Ermessen des Untersuchers und der Fachwelt hinreichend unwahrscheinlich, kann davon ausgegangen werden, dass die Studie in sich schlüssig, d. h. intern valide ist.

12.5.2 Kausalität und Assoziation

Die Validität einer Assoziation sagt primär nur etwas über Zusammenhänge aus, nicht jedoch über Kausalzusammenhänge. Die Annahme eines Kausalzusammenhangs von A und B impliziert, dass A ursächlich für B verantwortlich ist. Der Nachweis der Assoziation von A und B sagt nur, dass A und B gleichermaßen gehäuft beobachtet werden und somit in irgendeiner Form assoziiert sind. Hierbei kann A B, genauso gut aber B auch A verursacht haben. Bevor ein Kausalzusammenhang in eine bestimmte Richtung postuliert wird, muss die zeitliche Abfolge überprüft werden: Wenn A B verursacht, muss A vor B aufgetreten sein („Henne-Ei-Effekt“).

Als weiteres Kriterium für Kausalität wird üblicherweise eine starke Assoziation gefordert, wobei die Festlegung, welche Assoziation als stark erachtet wird, willkürlich ist. Eine Verdoppelung des Risikos oder eine Halbierung des Risikos wird meist als starke Assoziation bewertet (OR oder RR = 2 bzw. OR oder RR = 0,5). Unzweifelhaft können jedoch auch schwächere statistische Assoziationen kausal sein.

Die Adjustierung in der Analyse der Studie ist der klassische Weg, um Fehler durch Störfaktoren auszugleichen. Eine Adjustierung ist jedoch nur für bekannte Störfaktoren möglich, zu denen auch Daten gesammelt wurden. Gleichzeitig ist es aber vorstellbar, dass andere, unbekannte Risikofaktoren z. B. für einen Teil der protektiven Wirkung der Folsäure zur Verhinderung von Neuralrohrdefekten verantwortlich sind. Ein anderer, bislang unbekannter Risikofaktor, der zu einer Halbierung des Risikos führt, ist grundsätzlich denkbar. Es ist jedoch schwer vorstellbar, dass dieser Risikofaktor so eng mit der Supplementierung assoziiert sein könnte, dass dieser als Störfaktor den gesamten, z. B. in der Studie von Milunsky et al. (1989) beobachteten protektiven Effekt der Folsäuresupplementierung erklären könnte, da dieser Effekt mit einer Risikoreduktion auf ein Drittel so deutlich ausgeprägt war. Wenn die Risikoreduktion durch einen vermeintlichen Protektionsfaktor geringer ausgeprägt ist, erscheint es eher möglich, dass ein anderer, bislang nicht identifizierter Faktor, der jedoch häufig mit dem protektiven Faktor assoziiert auftritt, für den Effekt des vermuteten Schutzfaktors verantwortlich ist. Der Nachweis einer starken Assoziation kann somit Hinweis auf einen kausalen Zusammenhang geben, da bei einer starken Assoziation Störfaktoren eher nicht die Ursache der gefundenen Assoziation sind.

Widersprechen die Ergebnisse einer epidemiologischen Kausalkette dem biologischen Verständnis, spricht dies gegen die Annahme einer Kausalität. Hierbei ist jedoch zu berücksichtigen, dass auch das biologische Verständnis zeitlichen Wandlungen unterliegt und mitunter eher eine Kette von Irrtümern als die reine Wahrheit reflektiert. Allerdings kann im Einzelfall der vermutete Zusammenhang so absurd sein, dass die Annahme eines Kausalzusammenhangs kaum gerechtfertigt erscheint. Ein Beispiel hierzu veröffentlichten Davey-Smith et al. (1992). Hierbei wurde nach allen Regeln epidemiologischer Kunst ein valider statistischer Zusammenhang zwischen Rauchen und Selbstmordgefährdung demonstriert. Die Autoren dieser Studie verweisen auf den gesunden Menschenverstand, der eine derartige kausale Verknüpfung wenig plausibel erscheinen lässt. Gleichzeitig erscheint es jedoch denkbar, dass einige in epidemiologischen Studien nachgewiesene Kausalzusammenhänge einen ebensolchen Fehler darstellen, wobei dieser vermutete Kausalzusammenhang nur eben zu wenig absurd ist, um aufgrund des gesunden Menschenverstandes verworfen zu werden.

Wird in mehreren Studien in verschiedenen Populationen durch unterschiedliche Untersucher mit jeweils unterschiedlichem Versuchsaufbau jeweils eine ähnliche, statistisch valide Assoziation gefunden, lässt dies einen Kausalzusammenhang als wahrscheinlich erscheinen. Hierbei muss jedoch berücksichtigt werden, dass das Fehlen eines signifikanten Ergebnisses in einer Studie keineswegs bedeutet, dass das Ergebnis dieser Studie eine valide Assoziation ausschließt. Dies gilt insbesondere dann, wenn die Studie nur geringe Fallzahlen beinhaltet und somit die statistische Aussagekraft zum Nachweis eines statistisch signifikanten Effektes nur gering war. Allerdings spricht der Nachweis entgegengesetzter Effekte in verschiedenen Studien gegen die Annahme eines Kausalzusammenhangs.

Ein weiterer wichtiger Hinweis auf einen epidemiologischen Kausalzusammenhang ist der Nachweis, dass die Vermeidung des vermeintlichen Risikos auch zu einer Abnahme der Häufigkeit der Krankheiten führt.

Die epidemiologischen Kausalitätskriterien seien wieder am Beispiel des Zusammenhangs von Bauchlage und plötzlichem Kindstod (SID) illustriert. Die Annahme, dass die Präferenz der Bauchlage als bevorzugte Schlafposition junger Säuglinge das Risiko für den plötzlichen Kindstod erhöhen könnte, erschien noch vor einigen Jahren sehr spekulativ. In den 1960er Jahren war die Bauchlage für die kindliche Entwicklung als besonders vorteilhaft empfohlen worden. Seit dieser Zeit hatten viele tausend Kinder tausende von Nächten auf dem Bauch geschlafen und davon offenbar keinen Schaden genommen.

Ausgehend von Einzelbeobachtungen, dass Kinder, die an SID verstorben waren, häufig auf dem Bauch liegend aufgefunden wurden, wurde die Hypothese generiert, dass die Bauchlage SID begünstigen könnte. In verschiedenen Studien wurde gezeigt, dass diese Kinder auch sehr viel häufiger als Kontrollkinder zum Schlafen auf den Bauch gelegt wurden. Diese Assoziation wurde in verschiedenen, ganz unterschiedlich konzipierten Studien bestätigt. Diese Studien waren so angelegt, dass Fehler durch Confounding oder Bias unwahrscheinlich erschienen. Die Ergebnisse waren konsistent und zeigten fast immer ein signifikantes und mit OR von deutlich über 2 erhebliches SID-Risiko für die Bauchlage. Auch gab es zahlreiche biologische Hypothesen, warum die Bauchlage das SID-Risiko erhöhen könnte. Ein weiterer wichtiger Mosaikstein in der Kausalkette war jedoch der überzeugende Nachweis, dass in den Niederlanden nach Empfehlungen, die Bauchlage als Regelschlaflage des gesunden Säuglings zu vermeiden, die Zahl der Kinder, die regelmäßig in Bauchlage zum Schlafen gelegt wurden, deutlich zurückging und parallel dazu auch die Rate des plötzlichen Kindstods deutlich abnahm. Somit erschien die Annahme eines Kausalzusammenhangs von Bauchlage und erhöhtem SID-Risiko gut begründet. Deshalb wurden auch in Deutschland Empfehlungen gegeben, die Bauchlage als Regelschlaflage des jungen Säuglings zu vermeiden.

Auch Beobachtungen aus Deutschland und Norwegen unterstreichen die Richtigkeit dieser Empfehlung: Nach Herausgabe der Empfehlungen nahm nicht nur die SID-Rate von 1283 (1990) auf

372 (2003) ab, sondern auch die postneonatale Säuglingssterblichkeit von 5102 (1995) auf 3618 (2003) deutlich ab. Deshalb konnte ausgeschlossen werden, dass veränderte diagnostische Gewohnheiten beim Ausfüllen des Totenscheins für die Veränderungen verantwortlich waren. Der Einwand, dass nach der Herausgabe der Empfehlungen nicht nur die Prävalenz der Bauchlage, sondern auch die Prävalenz anderer Risikofaktoren drastisch reduziert worden sei, so dass letztlich dies und nicht die Abnahme der Bauchlagenprävalenz verantwortlich für die Abnahme der Rate des plötzlichen Kindstods sei, ist kaum zu belegen: Weder die Stillfrequenz noch die mütterlichen Rauchgewohnheiten – gestillte Kinder haben ein niedrigeres, Kinder von rauchenden Müttern ein erhöhtes SID-Risiko – hatten sich in dem Zeitraum verändert, während die Prävalenz der Bauchlage deutlich abgenommen hatte. Seit 1992 empfiehlt auch die American Academy for Pediatrics, junge Säuglinge zum Schlafen nicht auf den Bauch zu legen.

Dieses Beispiel belegt eindrücklich, wie basierend auf epidemiologischen Studien richtige Präventionsempfehlungen auch dann gegeben werden können, wenn die Ursache der Erkrankung unbekannt ist: Bis heute hat niemand die Pathomechanismen des plötzlichen Kindstods verstanden. Häufig werden aber aufgrund fehlerhafter Beobachtungsstudien Zusammenhänge postuliert, die sich als falsch erweisen. So war der postulierte Zusammenhang von intramuskulärer Vitamin-K-Prophylaxe und Leukämie im Kindesalter wahrscheinlich ein Artefakt, das nicht ohne Folge blieb: Aufgrund des Verdachts wurden in einigen Ländern die Empfehlungen für die sehr effektive intramuskuläre Vitamin-K-Prophylaxe verlassen – mit der Folge von Todesfällen und schwerer Behinderung durch späte Vitamin-K-Mangel-Blutungen. Deshalb muss jeder Kinderarzt, der Präventionsempfehlungen gibt, wissen, auf welcher Grundlage diese ausgesprochen wurden. Häufig liegen epidemiologische Studien zugrunde – richtige oder falsche.

Literatur

American Academy of (1992) Positioning and SIDS. Pediatrics 89:1120–1126

Bundesamt für Statistik: Raten Plötzlicher Kindstod von 1990–2011 abrufbar. https://www-genesis.destatis.de/genesis/online/

Davey-Smith G, Phillips AN, Neaton JD (1992) Smoking as „independent" risk factor for suicide: Illustration of an artifact from observational epidemiology? Lancet 340:709–712

von Ehrenstein O, von Mutius E, Illi S, Baumann L, Böhm O, von Kries R (2000) Reduced risk of hay fever and asthma among children of farmers. Clin Exp Allergy 30:187–193

Golding J, Paterson M, Kinlen LJ (1990) Factors associated with childhood cancer in a national cohort study. Br J Cancer 62:304–308

Golding J, Birmingham K, Greenwood R, Mott M (1992) cancer, intramuscular vitamin K, and pethidine given during labour. Childhood BMJ 305:341–346

Hill AB (1965) The environment and disease: association or causation? Proc R Soc Med 58:295–300

ISAAC Steering Committee (1998) Worldwide variation in the prevalence of asthma, allergic rhinoconjunctivitis, and atopic eczema: ISAAC. Lancet 351:1225–1232

von Kries R (1998) Neonatal vitamin K prophylaxis: the gordian knot still awaits untying. BMJ 316:161–162

von Kries R, Heinrich B, Böhm O, Windfuhr A, Helwig H (1997) Systemische Haemophilus-influenzae-Erkrankungen in Deutschland. Monatsschr Kinderheilkd 145:136–143

Milunsky A, Jick H, Jick S, Bruell CL, MacLaughlin S, Rothman J, Willett W (1989) Multivitamin/folic acid supplementation in early pregnancy reduces the prevalence of neural tube defects. JAMA 262:2847–2852

Mulinaire J, Cordero JF, Erickson JD, Berry RJ (1988) Periconceptionel use of multivitamins and the occurrence of neural tube defects. JAMA 260:3141–3145

Richardson BW (1936) Snow on cholera. The Commonwealth Fund, New York

Skadberg BT, Morild I, Markestad T (1998) Abandoning prone sleeping: Effect on the risk of sudden infant death syndrome. J Pediatr 132:340–343

Statistisches Bundesamt (Hrsg) (1996) Gesundheitswesen: Todesursachen in Deutschland 1995 Bd. Fachserie 12, Reihe 4. Metzler-Poeschel, Stuttgart, S 124–128

Toschke AM, Ludde R, Eisele R, von Kries R (2005) The obesity epidemic in young men is not confined to low social classes – a time series of 18-year-old German men at medical examination for military service with different educational attainment. Int J Obes (Lond) 29:875–877

Werler MM, Shapiro S, Mitchell AA (1993) Periconceptional folic acid exposure and risk of occurrent neural tube defects. JAMA 269:1257–1261

Zöllner IK, Weiland SK, Piechotowski I et al (2005) No increase in the prevalence of asthma, allergies, and atopic sensitisation among children in Germany: 1992–2001. Thorax 60:545–548

13 Einfluss sozialer Faktoren auf Gesundheit und Entwicklung von Kindern

H. G. Schlack, K. Brockmann

13.1 Gesundheit, Entwicklung und sozioökonomischer Status

Bei fast allen Krankheitsbildern gibt es einen markanten sozialen Gradienten, d. h. ein steigendes Erkrankungsrisiko bei sinkendem Sozialstatus, auch in „entwickelten“ Staaten mit gut ausgebautem und sozial ausgleichendem Gesundheitswesen. So haben z. B. Erhebungen in England ergeben, dass in den 1990er Jahren noch immer die Säuglings- und Kindersterblichkeit sowie die Morbidität an vielen somatischen Krankheiten bei Kindern der untersten Sozialschicht im Durchschnitt etwa doppelt so hoch sind wie in der obersten Sozialschicht.

Im Vergleich dazu ist der soziale Gradient bei Störungsbildern der „neuen Morbidität“ (▶ Abschn. 13.2) noch deutlich höher. Nach dem deutschen Kinder- und Jugend-Gesundheitssurvey (KiGGS), der endlich nun auch für Deutschland repräsentative sozialepidemiologische Daten erhoben hat, liegt die Risk Ratio sowohl für Verhaltensauffälligkeiten wie auch bei der Adipositas über 3. Das heißt: Das Erkrankungsrisiko ist bei Kindern der untersten gegenüber der obersten Sozialschicht um mehr als das Dreifache erhöht. Offensichtlich gibt es also einen ursächlichen Zusammenhang mit Lebensweltbedingungen, die in der unteren Sozialschicht gehäuft anzutreffen sind.

Bemerkenswerterweise spielt die Schichtzugehörigkeit auch in anderen Zusammenhängen eine entscheidende Rolle: Zum einen bei der kognitiv-sprachlichen Entwicklung von Kindern, und zum andern beim Risiko der Kindesvernachlässigung. Für die Kennzeichnung der Schichtzugehörigkeit wird üblicherweise der sozioökonomische Status („socio-economic status“, SES) verwendet. Der SES ist ein semiquantitativer Score, der aus Kriterien der schulischen und beruflichen Bildung der Eltern und des Familieneinkommens gebildet wird. Ein niedriger SES ist, wie in vielen Untersuchungen nachgewiesen wurde, mit einer statistischen Häufung psychischer Problemlagen und – in Folge davon – mit einem erhöhten Risiko negativer Einflüsse auf Familienklima, Erziehungsverhalten und Interaktionsweisen verbunden. Ein Beispiel dafür, wie sich psychosoziale Einflüsse auf der biologischen Ebene auswirken, ist der Nachweis signifikant erhöhter Kortisolspiegel bei Kindern aus niedrigem SES als Ausdruck von Stress gegenüber Kindern aus hohem SES. In allen Studien über die Auswirkung biologischer und psychosozialer Einflussfaktoren auf die Entwicklung von Kindern hat sich der SES als die weitaus wichtigste Variable erwiesen.

Ein besonders eindrucksvolles Beispiel sind Ergebnisse aus der Rochester-Studie. In dieser Studie wurden die Entwicklungsverläufe von Kindern aus drei verschiedenen sozialen Schichten untersucht (weiße Oberschicht, weiße Unterschicht, schwarze Unterschicht). Alle drei Gruppen zeigten zu Beginn und noch bis zum Ende des 1. Lebensjahres keine signifikante Differenz in den durchschnittlichen Entwicklungsquotienten. Bis zum Ende des 4. Lebensjahres trat eine extrem divergente Entwicklung ein, wonach sich die Durchschnitte in der höchsten Sozialschicht von denen in der niedersten Sozialschicht um fast 2 Standardabweichungen unterschieden; das entspricht einer Differenz von fast 30(!) IQ-Punkten. Analoge Befunde wurden auch in der Schweiz erhoben, wobei die schichtabhängigen IQ-Differenzen etwas geringer waren als in den USA – entsprechend den weniger stark ausgeprägten Diskrepanzen zwischen den sozialen Schichten.

Unter den Bedingungen von sozialem Stress, geringer Bildung und eingeschränkten Fähigkeiten der Problembewältigung in kritischen Lebenslagen verschlechtern sich die Voraussetzungen dafür, dass Eltern die seelischen Grundbedürfnisse ihrer Kinder erfüllen und damit die Grundlage für seelische Gesundheit schaffen können. Das wurde exemplarisch in der Mannheimer Risikokinder-Studie dokumentiert. Auf empirischer Grundlage wurden 11 Kriterien zur Einschätzung des psychosozialen Risikos definiert.

Kriterien zur Einschätzung des psychosozialen Risikos
- Niedriges Bildungsniveau der Eltern
- Beengte Wohnverhältnisse
- Psychische Störung der Eltern (gem. ICD-10/DSM-III-R)
- Kriminalität/Herkunft aus zerrütteten familiären Verhältnissen)
- Eheliche Disharmonie
- Frühe Elternschaft
- Ein-Eltern-Familie
- Unerwünschte Schwangerschaft
- Mangelnde soziale Integration und Unterstützung
- Ausgeprägte chronische Schwierigkeiten (z. B. Arbeitslosigkeit, Krankheit)
- Mangelnde Bewältigungsfähigkeiten im Umgang mit den Lebensereignissen des letzten Jahres (z. B. Verleugnung, Resignation, Rückzug, Dramatisierung)

Wenn im Einzelfall mehr als zwei dieser Kriterien gegeben waren, ergab sich für das betroffene Kind ein hohes Risiko für Vernachlässigung und Entwicklungsstörungen. Die aufgeführten Kriterien sind zwar nicht schichtspezifisch, sie sind aber in bildungsmäßig, ökonomisch und sozial unterprivilegierten Familien besonders häufig, und eine Kombination solcher Risikofaktoren ist eher die Regel als die Ausnahme.

13.2 Die „neue Morbidität“

Unter dem Begriff „neue Morbidität im Kindes- und Jugendalter“ werden unterschiedliche Störungsbilder zusammengefasst, die in den letzten Jahrzehnten in einer bis dahin nicht registrierten und anscheinend noch zunehmenden Häufigkeit auftreten. Dazu gehören im engeren Sinne
- emotionale Störungen, Verhaltensprobleme, Störungen des Sozialverhaltens,
- funktionelle Störungen (umschriebene, kombinierte oder globale Entwicklungsstörungen der sprachlichen, kognitiven und motorischen Fähigkeiten),
- Adipositas und Essstörungen,
- Substanzmissbrauch und Sucht (insbesondere Alkohol und illegale Drogen).

G.F. Hoffmann, M.J. Lentze, J. Spranger, F. Zepp (Hrsg.), *Pädiatrie*,
DOI 10.1007/978-3-642-41866-2_13, © Springer-Verlag Berlin Heidelberg 2014

Im weiteren Sinne werden auch andere chronische Krankheitsbilder wie z. B. allergische Erkrankungen darunter subsumiert.

Im Vergleich zu dem früher – bis etwa in die 1960er Jahre – im Kindes- und Jugendalter vorherrschenden Krankheitsspektrum bedeutet „neue Morbidität" eine Schwerpunktverlagerung

- von den primär körperlichen Erkrankungen zu Störungen der funktionellen und psychischen Entwicklung und zu verhaltensabhängigen körperlichen Störungen sowie
- von den akuten zu den chronischen Krankheiten.

„Neu" sind also nicht die Störungsbilder als solche, sondern ihre epidemische Häufung. Insofern ist der angloamerikanische Terminus „new epidemics" stimmiger als der im Deutschen übliche Begriff „neue Morbidität". Ein besonderes Merkmal dieser Störungsbilder ist ihre ausgeprägte Abhängigkeit von Umständen der sozialen Lebenswelt, in der ein Kind aufwächst. Ihre sozialmedizinische Relevanz liegt insbesondere darin, dass sie die betroffenen Kinder daran hindern, ihr individuelles Entwicklungspotenzial auszuschöpfen. Das hat langfristig negative Auswirkungen auf Schulerfolg, berufliche Qualifikation, soziale Eingliederung und den späteren sozialen Status, dadurch auch auf die Folgekosten in Gesundheitswesen, Jugendhilfe und auf dem Arbeitsmarkt. In einer Gesellschaft, in der ausreichende Vorsorge gegen Hunger, Seuchen und andere primär körperliche Gesundheitsrisiken getroffen ist, werden Gesundheit und Entwicklung hauptsächlich von Merkmalen der psychischen Gesundheit bestimmt (◘ Abb. 13.1).

13.3 Biopsychosoziales Verständnis von Gesundheit und Krankheit

Die WHO hat 1948 mit ihrer Definition der Gesundheit als einem Zustand des völligen körperlichen, geistigen und sozialen Wohlbefindens und nicht nur der Abwesenheit von Krankheiten und Gebrechen ein Postulat formuliert, das oft als utopisch bezeichnet wurde. Tatsächlich war aber die WHO mit diesem Konzept sehr weitsichtig, wenn man das heutige Wissen über die Zusammenhänge von Gesundheit, Krankheit und sozialen Lebensbedingungen bedenkt. Auf der Grundlage dieser Sicht wurden zwei wichtige Entwicklungen angestoßen: Zum einen das Konzept der Gesundheitsförderung (d. h. der Gesunderhaltung auch bei Abwesenheit von Krankheit), zum andern das Verständnis des Zusammenwirkens von somatischen, psychischen und sozialen Prozessen.

Daraus leitet sich die Unterscheidung in objektive und subjektive Merkmale von Gesundheit und Krankheit ab. „Krankheit" bezeichnet einen abweichenden körperlichen oder seelischen Zustand, der objektiv nachweisbar ist. Demgegenüber beschreibt „Kranksein" die subjektive Wahrnehmung eines eingeschränkten Befindens, die Erfahrung des Verlusts von Gesundheit. Obwohl aus der Sicht einer überwiegend somatisch orientierten Medizin solche Gesundheitsstörungen, die nicht eindeutig biochemisch oder strukturell definiert und objektivierbar sind, als nicht so recht „seriös" angesehen werden, bestimmt letztendlich doch vor allem die subjektive Bewertung durch den Patienten (oder durch die Bezugspersonen) die Krankheitslast und die Inanspruchnahme von Leistungen des Gesundheitswesens. Die objektive und die subjektive Sichtweise von Gesundheit und Krankheit haben beide ihre Berechtigungen, meinen jedoch unterschiedliche Dinge.

Gesundheit als funktionale Normwird daran gemessen, ob eine Person in der Lage ist, die durch ihre sozialen Rollen vorgegebenen Aufgaben zu erfüllen; diese Definition liegt auch der ICF (International Classification of Functioning, Disability and Health) zugrunde.

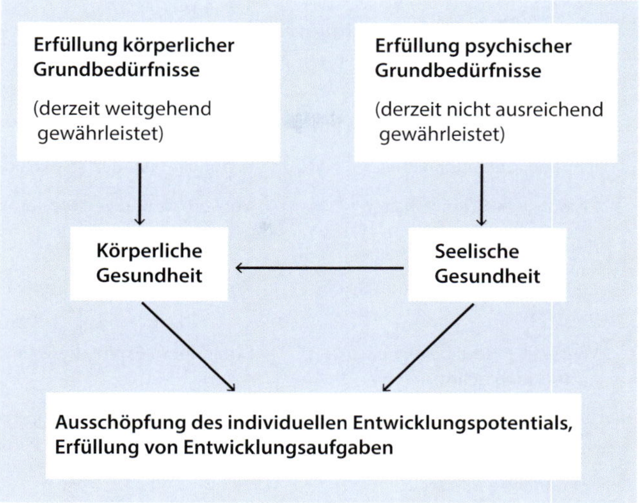

◘ **Abb. 13.1** Zusammenhang von Gesundheit und Entwicklung im Kindesalter

Für Kinder und Jugendliche bedeutet dies, dass das zeitgerechte Erreichen der Meilensteine der Entwicklung und die Bewältigung von alterstypischen Entwicklungsaufgaben als ein essenzieller Teil der Gesundheit zu verstehen sind. Sozial- und Gesundheitswissenschaften sind sich einig, dass es sich bei dem Gesundheitsbegriff um ein mehrdimensionales Konstrukt handelt, zu dem neben körperlichem Wohlbefinden (positives Körpergefühl, körperliches Leistungsvermögen, Fehlen von Beschwerden), psychischem Wohlbefinden (Freude, Glück, Lebenszufriedenheit) und sozialer Rollenerfüllung auch Vitalität, Selbstverwirklichung, spirituelle Orientierung und Sinnfindung gehören. Viele Instrumente zur Messung der gesundheitsbezogenen Lebensqualität schließen daher diese Dimensionen ein.

13.4 Gesundheitsförderung – eine Aufgabe der Pädiatrie

Im biopsychosozialen Verständnis ist Gesundheit nicht einfach ein Normalzustand, der sich nach Überwindung einer allfälligen Krankheit von selbst wieder einstellt, sondern Ausdruck eines dynamischen Gleichgewichts zwischen gesund erhaltenden und krank machenden Faktoren. Daraus leitet sich als logische Folge der Auftrag ab, die Gesundheit des Einzelnen und auch einer ganzen Population durch geeignete medizinische und soziale Maßnahmen zu fördern und zu stabilisieren. Dieses Prinzip liegt sowohl dem Konzept der WHO zur Gesundheitsförderung als auch dem von Antonowsky formulierten Konzept der Salutogenese zugrunde. Beide Konzepte haben für die Pädiatrie eine große praktische Relevanz. Die WHO unterscheidet in der Ottawa-Charta von 1986 zwei grundsätzliche Dimensionen von Gesundheitsförderung, nämlich verhältnisbezogene und verhaltensbezogene Maßnahmen. Zu den verhältnisbezogenen Maßnahmen zählen eine gesundheitsförderliche Politik mit Entwicklung entsprechender Strukturen und Sicherungssysteme, die Schaffung gesundheitsfördernder Lebenswelten und die Unterstützung gesundheitsbezogener Gemeinschaftsaktionen. Verhaltensbezogene Maßnahmen zielen in erster Linie auf die Entwicklung persönlicher Kompetenzen, welche dem Einzelnen ein höheres Maß an Selbstbestimmung über seine Gesundheit ermöglichen. Da eingefahrene gesundheitsschädliche Verhaltensweisen später nur schwer zu beeinflussen sind (was sich u. a. in dem geringen Erfolg von Programmen

Tab. 13.1 Inhalte vorausschauender Beratung in den ersten 2 Lebensjahren

Themen	Beratungsinhalte
Psychische Gesundheit, Salutogenese	
Bindung, Geborgenheit	Kontinuität der Bezugsperson, Zuwendung, Verlässlichkeit des sozialen Umfelds
Responsives Elternverhalten	Nonverbale und verbale Kommunikation, Signale des Kindes wahrnehmen und verstehen
Anregung, frühe Bildung	Gemeinsames Spiel, gemeinsam gerichtete Aufmerksamkeit und Wahrnehmung
Vorbereitung auf häufige Schwierigkeiten	Regulationsstörungen, Trotzalter
Vorbereitung auf bevorstehende Entwicklungsschritte	Expansions-, Explorations- und Autonomiewünsche des Kindes, ggf. Krippen- oder Tagesmutterbetreuung
Spielentwicklung	Entwicklungsadäquates und ungeeignetes Spielzeug, Eigeninitiative des Kindes anregen, passivem Reizkonsum vorbeugen (kein Fernsehen vor 3. Lebensjahr)
Somatische Gesundheit	
Ernährung	Stillen, Prävention der Adipositas, Prävention von Mangelkrankheiten
Infektionsschutz	Impfungen, Expositionsprophylaxe
Allergieprophylaxe	Passivrauchen, Raumklima, hypoallergene Kost
SID- und Unfallprävention	Bettbeschaffenheit, Schlafposition, Sicherheit im Haushalt (Wickeltisch, Fenster, Herd, Spielsachen u. a.)
Mund-/Zahnhygiene	Zahnpflege, Fluoridgabe, Fütterungsgewohnheiten

SID „sudden infant death syndrome".

gegen Adipositas ausdrückt), kommt es auf eine frühestmögliche Einflussnahme auf die gesundheitsbezogenen Verhaltensweisen des Kindes und seiner Bezugspersonen an.

Im Konzept der Salutogenese nach Antonovsky sind Gesundheit und die Widerstandsfähigkeit (Resilienz) gegenüber potenziell krank machenden Faktoren Ausdruck einer persönlichen, aktiv erworbenen psychischen Kompetenz, deren Wurzeln in der Erfüllung essenzieller Bedürfnisse während der Kindheit liegen, die aber lebenslang weiterentwickelt und gestärkt werden muss. Grundlegend dafür sind drei Überzeugungen, die im Zuge einer positiven Entwicklung zu gewinnen sind:

- die Überzeugung, dass auch unvertraute Erfahrungen und neue Situationen grundsätzlich verstehbar sind und man nicht dem Chaos ausgeliefert ist (kognitive Bewältigung);
- die Überzeugung, dass Probleme durch Mobilisierung eigener Kompetenzen und Ressourcen lösbar sind (Selbstwirksamkeit);
- die Überzeugung, dass auftretende Probleme und Aufgaben einen Sinn haben (können) und es sich lohnt, Kräfte und Fähigkeiten zu ihrer Bewältigung einzusetzen (Sinngebung).

Diese Faktoren bilden gemeinsam das Empfinden des Eingebundenseins („sense of coherence", SOC), das von Antonovsky als das Fundament der Gesundheit angesehen wird. Kinder, die im Verlauf ihrer Entwicklung ihr soziales Umfeld als vertrauenswürdig und berechenbar und sich selbst im sozialen Kontakt als liebenswert und wertvoll erleben und die durch die Möglichkeit aktiver Mitwirkung und Mitgestaltung im Alltag auch die Erfahrung von Selbstwirksamkeit machen können, haben günstige Voraussetzungen für die Entwicklung ihres Gesundheitspotenzials. Der Zusammenhang von Defiziten der seelischen Gesundheit aufgrund ungünstiger psychosozialer Bedingungen mit erhöhten Krankheitsrisiken ist auch aus dieser Sicht evident. Dieser Zusammenhang wird durch empirische Befunde im Kinder- und Jugendgesundheitssurvey (KiGGS) bestätigt: Kinder und Jugendliche aus der unteren Sozialschicht berichteten sehr viel häufiger als Angehörige der oberen Sozialschicht über Defizite an Schutzfaktoren und Ressourcen, die für die psychische Entwicklung von ausschlaggebender Bedeutung sind. Dementsprechend waren Defizite an Schutzfaktoren mit einer erhöhten Rate psychischer Auffälligkeiten korreliert.

Damit öffnet sich der Pädiatrie ein Aufgabenfeld, das bisher in seiner Bedeutung noch nicht ausreichend wahrgenommen wird: Die Gesundheitsförderung im frühen Kindesalter durch vorausschauende Beratung junger Familien. Nachweislich lassen sich mit dieser Strategie nicht nur gesundheitsrelevantes Wissen, sondern auch entsprechendes Verhalten günstig beeinflussen und damit Gesundheit und Entwicklung messbar und signifikant verbessern. Zugleich zeigte sich, dass mit diesem präventiven Zugang auch sozial unterprivilegierte („bildungsferne", „leseungewohnte") Familien erreicht werden – also eine Zielgruppe, in welcher ein besonders hoher Präventionsbedarf besteht. Es ist kaum vorstellbar, dass es ohne eine wesentlich intensivierte pädiatrische Mitwirkung gelingen wird, eine Trendwende in der Häufigkeit von Defiziten der seelischen Gesundheit im frühen Kindesalter und damit auch in der Epidemiologie der „neuen Morbidität" herbeizuführen.

Themen, die Gegenstand vorausschauender Beratung sein sollen, sind in Tab. 13.1 aufgelistet. Der erste Schritt zur praktischen Umsetzung ist der Ausbau sozialpädiatrischer Kompetenzen mit einer Sensibilisierung für die Wahrnehmung von psychosozialen Belastungssituationen in Familien, der Verbesserung der Beratungskompetenz auf diesem Gebiet und der Bereitschaft zur Vernetzung mit nichtärztlichen Hilfsangeboten, z. B. mit dem Jugendamt und pädagogischen Mitarbeitern in Krippen und Kindergärten. Entscheidend dabei ist eine systemische Sichtweise, die das Kind und seine Bezugsperson(en) als ein verbundenes System versteht: Wenn es der Bezugsperson nicht ausreichend gut geht, sind die Voraussetzungen schlecht, dass sie die essenziellen psychischen Bedürfnisse des Kindes erfüllen kann. Der zweite Schritt wäre das Angebot von Kursen zur Förderung der Elternkompetenz. Solche Angebote gibt es bereits, aber ihrem Ausbau zu einem bedarfsdeckenden und standardisierten System stehen bislang fehlende Finanzierungsregelungen entgegen.

Selbstverständlich kann durch pädiatrische Prävention der sozioökonomische Status einer Familie nicht verändert werden; wohl aber ist eine Einflussnahme auf die damit verbundenen Auswirkungen in der psychosozialen Umwelt des Kindes möglich, die im eigentlichen Sinne seine „soziale Benachteiligung" bewirken.

Zu Möglichkeiten der Gesundheitsförderung in Gemeinschafteinrichtungen ► Abschn. 14.3.

Literatur

Antonovsky A (1987) Unraveling the mysteries of health. How people manage stress and stay well. Jossey-Bass, San Francisco (dt. erweiterte Ausgabe: A. Franke (Hrsg) (1997) Salutogenese. Zur Entmystifizierung der Gesundheit. DVGT, Tübingen)

Bergmann KE, Bergmann RL, Richter R, Finke C, Dudenhausen W (2009) Frühe Gesundheitsförderung und Prävention am Beginn des 20. und des 21. Jahrhunderts. Gesundheitswesen 71:709–721

Erhart M, Hölling H, Bettge S, Ravens-Sieberer U, Schlack R (2007) Der Kinder- und Jugendgesundheitssurvey (KiGGS): Risiken und Ressourcen für die psychische Entwicklung von Kindern und Jugendlichen. Bundesgesundheitsbl Gesundheitsforsch Gesundheitssschutz 50:800–809

Esser G, Laucht M, Schmidt MH (1994) Die Auswirkungen psychosozialer Risiken für die Kindesentwicklung. In: Karch D (Hrsg) Risikofaktoren der kindlichen Entwicklung. Steinkopff, Darmstadt, S 143–157

Hölling H, Erhart M, Ravens-Sieberer U, Schlack R (2007) Verhaltensauffälligkeiten bei Kindern und Jugendlichen. Erste Ergebnisse aus dem Kinder- und Jugendgesundheitssurvey (KiGGS). Bundesgesundheitsbl Gesundheitsforsch Gesundheitsschutz 50:784–793

Hölling H, Schlack R (2008) Psychosoziale Risiko- und Schutzfaktoren für die psychische Gesundheit im Kindes- und Jugendalter – Ergebnisse aus dem Kinder- und Jugendgesundheitssurvey (KiGGS). Gesundheitswesen 70:154–163

Kurth BM, Schaffrath Rosario A (2007) Die Verbreitung von Übergewicht und Adipositas bei Kindern und Jugendlichen in Deutschland. Ergebnisse des bundesweiten Kinder- und Jugendgesundheitssurveys (KiGGS). Bundesgesundheitsbl Gesundheitsforsch Gesundheitsschutz 50:736–743

Largo RH, Graf S, Kundu S, Hunziker U, Molinari L (1990) Predicting developmental outcome at school age from infant tests of normal, at-risk and retarded infants. Dev Med Child Neurol 32:30–45

Lupien SJ, King S, Meany MJ, McEwen BS (2000) Child's stress hormone levels correlate with mother's socioeconomic status and depressive state. Biol Psychiatry 48:976–980

Sameroff AJ, Seifer R (1983) Familial risk and child competence. Child Dev 54:1254–1268

Thyen U (2009) Vom biomedizinischen zum biopsychosozialen Verständnis von Krankheit und Gesundheit. In: Schlack HG, Thyen U, von Kries R (Hrsg) Sozialpädiatrie. Gesundheitswissenschaft und pädiatrischer Alltag. Springer, Berlin, S 12–23

Walper S (1995) Kinder und Jugendliche in Armut. In: Bieback KJ, Milz H (Hrsg) Neue Armut. Campus, Frankfurt/Main, S 181–219

Woodroffe C, Glickman M, Barker M, Power C (1993) Children, teenagers, and health. Open University Press, Buckingham

14 Maßgebliche Lebensweltfaktoren

H. G. Schlack, K. Brockmann, C. Deneke, F. Aksu

14.1 Lebensraum Familie

H. G. Schlack, K. Brockmann

Das Familienbild ist einem starken Wandel im Zuge gesellschaftlicher Veränderungen unterworfen. Daher unterscheiden sich die Definitionen des Begriffs „Familie" je nach dem Kontext. Sozialwissenschaftliche Begriffsbestimmungen stellen in der Regel die Funktion der Familie als Ort des Aufwachsens von Kindern und Jugendlichen heraus und definieren eine Familie als Lebensgemeinschaft von mindestens je einem minderjährigen Kind und einem Erwachsenen.

Traditionelle Familien mit zwei Eltern, die miteinander verheiratet sind, stellen in Deutschland noch immer die häufigste Familienform dar; ihre Häufigkeit ist aber rückläufig (1996: 81 % der Familienformen, 2010 noch 72 %). Im Jahr 2010 wuchsen 19 % der minderjährigen Kinder bei alleinerziehenden Eltern auf, 9 % in nichtehelichen Lebensgemeinschaften. Im Jahr 2010 wurde jedes 3. Kind nichtehelich geboren; in dem Jahrzehnt von 2000 bis 2010 nahm die Rate nichtehelich geborener Kinder von 23,4 % auf 33,2 % zu. Alleinerziehende Eltern sind im Durchschnitt zu 90 % Frauen; in Familien mit Kleinkindern ist der Anteil alleinerziehender Mütter noch größer, während alleinerziehende Väter eher mit Kindern im Schulalter bzw. Jugendlichen zusammenleben (Quelle aller statistischen Angaben: Statistisches Bundesamt, ► http://www.destatis.de.)

Im Jahr 2010 lebten in Deutschland 13,1 Mio. Kinder und Jugendliche unter 18 Jahren, verteilt auf nur 20 % aller Haushalte. Etwa drei Viertel der Kinder wachsen mit mindestens einem Geschwisterkind im Haushalt auf; das bedeutet: Wenn sich Paare für Kinder entscheiden, dann mehrheitlich für mehr als ein Kind.

14.1.1 Adoption

Adoption bedeutet die rechtliche Integration eines Kindes in eine Ersatzfamilie, wobei das Kind die vollen Rechte und Pflichten eines leiblichen Kindes erwirbt. Bei Fremdadoption bestehen zwischen dem Kind und den Adoptiveltern primär keine Beziehungen, meist bleiben die Adoptiveltern den leiblichen Eltern unbekannt (Inkognito-Adoption). Das Ziel der Adoption ist aus Sicht des Kindeswohls, einem Kind in einer Ersatzfamilie günstige Bedingungen für Bindung und Entwicklung zu vermitteln, wenn die leiblichen Eltern subjektiv oder objektiv dazu nicht in der Lage sind. Die Vermittlung von Fremdadoptionen ist lizensierten Adoptionsvermittlungsstellen vorbehalten. Voraussetzung einer Adoption ist die rechtswirksame Einwilligung der leiblichen Eltern. Ein nichtehelicher leiblicher Vater hat Vorrang vor einer fremden Familie, sein Kind zu adoptieren, wenn seine Vaterschaft rechtlich feststeht. Fremdadoptionen erfolgen vorzugsweise im Säuglings- oder Kleinstkindalter, um die in dieser Lebensphase besonders intensiven und wichtigen sozialen Bindungsprozesse zu begünstigen. Stiefkinder- und Verwandtenadoptionen verändern in der Regel nicht die sozialen Beziehungen, sondern legitimieren vielmehr die vorher bereits bestehenden Gegebenheiten. Für Stiefkinder kann die Adoption durch Stiefvater oder Stiefmutter ein wichtiger Schritt zur Stabilisierung des familiären Rahmens und der ökonomischen Sicherung sein; das gilt insbesondere dann, wenn das Kind den entsprechenden leiblichen Elternteil nicht kennt und deswegen nicht in Loyalitätskonflikte gerät. Stiefkinderadoptionen erfolgen meist im Kleinkind- oder Schulalter, Verwandtenadoptionen oft noch später.

Die Zahl der Adoptionen ist in den letzten Jahren stark zurückgegangen. Waren es in 1993 noch 8687 Kinder, wurden 2006 nur noch 4748 adoptiert. Dieser Rückgang betrifft fast ausschließlich die Fremdadoptionen.

Problemfelder der Fremdadoption

Erwartungen und Projektionen elterlicher Wünsche auf das Kind können (wie auch bei leiblichen Kindern) für das Kind eine Belastung darstellen. Bei adoptierten Kindern kann diese Belastung verschärft werden, wenn das Kind aufgrund geringerer intellektueller Ausstattung, unerwarteter Temperamentsmerkmale, besonderen Aussehens (z. B. bei fremder ethnischer Herkunft) oder neuropsychiatrischer Störungen die Hoffnungen und Erwartungen der Adoptiveltern enttäuscht.

Fast alle adoptierten Kinder interessieren sich früher oder später für ihre Herkunftsfamilie. Nicht selten werden die (unbekannten) leiblichen Eltern idealisiert, wenn es – z. B. in der Pubertät – Konflikte mit den Adoptiveltern gibt; das wird dann von den Adoptiveltern oft als Ausdruck besonderer Undankbarkeit empfunden. Darüber hinaus beschäftigen sich viele adoptierte Kinder mit den möglichen Gründen, aus denen ihre leiblichen Eltern sie abgegeben haben könnten. Solche Überlegungen können die Quelle von Selbstwertproblemen sein. Daher besteht für Adoptiveltern und adoptierte Kinder ein erhöhter Bedarf an präventiver und auch therapeutischer Beratung. Grundsätzlich soll die Adoption frühzeitig, aber in jeweils altersangemessener Form, zwischen Eltern und Kindern thematisiert werden.

14.1.2 Familienergänzende Betreuung und Erziehung

Familienergänzende Maßnahmen der Jugendhilfe (Hilfe zur Erziehung, §§ 27 ff. SGB VIII) sind zum einen Hilfen innerhalb des häuslichen Rahmens wie Familienberatung, Erziehungsbeistandschaft und sozialpädagogische Familienhilfe, die vor allem an Familien in belasteten Lebensumständen oder an alleinerziehende Mütter oder Väter adressiert sind. Zum andern gehören Tagespflegestellen, Krippen, Kindergärten und Horte zu den familienergänzenden Institutionen.

Krippen sind Tageseinrichtungen für Kinder bis zum vollendeten 3. Lebensjahr, Kindergärten für Kinder ab 3 Jahren bis zum Beginn der Schulpflicht, Horte für Schulkinder. Der Versorgungsgrad mit Krippen-, Kindergarten- und Hortplätzen und die Nachfrage danach sind regional sehr unterschiedlich mit einer ausgeprägten, historisch begründeten Differenz zwischen alten und neuen Bundesländern. Seit 1996 hat jedes Kind ab Vollendung des 3. Lebensjahres einen Rechtsanspruch auf einen Kindergartenplatz; ab 2013 gibt es zusätzlich den Rechtanspruch auf einen Krippenplatz für Kinder unter 3 Jahren. Die Bedeutung der Kindergartenerziehung als einer im engeren Sinne familienergänzenden Einrichtung ist allgemein anerkannt, insbesondere unter dem Aspekt, dass viele Bereiche sozialen Lernens in den heutigen kinderarmen Familien nur schwer zu erleben sind. Demgegenüber gibt es noch verbreitete Vorbehalte

G.F. Hoffmann, M.J. Lentze, J. Spranger, F. Zepp (Hrsg.), *Pädiatrie*,
DOI 10.1007/978-3-642-41866-2_14,

(nicht zuletzt unter Pädiatern) gegen die Betreuung in Krippen von Kindern unter 3 Jahren. Die Sorge, dass frühe Tagesbetreuung Kindern generell schadet, ist aber nach dem aktuellen Stand des Wissens unbegründet. Beziehung und Bindungssicherheit zwischen Eltern und Kind werden durch eine ausreichend gute Tagesbetreuung nicht beeinträchtigt. Entscheidend sind die Qualität der Bindung zu den familiären Bezugspersonen und die Feinfühligkeit der Bezugspersonen in der Krippe.

An die Qualität der außerfamiliären Tagesbetreuung von Kindern unter 3 Jahren müssen in jedem Fall hohe Anforderungen gestellt werden. Der Erzieher-Kind-Schlüssel wird in Abhängigkeit vom Alter der Kinder festgelegt. Je jünger die Kinder sind und je altershomogener die Gruppe zusammengesetzt ist, desto kleiner muss die Gruppe sein. Die räumlichen Verhältnisse müssen den Bedürfnissen sehr junger Kinder Rechnung tragen, insbesondere im Hinblick auf die psychomotorische Entwicklung, die noch nicht vorhandene Kontrolle der Ausscheidung, die Unterstützung bei der Nahrungsaufnahme und das Schlafbedürfnis. Die personelle Ausstattung erfordert eine hohe fachliche und persönliche Qualifikation der Betreuungspersonen. Wichtig sind außerdem allmähliche Übergänge im Rahmen der Eingewöhnung des Kindes sowie eine gut funktionierende Erziehungs- und Bildungspartnerschaft zwischen Eltern und Erziehern. Krippen und Kindertagespflegestellen, welche den Mindestanforderungen an Qualität nicht genügen, stellen für die dort betreuten Kinder ein Entwicklungsrisiko dar.

Der Ausbau qualitativ guter Krippen ist eine wichtige Voraussetzung für eine bessere Vereinbarkeit von Beruf und Familie. Berufstätigkeit von Müttern, insbesondere von alleinerziehenden Müttern, ist anscheinend ein Schutzfaktor im Hinblick auf die psychische Gesundheit von Kindern und Jugendlichen: Insgesamt ist deren Risiko für psychische Störungen in Familien mit alleinerziehenden Müttern mit 23,9 % fast doppelt so hoch wie bei Kindern und Jugendlichen aus vollständigen Familien (13,3 %); bei nichtberufstätigen alleinerziehenden Müttern beträgt der Anteil 30,5 %, bei Vollzeitberufstätigen 19,6 % und bei Teilzeitberufstätigen 22,0 %.

14.2 Familienersetzende Maßnahmen und Kinderschutz

H. G. Schlack, K. Brockmann

Rechte und Pflichten von Eltern und der staatliche Auftrag, darüber zu wachen, werden von Artikel 6, Abs. 2 des Grundgesetzes beschrieben: „Pflege und Erziehung der Kinder sind das natürliche Recht der Eltern und die zuvörderst ihnen obliegende Pflicht. Über ihre Betätigung wacht die staatliche Gemeinschaft". Daraus leitet sich ab, dass staatliche Eingriffe in Elternrechte geboten sind, wenn Eltern ihren Aufgaben und Pflichten nicht gerecht werden.

Bis zur Volljährigkeit mit Vollendung des 18. Lebensjahres bildet die elterliche Sorge den rechtlichen Rahmen für den Schutz- und Fürsorgebedarf des Kindes. Nach Feststellung des Bundesverfassungsgerichts ist das in Art. 6(2) GG formulierte Elternrecht als treuhänderisches und fremdnütziges Recht zu verstehen, nämlich als eine von den Eltern für die Kinder übernommene Verantwortung. Das elterliche Sorgerecht umfasst das Recht und die Pflicht, das Kind zu pflegen, zu erziehen, zu beaufsichtigen und seinen Aufenthalt zu bestimmen (§ 1631 BGB). Die Eltern sind verpflichtet, dem Kind eine angemessene Schul- und Berufsausbildung zu ermöglichen (§ 1631a BGB) und im Krankheitsfall die notwendige ärztliche Hilfe zuteilwerden zu lassen, einschließlich der Einwilligung in notwendige Heileingriffe. „Entwürdigende Erziehungsmaßnahmen, insbesondere körperliche und seelische Misshandlung" sind gesetzlich verboten (§ 1631 BGB). Allerdings bleibt bei dieser Formulierung noch zu viel Raum für gesetzlich nicht geächtete gewalt- und repressionsgeladene Erziehungsformen; die Formulierung des § 1631 BGB bleibt hinter den Forderungen des Art. 19 der UN-Kinderrechtskonvention (die von Deutschland ratifiziert wurde) zurück.

Wenn das körperliche, geistige oder seelische Wohl des Kindes durch missbräuchliche Ausübung oder Vernachlässigung der elterlichen Sorge gefährdet ist und die Eltern nicht willens oder in der Lage sind, Abhilfe zu schaffen, hat das Vormundschaftsgericht die zur Abwendung der Gefahr erforderlichen Maßnahmen zu treffen (§ 1666 BGB). Im äußersten Fall kann das die Trennung des Kindes von der elterlichen Familie und die Entziehung der Personensorge insgesamt bedeuten (§ 1666a BGB). In vielen Fällen ist die (zeitweilige) Suspendierung von Elternrechten ausreichend, z. B. der Entzug des Aufenthaltsbestimmungsrechtes, um die Durchführung einer klinischen Behandlung gegen den Willen der Eltern (etwa nach Misshandlung des Kindes) oder den Verbleib in einer Pflegefamilie zu sichern. Es wird geschätzt, dass ein Drittel bis die Hälfte der Unterbringung von Kindern in Pflegestellen auf derartigen richterlichen Entscheiden beruht.

Der Kinderschutz bei Gefährdung des Kindeswohls ist den Jugendämtern übertragen (§ 8a SGB VIII). Mit der Inobhutnahme (§ 42) sieht das SGB VIII (Kinder- und Jugendhilfegesetz) die Möglichkeit einer Krisenintervention vor, wenn Gefahr im Verzug ist. Das Jugendamt ist verpflichtet, ein Kind oder einen Jugendlichen in seine Obhut zu nehmen, wenn das Kind oder der Jugendliche darum bittet oder wenn eine dringende Gefahr für das Wohl des Kindes besteht (z. B. bei Misshandlung). Erfolgt diese Maßnahme gegen den Willen des oder der Sorgeberechtigten, so muss das Jugendamt unverzüglich eine Entscheidung des Vormundschaftsgerichts herbeiführen. Bei offensichtlicher Gefährdung des Kindeswohls ist das Jugendamt außerdem befugt, ein Kind oder einen Jugendlichen ohne Zustimmung des oder der Sorgeberechtigten aus einer Pflegestelle oder Einrichtung herauszunehmen (§ 43) und in einer besser geeigneten Stelle unterzubringen. Wie bei der Inobhutnahme ist eine richterliche Entscheidung erforderlich, falls die sorgeberechtigten Personen nicht nachträglich zustimmen.

14.3 Gemeinschaftseinrichtungen

H. G. Schlack, K. Brockmann

Da alle Kinder die Schule und die meisten Kinder davor einen Kindergarten besuchen, spielen diese Gemeinschaftseinrichtungen eine große Rolle in der Lebenswelt der Kinder. Dieser Bedeutung entsprechen wichtige Aufgabenfelder in Gesundheitsschutz und Gesundheitsförderung. Während der Gesundheitsschutz (etwa in Form regelmäßiger Überprüfungen von Unfallprävention und Einhaltung von Hygienevorschriften oder erforderlichenfalls seuchenhygienischer Maßnahmen nach den Vorschriften des Infektionsschutzgesetzes) in der Zuständigkeit des Öffentlichen Gesundheitsdienstes (ÖGD) liegt, werden Maßnahmen der Gesundheitsförderung (► Abschn. 13.3) zunehmend von anderen Partnern des Gesundheitswesens wahrgenommen, nachdem die Möglichkeiten des ÖGD allenthalben durch Personalabbau eingeschränkt wurden. Beispiele sind das Projekt „Gesund macht Schule", getragen von Ärztekammern und der AOK in den Bundesländern Nordrhein-Westfalen, Hamburg und Sachsen-Anhalt mit der Förderung eines gesundheitsbewussten Ernährungs- und Bewegungsverhaltens, Stärkung der kindlichen Persönlichkeitsentwicklung und gesundheitsförderlicher Gestaltung der Schule und ihrer Umgebung mit Einbindung der Eltern, oder auch die gezielte funktionelle Förderung entwicklungsauffälliger Kinder in Kindertagesstätten unter Mitwirkung der Jugendhilfe in Mecklenburg-Vorpommern. Diese Beispiele sind zweifellos sinnvoll und nachahmenswert; sie zeigen aber auch, dass es in Deutschland kein flächendeckendes und einigermaßen einheitliches Konzept für die Gesundheitsförderung im Kindesalter gibt, welches dazu beitragen könnte, sozialkompensatorisch der Chancenungleichheit im Bereich der Gesundheit entgegenzuwirken. Im „Setting-Ansatz", also durch Angebote in Gemeinschaftseinrichtungen, ist es am ehesten möglich, Gesundheitsförderung auch an Kinder heranzutragen, deren Eltern sich dafür wenig engagieren.

Eine wichtige ärztliche Mitwirkungsmöglichkeit an der Schulgesundheitspflege liegt in den Schuleingangsuntersuchungen. Ihre wesentliche Funktion liegt in der Feststellung etwa vorhandener Gesundheitsstörungen, die eine medizinische Intervention erforderlich machen (z. B. Behandlung von Seh- oder Hörstörungen) oder aber einen besonderen sonderpädagogischen Förderbedarf begründen. Wenn bei der schulärztlichen Untersuchung ein Behandlungsbedarf auf medizinischem Gebiet festgestellt wurde, hat der Öffentliche Kinder- und Jugendgesundheitsdienst die Möglichkeit, im Rahmen der nachgehenden Fürsorge die tatsächliche Veranlassung der notwendigen Maßnahme durch die Eltern zu überprüfen.

14.4 Armut und Bildungschancen

H. G. Schlack, K. Brockmann

Die für Gesundheit und Entwicklung relevanten ökonomischen Ressourcen (▶ Kap. 13) und die Bildungschancen von Kindern sind in Deutschland sehr ungleich verteilt; beides hängt miteinander zusammen. Bezüglich der sich daraus ergebenden Chancengerechtigkeit nimmt Deutschland im Vergleich der OECD-Staaten nur einen Platz im unteren Mittelfeld ein.

Kinder sind in Deutschland die am stärksten von Armut bedrohte Bevölkerungsgruppe, und zwar desto mehr, je jünger sie sind. Besondere Risikofaktoren sind Arbeitslosigkeit der Eltern oder deren Beschäftigung im Niedriglohnbereich, alleinerziehende Eltern, Familien mit drei und mehr Kindern sowie ein Migrantenstatus. Mehr als jedes 4. Kind lebt im Armutsrisiko (nach EU-weitem Konsens definiert als Familieneinkommen, das weniger als 60 % des durchschnittlichen Einkommens in der Bevölkerung beträgt), wobei zwei Drittel davon als dauerhaft arm gelten. Mehr als jedes 3. Kind unter 18 Jahren erhält staatliche Transferleistungen zur partiellen oder vollständigen Finanzierung des Lebensunterhalts. Seit 2000 steigen diese Quoten leicht, aber stetig. Mit dem Wohlstand einer Gesellschaft steigen in der Regel nicht nur die Lebenshaltungskosten, sondern auch die Einkommensunterschiede zwischen Arm und Reich, so dass die Teilhabemöglichkeiten der armen Bevölkerung auch bei allgemein günstigem Wohlstandsniveau erheblich beeinträchtigt sind. Im Vergleich zu Kindern aus Familien mit höherem sozioökonomischem Status unternehmen arme Kinder seltener etwas zusammen mit ihren Eltern, haben weniger Zugang zu kulturellen Angeboten, die etwas kosten (z. B. Musikunterricht, Sportvereine), sie wohnen in ungünstigen Umgebungen und schlechteren Wohnungen, haben weniger stützende Peer-Kontakte und können nur in geringem Umfang die Erfahrung von Selbstwirksamkeit machen. Solche Nachteile zu kompensieren gelingt nur Kindern mit einer stabilen psychischen Gesundheit, die zu erwerben unter Bedingungen von chronischem sozialem Stress allerdings erheblich erschwert ist (▶ Kap. 13).

Auf diese Weise manifestieren sich bei Kindern, die unter den Bedingungen von Armut aufwachsen, bereits im Kleinkind- und Vorschulalter Erfahrungsdefizite, die in vielen Fällen noch zusätzlich durch subtile oder offene soziale Ausgrenzung verstärkt werden. Dieser Prozess setzt sich in der Schule fort. Im 12. Kinder- und Jugendbericht der Bundesregierung (2005), der sich schwerpunktmäßig mit den Bildungschancen beschäftigt, wird auf die historischen Besonderheiten der Entwicklung im westlichen Nachkriegsdeutschland hingewiesen: Kindergarten und Schule waren grundsätzlich als Halbtagsangebote konzipiert, orientiert am klassischen Familienmodell mit einem berufstätigen Vater und einer für Haushalt und Kinder zuständigen, nicht berufstätigen Mutter. Eine Änderung der Organisationsform hin zu Ganztagsangeboten ist zwar im Gange, aber vorerst nur teilweise umgesetzt, so dass die Bildungschancen von Kindern überwiegend von den Angeboten und Möglichkeiten innerhalb der Familie geprägt sind. Deshalb sind Schulkarrieren und Bildungsabschlüsse in Deutschland so stark vom sozioökonomischen Status der Familie abhängig wie kaum in einem anderen vergleichbaren Land.

Kinder, die von ihren Eltern nicht ausreichend gefördert werden, wie z. B. zahlreiche Kinder aus bildungsfernen Familien und ein Teil der Kinder mit Migrationshintergrund, profitieren bereits im Kleinkindalter deutlich von einer guten Tagesbetreuung. Diese Förderung kann dazu beitragen, Begabungen dieser ansonsten benachteiligten Kinder zu fördern und die Chancengerechtigkeit zu verbessern. Wie in einer Übersicht über 38 Studien in den USA dokumentiert wurde, können Lernfähigkeit und Schulerfolg durch sozialkompensatorische Fördermaßnahmen nachhaltig verbessert werden. Ohne solche Anstrengungen besteht ein hohes Risiko, dass Bildungsferne, schlechte schulische bzw. berufliche Qualifikation und niedrige Sozialschicht einen Circulus vitiosus bilden, der sich in jeder Generation wiederholt.

14.5 Kinder kranker Eltern

C. Deneke

Die besondere Problematik von Kindern psychisch kranker Eltern ist im Verlauf der letzten 15 Jahre zunehmend in den Blick der Fachöffentlichkeit geraten. Die steigende Zahl von wissenschaftlichen Publikationen und Unterstützungsprojekten trägt der Tatsache Rechnung, dass sie eine Gruppe mit hohem Risiko für Entwicklungsstörungen und seelische Erkrankungen darstellen. Die Angaben zur Anzahl betroffener Kinder in Deutschland schwanken – je nachdem, welche Erkrankungen in die Berechnungen einbezogen wurden – zwischen 1,5 Mio. und 3 Mio.

Bei einer repräsentativen Umfrage zur Häufigkeit chronischer körperlicher Erkrankungen eines Elternteils waren von 2000 Familien 4,1 % betroffen. Bei Patienten in kinder- und jugendpsychiatrischer Behandlung war die Prävalenz mit 8 % etwa doppelt so hoch. Systematische Forschung und Entwicklung adäquater Unterstützung sind für diese Gruppe noch rar, beispielhaft ist das europäische Forschungsprojekt „Children of Somatically Ill Parents, COSIP".

14.5.1 Belastungen der Kinder

Ist ein Elternteil längerfristig krank, so betrifft es die ganze Familie. Die Kinder sind stärker auf sich gestellt, mit ihrer Verunsicherung, ihren Sorgen und Ängsten meist allein gelassen. Sie übernehmen Verantwortung und Aufgaben für die erkrankte Person. Oft sind sie mit vermehrter emotionaler Bedürftigkeit des kranken Elternteils konfrontiert. Die Rollenumkehr (Parentifizierung) ist nicht nur daran gebunden, dass das Kind konkrete Aufgaben übernimmt, sondern dass es sich verantwortlich fühlt, evtl. auch die Rolle des Trösters übernimmt. Somit können schon Kleinkinder parentifiziert sein, d. h. den Bedürfnissen der Eltern angepasst eine fürsorgliche Haltung entwickeln. Frühe Verantwortlichkeit kann die Kinder überfordern, aber auch einen Anreiz zu psychischem Wachstum bedeuten – auf jeden Fall bedingt sie eine disharmonische Entwicklung, in der vorzeitig „erwachsene" prosoziale Eigenschaften zu Tage treten, „kindliche" Bedürfnisse (z. B. nach unbeschwertem Spiel, Kontakten zu Gleichaltrigen, aber auch eigene Abhängigkeitswünsche) vernachlässigt werden. Dementsprechend entwickelt sich ein Teil der betroffenen Kinder eher übermäßig angepasst, „auffällig unauffällig". Der innere und äußere Raum der Kinder für die eigene Entwicklung ist eingeschränkt – durch konkrete fürsorglich-pflegerische Tätigkeit wie auch durch die Gefühle von Sorge, Angst, Wut und Hilflosigkeit sowie Schuldgefühle und Loyalitätskonflikte, die sie überwiegend für sich alleine bewältigen müssen.

Bei Kindern schwer körperlich kranker Eltern stellt die Auseinandersetzung mit dem möglichen Tod und den damit verbundenen existenziellen Fragen eine spezifische Belastung dar. Bei den Kindern psychisch kranker Eltern stehen emotionale und kognitive Verwirrung über die unverständlichen Zustände der erkrankten Person im Vordergrund. Die meistens eingeschränkte Empathie- und Zuwendungsfähigkeit der kranken Person beeinträchtigt jüngere Kinder in tiefgreifender Weise in ihrer Persönlichkeits- und Beziehungsentwicklung, bei älteren Kindern verursacht sie schwer erträgliche, zwiespältige Gefühle.

Um mit diesen schwerwiegenden Belastungen leben zu können, benötigten die Kinder für sie verständliche Information, einfühlsame Begleitung und ein kompensierendes Beziehungsangebot durch eine tragfähige, ihnen zugewandte Person. Gerade daran fehlt es meist in den betroffenen Familien, in denen jedes Mitglied seine Kräfte darauf richtet, den vermehrten Anforderungen zu genügen. Auch sind Themen wie Krankheit (vor allem psychische Krankheit) und Tod weitgehend tabuisiert.

14.5.2 Reaktionsformen der Kinder

Säuglinge erleben krankheitsbedingte Trennungen existenziell bedrohlich, für Kleinkinder bekommen sie eher einen Bestrafungsaspekt. Von Vorschulkindern kennen wir die Vorstellung, schuld an der Erkrankung zu sein, sie durch eigene „böse" Gedanken oder Rücksichtslosigkeit verursacht zu haben. Die bedrückte Atmosphäre in der Familie legt ihnen nahe, sie dürften selbst nicht fröhlich sein. Schulkinder denken über Ursachen und Folgen der Krankheit nach, empfinden Besorgnis (auch um die eigene Gesundheit) und Verantwortung sehr stark und neigen dazu, eigene Gefühle und Bedürfnisse als unwichtig zurückzustellen. Die altersangemessene Ablösung der Adoleszenten wird durch die Loyalität dem erkrankten Elternteil und der Familie gegenüber erschwert.

14.5.3 Postpartale Depression

Nach ca. 10 % aller Geburten kommt es zur postpartalen Depression, bei Frauen aus Risikopopulationen häufiger (bis 35 %). Die typischen Anzeichen der Depression – Erschöpfung, Verstimmung, Antriebs- und Freudlosigkeit, Gefühlsleere, Hoffnungslosigkeit, fruchtloses Grübeln, Suizidalität – treten vorwiegend in den ersten 3 Monaten, doch teilweise auch mit einer Latenz von mehreren Monaten nach der Geburt auf.

Besonders problematisch ist die Gefühlsleere, wenn sie auch das Kind betrifft, und die fast immer vorhandene Störung der Interaktion mit dem Kind. Depressive Mütter sind im Schnitt weniger responsiv, weniger positiv zugewandt und spielerisch im Kontakt zum Säugling. Dieser reagiert mit Rückzug, Verstimmung, Explorations- und Kommunikationsunlust. Bereits nach 3 Monaten ausschließlichen Zusammenlebens mit einer depressiven Mutter wirkt das Baby auf die beschriebene Weise selbst depressiv und bleibt in seiner Entwicklung zurück. Folgen: In bis zu 60 % der Fälle hoch unsicher-desorganisierte Bindung (eine Ausgangsbedingung für spätere Psychopathologie) und, je nach kompensierenden Möglichkeiten der Umgebung, mehr oder weniger ausgeprägte Entwicklungsdefizite und emotionale Störungen.

Grundsätzlich ist deshalb bei psychischen Erkrankungen der Mütter von kleinen Kindern – so auch bei der postpartalen Depression – neben der mütterlichen Erkrankung auch die Störung der Interaktion zu behandeln. Diese kann sich in unterschiedlicher Weise zeigen und neigt dazu, bei zusätzlicher Risikobelastung über die symptomatische Besserung hinaus zu chronifizieren, was den Boden für spätere kindliche Psychopathologie bereitet. Auch muss das Baby auf emotionale Auffälligkeiten und Entwicklungsdefizite hin diagnostiziert und durch geeignete Maßnahmen unterstützt werden.

14.5.4 Prävalenz psychopathologischer Auffälligkeiten

Für Kinder körperlich kranker Eltern wird eine auf etwa das Doppelte der Norm erhöhte Prävalenz psychischer Auffälligkeiten (um 30 %) beschrieben. Es besteht eine deutliche Tendenz zu internalisierenden Symptomen, wobei jüngere Kinder und adoleszente Mädchen besonders vulnerabel erscheinen. Da es sich dabei nur um Querschnittsdaten handelt, sind eventuell mit einer Latenz auftretende Probleme nicht erfasst.

Die Rate an psychischen Störungen ist bei Kindern psychisch kranker Eltern noch höher (► Übersicht: Wiegand-Grefe et al. 2011). Das Risiko, im Laufe ihres Lebens an Schizophrenie zu erkranken, ist für Kinder mit einem schizophrenen Elternteil (gegenüber Kindern mit psychisch gesunden Eltern) etwa zehnfach erhöht. Im Kindesalter finden sich verschiedene Störungen der sozial-emotionalen und kognitiven Entwicklung in bis zu 60 % der Fälle. Ähnlich sind die Kinder affektiv erkrankter Eltern gefährdet: ihr Risiko, an schwerer Depression zu erkranken ist bei einem depressiven Elternteil 6-fach, für andere affektive Störungen 2- bis 3-fach erhöht, wobei ein Teil der depressiven Erkrankungen schon im Kindesalter beginnt. Unspezifische psychische Störungen zeigen sie in ähnlich hohem Maße wie die Kinder schizophrener Eltern. Bei elterlicher Angststörung ist die Gefahr einer Angsterkrankung für das Kind 7-fach erhöht. Vergleichsstudien ergeben, dass Kinder von persönlichkeitsgestörten Eltern die schlechtesten Entwicklungsbedingungen haben, vor allem wenn Suchtprobleme und Gewalt hinzukommen. Suchtkrankheiten der Eltern sind die häufigste Ursache vernachlässigenden, unberechenbaren und gewalttätigen Verhaltens.

14.5.5 Risiko- und Schutzfaktoren

Entscheidend für die psychische Gesundheit der Kinder sind die (mit der elterlichen Erkrankung verbundenen oder unabhängig davon vorhandenen) Risikobedingungen, unter denen sie leben sowie andererseits ihre persönlichen und sozialen Ressourcen.

Risikofaktoren bei Kindern psychisch kranker Eltern Für Kinder psychisch kranker Eltern gilt:
- Schwere und Chronizität der elterlichen Krankheit sowie die allgemeinen psychosozialen Risikofaktoren (die in ihrer Wirkung kumulieren!) spielen eine größere Rolle für die kindliche Entwicklung als die spezifische Diagnose.
- Trotz genetischer Einflüsse sind es hauptsächlich die Umweltbedingungen, die zur Manifestation der Veranlagung führen oder aber sie verhindern.
- Deshalb sind präventive Interventionen, die an den Lebensbedingungen der Kinder ansetzen und ihre Ressourcen stärken, gerade bei vulnerablen Kindern notwendig.

Die psychosozialen Risikofaktoren bei Familien mit psychisch kranken Eltern sind mit den allgemeinen Risiken für die kindliche Entwicklung identisch, kommen hier allerdings gehäuft vor. Dazu gehören vor allem:
- Einelternfamilie,
- anhaltende Paarkonflikte,
- soziale Isolation,
- ungünstige Wohnverhältnisse,
- Schwierigkeiten beim Broterwerb,
- Vernachlässigung,
- feindseliges Elternverhalten.

Risikofaktoren bei Kindern körperlich kranker Eltern Bei Kindern körperlich kranker Eltern wurde eine Diagnose als Risikofaktor identifiziert: Kinder mit an Krebs erkrankten Eltern zeigten unabhängig von Verlauf und Prognose höhere Raten an psychischen Auffälligkeiten. Deutlich war der Einfluss weiterer, teils mit der Krankheit assoziierter Risiken: elterliche Depressivität und Dysfunktionalität der Beziehungsgestaltung in der Familie.

14

Schutzfaktoren Schutzfaktoren sind personale und soziale Ressourcen, die den Einfluss des Risikos bzw. seine negativen Folgen mindern, die Selbstachtung und Selbstzufriedenheit der Kinder stärken sowie günstige soziale Rahmenbedingungen schaffen. Als allgemeine Schutzfaktoren für Kinder gelten: Gesundheit, unkompliziertes Temperament, kognitive und soziale Kompetenz, positive Selbstkonzepte, Kohärenzgefühl, mindestens eine stabile Vertrauensbeziehung zu einer erwachsenen Person, warmes, verständnisvolles Erziehungsklima, gute Paarbeziehung der Eltern, soziale Unterstützung und sozialer Rückhalt.

Als besonders im Kontext einer elterlichen psychischen Erkrankung wirksame Schutzfaktoren sind nachgewiesen: Information des Kindes über die elterliche Erkrankung und angemessene Krankheitsbewältigung in der Familie. Dies dürfte auch bei körperlichen Erkrankungen der Eltern eine wichtige Ressource darstellen.

14.5.6 Präventive Interventionen

Familienberatung ist als wirkungsvolle Prävention psychischer Störungen der Kinder bei elterlicher Depression nachgewiesen und wird auch für Kinder körperlich kranker Eltern als Methode der Wahl vorgeschlagen. Ihre Ziele sind (dem Konzept des COSIP-Projektes folgend):
- Bezogen auf das Familiensystem: Offene Kommunikation über die elterliche Erkrankung, flexibler Umgang mit den divergierenden Bedürfnissen der einzelnen Familienmitglieder, Reduzierung altersunangemessener Parentifizierung.
- Bezogen auf die Eltern: Erhöhung der emotionalen Verfügbarkeit und des Kompetenzerlebens der Eltern.
- Bezogen auf die Kinder: Verbesserung des kognitiven Verstehens der elterlichen Erkrankung, Legitimierung eigener Gefühle und Bedürfnisse, Unterstützung aktiver Bewältigungsstrategien, Integration ambivalenter Gefühle, Unterstützung antizipierender Trauerarbeit.

Bei den Präventionsprojekten für Kinder psychisch kranker Eltern in Deutschland ist Familienberatung jeweils ein zentraler Teil. Die einzelnen Projekte beziehen sich auf verschiedene Altersgruppen und verschiedene Settings. Sie reichen von der Eltern-Kind-Behandlung in der Psychiatrie über Projekte für Kinder und Jugendliche im ambulanten bzw. stationären Setting bis zu Patenschaften, Elterntrainings, Elterngruppen und stationären Angeboten für ganze Familien (▶ Übersicht bei Wiegand-Grefe et al. 2011 und im Internet: ▶ http://www.bag-kipe.de).

14.6 Migration und Migrantenstatus

F. Aksu

14.6.1 Definitionen

Solange die Menschheit besteht, gibt es Auswanderung. Von einer „internationalen Migration“ spricht man, wenn jemand seinen Wohnsitz über mindestens ein Jahr in das Ausland verlagert. Als „Assimilation“ bezeichnet man die Anpassung an die neue Gesellschaft, ohne dass der Migrant seine eigene Identität beibehält, mit interpersonellen Nachteilen. Optimal ist die „Integration“, wobei sich der Migrant bewusst für beide Identitäten entscheidet und lebt. Bei „Segregation“ entscheidet sich der Migrant für die ursprüngliche soziale Identität. Er findet dadurch keine Bindung in seiner neuen Lebenswelt. Unter „Diffusion“ versteht man einen Zustand ohne echte Entscheidung (sektorale Identität). „Marginalisierung“ stellt aufgrund der höheren sozialen und gesundheitlichen Risiken die ungünstigste Form des Umgangs mit Migration dar.

Im Jahre 2009 betrug die Anzahl der Migranten in Deutschland 15,3 Mio., 19 % der Gesamtbevölkerung (◘ Tab. 14.1). Mehr als die Hälfte waren bereits eingebürgert (deutsche Staatsbürger mit Migrationshintergrund). Von den 7,3 Mio. Menschen mit Ausländerstatus (Migranten ohne erworbene deutsche Staatsbürgerschaft) stellen die Türken mit 25 % die stärkste Gruppe (◘ Abb. 14.1). Dabei ist eine ethnische, kulturelle und religiöse Heterogenität festzustellen, die u. a. eine Versorgung durch kommunale Dolmetscherzentralen notwendig macht.

14.6.2 Wege für eine gelungene Migration

Zu einer erfolgreichen Migration müssen das Einwanderungsland und die Einwanderer gleichermaßen beitragen.

Die politischen Bemühungen des Staates müssen das vordringliche Ziel haben, ein gutes Zusammenleben aller Menschen in Deutschland zu ermöglichen. Dazu müssen für die Einwanderer Chancen auf gleichberechtigte Teilhabe eröffnet werden und zwar im Bereich von
- gemeinsamem Wohnen ohne Ghettobildung,
- Gesundheitswesen und Sprachförderung,
- frühkindlicher Bildung,

- Bildung, Ausbildung und Arbeitsmarktintegration,
- sozialer Integration sowie
- gesellschaftlicher und politischer Partizipation.

Der Kinder- und Jugendgesundheitssurvey (KIGGS) bestätigte, dass im Hinblick auf die Gesundheit der immigrierten Kinder und Jugendlichen in vielen Bereichen bisher keine Chancengleichheit vorliegt. Im diesbezüglichen Kinder- und Jugendbericht wird darauf hingewiesen, dass alle Heranwachsenden mit Migrationshintergrund und ihre Familien unabhängig von ihrem Rechtsstatus Zugang zu Angeboten gesundheitsbezogener Prävention und Gesundheitsförderung erhalten müssen.

Die Migranten müssen den Willen zeigen, sich in die deutsche Gesellschaft einzugliedern. Dies ist in erster Linie auf zweierlei Weise möglich:
- durch Erwerben der Fähigkeit, sich in der neuen Gesellschaft verständlich zu machen und verstanden zu werden (Sprache),
- durch Aneignung von Bildung mit der daraus folgenden Chance, in die nächste soziale Schicht aufzusteigen (Bildung).

Das Erlernen der Sprache des Landes, in dem die Migranten in Zukunft leben wollen, stellt eine Schlüsselfunktion dar. Parallel dazu hat aber der Staat die Aufgabe, den Migranten zum einen diesen Lernprozess zu ermöglichen und zum anderen eine Hilfestellung bei Kommunikationen im Gesundheit- und Sozialwesen zu geben, bis der Migrant diese Eigenschaften erworben hat.

Tab. 14.1 Immigration in Deutschland (Gesamtbevölkerung: 82,3 Mio.; Quelle: Indikatorenbericht der Beauftragten der Bundesregierung für Migration, Flüchtlinge und Integration 2009)

	Gesamtzahl	Anteil an der Bevölkerung (%)
Migranten – Gesamt	15,3 Mio	19,0
– Migrationshintergrund	8,0 Mio	10,2
– Ausländerstatus	7,3 Mio	8,8

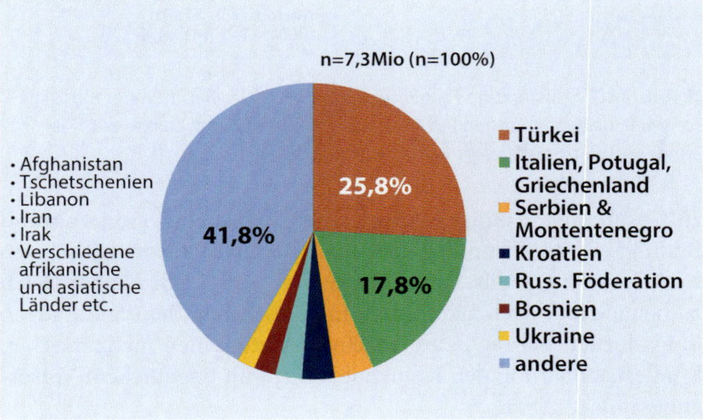

Abb. 14.1 Menschen mit Ausländerstatus in Deutschland nach den häufigsten Staatsangehörigkeiten. Quelle der Daten: Statistisches Bundesamt, Stand 2009

14.6.3 Kulturelle und religiöse Einflüsse auf die medizinische Versorgung

Die oben erwähnte ethnische und religiöse Heterogenität der Migranten führt neben sprachlichen zu kulturellen Kommunikationsbarrieren und damit zu besonderen Herausforderungen für die medizinische Versorgung. In der Perzeption des „Andersartigen" werden Kulturbarrieren zum gesellschaftlichen Schlüsselfaktor, der auch in das Gesundheitswesen bzw. den Krankenhausalltag hineingetragen wird.

Kulturelle und religiöse Einflüsse auf das Kind und sein Umfeld sowie unterschiedliche Umwelt- oder soziale Lebensbedingungen im Herkunfts- und Aufnahmeland führen zu ungünstigen Bedingungen mit einer Kumulation von Risikofaktoren, zumal kulturelle Faktoren in fachlichen Standards und Leitlinien immer noch unzureichend berücksichtigt werden. Migranten haben oft ein anderes Verständnis von Gesundheit und Krankheit. Kulturelle und religiöse Unterschiede, aber auch mangelnde Sprachkenntnisse führen zu Missverständnissen oder gar Fehldiagnosen.

Während beispielsweise fast alle befragten Eltern aus dem westlich-christlichen Kreis die onkologische Diagnose erfahren wollen, bevor sie ihren Kindern mitgeteilt wird, lehnten Eltern mit arabisch-muslimischer Herkunft in der Vestischen Kinder- und Jugendklinik Datteln streng ab, dass die Diagnose ihrem Sohn im Schulalter mitgeteilt wird. Sie bezeichneten diese Vorgehensweise als „informative Vergewaltigung" eines Kindes.

Ein weiteres Beispiel betrifft das elterliche Verhalten bei Fieber: Bei deutschen Eltern ist das Entfernen von übermäßiger Bekleidung eine routinemäßige fiebersenkende Maßnahme. Bei türkischen Eltern bzw. Großeltern ist es traditionell eher üblich, fiebernde Kinder übermäßig warm zu halten.

Teilnahme an Kindergesundheitsuntersuchungen

Im ersten Integrationsbericht der Beauftragten der Bundesregierung für Migration, Flüchtlinge und Integration (2009) wird darüber berichtet, dass Unterschiede bei der Inanspruchnahme von Angeboten der Gesundheitsprävention bestehen (Abb. 14.2). Kinder mit Migrationshintergrund sind etwas seltener geimpft und durchlaufen zu erheblich geringeren Teilen vollständig die Früherkennungsuntersuchungen als gleichaltrige Kinder der Gesamtbevölkerung (U3–U9: 82,3 % der Kinder in der Gesamtbevölkerung; 70,4 % bei Kindern mit Migrationshintergrund und 62,5 % bei denjenigen ohne deutsche Staatsbürgerschaft).

In einer umfangreichen Düsseldorfer Studie wurde bereits festgestellt, dass die Mitbürger ausländischer Herkunft in Bezug auf die Vorsorgeuntersuchungen schlechtere Nutzungszahlen aufweisen und dass unter ihnen die Eltern türkischer Herkunft überrepräsentiert waren. Worauf ist es zurückzuführen, dass sich daran bis heute nicht allzu viel geändert hat? Die wesentlichen Gründe liegen darin, dass
- ein solches Vorsorgeuntersuchungssystem auch in der heutigen Türkei nicht existiert. Man geht nur zum Arzt, wenn man krank ist.
- die Eltern von Kindern mit Migrationshintergrund bisher über den Nutzen von Früherkennungsuntersuchungen nicht nachhaltig informiert wurden, obwohl diese Feststellung inzwischen 33 Jahre zurückliegt.

14.6.4 Aufgaben der Kinder- und Jugendärzte

Viele Probleme von Migrantenkindern und ihren Familien lassen sich nur im gesamtgesellschaftlichen Rahmen lösen. In diesem Diskurs haben Kinder- und Jugendärzte eine Schlüsselrolle in der Unterstützung der Rechte aller Kinder auf gleichberechtigten Zugang

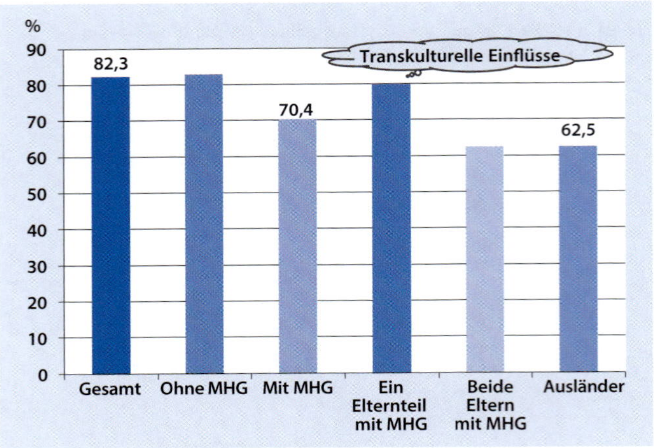

Abb. 14.2 Vollständige Teilnahme an U3 bis U9 im Rahmen der Kindergesundheitsuntersuchungen (*MHG* Migrationshintergrund; Quelle der Daten: Sonderauswertung, Robert-Koch-Institut 2008)

zu Gesundheit, Zahngesundheit, medizinischer Versorgung und Bildung auf der Grundlage der UN-Kinderrechtskonvention von 1989. Um dem gesellschaftspolitischen Auftrag, „alle Kinder gleich zu behandeln", nachzukommen, muss es neben dem fakultativen individuellen Beitrag jedes einzelnen Arztes einen medizinischen Mindeststandard in den Krankenhäusern mit öffentlichem Versorgungsauftrag geben.

Literatur

Barnett WS (1998) Long term cognitive and academic effects of early childhood education on children in poverty. Prev Med 27:204–207

Beauftragte der Bundesregierung für Migration, Flüchtlinge und Integration (2009) Integration in Deutschland: Erster Integrationsbericht. Institut für Sozialforschung und Gesellschaftspolitik und Wissenschaftszentrum Berlin für Sozialforschung, Berlin, S 1–222

Bundespsychotherapeutenkammer (2007) 1,5 Millionen Kinder psychisch schwer erkrankter Eltern. http://www.bptk.de/aktuell/einzelseite/artikel/15-millione.html. Zugegriffen: 02. Januar 2013

Deneke C, Lucas T (2008) Ambulante und teilstationäre Behandlung psychisch kranker Eltern mit ihren Säuglingen und Kleinkindern. In: Lenz A, Jungbauer J (Hrsg) Kinder und Partner psychisch kranker Menschen. Belastungen, Hilfebedarf, Interventionskonzepte. dgvt, Tübingen, S 39–61

Deutsche Gesellschaft für Sozialpädiatrie und Jugendmedizin (2008) Positionspapier zu Qualitätskriterien institutioneller Betreuung von Kindern unter 3 Jahren. http://www.dgspj.de. Zugegriffen: 21. Dezember 2012

Hölling H, Schlack R (2008) Psychosoziale Risiko- und Schutzfaktoren für die psychische Gesundheit im Kindes- und Jugendalter – Ergebnisse aus dem Kinder- und Jugendgesundheitssurvey (KiGGS). Gesundheitswesen 70:154–163

Hübenthal M (2009) Kinderarmut in Deutschland. Deutsches Jugendinstitut, München

Ipsiroglu OS, Bode H (2005) Transkulturelle Pädiatrie – Eine Einführung. Monatsschrift Kinderheilkd 153:8–15

Ipsiroglu OS, Kurz R (2005) Herausforderung Migration: Der Alltag in der Pädiatrie. Monatsschrift Kinderheilkd 153:6–7

Körtner UHJ, Aksu F, Scheer PJ (2005) Leidens- und Krankheitsverhalten im Spannungsfeld zwischen Religion und Ethik. Monatsschrift Kinderheilkd 153:34–41

Langer T, Pfeifer M, Soenmez A, Tarhan B, Jeschke E, Ostermann T (2011) Fearful or functional – a cross-sectional survey of the concepts of childhood fever among German and Turkish mothers in Germany. BMC Pediatrics 11:41

Lenz A (2008) Interventionen bei Kindern psychisch kranker Eltern. Hogrefe, Göttingen

Mattejat F (2005) Kinder psychisch kranker Eltern. www.uni-marburg.de/ivv/downloads/praesentationen/kinder_kranker_eltern. Zugegriffen: 02. Januar 2013

Maywald J, Schön B (2008) Krippen – Wie frühe Betreuung gelingt. Beltz, Weinheim

Münz R (2005) Wanderungskontinent Europa – Ausmaß und Formen europäischer Migration zwischen 1750 und heute. Monatsschrift Kinderheilkd 153:16–21

Robert Koch Institut (2008) Kinder und Jugendgesundheitssurvey (KiGGS) 2003–2006: Kinder und Jugendliche mit Migrationshintergrund in Deutschland. Robert Koch Institut, Berlin

Romer G (2007) Kinder körperlich kranker Eltern: Psychische Belastungen, Wege der Bewältigung und Perspektiven der seelischen Gesundheitsvorsorge. Prax Kinderpsychol Kinderpsych 56:870–890

Sievers E, Aksu F, Bode H, Ipsiroglu OS (2009) Transkulturelle Pädiatrie – aktuelle Perspektiven und Handlungsoptionen. Positionspapier des Fachausschusses „Transkulturelle Pädiatrie" der Deutschen Gesellschaft für Sozialpädiatrie und Jugendmedizin (DGSPJ). http://www.dgspj.de/media/Stellungnahme-Transkulturell.pdf. Zugegriffen: 02. Januar 2013

Thyen U, Schlack HG, Mößle T, Kolossa-Gehring M, Twardella D (2009) Umwelteinflüsse und Lebenswelten. In: Schlack HG, Thyen U, von Kries R (Hrsg) Sozialpädiatrie – Gesundheitswissenschaft und pädiatrischer Alltag. Springer, Berlin, S 25–62

Wiegand-Grefe S, Mattejat F, Lenz A (Hrsg) (2011) Kinder mit psychisch kranken Eltern – Klinik und Forschung. Vandenhoeck & Ruprecht, Göttingen, S 62–83

15 Gefährdende Einflüsse aus Familie und Umwelt

G. Jorch, C. F. Poets, B. Herrmann, M. Noeker, I. Franke, C. Möller, R. Thomasius, P. F. M. Spitzer, M. E. Höllwarth, K. E. von Mühlendahl, E. von Mutius

15.1 Der plötzliche Kindstod

G. Jorch, C. F. Poets

Der plötzliche Kindstod wird in den offiziellen Statistiken von Ländern mit gut ausgebauter Gesundheitsversorgung als häufigste Todesart im Säuglingsalter jenseits der Neugeborenenzeit angegeben. Obwohl bereits in der Bibel erwähnt (1. Buch Könige 3 : 19), wurde erst vor gut 40 Jahren der Versuch unternommen, ihn als eigenständige Entität zu definieren.

Definition Im Jahre 1970 wurde die Diagnose „plötzlicher Kindstod", englisch „sudden infant death syndrome" (SID), erstmals definiert. Die damals gegebene Begriffsbestimmung wurde mehrfach modifiziert, ist aber in ihren Grundzügen bis heute gültig und definiert SID als den „plötzlichen Tod eines Säuglings oder Kleinkinds, der aufgrund der Anamnese unerwartet ist und bei dem eine gründliche postmortale Untersuchung keine adäquate Todesursache zu zeigen vermag". Obwohl diese Definition die Durchführung u. a. einer Obduktion für die Diagnosestellung voraussetzt, wird in Deutschland die Diagnose SID häufig ohne Obduktion gestellt; nur 20 % (Rheinland-Pfalz) bis 78 % (Niedersachsen) der plötzlichen Kindstodfälle werden obduziert. In den offiziellen Statistiken wird der plötzliche Kindstod unter den ICD-10-Codes R95, R96, R98 und R99 erfasst, SID im engeren Sinne als R95. Die Zuordnung hängt erheblich von der jeweiligen Untersuchungstiefe und der Interpretation der Befunde ab, so dass es sinnvoll ist, die unerwarteten und ungeklärten Todesfälle als Gesamtgruppe zu betrachten, mit „plötzlicher Kindstod" zu bezeichnen und die Verwendung des Begriffes „SID" auf eng definierte wissenschaftliche Untersuchungen zu beschränken. Es ist nicht gesichert und nach den vorliegenden wissenschaftlichen Erkenntnissen eher unwahrscheinlich, dass es sich bei SID um eine eigenständige Entität mit spezifischer bisher unbekannter Ursache handelt. Eher bezeichnen wir mit „plötzlicher Kindstod" bzw. „SID" eine Gruppe von ätiologisch unterschiedlichen Todesfällen, deren gemeinsames Merkmal es ist, dass die Ursache nicht zugeordnet wurde bzw. gefunden werden konnte.

Epidemiologie Die Häufigkeit des plötzlichen Kindstodes schwankt erheblich zwischen einzelnen Staaten (◘ Tab. 15.1). In Deutschland versterben unter dieser Diagnose jährlich ca. 250 Säuglinge, dies entspricht 0,4 auf 1000 Geburten. In den USA, aber auch in anderen Ländern, wurden gravierende Unterschiede in der Sterblichkeitsrate zwischen einzelnen ethnischen Gruppen gefunden. So ist das Kindstodrisiko in den USA bei Indianern und Farbigen ca. 5-mal höher als bei Weißen, bei Asiaten dagegen ca. 30 % niedriger. Diese Differenzen können nicht ausschließlich durch sozioökonomische Unterschiede erklärt werden, was darauf schließen lässt, dass möglicherweise auch genetische Faktoren eine Rolle spielen.

Anfang der 1970er Jahre kam es in Ländern mit westlicher Zivilisation zu einer Zunahme der Kindstodraten, die parallel ging mit einem Anstieg der postneonatalen Mortalität, also nicht dadurch bedingt war, dass die Diagnose häufiger gestellt wurde. Als Erklärung fand sich eine Änderung in den Säuglingspflegepraktiken, vor allem die Einführung der Bauchlage (s. unten). Nach Durchführung nationaler Aufklärungskampagnen mit dem Ziel, die Bauchlage zu vermeiden, nahm in den betreffenden Ländern die Inzidenz um jeweils 50–70 % ab.

Der plötzliche Kindstod zeigt eine charakteristische Häufigkeitsverteilung mit weitgehender Aussparung der Neonatalzeit und einem Gipfel im 2.–4. Lebensmonat (ca. 75 % der Kinder sterben in diesem Zeitraum). Knapp 95 % der Kinder versterben vor dem 10. Lebensmonat. Diese Altersverteilung ist abhängig vom Reifealter, d. h. bei Frühgeborenen ist der Altersgipfel um einige Wochen nach hinten verschoben. Ferner gibt es tages- und jahreszeitliche Besonderheiten. So wurden in einer Hannoverschen Kindstodstudie 61 % der Säuglinge in den Morgenstunden (6–12 Uhr) gefunden; eine andere Untersuchung ergab, dass der geschätzte Todeszeitpunkt bei 58 % der Fälle zwischen Mitternacht und 8 Uhr morgens gelegen hatte. Der Tod tritt also überwiegend zu einer Zeit ein, in der die Kinder unbeobachtet sind; ob sie auch schlafen, lässt sich anhand dieser Daten nicht feststellen. Untersuchungen zur Inzidenz an einzelnen Wochentagen zeigen eine Häufung von Fällen an Wochenenden und Feiertagen. Unterbrechungen der täglichen Routine des Säuglings (lange Autofahrten, Besuch) wurden als mögliche Erklärung hierfür genannt; in einer Studie aus Neuseeland, die diesen Aspekt gezielt untersuchte, hatten Besuche von oder bei Freunden bzw. Verwandten allerdings eher einen protektiven Effekt (relatives Risiko 0,70). Bezüglich der jahreszeitlichen Verteilung fällt eine Bevorzugung der Wintermonate auf. Dieses Phänomen wurde mit der Häufung von Atemwegsinfekten in dieser Jahreszeit in Verbindung gebracht. So konnte in mehreren Studien eine Häufung von Kindstodfällen in Zeiten von Virus- oder Pertussisendemien gezeigt werden; Impfungen haben dagegen einen protektiven Effekt. Noch unklar ist die pathogenetische Bedeutung neuerer Beobachtungen aus England und Neuseeland, die ein weitgehendes Verschwinden dieses „Wintergipfels" nach Rückgang der Bauchlagenprävalenz zeigen.

Risikofaktoren Epidemiologische Untersuchungen konnten eine Vielzahl von Faktoren aufdecken, die bei am plötzlichen Kindstod Verstorbenen bzw. deren Eltern signifikant häufiger auftreten. Ende der 1980er Jahre wurden mehrere Risikofaktoren identifiziert, die einer Modifikation zugänglich waren. Hierzu gehörte vor allem die Bauchlage, eine zu starke Bedeckung des Kindes, Rauchen in der Schwangerschaft und frühes Abstillen. Über diese Risikofaktoren wurde daraufhin die Öffentlichkeit in mehreren Staaten gezielt informiert, mit der Folge, dass vor allem die Prävalenz der Bauchlage – und mit ihr die Inzidenz des plötzlichen Kindstodes – stark abnahm. Dieser Rückgang der Inzidenz ging einher mit einer Zunahme der Bedeutung sozialer Faktoren in dem Sinne, dass der plötzliche Kindstod inzwischen noch mehr als früher signifikant häufiger bei sozial Unterprivilegierten und – z. B. in den USA und Neuseeland – bei ethnischen Minderheiten auftritt. ◘ Tab. 15.2 gibt eine Auswahl von Daten zur quantitativen Bedeutung einiger Risikofaktoren in Ländern, aus denen bereits Daten nachDurchführung von Interventionskampagnen zur Risikoreduktion vorliegen.

G.F. Hoffmann, M.J. Lentze, J. Spranger, F. Zepp (Hrsg.), *Pädiatrie*,
DOI 10.1007/978-3-642-41866-2_15,

Tab. 15.1 Inzidenz von „SID" (ICD-10: R95) und „plötzlichem Kindstod" (ICD-10: R95–R99) in ausgewählten Ländern (Angaben bezogen auf 1000 Lebendgeborene). Die Zuordnung zu R95 oder R96–R99 ist nicht einheitlich. Eine niedrige SID-Mortalität ist nur glaubhaft, wenn R96–R95-Todesfälle ebenfalls selten sind

Land	Jahr	R95	R95–R99
BRD	2010	0,2	0,4
Neuseeland	2010	0,2	0,6
USA	2008	0,5	0,8
Japan	2010	0,1	0,5
UK	2009	0,3	0,4
Schweiz	2007	0,1	0,3
Österreich	2010	0,3	0,3
Schweden	2010	0,2	0,4
Polen	2009	0,2	0,3
Niederlande	2009	0,1	0,1
Italien	2008	0,1	0,1
Frankreich	2008	0,3	0,5
Spanien	2009	0,1	0,2

Wie in Tab. 15.2 gezeigt, bleiben auch nach den oben genannten Interventionskampagnen das Schlafen in Bauchlage, mangelnde Möglichkeit zur Wärmeabgabe (z. B. aufgrund dicker Bettdecke oder Kopfbedeckung), Rauchen der Eltern und eine ausschließliche Flaschenernährung signifikante Risikofaktoren. Zusätzlich konnten noch einige andere Faktoren aufgedeckt werden, die gleichfalls beeinflussbar sind. Hierzu gehören das Schlafen in Seitlage, das Schlafen im Bett der Eltern (vor allem wenn dort geraucht wird) und die Verwendung von Bettzeug, bei dem die Kinder unter die Bettdecke rutschen können (zu vermeiden z. B. durch Verwendung eines Schlafsacks oder dadurch, dass das Kind an das Fußende des Bettes gelegt wird). Gleichzeitig konnten das Schlafen im Zimmer der Eltern (im eigenen Bett) und die Benutzung eines Schnullers als Faktoren mit protektivem Einfluss (Effektschätzer < 1) herausgearbeitet werden.

15

Diese Risikofaktoren sagen über die Pathogenese des plötzlichen Kindstodes zunächst wenig aus. Mehr Aufschluss geben allerdings Beobachtungen zur Interaktion zwischen verschiedenen Risikofaktoren. So konnte z. B. gezeigt werden, dass die Bauchlage vor allem in Kombination mit einer weichen Unterlage, einer hohen Umgebungstemperatur oder festem Einwickeln des Kindes risikoerhöhend wirkt, oder dass die Verwendung einer dicken Zudecke bei gleichzeitigem Vorliegen eines Atemwegsinfektes zu einer Potenzierung des Kindstodrisikos führt. Dies hat zu der Hypothese geführt, dass einer Rückatmung von CO_2 und/oder einer Überwärmung des Kindes eine pathogenetische Rolle beim plötzlichen Kindstod zukommt. Gestützt wird diese Hypothese durch tierexperimentelle Daten, nach denen es in Bauchlage zur Rückatmung mit letalen CO_2-Konzentrationen kommen kann, und die Beobachtung, dass sich gesunde Säuglinge in Bauchlage wesentlich schlechter als in Rückenlage von einer über ihren Kopf gelegten Bettdecke befreien können. Auch ist die Wärmeabgabe über den Kopf in Bauchlage eingeschränkt und es kommt seltener zu Aufwachreaktionen. Zusammengenommen suggerieren diese Daten, dass es in Bauchlage eher als in Rückenlage zu Situationen mit eingeschränktem Gasaus-

Tab. 15.2 Typischer Effektschätzer (Odds Ratio) für einige Einflussfaktoren auf den plötzlichen Kindstod nach Durchführung von Kampagnen zur Risikoreduktion

Einflussfaktoren	Odds Ratio, multivariat	(mit 95 % CI)[a]
Elterliche Faktoren		
– Rauchen in der Schwangerschaft (>30 vs. 0 Zigaretten/Tag)	3,3	(1,8;6,0)
– Drogeneinnahme[b] der Mutter in der Schwangerschaft	4,3	(1,5;12,4)
– Drogeneinnahme[b] des Vaters nach Geburt	4,2	(2,1;8,5)
– Junges Alter der Mutter (<20 vs. 25–29 Jahre)	7,0	(4,2;11,9)
– Höheres Alter der Mutter (>34 vs. 25–29 Jahre)	0,3	(0,2;0,6)
– Wenige Schwangerenvorsorgeuntersuchungen (0–4 vs. >9)	3,1	(1,9;5,2)
– Mutter ohne Berufsausbildung	7,6	(3,6;16,2)
– Niedrige soziale Schicht (IV–V)	1,9	(1,0;3,2)
– Mutter alleinstehend	2,8	(1,9;4,0)
Kindliche Faktoren		
– Männliches Geschlecht	1,5	(1,1;1,9)
– Flaschenernährung[c]	4,5	(1,4;14,7)
– Kind zum Schlafen in Bauchlage gelegt (vs. Rücken)	13,1	(8,5;20,2)
– Zum Schlafen in Seitlage gelegt	1,3	(0,9;1,9)
– Schlafen im Bett der Eltern (Mutter Nichtraucherin)	2,4	(1,2;4,6)
– Schlafen im Bett der Eltern (Mutter Raucherin)	27,0	(13,3;54,9)
– Schlafen im Raum der Eltern (im eigenen Bett)	0,3	(0,2;0,4)
– Kopf durch Bettzeug bedeckt	12,5	(6,5;24,1)
– Schlafen mit Schnuller	0,4	(0,3;0,7)
– Schlafen unter dicker Bettdecke	3,5	(1,7;7,1)

[a] *CI* Konfidenzintervall; multivariat = Risikoabschätzung nach Ausschluss potenzieller Einflussfaktoren (Confounder). Ist die Untergrenze des Konfidenzintervalls >1,0, so bedeutet dies, dass die Risikoerhöhung durch den betreffenden Faktor signifikant ist.
[b] Heroin, Kokain, Cannabis, Amphetamine etc.
[c] Kein signifikanter Risikofaktor in 2 anderen Studien.

tausch und/oder Hyperthermie kommen kann und dass Säuglinge sich in Bauchlage aus derartigen Situationen schlechter wieder befreien können.

Für Frühgeborene ist dagegen die Bauchlage eher günstig: Sie oxygenieren in Rückenlage schlechter und zeigen eine abgeschwächte CO_2-Antwort sowie eine ungünstigere Atemmechanik als in Bauchlage. Für diese Patienten ist daher in den ersten Lebenswochen auch weiterhin die Bauchlage eindeutig zu bevorzugen – sie sind in diesem Alter aber noch in der Klinik und monitorüberwacht. Etwa 1 Woche vor der geplanten Entlassung sollten auch Frühgeborene in Rückenlage schlafen gelegt werden, um den Eltern ein Vorbild zu geben und die ggf. zunächst mit dieser Umstellung verbundenen Schlafstörungen noch in der Klinik abzufangen.

Die starke – und in den letzten Jahren offenbar noch zunehmende – Bedeutung sozialer Faktoren ist dagegen schwierig zu interpretieren. Es erscheint denkbar, dass diese Faktoren mit einer geringer ausgeprägten elterlichen Fähigkeit assoziiert sind, auf die individuellen Bedürfnisse des Kindes einzugehen oder subtile Änderungen seiner Befindlichkeit wahrzunehmen; dies ist aber zum einen schwer durch Daten zu belegen und erlaubt zum anderen keinen direkten Rückschluss auf die Pathogenese dieser Todesfälle.

Für die Praxis lassen sich aus den oben genannten Daten konkrete Handlungsanweisungen ableiten, die seit Anfang der 1990er Jahre u. a. von den Sozialministerien verschiedener Bundesländer, Elternselbsthilfegruppen, der Akademie für Kinder- und Jugendmedizin, der Bundeszentrale für gesundheitliche Aufklärung (BZGA) und zuletzt von der Deutschen Gesellschaft für Schlafforschung und Schlafmedizin (DGSM) herausgegeben wurden und allen Eltern von jungen Säuglingen zugänglich gemacht werden sollten:

- Legen Sie Ihr Kind zum Schlafen auf den Rücken; benutzen Sie dabei eine feste Unterlage.
- Achten Sie auf eine rauchfreie Umgebung für Ihr Kind auch schon während der gesamten Schwangerschaft.
- Vermeiden Sie Überwärmung: Während der Nacht ist eine Raumtemperatur von 18 °C optimal, anstelle einer Bettdecke empfiehlt sich die Verwendung eines Babyschlafsacks in altersentsprechender Größe. Im Zweifelsfall fühlen Sie zwischen den Schulterblättern, ob sich die Haut warm, aber nicht verschwitzt anfühlt: dann ist es Ihrem Kind weder zu warm noch zu kalt.
- Falls Sie keinen Schlafsack verwenden möchten, achten Sie darauf, dass Ihr Kind nicht mit dem Kopf unter die Bettdecke rutschen kann, indem Sie es so ins Bett legen, dass es mit den Füßen am Fußende anstößt. Verzichten Sie auf Kopfkissen, Fellunterlagen, „Nestchen", gepolsterte Bettumrandungen und größere Kuscheltiere, mit denen sich Ihr Kind überdecken könnte.
- Lassen Sie Ihr Kind bei sich im Zimmer, aber im eigenen Kinderbett schlafen.
- Stillen Sie im 1. Lebensjahr, solange es Ihnen möglich ist.
- Bieten Sie Ihrem Kind zum Schlafengehen einen Schnuller an (kein Zwang; d. h. keine Replatzierung des Schnullers beim schlafenden Kind!)

Pathologie Entsprechend der oben genannten Definition findet sich bei der Autopsie kein Befund, der das Eintreten des plötzlichen Todes erklärt. Die Autopsie ist unabdingbar, um die Diagnose zu sichern und um andere mögliche Todesursachen, wie z. B. eine fulminant verlaufende Meningitis, eine kritische Aortenstenose oder Kindesmisshandlung auszuschließen. Zudem bleiben bei den Eltern ohne Autopsie oft über Jahre Zweifel bestehen, ob sie irgendetwas übersehen oder „falsch gemacht" haben. Insofern liegt eine Autopsie auch und gerade im Interesse der Eltern. Man muss sich aber darüber im Klaren sein, dass in nicht mehr als 15 % der obduzierten plötzlichen Kindstodsfälle eine Todesursache bewiesen werden kann.

Bei der Autopsie finden sich aber auch in den anderen Fällen eine Reihe von charakteristischen Merkmalen. So weisen 85–99 % der am Kindstod verstorbenen Säuglinge intrathorakal petechiale Blutungen auf. Die typische Verteilung dieser Petechien ist wohl der einzige histopathologische Befund, der weitgehend spezifisch für den plötzlichen Kindstod ist. Tierexperimentell konnte gezeigt werden, dass Petechien bei erhöhter Atemarbeit mit protrahierter Hypoxämie und (noch) intaktem Kreislauf auftreten. Begünstigend wirken Infektionen, erhöhte Katecholaminkonzentrationen und ein stark negativer intrathorakaler Druck. Bereits 1897 zeigte der französische Pathologe Brouardel, dass bei Hunden, die durch Verschluss der oberen Atemwege erstickt wurden, Petechien erst mit Einsetzen der Schnappatmung auftraten, nicht jedoch bereits initial, wenn die Tiere kraftvolle Atemexkursionen zur Überwindung des Atemwegsverschlusses machten. Insofern geben Petechien möglicherweise nicht Hinweis auf einen bestimmten Pathomechanismus, sondern nur darauf, dass es im Rahmen des Versterbens zu Schnappatmung bei noch intakter Kreislauffunktion kam.

Ein weiterer charakteristischer Befund ist das Auftreten von rötlich tingiertem Schaum um Nase oder Mund, der bei ca. 60 % der Kinder gefunden wird. Dieser entsteht wahrscheinlich durch eine Kombination aus (hypoxischem) Lungenödem und starken intrathorakalen Druckschwankungen (z. B. durch Schnappatmung).

Schließlich wurde eine Reihe von Gewebsveränderungen identifiziert, die unter dem Begriff der „hypoxischen Gewebemarker" zusammengefasst werden. Hierzu gehören u. a. die Retention periadrenalen braunen Fettgewebes, Hirnstammgliose, Hyperplasie der pulmonalen neuroendokrinen Zellen und eine vermehrte Wandstärke der pulmonalen Gefäße und Atemwege. Obwohl die Spezifität dieser Marker für den plötzlichen Kindstod umstritten ist, zeigt ihr Auftreten, dass diese Todesfälle möglicherweise nicht so plötzlich sind, wie ihr Name suggeriert.

Zusammenfassend geben diese Autopsiebefunde Hinweise auf Faktoren, die möglicherweise zum Eintreten des plötzlichen Todes beitragen. Dies sind im Wesentlichen eine obere oder untere Atemwegsobstruktion und prolongierte bzw. rezidivierende Hypoxie. Diese Befunde vermögen jedoch nicht das finale Krankheitsgeschehen hinreichend zu erklären.

Pathophysiologie Steinschneider veröffentlichte 1972 eine Untersuchung an 5 Kindern, von denen 2 später angeblich am plötzlichen Kindstod verstarben. Diese 5 Säuglinge wiesen alle Episoden mit einem Sistieren der Atembewegungen für 15 s und mehr auf (prolongierte Apnoen). Diese Untersuchung war nicht nur die Grundlage für die sog. Apnoehypothese, die besagt, dass der plötzliche Kindstod durch ein Sistieren der Atmung ausgelöst wird, sondern auch Anlass für mehrere Studien, in denen bei Tausenden von Kindern Atemaufzeichnungen durchgeführt wurden in der Hoffnung, Kinder mit prolongierten Apnoen und dadurch erhöhtem Kindstodrisiko prospektiv zu identifizieren. 25 Jahre später stellte sich heraus, dass die beiden Kinder in Steinschneiders Untersuchung von ihrer Mutter erstickt und ihre angeblichen Apnoen nie objektiv dokumentiert worden waren. Inzwischen waren allerdings bereits viele Millionen Dollar zur Erforschung von Apnoen ausgegeben und Zehntausende von Kindern mit Apnoemonitoren überwacht worden.

Im Rahmen dieser prospektiven Untersuchungen bei später am plötzlichen Kindstod verstorbenen Säuglingen fanden sich eine eingeschränkte Herzfrequenzvariabilität, höhere Herzfrequenzen im Schlaf, häufigere Phasen mit Sinustachykardie und weniger Körperbewegungen und Aufwachreaktionen im Schlaf. In einer Untersuchung fanden sich ferner vermehrt obstruktive Apnoen, definiert als ein Sistieren des nasalen Luftstroms für mindestens 3 s bei erhaltener Atemtätigkeit. Kürzlich wurde zudem gezeigt, dass spätere Kindstodopfer seltener nachts aufwachten. Dies kann ein Hinweis darauf sein, dass diese Kinder auch in Gegenwart von Hypoxie und/oder Hyperkapnie nicht aufwachen und sich daher nicht aus der dies auslösenden Situation befreien können. Insgesamt hat keiner der bislang erfassten Parameter einen ausreichenden Vorhersagewert, um den Einsatz der Polygrafie als Screeningmethode zur Identifizierung von Risikokindern zu rechtfertigen. Die klinische Einschätzung eines individuellen Kindstodrisikos sollte nie ausschließlich auf die Ergebnisse der Messung verschiedener Apnoeformen gegründet werden. Auch einer verlängerten QT-Zeit, die sich in einer neueren prospektiven Untersuchung bei 50 % der später verstorbenen Säuglinge fand, kann keine entscheidende prädiktive Bedeutung zukommen, da es keinerlei Anhaltspunkte gibt, dass Herzrythmusstörungen in der Pathogenese des plötzlichen Kindstodes eine Rolle spielen. Dies ergibt sich zum einen aus der Auswertung von mittels Monitoraufzeichnung dokumentierten Fällen von plötzlichem Kindstod, zum anderen aus der Tatsache, dass sich bei 85–99 % aller Fälle Petechien finden, deren Auftreten die Persistenz eines intakten Kreislaufs noch im Stadium der Schnappatmung voraussetzt.

Aufzeichnungen von EKG und Atmung im terminalen Stadium eines plötzlichen Kindstodes geben Hinweise, dass in ca. 80 % der Fälle zunächst eine langsam progrediente Bradykardie auftritt. Fast zeitgleich kommt es zum Auftreten von Schnappatmung. Prolongierte Apnoen setzen dagegen erst etliche Minuten später ein. Da Schnappatmung bei einem arteriellen Sauerstoffpartialdruck (pO_2) von unter ca. 10 mmHg auftritt, muss gefolgert werden, dass die Kinder beim Auftreten der Bradykardie bereits ausgeprägt hypoxämisch sind. Die Ursache für diese schwere Hypoxämie und der Grund, warum Schnappatmung bei diesen Kindern nicht wie sonst zu einer „Selbstwiederbelebung" führt, bleiben bislang allerdings unklar.

15

Prävention Die einzig gesichert wirksame Art, den plötzlichen Kindstod zu vermeiden, ist die Primärprävention, also die Vermeidung von Risikofaktoren wie Bauchlage oder Rauchen (s. oben). In der klinischen Praxis hat sich jedoch darüber hinaus eine Art Sekundärprävention durchgesetzt, nämlich die Verordnung von Heimmonitoren bei Kindern mit erhöhtem Risiko. Die Wirksamkeit dieser Maßnahme wurde nie durch kontrollierte Studien überprüft, die Verordnung erfolgte häufig unabhängig vom Kindstodrisiko (z. B. selten bei Kindern starker Raucherinnen, häufig dagegen bei Frühgeborenen), und es sterben immer wieder Kinder trotz Monitorüberwachung. Die Indikation zum Heimmonitoring (▶ Übersicht) sollte insofern weniger die Kindstodvermeidung zum Ziel haben als das Erreichen einer Diagnose (mittels Speichermonitor) bzw. die Vermeidung von Morbidität. Aufgrund der ungeprüften Wirksamkeit dieser Intervention darf eine Familie auf keinen Fall gegen ihren Willen zu einem Monitoring überredet werden. Eine Verordnung darf außerdem nur in Verbindung mit einer Schulung der Eltern in Säuglingsreanimation erfolgen.

Mögliche Indikationen zum Heimmonitoring

- Monitoring als diagnostisches Instrument
  - Zustand nach anscheinend lebensbedrohlichem Ereignis (ALE) ohne erkennbare Ursache
  - Zwei oder mehr Geschwister am plötzlichen Kindstod verstorben
- Monitoring als Warnung vor potenziell bedrohlicher Pathophysiologie
  - Technikabhängige Kinder: z. B. Frühgeborene mit Heimsauerstofftherapie, Säuglinge mit Tracheostoma oder Heimbeatmung
  - Frühgeborene, die zum Zeitpunkt der Klinikentlassung noch signifikante Apnoen bzw. Hypoxämien aufweisen
  - Säuglinge mit definierten Atemregulationsstörungen, wie z. B. bei Pierre-Robin-Sequenz oder Arnold-Chiari-Malformation

Anscheinend lebensbedrohliches Ereignis (ALE) Ein ALE („apparent life-threatening event", ALTE) ist definiert als eine Episode, bei der ein Säugling plötzlich blass oder blau, steif oder schlaff wird und die nur durch heftige Stimulation (z. B. Hochnehmen und kräftiges Rütteln) oder Reanimation beendet werden kann. Die differenzialdiagnostische Abklärung dieser Ereignisse richtet sich ganz wesentlich nach Anamnese und klinischem Befund (■ Tab. 15.3). Findet sich keine akut behandelbare Ursache und war heftige Stimulation/Reanimation notwendig, so ist das Risiko für den plötzlichen Kindstod auf ca. 1–3 % erhöht. Deshalb sollte hier nach Klinikentlassung eine Ursachenabklärung über ein Heimmonitoring mit Ereignisaufzeichnung angestrebt werden, um bei ggf. auftretenden weiteren Ereignissen doch noch zu einer Diagnose zu gelangen.

Mittels derartiger Ereignismonitore lassen sich bei ca. einem Drittel der Kinder mit scheinbar idiopathischen ALE eine Reihe von Mechanismen identifizieren, die diesen Ereignissen zugrunde liegen können. Hierzu gehören u. a. zerebrale Krampfanfälle mit Zyanose als einzigem klinischem Symptom (sog. benigne Partialepilepsie), Durchblutungsstörungen der Haut, die Zyanose *ohne* Hypoxämie bewirken, und ein Vortäuschen bzw. bewusstes Verursachen dieser Ereignisse durch die Eltern (Stellvertreter-Münchhausen-Syndrom). Bleibt ein ALE trotz Ereignisaufzeichnung unerklärt, so zeigt sich meist eine ausgeprägte Hypoxämie, die aber nur in ca. einem Viertel der Fälle durch prolongierte Apnoen ausgelöst wird. Prolongierte Apnoen scheinen also auch in der Pathogenese von ALE nur eine untergeordnete Rolle zu spielen; unklar bleibt allerdings auch hier, was der Auslöser der Hypoxämie ist.

Nachgeborene Geschwister Nach einem plötzlichen Kindstod ist die Sterberate für nachgeborene Geschwister etwa 1,6- bis 5-fach erhöht. Eine Monitorverordnung würde hier insofern eher aus psychologischen, nicht aus medizinischen Gründen erfolgen. Dies ist grundsätzlich abzulehnen. Vielmehr sollte den Eltern der Hinweis gegeben werden, dass bei Vermeidung der oben genannten beeinflussbaren Risikofaktoren das Kindstodrisiko extrem gering ist; hilfreich sind hier Zahlen aus Holland, wo kaum Monitore verordnet werden, die jährlichen Kindstodzahlen durch konsequente Aufklärung über die vermeidbaren Risikofaktoren aber dennoch von ca. 200 auf <20 pro Jahr (0,10/1000) zurückgegangen sind.

Mit 4–5 Lebenstagen sollte zusätzlich zu einer gründlichen körperlichen Untersuchung (z. B. im Rahmen der U2) ein EKG abgeleitet werden. Weitere Untersuchungen wie z. B. ein Stoffwechselscreening im Urin sind bei erfolgtem Neugeborenenscreening mittels Tandemmassenspektroskopie nur bei Vorliegen entsprechender anamnestischer Hinweise notwendig sowie dann, wenn bereits 2 oder mehr Geschwister verstorben sind. Eine Polysomnografie braucht in der Regel nicht durchgeführt zu werden (s. oben).

■ **Tab. 15.3** Vorschläge zur Anamneseerhebung und Diagnostik bei Patienten mit ALE. Die Liste ist ohne Anspruch auf Vollständigkeit; vor allem können weitere Untersuchungen je nach Anamnese indiziert sein (z. B. obere Magen-Darm-Passage, pH-Metrie im Ösophagus, Echokardiografie)

Frage/Untersuchung	Grund für Frage/Untersuchung
1. Anamnese	
Während/nach Ereignis	
– Hautfarbe (blass/blau/grau)	Abschätzung der Schwere des ALE
– Dauer (Sekunden/Minuten)	
– Bewusstseinszustand (wach/schlafend/bewusstlos)	
– Beendigung (spontan/Stimulation/Reanimation)	
– Zeitraum bis zur vollständigen Erholung	
Unmittelbar vor Ereignis	
– Angst, Schreck	? Affektkrampf („breath-holding spell")
– Plötzliches Geräusch, gefolgt von Schreckreaktion	? Hyperekplexie („startle disease")
– Husten, Würgen, Erbrechen	? Aspiration, tracheoösophageale Fistel ? Laryngealer Chemoreflex
– Mahlzeit	? Gastroösophagealer Reflux
– Augenverdrehen, Zuckungen, Steifwerden	? Krampfanfall
– Tremor, profuses Schwitzen	? Hypoglykämie, Hypokalzämie
Stunden/Tage vor Ereignis	
– Fieber, Erkältung, Durchfall	? Infektion (z. B. Rotavirus)
– Abnorme Schläfrigkeit/Irritabilität	? Meningitis, Reye-Syndrom
– Schnarchen	? Obstruktives Schlafapnoesyndrom
– Stridor	? Laryngo- oder Tracheomalazie
– Etliche Stunden ohne Nahrung (± Infektion)	? Medium-chain-Acyl-CoA-Mangel
– Zyanose beim Schreien oder Füttern	? Herzfehler, BPD
Wochen/Monate vor Ereignis	
– Langsame Abnahme der motorischen Aktivität	? Spinale Muskelatrophie, Myopathie
– Pertussis- oder RSV-Infektionen in Umgebung	? Pertussis, Bronchiolitis
– Frühgeburtlichkeit, bronchopulmonale Dysplasie	? „BPD spells"
– SID/ALE bei Geschwister	? Stoffwechselstörung ? Verlängerte QT-Zeit
– Weitere Ereignisse, immer in Gegenwart derselben Person beginnend	? Münchhausen-by-proxy-Syndrom
2. Spezielle Aspekte bei der körperlichen Untersuchung	
– Blässe	? Anämie
– Stridor	? Laryngo-/Tracheomalazie; Gefäßring
– Mikrognathie	? Pierre-Robin-Sequenz

BPD bronchopulmonale Dysplasie; *RSV* Respiratory-syncytial-Virus; *OTCD*, Ornithin-Transcarbamylase-Defizienz.

Tab. 15.3 (*Fortsetzung*) Vorschläge zur Anamneseerhebung und Diagnostik bei Patienten mit ALE. Die Liste ist ohne Anspruch auf Vollständigkeit; vor allem können weitere Untersuchungen je nach Anamnese indiziert sein (z. B. obere Magen-Darm-Passage, pH-Metrie im Ösophagus, Echokardiografie)

Frage/Untersuchung	Grund für Frage/Untersuchung
– Trockener Husten („TOF-cough")	? Tracheoösophageale Fistel
– Dyspnoe, Giemen, Rasselgeräusche	? Bronchitis, Pneumonie
– Betonter 2. Herzton	? Rechtsherzbelastung; chronische Hypoxie
– Muskuläre Hypotonie, keine Muskeleigenreflexe	? Spinale Muskelatrophie
– Subkostale oder juguläre Einziehungen	? Erhöhte Atemarbeit, z. B. erhöhter Atemwegswiderstand, reduzierte Compliance
– Retinale Blutungen; Hämatome	? Kindesmisshandlung
3. Laboruntersuchungen	
– Arterielle Blutgasanalyse (so bald wie möglich nach Ereignis)	Abschätzung der Schwere des Ereignisses? Metabolische Störung
– Differenzialblutbild	? Anämie, Infektion
– C-reaktives Protein	? Infektion
– Serumglukose (nüchtern)	? Hypoglykämie, metabolische Störung
– Serumkalzium und -magnesium	? Hypokalzämie, Hypomagnesämie
– Nasen-Rachen-Abstrich; Immunfluoreszenztest	? Pertussis, RSV, Adenovirus
– Organische Säuren im Urin	? Medium-chain-Acyl-CoA-Mangel
– Serumammoniak	? OTCD-Carrier, Organoacidurie, Carnitinmangel
4. Weitere Untersuchungen	
– EKG	? Verlängerte QT-Zeit
– Thoraxröntgenaufnahme	? Aspiration, Pneumonie, kardiovaskuläre Anomalien, BPD
– Elektroenzephalogramm	? Krampfanfallinduzierte Ereignisse
– Kranialer Ultraschall	? Blutung; Hirnstamm-/Kleinhirnanomalie
– Polysomnografie	? Hypoventilation, Hypoxämie im Schlaf, krampfanfallinduzierte Ereignisse
– Dokumentiertes Monitoring	Erfassung weiterer ALE zu Hause

BPD bronchopulmonale Dysplasie; *RSV* Respiratory-syncytial-Virus; *OTCD*, Ornithin-Transcarbamylase-Defizienz.

Sind bereits 2 oder mehr Kinder in einer Familie am plötzlichen Kindstod verstorben, so muss von einem deutlich erhöhten Kindstodrisiko für alle weiteren Geschwister ausgegangen werden, auch wenn sich unter diesen Fällen ein überproportional hoher Anteil an erklärbaren Todesursachen findet. Nach Ausschluss vermeidbarer, familiär gehäuft auftretender Todesursachen (z. B. Stoffwechselstörungen, Kindstötungen, verlängerte QT-Zeit) erscheint hier eine Heimüberwachung mit Ereignisaufzeichnung sinnvoll.

Ehemalige Frühgeborene Nach älteren Studien steigt das Kindstodrisiko mit abnehmender Schwangerschaftsdauer, nach neueren Studien ist dieses Risiko auch bei Kindern, die nach 24–28 Wochen geboren werden, „nur" um den Faktor 3–4 erhöht. Insgesamt ist die Datenlage nicht ausreichend, um für ansonsten gesunde ehemalige Frühgeborene eine Empfehlung zum Heimmonitoring zu geben. Grundsätzlich wird hier – ähnlich wie bei den SID-Geschwistern – daher inzwischen keine Indikation mehr zum Heimmonitoring gesehen.

Auch die Empfehlung, für Frühgeborene mit einer bronchopulmonalen Dysplasie (BPD) in jedem Fall einen Monitor zu verordnen, muss aufgrund neuerer Daten relativiert werden. Sie basiert vor allem auf einer Untersuchung von 1982, in der Frühgeborene mit BPD ein mit 11 % extrem hohes Risiko aufwiesen, plötzlich und unerwartet zu versterben. Mehrere zwischenzeitlich veröffentlichte Studien fanden jedoch keinen signifikanten Unterschied in den Kindstodraten von Frühgeborenen mit bzw. ohne BPD, was u. U. auf die großzügigere Verordnung von Heimsauerstoff in den neueren Studien zurückzuführen ist. Dennoch erscheint bei Frühgeborenen, die mit Sauerstoff nach Hause entlassen werden, ein Heimmonitor, möglichst als Pulsoximeter, zur Therapieüberwachung sinnvoll.

Für Säuglinge mit schweren Apnoen, Bradykardien oder Zyanosezuständen noch zum Zeitpunkt der geplanten Krankenhausentlassung liegen zwar keine Daten zum Kindstodrisiko vor, hier erscheint aber bis zum Sistieren der Symptomatik eine Überwachung erforderlich, um Schäden durch die damit u. U. verbundene Hypoxie zu vermeiden (sofern die Säuglinge nicht ohnehin bis zum völligen Sistieren der Symptomatik in der Klinik verbleiben). Frühgeborenenapnoen stellen keinen Risikofaktor für den plötzlichen Kindstod dar.

Dauer und Art der Überwachung Da ca. 95 % aller Kindstodfälle vor Ende des 9.–10. Lebensmonats auftreten, kann die Überwachung fast immer zu diesem Zeitpunkt beendet werden. Sind 2 oder mehr Kinder in einer Familie verstorben, mag es gerechtfertigt erscheinen, die Überwachung bis einen Monat über das Sterbealter der Geschwister hinaus fortzusetzen. Bei Säuglingen mit ALE sprechen alle Daten dafür, dass das Risiko (auch für weitere ALE) nicht mehr signifikant erhöht ist, wenn für einen Monat keine weiteren Ereignisse aufgetreten sind. Daher kann die Überwachung hier meist bereits nach einem Monat beendet werden.

Bezüglich der Art der Überwachung kann mangels vergleichender, kontrollierter Studien keine eindeutige Aussage darüber getroffen werden, ob eine reine Überwachung der Atmung (Apnoemonitore) genauso sicher ist wie die kombinierte Überwachung von Herz- und Atemtätigkeit (Herz-Atem-Monitore) oder die Überwachung des Sauerstoffs (Pulsoximeter). Angesichts mangelnder Belege für die Apnoehypothese und des späten Auftretens von Apnoen im Rahmen dokumentierter Todesfälle ist die Wirksamkeit reiner Apnoemonitore allerdings fraglich. Ähnliches gilt auch für Herz-Atem-Monitore: Tritt ein Alarm erst auf, wenn das Kind bereits Schnappatmung macht, kann der Erfolg einer Reanimation durch medizinische Laien nicht sichergestellt werden. Insofern erscheint derzeit die Pulsoximetrie, bei der es in den letzten Jahren erhebliche Verbesserungen bezüglich der Fehlalarmhäufigkeit gab, aus pathophysiologischer Sicht als das sicherste Verfahren zur Heimüberwachung, auch wenn sich dies epidemiologisch wohl nie überprüfen lassen wird.

Verhalten beim Auftreten eines plötzlichen Kindstods in der Praxis Wird der Pädiater zu einem Kind gerufen, das plötzlich verstorben ist, so sollten bei Vorliegen sicherer Todeszeichen keine Reanimationsversuche mehr unternommen werden. Wichtig ist dann vielmehr, den Eltern in klaren und eindeutigen Worten zu erklären, dass ihr Kind tot ist und was die vermutete Todesursache ist. Es sollte dann auch erklärt werden, warum als Todesart „nicht aufgeklärt" auf dem Totenschein angegeben werden muss und dass dies zwar ein Einschalten der Polizei zur Folge haben wird, aber nicht Ausdruck irgendeines Misstrauens ist. Ferner sollten erste Informationen zum plötzlichen Kindstod gegeben und erläutert werden, dass ggf. von der Staatsanwaltschaft eine Obduktion angeordnet wird und warum diese auch im Interesse der Eltern ist. Sodann ist es für die meisten Eltern sehr wichtig, von ihrem Kind Abschied nehmen zu können; dies sollte man ihnen unbedingt ermöglichen. Schließlich sollte den Eltern eine Kontaktaufnahme mit anderen betroffenen Eltern, z. B. über die Selbsthilfegruppe GEPS (Gemeinsame Elterninitiative Plötzlicher Säuglingstod), ermöglicht werden.

15.2 Misshandlung, Missbrauch und Vernachlässigung von Kindern

B. Herrmann, M. Noeker, I. Franke

Definitionen Kindesmisshandlung ist eine nicht zufällige, bewusste oder unbewusste, meist wiederholte, gewaltsame körperliche und/ oder seelische Schädigung von Kindern und Jugendlichen durch Handlungen oder Unterlassungen. Gewalt gegen Kinder und Jugendliche kann verschiedene Formen annehmen: körperliche, sexuelle und seelische Gewalt, körperliche und seelische Vernachlässigung. Es lassen sich aktive und passive Formen unterscheiden, wobei häufig verschiedene Formen koexistieren.

Kindesmisshandlung beschreibt eine schwerwiegende Beziehungsstörung, die sich meist in Familien und seltener in Institutionen abspielt. Neben den körperlichen, behandelbaren und häufig abheilenden Verletzungsfolgen und Folgen einer behebbaren Mangelversorgung weisen misshandelte Kinder häufig schwerwiegende psychische, emotionale, kognitive und verhaltensbezogene Störungen auf. Diese Störungen sind mit erheblichem seelischem Leiden, Kränkungen, belasteten Lebensläufen und Störungen der Beziehungsfähigkeit und gesellschaftlicher Teilhabeverbunden. Hinsichtlich der psychischen Gesundheit sind sie mit einer ungünstigen Prognose verknüpft, auch die Rate chronischer somatischer Erkrankungen im Erwachsenenalter ist signifikant erhöht. Kindesmisshandlung und -vernachlässigung ist daher ein epidemiologisch und gesellschaftlich bedeutsames Thema und zudem mit hohen gesellschaftlichen und ökonomischen Folgekosten behaftet.

Körperliche Misshandlung Eine körperliche Misshandlung liegt vor, wenn Kindern durch körperliche Gewaltanwendung ernsthafte vorübergehende oder bleibende Verletzungen zugefügt werden. Diese führen u. a. durch Entwürdigung, Bedrohung und Vertrauensverlust in der Regel auch zu seelischen Schäden. Entgegen dem im BGB § 1631 verbrieften Recht auf gewaltfreie Erziehung ist gewalttätiges Verhalten der Sorgeberechtigten bisweilen ein Grundelement der Erziehung. Im strafrechtlichen Sinne misshandelt derjenige Kinder, der sie „… quält oder roh misshandelt oder wer durch böswillige Vernachlässigung seiner Pflicht, für sie zu sorgen, sie an der Gesundheit schädigt …" (§ 223b, StGB). Mit dieser engen Definition wird allerdings nur ein kleiner Teil der Fälle von Kindesmisshandlung erfasst.

Sexueller Missbrauch Sexueller Missbrauch bedeutet, Kinder und Jugendliche, meist chronisch, in sexuelle Handlungen einzubeziehen. Dabei werden in einem bedeutsamen Machtgefälle Abhängigkeit, Bindung, Unwissenheit und Unterlegenheit zur Befriedigung der Bedürfnisse des Misshandelnden ausgenutzt. Die Handlungen unterliegen meist einem starken Gebot der Geheimhaltung.

Vernachlässigung Vernachlässigung ist eine ausgeprägte, wiederholte oder andauernde Beeinträchtigung und Schädigung der Gesundheit und Entwicklung durch die zur Sorge verpflichteten Personen.

Sie umfasst als körperliche Vernachlässigung unzureichende Fürsorge bezüglich körperlicher Bedürfnisse und Gesundheit, Ernährung und anderer physischer Grundbedürfnisse sowie unzureichende Beaufsichtigung und Schutz vor Gefahren.

Emotionale oder seelische Vernachlässigung bedeutet Vorenthaltung von Zuwendung, Wärme, Liebe, Respekt und Geborgenheit. Dazu zählen auch fehlende Kommunikation, Interaktion und Verlässlichkeit in der Bindung sowie mangelnde Anregung, Förderung und Erziehung. Die Unterlassung fürsorglichen Handelns kann aktiv oder passiv sein, aufgrund unzureichender Einsicht oder unzureichenden Wissens und ist Ausdruck einer stark beeinträchtigten Beziehung zwischen Eltern und Kind.

Emotionale Misshandlung Emotionale Misshandlung bedeutet eine feindliche, abweisende, entwürdigende oder ignorierende Haltung oder entsprechendes Verhalten gegenüber einem Kind oder Jugendlichen als fester Bestandteil der Interaktion oder Erziehung. Bei nahezu jeder Form von körperlicher oder sexueller Misshandlung oder schwerer Vernachlässigung liegt auch eine seelische Misshandlung vor.

Epidemiologie Die Prävalenz für Kindesmisshandlungen und -vernachlässigungen liegt zumindest im einstelligen, wahrscheinlich sogar eher im zweistelligen Prozentbereich. Das amerikanische Pflichtmeldesystem mit 2,5–3 Mio. Meldungen und knapp 1 Mio. bestätigten Fällen jährlich beschreibt einen Anteil von etwa 70 % Vernachlässigungen, 20 % körperlichen und 10 % sexuellen Misshandlungen. Für Deutschland liegen kaum valide Daten vor. Die vorliegenden Prävalenzstudien zeigen jedoch ein hohes Maß an internationaler Übereinstimmung. In den USA liegt die Inzidenz, die auf angezeigten und bestätigten Fällen beruht, bei 1–2 %. Es ist jedoch davon auszugehen, dass die Dunkelziffer weit höher anzunehmen ist. Die Prävalenzraten für sexuellen Kindesmissbrauch liegen zwischen 10–15 % bei Mädchen und 5–10 % bei Jungen. Für Kinder unter 4 Jahren besteht das höchste Risiko für tödliche Misshandlungen. Von den 1500–2000 gesicherten misshandlungsbedingten Todesfällen pro Jahr in den USA sind mehr auf Vernachlässigung als auf aktive Misshandlung zurückzuführen. Davon betreffen 76 % Kinder unter 4 Jahren, 41 % Kinder unter einem Jahr. Etwa 50–60 % der Todesfälle aufgrund von Misshandlung oder Vernachlässigung werden in den offiziellen Statistiken vermutlich nicht erfasst.

Geschichte Gewalt gegen Kinder zu verpönen, ist historisch relativ neu. Kindesmisshandlung existierte früher ebenso wenig als Begriff oder Konzept wie „Kindheit“ an sich. Je weiter man in der Geschichte zurückgeht, umso geringer waren der Stellenwert und die Rechte von Kindern. In den antiken Hochkulturen war Infantizid nicht erwünschter oder behinderter Kinder üblich, vielfach wurden Kinder aus religiösen Gründen geopfert. Kinder für sexuelle Zwecke zu „nutzen“ war legitim und idealisiert. Kinder galten lange Zeit als „kleine Erwachsene“ und mussten unter oft unsäglichen Arbeitsbedingungen zum Familieneinkommen beitragen. Das Phänomen der Gewalt an Kindern wurde erstmals 1874 durch den Fall der Mary Ellen in New York in das öffentliche Bewusstsein gerückt. Im Jahre 1875 wurde dort die weltweit erste Kinderschutzvereinigung gegründet.

Die erste detaillierte medizinische Beschreibung der Symptome und Befunde nach sexueller und körperlicher Misshandlung erfolgte 1857 durch Ambroise Tardieu; 1961 beschrieb der deutschstämmige Pädiater C. Henry Kempe das „Battered-child-Syndrom“ und wurde zum Pionier und Begründer des modernen medizinischen, bereits multiprofessionellen Kinderschutzes. Im Jahre 1968 erschien das gleichnamige erste medizinische Lehrbuch; 1971 und 1972 erfolgte die Beschreibung des Shaken-Baby-Syndroms durch Guthkelch und Caffey, 1977 des Münchhausen-Syndroms-by-Proxy durch Meadow.

Rolle der Ärzte im Kinderschutz Die WHO sieht Fachleute des Gesundheitswesens besonders in der Pflicht, Misshandlungen zu diagnostizieren und Schutz und Therapie durch multiprofessionelle Kooperation zu sichern (WHO 2002). Dennoch ist auch für Mitarbeiter des Gesundheitswesens die Konfrontation mit Gewalt an Kindern und Jugendlichen ein belastendes und oft mit Unsicherheiten behaftetes Thema. Nicht selten empfinden sie ihre Rolle als Gratwanderung zwischen einer Unter- und Überdiagnose. Professionelles Handeln bedeutet eine hohe Verantwortung und erfordert spezifische Kenntnisse. Die Kardinalfrage besteht in der fachlichen Abwägung, ob eine vorgefundene Verletzung mit dem angegebenen oder gar fehlenden Entstehungsmechanismus vereinbar ist. Weitere Fragen werfen die Genese einer Gedeihstörung durch Vernachlässigung oder einer auffälligen psychosozialen Entwicklung durch emotionale Misshandlung oder Vernachlässigung auf.

Im Säuglings- und Kleinkindalter sind Kinder- und Jugendärzte oft die einzigen Fachleute, die regelmäßig Kinder dieser Altersgruppe auf professioneller Basis sehen. Im niedergelassenen Bereich kann bei gestörten Eltern-Kind-Beziehungen und Entwicklungsstörungen der Verdacht auf Gewalt oder Vernachlässigung entstehen. In der Klinik sollten bei konkreten Verdachtsfällen eine gezielte und rationale Diagnostik und der Ausschluss von Differenzialdiagnosen erfolgen. Dies erfordert die Zusammenarbeit verschiedener ärztlicher und nichtärztlicher Berufsgruppen, am sinnvollsten in sog. Kinderschutzgruppen. Obligatorisch sind dabei die Kenntnis von Interventionsmöglichkeiten und rechtlichen Rahmenbedingungen sowie die Bereitschaft zur multiprofessionellen Kooperation. Kinder- und Jugendärzte können insbesondere bei der Diagnose einer körperlichen Kindesmisshandlung eine Schlüsselfunktion einnehmen.

15.2.1 Körperliche Misshandlung

Anamnese Bei körperlicher Misshandlung ist es entscheidend, die Plausibilität vorliegender Verletzungen durch die dazu angegebene Anamnese zu überprüfen. Nicht plausible, über die Zeit oder verschiedene Bezugspersonen wechselnde, völlig fehlende, vage oder für Alter und Entwicklungsstand unpassende und die Art der Verletzung nicht erklärende Anamnesen sind verdächtig. Weitere mögliche Hinweise sind zufällig entdeckte, zusätzliche Verletzungen, Arztbesuche mit deutlicher Verzögerung bei bedeutsamen Verletzungen und das Aufsuchen verschiedener Ärzte oder Kliniken. Die Verletzungsumstände sind genau zu prüfen. Dies beinhaltet vorausgehende Ereignisse, Anwesende, Aufsicht, etwaige Beobachter und die Reaktion der Eltern auf die Verletzung. In der Eigenanamnese ist auf die medizinische Vorgeschichte einschließlich einer strukturierten Gerinnungsanamnese, Entwicklung des Kindes sowie auf etwaige Risikofaktoren (z. B. Schreiproblematik) einzugehen. Die Sozial- und Familienanamnese sollte soziale Stressoren, vorhergehende Jugendamtskontakte, Belastungen der Partnerschaftsbeziehung oder der innerfamiliären Interaktion, das Erziehungsverhalten und Hinweise auf häusliche Gewalt umfassen.

Klinische Untersuchung Diese sollte ausführlich und genau Befunde beschreiben und dokumentieren: Lokalisation, Art, Größe und Ausmaß, Gruppierung, Formung, Farbe, Ausmessen aller Verletzungen, Anfertigen einer Skizze mit Maßen; zusätzlich immer fotografische Dokumentation von Übersichtsaufnahmen als auch der Details mit Maßstab. Zweckmäßig ist es hierzu ein Winkellineal ABFO No.2 des American Board of Forensic Odontologists zu benutzen (Bezug: ► www.krimtech.de/scales.htm; ◘ Abb. 15.3 und 15.5). Ein vollständiger körperlicher, neurologischer und anogenitaler Status am komplett entkleideten Kind und das Erheben der Wachstumsparameter ist obligat, zusätzlich das Überprüfen des Perzentilenverlaufes im Vorsorgeheft.

Diagnose In Verdachtsfällen bei Kindern unter 2(–3) Jahren ist eine Fundoskopie in Mydriasis durch einen Ophthalmologen ebenso obligat wie ein Röntgenskelettscreening nach den AWMF-Leitlinien der Gesellschaft für pädiatrische Radiologie (Schädel,

Wirbelsäule sowie alle identifizierten Frakturen in 2 Ebenen, alle Extremitäten, Becken, Hände, Füße und Thorax in einer Ebene, zusätzlich Thoraxschrägaufnahmen). Ein limitiertes Wiederholungsscreening nach 14 Tagen erhöht deutlich die Anzahl nachgewiesener Frakturen. Ein Babygramm ist kontraindiziert. Eine Skelettszintigrafie darf nur ergänzend und nie als primäre und einzige Bildgebung durchgeführt werden. Eine zerebrale Bildgebung ist bei neurologischen Auffälligkeiten, Kopfverletzungen und retinalen Blutungen akut meist als kraniale Computertomografie (CCT) praktikabler. Ein Magnetresonanztomogramm (MRT) folgt dann obligat sobald verfügbar bzw. wenn das Kind stabil ist; meist nach etwa 2–3 Tagen und als Verlaufskontrolle nach 2–3 Monaten. Die Aussagekraft der Schädelsonografie mit Standardebenen und transkraniell durch die Parietalschuppe ist stark untersucherabhängig, insgesamt mit Unsicherheiten behaftet und nicht zulässig als alleinige oder gar Ausschlussdiagnostik. Eine zerebrale Dopplersonografie ist bei Verdacht auf erhöhten Hirndruck sinnvoll als Primär- und Verlaufsdiagnostik. Die Abdomensonografie dient dem Screening auf abdominale Verletzungen, bedarfsweise ergänzt durch ein MRT.

Das Basislabor dient dem Screening auf okkulte innere Verletzungen, einem etwaigen Blutverlust und den zu berücksichtigenden Differenzialdiagnosen: Blutbild und Differenzialblutbild, Glutamat-Oxalacetat-Transaminase (GOT), Glutamat-Pyruvat-Transaminase (GPT), γ-Glutamyl-Tranferase (γ-GT), Amylase, Lipase, alkalische Phosphatase (AP), Kalzium, Phosphor, Kreatinkinase-Myokardtyp (CK-MB), Troponin, Kreatinkinase-Gehirntyp (CK-BB), Quick-Wert, partielle Thromboplastinzeit (PTT); Von-Willbrand-Faktor-Antigen und -Kofaktor, Faktor XIII, Blutungszeit in vitro (PFA-100); Urinstatus (Hämaturie) und Drogen- und Medikamentenscreening im Urin.

Klinische Symptome Hautbefunde Die Haut ist in nahezu 90 % der Misshandlungen betroffen. Für die Beurteilung sind die Lokalisation, das Verteilungsmuster und Ausprägung, das Ausmaß, die Formung und das Alter des Kindes von Bedeutung. Eine zeitliche Zuordnung anhand des Farbverlaufes der Hämatomresorption ist dagegen ohne verlässliche Datenbasis. Unterschiedlich gefärbte Hämatome können gleichzeitig entstanden sein, eine bestimmte Abfolge von Farbverläufen ist nicht obligat. Lediglich für gelbe Hämatome ist gesichert, dass sie nie früher als nach 18–24 h auftreten. Auftreten und Anzahl gesichert akzidenteller Hämatome nehmen mit steigendem Alter und wachsender Mobilität zu. Bei prämobilen Säuglingen werden sie nur in etwa 0,6 % gefunden. Misshandlungsbedingte Hämatome sind signifikant größer und eher multipel. Vorrangig hinweisend ist die Lokalisation und Verteilung der Hämatome, die akzidentell im Lauflernalter an typischen Körperteilen („leading edges") gefunden werden. Dagegen sind Hämatome an untypischen und bei akzidentellen Stürzen nur selten betroffenen Lokalisationen verdächtig auf eine gewaltsame Zufügung (◘ Abb. 15.1). Fast ausschließlich bei misshandelten Kindern finden sich geformte Hämatome durch den Abdruck von Gegenständen, Händen (◘ Abb. 15.2). oder Würgemalen. Einer besonderen Beachtung bedürfen menschliche Bissmarken (◘ Abb. 15.3), die anhand des ovalären und gequetschten Charakters gut von Tierbissen differenzierbar sind. Erwachsene haben regelhaft einen Abstand der Eckzähne von mehr als 3 cm.

Verbrennungen Eine nichtakzidentelle Genese wird bei etwa 10 % kindlicher Verbrennungen angenommen. Die Mortalität beträgt dabei nahezu 30 %, bei Unfällen hingegen lediglich 2 %. Hauptsächlich werden Verbrühungen durch heißes Wasser und seltener Kontaktverbrennungen gefunden. Hinweisend sind das Verbrennungsmuster und die Lokalisation. Unfallbedingte Verbrennungen zeigen meist ein sehr inhomogenes Spritz- und Tropfmuster, mit multiformen und irregulär geformten Verletzungen, die sich häufig im Kopf-, Hals-, Schulter- oder Thoraxbereich finden. Misshandlungsbedingte Verbrühungen, oft durch Eintauchen in heiße Flüssigkeiten (Immersionsverbrennungen, ◘ Abb. 15.4), zeigen dagegen zumeist ein gleichmäßiges, scharf begrenztes, handschuh- oder strumpfartiges Muster uniformer Verbrennungstiefe an Händen oder Füßen oder im Anogenitalbereich. Durch forcierten Kontakt mit dem kühleren Wannenboden oder durch angewinkelte Extremitäten können Aussparungen der Verbrühung entstehen. Geformte, insbesondere geometrische Muster durch trockene Kontaktverbrennungen, die

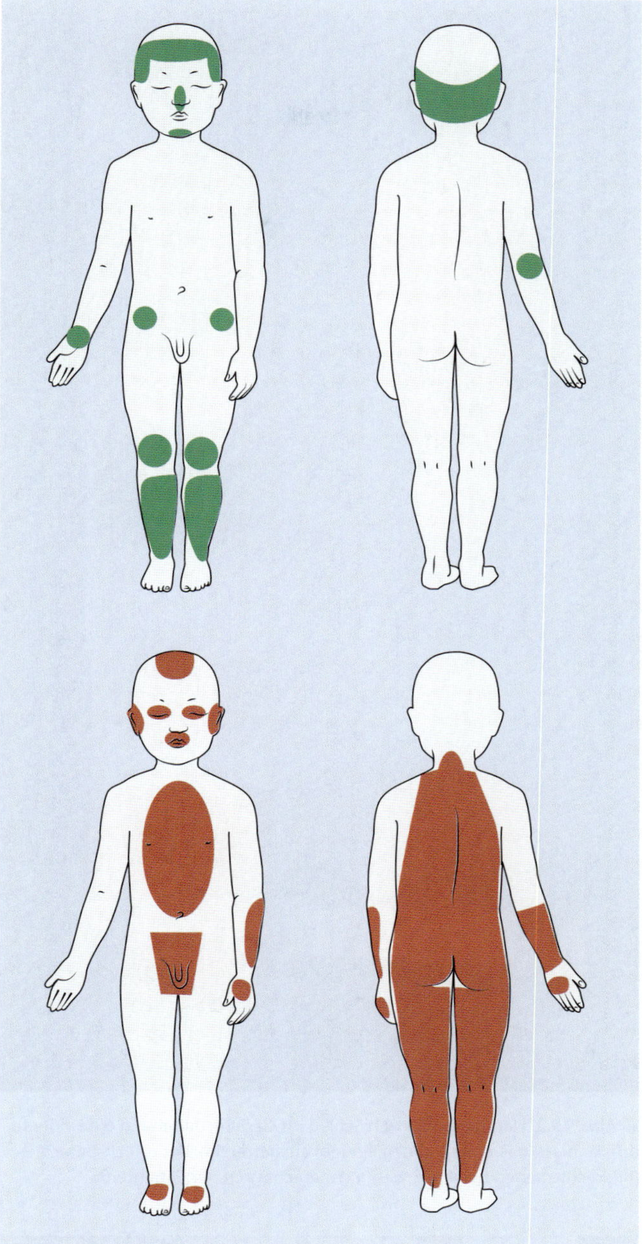

◘ **Abb. 15.1** Typische Hämatomverteilung bei Unfällen *(grün)* und Misshandlungen *(rot)*. (Aus Herrmann et al. 2010, mod. nach Banaschak u. Madea 2007)

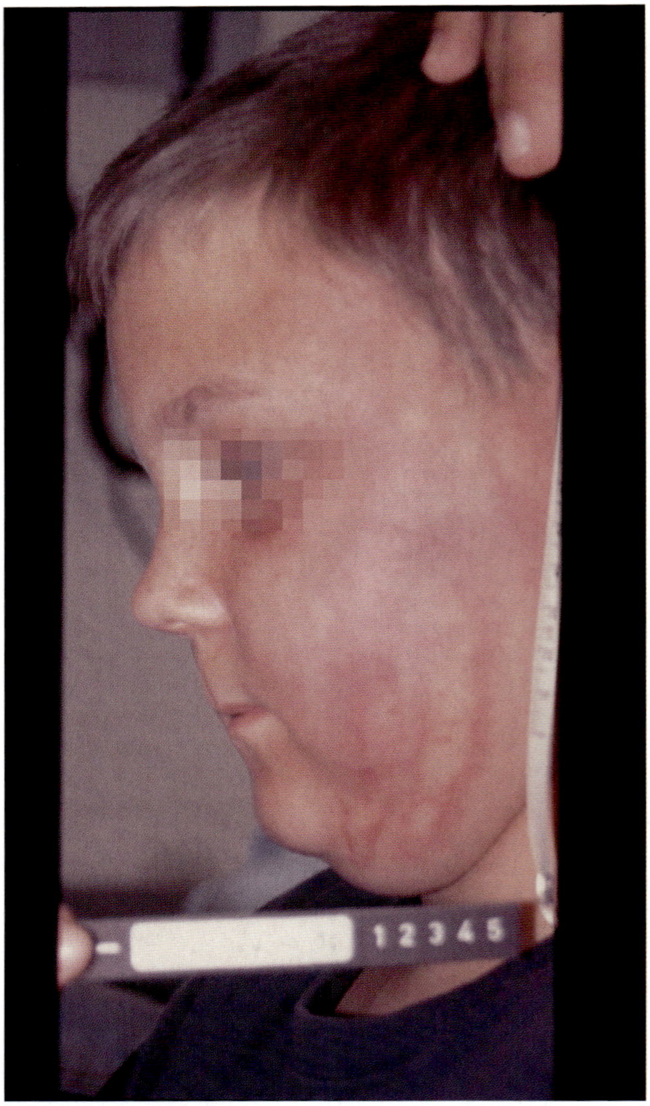

■ **Abb. 15.2** Handabdruck nach Schlag ins Gesicht; dabei sind die Finderabdrücke blass, das zwischen den Fingern ausgetretene Blut rötlich-petechial. (Bildrechte liegen bei den Erziehungsberechtigten des Patienten)

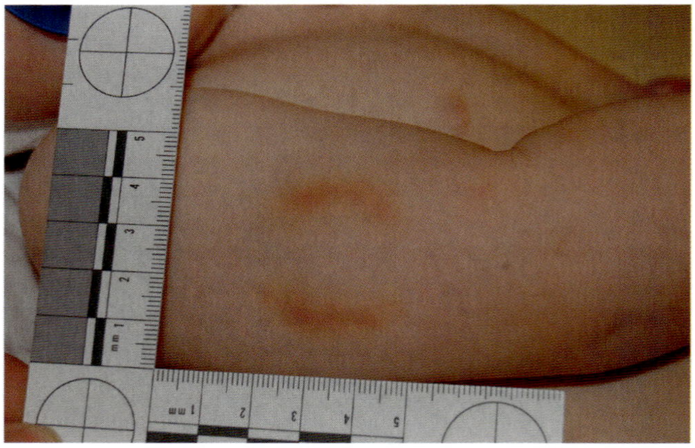

■ **Abb. 15.3** Typische ovaläre Bissverletzung als Blickdiagnose. (Aus Herrmann et al. 2010)

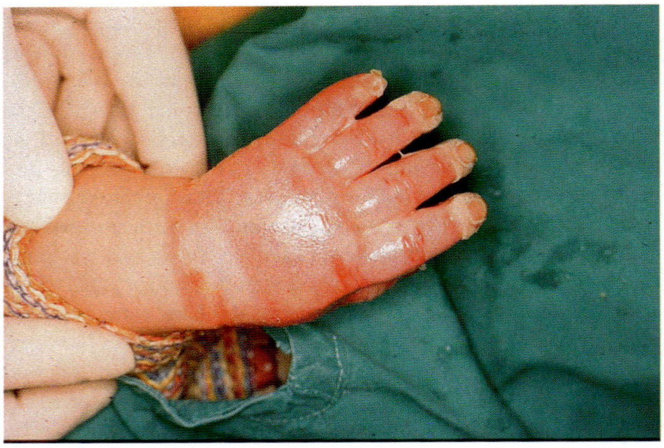

■ **Abb. 15.4** Immersionsverbrühung der Hand: pathognomonisches Handschuhmuster. (Aus Herrmann et al. 2010)

unter Umständen den betreffenden Gegenstand abbilden, sind hochverdächtig auf eine zugrunde liegende Misshandlung. Zigarettenverbrennungen führen zu etwa 8–10 mm breiten, tief ausgestanzten Verbrennungen bzw. Narben (■ Abb. 15.5).

Differenzialdiagnosen Als Differenzialdiagnosen für Hautbefunde sind akzidentelle Hämatome, Gerinnungsstörungen, kongenitale Hautveränderungen, Kontaktdermatitis, Haar-Tourniquet-Syndrom, Volksheilverfahren, bullöse Medikamentenexantheme, Impetigo contagiosa und andere dermatologische Krankheitsbilder abzugrenzen.

Frakturen Etwa 8–12 % aller Frakturen bei Kindern und jede 2.–3. Fraktur bei Kindern unter 1 Jahr (35 %–55 %) werden auf Misshandlungen zurückgeführt. Von diesen sind 40–50 % klinisch unerwartet, d. h. Zufallsbefunde. 80 % der Misshandlungsfrakturen werden unter 18 Monaten gefunden, aber nur 2 % gesicherter akzidenteller Frakturen. Letztere finden sich in 85 % bei über 5 Jahre alten Kindern. Bei Unfällen kommt es in 84 % zu einer singulären Fraktur und in 15 % zu 2 Frakturen, bei Misshandlungen dagegen in 55 % zu 3 oder mehr Frakturen. Somit wächst die Misshandlungswahrscheinlichkeit mit der Anzahl der Frakturen und mit sinkendem Alter. Bei Frakturen muss die Kompatibilität des Frakturtyps mit der Anamnese und deren Qualität und Vollständigkeit ebenso geprüft werden wie die Vereinbarkeit mit dem individuellen motorischen Entwicklungsstand und das Verhalten der Bezugsperson nach der Verletzung, u. a. der Zeitpunkt der Vorstellung zur medizinischen Versorgung.

Unter Berücksichtigung oben genannter Kriterien ergeben sich unterschiedliche Spezifitäten. So werden Rippenfrakturen im ersten Lebensjahr zu 70–95 % auf Misshandlung zurückgeführt. Metaphysäre, Skapula- und Sternumfrakturen sind ebenfalls hochverdächtig. Bilaterale und multiple Frakturen, Frakturen unterschiedlichen Alters, Wirbelkörper-, Hand-, Fuß- und komplexe, diastatische und nähtekreuzende Schädelfrakturen bei geringer Sturzhöhe haben eine mittlere Spezifität. Statistisch häufiger gefunden, aber von geringerer Spezifität sind diaphysäre Frakturen.

Neben spezifischen akzidentellen Mechanismen wie Femur- und Tibiafrakturen im Lauflernalter (Letztere die sog. „Toddler's Fracture") ist eine Reihe von infektiösen, neoplastischen und kongenitalen Knochenerkrankungen differenzialdiagnostisch zu berücksichtigen. Die oft zitierte, aber seltene Osteogenesis imperfecta lässt sich in der überwiegenden Zahl der Fälle anamnestisch, klinisch, radiologisch gut differenzieren und erfordert nur selten eine molekulargenetische Untersuchung.

Kopfverletzungen und Schütteltrauma-Syndrom Nichtakzidentelle Verletzungen des ZNS sind die häufigste misshandlungsbedingte Todesursache (75 %) und haben die gravierendsten Auswirkungen bezüglich der Morbidität überlebender Kinder. Ein Großteil findet sich im 1. Lebensjahr. Subdurale Hämatome sind im Gegensatz zu epiduralen verdächtiger auf eine nichtakzidentelle Genese. Das Schütteltrauma-Syndrom (STS) ist definiert als Koinzidenz subduraler Hämatome und retinaler Blutungen mit schweren und prognostisch ungünstigen, diffusen Hirnschäden durch heftiges und gewaltsames Schütteln eines zumeist an den Oberarmen oder am Brustkorb gehaltenen Kindes (◘ Abb. 15.6). Laut American Academy of Pediatrics ist ein Schütteln, das zu signifikanten Schäden führt, von derartiger Schwere, dass auch medizinisch nicht gebildeten Personen die Schädigungswirkung und Lebensbedrohlichkeit offensichtlich ist. Dennoch kann die Symptomatik in weniger ausgeprägten Fällen unspezifisch sein und führt nicht selten zu Fehldiagnosen wie „Irritabilität", Enteritis, Infekt, Sepsisverdacht oder „apparent life-threatening event" (ALTE).

Das physiologische „Hauptschreialter" kleiner Säuglinge überlappt mit dem Hauptinzidenzzeitraum des STS. Pathogenetisch führen die Rotations- und Scherkräfte, die auf das Gehirn einwirken, zu einem Einriss von Brückenvenen und damit subduralen Blutungen und im Bulbus occuli zu den retinalen Blutungen. Beide Befunde sind diagnostisch hinweisend, für das Ausmaß der neurologischen und visuellen Folgen jedoch ohne Belang (Ausnahme: sehr selten auftretende raumfordernde subdurale Hämatome). Der tatsächliche Mechanismus der Hirnschädigung ergibt sich aus den erheblichen Rotations- und Scherkräften, die zu axonalen Schädigungen und einem erheblichen diffusen Hirnparenchymschaden mit einer Vielzahl teils reversibler, teils irreversibler neurologischer Funktionsausfälle führen (◘ Abb. 15.7). Dadurch kommt es akut zu einer variablen neurologischen Symptomatik mit Irritabilität, Somnolenz, Apathie, zerebralen Krampfanfällen, Temperaturregulationsstörung, Apnoe u. a. Die Diagnose wird durch die syndromale Kombination klinischer, anamnestischer und radiologischer Befunde gestellt. Eine Hirnverletzung im Zusammenhang mit Apnoen, retinalen Blutungen, Rippenfrakturen, einer unplausiblen Anamnese oder elterlichen psychosozialen Risiken hat diesbezüglich den höchsten prädiktiven Wert. Über zwei Drittel der Überlebenden erleiden mehr oder weniger schwere neurologische Folgeschäden, deren gesamtes Ausmaß sich oft erst im Lauf von Monaten vollständig zeigt. Einen Säugling zu schütteln stellt ein potenziell lebensgefährliches Ereignis dar.

Retinale Blutungen sind allein nicht spezifisch für ein STS. Allerdings finden sich bei den unten aufgeführten Differenzialdiagnosen so gut wie nie massive intra-, sub- und präretinale Blutungen. Finden sich begleitende Glaskörperblutungen oder eine traumatische Retinoschisis, gelten diese als pathognomonisch für ein STS. Nach dem klinisch meist unproblematischen Ausschluss der Differenzialdiagnosen können auch ausgeprägte retinale Blutungen per se als stark hinweisend gelten. Akzidentelle subdurale Hämatome, geburtstraumatische Blutungen, Gerinnungsstörungen, Enzephalitiden und eine Glutaracidurie Typ I lassen sich in der Regel ebenso gut abgrenzen wie bei retinalen Blutungen, ebenso Leukosen, Kohlenmonoxidvergiftungen oder hypertone Krisen.

Thorax-, Abdomen- und HNO-Befunde Misshandlungsbedingte Verletzungen des Bauchraums und Brustkorbs sind selten, stellen jedoch mit einer 40- bis 50%igen Letalität die zweithäufigste Todesursache bei Misshandlungen dar. Dabei kommt es meist zu einem stumpfen Bauchtrauma durch Schläge oder Tritte, die zu Organverletzungen durch Stoß, Quetschung gegen die Wirbelsäule, Organeinrissen, Blutungen und Hohlorganrupturen durch plötzliche Druckschwankungen führen. Verletzungen der Hohlorgane, insbesondere intramurale Darmwandhämatome zumeist des Dünndarms (60 % Jejunum, 30 % Duodenum, 10 % Ileum), finden sich nahezu ausschließlich bei Misshandlungen. Die Symptomatik ist oft protrahiert und subtil. Bei den viszeralen Verletzungen sind Leber, Pankreas und Nieren betroffen, nur selten die Milz. Bei thorakalen Verletzungen finden sich gelegentlich Herz- und Lungenkontusionen.

Gesicht, Nacken und HNO-Bereich sind in 65–75 % der Misshandlungen betroffen, dabei häufig das Gesicht und die Augenregion in Form äußerer Hämatome und anderer Verletzungen. Äußere und insbesondere retroaurikuläre Verletzungen der Ohren werden bei Unfällen nahezu nie gefunden. Verletzungen der Mundhöhle als Folge von Fütterfrustration oder direkten Schlägen finden sich als Kontusionen der Lippen oder Gingiva, Lazerationen der Mundschleimhaut oder traumatische Perforationen des Gaumens sowie als Einrisse des labialen oder lingualen Frenulums. Letztere sind weniger spezifisch als früher vermutet. Auch die Zähne können durch direkte Gewalteinwirkung, Gegenstände oder Stürze auf Gegen-

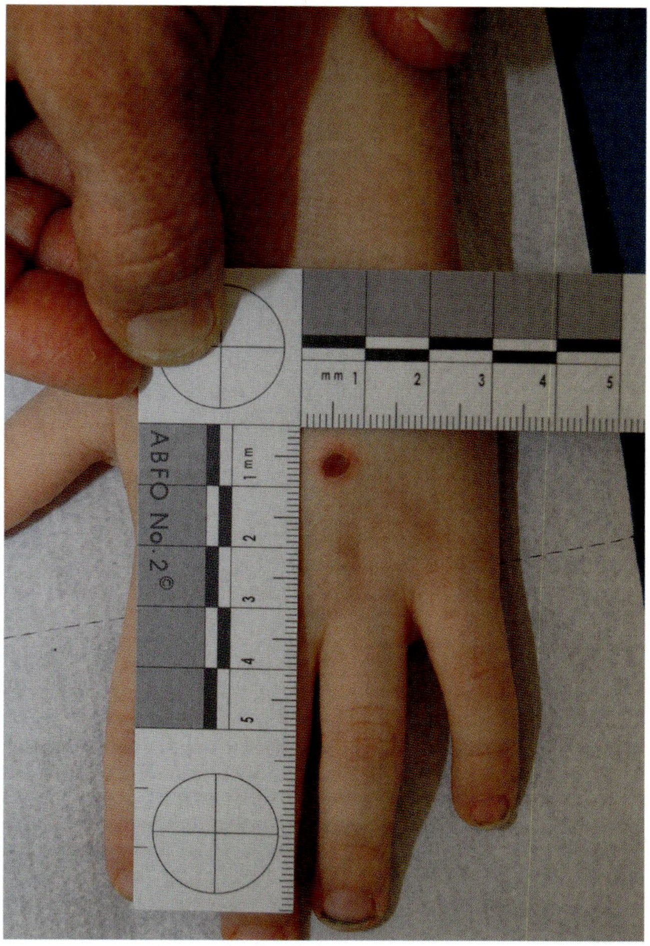

◘ **Abb. 15.5** Typische Zigarettenverbrennung etwas kleinerer Durchmesser (6 mm) als üblicherweise (7–8 mm); anamnestisch selbstgestopfte Zigarette. (Aus Herrmann et al. 2010)

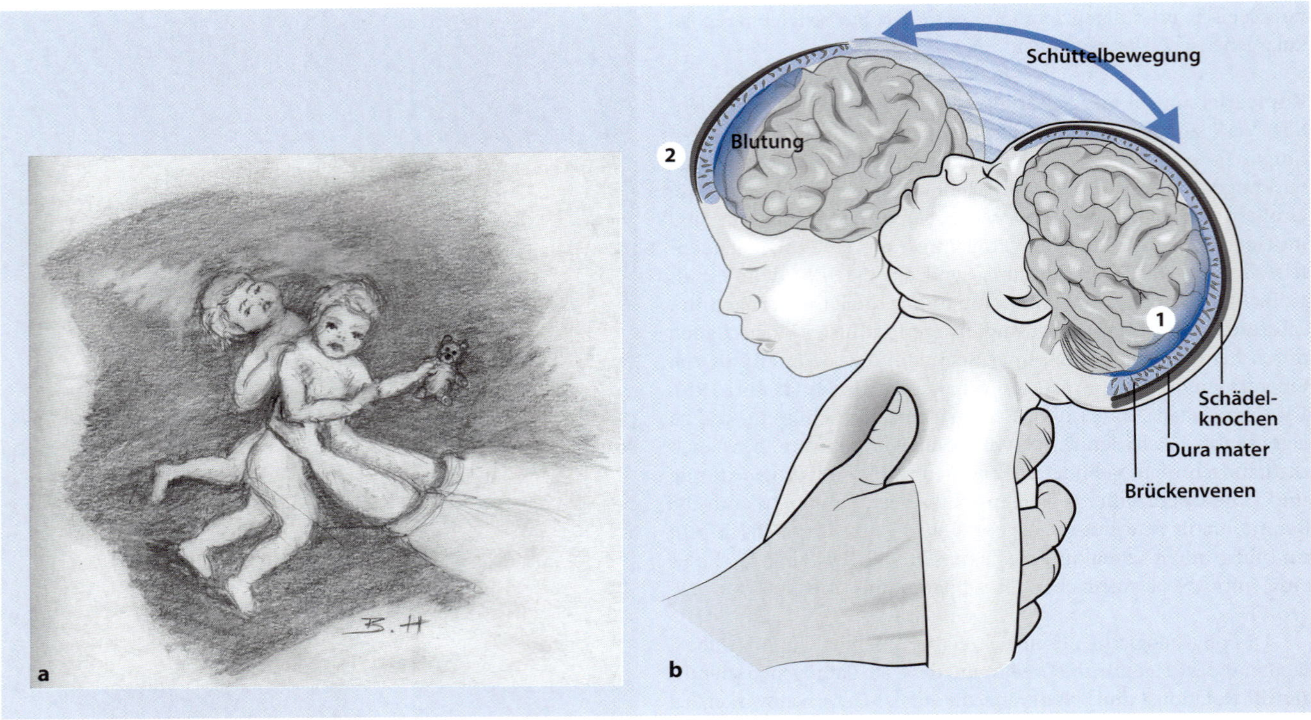

Abb. 15.6a Nach Täteraussagen rekonstruierter Ablauf beim Schütteltrauma-Syndrom. (Zeichnung: Brigitte Herrmann); **b** Schematische Darstellung der Pathogenese subduraler Blutungen. (Mod. nach Herrmann et al. 2010)

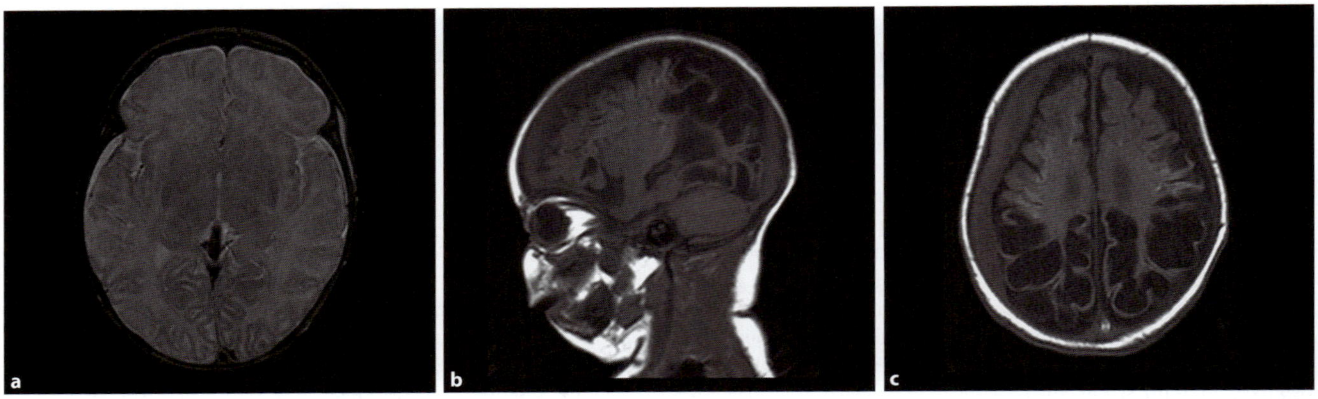

Abb. 15.7a–c 2 Monate alter Säugling, klinisch Apathie, retinale Blutungen. **a** Im MRT anfangs leichte subdurale Blutung. **b, c** Nach 6 Wochen zystische Leukomalazie und chronische subdurale Blutung; klinisch schweres Residualsyndrom. (Aus Herrmann et al. 2010)

stände nach Schlägen betroffen sein und Frakturen, Dislokationen oder Ausrisse aufweisen.

15.2.2 Münchhausen-Syndrom-by-Proxy

Hierbei handelt es sich um eine seltene, vermutlich unterdiagnostizierte und schwerwiegende Sonderform der Kindesmisshandlung. Vorwiegend Mütter mit schweren Persönlichkeitsstörungen erfinden oder produzieren aktiv schädigend auf vielfältige Weise Krankheitssymptome bei ihren gesunden Kindern. Auch können vorhandene Erkrankungen erheblich aggraviert werden. Ziel sind Aufmerksamkeit und Zuwendung zugunsten des Erwachsenen durch wiederholte ärztliche Untersuchungen des Kindes. In etwa 50 % der Fälle werden Symptome des ZNS induziert, in etwa 30 % des Magen-Darm-Traktes. Weiterhin werden unklares Fieber, Bakteriämien, Hautausschläge, Elektrolytentgleisungen und vieles mehr beschrieben. Die Prognose ist mit einer Letalität von 9–33 % schlecht. Abzugrenzen ist ein zwar übersteigertes, aber nicht misshandelndes Inanspruchnahmeverhalten von überbesorgten, hypochondrischen Eltern, die sich immer wieder beim Arzt rückversichern möchten, dass ihr Kind an keiner ernsthaften, bedrohlichen Erkrankung leidet.

15.2.3 Sexueller Missbrauch

Sexueller Kindesmissbrauch tritt häufiger auf als angeborene Herzfehler, Diabetes und Krebs im Kindesalter zusammen. Da bei 90–95 % der Opfer körperliche Normalbefunde vorliegen, ist die fachgerecht und nicht suggestiv erhobene Aussage des Kindes entscheidend für die Diagnose. Nur in einer Minderzahl der Fälle tragen akute oder chronische Verletzungen, sexuell übertragene Infektionen und forensische Befunde zur Diagnose bei. Eine sorgfältige und einfühlsame Untersuchung ist neben der gelegentlichen Erhebung hinweisender Befunde von hoher Bedeutung, um dem Kind und seinen Eltern körperliche Integrität, Gesundheit und Normalität bestätigen zu können. Die Art und Weise der ärztlichen Untersuchung bietet somit ein hohes Potenzial, nicht nur therapeutische Botschaften zu integrieren („gut, dass Du es gesagt hast"), sondern auch den Prozess der psychischen Gesundung durch Etablierung eines positiven, wiederhergestellten Körperselbstbildes mit zu initiieren. Dies wird als „primär therapeutischer Effekt der Untersuchung" bezeichnet. Das Erreichen dieses Zieles setzt voraus, dass auf jeglichen Zwang, Druck oder massive Überredung verzichtet wird.

Anamnese Das Ausmaß der Anamneseerhebung hängt von den Umständen der Vorstellung und den Vorerfahrungen des Untersuchers ab. Es ist ratsam, eine separate Anamnese vom Kind und der Begleitperson zu erheben. Eine freundliche, interessierte, offene und nicht wertende Haltung des Untersuchers und eine ruhige und akzeptierende Atmosphäre sind hierfür wesentliche Voraussetzungen.

Klinische Untersuchung Die Vorbereitung und Durchführung der ärztlichen Untersuchung von möglicherweise sexuell missbrauchten Kindern erfordert Zeit, Geduld und eine einfühlsame Haltung. Eine vollständige Untersuchung „von Kopf bis Fuß" ist obligatorisch. Die anogenitale Untersuchung besteht vornehmlich in einer Inspektion durch das Variieren verschiedener Untersuchungstechniken und geeigneter Positionierung des Kindes. Pädiater, die regelmäßig den Anogenitalbereich von Kindern unterschiedlicher Altersstufen untersuchen und die Vielzahl der Differenzialdiagnosen kennen und berücksichtigen, sind hierzu fachlich potenziell qualifizierter als der oft reflexhaft bemühte Gynäkologe. Die Aneignung spezifischer Kenntnisse der normalen anogenitalen Anatomie in den verschiedenen Altersstufen, der Varianten des Normalen, der missbrauchsbedingten Befunde und der abzugrenzenden Differenzialdiagnosen ist dabei unumgänglich. Auch gilt die Verwendung eines Kolposkops mittlerweile als fachlicher Standard, da es die Visualisierung deutlich verbessert, eine hochwertige und gerichtsfeste Dokumentation erlaubt und damit weitere Untersuchungen vermeiden hilft, Lehre und Forschung unterstützt und das Diskutieren und Überprüfen von Befunden im Sinne eines Peer-Reviews ermöglicht. Nach der aktuellen amerikanischen Adams-Klassifikation wird für beweisende Befunde mittlerweile sogar eine qualifizierte Zweitmeinung gefordert.

Klinische Symptome Die Art der Befunde variiert beträchtlich mit der Art des Missbrauchs, hierbei verwendeter Objekte, dem Grad der angewendeten Gewalt, dem Alter des Kindes und der Häufigkeit des Missbrauchs. Die Zeit seit dem letzten traumatischen Ereignis und die Angabe von Schmerzen oder vaginaler Blutung korrelieren stark mit der An- oder Abwesenheit signifikanter Befunde. Da die meisten Opfer mit erheblichem zeitlichem Abstand zum Missbrauch vorgestellt werden, sind akute Befunde selten. Dennoch sollte aufgrund der raschen Heilungsfähigkeit anogenitaler Gewebe bei einem wenige Tage zurückliegenden Ereignis eine zeitnahe Untersuchung erfolgen. Ein Spermanachweis bei präpubertären Opfern ist nach 24 h jedoch sehr unwahrscheinlich.

Die Beurteilung der Konfiguration des Hymens spielt eine erhebliche Rolle in der Diagnostik. Alter, Entwicklungsstand, Konstitution und Östrogenisierung beeinflussen das Erscheinungsbild. Dazu kommt eine Vielzahl von Normvarianten, so dass das Erscheinungsbild sehr variabel ist. Ein kongenital fehlendes Hymen existiert in Abwesenheit komplexer Fehlbildungen nicht. Sport, Spagat, Masturbation oder die Verwendung von Tampons führen nicht zu Hymenalverletzungen. Zur Einordnung, Bewertung und zum Verständnis von Befunden werden im Allgemeinen die mittlerweile konsensusbasierten und regelmäßig aktualisierten Leitlinien zur Interpretation anogenitaler Befunde und Infektionen nach Adams verwendet, die der entsprechenden Fachliteratur zu entnehmen sind. Als beweisende Befunde gelten akute oder chronische, nicht akzidentell erklärbare Verletzungen anogenitaler Gewebe, vollständige Kerben oder Unterbrechungen des Hymenalsaums, Nachweis von Sperma, einer Schwangerschaft oder bestimmter sexuell übertragener Infektionen.

Die selten erforderliche forensische Diagnostik bei akutem sexuellem Missbrauch/Vergewaltigung erfordert spezifische Expertise durch einen diesbezüglich erfahrenen (Kinder-)Gynäkologen, Pädiater oder Rechtsmediziner. Abstriche auf Sperma bzw. DNA sind je nach Befund und Anamnese invasiver sexueller Übergriffe entsprechend einem zuvor festgelegten Protokoll zu entnehmen und luftgetrocknet für die weitere Verwendung sicher und kontaminationsfrei aufzubewahren.

15.2.4 Vernachlässigung

Kindesvernachlässigung ist die häufigste Form der Kindesmisshandlung. Sie hat besonders gravierende Konsequenzen für die geistige und sozial-emotionale Entwicklung von Kindern durch Deprivationserfahrungen und/oder unzureichende Ernährung in den ersten Lebensmonaten bzw. -jahren. Im Gegensatz zu körperlicher Misshandlung und sexuellem Missbrauch wird sie im Allgemeinen weniger beachtet, abgesehen von spektakulären Einzelfällen wie tödliches Verhungernlassen oder Aussetzen von Neugeborenen. Diese sog. „Vernachlässigung der Vernachlässigung" beruht vermutlich auf der schwierigeren Diagnosestellung, da eindeutige körperliche Folgen als auch emotionale Schäden erst langfristig auftreten.

Ätiologie und klinische Symptome Die Ursache für Vernachlässigungen ist vielschichtig und zum Teil interagierend. So lassen sich individuelle, familiäre und soziale Gründe unterscheiden. Elterliche Charakteristika umfassen psychische und emotionale Auffälligkeiten und Erkrankungen (z. B. Depression), geistige Behinderung und intellektuelle Einschränkungen, mangelnde Ausbildung sowie Drogenkonsum und Alkoholabhängigkeit. Kindliche Faktoren sind beispielsweise körperliche oder geistige Behinderung, das sog. „schwierige Kind" sowie Früh- oder Mangelgeborene. An familiären Gründen finden sich Bindungsstörungen, insbesondere der Mutter-Kind-Beziehung, unrealistische oder überzogene Erwartungen an das Kind, alleinerziehender Elternteil. Gesellschaftliche und soziale Gründe umfassen mangelnde soziale Ressourcen, soziale Isolation, Armut sowie Stress durch Sorge um Arbeitsplatz, Krankheit, Haft oder Ausweisung.

Körperliche Vernachlässigung Die körperliche Vernachlässigung ist die Form der Kindesvernachlässigung, die dem Kinder- und Jugendarzt häufig zuerst auffällt. Hierunter fallen Mängel der Ernährung in Form von Dystrophie, psychosozialem Kleinwuchs, aber auch Adipositas permagna. Unzureichende Berücksichtigung körperlicher Grundbedürfnisse führen zu mangelnder Körper- und Zahnpflege oder mangelhafter Bekleidung und Unterkunft. Prä- und perinatale Schädigungen entstehen durch maternalen Konsum illegaler Drogen, Alkohol oder Nikotin, Fehl- oder Mangelernährung und fehlende medizinische Betreuung und Vorsorge der Schwangeren. Vernachlässigung der medizinischen Betreuung und Vorsorge zeigen sich im Nichtwahrnehmen von Vorsorgeuntersuchungen, durch unvollständige oder fehlende Impfungen und fehlende Karies-Rachitis-Prophylaxe oder auch durch die Verweigerung oder Verzögerung einer indizierten medizinischen Behandlung. Vernachlässigungen der Aufsichtspflicht führen zu fehlendem Schutz vor alltäglichen Gefahren oder Gefahren durch ungesicherte Gefahrenquellen im Haushalt.

Emotionale Vernachlässigung Emotionale Vernachlässigung lässt sich in eine aktive und passive Form unterteilen. Zugrunde liegt ihr die bewusste oder unbewusste Missachtung kindlicher Grundbedürfnisse nach Liebe, Zuneigung, Geborgenheit und Respekt. Hierzu zählen

- mangelnde Anregung und Förderung der Entwicklung (stimulative Vernachlässigung),
- mangelnde Unterstützung beim Lernen (Wahrnehmen und Fähigkeit zur Lösung von Problemen),
- mangelnde Sorge beim Auftreten von Schulschwänzen, Delinquenz, Alkohol- und/oder Drogenkonsum (permissive Eltern),
- mangelnde Förderung beim Erwerb sozialer Kompetenzen, zur Unterstützung von Selbstständigkeit und zur Bewältigung von Alltagsanforderungen,
- mangelndes Setzen von Grenzen und fehlende Belehrung über Gefahren,
- Erleben elterlicher und/oder häuslicher Gewalt,
- Verweigerung oder Verzögerung psychologischer oder psychiatrischer Hilfe bei Erkrankung durch die Eltern bzw. Sorgeberechtigten.

Diagnose Die Diagnose einer Vernachlässigung lässt sich durch genaue Anamnese, insbesondere Fremdanamnese im Sinne einer psychosozialen Umfeldbefragung, klinische Beobachtung und den Ausschluss anderer Ursachen der körperlichen Symptomatik stellen.

Bei Gedeihstörungen muss ein Ausschluss organischer Ursachen gemäß Leitlinien erfolgen und bei Kindern unter 2 Jahren ebenfalls ein Röntgenskelettscreening, eine Fundoskopie und ein Drogen- und Medikamentenscreening im Urin durchgeführt werden. Daneben sollte eine detaillierte Familien- und Sozialanamnese erhoben, weiterhin der Verlauf der somatischen Entwicklung, Körpermaße, Pflegezustand, Zahnstatus, das Wahrnehmen von Vorsorgeuntersuchungen, Impfungen, Zahnvorsorge, Karies-Rachitis-Prophylaxe beschrieben und dokumentiert werden. Es sollte ebenfalls eine Beurteilung von Verhaltensauffälligkeiten sowie der psychischen, emotionalen, kognitiven Entwicklung und eine Dokumentation der Eltern-Kind-Interaktion in der klinischen Situation erfolgen.

15.2.5 Intervention

Kinderschutz gehört grundsätzlich in den Verantwortungsbereich aller Institutionen und Fachpersonen, die beruflich mit Kindern zu tun haben. In Kinderkliniken soll er integrierter Teil des Leistungsauftrages aller dort tätigen Disziplinen sein. Die Diagnose und der nachfolgende Schutz der Opfer setzt Aufmerksamkeit, fachliche Kenntnisse, rationale Diagnostik und Differenzialdiagnostik entsprechend aktueller Leitlinien (z. B. AWMF Leitlinie Kinderschutz u. a.), ein strukturiertes, fachgerechtes Vorgehen der Verdachtsabklärung, Kompetenzen in der Erfassung und Beurteilung von familiären Risiken und Ressourcen, Rechtssicherheit und die Bereitschaft zu multiprofessionellem Handeln voraus. Zu diesem Zweck soll es als fachlichen Standard an jeder Kinder- und Jugendklinik ein den lokalen Strukturen angepasstes Vorgehen in Verdachtsfällen geben. Dieses umfasst eine strukturierte, verbindliche Leitlinie mit entsprechender Diagnostik und Dokumentation entsprechend dem von der AG Kinderschutz in der Medizin (AG KiM) und der DAKJ publizierten Leitfaden für Kinderschutz in Kliniken.

Wie interveniert wird, hängt von der aktuellen Bedrohung des Kindeswohls, dem Verdachtsgrad und der Art der Misshandlung ab. Vage Verdachtsfälle in der kinderärztlichen Praxis erfordern andere Herangehensweisen als schwerwiegende u. U. vital bedrohliche Misshandlungen in stationärer Behandlung, ein sexueller Missbrauch ein anderes Herangehen als ein Verdacht auf ein Münchhausen-Syndrom-by-Proxy. Kinderschutz kann grundsätzlich nur multiprofessionell verwirklicht werden und erfordert Kenntnis der lokalen bzw. regionalen Kinderschutzangebote und Fachkräfte. Außer in weniger schweren Fällen, in denen aus kinderärztlicher Sicht eine Inanspruchnahme von Beratungs- und Unterstützungsangeboten ausreichend erscheint, ist in der Regel die Einbeziehung des Jugendamtes unabdingbar.

Die Intervention zielt primär auf den Schutz des betroffenen Kindes vor weiterer Schädigung. Daneben dient sie der Verarbeitung und ggf. Rehabilitation des Opfers und dem etwaigen Schutz weiterer betroffener Geschwister. Die Planung der Intervention erfordert ein multiprofessionelles Vorgehen und gründliches Abwägen der u. U. widerstreitenden Rechtsgüter. Dazu zählen das Recht des Kindes auf körperliche und seelische Unversehrtheit, Förderung und Liebe, das Recht, möglichst in der Herkunftsfamilie aufzuwachsen, das Recht auf Sicherung von Ansprüchen im Schädigungsfall, Rechtsbedürfnisse und Normen der Gesellschaft, das Recht der oft selbst jungen bzw. selbst früher traumatisierten Eltern/Täter auf soziale und psychologische Hilfe und Therapie sowie ein öffentliches Interesse an Gewaltprävention.

Rechtslage

Es besteht in Deutschland keine gesetzliche Meldepflicht; der Arzt hat ein Zeugnisverweigerungsrecht. Dem Rechtsgebot der ärztlichen Schweigepflicht nach § 203 StGB ist im Sinne einer sorgfältigen Güterabwägung jedoch das gefährdete Kindeswohl gegenüberzustellen. Kann das Kindeswohl nicht anders geschützt werden, darf die Schweigepflicht gebrochen werden (§ 34 StGB – rechtfertigender Notstand). Entsprechende Regelungen finden sich im seit Januar 2012 in Kraft getretenen Bundeskinderschutzgesetz („Befugnisnorm"). Das gefährdete Kindeswohl ist in dieser Abwägung das höhere Rechtsgut. Zudem steht der Arzt zu seinem Patienten, dem gefährdeten Kind, in einer Garanten-(„Beschützer"-)Stellung. Das bedeutet, er hat durch seine berufliche Qualifikation und das Arzt-Patient-Verhältnis eine höhere Verpflichtung, aktiv einer Rechtsgutverletzung entgegenzutreten, als ein Laie. Eine Verpflichtung zur Anzeige einer Kindesmisshandlung besteht jedoch nicht.

Welches Mittel am besten geeignet ist, das Kind zu schützen, sollte bei allen Überlegungen den Ausschlag geben. Der strafrechtliche Weg ist nicht primär auf den Kinderschutz, sondern auf Verurteilung eines Täters fokussiert. Der Verzicht auf eine gesetzliche Meldepflicht von Verdachtsfällen ermöglicht, das in Deutschland weitgehend akzeptierte Konzept „Hilfe statt Strafe" zu praktizieren, wenn dies nach einer gründlichen Bewertung der Situation des Kindes als sinnvoll und erfolgversprechend erachtet wird. Da Hilfe, einschließlich Prävention, nicht selten auch die Mitteilung von Misshandlungs-, Missbrauchs- und Vernachlässigungsfällen an staatliche Stellen bedeutet (Jugendamt, Polizei, Staatsanwaltschaft), gehört zu einem umfassenden Konzept des Umgangs mit Gewalt gegen Kinder auch die Kenntnis einschlägiger gesetzlicher Normen und ihrer Konsequenzen für die betroffenen Kinder und ihre Familien.

15.3 Internet- und Computersucht

C. Möller

Moderne Kommunikationsmedien sind heute selbstverständlicher Bestandteil der Lebensrealität von Kindern und Jugendlichen. Mit zunehmendem Alter steigt die mediale Ausstattung der Kinder- und Jugendzimmer an. Mit über 5 h durchschnittlicher Bildschirmnutzungszeit pro Tag im Jugendalter ist dies die dominierende Freizeitbeschäftigung geworden und hat andere Aktivitäten verdrängt, wie Sport, Treffen mit Freunden, Lesen oder Familienunternehmungen. Je reichhaltiger die mediale Ausstattung der Kinder- und Jugendzimmer, desto mehr Zeit wird vor dem Bildschirm verbracht und desto problematischer sind die konsumierten Inhalte. Dies wirkt sich nachweislich negativ auf die Schulleistungen aus. Auch somatische Folgeschäden wie Adipositas oder Haltungsschäden entwickeln sich vermehrt.

Epidemiologie In einer Untersuchung des Kriminologischen Forschungsinstituts Niedersachen zur Computerspielabhängigkeit bei 15-Jährigen in Deutschland wurden 3 % der Jungen und 0,3 % der Mädchen als computerspielabhängig eingestuft und weitere 4,7 % der Jungen und 0,5 % der Mädchen als gefährdet.

Ätiologie und Diagnose Bei internet- und computersüchtigen Jugendlichen finden sich schwere psychiatrische Grunderkrankungen wie Depressionen, Angststörungen, soziale Phobien oder Aufmerksamkeitsdefizit-/Hyperaktivitätsstörung (ADHS). Diese Grundproblematik wird durch das Medium Internet und Computer „bedient und kaschiert". Hat eine Person Schwierigkeiten und Ängste, auf andere Menschen zuzugehen, findet sie im Internet „Freunde", kann Kontakte pflegen, ist z. B. im Online-Rollenspiel „World of Warcraft" Mitglied einer Gilde, hat Erfolgserlebnisse und kann Stress und Traurigkeit vergessen – dies alles, ohne das Zimmer zu verlassen und sich mit der Realität auseinanderzusetzen. So ist für Einzelne die virtuelle Realität bedeutsamer und belohnungsreicher als das reale Leben, da hier etwas erlebt und gefunden wird, was im Alltag verwehrt ist.

Für die Diagnose ist nicht die Spielzeit ausschlaggebend, sondern Kriterien wie Kontrollverlust, Einengung des Denkens, Spielen trotz negativer Auswirkungen etc.

Therapie und Prävention Betroffene Jugendliche brauchen Tagesstruktur. Häufig verbringen sie die Nacht vor dem Computer, schlafen tagsüber, gehen nicht zur Schule, vernachlässigen die Körperhygiene und das Essen. Sie müssen lernen, sich im sozialen Miteinander zurechtzufinden, wofür gruppentherapeutische Angebote hilfreich sind. Manch ein Jugendlicher erlebt in diesem Schutzraum erstmals Zugehörigkeitsgefühl zu einer realen Gemeinschaft. Die Grundstörung sollte im Fokus der Behandlung stehen, um längerfristig auf das Medium im Sinne eines Selbstregulationsversuchs verzichten zu können. Sportliche Betätigung hilft dabei, den Körper als Ressource für Glückserleben und Selbstwert entdecken zu lernen. In der Einzel- und Familientherapie kann in der Auseinandersetzung mit einem realen Gegenüber eine Perspektive jenseits von Internet und Computer entwickelt werden. In der Schule wird der gesellschaftlich gewünschte Umgang mit Computer und Internet erlernt, wie Recherchen oder das Schreiben einer Bewerbung. „Teen Spirit Island" in Hannover hat 2010 die ersten Behandlungsplätze eröffnet. Inzwischen bieten einige Kliniken spezielle Behandlungsplätze für internet- und computersüchtige Jugendliche an, die all dies ermöglichen.

Prävention Medienkompetenz beginnt mit Medienabstinenz. Kinder brauchen umfassende Sinneserfahrungen, Raum für freies Spiel, viel körperliche Bewegung und keine Reduktion auf visuelle und auditive Reize vor dem Bildschirm. Kinderzimmer sollten bildschirmfrei sein. Stabile und tragfähige Beziehungserfahrungen vor allem in den ersten Lebensjahren sind das Fundament für die seelische Entwicklung. Beim Vorlesen wird die Phantasie angeregt und das Sprachverständnis gefördert. Bei Spiel und Sport werden Selbststeuerung und Frustrationstoleranz erlernt. In der Begegnung und Auseinandersetzung mit dem Gegenüber entwickelt sich die Persönlichkeit. Ein Hauptkonfliktfeld in der Jugend ist heute der Umgang mit Medien. Diese Auseinandersetzung sollte von Eltern und Lehrern im Sinne der Entwicklungsförderung geführt werden. Mit zunehmendem Alter ist eine kritische Begleitung der Kinder und Jugendlichen im Internet z. B. beim Umgang mit privaten Daten in sozialen Netzwerken wie Facebook notwendig. Ausgestattet mit derartigen Erfahrungen ist ein selbstbestimmter Umgang mit Medien wahrscheinlich.

15.4 Substanzmissbrauch

R. Thomasius

Der Konsum von Alkohol und illegalen Drogen ist im Kindes- und Jugendalter weit verbreitet, er stellt aber für die Mehrzahl der Jugendlichen ein vorübergehendes, auf die Adoleszenz begrenztes Entwicklungsphänomen dar. Nur ein Teil der mit Substanzkonsum erfahrenen Jugendlichen entwickelt relevante Missbrauchs- oder Abhängigkeitsformen (sog. „substanzbezogene Störungen"). Bei diesen Jugendlichen treffen häufig genetische und lebensgeschichtlich früh auftretende psychosoziale Belastungen mit den problematischen Folgen des Substanzmissbrauchs in der Adoleszenz zusammen. In diesem Fall ist die frühzeitige Einleitung einer kinder- und jugendpsychiatrischen, suchtspezifischen Diagnostik und Therapie geboten (▶ Kap. 239).

Epidemiologie und Häufigkeit Bis zu 25–30 % der jungen Menschen unter 25 Jahren gelten nach Schätzungen als suchtgefährdet, weil sie entweder bereits als Ungeborene durch Alkohol, Nikotin oder andere Drogen beeinträchtigt wurden, in suchtbelasteten Familien aufwachsen oder selbst zu früh und zu viel konsumieren. Das bedeutet, dass etwa 5 Mio. Kinder, Jugendliche und junge Erwachsene in Deutschland eine Suchtgefährdung aufweisen. Kinder und Jugendliche aus alkoholbelasteten Familien sind die größte bekannte Risikogruppe für spätere Suchtstörungen – Schätzungen gehen von knapp 2,7 Mio. Betroffenen unter 18 Jahren aus.

Im Zeitraum von 2001 bis 2010 hat sich der Anteil der Raucher im Alter zwischen 12 und 17 Jahren praktisch halbiert und ist von 28 % im Jahr 2001 auf 13 % im Jahr 2010 zurückgegangen, was als Erfolg einer präventiven Mehr-Ebenen-Strategie bewertet wird. Gleichwohl ist die Gruppe der neu in Tabakgebrauch einsteigenden Kinder und Jugendlichen eine Risikogruppe für späteren Substanzmissbrauch.

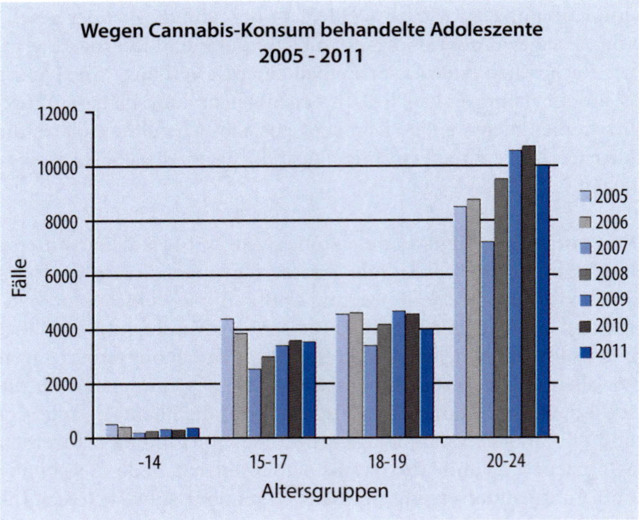

Abb. 15.8 Wegen Cannabis-Konsum ambulant erstbehandelte Kinder, Jugendliche und junge Erwachsene in den Jahren 2005–2011 in der Bundesrepublik Deutschland (Angaben des Instituts für Therapieforschung, München, 2012)

In Deutschland gibt es schätzungsweise 88.000–100.000 von Alkohol und illegalen Drogen abhängige Kinder und Jugendliche. Verschiedene aktuelle Studien und Berichte weisen darauf hin, dass die Zahl der Suchtmittel missbrauchenden und abhängigen Kinder und Jugendlichen weiter ansteigt und sich Sucht und Abhängigkeit in zunehmend jüngeren Altersstufen manifestieren. Etwa ein Viertel aller Kinder und Jugendlichen mit einem problematischen Suchtmittelkonsum beginnt bereits vor dem 14. Lebensjahr mit dem Missbrauch psychotroper Substanzen. Unter den 14- bis 24-Jährigen haben knapp 10 % eine Diagnose für Alkoholmissbrauch (nach ICD-10-Kriterien) und weitere 6 % für Alkoholabhängigkeit, wobei die männlichen und älteren Jugendlichen und jungen Erwachsenen häufiger betroffen sind. Die Monatsprävalenz des Rauschtrinkens liegt bei den 12- bis 15-jährigen Jugendlichen bei 7 % bzw. bei den 16- bis 17-jährigen Jugendlichen bei 35 %. Früher Beginn und hohe Frequenz des Rauschtrinkens kommen bei etwa 15 % der Jugendlichen vor. Typisch ist für diese Gruppe ein problematischer Verlauf bis in das Erwachsenenalter hinein. 18- bis 20-Jährige haben in 5 % einen positiven Befund auf der Severity Dependence Scale für Cannabisabhängigkeit und 0,4 % für Kokainabhängigkeit. Deutsche Jugendliche konsumieren psychoaktive Substanzen früher und zeigen häufiger problematische Konsumformen als ihre Altersgenossen in vielen anderen europäischen Ländern und Nordamerika. Substanzmissbrauch und -abhängigkeit bei Kindern und Jugendlichen sind sehr häufig von psychischer Komorbidität begleitet. Der Anteil der jungen Abhängigen mit komorbiden psychischen Störungen liegt bei etwa 70 %.

Gesundheitsökonomie und Suchthilfestatistik Die Kosten der durch Sucht bedingten Erkrankungen werden für Industrieländer bei den 15- bis 29-Jährigen auf etwa 25 % aller entstehenden Krankheitskosten in dieser Altersgruppe geschätzt. Substanzbezogene Todesfälle machen in Industrieländern etwa 30 % aller Todesfälle in der Gruppe der 15- bis 29-Jährigen aus.

Aus den Daten der Deutschen Suchthilfestatistik 2011 wird in den letzten Jahren eine zunehmende Anzahl junger Cannabiskonsumenten deutlich, die im ambulanten Suchthilfesystem betreut wurden. Die Ergebnisse sind in Abb. 15.8 dargestellt.

15.5 Unfälle und Unfallverhütung

P. F. M. Spitzer, M. E. Höllwarth

15.5.1 Dimension Unfall

Unfallverhütung ist im Rahmen der prophylaktischen Medizin – ebenso wie Impfungen – nicht nur für die Betroffenen selbst und ihre Familien von Bedeutung, sondern auch von vorrangigem gesundheitspolitischem Interesse. Leider selten als Gesundheitsförderung verstanden, gewinnt Unfallverhütung sowohl durch die wachsende Größe der Unfallfolgekosten wie auch durch Möglichkeiten erfolgreicher Arbeit eine vorrangige gesundheitspolitische Bedeutung, weil Unfälle in industrialisierten Ländern

- bis zum 45. Lebensjahr mit über 50 % die häufigste Todesursache darstellen,
- nach den Infektionskrankheiten die zweithäufigste Ursache für eine ambulante oder stationäre Behandlung sind,
- in vielen Fällen eine vorübergehende oder dauernde Behinderung nach sich ziehen,
- im Gesundheitssystem einen wesentlichen volkswirtschaftlichen (Gesamtkosten) und volksgesundheitlichen (z. B. verlorene Lebensjahre durch vorzeitigen Tod) Stellenwert einnehmen.

Auf Basis dieser Fakten kann man Unfälle ohne Zweifel als „Volkskrankheit" bezeichnen, gegen die effizient und effektiv vorgegangen werden kann. Denn Unfälle sind keine schicksalhaften Ereignisse, sie sind nicht durch eine höhere Macht vorherbestimmt und sie ereignen sich nicht zufällig: Sie haben kausale Zusammenhänge.

15.5.2 Unfallforschung

Gefahren bestehen bereits vor einem Unfall. Diese Gefahren werden aber erst wirksam, wenn der Mensch zeitlich und räumlich mit ihnen zusammentrifft. Eine Gefahr lässt sich nicht immer beseitigen, jedoch kann sie durch Hilfsmittel – seien es technische, physische oder psychische – vermindert oder gar außer Kraft gesetzt.

Bereits Haddon hat mit seinen „10 Countermeasures" die Möglichkeiten, vor allem auf der technischen und legistischen Ebene aufgezeigt. Seine „Haddon-Matrix" macht die zeitlichen Phasen und inhaltlichen Interventionsebenen strukturiert sichtbar.

Einen Unfall abwenden können bedeutet, dass das Wissen über Gefahren vorhanden ist bzw. dass man über eine mögliche Gegenreaktion Bescheid weiß, die den Unfall nicht wirksam werden lässt. Somit ist eine unerlässliche Voraussetzung für die Empfehlung effektiver Unfallverhütung die genaue Analyse der Unfallumstände, um die vorliegenden Einflussfaktoren zu erkennen. Erst daraus lassen sich sinnvolle und zielgerichtete Folgerungen für die Unfallverhütung ableiten.

Eine aktive Strategie in der Unfallverhütung zielt darauf ab, das Ereignis an sich zu verhindern (Verbrühung am Herd, Sturz aus dem Fenster), eine passive Strategie versucht die Verletzung zu verhindern bzw. zu minimieren (Schutzausrüstung wie Helm, Airbag im Auto).

Betrachtet man die Interventionsebenen, so ist die technische eine sehr effektive, aber zumeist eher teure Möglichkeit, einen Unfall zu verhindern. Vor allem in der Sicherheitstechnik der Automobilindustrie zielen die neuesten Entwicklungen nicht nur auf die Verletzungsreduktion ab, sondern auf eine gänzliche Verhinderung eines Unfalls.

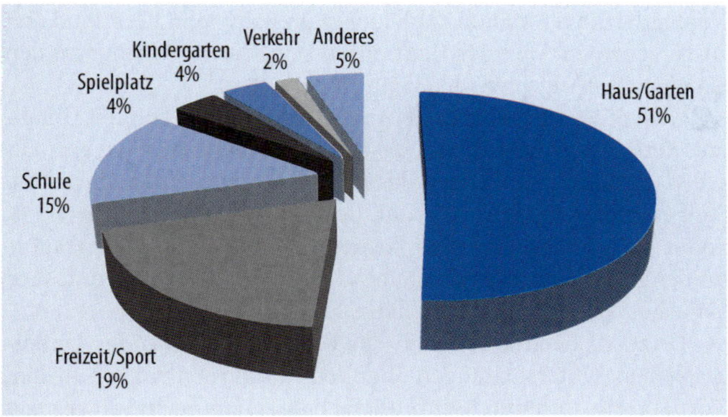

Abb. 15.9 Kinderunfälle gegliedert nach Unfallort ($n = 8615$)

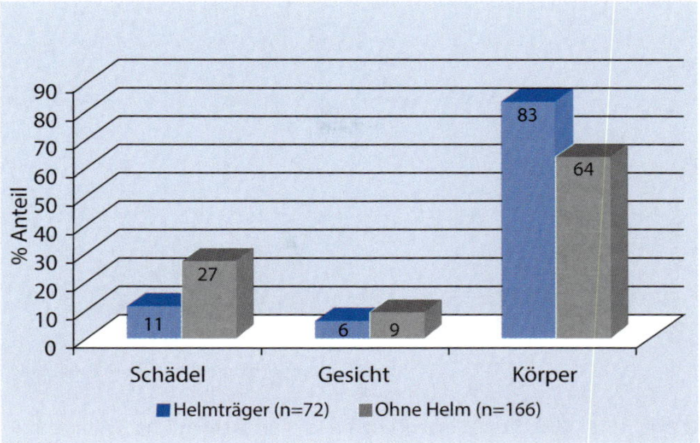

Abb. 15.10 Schwere Verletzungen nach Unfällen beim Radfahren (n=238)

Diese Möglichkeiten sind in den Unfallbereichen Zuhause und Freizeit und Sport nur eingeschränkt gegeben. Die Unfallforschung leistet hier einen großen Beitrag, um Gegenstände und Produkte des Alltages sicherer zu machen. Jedoch garantieren Normen und Vorschriften nur bedingt, dass damit jeglicher Unfall ausgeschlossen wird.

15.5.3 Erfolgreiche Unfallverhütung

Es ist unmöglich, Kinder in einem gefahrensterilen Raum aufwachsen zu lassen. Es ist aber ebenso unverantwortlich, Kindern veränderbare, also entschärfbare Gefahrenbereiche nicht aus dem Weg zu räumen oder sie nicht mit den richtigen Verhaltensmustern auszustatten – der richtige Mix aus Protektion und Edukation ist gefragt. Jordan vergleicht Edukation und Protektion mit einer Waage. Sind beide Seiten in ausgewogenem Maße vorhanden, so befindet sich das Risikopendel zwischen den Bereichen „viele Unfälle mit geringen Verletzungen" und „wenige Unfälle mit sehr schweren Verletzungen". Protektion und Edukation ist immer eine Gratwanderung zwischen Verbot und Zulassen – auf Basis der realistischen Einschätzung, was man dem Kind in seinem Alter zutrauen kann.

Je jünger die Kinder sind, umso leichter ist der Schutz vor Gefahren. Denn sie verunfallen im eigenen Zuhause – ein Ort, der dem direkten Gestaltungseinfluss der Erwachsenen unterworfen ist. Gesamt betrachtet, passiert jeder zweite Unfall in den eigenen vier Wänden bzw. im Garten (Abb. 15.9).

Je älter die Kinder sind, umso mehr verlagert sich der Unfall in Bereiche, die nur mehr mittelbar von Eltern beeinflussbar sind. Vor allem durch die Verwendung von diversen Schutzausrüstungen im Freizeit- und Sportbereich können viele Verletzungen verhindert werden. Die Bereitstellung obliegt den Eltern, der Einfluss zur (Nicht-)Verwendung wird aber viel stärker von der Peergroup ausgeübt.

Der wichtigste Schutz betrifft den Kopf und das Gehirn. Bei Kindern und Jugendlichen sehen wir im Schnitt bei Radfahrern leider nur Tragequoten von 60 % und 30 % Kopfverletzungen, bei Skifahrern hingegen tragen weit über 90 % Helme und sie weisen nur zu 12 % Kopfverletzungen aus.

Eine Analyse von 900 Fahrradunfällen an der Universitätsklinik für Kinder- und Jugendchirurgie Graz hat ergeben, dass 83 % aller Patienten mit schweren Schädel-Hirn-Verletzungen keinen Helm getragen haben. Die genaue Betrachtung der schweren Verletzungen zeigt eindeutig, dass ein Helm beim Sturz mit einem Fahrrad sehr viele Schädelverletzungen verhindern kann (Abb. 15.10).

Aufgrund der hohen Schutzwirkung des Fahrradhelms und auch im Sinne einer Vorbildwirkung sollten aber Radfahrer aller Altersgruppen stets einen Helm tragen.

Für Babys sind zumeist die eigenen Eltern die größte Gefahr. Deren Wissen über Unfallrisiken (z. B. Sturzgefahr vom Wickeltisch, Unnotwendigkeit einer Kinderlaufhilfe) ist das Potenzial, um Unfälle zu verhindern.

Bei Kleinkindern wird die Grenzziehung zwischen Ausschalten und Zulassen bereits schwieriger. Wichtig ist für diese Altersgruppe der kontrollierte Zugang und auch Umgang mit Gefahren – jedoch alters- und entwicklungsadäquat. Diese richtige Einschätzung stellt aber für Eltern eine große Herausforderung dar und ist sehr oft mit Unsicherheit verbunden.

Verbote erwecken erst recht den Entdecker- und Forschungsdrang der Kleinkinder. Hier ist es besser, mit aktivem Experimentieren (z. B. Kerzen anzünden und wieder ausblasen) die Neugierde zu nehmen. So wird ein Verbot wie „Greif es ja nicht an, das ist gefährlich" zumeist ein Verhalten in die falsche Richtung auslösen. Auch Erklärungen auf der abstrakten Ebene sind für Kleinkinder keine Unterstützung: Was bedeutet gefährlich? Was meint heiß?

Das Alter bis zum Schuleintritt ist für Kinder geprägt vom Experimentieren, Erforschen der Umwelt und auch vom Versuch-Irrtum-Lernen. Dieses Lernen darf freilich nur im geschützten Rahmen ablaufen, ein völliger Laisser-faire-Stil ist hier genau so wenig hilfreich wie eine Protektion mit Watteanzug.

Das Grundschulalter ist grundsätzlich ein für die Unfallverhütung günstiges Alter. Vor allem, weil die Experimentierphase mit vollkommener Unbekümmertheit bereits abgeschlossen ist und weil die Kinder hier noch gewillt sind, Ratschläge und Verbote der Erwachsenen anzunehmen und zu befolgen.

Dies ändert sich jedoch mit der Adoleszenz. Jugendliche haben nun ein größeres Bedürfnis nach Abenteuern, können aber gefährliche Situationen bei diesen Abenteuern nicht richtig abwägen. Rational wären Jugendliche sehr wohl fähig, Risiko und Gefahr richtig einzuschätzen, aber in dieser Entwicklungsphase wird die Ratio von der Emotion überlagert. Das eigentliche Nachdenken, das Vernünftige, gerät ins Hintertreffen.

Eine bedeutende Ursache für diese adoleszente Risikophase ist ein außerordentlicher Wachstumsschub und Umbau des Gehirns. Die Geschwindigkeit dieser Entwicklung und das Zusammenspiel von schneller und langsamer sich entwickelnden Hirnregionen erklärt viele der risikoreichen Verhaltensweisen der Kinder und Jugendlichen.

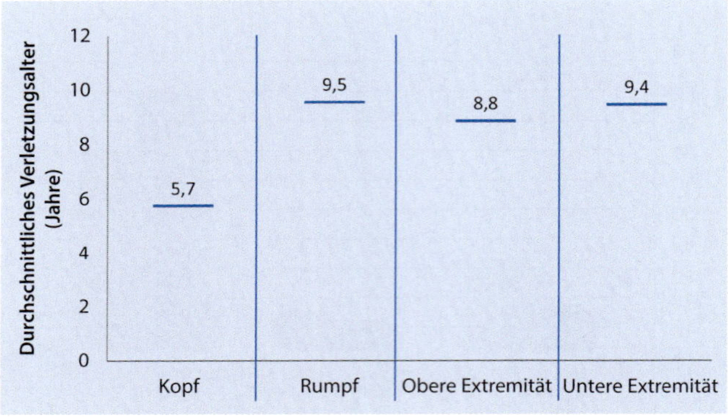

Abb. 15.11 Kinderunfälle gegliedert nach durchschnittlichem Alter und Verletzungsregion ($n = 8615$)

Der Nucleus accumbens, das Vergnügungszentrum des Gehirns, ist für Belohnung sehr empfänglich, da in diesem Hirnareal Dopamin produziert wird, was ein wohliges Gefühl erzeugt. Doch der Nucleus accumbens wird nicht erst von einer Belohnung aktiviert, ihm genügt schon die Möglichkeit oder die Aussicht auf eine Belohnung. Somit wird in der Adoleszenz die rationale Risikoeinschätzung mit ihren – vielleicht warnenden – Ergebnissen vom Jugendlichen nicht primär wahrgenommen und befolgt, da die in Aussicht gestellte Belohnung, der Reiz, der emotionale Kick, mögliche Gefahren und Folgen der Handlung in den Hintergrund drängen.

Das Kontrollsystem, das die Reaktion auf diese emotionalen Reize steuert, ist der frontale Kortex. Jedoch ist dieses Gehirnareal im Gegensatz zu den emotionalen Hirnregionen noch nicht ausgereift und kann sich somit nicht behaupten, während die emotionalen Hirnregionen (die Amygdala und der Nucleus accumbens) – unter dem Einfluss zunehmender hormoneller Veränderungen – besonders stark stimuliert werden und überaus sensibel sind. Insgesamt wird der pubertierende Jugendliche schneller auf riskante Verhaltensweisen zusteuern.

Nebst diesem Entwicklungsfaktor haben auch weitere Faktoren wie jugendlicher Egozentrismus, das „Personal-fable-Phänomen", das „Invincibility-fable-Phänomen" oder das „Imaginary-audience-Phänomen" genauso Auswirkungen auf die eigene Fähigkeit und Risikowahrnehmung wie die Unfallerfahrung selbst. Hierbei bewirken Unfälle mit leichten bzw. schweren Verletzungen, dass sich die Jugendlichen „unverletzbar" fühlen bzw. dieselbe erst bewusst wahrnehmen.

15.5.4 Die kindliche Entwicklung

Die kindliche Entwicklung braucht ihre Zeit. Die Sinneswahrnehmungen, die Fähigkeit zum Rollentransfer und die Gefahrenerkennung reifen heran und sind erst mit dem Eintritt der Pubertät größtenteils entwickelt.

Die kindliche Anatomie

Da Unfälle letztlich ein Einwirken von Kräften auf den menschlichen Körper darstellen, ist die Stabilität des Knochenskeletts und der Muskeln wie auch die Elastizität der Sehnen und Bänder auschlaggebend für eine bzw. für den Schweregrad einer Verletzung. Daneben sind auch die Proportionen des kindlichen Körpers ein großer Einflussfaktor auf Verletzungsmuster und -mechanismen.

Das Größen- und Gewichtsverhältnis Kopf-Körper beeinflusst den gesamten Körper in seiner Stabilität. Deswegen sind sowohl Kopfverletzungen signifikant häufiger im Baby- und Kleinkindalter zu verzeichnen, weil der Kopf durch sein Gewicht nicht von den Händen abgefangen werden kann (Abb. 15.11).

Zudem ist auch eine hohe Anzahl von Stürzen bei den Unfallmechanismen zu beobachten, da ja der Körperschwerpunkt am „falschen" Ende liegt. So weisen die 0- bis 2-Jährigen einen Sturz- und Stolperanteil von rund 68 % auf, der Kinderschnitt liegt bei 42 %. Somit sind gutes Schuhwerk, keine Stolperfallen und Sturzräume für den Entwicklungsabschnitt des Gehenlernens wichtige und auch einfache Maßnahmen der Unfallverhütung.

Letztlich beeinflusst auch das Körperwachstum das Unfallgeschehen. Untersuchungen über den Zusammenhang von Alter, Körpergröße und durchschnittliche Fahrzeughöhe haben gezeigt, dass Kinder erst mit 8 Jahren so groß sind, dass sie über Autos ragen und für einen Autofahrer nicht mehr unsichtbar zwischen parkenden Autos sind. Zudem machen Kinder mit ihren kurzen Beinen nur halb so große Schritte wie Erwachsene. Sie benötigen also mehr Zeit als ein Erwachsener für die gleiche Strecke und bleiben somit länger im gefährlichen Raum (z. B. Fahrbahnüberquerung).

Entwicklung der Denkfähigkeit

Die Denkfähigkeit entwickelt sich stufenförmig vom frühen Säuglingsalter bis zum etwa 10-jährigen Kind. Mit dem 1. Lebensjahr werden bewusst ausgeführte Handlungen erkennbar. Ab dem 2. Lebensjahr wird das Denken dazu benutzt, Aufgaben zu lösen. Mit 4 Jahren können einfache Zusammenhänge erkannt und erst mit 6–8 Jahren konkrete Kausalitäten erfasst werden. Danach entwickelt sich ein abstraktes und logisches Denken, das zwischen 10 und 11 Jahren das Endziel „Grund-Folge-Denken" ermöglicht. Belehrungen im Kleinkindalter sind daher nur sehr beschränkt wirkungsvoll. In diesem Alter können Gefahrensituationen weder richtig wahrgenommen noch beurteilt werden. Ein Kleinkind ist nicht in der Lage, Absichten anderer Menschen vorauszusehen und rechtzeitig darauf zu reagieren. Auch abstrakte Begriffe werden kaum verstanden: das „Rot" z. B. muss durch konkrete Beispiele, wie „der rote Apfel", „die rote Ampel", verdeutlicht werden.

Im „Warum-Frage-Alter" zwischen 3 und 5 Jahren beginnt das Kind Kausalzusammenhänge zu verstehen. Es versucht hinter Geheimnisse zu kommen. Die Merkfähigkeit ist jedoch begrenzt, Zusammenhänge werden vor allem aufgrund von Ähnlichkeiten, zeitlicher und örtlicher Nähe gesehen.

Erst 5- bis 7-jährige Kinder entwickeln das für die richtige Einschätzung einer Gefahrensituation notwendige Verständnis von Ursache und Wirkung. Da das Denken noch ganz am Konkreten haftet, können Kinder bis zu 10 Jahren keine Hypothesen über die Entwicklung einer Situation bilden.

Bewegungskontrolle und Bewegungsdrang

Im 4. und 5. Lebensjahr sind die Bewegungsabläufe denen eines Erwachsenen schon ziemlich ähnlich, jedoch beträgt der Zeitaufwand für die gleiche Bewegungsausführung beim Kind das Doppelte oder auch mehr. Will das Kind aber mit einem Jugendlichen mithalten, so muss es seine Geschwindigkeit im Bewegungsablauf erhöhen, was wiederum zu einer Einschränkung anderer Wahrnehmungsfähigkeiten führt. So werden etwa das Gesichtsfeld und die Peripheriewahrnehmung beim Laufen über die Straße kleiner, und die Gefahr von der Seite kann nur noch reduziert erkannt werden.

Die Steuerung ihrer Bewegungsabläufe ist noch unsicher und begonnene Bewegungen können nicht abrupt unterbrochen werden – der Lauf pendelt aus. Zudem haben Kinder auch eine längere Reaktionszeit als Erwachsene. Laufen und Sehen sind des Weiteren sehr stark aneinander gebunden. Geradeauslaufen und in eine andere Richtung Schauen ist äußerst schwierig. Dazu bleibt das Kind entweder stehen oder ändert seine Laufrichtung.

Sehvermögen

Sehschärfe und räumliches Sehen sind schon beim Säugling voll ausgebildet. Die Augenbewegungen von Kindern sind jedoch nicht so schnell wie bei einem Erwachsenen. Das führt zu einem „langsameren" Sehen, Kinder brauchen mehr Zeit, um das Gesehene geistig zu erfassen und zu ordnen. Die Tiefenschärfe, die bei der Schätzung von Entfernungen und Geschwindigkeiten von Bedeutung ist, ist erst im 9. Lebensjahr voll ausgebildet. Die Peripheriewahrnehmung ist erst mit 10–12 Jahren mit der eines Erwachsenen vergleichbar.

Darüber hinaus betrachtet ein Kind seine Umwelt auch aus einem ganz anderen Horizont. Ein Kind hat vielfach eine frontale Sicht auf Dinge, die uns Erwachsene in einer Draufsicht begegnen und somit eher eine überschaubare Situation bieten. Die Perspektiven von Kind und Erwachsenem im Straßenverkehr lassen sich am ehesten mit einer Fahrt in einem PKW und in einem LKW vergleichen: Jeder Fahrer erlebt den Verkehr aus einer anderen Höhe und kann die vor ihm befindliche Verkehrssituation schlechter oder besser beurteilen.

Hören

Die Hörfähigkeit ist erst mit 6 Jahren voll ausgebildet, bedarf jedoch noch einiger Zeit, bis sie auch für die Geräuschlokalisation ausreichend eingesetzt werden kann. Kinder können nur von vorne und von den Seiten, etwa in der Ausdehnung eines Winkels von 30° lokalisieren. Signale von der Seite werden häufig falsch verarbeitet.

Auch die Geräuschkulisse, die vor allem für Fußgänger und Radfahrer besonders wichtig ist, kann dem kindlichen Verkehrsteilnehmer vielfach eine falsche Information übermitteln. Vor allem das Herausfiltern der „wichtigen" Geräusche bedarf großer Konzentration und eine Überforderung ist bald gegeben.

Unterscheidung rechts-links

Oben-unten, vorne-hinten, rechts-links werden von 7-Jährigen richtig angegeben, wenn sie selber Bezugspunkt sind. Sollen sie diese Begriffe in eine von ihnen als Bezugspunkt gelöste Raumsituation übertragen, haben sie Schwierigkeiten. Kinder unter 8 Jahren können diese Begriffe schwer auf Raumrelationen übertragen, d. h. wer von wem aus gesehen z. B. links steht. Um diesen Komplex zu beherrschen, braucht es bis zum 11. Lebensjahr. Somit ist die Umsetzung der Rechtsregel in den 30er-Zonen für Rad fahrende Kinder – auch wenn sie eine sog. Radfahrprüfung absolviert haben – in der Komplexität des Verkehrsgeschehens großer Unsicherheit unterworfen.

Egozentrisches Denken und Handeln

Das Handeln und Denken bei Kindern ist äußerst ichbezogen. Sie erleben ihre Umwelt im Hinblick auf die eigenen Wünsche und Bedürfnisse. Sie verstehen auch nicht, dass Dinge, welche für sie interessant sind, nicht auch den anderen interessieren. Deshalb ist es ihnen nahezu unmöglich, sich in die Situation des Mitmenschen hineinzuversetzen und die Dinge aus dessen Sicht zu sehen oder zu erleben. Folglich unterscheiden Kinder auch nicht zwischen Wahrnehmen und Wahrgenommen Werden: sie sehen das Auto, warum sollte sie der Fahrer nicht auch sehen?!

Entwicklung des Gefahren- und Sicherheitsbewusstseins

Die oben beschriebene psychische, physische und motorische Entwicklung sind der Raster, in dem sich ein Verständnis für Gefahr und Sicherheit herausbildet. Bei jüngeren Kindern bis ca. 5 Jahren wird Gefahr als umgebungs- und nicht als situationsspezifisch begriffen (statisches Gefahrenbewusstsein). Bei der „gefährlichen" Straße ist das Kind auch vorsichtig, wenn kein Fahrzeug kommt, bei der „ruhigen" Straße ist es nicht vorsichtig, auch wenn ein Fahrzeug kommt. In dieser Altersgruppe werden Kinder durch negative Erfahrungen zwar grundsätzlich vorsichtiger, aber dieses Gefahrenbewusstsein trifft nur in der spezifischen Unfallsituation zu (wer sich am Herd verbrennt, wird dort in Zukunft vorsichtiger sein, das Bügeleisen bleibt weiterhin attraktiv) und wird nur dann begriffen, wenn Ursache und Wirkung unmittelbar aufeinander folgen.

Ab dem 5. Lebensjahr kann man schließlich von der Entwicklung eines Gefahrenbewusstseins sprechen, das sich wie folgt strukturieren lässt:

Akutes Gefahrenbewusstsein Gefährliche Situationen werden ab ca. 6 Jahren identifiziert. Das Kind kann die Situationen „Jetzt bin ich in Gefahr" bzw. „Jetzt bin ich in Sicherheit" wahrnehmen (Beispiel: Ein Kind fährt mit dem Fahrrad einen Abhang hinunter und wird immer schneller. Es empfindet diese Situation als gefährlich).

Antizipierendes Gefahrenbewusstsein: Ungefähr ab 8 Jahren entwickelt sich das antizipierende Gefahrenbewusstsein. Nun können Kinder in einer Vorausschau erkennen, dass sie sich bei einer bestimmten Tätigkeit in Gefahr begeben. Gefahren werden vorausgesehen, und das Kind lernt, durch welche Verhaltensweisen es in Gefahr gerät (Beispiel: Das Kind kann erkennen, dass das Fahren auf steil abschüssigen Wegen gefährlich ist, weil das Tempo sehr hoch werden kann).

Präventionsbewusstsein Das Verständnis für Präventionsmaßnahmen tritt erst im Alter von 9–10 Jahren auf. Der Gedankengang „Wie kann ich eine Gefahr vermeiden?" ist ab 12 Jahren vollständig möglich. Es kommt zur Entwicklung von vorbeugenden (präventiven, prophylaktischen) Verhaltensweisen und zu deren Anwendung (Tragen eines Radhelms).

15.5.5 Kinderunfälle

Aktuell versterben in einem Jahr weltweit rund 3,5 Mio. Menschen aller Altersgruppen an den Folgen von Unfällen, rund 950.000 davon sind Kinder und Jugendliche bis zum 18. Lebensjahr. In Europa sterben pro Jahr rund 5000 Kinder durch einen Unfall (◘ Abb. 15.12). Innerhalb der Altersgruppe der 1- bis 14-Jährigen ist die Todesrate aufgrund eines Unfalls doppelt so hoch wie durch Krebs und 8-mal so hoch wie durch Atemwegserkrankungen.

Umgelegt auf die „injury pyramid" bedeutet dies, dass pro Tag in Europa 14 Kinder nach einem Unfall sterben, 2240 in einem Krankenhaus stationär aufgenommen werden und weitere 28.000 ärztliche Hilfe benötigen.

Bei Kinderunfällen gibt es natürlich keine Vollerfassung. Generell muss man davon ausgehen, dass jedes 5.–7. Kind pro Jahr einen Unfall erleidet, der eine medizinische Behandlung erfährt. Somit sprechen wir von Unfallraten im Bereich von 130–200 auf 1000 Kinder, wobei es eine große Bandbreite der Verletzungsschwere gibt.

Betrachtet man die Todesursachen weltweit, so liegen tödliche Unfälle im Straßenverkehr und durch Ertrinken an der Spitze der

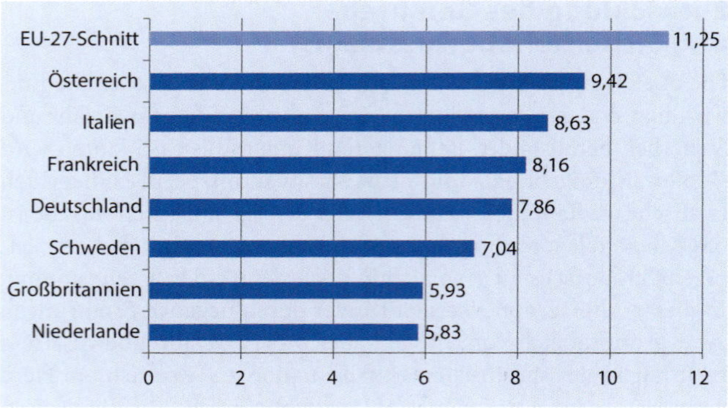

Abb. 15.12 Tödliche Unfälle relativ auf 100.000 im Alter von 0–19 Jahren (EU 27) im Zeitraum 2003–2005. (Daten aus: MacKay u. Vincenten 2009)

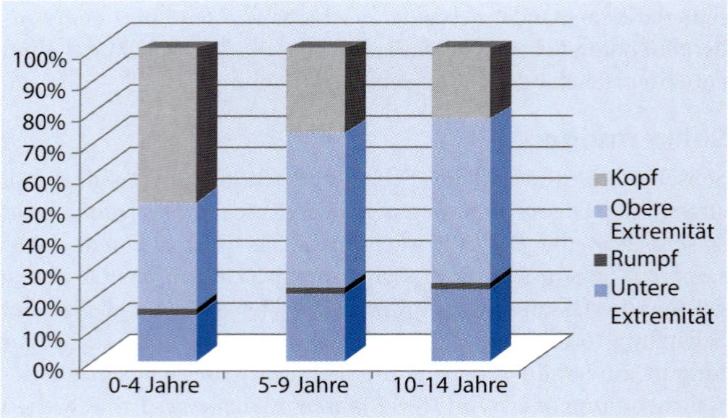

Abb. 15.13 Schwere Verletzungen gegliedert nach Körperregion und Altersgruppe ($n = 2288$). (Daten aus: Spitzer u. Höllwarth 2009)

Statistik. Vor allem die Motorisierung und die dadurch bedingten Verkehrsunfälle werden in den nächsten Jahrzehnten mit der sich beschleunigenden Mobilitätsentwicklung eine wachsende Herausforderung für viele Staaten.

Nebst lokalen Organisationen, die sehr wichtig für Unfallforschung und zielgerichtete Präventionsarbeit sind, gibt es für einen grenzüberschreitenden Gedankenaustausch auf weltweiter und auf europäischer Ebene zwei wichtigen Organisationen: Safe Kids Worldwide (▶ http://www.safekids.org/worldwide/) und die European Child Safety Alliance/ECSA (▶ http://www.childsafetyeurope.org/).

15.5.6 Verletzungsschwere von Kinderunfällen

An der Kinder- und Jugendchirurgie Graz werden jährlich rund 14.000 Kinder und Jugendliche nach einem Unfall behandelt. Dies bedeutet, dass im Schnitt täglich knapp 40 Kinder die Notfallambulanz dieser Klinik aufsuchen.

Eine Analyse dieser Unfallzahlen führt zu einer differenzierten Betrachtungsweise. Rund zwei Drittel der Kinder werden nur einmal vorstellig, 27 % der Verletzungen sind medizinisch als schwer (Verletzungen des Gehirns, operative Versorgung, Fraktur, Polytrauma) zu betrachten. 9 % aller Traumafälle müssen stationär aufgenommen werden, und rund 0,5 % werden auch auf der Intensivstation behandelt.

Betrachten wir nur die schweren Verletzungen: Die Verteilung dieser auf die einzelnen Körperregionen lässt klar erkennen, wie die psychomotorische Entwicklung des Kindes und seine Aktivitäten dieselbe beeinflussen (Abb. 15.13).

Der Kopf ist bei den Kleinkindern, die ja erst die Sicherheit beim Gehen erlernen müssen, aufgrund seiner überproportionalen Größe und exponierten Lage am häufigsten betroffen. Reicht dann mit dem Alter der Reflex aus, um bei einem Sturz die Arme zum Abfangen nach vorne zu bringen, kommt es hier zu Frakturen des Handgelenks, des Unterarms oder auch der Schulter.

Da mit den Lebensjahren dieser Reflex immer besser und auch die Körperproportionen günstiger werden, können sich die älteren Kinder viel öfter abfangen – dies aber sehr oft mit der Konsequenz von Brüchen der oberen Extremitäten (vor allem Radiusfrakturen), da vor allem im Sport hohe Kräfte auftreten können. Diese Verletzungen könnten sehr oft durch das Tragen einer entsprechenden Schutzausrüstung verhindert werden (Handgelenkschützer für Inlineskaten und Eislaufen oder spezieller Snowboardhandschuh).

Der Anstieg des Anteils von schweren Verletzungen bei den unteren Extremitäten kann mit der typischen Sportausübung in diesen Lebensjahren begründet werden: Fußballspielen und Skifahren.

Mit zunehmendem Alter und der damit verbundenen Möglichkeit, sich immer weiter im Raum bewegen zu können – und dies mit zunehmender Entfernung aus der direkten Obhut der Eltern, nimmt der Anteil der schweren Verletzungen zu. Weist die jüngste Altersgruppe der 0- bis 4-Jährigen noch einen Anteil von 22 % auf, so steigt dieser bei den 10- bis 14-Jährigen auf über 30 % an.

Infolge der bereits erwähnten Veränderung des Aufenthalts- und Bewegungsraumes ändern sich auch die Anteile an schweren Verletzungen bei den Unfallmustern. In Haus/Garten kommen Unfälle mit schweren Verletzungen während des kindlichen Alters immer vor, der Schwerpunkt ist jedoch im Alter von 2–10 Jahren zu erkennen. Unfälle im Kindergarten, auf dem Spielplatz und in der Landwirtschaft ereignen sich vor allem zwischen dem 3. und 9. Lebensjahr. Der Verkehrsunfall betrifft vor allem das 7.–10. Lebensjahr. Freizeit/Sport mit der verstärkten Ausübung ab dem Grundschulalter hat seinen Unfallschwerpunkt ab dem Alter von 8 Jahren. Unfälle in der Schule ereignen sich vor allem ab dem 10. Lebensjahr und die Beteiligung an Schlägereien mit schweren Verletzungsfolgen findet ab dem 12. Lebensjahr statt.

15.5.7 Präventionsansätze

Zum Erreichen einer effektiven Reduktion von Unfällen empfiehlt sich die Kombination der klassischen „4 E's", die sich als anzusprechende Schlüsselfaktoren zur Verhütung und Reduktion von Verkehrsunfällen empfohlen haben. Diese nunmehr erweiterte Anzahl an „E's" steht für Education, Enforcement, Engineering, Environment, Empowerment und Evaluation.

In der Unfallverhütung ist es wichtig, das entsprechende Zeitfenster zu finden, in dem die Zielgruppe für das Thema interessiert ist. Bei Eltern ist es grundsätzlich die Zeit um die Geburt und dann erst wieder nach einem Unfall, vor allem dann, wenn das Kind im Krankenhaus stationär aufgenommen werden muss. Als Themen bieten sich hier vor allem die Unfallbereiche bis zum Alter von 6 Jahren an, also das Zuhause und sein enges Umfeld.

Bei Kindern ab dem Schulalter ist es die Sicherheitserziehung und das aktive Risikomanagement im Rahmen des schulischen Unterrichts. Hier sollten die Themen Straßenverkehr und Spiel, Freizeit, Sport im Fokus der Aktivitäten liegen.

Ein Projekt an der Universitätsklinik Graz ist das Kindersicherheitshaus „Bärenburg". Es zeigt sämtliche Kinderschutzeinrichtungen und demonstriert, wie das eigene Heim und der Garten ein sicherer Platz für Kinder werden. Als Zielgruppe werden (zukünftige) Eltern und sog. Begleiteltern angesprochen. Die wichtigsten

Schutzmaßnahmen und auch schlimmsten Fallen und Gefahren für Kleinkinder werden aufgezeigt und mit Hands-on-Beispielen entschärft und sicher gemacht.

Das Projekt „Kindersicherheitsberatung im Krankenhaus" wurde 2008 erstmalig an der Universitätsklinik für Kinder- und Jugendchirurgie in Graz durchgeführt. Es richtete sich an Familien, deren Kinder (0–18 Jahre) sich nach einem Unfall in stationärer Behandlung im Krankenhaus befanden. Die Unfallpräventionsberatung selbst war ein persönliches Gespräch mit Eltern und Kindern, welches direkt am Krankenbett bzw. auf der Krankenstation stattfand.

Dieses Projekt verfolgte Ziele auf drei Metaebenen: die Erhebung der genauen Unfallumstände und deren Analyse, Verbesserung des Wissenstandes durch eine dem Alter des Kindes entsprechende Unfallpräventionsberatung sowie die Effektivitätskontrolle der Aufklärungsgespräche. Erkenntnisse dieses Projektes zeigen einen geeigneten Weg für die Beratung auf, denn Eltern sind zum Zeitpunkt des stationären Aufenthalts ihres Kindes nach einem Unfall für Unfallverhütung und Beratung sehr offen. Wichtig ist, dass die Beratung nur einen engen Altersbereich des Kindes umfasst, und die Wirksamkeit ist bei Eltern von Kleinkindern am größten.

In der schulischen Sicherheitserziehung kommt meist nur für den Primarbereich Verkehrserziehung explizit und mit einem definierten Stundenumfang in den Curricula der Länder vor. Weitere Themen und ab dem 10. Lebensjahr generell sollen diese Inhalte im Rahmen eines Unterrichtsprinzips umgesetzt werden; Vorgaben, die nicht sehr intensiv erfüllt werden.

Unfallprävention soll grundsätzlich auf einer breiten Interventionsbasis aufgebaut werden. In die strategischen Überlegungen ist die kurz-, mittel- und langfristige Wirksamkeit von Maßnahmen mit ihren begleitenden Kosten mit einzubeziehen. Vor allem Sicherheitserziehung ist in seiner Effizienz mittel- bis langfristig einzuordnen. Dennoch kann nur die Sicherheitserziehung letztendlich gewährleisten, dass die Motivation für ein unfallfreies Leben, die Sensibilität Gefahren gegenüber und transferfähige Lösungsstrategien bei der Zielgruppe „Mensch" haften bleiben.

15.6 Umweltmedizin

K. E. von Mühlendahl

15.6.1 Definition

Vor zwei und drei Dekaden, nachdem Seveso, Tschernobyl, Waldsterben und Einschränkung des Stillens vielfach Sorge und Unruhe bewirkt hatten, dachte man vorübergehend, dass es eine eigene Gebietsbezeichnung oder gar Facharztkategorie geben könnte; Umweltmedizin ist jedoch kein einheitliches, sondern ein übergreifendes und dabei unscharf definiertes und nicht eigenständiges Fach. Mit Umweltmedizin können gemeint sein:

a) die individualmedizinische Patientenbetreuung (Diagnostik, Beratung, sekundäre Prävention); hier ist der Pädiater in Praxis und Klinik gelegentlich gefordert;
b) die primäre Prävention; sie wird vom öffentlichen Gesundheitsdienst und somit auch von dort angestellten Kinder- und Jugendärzten wahrgenommen, zudem von Gewerbeaufsichtsämtern und von weiteren mit der Umwelt befassten Behörden;
c) ein gesellschaftliches Legat, für eine nachhaltige Entwicklung dieser Welt zu sorgen, so dass auch kommende Generationen nicht von anthropogen bedingten vermeidbaren Krankheiten bedroht werden.

15.6.2 Umweltmedizin in Kinderkliniken und bei niedergelassenen Kinder- und Jugendärzten

In aller Regel handelt es sich bei „Umweltkrankheiten" nicht um klare Ursachen-Wirkungs-Beziehungen. Eine Behandlung wegen einer Umweltkrankheit wird kaum jemals anstehen. Die Umweltbedingtheit von Krankheiten ist manchmal epidemiologisch, häufiger in Tierversuchen belegbar, jedoch – außerhalb der Arbeitsmedizin – praktisch nie in klinischem Kontext. Der Pädiater hat aber mitunter die schwierige Aufgabe, sich mit Behauptungen, Klagen und den wirklichen Symptomen und Krankheiten auseinanderzusetzen und eine sorgfältige Differenzialdiagnose zu betreiben. Mitunter ist pädiatrischer Rat auch dann gefragt, wenn es etwa um den Umgang mit Asbestvorkommen in Schulen, mit Schadstoffen und Rückständen in Säuglingsnahrung und Muttermilch geht oder darum, wie bedenklich eine Mobilfunk-Basisstation in der Nachbarschaft ist.

15.6.3 Physikalische und chemische Noxen

Heutzutage stehen bei der Betrachtung von möglicherweise für den Menschen gesundheitsschädlichen Umweltfaktoren psychosoziale Bedingungen weit im Vordergrund: Konsum von legalen und illegalen Suchtmitteln, Fehlernährung, Gewalterfahrungen, Armut und Migration, Medienkonsum, Unfälle (▶ Abschn. 14.4 und 14.6, ▶ Abschn. 15.2–15.5 und ▶ Kap. 21) ebenso wie Schadstoffe in der Innenraum- und Außenluft (▶ Abschn. 15.7). Die Angst vor Gefährdungen durch Mobilfunk, wie auch durch Hochspannungsleitungen, ist weitgehend unbegründet, nimmt aber sehr viel Raum in den Diskussionen ein. Die pathogenen Wirkungen von Lärm sind hingegen klar nachgewiesen und müssen Anlass sein, auf eine Minimierung von Lärmquellen hinzuwirken; hierbei ist Verkehrslärm der wichtigste Faktor. Die erhebliche und an vielen Orten in Deutschland vorhandene Belastung der Innenraumluft mit Radon, die für zahlreiche Lungenkrebserkrankungen verantwortlich ist, wird allgemein wenig beachtet und führt nur selten zu Minderungsmaßnahmen. Für die Sanierung bei höheren Belastungen mit karzinogenem langfaserigem Asbest gibt es regulatorische Richtlinien. Die „klassischen" chemischen Umweltgifte (polychlorierte ringförmige Kohlenstoffverbindungen wie polychlorierte Biphenyle, Dioxine und Furane etc.) konnten aufgrund einer strikten Regulierung und entsprechender Maßnahmen seitens Industrie, Handel und Verbrauchern weitgehend reduziert werden und kommen in der Regel in eher unbedenklichen Konzentrationen vor. Blei und Quecksilber sind auch weiterhin bei den hier vorkommenden Konzentrationen als nicht immer unbedenklich anzusehen. Unter den Eintragsquellen ist die Belastung über die Nahrungsmittelkette am bedeutendsten; die Schadstoffbelastungen der Muttermilch müssen auch in Zukunft im Auge behalten werden.

Sorgfältig zu beachten und, wo nötig, zu regulieren sind Immissionen von langlebigen, persistierenden chemischen Verbindungen mit Wirkungen auf Menschen, Fauna und Flora, manche werden jährlich in Mengen von Hunderttausenden und Millionen Tonnen produziert und z. T. auch freigesetzt: dazu gehören Duftstoffe (Nitromoschussubstanzen), Weichmacher (Phthtalate), perfluorierte Tenside (PFT), Flammschutzmittel (polybromierte Diphenylether), Bisphenol A und viele Pflanzenschutzmittel. Diese Substanzen haben z. T. kanzerogene und gentoxische Effekte und können als endokrine Disruptoren wirken. Hier sind weitere Forschungen notwendig, denn die heutigen Kenntnisse reichen vielfach nicht aus für exakte, quantitative Festlegungen von toxischen Gefährdungen. Deshalb gilt das Minimierungsgebot nach dem ALARA-Prinzip („as low as reasonably acceptable").

15.6.4 Praktisches Vorgehen bei umweltmedizinischen Fragestellungen

Nach sorgfältiger Anamneseerhebung und klinischer Untersuchung sind allgemeingültige pädiatrische differenzialdiagnostische Überlegungen anzustellen. Auch wenn eher ein psychologischer als ein somatischer Hintergrund Ursache für die Vorstellung zu sein scheint, ist es in dieser Phase oft nicht sinnvoll, auf diesen Aspekt abzuheben, da das häufig zu einem schnellen Vertrauensverlust führt. Es kann dann im Weiteren sinnvoll sein, an einen Kinderarzt mit einschlägigen Kenntnissen (Zusatzbezeichnung Umweltmedizin) oder an eine umweltmedizinische Beratungsstelle weiter zu verweisen (bei der Kinderumwelt gGmbH zu erfragen[1]). Wichtige diesbezügliche Daten sind auf der für Ärzte und anfragende Patienten und Angehörige konzipierten Website ► www.allum.de nachzulesen, die von den Mitarbeitern der Kinderumwelt im Auftrag der Spitzenverbände der gesetzlichen Krankenversicherer erarbeitet worden ist. In der Regel wird man auf Sachfragen hier hinreichende Antworten finden. Erforderlichenfalls können darüber hinausgehende Informationen zu Einzelstoffen oder Krankheitsbildern bei der Kinderumwelt gGmbH in Osnabrück eingeholt werden, die auch den Zugang zu Experten vermitteln kann. Weitere Informationsquellen bieten die folgenden Institutionen:

- Aktionsprogramm Umwelt und Gesundheit APUG (► www.apug.de),
- Bundesinstitut für Risikobewertung (► www.bfr.bund.de),
- Umweltbundesamt (► www.uba.de).

15.7 Schadstoffwirkungen und respiratorische Morbidität

E. von Mutius

In der 2. Hälfte des letzten Jahrhunderts sind mögliche Folgen einer Schadstoffbelastung der Umwelt zunehmend in den Blickpunkt der medizinischen wie auch der öffentlichen Diskussion geraten. Mehrere schwere Smogepisoden in den USA 1930 und 1948 sowie 1952 in London, die zu einem Anstieg der Mortalität respiratorischer Krankheiten geführt haben, zeigen die mögliche Gefährdung weiter Schichten der Bevölkerung durch extrem hohe Luftschadstoffbelastungen auf. Obwohl seitdem die Schadstoffkonzentrationen aufgrund legislativer Schritte in Westeuropa, den USA, Kanada und anderen Industrienationen deutlich gesunken sind, ist die Besorgnis geblieben, dass Nebenprodukte der Industrialisierung, die durch Bautätigkeit, neuartige Industriezweige und vermehrte Verkehrsbelastung entstanden sind, in die Umwelt abgegeben werden und dadurch sowohl das ökologische Gleichgewicht stören als auch die menschliche Gesundheit, insbesondere von Kindern, gefährden. Dies hat zu einer regen Forschungstätigkeit geführt, wobei jedoch in den letzten Jahren zunehmend erkannt wurde, dass nicht nur eine Schadstoffbelastung der Außenluft von Bedeutung sein könnte, sondern dass die Lebensbedingungen in Innenräumen, in welchen sich die meisten Menschen zu 70–90 % ihrer Zeit aufhalten, eine mindestens genauso große Beachtung erhalten sollten. Insbesondere kommt der passiven Tabakrauchexposition die größte Bedeutung bei der Entstehung von Atemwegskrankheiten im Kindesalter zu. Die folgenden Abschnitte werden sich folglich zunächst mit der Bedeutung der Innenraumbelastung befassen, um dann die potenziellen Effekte anderer Schadstoffe in der Außenluft zu diskutieren.

15.7.1 Innenraumbelastung

Passivrauchexposition

Die Effekte des Passivrauchens auf den Atemwegstrakt von Kindern sind eingehend untersucht worden. Tabakrauch ist ein komplexes Gemisch aus verschiedenen Gasen und Partikeln. Mit der Zahl der Raucher, der Anzahl der gerauchten Zigaretten und geringem Lüften erhöhen sich die Konzentrationen von Stäuben, Nikotin, polizyklischen Kohlenwasserstoffen, CO, Stickstoffdioxid und vielen anderen Substanzen in Innenräumen. Unter anderem konnte gezeigt werden, dass in Wohnungen mit mindestens 2 starken Rauchern der amerikanische 24-h-Grenzwert für Schwebstaub von 260 $\mu g/m^3$ überschritten wird.

Ein über viele unabhängige Studien konsistenter, schädlicher Effekt des Passivrauchens auf die respiratorische Gesundheit von Kindern, insbesondere das Auftreten von Krankheiten des unteren Atemtrakts wie Bronchitiden und Pneumonien vor allem im Säuglings- und Kleinkindalter, ist nachgewiesen. Bei älteren Kindern konnte wiederholt eine geringe, aber statistisch signifikante Einbuße der Lungenfunktion passivrauchexponierter Kinder aufgezeigt werden. Auch findet sich ein kausaler Zusammenhang zwischen Passivrauchbelastung und Auslösung obstruktiver Beschwerden bei asthmakranken Kindern. Schließlich gibt es auch zahlreiche Hinweise darauf, dass die Passivrauchbelastung ein kausaler Faktor für die Neuentstehung von Asthma bronchiale im Kindesalter ist. In Schottland ist gezeigt worden, dass die Einführung des Rauchverbots in öffentlichen Räumen zu einer signifikanten Abnahme der Krankenhauseinweisungen wegen Asthma führt.

Mütterliches Rauchen

Die meisten Studien haben eine klare Dosis-Wirkungs-Beziehung zwischen steigender Zahl gerauchter Zigaretten und dem Risiko der Kinder aufgezeigt, Krankheiten des unteren Atemtrakts zu entwickeln. Daher erscheint es auch plausibel, dass die Effekte in der Regel stärker sind, wenn die Mutter raucht, als wenn der Vater raucht. Dies kann an einer stärkeren Exposition des Kindes durch den engeren Kontakt mit der Mutter liegen oder daran, dass die meisten rauchenden Mütter bereits in der Schwangerschaft rauchten und so das schädigende Agens bereits in utero wirksam war.

Die Folgen mütterlichen Rauchens während der Schwangerschaft auf die Lungenfunktion Neugeborener wurden bei 80 Säuglingen kurz nach der Geburt (im Schnitt 4,2 Wochen später) untersucht. Die Rauchgewohnheiten der Mütter wurden sowohl mittels Fragebögen als auch mittels objektiver Parameter, nämlich der Nikotinkonzentration im Urin, bestimmt. Im Vergleich zu gesunden Kindern waren bei Säuglingen rauchender Mütter die forcierten exspiratorischen Flusswerte signifikant eingeschränkt. Da diese Lungenfunktionsmessungen kurz nach der Geburt stattfanden und für eine kurzzeitige Passivrauchexposition der Kinder in multivariaten statistischen Modellen adjustiert wurden, ist davon auszugehen, dass diese Einbußen tatsächlich die Auswirkung einer Rauchexposition in utero widerspiegeln, die zu einer Verringerung des Atemwegskalibers führen könnte. Diese schädigenden Effekte sind bis zum Alter

1 Kinderumwelt gGmbH (Gesellschafter Deutsche Akademie für Kinder- und Jugendmedizin e.V.): Tel. 0541-9778900, info@uminfo.de

15

von 18 Monaten nachgewiesen worden. Doch vieles spricht dafür, dass sie weitaus länger bestehen bleiben.

Der Zusammenhang zwischen mütterlichem Rauchen und nachfolgenden respiratorischen Krankheiten der Kinder ist ferner in einer großen prospektiven Geburtskohortenstudie in den USA untersucht worden. Wiederum wurden die Rauchgewohnheiten der Mütter mittels Fragebögen und Nikotinmessungen im Nabelschnurblut vorgenommen. Das Auftreten von obstruktiven Bronchitiden und anderen Krankheiten des unteren Atemtrakts wurde von Studienärzten sorgfältig dokumentiert. Im Vergleich zu Kindern nicht rauchender oder nur leicht rauchender Mütter war das Risiko, im 1. Lebensjahr Krankheiten des unteren Atemtrakts zu entwickeln, bei Kindern, deren Mütter stark, d. h. mehr als 20 Zigaretten am Tag rauchten, um das fast Zweifache erhöht. Der Anteil der symptomatischen Kinder war größer, wenn die Mutter während der Schwangerschaft und danach stark rauchte, als wenn sie nur nach der Geburt rauchte (46,2 % vs. 36,4 %, $p < 0{,}03$). Auch erhöhte sich das Risiko, wenn das Kind zu Hause und nicht im Hort betreut wurde, was auf die Bedeutung modifizierender Einflussfaktoren, die die tatsächliche individuelle Tabakrauchexposition bestimmen, hinweist. Andererseits ist jedoch auch gezeigt worden, dass rauchende Betreuer in Kinderhorten oder Kindergärten auch das Risiko des Auftretens von Bronchitiden und Pneumonien in den ersten 3 Lebensjahren erhöhen. Das Rauchverhalten der Mutter war nicht nur mit der Entwicklung obstruktiver und nichtobstruktiver Bronchitiden assoziiert, sondern auch mit einem früheren Beginn der Symptomatik.

Passivrauchen und Asthma bronchiale

Es könnte vermutet werden, dass vorwiegend das Auftreten viral assoziierter obstruktiver Säuglingsbronchitiden durch eine Passivrauchexposition gefördert wird. Umfangreiche Geburtskohortenstudien haben aber aufgezeigt, dass auch das Risiko der Entstehung eines Asthma bronchiale erhöht wird. Kinder rauchender Mütter mit geringer Schulbildung hatten ein 2 1/2-mal höheres Risiko, im Alter von 6 Jahren ein Asthma aufzuweisen, als Kinder, deren Mütter in der Schwangerschaft und im 1. Lebensjahr nicht geraucht bzw. die eine bessere Schulbildung erhalten hatten. In einer britischen Geburtskohortenstudie, welche über 9000 Kinder bis zum Alter von 10 Jahren nachverfolgte, fand sich eine Erhöhung des Risikos, eine obstruktive Bronchitis zu entwickeln, um 14 %, wenn die Mutter mindestens 4 Zigaretten pro Tag rauchte. Dieses Risiko stieg auf 49 % an, wenn die Mutter mehr als 14 Zigaretten pro Tag rauchte.

Eine kürzlich publizierte Metaanalyse hat 79 prospektive Studien zu diesem Thema analysiert. Prä- oder postnatale Passivrauchexposition war mit einer 30- bis 70%igen Erhöhung des Risikos, obstruktive Atemwegsbeschwerden zu entwickeln, assoziiert. Ähnlich fielen die Risikoabschätzungen für Asthma bronchiale aus: es ergab sich eine 21- bis 85%ige Erhöhung des Risikos.

Es gibt auch eine Interaktion zwischen mütterlichem Rauchen und aktivem Rauchen während der Adoleszenz. Die kalifornische Children's Health Study zeigte eine um 10 % erhöhte Asthmainzidenz bei Jugendlichen auf, die selbst nicht rauchten, deren Mutter aber während der Schwangerschaft geraucht hatte. Bei rauchenden Jugendlichen von nicht rauchenden Eltern erhöhte sich das Asthmarisiko um 60 %. Hingegen wiesen aktiv rauchende Jugendliche die auch in uteroexponiert waren, ein 8- bis 10-faches Asthmarisiko auf.

Neuere Studien zeigen aber auch die Bedeutung der Gen-Umwelt-Interaktionen in diesem Kontext auf. Es gibt Polymorphismen in den Genen der Isoformen der Glutathion-S-Transferase, eines Enzyms, welches bei der Detoxifikation von Tabakrauch und anderen Umweltnoxen eine entscheidende Rolle spielt. Genetische Varianten, die zu mangelnden Spiegeln dieses Enzyms führen, prädisponieren Erwachsene und Kinder im besonderen Maß dazu, bei Passivrauchexposition ein Asthma bronchiale und erhebliche Einbußen in der Lungenfunktion zu entwickeln. Es gibt aber zahlreiche andere Gene (z. B. *CD14*, *ORMDL3/GSDMB*, *IL10*, *IL13*, *ILR1N*), die die schädigende Wirkung der zahlreichen im Passivrauch enthaltenen Inhaltsstoffe modifizieren.

Untersuchungen, die auch objektive Parameter, die eng mit Asthma assoziiert sind, wie die bronchiale Hyperreaktivität oder die atopische Sensibilisierung, gemessen haben, könnten zum Verständnis der Effekte des Passivrauchens weiter beitragen. In Italien wurden in einer Querschnittsstudie an über 1200 Schulkindern die Auswirkungen der Passivrauchbelastung auf die bronchiale Reaktivität auf Methacholin untersucht. Bei Mädchen, nicht jedoch bei den Buben, fand sich eine Dosis-Wirkungs-Beziehung mit der Anzahl der von der Mutter gerauchten Zigaretten. Dieser Effekt wurde verstärkt in Familien, in denen der Vater eine geringe Schulbildung aufwies und in denen viele Personen auf engem Raum zusammenlebten. In einer Freiburger Untersuchung war die Schwankung des Peak-Flow mit mütterlichen Rauchgewohnheiten sowohl bei nichtatopischen asthmatischen als auch bei asymptomatischen Kindern assoziiert. In der Gruppe der atopischen Kinder fanden sich Hinweise, dass Mütter nach Auftreten der Beschwerden bei ihren Kindern ihre Rauchgewohnheiten änderten – ein methodisches Problem, welches in einigen Studien die tatsächlichen Effekte der Passivrauchbelastung verschleiert haben könnte. Im Gegensatz zu den Studien, die einen Effekt der Passivrauchbelastung auf das Vorliegen einer bronchialen Hyperreaktivität aufzeigen, sind die Zusammenhänge mit der atopischen Sensibilisierung weniger deutlich und widersprüchlicher. Manche Untersucher berichteten über einen erhöhten Gesamt-Immunglobulin-E-Wert (IgE-Wert), eine vermehrte Eosinophilie und eine verstärkte atopische Sensibilisierung, die andere Untersucher jedoch nicht reproduzieren konnten.

Seit der Einführung des Rauchverbots sind die Krankenhausaufnahmen wegen Asthmas sowohl bei Erwachsenen als auch Kindern rückläufig. In Schottland z. B. fiel die Rate um 18 % pro Jahr unabhängig vom Alter der Kinder, Geschlecht, Herkunft aus der Stadt oder vom Land und dem Sozialstatus der Familie.

15.7.2 Luftschadstoffbelastung

Luftschadstoffe

Schwefeldioxid

Schwefeldioxid ist ein natürlicher Bestandteil fossiler Brennstoffe und wird daher durch verschiedenartige Verbrennungsprozesse in die Umwelt abgegeben. Da bei schwefeldioxidhaltigen Verbrennungsprozessen auch Partikel entstehen, sind die Schadstoffkonzentrationen von Stäuben und Schwefeldioxid häufig eng korreliert. Bis Ende der 1960er Jahre wurde Schwefeldioxid meist von Schornsteinen mit relativ geringer Höhe ausgestoßen, was zu einer raschen Deposition von SO_2 am Boden mit nachfolgender chemischer Reaktion mit verschiedenen Substanzen geführt hat. Aufgrund verschiedener legislativer Initiativen wurden in den nachfolgenden Jahren höhere Schornsteine und Kamine gebaut, um die lokalen Schwefeldioxidkonzentrationen zu verringern. Dies führte jedoch dazu, dass Schwefeldioxid weniger durch Bodensubstanzen gebunden wurde, so dass die Emissionen größere Höhen erreichten und länger in der Luft verweilten. Wenn Schwefeldioxid sich dann in Flüssigkeiten auflöst oder an Partikel bindet, laufen verschiedene Oxidationsprozesse ab, die von der Konzentration und Mixtur der einzelnen Schadstoffe, von Temperatur und Sonnenlichtintensität und anderen Faktoren abhängen. Aus diesen Reaktionen entstammen saure Aerosole. In

Gegenden, in denen Verkehrsemissionen den Hauptanteil der sauren Vorläufersubstanzen liefern, ist Nitrat ein wesentlicher Bestandteil der sauren Aerosole.

Stäube

Stäube bestehen aus einer komplexen Mischung organischer und anorganischer Substanzen verschiedener Größe. Stäube, die Verbrennungsprozessen entstammen, sind in der Regel saurer und kleiner und können daher leichter in die unteren Atemwege gelangen als Staubpartikel, die vom Straßen- oder Bodenstaub abstammen. Die Toxizität der Partikel variiert mit ihrer Größe und chemischen Zusammensetzung. Partikel mit einem Durchmesser unter 10 µm (PM_{10}) gelangen in die unteren Atemwege, wohingegen größere Partikel in den extrathorakalen Atemwegen deponiert werden. Innerhalb der einatembaren Partikel unterscheiden sich die feinen (<2,5 µm) von den ultrafeinen (<0,1 µm) Partikeln hinsichtlich ihrer physikochemischen Eigenschaften wie auch möglicherweise hinsichtlich ihrer Effekte. In letzter Zeit ist zudem viel diskutiert worden, ob der Partikelmasse oder der absoluten Anzahl der Partikel eine größere Rolle bei der Schadstoffwirkung zukommt.

Stickstoffdioxid

In der Außenluft entsteht Stickstoffdioxid vorwiegend durch Verbrennung fossiler Brennstoffe in Kraftwerken und Kraftfahrzeugen. Im Innenraum sind Stickoxide aber auch durch eigene Quellen, wie beim Passivrauchen und dem Benutzen von offenen Gasflammen zum Kochen oder Heizen, anzutreffen. Stickstoffdioxid ist ein stark oxidierendes Gas. Im Gegensatz zu den Konzentrationen des Schwefeldioxids, die in den letzten Jahrzehnten deutlich abgenommen haben, ist ein derartiger Trend für Stickstoffdioxid nicht zu bemerken.

Ozon

Ozon ist eine stark oxidierende Substanz, welche durch photochemische Reaktionen dann entsteht, wenn ultraviolettes Licht auf Vorläufersubstanzen wie NO_x und polyzyklische Kohlenwasserstoffe trifft. Vom späten Frühjahr bis zum Frühherbst werden Stickstoffoxide, welche vorwiegend von Kraftfahrzeugen emittiert werden, bei Sonnenschein zu Ozon umgewandelt. In der Nähe vielbefahrener Straßen wird Ozon jedoch wieder durch NO, welches ebenfalls von Kraftfahrzeugen emittiert wird, abgebunden, so dass häufig die höchsten Ozonkonzentrationen in städtischen Vororten im Windgefälle großen Verkehrsaufkommens zu finden sind. Ozonkonzentrationen steigen typischerweise am Morgen, einige Stunden nach dem morgendlichen Stoßverkehr, an und erreichen die höchsten Werte am späten Nachmittag.

Auswirkungen der Luftschadstoffbelastung auf den Respirationstrakt des Kindes

Schwefeldioxid

Wenn eine Asthmakrankheit vorliegt, dann führt eine Belastung mit Schwefeldioxid unter leichter körperlicher Belastung zur Bronchialobstruktion, wie Klimakammerstudien eindrucksvoll belegen. Gesunde hingegen reagieren nicht. Wenn Asthmatiker kurzfristig einer Schwefeldioxidkonzentration von mindestens 0,25 ppm ausgesetzt werden, kann bei vielen Patienten ein Anstieg des Atemwegswiderstands (FEV_1) festgestellt werden. Eine Verringerung des FEV_1 stellt sich bei höheren Konzentrationen ab 0,4 ppm ein. Die Reaktion des Patienten tritt innerhalb von 2 min ein. Sie steigert sich mit anhaltender Dauer der Exposition über die nächsten 10–30 min, um dann ein Plateau zu erreichen, welches bestehen bleibt, solange die Exposition andauert. Nach Beendigung der Exposition ist die Reaktion innerhalb einer Stunde verschwunden. Spätreaktionen sind mit ganz wenigen Ausnahmen nicht beobachtet worden. Die Beschwerden, die mit diesen Lungenfunktionsänderungen einhergehen, sind gewöhnlich leicht und bestehen in stechenden Sensationen in der Nase, im unangenehmen Schwefelgeruch, in Halsbeschwerden, Atemnot und Giemen. Die durch Schwefeldioxid induzierte Bronchialobstruktion wie auch die begleitenden Beschwerden verschwinden rasch nach Gabe von β_2-Sympathomimetika.

Viele Untersuchungen an Kleinkindern und Schulkindern legen die Vermutung nahe, dass eine vermehrte Exposition gegenüber Schwefeldioxid zu vermehrten unspezifischen Atemwegsbeschwerden wie Husten, Bronchitis oder Symptomen des oberen Atemtrakts führt. Das größte methodische Problem in epidemiologischen Studien liegt jedoch darin, die Effekte von Schwefeldioxid von denen einer Staubbelastung zu unterscheiden, da – wie bereits erwähnt – beide Schadstoffe oft in ähnlichen Konzentrationen vorliegen.

Es gibt kaum Hinweise dafür, dass eine vermehrte Schwefeldioxidbelastung zum Neuauftreten eines Asthmas oder allergischer Krankheiten führt, wie die Studien in Ost- und Westdeutschland nach der Wiedervereinigung deutlich belegen. In ehemals mit Schwefeldioxid und anderen Schadstoffen hochbelasteten Arealen der ehemaligen Deutschen Demokratischen Republik war die Prävalenz des Asthma bronchiale, der bronchialen Hyperreaktivität und der atopischen Sensibilisierung bei Kindern wie Erwachsenen signifikant niedriger als in westdeutschen Vergleichsregionen wie München oder Hamburg. Andere Umweltfaktoren scheinen also eine größere Rolle bei der Entstehung dieser Krankheiten zu spielen als die Luftschadstoffbelastung mit Schwefeldioxid oder Stäuben.

Feinstaub

Eine englische Studie fand erhöhte Raten von irritativen Atemwegsbeschwerden bei Kindern, die in Gegenden mit hohen Schadstoffbelastungen durch SO_2 und Schwebstaub lebten. Eine Folgeuntersuchung dieser Kinder 4 Jahre nach Einführung eines Reinluftprogramms konnte einen deutlichen Rückgang der Luftschadstoffkonzentration, vor allem des Schwebstaubs, und zugleich einen Abfall der Häufigkeit von unspezifischen Atemwegsbeschwerden bei Schulkindern nachweisen. Konzentrationen von SO_2 hatten in dieser Zeit nur geringfügig abgenommen. Die amerikanische „Six Cities Study" zeigte einen Zusammenhang zwischen Prävalenz der Bronchitis und des chronischen Hustens und einer Exposition gegenüber Schwebstaub auf. Das Risiko, eine Bronchitis oder einen chronischen Husten zu entwickeln, stieg auf das 2,3- bzw. 3,4-Fache innerhalb der beobachteten Konzentration von 43,1–80 µg/m³ Gesamtschwebstaub. Dieser Anstieg war signifikant für die Konzentration von Feinstaub mit einem Durchmesser von weniger als 15 µm. Ähnliche Ergebnisse wurden in einer umfangreichen Schweizer Studie an über 4000 Schulkindern gefunden. Es wurde jedoch kein Zusammenhang zwischen einer Exposition gegenüber Schwebstaub, NO_2 oder SO_2 und der Prävalenz von persistierenden, giemenden Atemgeräuschen („wheezing") oder Asthma beobachtet.

Bei manifesten Asthmatikern kann eine Umweltbelastung mit lungengängigem Feinstaub sehr wohl zu einer Exzerbation der Krankheit beitragen. In Birmingham, England, fand sich ein statistisch signifikanter Zusammenhang zwischen Konzentration des „black smoke" und Krankenhausaufnahmeraten wegen Asthmas während zweier Winterperioden. Der Effekt kann als ein 19%iger Anstieg der Aufnahmeraten pro Tag pro Anstieg der Staubkonzentration um 20 µg/m³ zusammengefasst werden. Ähnliche Befunde wurden in Seattle, USA, erhoben. Hier wurde das Risiko als ein 14%iger Anstieg der Asthmaaufnahmeraten pro Tag pro durchschnittlichem Anstieg der PM_{10}-Konzentration um 30 µg/m³ über die letzten 4 Tage ausgedrückt. Die Zusammensetzung der Partikel könnte dabei von Bedeutung sein, da kanadische Forscher gezeigt haben, dass die Effekte für saure Aerosole (H^+, SO_4^-) stärker waren als für Fein- und Schwebstaub. Klimakammerstudien sind mit Staubbelastungen bislang nicht durchgeführt worden.

Die ultrafeinen Partikel spielen eine zunehmend bedeutendere Rolle bei der Entstehung kardiovaskulärer Erkrankungen, haben aber bei den allergischen und asthmatischen Erkrankungen nur eine untergeordnete Bedeutung.

Ozon

Die Reaktion auf Ozon weist eine große interindividuelle Variabilität auf, selbst in homogenen Studienpopulationen, die aus sorgfältig ausgewählten gesunden Freiwilligen bestehen. Ungefähr 10–20 % der Bevölkerung sind ozonempfindlich und entwickeln nach Ozonexposition Einschränkungen der Lungenfunktion (forcierte Vitalkapazität [FVC] und FEV_1), wohingegen die restlichen Personen unempfindlich sind. Intraindividuell sind sowohl die vermehrten Atemwegsbeschwerden als auch die Lungenfunktionseinbußen weitestgehend reproduzierbar. Die Gründe, warum nur ein kleiner Teil der Bevölkerung auf eine Ozonbelastung reagiert, sind derzeit unbekannt. Es findet sich ferner bei den betroffenen Personen kein klarer Zusammenhang zwischen dem Ausmaß der Lungenfunktionseinbußen, dem Ausmaß der gesteigerten bronchialen Reaktivität und den verschiedenen Markern der Entzündungsreaktion in den Atemwegen. Allerdings ist wiederholt gezeigt worden, dass Raucher nicht auf Ozon reagieren. Atopische und asthmatische Personen reagieren auf Ozon ebenso sensibel wie gesunde Nichtraucher, jedoch zeigen sie im Gegensatz zur Exposition mit SO_2 oder NO_2 keine verstärkte Antwort auf die Ozonexposition. Bei allen ozonempfindlichen Personen gilt, dass Effekte erst dann gesehen werden, wenn die Probanden leichter bis mittlerer körperlicher Belastung unterworfen werden.

Um reale Umweltbedingungen zu simulieren, wurden verschiedene Studienprotokolle entwickelt, die Probanden über eine Dauer von 1–2 h unterschiedlichen Ozonkonzentrationen aussetzten. Sie fanden in konsistenter Weise Einschränkungen der Lungenfunktion (FVC und FEV_1) unter ansteigenden Ozonkonzentrationen von 0,21–0,4 ppm. In einigen städtischen Bereichen bleiben Ozonwerte aber häufig über mehrere Stunden erhöht. Studienprotokolle, die eine längere Expositionsdauer von 6–8 h unter körperlicher Belastung der Probanden verwendeten, fanden dann auch Effekte ab Konzentrationen um 0,08 ppm.

Einige Studien haben einen Anstieg der bronchialen Reaktivität auf Methacholin oder Histamin, nicht aber nach Laufbelastung nach einmaliger Exposition mit Ozon im Bereich von 0,12–0,6 ppm gezeigt. Wiederum fand sich kein Unterschied für die Induktion der bronchialen Reaktivität zwischen Gesunden und Asthmatikern. Bei den meisten Probanden war der Anstieg der Reaktivität am nächsten Tag wieder verschwunden, nur bei 2 Personen blieb die gesteigerte Reaktivität auch nach einer Woche noch nachweisbar. Allerdings zeigten die Resultate zweier weiterer Studien, dass Asthmatiker nach einmaliger Ozonbelastung mit einer gesteigerten bronchialen Reaktivität auf Allergenprovokation reagieren. Dies konnte in einer der Studien auch bei Probanden mit allergischer Rhinitis, wenn auch in geringerem Umfang, gezeigt werden.

In Los Angeles fiel auf, dass die Ozonempfindlichkeit der Probanden von der Jahreszeit abhing. Sie waren am Ende der Sommerzeit mit hohen Ozonwerten weniger sensibel als im Winter, wenn die Ozonbelastungen gering waren. Weitere Klimakammerstudien haben bestätigt, dass bei mehrmaliger Ozonexposition eine Toleranzinduktion oder Adaptation stattfindet. Mehrere Studien, die die Ozonbelastung über 4–5 Tage wiederholten, fanden, dass die stärksten Einbußen der FVC und des FEV_1 am 2. Belastungstag auftraten und dass diese Parameter am 5. Tag wieder zu ihrem Ausgangswert zurückgekehrt waren. Wenn keine weiteren Ozonbelastungen vorgenommen werden, bleibt dieses verminderte Ansprechen auf Ozon für die nächsten 4–7 Tage bestehen, um dann wieder auf seine Ausgangslage zurückzukehren.

Es ist unklar, ob die nach einmaliger Ozonbelastung gesteigerte bronchiale Reaktivität ebenfalls eine Adaptation aufweist. Verschiedene Studien, die relativ hohe Ozonkonzentrationen (0,4 ppm) wiederholt anwendeten, fanden widersprüchliche Resultate. Bei den meisten Probanden fand eine Restitutio ad integrum statt, nur in einer Untersuchung fand sich bei 11 von 17 untersuchten Probanden ein Weiterbestehen der gesteigerten bronchialen Reaktivität am 5. Tag der Exposition. Letztlich werden nur epidemiologische Untersuchungen die aus diesen Studien resultierenden Fragen, ob Ozon eine bronchiale Reaktivität langfristig bei Gesunden induzieren und somit das Neuauftreten eines Asthma bronchiale hervorrufen kann, beantworten können.

Andere Untersuchungen haben sich mit der Frage beschäftigt, ob eine vermehrte Ozonbelastung zu einer Exazerbation eines Asthma bronchiale führt. In Kanada wurden in den Sommermonaten positive Korrelationen mit der Ozonbelastung vom Vortag gefunden. Ein Anstieg der maximalen Ein-Stunden-Ozonkonzentration um 0,05 ppm während der Monate Juli–August war mit einem signifikanten 8,3%igen Anstieg der Einweisungsrate für Asthma bronchiale bei Kindern assoziiert. Andere kanadische und amerikanische Studien haben diesen Zusammenhang zwischen Ozonbelastung und Einweisungen wegen Asthma bronchiale bestätigt.

Einige epidemiologische Untersuchungen an Kindern und Erwachsenen, die ihre Sommerferien in Ferienlagern verbrachten, fanden ähnliche Zusammenhänge, wie die in den Klimakammerstudien beschriebenen. Auch in diesen Studien waren die wiederholten Ozonbelastungen der Außenluft mit Einschränkungen der Lungenfunktion assoziiert. Das Ausmaß dieser Einschränkungen war meist gering. In Mexiko-Stadt, wo die Ozongrenzwerte regelmäßig überschritten werden, wurden Schulkinder untersucht, die bei Ozonkonzentrationen der Außenluft von 0,15–0,36 ppm einer Laufbelastung unterzogen wurden. Obwohl diese Kinder zuvor im Alltagsleben hohen Ozonbelastungen ausgesetzt waren, reagierten sie dennoch in ähnlicher Weise mit Lungenfunktionseinbußen, wie in Klimakammerstudien gezeigt wurde. Allerdings waren diese Veränderungen nur passager und reversibel nach Abnahme der Ozonkonzentrationen. Die Langzeitbedeutung dieser Befunde bleibt folglich unklar.

Auch bei der Ozonexposition scheint der genetischen Disposition für die Glutathion-S-Transferase eine modifizierende Rolle zuzukommen. Bei Mangelvarianten und Ozonexposition ist ein erhöhtes Asthmarisiko beschrieben worden. Die Gabe von Antioxidanzien in der Ernährung könnte diesem Effekt möglicherweise entgegenspielen.

Stickstoffdioxid

Bei Konzentrationen, wie sie üblicherweise in der natürlichen Umwelt vorkommen, konnte keine Wirkung einer Stickstoffdioxidbelastung auf die bronchiale Reaktivität gesunder Probanden aufgezeigt werden. Bei Patienten mit Asthma bronchiale haben verschiedene kontrollierte Studien unterschiedliche Resultate erbracht, so dass derzeit ein klares Verständnis der Wirkungen einer NO_2-Belastung auf die asthmatische Lunge fehlt.

Zwei Studien deuten jedoch darauf hin, dass eine Exposition mit Stickstoffdioxid die bronchiale Reaktivität auf Allergenprovokation bei Patienten mit leichtem Asthma bronchiale potenzieren kann. Zehn nichtrauchende Asthmatiker wurden mit 0,1 ppm bzw. 0,4 ppm

NO_2 belastet und wurden unmittelbar danach mit Hausstaubmilbenextrakten bronchial provoziert. Der Ausgangs-FEV_1 war durch die NO_2-Belastung nicht erniedrigt, allerdings war die bronchiale Obstruktion nach Allergenprovokation in der mit 0,4 ppm NO_2 exponierten Gruppe deutlich stärker als in der nichtexponierten Gruppe. Ähnliche Reaktionen konnten nach Exposition mit einem Gemisch von 0,4 ppm NO_2 und 0,2 ppm SO_2 erzielt werden.

Höhe der Schadstoffbelastung

Zusammenfassend kann gesagt werden, dass es höchst wahrscheinlich erscheint, dass Luftschadstoffe Auslöser für Asthmaexazerbationen sind. Es gibt mehr Unsicherheit bezüglich der Rolle der Schadstoffe für den Neubeginn einer Asthmaerkrankung, wie englische Wissenschaftler in einem kürzlich publizierten umfangreichen Review überzeugend dargelegt haben. Für die Allgemeinbevölkerung gibt es keine starken Hinweise, dass Luftschadstoffbelastung zu einem Anstieg der Morbidität führt. Studien, die verschiedene Regionen mit unterschiedlicher Schadstoffbelastung verglichen, haben keine signifikante Erhöhung des Asthmarisikos gefunden. Das gilt für Querschnitts- wie auch Longitudinalstudien. Hingegen sind in manchen Studien Unterschiede der Luftschadstoffbelastung innerhalb von einzelnen Studienregionen mit einer Erhöhung des Risikos, Asthma zu entwickeln, assoziiert worden. Dies betrifft vor allem die Verkehrsbelastung. Solche Effekte sind aber nur bei sehr enger Nachbarschaft zu viel befahrenen Straßen zu finden. Beispielsweise fanden sich in einer Studie in Nottingham, Großbritannien, keine Hinweise für einen Zusammenhang mit obstruktiven Atemwegsbeschwerden mit den 4 Quartilen der Entfernung zu vielbefahrenen Straßen. Hingegen war eine, wenn auch schwache, Assoziation bei einer Distanz von 90–150 m zu finden (8 %- bis 16%ige Erhöhung des Risikos). Andere Studien bestätigten, dass bei einer Entfernung von 50–150 m das Risiko etwas erhöht war. Die eindeutigsten Hinweise ergeben sich für Studien, die die Entfernung zu Straßen mit viel LKW-Verkehr untersucht haben. Studien in Deutschland, Holland, Spanien und Italien fanden statistisch signifikante Zusammenhänge zwischen dem Auftreten von Asthma und der Anzahl der LKW auf der Straße in unmittelbarer Umgebung zur Wohnadresse. Allerdings ist nicht ganz auszuschließen, dass sozioökonomische Faktoren von Familien, die in solch benachteiligter Umgebung leben, auch eine Rolle spielen könnten. Auf diesen Studienergebnissen basierend kann davon ausgegangen werden, dass Luftschadstoffe der Außenluft bei Kindern, die an einer mit LKW vielbefahrenen Straße wohnen, zu einer Asthmaerkrankung führen können. Allerdings ist für die Gesamtbevölkerung dieser Effekt gering, und es ist zu erwarten, dass die Luftschadstoffbelastung aus der Außenluft nur zu einer sehr geringen Anteil zur Entstehung dieser Erkrankung beiträgt.

Einflüsse der Schadstoffbelastung betreffen nicht nur die Inzidenz neu aufgetretener Atemwegserkrankungen, sondern auch die Entwicklung der Lungenfunktion. In einer großen prospektiven Studie in 12 kalifornischen Gemeinden mit unterschiedlichen Schadstoffbelastungen wurden etwa 10 Jahre alte Kinder 8 Jahre lang weiter beobachtet. Es fanden sich signifikante Zusammenhänge zwischen Belastung mit NO_2, Feinstaub und anderen Schadstoffen sowie auch der Nähe zur Verkehrsexposition mit Defiziten im Lungenwachstum. Der Anteil der 18-Jährigen mit eingeschränkter Lungenfunktion (<80 % der Sollwerte) war in belasteten Gemeinden 3- bis 4-mal höher als in den am wenigsten belasteten Gebieten. Der Wegzug in weniger belastete Areale verbesserte die Lungenfunktion.

15

Literatur

Adams JA (2008) Guidelines for medical care of children evaluated for suspected sexual abuse: An update for 2008. Curr Opin Obstet Gynecol 20(5):435–441

Alberts A et al (2007) The personal fable and risk-taking in early adolescence. Youth Adolesc 36:71–76

American Academy of Pediatrics (2009) Diagnostic imaging of child abuse. Policy Statement Section on Radiology Pediatrics 123:1430–1435

AWMF (2008) S2-Leitlinie Kindesmisshandlung und Vernachlässigung der Deutschen Gesellschaft für Sozialpädiatrie und Jugendmedizin; übernommen von der Deutschen Gesellschaft für Kinder- und Jugendmedizin und der Deutschen Gesellschaft für Kinderchirurgie 2009. Registernummer 071/003. www.leitlinien.net. Zugegriffen: 03.Januar 2013

AWMF (2011) S1-Leitlinie Verdacht auf Misshandlung – Bildgebende Diagnostik. Gesellschaft für Pädiatrische Radiologie. Registernummer 064/014. www.leitlinien.net. Zugegriffen: 03. Januar 2013

Banaschak S, Madea B (2007) Kindesmisshandlung. In: Madea B (Hrsg) Praxis Rechtsmedizin, 2. Aufl. Springer, Berlin, S 265–276

Berger G (1992) Entwicklungsphysiologische Komponenten der Unfallverhütung bei Kindern. In: Schütze U (Hrsg) Freizeitunfälle im Kindes- und Jugendalter. Thieme, Stuttgart, S 24–29

Bleckmann P (2012) Medienmündig. Klett-Cotta, Stuttgart

Brandau H et al (2011) Personality subtypes of young moped drivers, their relationship to risk-taking behavior and involvement in road crashes in an Austrian sample. Accid Anal Prev Sep 43:1713–1719

Brooke H, Gibson A, Tappin D, Brown H (1997) Case-control study of sudden infant death syndrome in Scotland. Br Med J 314:1516–1520

Burke et al (2012) Prenatal and passive smoke exposure and incidence of asthma and wheeze: Systematic review and meta-analysis. Pediatrics 129:735–744

Cardiff Child Protection Systematic Review Group: www.core-info.cardiff.ac.uk

Carpenter RG, Irgens LM, Blair P et al (2004) Sudden unexplained infant death in 29 regions in Europe: Case control study. Lancet 363:185–189

Christian CW, Block R, Committee on Child Abuse and Neglect (2009) Abusive Head Trauma in Infants and Children. Policy statement. Pediatrics 123:1409–1411

Coppens NM (1986) Cognitive characteristics as predictors of children's understanding of safety and prevention. J Pediatr Psychol 11:189–202

Crone E (2008) Das pubertierende Gehirn – Wie Kinder erwachsen werden. Droemer, München

der Drogenbeauftragte der Bundesregierung (2011) Drogen- und Suchtbericht 2011. Bundesministerium für Gesundheit, Berlin (www.drogenbeauftragte.de. Zugegriffen: 03. Januar 2013)

Finkel MA, Giardino AP (2009) Medical evaluation of child sexual abuse, 3. Aufl. American Academy of Pediatrics, Elk Grove Village

Flaherty EG, Stirling J Jr, The Committee on Child Abuse and Neglect (2010) Clinical report: The pediatrician's role in child maltreatment prevention. Pediatrics 126(4):833–841

Fleming PJ, Blair PS, Bacon C et al (1996) Environment of infants during sleep and risk of the sudden infant death syndrome: Results of 1993 – 5 case-control study for confidential enquiry into stillbirths and deaths in infancy. Br Med J 313:191–198

Frank R, Kopecky-Wenzel M (2002) Vernachlässigung von Kindern. Monatsschr Kinderheilkd 150:1339–1343

Gauderman WJ et al (2004) The effect of air pollution on lung development from 10 to 18 years of age. N Engl J Med 351(11):1057–1067

Gowers AM et al (2012) Does outdoor air pollution induce new cases of asthma? Biological plausibility and evidence. A review. Respirology 17:887–898. doi:10.1111/j.1440-1843.2012.02195.x.

Haddon W (1972) A logical framework for categorizing highway safety phenomena and activity. J Trauma 12:193–207

Haddon W (1973) Energy damage and the 10 countermeasure strategies. J Trauma 13:321–331

Helmerichs J, Bentele KHP, Kleemann WJ, Poets CF, Saternus K-S (1997) Plötzlicher Säuglingstod: Empfehlungen zur Unterstützung betroffener Familien in der Akutsituation. Dtsch Ärztebl 94:A519–522

Herrmann B, Dettmeyer R, Banaschak S, Thyen U (2010) Kindesmisshandlung. Medizinische Diagnostik, Intervention und rechtliche Grundlagen, 2. Aufl. Springer, Heidelberg, Berlin, New York
Jenny C (2011) Child abuse and neglect: Diagnosis, treatment and evidence. Elsevier Saunders, St. Louis
Jorch G, Tapiainen T, Bonhoeffer J et al (2007) Unexplained sudden death, including sudden infant death syndrome (SIDS), in the first and second years of life: Case definition and guidelines for collection, analysis, and presentation of immunization safety data. Vaccine 25:5707–5716
Jordan JR, Valdes-Lazo R (1991) Education on safety and risk. In: Manciaux M, Rosner CJ (1991) Accidents in childhood, the role of research. WHO, Genf
Jukschat N, Zenses E, Rehbein F, Mößle T (2012) Epidemiologische Daten zu Medien und Computernutzung bei Kindern und Jugendlichen. In: Möller C (Hrsg) Internet und Computersucht. Ein Praxishandbuch für Therapeuten, Pädagogen und Eltern. Kohlhammer, Stuttgart
Kato I, Franco P, Groswasser J et al (2003) Incomplete arousal processes in infants who were victims of sudden death. Am J Respir Crit Care Med 168:1298–1303
Kaplan R, Adams JA, Starling SP, Giardino AP (2011) Medical response to child sexual abuse. A resource for professionals working with children and families. STM Learning, St. Louis
Kellogg N (2005) The evaluation of sexual abuse in children: American Academy of Pediatrics clinical report. Pediatrics 116:506–512
Kempe CH, Silverman FN, Steele BF, Droegemueller W, Silver HK (1962) The battered-child syndrome. JAMA 181:17–24
Kinder- und Jugendchirurgie Graz (2011) Abteilung für Unfallforschung und -prophylaxe: Injury Data Base. Universitätsklinik für Kinder- und Jugendchirurgie. Universitätsklinikum Graz, Graz
Levin AV (2010) Retinal hemorrhage in abusive head trauma. Pediatrics 126:961–970
Mackay D et al (2010) Smoke-free legislation and hospitalizations for childhood asthma. N Engl J Med 363:1139–1145
MacKay M, Vincenten J (2009) Child safety report card 2009: Europe summary. European Child Safety Alliance, Amsterdam
Maguire S, Moynihan S, Mann M, Potokar T, Kemp AM (2008) A systematic review of the features that indicate intentional scalds in children. Burns 34:1072–1081
Maguire SA, Pickerd N, Farewell D et al (2009) Which clinical features distinguish inflicted from non-inflicted brain injury? A systematic review. Arch Dis Child 94:860–867
Manciaux M (1985) Accidents in childhood: From epidemiology to prevention. Acta Paediatr Scand 74:163–171
Mitchell EA, Tuohy PG, Brunt JM et al (1997) Risk factors for sudden infant death syndrome following the prevention campaign in New Zealand: A prospective study. Pediatrics 100:835–840
Möller C (Hrsg) (2012) Internet und Computersucht. Ein Praxishandbuch für Therapeuten, Pädagogen und Eltern. Kohlhammer, Stuttgart
Möller C, Glaschke V (2013) Computersucht. Was Eltern tun können. Schöningh, Paderborn
von Mühlendahl KEOM, Otto M (2012) Rückstände und Schadstoffe in der Muttermilch. Monatsschr Kinderheilkd 160:455–460
Müller-Lueken U (1972) Psychomotorische Voraussetzungen beim Zustandekommen kindlicher Unfälle. Z Kinderchirurgie 11:29–41
Noeker M, Keller KM (2002) Münchhausen-by-Proxy-Syndrom als Kindesmissshandlung. Monatschr Kinderheilkd 150:1357–1369
Pierce MC, Kaczor K, Aldridge S, O'Flynn J, Lorenz DJ (2010) Bruising characteristics discriminating physical child abuse from accidental trauma. Pediatrics 125:67–74
Pillai M (2008) Genital findings in prepubertal girls: What can be concluded from an examination? J Pediatr Adolesc Gynecol 21:177–185
Poets CF (2000) Heimmonitoring bei Säuglingen mit erhöhtem Kindstodrisiko: Anregungen zu einem Überdenken der gegenwärtigen Praxis. Wien Klin Wochenschr 112:198–203
Poets CF (2008) Apnea of prematurity, sudden infant death syndrome and apparent life-threatening events. In: Taussig LM, Landau LI (Hrsg) Pediatric respiratory medicine, 2. Aufl. Mosby, Philadelphia, S 413–434
Reece RM, Christian CW (Hrsg) (2009) Child abuse: Medical diagnosis and management, 3. Aufl. American Academy of Pediatrics, Elk Grove Village
Spitzer M (2006) Vorsicht Bildschirm. Klett, Stuttgart
Spitzer P, Höllwarth ME (2009) Die Verletzungsschwere bei Kinderunfällen. Bundesministerium für Arbeit, Soziales und Konsumentenschutz, Wien
Steinschneider A (1972) Prolonged apnea and the sudden infant death syndrome: Clinical and laboratory observations. Pediatrics 50(4):646–654
Stoltenborgh M, van Ijzendoorn MH, Euser EM, Bakermans-Kranenburg MJ (2011) A global perspective on child sexual abuse: Meta-analysis of prevalence around the world. Child Maltreat 16:79–101
Straff W, Mühlendahl KE von (2006) Umweltbelastungen und die Gesundheit von Kindern. In: Wichmann HE, Schlipköter HW, Fülgraff G (Hrsg) (1993) Handbuch der Umweltmedizin. Loseblattsammlung, . Ecomed, Landsberg, 35. Erg.-Lfg. 12/06, S 3–28
Thomasius R, Schulte-Markwort M, Küstner UJ, Riedesser P (Hrsg) (2009) Suchtstörungen im Kindes- und Jugendalter. Das Handbuch: Grundlagen und Praxis. Schattauer, Stuttgart
Vennemann MM, Findeisen M, Butterfass-Bahloul T et al (2005) Modifiable risk factors for SIDS in Germany: Results of GeSID. Acta Paediatr 94:6550–6560
Vennemann MM, Bajanowski T, Brinkmann B et al (2009) Sleep environment risk factors for sudden infant death syndrome: The German Sudden Infant Death Syndrome Study. Pediatrics 123:1162–1170
WHO (2002) World report on violence and health. WHO, Genf. www.who.int/violence_injury_prevention/violence/world_report/en/. Zugegriffen: 03. Januar 2013
WHO (2008a) Global burden of disease, 2004 update. WHO, Genf
WHO (2008b) World report on child injury prevention. WHO, Genf

16 Chronische Gesundheitsstörungen und Rehabilitation

K. Brockmann, H. G. Schlack, R. Blank, M. A. Landoldt, F. H. Sennhauser, H. von Voss, R. Schmid

16.1 Versorgungsstrukturen bei chronischen Gesundheitsstörungen

K. Brockmann, H. G. Schlack

16.1.1 Besonderer Versorgungsbedarf

Chronische Gesundheitsstörungen sind nach der Definition im deutschen Sozialrecht Krankheiten mit einer Dauer von mehr als 6 Monaten. Von Behinderung wird gesprochen, wenn die körperliche Funktion, geistige Fähigkeit oder seelische Gesundheit länger als 6 Monate von dem für das Lebensalter typischen Zustand abweichen und daher die Teilhabe am Leben in der Gesellschaft beeinträchtigt ist (§ 2 SGB IX). Die Unterscheidung zwischen „chronischer Krankheit" und „Behinderung" ist demnach unscharf, deshalb werden zunehmend beide Begriffe durch den gemeinsamen Oberbegriff „chronische Gesundheitsstörung" ersetzt. Eine chronische Gesundheitsstörung kann auch dann vorliegen, wenn Funktionsstörungen und subjektive Krankheitslast durch kontinuierliche medizinische oder pflegerische Maßnahmen weitgehend kompensiert oder minimiert werden; man spricht dann von „besonderem Versorgungsbedarf".

Im nationalen Kinder- und Jugendgesundheitssurvey (KiGGS) wurde die Prävalenz eines besonderen Versorgungsbedarfs erhoben, wofür die deutsche Version des Fragebogens CSHCN („Children with special health care needs") eingesetzt wurde. Die Fragen sind in 5 Kategorien unterteilt:

- Einnahme verschreibungspflichtiger Medikamente,
- Notwendigkeit psychosozialer oder pädagogischer Unterstützung aufgrund von Gesundheitsstörungen,
- funktionelle Einschränkungen,
- spezieller Therapiebedarf und
- emotionale, Entwicklungs- oder Verhaltensprobleme.

Die Definition eines erhöhten Versorgungsbedarfs gilt als erfüllt, wenn mindestens eine dieser 5 Hauptkriterien von den Eltern als zutreffend angegeben wird und das Problem bereits 12 Monate anhält oder absehbar über mindestens diesen Zeitraum bestehen wird. Danach bestand zum Zeitpunkt der Erhebung im Durchschnitt aller Kinder und Jugendlichen unter 18 Jahren ein besonderer Versorgungsbedarf bei 16,0 % der Jungen und 11,4 % der Mädchen. Diese Zahlen lassen Rückschlüsse auf die Prävalenz chronischer Gesundheitsstörungen im Kindes- und Jugendalter zu, wobei Störungsbilder unterschiedlicher Art und Schweregrade zusammengefasst sind.

Ausgehend von einem biopsychosozialen Konzept von Gesundheit und Krankheit sollen bei der Versorgung solcher Kinder alle Aspekte der Erkrankung berücksichtigt werden, die die soziale Teilhabe beeinträchtigen. Dies erfolgt in Deutschland vor allem für Kinder und Jugendliche mit chronischen Erkrankungen des Nervensystems, also mit körperlicher oder geistiger Behinderung, in den sozialpädiatrischen Zentren. Aber auch Kinder und Jugendliche mit chronischen Erkrankungen anderer Organsysteme und insbesondere solche, die im Alltagsleben zuhause, im Kindergarten und in der Schule auf medizintechnologische Unterstützung angewiesen sind, benötigen eine multidisziplinäre, organmedizinisch ebenso wie psychosozial kompetente Betreuung nach sozialpädiatrischem Vorbild.

Spezielle Versorgungsstrukturen für Kinder und Jugendliche mit besonderem Betreuungsbedarf umfassen im ambulanten Bereich:

- pädiatrische Schwerpunktpraxen,
- Hochschulambulanzen/Universitäts-Polikliniken,
- sozialpädiatrische Zentren,
- sozialmedizinische Nachsorgemaßnahmen,
- ambulante pädiatrische Palliativversorgung,
- ambulante Kinderkrankenpflegedienste.

Für die stationäre Diagnostik und Therapie von Kindern und Jugendlichen mit besonderem Versorgungsbedarf stehen neben den jeweils wohnortnahen Kliniken für Kinder- und Jugendmedizin die Universitätsabteilungen und -kliniken für Kinder- und Jugendmedizin, Spezialkliniken für besondere Krankheitsbilder oder pädiatrische Subspezialitäten (z. B. Diabetologie, Dermatologie, Neurologie, Pulmonologie, Rheumatologie) und schließlich spezialisierte Rehabilitationskliniken zur Verfügung.

16.1.2 Familienorientierte Versorgung

Familienorientierte Versorgung sollte für Kinder- und Jugendärzte schon immer ein selbstverständliches Merkmal ihrer Arbeit gewesen sein. Dieses Konzept ist in den letzten Jahren aber explizit formuliert und als „family-centred care" dem Ansatz der „child-centred care" gegenübergestellt worden. Familienorientierte Versorgung beteiligt Eltern an allen Entscheidungen in der Gesundheitsfürsorge des Kindes und setzt auf partnerschaftliche Zusammenarbeit mit der gesamten Familie. Viele Rahmenbedingungen der ambulanten und stationären Betreuung von Kindern und Jugendlichen, wie z. B. Rooming-in oder Angebote für kliniknahe Unterbringung der Eltern und Geschwister bei längerer Krankenhausbehandlung eines Kindes, gelten heute allgemein als selbstverständlich, mussten sich aber in den vergangenen Jahrzehnten erst allmählich aus ehemals rigiden Vorschriften hinsichtlich des Eltern-Kind-Kontaktes in Kinderkliniken entwickeln.

Für die ambulante Versorgung, zumal durch den in der Praxis tätigen Kinder- und Jugendarzt, wird die Versorgung familiengerecht erfolgen, wenn

- die Kommunikation zwischen Kind und begleitendem Elternteil bei Routineuntersuchungen wie in Notfallsituationen beachtet,
- Verhaltensauffälligkeiten und Entwicklungsbesonderheiten wahrgenommen,
- im Bedarfsfall Verständigung mit Kindergarten oder Schule herbeigeführt,
- im Falle eines chronisch kranken Kindes die Inanspruchnahme der psychosozialen Hilfen der Solidargemeinschaft vermittelt wird.

Je komplexer im Einzelfall die Behandlungs- und Versorgungsbedürfnisse sind, desto mehr Fachleute und Einrichtungen sind in der Regel daran beteiligt, und damit steigt das Risiko einer unzureichenden Koordination der Maßnahmen. Die American Academy of Pediatrics hat daher insbesondere für Kinder mit chronischen Gesundheitsstörungen die Forderung nach einem „medizinischen

16

G.F. Hoffmann, M.J. Lentze, J. Spranger, F. Zepp (Hrsg.), *Pädiatrie*,
DOI 10.1007/978-3-642-41866-2_16, © Springer-Verlag Berlin Heidelberg 2014

Heimatort" („medical home") erhoben, wo alle Informationen zusammenlaufen und sowohl für die Eltern wie auch für die beteiligten Fachkräfte verfügbar sind. Damit können einer Fragmentarisierung der Versorgung, Unter- und Überversorgung und mangelhafter Kooperation vorgebeugt, die Versorgungsqualität verbessert und die Belastung der Familien vermindert werden. Hausärztlich tätige Kinder- und Jugendärzte sollten in erster Linie die Funktion des „medizinischen Heimatorts" erfüllen.

16.2 Psychosoziale Auswirkungen chronischer Gesundheitsstörungen

K. Brockmann, H. G. Schlack

Kinder und Jugendliche mit chronischen Gesundheitsstörungen sind vielfältigen Belastungen ausgesetzt: Einschränkungen in der Lebensführung und den täglichen Abläufen (z. B. Einhaltung von Diäten, Reglementierung des Tagesablaufs, Limitierung alterstypischer Aktivitäten), Schmerzen, Nebenwirkungen von Behandlungsmaßnahmen, wiederholte Krankenhausaufenthalte, Sonderrolle in der Peergroup, Verletzung des Selbstbildes (z. B. durch äußerlich sichtbare Symptome, Verzögerung von Wachstum und Sexualentwicklung). Längerfristig können sich negative Auswirkungen in einer erhöhten Rate psychischer Auffälligkeiten, eingeschränkten sozialen Kontakten und geringerer schulischer bzw. beruflicher Qualifikation manifestieren.

Darüber hinaus haben chronische Gesundheitsstörungen in der Regel nachhaltige Auswirkungen auf die Familien der betroffenen Kinder. In jeder Familie sind Geburt und Wachstum eines Kindes mit der Erwartung verknüpft, dass das Kind im Wesentlichen gesund ist und bleibt, dass es sich körperlich, motorisch und geistig normal entwickelt und dass die Beziehung zum Kind überwiegend von Zufriedenheit und Freude erfüllt ist. Wird nun aber ein Kind mit einer Fehlbildung oder einer schweren chronischen Erkrankung geboren oder stellt sich im Verlaufe der Kindheit eine solche gravierende chronische Gesundheitsstörung ein, so bedeutet dies für die betroffenen Familien, das Kind wie die Eltern und die gesunden Geschwister, eine enorme Herausforderung. Diese Familien müssen ihren Lebensplan oft völlig umstellen. Die Eltern empfinden ein solches Schicksal nicht selten zunächst als Kränkung. Die damit verbundenen Ängste bezüglich der weiteren Entwicklung des Kindes beeinflussen fast unvermeidlich die Erziehungshaltung, häufig in Richtung vermehrter Fürsorge, Behütung und Reglementierung.

16.2.1 Krankheitsbewältigung innerhalb der Familie

Weitgehend unabhängig von der Art der chronischen Erkrankung sowie von den betroffenen Organsystemen und Körperfunktionen sind die Belastungen für solche Kinder und ihre Familien sehr ähnlich. Der chronische Stress einer anhaltenden Gesundheitsstörung erfordert Strategien zu einer effektiven Krankheitsbewältigung („coping"). Erfolgreiche Bewältigung wird eher ermöglicht, wenn die Familien in ein tragfähiges soziales Netzwerk eingebunden sind, problemorientierte Lösungsstrategien verfolgen und institutionelle sowie technische Ressourcen nutzen können. Auch Gesundheit, Lebensanschauung und Wertesystem in der Familie spielen eine wichtige Rolle. Ein erfolgreicher Bewältigungsprozess führt dann zu einem gewissen Maß an Anpassung („adjustment"), mit der eine größtmögliche soziale Teilhabe für das chronisch erkrankte Kind wie auch für seine Geschwister und Eltern erreicht ist.

Die Bewältigung einer chronischen Erkrankung bei einem Kind erfolgt in den betroffenen Familien oft in nacheinander folgenden Phasen, die von unterschiedlichen Emotionen geprägt sind. Die Mitteilung der Diagnose einer anhaltenden Gesundheitsstörung löst oft eine Krise mit Gefühlen des Ausgeliefertseins und der Hilflosigkeit aus. In dieser Situation ist für die Familien nicht selten psychologisch-therapeutischer Beistand erforderlich. Hier kann es hilfreich sein, weitere Angehörige oder Freunde in die Aufklärungs- und Beratungsgespräche einzubeziehen, sofern dies von der Familie gewünscht wird. Viele Familien verspüren nach der ersten Mitteilung der Diagnose große Wut und Enttäuschung. Manche Eltern wenden sich mit Vorwürfen und Aggressionen von den initial behandelnden Ärzten, den Überbringern der schlechten Nachricht, ab. Hier sollten Ärzte mit professioneller Geduld und konstruktiver Verhandlungsbereitschaft reagieren, um eine bestmögliche Weiterbetreuung des kranken Kindes zu gewährleisten und nicht in einen Circulus gegenseitiger Vorwürfe und Schuldzuweisungen zu geraten. Später werden die meisten Eltern in eine Phase der Trauer eintreten, in der sie Abschied von ihren Erwartungen an ein gesundes Kind, aber auch Abschied von vielen eigenen Plänen und Hoffnungen nehmen. In dieser Situation ist wieder psychologisch-therapeutische Begleitung und Unterstützung von großer Bedeutung. Professionelle Angebote von z. B. sozialpädagogischer Seite mit sozialrechtlicher Beratung und Hinweisen auf praktische Hilfen, mit denen der Lebensalltag besser gemeistert werden kann, stellen eine wichtige Ergänzung der medizinisch-psychologischen Betreuung dar.

Im günstigen Fall mündet dieser Bewältigungsprozess in eine Phase der Anpassung, in der die neue Lebenssituation akzeptiert und die Herausforderung konstruktiv angenommen wird. Für manche Familien entwickelt sich allmählich ein Gefüge, in dem das chronisch kranke, behinderte Kind den sozialen Mittelpunkt darstellt und, bei aller manchmal kaum erträglichen Alltagsbelastung, dem Lebensmiteinander für Eltern wie für gesunde Geschwister besondere Tiefe und Substanz verleiht.

In Ehe- und Partnerbeziehungen führen erfolgreiche Prozesse der Krankheitsbewältigung oft zu einer Neufindung der innerfamiliären Rollenverteilung. Die Mütter, die meist den größten Anteil an der Pflege und Betreuung kranker Kinder übernehmen, zeigen zunehmend Managementkompetenzen, die Väter, die meist im Zwiespalt zwischen beruflichen und familiären Verpflichtungen stehen, lockern ihre Leistungsorientierung und stärken ihre emotionalen Persönlichkeitsanteile. Dennoch sind die meisten Eltern chronisch kranker Kinder häufiger überlastet, erschöpft, in ihren sozialen und beruflichen Möglichkeiten eingeschränkt.

Für gesunde Geschwister chronisch kranker und behinderter Kinder ist ihre Situation in der Familie häufig geprägt von der engen Verbundenheit zwischen der Mutter und dem behinderten Kind, der eigenen subjektiv empfundenen Unterlegenheit und der Machtposition des behinderten Kindes. Sie fühlen sich oft benachteiligt und zurückgesetzt. Dennoch können gesunde Geschwister in ihrer sozialen und emotionalen Entwicklung vom Zusammenleben mit einem behinderten Kind profitieren (z. B. in der Entwicklung sozialer Kompetenzen), sofern das vermehrte Eingespanntsein in Pflichten wie Haushalt und Betreuung ein gewisses Maß nicht überschreitet und Platz für persönliche Interessen und Kontakte und vor allem für die Erfahrung elterlicher Wertschätzung bleibt. Besondere Erziehungskompetenz und Feingefühl der Eltern sind erforderlich, um der Entwicklung nachteiliger Verhaltensmuster bei ihren gesunden Kindern vorzubeugen. Ärztliche Aufgabe ist es auch, derartige ungünstige Entwicklungen wahrzunehmen, anzusprechen und ggf. professionelle Hilfe zu bieten oder in die Wege zu leiten. Bei der ärztlichen Betreuung chronisch kranker Kinder sollte daher ein besonderes Augenmerk auf eine vorausschauende Psychohygiene gerichtet werden, um manifesten Krisen nach Möglichkeit vorzubeugen.

Enorm kränkend und belastend ist es insbesondere für die Eltern, soziale Stigmatisierung und Diskriminierung wegen ihres chronisch kranken Kindes zu erleben. Von großer Bedeutung für eine erfolgreiche Bewältigung einer chronischen Gesundheitsstörung ihres Kindes ist es für die Eltern, in einem funktionierenden sozialen Netzwerk von Verwandten, Freunden, Nachbarn usw. eingebunden zu sein. Hier gibt es nicht nur psychologische Unterstützung durch Gespräche über Sorgen und Nöte, sondern oft auch ganz praktische Hilfe, indem Ressourcen zur Alltagsbewältigung mit in Anspruch genommen werden können.

Selbsthilfegruppen können enorm zur Unterstützung beitragen, da hier ein Erfahrungsaustausch mit ebenfalls Betroffenen „auf Augenhöhe" über spezielle Krankheitsaspekte oder allgemeine soziale Fragen möglich ist (▶ Abschn. 16.6).

16.2.2 Bewältigung von Entwicklungsaufgaben

Risiken für die Bewältigung von Entwicklungsaufgaben sind in starkem Maße davon abhängig, in welchem Lebensalter eine chronische Gesundheitsstörung manifest wird. Durch angeborene oder im Säuglingsalter auftretende Störungen können die wichtigen frühen Bindungsprozesse nachhaltig beeinträchtigt werden, etwa als Folge von häufigen und längeren Klinikaufenthalten oder von elterlichen Ängsten, Depressionen und Enttäuschungen, die sich negativ auf Qualität und Quantität der Eltern-Kind-Interaktion auswirken.

Im frühen Kleinkindalter werden häufig die alterstypischen Autonomie- und Explorationswünsche teils durch krankheitsbedingte Einschränkungen, teils durch gebotene oder auch überbesorgte Vorsichtsmaßnahmen behindert. Darunter leiden die Kontaktmöglichkeiten und die Erfahrung von Selbstwirksamkeit. In Kindergarten und Schule muss besonders auf die Vermeidung von Ausgrenzung, Stigmatisierung und Überforderung geachtet werden, wozu sachliche ärztliche Informationen über das vorliegende Krankheitsbild für die pädagogischen Fachkräfte einen wichtigen Beitrag leisten können.

In der Zeit der Pubertät und Adoleszenz steht der physiologische und psychologisch notwendige Ablöseprozess im Konflikt mit der sachlich begründeten, oft aber auch nur durch jahrelange Praxis eingefahrenen Reglementierung und Überwachung der Therapie durch die Eltern. Non-Compliance und dadurch bedingte Verschlechterungen (z. B. einer diabetischen Stoffwechsellage) sind in dieser Altersstufe häufig. Eine rechtzeitige, dem jeweiligen Alter und Entwicklungsstand des Jugendlichen angepasste Übertragung von Verantwortung gehört deshalb zu den unentbehrlichen Inhalten einer Patientenschulung (▶ Abschn. 16.3).

In jedem Entwicklungsabschnitt und in jeder Altersphase bleibt es für Kinder und Jugendliche mit einer chronischen Gesundheitsstörung unabdingbar, soweit irgend möglich uneingeschränkt mit gesunden Altersgenossen gemeinsam aufzuwachsen und, wie es der Gedanke der Inklusion vorsieht, in Kinderkrippen, Kindergärten und Schulen für alle, gesunde wie behinderte Kinder mit entsprechenden Nachteilsausgleichen betreut zu werden.

16.3 Rehabilitationsziele, Patientenschulung und gesetzliche Grundlagen

K. Brockmann, H. G. Schlack

16.3.1 Rehabilitationsziele

Das Gemeinsame Rahmenkonzept zur Vorsorge und Rehabilitation für Kinder und Jugendliche der Bundesarbeitsgemeinschaft für Rehabilitation (BAR) formuliert als Ziel der medizinischen Rehabilitation, die krankheitsbedingt drohenden oder bereits manifesten Beeinträchtigungen der Teilhabe am Leben in der Gesellschaft durch frühzeitige Einleitung der gebotenen Rehabilitationsleistungen abzuwenden, zu beseitigen, zu mindern, ihre Verschlimmerung zu verhüten oder ihre Folgen zu mildern. Das Kind oder der Jugendliche soll (wieder) in die Lage versetzt werden, gewisse Alltagsaktivitäten oder spätere Erwerbstätigkeit so „normal" wie möglich auszuüben. Dazu müssen bei der angestrebten Verbesserung des Gesundheitszustandes neben den körperlichen und psychischen Faktoren auch die sozialen Umstände berücksichtigt werden. Krankheitssymptome sollen gemildert, Krankheitsbewältigung gefördert und eingeschränkte physische und psychische Leistungsfähigkeit verbessert werden.

Rehabilitationsmaßnahmen werden zur „tertiären Prävention" gezählt, da sie vorhandene Folgen chronischer Erkrankung minimieren und Ressourcen stärken sollen. Sie werden auch als „Leistung zur Teilhabe" bezeichnet (§ 4 SGB IX) und können sowohl ambulant als auch stationär erfolgen.

Stationäre medizinische Rehabilitationsleistungen für Kinder und Jugendliche (§ 6 SGB IX) werden sowohl von den gesetzlichen Krankenkassen (§§ 40, 43 SGB V) als auch den Rentenversicherungsträgern (§ 31 SGB VI) erbracht. Bei der Indikation derartiger stationärer Maßnahmen sind nicht nur die Schwere der Erkrankung, sondern auch die Motivation und die Fähigkeit zur Kooperation zu berücksichtigen. Die Sorgeberechtigten sollen in stationäre Rehabilitationsleistungen einbezogen werden, die Maßnahmen müssen also familiengerecht geplant werden. Die konkreten Ziele der Rehabilitationsmaßnahme sollen möglichst zwischen zuweisendem Arzt, Familie und Rehabilitationseinrichtung abgestimmt werden.

Stationäre Rehabilitationsleistungen kommen u. a. in Betracht, wenn ambulante ärztliche Krankenbehandlung einschließlich Leistungen mit präventiver und rehabilitativer Ausrichtung nicht ausreichen, um Schädigungen mit daraus resultierenden Beeinträchtigungen der Aktivität und Teilhabe zu beseitigen oder zu vermindern, sich der weitere Heilungsprozess durch die Behandlung im Akutkrankenhaus nicht verbessern lässt oder krankhafte psychosomatische und psychosoziale Prozesse im familiären und ambulanten Rahmen sich ansonsten nicht wesentlich beeinflussen lassen, der Betroffene also bewusst vorübergehend aus dem sozialen Umfeld herausgelöst werden soll.

Wesentliche Aspekte der medizinischen Rehabilitation basieren auf der Internationalen Klassifikation der Funktionsfähigkeit, Behinderung und Gesundheit (International Classification of Functioning, Disability and Health, ICF), die erstmals 2001 von der WHO herausgegeben wurde und eine Einteilung und Ordnung der biopsychosozialen Funktionsfähigkeit des Menschen und ihrer Beeinträchtigungen darstellt. Die Klassifikation orientiert sich an den Bereichen Körperfunktionen und Körperstrukturen, Aktivitäten und Partizipation sowie Kontextfaktoren.

16.3.2 Patientenschulung

Der enorme Bedeutungszuwachs der Patientenschulung spiegelt in besonderem Maße den Wandel in der Atmosphäre der Arzt-Patienten-Beziehung wider, der in den letzten Jahrzehnten in der Pädiatrie, wie in der gesamten Medizin, eingetreten ist. Die Konsultation des Arztes wird jetzt weniger als Situation verstanden, in der ärztliche Anordnungen dekretiert und fraglos akzeptiert werden, sondern wird, zumal bei chronischen Erkrankungen, für die nicht umgehend eine Heilung zu erreichen ist, mehr und mehr als partnerschaftliches Arbeitsbündnis gestaltet. Die Kooperation zwischen Arzt und Patient ist im Idealfalle von gegenseitiger Wertschätzung der jeweiligen Kompetenzen geprägt. Der fachliche Sachverstand des Arztes in diagnostischer und therapeutischer Hinsicht und die Kompetenz des Patienten und seiner Familie in der Wahrnehmung der Symptomatik und Bewältigung des Alltags werden wechselseitig respektiert. Dieses partnerschaftliche Konzept bewährt sich vor allem in der Pädiatrie mit ihrer trilateralen Bündnisstruktur zwischen Arzt, Eltern und krankem Kind. Basis einer solchen Kooperation ist die umfassende Aufklärung des Patienten und seiner Familie über Ursache, Pathomechanismen, Symptomatik, Verlauf und Behandlungsoptionen der jeweiligen Erkrankung. Ziele solcher Schulung sind die Verbesserung der Handlungskompetenz der Betroffenen im Umgang mit ihrer Krankheit sowie die Ermächtigung („Empowerment") des Patienten und seiner Familie zu mehr Selbstbestimmung und Autonomie trotz chronischer Krankheit.

Patientenschulung soll auch die Eltern und ggf. weitere Bezugspersonen einbeziehen. Im Zentrum der Schulung steht die Vermittlung medizinischen Wissens, aber die Selbstwahrnehmung von Symptomen einer sich anbahnenden Verschlechterung, die Erkennung von auslösenden Faktoren, die Arbeit an der Akzeptanz der Erkrankung, die Wahrnehmung der vielfältigen emotionalen Facetten chronischer Erkrankung und das Training von Verhaltensstrategien erweitern die Schulung um pädagogische und psychologische Aspekte.

Gut etabliert sind seit vielen Jahren Programme zur Patientenschulung insbesondere für Asthma bronchiale, Diabetes mellitus, atopisches Ekzem. So liegen beispielsweise für die Schulung von an Diabetes mellitus erkrankten Kindern und Jugendlichen sowie deren Eltern strukturierte und evaluierte Schulungsmaterialien und Curricula vor, die einen festen Bestandteil der von evidenzbasierten Leitlinien empfohlenen und bundesweit eingeführten Behandlungskonzepte bilden. Dabei erwiesen sich nur Schulungskonzepte, die über die Vermittlung medizinischen Fachwissens hinaus auf eine Förderung des Selbstmanagements, der Problemlösefähigkeiten und der Selbstwirksamkeit der Patienten bzw. ihrer Eltern abzielten, als effektiv hinsichtlich behandlungsrelevanter Verhaltensweisen und Stoffwechselkontrolle. Die Schulungsangebote sollen in Struktur, Inhalten und Didaktik dem Alter des Kindes und der Aufnahmefähigkeit der Eltern angepasst werden.

Für Diabetes mellitus und Asthma bronchiale ist die Patientenschulung ein zentraler Bestandteil der Disease-Management-Programme (DMP); damit sollen möglichst alle Patienten und ihre Familien erreicht werden. Bei diesen Diagnosen kann die Schulung durch einen Vertragsarzt verordnet werden; bei anderen chronischen Erkrankungen (z. B. atopisches Ekzem) ist eine Einzelfallentscheidung der Krankenkasse erforderlich.

16.3.3 Koordination und Nachsorge

Kinder und Jugendliche mit chronischen Krankheiten haben nicht nur auf medizinischem, sondern auch auf psychosozialem und schulischem Gebiet besondere Versorgungsbedürfnisse. Die erforderlichen Maßnahmen erfolgen in der Regel an verschiedenen Orten und sind sehr häufig unzureichend koordiniert mit der Folge von Fragmentarisierung, Über- und Unterversorgung. Der Optimierung sowohl unter inhaltlichen als auch gesundheitsökonomischen Aspekten dient das Case-Management, worunter die sinnvolle Abfolge notwendiger Maßnahmen, die Sicherung der Prozessqualität und der Beratung und Unterstützung der Familien, die Kommunikation zwischen den Behandlungsorten untereinander und mit den Patienten sowie die Nachsorge verstanden werden; eine zentrale Person – idealerweise der hausärztlich tätige Kinder- und Jugendarzt – fungiert dabei als zentraler Koordinator. Die Spitzenverbände der Krankenkassen haben dazu verbindliche Rahmenvereinbarungen getroffen.

Eine besonders wichtige Maßnahme in diesem Kontext ist ein gut vorbereiteter und geregelter Übergang jugendlicher Patienten von der pädiatrischen Versorgung in die Erwachsenenmedizin. Ein dafür sehr hilfreiches Modell sind gemeinsame Übergangssprechstunden für Patienten zwischen 16 und 18 Jahren. Leider sind in der Erwachsenenmedizin interdisziplinäre Einrichtungen wie die Sozialpädiatrischen Zentren oder pädiatrische Spezialambulanzen bisher noch kaum etabliert.

16.3.4 Gesetzliche Grundlagen

Im Falle von Krankheit, Behinderung und Pflegebedürftigkeit sehen die staatlichen Sozialversicherungssysteme Absicherungen in Form von medizinischer Behandlung, Rehabilitation und Pflege vor. Die rechtlichen Grundlagen dieser Leistungen sind in einem Netzwerk unterschiedlicher Gesetze festgelegt. Zusätzlich zu den bereits in den vorigen Abschnitten erwähnten gesetzlichen Grundlagen sind vor allem die nachfolgend genannten Bestimmungen von großer Bedeutung für den Alltag der betroffenen Familien.

Krankenversicherung

Leistungen zur Früherkennung und Behandlung von Krankheiten werden von der Krankenversicherung gewährt. Der Leistungsumfang der gesetzlichen Krankenversicherung umfasst gemäß Sozialgesetzbuch (SGB) V u. a.

- medizinische Behandlung im ambulanten (§ 28) und stationären (§ 39) Bereich,
- Versorgung mit Heil- und Hilfsmitteln (§§ 32, 33),
- Fahrkostenerstattung (§ 60),
- Gewährung einer Haushaltshilfe (§ 38),
- häusliche Krankenpflege (§ 37),
- ambulante und stationäre Rehabilitationsmaßnahmen (§ 11 Abs. 2 in Verbindung mit §§ 40, 41, 43),
- sozialmedizinische Nachsorgeleistungen (§ 43 Abs. 2),
- Krankengeld bei Erkrankung des Kindes (§ 45),
- Mitaufnahme als Begleitperson/Arbeitsfreistellung (§ 11 Abs. 3),
- ambulante und stationäre Hospizleistungen (§ 39a).

Pflegeversicherung

Leistungen bei Pflegebedürftigkeit werden von der Pflegeversicherung gewährt und sind im SGB XI geregelt. Bei definierten Stufen erhöhter Pflegebedürftigkeit (I–III) können Sachleistungen (Einsatz von Pflegefachkräften) oder Pflegegeld oder eine Kombination beider in Anspruch genommen werden. Entscheidend für die Zuordnung zu einer bestimmten Pflegestufe ist der über den Hilfebedarf eines gleichaltrigen gesunden Kindes hinausgehende zusätzliche Hilfebedarf (z. B. häufigere Mahlzeiten, zusätzliche Körperpflege).

Einteilung der Stufen der Pflegebedürftigkeit
- Pflegestufe I: Erheblich pflegebedürftig
- Pflegestufe II: Schwer pflegebedürftig
- Pflegestufe III: Schwerst pflegebedürftig
- Härtefall: Außergewöhnlich hoher Pflegeaufwand über die Pflegestufe III hinaus

Für die Festlegung des Grades der Pflegebedürftigkeit zählt ausschließlich der zusätzliche Bedarf an Grundpflege (Körperpflege und Hygiene, Nahrungsaufnahme, Mobilität) sowie der hauswirtschaftlichen Versorgung, wogegen Maßnahmen der Behandlungspflege (z. B. Wundpflege, Verabreichung von Medikamenten, Anlegen von orthopädischen oder sonstigen Hilfsmitteln) oder auch ärztlich verordnete und von den Eltern zu Hause durchgeführte Übungsmaßnahmen (z. B. Gymnastik, Sprachanregung) nicht berücksichtigt werden. Da außerdem der gesamte zusätzliche Betreuungsaufwand außerhalb der eng definierten Grundpflege nicht auf die Pflegebedürftigkeit nach SGB XI angerechnet wird, fühlen viele Eltern ihren täglichen Einsatz durch das Ergebnis der Begutachtung (d. h. die festgestellte Pflegestufe) ungerecht beurteilt.

Bei Verhinderung der Pflegeperson wird Verhinderungspflege angeboten, darüber hinaus besteht die Möglichkeit einer Kurzzeitpflege in anerkannten Pflegeeinrichtungen. Schließlich kann Anspruch auf Pflegehilfsmittel, eine Verbesserung des Wohnumfeldes und soziale Sicherung der Pflegeperson bestehen. Von Bedeutung ist, dass die Leistungen der Pflegeversicherung nicht rückwirkend, sondern frühestens ab dem Datum der Antragstellung gewährt werden. Daher sollen betroffene Familien früh auf diese sozialrechtlichen Ansprüche hingewiesen werden.

Das Pflegeleistungsergänzungsgesetz (PfLEG, SGB XI, § 45a, b, c) ermöglicht, zusätzliche Betreuungsleistungen zu erstatten für Pflegebedürftige in häuslicher Pflege, bei denen neben dem Hilfebedarf im Bereich der Grundpflege ein erheblicher Bedarf an allgemeiner Beaufsichtigung und Betreuung gegeben ist.

Nachteilsausgleiche

Das Sozialgesetzbuch IX, die Steuergesetze sowie eine Reihe weiterer Gesetze bieten behinderten Menschen einen Ausgleich behinderungsbedingter Nachteile oder finanzieller Mehraufwendungen, sog. Nachteilsausgleiche. Die Anerkennung des Schwerbehindertenstatus ist eine wichtige Voraussetzung für die Inanspruchnahme. Ein Schwerbehindertenausweis wird beim Versorgungsamt oder der Kommune beantragt. Die Schwere der Funktionsbeeinträchtigungen wird auf der Grundlage der amtlichen „Anhaltspunkte für die ärztliche Gutachtertätigkeit im sozialen Entschädigungsrecht und nach dem Schwerbehindertengesetz" festgestellt und bestimmt den Grad der Behinderung (GdB). Eine Schwerbehinderung liegt bei einem GdB von mindestens 50 vor. Im Schwerbehindertenausweis wird die Höhe des GdB angegeben.

Liegen die Voraussetzungen folgender Merkzeichen vor, die zur Inanspruchnahme bestimmter Nachteilsausgleiche berechtigen, werden diese ebenfalls im Schwerbehindertenausweis eingetragen:

G	Erhebliche Beeinträchtigung der Bewegungsfähigkeit im Straßenverkehr
aG	Außergewöhnliche Gehbehinderung
B	Ständige Begleitung ist notwendig
H	Hilflosigkeit
Bl	Blindheit
Gl	Gehörlosigkeit
RF	Befreiung von der Rundfunkgebührenpflicht

Von besonderer Bedeutung ist das Merkzeichen H (Hilflosigkeit). Hilflosigkeit im Sinne des Schwerbehindertenrechts liegt vor, „wenn ein behinderter Mensch nicht nur vorübergehend für eine Reihe von regelmäßig wiederkehrenden Verrichtungen zur Sicherung seiner persönlichen Existenz im Ablauf eines jeden Tages fremder Hilfe dauernd und in erheblichem Umfang bedarf". Bei einem GdB von 100 wird grundsätzlich Hilflosigkeit angenommen, bei niedrigeren GdB-Werten wird die Frage der Hilflosigkeit individuell geprüft. Die Feststellung von Hilflosigkeit ist *nicht* gleichbedeutend mit Pflegebedürftigkeit im Sinne des SGB XI, da diesen beiden Begriffen unterschiedliche gesetzliche Definitionen zugrunde liegen.

Nachteilsausgleiche auf der Grundlage des Schwerbehindertenstatus und ggf. zusätzlicher Merkzeichen sind insbesondere:
- steuerliche Vergünstigungen,
- unentgeltliche Beförderung im öffentlichen Nahverkehr bzw. in Zügen der Deutschen Bahn,
- unentgeltliche Beförderung einer Begleitperson,
- Parkerleichterung.

Eingliederungshilfe

Als Eingliederungshilfe werden Hilfen zur Eingliederung in die Gesellschaft bezeichnet, die von der Sozialhilfe geleistet werden und im SGB XII in Verbindung mit dem SGB IX (Rehabilitation und Teilhabe behinderter Menschen) geregelt sind. Aufgabe der Eingliederungshilfe ist es, eine Behinderung oder deren Folgen zu beseitigen oder zu mindern und den behinderten Menschen in die Gesellschaft einzugliedern.

Dabei müssen zunächst Ansprüche gegenüber Kranken- und Pflegeversicherung geltend gemacht werden, Leistungen der Sozialhilfe werden nachrangig gewährt. Diese Leistungen für die Teilhabe von Kindern und Jugendliche am sozialen Leben umfassen:
- Frühförderung,
- heilpädagogische Leistungen,
- Kinderbetreuung in Tageseinrichtungen,
- Integrationsmaßnahmen während Schulbildung, Berufsausbildung und Studium,
- Leistungen der familienunterstützenden und -entlastenden Dienste.

Alle Sozialleistungen können nur auf Antrag gewährt werden. Da sie nicht rückwirkend eingefordert werden können, sollten sie frühzeitig beantragt werden. Schriftliche Antragstellung vereinfacht bei strittigen Entscheidungen das Widerspruchsverfahren.

16.4 Integration und Inklusion

R. Blank

16.4.1 Definitionen

ICD und ICF Die International Classification of Functioning, Disability and Health (Internationale Klassifikation der Funktionsfähigkeit, Behinderung und Gesundheit, ICF) ist eine von der World Health Organisation (WHO) im Jahre 2001 erstellte und herausgegebene Klassifikation zur Beschreibung des funktionalen Gesundheitszustandes, der Behinderung, der sozialen Beeinträchtigung sowie der relevanten Umweltfaktoren von Menschen. Die ICF setzt sich aus den Bereichen Körperfunktionen und Körperstrukturen, Aktivitäten und gesellschaftliche Teilhabe sowie Kontextfaktoren (sowohl umwelt- als auch personenbezogen) zusammen.

Im Gegensatz zum individuell ausgerichteten, störungsorientierten Konzept der Internationalen Klassifikation für Krankheiten (ICD) verkörpert die das Konzept der ICF nicht nur individuelle, sondern auch systemische Aspekte und umfasst sämtliche Lebensbereiche und Bezugssysteme des kranken Menschen. Es werden hier nicht nur auffällige, sondern auch unauffällige Lebensbereiche (Ressourcen) erfasst. Dieses biopsychosoziale Störungsverständnis ist wiederum Grundlage für die Integration und insbesondere die Inklusion von chronisch kranken und behinderten Kindern. Der aus der ICF abgeleitete Begriff der Partizipation bedeutet Teilhabe, unter normalen (Wettbewerbs-)Bedingungen am gesellschaftlichen und wirtschaftlichen Leben, insbesondere am Unterricht oder am Arbeitsleben, und am politischen Leben teilnehmen zu können. Hierfür ist es erforderlich, für Barrierefreiheit zu sorgen, d. h. Faktoren zu beseitigen, die den Menschen mit besonderen Bedürfnissen zu einem „Behinderten" machen.

Integration Das Konzept der Integration geht weiterhin von einem Zwei-Gruppen-Konzept, hier Behinderte, dort Nichtbehinderte, aus und verfolgt eher einen störungsspezifischen, individuellen Ansatz mit spezieller Förderung auf Basis von Förderplänen und individuellen Curricula für behinderte Kindern innerhalb der Gesamtgruppe der Kinder.

Inklusion Demgegenüber bedeutet Inklusion gemeinsames Leben und Lernen für alle, d. h. ein umfassendes Konzept einer ununterteilbaren heterogenen Lerngruppe und ein systemischer Ansatz unter Einbeziehung der emotionalen und sozialen Ebene sowie der Lehre. Diesem soll ein individualisiertes „Curriculum" für alle zugrunde liegen. Statt Förderplänen für einzelne „behinderte" Kinder sollen Probleme und Ressourcen aller Kinder einer gemeinsamen Reflexion und Planung aller Beteiligten zugeführt werden. Im „Handlexikon der Behindertenpädagogik" definiert Hinz (2006) den Ansatz der Inklusion als „... Ansatz, der auf der Basis von Bürgerrechten argumentiert, sich gegen jede gesellschaftliche Marginalisierung wendet und somit allen Menschen das gleiche volle Recht auf individuelle Entwicklung und soziale Teilhabe ungeachtet ihrer persönlichen Unterstützungsbedürfnisse zugesichert sehen will."

16.4.2 Rechtliche Grundlagen der Inklusion

Kinder mit chronischen Erkrankungen, Entwicklungsstörungen und Behinderungen haben seit der Ratifizierung der UN-Behindertenkonvention durch die Bundesrepublik Deutschland (2009) ein umfassendes Recht auf Inklusion. Inklusion soll 6 Formen sozialer Exklusion aufheben: institutionell, sozial, im Kindergarten/Schule, ökonomisch, kulturell und räumlich.

Selbstbestimmung und Teilhabe

Im 1. Staatenbericht der BRD, beschlossen vom Bundeskabinett am 3.8.11, wurden die gesetzlichen Grundlagen zusammengefasst dargestellt (Bundesministerium für Arbeit und Soziales 2011). Das SGB IX unterstützt die Selbstbestimmung und Teilhabe von Menschen mit Behinderungen am Leben in der Gesellschaft (§ 9 Abs. 3 SGB IX). Leistungen, Dienste und Einrichtungen sollen Leistungsberechtigten möglichst viel Raum zu eigenverantwortlicher Gestaltung ihrer Lebensumstände lassen und ihre Selbstbestimmung fördern. Entscheidungen über Leistungen und über die Ausführung von Leistungen zur Teilhabe sollen entsprechend den berechtigten Wünschen der Leistungsberechtigten erfolgen (§ 9 Abs. 1 SGB IX).

Eingliederungshilfe Leistungen der Eingliederungshilfe sollen für Kinder und Jugendliche mit Behinderungen unter den Voraussetzungen des § 53 SGB XII, § 35a SGB VIII oder § 27d BVG gewährt werden, um ihre Selbstbestimmung und gleichberechtigte Teilhabe am Leben in der Gesellschaft zu fördern und um Benachteiligungen zu vermeiden oder ihnen entgegenzuwirken.

Infrastruktur Ferner soll die Infrastruktur (Wohnungen, nachbarschaftliche Infrastruktur, d. h. inklusiver sozialer Nahraum) mit dem Ziel einer unabhängigen Lebensführung durch Barrierefreiheit angepasst werden.

Mobilität Mobilität wird als zentrale Voraussetzung einer selbstbestimmten und gleichberechtigten Teilhabe angesehen. Hierbei wird der öffentliche Personenverkehr besonders hervorgehoben. Die Verkehrssysteme müssen zugänglich und möglichst barrierefrei sein.

Individuelle Mobilität soll durch Unterstützung von Mobilitätshilfen ermöglicht werden. Die Versorgung mit Hilfsmitteln und technischen Hilfen nach dem SGB IX unterstützt die möglichst weitgehende Selbstständigkeit und Selbstbestimmung von Menschen mit Behinderungen.

Im Rahmen der Eingliederungshilfe nach SGB XII bzw. BVG sollen Hilfen zur Beschaffung oder zum Unterhalt eines behindertengerecht ausgestatteten Kraftfahrzeugs gewährt werden.

§ 3 Abs. 1 FStrG stellt sicher, dass beim Bau und Unterhaltung von Bundesfernstraßen die Belange behinderter und anderer Menschen mit Mobilitätsbeeinträchtigung mit dem Ziel möglichst weitreichender Barrierefreiheit berücksichtigt werden. Hinsichtlich der Gestaltung von Verkehrsanlagen wird noch Forschungsbedarf gesehen.

Die Verordnung über die Rechte von behinderten Flugreisenden vom 5. Juli 2006 untersagt den Luftfahrtunternehmen, die Buchung oder Beförderung einer Person wegen einer Behinderung abzulehnen.

Gesundheitshilfe und Pflegeversicherung

Auch im Bereich der Gesundheitshilfe soll die Inklusion einen breiten Raum erhalten. Ziel des SGB V ist, den besonderen Belangen behinderter Menschen Rechnung zu tragen (siehe Sozialgesetzbücher SGB V – Gesetzliche Krankenversicherung, SGB XI – Soziale Pflegeversicherung sowie Gesundheitsdienstgesetze der Länder). Im SGB V gibt es eine eigenständige Regelung, die ausschließlich die Belange behinderter Menschen in den Mittelpunkt stellt (§ 2a SGB V).

Früherkennung und Frühförderung Im SGB IX werden die Früherkennung und Frühförderung für behinderte und von Behinderung bedrohte Kinder sowie Leistungen zur medizinischen Rehabilitation für Kinder und Jugendliche behandelt. Damit soll eine erhebliche Gefährdung ihrer Gesundheit beseitigt oder eine bereits beeinträchtigte Gesundheit wiederhergestellt oder gebessert werden (Gesetzliche Rentenversicherung). Die Früherkennungsuntersuchungen für Kinder und Jugendliche sollen vom Gemeinsamen Bundesausschuss kontinuierlich weiterentwickelt werden.

Ärztliche Versorgung Regelungen der vertragsärztlichen Versorgung (§§ 99ff. SGB V) sollen eine gemeindenahe ambulante ärztliche und zahnärztliche Versorgung, auch in ländlichen Gebieten sicherstellen. Der öffentliche Gesundheitsdienst soll eine wichtige Mittler- und Wegweiserfunktion durch das Netz von Beratungs- und Betreuungseinrichtungen einnehmen.

Ein barrierefreier Zugang von Rollstuhlfahrern zu Arztpraxen und anderen Gesundheitseinrichtungen ist noch nicht befriedigend

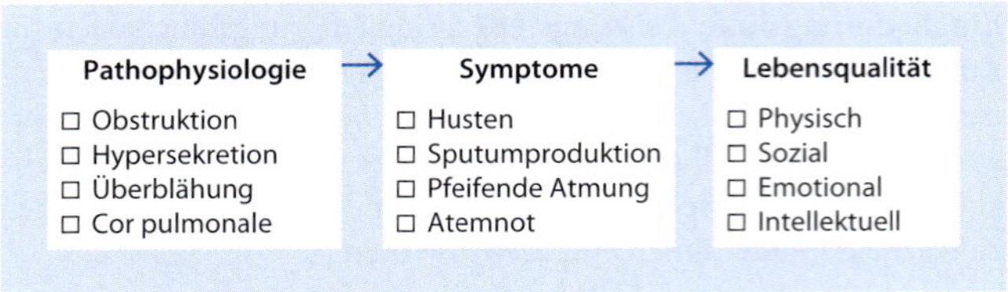

Abb. 16.1 Unterschiedliche Funktionsebenen zur Messung des Therapieerfolges am Beispiel eines Kindes mit CF-bedingter Lungenkrankheit. *CF* zystische Fibrose

sichergestellt. Nur rund 20 % der Arztpraxen sind z. B. nach Angaben des Landes Brandenburg bisher barrierefrei.

Pflege Das im SGB XI verankerte Leitbild der Pflegeversicherung ist eine menschenwürdige Pflege. Reichen die Leistungen der Pflegeversicherung nicht aus, besteht grundsätzlich ein Anspruch auf Hilfe zu Pflege nach §§ 61–66 SGB XII gegenüber den Trägern der Sozialhilfe.

Die Pflege eines nahen Angehörigen soll für einen Zeitraum von bis zu 2 Jahren mit reduzierter Stundenzahl (Familienpflegezeit) möglich sein. Während dieser Zeit soll das Arbeitsentgelt als Vorschuss aufgestockt werden.

Servicestellen Im Rehabilitations- und Teilhaberecht haben nach SGB IX die Träger auch eine Verpflichtung, Menschen mit Behinderungen trägerübergreifend zu informieren und zu unterstützen und in etwa 500 gemeinsamen Servicestellen zu beraten.

Umsetzung

Trotz der relativ umfassenden gesetzliche Regelungen und Empfehlungen bestehen noch erhebliche Umsetzungsdefizite bei der Inklusion. Dabei spielen strukturelle und finanzielle Probleme eine Rolle.

Als Lösungsmöglichkeiten für Umsetzungsdefizite wurden beispielsweise vorgeschlagen:

- trägerübergreifende persönlichen Budgets,
- trägerübergreifende Beratung und Frühförderung von Kindern mit Behinderungen.

Ob und inwieweit die sehr weit gehenden Forderungen nach Inklusion sich gesellschaftlich, insbesondere im stark spezialisierten Gesundheitsbereich, umsetzen lassen, muss abgewartet werden. Sicherlich trug und trägt aber die UN-Konvention dazu bei, dass Kinder und Jugendliche mit besonderen Bedürfnissen mehr zu einem gleichberechtigten, gemeinsamen Leben in die Gesellschaft finden können.

16.5 Gesundheitsbezogene Lebensqualität

M. A. Landolt, F. H. Sennhauser

Die Fortschritte in der Medizin haben dazu geführt, dass eine zunehmende Zahl von Kindern mit lebensbedrohlichen Krankheiten überlebt und somit früher tödliche Krankheiten heute den Charakter von chronischen Leiden haben. Rein somatische Indikatoren wie z. B. die Symptomatik oder die Überlebenszeit werden damit nicht länger als das alleinige Kriterium der Wirksamkeit medizinischer Therapien betrachtet, da sie die Auswirkungen der Therapie auf den Patienten und seine Lebensumstände nicht umfassend dokumentieren. Zunehmend gewinnen Fragen nach den Konsequenzen der Erkrankung und der Behandlung auf die Entwicklung und das Leben des Kindes an Bedeutung. Zur Beurteilung von Erfolg und Qualität medizinischer Maßnahmen werden neue Kriterien notwendig, die neben rein somatischen auch psychische und soziale Faktoren umfassen. Ein zentraler und integraler Begriff in diesem Zusammenhang ist die gesundheitsbezogene Lebensqualität. Am Beispiel der zystischen Fibrose zeigt Abb. 16.1 die unterschiedlichen Beurteilungsebenen zur Messung des Therapieerfolges. In einem ganzheitlichen Verständnis der Medizin schließt dies neben der Pathophysiologie und der Symptomatik auch die im Konstrukt der Lebensqualität erfassten Auswirkungen auf den Alltag des Kindes mit ein.

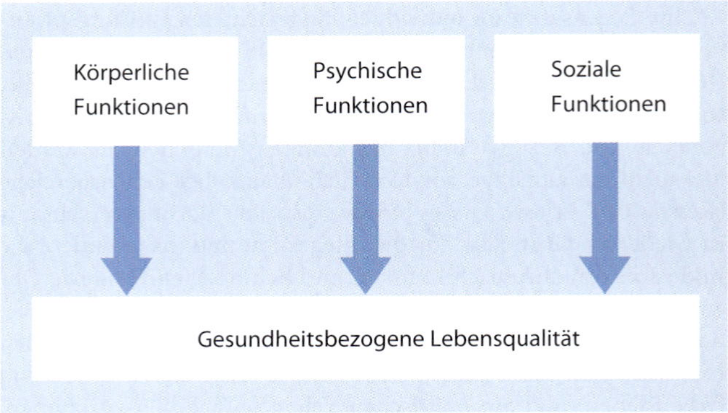

Abb. 16.2 Dimensionen der gesundheitsbezogenen Lebensqualität

16.5.1 Definition

Der Begriff der Lebensqualität entwickelte sich aus der sozialwissenschaftlichen Forschung. Im Unterschied zu diesem breiter gefassten Konstrukt befasst sich die gesundheitsbezogene Lebensqualität mit Aspekten des menschlichen Erlebens und Verhaltens im Zusammenhang mit Gesundheit und Krankheit. Bereits im Jahre 1947 definierte die Weltgesundheitsorganisation Gesundheit als einen Zustand vollkommenen körperlichen, psychischen und sozialen Wohlbefindens und nicht nur als Freisein von Krankheit oder Gebrechen. Bezugnehmend auf diese Definition wird die gesundheitsbezogene Lebensqualität heute als mehrdimensionales Konstrukt verstanden, das die subjektive Einschätzung des Patienten oder von Drittpersonen zu verschiedenen Dimensionen des Wohlbefindens und der Funktionsfähigkeit beinhaltet. Es herrscht dabei weitgehende Einigkeit, dass die folgenden drei Funktionsbereiche kulturübergreifend den Kern der gesundheitsbezogenen Lebensqualität darstellen (Abb. 16.2):

- **Körperliche Funktionen:** Diese Dimension schließt körperliche Symptome und Beschwerden (z. B. Schmerzen), die motorische Funktionsfähigkeit (z. B. Gehfähigkeit) sowie die Autonomie bei der Ausführung alltäglicher Dinge (z. B. Körperpflege) mit ein.
- **Psychische Funktionen:** Hierunter werden die emotionale Befindlichkeit sowie die kognitive Funktionsfähigkeit (z. B. Konzentrationsvermögen, schulische Leistungsfähigkeit) verstanden.
- **Soziale Funktionen:** Dieser Bereich umschreibt die Qualität der Beziehungen zu Familienmitgliedern und Gleichaltrigen und das Eingebettetsein in den gesellschaftlichen Kontext (Gleichaltrigengruppe, Schule, Beruf).

Die gesundheitsbezogene Lebensqualität wird nicht als statisches, sondern als dynamisches Konstrukt verstanden, das sich mit dem Verlauf der Krankheit, dem Wandel der Lebensumstände sowie auch mit der fortschreitenden Entwicklung des Kindes verändert.

■ Abb. 16.3 gibt einen Überblick über die Komplexität von Faktoren, die die Lebensqualität beeinflussen können. Von zentraler Bedeutung sind dabei psychosoziale Variablen (z. B. Qualität der Familienbeziehungen).

Die Ziele der Lebensqualitätsforschung sind vielfältig und beinhalten insbesondere die Dokumentation des Erfolges einer medizinischen Behandlung, die Hilfestellung bei der Entscheidung zwischen Therapiealternativen sowie eine verbesserte Patientenversorgung und Qualitätssicherung.

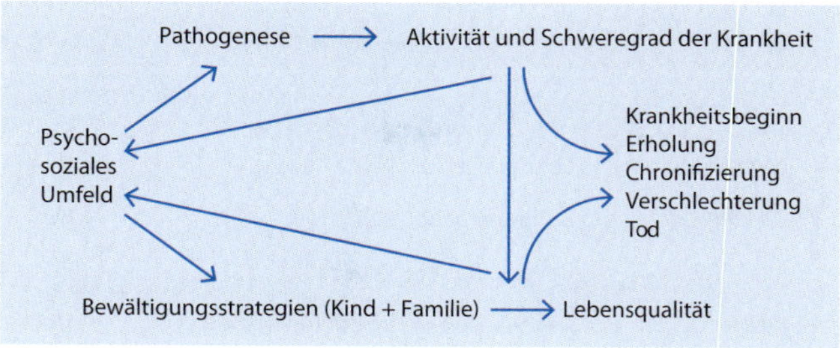

■ **Abb. 16.3** Wichtige Determinanten der Lebensqualität

16.5.2 Erfassung der Lebensqualität

Frühe Bemühungen, die gesundheitsbezogene Lebensqualität von Kindern zu beschreiben, richteten ihren Fokus zunächst vor allem auf funktionale Probleme und beruhten meist auf Einschätzungen durch das Medizinalpersonal. Zunehmend zeigte sich allerdings, dass die subjektive eigene Wahrnehmung des kranken Kindes häufig ein besseres Maß für die Auswirkungen einer Krankheit und deren Therapie ist als die Beurteilung durch Drittpersonen. Dies ebnete den Weg, die gesundheitsbezogene Lebensqualität auch im Kindesalter zu konzeptualisieren und im Rahmen von kindspezifischen Erfassungsinstrumenten zu operationalisieren.

Die aus dem Erwachsenenbereich verfügbaren Instrumente zur Erfassung der gesundheitsbezogenen Lebensqualität sind für Kinder nicht geeignet, weil Kinder entwicklungsbedingt ein eigenes Verständnis von Gesundheit und Krankheit haben und weil bei ihnen andere Lebensbereiche wichtig sind als bei Erwachsenen. Die Entwicklung kindgerechter Erfassungsinstrumente stellt hohe methodische Anforderungen. Kinder interpretieren Fragen anders als Erwachsene und haben ein anderes Zeitverständnis in Bezug auf den Verlauf einer Krankheit. Zudem sind Ihre Fähigkeiten, Skalen einzuschätzen und längere Fragebögen auszufüllen, oft eingeschränkt. Nachdem lange Zeit davon ausgegangen wurde, dass Kinder keine validen und reliablen Aussagen zu ihrer Lebensqualität machen können, wurde in der Zwischenzeit nachgewiesen, dass dies ab dem Alter von 7 Jahren durchaus möglich ist, sofern die Befragung als Interview konzipiert ist, kindgerechte Fragen und Skalen beinhaltet und von der Dauer her das Kind nicht überfordert.

Im Bezug auf inhaltliche Kriterien sollte ein Verfahren zur Erfassung der gesundheitsbezogenen Lebensqualität zudem sensitiv gegenüber Veränderungen im Krankheitsverlauf sein, sowohl kurz- als auch langfristige Effekte einer Krankheit erfassen können und dazu dienen, behandlungsbezogene Entscheidungen zu treffen bzw. zu vereinfachen.

Die bestehenden Messinstrumente zur Erfassung der gesundheitsbezogenen Lebensqualität im Kindesalter können anhand dreier Merkmale typisiert werden:

Urteilsquelle Als Beurteiler der Lebensqualität kommen die Kinder selbst (Selbstbeurteilung), ihre Eltern sowie das medizinische Personal (Fremdbeurteilungen) infrage. Wenn immer möglich, sollten die Kinder ab dem Schulalter selbst Auskunft über ihr Befinden geben. Fremdbeurteilungen durch Eltern und Ärzte sind ergänzend einzusetzen und beschreiben die Lebensqualität des Kindes aus einer anderen Perspektive. Interessanterweise sind die Korrelationen zwischen den Einschätzungen der Kinder und denjenigen seiner Eltern meistens nicht sehr ausgeprägt und abhängig vom beurteilten Funktionsbereich: Bezüglich körperlicher Symptome und Verhaltensparameter des Kindes sind Fremdbeurteilungen meist aussagekräftig, nicht jedoch bezüglich des Krankheitserlebens und Befindens der Kinder. Allerdings gibt es Situationen, in denen die Fremdbeurteilung oft die einzige Möglichkeit ist, Informationen zur gesundheitsbezogenen Lebensqualität zu erheben. Dies ist z. B. bei Kindern im Vorschulalter der Fall, obwohl auch jüngere Kinder zumindest ihre Befindlichkeit mit einfachen Methoden (Gesichterskala) oder im Interview ausdrücken können. Auch bei sehr schwerwiegend erkrankten oder verunfallten Kindern (z. B. schweres Schädel-Hirn-Trauma) ist der Einsatz von Fremdbeurteilungsverfahren angezeigt.

Messansatz Bei den Verfahren zur Erfassung der gesundheitsbezogenen Lebensqualität kann grundsätzlich zwischen Ansätzen unterschieden werden, die krankheitsübergreifende Aspekte der Lebensqualität erfassen (generisch) und solchen, die spezifische Aspekte bestimmter Krankheiten thematisieren. In krankheitsspezifischen Instrumenten werden Probleme und Schwierigkeiten aufgegriffen, die sich aus der Auseinandersetzung mit der Behandlung und dem Verlauf einer bestimmten Krankheit ergeben. Solche Instrumente liegen besonders für die Bereiche Onkologie, Asthma und Epilepsie vor. Im Gegensatz dazu stammen generische Instrumente teilweise aus dem Bereich der Public-Health-Forschung und der Epidemiologie. Sie beziehen sich auf Probleme, die die Mehrzahl der erkrankten Kinder hinsichtlich ihrer Funktionsfähigkeit hat. Der Vorteil generischer Verfahren liegt darin, dass damit verschiedene Krankheitsgruppen miteinander verglichen werden können. Krankheitsspezifische Verfahren dagegen sind oft der individuellen Situation von Kindern mit spezifischen Krankheiten besser angepasst. Moderne Erfassungsinstrumente versuchen diese beiden Ansätze zu kombinieren, indem sie einen generischen Teil und einen krankheitsspezifischen Teil beinhalten. Letzterer liegt dann in je eigenen Versionen für unterschiedliche Krankheiten vor (z. B. Asthma, Krebs, Diabetes).

Dimensionalität der Operationalisierung Verfahren zur Erfassung gesundheitsbezogener Lebensqualität können auch dahingehend unterschieden werden, ob sie globale Bewertungen oder detaillierte Erhebungen in verschiedenen Lebensbereichen erfassen. Trotz weitgehender Einigkeit, dass die gesundheitsbezogene Lebensqualität ein multidimensionales Konstrukt ist (■ Abb. 16.2), gibt es viele Instrumente, die nach wie vor nur den körperlich-funktionellen Status erheben. Moderne Instrumente zeichnen sich dadurch aus, dass sie körperliche, psychische und soziale Funktionsbereiche berücksichtigen.

Die Entwicklung von Verfahren zur Erhebung der gesundheitsbezogenen Lebensqualität wurde zunächst insbesondere in den angelsächsischen Ländern vorangetrieben. Mit der Publikation einer Reihe von deutschsprachigen Instrumenten hat sich die Situation deutlich verbessert (■ Tab. 16.1).

Die meisten dieser Instrumente erfüllen die geforderten testpsychologischen Standards, erfassen die gesundheitsbezogene Lebensqualität mehrdimensional und liegen in Selbst- und Fremdbeurteilungsversionen vor. Ein Teil der Verfahren (z. B. PedsQL,

Tab. 16.1 Deutschsprachige generische Instrumente zur Erfassung der gesundheitsbezogenen Lebensqualität im Kindesalter

Verfahren	Autoren	Herkunft	Altersgruppe	Anzahl Items	Beurteiler
CHQ-PF50	Landgraf et al. 1998	USA	5–18 Jahre	50	Eltern
DISABKIDS	Bullinger et al. 2002	EU	4–16 Jahre	37	Kind/Eltern
KIDSCREEN	Ravens-Sieberer et al. 2001	EU	8–18 Jahre	52	Kind/Eltern
KINDL[R]	Ravens-Sieberer u. Bullinger 2000	Deutschland	8–16 Jahre	24	Kind/Eltern
Kiddy-KINDL[R]	Ravens-Sieberer u. Bullinger 2000	Deutschland	4–7 Jahre	12 (Kind) 24 (Eltern)	Kind/Eltern
PedsQL	Felder-Puig et al. 2004 Varni et al. 2001	USA	2–18 Jahre	23	Kind/Eltern
TACQOL	Vogels et al. 2000	Niederlande	6–15 Jahre	56	Kind/Eltern
TAPQOL	Fekkes et al. 2001	Niederlande	0.5–5 Jahre	43	Eltern

DISABKIDS) ist zudem so konstruiert, dass ergänzend zu Fragen zu krankheitsübergreifenden Aspekten der Lebensqualität auch krankheitsspezifische Module eingesetzt werden können.

16.5.3 Stand der Forschung

Wissenschaftliche Studien zur gesundheitsbezogenen Lebensqualität bei kranken Kindern werden zur Beantwortungen folgender Fragestellungen eingesetzt:

- **Epidemiologie:** Hierbei wird untersucht, ob und in welchen Bereichen kranke oder verunfallte Kinder während und nach der medizinischen Behandlung eine eingeschränkte Lebensqualität aufweisen und ob es prognostische Faktoren gibt, die die mittel- und langfristige Lebensqualität vorherzusagen vermögen.
- **Bewertung von Therapiealternativen:** Die Erfassung der gesundheitsbezogenen Lebensqualität kann auch bei der Bewertung unterschiedlicher Behandlungsstrategien in der Betreuung kranker Kinder mithelfen. Damit verbunden sind gesundheitspolitische Fragen der Ressourcenverteilung sowie therapierelevante Fragen in Zusammenhang mit der medizinischen Entscheidungsfindung.
- **Qualitätssicherung:** Studien zur gesundheitsbezogenen Lebensqualität sind auch im Rahmen der Qualitätssicherung einer Institution von Bedeutung. Hier steht die Frage im Vordergrund, wie die medizinische Versorgung von Kindern und Jugendlichen so gestaltet werden kann, dass sie mit vertretbarem Aufwand eine gute Qualität medizinischer Betreuung auch hinsichtlich der verschiedenen Aspekte der Lebensqualität garantiert.

In der letzten Dekade ist es erfreulicherweise in der Pädiatrie zu einer deutlichen Zunahme von Studien zur gesundheitsbezogenen Lebensqualität gekommen, z. B. bei Kindern mit Krebs, Asthma, Epilepsie, Nierenkrankheiten und Unfällen. Es handelt sich dabei fast immer um epidemiologische Querschnittstudien, in denen eine bestimmte Patientengruppe einmalig mithilfe von Lebensqualitätsinstrumenten befragt wurde. Die meisten Studien beschränken sich dabei auf Kinder im Schul- und Pubertätsalter.

Die Befunde der bisherigen Forschung zeigen, dass bei chronisch kranken und auch bei verunfallten Kindern spezifische Bereiche der gesundheitsbezogenen Lebensqualität wesentlich beeinträchtigt sein können, dass es aber auch Kinder gibt, die trotz Krankheit über eine gute Lebensqualität verfügen. Interessanterweise können solche interindividuellen Unterschiede in vielen Studien kaum durch medizinische Parameter (z. B. Schweregrad der Krankheit), sondern vielmehr durch psychosoziale Variablen (Qualität der Familienbeziehungen, psychische Befindlichkeit der Eltern, sozioökonomischer Status usw.) erklärt werden. Longitudinalstudien, die den dynamischen Verlauf der Lebensqualität beim individuellen Patienten über Jahre verfolgen und auch Fragen der Kausalität und der Interdependenz methodisch fundierter beantworten können, sind zum heutigen Zeitpunkt praktisch nicht existent. Auch im Bereich randomisierter klinischer Studien, in welchen die Wirksamkeit und Auswirkungen verschiedener Therapieansätze evaluiert werden, wird die Lebensqualität als wesentliche Outcome-Variable heute leider noch nicht standardmäßig erhoben.

Die gesundheitsbezogene Lebensqualität stellt durch die Berücksichtigung psychologischer und sozialer Funktionsbereiche aus subjektiver Patientenperspektive ein wichtiges Evaluationskriterium medizinischen Handelns dar. Durch die zentrale Stellung, die die subjektive Patientensicht in der Lebensqualitätsforschung innehat, und mit der expliziten Berücksichtigung von Wohlbefinden und Handlungsvermögen wird damit gleichzeitig ein wichtiger Beitrag zu einer patientenorientierten Medizin geleistet.

Gerade in der Pädiatrie, die sich traditionellerweise immer schon besonders intensiv auch mit psychosozialen Aspekten von Gesundheit und Krankheit beschäftigt hat, ist die vermehrte Berücksichtigung der Lebensqualitätsforschung in Zukunft von großer Wichtigkeit. Dies erfordert einen breiten Konsens darüber, dass neben somatischen auch psychische und soziale Aspekte von Krankheit und Therapie für die Therapieindikation und -evaluation von Bedeutung sind, so wie es die Weltgesundheitsorganisation in ihrer Definition von Gesundheit festgeschrieben hat. Für die Pädiatrie von besonderer Bedeutung ist dabei auch die enge Einbettung des Kindes in seinen Familienkontext. Bemühungen um eine Verbesserung der Lebensqualität kranker und verletzter Kinder haben immer auch positive Auswirkungen auf die Lebensqualität von Eltern und Geschwistern.

Forschung im Bereich der gesundheitsbezogenen Lebensqualität findet immer am Schnittpunkt von Medizin und Psychologie statt und ist deshalb interdisziplinär. Der Einbezug der Lebensqualität als wichtiges Zielkriterium sowohl in klinischen Untersuchungen als auch in Therapiestudien trägt damit, im Sinne einer verpflichtenden ganzheitlichen oder integralen Betreuung, zu einer Optimierung der Behandlung kranker und verunfallter Kinder bei.

16.6 Selbsthilfegruppen in Deutschland – Kindernetzwerk e.V.

H. von Voss, R. Schmid

16.6.1 Entstehung der Elternselbsthilfe

Die Selbsthilfebewegung begann in Deutschland in den Jahren nach 1950. Zu dieser Zeit wandten sich die Bürger gegen die Entmündigung des Einzelnen durch Fachleute und Institutionen. So galten damals die Gesundheitsorganisationen als zu groß, zu stark bürokratisiert sowie weit entfernt vom Patienten – und überkontrolliert.

Die vor allem medizinische und ärztliche Hilfe der Experten um Patienten wurde als „koloniales hierarchisches" Recht der „Wissenden" über die „Unwissenden" verstanden. Mit der Gründung der Selbsthilfegruppen – Anonyme Alkoholiker (1953), der „Lebenshilfe für geistig behinderte Kinder" (1958), des „Verbandes Deutscher Vereine zur Förderung spastisch gelähmter Kinder" (1959) positionierten sich Eltern mit klar formulierten Forderungen als Wissende. Ihre Bedürfnisse und Sorgen um die Entwicklung ihrer Kinder seien wahrzunehmen und vor allem zu respektieren.

Inzwischen existieren rund 10.000 Elternselbsthilfegruppen zu den unterschiedlichsten – vor allem chronischen und seltenen (ca. 8000) – Krankheiten. Mittlerweile arbeiten in Elternselbsthilfegruppen betroffene Eltern aktiv als Experten zu chronischen und seltenen Krankheiten: z. B. an Forschungsprojekten und Tagungen, Aussagen zu Entwicklungsprognosen bei betroffenen Kindern, Erstellen von Aufklärungsschriften für andere betroffene Eltern, Vernetzen ihres Wissens national und international (vor allem zu seltenen Krankheiten) mit dem Fachwissen von Kinder- und Jugendärzten, Spezialisten und Therapeuten.

Elternselbsthilfegruppen waren es, die die „seltenen Krankheiten" bei ihren Kindern enttabuisierten. Mit dem Erfahrungswissen der betroffenen Eltern änderten sich massiv vielfach überholte Voraussagen zu der zukünftigen Entwicklung der Kinder mit besonderen Krankheits- und Entwicklungsgefährdungen. Davon profitierten Experten, Kliniken, Forschungsinstitute bis hin zur Pharma- und Heilmittelindustrie (z. B. „Reha-Kind"), aber auch inhaltlich Lehrbücher.

Mit dem Einzug des Internets in das gesellschaftliche Leben tauschten sich Eltern untereinander mit ihren Erfahrungen aus, sammelten Informationen aus internationalen Datenbanken und nahmen damit Ärzten und Experten die Arbeit ab, Spezialinformationen im Einzelfall einholen zu müssen.

16.6.2 Dachverband Kindernetzwerk e.V.

Elternselbsthilfegruppen suchten in Deutschland nicht den Konflikt mit Ärzten und medizinischen Institutionen. Im Gegenteil: sie suchten und fanden konstruktiv miteinander im Jahr 1992 eine Plattform z. B. in Kindernetzwerk e. V. (Aschaffenburg) als Dachverband für Elternselbsthilfe.

Kindernetzwerk e. V. versteht sich seit Anbeginn als „Lotse in schwierigen Zeiten" und damit als Vermittler bei der Durchsetzung von Patienteninteressen unter Einbeziehung der Achtung vor dem bei Kinder- und Jugendärzten seit Ende des 2. Weltkriegs erworbenen immensen Fachwissen. Abgebildet wird diese Lotsenfunktion vor allem in den bundesweiten Kindernetzwerk-Wegweisern „Wer hilft weiter?", wobei dieses Buch mit der 4. Neuauflage über Elternselbsthilfegruppen zu einem Standardwerk aufgestiegen ist. Eine jüngst erschienene „Kindernetzwerk Materialiensammlung" zum AD(H)S ist dafür ein weiterer lebendiger Beweis.

Die Elternselbsthilfe erlebte in den letzten Jahrzehnten, dass sich die Prognosen für ihre Kinder zu einem menschenwürdigen Leben vielfach zunehmend verbesserten, ihre ehemals kleinen Kinder immer älter werden. Mit der Zunahme hoch technisierter Diagnostik (z. B. Magnetresonanztomografie, Humangenetik, Stoffwechselanalytik) und Therapie (z. B. Dialyse, Therapieprotokolle bei bösartigen Erkrankungen) etablierte sich aber leider auch bei den Fachleuten eine „Fachsprache", die von Eltern und Betroffenen, aber auch von Ärzten und Therapeuten untereinander vielfach als „Geheimsprache" nicht mehr verstanden wird.

Hinzu kam, dass mit einer Verfeinerung der Diagnostik und Therapie zunehmend die durch chronische oder seltene Krankheit ausgelösten psychosozialen Entwicklungsprobleme bei den Kindern und Jugendlichen, aber auch die Entwicklungsgefährdungen bei dem Übergang in die Adoleszenz aus dem Blickpunkt der Experten gerieten. Deshalb lag die Forderung nahe, Anschlusskonzepte der medizinischen, ärztlichen und therapeutischen Angebote vernetzt aufzubauen. Auch kamen Forderungen für das Gesundheits-, Sozial- und Bildungswesen auf, Bildungschancen und Chancen zur individuellen Lebensplanung insgesamt für alle Kinder aller Altersstufen mit besonderen Bedürfnissen weiter zu verbessern:

- Ausbau einer interdisziplinären Zusammenarbeit aller am Kind orientierten Fachdisziplinen,
- Erweiterung familienorientierter und longitudinal ausgerichteter psychosozialer Beratungs- und Behandlungskonzepte,
- Ausbau und Erhalt von Schnittstellen zur Hochleistungsmedizin inkl. Vernetzung des Wissens über nationale und internationale Datenbanken,
- Vernetzung mit Einrichtungen des öffentlichen Gesundheitsdienstes, Sozialämtern, Schulämtern, Frühförderstellen, Kinderkrippen, Kindergärten und Sondereinrichtungen (Sonderschulen) sowie Kinder- und Jugendpsychiatrie.

Kindernetzwerk e. V. als bundesweit anerkannter Dachverband der Elternselbsthilfe richtete über 20 Jahre sein Augenmerk unter aktiver Mitwirkung der einzelnen Selbsthilfegruppen somit auf die Etablierung einer großen Koalition (in Politik, Gesellschaft und Fachverbänden) für Kinder und Familien mit besonderen Bedürfnissen (rund 2 Mio. Kinder und Jugendliche mit chronischen und 4 Mio. mit seltenen Krankheiten).

Ohne Zweifel haben Elternselbsthilfegruppen in Deutschland einen besonderen Weg der Kooperation mit Fachleuten der Pädiatrie, Sozialpädiatrie, Psychologen, Therapeuten und anderen für die Entwicklungsförderung von Kindern ausgewiesenen Fachgruppen gesucht und gefunden. Konfrontationen untereinander und mit Fachgruppen sowie Verbänden werden mehr und mehr als kontraproduktiv abgelehnt. Die Mitwirkung der Elternselbsthilfegruppen ist mittlerweile anerkannt und erwünscht. So haben Elternselbsthilfegruppen Anteil an dem Erhalt und Ausbau von pädiatrischen und sozialpädiatrischen Versorgungsstrukturen bis hin zur Erarbeitung von Leitlinien der Diagnostik, Therapie und Rehabilitation zu besonderen Krankheitsgruppen. Besonders häufig wird dabei immer wieder auf die bundesweite Befragung „Familien mit chronisch kranken und pflegebedürftigen Kindern" von Kindernetzwerk e. V. zurückgegriffen. Diese enthält aufschlussreiche Daten und Fakten zur psychosozialen Situation von Kindern, Jugendlichen und jungen Erwachsenen mit „besonderen Bedürfnissen". Sichtbar wird auch in Deutschland die gewachsene Elternkompetenz und der Respekt vor Kindernetzwerk e. V. an der gemeinsamen Erarbeitung eines 1. Berliner Appells (2002) und dem nun im März 2012 verabschiedeten

2. Berliner Appell und vor allem am Handlungskatalog zum Berliner Appell:

- Ausbau individueller Versorgung, Förderung und Beratung,
- Ausbau einer individualisierten Bildung, flächendeckenden Integration und Inklusion,
- Mitsprache bei der Gesetzgebung mit dem Ziel, das Kindeswohl generell und im Speziellen für Kinder aller Altersgruppen mit besonderen Bedürfnissen zu sichern,
- Etablierung eines „Teilhabe- und Leistungsgesetzes" auf der Basis der vorhandenen 12 Sozialgesetzbücher und damit Schaffung einer neuen Transparenz zur Inanspruchnahme aller sozialen Hilfs- und Stützmöglichkeiten für alle,
- Umsetzung der UN-Kinderrechtskonvention bei zukünftigen Gesetzgebungsverfahren z. B. zur Pflege bei Kindern,
- Ausbau von Präventionskonzepten für Kinder aller Altersgruppen mit besonderen Bedürfnissen,
- Forderung nach regelmäßiger bundesweiter Berichterstattung zur gesundheitlichen und psychosozialen Situation von Kindern und Adoleszenten mit besonderen Bedürfnissen sowie
- Aufbau eines Referenz- und Dokumentationszentrums und eines pädiatrischen Gesundheitsforschungszentrums zu chronischen und seltenen Krankheiten bei Kindern etc.

Über die Elternselbsthilfe und mit Kindernetzwerk e. V. äußern sich mittlerweile Jugendliche mit fortbestehenden besonderen Bedürfnissen selbst zu ihren Anliegen. So haben sie z. B. – vollständig frei und unabhängig – mit der Pharmaindustrie verständliche Aufklärungsschriften zu Medikamenten erarbeitet.

Und die Eltern selbst sind es, die bereits aktiv und konstruktiv an der Errichtung von Kompetenzzentren der Vernetzung in Heidelberg (Zentrum für Kinder- und Jugendmedizin der Universität), Berlin (Charité, Otto-Heubner Centrum für Kinder- und Jugendmedizin) mitwirkten.

Insbesondere bei Kindern mit seltenen und vor allem auch lebenslang fortbestehenden chronischen Krankheiten sollen unter Beachtung der individuellen Transitionsbedürfnisse (= Vermittlung von pädiatrisch und sozialpädiatrisch erworbenem Fachwissen hinein in die Fachgebiete der Erwachsenenmedizin mit allen komplementären Fachbereichen) vorhandene Ressourcen gebündelt werden, damit Synergieeffekte zu einem Anstieg der Effizienz in den Bereichen früher Diagnostik und Therapie auch in höheren Altersstufen führen können. Elternselbsthilfegruppen fordern zu Recht den Ausbau von Versorgungsforschung, Verbesserung bei der Lehre und Ausbildung von Fachleuten. Medizin und ärztliches Handeln sollen wieder enger an die Bedürfnisse der Patienten und Familien herangeführt werden. Die „sprechende Medizin" benötigen Kinder, Jugendliche, junge Erwachsene und ihre Familien mehr denn je.

Nach einer repräsentativen Befragung des Allensbach-Instituts aus dem Jahre 2011 gibt mehr als ein Drittel der Bevölkerung (37 %) an, jemanden mit Behinderung in seiner Familie oder im eigenen Verwandten- und Bekanntenkreis zu haben. Diese Beobachtung bestätigt, dass die Menschen an der Behinderung nicht generell vorbeisehen wollen. Demnach hat die Bevölkerung einen ambivalenten, tendenziell eher negativen Eindruck von der aktuellen Situation von Menschen mit Behinderung und ist zu 48 % der Ansicht, dass die Situation dieses Personenkreises als weniger gut (39 %) oder gar nicht gut zu bezeichnen ist.

Kinder mit seltenen und chronischen Krankheiten erreichen mehr und mehr das Erwachsenenalter. Hieraus resultieren neue Herausforderungen für Fachleute und Institutionen, sich vertrauensvoll miteinander zu vernetzen. Viele dieser Patienten benötigen lebenslange fachspezifische Betreuung. Fachleute und nicht nur Institutionen müssen Transitionskonzepte einer Individualhilfe auf höchstem Niveau entwickeln und zukünftig garantieren. Elternselbsthilfegruppen wissen, dass im Erwachsenenbereich parallel zur Pädiatrie sich nun Sozialmedizin neu definieren muss und zwar als Anschlusskonzept der Sozialpädiatrie.

16

Literatur

American Academy of Pediatrics (2002) The medical home. Pediatrics 110:184–189

Brewer EJ Jr, McPherson M, Magrab PR et al (1989) Family-centred, community-based, coordinated care for children with special health care needs. Pediatrics 83:1055–1060

Bullinger M, Schmidt S, Petersen C (2002) Assessing quality of life of children with chronic health conditions and disabilities: A European approach. Int J Rehabil Res 25:197–206

Bundesarbeitsgemeinschaft für Rehabilitation (BAR) (2008) Gemeinsames Rahmenkonzept der Gesetzlichen Krankenkassen und der Gesetzlichen Rentenversicherung für die Durchführung stationärer medizinischer Leistungen der Vorsorge und Rehabilitation für Kinder und Jugendliche. http://www.bar-frankfurt.de/fileadmin/dateiliste/publikationen/arbeitsmaterialien/downloads/Gemeinsames_Rahmenkonzept.pdf. Zugegriffen: 15. April 2013

Bundesministerium für Arbeit und Soziales (2011) Übereinkommen der Vereinten Nationen über Rechte von Menschen mit Behinderungen. Erster Staatenbericht der Bundesrepublik Deutschland vom Bundeskabinett beschlossen am 3. August 2011. http://www.bmas.de/SharedDocs/Downloads/DE/staatenbericht-2011.pdf?__blob=publicationFile. Zugegriffen: 08. Januar 2013

Cohen E, Jovcevska V, Kuo DZ, Mahant S (2011) Hospital-based comprehensive care programs for children with special health care needs: A systematic review. Arch Pediatr Adolesc Med 165:554–561

Committee on Hospital Care and Institute for Patient- and Family-Centered Care (2012) Patient- and family-centered care and the pediatrician's role. Pediatrics 129:394–404

Fekkes M, Theunissen NCM, Veen S, Brugman E et al (2001) Development and psychometric evaluation of the TAPQOL: A health-related quality of life instrument for 1-5-year-old children. Qual Life Res 9:961–972

Felder-Puig R, Frey E, Proksch K, Varni JW, Gadner H, Topf R (2004) Validation of the german version of the Pediatric Quality of Life Inventory (PedsQL) in childhood cancer patients off treatment and children with epilepsy. Qual Life Res 13:223–234

Hinz A (2006) Inklusion. In: Antor G, Bleidick U (Hrsg) Handlexikon der Behindertenpädagogik. Schlüsselbegriffe aus Theorie und Praxis. Kohlhammer, Stuttgart

Institut für Demoskopie Allensbach (2011) Gesellschaftliche Teilhabe von Menschen mit Behinderung in Deutschland – Ergebnisse einer bevölkerungsrepräsentativen Befragung. http://www.bmas.de/SharedDocs/Downloads/DE/ergebnisse-befragung-gesellschaftliche-teilhabe-menschen-mit-behinderungen.html. Zugegriffen: 09. Januar 2013

Kickbusch I, Trojan A (1981) Gemeinsam sind wir stärker. Selbsthilfegruppen und Gesundheit: Selbstdarstellungen – Analysen – Forschungsergebnisse. Fischer, Frankfurt

Kieselbach T, Beelmann G (2003) Arbeitslosigkeit als Risiko sozialer Ausgrenzung bei Jugendlichen in Europa. Politik Zeitgeschichte 6–7:32–39

Kindernetzwerk e.V. (2007) Familien mir chronisch kranken und pflegebedürftigen Kindern – Bundesweite Kindernetzwerk- Umfrage. Kindernetzwerk e.V., Aschaffenburg

Kindernetzwerk e.V. (2012) 2. Berliner Appell 2012. Kinder Spezial 42:27–29

Kindernetzwerk-Materialiensammlung (2012) AD(H)S bei Kindern und Jugendlichen: Ergänzungen zur medikamentösen Therapie. Kindernetzwerk e.V., Aschaffenburg. http://www.kindernetzwerk.de. Zugegriffen: 9. Januar 2013

King S, King G, Rosenbaum P (2004) Evaluating health service delivery to children with chronic conditions and their families: Development of a refined measure of processes of care (MPOC-20). Children's Health Care 33:35–57

Krötz V, Kuske M (2009) Soziale Hilfen für Kinder und Jugendliche mit Behinderung. In: Schlack HG, Thyen U, von Kries R (Hrsg) Sozialpädiatrie – Gesundheitswissenschaft und pädiatrischer Alltag. Springer, Heidelberg, S 225–228

Kruse K, Steinke M (2009) Mein Kind ist behindert – diese Hilfen gibt es. Bundesverband für körper- und mehrfachbehinderte Menschen e.V., Düsseldorf. www.bvkm.de

Landgraf JM, Maunsell E, Speechley KN et al (1998) Canadian-French, German and UK versions of the Child Health Questionnaire: Methodology and preliminary item scaling results. Qual Life Res 7:433–445

Lange K (2010) Information und Schulung chronisch kranker Kinder, Jugendlicher und deren Eltern. In: Hiort O, Danne T, Wabitsch M (Hrsg) Pädiatrische Endokrinologie und Diabetologie. Springer, Heidelberg, S 110–115

Lausch M, Reincke M (2004) Übergangssprechstunden für chronisch Kranke in Endokrinologie und Diabetologie in Deutschland. Eine aktuelle Erhebung. Dtsch Med Wochenschr 129:1125–1129

Mund AE (2009) Ansprüche an gesundheitsbezogene Selbsthilfe im Vergleich West- und Ostdeutschland. Dissertation, Universität Köln

Ravens-Sieberer U, Bullinger M (2000) KINDL-R – Fragebogen zur Erfassung der gesundheitsbezogenen Lebensqualität bei Kindern und Jugendlichen, revidierte Form: Manual. Robert-Koch-Institut. Robert-Koch-Institut, Berlin

Ravens-Sieberer U, Gosch A, Abel T et al (2001) Quality of life in children and adolescents: A European public health perspective. Sozial Präventivmed 46:294–302

Salewski C (2004) Chronisch kranke Jugendliche. Belastung, Bewältigung und psychosoziale Hilfen. Reinhardt, München

Scheidt-Nave C, Ellert U, Thyen U, Schlaud M (2007) Prävalenz und Charakteristika von Kindern und Jugendlichen mit speziellem Versorgungsbedarf im Kinder- und Jugendgesundheitssurvey. Bundesgesundheitsbl Gesundheitsforsch Gesundheitsschutz 50:750–756

Schmid R (2012) Editorial. Kinder Spezial 42:3

Shields L, Pratt J, Hunter J (2006) Family centred care: A review of qualitative studies. J Clin Nursing 15:1317–1323

Szczepanski R (2009a) Patienten- und Angehörigenschulung. In: Schlack HG, Thyen U, von Kries R (Hrsg) Sozialpädiatrie – Gesundheitswissenschaft und pädiatrischer Alltag. Springer, Heidelberg, S 214–221

Szczepanski R (2009b) Tertiärprävention und Rehabilitation in der Pädiatrie. In: Schlack HG, Thyen U, von Kries R (Hrsg) Sozialpädiatrie – Gesundheitswissenschaft und pädiatrischer Alltag. Springer, Heidelberg, S 124–129

Thyen U (2009) Chronische Gesundheitsstörungen/Psychosoziale Auswirkungen. In: Schlack HG, Thyen U, von Kries R (Hrsg) Sozialpädiatrie – Gesundheitswissenschaft und pädiatrischer Alltag. Springer, Berlin, S 196–207

Thyen U, Perrin JM (2009) Chronic health conditions. In: Carey WB, Crocker A, Coleman WL, Elias ER, Feldman HM (Hrsg) Developmental-behavioral pediatrics, 4. Aufl. Saunders-Elsevier, Philadelphia, S 343–354

Thyen U, Szczepanski R, Krötz V, Kuske M (2009) Chronische Gesundheitsstörungen. In: Schlack HG, Thyen U, von Kries R (Hrsg) Sozialpädiatrie – Gesundheitswissenschaft und pädiatrischer Alltag. Springer, Berlin

Varni JW, Seid M, Kurtin PS (2001) The PedsQL 4.0: Reliability and validity of the Pediatric Quality of Life Inventory version 4.0 generic score scales in healthy and patient populations. Med Care 39:800–812

Vogels T, Verrips GHW, Koopman HM, Theunissen NCM, Fekkes M, Kamphuis RP (2000) TACQOL manual. Parent form and child form. Leiden Center for Child Health and Paediatrics LUMC-TNO, Leiden

von Voss H (2006) Sozialmedizinische Zentren als notwendiges komplementäres Versorgungsangebot zur Sozialpädiatrischen Zentren (SPZ's) in Deutschland. Kinderärztl Prax 77:77

von Voss H (2010a) Gesundheitsvorsorge für Kinder: Die UN-Kinderrechtskonvention in Deutschland 20 Jahre nach Inkrafttreten. In: Deutsches Kinderhilfswerk e.V. (Hrsg) Kinderreport Deutschland 2010 – Daten, Fakten, Hintergründe. Family Media, Freiburg, S 87–102

von Voss H (2010b) Sozialpädiatrie – Querschnittsfach in der Pädiatrie für Kinder, Jugendliche, Adoleszente und ihre Eltern. In: Hoffmann GF, Osten P (Hrsg) Entwicklungen und Perspektiven der Kinder- und Jugendmedizin – 150 Jahre Pädiatrie in Heidelberg. Kirchheim, Mainz, S 313–343

von Voss H (2012) Unsere Mitgliedsvereine. Kindernetzwerk e.V., Aschaffenburg, S 11–12

Wagner-Stolp W (2009) Gewusst wo. Erste Orientierung im Leistungsrecht für Kinder mit Behinderung und ihre Familien. Bundesvereinigung Lebenshilfe e.V., Marburg

17 Entwicklungsstörungen und Behinderungen

J. Pietz, U. Moog, R. Blank

17.1 Diagnostische Konzepte

J. Pietz, U. Moog

Die Beurteilung der kindlichen Entwicklung ist eine zentrale Aufgabe des Kinder- und Jugendarztes. Sie ist immer Teil der 1971 eingeführten und 2006 erweiterten Früherkennungsuntersuchungen (U1–U11, J2). Oft fragen aber auch die Eltern nach der Entwicklung ihres Kindes, vor allem in den ersten Lebensjahren. In diesem Lebensabschnitt werden genetisch bedingte wie auch prä- und perinatal erworbene Entwicklungsstörungen überwiegend manifest. Die Abklärung der Ätiologie und die Einleitung einer adäquaten Therapie und Entwicklungsförderung stellen bei abweichender Entwicklung die weiteren Bausteine des Vorgehens dar. Eine medizinisch-kausale Therapie ist bisher allerdings nur bei einzelnen behandelbaren Krankheitsbildern möglich, wozu einige angeborene Stoffwechselkrankheiten zählen. Für die Mehrzahl der Entwicklungsstörungen stehen medizinisch orientierte (Physiotherapie, Ergotherapie, Logopädie) und psychologisch-pädagogische Fördermaßnahmen im Vordergrund. Diese sollten rational begründet und an die Symptomkonstellation angepasst eingesetzt werden. Hierzu ist heute der Bezugsrahmen der 2007 von der WHO verabschiedeten International Classification of Functioning, Disability and Health, Children and Youth (ICF-CY) nutzbar.

Prävalenz Valide Daten zur Prävalenz von Entwicklungsstörungen oder manifesten Behinderungen liegen kaum vor. Amerikanische Studien gehen davon aus, dass 16 % der Kinder bis zum 18. Lebensjahr bedeutsame Entwicklungs- oder Verhaltensstörungen aufweisen. Nach Daten aus verschiedenen Ländern weisen ca. 3 % aller Kinder bis zum Alter von 6 Jahren eine signifikante globale Entwicklungsstörung auf. Spezifische Krankheitsbilder, wie z. B. Zerebralparesen, sind dagegen in der Gesamtheit aller Kinder selten (0,2 %), können aber in Hochrisikogruppen, wie den extrem kleinen Frühgeborenen (7 %), häufig sein.

Definitionen Störungen der Entwicklung stellen sich altersabhängig unterschiedlich dar. Nach dem deutschen Sozialrecht sind „Behinderungen“ wesentliche körperliche, geistige oder seelische Funktionseinschränkungen, die als Folge von Anlage- und Entwicklungsstörungen oder bei chronischen Erkrankungen eintreten können, mehr als 6 Monate überdauern, und die Teilhabe am Leben in der Gesellschaft beeinträchtigen (SGB IX, § 2). Als drohende Behinderung wird ein Zustand definiert, bei dem eine solche Beeinträchtigung zu erwarten ist. Geistige Behinderung ist definiert als eine signifikante Einschränkung kognitiver (IQ < 70) und adaptiver Fähigkeiten mit einem Beginn im Kindesalter (ICD-10).

Diagnose Beim jungen Säugling fallen häufig zunächst eine globale Störung der Entwicklung sowie Auffälligkeiten von Bewegungsmustern, Haltung, Tonus, Vigilanz und Regulationsfähigkeit auf. Es muss geklärt werden, ob es sich um überdauernde oder transitorische Störungen handelt. Auch neurologische Zeichen, wie z. B. Störungen des Tonus, der Motorik oder des Verhaltens können sich spontan wieder normalisieren, zumal wenn diese Auffälligkeiten kein morphologisches Korrelat haben. Mit zunehmendem Alter des Kindes können Teilbereiche, wie z. B. Grob- und Feinmotorik, Sprache, Kognition und sozioemotionale Fähigkeiten, differenzierter beurteilt werden.

Die entwicklungsneurologische Untersuchung des Säuglings und jungen Kleinkinds stellt ein wichtiges und auch der Wandlung unterworfenes Spezialgebiet der Pädiatrie dar. Störungen der motorischen Entwicklung waren bisher mehr im Fokus als die häufigeren Störungen der geistigen Entwicklung. Zahlreiche Studien haben gezeigt, dass die prognostische Validität der bisher bevorzugten diagnostischen Untersuchungskonzepte, wie z. B. die Lagereaktionen oder frühkindliche Reflexe, gering ist. Für das Alter von der Geburt bis 4 Monate hat sich insbesondere zur Frühdiagnostik zerebraler Bewegungsstörungen inzwischen die systematische Analyse der Spontanmotorik, der sog. „general movements“, bewährt. Mit dieser klinischen Methode ist bereits in den ersten Lebenswochen, lange vor dem Auftreten anderer Zeichen, die Vorhersage einer drohenden Störung des motorischen Systems mit hoher Genauigkeit möglich.

Kinder mit Störungen der geistigen Entwicklung und später dann manifester geistiger Behinderung stellen eine besondere Herausforderung für die diagnostische Abklärung dar. Die Bestimmung des Entwicklungsstands ist ohne standardisierte Vorgehensweise und Nutzung von Testverfahren kaum möglich (▶ Kap. 210). Besonders bewährt hat sich der Bayley-Entwicklungstest (derzeit in der Version III). Eltern und Kinderärzte orientieren sich in der Praxis meist an „Meilen- oder Grenzsteinen“ der kognitiven und sprachlichen Entwicklung, was angesichts der großen Altersstreuung der Entwicklungsschritte häufig zu einer verzögerten Diagnosestellung führt. Von Eltern mit Hilfe von Meilensteinen ausgefüllte Fragebögen führten nur bei ca. 30 % der entwicklungsauffälligen Kinder zu einer korrekten Einschätzung.

Ätiologie Die ätiologische Abklärung bei Störung der geistigen Entwicklung ist aufwendig und nicht immer erfolgreich. Sie ist aber aus verschiedenen Gründen wichtig. Zum einen dient die Diagnosestellung der für die Eltern sehr wichtigen Frage nach der Prognose. Sie ist Grundlage für die weitere Familienplanung, die in einer humangenetischen Beratung erörtert werden sollte. Auch weitere Therapie- und Fördermaßnahmen hängen oft wesentlich von einer ursächlichen Diagnose ab. Zum anderen dient die Diagnose aber auch dem Ziel, falsche Verursachungstheorien zu korrigieren, die Behinderung des Kindes zu verstehen und in die Familienbiografie zu integrieren. Hier kann die Aufklärung der Ätiologie befreiend und hilfreich sein.

Kinder mit Störungen der geistigen Entwicklung stellen angesichts der sehr großen Zahl möglicher Ursachen eine Herausforderung für eine frühe und rationale medizinische Abklärung dar. Die Ursachen werden in genetische, erworbene und (noch) unbekannte Ursachen eingeteilt, erworbene gemäß dem Zeitpunkt der Schädigung als prä-, peri- oder postnatal erworbene Ursachen klassifiziert. Neue Technologien bei der genetischen Abklärung haben gezeigt, dass der Anteil genetischer Ursachen sehr hoch ist, genaue Zahlen sind allerdings noch nicht anzugeben. Derzeit stellen Chromosomenstörungen die größte Gruppe (insgesamt ca. 20–25 %). Zu den mit der klassischen Chromosomenuntersuchung nachweisbaren numerischen und groben strukturellen Aberrationen kommen besonders mit neueren Micro-Array-Verfahren (Array-CGH, SNP-Array) identifizierbare Mikrodeletionen und -duplikationen. Der Einsatz

G.F. Hoffmann, M.J. Lentze, J. Spranger, F. Zepp (Hrsg.), *Pädiatrie*,
DOI 10.1007/978-3-642-41866-2_17, © Springer-Verlag Berlin Heidelberg 2014

genomweiter Analysen wie der Exomsequenzierung, bisher im Forschungsrahmen, lässt vermuten, dass ein noch größerer Anteil auf jeweils sehr seltene, monogene Veränderungen zurückzuführen ist. Das bisher gültige Konzept der multifaktoriellen und oft nicht nachweisbaren Genese geistiger Behinderungen ist hierdurch ins Wanken geraten. Durch Veränderungen von Genen auf dem X-Chromosom bedingte Formen der geistigen Behinderung, die sich besonders bei Jungen manifestieren, machen bei diesen etwa 10 % aus. Das bekannteste ist hierbei das Fragiles-X-Syndrom. Die große Gruppe monogen bedingter angeborener Stoffwechselerkrankungen bildet zusammen ca. 1 % der geistigen Behinderung ab. Es muss jedoch berücksichtigt werden, dass die Suche nach der Ursache einer geistigen Behinderung nicht bei allen Kindern erfolgreich ist. Insbesondere bei der größten Gruppe der leicht geistig behinderten Kinder lässt sich, besonders bei Fehlen zusätzlicher Symptome, derzeit oft keine Ursache nachweisen.

In ◘ Tab. 17.1 ist die diagnostische Wertigkeit einiger häufig angewandter Untersuchungsmethoden auf der Grundlage mehrerer Metaanalysen zusammengefasst.

In der MRT-Untersuchung des Gehirns ergeben sich bei geistig behinderten Kindern sehr häufig auffällige Befunde (hohe Sensitivität), diese sind aber nur zu einem kleinen Anteil von ca. 1 % wirklich spezifisch und damit im engeren Sinne diagnostisch (niedrige Spezifität). Bei nicht normozephalen Kindern, insbesondere bei Mikrozephalie, ist die diagnostische Aussage einer MRT-Untersuchung allerdings deutlich größer. Durch die systematische Erfassung wichtiger Zusatzsymptome kann die diagnostische Effizienz deutlich verbessert werden kann.

◘ **Tab. 17.1** Wertigkeit diagnostischer Methoden bei der ätiologischen Abklärung geistiger Behinderung. (Nach Ashwal et al. 2009; Michelson et al. 2011; Ropers 2010; Shevell et al. 2003)

Diagnostische Methoden	Nachweis der Ursache (%)
Kraniales MRT	
Allgemein: Auffälligkeiten Spezifische Auffälligkeiten	(30–)50 ~1–2
Bei Mikrozephalie: Spezifische Auffälligkeiten	43–80
Genetische Labordiagnostik	
Klassische Chromosomenanalyse	4–10
Micro-Array (z. B. CGH-Array)	7–15
Fragiles-X-Syndrom	1 (♀)/2,5 (♂)
MECP2-Analyse	1,5 (♀)
X-chromosomale geistige Behinderung (Mutation in XLID-Gen) insgesamt	~10 (♂)
Stoffwechseldiagnostik	~1
EEG	~1

Diagnostisches Vorgehen Die Abklärung einer geistigen Behinderung umfasst:
- **Eigenanamnese:** Schwangerschaftsverlauf, Geburt, Hinweise auf vorgeburtliche (Infektionen, Alkoholabusus, Medikamente) oder perinatale Schädigungen (Frühgeburtlichkeit, Asphyxie, auffällige Apgar-Werte oder Nabelschnur-pH), angeborene Fehlbildungen, Neugeborenenscreening, Entwicklungsverlauf, Hinweise für krisenhafte Verschlechterung oder Regression, Auxiologie, aktuelle Situation, zusätzliche Erkrankungen (Epilepsie, häufige Infektionen).
- **Familienanamnese:** Stammbaum, Konsanguinität der Eltern, multiple Aborte in der Familie, Hinweise für X-chromosomale geistige Behinderung, Schulabschluss der Eltern.
- **Klinische Untersuchung:** Körpermaße, Habitus und Körperhaltung, Proportionen, Dysmorphiezeichen, Untersuchung der Haut (Wood-Lampe), Haare, Zähne, neurologische und internistische Untersuchung.
- **Verhaltensbeobachtung:** Beschreibung des Spontanverhaltens und von spezifischem, evtl. syndromgebundenem Verhalten, autismusspezifisches Verhalten, Schlafverhalten.
- **Testdiagnostik:** Feststellung, ob nur Teilbereiche der Entwicklung betroffen sind, z. B. isolierte Störung des Spracherwerbs, oder das Kind eine abklärungsbedürftige globale Entwicklungsstörung aufweist. Verwendung aktuell normierter Entwicklungs- und Intelligenztests.
- **Klinische Zusatzdiagnostik:** Untersuchung durch einen Augenarzt (Sehschärfe, Spaltlampenuntersuchung, Augenhintergrund), Hörtest (OAE, BERA). Bei Verdacht auf syndromale geistige Behinderung sollte ein Humangenetiker hinzugezogen werden.
- **Labor:** Chromosomenuntersuchung (klassische Zytogenetik und/oder Array-Analyse, Fragiles-X-Syndrom falls mit Klinik vereinbar, hypothesengeleitet gezielte molekulargenetische Diagnostik (z. B. Rett-, Prader-Willi-, Angelman-Syndrom), Stoffwechseldiagnostik (Blut: Aminosäuren, Sterole, angeborene Glykolisierungsstörungen [CDG], Homocystein; Urin: organische Säuren, Mukopolysaccharide, Guanidinoverbindungen, Purine/Pyrimidine); genomweite genetische Analysen bisher nur im Forschungsrahmen
- **Apparative Diagnostik:** Kraniales MRT, EEG und Schlaf-EEG (bei Verdacht auf Epilepsie), Neurophysiologie (Nervenleitgeschwindigkeit – NLG, sensibel evozierte Potenziale – SEP), Elektromyografie – EMG (bei neuromuskulären Symptomen), Röntgenaufnahme der Handwurzel (bei Kleinwuchs).

Alle Ergebnisse und die sich daraus ergebenden Konsequenzen müssen den Eltern in verständlicher Weise vermittelt werden. Die Prognose sollte einfühlend und doch klar vermittelt werden. Eine Beratung über Betreuungsmöglichkeiten (Kindergarten, Schule), Fördermaßnahmen und über sozialrechtliche Aspekte sollte vom diagnostischen Prozess nicht abgetrennt werden. Oft können die Ergebnisse einer diagnostischen Abklärung den Eltern nicht in einer Sitzung ausreichend vermittelt werden, da zunächst die Sorge um das Kind und die Betroffenheit der Eltern im Vordergrund steht.

17.2 Interventionskonzepte

J. Pietz, U. Moog

Mit der ICF-CY hat die WHO 2007 ein neues System zur Funktionsbeurteilung bei Kindern und Jugendlichen veröffentlicht, das nicht die einzelnen Defizite, sondern die ganze Person und ihre Teilhabe an der Gesellschaft ins Zentrum stellt. Therapieziel ist damit weniger die isolierte Funktionsverbesserung, sondern mehr die längerfristig orientierte Entwicklung von Selbstständigkeit, die selbstbestimmte Teilhabe an der gesellschaftlichen Wirklichkeit und die Entwicklung befriedigender zwischenmenschlicher Beziehungen im Rahmen der geistigen und körperlichen Fähigkeiten des Individuums. Die ICF-CY für Kinder und Jugendliche berücksichtigt die Besonderheiten der Entwicklung und die besonderen Lebenswelten von Kindern und Jugendlichen. Sie bietet die Voraussetzungen für eine multiaxiale länder- und fächerübergreifende Beschreibung von Schädigungen, Entwicklungsverzögerungen oder abweichenden Entwicklungswegen, aber auch Fähigkeiten und Ressourcen. Damit wird eine neue Grundlage für eine interdisziplinäre Planung und an den Bedürfnissen der Familien orientierte Durchführung von Interventionen geschaffen. Sie dient der Feststellung des Förderbedarfs, der Förder- und Interventionsplanung und der Evaluation von Fördermaßnahmen. Interventionen sollten an den Ressourcen orientiert und auf die Erweiterung der Handlungsfähigkeit und Partizipation ausgerichtet sein. Im gesellschaftlichen Rahmen unterstützt diese Perspektive den Abbau von Hemmnissen in der Gesellschaft und von Barrieren, die die Teilhabe erschweren oder unmöglich machen.

Im Rahmen dieser durch die ICF-CY geschaffenen Gesamtsicht haben individuumzentrierte Maßnahmen auch weiterhin ihren Platz. Diese werden in Deutschland maßgeblich durch zwei Säulen gebildet. Eine Säule bildet die in gemeinsamer Verantwortung der Krankenkassen und der Sozialhilfeträger finanzierte pädagogische oder interdisziplinäre Frühförderung (deren rechtliche Grundlagen im SGB IX dokumentiert sind, ▶ Abschn. 16.4). Die medizinischen und heilpädagogischen Leistungen zur Frühförderung behinderter und von Behinderung bedrohter Kinder werden in § 30 SGB IX (Rehabilitation und Teilhabe behinderter Menschen) als interdisziplinäre „Komplexleistung" bezeichnet und bis zum Schuleintritt angeboten. Als Merkmale der Frühförderung gelten die Familienorientierung mit der Möglichkeit der Hausbehandlung, die Interdisziplinarität und die regionale Dezentralisierung. Die zweite Säule der Intervention bilden die vom Kinderarzt zu Lasten der Krankenkassen verordneten therapeutischen Heilmittel Physiotherapie, Ergotherapie und Logopädie. Daneben suchen viele Familien zusätzlich Hilfe durch eigenfinanzierte Therapiemethoden, wie Reittherapie, Petö-Behandlung, Osteopathie und das gesamte Spektrum der komplementärmedizinischen Verfahren. Als übergeordnete Anlaufstellen für schwierige Fragen der Diagnostik und die interdisziplinäre Erstellung von Förderplänen dienen die über ganz Deutschland verteilten Sozialpädiatrischen Zentren (SPZ).

Obwohl alle Arten von Fördermaßnahmen und Therapien breit verordnet werden, gibt es nur wenige gute Studien zur Evaluation der Wirksamkeit. Eine häufig zitierte Metaanalyse Ende der 1980er Jahre (Dunst et al. 1989) hatte aus einer Vielzahl von Studien zum Thema „early intervention" Wirksamkeitsfaktoren extrahiert. Wirksam waren ganz besonders Interventionen, die die Familie und die Interaktion des Kindes mit seinen Bezugspersonen, die Bindung an die Eltern, den Selbstwert des Kindes und die Eigenmotivation zum Handeln betonten. Dabei spielen die Responsivität zwischen Bezugsperson und Kind, eine positive emotionale Zuwendung zum Kind und eine dauerhaft positive verbale Verstärkung eine wichtige Rolle. Eher negativ wirkten Interventionen, die das Kind in eine passive Rolle bringen, indem sie direktiv und kontrollierend auf das kindliche Verhalten einwirken. Auch die häufig von Eltern erwartete Korrelation zwischen Umfang und Intensität und dem Behandlungserfolg bestätigte sich nicht. Deshalb ist neben Vernachlässigung und Unterversorgung ebenso häufig „Übertherapie" zu beachten. Die verschiedenen Spielarten der auf eine Funktionsverbesserung ausgerichteten Therapiemethoden, die teilweise den Anspruch einer kurativen Behandlung erheben, spielten nur eine untergeordnete Rolle beim Therapieerfolg.

Unter Bezug auf die in der ICF-CY vorgegebenen Ziele ist die Beachtung und Veränderung von Kontextfaktoren, wie z. B. Wohnbedingungen, sozialer Status oder Einstellungen im Umfeld zu einem zentralen Anliegen bei der Förderung entwicklungsgestörter und behinderter Kinder geworden. Für Kinder mit Behinderungen, Entwicklungs- und Verhaltensstörungen hat sich in Deutschland seit den 2000er Jahren mit dem Ziel einer optimalen Förderung ein differenziertes System der sonderpädagogischen Betreuung etabliert. Schulkindergärten und auf die Behinderungsart ausgerichtete Sonderschulen sind aber gleichzeitig Orte, die die förderbedürftigen Kinder von ihrem Wohnort und den dort ansässigen Kindern selektiert haben. Insbesondere auf dem Land sind mit diesem System oft lange Anfahrtswege bis zur passenden sonderpädagogischen Einrichtung in Kauf zu nehmen. Mit der Ratifizierung der UN-Behindertenrechtskonvention hat sich Deutschland verpflichtet, das pädagogische System Deutschlands in Richtung einer inklusiven Kindergartenbetreuung und Beschulung zu ändern. Bereits 1994 hatte die UNESCO in der sog. Salamanca-Erklärung die Grundprinzipien der Inklusion für alle Länder der Erde dargelegt: „Das Leitprinzip, das diesem Rahmen zugrunde liegt, besagt, dass Schulen alle Kinder, unabhängig von ihren physischen, intellektuellen, sozialen, emotionalen, sprachlichen oder anderen Fähigkeiten aufnehmen sollen. Das soll behinderte und begabte Kinder einschließen, Kinder von entlegenen oder nomadischen Völkern, von sprachlichen, kulturellen oder ethnischen Minoritäten sowie Kinder von anders benachteiligten Randgruppen oder -gebieten".

17.3 Umschriebene Entwicklungsstörungen motorischer Funktionen

R. Blank

Epidemiologie Die umschriebenen Entwicklungsstörungen motorischer Funktionen (UEMF) sind mit einer Prävalenz von 5–6 % (schwere Fälle ca. 2 %) bei einem erhöhten Jungenanteil (2 : 1 bis 7 : 1) die häufigsten motorischen Störungen im Kindesalter. Sie haben beträchtliche Konsequenzen für das tägliche Leben und zeigen ein breites Spektrum von Komorbiditäten. Zu nennen sind Aufmerksamkeitsdefizit-/Hyperaktivitätsstörungen (ADHS) (ca. 50 %), spezifische Sprachentwicklungsstörungen, Lernbehinderungen, Autismusspektrumstörungen (ASD) und Lese-Rechtschreib-Störungen.

Definition Die UEMF ist als eine separate, eigens zu betrachtende neurobiologische Entwicklungsstörung anzusehen. Die Störung tritt über kulturelle, ethnische und sozioökonomische Grenzen hinweg auf. Sie ist im Wesentlichen idiopathischer Natur. Bei Frühgeborenen und bei Kindern mit geringem Geburtsgewicht (etwa 2 : 1) ist eine Überrepräsentanz der UEMF bekannt; diese Kinder machen aber nur einen kleinen Anteil der Patienten aus.

Laut ICD-10 (revidierte Version 2007, WHO) ist die UEMF, angelsächsisch „developmental coordination disorder" (DCD), definiert als „Störung, deren Hauptmerkmal eine schwerwiegende Entwicklungsbeeinträchtigung der motorischen Koordination, die nicht allein durch eine Intelligenzminderung oder eine spezifische angeborene oder erworbene neurologische Störung erklärbar ist".

Diagnose Nach der seit 2011 gültigen international konsentierten S3-Leitlinie gelten folgende Diagnosekriterien:
- **I:** Motorische Fähigkeiten, die erheblich unterhalb des Niveaus liegen, das aufgrund des Alters des Kindes und angemessenen Möglichkeiten zum Erwerb der Fähigkeiten zu erwarten wäre.

Motorische Auffälligkeiten können sich manifestieren als:
1. schlechter Gleichgewichtssinn, Tollpatschigkeit, Fallenlassen von oder Zusammenstoßen mit Gegenständen
2. fortbestehende Schwierigkeit beim Erwerb grundlegender motorischer Fähigkeiten (z. B. Fangen, Werfen, Treten, Rennen, Springen, Hüpfen, Schneiden, Anmalen, Schreiben).

Anamnestisch werden zuweilen merkliche Verzögerungen beim Erreichen von Meilensteinen in der motorischen Entwicklung (z. B. Gehen, Krabbeln, Sitzen) berichtet.
- **II:** Die Störung in Kriterium I beeinträchtigt Aktivitäten des täglichen Lebens oder schulische Leistungen beträchtlich (z. B. Selbstversorgung, Schreiben, schulische Fertigkeiten, berufsvorbereitende und berufliche Aktivitäten sowie Freizeitaktivitäten und Spielen).
- **III:** Die Beeinträchtigung der motorischen Fähigkeiten ist nicht allein durch mentale Retardierung erklärbar. Die Störung kann nicht durch wie auch immer geartete spezifische angeborene oder erworbene neurologische Störungen oder irgendeine schwerwiegende psychosoziale Auffälligkeiten erklärt werden (z. B. schwere Aufmerksamkeitsdefizite oder schwere psychosoziale Probleme, wie z. B. Deprivation).

Eine Frühdiagnostik (vor dem 3. Lebensjahr) ist bisher nicht valide bzw. reliabel möglich. Ein populationsbezogenes Screening ist nicht mit hoher Sensitivität möglich, allerdings scheinen bestimmte Fragebogenverfahren für ein Screening in klinischen Stichproben tauglich zu sein.

Die Diagnose ist altersabhängig zu stellen:
- Unter 3 Jahren kann die Diagnose nicht sinnvoll gestellt werden.
- Im Alter von 3 bzw. 4 Jahren kann die Diagnose in schweren Fällen gestellt werden. Wenn angemessene Lernmöglichkeiten bestanden haben und andere Ursachen ausgeschlossen wurden (z. B. Deprivation, genetische Syndrome, neurodegenerative Erkrankungen), soll die Diagnose UEMF auf Grundlage der Ergebnisse von zumindest zwei Untersuchungen in ausreichend langen Intervallen (mindestens 3 Monate) erfolgen.
- Eine sichere Diagnosestellung ist ab dem Alter von 5 Jahren möglich bzw. sinnvoll.

Zeichen minimaler neurologischer Auffälligkeiten („soft signs", choreatiforme Muster etc.) kommen bei schweren Formen, bei denen auch andere Komorbiditäten häufig sind, bei ca. 50 % der Kinder vor; bei leichteren Formen sind sie nur in ca. 10 % der Fälle zu finden. Soft signs sind daher für die Diagnose UEMF als nicht valide anzusehen. Nach einer aktuellen Metaanalyse von Blank et al. (2012) konnten folgende Mechanismen identifiziert werden: auffällige Kinematik beim Fangen und bei gezielten visuomotorischen Aufgaben, vor allem beim Feedforward-Modelling und bei der Bewegungsvorstellung, ferner Auffälligkeiten beim statischen Gleichgewicht und bei der posturalen Kontrolle.

Verlauf Die UEMF besteht zu 50–70 % bis ins Erwachsenenalter hinein. Kommt eine Störung der Aktivität und Aufmerksamkeit (ADHS) hinzu, ist bei über 50 % der Erwachsenen mit einem schlechten psychosozialen Outcome wie erhöhter Suchtgefahr, Dissozialität, niedrigerem Bildungsstatus zu rechnen (im Vergleich zu nur 13 % bei ADHS ohne UEMF). Sonstige Störungsfolgen von UEMF sind: Adipositas (vor allem bei Jungen), verminderte Fitness, weniger Kontakte zu Gleichaltrigen (Einsamkeit), geringere Teilhabe, auffällige Eltern-Kind-Beziehung (höherer Unterstützungsgrad im Alltag erforderlich, erhöhte Frustration, Eltern trauen den Kindern weniger zu). Die Lebenszufriedenheit ist verringert, auch deshalb weil die Kinder gehäuft Mobbing-Opfer sind und emotionale Störungen (Selbstwertproblematik, soziale Unsicherheit, Trennungsprobleme), depressive Störungen, Angststörungen sowie zuweilen auch somatoforme Störungen (z. B. psychogene Schreibstörung, Gangstörung) entwickeln. Im späteren Lebensalter werden gehäuft auch Auffälligkeiten im Leseverständnis und Rechtschreibprobleme gefunden.

Intervention Die bisher bekannten Frühinterventionsprogramme im motorischen Bereich scheinen keine Wirksamkeit zu haben.

Da UEMF nicht nur einen Mangel an Bewegungserfahrung, sondern eine Störung darstellt, bedarf es gezielter Therapie vor allem im Einzelsetting. Zum Einsatz kommen aufgaben- und zielorientierte Verfahren, die alltagsorientiert ausgerichtet sind, am besten evidenzbasiert. Für den nachhaltigen Therapieerfolg ist die Einbeziehung der Eltern bzw. der unmittelbaren Umgebung des Kindes von hoher Bedeutung.

Literatur

Ashwal S, Michelson D, Plawner L, Dobyns WB (2009) Practice parameter: Evaluation of the child with microcephaly (an evidence-based review). Neurology 73:887–897

Blank R, Smits-Engelsman B, Polatajko H, Wilson P (2012) European Academy for Childhood Disability (EACD): Recommendations on the definition, diagnosis and intervention of developmental coordination disorder (long version). Dev Med Child Neurol 54:54–93

Center for Disease Control and Prevention (2011) Developmental screening. http://www.cdc.gov/ncbddd/child/devtool.htm. Zugegriffen: 09. Januar 2011

Council on Children With Disabilities, Section on Developmental Behavioral, Bright Futures Steering Committee, Medical Home Initiatives for Children With Special Needs Project Advisory Committee (2006) Identifying infants and young children with developmental disorders in the medical home: An algorithm for developmental surveillance and screening. Pediatrics 118:405–420

Dunst CJ, Snyder SW, Mankinen M (1989) Efficacy of early intervention. In: Wang MC, Reynolds MC, Walberg HJ (Hrsg) Handbook of special education, Bd. 3. Pergamon Press, Oxford, S 259–294

Lubs HA, Stevenson RE, Schwartz CE (2012) Fragile X and X-linked intellectual disability: four decades of discovery. Am J Hum Genet 90:579–590

Michelson DJ, Shevell MI, Sherr EH, Moeschler JB, Gropman AL, Ashwal S (2011) Evidence report: Genetic and metabolic testing on children with global developmental delay: Report of the Quality Standards Subcommittee of the American Academy of Neurology and the Practice Committee of the Child Neurology Society. Neurology 77:1629–1635

Ropers HH (2010) Genetics of early onset cognitive impairment. Annu Rev Genomics Hum Genet 11:161–187

Shevell M, Ashwal S, Donley D et al (2003) Practice parameter: Evaluation of the child with global developmental delay: Report of the Quality Standards Subcommittee of the American Academy of Neurology and The Practice Committee of the Child Neurology Society. Neurology 60:367–380

18 Pädiatrische Sportmedizin

W. Banzer, A. Rosenhagen

Die pädiatrische Sportmedizin befasst sich ausgehend von der motorischen Entwicklung, Trainierbarkeit und den physiologischen Auswirkungen des Sports mit den äußeren und inneren Einflussfaktoren körperlicher Aktivität im Kindes- und Jugendalter sowie den Risiken durch Verletzung und Sportschaden. In den letzten Jahrzehnten richtet sich der Fokus dieser Disziplin zusätzlich auf präventiv und therapeutisch nutzbare Effekte des Sports. Vervollständigt wird dieses Kapitel durch eine kurze Übersicht über die Strukturen und Fördermöglichkeiten für leistungsorientierte junge Athleten.

18.1 Grundlagen der motorischen Leistungsfähigkeit von Kindern und Jugendlichen

Die Ausbildung der motorischen Leistungsfähigkeit im Kindes- und Jugendalter ist eng verknüpft mit der reifeabhängigen Entwicklung des Gesamtorganismus und kann durch vielfältige körperliche Aktivität, Sport und Training stark beeinflusst werden.

Im Kleinkind- und Schulkindalter dominieren koordinative und spielerische Bewegungsmuster. Die Entwicklung von Kraftausdauer und Maximalkraft ist an die hormonelle Umstellung und veränderte enzymatische Ausstattung der glykolytischen Energiebereitstellung gebunden. Diese Prozesse entwickeln sich auch phänomenologisch durch die spezielle muskuläre Entwicklung in der pubertären bzw. adoleszenten Phase.

18.2 Training im Kindes- und Jugendalter

Leider ist immer noch die Ansicht weit verbreitet, dass ein Krafttraining im Kindesalter keine Effekte zeigt und mit einer hohen Verletzungsgefahr verbunden ist. Diese Vorurteile sind durch zahlreiche wissenschaftliche Arbeiten und praktische Erfahrungen widerlegt. Der kindliche bzw. jugendliche Bewegungsapparat durchläuft Phasen geringerer Belastbarkeit und eingeschränkter Hypertrophiemöglichkeit der Muskulatur (bis zur Pubertät). Die korrekte technische Ausführung des Krafttrainings ist daher die wirkungsvollste Maßnahme zur Verletzungsprophylaxe. Aus diesem Grund sollen die Bewegungsabläufe mit niedriger Belastung erlernt und erst bei korrekter Ausführung die Belastung gesteigert werden. Mehrgelenkige und komplexe Übungen werden vor isolierten Bewegungen einzelner Muskeln mit singulärer Gelenkbeteiligung durchgeführt. Es werden 1–2 Serien mit 10–15 Wiederholungen zu Beginn des Trainings und die Steigerung auf 2–3 Serien empfohlen. Für fortgeschrittene Sportler kann ein sportartspezifisches Training begonnen werden. Eine hohe Wiederholungszahl (12–18) zielt dabei auf eine Verbesserung der Kraftausdauer, wohingegen weniger Wiederholungen (6–12) bei gleichzeitig höherem Widerstand die Maximalkraft fördern. Krafttraining kann auch bei nicht primär kraftbetonten Sportarten eingesetzt werden, z. B. in Form des Stabilisationstrainings.

Vor dem Krafttraining erhöht ein dynamisches Aufwärmprogramm die generelle Bewegungsbereitschaft, die Erregbarkeit des neuromuskulären Systems sowie die Flexibilität des passiven Bewegungsapparats. Dehneinheiten zur Steigerung der physiologischen Bewegungsamplituden sollten zeitlich unabhängig vom Krafttraining durchgeführt werden. Nach Meinung einiger Autoren behindert zeitnahes Dehnen die optimale Kraftentfaltung der kontraktilen Elemente.

Kinder und Jugendliche besitzen eine ausgeprägte motorische Lernfähigkeit. Ein zunächst allgemeines und dann spezifisches Koordinations- und Techniktraining sollte daher in dieser Entwicklungsphase ein wichtiger Bestandteil des Trainings sein.

Die physiologischen und biochemischen Grundlagen für Ausdauerleistungen sind bereits bei Kindern gut ausgeprägt. Um die Technik des Bewegungsablaufs zu optimieren, die Koordinationsfähigkeit zu steigern und das individuelle Schnelligkeitspotenzial auszuschöpfen, ohne Flüchtigkeitsfehler zu provozieren, sollte das Training trotzdem über kürzere Distanzen beginnen und erst gesteigert werden, wenn eine stabile technische Durchführung möglich ist.

18.3 Strukturen im Sport

In Deutschland gibt es für einen effektiven Leistungsaufbau und eine frühzeitige Unterstützung der Nachwuchssportler bundeseinheitliche Kaderstrukturen zur langfristigen und sportartspezifischen Vorbereitung auf den Leistungs- und Hochleistungssport. Aufgrund der erhöhten Vulnerabilität des im Wachstum befindlichen kindlichen Organismus, verbunden mit der Gefahr einer dauerhaften Schädigung und Einschränkung der körperlichen Leistungsfähigkeit, werden Kinder und Jugendliche innerhalb dieses Förderkonzepts mindestens einmal im Jahr sportmedizinisch untersucht. Diese obligatorische Untersuchung besteht aus Anamnese, körperlicher Untersuchung, EKG, Belastungs-EKG, Lungenfunktion und sportmedizinischer Beratung.

18.4 Präventive Aspekte von Bewegung und Sport

Die WHO empfiehlt täglich mindestens 60 min moderate bis intensive körperliche Aktivität bzw. Sport für Kinder und Jugendliche. Unter körperlicher Aktivität versteht man jede körperliche Bewegung, die durch die Skelettmuskulatur hervorgerufen wird und den Energieverbrauch über den Grundumsatz anhebt. Allerdings macht der Trend zur inaktiven Lebensweise auch vor Kindern und Jugendlichen nicht halt. Zwar sind in Deutschland ca. 73 % (Jungen) bzw. 65 % (Mädchen) der 8-Jährigen in einem Sportverein aktiv. Die Ergebnisse der KIGGS-Studie zeigen jedoch, dass nur 25 % der 8- bzw. 11 % der 15-jährigen Kinder und Jugendlichen die oben genannten Empfehlungen erreichen. Andere, eher passive Beschäftigungen wie der wachsende Medienkonsum bestimmen zunehmend das kindliche und jugendliche Freizeitverhalten. Nicht überraschend ist das Ergebnis des 13. deutschen Kinder- und Jugendberichts, der die Abnahme der körperlichen Leistungsfähigkeit von Kindern und Jugendlichen im Vergleich zu früheren Jahren betont. Die Daten der bereits erwähnten KIGGS-Studie verdeutlichen auch, dass es in den letzten Jahren zu einer Zunahme von Übergewicht (8,7 %) und Adipositas (6,3 %) bei Kindern und Jugendlichen im Alter zwischen 3 und 17 Jahren gekommen ist. Der Rückgang der körperlichen Aktivität von Kindern und Jugendlichen erhöht auch das Risiko des Auftretens von kardiovaskulären und Stoffwechselerkrankungen sowie frühzeitigen Funktionsstörungen des Bewegungssystems.

G.F. Hoffmann, M.J. Lentze, J. Spranger, F. Zepp (Hrsg.), *Pädiatrie*,
DOI 10.1007/978-3-642-41866-2_18, © Springer-Verlag Berlin Heidelberg 2014

Vor dem Hintergrund einer hohen Persistenz in das Erwachsenenalter führen bewegungsmangelassoziierte Erkrankungen zu einer individuell langfristige Einschränkung der Lebensqualität und gesamtgesellschaftlich zu einer ressourcenbindenden Belastung mit ständig wachsenden Kosten.

Sportlich aktive Eltern sowie eine körperlich aktive Umgebung beeinflussen das Bewegungsverhalten von Kindern und Jugendlichen nachhaltig. Zusätzlich bieten sich Kindergarten und Schule als zweckmäßiges Setting zur Primärprävention an. Durch Schulungsmaßnahmen der Lehrer und geeignete Unterrichtsgestaltung sowie durch verstärkte Bewegungsförderung in den Pausen können kurz- bzw. langfristige Effekte zur Prävention von Übergewicht bei Kindern und Jugendlichen erreicht werden, wie die KOPS-Studie zeigen konnte. Durch diese Maßnahmen verbessert sich auch die Koordinations- und Ausdauerleistungsfähigkeit, wie die Ergebnisse der CHILT-Studie demonstrieren. Internationale Arbeiten verdeutlichen, dass z. B. täglicher Sportunterricht die Ausdauerleistungsfähigkeit (maximale Sauerstoffaufnahme, VO_2max) verbessert sowie den Anteil zirkulierender Vorläuferzellen der Angiogenese und Endothelreparatur erhöhen kann.

Gezielte Initiativen, Kampagnen und Projekte verschiedener gesellschaftlicher und politischer Institutionen (Deutscher Olympischer Sportbund – DOSB, Sportjugend, Gesundheitsministerien, Stiftungen u. a.) zur Aufklärung und Verbesserung der Akzeptanz körperlicher Aktivität zielen im Zusammenspiel mit dem Schulsport und den traditionellen Angeboten der Sportvereine auf eine Zunahme des individuellen Bewegungsverhaltens. Leider gibt es jedoch in Deutschland noch zu wenige qualitätsgesicherte Präventionsprogramme zur Bewegungsförderung in Kindergarten und Schule. Zukünftige Initiativen sollten vor allem Sport- und Aktivitätsprogramme mit der Optimierung des Ernährungsverhaltens kombinieren.

Nur wenige Untersuchungen haben sich bislang mit dem Zusammenhang von körperlicher Aktivität und Fitness von Kindern und Jugendlichen und Risikofaktoren im Erwachsenenalter beschäftigt. Die Ergebnisse vorliegender Längsschnittuntersuchungen betonen vor allem den Stellenwert der Fitness (Ausdauer, Leistungsfähigkeit, Muskelkraft, Körperzusammensetzung) als wichtigen Prädiktor für die Gesundheit im Erwachsenenalter. Dies bezieht sich sowohl auf kardiovaskuläre Parameter als auch auf das muskuloskelettale System.

18.5 Sportmedizinische Untersuchungen und Leistungsdiagnostik

Sportmedizinische Vorsorgeuntersuchungen des kindlichen und jugendlichen Sportlers dienen primär der Erfassung individueller Prädispositionen für Verletzungen, Erkrankungen oder lebensbedrohlicher Zustände. Gleichzeitig bieten sie eine Gelegenheit zum frühzeitigen Aufbau von Gesundheitsressourcen durch Beratung und Implementierung von Bewegung zur Prävention von zivilisatorisch bedingten Krankheiten.

Mögliche gesundheitliche Risiken durch körperliche Aktivität sollten vor dem Hintergrund einer durch Wachstums- und Reifungsprozesse erhöhten organspezifischen Labilität und Vulnerabilität, andererseits aber auch vor dem ausgeprägten regenerativen Potenzial des jungen Organismus gesehen werden.

Anamnese Die sportmedizinische Untersuchung setzt sich aus einer ausführlichen Gesundheits-, Familien- und Sportanamnese sowie der manuellen und apparativen körperlichen Untersuchung zusammen.

Die Erfassung von eventuellen Erkrankungen oder Störungen des Herz-Kreislauf- und des Atemsystems sowie des Bewegungsapparates stehen im Mittelpunkt der Untersuchung. Daher sollten Thoraxschmerzen, Palpitationen, Synkopen, belastungsunabhängige Atemnot, Husten, vermehrte Schleimbildung explizit erfragt werden. Sportartspezifisch sollten Verletzungen oder Beeinträchtigungen der exponierten Extremitäten erkannt werden.

Vegetative Auffälligkeiten wie Kopfschmerzen, Übelkeit, Gereiztheit oder Motivationsschwankungen sowie Schlaf-, Ess- und Ausscheidungsstörungen können ein Hinweis auf physische oder psychische Überlastungen des Sportlers sein. Bei jungen Frauen deuten Unregelmäßigkeiten des Zyklus, insbesondere eine sekundäre Amenorrhö auf eine belastungsinduzierte Störung bzw. bei gleichzeitigen Essstörungen auf den Symptomkomplex der sog „female triade“ hin. Ernährungsgewohnheiten, der Gebrauch von Nahrungsergänzungsmitteln als potenzielles Einstiegsszenario für Doping, (Selbst-)Medikation sowie der Konsum von Drogen (einschließlich Alkohol und Tabak) sind abschließend neben der Vollständigkeit empfohlener Impfungen zu erfragen.

Körperliche Untersuchung Die routinemäßige kardiale, pulmonale und abdominale Untersuchung erfolgt aufbauend auf Hinweisen aus der Anamnese analog der kinderärztlichen Untersuchung, unter starker Berücksichtigung der jeweiligen Sportart.

Die Untersuchung des Bewegungssystems muss ebenfalls sportartspezifische Belastungen berücksichtigen. Bei der Inspektion können etwaige Asymmetrien und Längendifferenzen wichtige Informationen bieten. Auch die aktive und passive Bewegungsprüfung von Wirbelsäule und Gelenken orientiert sich immer an der jeweiligen Sportart. Sehr wichtig ist die sportartspezifische Untersuchung der Muskulatur auf Dysbalancen, Hypo- und Hypertrophien. Häufig sind Triggerpunkte in typischen Muskelbereichen zu palpieren, die sportartspezifische Belastungen widerspiegeln.

Leistungsdiagnostik Leistungsdiagnostische Untersuchungen (Laktat- oder kombinierte Spiroergometrie) zur Optimierung der Trainingssteuerung sollten, um z. B. adäquate Trainingsherzfrequenzbereiche zu bestimmen, möglichst sportartspezifisch (Fahrrad-, Laufband- oder Ruderergometer bzw. Schwimmergometrie u. a.) erfolgen. Einschränkungen bestehen für das Fahrradergometer wegen der notwendigen Körpergröße und auf dem Laufband aufgrund von Unsicherheiten wegen des sich bewegenden Untergrundes. Die Erfassung von maximaler Sauerstoffaufnahme, individueller anaerober und ventilatorischer Schwelle kann im Rahmen einer Beratung zur Trainingssteuerung insbesondere bei Jugendlichen genutzt werden. Gebräuchliche Belastungsprotokolle auf dem Fahrrad beginnen mit 1 W/kg Körpergewicht (KG) und steigern um 0,5 W/kg KG. Die Stufendauer sollte vom Ziel der Untersuchung abhängen und bei der EKG-Diagnostik kurz (2 min), bei laktatdiagnostischer und spirometrischer Fragestellung zum Erreichen eines Steady State 3–4 min betragen.

Eine differenzierte Diagnostik motorischer Hauptbeanspruchungsformen kann durch standardisierte motorische Testbatterien oder mittels standardisierter apparativer Diagnostik erfolgen.

18.6 Sport und Krankheiten

Sportverletzungen und -schäden sowie akute Erkrankungen dominieren mit Abstand die Diagnosen im Kindes- und Jugendalter. Angeborene Erkrankungen innerer Organe oder des Bewegungsapparates sowie Stoffwechseldefekte treten selten, degenerative Störungen und erworbene Erkrankungen des Herz-Kreislauf-Systems fast nie auf. Nur ca. 2 % der Untersuchten müssen wegen auffälliger Befunde durch einen Facharzt weiterbehandelt werden.

18.6.1 Krankheiten des Herzens und der Gefäße

Angeborene Herzfehler, mit einer Häufigkeit von ca. 0,8 % aller Geburten die häufigsten angeborenen Fehlbildungen, stellen nur in wenigen Fällen (pulmonale Hypertonie, hochgradige Aortenklappenstenose, Herzfehler mit rechtsventrikulärer Hypertonie, belastungsabhängige Rhythmusstörungen) eine absolute Kontraindikation für Sport dar. Vor einer sportlichen Betätigung bei (operiertem) angeborenem Herzfehler sollte eine sportmedizinische Untersuchung einschließlich Echokardiografie und ggf. Leistungsdiagnostik zur Vermeidung von Überlastungen und Bestimmung der Trainingsherzfrequenzen erfolgen. Eine Pressatmung sollte bei eingeschränkter Pumpfunktion des Herzens vermieden werden.

18.6.2 Lungenkrankheiten

Die Prävalenz von Asthma im Kindesalter ist mit ca. 10 % hoch. Ausdauersport (insbesondere bei trockener Kälte und fehlendem Aufwärmprogramm) ist ein bekannter Risikofaktor für das Belastungsasthma. Dessen Prävalenz reicht abhängig von der ausgeübten Sportart von 11 bis 50 % im Erwachsenenalter und wird vom betroffenen Sportler häufig als mangelnde Fitness oder Infekt missgedeutet. Hier sollten nach umfassender Aufklärung des Sportlers und ggf. Selbstbeobachtung bronchiale Provokationstests zur Diagnosesicherung erfolgen. Eine Abgrenzung zur kombiniert in- und exspiratorischen, pseudokruppähnlichen Luftnot bei „vocal chord dysfunction" ist durch die geschilderte (und ggf. auf Smartphone aufgezeichnete) Symptomatik meist gut möglich.

18.6.3 Diabetes mellitus

Sportler mit Diabetes mellitus Typ 1, der häufigsten endokrinologischen Erkrankung im Kindesalter, benötigen eine umfassende sportmedizinische Beratung und Therapie. Gelingt die Kooperation von Sportler, Eltern, Trainer und dem betreuenden Arzt, ist eine uneingeschränkte Teilnahme am Sport möglich. Um die während des Sports auftretende Hypoglykämie zu vermeiden, müssen Ernährung, körperliche Aktivität und Insulintherapie aufeinander abgestimmt werden.

Muskuläre Aktivität bewirkt kurzfristig eine Erhöhung der Insulinsensitivität mit konsekutivem Blutzuckerabfall. Dadurch werden häufigere Kontrollen und eine Anpassung der Insulintherapie notwendig. Nach lang dauernder sportlicher Belastung kann eine verzögerte Hypoglykämie (ca. 6–10 h nach Sportabbruch) aufgrund der Regeneration der Glykogenspeicher auftreten und damit kritische nächtliche Blutzuckerabfälle auslösen. Ebenso sind engmaschige Kontrollen und Therapieanpassungen notwendig bei verletzungsbedingten oder anderweitig ausgelöster Reduktion der sportlichen Belastung. Ohne sportärztliche Begleitung besteht die Gefahr, dass aus Angst vor kritischen Stoffwechselsituationen die körperliche Aktivität und Sportbeteiligung reduziert oder komplett eingestellt wird.

Eine wichtige Aufgabe der sportmedizinischen Beratung besteht darin, kindlichen und jugendlichen Diabetikern Spaß am Sport, insbesondere Ausdauersport zu vermitteln, um die präventiven Effekte des Sports gegenüber diabetischen Folgeerkrankungen (insbesondere der Angiopathie) auszunutzen.

18.6.4 Adipositas

Adipositas im Kindesalter beeinflusst das künftige persönliche Gesundheitsprofil in erheblichem Maße. Neben den internistischen Zivilisationskrankheiten (s. oben), pathologischen Veränderungen des Bewegungsapparates und Auswirkungen auf psychische Vorgänge (u. a. Störungen des Körperkonzeptes), sind soziale Effekte z. B. auf die gesellschaftliche Stellung und zukünftige berufliche Situation keine Seltenheit. Die Adipositas entwickelt sich u. a. auf der Basis eines multifaktoriellen Zusammenspiels aus gestörter Situationsbewältigung, ungesunden Ernährungsgewohnheiten und mangelhaftem Bewegungsverhalten. Moderne multimodale Therapien setzen sich daher aus Ernährungsumstellung, Verhaltenstraining, ausreichender regelmäßiger körperlicher Aktivität und Einbeziehung des Umfeldes (Einbindung der Eltern) zusammen. Die sportliche Betätigung hat dabei, insbesondere bei einem wenig belastbaren Bewegungsapparat und geringer Fitness, unter kalorischen Gesichtspunkten nicht den entscheidenden Einfluss auf das Gewichtsverhalten, kann aber der Auslöser für eine stärker bewegungsorientierte Änderung des Lebensstils sein. Alltagsaktivität als Teil der „non-exercise activity thermogenesis" (NEAT) hat aufgrund ihrer wesentlich längeren Wirkzeit einen stärkeren Einfluss auf die Energiebilanz als zeitlich begrenzte sportliche Aktivitäten bei adipösen Patienten. Als Folge der Adipositas zeigen sich bei vielen Erkrankten Glukoseintoleranz und Hypertonie, bedeutende Risikofaktoren für kardiovaskuläre Erkrankungen und damit erhöhte Letalität.

18.6.5 Aufmerksamkeitsdefizit-/Hyperaktivitätssyndrom (ADHS)

Aktuelle Studien deuten einen Zusammenhang zwischen regelmäßigem Sport und verbesserter Verhaltenskontrolle sowie gesteigerter kognitiver Leistungsfähigkeit bei Kindern mit ADHS an. Sportarten mit hoher Anforderung an Koordination, Zielführungs- und Kontrollkompetenz wie z. B. asiatische Kampfsportarten, Reiten, Akrobatik und einige Disziplinen der Leichtathletik werden dabei aufgrund der Kanalisierungsmöglichkeiten für die Hyperaktivität und Impulsivität bei gleichzeitig hoher Konzentrationsanforderung als besonders günstig angesehen. Neben diesen primären Effekten des Sports kann regelmäßige körperliche Aktivität auch als Strukturierungshilfe im Tagesablauf positive Effekte auf die Symptomatik des ADHS haben, insbesondere wenn dadurch eine Verfestigung der (bei dieser Erkrankung unterrepräsentierten) Erholungs- und Regenerationsphasen erreicht werden kann. Neben diesen positiven Effekten bestehen jedoch auch Gefahren bei der sportlichen Betätigung hyperaktiver und aufmerksamkeitsgestörter Kinder, insbesondere eine höhere Unfallgefährdung und -häufigkeit durch mangelnde Regelakzeptanz, geringere Frustrationstoleranz und impulsiv-aggressives Verhalten.

18.6.6 Hämatologisch-onkologische Krankheiten

Kinder und Jugendliche mit onkologischen Erkrankungen sind sehr häufig körperlich inaktiv und verlieren ihre körperliche Leistungsfähigkeit. Aktuelle Untersuchungen, in erster Linie bei Kindern mit akuter lymphatischer Leukämie (ALL) zeigen, dass körperliches Training als supportive Intervention in verschiedenen Settings der pädiatrischen Onkologie (Chemotherapie, Stammzelltransplantation, ambulante Betreuung) durchgeführt werden kann. Kinder mit

ALL und Stammzelltransplantation sowie kardiotoxischer Therapie können in besonderem Maße Kraft und Flexibilität durch die Sporttherapie verbessern. Ebenfalls positive Effekte zeigen sich bei einem Ausdauertraining. Unabhängig von diesen Effekten kann Sport während der Therapie krebskranker Kinder und Jugendlicher die Lebensqualität anheben. Bei Trainingsprogrammen, in denen die Teilnehmer ihre körperliche Leistungsfähigkeit verbessern konnten, zeigten sich auch positive Effekte im Hinblick auf eine Reduzierung der Fatigue. Hinweise, dass es durch körperliches Training zu unerwünschten Nebenwirkungen wie z. B. einer Immunsuppression kommen könnte, liegen nicht vor.

Strukturierte Trainingsprogramme z. B. innerhalb der Klinik sind einfacher durchführbar als ein Heimtrainingsprogramm, welches aufgrund von Unsicherheiten nur sehr selten angewendet wird.

Durch die verbesserte Therapie überleben immer mehr Kinder und Jugendliche Krebserkrankungen. Ein therapiebegleitendes körperliches Training kann behandlungsbedingten Späteffekten im Erwachsenenalter vorbeugen.

18.7 Risiken und Gefahren des Sports bei Kindern

Die häufigsten Sportverletzungen betreffen Knie und Sprunggelenke, gefolgt von Verletzungen der oberen Extremität und des Schultergürtelbereichs. Die Inzidenz von Knieverletzungen (35 % im Freizeit-, 33 % im Sportbereich) steigt mit dem Alter und dominiert beim männlichen Geschlecht. Bis zu 60 % der Verletzungen sind ebenerdige Stürze, gefolgt vom Fallen aus geringer Höhe.

Verletzungen der Sehnen und des Bindegewebes, insbesondere Verstauchungen (27–48 % aller Sportverletzungen), Prellungen, Zerrungen und Rupturen sind häufige Schadensereignisse im Sport, die durch eine übermäßige Belastung im Zusammenhang mit hohen Bewegungsgeschwindigkeiten ausgelöst werden. Fußball und Basketball bilden mit ca. 1,5 traumatischen Ereignissen pro 1000 Sportstunden im Bereich des Sprunggelenks die Spitze der Verletzungen. Überlastungen der Muskulatur durch zu hohe und schnellkräftige Kontraktionen und Überforderung bei der Haltearbeit, die zu Muskelzerrungen (Überdehnung) und Muskelfaser- bzw. Muskelrissen, insbesondere im muskulär-tendinösen Übergangsbereich führen, sind bei Kindern dagegen sehr selten.

Komplexere Verletzungen entstehen durch Überforderung von Bändern im direkten Gelenkbereich und resultieren in Verstauchungen, Luxationen und Kapsel-Band-Rupturen.

Die Therapie folgt den allgemeinen Leitlinien zur Behandlung und wird ergänzt durch eine sportartspezifische Rehabilitation mit dem Ziel der Wiedereingliederung in den Sport.

18.7.1 Sportschäden und Übertraining

Überlastungsschäden treten hauptsächlich an Strukturen des passiven Bewegungsapparates auf, wenn im Rahmen wiederholter sportlicher Beanspruchung die Erholungs- und Regenerationsphasen im Verhältnis zu Dauer und Intensität der Belastung zu kurz sind. Die Symptome reichen von einer vorübergehenden schmerzhaften Reizung direkt nach der Belastung bis zu aktivitätseinschränkenden dauerhaften Schmerzen.

Insbesondere wiederholt technisch falsch ausgeführte Bewegungen mit konsekutiv erhöhtem Kraftaufwand führen zu unphysiologischen Belastungen des im Wachstum befindlichen Knochens, Knorpels bzw. Sehnenansatzes.

Im Gegensatz zu den lokal begrenzten Symptomen bei Sportschäden ist ein Übertraining ein generalisierter Zustand, der neben ausbleibenden Trainingsfortschritten durch Müdigkeit, Antriebslosigkeit sowie vegetativen Symptomen (Kopfschmerz, Schlafstörung, vereinzelt erhöhter Ruhepuls) charakterisiert ist. Auslösende Faktoren, insbesondere zu kurze Regeneration, unangepasste Trainingsanforderungen, inadäquate Umfangs- und Intensitätssteigerungen und psychische Belastungen (einseitiges Training) kumulieren meist über mehrere Monate. Die Diagnostik umfasst neben der ausführlichen Anamnese und normierten Fragebögen (z. B. Profile of Mood State, POMS) auch die standardisierte Bestimmung der Herzfrequenzvariabilität, wenn Vergleichswerte von sicher gesunden Phasen des gleichen Sportlers vorliegen. Laborwerte des Eiweißstoffwechsels, Muskelenzyme und die Bestimmung von Kortison und Testosteron können Hinweise geben, verfügen jedoch als isolierte Screeningmethode über keine ausreichende Sensitivität.

Zur Prävention eines Übertrainings sollte im Kindes- und Jugendalter die Trainingshäufigkeit der Hauptsportart auf 5 Tage in der Woche begrenzt werden und mindestens ein sportfreier Tag eingerichtet werden. Eine 1- bis 3-wöchige Trainingspause mindestens einmal jährlich (z. B. am Saisonende) sollte zur physischen und insbesondere psychischen Erholung eingeplant werden.

18.7.2 Umgebungsbedingungen

Hitze und Kälte haben bei Kindern aufgrund ihrer Körpergeometrie einen stärkeren Einfluss auf die Thermoregulation als bei Erwachsenen. Ein höheres Oberfläche/Masse-Verhältnis, eine stärkere metabolische Wärmeproduktion, die deutlich geringere Schweißproduktion sowie eine geringere Steigerungsfähigkeit der kardialen Leistung bei körperlicher Belastung stellen bei mittleren Temperaturen, durch geringeren Wasser- und Elektrolytverlust, einen physiologischen Vorteil dar. Bei hohen (insbesondere strahlungsbedingten) Temperaturen kann die geringere Schweißproduktion bei gleichzeitig größerer relativer Absorptionsfläche für Wärmeeinstrahlung jedoch zur Überforderung der Thermoregulation führen. Andererseits kommt es in kalter Umgebung aufgrund des höheren Oberfläche/Masse-Verhältnisses sowie einer schwächeren Isolierung bei geringerem Unterhautfettgewebe und fehlender körperlicher Aktivität rasch zur Unterkühlung. Dieser Effekt tritt im Wasser aufgrund der höheren Wärmeleitfähigkeit verstärkt auf. Der Wärmeverlust ist beim Schwimmen bis zu 30-fach höher gegenüber Sport außerhalb des Wassers.

Für Trainer, Eltern und Betreuer gilt es daher zu beachten, dass die Thermoregulation des kindlichen Organismus bei extremen Temperaturen im Gegensatz zum Erwachsenen schneller überfordert ist und dieser Effekt bei Wassersportlern in potenzierter Form eintreten kann.

Literatur

Adirim T, Cheng T (2003) Overview of injuries in the young athlete. Sports Med 33:75–81

Faigenbaum A, Kraemer W, Blimkie C et al (2009) Youth resistance training: Updated position statement paper from the national strength and conditioning association. J Strength Cond Res 23:S60–S79

Frisch A, Croisier J, Urhausen A et al (2009) Injuries, risk factors and prevention initiatives in youth sport. Br Med Bull 92:95–121

Gapin J, Labban J, Etnier J (2011) The effects of physical activity on attention deficit hyperactivity disorder symptoms: The evidence. Prev Med 52(1):S70–S74

Krug S, Jekauc D, Poethko-Müller C et al (2012) Zum Zusammenhang zwischen körperlicher Aktivität und Gesundheit bei Kindern und Jugendlichen. Ergebnisse des Kinder- und Jugendgesundheitssurveys (KiGGS) und des Motorik-Moduls (MoMo). Bundesgesundheitsblatt Gesundheitsforschung Gesundheitsschutz 55:111–120

Mick T, Dimeff R (2004) What kind of physical examination does a young athlete need before participating in sports? Cleve Clin J Med 71:587–597

Rosenhagen A, Bernhörster M, Vogt L et al (2011) Implementation of structured physical activity in the pediatric stem cell transplantation. Klin Padiatr 223:147–151

Walther C, Gaede L, Adams V et al (2009) Effect of increased exercise in school children on physical fitness and endothelial progenitor cells: A prospective randomized trial. Circulation 120:2251–2259

Waters E, Silva-Sanigorski A de, Hall B et al. (2011) Interventions for preventing obesity in children. Cochrane Database Syst Rev CD001871

IV Ernährung, Wasser- und Mineralhaushalt

19 Normale Ernährung von Neugeborenen, Säuglingen, Kindern und Jugendlichen

M. Kersting, H. Przyrembel[1], begründet von G. Schöch

19.1 Nährstoff- und Energiebedarf

19.1.1 Referenzwerte

Die deutschsprachigen Länder haben zuletzt 2012 gemeinsame Referenzwerte für die Nährstoffzufuhr herausgegeben, die den Referenzwerten anderer Länder im Wesentlichen entsprechen. In Abhängigkeit vom gegenwärtigen Kenntnisstand werden Empfehlungen, Schätzwerte und Richtwerte unterschieden. Empfehlungen (■ Tab. 19.11 und 19.12, ► e-Material, extras.springer.com) werden vom experimentell ermittelten oder aus langfristigen Erhebungen erschlossenen durchschnittlichen Bedarf einer vor allem nach Alter und Geschlecht definierten Bevölkerungsgruppe abgeleitet, indem gewöhnlich ein Zuschlag von 20–30 % addiert wird, der größenordnungsmäßig einer hypothetischen doppelten Standardabweichung entspricht. Es wird angenommen, dass hiermit der Bedarf von fast 98 % aller gesunden Personen der betreffenden Bevölkerungsgruppe gedeckt wird. Schätzwerte (■ Tab. 19.13, ► e-Material, extras.springer.com) für eine angemessene und gesundheitlich unbedenkliche Zufuhr wurden für Nährstoffe festgesetzt, deren Bedarf nicht mit der wünschenswerten Genauigkeit bestimmt werden kann. Für die Einzelperson sind Empfehlungen bzw. Schätzwerte nur Zielgrößen, die Unterversorgung weitgehend ausschließen. Unterschreitung von Empfehlungen bzw. Schätzwerten bedeutet für die Einzelperson nicht notwendigerweise Mangelversorgung, sondern weist nur auf deren Möglichkeit hin. Richtwerte haben die Bedeutung von Orientierungshilfen. Sie werden für einige Nährstoffe angegeben, deren Zufuhr Mindestmengen (Wasser, Fluorid, Ballaststoffe) oder Höchstgrenzen (Fett, Cholesterin, Alkohol, Speisesalz) aus gesundheitlichen Gründen zwar nicht innerhalb scharfer Grenzwerte, wohl aber in bestimmten Bereichen entsprechen sollte.

Immer häufiger werden isolierte Nährstoffe zahlreichen Lebensmitteln zugesetzt (Anreicherung) oder in Form von Tabletten, Granulaten u. Ä. (Supplemente, Nahrungsergänzungsmittel) für Verbraucher angeboten, wodurch u. U. erhebliche Überschreitungen der empfohlenen Zufuhr möglich werden. Obere Grenzwerte („tolerable upper intake levels", UL) wurden z. B. vom Wissenschaftlichen Lebensmittelausschuss der Europäischen Kommission bzw. von der Europäischen Behörde für Lebensmittelsicherheit abgeleitet. Sie geben die höchste durchschnittliche tägliche Zufuhr eines Nährstoffs aus allen Quellen (Lebensmittel, Anreicherung, Supplemente) an, die von praktisch allen Individuen einer Gruppe ohne gesundheitliches Risiko aufgenommen werden kann. Die Kenntnisse über gesundheitliche Schäden durch eine chronisch überhöhte Nährstoffzufuhr sind allerdings sehr lückenhaft, insbesondere bei Säuglingen und Kindern.

Die Referenzwerte für die Zufuhr von Energie und Nährstoffen in den ersten 4 Lebensmonaten gelten für gestillte Säuglinge. Sie wurden in der Regel von den mutmaßlichen Zufuhrwerten ausschließlich gestillter Säuglinge abgeleitet, die optimal gedeihen, und haben den Charakter von Schätzwerten. Für die Nährstoffe, die nicht oder nicht ausreichend in Frauenmilch enthalten sind (Vitamin D, Vitamin K und Fluorid) und für die Altersgruppen jenseits von 4 Monaten bis zum Erwachsenenalter wurden, wenn vorhanden, experimentelle Daten zugrunde gelegt, sonst unter Bezug auf den Energieverbrauch oder die Körperoberfläche von Erwachsenenwerten extrapoliert.

Wichtigste Kriterien für eine gesunde Ernährung sind altersgemäßes Wachstum und altersgemäße Entwicklung, Gesundheit und volle Leistungsfähigkeit. Außerdem spielt die Prävention von ernährungsmitbedingten Zivilisationskrankheiten eine Rolle (► Kap. 21).

19.1.2 Energie

Für die Energiezufuhr von Personen mit Sollgewicht wurde der durchschnittliche Bedarf der jeweiligen Bevölkerungsgruppe als Richtwert (■ Tab. 19.1) definiert. Je nach körperlicher Aktivität wird der Grund- oder Ruheumsatz hierzu mit einem PAL-Faktor („physical activity level") multipliziert. Sicherheitszuschläge verbieten sich bei der Energiezufuhr wegen der Adipositasgefahr. Der tatsächliche Energiebedarf einer Einzelperson kann nur durch regelmäßige Gewichtskontrollen beurteilt werden. Die Referenzwerte beruhen auf Messungen des gesamten Energieumsatzes mit $^{2}H_{2}{}^{18}O$. Energie wird benötigt für Grundumsatz, körperliche Aktivität, postprandiale Thermogenese, Verluste mit Stuhl und Urin sowie ggf. Wachstum, Schwangerschaft und Stillzeit. Der Grundumsatz ist die größte Komponente des Energieverbrauchs (Erwachsene ca. 24 kcal/kg KG/Tag, Säuglinge 43–60 kcal/kg KG/Tag). Der Ruhe-Energieumsatz kann unter Berücksichtigung von Körpergröße, Körpergewicht, Geschlecht (und der Ernährungsform Stillen bzw. Nichtstillen bei Säuglingen) rechnerisch geschätzt werden. Der Energiebedarf für die körperliche Aktivität steigt von etwa 20 % des Gesamtenergiebedarfs (3 Monate) auf 30 % (24 Monate). Die meisten Kinder und Jugendlichen üben heute nur eine niedrige körperliche Aktivität aus (PAL ca. 1,5) (■ Tab. 19.1). Als postprandiale Thermogenese (früher „spezifisch-dynamische Wirkung der Nahrung") wird die Energiefreisetzung bei Verdauung, Resorption, Transport, Umbau und

[1] Unter Mitarbeit von K. Baerlocher (Abschn. 19.2.4), K. Zwiauer (Abschn. 19.2.3).

G.F. Hoffmann, M.J. Lentze, J. Spranger, F. Zepp (Hrsg.), *Pädiatrie*,
DOI 10.1007/978-3-642-41866-2_19, © Springer-Verlag Berlin Heidelberg 2014

Tab. 19.1 Referenzwerte für den Energiebedarf (Gesamtenergieumsatz) von Säuglingen, Kindern und Jugendlichen (kcal/kg KG/Tag). (Nach Deutsche Gesellschaft für Ernährung et al. 2012)

Alter	Männlich			Weiblich		
Säuglinge[a]						
0 bis <4 Monate	94			91		
4 bis <12 Monate	90			91		
Kinder und Jugendliche[b]	*Körperliche Aktivität*			*Körperliche Aktivität*		
	Leicht	*Mäßig*	*Stark*	*Leicht*	*Mäßig*	*Stark*
1 bis <4 Jahre	83 (1,45)[c]	91 (1,60)[c]	–	80 (1,45)[c]	88 (1,60)[c]	–
4 bis <7 Jahre	74 (1,45)	82 (1,60)	–	70 (1,45)	78 (1,60)	–
7 bis <10 Jahre	66 (1,55)	75 (1,75)	83 (1,95)[c]	60 (1,50)	68 (1,70)	76 (1,90)[c]
10 bis <13 Jahre	56 (1,55)	64 (1,75)	71 (1,95)	49 (1,50)	55 (1,70)	62 (1,90)
13 bis <15 Jahre	50 (1,60)	56 (1,80)	63 (2,05)	41 (1,45)	47 (1,65)	52 (1,85)
15 bis <19 Jahre	45 (1,60)	51 (1,80)	58 (2,05)	38 (1,45)	43 (1,65)	48 (1,85)

[a] Gemessener Energieumsatz + geschätzter Wachstumsbedarf.
[b] Gemessener Energieumsatz bei mäßiger körperlicher Aktivität; –2 SD (12 %) für leichte, +2 SD (12 %) für starke körperliche Aktivität.
[c] In Klammern: Quotient Gesamtenergieumsatz: Grundumsatz; entspricht dem sog. PAL-Faktor („physical activity level").

Speicherung der Nährstoffe (etwa 10 % der Energiezufuhr) bezeichnet. Mit Stuhl und Urin verlieren Säuglinge etwa 10 % der zugeführten Energie, ältere Kinder meist weniger. Das Wachstum stellt nur bei jungen Säuglingen die zweithöchste Komponente des Energiebedarfs dar; geschätzt werden pro g Zuwachs ca. 6 kcal (0–3 Monate) bzw. ca. 2 kcal (4–12 Monate). Die Energiekosten für das Wachstum machen im Alter von einem Monat 35 % des Gesamtenergieumsatzes aus, im Alter von 12 Monaten nur noch 3 %, um danach weiter abzunehmen. Mit dem pubertären Wachstumsschub steigt der Anteil vorübergehend auf 4 %.

Der verfügbare Brennwert der Nahrung wird mit den „Atwater-Faktoren" berechnet: für Kohlenhydrate, Protein je 4 kcal/g, für Fett 9 kcal/g. Säuglinge resorbieren etwa 5 % weniger Energie als nach Atwater berechnet. Bei parenteraler Ernährung entfallen Verluste bei der Resorption, nicht aber mit dem Urin. Fieber erhöht den Energiebedarf um ca. 10 % pro 1 Grad Celsius.

19.1.3 Wasser

Für den Aufbau (intra- und extrazelluläres Wasser) und die Funktionen (Transport, Intermediärstoffwechsel, Ausscheidung von Stoffwechselendprodukten, Wärmeregulation) des Organismus ist Wasser unentbehrlich. Der Wassergehalt des Körpers sinkt von etwa 75–80 % bei Säuglingen auf 60 % beim Mann bzw. 50 % bei der Frau (mehr Fettgewebe). Der tägliche Wasserumsatz eines Säuglings beträgt 10–15 % des Körpergewichts, der eines Erwachsenen nur 2–4 %. Der Wasserbedarf des nichtrenalen Wasserumsatzes für Wachstum beträgt 7 % mit einem Monat, 2 % mit 4 Monaten und 1 % mit 12 Monaten. Wassermangel kann beim Säugling schon nach Stunden zu schwerwiegenden Schäden führen.

Wasser ist der wichtigste essenzielle Nährstoff. Wasserbedarf und Wasserabgabe lassen sich mit der Faktorenmethode schätzen. Wärmeabgabe (über Perspiratio insensibilis, Schweiß) und Nierenbelastung sind vom Energieumsatz des Organismus abhängig. Der Richtwert für die Wasserzufuhr beträgt bei Erwachsenen etwa 1 ml/kcal, bei gestillten Säuglingen etwa 1,5 ml/kcal (geringere Konzentrationsfähigkeit der Niere, größere relative Körperoberfläche). Die Zufuhr erfolgt teils frei (Getränke), teils in Speisen, teils durch Oxidation von Nahrung. Je 100 g Fett/Protein/Kohlenhydrate liefern 107/41/55 ml Oxidationswasser; dies entspricht etwa 12 ml/100 kcal Mischkost. Die Resorption von Wasser erfolgt überwiegend zusammen mit Na^+ und Glukose (65 % Dünndarm, 35 % Dickdarm). Die Wasserabgabe über Haut, Lunge und Niere und damit der Wasserbedarf kann insgesamt etwa auf das 10-Fache ansteigen. Die Perspiratio insensibilis (ml/kg/Tag) beläuft sich auf etwa 50–80 bei Säuglingen bzw. 10–16 bei Erwachsenen (ca. 2/3 über die Haut, 1/3 über die Lunge). Sie steigt mit dem Energieumsatz (Wärmeproduktion), dem Temperaturgradienten zwischen Körper und Umgebung sowie bei Abfall der Luftfeuchtigkeit. Die Schweißabgabe beginnt oberhalb von 29 °C. Die Urinproduktion muss die Ausscheidung der harnpflichtigen Stoffwechselendprodukte im Rahmen der Konzentrationsfähigkeit der Niere ermöglichen. Diese entspricht bei Erwachsenen maximal etwa der 4-fachen, bei jungen Säuglingen aber nur etwa der doppelten Osmolalität des Serums. Säuglinge benötigen also bis zu doppelt so viel Wasser wie Erwachsene zur Ausscheidung derselben renalen Molenlast. Der Bereich „maximaler Urinosmolalität" beginnt bei Schulkindern und Erwachsenen etwa bei 850 mosm/l. Günstig für die Niere ist eine Urinosmolalität von 500 mosm/kg. Die renale Molenlast von Erwachsenenkost beträgt im Durchschnitt 650 mosm/1,73 m^2 KOF, von Muttermilch 97 mosm/l, von Kuhmilch 230 mosm/l. Geschätzt wird die potenzielle renale Molenlast der Nahrung in mosmol/l nach der folgenden Formel:

$$\text{Potenzielle renale Molenlast (PRML)} = Na + Cl + K + P + (\text{Stickstoff}/28),$$

wobei die Mineralstoffe in mmol und der Stickstoffgehalt in mg angegeben werden und unterstellt wird, dass alles Eiweiß zu Harnstoff umgewandelt und alle Mineralstoffe im Urin ausgeschieden werden und weder auf anderem Wege verloren gehen noch in neu gebildetes Körpergewebe eingebaut werden. Gewichtszunahme geht mit einer

Retention von etwa 0,9 mosmol der potenziellen renalen Molenlast pro g Gewichtszunahme einher, so dass die renale Molenlast (RML) näherungsmäßig als

PRML (mosmol/Tag) – [0,9 × Gewichtszunahme (g/Tag)]

errechnet werden kann und die Urinosmolarität als

C = RML (mosmol/Tag) ÷ [Wasseraufnahme – extra-renale Wasserverluste (l/Tag)].

Näherungsweise entspricht mengenmäßig in einem gemäßigten Klima das Wasser im Stuhl dem Oxidationswasser, das (sichtbare) Urinvolumen dem (sichtbaren) Trinkvolumen, und das in den Lebensmitteln (unsichtbar) gebundene Wasser der Perspiratio insensibilis (◘ Tab. 19.2). Gesunde Säuglinge, die überwiegend gestillt und/oder mit industriell hergestellten Milchnahrungen für Säuglinge ernährt werden, benötigen in der Regel keine zusätzlichen Getränke. Mit dem Übergang auf die Familienkost wird etwa ab dem 10. Monat eine regelmäßige zusätzliche Getränkezufuhr erforderlich.

19.1.4 Proteine

Sie üben mannigfache Funktionen aus, u. a. als Baustoffe von Zellstrukturen, als stoffwechselsteuernde Enzyme, als Transportmoleküle und als Antikörper. Als Brennstoffe dienen sie nur bei Zufuhr im Überschuss und bei länger dauerndem Hunger (vollständige Oxidation von 1 g Eiweiß, das etwa 160 mg Stickstoff enthält, kann theoretisch zu einer Produktion von 5,7 mmol [342 mg] Harnstoff führen, die ausgeschieden werden müssen). Speicherung von Protein ist nicht in nennenswertem Umfang möglich. Im Hunger ist jedoch ein Umbau, etwa von Muskeleiweiß zu lebenswichtigen Enzymen, möglich. Der Anteil von Proteinen am Körpergewicht beträgt bei reifen Neugeborenen 11,4 %, bei Einjährigen 17,5 %, bei Erwachsenen 19 %.

Proteine bzw. deren Polypeptiduntereinheiten sind in der Regel aus 20 L-α-Aminosäuren aufgebaut. Neun Aminosäuren sind für den Menschen unentbehrlich bzw. essenziell (Histidin, Isoleucin, Leucin, Lysin, Methionin/Cystein, Phenylalanin/Tyrosin, Threonin, Tryptophan, Valin). Die übrigen Aminosäuren können vom Menschen durch Transaminierung der entsprechenden Ketosäuren ineinander umgewandelt werden, sind also nicht im strengen Sinne unentbehrlich, auch wenn in bestimmten Situationen, z. B. bei Frühgeborenen, ihre endogene Synthese unzureichend sein kann. Das gilt insbesondere für Arginin, Cystein, Glutamin, Glycin, Prolin und Tyrosin. Zusätzlich muss aber auch die Zufuhr von Gesamtprotein ausreichend sein.

Die Zufuhrempfehlungen beziehen sich in der Regel nicht auf den Bedarf an einzelnen essenziellen Aminosäuren, sondern auf biologisch hochwertige Proteine wie Ei, Fleisch, Milch oder Fisch („Referenzproteine"), die in ihrer Zusammensetzung menschlichem Protein am ehesten nahekommen.

Verdauung und Stoffwechsel Die Proteinverdauung beginnt durch verschiedene Pepsinisoenzyme im sauren Milieu des Magens. Die freigesetzten Peptide stimulieren die Freisetzung gastrointestinaler Hormone. Im alkalischen Milieu des Dünndarms spalten die Pankreasenzyme Trypsin, Chymotrypsin, Elastase und Carboxypeptidase intraluminal Peptidbindungen an jeweils spezifischen Positionen zu freien Aminosäuren und Oligopeptiden (2–6). Letztere werden durch Peptidasen im Bürstensaum oder Zytoplasma gespalten. Die gruppenweise Resorption der Aminosäuren ist überwiegend an gleichzeitige Natriumbewegungen gebunden, die der Di- und Tripeptide nicht. Der Weitertransport erfolgt über die Pfortader. Besonders in den ersten Lebensmonaten können geringe Mengen an Nahrungsprotein auch intakt resorbiert werden und Anlass zu immunologischen Reaktionen geben. Immunologisch aktive Epitope auf Proteinmolekülen sind entweder durch die lineare Abfolge der Aminosäuren (Sequenzepitope) oder durch deren sterische Anordnung (Konformationsepitope) bedingt. Die Wirksamkeit der Ersteren kann nur durch Hydrolyse, die der Letzteren auch durch Wärmebehandlung vermindert oder aufgehoben werden.

Zufuhrempfehlungen Die empfohlene tägliche Zufuhr an Protein geht aus (► e-Material, extras.springer.com), der Anteil der Proteine an der Energiezufuhr in einer ausgewogenen gemischten Kost geht aus ◘ Tab. 19.3 hervor. Proteinreiche tierische Lebensmittel sind Milch und Milchprodukte, fettarmes Fleisch, Fisch und Ei. Proteinreiche pflanzliche Lebensmittel sind Getreide und Hülsenfrüchte.

19.1.5 Fette

Etwa 98 % der natürlichen Fette sind Triglyceride, die restlichen 2 % bestehen vor allem aus freien Fettsäuren, Mono- und Diglyceriden, Cholesterin, Phospholipiden und unverseifbaren Komponenten einschließlich Sterinen. Zu den Funktionen der Fette gehören die Speicherung von Energie (langkettige Triglyceride), die Beteiligung am Aufbau von Zellmembranen (besonders „long chain polyunsaturated fatty acids", LCPUFA), die Bereitstellung von C_{20}-Fettsäuren für die Synthese der Eikosanoide (Gewebshormone, Prostaglandine, Thromboxane und Leukotriene) und der Transport und die Speicherung der fettlöslichen Vitamine (A, D, E und K) sowie die Verbesserung des Geschmacks der Lebensmittel und der Sättigungswirkung der Nahrung. Natürliche Triglyceride enthalten teils gesättigte, teils ungesättigte geradzahlige Fettsäuren (C_4–C_{24}). Langkettige freie Fettsäuren aus den Triglyceriden der Nahrung oder des Depotfetts (C_{14-18}) spielen die Hauptrolle für den Energiestoffwechsel. Postnatal wird der Energiebedarf (einschließlich des Gehirns), nach Verbrauch der geringen Glykogenreserven und vor Einsetzen einer ausreichenden Milchversorgung, vorübergehend durch Ketonkörper gedeckt, die die Leber aus Fettsäuren bildet.

Verdauung und Stoffwechsel Die Verdauung der Triglyceride (Verdaulichkeit beim jungen Säugling vermindert, später etwa 95 %) beginnt beim Säugling mit der Frauenmilchlipase, der lingualen Lipase und der Magenlipase, die die Fette teilweise hydrolysieren und im Magen emulgieren. Im späteren Leben beginnt die Fettverdauung erst mit der Pankreaslipase, die im Duodenum Triglyceride zu Mono- und Diglyceriden und freien Fettsäuren hydrolysiert und zusammen mit Gallensalzen gemischte Mizellen bildet. Mittelkettige Triglyceride (C_6–C_{12}) werden bei Malresorption eingesetzt. Sie werden durch Pankreaslipase leicht gespalten, bei Mangel an Galle oder Pankreaslipase auch durch Bürstensaumlipase. Die freien Fettsäuren werden resorbiert und ohne Wiederveresterung portal transportiert. Die Resorption der Fettsäuren wird durch geringere Kettenlänge, geringeren Sättigungsgrad und Bildung von 2-Monoglyceriden gefördert. Ungespaltene Di- und Triglyceride sind unlöslich. Fettsäuren und Monoglyceride werden durch Diffusion in die Mukosazellen aufgenommen. Nach Wiederveresterung und Verbindung mit Lipoproteinen entstehen die Chylomikronen, die das Fett und Cholesterin mit der Lymphe schließlich über den Ductus

Tab. 19.2 Richtwerte für die Zufuhr von Wasser[a]. (Nach Deutsche Gesellschaft für Ernährung et al. 2012)

Alter	Wasserzufuhr durch			Gesamtwasseraufnahme[e]	Wasserzufuhr durch Getränke und feste Nahrung
	Getränke[b] (ml/Tag)	feste Nahrung[c] (ml/Tag)	Oxidationswasser[d] (ml/Tag)	(ml/Tag)	(ml/kgKG/Tag)
Säuglinge					
0 bis unter 4 Monate[f]	620	–	60	680	130
4 bis unter 12 Monate	400	500	100	1000	110
Kinder					
1 bis unter 4 Jahre	820	350	130	1300	95
4 bis unter 7 Jahre	940	480	180	1600	75
7 bis unter 10 Jahre	970	600	230	1800	60
10 bis unter 13 Jahre	1170	710	270	2150	50
13 bis unter 15 Jahre	1330	810	310	2450	40
Jugendliche und Erwachsene					
15 bis unter 19 Jahre	1530	920	350	2800	40
19 bis unter 25 Jahre	1470	890	340	2700	35
25 bis unter 51 Jahre	1410	860	330	2600	35
51 bis unter 65 Jahre	1230	740	280	2250	30
65 Jahre und älter	1310	680	260	2250	30
Schwangere	1470	890	340	2700[g]	35
Stillende	1710	1000	390	3100[g]	45

[a] Bei bedarfsgerechter Energiezufuhr und durchschnittlichen Lebensbedingungen. Die Werte wurden absichtlich wenig gerundet, um die Nachvollziehbarkeit ihrer Berechnungen zu gewährleisten.
[b] Wasserzufuhr durch Getränke = Gesamtwasseraufnahme minus Oxidationswasser minus Wasserzufuhr durch feste Nahrung.
[c] Wasser in fester Nahrung etwa 78,9 ml/MJ (≈ 0,33 ml/kcal).
[d] Etwa 29,9 ml/MJ (≈ 0,125 ml/kcal).
[e] Gestillte Säuglinge etwa 360 ml/MJ (≈ 1,5 ml/kcal), Kleinkinder etwa 290 ml/MJ (≈ 1,2 ml/kcal), Schulkinder, junge Erwachsene etwa 250 ml/MJ (≈1,0 ml/kcal), ältere Erwachsene etwa 270 ml/MJ (≈ 1,1 ml/kcal) einschließlich Oxidationswasser (etwa 29,9 ml/MJ bzw. 0,125 ml/kcal).
[f] Hierbei handelt es sich um einen Schätzwert.
[g] Gerundete Werte.

thoracicus in das venöse Blutsystem transportieren. Die wichtigsten Transportproteine sind die VLDL („very low density lipoproteins“), LDL („low density lipoproteins“) und HDL („high density lipoproteins“). Sie werden in der Leber synthetisiert. Mit Lipiden zusammen entstehen hydrophile Lipoproteine, deren Protein die Dichte (Ultrazentrifuge) bestimmt.

19

Essenzielle Fettsäuren sind Linolsäure (C18:2n-6) und α-Linolensäure (C18:3n-3). Sie werden nur von Pflanzen produziert. Öle aus Sonnenblumensamen, Maiskeimen, Sojabohnen und Raps enthalten Linolsäure in unterschiedlichen Mengen (meist neben C16:0, C18:0 und C18:1). Soja- und vor allem Rapsöl enthalten zusätzlich α-Linolensäure. Bei einem Ungleichgewicht zwischen ungesättigten Fettsäuren und Vitamin E im Serum kommt es zur vermehrten Bildung von Peroxyden und u. U. zu Membranschädigungen. Bei einer Zufuhr von essenziellen Fettsäuren von weniger als 1 % der Gesamtenergie kommt es bei Säuglingen zu einer stark schuppenden, trockenen und verdickten Haut. Mangel an essenziellen n-6-Fettsäuren führt u. a. zu Wachstumsretardierung, schuppender Haut und Infektionsanfälligkeit. Unzureichende Versorgung anessenziellen n-3-Fettsäuren kann mit neurologischen Störungen einhergehen. Bei jungen Säuglingen kann eine verzögerte Entwicklung des Visus mit Veränderungen des Elektroretinogramms und der visuellen Informationsverarbeitung die Folge sein.

Aus Linolsäure und (eingeschränkt) α-Linolensäure bildet der Mensch C_{20}-Fettsäuren (Eikosanoide) und hieraus die Gewebshormone Prostaglandine und Thromboxane (Cyclooxygenaseweg) sowie Leukotriene und Lipoxine (Lipoxygenaseweg). Verlängerung und Desaturierung der n-6- und n-3-Fettsäuren werden von den gleichen Enzymen (Elongasen, Desaturasen) gesteuert. Die Synthese der Eikosanoide und der für Struktur und Funktion des Zentralnervensystems wichtigen langkettigen mehrfach ungesättigten Fettsäuren ($LCPUFA_{20-24}$, besonders Arachidonsäure [AA] und Dokosahexaensäure [DHA]) wird neben dem Verhältnis der n-6- und n-3-Fettsäuren auch von den jeweiligen absoluten Mengen beeinflusst. Die Richtlinien für industriell hergestellte Säuglingsanfangsnahrung (orientiert an den Gehalten in Muttermilch) lauten für das Verhältnis Linolsäure/α-Linolensäure 5–15 : 1. Das Verhältnis n-6/n-3-LCPUFA liegt in Muttermilch um 2 und ent-

Tab. 19.3 Anteile von Protein, Fett und Kohlenhydraten an der Energiezufuhr (%) von Säuglingen, Kindern und Jugendlichen gemäß empfehlungsgerechten Ernährungsplänen (EP[a]) und aktuellen Ernährungserhebungen (EE[b])

Altersgruppen	Protein		Fett		Fettsäuren						Kohlenhydrate	
					Gesättigt		Monoen		Polyen			
	EP	EE	EP	EE	EP	EE	EP	EE	EP	EE	EP	EE
0–4 Monate	7[c]	9	48[c]	46	23[c]	22	18[c]	17	7[c]	7	45[c]	46
5–9 Monate	13	11	42	37	17	15	17	14	8	7	45	52
10–12 Monate	13	13	38	34	13	15	17	13	8	6	49	53
1 Jahr	14	14	33	34	10	15	16	15	8	5	53	52
2–18 Jahre	14	13	33	35	10	16	16	15	8	5	53	51

[a] 0–12 Monate; ► Abschn. 19.2, „Ernährungsplan für das 1. Lebensjahr"; 1–18 Jahre: ► Abschn. 19.3, „Konzept der Optimierten Mischkost".
[b] Ernährungserhebungen DONALD-Studie (Dortmund Nutritional and Anthropometric Longitudinally Designed Study); GRETA-Studie (German Representative Study of Toddler Alimentation), Hilbig et al. 2011
[c] Ausschließliches Stillen.

spricht damit den Verhältnissen im kindlichen Gehirn. Frühgeborene und in geringerem Ausmaß auch ein Teil der Reifgeborenen sind noch nicht ausreichend zur Synthese von AA und DHA befähigt. Es wird daher empfohlen, der Formulanahrung für Frühgeborene mindestens 0,35 % der Gesamtfettsäuren als DHA und 0,4 % als AA zuzusetzen. Fakultative Zusätze von LCPUFA in Formulanahrung für Reifgeborene (Säuglingsanfangsnahrung) dürfen höchstens 2 % der Gesamtfettsäuren als n-6-LCPUFA und 1 % als n-3-LCPUFA enthalten.

Zufuhrempfehlungen Der Anteil von Fett an der Gesamtenergiezufuhr soll zur Prävention der Zivilisationskrankheiten (► Abschn. 19.3) bei Kindern, Jugendlichen und Erwachsenen nur etwa 30–35 % (Richtwert) betragen. Die Empfehlungen für die Zufuhr an essenziellen Fettsäuren finden sich in Tab. 19.11 (►e-Material, extras.springer.com. Muttermilch enthält rund 50 % der Energie als Fett, industriell hergestellte Formula mindestens 40 %. Der Fettanteil sollte in den ersten 2–3 Lebensjahren allmählich von 50 % auf 30–35 % abfallen (Tab. 19.3). Bei insgesamt vernünftiger Ernährung ist aber auch ein Fettanteil von etwa 25–30 % der Energiezufuhr bei Säuglingen im 2. Lebenshalbjahr und Kleinkindern ohne Beeinträchtigung von Nährstoffzufuhr, Wachstum und Entwicklung möglich. Fett erhöht sehr effektiv die Energiedichte der Kost (Energiegehalt pro g bzw. pro Portion), vermindert das benötigte Nahrungsvolumen und die kurzfristige Sättigungswirkung der Kost und wirkt auf diese Weise indirekt als Risikofaktor für eine passive energetische Überernährung. Wichtig ist neben der absoluten Menge an Fett das Fettsäuremuster: Etwa gleiche Anteile an gesättigten sowie einfach und mehrfach ungesättigten Fettsäuren beeinflussen das Serumlipoproteinmuster günstig. Tatsächlich enthält eine vollwertige Präventionsernährung (► Abschn. 19.3) deutlich höhere Mengen an mehrfach ungesättigten n-3- und n-6-Fettsäuren als zur Deckung des Bedarfs gefordert wird. Wichtig ist ferner ein geringer Verzehr von Cholesterin (Erwachsene <300 mg/Tag, Kinder <80 mg/1000 kcal) und Transfettsäuren. Der Verzehr von tierischen Fetten (u. a. in Fleisch, Milchprodukten und Eiern), die reich an gesättigten Fettsäuren und Cholesterin sind, sollte zugunsten pflanzlicher Öle eingeschränkt werden (s. oben). Günstig sind Öle mit hohem Anteil einfach ungesättigter Fettsäuren (Ölsäure), wie Oliven- und Rapsöl (α-Linolensäure), da sie bei geringem Oxidationsrisiko günstig auf die Serumlipoproteine wirken, Transfettsäuren entstehen bei der Hydrierung (Härtung) von ungesättigten Ölen sowie im Pansen von Wiederkäuern (Milchfett). Sie sind dosisabhängig u. a. mit folgenden Risiken verbunden: Anstieg von LDL und Lipoprotein (a), Abfall von HDL im Serum, Störung des Stoffwechsels essenzieller Fettsäuren, Störung des frühen Wachstums. Die EU beschränkt den Gehalt an Transfettsäuren in Säuglingsanfangsnahrungen auf 3 % der Gesamtfettsäuren. Die Zufuhr mit gemischter Kost liegt in Deutschland unter 1 % der Energiezufuhr. Kinder nehmen Transfettsäuren überwiegend mit fettgebackenen Snacks und Nußnougatcremes auf.

19.1.6 Kohlenhydrate

Stärke und Zucker liefern die Hauptmasse der Nahrung sowie den größten Teil der Nahrungsenergie: bei Muttermilchernährung etwa 40 %, später nach Möglichkeit über 50 % (Tab. 19.3), bevorzugt aus Getreide (Polysaccharide), Gemüse und Obst, die reichhaltig Vitamine, Mineralstoffe, Spurenelemente und Ballaststoffe sowie sog. sekundäre Pflanzenstoffe (z. B. Flavonoide, Phytosterine) mit vielfältigen präventiven Wirkungen mitbringen. Zur Vermeidung der Glukoneogenese aus Protein und zur Hemmung der Lipolyse sollten beim Erwachsenen wie beim Säugling mindestens 25 % des Energiebedarfs als Kohlenhydrate angeboten werden. Bei einer Kohlenhydratzufuhr unter 15 Energieprozent kommt es zur Ketogenese. Als Baustoffe sind Kohlenhydrate an der Synthese von nichtessenziellen Aminosäuren und Fettsäuren, Glykoproteinen und Mukopolysacchariden beteiligt.

Verdauung und Stoffwechsel Die Verdaulichkeit der Kohlenhydrate wird mit 97 % angenommen. Speichelamylase setzt in Mund und Magen Oligosaccharide frei. Durch Pankreasamylase (in den ersten 4 Monaten erniedrigt) entstehen im oberen Dünndarm Disaccharide (vor allem Maltose), die von den in der Bürstensaummembran der Mukosazellen gelegenen Disaccharidasen (Maltase, Saccharase, Laktase) zu Monosacchariden (Glukose, Fruktose, Galaktose) gespalten werden. Glukose wird zusammen mit Natrium durch aktiven Transport mittels des Glukosetransporters SGLT1 gegen einen Gradienten in die Zelle gepumpt. Die Energie stammt von der Natriumpumpe, die Natrium gegen einen Gradienten wieder aus der Zelle zurück ins Lumen pumpt. Dieser Sachverhalt ist für die Rehydratationsbehandlung wichtig. Der größte Teil der resorbierten Glukose wird in der Leber zu Glykogen umgewandelt. Leberglykogen (bis zu 15 % des Lebergewichts) wird zu Glukose, Muskelglykogen (bis zu 3 % des Muskelgewichts) wird zu Laktat abgebaut. Auch die meisten anderen Monosaccharidewerden aktiv resorbiert, Fruktose unterliegt einem erleichterten Transport mittels GLUT5. Galaktose, Fruktose und die Zuckeralkohole Sorbit und Xylit werden von der Leber aus der Pfortader aufgenommen und in die intermediäre Transportform Glukose umgewandelt. Nach Umgehung der Leber durch i.v.-Zufuhr können auch andere Organe Nichtglukosemonosaccharide z. T. verwerten. Bei der parenteralen Ernährung von Kindern sollte aber nur Glukose verwendet werden, da Fruktose und Sorbit bei hereditärer Fruktoseintoleranz lebensgefährlich wirken können. Erythrozyten, Nieren- und Nebennierenmark können nur Glukose verwerten.

Der Abbau von Glukose erfolgt teils anaerob (Glykolyse) zu Pyruvat, teils aerob (Zitronensäurezyklus und Atmungskette) zu CO_2 und H_2O. Das bei der Glykolyse entstehende Laktat wird in der Leber zu Glukose rezykliert. Auf das Gehirn entfallen beim Erwachsenen zwei Drittel des Glukosebedarfs. Bei Hunger oder Kohlenhydratmangel wird zunächst Glykogen (Glykogenolyse), dann Protein (Glukoneogenese) und endlich Depotfett (Bildung von freien Fettsäuren und Ketonkörpern) zur Energiegewinnung abgebaut. Überschüssige Kohlenhydrate werden als Depotfett eingelagert, der umgekehrte Weg ist nicht möglich.

Der glykämische Index (GI) beschreibt die Wirkung des Verzehrs kohlenhydrathaltiger Lebensmittel auf den Blutzuckerspiegel. Er wird gemessen als Blutzuckererhöhung nach dem Verzehr von 50 g verwertbaren Kohlenhydraten aus dem jeweiligen Lebensmittel im Vergleich mit dem Verzehr von 50 g Glukose. Lebensmittel, die einen schnellen und/oder hohen Blutzuckeranstieg auslösen, haben einen hohen glykämischen Index. In der Regel haben stark verarbeitete Produkte, wie Feingebäck, Cornflakes, Pommes frites, einen höheren glykämischen Index als weniger verarbeitete Produkte wie Vollkornreis, -nudeln oder Pellkartoffeln. Die glykämische Last (GL) berücksichtigt zusätzlich die verzehrte Menge an Kohlenhydraten und gibt die glykämische Gesamtbelastung der verzehrten Nahrung wieder. Eine hohe glykämische Last der Kost wird als Risiko für Überernährung bei Kindern und Jugendlichen diskutiert. Die hormonelle Reaktion (Insulinfreisetzung, Glukagonhemmung) führt zu einer anabolen Stoffwechsellage, die 2–4 h nach der Mahlzeit anhält, auch wenn keine weiteren Nährstoffe angeliefert werden. Eine reaktive Hypoglykämie kann dann zu erneutem Hunger und vermehrter Nahrungs- und Energieaufnahme führen. Bei häufigem Verzehr von Mahlzeiten mit hohem glykämischem Index soll es zu einer chronischen Hemmung der Lipolyse kommen.

19.1.7 Ballaststoffe (Nahrungsfasern)

Bei den Ballaststoffen handelt es sich um komplexe Kohlenhydratstrukturen aus pflanzlicher Nahrung, die von den körpereigenen Enzymen nicht abgebaut werden. Lösliche Ballaststoffe (z. B. Pflanzengummis, Pektin) senken den Cholesterinspiegel, unlösliche Ballaststoffe (z. B. Cellulose) beschleunigen die Transitzeit. Ballaststoffreiche Lebensmittel, insbesondere Vollkorngetreide, Gemüse und Obst, enthalten Mischungen mit unterschiedlichen Anteilen beider Typen. Im Kolon werden durch bakteriellen Abbau kurzkettige Fettsäuren freigesetzt, die zusätzlich Energie liefern (ca. 2 kcal/g Ballaststoff). Ballaststoffe laxieren und sind präventivmedizinisch wichtig, denn sie mindern das Risiko von manchen Krebsformen (Kolon, Pankreas, Mamma, Ovar, Prostata), von Herz-Kreislauf-Krankheiten und von Typ-II-Diabetes. Als Richtwert für Erwachsenegibt die Deutsche Gesellschaft für Ernährung (DGE) eine Zufuhr von mindestens 30 g/Tag an, das entspricht einer Ballaststoffdichte von 10–12,5 g/1000 kcal. Experimentell begründete Richtwerte für Säuglinge und Kinder sind nicht bekannt. Verzehrsdaten sind rar. Muttermilch enthält keine Ballaststoffe pflanzlicher Herkunft, aber unverdauliche Oligosaccharide. Mit der empfohlenen Beikost (► Abschn. 19.2) steigt die Ballaststoffzufuhr/1000 kcal im 2. Lebenshalbjahr von 4 g (7.–9. Monat) auf 10 g (12. Monat) an. Damit erscheint die für Erwachsene empfohlene Ballaststoffdichte schon für Kleinkinder erreichbar. In den USA wird für Kinder eine pragmatische Dosierung von „Lebensalter in Jahren + 5–10 g/Tag" genannt, was dem deutschen Richtwert nahekommt, während die US Dietary Reference Intakes mit einer empfohlenen Ballaststoffdichte von 14 g/1000 kcal auf eine höhere tägliche Zufuhr kommen. Resorptionsverluste von mehrwertigen Kationen (Kalzium, Magnesium, Eisen, Zink) drohen nur bei erhöhter Zufuhr isolierter Ballaststoffe (z. B. Kleie), von deren Gabe an Kinder abgeraten wird.

Zusammengenommen ist die Qualität der Fette (Fettsäuremuster) und Kohlenhydrate (glykämischer Index, Ballaststoffe, Vollkorn) bedeutsamer für die Prävention ernährungsabhängiger Krankheiten wie Typ-2-Diabetes und kardiovaskuläre Erkrankungen als die Quantität.

19.1.8 Mineralstoffe und Spurenelemente

Ernährungsphysiologische Daten und Zufuhrempfehlungen für Mineralstoffe und Spurenelemente sind in den ◘ Tab. 19.4 und ◘ Tab. 19.11– ◘ Tab. 13 (►e-Material, extras.springer.com) zusammengefasst (auch ► Kap. 23).

Tab. 19.4 Eigenschaften und Herkunft der wichtigsten Mineralstoffe und Spurenelemente

Mineralstoffe Spurenelemente	Hauptquellen	Stoffwechsel und Funktionen	Mangel	Überschuss	Chemisch-physikalische Daten
Kalzium	Milch, Milchprodukte, besonders Hartkäse, kalziumreiche Gemüse, Mineralwässer mit >150 mg Kalzium/l	Resorption: im oberen Dünndarm (gestillte Säuglinge bis 60 %, Erwachsene 20–40 %), gefördert durch Laktose, sauren pH und Vitamine D, C; gehemmt durch Phytate, Oxalsäure, Fette, Ballaststoffe, Phosphate. Hormonelle Regelung durch Kalzitonin und Parathormon. Retention je nach Wachstumsgeschwindigkeit 15–25 %. Ausscheidung: Darm 70 %, Niere 10 %. *Vorkommen im Körper:* 99 % in Knochen und Zähnen. Serumspiegel 2,25–2,75 mmol/l, ca. 60 % ionisiert. *Funktionen:* Stabilisierung des Knochens, Nervenleitung, Muskelkontraktion, Herzaktion, Blutgerinnung	Rachitis, Tetanie, Wachstumsstörungen, Osteoporose, Osteomalazie	Oral: nur mit Supplementen steigt das Risiko für Nierensteine; parenteral: Herzblock UL 2500 mg/Tag für Erwachsene, kein UL für Kinder	1 mmol = 40,1 mg
Chlorid	Kochsalz, Milch, Fleisch, Eier	*Resorption* (rasch) und *Ausscheidung* parallel zu Natrium. Ausscheidung von 92 % der Aufnahme, besonders durch Niere, daneben auch den Darm und mit Schweiß. *Vorkommen im Körper:* intra- und extrazelluläre Flüssigkeit, Serumspiegel: 99–106 mmol/l, ca. 2/3 der Serumanionen. *Funktionen:* osmotischer Druck, Säure-Basen-Bilanz, Magensaft	Hypochlorämische Alkalose (Erbrechen, Schwitzen, iatrogen, kongenital)	Unbekannt bzw. nur in Kombination mit Natrium: Bluthochdruck Kein UL	1 mmol = 35,5 mg
Chrom	Hefe	*Funktionen:* über Insulin Eingreifen in Kohlenhydrat-, Fett- und Proteinstoffwechsel	Verminderte Glukosetoleranz und gestörter Fett- und Proteinstoffwechsel (nur bei parenteraler Ernährung beobachtet)	Bis 1 mg/Tag keine unerwünschten Wirkungen Kein UL	1 mmol = 52,0 mg
Kobalt	Aufnahme mit Vitamin B_{12}	*Funktionen:* Baustein von Vitamin B_{12}	Unbekannt	Kardiomyopathie, Kropf	1 mmol = 58,9 mg
Eisen	Fleisch, Vollkorngetreide, Spinat, Fenchel, Hülsenfrüchte, Nüsse	*Resorption:* als Fe^{++} im Duodenum und Jejunum, mithilfe von Magensäure, Resorptionsquote aus Fleisch (Hämeisen) 5–12 %, aus pflanzlichen Lebensmitteln (anorgan. Eisen) 1–4 %, durch Mitverzehr von Vitamin C verdoppelbar, gehemmt durch Ballaststoffe, Phytinsäure und Steatorrhö. Transport als F^{+++}, an Transferrin gebunden. *Ausscheidung:* gering, kaum steigerbar: Blutverluste (gastrointestinal, Menstruation), Zellabschilferung (Ferritin): Darm, Galle Haut. *Vorkommen im Körper:* Blut (Hämoglobin) 67 %, Speichereisen im RES (Ferritin, Hämosiderin) 27 %, Gewebseisen (Myoglobin, Enzyme) 3,7 %, Transporteisen 0,1 %. *Funktionen:* Hämoglobin und Myoglobin: Transport von O_2 und CO_2; oxidative Enzyme, Zytochrom C, Katalase	Eisenmangel ist Systemkrankheit: hypochrome, mikrozytäre Anämie, Minderwuchs, Schulleistungsschwäche, Verhaltensstörungen	Hämosiderose, Risiko für Personen mit Hämochromatose (0,5 % der Population) bereits bei normaler Eisenaufname. Akut: gastrointestinale Beschwerden. Kein UL	1 mmol = 55,8 mg
Fluorid	Trinkwasser, schwarzer Tee, Supplemente	*Resorption:* durchschnittliche Resorptionsquote 80 %, Retention sinkt im Alter: junger Säugling: 90 %, Kleinkind: 50 %, später: <10 %. *Ausscheidung:* vor allem Niere. *Vorkommen im Körper:* Zahnhartsubstanzen, Knochen (Fluorapatit). *Funktionen:* Säureresistenz des Zahnschmelzes, Remineralisation von Primärläsionen, Hemmung der Säurebildung durch Mundbakterien	Erhöhte Kariesanfälligkeit bei gleichzeitig schlechter Mundhygiene und kontinuierlichem Kohlenhydratverzehr	Trinkwasser: >2 mg/l Schmelzflecken; >5–8 mg/l Knochenfluorose, 20 mg/l Wachstumsstörungen UL 1–8 Jahre 0,1 mg/kg KG; 9–14 Jahre 5 mg/Tag; >15 Jahre 7 mg/Tag	1 mmol = 19,0 mg

ATP Adenosintriphosphat; *RES* retikuloendotheliales System; *UL* „tolerable upper intake level".

Tab. 19.4 (*Fortsetzung*) Eigenschaften und Herkunft der wichtigsten Mineralstoffe und Spurenelemente

Mineralstoffe Spurenelemente	Hauptquellen	Stoffwechsel und Funktionen	Mangel	Überschuss	Chemisch-physikalische Daten
Jod	Jodsalz, Seefisch, Milch	*Resorption:* Dünndarm, rasch. Jod zirkuliert als organisches und anorganisches Jodid. Einbau in Thyreoglobulin, daraus Abspaltung von Thyroxin (T_4) und Trijodothyronin (T_3). *Ausscheidung:* Niere. *Vorkommen im Körper:* 80 % in Schilddrüse, Körperbestand: 15–20 mg. *Funktionen*: Baustein von Schilddrüsenhormonen	Kropf; bei fetalem Jodmangel Hirnentwicklungsstörung, Kretinismus; Empfindlichkeit steigt mit Wachstumsgeschwindigkeit. Hypothyreose u. U. ausgelöst durch Medikamente, insbesondere Thyreostatika und strumigene Substanzen	Bei guter Jodversorgung hohe Toleranz: bis 1 mg/Tag sicher harmlos; bei Erwachsenen nach Jodmangel autonome Überproduktion von Schilddrüsenhormon (Jod-Basedow-Krankheit), u. U. schon bei Jodmangelprophylaxe UL 1–3 Jahre 200 µg/Tag; 4–6 Jahre 250 µg; 7–10 Jahre 300 µg; 11–14 Jahre 450 µg; 15–17 Jahre 500 µg; Erwachsene 600 µg/Tag	1 mmol = 126,9 mg
Kalium	Fast alle Lebensmittel; kaliumreich: Trockenfrüchte, Hülsenfrüchte, Bierhefe, mageres Fleisch	*Resorption:* oberer Dünndarm, rasch. *Ausscheidung:* 90 % Niere (Hauptregelorgan, Kapazität begrenzt), 10 % Darm, geringe Anteile in Speichel und Schweiß. Retention beim wachsenden Kind ca. 8 %. *Vorkommen im Körper:* intrazellulär 130–160 mmol/l; 1–2 % in extrazellulärer Flüssigkeit. *Funktionen:* wichtigstes intrazelluläres Kation, intrazellulärer osmotischer Druck, Flüssigkeitsbilanz; Konzentrationsgradient von intra- zu extrazellulärem K^+ von entscheidender Bedeutung für die Erregungsvorgänge der Zellen (Muskelkontraktion, Nervenleitung). Aktivator verschiedener Enzyme	Ursachen: Hunger, Verluste (enteral, kutan, renal, endokrin, metabolisch). Muskelschwäche, Anorexie, Apathie, Übelkeit, paralytischer Ileus, Bradykardie, Herzrhythmusstörungen	Hyperkaliämie bei parenteraler Zufuhr, Niereninsuffizienz, Gewebszerfall. Herzrhythmusstörungen, Kammerflimmern, Herzdilatation, EKG-Veränderungen Kein UL	1 mmol = 39,1 mg
Kupfer	Leber, Fleisch, Fisch, Vollkorngetreide, Nüsse, Gemüse	*Resorption:* im Dünndarm, zusammen mit schwefelreichen Proteinen, transportiert als Caeruloplasmin (α-2-Globulin). *Ausscheidung:* Galle. *Vorkommen im Körper:* Erythrozyten (Hämocuprein), Leber und ZNS (Cerebrocuprein). *Funktionen:*Erythropoese, Hämoglobin, Transferrin, Resorption von Eisen, Cuproenzyme: u. a. 8-Aminolävolinsäure-Dehydrase, Katalase, Zytochrom-C-Oxidase, Lysyloxidase, Superoxiddismutase, Monoaminoxidase, Dopamin-β-Hydroxylase, Tyrosinase, Uricase	Verminderte Aktivität der Cuproenzyme bewirkt u. a. refraktäre Anämie, Neutropenie, Knochenveränderungen, Wachstumsstörungen	Leberzirrhose, Gastritits, Hämolyse UL 1–3 Jahre 1 mg/Tag; 4–6 Jahre 2 mg/Tag; 7–10 Jahre 3 mg/Tag; 11–17 Jahre 4 mg/Tag; Erwachsene 5 mg/Tag	1 mmol = 63,5 mg
Magnesium	Fast alle Lebensmittel	*Resorption:* Dünndarm, bes. Ileum, durchschnittlich 40 %, abhängig von Zufuhr und Nahrungszusammensetzung (Mg-Salze der Phytinsäure, Oxalsäure und einiger Fettsäuren werden nicht oder sehr schlecht resorbiert). *Ausscheidung:* Niere; Darm (nicht resorbiertes Mg). *Vorkommen im Körper:* Knochen 65 %, Muskel 27 %, extrazellulär <1 %. *Funktionen:*Aktivierung verschiedener Enzyme, besonders des Kohlenhydratstoffwechsels, Erregbarkeitsdämpfung von Muskel- und Nervenzellen, wichtiges intrazelluläres Kation, Struktur von Knochen und Zähnen. Kalziumantagonist	Ursachen: Neugeborene bei Mg-Mangel der Mutter, parenterale Ernährung, chronische Verluste mit Darm, Niere. Mangel geht immer mit sekundären Elektrolytstörungen einher, besonders Hypokalzämie und Hypokaliämie	Iatrogen: Mg-haltige Antacida bei chronischer Niereninsuffizienz, parenterale Zufuhr; Nahrungsergänzungsmittel: Durchfall UL 250 mg/Tag, gilt nur für leicht dissoziierende Salze	1 mmol = 24,3 mg

ATP Adenosintriphosphat; *RES* retikuloendotheliales System; *UL* „tolerable upper intake level".

Tab. 19.4 (*Fortsetzung*) Eigenschaften und Herkunft der wichtigsten Mineralstoffe und Spurenelemente

Mineralstoffe Spurenelemente	Hauptquellen	Stoffwechsel und Funktionen	Mangel	Überschuss	Chemisch-physikalische Daten
Mangan	Alle pflanzlichen Gewebe, besonders Vollkorngetreide, Hülsenfrüchte, grünes Blattgemüse, Früchte, Nüsse	*Resorption:* im Dünndarm, durchschnittlich 3–4 %, abhängig vom Nahrungsmuster. *Ausscheidung:* mit Galle, regelt Homöostase mehr als Resorption. *Vorkommen im Körper:* Knochen, parenchymatöse Organe, Mitochondrien. *Funktionen:* Bestandteil von Metalloenzymen (Pyruvatcarboxylase, Superoxiddismutase, Arginase, Diaminoxidase), Kofaktor von Hydrolasen, Kinasen, Decarboxylasen, Transferasen. Beteiligt am Kohlenhydratstoffwechsel und Aufbau der Mukopolysaccharide	Unbekannt	Enzephalopathie nach chronischer Inhalation und selten nach oraler Aufnahme (Trinkwasser) Kein UL	1 mmol = 54,9 mg
Molybdän	Milchprodukte, Getreide	*Resorption:* 25–80 % aus Magen und Darm. Interaktion mit Schwefel. *Ausscheidung:* regelt Homöostase, Ausscheidung als Molybdation hauptsächlich über Niere, etwas mit Galle. *Vorkommen im Körper:* besonders in Leber und Niere. *Funktionen:* Kofaktor von Xanthinoxidasen, Sulfitoxidase, Aldehydoxidase.	Unbekannt	Beim Menschen unbekannt; UL (tierexperimentelle Daten): 1–3 Jahre 0,1 mg; 4–6 Jahre 0,2 mg; 7–10 Jahre 0,25 mg; 11–14 Jahre 0,4 mg; 15–17 Jahre 0,5 mg; Erwachsene 0,6 mg/Tag	1 mmol = 95,9 mg
Natrium	Speisesalz, zubereitete Lebensmittel, besonders Wurst, Hartkäse, Suppen, Saucen, ferner Milch, Fleisch	*Resorption:* Jejunum, energieabhängig, an Glukose gekoppelt. Na-Aufnahme entspricht Chloridaufnahme. *Ausscheidung:* 95 % Niere (geregelt durch Aldosteron-Renin-Angiotensin und atriales natriuretisches Peptid, ANP), 4,5 % Darm, 0,5 % Schweiß (stark steigerbar). *Vorkommen im Körper:* wichtigstes Ion der extrazellulären Flüssigkeit (98 %), wenig in Knorpel und Muskel. *Funktionen:* Osmotischer Druck und Volumen der extrazellulären Flüssigkeit. Ladungstransport, Zellmembranpotenzial, Erregbarkeit von Muskel- und Nervenzellen, intra- und extrazellulärer osmotischer Druck, Absorption von Monosacchariden, Aminosäuren, Säure-Basen-Haushalt, Alkalität der Verdauungssäfte, Enzymaktivierung	Alimentär oder durch Verluste. Hypotone Dehydratation, Hypotonie, Oligurie, Muskelkrämpfe, Fieber, Erbrechen, Apathie	Ödeme bei Störung der Ausscheidung oder überschüssiger parenteraler Zufuhr; zusammen mit Chlorid: Blutdruckerhöhung Kein UL	1 mmol = 23,0 mg
Phosphor	Fast in allen Lebensmitteln, besonders in proteinreichen, wie Milch, Fleisch und Fisch	*Resorption*: Resorptionsquote ca. 70 %, Vitamin D und Parathormon fördern Aufnahme und Retention. *Ausscheidung:* Niere, Darm. *Vorkommen im Körper:* in Kern und Zytoplasma aller Zellen, Bestandteil von Knochen und Zähnen. Im Blut als Phospholipide, organische Ester und anorganische Phosphate. *Funktionen:* Transformation, Speicherung und Übertragung von Energie (ATP), Baustein von Nukleinsäuren, Säure-Basen-Haushalt, Stoffwechsel der Kohlenhydrate, Proteine und Fett	Bei sehr kleinen Frühgeborenen, die wenig Ca und Phosphat erhalten, Rachitisrisiko. Muskelschwäche	Alimentär nicht bekannt. Tetanierisiko bei anbehandelter Rachitis, bei Ernährung von Neugeborenen mit Nahrung von niedrigem Ca:P-Verhältnis (1:1); Nahrungergänzungsmittel >750 mg/Tag: gastrointestinale Störungen. Kein UL	1 mmol = 30,9 mg

ATP Adenosintriphosphat; *RES* retikuloendotheliales System; *UL* „tolerable upper intake level".

Tab. 19.4 (*Fortsetzung*) Eigenschaften und Herkunft der wichtigsten Mineralstoffe und Spurenelemente

Mineralstoffe Spurenelemente	Hauptquellen	Stoffwechsel und Funktionen	Mangel	Überschuss	Chemisch-physikalische Daten
Selen	Fleisch, Getreide, Hülsenfrüchte; abhängig vom Selengehalt der Böden	*Resorption:* Resorptionsquote aus dem Darm 50–100 %, Selenomethionin gut, anorganisches Selen stark differierend resorbierbar. *Ausscheidung:* Niere regelt Homöostase. *Vorkommen im Körper:* in vielen Geweben, besonders in Erythrozyten. *Funktionen:*Bestandteil von mehreren Selenoproteinen, darunter Glutathion-Peroxidase, Jodthyronin-Dejodinasen	Keshan-Kardiomyopathie, endemisch bei extrem selenarmen Böden, Kardiomyopathie bei parenteraler Ernährung, endemische Osteoarthritis und Zwergwuchs Kashin-Beck	Selenose sehr selten, alimentär kaum möglich, fehlerhafte Supplemente. Dermatitis, Haarausfall, Nagelverlust, Schäden an ZNS Akut: Knoblauchgeruch (Dimethyl-Selenid) UL 1–3 Jahre 60 µg; 4–6 Jahre 90 µg; 7–10 Jahre 130 µg; 11–14 Jahre 200 µg; 15–17 Jahre 250 µg; Erwachsene 300 µg/Tag	1 mmol = 79,0 mg
Schwefel	Proteinreiche Lebensmittel: Milch, Fleisch, Eier, Nüsse, Hülsenfrüchte	*Resorption:* Resorption vor allem in organischer Form, Verwertung nur in dieser: Methionin, Cystein aus der Proteinverdauung. *Ausscheidung:* als Sulfat, als Schwefelsäureester (Entgiftung von Steroiden, Alkoholen, Phenolen) und als Neutralschwefel (in organischer Bindung) über Niere, z. T. auch Galle. *Vorkommen im Körper:* schwefelhaltige Aminosäuren in Proteinen; Glukosaminoglukane in Bindegewebe, Knorpel, Knochenmatrix; Sulfatide des Myelins; in den Vitaminen Thiamin, Biotin. *Funktionen:*u. a. Proteinsynthese (S-haltige Aminosäuren), Matrix des Bindegewebes, Sulfhydrylgruppendonator Glutathion; Cystathionin, Koenzym A, Heparin	Schwefelmangel ist immer zugleich Proteinmangel, Folge u. a. Minderwuchs	Überschüssiger Schwefel wird von Niere als Sulfat ausgeschieden	1 mmol = 32,1 mg
Zink	Fleisch, Milch, Getreide, Hülsenfrüchte, Nüsse	*Resorption:* vom Bedarf abhängig (20–30 %), Dünndarm, aktiver Transport, Metallothionin als Ligand und intrazellulärer Speicher, Kalzium und Kupfer antagonistisch. *Ausscheidung:* v. a. mit Darm. *Vorkommen im Körper:* Mengenmäßig wichtigstes Spurenelement, innere Organe. *Funktionen:* Bestandteil vieler Enzyme (u. a. Carboanhydrase, mehrere Dehydrogenasen, RNA- und DNA-Polymerase, alkalische Phospatase, Aminohydrolase, Peptidasen)	Minderwuchs, Diarrhö, Hypogonadismus, Akrodermatitis enteropathica, Immundefizienz, Dermatitis und Wundheilungsstörungen, Alopezie	Verzehr säurehaltiger Lebensmittel oder Wasser aus verzinkten Gefäßen: Magen-Darm-Störungen (akut), hypochrome Anämie über sekundären Kupfermangel (chronisch) UL 1–3 Jahre 7 mg; 4–6 Jahre 10 mg; 7–10 Jahre 13 mg; 11–14 Jahre 18 mg; 15–17 Jahre 22 mg; Erwachsene 25 mg/Tag	1 mmol = 65,4 mg

ATP Adenosintriphosphat; *RES* retikuloendotheliales System; *UL* „tolerable upper intake level".

19

19.2 Ernährung von Neugeborenen und Säuglingen

19.2.1 Muttermilch

Unterrichtung von Mutter und Klinikpersonal

Die Entscheidung der Mutter über die Ernährung ihres Säuglings fällt in der Regel schon vor der Geburt. Deshalb sollte im Rahmen der Geburtsvorbereitung von erfahrener Seite auch über Säuglingsernährung aufgeklärt werden. Wer dies tut (Frauenarzt oder Hebamme, Kinderarzt, Kinderschwester oder Laktationsberaterin) spielt keine Rolle, entscheidend sind einvernehmliche umfassende Sachkenntnisse und eine einfühlsame Darstellung. Dazu ist auch eine systematische Weiterbildung des Klinikpersonals und eine entsprechende Betreuung der Mütter während des Klinikaufenthalts unumgänglich. Nur so lassen sich Ängste und Nervosität bei der Mutter und damit Unruhe beim Kind sicher vermeiden, die ein erfolgreiches Stillen gefährden. Eine intensive Stillförderung, wie sie u. a. von WHO und UNICEF mit der weltweiten „Baby-Friendly Hospital Initiative" eingeleitet wurde und seit 1994 von der Nationalen Stillkommission an die Bedingungen in Deutschland angepasst vertreten wird, verdient jegliche Unterstützung von Seiten der Kinderärzte. Dazu gehören u. a. die Ermöglichung des initialen Hautkontaktes zwischen der Mutter und dem ihr auf den Bauch gelegten Neugeborenen, das Anlegen des Neugeborenen innerhalb der ersten 2 h post partum, die Beschränkung einer Zufütterung auf die wenigen wirklich indizierten Fälle, gemeinsame Unterbringung von Mutter und Kind (Rooming-in) sowie kundige, widerspruchsfreie und warmherzige Beratung und Betreuung.

Vorteile der Ernährung mit Muttermilch

Die stillende Mutter bildet mit ihrem Kind eine treffend als Mutter-Kind-Dyade bezeichnete Einheit, in der idealerweise von beiden Partnern Signale ausgesendet und empfangen werden, die zu synchroner Synthese bzw. Ausschüttung von vielen verschiedenen Hormonen (darunter Cholezystokinin, Gastrin und Insulin sowie Oxitocin) führt. Insbesondere der Kontakt des kindlichen Mundes mit der Brust der Mutter löst über Oxitocin den Let-down-Reflex aus, der die Freigabe der Milch und bei der Mutter Wohlgefühl bewirkt, während das Saugen an der Brust eine Prolaktinausschüttung zur Folge hat mit Stimulation der Milchproduktion. Die Ernährung mit der immer verfügbaren, richtig temperierten und keimarmen Muttermilch stellt den Kompromiss der Natur zwischen den Bedürfnissen des Kindes und dem Schutz der Mutter gegen Überforderung dar.

Zusammensetzung Die Zusammensetzung der Muttermilch (◘ Tab. 19.5 und ◘ 19.6) ändert sich besonders hinsichtlich der Proteine vom immunglobulinreichen Kolostrum (1. Woche) über die transitorische Milch (2. Woche) bis hin zur reifen Muttermilch (ab 3. Woche). Letztere enthält im Prinzip alle erforderlichen Nährstoffe in ausreichenden Mengen. Einschränkungen gelten für die Vitamine K und D sowie bei nicht ausreichend mit Jod versorgten Müttern für Jod und bei Veganerinnen Vitamin B_{12}. Ein Überschuss an Wasser (▶ Kap. 24) kommt dem hohen Flüssigkeitsbedarf des Säuglings in gesunden und kranken Tagen entgegen. Die Milchproduktion setzt bei den meisten Müttern erst 2–3 Tage nach der Geburt wirkungsvoll ein. Dennoch erhält das Kind in dieser Zeit in der Regel mit Kolostrum (◘ Tab. 19.5) ausreichend viel Wasser, Energie und Nährstoffe. Reife Muttermilch ist im Vergleich zu Kuhmilch (◘ Tab. 19.6), bei gleichem Gehalt an Energie und Fett, eiweiß- und mineralstoffarm, aber laktosereich und hat damit eine sehr niedrige renale Molenlast (▶ Kap. 24). Laktose fördert die Resorption von Kalzium. Der Gehalt der Muttermilch an langkettigen mehrfach ungesättigten Fettsäuren (LCPUFA) ist für den Einbau in Membranen im ZNS und für die Synthese von Eikosanoiden (Gewebshormone: Prostaglandine, Thromboxane, Leukotriene) von Bedeutung (▶ Abschn. 19.1).

◘ Tab. 19.5 Proteine und Nichtproteinstickstoff in Muttermilch (pro 100 ml)

	Kolostrum (~1. Woche)	Transitorische Milch (~2. Woche)	Reife Muttermilch (~ab 3. Woche
Proteine[a,b,c,d] (g)	>1,4	1,4	0,85
Casein[b] (g)	0,4	0,6	0,5
Laktoferrin[d,e] (g)	0,5	0,2	0,1
α-Laktalbumin (g)	0,2	0,2	0,2
Serumalbumin (g)	0,03	0,03	0,03
Immunglobuline[d,e,f]			
sIgA (mg)	200	100	50
IgG (mg)	20	10	1
IgM (mg)	20	3	1
Nichtproteinstickstoff (NPN)[g] (mg)	60	50	40

[a] Wahres Protein (ohne 20–25 % Nichtproteinstickstoff, gesamte Laktationsphase).
[b] Kunz C, Lönnerdal B (1992) Re-evalution of the whey protein/casein ratio of human milk. Acta Paediatr 81: 107–112.
[c] Harzer G, Haug M, Bindels JG (1986) Biochemistry of human milk in early lactation. Z Ernährungswiss 25: 77–90.
[d] Lönnerdal B (1985) Biochemistry and physiological function of human milk proteins. Am J Clin Nutr 42: 1299–1317.
[e] Goldman AS, Garza C, Nichols BL, Goldblum RM (1982) Immunologic factors in human milk during the first year of lactation. J Pediatr 100: 563–567.
[f] Jatsyk GV, Kuvaeva IB, Gribkin SG (1985) Immunological protection of the neonatal gastrointestinal tract: the importance of breast feeding. Acta Paediatr Scand 74: 246–249.
[g] Atkinson SA, Schnurr C, Donovan SM, Lönnerdal B (1989) The non-protein nitrogen components in human milk: Biochemistry and potential functional roles. In: Atkinson SA, Lönnerdal B (eds) Protein and non-protein nitrogen in human milk. CRC Press, Boca Raton, pp 117–172.

Tab. 19.6 Zusammensetzung von reifer Muttermilch (Gehalte pro 100 ml)

Bestandteil	Einheit	Muttermilch Mittelwert
Wasser	g	90,2[j]
Trockenmasse	g	12,9[k]
Energie	kJ	280[c]
	kcal	67[c]
Gesamtstickstoff	mg	200[f,i]
Gesamteiweiß	g	1,0[f,i]
Casein	g	0,5[h]
Molkenproteine gesamt	mg	0,5[f,h,i]
α-Laktalbumin	mg	200[f,i]
β-Laktoglobulin	mg	–[f,i]
Laktoferrin	mg	100[e,f,i]
Lysozym	mg	30[i]
Serumalbumin	mg	30[e,f,i]
Immunglobulin A	mg	50[e,g]
Immunglobulin G	mg	1[e,g]
Immunglobulin M	mg	2[e,g]
Andere Proteine	mg	70[e,g]
Aminosäuren gesamt	g	1,34[k]
Essenzielle AS	g	0,59[k]

[a] Boca RatonAtkinson SA, Schnurr C, Donovan SM, Lönnerdal B (1989) The non-protein nitrogen components in human milk: biochemistry and potential functional roles. In: Atkinson SA, Lönnerdal B (eds) Protein and non-protein nitrogen in human milk. CRC Press, , pp 117–172.
[b] Documenta Geigy (1977) Wissenschaftliche Tabellen, 8. Aufl. Ciba-Geigy, Basel.
[c] Droese W, Pape E, Stolley H (1976) Zur Frage der Versorgung des Säuglings mit Fett und Fettsäuren. Europ J Pediat 122:57–67.
[d] Gaull GE, Rassin DK (1980) Taurine, milk and maturation. In: Freier S, Eidelman AJ (eds) Human milk. Elsevier-North-Holland-Excerpta Medica, Amsterdam, pp 23–27.
[e] Goldman AS, Garza C, Nichols BL, Goldblum RM (1982) Immunologic factors in human milk during the first year of lactation. J Pediatr 100: 563–567.
[f] Harzer G, Haug M, Bindels JG (1986) Biochemistry of human milk in early lactation. Z Ernährungswiss 25: 77–90.
[g] Jatsyk GV, Kuvaeva IB, Gribkin SG (1985) Immunological protection of the neonatal gastrointestinal tract: The importance of breast feeding. Acta Paediatr Scand 74: 246–249.
[h] Künz C, Lönnerdal B (1992) Re-evaluation of the whey protein/casein ratio of human milk proteins. Am J Clin Nutr 42: 1299–1317.
[i] Lönnerdal B (1985) Biochemistry and physiological function of human milk proteins. Am J Clin Nutr 42: 1299–1317.
[j] Renner E (1982) Milch und Milchprodukte in der Ernährung des Menschen, 4. Aufl. Volkswirtschaftlicher Verlag, München, und Mann, Gelsenkirchen-Buer.
[k] Souci SW, Fachmann W, Kraut H (1986/87) Die Zusammensetzung der Lebensmittel, Nährwerttabellen. Wissenschaftliche Verlagsgesellschaft, Stuttgart (Angaben berechnet pro 100 ml unter Annahme einer Dichte von 1,031 nach [b]).

■ **Tab. 19.6** (*Fortsetzung*) Zusammensetzung von reifer Muttermilch (Gehalte pro 100 ml)

Bestandteil	Einheit	Muttermilch Mittelwert
Alanin	mg	57,7[k]
Arginin	mg	52,6[k]
Asparaginsäure	mg	123,7[k]
Cystin	mg	24,7[k]
Glutaminsäure	mg	226,8[k]
Glycin	mg	37,1[k]
Histidin	mg	32[k]
Isoleuzin	mg	79,4[k]
Leuzin	mg	134[k]
Lysin	mg	88,7[k]
Methionin	mg	27,7[k]
Phenylalanin	mg	55,7[k]
Prolin	mg	123,7[k]
Serin	mg	60,8[k]
Threonin	mg	65[k]
Tryptophan	mg	22,7[k]
Tyrosin	mg	57,7[k]
Valin	mg	83,5[k]
Nichtproteinstickstoff	mg	50[a]
Freie Aminosäuren	mg	35[d]
Harnstoff	mg	54[a]
Harnsäure	mg	1,5[a]
Kreatin	mg	11,6[a]
Kreatinin	mg	9,4[a]
Glukosamin	mg	60,1[a]
Cholin	µg	7,5[a]
Kohlenhydrate		
Laktose	g	6,8[b]
Oligosaccharide	g	0,6[b]

[a] Boca RatonAtkinson SA, Schnurr C, Donovan SM, Lönnerdal B (1989) The non-protein nitrogen components in human milk: biochemistry and potential functional roles. In: Atkinson SA, Lönnerdal B (eds) Protein and non-protein nitrogen in human milk. CRC Press, , pp 117–172.
[b] Documenta Geigy (1977) Wissenschaftliche Tabellen, 8. Aufl. Ciba-Geigy, Basel.
[c] Droese W, Pape E, Stolley H (1976) Zur Frage der Versorgung des Säuglings mit Fett und Fettsäuren. Europ J Pediat 122:57–67.
[d] Gaull GE, Rassin DK (1980) Taurine, milk and maturation. In: Freier S, Eidelman AJ (eds) Human milk. Elsevier-North-Holland-Excerpta Medica, Amsterdam, pp 23–27.
[e] Goldman AS, Garza C, Nichols BL, Goldblum RM (1982) Immunologic factors in human milk during the first year of lactation. J Pediatr 100: 563–567.
[f] Harzer G, Haug M, Bindels JG (1986) Biochemistry of human milk in early lactation. Z Ernährungswiss 25: 77–90.
[g] Jatsyk GV, Kuvaeva IB, Gribkin SG (1985) Immunological protection of the neonatal gastrointestinal tract: The importance of breast feeding. Acta Paediatr Scand 74: 246–249.
[h] Künz C, Lönnerdal B (1992) Re-evaluation of the whey protein/casein ratio of human milk proteins. Am J Clin Nutr 42: 1299–1317.
[i] Lönnerdal B (1985) Biochemistry and physiological function of human milk proteins. Am J Clin Nutr 42: 1299–1317.
[j] Renner E (1982) Milch und Milchprodukte in der Ernährung des Menschen, 4. Aufl. Volkswirtschaftlicher Verlag, München, und Mann, Gelsenkirchen-Buer.
[k] Souci SW, Fachmann W, Kraut H (1986/87) Die Zusammensetzung der Lebensmittel, Nährwerttabellen. Wissenschaftliche Verlagsgesellschaft, Stuttgart (Angaben berechnet pro 100 ml unter Annahme einer Dichte von 1,031 nach [b]).

Tab. 19.6 (*Fortsetzung*) Zusammensetzung von reifer Muttermilch (Gehalte pro 100 ml)

Bestandteil	Einheit	Muttermilch Mittelwert
Gesamtfette	g	3,45[c]
Fettsäurenmuster	%	
Gesättigte Fettsäuren	%	47,1[c]
$C_{4:0}$ Buttersäure	%	–[c]
$C_{6:0}$ Capronsäure	%	–[c]
$C_{8:0}$ Caprylsäure	%	0,1[c]
$C_{10:0}$ Caprinsäure	%	1,2[c]
$C_{12:0}$ Laurinsäure	%	4,6[c]
$C_{14:0}$ Myristinsäure	%	6,4[c]
$C_{16:0}$ Palmitinsäure	%	23,4[c]
$C_{18:0}$ Stearinsäure	%	8,6[c]
Monoensäuren gesamt	%	37,9[c]
$C_{14:1}$ Myristoleinsäure	%	0,7[c]
$C_{16:1}$ Palmitoleinsäure	%	3,7[c]
$C_{18:1}$ Ölsäure	%	33,3[c]
Polyensäuren gesamt	%	15,0[c]
$C_{18:2}$ Linolsäure	%	12,0[c]
$C_{18:3}$ Linolensäure	%	1,8[c]
$C_{20:4}$ Arachidonsäure	%	0,5[j]
$C_{22:6}$ Docosahexaensäure	%	0,2
Cholesterin	mg	20[j]
Mineralstoffe	g	0,22[k]
Kalium	mg	48,8[k]
Kalzium	mg	32,8[k]
Natrium	mg	13,1[k]
Magnesium	mg	3,2[k]
Chlor	mg	41,2[k]
Phosphor	mg	15,5[k]
Spurenelemente		

[a] Boca RatonAtkinson SA, Schnurr C, Donovan SM, Lönnerdal B (1989) The non-protein nitrogen components in human milk: biochemistry and potential functional roles. In: Atkinson SA, Lönnerdal B (eds) Protein and non-protein nitrogen in human milk. CRC Press, , pp 117–172.
[b] Documenta Geigy (1977) Wissenschaftliche Tabellen, 8. Aufl. Ciba-Geigy, Basel.
[c] Droese W, Pape E, Stolley H (1976) Zur Frage der Versorgung des Säuglings mit Fett und Fettsäuren. Europ J Pediat 122:57–67.
[d] Gaull GE, Rassin DK (1980) Taurine, milk and maturation. In: Freier S, Eidelman AJ (eds) Human milk. Elsevier-North-Holland-Excerpta Medica, Amsterdam, pp 23–27.
[e] Goldman AS, Garza C, Nichols BL, Goldblum RM (1982) Immunologic factors in human milk during the first year of lactation. J Pediatr 100: 563–567.
[f] Harzer G, Haug M, Bindels JG (1986) Biochemistry of human milk in early lactation. Z Ernährungswiss 25: 77–90.
[g] Jatsyk GV, Kuvaeva IB, Gribkin SG (1985) Immunological protection of the neonatal gastrointestinal tract: The importance of breast feeding. Acta Paediatr Scand 74: 246–249.
[h] Künz C, Lönnerdal B (1992) Re-evaluation of the whey protein/casein ratio of human milk proteins. Am J Clin Nutr 42: 1299–1317.
[i] Lönnerdal B (1985) Biochemistry and physiological function of human milk proteins. Am J Clin Nutr 42: 1299–1317.
[j] Renner E (1982) Milch und Milchprodukte in der Ernährung des Menschen, 4. Aufl. Volkswirtschaftlicher Verlag, München, und Mann, Gelsenkirchen-Buer.
[k] Souci SW, Fachmann W, Kraut H (1986/87) Die Zusammensetzung der Lebensmittel, Nährwerttabellen. Wissenschaftliche Verlagsgesellschaft, Stuttgart (Angaben berechnet pro 100 ml unter Annahme einer Dichte von 1,031 nach [b]).

Tab. 19.6 (*Fortsetzung*) Zusammensetzung von reifer Muttermilch (Gehalte pro 100 ml)

Bestandteil	Einheit	Muttermilch Mittelwert
Chrom	µg	4,2[k]
Fluor	µg	17,5[k]
Eisen	µg	59,4[k]
Jod	µg	6,5[k]
Kobalt	µg	117,6[k]
Kupfer	µg	74,5[k]
Mangan	µg	0,7
Selen	µg	3,4[k]
Zink	µg	152,6[k]
Vitamine		
A	µg	71,1[k]
Carotin	µg	3,1[k]
B_1 (Thiamin)	µg	15,5[k]
B_2 (Riboflavin)	µg	39,2[k]
B_6 (Pyridoxin)	µg	14[k]
B_{12} (Kobalamin)	µg	0,05[k]
Niacin	µg	115,3[k]
Folsäure	µg	8,8[k]
Pantothensäure	µg	216,5[k]
C (Ascorbinsäure)	mg	4,5[k]
D (Calciferol)	µg	0,07[k]
	IE	2,8[k]
E (α-Tocopherol)	µg	271[k]
	IE	0,27[k]
K	µg	0,49[k]
Biotin	µg	0,59[k]
PH	–	7,01[b]
mosm/kg H_2O		300[b]

[a] Boca RatonAtkinson SA, Schnurr C, Donovan SM, Lönnerdal B (1989) The non-protein nitrogen components in human milk: biochemistry and potential functional roles. In: Atkinson SA, Lönnerdal B (eds) Protein and non-protein nitrogen in human milk. CRC Press, , pp 117–172.
[b] Documenta Geigy (1977) Wissenschaftliche Tabellen, 8. Aufl. Ciba-Geigy, Basel.
[c] Droese W, Pape E, Stolley H (1976) Zur Frage der Versorgung des Säuglings mit Fett und Fettsäuren. Europ J Pediat 122:57–67.
[d] Gaull GE, Rassin DK (1980) Taurine, milk and maturation. In: Freier S, Eidelman AJ (eds) Human milk. Elsevier-North-Holland-Excerpta Medica, Amsterdam, pp 23–27.
[e] Goldman AS, Garza C, Nichols BL, Goldblum RM (1982) Immunologic factors in human milk during the first year of lactation. J Pediatr 100: 563–567.
[f] Harzer G, Haug M, Bindels JG (1986) Biochemistry of human milk in early lactation. Z Ernährungswiss 25: 77–90.
[g] Jatsyk GV, Kuvaeva IB, Gribkin SG (1985) Immunological protection of the neonatal gastrointestinal tract: The importance of breast feeding. Acta Paediatr Scand 74: 246–249.
[h] Künz C, Lönnerdal B (1992) Re-evaluation of the whey protein/casein ratio of human milk proteins. Am J Clin Nutr 42: 1299–1317.
[i] Lönnerdal B (1985) Biochemistry and physiological function of human milk proteins. Am J Clin Nutr 42: 1299–1317.
[j] Renner E (1982) Milch und Milchprodukte in der Ernährung des Menschen, 4. Aufl. Volkswirtschaftlicher Verlag, München, und Mann, Gelsenkirchen-Buer.
[k] Souci SW, Fachmann W, Kraut H (1986/87) Die Zusammensetzung der Lebensmittel, Nährwerttabellen. Wissenschaftliche Verlagsgesellschaft, Stuttgart (Angaben berechnet pro 100 ml unter Annahme einer Dichte von 1,031 nach [b]).

Tab. 19.7 Immunologisch wirksame Substanzen in Muttermilch. (Nach Field et al. 2005)

	Substanzen
Antimikrobielle Substanzen	– Immunoglobuline: sIgA, sIgG, sIgM – Laktoferrin, Laktoferrizin B + H – Lysozym – Laktoperoxidase – Nukleotidhydrolysierende Antikörper – κ-Kasein und α-Laktalbumin – Haptocorrin – Muzine – Laktadherin – Freie sekretorische Komponente – Oligosaccharide – Fettsäuren – Mütterliche Leukozyten und Zytokine – CD14 – Komplement und Komplementrezeptoren – β-Defensin-1 – Toll-like-Rezeptoren – Bifidusfaktor
Immunsystementwicklung	– Makrophagen – Neutrophile – Lymphozyten – Zytokine – Wachstumsfaktoren – Hormone – Milchpeptide – LCPUFA – Nukleotide – Adhäsionsmoleküle
Antientzündliche Substanzen	– Zytokine: IL-10 und TGF-β – IL-1-Rezeptorantagonist – TNF-α und IL-6-Rezeptoren – sCD14 – Adhäsionsmoleküle – LCPUFA – Hormone und Wachstumsfaktoren – Osteoprotegerin – Laktoferrin
Toleranzerzeugende Substanzen	– Zytokine: IL-10 und TGF-β – Antiidiotypische Antikörper

IL Interleukin; *LCPUFA* „long chain polyunsaturated fatty acids"; *TGF* Transforming growth factor; *TNF* Tumor-Nekrose-Faktor

Schutzwirkung Muttermilch bietet einen Schutz gegen zahlreiche infektionsbedingte Krankheiten. Dies ergibt sich aus dem Vorhandensein von zahlreichen „Schutzfaktoren" in der Milch (Tab. 19.7) und lässt sich epidemiologisch zeigen. Unter schlechten hygienischen Bedingungen führt der Ersatz von Muttermilch zu einem dramatischen Anstieg von Morbidität und Mortalität. Dabei können der Wegfall der schützenden Muttermilch einerseits und die Folgen einer falsch zusammengesetzten und/oder kontaminierten Nahrung andererseits als Ursachen meist nicht auseinandergehalten werden. Unter guten hygienischen Bedingungen und bei Einsatz von modernen Muttermilchersatznahrungen sind die Morbiditätsunterschiede zwischen gestillten und nichtgestillten Säuglingen gering und können nur mit aufwendigen epidemiologischen Versuchsanordnungen erkannt werden. Erschwerend kommt hinzu, dass bei Muttermilchernährung keine Randomisierung möglich ist. Nach Auffassung der American Academy of Pediatrics führt Muttermilchernährung auch in entwickelten Ländern bei den folgenden Krankheiten zu einer signifikanten Minderung des Risikos: Diarrhö, bronchopulmonale Infektionen, Otitis media, Sepsis, bakterielle Meningitis, Botulismus, Harnwegsinfekte und nekrotisierende Enterokolitis. Schutzeffekte der Muttermilchernährung werden auch gegen nichtinfektiöse Krankheiten diskutiert: plötzlicher Kindstod, Diabetes mellitus Typ I, Morbus Crohn, Colitis ulcerosa, Lymphome, Allergien und Adipositas (in Metaanalysen Risikominderung für Adipositas im Kindesalter um 20 %). Ferner werden fördernde Einflüsse der Muttermilchernährung auf die kognitive Entwicklung behauptet. Gewissheit können hier nur prospektive Langzeitstudien bringen. Dem Stillen wird auch eine Schutzwirkung gegen die Entwicklung einer maxillomandibulären Malokklusion nachgesagt.

Weitere Vorteile Muttermilch bietet geschmackliche Variationen durch Geschmacksstoffe aus der Nahrung der Mutter, die in ihre Milch übergehen. Die Kinder machen auf diese Weise schon frühe sensorische Erfahrungen mit Lebensmitteln aus ihrem späteren Ernährungsumfeld und gestillte Kinder akzeptieren besser neue Geschmackserfahrungen im Zusammenhang mit der Beikosteinführung. Muttermilchernährung fördert auch die Gesundheit der Mutter, u. a. durch beschleunigte Rückbildung des Uterus, verminderten Blutverlust, raschere Rückbildung der schwangerschaftsbedingten Gewichtszunahme, zeitweisen Konzeptionsschutz sowie vermindertes Risiko für Ovarialkrebs und prämenopausalen Brustkrebs. Endlich werden durch Stillen erhebliche Kosten für Säuglingsnahrung gespart und die Umwelt entlastet (Aufwand für Herstellung, Verpackung, Transport, Zubereitung von Säuglingsmilchnahrung in Haushalten).

Schutz- und Immunfaktoren Die verschiedenen Schutz- und Immunfaktoren in der Muttermilch (Tab. 19.7) dienen dem Schutz des Kindes und/oder der Brustdrüse. Ihre Konzentration verhält sich umgekehrt proportional zur Produktion durch das Kind und fällt mit deren Anstieg im Laufe der Laktation ab. Im Magen-Darm-Kanal werden sie nicht oder nur teilweise abgebaut. Sie wirken meist synergistisch. Zu den unspezifischen antiinfektiösen Faktoren gehört auch die durch verschiedene Komponenten der Muttermilch geförderte Bifidusflora des Brustkindes, die gramnegative Bakterien und Pilze hemmt. Spezifische antiinfektiöse Faktoren sind die Immunglobuline (Ig). Am wichtigsten ist das sekretorische IgA (sIgA), das sowohl das immunologische Gedächtnis als auch die akut aktivierbare immunologische Kompetenz der Mutter für das unreife Kind verfügbar macht. Geschluckte bzw. eingeatmete Antigene aus dem gemeinsamen Milieu von Mutter und Kind lösen bei der Mutter im lymphatischen System von Magen-

Darm- bzw. Bronchialtrakt („gut/bronchus-associated lymphoid tissue“, GALT bzw. BALT) kurzfristig die Bildung spezifischer immunkompetenter Zellen aus. Diese wandern in alle Schleimhäute und in die Brustdrüse (enteromammäres bzw. bronchomammäres System) und sorgen dort für die Synthese spezifischer Antikörper. Anders als das monomere Serum-IgA ist sIgA ein Dimer, das gegen Verdauung geschützt wird. Es bindet Bakterien und Viren und hemmt damit deren Bindung an die Schleimhäute. Einen relativen Schutz gegen die Entwicklung atopischer Symptome (dermal, intestinal, bronchopulmonal) bietet ausschließliches Stillen in den ersten 4–6 Monaten, wahrscheinlich aber nur in Risikokollektiven (mindestens ein Elternteil oder ein Geschwister mit bekannter Allergie). Ein Verzicht der Schwangeren oder Stillenden auf stark allergene Lebensmittel (Kuhmilch, Ei, Zitrusfrüchte, Fisch, Tomaten, Nüsse und Schokolade) zur Allergieprophylaxe wird nicht empfohlen. Kommt es bei ausschließlichem Stillen in seltenen Fällen zu allergischen Reaktionen auf Nahrungsmittel in der Kost der Mutter (Nachweis durch Auslassdiät), kann Abstillen auf eine therapeutische Nahrung oder Aminosäuremischung (s. unten) angezeigt sein.

Fragen und Probleme bei Muttermilchernährung

Hyperbilirubinämie

Die bei Muttermilchernährung aus noch nicht völlig verstandenen Gründen gehäuft und verstärkt auftretende Hyperbilirubinämie des gesunden Neugeborenen (Anstieg erst nach dem 2. Tag, Maximum ca. 3.–5. Tag, meist <12 mg/dl, Dauer 1–2 Wochen) ist ein multifaktorielles Geschehen, an dem u. a. ein vermehrter Abbau von fetalem Hämoglobin, eine Unreife der Glukuronyltransferase in der Leber und eine Reabsorption von bereits in den Darm ausgeschiedenem glukuroniertem Bilirubin nach Spaltung durch die im Neugeborenendarm auftretende β-Glukuronidase ursächlich beteiligt sind. Das früher übliche Abstillen ist nicht erforderlich, vielmehr möglichst frühes und häufiges korrektes Anlegen (10- bis 12-mal/Tag) zur Stimulation der Ausscheidung von Bilirubin mit dem Mekonium und späterem Stuhl (≥2 Stühle/Tag, ab 3. Tag). Dehydratation und Kalorienmangel hemmen die Mekoniumentleerung und verstärken den enterohepatischen Bilirubinkreislauf. Bei ungenügender Milchmenge wird Zufüttern von Nahrung empfohlen, Wasser oder Dextroselösung senkt den Bilirubinspiegel nicht. Mit 2–3 Wochen haben nichtgestillte Säuglinge Bilirubinwerte um 1,3–1,5 mg/dl, gestillte Kinder dagegen noch zu einem Drittel klinisch sichtbare Bilirubinerhöhungen über 5 mg/dl. Dieser Verlauf ist als physiologisch anzusehen. Einzelheiten zu Ätiologie, Verlauf, Kontroll- und ggf. Therapiemaßnahmen ► Kap. 42.

Infektionskrankheiten

Schwere Infektionskrankheiten der Mutter erfordern sowohl eine Erwägung der Risiken des Erregerübergangs auf das Kind (prä-, peri- bzw. postnatal, hämatogen, oral, respiratorisch, Kontakt) als auch der Chancen eines Schutzes des Kindes durch mütterliche Antikörper, eine evtl. mögliche passive und/oder aktive Immunisierung und endlich gegebenenfalls eine gleichzeitige Behandlung von Mutter und Kind. Muttermilch schützt in vielen Fällen durch ihren Antikörpergehalt, kann in einigen Fällen aber auch Erreger übertragen. Bei einigen akuten Erkrankungen der Mutter kann fallweise überlegt werden, ob das Kind vorübergehend isoliert und die Muttermilch abgepumpt und pasteurisiert bzw. tiefgefroren werden soll, bis die Therapiemaßnahmen bei Mutter und Kind gegriffen haben und die Antikörpersynthese der Mutter ausreichend ist. Diesbezüglich ist auf die entsprechenden Spezialabschnitte in diesem Buch und in der Literatur hinzuweisen.

Eine absolute Kontraindikation gegen das Stillen besteht in entwickelten Ländern derzeit nur im Falle einer HIV-Erkrankung der Mutter wegen des Erregerübergangs mit Muttermilch und des Fehlens von Immunisierungsmöglichkeiten sowie einer zuverlässig wirkenden Therapie. In unterentwickelten Ländern empfiehlt die WHO dagegen auch bei HIV-Infektion der Mutter dann zu stillen, wenn anzunehmen ist, dass der Säugling durch einen Verzicht auf Muttermilchernährung noch mehr gefährdet würde als durch das Risiko einer HIV-Infektion. Entsprechendes gilt in Ländern, in denen das humane T-lymphotrope Virus (HTLV) endemisch ist (Karibik, Afrika südlich der Sahara, Brasilien, Japan), das eine sich im Erwachsenenalter manifestierende chronisch-lymphatische Leukämie verursachen kann.

Bei offener Tuberkulose muss die Mutter zeitweise vom Kind getrennt werden, die abgepumpte Milch kann aber an das Kind verabreicht werden, wenn die Brust selbst nicht befallen ist. Bei aktiver Lues der Mutter muss das Kind immer als infiziert angesehen und mitbehandelt werden, es darf aber unter diesen Umständen gestillt werden. Zytomegalieantikörper besitzen in Deutschland etwa 50 % der Mütter, Spenderinnenmilch muss davon frei sein. Reife Neugeborene, nicht aber Frühgeborene vor der 28. Schwangerschaftswoche, werden bei Muttermilchernährung durch mütterliche Antikörper geschützt, obwohl Virus ausgeschieden werden kann. Bei Hepatitis B der Mutter kann nach der passiven und aktiven Immunisierung des Neugeborenen gestillt werden. Bei Hepatitis C besteht keine Impfmöglichkeit, das Infektionsrisiko mit Muttermilch ist sehr gering, aber derzeit nicht ganz auszuschließen. Herpes simplex ist nur bei einer Läsion der Brust selbst eine Kontraindikation für Stillen und Muttermilch. Bei Varizellen/Zoster muss das Kind solange von der Mutter getrennt werden, bis diese nicht mehr infektiös ist, Muttermilch kann aber verabreicht werden, sobald das Kind, Varizellen/Zoster-Immunglobulin erhalten hat. Entsprechendes gilt bei akuten Masern der Mutter.

Medikamente, Drogen und Genussmittel

Medikamente, Drogen und Genussmittel sind in entwickelten Ländern die Hauptrisiken des Stillens.

Tabak Tabakinhaltsstoffe nimmt das Kind einer Raucherin sowohl mit der Muttermilch (Darm) als auch mit der Atemluft (Lunge) auf. Schon weniger als 10 Zigaretten täglich, von der Mutter oder von Dritten im Haushalt geraucht, führen zu einer signifikanten Verkürzung der Stilldauer. Die Risiken für ein Kind in einem Raucherhaushalt bestehen u. a. in vermindertem Milchangebot, verfrühtem Abstillen und Unruhe, in schweren Fällen auch in Übelkeit, Erbrechen, Bauchkrämpfen und Diarrhö. Ferner wurden Zusammenhänge zwischen den Rauchgewohnheiten der Eltern und der Häufigkeit von Pneumonie, Bronchitis und plötzlichem Kindstod im 1. Lebensjahr sowie der Belastung des Kindes mit Kadmium beschrieben. Bei der Mutter steigert Rauchen u. a. den Energieumsatz, senkt den Spiegel von Prolaktin und damit die Milchproduktion und hemmt den Milchausstoßungsreflex. Deshalb sollte keinesfalls kurz vor oder während dem Stillen geraucht werden. Das Kind wird durch das Rauchen dann am wenigsten belastet, wenn die Mutter unmittelbar nach einer Brustmahlzeit raucht, da dann die längste Abklingzeit bis zur nächsten Brustmahlzeit besteht (Halbwertszeit von Nikotin: 95 min). Am besten ist es, wenn beide Eltern das Rauchen schon am Anfang der Schwangerschaft einstellen.

Alkohol Alkohol ist in der Milch nur wenig geringer konzentriert als im Blut der stillenden Mutter. Das Maximum wird 30–60 min nach Einnahme eines Getränks bzw. nach 60–90 min bei zusätzlichem Verzehr von Speisen erreicht. Eine 60 kg schwere Frau baut 1 Portion Bier oder Wein im Laufe von 2–3 h ab. Allenfalls bei besonderen Anlässen ist ein kleines Glas Wein Bier oder Sekt tolerierbar. Ausgeprägter Alkoholkonsum führt bei der Mutter zu Störungen des Milchausstoßungsreflexes, das Kind trinkt anfangs rascher, aber insgesamt weniger, es kommt zu Störungen des Gewichtszuwachses, der motorischen Entwicklung und zu Schläfrigkeit.

Medikamente Medikamente, die die Mutter erhält, lassen sich zwar meist auch in der Muttermilch nachweisen, in der Regel ist der Übergang in die Milch und damit die Gefährdung des Kindes aber weit geringer als über die Plazenta. Ist eine Behandlung der Mutter unumgänglich, kann durch sorgfältige Auswahl unter den zur Verfügung stehenden Medikamenten und deren pharmakokinetisch wohlüberlegte Zufuhr das Stillen oder die Ernährung des Kindes mit abgepumpter Milch seiner Mutter in den weitaus meisten Fällen ermöglicht werden (Ausnahmen vor allem Suchtmittel, Zytostatika, Immunsuppressiva, Radiotherapeutika). Da die individuelle Situation des Kindes (besonders Reifegrad, Geburtsbelastung, evtl. Krankheiten) eine wichtige Rolle für die Verträglichkeit einer mütterlichen Medikation darstellt, sollte Letztere zwischen den Ärzten von Mutter und Kind abgestimmt werden (► Kap. 112–115).

Suchtgifte Die Einnahme von Suchtgiften nimmt leider zu. Ein besonders schwerwiegendes Problem ist die häufige Beeinträchtigung der Fürsorgefähigkeit süchtiger Mütter. Amphetamine verursachen Unruhe, Reizbarkeit und Schlaflosigkeit. Die aktive Komponente von Haschisch/Marihuana (Cannabis) ist Tetrahydrocannabinol (THC). Es wird in Muttermilch konzentriert, auch beim Passivrauchen aufgenommen, im Urin und Stuhl des Kindes ausgeschieden und kann die motorische Entwicklung des Kindes verzögern. Kokain kann beim gestillten Kind Reizbarkeit, Erbrechen, Pupillenerweiterung, Tremor und Anstieg von Herz- und Atemfrequenz verursachen. Es wurde 36 h nach Exposition in Muttermilch und 60 h nach Exposition im Urin des Säuglings nachgewiesen. Bei allen „Straßendrogen" sind Verunreinigungen mit anderen Substanzen häufig. Heroin kann auch zur Abhängigkeit des Säuglings führen. Methadon ist die Ersatzdroge zur Behandlung Heroinsüchtiger. Bis zu 20 mg/Tag gelten als vereinbar mit dem Stillen.

Chemische Schadstoffe Rückstände werden heute weltweit in Muttermilch gefunden. Es handelt sich besonders um chlororganische Verbindungen, u. a. Pflanzenschutzmittel, polychlorierte Biphenyle (PCB) aus technischen Produkten und polychlorierte Dioxine und Dibenzofurane aus Verbrennungsprozessen. Sie alle gelangen als fettlösliche, äußerst langlebige Verbindungen über die Nahrungskette in das Fettgewebe des Menschen und von da aus in das Muttermilchfett. Nach dem Verbot der Herstellung und Verwendung nahezu aller Vertreter dieser Stoffklassen im Bereich der EU findet sich inzwischen bei vielen Verbindungen in der Muttermilch eine deutlich abnehmende Tendenz (um 50–90 %). Einschränkungen des Stillens sind nicht erforderlich.

19

Milchbildung und Saugen

Das Wachstum der Brust erfolgt während jedes Zyklus unter dem Einfluss von Östrogenen (Milchgänge) und von Progesteron (Alveolen). Während der Schwangerschaft vergrößert sich die Brust unter dem Einfluss von HPL („human placental lactogen"), HCG („human chorionic gonadotropin"), Prolaktin und weiterer Hormone. Die Milchproduktion wird durch das Prolaktin der Adenohypophyse angeregt, das bis zur Geburt durch den „prolactin inhibiting factor" (PIF) gehemmt wird (Laktogenese I). Die Geburt führt zum raschen Abfall des Progesteronspiegels durch Wegfall der Plazenta, womit die hemmende Wirkung auf die Prolaktinrezeptoren aufgehoben wird, so dass die hohen Prolaktinspiegel wirksam werden können und reichlich Milch produziert wird (Laktogenese II). Der entscheidende Auslösereiz für die Milchbildung im weiteren Verlauf ist das Saugen des Kindes an der Brust, das auf neuralem Wege zur Stimulation des Hypothalamus führt, der seinerseits auf hormonalem Wege die Adenohypophyse zur Synthese von Prolaktin (Milchbildung) und auf neuralem Wege die Neurohypophyse zur Synthese von Oxitocin (Milchausstoßung) anregt.

Beim Saugakt werden zunächst durch den Unterdruck Mamille und Areola zu einer Zitze ausgezogen, die von der Zunge umschieden und vom Unterkiefer gegen den harten Gaumen gepresst wird. Die Milch wird sodann durch Druck einer peristaltischen Welle der Zunge von vorn nach hinten aus der Zitze ausgestrichen, ohne dass sich die Zungenspitze wesentlich bewegt. Der Unterdruck in der Mundhöhle hält die Zitze fest und erleichtert die Wiederfüllung der Milchgänge. Intramammär bewirkt der oxitocinvermittelte Milchejektionsreflex den Milchfluss.

Praktische Stillhinweise

Beginn des Stillens Stillen muss von Mutter und Kind gelernt werden. Hierbei ist erfahrene Hilfe ► Abschn. „Unterrichtung von Mutter und Klinikpersonal) von großem Wert. Das erste Anlegen sollte innerhalb der ersten 2 h nach der Geburt im Kreißsaal erfolgen, noch bevor das Kind gemessen, gewogen und gebadet wird. Der Saugreflex ist zu diesem Zeitpunkt besonders stark. Zur maximalen Stimulierung der Milchbildung sollte das Neugeborene alle 2–3 h, bzw. immer wenn es unruhig wird, angelegt werden. Nach Kaiserschnitt sollte die Mutter mit dem Stillen beginnen, sobald sie ansprechbar ist. Gesunde reife Neugeborene benötigen bei Stillen nach Bedarf und guter Stillanleitung der Mütter in den ersten 3 Tagen keine Zufütterung, auch nicht von Wasser, Tee oder Kohlenhydratlösung. Hypotrophe Neugeborene (Gewicht <10. Perzentile) brauchen möglichst früh eine vollwertige Nahrung.

Stillrhythmus Stillen nach Bedarf bewirkt eine angepasste Milchproduktion, Sättigung des Kindes und, nach individuell unterschiedlich langer Zeit, die Herausbildung eines stabilen, individuellen Stillrhythmus mit etwa 5–8 Mahlzeiten/Tag. Wenn möglich, sollte das Kind Tag und Nacht im Zimmer der Mutter sein. Mütter müssen lernen, dass Säuglinge nicht nur wegen Hunger schreien. Für Hunger spricht allmähliche Zunahme der Unruhe im üblichen Abstand von Mahlzeiten und rasche Beruhigung durch Stillvorbereitungen. Schreit das Kind gleich nach dem Stillen, dann hat es meist Luft geschluckt. Daher sollte es nach jeder Mahlzeit mit dem Gesicht zur Mutter auf den Arm genommen und zum ausgiebigen Aufstoßen gegen die rechte Schulter der Mutter bewegt werden, bis die Luft in der Magenblase durch die Kardia entwichen ist.

Trinkmenge und Gewichtszunahme Die Trinkmenge beträgt in den ersten 5 min 50–60 % der gesamten Milchmenge, nach 10 min wird nur noch wenig getrunken. 20 min pro Mahlzeit sollten im Interesse der Erholung von Mutter und Kind in der Regel nicht überschritten werden. Bis zur 8. Lebenswoche steigt die Milchmenge im Durchschnitt bis auf etwa 750–800 ml/Tag an, danach bleibt sie etwa gleich. Individuelle Unterschiede der produzierten und getrunkenen Milchmenge sind erheblich. Die tägliche Gewichtszunahmedes voll gestillten Kindes beträgt im ersten Vierteljahr ca. 25 g, im zweiten Vierteljahr ca. 20 g. Nach dem postnatalen Gewichtsverlust nehmen ausschließlich gestillte Kinder im Vergleich zu nichtgestillten Kindern in den ersten 3(–4) Monaten rascher an Gewicht zu, danach verlangsamt sich ihre Gewichtszunahme gegenüber nichtgestillten Kindern. Kinder, die nach Einführung der Beikost weiter gestillt werden (s. unten), weisen am Ende des 1. Lebensjahres ein geringeres Gewicht auf und haben ein geringer ausgeprägtes Fettgewebe als mit Muttermilchersatz gefütterte Kinder. Frauenmilchstühle (Frequenz: jeden 3. Tag bis 5–6/Tag) sind sauer, pastenartig, gelegentlich dünnflüssig, gold- bis grüngelb und riechen aromatisch. Frühes Durchschlafen lässt sich durch Schreienlassen nicht erzwingen. Etwa nach 3 Monaten schlafen die meisten nach Bedarf gestillten Kinder durch. Tägliches Wiegen ist bei gestillten Kindern nur in den ersten 1–2 Wochen (stets zur selben Zeit vor einer Mahlzeit) erforderlich, später nur noch wöchentlich oder bei Vorsorgeuntersuchungen. Stillproben, d. h. Wiegen vor und nach jeder Mahlzeit über 24 h, sind nur in Ausnahmefällen vom Arzt anzuordnen.

Stilltechnik Das Kind sollte anfangs an beiden Brüsten, später entsprechend den Wünschen von Mutter oder Kind ein- oder beidseitig angelegt werden. Beim Stillen im Sitzen oder Liegen muss die Mutter eine entspannte Haltung einnehmen. Das Kind wird, von der Mutter mit einem Arm gestützt, an die Brust geführt, die die Mutter mit der anderen Hand C-förmig so umfasst, dass die vier Finger die Brust von unten stützen, während der freie Daumen sie von oben bei Bedarf etwas zurückdrängt. Der Kopf des Kindes muss so an die Brustwarze herangeführt werden, dass der Warzenvorhof mit erfasst wird, was nur bei weit geöffnetem Mund des Kindes geht. Die Nase muss während des Saugens frei bleiben. Nach dem Beenden des Stillens lässt man zur Pflege der Brustwarzen etwas Milch antrocknen. Einmal täglich sollte die Brust abgeduscht werden und an der Luft trocknen.

Zufüttern Ein Zufüttern von Tee bzw. Glukose-/Polymerlösungen ist bei gesunden reifen Neugeborenen, die häufig (bis zu zweistündlich) und korrekt angelegt werden, nicht nötig. Ein Gewichtsverlust in den ersten 3 Tagen bis zu 7 % des Geburtsgewichtes ist physiologisch. Fällt das Gewicht trotz aller Maßnahmen zur Steigerung der Milchproduktion bzw. des Trinkvolumens weiter, wird spätestens bei einem Gewichtsverlust von 10 % die Zufütterung von Säuglingsanfangsnahrung notwendig. Diese sollte im Falle einer familiären Allergiebelastung (Verwandte 1. Grades mit einer Allergie) statt intaktem hydrolysiertes Protein enthalten. Gestillte Kinder mit (Brech-) Durchfall werden, wenn möglich, weiter gestillt. Verluste an Flüssigkeit und Elektrolyten werden durch eine Rehydratationslösung ausgeglichen. Akute Gewichtsverluste ≥5 % erfordern zusätzliche ärztliche Maßnahmen (▶ Kap. 20).

Ernährung der Mutter Die Ernährung stillender Mütter soll nach Appetit erfolgen, abwechslungs- und flüssigkeitsreich sein. Dafür eignet sich die optimierte Mischkost (▶ Abschn. 19.3). Der Mehrbedarf an Energie für die Abgabe von 800 ml Milch/Tag beträgt etwa 530 kcal/Tag; er kann z. B. wie folgt gedeckt werden: 100 ml Milch + 1 Scheibe dunkles Brot + 1 Esslöffel Haferflocken + 2 Kartoffeln + 1 Portion Gemüse/Salat + 1 Portion Obst. Dazu pro Woche 1 Portion Fleisch + 1 Portion Seefisch (fettreich, wegen n-3-Fettsäuren). Der Mehrbedarf an Energie muss nicht vollständig ersetzt werden, da während der Laktation ein Teil der Schwangerschaftsfettdepots abgebaut werden kann. Einzelne Sorten von Obst und Gemüse sowie manche Gewürze sind nur dann wegzulassen, wenn sie ausnahmsweise zu Beschwerden beim Kind führen. Eine diätetische Anregung der Milchproduktion ist nicht möglich.

Stillprobleme

Eine echte Hypogalaktie ist sehr selten, meist ist schlechte Stilltechnik, zu seltenes Anlegen oder Angst und Stress der Mutter die Ursache einer unzureichenden Milchmenge mit abnormalem postpartalem Gewichtsverlust bzw. Gewichtsstillstand nach den ersten 2 Wochen. Echte Saugschwäche kommt vor allem bei unreifen Kindern oder nach Geburtstrauma vor. Infekte des Nasen-Rachen-Raumes behindern die Nasenatmung und damit das Trinken. Hier helfen vor dem Stillen verabreichte abschwellende Nasentropfen. Bei schweren Krankheiten der Luftwege oder des Herzens kann es sein, dass die Milch abgepumpt werden muss. Spaltmissbildungen des weichen und/oder harten Gaumens lassen sich vorübergehend mit besonderen Saugern und Abdeckplatten kompensieren. Manche Stoffwechselkrankheiten, wie die Galaktosämie, erfordern sofortiges Abstillen, während bei anderen Stoffwechselkrankheiten, wie z. B. der Phenylketonurie, ein teilweises Stillen im Anschluss an das Füttern der Spezialdiät möglich ist.

Bei Flach- oder Hohlwarzen der Mutter können sog. Brustschilde (u. U. schon vor der Geburt) helfen. Milchstau, wunde Brustwarzen und beginnende Mastitis werden durch gute Entleerung der Brust (häufigeres kürzeres Anlegen) behandelt. Das beugt auch schmerzhaften und häufig infizierten tiefen Rhagaden vor. Milchstau führt zu einer schmerzhaften Verhärtung der Brust mit Rötung der Haut. Zusätzlich zur häufigen Entleerung der Brust helfen kalte Umschläge zwischen den Brustmahlzeiten und warme Umschläge kurz vor dem Stillen. Milchstau kann zu Mastitis führen. Häufige Erreger sind Staphylokokken, die zur Abszessbildung neigen. Gründe zum Abstillen bei Mastitis sind Abszessbildung oder heftigste Schmerzen beim Stillen. Bei Infektionen des Nasen-Rachen-Raumes der Mutter wird in leichteren Fällen ein Mundtuch empfohlen. Bei schweren Infektionen der Mutter (Tuberkulose, Sepsis, Lues) muss das Kind mitbehandelt werden und gegebenenfalls, vor allem um die Mutter zu schonen, von ihr getrennt werden. Bei konsumierenden Krankheiten der Mutter (z. B. Tumoren, chronische Leber- und Nierenkrankheiten) darf nicht gestillt werden.

Abpumpen, Lagerung und Transport von Muttermilch

Für das Sammeln von Muttermilch für das eigene Kind müssen den Müttern standardisierte schriftliche Anleitungen ausgehändigt werden. Kompetentes Personal muss sie erläutern und ihre Einhaltung überwachen. So gewonnene Muttermilch kann bei Raumtemperatur 6–8 h, bei ununterbrochener Kühlkette (+4 bis +6 °C) bis zu 72 h gelagert bzw. transportiert und bei Tiefkühlung (−18 bis −40 °C) bis zu 6 Monate gelagert werden. Sofern keine besondere Problematik vorliegt, ist bei genauer Einhaltung der oben genannten Vorschriften ein routinemäßiges bakteriologisches Screening und Pasteurisieren von abgepumpter Muttermilch für das eigene Kind nicht erforderlich.

Frauenmilchsammelstellen können in Kliniken die Ernährung kranker oder unreifer Kinder erleichtern. Eine Leitlinie für Einrichtung und Arbeitsweise liegt vor. Die Spenderinnen müssen serologisch negativ für Hepatitis B und C, Lues, HIV und aktive Zytomegalie (IgM) sein. Die Milch jeder Spenderin wird bakteriologisch getestet (gefordert: Gesamtkeimzahl $<10^5$/ml, spezielle Keime $<10^4$), Poolen ist unzulässig. Geeignete Milch wird pasteurisiert (30 min bei 57–63 °C). Die Lagerung erfolgt tiefgekühlt (bis zu 6 Monate), das Auftauen schonend.

Zufüttern/Abstillen

Die meisten Kinder gedeihen bei ausschließlichem Stillen in den ersten 6 Monaten optimal. Sofern die Muttermilch trotz häufigen Anlegens nicht reichen sollte, kann nach dem Stillen Säuglingsanfangsnahrung mit der Flasche (kleines Saugerloch: Tropfenfolge 1/s) zugefüttert werden (Zwiemilchernährung, ▶ Abschn. 19.2.2, „Säuglingsanfangsnahrung und Folgenahrung"). Spätestens ab dem Beginn des 7. Monats, aber keinesfalls vor dem Beginn des 5. Monats (erhöhtes Allergierisiko) benötigt der Säugling zusätzliche Energie und Nährstoffe in Form von Beikost. Mit der Beikost werden nach und nach einzelne Milchmahlzeiten durch eine Breimahlzeit ersetzt (▶ Abschn. 19.2.7). Daneben kann solange weiter Teilstillen erfolgen, wie Mutter und Kind es wünschen.

19.2.2 Industriell hergestellte Milchnahrungen in Deutschland

Rechtliche Regelungen

Lebensmittel für Säuglinge (<12 Monate) und gesunde Kleinkinder (1–3 Jahre) gelten lebensmittelrechtlich als diätetische Lebensmittel, deren Zusammensetzung (◻ Tab. 19.8), Etikettierung und Vertrieb in speziellen EU-Richtlinien geregelt sind. Diese werden in nationales Recht umgesetzt. In Deutschland ist dies vor allem die Diätverordnung (Verordnung über diätetische Lebensmittel von 2010), ferner die Lebensmittelkennzeichnungs- und die Nährwertkennzeichnungs-Verordnung (Österreich und Schweiz ▶ Abschn. 19.2.3 und ▶ Abschn. 19.2.4).

Lebensmittel für Säuglinge und Kleinkinder müssen praktisch rückstandsfrei sein (<10 µg/kg Pestizide) bzw. dürfen nicht aus Zutaten hergestellt werden, die mit bestimmten Schädlingsbekämpfungsmitteln behandelt wurden.

Säuglingsanfangsnahrungen und Folgenahrungen

Für Säuglinge, die nicht oder nicht voll gestillt werden können, stehen heute industriell hergestellte Muttermilchersatzprodukte zur Verfügung, die eine vollwertige und sichere Ernährung ermöglichen (▶ Übersichten zu industriell hergestellten Milchnahrungen in diesem und in den folgenden Abschnitten). Säuglingsanfangsnahrung entspricht für sich allein den Erfordernissen von Neugeborenen und Säuglingen in den ersten 4–6 Lebensmonaten und kann als Milch neben der Beikost bis zum Ende des 1. Lebensjahres beibehalten werden. Folgenahrung stellt den flüssigen Milchanteil neben der Beikost dar.

Industriell hergestellte Milchnahrungen für Säuglinge in Deutschland

- Säuglingsanfangsnahrungen
  - Säuglingsmilchnahrungen: Produkte mit Laktose als einzigem Kohlenhydrat (Bezeichnung „Pre"):
  - Alete Pre[b], Babylove Bio Anfangsmilch Pre, Babydream Bio Anfangsmilch Pre, Bebivita Pre, Hipp Bio Anfangsmilch Pre[a], Hipp Bio Combiotik Pre[a,b,c], Humana Anfangsmilch Pre, Humana Anfangsmilch Pre[a], Lasana Anfangsmilch Pre, Milasan Pre, Milupa Aptamil Pre[a,c], Milupa Milumil Pre[a,c], Nestlé Beba Pro Pre[a,b], Töpfer Lactana Bio Pre[a,b]
  - Produkte mit Stärke und ggf. weiteren Kohlenhydraten zusätzlich zu Laktose (Bezeichnung „1"):
  - Alete 1[b], Babylove Bio Anfangsmilch 1, Babydream Bio Anfangsmilch 1, Bebivita 1, Hipp Bio-Dauermilch 1[a], Hipp Bio Combiotik 1[a,b,c], Holle Bio Säuglingsmilchnahrung 1, Humana Anfangsmilch 1, Humana Anfangsmilch 1[a], Lasana Dauermilch 1, Lebenswert Bio Anfangsmilch 1, Milasan 1, Milupa Aptamil 1[a,c], Milupa Milumil 1[a,c], Nestlé Beba Pro 1[a,b], Novalac 1, Sunval Bio Säuglingsmilchnahrung 1, Töpfer Lactana Bio 1[a,b]
  - Sojanahrungen:
  - Humana SL, Milupa Aptamil Soja, Töpfer Lactopriv
  - Proteinhydrolysate (Bezeichnung „HA"):
  - Alete HA Pre[b], Hipp HA Combiotik Pre[a,b,c], Humana HA Pre[a], Milupa Aptamil HA Pre[a,c], Milupa Milumil HA Pre[a,c], Nestlé Beba HA Pre[a,b] Töpfer Lactana Pre HA[a,b]
  - Alete HA 1a, Babydream HA, Hipp HA Combiotik 1[oa,b,c], Humana HA 1[a], Milupa Milumil HA 1[oa,c], Nestlé Beba HA 1[oa,b], Töpfer Lactana HA 1[oa,b]
- Folgenahrungen
  - Folgemilch (Bezeichnung „2", in der Regel ab 5. Monat; Bezeichnung „3", in der Regel ab 8. Monat):
  - Alete 2[a,b], 3[a,b], Babylove Bio Folgemilch 2, 3, Babydream Bio Folgemilch 2, 3, Bebivita 2, 3[d], Hipp Bio-Folgemilch 2, 3[d], Kinderfolgemilch[a] Hipp Bio Combiotik 2[b,c],3[b,c], Holle Bio Säuglingsfolgemilch 2, 3, Humana Folgemilch 2[c], 3[c,d], Lebenswert Folgemilch 2, 3, Lasana Folgemilch 2, 3, Milasan 2[d], 3[d], Milupa Aptamil 2[a,c], 3[a,c], Milupa Milumil 2[c], 3[c], Milumil 2[c,d], 3[c,d], Nestlé Beba 2[a,b] Novalac 2, Sunval Bio Folgemilch 2, 3, Töpfer Lactana Bio 2[a,b], 3[a,b]
  - Folgemilch (Bezeichnung „Kindermilch", in der Regel ab 12. Monat):
  - Alete Kleine Entdecker Kindermilch[b,c], Babydream Bio Kindermilch, Bebivita Kindermilch 1[d], 2[d], Hipp Bio Kindermilch[d], Hipp Kindermilch Combiotik[b,c,d], Holle Bio Kindermilch 4, Humana Kindermilch[c,d], Humana Kindermilch 4[d], Lasana Kindermilch, Milasan Kindermilch, Milupa Kindermilch 1+[a,c], 2+[a,c], Milupa Bio Kindermilch, Milupa meine Kindermilch 1+[c,d], 2+[c,d], Milupa Milupino Kindermilch[d], Nestlé Beba Kindermilch 1+[b], 2+[b], Töpfer Kinder Bio Folgemilch[a,c]
  - Proteinhydrolysate (Bezeichnung: „HA"):
  - Milupa Aptamil HA 2[oa,c], 3[a,c], Milupa Milumil HA 2[c], 3[c], Nestlé Beba HA 2[oa,b], 3[oa,b]
- Therapeutische Nahrungen (bilanzierte Diäten)
  - Proteinhydrolysate:
  - Milupa Aptamil Pregomin, Aptamil Pepti, Nestlé Alfare, Althera, Novalac Allernova
  - Aminosäuremischungen:
  - Milupa Pregomin AS, Nutricia Neocate Infant, Neocate Active, Neocate Advanced, Neocate Junior

Anmerkungen:
[a] Zusatz von LCPUFA.
[b] Zusatz von Probiotika.
[c] Zusatz von Präbiotika.
[d] Zusatz von Geschmacksstoffen, z. B. Vanillin, Fruchtbestandteile.

Produkte, die im Proteinanteil ausschließlich aus Kuhmilchprotein hergestellt sind, werden als Säuglingsmilchnahrung bzw. Folgemilch bezeichnet. Bei den in Deutschland angebotenen Säuglingsmilchnahrungen (▶ Übersicht „Industriell hergestellte Milchnahrungen für Säuglinge in Deutschland") lassen sich aufgrund der Kohlenhydratkomponenten Produkte mit Laktose als einzigem Kohlenhydrat („Pre") und Produkte mit zusätzlichem Gehalt an Stärke und ggf. weiteren Kohlenhydraten, meist Maltodextrinen („1") unterscheiden. Der Begriff „adaptiert", der sich in den letzten Jahren auf die Proteinkomponente bezog (Protein <2,5 g/100 kcal, Molkenprotein: Kasein ≥1,0) darf nicht mehr verwendet werden.

Säuglingsanfangsnahrungen einschließlich „HA"-Nahrungen mit Laktose als einzigem Kohlenhydrat („Pre") sind für die eventuelle Zufütterung bei gestillten Säuglingen sinnvoll (Zwiemilch) und bei nicht gestillten Säuglingen als ausschließliche Ernährung in den ersten 4–6 Lebensmonaten und anschließend als Milchnahrung neben der Beikost im 1. Lebensjahr geeignet. Sie sind ähnlich dünnflüssig wie Muttermilch. Auch die etwas konsistenteren stärkehaltigen Nahrungen („1") sind in den ersten Lebensmonaten vertretbar und wie Anfangsnahrungen im 1. Lebensjahr geeignet. Mütter sprechen ihnen häufig eine bessere Sättigung zu. Kontrollierte Studien hierzu fehlen bisher. In Säuglingsanfangsnahrung zugelassen ist trotz des Risikos einer hereditären Fruktoseintoleranz auch Saccharose, in Folgenahrung zusätzlich Fruktose und Honig.

Folgenahrungen dürfen frühestens ab dem 5. Monat gegeben werden, da sie mit ihrem etwas höheren Protein- und Mineralstoffgehalt die unreife Niere stärker belasten. In der EU wurden Folgenahrungen an die Zusammensetzung der Säuglingsanfangsnahrung weitgehend angeglichen. Eine ernährungsphysiologische Notwendigkeit für Folgenahrungen besteht nicht.

Sogenannte Spezialnahrungen, die für Säuglinge mit leichten Befindlichkeitsstörungen allgemein erhältlich vermarktet werden, sind tatsächlich „diätetische Lebensmittel für besondere medizinische Zwecke" (bilanzierte Diäten) und als solche unter ärztlicher Überwachung einzusetzen.

Nahrungen mit Zusatz von Probiotika oder Präbiotika werden zunehmend angeboten. Probiotika sind lebende Mikroorganismen (meist Laktobazillen und Bifidobakterien) die der Nahrung zugesetzt werden, um die Zusammensetzung der Darmflora positiv zu beeinflussen. Ein moderater, aber signifikanter Wirksamkeitsnachweis wurde für wenige Keime bei der Prophylaxe und Therapie der infektiösen Diarrhö nachgewiesen. Dagegen gibt es bisher keinen Nachweis für einen längerfristigen klinischen Nutzen durch die Zugabe von Probiotika zu Säuglingsanfangs- oder Folgenahrung und keine Daten zu potenziellen Langzeiteffekten auf die intestinale Kolonisierung und gastrointestinale und immunologische Funktionen. Säuglingsanfangsnahrung mit Zusatz von Probiotika sollte deshalb nur auf den Markt gebracht werden, wenn Nutzen und Sicherheit nach etablierten Prüfregeln evaluiert wurden. Gegen den Zusatz von Probiotika zu Folgenahrung bestehen weniger Vorbehalte. Präbiotika (Galakto- [GOS] und Fruktooligosaccharide [FOS], Inulin) sind nicht verdaubare Nahrungsinhaltsstoffe, die selektiv das Wachstum und/oder die Aktivität bestimmter Bakterienstämme (Bifidobakterien, Laktobazillen) im Darm fördern und damit das Ökosystem des Darms positiv beeinflussen sollen. Erlaubt ist der Zusatz von Oligosacchariden in Säuglingsanfangsnahrung und Folgenahrung (maximal 0,8 g/100 ml, davon 90 % GOS, 10 % FOS). Solange die metabolischen und klinischen Effekte von Präbiotika bei Säuglingen und Kleinkindern nicht ausreichend untersucht sind, wird zu Vorsicht bei Zusätzen zu Säuglings- und Kleinkindernahrung geraten.

Sojanahrungen

Für Säuglingsnahrungen auf der Basis von Sojaproteinisolaten (konzentriertes Sojaprotein) (▸ Übersicht „Industriell hergestellte Milchnahrungen für Säuglinge in Deutschland") wird zusätzlich zu den Nährstoffanforderungen an Säuglingsmilchnahrungen ein Zusatz von Methionin und Carnitin (≥7,5 µmol/100 kcal) vorgeschrieben. Da Sojanahrungen in Deutschland üblicherweise keine Laktose enthalten, sind sie bei dem extrem seltenen angeborenen Laktasemangel und bei Galaktosämie indiziert, ebenso bei Ablehnung von kuhmilchhaltiger Nahrung (z. B. Veganer) aufgrund von religiösen oder ethischen Überzeugungen . Mögliche Nachteile von Sojanahrungen sind eine geringere Proteinqualität sowie ihre Gehalte an Phytat, Aluminium und Phytoöstrogenen. Sojanahrungen tragen nicht zur Prävention von allergischen Erkrankungen bei. Der Verwendung von Sojanahrungen zur Therapie einer Kuhmilcheiweißallergie steht entgegen, dass hierbei etwa 40 % der Patienten eine kombinierte Kuhmilch-Sojaprotein-Allergie entwickeln. Falls ab dem 2. Lebenshalbjahr Sojanahrung als therapeutische Diät wegen ihrer geringeren Kosten und besseren Akzeptanz erwogen wird, sollte die Toleranz durch eine Belastung unter kontrollierten Bedingungen geprüft werden.

Proteinhydrolysate

In Proteinhydrolysaten wurde die Antigenität des nativen Eiweißes (z. B. Molkenprotein, Kasein, Schweinekollagen) durch enzymatische Hydrolyse, Erhitzung und z. T. Ultrafiltration reduziert. In der Praxis werden Proteinhydrolysate meist nach ihrem Hydrolysegrad in extensiv bzw. hochgradig hydrolysierte Produkte und teilweise bzw. schwach hydrolysierte Produkte (im Handelsangebot in der Regel mit „HA" bezeichnet) eingeteilt, ohne dass eine einhellige Übereinstimmung über die Kriterien besteht. Allergiepräventive Effekte von Proteinhydrolysaten hängen nicht allein vom Hydrolysegrad oder Ausgangsprotein ab, sondern auch von der Ausprägung des genetischen Risikos eines Kindes. Für HA-Nahrungen („Pre", „1", „2") gelten dieselben Nährstoffregelungen wie für Säuglingsmilchnahrungen bzw. Folgemilch (Ausnahme: höheres Proteinminimum, Zusatz von Carnitin ≥7,5 µmol/100 kcal. Kontrollierte Untersuchungen haben gezeigt, dass bei Säuglingen mit erhöhtem familiären Atopierisiko (ein Elternteil oder Geschwister leiden an Heuschnupfen, Asthma, Ekzem oder Nahrungsmittelallergie) eine ausschließliche Ernährung mit HA-Nahrung in den ersten 4 Lebensmonaten die Häufigkeit allergischer Krankheiten, ähnlich wie ausschließliches Stillen, in den ersten Lebensjahren signifikant vermindern kann. Ob die präventive Wirkung von HA-Nahrungen noch verbessert werden kann, wenn diese über das erste Lebenshalbjahr hinaus gegeben werden, ist derzeit weder ausreichend untersucht noch leicht untersuchbar (Beikost) noch sehr wahrscheinlich. Allergieprävention ist auch mittels hochgradig hydrolysierter Nahrungen möglich, doch sind diese teuer und schmecken bitter. Vorteile hochgradig hydrolysierter Produkte gegenüber mäßig hydrolysierten Produkten für die Prävention sind strittig. Unbestritten ist jedoch die alleinige Eignung hochgradig hydrolysierter Produkte für die Therapie manifester Kuhmilchallergien (s. unten). Generell sollen nur solche Nahrungen für die Prävention und Therapie von Nahrungsmittelallergien eingesetzt werden, deren Eignung in entsprechenden klinischen Studien nachgewiesen wurde.

Therapeutische Nahrungen (bilanzierte Diäten)

Diese hochgradig hydrolysierten Produkte (▸ Übersicht über industriell hergestellte Milchnahrungen) werden seit Jahrzehnten erfolgreich zur Behandlung von Kuhmilcheiweißallergie und Malresorption eingesetzt. Die Proteinkomponente besteht aus Molkenprotein, Kasein oder Schweinekollagen + Soja. Werden auch diese Hydrolysatnahrungen nicht vertragen, kommt der Einsatz von Nahrungen auf der Basis von Aminosäuren in Betracht. Hochgradig hydrolysierte Nahrungen haben einen ausgeprägt bitteren Geschmack, an den sich junge Säuglinge aber gewöhnen.

Tab. 19.8 Auszüge aus Richtlinien der EU für die Zusammensetzung von Säuglingsanfangsnahrung (2006/141/EG) im Vergleich zu Nährstoffgehalten in der Muttermilch

	Säuglingsanfangsnahrung pro 100 g[a]	Folgenahrung pro 100 g	Muttermilch Durchschnitt (Spanne) pro 100 g
Energie (kcal)	60–70	60–70	71
Protein (g)	12–2,0[b]	1,2–2,3[b]	1,13 (1,03–1,43)
Fett (g)	2,9,–3,9[c]	2,6–3,9	4,03 (3,50–4,62)
Kohlenhydrate (g)	5,9–9,1	5,9–9,1	7,0
Laktose (g)	≤2,9	≤2,9	7,0
Modifizierte Stärke	≤2 g/100 ml oder ≤30 % der KH möglich		–
Maltose, Saccharose, Maltodextrine, Glukose-sirup-Saccharose	≤20 % der KH	≤20 % der KH	–
Natrium (mg)	13–39	13–39	13 (12–19)
Kalium (mg)	39–104	39–104	47 (46–64)
Kalzium (mg)	33–91	33–91	32 (25–41)
Phosphor (mg)	16–59	16–59	15 (12–17)
Magnesium (mg)	3,3–9,8	3,3–9,8	3,1 (2,9–5,0)
Eisen (mg)	0,2–0,9[d]	0,4–1,3[d]	0,058 (0,026–0,058)
Zink (mg)	0,3–1,0	0,3–1,0	0,148 (0,120–0,390)
Kupfer (µg)	23–65	23–65	72 (24–77)
Jod (µg)	6,5–32,5	6,5–32	6,3 (4,3–9,0)
Selen	0,7–5,9	0,7–5,9	
Mangan	0,7–65	0,7–65	
Fluorid	<65	<65	
Vitamin A[e] (µg)	39–117	39–117	69 (52–73)
Vitamin E[f] (mg)	≥0,5 mg/g mehrfach ungesättigte Fettsäuren	≥0,5 mg/g mehrfach ungesättigte Fettsäuren	0,28 (0,15–0,54)
Vitamin C (mg)	6,5–19,5	6,5–19,5	4,4 (3,5–5,5)
Vitamin B_1 (µg)	39–195	39–195	15 (13–17)
Vitamin B_2 (µg)	52–260	52–260	38 (30–44)
Vitamin B_6 (µg)	23–114	260–1300	14 (9–17)
Niacin (mg)	0,2–0,98 g	0,2–1,0 g	0,17 (0,13–0,20)
Folsäure (µg)	6,5–32,5	6,5–32,5	8,5

[a] Angaben pro 100 kcal wurden umgerechnet unter der Annahme von 65 kcal/100 g.
[b] Kuhmilchproteine.
[c] Linolsäure 0,3–1,2 g/100 kcal; Laurin- und Myristinsäure ≤20 % Fett; Transfettsäuren ≤3 % im Fett; Erucasäure ≤1 % im Fett; α-Linolensäure: Linolsäure = 1 : 5–1 : 15; n-3-langkettige Fettsäuren ≤1 %; n-6-langkettige Fettsäuren ≤2 %, Arachidonsäure ≤1 % der Gesamtfettsäuren; Eikosapentaensäure (EPA) ≤ DHA; DHA ≤ n-6-LCPUFA.
[d] Für Produkte mit Zusatz des jeweiligen Nährstoffes.
[e] Retinoläquivalente.
[f] Tocopheroläquivalente.
[g] Niacinäquivalente.

19.2.3 Industriell hergestellte Milchnahrungen in Österreich

K. Zwiauer

Rechtliche Regelungen

Die maßgebliche Quelle für lebensmittelrechtliche Verordnungen in Österreich ist das „Bundesgesetzblatt für die Republik Österreich". Kommentare veröffentlicht die Ernährungskommission der Österreichischen Gesellschaft für Kinder- und Jugendheilkunde.

Säuglingsanfangsnahrungen und Folgenahrungen

Die Einteilung in Säuglingsanfangsnahrungen und Folgenahrungen erfolgt wie in Deutschland; dasselbe gilt für die Definition der Säuglingsanfangsnahrungen entsprechend dem Kohlenhydratanteil (► Übersicht).

Industriell hergestellte Milchnahrungen für Säuglinge in Österreich

- Säuglingsanfangsnahrungen
  - Produkte mit Laktose als einzigem Kohlenhydrat („Pre-Nahrungen"):
  - Alete Pre, Aptamil Pre, Beba Pre, Hipp Pre Bio, Hipp Pre Bio Combiotik, Humana Pre, Milumil Pre
  - Produkte mit Stärke und ggf. weiteren Kohlenhydraten zusätzlich zu Laktose („1-er Nahrungen"):
  - Alete 1, Aptamil 1, Beba 1, Hipp 1 Bio, Hipp 1 Bio Combiotik, Humana 1, Milumil 1, Novolac 1
  - Sojanahrungen:
  - Humana SL, Aptamil SOM – milchfrei 1
  - Proteinteilhydrolysate („HA-Pre-" und „HA-1-Nahrungen"):
  - Alete HA Pre, Alete HA 1, Aptamil HA Pre, Beba HA Pre, Beba HA 1, Hipp Pre HA Combiotik, Hipp HA 1 Combiotik, Humana HA Pre, Humana HA 1, Milumil HA Pre, Milumil HA 1, Novolac 2
- Folgenahrungen
  - Folgemilch („2er Nahrungen"):
  - Alete 2, Aptamil 2, Aptamil gute Nacht, Babylove Bio Folgemilch 2, Beba 2, Hipp 2 Bio, Hipp 2 Bio Combiotik, Humana 2, Milumil 2, Milumil mit Karotte, Milumil 2 mit Vanille
  - Proteinteilhydrolysate („HA-2-Nahrungen"):
  - Aptamil HA 2, Beba HA 2, Humana HA 2, Hipp HA 2 Combiotik, Milupa HA Brei
  - Folgenahrung auf der Basis von Sojaproteinisolat:
  - Aptamil SOM – milchfrei 2, SOM Brei, Sinlac Brei
- Therapeutische Nahrungen (bilanzierte Diäten)
  - Alfare, Aptamil Pregomin, Aptamil Pepti, Althera, Novalac Allernova
  - Aminosäuremischungen:
  - Milupa Pregomin AS, Nutricia Neocate Infant, Neocate Active, Neocate Advanced, Neocate Junior

Sojanahrungen

In Österreich befinden sich insgesamt 4 Säuglingsanfangsnahrungen auf der Basis von Sojaproteinisolaten auf dem Markt, die entsprechend den deutschen Produkten gemäß der Richtlinie der EU für Säuglingsanfangsnahrung und Folgenahrung mit Methionin und Carnitin angereichert sind. Indikationen für die Verabreichung von Sojanahrungen sind der angeborene Laktasemangel und die Galaktosämie. Als relative Indikationen werden aber auch religiöse und ethische Überzeugungen angesehen.

Proteinteilhydrolysate und therapeutische Nahrungen (bilanzierte Diäten)

In Österreich werden Säuglingsanfangsnahrungen auf der Basis von Proteinteilhydrolysaten als „HA-Nahrungen" bezeichnet. Es wird zwischen einem extensiven und einem partiellen Hydrolysegrad unterschieden.

Während hochgradig hydrolysierte Nahrungen und Aminosäurenahrungen bei der Therapie der Kuhmilchproteinallergie eine gesicherte und anerkannte Behandlungsoption darstellen, sind auf dem österreichischen Markt zudem eine Reihe von sog. FSMP-Nahrungen, Nahrungen für spezielle Bedürfnisse, zu finden. Diese Spezialgruppe von Nahrungen bedarf einer strengen Indikationsstellung und kann bei Refluxproblemen, Verdauungsproblemen wie Koliken, vermehrtem Spucken und Verstopfung ggf. verordnet werden. Die Wirksamkeit dieser Produkte ist teilweise durch Studien belegt, der Evidenzgrad aber durchweg als niedrig zu bewerten.

19.2.4 Industriell hergestellte Milchnahrungen in der Schweiz

K. Baerlocher

Rechtliche Regelungen

In der Schweiz gelten Säuglingsanfangs- und Folgenahrung sowie auch Getreidebeikost und andere Beikost für Säuglinge und Kleinkinder als Lebensmittel, die für eine besondere Ernährung bestimmt sind (Art. 2 Abs. 1 der Verordnung des EDI [Eidgenössisches Departement des Innern] über Speziallebensmittel, gemäß Art. 4 Abs. 1s der Lebensmittel- und Geräteverordnung [LGV]).

Art. 17 regelt die Säuglingsanfangsnahrung, Art. 18 die Folgenahrung, wobei spezielle Kriterien der EU-Richtlinien über Säuglingsanfangsnahrungen (Anhang 2, 2a und 3) und Folgenahrung (Anhang 5) hinsichtlich Zusammensetzung und zulässiger Werbebehauptungen (Anhang 4) erfüllt sein müssen. Bei den Anfangsnahrungen muss als wichtiger Hinweis die Überlegenheit des Stillens erwähnt sein sowie die Empfehlung, dass das Produkt nur auf Rat unabhängiger Fachleute auf dem Gebiet der Medizin oder der Ernährung oder für die Säuglingspflege zuständiger Personen zu verwenden sei. Neu regelt Art. 11a der LGV die Anpreisungsbeschränkungen für Säuglingsanfangsnahrungen, d. h. es darf keine Werbung außer in wissenschaftlichen Publikationen gemacht werden und die kostenlose Abgabe von Proben oder Werbegeschenke sind verboten. Nach Gesetz obliegt die Kontrolle den Kantons-Chemikern. Der Codexpanel aus Vertretern der Nährmittelhersteller und der Schweizerischen Stiftung zur Förderung des Stillens überwacht zusätzlich diese Regelungen auf freiwilliger Basis.

Säuglingsanfangsnahrungen und Folgenahrungen

In der Schweiz ist die Namensgebung der Säuglingsmilchnahrungen leider nicht so einheitlich wie in Deutschland und Österreich. Milupa und Hipp verwenden die Bezeichnung „Pre" für Anfangsnahrungen, die ausschließlich Laktose enthalten. Nestlé verwendet den Begriff „Start". Die Zahl der angebotenen Produkte hat sich weiter erhöht. Anfangs- und Folgemilchen sind mit Zusatz von Probiotika (Nestlé), von Präbiotika (Milupa und Hero [(Adapta]) oder mit beiden (Combiotik, Hipp) im Handel. Neu sind auch Abend-Säuglingsmilchen. Die bisher verwendeten Folgenahrungen mit Zusatz von Gemüse und

Früchten (eine alte Schweizer Tradition) sind vom Markt verschwunden. Einzelne Säuglingsmilchnahrungen und Kliniknahrungen werden auch in flüssiger, trinkfertiger Form angeboten. Nestlé hat unter dem Namen BabyNes in der Schweiz ein System entwickelt und auf den Markt gebracht, bei dem einzelne Schoppen mittels Kapseln in einer speziellen Maschine hergestellt werden können. Der Inhalt der Kapseln ist altersbezogen zusammengesetzt und ahmt damit die Dynamik der Muttermilchzusammensetzung, besonders punkto Protein und Energiezufuhr nach. Die 6 verschiedenen Kapseln umfassen die Ernährung für den 1. Monat, den 2. Monat, 3.–6. Monat, 7.–12. Monat, 13.–24. Monat und 25.–36. Monat. Diese etwas teure Art der Ernährung wird wahrscheinlich nur ausgewählten Familien möglich sein.

Industriell hergestellte Milchnahrungen für Säuglinge in der Schweiz

- Säuglingsanfangsnahrungen
  - Produkte mit Laktose als einzigem Kohlenhydrat:
  - Adapta 1, Adapta Bio 1, Aptamil Pre, Beba PRO Start[a], Bimbosan Classic, Bimbosan Bio, Bimbosan Super Premium 1, Hipp Pre Bio, Hipp Pre Bio Combiotik[b]
  - Produkte mit Stärke und ggf. weiteren Kohlenhydraten zusätzlich zu Laktose:
  - Adapta 2, Adapta Bio 2, Aptamil 1, Beba PROa 1, Beba 1, Hipp 1 Bio, Hipp 1 Bio Combiotik[b], Holle Bio 1, Milupa Milumil 1
  - Sojanahrungen werden nur noch für wenige spezielle Indikationen empfohlen.
  - Sojanahrungen: Milupa Milumil Soja, Bimbosan Bisoja
  - Proteinteilhydrolysate („HA-Pre-“ und „HA-1-Nahrungen“):
  - Adapta HA 1, Aptamil HA Pre, Aptamil HA 1, Beba H. A. Start[a], Beba H. A. 1[a], Hipp Pre HA Combiotik[b], Hipp HA 1 Combiotik[b]
- Folgenahrungen
  - Nach 6 Monaten: Adapta 2, Adapta Bio 2, Adapta Bonne Nuit, Aptamil 2, Aptamil Good Night,Beba PRO 2[a], Beba 2, Bimbosan Bio Folgemilch, Bimbosan Super Premium 2, Hipp 2 Bio Combiotik[b] (mit und ohne Stärke), Hipp Gute Nacht, Holle Bio 2, Milupa Milumil 2
  - Nach 9/10 Monaten: Adapta 3+, Adapta Bio Junior, Aptamil 3, Beba Pro 3[a], Beba 3, Beba 3 Vanille, Hipp 3 Bio Combiotik[b], Hipp 3 Bio, Holle Bio 3, Milupa Milumil 3
  - Proteinteilhydrolysate:
    - Nach 6 Monaten: Adapta HA 2, Aptamil HA 2, Beba H. A. 2[a], Hipp HA 2 Combiotik[b]
    - Nach 9 Monaten: Aptamil HA 3, Beba HA 3[a], Hipp HA 3 Combiotik[b]
- Juniormilchen
  - Nach 12 Monaten: Adapta 3+, Aptamil Junior 12+, Aptamil Junior 12+ Vanille, Beba Junior 12+, Hipp Bio Kindermilch, Hipp Kindermilch Combiotik[b], Holle Bio Kindermilch, Milupa Milumil Junior 12+, Nestlé Junior Milk 12+
  - Nach 18/24 Monaten: Adapta 3+,Adapta Bio Junior, Aptamil Junior 18+, Aptamil Junior 18+ Vanille, Beba Junior 18+, Hipp Kindermilch 2+ Combiotik[b], Nestlé Junior Milk 18+
- Therapeutische Nahrungen (Spezialnahrungen)
- Adapta Sensible, AL 110, Aptamil Confort 1 und 2, Aptamil AR1 und 2, Aptamil HN25, Beba Sensitive[c], Beba A. R.[c], Hipp Anti-Reflux Bio, Hipp Comfort, Hipp Kindermilch Combiotik – Lactosefrei
- Semielementardiäten (extensiv hydrolysierte Milchen):
- Alfaré, Althera, Damira, Pregomin Pepti
- Elementardiäten:
- Alfamino, Neocate, Pregomin AS

Anmerkungen:
[a] enthält B_L (Bifidobacterium lactis), [b] enthält Lactobacillus fermentum hereditum, [b] Lactobacillus reuteri.

Proteinteilhydrolysate und therapeutische Nahrungen

Die Ernährungskommission der Schweizerischen Gesellschaft für Pädiatrie bezeichnet die nur für die Prophylaxe einsetzbaren Proteinteilhydrolysate als „partielle“ Hydrolysate (HA-Milchen) und unterscheidet sie von den für die Therapie einer manifesten Kuhmilchallergie allein geeigneten hochgradig oder extensiv hydrolysierten Milchen (Semielementardiäten) oder solchen auf der Basis von Aminosäuren (Elementardiäten).

19.2.5 Selbsthergestellte Säuglingsmilch

Keine Milch von Tieren eignet sich unmodifiziert als Muttermilchersatz.

Selbstherstellung der Säuglingsmilch ist nicht empfehlenswert, da Sicherheit und ernährungsphysiologische Qualität von industriell hergestellter Säuglingsmilch definitiv höher sind. Möchte eine Mutter, die nicht oder nicht voll stillt, trotz ärztlicher Beratung auf die Verwendung industriell hergestellter Produkte verzichten, muss sie sachgerecht über die Selbstzubereitung von Säuglingsmilch informiert werden. Diese erfordert besondere hygienische Sorgfalt und Genauigkeit einschließlich der Benutzung einer Diätwaage.

Kuhmilch

Für die Selbstzubereitung von Säuglingsmilch aus Kuhmilch eignet sich das Rezept einer fett- und kohlenhydratangereicherten Halbmilch nach Droese und Stolley. Kuhvollmilch (3,5 % Fett) wird mit Wasser 1 : 1 gemischt und mit 2,5 % Stärke (ab 5. Monat Vollkornflocken), 4 % Milchzucker und 1,5 % Öl (möglichst Raps-, Soja-, sonst Sonnenblumen- oder Maiskeimöl) aufgekocht. Zur Deckung des Bedarfs an Vitamin A und C werden ab der 6. Woche pro 200 ml Nahrung je 5 g Karottenpüree und 20 g Orangensaft (oder ein anderer Saft für Säuglinge mit Vitamin-C-Zusatz) zugefügt.

Kuhmilch in unverdünnter Form (pasteurisiert bzw. „Frischmilch“, ultrahocherhitzt bzw. „H-Milch“) ist in Form von Trinkmahlzeiten im 1. Lebensjahr nicht geeignet. Der hohe Gehalt an Protein und Mineralstoffen führt zu einer erhöhten renalen Belastung. Ein Teil der Säuglinge entwickelt okkulte Blutverluste im Stuhl, was zusammen mit dem niedrigen Eisengehalt der Milch die Risiken eines Eisenmangels erhöht. Rohmilch (Ab-Hof-Milch, Vorzugsmilch) darf auf keinen Fall für die Ernährung von Säuglingen und Kleinkindern verwendet werden. Auch bei noch so guter Kontrolle kann ein Infektionsrisiko nicht ausgeschlossen werden, z. B. bezüglich Tuberkulose, Brucellose, Listeriose, Yersiniose und Enteritiden durch Campylobacter oder enterohämorrhagische E. coli. Das zur sicheren Keimabtötung erforderliche Abkochen der Milch im Haushalt führt zu wesentlich höheren Vitaminverlusten als molkereimäßige Behandlung.

Milch anderer Tierarten

Der Nährstoffgehalt von Ziegenmilch entspricht zwar weitgehend demjenigen von Kuhvollmilch, Ziegenmilch hat aber ein ähnlich hohes allergenes Potenzial wie Kuhmilch. Wegen Folsäuremangel

(Anämie) ist unveränderte Ziegenmilch nur zusammen mit folsäurereicher Beikost geeignet. Bei der Verwendung von (fettarmer) Stutenmilch muss 2,5 % Speiseöl (z. B. Rapsöl) zugesetzt werden. Schafsmilch ist wegen ihres hohen Fettgehalts problematisch. Generell haben alle selbstzubereiteten Milchmischungen den Nachteil, dass sie nicht mit den erforderlichen Nährstoffen, wie z. B. Jod und Eisen, angereichert sind. In der Allergieprävention oder Therapie der Kuhmilcheiweißallergie sind Nahrungen auf Hydrolysatbasis eindeutig vorzuziehen.

Pflanzliche Nahrungen

In allen Altersstufen gänzlich ungeeignet als Milchersatz sind selbsthergestellte „Milchnahrungen" aus rein vegetabilen Rohstoffen, wie Mandelmus, nicht für die Ernährung von Säuglingen deklarierte einfache Sojanahrungen, Frischkorngetreide oder Reis, z. B. in Form der sog. makrobiotischen Ernährung oder der „Vollwertkost" nach Bruker. Aufgrund der geringen biologischen Wertigkeit der Pflanzenproteine, der geringen Energiedichte bei fehlender Fettzugabe, der schlechten Nährstoffausnutzung aus Rohgetreide, des Mangels an Mineralstoffen und Spurenelementen (z. B. Kalzium, Jod, Eisen) sowie an Vitaminen (z. B. B_{12}, D, B_2) kann es zu Wachstumsstörungen und teilweise irreparablen Mangelerscheinungen (Eisenmangelanämie, Rachitis, neurologische B_{12}-Mangel-Symptome) kommen. Glutenhaltige Getreide (Weizen, Dinkel, Hafer, Gerste, Roggen) sollen nicht vor dem Alter von 4 Monaten eingesetzt werden, da eine u. U. vorhandene Glutenunverträglichkeit (Zöliakie) sich umso stärker ausprägt, je jünger das Kind ist.

19.2.6 Trinkmengen und Zubereitung der Flaschennahrung

Die Trinkmenge in der ersten Lebenswoche wurde früher an der sog. Finkelstein-Formel orientiert: Trinkmenge = (Lebenstage − 1) × 70 ml. Dem heute erwünschten früheren Fütterungsbeginn wird folgende Formel für die Trinkmenge (ml) besser gerecht:

$$\text{Trinkmenge}/24\,\text{h} = 20 \times \text{kg} \times \text{Lebenstage}$$

Ab der 2. Woche wird die Trinkmenge um etwa 100 ml pro Woche gesteigert bis auf durchschnittlich etwa 800 ml/Tag (maximal 1000 ml/Tag) bzw. 140–180 ml/kg Körpergewicht bzw. etwa 1/6 des Körpergewichts. Zusätzliche Flüssigkeit, z. B. Tee oder andere Getränke, sind nur in Ausnahmesituationen (Hitze, Fieber, Dehydratationszustände) indiziert.

Die Zubereitung der Flaschennahrung sollte gemäß der Anleitung auf der Verpackung (Abstreifen des Messlöffels mit dem Messerrücken!) erfolgen. Die Nahrung sollte aus hygienischen Gründen jeweils unmittelbar vor der Mahlzeit frisch zubereitet, sofort auf Trinktemperatur abgekühlt und unmittelbar verfüttert werden. Nicht verbrauchte Restmengen sind zu verwerfen. Für in Kliniken betreute Neu- und Frühgeborene (erhöhtes Risiko für Infektionen mit Enterobacter ssp., vor allem Cronobacter sakazakii) ist die bevorzugte Verwendung von sterilen, trinkfertig portionierten Flüssignahrungen zu erwägen. In Kliniken und Säuglingsheimen sollte Milchnahrung nach der Zubereitung gekühlt (4–8 °C) bzw. bei Raumtemperatur nicht länger als 4 h (z. B. bei protrahierter Fütterung) aufbewahrt werden. Generell sind gebrauchte Flaschen und Sauger (nach kaltem Vorspülen) mit warmem Wasser, Spülmittel und Bürste zu reinigen und anschließend mindestens 3 min auszukochen. Für die Nahrungszubereitung wird frisch aus der Leitung entnommenes Trinkwasser ohne Verwendung von Wasserfiltern verwendet. Nicht geeignet für die Zubereitung von Säuglingsnahrung ist Leitungswasser, das in Einzelfällen den Höchstwert von 50 mg Nitrat/l überschreitet (Auskunft bei Wasserwerk oder Gesundheitsamt), Wasser aus Bleileitungen sowie Wasser aus Kupferleitungen bei einem Wasserhärtebereich 4 und pH-Wert <7,3 bzw. weicherem Wasser und pH-Wert <7,0. Ist das Leitungswasser nicht geeignet, sollte auf abgepacktes „stilles" Wasser (Mineral-, Quell- oder Tafelwasser) ausgewichen werden, das als „geeignet für die Zubereitung von Säuglingsnahrung" deklariert ist und pro Liter maximal 10 mg Nitrat, 0,02 mg Nitrit, 20 mg Natrium, 0,7 mg Fluorid, 0,05 mg Mangan, 0,005 mg Arsen, 0,002 mg Uran und 240 mg Sulfat enthält. Bei Verwendung von Wasser aus Hausbrunnen in Verbindung mit Kupferrohren und Kupfergefäßen mit mehr als 10 mg Cu/l wurden in Einzelfällen Leberzirrhosen bei Säuglingen beobachtet.

19.2.7 Ernährungsplan für das 1. Lebensjahr

Im ersten Lebensjahr sind ernährungs- und entwicklungsphysiologisch drei Abschnitte (◘ Abb. 19.1) zu unterscheiden.

Ausschließliche Milchernährung

Die allermeisten Säuglinge gedeihen bei ausschließlichem Stillen in den ersten 6 Monaten gut. Nicht- oder teilgestillte Säuglinge erhalten eine geeignete Muttermilchersatznahrung (► Abschn. 19.2.2, „Säuglingsanfangsnahrungen und Folgenahrungen"). Limitierend bei Muttermilchernährung wird im Alter von 5–6 Monaten neben Energie und Protein nach Verbrauch der perinatalen Speicher insbesondere Eisen, was im Säuglings- und Kleinkindalter nicht nur zu Anämie, sondern auch zu Beeinträchtigung der psychomotorischen und mentalen Entwicklung führt. Die neurophysiologische Entwicklung ist im Alter von 4–5 Monaten so weit fortgeschritten, dass der Saugreflex und seine Zungenbewegungen abgelöst werden und das Kind die Löffelfütterung akzeptiert. Jetzt kann das Kind aufrecht sitzen, die Kopfhaltung kontrollieren sowie Hunger (Öffnen des Mundes) und Sättigung (Verweigerung) äußern (► Kap. 3).

Schrittweise Einführung von Beikost

Frühestens ab dem Beginn des 5., spätestens ab dem Beginn des 7. Monats beginnt die schrittweise Ergänzung der Milchernährung durch Beikost (◘ Abb. 19.1). Einführung von Beikost vor dem 5. Monat erhöht das Risiko für atopische Krankheiten. Einführung und Zusammensetzung der Beikost können für Säuglinge ohne und mit Atopiegefährdung nach dem gleichen Ernährungsschema (◘ Abb. 19.1) gehandhabt werden. Die Beikost wird durch nationale Ernährungsgewohnheiten geprägt. Im deutschen Sprachraum hat sich das in ◘ Abb. 19.1 gezeigte Beikostschema bewährt. Der Beginn mit einem Gemüse-Kartoffel-Fleisch-Brei verbessert insbesondere die Eisenversorgung durch optimal resorbierbares Hämeisen aus Fleisch sowie die Vitaminversorgung (◘ Tab. 19.9). Der etwa einen Monat später folgende Milch-Getreide-Brei dient vor allem der Versorgung mit Mineralstoffen (besonders Kalzium). Der Milch-Getreide-Brei kann mit einer Säuglingsmilchnahrung oder mit Kuhvollmilch zubereitet werden. Der nach einem weiteren Monat folgende milchfreie (proteinarme) Getreide-Obst-Brei ergänzt die Nährstoffzufuhr. Die Rezepte für die Selbstzubereitung der Beikost (◘ Tab. 19.9) aus wenigen nährstoffreichen Lebensmitteln in resorptionsfördernden Kombinationen ergänzen sich wie in einem Baukastensystem zu einer Gesamtzufuhr an Nährstoffen gemäß den aktuellen Empfehlungen.

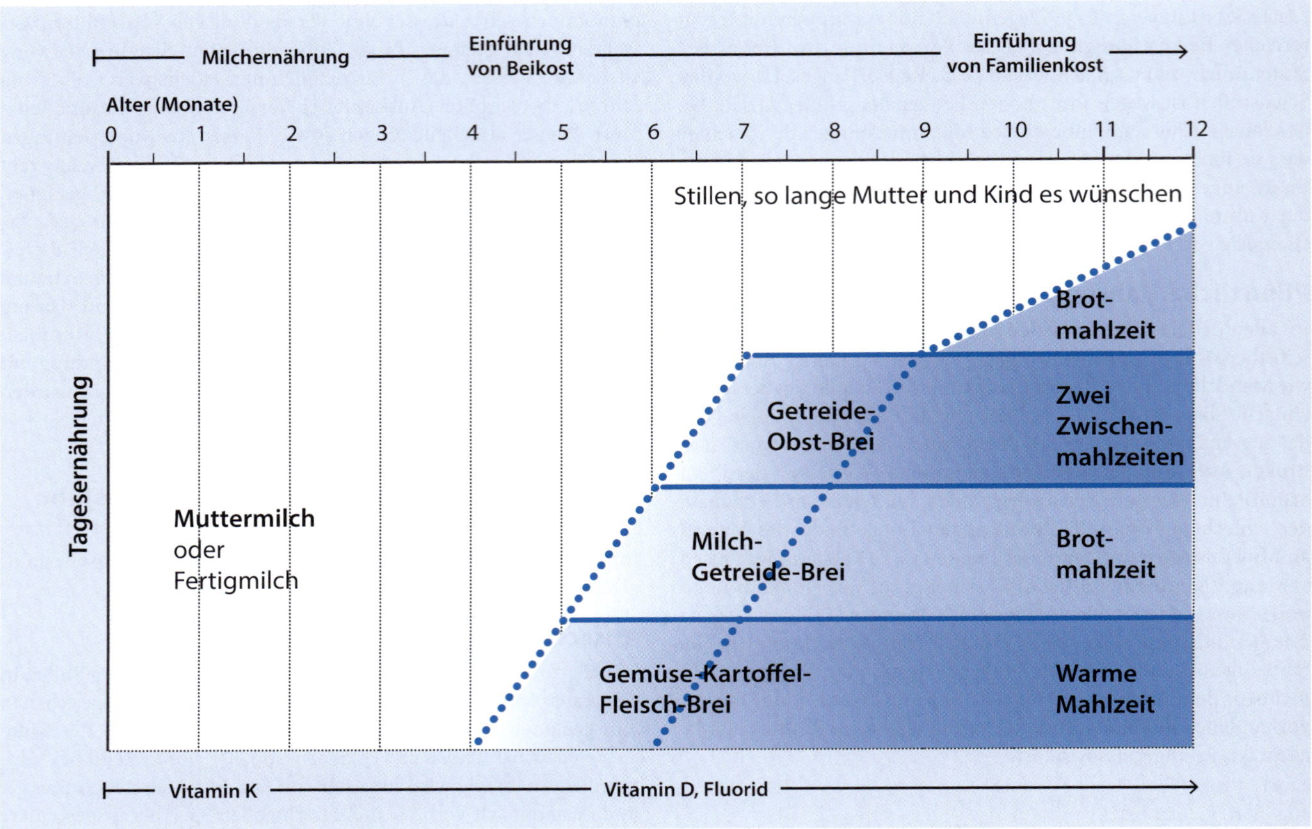

▣ **Abb. 19.1** Der Ernährungsplan für das 1. Lebensjahr. (Mit freundl. Genehmigung des FKE, Dortmund)

Bei Verzicht auf Fleisch kann ein vegetarischer Gemüse-Vollkorn-Brei eingesetzt werden. Für die Selbstherstellung eignet sich folgendes Rezept: 100 g Gemüse + 50 g Kartoffeln + 10 g Haferflocken + 30 g Vitamin-C-reicher Obstsaft (-püree) + 20 g Wasser + 8 g Rapsöl. Industriellen Produkten (Gemüse-Vollkorn-Menü) sollte Vitamin C in Form von Obstsaft oder -püree zugegeben werden.

Jod kann nur bei Verwendung von Produkten mit Jodzusatz (kommerzielle Getreidebreie) in empfehlungsentsprechenden Mengen zugeführt werden. Bei der Beikost kann zwischen Selbstzubereitung und Verwendung kommerzieller Produkte frei gewählt werden (▣ Tab. 19.9). Die gesetzlich geforderte Rückstandsminimierung der kommerziellen Beikost bietet einen zusätzlichen Sicherheitsstandard gegenüber der Selbstzubereitung aus Lebensmitteln des üblichen Verzehrs, führt aber zusammen mit dem höheren Conveniencegrad zu höheren Preisen der Fertigprodukte. Aber auch die Lebensmittel des üblichen Verzehrs sind für die Ernährung von Säuglingen ausreichend sicher. Selbsthergestellte Beikost bietet eine größere Geschmacksvariation und Annäherung an die spätere gemischte Kost der Familie als kommerzielle Produkte. Geschmackliche Vielfalt bei der Einführung der Beikost kann die Akzeptanz neuer Lebensmittel erhöhen.

Neue Lebensmittel sollten nur einzeln im Abstand von mehreren Tagen eingeführt werden. Bei Unverträglichkeitserscheinungen (Haut, Darm) mit Spätreaktionen bis zu 72 h wird das betreffende Lebensmittel abgesetzt und evtl. später unter ärztlicher Aufsicht erneut getestet Die Einführung von Gluten – noch während gestillt wird – vermindert das Zöliakierisiko (▣ Abb. 19.1, ▣ Tab. 19.9). Auskunft über die Zutaten von kommerziellen Produkten gibt die obligatorische Zutatenliste auf der Verpackung (in absteigender Reihenfolge der Gehalte im Produkt). Aktuelle Produktinformationen zur Beikost finden sich im Internet unter ▶ www.verbraucherfenster.hessen.de.

Schrittweise Einführung von Familienkost

Gegen Ende des 1. Lebensjahres gehen die Brei- und Milchmahlzeiten der Säuglingsernährung schrittweise in die Haupt- und Zwischenmahlzeiten der Familienernährung über (▣ Abb. 19.1). Die Mahlzeiten des Kindes sollten nach Möglichkeit nicht gesalzen und nicht stark gewürzt werden. Am Ende des 1. Lebensjahres verträgt das Kind fast alle Lebensmittel. Vorsicht ist noch geboten bei stark blähenden Lebensmitteln (Hülsenfrüchte, Kohl) und sehr kleinen, harten Lebensmitteln, die beim Verschlucken leicht in die Luftröhre gelangen können (Nüsse). Nach dem 1. Lebensjahr sind spezielle Lebensmittelfertigprodukte für Kleinkinder (z. B. Milchnahrungen, Menüs) nicht mehr erforderlich. Die Kinder können und sollen jetzt aus ernährungserzieherischen Gründen an den Mahlzeiten der Familie teilnehmen.

Supplemente für Säuglinge

Perinatal sollten alle gesunden Säuglinge zur Vorbeugung gegen Vitamin-K-Mangel-Blutungen Vitamin K oral erhalten. Die Empfehlung lautet: je 2 mg Vitamin K (z. B. 2 Tropfen Konakion bzw. Konakion MM) anlässlich der Vorsorgeuntersuchungen U1–U3 am 1. und 2.–7. Tag sowie in der 4.–6. Woche. Bei Anzeichen von gestörter Resorption ist die i.m.- oder s.c.-Gabe (0,1–0,2 mg am 1. Tag) vorzuziehen; weitere Vitamin-K-Gaben (parenteral oder oral) zur Prävention der späten Vitamin-K-Mangel-Blutungen müssen in Abhängigkeit vom klinischen Zustand erfolgen.

Ab der 2. Woche wird während des gesamten 1. Lebensjahres und in den Wintermonaten des 2. Lebensjahres bei jeder Art der

Säuglingsernährung (auch beim Stillen!) die Supplementierung von Vitamin D (400–500 IE/Tag in Tablettenform) zur Vorbeugung gegen Rachitis empfohlen. Sie wird mit der Gabe von Fluorid zur Kariesprophylaxe kombiniert (▶ Kap. 11). Säuglinge und Kleinkinder (≤3 Jahre) erhalten bei einem Fluoridgehalt des Trinkwassers bis maximal 0,3 mg/l (in Deutschland die Regel) täglich 0,25 mg Fluorid als Tabletten, selbst wenn die Familie fluoridiertes Jodsalz verwendet. Bei höherem Fluoridgehalt des Trinkwassers entfällt die Tablettengabe.

19.3 Ernährung von Kindern und Jugendlichen

19.3.1 Kriterien für eine gesunde Ernährung

Die Ernährung von Kindern und Jugendlichen muss nicht nur den Bedarf an Energie und essenziellen Nährstoffen decken (▶ Abschn. 19.1), sondern auch die heute bekannten Erfordernisse der Prävention der sog. Zivilisationskrankheiten berücksichtigen. Zu den multifaktoriell bedingten, meist im späten Erwachsenenalter manifest werdenden ernährungsmitbedingten Zivilisationskrankheiten zählen z. B. Herz-Kreislauf-Krankheiten auf der Basis von Atherosklerose und/oder Hypertonie und/oder Adipositas, Osteoporose, Gicht, Diabetes mellitus Typ II und manche Krebsformen wie Magen-, Darm- und Brustkrebs. Die mit diesen Krankheiten verbundenen Ernährungsgewohnheiten sind typisch für eine langjährige überreichliche Ernährung mit viel Energie und Fett, aber wenig pflanzlichen Lebensmitteln und Ballaststoffen. Eine solche Kost ist Teil des „western life style" in Industriegesellschaften. Longitudinale kontrollierte Studien über die Auswirkungen unterschiedlicher Ernährungsweisen in der Kindheit auf Krankheit bzw. Gesundheit im Erwachsenenalter fehlen allerdings und sind auch in absehbarer Zukunft nicht zu erwarten. Assoziationen von bestimmten Ernährungsgewohnheiten (viel gesättigte Fettsäuren, wenig Ballaststoffe) im Kontext mit erhöhten Serumcholesterinwerten sowie Frühsymptomen von Atherosklerose bzw. koronarer Herzkrankheit lassen sich aber schon bei Kindern und Jugendlichen wie bei Erwachsenen beobachten. Dementsprechend wurden für Kinder und Jugendliche international weitgehend übereinstimmende präventive Ernährungsempfehlungen auf Bevölkerungsebene formuliert.

19.3.2 Konzept der Optimierten Mischkost („optiMIX")

Hierbei handelt es sich um ein altersunabhängiges präventives Ernährungskonzept für Kinder und Jugendliche von 1–18 Jahren, das die oben genannten wissenschaftlichen Kriterien in praktische lebensmittel- und mahlzeitenbezogene Empfehlungen umsetzt. Anhaltswerte für Lebensmittelverzehrsmengen, die etwa im Durchschnitt einer Woche erreicht werden sollten, zeigt ◘ Tab. 19.10. Die sich hieraus ergebenden präventivmedizinischen Verbesserungen der derzeitigen Ernährung von Kindern und Jugendlichen zeigt ◘ Tab. 19.3.

Ernährungsberatung kann sich praxisnah an den Mahlzeiten orientieren. Die in ◘ Abb. 19.2a–c dargestellten Pyramiden zeigen die mengenmäßigen Anteile der Lebensmittelgruppen in der jeweiligen Mahlzeit. Wie im Falle der Beikost (▶ Abschn. 19.2.7) weisen auch die für Kinder und Jugendliche empfohlenen einzelnen Mahlzeiten unterschiedliche Nährstoffmuster auf, die sich gegenseitig wie in einem Baukastensystem zu einer insgesamt empfehlungsgerechten Ernährung ergänzen. Die Empfehlungen für die warme Mahlzeit gelten über die Familienernährung hinaus auch für die Gemeinschaftsverpflegung in Kindertagesstätten oder Ganztagsschulen.

◘ **Tab. 19.9** Mahlzeiten und Lebensmittel in der Beikost. Mengen in Abhängigkeit vom Alter

Gemüse-Kartoffel-Fleisch-Brei	Milch-Getreide-Brei	Getreide-Obst-Brei
Selbst zubereitete Beikostmahlzeiten		
90–100 g Gemüse	200 g Milch	20 g Getreideflocken
40–60 g Kartoffeln	20 g Getreideflocken	100 g Obst
15–20 g Obstsaft[a]	20 g Obstsaft[a], -püree	5 g Rapsöl
20–30 g Fleisch		90 g Wasser
8–10 g Rapsöl		
oder industriell hergestellte Beikostmahlzeiten		
Baby-/Junior-Menü (Gläschenkost), Becher	Milchfertigbrei (Trockenprodukte, Gläschenkost)	Getreide-Obst-Brei (Gläschenkost)

[a] Orangensaft oder anderer Obstsaft für Säuglinge mit Vitamin-C-Zusatz.

Hinweise zur Lebensmittelwahl

Getränke Der relativ hohe Bedarf an Wasser von Kindern und Jugendlichen wird am besten mit energiefreien Getränken gedeckt, z. B. Trinkwasser, Mineralwasser, Kräuter- oder Früchtetee. Aus einem physiologischen Modell (maximale Urinosmolalität minus 2 Standardabweichungen; derzeitige Ernährungsgewohnheiten) wurde abgeleitet, dass Kinder in Deutschland durchschnittlich täglich zusätzlich 1 Tasse Wasser (150 ml) trinken müssen, um einen optimalen Hydratationsstatus zu erreichen. Fruchtsäfte sollten mindestens im Verhältnis 1 : 1 mit Wasser verdünnt werden, da sie etwa 10 % Kohlenhydrate enthalten.

Pflanzliche Lebensmittel Brot und Getreide sollten mindestens zur Hälfte in Form von Vollkornprodukten verzehrt werden, da beim Ausmahlen des Getreidekornes die in den Randschichten und im Keimling enthaltenen essenziellen Nährstoffe (Mineralstoffe, Vitamine) und Ballaststoffe vermindert werden. Gemüse sollte zum Teil, Obst möglichst immer als Frischkost angeboten werden, um Zubereitungsverluste (Hitze, Auslaugen) bei essenziellen Nährstoffen und sekundären Pflanzenstoffen zu vermeiden.

Tierische Lebensmittel Zur Verminderung der derzeit hohen Zufuhr gesättigter Fettsäuren werden teilentrahmte Milchprodukte (1,5 % Fett) und mageres Fleisch empfohlen. Pasteurisierte Milch („Frischmilch") und ultrahocherhitzte Milch („H-Milch") unterscheiden sich im Nährstoffgehalt nur wenig. Milchfertigprodukte (wie Fruchtjoghurt, „Kinderquark", Milchmischgetränke) enthalten meist unerwünscht viel Zucker, aber nur wenig oder keine Früchte.

Fette Speiseöle mit präventivmedizinisch günstigem Fettsäuremuster sind insbesondere Rapsöl (Monoensäuren, n-6- und n-3-Polyenfettsäuren), daneben Sojaöl (n-6-und n-3-Polyenfettsäuren) und Olivenöl (Monoensäuren).

Tab. 19.10 Anhaltswerte für den Lebensmittelverzehr in der Optimierten Mischkost für Kinder und Jugendliche

Alter (Jahre)		1	2–3	4–6	7–9	10–12	13–14		15–18	
							w	m	w	m
Gesamtenergie[a]	kcal/Tag	850	950	1250	1600	1900	1950	2400	2200	2700
Reichlich										
Getränke	ml/Tag	600	700	800	900	1000	1200	1300	1400	1500
Gemüse	g/Tag	120	150	200	220	250	260	300	300	350
Obst	g/Tag	120	150	200	220	250	260	300	300	350
Kartoffeln[b]	g/Tag	100	120	150	180	220	220	280	270	330
Brot, Getreide(flocken)	g/Tag	80	120	150	180	220	220	280	270	330
Mäßig										
Milch(produkte)[c]	ml (g)/Tag	300	330	350	400	420	425	450	450	500
Fleisch, Wurst	g/Tag	30	35	40	50	60	65	75	75	85
Eier	Stück/Woche	1–2	1–2	2	2	2–3	2–3	2–3	2–3	2–3
Fisch	g/Woche	25	35	50	75	90	100	100	100	100
Sparsam										
Öl, Margarine, Butter	g/Tag	15	20	25	30	35	35	40	40	45
Süßwaren, Knabberartikel, gesüßte Getränke[d]	max. kcal/Tag	85	95	125	160	190	195	240	220	270

[a] Referenzwerte der Deutschen Gesellschaft für Ernährung (DGE).
[b] oder Nudeln, Reis u. a. Getreide.
[c] 100 ml Milch entsprechen 15 g Schnittkäse oder 30 g Weichkäse
[d] maximal 10 % der Gesamtenergie. Je 100 kcal sind enthalten in 1 Kugel Eiscreme oder 45 g Obstkuchen oder 4 Butterkeksen oder 4 Esslöffel Flakes oder 4 Teelöffel Zucker oder 2 Esslöffel Marmelade oder 30 g Fruchtgummi oder 20 g Schokolade oder 200 ml Limonade.
m männlich; *w* weiblich.

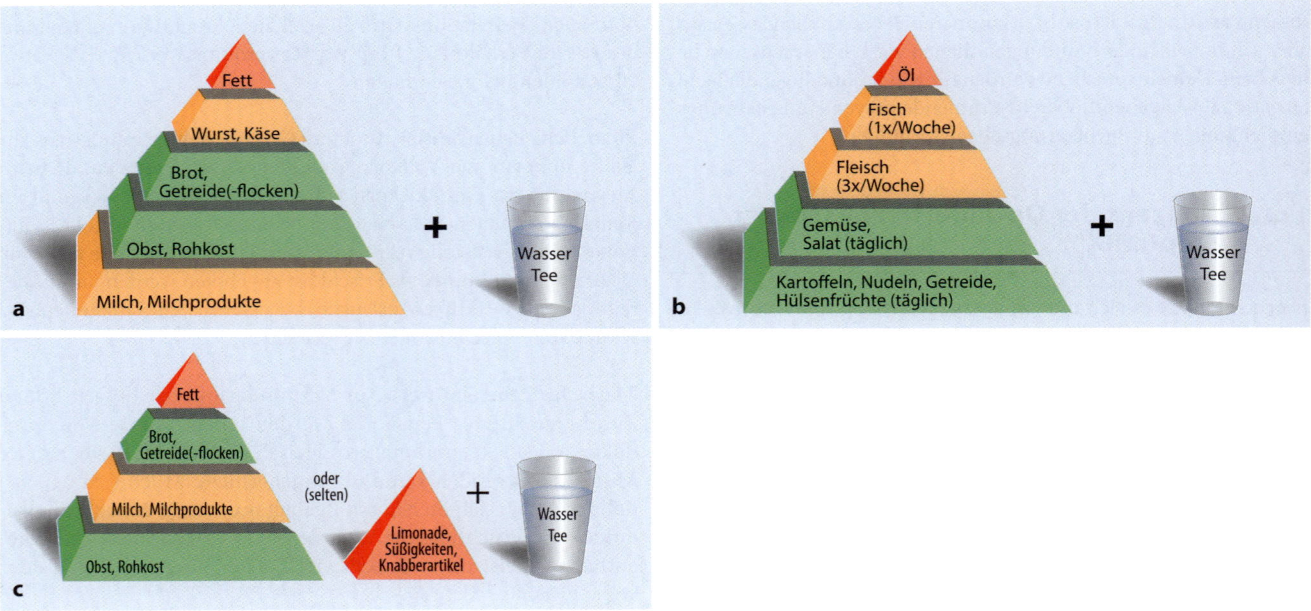

Abb. 19.2a–c Die Mahlzeiten der Optimierten Mischkost und die Anteile der Lebensmittel pro Mahlzeit: **a** 2 kalte Hauptmahlzeiten pro Tag (z. B. Frühstück und Abendessen), **b** 1 warme Hauptmahlzeit pro Tag (z. B. Mittagessen), **c** 2 Zwischenmahlzeiten pro Tag (z. B. am Vormittag und Nachmittag)

Empfohlene und geduldete Lebensmittel Mit den empfohlenen Lebensmitteln (▣ Tab. 19.10) werden die Empfehlungen für die Nährstoffzufuhr im Durchschnitt erreicht. Ein geringer Teil des Energiebedarfs (≤10 %) bleibt aber noch ungedeckt. Er kann auch durch sog. geduldete Lebensmittel, z. B. Süßigkeiten oder Gebäck, gedeckt werden. Zur Kariesprophylaxe sollten nach dem Verzehr zuckerhaltiger Lebensmittel die Zähne geputzt werden. Ein gelegentlicher Verzehr von beliebten, aber fett- und zuckerreichen, nährstoffarmen, energiedichten Produkten wie Fast Food (Hamburger, Pizza, Pommes frites) oder Limonade (Softdrinks) kann im Rahmen einer insgesamt ausgewogenen Lebensmittelwahl akzeptiert werden. Von Fast-Food-Menüs (Burger, Pommes frites, Limonade) ist abzuraten, da der hohe Energiegehalt (durchschnittlich 1300 kcal/Menü) vielfach bei den anderen Mahlzeiten nicht durch einen entsprechenden Minderverzehr ausgeglichen wird und auf die Dauer die tägliche Energiezufuhr erhöht. Bei abgepackten Fertigprodukten gibt die obligatorische Zutatenliste auf der Verpackung Hinweise auf die Zusammensetzung (s. oben).

Der duldbare Anteil von Lebensmitteln mit niedriger Nährstoffdichte hängt vom individuellen Energiebedarf ab. Die Angaben in ▣ Tab. 19.10 beziehen sich auf eine geringe körperliche Aktivität. Da manche weibliche Jugendliche ihre Energiezufuhr bewusst reduzieren, um dem modernen Schlankheitsideal zu entsprechen, benötigen sie eine Kost mit hohen Nährstoffdichten, z. B. von Eisen (zum Ausgleich von Menstruationsverlusten), Kalzium (zur Osteoporoseprävention) und Folsäure (Gewöhnung an folsäurereiche Kost zur Prävention von Neuralrohrdefekten in frühen Stadien einer Schwangerschaft).

In allen Altersgruppen ist zur Deckung des Bedarfs an Jodneben dem regelmäßigen Verzehr von Seefisch und Milch die Verwendung von jodiertem Speisesalz im Haushalt (sparsam, Vorbeugung von Bluthochdruck) und von Lebensmitteln, die mit Jodsalz (Zutatenliste) hergestellt wurden (Brot, Wurst, Fertigprodukte), zu empfehlen. Da selbst bei optimierter Lebensmittelauswahl die Zufuhr von Vitamin D weit unter den Referenzwerten bleibt, wird bei fehlender endogener Synthese eine Vitamin-D-Supplementierung empfohlen.

Einsatzmöglichkeiten der Optimierten Mischkost

Die Optimierte Mischkost eignet sich für die Ernährung von Kindern und Jugendlichen mit Fettstoffwechselstörungen (z. B. familiäre Hypercholesterinämie), Diabetes mellitus ebenso wie für die längerfristige Therapie der Adipositas. Die Optimierte Mischkost eignet sich auch als Basis für eine „optimierte" laktovegetarische Ernährung, d. h. eine Kost, in der auf Fleisch verzichtet, Milch aber akzeptiert wird.

Grundsätzlich bietet eine ausgewogene laktovegetarische Ernährung präventivmedizinische Vorteile (geringe Energiedichte, wenig tierische Fette und Proteine, reichlich pflanzliche Lebensmittel mit Ballaststoffen und sekundären Pflanzenstoffen) gegenüber der herkömmlichen omnivoren Ernährung. Um den Verzicht auf Hämeisen als optimale Eisenquelle so weit wie möglich auszugleichen, sind gute Ernährungskenntnisse erforderlich. Dazu gehört, eisenreiche pflanzliche Lebensmittel gleichzeitig mit Vitamin-C-reichen Lebensmitteln anzubieten und dabei auf resorptionshemmende Komponenten, z. B. Milch, zu verzichten. Aber selbst mit einer gezielten Lebensmittelauswahl bleibt die Eisenversorgung bei Verzicht auf Fleisch wahrscheinlich suboptimal, wie verminderte Eisenspeicher (Serumferritin) bei Laktovegetariern im Vergleich zu Omnivoren zeigen. Eine streng vegetarische (vegane) Ernährung ist in allen Lebensabschnitten mit besonderen Ernährungsbedürfnissen, also bei Kindern, Jugendlichen, Schwangeren und Stillenden, strikt abzulehnen.

19.3.3 Ernährungsverhalten und Ernährungserziehung

Das Ernährungsverhalten wird in den ersten Lebensjahren im familiären Umfeld wesentlich geprägt. Später kommen Einflüsse von Altersgenossen (Peers), Schule sowie Medien und Werbung hinzu. Aber auch bei Jugendlichen wird die Ernährung immer noch stark von der Familie beeinflusst – nicht zuletzt, weil die in der Familie früh erlernten Gewohnheiten langfristig erhalten bleiben.

Zwischen dem Erziehungsstil der Eltern und dem Ernährungsverhalten der Kinder bestehen systematische Zusammenhänge. Eine starke Kontrolle des kindlichen Verhaltens durch die Eltern fördert ein schlechteres Ernährungsverhalten. Umgekehrt führt eine flexiblere Erziehung zu einem besseren Ernährungsverhalten.

Die Vorbildfunktion der Eltern kann auf einfache Weise bei gemeinsamen Mahlzeiten in angenehmer Atmosphäre genutzt werden. Hilfreich ist das Vereinbaren von gemeinsamen Regeln, z. B. gemeinsamer Mahlzeitenbeginn, vor dem Aufstehen fragen, sich Zeit nehmen für das Essen, Tischmanieren pflegen.

Die Aufgabe der Eltern bzw. Betreuer ist es, ein ausgewogenes Speisenangebot bereitzustellen. Dann sollte es dem weitgehend dem Kind überlassen werden, was und wie viel es davon essen möchte.

Literatur

Akademie für Kinderheilkunde und Jugendmedizin, Deutsche Gesellschaft für Kinderheilkunde und Jugendmedizin, Ernährungskommission und Nationale Stillkommission (1996) Rückstände in Frauenmilch. Monatsschr Kinderheilkd 144:315–316

Alexy U, Clausen K, Kersting M (2009) Die Optimierte Mischkost. In: Kersting M (Hrsg) Kinderernährung aktuell. Umschau, Frankfurt

American Academy of Pediatrics (1994) The transfer of drugs and other chemicals into human milk. Pediatrics 93:137–150

American Academy of Pediatris (2012) Breastfeeding and the use of human milk. Pediatrics 129(3):e827–e841

American Academy of Pediatrics (2009) Pediatric nutrition handbook. 6. Aufl. American Academy of Pediatrics, Elk Grove Village

Arbeitsgemeinschaft Adipositas im Kindes- und Jugendalter. Leitlinien. http://www.a-g-a.de.

Behrman RE, Kliegman RM, Arvin AM (Hrsg) (2003) Nelson textbook of pediatrics, 17. Aufl. Saunders, Philadelphia

Bergmann RL, Bergmann KE (2006) Ernährung von Säuglingen und Prävention. Einfluss des Stillens und der Beikost auf die Entstehung von Allergien, Übergewicht und auf die Geschmacksprägung. Kinder Jugendarzt 37:281–287

Bundesgesetzblatt für die Republik Österreich Nr. 174 (1995) 531. Verordnung: Säuglingsanfangsnahrung und Folgenahrung (CELEX-Nr. 391L0321)

Butte NF (2005) Energy requirements of infants. Publ Hlth Nutr 8(7A):953–967

Davis DW, Bell PA (1991) Infant feeding practices and occlusal outcomes: A longitudinal study. J Can Dent Assoc 57:593–594

Deutsche Gesellschaft für Ernährung (2011) Evidenzbasierte Leitlinie: Kohlenhydratzufuhr und Prävention ausgewählter ernährungsmitbedingter Krankheiten. www.dge.de. Zugegriffen: 10. Januar 2013

Deutsche Gesellschaft für Ernährung, Österreichische Gesellschaft für Ernährung, Schweizerische Gesellschaft für Ernährungsforschung, Schweizerische Vereinigung für Ernährung (2012) Referenzwerte für die Nährstoffzufuhr, 1. Aufl., 4. korr. Nachdruck. Neuer Umschau Buchverlag, Neustadt an der Weinstraße

DGAKJ, ADA, DGKJ, DDG, GPA (2009) S3-Leitlinie Allergieprävention. AWMF, Düsseldorf (www.uni-duesseldorf.de/AWMF/II/061-016.htm. Zugegriffen: 22. Juni 2011)

Dewey KG (1998) Growth characteristics of breast-fed compared to formula-fed infants. Biol Neonate 74:94–105

Elmadfa I, Leitzmann C (2004) Ernährung des Menschen, 4. Aufl. Ulmer, Stuttgart

EFSA (European Food Safety Authority) (2006) Tolerable upper intake levels for vitamins and minerals. http://www.efsa.europa.eu/en/ndatopics/docs/ndatolerableuil.pdf. Zugegriffen: 10. Januar 2013

EFSA (European Food Safety Authority) (2010) Scientific opinion of the Panel on Dietetic Products, Nutrition and Allergies on a request from the EC on dietary reference values for water. EFSA J 8(3):1459 doi:10.2903/j.efsa.2010.1459

ESPGHAN (2002) Iron metabolism and requirements in early childhood: Do we know enough? A commentary by the ESPGHAN Committee on Nutrition. JPGN 34:337–345

ESPGHAN Committee on Nutrition (2008) Complementary feeding: A commentary by the ESPGHAN Committee on Nutrition. JPGN 46:99–110

ESPGHAN Committee on Nutrition, Agostoni C, Braegger C, Decsi T et al (2009) Breast-feeding: A commentary by the ESPGHAN Committee on Nutrition. J Pediatr Gastroenterol Nutr 49:112–125

ESPGHAN Committee on Nutrition, Braegger C, Chmielewska A, Decsi T et al (2011) Supplementation of infant formula with probiotics and/or prebiotics: A systematic review and comment by the ESPGHAN committee on nutrition. J Pediatr Gastroenterol Nutr 52:238–250

Ernährungskommission der Deutschen Gesellschaft für Kinderheilkunde und Jugendmedizin; Stellungnahmen: http://www.dgkj.de/stellungnahmen

European Society for Paediatric Allergology and Clinical Immunology (ESPACI), Committee on Hypoallergenic Formulas and the European Society for Paediatric Gastroenterology, Hepatology and Nutrition (ESPGHAN), Committee on Nutrition (1999) Dietary products used in infants for treatment and prevention of food allergy. Arch Dis Child 81:80–84

Field CJ (2005) The immunological components of human milk and their effect on immune development in infants. J Nutr 135:1–4

Fomon SJ (1993) Nutrition of normal infants. Mosby, St. Louis

Forschungsinstitut für Kinderernährung Dortmund (2011) optimiX – Empfehlungen für die Ernährung von Kindern und Jugendlichen (Broschüre) und weitere Materialien. http://www.fke-do.de

Forschungsinstitut für Kinderernährung (2012) Empfehlungen für die Ernährung von Säuglingen (Broschüre) und weitere Materialien: http://www.fke-do.de

Goldman AS, Goldblum RM (1995) Defense agents in milk. A. Defense agents in human milk. In: Jensen RG (Hrsg) Handbook of milk composition. Academic Press, San Diego, S 727–745

Hilbig A, Alexy U, Drossard C, Kersting MM (2011) GRETA Ernährung von Kleinkindern in Deutschland. Aktuel Ernährungsmed 36:224–231

Horta BL, Bahl R, Martines JC, Victora CT (2007) Evidence on the long-term effects of breast feeding. Systematic reviews and meta-analyses. World Health Organization, Genf

Institute of Medicine (IOM) of the National Academy (2000) Dietary reference intakes. Applications in dietary assessment. National Academy Press, Washington DC

Institute of Medicine (IOM) of the National Academy (2002) Dietary reference intakes for energy, carbohydrate, fiber, fat, fatty acids, cholesterol, protein and amino acids. National Academy Press, Washington DC

Jensen RG (Hrsg) (1995) Handbook of milk composition. Academic Press, San Diego

Kersting M (Hrsg) (2009) Kinderernährung aktuell. Umschau, Frankfurt am Main

Kersting M (2013) Alternative Ernährung. In: Rodeck B, Zimmer K-P (Hrsg) Pädiatrische Gastroenterologie, Hepatologie und Ernährung. Springer, Berlin Heidelberg, S 606–608

Koletzko B, Agostoni C, Carlson SE et al (2001) Long chain polyunsaturate fatty acids (LC-PUFA) and perinatal development. Acta Paediatr 90:460–464

Koletzko B, Brönstrup A, Cremer M et al (2010) Säuglingsernährung und Ernährung der stillenden Mutter. Handlungsempfehlungen – Ein Konsensuspapier im Auftrag des bundesweiten Netzwerk Junge Familie. Monatsschr Kinderheilkd 158(7):679–689

Lagström H, Sepännen R, Jokinen E et al (1999) Influence of dietary fat on the nutrient intake and growth of children from 1 to 5 years of age: The Special Turku Coronary Risk Factor Intervention Project. Am J Clin Nutr 69:516–523

La Leche Liga Deutschland e.V., Mohrbacher N, Stock J (2000) Handbuch für die Stillberatung „Breastfeeding Answer Book" – deutsch. La Leche Liga Deutschland e.V., München

Lawrence RA, Lawrence RM (2005) Breastfeeding. A guide for the medical profession. Mosby, Philadelphia

Lawrence RM, Lawrence RA (2001) Given the benefits of breastfeeding, what contraindications exist? Pediatr Clin North Am 48(1):235–251

Manz F, Wentz A, Sichert-Hellert W (2002) The most essential nutrient: Defining the adequate intake of water. J Pediatr 141:587–592

Menalla JA, Jagnow CP, Beauchamp GK (2001) Prenatal and postnatal flavour learning by human infants. Pediatrics 107:88 (http://www.pediatrics.org/cgi/content/full/107/6/e88. Zugegriffen: 10. Juli 2012)

Nationale Stillkommission: Empfehlungen und andere Veröffentlichungen: http://www.bfr.bund.de

Österreichische Gesellschaft für Kinder- und Jugendheilkunde, Ernährungskommission (1998) Ernährung des gesunden Säuglings – was, wann, wieviel? Pädiatr Pädol 1:6–22

Rehner G, Daniel H (2002) Biochemie der Ernährung, 2. Aufl. Spektrum, Heidelberg

Richtlinie 2006/141/EG der Kommission vom 22. Dezember 2006 über Säuglingsanfangsnahrung und Folgenahrung und zur Änderung der Richtlinie 1999/21/EG. Amtsblatt der Europäischen Union vom 30.12.2006 L401/1–33

Schweizerische Gesellschaft für Pädiatrie, Ernährungskommission (1998a) Empfehlungen für die Säuglingsernährung 1998. Schweiz Ärzteztg 79:1143–1153

Schweizerische Gesellschaft für Pädiatrie, Ernährungskommission (1998b) Grundsätze zur Ernährung des Säuglings/Kleinkindes vom 5. bis 15. Monat. Paediatrica 9(2):1–8

Schaefer C, Spielmann H (2011) Arzneiverordnung in Schwangerschaft und Stillzeit, 8. Aufl. Urban & Fischer, Stuttgart

Simmer K, Patole SK, Rao SC (2008) Long-chain polyunsaturated fatty acid supplementation in infants born at term. Cochrane Database Syst Rev (12): CD000376

Springer S (Hrsg) (1998a) Leitlinie für die Einrichtung und zur Arbeitsweise von Frauenmilchbanken. Leipziger Universitätsverlag, Leipzig

Springer S (Hrsg) (1998b) Sammlung, Aufbewahrung und Umgang mit abgepumpter Muttermilch für das eigene Kind im Krankenhaus und zu Hause. Leipziger Universitätsverlag, Leipzig

Shils ME, Olson JA, Shike M (Hrsg) (1994) Modern nutrition in health and disease, 8. Aufl. Lea & Febiger, Philadelphia

Uvnäs-Moberg K, Eriksson M (1996) Breastfeeding: Physiological, endocrine and behavioral adaptations caused by oxytocin and local neurogenic activity in the nipple and mammary gland. Acta Paediatr 85:525–530

Ziegler EE, Fomon SJ (1971) Fluid intake, renal solute load, and water balance in infancy. J Pediatr 78:561–568

20 Infusionstherapie und parenterale Ernährung

B. Koletzko

20.1 Grundlagen

Indikation und Definitionen Eine parenterale Nährstoffzufuhr durch intravenöse Infusionen wird notwendig, wenn eine bedarfsgerechte Nährstoffzufuhr auf oralem oder enteralem Wege über einen längeren Zeitraum nicht realisiert werden kann. Bevor eine parenterale Ernährung begonnen wird, sollte gründlich geprüft werden, ob nicht eine ausreichende enterale Nährstoffzufuhr erreichbar ist. Die intravenöse Nährstoffzufuhr kann als ergänzende oder partielle parenterale Ernährung eine zwar vorhandene, aber insgesamt unzureichende enterale Nährstoffzufuhr ergänzen, wie es beispielsweise während der Phase eines allmählichen enteralen Nahrungsaufbaus bei einem Frühgeborenen der Fall ist. Dagegen kann die totale parenterale Ernährung eine ausschließliche oder ganz überwiegend intravenöse Nährstoffzufuhr gewährleisten, z. B. nach operativen Eingriffen im Abdominalraum oder bei akuten bzw. chronischen Darmkrankheiten mit gestörter Nahrungstoleranz oder schwerer Malassimilation. Allerdings soll neben der totalen parenteralen Ernährung soweit wie möglich auch eine zumindest minimale enterale Nahrungszufuhr angestrebt werden. Auch wenn eine solche ergänzende minimale enterale Ernährung keinen nennenswerten Beitrag zur Deckung des Substratbedarfs beiträgt, kann sie das Risiko potenzieller Komplikationen wie einer Mukosaatrophie oder der Entwicklung einer Cholestase vermindern.

Zugangswege Die Wahl und die Pflege des Venenzugangs sind von entscheidender Bedeutung für den Erfolg der parenteralen Ernährung. Wenn nur eine ergänzende, partielle parenterale Ernährung für einen begrenzten Zeitraum von nicht mehr als etwa 5–7 Tagen Dauer vorgesehen ist und der Patient über ausreichende Venenverhältnisse verfügt, kann eine Infusion über wechselnde periphere Venenzugänge versucht werden. Hierbei soll die Osmolalität der eingesetzten Infusionslösungen 600–700 mosmol/l nicht überschreiten. Vergleichende Studien bei Frühgeborenen zeigten, dass die Lebensdauer peripherer Venenzugänge bei einem höheren Anteil der Energiezufuhr durch Lipidemulsionen und entsprechend geringerer Glukosezufuhr deutlich zunimmt. Allerdings werden auch dann regelmäßig Neuanlagen peripherer Zugänge mit entsprechender Belastung des Patienten notwendig.

Für die längerfristige partielle parenterale Ernährung einschließlich der heimparenteralen Ernährung sowie für eine vollständige parenterale Ernährung ist jedoch ein zentralvenöser Zugang notwendig. Einfache, durch Punktion eingeführte Katheter müssen je nach Pflege und Lokalbefund sowie ggf. vorhandenen allgemeinen Zeichen für das Vorliegen einer Entzündungsreaktion in der Regel nach 1–2 Wochen gewechselt werden. Zur Anlage zentralvenöser Katheter durch Punktion eignen sich beispielsweise die V. jugularis interna, V. subclavia oder V. basilica. Längerfristig nutzbare Kathetersysteme werden durch chirurgische Freilegung der Gefäße oder durch Punktion der Gefäße in Seldinger-Technik implantiert. Für die langfristige parenterale Ernährung werden Kathetersysteme aus Teflon, Polyethylen, Polyurethan oder Silikonkautschuk bevorzugt, die zur Minderung des Infektionsrisikos bevorzugt mit einer Dacron-Manschette ausgestattet und über eine möglichst lange Distanz untertunnelt unter der Haut nach außen geführt werden (z. B. Hickmann-Broviac-Katheter). Die Dacron-Manschette fördert eine Fibroblastenproliferation und bewirkt einen besseren Katheterhalt sowie einen zusätzlichen Schutz vor an der Außenwand des Katheters aszendierenden Infektionen.

Implantierte Portsysteme mit transkutaner Punktionsmöglichkeit eines kleinen, subkutanen Vorratsbehälters durch eine Silikonmembran können mit einer speziellen, gebogenen Punktionsnadel mit dem Infusionssystem verbunden werden. Obwohl diesen Systemen eine besonders geringe Infektionsrate nachgesagt wird, werden sie im Kindes- und Jugendalter wegen der oft angstbesetzten Notwendigkeit zu wiederholten Punktionen und vor allem wegen des erhöhten Okklusionsrisikos bei langfristiger parenteraler Ernährung nicht bevorzugt.

Handelsübliche Schlauchsysteme für Infusionszwecke aus Polyvinylchlorid (PVC) können große Mengen des Weichmachers Diethylhexylphthalat (DEHP) enthalten. DEHP wird in bedenklichen Mengen durch Lipidemulsionen und fettlösliche Medikamente herausgelöst. Deshalb sollten für die parenterale Ernährung in der Pädiatrie sowie die parenterale Zufuhr lipophiler Medikamentenzubereitungen ausschließlich Mischbeutel und Schlauchsysteme verwendet werden, die nicht aus PVC gefertigt sind. Verfügbare und empfehlenswerte Alternativen sind aus Ethylenvenylacetat (EVA) hergestellte Mischbeutel bzw. mit Polyethylen ausgekleidete Infusionsleitungen. Verschiedene Systeme aus Silikon oder Polyurethan werden in jeweils unterschiedlichen Größen für jede Altersgruppe angeboten.

Katheterposition Die Lage jedes neu angelegten zentralen Venenkatheters muss radiologisch überprüft werden. Die Katheterspitze soll in der V. cava superior gerade oberhalb des rechten Vorhofes, aber nicht im Vorhof selbst liegen. Die V. cava inferior hat eine vergleichbare Größe und Flussgeschwindigkeit und eignet sich damit ebenfalls für eine Katheterpositionierung (gerade unterhalb des rechten Vorhofes). Allerdings sollte bei kaudaler Katheteranlage ein Katheteraustritt im Leistenbereich vermieden werden, da hier erfahrungsgemäß ein erhöhtes Infektionsrisiko gegeben ist. Stattdessen sollte der Katheteraustritt durch subkutane Untertunnelung im Bereich des Abdomens oder auch des Oberschenkels liegen.

Katheterpflege Wegen des hohen Infektionsrisikos ist sowohl bei der Anlage als auch bei der Pflege und Versorgung der Zugangswege eine strengstens aseptische Vorgehensweise zwingend notwendig. Ein Verbandwechsel im Bereich des Katheteraustrittes wird unter sterilen Bedingungen etwa 3-mal pro Woche durchgeführt. Dabei wird die den Katheteraustritt umgebende Haut mit einer antiseptischen Lösung gereinigt (z. B. Polyvidonjodlösung) und nach vollständigem Abtrocknen ein frischer, steriler Verband angelegt. Die Anwendung von Cremes und Salben ist nicht zu empfehlen, da hiermit die Bildung von infektionsfördernden feuchten Kammern erleichtert wird. Bei einem intermittierenden Abstöpseln des Katheters kann die Verwendung von Taurolidinzitrat empfohlen werden, da starke Hinweise auf einen infektionsprotektiven Effekt vorliegen. Die Katheterpflege sollte nach Möglichkeit nicht durch häufig wechselnde Personen, sondern am besten durch einige wenige Erfahrene oder durch die gut geschulten Eltern durchgeführt werden, die meist sorgfältiger als das Krankenhauspersonal vorgehen.

G.F. Hoffmann, M.J. Lentze, J. Spranger, F. Zepp (Hrsg.), *Pädiatrie*,
DOI 10.1007/978-3-642-41866-2_20,

Tab. 20.1 Richtwerte für die postnatale Flüssigkeits- und Elektrolytzufuhr bei Reif- und Frühgeborenen in Abhängigkeit vom Geburtsgewicht und vom Lebensalter. Beachte: Der Bedarf einzelner Patienten kann von diesen Richtlinien stark abweichen, z. B. reduzierte Flüssigkeitstoleranz bei kardialer, pulmonaler oder renaler Insuffizienz, erhöhter Flüssigkeitsbedarf bei vermehrten Sekretverlusten, Hyperventilation oder Temperaturerhöhung. (Mod. nach Koletzko et al. 2005)

Lebenstage	Tag 1	Tag 2	Tag 3	Tag 4	Tag 5	Tag 6
Empfohlene Flüssigkeitszufuhr (ml/kg KG/Tag)						
Reifgeborene	60–120	80–120	100–130	120–150	140–160	140–180
Frühgeborene >1500 g	60–80	80–100	100–120	120–150	140–160	140–160
Frühgeborene <1500 g	80–90	100–110	120–130	130–150	140–160	160–180
Empfohlene Zufuhr an Na^+, K^+ und Cl^- (mmol/kg KG/Tag)						
Na^+	0–3 (5)					
K^+	0–2					
Cl^-	0–5					

Tab. 20.2 Empfohlene Flüssigkeits- und Elektrolytzufuhr bei klinisch stabilen Kindern. Beachte: Die Kaliumzufuhr erfolgt bei Zweifeln an einer intakten renalen Funktion in der Regel nach Einsetzen der Diurese. Der Bedarf einzelner Patienten kann von diesen Richtlinien stark abweichen! Ein deutlich erhöhter Flüssigkeitsbedarf entsteht durch vermehrte Sekretverluste, Hyperventilation oder Temperaturerhöhung (Zusatzbedarf ca. 5 ml/kg KG pro 1 °C Temperaturerhöhung >37.5 °C). (Mod. nach Koletzko et al. 2005)

Alter	Flüssigkeit (ml/kg KG/Tag)	Na^+ (mmol/kg KG/Tag)	K^+ (mmol/kg KG/Tag)
Säuglinge ab 2. Monat	120–150 (–180)	2–3	1–3
1–2 Jahre	80–120 (–150)	1–3	1–3
3–5 Jahre	80–100	1–3	1–3
6–12 Jahre	60–80	1–3	1–3
13–18 Jahre	50–70	1–3	1–3

20.2 Hauptbestandteile der parenteralen Ernährung

20.2.1 Flüssigkeit

Eine bedarfsgerechte Dosierung der Flüssigkeitszufuhr ist im Kindesalter von ungleich höherer klinischer Bedeutung als bei Erwachsenen und erfordert im klinischen Alltag große Aufmerksamkeit. Kinder und besonders Säuglinge haben im Vergleich zu Erwachsenen einen deutlich höheren prozentualen Wassergehalt des Körpers und einen deutlich größeren Anteil des Extrazellularraumes an der Körpermasse. Gleichzeitig ist der relative Flüssigkeitsumsatz gerade bei jungen Kindern wesentlich höher als bei Erwachsenen. Während beim gesunden Erwachsenen der Flüssigkeitsumsatz pro Tag nur etwa 1/7 der Extrazellularflüssigkeit entspricht, sind es beim Säugling etwa 1/3 des Extrazellularraumes. Die Fähigkeit zur Kompensation bei nicht angemessener Flüssigkeitszufuhr ist bei jungen Säuglingen und Frühgeborenen stark eingeschränkt. Bis zum Alter von etwa 6 Monaten ist die Konzentrationsfähigkeit der Niere vermindert, das Neugeborene kann den Urin auch bei hoher Salz- oder niedriger Wasserzufuhr nur bis zu etwa 700 mosmol/l konzentrieren. Hierdurch kann bei Säuglingen der Flüssigkeitsbedarf im Falle der Notwendigkeit zur vermehrten Elimination harnpflichtiger Substanzen erheblich ansteigen, etwa bei überhöhter Proteinzufuhr oder bei ausgeprägtem Katabolismus. Andererseits führt eine akute Flüssigkeitsbelastung im Säuglingsalter und besonders bei Frühgeborenen schneller zur Wassereinlagerung mit Ödemneigung.

Richtwerte für den Flüssigkeitsbedarf zeigen Tab. 20.1 und 20.2. Es ist unbedingt zu berücksichtigen, dass sich der Bedarf des individuellen Patienten ganz erheblich von diesen Richtwerten unterscheiden kann. So kann der Flüssigkeitsbedarf bei sehr unreifen Frühgeborenen und niedriger relativer Luftfeuchtigkeit auf mehr als das Doppelte der für Säuglinge angegebenen Richtwerte (Tab. 20.1) steigen. Fieber steigert den Flüssigkeitsbedarf. In geringerem Maße steigert die Anwendung von Wärmestrahlern und Phototherapie den Wasserbedarf. Andererseits können Beatmung, Relaxierung, Sedierung, hohe Luftfeuchtigkeit und Abdeckfolien den Wasserbedarf vermindern.

In den ersten 12–24 h der postoperativen Phase sowie nach schweren Traumen besteht oft eine erhöhte Wirkung des antidiuretischen Hormons (ADH) mit Tendenz zur Wasserretention, so dass hier die Flüssigkeitsdosierung an der unteren und die Natriumzufuhr (Tab. 20.2) an der oberen Grenze der Richtwerte orientiert werden.

20.2.2 Besonderheiten bei Frühgeborenen

Frühgeborene neigen in besonderem Maße zur Überwässerung. Eine hohe Flüssigkeitszufuhr in den ersten Lebenstagen ist hier mit einem erhöhten Risiko für das Auftreten intrakranieller Blutungen und für eine Persistenz des Ductus arteriosus Botalli assoziiert. Bei unreifen Frühgeborenen erfolgt deshalb abhängig vom Geburtsgewicht in den ersten Tagen eine besonders sorgfältig begrenzte Flüssigkeitszufuhr (Tab. 20.1). Erwünscht ist hier in den ersten Tagen nach der Geburt ein Flüssigkeitsverlust mit einer Gewichtsabnahme von bis zu 10 %.

20.2.3 Elektrolyte

Der Bedarf an Natrium und Kalium (Tab. 20.1 und 20.2) ist besonders bei Neugeborenen stark von der Diurese abhängig. Bei geringer Wasserzufuhr kann z. B. der Kaliumbedarf auf 0,5 mmol/kg KG und Tag absinken. Der Bedarf an Kalzium und Phosphor ist stark altersabhängig (Tab. 20.3) und besonders hoch bei Frühgeborenen. Eine zur Vermeidung des Ausfallens von Kalzium und Phosphatsalzen

Tab. 20.3 Empfohlene parenterale Zufuhr an Kalzium, Phosphor und Magnesium. (Mod. nach Koletzko et al. 2005)

Alter	Ca (mg [mmol]/kg KG/Tag)	P (mg [mmol]/kg KG/Tag)	Mg (mg [mmol]/kg KG/Tag)
0–6 Monate	32 (0,8)	14 (0,5)	5 (0,2)
7–12 Monate	20 (0,5)	15 (0,5)	4,2 (0,2)
1–13 Jahre	11 (0,2)	6 (0,2)	2,4 (0,1)
14–18 Jahre	7 (0,2)	6 (0,2)	2,4 (0,1)

früher vielfach praktizierte konsekutive Infusion von Kalzium und Phosphatsalzen zu verschiedenen Zeiten des Tages kann nicht mehr empfohlen werden, da hier die Bioverfügbarkeit stark reduziert ist und ein größerer Anteil der infundierten Salze renal ausgeschieden wird. Stattdessen kann durch die Wahl geeigneter organischer Verbindungen (z. B. Kalziumglukonat, Natriumglycerophosphat) eine für die meisten Patienten adäquate Kalzium- und Phosphatkonzentration in Lösung gebracht werden.

Intraoperativ werden natriumreiche Lösungen mit einem Natriumgehalt >70 mmol/l infundiert, während die intraoperativ zugeführten Lösungen in der Regel kein Kalium enthalten.

20.2.4 Aminosäuren

Neben einer angemessenen Flüssigkeits- und Energiezufuhr ist die Bereitstellung eines quantitativ und qualitativ ausreichenden Aminosäurenangebotes von entscheidender Bedeutung für die Vermeidung eines Eiweißkatabolismus und das Erreichen einer physiologischen Proteinsynthese, welche die Aufrechterhaltung der Organfunktionen und ein angemessenes Wachstum ermöglicht. Heute werden ausschließlich kristalloide L-Aminosäuren in meist 5- bis 10%igen Lösungen verwendet, die alle essenziellen und als zusätzliche Stickstoffquelle auch nichtessenzielle Aminosäuren enthalten. Die Zusammensetzung der Aminosäuren soll sich an der eines hochwertigen Proteins (z. B. Muttermilchprotein) orientieren. Zur Deckung des Stickstoffbedarfs (Tab. 20.4) wird für Säuglinge und Kleinkinder die Verwendung pädiatrischer Aminosäurelösungen empfohlen, die den Besonderheiten des Bedarfs in diesem Lebensalter angepasst sind. Hier wird berücksichtigt, dass die Aktivität der hepatischen Cystathionase bei Feten und Frühgeborenen als nicht messbar berichtet wurde und somit Cystein aufgrund einer Unreife der Eigensynthese bei Neu- und Frühgeborenen zur konditionell essenziellen Aminosäure werden kann. Deshalb muss Cystein bei dieser Altersgruppe mit der parenteralen Ernährung zugeführt werden und ist in pädiatrischen Aminosäurelösungen wegen seiner begrenzten Löslichkeit und Stabilität in unterschiedlichen Konzentrationen sowie verschiedenen Verbindungen enthalten (Tab. 20.5). Die Zufuhr von Histidin, Taurin und durch einige Autoren auch Tyrosin wird befürwortet, da die Kapazität zur Eigensynthese im Säuglingsalter eingeschränkt sein kann (Tab. 20.5).

Infundierte Aminosäuren können nur dann zur Proteinsynthese genutzt werden, wenn sie gleichzeitig mit einer ausreichenden Menge an Nichtproteinenergie infundiert werden. Als Richtgröße kann gelten, dass mit jedem Gramm Aminosäuren etwa 20–30 kcal Energie infundiert werden sollen. Bei zu hoher Dosierung einer Aminosäureninfusion bzw. eingeschränkter Metabolisierbarkeit der infundierten Aminosäuren kommt es typischerweise zu einer deutlichen Zunahme der Harnstoff- und Ammoniakkonzentrationen im Plasma.

Tab. 20.4 Richtwerte für die Zufuhr an Makronährstoffen und Energie pro kg Körpergewicht und Tag. (Mod. nach Koletzko et al. 2005)

Alter	Aminosäuren (g)	Glukose (g)	Fett (g)	Energie (kcal)
Frühgeborene	1,5–4	10–18	2–3 (–4)	110–120
1. Lebensjahr	1–2,5	8–18	2–3 (–4)	90–100
1–7 Jahre	1–2,5	4–14	1–2 (–3)	75–90
7–12 Jahre	1–2	4–12	1–2 (–3)	60–75
12–18 Jahre	1–2	3–10	1–2	60–75

20.2.5 Kohlenhydrate

Die Kohlenhydratzufuhr dient zur Bereitstellung von rasch verfügbarer Energie (ca. 3,8 kcal/g Glukosemonohydrat USP), zur Prävention von Hypoglykämien und mittelbar zur Vermeidung der Proteolyse. Bei Kindern werden grundsätzlich nur Glukoselösungen angewandt. Glukose wird von allen Geweben metabolisiert, allerdings ist die Utilisation in den meisten Geweben (nicht im Zentralnervensystem) insulinabhängig. In der Regel wird bei Kindern eine Glukosezufuhr um 10–15 g/kg KG/Tag gut toleriert. Bei schwer kranken Patienten (Sepsis, schweres Trauma, postoperative Phase) kann jedoch die Glukosetoleranz ganz erheblich eingeschränkt sein mit der Folge gehäufter Hyperglykämien, die abhängig vom Ausmaß der resultierenden Glukosurie zu relevanten renalen Wasserverlusten führen können. Eine hohe Glukosezufuhr kann auch ohne Auftreten einer Hyperglykämie eine De-novo-Lipacidogenese induzieren und zu einer Leberverfettung führen, der durch Zufuhr eines höheren Kalorienanteils aus Fettemulsionen vorgebeugt werden kann.

Die als Alternative zur Glukoseinfusion früher übliche Gabe von Infusionslösungen mit Fruktose (Laevulose) oder dem über Fruktose metabolisierten Sorbit kann bei Patienten mit hereditärer Fruktoseintoleranz (▶ Abschn. 54.3) zu schwersten Unverträglichkeitsreaktionen führen. Da wiederholt Todesfälle bei Patienten aufgetreten sind, bei denen die bestehende hereditäre Fruktoseintoleranz nicht bekannt war, sollten parenterale Lösungen mit Fruktose (Laevulose) oder Sorbit generell nicht mehr zur Anwendung kommen.

Bei Erwachsenen wird als alternatives Kohlenhydrat oftmals Xylit eingesetzt, das nach hepatischer Metabolisierung zu Xylose in den Pentosephosphatshunt eingeschleust wird und schließlich in die Stoffwechselwege der Glykolyse oder Glukoneogenese eingeht. Im Vergleich zu Glukose führt eine vergleichbare Xylitdosierung zu geringerer Hyperglykämie. Für pädiatrische Patienten sind Xylitlösungen allerdings nicht zugelassen, da keine systematischen

Tab. 20.5 Gehalte einiger kritischer, als semiessenziell angesehener Aminosäuren bzw. ihrer Derivate in für pädiatrische Patienten angebotenen Aminosäurelösungen (mg/100 ml). (Nach Herstellerangaben)

	Aminopäd 10 % (Baxter)	Aminoven infant 10 % (Fresenius Kabi)	Primene 10 % (Baxter)
Cysteinverbindungen	Aceytylcystein 70 mg/dl	Cystein 52 mg/dl	Cystein-HCl 246 mg/dl
Histidin	460 mg/dl	476 mg/dl	380 mg/dl
Taurin	300 mg/dl	400 mg/dl	600 mg/dl
Tyrosin	0	420 mg/dl	450 mg/dl

Tab. 20.6 Zusammensetzung in Deutschland für pädiatrische Patienten zugelassener 20%iger Fettemulsionen (nach Herstellerinformationen)

	Sojaöl	Olivenöl/Sojaöl	Sojaöl/Kokosöl	Sojaöl/Kokosöl/ Olivenöl/Fischöl	Sojaöl/Kokosöl/ Fischöl
	(Deltalipid 20 %, Delta-Pharma; Intralipid 20 %, Pharmacia & Upjohn; Lipofundin 20 %, B. Braun; Lipovenös 20 %, Fresenius-Kabi; Salvilipid 20 %, Baxter)	(ClinOleic 20 %, Baxter)	(Lipofundin MCT, B. Braun)	(SMOF Lipid, Fresenis Kabi)	(Lipidem, B. Braun)
Öl, 20 g/dl	Sojaöl	Olivenöl/Sojaöl = 4 : 1	Sojaöl/Kokosöl = 1 : 1	Sojaöl/Kokosöl/ Olivenöl/Fischöl = 3/3/2,5/1,5	Sojaöl/Kokosöl/ Fischöl = 5/4/1

Untersuchungen über Wirkungen und Verträglichkeit bei Kindern und Jugendlichen vorliegen.

20.2.6 Lipide

Die Infusion von Lipidemulsionen erlaubt die Zufuhr einer hohen Energiedichte (wegen des unterschiedlichen Glyceringehaltes bei 10%igen Emulsionen ca. 11 kcal/ml, bei 20%igen Emulsionen ca. 20 kcal/ml) mit isoosmolaren Lösungen. In der Praxis kann eine Deckung des bei Säuglingen und Kindern hohen Energiebedarfs unter parenteraler Ernährung nur durch die regelmäßige Fettinfusion erreicht werden. Ein angemessener Anteil an Fett an der Energiezufuhr ermöglicht darüber hinaus die Vermeidung zu hoher Glukoseinfusionsraten und beugt so einer Leberverfettung vor. Zudem sind Lipidemulsionen zur Deckung des Bedarfs an essenziellen Fettsäuren unverzichtbar notwendig, da sich bei fettfreier parenteraler Ernährung bereits innerhalb einer Woche ein klinisch manifester Mangel an essenziellen Fettsäuren einstellen kann. Eine systematische Datenauswertung und Metaanalyse randomiserter Studien bei Frühgeborenen zeigte, dass ein früher Infusionsbeginn in den ersten beiden Lebenstagen im Vergleich zu einem späteren Beginn der intravenösen Lipidgabe keine Nachteile hatte (u. a. auf chronische Lungenkrankheit, nekrotisierende Enterokolitis, Sepsis, Frühgeborenenretinopathie, intrakranielle Blutungen, Mortalität). Auch deshalb wird heute eine Lipidgabe von Beginn der parentalen Ernährung an empfohlen.

Bei Säuglingen und Kindern werden in der Regel nur Emulsionen mit niedrigem Lecithin-Triglycerid-Verhältnis eingesetzt, wie es in üblichen 20%igen Emulsionen gegeben ist. Im Vergleich zu klassischen 10%igen Emulsionen mit doppelt so hohem Lecithin-Triglycerid-Verhältnis zeigt sich bei niedrigem Lecithinanteil eine bessere metabolische Verträglichkeit mit signifikant geringerer Akkumulation von Phospholipiden und Cholesterin im Plasma. Das erwünschte niedrige Lecithin-Triglycerid-Verhältnis liegt auch in einzelnen neueren 10%igen sowie 30%igen Emulsionen vor.

In Deutschland sind für die Anwendung im Kindesalter derzeit Emulsionen aus Sojaöl, Mischungen aus Sojaöl und Kokosöl bzw. Olivenöl sowie Mischungen aus Sojaöl, Kokosöl und Fischöl mit oder ohne Olivenöl zugelassen (Tab. 20.6). Alle diese Emulsionen enthalten Hühnereiweißlecithin als Emulgator sowie Glycerin zur Anpassung der Osmolarität. Für Sojaölemulsionen liegen langjährige Erfahrungen und sehr umfangreiche Daten zur Sicherheit und Nebenwirkungsarmut bei Säuglingen und Kindern vor. Allerdings ist ihre Zusammensetzung dem kindlichen Bedarf nicht optimal angepasst, da sie bei üblicher Dosierung zu einer übermäßig hohen Zufuhr an mehrfach ungesättigten Fettsäuren führen. Hier besteht Besorgnis hinsichtlich einer möglichen vermehrten Lipidperoxidation und daraus resultierender Gewebeschädigung insbesondere bei Patienten mit hohem oxidativen Stress (z. B. bei Infektionen) und schlechter antioxidativer Abwehr (z. B. Frühgeborene). Sojaölemulsionen enthalten gleichzeitig nur geringe Konzentrationen der biologisch wirksamen Form des antioxidativen Vitamin E (α-Tocopherol) und ein niedriges Verhältnis zwischen diesem Antioxidans und den durch das Antioxidans zu schützenden Doppelbindungen der mehrfach ungesättigten Fettsäuren. Eine neuere Metaanalyse randomisierter Studien zeigt, dass die Gabe gemischter Emulsionen mit und ohne Fischöl im Vergleich zu reinen Sojaölemulsionen die Sepsisrate bei Frühgeborenen um immerhin 25 % reduzierte. Nicht zuletzt auch deshalb wird die *Gabe reiner Sojaölemulsionen* im frühen Kindesalter *nicht mehr empfohlen*.

Bei Kindern mit intestinalem Versagen (z. B. durch Kurzdarm), die eine langfristige parenterale Ernährung benötigen, kann eine schwere und nicht selten lebensbedrohliche cholestatische Lebererkrankung auftreten („intestinal failure-associated cholestasis", IFAC). Das Risiko ist besonders hoch bei Frühgeborenen mit unreifer Leber, beim Auftreten septischer Katheterinfektionen in den ersten Lebenswochen und -monaten und bei geringer enteraler Nahrungszufuhr/-toleranz. Die Zufuhr von Lipidemulsionen mit hohen Konzentrationen an Pflanzensterinen wie Sitosterol, wie sie in reinen Sojaölemulsionen vorhanden sind, scheint zum Cholestase-

Tab. 20.7 Zusammensetzung in Deutschland für pädiatrische Patienten regelmäßig eingesetzter Präparate zur parenteralen Vitamingabe (nach Herstellerinformationen)

Vitaminlösung	Vit. A	Vit. D, teils Vit. D_3, teils Vit. D_2	Vit. E α-Tocopherol	Vit. K Phytomenadion	Vit. C Ascorbinsäure	Vit. B_1 Thiamin	Vit. B_2 Riboflavin	Vit. B_6 Pyridoxin	Vit. B_{12} Cyanocobalamin	Folsäure	Dexpanthenol Pantothensäure	Biotin	Nicotinamid
Cernevit	3500 IE	220 IE	10,2 mg		125 mg	3,51 mg		5,5 mg	0,006 mg	0,4 mg	16,15 mg	0,069 mg	46 mg
Soluvit N					100 mg	2,5 mg	3,6 mg	4 mg	0,005 mg	0,4 mg	15 mg	0,06 mg	40 mg
Vitalipid Infant	2300 IE	400 IE	6,4 mg	0,20 mg									
Vitalipid Adult	3300 IE	200 IE	9,1 mg	0,15 mg									
Multibionanta N zur Infusion	3000 IE		5 mg		100 mg	10 mg	7,3 mg	15 mg			25 mg		40 mg
Frekavit fettlöslich	3300 IE	200 IE	10 mg	0,15 mg									
Frekavit wasserlöslich					100 mg	3 mg	3,6 mg	4 mg	0,005 mg	0,4 mg	15 mg	0,06 mg	40 mg
Adek-Falk	100.000 IE	10.000 IE	100 mg	10 mg (Vit.-K-Diacetat)									

risiko beizutragen. Fallstudien berichten eine langsame Besserung der IFAC über 2–3 Monate bei stark reduzierter Dosis der gegebenen Lipidemulsionen und bei einem Wechsel zu einer Mischemulsion mit Fischöl, die deutlich geringere Gehalte an Pflanzensterinen aufweist.

20.2.7 Vitamine und Spurenelemente

Eine über mehr als wenige Tage durchgeführte parenterale Ernährung wird grundsätzlich durch die Gabe von wasserlöslichen und fettlöslichen Vitaminen ergänzt (Tab. 20.7). Wasserlösliche Vitamine werden im Organismus kaum retiniert und sollten deshalb spätestens nach wenigen Tagen einer parenteralen Ernährung zugeführt werden. Besonders bei initial mangelernährten Kindern kann sich andernfalls innerhalb weniger Tage z. B. ein Thiaminmangel mit Laktatacidose manifestieren. Fettlösliche Vitamine werden zwar im Organismus gespeichert, so dass beispielsweise ein manifester Vitamin-A-Mangel bei einem zuvor Gesunden erst nach langer parenteraler Ernährung ohne Retinolzufuhr auftritt. Dennoch sollte bei vollständig parenteral ernährten Patienten von Beginn an ein Präparat mit fettlöslichen Vitaminen einschließlich des Antioxidans Vitamin E zugeführt werden, da parenteral ernährte Patienten ein hohes Risiko für die vermehrte Bildung von reaktiven Sauerstoffradikalen mit konsekutiver peroxidativer Membranschädigung aufweisen.

Bei längerfristiger parenteraler Ernährung ist eine Supplementierung mit für pädiatrische Patienten konzipierten Spurenelementpräparaten empfehlenswert. Bei spurenelementfreier Infusion wird häufig ein Mangel an Zink und Kupfer offensichtlich, besonders rasch bei Kindern mit Aufholwachstum. Zusätzlich werden die Spurenelemente Chrom, Eisen, Jod, Kobalt und Selen als sicher essenziell sowie die Elemente Mangan und Molybdän als wahrscheinlich essenziell angesehen. Allerdings fehlen ausreichende Daten, um den tatsächlich notwendigen, altersbezogenen Bedarf bei parenteraler Ernährung von Säuglingen und Kleinkindern zu definieren. Pragmatisch wird man einer über mehr als nur wenige Tage andauernden parenteralen Ernährung eines der für Kinder zugelassenen Spurenelementpräparate zugeben.

20.3 Praktische Durchführung der parenteralen Ernährung

Zubereitung der Infusionslösungen Die Herstellung der dem Patienten applizierten Infusionslösungen ist mit erheblichen Risiken behaftet, insbesondere dem einer Kontamination mit Infektionserregern, des möglichen Auftretens von Mischungsfehlern sowie einer Inkompatibilität verschiedener Infusionsbestandteile untereinander oder mit gleichzeitig parenteral applizierten Medikamenten. Die Zubereitung erfordert deshalb besondere Sorgfalt und Erfahrung. Wenn immer möglich, sollten Infusionslösungen durch hierfür entsprechend ausgestattete und erfahrene Apotheken bzw. Krankenhausapotheken oder pharmazeutische Hersteller zubereitet werden. Aufgrund der besonderen Erfordernisse der pädiatrischen Patienten wird jedoch eine Selbstzubereitung auf Krankenstationen und Intensivstationen in vielen Fällen nicht vollständig zu vermeiden sein. Die hier auftretenden Risiken können vermindert werden, wenn altersspezifisch zusammengesetzte Standardlösungen mit einer für viele pädiatrische Patienten angemessenen Deckung des Nährstoffbedarfs eingesetzt werden. Die Erfahrung in vielen Kliniken zeigt, dass der größte Teil pädiatrischer Krankenhauspatienten einschließlich der intensivbehandelten Frühgeborenen mit einigen wenigen, altersspezifisch zusammengesetzten Standardlösungen mit festen Mischungen aus Glukose, Aminosäuren und Elektrolyten sehr gut versorgt werden kann, wodurch gleichzeitig eine Risikominderung gegenüber einer individuellen freien Mischung von Infusionslösungen auf einer Krankenstation erreicht wird (Tab. 20.8). Die Verwendung von Ein-Beutel-Systemen mit Gemischen aus Glukose, Aminosäuren und Fettlösungen sowie Elektrolyten und Vitaminen kann auch für pädiatrische Patienten empfohlen werden, sofern die jeweiligen Mischungen hinsichtlich ihrer Kompatibilität geprüft sind. Die Zugabe von Medikamenten zu einer Infusionslösung oder das Zuspritzen in eine Infusionslösung sollte nur nach Überprüfung der Mischbarkeit erfolgen.

Applikation Bei pädiatrischen Patienten sollte die Zufuhr der parenteralen Ernährung generell über Pumpensysteme und nicht durch freies Tropfenlassen erfolgen, um Dosierungsfehler zu minimieren. Bei höherer Nährstoffzufuhr oder eingeschränkter metabolischer Toleranz erscheint es vorteilhaft, die Infusion kontinuierlich über etwa 20–24 h/Tag durchzuführen. Bei langfristiger parenteraler Ernährung und insbesondere bei heimparenteraler Ernährung bewährt es sich jedoch, die Infusionsdauer auf eine begrenzte Zeit von z. B. 8–12 h/Tag zu limitieren, um den Patienten höhere Freiheitsgrade z. B. für Spiel, körperliche Aktivität und Schulbesuch zu ermöglichen. Hierbei ist im Einzelfall ggf. ein Infusionsbeginn und -ende mit schrittweise abgestufter Veränderung der Infusionsgeschwindigkeit sinnvoll, um das Risiko metabolischer Nebenwirkungen (beispielsweise Hyperglykämien bei Infusionsbeginn, reaktive Hypoglykämien bei Infusionsende) zu vermindern.

Generell sollten alle wasserlöslichen Infusionslösungen durch ein patientennah im Infusionssystem angebrachtes Mikrofilter mit einer Porengröße von 0,2 µm infundiert werden, das Partikel und Mirkoorganismen zurückhält. Lipidemulsionen und Mischungen von Lösungen mit Lipidemulsionen werden durch ein Filter mit einer Porengröße von 1,0 µm infundiert.

20.4 Komplikationen und Überwachung

20.4.1 Katheterbedingte Komplikationen

Zu den möglichen katheterbedingten Komplikationen gehören Dislokationen, Leckagen und Abrisse, bei denen ggf. auch Fehlinfusionen (z. B. Infusothorax) auftreten können, und nicht zuletzt das Auftreten von Venenthrombosen. Okklusionen können nicht nur durch thrombotische Ablagerungen, sondern auch durch das Ausfallen von Infusionsbestandteilen insbesondere bei Mischungen inkompatibler Lösungen auftreten (z. B. hohe Kalziumkonzentrationen in Kombination mit Heparin und Lipidemulsionen). Besonders gefürchtete, vergleichsweise häufig auftretende Komplikationen sind Katheterinfektion und Kathetersepsis, die insbesondere bei Infektionen mit den Katheter besiedelnden Staphylokokken oft das Entfernen des Zuganges erfordern.

20.4.2 Metabolische Komplikationen

Zu den metabolischen Komplikationen bei parenteraler Ernährung gehören u. a. Hyper- und Hypoglykämie, osmotische Diurese besonders bei starker Hyperglykämie, Hyperlipidämie, Dysproteinämie, metabolische Acidose, Akkumulation von Harnstoff und Ammoniak, hepatozelluläre Schäden, Cholestase, Cholelithiasis sowie das Auftreten einer Mangelversorgung z. B. von Elektrolyten, essenziellen Aminosäuren, essenziellen Fettsäuren, Vitaminen, Spurenelementen und Carnitin. Die Überwachung des einzelnen Patienten und die zur Erkennung möglicher infektiöser und metabolischer Risiken durchgeführten Laboruntersuchungen müssen sich nach Art und Dauer der parenteralen Ernährung und nach der vorliegenden Grundkrankheit und der aktuellen Situation des einzelnen Patienten und seines Krankheitsbildes richten.

Tab. 20.8 Beispiel für eine am Dr. von Haunerschen Kinderspital der Universität München eingesetzte Standardinfusionslösung für Frühgeborene, zu der nach Bedarf weitere Elektrolyte, eine Fettemulsion, wasser- und fettlösliche Vitamine sowie Spurenelemente ergänzt werden können

	Basislösung Frühgeborene	Basislösung Frühgeborene, kalziumfrei
Volumen/Beutel	120 ml	120 ml
Glukose	10 g/dl	10 g/dl
Aminosäuren (pädiatrische AS-Lösung)	2 g/dl	2 g/dl
Natrium	3,75 mmol/dl	3,75 mmol/dl
Kalium	1,25 mmol/dl	1,42 mmol/dl
Kalzium	1,42 mmol/l	–
Glycerophosphat	1,08 mmol/dl	1,08 mmol/dl
Chlorid	2,83 mmol/dl	2,83 mmol/dl

Die nachfolgende Übersicht kann nur eine Orientierung für ein mögliches diagnostisches Vorgehen bei parenteraler Ernährung geben, die jeweils an die Bedingungen des Einzelfalles angepasst werden muss.

Beispiel für mögliche Überwachungsmaßnahmen bei einer längerfristigen parenteralen Ernährung

Das Vorgehen ist jeweils an die Bedingungen des Einzelfalles anzupassen und insbesondere bei pathologischen Befunden oder klinischen Besonderheiten zu ergänzen!

- Initialphase
  - Woche 1: ca. 2-mal/Woche
    - Körperliche Untersuchung, Anthropometrie
    - BB, BZ, Elektrolyte inkl. Ca, P, Mg, Harnstoff, Kreatinin, GOT, GPT, GLDH, γ-GT, AP, Gesamtbilirubin, Albumin, Triglyceride und Cholesterin (möglichst ≥6 h nach Ende der Lipidzufuhr), Quick, PTT
  - Woche 2–4: ca. 1-mal/Woche
    - Körperliche Untersuchung
    - BB, BZ, Elektrolyte inkl. Ca, P, Mg, Harnstoff, Kreatinin, GOT, GPT, GLDH, γ-GT, AP, Gesamtbilirubin, Albumin, Triglyceride und Cholesterin (möglichst ≥6 h nach Ende der Lipidzufuhr), Quick, PTT
- Langzeitige parenterale Ernährung
  - Alle 4–6 Wochen
    - Körperliche Untersuchung mit RR, Anthropometrie, Kontrolle Katheter und Kathetereintrittsstelle, Systemdruckmessung
    - BB, BZ, Elektrolyte inkl. Ca, P, Mg, Harnstoff, Kreatinin, GOT, GPT, GLDH, γ-GT, AP, Gesamtbilirubin, Albumin, Triglyceride und Cholesterin (möglichst ≥6 h nach Ende der Lipidzufuhr), Quick, PTT
  - Etwa alle 3 Monate
    - Perzentilenkurven für Länge, Gewicht, ggf. Oberarmumfang, Hautfaltendicken

20

- Blutgasanalyse, Harnsäure, LDH, Serumeisen, Ferritin, Zink, Carnitin, Gesamteiweiß, Eiweißelektrophorese, Folsäure, Vitamin B_{12}, B_6, A, E, Selen, Kupfer, Ammoniak, Laktat, ggf. Albumin, Mangan, Chrom, essenzielle Fettsäuren
  - Ultraschall Abdomen mit Bestimmung der Lage der Katheterspitze
  - Überprüfung der enteralen Ernährung, Überprüfung und Anpassung der PN-Verordnung
- Etwa alle 12 Monate
  - Entwicklungsdiagnostik, Röntgen Knochenalter, IGFBP3

Anmerkungen: Abkürzungen: *BB* Blutbild; *BZ* Blutzucker; *GOT* Glutamat-Oxalacetat-Transaminase; *GPT* Glutamat-Pyruvat-Transaminase; *GLDH* Glutamatdehydrogenase; *γ-GT* γ-Glutamyl-Transferase; *AP* alkalische Phosphatase; *PTT* partielle Thromboplastinzeit; *LDH* Laktatdehydrogenase; *IGFBP3* „insulin-like growth factor binding protein 3"

20.5 Heimparenterale Ernährung

Säuglinge, Kinder und Jugendliche, die aufgrund ihrer vorliegenden Erkrankung einer längerfristigen parenteralen Ernährung bedürfen, können bei richtiger Indikationsstellung und Durchführung in hohem Maße von einer häuslich durchgeführten parenteralen Ernährung profitieren. Mit der heimparenteralen Ernährung können die Patienten wieder in ihr familiäres, häusliches und soziales Umfeld integriert werden und in Abhängigkeit von ihrer Grundkrankheit oftmals einem weitgehend normalen Tagesablauf mit Kindergarten- oder Schulbesuch bzw. Berufsausbildung nachgehen. Selbstvertrauen, psychische Stabilität und Lebensqualität können oft ganz erheblich verbessert werden. Nicht zuletzt zeigen Erfahrungen mit großen Patientenzahlen eine geringere Häufigkeit insbesondere von infektiösen Komplikationen bei häuslicher im Vergleich zur stationären parenteralen Ernährung. Abhängig von den jeweils vorliegenden Bedingungen kann u. U. auch eine deutliche Kostenersparnis eintreten.

Zu den Voraussetzungenfür eine erfolgreiche heimparenterale Ernährung gehört die Auswahl geeigneter Patienten und Familien, eine gute Schulung von Patient und Familie, ein angemessenes Ernährungsregime, eine ausreichende technische Ausstattung und eine absolut sicher funktionierende Logistik der Bereitstellung von Infusionslösungen und anderen Materialien, meist die Betreuung durch einen engagierten und erfahrenen ambulanten Pflegedienst und nicht zuletzt die Anbindung an ein ständig über 24 h an 7 Tagen der Woche erreichbares, erfahrenes Behandlungszentrum.

Patientenauswahl Eine heimparenterale Ernährung sollte bei pädiatrischen Patienten in stabilem Zustand erwogen werden, bei denen eine weitere parenterale Ernährung für noch etwa einen Monat oder länger erwartet wird und eine weitere stationäre Behandlung aus anderen Gründen nicht notwendig ist. Es sollten keine Besonderheiten vorliegen, die eine hohe Komplikationsrate wahrscheinlich machen, und es muss ein stabiler zentraler Venenzugang vorliegen, am günstigsten ein Hickmann-Broviac-Katheter. Der Patient bzw. Familienangehörige müssen nach entsprechender Information die häusliche Behandlung befürworten und zu ihrer Durchführung in der Lage sein.

Vorbereitung Das auszuwählende Ernährungsregime sollte möglichst einfach durchführbar sein und so wenig häusliche Mischungen als möglich vorsehen. Hierbei ist besonders der praktisch wichtige Aspekt zu berücksichtigen, dass die Häufigkeit der Anlieferung der vom Apotheker zubereiteten Infusionslösungen an die Familie von der Haltbarkeitsdauer der eingesetzten Mischungen abhängig ist. Bevorzugt wird eine zyklische Infusion in den Abend- und Nachtstunden eingesetzt. In einer strukturierten und eingehenden Schulung des Patienten und (oder) der betreuenden Familienangehörigen werden die Grundlagen der intravenösen Ernährung und ihrer Komponenten besprochen. Die Funktion und Pflege des Katheters und die Grundlagen und Praxis der Asepsis müssen eingehend erklärt und die Katheterpflege und -überwachung intensiv praktisch geübt werden. Die Lagerung und Vorbereitung der Infusionslösungen, das Anschließen und Beenden der Infusion sowie der Umgang mit Verbindungsleitungen und Infusionspumpe müssen erlernt werden. Über mögliche Komplikationen und angemessene Reaktionsweisen muss informiert werden, des Weiteren ist ein klares Konzept zur ärztlichen Überwachung und eine Liste mit Notfalltelefonnummern vorzubereiten. Meist ist es hilfreich, besonders in den ersten Wochen Patient und Familie bei der Durchführung der Infusionstherapie durch einen ambulanten Pflegedienst zu unterstützen. Auch wenn keine Komplikationen auftreten, sollte der heimparenterale Patient in der Regel mindestens einmal monatlich in einem erfahrenen Behandlungszentrum ambulant untersucht werden. Bei sorgfältiger Vorgehensweise kann ein Kind ggf. über viele Jahre heimparenteral ernährt werden.

Literatur

Calder PC, Jensen GL, Koletzko BV, Singer P, Wanten GJ (2010) Lipid emulsions in parenteral nutrition of intensive care patients: Current thinking and future directions. Intensive Care Med 36(5):735–749

Driscoll DF, Bistrian BR, Demmelmair H, Koletzko B (2008) Pharmaceutical and clinical aspects of parenteral lipid emulsions in neonatology. Clin Nutr 27:497–503

Fusch C, Bauer K, Working group for developing the guidelines for parenteral nutrition of The German Society for Nutritional Medicine, Böhles HJ et al (2009) Neonatology/paediatrics – Guidelines on parenteral nutrition, Chapter 13. GMS Ger Med Sci 13(7):15 (http://www.egms.de/en/gms/2009-7/000074.shtml. Zugegriffen: 16. Januar 2013)

Koletzko B (2011) Nutritional needs of infants, children and adolescents. In: Sobotka L (Hrsg) Basics in clinical nutrition, 4. Aufl. Gelén, Prague, S 61–76

Koletzko B (2012) Intravenous lipid emulsions for infants: When and which? Am J Clin Nutr 96(2):225–226

Koletzko B, Goulet O (2010) Fish oil containing intravenous lipid emulsions in parenteral nutrition-associated cholestatic liver disease. Curr Opin Clin Nutr Metab Care 13(3):321–326

Koletzko B, Goulet O (2011) Nutritional support in infants, children and adolescents. In: Sobotka L (Hrsg) Basics in clinical nutrition, 4. Aufl. Gelén, Prague, S 625–653

Koletzko et al (2005) Guidelines on paediatric parenteral nutrition of the European Society of Paediatric Gastroenterology, Hepatology and Nutrition (ESPGHAN) and the European Society for Clinical Nutrition and Metabolism (ESPEN), supported by the European Society of Paediatric Research (ESPR). J Pediatr Gastroenterol Nutr 41(2):1–87

Koletzko B, Cooper P, Garza C, Makrides M, Uauy R, Wang W (Hrsg) (2008a) Pediatric nutrition in practice. Karger, Basel

Koletzko B, Krohn K, Goulet O, Shamir R (2008b) Paediatric parenteral nutrition. A practical reference guide. Karger, Basel

Krohn K, Koletzko B (2006) Parenteral lipid emulsions in paediatrics. Curr Opin Clin Nutr Metab Care 9(3): 319–323.Krohn K, Babl J, Reiter K, Koletzko B (2005) Parenteral nutrition with standard solutions in paediatric intensive care patients. Clin Nutr 24: 274–2780

21 Adipositas

M. Wabitsch

Definition Eine Adipositas liegt vor, wenn der Körperfettgehalt eines Patienten das normale Maß überschreitet. Da eine genaue Messung der Fettmasse des Körpers technisch aufwendig ist, wird diese in der Praxis indirekt durch Messung der Körperhöhe und des Körpergewichts abgeschätzt. Im deutschsprachigen Raum wurde entsprechend bislang aus dem Längensollgewicht[1] (Relativgewicht bezogen auf die Körperhöhe) das prozentuale Übergewicht berechnet und eine Adipositas ab 20 % Übergewicht definiert. Heute ist der Körpermassenindex oder Body-Mass-Index (BMI)[2] die international und auch in Deutschland empfohlene Größe, welche zur Definition der Adipositas herangezogen wird. Entsprechend den Grenzwerten für andere altersabhängige Parameter im Kindes- und Jugendalter (z. B. Definition von Hochwuchs) wird die 97. Altersperzentile des BMI zur Definition von Adipositas herangezogen. Die zugrunde liegenden Referenzwerte sind als Bezugsgröße für deutsche Kinder zu verstehen (◘ Abb. 21.1). Es liegen bis heute keine risikobezogenen Referenzwerte für den BMI vor. Die Messung der Trizepshautfaltendicke kann zusätzlich helfen, eine Adipositas zu diagnostizieren (>97. Altersperzentile).

Eine zunehmende Bedeutung erlangt die Messung des Taillenumfangs, weil er das Risiko für eine Reihe von Folgeerkrankungen und insbesondere das metabolische Syndrom voraussagen hilft. Perzentile und Grenzwerte hierzu wurden kürzlich publiziert.

Es muss betont werden, dass der Körperfettgehalt während der Kindheit stark vom Alter abhängt ◘ Abb. 21.2). Während des letzten Drittels der Fetalzeit kommt es zu einer deutlichen Zunahme der Fettmasse, die ihr vorläufiges Maximum am Ende des 1. Lebensjahres hat (Körperfettgehalt ca. 28 %) („1. Fülle"). Es folgt dann eine relative Reduktion der Körperfettmasse, bis diese wieder in der präpubertären Phase bis ins Erwachsenenalter hinein ansteigt („2. Fülle"). Da der BMI auch während der Kindheit gut mit dem Fettgehalt des Körpers korreliert, beschreibt der Verlauf der BMI-Perzentile annähernd die physiologische Veränderung des Körperfettgehalts während der Kindheit (◘ Abb. 21.1).

Häufigkeit Für Deutschland gab es lange Zeit keine repräsentativen Angaben über die Prävalenz von Übergewicht und Adipositas bei Kindern und Jugendlichen. Angaben aus einzelnen regionalen Untersuchungen zeigten, dass die Prävalenz von Übergewicht (BMI >90. Perzentile) bei ca. 10–18 % und von Adipositas (BMI >97. Perzentile) bei ca. 4–8 % der Schulkinder liegt. Dabei bestand eine höhere Prävalenz im Jugendalter sowie ein Land-Stadt-Gefälle. Zudem ist die Prävalenz höher in den unteren sozialen Schichten sowie bei Kindern von Migrantenfamilien. Mehrere regionale Untersuchungen in Deutschland zeigen, dass die Prävalenz von Übergewicht und Adipositas bei Kindern und Jugendlichen in den letzten 30 Jahren deutlich zugenommen hat. Der Anstieg der Adipositasprävalenz im Kindes- und Jugendalter ist ein Phänomen, das seit Anfang der 1980er Jahre in den meisten Industrieländern beobachtet wird. Neben der Zunahme der Prävalenzzahlen kam es auch zu einer deutlichen Zunahme der Körpergewichte der Kinder und Jugendlichen in den oberen Gewichtsklassen. Kinder mit Adipositas haben heute deutlich mehr Gewicht als vor einigen Jahren. In Deutschland stieg die Prävalenz von Adipositas bei Kindern und Jugendlichen nach der Wiedervereinigung in den östlichen Bundesländen dramatisch an.

Die ersten deutschlandweit repräsentativen Prävalenzzahlen stammen aus der KIGGS-Studie (Studie zur Gesundheit von Kindern und Jugendlichen in Deutschland, ► www.kiggs.de), die im Jahr 2006 abgeschlossen wurde. Zu diesem Zeitpunkt waren 15 % der Kinder und Jugendlichen übergewichtig (BMI >90. Perzentil) und 6,3 % der Kinder und Jugendlichen adipös (BMI >97. Perzentil). Verglichen mit den großen Datenpools an gemessenen Körperhöhen und Körpergewichtsdaten aus Mitte der 1980er Jahre zeigt sich hier ein Anstieg der Prävalenz von Übergewicht um ca. 50 % und der von Adipositas von ca. 100 % (Verdoppelung).

Die Schuleingangsuntersuchungen in Deutschland sind ein weiteres Instrument, um repräsentative Prävalenzzahlen für Übergewicht und Adipositas in der Altersgruppe der 6-Jährigen zu erhalten. Frühere Untersuchungen zeigten einen jährlichen Anstieg der Prävalenzzahlen. Kürzlich konnte gezeigt werden, dass in Deutschland eine Stagnation dieser Prävalenzzahlen vorzufinden ist, in manchen Bundesländern sogar rückläufige Zahlen. Eine solche Entwicklung ist auch in anderen europäischen Ländern erkennbar.

Aufgrund ihrer Häufigkeit und ihrer Prognose zählt die Adipositas zu den bedeutendsten chronischen Krankheiten im Kindes- und Jugendalter. Sie bedarf erhöhter ärztlicher Aufmerksamkeit sowie neuer Wege für eine effektive Prävention und therapeutische Intervention.

Ätiologie Grundsätzlich kann zwischen der primären und der sehr seltenen sekundären Adipositas unterschieden werden. Von einer sekundären Adipositas spricht man, wenn eine definierte andere Grundkrankheit die Ursache der Adipositas ist (► Abschn. „Differenzialdiagnose"). Eine primäre Adipositas liegt vor, wenn keine ursächliche Primärkrankheit erkennbar ist.

Es existieren mehrere seltene monogene Formen der frühmanifesten Adipositas (verursacht durch Mutationen im z. B. *Leptin*-Gen, *Leptinrezeptor*-Gen, *Proopiomelanocortin*-Gen, *Melanocortin-4-Rezeptor*-Gen).

Ergebnisse von Familien-, Zwillings- und Adoptionsstudien zeigen eine hohe Heredität der Adipositas (bis zu 60 %). Es liegt nahe, anzunehmen, dass für die Anlage von Energiespeichern prädisponierende Allele während der Evolution von Vorteil waren (z. B. während Hungersnöten), sich jedoch heute in Ländern mit Nahrungsüberfluss negativ auswirken. Die hohe Prävalenz der Adipositas in unserer Gesellschaft ist das Resultat der Interaktion zwischen einer genetischen Prädisposition und der Umgebung (verminderte körperliche Aktivität und hohe Verfügbarkeit kaloriendichter Nahrungsmittel), die zunehmend permissiv für die Ausprägung des Phänotyps Adipositas ist.

Die Manifestation der primären Adipositas ist in der Regel multifaktoriell bedingt. Die Ursachen für die deutliche Zunahme der Häufigkeit von Übergewicht bei Kindern und Jugendlichen liegen bei sich ändernden gesellschaftlichen Faktoren und veränderten Lebensbedingungen, die das Ernährungs- und Bewegungsverhalten der Bevölkerung deutlich beeinflusst haben (► Übersicht). Die Änderung der Lebensbedingungen wird auf einer individuellen genetischen Prädisposition wirksam: Personen, die darunter ihre Ernährungs-

1 Längensollgewicht = (Gewicht/größenbezogenes Referenzgewicht) × 100
2 BMI = Gewicht/(Höhe)^2 (kg/m^2)

G.F. Hoffmann, M.J. Lentze, J. Spranger, F. Zepp (Hrsg.), *Pädiatrie*,
DOI 10.1007/978-3-642-41866-2_21, © Springer-Verlag Berlin Heidelberg 2014

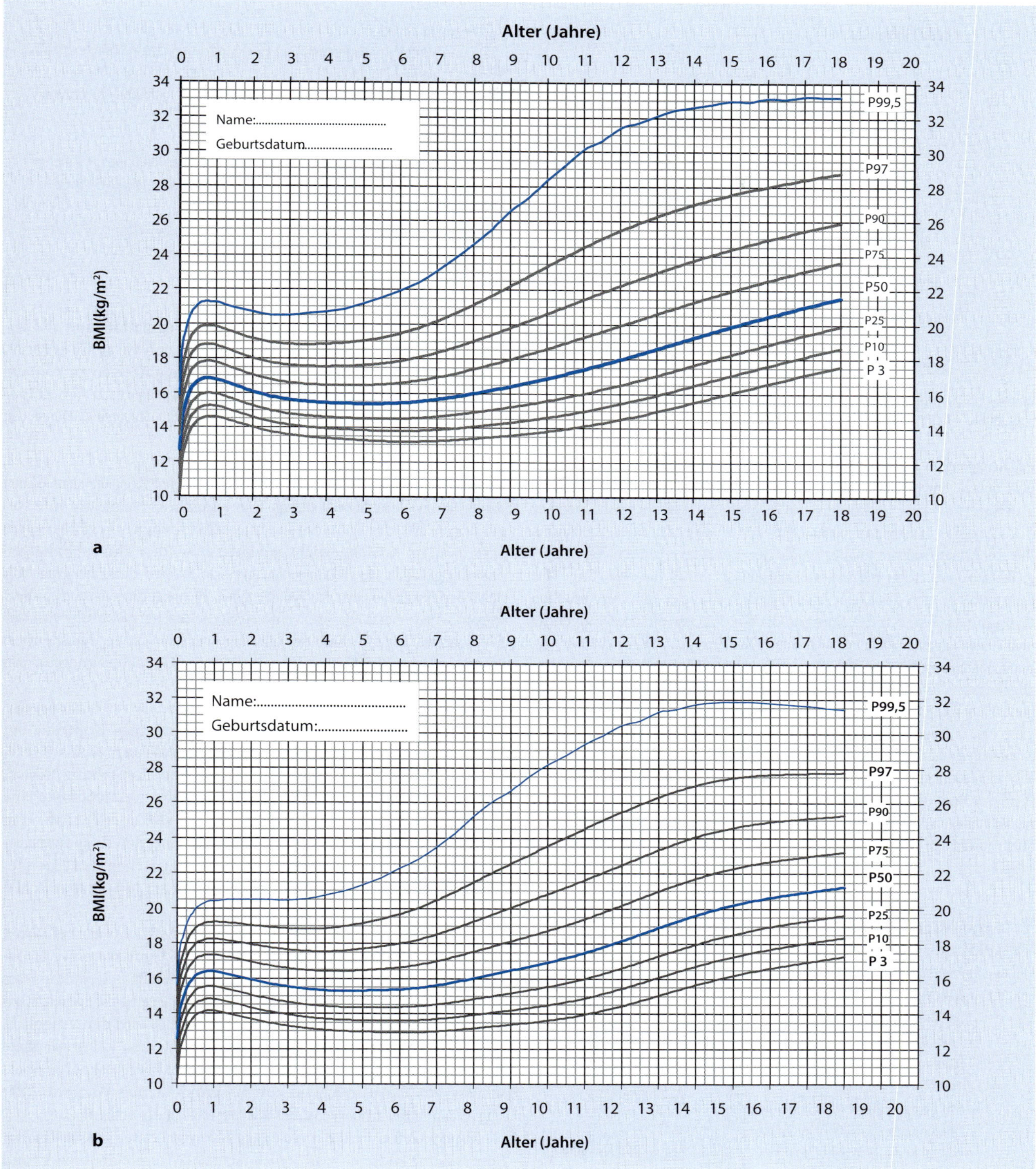

Abb. 21.1a,b Perzentilkurven für den Body-Mass-Index. **a** Jungen, **b** Mädchen. (Mod. nach Kromeyer-Hauschild et al. 2001)

und Bewegungsgewohnheiten deutlich ändern und die Veranlagung zu einer Gewichtszunahme haben, sind eher von der Entwicklung einer Adipositas betroffen als Personen, bei denen diese genetischen Voraussetzungen nicht vorliegen. Dies erklärt auch, dass die Kinder mit hohem Körpergewicht in den letzten Jahren vergleichsweise deutlich mehr an Gewicht zugenommen haben als die Kinder im Bereich der niedrigen Körpergewichte.

Ein großer Teil der Kinder in unserem Land ist durch das Aufwachsen unter adipositasfördernden Lebensbedingungen gefährdet, eine Adipositas und dadurch bedingte erhebliche Komorbiditäten zu entwickeln. Der rezente Anstieg der Adipositasprävalenz ist das Ergebnis veränderter Lebensbedingungen, die nur teilweise unter individueller Kontrolle stehen.

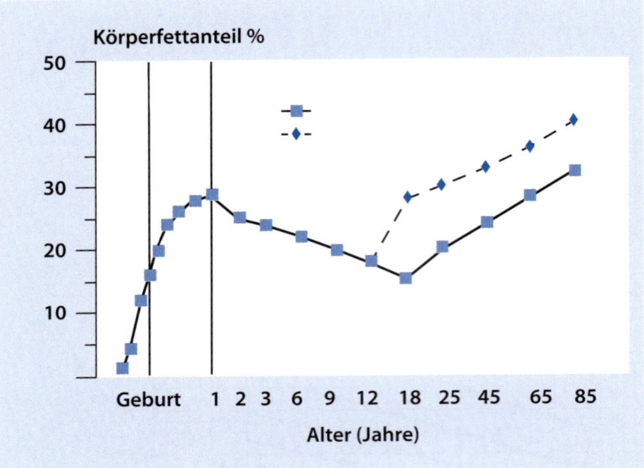

Abb. 21.2 Altersabhängigkeit des Körperfettgehalts. (Adaptiert nach Häger et al. 1977)

Pathogenese Entsprechend den Grundsätzen der Thermodynamik und deren Anwendung für biologische Systeme kann eine Adipositas – definiert als eine pathologische Vergrößerung der Energiespeicher des Körpers – nur dann entstehen, wenn während eines Zeitraums die Energieaufnahme größer ist als der Energieverbrauch. Die Energieaufnahme erfolgt nahezu ausschließlich durch die Nahrung. Der Energieverbrauch des Körpers wird bestimmt durch den individuellen Grundumsatz, durch die Energie, die für Wachstum, Thermogenese und Infektabwehr nötig ist, und durch die Energie, die für die körperliche Bewegung Verwendung findet. Letztere Möglichkeit der Energieabgabe ist willentlich steuerbar, wogegen die erstgenannten vorwiegend genetisch fixiert sind. Neben der Energiezufuhr und der Energieabgabe ist die Regulation der Aufteilung der Energiespeicherung in Fett, Kohlenhydrate und Eiweiß („nutrition partitioning")bedeutend für die Körperzusammensetzung und das Wachstum des Fettgewebes. Von besonderer Bedeutung bei der Erforschung der Pathogenese der Adipositas ist auch das Verständnis des Zusammenspiels zwischen psychischer Stimmungslage bzw. Psychopathologien und der Energieaufnahme und -abgabe.

Ungünstige Faktoren, die zur Manifestation von Adipositas beitragen

- Psychosozial:
  - Niedrige soziale Schicht
  - Familiäre Deprivation
  - Einzelkind
  - Alleinerziehender Elternteil
- Familie:
  - Stillgewohnheiten (kurze Stilldauer)
  - Mangelndes Ernährungswissen
  - Ungünstige Einkaufs-, Koch- und Ernährungsgewohnheiten
  - Mangelnde Vorbildfunktion im Ernährungs- und Bewegungsverhalten der Eltern
- Sport und Freizeit:
  - Mangelnde körperliche Bewegung (körperliche Inaktivität)
  - (u.a. bedingt durch zunehmende Motorisierung, mangelnde Spielflächen am Wohnort, unsichere Straßen, zu wenig Fahrradwege etc.)
  - Überangebot an Freizeitangeboten mit körperlicher Inaktivität (Fernsehen, Computerspiele)
- Ernährung:
  - Verzehr von fettreichen und kaloriendichten Nahrungsmitteln
  - Förderung des Verzehrs dieser Nahrungsmittel durch Werbung und Preispolitik
  - Mangelnde Produktaufklärung
  - Überangebot an energiedichten und fettreichen Nahrungsmitteln an Verkaufsstätten im Lebensbereich von Kindern (z.B. Schulen)
  - Häufiger Verzehr von energiedichten Zwischenmahlzeiten (Snacks) und zuckerhaltigen Getränken

Über die Physiologie der Körpergewichtsregulation und die zugrunde liegenden genetischen Faktoren ist noch zu wenig bekannt, um die Pathogenese der Adipositas schlüssig aufzeigen zu können. Dies gilt sowohl für die seltenen syndromalen Formen der Adipositas (z. B. Prader-Willi-Syndrom) als auch für die große Masse der multifaktoriell bedingten Adipositasformen.

Regulationsprinzipien Der Energiegehalt des Körpers und damit das Körpergewicht wird durch fein aufeinander abgestimmte Regulatoren aus den genannten unterschiedlichen physiologischen Systemen im Gleichgewicht gehalten bzw. den altersabhängigen physiologischen Änderungen angepasst. Wenn der Energiegehalt des Körpers und damit das Körpergewicht nicht biologisch reguliert wären, würde beispielsweise eine zusätzliche Energiezufuhr von nur 150 kcal pro Tag oberhalb des Gleichgewichts in einen Energieüberschuss von ca. 55.000 kcal/Jahr und in eine Gewichtszunahme von mehr als 10 kg/Jahr resultieren.

Es können offensichtlich zwei übergeordnete Regulationsprinzipien unterschieden werden: Bei der kurzfristigen Kontrolle der Energiebilanz spielen Signale aus dem Magen-Darm-Trakt (Ghrelin, Peptid YY, pankreatisches Polypeptid, Oxyntomodulin [OXM], „glucagon-like petide 1" [GLP-1]) sowie Nahrungsmetabolite eine wichtige Rolle. Für die langfristige Kontrolle der Energiebilanz und die Sicherung der Stabilität des Gewichts und der Körperzusammensetzung ist ein Informationsaustausch zwischen den Energiereservoirs des Körpers und den übergeordneten hypothalamischen Zentren nötig (z. B. Leptin).

Störgrößen, die Änderungen des Gleichgewichts herbeiführen wollen (z. B. Maßnahmen zur Gewichtsreduktion), werden normalerweise durch kompensatorische Mechanismen (z. B. Reduktion des Grundumsatzes) beantwortet, um so das Energiegleichgewicht zu stabilisieren. Die Entwicklung einer Adipositas wird dann möglich, wenn Störfaktoren in den regulierenden Systemen keine adäquate Antwort finden. Dabei sind wie oben erwähnt kleinste Energieüberschüsse pro Tag ausreichend, um ein progredientes Wachstum der Energiespeicher und damit des Körperfettorgans auszulösen.

Einige Gene, die die molekularen Komponenten dieser Regulationssysteme kodieren, wurden zunächst bei Tieren identifiziert und dann in ihrer Bedeutung beim Menschen bestätigt.

An der Regulation des Hunger- und Sättigungsempfindens und der Energiehomöostase sind zahlreiche Hormone und Neurotransmitter in übergeordneten hypothalamischen Zentren beteiligt. Ursprünglich ließen tierexperimentelle Untersuchungen aus den 1950er Jahren vermuten, dass anatomisch definierte Zentren für die Regulation des Körpergewichts verantwortlich sind (Läsionen des lateralen Hypothalamus führen zu einer Gewichtsabnahme, Läsionen des medialen Hypothalamus zu Gewichtszunahme). Nach Entdeckung des Fettgewebsbotenstoffes Leptin und der Identifikation der

Zielgebiete von Leptin im zentralen Nervensystem wurde klar, dass die Regulation des Körpergewichts besser über funktionelle Einheiten (Neuronengruppen) beschrieben wird.

Eine Erhöhung der Leptinkonzentration führt zur gesteigerten Expression des Hormonvorläufers Proopiomelanokortin (POMC). Dies geschieht in einer Neuronengruppe im Nucleus arcuatus. Das aus POMC freigesetzte α-Melanozyten stimulierende Hormon (α-MSH) bindet an den Melanokortin-4-Rezeptor (MC4-R) und wirkt sättigend. Mutationen im *MC4-R* sind beim Menschen wahrscheinlich bei ca. 1 % aller Patienten mit Adipositas für ein vermindertes Sättigungsempfinden verantwortlich. Bei einem Abfall der Leptinkonzentration kommt es dagegen zu einer vermehrten Expression von Neuropeptid Y (NPY), einem potenten, zentral wirksamen Appetitstimulator. Die verschiedenen Neurone des Nucleus arcuatus stehen in axonalem Kontakt zu den oben genannten und lange bekannten Hunger- bzw. Sättigungszentren des Hypothalamus (Neurone 2. Grades). Dopamin und Serotonin wirken appetithemmend. Diese Tatsache ist auch Ansatzpunkt für Entwicklungen in der Pharmakotherapie der Adipositas: z. B. kann eine Minderung des Appetits durch eine Hemmung der Serotoninwirkung erreicht werden (z. B. d-Fenfluramin), oder es kann durch eine zusätzliche katecholaminerge Wirkung eine gleichzeitige Steigerung des sympathischen Nervensystems erzielt werden (z. B. Sibutramin).

Physiologische Vorgänge, die zur Stabilisierung des Körpergewichts und der Energiehomöostase beitragen und durch die übergeordneten Zentren im ZNS reguliert werden, sind der Grundumsatz, die Thermogenese, die Fettoxidation, die Aktivität des sympathischen Nervensystems und der Adipozytendifferenzierung (z. B. PPAR, Peroxisome proliferator-activated receptor) sowie verschiedene endokrine Regelkreise.

Regulation der Fettgewebsmasse Bereits am Ende des 1. Lebensjahrs hat das durchschnittliche Adipozytenvolumen nahezu das des Erwachsenen erreicht. Der maximale Lipidgehalt eines Adipozyten beträgt ca. 1 µg. Das weitere Größenwachstum des Fettgewebes während der Kindheit ist danach vorwiegend auf eine Zunahme der Fettzellzahl im Organismus zurückzuführen. Neue Adipozyten können sich lebenslang aus Präadipozyten bilden. Dieser Differenzierungsprozess ist abhängig von der Aktivierung spezifischer Transkriptionsfaktoren und steht unter der Kontrolle zirkulierender Faktoren (z. B. Insulin, Insulin-like growth factor 1 [IGF-1], Glukokortikoide, Wachstumshormon, Fettsäuren) und auto-/parakrin wirkender Faktoren (z. B. Prostaglandine, IGF-1). Nach hormoneller Stimulation werden zunächst die Transkriptionsfaktoren C/EBP-β und C/EBP-δ (CCAAT/Enhancer binding protein)aktiviert, was zur Induktion der Expression von PPAR-γ führt. Bei dieser Induktion handelt es sich wahrscheinlich um einen direkten transkriptionellen Effekt durch Bindung der C/EBP an den PPAR-γ-Promotor. PPAR-γ induziert die Expression von C/EBP-α. C/EBP-α wiederum wirkt in einer positiven Rückkopplungsschleife auf PPAR-γ, um den Status der Differenzierung aufrechtzuerhalten. Insgesamt führt diese Kaskade schließlich zur Expression von fettzellspezifischen Genen, zur Entwicklung der notwendigen Insulinsensitivität der Zelle und zur Produktion von Leptin, dem Botenstoff, der dem zentralen Nervensystem die Größe der Energiereserven signalisiert. Potente Agonisten von PPAR-γ (Glitazone) werden mittlerweile als Medikamente zur Steigerung der Insulinsensitivität bei Typ-2-Diabetikern eingesetzt.

Bei der Entwicklung einer Adipositas kommt es entsprechend zu einer vermehrten Neubildung von Adipozyten. Eine Reduktion der Fettmasse während hypokalorischer Ernährung wird zunächst durch eine Verringerung des Volumens der Adipozyten erreicht. Ob dabei eine Reduktion der Fettzellzahl des Organismus durch Dedifferenzierung oder Apoptose möglich ist, ist zurzeit noch unklar.

Differenzialdiagnose In seltenen Fällen kann die Adipositas Symptom einer anderen Primärkrankheit sein (▶ Übersicht). Die meisten dieser Krankheiten sind durch weitere eindeutige klinische Merkmale ohne weitere Diagnostik erkennbar. Da ein adipöses Kind normalerweise eine Akzeleration des Längenwachstums zeigt, sollte bei jedem Patienten mit verzögertem Wachstum eine sekundäre Adipositas ausgeschlossen werden.

Differenzialdiagnosen

- Genetische Syndrome mit konstitutiver Adipositas, z. B.
  - Prader-Willi-Syndrom
  - Bardet-Biedl-Syndrom
  - Börjeson-Forssman-Lehmann-Syndrom
  - Pseudohypoparathyreoidismus
- Genetische Syndrome mit Makrosomie, z. B.
  - Wiedemann-Beckwith-Syndrom
  - Sotos-Syndrom
  - Simpson-Golabi-Behmel-Syndrom
- Sekundäre Adipositas, z. B.
  - Endokrinopathien (Hypothyreose, Cushing, hGh-Mangel)
  - Fetopathia diabetica
  - Medikamente (Kortison)
  - Muskelhypotonie
  - Geistige Behinderung
  - Kleinwuchs

Klinische Symptome und Komorbidität Mögliche Folgeerscheinungen der Adipositas im Kindes- und Jugendalter sind in ◘ Abb. 21.3 zusammengefasst und im Folgenden erläutert.

Stoffwechselstörungen, Hypertonie und metabolisches Syndrom Die Anlage überschüssiger Fettgewebsdepots begünstigt das Auftreten von zahlreichen Folgekrankheiten wie Dyslipoproteinämie, Störungen der Glukoseregulation, Diabetes mellitus Typ 2 (▶ Kap. 68) und Hypertonie, die letztlich ein erhöhtes Arterioskleroserisiko zur Folge haben. Die Wurzeln dieser bedeutendsten Zivilisationskrankheiten liegen bereits in der Kindheit. Ein zentraler, pathogenetisch relevanter Befund ist die Insulinresistenz.

Erhöhte Blutfettwerte sowie charakteristische Dyslipoproteinämien (meist Typ 2a oder 2b nach Fredrickson) werden bereits in der Kindheit durch Adipositas ausgelöst oder verstärkt. Der Diabetes mellitus Typ 2 ist in den USA bereits für ein Drittel aller neuen Diabetesfälle bei Jugendlichen verantwortlich. Dieser Anstieg der Prävalenz des Diabetes mellitus Typ 2 erfolgte in den letzten Jahren parallel zum Anstieg der Adipositasprävalenz in dieser Altersgruppe. In Deutschland zeigen verschiedene aktuelle Kohortenstudien, dass bei Kindern- und Jugendlichen mit Adipositas die Prävalenz des Typ-2-Diabetes mellitus bei 1 % und die der gestörten Glukosetoleranz bei 3–6 % liegen (▶ Kap. 68).

Erhöhte Blutdruckwerte finden sich häufig bei adipösen Kindern und Jugendlichen. Diesem Befund kommt bereits ein erhöhtes Morbiditätsrisiko zu. Eine echte arterielle Hypertonie ist nicht einfach zu diagnostizieren ist. Eine 24-h-Blutdruckmessung ist dazu erforderlich.

Für Insulin-, Cholesterin- und Triglyceridspiegel sowie für den Blutdruck liegt offenbar ein sog. „tracking“ vor, d. h. das relative Niveau der Messwerte bleibt während der Zunahme des Alters gleich.

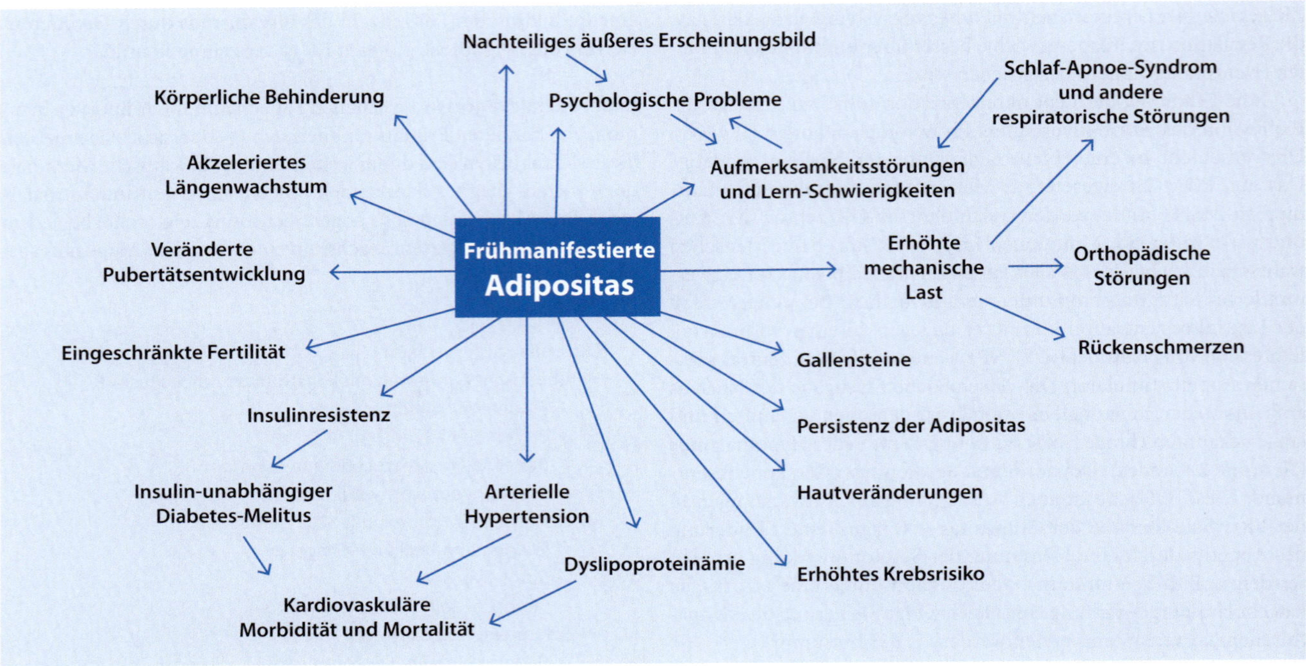

Abb. 21.3 Folgeerscheinungen der Adipositas im Kindes- und Jugendalter

Hiernach können theoretisch eine pathologische Glukosetoleranz, eine Dyslipoproteinämie oder eine Hypertonie des Erwachsenen bereits in der Kindheit prognostiziert werden und somit eine Risikoeinschätzung der bestehenden Adipositas schon sehr früh erfolgen.

Es ist bekannt, dass es bei adipösen Erwachsenen häufig zu einem sog. Clustering von Risikofaktoren kommt: Die Kombination von Hyperinsulinämie, pathologischer Glukosetoleranz, Dyslipoproteinämie, Hyperurikämie und erhöhtem Blutdruck bedingt das metabolische Syndrom. Die beobachtete Anhäufung dieser Befunde bei mehreren Familienmitgliedern lässt auch auf eine genetische Prädisposition schließen. Diese kann möglicherweise kausal mit der Aktivität der 11β-Hydroxysteroid-Dehydrogenase Typ 1 (11β-HSD-1), einem Enzym, das für die Bildung von Kortisol aus Kortison verantwortlich ist und in omentalen Adipozyten exprimiert wird, in Zusammenhang gebracht werden.

Die entsprechenden Patienten zeichnen sich auch durch eine abdominal betonte Körperfettverteilung aus mit vergrößerten intraabdominalen Fettdepots. Dem viszeralen Fettgewebe kommt eine Schlüsselrolle bei der Entstehung dieser metabolischen Störungen zu. Es zeichnet sich im Vergleich zum subkutanen durch eine höhere Zelldichte, eine dichtere Innervation, kleinere Zellen mit höherer Dichte adrenerger Rezeptoren und einen erhöhten Blutfluss aus. Dies bedingt, dass es metabolisch aktiver ist. In Abhängigkeit von der im viszeralen Fett vorherrschenden lipolytischen Aktivität kommt es zum Anfluten von freien Fettsäuren im portalen Kreislauf, wodurch es zu einer Steigerung der hepatischen Lipoproteinproduktion und zu einer Beeinträchtigung der hepatischen Insulinextraktion kommt. Da viszerales Fett während der Pubertät an Größe zunimmt, ist davon auszugehen, dass sich die metabolischen Veränderungen zeitgleich vermehrt einstellen.

Neuere Untersuchungen zeigen, dass ein Clustering von Risikofaktoren des metabolischen Syndroms bei Kindern mit Adipositas bereits präpubertär gefunden werden kann. Während der Pubertät kommt es zu einer deutlicheren Ausprägung dieser Risikofaktoren aufgrund der in der Pubertät zunehmenden Insulinresistenz.

In den USA liegt die Prävalenz des metabolischen Syndroms bei normalgewichtigen Jugendlichen bei 0,1 %, bei übergewichtigen Jugendlichen bei 6,8 % und bei adipösen Jugendlichen bei 28,7 %. Die Prävalenzzahlen hängen naturgemäß von der verwendeten Definition der einzelnen Grenzwerte für die Faktoren des metabolischen Syndroms ab.

Das metabolische Syndrom ist der Motor für die Entwicklung kardiovaskulärer Erkrankungen und des Altersdiabetes. Kinder und Jugendliche, bei denen Hinweise für ein metabolisches Syndrom gefunden werden, sollten im Verlauf regelmäßig nachuntersucht werden. Neben verhaltenstherapeutischen Maßnahmen mit dem Ziel einer Verbesserung des Ernährungs- und Bewegungsverhaltens (s. unten) muss zukünftig auch der Einsatz von Medikamenten überprüft werden. Dabei ist es zunächst sinnvoll, die Insulinresistenz mit sog. Insulin-Sensitizern zu behandeln (z. B. Metformin). Bevor hierfür eine generelle Empfehlung ausgesprochen werden kann, sind weitere kontrollierte Studien notwendig.

Störungen der Pubertätsentwicklung Es besteht eine Beziehung zwischen der Pubertätsentwicklung und dem Ausmaß der Energiespeicher im Körper. Eine frühe Reifeentwicklung ist mit einem erhöhten Körperfettgehalt im Erwachsenenalter verknüpft. Andererseits haben Kinder mit Adipositas eine frühere Adrenarche, ein akzeleriertes Knochenalter sowie eine passager erhöhte Wachstumsgeschwindigkeit und Mädchen ein jüngeres Menarchenalter. Interessanterweise scheint bei Jungen die Gonadarche demgegenüber etwas verspätet einzusetzen, was vorläufigen Befunden zufolge auf eine verzögert einsetzende und verminderte Gonadotropinausschüttung zurückzuführen ist. Zusätzlich bestehen bei adipösen Jungen oft eine ausgeprägte Pseudogynäkomastie und ein Pseudohypogenitalismus. Das Fettgewebe ist ein zentraler Ort der Aromatisierung von Steroidhormonen, was die Hyperöstrogenämie im Rahmen der Adipositas erklärt. Dies erklärt auch das Vorkommen einer echten Gynäkomastie bei adipösen Jungen.

Weitere endokrinologische Veränderungen Adipositas geht mit Veränderungen in klassischen endokrinologischen Regelkreisen (hypothalamohypophysär-thyroidale, hypothalamohypophysär-gonadale und hypothalamohypophysär-adrenale Achse) einher. Zahlreiche endokrine Funktionen scheinen dabei in enger Beziehung zum Körpergewicht zu stehen.

Eine verminderte hypophysäre Ausschüttung von Wachstumshormon (GH) führt bei Adipositas zu erniedrigten GH-Serumkonzentrationen. Diese sind invers mit der Größe der viszeralen Fettgewebsdepots korreliert. Eine postulierte verminderte lipolytische Wirkung von GH könnte hierfür verantwortlich sein.

Endokrine und metabolische Funktionen des Fettgewebes Das Fettorgan des Menschen hat nicht nur die Funktion eines Energiespeichers, sondern ist ein komplexes endokrines Organ. Metabolische und kardiovaskuläre Komplikationen der Adipositas werden von den Sekretionsprodukten des Fettgewebes gefördert oder sogar verursacht.

Bislang wurden mehr als 100 Sekretionsprodukte des Fettgewebes charakterisiert, die sich unterschiedlich in Familien zuordnen lassen. Dazu gehören Fettsäuren, Prostaglandine bis hin zu komplexen Proteinen. Da die Sekretion dieser sog. Adipokine mit zunehmender Fettmasse ansteigt, lässt sich Adipositas auch als Zustand einer subakuten chronischen Inflammation beschreiben. Fettzellen und ihre Vorläuferzellen können demnach als primitive Immunzellen betrachtet werden, die sogar die Fähigkeit zur Phagozytose besitzen. Ein auffällig hoher Anteil der Adipokine gehört zu der Familie der Zytokine und Chemokine. Dazu zählen z. B. Tumor-Nekrose-Faktor α (TNF-α), Transforming growth factor β (TGF-β), Interleukin-1 (IL-1), IL-4, IL-6, IL-8, IL-18, makrophagenkoloniestimulierender Faktor (MCSF), Makrophagenmigrationsinhibitionsfaktor (MIF) und Macrophage inflammatory protein 1α (MIP-1α). Vom Fettgewebe werden auch Faktoren des alternativen Komplementsystems und Plasminogen-Aktivator-Inhibitor-1 (PAI-1) synthetisiert und abgegeben. Adiponektin ist ein Protein, das ausschließlich von differenzierten Adipozyten synthetisiert wird. Überraschenderweise sind Plasmaspiegel bei adipösen Individuen niedriger als bei schlanken. Die Erniedrigung der Adiponektinspiegel bei Adipösen scheint in kausalem Zusammenhang mit der Entstehung einer Insulinresistenz und des metabolischen Syndroms zu stehen. Eine Erhöhung der Adiponektinspiegel führt im Tierversuch zu einer Verbesserung der Insulinresistenz und zu einem Schutz vor arteriosklerotischen Gefäßveränderungen. Dem Adiponektin kommt zukünftig eine besondere diagnostische und vielleicht auch therapeutische Bedeutung bei Adipösen zu.

Orthopädische Störungen Eine bislang weit unterschätzte Bedeutung haben orthopädische Veränderungen als Folge einer frühmanifesten Adipositas. Neben häufigeren Zerrungen und Frakturen sind bei Kindern und Jugendlichen mit Adipositas folgende 3 relevante Befunde vermehrt zu finden: Genu valgum und Blount-Krankheit (= aseptische Epiphyseonekrose der medialen, proximalen Tibiaepiphyse, die vor allem bei der negroiden Rasse vorkommt) als Wegbereiter für eine spätere Gonarthrose sowie die Epiphyseolysis capitis femoris. Diese kann bei extrem adipösen Jugendlichen latent verlaufen und zu einer Dislokation des Hüftkopfes („tilt-deformity") führen und so Wegbereiter für eine Koxarthrose sein.

Respiratorische Störungen Adipöse Säuglinge und Kleinkinder leiden offenbar häufiger an obstruktiven Bronchitiden als normalgewichtige. Von besonderer Bedeutung sind zudem Berichte über das Vorkommen des obstruktiven Schlafapnoe-Syndroms (OSAS) und dem sog. obstruktiven Schnarchen („upper airway resistance syndrom", UARS) mit nächtlicher Hypoventilation und Hypoxämien bei adipösen Kindern und Jugendlichen. Neurokognitive Defizite und Schulleistungsstörungen können bei den adipösen Kindern bestehen, die ein Schlafapnoe-Syndrom aufweisen. Da bei den publizierten Fällen von adipositasassoziiertem Hypoventilationssyndrom eine hohe Mortalitätsrate beschrieben wurde, ist beim Vorliegen dieser Komplikation eine aggressive Therapie zu fordern.

Bei Kindern und Jugendlichen kann eine deutliche Gewichtsabnahme zu einer Eliminierung des OSAS führen, bei Erwachsenen hingegen ist dies nur ganz selten möglich, da die zugrunde liegende Instabilität der Pharynxwände und der Zungengrundmuskulatur im späteren Leben nicht mehr reversibel ist.

Dermatologische Veränderungen Weitere körperliche Veränderungen, die zu einem Leidensdruck bei den Betroffenen führen, sind: monströse Formen des Panniculus adiposus, Striae distensae und intertriginöse Hautinfektionen. Die Acanthosis nigricans, deren Vorkommen auf bis zu 25 % bei deutlich übergewichtigen Jugendlichen geschätzt wird, findet bei der klinischen Befunderhebung meist keine Beachtung, könnte aber ein Hinweis für das Vorliegen einer gestörten Glukosetoleranz oder eines Diabetes mellitus Typ 2 sein. Auch ein vermehrtes Vorkommen von Akne und Hirsutismus bei adipösen Mädchen ist bekannt.

Gastroenterologische Veränderungen Ein gastroösophagealer Reflux sowie Magenentleerungsstörungen als Folge eines vermehrten intraabdominalen Drucks liegen bei adipösen Kindern häufiger als bei normalgewichtigen Kindern vor. Adipositas im Kindesalter erhöht das Risiko für Gallensteine um das bis zu 10-Fache insbesondere bei wiederholten Gewichtsabnahmen.

Hinweise für das Vorliegen einer Fettleber (Steatosis hepatis) kann bei bis zu 25 % der Kinder und Jugendlichen mit Adipositas gefunden werden. Bei diesen Patienten liegen meist weitere Zeichen einer Insulinresistenz bzw. eines metabolischen Syndroms vor. Erhöhte Leberenzyme (insbesondere Alaninaminotransferase, ALT) sowie eine Echogenitätsvermehrung in der Sonografie sind Hinweise für eine Fettleber. Verlaufsbeobachtungen bei Erwachsenen konnten zeigen, dass einige dieser Patienten mit Fettleber eine nichtalkoholische Steatohepatitis (NASH) entwickeln, die wiederum ein hohes Risiko für die Entwicklung einer Leberzirrhose oder einer Leberfibrose hervorruft. Die Diagnose NASH basiert auf dem histologischen Befund einer Biopsie. Die Bedeutung erhöhter Leberenzyme bzw. sonomorphologischer Veränderungen der Leber im Sinne einer Fettleber bei Kindern und Jugendlichen mit Adipositas ist bislang aufgrund fehlender Verlaufsbeobachtungen noch unklar. Diesen Befunden muss zukünftig eine erhöhte Aufmerksamkeit gewidmet werden.

Psychosoziale Folgen und Lebensqualität Der Leidensdruck eines Kindes oder Jugendlichen mit Adipositas entsteht durch sein äußeres Erscheinungsbild und die daraus resultierende Diskriminierung, welche schließlich ein gestörtes Selbstbild zur Folge hat. Neuere Untersuchungen zeigen, dass Kinder mit Adipositas unter Beeinträchtigungen des Selbstwertes leiden und dass die berichtete Lebensqualität, die ähnlich beeinträchtigt ist wie bei Kindern mit onkologischen Erkrankungen, Zusammenhänge mit Aspekten der psychosozialen Adaptation, wie sozialem Rückzug und emotionalen Problemen aufweist. Die entstehenden psychosozialen Probleme und die oft negativen sozialen Interaktionen beeinflussen den sozioökonomischen Status der Betroffenen im Erwachsenenalter entscheidend.

Bei adipösen Erwachsenen ist eine höhere Rate an affektiven Störungen zu finden, wobei unklar ist, ob diese Folge der psychosozialen

Probleme ist oder umgekehrt das Entstehen der Adipositas durch sie begünstigt wird.

Essstörungen bei Adipositas im Kindes- und Jugendalter Adipositas ist primär keine Essstörung. Ein geringer Prozentsatz der Adipösen leidet allerdings an einer Essstörung. Unterschieden werden muss das sog. Binge-eating-Syndrom vom sog. Night-eating-Syndrom. Adipöse Jugendliche zeigten in 20–30 % der Fälle Hinweise für ein Binge-eating-Syndrom. Mädchen scheinen häufiger betroffen zu sein als Jungen. Interessanterweise ist eine Binge-eating-Störung häufig mit anderen psychiatrischen Krankheiten assoziiert. Jugendliche mit einem Binge-eating-Syndrom haben sehr viel häufiger eine depressive Verstimmung und ein niedriges Selbstwertgefühl.

Verlauf und Prognose Die Wahrscheinlichkeit, dass eine Adipositas im Kindesalter bis ins Erwachsenenalter fortbesteht, ist hoch, wenn das Kind älter als 4 Jahre ist, einen übergewichtigen Elternteil hat oder eine extreme Adipositas aufweist. Bei einem 7-jährigen Kind mit Adipositas und einem adipösen Elternteil besteht z. B. unabhängig von der Ausprägung der Adipositas eine 70%ige Wahrscheinlichkeit, auch im Erwachsenenalter adipös zu sein.

Adipositas im Kindes- und Jugendalter ist mit einer höheren Morbidität und Mortalität im Erwachsenenalter verbunden. Die Prognose der Adipositas ist daher auch von der Ausprägung und jeweiligen Prognose der oben genannten Folgekrankheiten abhängig. Die Adipositas mit ihren Folgekrankheiten stellt im Erwachsenenalter eines der bedeutendsten medizinischen und gesundheitsökonomischen Probleme unserer Zeit dar.

Die Prognose der Adipositas im Kindes- und Jugendalter ist auch durch die Tatsache ungünstig, dass die momentan bestehenden Therapiekonzepte eine hohe Motivation und Compliance fordern, die oft von den Betroffenen nicht erbracht werden oder nicht erbracht werden können.

Therapie Es gibt bislang nur wenige prospektive und kontrollierte Studien zur Adipositastherapie bei Kindern und Jugendlichen und keine ausreichenden Daten über Langzeiterfolge bereits bestehender Therapieprogramme (auch für Erwachsene).

Grundsätzlich müssen bei einer Therapie der Adipositas die physiologischen Grundlagen der Körpergewichtsregulation berücksichtigt werden (s. oben). Deshalb ist das Ziel einer Therapiemaßnahme nicht die Gewichtsabnahme, sondern die Stabilisierung eines reduzierten Körpergewichts auf einem niedrigeren Niveau und damit die Stabilisierung eines neuen Energiegleichgewichts. Ob dies generell langfristig durch Verhaltenstherapie möglich ist, ist noch unklar. Schnelle Gewichtsabnahmen im Rahmen von kurzzeitigen hypokalorischen Diäten sind eher nachteilig (Effekt des „weight cycling").

Die Indikation zu einer speziellen therapeutischen Intervention hängt vom Schweregrad der Adipositas und vom Vorliegen von Folgekrankheiten ab. Aus präventiver Sicht sollte so früh wie möglich eine adäquate Intervention angestrebt werden. Kreuzt der BMI-Verlauf die BMI-Perzentilen nach oben, so sollte dies erkannt und bereits vor Erreichen der 97. Perzentile mit einer Behandlung begonnen werden.

21

Bei den momentan möglichen Therapiemaßnahmen im Kindes- und Jugendalter hat eine ambulante, verhaltenstherapeutisch orientierte Maßnahme unter Einbeziehung der Personen des engeren sozialen Umfelds die besten Aussichten auf einen möglichen Langzeiterfolg. Die Bausteine einer solchen Therapie sind u. a.: Steigerung der körperlichen Aktivität sowie individuelle Modifikation der Ernährung und des Essverhaltens. Leider gibt es bis heute nur wenige überzeugende Therapiekonzepte und kaum ambulante Therapiezentren, an denen eine langfristige Betreuung der Patienten möglich ist. Interkurrente stationäre Therapiemaßnahmen können vorteilhaft sein, insbesondere dann, wenn sie fest in ein langfristiges Programm eingebunden sind. Die Adipositas ist wie der Diabetes oder die Hypercholesterinämie eine chronische Krankheit, die einer Langzeittherapie bedarf.

Die bisher publizierten Daten zeigen, dass die verhaltenstherapeutischen Maßnahmen nur bei einer Minderheit der Kinder und Jugendlichen mit Adipositas wirksam sind. Diese kommen meist aus hoch motivierten intakten Familien. Der Überprüfung der Motivation und der Therapiefähigkeit eines Patienten und seiner Familie vor der Durchführung einer aufwendigen ambulanten Adipositastherapie kommt eine besondere Bedeutung zu.

Medikamentöse und chirurgische Therapien (bariatrische Chirurgie) sind für die Anwendung bei Kindern und Jugendlichen nicht überprüft bzw. nicht zugelassen und sollten nur bei zwingenden Indikationen in Adipositasspezialzentren durchgeführt werden.

Eine neue Herausforderung in der Kinder- und Jugendmedizin stellt die Behandlung der Komorbidität der Adipositas bei Kindern und Jugendlichen dar. Können die Therapieziele nicht durch Verhaltensänderungen erreicht werden, so ist eine pharmakologische Therapie der systolischen Hypertonie, der Dyslipidämie, des metabolischen Syndroms oder des polyzystischen Ovarsyndroms erforderlich, und es müssen unter Umständen für Kinder und Jugendliche nicht zugelassene Medikamente aus der Erwachsenenmedizin verwendet werden. Dies kann nur nach sorgfältiger Überprüfung der Indikation und mit adäquater Dokumentation des Verlaufs durchgeführt werden. Die Gabe von Metformin im Rahmen der Behandlung des metabolischen Syndroms oder des Prädiabetes hat sich bereits etabliert. Eine Dosierung mit 500–1000 mg Metformin pro Tag scheint dabei ausreichend zu sein, die Therapieziele zu erreichen.

Prävention Da Adipositas im Kindes- und Jugendalter heute für herkömmliche Maßnahmen weitgehend therapieresistent ist, stellt die Vorbeugung der Adipositas eine klassische Aufgabe für die Präventivmedizin und damit auch die Kinder- und Jugendmedizin dar. Zahlreiche Präventionsstudien, die auf alleinige Verhaltensänderungen bei Kindern abzielten, zeigten keinen messbaren Effekt auf das Körpergewicht. Es ist deshalb davon auszugehen, dass eine wirksame Prävention nur durch eine zusätzliche Veränderung der Lebensbedingungen, unter denen die Kinder aufwachsen, möglich ist. Die ◘ Abb. 21.4 zeigt in Form des sog. Zwiebelmodells die verschiedenen Ebenen der Verantwortung für die Prävention der Adipositas im Kindes- und Jugendalter. Wenn es gelingt, auf allen Ebenen deutliche Veränderungen zu erreichen, können die Lebensbedingungen verändert und die aktuelle besorgniserregende Entwicklung gebremst und eventuell sogar rückgängig gemacht werden. Eine wirksame Prävention kann von einzelnen Personen oder Gruppen im Gesundheitssystem nicht erbracht werden. Isolierte Beratungsprogramme zur Prävention erscheinen auf der Basis der publizierten Studien nicht sinnvoll.

Die Prävention von Übergewicht ist auch eine familienpolitische, hoheitliche Aufgabe des Staates (positive Beispiele aus anderen Bereichen, bei denen die Politik das Verhalten der Bürger beeinflussen konnte: Sicherheitsgurte im Auto, Verbot der Tabakwerbung, raucherfreie Arbeitsplätze, Ökosteuer, Benutzung von Kondomen zur Aids-Prävention, u. a.).

Einzelne schulbasierte Präventionsprogramme, in denen Verhaltens- und Verhältnisprävention angestrebt wurden, zeigen überraschende Erfolge und können als wissenschaftlich etabliert eingestuft werden. In solchen Programmen sollten einfache Botschaften möglichst über einen breit angelegten Ansatz vermittelt werden. Dabei sollten Lehrer, Medien, Hausmeister, Eltern, Schulkantinen und die Freizeitgestaltung mit einbezogen werden. Geschlechtsspezifische und ethnische Besonderheiten müssen berücksichtigt werden und stellen eine weitere Herausforderung dar.

Schließlich muss erwähnt werden, dass die Grundlagen für ein gesundes Ernährungs- und Bewegungsverhalten bereits in frühester Kindheit gelegt werden und die Kinder durch die Vorbildfunktion der Erwachsenen geprägt werden. Daher erscheinen breitenwirksame Präventionsstrategien bei jungen Familien besonders sinnvoll und sollten überprüft werden.

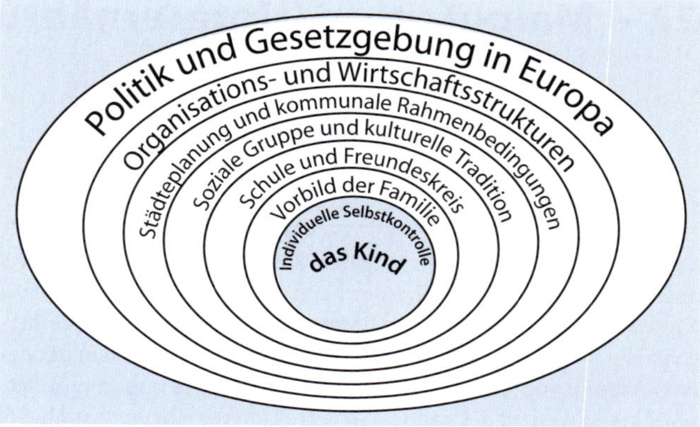
Politik und Gesetzgebung in Europa
Organisations- und Wirtschaftsstrukturen
Städteplanung und kommunale Rahmenbedingungen
Soziale Gruppe und kulturelle Tradition
Schule und Freundeskreis
Vorbild der Familie
Individuelle Selbstkontrolle
das Kind

Abb. 21.4 Modell für die verschiedenen Verantwortungsebenen für die Prävention von Übergewicht bei Kindern und Jugendlichen. (Mod. nach Lobstein et al. 2004, mit freundl. Genehmigung)

Literatur

Ebbeling CA, Pawlak DB, Ludwig DS (2002) Childhood obesity: Public-health crisis, common sense cure. Lancet 360:473–482

Epstein LH, McKenzie SJ, Valoski A, Wing RR, McCurley J (1994) Ten year outcomes of behavioral family based treatment for childhood obesity. Health Psychol 13:373–383

Gortmaker SL, Must A, Perrin JM, Sobol AM, Dietz WH (1993) Social and economic concequences of overweight in adolescents and young adulthood. N Engl J Med 329:1008–1012

Häger A, Sjöström L, Arvidsson B, Björntorp P, Smith U (1977) Body fat and adipose tissue cellularity in infants: A longitudinal study. Metabolism 26:607–614

Kromeyer-Hauschild, Jaeger U (1998) Growth studies in Jena, Germany: Changes in body size and subcutaneous fat distribution between 1975 and 1995. Am J Hum Biol 10:579–587

Kromeyer-Hauschild, Wabitsch M, Kunze D et al (2001) Perzentile für den Body Mass Index für das Kindes- und Jugendalter unter Heranziehung verschiedener deutscher Stichproben. Monatsschr Kinderheilk 8:807–818

Kromeyer-Hauschild K, Gläßler N, Zellner K (2008) Perzentile für den Taillenumfang von Jenaer Kindern im Alter von 6 bis 18 Jahren. Aktuel Ernaehr Med 33:116–122

Kromeyer-Hauschild K, Glässer N, Zellner K (2012) Percentile curves for skinfold thickness in 7- to 14-year-old children and adolescents from Jena, Germany. Eur J Clin Nutr 66(5):613–621

Han JC, Lawlor DA, Kimm SYS (2010) Childhood obesity. Lancet 375:1737–1748

Lobstein T, Baur L, Uauy R (2004) Obesity in children and young people: A crisis in public health. Obesity reviews 5:4–85

Juonala M, Magnussen CG, Berenson GS et al (2011) Childhood adiposity, adult adiposity, and cardiovascular risk factors. N Engl J Med 365:1876–1885

Moss A, Klenk J, Simon K, Thaiss H, Reinehr T, Wabitsch M (2011) Declining prevalence rates for overweight and obesity in German children starting school. Eur J Pediatr 171(2):289–299

Must Jaques APF, Dallal GE et al (1992) Long-term morbidity and mortality of overweight adolescents. A follow-up of the Harvard Growth Study of 1922 to 1935. N Engl J Med 327:1350–1355

Oude Luttikhuis H, Baur L, Jansen H et al. (2009) Interventions for treating obesity in children. Cochrane Database Syst Rev 1: CD001872. Review

Pinhas-Hamiel O, Dolan LM, Daniels SR et al (1996) Increased incidence of non-insulin-dependent diabetes mellitus among adolescents. J Pediatr 128:608–615

Reinehr T, Widhalm K, l'Allemand D, Wiegand S, Wabitsch M, Holl RW (2009) Two-year follow-up in 21,784 overweight children and adolescents with lifestyle intervention. Obesity (Silver Spring) 17:1196–1199

Reilly JJ, Kelly J (2011) Long-term impact of overweight and obesity in childhood and adolescence on morbidity and premature mortality in adulthood: Systematic review. Int J Obesity 35:891–898

Rhodes SK et al (1995) Neurocognitive deficits in morbidly obese children with obstructive sleep apnea. J Pediatr 127:741–744

Wabitsch M, Hauner H, Heinze E et al (1994) Body fat distribution and changes in the atherogenic risk-factor profile in obese adolescent girls during weight reduction. Am J Clin Nutr 60:54–60

Wabitsch M, Hebebrand J, Kiess W, Zwiauer K (Hrsg) (2005) Adipositas bei Kindern und Jugendlichen – Grundlagen und Klinik. Springer, Berlin Heidelberg

Wabitsch M, Moß A, Redaktionsgruppe (2009) Therapie der Adipositas im Kindes- und Jugendalter (evidenz-basierte Leitlinien). AWMF-Registernummer 050–002. http://www.a-g-a.de. Zugegriffen: 17. Jul 2012

Wabitsch M, Kunze D, Arbeitsgemeinschaft Adipositas im Kindes- und Jugendalter (AGA) (2011) Leitlinien Adipositas im Kinder- und Jugendalter. http://www.a-g-a.de. Zugegriffen: 17. Jul 2012

Wabitsch M, Moss A, Denzer C, Fischer Posovszky P (2012) Das metabolische Syndrom (CME Weiterbildung Zertifizierte Fortbildung). Monatsschr Kinderheilk 160:277–292

Whitaker RC, Wright JA, Pepe MS, Seidel KD, Dietz WH (1997) Predicting obesity in young adulthood from childhood and parental obesity. N Engl J Med 337:869–873

WHO (2000) Obesity. Preventing and managing the global epidemic. Report of a WHO consultation on obesity. Geneva 3–4 June 1997

22 Malnutrition (Unterernährung)

M. J. Lentze

22.1 Grundlagen

Definition Der über einen längeren Zeitraum bestehende Mangel an Energie und/oder Protein führt beim Menschen, insbesondere bei Kindern, zur Unterernährung, die immer mit Gedeihstörung einhergeht. Hiervon betroffen kann das Gewicht und die Länge sein mit der Entwicklung von Untergewicht und Unterlänge gemessen am Perzentilkurvenverlauf des Kindes. Schwere Unterernährung wird heute im internationalen Sprachgebrauch als Malnutrition bezeichnet. Da es sich bei den hungernden Kindern in der dritten Welt um eine Kombination aus Proteinmangel und Energiemangel handelt, wird sie auch als Protein-Energie-Malnutrition (PEM) bezeichnet. In der deutschen Sprache verwenden wir dafür die Begriffe Dystrophie oder Atrophie. Bei Kindern in der dritten Welt mit schwerer Magerkeit („Wasting") und Längenentwicklungsstörung („Stunting") sprechen wir von Marasmus. Sind schwere Ödeme vorhanden und Hautstörungen zusammen mit Gedeihstörung, wird dies als Kwashiorkor bezeichnet. Eine Sonderform des Kwashiorkor ist der marantische Kwashiorkor, der sich vom Marasmus durch das gleichzeitige Vorhandensein von Ödemen unterscheidet.

Ätiologie und Pathogenese Malnutrition kommt in unseren Breiten als Folge von Krankheiten vor, bei denen entweder die Aufnahme von Nahrungsmitteln nicht gewährleistet ist, die Verwertung im Körperstoffwechsel nicht adäquat funktioniert oder der Verbrauch die aufgenommene Menge an Energie übersteigt. Typisch für die Malnutrition ist das gleichzeitige Vorkommen von rezidivierenden Infektionen, die meist den Gastrointestinaltrakt betreffen. Diese führen ihrerseits zu einem schweren Mukosaschaden des Dünndarms. Damit ist der Circulus vitiosus für eine Verschlechterung der Ernährungssituation und Entwicklung der PEM vorgegeben. Die Mortalität ist entsprechend hoch, mehrere Millionen Kinder fallen der PEM mit Infektionen zum Opfer. In den europäischen Ländern kommt die Unterernährung mit Dystrophie häufiger als Folge anderer Krankheiten vor. Einen Überblick über die Ursachen gibt die folgende ►Übersicht. Pathogenetisch gemeinsam ist allen Formen der Malnutrition das Defizit von essenziellen Substraten für das normale Funktionieren des Stoffwechsels und der Versorgung der Organe mit den notwendigen Stoffwechselprodukten. Es kommt zu einer tiefgreifenden Störung der Zellsynthese und des Zellturnovers. Hiervon betroffen sind der Protein-, Glykogen-, Fett-, Vitamin- und Mineralstoffwechsel. Proteinmangel führt zur Mobilisation von körpereigenem Eiweiß und zu einer katabolen Stoffwechselsituation, Energiemangel verbraucht die körpereigenen Fettreserven. Der Grundumsatz wird vermindert durch ein Umschalten des normalen Trijodthyronin(T_3)-Stoffwechsels zu Reverse-T_3. Dadurch kommt es zu einer Herunterregelung der Organfunktionen und verminderten Hormonsekretion endokriner Drüsen. Neben dem Sistieren des Längen- und Gewichtswachstums vermindert sich auch das Kopfwachstum und damit die normale altersgemäße Hirnentwicklung. Gewisse intellektuelle Defizite führen bei lange andauernder Malnutrition zu bleibenden Spätschäden. Das Immunsystem wird durch den Katabolismus geschwächt und leistet der rezidivierenden Infektion mit Erregern von Krankheiten der oberen Atemwege sowie schweren Durchfallskrankheiten Vorschub.

Ursachen für Unterernährung aufgrund von Krankheiten

1. Maldigestions- und Malabsorptionssyndrome
   - Zöliakie
   - Mukoviszidose
   - Schwere Kuhmilchallergie
   - Eiweißverlierende Enteropathie
   - Intraktable Diarrhö
   - Autoimmunenteropathie
2. Chronische Krankheiten
   - HIV-assoziierte Enteropathie
   - Herzinsuffizienz
   - Chronische Niereninsuffizienz
   - Leberinsuffizienz
   - Morbus Crohn
   - Colitis ulcerosa
   - Kurzdarmsyndrom
   - Spastische Zerebralparese
   - Stoffwechselstörungen (z. B. Cystinose)
   - Rezidivierende Infektionskrankheiten
3. Störungen des Umfelds und psychiatrische Störungen
   - Außenseiterdiäten (Rohkost)
   - Vernachlässigung
   - Kindesmisshandlung
   - Anorexia nervosa

Klinische Symptome und Diagnose Bei der Malnutrition kommt es zu einer Gedeihstörung mit mangelnder Gewichtszunahme. Diese ist als Erstes an der Perzentilkurve für das Gewicht sichtbar: Sie verlässt ihren Kanal nach unten und liegt weit unter der Längenperzentile. Bei schwerer Malnutrition senkt sich die Längenperzentile ebenfalls ab und unterschreitet die 3. Perzentile. Klinisch kann sie durch das mangelhaft ausgeprägte subkutane Fettgewebe an typischen Körperstellen festgestellt werden: Gesäß (Tabaksbeutel!), innere Oberschenkel und Bauchhaut, während das Gesicht lange sein normales Aussehen bewahrt. Proteinmangel führt zu Ödemen und Aszites. Bei Malabsorptionssyndromen liegt meistens auch eine Eisenmangelanämie oder eine Vitamin-E-Mangel-Anämie (wie bei zystischer Fibrose) vor, und die Kinder sind blass. Ihre psychomotorische Entwicklung ist verzögert. Neben einer auffälligen Muskelhypotonie bei Säuglingen und Kleinkindern sind auch die „Meilensteine" der Entwicklung verzögert: kein oder spätes Sprechen, verspätete Dentition, auffälliges Sozialverhalten, vor allem bei vernachlässigten oder misshandelten Kindern, die durch Teilnahmslosigkeit oder Distanzlosigkeit gekennzeichnet sind. Säuglinge mit Malnutrition werden eher immer ruhiger und melden sich nicht zum Trinken, sie erscheinen „zufrieden" als Zeichen der durch den Katabolismus hervorgerufenen Apathie. Die Diagnose richtet sich nach der Grundkrankheit.

Therapie Die Behandlung der Grundkrankheit steht im Vordergrund, soweit dies möglich ist. Kann die Grundkrankheit nicht ausreichend behandelt werden, so sind zusätzliche diätetische Maßnahmen notwendig.

22

G.F. Hoffmann, M.J. Lentze, J. Spranger, F. Zepp (Hrsg.), *Pädiatrie*,
DOI 10.1007/978-3-642-41866-2_22, © Springer-Verlag Berlin Heidelberg 2014

Herzinsuffizienz Bei Herzinsuffizienz besteht die Schwierigkeit darin, dass das Nahrungsangebot so gewählt werden muss, dass 130–150 % des altersgemäßen Energiebedarfs bei gleichzeitiger Flüssigkeitsrestriktion zugeführt werden müssen. Dies gelingt nur durch Anreicherung der Nahrung mit Fett und polymeren Kohlenhydraten bis zu einer Energie von 120–160 kcal/kg KG/Tag.

Diarrhö Bei schweren Durchfallskrankheiten wie eiweißverlierender Enteropathie, intraktabler Diarrhö oder Kurzdarmsyndrom ist die resorbierbare Oberfläche des Dünndarms je nach Ausprägung drastisch vermindert. Dies hat bei einem oral zugeführten Überangebot eine osmotische Diarrhö zur Folge. Im Vordergrund der Therapie stehen hierbei Hydrolysatnahrungen vom Typ der extensiven Hydrolysate oder Elementardiäten. Hierbei hat sich die schrittweise Steigerung von kleinen Mengen beginnend bis zu der „verträglichen" Menge bewährt, die gerade keinen Durchfall produziert. Der verbleibende Anteil muss in der Regel durch eine totale parenterale Ernährung gedeckt werden (▶ Kap. 20).

Spastische Zerebralparese Eine Sonderstellung nehmen die Kinder mit schwerer spastischer Zerebralparese ein, die durch ihre Unfähigkeit zu schlucken und die damit verbundene schwierige Fütterungssituation zu den schwer unterernährten Kindern in unserer Gesellschaft gehören. Sie sollten frühzeitig einer perkutanen endoskopisch durchgeführten Gastrostomie (PEG) zugeführt werden. Die Ernährung durch die Gastrostomiesonde erleichtert die Ernährung dieser Kinder sehr und sie haben keine Risiken durch die oft üblichen und lang liegenden nasogastrischen Sonden. Vor Anlegen der PEG-Sonde müssen die betroffenen Kinder immer auf das Vorliegen einer gastroösophagealen Refluxkrankheit (24-h-ph-Metrie, Osophagogastroskopie) untersucht werden. Bei rezidivierenden Aspirationspneumonien ist besonders in dieser Krankheitsgruppe eine Fundoplikatio nach Nissen in Betracht zu ziehen. Die Operation hat jedoch bei diesen Kindern ein erhöhtes Mortalitätsrisiko und muss streng gestellt werden.

22.2 Protein-Energie-Malnutrition in Entwicklungsländern

Ätiologie und Pathogenese Die Protein-Energie-Malnutrition (PEM) im engeren Sinne kommt besonders in Entwicklungsländern vor und wird durch die gleichzeitig vorhandenen rezidivierenden Infektionen verstärkt. Sie kommt in 3 Krankheitsformen vor: dem Marasmus, dem marantischen Kwashiorkor und dem Kwashiorkor. Ursache ist die Unterernährung mit Protein, Energie und Mineralien, die zum Marasmus führt. Proteinmangel allein bei noch ausreichender Energiezufuhr durch Kohlenhydrate führt zum Kwashiorkor. Beide Krankheitszustände sind mit Vitaminmangel kombiniert. Entsprechend sind auch die klinischen Symptome. Betroffen sind vor allem Kinder, die nicht mehr oder nur unzureichend gestillt sind und auf die Zufütterung von Beikost angewiesen sind. Neben der oft mangelhaften Zusatzernährung ist die schlechte Wasser- und Umgebungshygiene Ursache von chronischen, oft schwer verlaufenden Durchfallserkrankungen und Infektionen der oberen Atemwege. Mangelnde Stimulation der Kinder im psychosozialen Verhalten trägt zum Krankheitsbild bei.

Klinische Symptome und Diagnose Der Marasmus ist charakterisiert durch gleichmäßige Abmagerung am ganzen Körper mit fehlendem subkutanem Fettgewebe und hypotropher Muskulatur, jedoch ohne Ödeme (Wasting). Die Körperlänge ist auffällig vermindert (Stunting). Der Kwashiorkor tritt bei älteren Klein- und Schulkindern auf und ist gekennzeichnet durch Ödeme, Hautläsionen, Haarveränderungen, Apathie und Anorexie. Die Hautveränderungen sind durch Hypopigmentationen, Hyperpigmentationen bis zur Blasenbildung gekennzeichnet. Die Leber ist vergrößert, das Serumprotein erniedrigt. Es liegt eine Anämie vor. Bei Kindern mit dem äußeren Erscheinungsbild von Marasmus und Ödemen liegt ein marantischer Kwashiorkor vor.

Die Einteilung des Schweregrades der PEM erfolgt nach einfachen Messgrößen. Hierbei hat sich der Oberarmumfang als einfaches Messverfahren gut geeignet, da er bei Kindern zwischen dem 2. und 5. Lebensjahr relativ konstant ist. Normal sind >14 cm, eine leichte bis mittelgradige PEM hat 12,5–14 cm, eine schwere PEM <12,5 cm Oberarmumfang. Bei jüngeren und älteren Kindern werden die Schweregrade der PEM eingeteilt, indem die Länge und das Gewicht prozentual in Beziehung zu den Medianen von Referenzperzentilen zum Alter des Kindes gesetzt werden: Länge/Alter, Gewicht/Alter (normal >95, milde PEM 87,5–95, mäßige PEM 80–87,5, schwere PEM <80) und Gewicht/Länge (normal >90, milde PEM 80–90, mäßige PEM 70–80 und schwere PEM <70). Die schwere PEM geht mit Hypophosphatämie einher, die je nach Schweregrad über den Ausgang der PEM entscheidet. Bei schwerer Hypophosphatämie und PEM steigt die Mortalität bis über 60 % an, während sie bei Normophosphatämie 19 % beträgt. Es muss damit gerechnet werden, dass 5–10 % der Kinder in der dritten Welt an einer schweren PEM leiden. Der Zeitpunkt des Wachstumsstillstands sowie des Gewichtsverlusts durch PEM beginnt mit 3–6 Monaten und endet zwischen dem 3. und 6. Lebensjahr.

Nach der Feststellung einer schweren Malnutrition müssen die Kinder wieder langsam mit enteraler oder parenteraler Ernährung beginnen. In Rahmen des Beginns der enteralen oder parentralen Ernährung bei Malnutrition kann es zu schweren Komplikationen kommen, die verschiedene Organsysteme betreffen und als Refeeding-Syndrom bezeichnet werden

Pathophysiologie des Refeeding-Syndroms Durch die lange Unterernährung und Entwicklung einer Malnutrition kommt es zur Herunterregelung des Insulins mit verminderter Glukoneogenese und vermehrter Proteolyse, die den Gewichtsverlust und die Entleerung der Vitamin- und Mineralspeicher zur Folge hat. Daneben werden die Fettspeicher entleert. Nach dem Beginn des Refeedings steigt das Angebot an Glukose mit Hyperglykämie, was zu einer erhöhten Lipogenese führt mit Entwicklung einer Steatosis hepatis. Da der Thiaminspiegel noch niedrig ist, entwickeln sich eine metabolische Acidose und Störungen des ZNS. Die hyperosmolare Situation im Blut kann wie beim Diabetes mellitus zum hyperosmolaren Koma führen. Dabei ist die Funktion der Leukozyten vermindert, was die Infektionsgefahr steigert (◘ Abb. 22.1).

Die schnelle und durch die Hyperglykämie erzwungene Insulinausschüttung führt zur einer Hypernatriämie mit konsekutiver Hypervolämie. Diese führt zu Ödemen und Rechtsherzinsuffizienz.

Die Hyperinsulinämie ihrerseits führt zu schweren Elektrolytstörungen durch Verschiebung von Phosphat, Kalium und Magnesium in den intrazellulären Raum. Dadurch entwickelt sich eine Hypokaliämie, eine Hypomagnesiämie und Hypokalzämie, was zu Spasmen, Tetanie und kardialen Arrhythmien führt. Ganz im Vordergrund steht aber der Phosphatmangel mit schwerer Hypophosphatämie. Sie führt zu einem schweren Adenosintriphosphat(ATP)-Mangel. Dieser bedingt auch einen Mangel von ATP in den Erythrozyten, was zur Anämie, Hämolyse und vermindertem O_2-Transport führt. Folge der Hämolyse ist eine Ischämie. Diese wiederum führt im Gastrointestinaltrakt zu Anorexie und Obstipation. Im ZNS treten als Folge

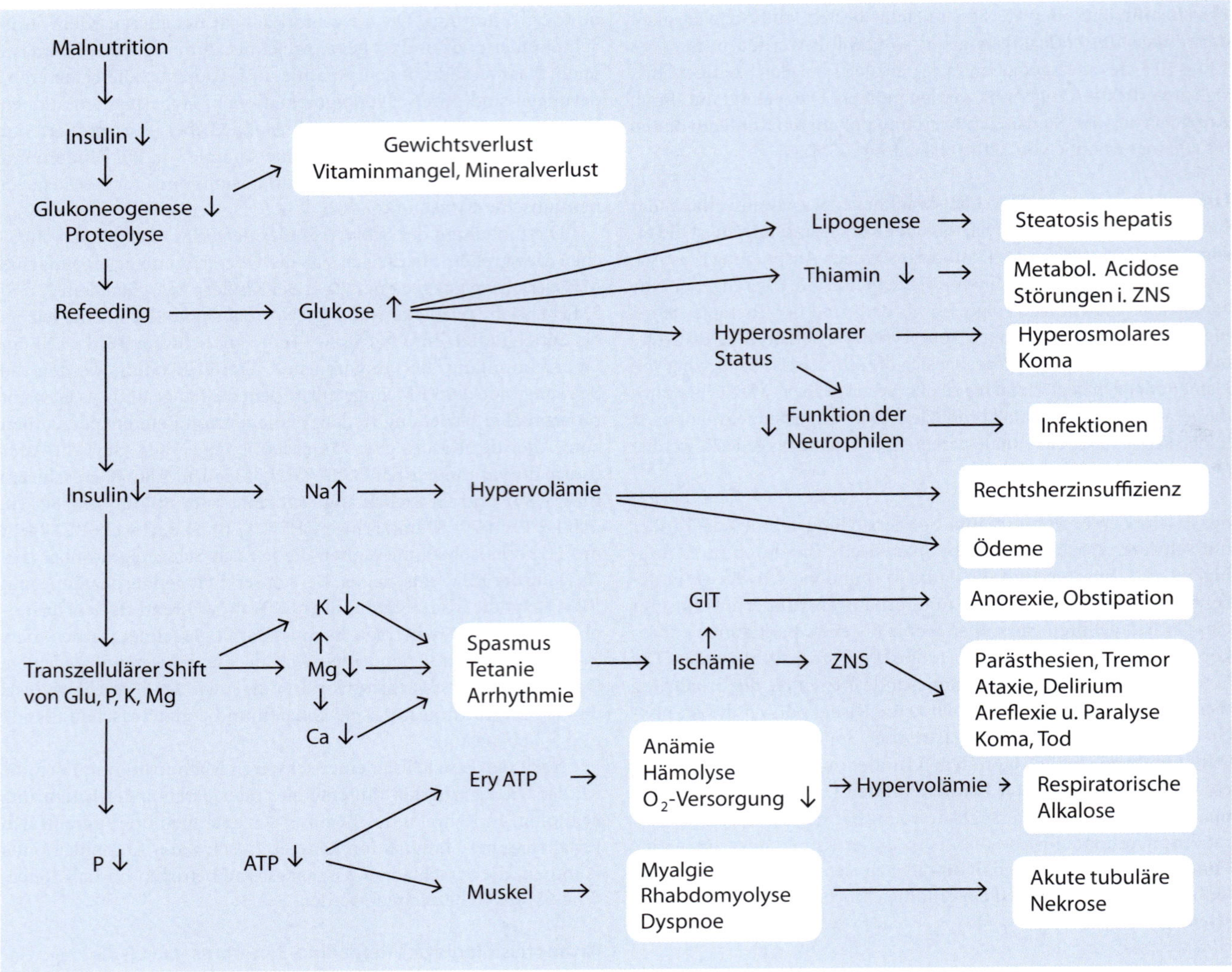

Abb. 22.1 Pathophysiologie des Refeeding-Syndroms. *ATP* Adenosintriphosphat, *Ca* Kalzium, *Ery* Erythrozyten, *GIT* Gastrointestinaltrakt, *Glu* Glukose, *K* Kalium, *Mg* Magnesium, *Na* Natrium, *P* Phosphat, *ZNS* zentrales Nervensystem. (Mod. nach Boateng et al. 2010, mit freundl. Genehmigung)

der Ischämie Ataxie, Koma, Paralyse mit Areflexie und schließlich der Tod ein. Die Anämie führt ihrerseits zur Hyperventilation und respiratorischen Alkalose.

Der ATP-Mangel wirkt sich an der Muskulatur aus mit Schwäche, Myalgien, Rhabdomyolyse und Dyspnoe durch die Zwerchfellschwäche. Die Rhabdomyolyse kann eine akute tubuläre Nekrose der Nieren zur Folge haben.

Das Refeeding-Syndrom kann bei allen schweren primären und sekundären Malnutritionszuständen im Kindesalter auftreten. So ist es bei Zöliakie, M. Crohn und bei Anorexia nervosa beschrieben mit allen Folgen bis zum Tod. Die Symptome eines Refeeding-Syndroms können bei allen Kindern auftreten, bei denen wegen einer Unterernährung wieder mit der Nährstoffzufuhr begonnen wird. Die kritische Zeit des Auftretens dieser Symptome ist die erste Woche des Refeedings.

Ernährung Monitoring nach Ernährungsbeginn Zur Überwachung der Ernährungstherapie bei Malnutrition unabhängig von enteraler oder parenteraler Ernährung müssen in den ersten 3–5 Tagen die folgenden Parameter überwacht werden:
1. Hydratation und Ernährungsstatus;
2. Serumelektrolyte: täglich Natrium, Kalium, Phosphat, Magnesium, Kalzium, Kreatinin, Harnstoff, Glukose, Albumin;
3. kardialer Status: Puls, EKG ± Echokardiografie.

Ernährungsregime

Initiales Volumen und Kalorienzufuhr Bei schweren Fällen Beginn mit 75 % des täglichen Bedarfs:

<7 Jahre	80–100 kcal/kg KG/Tag
7–10 Jahre	75 kcal/kg KG/Tag
11–14 Jahre	60 kcal/kg KG/Tag
15–18 Jahre	50 kcal/kg KG/Tag

Wenn die initiale Menge gut vertragen wird, kann sie über die nächsten 3–5 Tagen langsam gesteigert werden. Jeder Bedarf muss individuell für den einzelnen Patienten berechnet werden, und die oben angegebenen Werte können bis zu 30 % variiert werden. Kleine häufige Mahlzeiten sind zu bevorzugen. Die Nahrung sollte 1 kcal/ml enthalten, um Volumenüberlastungen zu vermeiden.

Proteinzufuhr Wenn eine normale milchbasierte Nahrung zu osmotischer Diarrhö führt, dann sollte ein Hydrolysat verwendet werden. Dazu kann die Ausscheidung von reduzierenden Zuckern mittels Kerry-Test überwacht werden. Initial kann eine Proteinzufuhr von 0,6–1 g/kg KG/Tag verwendet werden. Diese Konzentration kann dann langsam gesteigert werden um 1,2–1,5 g/kg KG/Tag, um den Anabolismus zu stimulieren.

Supplemente

- Natrium 1 mmol/kg KG/Tag, Kalium 4 mmol/kg KG/Tag, Mg 0,6 mmol /kg KG/Tag.
- Phosphat bis 1 mmol/kg KG/Tag intravenös, oral bis zu 100 mmol/ag für Kinder über 5 Jahren. Während der Phosphatsupplementierung kann eine Hypokalzämie auftreten.
- Thiamin, Folsäure, Riboflavin, Vitamin C, Pyridoxin sowie die fettlöslichen Vitamine A, D, E und K sollten supplementiert werden. Spurenelemente inklusive Selen sollten ebenfalls supplementiert werden.

Prävention des Refeeding-Syndroms Das Refeeding-Syndrom ist eines der oft verkannten Komplikationen beim Ernährungsbeginn von Kindern mit primärer oder sekundärer Malnutrition. Es kann in all solchen Situationen auftreten mit schwerwiegenden Folgen für das Kind. Daher ist eine besondere Aufmerksamkeit nach Beginn der Nährstoffzufuhr bei diesen Kindern notwendig. Frühzeitiges Monitoring und vorsichtige Nährstoffzufuhr kann diese Komplikationen verhindern. Der schwere Phosphatverlust mit Hypophosphatämie steht dabei ganz im Vordergrund.

Prognose Bei adäquater Therapie erholen sich die Kinder nach der initialen Phase mit PEM innerhalb von Wochen und Monaten und zeigen ein Aufholwachstum, das vergleichbar dem bei sekundären Ursachen für eine PEM wie bei Zöliakie ist. Das Aufholwachstum bei Kindern mit Marasmus ist jedoch schlechter als bei solchen mit Kwashiorkor. Nach Beendigung des Wachstums liegen die Betroffenen in der Regel zwischen der 3. und 25. Referenzperzentile für die Länge. Die Pubertät tritt in der Regel um 1–2 Jahre verspätet ein. Dies erlaubt längeres Aufholwachstum. Hierbei zeigen unterernährte präpubertäre Mädchen ein größeres Längenaufholwachstum als Knaben. Nach der Pubertät kehrt sich dies um. Mädchen tendieren dann zu größerer Gewichtszunahme und neigen zu Adipositas, während Knaben danach schneller wachsen und die Mädchen überholen. Was die intellektuellen Fähigkeiten angeht, so ist das spätere Intelligenzdefizit bei Kindern mit Marasmus größer als bei solchen mit Kwashiorkor. Insgesamt büßen Kinder mit schwerer PEM durchschnittlich 15 IQ-Punkte ein, was zu schlechteren Schulleistungen führt. Frühzeitige Interventionsstudien haben gezeigt, dass derartige Defizite verhindert werden können durch eine adäquate Versorgung mit Protein und Energie sowie ausreichender psychosozialer Stimulation. Intrauterine Wachstumsrückstände aufgrund einer PEM der Mutter können nur unvollständig ausgeglichen werden. Die Umweltbedingungen spielen ebenfalls eine große Rolle. Während Kinder mit schwerer PEM, die bei ihren Familien in der dritten Welt geblieben waren, die oben genannten Defizite ausprägten, traf dies nicht in diesem Umfang zu für adoptierte Kinder mit PEM in Familien aus entwickelten Industrienationen.

Literatur

Afzal NA, Addai S, Fagbemi A, Murch S, Thomson M, Heuschkel R (2002) Refeeding syndrome with enteral nutrition in children: A case report, literature review and clinical guidelines. Clin Nutrition 21:515–520

Agarwal J, Poddar U, Yachha SK, Srivastava A (2012) Refeeding syndrome in children in developing countries who have celiac disease. J Pediatr Gastroent Nutr 54:521–524

Brown JL, Pollit E (1996) Malnutrition, poverty and intellectual development. Sci Am 274:38–43

Brush G, Harrison GA, Waterlow JC (1997) Effects of early disease on later growth, and early growth on later disease, in Khartoum infants. Ann Hum Biol 24:187–195

Gopalan C (1968) Kwasiorkor and marasmus: Evolution and distinguishing features. In: McCance RA, Widdowson EM (Hrsg) Calorie deficiencies and protein deficiencies. Little Brown, Boston, S 49–58

Grantham-McGregor SM (1995) A review of studies of the effect of severe malnutrition on mental development. J Nutr 125:2233–2238

Manary MJ, Hart A, Whyte MP (1998) Severe hypophospatemia in children with kwashiorkor is associated with increased mortality. J Pediatr 133:789–791

Boateng AA, Sriram K, Meguid MM, Crook M (2010) Refeeding syndrome: Treatment considerations based on collective analysis of literature case reports. Nutrition 26:156–167

23 Vitaminmangelkrankheiten

H. Böhles

23.1 Wasserlösliche Vitamine

Zum Zeitpunkt der Geburt ist bei Neugeborenen die Konzentration wasserlöslicher Vitamine höher als bei der Mutter. Der aktive Plazentatransport wasserlöslicher Vitamine führt in der Schwangerschaft zu einem Konzentrationsgradienten von 1 : 1,5 bis 1 : 6 zugunsten des Fetus. Bei unzureichender Vitaminversorgung der Schwangeren können sich beim Neugeborenen durchaus Mangelzustände entwickeln. Über den Vitaminbedarf Frühgeborener besteht noch weitgehende Unklarheit. Bei oraler Zufuhr werden wasserlösliche Vitamine durch den Gastrointestinaltrakt und die Leber umgebaut. Bei parenteraler Verabreichung dagegen werden diese Organsysteme umgangen und größere Mengen der Vitamine über die Nieren ausgeschieden.

23.1.1 Vitamin-B_1-Mangel (Thiaminmangel)

Definition Thiaminpyrophosphat (Kocarboxylase) ist die aktive Form von Thiamin. Die molekulare Struktur setzt sich aus einem substituierten Pyrimidin- und einem Thiazolanteil zusammen, die über eine Methylenbrücke verbunden sind. Circa 75 % sind phosphoryliert und 25 % in freier Form nachweisbar. Es katalysiert vor allem Decarboxylierungsreaktionen im Kohlenhydratstoffwechsel und ist z. B. Kofaktor der Pyruvatdehydrogenase, der α-Ketoglutarat-Dehydrogenase, der Dehydrogenase verzweigtkettiger Aminosäuren sowie der Transketolasereaktion. Die Transketolase katalysiert die Übertragung von C-C-Einheiten an zwei Stellen des Pentosephosphatshunts, der für die Ribosebereitstellung im Rahmen der Nukleotidsynthese essenziell ist. Unter den Organen ist das Myokard mit 2–3 µg/g eines der thiaminreichsten Gewebe des Körpers.

Häufigkeit Vor allem bei reichlicher Kohlenhydratzufuhr und unzureichender Thiaminsubstitution kann ein Thiaminmangel bereits nach einigen Tagen auftreten. Diese Aussage hat vor allem für den Bereich der parenteralen Ernährung Bedeutung.

Ätiologie und Pathogenese Da Thiamin eng mit dem energetischen Glukosestoffwechsel verbunden ist, wirkt sich sein Mangel hauptsächlich an von Glukose abhängigen Organsystemen, also am Zentralnervensystem, aus. Da es auch an der Acetylcholinsynthese beteiligt ist, beeinflusst der Thiaminmangel die Nervenleitgeschwindigkeit. In der Nahrung ist Thiamin hauptsächlich in Gemüse, Zerealien, Obst, Eiern und Fleisch enthalten. Thiamin wird jedoch durch den Kochprozess schnell zerstört. Allgemeine, unspezifische Symptome des Thiaminmangels wie Schlafstörungen, Anorexie, Nausea, Muskelschmerzen können bereits bei einer täglichen Thiaminaufnahme von weniger als 0,2 mg/1000 kcal auftreten. Bei einem Abfall unter 20 % der normalen Thiaminkonzentration im Gehirn treten zentralnervöse Ausfallerscheinungen auf. Die Ausfallerscheinungen erklären sich in erster Linie aus dem gestörten Kohlenhydratstoffwechsel, wovon strikt glukoseabhängige Gewebe, wie das zentrale und periphere Nervensystem, primär betroffen sind.

Pathologie Die pathologischen Veränderungen sind vor allem am Herzen und am peripheren Nervensystem feststellbar. Das Herz ist vergrößert und weist Zeichen einer fettigen Degeneration auf. Die Veränderungen am peripheren Nerven basieren auf einer Degeneration der Myelinscheiden und der Axone. Die unteren Extremitäten sind zuerst betroffen, und die Ausbreitung der Degeneration erfolgt von distal nach proximal.

Klinische Symptome und Verlauf In klassischer Weise wurde das Auftreten eines Thiaminmangels als Beriberi-Krankheit in Asien vor allem nach dem Genuss von poliertem Reis bekannt. Von dieser Krankheit wurden 3 klinische Verlaufsformen beschrieben:

- **Trockene Beriberi:** Sie manifestiert sich vor allem an sensorischen und motorischen Nerven; klinisch fallen diese Patienten durch aufsteigende Sensibilitätsstörungen, Augenmuskellähmungen (Ptose!) einschließlich einer Atrophie des N. opticus und eine zerebelläre Ataxie auf; Heiserkeit als Zeichen einer Schädigung des N. glossopharingeus ist ein charakteristisches Zeichen. Eine Beteiligung des Herzens ist bis auf eine Tachykardie selten; die Leber ist jedoch meistens vergrößert.
- **Feuchte Beriberi:** Sie ist durch das Auftreten einer Herzinsuffizienz und Ödembildung charakterisiert. Im Vordergrund der klinischen Zeichen stehen neben Blässe und Ödemen eine Dyspnoe, Tachykardie und Erbrechen. Die Insuffizienz betrifft vor allem das rechte Herz. Das EKG zeigt eine Niederspannung, eine verlängerte QT-Dauer und eine Umkehrung der T-Welle.
- **Infantile Beriberi:** Sie kommt bei von Müttern mit Thiaminmangel gestillten Kindern vor; bei diesen Müttern können klinische Symptome durchaus fehlen. Klinisch fallen diese Kinder durch Bauchschmerzen, Durchfälle und eine zunehmende Wasserretention auf. Auf Kohlenhydratzufuhr reagieren sie mit einer Laktatacidose.

Von besonderer klinischer Relevanz ist der im Rahmen einer parenteralen Nahrungszufuhr bereits nach einigen Tagen auftretende Thiaminmangel. Im Vordergrund steht klinisch immer eine durch die Grundproblematik des Patienten nicht zu erklärende Laktatacidose. Die periphere Neuritis äußert sich durch Parästhesien und Brennen an Zehen und Füßen mit sich entwickelndem Verlust der Tiefensensibilität. Die Sehnenreflexe sind vermindert. Lähmungserscheinungen sind jedoch im Kindesalter seltener als bei Erwachsenen.

Diagnose und Differenzialdiagnose Die zuverlässigste Methode zur Beurteilung des Thiaminversorgungszustands ist die Messung der Transketolaseaktivität in Erythrozyten vor und nach Zugabe von Thiaminpyrophosphat. Ein Mangel ist als Stimulierbarkeit der Transketolaseaktivität von >20 % definiert. Die normale Stimulierbarkeit beträgt dagegen 0–15 %. Die normale Serumkonzentration von Thiamin liegt bei 20–60 µg/l. Im Zweifelsfall ist es durchaus gerechtfertigt, die Diagnose ex juvantibus aus der Reaktion auf Thiaminsubstitution zu stellen.

Der Thiaminbedarf ist wesentlich von der Kohlenhydratzufuhr beeinflusst. Bei einer ungeklärten Laktatacidose parenteral ernährter Patienten ist immer ein Thiaminmangel auszuschließen.

G.F. Hoffmann, M.J. Lentze, J. Spranger, F. Zepp (Hrsg.), *Pädiatrie*,
DOI 10.1007/978-3-642-41866-2_23,

Prophylaxe Der Thiaminbedarf ist altersabhängig:

1. Lebensjahr:	0,2 mg/Tag
Kindesalter:	0,3–0,9 mg/Tag
Erwachsene:	1,0–2,0 mg/Tag

1,2 mg Vitamin B_1 sind enthalten in: 120 g Schweinefleisch, 240 g Vollkornmehl, 600 g Gemüse, 1200 g Kartoffeln und 2400 g Obst.

Der Thiaminbedarf ist in allgemeinen Stresssituationen wie Trauma und Infektionen erhöht.

In der Schwangerschaft und während der Laktation ist eine zusätzliche Zufuhr von 0,3 mg/Tag anzuraten, um eine Gefahr einer infantilen Beriberi zu vermeiden. Der Gesamtthiamingehalt der Frauenmilch ist mit ca. 400 µg/1000 kcal ausreichend. Als Thiaminminimalzufuhr werden 200 µg/1000 kcal angesehen. Kuhmilch enthält etwa die doppelte Thiaminmenge wie reife Frauenmilch.

Bei reichlicher Kohlenhydratzufuhr, vor allem bei parenteraler Ernährung, ist auf eine ausreichende Thiaminversorgung zu achten.

Therapie

- Bei leichter Polyneuropathie: 10–20 mg Thiamin/Tag p.o.
- Bei schwerer Polyneuropathie: 20–50 mg Thiamin/Tag p.o.
- Kardiovaskuläre Form der Beriberi: 50–100 mg Thiamin/Tag i.v. für einige Tage, dann Weiterführung der Dosis p.o. über einige Wochen.

Die Besserung ist dramatisch. Zur vollständigen Normalisierung der Befunde sind jedoch Wochen notwendig.

Thiamin ist Koenzym der Pyruvatdehydrogenase. Beim Pyruvatdehydrogenasemangel kann eine Thiaminabhängigkeit bestehen. Thiaminpyrophosphat in hoher Dosierung stellt bei diesen Patienten dann ein zentrales Therapeutikum dar.

Prognose Bei entsprechender Behandlung sind alle Symptome reversibel.

23.1.2 Vitamin-B_2-Mangel (Riboflavinmangel)

Definition Riboflavin ist das Koenzym wasserstoffübertragender Flavinenzyme, also von Oxidasen und Dehydrogenasen. Es ist notwendig für die Umwandlung von Pyridoxin in Pyridoxalphosphat. Seine wichtigsten Derivate sind Flavinmononukleotid (FMN) und Flavindinukleotid (FAD) als Kofaktor der Methylentetrahydrofolsäurereduktase (MTHFR). Freies Riboflavin, FMN und FAD sind hauptsächlich an Albumin und spezifisch an riboflavinbindende Proteine gebunden. Überschüssiges Riboflavin kann nicht gespeichert werden, wenn dafür keine ausreichende Apoproteinmenge vorliegt. Die höchsten Riboflavinkonzentrationen finden sich in der Leber, den Nieren und im Herz, und zwar 70–90 % als FAD und <5 % als freies Riboflavin. Vitamin B_2 wird vorrangig über die Niere als unverändertes Riboflavin, als 7-Hydroxyriboflavin und als 8-Hydroxyriboflavin durch aktive tubuläre Sekretion eliminiert. Wegen seiner Bedeutung für die Glutathionreduktasereaktion ist Riboflavin ein indirekt antioxidativ wirkendes Vitamin. Das Glutathionsystem, welches zu den effektivsten oxidativ wirkenden Enzymen des wässrigen Kompartiments zählt, ist in seiner Wirksamkeit abhängig von reduziertem Glutathion, das gegenüber oxidiertem Glutathion die ca. 100-fache Konzentration aufweisen sollte.

Häufigkeit Der klinisch manifestierte Mangel ist in Industrieländern selten, da Milch und Milchprodukte als die wichtigsten Riboflavinlieferanten gut verfügbar sind.

Ätiologie und Pathogenese Der Riboflavinmangel wird meistens durch eine ungenügende Riboflavinaufnahme bei Patienten mit Galleabflussproblemen verursacht. Einige Medikamente, wie Probenezid oder Phenothiazin behindern die Absorption.

Riboflavin ist, wie auch Vitamin A, extrem lichtempfindlich. Die bei Neugeborenen häufig wegen einer Hyperbilirubinämie eingesetzte Fototherapie führt zu einem starken Zerfall von Riboflavin und einer eingeschränkten Verfügbarkeit, z. B. für die Glutathionreduktase und die Xanthinoxidase. Besonders bei voll gestillten Kindern kann sich unter Fototherapie ein Riboflavinmangel entwickeln. Frauenmilch enthält nur ca. ein Viertel der Riboflavinmenge der Kuhmilch.

Es ist zu beachten, dass neuroleptisch wirksame Phenothiazinderivate wie Promethazin als strukturelle Riboflavinantagonisten bei langer Therapiedauer einen erhöhten Vitaminbedarf zur Folge haben.

Klinische Symptome und Verlauf Ein Riboflavinmangel ist selten und tritt erst nach Wochen einer riboflavinfreien Ernährung auf. Zu den charakteristischen Krankheitsmerkmalen zählen: entzündliche Schleimhautveränderungen, wie Glossitis (typischer Magentafarbton) und Stomatitis, eine seborrhoische Dermatitis im Bereich der Nasolabialfalten und Ohren sowie eine konjunktivale Gefäßinjektion. Die Epithelveränderungen der Haut sind durch Atrophie, Hyperkeratose und Hyperplasie gekennzeichnet. Häufig besteht eine normochrome Anämie bei hypoplastischem Knochenmark. Riboflavinmangel in der Schwangerschaft kann zu Fehlbildungen vor allem des Skelettsystems, des Herzens, der Augen und der Nieren führen. In Analogie können Veränderungen bei der Glutaracidurie Typ I gesehen werden, die eine Störung des FAD-Koenzymsystems darstellt und mit Fehlbildungen der Nieren einhergehen kann. Ein bei parenteraler Ernährung beobachteter Riboflavinmangel ist laborchemisch sowohl durch eine Laktatacidose als auch durch eine ausgeprägte Glutaracidurie gekennzeichnet.

Diagnose und Differenzialdiagnose Neben der Riboflavinausscheidung im Urin (Riboflavinmangel: <40 µg/g Kreatinin) ist vor allem die Glutathionreduktaseaktivität in den Erythrozyten ein empfindliches Maß der Riboflavinverfügbarkeit.

Prophylaxe Durch eine ausgewogene Ernährung unter Einschluss von Milch und Milchprodukten wird die Entstehung eines Riboflavinmangels verhindert. Die wünschenswerte tägliche Riboflavinzufuhr liegt altersentsprechend zwischen 0,4 und 1,2 mg.

Die tägliche Substitution mit 0,3–0,6 mg Vitamin B_2 verhindert die Entstehung des Riboflavinmangels unter Fototherapie. Während der Schwangerschaft und in der Laktationszeit sollten zusätzlich 0,3–0,5 mg Riboflavin/Tag zugeführt werden.

Therapie Gabe von 10 mg Riboflavin/Tag p.o. Säuglinge unter Fototherapie sollten mit 0,5 mg Riboflavin/Tag substituiert werden, da dabei Riboflavin vermehrt abgebaut wird.

23.1.3 Vitamin-B_6-Mangel (Pyridoxinmangel)

Definition Vitamin B_6 liegt als Pyridoxal, Pyridoxin und als Pyridoxamin im Intermediärstoffwechsel vor, welches in die Wirkform Pyridoxal-5-Phosphat bzw. Pyridoxamin-5-Phosphat umgewandelt wird. Die Leber ist mit ca. 10 µg/g das an Vitamin B_6 reichste Organ. Vitamin B_6 ist Koenzym von Transaminierungs- und Decarboxylierungsreaktionen im Aminosäurestoffwechsel. Etwa 70 % des Vitamins werden im Urin als 4-Pyridoxinsäure, einem inaktiven Vitamin-B_6-Metaboliten, ausgeschieden. Als Koenzym der Lysyloxidase ist Vitamin B_6, wie auch Vitamin C, für die Kollagenquervernetzung und damit für die Bindegewebsstabilität mitverantwortlich. Die vom klinischen Alltag bekannten „Leberenzyme" Glutamat-Pyruvat-Aminotransferase (GPT) und Glutamat-Oxalacetat-Aminotransferase (GOT) sind neben vielen anderen ebenfalls von Vitamin B_6 abhängig. Als Koenzym der Glutamatdecarboxylase und der γ-Aminobuttersäure-Transaminase ist es zentral in den Stoffwechsel von Neurotransmittern eingebunden. Es ist daher nachvollziehbar, dass die Funktion des ZNS von einer ausreichenden Vitamin-B_6-Verfügbarkeit abhängt. Der Mangel führt zu Krampfanfällen und peripheren Neuropathien.

Der Vitamin-B_6-Bedarf ist an die Eiweißzufuhr gekoppelt.

Wie Konzentrationsgradienten zwischen mütterlichem Plasma und Nabelvenenplasma zeigen, akkumuliert der Fetus kurz vor der Geburt in größerem Umfang Pyridoxalphosphat.

Häufigkeit Ein isolierter Vitamin-B_6-Mangel ist selten und meistens an die Einnahme antagonisierender Medikamente geknüpft. Unter diesen ist vor allem das Tuberkulostatikum Isoniazid (INH) hervorzuheben. Isoniazid führt durch die Bildung eines Hydrazons zu Pyridoxinmangel, der sich klinisch vor allem in Form einer Polyneuropathie bemerkbar macht. Insbesondere die als „INH-Langsamacetylierer" bekannten Patienten sind von der schnellen Entwicklung des Vitamin-B_6-Mangels betroffen. Die Induktion eines Vitamin-B_6-Mangels durch die Einnahme von Kontrazeptiva und Steroiden ist durch die Induktion der Kynureninase und einem sich daraus ergebenden gesteigerten Vitamin-B_6-Verbrauch zu erklären.

Ätiologie und Pathogenese Vitamin B_6 wird durch das Erhitzen von Nahrungsmitteln zerstört. Ein Vitamin-B_6-Mangel kann bei Malabsorptionserkrankungen, wie z. B. der Zöliakie, Morbus Crohn und Colitis ulcerosa, auftreten. INH ist ein Vitamin-B_6-Antagonist. Bei einer tuberkulostatischen Behandlung mit INH ist somit der Vitamin-B_6-Bedarf gesteigert.

Folgende Krankheiten können als angeborene Störungen von Enzymreaktionen von Vitamin B_6 abhängig sein: Vitamin-B_6-abhängige Krampfanfälle, Vitamin-B_6-abhängige Anämie, Xanthurenacidurie, Cystathionurie und die Homocystinurie, vor der einige Patienten auf die Therapie mit Vitamin B_6 ansprechen.

Klinische Symptome und Verlauf Die klinischen Zeichen des Mangels können in 4 Symptomkomplexen zusammengefasst werden: Krampfanfälle, periphere Neuritis, Dermatitis und mikrozytäre Anämie. Die Hautveränderungen manifestieren sich als seborrhoische Dermatitis im Nasen-Augen-Mund-Bereich, als Glossitis und als Erosionen der Mundschleimhaut. Die Anämie bei gleichzeitig erhöhten Serumeisenkonzentrationen demonstriert die Vitamin-B_6-Abhängigkeit der Eisenverwertung im Rahmen der Hämsynthese.

Vitamin-B_6-abhängige Krampfanfälle können in den ersten Lebensstunden bis ca. 6 Monate nach der Geburt auftreten. Ein laborchemischer Hinweis ist der Nachweis von Pipecolinsäure im Urin.

Diagnose und Differenzialdiagnose Bei Säuglingen mit Krampfanfällen sollte grundsätzlich die Möglichkeit einer Vitamin-B_6-Abhängigkeit in Erwägung gezogen und der Versuch gemacht werden, den Krampfanfall mit 100 mg Vitamin B_6/kg KG zu unterbrechen. Der Pyridoxinstatus kann u. a. durch folgende Methoden beurteilt werden:

- 4-Pyridoxinsäure-Ausscheidung im Urin;
- Xanthurensäureausscheidung nach Tryptophanbelastung (100 mg L-Tryptophan/kg KG p.o.), eine Ausscheidung >30 mg/24 h weist auf einen Vitamin-B_6-Mangel hin;
- Beeinflussung der Oxalsäureausscheidung.
- Die Aktivität der erythrozytären GOT, die als Kennenzym angesehen werden kann, stellt einen funktionellen Test dar, das Verhältnis der Aktivität vor und nach In-vitro-Stimulation durch Vitamin B_6 beträgt normalerweise <1,6. Ein Aktivitätsquotient >2,0 gilt als Hinweis auf einen Vitamin-B_6-Mangel.
- Die Serumpyridoxal-5-Phosphat-Konzentration liegt im Kindesalter bei ca. 0,90 µg/dl; die Konzentration der Erythrozyten ist etwa doppelt so hoch.
- Zusätzlich stehen noch chromatografische, enzymatische und radioimmunologische Bestimmungsmethoden zur Verfügung.

Prophylaxe Bei ausgewogener Ernährung tritt kein Vitamin-B_6-Mangel auf. Grundsätzlich sollte der lineare Zusammenhang zwischen steigender Proteinzufuhr und steigendem Vitamin-B_6-Bedarf bedacht werden. Gute Quellen für Vitamin B_6 sind z. B. Leber, Fleisch, Fisch, Kartoffeln und Vollkornprodukte. Der Gehalt der Muttermilch liegt 5–7 Tage post partum bei ca. 130 µg/l, um dann aber bis auf 200 µg/l anzusteigen. Die Konzentration in der Milch ist bei einer Vitamin-B_6-Zufuhr der Stillenden von unter 2,5 mg/Tag erniedrigt.

Die von der Deutschen Gesellschaft für Ernährung (DGE) empfohlene tägliche Vitamin-B_6-Zufuhr liegt bei:

Säuglinge:	0,6 mg
Kleinkinder:	0,9 mg
Vorschulkinder:	1,2 mg
Schulkinder:	1,5 mg
Jugendliche:	2,1 mg

Zur Deckung von 2,0 mg Vitamin B_6 müssen 200 g Rinderleber oder Hafervollkorn, 400 g Fleisch oder Fisch oder 1000 g Gemüse verzehrt werden.

Bei Isoniazidtherapie sollten einmal pro Woche 10 mg Vitamin B_6 supplementiert werden.

Therapie Zur Unterbrechung eines akuten Krampfanfalls werden 100–200 mg Vitamin B_6 benötigt. Die Erhaltungsdosis beträgt ca. 50 mg/Tag p.o.

Bei längerer Vitamin-B_6-Zufuhr in hoher Dosierung kann es zum Auftreten einer peripheren, rein sensorischen Neuropathie mit ataktischen Gangstörungen, Reflexstörungen und der Beeinträchtigung des Tastsinnes sowie der Temperaturempfindung kommen.

23.1.4 Niacinmangel

Definition Nikotinsäure und ihr Amid werden gemeinsam als Niacin bezeichnet. Beide Substanzen haben die gleiche Vitaminwirksamkeit. Nikotinamid wird im Urin als Trigonellin (Methylbetain der Nikotinsäure) ausgeschieden. Der aktive Kofaktor ist Nikotinamid-Adeninnukleotid (NAD) oder dessen phosphorylierte Form (NADP). NAD und NADP sind Koenzyme von Oxidations- und Reduktionsreaktionen und damit wichtige Elektronenakzeptoren bzw. Donatoren vor allem im Rahmen des Kohlenhydratstoffwechsels. Nicotinamid ist essenziell für den Transport neutraler Aminosäuren, insbesondere für Tryptophan.

Ätiologie und Pathogenese Die wesentlichen Ursachen des Niacinmangels sind Störungen der Resorption bei chronischen Darmerkrankungen sowie Tryptophanmangel bei weitgehender Deckung des Eiweißbedarfes durch Mais. Mais enthält nur unbedeutende Mengen an Tryptophan. Bei der Hartnup-Krankheit, bei welcher ausgeprägte Zeichen des Niacinmangels auftreten, besteht eine angeborene Tryptophanmalabsorption in Darm und Niere.

Pathologie Degeneration des Oberflächenkollagens der Dermis mit Ödemen und perivaskulären lymphozytären Infiltrationen. Die Epidermis ist hyperkeratotisch und geht im fortgeschrittenen Krankheitsstadium in eine Atrophie über. Die Veränderungen der Haut sind auch an den Schleimhäuten und an der Zunge erkennbar. Die Veränderungen am Zentralnervensystem treten als fleckförmige Demyelinisierung und Degeneration der Ganglienzellen zeitlich nach den Hautsymptomen auf. Im Bereich des Rückenmarks sind vor allem die Seiten- und Hinterstränge betroffen.

Klinische Symptome und Verlauf Klinisch stehen die Veränderungen der Haut, besonders an Stellen mit Sonnenlichtexposition, im Vordergrund. Die Veränderungen imponieren zunächst als symmetrische, scharf begrenzte Erytheme an lichtexponierten Hautarealen, die zunächst an Sonnenbrand erinnern. Die Dermatitis mit ihrer dunklen und schuppenden Haut hat der klassischen Mangelsituation den Namen „Pellagra“ (raue Haut) gegeben. Die Anordnung der Effloreszenzen an Händen und Füßen erinnert an „Handschuhe“ bzw. „Socken“ und die am Hals an eine „Halskette“ (Casal-Halsband). Störungen im Bereich des Intestinaltraktes treten bereits sehr frühzeitig auf. Es kommt zu einer Glossitis mit hochroter Farbe und starker Schwellung, Entzündung der Magenschleimhaut und Durchfällen. Störungen des ZNS mit Schlaflosigkeit, Schwindelerscheinungen, Extremitätenschmerzen und psychischen, ja psychiatrischen Veränderungen mit Bewusstseinsstörungen gehören ebenfalls zum klassischen Bild des Niacinmangels. Da der Niacinbedarf zu etwa zwei Dritteln über Eiweißversorgung mit Tryptophan gedeckt wird, finden sich Mangelerscheinungen vorzugsweise bei Deckung des Eiweißbedarfs durch Mais, welcher nur sehr wenig Tryptophan enthält.

$$\text{Niacinäquivalent} = 1\,\text{mg Nikotinamid} = 60\,\text{mg Tryptophan}.$$

Diagnose und Differenzialdiagnose Die Beurteilung des Niacinstatus erfolgt durch die Messung von 1-N-Methylnikotinamid, dem wesentlichen Metaboliten von Niacin im Urin. Die Ausscheidung von 1-N-Methylnikotinamid im Urin von Normalpersonen liegt bei 5,8 ± 3,6 mg in 24 h. Werden nach Aufnahme von 50 mg Nikotinamid innerhalb von 4 h weniger als 500 µg 1-N-Methylnikotinamid ausgeschieden, so weist dies auf einen Niacinmangel hin.

Prophylaxe Nikotinamid kommt vor allem in tierischen Produkten vor. Durch eine ausgeglichene Ernährung mit Fleisch, Eiern und Milch ist eine ausreichende Niacinzufuhr gegeben. In Getreidearten findet sich Nikotinsäure zu über 80 % in der Aleuronschicht und geht daher bei niedrigem Ausmahlen (helle Mehle!) verloren.

In Getreideprodukten ist Nikotinsäure aber komplex an Makromoleküle gebunden und hat daher eine Bioverfügbarkeit von lediglich 30 %. Durch Rösten oder durch Alkalibehandlung, wie sie bei der Herstellung von Tortillas in Zentralamerika üblich ist, kann Nikotinsäure aus der komplexen Bindung freigesetzt werden. Deshalb ist dort trotz einseitiger Ernährung mit Mais (Tryptophan in Mais 0,6 %!, in Fleisch 1,1 %, in Milch 1,4 % und in Eiern 1,5 %), im Gegensatz zu Afrika, Indien oder China, selten ein Nikotinsäuremangel zu finden. Größere Mengen an Nikotinsäure enthält Bohnenkaffee (1–2 mg pro Tasse). Sie entsteht durch Demethylierung von Trigonellin (Methylnikotinsäure) beim Röstprozess.

Der Niacintagesbedarf von Kindern liegt altersabhängig bei 5–15 mg. Der Bedarf bei Erwachsenen liegt bei ca. 20 mg/Tag. In Schwangerschaft und Stillzeit ist der Tagesbedarf um 2–4 mg angehoben.

Die von der DGE empfohlene tägliche Niacinzufuhr ist:

Säuglinge:	6 mg
Kleinkinder:	9 mg
Vorschulkinder:	12 mg
Schulkinder:	15 mg
Jugendliche:	20 mg

15 mg Niacin sind jeweils enthalten in: 100 g Leber, 200 g Rindfleisch, 250 g Weizenvollkorn, 1250 g Kartoffeln oder 3000 g Obst.

Therapie Zur Behandlung der Pellagra müssen 300–500 mg Niacin/Tag p.o. zugeführt werden. In schweren Fällen oder bei bestehender Malabsorption sollten 100 mg/Tag i.v. verabreicht werden. Die Applikation von Niacin kann durch ein Hitzegefühl, Flush und Hautbrennen begleitet sein. Große Niacinmengen sind hepatotoxisch und können zu einem cholestatischen Ikterus führen. Nach Abheilung der Effloreszenzen verbleibt meistens eine Hyperpigmentation der Haut. Die Grundlage der Behandlung von Patienten mit M. Hartnup ist eine eiweißreiche Kost und ein Sonnenschutz mit einem Lichtschutzfaktor über 15.

23.1.5 Vitamin-C-Mangel (Ascorbinsäuremangel, Moeller-Barlow-Krankheit)

Definition L-Ascorbinsäure ist das Lacton der 2-Keto-L-Gulonsäure und ist im Organismus in 3 Formen nachweisbar:
- als reduzierte Ascorbinsäure,
- als das Radikal Semihydroascorbinsäure,
- in oxidierter Form als Dehydroascorbinsäure.

Vitamin C ist an vielen Redoxreaktionen beteiligt. Seine Funktionen sind extrem vielfältig und reichen von der Kortisolhomöostase über die Synthese von Neurotransmittern (Hydroxylierung von Dopamin zu Noradrenalin) bis zur Carnitinsynthese (Carnitinmangel bei Skorbut!). Die Hauptfunktionen können u. a. in folgender Weise charakterisiert werden:
- Beteiligung an Oxygenasereaktionen;
- Beteiligung an mikrosomalen Hydroxylierungsreaktionen unter Einbezug des Zytochrom-P450-Systems;
- Ascorbinsäure als Radikalfänger: Ascorbinsäure ist einer der wichtigsten Radikalfänger des wasserlöslichen Kompartiments;

- Beeinflussung des Eisenstoffwechsels: Ascorbinsäure katalysiert die Reduktion von Fe^{+++} zu Fe^{++}. Außerdem verbessert es die Resorption durch Schwächung der Wirkung von Phytaten und anderen Eisenliganden;
- Beeinflussung des Immunsystems;
- Beteiligung an der Bindegewebssynthese: Im Bindegewebe erfolgt die Vitamin-C-abhängige Hydroxylierung von Prolin zu Hydroxyprolin sowie von Lysin zu Hydroxylysin. Die von Vitamin C abhängige Lysyloxidase ist essenziell für die Verknüpfung und Ausbildung einer stabilen Kollagentripelhelix.

Ätiologie und Pathogenese Vitamin C wird beim Fetus angereichert. Die Konzentration im Nabelschnurblut ist daher 2- bis 4-mal höher als im mütterlichen Blut. Die Milch einer Mutter mit unzureichender Vitamin-C-Zufuhr verursacht eine ungenügende Versorgung des Kindes. Vitamin C wird schnell oxidiert und wird in Lebensmitteln durch Kochen zerstört. Bei fieberhaften Infektionskrankheiten, Durchfällen, Eisen- und Proteinmangel ist der Vitamin-C-Bedarf erhöht.

Pathologie Pathologisch anatomisch stehen die Veränderungen am Kollagen und am Skelettsystem im Vordergrund. Bedingt durch die Störung des kollagenen Zahnhalteapparates kommt es zu Lösung der Zähne und Zahnausfall. Durch eine eingeschränkte Osteoidsynthese der Osteoblasten kommt die enchondrale Ossifikation zum Erliegen. Die Knochentrabekel werden brüchig. An den Enden vor allem der langen Röhrenknochen kommt es zu subperiostalen Blutungen. Bei schwerem Skorbut treten eine muskuläre Degeneration, eine Knochenmarkdepression sowie eine Nebennierenatrophie auf.

Klinische Symptome und Verlauf Die im Kindesalter auftretenden Fälle wurden vor allem zwischen dem 6. und 24. Lebensmonat beschrieben. Im Unterschied zu anderen Vitaminen ist der Vitamin-C-Mangel mit einem spezifischen Krankheitsbild, dem Skorbut, verbunden. Typische Skorbutzeichen sind ein livide verfärbtes, geschwollenes und blutendes Zahnfleisch, vor allem im Bereich der oberen Schneidezähne, Blutungen unter der Haut sowie Gelenkschmerzen. Petechiale Hautblutungen sind ein häufiges Initialsymptom. Als Zeichen der Kapillarfragilität ist das Rumpel-Leede-Zeichen positiv. Häufig besteht zunächst vor allem eine allgemeine Schmerzhaftigkeit und Berührungsempfindlichkeit, die bei der Körperpflege des Kindes bemerkt wird. Diese Beobachtung hat zum Begriff der „Pseudoparalyse" geführt. In diesem Zustand werden die Beine in einer typischen Abduktions- oder „Froschstellung" gehalten. An den Beinen sind meist Ödeme erkennbar, und gelegentlich kann die subperiostale Blutung sogar getastet werden.

Symptome treten auf, wenn die Plasmaascorbinsäurekonzentration <02,3 mg/dl ist. Diese Situation kann bereits nach 4-wöchiger Vitamin-C-freier Ernährung auftreten. Eine vor allem bei hypotrophen Neugeborenen gelegentlich zu beobachtende transitorische Hypertyrosinämie spricht gut auf Ascorbinsäure an.

Diagnose und Differenzialdiagnose Bei der Diagnosefindung kommt der Interpretation der klinischen Auffälligkeiten sowie den Röntgenaufnahmen des Skeletts ein hoher Stellenwert zu.

Röntgenaufnahmen der Knieregion zeigen Skelettveränderungen am besten. Der Knochen stellt sich „milchglasartig" bei Aufhebung der trabekulären Zeichnung dar. Der Kortexdurchmesser ist stark vermindert. Die metaphysäre Abschlusslinie ist als weiße Linie stark hervorgehoben.

Die Aussagekraft der Konzentrationsbestimmungen von Ascorbinsäure wird derzeit noch stark diskutiert. Es wird angenommen, dass Skorbut durch eine Serumascorbinsäurekonzentration von über 0,6 mg/dl ausgeschlossen werden kann. Von einigen Autoren wird die Vitamin-C-Konzentration in Leukozyten (Lymphozyten!), die etwa 10-mal höher ist als im Plasma, als am aussagefähigsten erachtet. Bei ausreichender Vitamin-C-Versorgung werden mindestens 80 % einer intravenös applizierten Ascorbinsäuredosis in den nächsten 5 h ausgeschieden.

Im Urin findet sich außerdem eine allgemeine Hyperaminoacidurie als Ausdruck einer tubulären Störung.

Bei bestehenden Problemen im Stoffwechsel der Oxalsäure ist zu bedenken, dass ungefähr die Hälfte des im Urin ausgeschiedenen Oxalats dem Vitamin-C-Metabolismus entstammt. Die Oxalsäureausscheidung steigt jedoch nicht linear mit zunehmender Vitamin-C-Zufuhr an.

„Rosenkranzartige" Auftreibungen an der Knorpel-Knochen-Grenze der Rippen ist gegenüber der Rachitis von differenzialdiagnostischer Bedeutung und macht verständlich, dass diese Krankheit von Moeller zunächst als „akute Rachitis" beschrieben wurde.

Differenzialdiagnostisch sind bei den vor allem gelenkbezogenen Beschwerden Arthritiden und Krankheiten des rheumatischen Formenkreises abzugrenzen. Das Symptom der „Pseudoparalyse" ist als „Parrot-Lähmung" auch ein klassisches Bild der Lues connata und muss durch die assoziierten klinischen Merkmale und die serologischen Befunde abgegrenzt werden. Die Differenzialdiagnose der Hautblutungen schließt vor allem die idiopathische Thrombozytopenie, die Leukämie und die Purpura Schönlein-Henoch ein.

Prophylaxe Skorbut lässt sich durch die Einnahme von 10 mg Vitamin C pro Tag verhindern. Bei einer ausgewogenen Ernährung unter Einschluss von Obst, Salaten und Gemüse besteht eine ausreichende Vitamin-C-Zufuhr. Auf die Hitzeinstabilität sowie die leichte Oxidierbarkeit sollte geachtet werden. Besonders reich an Vitamin C sind Zitrusfrüchte, Paprikaschoten, schwarze Johannisbeeren, Hagebutten, Kartoffeln. Die tägliche Vitamin-C-Aufnahme sollte im Kindesalter 50–100 mg betragen. Unter anhaltender Stresssituation kann der Bedarf über 200 mg/Tag ansteigen.

Die von der DGE empfohlene tägliche Zufuhr von Vitamin C ist:

Säuglinge:	50 mg/Tag
Kleinkinder:	60 mg/Tag
Schulkinder:	70 mg/Tag
Jugendliche:	75 mg/Tag

Therapie Zur Behandlung von Skorbut werden 100–200 mg Ascorbinsäure/Tag benötigt.

23.1.6 Vitamin-H-Mangel (Biotinmangel)

Definition Das mit der Nahrung zugefügte Biotin liegt in freier und gebundener Form vor. Proteingebundenes Biotin wird im proximalen Dünndarm aufgenommen und zu Biozytin verdaut. Es wird durch das Enzym Biotinidase zu Biotin und freiem Lysin gespalten. Biotin ist Koenzym von Carboxylasen und somit essenziell für die Übertragung von C1-Gruppen. Es katalysiert 4 klassische Emzymreaktionen:

- Pyruvatcarboxylase (1. Schritt der Glukoneogenese),
- Propionylcarboxylase (Abbau der verzweigtkettigen Aminosäuren),

- 3-Methylcrotonyl-CoA-Carboxylase (Leucinabbau),
- Acetyl-CoA-Carboxylase (1. Schritt der Fettsäuresynthese).

Ätiologie und Pathogenese Biotin hat eine ausgeprägte Affinität für Avidin, ein Glykoprotein z. B. in rohem Hühnereiweiß, mit dem es eine kovalente Bindung eingeht. Dieser Biotin-Avidin-Komplex ist für die Entwicklung mancher klinischen Biotinmangelsituationen verantwortlich. Ein Biotinmangel entsteht somit vor allem bei übermäßiger Ernährung mit Eiklar.

Mit einem Biotinmangel muss auch bei biotinfreier, ca. 3 Monate andauernder parenteraler Ernährung gerechnet werden. Auch hier steht der Haarausfall klinisch im Vordergrund.

Patienten mit Biotinidasemangel können endogenes Biotin nicht aus Biozytin freisetzen und damit wiederverwerten. Ebenfalls ist die Freisetzung aus der Proteinbindung nicht möglich. Patienten mit Biotinidasemangel werden überwiegend um den 3. Lebensmonat mit myoklonischen Krampfanfällen auffällig.

Klinische Symptome und Verlauf Der Biotinmangel äußert sich vor allem an der Haut, den Haaren und dem Zentralnervensystem. Typische Veränderungen sind eine Dermatitis seborrhoides und Haarausfall, der bis zur vollständigen Alopezie führen kann.

Weitere klinische Zeichen des Biotinmangels sind: gastrointestinale Beschwerden mit Anorexie und Erbrechen, psychomotorische Störungen mit muskulärer Hypotonie, Ataxie und Krampfanfällen.

Für einen Biotinmangel charakteristische klinische Zeichen sind das Zusammentreffen von: seborrhoischer Dermatitis, Alopezie, Krampfanfällen, Ataxie, Keratokonjunktivitis und Laktatacidose.

Diagnose und Differenzialdiagnose Bei Biotinmangel können im Urin die Metabolite der gestörten Stoffwechselwege auftreten. Als Kennmetabolit gilt, wie im Falle des angeborenen Biotinidasemangels oder des Holocarboxylasemangels, der Nachweis von 4-OH-Isovaleriansäure. Die Bestimmung der Biotinkonzentration im Serum ist extrem aufwendig und kann nicht als klinisch-chemische Routineuntersuchung gelten. Freies Biotin macht ca. 20 % des im Plasma messbaren Gesamtbiotins aus. Die Plasmabiotinkonzentration im Nüchternzustand beträgt altersabhängig ca. 0,50 ± 0,14 ng/ml. Biotin wird renal in einer Menge von ca. 50 µg/24 h eliminiert.

Prophylaxe Bei einer täglichen Aufnahme von 150–300 µg sind Mangelerscheinungen ausgeschlossen.

Die von der DGE empfohlene tägliche Zufuhr ist:

Säuglinge:	10 µg
Kleinkinder:	20 µg
Schulkinder:	30 µg
Jugendliche:	100 µg

50 µg Biotin sind jeweils enthalten in: 50 g Rinderleber, 250 g Haferflocken, 800 g Bananen, 1000 g Fleisch.

Therapie Gabe von 10 mg Biotin/Tag p.o.

23.1.7 Pantothensäuremangel

Definition Pantothensäure besteht aus β-Alanin und Pantoinsäure (2,4-Dihydroxy-3,3-Dimethylbutyrat). Es ist ein wesentlicher Bestandteil von CoA (Cysteamin + Pantothensäure + Ribose-3-phosphat + Adenin). CoA bildet mit verschiedenen Carbonsäuren S-Acylverbindungen mit hohem Gruppenübertragungspotenzial, die dann „aktivierte Verbindungen" genannt werden. In dieser Form wird Pantothensäure somit für die Übertragung von Acylresten benötigt. Pantothensäure wird sehr gut aus dem Darm resorbiert. Zellwände sind dagegen nicht für CoA bzw. aktivierte Verbindungen permeabel. Das in der Nahrung enthaltene CoA wird daher im Darm zu Pantothensäure abgebaut, die dann sehr gut resorbiert wird.

Häufigkeit Ein isolierter Pantothensäuremangel wurde bisher nicht beschrieben. Wegen des verbreiteten Vorkommens von Pantothensäure sind Mangelerscheinungen selten.

Ätiologie und Pathogenese Mit einem Pantothensäuremangel muss im Rahmen eines allgemeinen Vitaminmangels bei schweren Malnutritionszuständen gerechnet werden. Patienten mit chronischer Niereninsuffizienz unter Hämodialyse können einen Pantothensäuremangel entwickeln. Bei schwerem Pantothensäuremangel ist die Funktion der Nebennierenrinde beeinträchtigt, und es besteht eine herabgesetzte Resistenz gegen Infektionen.

Klinische Symptome und Verlauf Aus Tierversuchen ist bekannt, dass der Pantothensäuremangel zu Appetitverlust, Wachstumsstörungen, Exanthemen, intestinalen Ulzerationen und allgemeiner Schwäche führt. Bei Tieren wurde auch eine Depigmentierung von Haut, Fell und Federn beschrieben.

Diagnose und Differenzialdiagnose Die Pantothensäurekonzentration im Serum beträgt ca. 1–5 µmol/l. Die Pantothensäurekonzentration im Urin (4–6 mg/Tag) beträgt ca. die Hälfte der normalen täglichen Pantothensäurezufuhr im Kindesalter von ca. 10 mg/Tag. Mit der Muttermilch erhält ein Säugling ca. 2–3 mg Pantothensäure/l. Die Urinkonzentration kann als ein Maß der Pantothensäureversorgung herangezogen werden.

Prophylaxe Die von der DGE empfohlene tägliche Zufuhr ist:

Säuglinge:	3 mg
Kleinkinder:	4 mg
Schulkinder:	5 mg
Jugendliche:	6 mg

6 mg Pantothensäure sind jeweils enthalten in: 100 g Leber, 300 g Reis, 800 g Fleisch und 3000 g Gemüse.

Die Muttermilch von Reifgeborenen weist eine Konzentration von ca. 2,5 µg/ml auf. Bei parenteraler Ernährung wird eine Zufuhr von 5 mg Pantothensäure empfohlen.

Therapie Gabe von 10–20 mg Pantothensäure/Tag.

23.1.8 Folsäuremangel

Definition Folsäure ist aus Pteridin, p-Aminobenzoat und Glutamat zusammengesetzt. Sie ist erst in Form der 5,6,7,8-Tetrahydrofolsäure (THF) biologisch aktiv. Sie ist die wichtigste Koenzymform bei der Übertragung von Methylgruppen. Quellen für Methylgruppen sind:

- die Umwandlung von Serin zu Glycin,
- Formiminoglutaminsäure aus dem Histidinabbau,
- Formylreste aus dem Tryptophanstoffwechsel (Formylkynurenin).

Die verschiedenen C1-Reste werden vor allem für die Purin- und die DNA-Synthese sowie die Remethylierung von Homocystein zu Methionin benötigt.

5-Methyl-THF ist die überwiegende Transport- und Speicherform der Folsäure. Aus ihr kann THF nur bei der Remethylierung von Homocystein zu Methionin regeneriert werden. Für diese Reaktion ist Cobalamin (Vitamin B_{12}) als Koenzym erforderlich. So wird verständlich, dass es beim Vitamin-B_{12}-Mangel (s. unten) zu einem Mangel an THF kommt. Hierdurch kann erklärt werden, dass sich die hämatologischen Symptome des Folsäuremangels und des Vitamin-B_{12}-Mangels gleichen.

Häufigkeit Gemessen an der Häufigkeit überhöhter Plasmahomocysteinkonzentrationen in der Bevölkerung ist das Auftreten eines leichten Folsäuremangels sicherlich nicht selten.

Ätiologie und Pathogenese Der Folsäuremangel führt zu einer Reifungsstörung von Leuko- und Erythropoese und zu einer Überalterung peripherer Blutzellen.

Für die Entwicklung eines Folsäuremangels können vor allem Medikamente, die eine folsäureantagonisierende Wirkung haben, verantwortlich sein:

- Antiepileptika wie Diphenylhydantoin, Primidon, Barbiturate;
- Trimethoprim, Pyrimethamin, Triamteren;
- Methotrexat;
- Pentamidin.

Die folsäureabhängige Remethylierung von Homocystein zu Methionin hat große Bedeutung erlangt, da ein Folsäuremangel zu einer Erhöhung der Homocysteinkonzentration, welches für Thromboseneigung und Vaskulopathien verantwortlich gemacht wird, führt.

Klinische Symptome und Verlauf Im Vordergrund stehen die am Blutbild erkennbaren Veränderungen, wie die granulozytäre Übersegmentierung und die makrozytäre Anämie. Weitere Zeichen des Folsäuremangels sind Schleimhautveränderungen im Bereich der Mundhöhle, gastrointestinale Störungen (Durchfälle), Wachstumsstörungen und Neuropathien.

Diagnose und Differenzialdiagnose Die Folsäurezufuhr ist im Rahmen der in Mitteleuropa gegebenen realen Ernährungsbedingungen grenzwertig. Eine mangelnde Zufuhr führt zunächst zu einer Absenkung der Folsäureausscheidung im Urin und nach ca. 3 Wochen zu einem Abfall der Serumkonzentration. Ein Folsäuremangel ist gegeben, wenn die Serumfolsäurekonzentration unter 3,5 ng/ml absinkt. Parallel dazu steigt im Urin die Ausscheidung von Formiminoglutaminsäure (FIGLU) nach Belastung mit Histidin an. Nach 5 Wochen liegt eine granulozytäre Übersegmentierung bereits im Knochenmark vor. Nach 7 Wochen ist dieses Überalterungszeichen polymorphkerniger Granulozyten auch im peripheren Blutbild erkennbar. Nach 10 Wochen treten Riesenmetamyelozyten und polychromatische Megaloblasten auf. Nach 20 Wochen des Folsäuremangels besteht eine megaloblastäre Anämie.

Fünferregel: Von einem Folsäuremangel kann ausgegangen werden, wenn mehr als 5 % der Granulozyten 5 oder mehr Segmente haben.

Hämatologisch ist die durch Folsäuremangel bedingte megaloblastäre Anämie von der durch einen Vitamin-B_{12}-Mangel ausgelösten Anämie nicht zu unterscheiden.

Prophylaxe Die von der DGE empfohlene tägliche Folsäurezufuhr ist:

Säuglinge:	80 µg
Kleinkinder:	120 µg
Schulkinder:	200 µg
Jugendliche:	300 µg

Folsäure und die Entstehung von Neuralrohrdefekten Bei der Schließung des menschlichen Neuralrohres um den 25. postkonzeptionellen Tag können verschiedene Fehlbildungen auftreten, unter denen die Anenzephalie, die Enzephalozele und die Spina bifida die wichtigsten darstellen. Neuralrohrdefekte sind eine häufige angeborene Missbildung, von der pro Jahr weltweit schätzungsweise 400.000 Neugeborene betroffen sind. Die größte Häufigkeit wurde bisher (12 von 1000 Neugeborenen) in Süd-Wales festgestellt. Zwischenzeitlich konnte festgestellt werden, dass durch eine perikonzeptionelle Supplementierung einer Mutter mit einem Spina-bifida-Kind mit 400 µg Folsäure pro Tag das Wiederholungsrisiko um 72 % gesenkt werden konnte.

Therapie Zur Therapie werden, je nach Schwere des Krankheitsbildes, 1–15 mg Folsäure/Tag p.o. eingesetzt.

Bei der Tumortherapie mit Folsäureantagonisten, wie Methotrexat oder Aminopterin, wird als Antidot hauptsächlich Folinsäure (Citrovorumfaktor, Leucovorin, 5-Formyl-THF) in einer Dosierung bis 200 mg eingesetzt.

23.1.9 Vitamin-B_{12}-Mangel (Cobalaminmangel)

Definition Das Grundgerüst von Vitamin B_{12} ist das fast flache Corrin-Ringsystem, eine porphyrinähnliche Verbindung aus 4 Pyrrolringen. Das zentrale Kobaltatom ist fest an die N-Atome dieser Ringe gebunden.

Methylcobalamin ist die aktive Form von Vitamin B_{12}. Vitamin B_{12} wird im Allgemeinen als „primitives" Koenzym angesehen, da anaerobe und im Dunkeln lebende Organismen viele Vitamin-B_{12}-abhängige Enzymsysteme besitzen, während bereits höhere Pflanzen weitgehend von Vitamin B_{12} unabhängig sind. Beim Menschen spielt Vitamin B_{12} nur noch bei 3 Reaktionen eine wichtige Rolle. Diese Reaktionen sind in verschiedenen Zellkompartimenten wirksam: Methylcobalamin im Zytosol und Adenosylcobalamin in den Mitochondrien. 70 % des Lebercobalamins liegt als Adenosylcobalamin vor, während 60–80 % als Methylcobalamin im Blut zirkulieren. Methylcobalamin ist Methylgruppenüberträger bei der Rückmethylierung von Homocystein zu Methionin (Methioninsynthase); Methyltetrahydrofolsäure dagegen ist der eigentliche Methyldonator.

Adenosylcobalamin wird intramitochondrial synthetisiert und ist an zwei intramolekularen Umlagerungsreaktionen beteiligt:

- Umlagerung von Methylmalonyl-CoA zu Succinyl-CoA (Methylmalonyl-CoA-Mutase). Durch diese Reaktion bekommen ungeradzahlige Fettsäuren und Valin Anschluss an den Zitratzyklus. Bei Störung dieser Reaktion kommt es zur Methylmalonacidurie.

- Reversible Umwandlung von Leucin in 3-Aminoisocapronsäure (β-Leucin).

Am Cobalamintransport sind einige spezifische Makromoleküle und Rezeptoren beteiligt:
- Haptocorrin (Protein R): in Speichel, Galle, Pankreassekret und Tränenflüssigkeit; im Plasma wird es Transcobalamin I und III genannt.
- Transcobalamin II: Plasmaprotein für den zellulären Transport der Cobalamine.
- Transcobalamin-II-Rezeptor: zelluläre Internalisierung.
- Intrinsic Factor: aus den Parietalzellen des Magens; er ist essenziell für die Cobalaminresorption.
- Intrinsic-Factor-Rezeptor: er ermöglicht die enterozytäre Internalisierung des Cobalamin-Intrinsic-factor-Komplexes im Ileum.

Ätiologie und Pathogenese Der Vitamin-B-$_{12}$-Mangel entsteht alimentär oder im Rahmen von angeborenen Störungen des Cobalaminstoffwechsels (▶ Kap. 122). Grundlage der erworbenen Mangelzustände sind eine langjährige Fehlernährung bei Extremvegetariern (Veganer), eine Gastrektomie oder eine über lange Zeit pathologisch veränderte intestinale Flora. Besonders gefährdet sind voll gestillte Säuglinge, deren Mütter Veganer sind.

Pathologie Vitamin-B_{12}-Mangel führt zu Störungen des Knochenmarks, epithelialen Veränderungen der Mukosa des Verdauungstraktes und Veränderungen des Zentralnervensystems im Sinne einer funikulären Myelose, die durch Entmarkung im Hinterstrang und der Pyramidenseitenstrangbahn gekennzeichnet ist.

Klinische Symptome und Verlauf Die Symptome des Vitamin-B_{12}-Mangels können in Probleme des Zellwachstums und der Blutbildung sowie in neurologische Probleme unterteilt werden. Im Vordergrund der klinischen Symptomatik stehen folgende Krankheitsbilder:
- Veränderungen des Zentralnervensystems im Sinne einer funikulären Spinalerkrankung führen am häufigsten zu symmetrischen Parästhesien, Störungen des Tast-, Schmerz- und Vibrationssinnes, spinaler Ataxie, Reflexsteigerung und Spastik. Die neurologischen Veränderungen können den hämatologischen Veränderungen um Monate vorausgehen.
- Störung der Erythropoese, die sich als hypochrome, makrozytäre Anämie darstellt. Die Granulozyten sind, wie beim Folsäuremangel, als Zeichen ihrer Überalterung übersegmentiert.
- Epitheliale Veränderungen der Mukosa des Verdauungstraktes mit Verkürzung der Villi und nachfolgender Resorptionsstörung. Ein Kardinalsymptom ist die histaminrefraktäre Anacidität des Magens.

Diagnose und Differenzialdiagnose Die normale Serum-Vitamin-B_{12}-Konzentration reicht von 0,2 bis 1,0 ng/ml. Im manifesten Stadium sinkt die Serumcobalaminkonzentration unter 0,2 ng/ml ab. Als Folge einer eingeschränkten Methylmalonyl-CoA-Mutase-Aktivität kommt es zu einer Methylmalonacidurie. Eine Methylmalonacidurie, die als angeborene Stoffwechselerkrankung bekannt geworden ist, wurde erstmals bei Patienten mit perniziöser Anämie beschrieben (▶ Abschn. 178.1). Außerdem tritt in Analogie zum Folsäuremangel eine Hyperhomocysteinämie auf, welche die Abhängigkeit der Remethylierung von Homocystein zu Methionin von Folsäure und Vitamin B_{12} unterstreicht.

Prophylaxe Der nutzbare Körperspeicher beträgt 2–3 mg. Der Minimalbedarf ist mit der Aufnahme von 1 µg Vitamin B_{12}pro Tag zu decken. Die von der DGE empfohlene tägliche Vitamin-B_{12}-Zufuhr ist:

Säuglinge:	0,8 µg
Kleinkinder:	1,0 µg
Schulkinder:	2,0 µg
Jugendliche:	3,0 µg

3 µg Vitamin B_{12} sind jeweils enthalten in: 4 g Rinderleber, 100 g Fisch, 120 g Hühnerei oder 170 g Rindfleisch.

Therapie Zur Therapie stehen Hydroxo- und Cyanocobalamin zur Verfügung. Die Resorption von Cyanocobalamin ist mit 1–3 % gering, und eine orale Anwendung von Vitamin B_{12} ist daher im Rahmen der Therapie unsicher. Zur Behandlung der perniziösen Anämie haben sich parenterale Injektionen von täglich 0,1–1,0 mg Cyanocobalamin bewährt. Die Auffüllung der reduzierten Körperspeicher erfordert eine tägliche Injektion von 0,1 mg B_{12}über 1–2 Wochen. Nach eingetretener Retikulozytenkrise und Normalisierung des Blutbildes reichen monatlich 0,5–1 mg Cyanocobalamin bzw. 3-monatlich 0,5–1 mg Hydroxocobalamin, welches eine höhere Retentionsrate besitzt, aus.

Wegen der Symptomenähnlichkeit beim Folsäuremangel besteht die Gefahr, dass der Vitamin-B_{12}-Mangel übersehen wird. Eine alleinige Folsäurebehandlung würde zu einer Besserung lediglich der hämatologischen Probleme und zu einer Verschleierung und Verschlechterung der neurologischen Probleme führen. Bei bestehender megaloblastärer Anämie sollte somit nie eine alleinige Folsäuretherapie durchgeführt werden. Diese Warnung wurde erstmals 1947 unter dem Titel „A warning regarding the use of folic acid" publiziert.

23.2 Fettlösliche Vitamine

23.2.1 Vitamin-A-Mangel

Definition Der Begriff Vitamin A bezeichnet eine Reihe von Substanzen mit Vitamin-A-ähnlicher Wirksamkeit; sie sind international unter dem Namen Retinoide zusammengefasst. Der Begriff Retinoide jedoch ist weiter gefasst und enthält auch Substanzen, die nicht alle Vitamin-A-Wirkung haben, da sie nicht zur Ausgangssubstanz Retinol verstoffwechselt werden können. Die wesentlichen Substanzen sind: Retinol, Retinal, 11-cis-Retinalaldehyd, Retinsäure, Retinol-β-Glukuronid, Retinylpalmitat. Die biologische Aktivität wird in IE angegeben, wobei 1 IE 0,3 mg Retinol entspricht. Die Vitamin-A-Wirkung wird durch Interaktion mit zwei Subfamilien nukleärer Retinsäurerezeptoren, die als Transkriptionsfaktoren wirken, erklärt. An der Wirkungsvermittlung sind unterschiedliche Bindungsproteine beteiligt. Nach der Resorption wird Vitamin A in Form der Retinylester mittels der Chylomikronen zur Leber transportiert. Nach der Ausschleusung aus der Leber in das Blut ist es an retinolbindendes Protein (RBP) und Transthyretin gebunden.

Häufigkeit Der Vitamin-A-Mangel ist eine der häufigsten Vitaminmangelerkrankungen. Er kommt ernährungsbedingt hauptsächlich in den unterentwickelten Ländern Asiens, Afrikas und Lateinamerikas vor. Die Xerophthalmie stellt eine der Hauptursachen von Erblindung in diesen Ländern dar. Kinder im Vorschulalter sind dabei am häufigsten betroffen.

Ätiologie und Pathogenese Die Leber ist das Speicherorgan für Vitamin A. Der bei Geburt noch niedrige Vitamin-A-Gehalt der Leber, der aus Neugeborenen eine eigene Risikogruppe macht, steigt in den ersten Lebenswochen durch die Milchernährung an. Frühgeborene haben nahezu keine hepatischen Reserven. Die Ursache des Vitamin-A-Mangels kann einerseits eine mangelnde Zufuhr mit der Nahrung oder eine gestörte intestinale Resorption sein, wie z. B. bei entzündlichen Darmerkrankungen oder Pankreasfunktionsstörungen. Infektionskrankheiten, wie insbesondere Masern und Windpocken, gehen mit erniedrigten Retinol- und RBP-Konzentrationen einher. Es ist daher nachvollziehbar, dass bei Vitamin-A-Mangel eine zusätzliche Maserninfektion den Grad der durch Vitamin-A-Mangel bedingten Kornealveränderungen verschlimmert. Eiweißmangel führt über eine ungenügende Synthese von RBP zum Vitamin-A-Mangel.

Bei Lebererkrankungen sind die Vitamin-A- und RBP-Plasmakonzentrationen häufig erniedrigt, so dass gelegentlich klinische Symptome, wie z. B. Nachtblindheit auftreten. Dies wurde für Leberzirrhose und auch Virushepatitiden nachgewiesen. Die niedrigen Konzentrationen sind durch eine geringere Synthese wie auch eine gestörte Ausschleusung von RBP bedingt.

Pathologie Retinal ist die prosthetische Gruppe der fotosensitiven Pigmente auf Stäbchen und Zapfen. Das für die Hell-dunkel-Adaptation notwendige Rhodopsin besteht aus einem Eiweiß (Opsin) und einem Vitamin-A-Aldehyd (Retinal). Die Xerophthalmie ist die erste erkennbare Strukturveränderung der Bindehaut. Diese wirkt glanzlos und zirkulär zum Hornhautrand hin faltig. Am Hornhautrand, im Lidspaltenbereich entstehen dreieckige, weiße, mit festhaftendem Schaum belegte Bezirke, die Bitot-Flecken. Diese Veränderungen sind durch eine Keratose des konjunktivalen Bindegewebes und das Fehlen von Becherzellen mit späterer Epidermatisation bedingt.

Der Vitamin-A-Mangel wirkt sich auch auf die Bronchialschleimhaut aus. Die Veränderungen der respiratorischen Schleimhaut führen zu einem Verlust zilientragender Zellen und zu einer Zunahme sezernierender Zellen. Diese Veränderungen führen zu einer Reduktion der mukoziliaren Clearance und damit zu einer gesteigerten Infektneigung.

Klinische Symptome und Verlauf Vitamin-A-Mangel stört die normalen Funktionen der Epithelzellen von Haut und Schleimhäuten. Klinisch ist der Vitamin-A-Mangel an Bitot-Flecken, Xerophthalmie und Nachtblindheit klar zu erkennen. Ohne diese Symptome jedoch wird er leicht übersehen. An der Haut und den Schleimhäuten zeigen sich eine Eintrocknung bis Verhornung von Schleimhäuten, eine Atrophie von Speicheldrüsen und in der Folge gehäuft Gingivitis, Stomatitis, Bronchitis und Pneumonie. Marginale Mangelzustände sind klinisch kaum erkennbar. Kinder von Müttern mit Vitamin-A-Mangel können einen An- oder Mikrophthalmus, Linsentrübung und ein Papillenödem aufweisen.

Diagnose und Differenzialdiagnose Als diagnostischer Parameter wird die Plasmaretinolkonzentration bestimmt. Eine deutliche Erniedrigung der Plasmaretinolkonzentration wird jedoch erst auftreten, wenn die Leberspeicher (Normalwert: 100–300 µg pro g Leber) bis unter einen kritischen Punkt unter 100 µg/g entleert sind. Nach WHO-Definition wird davon ausgegangen, dass bei Serumkonzentrationen unter 10 µg/dl ein ausgeprägter und bei Werten von 10–20 µg/dl ein beginnender Vitamin-A-Mangel vorliegt. Ein Mangel kann auch im RDR-Test („relative dose response test") dargestellt werden. Beim RDR-Test wird die Plasmaretinolkonzentration vor und 5 h nach einer einmaligen Dosis von 25.000 IE Vitamin A gemessen. Beträgt der Anstieg über 15 %, so liegt ein marginales Defizit vor. Der Anstieg ist dadurch bedingt, dass bei Vitamin-A-Defizit vermehrt RBP in der Leber bereitgestellt wird.

Normalwerte der Plasmaretinolkonzentration:

Neugeborene:	15–30 mg/dl
Kleinkinder:	25–40 mg/dl
Schulkinder:	40–55 mg/dl
Erwachsene:	50–85 mg/dl

Prophylaxe Die Zufuhr folgender täglicher Vitamin-A-Mengen wird von der DGE empfohlen:

Kinder:	0,6–0,8 mg
Erwachsene:	ca. 1 mg
Stillende Frauen:	1,8 mg

Leber, Butter, Käse und Eigelb haben einen besonders hohen Vitamin-A-Gehalt.

Die von der DGE empfohlene tägliche Zufuhr, ausgedrückt in Retinoläquivalenten (RÄ, 1 mg Retinoläquivalent = 3000 IE Vitamin A) ist:

Säuglinge:	0,5 mg
Kleinkinder:	0,7 mg
Schulkinder:	0,8 mg
Jugendliche:	1,1 mg

0,9 mg Vitamin A sind jeweils enthalten in: 10 g Leber; 150 g Butter; 300 g Käse; 3 l Vollmilch.

Therapie Bei latentem Vitamin-A-Mangel reicht eine Tagesdosis von 1,5 mg Vitamin A aus. Bei schweren Vitamin-A-Mangelzuständen können intramuskuläre Einzeldosen bis zu 30 mg verabreicht werden. Die orale Therapie erfolgt mit Tagesdosen von 1,5–45 mg. Zur Behandlung der Xerophthalmie wird von der WHO bei Kindern über einem Jahr empfohlen: 110 mg Retinylpalmitat oral oder 55 mg i.m. und am nächsten Tag nochmals 100 mg oral.

Eine akute Hypervitaminose A kann bei der oralen Aufnahme von über 100 mg auftreten. Die Symptome sind Übelkeit, Erbrechen, Bewusstseinstrübung und gesteigerter Hirndurck. Das Auftreten von Doppelbildern, Papillenödem und Hirnnervenlähmungen können weitere klinische Hinweise sein (Pseudotumor cerebri).

Zeichen einer chronischen Überdosierung sind: Anorexie, Pruritus, Gedeihstörung, schmerzhafte Knochenschwellung, Haarausfall, seborrhoische Hautveränderungen und gesteigerter Hirndruck.

Die Einnahme von Retinoiden, z. B. zur Aknebehandlung in der Frühschwangerschaft führt zu Fehlbildungen des Kindes.

23.2.2 Vitamin-D-Mangel

▶ Abschnitt 64.2.

23.2.3 Vitamin-E-Mangel

Definition α-Tocopherol ist ein Derivat des 6-Chromanols mit einer gesättigten Phytolseitenkette. Die einzelnen Tocopherole (α, β, γ, δ) unterscheiden sich durch die Anordnung der Methylgruppen am Chromanolringsystem. Die Nomenklatur der Vitamin-E-

Formen wird noch durch die Stereoisomerie sowie durch voll- und halbsynthetische Formen kompliziert. Der Begriff Vitamin E gilt als Sammelbezeichnung für alle natürlichen und synthetischen Formen, die qualitativ die biologische Aktivität von α-Tocopherol zeigen und deren Wirkungsäquivalent als 100 % angegeben wird. β-, γ- und δ-Tocopherol haben ein Wirkungsäquivalent von 50 %, 10 % und 3 %. Etwa 30 % des oral aufgenommenen α-Tocopherols werden resorbiert. 35–55 % des α-Tocopherols im Blut befinden sich in den Erythrozyten. Die wichtigste biologische Funktion von α-Tocopherol besteht darin, Membranlipide, Lipoproteine und Depotfette als Antioxidans vor der Schädigung durch Lipidperoxidation zu schützen.

1 mg α-Tocopherol entspricht ca. 1 IE.

Ätiologie und Pathogenese Ein Vitamin-E-Mangel entwickelt sich vor allem bei Patienten mit Fettmalabsorptionssyndromen einschließlich der zystischen Fibrose, bei cholestatischen Lebererkrankungen oder bei einem angeborenen β-Lipoproteinmangel (Abetalipoproteinämie; Morbus Bassen-Kornzweig). Neugeborene haben wegen der geringen Plazentagängigkeit von Vitamin E und des noch nicht bestehenden Unterhautfettgewebes nur sehr geringe Speicher. Je geringer das Geburtsgewicht, desto niedriger die Vitamin-E-Konzentrationen. Säuglinge entwickeln einen Mangel vor allem bei vorzeitiger Eisenzufuhr im 2.–3. Lebensmonat, der sich vor allem durch eine hämolytische Anämie bei gleichzeitiger Ödemneigung äußert.

Ein Vitamin-E-Mangel kann sich auch infolge parenteraler Ernährung ohne adäquate Vitaminsubstitution entwickeln.

Bei einer seltenen angeborenen Krankheit (FIVE, „familial isolated vitamin E deficiency“) kommt es ohne Malabsorptionsproblematik zu einem isolierten Vitamin-E-Mangel. Es handelt sich um einen Defekt des Tocopheroltransferproteins.

Klinische Symptome und Verlauf Ein persistierender Vitamin-E-Mangel führt zu neurologischen Schäden. Symptome einer Schädigung treten bei Kindern im Gegensatz zu Erwachsenen bereits nach 18–24 Monaten auf. Im Rahmen degenerativer Veränderungen an den Axonen der Hinterstränge des Rückenmarks und deren Kernen entwickeln sich ein Verlust der Sehnenreflexe, eine Ataxie, Störungen der Tiefensensibilität, Ophthalmoplegie und auch Retinopathien. Weitere typische klinische Veränderungen sind: Hämolyse mit Bildung von Heinz-Innenkörpern, Muskelschwäche und Lipopigmentablagerungen (z. B. Lipofuszin). Die Trias von hämolytischer Anämie, Thrombozytose und Ödemneigung ist typisch für einen Vitamin-E-Mangel.

Diagnose und Differenzialdiagnose Die α-Tocopherol-Serumkonzentration gilt als ein guter Index für den Vitamin-E-Status. Da α-Tocopherol jedoch mit der Serumlipoproteinkonzentration variiert, sollte seine Konzentrationsangabe auf die Serumcholesterolkonzentration bezogen werden, um Unter- oder Überschätzungen der Vitamin-E-Verfügbarkeit zu vermeiden. Ein Vitamin-E-Mangel liegt vor, wenn die Serumkonzentration <5 mg α-Tocopherol/l oder <0,8 µg/mg Cholesterol beträgt. Erythrozyten zeigen eine gesteigerte Hämolyseneigung im H_2O_2-Hämolysetest.

Prophylaxe Reich an α-Tocopherol sind pflanzliche Öle, wie Weizenkeim-, Sonnenblumen- und Olivenöl. Soja-, Maiskeim- und Palmöl enthalten dagegen vor allem γ-Tocopherol. Der Vitamin-E-Gehalt der Muttermilch liegt bei 1,3–2,3 mg α-Tocopherol/l. Zwischen dem Gehalt an Doppelbindungen in Fettsäuren und dem Vitamin-E-Bedarf besteht ein proportionales Verhältnis. Je Gramm Dienfettsäure sollten 0,5 mg α-Tocopherol aufgenommen werden.

Die von der DGE empfohlene durchschnittliche tägliche Zufuhr an α-Tocopherol beträgt:

Säuglinge:	4 mg
Klein-, Vorschul- und Schulkinder:	6–12 mg
Jugendliche:	12 mg

12 mg α-Tocopherol sind z. B. in 50 ml Olivenöl, 150 g Butter, 1200 g Käse oder 2500 g Fleisch enthalten.

Bei parenteraler Ernährung mit Polyenfettsäuren sollte eine Mehrzufuhr an α-Tocopherol von 0,5–1 mg/g Linolsäure berücksichtigt werden.

Therapie Die Therapie der neurologischen Veränderungen erfolgt durch wöchentliche Injektionen mit 100 mg α-Tocopherol für ein halbes Jahr.

23.2.4 Vitamin-K-Mangel

Definition Vitamin K hat eine Naphthochinonstruktur. Die verschiedenen Vitamin-K-Derivate unterscheiden sich durch eine unterschiedlich lange Seitenkette. Die Position der Methylgruppe ist für die spezifische biologische Wirksamkeit verantwortlich. Im rauen endoplasmatischen Retikulum der Hepatozyten wird Vitamin K zu seiner biologisch aktiven Form hydroxyliert. Vitamin K wirkt bei der γ-Carboxylierung der Gerinnungsproteinvorstufen an spezifischen Glutaminsäureresten zu ihren aktiven Metaboliten (γ-Carboxyl-Glutaminsäure-Verbindungen) als Kofaktor der γ-Glutamyl-Carboxylase. Mit diesem Vorgang ist die Carboxylierung der Vorstufen aller Vitamin-K-abhängigen Gerinnungsproteine abgeschlossen (Faktoren II, VII, IX, X, Proteine C und S). Vitamin K ist ferner an der γ-Carboxylierung anderer Proteine, wie z. B. von Osteocalcin, Atherocalcin und dem renalen Gla-(γ-Carboxyl-Glutaminsäure-) Protein beteiligt.

Häufigkeit Wegen der geringen Plazentapassage von Vitamin K und seinem niedrigen Gehalt in der Muttermilch muss bei ca. 7 von 100.000 voll gestillten Kindern ohne Vitamin-K-Prophylaxe im Alter mit Vitamin-K-Mangel-Blutungen gerechnet werden. Die Vitamin-K-Mangel-Blutung tritt in 3 Formen auf:

1. die frühe Blutung innerhalb der ersten 24 h (Nabel, Haut, Gastrointestinum, Gehirn) – sie ist fast ausschließlich auf die mütterliche Einnahme von Medikamenten zurückzuführen (Antikonvulsiva, orale Antikoagulanzien, Antibiotika, Antituberkulostatika);
2. die klassische Blutung (1.–7. Lebenstag) ist üblicherweise durch Stillen oder eine verzögerte Nahrungszufuhr begründet;
3. die späte Blutung, vor allem als Hirnblutung (2.–8. Woche, selten bis 6. Monat); sie tritt fast ausschließlich bei gestillten Kindern oder bei Cholestase auf.

Ätiologie und Pathogenese Über das in den Osteoblasten synthetisierte Osteocalcin ist Vitamin K somit funktionell auch an der Mineralisation des Knochens beteiligt.

Auf die Entwicklung eines Vitamin-K-Mangels bei Schädigung der intestinalen Flora durch Antibiose oder eine Durchfallerkrankung ist durch Beurteilung der Thromboplastinzeit zu achten. Cephalosporine hemmen die Epoxidreduktase und führen somit zu einer Vitamin-K-Verwertungsstörung. In gleicher Weise beruht die therapeutische Wirkung der Antikoagulanzien Marcumar (Phenprocoumon), Sintrom (Acenocoumarol) und Coumadin (Warfarin) auf einer kompetitiven Hemmung der Vitamin-K-Reduktase und -Epoxidreduktase.

Klinische Symptome und Verlauf Der Vitamin-K-Mangel wirkt sich klinisch nur auf die Blutgerinnung aus. Es treten Spontanblutungen und inadäquate Blutungen bei Verletzungen auf. Es gibt keinen typischen Blutungsmanifestationsort. Im Neugeborenenalter fällt jedoch die relative Häufigkeit von Hirnblutungen auf.

Der Vitamin-K-Mangel bei Neugeborenen ist durch eine typische Konstellation von verlängerter Thromboplastinzeit und Nachweisbarkeit von PIVKA („proteins induced by vitamin K absence or antagonists") mit promptem Ansprechen auf Vitamin K charakterisiert.

Diagnose und Differenzialdiagnose Labortechnischer Leitparameter des Vitamin-K-Mangels ist die Verlängerung der Thromboplastinzeit (Quick-Wert). Durch die Bestimmung der Gerinnungsfaktoren II, V, VII, IX und X muss eine Synthesestörung von genetisch bedingten Einzelfaktordefizienzen abgegrenzt werden. In Abwesenheit von Vitamin K entfällt die γ-Carboxylierung der Gerinnungsproteinvorstufen; sie erscheinen als gerinnungsinaktive Acarboxyproteine im peripheren Blut, die als PIVKA bezeichnet werden.

Mit dem Koller-Test (Vitamin K i.v.) lässt sich feststellen, ob eine Störung der Vitamin-K-abhängigen Gerinnungsfaktoren auf eine mangelhafte Resorption von Vitamin K oder auf eine Verwertungsstörung von Vitamin K durch einen Leberschaden mit Proteinsynthesestörung zurückzuführen ist.

Prophylaxe Das natürlich vorkommende Vitamin K ist in grünen Pflanzen (Phyllochinone) als Teil des Fotosyntheseapparates enthalten und wird von einigen Mikroorganismen (Menachinone; einige E.-coli-Stämme und Bacteroides fragilis) synthetisiert. Vor allem bei gestillten Neugeborenen ist zur Verminderung des Risikos einer Gehirnblutung die Prophylaxe mit Vitamin K notwendig.

Durch eine parenterale Vitamin-K-Prophylaxe (1 mg Vitamin K i.m. bei der Geburt) (Goldstandard) können Blutungen zu 100 % verhindert werden. In Deutschland wird eine orale Vitamin-K-Prophylaxe mit 3-mal 2 mg Vitamin K p.o. (Tag 1, Tag 4–6, Woche 4–6) empfohlen. Verwendet wird eine wasserlösliche Mischmizellenpräparation (Gallensäuren-Lecithin-Misch-Mizellen; Konakion MM). Durch diese Vorgehensweise konnten Blutungen weitestgehend, jedoch nicht vollständig verhindert werden.

Die von der DGE empfohlene tägliche Zufuhr von Vitamin K beträgt:

Säuglinge:	5–10 µg
Klein- und Vorschulkinder:	15–30 µg
Schulkinder:	40 µg
Erwachsene:	60–80 µg

65 µg Vitamin K sind jeweils enthalten in: 20 g Weizenkeimen, 25 g Rosenkohl, 100 g Butter, 120 g Kartoffeln, 400 g Schweinefleisch. Milchfertignahrungen sind auf das etwa 20-Fache der Muttermilchkonzentration angereichert. In der Folge ist die Serum-Vitamin-K-Konzentration mit Formula ernährter Säuglinge ca. 10-fach höher.

Therapie Bei leichteren Blutungen genügen in allen Altersklassen 1–5 mg p.o. Bei schweren lebensbedrohlichen Blutungen: 1–10 mg Vitamin K1 i.v. (Neugeborene 1 mg/kg KG). Zusätzlich ist bei schweren Blutungen die Gabe von Prothrombinkomplexpräparaten indiziert. Bei Patienten mit Resorptionsstörungen sollte Vitamin K parenteral verabreicht werden, wobei die Dosierung der oralen Applikation entsprechen kann.

Literatur

Bässler K-H, Grühn E, Loew D, Pietrzik K (1992) Vitamin-Lexikon für Ärzte, Apotheker und Ernährungswissenschaftler. Fischer, Stuttgart

Biesalski HK, Schrezenmeir J, Weber P, Weiß H (Hrsg) (1997) Vitamine. Physiologie, Pathophysiologie, Therapie. Thieme, Stuttgart

Brody T (1994) Nutritional biochemistry. Academic Press, San Diego

MRC Vitamin Study Research Group (1991) Prevention of neural tube defects: Results of the Medical Research Council Vitamin Study. Lancet 338:131–137

24 Wasser- und Mineralhaushalt

W. Rascher

24.1 Natrium und Wasser

24.1.1 Physiologische Grundlagen

Die Homöostase des Elektrolyt- und Wasserhaushalts ist in keinem Lebensabschnitt so störanfällig wie bei Säuglingen und Kleinkindern. Dies ist auf die Besonderheiten des höheren Wasserumsatzes in dieser Lebensphase zurückzuführen. So liegt die tägliche Flüssigkeitsaufnahme und -abgabe bei Säuglingen zwischen 10 und 20 %, bei Erwachsenen zwischen 3 und 4 % des Körpergewichts. Besonders kritisch ist das Extrazellularvolumen, also der interstitielle und intravasale Flüssigkeitsraum, in dem sich bei Säuglingen etwa 50 %, bei Erwachsenen etwa 30 % des Körperwassers befinden. Vergleicht man die tägliche Flüssigkeitszufuhr und die Größe des Extrazellularraums zwischen einem 70 kg schweren Erwachsenen und einem 7 kg schweren Säugling, wird deutlich, dass der Erwachsene nur 1/7, der Säugling jedoch 1/3 seines Extrazellularraums durch die tägliche Flüssigkeitszufuhr ersetzen muss (■ Abb. 24.1). Ein kleiner Teil des Extrazellularraums (1–2 %) umfasst als transzellulärer Raum die physiologische Sekretion von Epithelien, z. B. in den Zerebrospinalraum, die Augenflüssigkeit und den Synovialraum.

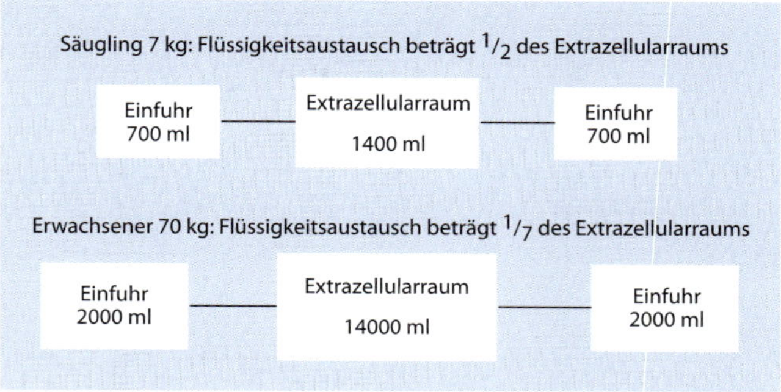

■ **Abb. 24.1** Vergleich des täglichen Flüssigkeitsumsatzes eines 7 kg schweren Säuglings und eines 70 kg schweren Erwachsenen bezogen auf den Extrazellularraum. (Adaptiert nach Gamble 1947)

24.1.2 Verteilungsräume der Flüssigkeiten

Das Gesamtkörperwasser kann zwischen definierten, in enger Beziehung stehenden Flüssigkeitsräumen im Extrazellularraum (= interstitieller + intravasaler Raum) und dem Intrazellularraum frei diffundieren. Unter dem dritten Raum versteht man die Zunahme der transzellulären Flüssigkeit bei verschiedenen Störungen wie Pleuraerguss, Aszites und bei anderen Extravasaten. Extra- und Intrazellularräume sind durch die Zellmembranen, Plasma und interstitieller Raum durch die Kapillarmembranen getrennt.

Die Kapillarmembran ist für alle gelösten Bestandteile bis auf die Proteine durchlässig, die Zellmembran lediglich für Wasser frei permeabel. Somit unterscheidet sich die interstitielle Flüssigkeit von der Plasmaflüssigkeit durch einen geringeren Proteinanteil (Ultrafiltrat des Plasmas). Der Gehalt des Intrazellularraums an Elektrolyten unterscheidet sich von dem des Plasmas bzw. der interstitiellen Flüssigkeit (■ Abb. 24.2). Die intrazelluläre Flüssigkeit enthält als wichtigste Kationen Kalium und Magnesium und als bedeutsame Anionen organische Phosphate und Proteine. Im Plasma und in der interstitiellen Flüssigkeit ist Natrium das bedeutsamste Kation, als wichtige Anionen fungieren Chlorid und Bicarbonat. Der hohe Gehalt an Natrium im Extrazellularraum und der hohe Gehalt an Kalium im Intrazellularraum werden über einen aktiven Transport der Na-K-ATPase aufrechterhalten. In der Summe sind die Kationen und Anionen, also die Osmolarität im Plasma, im interstitiellen und im intrazellulären Raum gleich. Die molare Konzentration gelöster Teilchen pro Liter Lösung wird als Osmolarität bezeichnet. Wird die molare Konzentration in kg Wasser ausgedrückt, spricht man von Osmolalität. Die in klinisch-chemischen Labors verwendeten Osmometer, die nach dem Prinzip der Gefrierpunktserniedrigung bzw. dem Vakuumdruck arbeiten, messen die Osmolalität in mosmol/kg.

Der Wassergehalt des Körpers ist altersabhängig. Intrauterin und im ersten Lebensjahr kommt es zu einem raschen, dann einem langsamen Abfall des Körperwassers (■ Abb. 24.3). Die Verschiebung des Verhältnisses von extra- zu intrazellulärer Flüssigkeit im Säuglingsalter von etwa 1:1 auf 1:2 in zunehmendem Alter ist auf eine Abnahme der extrazellulären Flüssigkeit zurückzuführen. Auch die Gewichtsabnahme der ersten Lebenstage, die zwischen 5 und 10 % des Körpergewichts liegt, ist auf eine Abnahme der extrazellulären Flüssigkeit zurückzuführen. Der Intrazellularraum, bezogen auf das Körpergewicht, nimmt nach der Geburt zu. Die Konzentrationen an Elektrolyten, sowie die Osmolalität im Extrazellularraum sind vom Alter weitgehend unabhängig (■ Tab. 24.1).

24.1.3 Flüssigkeitsumsatz

Der tägliche Flüssigkeitsumsatz ist umso größer, je jünger das Kind ist (■ Tab. 24.2). Er beträgt beim Säugling ca. 10 %, beim Jugendlichen nur noch etwa 5 % des Körpergewichts. Das Wachstum verlangt einen höheren Stoffwechsel bezogen auf das Körpergewicht, und dies wird vor allem in den ersten 2 Lebensjahren deutlich. Der Bedarf an Wasser korreliert mit dem Energiestoffwechsel; der höhere Kalorienverbrauch pro Kilogramm Körpergewicht geht mit einem höheren Verbrauch an Wasser einher. Für jede metabolisierte Kalorie wird etwa 1 ml Wasser verbraucht. Durch die Oxidation der Nahrungsmittel entsteht Wasser.

Die tägliche Wasseraufnahme setzt sich zusammen aus der Flüssigkeitszufuhr in Form von flüssigen und festen Nahrungsmitteln sowie versteckter Wasserzufuhr (Oxidationswasser). Der erhöhte Wasserbedarf bei Säuglingen ist vor allem auf die vermehrte Perspiratio insensibilis (Wasserabgabe über die Atemluft und die Haut) und den erhöhten Energieumsatz zurückzuführen. Die Perspiratio insensibilis ist vor allem vom Verhältnis Körperoberfläche zu Körpergewicht abhängig, die beim Säugling das Zwei- bis Dreifache der Werte bei Erwachsenen beträgt.

Die tägliche Wasserabgabe setzt sich zusammen aus dem Wasserverlust durch Perspiratio insensibilis und durch Verlust über Urin und Stuhl. Ein höherer Wasserverlust kommt durch Fieber, Schwitzen, Tachypnoe und Hyperventilation zustande. Bei Beatmung wird der höhere Wasserbedarf durch Anfeuchten der Luft berücksichtigt.

G.F. Hoffmann, M.J. Lentze, J. Spranger, F. Zepp (Hrsg.), *Pädiatrie*,
DOI 10.1007/978-3-642-41866-2_24,

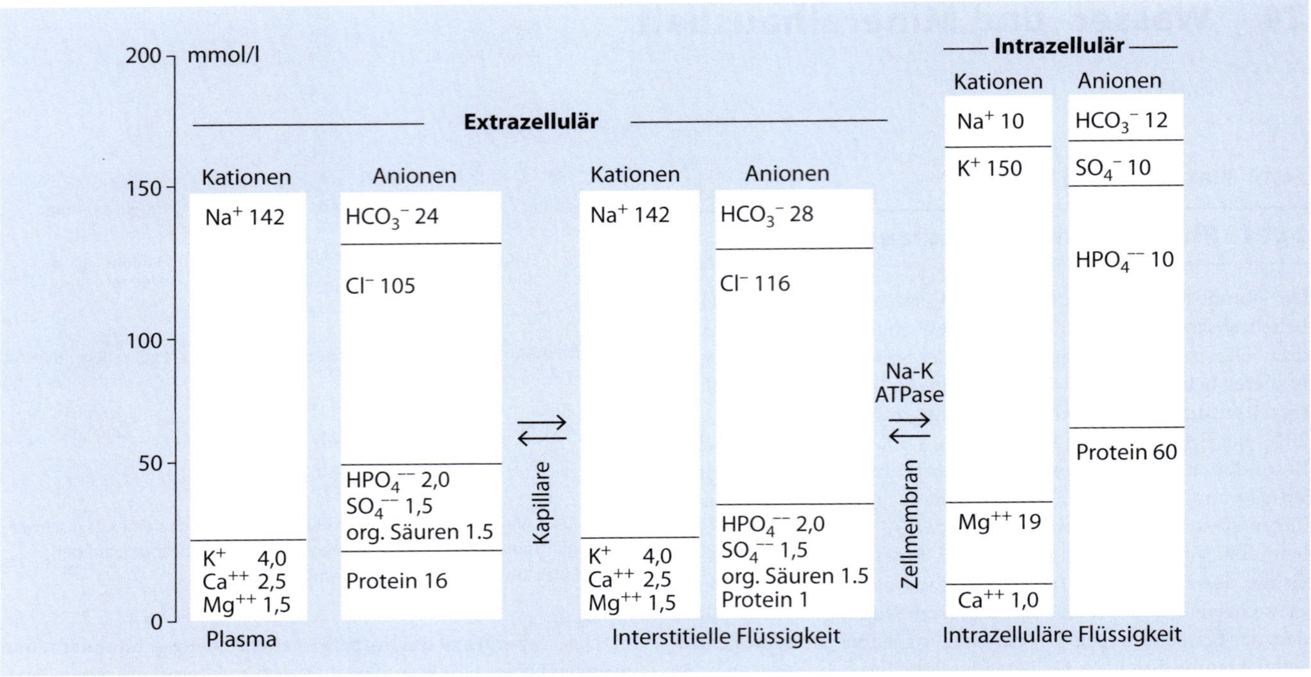

Abb. 24.2 Zusammensetzung und Verteilung der osmotisch aktiven Substanzen zwischen Plasma, Interstitium und Extrazellularraum. (Adaptiert nach Gamble 1947)

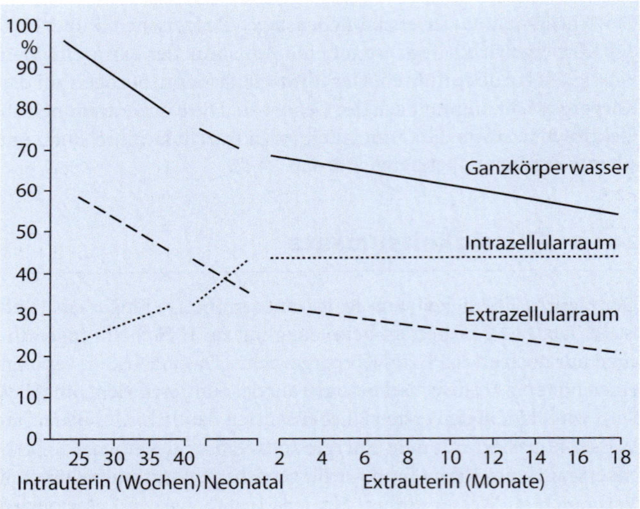

Abb. 24.3 Veränderung der Zusammensetzung der Körperflüssigkeiten mit dem Wachstum

Tab. 24.1 Normalwerte der Elektrolytkonzentrationen (in mmol/l) und Osmolalität (in mosmol/kg) im Serum

Elektrolyt/Osmolalität	Normalwerte
Natrium	135–145
Kalium	3,5–5,5
Chlorid	98–109
Kalzium	2,1–2,6
Magnesium	0,7–0,9
Anorganisches Phosphat	1,3–2,3 Säuglinge
	1,3–1,9 Kinder
	0,7–1,5 Erwachsene
Osmolalität	275–295 mosmol/kg

Wegen der hohen täglichen Umsatzraten an Wasser besteht besonders für Säuglinge und Kleinkinder eine verminderte Toleranz gegenüber Störungen des Flüssigkeitshaushalts.

24.1.4 Regulation des Natriumhaushalts

Der Natriumhaushalt ist komplex reguliert und Teil eines Kontrollsystems, das den extrazellulären Flüssigkeitsraum und den arteriellen Blutdruck konstant hält. Der Natriumgehalt (nicht die Natriumkonzentration) bestimmt die Größe des Extrazellularraums. Natrium kann zudem, ohne osmotisch aktiv zu sein, im Interstitium der Haut gespeichert werden und damit ein hypertones Kompartment bilden. Neben der Kontrolle des Natriumhaushalts über die Niere existiert ein Umverteilungssystem bei Natriumüberschuss im Organismus, dessen Bedeutung bisher noch nicht vollständig geklärt ist.

Die Niere regelt den Natriumhaushalt, auch über verschiedene Hormonsysteme und den arteriellen Blutdruck. Die Natriumzufuhr ist variabel und von kulturellen und erlernten Verhaltensweisen abhängig. Die renale Natriumausscheidung passt sich der Natriumzufuhr an, aber Natrium wird auch im Knochen und der Haut gelagert. Das Regelsystem über die Niere besitzt eine gewisse Trägheit. Bei erhöhter Natriumzufuhr kommt es zunächst zu einer positiven Natriumbilanz, das extrazelluläre Flüssigkeitsvolumen und damit das Körpergewicht steigen an. Parallel dazu wird Wasser retiniert und die Natriumkonzentration im Serum und im Extrazellularraum ändert sich nicht. Nach Tagen passt sich der Organismus an und

Tab. 24.2 Richtwerte der Körperoberfläche und empfohlene Zufuhr an Wasser in Abhängigkeit von Gewicht und Alter

Alter	Körperoberfläche (m²)	Gewicht (kg)	Perspiratio insensibilis (ml/kg pro Tag)	Urin (ml/kg pro Tag)	Flüssigkeitsbedarf (ml/kg pro Tag)
Neugeborenes	0,25	3,5	30	40–60	80–120
1 Monat	0,25	3,5	40	70–90	140–160
6 Monate	0,35	7,3	50	60–80	120–140
1 Jahr	0,45	9,5	40	40–60	110–20
2 Jahre	0,50	12,0	30	40–60	100–120
5 Jahre	0,75	19,0	27	35–55	90–100
9 Jahre	1,00	30,0	25	30–50	60–80
12 Jahre	1,25	40,0	22	25–45	50–70
15 Jahre	1,50	50,0	20	20–40	40–60
Erwachsene	1,73	70,0	15	10–20	30–40

steigert die Natrium- und Wasserausscheidung, das Körpergewicht fällt wieder.

Volumenrezeptoren in verschiedenen Gefäßgebieten dienen als afferentes Regelglied der Natriumausscheidung. Vor allem die venösen Volumenrezeptoren der intrathorakalen Gefäße sind dabei von großer Bedeutung. So führt ein Anstieg des intrathorakalen Blutvolumens zu einem Anstieg des effektiven arteriellen Blutvolumens infolge erhöhten venösen und lymphatischen Rückstroms zum Herzen. Auch wenn das Extrazellularvolumen konstant bleibt, reagiert die Niere nach Erhöhung des intrathorakalen Blutvolumens mit einer gesteigerten Salz- und Wasserausscheidung.

Bei extrazellulärer Volumenexpansion wird das atriale natriuretische Peptid aus den Herzvorhöfen in den Blutkreislauf freigesetzt, steigert die Diurese und Natriurese sowie die glomeruläre Filtrationsrate und senkt den arteriellen Blutdruck. Folglich sinkt die Vor- und Nachlast des Herzens. Neben der Freisetzung des atrialen natriuretischen Peptids kommt die Diurese und Natriurese bei intrathorakaler Volumenexpansion durch eine Senkung der Reninaktivität und der Konzentration von Aldosteron, Vasopressin und Noradrenalin im Plasma zustande (Abb. 24.4). Expansion des zentralen Blutvolumens (Bettruhe, Schwerelosigkeit, Beatmung mit negativem endexspiratorischem Druck) führt zur Natriurese, ein Abfall des zentralen Blutvolumens (aufrechter Gang, Beatmung mit positivem endexspiratorischem Druck, intrathorakaler Volumenmangel) zur Natriumretention.

Das Renin-Angiotensin-Aldosteron-System ist das wichtigste Regelsystem für die Natriumbilanz. Aldosteron erhöht die renale tubuläre Natriumreabsorption am distalen Tubulus. Die Freisetzung von Aldosteron wird vor allem durch die Bildung von Angiotensin II und durch die Kaliumkonzentration im Extrazellularraum kontrolliert. Volumenmangel bewirkt eine Stimulation des Renin-Angiotensin-Aldosteron-Systems, während eine Volumenexpansion die Aktivität dieser hormonellen Achse unterdrückt. Aldosteron spielt eine große Rolle für die chronische Natriumhomöostase und ist das bedeutsamste natriumkonservierende Hormon.

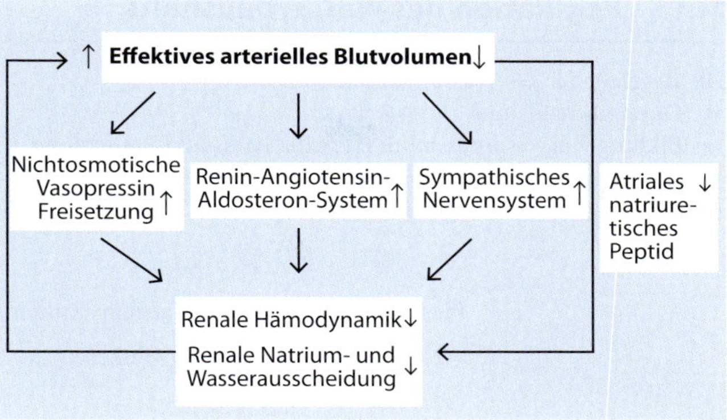

Abb. 24.4 Regulation vasoaktiver und volumenregulierender Hormone durch das intrathorakale („effektive arterielle") Blutvolumen

Die Expansion des extrazellulären Volumens führt über Dehnungsrezeptoren im Vorhof zu einer Freisetzung des atrialen natriuretischen Peptids in den Kreislauf. Durch seine diuretische und natriuretische Eigenschaft vermindert das Hormon das extrazelluläre Flüssigkeitsvolumen. Niedriger Vorhofdruck bzw. niedriges intravasales Volumen hemmt die Freisetzung des Hormons im Sinne eines negativen Feedbackmechanismus. Das atriale natriuretische Peptid fördert neben der Natriumexkretion auch die Ausscheidung von Chlorid, Kalium, Kalzium und Magnesium. Deswegen kann die renale Wirkung dieses Hormons gut mit einer Beeinflussung der renalen Hämodynamik erklärt werden. Außerdem bewirkt dieses Hormon eine Hemmung der Aldosteronfreisetzung und besitzt eine direkte tubuläre Wirkung am Sammelrohr der Niere. Das atriale natriuretische Peptid spielt offenbar in der akuten Regulation des Salz- und Wasserhaushalts eine wichtige Rolle.

Bei erhöhter Kochsalzzufuhr kann das Salz im Bindegewebe der Haut abgelagert werden. Damit kann der Körper das im Kochsalz enthaltene Natrium extrazellulär speichern. Dieser Speicherprozess wird von Makrophagen gesteuert, indem sie nach erhöhter Natriumzufuhr ein Bindungsprotein aktivieren (TonEBP – Tonicity-responsible enhancer binding protein), das wiederum VEGF-C (Vascular endothelial growth factor C) stimuliert und die Neubildung von Lymphgefäßen in der Haut induziert. Über die TonEBP/VEGF-C-Signalkaskade greifen Makrophagen aktiv in den Salz- und Wasserhaushalt des Körpers und damit auch in die Regulation des Blutdrucks ein. Die Makrophagen erkennen die hohen Natriumkonzentrationen in der Haut, und über das Wachstum der Lymphgefäße kommt es zu einem erhöhten Abtransport von Salz und Flüssigkeit aus der Haut.

VEGF-C stimuliert die endotheliale NO-Synthase (eNOS), die verstärkt Stickstoffmonoxid (NO) zur Vasodilatation zur Verfügung stellt. Somit hat die Aktivierung der Makrophagen über einen vermehrten Lymphabfluss und über die Bildung von NO Einfluss auf den arteriellen Blutdruck. Im Tierexperiment führt eine Störung dieses Mechanismus (Reduktion der Makrophagenzahl und Blockade der Signalkaskade) zu Ausbildung einer Hypertonie. Noch sind nicht alle Mechanismen der extrarenalen Regulation des Natriumhaushalts verstanden, aber die neuen Erkenntnisse werden unser Verständnis des Natriumstoffwechsels erweitern.

24.1.5 Regulation des Wasserhaushalts

Die Regelglieder des Wasserhaushalts sind:

- Durstmechanismus,
- Bildung von Vasopressin im Hypothalamus und Freisetzung von Vasopressin aus dem hinteren Hypophysenlappen,
- vasopressininduzierte Wasserreabsorption im Sammelrohr der Niere.

Wasser ist frei permeabel und folgt dem osmotischen Druck mit dem Ziel eines osmotischen Ausgleichs. Weit über 90 % der Osmolalität im Extrazellularraum kommen durch die Natriumchloridkonzentration zustande. Normalerweise beträgt die Osmolalität zwischen 275 und 295 mosmol/kg und kann aus der Summe der Anionen und Kationen sowie der Glukose und des Harnstoffs nach folgender Formel berechnet werden:

$$\text{Plasmaosmolalität} = 2 \times (\text{Natrium+Kalium}) + \text{Glukose} + \text{Harnstoff}\,(\text{Angaben in mmol / l})$$
$$= 2 \times (\text{Natrium + Kalium}) + \text{Glukose / 18} + \text{Harnstoff / 6}$$

(Angabe der Elektrolyte in mmol / l und von Glukose und Harnstoff in mg / dl)

Die Umrechnungsfaktoren lassen sich durch das Molekulargewicht von Glukose (MG 180) und Harnstoff (MG 60) erklären und durch den Bezug auf 100 ml statt auf 1000 ml Serum.

Die Summe der Kationen Natrium plus Kalium im Serum ist größer als die der Anionen Chlorid plus Bicarbonat. Es lässt sich nach folgender Formel die Anionenlücke berechnen, die den nicht erfassten Anteil der Anionen z. B. in Protein, Sulphat und Phosphat erfasst:

$$\text{Anionenlücke (in mmol / l)} = (\text{Na + K}) - (\text{Cl} + \text{HCO}_3).$$

Normalerweise liegt die Anionenlücke bei 12±2 mmol/l. Eine hohe Anionenlücke >20 mmol/l spricht für das Vorhandensein von zusätzlichen Anionen wie organischen Säuren z. B. bei Salicylatvergiftung, bei Laktatacidose und diabetischer Ketoacidose (Acetoacetat und β-Hydroxybutyrat).

Im Hypothalamus wird das Nonapeptid Arginin-Vasopressin zusammen mit Neurophysin II synthetisiert. Beide werden als ein gemeinsames Vorläufermolekül hergestellt und in Form sekretorischer Granula durch Axone hindurch in den Hypophysenhinterlappen transportiert. Aus der Neurohypophyse wird Vasopressin auf osmotische und nichtosmotische Stimulation hin in die Zirkulation freigesetzt (Abb. 24.5).

Osmotisch wird Vasopressin in geringen Mengen aus der hinteren Hypophyse freigesetzt. Unter normalen Bedingungen finden sich etwa 1–3 pg/ml Vasopressin im Plasma. Unter natriumreicher Kost und Durst steigen die Werte bis auf 10 pg/ml an und bewirken über die Wasserretention eine maximale Konzentration des Urins (>800 mosmol/kg). Die Aufnahme hypotoner Flüssigkeit und ihre Retention durch den Vasopressinmechanismus der Niere halten die Osmolalität und die Natriumkonzentration im Plasma konstant (Abb. 24.5). Hieraus ergibt sich, dass die Plasmaosmolalität und die Serumnatriumkonzentration über den Vasopressin-Durst-Mechanismus reguliert werden. Bei Flüssigkeitszufuhr wird Vasopressin unterdrückt bzw. die Sekretion abgestellt.

Infusionen von hypertonen Mannitol- bzw. Natriumchloridlösungen stimulieren das Durstgefühl und die osmotische Freisetzung von Vasopressin. Beide Substanzen verbleiben nahezu ausschließlich im Extrazellularraum, so dass sich zwischen dem Extrazellularraum und dem Zellinneren ein Gradient aufbauen kann, der das osmotische Signal darstellt. Nahezu ohne Wirkung auf die Vasopressinfreisetzung und den Durst bleiben Substanzen wie Glukose und Harnstoff, die rasch in die Zelle diffundieren können.

Vasopressin wird auch durch nichtosmotische Stimuli wie Hypovolämie oder Blutdruckabfall freigesetzt (Abb. 24.5). Vermittelt wird die nichtosmotische Vasopressinfreisetzung über Volumenrezeptoren in den Vorhöfen, über kardiale Mechanorezeptoren und Barorezeptoren im Karotissinus und Aortenbogen. Als Notfallfunktion wird Vasopressin in großen Mengen freigesetzt und hält den Blutdruck z. B. bei Schock aufrecht. Auch ein vermindertes effektives arterielles Blutvolumen, das als intrathorakales Blutvolumen das Herzzeitvolumen und die volumenregulierenden Hormone und damit die renale Salz- und Wasserausscheidung steuert, setzt Vasopressin nichtosmotisch frei. Diese nichtosmotische Vasopressinfreisetzung wird bei Herzinsuffizienz, nephrotischem Syndrom und Leberzirrhose beobachtet. Entscheidend ist dabei nicht die absolute Konzentration an Vasopressin, sondern die fehlende Suppression dieses Hormons bei Zufuhr hypotoner Flüssigkeiten. Dann führen selbst minimale Plasmaosmolalitäten nicht zu einer maximalen Urinverdünnung. Durch Retention von freiem Wasser kommt es dann zu einer Hyponatriämie. Nichtosmotisch bedingte extreme Vasopressinkonzentrationen (zwischen 50 und 1000 pg/ml) können bei einem ausgeprägten Blutdruckabfall oder bei starker physischer Belastung (z. B. Operationen, schwerem Blutverlust, Erbrechen, Hypoxie) auftreten. Hohe Vasopressinkonzentrationen bei diesen Zuständen führen zu einer reflektorischen Bradykardie und einer extremen Hautblässe durch kutane Vasokonstriktion.

Vasopressin wirkt über eine Bindung an einen spezifischen Vasopressin-V2-Rezeptor am Sammelrohr der Niere antidiuretisch. Das Gen für den menschlichen Vasopressin-V2-Rezeptor *(AVPR2)* liegt auf dem X-Chromosom, und Mutationen in diesem Gen verursachen den X-chromosomal vererbten Diabetes insipidus renalis. Nach Aktivierung der Adenylatzyklase wird zyklisches Adenosinmonophosphat (cAMP) gebildet und der vasopressinsensible Wasserkanal Aquaporin 2 (AQP2) geöffnet. Das Gen für diesen Wasserkanal befindet sich auf Chromosom 12, und Mutationen in diesem Gen sind für die autosomal-rezessive Form des Diabetes insipidus renalis verantwortlich. Aktivierende Mutationen im *Vasopressin-V2-Rezeptor*-Gen verursachen das nephrogene Syndrom der inadäquaten Antidiurese (▸ Kap. 61).

Die Gefäßwirkung von Vasopressin wird über Vasopressin-V1-Rezeptoren (AVPR1) vermittelt. Die Aktivierung des Rezeptors steigert den Umsatz von Phosphatidylinositol und führt zu einem Anstieg der Kalziumkonzentration im Zytosol (Vasokonstriktion). Vasopressin-V1-Rezeptoren finden sich vor allem in Haut- und Splanchnikusgefäßen. Schon der physiologische Anstieg der Plasmakonzentration von Vasopressin beim Dursten steigert den peripheren Gefäßwiderstand. Über eine Aktivierung der Barozeptoren mit Abnahme des Herzzeitvolumens ändert sich der arterielle Blutdruck nicht.

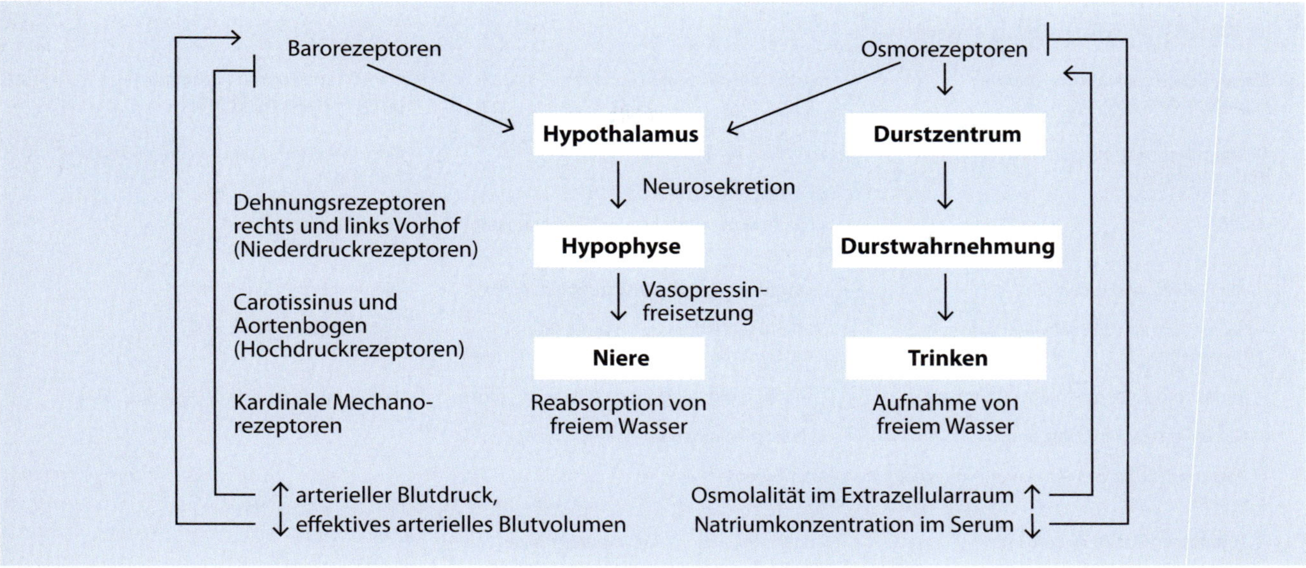

Abb. 24.5 Mechanismus der Freisetzung des antidiuretischen Hormons Arginin-Vasopressin (AVP, ADH). Die osmotische AVP-Freisetzung ist *rechts*, die nichtosmotische AVP-Freisetzung *links* dargestellt

24.2 Störungen des Natrium- und Wasserhaushalts

Störungen des Natriumchloridhaushalts Störungen im Natriumhaushalt betreffen primär den Extrazellularraum und lassen sich in Dehydratation (extrazellulärer Salz- und Wasserverlust) und Hyperhydratation (extrazellulärer Salz- und Wasserüberschuss) einteilen. Schwere Formen der Hyperhydratation imponieren als Ödeme. Es gibt keine Laboruntersuchung, die unmittelbar Auskunft über die Größe des Extrazellularraums gibt. Anamnese, klinischer Befund, der Verlauf und die renale Antwort auf Volumengabe sind für die Einschätzung der Größe des Extrazellularraums entscheidend. Bei normaler Serumnatriumkonzentration entspricht der Wasserverlust oder die Wasserretention dem Natriumverlust bzw. dem Natriumüberschuss. Bildet sich zusätzlich eine Hyponatriämie oder eine Hypernatriämie aus, ist zusätzlich der Wasserhaushalt gestört, d. h. die Wassermenge im Verhältnis zur Natriummenge im Extrazellularraum. Änderungen des Extrazellularraums haben über die Volumenänderung Auswirkungen auf den Kreislauf, die Organperfusion und sekundär auch auf das intrazelluläre Milieu.

Störungen des Wasserhaushalts Polyurie und Polydipsie sind Symptome, die direkt auf eine Störung des Wasserhaushalts hinweisen. Für die Klinik ist jedoch bedeutsam, dass die beiden Elektrolytstörungen Hypernatriämie und Hyponatriämie die beiden Enden eines Spektrums von Wasserstoffwechselstörungen darstellen. Sie sind unabhängig von „Natriumstörungen", d. h. Störungen des Natriumbestandes im Extrazellularraum und in der Haut. Bei Zuständen der Körpernatriumüberladung (Herzversagen mit Ödemen, nephrotisches Syndrom mit Ödemen und Aszites) findet sich nicht selten eine Hyponatriämie. An Patienten mit diesen Krankheiten wird deutlich, dass ein Natriummangel gar nicht vorliegen kann. Die Retention von Wasser übersteigt die von Natrium, so dass sich eine Hyponatriämie ausbildet. Umgekehrt liegt nicht selten bei einer Hypernatriämie, z. B. Gastroenteritis mit hypernatriämischer Dehydratation, ein echter Natriumverlust vor.

Jedes Glied der Regulation des Wasserhaushalts (1. Durstmechanismus, Wasseraufnahme, 2. Bildung von Vasopressin im Hypothalamus und Freisetzung aus der hinteren Hypophyse, 3. vasopressininduzierte Wasserreabsorption im Sammelrohr der Niere) kann für sich allein gestört sein. Charakteristische Krankheitsbilder sind:

- Störungen der Durstregulation (primäre Polydipsie, Hypodipsie),
- zentraler Diabetes insipidus oder Syndrom der inadäquaten ADH-Sekretion (SIADH) und
- nephrogener Diabetes insipidus oder nephrogenes Syndrom der inadäquaten Antidiurese .

In allen diesen Fällen bewirkt ein Wassermangel die Hypernatriämie und ein Wasserüberschuss eine Hyponatriämie.

24.2.1 Hyponatriämie

Definition und Pathogenese Die Hyponatriämie (Serumnatriumkonzentration <130 mmol/l) wird in der Klinik häufig beobachtet. Sie ist als relativer (im Verhältnis zum Natriumgehalt des Extrazellularraums) oder absoluter Wasserüberschuss zu sehen und wird bei niedrigem Natriumbestand des Organismus (Salzverlust, Dehydratation), bei normalem Salzgehalt des Organismus (Syndrom der inadäquaten ADH-Sekretion) und bei Natriumüberschuss des Organismus (Herzinsuffizienz, Leberzirrhose mit Aszites und nephrotisches Syndrom) beobachtet (Tab. 24.3). Kein Laborparameter gibt zufriedenstellend über den Natriumbestand des Organismus Auskunft. Die Natriumkonzentration im Serum gibt nur das Verhältnis von Natriumchlorid zu Wasser im Extrazellularraum wieder.

Klinische Symptome, Diagnose und Therapie Bei rascher Entwicklung einer Hyponatriämie insbesondere ohne Dehydratation werden Symptome wie Übelkeit, Kopfschmerzen, Erbrechen, Apathie, Verwirrtheit, zerebrale Krampfanfälle und Koma beobachtet. Der Wassergehalt des Gehirns steigt bei akuter Hyponatriämie (Hirnödem), während er sich bei chronischer Hyponatriämie wieder normalisiert. Entsteht die Hyponatriämie langsam, kann sich das Gehirn offenbar durch Abbau von organischen Osmolyten adaptieren,

Tab. 24.3 Ursachen der Hyponatriämie

Gesamtkörpernatrium vermindert Hypotone Dehydratation Natriumverlust größer als Wasserverlust, Volumenmangel	Gesamtkörpernatrium normal Reine Wasserretention	Gesamtkörpernatrium erhöht Hypotone Hyperhydratation Wasserretention größer als Natriumretention, Ödembildung
Renal:	– Schwere akute und chronische Lungenkrankheit	– Herzinsuffizienz
– Mineralokortikoidmangel	– Inadäquate Vasopressinsekretion (SIADH)	– Nephrotisches Syndrom
– Salzverlustniere bei schwerer akuter Pyelonephritis	– Inadäquate Vasopressinwirkung (nephrogenes Syndrom der inadäquate Antidiurese)	– Leberzirrhose mit Aszites
– Entlastung einer obstruktiven Uropathie	– Erhöhte Empfindlichkeit des Osmorezeptors	– Niereninsuffizienz (mit Oligurie)
– Nierenversagen mit Salzverlust	– Glukokortikoidmangel	
– Polyurische Phase eines akuten Nierenversagens	– Hypothyreose	
– Tubulopathie (z. B. Zystinose)	– Wasserintoxikation (Süßwasserertrinken, Infusion hypotoner Infusionslösungen nach Operationen)	
– Nephronophthise	– Medikamente	
– Diuretika		
Extrarenal:		
– Erbrechen		
– Gastroenteritis		
– Intestinale Fisteln		
– Verlust in den dritten Raum		
– Schrankenstörung bei Sepsis, Peritonitis, Verbrennungen		
– Nach Operationen mit mangelndem Volumen-(Natrium-)ersatz		

und Symptome bleiben aus. Wird bei einer chronischen Hyponatriämie der Versuch unternommen, die Serumnatriumkonzentration rasch zu korrigieren, treten iatrogen die oben genannten Symptome auf.

Der körperlichen Untersuchung des hyponatriämischen Patienten kommt die entscheidende Rolle in der diagnostischen Zuordnung zu. Während Ödeme und Aszites offensichtlich sind, kann die Feststellung eines reduzierten Extrazellularvolumens schwierig sein. Hier spielt die Anamnese (kranke Säuglinge ohne adäquate Zufuhr von Salz und Wasser) bzw. der klinische Verlauf für die Diagnostik die entscheidende Rolle. Manchmal sind Medikamente an der Ausbildung einer Hyponatriämie beteiligt (▶ Übersicht).

Medikamente, die Hyponatriämie verursachen können

- Amphotericin B
- Carbamazepin
- Chlorpropramid
- Clofibrat
- Cyclophosphamid
- Deamino-D-Arginin-Vasopressin (Desmopressin)
- Demeclocyclin
- Furosemid
- Lithium
- Oxytocin
- Thiaziddiuretika (z. B. Hydrochlorothiazid)
- Vincristin

Das Syndrom der inadäquaten ADH-Sekretion (SIADH) mit pathologischer Wasserretention kommt im Kindesalter in seiner klassischen Definition selten vor; in der Regel liegt einer Hyponatriämie mit normalem Extrazellularvolumen eine kreislaufinduzierte pathologische Vasopressinsekretion zugrunde (▶ Kap. 61).

Bei den hydropischen Krankheiten Herzinsuffizienz, nephrotisches Syndrom und Leberzirrhose wird Salz- und Wasser über einen gemeinsamen Mechanismus retiniert. Das „effektive arterielle intrathorakale Blutvolumen" ist niedrig. Da über diesen Anteil des Blutvolumens das Herzzeitvolumen, die volumenregulierenden Hormone und die renale Salz- und Wasserausscheidung gesteuert werden, sind vasoaktive Hormone, so auch Vasopressin, stimuliert. Die Aktivierung vasopressorisch wirksamer Hormone dient der Aufrechterhaltung des arteriellen Blutdrucks. Bei Zufuhr hypotoner Lösungen wird die Sekretion von Vasopressin nicht vermindert, und über eine Wasserretention kommt es zur Hyponatriämie. Die Retention von Wasser übersteigt die pathologische Natriumretention. Die

Tab. 24.4 Ursachen der Hypernatriämie

Gesamtkörpernatrium vermindert Hypertone Dehydratation Wasserverlust größer als Natriumverlust	Gesamtkörpernatrium normal Reiner Wasserverlust	Gesamtkörpernatrium erhöht Hypertone Hyperhydratation Natriumretention größer als Wasserretention
– Hypertone Dehydratation	– Diabetes insipidus, zentral, nephrogen	– Natriumchloridintoxikation
– Enteraler Verlust bei Gastroenteritis	– Störung der Durstregulation (Adipsie, Hypodipsie)	– Erhöhte Zufuhr von Natriumchlorid oder Natriumbicarbonat
– Renaler Verlust bei Niereninsuffizienz	– Verminderte Empfindlichkeit der Osmorezeptoren	– Primärer Hyperaldosteronismus (selten, da Serumnatrium oft normal)
– Nebenniereninsuffizienz (selten) – Osmotische Diurese (Mannitol, Harnstoff)	– Verminderte Wasserzufuhr oder Wasserverlust über Haut und Respirationstrakt	

Gabe von Natriumchlorid zur Korrektur der Hyponatriämie würde die Ödembildung verstärken.

Das Volumenkontrollsystem ist über die Beziehung zwischen Herzzeitvolumen und peripherem Widerstand, die zusammen die Füllung des arteriellen Kreislaufsystems bewirken, mit dem Kreislaufregulationssystem verknüpft. Auch bei schweren Lungenkrankheiten, bei denen infolge des erhöhten intrathorakalen Drucks der venöse Rückstrom vermindert ist, kann das Herzzeitvolumen abfallen und damit ein vermindertes effektives arterielles Blutvolumen auftreten. Ein solcher Mechanismus kann bei Patienten mit Bronchiolitis oder bronchopulmonaler Dysplasie bei Zufuhr hypotoner Infusionslösungen eine Hyponatriämie bewirken. Deswegen sollten diese Patienten bei klinischer Verschlechterung initial (d. h. in den ersten Stunden nach stationärer Aufnahme) mit natriumreichen Infusionslösungen (0,9 % NaCl) versorgt werden.

24.2.2 Hypernatriämie

Definition und Pathogenese Die Hypernatriämie (Serumnatriumkonzentration >150 mmol/l) ist als relativer (im Verhältnis zum Natriumgehalt des Extrazellularraums) oder absoluter Wassermangel zu sehen und wird bei niedrigem Natriumbestand des Organismus (hypertone Dehydratation), bei normalem Salzgehalt des Organismus (Diabetes insipidus) und sehr selten bei Natriumüberschuss des Organismus (sog. Kochsalzvergiftung) beobachtet (Tab. 24.4).

Eine Hypernatriämie entsteht beim Versagen des renalen Konzentrationsmechanismus, z. B. infolge fehlender oder ungenügender Vasopressinfreisetzung, mangelhafter Vasopressinwirkung und bei mangelhafter Zufuhr von freiem Wasser. Ein Anstieg der Serumnatriumkonzentration und der Plasmaosmolalität wird normalerweise durch das Durstgefühl mit nachfolgender Wasseraufnahme und vasopressinvermittelter Wasserretention verhindert. Erst wenn der Flüssigkeitsverlust nicht ausgeglichen wird, z. B. bei Säuglingen, bei Kindern mit zerebralen Krankheiten, bei Beatmung, oder wenn das Durstgefühl gestört ist, entwickelt sich eine Hypernatriämie.

Klinische Symptome und Diagnose Nur bei rascher Ausbildung einer Hypernatriämie werden Symptome wie Verwirrtheit, Unruhe, Stupor, Myoklonien, Hyperreflexie, zerebrale Krampfanfälle und Koma beobachtet. Entsteht die Hypernatriämie langsam, kann sich das Gehirn an die Hyperosmolalität durch Bildung intrazellulärer Osmolyte wie Taurin, Glutamin, Myoinositol adaptieren. Dann bleiben Symptome aus oder sind nur diskret zu beobachten. Bei akuter Hypernatriämie ist der Wassergehalt des Gehirns vermindert, während er bei chronischer Hypernatriämie annähernd normal ist. Wird bei einer chronischen Hypernatriämie der Versuch unternommen, die Serumnatriumkonzentration rasch zu normalisieren, treten iatrogen oben genannte zerebrale Symptome auf. Deshalb müssen bei Hypernatriämie vor einer Therapie die Ursache und die Dauer der Elektrolytstörung unter pathophysiologischer Sicht geklärt werden.

Beim Diabetes insipidus zentralis kommt es durch Wasserverlust zur Ausbildung einer Hypernatriämie. Zur Diagnose dieser Krankheit muss immer der Nachweis einer Hypernatriämie im Durstversuch als Folge eines Wasserverlusts gefordert werden (▶ Kap. 61).

24.2.3 Dehydratation

Pathogenese Die Dehydratation wird durch eine übermäßige Flüssigkeitsabgabe und/oder eine ungenügende Flüssigkeitszufuhr hervorgerufen. Bei Kindern, insbesondere Säuglingen, ist eine Dehydratation am häufigsten durch eine Gastroenteritis mit Erbrechen und Diarrhö bei gleichzeitiger Nahrungsverweigerung bedingt. Weitere wichtige Ursachen sind Diabetes mellitus, Diabetes insipidus, adrenogenitales Syndrom, Morbus Addison, hypertrophe Pylorusstenose und tubuläre Nierenkrankheiten. Prognose und Therapie hängen weniger von der Grundkrankheit als vom Schweregrad und Typ der Dehydratation ab. Der Schweregrad ist am besten zu erfassen, wenn das genaue Gewicht des Kindes unmittelbar vor der Krankheit bekannt ist. Der Gewichtsverlust entspricht dann dem akuten Flüssigkeitsverlust. Da meist genaue Gewichtsangaben fehlen, muss das Ausmaß der Dehydratation anhand von Anamnese und klinischem Befund abgeschätzt werden. Anamnestisch sind neben der Dauer der Krankheit Ausmaß und Häufigkeit des Erbrechens, Stuhlfrequenz, -menge und -konsistenz sowie die Körpertemperatur von Bedeutung. Wichtige Hinweise auf den Typ der Dehydratation können Angaben über die Art der Flüssigkeitszufuhr und über Zeitpunkt und Häufigkeit der Urinabgabe vermitteln. Bleibt trotz der Exsikkose die Urinausscheidung relativ konstant oder hoch, ist als Ursache ein Diabetes mellitus, ein Diabetes insipidus oder eine tubuläre Nierenkrankheit anzunehmen.

Der Flüssigkeitsverlust über den Gastrointestinaltrakt führt zu einer Volumenkontraktion, d. h. zu einer Depletion des Extrazellularraums an Natrium, Chlorid und Wasser. Theoretisch bedeutet bei isotoner Dehydratation der Verlust von 1 kg Extrazellularraum einen Mangel von 1 l Wasser und 140 mmol Natrium bzw. 9 g Natriumchlorid. Die Volumenkontraktion führt zu einer Reduktion der glomerulären Filtrationsrate und zu einer Steigerung der proximalen tubulären Reabsorption von Natrium. Diese renalen Adaptati-

■ Tab. 24.5 Einteilung des Schweregrads einer Dehydratation aufgrund der klinischen Untersuchung

Klinische Zeichen	Leichte Dehydratation	Mittelschwere Dehydratation	Schwere Dehydratation
Turgor	Kaum reduziert	Deutlich reduziert	Stehende Hautfalten
Schleimhäute	Trocken	Spröde	Brüchig
Verhalten	Durst	Tachykardie	Schock
	Orientiert	Blutdruck vermindert	Bewusstlos, Krampfanfälle
Urinproduktion	Noch normal	Vermindert, konzentriert	Ausbleibend, Harnblase leer
Körpergewichtsverlust			
Säugling	<5 %	5–10 %	>10 %
Kind	<3 %	3–6 %	>6 %
Erwartetes Flüssigkeitsdefizit (ml/kg KG)			
Säugling	<50	50–100	>100
Kind	<30	30–60	>60

onsmechanismen erfolgen durch intrarenale Kontrollmechanismen und durch die Freisetzung volumensensitiver Hormone, vor allem Aldosteron und Vasopressin. Die hohen Aldosteronkonzentrationen bewirken langfristig neben der Natriumretention die Entwicklung eines Kaliummangels. Vasopressin steigert die Reabsorption von freiem Wasser. Somit wird wenig Urin mit hoher Osmolalität und relativ niedriger Natriumkonzentration unabhängig von der Serumnatriumkonzentration ausgeschieden. Angiotensin II und Vasopressin werden über Kreislaufstimuli freigesetzt und tragen bei ausgeprägter Dehydratation zur Aufrechterhaltung des normalen Blutdrucks bei.

Klinische Symptome und Diagnose Die klinische Untersuchung umfasst die Beurteilung von Allgemeinbefinden (leicht- bis schwerkrank), Exsikkosezeichen (eingesunkene Fontanelle, tief liegende Augen, verminderter Hautturgor, trockene Mundschleimhaut), Kreislaufsymptomen (Tachykardie, Blutdruckerniedrigung, marmorierte, grau-blass-zyanotische Haut, kühle Extremitäten), Atemtyp (beschleunigte und vertiefte Atmung bei schwerer metabolischer Acidose) und zentralnervösen Symptomen (Unruhe, schrilles Schreien, Apathie, Koma, Krampfanfälle; ■ Tab. 24.5).

Erfahrungsgemäß entspricht bei Säuglingen eine leichte Dehydratation einem Gewichtsverlust von etwa 5 % des Körpergewichts (Flüssigkeitsdefizit 50 ml/kg KG), während eine deutliche Dehydratation auf ein Flüssigkeitsdefizit von 10 % (100 ml/kg KG) und eine starke Exsikkose auf ein Defizit von 10–15 % (100–150 ml/kg KG) hinweist. Bei größeren Kindern treten die entsprechenden klinischen Zeichen wegen des relativ kleineren Extrazellularraums schon bei geringeren Flüssigkeitsverlusten auf: Eine leichte Exsikkose entspricht hier einem Flüssigkeitsdefizit von etwa 3 %, eine deutliche Exsikkose einem Defizit von etwa 3–6 % und eine schwere Exsikkose einem solchen von ~9 % des Körpergewichtes (■ Tab. 24.5).

Therapie Eine wichtige klinische Maßnahme bei Kindern mit Störungen im Flüssigkeitshaushalt ist eine sorgfältige Messung des Körpergewichts. Dies ist vor allem für die Beurteilung des Verlaufs von Bedeutung. Anhand des Gewichtsverlaufs (weitere Gewichtsabnahme oder Zunahme des Körpergewichts) kann objektiv beurteilt werden, ob die Rehydratation erfolgreich ist.

Während der Schweregrad der Dehydratation vorwiegend durch die klinische Symptomatik bestimmt wird, kann der Typ der Dehydratation bzw. eine zusätzliche Störung im Wasserhaushalt durch Laborparameter erfasst werden. Je nach Verhalten der Plasmaosmolalität und der Serumnatriumkonzentration, die vom Ausmaß des Wasserverlusts im Verhältnis zum Salzverlust bestimmt werden, können 3 Dehydratationstypen unterschieden werden (■ Tab. 24.6). Da die Zellmembran für die wichtigsten osmotischen Substanzen relativ wenig durchlässig ist, wird bei einer Änderung der extrazellulären Natriumkonzentration der entstandene osmotische Gradient durch eine entsprechende Wasserverschiebung zwischen extra- und intrazellulärem Raum ausgeglichen.

Bei einer hypotonen Dehydratation strömt Wasser in die Zelle, das mittlere Zellvolumen nimmt zu, und es bildet sich am Gehirn ein Hirnödem aus. Dies wird vor allem dann deutlich und klinisch relevant, wenn zur Rehydratation bei ausgeprägter Dehydratation mit Kreislaufdepression natriumarme Infusionslösungen verwendet werden. Umgekehrt führt eine hypertone Dehydratation zu einer Schrumpfung der Zellen, u. a. auch der des Gehirns. Ein zu rascher Ausgleich der Hypernatriämie mit natriumarmen Infusionslösungen führt zu einer raschen Schwellung der Hirnzellen und bedingt zerebrale klinische Symptome (z. B. zerebrale Krampfanfälle). Eine isotone Dehydratation ändert primär das Zellvolumen nicht. Jedoch führt der Einsatz von Infusionslösungen mit zu niedrigem Natriumgehalt dann zur Ausbildung einer Hyponatriämie und Hirnschwellung, wenn der Kreislauf und die Organperfusion mit der Freisetzung von Vasopressin aufrechterhalten werden müssen. Deshalb ist der Einsatz von isotoner Natriumchloridlösung initial bei Dehydratation auch bei Säuglingen und Kleinkindern nötig (z. B. 20 ml/kg KG in der ersten Stunde).

Hypotone Dehydratation

Eine hypotone Dehydratation (Serumnatriumkonzentration <130 mmol/l) ist bei Kindern mit den klinischen Zeichen der Dehydratation häufig und oft durch eine akute Gastroenteritis, nicht selten in Verbindung mit Nahrungsverweigerung und Erbrechen bedingt (extrarenaler Natriumverlust). Ein renaler Natriumverlust wird bei Mineralokortikoidmangel, Salzverlustniere bei schwerer Pyelonephritis, bei Entlastung von obstruktiven Uropathien und bei renalen Tubulopathien beobachtet (s. auch ■ Tab. 24.3). Ungenügende Zufuhr von Natrium verursacht im Zusammenhang mit der Gabe hypotoner Infusionslösungen postoperativ nicht selten eine Hyponatriämie. Eine adäquate Prävention des Volumenmangels durch

Tab. 24.6 Typen der Dehydratation

Dehydratation	Hypoton	Isoton	Hyperton
Serumnatrium (mmol/l)	<132	132–145	>145
Verlust	Salz > Wasser	Salz = Wasser	Salz < Wasser
Hautturgor	Stark reduziert	Reduziert	Teigig
Tachykardie	Stark	Mäßig	Gering
Blutdruck	Niedrig	Vermindert	Zunächst noch normal
Zentralnervensystem	Koma	Lethargie	Unruhe
	Krampfanfall	Somnolenz	Irritabilität Krampfanfall
Häufigkeit	ca. 10 %	ca. 65 %	ca. 25 %

Infusion von halbnormaler oder isotoner Kochsalzlösung verhindert das Auftreten einer Hyponatriämie.

Bei Kindern mit bakterieller Meningitis liegt selten ein echtes SIADH (zentrale Stimulation der Vasopressinfreisetzung) zugrunde, vielmehr findet sich häufiger eine kreislaufbedingte Vasopressinfreisetzung (durch die schwere Infektion mit nachfolgender Kreislaufdepression). Wie alle schwerkranken Säuglinge kommen auch die Patienten mit Meningitis infolge mangelnder Nahrungsaufnahme oft mit Dehydratation zur stationären Aufnahme, obwohl die klinischen Zeichen der Dehydratation noch nicht voll ausgeprägt sind. Eine Flüssigkeitsrestriktion, die zur Prävention der Hyponatriämie und des Hirnödems in der Frühphase einer bakteriellen Meningitis empfohlen wird, ist heute umstritten. Eine liberalere Flüssigkeitszufuhr initial (d h. in den ersten Stunden nach stationärer Aufnahme) mit natriumreichen Lösungen verbessert die Kreislaufsituation und verhindert die Ausbildung einer Hyponatriämie.

Auch eine schwere akute Pyelonephritis kann infolge Salzverlustes eine Hyponatriämie mit ausgeprägter Dehydratation hervorrufen. Dabei findet sich nicht selten neben der Hyponatriämie eine Hyperkaliämie, so dass dabei an einen Mineralokortikoidmangel und differenzialdiagnostisch an ein adrenogenitales Syndrom gedacht wird.

Hypertone Dehydratation

Eine hypertone Dehydratation (Serumnatriumkonzentration >150 mmol/l) ist bei kleinen Säuglingen nicht selten durch eine Gastroenteritis mit Nahrungsverweigerung bedingt. Bei kombiniertem Natrium- und Wasserverlust besteht ein deutlich höherer Wasserverlust. Die Patienten präsentieren sich klinisch mit den Zeichen der Dehydratation (z. B. bei hypertoner hypernatriämischer Dehydratation). Im Gegensatz zu anderen Formen der Dehydratation finden sich klinisch bei ausgeprägter Hypernatriämie erst spät Symptome des drohenden Kreislaufschocks mit Blutdruckabfall und Tachykardie, aber frühzeitig eine teigige Haut und zerebrale Symptome wie Unruhe, Irritabilität und Krampfanfälle.

Eine hypernatriämische Dehydratation wird nahezu ausschließlich bei kleinen Säuglingen beobachtet und kann über zwei Mechanismen erklärt werden. Die Kohlenhydrate der Milch werden bei schwerer Gastroenteritis nicht resorbiert, sind im Kolon osmotisch aktiv und entziehen zusätzlich Wasser aus dem Extrazellularraum in den Darm. Zudem bewirkt die Hypernatriämie ein starkes Durstgefühl. Während ältere Säuglinge und Kinder sowie Erwachsene das Durstgefühl äußern können und alles daransetzen, Wasser zu trinken, ist dies bei jungen Säuglingen wegen des Alters nur unzureichend möglich.

Im Gegensatz zu anderen Formen der Hypernatriämie besteht neben einem ausgeprägten Wasserverlust durch die Gastroenteritis ein Mangel an Natrium. Dieser bedingt die Dehydratation des Extrazellularraums und einen intravasalen Volumenmangel, der für die klinische Symptomatik (Volumenmangelschock) verantwortlich ist. Darüber sind auch Acidose und prärenales Nierenversagen erklärt.

24.2.4 Störungen der Durstregulation

Angeborene und erworbene isolierte Störungen der Durstregulation sind sehr selten. Eine essenzielle Hypernatriämie tritt bei mangelnder oder fehlender Durstwahrnehmung auf. Eine unzureichende Flüssigkeitszufuhr ist in diesen Fällen die Ursache der Hypernatriämie. Sie wird vor allem bei Patienten mit zerebralen Störungen (vor allem im Hypothalamus) beobachtet. Das Durstzentrum reagiert – wenn überhaupt – erst bei höheren Osmolalitäten bzw. Natriumkonzentrationen im Serum mit einem Durstgefühl. Nur selten ist eine mangelnde Bereitstellung von Flüssigkeit für diese Störung verantwortlich, da diese Patienten keinen Durst haben und nicht trinken wollen. Neben einem Defekt der Durstwahrnehmung ist bei chronischer Hypernatriämie die Hypodipsie nicht selten mit einer Störung der Vasopressinfreisetzung gekoppelt (Hypernatriämie-Hypodipsie-Syndrom). Verglichen mit der normalen Beziehung zwischen Osmolalität und Vasopressin im Plasma liegen bei diesen Patienten messbare Vasopressinkonzentrationen im Plasma erst bei deutlich erhöhter Plasmaosmolalität vor (Abb. 24.6). Ein partieller Diabetes insipidus lässt sich leicht durch eine normale maximale Urinosmolalität (>800 mosm/kg KG) im Durstversuch bzw. nach Gabe von Desmopressin (DDAVP) ausschließen. Über einen ähnlichen Mechanismus lassen sich Hypernatriämien bei psychischen Krankheiten (z. B. bei Depression) erklären.

24.2.5 Hyperhydratation

Bei Kindern wird die Hyperhydratation seltener als die Dehydratation beobachtet. Als klinische Zeichen finden sich Gewichtszunahme und Ödembildung. Bei der isotonen Hyperhydratation (Serumnatriumkonzentration 130–150 mmol/l) führt die gleichmäßige Vermehrung von Natrium und Wasser zur Expansion des Extrazellularraums ohne Änderung der Osmolalität. Das Intrazellu-

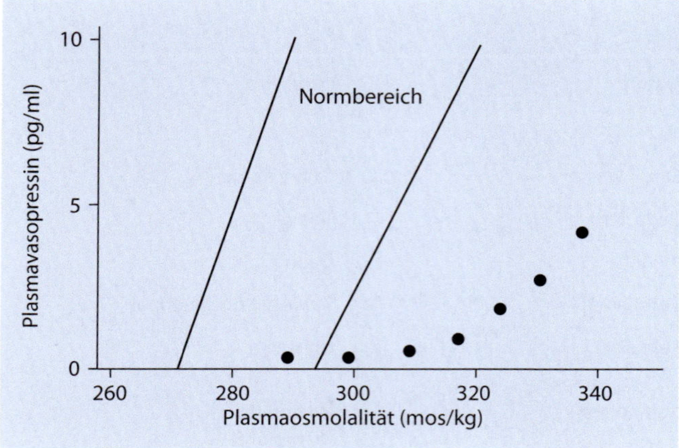

Abb. 24.6 Beziehung zwischen der Plasmavasopressinkonzentration und der Plasmaosmolalität bei Kindern mit Hypernatriämie-Hypodipsie-Syndrom

larvolumen bleibt unverändert. Häufigste Ursachen einer isotonen Hyperhydratation sind iatrogen durch übermäßige Infusionstherapie mit isotonen Salzlösungen sowie Herzinsuffizienz, nephrotisches Syndrom, akute Glomerulonephritis, oligurische Niereninsuffizienz und Leberzirrhose.

Eine hypertone Hyperhydratation (Serumnatriumkonzentration >150 mmol/l) ist bei Kindern meist iatrogen bedingt und Folge einer übermäßigen Infusion von hypertonen Natriumchlorid- oder Natriumbicarbonatlösungen. Sie kommt vor bei Kochsalzvergiftung und Ertrinken in Meerwasser. Aufgrund der erhöhten Natriumkonzentration und Osmolalität strömt Wasser aus dem Intrazellularraum in den Extrazellularraum. Folglich können zerebrale Symptome wie bei einer hypertonen Dehydratation auftreten.

Eine hypotone Hyperhydratation (Serumnatriumkonzentration <130 mmol/l) ist Folge einer übermäßigen Wasseraufnahme (Wasserintoxikation – z. B. Süßwasserertrinken) oder einer Störung der renalen Ausscheidung von freiem Wasser. Besonders zu erwähnen ist eine inadäquate Infusionsbehandlung mit hypotonen Infusionslösungen bei Oligurie oder Anurie. Die Zunahme des Extrazellular- und dann auch des Intrazellularraums führt zu Ausbildung eines Hirnödems. Klinisch imponieren dann Erbrechen, Kopfschmerzen, Krämpfe und Bewusstseinsstörungen.

24.2.6 Ödembildung

Unter normalen Bedingungen ist die Nettofiltration von Flüssigkeit aus den Kapillaren gering und wird durch die Pumpfunktion des lymphatischen Systems über den Ductus thoracicus in die Zirkulation zurückgeführt. Ödeme entstehen, wenn vermehrt Salz und Wasser im Interstitium anfallen und dies nicht über das lymphatische System eliminiert werden kann. Ödembildung bedeutet stets eine Vermehrung des extrazellulären Flüssigkeitsvolumens. Ödeme fallen klinisch auf, wenn das interstitielle Kompartiment um 3–5 % erhöht ist. Bei ödembildendenen Krankheiten ist entweder der hydrostatische Kapillardruck erhöht, wie z. B. bei Herzinsuffizienz, oder der intrakapilläre onkotische Druck vermindert (Leberzirrhose, nephrotisches Syndrom) oder auch die Kapillarpermeabilität erhöht (idiopathische Ödeme, Störungen der Schrankenfunktion der Kapillaren bei Schock/Sepsis). Durch Abnahme des effektiven zirkulatorischen Blutvolumens werden salz- und wasserretinierende Hormone stimuliert, und dieser hormonale Mechanismus ist an der Aufrechterhaltung des Ödemstatus

Tab. 24.7 Grundsätzliche Mechanismen der Ödembildung bei renalen Krankheiten. Typ A entspricht dem nephritischen, Typ B dem nephrotischen Syndrom

Typ A	Typ B
1. Renale Salz- und Wasserretention	1. Erniedrigter kolloid-osmotischer Druck
2. Expansion des Extrazellularraumes	2. Ödembildung
3. Erhöhter kapillarer hydraulischer Druck	3. Volumenkontraktion (effektives arterielles Blutvolumen niedrig)
4. Ödembildung	4. Renale Salz- und Wasserretention

beteiligt. Die Ursache der Ödembildung bei renalen Krankheiten kann grundsätzlich über zwei Entstehungsmechanismen erklärt werden (Tab. 24.7).

24.3 Chlorid

Die Regulation der Serumchloridkonzentration (normal 98–109 mmol/l) ist eng mit der für Natrium gekoppelt. Daher sind Zustände von Hyper- oder Hypochlorämie meist mit gleichsinnigen Veränderungen der Natriumkonzentration verbunden. Eine wichtige Ausnahme bilden Chloridverluste infolge eines Wasserstoffionen-Chloridverlustes (HCl) bei heftigem Erbrechen sowie Störungen des Säure-Basen-Haushalts. Die wichtigsten Anionen des Extrazellularraums, Chlorid und Bicarbonat, sind oft gegensinnig verändert, damit das Gleichgewicht von Kationen zu Anionen in den Körperflüssigkeiten erhalten bleibt. So geht ein Wasserstoffionen-Chloridverlust beim Erbrechen in der Regel mit einer metabolischen Alkalose einher. Von Ausnahmen abgesehen (Tab. 24.8) geht der extrazelluläre Volumenmangel mit einer metabolischen Acidose einher.

24.4 Kalium

24.4.1 Physiologische Grundlagen

Der Gesamtbestand des Körpers an Kalium beträgt bei Neugeborenen 40 mmol/kg KG und beim Erwachsenen etwa 50 mmol/kg KG. Davon sind 90 % im Intrazellularraum, und zwar vorwiegend in der Muskulatur, 8 % im Knochen und Bindegewebe und nur 2 % im Extrazellularraum (davon etwa 0,5 % im Serum) lokalisiert. Trotzdem orientiert man sich bezüglich des Kaliumbedarfs an der Fraktion von Kalium im Extrazellularraum. Die tägliche Kaliumaufnahme (Tagesbedarf) beträgt 2 mmol/kg KG. Das mit der Nahrung aufgenommene Kalium wird fast vollständig im oberen Dünndarm resorbiert. Es wird zu etwa 90 % über die Nieren, zu 9 % über den Darm und zu 1 % über die Haut ausgeschieden. Die Serumkaliumkonzentration ist eng über die renale Ausscheidung und über die Umverteilung von Kalium zwischen Intrazellularraum und Extrazellularvolumen in einem engen Bereich von 3,5–5,5 mmol/l konstant reguliert. Kalium wird über Aldosteron, Natrium und den pH-Wert gesteuert. Die Steigerung der Aldosteronkonzentration, Natriumaufnahme und der Ausbildung einer Alkalose bewirkt eine vermehrte Ausscheidung von Kalium und eine Senkung der Serumkaliumkonzentration.

Tab. 24.8 Säure-Basen-Status bei verschiedenen Ursachen der Dehydratation (Natriumchloridstörungen)

Ursache	Begleitende Störung im Säure-Basen-Haushalt	Begleitender Kaliummangel
Gastrointestinale Verluste:		
Gastroenteritis	Acidose	+
Pylorusstenose	Alkalose	+
Abführmittelabusus	Alkalose	++
Renale Verluste:		
Diabetische Ketoacidose	Acidose	+
Mineralokoidmangel/ Adrenogenitales Syndrom	Acidose	(Retention)
Salzverlustniere (obstruktive Uropathie)	Acidose	(Retention)
Diabetes insipidus	Variabel	–
Bartter-Syndrom	Alkalose	++
Fanconi-Syndrom	Acidose	+
Thiaziddiuretika	Alkalose	++
Schleifendiuretika	Alkalose	++
Kaliumsparende Diuretika	Variabel	(Retention)
Andere Ursachen:		
Wasserentzug	Variabel	–
Hungern	Acidose	+
„Hitzschlag"	Acidose	–

Kalium wird zwischen dem Intra- und Extrazellularraum entsprechend dem Einfluss des Säure-Basen-Haushalts und der Hormone Insulin und Aldosteron verteilt. Eine erhöhte extrazelluläre H-Ionenkonzentration (metabolische Acidose) führt zu einem Einstrom von H-Ionen in die Zelle und zu einem Ausstrom von Kaliumionen in den Extrazellularraum, während bei einem Abfall der H-Ionenkonzentration (pH-Erhöhung) im Extrazellularraum Kalium im Austausch gegen H-Ionen in die Zellen eintritt. Somit führt die metabolische Acidose zu einem Anstieg und die Alkalose zu einem Abfall der Serumkaliumkonzentration.

Insulin und Aldosteron fördern den Kaliumeinstrom in die Zelle. Da beide Hormone durch eine akute Erhöhung der Serumkaliumkonzentration vermehrt sezerniert werden, ist diese hormonell induzierte Kaliumverschiebung ein wichtiger Regulator der Serumkaliumkonzentration. Die Kaliumspeicherung der Zelle mit einem etwa 30-fachen Gradienten vom Intrazellularraum (Kaliumkonzentration etwa 150 mmol/l) zum Extrazellularraum (Kaliumkonzentration etwa 4,5 mmol/l) bestimmt die Höhe des Membranpotenzials und damit den neuromuskulären Erregungsvorgang. Eine Hyperkaliämie bewirkt eine Abnahme von Membranpotenzial und Reizschwelle und somit eine Zunahme der muskulären Erregbarkeit. Bei ausgeprägter Hyperkaliämie kann ein funktionstüchtiges Membranpotenzial nicht mehr aufrechterhalten werden; es kommt zur Lähmung. Eine Hypokaliämie bewirkt eine Zunahme von Membranpotenzial und Reizschwelle mit verminderter Erregbarkeit bis zur Dauerpolarisation der Muskelfasern und darüber hinaus ebenfalls eine Muskellähmung.

24.4.2 Hypokaliämie

Pathogenese und klinische Symptome Eine Hypokaliämie (Serumkalium <3,5 mmol/l) entsteht durch verminderte Zufuhr, vermehrte Ausscheidung oder veränderte Verteilung von intra- nach extrazellulär. Die Kaliumkonzentration im Serum kann lange bei intrazellulärem Kaliummangel normal sein, wenn entsprechend Kalium zugunsten des Extrazellulärraums umverteilt wird.

Je schneller und ausgeprägter eine Hypokaliämie auftritt, desto auffälliger sind die klinischen Symptome wie Muskelschwäche bis hin zu schlaffen Lähmungen, Hyporeflexie, Müdigkeit, paralytischer Ileus, Tachykardie, Rhythmusstörungen des Herzens mit charakteristischen EKG-Veränderungen (ST-Senkung, T-Abflachung, U-Welle) und Polyurie bei Abnahme der renalen Konzentrationsleistung.

Als Ursache der Hypokaliämie kommen vermehrte gastrointestinale Verluste durch Erbrechen und Durchfall und vermehrte renale Verluste bei angeborenen Tubulopathien (z. B. Gitelman-Syndrom, Bartter-Syndrom) oder Hyperaldosteronismus in Frage. Bei chronischen renalen Hypokaliämien findet sich in der Regel eine metabolische Alkalose. Zudem induzieren verschiedene Medikamente den Kaliumverlust (▶ Übersicht).

Medikamente, die eine Hypokaliämie induzieren können

- Renaler Verlust:
  - Thiaziddiuretika
  - Schleifendiuretika
  - Amphotericin B
  - Cisplatin
  - Glukokortikoide
  - Mineralokortikoide
  - Theophyllin
- Intestinaler Verlust:
  - Laxanzien
- Umverteilung:
  - β-adrenerge Agonisten (z. B. Salbutamol)

Auch führt ein unzureichendes Angebot an Kalium, insbesondere bei parenteraler Zufuhr bzw. Ernährung zu einem Kaliummangel. Im Gegensatz zu Natrium kann die Niere Kalium nicht ausreichend konservieren. Kalium wird auch bei zu geringer Kaliumaufnahme renal eliminiert. Eine Umverteilung von Kalium aus dem Extra- in den Intrazellularraum findet sich bei Alkalose, familiärer hypokaliämischer Lähmung und infolge einer Insulinbehandlung beim neu diagnostiziertem Diabetes mellitus.

Therapie Eine leichte bis mittelschwere Hypokaliämie wird durch orale Kaliumsubstitution mit kaliumreichen Nahrungsmitteln (getrocknete Früchte, Bananen, Orangensaft) oder oral verabreichbaren Kaliumpräparaten behandelt. Bei schweren Hypokaliämien oder Gastroenteritis mit Erbrechen muss Kalium über eine intravenöse Dauerinfusion zugeführt werden. Oft genügt es, in der Infusionslösung die Kaliumdosis auf 3–(4) mmol/kg KG/Tag zu steigern. Um einer Hyperkaliämie vorzubeugen, sollte die parenterale Kaliumsubstitution langsam erfolgen.

24.4.3 Hyperkaliämie

Pathogenese und klinische Symptome Eine Hyperkaliämie (Serumkalium >5,5 mmol/l) ist Folge einer verminderten Ausscheidung, einer vermehrten Zufuhr oder einer veränderten Umverteilung von intra- nach extrazellulär.

Je schneller der Anstieg der Serumkaliumkonzentration, desto eher treten kardiale Rhythmusstörungen auf, die lebensbedrohlich sein können (Bradykardie, Kammerflimmern). Im EKG stellen sich typischerweise ein verlängertes P-R-Intervall mit Verlust der P-Welle, eine verkürzte QT-Zeit, eine QRS-Verbreiterung und hohe T-Zacken dar.

Klinisch finden sich Störungen der neuromuskulären Erregbarkeit, die neben dem Herzen gelegentlich auch die Skelettmuskulatur (Schwäche, Paresen) betreffen.

Die Hyperkaliämie entsteht infolge einer gestörten renalen Ausscheidung bei Niereninsuffizienz oder bei Hypoaldosteronismus (adrenogenitales Syndrom, Morbus Addison, Pseudohypoaldosteronismus) sowie bei zu hoher intravenöser Zufuhr kaliumhaltiger Elektrolytlösungen bzw. Transfusion größerer Mengen von Erythrozytenkonzentraten (Kaliumaustritt aus den Erythrozyten), insbesondere bei eingeschränkter Nierenfunktion. Eine Hyperkaliämie wird auch bei Umverteilung aus dem Intra- in den Extrazellularraum bei Acidose oder der hyperkaliämischen periodischen Lähmung sowie bei Freisetzung großer Kaliummengen durch Zelluntergang (ausgedehnte Hämolyse, Verbrennungen, zytostatische Behandlung von Leukämien) beobachtet.

Therapie und Prophylaxe Die Prophylaxe einer Hyperkaliämie besteht in der Beachtung vermeidbarer Ursachen, insbesondere der Einhaltung des Grundsatzes, Kalium einer Infusionslösung erst bei ausreichender Nierenfunktion zuzusetzen, ein Kaliumdefizit nur langsam auszugleichen und eine Infusionsgeschwindigkeit von 0,2 mmol/kg KG/h (= 4,8 mmol/kg KG/Tag) möglichst nicht zu überschreiten.

Die Therapie einer ausgeprägten Hyperkaliämie (Serumkalium >6,5–7,0 mmol/l) ist immer eine Notfallbehandlung, insbesondere wenn kardiale Symptome oder EKG-Veränderungen vorhanden sind. Neben dem Acidoseausgleich mit Natriumbicarbonat kann die Kaliumkonzentration im Serum durch eine Infusion einer 20%igen Glukoselösung mit Insulin (auf 3 g Glukose 1 Einheit Normalinsulin) oder die Infusion von Salbutamol (4–5 µg/kg KG über 15–20 min) vorübergehend gesenkt werden. Die intravenöse Kalziumgabe hemmt die kardiotoxischen Wirkungen von Kalium. Die orale oder rektale Gabe eines Kationenaustauschers (Sorbisterit, Resonium A) entzieht dem Organismus Kalium. Bei Niereninsuffizienz ist nicht selten nur eine Dialysebehandlung in der Lage, die Hyperkaliämie zu beseitigen.

24.5 Säure-Basen-Haushalt

24.5.1 Physiologische Grundlagen

Die Aufrechterhaltung der extrazellulären Wasserstoffionenkonzentration in einem konstanten Bereich (Isohydrie) zwischen pH 7,35–7,45 ist für die vitalen Funktionen des Organismus unbedingt erforderlich. Der pH-Wert ist der negative Logarithmus der H-Ionenkonzentration. Ein pH von 7,4 entspricht einer H-Ionenkonzentration von 40 nmol/l (0,00004 mmol/l), mit einem pH von 7,1 verdoppelt sich die H-Ionenkonzentration auf 80 nmol/l.

Die Konstanz des pH-Werts wird durch 3 verschiedene Regulationsmechanismen gewährleistet:

- Puffersysteme,
- pulmonale Regulation,
- renale Regulation.

Von den etwa 20.000 mmol H-Ionen, die durchschnittlich pro Tag im Stoffwechsel eines Erwachsenen freigesetzt werden, fallen etwa 99,5 % als Kohlensäure an und werden bei normaler Lungenfunktion in Form von CO_2 rasch abgeatmet. Die übrigen H-Ionen, bei Erwachsenen 1 mmol/kg KG und bei jungen Säuglingen 2–3 mmol/kg KG täglich, fallen als nichtflüchtige Säuren (Milchsäure, Schwefelsäure, Phosphorsäure u. a.) an. Sie werden durch Bicarbonat gepuffert und als neutrale Salze über die Nieren eliminiert.

Puffersysteme Puffer sind Lösungen aus schwachen, d. h. wenig dissoziierten Säuren und ihren vollständig dissoziierten Salzen. Sie halten durch Aufnahme oder Abgabe von H-Ionen (Protonen) die Wasserstoffionenkonzentration konstant. Biologisch bedeutsame Puffersysteme sind Kohlensäure/Bicarbonat (H_2CO_3), Oxyhämoglobin/Hämoglobin (Blut), Dihydrogenphosphat/Hydrogenphosphat (H_2PO_4) und Ammonium/Ammoniak (Urin).

Pulmonale Regulation Die Lungen stehen in direkter Beziehung zum Bicarbonatsystem. Die Reaktion

$$CO_2 + H_2O \leftrightarrows H_2CO_3 \leftrightarrows H^+ + HCO_3^-$$

untersteht der Kontrolle und Regulation durch die Atmung. Ein Anstieg der Kohlensäure- bzw. H-Ionenkonzentration im Blut bewirkt über eine Stimulation des Atemzentrums eine Hyperventilation und Abatmung des überschüssigen CO_2. Umgekehrt führt eine Abnahme von Kohlensäure- bzw. H-Ionenkonzentration im Blut zu Hypoventilation und CO_2-Retention.

Renale Regulation Die Puffersysteme des Blutes und die Lunge garantieren nur kurzfristig und vorübergehend die Säuren-Basen-Homöostase. Die überschüssigen H-Ionen werden über die Nieren durch Sekretion im proximalen und distalen Tubulus ausgeschieden. Das bei der Pufferung und pulmonalen Regulation ständig verbrauchte Bicarbonat wird fast ausschließlich durch die Nieren nachgeliefert. Im proximalen Tubulus wird HCO_3^- unter Vermittlung der Carboanhydrase nach der Formel

$$CO_2 + H_20 \leftrightarrows H_2CO_3 \leftrightarrows H^+ + HCO_3^-$$

regeneriert. Die freiwerdenden H-Ionen werden gegen Natriumionen ausgetauscht, die sich im Tubuluslumen befinden, während das Bicarbonat ins Blut aufgenommen wird. Die ins Tubuluslumen sezernierten H-Ionen werden an Phosphatpuffer („titrierbare Acidität") und Ammoniak gebunden und beeinflussen den Urin-pH-Wert, der zwischen 4,5 und 8 schwanken kann.

Da $H_2CO_3^-$ mit dem gelösten CO_2 im Gleichgewicht steht, kann nach der modifizierten Henderson-Hasselbalch-Gleichung

$$pH = pK + \log HCO_3^-/(\alpha \times pCO_2)$$

durch Messung zweier Komponenten (pH-Wert, pCO_2) der Säure-Basen-Status im Blut gemessen werden. Der pK-Wert stellt den dekadischen Logarithmus der Dissoziationskonstanten (6,1) und α den Löslichkeitsfaktor für CO_2 im Plasma (0,03) dar.

Die wichtigsten Parameter sind:

- pH-Wert (normal 7,35–7,45),
- CO_2-Partialdruck (pCO_2, normal 36–44 mmHg),

- Bicarbonat (HCO_3-Konzentration [normal 22–26 mmol/l]),
- Basenabweichung (Basenexzess [BE], normal –3 bis +3 mmol/l).

Unter Verwendung dieser Parameter ist jede der 4 entscheidenden Störungen im Säure-Basen-Haushalt durch charakteristische Muster der Abweichungen gekennzeichnet. Dabei weichen bei allen typischen Störungen Bicarbonat und pCO_2 in gleicher Richtung ab. Für die praktische Arbeit sollte zunächst immer anhand des pH-Wertes und des Bicarbonats die Art der jeweiligen Hauptstörung festgelegt werden. Dann sind anhand des pCO_2 die in Tab. 24.9 dargestellten Werte zu prüfen.

Verschiebungen des Blut-pH-Wertes werden als Acidosen (pH < 7,35) oder Alkalosen (pH > 7,45) bezeichnet. Liegt primär eine respiratorische Ursache der Störung des Säure-Basen-Haushalts zugrunde, so spricht man von einer respiratorischen Acidose bzw. Alkalose. Werden vermehrt Säuren oder Basen in Organismus gefunden, spricht man von metabolischen Acidosen bzw. Alkalosen. Respiratorische Störungen werden primär durch Änderung der Bicarbonatausscheidung über die Nieren ausgeglichen. So wird bei respiratorischer Acidose Bicarbonat retiniert und bei respiratorischer Alkalose Bicarbonat vermehrt ausgeschieden. Metabolische Störungen werden primär durch eine Änderung der CO_2-Abgabe über die Lunge kompensiert. So wird bei metabolischer Acidose vermehrt CO_2, bei metabolischer Alkalose vermindert CO_2 abgeatmet. Die pulmonale Anpassung geschieht innerhalb von Minuten, die renale Anpassung dauert Tage.

24.5.2 Metabolische Acidose

Definition und Pathogenese Durch verstärkten Anfall von H-Ionen im Extrazellularraum kommt es zur Ausbildung einer metabolischen Acidose. Dies bedeutet einen pH-Wert unter 7,35 sowie eine Bicarbonatkonzentration unter 22 mmol/l. Kompensatorisch fällt der pCO_2 ab (unter 35 mmHg). Ursachen sind ein übermäßiger Anfall von Säuren aus den Zellen (z. B. Laktat bei Hypoxie, β-Hydroxybutyrat und Acetoacetat bei Diabetes mellitus, organische Säuren bei angeborenen Stoffwechselstörungen, Gewebsnekrosen bei Verbrennung, Operation, Trauma sowie Intoxikationen). Eine verminderte renale H-Ionenausscheidung oder ein Bicarbonatverlust findet sich bei chronischer Niereninsuffizienz und renaltubulärer Acidose. Ein überproportionaler Verlust bicarbonathaltiger Sekrete des Gastrointestinaltrakts bei Gastroenteritis, Fisteln des Pankreas oder des Gallensafts führt zu einer metabolischen Acidose. Die heute nicht mehr übliche Ureterosigmoidostomie (Ableitung des Harns in den Darm) bewirkt über einen Austausch von Urinchlorid gegen Bicarbonat einen Bicarbonatverlust, der ständig ausgeglichen werden muss. Der Verlust an Bicarbonat führt zu einem kompensatorischen Anstieg der Serumchloridkonzentration (hyperchlorämischen Acidose), während ein zusätzlicher Anfall von Säuren (z. B. bei ketoacidoischem diabetischem Koma) die Anionenlücke vergrößert (▶ Abschn. 24.1.5). Dies ist differenzialdiagnostisch wegweisend.

Therapie Die respiratorische Kompensation (vermehrte CO_2-Elimination) ist an einer vertieften und beschleunigten Atmung (Kußmaul-Atmung) erkennbar. Die Therapie einer metabolischen Acidose besteht in der Behandlung der Grundkrankheit und bei einem pH-Wert unter 7,2 in der parenteralen Zufuhr von Natriumbicarbonat (1 molar = 8,4%ige Lösung). Die Berechnung der erforderlichen Dosis erfolgt nach der Formel:

Tab. 24.9 Charakteristische Abweichungen der pH-, HCO_3- und pCO_2-Werte bei den typischen Störungen im Säure-Basen-Haushalt

Störung	pH	HCO_3	pCO_2
Metabolische Acidose	Vermindert	Vermindert	Vermindert
Metabolische Alkalose	Vermehrt	Vermehrt	Vermehrt
Respiratorische Acidose	Vermindert	Vermehrt	Vermehrt
Respiratorische Alkalose	Vermehrt	Vermindert	Vermindert

Negativer Basenexzess (BE) × *f* Extrazellularraum = mmol Natriumbicarbonat.

Der Extrazellularraum lässt sich aus Körpergewicht und Altersstufe abschätzen (Extrazellularraum in l = kg KG × Faktor *f*; bei Frühgeborenen $f = 0{,}45$, bei Neugeborenen $f = 0{,}4$, bei Säuglingen $f = 0{,}3$, bei Kindern $f = 0{,}25$). Im Mittel ist der Faktor *f* mit 0,3 anzusetzen. Oft ist zunächst die Hälfte der errechneten Menge an Bicarbonat ausreichend, da durch die Behandlung der Grundkrankheit eine Besserung eintritt.

Als Beispiel Berechnung des Ausgleiches einer metabolischen Acidose bei einem Säugling mit einem Körpergewicht von 8 kg (Werte: pH: 7,14, HCO_3: 12 mmHg, pCO_2: 20 mmHg, BE: –16):

$$NaHCO^-_3 - \text{Bedarf (in mmol)} = 16 \times 0{,}3 \times 8 = 38{,}4\ \text{mmol}.$$

In praxi wird zunächst die Hälfte (ungefähr 20 mmol) $NaHCO^-_3$ verabreicht, z. B. 20 ml verdünnt mit 20 ml Aqua destillata – wegen der hohen Osmolalität als Kurzinfusion (1 molares $NaHCO^-_3$ entspricht etwa 2000 mosm/kg KG). Durch die Therapie der Grundkrankheit, z. B. Rehydratation bei Gastroenteritis durch Natriumchlorid und Wasserzufuhr, verbessert sich die Acidose auch spontan.

24.5.3 Metabolische Alkalose

Unter einer metabolischen Alkalose versteht man die Erhöhung der Serumbicarbonatkonzentration über 28 mmol/l und einen Anstieg des pH-Werts auf über 7,45. Kompensatorisch steigt die pCO_2-Konzentration im Blut durch Hypoventilation. Wegen der resultierenden Hypoxie ist dieser Kompensationsmechanismus begrenzt, und der pCO_2 steigt in der Regel nicht über 55 mmHg. Die Alkalose ist oft asymptomatisch. Die Klinik ist durch die Grundkrankheit festgelegt. Eine flache Atmung ist als kompensatorische Hypoventilation zu verstehen.

Als Ursachen einer metabolischen Alkalose finden sich ein gesteigerter Säureverlust durch anhaltendes Erbrechen (hypertrophe Pylorusstenose), eine übermäßige Zufuhr von Natriumbicarbonat infolge überproportionaler Pufferung sowie eine vermehrte renale Rückresorption von Bicarbonat bzw. erhöhte H-Ionenausscheidung bei ausgeprägtem Kaliummangel (z. B. bei Bartter-Syndrom oder Conn-Syndrom). Für die Abklärung der Ursache ist die Bestimmung von Chloridkonzentration und pH-Wert im Urin hilfreich: Eine verminderte Chloridausscheidung (<10 mmol/l) spricht für einen vermehrten extrarenalen Verlust, z. B. Erbrechen bei Pylorusstenose, kongenitale Chloriddiarrhö (chloridsensitive Alkalose). Bei dieser Form der Alkalose erfolgt die Behandlung durch Infusion von physiologischer Natriumchloridlösung. Bei normaler oder erhöhter Urinchloridkonzentration liegt ein renaler H-Ionen- oder

Kaliumverlust vor. Die Grundkrankheit muss behandelt und vor allem ein Kaliummangel ausgeglichen werden. In der Regel ist eine Infusion mit physiologischer Natriumchloridlösung mit Kaliumzusatz (3 mmol/kg KG/Tag) ausreichend. Eine Behandlung mit ansäuernden Substanzen ist nur bei einer ausgeprägten Alkalose indiziert, wenn tetanische Krämpfe auftreten. Die Therapie erfolgt mit Argininhydrochlorid (1 ml 21,4 % = 1 mmol) nach der Formel:

ml Argininhydrochlorid = Basenüberschuss (mmol/l) × kg KG × 0,3.

24.5.4 Respiratorische Acidose

Die Ursache der respiratorischen Acidose ist meist eine akute alveoläre Hypoventilation. Durch einen pCO_2-Anstieg fällt der pH-Wert auf unter 7,35 ab. Initial besteht ein geringer Bicarbonatanstieg, die volle renale Kompensation setzt nach 2–4 Tagen ein. Klinisch imponiert eine Atemnot mit Tachydyspnoe, Hypoxie mit Zyanose, Unruhe, Stupor bis hin zum Koma. Bei CO_2-Narkose setzt die Hypoventilation ein, die bei Sauerstoffgabe schlechter werden kann, da die noch vorhandene Respiration sauerstoffabhängig sein kann. Ursächlich finden sich pulmonale, neuromuskuläre oder zentral bedingte Störungen.

24.5.5 Respiratorische Alkalose

Durch eine übermäßige Belüftung der Lungen kommt es bei alveolärer Hyperventilation zu einer Erniedrigung des pCO_2 unter 35 mmHg und einem erhöhten pH-Wert über 7,45. Kompensatorisch fällt die Bicarbonatkonzentration im Blut. Ursachen der Hyperventilation sind psychische Störungen oder eine Stimulation des Atemzentrums, z. B. bei Enzephalitis, Schädel-Hirn-Traumen, Hirntumoren, Sepsis oder Salicylatvergiftung. Iatrogen findet sich die respiratorische Alkalose bei Überbeatmung. Als Folge der Hyperventilation ist die zerebrale Durchblutung vermindert, und es tritt eine Tachykardie auf. Klinisch werden die Folgen des Abfalls des ionisierten Kalziums im Serum mit Parästhesien und Tetanie auffällig. Neben der Therapie der Grundkrankheit kann eine Rückatmung in einen Plastikbeutel, die Gabe von CO_2 (5–10 %) über eine nasale Sonde oder eine Sedierung des Patienten sinnvoll sein.

Literatur

Gamble JL (1947) Chemical anatomy, physiology and pathology of extracellular fluid. Harvard University Press, Cambridge, MA

Gerigk M, Gnehm HPE, Rascher W (1996) Arginine vasopressin and renin in acutely ill children: Implication for fluid therapy. Acta Paediatr 85:550–553

Haycock GB (1995) The syndrome of inappropriate secretion of antidiuretic hormone. Pediatr Nephrol 9:375–381

Holliday MA, Friedman AL, Wassner SJ (1999) Extracellular fluid restoration in dehydration: A critique of rapid versus slow. Pediatr Nephrol 13:292–297

Kruse K (1988) Wasser-, Elektrolyt-, Säure-, Basenhaushalt. In: Schulte FJ, Spranger J (Hrsg) Lehrbuch der Kinderheilkunde, 26. Aufl. Urban & Fischer, München, S 105–122

Machnik A, Neuhofer W, Jantsch J et al (2009) Macrophages regulate salt-dependent volume and blood pressure by a vascular endothelial growth factor-C-dependent buffering mechanism. Nat Med 15:545–552

Rascher W (1997) Hormonregulation des Salz- und Wasserhaushaltes. In: Stolecke H (Hrsg) Endokrinologie im Kindesalter, 3. Aufl. Springer, Berlin Heidelberg, S 267–285

Rascher W, Rauh W, Brandeis WE et al (1986) Determinants of plasma arginine-vasopressin in children. Acta Paediatr Scand 75:111–117

Schrier RW (1988) Pathogenesis of sodium and water retention in high-output and low-output cardiac failure, nephrotic syndrome, cirrhosis and pregnancy. N Engl J Med 319:1065–1134

Schrier RW (2006) Water and sodium retention in edematous disorders: Role of vasopressin and aldosterone. Am J Med 119 (Suppl 1): S47–S53

Titze J (2009) Water-free sodium accumulation. Semin Dial 22:253–255

Titze J, Machnik A (2010) Sodium sensing in the interstitium and relationship to hypertension. Curr Opin Nephrol Hypertens 19:385–392

V Medizinische Genetik

25 Grundlagen

D. Wieczorek, B. Zabel, S. Mundlos

25.1 Das menschliche Genom

D. Wieczorek

25.1.1 Grundlagen

Das menschliche Genom besteht aus der DNA, die im Zellkern lokalisiert ist, dem nukleären Genom, und der DNA (desoxyribonucleic acid; Desoxyribonukleinsäure: DNS), die im Zytoplasma in den Mitochondrien lokalisiert ist, dem mitochrondrialen Genom. Das menschliche Genom besteht aus etwa 3 Mrd. Basenpaaren. Aneinandergereiht entsteht ein 1,80 m langer DNA-Strang in jeder menschlichen Zelle. Von diesen DNA-Bereichen sind nur ca. 1 % kodierend, d. h. dass 99 % des Genoms keine kodierenden Sequenzen enthält. Es wird geschätzt, dass es 25.000–30.000 menschliche Gene gibt, von denen einige mehrere Proteine kodieren. Die meiste humane DNA ist in den Chromosomen des Zellkerns lokalisiert.

25.1.2 Chromosomen

Die Chromosomen (griechisch: chromos: Farbe; soma: Körper) sind die Träger der Erbanlagen. Sie bestehen aus linear angeordneten Genen, die mit chromosomenspezifischen Proteinen (Histonen) und anderen Proteinen im Zellkern assoziiert sind (Chromatin). In gewisser Weise ist die DNA in den Chromosomen verpackt. Zunächst erfolgt die Verpackung als Nukleosom: Die DNA ist um 8 Histone (Oktamer) gewickelt. Die N- und C-terminalen Domänen ragen aus den Oktameren heraus. Hier finden epigenetische Modifikationen statt, die Acetylierung, Methylierung und Phosphorylierung. Über Linker-Bereiche können die benachbarten Nukleosomen miteinander verbunden sein. Hieran bindet das Histon H1. Die Bildung der Superhelix führt zur weiteren Kondensierung der DNA, die im Endzustand die Basis für das Metaphase-Chromosom darstellt (◘ Abb. 25.1a).

Die Chromosomen lassen sich nach Kultivierung verschiedener Gewebe (meistens Blutlymphozyten) durch spezifische Aufarbeitung (Zellkultur, Präparation und Färbung) im Lichtmikroskop (Vergrößerung etwa 1000-fach) in der Metaphase, aber auch in der Prometaphase darstellen. Der Mensch hat in somatischen Zellen 22 Chromosomenpaare (Autosomen) plus 2 Geschlechtschromosomen (Gonosomen), also 46 Chromosomen: einen weiblichen (46,XX) oder einen männlichen Chromosomensatz (46,XY) (◘ Abb. 25.1b). Jedes Chromosom hat eine bestimmte Länge (3–7 μm), eine typische Position des Zentromers, das als Trennung von kurzem (p, petit) und langem (q) Chromosomenarm erkennbar ist und die beiden Schwesterchromatiden verbindet, und ein charakteristisches Bandenmuster (Abfolge heller und dunkler Banden). Je nach Lage des Zentromers teilt man die Chromosomen in akrozentrische (der p-Arm ist sehr kurz), submetazentrische (der p-Arm ist deutlich kürzer als der q-Arm) und metazentrische (p- und q-Arm sind etwa gleich lang) Chromosomen ein (◘ Abb. 25.1b). Die Chromosomenenden (Telomere) setzen sich aus repetitiver DNA zusammen und schützen die Chromosomen vor dem Abbau der informationstragenden DNA.

Der Karyotyp ist definiert als Anordnung der Chromosomen nach Größe, Form und Bandenmuster. Zur Beurteilung der Qualität eines Karyotyps kann der Bandenstatus herangezogen werden, d. h. die Bandenzahl pro haploidem Genom. 400–550 Banden sollten je nach Fragestellung erreicht werden. Das Auflösungsvermögen überschreitet 5–10 Mb aber nicht.

Mittlerweile stehen hochauflösende Array-Techniken für die Diagnose von lichtmikroskopisch nicht sichtbaren Chromosomenstörungen Deletionen (Verlust eines Chromosomenbereichs) oder Duplikationen (Zugewinn eines Chromosomenbereichs) zur Verfügung. Diese erreichen ein Auflösungsvermögen von ca. 100 kb oder weniger. Dennoch findet die konventionelle Chromosomenanalyse immer noch ihre Anwendung bei der Diagnose von Trisomien, Monosomien und besonders bei balancierten Translokationen, die mit den Array-Techniken nicht erkannt werden können.

25.1.3 Kerngenom

Das Kerngenom ist definiert als Gesamtmenge DNA in einem Zellkern. Das Kerngenom macht mehr als 95 % der humanen DNA aus. DNA besteht aus Nukleinsäureketten, wobei ein Nukleotid aus einer organischen Base (Purin- oder Pyrimidinbase), einem Zuckermolekül (Desoxyribose) und einem Phosphatrest besteht (◘ Abb. 25.1c). Purine sind das Adenin (A) und das Guanin (G), Pyrimidine das Thymin (T) und das Cytosin (C). Aneinandergereiht werden diese Nukleotide durch die Phosphatgruppen an den Zuckermolekülen. Die DNA ist doppelsträngig und besteht aus zwei Nukleotidsträngen, die antiparallel verlaufen und eine Doppelhelix bilden. Dabei paaren sich immer A und T, verbunden durch zwei Wasserstoffbrücken, und G und C, verbunden durch drei Wasserstoffbrücken. An einem Nukleotidstrang gibt es ein 3′-Ende, an dem eine 3′-OH-Gruppe des Zuckermoleküls liegt, und ein 5′-Ende, an dem eine Phosphorsäuregruppe lokalisiert ist. Damit hat ein Nukleotidstrang eine Richtung.

Replikation der DNA

Wenn sich Zellen vermehren, muss die genetische Information an die Tochterzellen weitergegeben werden. Daher muss vor einer Zellteilung das genetische Material verdoppelt (repliziert) werden. Dies passiert in der S-Phase (Synthesephase) des Zellzyklus und es entsteht ein zweiter Chromatidstrang.

Zunächst werden die zahlreichen Startpunkte der Replikation (Origins) durch Initiationskomplexe (Polymerasen, Helikasen, Hilfsproteine) erkannt und die Doppelhelix durch Helikasen entspiralisiert. In einem nächsten Schritt wird die DNA aufgespreizt und durch Bindungsproteine stabilisiert. Dadurch entstehen Einzelstränge an den sog. Replikationsgabeln. Topoisomerasen verhindern, dass es zu einer Überdrehung der DNA-Helix kommt. Sie können die Einzelstränge hierzu an einigen Stellen aufschneiden und Ligasen fügen anschließend einzelne Schnittstücke wieder zusammen.

G.F. Hoffmann, M.J. Lentze, J. Spranger, F. Zepp (Hrsg.), *Pädiatrie*,
DOI 10.1007/978-3-642-41866-2_25,

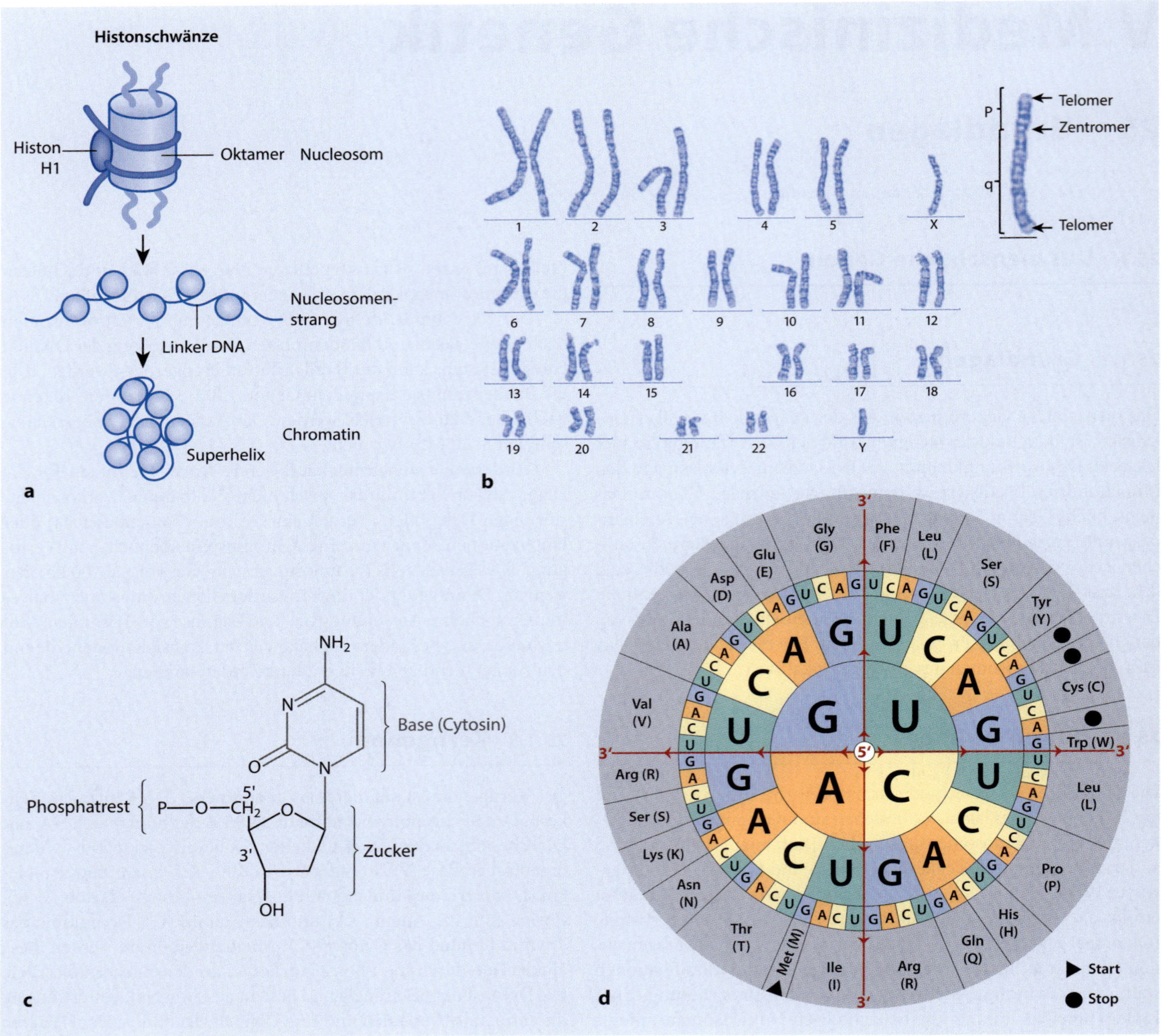

Abb. 25.1a–d **a** Die Kondensierung der DNA im Zellkern. **b** Normaler männlicher Karyotyp (46,XY). **c** Aufbau eines Nukleotids. **d** Die Kodon-Sonne zeigt den genetischen Code, d. h. die Verschlüsselung der Aminosäuresequenz in der DNA-Sequenz

Durch diesen Prozess entstehen etwa 2000 Basenpaare umfassende Einzelstrangregionen, an denen die Replikation stattfinden kann.

Da bei den Eukaryonten eine große DNA-Menge repliziert werden muss, ist es sinnvoll, dass die Replikation zeitgleich an verschiedenen Stellen beginnt. Startpunkte sind die Origins, die durch Replikationseinheiten (Replikons) unterbrochen sind. Von diesen Punkten läuft die Replikation in beide Richtungen (bidirektional). Es gibt viele verschiedene Polymerasen, die an der Replikation beteiligt sind. Es wird immer von 3′- in 5′-Richtung abgelesen, die Synthese folgt vom 5′- zum 3′-Ende. Am führenden Strang wird kontinuierlich synthetisiert, am nachfolgenden Strang diskontinuierlich, d. h. die gebildeten Fragmente (Okazaki-Fragmente) sind nur ca. 200 bp lang. Ligasen fügen die einzelnen Stücke anschließend zusammen.

Bei diesem komplexen Prozess treten Fehler auf. Korrekturpolymerasen sind in der Lage, diese Fehler durch Herausschneiden einer defekten Stelle und Reparatur zu korrigieren.

Das Ergebnis der Replikation sind zwei DNA-Stränge, die immer aus einem alten DNA-Strang und einem neu synthetisierten DNA-Strang bestehen.

Gene Gene stellen funktionelle Einheiten des Genoms dar. Sie können für funktionelle Produkte kodieren. Die meisten Gene kodieren für Proteine, d. h. sie werden durch die komplizierten Prozesse Transkription und Translation in Proteine umgewandelt. Manche Gene kodieren nicht für Proteine, sondern üben ihre Funktion als RNA aus, als rRNA (ribosomale RNA) oder tRNA (transfer RNA).

„Housekeeping genes" sind solche, deren Proteine eine wichtige Rolle im Zellstoffwechsel spielen. Sie werden permanent exprimiert und kommen in allen Zellen vor.

Pseudogene Dies sind DNA-Sequenzen, die über weite Bereiche funktionsfähigen Genen entsprechen, also z. B. Promotorbereiche, kodierende Regionen, Spleißstellen enthalten können. Sie werden jedoch weder transkribiert noch translatiert und bilden damit kein funktionelles Produkt.

Repetitive Sequenzen Neben den spezifischen Sequenzen, den Genen, findet man auch repetitive Sequenzen im Genom, deren Bedeutung nicht bekannt ist. Hierzu gehören Satelliten-DNA's, aber auch mobile genetische Elemente, wie die Transposons oder Retrotransposons, die eine Bedeutung bei der Evolution und bei der Entstehung von Krankheitsbildern zu haben scheinen.

Transkription

Bei der Transkription wird die DNA in einen komplementären RNA-Strang umgeschrieben. Die Promotorregion reguliert die Transkription. Die Transkription wird initiiert durch sog. Transkriptionsfaktoren, die sich an den Promotor anlagern, die Polymerase in die richtige Position bringen und die Wasserstoffbrücken zwischen den einzelnen Basenpaaren auflösen und damit die DNA-Stränge teilen. Die Transkription wird durch die Phosphorylierung der Polymerase in Gang gesetzt. Die RNA-Polymerase hat die Fähigkeit die Windungen der DNA aufzulösen (Helikasefunktion). Durch die Polymerase II wird ein komplementärer RNA-Strang gebildet. Die DNA wird in 3′-5′-Richtung vom kodogenen Strang abgelesen, die RNA in 5′-3′-Richtung gebildet. Die RNA ist im Gegensatz zur DNA, die doppelsträngig vorliegt, einsträngig. Statt der Base Thymidin enthält sie Uracil (U) und enthält statt des Zuckers Desoxyribose Ribose. Wenige Nukleotide nach einem Polyadenylierungssignal endet die Transkription. Den entstehenden RNA-Strang nennt man primäre mRNA (messenger RNA). In einem nächsten Schritt werden nichtkodierende Sequenzen (Introns) entfernt. Dies nennt man Spleißing, d. h. die nichtkodierenden Bereiche werden mithilfe von Ribozymen (Ribonukleinsäuren mit katalytischer Aktivität) herausgeschnitten. Die verbleibenden Sequenzen, die nur die kodierenden Exonsequenzen enthalten, bilden die reife mRNA (◘ Abb. 25.2a). Diese gelangt aus dem Zellkern ins Zytoplasma und gelangt zu den Ribosomen.

In der Nähe der Promotorregion von Genen können regulatorische Sequenzen liegen, die die Transkription entweder positiv (Enhancer) oder negativ (Silencer) beeinflussen. Hier spricht man von Positionseffekten. Auch der Methylierungsgrad der Cytosinreste von CpG-Inseln kann die Transkription regulieren, d. h. je stärker der Methylierungsgrad ist, desto seltener wird das dahinter liegende Gen transkribiert.

Im Gegensatz dazu erfolgt die Transkription der rRNA (ribosomalen RNA) durch die RNA-Polymerase I (45S-rRNA, die nachfolgend in 18 S-, 5.8 S- und 28 S-rRNA gespalten wird) und die Transkription von tRNA (transfer RNA), 5 S-rRNA und anderen nichtkodierenden RNA's durch die RNA-Polymerase III.

Translation

Die Translation ist definiert als Proteinbiosynthese und findet an den Ribosomen im Zytoplasma statt. Ribosomen bestehen aus 2 Untereinheiten, die aus mehreren Proteinen bestehen, mit ribosomaler RNA assoziiert sind und im Zytoplasma vorliegen. Die Ribosomen wandeln die mRNA in eine Aminosäuresequenz um. Hierbei bilden jeweils 3 Nukleotide (Kodon) eine Aminosäure (vgl. Kodon-Sonne, ◘ Abb. 25.1d). Die tRNA, die eine kleeblattförmige Struktur hat, transportiert die zu jedem Codon passende Aminosäure an das Ribosom, das die einzelnen Aminosäuren zu der Proteinkette aneinanderreiht. Die Translation beginnt mit einem Initiationskomplex, der ein AUG-Triplettan der mRNA, das für ein Methionin kodiert, als Translationsstart erkennt. Mithilfe von Elongationsfaktoren werden dann die einzelnen Aminosäuren aneinandergereiht, bis ein Stopp-Kodon folgt, das durch ein UAG-, UGA- oder UAA-Kodon definiert ist. Hier erfolgt dann die Beendigung der Translation (◘ Abb. 25.2). Das Polypeptid löst sich vom Ribosom, welches in seine zwei Untereinheiten zerfällt. Zwischen Start und Stopp der Translation liegt der offene Leserahmen (open reading frame, ORF). Manche Proteine sind direkt nach der Translation funktionsfähig, andere erreichen die Funktionsfähigkeit erst nach einem Reifungsprozess.

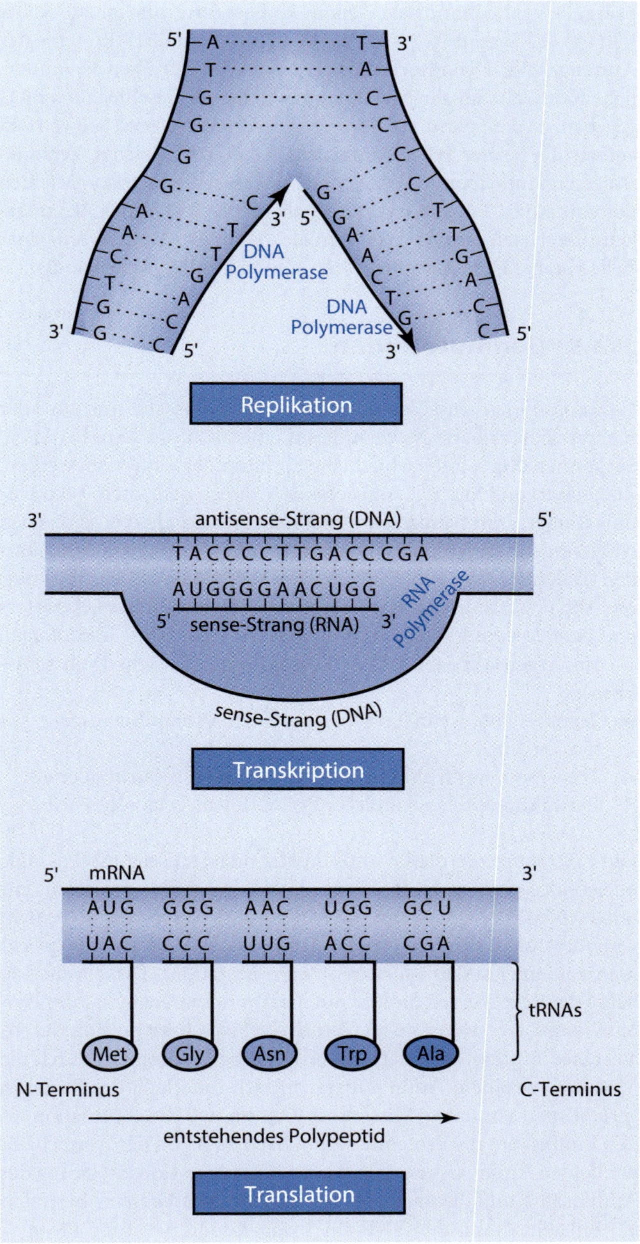

◘ **Abb. 25.2** Replikation, Transkription, Translation

25.1.4 Mitochondriales Genom

Einige Merkmalsanlagen findet man im Zytoplasma (Plasmom), da Mitochondrien auch DNA enthalten. Die Mitochondrien dienen dem oxidativem Energiestoffwechsel. In einer Zelle liegen bis zu tausend Mitochondrien vor. Das mitochondriale Genom besteht aus einer ringförmigen DNA (mtGenom). Dieses umfasst 16.569 Basenpaare. Das mitochondriale Genom kodiert für 2 ribosomale RNA's (rRNA) (12 S- und 16 S-rRNA), die 22 tRNA's und 13 Proteine der Atmungskette. Die mitochondriale DNA wird nur über die mütterliche Keimbahn an alle Nachkommen beiderlei Geschlechts weitergegeben, da das Spermium nur mitochondriale DNA im Schwanzteil enthält, der bei der Befruchtung nicht in die Eizelle gelangt. Veränderungen im mitochondrialen Genom führen in der Regel zu Defekten der oxidativen Phosphorylierung, also zu Defekten der Atmungskette. Bei Heteroplasmie liegt normale und mutierte mtDNA in einer Zelle vor, bei Homoplasmie ist nur mutierte mtDNA vorhanden.

25.1.5 Genmutationen

Genmutationen sind Veränderungen der DNA, die nur ein oder mehrere benachbarte Nukleotide auf einem Chromosom betreffen. Sie können durch unterschiedliche Einflüsse hervorgerufen werden. Zu nennen sind hier z. B. ionisierende Strahlen oder chemische Modifikationen. Am häufigsten findet man Austausche von einzelnen Nukleotiden. Punktmutationen können zum Wegfall von Nukleotiden (Deletion) oder zum Einfügen von Nukleotiden (Insertion) führen. Die Folge ist in der Regel dann ein Verschieben des Leserasters und damit ein funktionsloses Protein – sog. Frameshift-Mutationen.

Im Gegensatz dazu gibt es Einzelbasenaustausche (Substitutionen):

- Transversion, wenn ein Purin durch ein Pyrimidin ausgetauscht wird,
- Transition, wenn ein Purin durch ein anderes Purin oder ein Pyrimidin durch ein anderes Pyrimidin ausgetauscht wird.

Die Konsequenzen dieser Einzelnukleotidaustausche (SNP: single nucleotide polymorphism) für das entstehende Protein können sehr unterschiedlich sein. Wenn die Aminosäure durch den SNP nicht verändert wird, d. h. die gleiche Aminosäure kodiert wird, spricht man von einer stillen Mutation (Sense-Mutation). Diese Mutation hat in der Regel keinen Einfluss auf die Aminosäurenabfolge des Proteins, kann aber, wenn sie regulatorische Sequenzen betrifft, durchaus einen Einfluss auf das Genprodukt haben. Kommt es durch die Mutation zu einem Aminosäureaustausch innerhalb des Proteins, spricht man von einer Missense-Mutation. Ob diese Mutation einen Einfluss auf die Proteinfunktion hat, hängt von der Ähnlichkeit der beiden Aminosäuren, von der evolutionären Konservierung der Aminosäure und davon ab, ob eine funktionelle Domäne betroffen ist. Entsteht durch den SNP ein Stopp-Kodon, wird die Proteinsynthese an dieser Stelle beendet. Hierbei handelt es sich um eine Nonsense-Mutation. Als Resultat entsteht ein verkürztes Protein.

Spleiß-Mutationen betreffen die Übergangsbereiche zwischen Exon und Intron. Spleiß-Donor-Mutationen liegen am 5′-Ende des Introns, Spleiß-Akzeptor-Mutationen am 3′-Ende des Introns. Diese Mutationen führen dazu, dass ein Exon herausgeschnitten oder ein Intron in der mRNA belassen wird. Seltener sind Punktmutationen im Promotor-Bereich eines Gens. Diese nennt man Promotor-Mutationen, sie können zu einer verminderten Genexpression führen.

Dynamische Mutationen, sog. Di- oder Trinukleotid-Wiederholungen (repetitive Sequenzen), sind dadurch gekennzeichnet, dass es durch die Vererbung von einer Generation zur nächsten meistens zur Verlängerung der Wiederholungen kommt. Wenn ein Grenzwert überschritten wird, kommt es zur Ausprägung des Krankheitsbildes.

Mutationen können nur in Körperzellen auftreten, sog. somatische oder erworbene Mutationen, oder die Keimzellen betreffen. In diesem Fall spricht man von Keimbahnmutationen.

Somatische Mutationen können in unterschiedlichen Geweben auftreten und werden – da sie in den Keimzellen nicht vorhanden sind – nicht an die nächste Generation weitergegeben. Somatische Mutationen können ohne phänotypische Konsequenzen sein, dies insbesondere dann, wenn sie zu einem späten Zeitpunkt der Entwicklung auftreten. Treten sie in der frühen Embryonalentwicklung auf, können sie zu einer deutlichen Beeinträchtigung des betroffenen Gewebes und damit zu einem Phänotyp führen. Als Beispiel sind hier Tumorerkrankungen anzuführen.

Konstitutionelle Mutationen bzw. Keimbahnmutationen werden vererbt. Abgesehen von den Mutationen in gonosomal vererbten Genen oder geprägten Genen (in diesen Genen ist die Funktion von der Vererbung durch die mütterliche bzw. väterliche Linie abhängig) liegen von jedem Gen 2 Genkopien vor. Man unterscheidet unterschiedliche Mutationen: „Loss of function"-Mutationen resultieren in einem Verlust der Proteinfunktion, d. h. bei Mutation auf einem Allel reduziert sich die Genfunktion auf die Hälfte. Bei einem Gen, das einer autosomal-dominanten Erkrankung zugrunde liegt, reicht diese Genfunktion nicht mehr aus und es kommt zur Ausbildung des Krankheitsbildes. Dann spricht man von Haploinsuffizienz. Bei einer autosomal-rezessiven Erkrankung reicht die Hälfte der Genfunktion für einen normalen Phänotyp noch aus. Ein Krankheitsbild tritt erst dann auf, wenn beide Allele durch eine Mutation inaktiviert sind.

Dominant-negative Mutationen heben durch Interaktion mit dem zweiten Allel die Funktionsfähigkeit des zweiten Allels auf.

„Gain of function"-Mutationen führen zu einer veränderten Funktion des Proteins, d. h. das Protein bekommt zusätzliche oder neue Funktionen, z. B. durch Fusion mit anderen Genen.

Auch wenn heute noch fast ausschließlich herkömmliche Sequenziertechnologien, z. B. Sanger-Sequenzierung, zur Diagnose von Mutationen genutzt werden, ist es dennoch absehbar, dass die Hochdurchsatz-Sequenziertechnologien in Zukunft mehr und mehr auch in der Routine ihren Einsatz finden werden.

25.2 Epigenetik

B. Zabel

25.2.1 Definition

Der Begriff Epigenetik geht auf den englischen Biologen Waddington (1905–1975) zurück (◘ Abb. 25.3a, mod. nach Huang 2011, Horsthemke 2012), der aus den Bezeichnungen Epigenese und Genetik die Robustheit und Plastizität der Embryonalentwicklung darstellen wollte. Mit den jetzt zur Verfügung stehenden molekularbiologischen Erkenntnissen lassen sich diese Vorstellungen spezifizieren. Epigenetik bezeichnet in diesem Zusammenhang vererbbare Veränderungen der Erbinformationen, die nicht in der DNA-Sequenz selbst kodiert sind. Epigenetische Informationen ergeben sichhauptsächlich durch biochemische Veränderungen der DNA und der Histonproteine, die bei der Zellteilung an die Tochterzellen bzw. von einer Generation an die nächste weitergegeben werden. Während die Genetik die direkten Folgen veränderter DNA-Sequenzen untersucht, behandelt die Epigenetik Vorgänge, die der DNA-Sequenz aufgesetzt sind (epi- = auf) und die Regulation von Genen beeinflussen. Die wesentlichen Unterscheidungsmerkmale zwischen Genetik und Epigenetik sind in der ► Übersicht und ◘ Abb. 25.3b dargestellt (mod. nach Borrelli et al. 2008).

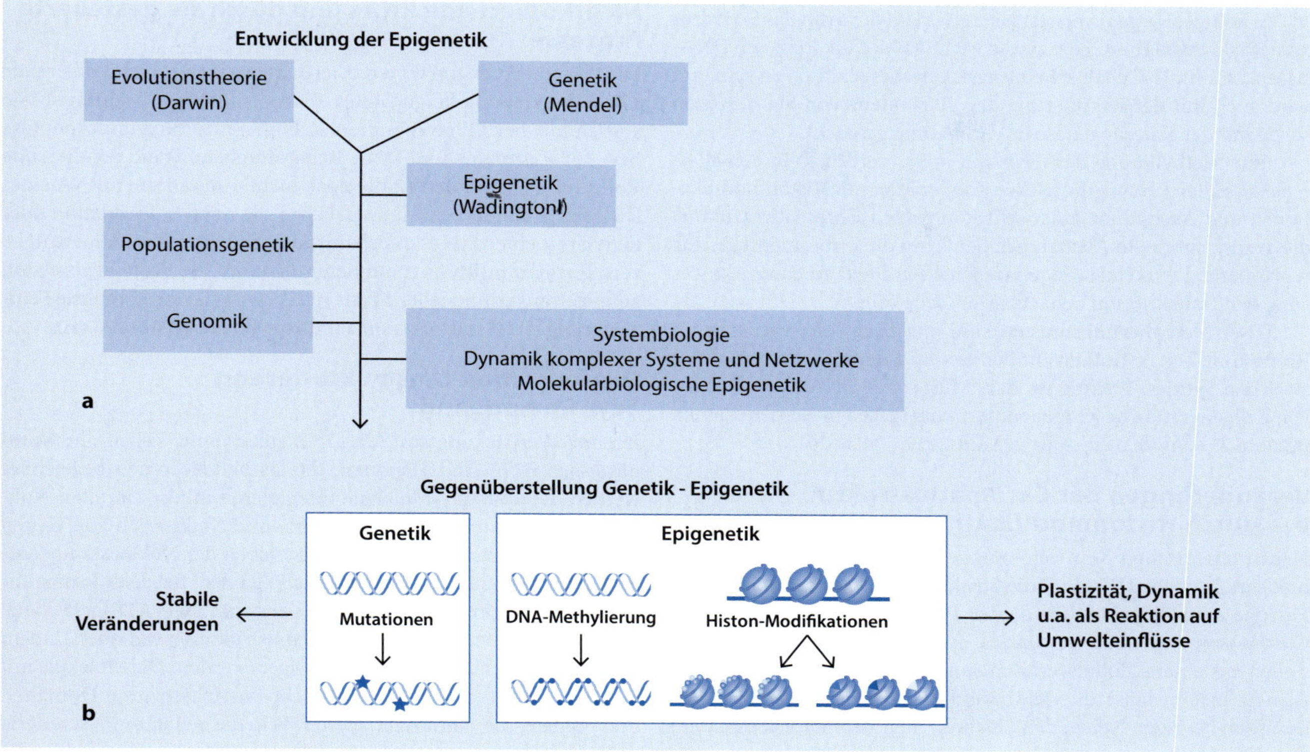

Abb. 25.3a,b **a** Entwicklung der Epigenetik. **b** Gegenüberstellung von durch Genetik bzw. Epigenetik bedingter Veränderungen

Wesensmerkmale von Genetik und Epigenetik

Genetik:

- DNA-Sequenz ergibt den genetischen Code.
- Organisation der DNA des Genoms in ca. 21.000 Gene und regulatorische Sequenzen
- Veränderung der DNA-Sequenz durch Mutationen bzw. Varianten
- Erkrankungsrelevanz der veränderten Basenpaar-Sequenz, Vererbung durch Übertragung der Mutation an nächste Generationen
- Behandlungsstrategien über Gentherapieansätze

Epigenetik:

- Regulation der Aktivität von Genen erfolgt durch biochemische Veränderungen der DNA und über den Organisationszustand der DNA in Form der Chromatinstruktur.
- Vererbung durch chemische Modifikationen des Genoms und seiner Verpackung (nicht durch Veränderungen der DNA-Sequenz).
- Dadurch entsteht ein Einfluss u. a. der Umwelt auf vererbbare Modifikationen und die dadurch bedingte individuelle Ausprägung von Merkmalen bzw. Krankheitszuständen.
- Epigenetische Veränderungen sind teilweise reversibel und dadurch therapeutisch beeinflussbar.

25.2.2 Mechanismen der epigenetischen Regulation

Epigenetisch bedingt sind stabile, vererbbare Veränderungen von Genaktivitäten, die nicht auf der veränderten Sequenz von Basenpaaren beruhen, sondern durch übergeordnete Steuerungsmechanismen der Genaktivität bedingt sind. Zu diesen Steuerungsmechanismen gehören:

- DNA-Methylierung
- Veränderungen der Chromatinstruktur u. a. durch Histonmodifikationen
- Einwirkung DNA-bindender Proteinkomplexe
- Posttranskriptionelle, von nichtkodierenden RNAs (u. a. microRNAs) gesteuerte Prozesse
- Umstrukturierung von Nukleosomen
- cis- bzw. trans-wirksame Mechanismen, die in bestimmten Chromosomenterritorien Einfluss ausüben

DNA-Methylierung

Sowohl unter physiologischen wie auch unter pathophysiologischen Bedingungen wird menschliche DNA am Kohlenstoffatom Nr. 5 der DNA-Base Cytosin modifiziert. Zellen von Säugetieren besitzen Enzyme, die Methylgruppen an Cytosine anheften, was zur Ausbildung von 5′-Methylcytosin (mC) führt. Die mCs werden oft als die fünfte Base des Genoms bezeichnet. Dabei betrifft die mC-Bildung hauptsächlich Cytosine, die in der DNA direkt vor einem Guanin-Nukleotid, also auf der 5′-Seite der Folge CpG, liegen (p steht für die Phosphodiester-Brücke zwischen den aufeinander folgenden Nukleotiden).

Abschnitte mit mehr oder weniger langen Folgen von CpG findet man vor vielen Genen (sog. CpG-Inseln). CpG-Inseln von einer Länge von 500–2000 bp in den Promotorregionen spielen bei der Regulation von Säugergenen eine wichtige Rolle. CpG-Inseln somatischer Zellen haben einen gewissen Methylierungsschutz. Die Promotor-Methylierung bei Entwicklungs-, Differenzierungs- oder Krankheitsprozessen inaktiviert in der Regel das betreffende Gen (s. auch Tumorepigenetik). Eine besondere Klasse von cis-regulatorischen Sequenzen sind die geschlechtsdifferenziell methylierten Regionen (DMRs) geprägter Gene (s. unten Imprinting).

In höheren Organismen ist neben 5-Methylcytosin das 5-Hydroxymethylcytosin (hmC) die zweite wichtige Modifikation von DNA-Basen. Der hmC-Gehalt scheint stark gewebespezifisch zu sein und wird auch mit der Regulierung der Pluripotenz von Stammzellen sowie mit der Karzinogenese in Verbindung gebracht.

Eine Methylierung der DNA mit mC unterdrückt in den allermeisten Fällen (in synergistischer Kooperation mit Histonmodifikationen und Ausbildung einer sehr kompakten Chromatinstruktur) die Transkription. In Ausnahmefällen kann die Hypermethylierung reprimierend wirkender Sequenzen auch indirekt zu einer Aktivierung der Transkription benachbarter Gene führen.

DNA-Methylierungsmuster sind plastisch; sie variieren in Raum und Zeit, zwischen Individuen und deren Zelltypen sowie zwischen Spezies. Wichtig ist, dass Muster der DNA-Methylierung von Zellgeneration zu Zellgeneration weitergegeben werden können (◘ Abb. 25.4, mod. nach Allis u. Muir 2011; Dulac 2010)).

Veränderungen der Chromatinstruktur u. a.durch Histonmodifikationen

Neben chemischen Kennzeichnungen an der DNA beeinflussen nukleäre Proteine (Histone) die Struktur des Genoms im Zellkern. Histone sind Proteine, um die der DNA-Faden im Zellkern zur Chromosomenstruktur gewunden und komprimiert wird. Sie bestehen aus einem globulären Zentrum und flexiblen endständigen Armen (histone tails), die viele basische, also positiv geladene Aminosäuren besitzen. Neben den Histonkernen können insbesondere diese Aminosäuren chemisch modifiziert werden. So können spezielle Enzyme Acetyl-Reste an Histone heften, andere Methyl- oder Phosphat-Reste übertragen. Auch Ubiquitin und ähnliche kleine Proteine werden an Histone gebunden. Es entstehen variable Muster und ein regelrechter Histon-Code, der vom genetischen Apparat der Zelle unterschiedlich interpretiert wird. So hat etwa eine spezifische Acetylierung von Histon H3 (H3K9) eine Auflockerung des Chromatins und eine Expression des betreffenden Gens zur Folge. Einen umgekehrten Effekt hat zum Teil die Methylierung der Aminosäure H3K27 (H3K27me2 bzw. H3K27me3), welche die Bindung von Proteinen und eine Verdichtung des Chromatins bewirkt (◘ Abb. 25.4 und ◘ Abb. 25.5).

Die kleinste Verpackungseinheit der komprimierten DNA ist ein Nukleosom, zusammengesetzt aus je zwei der Histone H2A, H2B, H3 und H4. Das verbleibende Histon H1 verknüpft die einzelnen Nukleosome und erhöht ihre Dichte. Da die DNA negativ geladen ist, entsteht eine starke elektrostatische Anziehung zu den positiv geladenen Histonen.

Im Endeffekt reorganisieren sowohl Modifikationen der DNA als auch solche der Histon-Arme das Chromatin, das entweder dichter verpackt oder stellenweise gelockert wird. Durch Lockerung der sonst stark aufgewundenen DNA wird diese für Transkriptionsfaktoren oder andere DNA-bindende Moleküle zugänglich und ermöglicht das Ablesen der genetischen Information. Der Zustand des Chromatins (dichte oder lockere Verpackung (◘ Abb. 25.5, mod. nach Zhang u. Ho 2011), kann über Zellgenerationen hinweg vererbt werden.

DNA-bindende Proteinkomplexe

Hypermethylierte Promotorregionen bewirken transkriptionelle Inaktivität der entsprechenden Gene, da Transkriptionsfaktoren (TFs) ihre DNA-Bindungsaffinität verlieren. Das inaktive Chromatin besitzt verstärkte Affinität für methylierte DNA-bindende Proteine (MBPs), die zusätzlich Histon-Deacetylasen (HDACs), Histon-Methyltransferasen (HMTs) und DNA-Methyltransferasen (DNMTs) sowie andere Korepressoren rekrutieren (◘ Abb. 25.4b und 25.5).

Nichtkodierende RNAs und durch sie gesteuerte Prozesse

Die Proteinexpression wird u. a. auch durch kleine, nichtkodierende 17–25 Nukleotide lange Mikro-RNAs (miRNAs) beeinflusst. Sie spielen z. B. bei Zellproliferation, Zelldifferenzierung und Apoptose bzw. für Zellzyklus und DNA-Reparaturabläufe eine regulierende Rolle. miRNAs werden an die noch nicht translatierte mRNA eines Zielgens gebunden und unterdrücken die mRNA-Translation oder aktivieren einen RNAi-Mechanismus, der die gebundene mRNA zerschneidet. miRNAs modulieren dadurch die Proteinexpression auf posttranskriptioneller Ebene und bewirken eine komplexe Feinsteuerung der Genexpression auf dieser Ebene (◘ Abb. 25.4b).

Nukleosomen-Umstrukturierung bzw. Remodeling

Die erste Verpackungsstufe der DNA eukaryonter Zellen sind Komplexe aus DNA und Histonen, die als Nukleosomen bezeichnet werden. Remodeling-Moleküle interagieren mit bestimmten Nukleosom-Positionen, die sich im Start- und Endbereich von Genen befinden. Der Endeffekt ist ein Verschieben der Nukleosomen entweder von oder zu Nukleosom-freien Regionen. Bei den Chromatin-Remodeling-Komplexen handelt es sich um eine ATP-getriebene molekulare Maschinerie, die Chromatinstrukturen verändert, indem Nukleosomen entlang der DNA verlagert werden. Die Moleküle mit Umgestaltungsfunktion erkennen chromatinassozierte Domänen und Signale, die dann interagieren. Wie die zelluläre Maschinerie dabei vorgeht und wie die Remodelers im Zellkern agieren, um die entsprechend markierten Nukleosomsubstrate aufzufinden, ist bisher noch weitgehend unklar.

cis-bzw. trans-wirksame Mechanismen mit Einfluss in bestimmten Chromosomenterritorien

Epigenetische Fehlregulationen können durch DNA-Mutationen, durch Epimutationen in den Imprinting-Kontrollzentren sowie durch regulatorische Sequenzen bewirkt werden, die in Nachbarschaft zu kodierenden Genen liegen, also in bestimmten Chromosomenterritorien (s. unten Genomisches Imprinting durch cis-wirksame Elemente). Andere Genprodukte, die ihre steuernde Wirkung in der Regel weit entfernt von der Lage des eigenen Genlokus entfalten, werden als transwirkende Faktoren bezeichnet. (Epi-)Mutationen in diesen Genen können gleichzeitig zu Imprinting-Fehlern in verschiedenen Loci führen. Nach neueren Untersuchungen gibt es Hinweise auf solche Mechanismen bei Erkrankungen, die zu einer allgemeinen Hypomethylierung geprägter Loci im Sinne eines Multilocus Methylation Defect (MLMD) führen.

Genomisches Imprinting

Verschiedenste der oben aufgeführten epigenetischen Mechanismen sind Teil des Regulationsvorgangs, der sich genomisches Imprinting nennt: Bei dieser besonderen Form der epigenetischen Genregulation erhalten die betroffenen Gene entweder in der Eizelle oder in der Samenzelle eine spezielle keimbahnspezifische epigenetische Markierung. Dies führt dazu, dass nach der Befruchtung nur eine der beiden elterlichen Genkopien abgelesen wird. Es handelt sich also um einen Prozess, bei dem die männliche und die weibliche Keimbahn jeweils spezielle Markierungen (Prägungen, Imprints) an bestimmten chromosomalen Regionen hinterlassen. Diese Markierungen sind mitotisch stabil und bleiben während Entwicklung und Wachstum eines Organismus erhalten. Die elterlichen Kopien der geprägten Regionen unterscheiden sich durch Methylierung der DNA und Modifikation der Histone. Die unterschiedlichen Chromatinmarkierungen führen zur Genexpression des einen Allels und

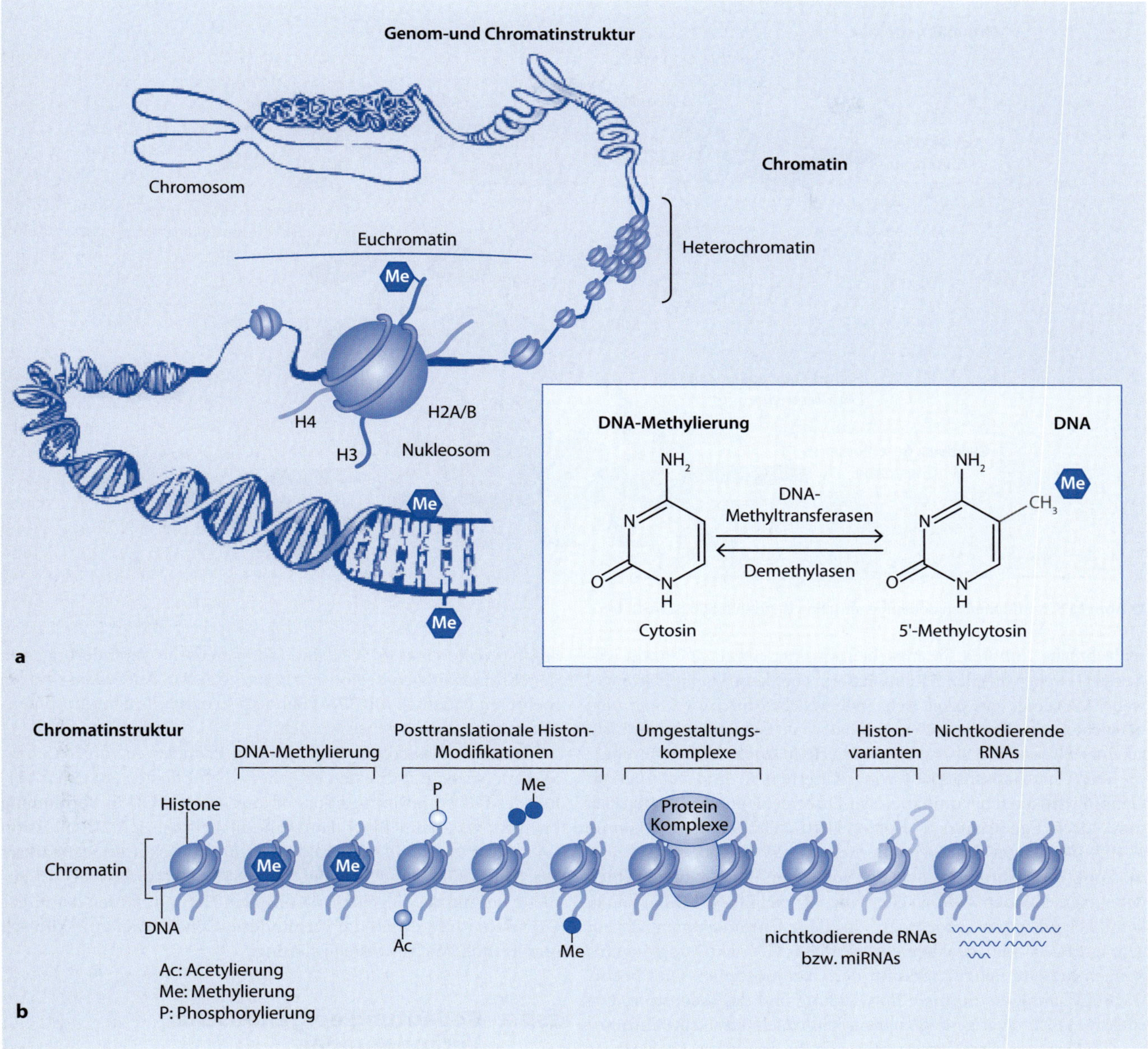

Abb. 25.4a,b **a** Schematische Darstellung der Epigenetik-Komponenten auf DNA- bzw. Chromatin-Ebene. **b** Schematische Darstellung der epigenetischen Abläufe (s. Text)

zur Unterdrückung der Genexpression des anderen Allels. Gene, die dem genomischen Imprinting unterliegen, werden entweder nur vom väterlichen Allel exprimiert oder nur vom mütterlichen Allel. Dadurch, dass nur eine Genkopie aktiv ist, reicht eine Mutation (ein hit) auf dem aktiven Allel aus, um ein Gen zu inaktivieren und damit eine Erkrankung auszulösen (Abb. 25.6).

Die monoallelische Transkription kann gewebsspezifisch sein, und das inaktive Allel kann noch eine Restaktivität aufweisen. Man geht inzwischen von ca. 100–200 geprägten Genen im menschlichen Genom aus, die auf bestimmte Genomregionen (sog. Cluster) konzentriert scheinen. Bisher wurden beim Menschen solche Cluster auf den Chromosomen 6, 7, 11, 14 und 15 gefunden. Das Auftreten in Clustern lässt vermuten, dass die Imprinting-Mechanismen nicht auf ein einzelnes Gen beschränkt sind, sondern Gengruppen in Chromosomendomänen beeinflussen. So fanden sich in mehreren Clustern cis-aktive Elemente, welche imprinting center (IC) oder auch imprinting control region (ICR) genannt werden. Diese Elemente sind durch verschiedene allelspezifische epigenetische Markierungen d. h. DNA-Methylierung und Histonmodifikation gekennzeichnet und dienen als Bindestellen für Regulationsfaktoren. Sie regulieren die Genexpression geprägter Gene in cis über eine gewisse Distanz hinweg. Der Verlust oder die fehlerhafte epigenetische Markierung eines solchen Elements beeinflusst typischerweise die Expression der meisten oder aller Gene innerhalb des geprägten Genclusters (Abb. 25.7).

Genomisches Imprinting gibt es bei den Säugetieren mit Plazenta (und bei manchen Pflanzen). Viele geprägte Gene sind bei der pränatalen Ressourcenakquisition für Embryo und Fetus involviert. Entsprechend der monoallelischen, elternabhängigen Expression von geprägten Genen sind väterliches und mütterliches Genom funktional nicht äquivalent. Daher sind beide für die normale embryonale Entwicklung erforderlich. Fehlentwicklungen beim Menschen sind z. B. benigne ovariale Teratome als parthenogenetische, d. h. einge-

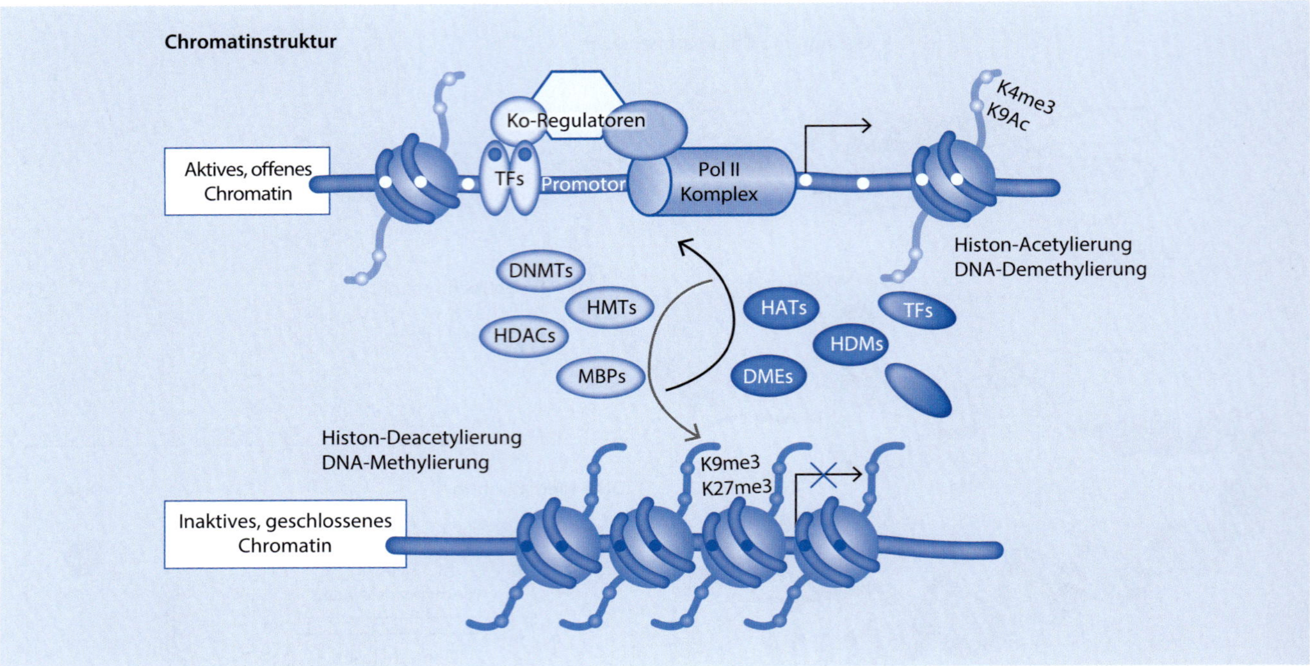

Abb. 25.5 Komponenten der epigenetischen Genregulation (s. Text)

schlechtliche Tumoren. Sie entstehen aus einer einzelnen Oozyte, enthalten Gewebe von allen 3 Keimblättern, aber kein Trophoblastengewebe. Allerdings entwickelt sich ein Ei, welches durch zwei Spermien befruchtet wurde und welches das maternale Genom inaktiviert hat, zu einer Blasenmole, also zu degeneriertem Trophoblastengewebe.

Die Unaustauschbarkeit von mütterlichem und väterlichem Genom wird auch bei uniparentaler Disomie deutlich (Abb. 25.8, mod. nach Eggermann u. Kotzot 2010). Uniparentale Disomie (UPD) bezeichnet das Vorhandensein zweier Kopien eines Chromosoms (oder Chromosomenteils) von einem Elternteil und Fehlen der entsprechenden anderen elterlichen Kopie. Eine UPD hat häufig keine Folgen. Wenn jedoch das betroffene Chromosomenpaar ein geprägtes Gen trägt, sind beide Allele dieses Gens aktiv oder inaktiv, je nach der elterlichen Herkunft der Chromosomen. Dies beeinträchtigt häufig die normale Entwicklung und das Wachstum. Die effektive Dosis eines geprägten Gens kann auch durch eine chromosomale Deletion, Duplikation oder eine Punktmutation beeinflusst werden. In diesen Fällen bestimmt die elterliche Herkunft der Aberration die klinischen Folgen. So führt jeweils durch den Ausfall syndromspezifischer Regionen eine paternale Deletion 15q11q13 zum Prader-Willi-Syndrom (PWS), dagegen eine maternale Deletion 15q11q13 zu einem Angelman-Syndrom (AS). Beispiele für Imprinting-Defekte sind in Tab. 25.1 aufgeführt.

Exemplarisch seien molekularbiologische Aspekte des Beckwith-Wiedemann-Syndroms und des Silver-Russell-Syndroms erwähnt (▶ Kap. 27).

Dem Beckwith-Wiedemann-Syndrom (BWS) liegen vor allem epigenetische Defekte zugrunde, wie Hypo- und Hypermethylierungen. Genomisch nachweisbare Veränderungen sind paternale UPD, (Mikro)deletionen/-duplikationen, Translokationen und Genmutationen des *CDKN1C*-Gens (kodierend für einen negativen Zellzyklusregulator, der antagonistisch zu IGF2 zu sein scheint). Letztere sind Grundlage der familiären BWS-Formen.

Das Silver-Russell-Syndrom (SRS) ist eine angeborene Imprinting-Erkrankung, mit relativ typischen klinischen Merkmalen. Etwa 10 % der Patienten weisen eine maternale UPD des Chromosoms 7 auf, bei weiteren etwa 50 % sind (epi)genetische Veränderungen in der chromosomalen Region 11p15 nachweisbar. Außerdem sind bei mehreren Patienten mit SRS-Phänotyp strukturelle Chromosomenaberrationen beschrieben worden.

Insgesamt lassen sich die konträren Phänotypen von BWS bzw. SRS am besten mit direkten epigenetischen Effekten auf einen Verlust des IGF2-Imprintings (loss of imprinting, LOI) in Verbindung bringen, was beim BWS dann eine biallelische IGF2-Expression und damit eine IGF2-Überaktivität mit konsekutiver verstärkter Wachstumsförderung bedeutet. Beim SRS bewirkt die ICR1-Hypomethylierung das Gegenteil, nämlich ein Herunterfahren der IGF2-Expression und durch die verminderte Genaktivität eine klinisch gravierende Wachstumsretardierung.

25.2.3 Bedeutung epigenetischer Veränderungen

Epigenetische Einflüsse werden in vielen Bereichen der Humanbiologie und -pathobiologie erkannt. Zu ihnen gehören pränatale Entwicklung, Alterungsprozesse, Verhaltensmerkmale, multifaktorielle Krankheiten, Stammzelldifferenzierung (Abb. 25.9, mod. nach Christophersen u. Helin 2010) und Onkogenese.

Entwicklungsbiologische (De-)Methylierungswellen

Zum Zeitpunkt der Befruchtung ruht in beiden Keimzelltypen die Genexpression. Nach der Befruchtung liegen die haploiden mütterlichen und väterlichen Genome der Zygote zunächst noch in separaten Kernhüllen, den Pronuclei, vor, was eine getrennte Prozessierung und Reaktivierung der elterlichen Genome erlaubt. Die Reaktivierung der Transkription setzt eine Demethylierung der DNA voraus, die in der Zygote einsetzt und bis zum Blastozystenstadium fortgesetzt wird.

In einer Reihe von Säugetierarten, so auch in Maus und Mensch, erfolgt dieser Prozess getrennt für die elterlichen Genome: Während das väterliche Genom durch einen aktiven Demethylierungsprozess

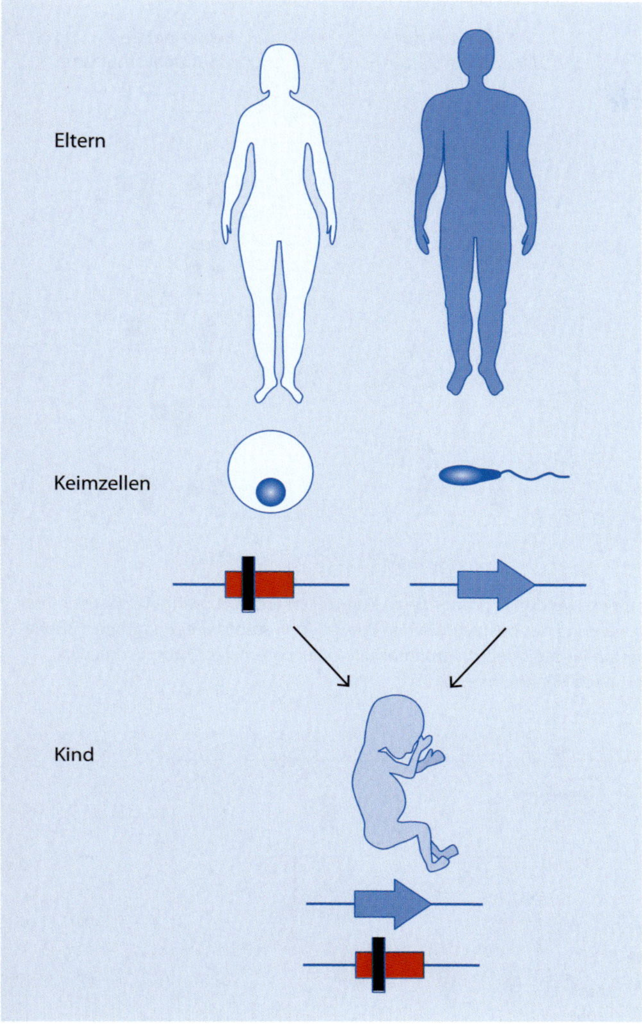

Abb. 25.6 Beispiel für genomisches Imprinting: Ein Gen wird im Kind ausschließlich vom väterlichen Allel (*blauer Pfeil*) abgelesen. Auf dem mütterlichen Allel (*rote Box*) besitzt dasselbe Gen eine epigenetische Markierung (*schwarzer Balken*), die für die Repression des Allels verantwortlich ist. Die Markierung wird in einer der beiden elterlichen Keimbahnen (in diesem Fall in der Eizelle) gesetzt und bleibt nach der Befruchtung erhalten. (Adaptiert nach Paulsen 2007)

noch vor der ersten Replikation seine Methylierungsmuster verliert, wird das mütterliche Genom schleichend demethyliert, indem bei der Replikation die Methylierung der neu synthetisierten DNA unterdrückt wird. Die Demethylierung führt zu einer epigenetischen Angleichung der elterlichen Genome. Diese frühe Phase der Embryonalentwicklung mit der genomweiten Demethylierung ist für die Erhaltung der allelspezifischen Methylierungsmuster der Imprinting-Center besonders brisant. Die allelspezifische Methylierungsmarkierung der Imprinting-Center entgeht der Demethylierung in somatischen Zellen. Im Rahmen der folgenden sukzessiven genomweiten Re-Methylierungswelle erhalten die Imprinting-Center gezielt nur in einer Keimbahn, entweder in den sich entwickelnden Spermien oder in den heranreifenden Eizellen, ein neue Methylierungsmarkierung (Abb. 25.10, mod. nach Perera u. Herbstman 2011).

Epigenetische Veränderungen und damit zusammenhängende Störungen können schon während der frühen Embryonalentwicklung auftreten. So wurde für aus Imprinting-Defekten resultierende Erkrankungen wie z. B. das Beckwith-Wiedemann-Syndrom, häufiger bei Kindern beobachtet, die durch künstliche Befruchtung empfangen worden sind. In diesem Zusammenhang wird diskutiert, ob die zum Einsatz kommenden Technologien, wie die intrazytoplasmatische Spermieninjektion (ICSI) oder die In-vitro-Kultivierung von frühen Embryonen, Veränderungen in der DNA-Methylierung hervorrufen könnten.

Tab. 25.1 Beispiele für Imprintingdefekte

Erkrankung	Häufigkeit	Davon Imprintingfehler (relative Häufigkeit in %)
Prader-Willi-Syndrom	1/25.000–1/10.000	~1
Angelman-Syndrom	1/20.000–1/10.000	~4
Beckwith-Wiedemann-Syndrom	1/15.000	~60
Silver-Russell-Syndrom	1/10.000–1/3000	~50
Transienter neonataler Diabetes mellitus	1/800.000–1/400.000	~30
Pseudohypoparathyreoidismus Typ Ib	?	>90
Maternale UPD(14)	?	?

Dynamisches Epigenom als Vermittler zwischen Umwelt und Genom

Epigenetische Mechanismen sind lang anhaltende Vorgänge, welche die Genexpression komplex beeinflussen. Im Gegensatz zum Genom ist das Epigenom dabei relativ plastisch und wird durch verschiedene Umweltfaktoren schon während der fetalen und der frühkindlichen Entwicklung beeinflusst. So können z. B. Hungerperioden und chemische Noxen während dieser kritischen Zeitphasen relevante epigenetische und damit phänotypische Veränderungen bewirken. Es gibt Anhaltspunkte dafür, dass der Ernährungszustand der Eltern und Großeltern das Risiko der Nachkommen beeinflusst, z. B. an Herz-Kreislauf-Störungen oder Diabetes mellitus zu erkranken. Auch phänotypische Besonderheiten können beim Menschen epigenetisch programmiert sein, persistieren und über mehrere Generationen weitergegeben werden. Selbst Verhaltensweisen und damit die soziale Umwelt können das Epigenom beeinflussen, wobei dies über gleichartige Mechanismen wie bei den derzeit besser untersuchten chemischen Agenzien abläuft. Umgekehrt können epigenetische Faktoren das Sozialverhalten und darüber vermittelt den Gesundheitszustand eines Individuums beeinflussen. Mittlerweile wurden zahlreiche Studien publiziert, die den sozioökonomischen Status in der (frühen) Kindheit mit dem Gesundheitszustand im späteren Leben korrelieren. Die Grundlagen dafür sind bisher jedoch noch nicht vollständig aufgeklärt (Abb. 25.11, mod. nach Perera u. Herbstman 2011; Abb. 25.12, mod. nach Szyf 2009).

Ein Laborbeispiel epigenetischer Programmierung durch die soziale Umwelt ist der Einfluss mütterlicher Brutfürsorge bei Ratten auf die Genexpression in bestimmten Hirnregionen der Nachkommen. Verschiedene Genaktivitäten der Nachkommen unterschieden sich je nach der Fürsorge, die sie von ihren Müttern erhalten hatten.

Die Umkehrbarkeit der epigenetischen Programmierung weckt Hoffnungen auf neuartige Behandlungsstrategien. So können z. B. Substanzen mit Wirkung auf das Zentralnervensystem das epigenetische Muster kritischer Gene beeinflussen und das Verhalten

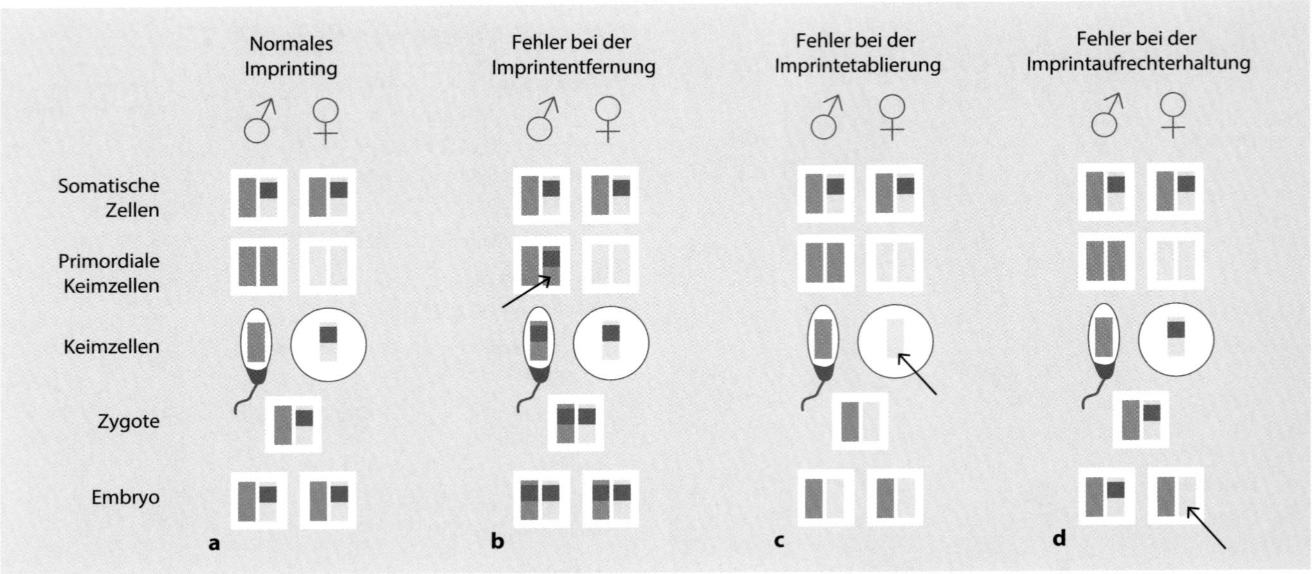

◘ Abb. 25.7a–d Genomisches Imprinting und Imprintingfehler: **a** Genomische Imprints werden in primordialen Keimzellen entfernt, während späterer Phasen der Keimzellentwicklung neu etabliert und bei den somatischen Zellteilungen während der postzygotischen Entwicklung stabil weitergegeben. Falsche Imprints (*graue Pfeile*) resultieren aus Fehlern bei (**b**) Imprintentfernung, (**c**) Imprintetablierung oder (**d**) Imprinterhalt (*blau:* paternales Chromosom, *pink:* mütterliches Chromosom, *dunkelrot:* mütterlicher Methylierungsimprint). (Adaptiert nach Horsthemke 2010)

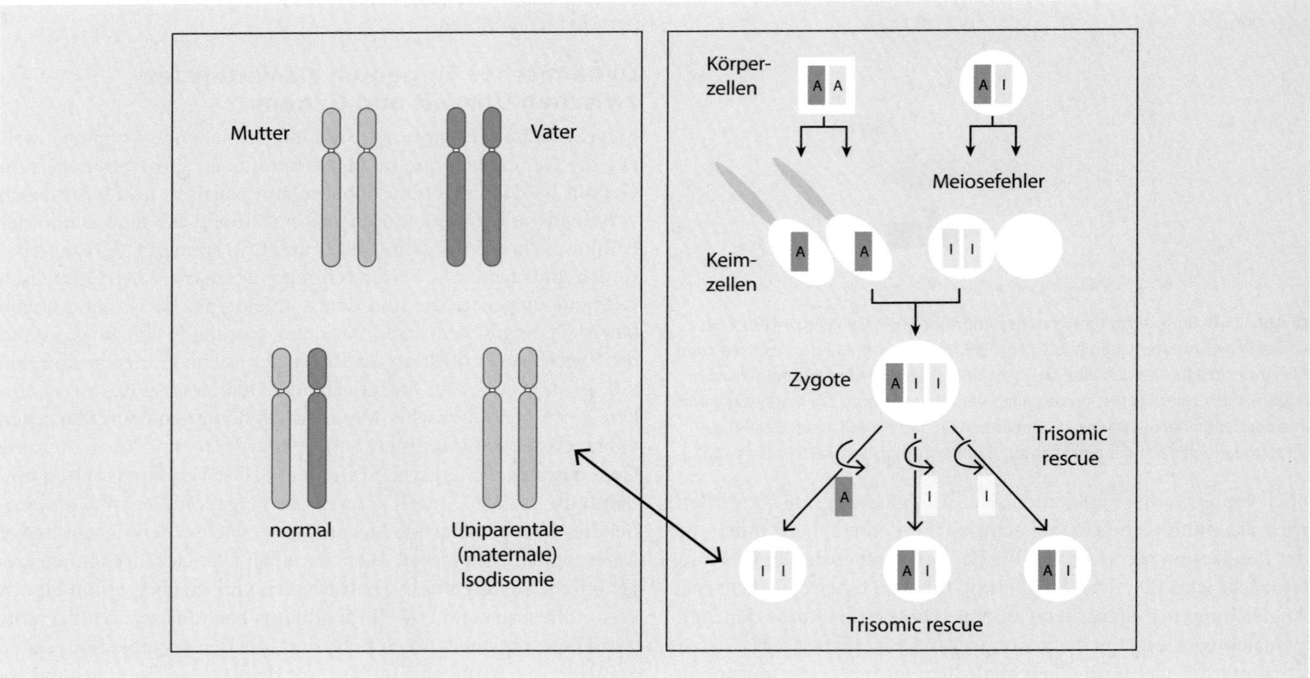

◘ Abb. 25.8 Chromosomale Verteilungsstörungen können dazu führen, dass 2 homologe Chromosomen von demselben Elternteil stammen: Entstehung der uniparentalen (maternalen) Isodisomie im *linken Teil* der Abb. z. B. durch den Vorgang des trisomic rescue (*rechts*), bei dem die Zygote mit der Trisomie bei der nächsten Teilung zufällig eines der 3 Chromosomen verliert und dadurch einen scheinbar normalen Chromosomensatz zeigt. Die dann resultierende UPD bewirkt, dass imprintete Gene, die auf diesem Chromosom liegen, fehlreguliert sind. Sie sind entweder überexprimiert oder abgeschaltet. (s. Text)

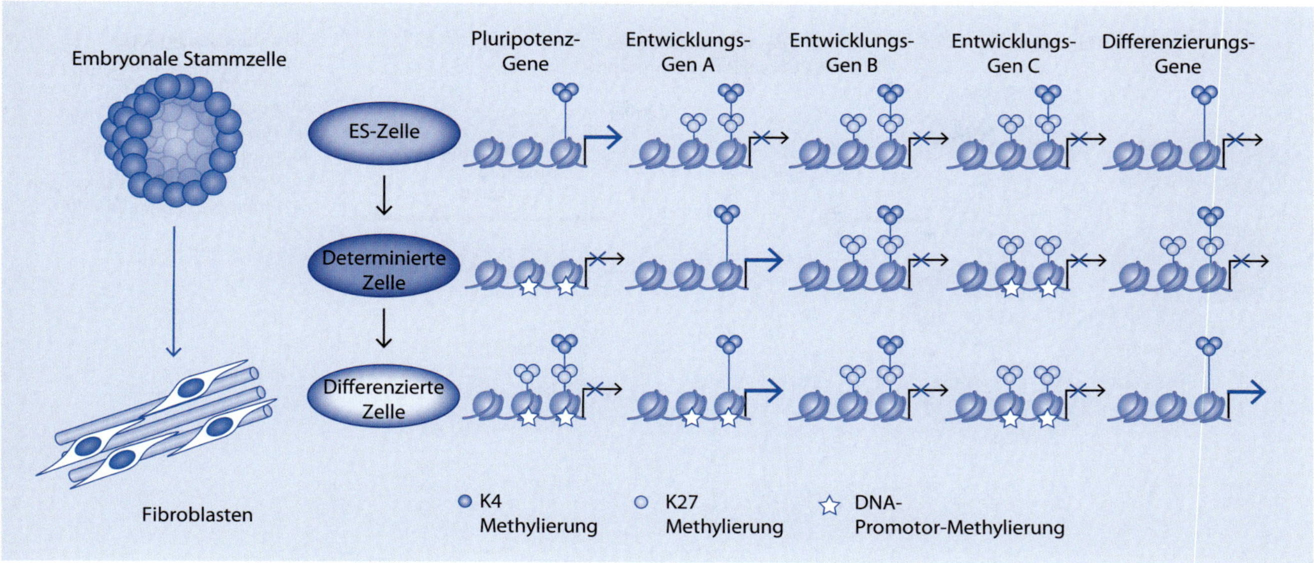

Abb. 25.9 Embryonale Stammzellen (*ES*): Schrittweiser Prozess der Etablierung epigenetischer Differenzierungsmarker (s. Text)

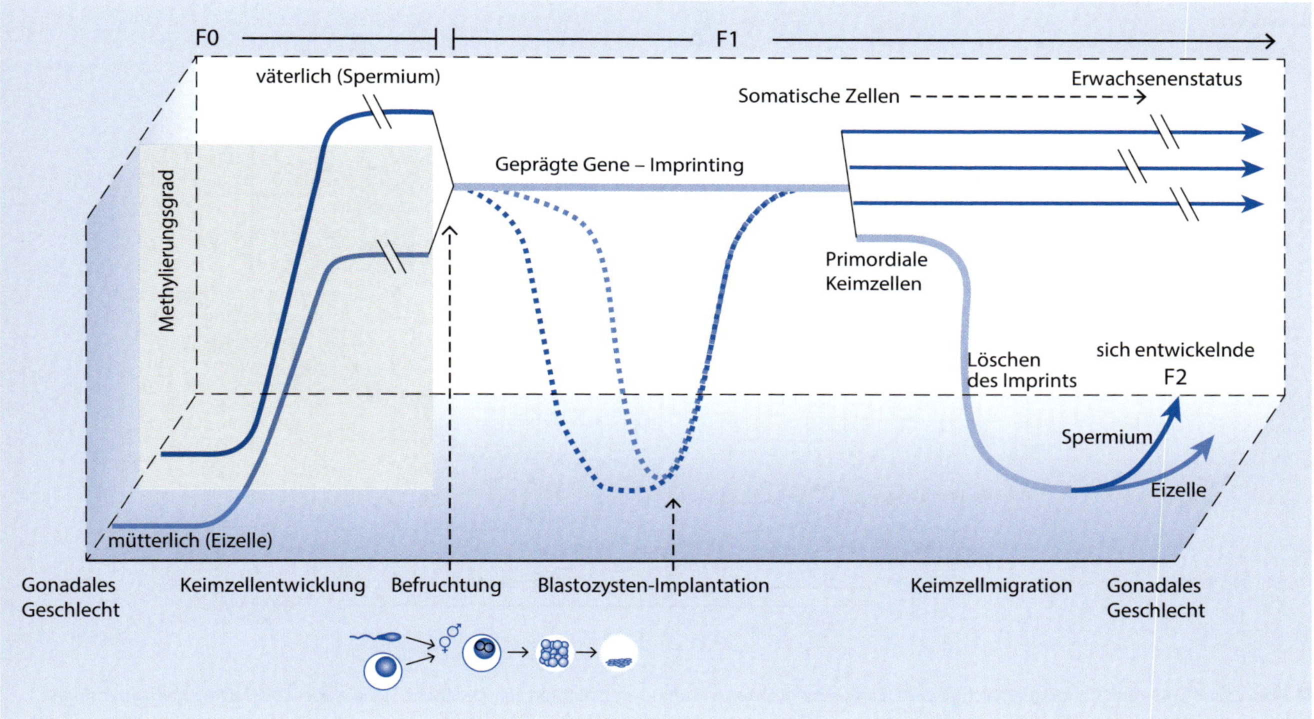

Abb. 25.10 Phasen, in denen die Umwelt den Methylierungsstatus eines werdenden Lebewesens F1 und damit seinen Phänotyp beeinflussen kann: Die 1. Phase ist während der F0-Keimzellen-Entwicklung, wenn die Reprogrammierung der Methylierung abläuft (*blaue/rote Linie*). Die 2. Phase ist nach der Konzeption während der F1 Embryonal-Entwicklung, wenn alle, bis auf die imprinteten Gene demethyliert werden (*gestrichelte blaue/rote Linie*). Imprintete Gene (*violette Linie*) behalten ihr Methylierungsmuster während dieser Phase (Sicherstellung der Weitergabe der parental-spezifischen monoallelischen Genexpression in somatischem Gewebe). Für alle nichtimprinteten Gene folgt eine Remethylierung bei Erreichen des Blastozystenstadiums. Mit der gonadalen Geschlechtsentwicklung des F1-Embryos wird in den primordialen Keimzellen das parentale Imprint (*helle blaue/rote Linie*) gelöscht (s. Text)

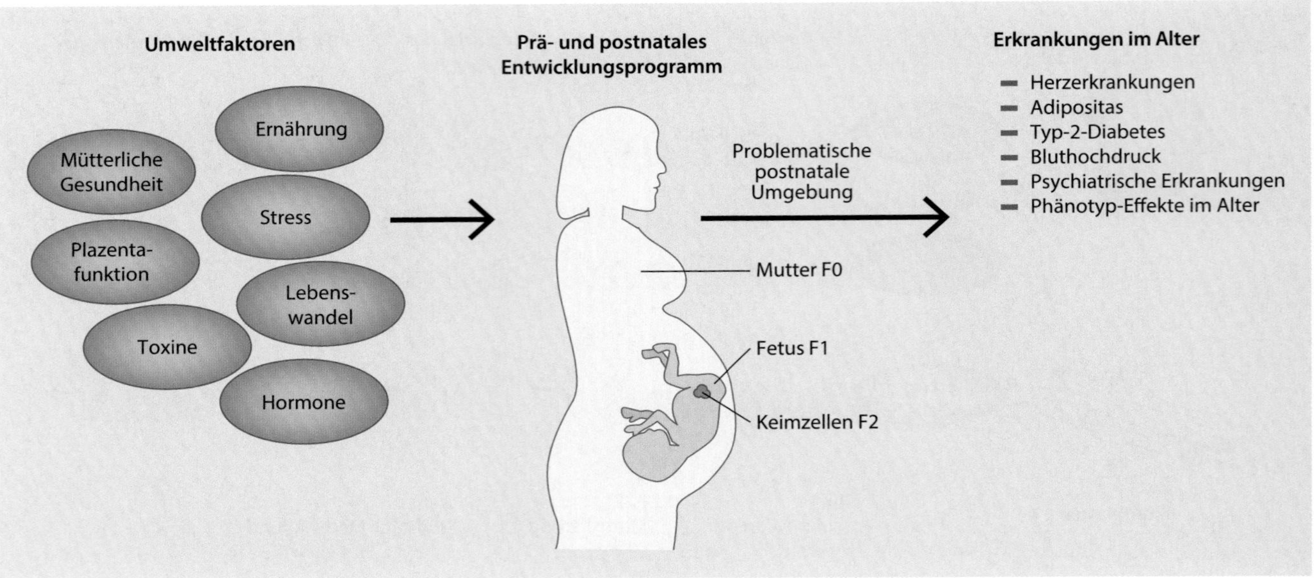

Abb. 25.11 Drei Generationen (F1–F3) sind gleichzeitig bestimmten Umweltbedingungen (Diät, Giften, Hormonen u. a.) ausgesetzt. Dieses prä- und postnatale Entwicklungsprogramm ist die Grundlage für ein epigenetisches Markerprofil, das dann in verschiedenen komplexen Erkrankungen im Alter resultieren kann (s. Text)

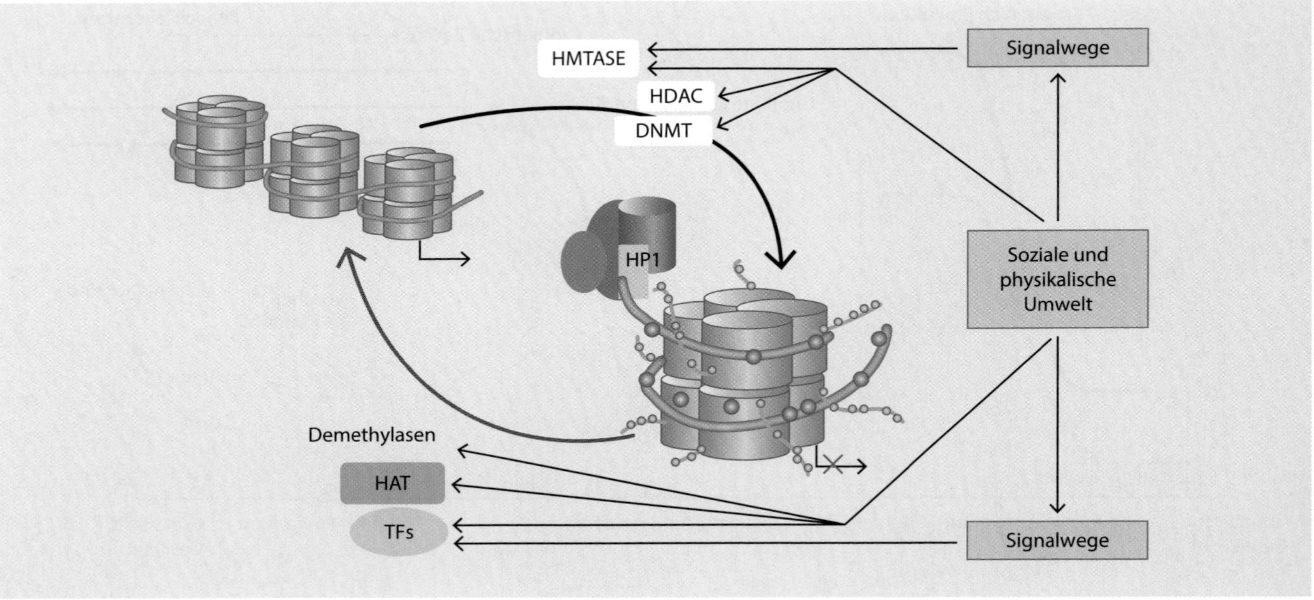

Abb. 25.12 DNA- und Chromatingleichgewicht, Einflussmöglichkeiten von Umweltfaktoren auf spezifische Signalwege (*DNMT*: DNA-Methyltransferase, *HDAC*: Histon-Deacetylase, *HAT*: Histon-Acetyltransferase, *HMTASE*: Histon-Methyltransferase, *HP1*: Histonbindendes Protein, *TF*: Transkriptionsfaktor, s. Text)

verändern. Ein interessantes Beispiel ist das antiepileptische und stimmungsstabilisierende Medikament Valproinsäure. Die Substanz inhibiert die Histon-Deacetylase (HDAC), verändert so das Histonacetylierungsmuster und bewirkt eine replikationsunabhängige DNA-Demethylierung in Zellkulturen. Damit wird das dynamische Äquilibrium zwischen Methylierung und Demethylierung in bestimmten Geweben und Phasen beeinflusst.

Tumorepigenetik

Krebs gilt primär als eine genetische Erkrankung. Mutationen in Onkogenen und Tumorsuppressorgenen führen zu Wachstumssignal-Autonomie bis zur Resistenz gegenüber wachstumshemmenden Signalen, zur Apoptoseresistenz, Immortalisation zusätzlich zu Angiogenese sowie Invasion und Metastasierung.

Darüber hinaus sind jedoch epigenetische Faktoren von Bedeutung. So weist das Erbgut von Krebspatienten eine Dysmethylierung mit genereller Hypomethylierung und genpromotorenspezifischer Hypermethylierung in den CpG-reichen Abschnitten auf. Letzteres führt zur Unterdrückung der Genexpression und betrifft häufig Tumorsuppressorgene. Schließlich wurden noch weitere Veränderungen der transkriptionellen Regulation und Repression von Genexpression über Acetylierungen chromosomaler Strukturproteine wie der Histone identifiziert, die tumorbiologisch relevant sind (Abb. 25.13, mod. nach Beck et al. 2005 Abb. 25.14, mod. nach Baylin u. Jones 2011).

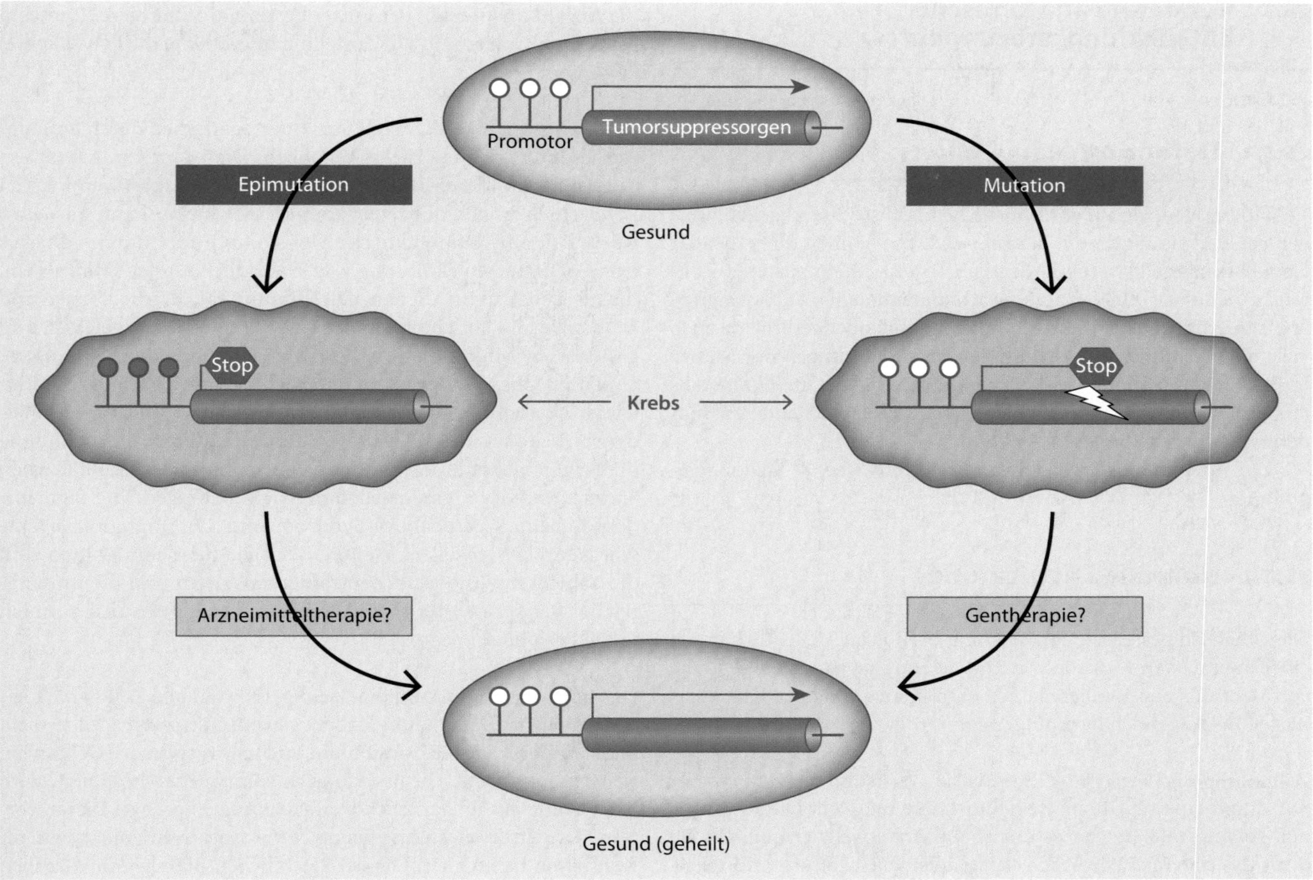

Abb. 25.13 Krebsentstehung durch Inaktivierung eines Tumorsuppressorgens (TSG) durch Mutation oder Epimutation. Rote Kugeln bedeuten Hypermethylierung, weiße Kugeln Hypomethylierung der TSG-Promotorregion. Das „Blitzzeichen" steht für Stoppkodon-Mutation, die zu einem verkürzten, funktionsunfähigen TSG-Genprodukt führt. Da die Zellen diploid sind, können beide Mutationsarten in derselben Zelle vorkommen (s. Text)

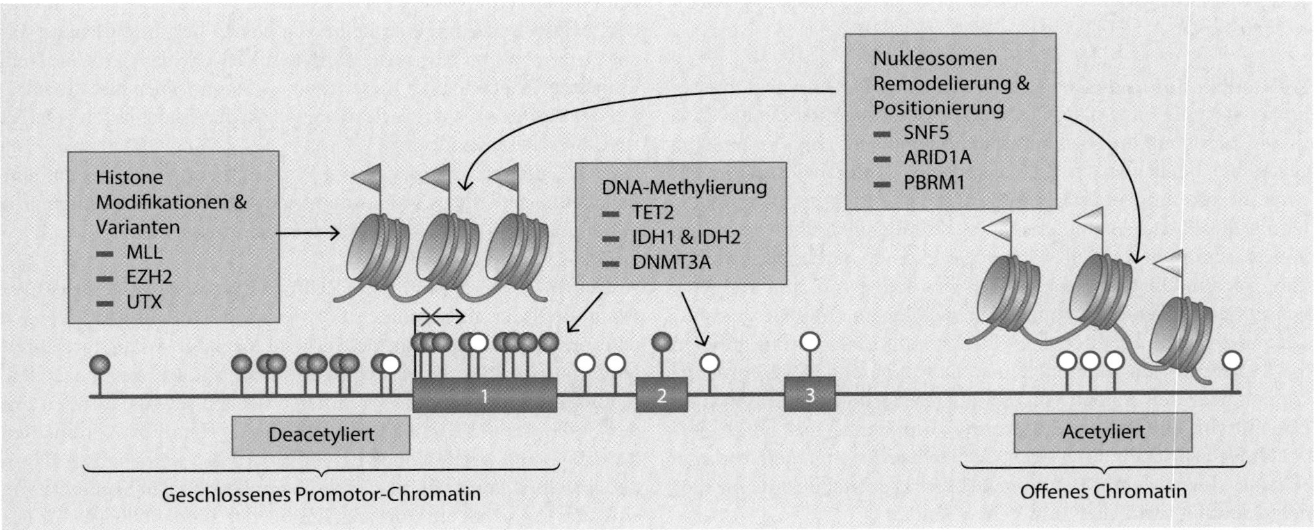

Abb. 25.14 Globaler DNA-Methylierungsverlust bei gleichzeitiger pathologischer Hypermethylierung bestimmter Gene (bzw. ihrer CpG-Promotorbereiche) und hemmende Histon-Modifikationen. Die aufgeführten Genprodukte können als Vermittler dieser epigenetischen Veränderungen wirken. Eine Tumorprädisposition der Betroffenen ist dann die Folge (s. Text)

25.3 Konnatale anatomische Entwicklungsstörungen

S. Mundlos

25.3.1 Definition

Veränderungen, die auf vorgeburtliche Einflüsse zurückgehen, werden generell als angeboren bezeichnet. Diese können direkt bei der Geburt festgestellt werden oder sich erst zu einem späteren Zeitpunkt manifestieren (z. B. Taubheit, Zahnanomalien etc.). Angeboren ist hier nicht gleichzusetzen mit genetisch oder vererbt, da auch viele äußere Einflüsse wie Stoffwechselveränderungen der Mutter (z. B. Diabetes mellitus), intrauterine Infektionen (z. B. Rötelnembryopathie) oder Lageanomalien des Fetus zu entsprechenden Veränderungen führen können.

Zur Epidemiologie wird ausführlich in ▶ Kap. 27 Stellung genommen.

25.3.2 Normale Entwicklung

Die genetisch gesteuerte Entwicklung beruht im Wesentlichen auf einer interaktiven Kaskade von Entwicklungsgenen, die eine Reihe von Mechanismen regulieren und kontrollieren, von denen die wichtigsten im Folgenden kurz aufgezeigt werden.

Zellteilung und Zellzyklus Das rasche Wachstum des Embryos ist nur durch eine sehr hohe Zellteilungsrate möglich. Die Kontrolle der Teilungsrate ist von essenzieller Wichtigkeit, ermöglicht sie doch das differenzielle Wachstum einzelner Strukturen. Ein zentraler Mechanismus ist die inverse Kopplung von Wachstum und Differenzierung. Mit zunehmender Differenzierung und Reifung sinkt die Fähigkeit der Zellen, sich zu teilen. Während der Entwicklung wird dieses Problem gelöst, indem bestimmte Strukturen durch entsprechende Signale in einem undifferenzierten Zustand gehalten werden.

Positionelle Information Entscheidend für die Entwicklung des Embryos ist die Information jeder Zelle über ihre momentane Position in Bezug auf die Nachbarzellen. Nur so sind eine Abgrenzung gegenüber benachbarten Zellen und eine Differenzierung in bestimmte und möglicherweise gegensätzliche Richtungen möglich. Durch diese Abgrenzung entstehen räumliche Strukturen, die in ihrer Gesamtheit auch als Muster bezeichnet werden. Musterbildung wird in allen Metazoen durch eine Reihe von zum Teil stark konservierten Genen bestimmt, die nach einem ähnlichen Grundschema arbeiten. Schaltergene (Transkriptionsfaktoren) regulieren die Expression von anderen Genen. Diffundierende Signalproteine können über den Aufbau von Gradienten positionelle Information übermitteln. Die relative Entfernung zum Signalgeber wirkt hierbei als Determinator. Eine selektive Genexpression, reguliert durch Schalter-, Signal- und Rezeptorgene bewirkt schließlich die positionelle Identität von Zellen und Zellverbänden.

Während der Entwicklung des Embryos entsteht passager eine Reihe von organisatorischen Zentren, die positionelle Information an die umliegenden Zellen weiterleiten und so die Musterbildung steuern. Diese Zentren (auch Organisator genannt) sind nur während einer bestimmten Entwicklungsphase aktiv und verschwinden danach. In der Extremitätenknospe übernimmt z. B. die hintere Polarisationszone die Funktion eines organisatorischen Zentrums, indem sie die relative Position einzelner Zellen und Zellverbände und somit die Anzahl und Gestalt der Finger bestimmt. Wird dieses Zentrum gestört, so kann es z. B. zur Verdopplung von Fingern (Polydaktylie) kommen.

Zellmigration Viele Organe/Strukturen entstehen durch umfangreiche und gerichtete Zellbewegungen. Diese sind zu unterscheiden von sekundären Bewegungen, wie sie bei massiven lokalen Zellvermehrungen auftreten können. Migration kann ausgelöst werden durch chemotaktische Signale und/oder durch adhäsive extrazelluläre Moleküle, wie z. B. N-Cadherin oder Fibronektin, die als Leitstruktur dienen. Die Bildung der Wirbelkörper und Rippen beruht auf einer von der Chorda dorsalis ausgelösten und gesteuerten Migration von Vorläuferzellen aus dem Sklerotom. Umfangreiche Wanderungen unternehmen die Zellen der Neuralleiste, die vom dorsalen Neuralrohr ausgehend zu ganz verschiedenen Regionen des Körpers wandern und dort z. B. zur Bildung der Nebenniere, des aortopulmonalen Septums, des kraniofazialen Skeletts und der Pigmentzellen der Haut beitragen. Die Pigmentdefekte beim Waardenburg-Syndrom sind z. B. Migrationsdefekte von Neuralleistenzellen. Weitere Beispiele für Zellmigration sind die Schichtenbildung im Zentralnervensystem und die umfangreiche Wanderung der myogenen Stammzellen aus den Somiten in die Peripherie.

Determination und Differenzierung Obwohl alle Zellen die gleiche genetische Ausstattung haben, sind differenzierte Zellen nicht mehr in der Lage, sich in andere, nicht vorgegebene Richtungen weiterzuentwickeln. Die ursprünglich vorhandene Pluripotenz wird schrittweise auf ihre prospektive Bedeutung eingeengt. Dieser Vorgang der schrittweisen Einengung der prospektiven Potenz wird als Restriktion bezeichnet. Vor der eigentlichen Bildung von Organen und spezialisierten Zellverbänden werden pluripotente Vorläuferzellen determiniert und so auf eine bestimmte zukünftige Funktion festgelegt. Durch die Determination werden bestimmte Bereiche des Genoms einer Zelle blockiert und sind somit nicht mehr abrufbar, während andere einer externen Regulation zugänglich gemacht werden. Mittlerweile sind eine Reihe von Genen bekannt, die eine solche Determination bewirken. Wird beispielsweise das Gen *Cbfa1*, ein Transkriptionsfaktor, der mesenchymale Stammzellen zu Osteoblasten determiniert, inaktiviert, so werden keine Osteoblasten gebildet und somit kein Knochen.

Als Differenzierung wird der Vorgang bezeichnet, in dem eine determinierte Zelle gewebs- oder organspezifische Strukturen ausbildet und dann die hierfür typischen Gene exprimiert.

Apoptose Der programmierte Zelltod (Apoptose) ist ein wichtiger Bestandteil der embryonalen Formgebung. Überall dort, wo sich eine Zellgruppe aus einem Zellverband löst oder wo die fortschreitende Differenzierung zu Segmentierungen führt, sterben Zellen. Bei der Entwicklung der Extremitäten flachen sich die distalen Enden der Extremitätenknospen ab und bilden Hand- bzw. Fußplatten (◘ Abb. 25.18). Nach Bildung der Fingerstrahlen werden die Anlagen der einzelnen Finger durch Zelltod der interdigitalen Segmente voneinander separiert, ein Vorgang, der bei der Syndaktylie gestört ist.

Eckpunkte der menschlichen Entwicklung Die Embryonalentwicklung des Menschen wird in 23 Stadien eingeteilt, die als Carnegie-Stadien bezeichnet werden (◘ Abb. 25.15). Alle Zeitangaben beziehen sich auf den Zeitpunkt der Befruchtung bzw. der Ovulation. Es können 4 Entwicklungsphasen unterschieden werden. Als Präimplantationsphase wird die Zeit von der Befruchtung der Eizelle (Stadium 1) bis zum Abschluss der Implantation (Stadium 5)

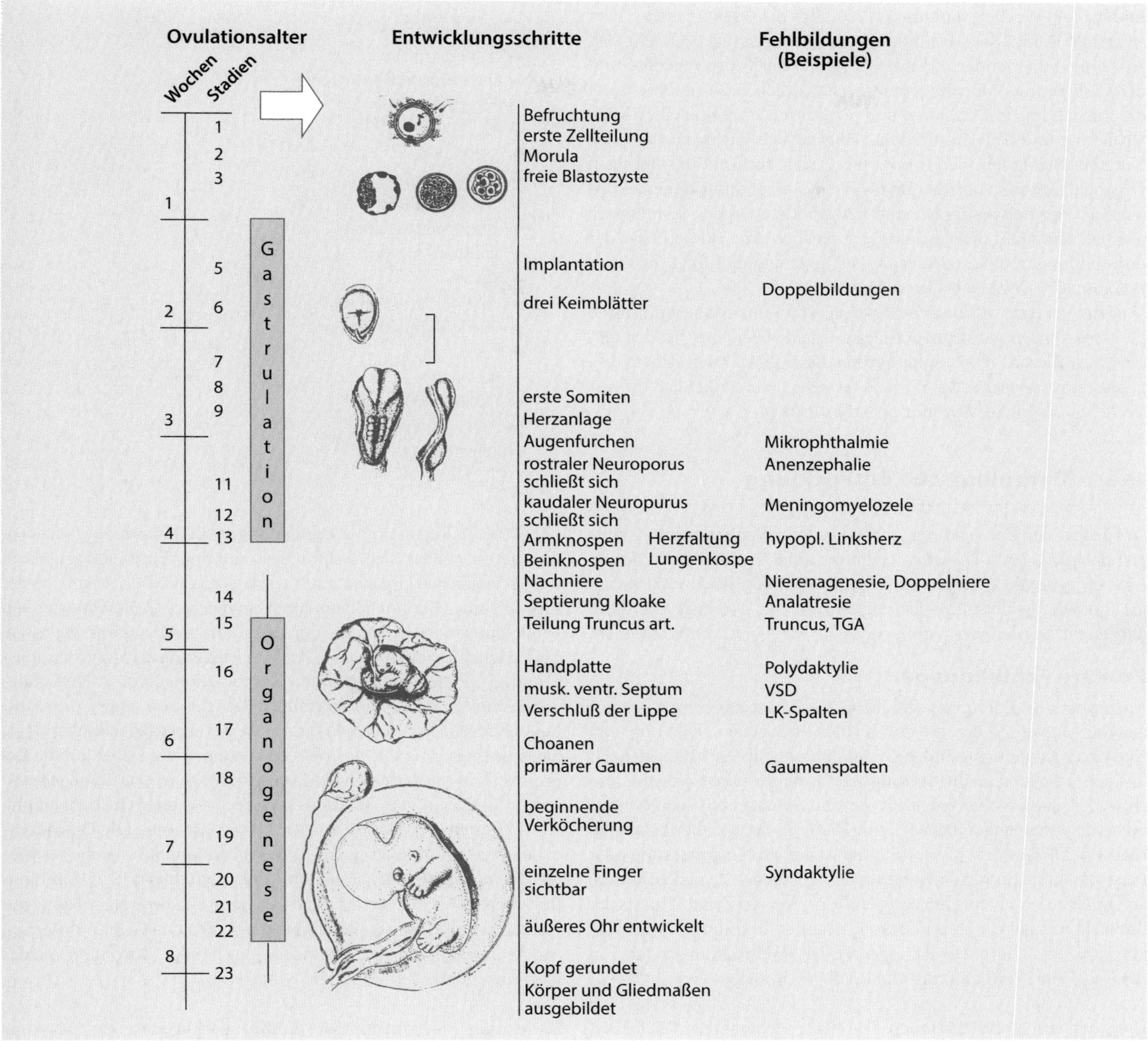

Abb. 25.15 Zeittafel der menschlichen Embryonalentwicklung

bezeichnet. Während dieser Phase durchwandert der Keim als Morula und dann als freie Blastozyste (Stadium 3, 4.–5. Tag) die Tube, um sich dann in der Uteruswand zu implantieren (Stadium 4, 5.–6. Tag). Störungen in dieser Phase laufen nach dem „Alles-oder-Nichts-Prinzip" ab und führen entweder zur Restitutio oder zum Verlust des Embryos.

Während der zweiten Phase, der Gastrulation, entsteht die dreiblättrige Keimscheibe mit dem äußeren Ektoderm, dem inneren Entoderm und dem interstitiellen Mesoderm. Die ▶ Übersicht zeigt die Abstammung der Gewebe aus den Keimblättern. Im Stadium 9 (19–12 Tage) richtet sich die Kopffalte auf, die ersten Somiten werden gebildet, und das Herz beginnt zu schlagen. Die Chorionzotten flottieren im mütterlichen Blut. Mit dem Stadium 12 (26–30 Tage) schließt sich der Neuroporus und die Armknospen erscheinen. Störungen dieser Phase können z. B. zu Verdopplungen ganzer Körperteile führen oder in Spaltbildungen (Dysraphie, Anenzephalie, Spina bifida) resultieren.

Zeittafel der menschlichen Embryonalentwicklung

Differenzierung der Keimblätter:

- Ektoderm:
  - Neuralrohr → Zentrales Nervensystem
  - Neuralleiste → Peripheres Nervensystem
  - Plakoden → Sinnesorgane
  - Oberflächenepithel → Epidermis
- Mesoderm:
  - Somiten → Korium, Subkutis, Muskulatur, Axiales Skelett
  - Intermediäres Mesoderm → Nieren, Genitalgänge
  - Seitenplatten → Leibeswand, Peritoneum, Schichten der Darmwand
- Entoderm:
  - Darmrohr → Epitheliale Auskleidung des Darmrohrs

In der 5.–8. Woche (Stadium 14–23) folgt die Organogenese. Hier entstehen die meisten Fehlbildungen. Die Organogenese teilt sich auf in die aufeinanderfolgenden Prozesse der Morphogenese und der Histogenese. Morphogenese im eigentlichen Sinne beschreibt die Entstehung von Organen und Strukturen im Sinne einer Musterbildung und Determinierung, während sich Histogenese auf die Differenzierung von determinierten Zellen zu funktionstüchtigen Organen/Geweben bezieht. Da für die Musterbildung keine Zelldifferenzierung notwendig ist, sind fehlgebildete Organe histologisch normal, also nicht dysplastisch. Mit der 8. Woche ist die Phase der Formbildung und Gestaltung abgeschlossen, und es folgt die Fetalzeit von der 9. Woche bis zur Geburt.

Die Fetalzeit ist durch Wachstum, Differenzierung und durch die Funktionsentwicklung der Organe gekennzeichnet. In der späten Phase dieser Entwicklung werden die anthropometrischen, d. h. quantitativen Aspekte des Körpers festgelegt, die schließlich die rassische und familiäre Zugehörigkeit bestimmen.

25.3.3 Pathologische Entwicklung

Störungen der Entwicklung werden unterschiedliche Auswirkungen haben, je nach Ursache, Zeitpunkt und Ausmaß der Störung. Eine eingehende klinische Analyse lässt häufig Rückschlüsse auf die Entstehung einer Entwicklungsstörung zu. Wie in ◘ Abb. 25.16 dargestellt, werden vier pathogenetische Kategorien unterschieden.

Primäre Fehlbildungen

Als primäre Fehlbildungen (Malformation) bezeichnet man Störungen der Musterbildung, die durch einen endogenen Defekt bedingt sind und zu einer mangelnden Gewebsbildung führen. Endogen heißt in diesem Falle, dass die Störung vom Embryo selber ausgeht, also entweder schon vorher festgelegt war und somit genetischer Natur ist oder von außen zugeführt wird und dann direkt in die Entwicklung eingreift. Die gestörte Musterbildung ist auf eine Inaktivierung oder Beeinflussung von regulativen Entwicklungsgenen zurückzuführen. Solche Gene sind häufig nur während eines kurzen Zeitabschnitts der Entwicklung aktiv, während dessen sie einen bestimmten Entwicklungsprozess steuern. Die Pathogenese der Malformation ist daher in der Regel zum Zeitpunkt der Geburt abgeschlossen.

Ursachen von Malformationen Die große Mehrzahl der Malformationen ist in ihrer Ursache unbekannt, aber wahrscheinlich multifaktoriell-genetisch bedingt. Ein kleinerer Teil ist auf chromosomale Aberrationen oder auf singuläre Gendefekte zurückzuführen. Als weitere ätiologische Ursachen kommen Arzneimittel mit teratogener Eigenschaft, wie Thalidomid, Vitamin-A-Derivate oder Antiepileptika infrage. Eine veränderte mütterliche Stoffwechsellage, z. B. beim Diabetes mellitus oder der Phenylketonurie, kann zu Fehlbildungen führen. Weitere Noxen, die beim Menschen nachweislich zu Entwicklungsstörungen führen können, sind in der ► Übersicht aufgeführt.

Noxen, die beim Menschen nachweislich Entwicklungsstörungen erzeugen können

Krankheiten der Mutter:
- Röteln
- Zytomegalie
- Toxoplasmose
- Varizellen
- Ringelröteln
- Phenylketonurie
- Diabetes mellitus
- Endemische Hypothyreose

Toxische Substanzen:
- Alkohol
- Androgene
- Carbamazepin
- Cumarinderivate
- Ionisierende strahlen
- Jodüberdosierung
- Kokain
- Polychlorierte Biphenyle
- Phenobarbital/Primidon
- Phenytoin
- Retinoide
- Thalidomid
- Valproinsäure
- Zytostatika

Die Verknüpfung multipler Fehlbildungen bei Malformationssyndromen beruht auf der Mehrfachfunktion einzelner Entwicklungsgene in unterschiedlichen Organen und zu unterschiedlichen Zeitpunkten der Entwicklung. Hierdurch kann durch ein defektes Gen ein Muster von Fehlbildungen entstehen, die vordergründig nicht zusammenpassen. Eine solche Kombination von Defekten wird dann als Malformationssyndrom bezeichnet. Bestimmte Kombinationen von Mehrfachdefekten wurden darauf zurückgeführt, dass diese zu einem „Entwicklungsfeld" gehören. Neuere Erkenntnisse der genetischen Embryologie haben gezeigt, dass solche virtuellen anatomischen Felder auf die Expression von musterbildenden Entwicklungsgenen zurückgehen und somit jedes „Feld" der Funktion eines oder mehrerer Gene entspricht.

So führen z. B. Mutationen im *TBX5*-Gen zum Holt-Oram-Syndrom, einer Kombination aus Extremitätenfehlbildung, die vorwiegend den radialen Strahl betrifft, und Herzfehlern. Die Kombination dieser Defekte beruht nicht auf einer anatomischen Nähe von Herzanlage und Extremitätenknospe, sondern auf einer ähnlichen (noch unbekannten) Funktion des Gens bei der Morphogenese des Herzens und der Extremitäten.

Molekulare Mechanismen der Embryopathogenese Eine wichtige Rolle bei der embryonalen Formgebung spielen die oben erwähnten Organisationszentren, die positionelle Information über die Aussendung von Signalproteinen vermitteln. Als Beispiel sei hier die Chorda dorsalis genannt, die als Mittellinienstruktur eine zentrale Rolle einnimmt. Signale der Chorda trennen dorsal von ventral, induzieren die Differenzierung der Somiten und kontrollieren die Entwicklung der Nierenanlage, des Darms und des Neuralrohrs. Entsprechend führen Mutationen von Genen, die in der Chorda exprimiert werden, zu Entwicklungsstörungen, die sich entlang der Mittellinie manifestieren und so in Störungen des Mittelgesichts, Balkenmangel, Herzfehlern, Verschmelzungsnieren, Analstenosen, oder Genitalfehlbidungen resultieren können.

Ein maßgebliches Signalprotein der Chorda dorsalis ist Sonic Hedgehog (SHH), ein dem Drosophila-Gen Hedgehog verwandtes Gen. Mutationsanalysen zeigten bei einer Untergruppe von Patienten mit Holoprosenzephalie inaktivierende Mutationen im Sonic-Hedgehog-Gen. Durch das fehlende Hedgehog-Signal fehlt die Induktion zur Faltung des Vorderhirns, zur Bildung der getrennten Augenanlagen und zur Ausbildung der Mittellinienstrukturen, woraus entsprechende Fehlbildungen resultieren (◘ Abb. 25.17).

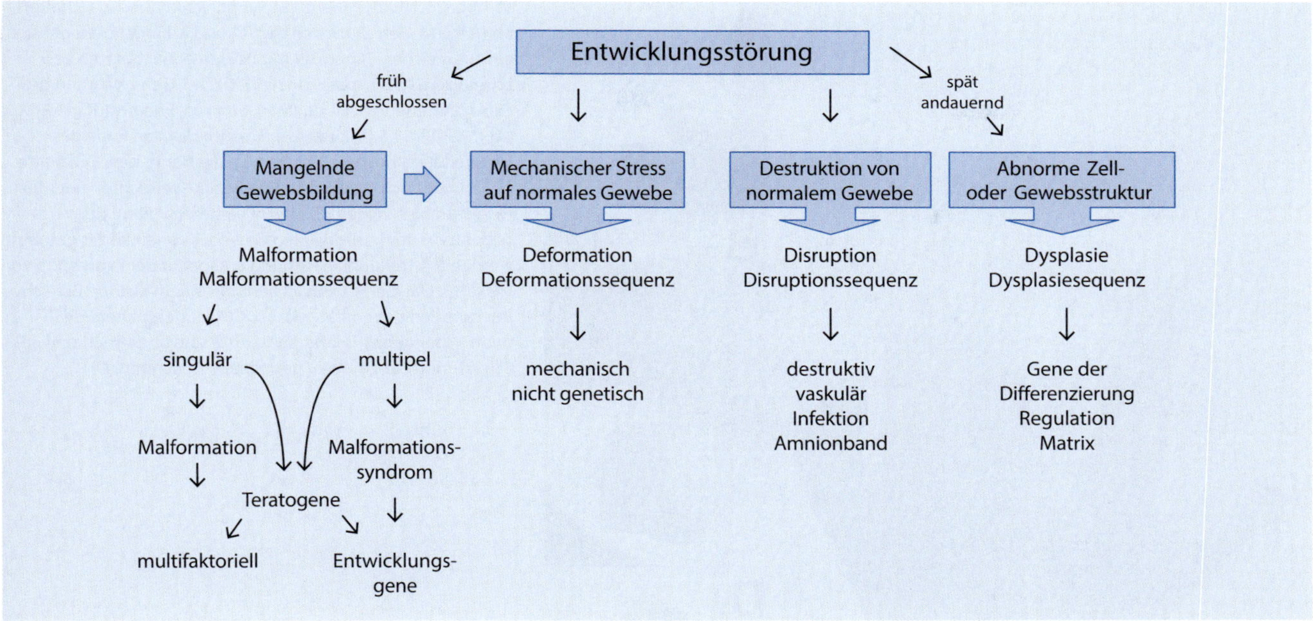

Abb. 25.16 Pathomechanismus und Nomenklatur von Entwicklungsstörungen. (Adaptiert nach Jones 1997)

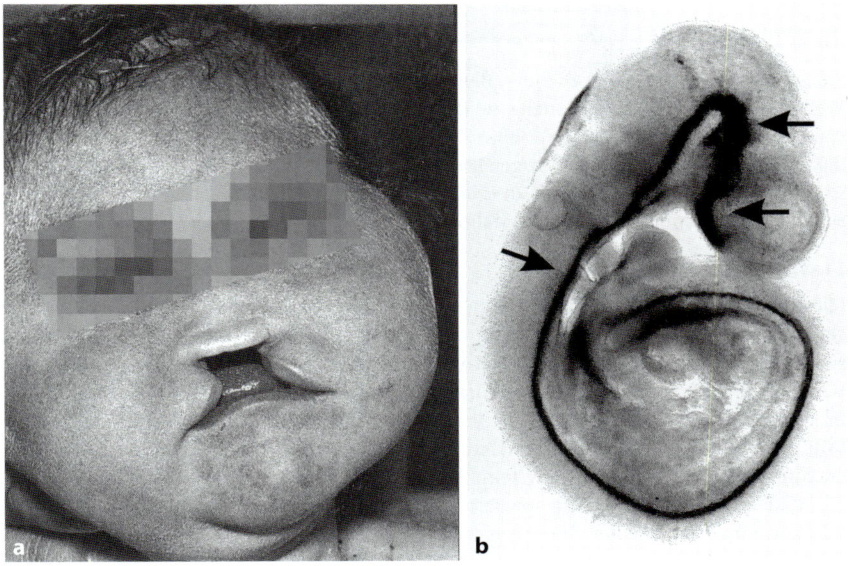

Abb. 25.17a,b **a** Patient mit Holoprosenzephalie. Fehlbildungen des Vorderhirns: Hypotelorismus, Balkenmangel, singulärer Ventrikel; Fehlbildungen des Mittelgesichts: Mediane Lippen-Kiefer-Gaumen-Spalte, hypoplastische Nase. **b** Expression des Sonic-Hedgehog-Gens in einem Mausembryo (Entwicklungstag 9,5) dargestellt durch In-situ-Hybridisierung: Die dunkle Färbung (*Pfeile*) entspricht der Expression entlang der Mittellinie in der Chorda dorsalis und den rostral davon gelegenen, medianen Strukturen des Gehirns. Das Hedgehog-Signal induziert u. a. die Entwicklung des Vorderhirns, der Nase und der Augenanlagen. Mutationen in diesem Gen können Holoprosenzephalie hervorrufen. (Bildrechte liegen bei den Erziehungsberechtigten)

Nach der Festlegung des allgemeinen Bauplans müssen die individuellen Elemente eine eigene Identität bekommen, die dann in eine Form umgesetzt wird. Die homeotischen Gene (HOX-Gene) sind die klassischen Vertreter dieser Gengruppe. In Gruppen angeordnet kontrollieren die HOX-Gene die Spezifikation ganzer Organsysteme, u. a. die Entwicklung des Skeletts. Sie sind früh in der Entwicklung angeschaltet und determinieren so u. a. das Muster der Extremität, d. h. Anzahl, Gestalt und Form der Knochen. Mutationen in diesen Genen können zu Fehlbildungen der Extremitäten führen. Bei der Polysyndaktylie z. B. liegt eine Mutation im *HOXD13*-Gen vor. Patienten mit Polysyndaktylie haben einen zusätzlichen Finger (Polydaktylie) zwischen den Fingern III und IV, der mit diesen verschmilzt (Syndaktylie) (Abb. 25.18). Ähnliche Veränderungen finden sich an den Füßen, das übrige Skelett ist unauffällig.

Mutationen in Entwicklungsgenen führen zur gestörten Musterbildung, das Gewebe selber (z. B. Herz, Knochen) ist jedoch histologisch normal und zeigt keine Tendenz zu entarten.

Sekundäre Fehlbildungen (Disruptionen)

Als Disruptionen werden Fehlbildungen bezeichnet, bei denen eine zunächst normale Anlage im weiteren Verlauf durch äußere oder auch innere Einwirkung zerstört wird. Als mögliche Ursachen kommen Infektion (z. B. Varizellen), Ischämie (z. B. durch Gefäßverschluss) oder Adhäsion von verletztem Gewebe infrage. Disruptionen betreffen normalerweise verschiedene Arten von Geweben in einer bestimmten anatomischen Region, ohne dass diese entwicklungsbiologisch festgelegten Grenzen entsprechen würde. Ein Amnionband kann z. B. quer durch das kaudale Viertel eines Embryos schneiden und dabei Muskel, Haut, Knochen und andere Gewebe zerstören,

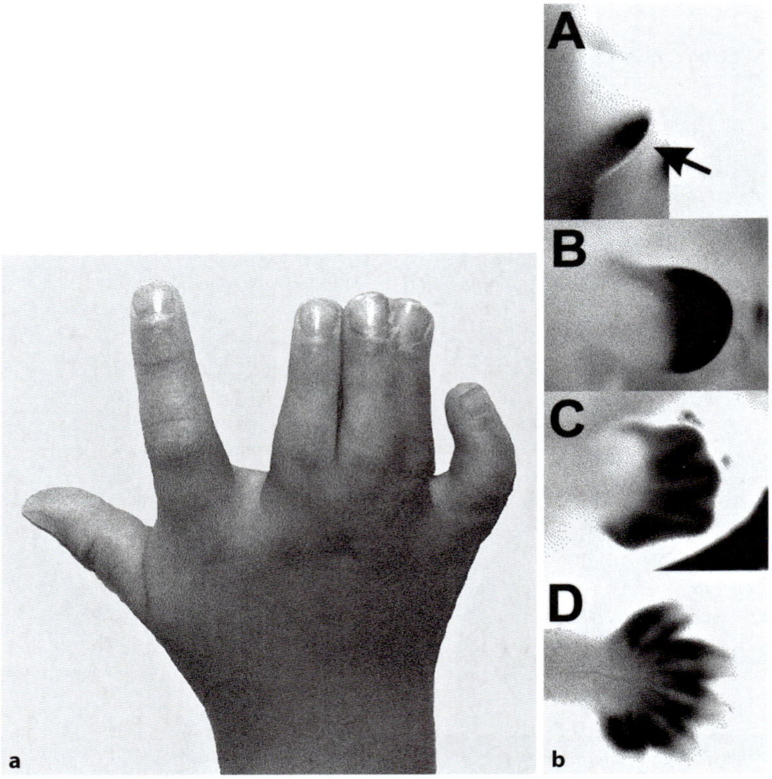

Abb. 25.18a,b Patient mit Synpolydaktylie und Mutation im *HOXD13*-Gen. Zwischen dem 3. und 4. Finger befindet sich ein zusätzlicher Finger, der mit beiden benachbarten verschmolzen ist. **b** Expression des *HOXD13*-Gens während der Extremitätenentwicklung (Mausembryo: Entwicklungstag 9,5 [A], 10,5 [B], 11,5 [C] und 13,5 [D]). Am distalen Ende der Extremitätenknospe *(A)* bildet sich die Hand- bzw. Fußplatte *(B, C)*, in der sich streifenförmige Bezirke verdichten und die Fingerstrahlen bilden *(C)*, die im weiteren Verlauf durch Degeneration des interdigitalen Gewebes voneinander getrennt werden *(D)*. Die dunkle Färbung entspricht der Expression von HOXD13. Das Gen ist zunächst nur in einem kleinen Bereich der dorsalen Extremitätenknospe *(A)* angeschaltet *(Pfeil)*, dann in der ganzen Handplatte *(B, C)* und findet sich schließlich nur noch um die neu gebildeten Phalangen *(D)*

die embryologisch in keiner direkten Beziehung zu einander stehen. Weitere Beispiele für Disruptionen sind die porenzephale Zyste, entstanden durch Gefäßruptur, oder eine Zytomegalie-Embryopathie, die primär normal entwickeltes Augengewebe zerstört. Disruptionen sind nicht genetisch und haben kein erhöhtes Wiederholungsrisiko, es sei denn, es kommt zu einer Wiederholung des Traumas.

Deformationen

Hierbei handelt es sich um mechanisch bedingte Formabweichungen einer normalen Anlage. Deformationen entstehen meist in der späten Phase der Schwangerschaft, können aber zu ausgeprägten Veränderungen von verschiedenen Körperstrukturen führen. Verformungen des Schädels (z. B. Plagiozephalus), Verkrümmung langer Röhrenknochen (z. B. Tibia), oder Mikrognathie können das Resultat von mechanischer Einwirkung sein.

Maternale Faktoren, wie ein schmales oder deformiertes Becken, oder strukturelle Anomalien des Uterus (z. B. Myome, Uterus bicornatus) kommen als Ursachen ebenso in Betracht wie z. B. Platzmangel bei Mehrlingsschwangerschaften. Fetale Faktoren, wie neurologisch oder muskulär bedingte Lageanomalien, ein Oligohydramnion durch verminderte Urinproduktion oder eine vorher existierende Malformation oder Disruption können die Ursache von Deformationen sein. Deformationen betreffen meistens Knorpel und Knochen, wahrscheinlich weil anderes, weicheres Gewebe dem Druck reversibel nachgeben kann.

Deformationen können auch nachgeburtlich entstehen. So kommt es z. B. durch die mangelnde Eigenbewegung des Kopfs und die fortwährende Seitlage bei Frühgeborenen häufig zur Ausbildung eines ausgesprochen flachen, länglichen Schädels (Dolichozephalus).

Wenn die mechanischen Ursachen beseitigt sind, korrigieren sich die meisten Deformationen spontan. Manchmal ist es jedoch notwendig, durch sanften Gegendruck, wie z. B. durch eine Gipsredression, nachzuhelfen.

Sowohl bei Deformationen als auch bei Disruptionen ist das Entwicklungspotenzial des Embryos normal. Da der sekundäre Effekt auf ein zunächst normales Gewebe trifft, ist die Auswirkung beschränkt, und es finden sich selten assoziierte Fehlbildungen, die geistige Entwicklung ist normal.

Dysplasien

Dysplasien sind Störungen der zellulären Organisation und/oder Funktion. Die initiale Musterbildung ist normal, die darauf folgende Histogenese, also die eigentliche Organbildung, ist gestört. Dysplasien zeichnen sich damit durch eine normale Anlage, aber eine pathologische Histologie der betroffenen Gewebe aus. Nicht ein embryologisch-anatomisch definierter Bereich ist betroffen, z. B. bei den Handfehlbildungen, vielmehr werden die Grenzen durch die Verteilung eines bestimmten Gewebes bestimmt. Im Gegensatz zu Fehlbildungen, bei denen das mutierte Gen nicht mehr angeschaltet ist und somit diese Phase der Entwicklung abgeschlossen ist, wird das Dysplasie auslösende Gen zum Zeitpunkt der Untersuchung des Patienten noch aktiv sein.

So ist z. B. bei der Osteogenesis imperfecta der Knochen als Gewebe betroffen, die Zahl und primäre Gestalt einzelner Skelettabschnitte sind jedoch normal. Stoffwechsel- oder hormonale Defekte führen häufig zu generalisierten Dysplasien, z. B. bei den Mukopolysacharidosen oder der Hypothyreose. Ist hingegen eine Entwicklungsstörung als Fehlbildung oder Disruption definiert, sind Stoffwechseluntersuchungen im Allgemeinen nicht indiziert.

Während bei der Osteogenesis imperfecta der gesamte Knochen betroffen ist, sind andere Dysplasien lokal beschränkt. Beispiele sind Fibrome, Hamartome, Pigmentnävi, Exostosen oder Hämangiome. Viele dieser Veränderungen finden sich im Rahmen von Grundkrankheiten, z. B. Fibrome bei der Neurofibromatose, Hamartome bei der tuberösen Sklerose oder Exostosen beim Langer-Giedion-Syndrom. Neuere Untersuchungen deuten darauf hin, dass zu der heterozygot vorliegenden Keimbahnmutation ein Funktionsverlust des anderen Allels dazukommen muss (second hit), bevor es zur Dysplasie kommt. Dies erklärt, warum manche Bereiche sich völlig normal entwickeln, andere aber dysplastisch und warum neue dysplastische Gewebsbereiche auch nachgeburtlich hinzukommen können.

Der Begriff Dysplasie wird auch histopathologisch verwendet, wobei er sich hier auf mikroskopisch erkennbare Vorstufen der malignen Entartung bezieht. Embryogenetisch ist er weiter gefasst und ist das Ergebnis der Dyshistogenese. Auch embryogenetisch dysplastische Gewebe zeigen eine erhöhte Tendenz zur Entartung. Tumoren finden sich beispielsweise gehäuft bei den oben erwähnten Phakomatosen, wie der Neurofibromatose. Die Verbindung zur Karzinogenese wird noch deutlicher bei intestinalen Dysplasien, wie z. B. Polypen, die bekanntermaßen zur Entartung neigen.

25.3.4 Nomenklatur und klinische Klassifikation

Eine Möglichkeit, sich der verwirrenden Vielfalt von Entwicklungsdefekten zu nähern, ist ihre Beschreibung und Charakterisierung, verbunden mit einer Namensgebung. Erst der Name macht aus der Vielfalt der klinischen Symptome eine definierte Diagnose, die dieses Krankheitsbild gegenüber anderen abgrenzt und so prognostische und ätiologische Aussagen ermöglicht. Die folgende Subklassifikation soll helfen, die verschiedenen Kombinationen, in denen Entwicklungsstörungen auftreten können, zu klassifizieren und ätiologisch einzuordnen.

Einzelfehlbildungen Malformationen, die nur eine lokale Region eines Organsystems betreffen, gehören zu den häufigsten Entwicklungsstörungen. Hierzu gehören z. B. Gaumenspalten, Klumpfuß, Herzfehler oder die kongenitale Hüftluxation. Die Genetik dieser Veränderungen folgt nicht einfachen Mendel'schen Erbgängen. Vielmehr geht man heute davon aus, dass es sich um einen kumulativen Effekt von mehreren Genen handelt, möglicherweise im Zusammenhang mit Umwelteinflüssen. Das erhöhte Wiederholungsrisiko innerhalb von betroffenen Familien und die zufällige Verteilung unterstützt dieses Konzept.

Klinisch (und wahrscheinlich pathogenetisch) sind singuläre Defekte nicht von denen bei Malformationssyndromen zu unterscheiden. Dies deutet darauf hin, dass unterschiedliche ätiologische Faktoren über eine gemeinsame pathogenetische Wegstrecke zum selben Phänotyp führen können.

Sequenzen Einige Entwicklungsstörungen können zurückgeführt werden auf eine Kaskade von Ereignissen, die embryologisch nicht miteinander verknüpft sind, die aber von einem Primärdefekt ausgehen. Der Primärdefekt kann wiederum unterschiedlicher Ursache sein und z. B. auf eine singuläre Malformation zurückgehen. Ausgelöst durch den Primärdefekt kommt es zu einer Beeinträchtigung der Embryo- und Fetogenese, so dass das Kind zum Zeitpunkt der Geburt multiple Fehlbildungen diverser Organsysteme aufweist, die wie separate und spezifische Veränderungen aussehen (▣ Abb. 25.15).

Bei der Potter-Sequenz handelt es sich z. B. um eine durch extremes Oligohydramnion ausgelöste Fehlbildungssequenz. Primärdefekt kann eine Nierenagenesie sein. Die fehlende Urinproduktion führt zu einer stark verminderten Amnionflüssigkeit während der ersten Hälfte der Gestation. Dies wiederum führt zur Kompression des Feten. Die Einzwängung führt zur Bewegungsarmut und Fixation der Gelenke (Arthrogrypose) und zur Deformation des Gesichts (Potter-Fazies). Die mechanische Kompression verhindert die Expansion des Thorax, die fetalen Atembewegungen fehlen, und es tritt kein Fruchtwasser in die Lungen ein. Hierdurch bleiben die Lungen hypoplastisch. Neugeborene mit Potter-Sequenz sterben an ihrer respiratorischen Insuffizienz.

Ein weiteres Beispiel ist die fetale Akinesie-Sequenz, bei der es durch fehlende fetale Bewegungen zu multiplen Gelenkkontrakturen mit Fehlstellungen, Lungenhypoplasie, Mikrognathie, Polyhydramnion und kurzer Nabelschnur kommen kann. Durch die Immobilisation ist das Wachstum retardiert und das Skelett ausgesprochen zart angelegt und frakturgefährdet. Die Akinesie-Sequenz kann exogen, z. B. durch Mehrlingsschwangerschaften, Uterusmyome oder Oligohydramnion und endogen durch Schädigungen des Nervensystems (zentral oder peripher), oder auch durch eine primär muskuläre Komponente (z. B. kongenitale myotone Dystrophie) bedingt sein.

Syndrome Wenn die Kombination von Entwicklungsdefekten wiederholt in einem bestimmten Muster auftritt, wird dieses Muster als Syndrom (griechisch „das Zusammenlaufen“) bezeichnet. In der klinischen Genetik bezieht sich der Begriff Syndrom nur auf klinisch definierte Kombinationen aus Symptomen/Defekten, die eine einheitliche ätiologische Ursache haben. Einheitliche Ursache ist hier nicht mit identischer Mutation oder Gen gleichzusetzen, sondern bezieht sich auf eine gemeinsame, eng verknüpfte pathogenetische Wegstrecke. So kann z. B. das Stickler-Syndrom durch Mutationen im Kollagen Typ II, als auch durch Mutationen im Kollagen Typ XI ausgelöst werden. Der Phänotyp der genetisch verschiedenen Formen ist nicht zu unterscheiden, da beide Proteine auf der molekularen Ebene eng miteinander interagieren. Das Syndrom ist genetisch heterogen.

Assoziationen Eine Reihe von Krankheitsbildern sind bekannt, bei denen es zu einer nicht zufälligen Kombination von Defekten (Syntropie) kommt, bei denen aber die Verknüpfung zwischen den beobachteten Veränderungen nicht eindeutig genug ist, um diese als Syndrom zu bezeichnen. Bei solchen Störungen ist die Variabilität des klinischen Erscheinungsbildes besonders hoch, die Ätiologie ist unklar, und eine Erblichkeit ist nicht erkennbar. Derzeit werden diese Störungen als Assoziation bezeichnet. Bei der VACTERL-Assoziation z. B. werden Fehlbildungen der Wirbelkörper, Analatresie, Herzfehler, tracheoösophageale Fisteln, Nierenfehlbildungen und Extremitätendefekte in wechselnder Kombination und Ausprägung beobachtet. Die extreme Variabilität kann die Diagnostik erheblich erschweren. Wie viele Fehlbildungen sind notwendig, um die Diagnose VACTERL stellen zu können? Da weder erbliche noch teratogene Effekte bisher eindeutig nachgewiesen werden konnten, bleibt die Ätiologie unklar.

25.3.5 Probleme bei der Diagnostik/Klassifikation

Ein Syndrom wird im Allgemeinen als solches erkannt und anerkannt, wenn eine Reihe von Fällen mit ähnlichem Muster beschrieben ist. Mit der Publikation weiterer Fälle wird das Krankheitsbild näher definiert. Andere Veränderungen werden als Teil des Syndroms erkannt, die Grenzen einer möglichen Variabilität werden festgelegt, und prognostische Aussagen über den normalen Verlauf können getroffen werden. Aber selbst bei genau definierten Krankheitsbildern ist die auf einer klinischen Untersuchung basierende Diagnostik großen Schwankungen unterlegen, da es häufig keinen „Gold-Standard“ gibt, mit dem der zur Frage stehende Patient verglichen werden könnte. Die moderne molekulare Genetik kann hier Abhilfe schaffen, indem ein klinischer Verdacht durch den Nachweis einer Mutation bestätigt wird. Während diese Vorgehensweise in vielen Fällen erfolgreich ist, kann sie doch in der Mehrzahl der Fälle die klinische Diagnose nicht ersetzen. Die Gründe hierfür sind in genetischer Heterogenität und phänotypischer Variabilität zu sehen.

Zahlreiche Krankheiten sind klinisch ähnlich, aber ursächlich verschieden, d. h. ätiologisch heterogen. Umgekehrt können aber auch Mutationen in demselben Gen zu völlig verschiedenen Krankheitsbildern führen, wenn durch die jeweilige Mutation ein anderer funktioneller Bereich des Gens verändert wird. So können z. B. Mutationen im *GLI3*-Gen zum Krankheitsbild des Greig-Syndroms, des Pallister-Hall-Syndroms oder auch zur postaxialen Polydaktylie führen. Für den Patienten wie auch den Arzt ist somit die Bezeichnung „*GLI3*-Mutation" wenig hilfreich.

Durch Änderungen in Expressivität und Penetranz können manche Krankheiten großer phänotypischer Variabilität unterworfen sein. Diese Schwankungen beruhen zum einen auf zufälligen (stochastischen) Ereignissen zu einem frühen Zeitpunkt der Entwicklung, wenn geringe Schwankungen zu großen phänotypischen Konsequenzen führen können. Zum anderen können modifizierende Gene erheblichen Einfluss auf die Dominanz eines Gens haben und einen Phänotyp völlig zum Verschwinden bringen oder für eine besonders ausgeprägte Klinik verantwortlich sein.

Maßgeblich wird daher bei der Mehrzahl der Entwicklungsdefekte weiterhin die klinische Diagnose sein. Bei einigen definierten Krankheitsbildern hat die molekulare Diagnostik im Zusammenhang mit der Klinik eine wegweisende Bedeutung.

Literatur

Allis CD, Muir TW (2011) Spreading Chromatin into Chemical Biology. Chem Bio Chem 12:264–79

Baylin SB, Jones PA (2011) A decade of exploring the cancer epigenome - biological and translational implications. Nat Rev Cancer 11:726–734

Beck S, Berlin K, Eckhardt F (2005) Das Epigenomprojekt. Med Gen 17:265–269

Biesecker LG (1998) Lumping and splitting: molecular biology in the genetics clinic. Clin Genet 53:3–7

Borrelli E, Nestler EJ, Allis CD, Sassone-Corsi P (2208) Decoding the Epigenetic Language of Neuronal Plasticity. Neuron 60(6):961–974

Buselmaier W, Tariverdian G (2008) Humangenetik. Springer, Heidelberg

Christophersen NS, Helin C (2010) Epigenetic control of embryonic stem cell fate. J Exp Med 207(11):2287–2295

Demars J, Gicquel C (2012) Epigenetic and genetic disturbance of the imprinted 11p15 region in Beckwith-Wiedemann and Silver-Russell syndromes. Clin Genet 81:350–361

Dulac C (2010) function and chromatin plasticity Nature. Brain 465:725–38

Eggermann T, Kotzot D (2011) Uniparentale Disomien - Entstehungsmechanismen und ihre Bedeutung für die klinische. Genetik Med Gen 22:439–451

Eggermann T, Leisten I, Binder G, Begemann M, Spengler S (2011) Disturbed methylation at multiple imprinted loci: an increasing observation in imprinting disorders. Epigenomics 3:625–637

Ferguson-Smith AC (2011) Genomic imprinting: the emergence of an epigenetic paradigm. Nat Rev Genet 12:565–575

Groom A, Elliott HR, Embleton ND, Relton CL (2011) Epigenetics and child health: basic principles. Arch Dis Child 96:863–869

Hochberg Z, Feil R, Constancia M et al (2011) Child Health, Developmental Plasticity, and Epigenetic Programming. Endocr Rev 32:1–66

Horsthemke B (2010) Mechanisms of imprint dysregulation. Am J Med Genet Part C Semin Med Genet 154C:321–328

Horsthemke B (2012) Waddington's epigenetic landscape and post-Darwinian biology. Bioessays 34:711–712

Huang S (2011) The molecular and mathematical basis of Waddington's epigenetic landscape: A framework for post-Darwinian biology? Bioessays 34:149–157

Jones KL (1997) Smith's recognizable patterns of human malformation. Saunders, Philadelphia

Kalter H, Warkany J (1983) Congenital malformations – etiological factors and their role in prevention. New Engl J Med 308:491–497

Knippers R (2012) Epigenetik 17. In: Eine kurze Geschichte der Genetik. Springer Verlag, Berlin-Heidelberg, S 317–342

Kubota T, Miyake K, Hirasawa T (2012) Epigenetic understanding of gene-environment interactions in psychiatric disorders: a new concept of clinical genetics. Clin Epigenetics 4:1–8

Lorch Y, Maier-Davis B, Kornberg RD (2010) Mechanism of chromatin remodelling. Proc Natl Acad Sci USA 107(8):3458–3462

Medizinische Genetik – Themenheft Epigenetik 22 (2010). Berlin Heidelberg, Springer Verlag

Medizinische Genetik – Themenheft Epigenetik 3 (2005). Berlin, Heidelberg Springer Verlag

Miller OJ, Therman E (2000) Human Chromosomes, 4. Aufl. Springer, Heidelberg-Berlin-New York

Münzel M, Globisch D, Carell T (2011) 5-Hydroxymethylcytosin, die sechste Base des Genoms. Angew Chem 123:6588–6596

Murken J, Grimm T, Holinski-Feder E, Zerres K (Hrsg) (2011) Taschenlehrbuch Humangenetik. Thieme, Stuttgart

Passarge E (2008) Taschenatlas Humangenetik. Thieme, Stuttgart

Paulsen M (2007) Genomic Imprinting in Säugetieren: Das epigenetische Gedächtnis. Biologie in unserer Zeit 37:86–92

Perera F, Herbstman J (2011) Prenatal environmental exposures, epigenetics, and disease. Reprod Toxicol 31:363–373

Prescott NJ, Winter RM, Malcolm S (2001) Nonsyndromic cleft lip and palate: complex genetics and environmental effects. Ann Hum Genet 65(6):505–515

Queißer-Luft A, Spranger J (2006) Fehlbildungen bei Neugeborenen. Dtsch Ärztebl 2006; 103(38):2464–2471

Read A, Donnai D (2008) Angewandte Humangenetik. De Gruyter, Berlin, New York

Rimoin DL, Connor JM, Pyeritz RE, Korf BK (Hrsg) (2007) Emery and Rimoin's Principles and Practice of Medical Genetics, 5. Aufl. Churchill-Livingstone-Elsevier, Philadelphia

Schaaf CP, Zschocke J (2008) Basiswissen Humangenetik. Springer, Heidelberg

Strachan T, Read AP (2010) Human Molecular Genetics, 3. Aufl. Garland Science, London-New York

Szyf M (2009) Dynamisches Epigenom als Vermittler zwischen Umwelt und Genom. Med Gen 21:7–13

Szyf M (2012) The early-life social environment and DNA methylation. Clin Genet 81:341–349

Villavicencio EH, Walterhouse DO, Iannaccone PM (2000) The sonic hedgehog-patched-gli pathway in human development and disease. Am J Hum Genet 67(5):1047–1054

Waddington CH (1957) The Strategy of the Gene. George Allen and Unwin, London

Winter RM (1996) Analysing human developmental abnormalities. Bioessays 18:965–971

Winter RM (1998) Animal models for dysmorphology. Curr Opin Genet Dev 8(3):293–297

Yen K, Vinayachandran V, Batta K, Koerber RT, Pugh BF (2012) Genome-wide nucleosome specificity and directionality of chromatin remodelers. Cell 149:1461–1473

Zhang X, Ho S-M (2011) Epigenetics meets endocrinology. J Mol Endocrinol 46:R11–R32

26 Diagnostische Methoden

D. Horn, P. Meinecke, S. Schuffenhauer, H. Neitzel, S. Heger, O. Hiort, S. Mundlos

26.1 Dysmorphologie

D. Horn, P. Meinecke

26.1.1 Begriffsklärung

Die Dysmorphologie, begrifflich ein „neudeutsches" Lehnwort, ist als Lehre von den entwicklungsbedingten, im Wesentlichen somatischen Anomalien zu verstehen. Sie ist ein besonders für die Pädiatrie relevantes Teilgebiet der klinischen Genetik. Viele der möglichen Anomalien manifestieren sich bereits intrauterin und können somit bereits konnatal erfasst werden. Geburtshilflich tätige Gynäkologen müssen sich schon pränatal mit den in aller Regel „gröberen" Anomalien, beispielsweise in Form von Wachstumsstörungen des Feten, kurzen Extremitäten, Mikrozephalie, Gesichtsspalten, Neuralrohrdefekten oder Herzfehlern auseinandersetzen und sind auf die Informationen angewiesen, die Ultraschall und andere bildgebende Verfahren bieten. Das Neugeborene jedoch, nun dem Auge des Geburtshelfers, der Hebamme und des Pädiaters zugänglich, kann auch weniger ausgeprägte, oft nur diskrete, dafür aber ungleich zahlreichere Auffälligkeiten zeigen, die aber für die diagnostische Einordnung von großer Bedeutung sein können.

Eine noch größere Rolle spielen die geringeren Entwicklungsanomalien (Dysmorphien), wenn es im späteren Kindesalter um die diagnostische Zuordnung von komplexen Entwicklungsstörungen einschließlich psychomotorischer Retardierung geht. Eine charakteristische („Muster") und wieder erkennbare Kombination z. B. fazialer Dysmorphien kann dann die Diagnosefindung begünstigen. In diesen Fällen ist die sachgerechte Deutung und damit auch Benennung der jeweiligen Anomalie(n) eine wesentliche Voraussetzung. Hier soll auf wenigen Seiten versucht werden, in das Gebiet einer pädiatrisch orientierten Dysmorphologie einzuführen.

26.1.2 Terminologie von Entwicklungsanomalien

Die Benutzung einer einheitlichen und klaren Terminologie für Entwicklungsanomalien erlaubt eine ätiopathogenetische Zuordnung, die nicht zuletzt eine praktische Bedeutung für den diagnostischen Prozess hat, da sie zur Ursachenklärung beiträgt. Im Folgenden werden Definitionen für angeborene Anomalien benannt.

Fehlbildung

Der Begriff Fehlbildung (Malformation) beschreibt eine morphologische Störung eines Organs, des Teils eines Organs oder einer Körperregion als Folge eines abnormen embryonalen Entwicklungsprozesses; daher ist typischerweise die Pathogenese der Fehlbildung zur Geburt abgeschlossen. Als Beispiele für äußerlich erkennbare Fehlbildungen gelten ein Iriskolobom, eine Gaumenspalte, eine Omphalozele und eine Syn- und Polydaktylie (▣ Abb. 26.1). Beispiele für interne Fehlbildungen sind Herzfehler, ein Balkenmangel oder eine Duodenalatresie.

Als besondere Formen von Fehlbildungen können die Hypoplasie, die Aplasie und die Agenesie von Organen aufgefasst werden. Eine reduzierte Zellzahl eines Organs oder Körperteils hat eine Hypoplasie dieser Strukturen zur Folge, während die Aplasie das Fehlen eines Organs oder Körperteils infolge einer zwar vorhandenen, aber unzureichend weiterentwickelten Anlage ausdrückt. Fehlt primär die Anlage eines Organs oder einer Körperregion sogar nach histologischer Beurteilung, entspricht dieser Befund einer Agenesie.

Dysplasie

Unter Dysplasie versteht man eine Störung der zellulären Organisation eines Gewebes, die zu einer Form- und Funktionsveränderung führt. Die Anlage des betroffenen Gewebes war zwar normal, durch eine folgende gestörte Gewebsdifferenzierung (Dyshistogenese) kommt es dann aber zu Änderungen der Form und Struktur. Dysplasien können generalisiert ein Gewebe betreffen, wie den Knochen und Knorpel bei der Osteogenesis imperfecta oder das Nierengewebe bei der autosomal-rezessiven polyzystischen Nierenerkrankung (▣ Abb. 26.2) oder lokalisiert auftreten, z. B. Hämangiome.

Sekundäre Fehlbildungen durch Disruption

Der Entstehungsprozess von Fehlbildungen, die sekundär nach ursprünglich normal verlaufender embryonaler Entwicklung vorkommen, wird als Disruption bezeichnet. So verursachte Fehlbildungen sind somit als „disruptiv" entstanden klassifiziert. Faktoren, die die primär regelrechte Entwicklung stören können, sind z. B. die Ischämie eines Organs oder Körperteils durch embryonale Gefäßverschlüsse, intrauterine Infektionen oder bestimmte pharmakologische Wirkungen von Medikamenten oder Toxinen auf den Embryo/Fetus, die somit teratogen wirken. Diese disruptiv entstandenen Fehlbildungen sind nicht genetisch bedingt und sind dementsprechend für eine Familie mit einem betroffenen Kind mit keinem erhöhten Wiederholungsrisiko verbunden. Ein relevantes Beispiel sind amputationsähnliche Defekte der Extremitäten als Folge von Amnionbändern (durch Ruptur des Amnions), die Teile der Extremitäten (oft Finger oder Zehen) so fest „umschnüren" können, dass distal davon eine hochgradige Ischämie mit nachfolgender Nekrose resultiert.

Deformation

Eine besondere Form der sekundären Fehlbildung stellt die Deformation dar, bei der der auslösende Faktor eine mechanische Einwirkung auf den Fetus ist. Solche von außen auf den Fetus wirkende Kräfte können z. B. Uterusanomalien (Hypoplasie, Uterus bicornis, Uterus septus) oder ein ausgeprägter Fruchtwassermangel sein. Auch Lageanomalien (z. B. Querlage, Gesichtslage, Beckenendlage) können den Feten in der Weise beeinträchtigen, dass eine charakteristische Gesichts- oder Schädeldeformität entsteht. Bei Wegfall dieser einwirkenden mechanischen Kräfte reduziert sich das Ausmaß einer Deformation oft vollständig oder zumindest teilweise.

Darüber hinaus können im Körper des Feten (intrinsisch) vorliegende pathologische Veränderungen zu Deformationen führen, z. B. eine kongenitale Muskelerkrankung, die zu reduzierten fetalen Bewegungen führt und somit Deformationen von Gelenken und Einschränkung ihrer Beweglichkeit zur Folge hat.

Dysmorphien

Von Fehlbildungen, die typischerweise von einer therapiebedürftigen Funktionsstörung begleitet sind, ist die Gruppe der „minor anomalies" oder sog. Dysmorphien zu unterscheiden. Sie können in

G.F. Hoffmann, M.J. Lentze, J. Spranger, F. Zepp (Hrsg.), *Pädiatrie*,
DOI 10.1007/978-3-642-41866-2_26, © Springer-Verlag Berlin Heidelberg 2014

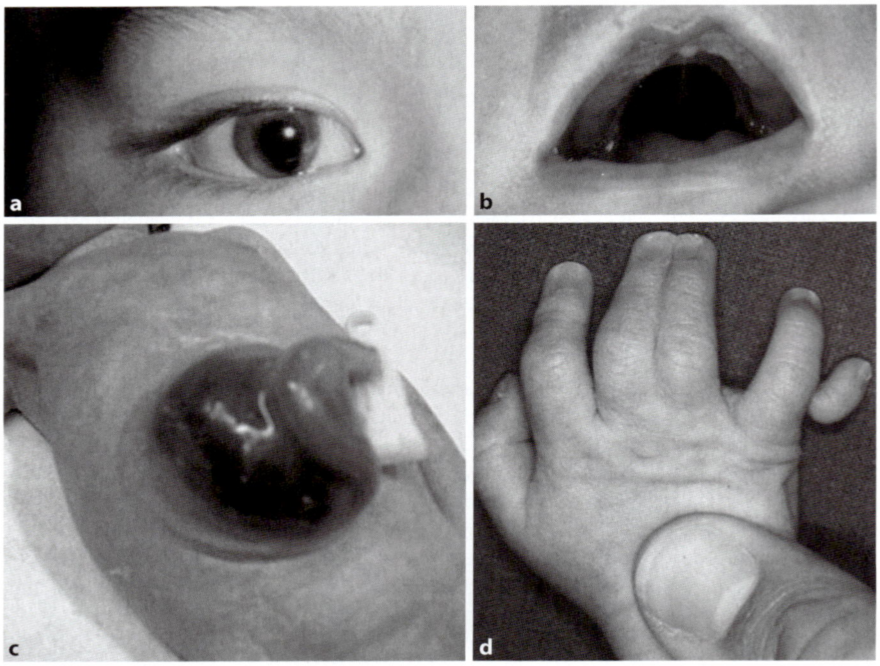

Abb. 26.1a–d Typische Fehlbildungen verschiedener Körperregionen. **a** Iriskolobom. **b** U-förmige Gaumenspalte. **c** Omphalozele. **d** Syndaktylie der Finger III und IV sowie postaxiale Hexadaktylie

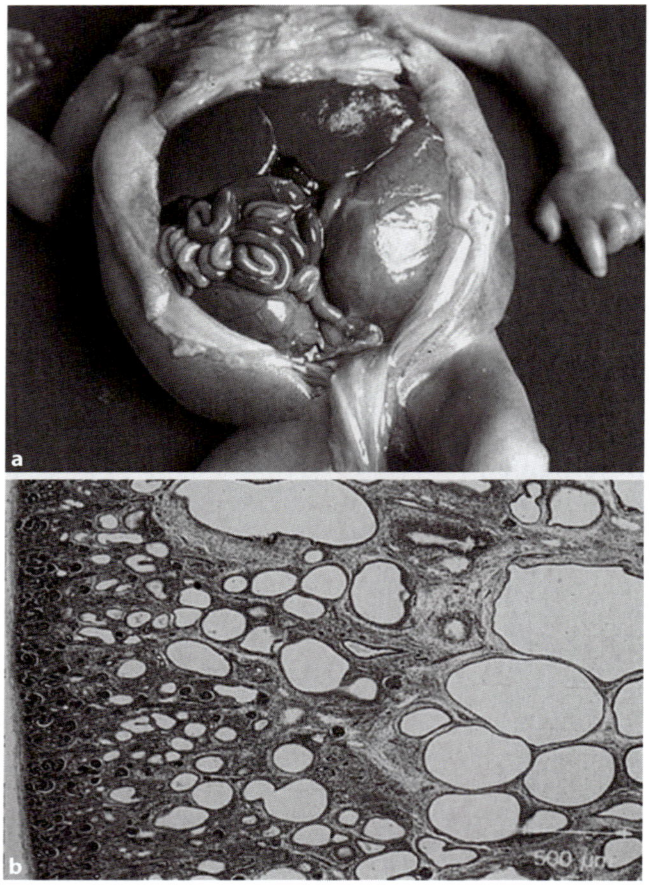

Abb. 26.2a,b Fetus in der 24. Schwangerschaftswoche mit Dysplasie der Nieren. **a** Makroskopisch stark vergrößerte Nieren. **b** Histologisch: Dysplasie im Sinne einer polyzystischen Nierendegeneration

allen Körperregionen auftreten, speziell die fazialen Dysmorphien sind aber hervorzuheben wegen ihrer oft maßgeblichen diagnostischen Bedeutung, da sie in Form einer charakteristischen Kombination („Muster") einen wesentlichen Beitrag zu Diagnosefindung leisten können. Die Bemühungen um eine einheitliche, international gebräuchliche Nomenklatur sind auch in diesem Bereich sinnvoll, um objektive Beschreibungen und Benennungen zu finden, die diese individuellen, morphologischen Merkmale neutral darstellen. Als Beispiele werden hier ein Mamillenweitstand, das so genannte Schalskrotum, geringe Anomalien der Extremitäten sowie Handfurchenanomalien genannt (Abb. 26.3).

Komplexe Anomalien

Syndrom

Liegt ein ausreichend charakteristisches Muster mehrerer Anomalien vor, wird diese Kombination als Syndrom bezeichnet, bei dem dann in der Regel die vorliegenden Anomalien pathogenetisch korreliert sind. Die Definition eines Syndroms wird auf klinischer Ebene getroffen. Es kann durch Mutationen eines Gens (monogen), durch chromosomale Imbalancen oder disruptiv verursacht sein oder auch genetisch heterogen sein in dem Sinne, dass jeweils Mutationen verschiedener Gene, deren Produkte z. B. in gleichen Signalwegen interagieren, ein Syndrom verursachen können. In diesem Fall sind dann die klinischen Merkmale eines Syndroms nicht mehr einer bestimmten Genmutation innerhalb dieser Gruppe zuzuordnen.

Sequenz

Können multiple Anomalien auf eine einzelne (Primär-) Anomalie zurückgeführt werden, in deren Folge eine Kaskade weiterer abnormer Ereignisse in der Entwicklung von Organen oder Teile von Organen eintritt, wird hierfür die Bezeichnung Sequenz benutzt.

So liegt beispielsweise bei der Robin-Sequenz als primäre Anomalie eine ausgeprägte Hypoplasie der Mandibula vor, die zur Folge hat, dass die Zunge des Embryos eine abnorme Position einnimmt und infolgedessen verhindert wird, dass die Gaumenfortsätze in der Mitte geschlossen werden können, woraus eine U-förmigen Gaumenspalte resultiert. Aus dieser Fehlbildungskombination wiederum

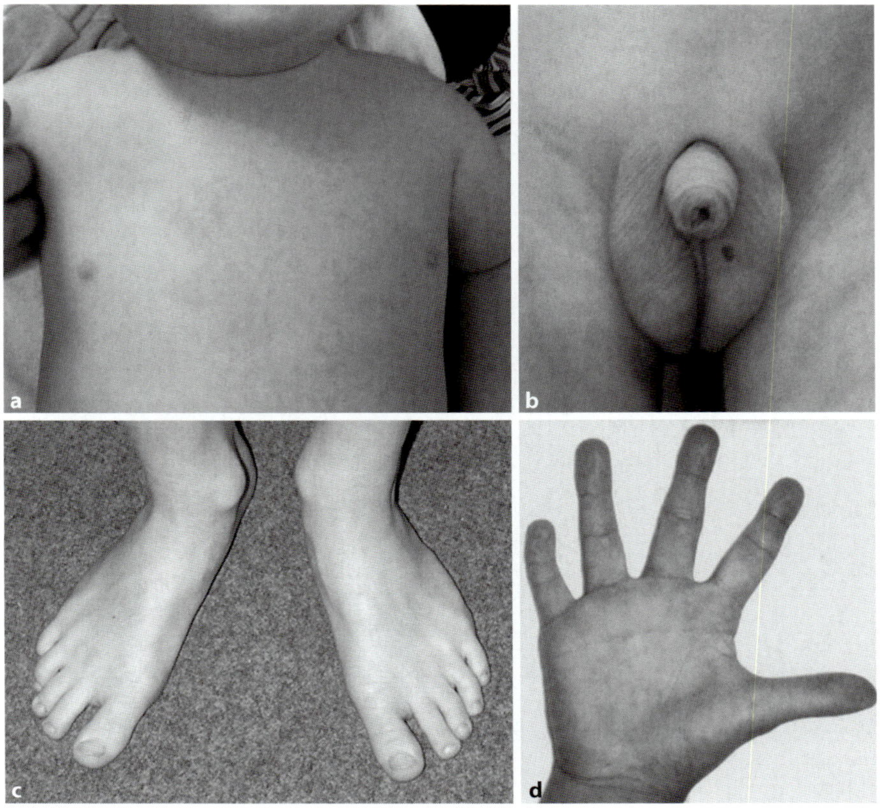

Abb. 26.3a–d a Weitstand der Mamillen. b „Schalskrotum". c Gering ausgeprägte, kutane Syndaktylie der Zehen II und III sowie sog. Sandalenlücke. d Typische Vierfingerfurche sowie Klinodaktylie V

ergeben sich diverse funktionelle Symptome wie Glossoptose, Atemstörungen sowie Schluck- und Gedeihstörungen.

Assoziation

Die Bezeichnung Assoziation beschreibt eine statistisch gehäufte Kombination von Fehlbildungen und auch Dysmorphien, zu deren Ätiologie und Pathogenese noch keine genauen Aussagen möglich sind. Für die meisten Assoziationen ist von einer ätiologischen Heterogenität auszugehen. Beispielhaft umfassen die im Akronym VACTERL-Assoziation zusammengefassten Fehlbildungen vertebrale (v = vertebral), anale (a = anal), kardiale (c = cardiac), tracheoösophageale (t = tracheo-esophageal) sowie renale oder radiale (r = renal/radial) Anomalien sowie Extremitätenfehlbildungen (l = limbs). Wenn andere Ursachen dieser Kombination von Fehlbildungen ausgeschlossen sind, kann die Diagnose VACTERL-Assoziation angenommen werden, auch wenn nur ein Teil der genannten Fehlbildungen (z. B. VACT oder ACR) bei einem Patienten vorliegt.

26.1.3 Dysmorphologische Krankheitsbilder

Störungen des Wachstums

Entwicklungsanomalien, die den gesamten Körper betreffen und die entweder disruptiv entstanden sind (z. B. im Rahmen der Rötelnembryopathie) oder genetisch bedingt sind (z. B. beim Sotos-Syndrom als Folge einer Mutation des *NSD1*-Gens) gehen typischerweise mit einer Wachstumsstörung einher, die sich als Kleinwuchs bzw. beim Sotos-Syndrom als Makrosomie/Hochwuchs äußert. Mitbetroffen ist sehr häufig das Hirnwachstum, woraus eine Mikrozephalie (bei der Rötelnembryopathie) bzw. eine Makrozephalie (beim Sotos-Syndrom) resultiert. Für eine dysmorphologische Beurteilung ist deshalb unverzichtbar, auch die Körperlänge (-höhe), das Körpergewicht und den Kopfumfang zu messen. Zu dieser Messung gehört die Interpretation der Messwerte, wobei die Bewertung auf der Basis des „SDS" (standard deviation score) einer Beurteilung anhand von Perzentilenkurven vorzuziehen ist, weil so eine präzise Quantifizierung der Abweichung des Messwerts vom Mittelwert möglich ist. Da Wachstumsstörungen häufig auch mit einer veränderten Relation zwischen Rumpflänge einerseits und Extremitätenlänge andererseits im Sinne einer Disproportionierung verbunden sind, sollte auch diese erfasst werden, ausreichend oft „per Blick", objektiver aber durch Messung der Armspannweite sowie durch Bestimmung der sog. Sitzhöhe oder durch Berechnung des Quotienten aus sog. Oberlänge (Scheitel bis oberer Symphysenrand) und Unterlänge (oberer Symphysenrand bis Ferse). Normwerte für Mädchen und Jungen im Alter von 0–17 Jahren finden sich u. a. bei Wilkens (1966).

Faziale Dysmorphien oder Fehlbildungen

Besonders bei „syndromalen" Krankheitsbildern, die auch in vielen Fällen von einer psychomotorischen Retardierung begleitet sind, kann die Fazies diagnostisch von oft spezifischer, geradezu richtungsweisender Bedeutung sein. Paradigmatisch sind nicht nur das Down-Syndrom und als „klassisch" zu bezeichnende, vielen Pädiatern bekannte Beispiele wie das Cornelia-de-Lange-Syndrom, Kabuki-Syndrom oder das Mowat-Wilson-Syndrom, sondern auch subtilere faziale Dysmorphien, die man besonders bei jüngeren Kindern mit dem Williams-Beuren-Syndrom oder dem Aarskog-Syndrom (Fazio-digito-genitales-Syndrom) antreffen kann.

Bei der Beschreibung einer solchen Fazies raten wir – schon aus methodischen Gründen – von der Verwendung pauschaler Begriffe wie „dysplastisches Aussehen" oder „funny looking child/kid" ab. Sinnvoll dagegen ist eine strukturierte Beschreibung des Patientengesichts, die mit einem Gesamteindruck (z. B. wach, hypoton, myopathisch) beginnen könnte, ergänzt durch einen Kommentar zur

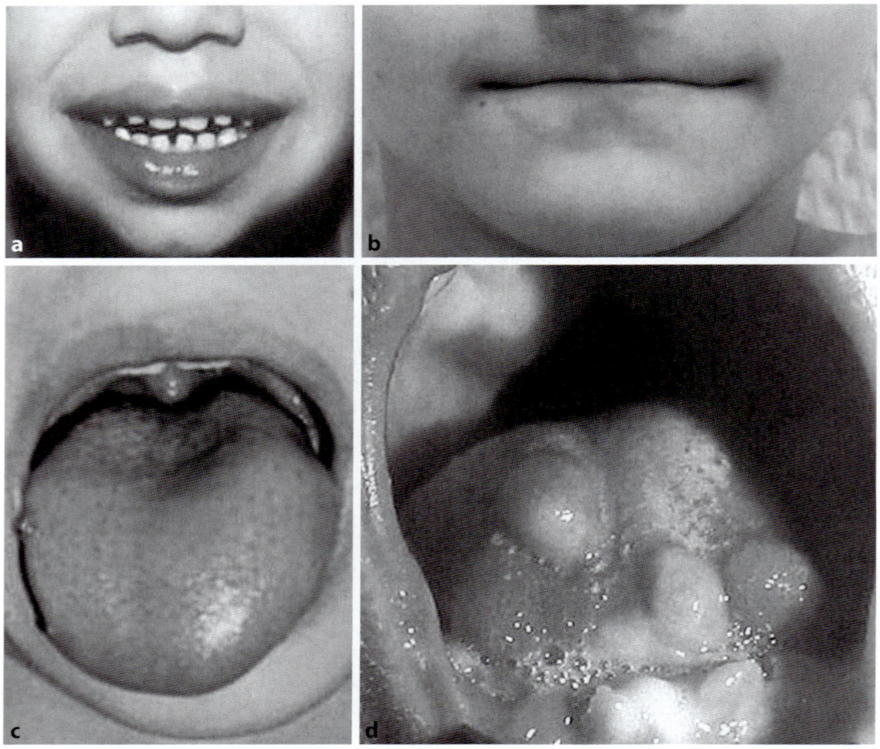

Abb. 26.4a–d Anomalien des Mundes und der Zunge. **a** Auffällig breite Mundspalte mit vollen Lippen. **b** Sehr breiter und schmallippiger Mund. **c** Hyperplasie der linken Zungenhälfte. **d** Multiple Zungentumoren

Relation der Größen von Hirn- und Gesichtsschädel. Hinzugefügt werden sollte eine Bemerkung zur Schädelform (z. B. brachyzephal, dolichozephal oder plagiozephal) einschließlich eines Kommentars zur Stirnregion (z. B. schmal, breit, trigonozephal). Folgen würde eine detaillierte Beschreibung der Augenregion, die Lidschnitt, Lidachsenverlauf und Bulbus selbst berücksichtigt. Hier anschließen würden sich Beschreibungen zum mittleren Abschnitt des Gesichts (sog. Mittelgesicht) einschließlich der Nase und der Mundregion mit einem Kommentar zu den Strukturen der Hautoberlippe (insbesondere dem Philtrum) und der eigentlichen Lippen. Die phänotypische Analyse des Gesichts „en face" ergänzt eine Beurteilung der Kinnregion (z. B. Mikro/Retrogenie oder mandibuläre Retrognathie, länglich-dreieckiges Kinn usw.). Hierzu gehört auch die Inspektion der Mundhöhle, die den Zahnstatus beurteilen lässt, die Zunge sowie den Gaumen einschließlich der Uvula (Abb. 26.4). Abschließend folgt ein Kommentar zur Ohrposition und zu etwaigen Formbesonderheiten der Ohrmuschel, wobei die Benutzung der anatomischen Begriffe wie Helix, Anthelix, Concha, Tragus usw. hilfreich ist (Abb. 26.5).

Veränderungen des Halses, Thorax, Abdomens und der Genitalien

Auch wenn die Fazies eine so hervorragende diagnostische Rolle spielt, sollte nicht vergessen werden, dass Merkmale der Halsregion (z. B. kurz und breit, Pterygium colli) und des Thorax (z. B. schmal, flach und breit, Trichterbrust, Weitstand der Mamillen usw.) wesentliche diagnostische Informationen geben können. Gleiches gilt für Veränderungen des Abdomens einschließlich des Nabels, des Rückens sowie der Genitalien.

Extremitätenanomalien

Zahlreiche syndromale Krankheitsbilder werden von Anomalien der Extremitäten begleitet, die für sich genommen in den meisten Fällen unspezifisch sind (z. B. Syndaktylien, Reduktionsfehlbildungen oder Polydaktylien). In Kombination aber mit z. B. fazialen Auffälligkeiten und weiteren beispielsweise internen Anomalien (VSD, Duodenalatresie, Analatresie) kann sich ein mehr oder weniger spezifisches Muster ergeben, das die Grundlage bilden kann für eine begründete Verdachtsdiagnose, die sich mit Einsatz zytogenetischer, molekularzytogenetischer oder molekulargenetischer Techniken erhärten oder auch falsifizieren lässt. Zu berücksichtigen ist auch, dass es bei einer Extremitätenbeteiligung auf die möglichst präzise Benennung und Klassifizierung der jeweiligen Anomalie ankommt. Beispielsweise sind es beim Smith-Lemli-Opitz-Syndrom die typischen kutanen Syndaktylien zwischen der 2. und 3. Zehe, die in Kombination mit bestimmten fazialen Dysmorphien und Genitalanomalien zur Verdachtsdiagnose führen, während Syndaktylien zwischen den Fingern 4 und 5 (oder 3 bis 5) in Kombination mit andersartigen, aber ebenfalls sehr charakteristischen fazialen Merkmalen die Diagnose eines Okulo-digito-dentalen Syndroms (ODD-Syndrom) zulassen.

Radiologisch fassbare Anomalien des Skeletts

Die exakte Klassifizierung der Extremitätenanomalien erfordert nicht selten eine zusätzliche radiologische Diagnostik, weil sich bestimmte Strukturanomalien (z. B. Zapfenepiphysen, Synostosen von Handwurzel- oder Mittelhandknochen usw.) erst durch eine Röntgenuntersuchung der jeweiligen Extremität erschließen.

Von hervorragender, oft maßgeblicher Bedeutung ist aber die radiologische Untersuchung des Skeletts, wenn es um die Diagnostik einer Knorpelknochenkrankheit (Osteochondrodysplasie) geht. Hier muss nicht in jedem Fall „alles" geröntgt werden, sondern es kann anhand der Befunde nur einiger Skelettanteile (Hand p. a., BWS/LWS seitlich, Becken a.p. und ganzer Femur einschließlich Kniegelenk a.p.) in einem Teil der Fälle schon eine verlässliche Diagnose gestellt werden. Zumindest aber ermöglicht dieses Vorgehen in den meisten Fällen eine „Gruppendiagnose" (z. B. spondylometaphysäre Dysplasie, Abb. 26.6), die dann unter Berücksichtigung weiterer, insbesondere klinischer Merkmale (Körpergröße, Fazies, Beteiligung

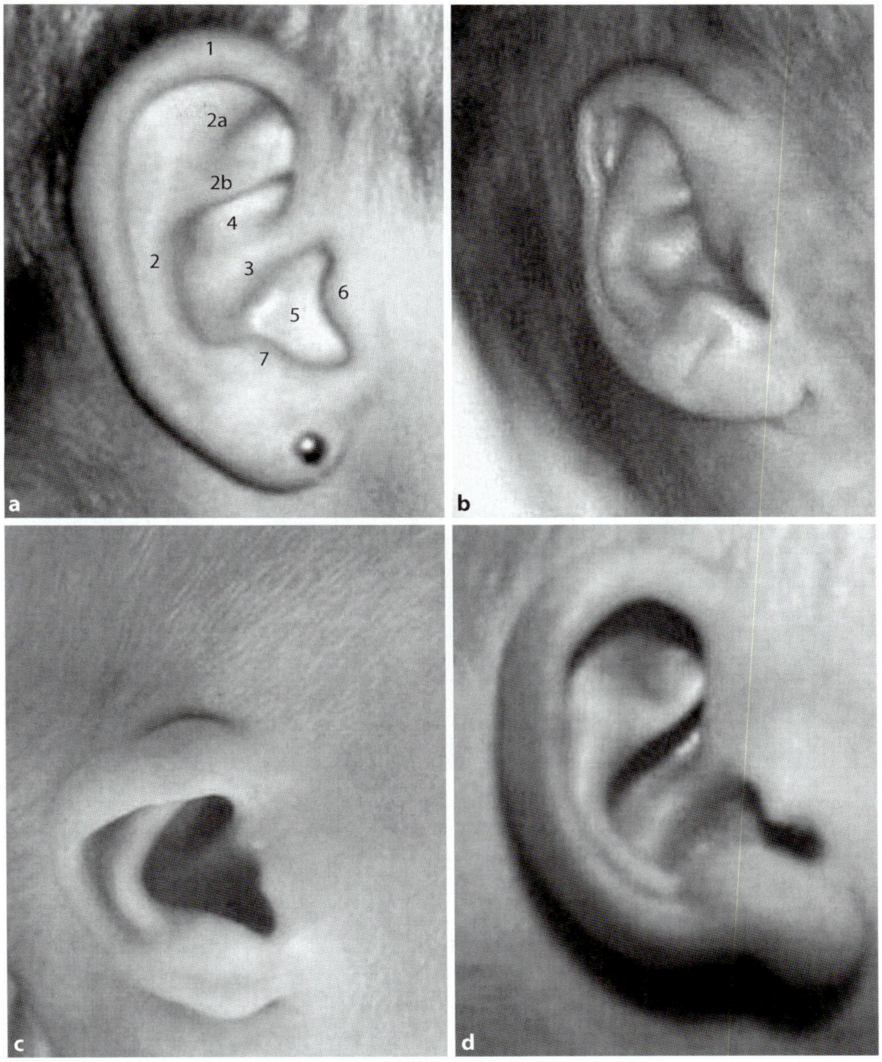

Abb. 26.5a–d Charakteristische und diagnostisch wegweisende Ohranomalien. **a** Zum Vergleich eine normal strukturierte Ohrmuschel mit Helix (*1*), Anthelix (*2*), die sich in Crus superior (*2a*) und Crus inferior (*2b*) aufgabelt sowie Crus helicis (*3*), die die Concha teilt in die Cymba (*4*) und das Tympanon (*5*). Außerdem erkennbar der Tragus (*6*) und der Antitragus (*7*) sowie das Ohrläppchen. **b** Einkerbung des Ohrläppchens („Kerbenohr") beim Wiedemann-Beckwith-Syndrom. **c** Umgeschlagene Helix bei insgesamt kleinem Ohr beim Townes-Brocks-Syndrom. **d** Fleischiges, fast waagerecht gestelltes Ohrläppchen beim Mowat-Wilson-Syndrom

der Sinnesorgane, Gelenkbeweglichkeit, Gangbild, Progredienz der Symptomatik von Geburt bis zum Untersuchungszeitpunkt) zu einer Verdachtsdiagnose führt, die heute in vielen Fällen durch eine molekulargenetische Diagnostik erhärtet oder eben auch ausgeschlossen werden kann.

Veränderungen der Haut, Haare und Nägel sowie der Zähne

Pädiater und Klinische Genetiker achten besonders auf Hautveränderungen und Anomalien weiterer ektodermaler Strukturen wie Haare, Nägel und Zähne, weil diese nützliche, oft entscheidende Hinweise auf bestimmte Krankheitsbilder geben können. Eine besondere Rolle spielen die charakteristischen Verteilungsmuster von z. B. Pigmentierungsanomalien der Haut, als Beispiele nennen wir die weiße „Stirnlocke" beim Waardenburg-Syndrom, die den Blaschko-Linien folgenden Hyperpigmentierungen bei der Incontinentia pigmenti (Bloch-Sulzberger), die Café-au-lait-Flecken der Neurofibromatose und schließlich die blattförmigen, hypopigmentierten Flecken bei der tuberösen Sklerose. Weniger spezifisch, aber trotzdem bedeutsam können die Verhornungsstörungen der Haut in Form einer Ichthyosis sein sowie bestimmte Haar- oder Nagelveränderungen: „wolliges" oder auch „drahtiges" Haar, das mechanisch wenig belastbar ist und deshalb besonders okzipital ausgedünnt erscheint oder sogar zu Kahlstellen führt sowie „dystrophe" Nagelveränderungen. Letztere wiederum, wenn sie von radial nach ulnar abnehmen und damit auch einem bestimmten Verteilungsmuster folgen, sind in Kombination mit einer Hypoplasie/Aplasie der Patella und weiteren Gelenksymptomen (z. B. Streckhemmung im Ellenbogengelenk) Hinweis auf das Nagel-Patella-Syndrom.

Zahnveränderungen umfassen zum einen eine Zahnunterzahl (Hypodontie oder ausgeprägter in Form der Oligodontie) oder ausnahmsweise auch überzählige Zähne als Teilaspekt der kleidokranialen Dysplasie. Häufig handelt es sich auch um mehr oder weniger spezifische Formveränderungen der Zähne (z. B. auffällig kleine Zähne, konisch geformte oder tonnenförmige Zähne, nur radiologisch fassbare, ungewöhnlich lange Zahnwurzeln) oder auch nur um Defekte einzelner Strukturen (Schmelz, Dentin), die zu charakteristischen Verfärbungen führen (gelblich, fleckig, glasig-durchscheinend usw.).

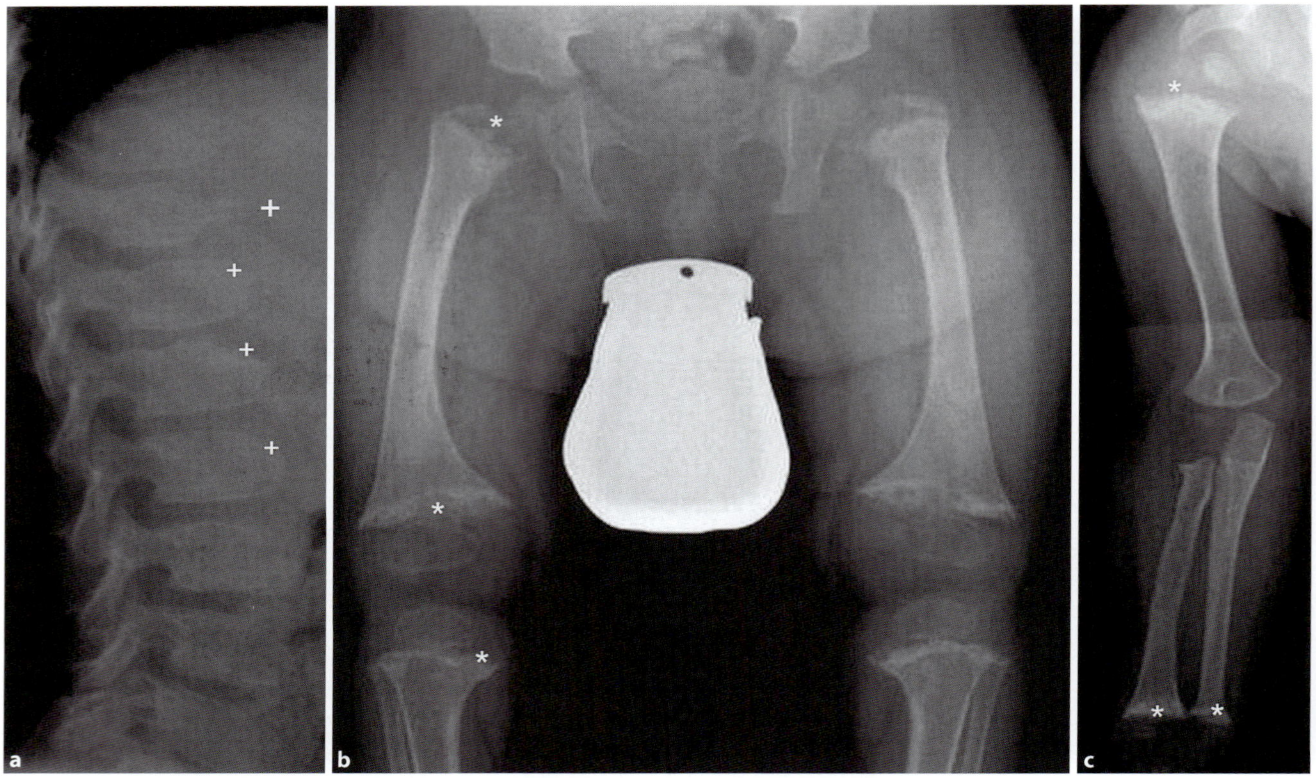

Abb. 26.6a–c Beispiel einer spondylo-metaphysären Dysplasie. **a** Die Wirbelsäule zeigt eine Platyspondylie mit hypoplastischen Deckplatten (+), die bei (+) so ausgeprägt ist, dass es zur „Zungenbildung" kommt. **b, c** An Femur und Tibia (**b**) sowie am Humerus, Radius und an der Ulna (**c**) deutliche Zeichen der metaphysären Dysplasie mit zusätzlicher Aufweitung der metaphysären Region

26.1.4 Abschließende Bemerkung

Zusammenfassend und abschließend müssen wir einräumen, dass diese kurz gefasste Einführung in die Dysmorphologie für Pädiater kaum über eine Propädeutik hinauskommen kann. Zum weiten Feld der bedeutungsvollen und damit für den diagnostischen Prozess „nutzbaren" äußerlichen und inneren Anomalien gehört sicher weitaus mehr als hier auf wenigen Seiten dargestellt wird. Wer zu diesen Themen ein handliches und sehr praxisgerechtes Büchlein für den täglichen Gebrauch (ein „Vademecum" im ursprünglichen Sinn) sucht, wird in Reardons „The Bedside Dysmorphologist" (2008) wertvolle Anregungen finden. Eine noch ausführlichere Einführung in die gesamte Thematik bietet Aase (1990) unter dem Titel „Diagnostic Dysmorphology", in dem besonders die Erfassung (Objektivierung) und Deutung der geringfügigen und schwereren Entwicklungsanomalien behandelt wird. Auch besonders zu empfehlen ist das Lehrbuch von Cohen (1997), der unter dem Titel „The Child with Multiple Birth Defects" auf etwa 250 Seiten umfassend, von zahlreichen Abbildungen begleitet, leicht lesbar und dazu unterhaltsam in die Klinische Genetik einführt. Didaktisch geschickt werden hier Konzepte dieses Fachs vermittelt, was dieses Lehrbuch besonders für das Selbststudium geeignet macht. Durch eine hervorragende Illustration bietet der Altlas von Kunze (2010) mit dem Titel „Wiedemanns Atlas klinischer Syndrome: Phänomenologie – Ätiologie – Differenzialdiagnose" eine wichtige Hilfestellung in der Diagnostik von Syndromen.

26.2 Chromosomenaberrationen und Krankheitsbilder

S. Schuffenhauer, H. Neitzel

26.2.1 Struktur und Funktion der Chromosomen

Definition Chromosomen sind im Zellkern lokalisierte, molekular hochorganisierte Struktureinheiten, die aus DNA, Proteinen und RNA bestehen. Sie sind die Träger der Erbinformation und lassen sich während der Zellteilung (Mitose) lichtmikroskopisch darstellen.

Funktion und Struktur Sie gewährleisten bei der Teilung von Körperzellen (Mitose) oder Keimzellen (Meiose) die organisierte Weitergabe des Erbmaterials auf die Tochterzellen, sie sind gewissermaßen die Transportform der DNA. Die DNA der Chromosomen wird während der Synthese-Phase (S-Phase) des Zellzyklus verdoppelt, so dass jedes replizierte Chromosom beim Eintritt in die Mitose aus zwei identischen Schwesterchromatiden besteht (Abb. 26.7). Die Wechselwirkung zwischen DNA und Proteinen ermöglicht eine hochkompakte Tertiärstruktur der DNA und die Ausbildung von Chromosomensubstrukturen, die der Stabilität und Segregation (Verteilung der DNA) dienen (Zentromer, Telomer). In der Mitose werden die beiden Chromatiden voneinander getrennt und jeweils eine an jede – somit genetisch identische – Tochterzelle weitergegeben. Während der Interphase der Zellen (G1-Phase, S-Phase, G2-Phase) ist das Erbmaterial dekondensiert in Chromatindomänen organisiert.

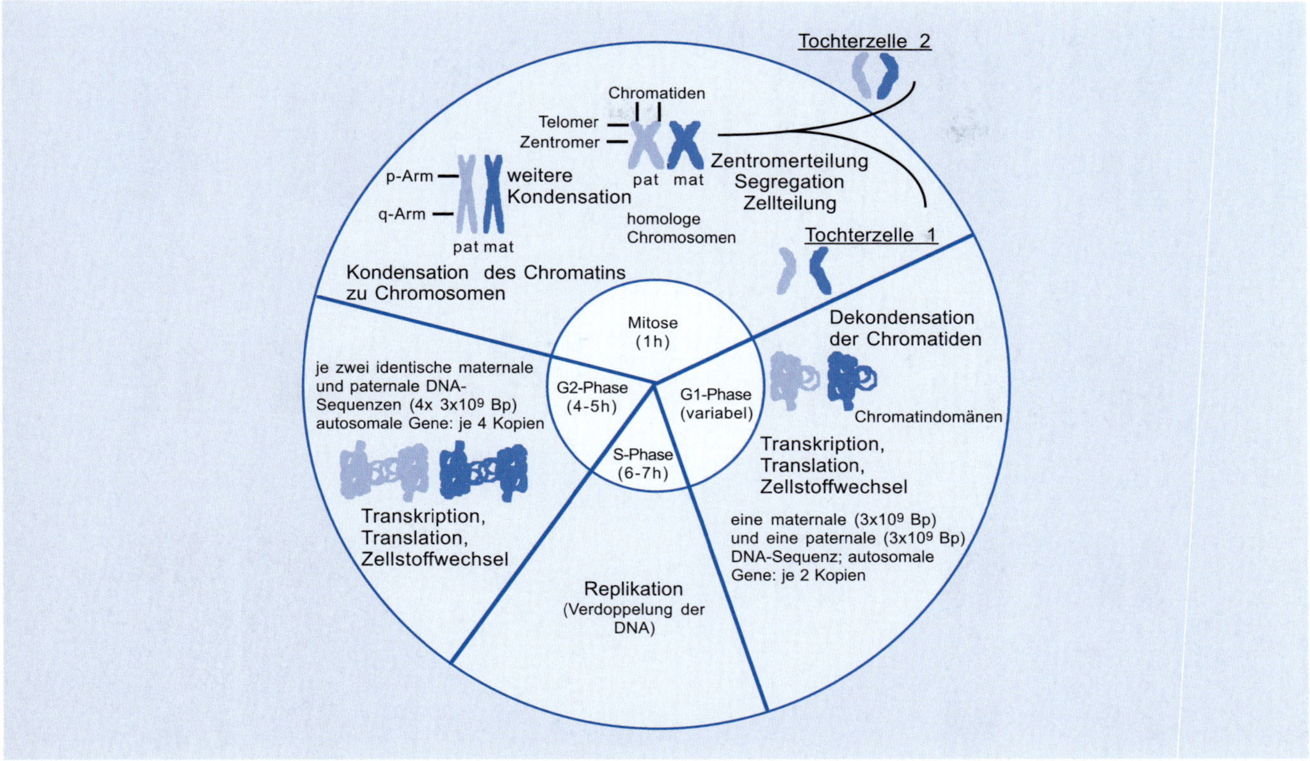

Abb. 26.7 Zellzyklus

Chromosomensatz und Karyogramm Die verschiedenen Chromosomen eines Individuums werden als Chromosomensatz definiert. Der einfache (= haploide) Chromosomensatz, der in den Oozyten und Spermien des Menschen vorliegt, besteht aus 23 Chromosomen ($n = 23$), und zwar aus 22 Autosomen (Nr. 1–22) und einem Geschlechtschromosom (Gonosom X oder Y). Die Körperzellen sind in der Regel diploid, d. h. sie enthalten zwei komplette Chromosomensätze ($2n = 46$; 2×22 Autosomen + 2 Gonosomen; XX – weiblich oder XY – männlich). Die Keimzellen sind haploid ($1n = 23$).

Bei der Keimzellbildung ist die Chromosomenteilung komplizierter als in der Mitose, da die Anzahl der Chromosomen von 46 auf 23 in den Spermien und Eizellen reduziert werden muss. Dies wird durch zwei Teilungsvorgänge – die Meiose I und die Meiose II – erreicht. In der Meiose I lagern sich die homologen Chromosomen paarweise zusammen, wobei sie Material austauschen, anschließend ordnen sie sich in der Metaphaseplatte an, wobei die Zentromere zu den gegenüber liegenden Spindelpolen ausgerichtet sind, und trennen sich schließlich in der Anaphase I voneinander. Daher enthalten die beiden Tochterzellen am Ende der Meiose I nur 23 der ursprünglichen 46 Chromosomen. Die Meiose II folgt unmittelbar auf die Meiose I und ist im Grunde genommen eine „haploide" Mitose, bei der die beiden Schwesterchromatiden der 23 Chromosomen voneinander getrennt werden.

Aus der Befruchtung einer haploiden Eizelle ($n = 23$) mit einer haploiden Samenzelle ($n = 23$) entsteht eine diploide Zygote ($2n = 46$). Die Zygote sowie sämtliche diploide Zellen des Individuums, das sich durch mitotische Zellteilungen aus ihr entwickelt, enthalten also Paare homologer Chromosomen mit nahezu identischen DNA-Sequenzen. Jeder Elternteil hat zu jedem Autosomenpaar ein Chromosom – ein Homolog – beigesteuert und je ein Geschlechtschromosom. Von der Mutter stammen 22 Autosomen und ein X-Chromosom (maternale Chromosomen), vom Vater 22 Autosomen und ein X- oder Y-Chromosom (paternale Chromosomen). Die Chromosomenkonstitution einer Zelle wird als Karyotyp, die Darstellung der Chromosomen in geordneter Form als Karyogramm bezeichnet (Abb. 26.8).

26.2.2 Klassifizierung und Häufigkeit von Chromosomenaberrationen

Definition Mutationen, die im Lichtmikroskop sichtbar sind, werden traditionell Chromosomenaberrationen genannt. Sie gehen häufig mit Abweichungen von der normalen Menge an DNA (ca. 2-mal 3 Mrd. Basenpaare) einher und verursachen Dysmorphie- und Fehlbildungssyndrome oder Reproduktionsstörungen (Infertilität, Fehlgeburten) (Tab. 26.1 und 26.2).

Klassifizierung Chromosomenaberrationen können im Wesentlichen nach folgenden Gesichtspunkten klassifiziert werden:

1. dem Typ der Veränderung,
2. der Bedeutung für den Phänotyp und
3. der Verteilung der Zellen mit der Aberration im Organismus.

Typ der Aberration Chromosomenstörungen lassen sich wie folgt einteilen:

1. in nummerische Aberrationen, d. h. Veränderungen der Chromosomenzahl ohne Chromosomenbrüche und in
2. strukturelle Aberrationen, d. h. Veränderungen der Chromosomenstruktur infolge von Chromosomenbrüchen und der anschließenden fehlerhaften Reunion der Bruchstücke (Abb. 26.9)

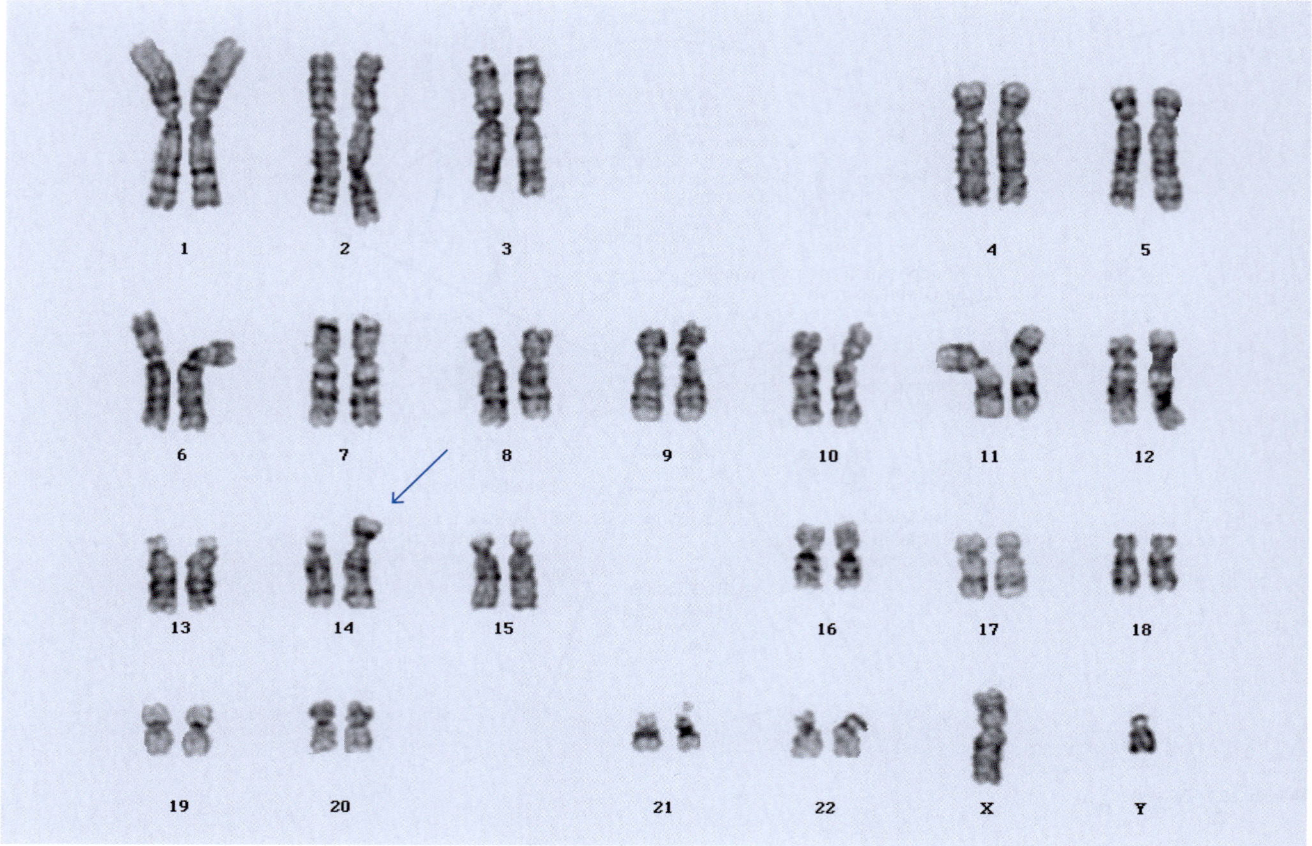

Abb. 26.8 Karyogramm eines Patienten mit Down-Syndrom infolge einer Translokationstrisomie 21, Karyotyp 46,X,Y,der(14;21)(q10;q10), +21. Durch G-Bänderung sind ca. 450 Banden pro haploidem Chromosomensatz differenziert, d. h. jede helle oder dunkle Bande enthält etwa 6 Mio. Basenpaare

Tab. 26.1 Konstitutionelle Chromosomenaberrationen als Ursache von Krankheiten, Mortalität und Fertilitätsstörungen. (Aus: Hook 1992)

Indikationsgruppe	Häufigkeit (%)
Fehlgeburten/Totgeburten – 5.–11. Schwangerschaftswoche – 12.–24. Schwangerschaftswoche – >24. Schwangerschaftswoche	Insgesamt 30 – 50 – 25 – 5
Angeborene komplexe Fehlbildungen	4–8
Angeborene Herzfehler	13
Mentale Retardierung (außer Fra-X-Syndrom) – IQ <20 – IQ 20–49 – IQ 50–69	 – ? 3–10 – 12–35 – ? 3
Infertilität (männlich)	2
Azoospermie	15
Echter Hermaphroditismus	25
Primäre Ovarialinsuffizienz (einschl. Stranggonaden)	65
Multiple Fehlgeburten (≥2)	2–5

Zu den ersteren gehören Aneuploidien (z. B. Trisomie oder Monosomie einzelner Chromosomen) und Polyploidien (z. B. Triploidie = Trisomie aller Chromosomen). Wichtige Strukturaberrationen sind Deletion (= partielle Monosomie), Translokation, Inversion, Duplikation (= partielle Trisomie) und Insertionstranslokation. Strukturaberrationen können auch gleichzeitig mit einer Veränderung der Chromosomenzahl einhergehen, hierzu gehören z. B. zusätzliche kleine Markerchromosomen (Abb. 26.9).

Bedeutung für den Phänotyp Chromosomenstörungen mit pathologischem Effekt auf den Phänotyp des Trägers werden als unbalancierte Aberrationen bezeichnet. Es handelt sich hier um Veränderungen, die mit einem Verlust oder Gewinn an genetischem Material verbunden sind (alle nummerischen Aberrationen, Deletion, Duplikation, Markerchromosom). Strukturaberrationen ohne quantitative Veränderungen des Erbmaterials haben in der Regel keinen Effekt auf den Phänotyp des Trägers und werden deshalb als balanciert bezeichnet (z. B. reziproke Translokation, Inversion, Insertionstranslokation). Sie können jedoch bei den Nachkommen in Abhängigkeit von der Verteilung der betroffenen Chromosomen während der Reduktionsteilung der Keimzellen zu Verlust und/oder Gewinn an Erbmaterial führen, d. h. zu einer unbalancierten Chromosomenaberration und damit verbundenem Dysmorphie- und Fehlbildungssyndrom. In seltenen Fällen können Strukturaberrationen ohne sichtbare quantitative Veränderungen der DNA (zytogenetisch balanciert erscheinend) auch Ursache von monogenen – dominanten oder X-chromosomal-rezessiven – Krankheiten sein, wenn ein Gen durch den Chromosomenbruch inaktiviert wird.

Tab. 26.2 Häufigkeit von konstitutionellen Chromosomenaberrationen. (Aus: Hook 1992)

Typ der Aberration	Aberration	Krankheitsbild	Häufigkeit von 1000	Inzidenz
Autosomale Trisomien	Gesamt		1,4	1:700
	47,XY, +13[a]	Pätau-Syndrom	0,08	1:12.000
	47,XY, +18[a]	Edwards-Syndrom	0,15	1:6000
	47,XY, +21[a]	Down-Syndrom	1,2	1:800
Triploidie	69,XXY[a]	Dysmorphie-Syndrom	0,02	1:50.000
Gonosomen-Aneuploidie (männlich)	Gesamt		2,5	1:400 (männlich)
	47,XXY	Klinefelter-Syndrom	1,2	1:400 (männlich)
	47,XXY	Großwuchs	1,2	1:800 (männlich)
	Andere		0,14	1:7000 (männlich)
Gonosomen-Aneuploidie (weiblich)	Gesamt		1,4	1:700 (weiblich)
	45,X und Mosaike	Ullrich-Turner-Syndrom	0,3	1:3000 (weiblich)
	47,XXX	Meist unauffällig	1,1	1:900 (weiblich)
Strukturaberrationen unbalanciert[b]	$2n = 46$	Dysmorphie-Syndrom	0,3	1:3000
	$2n = 47$ (Markerchr.)	Dysmorphie-Syndrom	0,4	1:2500
Strukturaberrationen balanciert	–		4,0	1:250
Aberrationen gesamt	–		8,3	1:120

[a] Männlicher Karyotyp angegeben. [b] Ohne Mikrodeletionen.

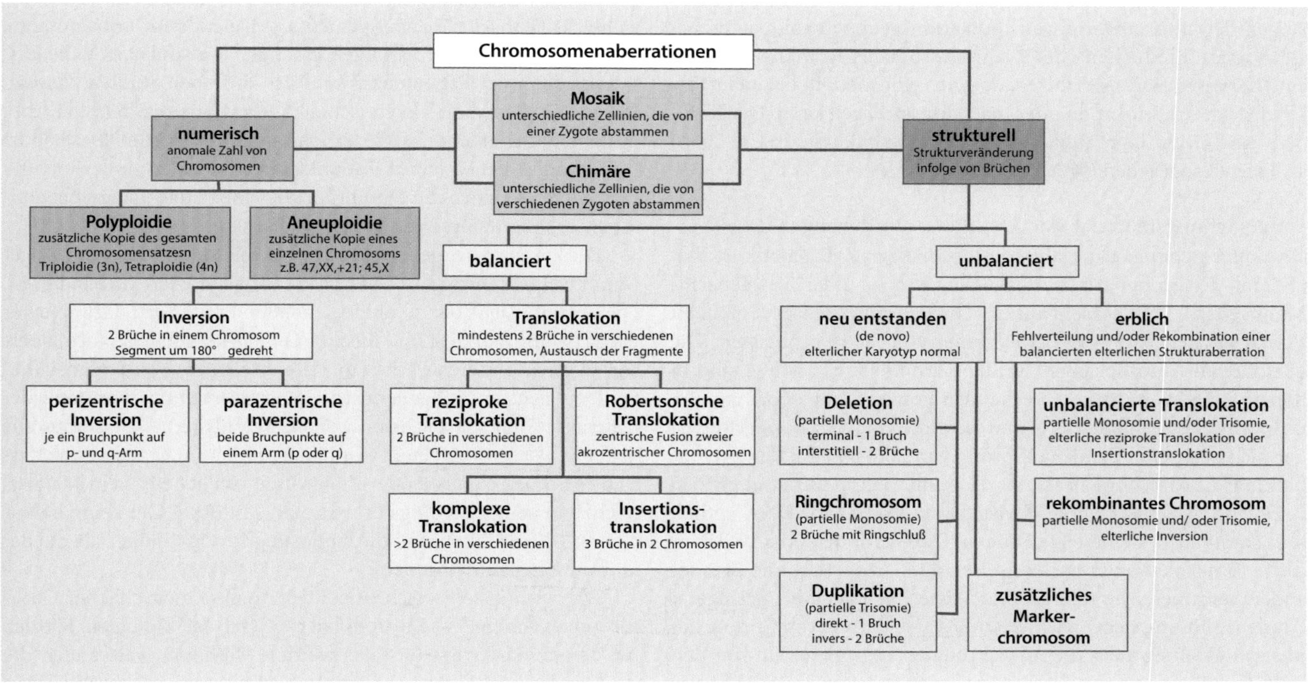

Abb. 26.9 Einteilung der Chromosomenaberrationen

Verteilung im Organismus Chromosomenaberrationen, die in sämtlichen Zellen des Körpers auftreten, werden als konstitutionelle Aberrationen bezeichnet. Chromosomenstörungen, die nur in einem Teil der Zellen vorliegen, sind somatische oder erworbene Aberrationen. Das Vorliegen von Zelllinien mit unterschiedlichem Chromosomensatz in einem aus einer Zygote entstandenen Individuum wird als Mosaik bezeichnet. Mosaike können aus einer normalen Zygote durch Neumutation in einer von mindestens 2 Zellen entstehen (z. B. mitotischer Verlust oder Zugewinn eines Chromosoms) oder aus einer aberranten Zygote durch Rückmutation (z. B. mitotischer Verlust eines überzähligen Chromosoms = trisomy rescue).

Im Extremfall ist ein pathologischer Chromosomensatz nur auf ein Gewebe beschränkt und kann Ausdruck maligner Entartung sein. In neoplastischem Gewebe finden sich in der Regel multiple und außerordentlich heterogene Chromosomenaberrationen, die sowohl Ursache als auch Folge der malignen Entartung sind und manchmal mit der Prognose korrelieren. Solche Chromosomenstörungen werden im Weiteren nicht betrachtet. Schwerpunkt dieses Kapitels sind die im Rahmen von Fehlbildungs- und Retardierungssyndromen relevanten Chromosomenaberrationen.

26.2.3 Chromosomenanalyse und Fluoreszenz-in-situ-Hybridisierung

Prinzip und Indikation Die Chromosomenanalyse (= Karyotypisierung) beinhaltet die mikroskopische Untersuchung von Zahl und Struktur der Chromosomen in teilungsfähigem Gewebe (z. B. Fibroblasten, stimulierte Lymphozyten). Grundlage für die strukturelle Differenzierung sind spezielle Färbetechniken, mit denen je nach Auflösungsgrad 350–650 (im Extremfall bis 850) helle und dunkle Banden unterschieden werden können (Abb. 26.8). Wichtige Indikationen zur Karyotypisierung lassen sich aus Tab. 26.1 ableiten. Neben den dort aufgeführten Indikationsgruppen sollte auch bei autosomal-dominanten oder X-chromosomalen Krankheitsbildern eine Karyotypisierung erfolgen, da eine zytogenetisch balanciert erscheinende Translokation oder Inversion vorliegen kann. Der Karyotyp wird nach international geltender Nomenklatur (ISCN 2009) als Formel angegeben (Tab. 26.2).

Untersuchungsmaterial und Qualitätsanforderungen Das Standarduntersuchungsmaterial in der postnatalen Zytogenetik ist Blut (1–2 ml steriles heparinisiertes Vollblut in Li- oder Na-Heparin-Monovetten). Bei Verdacht auf ein Chromosomenmosaik empfiehlt sich zusätzlich eine Karyotypisierung von Hautfibroblasten. Die qualitativen Anforderungen an die Chromosomenanalyse sind in hohem Maße von der entsprechenden Fragestellung abhängig. Ein unspezifisches Fehlbildungs- und Retardierungssyndrom erfordert beispielsweise eine Bandenauflösung von 500–600 Banden pro haploidem Chromosomensatz, so dass eine Bande durchschnittlich 5–10 Mio. Basenpaare (5–10 Megabasen, 5–10 Mb) DNA enthält und damit auch kleinere Deletionen, Duplikationen oder unbalancierte Translokationen nachzuweisen sind. Eine Trisomie 21 oder andere nummerische Aberrationen lassen sich auch bei geringerer Bandenauflösung sicher nachweisen. Zur Abklärung von Chromosomenmosaiken ist meist die Auswertung einer großen Zahl von Zellen (50–100) in evtl. verschiedenen Geweben erforderlich. Hautpigmentierungsmuster (Blaschko-Linien z. B. bei Hypomelanosis Ito) sind ein wichtiger Indikator für Mosaike. Besondere Fragestellungen und Befunde erfordern zusätzlich zur konventionellen Karyotypisierung die Anwendung von molekularzytogenetischen Methoden.

Fluoreszenz-in-situ-Hybridisierung (FISH) FISH ist ein vielfach verwendetes diagnostisches Verfahren, bei dem mit einem Fluorochrom markierte DNA-Moleküle (DNA-Sonden) auf Chromosomenpräparate oder Gewebeschnittpräparationen (in situ) hybridisiert und durch Fluoreszenzsignale im Mikroskop sichtbar gemacht werden (Abb. 26.10). Sie verbindet zytogenetische und molekulargenetische Techniken und wird deshalb auch als Molekularzytogenetik bezeichnet. Die Einsatzmöglichkeiten und das methodische Repertoire der FISH sind vielfältig und werden ständig erweitert. FISH ermöglicht u. a. die gezielte Identifizierung von segmentalen Aneuploidien, d. h. Deletionen, Duplikationen und Translokationen, die unter dem Auflösungsbereich der konventionellen Zytogenetik liegen, und sie dient zur Charakterisierung von unklaren Befunden der konventionellen Chromosomenfärbung. Die eingesetzten Techniken und DNA-Sonden müssen dabei immer an die jeweilige Fragestellung angepasst werden.

Die Vielfarben-FISH ermöglicht es, mit computerassistierter Analyse jedes Chromosomenpaar mit einer spezifischen Fluoreszenzfarbenkombination differenziert darzustellen oder auch (fast) beliebig andere Abschnitte des Chromosomensatzes. Für die Vielfarben-FISH sind unterschiedliche Techniken entwickelt worden – mit angloamerikanischen Termini wie Multicolor(M)-FISH, Spectral-Karyotyping (SKY), Color Changing Karyotyping (CCK) und Combined Binary Ratio Labeling (COBRA).

Ein wichtiges Anwendungsgebiet der Vielfarben-FISH war das Telomer-Screening (telomeric multiplex FISH TM-FISH), bei dem mit einer spezifischen Auswahl von DNA-Sonden die Telomerregionen aller Chromosomen untersucht werden. Das Telomer-Screening wird heute meistens durch die aCGH ersetzt (s. unten).

Untersuchungen an Patienten mit idiopathischer geistiger Behinderung und kleineren morphologischen Auffälligkeiten haben gezeigt, dass zwischen 2 und 25 % der Fälle auf Veränderungen im Bereich der Chromosomentelomere zurückzuführen sind, die sich der Identifizierung mit konventionellen Bänderungstechniken entziehen (kryptische Rearrangements – Deletionen, unbalancierte Translokationen). Die variablen Häufigkeiten sind durch die Unterschiede in der Patientenauswahl der einzelnen Studien bedingt. Ein großer Teil dieser kryptischen Aberrationen ist familiär, d. h. mit einem bedeutenden Wiederholungsrisiko behaftet. Deshalb ist insbesondere bei Patienten mit unklarer geistiger Behinderung und Dysmorphiezeichen die Durchführung einer molekularzytogenetischen Telomeranalyse von großer Bedeutung.

Die komparative genomische Hybridisierung(CGH) kann angewandt werden, wenn von einer Probe lediglich DNA vorhanden ist. Die gesamte DNA der zu untersuchenden Probe wird dazu in einer Farbe (grün) markiert und die DNA einer männlichen Normalperson in einer anderen Farbe (rot). Beide Sonden werden anschließend zu gleichen Teilen gemischt, denaturiert und auf normale denaturierte Metaphase-Chromosomen hybridisiert. Die Ratioprofile grün:rot werden von einem Computerprogramm berechnet, so dass es möglich ist, Verluste oder Zugewinne von genetischem Material nachzuweisen. Allerdings erfasst man mit der CGH keine balancierten Aberrationen und die Auflösung ist nicht höher als die der konventionellen Zytogenetik.

Der wichtigste Fortschritt bei der Analyse menschlicher Chromosomen waren deshalb modifizierte CGH-Technologien. Speziell bei den CGH-Arrays (aCGH) werden Methoden verwendet, die der Standard-CGH sehr ähnlich sind, allerdings wird die Test-DNA hierbei nicht auf normale menschliche Chromosomen hybridisiert, sondern auf DNA-Sonden, die auf kleinen Glasträgern (Arrays) aufgebracht sind. Diese Arrays sind eine natürliche Weiterentwicklung der zytogenetischen und der FISH-Analyse, da sie eine genomweite

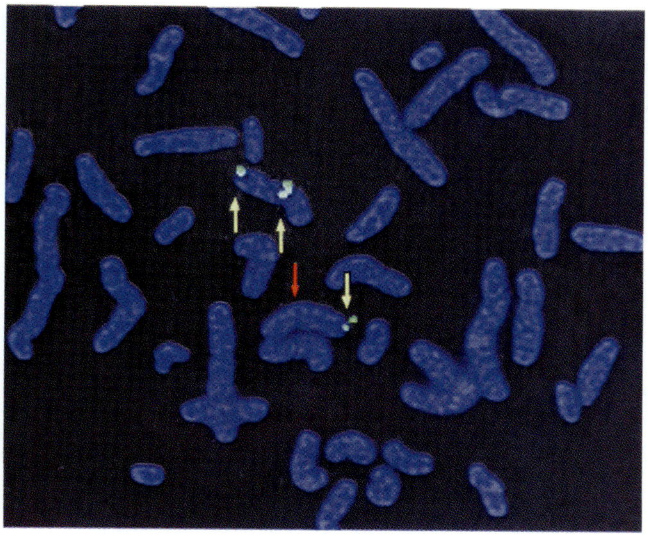

Abb. 26.10 Nachweis einer Mikrodeletion 7q11 bei einem Patienten mit Williams-Beuren-Syndrom (WBS) durch FISH mit einer DNA-Sonde (ELN) für die für WBS typische Mikrodeletion 7q11 und einer Kontroll-DNA-Sonde für den terminalen Bereich des langen Arms von Chromosom 7. Das normale Chromosom 7 hat Fluoreszenzsignale in der Region 7q11 und am Ende des langen Arms (*gelbe Pfeile*). Das Chromosom 7 mit der Mikrodeletion weist nur Signale der Kontrollsonde auf, der Chromosomenabschnitt für die 7q11-DNA-Sonde fehlt (kein Fluoreszenzsignal, *roter Pfeil*)

Analyse ermöglichen (wie die zytogenetische Analyse), jedoch mit höherer Auflösung. Es gibt verschiedene Array-Formen. Die CGH-Arrays verwenden entweder BACs oder Oligonukleotide, die Genotypisierungs-Arrays (SNP-Arrays) Einzelnukleotidpolymorphismen. Die Auflösung der Arrays kann bis zu 50 Kb betragen und ist somit um ein Vielfaches höher als die der konventionellen Chromosomenanalyse. Die Array-CGH-Technologie wurde dazu entwickelt, um kryptische chromosomale Imbalancen bei Patienten mit mentaler Retardierung oder multiplen kongenitalen Fehlbildungen zu untersuchen. Es ist davon auszugehen, dass die aCGH-Technologie zukünftig zum initial angewandten Verfahren bei der Untersuchung konstitutioneller Aberrationen wird.

26.2.4 Nummerische Aberrationen autosomaler Chromosomen

Nummerische Aberrationen(Aneuploidien) treten meist sporadisch auf und haben eine geringe Wiederholungswahrscheinlichkeit (ca. 1 %) (Tab. 26.2). Trisomien von Autosomen und die Monosomie X sind häufige Befunde bei Embryonen und Feten von Fehlgeburten. Nur 3 reine, d. h. nicht im Mosaik vorliegende, autosomale Trisomien werden als lebensfähig eingestuft – Trisomie 13, 18 und 21, wobei im ersten Lebensjahr die Mortalität der ersten beiden über 90 % beträgt. Einige andere autosomale Trisomien sind nur in Mosaikform mit dem Leben vereinbar, z. B. Trisomie 8, 9, 14, 20 und 22 (Tab. 26.3).

Down-Syndrom (Trisomie 21)

Ätiologie Das klinische Bild des Down-Syndroms wurde bereits 1866 von dem Arzt Langdon Down beschrieben, doch dessen Ursache – ein zusätzliches Chromosom Nr. 21 – wurde erst 1959 durch Lejeune und Turpin nachgewiesen. Diese sog. freie Trisomie 21 liegt bei ca. 95 % der Patienten vor, eine komplette Trisomie 21 infolge einer Robertson-Translokation (Translokationstrisomie 21) findet sich bei ca. 5 % der Patienten (Tab. 26.4; Abb. 26.8). Klinisch sind diese beiden Gruppen nicht differenzierbar. Sehr selten kann auch eine partielle Trisomie 21 vorliegen, d. h. die 3-fache Dosis nur eines Teils von Chromosom 21 infolge einer Duplikation oder einer unbalancierten reziproken Translokation. Durch Phänotyp-Genotyp-Analysen solcher Patienten, die meist nur eine Teilsymptomatik zeigen, ist es in den letzten Jahren gelungen, sog. kritische Regionen für bestimmte Merkmale zu definieren. Das Down-Syndrom ist demnach im Sinne eines „contiguous-gene-syndromes“ zu werten, d. h. die dreifache Dosis mehrerer Gene einer bestimmten Chromosomenregion verursacht die für das Krankheitsbild charakteristische Merkmalskombination.

Tab. 26.3 Mosaik-Trisomie von Chromosomen

Mosaik (Fallzahl)	Gewebe mit abnormen Zellen	Wichtige Symptome
Trisomie 8 (<100)	Blut manchmal, Haut immer	Langes Gesicht mit breiter vorgewölbter Stirn, breite Nase, dicke evertierte Unterlippe, Mikroretrogenie, hoher Gaumen oder Gaumenspalte, tiefe Palmar- und Plantarfurchen, Skelettanomalien, geistige Behinderung, Letalität bis 1. Lebensjahr: 10 %
Trisomie 9 (>100)	Blut und/oder Haut	Mikrozephalie mit weiten Schädelnähten, fliehende schmale Stirn, enge Lidspalten, Mikroretrognathie, multiple Gelenkluxationen, lange dünne Finger, Herzfehler, Nierenanomalien, schwere Retardierung, Letalität bis 1. Lebensjahr: 90 %

Klinische Symptome Die Symptome sind in Tab. 26.5 und in Abb. 26.11 dargestellt.

Diagnose Die Sicherung der Diagnose erfolgt durch Karyotypanalyse, die auch Voraussetzung für die im Rahmen der Familienberatung erforderliche Bestimmung der Wiederholungswahrscheinlichkeit ist. Als Orientierung für die klinische Diagnose Down-Syndrom können die von Jackson et al. (1976) erstellten Kriterien dienen, nach denen die Wahrscheinlichkeit für eine Trisomie 21 100 % beträgt, wenn mindestens 13 der 25 mit Stern gekennzeichneten Merkmale vorliegen (Tab. 26.5). Bei 12–10 Merkmalen beträgt die Wahrscheinlichkeit ca. 85 %, bei 9–7 Merkmalen 75 %, bei 5–6 Merkmalen 23 % und bei weniger als 5 Merkmalen 0 %. Im Zweifelsfall ist bei Patienten der letzteren Gruppe trotzdem eine Karyotypisierung im Hinblick auf ein Chromosomenmosaik zu erwägen.

Therapie Die therapeutischen Maßnahmen orientieren sich nach der im Rahmen der Grundkrankheit vorliegenden Symptomatik (z. B. Herzfehlerkorrektur, Infektbehandlung). Für die geistige und körperliche Entwicklung von besonderer Bedeutung sind spezielle Förderungs- und Trainingsprogramme.

Prognose Die 5-Jahres-Überlebensrate der Patienten mit Herzfehler beträgt ca. 70 %, die der Patienten ohne Herzfehler über 95 %. Der Intelligenzquotient im Alter von 3–10 Jahren liegt in der Regel im Bereich 25–50, höhere Werte werden insbesondere durch intensive Frühförderung erreicht. Ab dem 30. Jahr ist häufig

Tab. 26.4 Aberrationen des Chromosoms 21 bei Down-Syndrom, Häufigkeit und Wiederholungswahrscheinlichkeiten (WW) für die Geburt eines weiteren Kindes

Aberration Karyotyp	Anteil (%)	Erläuterungen	WW[a]
Freie Trisomie 21, 47,XY,+21	95	Zunahme der Inzidenz mit mütterlichem Alter[a]: Mutter <35 Jahre: 1:1000, 35 Jahre: 1:350, 38 Jahre: 1:170, 40 Jahre: 1:100 Ursache Nondisjunction: 95 % maternale Meiose, 5 % paternale Meiose oder postzygotisch (mitotisch)	<30 Jahre: 0,7 % >30 Jahre: nach Alter
Davon ca. 2–3 % Mosaike 47,XY,+21/46,XY		Phänotyp häufig leichter, jedoch keine klare Korrelation mit Mosaikgrad im Blut	Wie vor
Robertson-Translokation, z. B. 46,XY, rob(13q21q) de novo	3	Karyotyp der Eltern normal; Trisomie des kompletten Chromosoms 21 deshalb Phänotyp wie bei freier Trisomie 21; häufigste Translokationen: 14;21 und 13;21	<1 %
Robertson-Translokation, z. B. 46,XY, rob(13q21q) familiär	1	Ein Elternteil Translokationsträger, WW abhängig von Translokation und Geschlecht	–
		Alle Translokationen außer t(21;21) – Mutter	10–15 %
		Alle Translokationen außer t(21;21) – Vater	2–4 %
		t(21;21) – Mutter oder Vater (sehr selten)	100 %
Partielle Trisomie 21	<1	Unbalancierte reziproke Translokation (familiär)	2–20 %
		Intrachromosomale Duplikation (de novo) Phänotyp meist milder, Nachweis durch FISH	<1 %

[a] Da ca. 30 % aller Konzeptionen mit Trisomie 21 eine Fehlgeburt oder intrauterinen Tod zur Folge haben, ist die pränatale Häufigkeit je nach Schwangerschaftsalter entsprechend höher.

eine Verschlechterung auf der Basis einer Alzheimer-Demenz zu beobachten.

Edwards-Syndrom (Trisomie 18)

Ätiologie Im Jahr 1960 wurde von Edwards und Mitarbeitern bei Kindern mit einem charakteristischen Syndrom (Mikrozephalie, Herzfehler, Wiegenkufenfüße) erstmals die Trisomie 18 nach. Meist liegt eine komplette Trisomie 18 vor. Mosaike mit einer normalen Zelllinie finden sich in ca. 10 % der Patienten, partielle Trisomien bei unbalancierter Translokation in ca. 5 %. Das Verhältnis Mädchen zu Jungen beträgt 3 : 1.

Klinische Symptome Mehr als 130 phänotypische Auffälligkeiten wurden bei der Trisomie 18 beschrieben. Im Folgenden sind die Merkmale aufgelistet, die bei mindestens 50 % bzw. bei 10–49 % (in Klammern) der Patienten vorliegen.

Allgemein Polyhydramnion, kleine Plazenta, Frühgeburt oder Übertragung, singuläre Umbilikalarterie, Hypoplasie von Skelettmuskeln und Subkutangewebe, niedriges Geburtsgewicht, prä- und postnataler Minderwuchs, muskuläre Hypertonie, Gedeihstörung, Cutis marmorata, Ateminsuffizienz, Trinkschwäche, schwere psychomotorische Retardierung, (Krampfanfälle).

Kraniofazies Prominentes Okziput, schmale Stirn, kleiner Gesichtsschädel, tief angesetzte dysmorphe Ohren (Faunenohren), kleiner Mund, schmaler hoher Gaumen, Mikroretrognathie; (Mikrozephalie, Ptosis, Hypoplasie der Orbitalbögen, Hornhauttrübung, Gaumen- und/oder Lippenspalte).

Extremitäten Flexionskontrakturen der Finger mit Überlagerung II über III und IV über III, Nagelhypoplasie, kurzer, meist dorsal flexierter Hallux, (Handabknickung nach ulnar oder radial, Daumenhypoplasie, dorsal flektierte Zehen mit Wiegenkufenfüßen, Syndaktylie der Zehen II und III).

Thorax/Abdomen Kurzes Sternum, kleine Mamillen mit weitem Abstand, Inguinal- oder Umbilikalhernien, Rektumdiastase, (Meckel-Divertikel, Omphalozele).

Genitalien Beim Jungen: Kryptorchismus; beim Mädchen: (Hypoplasie der Labia major, prominente Klitoris).

Organe Herzfehler: VSD, ASD, persistierender Ductus arteriosus (Pulmonalstenose, Aortenfehlbildung); Hufeisenniere, Hydronephrose, polyzystische Nieren, Ureterfehlbildungen; Malsegmentation der Lunge, Aplasie des rechten Lappens.

Prognose Die intrauterine Letalität dieser Chromosomenstörung beträgt ca. 90 %, ca. 50 % der geborenen Kinder versterben in der ersten Lebenswoche, und nur ca. 5 % überleben länger als ein Jahr. Bei Mosaiken und partieller Trisomie kann ein leichteres klinisches Bild mit längerer Überlebenszeit gegeben sein, wobei in der Regel eine deutliche psychomotorische Retardierung besteht.

Pätau-Syndrom (Trisomie 13)

Ätiologie Die Trisomie 13 wurde erstmals von Pätau bei Kindern mit der Symptomenkombination Holoprosenzephalie, Lippenspalte und Hexadaktylie beschrieben. Bei ca. 80 % der Patienten liegt eine freie Trisomie 13 vor – ein Teil davon in Mosaikform, bei ca. 20 % findet sich eine Robertson-Translokation (Translokationstrisomie 13), die in etwa 40 % von einem Elternteil geerbt wurde.

Klinische Symptome Im Folgenden werden die Merkmale mit einer Häufigkeit von ≥50 % bzw. (10–49 %) aufgelistet.

Allgemein Singuläre Umbilikalarterie, niedriges Geburtsgewicht, Krampfanfälle, Apnoe, Trinkschwäche, schwere psychomotorische Retardierung.

Kraniofazies Holoprosenzephalie, Schwerhörigkeit, Mikrozephalie, weite Fontanelle und Sagittalnaht, Mikrophthalmie, Iriskolobom, Lippen- oder LKG-Spalte, tief sitzende dysmorphe Ohren, (Corpus-callosum-Agenesie, Hydrozephalus, Meningomyelozele, Anophthalmus, Mikroretrognathie).

Extremitäten Postaxiale Polydaktylie, Flexion der Finger, hyperkonvexe schmale Fingernägel, (Radiusaplasie, Syndaktylie, Klumpfüße).

Thorax/Abdomen Schmale und fehlende Rippen, Hüfthypoplasie, Inguinal- oder Umbilikalhernie, (Omphalozele, inkomplette Kolonrotation, Meckel-Divertikel).

Genitalien Beim Jungen: Kryptorchismus, abnormales Skrotum (Hypospadie); beim Mädchen: Uterus bicornis (Ovarialhypoplasie).

Organe Herzfehler: VSD, ASD, persistierender Ductus arteriosus, Dextroposition, Venenfehlmündung, überreitende oder hypoplastische Aorta, Pulmonalstenose, Mitral- oder Aortenklappenstenose, (Nierenfehlbildungen, z. B. polyzystische Nieren, Hydronephrose und Hufeisenniere, Situs inversus der Lungen, Thrombozytopenie).

Prognose Die intrauterine Letalität beträgt ca. 80 %; 80 % der geborenen Kinder versterben in der ersten Lebenswoche, nur 5 % überleben die ersten 6 Monate.

Tab. 26.5 Die wichtigsten Merkmale des Down-Syndroms und ihre Häufigkeit. Symptomfrequenzen nach Epstein 1995

Kraniofaziale Merkmale	Häufigkeit (%)	Andere Merkmale	Häufigkeit (%)
Brachyzephalie[a]	75	Geistige Behinderung	100
„Mongoloide Lidachse"	80	Muskuläre Hypotonie[a]	100
Epikanthus[a]	60	Verzögerte Reflexe	80
Brushfield Spots[a]	55	Infertilität (männlich)	100
Blepharitis, Konjunktivitis[a]	30	Kurze, breite Hände[a]	65
Nystagmus[a]	35	Brachydaktylie 5[a]	60
Flache, breite Nasenwurzel[a]	70	Klinodaktylie 5[a]	55
Offener Mund[a]	60	Vierfingerfurche[a]	55
Gefurchte Zunge[a]	55	Auffällige Dermatoglyphen	85
Hervortretende Zunge[a]	45	Sandalenlücke[a]	70
Dysplastische Ohren[a]	50	Gelenkhyperflexibilität[a]	75
Hoher Gaumen[a]	50	Hüftdysplasie	70
Schmaler Gaumen[a]	75	Herzfehler (AV-Kanal, VSD, ASD)[a]	40
Zahnfehler[a]	60	Herzgeräusch[a]	70
Atlantoaxiale Instabilität	15	Hypothyroidismus	13
Überschüssige Nackenhaut[a]	80	Duodenal, Analatresie	4
Kurzer Hals[a]	60	Leukämie	1

[a] Bestandteil der Symptomenliste von Jackson et al. 1976

26.2.5 Nummerische Aberrationen der Gonosomen

S. Heger, O. Hiort

Ullrich-Turner-Syndrom

Ätiologie und Pathogenese Ursache des Ullrich-Turner-Syndroms(UTS) ist der Verlust eines Geschlechtschromosoms, der zu einem Karyotyp 45,X führt und entweder alle Zellen des Körpers betrifft oder als Mosaik (45,X/46,XX oder 45,X/46,XY) vorliegt. Tatsächlich ist der Karyotyp 45,X nach der Konzeption noch wesentlich häufiger (fast 1,5 %), führt aber in der Mehrzahl der Fälle zum Spontanabort. Die Gonadendysfunktion ist assoziiert mit dem Vorliegen von Streak-Gonaden. Beim weiblichen Feten (46,XX) kommt es intrauterin zur Ausbildung von etwa 7 Mio. Oozyten, von denen bereits bis zur Geburt 4 Mio. regredieren. Bis zur Menarche reduziert sich diese Zahl weiter auf etwa 400.000 Oozyten. Dieser Vorgang der Reduktion von Eizellen im Ovar ist bei Vorliegen eines Chromosomensatzes 45,X stark beschleunigt, so dass bereits zum Zeitpunkt der zu erwartenden Pubertät kaum noch Oozyten in den Ovarien zu finden sind und diese weitgehend aus Bindegewebe bestehen.

Klinische Symptome Der Phänotyp des UTS beinhaltet obligat ein weibliches Genitale, ein retardiertes Knochenalter und einen Kleinwuchs (zu erwartende Endlänge um 145 cm) bei zugunsten der Oberlänge verschobenen Proportionen. Fakultativ können folgende Stigmata ausgebildet sein: kurzer Hals, inverser Haarstrich der Nackenhaare, „Schildthorax" mit weitem Mamillenabstand, Cubitus valgus, Pigmentnaevi und Pterygium colli, wobei Letzteres typisch, aber eher selten ist. Das UTS ist assoziiert mit kongenitalen Vitien (bikuspide Aortenklappe, Aortenisthmusstenose, Lungenvenenfehlmündung), renalen Fehlbildungen (Beckenniere, Hufeisennniere, Nierendoppelanlage, einseitige Nierenagenesie) und herabgesetzter Glukosetoleranz. Im Neugeborenenalter zeigen die betroffenen Mädchen Fußrückenödeme.

Da die Keimdrüsen von einem 46,XX/45,X-Mosaik betroffen sein können, können Patientinnen mit UTS funktionelles Ovarialgewebe aufweisen. Beim UTS kann es daher zur spontanen Pubertät und selten auch zur Schwangerschaft kommen. Mädchen mit UTS sind häufig introvertiert, ängstlich und neigen dazu, soziale Kontakte zu vermeiden. Neuere Studien befassen sich mit der Relevanz des Verlusts eines X-Chromosoms für die Gehirnstruktur, kognitive Funktion und das Verhalten.

Diagnose Wachstum und Knochenalter sind vermindert. Bei jedem Mädchen mit ungeklärtem Kleinwuchs muss eine Chromosomenanalyse durchgeführt werden. Diese erfolgt primär aus Lymphozyten und sollte bei positivem Nachweis von 45,X in allen untersuchten Metaphasen und klinischem Verdacht auf Mosaik 46,XX/45,X in einer Kultur von Hautfibroblasten wiederholt werden, wobei auch diese Untersuchung ein Mosaik in anderen Geweben des Körpers nicht sicher ausschließt. Es besteht ein Hypogonadismus. Die basalen Gonadotropinwerte (LH, FSH) sind ab vermeintlichem Pubertätsalter deutlich erhöht. Eine Ultraschalluntersuchung kann das Vorhandensein eines präpubertär konfigurierten Uterus darstellen.

Differenzialdiagnose Vom Ullrich-Turner-Syndrom ist die XX-Gonadendysgenesie zu differenzieren, charakterisiert durch Streak-Gonaden ohne 45,X-Chromosomensatz oder weitere Zeichen des UTS. Die Störung ist heterogen und kann sowohl mit neurosensorischer Taubheit (Perrault-Syndrom) als auch mit Keimzellaplasie bei Jungen in der gleichen Familie vergesellschaftet sein. Ein autosomal-rezessiver Erbgang wird angenommen. Die Patientinnen sind normal weiblich und fallen durch die Pubertas tarda ohne Kleinwuchs oder andere Zeichen eines UTS auf.

Dem UTS ähnelt ferner das Noonan-Syndrom. Das klinische Bild entspricht dem des UTS, allerdings sind Patienten beiderlei Geschlechts von dieser Störung betroffen und chromosomale Auffälligkeiten fehlen. Unterschiede finden sich in der Art der kongenitalen Vitien. Beim Noonan-Syndrom sind dies in der Regel eine Pulmonalklappenstenose oder ein Vorhofseptumdefekt. Ferner weisen Patienten mit Noonan-Syndrom häufig eine mentale Retardierung auf, und ein Hypogonadismus besteht seltener als beim UTS. Die Chromosomenanalyse ist normal, es liegen Mutationen im *PTPN11*-Gen vor, welches auf Chromosom 12q24.1 liegt. Anorchie und Leydig-Zellhyperplasie führen ebenfalls zum hypergonadotropen Hypogonadismus.

Therapie Therapeutisch werden natürliche oder synthetische Östrogene verabreicht. Patientinnen mit Ullrich-Turner-Syndrom sollten erst mit 14–15 Jahren behandelt werden, um einen negativen Effekt auf das noch zu erwartende Längenwachstum zu vermeiden. Dosierung und Dauer der Therapie werden in ▶ Kap. 67, Abschnitt „Therapie des permanenten Hypogonadismus“ beschrieben. Zur Behandlung des Kleinwuchses ist rekombinantes Wachstumshormon zugelassen, beginnend mit Abfall der Wachstumsgeschwindigkeit im frühen Kindesalter. Als Dosis werden maximal 0,05 mg/kg/Tag empfohlen. Damit lässt sich der Kleinwuchs mit einem Gewinn von 6–10 cm teilweise kompensieren. Das Wissen um die mit dem Ullrich-Turner Syndrom verbundene Infertilität beeinträchtigt die Lebensqualität und bedarf im frühen Erwachsenenalter ggf. der psychosozialen Betreuung.

Klinefelter-Syndrom

Ätiologie und Pathogenese Zugrunde liegt dem Klinefelter-Syndrom eine mütterliche meiotische Nondisjunktion, die zu einem oder mehreren überzähligen X-Chromosomen in der Zelle führt (Gonosomen-Aneuploidie, männlich). Der Chromosomensatz beträgt dabei meistens 47,XXY, es kommen auch Formen wie 48,XXXY oder 48,XXYY vor, und es kann auch im Falle einer postzygotischen Mitosestörung ein 46,XY/47,XXY-Mosaik entstehen.

Klinische Symptome Es bestehen zugunsten der Unterlänge verschobene Körperproportionen (eunuchoide Proportionen) und ein bereits im Kindesalter einsetzender Hochwuchs. Ferner finden sich zu kleine Testes und ein kleiner Penis im Pubertätsalter. Der Pubertätseintritt kann normal sein, die meisten Patienten weisen jedoch Zeichen einer verminderten Virilisierung auf. Eine Gynäkomastie tritt meist in der Pubertät auf und persistiert in 80 % der erwachsenen Patienten. Lungenerkrankungen, Diabetes mellitus Typ 2, Varizen, Mammakarzinome und extragonadale Keimzelltumoren treten häufiger auf als im Normalkollektiv.

Diagnose Leitsymptome sind Hochwuchs und kleine (6–8 ml), eher feste Hoden aufgrund einer Hyalinisierung und Fibrose der Tubuli seminiferi. Das Knochenalter ist retardiert. Bei Jungen mit dieser Symptomenkonstellation sollte eine Chromosomenanalyse durchgeführt werden. Diese erfolgt primär aus Lymphozyten und sollte bei positivem Nachweis von 47,XXY und Verdacht auf Mosaik 47,XXY/46,XY in einer Kultur von Hautfibroblasten wiederholt werden. Es besteht ein Hypogonadismus. Die basalen Gonadotropinwerte sind ab vermeintlichem Pubertätseintritt deutlich erhöht.

Klinisches Bild und endokrinologische Befunde ähneln denen des Klinefelter-Syndroms, wobei der Hochwuchs weniger ausgeprägt ist. Die Chromosomenanalyse ergibt den Karyotyp 46,XX. Ergänzend sind molekulargenetische Untersuchungen sinnvoll.

Therapie Selbst bei spontanem Einsetzen der Pubertät ist im Verlauf meist eine Substitution mit Androgenen erforderlich (▶ Kap. 67.3, Abschnitt Therapie des permanenten Hypogonadismus). Die Gynäkomastie bedarf meist einer chirurgischen Behandlung. Die lokale Anwendung von Dihydrotestosterongel ist meist wenig erfolgreich.

XX-Männer sind mit einer Inzidenz von 1 : 20.000 selten. Die Störung entsteht in den meisten Fällen durch eine Translokation des testisdeterminierenden Faktors (TDF), genauer des *SRY*-Gens (sex-determining region of the Y-chromosome) vom kurzen Arm des Y-Chromosoms auf das väterliche X-Chromosom. In etwa 10–20 % der Fälle sind keine *SRY*-Sequenzen nachweisbar.

Klinisches Bild und endokrinologische Befunde ähneln denen des Klinefelter-Syndroms, wobei der Hochwuchs weniger ausgeprägt ist. Die Chromosomenanalyse ergibt den Karyotyp 46,XX. Ergänzend sind molekulargenetische Untersuchungen sinnvoll.

26.2.6 Strukturelle Aberrationen und Krankheitsbilder

Die wichtigsten Formen der unbalancierten strukturellen Aberrationen, die auch als segmentale Aneusomie bezeichnet werden können, sind partielle Monosomien (Deletionen), partielle Trisomien (Duplikationen) bzw. partielle Tetrasomien (Extra-Markerchromosomen in Form von Isochromosomen) und die Kombination von partieller Monosomie und Trisomie (unbalancierte reziproke Translokation) (◘ Abb. 26.9). Für alle diese Strukturveränderungen gilt, dass eine von der Norm abweichende Kopiezahl für die in der betroffenen Chromosomenregion lokalisierten Gene vorliegt. Diese veränderte Gendosis führt zu einer für die entsprechende Chromosomenregion mehr oder weniger charakteristischen Kombination von Dysmorphien, Fehlbildungen und psychomotorischer Retardierung. Die mit segmentalen Aneusomien assoziierten Phänotypen können demzufolge als „Contiguous gene syndrome“ betrachtet werden, im angloamerikanischen Sprachgebrauch wird auch die Bezeichnung „Segmental aneusomy syndrome“ verwendet. Segmentale Aneusomien sind für fast alle Chromosomenabschnitte beschrieben worden, wobei die Fallzahlen für jede einzelne Chromosomenregion meist gering sind. Dabei unterscheiden sich zytogenetisch identisch erscheinende Bruchpunkte auf der DNA-Ebene in der Regel um mehrere Mb, mit Ausnahme bestimmter Mikrodeletionen.

Beispiele für segmentale Aneusomien und deren Phänotypen finden sich in ◘ Tab. 26.6 und 26.7. Für das gleichzeitige Vorliegen von partiellen Monosomien und partiellen Trisomien in Form von unbalancierten reziproken Translokationen gibt es eine nahezu unbegrenzte Anzahl von Kombinationsmöglichkeiten, so dass in diesen Fällen meist keine charakteristischen Phänotypen definiert werden können und identische Vergleichsfälle in der Literatur sehr selten

Tab. 26.6 Partielle Monosomien und Phänotypen

Monosomie Bruchpunkte Deletionsgröße	Syndrom/Symptome
4p p16[a], p15 o. p14 2–20 Mb	Wolf-Hirschhorn-Syndrom/Wachstumsretardierung, Mikrozephalie, prominente Stirn mit medianem Hämangiom, hakenförmige Nase mit prominenter Wurzel (griechisches Profil), Ohrenanhängsel, Gaumen- oder LKG-Spalte, Mikroretrognathie, Kopfhautdefekte, Herzfehler, Nierenanomalien, Epilepsie, schwere geistige Behinderung; Letalität bis 1. Jahr: 90 %
5p p15[a], p15 o. p14 2–20 Mb	Katzenschrei-Syndrom (Cri-du-chat-Syndrom)/Wachstumsretardierung, Mikrozephalie, rundliches Gesicht, antimongoloide Lidachsen, Strabismus, flache, breite Nasenwurzel, Mikroretrognathie, kurze Hände und Finger, charakteristischer Säuglingsschrei (Name), geistige Behinderung
18p p11[a] 20 Mb	DeGrouchy-I-Syndrom/Minderwuchs, muskuläre Hypotonie, breites Gesicht, Hypertelorismus, Ptosis, breite Nase, abfallende Mundwinkel, Zahnfehlstellungen, Trichterbrust, Skoliose, milde bis mittlere geistige Behinderung, ca. 20 % schwerer betroffen mit Hirnfehlbildungen (Holoprosenzephalie, schwere Behinderung), Herzfehler, Augenfehlbildungen
18q q21, q22, q23 20–40 Mb	DeGrouchy-II-Syndrom/Muskelhypotonie, Minderwuchs, Brachyzephalie, Mittelgesichtsretraktion, variable Augenfehlbildungen (Iriskolobom, Mikrophthalmie), schmale Nase, kurze Oberlippe, evertierte Unterlippe, Unterbiss, Wirbelfehlbildungen, Klumpfuß, Immunglobulin-A-Mangel
Xp p22.3[a] 2–15 Mb	Männlich: Contigous gene syndrome, gleichzeitiges Auftreten von Ichthyosis, Kallmann-Syndrom, Chondrodysplasia punctata, Kleinwuchs und okulärer Albinismus Weiblich: Kleinwuchs, fertil (kein Ullrich-Turner-Syndrom)

[a] Einige Patienten haben eine sehr kleine Deletion oder eine unbalancierte kryptische Translokation, die sich nur mit FISH-Analyse nachweisen lassen. Kleinere Deletionen zeigen nur eine Teilsymptomatik.

Tab. 26.7 Partielle Trisomien/Tetrasomien und Phänotypen

Aberration	Syndrom/Symptome
Partielle Trisomie 9p, unbalancierte Translokation	Trisomie-9p-Syndrom/Wachstumsrückstand, verzögerte Knochenreifung, Mikrobrachyzephalie, antimongoloide Lidachsen, knollige Nase, kurze Finger/Zehen, Nagelhypoplasie, Kryptorchismus, schwere psychomotorische Retardierung
Partielle Trisomie 11p (pat), unbalancierte Translokation	Beckwith-Wiedemann-Syndrom/syn. EMG- (Exomphalos-Makroglossie-Gigantismus-)Syndrom, geistige Behinderung, Tumoren
Partielle Tetrasomie 22q, Markerchromosom[a]	Katzenaugen-(Cat-eye-)Syndrom/Kolobom, hypertelorismus, Ohranhängsel, Nierenfehlbildungen, Herzfehler, Analatresie Markerchromosom i(22)(q12), häufig im Mosaik
Tetrasomie 12p, Markerchromosom[a], immer Mosaik	Pallister-Killian-Syndrom/grobes Gesicht mit evertierter Nasenbodenebene, Pigmentstörungen, zusätzliche Brustwarzen, Zwerchfellhernie, Herzfehler, Markerchromosom i(12p) in Fibroblasten, nur selten im Blut nachweisbar

[a] Die zusätzlichen Markerchromosomen sind in der Regel nur mit FISH-Analyse genau definierbar.

sind. Eine prognostische Aussage ist meist nicht anhand der betroffenen Chromosomensegmente, sondern nur auf Basis der klinischen Befunde möglich. Bei strukturellen Chromosomenaberrationen ist immer eine Chromosomenanalyse der Eltern indiziert. Die untere Grenze der im Karyogramm sichtbaren Veränderungen liegt in der Größenordnung von 5–10 Mb, d. h. partielle Monosomien oder Trisomien, die weniger als 5 Mb umfassen, werden in der Regel nicht erkannt (Ausnahme: Extra-Markerchromosomen).

26.2.7 Mikrodeletionssyndrome

Deletionen von weniger als 5 Mb werden als Mikrodeletionen bezeichnet. Sie sind nur in Ausnahmefällen im Lichtmikroskop sichtbar und werden mit der molekularzytogenetischen FISH-Technik nachgewiesen (Abb. 26.10). Einige Mikrodeletionen gehören zu den häufigsten chromosomalen Strukturstörungen und verursachen charakteristische Krankheitsbilder, die als Mikrodeletionssyndrome bezeichnet werden (Tab. 26.8). Eltern von betroffenen Kindern können Träger einer balancierten Strukturaberration oder (sehr selten) sogar selbst Träger der Deletion sein, die dann häufig in Mosaikform vorliegt. Die Deletionen sind nach der Häufigkeit von elterlichen Strukturaberrationen in 3 Gruppen eingeteilt. In Tab. 26.8 nicht aufgelistet sind Syndrome, deren verursachendes Gen zwar aufgrund von Mikrodeletionen identifiziert wurde, aber die insgesamt nur selten mit Mikrodeletionen assoziiert sind. Dazu gehören z. B. das Alagille-Syndrom mit den Leitsymptomen Cholestase und Wirbelanomalien (Defekt des *JAG1*-Gens in 20p12, Deletionsanteil ca. 2 %) und das Rubinstein-Taybi-Syndrom mit den Leitsymptomen Mikrozephalie, faziale Dysmorphien, breite Daumen und Zehen sowie geistige Behinderung (Defekt des *CBP*-Gens in 16p13, Deletionsanteil ca. 10 %). Ebenfalls nicht in Tab. 26.8 erwähnt

26

Tab. 26.8 Die wichtigsten Mikrodeletionssyndrome

Syndrom	Deletion Größe ca.	Häufigkeit der Deletion (Patienten)	Symptome (Leitsymptome)	Deletionsgruppen
Williams-Beuren-Syndrom (WBS)	7q11 2 Mb	1 : 10.000 (>95 %)	Supravalvuläre Aortenstenose, perinatale Hyperkalzämie, raue Stimme, geistige Behinderung, gutes Sprachvermögen, Verhaltensauffälligkeiten (distanzlos), charakteristisches Gesicht	I
Prader-Willi-Syndrom (PWS)	15q12,pat 4 Mb	1 : 13.000 (70 %)	Neonatale Hypotonie, Adipositas, Minderwuchs, Hypogenitalismus, Verhaltensauffälligkeiten	II
Angelman-Syndrom (AS)	15q12,mat 4 Mb	1 : 15.000 (70 %)	Schwere geistige Behinderung, Epilepsie, Ataxie, Lachanfälle	II
Miller-Dieker-Syndrom (MDS) und isolierte Lissenzephalie	17p13 1–5 Mb	1 : 20.000 (90 % und 30 %)	Lissenzephalie, prominente Stirn, schmale Schläfenregion, kurze Nase, schwere geistige Behinderung	III
Smith-Magenis-Syndrom (SMS)	17p11 5 Mb	1 : 25.000 (100 %)	Hyperaktivität, autoaggressives Verhalten, Brachyzephalie, flaches Mittelgesicht, geistige Behinderung	I
DiGeorge-Syndrom (DGS) und Shprintzen-Syndrom (VCFS)	22q11 2 Mb	1 : 4000 (95 % und 70 %)	Hypo- oder Aplasie von Thymus und/oder Parathyroidea, T-Zell-Defekt, Hypokalzämie, Herzfehler, Gaumenspalte, faziale Dysmorphien	

I Ausschließlich interstitielle Deletionen, fast immer de novo, sehr selten (0,5 %) haben Eltern ein Deletionsmosaik (meist Mikrosymptome)
II in der Regel interstitielle De-novo-Deletionen (22q11 ca. 10 % geerbt), der Anteil an unbalancierten Translokationen beträgt ca 1 %
III terminale Deletion, 5–10 % infolge unbalancierter Translokation

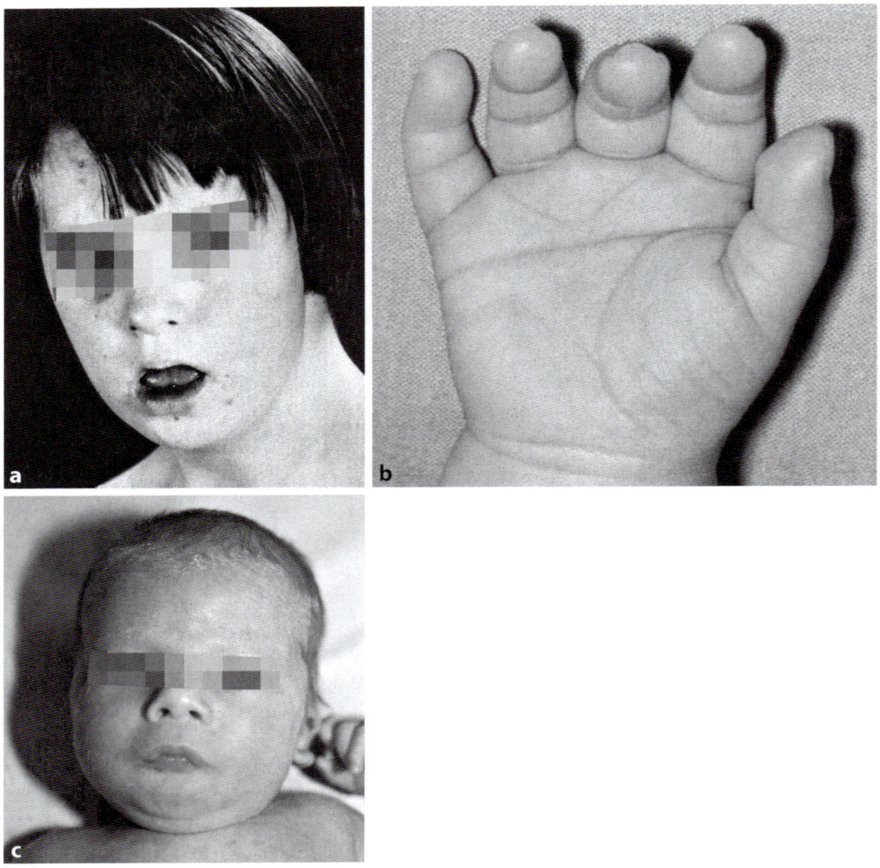

Abb. 26.11a–c **a** Jugendliche mit Down-Syndrom. Schlaffe, hypotone Gesichtszüge, schräg nach außen-oben verlaufende Lidspalten, Epikanthus beidseits, große Zunge. **b** Vierfingerfurche. **c** Säugling mit Di-George-Syndrom und Mikrodeletion 22q11. Typische Kraniofazies mit Hypertelorismus, kurzer Nase, kleinem zugespitzten Mund und Mikroretrognathie. (Mit frdl. Genehmigung von Dr. H. Seidel, München)

sind sehr seltene „Contiguous gene syndromes", z. B. das Langer-Giedion-Syndrom (Trichorhinophalangeal-Syndrom I, Exostosen und geistige Behinderung, 8q24) und das WAGR-Syndrom (Wilms-Tumor, Aniridie, genitouretrale Fehlbildung, Retardierung, 11p13). Eine aktuelle Übersicht über die bekannten Mikrodeletions- und Mikroduplikationssyndrome findet sich in der Decipher-Datenbank unter https://decipher.sanger.ac.uk.

Über die in ◘ Tab. 26.8 zusammengefassten Informationen hinaus sollen hier die Mikrodeletionen 22q11 und 15q12 (s. unten) näher erläutert werden.

Mikrodeletion 22q11

Epidemiologie Die Mikrodeletion 22q11.2 ist mit einer Geburtsprävalenz von 1:4000 die häufigste strukturelle Aberration.

Klinische Symptome Die typischen 3 Mb (bei 90 % der Patienten) und 1,5 Mb (bei ca. 8 % der Patienten) großen Deletionen sind mit verschiedenen, bereits früher klinisch definierten Krankheitsbildern assoziiert, die ausnahmslos eine hohe Variabilität und überlappende Merkmale zeigen. Dazu gehören DiGeorge-Syndrom, Velokardiofaziales Syndrom (VCFS), Conotruncal-Anomaly-Face-Syndrom, Cayler-Syndrom (schiefes Schreigesicht), CHARGE-Assoziation, Opitz-BBB(G)-Syndrom und ein dem Noonan-Syndrom ähnliches Bild. Diese Syndrome sind ausnahmslos heterogen, d. h. die Mikrodeletion 22q11 findet sich nur bei einem Teil der Patienten. Um die durch Mikrodeletion 22q11 verursachten Phänotypen zu einem „Syndrom" gleicher Ursache zusammenzufassen, wurde basierend auf den häufigsten Symptomen zunächst das das heute nicht mehr zu verwendende Akronym CATCH22 geprägt (cardiac defect, abnormal facies, thymic hypoplasia, cleft palate, hypocalceamia, 22q11 deletion). Im angloamerikanischen Sprachgebrauch hat sich der vorzuziehende Überbegriff „microdeletion 22q11 syndrome" durchgesetzt.

DiGeorge-Syndrom (DGS) Die drei klassischen Symptome des DGS sind Immundefekt aufgrund einer Aplasie oder Hypoplasie des Thymus, Herzfehler, vor allem. Anomalien des Herzausflusstrakts, und Hypokalzämie infolge Aplasie oder Hypoplasie der Parathyroidea. Patienten mit DGS zeigen häufig faziale Dysmorphien, wie Hypertelorismus, tief sitzende dysmorphe Ohren und Mikrognathie und sind meist lernbehindert, seltener umfassend geistig behindert (◘ Abb. 26.11). Seltenere Symptome sind Gaumenspalte, Nierenfehlbildungen und Neuralrohrdefekte. Das DGS wird als Entwicklungsfelddefekt der 3. und 4. Schlundtasche auf der Basis einer frühembryonalen Migrationstörung der Neuralleistenzellen mit heterogener Ätiologie (Teratogene, Chromosomenstörungen) und variabler Expressivität definiert. Die häufigste Ursache des DGS ist mit über 90 % die partielle Monosomie 22q11 (Mikrodeletion, selten unbalancierte Translokation 22q11). Selten finden sich andere Chromosomenstörungen, z. B. Deletion 10p oder Tetraploidie-Mosaik (nur in Fibroblasten).

Velokardiofaziales Syndrom Die Leitsymptome des VCFS (Synonym Shprintzen-Syndrom) sind Gaumenanomalien (Gaumenspalte, submuköse Spalte, velopharyngeale Insuffizienz), Herzfehler, vor allem. VSD, und charakteristische faziale Dysmorphien (schmale Augenspalten, Nase mit prominenter Wurzel mit schmaler Basis und rundlicher Spitze, Mikrognathie, rundliche, meist abstehende Ohren). Verhaltensauffälligkeiten und Lernbehinderung sind häufig. Weitere Merkmale sind Hypoplasie des Thymus und der Parathyroidea, Nierenfehlbildungen und Fehlbildungen des ZNS. Es besteht eine Überlappung mit dem DGS. Die Mikrodeletion 22q11 findet sich bei ca. 70 % der Patienten.

Pathogenese Die Deletionsregion (3 Mb) beinhaltet mehr als 40 Gene. Das Fehlen von einem oder mehreren dieser Gene bewirkt die o. g. Entwicklungsdefekte (Haploinsuffizienz), wobei Haploinsuffizienz des Gens *TBX1* die typischen Herzfehler verursacht.

Diagnose Aufgrund des breiten Phänotypspektrums der Mikrodeletion 22q11, das von gesund mit Mikrosymptomen, über isolierte Herzfehler bis hin zu letalen Formen des DGS (Thymusaplasie) reicht, sollte die Indikation zur FISH-Analyse der Region weit gefasst, d. h. schon bei Vorhandensein eines der Leitsymptome erwogen werden. Durch das Vorliegen von selteneren Begleitfehlbildungen (Neuralrohrdefekte, Extremitätenfehlbildungen) wird die klinische Diagnose der o. g. Syndrome zusätzlich erschwert. Bei Vorliegen einer Mikrodeletion 22q11 ist eine Untersuchung der Eltern indiziert (Anteil der geerbten Deletionen 10 %).

26.2.8 Uniparentale Disomie und genomische Prägung

Uniparentale Disomie

Definition Chromosomenmutationen, bei der die beiden homologen Chromosomen vom selben Elternteil geerbt wurden, werden als uniparentale Disomie (UPD) bezeichnet. Bei mütterlicher Herkunft der beiden Homologen liegt eine maternale UPD, bei väterlicher Herkunft eine paternale UPD vor. Uniparentale Isodisomie liegt vor, wenn die beiden Chromosomen identisch sind (homozygote Allele), Heterodisomie bedeutet, dass sich die Homologen unterscheiden (heterozygote Allele).

Diagnose Da die Gesamtzahl der Chromosomen bei einer UPD nicht verändert ist, lässt sich diese Mutation nicht im Karyogramm, sondern nur mit DNA-Analyse nachweisen. Im Rahmen der Pränataldiagnostik (Chorionzottenbiopsie) nachgewiesene Trisomiemosaike, die auf die Plazenta beschränkt bleiben, sind ein Indikator für eine mögliche UPD des betroffenen Chromosoms beim Feten mit normalem Karyotyp.

Pathologie Eine mögliche pathologische Konsequenz der UPD ist bei Isodisomie die Homozygotie für einen rezessiven Gendefekt. Von größerer pathologischer Bedeutung ist jedoch das Fehlen von bestimmten Genen, die grundsätzlich nur auf einem elterlichen Allel – entweder immer auf dem mütterlichen oder immer auf dem väterlichen – aktiv sind (monoallelische oder hemizygote Expression).

Genomische Prägung

Die o. g. spezifische, von der Keimbahnpassage abhängige Inaktivierung von Genen wird als genomische Prägung (genomic imprinting) bezeichnet. Die Gensequenz ist dabei auf dem inaktivierten Allel völlig intakt, d. h. die Inaktivierung erfolgt über keimbahnspezifische regulatorische Prozesse (u. a. assoziiert mit DNA-Methylierung) und ist reversibel (Aufhebung der Inaktivierung bei Keimbahnpassage bei entgegengesetztem Geschlecht. Nur wenige von den 20.000–25.000 Genen des Menschen unterliegen dem genomic imprinting, d. h. werden monoallelisch exprimiert. In Abhängigkeit von deren Chromosomenlokalisation führt eine UPD bestimmter Chromosomen zu Krankheiten (◘ Tab. 26.9).

26

Prader-Willi-Syndrom und Angelman-Syndrom

Die klassischen Beispiele für genomische Prägung beim Menschen sind das Prader-Willi-Syndrom (PWS) und das Angelman-Syndrom (AS). Beim PWS liegt in 70 % der Fälle eine paternale Deletion 15q11-q13, in 25–30 % eine maternale uniparentale Disomie 15 (upd[15]mat) und in ca. 1 % ein Imprintingdefekt vor. Selten sind balancierte Translokationen mit Bruchpunkt im SNRPN-Locus. Das heißt, dass bei den PWS-Patienten eine Defizienz des paternalen Allels vorliegt.

Beim AS sind 70 % maternale Deletionen 15q11-q13, 1 % paternale uniparentale Disomien (upd[15]pat), 3 % Imprintingdefekte und 15 % Mutationen im *UBE3A*-Gen, das im Gehirn nur auf dem maternalen Allel exprimiert wird. Bei 10 % der AS-Patienten bestehen andere zum Teil komplexe Aberrationen. Grundsätzlich liegt beim AS somit eine Defizienz oder eine Inaktivierung des maternalen Allels vor.

Bei einem Teil der AS-Fälle ist die gesunde Mutter Mutationsträgerin (stumme Mutation des paternalen Allels), was ein Wiederholungsrisiko von 50 % bedeutet. Ein weiterer Mutationstyp mit einem erhöhten Wiederholungsrisiko ist die sog. Imprinting-Mutation, bei dem infolge eines noch unklaren Mechanismus die Allele falsch, d. h. nach dem Muster des entgegengesetzten Geschlechts, geprägt werden. Beim PWS zeigt das vorhandene paternale Allel ein DNA-Methylierungs- und Genexpressionsmuster wie das maternale Allel (maternaler Epigenotyp), beim AS zeigt das maternale Allel einen paternalen Epigenotyp. Die PWS- und AS-Mutationstypen und deren Häufigkeit sind in ◘ Abb. 26.12 zusammengestellt.

26.2.9 Chromosomeninstabilitätssyndrome

Es gibt eine Reihe von autosomal-rezessiv oder auch X-rezessiv vererbten Krankheiten, die mit einer erhöhten Chromosomenbruchrate assoziiert sind. Die Chromosomenbrüche können spontan auftreten oder in der Gewebekultur mit bestimmten Agenzien induziert werden und dienen als diagnostisches Kriterium. Sie sind Ausdruck von DNA-Reparaturdefekten, die den Krankheiten zugrunde liegen (◘ Tab. 26.10).

26.2.10 Fragile Stellen

Definition Fragile Stellen sind bestimmte Chromosomenregionen, die unter bestimmten Zellkulturbedingungen eine Neigung zu Brüchen zeigen. Für keine der zahlreichen autosomalen fragilen Stellen konnte bisher ein phänotypischer Effekt nachgewiesen werden.

Fragiles-X-Syndrom

Das Syndrom (Synonym: Martin-Bell-Syndrom) gehört zu den häufigsten genetisch bedingten Syndromen und Ursachen geistiger Behinderung und ist mit einer fragilen Stelle auf dem X-Chromosom (Bande Xq27) assoziiert. Die wichtigsten Symptome des meist bei Knaben (ca. 1 : 1500), aber auch bei Mädchen (1 : 5000) vorkommenden Krankheitsbildes sind geistige Behinderung, Hyperaktivität, große Ohren, langes Kinn und beim männlichen Geschlecht vergrößerte Testes. Der Krankheit liegt eine Mutation im *FMR1*-Gen (fragile site mental retardation 1) auf Xq27 zugrunde. Es handelt sich dabei um eine Tandemamplifikation eines CCG-Trinukleotids, die unter bestimmten Zellkulturbedingungen eine Chromatinstörung und damit die mikroskopisch sichtbare fragile Stelle verursacht. Als diagnostisches Mittel der Wahl dient heute ausschließlich der direkte Nachweis der CCG-Amplifikation durch DNA-Analyse, wobei die Personen anhand der vorliegenden CCG-Kopienzahl „n" klassifiziert werden können: Gesunde Normalpersonen (n = 10–50), gesunde Überträger (n = 50–200) und Betroffene (n = 200–2000). Die zunehmende Verlängerung der Nukleotidsequenz in der Generationenfolge (instabile Mutation, n wird größer) erklärt den bereits in früheren Stammbaumanalysen beobachteten Antizipationseffekt.

◘ **Tab. 26.9** Uniparentale Disomie und Krankheitsbilder

Chromosom (Disomie)	Syndrom/Symptome
7 (maternal)	Silver-Russel-Syndrom/primordialer, proportionierter Minderwuchs
11 (paternal)	Beckwith-Wiedemann-Syndrom (EMG-Syndrom)/◘ Tab. 26.7
15 (maternal)	Prader-Willi-Syndrom (◘ Tab. 26.8)
15 (paternal)	Angelman-Syndrom (◘ Tab. 26.8)
14 (paternal)	Dysmorphie-Syndrom/Blepharophimose, Retrognathie, schmaler Thorax, Rippenanomalien, Gastroschisis, Kamptodaktylie, schwere geistige Behinderung
14 (maternal)	Kein gesichertes Syndrom/intrauterine Wachstumsretardierung, leichte geistige Behinderung, 1 Fall normal intelligent, keine Fehlbildungen

26.3 Molekulargenetik und Genomanalyse

S. Mundlos

26.3.1 Genotyp und Phänotyp

Viele angeborene Krankheiten sind genetisch bedingt und damit potenziell aus ihrer Ursache bestimmbar. Mit immer feineren Methoden der Genomanalyse werden zahlreiche genetische Krankheiten identifiziert, differenziert und neue Krankheitsgene gefunden. Damit beginnt sich das diagnostische Procedere grundlegend zu verändern, zumindest bei monogenen Erbleiden, also solchen, die durch einen einzelnen Gendefekt hervorgerufen werden. Je nach Vererbungsmodus handelt es sich hierbei um dominant oder rezessiv erbliche oder auch um Imprintingdefekte. Im Allgemeinen sind diese Krankheiten selten. Häufigere Defekte, z. B. isolierte Lippen-Kiefer-Gaumenspalten, sind dagegen im Allgemeinen nicht monogen, sondern polygen bedingt durch Veränderungen mehrerer Gene. Solche Veränderungen lassen sich derzeit (noch) nicht molekular diagnostizieren. Allerdings ist die Lage auch bei den monogenen Krankheiten komplex. So kann eine Krankheit einerseits durch mehrere verschiedene Gendefekte ausgelöst werden (sog. genetische Heterogenität), andererseits können verschiedene (allele) Mutationen ein- und desselben Gens völlig verschiedene Krankheitsbilder verursachen. Einem Gen kann damit nicht unbedingt eine Krankheit (und vice versa) zugeordnet werden. Entsprechend sollte eine Diagnose immer nur im Zusammenspiel von Klinik (Phänotyp) und molekularem Befund (Genotyp) gestellt werden.

Die Prognostizierbarkeit von Phänotyp und Verlauf wird weiterhin kompliziert durch Faktoren der Variabilität und Penetranz. So weisen z. B. Patienten mit einer Mutation in Fibrillin 1 und Marfan-Syndrom eine hohe klinische Variabilität auf, die nicht aus der Mu-

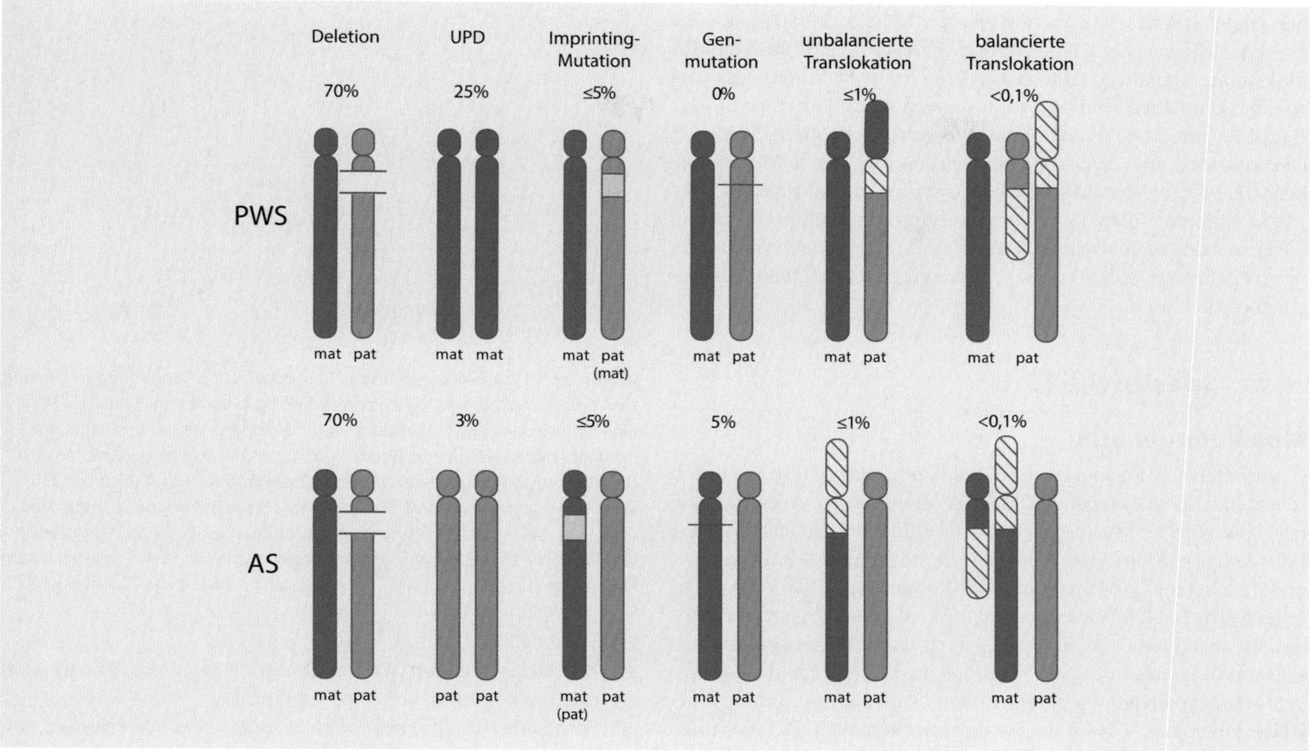

Abb. 26.12 Mutationen beim PWS und AS und deren prozentuale Häufigkeit. Beim AS lässt sich in ca. 20 % der Fälle keine Mutation nachweisen

Tab. 26.10 Syndrome mit Chromosomeninstabilität

Syndrom (Häufigkeit)	Leitsymptome	Chromosomenbefunde	Gen(e)
Fanconi-Anämie (1 : 100.000)	Panzytopenie, Minderwuchs, Radiusaplasie	Brüche spontan und induzierbar (Diepoxybutan)	*FAA, FAC* (heterogen)
Ataxia teleangiectatica (1 : 100.000)	Zerebelläre Ataxie, Teleangiektasien, Immundefekt, Krebsrisiko (Leukämien)	Brüche, Chromosom 7 und 14, spontan und induzierbar (Bleomycin, Strahlen)	*ATM*
Bloom-Syndrom (1:100.000, bei Ashkenasie 1:10.000)	Minderwuchs, UV-Sensibilität, Gesichtserythem, Immundefekt, Krebsrisiko	Schwesterchromatidaustauschrate erhöht (Harlekinchromosom)	*BLM*
Xeroderma pigmentosum (1 : 200.000)	Erytheme, Keratose, hohe UV-Sensibilität, Teleangiektasien, Tumoren (Melanom, Basaliom)	Brüche induziert durch UV-Strahlung	*XPB, XPD, XPG* (heterogen)
Nijmegen-Breakage-Syndrom (1 : 500.000)	Mikrozephalie, Immundefekt, Krebsrisiko (Leukämien)	Ähnlich wie bei Ataxia teleangiectatica	*NBS1*
Roberts-Syndrom (1 : 100.000)	Reduktionsfehlbildungen der Gliedmaßen (Tetramelie), Gesicht	Frühe Zentromertrennung, Heterochromatinrepulsion	*ESCO2*
ICF-Syndrom (1 : 500.000)	Immungobulinmangel, faziale Dysmorphien, mentale Retardierung	Chromosom 1, 9 und 16, Brüche/Multiradialfiguren	*DNMT3B*

tation vorhersehbar ist. Ob und wann eine Aortendissektion oder andere schwerwiegende Komplikationen auftreten, ist derzeit nicht prognostizierbar und hängt wahrscheinlich von modifizierenden Faktoren aus der Einwirkung anderer Gene ab. Dieses Prinzip gilt für viele genetische Defekte, insbesondere, wenn sie dominant vererbt werden. Der Begriff Penetranz bezeichnet die relative Häufigkeit von klinisch erkennbaren Veränderungen bei Mutationsträgern. Nicht-Penetranz bedeutet, dass ein Mutationsträger einer Familie keine Krankheitszeichen aufweist, die Krankheit bei ihm also „nicht durchdringt". Dieses Phänomen findet sich z. B. häufig bei der Ektrodaktylie, einer schweren Extremitätenfehlbildung, aber auch bei vielen anderen Krankheiten. Auch hier zeigt sich, dass eine molekulare Anomalie ohne die Klinik nicht interpretiert werden kann. Alle Ergebnisse sind im Licht der jeweiligen Modifikatoren insbesondere Variabilität und Penetranz zu betrachten und zu beurteilen.

Über die letzten Jahre hat sich gezeigt, dass bestimmte Krankheiten aufgrund ihrer Ähnlichkeit zu Gruppen zusammen gefasst bzw. einem Krankheitsspektrum zugeordnet werden können. Ferner zeigte sich, dass die phänotypische Ähnlichkeit häufig auf eine gleiche Pathogenese zurückzuführen ist. So kann ein- und derselbe molekulare Signalweg an verschiedener Stelle verändert sein und zu einer ähnlichen Fehlregulation der zellulären Funktion führen. Beispielsweise ähneln sich Noonan-Syndrom, Leopard-Syndrom, kardiofaziokutanes Syndrom. Sie werden alle durch Mutationen hervorgerufen, welche die Ras/Raf-Signalkaskade aktivieren. Hier, wie in anderen Fällen, kann es notwendig sein, mehrere Gene der Signalkaskade zu analysieren. Neue Verfahren, mit denen sog. Genpanels getestet werden können, ermöglichen eine entsprechende Diagnostik.

26.3.2 Spezifische Tests

Molekulargenetik

Grundsätzlich sind spezifische Tests von globalen Tests zu unterscheiden. Letztere dienen als Suchtest, meistens bei unklarer Diagnose, während für spezifische Tests eine klinische Verdachtsdiagnose notwendig ist. Molekulare Gentests, die auf Sequenzierung basieren und molekulare Zytogenetik mittels FISH sind spezifische Tests. Die gegenwärtig am häufigsten benutzte DNA-Sequenzierungsmethode basiert auf einem von Fred Sanger entwickelten enzymatischen Verfahren. Hierbei fungiert die DNA als Matrize für die In-vitro Synthese eines neuen komplementären DNA-Strangs mithilfe einer DNA-Polymerase. Die für die Synthese notwendigen dNTPs werden hinzugegeben, zusammen mit vier analogen Didesoxynukleotiden (ddNTPs), die, wenn eingebaut, zu einem Kettenabbruch führen. Da die Nukleotide kompetitiv eingebaut werden, erfolgt der Kettenabbruch zufällig, aber entsprechend der passenden Base (Adenin, Guanin, Cytosin, Thymin) an einer spezifischen Stelle. Werden die ddNTPs farblich markiert, und die neu synthetisierten DNA-Fragmente elektrophoretisch aufgetrennt, so kann mittels entsprechender Detektionsverfahren die Sequenz bestimmt werden (◘ Abb. 26.13).

Besteht der konkrete Verdacht auf eine genetisch bedingte Krankheit und ist das Gen bekannt, so kann ein Test die klinische Diagnose bestätigen. Diese Information ist aus mehreren Gründen wertvoll. Zum einen ist die klinische Diagnose insbesondere bei seltenen Krankheiten nicht immer eindeutig und kann so endgültig bestätigt werden. Zum anderen ermöglicht eine molekulare Diagnose es, eine Trägerschaft innerhalb der Familie zu bestimmen und ein Wiederholungsrisiko zu errechnen. Häufig erlauben Korrelationen von Genotyp und Phänotyp Aussagen zu Verlauf, Komplikationen und Schweregrad der Krankheit. Für viele Patienten ist schließlich das Wissen über die Ursache ihrer Krankheit von ganz wesentlicher Bedeutung, da so bestehende Unsicherheiten beendet werden und eine Akzeptanz der Situation erleichtert wird. Grundsätzlich sollte daher bei allen genetischen Krankheiten eine molekulare Diagnose angestrebt werden. Der fehlende Nachweis einer Mutation berechtigt jedoch nicht zum Ausschluss einer klinischen Diagnose. Dies liegt an Mutationen, die derzeit (noch) nicht getestet werden können, z. B. regulative Veränderungen, sowie an genetischer Heterogenität durch bisher unbekannte Loci.

Für die Testung wird im Allgemeinen der kodierende Abschnitt des Gens mittels PCR amplifiziert und dann sequenziert. Die Sequenz wird mit der Referenzsequenz abgeglichen. und Veränderungen werden hinsichtlich ihrer Pathogenität eingestuft. Das Ergebnis wird im Befundbericht mitgeteilt. Mögliche pathogene Veränderungen sind:

1. Missense-Mutation (Austausch einer Aminosäure für eine andere),

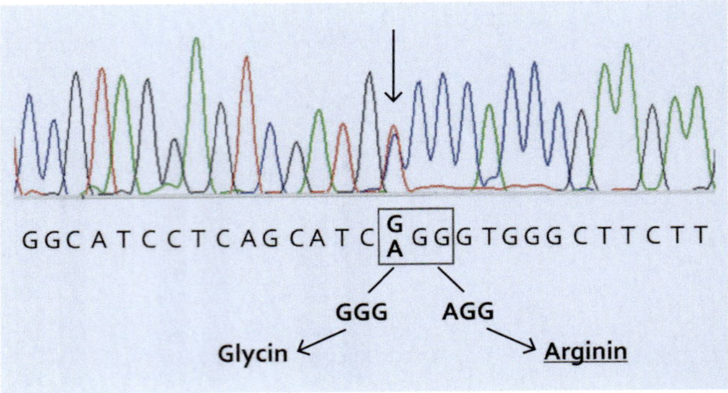

◘ **Abb. 26.13** Molekulargenetische Diagnose mittels Sanger-Sequenzierung. Bei Verdacht auf eine genetische Krankheit mit bekanntem Gendefekt kann eine Sequenzierung zur Abklärung und molekulargenetischen Diagnostik erfolgen. Hierzu werden die Bereiche, in denen die Mutation vermutet wird (im Allgemeinen der proteinkodierende Bereich eines Gens) mittels PCR amplifiziert und sequenziert. Das Ergebnis der Sanger-Sequenzierung wird über Elektropherogramme visualisiert, aus denen die Basenabfolge gelesen werden kann. Gezeigt ist ein Basenaustausch G zu A im *FGFR3*-Gen bei einem Patienten mit Achondroplasie. Der Austausch verändert das Codon GGG für Glycin in AGG für Arginin

2. Nonsense-Mutation (Austausch eines Kodons das für eine Aminosäure kodiert in ein Stopp-Codon,
3. Spleiß-Mutation (Spleißstellen erzeugen oder verschließen, was zu einem abnormen Transkript führt),
4. Insertion oder Deletion einer Base mit oder ohne Verschiebung des Leserasters (frame shift),
5. Deletionen von ganzen Segmenten des Gens, z. B. mehreren Exons.

Die Sequenzierung gilt als Goldstandard zur Erkennung von Veränderungen 1) – 4). Deletionen oder Duplikationen können im Allgemeinen nur erfasst werden, wenn sie klein sind bzw. zu einem PCR-Produkt führen, ansonsten wird nur das gesunde Allel amplifiziert. Ergänzende Verfahren sind hier die MLPA (Multiplex Ligation-dependent Probe Amplification) und die quantitative PCR, mit denen sich Dosisunterschiede an einem zuvor definierten Ort im Genom nachweisen lassen.

Die neuen Verfahren des Next Generation Sequencing (NGS) (s. unten) ermöglichen die Sequenzierung vieler DNA-Fragmente auf einmal. Nach spezieller Anreicherung über PCR-basierte Verfahren oder Capture-Technologie ist es möglich, bestimmte Abschnitte des Genoms anzureichern und dann zu sequenzieren (◘ Abb. 26.14). So können bestimmte Gen-Panels erstellt werden, mit denen z. B. alle Gene für erbliche Taubheit abgedeckt werden. Diese neuen Verfahren werden die molekulare Diagnostik grundlegend verändern und die Sequenzierung einzelner Abschnitte weitgehend ablösen. Zur genetischen Befundung gehören Überlegungen zur Pathogenität der gefundenen Abweichungen. Dies ist möglich durch den Vergleich mit Datenbanken, in denen Polymorphismen und deren Häufigkeit, wie auch krankheitsbezogene Mutationen aufgelistet sind. Bei bekannten Mutationen, die eindeutig mit bestimmten Krankheiten assoziiert sind, ist die Interpretation im Allgemeinen unproblematisch. Allerdings werden häufig Veränderungen gefunden, die nur in Zusammenhang mit der Gen-/Proteinfunktion und der Klinik interpretiert werden können. Zur weiteren Abklärung müssen dann evtl. weitere Familienangehörige untersucht werden, um festzustellen, ob die Veränderung auch bei Gesunden vorhanden ist oder beim Kranken de novo aufgetreten ist.

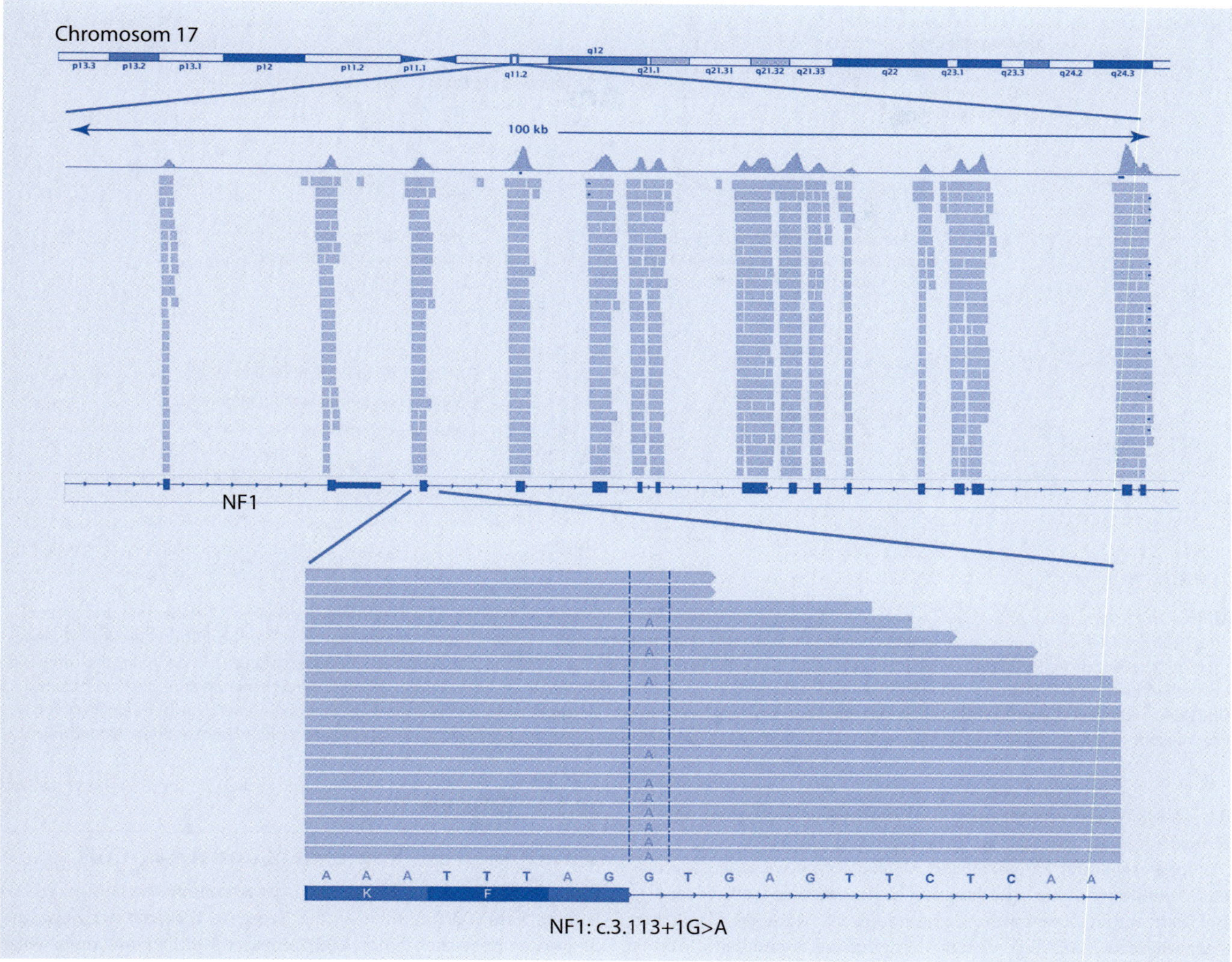

Abb. 26.14 Sequenzanreicherung und Exom-Sequenzierung mittels Next Generation Sequencing. Mittels Anreicherungsverfahren und Next Generation Sequencing (NGS) können Teile des Genoms selektiv analysiert werden. Gezeigt ist ein Bereich von Chromosom 17, aus dem die Exone des *NF1*-Gens angereichert und sequenziert wurden. Die *blauen Bereiche* repräsentieren die Exone, die darüber liegenden *grauen Bereiche* die Abdeckung mit den sequenzierten Regionen. Die relative Abdeckung ist darüber grafisch dargestellt. Darunter zeigt die Vergrößerung eine heterozygote Mutation in der invariablen Spleißstelle

Molekulare Zytogenetik

Neben der PCR stehen molekularzytogenetischen Methoden zur Verfügung, mit denen einzelne Chromosomenabschnitte gezielt auf das Vorhandensein von Aberrationen, insbesondere Deletionen, untersucht werden. Mittels Fluoreszenz-in-situ-Hybridisierung (FISH) werden markierte DNA-Fragmente, sog. „Sonden" auf luftgetrocknete Präparationen von Metaphasechromosomen auf einem Objektträger hybridisiert. Die Sonden-DNA wird direkt durch Einbau fluoreszierender Nukleotidvorstufen oder indirekt über Einbau eines Nukleotids mit einer Reportergruppe markiert. Die Auswertung erfolgt am Fluoreszenzmikroskop, wobei positive Signale oft als doppelte Signale erscheinen, die den beiden Chromatiden entsprechen. Über verschieden farbige Markierung der Sonden ist es möglich, mehrere Regionen gleichzeitig zu testen. Ferner kann die Fusion zweier benachbarter DNA-Fragmente, z. B. bei einer Translokation, dargestellt werden (überlappen eine rot und eine grün markierte Sonde, so wird das Signal gelb). Die maximale Auflösung einer Metaphasen-FISH-Analyse beträgt mehrere Mb.

FISH ist die Standardmethode, um spezifische Mikrodeletionssyndrome nachzuweisen. Da die Analyse pro Zelle erfolgt, sind mit dieser Methode Mosaike besonders gut nachzuweisen. Eine zusätzliche Erweiterung der Chromosomenfärbung ist die komparative Genomhybridisierung. Hierbei werden für bestimmte Bereiche, z. B. ganze Chromosomen, DNA-Sonden aus zwei verschiedenen Quellen verwendet, die unterschiedlich farblich markiert sind. Der Vergleich erfolgt aufgrund der Verhältniszahlen zwischen beiden Fluoreszenzsignalen (s. unten Array-CGH).

Epigenetik

Die Regulation der Genexpression ist ein entscheidender Prozess in der menschlichen Entwicklung und Homöostase. Durch den epigenetischen Code kann Genaktivität gesteuert und diese Information an die nächste (Zell-) Generation weitergegeben werden. Epigenetische Einflüsse erwachsen zum einen aus der spezifischen Methylierung der Cytosin der DNA, die spezifisch methyliert werden können und so die Genexpression herabregulieren. Zum anderen beeinflussen Proteine des Chromatins die Genexpression, vor allem durch Methylierung oder Acetylierung der Aminosäuren der Histone. Störungen des epigenetischen Codes können sowohl Wachstum und Entwicklung des Menschen beeinflussen als auch

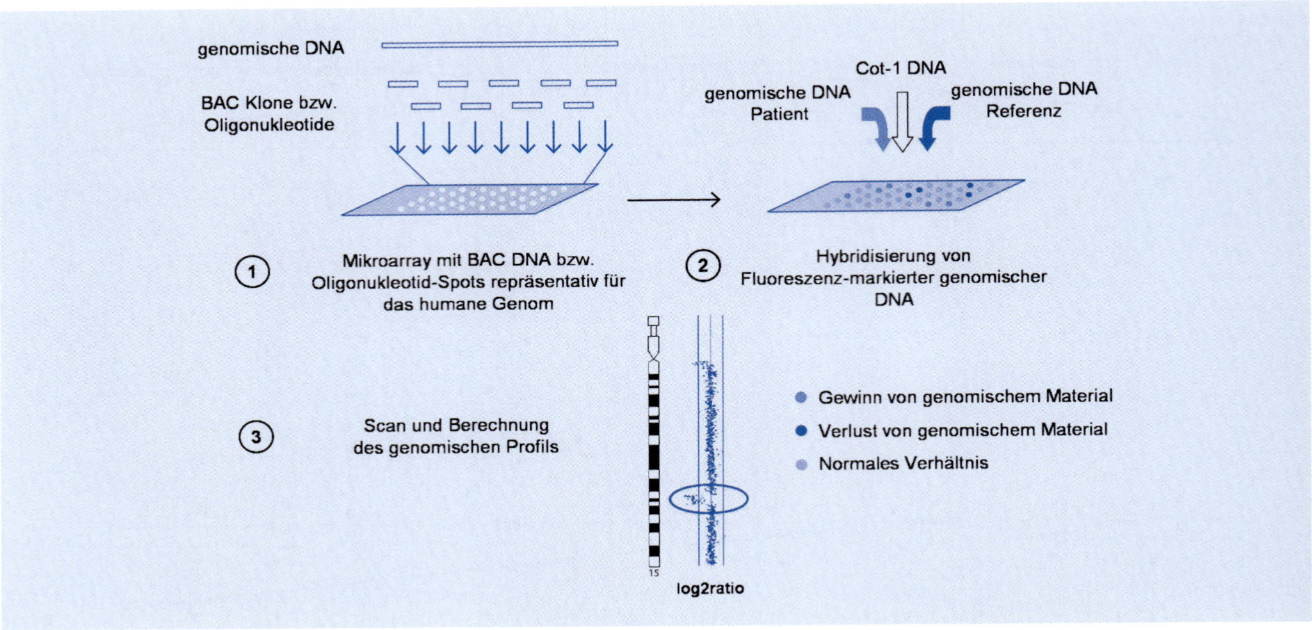

Abb. 26.15 Prinzip der Array-CGH. (*1*) Auf einem Chip immobilisierte DNA-Fragmente repräsentieren das menschliche Genom. (*2*) Patienten- und genomische Referenz-DNA werden mit unterschiedlichen Fluoreszenzfarbstoffen (rot und grün) markiert und zusammen auf den Chip hybridisiert. Bei einer Veränderung der Kopienzahl im Patientengenom im Vergleich zur Kontrolle verändert sich das Verhältnis zwischen den Fluoreszenzsignalen in der Hybridisierung. Die Cot-1-DNA dient der Blockierung von repetitiven Sequenzen, die zu unspezifischen Signalen führen können. (*3*) Ein Laser-Scanner erkennt die Fluoreszenzsignale für jeden Spot und registriert die Farbverschiebungen. Das Ergebnis wird als genomisches Profil angezeigt. Hier als Beispiel gezeigt ist ein Profil für Chromosom 15 mit einer Deletion im langen Arm des Chromosoms (rot umrandete Region). Ein Punkt im Profil entspricht einem Spot auf dem Mikroarray

die zelluläre Differenzierung und damit der Entwicklung von Krebs.

Im Bereich der Pädiatrie sind Mechanismen wichtig, die Allelausschluss durch elterliche Prägung im Imprinting-Center steuern. Bei bestimmten Genen werden physiologischerweise die väterlichen oder mütterlichen Allele durch Methylierung abgeschaltet und es kommt zur allelspezifischen paternalen oder maternalen Genexpression. Diese Form der epigenetischen Prägung kann durch verschiedene Mechanismen gestört sein. Werden beispielsweise zwei Chromosomen von einem Elternteil vererbt (bei Verlust des anderen), so entsteht eine uniparentale Disomie mit zwei väterlichen oder zwei mütterlichen Chromosomen. In diesem werden Gene, die dem Imprinting unterliegen, zu stark oder nicht exprimiert. Einen ähnlichen Effekt hat die Deletion eines Imprinting-Centers, die eine korrekte Methylierung verhindert. Krankheiten, bei denen die epigenetische Genregulation gestört ist, sind u. a. das Prader-Willi-Syndrom, Angelman-Syndrom, Beckwith-Wiedemann-Syndrom oder das Russell-Silver-Syndrom.

Das Methylierungsmuster entsprechender DNA-Regionen kann mittels einer methylierungssensitiven restriktiven Verdauung untersucht werden. So kann das Vorhandensein bzw. das Fehlen unterschiedlich methylierter Allele identifiziert werden. Eine weitere Methode, mit der größere Bereiche der DNA auf ihren Methylierungsgrad untersucht werden können, ist die Bi-Sulfit-Sequenzierung. Durch Behandlung von DNA mit Natriumhydrogensulfit werden Cytosine (C), nicht aber 5-Methylcytosin (5-MeC) in Uracil (U) umgewandelt. Bei einer anschließenden Sequenzierung findet man daher an den Stellen, wo vorher ein nicht methyliertes C war, nun ein Thymin, während 5-MeC als Cytosin erscheint. Man kann mit dieser Methode exakt analysieren, welche CG-Dimere in einer bestimmten Zelle methyliert waren.

26.3.3 Globale Tests

Variationen der Kopienzahl und Array-CGH

Eine Variation in der Kopienzahl (copy number variation, CNV) ist eine Veränderung nicht in der Sequenz, sondern der Zahl und Struktur der vorhandenen DNA-Abschnitte. Der normalerweise vorhandene diploide Satz kann reduziert (Deletion), vermehrt (dupliziert oder auch mehrfach amplifiziert) oder invertiert vorliegen. Solche CNVs können von wenigen Kilobasen bis zu mehreren Megabasen oder ganzen Chromosomen (z. B. Trisomien, Monosomien) reichen. Deletionen führen häufig zum Verlust von Genen oder Teilen davon und äußern sich dann in einer Krankheit, wenn die Genfunktion dosisabhängig ist. Duplikationen resultieren oft in drei Kopien; allerdings gibt es auch Regionen im Genom, die in höheren Kopienzahlen vorliegen. Zahlreiche Studien haben belegt, dass Duplikation oder auch Deletionen in bestimmten Regionen des Genoms toleriert werden, d. h. auch Polymorphismen sein können. Als solche tragen CNVs erheblich zur Variabilität unseres Genoms bei.

Technisch sind Veränderungen von maximal 5–10 Mb mithilfe von konventionellem Chromosomen-Banding sichtbar. Kleinere Veränderungen können mittels molekularer Zytogenetik und FISH identifiziert werden. Letztere Technologie erlaubt die gezielte Suche nach Mikrodeletionssyndromen, z. B. Williams-Beuren-Syndrom (Deletion auf 7q11.23) oder Smith-Magenis-Syndrom (Deletion auf 17p12). Eine genomweite Suche ist hiermit aber nicht möglich. Erst die Entwicklung von Methoden der komparativen Genomhybridisierung machte die Untersuchung des ganzen Genoms auf CNVs möglich.

Die arraybasierte komparative Genom-Hybridisierung (Array-CGH) ist ein Verfahren, mit dem das ganze Genom (oder ein Teil davon) auf Imbalancen (Duplikationen, Deletionen) untersucht werden kann (▪ Abb. 26.15). Der Begriff Array bezieht sich in diesem Kontext auf die regelmäßige, rasterförmige Anordnung von DNA-Fragmenten auf einem Objektträger. Die DNA-Fragmente wurden durch ein spezielles Verfahren auf der Oberfläche immobilisiert, so dass jeweils ein DNA-Fragment einem Bereich des Objektträgers zugeordnet ist. Je nach Verfahren handelt es sich hierbei um 100.000 bis 1 Mio einzelne Fragmente. Es entsteht somit ein Abbild des Genoms auf dem Objektträger, bei dem jedes DNA-Fragment einem bestimmten Bereich im Genom entspricht. Die Array-CGH basiert auf dem Prinzip der vergleichenden Hybridisierung von Patienten-DNA gegen Referenz-DNA. In der Auswertung kann dann für jedes repräsentative DNA-Fragment eine Aussage über die Kopienzahl (normal 2×, Deletion 1×, Duplikation 3×) des jeweiligen DNA-Abschnitts gemacht werden. Die Methode erlaubt eine ungezielte genomweite Suche nach „copy number variations" (CNVs). Die Array-CGH ist technisch einfach, aber dennoch hoch effizient und benötigt im Vergleich zur konventionellen Zytogenetik keine sich teilenden Zellen, also keine Kultivierung der Proben. Benötigt wird nur genomische DNA, die beispielsweise aus einer Blutprobe, aber auch aus Fruchtwasser oder Chorionzotten isoliert werden kann.

Anzahl und Dichte der DNA-Fragmente auf dem Chip bestimmen die Auflösung der Array-CGH. Je mehr DNA-Fragmente auf dem Objektträger aufgetragen werden, umso genauer ist die Abbildung des Genoms. Hier liegt jedoch gleichzeitig eine der größten Herausforderungen dieser neuen Technologie, denn die Array-CGH führt zur Erkennung von zahlreichen Polymorphismen, d. h. Kopienzahl-Veränderungen, die auch in der Normalbevölkerung nachgewiesen werden und vermutlich keine klinische Relevanz haben. Viele Veränderungen sind individuell und daher in Bezug auf ihre klinische Relevanz schwer zu beurteilen. Insbesondere im Pränatalbereich ist eine sichere Korrelation zwischen DNA-Test (Genotyp) und klinischem Erscheinungsbild (Phänotyp) schwierig.

Mithilfe der Array-CGH wurden in den letzten Jahren zahlreiche „neue" Mikrodeletionssyndrome beschrieben. Datenbanken wurden erstellt, welche die Beurteilung von Array-CGH-Befunden erleichtern. Die Ergebnisse einer Array-CGH-Untersuchung werden mit gespeicherten Daten verglichen und wie folgt gewertet:

1. Kein Nachweis einer klinisch relevanten Aberration
2. Nachweis einer klinisch relevanten Aberration, die mit einer bekannten genetischen Krankheit/Phänotyp assoziiert ist
3. Veränderung unklarer klinischer Relevanz, die auch bei einem Elternteil nachgewiesen wurde
4. Veränderung unklarer klinischer Relevanz, die nur beim Patienten und nicht in der DNA der Eltern nachgewiesen wurde (De-novo-Veränderung)

Die Untersuchung der Eltern kann ebenfalls mit Array-CGH oder, besser, mit alternativen Methoden (FISH, quantitative PCR) erfolgen.

Unter Berücksichtigung dieser Kriterien zeigten umfangreiche Studien, dass 10–15 % der Fälle mit unklarer Diagnose, z. B. bei Fällen mit unklaren Fehlbildungen und/oder mit geistiger Behinderung, pathologische Veränderungen im Array-CGH haben. Aufgrund dieser Häufigkeit sollte die Array-CGH in Fällen mit unklarer Diagnose (postnatal) als Standarddiagnostik eingesetzt und der herkömmlichen Chromosomenanalyse mit ihrer geringeren Auflösung vorgezogen werden.

Einschränkend ist zu bemerken, dass die Array-CGH zwar Methode der Wahl zum Nachweis von Veränderungen der Kopienzahl, nicht jedoch von Strukturveränderungen ist, die nicht mit einem Verlust oder Gewinn von genetischen Material einhergehen. So sind Inversionen oder auch Translokationen, sofern sie balanciert, also ausgeglichen sind, nicht nachweisbar. Sie können aber trotzdem pathogen wirken, indem sie z. B. die Einheit der regulativen Elemente und Exone eines Gens zerstören oder zur Fusion mit anderen Genen führen.

Genomsequenzierung

Das Humane Genomprojekt (Human Genome Project, HUGO) wurde offiziell 1990 mit dem Ziel begonnen, alle Gene des Menschen zu identifizieren, die ca. 3,2 Mrd. bp des menschlichen Genoms zu sequenzieren und damit weiteren Untersuchungen zugänglich zu machen. Weiterhin sollten im Zuge des Projekts neue Verfahren zur Genom- und Datenanalyse entwickelt, sowie ethische, rechtliche und soziale Fragestellungen diskutiert werden. 2001 wurde die vollständige Sequenzierung des menschlichen Genoms bekannt gegeben, aber erst einige Jahre später war die menschliche Genomsequenz wirklich in allen Abschnitten verfügbar. Mit der damals vorhandenen Technologie der Sanger-Sequenzierung war die Sequenzierung eines Genoms eine Herkulesaufgabe, die nur mit massivem personellen, materiellen und nicht zuletzt finanziellen Aufwand (insgesamt mehr als 1 Mrd. US $) durchgeführt werden konnte. Wenig später wurde das erste persönliche Genom mit Sanger-Sequenzierung durchgeführt (Craig Venter, veröffentlicht 2007).Der enorme Preis (ca. 10 Mio US $) und Aufwand machten die medizinische Anwendung, z. B. in der medizinischen Diagnostik, allerdings wenig praktikabel.

Der Durchbruch in der DNA-Sequenziertechnologie erfolgte wenig später mit der Einführung des sog. „Next Generation Sequencing" (NGS). NGS-Technologien beruhen auf anderen Verfahren als die Sanger-Sequenzierung und unterscheiden sich im Wesentlichen dadurch, dass nicht ein DNA-Strang nach vorheriger Amplifizierung einzeln sequenziert wird, sondern dass viele Stränge gleichzeitig (massive parallel sequencing) sequenziert werden. Dies wird dadurch möglich, dass DNA-Moleküle einzeln und dann klonal expandiert werden. Die parallele Sequenzierung dieser Molekülklone kann über verschiedene Plattformen mit unterschiedlichen Nachweisverfahren erfolgen. So kann z. B. über den Einbau von fluoreszenzmarkierten Nukleotiden die Farbreaktion über hochauflösende optische Scanner erkannt werden. Alternative Verfahren messen den Protonenfluss beim Einbau der spezifischen Nukleotide. Alle Verfahren bieten die Möglichkeit große Mengen von Klonen in einem Lauf zu sequenzieren. Nachteil der Sequenzierung des gesamten Genoms ist die Produktion großer Datenmengen und der erhebliche Aufwand. Die Interpretation der Varianten ist aufgrund der enormen Zahl (ca. 2 Mio. pro Genom ohne strukturelle Varianten) und der meist unklaren Bedeutung schwierig. Andere Verfahren, bei denen nur Teile des Genoms sequenziert werden, sind praktikabler und werden bereits klinisch genutzt. Zu ihnen gehört die Exom-Sequenzierung, d. h. die Sequenzierung nur der kodierenden Gene (Exom) des Genoms, ein Verfahren mit hoher Effizienz. Als Exom wird die Summe aller Exons oder der kodierenden Region des Genoms bezeichnet. Je nach Auslegung handelt es sich hierbei um ca. 1–1,5 % des Genoms und somit 30–60 Mb. Vor der Sequenzierung eines Exoms muss dieser Bereich des Genoms angereichert und vom Rest getrennt werden. Dies geschieht über Verfahren, bei denen DNA- oder RNA-Fragmente, die komplementär zur Ziel-DNA sind, mit der genomischen DNA hybridisiert und dann immobilisiert werden. Die nicht gebundene DNA kann dann weggewaschen und die angereicherte DNA sequenziert werden. Mit PCR und anderen Methoden lassen sich besonders interessierende Gene (gene panels), z. B. einer Krankheitsgruppe, anreichern und gezielt sequenzieren

Für die Analyse der so gewonnenen Sequenzdaten sind bioinformatische Verfahren notwendig, zunächst zum Vergleich der Sequenz mit der Referenz-DNA und dann zur Identifikation und Interpretation von Sequenzvarianten. Bei einer Exom-Sequenzierung fallen ca. 20.000 Varianten an, unter denen es die pathogene Veränderung zu identifizieren gilt. Dies erfolgt über einen Abgleich mit Datenbanken, welche die Häufigkeit von Varianten, sog. single nucleotide polymorphisms (SNPs), zeigen. Polymorphismen werden identifiziert und aussortiert. Als nächster Schritt ist die funktionelle Relevanz zu prüfen, also ob es sich um Mutationen mit oder ohne Auswirkung auf die Proteinbildung (synonyme oder nicht synonyme Veränderungen) handelt, ob Spleißmutationen vorliegen und welche Auswirkungen ein Aminosäurenaustausch auf die Proteinfunktion haben könnte. Aufgrund der Vielzahl von Varianten muss das Ergebnis der bioinformatischen Analyse immer im Zusammenhang mit der klinischen Symptomatik interpretiert werden.

Diese Verfahren haben die Herangehensweise an genetische Krankheiten grundlegend verändert. Sie ermöglichen jetzt Gendefekte auch in kleinen Familien oder Einzelfällen zu identifizieren. Hierzu sind grundsätzlich drei Zugänge möglich:

1. Gen-Sequenzierung von mehreren Betroffenen mit gleichem Phänotyp und Suche nach einem gleichermaßen veränderten Gen
2. Gen-Sequenzierung von Familien mit rezessivem Vererbungsmodus und Suche nach einer gleichen Veränderung bei allen Betroffenen
3. Suche nach De-novo-Veränderungen durch den Vergleich von gesunden Eltern mit betroffenem Kind unter der Annahme, dass eine dominante Veränderung vorliegt.

Letzteres Verfahren ist besonders bei seltenen unbekannten Krankheiten aussichtsreich und wird in der klinischen Routine eingesetzt.

26.3.4 Ethische Aspekte

Die Untersuchung von DNA hat in vielfacher Hinsicht eine andere Wertigkeit als andere Laboruntersuchungen. Veränderungen in der DNA können weitervererbt werden bzw. bei anderen Familienmitgliedern vorhanden sein. Der besondere prädiktive Charakter von DNA-Veränderungen unterscheidet sie nicht unbedingt qualitativ, aber doch in ihrem Ausmaß von anderen Tests. Jeder Patient bzw. sein Vertreter sollten daher selbst entscheiden können, ob sie dieses Wissen haben wollen oder nicht. Dies ist durch eine schriftliche Einwilligung zu bestätigen. Die diagnostische Testung von Krankheitsgenen bei Betroffenen ist weniger problematisch. Bei der prädiktiven Testung, also der Testung von gesunden Personen, ist die Entscheidung möglicherweise von großer Tragweite und darf deshalb nur nach entsprechender Beratung erfolgen. In der Bundesrepublik Deutschland ist die Durchführung genetischer Untersuchungen beim Menschen sowie die Verwendung genetischer Proben und Daten durch das am 1. Februar in Kraft getretene Gendiagnostikgesetz geregelt.

Glossar

Alignieren
Bioinformatisches Verfahren zum Vergleich zweier oder mehrerer (DNA- oder Protein-) Sequenzen.

Comparative Genom Hybridisierung
Ein Verfahren, mit dem Gewinne und Verluste von genomischen Material erkannt werden kann. Dies erfolgt in allgemeinen über die kompetetitive Hybridisierung von Patienten und Kontroll-DNA auf eine Referenz-DNA. Über eine unterschiedliche farbliche Markierung der DNAs (rot und grün) kann das Verhältnis zueinander gemessen werden. Bei gleichen Anteilen ergibt sich eine gelbe Farbe und bei Abweichungen mehr grün bzw. rot.

Array-CGH
Verfahren der comparativen Genomhybridisierung (CGH) das über einen Chip funktioniert, auf dem geordnet repräsentative Teile des Genoms meistens als kleine DNA-Abschnitte (Oligos) abgebildet sind. Mit dieser Methode lassen sich sehr effektiv und sensitiv Variationen in der Kopienzahl feststellen.

Copy number variation (CNV)
Variationen in der Kopienzahl. Neben Sequenzvarianten stellen Varianten in der Zahl der Kopien von DNA-Abschnitten einen wichtigen Teil von Varianten im Genom dar. CNVs können normale Varianten sein, oder pathologische Auswirkungen haben. Die Detektion erfolg am besten über Array-CGH.

De-novo-Veränderung
Auftreten einer Neumutation, also einer Veränderung, die nicht in den Eltern vorhanden ist.

Single Nucleotide Polymorphisms (SNPs)
Varianten in der DNA-Sequenz, die als nichtpathogen gelten und somit zur interindividuellen Variation beitragen. Die Detektion erfolgt über Sequenzierung oder SNP-Arrays.

Mikrodeletionssyndrom
Ein Syndrom, das durch eine Deletion im Genom verursacht wird, die im allgemeinen mehrere Gene umfasst und zu klein ist, um mittels herkömmlicher Chromosomenuntersuchung detektiert zu werden. Zur Detektion wird z. B. FISH oder Array-CGH eingesetzt.

Fluoreszenz in situ Hybridisierung (FISH)
Eine Technik für die Detektion und Lokalisation von spezifischen DNA-Sequenzen auf Chromosomen. Eine Sonde wird farblich markiert und auf die Chromosomen hybridisiert. Anhand der Anzahl und Lokalisation der Signale können z. B. Deletionen, Duplikationen oder Fusionen identifiziert werden.

Massiv-parallele (oder Next Generation) Sequenzierung (NGS)
Eine Technologie, mit der Einzelmoleküle parallel in großer Zahl sequenziert werden können. Dies erlaubt die Analyse von großen DNA-Mengen zu geringen Kosten.

Single Nucleotide Polymorphism (SNP) Array
Eine Technologie, mit der bekannte Varianten in der Sequenz einer DNA-Probe bestimmt werden können. Das Ergebnis ermöglicht die Bestimmung von Genotyp bzw. die Kombination von Allelen, also ob die Allele AA, AB, oder BB vorliegen. Da SNP-arrays-Information zum Genotyp bieten, können mit ihnen Kartierungen durchgeführt bzw. Regionen mit Homozygotie identifiziert werden. Das Verfahren kann auch zur Detektion von Deletionen und Duplikationen verwandt werden.

Gene panels
Zusammenstellung von Genen, die mit einem bestimmten Krankheitsbild vergesellschaftet sind; besonders bei Krankheiten, bei denen die phänotypische Zuordnung zu einzelnen Genen schwierig ist. Die Sequenzierung erfolgt über NGS.

Missense-Mutation
Veränderung der DNA-Sequenz im kodierenden Bereich, die zu einer (pathogenen) Veränderung in der Aminosäuresequenz führt.

Nonsense-Mutation
Veränderung der DNA-Sequenz, die zur Umwandlung eines Aminosäure-Codon in ein Stopp-Codon führt.

Strukturelle Varianten
Varianten im Genom, die sich auf die Kopienzahl auswirken, also Verringerung oder Vermehrung von bestimmten DNA-Abschnitten. Weitere strukturelle Varianten sind Inversionen und Translokationen. Strukturelle Varianten können Polymorphismen sein, oder pathogene Auswirkung haben.

Literatur

Aase JM (1990) Diagnostic Dysmorphology. Plenum Medical Book Company, New York, London

Allanson JE, Cunniff C, Hoyme HE, McGaughran J, Muenke M, Neri G (2009) Elements of morphology: Standard terminology for the head and face. Am J Med Genet Part A 149A:6–28

Biesecker LG, Aase JM, Clericuzio C, Gurrieri F, Temple IK (2009) Elements of morphology: Standard terminology for the hands and feet. Am J Med Genet Part A 149A:93–127

Carey JC, Cohen MM Jr, Curry CJR, Devriendt K, Holmes LB (2009) Elements of morphology: Standard terminology for the lips, mouth, and oral region. Am J Med Genet Part A 149A:77–92

Cohen MM Jr (1997) The Child with Multiple Birth Defects, 2. Aufl. Oxford University Press, New York, Oxford

Edelmann L, Hirschhorn K (2009) Clinical utility of array CGH for the detection ofchromosomal imbalances associated with mental retardation and multiple congenitalanomalies. Ann N Y Acad Sci 1151:157–166

Gardner RJM, Sutherland GR, Shaffer LG (2012) Chromosome Abnormalities and Genetic Counseling, 4. Aufl. Oxford University Press, New York

Gillessen K, Siebert R (2012) Stellenwert der Array-basierten molekularen Karyotypisierung in der Humangenetik. Medgen 24:84–85

Hackmann K, Engels H, Schröck E (2012) Molekulare Karyotypisierung in der genetischen Diagnostik – Technologien und Anwendungen. Medgen 24:86–93

Hanson JW, Smith DW (1975) U-shaped palatal defect in the Robin anomalad: Developmental and clinical relevance. J Pediatr 83:30–33

Hennekam RCM, Cormier-Daire V, Hall JG, Méhes K, Patton M, Stevenson RE (2009) Elements of morphology: Standard terminology for the nose and philtrum. Am J Med Genet Part A 149A:61–76

Horsthemke B (2010) Mechanisms of imprint dysregulation. Am J Med Genet C Semin Med Genet 154C:321–328

Hunter A, Frias JL, Gillessen-Kaesbach G, Hughes H, Jones KL, Wilson L (2009) Elements of morphology: Standard terminology for the ear. Am J Med Genet Part A 149A:40–60

Knickmeyer RC (2012) Turner syndrome: advances in understanding altered cognition, brain structure and function. Curr Opin Neurol 25:144–149

Kunze J (2010) Wiedemanns Atlas klinischer Syndrome: Phänomenologie-Ätiologie-Differenzialdiagnose, 6. Aufl. Schattauer Verlag, Stuttgart

Mundlos S (2009) The brachydactylies: a molecular disease family. Clin Genet 76(2):123–136

Oneda B, Rauch A (2012) Molekulare Karyotypisierung in der Diagnostik neurokognitiver Entwicklungsstörungen. Medgen 24:94–98

Opitz JM (1991) Entwicklungsstörungen des Menschen. Monatsschr Kinderheilk 139:259–272

Pinsker JE (2012) Clinical review: Turner syndrome: updating the paradigm of clinical care. J Clin Endocrinol Metab 97:E994–1003

Reardon W (2008) The Bedside Dysmorphologist. Classic Clinical Signs in Human Malformation Syndromes and Their Diagnostic Significance. Oxford University Press, Inc, New York

Rimoin DL, Horton WA (1978) Short stature. Part I and Part II. J Pediatr 92:523–528 (697–704)

Robinson PN, Krawitz P, Mundlos S (2011) Strategies for exome and genome sequencedata analysis in disease-gene discovery projects. Clin Genet 80(2):127–132

Schinzel A (2001) Catalogue of unbalanced chromosome aberrations in man, 2. Aufl. De Gruyter, Berlin-New York

Shaffer LG, McGowan-Jordan J, Schmid M (Hrsg) (2013) ISCN 2013 – an international system for human cytogenetic nomenclature. Karger, Basel

Slavotinek AM (2008) Novel microdeletion syndromes detected by chromosome microarrays. Hum Genet 124:1–17

Speicher R, Carter NP (2005) The New Cytogenetics: Blurring the Boundaries with Molecular Biology. Nat Rev Genet 6:782–792

Spengler S, Begemann M, Brüchle NO et al (2012) Molecular Karyotyping as a Relevant Diagnostic Tool in Children with Growth Retardation with Silver-Russell Features. J Pediatr 161:933–942

Sperling K, Neitzel H (2000) Chromosomopathien. In: Ganten D, Ruckpaul K (Hrsg) Handbuch der Molekularen Medizin, Bd. 7, Teil 2. Springer Verlag, Berlin Heidelberg

Spranger J (1989) Krankheit, Syndrom, Sequenz. Monatsschr Kinderheilk 137:2–7

Stankiewicz P, Beaudet AL (2007) Use of array CGH in the evaluation of dysmorphology, malformations, developmental delay, and idiopathic mental retardation. Curr Opin Genet Dev 17:182–192

Strachan T, Read A (2005) Molekulare Humangenetik, 3. Aufl. Spektrum Akademischer Verlag, Heidelberg

Tsuchiya KD (2011) Fluorescence in situ hybridization. Clin Lab Med 31(4):525–545

27 Angeborene Entwicklungsdefekte

A. Queißer-Wahrendorf, R. König

27.1 Epidemiologie

A. Queißer-Wahrendorf

Bei etwa 3–6 % aller Neugeborenen werden große Fehlbildungen (z. B. Spina bifida, Transposition der großen Gefäße, Lippen-Kiefer-Gaumen-Spalte) diagnostiziert, ungefähr ein Fünftel davon sind schwer und lebensbedrohlich. Die Prävalenz angeborener großer Entwicklungsdefekte liegt damit pro Jahr für Deutschland ungefähr in dem Bereich der Inzidenz von Lungenkrebs.

In den westlichen Industrieländern steht etwa ein Viertel aller Todesfälle bei Kindern im Zusammenhang mit angeborenen Fehlbildungen. Kinder mit angeborenen Entwicklungsdefekten machen etwa ein Drittel aller stationären pädiatrischen Aufnahmen aus. Für die Behandlung von Kindern mit großen Fehlbildungen werden in den Vereinigten Staaten von Amerika jährlich Kosten von mehr als 1,4 Mrd. Dollar veranschlagt. Die frühzeitige Diagnose und Prävention angeborener Fehlbildungen, die Einleitung einer bestmöglichen Therapie sowie die problemangepasste Begleitung von Schwangerschaften und Kindern mit angeborenen Defekten und deren Eltern sind daher wesentliche Aufgaben der Pädiatrie.

27.1.1 Definition und Ätiologie

Große angeborene Entwicklungsdefekte (Fehlbildungen) sind definiert als strukturelle Defekte des Körpers und/oder der Organe, die die Lebensfähigkeit beeinträchtigen und interventionsbedürftig sind. Sie werden je nach Ursache, Zeitpunkt und Ausmaß der Entwicklungsstörung in Malformationen (mangelnde Gewebsbildung), Deformationen (mechanischer Stress auf normales Gewebe), Disruptionen (Destruktion von normalem Gewebe) und Dysplasien (abnorme Zell- oder Gewebestruktur) eingeteilt.

In etwa 60 % der Fälle sind die Ursachen angeborener Fehlbildungen nicht bekannt. In etwa 20 % werden monogen erbliche Ursachen, in 5–10 % chromosomale und in 2–10 % Virusinfektionen als Ursache angegeben. Die intrauterine Entwicklung des Kindes kann durch äußere Störfaktoren (z. B. chemische und physikalische Noxen, Medikamenteneinnahme in der Schwangerschaft, Fehlernährung, ökosoziale Faktoren, berufliche Expositionen) empfindlich beeinflusst und gestört werden. Fehlbildungen können dann die Folge solcher schädigenden Einflüsse sein. Spätestens seit der Thalidomid-Katastrophe sind die möglichen Auswirkungen einer medikamentösen Therapie in der Schwangerschaft offensichtlich.

27.1.2 Epidemiologie – Begriffsklärung

In der Fehlbildungsepidemiologie werden Aussagen zur Prävalenz von angeborenen Fehlbildungen in einer Population getroffen. Die Prävalenz beschreibt die Häufigkeit einer Erkrankung in einer definierten Population zu einem definierten Zeitpunkt. Für den Epidemiologen ist nicht nur der einzelne Fall (Kasuistik) von Interesse, sondern die Summe der Fälle in der Bevölkerung (Zielpopulation) und/oder in Teilen der Bevölkerung (Quellpopulation). Die Zielpopulation beschreibt in diesem Zusammenhang die Bevölkerung, für die eine Aussage getroffen werden soll. Im Idealfall sind die Ziel- und die Quellpopulation identisch. In der Medizin erheben epidemiologische Studien Daten und/oder generieren Hypothesen zu Krankheiten/Fehlbildungen und deren Ursachen. Zur Identifikation oder Überprüfung dieser Hypothesen werden vor allem Fall-Kontroll-Studien oder Kohorten-Studien durchgeführt bzw. Register eingesetzt.

27.1.3 Anforderungen an eine Fehlbildungserfassung

Epidemiologische Daten aus Fehlbildungserfassungssystemen sind die unverzichtbare Basis, um Hypothesen für das Auftreten neuer Fehlbildungsmuster zu generieren und die Wirksamkeit möglicher Präventionsmaßnahmen zu überprüfen. Hierzu ist eine systematische und umfassende Registrierung von angeborenen Fehlbildungen, die auch eine internationale Vergleichbarkeit einschließt, essentiell. Die Hauptzielsetzungen und Aufgaben von Geburten- und Fehlbildungsregistern liegen in der Ermittlung deskriptiver Daten (z. B. Prävalenzen, regionale und zeitliche Trends), der Ermittlung analytischer epidemiologischer Daten (z. B. Expositionen/Risikofaktoren für Fehlbildungen), der Erfassung und Überprüfung von Präventionsmaßnahmen (z. B. perikonzeptionelle Folsäure-Einnahme) sowie in der Bereitstellung von Daten zur Qualitätskontrolle (z. B. Sensitivität pränataler Ultraschalluntersuchungen).

Die Einbeziehung von Lebend- und Totgeborenen sowie induzierten und spontanen Aborten ist neben einer kontinuierlichen und kompletten Registrierung aller Fehlbildungsarten eine wesentliche Voraussetzung für die Ermittlung valider Prävalenzen und Trends. Fehlbildungen werden bei Totgeborenen und Spontanaborten vermehrt diagnostiziert. Induzierte Aborte werden nach dem ersten Schwangerschaftsdrittel meist wegen des Vorliegens großer Fehlbildungen durchgeführt. Ein Ausschluss dieses Patientenkollektivs führt zur Reduktion der Fehlbildungsprävalenz (Selektionsbias). Nur durch die kontinuierliche Erfassung aller Fehlbildungen können neue Fehlbildungen und/oder zeitliche Prävalenzschwankungen außerhalb der zu erwartenden statistischen Schwankungen erkannt werden. So konnten „neu aufgetretene“ Fehlbildungsmuster identifiziert werden, z. B. nach Einnahme von Cumarinen oder Retinoiden in der Schwangerschaft. Kombinationsfehlbildungen müssen als solche erfasst werden, damit Entwicklungsstörungen an unterschiedlichen Organsystemen, die durch ein Teratogen verursacht wurden, auch zuzuordnen sind (z. B. Phokomelien, Ohrfehlbildungen, Herzfehler und Nierenagenesien nach Thalidomid). Die aufgeführten Anforderungen an eine Fehlbildungsregistrierung können in passiven Erfassungssystemen nur bedingt, in aktiven jedoch gut erfüllt werden.

Weitere obligatorische Voraussetzungen für eine valide Fehlbildungserfassung sind exakte Definitionen der angeborenen Defekte, ein standardisiertes Untersuchungsverfahren (Merkmalsliste), qualifizierte Untersucher und ein populationsbezogenes, prospektives Studiendesign.

G.F. Hoffmann, M.J. Lentze, J. Spranger, F. Zepp (Hrsg.), *Pädiatrie*,
DOI 10.1007/978-3-642-41866-2_27,

27.1.4 Register zur Prävalenzermittlung

Auf europäischer Ebene existiert seit 1979 mit EUROCAT (European Registration of Congenital Anomalies and Twins) eine konzertierte Aktion der Europäischen Gemeinschaft zur epidemiologischen Erfassung von Fehlbildungen. An diesem Programm sind derzeit 39 Register aus 23 europäischen Ländern beteiligt, die die regional erhobenen Prävalenzen zum internationalen Vergleich an die EUROCAT-Zentrale melden. Auf globaler Ebene existiert seit 1974 das internationale Fehlbildungs-Surveillance-System ICBDMS (The International Clearinghouse for Congenital Birth Defects Monitoring Systems; 26 Nationen) der WHO. Die Arbeitsweise des ICBDMS entspricht im Wesentlichen der von EUROCAT.

In Deutschland können mehrere Ansätze und Register zur Fehlbildungserfassung herangezogen werden: Datensätze der Peri- und Neonatal-Erhebungen sowie die Prävalenzen der regionalen Register in Magdeburg (Fehlbildungsmonitoring Sachsen-Anhalt) und in Mainz. Die Fehlbildungsprävalenzen aus flächendeckenden Instrumentarien der gynäkologischen bzw. neonatologischen Qualitätskontrolle, die im Nebenschluss passiv Fehlbildungen registrieren, erreichen jedoch nur etwa 30–50 % der wahren Fehlbildungshäufigkeiten. Sie sind somit als Erfassungssysteme angeborener Fehlbildungen nur bedingt geeignet. Für die Fehlbildungserfassung werden in passiven Registern (z. B. EUROCAT, Perinatalerhebung) die Diagnosen meist den Patientenakten entnommen und von unterschiedlich qualifizierten und motivierten Personen (z. B. Ärzte, Hebammen, Krankenschwestern) aus unterschiedlichen Institutionen (z. B. Geburts-, Kinderklinik, Humangenetik) auf speziellen Papierbögen oder Internetplattformen erhoben und an eine zentrale Stelle weitergeleitet. Die aktiv arbeitenden Erfassungssysteme (z. B. Geburtenregister Mainzer Modell) verwenden bei der Fehlbildungserfassung und Expositionserhebung eine andere Arbeitsweise. Alle Neugeborenen werden von speziell ausgebildeten Ärzten klinisch untersucht, diese stellen auch die Diagnosen und übernehmen die Klassifizierung, Kodierung und Registrierung der Fehlbildungen. Auch wird der digitalisierte Datensatz von denselben Mitarbeitern auf Konsistenz und Plausibilität überprüft.

27.1.5 Fehlbildungshäufigkeiten

Datenquelle

Das Geburtenregister Mainzer Modell wurde 1990 als aktives, prospektives und populationsbezogenes Register konzipiert. Während der Studienjahre 1990–2009 wurden alle Lebendgeborenen, Totgeborenen (Tod nach der 20. SSW; Gewicht >500 g), Spontanaborte >15. SSW und induzierten Aborte in Mainz standardisiert untersucht und anamnestische Daten erhoben. Die populationsbezogene Geburtenkohorte der Region Rheinhessen (ca. 370.000 Einwohner) besteht für diesen Zeitraum aus 63.245 Neugeborenen und Feten. Nach Abgleichung der Daten mit der deutschen Geburtsstatistik (Statistisches Landesamt Bad Ems, 2008) sind 94,6 % aller Lebend- und Totgeborenen 2008 in die Studie einbezogen.

Prävalenzen und syndromale Erkrankungen

Bei 4138 (6,5 %) der Neugeborenen wurde mindestens eine große Fehlbildung diagnostiziert. Die ermittelten diagnosebezogenen Prävalenzen (pro 10.000 Geburten) sind sowohl für die verschiedenen Organkategorien als auch für ausgewählte Fehlbildungen der ◘ Tab. 27.1 zu entnehmen. Bei der Interpretation der Tabelle ist zu beachten, dass z. B. eine Trisomie 21 mit einem AV-Kanal sowohl der Kategorie „Kardiovaskuläres System" als auch den „Chromosomenaberrationen" zugeordnet ist. Fehlbildungen des Muskel- und Skelettsystems, des internen Urogenitalsystems und des kardiovaskulären Systems sind insgesamt für etwa zwei Drittel aller großen Fehlbildungen verantwortlich. Der höchste Anteil nicht lebend geborener Kinder ist den Diagnosen Potter-Sequenz (87 %), chromosomale Aberrationen (63 %) und Neuralrohrdefekte (52 %) zuzuordnen, was sich durch den hohen Anteil der durchgeführten Schwangerschaftsabbrüche erklären lässt. Die passiv ermittelten Prävalenzen von EUROCAT (Zusammenschluss unterschiedlich arbeitender Fehlbildungs- und Geburtenregistern) sind vergleichend dargestellt. Beide Erfassungssysteme sind populationsbezogen und verwenden die gleichen Fehlbildungsdefinitionen. Die für die Region Mainz ermittelte kindbezogene Gesamtprävalenz großer Fehlbildungen liegt mit 6,5 % in dem für aktive Register zu erwartenden Bereich. Die von EUROCAT angegebene Prävalenz liegt mit 2,4 % im unteren Bereich passiver Erfassungssysteme. Die ausgeprägten Häufigkeitsunterschiede liegen in den unterschiedlichen Erfassungsmethoden begründet. Dies wird durch die verschiedenen Prävalenzen der einzelnen Register im EUROCAT-Verbund dokumentiert. Ausgewählte Beispiele, die die Spannbreite registerspezifischer Fehlbildungsprävalenzen dokumentieren, sind: Down-Syndrom mit 12/10.000 in Antwerpen (Belgien) gegenüber 28/10.000 in Vaud (Schweiz) oder Bauchwanddefekte mit 3/10.000 in der Toskana (Italien) gegenüber 9/10.000 Themse Valley (UK).

Die Mainzer Prävalenzen werden auch durch Einbeziehung der postpartalen sonografischen Screeningergebnisse erhöht. Fehlbildungen des internen Urogenitalsystems werden in der Mainzer Kohorte mithilfe des postnatalen Ultraschalls bei etwa 1 % aller Kinder diagnostiziert. Die Prävalenz des EUROCAT-Registers, dessen Teilnehmer ein Ultraschallscreening der ableitenden Harnwege nicht routinemäßig durchführen, liegt bei 0,3 %.

Zwei Drittel der Fehlbildungen treten als Einzelfehlbildungen auf. Etwa bei jedem sechsten Kind mit Fehlbildung(en) wird eine chromosomale oder nichtchromosomale syndromale Erkrankung diagnostiziert (◘ Tab. 27.2). Die größte Gruppe innerhalb der syndromalen Erkrankungen sind die chromosomalen Aberrationen. Die Prävalenz der Kinder mit Trisomie 21 liegt bei 28/10.000, der mit Trisomie 18 bei 6/10.000 und eine autosomale Duplikation haben 8/10.000 Kinder. Die 10 häufigsten nichtchromosomalen Syndrome sind in ◘ Tab. 27.3 aufgeführt, neben der Potter-Sequenz stellen dabei die angeborenen Skeletterkrankungen die größte Gruppe dar.

27.1.6 Fazit

In Deutschland wird etwa jedes 15. Neugeborene mit einer großen Fehlbildung geboren. Kinder mit angeborenen Defekten machen etwa ein Drittel aller stationären pädiatrischen Aufnahmen aus und stellen somit – unabhängig von den ausgeprägten medizinischen, sozialen, persönlichen Folgen – bei der Versorgung der Patienten einen großen Kostenfaktor dar. Epidemiologische Daten aus Fehlbildungserfassungssystemen sind die wesentliche Grundlage, um Fehlbildungsprävalenzen und zeitliche/regionale Trends zu ermitteln sowie Hypothesen über das Auftreten neuer Risikofaktoren zu generieren und die Wirksamkeit möglicher Präventionsmaßnahmen zu überprüfen. Die epidemiologischen Anforderungen, die an eine valide Fehlbildungserfassung zu stellen sind, sind nur mit aktiv arbeitenden Erfassungseinheiten zu erfüllen. Methodische epidemiologische Basiskenntnisse sind für die Beurteilung und Interpretation von Studienergebnissen, die Beurteilung der Sinnhaftigkeit von Präventionsmaßnahmen sowie zur Abschätzung von deren Wirksamkeit notwendig.

Tab. 27.1 Diagnosebezogene Fehlbildungsprävalenzen zugeordnet zu Organkategorien im Geburtenregister Mainzer Modell (MaMo, populationsbezogen 1990–2009; *N* = 63245) im Vergleich mit EUROCAT (1990–2009)

Organkategorie/Fehlbildung	MaMo			EUROCAT/10.000
	Kinder mit Fehlbildungen	Nicht lebend geboren in %	/10.000	
Muskel- und Skelettsystem	**1222**	**12**	**193**	**51**
Hüftdysplasie	323	–	51	7
Klumpfuß	160	18	25	10
Polydaktylie	157	21	25	9
Reduktionsdefekt obere Extremität	43	44	7	4
Reduktionsdefekt untere Extremität	49	41	8	2
Internes Urogenitalsystem	**905**	**10**	**143**	**31**
Doppelniere	207	2	33	–
Subpelvine Stenose	131	4	21	–
Hydronephrose	124	9	20	10
Megaureter	119	8	19	–
Reflux	113	–	18	–
Nierenagenesie (unilat.)	65	15	10	–
Multizystische Niere	41	5	6	–
Nierenektopie	45	9	1	–
Polyzystische Nieren	48	25	8	–
Hufeisenniere	43	40	7	–
Potter-Sequenz (Nierenagenesie bds.)	30	87	5	1
Urethralklappe	12	17	2	1
Kardiovaskuläres System	**713**	**15**	**113**	**73**
VSD	406	12	64	31
ASD	112	11	18	21
Aortenisthmusstenose	50	28	8	4
AV-Kanal	48	44	8	4
Single Ventrikel*	39	18	6	1
TGA	27	22	4	3
Fallot-Tetralogie	22	–	3	3
Gastrointestinaltrakt	**370**	**24**	**59**	**20**
Darmatresie*	70	23	11	5
Ösophagusatresie*	35	20	6	2
Bauchwanddefekt*	61	64	10	5
Zwerchfelldefekt	30	37	5	3
Chromosomenaberrationen	**360**	**63**	**57**	**33**
Nummerisch: – Trisomie 21 – Trisomie 18 – Trisomie 13 – Monosomie X – XXY-Syndrom	291 –183 –44 –21 –24 –8	– –55 –75 –90 –67 –38	46 –28 –6 –4 –4 –1	– –19 –4 –2 –2 –1

* Totgeburten/induzierte Aborte/Aborte >15. SSW
– nicht erhoben/dargestellt

Tab. 27.1 (*Fortsetzung*) Diagnosebezogene Fehlbildungsprävalenzen zugeordnet zu Organkategorien im Geburtenregister Mainzer Modell (MaMo, populationsbezogen 1990–2009; N=63245) im Vergleich mit EUROCAT (1990–2009)

Organkategorie/Fehlbildung	MaMo			EURO-CAT/10.000
Strukturell: – Autosomale Duplikation – Autosomale Deletion – Andere autosomale Anomalien	74 –24 –17 –17	– –92 –59 –65	12 –8 –3 –3	– – –
Externes Urogenitalsystem	**285**	**2**	**47**	**18**
Hypospadie*	241	1	38	15
Epispadie	18	–	3	1
Intersexuelles Genitale*	6	16	1	1
Zentrales Nervensystem	**257**	**36**	**40**	**23**
Hydrozephalus	117	38	17	6
Neuralrohrdefekte	113	52	18	10
Spina bifida*	68	34	11	5
Enzephalozele	17	53	3	1
Anenzephalus	28	96	4	4
Lippen-(Kiefer-Gaumen-)Spalten	**171**	**18**	**27**	**15**
Respirationstrakt	**122**	**42**	**19**	**6**
Integument	**87**	–	**13**	–
Auge	**57**	**14**	**9**	**5**
An-/Mikrophthalmus	22	23	3	1
Katarakt	10	–	2	1
Ohr	**57**	–	**9**	**4**
Ohrenaplasie	20	–	3	1
Gehörgangsaplasie	15	–	2	–
Gesamt	**4138**	**11**	**651**	**240**

* Totgeburten/induzierte Aborte/Aborte >15. SSW
– nicht erhoben/dargestellt

Tab. 27.2 Anzahl und Anteil singulärer oder kombinierter Fehlbildungen (Geburtenregister Mainz Modell, 1990–2009; *N* = 63.245)

Fehlbildung	MaMo (*n*)	MaMo (%)
Einzelfehlbildungen	2823	68,2
Kombinationsfehlbildungen*	361	8,7
Multiple Fehlbildungen**	254	6,2
Nichtchromosomale Syndrome	356	8,6
Chromosomale Syndrome	344	8,3
Gesamt	4138	100

* >1 Fehlbildungen einer Organkategorie
** Fehlbildungen in mehr als einer Organkategorie ohne chromosomale/syndromale Zuordnung

Tab. 27.3 Häufigste nichtchromosomale syndromale Erkrankungen (Geburtenregister Mainzer Modell, 1990–2009; *N* = 63.245)

Erkrankung	*n*	Davon % Lebendgeborene	Gesamtprävalenz/10.000
Potter-Sequenz	30	13	5
Skelettdysplasien	25	92	4
Va(c)terl Assoziation	14	57	2
Arthrogryposis multiplex	11	73	2
Adrenogenitales Syndrom	9	100	1
Goldenhar-Syndrom	8	100	1
Ichthyosis congenita	7	100	1
Pierre-Robin-Sequenz	6	100	1
Pena-Shokair-Sequenz	6	100	1
Osteogenesis imperfecta	6	17	1

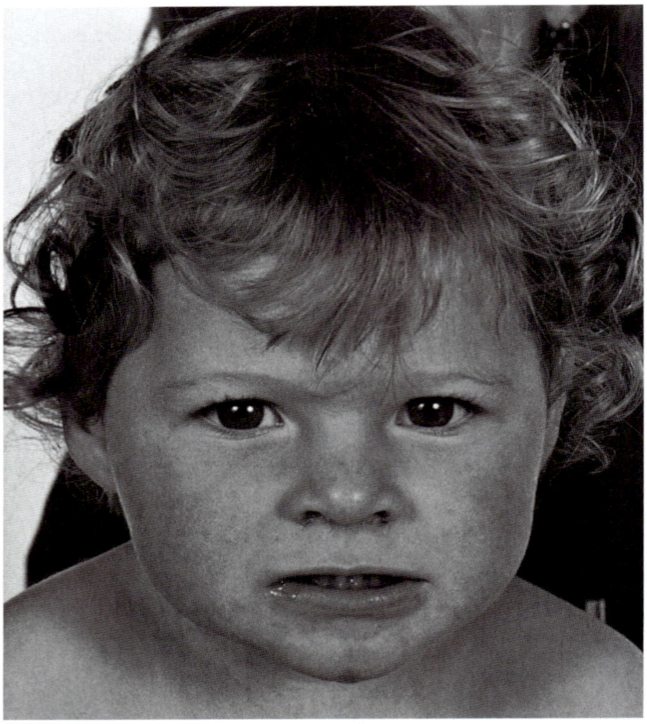

Abb. 27.1 Patient mit Angelman-Syndrom, 17 Monate. (Bildrechte liegen bei den Erziehungsberechtigten)

27.2 Dysmorphogenetische Syndrome

R. König

27.2.1 Epidemiologie und Ätiologie

Etwa 3–6 % aller Neugeborenen haben große Fehlbildungen, d. h. in Deutschland werden im Jahr etwa 12.000–40.000 betroffene Kinder geboren. Bei der etwa gleichen Zahl der Kinder, die nach der Geburt als gesund angesehen wurden, wird bis zum 5. Lebensjahr eine Fehlbildung gefunden. Fehlbildungen sind die häufigste Todesursache im 1. Lebensjahr, und sie sind auch der häufigste Grund, warum Kinder in diesem Lebensabschnitt stationär aufgenommen und in der genetischen Sprechstunde vorgestellt werden. Das Erkennen und Einordnen von Fehlbildungen ist damit eine wesentliche Aufgabe des Pädiaters und klinischen Genetikers. Prinzipiell können Patienten eine einzelne Fehlbildung oder multiple Fehlbildungen haben. Auf ihre Entstehung wird in ► Kap. 25 eingegangen.

Einzelne Fehlbildungen lassen sich einteilen in große morphologische Defekte, die die Lebensfähigkeit oder Funktionsfähigkeit einschränken und einer Korrektur bedürfen, und in kleine morphologische Defekte, die zumeist nur kosmetischer Natur sind. Bei den kleinen morphologischen Defekten sind Fehlbildungen von kleinen Anomalien zu unterscheiden. Kleine Fehlbildungen sind qualitative Störungen, z. B. zusätzliche Mamille, rudimentärer 6. Finger. Kleine Anomalien sind quantitative Störungen, z. B. weiter Augenabstand, abfallende Lidachse, kurze Finger. Während kleine Fehlbildungen als Störungen der Organogenese immer pathologisch sind, können kleine Anomalien, die in der Phänogenese entstehen, sowohl normale intrafamiliäre Extremvarianten sein als auch auf eine morphologische Fehlentwicklung hinweisen. Eine Unterscheidung ist nur durch die Untersuchung von Familienangehörigen möglich. Kleine Anomalien, die andere Familienangehörige nicht haben, sind als pathologisch zu werten und weisen z. B. auf Syndrome hin. Mit anderen Worten: Patienten mit Syndromen haben häufig mehrere kleine Anomalien, die sie von ihren Familienangehörigen unterscheiden und die die Ähnlichkeit mit Patienten mit dem gleichen Syndrom bedingen (der syndromatische Phänotyp überdeckt den genetischen Hintergrund).

Fehlbildungen und angeborene Entwicklungsstörungen des Menschen haben verschiedene Ursachen. Etwa 20 % sind durch Genmutationen, 3–5 % durch Chromosomenaberrationen und 5–10 % durch teratogene Noxen bedingt. Bei 65–70 % ist die Ursache unbekannt. Chromosomenstörungen werden in ► Kap. 26 behandelt. Im Folgenden werden einige häufigere monogene Syndrome, Mikrodeletionssyndrome und ätiologisch unklare Syndrome als kurze Zusammenfassung bzw. tabellarisch dargestellt und auch die häufigsten Teratogene besprochen.

27.2.2 Häufige Syndrome

Angelman-Syndrom

Definition und Epidemiologie Das Syndrom wurde 1965 von Angelman beschrieben (puppet children) und ist gekennzeichnet durch Retardierung, postnatale Mikrozephalie, leichte Gesichtsdysmorphien, fehlende Sprache, Ataxie und Krampfanfälle (MIM 105830). Die Häufigkeit beträgt etwa 1 : 15.000–20.000.

Ätiologie Ursache ist ein Funktionsausfall des Gens Ubiquitinproteinligase (*UBE3A*), das im Gehirn nur auf dem maternalen Allel exprimiert wird (Imprinting) und auf dem Chromosom 15 (15q11–13) lokalisiert ist. Der Funktionsausfall des Gens beruht in den meisten Fällen auf einer zytogenetisch oder molekulargenetisch nachweisbaren (maternalen) Deletion der Region 15q11–q13 (70–75 %). 5 % sind auf Mutationen des Gens *UBE3A* zurückzuführen, 1–2 % sind durch eine paternale uniparentale Disomie des Chromosoms Nr. 15 bedingt, etwa 3 % gehen auf eine Imprinting-Mutation zurück, 1–2 % sind durch chromosomale Rearrangements verursacht, die den Bereich 15q11–13 einbeziehen. Bei etwa 15 % der Patienten konnte bisher keine Ursache gefunden werden.

Symptome und Verlauf Fütterungsschwierigkeiten und Gedeihstörungen sind häufig. Fühlbare Muskelzuckungen können schon in den ersten Lebensmonaten auftreten. Im Kindesalter fallen Mikro-, Brachyzephalus (90 %), tiefliegende (blaue) Augen, Schielen, Mittelgesichtshypoplasie, breiter Mund (75 %), kleine Zähne (60 %), Zungenprotrusion (70 %), prominentes Kinn (95 %), blonde Haare (65 %) und helle Haut auf (Abb. 27.1). Die psychomotorische Entwicklung ist schwer retardiert. Die aktive Sprachentwicklung bleibt aus, so dass die meisten Kinder nur einige wenige Worte sprechen (98 %), das Sprachverständnis ist dagegen besser erhalten. Die Patienten haben eine Rumpfhypotonie und Extremitätenhypertonie (85 %), sitzen im Durchschnitt mit etwa 1 Jahr und laufen mit etwa 4 Jahren, wobei der Gang breitbasig, steif, unsicher, roboterartig ist (100 %).

Mental liegt eine Debilität bis Imbezillität vor. Phasenartig ablaufende Krampfanfälle (80 %) mit sehr unterschiedlichem Erscheinungsbild manifestieren sich zumeist zwischen dem 1. und 3. Lebensjahr und sind durch Antikonvulsiva nur teilweise zu beherrschen. Das EEG ist fast immer pathologisch und zeigt charakteristische Veränderungen: generalisierte hochamplitudige 4–6/s-Wellen (ohne Müdigkeit), gruppierte, frontal betonte, sehr hochamplitudige 2–3/s-Wellen, Spikes und Sharp waves gemischt mit hochamplitudigen 3–4/s-Wellen posterior besonders nach Augenschluss. Die Kinder haben eine fröhliche Grundstimmung und lachen häufig. Schlafstörungen und hyperaktives, unkonzentriertes Verhalten sind gängige Probleme.

In der Untersuchung von Laan et al. (1996) konnten 85 % der erwachsenen Patienten mit Löffel oder Gabel essen, 85 % ihren Willen ausdrücken bzw. einfachen Aufforderungen nachkommen, 68 % beim An-/Ausziehen helfen bzw. sich allein an- (11 %) oder auskleiden (50 %), 57 % waren tagsüber urinkontinent. 71 % hatten eine Skoliose (gegenüber 10 % im Kindesalter), 39 % waren an den Rollstuhl gebunden.

Diagnose und Differenzialdiagnose Diagnostisch werden folgende Untersuchungen eingesetzt: Methylierungstest zum Nachweis einer ausschließlich paternalen Expression des Genbereichs, womit etwa 80 % der Patienten mit Angelman-Syndrom zu erfassen sind; In-situ-Hybridisierung zum Nachweis einer Mikrodeletion bzw., falls keine Deletion vorhanden, Untersuchung mit Mikrosatelliten zum Nachweis einer uniparentalen Disomie; konventionelle Chromosomenanalyse zum Ausschluss einer Translokation; ggf. Mutationssuche im *UBE3A*-Gen.

Differenzialdiagnostisch ist bei Mädchen besonders das Rett-Syndrom zu erwägen, Überschneidungen bestehen auch zur Alpha-Thalassämie mit mentaler Retardierung (ATR-X-Syndrom).

Therapie Antikonvulsive Behandlung, überwiegend werden Valproinsäure, Phenobarbital und Carbamazepin eingesetzt. Nonverbale Kommunikationsformen sollten frühzeitig angewendet und gefördert werden, z. B. Handzeichen, Bildertafeln, „private" oder formale Gebärdensprache (Makaton), PC-unterstützte visuelle Kommunikation. Krankengymnastik, Physiotherapie, Ergotherapie dienen z. B. zur Stärkung des Gleichgewichts, zum Laufenlernen, zum Erreichen und zur Erhaltung der Mobilität. Zwei Ziele stehen im Vordergrund: Kommunikation ermöglichen und Selbstständigkeit in den Dingen des täglichen Lebens.

Genetische Beratung Die meisten Fälle sind sporadisch. Bei Patienten mit Deletion und uniparentaler Disomie besteht ein kleines Wiederholungsrisiko (<1 %). Bei Patienten mit Translokation ist das Risiko klein bei einer De-novo-Translokation, bei einer familiären Translokation hängt das Wiederholungsrisiko von der Art der Translokation ab. Bei Patienten mit Imprinting-Mutation bzw. Mutationen im *UBE3A*-Gen ist das Risiko klein bei einer Neumutation, bei einer vererbten Mutation beträgt es 50 %.

Noonan-Syndrom

Definition und Häufigkeit Das Noonan-Syndrom wurde 1963 von Noonan und Ehmke beschrieben und ist charakterisiert durch auffällige Fazies mit Hypertelorismus, leichte mentale Retardierung, Herzfehler und Kleinwuchs (MIM 163950). Die Häufigkeit beträgt 1 : 1000–2500.

Ätiologie und Pathogenese Mehrere große Familien zeigten eine Kopplung zum chromosomalen Bereich 12q24, andere Familien zeigten diese Kopplung jedoch nicht, was für genetische Heterogenität spricht. 2001 wurden Mutationen im *PTPN11*-Gen gefunden, dessen Genprodukt (SHP-2; ubiquitäre Nonrezeptor-Tyrosinphosphatase) ein Schlüsselprotein in verschiedenen Signaltransduktionswegen bei der embryonalen Entwicklung, u. a. der Semilunarklappen, ist. Mutationscluster liegen in den Exonen 3, 8 und 13. Alle bisherigen Mutationen führen zu einer Aktivierung (gain of function) der SHP-2-Phosphatase.

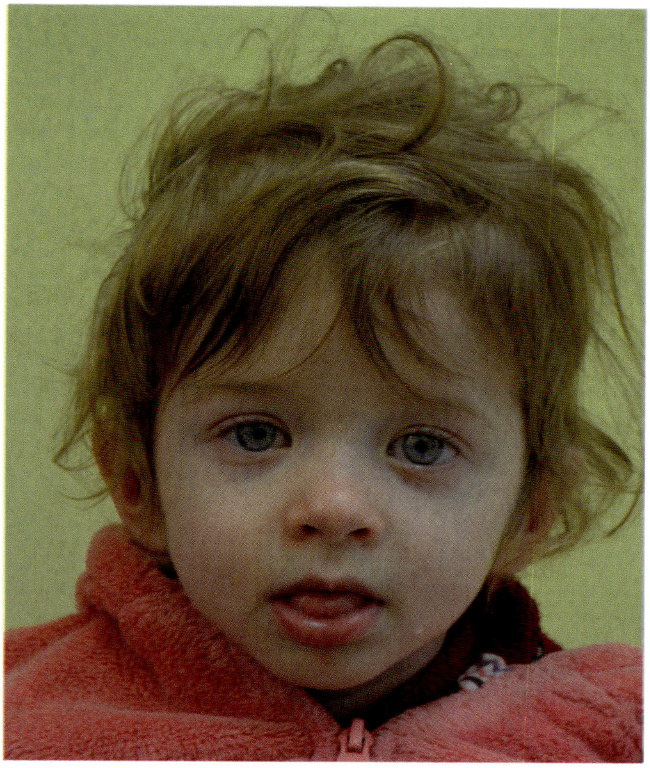

Abb. 27.2 Patient mit Noonan-Syndrom, 1 Jahr, 6 Monate. (Bildrechte liegen bei den Erziehungsberechtigten)

Symptome und Verlauf In etwa einem Drittel der Schwangerschaften fällt ein Polyhydramnion auf. Die Geburtslänge liegt im unteren Normbereich. Postpartal verlieren die Kinder überdurchschnittlich viel an Gewicht, was durch subkutane Ödeme erklärt werden kann. Fütterungsprobleme sind häufig (40–76 %). Kraniofazial imponieren ein Hypertelorismus mit abfallender Lidachse (95 %), Epikanthus, Ptosis (42 %), tiefsitzende, posterior rotierte Ohren mit dicker Helix (90 %), tiefes Philtrum mit prominenter Oberlippe (95 %), hoher Gaumen (45 %), Mikrogenie (25 %), kurzer Hals mit überschüssigen Nackenfalten und tiefer Nackenhaargrenze (23–55 %) (Abb. 27.2). Herzfehler werden bei zwei Drittel der Patienten diagnostiziert: Pulmonalstenose, zumeist dysplastische Pulmonalklappe (50 %), Atriumseptumdefekt (ASD, 10 %), hypertrophe Kardiomyopathie (10–20 %), Ventrikelseptumdefekt (VSD, 5 %), weiterhin persistierender Ductus arteriosus (PDA), periphere Pulmonalstenose, Mitralklappenprolaps. Typisch sind Thoraxfehlbildung mit oberer Schildbrust und unterer Trichterbrust (70–95 %) und Cubitus valgus (50 %). Eine nicht zu erklärende Hepatosplenomegalie wurde in 26 %, Nierenfehlbildungen in etwa 11 % der Fälle gefunden. 60–77 % der männlichen Patienten haben einen Hodenhochstand. An der Haut finden sich Café-au-lait-Flecken (10 %), Pigmentnävi (25 %), Lentigines, Keratosis pilaris. Die Haare sind spärlich und dünn (11 %) oder dick und gelockt (29 %). An den Fingern und Zehen fallen fetal pads auf (67 %). Periphere Lymphödeme, aber auch pulmonale Lymphangiektasien und Chylothorax sind durch Dys- und Hypoplasien der Lymphgefäße bedingt (20 %). Blutungsstörungen (20–58 %) umfassen Faktor-XI.C-, -VIII.C-, -XII.C-Mangel, Von-Willebrand-Syndrom und Plättchendysfunktionen. Antimikrosomale Schilddrüsenantikörper werden bei 30 % der Patienten gefunden.

Etwa 25 % der Patienten sind motorisch verzögert, im Durchschnitt laufen die Patienten mit 21 Monaten, 20 % haben eine Sprachentwicklungsverzögerung, Zweiwortsätze werden im Durchschnitt mit 31 Monaten gesprochen. 12–40 % haben eine Hörstörung, zumeist durch ein Mukotympanon bedingt. 94 % haben einen Strabismus oder Visusstörungen. Der IQ reicht von 64–127 mit einem Median von 102. Die meisten Patienten besuchten eine Regelschule (89 %). Die Längen- und Gewichtsentwicklung bleibt im unteren Normbereich oder unter der Norm (durchschnittliche Endlänge: Jungen: 162 cm; Mädchen: 153 cm), während das Kopfwachstum im Normbereich verläuft. Die Pubertät ist verzögert. Die Fertilität scheint bei weiblichen Patienten normal zu sein, während etwa die Hälfte der männlichen Patienten infertil ist. Erwachsene Patienten zeigen einen sehr variablen Phänotyp und wirken teilweise durch eine sehr faltige, durchscheinende Haut vorgealtert.

Diagnose und Differenzialdiagnose Die Diagnose ist klinisch zu stellen, mit einem Karyogramm zum Ausschluss eines Turner-Syndroms. Bei 40–60 % der Patienten mit Verdachtsdiagnose Noonan-Syndrom sind Mutationen im *PTPN11*-Gen nachzuweisen. Seltener sind Mutationen im *SOS1*-, *KRAS*-, *RAF1*-, *BRAF*-, *SHOC2*- und *MEK1*-Gen. Abzugrenzen sind: Turner-Syndrom bei Mädchen, kardiofaziokutanes (*BRAF*, *MEK 1/2*, *KRAS*, *SOS1*), Costello- (*HRAS*), Williams-Beuren-, Aarskog-, LEOPARD-Syndrom (*PTPN11*-Mutationen, Cluster in Exon 7 und 12). Vereinzelt zeigen Patienten Überschneidungen zur Neurofibromatose (Watson-Syndrom, NF1).

Therapie Neuere Untersuchungen deuten darauf hin, dass durch eine Wachstumshormontherapie ein Größenzugewinn von etwa 1 SDS zu erreichen ist.

Genetische Beratung Die Vererbung erfolgt autosomal-dominant mit stark variabler Expressivität. In 30–75 % der Fälle ist eine direkte Eltern-Kind-Vererbung nachzuweisen. Sporadische Fälle sind anscheinend Neumutationen. Eine Vererbung über die Mutter ist häufiger als über den Vater (3:1), was wahrscheinlich durch die eingeschränkte Fertilität betroffener Männer bedingt ist.

Prader-(Labhart)-Willi-Syndrom

Definition und Häufigkeit Das Prader-Willi-Syndrom (PWS) wurde 1956 erstmals von Prader, Labhart und Willi beschrieben. Es ist charakterisiert durch postnatale Hypotonie und Gedeihstörung, psychomotorische Retardierung, Adipositas ab dem 3.–5. Lebensjahr, Kleinwuchs, Hypogenitalismus und leichte Dysmorphien (MIM 176270). Die Häufigkeit beträgt etwa 1 : 10.000.

Ätiologie Das Syndrom ist ein klassisches Beispiel für genomisches Imprinting. Es wird verursacht durch eine paternale Deletion des Chromosomenbereichs 15q11–13 (70 %), durch eine maternale uniparentale Disomie (29 %) oder eine Imprinting-Mutation (<1 %). In der ausschließlich paternal exprimierten kritischen PWS-Region gibt es 6 Gene (*MKRN3*, *MAGEL2*, *NECDIN*, *SNURF-SNRPN*, *C15orf2*sowie einen Cluster kleiner nukleolärer RNAs (snoRNA), die wahrscheinlich in die Modifikation von mRNA durch alternatives Spleißen involviert sind. Ihr Ausfall (*SNORD116*) scheint ganz wesentlich für den PWS-Phänotyp zu sein. Symptome und Verlauf. Der Krankheitsverlauf lässt mehrere Phasen erkennen: Anamnestisch oft verminderte intrauterine Kindsbewegungen, Polyhydramnion.

Postnatal besteht eine schwere Muskelhypotonie (80–90 %), die mit vermindertem Saugen und Gedeihstörung einhergeht. Bei männlichen Säuglingen fallen Mikropenis und hypoplastisches Skrotum auf (81 %), die Hypoplasie der Labien bei Mädchen (89 %) wird dagegen leicht übersehen. Die Patienten haben eine Dolichozephalie, Strabismus, zeltförmigen Mund, zähen Speichel (Karies!), etwa die Hälfte ist hypopigmentiert. Die Muskelhypotonie wird im 2. und 3. Lebenshalbjahr besser, dafür wird die psychomotorische Retardierung (97 %) immer deutlicher. Die Kinder sprechen im Durchschnitt erst mit etwa 25 Monaten und laufen mit etwa 28 Monaten.

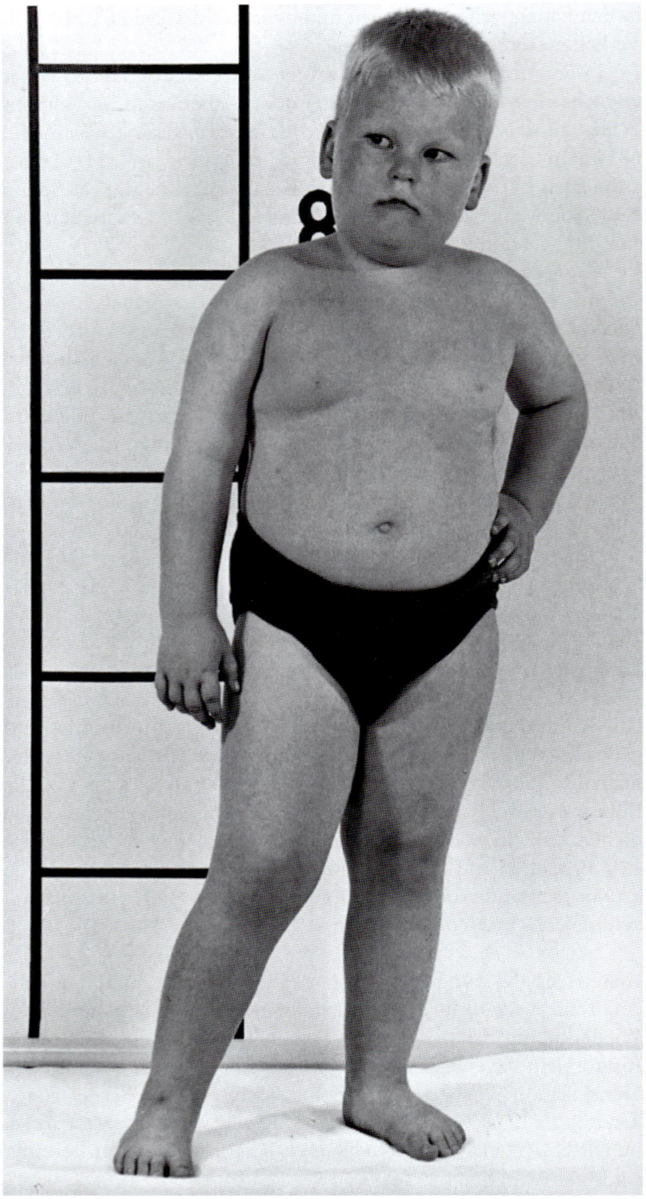

Abb. 27.3 Patient mit Prader-Willi-Syndrom, 4 3/4 Jahre. (Bildrechte liegen bei den Erziehungsberechtigten)

Im Kindes- und Jugendalter kommt es bei den meisten Patienten zu einer Esssucht (fehlendes Sättigungsgefühl) mit z. T. extremer Adipositas (Abb. 27.3). Sie benutzen alle Gelegenheiten, um an Essen zu kommen, bis hin zum Stehlen und Durchwühlen von Abfalleimern. Weitere Verhaltensstörungen sind Passivität, Sturheit, Stimmungslabilität (häufige Wutausbrüche) und fehlende soziale Kompetenz, die die Patienten zunehmend in eine soziale Isolation bringen. An der Sprache ist das Hängenbleiben an bestimmten Themen oder Worten (Perseverieren) auffällig. Typisch sind auch zwanghaftes Kratzen und „Herumpitteln" an kleinen Hautwunden sowie plötzliches Einschlafen während des Tages. Die Intelligenz reicht von normal bis schwer retardiert, die meisten Kinder haben einen IQ <70. Schwächen liegen besonders in der sequenziellen Verarbeitung, Stärken in der Erfassung von visuellen Reizen.

Die Patienten (90 %) sind infolge eines Wachstumshormonmangels kleiner als ihre Familien und haben kleine Hände und Füße (mittlere Endlänge: Jungen: 155 cm, Mädchen: 149 cm). Im Adoleszentenalter manifestiert sich oft eine Skoliose. Die Pubertätsentwicklung bleibt im Rahmen eines hypogonadotropen Hypogonadismus aus oder verläuft unvollständig. Die meisten Patienten sind infertil.

Im Erwachsenenalter sind Folgeschäden der Adipositas erkennbar (Hypertonie, Arthrose, Diabetes mellitus, Apnoen). Im Vordergrund stehen aber die psychischen Störungen mit starken Stimmungsschwankungen, besonders auch depressiven Zuständen, die mangelnde emotionale Kontrolle, das mangelnde Planungsvermögen, die Unfähigkeit, adäquat auf neue Situationen zu reagieren und mit Geld umzugehen und die unveränderte Esssucht, so dass fast alle Patienten zumindest einer Aufsicht bedürfen.

Diagnose und Differenzialdiagnose Die Diagnose erfolgt durch einen Methylierungstest zum Nachweis einer ausschließlich maternalen Expression des Chromosomenbereichs 15q11–13, durch MLPA-Nachweis einer Mikrodeletion bzw., falls keine Deletion gefunden wird, Untersuchung mit Mikrosatelliten zum Nachweis einer uniparentalen Disomie sowie eine konventionelle Chromosomenanalyse zum Ausschluss einer Translokation.

Differenzialdiagnose im Säuglingsalter (floppy infant):
- z. B. Zellweger-Syndrom, spinale Muskelatrophie, strukturelle Myopathien.

Differenzialdiagnose im Kindesalter:
- z. B. Bardet-Biedl-, Cohen-, Alström-Syndrom, Pseudohypoparathyroidismus, Fragiles-X-Syndrom (adipöser Typ), maternale UPD14.

Im Gegensatz zum alimentär übergewichtigen Kind sind Patienten mit PWS zumeist klein und haben ein retardiertes Knochenalter.

Therapie Testosteron oder hCG verbessern bei Knaben den Hypogonadismus. Krankengymnastik führt zu verbessertem Muskeltonus und erleichtert die Standkontrolle und den Einsatz beider Hände. Eine extreme Adipositas kann durch eine kalorienreduzierte, ausgewogene, konsequente Diät verhindert werden (Patienten mit PWS haben einen geringeren Energiebedarf von etwa 50–70 % im Vergleich zu Normalpersonen; d. h. Kleinkinder benötigen etwa 600–800, Jugendliche und Erwachsene etwa 800–1300 kcal/Tag). Wachstumshormon führt neben einer Verbesserung des Wachstums zu einer Verminderung des Körperfettanteils und einer Vermehrung der Muskelmasse. Teilweise wurde auch über eine vermehrte Agilität der behandelten Patienten berichtet (Cave: Skoliose, Glukoseintoleranz).

Das Verhalten und insbesondere das Essverhalten sollten durch ein Verhaltensmanagement gesteuert werden, d. h. es sollen Situationen geschaffen oder verhindert werden, die ein gewünschtes bzw. nicht gewünschtes Verhalten erwarten lassen. Dies wird unterstützt z. B. mit Plänen für den Tagesablauf, Aufbau von Routinen, Aufstellen und Durchsetzen von Regeln, Festlegen von realistischen Zielen und Belohnungssystemen. Darüber hinaus sollten sportliche Aktivitäten angeboten werden. Depressive Zustände bei Erwachsenen lassen sich medikamentös gut mit selektiven Serotonin-Wiederaufnahmehemmern (SSRI) behandeln.

Genetische Beratung Die meisten Fälle sind sporadisch. Bei Patienten mit Deletion und uniparentaler Disomie besteht eine kleines Wiederholungsrisiko (<1 %). Bei Patienten mit Translokation ist das Risiko klein bei einer De-novo-Translokation, bei einer familiären Translokation hängt das Wiederholungsrisiko von der Art der Translokation ab. Bei Patienten mit Imprinting-Mutation ist das Risiko klein bei einer Neumutation, bei einer vererbten Mutation beträgt es 50 %.

Sotos-Syndrom

Definition Das Sotos-Syndrom, das erstmals 1964 durch Sotos et al. beschrieben wurde, ist gekennzeichnet durch zumeist bereits bei Geburt bestehender Übergröße mit auffälliger Fazies und leichter psychomotorischer Retardierung (MIM 117550). Mehr als 300 Fälle sind in der Literatur beschrieben.

Ätiologie und Genetik Das Sotos-Syndrom tritt zumeist sporadisch auf, etwa 5 % sind familiäre Fälle mit autosomal-dominanter Vererbung. Warum nur so wenige familiäre Fälle auftreten, ist unklar, möglicherweise sind eine geringere Fertilität, Zyklusstörungen oder eingeschränkte Möglichkeiten, eine längere Partnerschaft aufrechtzuerhalten, dafür mitverantwortlich. Ursache sind Mutationen und Mikrodeletionen (<10 %) des *NSD1*-Gens (5q35). Bisher wurden mehr als 100 Mutationen beschrieben, die über das Gen verteilt sind. Das *NSD1*-Gen kodiert eine Lysin-HMTase, die Histonreste methyliert und durch diese epigenetische Modifikation letztlich die Transkription reguliert.

Symptome und Verlauf Die Patienten werden entweder schon groß geboren (besonders die Körperlänge ist vergrößert) oder zeigen innerhalb der ersten 4–5 Lebensjahre ein überschießendes Längenwachstum. Die Wachstumsgeschwindigkeit normalisiert sich dann über mehrere Jahre, um schließlich abzufallen, so dass nur selten Erwachsene mit Sotos-Syndrom eine Übergröße aufweisen. Der Kopfumfang liegt typischerweise kontinuierlich oberhalb der 97er Perzentile. Im Säuglings- und Kleinkindesalter imponieren ein rundes Gesicht, prominente Stirn mit sehr hoher Stirnhaargrenze, eine leicht abfallende Lidachse, ein Hypertelorismus, ein hoher, gotischer Gaumen, oft ein vorzeitiger Zahndurchbruch, ein spitzes Kinn. Mit zunehmendem Alter wird das Gesicht länger, die Haare wachsen in die Stirn hinein, und es entwickelt sich eine Progenie (Abb. 27.4). Die Arme sind dysproportioniert lang, die Hände und Füße sind vergrößert. Die Gelenke sind überstreckbar, häufiger wird auch eine Kyphoskoliose oder Kniedeformität beobachtet. Etwa 8 % der Patienten haben einen Herzfehler (ASD, VSD, PDA). Zumindest bei Mädchen tritt die Pubertät oft verfrüht ein.

Fast alle Patienten haben im 1. Lebensjahr eine muskuläre Hypotonie (90 %), die teilweise eine Sondenernährung notwendig macht und die die motorische Entwicklung zusätzlich hemmt. Störungen der Fein- und Grobmotorik, aber auch der Koordination sind typisch. Die aktive Sprachentwicklung ist deutlich verzögert, während das Sprachverständnis besser ist. Häufige Verhaltensauffälligkeiten sind:
- Aufmerksamkeitsstörungen
- Hyperaktivität
- Stereotypien
- Soziale Unsicherheit und sozialer Rückzug
- Überängstlichkeit
- Aggressivität

Der Grad der mentalen Retardierung ist sehr variabel. Die meisten Patienten haben eine grenzwertige bis leichte Retardierung, liegen

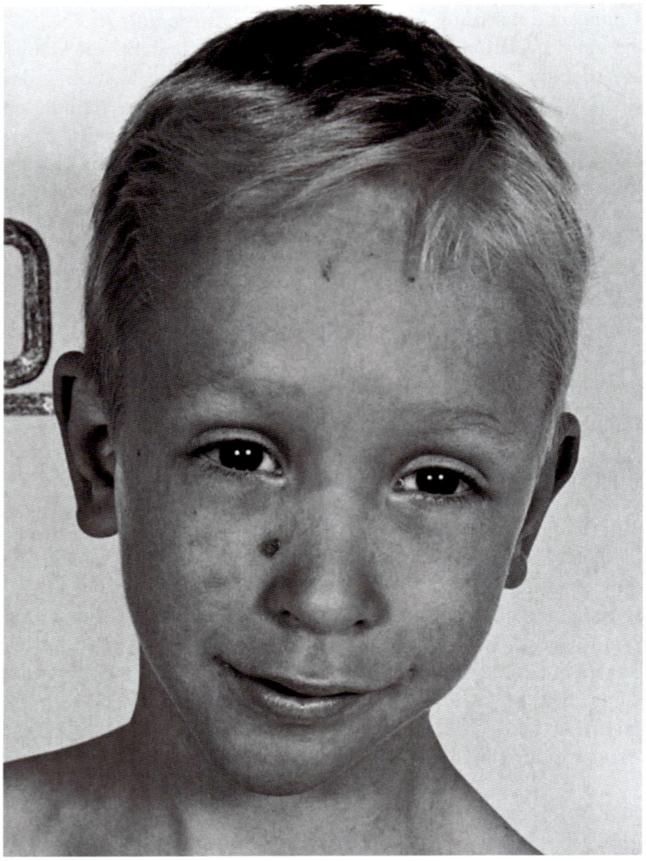

Abb. 27.4 Patient mit Sotos-Syndrom, 6 Jahre. (Bildrechte liegen bei den Erziehungsberechtigten)

im unteren Normbereich oder haben umschriebene Lernbehinderungen. In der Studie von Cole und Hughes (1994) konnten von 41 untersuchten Patienten 10 die Regelschule, 7 die Regelschule mit Förderung, 19 die Sonderschule und 5 den Kindergarten (oder unbekannt) besuchen. Der Grad der motorischen und mentalen Retardierung scheint mit zunehmendem Alter geringer zu werden. Etwa ein Drittel der Patienten hat Krampfanfälle, etwa die Hälfte hat ein auffälliges EEG. Im NMR oder CT des Schädels werden häufig leichte bis mittelgradige Ventrikelerweiterungen gefunden. Die meisten Patienten haben ein akzeleriertes Knochenalter, wobei die Handwurzelknochen stärker als die Phalangen akzeleriert sind. Möglicherweise haben Patienten mit Sotos-Syndrom ein leicht erhöhtes Tumorrisiko.

Diagnose und Differenzialdiagnose Die meisten Untersucher nehmen als Kriterien für die Diagnose des Sotos-Syndroms die Symptome Übergröße, Makrozephalie, typische Fazies und akzeleriertes Knochenalter Die Detektionsrate für Mutationen im *NSD1*-Gen liegt bei etwa 60–90 %. Sie ist besonders hoch, wenn die typische Fazies vorliegt. Andere Großwuchssyndrome, wie Marfan-, Beckwith-Wiedemann-, Marshall-, Simpson-Golabi-Behmel-, Klinefelter-, Pallister-Mosaik- und Sanfilippo-Syndrom sind aufgrund unterschiedlicher Symptome leicht abzugrenzen. Stärkere Überschneidungen bestehen zum Fragilen-X-, Weaver- und Ruvalcaba-Myhre-Smith-Syndrom.

Therapie und Prophylaxe Hypotonie und motorische Entwicklungsstörungen werden durch Krankengymnastik und Ergotherapie frühzeitig behandelt, was auch zusammen mit einer Sprachtherapie die Mundmotorik verbessert. Zum Einsatz kommen evtl. auch nonverbale Kommunikationsformen. Die soziale Kompetenz kann durch Rollenspiele, Einübung von Verhaltensmustern und Strategien zur Konfliktlösung gefördert werden.

Die Patienten dürfen aber in ihren Fähigkeiten und in ihrem Sozialverhalten aufgrund ihrer Übergröße nicht überfordert werden, da dies wiederum zu nicht gewünschten Reaktionsweisen wie Isolation oder Aggression führen kann.

Beckwith-Wiedemann-Syndrom

Definition und Häufigkeit Das Beckwith-Wiedemann-Syndrom (BWS) wurde erstmals 1963/64 von Beckwith und Wiedemann beschrieben. Es ist gekennzeichnet durch prä- und postnatalen Großwuchs, Viszeromegalie, Bauchwanddefekte und postnatale Hypoglykämie. Die Trias der Hauptsymptome Exomphalos, Makroglossie und „Gigantismus" führten zu dem Namen EMG-Syndrom (MIM 130650). Die Häufigkeit beträgt etwa 1 : 12.000–15.000.

Ätiologie und Pathogenese Ursache sind Funktions- und Dosisstörungen verschiedener, unterschiedlich geprägter (Imprinting-) Gene innerhalb eines Gen-Clusters im terminalen Bereich des kurzen Arms des Chromosoms Nr. 11 (11p15.5), so dass es zu einem Ungleichgewicht zwischen wachstumsfördernden und wachstumsbremsenden Genen kommt. Unterschieden werden 2 Regionen:

- Eine distale Region mit dem paternal exprimierten *IGF2,* dem maternal exprimierten *H19* und einem maternal methylierten Imprintingcenter *(DMR1).* Eine Imprinting-Mutation (gain of methylation) der paternalen *H19/DMR1*-Region führt zu einer biallelischen Expression von *IGF2.*
- Eine weiter proximal liegende Region mit dem maternal exprimierten Gen *CDKN1C* (p57kip2), dem paternal exprimierten Antisense-Transcript *KCNQ1OT1* und dem maternal methylierten Imprinting-Zenter *(DMR2).*

Eine Imprinting-Mutation (loss of methylation) des maternalen *DMR2* führt zu einer biallelischen Expression des Antisense-Transkripts und zu einer Ruhigstellung von beiden *CDKN1C*-Genen. Dies ist die häufigste Ursache des BWS. *IGF2* ist ein Wachstumsfaktor, dessen Überexpression auch schon von verschiedenen Tumoren (z. B. Wilms-Tumoren) bekannt ist. *H19* kodiert eine nichttranslatierte mRNA, die wahrscheinlich als Tumorsuppressor agiert. *CDKN1C* kodiert einen cyclinabhängigen Kinaseinhibitor, der einen wachtumsbremsenden Effekt hat. Der Ausfall von *CDKN1C* führt neben einem allgemeinen Effekt auch zu spezifischen Fehlbildungen, z. B. Bauchwanddefekten und Gaumenspalten (knock-out-mouse).

Symptome und Verlauf Bei etwa einem Drittel der Patienten wird über ein Polyhydramnion berichtet, und bei >80 % kommt es zu einer Frühgeburt. Die meisten Patienten haben entweder schon bei Geburt einen Großwuchs oder entwickeln einen Großwuchs in den ersten Lebensmonaten (88 %). Länge und Gewicht verlaufen im Kindesalter über der 90–97. Perzentile, fallen danach aber ab, so dass die meisten Erwachsenen eine normale Endlänge haben. Der Schädel ist relativ klein, das Okziput ist ausladend. Es bestehen vielfach ein leichter Exophthalmus, ein Naevus flammeus im Nasenwurzelbereich, Unterlidfalten, eine Mittelgesichtshypoplasie, eine Makroglossie (97 %), Kerben im unteren Ohrbereich oder Eindellungen auf der Ohrrückseite (67 %), Bauchwanddefekte (80 %), z. B. Omphalozele (44 %), Nabelhernie, Diastasis recti (Abb. 27.5). Die Gesichtsauffälligkeiten werden mit zunehmendem Alter geringer. Die Makroglossie ist selten so schwer, dass sie zu obstruktiven Apnoen führt, häufiger sind aber ständiges Speicheln und Fütterungsschwierigkeiten. In etwa der Hälfte der Patienten verschwindet die Makroglossie mit zunehmendem Unterkieferwachstum.

Vergrößerungen der inneren Organe sind häufig und sollten durch Ultraschall dokumentiert werden: Vergrößerung von Niere (59 %), Leber (25 %), Milz und Pankreas (8–9 %), seltener Kardiomegalie. Hypoglykämien (63 %) verlaufen zumeist mild oder asymptomatisch, vereinzelt gibt es aber auch schwere, monatelange, therapieresistente Hypoglykämien. Viele Jungen haben einen Hodenhochstand. Etwa 13–25 % der Patienten entwickeln eine Hemihypertrophie. Die psychomotorische Entwicklung ist in der Regel normal. Bei Kindern mit Retardierung (4 %) spielen wahrscheinlich Frühgeburtlichkeit, schwere Geburten durch eine Makrosomie oder nicht erkannte Hypoglykämien eine wesentliche Rolle. Die Pubertät verläuft normal. Das Risiko für Neoplasien ist mit 4–7,5 % deutlich erhöht. 40 % der Patienten mit einem Tumor haben eine Hemihypertrophie, sod ass diese Patienten besonders gefährdet sind. Am häufigsten werden Wilms-Tumoren, Nebennierenrindenkarzinome und Hepatoblastome beschrieben.

Diagnose und Differenzialdiagnose Die klinische Diagnose kann in etwa 85 % der Fälle durch molekulargenetische Untersuchungen und eine Chromosomenanalyse bestätigt werden. Das X-gekoppelte Simpson-Golabi-Behmel-Syndrom kann bei isolierten männlichen Patienten schwer abzugrenzen sein. Leichter zu unterscheiden sind: Fetopathia diabetica, Perlman-, Costello-, Sotos- und Weaver-Syndrom.

Therapie Bis zur Normalisierung der Blutzuckerwerte sollten engmaschige Kontrollen und Therapie erfolgen. In Abhängigkeit vom Schweregrad der Makroglossie wird eine Zungenreduktion heute zumeist zwischen dem 2. und 3. Lebensjahr durchgeführt, um eine normale Sprachentwicklung zu gewährleisten und auch kieferorthopädische Komplikationen, wie offener Biss und Prognathie, zu verhindern. Patienten mit Hemihypertrophie müssen wegen eines evtl. Beckenschiefstands und der Gefahr einer Skoliose orthopädisch überwacht werden. Wegen des erhöhten Tumorrisikos empfehlen die Autoren 3- bis 4-monatliche Ultraschallkontrollen bis zum 6. Lebensjahr und halbjährliche Kontrollen bis zur Pubertät, außerdem eine halbjährliche Kontrolle der mit dem Alter normalerweise abfallenden α-Fetoprotein-Werte (AFP-Werte) bis zum 5. Lebensjahr.

Genetische Beratung Die meisten Fälle sind sporadisch, etwa 15 % sind familiär. Das Wiederholungsrisiko ist abhängig von der Ursache, wobei 6 Gruppen unterschieden werden können (▫ Tab. 27.4). Pränatale Ultraschalldiagnosen wurden mehrmals beschrieben.

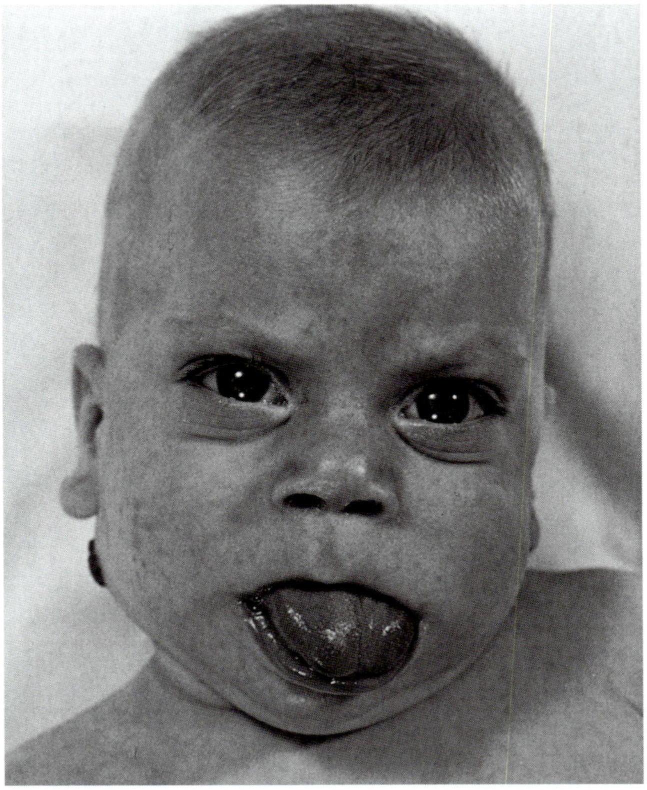

▫ **Abb. 27.5** Patient mit Beckwith-Wiedemann-Syndrom, 5 Monate. (Bildrechte liegen bei den Erziehungsberechtigten)

Williams-Beuren-Syndrom

Definition und Häufigkeit Das Williams-Beuren-Syndrom (WBS) wurde 1961/62 von Williams und Beuren beschrieben. Es ist charakterisiert durch eine typische Fazies, kardiovaskuläre Fehlbildungen, Kleinwuchs und Retardierung (MIM 194050). Die Häufigkeit wird auf 1 : 10.000–20.000 geschätzt.

Ätiologie Ursache des WBS ist eine Mikrodeletion in der Chromosomenregion 7q11.23. Die übliche Deletion ist 1,5 Mb groß und umfasst mehr als 20 Gene, deren Funktion nur teilweise bekannt ist. Die Deletion des Elastingens *(ELN)* erklärt die Bindegewebsstörungen beim WBS (isolierte Mutationen des *ELN*-Gens führen zur isolierten autosomal-dominanten supravalvulären Aortenstenose). Der Ausfall von *LIMK1* ist wahrscheinlich für die schlechte visuomotorische Integration, der von *GTF2I* für die mentale Retardierung verantwortlich (contiguous gene syndrome).

Symptome und Verlauf Viele Säuglinge leiden an Trinkschwäche, Erbrechen, Koliken, Gedeihstörungen und Obstipation. Die Angaben über eine nachgewiesene Hyperkalzämie reichen von selten bis zwei Drittel der Patienten. Kraniofazial fallen eine breite Stirn mit kräftigen Supraorbitalwülsten, enge Lidspalten, lebhaftes (speichenähnliches) Irismuster, Strabismus convergens (50 %), tief eingezogene Nasenwurzel, antevertierte Nasenlöcher, langes Philtrum, volle Wangen, offener Mund mit hängender, dicker Unterlippe, kleine Zähne mit Lücken (55 %), Malokklusion (85 %), Retro-, Mikrogenie und eine tiefe, raue Stimme auf (▫ Abb. 27.6). Eine chronische Otitis media ist häufig (43 %). Ältere Kinder zeigen eine vermehrte Schreckhaftigkeit auf Geräusche.

Der häufigste Herzfehler ist die supravalvuläre Aortenstenose (60–70 %), gefolgt von supravalvulären und peripheren Pulmonalstenosen (20–30 %) und Mitralklappenprolaps (15 %). Seltener sind Stenosen der Nierenarterien und der zerebralen Gefäße. Eine arterielle Hypertonie kann sich schon im Kindesalter entwickeln (17 %) und gehört bei den Erwachsenen zu den häufigeren Symptomen (47 %). Etwa die Hälfte der Patienten hat eine Nabel- oder Leistenhernie. Fehlbildungen der Nieren und ableitenden Harnwege (18 %) umfassen Nephrokalzinose, Nierenhypoplasie, -aplasie, Nierenzysten, Ureterstenosen, vesikourethralen Reflux, Blasendivertikel.

Während Säuglinge und Kleinkinder durch eine muskuläre Hypotonie und Gelenkschlaffheit auffallen, können sich bereits im Klein- und Schulkindalter Sehnenverkürzungen entwickeln mit Kontrakturen im Kniegelenk und Spitzfußhaltung. Bei er-

Tab. 27.4 Genetische Untergruppen des Beckwith-Wiedemann-Syndroms

BWS-Gruppe	Häufigkeit [%]	Ursache	Diagnostischer Test	WR für weitere Kinder
Imprinting-Störung				
DMR2	50–60	Epimutation, selten Deletion	Meth	Niedrig, selten vererbt
DMR1	2–7	Epimutation, selten Deletion	Meth	Niedrig, selten vererbt
Falsches Imprinting-Muster				
Paternale UPD	20	Postzygotische Störung, somatisches Mosaik	MS	Kein
Genmutation				
CDKN1C	5–10 (SP) 30–50 (AD)	Mutation	Seq	Bis 50 %, besonders wenn Mutter Überträgerin
Chromosomenstörung				
11p15-Translokation /-Inversion	<1	Translokation	Chrom	Bis 50 %, falls Mutter Translokationsträgerin
11p15-Duplikation	<1	Duplikation	Chrom	Bis 50 %, falls Vater Translokationsträger

UPD uniparentale Disomie; *AD* autosomal-dominant; *SP* sporadisch, Einzelfall; *Meth* Methylierungsuntersuchung; *MS* Mikrosatellitenanalyse; *Seq* Sequenzierung; *Chrom* Chromosomenanalyse; *WR* Wiederholungsrisiko

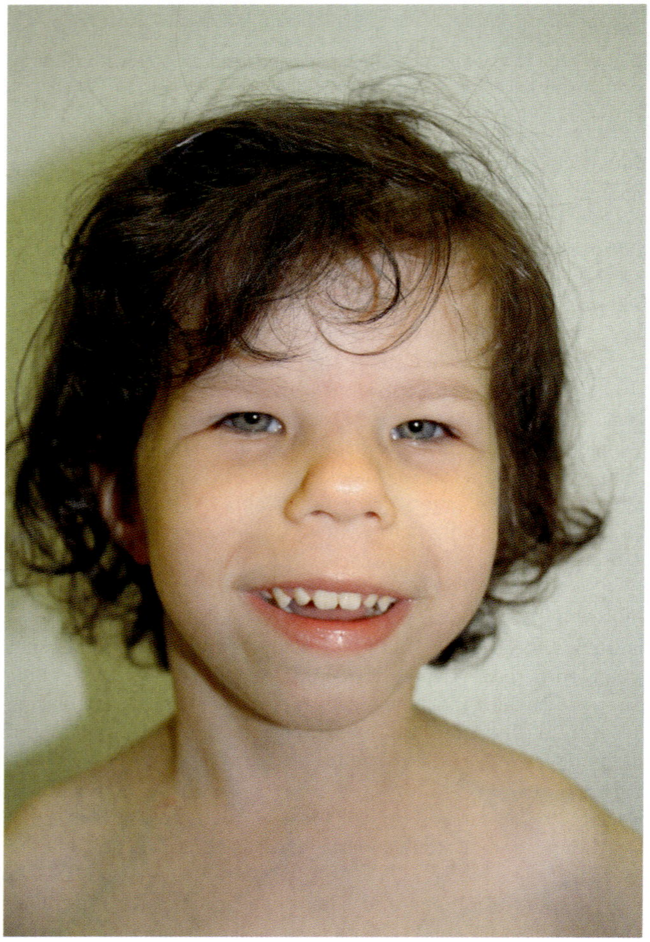

Abb. 27.6 Patient mit Williams-Beuren-Syndrom, 4 Jahre. (Bildrechte liegen bei den Erziehungsberechtigten)

wachsenen Patienten findet man häufig Gelenkversteifungen und Kyphoskoliosen. Die Wachstumsgeschwindigkeit ist besonders in den ersten 4–5 Lebensjahren vermindert. Erwachsene erreichen aber zumeist eine Endlänge knapp unter dem oder im unteren Normbereich.

Die psychomotorische Entwicklung ist leicht bis mittelschwer retardiert, kann selten aber auch normal sein (IQ: 20–106). Es besteht eine deutliche Diskrepanz zwischen relativ guten verbalen Fähigkeiten und schlechten Wahrnehmungs- und Handlungsfähigkeiten sowie Grob- und Feinmotorik. Die Sprache ist flüssig und korrekt, angereichert mit sozialen Phrasen und Klischees, wobei der Inhalt aber nicht adäquat ist (cocktail party speech). In der Untersuchung von Udwin (1990) konnten etwa 60 % der erwachsenen Patienten lesen, 20 % konnten Briefe schreiben und 40 % konnten einfache Rechenaufgaben lösen. Patienten, die unabhängig leben, sind eine Ausnahme. Die meisten Kinder haben Verhaltensstörungen: sie sind distanzlos, umtriebig, leicht ablenkbar, ängstlich. Sie haben Ess-, Einschlaf-, Durchschlafprobleme, zwanghafte Vorlieben, Probleme im Aufbau von Freundschaften. Andererseits haben sie oft eine freundliche, positive Grundstimmung, sind anhänglich und liebebedürftig.

Diagnose und Differenzialdiagnose Wegen der relativ guten expressiven Sprache wird die Diagnose häufig erst verzögert gestellt (>4 Jahre). Bei 99 % der Patienten kann die klinische Diagnose durch eine FISH- oder MLPA-Untersuchung mit Nachweis einer Mikrodeletion 7q11.23 bestätigt werden. A olierte, autosomal-dominante Aortenstenose, Noonan-, Fragiles-X-, Coffin-Lowry-Syndrom.

Therapie In Abhängigkeit vom Schweregrad der supravalvulären Aortenstenose bzw. kardialen Symptomen erfolgt eine chirurgische Korrektur, meist mittels Patch-Erweiterung der Aorta. Es ist wichtig, die Kontaktfreude und Offenheit, das gute Gedächtnis der Patienten sowie ihre guten Sprachfähigkeiten zur Förderung zu nutzen. Abstrakte und visuell orientierte Aufgaben verlangen dagegen spezielle

Lernstrategien. Frühzeitig sollte ein Kinderpsychologe in die Betreuung einbezogen werden.

Genetische Beratung Überwiegend ist das Syndrom sporadisch, einige wenige Patienten mit autosomal-dominantem Erbgang wurden beschrieben.

Ausgewählte Syndrome

In ◘ Tab. 27.5 und 27.6 sind ausgewählte Syndrome mit Kleinwuchs oder auffälliger Fazies aufgeführt.

27.2.3 Assoziationen

Unter einer Assoziation versteht man das über den (statistischen) Zufall hinausgehende Zusammentreffen verschiedener Fehlbildungen, deren Ätiologie und Pathogenese bisher nicht geklärt werden konnte. Assoziationen können auch als ätiologisch heterogene Krankheitseinheiten aufgefasst werden, die in der Blastogenese entstehen und überwiegend Mittellinienstrukturen betreffen. Gemeinsam sind den Assoziationen die große Variabilität und das geringe Wiederholungsrisiko. Vereinzelt finden sich bei Patienten Symptome verschiedener Assoziationen und Übergänge zum okulo-aurikulo-vertebralen Spektrum (◘ Tab. 27.7).

27.2.4 Teratogene

Die Teratogene lassen sich in 4 Gruppen unterteilen:
1. Intrauterine Infektionen (▶ Kap. 30)
2. Medikamente, Genussmittel, Chemikalien
3. Physikalische Ursachen
4. Mütterliche Stoffwechselstörungen (▶ Kap. 33 und 39)

Der genaue pathogenetische Mechanismus der meisten Teratogene ist unbekannt, doch können einige Punkte herausgearbeitet werden, die erklären, warum Embryonen ähnlich bzw. unterschiedlich auf Teratogene reagieren:

Dosis Generell gilt: Je höher die Dosis eines Teratogens, umso größer ist der Effekt.

Sensible Phase Die meisten Organe durchlaufen während der Entwicklung Phasen, in denen sie besonders störanfällig sind. Das Entwicklungsstadium, zu dem das Teratogen einwirkt, bestimmt daher, ob es z. B. zum Fruchttod, zu Fehlbildungen oder zu einer allgemeinen Retardierung kommt.

Genotyp Ob ein Wirkstoff eine teratogene Wirkung zeigt und wie stark diese ist, hängt von der genetischen Ausstattung eines Organismus ab. Einige Individuen werden deshalb ein besonders hohes, andere ein niedriges Risiko für bestimmte Teratogene haben. Dies erklärt auch, warum Mütter, die bereits ein Kind mit einer Hydantoin- oder Alkoholembryopathie haben, ein wesentlich höheres Wiederholungsrisiko haben als Mütter, die bereits ein gesundes Kind (bei Ingestion des gleichen Teratogens) geboren haben.

Kombination der oben genannten Faktoren Häufig werden während einer Schwangerschaft mehrere teratogene Wirkstoffe zu unterschiedlichen Zeitpunkten einwirken, so dass sich unterschiedliche Kombinationseffekte erwarten lassen.

Teratogenspezifische Fehlbildungsmuster Einzelne Teratogene zeigen ein charakteristisches Fehlbildungsmuster, was auf einen wirkstoffspezifischen Metabolismus hinweist, der in bestimmte Entwicklungsschritte eingreift.

Medikamente

Antiepileptika Bei Kindern epileptischer Mütter werden 2- bis 3-mal häufiger Fehlbildungen gefunden als in der Normalbevölkerung. Welchen Anteil dabei der genetische Hintergrund der Mutter und des Fetus bzw. die Antiepileptika haben, ist bisher nicht genau geklärt. In den letzten Jahren zeigte sich, dass die einzelnen Antiepileptika kein jeweils typisches Fehlbildungssyndrom verursachen, sondern dass weitgehende Überschneidungen bestehen und nur in einzelnen Symptomen oder im Grad der Ausprägung Unterschiede zu erkennen sind, so dass man besser von einer Antiepileptika-Embryopathie spricht. Als Ursache werden u. a. hochreaktive Epoxidmetaboliten der Antiepileptika, aber auch Folsäure- und Vitamin-B_{12}-Mangel angesehen. Die Kombination verschiedener Antiepileptika erhöht das Fehlbildungsrisiko beträchtlich.

Etwa 5–10 % der mit Phenobarbital, Carbamazepin oder Phenytoin exponierten Embryonen zeigen prä- und postnatalen Minderwuchs, Mikrozephalie, weite große Fontanelle, leichte mentale Retardierung, Hypertelorismus, Epikanthus, Ptosis, Strabismus, Mittelgesichtshypoplasie, breite, tiefe Nasenwurzel, kurze Nase, breiten Mund mit vollen Lippen, Hypoplasien der Finger- und Zehenendphalangen, Nagelhypoplasien und fingerähnliche Daumen. Seltener sind Herzfehler und LKG- und Gaumenspalten. Bei der intrauterinen Exposition mit Valproinsäure sind häufig auch Trigonozephalie, verstrichenes Philtrum, schmale Oberlippe, kleiner Mund und dysplastische Ohren zu erkennen. Typisch für Valproinsäure ist die erhöhte Rate an Herzfehlern, Hypospadien, Nieren- und Extremitätenfehlbildungen sowie Neuralrohrdefekten (3 %). Die niedrigsten Fehlbildungsraten ergaben sich unter Lamotrigin.

Cumarine (Warfarin) Etwa 15–30 % der Kinder, die Cumarinderivaten (insbesondere Warfarin) ausgesetzt sind, haben ein der Chondrodysplasia punctata (CDP) ähnliches Krankheitsbild: hypoplastische Nase mit tiefer Furche zwischen Nasenflügeln und Nasenspitze, kleine Nasenlöcher, Augenfehlbildungen (Katarakt, Optikusatrophie, Mikrophthalmie), Extremitätenhypoplasien, Minderwuchs, ZNS-Fehlbildungen, leichte bis schwere mentale Retardierung, kalkspritzerartige Veränderungen der Epiphysen (stippled epiphyses) besonders am Achsenskelett und am Kalkaneus. Warfarin hemmt die Arylsulfatase E, deren Ausfall im Rahmen einer Mutation zur X-gekoppelten CDP führt, was die Übereinstimmung der beiden Krankheitsbilder erklärt.

Retinoide Retinolsäure ist ein wesentliches körpereigenes Morphogen, das u. a. für die Musterbildung in der frühen Embryonalentwicklung verantwortlich ist. Synthetische Derivate des Vitamin A (Tretinoin, Isotretinoin) greifen in diesen Prozess ein und führen zur Retinoidembryopathie. Diese ist gekennzeichnet durch flaches Gesicht, Hypertelorismus, Fazialisparese, Gaumenspalte, Mikrogenie, dysplastische, hypoplastische Ohren, konotrunkale Herzfehler und unterbrochenen Aortenbogen, Thymushypoplasie, Hydrozephalus, zerebrale und zerebelläre Fehlbildungen, mentale Retardierung. Bei Einnahme von Isotretinoin in der Schwangerschaft besteht ein Risiko von etwa 40 % für Spontanaborte und etwa 35 % für große Fehlbildungen; Nachuntersuchungen zeigten bei den Kindern eine hohe Rate an mentaler Retardierung und Teilleistungsschwächen.

Tab. 27.5 Syndrome mit Kleinwuchs

Syndrom	Symptome	Mentale Entwicklung	Vererbung/Lokus/Gen
Aarskog-Syndrom	Rundes Gesicht, Hypertelorismus, leichte Ptose, kleine Nase, Hypodontie, Brachydaktylie, kutane Syndaktylie der Finger, Klinodaktylie 5, Wirbelkörperfehlbildungen, „Shawl-Skrotum", Kryptorchismus	Leichte Retardierung (30 %)	X-gebunden-rezessiv Xp11.21, *FGD1*
Bardet-Biedl-Syndrom (BBS1–15)	Adipositas, Retinopathie, postaxiale Polydaktylie, Brachydaktylie, Syndaktylie, Hypogenitalismus, dysplastische Nieren, Schwerhörigkeit	Mentale Retardierung	AR Häufigste Typen: BBS1: 3q11.2, *ARL6*(25 %) BBS10: 12q21.2, *BBS10*(25 %) BBS12: 4q27, *BBS12*(8 %) Mehrere Modifier-Gene
Bloom-Syndrom	Milde Mikrozephalie, Dolichozephalie, flache Jochbögen, schmetterlingsförmiges Gesichtserythem, UV-Sensitivität, großflächige Hyper- und Hypopigmentierungen, Immunglobulinmangel, erhöhtes Malignomrisiko	Normal bis leicht retardiert	AR, erhöhte Chromosomenbrüchigkeit 15q26.1, *RECQL3*
Cornelia-de-Lange-Syndrom	Mikrobrachyzephalie, Synophrys, bogenförmige Augenbrauen, kurze Nase, antevertierte Nares, langes Philtrum, dünne, nach kaudal weisende Oberlippe, Mikrogenie, Hirsutismus, Mikromelie, ulnare Strahldefekte	Schwere mentale Retardierung	Zumeist sporadisch 5p13.1, *NIPBL* *(50 %)* *X-gebunden: Xp11.2, SMC1A (5 %)* *Milder Phänotyp: 10q25.2,* SMC3
Dubowitz-Syndrom	Leichte Mikrozephalie, spärliche Haare, kurze Lidspalten, Telekanthus, Ptosis, Augenanomalien, Mikrogenie, dysplastische Ohren, Ekzem im Säuglings- und Kleinkindalter	Leichte bis schwere Retardierung (54 %), Hyperaktivität	AR
Hallermann-Streiff-Syndrom	Brachyzephalie, dünne, spärliche Haare, Mikrophthalmus, Katarakt, sehr dünne Nase mit hypoplastischen Nasenflügeln, Mittelgesichtshypoplasie, Hypodontie und dysplastische Zähne, atrophische Haut, Kryptorchismus	Mentale Retardierung (15 %)	Sporadisch AR, 6q22.31, *GJA1* (?)
Johanson-Blizzard-Syndrom	Leichte Mikrozephalie, Skalpdefekte, hypoplastische Nasenflügel, Zahndysplasie und Hypodontie, sensorische Hörstörung (75 %), Hypothyreose, exokrine Pankreasinsuffizienz	Mentale Retardierung (67 %)	AR 15q15, *UBR1*
LEOPARD-Syndrom	Multiple Lentigines, EKG-Veränderungen, (okulärer) Hypertelorismus, Pulmonalstenose, Genitalanomalien (Hypospadie), Kleinwuchs (R), Taubheit (D)	Vereinzelt leichte Retardierung	AD 12q24.1, *PTPN11* *3p25.2, RAF1* *7q34,* BRAF
MMM-Syndrom	Dolichozephalie, dreieckförmiges Gesicht, betontes Kinn, abstehende Ohren, kurzer Nacken mit prominentem M. trapezius, Gelenküberstreckbarkeit, keine Asymmetrie, keine rel. Makrozephalie, Röntgen: Dünne Röhrenknochen, hohe Wirbelkörper	Normal	AR 6p21.2, *CUL7* 2q35, *OBSL1* 19q13, *CCDC8*
Seckel-Syndrom	Ausgeprägter Minderwuchs (–7 SD), Mikrozephalie, flache Stirn, große Augen, abfallende Lidachse, prominente Nase, Mikrogenie, große Ohren ohne Ohrläppchen, Klinodaktylie 5, Kryptorchismus, Hüftluxation, Röntgen: 11 Rippen	Deutliche bis schwere Retardierung, Hyperaktivität	AR 3q23, *ATR* 18q11, *RBBP8* 14q21
Silver-Russel-Syndrom	Relative Makrozephalie, dreieckförmiges Gesicht, Café-au-lait-Flecken, Klinodaktylie 5, Extremitätenasymmetrie	Normal	Sporadisch 11p15, *IGF2* Methylierungsstörung (50 %) 7p11, *GRB10*, (?) Maternale *UPD7* (10 %)

AD autosomal-dominant; *AR* autosomal-rezessiv

Tab. 27.6 Syndrome mit besonders auffälliger Fazies

Syndrom	Symptome	Mentale Entwicklung	Vererbung/Locus/Gen
CHARGE-Syndrom	(C) Kolobome der Iris, Retina, Choroidea, Mikrophthalmus (80–90 %) (H) Herzfehler: ASD, konotrunkale Fehlbildungen (75–85 %) (A) Choanalatresie(-stenose), ein- oder beidseitig, membranös oder knöchern (50–60 %) (R) Retardierte Entwicklung, Stammhypotonie (>90 %) (G) Genitalfehlbildungen: Mikropenis, Hodenhochstand, hypoplastische Labien, verzögerte Pubertät (70–80 %) (E) (Ear) Helixfehlbildungen, Schallleitungs- und Schallempfindungsschwerhörigkeit, Cochleadefekte (90 %) Sonst: ZNS-Anomalien (83 %), Gedeihstörung (Schluckstörung !, Aspiration !), Kleinwuchs (70 %), faziale Dysmorphie (70 %), Fazialisparese, LKG-Spalten (15 %), tracheoösophageale Fehlbildungen (15 %), Nierenfehlbildungen (20 %), Skelettanomalien (53 %)	Zumeist deutliche bis schwere Retardierung Verhaltensstörungen	Zumeist sporadisch, autosomal-dominant, 8q12, *CHD7* (90 %)
Coffin-Lowry-Syndrom	Grobe Fazies, Hypertelorismus, breite Nasenwurzel, großer Mund mit dicken Lippen, abstehende Ohren, Hypodontie, konisch zulaufende Finger, Skoliose, Minderwuchs	Zumeist deutliche bis schwere Retardierung, Hypotonie	X-gebunden, Frauen leichter betroffen, Xp22.1–p22.2, *RSK2*
Franceschetti-(Treacher-Collins-)-Syndrom	Abfallende Lidachse, Unterlidkolobome, Hypoplasie der Jochbeine und des Ober- und Unterkiefers, Makrostomie, Mikrotie, Gehörgangsstenose, Schwerhörigkeit, zumeist symmetrische Fehlbildungen	Normale Entwicklung	AD 5q32–q33.1, *TCOF1*
Hemifaziale Mikrosomie (Oculo-auriculo-vertebrales Spektrum, OAVS)	Gesichtsasymmetrie, zumeist einseitige Hypoplasie der Jochbögen und der Maxilla, Blepharoptosis, Mikrophthalmus, Oberlidkolobom, Mikrotie, Präaurikularanhängsel, Hörstörung, Makrostomie, Wirbelkörperfehlbildungen	Zumeist normale Entwicklung	Zumeist sporadisch, AD und AR vereinzelt beschrieben
Goldenhar-Syndrom	Variante mit epibulbärem Dermoid		
Kabuki-(Niikawa-Kuroki-)Syndrom	Lange Palpebralspalten mit lateralem Ektropion, gebogene Augenbrauen, Epikanthus, kurze Nase, Gaumenspalte, abstehende Ohren, Fingerspitzenpolster, Kleinwuchs, Hörstörung	Leichte bis deutliche Retardierung, Hypotonie	Sporadisch 12q13.12, *MLL2*
Opitz-Syndrom (Hypertelorismus-Hypospadie-Syndrom)	Hypertelorismus, abweichende Lidachse, breite, flache Nasenwurzel, LK(G)-Spalte, Schluckschwierigkeiten, posterior rotierte Ohren, Hypospadie, Kryptorchismus	Leichte Retardierung	AD/22q11.2 und X-gebunden/Xp22, *MID1*
Progerie (Hutchinson-Gilford-Syndrom)	Minderwuchs ab 1. Lebensjahr, zunehmende Vergreisung: Haarverlust, prominente Schädelvenen, schnabelartige Nase, fliehendes Kinn, Verlust des subkutanen Fettgewebes, Hautatrophie, Kontrakturen, Tod im 2. Lebensjahrzehnt	Normal	Sporadisch 1q21.2, *LMNA*
Robinow-Syndrom „Fetal face syndrome"	Makrozephalus, flaches Gesicht, Hypertelorismus, kleine Nase mit antevertierten Nares, nach kaudal weisende Mundwinkel, kurze Unterarme, Klinodaktylie 5, Hemivertebrae, Hypogenitalismus Nierenfehlbildungen, Herzfehler	Mentale Retardierung (18 %)	AR 9q22, *ROR2* *Selten: AD* *3p14, WNT5A*
Rubinstein-Taybi-Syndrom	Leichte Mikrozephalie, dichte, gebogene Augenbrauen, abfallende Lidachse, Strabismus, hypoplastische Maxilla mit engem Gaumen, prominente Nase mit langem Septum, tief sitzende Ohren, breite Daumen und Großzehen, Hodenhochstand	Deutliche mentale Retardierung	Zumeist sporadisch, 16p13.3, Mutation, Mikrodeletion, -insertion in *CREBBP (50 %), 22q13.2, p300 (ca. 3 %)*

AD autosomal-dominant; *AR*autosomal-rezessiv

Tab. 27.7 Häufige Assoziationen und ihre Symptome

Assoziation	Symptome
VA(C)TER(L)	(V) Vertebrale Fehlbildungen (48 %) (A) Analatresie, -stenose (83 %) (C) Kardiale Fehlbildungen (48 %) (TE) Tracheoösophageale Fehlbildungen (60 %) (R) Renale Fehlbildungen (81 %), radiale Fehlbildungen (35 %) (L) Nichtradiale Extremitätenfehlbildungen
	Cave: Hydrozephalus mit Symptomen der VATER-Assoziation: autosomal-rezessiv oder X-gekoppelt rezessiv Schwer ausgeprägte Fälle mit Fanconi-Anämie
MURCS	(MU) Aplasie der Müller-Gänge mit konsekutiven uterovaginalen Fehlbildungen – Mayer-Rokitansky-Küster-Komplex (96 %) (R) Renale Agenesie (88 %), ektope Nieren (CS) Z(C)ervikale und obere thorakale Wirbel-(Somiten-)fehlbildungen (80 %) Sonst: ZNS-Fehlbildungen, Enzephalozele, LKG-Spalten, Gesichtsasymmetrie, Hörstörungen, Rippenanomalien Sprengelanomalie Mehrere Männer mit ähnlicher Symptomatik und Azoospermie beschrieben

Thalidomid In den Jahren 1959–1962 kam es zu einem plötzlichen und drastischen Anstieg von Extremitätenfehlbildungen in den Ländern, in denen thalidomidhaltige Medikamente zugelassen waren. Weltweit waren etwa 6000, allein in Deutschland etwa 3000 Kinder betroffen. Das Fehlbildungsrisiko bei Exposition betrug etwa 20 %. Die kritische Phase umfasste nur 15 Tage (35.–50. Tag post menstruationem). Die Art der Fehlbildung war stark abhängig vom Tag der Thalidomideinnahme und reichte von Anotie, Fazialis-, Augenmuskellähmung (35. Tag) über die typische Peromelie (38.–40. Tag), über Analatresie, Nierenfehlbildungen, schwere Armfehlbildungen, Herzfehler, Duodenalatresie/-stenose (41.–43. Tag) bis zur Triphalangie der Daumen und Analstenose (50. Tag)

Zytostatika (Aminopterin/Methotrexat) Bei der Chemotherapie mit Zytostatika muss wegen des Wirkungsmechanismus der Arzneimittelgruppe mit teratogenen Wirkungen gerechnet werden. Die Folsäureantagonisten Aminopterin und Methotrexat können zu einem charakteristischen Fehlbildungssyndrom führen: Pränataler Minderwuchs, Mikrozephalie, Hypoplasie der Schädelknochen, flache Supraorbitalwülste, breite Nasenwurzel, Gaumenspalte, Mikrogenie, tiefsitzende Ohren, verkürzte Extremitäten, Klumpfüße, Neuralrohrdefekte, anscheinend keine mentale Retardierung. Aufgrund der vorliegenden Daten ist eine abschließende Beurteilung der kritischen Dosis bzw. der kritischen Einnahmeperiode nicht möglich.

Andere teratogene Medikamente und Chemikalien Weitere teratogene Wirkstoffe sind in Tab. 27.8 aufgeführt.

Genussmittel und Drogen

Alkohol: Alkoholembryopathie

Definition und Häufigkeit Die Alkoholembryopathie (AE) wurde erstmals durch Lemoine (1968) beschrieben, davon unabhängig 1973 durch Jones und Smith, die das Krankheitsbild als fetal alcohol

Tab. 27.8 Teratogene Medikamente und Chemikalien

Substanz	Resultierende Fehlbildung
Methylquecksilber	Mikrozephalie, zerebrale und zerebelläre Atrophie, Zerebralparese
Aminoglykoside	Gehörschäden
Androgene, Gestagene	Maskulinisierung weiblicher Feten
Methimazol	Aplasia cutis, Choanalatresie

syndrome bekannt machten (▶ Kap. 35). Es ist charakterisiert durch eine motorische und mentale Retardierung mit Verhaltensstörungen, unterschiedliche Fehlbildungen und, zumindest in schweren Fällen, typische Fazies. Die geschätzte Häufigkeit liegt bei etwa 1 : 500–1000. Das in Richtung mildem Phänotyp erweiterte Krankheitsbild wird als Fetale Alkohol-Spektrum-Störung (fetal alcohol spectrum disease; FASD) bezeichnet.

Ätiologie und Pathogenese Ethanol wirkt zytotoxisch und mitosehemmend. Es besteht keine Plazentaschranke, so dass im Fetus die gleichen Blutalkoholwerte erreicht werden wie bei der Mutter. Es ist unklar, ob Ethanol oder seine Metabolite, z. B. Acetaldehyd, die Schädigung bedingen. Daneben spielen auch Gene der Mutter, die den Alkoholabbau regulieren, sowie chronische Unterernährung, Spurenelement- und Vitaminmangel und ein erhöhtes mütterliches Alter eine Rolle. Etwa 30 % der Kinder alkoholkranker Frauen haben eine Alkoholembryopathie, zwischen 50 und 70 % haben Alkoholeffekte. Es besteht keine direkte Dosis-Wirkungs-Beziehung, es gibt keine sichere untere Schwellendosis. Zwischen dem Stadium (nach Jellinek) der mütterlichen Alkoholkrankheit und der Häufigkeit und dem Schweregrad der Alkoholembryopathie besteht jedoch eine Korrelation: In der Prodromalphase ist kaum mit Schädigungen zu rechnen, in der kritischen Phase sind etwa 20 % der Kinder leicht, in der chronischen Phase etwa 40 % der Kinder schwer geschädigt.

Symptome und Verlauf Die Patienten werden untergewichtig (89 %) geboren und bleiben auch postnatal untergewichtig. Teilweise sind sie schon bei Geburt mikrozephal, häufiger entwickelt sich aber eine Mikrozephalie erst mit zunehmendem Lebensalter. Die Fazies ist charakteristisch: Niedrige Stirn, Epikanthus (66 %), Blepharophimose (11 %), Ptose (38 %), abfallende Lidachse (37 %), kurzer Nasenrücken (49 %), fehlendes oder sehr flaches Philtrum (95 %), schmale Oberlippe (65 %), hoher Gaumen (39 %) oder Gaumenspalte (7 %), hypoplastischer Unterkiefer (74 %), dysplastische, tiefsitzende Ohren (59 %) (Abb. 27.7). An den Händen sind typisch: Klinodaktylie 5, Kamptodaktylie und abnorme Dermatoglyphen (69 %: z. B. tiefe Daumenfurche und scharf abknickende Dreifingerfurche, die zwischen dem 2. und 3. Finger endet).

Etwa 30 % der Patienten haben einen Herzfehler, am häufigsten sind Ventrikelseptum- (39 %) und Vorhofseptumdefekte (37 %). Genitalanomalien werden in 30–40 % der Fälle gefunden (Hypospadia glandis, Hodenhochstand, Hypoplasie der Labia majora, Klitorishypertrophie). Nierenfehlbildungen (10 %) umfassen z. B. Nierenagenesie und -hypoplasie, Doppelniere, Anomalien der ableitenden Harnwege. Skelettäre Fehlbildungen sind häufig: Trichterbrust (28 %), Supinationseinschränkung (14 %) durch radioulnare Synostose, progrediente Skoliosen (6,8 %).

Im Säuglings- und Kleinkindalter haben etwa ein Drittel der Patienten Ess- und Schluckstörungen. Die grobmotorische Entwicklung ist wenig beeinträchtigt, häufig sind jedoch Störungen der Feinmotorik. Die meisten Patienten (90 %) haben eine Sprachentwicklungsstörung. Bei der mentalen Entwicklung fallen besonders Einschränkungen im logischen Denken, im Abstrahieren, im Erfassen von Zusammenhängen, in der fantasievollen Gestaltung auf, während die Merkfähigkeit häufig gut ist. Viele Patienten haben Wahrnehmungsstörungen und Verhaltensstörungen. Typisch sind Hyperaktivität, Konzentrationsschwäche, Impulsivität, Stimmungslabilität, erhöhte Risikobereitschaft, fehlende soziale Kompetenz, distanzloses Verhalten gegenüber Erwachsenen.

Mit zunehmendem Lebensalter bilden sich die charakteristischen kraniofazialen Veränderungen größtenteils zurück, es bleiben aber die Mikrozephalie, das flache Philtrum und die dünne Oberlippe. In der Untersuchung von Löser (1995), der 51 Patienten langzeitig untersuchte, konnten 2 Kinder eine Realschule besuchen (beide AE mit leichtem Schweregrad), 35 % besuchten eine Hauptschule, 55 % besuchten eine Sonderschule (25 % Schule für Lernbehinderte, 30 % Schule für geistig Behinderte), 6 % waren nicht bildungsfähig. Nur vereinzelt können erwachsene Patienten selbstständig leben.

Differenzialdiagnose Zu differenzieren sind das Dubowitz-, Noonan-, De-Lange-, Fetales-Hydantoin- und Smith-Lemli-Opitz-Syndrom.

Therapie Angewandt werden krankengymnastische Therapien nach Bobath, Vojta, Montessori, sensomotorisches Training, Wahrnehmungstraining, logopädische Behandlung (cave! Innenohrschwerhörigkeit). Ein medikamentöser Behandlungsversuch zur Verminderung der Hyperaktivität und Verbesserung der Konzentration kann z. B. mit Methylphenidat unternommen werden. Die Erziehung sollte die Gewährung ausreichender Freiräume sowie das Aufstellen von Tagesplänen und Routinen einbeziehen. Eine intensive Beratung der Eltern zur Prävention einer zukünftigen Alkoholembryopathie sowie eine ausführliche Beratung evtl. Pflegeeltern sind notwendig.

Kokain und andere Drogen

Stärkerer Kokainabusus kann zu Reduktionsdefekten der Extremitäten, urogenitalen, gastrointestinalen Fehlbildungen und unterschiedlichen Hirnfehlbildungen wie Porenzephalie, Corpus-callosum-Agenesie und intrazerebralen Zysten führen. Daneben werden eine intrauterine Wachstumsretardierung und eine Entwicklungsverzögerung gefunden. Ob es ein typisches „Kokaingesicht" gibt mit Lidschwellung, flachen Supraorbitalwülsten mit Furchen und kurzer Nase, bleibt offen. Die Fehlbildungen werden auf den ausgeprägten sympatikomimetischen Effekt von Kokain zurückgeführt, der zu Durchblutungsstörungen der Plazenta und des Feten führt.

Opiate, zu denen Heroin und Morphium zählen, sind nicht teratogen, bedingen aber intrauterine Wachstumsstörungen, Frühgeburtlichkeit und eine erhöhte perinatale Mortalität. Nachuntersuchungen bei Kindern, deren Mütter Marihuana und Amphetamine einnahmen, ergaben beeinträchtigte mentale Leistungen (▶ Kap. 35).

Nikotinabusus während der Schwangerschaft führt zu einem geringeren Geburtsgewicht. Ebenso sind die Abortrate, die Frühgeburtlichkeit und die perinatale Mortalität erhöht. Nikotin verursacht jedoch keine Fehlbildungen (▶ Kap. 35).

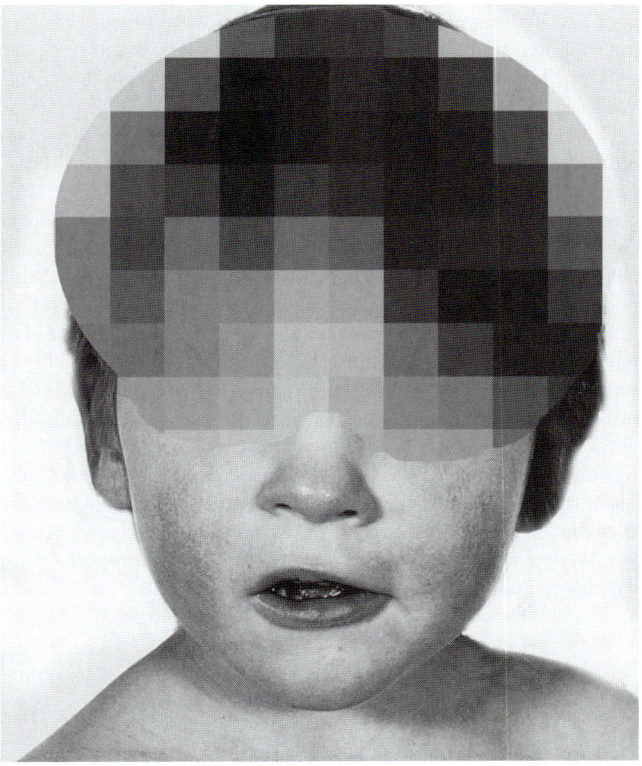

Abb. 27.7 Patient mit Alkoholembryopathie, 2,5 Jahre. (Bildrechte liegen bei den Erziehungsberechtigten)

Physikalische Ursachen

Ionisierende Strahlen Aus Tierexperimenten und den Erfahrungen aus den Atombombenexplosionen im 2. Weltkrieg ist bekannt, dass Röntgenstrahlen und radioaktive Strahlen in sehr hohen Dosen teratogen sind. Die Fehlbildungen umfassen Mikrozephalie mit mentaler Retardierung, Augenfehlbildungen und Wachstumsstörungen. Die dafür notwendigen Strahlendosen werden unter normalen Umständen auch bei umfassender Röntgendiagnostik nicht erreicht, sondern allenfalls durch eine therapeutische Bestrahlung. Von der Deutschen Gesellschaft für medizinische Physik und der Deutschen Röntgengesellschaft wird der kritische Schwellenwert zwischen der 2. und 8. Woche Entwicklungswoche bei 50 mSv angesetzt. Hiervon abzutrennen und unabhängig von einer Schwellendosis sind das karzinogene und mutagene Risiko einer Strahlenexposition.

Hyperthermie Lang dauernde Überwärmung in der frühen Schwangerschaft wird mit Mikrozephalie, Retardierung und Neuralrohrstörungen in Verbindung gebracht, ohne dass jedoch größere Studien vorliegen.

Maternale Krankheiten

Embryopathia diabetica

Kinder diabetischer Mütter haben ein 2- bis 4-fach erhöhtes Risiko für Einzel- und Mehrfachfehlbildungen (▶ Kap. 33). Etwa 0,5 % aller Schwangerschaften betreffen Diabetikerinnen, etwa 2 % der Schwangeren entwickeln einen Gestationsdiabetes.

Ätiopathogenese Die Fehlbildungen entstehen vor der 4.–7. Entwicklungswoche. Als Ursache werden besonders Hyperglykämien, aber auch immunologische Faktoren, hormonelle Störungen, Hypoglykämien und Gefäßveränderungen diskutiert. Je schwerer der mütterliche Diabetes ist und je länger er besteht, umso größer scheint das Risiko für Fehlbildungen zu sein.

Symptome Am häufigsten sind Herzfehler mit 21 % [2,8] (Transposition der großen Gefäße, VSD, hypoplastisches Linksherz, Truncus arteriosus communis, singulärer Ventrikel), Fehlbildungen des Gehirns (Hydrozephalus, Anenzephalie, Holoprosenzephalie) und Neuralrohrdefekte (18 %; [2,9]), Genital- (13 %) und urorenale Fehlbildungen (11 %; [3,8]), Fehlbildungen des Respirationstrakts (8 %; [2,7]), gastrointestinale Atresien (5 %; [3,5]). Am charakteristischsten sind die Fehlbildungen lumbaler oder thorakaler Wirbelkörper und Rippen (10 %; [26–40]) und die kaudale Dysplasie (5,3 %; [53]) mit Fehlen des Kreuz- und Steißbeins, Hypoplasie des Beckens und der unteren Extremität, Muskelhypoplasien, Paresen, konsekutiven Kontrakturen sowie Blasen- und Darmlähmungen (in eckigen Klammern wird angegeben, wievielmal häufiger die Fehlbildung bei Kindern diabetischer Mütter gegenüber denen nichtdiabetischer Mütter ist). Weitere Befunde sind: LKG-Spalte, Katarakt, Mikrophthalmus, dysplastische Ohren, Omphalozele, Polydaktylie. Bis zu 50 % der Kinder sterben aufgrund ihrer schweren Fehlbildungen.

Differenzialdiagnose Zu differenzieren sind kaudale Regressionssequenz, Femoral-hypoplasia-unusal-facies-Syndrom.

Therapie der Mutter Eine bereits präkonzeptionell beginnende, strenge Diabeteseinstellung reduziert das Risiko für eine Embryopathie erheblich. Ein erhöhtes Risiko liegt auch für den nichtinsulinpflichtigen Diabetes und den Gestationsdiabetes vor, so dass auch bei diesen Formen eine strenge Therapie notwendig ist.

Maternale Phenylketonurie

Dent (1957) und Mabry et al. (1963) beschrieben als Erste, dass eine unbehandelte maternale Phenylketonurie (MPKU) beim Fetus zu Fehlbildungen und mentaler Retardierung führen kann. Viele Patientinnen, die seit den 1960er Jahren im Neugeborenenscreening erfasst und durch eine phenylalaninarme Diät behandelt wurden, haben die Diät nach der Pubertät abgesetzt und sind mittlerweile in ein gebärfähiges Alter gekommen. Sie haben ohne entsprechende Therapie ein hohes Risiko, dass ihre Kinder geschädigt sein werden.

Ätiologie Die Fehlbildungen sowie die Retardierung werden auf einen toxischen Effekt der erhöhten mütterlichen Phenylalaninspiegel zurückgeführt, wobei eine direkte Korrelation besteht zwischen der Höhe des mütterlichen Phenylalaninspiegels und dem Auftreten und der Häufigkeit der Fehlbildungen.

Genetik Die PKU wird autosomal-rezessiv vererbt, d. h. die Kinder betroffener Mütter sind in der Regel heterozygot und haben damit normale postnatale Phenylalaninspiegel.

Symptome Die Rate der Spontanaborte liegt bei etwa 15 %. Die Kinder werden untergewichtig (25 %) und mikrozephal (85 %) geboren. Etwa 16 % haben Herzfehler (besonders Fallot-Tetralogie, Aortenisthmusstenose, PDA). Fazial fallen eine breite, flache Nasenwurzel, ein weiter äußerer Kanthalabstand, ein Epikanthus, ein Strabismus, antevertierte Nares, ein flaches, wenig modelliertes Philtrum, ein hoher Gaumen und leicht dysplastische Ohren auf (kleine Anomalien bei ca. 50–85 %). Neurologische Auffälligkeiten, wie motorische Retardierung, abnormer Muskeltonus, abnorme Reflexe, finden sich bei mehr als 75 %. Die meisten Kinder sind mental deutlich retardiert (45–90 %). Mindestens 50 % haben eine postnatale Wachstumsstörung. Selten sind: Mikrophthalmus, Ösophagusatresie, LKG-Spalte, Hypospadie (die Prozentzahlen beziehen sich auf mütterliche Phenylalaninspiegel von >900 mol/l).

Differenzialdiagnose Alkoholembryopathie.

Therapie der Mutter Beginn einer phenylalaninarmen Diät vor der Konzeption, wobei maternale Blutwerte von 120–360 mol/l (2–6 mg/dl) während der gesamten Schwangerschaft anzustreben sind.

Literatur

Cassidy SB, Allanson JE (2010) Management of genetic syndromes. Wiley-Liss, New Jersey

Cassidy SB, Schwartz S, Miller JL, Driscoll DJ (2012) Prader-Willi syndrome. Genet Med 14:10–26

Cole TRP, Hughes HE (1994) Sotos syndrome: a study of the diagnostic criteria and natural history. J Med Genet 31:20–32

Edmonds LD, Layde PM, James LM, Flynt JW, Erickson JD, Oakley GP Jr (1981) Congenital malformation surveillance: Two American systems. Int J Epidemiol 10:247–252

Enders G (1991) Infektionen und Impfungen in der Schwangerschaft. Urban und Schwarzenberg, München

EUROCAT European Registry of Congenital Anomalies and Twins unter http://www.eurocat.ulster.ac.uk (Stand 04.04.2012)

Hennekam RCM, Krantz ID, Allanson JE (2010) Gorlin's syndromes of the head and neck Oxford monographs on medical genetics, Bd. 58. Oxford University Press, New York

Hennekens CH, Buring JE (1987) Epidemiology in medicine. Little Brown, Boston

ICBDMS International Clearinghouse for Birth Defects Monitoring Systems unter http://www.icbdsr.org (Stand 04.04.2012)

Jones KL (2006) Smith's recognizable patterns of human malformation. Elsevier Saunders, Philadelphia

Jones KL (2011) The effects of alcohol on fetal development. Birth Defects Research 93C:3–11

Kalter H, Warkany J (1983) Congenital malformations. Etiologic factors and their role in prevention. N Engl J Med 308:424–431 (491–497)

Kunze J (2010) Wiedemanns Atlas Klinischer Syndrome. Schattauer, Stuttgart

Löser H (1995) Alkoholembryopathie und Alkoholeffekte. Gustav Fischer, Stuttgart

(1992) Surveillance of birth defects. In: Lynberg MC, Edmonds LD, Halperin W, Baker EL (Hrsg) Public health surveillance. Van Nostrand Reinhold, New York, S 157–177 (Chapter 12)

Martínez-Fríaz ML (1994) Epidemiological analysis of outcomes of pregnancy in diabetic mothers. Am J Med Genet 51:108–113

Online Mendelian Inheritance in Man: http://www3.ncbi.nlm.nih.gov/Omim

Poper BR (2010) Williams-Beuren syndrome. N Engl J Med 362:239–252

Queisser-Luft A, Stolz G, Wiesel A, Schlaefer K, Spranger J (2002) Malformations in newborn: results based on 10,940 infants and fetuses from the Mainz congenital birth defect monitoring system (1990–1998). Arch Gynecol Obstet 266:163–167

Rouse B, Azen C, Koch R et al (1997) Maternal phenylketonuria collaborative study (MPKUCS) offspring: facial anomalies, malformations, and early neurological sequelae. Am J Med Genet 69:89–95

Schaefer C, Spielmann H, Vetter K (2006) Arzneiverordnung in Schwangerschaft und Stillzeit. Elsevier GmbH, Urban und Fischer Verlag, München

Sever L, Lynberg MC, Edmonds LD (1993) The impact of congenital malformations on public health. Teratology 48:547–549

Sheppard TH (1995) Katalog of teratogenic agens. Johns Hopkins University press, Baltimore, Maryland, S 365–368

Spranger J, Benirschke K, Hall JG et al (1982) Errors in morphogenesis: Concepts and terms. J Pediatr 100:160–165

Stevenson RE, Hall JG (2006) Human malformations and related anomalies Oxford monographs on medical genetics, Bd. 52. Oxford University Press, New York

Tartaglia M, Zampino G, Gelb BD (2010) Noonan syndrome: Clinical aspects and molecular pathogenesis. Mol Syndromol 1:2–26

Tatton-Brown K, Cole TRP, Rahman N (2012) Sotos syndrome. In: Pagon RA, Bird TD, Dolan CR, Stephens K, Adam MP (Hrsg) Gene Reviews. University of Washington, Seattle, S 1993–2004

Tomson T, Battino D, Craig J, Bonizzoni E et al (2011) Dose-dependent risk of malformations with antiepileptic drugs: an analysis of data from the EURAP epilepsy and pregnancy registry. Lancet Neurol 10:609–617

Weksberg R, Shuman C, Smith AC (2005) Beckwith-Wiedemann syndrome. Am J Med Genet 137C:12–23

Williams CA, Driscoll DJ, Dagli AI (2010) Clinical and genetic aspects of Angelman syndrome. Genet Med 12:385–395

28 Genetische Beratung und Pränataldiagnostik

S. Spranger

28.1 Gesetzliche Grundlagen

Die Rahmenbedingungen der ärztlichen Tätigkeit im Kontext von genetischer Beratung und Pränataldiagnostik werden von den im Folgenden beschriebenen Gesetzen geregelt.

28.1.1 Gendiagnostikgesetz

Das Gendiagnostikgesetz (GenDG) vom 1.2.2010 regelt die Anforderungen an zulässige genetische Untersuchungen und genetische Analysen und beschränkt deren Anwendbarkeit. Ziel des Gesetzes ist, die mit der Untersuchung menschlicher Eigenschaften verbundenen Gefahren von genetischer Diskriminierung zu verhindern und gleichzeitig die Chancen des Einsatzes genetischer Untersuchungen für den einzelnen Menschen zu wahren. Genetische Diskriminierung ist die Benachteiligung eines Menschen aufgrund seiner genetischen Krankheit oder Disposition. Das GenDG regelt deshalb auch Fragen, die den Versicherungsbereich und das Arbeitsleben betreffen sowie Abstammungsgutachten.

Ein wichtiger Punkt des Gesetzes ist der Arztvorbehalt. Genetische Diagnostik darf nur vom Arzt vorgenommen werden.

Neben der schriftlichen Einwilligung in eine genetische Laboruntersuchung nach Aufklärung ist dabei festgelegt, dass genetische Diagnostik mit einer Beratung vor und einer Beratung nach Diagnostik verbunden sein sollte. Zudem sieht das Gesetz eine Beratungspflicht vor und nach pränataler und prädiktiver Diagnostik vor. Verzichtet ein Patient im Einzelfall auf die genetische Beratung vor oder zur Ergebnismitteilung nach genetischer pränataler oder prädiktiver Diagnostik, ist dieser Verzicht nach vorheriger schriftlicher Information über die vorgesehenen Beratungsinhalte bzw. mögliche Konsequenzen des Verzichts mit der Unterschrift des Patienten zu dokumentieren (GenDG § 10 Abs. 2). Die Dokumentation der Verzichtserklärung muss auch vom aufklärenden Arzt unterschrieben werden.

28.1.2 Schwangerschaftskonfliktgesetz

Das Schwangerschaftskonfliktgesetz (Gesetz zur Vermeidung und Bewältigung von Schwangerschaftskonflikten) gewährleistet den Anspruch auf eine umfassende Beratung oder eine spezielle Schwangerschaftskonfliktberatung.

Bis zur 12. Schwangerschaftswoche kann jede Schwangerschaft nach Beratung straffrei abgebrochen werden (Fristenlösung). Konfliktgrund ist die Schwangerschaft als solche.

Nach der 12. Schwangerschaftswoche p.c. kann eine Schwangerschaft nur aufgrund einer medizinischen oder kriminologischen Indikation (nach Vergewaltigung) straffrei abgebrochen werden. Medizinisch indiziert ist ein Schwangerschaftsabbruch, wenn nur damit ein physischer oder psychischer Schaden der Mutter jetzt oder in Zukunft verhütet werden kann. Konfliktgrund kann eine pränataldiagnostisch erkannte Anomalie des Föten sein oder z. B. eine Chromosomenstörung. Das in diesem Fall erforderliche ärztliche Vorgehen beinhaltet eine umfassende Aufklärung, Betreuung und Begleitung der Schwangeren zur Feststellung einer möglichen medizinischen Indikation, insbesondere nach der Eröffnung eines auffälligen pränataldiagnostischen Befundes. Ärztinnen und Ärzte, welche die Diagnose mitteilen (§ 2a SchKG n. F.), müssen fachübergreifende medizinische und psychosoziale Beratung anbieten bzw. vermitteln und Kollegen hinzuziehen, die mit der im Raum stehenden Gesundheitsschädigung bei geborenen Kindern Erfahrung haben und über die medizinischen, psychischen und sozialen Aspekte des Befundes und Unterstützungsmöglichkeiten bei physischen und psychischen Belastungen beraten. Ziel der in dem Gesetz festgelegten Begleitung und Beratung ist, die Konsequenzen der Diagnose einer Behinderung des Kindes von allen Seiten zu beleuchten und die Schwangere und ihren Partner darin zu unterstützen, ihre gegenwärtigen und zukünftigen Lebensverhältnisse und Belastungen auszuloten und Lösungsansätze aufzuzeigen. Die Regelungen verpflichten allein den Arzt/die Ärztin und zielen darauf, der Schwangeren und ihrem Partner bei der Abklärung der Situation und Perspektiven zu helfen.

Frühestens 3 Tage nach Befundmitteilung und Beratung ist zu entscheiden, ob eine medizinische Indikation zum Schwangerschaftsabbruch vorliegt. Liegt eine Indikation vor, so ist sie schriftlich zu begründen unter Angabe der erfolgten Aufklärung über die fetale Anomalie und deren Folgen und die medizinisch-psychologischen Folgen eines Schwangerschaftsabbruchs. Die dreitägige Bedenkzeit gibt betroffenen Schwangeren und deren Partnern den erforderlichen Raum zur Überwindung der Schocksituation. Die Bedenkzeit gilt nicht, wenn eine akute Gesundheits- oder Lebensgefahr der Schwangeren besteht. Die Schwangere selbst ist nicht zu einer Beratung verpflichtet. Sie kann auf die Aufklärung und Beratung oder Teile der Aufklärung und Beratung und auf die Vermittlung zu einer psychosozialen Beratungsstelle verzichten, muss diesen Verzicht allerdings schriftlich bestätigen.

28.1.3 Gesetz zur Regelung der Präimplantationsdiagnostik

Die Präimplantationsdiagnostik ermöglicht es, Embryonen im Reagenzglas vor dem Einpflanzen in den Mutterleib auf genetisch bedingte Krankheiten zu untersuchen. Unbelastete befruchtete Eizellen werden implantiert, belastete oder überflüssige Eizellen in der Regel vernichtet. Voraussetzungen und Vorgehensweise sind im Präimplantationsdiagnostikgesetz vom 08.12.2011 geregelt. Paare, die eine Veranlagung für eine schwerwiegende genetisch bedingte Erkrankung in sich tragen oder bei denen mit einer Tot- oder Fehlgeburt zu rechnen ist, können die Präimplantationsdiagnostik in Anspruch nehmen (Voraussetzung ist die vorherige Zustimmung einer Ethikkommission in jedem Einzelfall sowie eine genetische Beratung der Betroffenen).

Eine Kostenübernahmepflicht der Krankenkassen besteht derzeit nicht.

28.2 Grundlagen der genetischen Beratung

Die Inanspruchnahme der genetischen Beratung ist in der Regel freiwillig, Rahmenbedingungen und Ausnahmen regelt das Gendiagnostikgesetz. Genetische Beratung wird bei Fragestellungen gesucht und angeboten, die mit dem Auftreten oder der Wahrscheinlichkeit einer (epi-)genetisch bedingten oder mitbedingten Erkrankung oder Entwicklungsstörung zusammenhängen. Die Indikation kann auch

G.F. Hoffmann, M.J. Lentze, J. Spranger, F. Zepp (Hrsg.), *Pädiatrie*,
DOI 10.1007/978-3-642-41866-2_28,

in einer subjektiven Besorgnis des Patienten bestehen. Beispiele sind Kinderwunsch nach der Geburt eines Kindes mit Fehlbildungs-Retardierungssyndrom, mit Großwuchs, Kleinwuchs, Autismus, mentaler Retardierung, Beratung nach auffälligem Befund in der Pränataldiagnostik, eigene Erkrankung (z. B. Epilepsie) und Kinderwunsch bei auffälliger Familiengeschichte (z. B. Behinderungen in der Familie).

Genetische Beratung ist ein persönlicher Kommunikationsprozess zwischen einem medizinisch-genetisch qualifizierten Arzt und dem Patienten. Ärztliche Voraussetzung ist die Qualifikation als Facharzt für Humangenetik oder die Zusatzbezeichnung Medizinische Genetik. Im Einzelfall kann auch ein Facharzt ohne die genannte Facharzt- oder Zusatzbezeichnung nach spezieller Qualifikation selbstständig und eigenverantwortlich zu spezifischen Fragestellungen seines Fachgebiets beraten. (GenDG § 23 Abs. 2 S. 2 Nr. 2).

Spezielle Anforderungen werden an die genetische Beratung im Rahmen von prädiktiver Diagnostik gestellt. Dazu zählt die Beratung vor und nach Diagnostik von spät manifesten Erkrankungen bei klinisch Gesunden (z. B. auf die zur Huntington Krankheit führende Genveränderung) und der Nachweis einer Überträgerschaft bei autosomal-rezessiven Erkrankungen in der Familie (z. B. Heterozygotentest bei CF in der Familie). Diese Beratungen darf nur ein Facharzt für Humangenetik vornehmen.

28.2.1 Das Beratungsgespräch

Die genetische Beratung beginnt mit der Klärung der Fragestellung der Ratsuchenden. Zielsetzung, Umfang und Vorgehensweise der Beratung müssen dargestellt und ggf. im Laufe des Gesprächs angepasst werden. Laut S2-Leitlinie ist eine Dauer von mindestens einer halben Stunde vorgesehen. Bei Bedarf sollten weitere Gespräche angeboten werden. Je nach Fragestellung kann die Hinzuziehung weiterer ärztlicher oder nicht-ärztlicher Fachkräfte erforderlich werden. Dies darf nur mit ausdrücklicher Einwilligung des Patienten erfolgen. Hier sind insbesondere die Maßgaben von § 10 Abs. 3 GenDG einzuhalten.

Der Patient ist auf sein Recht auf Nichtwissen hinzuweisen, einschließlich des Rechts, Untersuchungsergebnisse oder Teile davon nicht zur Kenntnis zu nehmen und/oder vernichten zu lassen. Es soll in diesem Zusammenhang auch auf die mögliche Bedeutung des Untersuchungsergebnisses für Familienangehörige hingewiesen werden. Angesichts der kurzen gesetzlichen Aufbewahrungsfristen (10 Jahre) kann ggf. die Aufbewahrung von Untersuchungsmaterial und (ggf. auch von nicht zur Kenntnis genommenen) Befunden zur möglichen Verwendung durch die Angehörigen auch nach dem Tode des Patienten angeboten werden.

Schwerpunkte des genetischen Beratungsgesprächs sind in der ► Übersicht zusammengefasst.

Schwerpunkte des genetischen Beratungsgesprächs

- Anamnese:
  - Familienanamnese mit Erstellung eines Stammbaums (mindestens 3 Generationen)
  - Schwangerschaftsanamnese einschl. Medikamenteneinnahme, Alkoholkonsum, Drogenabusus
  - Eigenanamnese einschl. Geburtsverlauf und -daten
- Umweltfaktoren
- Soziale Situation
- Einsichtnahme in und Beurteilung bereits durchgeführter diagnostischer und/oder therapeutisch/prophylaktischer Befunde Maßnahmen beim Patienten oder bei mutmaßlich betroffenen Verwandten
- Eventuell: Klinische Untersuchung des Patienten, ggf. mit Fotodokumentation
- Verdachtsdiagnose stellen, mitteilen, erörtern
- Durchführung weiterführender biochemischer, zytogenetischer oder molekulargenetischer Untersuchungen nach schriftlicher Einwilligung (jederzeit widerrufbar, s. GenDG)
- Bei geklärter Diagnose:
  - Ursache, Prognose, Erkrankungswahrscheinlichkeit, Therapie, pränatale und Diagnostik und deren Grenzen aufzeigen
  - Aufklärung über Erkrankungswahrscheinlichkeit in der weiteren Familie Unterstützung bei der individuellen Entscheidungsfindung unter Information über psychosoziale Unterstützungsangebote, evtl. deren Vermittlung
  - Information über Selbsthilfeorganisationen
- Bei geklärter Erkrankung in der Familie: Mitteilung von Inzidenz, evtl. Mutations- und Heterozytogenfrequenz und -Risiken

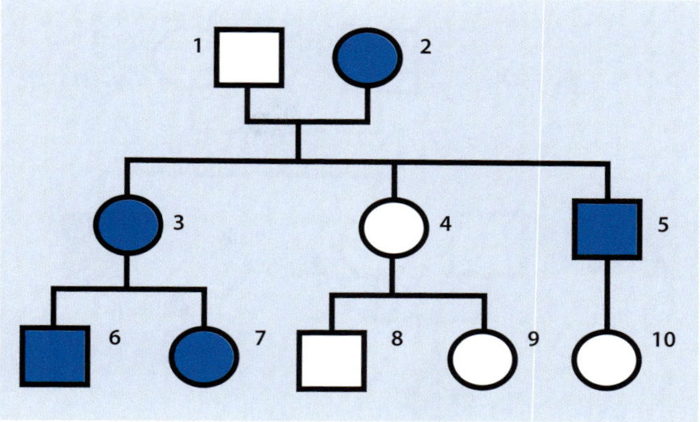

Abb. 28.1 Mitochondrialer Erbgang. Erkrankte Großmutter (Person 2) hat in ihren Somazellen vorwiegend mutierte mtDNA, in ihren Keimzellen aber eine Mischpopulation (Heteroplasmie) von mutierter und normaler mtDNA. Betroffene Kinder (Personen 3 und 5) haben von ihr vorwiegend mutierte Mitochondrien ererbt und erkranken deshalb. Die Tochter, Person 4, erkrankt nicht, da sie nur oder überwiegend Wildtyp-mtDNA von ihrer Mutter erbte. (*graue Symbole* = Individuum erkrankt, *weiße Symbole* = Individuum gesund)

Für die Feststellung der Erkrankungswahrscheinlichkeit und als diagnostisches Instrument (z. B. X-rezessiver Erbgang) kann die Kenntnis der Erbgänge hilfreich sein: In Abb. 28.1, 28.2, 28.3 und 28.4 sind einige Stammbäume beispielhaft dargestellt.

Integraler Bestandteil der genetischen Beratung ist eine abschließende schriftliche humangenetische Stellungnahme.

Der Patient erhält eine Kopie dieses Schriftstücks. In ihm sollen die Beratungsinhalte allgemeinverständlich aufgeführt sein. Eine übersichtliche Gliederung sowie eine kurze Zusammenfassung der Stellungnahme werden empfohlen. Medizinische Fachbegriffe sollen soweit wie möglich adäquat umschrieben oder erläutert werden. Es ist im Einvernehmen mit den Patienten schriftlich festzulegen, welche Ärzte über die stattgefundene Beratung, die Ergebnisse genetischer Untersuchungen und die Beratungsinhalte informiert werden. Auf ausdrücklichen Wunsch des Patienten kann von dem bei GKV-Patienten geforderten Bericht an den überweisenden Fach- und Hausarzt abgesehen werden.

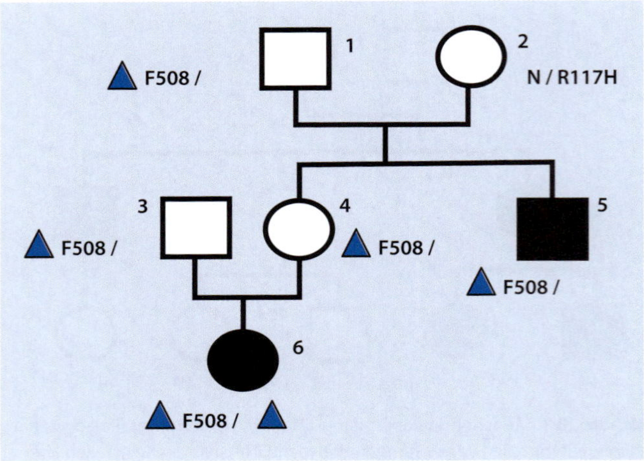

Abb. 28.2 Autosomal-rezessiver Erbgang: Stammbaum einer Familie mit unterschiedlichen Mutationen im CFTR-Gen und verschiedenen Phänotypen. Person 6 ist an Mukoviszidose erkrankt und weist molekulargenetisch eine Homozygotie für die *CFTR*-Mutation ΔF508 auf. Beide Eltern sind heterozygote Anlageträger. Der Onkel (Person 5) hat eine kongenitale bilaterale Aplasie der Vasa deferentia (CBAVD). Molekulargenetisch fand sich bei ihm eine Compound-Heterozygotie für die *CFTR*-Mutationen ΔF508 und R117H (Substitution der Aminosäure Arginin durch die Aminosäure Histidin an der Position 117). (N = Wildtyp-Allel)

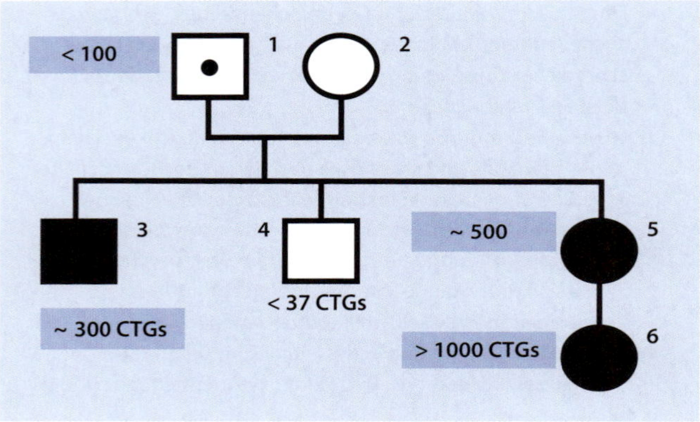

Abb. 28.3 Autosomal-dominanter Erbgang: Stammbaum einer Familie mit myotoner Dystrophie (DM1) und Antizipation. Der Großvater (Person 1) hat als einziges Symptom eine Katarakt, während bei seinen Kindern (Personen 3 und 5) im jugendlichen bzw. jungen Erwachsenenalter eine DM1 mit typischer Symptomatik diagnostiziert wurde. Bei der Enkeltochter (Person 6) wurde bereits im Säuglingsalter aufgrund einer schweren Muskelhypotonie eine kongenitale myotone Dystrophie diagnostiziert. Die CTG-Expansionen (Leukozyten-DNA) im DMPK1-Gen sind neben den Personensymbolen angegeben. Person 4 ist nicht Mutationsträger, da die Anzahl der CTG-Wiederholungseinheiten unter 37 liegt

28.3 Pränataldiagnostik

28.3.1 Genetische Beratung bei Pränataldiagnostik

Die in diesem Kontext erwähnte Pränataldiagnostik umfasst Analysen nach invasiver Probengewinnung (z. B. Chorionzottenbiopsie, Amniozentese, Chordozentese) ebenso wie nichtinvasive Untersuchungsmethoden zur Abschätzung bzw. Präzisierung einer Erkrankungswahrscheinlichkeit (z. B. Ersttrimester-Screening, auf die Erkennung fetaler Anomalien gerichtete Ultraschalldiagnostik).

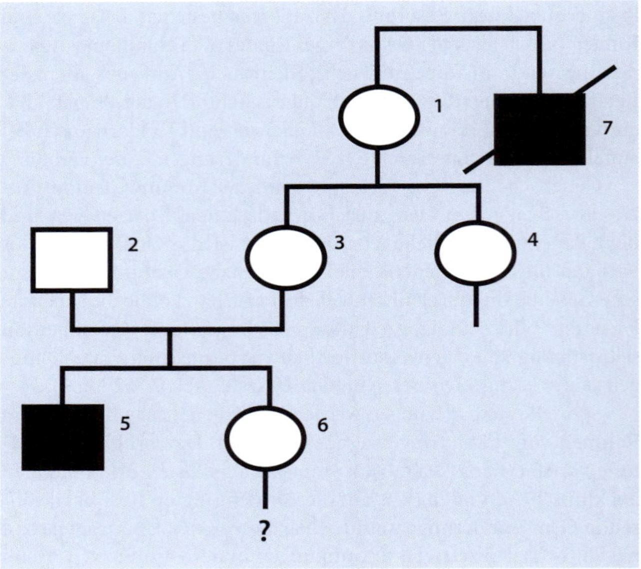

Abb. 28.4 X-chromosomal-rezessiver Erbgang: Stammbaum einer Familie mit Muskeldystrophie vom Typ Duchenne. Der Bruder der Großmutter ist früh verstorben (*7*). Die Ratsuchende (*6*) hat einen betroffenen Bruder. Sie ist mit 50%iger Wahrscheinlichkeit Überträgerin

Die genetische Beratung im Rahmen von dieser Pränataldiagnostik soll beiden Elternteilen Raum für evtl. kontroverse Einstellungen lassen und ggf. psychologische Unterstützung anbieten. Zusätzlich sollen Informationen zu den aktuellen Untersuchungsmöglichkeiten, deren Aussagekraft und möglichen Einschränkungen, insbesondere deren Sensitivität und Spezifität gegeben werden. Dies gilt insbesondere für die Verfahren zur Risikomodifikation, z. B. das Ersttrimesterscreening. Dabei müssen ggf. auch ethische und/oder rechtliche Beschränkungen technisch möglicher Diagnoseverfahren erörtert werden (z. B. Restriktionen durch GenDG, ESchG und andere Gesetze; Leitlinie zur genetischen Diagnostik bei Kindern und Jugendlichen). Die genetische Beratung muss auch auf die mit der Probenentnahme verbundenen etwaigen Risiken für die Schwangere und den Embryo bzw. Fetus hinweisen (GenDG § 9 Abs. 2).

Das anlässlich einer pränatalen genetischen Untersuchung zu medizinischen Zwecken bekannt gewordene Geschlecht des Ungeborenen darf der Patientin mit deren Einwilligung mitgeteilt werden, jedoch erst nach Ablauf der 12. Schwangerschaftswoche post conceptionem (GenDG § 15 Abs. 1) (Übersicht). Eine pränatale Geschlechtsbestimmung ohne medizinischen Zweck ist nicht zulässig (GenDG § 15 Abs. 1); dies muss ggf. im genetischen Beratungsgespräch klargestellt werden.

Bei einem unauffälligen pränataldiagnostischen Befund muss auf die unabhängig vom Befund weiter bestehenden Gesundheitsrisiken für das Kind hingewiesen werden. Hierzu gehört auch der Hinweis auf etwaige Veränderungen dieses Basisrisikos, z. B. bei Konsanguinität der Eltern und nach ICSI (intrazytoplasmatische Spermieninjektion).

Rahmenbedingungen des GenDG für Pränataldiagnostik

Vorgeschrieben sind:

- Genetische Beratung vor und nach Pränataldiagnostik einschließlich Serumbiochemie und sonografischer Messung der Nackentransparenz

- Schriftliches Einverständnis
- Genetische Beratung vom FA, FA mit Zusatzbezeichnung Med. Genetik oder fachspezifisch
- Hinweis auf psychosoziale Beratung
- Dokumentation
- Verzicht in Ausnahmefällen mit schriftlicher Erklärung

Verboten sind:

- Frühe pränatale Geschlechtsbestimmung, erst nach der 12. SSW
- Pränatale Vaterschaftstest (Ausnahme Vergewaltigung)
- Pränatale Diagnostik auf spätmanifeste Erkrankungen (z. B. auf Anlageträgerschaft für Huntington-Krankheit)

28.3.2 Genetische Beratung bei nicht einwilligungsfähigen Personen

Wird eine prädiktive genetische Untersuchung bei einer Person oder eine vorgeburtliche genetische Untersuchung bei einer Schwangeren vorgenommen, die nicht in der Lage ist, Wesen, Bedeutung und Tragweite der genetischen Untersuchung für sich bzw. ggf. den Embryo/Fetus hinreichend zu erkennen und ihren Willen hiernach auszurichten, muss der Vertreter der Person entsprechend den Inhalten dieser Leitlinie ausführlich genetisch beraten werden (GenDG § 14 Abs. 4).Vertreter nicht einwilligungsfähiger Patienten im Sinne dieser Leitlinie sind gesetzliche und benannte Vertreter, soweit sich ihre Vertretungsvollmacht auf die Gesundheitsvorsorge der vertretenen Person bezieht.

Die nicht einwilligungsfähige Person soll in einer ihr gemäßen Weise so weit wie möglich in den Beratungsprozess einbezogen werden (GenDG § 14 Abs. 1).

Der Vertreter soll durch die ergebnisoffene genetische Beratung befähigt werden, die Entscheidung für oder gegen eine genetische Untersuchung nach sorgfältiger Abwägung der Interessen der nicht einwilligungsfähigen Person und ggf. des Embryos/Feten sowie anderer Familienangehöriger zu treffen.

28.3.3 Verfahren der Pränataldiagnostik

Bei der Pränataldiagnostik werden invasive Verfahren von nichtinvasiven unterschieden.

Invasive Verfahren

Amniozentese

Zur invasiven Pränataldiagnostik gehört die Amniozentese (Fruchtwasseruntersuchung); diese wird in der Regel zwischen der 15. und 18. Schwangerschaftswoche durchgeführt. Indikationen sind in der ► Übersicht aufgeführt.

Unter Ultraschallkontrolle durchsticht der Arzt mit einer dünnen Kanüle die Bauchdecke und saugt einige Milliliter Fruchtwasser ab, in dem kindliche Zellen schwimmen. Diese Zellen werden im Labor vermehrt und die in ihnen enthaltenen Chromosomen auf Anzahl und Struktur hin untersucht. Ein Schnelltest gibt bereits nach 1–2 Tagen Hinweise auf eine nummerische Chromosomenaberration (FISH oder PCR); für das endgültige Ergebnis benötigt das Labor rund 2 Wochen. Die Untersuchung ist für Mutter und Kind nicht völlig risikolos und sollte von der Schwangeren bzw. von dem Elternpaar abgewogen werden, bevor sie dem Eingriff zustimmen. In weniger als 0,5 % der Fälle kommt es im Anschluss an eine Fruchtwasseruntersuchung zu einer Fehlgeburt. Ebenfalls selten löst eine Amniozentese Blutungen in der Gebärmutter, Fruchtwasserabgang oder eine Infektion aus.

Indikationen für eine Amniozentese

- Vorausgegangenes Kind mit neu entstandener nummerischer Chromosomenaberration (leicht erhöhtes WH-Risiko)
- Auffälliger Ultraschallbefund (z. B. erhöhte Nackentransparenz oder Omphalozele)
- Familiäre Translokation (Risiko unbalancierter Karyotyp)
- Selten: Altersrisiko, da meist vorhergehende Inanspruchnahme der NT-Messung mit individueller Risikoabschätzung
- Selten: Vorausgegangenes Kind mit speziell nachweisbarer molekulargenetischer Veränderung (z. B. spinale Muskelatrophie), dann eher Chorionzottenbiopsie

Chorionzottenbiopsie

Die Chorionzottenbiopsie (CVS) ist zu einem früheren Zeitpunkt in der Schwangerschaft (11.–13. SSW) möglich als die Amniozentese. Der Arzt gewinnt über eine dünne Kanüle durch die Bauchdecke hindurch Zellen aus der Anlage des späteren Mutterkuchens. Die 20–30 mg schwere Probe wird im Labor auf Chromosomenaberrationen untersucht (Schnelltest, Kurzzeit und Langzeitkultur). Aus dem Material kann außerdem DNA isoliert werden. Die CVS ist deshalb die Methode der Wahl zur speziellen vorgeburtlichen Untersuchung, wenn eine molekularbiologisch erkennbare Erkrankung in der Familie bekannt ist. Sie wird oft bei verdickter Nackentransparenz angewandt und bei speziellen Fragestellung, wie nach Geburt eines Kindes mit SMA. Das Risiko einer Fehlgeburt ist vermutlich nicht wesentlich höher als bei einer Fruchtwasseruntersuchung (Amniozentese). Als mögliche Komplikationen können leichte Blutungen und sehr selten auch Infektionen auftreten.

Plazentabiopsie

Im Gegensatz zur Chorionzottenbiopsie werden hier Zellen aus dem voll entwickelten Mutterkuchen entnommen. Die Untersuchung wird also zu einem späteren Zeitpunkt in der Schwangerschaft durchgeführt, z. B. wenn erst spät in der Schwangerschaft der Verdacht auf eine Chromosomenstörung gestellt wird (z. B. fetale Retardierung, Verdacht auf Trisomie 18) und das Resultat der Analyse eine Konsequenz für die Geburtsplanung und geplante Versorgung des Kindes hat.

Chordozentese

Die Indikation ist ähnlich wie bei der Plazentese. Hier wird Blut des Kindes aus der Nabelschnur punktiert, z. B. bei Verdacht auf Chromosomenmosaik nach Amniozentese oder bei auffälligem Ultraschallbefund.

Nichtinvasive spezielle Pränataldiagnostik

Nackentransparenzmessung

Unter Nackentransparenz (NT) versteht man die mittels Ultraschall in der 11.–14. Schwangerschaftswoche darstellbare Flüssigkeitsansammlung unter der Haut des kindlichen Nackens. Ist diese vergrößert, so ist das Risiko für eine Chromosomenstörung (z. B. Trisomie 21/Down-Syndrom) oder eine Fehlbildung erhöht. Hierzu zählen beispielsweise schwere Herzfehler und Fehlbildungen der großen Gefäße. Auch Skelettdysplasien und genetische Syndrome können als erstes Symptom eine verdickte Nackenfalte haben. Kombiniert mit dem mütterlichen Alter können mit dieser Untersuchungsmethode etwa 75 % der Kinder mit einer Trisomie 21 erkannt werden. Wenn gleichzeitig im mütterlichen Blutserum 2 Hormone (freies β-HCG und PAPP-A) erhöht sind, steigert sich die Rate erkannter chromosomaler Störungen auf etwa 95 %. Die Nackentransparenzmessung dient der Schwangeren als Entscheidungshilfe für oder gegen eine weitergehende invasive Diagnostik (z. B. Amniozentese). Sie ermöglicht eine individuelle Risikoermittlung, keine Diagnose! Deshalb ist sie nicht in den Mutterschaftsrichtlinien verankert und auch keine Leistung der gesetzlichen Krankenversicherung, sie gilt als Screeninguntersuchung

Fehlbildungsultraschall

Hierunter versteht man eine meist ab der 20. Schwangerschaftswoche durchgeführte spezielle Ultraschalluntersuchung, wenn der betreuende Frauenarzt bei der Routineuntersuchung im Rahmen der Mutterschaftsrichtlinien Auffälligkeiten sieht, nach auffälliger NT und normalem Karyotyp, nach der Geburt eines Kindes mit Fehlbildung oder bei Fehlbildungen in der Familie. Aus dem Befund ergeben sich wichtige Hinweise für die Geburtsplanung (z. B. bei Nachweis eines Herzfehlers Geburt in einem Zentrum planbar).

Bluttest auf Trisomien: Bluttest auf Trisomie 21

Ein neuartiger nichtinvasiver Test soll eine fetale Trisomie 21 aus mütterlichem Blut nachweisen bzw. ausschließen. Er gilt als Screeningmethode und ist kein diagnostischer Test. Die Einführung wird sehr kontrovers diskutiert. Der Test soll in erster Linie Patientinnen mit einem erhöhten Risiko für eine Trisomie 21 (z. B. nach einem auffälligen Ersttrimesterscreening) ab der 12. SSW angeboten werden. Einzelheiten der Indikation müssen gesetzeskonform immer in einem genetischen Beratungsgespräch individuell geklärt werden. Ein auffälliges Testergebnis ist durch eine invasive Diagnostik (Chorionzottenbiopsie, Amniozentese, Plazentazentese) zu bestätigen. Ein unauffälliger Test kann eine Trisomie 21 mit hoher Sicherheit ausschließen, ersetzt aber keineswegs das Ersttrimesterscreening (insbesondere Bestimmung der Nackentransparenz), die auch auf andere Chromosomenstörungen oder Erkrankungen hinweisen, z. B. einen Herzfehler.

28.4 Präimplantationsdiagnostik

Als Präimplantationsdiagnostik wird die genetische Untersuchung eines außerhalb des Körpers (in vitro) erzeugten Embryos vor dessen Implantation in die Gebärmutter der Frau bezeichnet. Üblicherweise werden dabei dem Embryo 3 Tage nach der In-vitro-Fertilisation, wenn er aus 6–10 Zellen besteht, eine oder 2 Zellen entnommen und auf bestimmte Gendefekte (Genmutationen) hin untersucht. Gewöhnlich wird zur Präimplantationsdiagnostik auch das Aneuploidie-Screening gezählt, bei dem der Embryo vor der Implantation auf das Vorliegen überzähliger Chromosomen oder das Fehlen von Chromosomen überprüft wird.

Das Untersuchungsverfahren ist erlaubt, wenn die Gefahr einer Vererbung einer schweren Erkrankung besteht. Da das Ergebnis vor Eintritt der Schwangerschaft vorliegt, geht das betroffene Paar mit der Gewissheit in die Schwangerschaft, dass die spezifisch vermutete genetische Erkrankung mit sehr hoher Wahrscheinlichkeit beim Kind nicht vorliegen wird. Dennoch wird jeder Patientin heute nach der Präimplantationsdiagnostik noch eine Pränataldiagnostik empfohlen.

28.5 Präfertilisationsdiagnostik

Im Unterschied zur Präimplantationsdiagnostik finden die Untersuchungen statt, bevor man die Zellkerne von Eizelle und Spermium zusammenbringt, also vor dem Embryonalstadium. Dazu gehört etwa die Polkörperdiagnostik, ein Untersuchungsverfahren an der Eizelle, bei dem aus der genetischen oder chromosomalen Ausstattung der Polkörper auf das Erbmaterial der Eizelle geschlossen wird.

Literatur

http:///www.gfhev.de

www.orphenet.de

www.genetest.org

Chen H (2011) Atlas of Genetic Diagnosis and Counseling. Springer, Berlin, Heidelberg

Harper P (2010) Practical Genetic Counselling, 7. Aufl. Hoddereducation, Oxon, UK

Read A, Donnai D (2007) Angewandte Humangenetik. De Gruyter, Berlin

29 Therapie genetisch bedingter Krankheiten

E. Lausch, J. Spranger

29.1 Therapieoptionen – Grundlagen

Im Gegensatz zu den raschen Fortschritten bei der Aufklärung genetischer und epigenetischer Ursachen von angeborenen Krankheiten entwickeln sich Therapieoptionen zögerlich. Seltene Erkrankungen werden oft spät richtig eingeordnet, Spontanverlauf, prognostische Parameter oder Kriterien für therapeutische Interventionen sind unbekannt. Die Patientenzahlen sind für eine systematische Evaluierung therapeutischer Ansätze gering; Wissenschaft und Industrie kümmern sich in erster Linie um häufige Krankheiten. Trotz Kenntnis der genetischen Ursache(n) ist die Krankheitsentstehung nur in wenigen Fällen so weit verstanden, dass sich kausale Therapieansätze ergeben. Dennoch gibt es eine Vielzahl von Eingriffsmöglichkeiten in die Kaskade der Kausalfaktoren, mit denen die Manifestation der Krankheit ganz oder teilweise verhindert, ihre Progredienz verlangsamt, Komplikationen verhütet werden können.

Kausale Therapieansätze können:

1. ätiologisch orientiert sein, d. h. sich auf mutierte Gene als der primären Ursache monogener Genopathien richten, und
2. pathogenetisch orientiert sein, d. h. die Folgen der Mutation auf der Expressionsebene des Gens oder im Proteom modifizieren (■ Abb. 29.1).

Die kausalen Therapieansätze werden ergänzt durch symptomatische Maßnahmen, mit denen bereits entstandene Schäden des Organismus korrigiert oder gemildert werden (s. Einzelkapitel).

29.2 Ätiologisch orientierte Strategien

29.2.1 Gentransfer

Korrigiert werden soll die primäre Ursache, das mutierte oder fehlende Gen.

Ein ätiologisch orientierter Therapieansatz für monogenetische Erkrankungen ist z. B. die Entnahme von Zellen, die Insertion eines normalen Gens und Retransplantation der genetisch veränderten Zellen in den Patienten. Erste Versuche Anfang der 1990er Jahre erfolgten bei Patienten mit schwerer kombinierter Immundefizienz (SCID), bedingt durch einen mutationsbedingten Mangel an Adenosindesaminase. Das normale Adenosindesaminase-Gen wurde in einen retroviralen Vektor eingebaut und mit diesem in explantierte Zellen transferiert. Dann wurden die genetisch stabil korrigierten Zellen in die Patienten retransplantiert (Ex-vivo-Gentherapie). Der Gentransfer behob die Immunschwäche. Weitere Versuche zeigten jedoch das Risiko neuer genetischer Funktionsstörungen durch Insertionsmutagenese. Es wurde deutlich, dass nur wenige Zelltypen für somatische Genersatzverfahren geeignet und erreichbar sind. Dennoch gehört SCID heute zu den gentherapeutisch behandelbaren Krankheiten.

Ein weiteres seit November 2012 in der EU zugelassenes Gentherapeutikum ist Glybera (Alipogene Tiparvovec) zur Behandlung der Lipoproteinlipase-Defizienz (LPLD, Hyperlipoproteinämie Typ 1), einer sehr seltenen Fettstoffwechselstörung, ► Kap. 55). Zur Behandlung wird ein normales *LPL*-Gen durch einen Vektor transferiert, der vom muskelaffinen adenoassoziierten Virus (AAV) Serotyp 1 abgeleitet ist. Anders als bei SCID wird hier das normale Gen direkt in den Patienten eingebracht (In-vivo-Gentherapie): Durch intramuskuläre Injektionen gelangt der virale Vektor in die Ober- und Unterschenkel der Patienten und persistiert dort. Die Muskeln übernehmen danach den Umbau der Nahrungsfette. In den Zulassungsstudien mit 27 Patienten hat diese Therapie längerfristig zu einem deutlichen Rückgang der Triglyzeride geführt. Schwere Komplikationen sind bisher ausgeblieben.

Auch bei der Hämophilie B (► Kap. 178) werden neuerdings adenoassoziierte Viren als Vektoren eingesetzt. In einer Phase-I-Studie wurde bei 6 Patienten durch In-vivo-Transfer ein adenoassoziiertes Virus 8 (AAV 8) infundiert und mit ihm eine normale Kopie des *F9*-Gens in Leberzellen geschleust. Damit wurden normale Aktivitäten des Gerinnungsfaktors IX erzielt. Präklinische Studien hatten zuvor gezeigt, dass Leberzellen nach einmaliger Infektion mit rekombinantem AAV8 den Gerinnungsfaktor IX bis zu 10 Jahre lang produzieren können, auch ohne dass das Virus repliziert.

Sollte sich die Strategie mit AAV8 in weiteren Studien als sicher erweisen, könnte sie künftig auch auf andere durch Defizienz hepatischer Faktoren bedingte Krankheiten angewendet werden. Dazu gehören lysosomale Speichererkrankungen, der α1-Antitrypsinmangel und Hyperlipidämien.

29.2.2 Genmodifikation

In der klinischen Erprobung sind TALENs, transcription activator-like effector nucleases. Es handelt sich um beliebig herstellbare DNA-Bindungsmodule (TAL), die an eine DNA-spaltende Effektor-Nuklease (EN) gekoppelt werden. Abhängig von ihrer Konstruktion bindet die gewählte DNA-Bindungsdomäne hochselektiv an die gewünschte Nukleotidsequenz des Genoms und die gekoppelte Nuklease erzeugt dort maßgeschneidert einen Einzelstrangbruch. Anschließend kann durch endogene zelluläre homologe Rekombinationsmechanismen die genomische DNA-Sequenz gezielt verändert werden. Diese Technologie eröffnet die Möglichkeit der echten „Genreparatur". Erste Versuche erfolgen bei Sichelzellanämie und α1-Antitrypsinmangel.

29.3 Pathogenetisch orientierte Behandlungsmaßnahmen

Die oben beschriebenen Genersatzverfahren sind für viele rezessive Erbkrankheiten Erfolg versprechend. Bei ihnen sind beide elterlichen Genkopien (Allele) mutiert; ihre Fehlfunktion kann durch transferierte normale Genkopien kompensiert werden. Andere Genopathien entstehen durch dominant erbliche Mutationen, d. h. durch Veränderung nur eines Allels. Ein Beispiel ist die Osteogenesis imperfecta (► Kap. 246). Hier kann eine heterozygote Missense-Mutation des *COL1A1*-Gens die Zusammenlagerung von Kollagenfibrillen stören. Dabei „vergiftet" das mutierte Protein auch die durch das gesunde Allel synthetisierten normalen Pro-α-Kollagene. Die mutierten Pro-α-Kollagen-Moleküle verhindern die korrekte Faltung des aus normalen und mutierten α-Molekülen zusammengesetzten Makromoleküls. Ein Gentransfer würde die Produktion mutierter Pro-α-Kollagenketten und damit die Bildung falscher Makromole-

G.F. Hoffmann, M.J. Lentze, J. Spranger, F. Zepp (Hrsg.), *Pädiatrie*,
DOI 10.1007/978-3-642-41866-2_29, © Springer-Verlag Berlin Heidelberg 2014

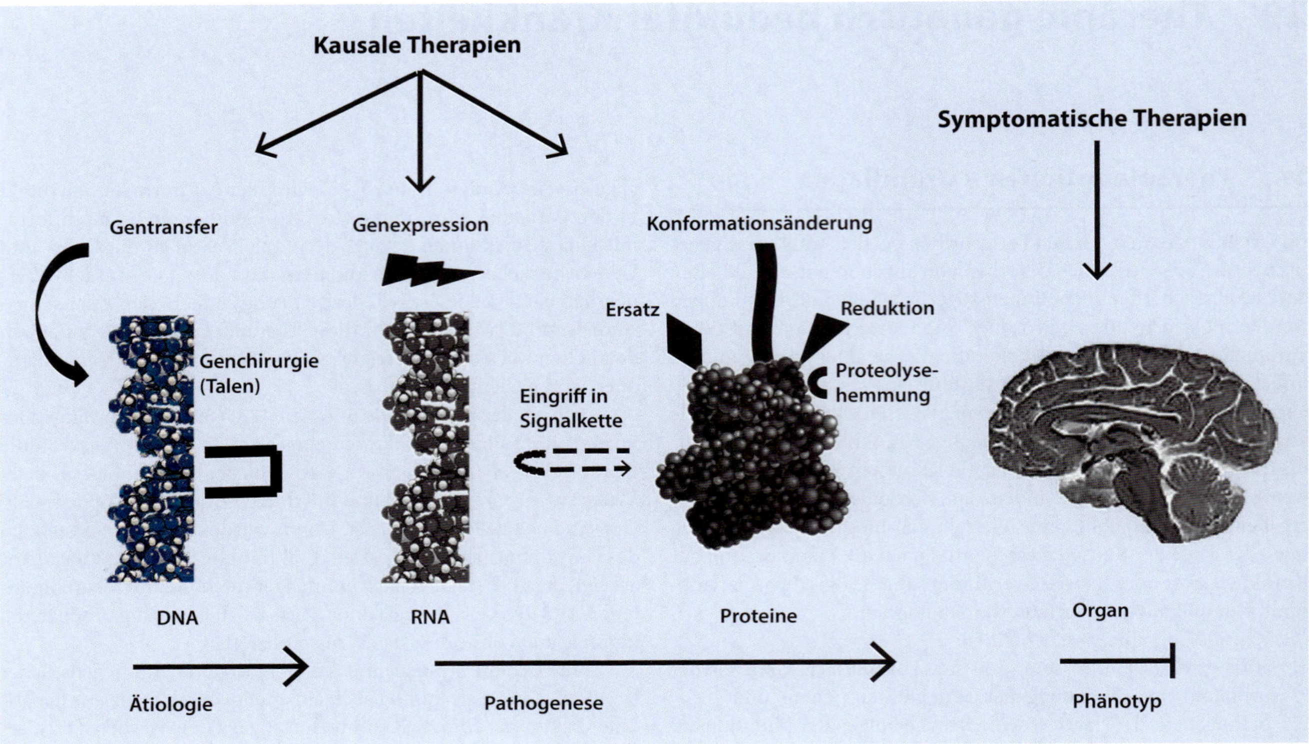

Abb. 29.1 Kausaltherapie umfasst Eingriffe in die Ursachenkette einer Krankheit; symptomatische Therapie beinhaltet Korrekturen bereits eingetretener Schäden

küle nicht verhindern. Zur kausalen Therapie solcher Entwicklungsstörungen muss in ein nachgeordnetes pathogenetisches Element der Ursachenkette eingegriffen werden, d. h. in die Genexpression auf der Ebene von RNA, mRNA, in zelluläre Signalwege, Proteine oder Proteinkomplexe. Dies gilt auch für Krankheiten, bei denen durch Nonsense-Mutationen gar kein Protein gebildet wird. Hier kann man versuchen, durch RNA-Stabilisierung oder Proteinreparatur das funktionslose Gen zu korrigieren.

29.3.1 Modifikation der Genexpression

Auf der RNA-Ebene lässt sich die Translationsmaschinerie derart beeinflussen, dass ein Stopp-Kodon in der DNA- und mRNA-Matrize nicht zu einem Kettenabbruch bei der Proteinbiosynthese führt, sondern „durchgelesen" wird. Dieses Überspringen des Ablesens von Nonsense-Mutationen bewirken aminoglykosidähnliche Pharmaka, wie PTC124 (Ataluren) und zwar unabhängig vom der speziellen Mutation. Sie sichern eine Restaktivität des entsprechenden Proteins. Der synthetische, oral verfügbare Wirkstoff konnte In-vitro- und In-vivo die häufige Nonsense-Mutation *CFTR-p.G542X* bei der zystischen Fibrose teilweise korrigieren. Trotz des prämaturen Stopp-Kodons wurde ein vollständiges Protein gebildet. Ataluren befindet sich zurzeit in einer Phase-III-Studie zur Behandlung der zystischen Fibrose sowie in Phase-II- und -III-Studien zur Therapie anderer auf Nonsense-Mutationen beruhender Krankheiten, wie der Duchenne/Becker-Muskeldystrophie und der Hämophilien A und B. Für die Praxis der Mukoviszidose-Diagnostik ergibt sich, dass für jeden Patienten vor Therapie ein Gentest durchgeführt werden muss: Das Medikament wirkt nur bei Patienten mit einer Nonsense-Mutation. Ob sich Risiken aus der prinzipiell möglichen Aktivierung auch anderer unterdrückter Gene ergeben, bleibt abzuwarten.

Ein bisher nicht genau verstandener Mechanismus liegt der mutationsspezifischen Wirkung von Ivacaftor zugrunde, einer ebenfalls bei zystischer Fibrose wirksamen Substanz. Zugelassen ist Ivacaftor für Patienten ab 6 Jahren mit einer *p.G551D*-Mutation im *CFTR*-Protein. Diese tritt bei etwa 4 % aller Betroffenen auf. Ivacaftor erhöht bei diesen Patienten die Öffnung des defekten Chloridionenkanals CFTR. Der Wirkstoff wird daher als CFTR-Potentiator bezeichnet. Er normalisiert den Ionentransport durch die Kanäle, was zu weniger zähflüssigen Sekreten und somit zu einer Minderung der Krankheitssymptome führt.

Ein weiterer therapeutisch nutzbarer biologischer Mechanismus ist die RNA-Interferenz (RNAi). Es handelt sich um einen natürlichen Mechanismus, mit dem Zellen durch kurzkettige RNA-Moleküle (miRNA) komplementäre mRNA abfangen und somit die kodierende Funktion des Gens blockieren. miRNAs lassen sich beliebig synthetisieren und therapeutisch nutzen. RNAi-basierte Therapeutika werden derzeit zur Behandlung der altersbedingten Makuladegeneration geprüft.

29.3.2 Eingriff in Signalwege

Bei einigen monogenen Erkrankungen ist die Anomalie zellulärer Signalkaskaden geklärt. Signalmoleküle lassen sich pharmakologisch beeinflussen, durch sie bedingte Fehlregulationen korrigieren.

Ein Beispiel ist das Marfan-Syndrom (► Kap. 247), verursacht durch dominante Mutationen des für Fibrillin kodierenden Gens *FBN1*. Durch die Mutation bindet das Matrixprotein Fibrillin-1 weniger Transforming Growth Factor β (TGF-β) und die Menge von aktivem TGF-β im Gewebe steigt an; die TGF-β-abhängige Signalkaskade wird aktiviert. Während der Entwicklung führt dies zur Aortenektasie und anderen Symptomen des Marfan-Syndroms. In noch nicht ganz

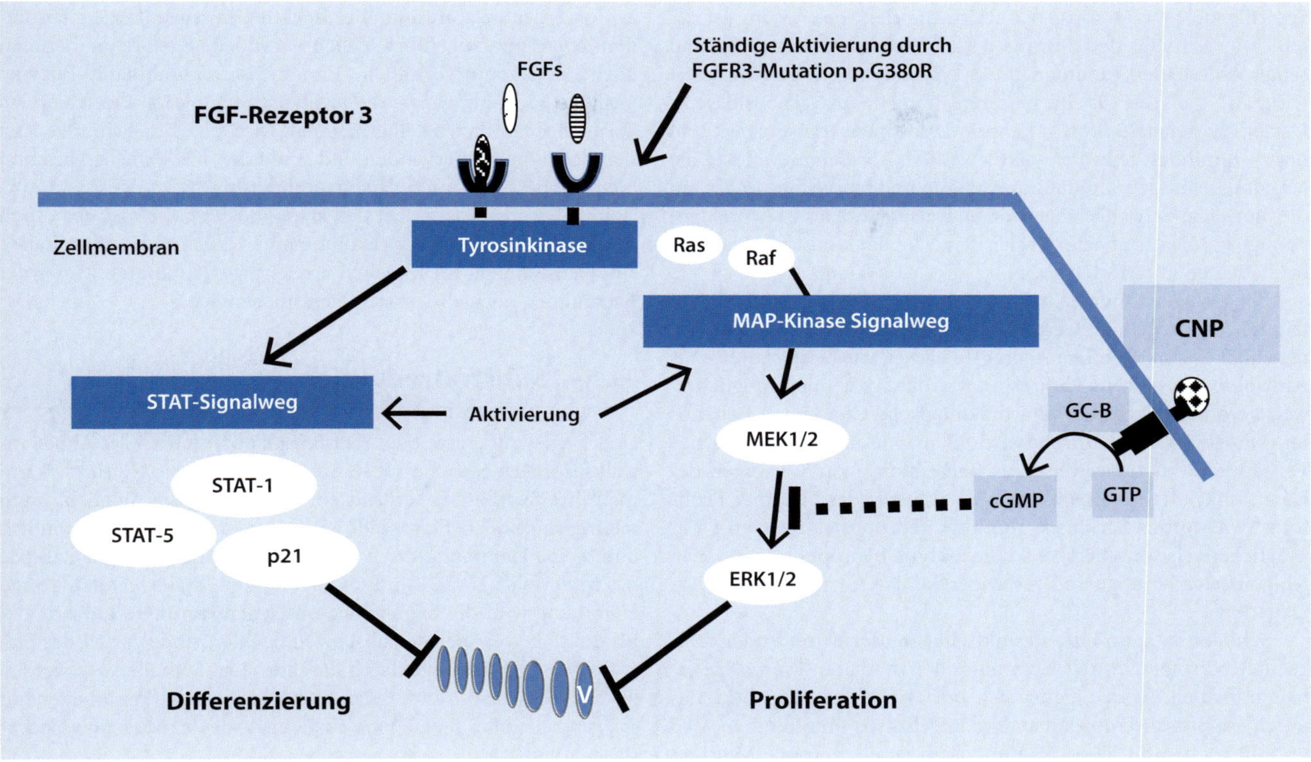

Abb. 29.2 Beispiel Achondroplasie. Die Mutation von *FGFR3* schaltet den Fibroblasten-Wachstumsfaktor Rezeptor 3 auch ohne Bindung von FGFs an und aktiviert damit konstitutiv die STAT- und MAPK-Signalwege. Beide hemmen die Knorpelzellproliferation und -differenzierung. CNP, das natriuretische Peptid C, interferiert mit dem MAPK-Signalweg, senkt seine Aktivität und damit seine hemmende Wirkung auf Knorpelzellen. Medikamentöse Zufuhr eines modifizierten CNPs korrigiert die Wachstumshemmung durch *FGFR3*

geklärter Weise greift das vasokonstriktive Polypeptid Angiotensin II in die TGF-β-vermittelte Signalkette ein. Der Angiotensin-II-Rezeptor 1 (AT1) wird durch das Medikament Losartan, ein blutdrucksenkendes Medikament, blockiert. Auch ohne Blutdrucksenkung antagonisiert Losartan in geringer Dosierung über AT1 die Aktivierung intrazellulärer Signalwege durch TGF-β. Damit kann der Entwicklung von Gefäß- und Organschäden bei Morbus Marfan vorgebeugt werden.

Ein zweites Beispiel ist die tuberöse Sklerose (▶ Kap. 209). Die Krankheit wird autosomal-dominant durch Mutationen der Gene *TSC1* und *TSC2*vererbt, die Hamartin und Tuberin kodieren. Diese Proteine bilden einen Komplex zur Kontrolle von mTOR (mammalian target of Rapamycin). mTOR hat eine zentrale Bedeutung für Zellwachstum und -proliferation, u. a. über den vaskuloendothelialen Wachstumsfaktor VEGF. Rapamycin (Sirolimus, Rapamun) hemmt mTOR, unterdrückt die von ihm kontrollierte Signalkette und blockiert das Wachstum der die tuberöse Sklerose charakterisierenden Tumoren.

Ein drittes Beispiel ist die Achondroplasie (▶ Kap. 246). Diese Skelettdysplasie wird durch eine aktivierende Mutation des Rezeptors für Fibroblasten-Wachstumsfaktor Rezeptor 3 (FGFR3) verursacht (Abb. 29.2). Ohne Bindung von FGFs an den Rezeptor sind durch die Mutation 2 Signalwege kontinuierlich angeschaltet. Sie hemmen die Proliferation und Differenzierung von Chondrozyten. Einer der beiden fehlerhaft hyperaktiven Signalwege lässt sich durch das natriuretische Peptid C (CNP) unterdrücken. Rekombinantes CNP steht therapeutisch zur Verfügung. Bei subkutaner Gabe wird der wachstumshemmende Signalweg in der Wachstumsfuge gebremst. Mit seiner Unterdrückung entfällt zumindest teilweise die Hemmung der Knorpelzellproliferation. Ein modifiziertes CNP-Präparat befindet sich in klinischer Erprobung.

29.3.3 Posttranslationale Korrektur fehlerhafter Proteine

Eine gemeinsame Ursache vieler genetisch bedingter Erkrankungen sind falsch gefaltete Proteine. Zu den Krankheiten mit diesem Entstehungsmechanismus gehören beispielsweise genetisch bedingte Amyloidosen, zystische Fibrose, amyotrophe Lateralsklerose, Phenylketonurie, aber auch multifaktorielle Krankheiten wie Morbus Alzheimer und Morbus Parkinson. Die fehlerhafte Faltung wird am häufigsten durch Austausch einzelner Aminosäuren verursacht, bedingt durch Missense-Mutationen. Folge des Austauschs sind fehlerhafte Sekundärstruktur, Faltungskinetik, posttranslationale Modifizierung und/oder Tertiärstruktur des Proteins. Ausmaß der Strukturänderung und der Syntheseweg des Proteins bestimmen das Schicksal des fehlgefalteten Proteins.

Stärkere Änderungen werden schon im endoplasmatischen Retikulum (ER) erkannt. Das fehlgefaltete Protein wird durch ER-assoziierte Abbaumechanismen (ERAD) eliminiert. Therapeutisch wird versucht die Faltungsdynamik eines Proteins durch künstliche Begleitmoleküle (Chaperone) derart zu korrigieren, dass die Qualitätskontrolle im ER „bestanden" wird, das Protein seinen regulären Bestimmungsort erreicht und dort zumindest teilweise seine Funktion erfüllt. Ein Beispiel für ein solches klinisch erprobtes Chaperon ist Sapropterin (5,6,7,8-Tetrahydrobiopterin). Es stabilisiert die Faltung einer Reihe von Mutationsvarianten der Phenylalanin-Hydroxylase. Bis zu 50 % der Patienten mit Phenylketonurie sprechen auf Sapropterin an.

Ein weiteres Beispiel ist der Iminozucker 1-Desoxy-Galactonojirimycin (Migalastat). Es ist ein Analogon der terminalen Galaktose von Globotriaosylceramid, der den Morbus Fabry verursachenden

Speichersubstanz (▶ Kap. 211.2). Ursache der Speicherung ist die fehlende Aktivität des Enzyms α-Galactosidase A, das aufgrund seiner fehlerhaften Faltung nicht in Lysosomen gelangt. Migalastat wirkt als Schablone für eine bessere Faltung der α-Galactosidase A. Das besser gefaltete Protein kann in Lysosomen transportiert und dort – zumindest teilweise – aktiv werden. Als kleines Molekül hat Migalastat eine sehr breite Bioverteilung im Organismus und kann die Blut-Hirn-Schranke überwinden. Darüber hinaus ist es oral bioverfügbar. Migalastat befindet sich derzeit in der klinischen Phase III bei Patienten mit Morbus Fabry.

Bei geringer Konformationsänderung kann ein mutiertes Protein normal prozessiert werden. Dann können sich intra- oder extrazellulär hochmolekulare Aggregate bilden, wie beispielsweise bei Amyloidosen, Morbus Parkinson, Morbus Alzheimer. Möglicherweise eröffnen auch hier pharmakologische Chaperone Behandlungsmöglichkeiten. Erprobt wird Phenylbutyrat, eine kurzkettige Fettsäure, die üblicherweise zur Behandlung von Störungen des Harnstoffzyklus eingesetzt wird. Sie aktiviert das bei einer Frühform des Morbus Parkinson mutierte neuroprotektive Gen DJ-1. Möglicherweise maskiert Na-Phenylbutyrat hydrophobe Domänen fehlgefalteter Proteine und verhindert so deren pathologische Aggregation.

Schließlich kann eine Restaktivität mutierter und/oder fehlgefalteter Proteine durch Hemmung der zellulären Proteolyse erhalten bleiben. Hierzu eignet sich Bortezomib, ein Dipeptid, das durch ein Borsäuremolekül an das 26S-Proteosom gebunden wird und dieses hemmt. Das 26S-Proteosom ist der zentrale Multienzymkomplex, mit dem die Zelle mit Ubiquitin markierte Proteine abbaut. Auch fehlgefaltete Proteine werden durch ERAD im 26S-Proteosom eliminiert. Es beeinflusst außerdem Signalkaskaden, die den Zellzyklus steuern. Die Proteosomen-Hemmung durch Bortezomib ist dosisabhängig und reversibel; eine bis zu 80%ige Hemmung wurde in Studien gut vertragen. Am Beispiel der hyalinen Fibromatose, konnte gezeigt werden, dass bei bestimmten Missense-Mutationen die pharmakologische Hemmung des 26S-Proteosoms zu einer Restitution der physiologischen Proteinfunktion führt. Bortezomib hat eine klinische Zulassung für die Therapie des multiplen Myeloms.

29.3.4 Zelltransplantation

Fehlende Enzyme können indirekt mit der Transplantation gesunder Knochenmark- oder Stammzellen zugeführt werden. Diese übernehmen dann die Produktion der fehlenden Enzyme. Dieser Weg ist aufwendiger, doch effizienter als die direkte Enzymsubstitution (s. unten). Transplantationen sind umso wirksamer, je früher sie erfolgen. Sie sind lebensrettend beispielsweise bei schwerem kombiniertem Immunmangel (SCID) oder der infantilen Osteopetrose (▶ Kap. 246). Nachteile sind transplantationsbedingte Komplikationen und die fehlende Passage der extraneural produzierten Enzyme durch die Blut-Hirn-Schranke. Mentale und neurale Funktionsausfälle lassen sich zumindest bei spät durchgeführten Stammzelltransplantationen nicht korrigieren, ihre Progredienz lässt sich nicht verhindern. Auch skelettäre Krankheitserscheinungen sind durch hämatopoetische Stammzellen kaum beeinflussbar.

29.3.5 Enzymersatz

Bei lysosomalen Speicherkrankheiten (▶ Kap. 57) werden fehlende oder defekte Enzyme durch rekombinante Enzyme ersetzt. Die Enzyme werden per Infusion oder Injektion in regelmäßigen Abständen lebenslang zugeführt. Zellen verschiedener Organe nehmen über eine rezeptorvermittelte Endozytose rekombinante Enzyme in Lysosomen auf, wo sie die katalytische Funktion des fehlenden körpereigenen Enzyms übernehmen. Die Blut-Hirn-Schranke lässt sich dabei nicht überwinden und somit die intellektuelle Funktion nicht verbessern. Auch Skelettveränderungen werden nicht korrigiert. Dies ist anders bei der Hypophosphatasie, bei der durch gezielte Veränderung der rekombinanten alkalischen Phosphatase eine Wirksamkeit im Knochen erreicht werden konnte. Unter der Behandlung normalisiert sich die Knochendichte.

29.3.6 Substratreduktion

Durch Enzymtherapie oder Zelltransplantation wird der Abbau intralysosomaler Speichersubstanzen beschleunigt. Alternativ kann man ihre Synthese unterdrücken. In vitro ist dies möglich durch niedrig-molekulare Flavonoide wie Genistein. Sie wirken vermutlich durch eine Hemmung der tyrosinkinaseabhängigen Signalkaskade des epidermalen Wachstumsfaktorrezeptors (EGFR). Durch dessen Hemmung wird die Expression von Genen vermindert, die an der Produktion von Speichersubstanzen beteiligt sind. Vorteil der Flavonoide ist ihre Passage durch die Blut-Hirn-Schranke. Sie werden derzeit versuchsweise zur Behandlung von Speicherkrankheiten mit schwerer neuraler Beteiligung eingesetzt, wie der Mucopolysaccharidose Typ III.

29.3.7 Exogene Proteinsubstitution

Mutationen oder Deletionen einzelner Gene resultieren in fehlenden oder wirkungslosen Struktur- oder Steuerungsproteinen oder fehlerhaften Rezeptoren. Fehlende Proteine können in vielen Fällen rekombinant hergestellt und zugeführt werden. Beispiele sind kongenitale und erworbene Endokrinopathien, die Hämophilie B, oder einzelne Formen des Kreatin-Mangelsyndroms (▶ Kap. 56.6; ◘ Tab. 29.1).

29.3.8 Erhöhte Vitaminzufuhr

Ein Beispiel für eine durch Vitaminzufuhr korrigierbare Genopathie ist die Homozystinurie (▶ Kap. 53). Etwa 40 % aller Patienten mit einer gewissen Restaktivität des CBS-kodierten Enzyms Cystathionin β-Synthase sprechen auf hohe Dosen Vitamin B6 (200–1000 mg/Tag) an. Verschiedene erbliche Rachitis-Formen (▶ Kap. 64) lassen sich mit hohen Dosen 1,25-OH Vitamin D korrigieren.

29.3.9 Substratreduktion durch Diät

Herausragendes Beispiel für die Effizienz diätetischer Maßnahmen ist die Phenylketonurie. Durch frühzeitige und weitgehende Elimination von Phenylalanin aus der Nahrung wird der durch einen Defekt der Phenylalanin-Hydroxylase bedingte Anstieg von Phenylalanin in Körperflüssigkeiten und Gehirn und damit der progrediente geistige Verfall der Patienten verhindert (▶ Abschn. 53.2). Die diätetische Reduktion spezieller Aminosäuren, die generelle Reduktion von Proteinen bei verschiedenen Aminoazidopathien oder von Fetten bei familiären Hyperlipidämien sind andere Beispiele für die therapeutische Wirksamkeit diätetischer Maßnahmen.

Tab. 29.1 Beispiele kausaler und pathogenetisch orientierter Therapien von monogen bedingten Krankheiten

Krankheit	Mutiertes Gen	Therapie	Spezielle Verfahren
Schwere kombinierte Immundefizienz	*ADAD*	Gentransfer	Retroviren-ADAD
Hämophilie B	*F9*		Adenoviren-F9
Sichelzellanämie	*HBB*	TALENs*	Spez. Oligonukleotid
Antitrypsinmangelkrankheit	*SERPINA1*		Spez. Oligonukleotid
Morbus Duchenne Zystische Fibrose	*DMD* *CFTR*	Modifizierung der Genexpression	Ataluren, Ivacaftor
Marfan Syndrom		Beeinflussung der Signalkaskade	Losartan
Achondroplasie	*FGFR3*		Modif. C-natriuret. Peptid
Phenylketonurie	*PAH*	Proteinadaptation	Sapropterin
Morbus Fabry	*GLA*		Migalastat
Hyaline Fibromatose	*ANTXR2*		Bortezomib
Schwere kombinierte Immundefizienz SCID	*ADAD*	Knochenmark-/Stammzelltransplantation	Adenosin
Kombinierter Immundefekt	*PNP*		Purinnucleotid-Phosphorylase
Heteroglykanosen	*IDUA, ARSB* u. a.		Iduronidase, Arylsulfatase B
Lysosomale Speicherkrankheiten	*IDU, GBA, GAA* u. a.	Exogener Enzymersatz	Iduronidase β-Glucosidase α-Glucosidase
Hypophosphatasie	*ALPL*		Alkal. Phosphatase
Mucopolysaccharidose III	*SGSA, NAGLU* u. a.	Substratreduktion	Genistein u. andere Flavonoide
Hereditärer Hypopituitarismus	*PIT1, PROP1K HES1 , LHX3* u. a.	Exogener Ersatz von Hormonen u. a. Substanzen	Wachstumshormon, Gonadotropine
Adrenogenitales Syndrom	*CYP21, CYP1B1, CYT 17. STAR* u. a.		Glukokortikoide
Monogen erblicher Diabetes mellitus I, syndromaler Diabetes mellitus	*INS, KCNJ11, SUMO 4, EIF2AK3*		Insulin
Kreatin-Mangelsyndrome	*GAMT, AGAT, SLC6A8*		Kreatin
Homozystinurie	*CBS*	Erhöhte Vitaminzufuhr	Vitamin B12
Carboxylasemangel	*BTD*		Biotin
Pyridoxinabhängige Epilepsie	*ALDH7A1*		Vitamin B6
Vitamin D-abhängige Rachitiden	*VDDR1A* u. a.		Vitamin D
Phenylketonurie	*PAH*	Diätetische Substratreduzierung	Phenylalaninreduktion
Ahornsirupkrankheit	*DBT* u. a.		Reduktion verzweigtkettiger Aminosäuren
Phenylketonurie	*PAH*		Phenylalaninreduktion
Galaktosämie	*GALT* u. a.		Galaktose-Elimination
Ahornsirupkrankheit	*DBT* u. a.		Reduktion verzweigtkettiger Aminosäuren
Familiäre Hypercholesterinämie	*LDR* u. a.		Fettreduktion

*Transcription Activator-like Effector Nucleases

Literatur

Arfi A, Richart M, Gandolphe C, Scherman D (2011) Storage correction in cells of patients suffering from mucopolysaccharidoses types IIIA and VII after treatment with genistein and other isoflavones. J Inherit Metab Dis 33:61–67

Burnett JR, Hooper AJ (2009) Alipogene tiparvovec, an adeno-associated virus encoding the Ser(447)X variant of the human lipoprotein lipase gene for the treatment of patients with lipoprotein lipase deficiency. Curr Opin Mol Ther 11:681–91

Cabrera-Lópet C, Marti T, Catala V et al (2012) Assessing the effectiveness of rapamycin on angiomyolipoma in tuberous sclerosis. Orphanet J Rare Dis 7:87–94

Cavazzana-Calvo M, Fischer A, Haein-Bey-Abina S, Aiuti A (2012) Gene therapy for primary immunodeficiencies. Cur Opin Immunol 24:580–584

Desnick RJ, Schuchman EH (2012) Enzyme replacement therapy for lysosomal diseases - lessons form 20 years of experience and remaining challenges. Ann Rev Genomics Hum Genet 13:307–335

Deuquet J, Lausch E, Guex N et al (2011) Hyaline fibromatosis syndrome inducing mutations in the ectodomain of anthrax toxin receptor 2 can be rescued by proteasome inhibitors. EMBO Mol Med 3:1–14

Fehse B, Domasch S (Hrsg) (2011) Gentherapie in Deutschland. Berlin-Brandenburgische Akademie d Wissenschaften, Dornberg

Gersting SW, Staudigl M et al (2010) Activation of phenylalanine hydroxylase induces positive cooperativity toward the natural cofactor. J Biol Chem 285:30686–30697

Joung JK, Sander JD (2013) TALENs: a widely applicable technology for targeted genome editing. Nature Reviews: Mol Cell Biol 14:49–55

Judge DP, Dietz HC (2008) Therapy of Marfan syndrome. Ann Rev Med 59:43–59

Kloska A, Narajczyk M, Jakóbklewicz-Banecka J (2012) Synthetic genistein derivatives as modulators of glycosaminoglycan storage. J Transl Med 10:153–163

Lorget F, Kacii N, Peng F et al (2012) Evaluation of the therapeutic potential of a CNP analog in a Fgfr3 mouse model recapitulating achondroplasia. Am J Hum Genet 91:1108–1114

Pettit RS (2012) Cystic fibrosis transmembrane conductance regulator-modifying medications: The future of cystic fibrosis treatment. Ann Pharmacother 46:1065–1075

Tiemann K, Rossi JJ (2009) RNAi-based therapeutics-current status, challenges and prospects. EMBO Mol Med 1:142–151

29

VI Pränatale Medizin und Neonatologie

30 Pränatale Medizin

K. O. Kagan, H. Abele, G. Mielke, C. Poets

30.1 Einfluss der Pränatal- auf die Perinatalmedizin

Eine zeitgemäße Perinatalmedizin strebt eine weitreichende präpartale Einschätzung der Schwangerschaft an, um werdenden Eltern Entscheidungswege im Hinblick auf den Schwangerschaftsverlauf, den Zeitpunkt und Ort der Entbindung und das postpartale Management für Mutter und Kind zu ermöglichen. Wie keine andere Untersuchungsmethode ist dabei der Ultraschall das zentrale Element der Diagnostik, steht die Sicherheit dieser Methode für Mutter und Kind prä-, intra- und postpartal außer Frage. Durch die sich drastisch verbessernde Gerätetechnik kann immer differenzierter und früher Einblick in die Physiologie und Pathophysiologie der Schwangerschaft genommen werden. So sind Real-Time-Befunde in der Embryonalphase, wie dynamische Untersuchungen der fetoplazentaren Einheit, heute eine Selbstverständlichkeit. Verlässliche Diagnosen und moderne Screeningansätze, z. B. das Ersttrimesterscreening, haben zu einem Umdenken im Sinne von Mutter und Kind in Deutschland geführt und erlauben beispielsweise die Verdrängung der komplikationsbeladenen Altersamniozentese zugunsten einer individuellen nichtinvasiven Risikobewertung.

Daneben haben sich mit der Weiterentwicklung der pränatalen Diagnostik neue Beratungszeiträume aufgespannt. Im Idealfall berät der Kinderarzt bereits in der Schwangerschaft zu wahrscheinlichen postpartalen Problemen. Eltern lernen spezialisierte Ärzte für Mutter und Kind früh kennen und erfahren schon vor der Entbindung die Verzahnung von Geburtshilfe und Neonatologie innerhalb eines Perinatalzentrums im Kreise ihnen vertrauter Spezialisten. Dies reicht von der intrauterinen Fetalmedizin bis zur postpartalen Akut- und Langzeitversorgung. In der pränatalen Beratung liegt eine große Verantwortung gegenüber den werdenden Eltern und dem Ungeborenen, da sich eine pränatale Diagnose heute in den meisten Fällen mit hoher Wahrscheinlichkeit treffen lässt, die Prognose in vielen Fällen damit dennoch nicht scharf umrissen werden kann. Dieses Dilemma kann akzeptabel nur im interdisziplinären Beratungskonzept aufgelöst werden, welches den Mensch und die individuelle Ethik der Eltern und Beratenden in den Mittelpunkt zu stellen hat.

30.1.1 Beurteilung fetaler Entwicklungsstörungen und Fehlbildungen

Einführung

In jeder Schwangerschaft sind heute grundsätzlich 3 Ultraschalluntersuchungen vorgesehen. Bei der Untersuchung in der 9.–12. Schwangerschaftswoche stehen vor allem die Vitalität, die Bestimmung des Gestationsalters und im Falle einer Mehrlingsschwangerschaft die Chorionizität im Mittelpunkt. In der 19.–22. SSW richtet sich der Fokus auf das Erkennen von Fehlbildungen, wobei sich die Schwangere zu diesem Zeitpunkt auch zu einer alleinigen Größenbestimmung des Kindes entscheiden kann. In der 29.–32. SSW soll vor allem eine Wachstumsretardierungen erkannt werden. Von zentraler Bedeutung ist die vorgeburtliche Detektion von Herzfehlern, Bauchwand- und Neuralrohrdefekten, da deren Prävalenz relevant genug ist und sie das peripartale Management direkt beeinflussen. Dabei wurde insbesondere für Herzfehler gezeigt, dass durch das pränatale Erkennen der Fehlbildung das postnatale Behandlungsergebnis verbessert werden kann. Heute stellt sich dabei zusätzlich die Frage nach der Möglichkeit einer intrauterinen Therapie einzelner Fehlbildungen. Durch den zu beobachtenden Anstieg des mütterlichen Alters in der Schwangerschaft gewinnen zunehmend auch Chromosomenstörungen wie die Trisomie 21 an Bedeutung.

Chromosomenaberrationen

Unbalancierte Chromosomenaberrationen werden bei ungefähr 4 von 1000 Neugeborenen gefunden. Durch das damit verbundene erhöhte Abortrisiko ist die Prävalenz in der Schwangerschaft deutlich höher: in der 13. SSW entfallen etwa 98 % aller Chromosomenstörungen auf die Trisomie 21, 18 und 13 sowie auf die Monosomie X. Das Risiko einer entsprechenden Trisomie ist vor allem durch das mütterliche Alter bedingt. So steigt das Risiko einer Trisomie 21 von unter 1 : 1000 bei einer 20-jährigen auf etwa 1 : 300 bei einer 35-jährigen und 1 : 100 bei einer 40-jährgien Schwangeren. Bisherige Screeningstrategien auf Trisomie 21 fokussierten insbesondere auf das Altersrisiko und empfahlen ab einem mütterlichen Alter von 35 Jahren eine invasive Abklärung. Da heute etwa 25 % der Schwangeren 35 Jahre oder älter sind, hat sich das alleinige Altersscreening überholt. Heute gilt das Ersttrimester-Screening, basierend auf dem mütterlichen Altersrisiko, der fetalen Nackentransparenz, dem freien β-hCG und PAPP-A im mütterlichen Serum, als Verfahren der Wahl. Dieses Verfahren bietet eine 90%ige Detektionsrate bei einer Falsch-Positivrate von 5 % und kann allen Schwangeren – unabhängig von ihrem Alter – angeboten werden.

In der nahen Zukunft ist ein weiterer Paradigmenwechsel zu erwarten: Durch die Extraktion zellfreier fetaler DNA (zffDNA) aus dem mütterlichen Blut und die Anwendung von „massively parallel sequencing"-Verfahren können bei einer Falsch-Positivrate von 0,1 % über 99 % der Trisomie-21-Schwangerschaften erkannt werden. Trotz der hervorragenden Trennschärfe werden zffDNA-Tests den Screeningtests zugeordnet. Grundsätzlich dienen diese dazu, das individuelle Risiko für eine entsprechende Fehlbildung zu ermitteln. Die eigentliche Diagnose einer Chromosomenstörung erfolgt weiterhin mittels invasiver Tests (Amniozentese und Chorionzottenbiopsie), die bei auffälligem Ergebnis des Screeningtests angeboten werden.

G.F. Hoffmann, M.J. Lentze, J. Spranger, F. Zepp (Hrsg.), *Pädiatrie*,
DOI 10.1007/978-3-642-41866-2_30, © Springer-Verlag Berlin Heidelberg 2014

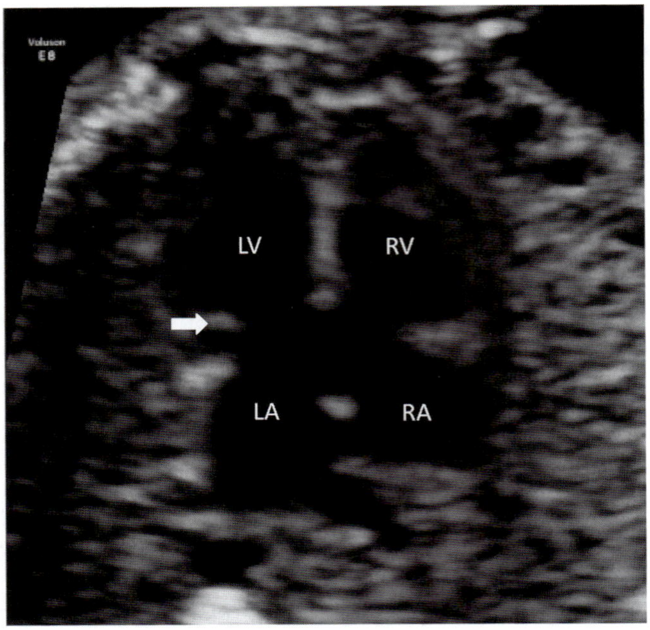

Abb. 30.1 Atrioventrikulärer Septumdefekt in der 22. SSW. Dargestellt ist ein Vierkammerblick mit einer geöffneten gemeinsamen AV-Klappe (*Pfeil*). (*LV* und *RV* = linker und rechter Ventrikel, *LA* und *RA* = linkes und rechtes Atrium)

Kongenitale Herzfehlbildungen

Kongenitale Herzfehlbildungen werden bei ca. 8 von 1000 Lebendgeborenen und 25–150 von 1000 Aborten bzw. Totgeborenen gefunden. Die Häufigkeit von Chromosomenaberrationen bei angeborenen Herzfehlern liegt in postnatalen Studien bei 5–13 %. In pränatalen Studien liegt diese Rate bei ca. 30 %, die Häufigkeit von extrakardialen Fehlbildungen wird ebenfalls mit ca. 30 % angegeben. Die höhere pränatale Rate ist der erhöhten Abortrate vieler assoziierter Chromosomenstörungen und genetischer Syndrome zuzuordnen.

Das Spektrum der pränatal diagnostizierten Herzfehler unterscheidet sich wesentlich von dem postnataler Diagnosen. Am häufigsten werden Herzfehler mit auffälligem Vierkammerblick, wie z. B. das hypoplastische Linksherzsyndrom und der atrioventrikuläre Septumdefekt erkannt (Abb. 30.1). Insgesamt werden mithilfe des Vier-Kammer-Blicks etwa 30–50 % und mit Darstellung der Ausflusstrakte und großen Arterien 50–90 % der Herzfehler erkannt.

Allerdings ist die vorgeburtliche Detektionsrate erheblich von der Erfahrung des Untersuchers abhängig. Die Diagnose erfolgt in der Regel erst im 2. Trimenon. Eine Erhöhung der Nackentransparenz im 1. Trimenon kann als indirektes Hinweiszeichen bereits früh auf einen Herzfehler hindeuten. Durch die pränatale Diagnose sind die werdenden Eltern besser auf den nachgeburtlichen Verlauf vorbereitet. Die Entbindung lässt sich in einem Perinatalzentrum mit entsprechender Expertise planen, wodurch die weitere Diagnostik und Therapie, z. B. die Prostaglandingabe bei duktusabhängigen Herzfehlern, besser und schneller koordiniert werden kann.

Neuralrohrdefekte

Neuralrohrdefekte umfassen Fehlbildungen wie die Anenzephalie und die Spina bifida. Sie gehören mit einer Prävalenz von ca. 1/1000 zu den häufigsten schwerwiegenden Fehlbildungen. Durch die idealerweise bereits präkonzeptionell begonnene tägliche Substitution von Folsäure (400 µg pro Tag) konnte die Prävalenz der Spaltbildungen deutlich gesenkt werden.

Insbesondere die Anenzephalie kann sonografisch bereits sicher am Ende des 1. Trimenons diagnostiziert werden. Die Spina bifida wird meistens im 2. Trimenon erkannt. Die indirekten Zeichen, z. B. die Verlagerung des Kleinhirns nach kaudal und dessen konsekutive bananenartige Verformung (Bananen-Zeichen als Hinweis auf eine Arnold-Chiari-Malformation Typ II) oder die eingefallenen Schläfen (Zitronen-Zeichen), sind dabei wegweisend (Abb. 30.2). Die früher durchgeführte Bestimmung des α-Fetoproteins im Fruchtwasser oder im mütterlichen Serum ist durch die Ultraschalldiagnostik verdrängt worden.

Mit der vorgeburtlichen Diagnose eines Neuralrohrdefekts wird sich die Schwangere eingehend über das Krankheitsbild informieren und über den Fortgang der Schwangerschaft entscheiden wollen. Zudem können das peripartale Management in Hinblick auf die Wahl von Entbindungsklinik und -modus und die postpartale Versorgung optimiert werden.

30.2 Infektionen

Für den Feten relevante Infektionen sind insbesondere die Zytomegalie- und Parvo-B19-Virusinfektion sowie die Auseinandersetzung mit Toxoplasmose-Erregern (► Kap. 31).

30.2.1 Zytomegalievirus

Etwa 50 % aller Schwangeren in Deutschland sind für Zytomegalieviren (CMV) seronegativ. 0,5 % erfahren eine Serokonversion in der Schwangerschaft. Die Transmissionsrate steigt während der Schwangerschaft von 30 auf 70 %, wobei das Risiko einer fetalen Schädigung gleichzeitig von 25 % auf unter 5 % abnimmt. Die Rate kongenital infizierter Neugeborener liegt bei 0,2–1,5 %, etwa 0,1 % sind bei Geburt symptomatisch. Vorgeburtlich ergibt sich der Verdacht auf eine fetale CMV-Infektion durch entsprechende sonografische Auffälligkeiten und/oder einer maternale Serokonversion. Typisches Zeichen einer Infektion ist zunächst die Plazentamegalie. Im weiteren Verlauf kommt es zu einer Infektion der fetalen Nieren und damit einer Oligohydramnie, gefolgt von Ileus, Peritonitis und Hepatomegalie mit Verkalkungen (Abb. 30.3). Von zerebraler Seite können eine Mikrozephalie, periventrikuläre Verkalkungen und eine Ventrikulomegalie auffallen.

Die Diagnose der fetalen Infektion wird mittels Erregernachweis im Fruchtwasser gestellt. Dabei sollten mindestens 6 Wochen seit der maternalen Primärinfektion vergangen sein. Sollten sich pränatal typische Zeichen der CMV-Infektion zeigen, so ist auch postnatal mit einem symptomatischen Neugeborenen zu rechnen.

Als mögliche Therapieoption wird zunehmend die mütterliche Gabe von Hyperimmunglobulin diskutiert. Das aktuelle Therapieregime geht auf eine Studie von Nigro et al. zurück, die bei 37 Schwangeren mit einer Primärinfektion ohne Zeichen einer fetalen Infektion durch eine monatliche Hyperimmunglobulingabe eine im Vergleich zur Kontrollgruppe deutlich verringerte Transmissionsrate beobachteten (16 % vs. 40 %). Interessanterweise konnte auch bei Hinweisen auf eine fetale Infektion durch die maternale Hyperimmunglobulingabe in Kombination mit einer zusätzlichen fetalen Gabe in das Fruchtwasser oder die Nabelschnurvene eine Reduktion der postnatal symptomatischen CMV-Infektion erreicht werden (3 % vs. 50 %).

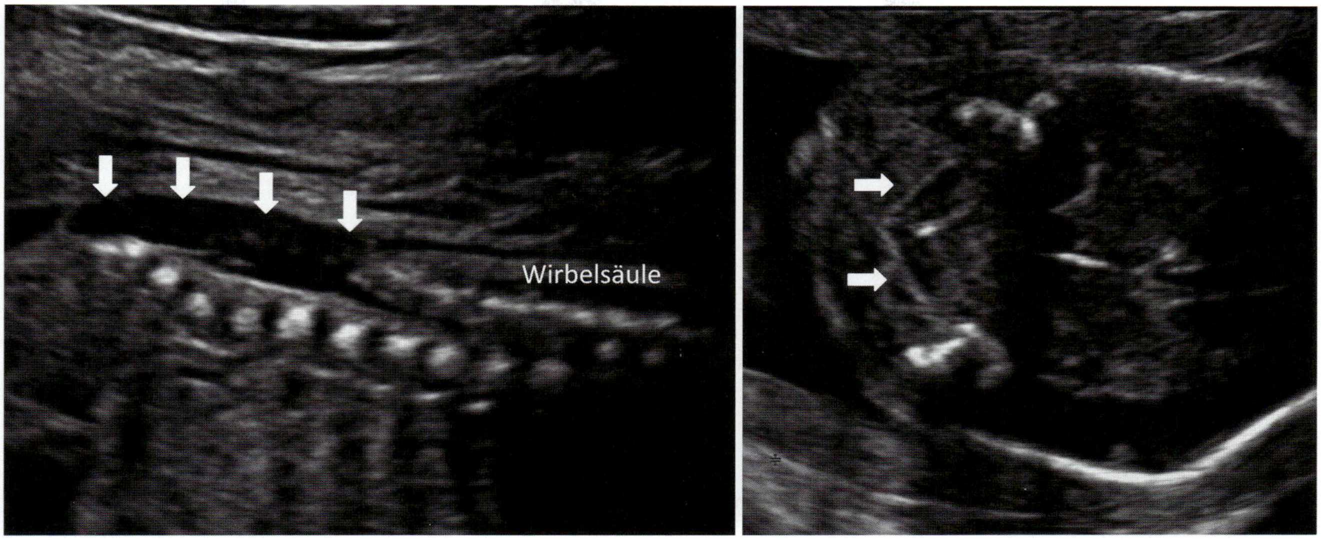

Abb. 30.2 Spina bifida aperta und Arnold-Chiari-Malformation in der 22. SSW. *Links* ist eine Spina bifida aperta mit einer Meningozele dargestellt (*Pfeile*). Rechts ist die konsekutive Arnold-Chiari-Malformation des Kleinhirns (*Bananen-Zeichen, Pfeile*) zu sehen

30.2.2 Toxoplasmose

Auch bei der pränatalen Toxoplasmose-Infektion steigt mit zunehmendem Gestationsalter die Transmissionrate, während der Schweregrad der fetalen Erkrankung abnimmt. Die Trias aus Retinochorioiditis, Hydrozephalus und zerebralen Verkalkungen wird nur in etwa 1 % der Fälle nachgewiesen. Meist bleibt die Infektion asymptomatisch oder geht mit unspezifischen Infektionssymptomen einher. In 65–95 % der Fälle wird im weiteren Verlauf des Lebens eine Retinochorioiditis beobachtet. Die Therapie bei akuter Toxoplasmose-Infektion in der Schwangerschaft wird bis zur 15. Schwangerschaftswoche mit Spiramycin, danach mittels einer Kombinationstherapie von Pyrimethamin, Sulfadiazin und hoch dosierter Folsäure durchgeführt.

30.2.3 Parvovirus-B19-Infektion

Bei einer Parvovirus-B19-Infektion in der Schwangerschaft wird in 30–50 % der Fälle eine transplazentare Transmission beobachtet. Infolge einer Infektion von Präkursoren der roten Zelllinie in Knochenmark und Leber kann es bevorzugt im 2. Trimenon zu fetaler Anämie und in etwa 5 % der Fälle zur Entwicklung eines Hydrops fetalis sowie in etwa 3 % zu einem intrauterinen Fruchttod kommen. Da das Zeitintervall zwischen maternaler Infektion und fetalen Komplikationen bis zu 12 Wochen betragen kann, ist in diesem Zeitraum eine engmaschige sonografische und dopplersonografische Überwachung notwendig. Bei Verdacht auf Anämie kann eine fetale Infektion durch PCR-Diagnostik aus Fruchtwasser und Fetalblut sowie durch IgM-Nachweis im Fetalblut gesichert, die Anämie durch Kordozentese nachgewiesen und durch intrauterine Transfusion behandelt werden.

30.3 Fetomaternale Inkompatibilitäten

Rhesusinkompatibilität Mit der Einführung der Rhesusprophylaxe und der Möglichkeiten der pränatalen Diagnostik und Therapie ist der immunologische Hydrops fetalis infolge von Anti-D-Antikörpern selten geworden (▶ Kap. 36). Fetale Anämien können

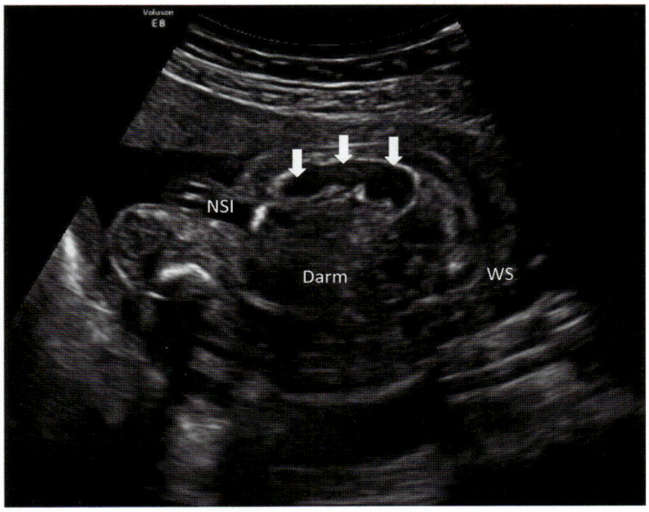

Abb. 30.3 Dilatation des Darms im Rahmen einer fetalen CMV-Infektion in der 23. SSW. Dargestellt ist ein abdominaler Querschnitt mit einer typisch erweiterten Darmschlinge (*Pfeile*). (*WS* = Wirbelsäule, *NSI* = Nabelschnurinsertion)

auch durch andere Antikörper gegen Blutgruppenantigen, z. B. Anti-c, Anti-Kell oder Anti-E, bedingt sein. Bei Vorliegen von Anti-D-Antikörpern sollte bei paternalem heterozygoten Anti-D-Status die Bestimmung der fetalen Blutgruppe erfolgen. Dies gelingt heute bereits im 1. Trimenon über die Extraktion fetaler Zellen aus dem mütterlichen Blut. Bei einem Anstieg des Titers über einen Antikörper- und laborspezifischen Schwellenwert (Anti-D meist 1 : 64) erfolgt die weitere fetale Überwachung mittels dopplersonografischer Bestimmung der Flussgeschwindigkeit der A. cerebri media. Die ansteigende Flussgeschwindigkeit bei einer fetalen Anämie reflektiert die abnehmende Viskosität des fetalen Bluts und das zunehmende fetale Herzzeitvolumen. Bei einer Spitzengeschwindigkeit von mehr als dem 1,5-Fachen des gestationsaltersspezifischen Medians sollten eine Nabelschnurpunktion und ggf. eine fetale Transfusion erfolgen. Diese müssen im Abstand von 2–3 Wochen wiederholt werden.

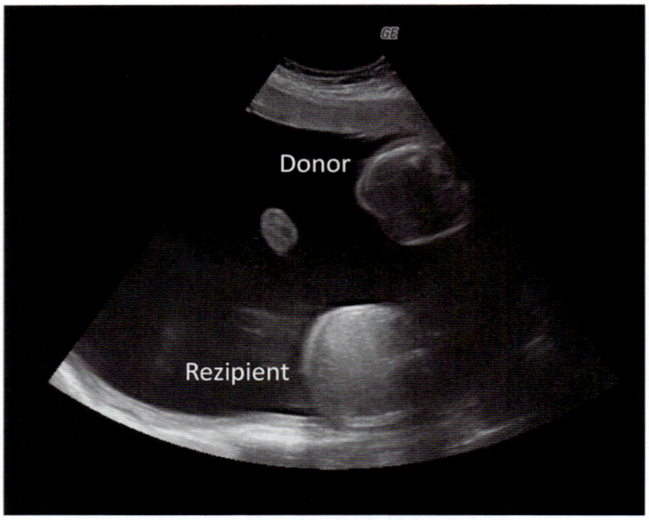

Abb. 30.4 Fetofetales Transfusionssyndrom mit Polyhydramnion-Anhydramnion-Sequenz. Dargestellt ist der größendiskordante Abdominalquerschnitt des Rezipienten und des Donors. Besonders auffällig ist die diskordante Fruchtwassermenge mit ausgeprägtem Polyhydramnion des Rezipienten und Anhydramnion (stuck twin) des Donors

Alloimmunthrombozytopenie Bei der fetalen Alloimmunthrombozytopenie gelangen von der Mutter gebildete und gegen Thrombozyten gerichtete IgG-Antikörper (in 80 % Anti-HPA-1a-Alloantikörper) in den fetalen Kreislauf und führen zu einer Zerstörung der Thrombozyten des Kindes, so dass bereits intrauterin intrakranielle Blutungen auftreten können. Die Diagnose wird üblicherweise nach der Entdeckung einer unerwarteten neonatalen Thrombozytopenie gestellt. In nachfolgenden Schwangerschaften ist meist mit einer zunehmenden Problematik zu rechnen. Die Höhe des Titers korreliert dabei nicht mit der fetalen Thrombozytopenie. Die Diagnose der fetalen Thrombozytopenie erfolgt durch Kordozentese ab ca. 20 Schwangerschaftswochen. Therapeutisch werden wiederholte intrauterine Thrombozytentransfusionen oder die maternale Behandlung mit Immunglobulinen empfohlen.

30.4 Mehrlinge

30.4.1 Häufigkeit und Physiologie

Die Rate an Mehrlingsgeburten liegt bei etwa 1–2 % und wird maßgeblich durch die Inanspruchnahme von reproduktionsmedizinischen Maßnahmen beeinflusst.

Ungefähr zwei Drittel der Zwillingsschwangerschaften sind dizygot und ein Drittel monozygot. Während dizygote Mehrlinge immer eine eigene Plazenta und ein eigenes Amnion besitzen, also immer dichorial-diamniot sind, stellt sich dies bei monozygoten Mehrlingen entsprechend des Zeitpunkts ihrer Teilung unterschiedlich dar. Eine frühe embryonale Teilung innerhalb der ersten 3 Tage führt zu monozygoten Mehrlingen mit dichorial-diamnialen Plazenta-Eihaut-Verhältnissen. Eine embryonale Teilung innerhalb von 4–8 Tagen nach Befruchtung führt zu monochorial-diamnialem Status, während aus einer Teilung nach dem 8. Tag monochorial-monoamniale Verhältnisse resultieren, die sich allerdings nur in etwa 1 % der Fälle finden. Verbundene („siamesische") Zwillinge entstehen durch eine embryonale Teilung nach dem 12. Tag. Die Eihautverhältnisse lassen sich nur im 1. Trimenon zuverlässig bestimmen.

Die prä- und perinatalen Komplikationsraten sind bei monochorialen höher als bei dichorialen Mehrlingen, was größtenteils auf das fetofetale Transfusionssyndrom zurückgeführt wird. Des Weiteren ist das Risiko für Fehlbildungen sowie einer intrauterinen Wachstumsrestriktion und konsekutiv auch einer Frühgeburt erhöht. Typische mütterliche Komplikationen von Mehrlingsschwangerschaften sind Anämie, Präeklampsie, Lungenfunktionsstörungen, vorzeitige Wehen und atonische Nachblutung.

30.4.2 Fetofetales Transfusionssyndrom

Ätiologie Ursache des fetofetalen oder Zwillingstransfusionssyndroms (FFTS) sind arteriovenöse Anastomosen auf der Oberfläche einer monochorialen – meist diamnioten – Plazenta, die das Gefäßbett beider Feten verbinden. In etwa einem Drittel der Fälle wird eine Volumenverschiebung vom Donor zum Rezipienten über die Anastomosen beobachtet. Diese ist in 10–15 % der Fälle so ausgeprägt, dass eine vorgeburtliche Intervention erforderlich wird. Dabei ist der Donor durch die Hypovolämie, der Rezipient durch die Hypervolämie geprägt.

Klinische Symptome Klinisch äußert sich das FFTS, das typischerweise zwischen der 17. und 26. SSW auftritt, in einem zunehmenden und meist massiven Polyhydramnion aufgrund der hypervolämiebedingten Polyurie des Rezipienten. Der Rezipient selbst ist vor allem durch die zunehmende Herzinsuffizienz vital gefährdet. Die Urinausscheidung des Donors ist aufgrund der Hypovolämie sehr eingeschränkt, wodurch sich ein ausgeprägtes Oligo- bis Anhydramnion ausbildet. Dadurch kann der Donor durch die Amnionmembran an der Uteruswand oder der Plazenta fixiert erscheinen (stuck twin) (Abb. 30.4). Je nach Ausprägung wird das FFTS in Quintero-Stadien I bis V unterteilt, wobei das Stadium I durch das erhebliche Ungleichgewicht der Fruchtwassermengen (Oligo- und Polyhydramnion) und das Stadium V durch den Tod eines Zwillings definiert ist. Bei Versterben eines Geminus ist auch der überlebende Kozwilling durch die mögliche akute Exsanguination in den verstorbenen Zwilling hinein gefährdet zu versterben oder eine neurologische Entwicklungsstörung zu erleiden.

Beim schweren FFTS im 2. Trimenon beträgt die fetale Mortalität für beide Feten 80–90 %. Diese ergibt sich zum einen aufgrund von Fehlgeburten wegen des ausgeprägten Polyhydramnions und einer konsekutiven Zervixinsuffizienz und zum anderen aufgrund eines intrauterinen Fruchttodes aufgrund von Herzinsuffizienz des Rezipienten und/oder Unterversorgung des Donors.

Therapie Die kausale Therapie stellt die fetoskopische Laserkoagulation der Anastomosen dar, um eine weitere fetofetale Transfusion zu verhindern. Im Gegensatz dazu wirken wiederholte Entlastungspunktionen des Polyhydramnions des Rezipienten nur symptomatisch. Vergleichende Untersuchungen haben in der Gruppe der Laserkoagulation gegenüber wiederholter Amniodrainagen eine signifikant höhere Überlebensrate zumindest eines Zwillings und ein deutlich höheres Gestationsalter bei Geburt und Geburtsgewicht ergeben. Der fetoskopische Eingriff wird minimal-invasiv in Lokalanästhesie mit einem 2-mm-Fetoskop durchgeführt. Nach Identifizierung der Anastomosen auf der Chorionplatte werden diese entlang des vaskulären Äquators mittels einer durch den Arbeitskanal des Fetoskops eingeführten 0,4 mm dünnen Laserfaser und einem Neodymium-YAG-Laser koaguliert. Das ausgeprägte Polyhydramnion ermöglicht in den meisten Fällen auch bei Vorderwandplazenta

30

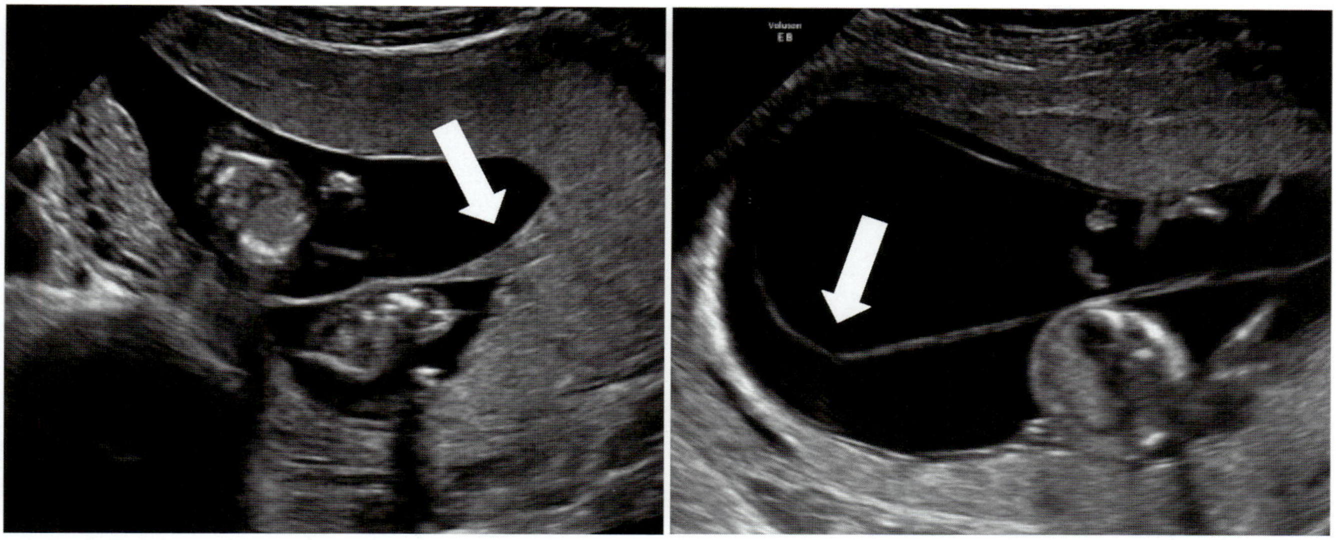

Abb. 30.5 Lambda- und T-Zeichen bei dichorial-diamnioter und monochorial-diamnioter Geminigravidität. Das Lambda-Zeichen (*linkes Bild*) ergibt sich durch das Choriongewebe, welches sich zwischen den beiden Amnionhöhlen befindet. Das T-Zeichen entsteht dadurch, dass die beiden Amnionhöhlen direkt aneinander angrenzen

einen fetoskopischen Zugang in einem plazentafreien Areal von lateral und unter Vermeidung von maternalen Verletzungen.

Verlauf und Prognose In mehr als 80 % der Fälle überlebt zumindest ein Kind, in etwa 60 % der Fälle sogar beide Kinder. Die Entbindung erfolgt in der Regel um die 35. SSW, die Rate an signifikanten neurologischen Handicaps beträgt auf Basis von konsequent durchgeführten Follow-up-Studien 8 %.

30.5 Pränatale Diagnostik

30.5.1 Nichtinvasive Diagnostik

Ultraschalluntersuchung in der 9.–12. SSW Im Rahmen der ersten Ultraschall-Screeninguntersuchung, welche nach den Mutterschaftsrichtlinien in der 9.–12. SSW erfolgt, wird neben der Feststellung einer intakten, intrauterinen Schwangerschaft und einer ersten Beurteilung der Sonoanatomie der Entbindungstermin und damit das Gestationsalter festgelegt. Dazu dient neben der anamnestisch erhobenen letzten Periode auch die Messung der Scheitel-Steiß-Länge, die die zuverlässigste Ermittlung des Gestationsalters ermöglicht. Diese ist von größter Bedeutung, um in Terminnähe eine übermäßige Terminüberschreitung oder eine Frühgeburt zu verhindern. Das Schwangerschaftsalter kann zu einem späteren Zeitpunkt nur noch mit deutlich höherer Unsicherheit bestimmt werden. Bei Mehrlingsschwangerschaften sollte die Chorionizität ermittelt werden. Das sog. Lambda-Zeichen, welches durch die angrenzenden Amnionhöhlen und das dazwischen befindliche Choriongewebe gebildet wird, weist auf dichoriale Mehrlinge hin. Das T-Zeichen, welches zum einen durch die Chorionplatte, zum anderen durch die beiden einander anliegenden Amnionhöhlen gebildet wird, spricht für eine monochoriale-diamniote Mehrlingsschwangerschaft (Abb. 30.5).

Ersttrimester-Screening in der 12.–14. SSW Das Ersttrimester-Screening in der 12.–14. SSW ist wohl nicht in den Mutterschaftsrichtlinien vorgesehen, es erlaubt aber eine eingehende Beurteilung und Risikostratifizierung der Schwangerschaft. Mithilfe des mütterlichen Altersrisikos und der sonografisch gemessenen fetalen Nackentransparenz kann in Kombination mit dem freien β-hCG und PAPP-A (Pregnancy associated plasmaprotein A) im mütterlichen Serum das persönliche Risiko für eine fetale Trisomie 21, 18 oder 13 bestimmt werden (Abb. 30.6). Dadurch kann die Patientin eigenverantwortlich entscheiden, ob ihr persönliches Trisomie-Risiko eine invasive Diagnostik mit einem 0,5%igen Fehlgeburtsrisiko rechtfertigt. Durch die Risikoanalyse werden etwa 90–95 % der fetalen Trisomien 21, 18 und 13 erkannt, wobei die Falsch-Positivrate bei 5 % liegt. Entscheidend ist, dass die Risikoanalyse eine Screeninguntersuchung darstellt. Die eigentliche Diagnose einer Chromosomenstörung kann nur über die invasive Diagnostik erfolgen.

Screeningverfahren auf Trisomie 21, die auf der Extraktion und Amplifikation von zffDNA aus mütterlichem Blut beruhen, gewinnen zunehmend an Bedeutung und werden in naher Zukunft die Methode der Wahl darstellen.

Neben der Risikoabschätzung für Chromosomenstörungen kann das Risiko für zahlreiche Komplikationen in der Schwangerschaft durch die Kombination von anamnestischen Risikofaktoren, biophysikalischen und sonografischen Parametern und Serummarkern berechnet werden. Vor allem die Risikoanalyse für Präeklampsie rückt heute zunehmend in den Vordergrund, da bei einem erhöhten Risiko durch die tägliche Gabe von 100 mg Acetylsalicylsäure das Risiko auf die Hälfte reduziert werden kann.

In Ergänzung zu den diversen Risikoanalysen können durch eine eingehende Ultraschalluntersuchung etwa die Hälfte aller fetalen Fehlbildungen erkannt werden. Die erhöhte Nackentransparenz kann dabei richtungsweisend sein, da neben Chromosomenstörungen auch das Risiko für andere genetische Syndrome und strukturelle Fehlbildungen wie Herzfehler ansteigt.

Ultraschalluntersuchung zwischen der 19.–22. SSW Die Ultraschalluntersuchung zwischen der 19.–22. SSW zielt darauf, das fetale Wachstum zu beurteilen und Fehlbildungen zu erkennen. Die Entwicklung wird anhand des Kopfumfangs, des Bauchumfangs und des Längenwachstums des Femurs beurteilt (Abb. 30.7). Durch den Einsatz hochauflösender Ultraschallsysteme einschließlich der farbkodierten Dopplersonografie können in spezialisierten pränatalmedizinischen Zentren zu diesem Zeitpunkt mehr als 80 % aller

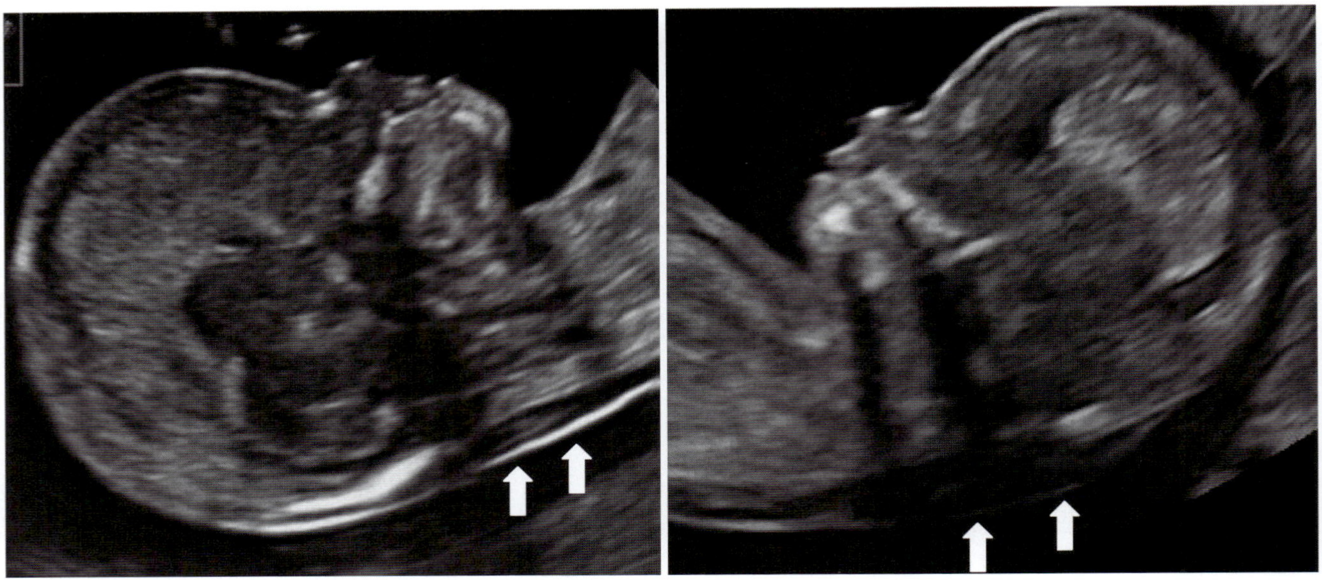

Abb. 30.6 Fetale Nackentransparenz bei einem normalen Feten (*links*) und bei einem Feten mit Trisomie 21 (*rechts*). Der Fetus mit Trisomie 21 weist eine erhöhte Nackentransparenz und eine Verdickung der Nackentransparenz auf (*Pfeile*)

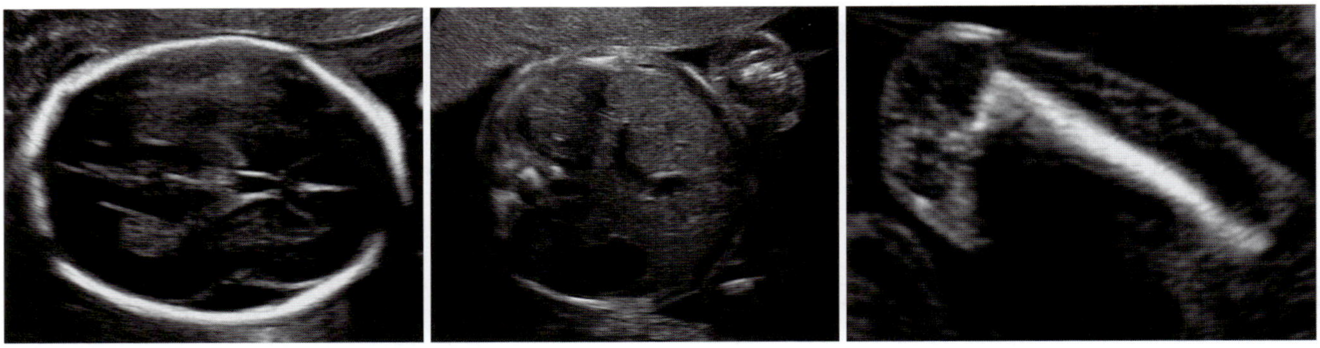

Abb. 30.7 Schnittebenen zur Bestimmung des Kopfumfangs (*links*), des Bauchumfangs (*Mitte*) und der Femurlänge (*rechts*)

Fehlbildungen erkannt werden. Bei Vorliegen einer fetalen Fehlbildung wird das Spektrum der möglichen nachgeburtlichen Entwicklungsstörungen interdisziplinär zusammen mit Pädiatern und Humangenetikern besprochen. Dadurch kann den werdenden Eltern ein möglichst klares Bild der zu erwartenden Erkrankung des Kindes aufgezeigt werden. Diese können sich auf die zu erwartenden postpartalen Probleme einstellen oder sich bei entsprechendem Schweregrad nach entsprechender Beratung auch gegen den Fortgang der Schwangerschaft entscheiden.

Neben der Untersuchung des Feten werden zu diesem Schwangerschaftszeitpunkt auch die Plazenta und deren Position beurteilt. Hierbei ist vor allem der Ausschluss einer Plazenta praevia von Interesse, d. h. eine vor dem inneren Muttermund liegenden Plazenta, da diese eine vaginale Entbindung unmöglich macht und zu starken vaginalen Blutungen führen kann. Durch die dopplersonografische Beurteilung des Flussprofils in den Aa. uterinae lässt sich analog zum Ersttrimester-Screening das Risiko für eine spätere Präeklampsie ermitteln. Dabei ist die Detektionsrate im Vergleich zum Ersttrimester-Screening höher, eine Interventionsmöglichkeit zur Risikoreduktion gibt es jedoch nicht.

Ultraschalluntersuchung im 3. Trimenon Ziel der Ultraschalluntersuchung im 3. Trimenon ist im Besonderen die Erfassung einer intrauterinen Wachstumsretardierung. Eine zuverlässige fetale Gewichtsschätzung anhand biometrischer Parameter ist ab der 24. SSW möglich. Wachstumsretardierte Feten stellen ein Hochrisikokollektiv dar und werden daher einer intensiven Überwachung einschließlich Dopplersonografie und Kardiotokografie zugeführt.

3 D-Sonografie Neue Darstellungsformen haben sich mit der Entwicklung der 3 D-Sonografie ergeben. Als Vorteile sind insbesondere die Möglichkeiten der Oberflächendarstellung und -beurteilung, Archivierung eines dreidimensionalen Volumenblocks und die Möglichkeit der nachträglichen Bildbearbeitung zu nennen.

30.5.2 Invasive Diagnostik

Sollten sich sonografische Hinweiszeichen auf eine Chromosomenstörung zeigen oder sollte eine Screeninguntersuchung ein erhöhtes Risiko für eine Chromosomenstörung ergeben, kann der fetale Karyotyp vorgeburtlich mithilfe invasiver Diagnostik ermittelt werden. Voraussetzung ist aber in jedem Fall die eingehende Beratung des Paares, bei der der Nutzen der invasiven Diagnostik für den weiteren Fortgang der Schwangerschaft geklärt werden muss. In der Regel wird der Karyotyp mittels Fruchtwasserpunktion (Amniozentese) oder Chorionzottenbiopsie ermittelt, in höheren Schwangerschaftswochen kann auch eine Nabelschnurpunktion sinnvoll sein. Bei der Amniozentese wird ab der 16. SSW unter sonografischer Kontrolle von abdominal eine Nadel in die Fruchthöhle platziert und es werden 10–15 ml Fruchtwasser entnommen. Der Eingriff dauert meist nur 1–2 min, das Fehlgeburtsrisiko liegt bei etwa 0,5–1 %. Aufgrund der relativ langen Kulturdauer liegt das Ergebnis erst nach ca. 10–14 Tagen vor.

Bei der Chorionzottenbiopsie wird eine etwas dickere Nadel ebenfalls von abdominal in die Plazenta geschoben, um etwa 10–15 mg Chorionzottengewebe zu gewinnen. Der Eingriff kann ab der 11. SSW durchgeführt werden, wobei er meist einem auffälligen Ersttrimester-Screening folgt. Das Abortrisiko ist bei transabdominalem Zugang im Vergleich zum Fehlgeburtsrisiko einer Amniozentese nicht erhöht und liegt ebenfalls bei etwa 0,5–1 %. Der transzervikale Zugang ist aufgrund des höheren Fehlgeburtsrisikos verlassen worden. Meist kann innerhalb von 1–2 Tagen durch die Kurzzeitkultur eine Aussage über den Karyotyp getroffen werden. In 1–2 % der Fälle zeigt sich ein Mosaikbefund, der weiter abklärungsbedürftig ist und in der Regel eine zusätzliche Amniozentese erfordert. Bei Schwangeren mit Rhesus-negativer Blutgruppe wird zur Vermeidung einer Sensibilisierung eine Anti-D-Globulin-Gabe nach pränataldiagnostischen Eingriffen verabreicht.

Durch die FISH- oder PCR-Diagnostik ist auch nach einer Amniozentese eine Aussage über das Vorliegen einer Trisomie 21, 18 oder 13 und einer Monosomie X möglich.

30.6 Intrauterine und peripartale Therapie

Den vielfältigen pränataldiagnostischen Möglichkeiten stehen bisher nur begrenzte therapeutische Optionen gegenüber. Dennoch ermöglicht die Pränatalmedizin bereits heute die erfolgreiche invasive und nichtinvasive Behandlung einer Reihe lebensbedrohlicher fetaler Krankheiten. Die pränatale Diagnose angeborener Fehlbildungen ermöglicht darüber hinaus eine frühzeitige interdisziplinäre Aufklärung der Eltern und eine optimierte perinatale Betreuung durch Entbindung im interdisziplinären Zentrum (In-utero-Transport), frühe postnatale Bestätigung der Diagnose und Stabilisierung des Neugeborenen sowie – falls erforderlich – Planung der operativen Therapie, so dass ein besseres Behandlungsergebnis möglich wird. Besonders deutlich wird dies bei Erkrankungen, die mit einer Verlegung der oberen Atemwege einhergehen. Auch wenn für diese Art von Fehlbildungen, z. B. der Pierre-Robin-Sequenz oder einer tumorbedingten Verlegung der Atemwege, meist keine intrauterinen Therapieansätze zur Verfügung stehen, ist die pränatale Diagnose von zentraler Bedeutung, um das peripartale Management optimal zu koordinieren. Letzteres hat eine postpartale Sicherung der Oxygenierbarkeit zum Ziel, welche in letzter Konsequenz auch Verfahren wie die EXIT-Prozedur bedürfen. Dabei erfolgt nach der Uterotomie und Entwicklung des Kindes die Erstversorgung durch die Neonatologen bei noch bestehender Versorgung über die Nabelschnur.

Eine medikamentöse Behandlung kann transplazentar oder direkt durch Injektion in die Nabelschnurvene erfolgen. Ein anschauliches Beispiel stellt die maternale Digitalisierung bei fetalen supraventrikulären Tachykardien dar. Bei mit Hydrops assoziierten Tachykardien kommt auch die direkte anti-arrhythmische Behandlung des Feten via Kordozentese in Betracht. Große Bedeutung hat die Kordozentese auch bei der Behandlung der fetalen Anämie infolge einer Blutgruppeninkompatibilität oder einer Parvovirus-B19-Infektion. Durch die wiederholte Transfusion eines speziell aufbereiteten fetalen Erythrozytenkonzentrats mit einem Hämatokrit von 80 % kann die fetale Hämoglobinkonzentration durch wiederholte Kordozentesen so angehoben werden, dass ein intrauterines Überleben mit gutem fetalen Outcome möglich wird.

Die intrauterine Anlage von vesikoamnialen Shunts erscheint bei ausgewählten Fällen von früh in der Schwangerschaft auftretender Urethralobstruktion mit ansonsten infauster Prognose infolge Nierenschädigung und Lungenhypoplasie erfolgversprechend. Gleiches gilt auch für einen Hydrothorax mit konsekutiver Lungenhypoplasie. Jedoch tragen diese Eingriffe ein erhöhtes Risiko für eine Katheterdislokation oder eine Amnioninfektion, die eine Früh- oder Fehlgeburt bedingen kann.

Die intrauterine Chirurgie fokussiert bisher vor allem auf die Laserkoagulation kommunizierender Gefäße im Rahmen eines fetofetalen Transfusionssyndroms (▸ Abschn. 30.3). Zusätzlich hat sich aber auch die intrauterine, endoskopische Trachealokklusion bei einer großen fetalen Zwerchfellhernie etabliert. Durch die passagere Applikation eines flüssigkeitsgefüllten Ballons in die Trachea kann die von der Lunge sezernierte Flüssigkeit nicht entweichen, so dass es zu einer Vergrößerung des Lungenvolumens kommt. Insbesondere bei sehr ungünstiger Prognose steigt die Chance auf eine postpartale Oxygenierbarkeit deutlich. Derzeit wird auch der intrauterine Verschluss der offenen Spina bifida diskutiert.

Literatur

Adzick NS, Thom EA, Spong CY et al (2011) A randomized trial of prenatal versus postnatal repair of myelomeningocele. N Engl J Med 364(11):993–1004

Beck V, Pexsters A, Gucciardo L et al (2010) The use of endoscopy in fetal medicine. Gynecol Surg 7(2):113–125

Bujold E, Roberge S, Lacasse Y et al (2010) Prevention of preeclampsia and intrauterine growth restriction with aspirin started in early pregnancy: a meta-analysis. Obstetrics & Gynecology 116(2 Pt 1):402–414

Hyett J, Perdu M, Sharland G, Snijders R, Nicolaides KH (1999) Using fetal nuchal translucency to screen for major congenital cardiac defects at 10–14 weeks of gestation: population based cohort study. BMJ 318(7176):81–85

Kagan KO, Haas B, Krämer B, Wagner N, Abele H (2008) Management der Mehrlingsschwangerschaft. Frauenheilkunde up2date 2(2):111–118

Kagan KO, Hoopmann M (2011) Frauenärztlich-pädiatrische Kooperation. Gynäkologe 44(6):429–435

Kagan KO, Mylonas I, Enders M et al (2011) Intrauterine Zytomegalievirusinfektion. Gynäkologe 44(8):601–609

Kagan KO, Wright D, Valencia C, Maiz N, Nicolaides KH (2008) Screening for trisomies 21, 18 and 13 by maternal age, fetal nuchal translucency, fetal heart rate, free β-hCG and pregnancy-associated plasma protein-A. Human Reproduction 23(9):1968–1975

Linz A, Bacher M, Kagan KO, Buchenau W, Arand J, Poets CF (2011) Pierre Robin Sequenz: PränataleDiagnostik und interdisziplinäreTherapie. Z GeburtshilfeNeonatol 215(03):105–108

Mari G, Deter RL, Carpenter RL et al (2000) Noninvasive diagnosis by Doppler ultrasonography of fetal anemia due to maternal red-cell alloimmunization. Collaborative Group for Doppler Assessment of the Blood Velocity in Anemic Fetuses. N Engl J Med 342(1):9–14

Nicolaides KH (2011) Turning the Pyramid of Prenatal Care. Fetal Diagn Ther 29(3):183–196

Nicolaides KH, Campbell S, Gabbe SG, Guidetti R (1986) Ultrasound screening for spina bifida: cranial and cerebellar signs. Lancet 2(8498):72–74

Senat M-V, Deprest J, Boulvain M, Paupe A, Winer N, Ville Y (2004) Endoscopic laser surgery versus serial amnioreduction for severe twin-to-twin transfusion syndrome. N Engl J Med 351(2):136–144

31 Pränatale Infektionen

P. Bartmann, R. Roos

31.1 Toxoplasmose

Epidemiologie Erreger ist das weltweit verbreitete Protozoon Toxoplasma gondii. Die Seroprävalenz steigt mit dem Lebensalter, abhängig von Lebens- und Umweltbedingungen (Essgewohnheiten). Bei Frauen um 20 Jahre liegt sie in Mitteleuropa bei 30 % und nimmt pro Jahr um knapp 1 % zu.

Nur bei Erstinfektion kommt es zur Parasitämie und Gefährdung des Feten. Seltene Ausnahme ist eine Immundefizienz der Mutter (Aids, schwere Immundefekte). Das fetale Infektionsrisiko ist abhängig vom Stadium der Schwangerschaft. Bei Erkrankung im 1. Trimenon kommt es in ca. 15 %, im 2. Trimenon in etwa 45 % und im 3. Trimenon in 70 % der Fälle zu einer Infektion des Feten. Von 2002–2011 wurden in Deutschland jährlich 8–23 Fälle einer konnatalen Toxoplasmose gemeldet. Dies illustriert eine hohe Effektivität der Schwangerenvorsorge.

Pathogenese und Pathologie Die Verteilung der Organschädigung (häufig Gehirn und Auge) durch eine konnatale Toxoplasmose reflektiert die Blutverteilung beim Feten. Bei massiver Parasitämie des Feten sind auch andere Organe betroffen. Die Entzündung führt zur Infiltration von Lymphozyten, Plasmazellen, Makrophagen und eosinophilen Granulozyten vor allem im Endstromgebiet der Gefäße. Es kommt zur Nekrose des betroffenen Areals, später zur Verkalkung.

Klinische Symptome Das Ausmaß der klinischen Symptome hängt vom Zeitpunkt der Infektion in der Schwangerschaft und dem Ausmaß der Parasitämie ab. Je später die Infektion des Feten eintritt, desto blander ist die Symptomatik.

Klassisch ist die Trias Enzephalitis mit intrazerebralen Verkalkungen, Hydrozephalus und Krampfanfällen, Chorioretinitis und Hepatitis. Bei schwerem Verlauf besteht schon bei Geburt ein makulopapulöses Exanthem, eine generalisierte Lymphknotenschwellung, Thrombozytopenie und Hepatosplenomegalie. Einige Feten (besonders bei sehr früher Infektion) sterben bereits intrauterin ab.

80 % der infizierten Neugeborenen sind bei Geburt asymptomatisch. Mentale Retardierung, Sehstörungen oder Lernstörungen werden oft erst Monate bis Jahre später erkennbar. Die Chorioretinitis kann noch Monate bis Jahre später rezidivieren.

Diagnose Eine Toxoplasmose bei einer Schwangeren wird serologisch diagnostiziert, da die Infektion meist symptomlos oder uncharakteristisch verläuft, ähnlich einem grippalen Infekt. Es stehen zahlreiche Methoden zum Nachweis von Antikörpern zur Verfügung. Die Diagnose muss oft in Abstimmung mit einem Referenzlabor geklärt werden.

Etwa 10–14 Tage nach einer Primärinfektion treten IgG- und IgM-Antikörper auf. Der Nachweis von IgA-Antikörpern folgt etwa 1–3 Wochen später. Etwa 3–8 Wochen nach der Infektion ist das Maximum der Antikörpertiter erreicht. IgM-Antikörper persistieren bei Toxoplasmose oft jahrelang. Man schätzt, dass nur ca. jeder 10. IgM-Befund bei einer Schwangeren auf eine frische Infektion hinweist. Ein 4-facher Titeranstieg innerhalb von 2 Wochen für IgG- und IgM-Antikörper beweist die frische Infektion einer Schwangeren.

Vor Eintritt der Schwangerschaft sollte der Toxoplasmosestatus bekannt sein. Bei positivem Testergebnis erübrigen sich weitere Kontrollen, da dann eine Parasitämie während der Schwangerschaft so gut wie ausgeschlossen ist. Ein Toxoplasmose-Screening sollte spätestens in der Frühschwangerschaft durchgeführt werden. Dies ist nach den Mutterschaftsrichtlinien bei begründetem Verdacht auf eine Infektion gefordert. Ist dieser Suchtest negativ, soll er alle 8–12 Wochen wiederholt werden. Die Schwangere muss auf präventive Maßnahmen hingewiesen werden (s. unten). Werden IgG-Antikörper gefunden, muss ein IgM-Test durchgeführt werden. Ist dieser negativ, erübrigen sich weitere Kontrollen. Bei positivem IgM-Test muss mit einem Referenzlabor mit Zusatztests, z. B. einem Aviditätstest, der Verdacht auf eine frische Toxoplasmose abgeklärt werden.

Bei einer gesicherten Primärinfektion der Schwangeren kann in fetalem Blut ab der 22. SSW nach spezifischen IgM- und IgG-Antikörpern gesucht werden. Diese serologischen Befunde sind allerdings unsicher, da nur bei ca. 40 % einer fetalen Infektion IgM-Antikörper nachweisbar sind. Wesentlich verlässlicher und untersuchungstechnisch risikoärmer ist der PCR-Nachweis von Toxoplasmen (ergänzt durch einen Inokulationstest) im Fruchtwasser frühestens in der 16. SSW, allerdings vor Beginn einer Therapie und frühestens 4 Wochen nach Beginn der mütterlichen Infektion.

Nach Geburt eines potenziell infizierten Kindes sind folgende Untersuchungen vorzunehmen:

- Körperlicher Status (Hepatosplenomegalie etc.)
- Neurologische Untersuchung des Kindes
- Sonografie des Gehirns, bei Auffälligkeiten Lumbalpunktion mit Messung von Eiweiß, Glukose, Zellzahl und -differenzierung, PCR-Test auf Toxoplasmen
- Augenärztliche Untersuchung zum Ausschluss einer Chorioretinitis
- Serologische Untersuchung auf IgG-, IgM-, IgA- und/oder IgE-Antikörper spezifisch für Toxoplasmose
- Vergleich der Titerhöhe und des Immunoblots von IgG-Antikörpern von Mutter und Kind
- Parasitennachweis in Nabelschnurblut, Plazentagewebe, (PCR)
- Serologische Verlaufsuntersuchungen alle 6–8 Wochen, bis keine mütterlichen IgG-Antikörper mehr vorhanden sind (kann mehr als 12 Monate dauern)

Die entsprechende klinische Symptomatik eines Neugeborenen in Verbindung mit dem Nachweis einer Infektion der Schwangeren beweist die konnatale Toxoplasmose. Bei scheinbar asymptomatischen Neugeborenen mit signifikant höheren Antikörpertitern als den mütterlichen und/oder einem positiven PCR-Nachweis und/oder einem IgG-Immunoblottest mit Nachweis kindlicher Antikörper macht ebenfalls eine konnatale Toxoplasmose hoch wahrscheinlich. Auch das Persistieren eines Titers von mindestens 1:1024 im indirekten Immunfluoreszenztest oder Sabin-Feldman-Test über den 6. Lebensmonat hinaus macht eine pränatale Infektion sehr wahrscheinlich. IgG-Titer von $\leq$1:256 im indirekten Immunfluoreszenztest lassen dagegen eine konnatale Infektion eher unwahrscheinlich erscheinen.

Differenzialdiagnose Differenzialdiagnostisch müssen andere konnatale Infektionen wie Zytomegalie, Röteln oder Herpes simplex in Betracht gezogen werden.

G.F. Hoffmann, M.J. Lentze, J. Spranger, F. Zepp (Hrsg.), *Pädiatrie*,
DOI 10.1007/978-3-642-41866-2_31,

Therapie Bei Verdacht oder Nachweis einer frischen Toxoplasmose-Infektion einer Schwangeren muss sofort eine Therapie begonnen werden. Dadurch kann das Risiko der Infektion und Schädigung des Feten um ca. 50 % reduziert werden. Bis zum Ende der 15. SSW erhält die Schwangere Spiramycin 3,0 g pro Tag oral in 3 ED. Ab der 16. SSW erfolgt die Therapie mit Sulfadiazin 50 mg/kg und Tag bis 4,0 g oral in 4 ED und Pyrimethamin 50 mg am ersten Tag, 25 mg an den Folgetagen in 1 ED und Folinsäure (Lederfolat) 10–15 mg/Tag oral über 4 Wochen. Ist die Infektion des Feten nachgewiesen, sollte diese Behandlung in 4-wöchigen Zyklen, unterbrochen von 4-wöchigen therapiefreien Intervallen oder einer Spiramycin-Monotherapie, bis zum Ende der Schwangerschaft fortgesetzt werden. Wöchentlich sind Blutbildkontrollen bei der Schwangeren zur Überwachung der Hämatopoese erforderlich. Bei allergischen Reaktionen soll Sulfadiazin durch Spiramycin ersetzt werden.

Bei jedem Verdacht auf eine Infektion eines Neugeborenen soll eine Therapie begonnen werden, auch wenn die Infektion asymptomatisch oder subklinisch erscheint. Ein Verdacht ist begründet bei Nachweis spezifischer IgG-, IgM- und/oder IgA-Antikörper im Blut der Kinder, positivem PCR-Befund und klinischem Verdacht (s. oben) auch ohne Nachweis von IgM- oder IgA-Antikörpern (diese fehlen bei bis zu 30 % der mit Toxoplasma infizierten Neugeborenen).

Bei konsequent behandelter Primärinfektion während der Schwangerschaft und fehlenden Infektionszeichen beim Neugeborenen kann bis zur Klärung des Infektionsverdachts durch serologische Untersuchungen mit der Therapie gewartet werden. International hat sich bei der konnatalen Infektion ein einheitliches Therapieregime durchgesetzt. Ein Wirksamkeitsnachweis fehlt allerdings bislang. Die Therapie erfolgt zunächst über 6 Wochen mit Pyrimethamin, Sulfadiazin und Folinsäure (Tab. 31.1). Spiramycin wird für das Kindesalter wegen fehlenden Wirkungsnachweises und potenziellen Nebenwirkungen nicht mehr empfohlen. Danach wird für 1 Jahr in 4-wöchentlichem Wechsel eine Therapiepause mit der Kombinationstherapie empfohlen. Bei einer floriden Chorioretinitis wird zusätzlich die Gabe von Prednisolon 2 mg/kg und Tag bis zum Abklingen der floriden Entzündung empfohlen. Während der Therapie soll regelmäßig das Blutbild bzw. bei Sulfonamidtherapie der Urin (Kristallurie, Hämaturie) untersucht werden. Clindamycin oder Clarithromycin können bei allergischen Reaktionen alternativ eingesetzt werden. Clindamycin in Kombination mit Sulfadiazin erreicht hohe Konzentrationen im Auge bei der Chorioretinitis.

Prävention Wichtigste Maßnahme zur Verhinderung einer konnatalen Toxoplasmose ist die Prophylaxe während der Schwangerschaft. Schwangere dürfen kein rohes oder halbgares Fleisch verzehren, Früchte und Gemüse müssen gründlich gewaschen werden. Bei der Gartenarbeit sollten Handschuhe getragen und bei der Fleischzubereitung und vor dem Essen die Hände sehr gründlich gewaschen werden. Die Pflege von Katzen und die Reinigung der Kotkästen mit heißem Wasser sollten andere Personen übernehmen.

Für alle Erkrankungs- und Todesfälle einer pränatal erworbenen Toxoplasmose besteht Meldepflicht.

Verlauf und Prognose Auch bei scheinbar asymptomatischen Neugeborenen und trotz konsequent durchgeführter Therapie im ersten Lebensjahr kann noch Monate und Jahre später ein Rezidiv einer Chorioretinitis eintreten. Dies kann auch nach konsequent durchgeführter Therapie im 1. Lebensjahr vorkommen. Regelmäßige augenärztliche Kontrollen sind deswegen indiziert. Ansonsten verhindert die zelluläre Immunität eine schwere Reinfektion oder Reaktivierung der Toxoplasmose. Bei Eintreten einer sekundären Immundefizienz (Aids, Leukämie) sind jedoch Rezidive der Krankheit häufig. Bei unbehandelter konnataler Toxoplasmose können noch bis in das Erwachsenenalter chorioretinale Läsionen auftreten.

Tab. 31.1 Dosierungen der Pharmaka bei der konnatalen Toxoplasmose

Pharmakon	Dosierungen	Einzeldosen/Tag
Pyrimethamin	1 mg/kg KG und Tag	1
Sulfadiazin	(50–)100 mg/kg KG und Tag	2
Folinsäure	2-mal 5 mg/Woche	–

31.2 Zytomegalie

Vorbemerkung Diese Infektion kann prä-, peri- oder postnatal erworben werden und stellt die häufigste konnatale Infektion dar.

Häufigkeit und Epidemiologie Die konnatale Zytomegalie kommt weltweit vor. Sie ist in Entwicklungsländern und sozial schwächeren Bevölkerungsschichten häufiger als in westlichen Ländern und höheren Sozialschichten. Zwischen 0,2 und 2 % der Neugeborenen sind bei Geburt infiziert. Die Durchseuchungsrate bei Frauen zwischen 20 und 40 Jahren liegt bei 40–50 %, im niedrigen sozialen Milieu aber bei 70–90 %.

Infektionsquellen sind Körpersekrete wie Vaginalsekret, Sperma, Urin, Speichel, Muttermilch, Tränenflüssigkeit sowie Blut und Blutprodukte. Eine Ansteckung von Frauen und Schwangeren erfolgt häufig über Sexualkontakte, aber auch bei der Pflege von CMV-infizierten Säuglingen über deren Ausscheidungen wie Urin und Stuhl.

Eine Primärinfektion erfolgt bei 1–4 % der Schwangeren. Via Virämie kommt es bei ca. 40 % der Primärinfektionen zur Infektion des Feten. Die Übertragungsraten in der Früh- und Spätschwangerschaft scheinen identisch zu sein. 10–15 % der nach einer mütterlichen Primärinfektion infizierten Neugeborenen sind klinisch manifest erkrankt und entwickeln dann fast immer Spätschäden.

Auch bei einer rekurrierenden mütterlichen Infektion ist eine fetale Infektion möglich. Etwa 1 % der Neugeborenen seropositiver Schwangerer ist bei Geburt infiziert, in aller Regel jedoch asymptomatisch. Aber auch 5–15 % dieser infizierten Neugeborenen haben später mildere Symptome einer Zytomegalie. Bei Geburt kann die Exposition durch Sekrete im Genitaltrakt zur Infektion führen. Sehr unreife Frühgeborene (≤32 SSW), die von der Mutter unzureichend mit protektiven Antikörpern ausgestattet sind, können über CMV-haltige Muttermilch infiziert werden.

Pathogenese und Pathologie Eine konnatale Zytomegalie erfolgt entweder nach einer Primärinfektion oder einer rekurrierenden Infektion einer Schwangeren. Eine Primärinfektion während der Schwangerschaft hat ein höheres Risiko, zu Schädigungen des Feten wie Schwerhörigkeit oder kognitiven Störungen zu führen als eine rekurrierende Infektion. Fetale Schädigungen sind in jedem Schwangerschaftsmonat möglich, jedoch erscheinen Infektionsverlauf und Schädigung des Feten umso schwerwiegender, je früher die fetale Infektion erfolgt.

Die CMV-Infektion des Feten führt zum Befall der Gehirnzellen oder der Retina und aller parenchymatösen Organe wie Leber, Niere, aber auch des sekretorischen Gewebes (Speicheldrüsen,

Pankreas und endokrine Drüsen). Mikroskopisch finden sich intrazelluläre Einschlusskörperchen und fleckige Infiltrate, die später verkalken.

Klinische Symptome und Verlauf Nahezu 90 % der Neugeborenen mit konnataler Zytomegalie sind bei Geburt asymptomatisch. Bis zu 15 % der initial asymptomatischen Neugeborenen entwickeln aber später eine einseitige oder doppelseitige Schwerhörigkeit.

Etwa 10 % der konnatal CMV-infizierten Neugeborenen weisen Symptome auf. Leitsymptome sind die intrauterine Wachstumsretardierung (Dystrophie), Hepatomegalie, Ikterus, Splenomegalie, Mikrozephalie (mit unter Umständen sonografisch sichtbaren intrazerebralen Verkalkungen) sowie Thrombozytopenie mit Petechien. Eine Frühgeburt ist übernormal gehäuft (bis zu 30 %).

Die Hepatomegalie ist bei Geburt meist ausgeprägt und bildet sich innerhalb der ersten Lebensmonate weitgehend zurück. Laborchemisch sind die Transaminasen und das konjugierte Bilirubin erhöht.

Eine Splenomegalie wird fast immer gefunden. Die Vergrößerung der Milz ist variabel von einer gerade eben tastbaren Milz bis zu gigantischer Vergrößerung, die bis ins kleine Becken reicht. Thrombozyten sind auf Werte zwischen 20 und 60/nl vermindert. Dies führt zu ausgeprägten Petechien, die vor allem nach der Geburt aber auch später, z. B. bei jeder venösen Stauung etc., auftreten können. Die Thrombozytopenie persistiert über Wochen. Im Verlauf einer konnatalen Zytomegalie kann auch noch Monate nach der Geburt eine Hämolyse mit Anämie auftreten.

Als Folge der Enzephalitis kommt es zur Mikrozephalie; häufig unterhalb der 3er-Perzentile der altersentsprechenden Normwerte. Teilweise sind schon bei Geburt intrazerebrale Verkalkungen nachweisbar. Diese Kinder haben ein erhebliches Risiko, später mental retardiert zu sein bzw. Anfallsleiden zu entwickeln.

Am Auge manifestiert sich die Zytomegalie als Chorioretinitis, seltener mit Optikusatrophie, Mikrophthalmus, Katarakt und Verkalkungen in der Retina nach Nekrosen. Je nach Lokalisation der Retinaschädigung ist der Visus mehr oder weniger beeinträchtigt.

Eine CMV-Pneumonie ist bei der konnatalen Zytomegalie eher selten, hingegen sehr häufig bei einer postnatal erworbenen Zytomegalie. Nicht selten führt sie zur respiratorischen Insuffizienz und zwingt zur Beatmung des Säuglings.

An den Zähnen können als Folge einer Zytomegalie Schmelzdefekte auftreten. Sie begünstigen oft eine ausgeprägte Karies.

Die häufigste (bis zu 60 %) Spätschädigung einer konnatalen Zytomegalie ist die Innenohrschwerhörigkeit. Sie tritt auch, aber seltener (ca. 8 %), bei Kindern auf, die bei Geburt asymptomatisch infiziert waren. Die Innenohrschwerhörigkeit ist meist beidseitig und so ausgeprägt, dass das Wortverständnis behindert und damit die Sprachentwicklung gefährdet ist. Die Schwerhörigkeit kann im Laufe der Kindheit noch erheblich zunehmen. Aufgrund des undulierenden Verlaufs der CMV-Infektion im ersten Lebensjahr schließt ein unauffälliger Hörtest beim Neugeborenen die spätere Entwicklung einer Schwerhörigkeit nicht zuverlässig aus. Bei gesicherter CMV-Infektion des Neugeborenen sind deshalb spätere Kontrollen des Hörtests notwendig.

Fehlbildungen sind bei der konnatalen Zytomegalie nicht überproportional gehäuft, so dass das CMV nicht als teratogen angesehen wird.

Diagnose und Differenzialdiagnose Der sicherste Nachweis für eine Zytomegalie ist der Virusnachweis in Urin, Speichel oder in postmortal gewonnenem Leber- oder Lungengewebe. Der Virusnachweis sollte innerhalb der ersten beiden Wochen nach der Geburt geführt werden, um eine konnatale Infektion zu beweisen. Später könnte die Zytomegalie durch Infektion auch via Muttermilch oder Blut und Blutprodukten entstanden sein. Im Urin wird das CMV in hoher Konzentration ausgeschieden. Der CMV-Nachweis wird sensitiver und früher möglich, wenn das CMV-spezifische „early antigen“ mittels Immunfluoreszenz in den Zellkernen von humanen Fibroblastenkulturen nachgewiesen wird. Die Sensitivität dieser Methode beträgt 80–90 %, die Spezifität liegt bei 80–100 % bezogen auf die Zellkultur. Eine weitere Nachweismethode ist die DNA-in-situ-Hybridisierung oder die CMV-PCR in Urin- oder Blutproben. Während der akuten Phase kann eine CMV-Infektion über den Nachweis des pp65-Antigens gesichert werden. Diese letzteren Virusnachweise beweisen jedoch nur eine Infektion, nicht a priori die Erkrankung an Zytomegalie!

Der Antikörpernachweis von CMV-spezifischen IgG- oder IgM-Antikörpern mit dem ELISA ist etabliert. Problematisch ist die Unterscheidung zwischen kindlichen und diaplazentar übertragenen mütterlichen IgG-Antikörpern. Übertragene mütterliche Antikörper fallen nach 6–9 Monaten unter die Nachweisgrenze ab.

Theoretisch würde der Nachweis von CMV-IgM-Antikörpern eine konnatale Zytomegalie beweisen, jedoch ergibt dieser Test nicht selten falsch-negative (Sensitivität um 70 %) Resultate und ist bei Bildung von Rheumafaktoren aufgrund von Kreuzreaktionen häufig falsch-positiv. Der diagnostische Wert von CMV-IgM-Antikörpernachweisen ist also begrenzt. Das Fehlen von IgG- und IgM-CMV-Antikörpern im Nabelschnurblut schließt eine konnatale Zytomegalie allerdings praktisch aus.

Eine Zytomegalie muss bei allen Neugeborenen mit Anzeichen für eine konnatale Infektion oder bei allen Schwangeren mit mononukleoseähnlichen Krankheiten in Erwägung gezogen werden. Differenzialdiagnostisch kommen andere konnatale Infektionen wie Röteln, Herpes simplex, Toxoplasmose, Lues etc. in Betracht. Die Unterscheidung gelingt serologisch bzw. durch den Erregernachweis. Die klinische Symptomatik dieser verschiedenen Infektionskrankheiten kann sich überlappen.

Prävention Eine sichere Prävention einer fetalen Zytomegalie ist nicht bekannt. Ebenso gibt es keine Erkenntnisse darüber, wie lange eine Schwangerschaft nach einer Primärinfektion aufgeschoben werden sollte, um das Risiko für den Feten zu minimieren. Beruflich exponierte seronegative Frauen mit Kinderwunsch (Kinderkrankenschwestern, -pflegerinnen, Kindergärtnerinnen) sollten besonders hygienisch mit Ausscheidungen (Urin, Stuhl, Speichel) von potenziell immer CMV-ausscheidenden Säuglingen umgehen (Händewaschen und Desinfektion).

Eine besondere Gefahr für nosokomiale CMV-Infektionen stellen Bluttransfusionen dar. Da heute ausschließlich Erythrozytenkonzentrate nach Leukozytenfiltration eingesetzt werden, hat sich dieses Risiko drastisch vermindert.

Frühgeborene können, da sie über keine protektiven Antikörper verfügen, nachgeburtlich durch CMV-haltige Frauenmilch infiziert werden. Tieffrieren der Milch auf −20 °C kann zwar die Virusmenge reduzieren, aber nur eine Pasteurisierung führt zu einer infektionssicheren Milch.

Therapie Mit Ganciclovir, Foscarnet und Cidofovir sind Mittel zur Therapie von CMV-Infektionen verfügbar. Ganciclovir ist teilweise effektiv bei einer CMV-Chorioretinitis, einer Pneumonie und einer Gastroenteritis bei immundefizienten Patienten (HIV, Transplantationen etc.). Allerdings ist die Toxizität der Substanz zu berücksichtigen, die zu Leukozytopenie, Thrombozytopenie, Funktionsstörungen der Leber, der Niere und des Gastrointestinaltrakts führen kann.

Randomisierte Studien zum Wirkungsnachweis bei fetalen Infektionen fehlen derzeit (Oktober 2012). In einer Phase-2-Studie wurden Neugeborene mit konnataler Zytomegalie mit 8 bzw. 12 mg/kg/Tag Ganciclovir in 2 ED für 6 Wochen behandelt. Darunter wurde die renale Virusausscheidung supprimiert, trat nach Absetzen der Medikation allerdings wieder auf. Es gab Hinweise dafür, dass die Hörfähigkeit bei 5/30 (~17 %) der Neugeborenen sich nach 6 oder mehr Monaten verbessert hatte. In der Regel wird eine Dosis von 12 mg/kg KG und Tag in 2 ED i.v. für 6 Wochen empfohlen. Anschließend kann eine Erhaltungstherapie oral mit Valganciclovir 2-mal 515- mg/kg durchgeführt werden. Spiegelkontrollen sind erforderlich. Zur adäquaten Therapiedauer einer konnatalen Zytomegalie gibt es keine verlässlichen Studien. Foscarnet und Cidofovir sind therapeutische Alternativen, allerdings liegen ebenso wie für den Einsatz von CMV-Hyperimmunglobulinen bei Neugeborenen keine aussagekräftigen Studien vor.

Es gibt bislang keinerlei gesicherte Erkenntnisse darüber, ob eine Therapie mit Ganciclovir Spätschäden verhindert, zumal die Schädigung schon während der Schwangerschaft gesetzt worden ist. Dennoch wird empfohlen den floriden Prozess der Entzündung bei einer symptomatischen konnatalen Zytomegalie durch die Gabe von Ganciclovir zu unterbrechen.

Prognose Das Risiko einer ausgeprägten psychomentalen und motorischen Entwicklungsstörung nach einer konnatalen Zytomegalie ist erheblich (Tab. 31.2). Viele Kinder sind lernbehindert. Das Sprachverständnis und die Sprechfähigkeit sind verzögert. Das ganze Ausmaß der Schädigung ist häufig erst Jahre nach der Geburt erkennbar. Trotzdem sind eine bei Geburt bestehende Mikrozephalie, neurologische Auffälligkeiten während des ersten Lebensjahres und/oder eine Chorioretinitis prädiktiv für spätere Entwicklungsstörungen und eine Minderung des IQ. Man muss damit rechnen, dass 90 % der bei Geburt symptomatischen Neugeborenen später psychomotorische Defizite aufweisen. Aber auch bei Neugeborenen, die bei Geburt asymptomatisch erscheinen, werden bis zum 2. Lebensjahr in 10–15 % Spätschäden wie Schwerhörigkeit, seltener eine Chorioretinitis manifest. Dies unterstreicht die Bedeutung regelmäßiger (mindestens alle 6 Monate) pädaudiologischer und ophthalmologischer Kontrollen dieser Kinder.

Tab. 31.2 Spätschädigung nach bei Geburt symptomatischer bzw. sog. asymptomatischer konnataler Zytomegalie. (Aus: Stagno 1995)

Prognose	Symptomatisch (%)	Asymptomatisch (%)
Innenohrschwerhörigkeit	58	7,4
Beidseitiger Hörverlust	37	2,7
Chorioretinitis	20	2,5
IQ <70	55	3,7
Mikrozephalie, Krampfanfälle, Paresen	52	2,7
Mikrozephalie	37	1,8
Krampfanfälle	23	<1
Paresen	12	0
Tod	6	0,3

31.3 Röteln

Häufigkeit und Epidemiologie Die Übertragung des Rötelnvirus auf Feten erfolgt diaplazentar während einer Virämie bei Erstinfektion der Schwangeren. Die Rötelnembryofetopathie ist in Deutschland aufgrund hoher Durchimpfraten und einer effektiven Schwangerenvorsorge sehr selten geworden. Zwischen 2001 und 2011 wurden pro Jahr 0–3 Fälle gemeldet. Konnatale Infektionen könnten vermieden werden, wenn alle Mädchen präpubertär geimpft wären. Auch heute haben 10–15 % der Frauen (Schwangeren) keine Antikörper gegen das Rötelnvirus. Deswegen besteht nach wie vor das Risiko konnataler Rötelninfektionen.

Die Rate der Rötelnembryopathie liegt bei einer Infektion in der 1.–6. SSW bei 56 %, in der 7.–9. SSW bei 25 %, in der 10.–12. SSW bei 20 %, in der 13.–17. SSW bei 10 % und ab der 18.–21. SSW unter 4 %. Damit ergibt sich ein durchschnittliches Risiko bei einer Infektion in den ersten 17 SSW von ca. 35 %. Säuglinge mit konnatalen Röteln sind hochinfektiös und scheiden das Virus jahrelang in Stuhl und Urin aus.

Pathogenese und Pathologie Die Virämie bei Infektion findet ca. 1 Woche vor Ausbruch des Exanthems statt. Nicht in jedem Fall kommt es dabei zur Infektion des Feten, manchmal beschränkt sich die Infektion auf das Chorionepithel der Plazenta. Die Symptomatik und das Ausmaß der Organschädigungen hängen vom Gestationsalter bei Infektion, der Viruslast, der Virulenz des Virusstammes und der Fähigkeit des Feten ab, die Replikation des Erregers zu kontrollieren. Die Virusreplikation läuft bei einer konnatalen Rötelninfektion trotz Antikörperbildung noch ca. 1 Jahr nach Geburt weiter. Parallel dazu werden IgM-Antikörper gebildet. Das Virus hemmt die Mitose fetaler Zellen und führt zur Zerstörung infizierter Zellen. Histologisch können Nekrosen und Vaskulitiden nachgewiesen werden.

Klinische Symptome Häufig führt die Rötelnembryopathie zum Abort oder zur Totgeburt. Eine Infektion des Embryos vor Abschluss der Organogenese resultiert in einer typischen Kombination von Organfehlbildungen, die nach dem Erstbeschreiber als Gregg-Syndrom bezeichnet werden: Dazu gehören:

- Hörstörungen (den häufigsten Manifestationen der Rötelnembryopathie),
- Herzfehler (vor allem Pulmonalarterien- oder -klappenstenose, offener Ductus arteriosus Botalli, Aortenstenose und Ventrikelseptumdefekt),
- Beteiligung des Auges (Katarakt, Mikrophthalmus und typische Pfeffer-und-Salz-Retinopathie),
- ZNS-Befall (Mikrozephalus, Wahrnehmungsstörung und Hypotonie) sowie
- Dystrophie und persistierende Wachstumsstörung.

Erfolgt die Infektion nach der 9. Schwangerschaftswoche, spricht man von der Rötelnfetopathie. Klinisch ist der Unterschied zwischen Rötelnembryopathie und -fetopathie fließend.

Typisch für die Rötelnfetopathie sind transiente Schädigungen mit Symptomen, wie:

- Hepatomegalie mit Hepatitis und Transaminasenerhöhungen
- Splenomegalie teilweise beträchtlichen Ausmaßes
- Thrombozytopenie mit Petechien und Purpura
- Extramedulläre Blutbildung. Diese nimmt teilweise exorbitante Ausmaße an und führt zu dunkel-blauroten Knötchen der Haut (blueberry muffin)
- Hämolytische Anämie

- Exantheme uncharakteristischer Morphologie
- Meningoenzephalitis
- Seltener: Pneumonie, Myositis, Myokarditis, Osteopathie, Diarrhö und Corneatrübungen

Die Symptome sind meist selbst limitiert und bilden sich einige Wochen postpartum zurück.

Diagnose und Differenzialdiagnose Die Diagnose konnataler Röteln wird serologisch gestellt. Beweisend ist der IgM-Antikörpernachweis im HAH-Test oder nach dem 6. Lebensmonat persistierende Rötelnantikörper beim Säugling. Nicht alle Neugeborenen mit konnatalen Röteln sind Rötelnvirus-IgM-Antikörper-positiv. Das Rötelnvirus kann noch 1–2 Jahre nach Geburt aus Rachensekret, Urin, Stuhl, Liquor, Leukozyten (buffy coat) in der Kultur angezüchtet werden.

Therapie Eine spezifische Therapie gibt es nicht. Konnatal infizierte Neugeborene bedürfen einer umfassenden Betreuung mit Korrektur der Sehfähigkeit und der Herzfehler. Entscheidend ist die sozialpädiatrische Betreuung mit entwicklungsneurologischer und -psychologischer Nachsorge zur weitestgehenden Förderung der betroffenen Kinder und Familien.

Prävention Alle Mädchen sollten vor Eintritt in die Pubertät zuverlässig gegen Röteln geimpft worden sein. Vor einer Schwangerschaft sollte der Impferfolg durch Nachweis eines protektiven Titers von ≥1 : 32 im HAH-Test belegt sein. Eine Impfung während der Schwangerschaft ist kontraindiziert. Es wird empfohlen, bis zu 3 Monate nach der Rötelnimpfung Kontrazeptiva zu verwenden. Daten von über 500 Kindern, deren Mütter während der Schwangerschaft akzidentell geimpft wurden, belegen, dass das Impfvirus zwar diaplazentar übertragen werden kann, aber offensichtlich keine Krankheit auslöst. Deswegen ist eine akzidentelle Rötelnimpfung während der Schwangerschaft keine Indikation zur Interruptio.

Wird eine nichtimmune Schwangere gegenüber Röteln exponiert, so sollte serologisch untersucht werden, ob sie überhaupt an Röteln erkrankt. Es kann durch Gabe von 0,5 ml/kg KG spezifischen Immunglobulinen i.m. innerhalb von 72 h nach Exposition versucht werden, den Ausbruch der Röteln zu verhindern. Jedoch ist dieser Versuch einer Prävention sehr unsicher. Erkrankt eine Schwangere innerhalb der ersten 12 SSW, ist dies ein allseits akzeptierter Grund für eine Interruptio, da das Risiko einer Rötelnembryopathie sehr hoch ist. Es besteht Konsens, dass pränatale sonografische Kontrollen eine Rötelnembryopathie nicht mit der erforderlichen Sicherheit ausschließen können. Bei einer Erkrankung an Röteln zwischen der 13. und 17. SSW ist die Indikation zur Interruptio fakultativ, danach nicht mehr gegeben. Eine frühe Diagnose kann mit dem PCR-Nachweis von Rötelnvirus-RNA in Chorionzottenbiopsien gestellt werden. Ist dieser Test negativ, kann ab der 22. SSW durch das Fehlen fetaler IgM-Antikörper gegen das Virus eine fetale Infektion mit hoher Sicherheit ausgeschlossen werden. Die Interpretation der Befunde erfordert die Kooperation mit einem erfahrenen infektiologischen Labor.

Verlauf und Prognose Die Organschäden einer Rötelnembryopathie sind meist bei Geburt vollständig ausgeprägt und irreversibel. Bei der Rötelnfetopathie muss mit einer Latenzperiode bis zur vollen Ausprägung aller Symptome gerechnet werden. Einige Neugeborene erscheinen bei Geburt weitgehend unauffällig und entwickeln erst im Verlauf einiger Monate eine multisystemische Symptomatik wie Pneumonitis mit Husten, Tachypnoe und Zyanose, ein Rötelnexanthem, chronische Diarrhö, Taubheit, rezidivierende Infektionen aufgrund einer humoralen oder zellulären Immundefizienz und progressive neurologische Defizite. Auch autoimmunologisch bedingte Endokrinopathien (Diabetes mellitus, Hypo- oder Hyperthyreoidismus) sind beschrieben.

31.4 Parvovirus-Infektionen B19

Vorbemerkung Infektionen durch das humane Parvovirus B19 verursachen beim primär gesunden Kind das Erythema anulare (Ringelröteln) oder verlaufen asymptomatisch. Problematisch ist die durch Parvovirus B19 verursachte passagere Knochenmarkaplasie, die bei intrauteriner Infektion des Feten zur Anämie, folgendem Hydrops und Fruchttod führen kann.

Häufigkeit und Epidemiologie Die Infektiosität der Krankheit durch Parvovirus B19 ist in ► Abschn. 100.9 abgehandelt.

Die Seroprävalenz von Parvovirus B19 steigt im Alter von 5 und 20 Jahren von 5 % auf durchschnittlich 30–50 %. Die Inzidenz der Infektion während der Schwangerschaft wird zwischen 0,25 % und 3,5 % (Mittel 1,1 %) angegeben. Die Rate fetaler Infektionen bei maternaler Parvovirus-B19-Infektion ist nicht gesichert, sie ist unabhängig vom Stadium der Schwangerschaft.

Es ist schwierig, die Infektion des Feten zu diagnostizieren. Der Nachweis von fetalen IgM-Antikörpern gegen Parvovirus B19 unterschätzt die Infektionsrate, da einige Feten kein spezifisches IgM bilden. Sensitiver ist der Nachweis von B19-DNA bzw. im Verlauf die Persistenz von Parvo-B19-spezifischen IgG-Antikörpern über das 1. Lebensjahr hinaus. Diaplazentar übertragene maternale Antikörper sind nach etwa einem Jahr nicht mehr nachweisbar. Werden diese Parameter für die Diagnose einer intrauterinen Infektion herangezogen, beträgt die pränatale Übertragungsrate bis zu 30 %. Ein Hydrops fetalis entwickelt sich allerdings nur in ca. 10 % der Fälle. Der Fruchttod ist noch wesentlich seltener und liegt bei 1–3 % der fetalen Infektionen. Eine fetale Anämie kann mittels dopplersonografischer Untersuchung der Perfusionsbedingungen des Feten diagnostiziert werden.

Pathogenese und Pathologie Parvovirus B19 wird als Tröpfcheninfektion übertragen. Klinische Symptome einer Parvovirus-B19-Infektion wie Hautausschlag, Arthralgien und mäßiggradiges Fieber treten etwa zeitgleich mit dem Nachweis von IgG- bzw. IgM-Antikörpern auf, was darauf hinweist, dass die Symptome immunologisch getriggert werden. Zu diesem Zeitpunkt ist ein Patient im Regelfall nicht mehr infektiös. Für eine nichtimmune, exponierte Schwangere bedeutet dies fatalerweise, dass die Diagnose Parvovirus-B19-Infektion bei einer Kontaktperson klinisch erst dann vermutet werden kann, wenn ein Patient nicht mehr infektiös ist. Mithin sind Infektionen nichtimmuner Schwangerer nur schwer vermeidbar.

Problematisch ist die Störung der Erythropoese beim Feten, da die Erythropoese beim Feten besonders schnell erfolgt (Wachstum) und die Überlebenszeit der fetalen Erythrozyten nur 40–70 Tage beträgt. Die schwere Anämie (bis 2 g/dl Hb) führt zur Hypoxämie und zum Kapillarschaden mit der konsekutiven Entwicklung eines Hydrops. Zudem kann es durch direkte Infektion der Endothelzellen zum Gefäßschaden kommen. Eine anämisch bedingte Steigerung des Herzzeitvolumens führt ebenso wie eine Parvovirus-B19-bedingte Myokarditis zur Herzinsuffizienz und Aszitesbildung. Die Hepatomegalie mit reduzierter Bildung von Albumin können den kolloidosmotischen Druck vermindern und den Hydrops fetalis weiter verstärken. Am Ende kann der Fruchttod durch Herzinsuffizienz stehen.

Histologisch finden sich in Knochenmarkzellen bei Hydrops fetalis nach Parvovirus-B19-Infektion intranukleäre Einschlusskörperchen.

Klinische Symptome Die klinische Symptomatik einer Parvovirus-B19-Infektion bei einer Schwangeren reicht von einer asymptomatischen Infektion in ca. 50 % der Fälle bis zu den klassischen Ringelröteln (▶ Kap. 100). Bei Anämie kann es zur aplastischen Krise kommen. Die Schwere des klinischen Verlaufs einer Infektion der Schwangeren beeinflusst nicht den Verlauf der Schwangerschaft. Eine Präeklampsie bzw. Hochdruck der Schwangeren scheint jedoch bei einem Hydrops fetalis gehäuft aufzutreten.

Hauptproblem der intrauterinen Infektion ist die Anämie des Feten und der folgende Hydrops. Allerdings sind nicht alle hydropischen Feten anämisch, da auch eine Myokarditis mit Herzinsuffizienz bei der Entwicklung des Hydrops eine Rolle spielen kann. Ohne Therapie versterben <10 % der Feten infizierter Schwangerer innerhalb von 4–6 Wochen. Nicht alle absterbenden Feten sind hydropisch. Einige Feten weisen zusätzlich eine Thrombozytopenie, erhöhte Transaminasenwerte und erhöhtes Bilirubin auf.

Diagnose IgM- und IgG-Antikörper gegen Parvovirus B19 im Serum der Schwangeren beweisen eine akute Infektion. Die IgM-Antikörper (Sensitivität um 90 %) treten erst mit den Arthralgien bzw. dem Exanthem auf. Das Maximum der IgM-Antikörper ist nach 2–3 Wochen erreicht, meist fallen sie nach 2–3 Monaten, nur in Ausnahmefällen erst nach ca. 10 Monaten unter die Nachweisgrenze. IgG-Antikörper sind wenig später und dann für viele Jahre nachweisbar. Fehlen sowohl IgG- als auch IgM-Antikörper, ist die Schwangere nicht immun und für eine Parvovirus-B19-Infektion empfänglich.

Der Nachweis von IgM-Antikörpern im fetalen Blut ist zwar hoch spezifisch, aber wenig sensitiv für eine Infektion, da die Untersuchung auch bei manifester Infektion negativ ausfallen kann. Die sensitivste Methode zum Nachweis einer fetalen Infektion ist der PCR-Nachweis von Parvovirus B19-DNA in Amnionflüssigkeit und/oder fetalem Blut, Aszites oder die In-situ-Hybridisierung in fetalem Gewebe.

Therapie Entscheidend nach einer Exposition einer Schwangeren ist zunächst die Bestimmung ihrer Immunität gegenüber Parvovirus B19. Da bei den meisten infizierten Schwangeren keine Gefährdung des Feten zu befürchten ist, kann man sich zunächst auf eine engmaschige sonografische Überwachung des Feten beschränken. Zeigen sich die Anzeichen einer fetalen Anämie (Dopplersonografie) oder eines Hydrops fetalis, lässt sich durch eine Punktion der Nabelschnur die fetale Anämie bestätigen. Durch Transfusion von Erythrozytenkonzentrat in die Nabelvene kann die fetale Anämie korrigiert werden. Randomisierte Studien zum Nachweis des Therapieerfolgs fehlen allerdings. Bei einigen Feten mit Hydrops wird auch die spontane Besserung des Hydrops beschrieben.

Prävention Ein Patient ist im Stadium des Exanthema infectiosum (Ringelröteln) nicht mehr infektiös und muss deswegen nicht isoliert werden. Eine Ausnahme sind Patienten mit Immundefekten oder aplastischer Anämie. Empfängliche und gefährdete Schwangere sollten bei einer Exposition benachrichtigt werden, damit sie engmaschig überwacht werden können. Händewaschen ist eine wichtige präventive Maßnahme. Der präventive Wert einer passiven Immunisierung mit derzeit verfügbarem Immunglobulin ist nicht etabliert. Eine aktive Impfung steht nicht zur Verfügung.

Prognose und Verlauf Die Prognose eines Hydrops fetalis scheint entscheidend vom Ausgleich der pathogenetisch bedeutsamen Anämie abzuhängen. Spontane Regressionen eines Hydrops fetalis sind beschrieben. Unbehandelt führen die Anämie und der folgende Hydrops zum Absterben des Feten und zur Totgeburt. Überlebt der Fetus durch intrauterine Bluttransfusionen, ist die postnatale Entwicklung meist ungestört. Einige (<10 %) infizierte Neugeborene sind wohl aufgrund der intrauterinen Anämie wachstumsretardiert (dystroph).

31.5 Syphilis

Epidemiologie Syphilis (Synonym: Lues) ist eine Infektion durch Treponema pallidum, das diaplazentar auf das ungeborene Kind übergehen kann. Eine konnatale Syphilis ist heute in Mitteleuropa selten, da nach den Mutterschaftsrichtlinien Schwangere serologisch auf Lues untersucht werden. Die Häufigkeit der konnatalen Syphilis korreliert mit Promiskuität, Drogenabhängigkeit und mangelnder Inanspruchnahme von Vorsorgeuntersuchungen während der Schwangerschaft. Ein Primär- oder Sekundärstadium während der Schwangerschaft hat ein hohes Risiko, eine konnatale Syphilis auszulösen. Das Risiko für eine diaplazentare Übertragung ist in der Spätschwangerschaft am höchsten (bis zu 100 %).

Pathogenese und Pathologie Treponema pallidum wird meist bei der Primärinfektion der Mutter hämatogen übertragen; sämtliche Organe können befallen sein. Das Primärstadium – der Primäraffekt – fehlt bei Feten, da die Infektion hämatogen erfolgt. Histologisch finden sich perivaskuläre, lymphozytäre und plasmazelluläre Infiltrate.

Klinische Symptome Eine Syphilis während der frühen Schwangerschaft führt in 30–40 % der Fälle zum spontanen Abort, zu Hydrops oder Totgeburt. Bei einer Infektion in der Spätschwangerschaft kann es zur Frühgeburt oder zur Geburt eines asymptomatischen Neugeborenen kommen, das erst nach Wochen erkrankt. Fieber, makulopapulöse Effloreszenzen, Fissuren, Petechien, Ikterus, Hepatosplenomegalie, Lymphknotenschwellungen, nephrotisches Syndrom, Myokarditis, chronischer Schnupfen mit serös blutiger Sekretion sind typische Symptome. Eine Anämie bzw. Thrombozytopenie sind häufig. Die Beteiligung des ZNS manifestiert sich als Hydrozephalus, Krampfanfälle mit Liquorpleozytose und Eiweißerhöhung. Typisch ist ein Knochenbefall in Form einer metaphysären Osteochondritis mit Knochendestruktion. Im Kleinkindesalter sind eine Uveitis, Keratitis, Tonnenzähne, Sattelnase, Schwerhörigkeit, Hydrozephalus und Epilepsie typische Residuen einer konnatalen Infektion.

Diagnose und Differenzialdiagnose Die Diagnose beruht auf dem Antikörper- bzw. Erregernachweis. Spezifische Antikörper werden mit dem FTA-ABS-Test (fluorescence treponemal antibody-absorption) bzw. dem TPHA-Test (Treponema-pallidum-Hämagglutination) nachgewiesen, die als Suchtests eingesetzt werden. Diese Tests werden ca. 3–6 Wochen nach Beginn einer Infektion positiv und bleiben lebenslang positiv. Im Verlauf ansteigende bzw. 4-fach höhere Titer als bei der Mutter beweisen die Infektion des Feten. Besonders hilfreich ist der IgM-Antikörpernachweis, der jedoch falsch-negativ sein kann. Der IgM-Western-Blot ist eine ergänzende Methode, die sich für Verlaufskontrollen allerdings wenig eignet, da eine Quantifizierung nicht möglich ist. Der Erreger kann in Haut- oder Schleimhautsekreten oder in Biopsien im Dunkelfeld oder fluoreszenzmikroskopisch nachgewiesen werden.

Sämtliche Formen konnataler Infektionen kommen differenzialdiagnostisch in Betracht.

Therapie Die Therapie erfolgt mit Penicillin G in einer Dosis von 100.000–200.000 E/kg und Tag in 2–3 ED für 10–14 Tage. Zu Beginn der antibiotischen Therapie ist eine Jarisch-Herxheimer-Reaktion mit Fieber möglich.

Prävention Die Prävention der konnatalen Syphilis beruht vor allem auf dem serologischen Screening aller Schwangeren im Rahmen der Mutterschaftsvorsorge. Neugeborene von Müttern ohne entsprechende Screening-Untersuchungen sollten serologisch auf Antikörper untersucht werden. Bei unklaren Befunden bzw. Verdacht auf eine unzureichende Behandlung der Schwangeren sollte eine Penizillintherapie (s. oben) durchgeführt werden.

Es muss beachtet werden, dass Blut und Wund-/Nasensekrete eines unbehandelten konnatal infizierten Neugeborenen kontagiös sind.

Verlauf und Prognose Ist es nicht schon während der Schwangerschaft zu gravierenden Organschäden (Enzephalitis, Osteomyelitis) gekommen, ist die Prognose einer konnatalen Syphilis gut.

31.6 Konnatale Malaria

Epidemiologie In den Tropen war bislang eine konnatale Malaria relativ selten, da Einheimische aufgrund früherer Infektionen eine gewisse Immunität besitzen (Plasmodienbefall des Neugeborenen bei ca. 1,5 % der infizierten Schwangeren). Die konnatale Malaria betrifft deswegen vor allem nichtimmune Schwangere, die aus nichtendemischen Gebieten stammen und an Malaria erkranken. Aufgrund des zunehmenden Ferntourismus, der nachlässig gehandhabten Prophylaxe und der zunehmenden Resistenzproblematik muss auch in Europa zukünftig häufiger mit Malariaerkrankungen bei Schwangeren und damit auch mit einer konnatalen Malaria gerechnet werden.

Pathogenese Die Plasmodien befallen bei mütterlicher Parasitämie zunächst die Plazenta. Von dort kann es zur pränatalen Infektion des Feten kommen. Eine Übertragung bei der Geburt ist durch Einriss der Plazenta und Übertritt infizierter mütterlicher Erythrozyten in den fetalen Kreislauf möglich. Mütterliche Antikörper sind teilweise protektiv für das Neugeborene. Hb-F und Hämoglobinanomalien (Hb-S) bieten zudem eine teilweise Resistenz gegenüber Plasmodienbefall der Erythrozyten.

Klinische Symptome Symptome beim Neugeborenen treten meist mit einer Latenz von 2–8 Wochen nach Geburt auf, seltener direkt postnatal oder erst nach mehreren Monaten. Leitsymptom ist Fieber. Die Neugeborenen sind zunächst unruhig, später lethargisch und verweigern die Nahrung. Häufig entwickeln sich eine Anämie und ein Ikterus. Krampfanfälle deuten auf eine zerebrale Malaria (vor allem P. falciparum) hin. Leber und Milz sind vergrößert. Weitere Komplikationen sind Durchfall, Erbrechen, Dehydratation und Elektrolytverschiebungen sowie Hypoglykämie und Dystrophie schon bei Geburt. Ein Befall der Niere manifestiert sich als nephrotisches Syndrom. Bei schwer verlaufender Malaria tropica kann es neben zerebraler Beteiligung auch zum akuten Nierenversagen und zu einem Lungenödem mit respiratorischer Insuffizienz kommen.

Laborchemisch fallen Zeichen der Hämolyse (Anämie, Haptoglobin vermindert, LDH erhöht, Retikulozyten erhöht), Thrombozytopenie, Hyperbilirubinämie und – bei Beteiligung der Leber – Transaminasenerhöhungen auf.

Diagnose und Differenzialdiagnose Aufgrund der klinischen Symptome kann die Verdachtsdiagnose gestellt werden. Wegweisend ist die Anamnese mit der Angabe der Schwangeren, sich in einem endemischen Malariagebiet aufgehalten und dort (möglicherweise) eine fieberhafte Krankheit durchgemacht zu haben. Die häufigste Fehldiagnose lautet in dieser Situation „unspezifischer Virusinfekt".

Differenzialdiagnostisch muss an eine bakterielle Infektion oder konnatale Infektionen wie Lues, Toxoplasmose, Zytomegalie, Röteln oder Herpes simplex gedacht werden. Die Diagnose wird gesichert durch den Nachweis von Plasmodien im nach Giemsa gefärbten Blutausstrich oder im dicken Tropfen.

Therapie Die rasche Resistenzentwicklung (▶ Abschn. 102.2) insbesondere von P. falciparum gegenüber Chloroquin (z. B. Resochin) erschwert allgemeine Therapieempfehlungen. Da die Angaben zur Resistenz ständig aktualisiert werden, sollte immer eine Beratung mit einem tropenmedizinischen Institut erfolgen.

Prävention Grundsätzlich ist Schwangeren von einer Reise in Malariaendemiegebiete abzuraten. Die Expositionsprophylaxe erfolgt mit Moskitonetzen, schützender Bekleidung und Repellenzien. Da die Empfehlungen zur Chemoprophylaxe ständig aktualisiert werden, sollte vor Reiseantritt eine Beratung durch ein tropenmedizinisches Institut erfolgen.

Verlauf und Prognose Unbehandelt kann eine konnatale Malaria letal verlaufen, ansonsten ist die Prognose jedoch gut.

Literatur

Abdul-Ghani R (2011) Polymerase chain reaction in the diagnosis of congenital toxoplasmosis: more than two decades of development and evaluation. Parasitol Res 108:505–512

Best JM (2007) Rubella. Semin Fetal Neonatal Med 12:182–192

Dembinski J, Haverkamp F, Maara H, Hansmann M, Eis-Hübinger AM, Bartmann P (2002) Neurodevelopmental outcome after intrauterine red cell transfusion for parvovirus B19-induced fetal hydrops. BJOG 109:1232–1234

Deutsche Gesellschaft für Pädiatrische Infektiologie (2009) DGPI-Handbuch, 5. Aufl. Georg Thieme Verlag, Stuttgart

Gomez GB, Kamb ML, Newman LM, Mark J, Broutet N, Hawkes SJ (2013) Untreated maternal syphilis and adverse outcomes of pregnancy: a systematic review and meta-analysis. Bull World Health Organ 91:217–226

Hawkes S, Matin N, Broutet N, Low N (2011) Effectiveness of interventions to improve screening for syphilis in pregnancy: a systematic review and meta-analysis. Lancet Infect Dis 11:68–691

Herremans T, Kortbeek L, Notermans DW (2010) A review of diagnostic tests for congenital syphilis in newborns. Eur J Clin Microbiol Infect Dis 29:495–501

Johnson J, Anderson B, Pass RF (2012) Prevention of maternal and congenital cytomegalovirus infection. Clin Obstet Gynecol 55:521–530

Kaye A (2011) Toxoplasmosis: diagnosis, treatment, and prevention in congenitally exposed infants. J Pediatr Health Care 25:355–364

Lombardi G, Garofoli F, Stronati M (2010) Congenital cytomegalovirus infection: treatment, sequelae and follow-up. J Matern Fetal Neonatal Med 23(3):45–48

Mandell GL, Bennet JE, Dolin R (2010) Mandell, Douglas, and Bennett's principles and practice of infectious diseases, 7. Aufl. Elsevier, Philadelphia, PA

Manicklal S, Emery VC, Lazzarotto T, Boppana SB, Gupta RK (2013) The "silent" global burden of congenital cytomegalovirus. Clin Microbiol Rev 26:86–102

Mylonas I, Gutsche S, Anton G, Jeschke U, Weissenbacher ER, Friese K (2007) Parvovirus-B 19-Infektion in der Schwangerschaft. Z Geburtshilfe Neonatol 211:60–68

Oster ME, Riehle-Colarusso T, Correa A (2010) An update on cardiovascular malformations in congenital rubella syndrome. Birth Defects Res A Clin Mol Teratol 88:1–8

Paquet C, Yudin MH (2013) Toxoplasmosis in pregnancy: prevention, screening, and treatment. J Obstet Gynaecol Can 35:78–79

Poespoprodjo JR, Fobia W, Kenangalem E et al (2011) Highly effective therapy for maternal malaria associated with a lower risk of vertical transmission. J Infect Dis 204:1613–1619

Remington JS, Klein JO, Wilson CB, Nizet V, Maldonado Y (Hrsg) (2010) Infectious Diseases of the Fetus and Newborn, 7. Aufl. Elsevier, Philadelphia, PA

Snijdewind IJ, van Kampen JJ, Fraaij PL, van der Ende ME, Osterhaus AD, Gruters RA (2012) Current and future applications of dried blood spots in viral disease management. Antiviral Res 93:309–321

Vottier G, Arsac M, Farnoux C, Mariani-Kurkdijan P, Baud O, Aujard Y (2008) Congenital malaria in neonates: two case reports and review of the literature. Acta Paediatr 97:505–508

Whitley RJ (2012) The use of antiviral drugs during the neonatal period. Clin Perinatol 39:69–81

32 Grundlagen der Neonatologie

C. P. Speer

32.1 Grundlagen und Definitionen

In den meisten westlichen Ländern hat die neonatale Mortalität während der letzten Dekaden kontinuierlich abgenommen (neonatale Mortalität = Anzahl der in den ersten 28 Lebenstagen verstorbenen Früh- und Neugeborenen pro 1000 Lebendgeborene). In Deutschland hat sich die neonatale Sterblichkeit in den letzten 25 Jahren mehr als halbiert, sie liegt bei weniger als 3 pro 1000 Lebendgeborenen; die meisten dieser Kinder versterben innerhalb der ersten Lebenstage. Die häufigsten Ursachen der neonatalen Sterblichkeit sind die Frühgeburtlichkeit und nicht mit Leben vereinbare schwere Fehlbildungen. Die höhere Mortalität Frühgeborener reflektiert immer noch vorhandene insuffiziente Versorgungsstrukturen, insbesondere eine fehlende Regionalisierung durch Bildung von Perinatalzentren, in denen Risikoschwangere betreut und schwerkranke Früh- und Neugeborene behandelt werden. Die für die Neonatalmedizin wesentlichen Definitionen sind in der ► Übersicht zusammengefasst.

Postnatale Bestimmung des Reifezustandes (Gestationsalter) Nach der Geburt lassen bestimmte körperliche (somatische) und auch neurologische Zeichen Rückschlüsse auf die Reife des Kindes zu; dazu sind verschiedene Reife-Scores entwickelt worden. Da die neurologischen Reife-Scores für eine Beurteilung schwerkranker und beatmeter Neugeborener ungeeignet sind, erlauben die leicht zu beurteilenden somatischen Reifezeichen eine gewisse Bestimmung des Reifealters.

Definitionen der Neonatalmedizin

- Gestationsalter: Schwangerschaftsdauer vom 1. Tag der letzten normalen Regelblutung der Mutter bis zur Geburt des Kindes, normal ca. 280 Tage
- Frühgeborenes: Gestationsalter <260 Tage, <37. vollendete Schwangerschaftswoche (SSW)
- Reifes Neugeborenes:Gestationsalter 260–293 Tage (vollendete 37. bis Ende der 41. SSW)
- Übertragenes Neugeborenes: Gestationsalter >293 Tage (42 SSW und mehr)
- Hypotrophes Neugeborenes: Geburtsgewicht <10. Perzentile bezogen auf das Gestationsalter des Kindes (SGA: small for gestational age)
- Eutrophes Neugeborenes: Geburtsgewicht 10.–90. Perzentile bezogen auf das Gestationsalter des Kindes (AGA: appropriate for gestational age)
- Hypertrophes Neugeborenes: Geburtsgewicht >90. Perzentile bezogen auf das Gestationsalter des Kindes (LGA: large for gestational age)
- Zwei weitere, in der internationalen Literatur häufig verwendete Definitionen berücksichtigen das Gestationsalter nicht:
  - Untergewichtige Neugeborene: Geburtsgewicht <2500 g (LBW: low birth weight infant)
  - Sehr untergewichtige Neugeborene:Geburtsgewicht <1500 g (VLBW: very low birth weight infant)

Untersuchung des Neugeborenen Die erste Untersuchung des reifen Neugeborenen erfolgt unmittelbar nach der Geburt (U1), das Kind wird gewogen und die Körperlänge sowie der Kopfumfang gemessen. Eine weitere ausführliche Untersuchung wird im Rahmen des Vorsorgeuntersuchungsprogramms (3.–10. Lebenstag) durch einen Pädiater durchgeführt (► Kap. 4). Zur optimalen Beurteilung sollte sich das Neugeborene unbedingt in einem ruhigen und entspannten Zustand befinden. Wesentliche Auffälligkeiten, die im Rahmen der Vorsorgeuntersuchung registriert werden müssen, sind in der ► Übersicht zusammengefasst. Die Haut der Früh- und Neugeborenen ist meist mit einem weißlichen cremigen Material, der Vernix caseosa bedeckt. Diese Vernix besteht aus hochmolekularen Fettsäuren, Estern, Epithelzellen und Lanugohaaren; sie schützt die fetale Haut außerordentlich effektiv vor Alterationen durch das Fruchtwasser. Bei reifen Neugeborenen ist die Vernix caseosa häufig nur noch in den Hautfalten nachweisbar. Übertragene Neugeborene weisen als Ausdruck einer mangelnden Protektion durch die Vernix mehr oder weniger ausgeprägte Hautveränderungen auf („Waschfrauenhände", pergamentartige Haut etc.).

Wesentliche Auffälligkeiten und Befunde, die bei der Untersuchung Früh- und Neugeborener registriert werden müssen

- Haut: Blässe, Zyanose, Plethora, Übertragungszeichen, Ikterus, kongenitale Nävi, z. B. Naevus simplex (Augenlider, Stirn, Nacken, Storchenbiss), Naevus flammaeus, Mongolenflecke (dunkelblau-schwärzliche Flecke an distalen Rückenpartien, überwiegend bei Asiaten, Menschen mit dunkler Hautfarbe), kapilläres oder kavernöses Hämangiom, Erythema toxicum neonatorum u. a.
- Hirnschädel: Kopfumfang, Fontanellen (Größe, Füllung, weit offene kleine Fontanelle: Hypothyreose?), Nähte (prämature Synostose), Kephalhämatom, Caput succedaneum, Frakturen, Hautmarken durch Elektroden, Vakuumextraktionen oder Forzeps, Fehlbildungen (z. B. Enzephalozele) u. a.
- Gesicht: Dysmorphiezeichen, Hyperteleorismus, Lidachse, Epikanthus, präaurikuläre Anhängsel, tiefsitzende Ohren, Spaltbildungen (Lippen-Kiefer-Gaumenspalte), Zähne, weißliche epidermale Zysten (Epstein-Perlen) am harten Gaumen (transitorisch, harmlos), Makroglossie, Retrogenie (Pierre-Robin-Sequenz) u. a.
- Augen: Kolobom, Megalocornea (u. a. Verdacht auf kongenitales Glaukom), Mikrocornea, konjunktivale Blutung (häufig harmloser Befund), Pupillenreflex, Leukokorie (Katarakt, okulärer Tumor) u. a.
- Hals: Struma, nuchales zystisches Hygrom, Flügelfell (Turner-Syndrom), Schiefhals, Hämatom des M. sternocleidomastoideus, Klavikulafraktur u. a.
- Thorax:
  - Herz: Herztöne, -frequenz (normal 110–160/min, Lage des Herzens)
  - Lunge: Atemgeräusch, -frequenz etc.
  - Fehlbildungen des knöchernen Thorax, vergrößerte Brustdrüsen, Milchsekretion („Hexenmilch")

G.F. Hoffmann, M.J. Lentze, J. Spranger, F. Zepp (Hrsg.), *Pädiatrie*,
DOI 10.1007/978-3-642-41866-2_32,

- Abdomen:Größe und Konsistenz von Leber, Milz, Resistenzen, Nierenvergrößerung; Zustand des Nabels (fällt innerhalb von 5–10 Tagen ab) und der Bauchdecke, Analöffnung (Analatresie, -dystopie), Leistenhernie, Femoralispulse
- Genitale:
  - männlich: Hoden deszendiert, Hypospadie, Epispadie, intersexuelles Genitale, Schwellung des Skrotums (Hydrozele, Hodentorsion in utero)
  - weiblich: Genitalaspekt, Vaginalsekretion (weißliches Sekret durch mütterlichen Hormoneinfluss), Klitorishypertrophie, Hymenalatresie u. a.;
- Wirbelsäule: Spina bifida, Fehlstellungen, Dermalsinus, behaarter Nävus u. a.
- Extremitäten:Arme (z. B. Radiusaplasie), Hände, Finger (z. B. Spalthand, Hexadaktylie, Vierfingerfurche), Beine, Füße (Fehlstellungen, z. B. Klumpfuß), Zehen (z. B. Syndaktylie), instabile Hüfte, Hüftgelenksluxation (Ortolani-Phänomen)
- Muskeltonus und Bewegungsmuster:Beugehaltung der Arme und Beine, Zurückfedern der Extremitäten nach passivem Strecken, Kopfhaltung beim Aufsetzen des Neugeborenen, Symmetrie der spontanen Körperbewegungen und Bewegungsautomatismen bzw. Neugeborenenreflexe (Moro-Reflex, Saugreflex, Schreitreflex u. a., ▸ Abschn. 3.6)

Bei allen Neugeborenen wird bis zum 5. Lebenstag eine Screeninguntersuchung zum Nachweis bestimmter, therapierbarer angeborener Stoffwechselkrankheiten durchgeführt: Hypothyreose (Inzidenz 1 : 4000 Lebendgeborene, TSH-Bestimmung), Phenylketonurie (Inzidenz 1 : 7000, Phenylalaninbestimmung) und Galaktosämie (Inzidenz 1 : 50.000, Galaktosebestimmung). Weitere Screeninguntersuchungen zum Ausschluss anderer Stoffwechselkrankheiten werden in einzelnen Bundesländern angeboten (▶ Kap. 6 und 7). Eine Vitamin-K-Prophylaxe erfolgt am 1., 5. und 28. Lebenstag (jeweils 2 mg Vitamin K oral).

32.2 Das Frühgeborene

Ungefähr 6,5 % aller Geburten erfolgen vor der vollendeten 37. SSW; etwa 1,5 % dieser Kinder sind sehr kleine Frühgeborene (Geburtsgewicht <1500 g, Gestationsalter <32 vollendete Gestationswochen). Die Frühgeburtlichkeit trägt als wesentlicher Faktor zur perinatalen und neonatalen Sterblichkeit bei. Die Ursachen der Frühgeburtlichkeit lassen sich nur bei einem Teil der Patienten eruieren: Vorzeitige Wehen, vorzeitiger Blasensprung, Amnioninfektionssyndrom, Mehrlingsschwangerschaften, akute Plazentalösung, mütterliche Krankheiten wie EPH-Gestose u. a. Die Überlebenschance Frühgeborener mit einem Geburtsgewicht von weniger als 1500 g hat sich in den letzten Jahrzehnten deutlich verbessert. Während in den frühen 1970er Jahren nur 15–40 % dieser Risikopatienten die Neonatalperiode überlebten, ist 10 Jahre später der Anteil überlebender Frühgeborener auf mehr als 90 % angestiegen.

Die Spätprognose von Früh- und Neugeborenen ist allerdings immer noch Anlass zur Besorgnis. Zum Zeitpunkt der Einschulung weisen 6–12 % der Frühgeborenen mit einem Geburtsgewicht zwischen 500–1500 g schwere Behinderungen auf. Hier werden in unterschiedlichsten Follow-up-Studien Zerebralparesen bei 2–9 %, Sehbehinderung bei 2–18 % und Hörbehinderung bei 2–14 % der Fälle berichtet. Partielle Leistungsschwächen und Schulschwierigkeiten wurden bei mehr als einem Drittel der Patienten beobachtet. Interessanterweise scheinen die Ergebnisse der Neonatalperiode kaum mit der Langzeitprognose zu korrelieren, während ein niedriger sozioökonomischer Status der wichtigste Risikofaktor für eine schlechte *Entwicklungsperspektive* der Kinder ist.

Männliche Frühgeborene und Mehrlinge haben generell eine geringere Überlebenschance als weibliche Risikopatienten bzw. Einzelgeborene gleichen Gestationsalters. Die günstigere Prognose ist zu einem großen Teil auf die Verbesserung der Betreuung und des perinatalen Managements von Risikoschwangeren sowie die Fortschritte der neonatalen Intensivmedizin zurückzuführen.

Das Grundproblem sehr unreifer Frühgeborener bleibt jedoch bestehen; die Unreife von Organsystemen und -funktionen, die postnatal zu einer Reihe von akuten Krankheiten und chronischen pulmonalen und neurologischen Folgeschäden führen können (▶ Übersicht).

Für eine optimale Betreuung von Risikofrühgeborenen muss eine Reihe von Bedingungen erfüllt sein. Risikoschwangere und Frühgeborene sollten nur in personell und technisch optimal ausgestatteten Perinatalzentren betreut werden. Ein In-utero-Transport eines gefährdeten Frühgeborenen ist mit ungleich geringeren Risiken verbunden, als eine postnatale Verlegung. Die Inzidenz von bleibenden Behinderungen ist – wie in vielen Studien belegt – bei einer Behandlung in Perinatalzentren deutlich geringer als in kleinen Kinderkliniken, die über eine geringere Erfahrung in der Behandlung der Patienten und/oder eine unzureichende personelle bzw. apparative Ausstattung verfügen.

Akute und chronische Krankheiten sehr unreifer Frühgeborener
- Atemnotsyndrom, chronische Lungenkrankheit, bronchopulmonale Dysplasie
- Intrazerebrale Blutung, periventrikuläre Leukomalazie
- Persistierender Ductus arteriosus
- Apnoe, Bradykardie
- Nekrotisierende Enterokolitis
- Erhöhte Infektionsdisposition, nosokomiale Sepsis
- Hypothermie, Hypoglykämie
- Frühgeborenenretinopathie, Taubheit
- Psychomotorische Retardierung, neurologische Schädigung

Bei einer drohenden Geburt vor der 34. Gestationswoche ist unter maximaler tokolytischer Therapie eine ggf. repetitive Lungenreifungsbehandlung mit Betamethason durchzuführen. Die Geburt dieser Risikopatienten sollte so atraumatisch wie möglich erfolgen. Eine primäre Sectio caesarea ist in jedem Fall bei Kindern mit Beckenendlage, drohender intrauteriner Asphyxie, Verdacht auf Amnioninfektionssyndrom sowie jeglicher Form relevanter Pathologie der Mutter und des Kindes indiziert. Durch eine schonende Spontangeburt scheint die Komplikationsrate insbesondere zerebraler Schädigungen nicht erhöht zu sein. Während der mütterlichen Anästhesie muss eine intrauterine und postnatale Depression des Kindes unbedingt vermieden werden. Dies setzt eine enge Abstimmung von Anästhesieverfahren, chirurgischem Vorgehen und unmittelbar postnataler Versorgung der Frühgeborenen voraus. Nach der Erstversorgung der Frühgeborenen im Kreißsaal erfolgt die weitere zeit- und personalaufwendige Behandlung und Pflege der Kinder auf einer neonatologischen Intensivstation. Die therapeutischen Maßnahmen zielen auf eine Stabilisierung und Korrektur von postnatal einsetzenden Organstörungen ab. Da Frühgeborene nicht in der Lage sind, die Körpertemperatur selbstständig aufrecht zu erhalten,

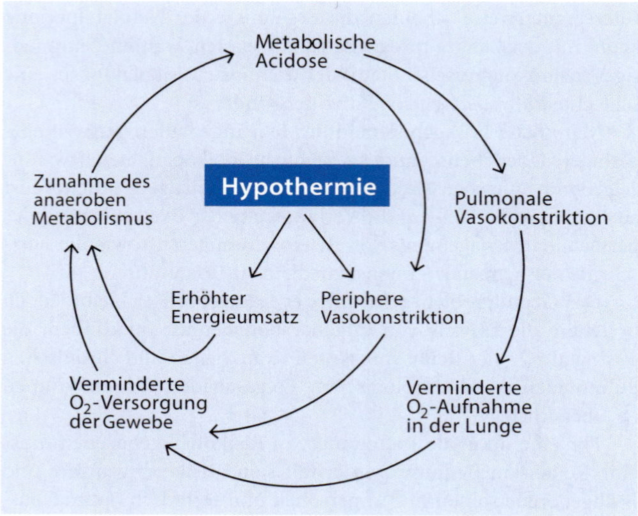

Abb. 32.1 Pathogenetische Sequenz der postnatalen Hypothermie

werden die Kinder in einem Inkubator gepflegt; die Temperatur wird den Bedürfnissen der Patienten (thermoneutrale Temperatur, ausreichende Luftfeuchtigkeit) angepasst.

Zur Überwachung der Frühgeborenen werden EKG- und Atmungsmonitore eingesetzt, in Abhängigkeit vom postnatalen Verlauf (maschinelle Beatmung, Sauerstofftherapie) erfolgt eine kontinuierliche transkutane Messung des O_2- und CO_2-Partialdrucks, eine kontinuierliche Pulsoxymetrie bzw. Blutgasanalysen (Nabelarterienkatheter), Blutdruckmessungen u. a. Sehr kleine Frühgeborene werden häufig parenteral (zentrale Katheter) und/oder mithilfe einer Magensonde ernährt. Das Risiko, an einer nosokomialen Sepsis und lokalen nosokomialen Infektionen zu erkranken, ist hoch; in einigen Perinatalzentren erkranken bis zu 25 % der Hochrisikopatienten an einer Sepsis. Die psychische Bindung zwischen Mutter und Frühgeborenem bzw. zwischen Vater und Frühgeborenem soll auch bei beatmeten, aber respiratorisch und zirkulatorisch stabilen Kindern so früh wie möglich erfolgen. Diese sog. Kängurumethode wird von den meisten Frühgeborenen außerordentlich gut toleriert.

32.3 Physiologie der Perinatalzeit

Grundlagen Die Geburt führt zu einer Reihe eingreifender Veränderungen für das Neugeborene: der Übergang vom intrauterinen zum extrauterinen Leben erfordert innerhalb von Minuten eine Anpassung von Atmung, Kreislauf und Temperaturregulation. In utero befördert das rechte Herz ca. 90 % des durch die Plazenta sauerstoffgesättigten Bluts über das offene Foramen ovale und den Ductus arteriosus in den linksseitigen Anteil des Kreislaufs; es besteht ein physiologischer Rechts-Links-Shunt. Bedingt durch einen hohen intrapulmonalen Druck (Vasokonstriktion der Pulmonalarterien, Lungenflüssigkeit) fließt nur ca. 10 % des zirkulierenden Blutvolumens durch die flüssigkeitsgefüllte Lunge.

Pulmonale Adaptation Von der 11. Gestationswoche an lassen sich intrauterin fetale Atembewegungen beobachten; gegen Ende der Schwangerschaft zeigen die Kinder mehr oder weniger regelmäßig 30–70 Atembewegungen/min. Diese „Atmungsübungen" werden unter dem Einfluss verschiedener Regulationsfaktoren wenige Tage vor der Geburt zum größten Teil eingestellt. Die pulmonale Flüssigkeit, die das gesamte tracheobronchoalveoläre System ausfüllt, sowie der ständige Austausch der Lungenflüssigkeit mit dem Fruchtwasser sind entscheidend für die normale fetale Lungenentwicklung und insbesondere für die Ausbildung der Alveolen; vermutlich entspricht der Flüssigkeitsgehalt dem Volumen der postnatalen funktionellen Residualkapazität (30–35 ml/kg Körpergewicht/KG). Bei fehlender Lungenflüssigkeit (Anhydramnion, Potter-Sequenz, vorzeitiger Blasensprung >2 Wochen in einer kritischen Phase der Lungenentwicklung u. a. Ursachen), entwickelt sich eine Lungenhypoplasie (s. unten). Unmittelbar postnatal wird die intrapulmonale Flüssigkeit durch die Mechanik und das Druckprofil der ersten Atemzüge sowie ionensensitive epitheliale Kanäle im Wesentlichen über interstitielle Lymph- und Blutgefäße abtransportiert. Die meisten Neugeborenen bauen vermutlich bei geschlossener Glottis in der Expirationsphase des ersten Atemzugs einen hohen positiven intrathorakalen Druck auf, der zur Elimination der Lungenflüssigkeit führt. Einige Neugeborene entwickeln bereits vor dem ersten Atemzug einen hohen intrathorakalen Druck und pressen so die Lungenflüssigkeit in den Extraalveolärraum. Die Geburtsmechanik hat, anders als früher vermutet, nur einen geringen Einfluss auf die Ausbildung des intrathorakalen Gasvolumens.

Kardiozirkulatorische Adaptation Mit Beginn der extrauterinen Atmung steigt der Sauerstoffgehalt des arteriellen und venösen Bluts an, und der pulmonale Gefäßwiderstand sinkt. Die zunehmende Lungendurchblutung führt zu einer Volumenzunahme und einem Druckanstieg im linken Vorhof und Ventrikel; die Folge ist der Schluss des Foramen ovale. Die hämodynamischen Veränderungen und der erhöhte Sauerstoffpartialdruck lösen ebenfalls den funktionellen Verschluss des Ductus arteriosus Botalli aus; der permanente Verschluss (Thrombosierung, Fibrosierung) tritt häufig erst nach einigen Wochen ein. Mit intakter Lungenfunktion erfolgt die Sauerstoffversorgung des Organismus über das linke Herz und den großen Kreislauf. Die normale Atemfrequenz des Neugeborenen liegt bei durchschnittlich 40 Atemzügen/min (max. 60/min), die Herzfrequenz bei 120/min (max. 160/min).

Temperaturregulation Unmittelbar nach der Geburt muss das in utero vor Wärmeverlusten geschützte Neugeborene zur Aufrechterhaltung der Körpertemperatur eigenständig Wärme produzieren; dies gelingt durch eine sauerstoffabhängige Oxidation von Fettsäuren im sog. braunen Fettgewebe. Bedingt durch die große Körperoberfläche im Vergleich zum Gewicht sind alle Neugeborenen – insbesondere hypotrophe Neugeborene und Frühgeborene – bei postnatalen Wärmeverlusten dem Risiko ausgesetzt, eine Hypothermie zu entwickeln. Einen bedeutenden Anteil an den postnatalen Wärmeverlusten hat die Verdunstungskälte, die auf der Hautoberfläche des mit Fruchtwasser bedeckten Kindes entsteht. Als Folge der peripheren Vasokonstriktion nimmt die Sauerstoffversorgung der Gewebe ab; durch reaktive Wärmebildung steigt der Energieumsatz. Diese Veränderungen induzieren eine Zunahme des anaeroben Metabolismus mit einer konsekutiven metabolischen Acidose, die zu einer pulmonalen Vasokonstriktion und somit zu einer schlechteren Sauerstoffaufnahme in die Lunge führt. Aus dieser pathogenetischen Sequenz kann sich leicht ein Circulus vitiosus entwickeln (Abb. 32.1), der von einer Reihe schwerwiegender Komplikationen begleitet sein kann: Entwicklung von Hypoglykämien, Verminderung der postnatalen Surfactantsynthese, Surfactantinaktivierung, Lungenblutung und erhöhte Sterblichkeit.

Tab. 32.1 Apgar-Schema

Symptom	Apgarzahl[a]		
	0	1	2
Hautfarbe	Blau oder weiß	Akrozyanose	Rosig
Atmung	Keine	Langsam, unregelmäßig	Gut
Herzaktion	Keine	<100	>100
Muskeltonus	Schlaff	Träge Flexion	Aktive Bewegung
Reflexe beim Absaugen	Keine	Grimassieren	Schreien

[a] Bestimmung nach 1, 5 und 10 min

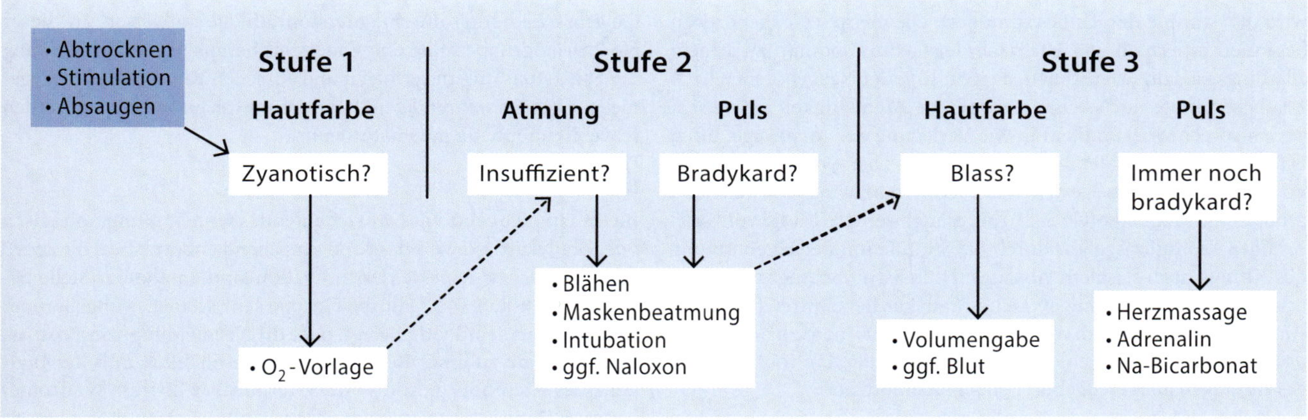

Abb. 32.2 3-Stufen-Modell der Neugeborenenversorgung

32.4 Reanimation

32.4.1 Voraussetzungen einer Reanimation

Die meisten Neugeborenen durchlaufen eine unproblematische kardiorespiratorische Adaption; bei ca. 10 % der Kinder sind allerdings mehr oder weniger intensive Reanimationsmaßnahmen erforderlich. Ungefähr zwei Drittel dieser Patienten können als Risikokollektiv bereits vor der Geburt identifiziert werden, bei einem Drittel der Neugeborenen tritt die Reanimationssituation völlig unerwartet auf. Diese Tatsache unterstreicht die Notwendigkeit, dass die essenziellen Wiederbelebungsmaßnahmen zu jeder Zeit differenziert und kompetent durch ein geschultes neonatologisches Reanimationsteam durchgeführt werden können. Weitere Voraussetzungen sind eine optimale Information über maternale und fetale Risiken sowie eine gezielte Vorbereitung auf die spezielle Reanimationssituation. Sind die personellen und apparativen Möglichkeiten in einer Geburtsklinik nicht vorhanden, um ein Frühgeborenes oder Risiko-Neugeborenes optimal zu versorgen, so muss die Mutter – wenn immer medizinisch vertretbar – in ein Perinatalzentrum verlegt werden (Beschluss des Gemeinsamen Bundesausschusses der Krankenkassen).

Der antenatale Transport von Schwangeren und damit von Risikofrüh- und Neugeborenen in ein Perinatalzentrum Level 1 ist bei folgenden Situationen obligat:

1. Frühgeborene mit einem Gestationsalter <29,0 Wochen (geschätztes Gewicht <1250 g)
2. Höhergradige Mehrlinge (>2) <33 Gestationswochen
3. Alle pränatal diagnostizierten Erkrankungen, bei denen nach der Geburt eine unmittelbare Notfallversorgung erforderlich ist. Dies betrifft Erkrankungen der Mutter mit fetaler Gefährdung sowie angeborene Fehlbildungen.

32.4.2 Postnatale Beurteilung

Für die postnatale Beurteilung reifer Neugeborener hat sich das von der amerikanischen Anästhesistin Virginia Apgar im Jahr 1952 entwickelte Schema, der sog. Apgar-Score bewährt (Tab. 32.1). Der 5-Minuten-Apgar-Wert ist die beste verfügbare Methode, um die Vitalität Neugeborener und/oder den Effekt von Reanimationsmaßnahmen zu belegen. Frühgeborene lassen sich aufgrund des vom Gestationsalter abhängigen Muskeltonus und der Reflexerregbarkeit allerdings nicht adäquat beurteilen. Eine allzu schematische Erfassung der einzelnen Apgar-Kriterien bei der Erstversorgung eines deprimierten reifen Neugeborenen birgt die Gefahr, dass die Wiederbelebungsmaßnahmen nur verzögert einsetzen. Die Bestimmung des Säure-Basen-Status ist als ein fester Bestandteil und eine wesentliche Ergänzung der Zustandsbeurteilung des Kindes anzusehen; diese nur mit einer zeitlichen Latenz verfügbare Diagnostik ist jedoch für die initialen therapeutischen Entscheidungen meist nicht relevant. Dagegen geben bereits 3 klinische Kriterien – nämlich Hautfarbe, Atmung und Herzfrequenz – ausreichende Informationen, um das akute Vorgehen zu planen und die Maßnahmen weder zu spät noch zu voreilig durchzuführen (Abb. 32.2).

32.4.3 Durchführung der Reanimation

Die Versorgung von deprimierten Neugeborenen sollte in 3 Stufen erfolgen:

Stufe 1: Basismaßnahmen

Die einfachen Basismaßnahmen der Reanimation beinhalten Abtrocknen, Stimulation und Absaugen des Neugeborenen. Während dieser Maßnahme ist eine schnelle Beurteilung zum Ausschluss von schweren Fehlbildungen erforderlich. Nach dem Abtrocknen wird das Neugeborene in angewärmte, trockene Tücher gehüllt. Erstversorgung erfolgt unter einem Heizstrahler, Zugluft im Raum ist zu vermeiden! Bei sehr kleinen Frühgeborenen und extrem hypotrophen Neugeborenen ist ein zusätzlicher Wärmeschutz durch verschiedene Folien (u. a. Plastikfolien) oder Warmluftdecken erforderlich. Durch die taktile Stimulation u. a. von Rücken und Fußsohlen wird die Atmung des Kindes stimuliert. Die meisten Neugeborenen beginnen innerhalb von 10 s nach der Geburt spontan zu atmen; allerdings ist damit zu rechnen, dass ca. 10 % der Neugeborenen nach 1 Lebensminute noch keine regelmäßige Atemtätigkeit aufweisen. Bei entsprechender Indikation wie Verlegung der Atemwege durch Fruchtwasser, Blut oder Mekonium sollten zuerst der Oropharynx und dann die Nasenwege des Neugeborenen mit einem ausreichend großlumigen Katheter (Ch 8–10) abgesaugt werden (Mund vor Nase! Erhöhte Aspirationsgefahr durch die Stimulation der Eigenatmung des Kindes nach nasalem Absaugen!). Es ist unbedingt darauf zu achten, dass beim Absaugen keine Bradykardien auftreten (Vagusstimulation). Der Sog am Absauggerät ist auf 200 mbar zu begrenzen, um Verletzungen der Schleimhaut zu vermeiden. Ein routinemäßiges Absaugen aller Neugeborenen ist nicht indiziert.

Stufe 2: Zusatzmaßnahmen bei insuffizienter Spontanatmung

Reichen die beschriebenen Basismaßnahmen nicht aus, eine Spontanatmung zu induzieren, so sind zur Vermeidung von Bradykardie und Hypoxie weitere Schritte erforderlich. Neugeborene mit fehlender Eigenatmung werden nach 30 s mit einer Beutelmaskenbeatmung und inspiratorischem Druckplateau (Blähatmung) behandelt. Dieses Blähmanöver besteht aus maximal 3 Beatmungshüben mit einem hohen inspiratorischen Beatmungsdruck (ca. 25–30 cm H_2O) und einer langen Inspirationszeit (ca. 3–5 s). Ziel dieser Beatmungsstrategie ist, die intraalveoläre Lungenflüssigkeit in das pulmonale Lymph- und Gefäßsystem zu pressen und somit – in Analogie zur Atemtechnik Neugeborener – eine funktionelle Residualkapazität herzustellen. Diese manuelle Maskenbeatmung wurde in vielen neonatologischen Zentren durch ein manometerkontrolliertes Blähmanöver ersetzt. Runde Silikonmasken eignen sich für die Maskenbeatmung am besten; sie erlauben eine optimale Abdichtung. Bei sehr kleinen Frühgeborenen, die postpartal nicht schreien, sollte sofort mit einer Beutelmaskenbeatmung begonnen werden, um eine hypoxisch bedingte Bradykardie und somit das Risiko von Fluktuationen des zerebralen Blutflusses zu vermeiden (Cave: Hirnblutung). Eine inkorrekte Kopfhaltung oder fehlerhafte Maskenpositionierung kann die Atemtätigkeit des Neugeborenen empfindlich supprimieren („Erstickung unter der Maske"). Durch eine forcierte Maskenbeatmung ist eine Überblähung der Alveolen mit der Gefahr eines iatrogenen pulmonalen interstitiellen Emphysems und eines Pneumothorax möglich.

Besonders bei sehr kleinen Frühgeborenen mit unreifen Lungenstrukturen ist auf einen äußerst sensiblen Umgang mit der Beutelmaskenbeatmung zu achten; durch inadäquat hohe Beatmungsvolumina und Beatmungsdrucke können folgenschwere Lungenverletzungen ausgelöst werden. Eine primäre Maskenbeatmung sollte bei einer Reihe von Krankheiten des Neugeborenen gänzlich vermieden werden: Mekonium- und Blutaspiration, Zwerchfellhernie, schwerste postpartale Asphyxie.

Eine Stabilisierung oder Reanimation erfolgt primär mit Raumluft. Nur bei unzureichender Oxygenierung wird dem Neugeborenen und unreifen Frühgeborenen unter kontinuierlicher pulsoxymetrischer Überwachung Sauerstoff angeboten. Aufgrund der aktuellen Datenlage empfehlen die meisten internationalen Fachgesellschaften eine primäre Reanimation mit Raumluft (21 % O_2).

Wenn man bedenkt, dass der Sauerstoffpartialdruck im fetalen Blut ca. 25 mmHg beträgt, kann eine zu rasche postnatale Hyperoxygenierung des deprimierten Neugeborenen durchaus problematisch sein. Dieser Aspekt gilt besonders für Hochrisikofrühgeborene, die nicht nur einen Mangel an protektiven Antioxidanzien in allen Geweben aufweisen, sondern auch ernst zu nehmende Spuren einer Gewebsschädigung durch Sauerstoffradikale aufweisen. In dieser Hochrisikogruppe sollte eine Sauerstofftherapie nur unter Messung der Sauerstoffsättigung erfolgen und auf jeden Fall eine Hyperoxygenierung bereits während der Stabilisierungsphase vermieden werden (cave: Retinophatia praematurorum).

Intubation

Bleibt ein Neugeborenes trotz Beutelmaskenbeatmung apnoeisch oder bradykard, so wird das Kind umgehend endotracheal intubiert. Die technischen Aspekte der Intubation sind an anderer Stelle beschrieben (▶ Kap. 146). Für die Gruppe sehr kleiner Frühgeborener ist inzwischen eindeutig belegt, dass die Vermeidung von postpartaler Hypoxie zu einer Reduktion der Sterblichkeit und der Inzidenz des Atemnotsyndroms (RDS, respiratory distress syndrome) beiträgt. Dennoch ist von einer generellen Intubation dieser besonderen Patientengruppe abzuraten, da gerade bei sehr vitalen Frühgeborenen unter der Intubation transitorische hypoxämische Phasen und Alterationen der zerebralen Zirkulation nicht auszuschließen sind. Es empfiehlt sich, die Intubation selektiv durchzuführen. Sehr kleine Frühgeborene werden meist durch eine kurze Beutelmaskenbeatmung optimal stabilisiert und oxygeniert. Bei Zeichen von Atemnot und in Abhängigkeit vom Schweregrad der Symptomatologie sollte das Frühgeborene innerhalb von Minuten intubiert werden oder aber mit einem nasalen CPAP-System versorgt werden (CPAP, continous positive airway pressure = kontinuierlicher positiver Atemwegsdruck). Während der Intubation muss eine kontinuierliche Überwachung der Herzfrequenz des Kindes und der Sauerstoffsättigung (Pulsoxymeter) erfolgen. Bei einer Bradykardie ist der Intubationsversuch unverzüglich abzubrechen und das Kind mit erneuter Beutelmaskenbeatmung und adäquater Sauerstoffzufuhr zu stabilisieren. Die häufigsten Komplikationen im Verlauf der Intubation sind die Fehlpositionen des Tubus in den Ösophagus und eine einseitige selektive Intubation des rechten Hauptbronchus; durch entsprechende Korrektur der Tubuslage sind diese Situationen leicht zu beheben. Ernsthafte Komplikationen stellen die Perforation des Ösophagus und Hypopharynx dar; tracheale Perforationen wurden durch Führungsstäbe von Endotrachealtuben beobachtet. Magenrupturen wurden nach Reanimation Neugeborener mit tracheoösophagealer Fistel beschrieben. Subglottische Stenosen können sich als chronische Komplikationen eines Intubationsschadens ausbilden.

Naloxon

Neugeborene, deren Mütter unter der Geburt Opiate erhalten haben, fallen häufig durch einen fehlenden Atemantrieb nach der Geburt auf. Durch die intravenöse Gabe des Opiatantagonisten Naloxon (z. B. Narcanti neonatal) kann die atemdepressive Wirkung diaplazentar übergetretener Morphinderivate aufgehoben werden (Dosierung 0,01 mg/kgKG). Da die Opiatanalgetika eine längere Halbwertzeit als Naloxon haben, muss mit symptomatischen Reboundeffekten beim Kind gerechnet werden; sie machen wiederholte Gaben von Naloxon erforderlich. Kinder heroinabhängiger Mütter dürfen kein Naloxon erhalten, da schwerste akute Entzugserscheinungen ausgelöst werden können.

Stufe 3: Zusatzmaßnahmen bei insuffizienter Kreislauffunktion

Da Bradykardien bei Neugeborenen meist durch eine Hypoxie bedingt sind, lassen sich die meisten Kreislaufprobleme durch eine suffiziente Oxygenierung beheben. Besteht die Bradykardie trotz ausreichender Lungenbelüftung fort, so sind weitere Maßnahmen wie extrathorakale Herzmassage, Adrenalingabe, Volumensubstitution und Acidosekorrektur angezeigt.

Herzmassage

Eine externe Herzmassage sollte bei allen Neugeborenen durchgeführt werden, bei denen die Herzfrequenz unter 60 Schlägen/min liegt und die nach Beginn der adäquaten Ventilation nicht mit einem Anstieg der Herzfrequenz reagieren. Bei einer der möglichen Techniken wird der Thorax des Kindes von beiden Seiten umfasst und am unteren Teil des Sternums um 1–2 cm mit einer Frequenz von 100/min komprimiert (◘ Abb. 32.3). Diese Art der Herzmassage stellt die effektivste Maßnahme zur Aufrechterhaltung der Kreislauffunktion dar. Sie setzt aber voraus, dass zwei in der Reanimation Neugeborener erfahrene Personen die kardiozirkulatorische und respiratorische Reanimation durchführen. Eine Einzelperson ist gezwungen, durch Sternumkompression mittels 2 Fingern eine wirksame Herzmassage und gleichzeitig eine effiziente Beatmung zu gewährleisten. Es wird momentan ein Verhältnis von 3 Herzkompressionen zu 1 Beatmung empfohlen. Trotz wirksamer Herzmassage muss die Ursache der Bradykardie rasch erkannt, und wenn möglich kausal behandelt werden.

Adrenalin

Bleibt der unter externer Herzmassage erwartete Anstieg der Herzfrequenz aus, so sollte unverzüglich Adrenalin über die katheterisierte Nabelvene oder eine periphere Vene (0,01–0,03 mg/kg KG) appliziert werden. Ist kein Gefäßzugang möglich, so sollte Adrenalin (0,1–0,3 ml/kg KG in einer Verdünnung von 1 : 10.000) über den endotrachealen Tubus oder intraossär appliziert werden. Trotz einer geringen Lungendurchblutung, kann diese Maßnahme zu einem raschen Anstieg der Herzfrequenz oder sogar einem erstmaligen Nachweis der Herzaktion führen. Intrakardiale Injektionen sind obsolet. Die Wirkung von Adrenalin wird durch die bestehende Acidose eingeschränkt.

Natriumbicarbonat

Die Indikation für die Gabe von Natriumbicarbonat ist bei schwerer protrahierter metabolischer Acidose, z. B. nach intrauteriner Hypoxie und nach längerdauernden Reanimationsmaßnahmen, insbesondere bei schlechtem Ansprechen auf Adrenalin indiziert. Die Gabe von Natriumbicarbonat erfolgt intravenös in einer mindestens 1 : 1 verdünnten Lösung (Aqua dest.) und über einen längeren Zeitraum – über 15 min bei Neugeborenen und über Stunden bei Frühgeborenen – (Initialdosis: 1–3 mval $NaHCO_3$/kg KG). Da Natriumbicarbonat 8,4 % hyperosmolar ist, besteht die Gefahr, dass Frühgeborene im Rahmen der Serumosmolalitätsspitzen und -schwankungen eine Hirnblutung entwickeln. Eine Bicarbonatbehandlung verbietet sich bei einer ausgeprägten respiratorischen Acidose.

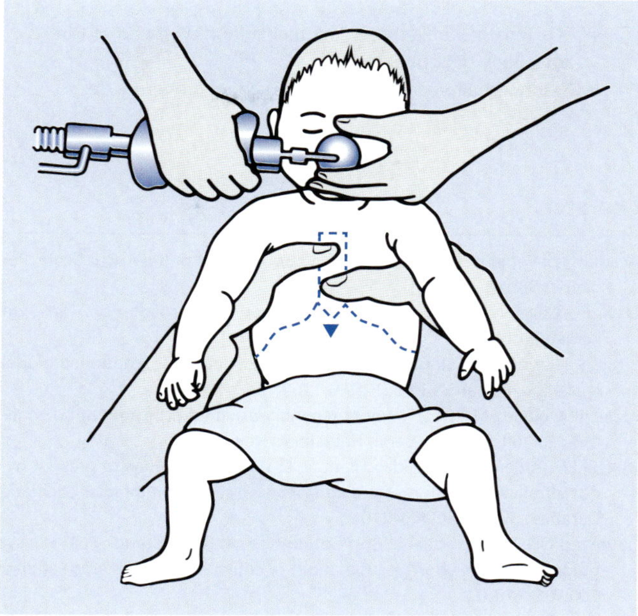

◘ **Abb. 32.3** Reanimation eines Neugeborenen mit Beutelmaskenbeatmung und extrathorakaler Herzmassage

Volumengabe

Bei anamnestischem und klinischem Verdacht auf einen akuten Blutverlust des Kindes sollte unverzüglich Volumen zugeführt werden. Für eine initiale Volumensubstitution bietet sich physiologische Kochsalzlösung (10–15 ml/kg KG) an. Als effektivste Maßnahme ist unter kritischer Indikationsstellung die Gabe von 0-Rh-neg.-/lysinfreiem Erythrozytenkonzentrat (10–15 ml/kg KG) anzusehen. Eine entsprechende Notfallkonserve, die ohne Kreuzprobe transfundiert werden kann, sollte heute für Risikosituationen unmittelbar nach der Geburt verfügbar sein; bei hämorrhagischem Schock ist die Transfusion bis zu einer Stabilisierung des kindlichen Zustandes fortzuführen. In der folgenden ► Übersicht sind sämtliche Schritte der Reanimation zusammengefasst.

Schritte der Reanimation von Neugeborenen

- Adäquate Wärmezufuhr; Abtrocknen und Zudecken des Neugeborenen
- Luftwege freimachen (Mund vor Nase gezielt absaugen)
  - Auskultation (Stethoskop)
  - Anlage eines Pulsoxymeters
  - Beutel-Masken-Beatmung mit 21 % O_2, initiale „Blähmanöver" (3–5 s), danach assistierte Beatmung (Beatmungsfrequenz 40–60/min). Bei unzureichender Oxygenierung zusätzlich Sauerstoffzufuhr unter kontinuierlicher pulsoxymetrischer Überwachung.

Bei Apnoe und/oder Bradykardie (Herzfrequenz 60–80/min unter Beutel-Masken-Beatmung):

- Endotracheale Intubation (Tubus: 3,0–3,5 mm)
- Herzmassage (Beatmungsfrequenz: Herzmassage [1 : 3])
- Bei Bedarf Suprarenin 0,01–0,03 mg/kg KG i.v., bei fehlendem i.v.-Zugang evtl. Suprarenin 0,01 mg/kg KG bis 0,1 ml/kg KG der Verdünnung 1 : 10.000 über Endotrachealtubus
- Evtl. Natriumbicarbonat 8,4 % (1 : 1 mit Aqua dest. verdünnt), 1–3 mmol/kg KG sehr langsam i.v. (per Infusionen)

- Evtl. Nabelvenenkatheter, Volumenzufuhr 9 % NaCl/5 % Glukose, Blut 10–20 ml/kg KG
- Besonderheiten der Reanimation Frühgeborener ► s. Text

Literatur

Academy of PediatricsAmerican (1996) Use and abuse of the Apgar Score. Pediatrics 98:141–142

Davis PG, Dawson JA (2012) New concepts in neonatal resuscitation. Curr Opin Pediatr 24:147–153

Little G, Niermeyer S, Singhal N et al (2010) Neonatal resuscitation: a global challenge. Pediatrics 126:e1259–e1260

Maier RF, Obladen M (2011) Neugeborenenintensivmedizin. Evidenz und Erfahrung, 8. Aufl. Springer, Berlin Heidelberg New York

McCall EM, Alderdice F, Halliday HL et al. (2010) Interventions to prevent hypothermia at birth in preterm and/or low birthweight infants. Cochrane Database Syst Rev CD004210

Saugstad OD, International Liason Committee on Resuscitation (2011) New guidelines for newborn resuscitation – a critical evaluation. Acta Paediatr 100:1058–1062

Saugstad OD, Ramji S, Vento M (2006) Oxygen for newborn resuscitation: How much is enough? Pediatrics 118:789–792

Saugstad OD, Speer CP, Halliday HL (2011) Oxygen saturation in immature babies: Revisited with updated recommendations. Neonatology 100:217–218

Speer CP (2012) Reanimation des Neugeborenen. In: Reinhard, Zimmer, Nicolai (Hrsg) Therapie der Krankheiten im Kindes- und Jugendalter, 9. Aufl. Springer, Berlin Heidelberg New York Tokyo

Vento M, Aguar M, Leone TA et al (2009) Using intensive care technology in the delivery room: A new concept fort he resuscitation of extremely preterm neonates. Pediatrics 122:1113–1116

Vyas H, Milner AD, Hopkin IE (1981) Intrathoracic pressure and volume changes during the spontaneous onset of respiration in babies born by caesarean section and by vaginal delivery. J Pediatr 99:787–791

33 Intrauterines Wachstum, Wachstumsstörungen und Postmaturität

L. Gortner

Allgemeine Ätiopathogenese der intrauterinen Wachstumsstörung Störungen des intrauterinen Wachstums führen entweder zu einer gegenüber der genetisch determinierten Gewichtsentwicklung verminderten Wachstumsfunktion, häufig resultiert daraus ein Geburtsgewicht unter der 10. Perzentile im Sinne einer Hypotrophie oder, bei pathologisch erhöhtem intrauterinem Wachstum, zu einer Hypertrophie bzw. Makrosomie, d. h. einem Geburtsgewicht über der 90. Perzentile. Ausnahmen von dieser Definition sind Neugeborene, deren genetisch vorgegebenes Gewicht entweder unter der 10. oder über der 90. Perzentile liegt. In diesen Fällen liegt ein konstitutives Merkmal vor. Aus der zuvor aufgeführten Definition ergibt sich, dass die Begriffe intrauterine Wachstumsretardierung (IUGR) und Hypotrophie bei Geburt (small for gestational age, SGA) nicht gleichbedeutend sind.

33.1 Intrauterine Wachstumsretardierung

Ätiologie Mütterliche Faktoren Ursächlich sind 3 Formen der intrauterinen Wachstumsretardierung zu unterscheiden. Hierbei wird differenziert in mütterliche und fetale Ursachen sowie exogene Faktoren. In den entwickelten Ländern zählen die Plazentainsuffizienz und die schwangerschaftsinduzierte Hypertension zu den häufigsten Ursachen der intrauterinen Wachstumsstörung. Die verminderte uterine Perfusion führt zu einem reduzierten plazentaren Blutfluss und bedingt damit eine verminderte Bereitstellung von Kohlenhydraten, Fetten und Proteinen. Die fetale Wachstumsaktivität, reguliert über insulinartige Wachstumsfaktoren (insulin-like growth factors,IGF), wird infolge des verminderten Glukoseangebots reduziert und stellt somit die endokrine Adaptation bei intrauteriner Mangelversorgung dar. Ähnliche Phänomene treten auch bei Schwangerschaften in Höhenlagen, ebenfalls bedingt durch eine fetale Hypoxie, auf. Die genannten Prozesse resultieren u. a. in einer verminderten Ausbildung der hepatischen Glykogenspeicher und führen somit zu einem erhöhten Risiko postnatal auftretender Hypoglykämien sowie, aufgrund einer reduzierten Fettmasse, einer Hypothermie. Besonders bei sehr unreifen Frühgeborenen, d. h. Kindern mit einem Gestationsalter <32 Schwangerschaftswochen (SSW), ergeben sich neben den genannten Risikofaktoren weitere schwerwiegende Konsequenzen der intrauterinen Wachstumsretardierung. Pränatal besteht ein erhöhtes Risiko des intrauterinen Fruchttodes. Postnatal ist die Häufigkeit der Entwicklung einer Folgeerkrankung des Atemnotsyndroms, der bronchopulmonalen Dysplasie wie auch das Mortalitätsrisiko, um das 3-Fache im Vergleich zu eutrophen Frühgeborenen erhöht. Die erhöhte Mortalität resultiert aus der für das Gestationsalter eingeschränkten Lungenentwicklung sowie einer erhöhten Rate von Infektionen. Als Ursachen hierfür sind sowohl eine gegenüber dem Gestationsalter verzögerte anatomische Lungenreifung als auch die unzureichende Maturation des Surfactantsystems anzuführen.

Schwangerschaften mit Hinweisen auf intrauterine Wachstumsverzögerung müssen deshalb pränatal und perinatal besonders intensiv überwacht werden. Die postnatale Betreuung wachstumsretardierter, extrem unreifer Frühgeborener sollte aufgrund der geschilderten Zusammenhänge in ausgewiesenen perinatologischen Zentren erfolgen und unter dem Aspekt des erhöhten Risikos einer bronchopulmonalen Dysplasie eine gezielte Beatmungs- und Surfactanttherapie nach pränataler Kortikoidapplikation beinhalten.

Bei weniger unreifen Frühgeborenen und reifen Neugeborenen sind die eingangs genannten pathophysiologischen Konsequenzen diagnostisch umzusetzen: Kontrollen der Blutzuckerwerte sowie der Kalziumkonzentrationen bei Zeichen der Hyperexzitabilität sind neben der Vermeidung einer Hypothermie obligat.

Die Glukoseapplikation mit konsekutiven Laborkontrollen zur Diagnostik weiterer Hypoglykämien und deren Konsequenzen sind essenziell, um zentralnervöse Schädigungen durch Hypoglykämien zu vermeiden.

Da das Kopfwachstum meist erhalten bleibt, resultiert bei der genannten Form typischerweise eine asymmetrische Wachstumsretardierung mit untermäßigem Geburtsgewicht bei weitgehend erhaltener Längenentwicklung sowie Schädelwachstum. Bei einer ungestörten postnatalen Adaptation ist die Prognose gut. Eine Sonderform stellt die Problematik des HELLP-Syndroms (hemolysis elevated liver enzymes, low platelets) dar. Hier kommt es mütterlicherseits zu einer akuten Lebererkrankung, begleitet von einem Abfall der mütterlichen Thrombozytenzahl, häufig bei einer vorbestehenden Gestose und fetaler Wachstumsretardierung. Neben der zuvor skizzierten Problematik der Wachstumsretardierung kann die Thrombozytenzahl beim Neugeborenen nach mütterlichem HELLP-Syndrom erniedrigt sein.

Daneben werden mütterliche Erkrankungen aus dem thrombophilen Formenkreis, u. a. durch Polymorphismen des Faktor-V-Leidens der Methylentetrahydrofolat-Reduktase (MTHFR-Polymorphismus) sowie Antiphospholipidsyndrome in der Ätiopathogenese der intrauterinen Wachstumsretardierung in der Literatur diskutiert. Klinische Studien an Schwangeren mit thrombophilen Risiken und Feten mit gestörtem intrauterinem Wachstum konnten protektive, marginale Effekte von Heparin und Acetylsalicylsäure hinsichtlich der peri- und neonatalen Behandlungsresultate erbringen.

Bei globaler Betrachtung der mütterlichen Ursachen der intrauterinen Wachstumsretardierung dominiert die Fehl- und Mangelernährung während der Schwangerschaft, gefolgt von Infektionen.

Eine weitere wichtige Ursache der intrauterinen Wachstumsretardierung mit unterschiedlicher Prävalenz in verschiedenen Populationen sind konnatale Infektionen (TORCH) und deren Ätiopathogenese, Symptomatik, Diagnostik und Therapie (▶ Kap. 31).

Fetale Faktoren Fetale Ursachen für eine intrauterine Wachstumsretardierung sind chromosomale Aberrationen wie die Trisomie 13, 18 und 21 (▶ Kap. 28 und Kap. 30). Darüber hinaus findet sich eine intrauterine Wachstumsstörung beim Ullrich-Turner-Syndrom sowie bei weiteren seltenen syndromalen Erkrankungen mit bekannter genetischer Ursache, wie Seckel-Syndrom, Stickler-Syndrom und anderen.

Exogene Faktoren Die intrauterine Wachstumsstörung durch Genussmittelabusus, z. B. Alkohol- oder Nikotinabusus als exogene Ursache, ist von den vorherigen Formen abzugrenzen. Hier füh-

G.F. Hoffmann, M.J. Lentze, J. Spranger, F. Zepp (Hrsg.), *Pädiatrie*,
DOI 10.1007/978-3-642-41866-2_33,

ren einerseits Nikotin und andere Bestandteile des Tabakrauchs zu plazentaren vaskulären Veränderungen, die im Wesentlichen im 3. Trimenon die Wachstumsfunktion einschränken. Beim Alkoholmissbrauch während der Schwangerschaft liegen der Wachstumsstörung Interferenzen des Äthylalkohols mit der Synthese und Regulation verschiedener Wachstumsfaktoren zugrunde. Letztere Form führt zu dem klinischen Bild des fetalen Alkoholsyndroms (► Kap. 35).

Klinische Symptome Klinisch fallen Kinder mit intrauteriner Wachstumsretardierung nach Plazentainsuffizienz durch eine deutliche Verminderung des subkutanen Fettgewebes auf. Daher imponieren selbst Frühgeborene mit hochgradiger Unreife und ansonsten glasig durchscheinender Haut „greisenhaft" und dehydriert, mit nur langsam verstreichenden Hautfalten.

Die klinischen Kardinalsymptome bei intrauteriner Wachstumsretardierung sind – mit der oben genannten Einschränkung – meist ein unter der 10. Perzentile liegendes Geburtsgewicht, postnatale Hyperexzitabilität sowie Hypothermie.

Hypoglykämien können trotz adäquater Glukosezufuhr (s. unten) noch mehrere Tage nach der Geburt klinisch manifest werden, daher sind Blutzuckermessungen auch jenseits der ersten 48 Lebensstunden neben Serumkalzium-Messungen bei Zeichen der Hyperexzitabilität obligat.

Diagnostik und Differenzialdiagnostik Die primäre Diagnostik liegt, wie zuvor dargestellt, postnatal in der Messung des Blutzuckerspiegels sowie der Kalziumwerte und der Körpertemperatur. Zur Klärung der Ursache der intrauterinen Wachstumsretardierung ist eine makroskopische und mikroskopische Untersuchung der Plazenta neben einer umfassenden mütterlichen Anamnese obligat, um die jeweiligen Ursachen der Wachstumsstörung zu diagnostizieren und ggf. spezifische Therapiekonsequenzen treffen zu können.

Bei einer konnatalen Virusinfektion als Ursache der intrauterinen Wachstumsretardierung sind entsprechende serologische Untersuchungen und ggf. eine molekularbiologische Diagnostik zur Quantifizierung der Viruslast angezeigt. Neben der Hyperexzitabilität imponieren beim Vorliegen konnataler Infektionen häufig zentralnervöse Symptome mit Mikrozephalie oder Hydrozephalie. Beim Verdacht auf konnatale Infektionen als Ursache der intrauterinen Wachstumsstörung ist eine entsprechende Therapie zu erwägen, z. B. bei konnataler Zytomegalie mit Ganciclovir oder bei Toxoplasmose-Infektion mit Sulfonamiden und Pyrimethamin.

Therapie Die Therapie bei intrauteriner Wachstumsretardierung plazentarer Ursachen ergibt sich aus den vorangehenden Ausführungen. Eine Zufuhr von Glukose, in Abhängigkeit vom Gestationsalter und dem Ausmaß der Wachstumsretardierung enteral oder parenteral mit einem mittleren Glukosebedarf zwischen 6 und 12 g/kg KG und Tag innerhalb der ersten 48–72 h, ist besonders bei schwerer Wachstumsretardierung und hochgradiger Unreife erforderlich. Die postnatale Blutgasanalytik, z. B. aus dem umbilikal-arteriellen Blut, zeigt im Rahmen einer schweren Wachstumsretardierung sehr unreifer Kinder häufig eine ausgeprägte metabolische Acidose mit erhöhtem Serumlaktat; eine spezifische Therapie hierbei ist im Regelfall nicht erforderlich. Hingegen ist bei dem Nachweis einer Hypokalzämie eine parenterale Applikation von Kalzium zur Vermeidung von hypokalzämischen Krampfanfällen obligat. Auf eine adäquate Wärmezufuhr zur Vermeidung von Hypothermien wurde bereits zu Beginn eingegangen.

Eine wirkungsvolle Prävention der intrauterinen Wachstumsretardierung bei nachgewiesener uteroplazentarer Dysfunktion ist, wie vorangehend dargestellt, bislang nicht etabliert. In Metaanalysen konnte durch die niedrigdosierte Zufuhr von Acetylsalicylsäure ein geringgradig erhöhtes Körpergewicht Früh- bzw. Neugeborener erreicht werden, insgesamt war aber die Mortalität und neonatale Morbidität tendenziell vermindert. Ebenso kontrovers hinsichtlich einer Verbesserung der neonatalen Behandlungsresultate bei Plazentainsuffizienz sind Untersuchungen zur Heparinapplikation an die Schwangere. Eine Therapiestratifizierung, besonders bei Schwangeren mit nachgewiesenen thrombophilen Faktoren, kann ein Weg für weitere klinisch-kontrollierte Studien sein, um den Stellenwert dieser Therapieoption zu evaluieren.

Insgesamt sollen Schwangerschaften mit nachgewiesener früher intrauteriner Wachstumsretardierung engmaschig in dafür ausgewiesenen Zentren überwacht werden, um intrauterine Todesfälle im Rahmen der Wachstumsretardierung durch eine fetale Hypoxie zu vermeiden.

Verlauf Die intrauterine Wachstumsstörung in Kombination mit postnatalem Aufholwachstum ist als Risikofaktor für das metabolische Syndrom und eine arterielle Hypertonie im Erwachsenenalter anzusehen. Dieser Zusammenhang fand unter der Bezeichnung „Barker-Hypothese" Eingang in die Literatur; diese Hypothese bildet die Grundlage der Konzepte zur fetalen Programmierung. Barker hatte beobachtet, dass intrauterin schlecht versorgte Neugeborene (sog. Small for gestational Age – oder auch mangelgeborene Kinder) im Alter häufiger Bluthochdruck oder einen Apoplex entwickeln als adäquat intrauterin versorgte Feten. Eine epigenetische Prägung als Ursache für diese Risikokonstellation ist beschrieben.

33.2 Makrosomie, diabetische Fetopathie

Definition Liegt das Geburtsgewicht über der 90. Perzentile des Gestationsalters, ist das Kriterium einer Makrosomie (large for gestational age, LGA) erfüllt. Dies wird – wie von der Definition her zu erwarten – bei rund 10 % aller Neugeborener beobachtet. Auch hier muss zwischen konstitutiv großen Neugeborenen und solchen mit einem pathologisch verstärkten Wachstum differenziert werden. Auf letztere Gruppe wird im Folgenden eingegangen werden.

Ätiopathogenese Kernpunkt in der Pathogenese ist die mütterliche Hyperglykämie, die ein pathologisch verstärktes Wachstum bedingt. In der ersten Hälfte der Schwangerschaft kommt es jedoch zu einer Reduktion des fetalen Wachstums, da der Inselzellapparat des Feten noch unreif ist und der Embryo bzw. Fetus der maternal bedingten Hyperglykämie areaktiv ausgesetzt ist. Erst ab der zweiten Schwangerschaftshälfte führt der Reiz der maternal induzierten fetalen Hyperglykämie zu einer entsprechenden Hypertrophie des Inselzellapparats im Pankreas mit konsekutiv erhöhter Insulinproduktion. Aufgrund der anabolen Effekte des Insulins und der insulinartigen Wachstumsfaktoren (IGF) wird über deren erhöhte Synthese in Kombination mit Hyperglykämie eine vermehrte Anlage von Speicherfett und von Glykogenspeichern ausgelöst. Klinisch resultiert hieraus eine Makrosomie mit Hepatosplenomegalie und Kardiomegalie mit erhöhtem Durchmesser des Kammerseptums. Die kurzfristigen, d. h. während der Schwangerschaft und Perinatalperiode beobachteten Konsequenzen der fetalen Hyperglykämie, werden auch unter der Pedersen-Hypothese zusammenfassend beschrieben.

Prävention Das Ausmaß der Makrosomie hängt von der Qualität der Stoffwechseleinstellung der Schwangeren ab. Eine fast normale Stoffwechselführung bedingt in der Regel ein ungestörtes fetales Wachstum und eine verminderte Häufigkeit von postnatalen Komplikationen (► Kap. 54).

Die Makrosomie ist ein bedeutsamer Risikofaktor für geburtsmechanische Komplikationen. Hierzu gehören u. a. die Schulterdystokie, die vermehrt mit einem protrahierten Geburtsverlauf sowie Klavikulafrakturen und Läsionen des Plexus brachialis einhergeht. Die pränatale Diagnostik sollte Kinder mit Makrosomie und dem Risiko der genannten Geburtskomplikationen identifizieren, um die genannten Komplikationen zu vermeiden und bei vorliegendem zephalopelvinem Missverhältnis eine abdominelle Schnittentbindung zu indizieren.

Klinische Symptome Makrosome Kinder bei diabetischer Fetopathie zeigen eine typische vermehrte Ausprägung des subkutanen Fettgewebes mit Büffelnacken und hochroten Wangen. Die Geburtsgewichte betroffener Kinder liegen häufig über der 90. Perzentile, zum Teil bis zu 6 kg (s. ◘ Abb. 33.1). Weitere klinische Zeichen bei betroffenen Kindern sind die Störungen der Glukoseregulation mit Zeichen der Hyperexzitabilität bei Hypoglykämie, Atemstörungen aufgrund einer verminderten Lungendifferenzierung und Hyperviskosität bei Polyglobulie und konsekutiver pulmonaler Zirkulationsstörung sowie Kreislaufstörungen bei reversibler Hypertrophie des Ventrikelseptums. Die Hyperviskosität ist das Resultat einer relativen fetalen Hypoxie mit konsekutiv gesteigerter Erythropoese bei erhöhter Konzentration hämatogener Wachstumsfaktoren. Die Septumhypertrophie kann bei ausgeprägter Symptomatik bis zum kardiogenen Schock aufgrund der behinderten diastolischen Füllung reichen.

Diagnostik und Differenzialdiagnostik Die typische Diagnostik umfasst die Messung des Blutzuckerspiegels, Überwachung und Sicherung des Gasaustauschs sowie die klinische und echokardiografische Überwachung der Hämodynamik.

Eine sorgfältige klinisch-neurologische Diagnostik sollte bei spontan entwickelten Kindern eine ggf. vorliegende Plexusläsionen ausreichend früh diagnostizieren, um die erforderliche Physiotherapie zeitnahe einzuleiten. Bei ausbleibender Besserung während der ersten 3 Lebensmonate und Vorliegen einer schweren, nicht regredienten, oberen Plexusläsion muss eine operative Behandlung in Erwägung gezogen werden.

Differenzialdiagnostisch ist bei der Makrosomie auch an das Vorliegen von genetisch bedingten Ursachen zu denken: hier sind beispielhaft das Beckwith-Wiedemann-Syndrom, Simpson-Golabi-Behmel-Syndrom sowie Sotos-Syndrom zu nennen (Näheres in ► Kap. 27).

Therapie Bei manifesten Zeichen der Herzinsuffizienz sollte die Gabe von β-Rezeptorenblockern zur Verbesserung der diastolischen Füllung der Ventrikel erfolgen.

Bei Hyperviskosität mit klinischer Symptomatik ist ab einem Hämatokrit von 65 % eine Hämodilution mittels partieller Austauschtransfusion indiziert, bei asymptomatischen Neugeborenen bei einem Hämatokrit von >70 %. Liegt zudem eine respiratorische Insuffizienz vor, sind die typischen Therapiemaßnahmen wie Sauerstoffgabe, Atemhilfe ggf. mittels nasalem CPAP bzw. Intubation und maschinelle Beatmung einzuleiten.

Die Überwachung der Blutzuckerwerte sowie die typische Therapie bei Hypoglykämie entsprechen dem Vorgehen bei Kindern mit intrauteriner Wachstumsretardierung.

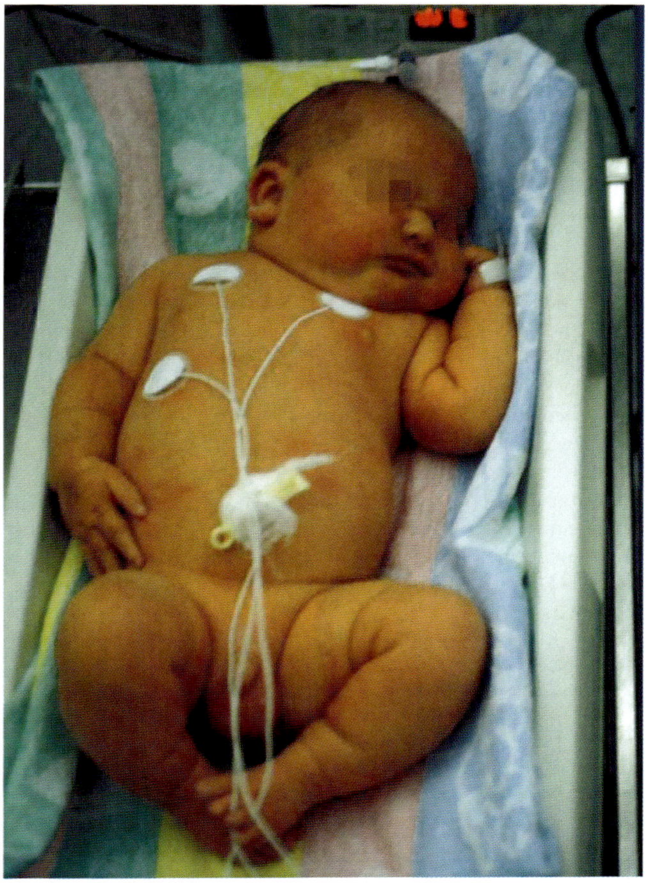

◘ **Abb. 33.1** Makrosomie. (Bildrechte liegen bei den Erziehungsberechtigten)

Verlauf Langfristige Konsequenzen des pathologisch erhöhten intrauterinen Wachstums implizieren ein erhöhtes Risiko des metabolischen Syndroms und stellen somit Parallelen zu den o. g. Störungen mit vermindertem intrauterinem Wachstum und vermehrter postnataler Wachstumsfunktion dar. Die aktuelle Sicht des Zusammenhangs von Geburtsgewicht und dem Risiko des metabolischen Syndroms kann somit als U-förmige Kurve beschrieben werden. Als ein Optimum für das Geburtsgewicht europäischer Termingeborener wird der Bereich von 3000–4000 g angegeben, um langfristige Konsequenzen der Wachstumsstörung in Form des Risikos eines metabolischen Syndroms zu vermeiden bzw. zu vermindern.

33.3 Diabetische Embryopathie

Definition Die diabetische Embryopathie ist definiert als Störung der Entwicklung bedingt durch inadäquat hohe Blutzuckerspiegel während der Embryonalperiode mit konsekutiv auftretendem, charakteristischem Fehlbildungsmuster.

Ätiopathogenese Die Ätiopathogenese ist bislang nicht komplett geklärt. Aktuelle Hypothesen vermuten Störungen der molekularen Regulation der Organentwicklung, z. B. der Hexosaminbiosynthese oder der Induktion einer Hypoxie mit resultierendem oxidativem Stress. Beide Ereignisse führen im Tierexperiment zu einer Inhibition wachstumsregulierender Gene, u. a. dem Pax-3-Gen, das u. a. die Entwicklung des Zentralnervensystems und Neuralrohrs steuernde Transkriptionsfaktoren kodiert. Weiterhin werden zur Erklärung des Fehlbildungsmusters auch die Wirkung einer erhöhten Konzentration von AGE (advanced glycosylation end products) und deren Rezeptoren in ihrer Wirkung auf die Organisation verschiedener Signaltransduktionskaskaden der Embryonalentwicklung postuliert. Die sowohl aus der diabetischen Stoffwechsellage der Schwangeren resultierende pathologische Genexpression als auch inflammatorische bzw. hypoxische Aktivierung direkt im Feten werden als weitere Ursachen für das typische Fehlbildungsmuster diskutiert.

Klinische Symptome und Therapie Es besteht ein komplexes Muster von äußerlich erkennbaren Skelettdysplasien bis hin zum kaudalen Regressionssyndrom, Herzfehlern, gastrointestinalen Fehlbildungen mit anorektalen Atresien. Darüber hinaus sind Duodenalatresien, Fehlbildungen der Urogenitalregion – häufig im Rahmen eines kaudalen Regressionssyndroms – sowie zentralnervöse Anomalien wie Anenzephalie, Mikrozephalie, Störungen der Bildung des Neuralrohrs u. a. Fehlbildungen beschrieben.

Aufgrund der Häufigkeit von Fehlbildungen innerer Organe ist bei einem Feten einer diabetischen Schwangeren mit schlechter Einstellung in der Frühschwangerschaft eine umfassende Diagnostik der o. g. Organsysteme mittels Ultraschall und anderer bildgebender Medien indiziert.

Die Prävention der diabetischen Embryopathie besteht in einer präkonzeptionell bzw. in der Frühschwangerschaft durchgeführten nah-normalen Stoffwechseleinstellung.

Die Therapie entsprechender Fehlbildungen ist in den einzelnen Organkapiteln abgehandelt.

33.4 Postmaturität

Definition Ein postmatures („übertragenes") Neugeborenes hat per definitionem ein Gestationsalter von >42 vollendeten Wochen. Eine Postmaturität liegt bei rund 10 % aller Schwangerschaften vor, wobei die Inzidenz insgesamt eine rückläufige Tendenz aufweist, wahrscheinlich infolge einer zunehmenden Frequenz abdomineller Schnittentbindungen bei Terminüberschreitung.

Ätiopathogenese Die Ätiopathogenese der Übertragung ist bislang unklar. Da die Aktivierung der adrenokortikotropen Achse als wichtiger endokriner Auslöser der Wehentätigkeit beschrieben ist, werden Regulationsstörungen der genannten endokrinen Achse postuliert. Dieser Mechanismus konnte jedoch bislang nicht eindeutig bei allen untersuchten Schwangerschaften mit Übertragung nachgewiesen werden.

Klinische Symptome Übertragene Neugeborene fallen durch eine verminderte bzw. gänzlich fehlende Käseschmiere bei einer erhöhten Epitheldesquamation auf. Klinisch imponiert weiterhin das Auftreten von sog. Waschfrauenhänden bzw. Winzerfüßen sowie von über die Finger- und Zehenkuppen herausragenden Nägeln.

Relevante Komplikationen sind eine erhöhte neonatale Morbidität und Mortalität in direkter Abhängigkeit zur Übertragungsdauer. Führende klinische Probleme sind Asphyxie und Mekoniumaspiration. Als Mortalitätsursachen gelten neben Todesfällen unter der Geburt die durch die Asphyxie ausgelösten postnatalen Komplikationen. Der verantwortliche Mechanismus ist jeweils die fetale Hypoxie, resultierend aus einem Missverhältnis von fetalem Sauerstoffbedarf und dem plazentaren Angebot.

Therapie Die Therapie ist bei der postnatalen Asphyxie und dem Mekoniumaspirationssyndrom ausgeführt (► Kap. 38 und 40). Die perinatale Sterblichkeit postmaturer Neugeborener ist im Vergleich zu reifen Neugeborenen um ein Mehrfaches erhöht.

Die Prävention der Sekundärstörungen bei Postmaturität beinhaltet eine engmaschige Überwachung derartiger Schwangerschaften mit der Möglichkeit jederzeit durchführbarer abdomineller Schnittentbindungen bei ersten Anzeichen fetaler Komplikationen.

Literatur

Baschat AA (2010) Fetal Growth restriction – from observation to intervention. J Perinat Med 38:239–246

Ornoy A (2011) Prenatal origin of obesity and their complications: Gestational diabetes, maternal overweight and the paradoxical effects of fetal growth restriction and macrosomia. Reprod Toxicol 32:205–212

Salmasi G, Grady R, Jones J et al (2010) Environmental tobacco smoke exposure and perinatal outcomes: a systematic review and meta-analysis. Acta Obstet Gynecol Scand 89:423–441

Wahabi HA, Alzeidan RA, Bawazeer GA et al (2010) Preconception care for diabetic women for improving maternal and fetal outcomes: a systematic review and meta-analysis. BMC Pregnancy Childbirth 10:63

34 Enterale Ernährung von Frühgeborenen

W. A. Mihatsch

34.1 Beginn der enteralen Ernährung

Unmittelbar postpartal sind kleine Frühgeborene parenteral zu ernähren, um dann schrittweise auf enterale Ernährung umzustellen. Fruchtwasser wird während des längsten Teils der Schwangerschaft geschluckt und fördert wahrscheinlich das Darmwachstum. Es liegt deshalb nahe, Frühgeborenen von Anfang an kleine Mengen zu füttern. Die nekrotisierende Enterokolitis (NEK), die fast ausschließlich bei gefütterten Frühgeborenen auftritt, veranlasst bis heute viele Neonatologen den Beginn der enteralen Ernährung hinauszuschieben, was im Gegensatz zu den Ergebnissen erster randomisierter Studien steht.

Zur Förderung der Ausreifung des Magendarmtrakts wurde das Konzept der minimalen enteralen Ernährung (MEN) entwickelt. Gemeint ist die Zufuhr von <25 ml/kg/Tag Milch für 5–14 Tage, begleitend zur parenteralen Ernährung. Eine Beschleunigung des Nahrungsaufbaus oder die Reduktion der NEK Inzidenz wurde nicht erreicht. Ob MEN im Vergleich zu einem sofortigen langsamen standardisierten Nahrungsaufbau von Vorteil ist, ist jedoch nicht ausreichend untersucht.

Die Geschwindigkeit der Nahrungssteigerung ist bis 35 ml/kg/Tag kein signifikanter NEK-Risikofaktor. Steigerungsraten um 16–20 ml/kg/Tag erscheinen empfehlenswert.

34.2 Überprüfung der Verträglichkeit

Die Nahrungsverträglichkeit wird anhand von Bauchumfang, präprandialem Magenrestvolumen, Magenrestfarbe, Stuhlfarbe, Stuhlfrequenz und abdominellem Untersuchungsbefund überprüft.

Der Bauchumfang nimmt bei vollständig enteral ernährten Frühgeborenen direkt proportional zum Körpergewicht zu, streut aber um bis zu 3,5 cm (95. Perzentile). Grünen Magenresten kommt ohne weitere Zeichen der Nahrungsunverträglichkeit keine besondere Bedeutung zu. Ein kritischer Grenzwert für das präprandiale Magenrestvolumen von 5 ml/kg gilt als sicher. Bei sprunghafter Zunahme von Bauchumfang oder Magenresten muss nach NEK-Zeichen gesucht werden.

Auch bei weichem Bauch und normalen Magenresten weisen einzelne, sichtbare, dilatierte, stehende Darmschlingen in Zusammenhang mit persistierend tastbaren Resistenzen, insbesondere im rechten Unterbauch, auf eine Störung der Passage hin. Hier muss vor weiterer Milchfütterung eine Obstruktion im Bereich des terminalen Ileums ausgeschlossen werden.

Eine durchgängige intestinale Passage ist die wesentliche Voraussetzung für den Nahrungsaufbau. Die Ausscheidung des ersten Mekoniums hat keine Bedeutung. Entscheidend ist die Mekoniumentleerung des Dünndarms. Eine Obstruktion durch Mekonium- oder Milchbolus manifestiert sich gewöhnlich im Bereich des terminalen Ileums. Wenn spontan keine Besserung eintritt und mit Hilfe von Bauchmassage und Kolon-Kontrast-Einlauf (Sonografie!) das terminale Ileum nicht überwunden bzw. freigespült werden kann, kann eine Operationsindikation resultieren. Verzögerte Mekoniumentleerung signalisiert eine gestörte intestinale Motilität und ist mit einem verzögerten Nahrungsaufbau assoziiert. Es gibt kaum etablierte Methoden, um Mekoniumentleerung und Etablierung der intestinalen Passage zu beschleunigen. Die orale Gabe iso-osmolar verdünnter, nicht ionischer, wasserlöslicher Kontrastmittel (z. B. Solutrast 300; ca. 5 ml/kg) hat sich klinisch bewährt, um, nach radiologischem Ausschluss einer Obstruktion, die Mekoniumentleerung zu forcieren (cave Schilddrüsenwerte). Radiologische Verlaufskontrollen zeigen den Fortschritt an. Von ionischen Kontrastmitteln ist abzuraten. Rektal werden Glycerin Zäpfchen, Glucose-Glycerin- oder Acetylcystein-Gastrografin-Mischungen oder Tween 80 eingesetzt um Stuhlentleerung und Passage zu stimulieren. Erythromycin (4-mal 12,5 mg/kg oral), ein Motilinagonist, beschleunigte in einer Studie den Nahrungsaufbau. Die prophylaktische Gabe ist kritisch zu bewerten.

34.3 Auswahl der Nahrung für Frühgeborene

Initial reicht eine Milch, die gut vertragen wird und die Passage beschleunigt. Frühgeborene benötigen bezogen auf das Körpergewicht eine höhere Nährstoffzufuhr als Reifgeborene. Sie müssen später zumindest bis zum errechneten Termin entweder mit supplementierter Muttermilch oder mit Frühgeborenennahrung ernährt werden. Frauenmilch scheint die NEK-Inzidenz zu reduzieren. Supplementierung wurde in Studien ab 100 ml/kg/Tag eingesetzt und scheint keinen Einfluss auf die Verträglichkeit zu haben, auch wenn direkte Vergleichsstudien fehlen.

Kommerziell verfügbare Supplemente sind auf den Nährstoffgehalt früher Frauenmilch berechnet. Der Proteingehalt von Frauenmilch fällt aber in den ersten 6 Wochen von Werten um 1,7 g/dl bis unter 0,9 g/dl, so dass zumindest Protein zusätzlich gegeben werden muss. Die Orientierung an Plasmaaminosäuren oder -harnstoff ermöglicht eine bedarfsgerechte Zufuhr. Aufgrund des variierenden Nährstoffgehalts der Frauenmilch erscheint es sinnvoll, deren Zusammensetzung regelmäßig mithilfe der Infrarotspektroskopie zu analysieren, um gezielt supplementieren zu können.

Inwieweit die Verkeimung von Frauenmilch zu berücksichtigen ist, ist nicht systematisch untersucht. Frauenmilch ist bakterizid. Keimzahlen über 10^6/ml werden kritisch gesehen, bei Gram-negativen Keimen auch geringere Keimdichten. Bei CMV-IgG-positiven Müttern kann die vertikale Übertragung von Zytomegalie durch nicht pasteurisierte Frauenmilch bei unreifen Frühgeborenen lebensbedrohliche Infektionen verursachen und langfristig deren neurologische Entwicklung beeinträchtigen. Man geht davon aus, dass Frühgeborene ab einem Gestationsalter von 30–32 SSW durch den dann ausgereiften transplazentaren Antikörpertransfer ausreichend geschützt sind. Ob die Muttermilch bei unreiferen Kindern pasteurisiert werden soll, ist unzureichend untersucht.

Frühgeborenennahrung mit hydrolysiertem Protein sind Nahrungen mit nativem Protein vorzuziehen, da sie Magendarmpassage und Nahrungsaufbau beschleunigen.

Die Heterogenität der Studien und methodische Mängel erschweren eine Entscheidung darüber, ob Frühgeborene Probiotika erhalten sollen. Die Mehrzahl der Arbeiten deutet auf eine Reduktion der NEK-Inzidenz hin, so dass es ärztlich nicht falsch ist, geprüfte Probiotika einzusetzen.

Kalzium und Phosphat können in einer Anfangsnahrung bei parenteraler Ernährung so niedrig wie in Frauenmilch und dadurch

G.F. Hoffmann, M.J. Lentze, J. Spranger, F. Zepp (Hrsg.), *Pädiatrie*,
DOI 10.1007/978-3-642-41866-2_34, © Springer-Verlag Berlin Heidelberg 2014

möglicherweise antiputride wirksam sein. Ab einer Milchzufuhr von 100–150 ml/kg/Tag soll bedarfsgerecht supplementiert werden und auch Eisen (2–3 mg/kg) gegeben werden. Frühe Eisengabe scheint die neurologische Prognose zu verbessern.

Bei langsamem Wachstum müssen Substratzufuhr, Säuren-Basen-Status und Nährstoffresorption überprüft werden. In Einzelfällen kann die Umstellung auf Frühgeborenennahrung von Vorteil sein.

Literatur

Agostoni C, Buonocore G, Carnielli VP et al (2010) Enteral nutrient supply for preterm infants: commentary from the European Society of Paediatric Gastroenterology, Hepatology and Nutrition Committee on Nutrition. J Pediatr Gastroenterol Nutr 50:85–91

Mihatsch WA (2011) Enterale Ernährung von sehr kleinen Frühgeborenen. Pädiatrie hautnah 2011; 23:S18–S20

Tsang R, Lucas A, Uauy R, Zlotkin S, Greene HL, Smidt LJ (1993) Nutritional needs of the preterm infant, 2. Aufl. Williams and Williams, Caduceus medical publishers, Inc., Pawling, New York

35 Medikamente und toxische Substanzen mit Rückwirkung auf den Feten

L. Gortner

35.1 Fetales Alkoholsyndrom

Ätiopathogenese Das fetale Alkoholsyndrom (FAS) ist in seiner klinischen Ausprägung abhängig von dem Zeitpunkt und Ausmaß der intrauterinen Alkoholexposition sowie nutritiven Faktoren der Schwangeren (▶ Kap. 27). Durch eine Interferenz mit verschiedenen Wachstumsfaktoren bzw. das Wachstum regulierenden Gengruppen kommt es zur Ausprägung der typischen klinischen Zeichen des fetalen Alkoholsyndroms mit intrauteriner Wachstumsretardierung sowie postnatal beeinträchtigtem Wachstum, fazialen Auffälligkeiten sowie einer Beeinträchtigung der Differenzierung des Zentralnervensystems. Aufgrund der hochgradigen Suszeptibilität des Embryos bzw. des Feten für die toxischen Einflüsse des Ethanols während der gesamten intrauterinen Entwicklung ist dessen Konsum während der Schwangerschaft grundsätzlich abzulehnen.

Klinische Symptome Wie zuvor ausgeführt ist die Trias von intrauteriner und postnataler Wachstumsretardierung, charakteristischen fazialen Auffälligkeiten sowie einer gestörten Entwicklung des Zentralnervensystems die Basis für die Diagnose des fetalen Alkoholsyndroms. Auf die intrauterine Wachstumsretardierung wurde bereits in ▶ Kap. 33 eingegangen. Die fazialen Auffälligkeiten bei fetalem Alkoholsyndrom bestehen typischerweise aus einem verstrichenen Philtrum, einem verminderten Lippenrot, besonders an der Oberlippe, sowie verkürzten Lidspalten (Blepharophimose).

Daneben werden ein Epikanthus, eine Ptosis, eine Maxillahypoplasie und diskrete Ohrmuschelanomalien in variabler Ausprägung im Rahmen des fetalen Alkoholsyndroms beschrieben. Charakteristische zentralnervöse Befunde sind die Kombination einer Mikrozephalie mit einem pathologischen Migrationsmuster, Balkenhypo- bzw. -agenesie sowie Entwicklungsstörungen des Kleinhirns und des Hirnstamms. Diese strukturellen Anomalien führen zu entwicklungsneurologischen und -psychiatrischen Auffälligkeiten, die für die weitere Entwicklung im Kindes- und Erwachsenenalter relevant sind: Eine ausgeprägte pränatale Alkoholexposition geht mit einer verminderten intellektuellen Entwicklung und eingeschränkten Gedächtnisleistung, verzögertem Spracherwerb und einer generell verlängerten Reaktionszeit einher. Daneben sind weitere Verhaltensauffälligkeiten, wie hebephrenes, häufig von Distanzlosigkeit geprägtes Verhalten bei allerdings meist freundlicher Grundstimmung beschrieben. Auch die grobmotorischen und sozial-adaptiven Funktionen sind in der Regel nicht altersentsprechend entwickelt.

Aufgrund des weiten Spektrums an Entwicklungsstörungen des Zentralnervensystems mit den dargestellten konsekutiven Symptomen ist das fetale Alkoholsyndrom sowohl eine individuelle als auch eine erhebliche gesellschaftliche Bürde. Es ist daher die Prävention in Form von Ethanolkarenz während der Schwangerschaft absolut angezeigt.

35.2 Nikotinabusus

Ätiopathogenese Nikotinabusus in der Schwangerschaft beeinträchtigt zwar die intrauterine Kindesentwicklung, ist aber im Gegensatz zum Alkoholabusus für die postnatale Entwicklungsprognose weniger relevant. Gemeinsam ist beiden Genussgiften die Störung des intrauterinen Wachstums, wobei hier der gefäßverengenden Wirkung des im Tabakrauch enthaltenen Nikotins offensichtlich eine wesentliche Bedeutung zukommt. Die Beeinträchtigung der Wachstumsfunktion infolge der Exposition gegenüber Nikotin und anderen gefäßaktiven Bestandteilen und dem Kohlenmonoxid des Tabakrauchs ist dabei im 3. Trimenon besonders ausgeprägt. Eine Herabregulation der insulinartigen Wachstumsfaktoren infolge der genannten Exposition ist als eine der Ursachen für die Wachstumsstörung beschrieben.

Klinische Symptome Klinisch findet sich eine verminderte Gewichtsentwicklung besonders im 3. Trimenon bei noch erhaltenem Kopfwachstum. Weiterhin ist die Fettdeposition im Vergleich zu unbelasteten Feten infolge der Nikotinexposition in utero reduziert. Klinisch fallen die Neugeborenen zudem postnatal häufig durch eine ausgeprägte, im Verlauf rückläufige Hyperexzitabilität auf.

Die intellektuelle Entwicklungsprognose derartig betroffener Kinder ist beim Fehlen weiterer Kofaktoren nicht oder nur geringgradig beeinträchtigt. Ein Aufholwachstum ist nach intrauteriner Nikotinexposition regelhaft zu beobachten.

35.3 Heroinabusus

Ätiopathogenese und klinische Symptome Der Abusus von Heroin oder dessen Derivaten während der Schwangerschaft verursacht typischerweise keine primär beim Neugeborenen sichtbaren Fehlbildungen oder Störungen des Wachstums in utero. Dagegen manifestiert sich, meist innerhalb von 12–72 h postnatal, eine Entzugssymptomatik mit zunehmender Hyperexzitabilität und Unruhe mit schrillem Schreien sowie muskulärer Hypertonie. Betroffene Kinder präsentieren sich extrem unruhig, zum Teil sind Ellenbogen und Kniegelenke aufgrund der motorischen Unruhe von erosiven Hautveränderungen betroffen, dazu liegen Fieber, Tachykardie sowie Diarrhö und Erbrechen vor. Die neurologische Symptomatik kann bis zu Krampfanfällen reichen.

Diagnose und Therapie Die Therapie betroffener Kinder ist nach entsprechender Diagnostik zum Ausschluss anderer Ursachen der geschilderten Symptomatik mittels Sedativa wie Morphin, Clonidin oder Tinctura opii beschrieben.

Der Nachweis von Opiaten bzw. deren Derivaten kann aus dem Urin bzw. dem Mekonium Neugeborener erfolgen, um die Diagnose zu sichern.

Auf eine häufige Komorbidität infolge von diaplazentar übertragenen HIV-, Hepatitis B- und C- sowie Zytomegalie-Infektionen muss geachtet werden und bei entsprechender mütterlicher Klinik und/oder Serologie eine Diagnostik und ggf. Therapie beim Neugeborenen eingeleitet werden. Daneben steht die psychosoziale Betreu-

G.F. Hoffmann, M.J. Lentze, J. Spranger, F. Zepp (Hrsg.), *Pädiatrie*,
DOI 10.1007/978-3-642-41866-2_35,

ung der Schwangeren im Mittelpunkt der Bemühungen, wobei unter den Bedingungen des Entzugs während der Schwangerschaft eine familiäre Perspektive schon früh angeboten werden sollte.

35.4 Methadon

Auch die Entzugsbehandlung Früh- und Neugeborener nach einer Methadonsubstitution während der Schwangerschaft ist bei ähnlichen Symptomen wie oben dargestellt indiziert. Die klinische postnatale Symptomatik wird durch Methadon nicht attenuiert, deren Dauer kann länger, die Symptomatik z. T. noch ausgeprägter sein.

35.5 Kokain und andere Designerdrogen

Kokain oder Designerdrogen mit zentral wirksamen Stimulanzien können im Vergleich zu Heroin oder Methadon intrauterin zu desaströsen Konsequenzen für die intrauterine Kindesentwicklung führen. Aufgrund der ausgeprägten gefäßverengenden Wirkungen von Kokain sind sowohl das plazentare Kompartiment als auch die fetale zerebrale Zirkulation beeinträchtigt. Im Rahmen dieser kombinierten hypoxischen und ischämischen Gefährdung kann es infolge von Kokainabusus während der Schwangerschaft zu Schädigungen bis hin zu Hirninfarkten oder einer bei diffuser Läsion zu ausgeprägten zerebralen Entwicklungs- und Migrationsstörungen kommen. Die genannten Effekte führen neben der intrauterinen Wachstumsretardierung in aller Regel zu einer Mikrozephalie, weshalb die Entwicklungsprognose in Abhängigkeit von der zerebralen Beteiligung erheblich eingeschränkt sein kann.

35.6 Fazit

Es ist die Aufgabe aller gesellschaftlichen Institutionen, im Rahmen präventiver Bemühungen um gefährdete Schwangere, sämtliche toxischen Effekte auf den Fetus zu vermeiden. Gezielte Präventionsprogramme, besonders in Risikogruppen in den Metropolen, sind notwendig, um die für die Entwicklung betroffener Kinder geschilderten desaströsen Konsequenzen zu vermeiden.

Literatur

de Sanctis L, Memo L, Pichini S et al (2011) Fetal alcohol syndrome: new perspectives for an ancient and underestimated problem. J Matern Fetal Neonatal Med 24:34–37

Hudak ML, Tan RC et al (2012) Neonatal drug withdrawal. Pediatrics 129(e540):e560

Janson LM, Velez M, Harrow C (2009) The opioid-exposed newborn: assessment and pharmacologic management. J Opioid Manag 5:47–55

36 Morbus haemolyticus neonatorum

C. P. Speer

36.1 Allgemeine Ätiopathogenese

Die häufigsten Ursachen für einen Morbus haemolyticus neonatorum sind Blutgruppenunverträglichkeiten zwischen Mutter und Fetus, die Rhesusinkompatibilität (Rh), die ABO-Erythroblastose und seltene Unverträglichkeiten gegen andere erythrozytäre Antigene (Kell, Duffy u. a.). Durch Übertritt von fetalen inkompatiblen Erythrozyten während der Schwangerschaft oder vorherige Transfusion mit nicht blutgruppengleichen Erythrozyten (Sensibilisierung) reagiert das mütterliche Immunsystem mit der Bildung spezifischer IgG-Antikörper. Diese Immunglobuline sind plazentagängig und binden sich nach Übertritt auf das Kind an spezifische Antigenstrukturen fetaler Erythrozyten. Die Folge ist ein vorzeitiger und vermehrter Abbau der fetalen Erythrozyten; der Fetus beantwortet diese In-utero-Hämolyse mit einer Steigerung vorwiegend der extramedullären Blutbildung (Leber, Milz), es gelangen unreife Erythrozyten (Erythroblasten) in die Blutbahn des Kindes. Das durch die gesteigerte Hämolyse anfallende indirekte Bilirubin wird über die Plazenta transportiert und vom hepatischen Enzymsystem der Mutter glukuronidiert und biliär ausgeschieden, selbst bei schwerer fetaler Hämolyse sind die Bilirubinkonzentrationen des Kindes intrauterin kaum erhöht.

36.2 Rh-Erythroblastose

36.2.1 Grundlagen

Epidemiologie Ungefähr 15 % der europäischen Bevölkerung sind Rh-negativ und ca. 5 % der amerikanischen schwarzen Bevölkerung. Vor Einführung der Anti-D-Prophylaxe betrug die Prävalenz der Rh-Inkompatibilität 45 erkrankte Kinder pro 10.000 Lebendgeborene. Die Erkrankungshäufigkeit konnte durch Präventivmaßnahmen um weit mehr als 90 % reduziert werden.

Ätiopathogenese Das erythrozytäre Rhesus-Antigensystem besteht aus 5 Antigenen: C, D, E, c und e; d hat keine antigenen Eigenschaften. Bei ca. 90 % der Rh-Inkompatibilität sensibilisiert das D-Antigen des Fetus die Rh(d)-negative Mutter, die in der Folge IgG-Antikörper (Anti-D-Antikörper) bildet. Da in der Frühschwangerschaft nur ausnahmsweise Erythrozyten des Kindes in den Kreislauf der Mutter gelangen, bildet die Mutter keine oder nur geringe Mengen an Anti-D-Antikörpern. Das erste Kind bleibt entweder gesund oder entwickelt nur eine hämolytische Anämie und/oder Hyperbilirubinämie, vorausgesetzt, dass eine frühere Sensibilisierung durch vorangehende Aborte oder Bluttransfusionen ausgeschlossen ist. Unter der Geburt und bei der Plazentalösung kann eine größere Menge von Erythrozyten des Kindes in die mütterliche Blutbahn übertreten. Die Rh-Erythroblastose bei unterlassener Rh-Prophylaxe manifestiert sich typischerweise während der zweiten und weiteren Schwangerschaft mit zunehmendem Schweregrad der fetalen Erkrankung, die in einen Hydrops fetalis einmünden kann.

Klinische Symptome In Abhängigkeit vom Schweregrad der Krankheit bestehen: eine mehr oder weniger ausgeprägte Anämie, ein Icterus praecox (Gesamtbilirubin >7 mg/dl innerhalb der ersten 24 Lebensstunden), ein Icterus gravis (Gesamtbilirubin >15 mg/dl bei reifen Neugeborenen) und als Ausdruck der extramedullären Blutbildung eine Hepatosplenomegalie. Als Zeichen der gesteigerten Hämatopoese sind Erythroblasten und Retikulozyten im peripheren Blut in großer Zahl nachweisbar.

36.2.2 Hydrops fetalis

Ätiopathogenese Bei schwerer fetaler Anämie (Hämoglobin <8 g/dl) können sich eine intrauterine Hypoxie und Hypoproteinämie infolge einer verminderten Albuminsynthese entwickeln. Veränderungen der Zellpermeabilität und Verminderungen des onkotischen Drucks führen zu generalisierten Ödemen, Höhlenergüssen (Aszites, Pleuraerguss, Perikarderguss), Hypervolämie und Herzinsuffizienz. Beim generalisierten Hydrops kann bereits ein intrauteriner Fruchttod oder eine irreparable zerebrale Schädigung auftreten.

Diagnose Im Rahmen der Schwangerschaftsvorsorge wird bei allen Frauen im Verlauf der Schwangerschaft nach irregulären Antikörpern gesucht, um Inkompatibilitäten in Rh-, Duffy-, Kell- oder anderen Blutgruppensystemen zu erkennen. Mit dem indirekten Coombs-Test werden plazentagängige IgG-Antikörper nachgewiesen. Bei vorhandenen Antikörpern ist eine engmaschige fetale Ultraschalldiagnostik imperativ. Da keine Korrelation zwischen der Höhe vorhandener Antikörper und dem Schweregrad der möglichen Krankheit des Kindes besteht, ist bei vorhandenen Antikörpern ggf. eine sequenzielle Bestimmung der fetalen zerebralen Durchblutung indiziert. Die dopplersonografische Messung der Flussgeschwindigkeit korreliert mit dem Grad der Anämisierung. Nur noch selten wird eine Fruchtwasseruntersuchung (Amniozentese) zur Bilirubinbestimmung durchgeführt. Das Ausmaß der Hämolyse lässt sich durch spektrophotometrische Analyse der optischen Dichte(450 nm) des Fruchtwassers ablesen (Liley-Diagramm). Durch Zuordnung in 3 Gefahrenzonen können der kindliche Zustand beurteilt und entsprechende therapeutische Maßnahmen eingeleitet werden (► Kap. 30). Nach der Geburt sind beim Neugeborenen unverzüglich folgende Bestimmungen durchzuführen:

- Hämoglobinkonzentration
- Serumbilirubin
- Blutgruppenbestimmung
- Coombs-Test
- Retikulozytenzahl
- Blutausstrich

Bei Neugeborenen mit Rh-Erythroblastose ist neben den beschriebenen hämatologischen Auffälligkeiten immer ein positiver direkter Coombs-Test zu finden (Nachweis von inkompletten, an Erythrozyten des Kindes gebundenen Antikörpern). Unmittelbar nach der Geburt kann die Konzentration des indirekten Bilirubins stark ansteigen; es sind engmaschige Bilirubinbestimmungen erforderlich.

Therapie Intrauterine Therapie des Feten. Bei ausgeprägter fetaler Anämie ist eine intrauterine Transfusion in die Bauchhöhle des Kindes oder neuerdings durch Kordozentese in die Nabelvene möglich;

G.F. Hoffmann, M.J. Lentze, J. Spranger, F. Zepp (Hrsg.), *Pädiatrie*,
DOI 10.1007/978-3-642-41866-2_36, © Springer-Verlag Berlin Heidelberg 2014

bei ersten Zeichen eines Hydrops fetalis ist eine vorzeitige Beendigung der Schwangerschaft durch Sectio caesarea notwendig.

Phototherapie Bei leichten Verläufen (einer Rh-Inkompatibilität) kann eine Phototherapie u. U. in 2–3 Ebenen zur Behandlung der Hyperbilirubinämie ausreichen (▶ Kap. 42). Die Indikation für den Beginn einer Phototherapie hängt vom Gestationsalter, Lebensalter, Höhe der Bilirubinkonzentration, Dynamik des Bilirubinanstiegs, vom Ausmaß der Anämie und anderen Risikofaktoren ab.

Austauschtransfusion Zur Vermeidung der Bilirubinenzephalopathie wird nach wie vor eine Austauschtransfusion bei reifen Neugeborenen mit Bilirubinserumkonzentrationen >20 mg/dl empfohlen; bei schweren Grundkrankheiten (Asphyxie, neonatale Sepsis, hämolytische Anämie u. a.) sowie einer Hyperbilirubinämie in den ersten 3 Lebenstagen liegt die Austauschgrenze in dieser Gruppe niedriger. Für Frühgeborene gelten besondere Austauschgrenzen (Frühgeborene mit einem Gewicht von >1500 g: >15 mg/dl, Frühgeborene >1000 g: >10 mg/dl). Der Blutaustausch erfolgt mit kompatiblem Spender-Vollblut in 5- bis 20-ml-Portionen über einen liegenden Nabelvenenkatheter; durch diese Maßnahme wird das 2- bis 3-fache Blutvolumen eines Neugeborenen ausgetauscht, d. h. ca. 90 % der Erythrozyten des Kindes werden neben mütterlichen Antikörpern und verfügbarem Bilirubin eliminiert. Als Komplikationen der Blutaustauschtransfusion können Infektionen (u. a. Sepsis), Katheterperforation, Pfortaderthrombose, Hypotension, Acidose, nekrotisierende Enterokolitis und Elektrolytentgleisungen auftreten. Nach einem Blutaustausch bestehen häufig eine Anämie und Thrombozytopenie; durch eine zusätzliche kontinuierlich durchgeführte Phototherapie kann die Zahl von mehrfachen Austauschtransfusionen gesenkt werden.

Prävention Durch Gabe eines Anti-D-Immunglobulins innerhalb von 72 h nach der Geburt kann die Sensibilisierung einer Rh-negativen Mutter durch die Rh-positiven fetalen Erythrozyten häufig vermieden werden. Die Anti-D-Prophylaxe muss bei Rh-negativen Frauen auch nach Aborten, Amniozentesen oder unsachgemäßer Transfusion mit Rh-positivem Blut durchgeführt werden. Während der ersten Schwangerschaft kann eine maternale Immunglobulinprophylaxe in der 28. Gestationswoche und unmittelbar postpartal die Sensibilisierung auf <1 % reduzieren. Nach bisherigen Kenntnissen scheint die im letzten Trimenon durchgeführte Anti-D-Prophylaxe beim Neugeborenen keine klinisch signifikante Hämolyse auszulösen.

Prognose Trotz adäquater Initialbehandlung entwickeln die Kinder aufgrund der noch vorhandenen Anti-D-Antikörper häufig eine über mehrere Wochen anhaltende Anämie. Bei erhöhten Retikulozytenzahlen und asymptomatischem Kind ist keine weitere Therapie notwendig. Stellen sich eine persistierende Tachykardie sowie andere Zeichen der chronischen Anämie ein, so ist eine weitere Transfusion indiziert. Selten wird eine Pfortaderthrombose nach Austauschtransfusion beobachtet; diese schwerwiegende Komplikation ist therapeutisch nicht zu beeinflussen.

36.2.3 Kernikterus, Bilirubinenzephalopathie

Ätiologie Unkonjugiertes, nicht an Albumin gebundenes Bilirubin kann aufgrund seiner lipophilen Eigenschaften leicht in das zentrale Nervensystem eindringen. Es inhibiert den neuronalen Metabolismus (eine Hemmung der oxidativen Phosphorylierung) und hinterlässt eine irreversible Schädigung im Bereich der Basalganglien, des Globus pallidus, des Nucleus caudatus (Kernikterus), des Hypothalamus, einiger Kerngebiete von Hirnnerven und auch der Großhirnrinde. Bei einer erhöhten Permeabilität der Blut-Hirn-Schranke (schwere Anämie, Hypoxie, Hydrops) kann auch an Albumin gebundenes Bilirubin in das Hirngewebe übertreten.

Pathogenese Die Entstehung einer Bilirubinenzephalopathie wird von folgenden Faktoren beeinflusst: Lebensalter und Reifegrad der Kinder, Überschreiten der Albuminbindungskapazität durch zu hohe Bilirubinspiegel, Verminderung der Bindungskapazität bei Hypalbuminämie, Verdrängung des Bilirubins durch Gallensäuren, freie Fettsäuren (Hypoglykämie!) oder Medikamente und Veränderungen bzw. Schädigung der Blut-Hirn-Schranke nach Asphyxie, Hypoxie, neonataler Meningitis und anderen Krankheiten.

Klinische Symptome Die Frühsymptome der Bilirubinenzephalopathie sind: Apathie, Hypotonie, Trinkschwäche, Erbrechen, abgeschwächte Neugeborenenreflexe und schrilles Schreien. Danach fallen die Neugeborenen durch eine vorgewölbte Fontanelle, eine opisthotone Körperhaltung, muskuläre Hypertonie und zerebrale Krampfanfälle auf. Überlebende Kinder weisen häufig eine beidseitige Taubheit, choreoathetoide Bewegungsmuster sowie eine mentale Retardierung auf.

Therapie Keine therapeutische Maßnahme kann diese irreversible Schädigung rückgängig machen. Heute sollte diese vermeidbare Komplikation nicht mehr auftreten.

36.3 AB0-Erythroblastose

Inzidenz Mit einer AB0-Unverträglichkeit ist bei ca. 1 von 200 Neugeborenen zu rechnen.

Pathogenese Im Gegensatz zur Rh-Inkompatibilität tritt die AB0-Erythroblastose häufig in der ersten Schwangerschaft auf. Mütter mit der Blutgruppe 0 haben natürlich vorkommende Anti-A- und Anti-B-Antikörper (Isoagglutinine), die zur Gruppe der IgM-Antikörper gehören und deshalb nicht die Plazenta passieren. Dennoch bilden einige Schwangere plazentagängige IgG-Antikörper, die gegen die Blutgruppeneigenschaft A, B oder AB des Kindes gerichtet sind. Die mütterliche IgG-Antikörperbildung kann vermutlich durch exogene Ursachen stimuliert werden, z. B. durch Darmparasiten. Als weitere Ursache wird der Übertritt von Erythrozyten des Kindes in die mütterliche Zirkulation diskutiert. Da die Antigenität der Blutgruppeneigenschaften des Kindes erst gegen Ende der Schwangerschaft voll ausgebildet ist, erklärt sich der im Vergleich zur Rh-Inkompatibilität milde Verlauf der hämolytischen Erkrankung beim ersten Neugeborenen sowie die Tatsache, dass Frühgeborene nur extrem selten an einer AB0-Inkompatibilität erkranken. Der Schweregrad der hämolytischen Erkrankung Neugeborener nimmt bei nachfolgenden Schwangerschaften meist nicht zu. Der Grund liegt vermutlich in einer Suppression der IgG-Antikörperbildung durch die natürlich vorkommenden IgM-Anti-A- oder Anti-B-Antikörper.

Klinische Symptome Die Neugeborenen weisen meistens nur eine geringgradige Anämie auf; es besteht nur selten eine Hepatosplenomegalie; die Kinder entwickeln keinen Hydrops. Im peripheren Blut finden sich neben Retikulozyten und Erythroblasten als Ausdruck der gesteigerten Erythropoese Sphärozyten, die infolge der komplementvermittelten Hämolyse durch Fragmentation entstehen.

Erkrankte Neugeborene sind lediglich durch die Hyperbilirubinämie und das damit verbundene Risiko einer Bilirubinenzephalopathie gefährdet.

Diagnose Die wesentlichen diagnostischen Merkmale der AB0-Inkompatibilität im Vergleich zur Rh-Inkompatibilität sind in Tab. 36.1 zusammengefasst.

Therapie Durch eine rechtzeitig begonnene und konsequent durchgeführte Phototherapie können bei den meisten Kindern kritische Bilirubinserumkonzentrationen vermieden werden. Eine Austauschtransfusion ist nur extrem selten durchzuführen. Durch zirkulierende Antikörper kann sich in den ersten Lebenswochen eine in der Regel blande verlaufende Anämie entwickeln.

Tab. 36.1 Unterschiede zwischen der Rh- und AB0-Inkompatibilität

Charakteristikum/Merkmal	Inkompatibilität	
	Rh	AB0
Erkrankung bei erster Schwangerschaft	Selten	Häufig
Frühzeitige Anämisierung des Kindes	+	+
Hyperbilirubinämie während der ersten 24 h post partum	++	+
Erythroblasten	+++	+
Sphärozyten	±	++
Retikulozyten	++	+ bis ++
Direkter Coombs-Test (Kind)	+++	– bis ±
Indirekter Coombs-Test (Mutter)	+++	± – +

36.4 Weitere hämolytische Krankheiten

Blutgruppenunverträglichkeiten gegen andere Erythrozytenantigene (c, E, Kell [K], Duffy u. a.) sind für weniger als 5 % aller hämolytischen Krankheiten der Neonatalperiode verantwortlich. Der direkte Coombs-Test ist bei diesen Unverträglichkeiten immer positiv. Kongenitale Infektionen mit verschiedenen Erregern sowie neonatale Infektionen können eine nichtimmunologische Hämolyse induzieren. Die homozygote α-Thalassämie kann sich ebenfalls unter dem Bild einer schweren hämolytischen Anämie mit Hydrops fetalis präsentieren; auch bei dieser und den folgenden Krankheiten ist der direkte Coombs-Test negativ. Hämolytische Anämie und ausgeprägte Hyperbilirubinämie mit Gefahr der Bilirubinenzephalopathie werden bei Neugeborenen mit hereditärer Sphärozytose oder angeborenen Enzymdefekten wie dem Pyruvatkinase- oder Glukose-6-Phosphat-Dehydrogenasemangel beobachtet.

Literatur

Browers HAA, van Ertbruggen I, Alsbach GPJ et al (1988) What is the best predictor of the severity of ABO-haemolytic disease in the newborn? Lancet 2:641–644

(1991) Epidemiology of Rh hemolytic disease of the newborn in the United States. JAMA 265:3270–3274

Hansen TWR (2000) Kernicterus in term and near-term infants – the specter walks again. Acta Paediatr 89:1155–1157

Johnson LH, Bhutani VK, Brown AK (2002) System-based approach to management of neonatal jaundice and prevention of kernicterus. J Pediatr 140:396–403

Kaplan M, Bromiker R, Hammerman C (2011) Severe neonatal hyperbilirubinemia and kernicterus: are these still problems in the third millennium? Neonatology 100:354–362

Maisels MJ (2009) Neonatal hyperbilirubinemia and kernicterus – not gone but sometimes forgotten. Early Hum Dev 85:727–732

Matsunaga AT, Lubin BH (1995) Hemolytic anemia in the newborn. Clin Perinat 22:803–828

Poland RL (2002) Preventing kernicterus: Almost there. J Pediatr 140:385–386

Rath ME, Smits-Wintjens VE, Walther FJ, Lopriore E (2011) Hematological morbidity and management in neonates with hemolytic disease due to red cell alloimmunization. Early Hum Dev 87:583–588

Trikalinos TA, Chung M, Lau J, Ip S (2009) Systematic review of screening for bilirubin encephalopathy in neonates. Pediatrics 124:1162–1171

Watchko JF, Maisels MJ (2010) Enduring controversies in the management of hyperbilirubinemia in preterm neonates. Semin Fetal Neonatal Med 15:136–140

Watchko JF, Oski FA (1992) Kernicterus in preterm newborns: Past, present and future. Pediatrics 90:707–715

37 Neonatale Alloimmunthrombozytopenie und weitere fetomaternale Inkompatibilitäten

L. Gortner

37.1 Neonatale Alloimmunthrombozytopenie

Ätiopathogenese Analog zur Pathogenese der Rhesusinkompatibilität kommt es durch den Übertritt von mütterlichen Antikörpern – meist Antikörper der Klasse Immunglobuline G gegen das paternal vererbte thrombozytäre Antigen HPA-1a (human platelet antigen) – zu einer Destruktion der kindlichen Thrombozyten. Darüber hinaus ist heute eine zunehmende Zahl weiterer thrombozytärer Antigen, z. B. HPA-3a, HPA-5b, als Auslöser spezifischer antithrombozytärer Antikörper beschrieben. Die durch Antikörper vermittelte Thrombozytendestruktion kann bei der Alloimmunthrombopenie schon in utero ablaufen und intrakranielle Blutungen ab dem 2. Trimenon zur Folge haben.

Daher ist bei der pränatalen Diagnostik im Rahmen von blutungsverdächtigen intrakraniellen Befunden stets eine neonatale Alloimmunthrombozytopenie differenzialdiagnostisch mit abzuklären. Die Häufigkeit der neonatalen Alloimmunthrombopenie wird mit 1 : 800 bis 1 : 1000 Geburten angegeben.

Klinische Symptome Die klinischen Zeichen Neugeborener mit neonataler Alloimmunthrombozytopenie ähneln denen Neugeborener mit Thrombozytopenien anderer Ursachen. Die als Komplikation neonataler Thrombopenien auftretenden intrakraniellen Blutungen mit entsprechend schweren Residualsymptomen geben Anlass für eine gezielte Abklärung und Therapie der Ursache.

Diagnose und Differenzialdiagnose Folgende Differenzialdiagnosen kommen als Ursache für neonatale Thrombozytopenien infrage:

- Mütterliche hypertensive Erkrankungen mit intrauteriner Wachstumsretardierung (IUGR)
- HELLP-Syndrom
- Infektiöse, intrauterine Ursachen (TORCHES)
- Neonataler Beginn einer Thrombopenie im Rahmen einer bakteriellen Sepsis, Asphyxie und thrombotischen Erkrankungen, z. B. venöse Nierenthrombose

Die gezielte Antikörperdiagnostik ergänzt die o. g. differenzialdiagnostischen Untersuchungen und wird in entsprechend spezialisierten Laboratorien vorgehalten.

Zu den im Rahmen von syndromalen Grunderkrankungen bzw. hämatologisch-onkologischen Grunderkrankungen früh manifesten Thrombopenien wird auf ► Kap. 180 verwiesen.

Therapie Thrombozytenzahlen $<30 \times 10^9$/l gelten bei Neugeborenen als Indikation für die Transfusion von Thrombozytenkonzentraten, wobei hier entweder die Mutter des Patienten oder, wenn nicht verfügbar, HPA-1a-negative sowie HPA-5b-negative Spender bevorzugt werden sollten. Die weitere Therapie besteht in der intravenösen Gabe von Immunglobulinen über 2–5 Tage und kommt bei Blutungskomplikationen oder fehlendem Anstieg der Thrombozytenzahlen zum Einsatz.

Da die neonatale Alloimmunthrombozytopenie bei nachfolgenden Graviditäten ein hohes Wiederholungsrisiko zeigt, sollten solche Schwangerschaften in Zentren überwacht und ggf. therapiert werden.

37.2 Neonatale Alloimmunneutropenien

Ätiopathogenese Neonatale Alloimmunneutropenien sind das Resultat einer mütterlichen IgG-Antikörper-Produktion gegen väterlich vererbte spezifische Neutrophilen-Alloantigene. Wie bei den zuvor dargestellten immunologisch bedingten thrombozytären Inkompatibilitäten kommt es vor der Geburt zu einem diaplazentaren Übertritt von Antikörpern. Aufgrund einer schon zuvor bzw. während der Schwangerschaft beginnenden Antikörperproduktion werden neonatale Alloimmunneutropenien schon in rund 40 % während der ersten Schwangerschaft beobachtet.

Die Häufigkeit wird bis zu 1 : 500 Geburten angegeben.

Diagnostik Neben dem Nachweis von Blutbildveränderungen im Sinne einer Neutropenie mit häufig <500 Neutrophilen/µl sind spezifische Neutrophilen-Alloantikörper gegen die Antigentypen HNA-1a, HNA-1b sowie HNA-1c (*human neutrophilantigen*) nachweisbar.

Der Nachweis dieser Allo-Antikörper bestätigt die Pathogenese als neonatale Alloimmunneutropenie.

Klinische Symptome Die Klinik bei der neonatalen Alloimmunneutropenie besteht klinisch in der Manifestation von bakteriellen Nabel- sowie Hautinfektionen, die ein unerwartetes Ausmaß bzw. einen unerwartet schweren Verlauf nehmen. Demgegenüber vergleichsweise selten sind septische infektiöse Komplikationen während der Neonatalperiode ebenso wie bedrohliche infektiöse Organmanifestationen, wie eitrige Meningitiden oder bakteriell neonatale Pneumonien.

Therapie Die Behandlung besteht in der antibiotischen Therapie der als Komplikation der Neutropenie auftretenden bakteriellen Infektion, in Einzelfällen wurden die intravenöse Applikation von Immunglobulinen sowie die Gabe von rekombinanten granulozytenstimulierenden Wachstumsfaktoren diskutiert.

Die Prognose der Krankheit ist im Regelfall gut, die Blutbildveränderungen bilden sich normalerweise innerhalb der ersten 8 Lebenswochen zurück.

Literatur

Bussel JB, Sola-Visner M (2009) Current approaches to the evaluation and management of the fetus and neonate with immune thrombocytopenia. SeminPerinatol 33:35–42

Chakravorty S, Roberts I (2012) How I manage neonatal thrombocytopenia. Br J Haematol 156:155–162

Cook TJ, Qiu CC, Dickinson JE (2012) A review of the contemporary management of fetal and neonatal alloimmune thrombocytopenia in an Australian tertiary obstetric hospital. Aust N Z J Obstet Gynaecol 52(4):321–326

Desenfants A, Jeziorski E, Plan O et al (2011) Intravenous immunoglobulins for neonatal alloimmune neutropenia refractory to recombinant human granulocyte colony-stimulating factor. Am J Perinatol 28:461–466

G.F. Hoffmann, M.J. Lentze, J. Spranger, F. Zepp (Hrsg.), *Pädiatrie*,
DOI 10.1007/978-3-642-41866-2_37,

37

38 Perinatale Asphyxie und hypoxisch-ischämische Enzephalopathie

M. Rüdiger

Definition Unter dem Begriff der „Perinatalen Asphyxie“ (griechisch: Pulslosigkeit) wird der Zustand eines unter der Geburt aufgetretenen Sauerstoffmangels zusammengefasst. Dem Sauerstoffmangel können verschiedene Ursachen zugrunde liegen. Dabei ist zwischen einer reinen Hypoxie, d. h. einem Missverhältnis zwischen Sauerstoffangebot und -bedarf, und einer Ischämie zu unterscheiden. Bei letzterer führt die unzureichende Gewebedurchblutung zusätzlich zu einem Substratmangel und einer beeinträchtigten Elimination von Stoffwechselprodukten. In Abhängigkeit von der Definition liegt die Häufigkeit einer Asphyxie zwischen 8 und 0,3 % aller Lebendgeborenen.

Die hypoxisch-ischämische Enzephalopathie (HIE) stellt eine Untergruppe der neonatalen Enzephalopathien dar, welche ihre Ursache in einer Minderversorgung des Gehirns hat – häufig als Folge einer Asphyxie (▶ Kap. 39).

Pathopyhsiologie Auf zellulärer Ebene führt die Hypoxie zu einem primären Energiemangel, für die Energieversorgung der Zellen wird die anaerobe Glykolyse erforderlich. In der Folge kommt es zu einer Reduktion des zellulären Gehaltes an ATP und Phosphokreatin, zu einer Gewebeazidose und einem Anstieg an intrazellulärem Kalzium. Die resultierende osmotische Dysregulation verursacht ein zelluläres Ödem. Unter bestimmten, bisher noch nicht vollständig verstandenen Umständen kommt es trotz Wiederherstellung der Energieversorgung zu einem sekundären Energiemangel.

Besteht der primäre Energiemangel zu lange, führt dieser zur zellulären Nekrose und einem irreversiblen Zellschaden. Wird der primäre Energiemangel rechtzeitig behoben, können sich die Zellen ohne weitere Schädigung erholen, es kommt zur Restitutio ad integrum. In Abhängigkeit von der Vulnerabilität der einzelnen Gewebetypen führt der sekundäre Energiemangel zur zellulären Apoptose. Diese tritt meist erst einige Stunden nach der primären Schädigung in der Phase der Reoxygenierung ein. Das Zeitintervall bis zum Beginn der Apoptose ist das therapeutische Fenster, eine Zeitspanne, in welcher therapeutische Interventionen zur Vermeidung oder Minimierung der Apoptose begonnen werden müssen.

Klinische Symptome Eine kurzzeitige Asphyxie manifestiert sich zunächst als primäre Apnoe. In dieser Phase sind Blutdruck und Herzfrequenz noch ausreichend, die schlechte Oxygenierung führt zu einer Zyanose, welche den früher verwendeten Begriff der „blauen Asphyxie“ erklärt. Bei längerem Bestehen der Asphyxie geht die primäre in eine sekundäre Apnoe über, welche durch einen niedrigen Blutdruck und eine Bradykardie gekennzeichnet ist und früher unter dem Begriff der „weißen Asphyxie“ zusammengefasst wurde.

Der Übergang zwischen primärer und sekundärer Apnoe ist fließend, für die Beurteilung des Zustandes des Neugeborenen sind die im Apgar-Score verwendeten klinischen Parameter wichtig. Die einzelnen Komponenten des Apgar-Scores sind dabei als voneinander abhängige klinische Parameter zu betrachten, wobei eine schlechte Respiration am Anfang steht, welche zu einer Beeinträchtigung der Oxygenierung führt. Die schlechte kardiale Sauerstoffversorgung manifestiert sich in einer Bradykardie mit einer resultierender Beeinträchtigung des Muskeltonus und letztlich eingeschränkten Reflexen. Diese Betrachtung erlaubt sowohl eine Beurteilung des Zustandes als auch das Ableiten der notwendigen Interventionen.

In Abhängigkeit von der Schwere der Asphyxie und der Vulnerabilität der einzelnen Organsysteme manifestiert sich die Asphyxie sehr unterschiedlich. Häufig entwickelt sich eine neurologische Schädigung mit dem klinischen Bild einer hypoxisch-ischämischen Enzephalopathie. Außerdem können in unterschiedlichem Ausmaß die Nieren (Olig- oder Anurie), Leber (Gerinnungsstörungen) oder der Darm (hämorrhagische Enteritis) betroffen sein.

Diagnose der Aspyhxie Voraussetzung für das Auftreten einer perinatalen Asphyxie ist eine in diesem Sinne auffällige Geburtsanamnese. Diese kann ein schlechtes CTG, eine vorzeitige Plazentalösung, eine Nabelschnurumschlingung oder einen mütterlichen Notfall beinhalten.

Das betroffene Neugeborene weist nach der Geburt eine deutliche klinische Beeinträchtigung auf, welche zumindest eine Unterstützung der postnatalen Anpassung, wenn nicht sogar eine Reanimation erfordert. In den meisten klinischen Studien wurde ein Apgar-Score ≤5 zum Zeitpunkt 5 bzw. 10 min nach Geburt als ein Parameter für eine Aspyhxie verwendet. Allerdings muss man bei Verwendung des Apgar-Scores dessen große Variabilität und damit eingeschränkte Reproduzierbarkeit beachten.

Ein weiterer Parameter für die Diagnostik der Asphyxie ist ein niedriger Nabelarterien-pH. In Abhängigkeit von den verwendeten Grenzwerten unterscheidet sich die Häufigkeit einer Asphyxie in verschiedenen Untersuchungen. Ungefähr 0,3 % aller Neugeborenen weisen einen, in klinischen Studien häufig verwendeten, Nabelarterien pH von <7,0 auf. Ist kein Nabelarterien-pH verfügbar, kann alternativ eine arterielle Blutgasanalyse innerhalb der ersten 30 Lebensminuten durchgeführt werden. Hier finden sich bei Neugeborenen mit Asphyxie noch immer ein niedriger pH bzw. erhöhtes Basendefizit oder Laktat.

Weitere Parameter zur Abschätzung der Schwere einer perinatalen Asphyxie wurden untersucht, allerdings erlaubt keiner dieser Parameter valide klinische Aussagen und konnte sich daher nicht in der klinischen Praxis etablieren.

Diagnose der Enzephalopathie Wichtig für den rechtzeitigen Beginn von Interventionen im therapeutischen Fenster ist eine frühzeitige Diagnose, welche Organsysteme in welchem Ausmaß von der Asphyxie betroffen wurden.

Die größte klinische Bedeutung für die Spätmorbidität der Asphyxie hat die HIE, so dass ein asphyktisches Neugeborenes sofort mit dem Ziel zu untersuchen ist, eine neurologische Schädigung zu erkennen. Die betroffenen Neugeborenen fallen meistens mit einem muskulären Hypo- oder Hypertonus bzw. Krampfanfällen auf. In der klinischen Praxis eignen sich für die Untersuchung insbesondere der Sarnat- oder Thompson-Score (▶ Kap. 39).

Als weiteres diagnostisches Hilfsmittel hat sich das amplitudenintegrierte EEG (aEEG) etabliert, welches Aussagen zur Schwere der Enzephalopathie ermöglicht.

Die Schädelsonografie mit Messung des zerebralen Resistenz-Index liefert unmittelbar nach der Schädigung noch keine zuverlässigen Aussagen. Unter Hypothermiebehandlung ist die prädiktive Aussagekraft ebenfalls eingeschränkt.

G.F. Hoffmann, M.J. Lentze, J. Spranger, F. Zepp (Hrsg.), *Pädiatrie*,
DOI 10.1007/978-3-642-41866-2_38,

Weitere diagnostische Methoden, wie MRT oder EEG stehen zur Verfügung, konnten sich jedoch – wegen des erhöhten Zeitaufwandes und der resultierenden Verzögerung therapeutischer Interventionen – bisher nicht in der klinischen Routine durchsetzen.

Hypothermie – eine therapeutische Option Die Effektivität der Hypothermiebehandlung wurde in mehreren klinischen Studien belegt, so dass diese entsprechend der aktuellen Reanimationsempfehlungen heute Standard ist.

Jedes Neugeborene, welches entsprechende Auffälligkeiten in der Geburtsanamnese zeigt, sollte auf das Vorliegen einer perinatalen Asphyxie untersucht werden (Apgar, Reanimationsbedarf, NA-ph). Wird die Diagnose der Asphyxie gestellt, ist eine umgehende neurologische Untersuchung des Neugeborenen erforderlich. Ist diese am Geburtsort nicht möglich, muss eine Verlegung in ein entsprechendes Zentrum erfolgen. Bei Vorliegen einer moderaten oder schweren Enzephalopathie, ist die Hypothermiebehandlung unverzüglich zu beginnen.

Unter Hypothermiebehandlung liegt die Körpertemperatur zwischen 33–34 °C (Ganzkörperkühlung) oder 34–35 °C (selektive Kopfkühlung). Nach Kühlung für 72 h sollte das Aufwärmen mit ca. 0,5 °C/h erfolgen. Unter Hypothermiebehandlung kann es zu Gerinnungsstörungen, Herzrhythmusstörungen, Thrombozytopenien sowie einer Beeinflussung des Metabolismus kommen. Letzteres ist insbesondere für die Dosierung von Medikamenten (z. B. Morphium) zu beachten.

Literatur

Elstad M, Whitelaw A, Thoresen M (2011) Cerebral resistance index is less predictive in hypothermic encephalopathic newborns. Acta Paediatr 100(10):1344–1349

Perlman M, Wyllie JP, Kattwinkel J et al (2010) Neonatal Resuscitation: 2010 International consensus on cardiopulmonary resuscitation and emergency cardiovascular care science with treatment recommendations. Pediatrics 126(e1319):e1344

Pinheiro JMB (2009) The Apgar cycle: a new view of a familiar scoring system. Arch Dis Child Fetal Neonatal Ed 94:F70–F72

Rüdiger M, Aguar M (2012) Assessment of the newborn in the delivery room. NeoReviews 13:6

Rüdiger M, Braun N, Gurth H, Bergert R, Dinger J (2011) Preterm resuscitation I: Clinical approaches to improve management in delivery room. Early Hum Dev 87:749–753

Thoresen M, Hellström-Westas L, Liu X, de Vries L (2010) Effect of hypothermia on amplitude-integrated electroencephalogram in infants with asphyxia. Pediatrics 126(e131):e139

39 Neurologie des Neugeborenen

C. Bührer

39.1 Gehirnläsionen bei Frühgeborenen

39.1.1 Intraventrikuläre Hirnblutung

Definition und Pathophysiologie Bei 10–20 % aller Frühgeborenen mit einem Gestationsalter von weniger als 32 Wochen kommt es in den ersten Tagen nach der Geburt zu charakteristischen Blutungen am Boden der Seitenventrikel im Bereich der sog. germinalen Matrix, direkt unterhalb der thalamokaudalen Furche. An dieser Stelle weisen die Blutgefäße während des mittleren Schwangerschaftsdrittels infolge schnellen Wachstums eine aufgelockerte Struktur auf, die lokale Expression von VEGF[1]und COX-2[2]ist stark erhöht. Hier kann es kurz nach der Geburt, in seltenen Fällen auch pränatal, zu einer Ruptur der Gefäße kommen. Das Blutungsrisiko nimmt in den ersten Tagen nach der Geburt rasch ab, mit Abschluss der Perinatalperiode (7 Tage) treten nur noch in Ausnahmefällen Blutungen auf. Je unreifer ein Kind bei der Geburt ist, desto höher ist das Risiko für eine intraventrikuläre Hirnblutung (IVH) – das Risiko ist bei einem Gestationsalter von 24 Wochen rund 10-mal höher als mit 30 Schwangerschaftswochen. Blutungen im Bereich der germinalen Matrix bei reifen Neugeborenen sind sehr ungewöhnlich und sollten Anlass sein, nach speziellen Ursachen zu suchen (z B. Sinusvenenthrombose).

In Abhängigkeit vom Ausmaß der Blutung werden 4 Stadien der IVH unterschieden:

- Bei der IVH Grad 1 bleibt die Blutung auf die germinale Matrix beschränkt (subependymale Blutung), streng genommen handelt es sich dabei also nicht um eine intraventrikuläre Hirnblutung (◘ Abb. 39.1a).
- Bei der IVH Grad 2 bricht die Blutung in den Liquor des Seitenventrikels durch, mindestens die Hälfte des Ventrikellumens bleibt jedoch frei von Blut (◘ Abb. 39.1b).
- Bei der IVH Grad 3 ist der Seitenventrikel mehr oder weniger vollständig mit Blut gefüllt, es kommt zu einer Aufweitung des Seitenventrikels (◘ Abb. 39.1c).
- Ist der Ventrikel mit Blut tamponiert, kann es durch Druckerhöhung im daneben liegenden Marklager zu einer venösen Abflussbehinderung kommen, mit der Folge eines hämorrhagischen Infarkts (◘ Abb. 39.1d). Ein solcher posthämorrhagischer Infarkt wird auch IVH Grad 4 bezeichnet, weil man ursprünglich davon ausging, dass das Blut aus dem Seitenventrikel in das daneben liegende Parenchym überschwappte. Obwohl diese pathophysiologische Vorstellung zwischenzeitlich revidiert wurde, wird vielerorts weiterhin der Begriff IVH Grad 4 benutzt.

Diagnostik, Therapie und Verlauf Aus der Schlüsselrolle, die VEGF und COX-2 spielen, erklärt sich die rasche Abnahme der Blutungsgefahr mit zunehmendem postnatalen Alter – der O_2-Anstieg nach der Geburt führt zu einer Suppression der erhöhten VEGF-Sekretion – und die präventive Wirkung des COX-2-Inhibitors Indomethacin, wenn das Medikament unmittelbar in den ersten Stunden nach der Geburt gegeben wird. Eine zum Zeitpunkt der Geburt sich abspielende bakterielle Infektion, die zu einer erhöhten COX-2-Expression im gesamten Körper des Kindes führt, ist hingegen mit einem stark erhöhten IVH-Risiko assoziiert. Faktoren, welche die lokale Durchblutung im Gehirn erhöhen (hohe CO_2-Werte, die vasodilatorisch wirken; Pufferung mit $NaHCO_3$, woraus wiederum CO_2entsteht; Vasopressoren, wie etwa Dopamin), bergen die Gefahr, dass aus einer kleinen Blutung eine große wird. Mit Maßnahmen, die geeignet sind, postnatale Blutdruckschwankungen zu vermeiden (insbesondere fetale Lungenreifung, Verlegung der Schwangeren in ein Perinatalzentrum, wo strukturelle und personelle Ausstattung eine optimale Versorgung gewährleisten, vorsichtiger Einsatz blutdrucksteigernder Medikamente), lässt sich die Rate schwerer IVHs senken. Aus randomisierten Studien ist zudem bekannt, dass ein verzögertes Abnabeln nach Geburt (wodurch ein größerer Teil des plazentaren Blutes in das Kind gelangt) ebenfalls die IVH-Rate senkt.

Das bevorzugte Verfahren der IVH-Diagnostik stellt die bettseitige Schädelsonografie dar (◘ Abb. 39.1). Mit ihr lassen sich auch kleinere intraventrikuläre Blutungen nachweisen, die zum Zeitpunkt ihres Entstehens klinisch stumm sind. Größere Blutungen können sich akut infolge des Blutverlustes mit den klinischen Zeichen des hämorrhagischen Schocks bemerkbar machen (Zentralisierung, Tachykardie, Hyperglykämie).

Auch kleinere Blutungen (IVH Grad 1 und 2), früher als klinisch unbedeutsam eingestuft, können mit späteren Entwicklungsrückständen und -defiziten einhergehen. Bei großen Blutungen (IVH Grad 3) kann es infolge der Liquorabflussstörung durch geronnenes Blut in den ersten Wochen nach der Blutung zu einem progredienten posthämorrhagischen Hydrozephalus kommen, der eine externe Drainage, ggf. eine Spülung und die Anlage eines ventrikuloperitonealen Shunts erforderlich machen kann. Eine paraventrikuläre hämorrhagische Infarzierung (IVH Grad 4) ist nahezu obligat mit einem Gewebeuntergang in der weißen Substanz verbunden, nach einigen Wochen zeigt sich nach Resorption des nekrotischen Bezirks eine lokale Porenzephalie. Je nach Größe und Lokalisation ist als funktionelle Folge später eine umschriebene Bewegungsstörung (Zerebralparese) zu erwarten.

39.1.2 Periventrikuläre Leukomalazie

Epidemiologie und Pathophysiologie Die periventrikuläre Leukomalazie (PVL) ist rund 10-mal seltener als die IVH. Betroffen sind fast ausschließlich Frühgeborene, innerhalb dieser Gruppe ist die Assoziation mit der Schwangerschaftsdauer jedoch gering. Das höchste Risiko weisen Frühgeborene mit einem Gestationsalter von 28–30 Wochen auf. Die einzigen bekannten Risikofaktoren sind Infektionen (sowohl prä- wie postnatal, auch viral) und eine Hypokapnie (pCO_2 <35 mmHg) bei beatmeten Kindern.

Diagnostik und Differenzialdiagnose Histologisch ist die PVL durch einen Untergang sämtlicher Zellarten im Versorgungsgebiet

1 VEGF: Vascular endothelial growth factor, für das Wachstum von Gefäßen essenzielles Peptidhormon, destabilisiert die Gefäßwand als Voraussetzung für das Aussprossen von neuen Gefäßen. Wird bei niedrigem Sauerstoffangebot hochreguliert, bei hohem Sauerstoffangebot herunterreguliert.

2 COX-2: Cyclooxygenase-2, Schlüsselenzym der Prostaglandinsynthese, wird durch nichtsteroidale Antiphlogistika gehemmt

G.F. Hoffmann, M.J. Lentze, J. Spranger, F. Zepp (Hrsg.), *Pädiatrie*,
DOI 10.1007/978-3-642-41866-2_39, © Springer-Verlag Berlin Heidelberg 2014

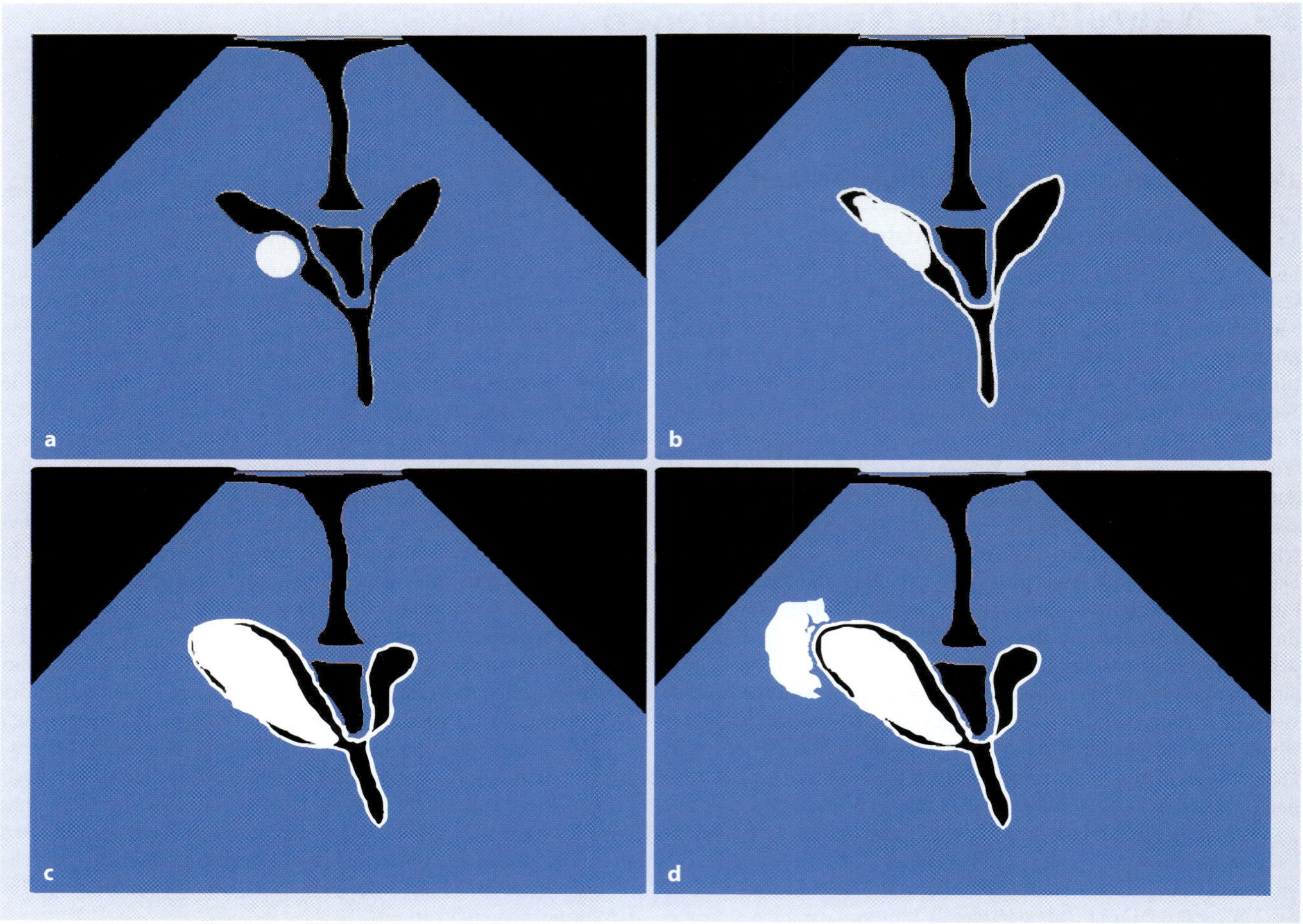

Abb. 39.1a–d Sonografie bei IVH. **a** Schematische Darstellung Sektorschallkopfbild, Koronarschnitt durch die große Fontanelle: IVH Grad 1 rechts. Die über der Blutung liegende Ventrikelwand wölbt sich in den rechten Seitenventrikel vor, ohne zu rupturieren. **b** IVH Grad 2 rechts. Im Seitenventrikel stellt sich Blut dar (echoreich), das Ependym wirkt durch anhaftende Erythrozyten echoreicher. **c** IVH Grad 3 rechts. Das Blut füllt den Seitenventrikel zu mehr als 50 % aus, der Seitenventrikel erscheint balloniert, die thalamokaudale Furche ist verstrichen. **d** IVH Grad 3 mit paraventrikulärem hämorrhagischen Infarkt (auch als IVH Grad 4 bezeichnet). In der weißen Substanz lateral des betroffenen Seitenventrikels finden sich unregelmäßig begrenzte Echogenitätsanhebungen, die sich nach einigen Wochen in porenzephale Zysten umwandeln

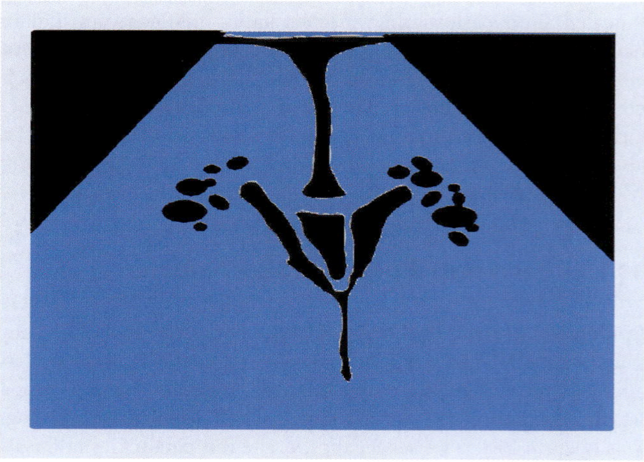

Abb. 39.2 Zystische periventrikuläre Leukomalazie, schematische Darstellung Sektorschallkopfbild, Koronarschnitt durch die große Fontanelle. Beidseitige, unregelmäßig große, zum Teil konfluierende Zysten ohne Wandbegrenzung lateral der Seitenventrikel

funktioneller Endarterien in der weißen Substanz gekennzeichnet. Meist sind beide Hemisphären gleichermaßen betroffen. Nach Resorption der nekrotischen Substanz kommt es in der weißen Substanz zu Defekten, die meist perlschnurartig angeordnet sind (zystische PVL). Sonografisch ist die PVL zum Zeitpunkt ihres Entstehens schwer zu erfassen, ggf. sind unregelmäßige Echogenitätsanhebungen (flares) zu sehen. Erst nach stattgehabter zystischer Resorption, d. h. rund 2 Wochen nach Ausbildung der Infarkte, wird die PVL sonografisch sichtbar (Abb. 39.2). In der Neonatalzeit ist die PVL klinisch stumm, mit beginnender Kortikalisierung der Bewegungssteuerung zeigt sich das Bild einer beinbetonten spastischen Zerebralparese – aufgrund ihres anatomischen Verlaufs sind die für die untere Körperhälfte zuständigen Nervenfasern stärker betroffen.

Von der zystischen PVL zu unterscheiden sind diffuse Myelinisierungsstörungen (white matter disease), die 20–30 % aller kleinen Frühgeborenen aufweisen. Ihre Genese ist unklar. Möglicherweise sind sie mit motorischen Ungeschicklichkeiten assoziiert, die vielen ehemaligen Frühgeborenen vor allem im Kindergartenalter zu schaffen machen, ohne später Alltagsrelevanz zu erlangen.

39.2 Psychomotorische Entwicklungsstörungen von ehemaligen Frühgeborenen

39.2.1 Zerebralparese

Epidemiologie Obwohl nur 7–9 % aller Kinder Frühgeborene sind, d. h. Neugeborene mit einem Gestationsalter von weniger als 37 Wochen, wird etwa die Hälfte aller Zerebralparesen bei ehemaligen Frühgeborenen diagnostiziert. Jedoch leidet nur ein kleiner Anteil ehemaliger sehr unreifer Frühgeborener an Zerebralparesen (weniger als 10 %). Zerebralparesen von Frühgeborenen liegt oft eine in der zerebralen Ultraschalluntersuchung erfassbare anatomische Läsion zugrunde (posthämorrhagischer Hydrozephalus, Porenzephalie, zystische periventrikuläre Leukomalazie).

Während die einer Zerebralparese zugrunde liegende Hirnläsion stationär ist, „entwickelt" sich die neurologische Störung im Laufe der zunehmenden Kortikalisierung der Bewegungssteuerung während der ersten beiden Lebensjahre, so dass spätestens im Alter von 2 Jahren die Diagnose einer Zerebralparese gestellt werden kann. Der bei Frühgeborenen vorherrschende Lähmungstyp ist die beinbetonte bilaterale spastische Parese, dystone und ataktische Zerebralparesen machen zusammen weniger als 10 % aller Zerebralparesen bei Frühgeborenen aus.

Der Schweregrad der motorischen Beeinträchtigung der unteren Extremität (Gehfähigkeit) wird mithilfe der GMFCS-Skala (Gross Motor Function Classification System) beschrieben (▶ Kap. 210), der Schweregrad der motorischen Beeinträchtigung der oberen Extremität (alltägliche Verrichtungen) mit der MACS-Skala (Motor Ability Classification System).

39.2.2 Kognitive Störungen

Kognitive Störungen werden vor allem bei Schuleintritt für das betroffene Kind und seine Familie zum Problem. Das Risiko für Schulschwierigkeiten steigt linear mit sinkendem Gestationsalter an, etwa die Hälfte aller Frühgeborenen mit einem Gestationsalter von 24 Wochen bedarf bei oder nach der Einschulung besonderer Hilfe (bei reifgeborenen Kindern liegt der Anteil bei weniger als 5 %). Die Mehrzahl der späteren Schulschwierigkeiten ist nicht auf einen umschriebenen Gewebeuntergang zurückzuführen, der sich sonografisch erfassen ließe, sondern liegt in Störungen der postnatalen Hirnentwicklung begründet. Bei Frühgeborenen mit einem Gestationsalter von weniger als 28 Schwangerschaftswochen sind Jungen deutlich schwerer betroffen als Mädchen. Kognitive Entwicklungsstörungen bedürfen zu ihrer Erfassung einer standardisierten Testung (in den ersten beiden Lebensjahren z. B. mit den Griffiths- oder Bayley-Skalen, später Kaufman-ABC, ab 5 Jahren Intelligenztests für Kinder, ▶ Kap. 17). Solche Untersuchungsverfahren helfen einerseits, ein Kind vor Überforderungen nach der Einschulung zu bewahren. Normale oder fast normale Testergebnisse schützen andererseits vor Trugschlüssen, bei allfälligen Schulschwierigkeiten vorschnell die Frühgeburtlichkeit verantwortlich zu machen, statt nach anderen Ursachen für Konflikte und Versagen in der Schule zu suchen. Insgesamt benötigen ehemalige extrem unreife Frühgeborene rund ein Jahr länger bis zur Erlangung eines berufsqualifizierenden Abschlusses, ihr Einkommen liegt als Erwachsene rund 25 % niedriger als das von reifgeborenen Kindern aus einer vergleichbaren sozialen Schicht.

39.2.3 Affektive Störungen

Ehemalige Frühgeborene weisen ein erhöhtes Risiko für Aufmerksamkeitsstörungen und Hyperaktivität auf (vor allem Jungen) (▶ Kap. 236), andererseits sind ehemalige Frühgeborene (vor allem Mädchen) oft scheuer und vorsichtiger als gleichaltrige Kinder. Die geringere Risikobereitschaft wirkt sich in der Pubertät durchaus positiv aus (weniger unerwünschte Schwangerschaften, weniger Alkohol- und Drogenprobleme). Ihre Beziehungs-, Liebes- und subjektive Glücksfähigkeit sind nicht eingeschränkt. Trotz des schwierigen Starts sind Familien mit einem extrem unreifen Frühgeborenen nicht stärker von Zwist und Zerfall bedroht als andere Familien.

39.3 Gehirnläsionen bei Reifgeborenen

39.3.1 Intrakranielle Blutungen

Kernspintomografische Untersuchungen von reifen, klinisch unauffälligen Neugeborenen haben gezeigt, dass rund 20–30 % dieser Kinder kleinere intrakranielle Blutungen (epidural, subdural, subarachnoidal, parenchymatös) aufweisen. Da sie meist kalottennah lokalisiert sind, entgehen sie für gewöhnlich der Ultraschalldiagnostik. Nur in seltenen Fällen (geburtstraumatische Schädelfraktur, angeborene Gerinnungsstörung) kann wegen Kompressionseffekten eine neurochirurgische Intervention erforderlich werden. Eine spezielle Situation stellen mehrzeitige Blutungen bei schweren Alloimmun-Thrombozytopenien dar, die eine zügige Thrombozytentransfusion erforderlich machen.

39.3.2 Perinataler Hirninfarkt/Schlaganfall

Bei Neugeborenen mit einem Infarkt im Versorgungsgebiet einer der großen aus dem Circulus Wilisii abgehenden Arterien (in 80 % linke A. cerebri media) kommt es typischerweise im Alter von 12–24 h zu einem seitenbetonten Krampfanfall. Vorher und hinterher sind die Kinder neurologisch unauffällig, in der Blutgasanalyse sieht man u. U. eine vorübergehende Laktatacidose. Im Ultraschall zeigen sich oft zunächst keine fassbaren Veränderungen, während sich das Infarktareal in der diffusionsgewichteten Kernspintomografie eindrucksvoll hell darstellt. Beim konventionellen oder seitengetrennt abgeleiteten amplitudenintegrierten EEG springt die Unterschiedlichkeit der Signale auf der betroffenen und der nichtbetroffenen Seite sofort ins Auge, obwohl auch die primär nicht betroffene Seite Veränderungen aufweisen kann.

Klinische Symptome Das Leitsymptom in der Akutphase sind zerebrale Krampfanfälle, die über einen kurzen Zeitraum (ca. 2 Wochen) eine antikonvulsive Therapie erforderlich machen. Danach ist der Infarkt klinisch stumm, bis sich nach einigen Monaten eine mehr oder weniger ausgeprägte Hemisymptomatik entwickelt. Die Hemisymptomatik spricht erstaunlich gut auf konsequente Physio- und Ergotherapie an. Die Langzeitprognose ist stark abhängig davon, inwieweit Thalamusstrukturen in das Infarktgeschehen mit einbezogen waren.

Ätiologie Die Ätiologie der perinatalen Infarkte (Inzidenz ca. 1:2000 Geburten) liegt im Dunkeln. Ein Gefäßverschluss lässt sich bei der kernspintomografischen Untersuchung nur in Ausnahmefällen nachweisen. Polymorphismen im Gerinnungssystem, die mit einer prothrombotischen Diathese einhergehen, wie etwa Faktor-V-

Leiden, sind bei Neugeborenen mit einem perinatalen Infarkt etwas häufiger als in der Normalbevölkerung, ohne dass sich daraus für die weitere Betreuung des Kindes Konsequenzen ergeben würden. In den USA wird ein Kokainabusus der Mutter während der Schwangerschaft mit perinatalen Infarkten in Zusammenhang gebracht, was in Mitteleuropa jedoch fast keine Rolle spielt. Häufiger findet man Zeichen einer Plazentainsuffizienz gegen Ende der Schwangerschaft. Möglicherweise liegen vielen perinatalen Infarkten Embolien zugrunde, die aus thrombosierten plazentaren Gefäßen stammen und bei der Geburt über das Foramen ovale in den großen Kreislauf gelangen. Dies würde das fast völlige Fehlen eines Wiederholungsrisikos erklären.

39.3.3 Sinusvenenthrombose

Die Anamnese von Neugeborenen mit Sinusvenenthrombose ähnelt oft der von Neugeborenen mit perinatalem Infarkt, allerdings treten die Krampfanfälle eher später (am 2. oder 3. Lebenstag) auf. Auch eine atypische Hirnblutung, z B. eine IVH an ansonsten typischer Stelle bei einem reifen Neugeborenen, kann Ausdruck der Thrombosierung intrakranieller venöser Blutleiter sein, die insgesamt deutlich seltener sind als perinatale arterielle Infarkte. Die Diagnostik erfolgt über Ultraschall und Kernspintomografie. Als Ausdruck der endogenen Thrombolyse sind erhöhte D-Dimere nachweisbar. Die therapeutische Wertigkeit einer vorübergehenden niedrig dosierten Heparinisierung ist umstritten.

39.4 Geburtstraumatische Schäden

39.4.1 Hypoxisch-ischämisch Enzephalopathie

Pathophysiologie Bei jeder Geburt kommt es zu einem physiologischen Wechsel der Zuständigkeit für die Sauerstoffversorgung des Kindes von der Plazenta zu den Lungen. Bei einer kurzzeitigen Unterbrechung der Sauerstoffversorgung kann die ATP-Gewinnung aus Glukose intrazellulär auf anaerobe Glykolyse umgestellt werden, wobei jedoch aus einem Molekül Glukose neben 2 Molekülen Milchsäure (Laktat) nur 2 Moleküle ATP entstehen (gegenüber 38 bei aerober Verbrennung zur Kohlendioxid und Wasser). Sinkt der intrazelluläre ATP-Spiegel unter ein kritisches Maß ab, kommt es zunächst zu einem Verlust spezifischer zellulärer Funktionen (die Zelle streikt), bei längerem ATP-Mangel kollabiert der Erhaltungsstoffwechsel der Zelle (die Zelle stirbt – Nekrose). Ein nekrotischer Zelltod ist auch nach Wiederherstellung der Sauerstoffversorgung nicht mehr umkehrbar, während eine nur funktionsgestörte Zelle sich wieder erholen kann. Besonders terminal ausdifferenzierte Neurone und Oligodendrogliazellen im Gehirn von reifen Neugeborenen reagieren aber in dieser Situation leicht mit der Initiierung eines aktiven Selbstmordprogramms (Apoptose), das mit einem Zeitverzug von 8–12 h den Zelluntergang einläutet. Obwohl grundsätzlich alle Körperzellen zur Apoptose in der Lage sind, ist die Bereitschaft zum programmierten Zelltod besonders ausgeprägt in Neuronen im Thalamus und in den Basalganglien. Im Gegensatz dazu ist das Gehirn unreifer Frühgeborener wenig asphyxieanfällig.

Klinische Symptome Die akute perinatale Asphyxie (▸ Kap. 38) drückt sich zunächst im Funktionsverlust vieler Körperzellen aus, kenntlich an niedrigen Apgar-Werten und der Notwendigkeit, ggf. ausgefallene Vitalfunktionen durch äußere Maßnahmen (Beatmung, Herz-Druck-Massage) zu stützen. Die Funktionseinschränkung von Gehirnzellen auch nach Wiederherstellung der Sauerstoffversorgung äußert sich in eingeschränkter Vigilanz, verringertem Muskeltonus und fehlenden oder verminderten Fremdreflexen (sog. hypoxisch-ischämische Enzephalopathie). Die Untererregbarkeit des Nervensystems kann nach 6–12 h in Übererregbarkeit mit erhöhtem Sympathikotonus (Tachykardie, Mydriasis), überaktiven Eigenreflexen und Hyperventilation umschlagen. Zu diesem Zeitpunkt kommt es oft erstmalig zum Auftreten zerebraler Krampfanfälle. Nimmt die Lethargie im Verlauf zu, ist dies unabhängig vom Auftreten von Krampfanfällen als schlechtes prognostisches Zeichen zu werten.

Das Ausmaß einer hypoxisch-ischämischen Enzephalopathie kann zum einen klinisch abgeschätzt werden (Thomsen, Sarnat-Score), zum anderen lässt sich die Funktionseinschränkung mithilfe des amplitudenintegrierten EEGs verfolgen. Während normalerweise die Amplitude des EEGs beim Neugeborenen sich in einem Band von 5–10 μV bewegt, kommt es bei einer schweren Asphyxie zunächst zum Absinken der unteren Bandgrenze, später auch der oberen Bandgrenze, bis sich das Bild eines „burst suppression“ ausbildet (Bandbreite nahe 0 mit einzelnen höheren Entladungen).

Therapie und Verlauf Die neurologische Langzeitprognose hängt davon ab, wie viele Nervenzellen im Gehirn primär (durch Nekrose) und sekundär (durch Apoptose) geschädigt sind bzw. untergehen werden. Während sich der nekrotische Zelltod therapeutisch nicht beeinflussen lässt, kann das Selbstmordprogramm der Nervenzellen durch eine frühzeitige Abkühlung des Gehirns auf Werte von 33–34 °C teilweise gestoppt werden. Bei diesen Temperaturen kommt es zur Aktivierung von kälteinduzierbaren Überlebensgenen, z B. RBM3 (RNA binding protein motif-3) oder CIRP (cold-inducible RNA-binding protein), die dem Apoptoseprogramm in den Arm fallen. Die Kühlung muss, um effektiv zu sein, möglichst bald (innerhalb der ersten 6 Lebensstunden, u. U. gleich im Kreißsaal) begonnen („time is brain“) und 48–72 h fortgesetzt werden. Nach dem vorsichtigen Aufwärmen ist das Ausmaß der Hirnschädigung am besten in einer unmittelbar sich anschließenden diffusionsgewichteten Kernspintomografie sichtbar zu machen.

39.4.2 Plexusparesen

Vor allem bei makrosomen Kindern kann es während der Geburt zu einer Zerrung oder Zerreißung von Nervenfasern des Plexus brachialis kommen. Bei der oberen (Erb) Plexuslähmung (C4–C5) wird der Arm innenrotiert in Adduktion gehalten und kann nicht mehr über die Horizontale gehoben werden (asymmetrischer Mororeflex). Bei Beteiligung von C4 kann eine Zwerchfellparese auftreten. Die unteren (Klumpke) Plexuslähmung (C7–C8) ist durch die Einschränkung des Greifreflexes charakterisiert. Bei zusätzlicher Schädigung des Ramus communicans des zervikalen Sympathikus besteht ein ipsilateraler Hornerkomplex (Ptosis, Miosis, Enophthalmus). Liegt eine Zerrung zugrunde, kommt es zu einer spontanen Rückbildung der Symptomatik, bei einer Zerreißung von Nervenfasern oder einem Ausriss im Zervikalmark nicht. Dann kann im Alter von ca. 3 Monaten versucht werden, durch mikrochirurgische Umsetzung von Nervenfasern und Muskelansätzen eine funktionelle Verbesserung zu erreichen.

39.5 Zerebrale Krampfanfälle

Klinische Symptome Bei Neugeborenen äußern sich zerebrale Krampfanfälle infolge einer hypersynchronen Entladung von Nervenzellen im Gehirn in plötzlich auftretenden stereotypen Bewegungen wie abnormen Bulbus- und Lidbewegungen, Schmatzen, Rudern, Fausten oder Singultus (Abschnitt „Epilepsien und Epilepsiesyndrome mit Beginn im ersten Lebensjahr"; ▶ Abschn. 218.1). Neonatale Krampfanfälle entziehen sich den üblichen Klassifikationsversuchen, wichtig in der klinischen Beurteilung ist allenfalls eine Seitenbetonung. Je unreifer ein Neugeborenes ist, desto schwieriger ist die Einordnung solcher Bewegungsmuster als Krampfanfall. Geöffnete Augen und ein Anstieg der Herzfrequenz während des Geschehens sprechen eher für, geschlossene Augen und ein Abfall der Herzfrequenz eher gegen einen zerebralen Krampfanfall. Krampfanfälle treten in der Regel unabhängig von äußeren Stimuli auf und sind durch solche auch nicht unterbrechbar. Ob es sich wirklich um einen Krampfanfall handelt, ist letztlich in vielen Fällen nur durch ein parallel aufgezeichnetes EEG zu entscheiden. Ein wesentlicher Fortschritt in der Einordnung krampfverdächtiger Bewegungen ist die kontinuierliche bettseitige Ableitung eines seitengetrennten amplituden-integrierten EEGs (aEEG) mit seitengetrennt aufgezeichnetem Roh-EEG der beiden Hemisphären.

Ätiologie und Diagnostik Die Ursachen zerebraler Krampfanfälle bei Neugeborenen sind, geordnet nach abnehmender Häufigkeit, in der ▶ Übersicht dargestellt.

Ursachen zerebraler Krampfanfälle bei Neugeborenen

- Hypoxisch-ischämische Enzephalopathie
- Arterielle Infarkte, intrakranielle Blutungen, Sinusvenenthrombosen
- Zerebrale Fehlbildungen
- Narben nach intrauterinen Infektionen (CMV, Toxoplasmose)
- Hydrozephalus mit intrakranieller Druckerhöhung
- Hypoglykämie, Hypokalzämie, Hypomagnesiämie
- Meningitis, Enzephalitis
- Neonataler Drogenentzug
- Aminosäurenstoffwechseldefekte
- Pyridoxinstoffwechseldefekte
- Mutationen in Genen, die für Ionenkanäle (Na^+, K^+) kodieren
- Genetisch bedingte Störungen der zerebralen Glukoseaufnahme

Die überwiegende Mehrzahl von Krampfanfällen bei Neugeborenen treten im Rahmen einer hypoxisch-ischämischen Enzephalopathie auf. Die Krampfanfälle beginnen dabei im allgemeinen 6–12 h nach der Geburt, die Krampfbereitschaft hält mehrere Tage an, die Kinder zeigen in Abhängigkeit von der Schwere der Asphyxie weitere neurologische Auffälligkeiten.

Die zweithäufigste Ursache sind perinatale Infarkte und intrakranielle Blutungen. Auch dabei manifestieren sich die Krämpfe nach einem freien Intervall meist am Ende des ersten Lebenstags, oft mit einer charakteristischen Seitenbetonung, die Neugeborenen sind aber zwischen den Anfällen neurologisch unauffällig. Diagnostisch wegweisend ist eine kraniale Kernspintomografie mit diffusionsgewichteten Sequenzen. Die Kernspintomografie erlaubt darüber hinaus auch die Diagnose seltener kongenitaler Ursachen, etwa einer neuronalen Migrationsstörung (▶ Kap. 208), und kann Residualschäden nach intrauterinen Infektionen (CMV, Toxoplasmose) dokumentieren, die ebenfalls als Ursache zerebraler Krampfanfälle infrage kommen.

Hypoglykämien und Hypokalzämien, wie sie nach einer Asphyxie, aber auch z B. bei Kindern diabetischer Mütter auftreten können, sind einfach zu behebende Ursachen zerebraler Krämpfe. Die bettseitige Bestimmung der Blutglukosekonzentration und des Serumkalziums gehören deshalb zur standardmäßig durchgeführten Akutdiagnostik bei zerebralen Krampfanfällen von Neugeborenen. Demgegenüber ist eine Hypomagnesiämie eine seltene Ursache eines zerebralen Krampfanfalls, z B. bei chronischen enteralen Verlusten aus einem Stoma oder bei Kindern mit einem hereditären Magnesiumtransportdefekt (TRPM6-Defekt).

Jede Meningitis oder Enzephalitis kann mit Krampfanfällen einhergehen. Bei Neugeborenen können bei entzündlichen ZNS-Erkrankungen Glukose und Eiweiß im Liquor normal sein, beweisend ist jeweils nur der Erregernachweis mittels Kultur oder PCR. Enterovirus-Enzephalitiden können bereits in der ersten Lebenswoche auftreten, eine perinatal erworbene Herpes-simplex-Infektion manifestiert sich eher ab der zweiten Lebenswoche. Wenn eine Herpes-simplex-Enzephalitis vermutet wird, ist eine antivirale Therapie mit Aciclovir bis zum Vorliegen eines negativen Liquorergebnisses indiziert.

Nach mütterlichem Opiatkonsum in der Schwangerschaft kann es als Ausdruck eines neonatalen Drogenentzugs zu Krampfanfällen kommen, die gut auf Morphin, nicht aber auf Phenobarbital ansprechen. Diagnostisch wegweisend sind die Anamnese und der Nachweis von Opiaten im Mekonium.

Krampfanfälle, die in den ersten Lebenstagen zusammen mit einer progredienten neurologischen Symptomatik auftreten, sind verdächtig auf eine angeborene Störung im Aminosäurestoffwechsel, die fast immer mit einer metabolischen Acidose und/oder einem erhöhten Ammoniakspiegel im Blutplasma einhergehen (▶ Kap. 52). Ausnahmen sind die nichtketotische Hyperglycinämie und der Molybdänkofaktormangel, die sich beide mit einer rasch progredienten neurologischen Symptomatik manifestieren, ohne dass sich dabei frühzeitig eine Acidose oder Ammoniakerhöhung zeigt (▶ Kap. 53).

Ein spezielles Krankheitsbild sind Störungen im Pyridoxinstoffwechsel (▶ Abschn. 211.5), die zu heftigen, mit antiepileptischen Medikamenten schlecht beherrschbaren Krampfanfällen führen, welche aber auf Gabe von Pyridoxin (Vitamin B_6) sistieren (Vitamin-B_6-responsive Krampfanfälle). Bei partiellem Ansprechen kann die Wirkung durch die Gabe von Leukovorin gesteigert werden (folinsäureresponsive Krampfanfälle). Diesem Krankheitsbild liegen Mutationen im *ALDH7A1*-Gen zugrunde, das für die α-Aminoadipin-Semialdehyd-Dehydrogenase Antiquitin kodiert. Diagnostisch wegweisend sind die Bestimmung der Pipecolinsäurekonzentration in Urin oder Liquor (unspezifischer, aber transportstabiler Metabolit). Das klinische Spektrum von *ALDH7A1*-Defekten beschränkt sich nicht auf Vitamin-B_6-responsive Krampfanfälle in der Neonatalperiode: Die Krankheit kann sich sowohl früher (pränatal diagnostizierte Ventrikulomegalie) als auch später (Krampfanfälle und autistische Wesensveränderungen am Ende der Säuglingszeit) manifestieren. Zudem kommt es bei *ALDH7A1*-Defekten gehäuft zu perinatalen Störungen, die mit den auftretenden Krampfanfällen in Zusammenhang gebracht werden (Hypokalzämie, Hypomagnesiämie, Diabetes insipidus, Hypothyreose, niedrige Apgar-Werte).

Biochemisch verwandt sind Defekte der Pyridoxamin-5-Phosphat-Oxidase oder eine Hypophosphatasie (stark erniedrigte alkalische Phosphatase im Serum) (▶ Abschn. 211.5), welche die Verfügbarkeit des aktiven Metaboliten Pyridoxalphosphat herabsetzen. Bei diesen Störungen sprechen die Krampfanfälle auf die Gabe von Pyridoxalphosphat an.

Krampfanfällen, die bei ansonsten neurologisch unauffälligen Neugeborenen erstmalig zwischen dem 2. und 7. Lebenstag auftreten und auf Phenobarbital ansprechen, können Mutationen, Deletionen oder Duplikationen in Genen zugrunde liegen, die für zerebral exprimierte Kalium- oder Natriumionenkanäle kodieren (*KCNQ2, KCNQ3, SCN2A*) (▸ Abschn. 218.3). Die Diagnose ist letztendlich nur durch Sequenzierung der betreffenden Gene zu stellen. Das interiktale EEG ist oft unauffällig, eine Spontanremission tritt in den meisten Fällen am Ende der Neugeborenenperiode auf (sog. benigne familiäre Neugeborenenkrämpfe). Das klinische Bild ist bei *KCNQ2*- und *KCNQ3*-Defekten einheitlicher (5th day fits) als bei *SCN2A*-Defekten (benigne familiäre neonatal-infantile Krämpfe). Trotz der Bezeichnung werden bei einem Teil der Patienten mit diesen Diagnosen im weiteren Verlauf erneut Krampfanfälle und eine verzögerte psychomotorische Entwicklung beobachtet.

Veränderungen im *SLC2A1*-Gen, das für den Glukose-Transporter Glut1 kodiert (▸ Abschn. 54.4), können am Ende der Neugeborenenperiode oder später zu zerebralen Krampfanfällen führen, die auf Antikonvulsiva schlecht ansprechen. Diagnostisch wegweisend sind niedrige Glukosekonzentrationen im Liquor (<45 mg/dl bzw. <45 % der gleichzeitig gemessenen Blutglukosekonzentration), die Therapie besteht in einer ketogenen Diät.

Differenzialdiagnose Neugeborene weisen eine Reihe nichtepileptischer Bewegungsphänomene auf, die leicht mit Krampfanfällen zu verwechseln sind (Abschnitt Nichtepileptische Anfälle, ▸ Kap. 219):

- Beim Tremor handelt es sich um gleich schnelle Hin- und Rückbewegungen vor allem der distalen Extremitäten mit einer Frequenz von über 3/s. Tremor tritt meist in den ersten Lebenstagen auf, z B. bei Hypoglykämie, Hypokalzämie, Hypothermie oder Drogenentzug („Zittrigkeit").
- Schlafmyoklonien sind rhythmische Zuckungen der Extremitäten (das Gesicht ist nie betroffen), die im Tiefschlaf über eine Dauer von mehreren Minuten bis zu einer Viertelstunde auftreten und beim Wecken sofort aufhören. Die Schlafmyoklonien sind durch bloßes Festhalten nicht zu unterbrechen. Sie kommen erstmalig in der zweiten Hälfte der ersten Lebenswoche vor und „verwachsen sich" im Laufe einiger Monate. EEG und neurologischer Status sind unauffällig.
- Die Hyperekplexie ist eine seltene, autosomal-rezessiv oder autosomal-dominant vererbte genetische Erkrankung, bei der es manchmal bereits unter der Geburt zu massiven paroxysmalen Tonuserhöhungen der Skelettmuskulatur kommt. Diese werden nicht selten als Krampfanfälle bei Asphyxie (niedrige Apgar-Werte) fehlgedeutet. Die Tonuserhöhungen lassen sich meist durch sanftes Beklopfen der Glabella auslösen, das EEG ist normal. Ursächlich liegen Mutationen in Genen zugrunde, die für Proteine der glycinergen synaptischen Signalübertragung kodieren (GLRA1, GLRB, ARHGEF9, GPHN, SLC6A5). Die paroxysmalen Tonuserhöhungen sprechen nicht auf Phenobarbital, wohl aber auf Benzodiazepine an, insbesondere Clonazepam. Die Symptomatik ist über die Säuglingszeit hinweg deutlich rückläufig.

Therapie Wirksamkeit und Nebenwirkungsprofil antikonvulsiver Medikamente sind bei Neugeborenen schlecht untersucht, gleichzeitig weiß man aus Tierexperimenten, dass die meisten routinemäßig eingesetzten Antikonvulsiva im unreifen Gehirn zum Untergang von Nervenzellen führen können, insbesondere bei Anwendung in Kombination. Als Mittel der ersten Wahl gilt Phenobarbital, das sowohl intravenös wie auch oral gegeben werden kann (sehr hohe Resorptionsrate, hepatische Metabolisierung, lange Halbwertszeit) (▸ Abschn. 218.1, Abschnitt „Grundzüge der medikamentösen Therapie"). Phenobarbital ist nicht wirksam bei Opiatentzug, Vitamin-B_6-abhängigen Krämpfen und Hyperekplexie. Mittel der zweiten Wahl sind Midazolam, Lidocain (nur intravenös applizierbar), Phenytoin (vor allem bei vorheriger Phenobarbitalgabe problematische Pharmakokinetik, intravenös applizierbare Lösung stark alkalisch) und Levetiracetam. Aufgrund der potenziellen Toxizität und der spärlichen Datenlage zur Sicherheit des Einsatzes von Antikonvulsiva bei Neugeborenen ist es wichtig, eine begonnene Therapie sobald wie möglich wieder zu beenden, was bei symptomatischen Krämpfen meistens schon einige Tage nach dem auslösenden Ereignis möglich ist.

39.6 Neonataler Drogenentzug

Klinische Symptome Neugeborene, die über längere Zeit intrauterin opiatexponiert waren, entwickeln nach der Geburt eine zunehmende Entzugssymptomatik. Das Einsetzen der Symptome ist abhängig von der Halbwertszeit der von der Mutter eingenommenen Opiate (wenige Stunden bei Heroin, 1–2 Tage bei Methadon und Buprenorphin) (▸ Kap. 35). Die Diagnose stützt sich auf die Anamnese und den Nachweis von Opiatmetaboliten im Mekonium. Das Ausmaß des Entzugs lässt sich mithilfe klinischer Scores beschreiben, etwa des Finnegan-Scores (◘ Tab. 39.1).

Therapie Die nichtpharmakologische Therapie beruht auf der Schaffung einer ruhigen, reizarmen Umgebung, häufigen aber dafür kleineren Mahlzeiten, Geborgenheit bei Einschlafversuchen (Bettnest) sowie Körperkontakt, wenn das Kind wach und unruhig ist (Tragetuch).

Eine pharmakologische Therapie ist indiziert bei Finnegan-Scores über 12 Punkten sowie unabhängig davon bei Auftreten von Krampfanfällen. Sie beruht in erster Linie auf dem Einsatz von oral gegebenen Opiaten (Morphin, Methadon), zusätzlich kann die Gabe von Phenobarbital oder Clonidin nötig werden. Bei Rückgang der Symptome (Finnegan-Scores von 8 Punkten und weniger) wird die Therapie schrittweise ausgeschlichen.

Eine Entzugssymptomatik mit zerebralen Krampfanfällen wird auch bei fortgesetzter Einnahme anderer psychoaktiver Substanzen in der Schwangerschaft beobachtet, wie Benzodiazepinen und Antidepressiva vom Typ der selektiven Serotoninwiederaufnahmehemmer, allerdings ist die Symptomatik deutlich schwächer ausgeprägt. Bei Kokain steht nicht die Entzugssymptomatik im Vordergrund, sondern das erhöhte Risiko für arterielle ischämische Hirninfarkte.

Tab. 39.1 Finnegan-Score zur Beurteilung des Schweregrads eines neonatalen Drogenentzugs

Kriterium/Punkte	1	2	3	4	5
Schreien	–	Häufig	Ständig		
Schlafen (nach Füttern)	<3 h	<2 h	<1 h		
Moro-Reflex	–	Verstärkt	Extrem		
Tremor (bei Störung)	Leicht	Mäßig			
Tremor (in Ruhe)	–	–	Leicht	Mäßig	
Muskeltonus	–	Erhöht			
Hautabschürfen	Ja	–			
Myokloni	–	–	Ja		
Krampfanfälle	–	–	–	--	Ja
Schwitzen	Ja				
Fieber	37,2–38,2	>38,2 °C			
Gähnen	Häufig				
Marmorierte Haut	Ja				
Verstopfte Nase	–	Ja			
Niesen	Ja				
Atmung	Tachypnoe (>60/ min)	Tachydyspnoe			
Übermäßiges Saugen	Ja				
Trinkschwäche	–	Ja			
Erbrechen	–	Regurgitation	Im Schwall		
Stühle	–	Dünn	Wässrig		

40 Lungenkrankheiten Früh- und Neugeborener

C. P. Speer

40.1 Das Atemnotsyndrom Frühgeborener

Definition Das Atemnotsyndrom ist eine typische Krankheit Frühgeborener (Synonym: hyalines Membranensyndrom, respiratory distress syndrome, RDS); es wird durch den Mangel eines pulmonalen oberflächenaktiven Systems, des Surfactant (surface active agent) verursacht.

Epidemiologie Ungefähr 1 % aller Lebendgeborenen erkrankt an einem Atemnotsyndrom. Die Inzidenz steigt mit abnehmendem Gestationsalter; bis zu 60 % der Frühgeborenen mit einem Gestationsalter von weniger als 30 Wochen entwickeln aufgrund der Unreife des Surfactantsystems ein Atemnotsyndrom. Vor Einführung der Surfactant-Substitutionstherapie verstarben bis zu 50 % der Kinder im Verlauf des Atemnotsyndroms.

Ätiopathogenese Das Surfactant vermindert die Oberflächenspannung der Alveolen und trägt entscheidend zur Stabilität des Alveolarsystems bei. Es beugt einem Alveolarkollaps in der Exspiration vor. Das Surfactant, das in Pneumozyten Typ II gebildet und in den Alveolarraum sezerniert wird, kleidet als oberflächenaktiver Film das Alveolarsystem an der Luft-Wasser-Grenze aus. Es besteht aus verschiedenen Phospholipiden. Die Surfactant-Hauptkomponente Dipalmitoyl-Phosphatidylcholin (Lecithin) ist bei Frühgeborenen mit Atemnotsyndrom quantitativ vermindert, Phosphatidylcholin fehlt vollständig. Neben Phospholipiden enthält das Surfactant Apoproteine unterschiedlichen Molekulargewichts (Surfactantprotein, SP). Die hochmolekularen hydrophilen Apoproteine SP-A regulieren vermutlich die zelluläre Sekretion und Wiederaufnahme der Phospholipide durch Alveolarmakrophagen. Daneben haben die Surfactantproteine SP-A und SP eine Reihe von antibakteriellen und antiviralen Eigenschaften; sie sind wichtige Bestandteile des bronchoalveolären humoralen Abwehrsystems. Den hydrophoben kleinmolekularen Apoproteinen SP-B und SP-C kommt eine besonders funktionelle Bedeutung für die biophysikalischen Eigenschaften des Surfactantsystems zu; sie verbessern die Adsorption und die Ausbreitung der Surfactantphospholipide im Bronchoalveolärsystem. Eine ausreichende Surfactantsynthese besteht meist von der 35. Gestationswoche an. Kinder diabetischer Mütter, Neugeborene mit schwerer Erythroblastose, Asphyxie und Unterkühlung sowie Mehrlingsgeburten und Sectio caesarea sind mit einer Lungenreifungsstörung assoziiert.

Da in utero eine ständige Exkretion von fetalem pulmonalem Surfactant in das Fruchtwasser stattfindet, wurde früher durch Bestimmung des L/S-Quotienten (Lecithin/Sphingomyelin) die Lungenreife von Frühgeborenen abgeschätzt. Da nach Einführung der Surfactant-Substitutionstherapie eine wirksame kausale Behandlung des Atemnotsyndroms zur Verfügung steht (s. unten), ist die Bestimmung des L/S-Quotienten heute nicht mehr indiziert. Der Surfactantmangel Frühgeborener wird typischerweise durch die im Rahmen der Grundkrankheit und der damit verbundenen Therapiemaßnahmen einsetzende intraalveoläre Akkumulation von Plasmaproteinen kompliziert; diese Plasmaproteine sowie weitere zelluläre Bestandteile kleiden das Alveolarepithel als sog. hyaline Membranen aus und führen zu einer direkten Inaktivierung der Surfactantfunktion.

Pathophysiologie Bei einem Surfactantmangel entwickeln sich in den Lungen der Frühgeborenen unmittelbar nach der Geburt durch einen progredienten Alveolarkollaps zunehmende diffuse Atelektasen, die alveoläre Minderbelüftung führt zu einer Hypoxämie/Hypoxie und zu einem Anstieg des CO_2-Partialdrucks.

Die Folgen sind eine systemische Hypotension und Vasokonstriktion der pulmonalen Gefäße, die eine pulmonale Minderperfusion sowie eine Ausbildung intrapulmonaler Shunts und eines Rechts-Links-Shunts auf Vorhofebene (Foramen ovale) bzw. über den Ductus arteriosus nach sich ziehen; der pulmonale Metabolismus wird erheblich eingeschränkt. Sowohl Acidose, Hypoxie und der veränderte Lungenstoffwechsel inhibieren die postnatal einsetzende De-novo-Synthese des Surfactants. Der primäre Surfactantmangel wird durch den Einstrom von Plasmaproteinen in das Alveolarsystem und die funktionelle Inaktivierung des vorhandenen Surfactantsystems aggraviert. Alveoläre Atelektasen, die Ausbildung hyaliner Membranen und das durch die alveoläre-kapilläre Schädigung auftretende interstitielle Ödem führen zu einer deutlichen Verminderung der pulmonalen Compliance und zu einer ausgeprägten Ventilationsstörung.

Pathologie Die tiefroten Lungen verstorbener Frühgeborener zeigen eine derbe, leberähnliche Konsistenz. Mikroskopisch finden sich neben ausgedehnten Atelektasen in den wenigen eröffneten und überblähten Lungenarealen hyaline Membranen und Zelldebris sowie eine mehr oder weniger ausgeprägte Inflammationsreaktion. Nicht selten werden bei beatmeten Frühgeborenen intraalveoläre Blutungen und ein interstitielles Emphysem nachgewiesen.

Klinische Symptome Die klinischen Leitsymptome des Atemnotsyndroms treten bereits unmittelbar nach der Geburt oder aber innerhalb der ersten Lebensstunden post partum auf. Neben einer Tachypnoe (Atemfrequenz >60/min), exspiratorischem Stöhnen, sternalen und interkostalen Einziehungen sowie Nasenflügeln stellen das abgeschwächte Atemgeräusch bei geringer Thoraxexkursion die pulmonalen Leitsymptome des Atemnotsyndroms dar. Als Ausdruck der schweren Systemkrankheit weisen die Frühgeborenen im Rahmen der Mikrozirkulationsstörung häufig ein blass-graues Hautkolorit, Temperaturinstabilität und, bei inadäquater Behandlung, eine Zyanose auf.

Diagnose und Differenzialdiagnose Die typische klinische Symptomatologie, Blutgasveränderungen und die charakteristischen röntgenologischen Veränderungen der Lunge lassen die Diagnose eines Atemnotsyndroms vermuten. Radiologisch findet sich eine zunehmende Verdichtung des Lungenparenchyms mit Auslöschung der Herz-Zwerchfell-Konturen und einem positiven Bronchogramm, eine sog. „weiße Lunge" (◘ Abb. 40.1).

Differenzialdiagnostisch ist immer an eine neonatale Pneumonie mit β-hämolysierenden Streptokokken der Gruppe B zu denken, die sich unter den klinischen und radiologischen Zeichen eines Atemnotsyndroms manifestieren kann. Daneben müssen verschiedene kardiale Krankheiten sowie sämtliche angeborenen und erworbenen Krankheiten Früh- und Neugeborener durch radiologische und ggf. echokardiografische Diagnostik ausgeschlossen werden.

G.F. Hoffmann, M.J. Lentze, J. Spranger, F. Zepp (Hrsg.), *Pädiatrie*,
DOI 10.1007/978-3-642-41866-2_40, © Springer-Verlag Berlin Heidelberg 2014

Komplikationen Akute, zum Teil lebensbedrohliche Komplikationen, die im Verlauf des Atemnotsyndroms auftreten können, sind extraalveoläre Luftansammlung (pulmonales interstitielles Emphysem), Pneumothorax (cave: Spannungspneumothorax), Pneumomediastinum und -peritoneum sowie Pneumoperikard. Vor dem Hintergrund der Lungenunreife und verschiedener Risikofaktoren entwickeln bis zu 70 % sehr kleiner Frühgeborener eine chronische Lungenkrankheit (s. unten).

Symptomatische Therapie Bei leichtem RDS ist eine Sauerstoffzufuhr über einen Nasen-CPAP indiziert (continous positive airway pressure, CPAP; kontinuierlicher positiver Atemwegsdruck). Der FiO_2 (fraction of inspiratory oxygen, inspiratorische Sauerstoffkonzentration) sollte 0,4 nicht überschreiten, um einen PaO_2 von 50–70 mmHg zu erreichen. Der PEEP (positive endexpiratory pressure,positiver endexspiratorischer Druck) sollte mindestens 5 cm H_2O betragen; die Maßnahme trägt zur alveolären Stabilität bei, unter CPAP-Atmung werden die Alveolen nicht eröffnet. CPAP ist ein wirksames Therapieverfahren zur Behandlung des RDS, das bereits im Kreißsaal initiiert werden sollte. Binasale Prongs sind eindeutig effektiver als mononasale CPAP-Verfahren (Tubus). Über den initialen Einsatz hinaus reduziert das CPAP-Verfahren wirksam Apnoen und verhindert häufig, dass eine Reintubation nach erfolgter maschineller Beatmung nötig wird. Es gibt allerdings bis heute keinen Hinweis, dass ein früher CPAP-Einsatz verglichen mit maschinellen Beatmungsverfahren zu einem besseren Behandlungsergebnis der Kinder führt.

Bei deutlicher Dyspnoe und ersten Anzeichen einer Ventilations- und Oxygenierungsstörung (FiO_2 >0,4) ist unverzüglich eine intermittierende oder kontrollierte positive Druckbeatmung nach nasotrachealer Intubation angezeigt. Ziel ist es, eine Normoventilation herzustellen ($PaCO_2$: 45–55 mmHg, pH >7,25). In der ▶ Übersicht ist eine praktikable initiale Einstellung der maschinellen Beatmung vor Surfactantsubstitution dargestellt.

Mögliche Respiratoreinstellung bei Frühgeborenen mit RDS vor einer therapeutischen Surfactantbehandlung

- FiO_2 0,4–1,0; der PaO_2 sollte zwischen 50–70 mmHg liegen. Cave: Hohe inspiratorische O_2-Konzentrationen erhöhen die Gefahr chronischer Lungenschädigungen. Unkontrollierte O_2-Zufuhr: Gefahr der Retinopathie
- P_{insp} 15–25 cm H_2O; der Spitzendruck sollte so gewählt werden, dass sich der Thorax hebt und ein Atemgeräusch auskultierbar ist. Cave: Barotrauma/Volutrauma, P_{insp} so niedrig wie möglich halten, um pulmonale Schädigungen zu vermeiden
- PEEP ~5 cm H_2O; stabilisiert die Alveolen. Cave: bei inadäquat hohem PEEP akute Lungenüberblähung mit Drosselung der pulmonalen Perfusion; Entwicklung eines pulmonalen interstitiellen Emphysems und Pneumothorax
- Frequenz 50–60/min^{-1}; der $PaCO_2$ sollte zwischen 45 und 55 mmHg liegen. Cave: durch zu hohe Frequenzen Gefahr der Hyperventilation mit Drosselung der zerebralen Duchblutung (pCO_2 < 35 mmHg) und Risiko einer periventrikulären Leukomalazie. Weiterhin Gefahr der Alveolarüberblähung *(inadvertent PEEP)*; ausreichende Exspirationszeit wählen
- Inspirationszeit 0,3–0,4 s. Durch Verlängerung der Inspirationszeit Anstieg des MAP und verbesserte Oxygenierung. Cave: Gefahr der alveolären Überblähung. Wahl eines adäquaten Flows (~5–6 l/min)

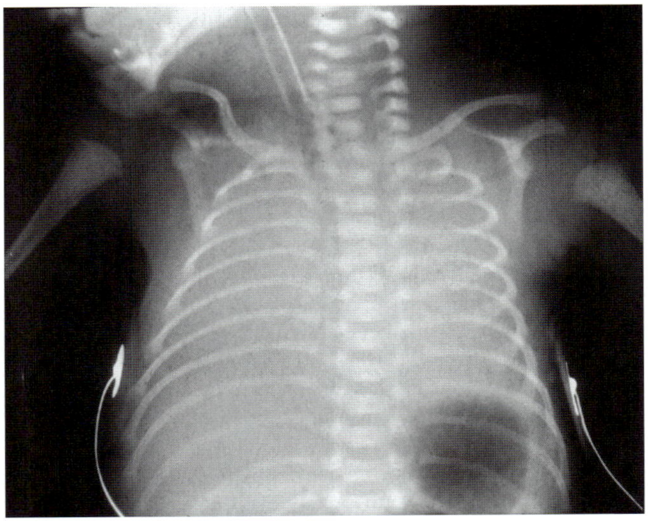

Abb. 40.1 Radiologischer Befund eines schweren Atemnotsyndroms. Verdichtetes Lungenparenchym, Auslöschung der Herz- und Zwerchfellkonturen, positives Luftbronchogramm

Strategien maschineller Beatmung Während der letzten 2 Jahrzehnte sind eine Reihe neuer Beatmungsgeräte und Beatmungsformen in die Neonatalmedizin eingeführt worden. Alle diese Verfahren wurden von den Protagonisten dieser neuen Techniken trotz teilweise fehlender Evidenz als wirksam beschrieben. Nur selten wurden Beatmungsstrategien und Gerätetypen in randomisierten kontrollierten Studien mit ausreichenden Patientenzahlen evaluiert. Die vorhandenen Daten wurden fast ausnahmslos am Kollektiv Frühgeborener mit Atemnotsyndrom gewonnen und auf andere akute und chronische Lungenerkrankungen Neugeborener übertragen. Es kann daher keine festgelegten Regeln geben, die eine erfolgreiche und komplikationsarme maschinelle Beatmung garantieren. Im Folgenden sollen die häufigsten Beatmungsformen und Strategien beschrieben werden.

Intermittierende Positivdruckbeatmung Während der festgelegten Inspirationszeit wird das Atemgas mit einem konstanten Fluss und begrenzten Spitzendruck in die kindliche Lunge insuffliert. Diese IPPV (intermittent positive pressure ventilation) wird häufig als konventionelle Beatmung bezeichnet und ist wohl der am häufigsten eingesetzte Beatmungsmodus. Bei dieser Form werden meist Beatmungsfrequenzen zwischen 30 und 120/min gewählt. Randomisierte Studien der Vorsurfactant-Ära, in denen unterschiedliche Frequenzen verglichen wurden, belegen eindeutig, dass das Pneumothoraxrisiko bei Beatmungsfrequenzen >60/min im Vergleich zu 30–40/min deutlich reduziert ist. Ob eine volumengesteuerte Beatmung (volume cycled ventilation, VCV) einer IPPV überlegen ist, kann aufgrund der noch unzureichenden Studienlage nicht beantwortet werden.

Synchronisierte bzw. assistierte Beatmung Bei einer assistierten Beatmung wird jeder spontane Atemzug der Früh- und Neugeborenen durch das Beatmungsgerät unterstützt, während bei der synchronisierten Beatmung (synchronized intermittent mandatory ventilation, SIMV) das Beatmungsgerät nur durch eine vorgegebene Anzahl von Atemzügen getriggert wird, die unabhängig von der kindlichen Atemfrequenz ist. Zahlreiche atmungsphysiologische Studien haben über scheinbare Vorteile dieser Beatmungsformen gegenüber der konventionellen IPPV berichtet, eine Metaanalyse randomisierter Studien kommt jedoch zu einem ernüchternden

Resultat: Der einzige Vorteil der assistierten bzw. synchronisierten Beatmung gegenüber einer IPPV besteht in einer verkürzten Beatmungsdauer; die Inzidenz von Pneumothorax, BPD und schwerer Hirnblutung sowie die Sterblichkeit unterschieden sich nicht. Für neueste synchronisierte Beatmungsformen, die subtilere Triggertechniken verwenden, liegen zurzeit noch keine ausreichenden Studienergebnisse vor (pressure support ventilation, volume guarantee, proportional assist ventilation).

Hochfrequenzoszillation Während der Hochfrequenzoszillations-Beatmung (high frequency oscillatory ventilation, HFOV) wird ein sehr kleines Atemzugvolumen – durch eine oszillierende Membran generiert – mit Frequenzen von 4–40 Hz (240–2400/min) appliziert; die in der Klinik am häufigsten verwendeten Frequenzen liegen zwischen 10 und 15 Hz. HFOV wurde entweder mit einer low volume strategy verwendet, die das Baro-/Volutrauma reduzieren soll, oder aber mit einer high volume strategy, um ein optimales, alveoläres Recruitment zu erzielen. Auf dem Boden tierexperimenteller Untersuchungen scheint die High-volume-strategy-HFOV weniger Lungenschäden zu induzieren. Beim Vergleich der konventionellen IPPV- mit der HFOV-Strategie zeigte eine jüngste Metaanalyse von 11 Studien jedoch keine Überlegenheit der HFOV. Ein routinemäßiger Einsatz bei Frühgeborenen mit RDS kann daher nicht empfohlen werden.

Eine weitere Form der Hochfrequenzbeatmung ist die high frequency jet ventilation (HFJV). Diese Beatmungsform ist aufgrund einer höheren Rate schwerer Hirnblutungen sowie periventrikulärer Leukomalazie, die in einer randomisierten Studie beobachtet wurde, im Wesentlichen von der HFOV abgelöst worden. Eine differenzierte Beatmungstherapie ist nur unter einer sorgfältigen Überwachung des Frühgeborenen möglich:

- Kontinuierliche transkutane Messung des PO_2 und PCO_2 nach Abgleich mit den arteriellen Sauerstoff- und Kohlendioxidpartialdrucken
- Kontinuierliche Pulsoximetrie
- Regelmäßige engmaschige Blutgasanalysen und Blutdruckkontrollen
- Evtl. Plasma- und Bluttransfusion (nur bestrahltes Erythrozytenkonzentrat verwenden)
- Andere symptomatische Maßnahmen

Ein bedeutendes Grundprinzip der Behandlung Frühgeborener mit Atemnotsyndrom ist ein minimal handling, d. h. eine möglichst geringe Belastung des Frühgeborenen durch diagnostische und therapeutische Maßnahmen.

Kausale Behandlung Surfactant-Substitutionstherapie. Die Surfactantbehandlung des Atemnotsyndroms Frühgeborener stellt einen Meilenstein in der Entwicklung der neonatalen Intensivmedizin dar. Avery u. Mead beschrieben 1959 erstmals den Zusammenhang zwischen einem Surfactantmangel und der Entstehung des Atemnotsyndroms Frühgeborener. 21 Jahre später berichteten Fujiwara et al. (1980) über die erste erfolgreiche Surfactantbehandlung des Atemnotsyndroms Frühgeborener mit einem natürlichen Rinderpräparat. Seit dieser Zeit wurden weltweit mehr als 10.000 Frühgeborene mit verschiedensten Surfactantpräparationen in kontrollierten und/oder randomisierten klinischen Studien behandelt. Natürliche Surfactantpräparate werden durch Lavage von Kälber- und Rinderlungen (Alveofact, Infasurf) oder Homogenisierung von Rinderlungen (Surfactant-TA, Survanta) oder Schweinelungen (Curosurf) extrahiert oder es wurde für klinische Studien aus dem menschlichen Fruchtwasser isoliert. Die Präparate unterscheiden sich in ihrer Zusammensetzung der Phospholipidfraktionen sowie im Apoproteinmuster; sämtliche bovinen sowie das porcine Präparat enthalten die Surfactantproteine SP-B und SP-C; nur menschliches Surfactant enthält zusätzlich SP-A. Ein aus menschlicher Amnionflüssigkeit gewonnenes Surfactant wurde allerdings nur in klinischen Studien eingesetzt. Synthetische Surfactantpräparate sind apoproteinfrei.

Wie in randomisierten Studien belegt wurde, überlebten mehr Frühgeborene mit RDS, die ein natürliches Surfactantpräparat erhielten; synthetische proteinfreie Surfactantpräparate stehen zurzeit nicht mehr zur Verfügung; synthetische Präparate, die neben Phospholipiden Leucin-/Lysinpeptide (KL4) oder rekombinantes SP-C (Venticute) enthalten, sind nicht zugelassen.

Akuteffekte der Surfactantsubstitution und Ergebnisse klinischer Studien Unmittelbar nach Applikation natürlicher Surfactantpräparate konnte bei Frühgeborenen mit manifestem RDS in allen Studien eine, wenn auch recht unterschiedliche, Verbesserung der Oxygenierung und der Beatmungssituation erzielt werden. Die sehr verschiedenen Therapiestrategien, unterschiedliche Patientenkollektive sowie erheblich voneinander abweichende Dosierungs- und Applikationsvolumina lassen einen direkten Wirksamkeitsvergleich der Surfactantpräparate nicht zu. Synthetische Präparate zeigen im Vergleich zu natürlichen Surfactantpräparationen eine wesentlich langsamere Verbesserung des pulmonalen Gasaustauschs und des Beatmungsverlaufs. Die eindrucksvollen Veränderungen des Gasaustauschs wurden bei Patienten mit schwerem Atemnotsyndrom beobachtet, die mit Curosurf behandelt worden waren; ebenso konnte das Barotrauma deutlich reduziert werden. Curosurf ist das am besten im Rahmen klinischer Studien untersuchte natürliche Surfactantpräparat in Europa. Unmittelbar nach Surfactantgabe müssen die Beatmungsparameter den rasch einsetzenden Veränderungen des Gasaustauschs angepasst werden; nur so lassen sich Hypoxie, Hyperventilation und zusätzliches Barotrauma vermeiden.

Sowohl nach prophylaktischer als auch therapeutischer Surfactantgabe natürlicher oder synthetischer Präparate konnte – wie in 32 internationalen kontrollierten Studien belegt – die Pneumothoraxinzidenz um 50–70 % und die Sterblichkeit um ca. 40 % reduziert werden. Alle anderen akuten und chronischen, mit Atemnotsyndrom assoziierten Komplikationen wurden durch eine Surfactanttherapie nicht beeinflusst. Angaben zur Dosierung, Mehrfachbehandlung und zum optimalen Behandlungszeitpunkt, die aus Ergebnissen randomisierter Studien gewonnen wurden, sind in der ▶ Übersicht zusammengefasst.

Empfehlungen zur postnatalen Surfactantbehandlung

- Nach initialer Stabilisierung Frühgeborener < 28 Gestationswochen durch ein binasales CPAP-System, möglichst frühzeitige Surfactant-Applikation bei klinischen Zeichen einer RDS (Voraussetzung: erfahrenes Reanimationsteam)
- Frühe Surfactantsubstitution bei Frühgeborenen < 32 Gestationswochen mit klinischen Zeichen des RDS, maschineller Beatmung und einem Sauerstoffbedarf > 40 %
- Spätere Behandlung bei etwas „reiferen" Frühgeborenen mit RDS, maschineller Beatmung und einem Sauerstoffbedarf von 50–60 %
- Initialdosis für die prophylaktische oder frühzeitige Behandlung mit natürlichen Surfactantpräparaten: 100 mg/kg KG
- Initialdosis für die Behandlung des manifesten RDS: 100 bis maximal 200 mg/kg KG

- Innerhalb von 48 h wiederholte Surfactantgaben bei erneutem Sauerstoffanstieg >30 % und maschineller Beatmung (kumulative Dosis: 400 mg/kg KG)
- Unabhängig von der Art der Surfactantpräparation muss der behandelnde Kinderarzt mit allen Aspekten der Surfactantapplikation, der maschinellen Beatmung sowie allen anderen Maßnahmen der neonatologischen Intensivmedizin vertraut sein.

Applikation Die Wirksamkeit der natürlichen Surfactantpräparationen wurde bisher nur nach intratrachealer Gabe einer oder mehreren Bolusapplikationen belegt. Die Kinder werden kurzzeitig vom Respirator diskonnektiert und das Surfactant mit einer Magensonde intratracheal instilliert. Wie jüngste Untersuchungen zeigen, ist allerdings auch ohne Unterbrechung der maschinellen Beatmung bei einer Bolusgabe (z. B. Surfactantapplikation über einen Sideport) mit einem adäquaten Therapieeffekt zu rechnen. Surfactant lässt sich auch bei nicht intubierten Frühgeborenen über eine intratracheale Applikation mittels einer dünnen Sonde verabreichen. Die unterschiedliche Positionierung bzw. Lagerung der Kinder scheint keinen Einfluss auf den Therapieeffekt zu haben. Der Effekt einer langsamen Surfactantinfusion über 10–15 min ist durch klinische Studien nicht belegt. Im Gegenteil, neueste tierexperimentelle Untersuchungen zeigen eindrucksvoll, dass eine langsame intratracheobronchiale Surfactantinfusion über 5 min bzw. 45 min zu einer mangelhaften Verteilung und deutlich verminderten Surfactantwirkung führt. Die Wirksamkeit von nebulisiertem Surfactant ist bei Frühgeborenen mit Atemnotsyndrom bislang nicht eindeutig belegt.

Beatmung nach Surfactantsubstitution Bisher liegen keine kontrollierten Studien zur optimalen Beatmungsstrategie nach Surfactantapplikation vor, die Steuerung der Beatmung muss den raschen Veränderungen des Gasaustauschs und der Lungenfunktion minutiös angepasst werden und somit dem Anstieg der funktionellen Residualkapazität, des Atemzugvolumens und der Compliance Rechnung getragen werden. Eine kontinuierliche ärztliche Präsenz ist in dieser Phase unerlässlich. In der ► Übersicht sind einzelne Schritte schematisiert dargestellt.

Veränderung der maschinellen Beatmung nach Surfactantsubstitution

- Sofortige Reduktion des FiO_2, Adjustierung der Beatmungszeiten: Verlängerung der Exspirationszeit, Verkürzung der Inspirationszeit. Orientierung an $tcPO_2$ oder SaO_2. Gefahr der Hyperoxie
- Anschließende Reduktion des P_{insp}, evtl. der Frequenz und des PEEP auf 3–5 cmH_2O. Orientierung an PCO_2 und Röntgenbild. Gefahr der alveolären Überblähung *(inadvertent PEEP)* sowie der akuten und chronischen Lungenschädigung

Surfactant-Nonresponder Eine Reihe von Grundkrankheiten kann den Effekt einer Surfactanttherapie negativ beeinflussen. So muss bei Frühgeborenen mit struktureller Lungenunreife oder Lungenhypoplasie z. B. nach längerem vorzeitigen Blasensprung sowie bei intrauteriner Chorioamnionitisexposition und/oder Entwicklung einer konnatalen und neonatalen Pneumonie sowie intraalveolärem Ödem bei persistierendem Ductus arteriosus mit einem fehlenden oder deutlich geringeren Therapieerfolg gerechnet werden. Aber auch die perinatale Hypoxie, Hypothermie und nicht zuletzt die systemische Hypotension haben unmittelbaren Einfluss auf die initiale Wirksamkeit der Surfactantbehandlung.

Nebenwirkungen Unmittelbare Nebenwirkungen einer Behandlung mit natürlichen Surfactantpräparaten sind – von Fehlern bei der Anpassung der maschinellen Beatmung abgesehen – bisher nicht beschrieben. So kann die akute Überblähung des Lungenparenchyms (Hyperexpansion) durch eine ungenügende Adjustierung des Beatmungsdrucks zu ernsthaften Ventilations- und Zirkulationsproblemen der behandelten Kinder führen. Ebenso wurde die Sensibilisierung gegen tierische, im Surfactant enthaltene Apoproteine bei keinem Patienten beschrieben. In Nachuntersuchungen von Kindern, die mit natürlichen oder synthetischen Präparaten behandelt worden waren, konnte kein Unterschied in der somatischen oder neurologischen Entwicklung im Vergleich zu unbehandelten Kontrollpatienten festgestellt werden. Eine gehäufte Infektanfälligkeit oder ein Auftreten einer chronischen Slow-Virus-Infektion wurde nach Behandlung mit natürlichen Surfactantpräparaten auch nach mehr als 20-jähriger Erfahrung mit diesem neuen Therapieprinzip bisher nicht beobachtet.

Prävention Die sog. Lungenreifungsbehandlung durch Betamethason oder andere Glukokortikoidderivate kann die Inzidenz und den Schweregrad des RDS Frühgeborener durch eine Induktion der Surfactantsynthese vermindern. Darüber hinaus reduziert die pränatale Applikation von Kortikosteroiden die Sterblichkeit und das Auftreten von Hirnblutungen in der Gruppe Hochrisiko-Frühgeborener. Betamethason sollte der Schwangeren möglichst 48 h vor der Geburt verabreicht werden. Die früher geübte Praxis, die Lungenreifungsbehandlung bis zur Geburt des Frühgeborenen zu wiederholen, gilt als obsolet. Pränatale Kortikosteroide in Kombination mit der postnatalen Surfactanttherapie (natürliches Surfactant) reduzieren, wie in einer neuesten Untersuchung belegt wurde, die Sterblichkeit sowie die Inzidenz pulmonaler sowie extrapulmonaler Komplikationen (Hirnblutung). Als weitere bedeutsame Faktoren in der Prävention des RDS sind eine schonende Geburtseinleitung und optimale primäre Stabilisierung der Risikokinder anzusehen.

40.2 Bronchopulmonale Dysplasie

Definition Die bronchopulmonale Dysplasie (BPD) ist eine bedrohliche, aber potenziell reversible Lungenkrankheit Frühgeborener, die meist wegen eines Atemnotsyndroms maschinell beatmet und mit erhöhten inspiratorischen Sauerstoffkonzentrationen behandelt wurden. Die BPD wurde erstmals 1967 beschrieben; sie ist die häufigste chronische Lungenkrankheit im Kindesalter. Eine BPD liegt bei allen Frühgeborenen vor, die nach einer Phase maschineller Beatmung und einer mindestens 28-tägigen Sauerstoffexposition im Alter von 36 vollendeten Gestationswochen persistierende Zeichen der Atemnot aufweisen und sauerstoffabhängig bleiben.

Epidemiologie Aufgrund unterschiedlicher Patientenpopulationen, Besonderheiten in der Beatmungsstrategie und nicht zuletzt verschiedener BPD-Definitionen variiert die Inzidenz der BPD in den einzelnen nationalen und internationalen Neonatalzentren erheblich. In der Gruppe überlebender Frühgeborener mit RDS, maschineller Beatmung und einem Geburtsgewicht <1500 g erkran-

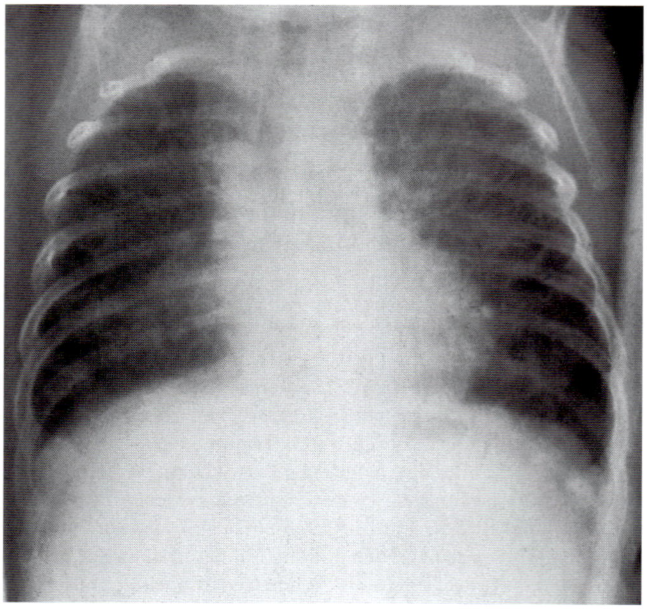

Abb. 40.2 Radiologische Veränderungen einer schweren bronchopulmonalen Dysplasie bei einem 5 Monate alten ehemaligen Frühgeborenen der 26. Gestationswoche, das noch nicht von einer Surfactantbehandlung profitieren konnte. Neben fibrotisch verdichteten und atelektischen Arealen finden sich überblähte Bezirke

ken 15–50 % der Kinder an einer BPD. Die Krankheit ist eindeutig mit der Unreife der Frühgeborenen, d. h. dem Gestationsalter und dem Geburtsgewicht korreliert. Am häufigsten wird eine BPD bei Frühgeborenen mit einem Geburtsgewicht <1000 g diagnostiziert; in Stanford/USA entwickelten bis zu 70 % dieser Frühgeborenen Zeichen einer BPD. Nur selten wird die Krankheit bei Frühgeborenen mit einem Gestationsalter von mehr als 32–34 Wochen beobachtet.

Klinische Symptome Obwohl sich die BPD Frühgeborener in sehr verschiedenen Schweregraden manifestieren kann, sollte man 2 Verlaufsformen unterscheiden, die sich nur durch ihre klinische Manifestation voneinander abgrenzen.

40

Klassische BPD oder schwere Form der BPD Diese Form der BPD entwickelte sich vor Einführung der Surfactant-Substitutionstherapie häufig bei Frühgeborenen mit schwerem Atemnotsyndrom. Die Kinder wurden über mehrere Tage mit hohen Beatmungsdrucken und hohen inspiratorischen Sauerstoffkonzentrationen behandelt und blieben über den 14. Lebenstag hinaus maschinell beatmet. Radiologisch ließen sich in diesem Lebensalter bereits neben pulmonalen Verdichtungen die typischen Veränderungen der opak erscheinenden Lunge und erste zystische Veränderungen der Lunge nachweisen (Abb. 40.2).

Die charakteristischen Befunde einer Lungenfibrose und überblähter emphysematöser Areale wurden im Alter von einigen Lebenswochen beobachtet. Mit der Einführung der Surfactanttherapie und Verbesserungen der Beatmungstherapie ist diese schwere Form der BPD in den meisten Intensivstationen selten geworden.

Neue oder mildere Form der BPD Die meisten sehr kleinen Frühgeborenen mit dieser Manifestationsform zeigen nach einem relativ milden Beatmungsverlauf und geringen inspiratorischen Sauerstoffkonzentrationen – häufig bereits nach Beendigung der maschinellen Beatmung und nach Extubation – um den 7.–10. Lebenstag eine progrediente Verschlechterung der Lungenfunktion. Die Kinder haben wiederum Zeichen der Atemnot und einen steigenden inspiratorischen Sauerstoffbedarf. Diese Verschlechterung geht mit einer diffusen Eintrübung der Lunge einher; diese Veränderung ist Ausdruck einer erhöhten alveolären-kapillären Permeabilität (s. unten) und der Entwicklung eines interstitiellen pulmonalen Ödems.

Ätiologie Die neue BPD Frühgeborener hat eine multifaktorielle Genese. Neben der Unreife der Lunge sehr kleiner Frühgeborener und einer damit verbundenen Vulnerabilität tragen eine Reihe von Risikofaktoren zur Entstehung der BPD bei: maternale Chorioamnionitis, neonatale Pneumonie und nosokomiale Sepsis/Infektionen, Dauer und Intensität der Beatmung, Dauer und Höhe der Sauerstoffexposition, persistierender Ductus arteriosus, Flüssigkeitsüberladungen in den ersten Lebenstagen und möglicherweise eine inadäquate, traumatische Reanimationstechnik.

Pathologie Die Lungen dieser Patienten zeigen nach einem frühen interstitiellem Ödem das Bild einer gestörten Parenchymentwicklung mit einer deutlich reduzierten Zahl an Alveolen und einer gestörten Gefäßentwicklung. Eine septale und peribronchiale Fibrose findet man wesentlich weniger ausgeprägt als bei der klassischen Form der BPD.

Pathogenese Chorioamnionitis und weitere postnatale Risikofaktoren lösen in der unreifen Lunge Frühgeborener über Gewebsläsionen eine bronchoalveoläre und intrapulmonale Entzündungsreaktion aus. Durch die intraalveoläre Freisetzung von chemotaktisch aktiven Substanzen und eine vermehrte zytokininduzierte Expression von endothelialen Adhäsionsmolekülen werden neutrophile Granulozyten und Makrophagen rekrutiert, die im Alveolarsystem und dem Lungengewebe akkumulieren. Die gesteigerte mikrovaskuläre Permeabilität, die u. a. durch diverse Lipidmediatoren und Peptidoleukotriene ausgelöst wird, führt zum Einstrom von Plasmaproteinen in die Luftwege; diese Proteine, u. a. Albumin und Fibrinogen, inaktivieren das Surfactantsystem und perpetuieren so den bronchoalveolären Entzündungsprozess. Der Influx von Makrophagen und neutrophilen Granulozyten in das pulmonale Interstitium ist mit einer Destruktion von Strukturproteinen assoziiert. Die in die Atemwege eingewanderten Entzündungszellen tragen durch Freisetzung proteolytischer Enzyme (u. a. Elastase), Zytokine und toxischer Sauerstoffradikale zu einer direkten proteolytischen und oxidativen Schädigung des Lungenparenchyms und zur Inaktivierung protektiver Antiproteasen bei. Neben der Proteasen-Antiproteasen-Imbalance weisen Frühgeborene mit BPD ausgeprägte Defizienzen des Antioxidanziensystems auf. Die Entwicklung der verschiedenen Antioxidanzienaktivitäten u. a. von Superoxiddismutase und Katalase unterliegt – wie auch das Surfactantsystem – einer gegen Ende des letzten Trimenons einsetzenden Reifung. Die Interaktion zwischen der Inflammationsreaktion und der gestörten Alveolarentwicklung und dem vaskulären Reifungsstopp ist zurzeit noch ungeklärt.

Klinische Symptome Neben einer kontinuierlichen Sauerstoffabhängigkeit und einer Notwendigkeit zur CPAP-Behandlung und ggf. maschinellen Beatmung weisen Frühgeborene mit BPD mehr oder minder ausgeprägte klinische Zeichen der Atemnot auf: Tachypnoe und Dyspnoe. Spontane Sättigungsabfälle und Zyanosezustände, plötzlich auftretende obstruktive Apnoen können Ausdruck der erhöhten pulmonalen Resistance oder aber einer Obstruktion des Bronchialsystems durch abnorm zähes Sekret oder Sekretverlegung sein. Die pulmonale Hypertonie bei Frühgeborenen mit schwerer klassischer BPD kann zu einer progredienten Rechtsherzbelastung und kardialen Dekompensation führen. Mangelhafte Gewichtszunahme, Ernährungsprobleme durch rezidivierendes Erbrechen oder gastroösophagealen Reflux, die Entwicklung einer Osteopenie bei inadäquater Kalzium- und Phosphatsupplementierung spiegeln die komplexe Problematik dieses primär pulmonalen Krankheitsbildes wider.

Prävention Pränatale Kortikosteroide. Eine fetale Lungenreifungsbehandlung hat nach gegenwärtigem Kenntnisstand keinen Einfluss auf die Inzidenz der BPD.

Surfactantsubstitution In verschiedenen Metaanalysen der weltweit durchgeführten kontrollierten Surfactantstudien ließ sich kein Einfluss dieses Therapieprinzips auf die BPD-Inzidenz nachweisen. Betrachtet man jedoch nur das Kollektiv überlebender Frühgeborener, so zeigt sich eine eindrucksvolle Verminderung der BPD-Inzidenz in der Gruppe surfactantbehandelter Kinder.

Antioxidanzien Vitamin E wurde aufgrund seiner antioxidativen Wirkung in einer Reihe von klinischen Studien zur Prävention der BPD eingesetzt; die vorliegenden Daten lassen keinen eindeutig positiven Effekt dieser Maßnahme erkennen. Ebenso muss die Gabe von Superoxiddismutase (SOD) als sauerstoffdetoxifizierendes Enzymsystem als ineffektiv bezeichnet werden.

Vitamin A Die klinische Wirksamkeit einer postnatalen Vitamin-A-Supplementierung (Vitamin A hat eine Reihe positiver Effekte auf die pulmonalen Heilungsvorgänge) wurde inzwischen belegt. In einer randomisierten Doppelblindstudie wurde bei Frühgeborenen <1000 g Geburtsgewicht eine geringe, aber signifikante Risikoreduktion (7 %) für die Zielkriterien Tod oder Sauerstofftherapie im Alter von 36 postmenstruellen Wochen beobachtet. Eine kürzlich veröffentlichte Umfrage unter führenden neonatologischen Abteilungen der USA ergab allerdings, dass nur eine Minderheit diese Prophylaxe regelmäßig einsetzt.

Beatmungsstrategie Es gibt eine Reihe von Hinweisen dafür, dass eine Minimierung des Beatmungstraumas eine frühzeitige CPAP-Unterstützung, eine frühe Surfactant-Substitutionstherapie und die frühzeitige Extubation mit anschließender CPAP-Behandlung möglicherweise die Inzidenz und den Schweregrad der Krankheit positiv beeinflussen. Die bisherigen Vergleichsstudien von konventioneller Beatmung versus Hochfrequenzoszillation haben keine Überlegenheit eines der beiden Beatmungsverfahren in der Prävention der BPD gezeigt.

Therapie Beatmung und Sauerstofftherapie Um der Entwicklung der gefürchteten pulmonalen Hypertonie vorzubeugen, müssen die Frühgeborenen mit manifester BPD eine adäquate Oxygenierung, d. h. eine entsprechende Sauerstoffzufuhr erhalten; der arterielle Sauerstoffpartialdruck sollte zwischen 50–70 mmHg liegen, die Sauerstoffsättigung >90 % betragen. Einen Konsens über einen kritischen Grenzwert der Sauerstoffsättigung, der zu einer Sauerstoffbehandlung von Kindern mit BPD-Risiko oder etablierter BPD führen sollte, existiert allerdings nicht. Jüngere sorgfältig durchgeführte Studien weisen jedoch darauf hin, dass niedrigere Sauerstoffsättigungen in einer frühen Lebensphase das pulmonale Outcome Frühgeborener verbessern können. Die optimale Sauerstoffsättigungen ist allerdings noch nicht durch die Ergebnisse von großen multizentrischen Studien belegt.

Persistierender Ductus arteriosus Ein persistierender Ductus arteriosus ist eindeutig als Risikofaktor für eine BPD identifiziert. Er verstärkt durch einen Links-Rechts-Shunt das in der Frühphase der BPD auftretende pulmonale Ödem. Neben einer Flüssigkeitsrestriktion sollte eine frühzeitige Indometacin-Therapie und bei ausbleibendem Therapieeffekt eine Duktusligatur erfolgen.

Infektionen Postnatale pulmonale Infektionen und Septikämien führen häufig zu einer akuten respiratorischen Dekompensation der Frühgeborenen mit BPD; darüber hinaus aggravieren sie das intraalveoläre und interstitielle Entzündungsgeschehen und stellen ein weiteres Risiko für eine Progredienz der Krankheit dar. Neben nosokomialen bakteriellen Erregern und einer Reihe viraler Erreger (RSV, Adenoviren u. a.) treten Ureaplasma urealyticum und selten auch Chlamydien auf.

Ernährung und Flüssigkeitstherapie Kinder mit BPD haben einen erhöhten Kalorienbedarf, der in der Regel nur durch Supplementierung der Nahrung gedeckt werden kann. Bei schwer verlaufenden Formen der BPD kann trotz einer Diuretikatherapie (s. unten) eine Reduktion der Gesamtflüssigkeitsmenge notwendig sein. Im Rahmen der parenteralen Ernährung ist besonders bei der Gabe von intravenösen Lipiden darauf zu achten, dass die Fettemulsionen unter Lichtschutz appliziert werden (Bildung von toxischen Lipidperoxiden).

Diuretika, Bronchodilatoren Eine diuretische Behandlung zielt primär auf die Reduktion des im Kontext der BPD auftretenden pulmonalen Ödems ab. Eine diuretische Behandlung hat keinen Einfluss auf die Langzeitmorbidität von Kindern mit BPD; eine Behandlung der BPD mit Diuretika über eine lange Zeit kann nicht empfohlen werden. Ebenso konnte keine der bisher durchgeführten Studien mit inhalativem Furosemid einen positiven Effekt auf die Dauer des Sauerstoffbedarfs und die Entwicklung einer BPD zeigen. Inhalative Bonchodilatatoren, die innerhalb von 14 Tagen nach der Geburt appliziert wurden, hatten keinen Einfluss auf die Entwicklung einer BPD. Von akuten Effekten auf die Lungenmechanik abgesehen, fehlen Berichte über die Langzeiteffekte einer Behandlung der manifesten BPD mit Bronchodilatatoren.

Kortikosteroide In vielen neonatologischen Abteilungen gehörte die postnatale Gabe von Kortikosteroiden zum Therapieregime der BPD. Es gibt eine Fülle von randomisierten kontrollierten Studien, die den Einfluss des Medikaments auf die Entwicklung der BPD untersucht haben. Die Behandlung ist effektiv: Eine Steroidtherapie zwischen dem 7. und 14. Lebenstag führt zu einer Verringerung der Mortalität sowie des Auftretens der BPD mit 28 Tagen und 36 Wochen. Der offensichtliche Effekt hat zu einer sehr liberalen Anwendung der Behandlung mit immer frühzeitigerem Behandlungsbeginn geführt. Ende der 1990er Jahre mehrten sich jedoch die Berichte über schwerwiegende langfristige Nebenwirkungen durch postnatal verabreichtes Dexamethason. Insbesondere bei sehr früh (<96 Lebensstunden) behandelten Kindern zeigte sich ein erhöhtes Risiko für die Entwicklung einer Zerebralparese sowie einer mentalen Entwicklungsstörung. Weiterhin traten bei Kindern mit einem Geburtsgewicht unter 1000 g und frühem Behandlungsbeginn signifikant häufiger Darmperforationen, Hyperglykämien und Wachstumsstörungen auf.

Frühgeborene, die später eine BPD entwickeln, haben niedrigere Kortisolserumspiegel als Kontrollpatienten. Die Substitution dieser Patienten mit Hydrokortison ist jedoch ebenfalls mit einer erhöhten Rate an Darmperforationen verbunden. Ob auch Kinder mit späterem Behandlungsbeginn (7.–14. Lebenstag oder später) ein erhöhtes Risiko für die Entwicklung einer Zerebralparese sowie einer mentalen Entwicklungsstörung aufweisen, bleibt abzuwarten. Derzeit liegen noch nicht genügend Nachuntersuchungsergebnisse vor. Generell muss die Indikation zur Behandlung extrem streng gestellt werden und sollte nur bei drohender Lebensgefahr erfolgen.

Langzeitfolgen Bei zwei Drittel der Patienten mit schwerer BPD konnten bis ins Adoleszenten- und junge Erwachsenenalter hinein ausgeprägte Lungenfunktionsstörungen (Atemwegsobstruktion, Überblähung, bronchiale Hyperreaktivität) nachgewiesen werden. In einer Gruppe australischer ehemaliger Frühgeborener mit BPD hatten die meisten Kinder im Alter von 11 Jahren distinkte Veränderungen der Lungenfunktion (Obstruktion). Nur wenige Kinder waren jedoch klinisch symptomatisch. Ähnliche Befunde wurden im Rahmen schwedischer und holländischer Nachuntersuchungen von 8-jährigen Kindern mit früherer BPD beschrieben; zusätzlich fiel bei den meisten Kindern eine Überblähung der Lunge auf. Im Kleinkindalter wurde in der Gruppe ehemaliger Frühgeborener mit BPD eine Häufung symptomatischer Atemwegskrankheiten beobachtet, die mit Husten und Giemen einhergehen. Ein erhöhtes Risiko für die Entwicklung eines allergischen Asthma bronchiale scheint für Kinder mit BPD nicht zu bestehen.

40.3 Wilson-Mikity-Syndrom

Definition Diese chronische Lungenkrankheit kann auch bei nichtbeatmeten Frühgeborenen mit einem Gestationsalter von weniger als 32 Gestationswochen im postnatalen Alter von 10–14 Tagen auftreten. Die Kinder haben meist nur eine milde Atemnotsymptomatik während der ersten Lebenstage. Der radiologische Befund ist durch diffuse, zystisch erscheinende Areale charakterisiert, die besonders in den oberen Lungenpartien auftreten sollen. Bei dieser chronisch pulmonalen Krankheit dürfte es sich um eine der möglichen Verlaufsformen der BPD Frühgeborener handeln.

Epidemiologie Die Inzidenz des Wilson-Mikity-Syndroms ist nicht bekannt, da eine eindeutig klinische und radiologische Abgrenzung von der BPD nicht möglich ist.

40

Pathogenese Wegweisende Untersuchungen zu pathogenetischen Mechanismen dieser chronischen Lungenkrankheit liegen nicht vor. Eine erhöhte Inzidenz von maternaler Chorioamnionitis bei Frühgeborenen mit Wilson-Mikity-Syndrom dürfte auf eine mögliche Rolle von intrauterinen bzw. prä- und postnatalen Infektionen hinweisen (▶ Abschn. 40.2, Pathogenese unter Bronchopulmonale Dysplasie). Die bei vielen Kindern im Serum nachweisbaren erhöhten IgM-Konzentrationen könnten diese Hypothese stützen. Es ist aber auch vorstellbar, dass eine intrauterine Zytokinexposition des Feten ein pulmonales Entzündungsgeschehen auslöst, das durch verschiedene postnatale Ereignisse aggraviert wird.

Klinische Symptome Die betroffenen Frühgeborenen entwickeln um den 10.–14. Lebenstag langsam progrediente Zeichen der Atemnot (Tachypnoe, Dyspnoe etc.) und oftmals einen erhöhten Sauerstoffbedarf (cave: Entwicklung einer pulmonalen Hypertonie durch suboptimale Sauerstoffsättigung und erniedrigten Sauerstoffpartialdruck). Die Luftnotsymptomatik kann über mehrere Wochen und selten auch über mehrere Monate anhalten.

Therapie Unter optimalen supportiven Maßnahmen (▶ Abschn. 40.2, Therapie unter Klassische BPD oder schwere Form der CLD) sollte diese Krankheit meist ohne Folgen ausheilen.

40.4 Transitorische Tachypnoe

Definition Die transitorische Tachypnoe (Synonym: transientes Atemnotsyndrom des Neugeborenen, Flüssigkeitslunge [fluid lung]) entwickelt sich in den Lebensstunden nach der Geburt überwiegend bei reifen Neugeborenen oder relativ reifen Frühgeborenen. Charakteristisch ist die deutlich beschleunigte Atemfrequenz mit minimalen Einziehungen und gelegentlich auftretender leichter Zyanose. Die Krankheit bildet sich meist innerhalb der ersten 2–3 Lebenstage spontan zurück.

Pathogenese Die transitorische Tachypnoe wird vermutlich durch eine verzögerte Resorption der kindlichen Lungenflüssigkeit über die pulmonalen Lymph- und Blutgefäße oder aber einen vermehrten pulmonalen Flüssigkeitsgehalt ausgelöst. Die prädisponierenden Faktoren, die mit einer normalen Flüssigkeitsresorption interferieren oder aber zu einer Erhöhung des pulmonalen Flüssigkeitsgehaltes führen, sind in der ▶ Übersicht dargestellt.

Faktoren, die mit einer verzögerten Flüssigkeitsresorption oder einem vermehrten pulmonalen Flüssigkeitsgehalt einhergehen

- Sectio caesarea
- Perinatale Asphyxie
- Mütterlicher Diabetes
- Exzessive mütterliche Analgesie
- Oxytocin und vermehrte maternale Flüssigkeitszufuhr
- Polyglobulie (Polyzythämie) des Neugeborenen
- Erhöhter zentraler Venendruck des Neugeborenen
- Verspätetes Abnabeln

Klinische Symptome Die Neugeborenen fallen durch eine kurze Zeit nach der Geburt einsetzende Tachypnoe (bis zu 120 Atemzüge/min) auf, die nur von geringen Einziehungen und wechselndem ausgeprägtem inspiratorischem Stöhnen begleitet ist; die Lungen sind häufig überbläht. Bei Hypoxämie ist meist eine Zufuhr von 30–40 % Sauerstoff in der Inspirationsluft ausreichend, um eine suffiziente Oxygenierung zu erzielen. Das Thoraxröntgenbild zeigt typischerweise vermehrte zentrale Verdichtungen mit einer peripheren Überblähung der Lunge und gelegentlich interlobären Flüssigkeitsansammlungen oder kleinen Pleuraergüssen. Gelegentlich entwickelt sich auf dem Boden einer massiven pulmonalen Überblähung eine pulmonale Hypertonie mit Rechts-Links-Shunt, die in das gefürchtete Krankheitsbild der persistierenden pulmonalen Hypertonie einmünden kann.

Diagnose Die Diagnose der transitorischen Tachypnoe basiert häufig auf dem Ausschluss anderer akuter pulmonaler Krankheiten und wird häufig erst retrospektiv gestellt. Neonatale Pneumonien, insbesondere mit β-hämolysierenden Streptokokken der Gruppe B können unter einer identischen initialen Dynamik verlaufen.

Therapie Bei Atemfrequenzen >80/min darf wegen einer Aspirationsgefahr keine orale Ernährung erfolgen. Notwendig sind dagegen eine intravenöse Flüssigkeitszufuhr und bei Bedarf eine Sauerstoffgabe; häufig ist eine kurzzeitige antibiotische Behandlung indiziert.

40.5 Mekoniumaspirationssyndrom

Definition Nach der Aspiration von Mekonium entwickelt sich eine pathogenetisch komplexe Krankheit, die durch eine akute Atemnotsymptomatik der überwiegend übertragenen oder reifen hypotrophen Neugeborenen und einen kompatiblen radiologischen Lungenbefund charakterisiert ist. Mekoniumhaltiges Fruchtwasser ist bei 10–18 % aller Geburten nachzuweisen.

Epidemiologie Die Inzidenz des schweren Mekoniumaspirationssyndroms liegt zwischen 0,2–6 erkrankten Neugeborenen pro 1000 Lebendgeborene. Es bestehen erhebliche geographische und regionale Unterschiede in der Krankheitshäufigkeit.

Ätiologie und Pathogenese Mekonium setzt sich aus eingedickten intestinalen Sekreten und Zellen sowie löslichen und zellulären Fruchtwasserbestandteilen zusammen. Die wasserlöslichen Festsubstanzen bestehen u. a. aus Mukopolysacchariden, Plasmaproteinen, Proteasen, konjugiertem Bilirubin, die fettlöslichen Bestandteile u. a. aus Bilirubin, Bilirubinoiden, freien Fettsäuren, Cholesterin und Glykolipiden. Mekonium wird bereits von der 10.–16. Gestationswoche an im fetalen Gastrointestinaltrakt gefunden. Aufgrund einer intestinalen Hypomotorik wird nur selten ein Mekoniumabgang bei Frühgeborenen beobachtet. Die Häufigkeit des Auftretens von mekoniumhaltigem Fruchtwasser ist direkt mit der Reife der Neugeborenen verbunden und ist mit höheren Serumspiegeln des properistaltischen Hormons Motilin assoziiert. Bei fehlenden Hinweisen auf eine intrauterine oder subpartuale Gefährdungssituation dürfte ein Mekoniumabgang vor allem ein reifeabhängiges Phänomen reflektieren. Eine akute intrauterine oder subpartuale kindliche Hypoxie kann, gerade in den letzten Gestationswochen, einen vorzeitigen Mekoniumabgang auslösen, der besonders bei einem Oligohydramnion ein sehr konsistentes „erbsbreiartiges" Fruchtwasser hinterlassen kann. Partikelhaltiges und dickflüssiges Fruchtwasser prädisponiert zur Entstehung eines Mekoniumaspirationssyndroms und zu komplizierten Krankheitsverläufen.

Der wesentliche pathogenetische Faktor für ein Mekoniumaspirationssyndrom ist die prä-, intra- oder postnatale Hypoxie, die sich durch Herztondezelerationen, silentes CTG und Acidose oder nach prolongierter und komplizierter Geburt zeigt.

Pathophysiologie Im Verlauf einer intrauterinen oder subpartalen Hypoxie, die zu einer Vasokonstriktion mesenterialer Gefäße, Darmischämie, konsekutiver Hyperperistaltik und Sphinkterrelaxation führt, kommt es zu einem frühzeitigen Mekoniumabgang. Die Aspiration von Mekoniumpartikeln kann durch eine hypoxieinduzierte vorzeitige Atemtätigkeit bereits in utero erfolgen; häufiger findet die Aspiration von Mekonium jedoch unmittelbar nach der Geburt statt.

Bei >50 % aller Neugeborenen mit mekoniumhaltigem Fruchtwasser lassen sich Mekoniumbestandteile im Trachealaspirat nachweisen, die bei den meisten Kindern folgenlos entfernt werden können. Größere Mekoniumpartikeln, die mit den ersten Atemzügen in die kleineren Luftwege gelangen, führen zu einer partiellen Bronchusobstruktion und Verlegung der Alveolen (◘ Abb. 40.3).

Die Folgen sind die Ausbildung von Atelektasen, überblähten emphysematösen Arealen (air trapping) und extraalveoläre Luftansammlungen (interstitielles Emphysem, Pneumothorax, Pneumomediastinum etc.). Auch eine konnatale Listeriose-Infektion kann Ursache für den vorzeitigen Mekoniumabgang bei Frühgeborenen sein. Durch im Mekonium enthaltene Substanzen (z. B. Fettsäuren) entwickelt sich innerhalb von 24–48 h eine chemische Pneumonie. Darüber hinaus führen verschiedene Proteine und Phospholipasen zu einer direkten Inaktivierung des Surfactantsystems. Häufig bilden sich intrapulmonale Shunts und eine durch eine Konstriktion der Lungengefäße bedingte persistierende pulmonale Hypertonie aus, die im weiteren Verlauf zu einer Rekonstitution fetaler Zirkulationsverhältnisse führen kann.

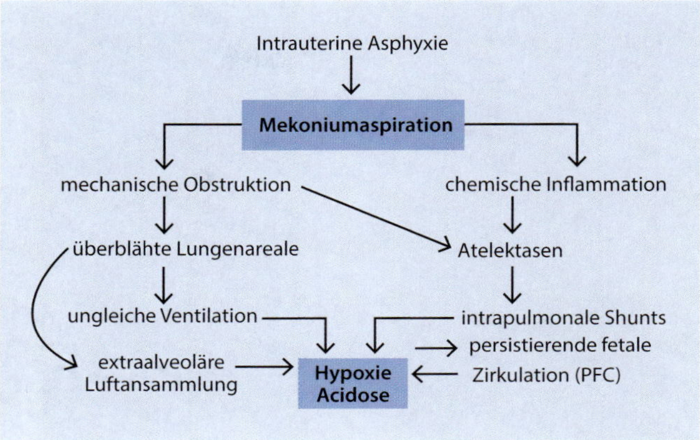

◘ **Abb. 40.3** Pathogenetisches Sequenz der Mekoniumaspiration. Neben mechanischen Faktoren, die zu einer schweren Beeinträchtigung der Lungenfunktionen beitragen, begünstigt die chemische pulmonale Inflammationsreaktion die Entwicklung von Hypoxie und Acidose

Klinische Symptome Das klinische Bild wird vom Schweregrad der intrauterinen Asphyxie und dem Ausmaß der Mekoniumaspiration bestimmt. Die Neugeborenen fallen unmittelbar nach Geburt durch schwere Atemdepression, Schnappatmung, Bradykardie, Hypotonie oder Schocksymptome auf: die Haut der Neugeborenen ist mit Mekonium bedeckt, Fingernägel und Nabelschnur können grünlich verfärbt sein. Spontan-atmende Neugeborene fallen durch Tachypnoe, ausgeprägte Dyspnoezeichen und evtl. Zyanose auf. Die Thoraxröntgenaufnahme ergibt dichte fleckige Infiltrate neben überblähten Arealen, abgeflachte Zwerchfelle und häufig extraalveoläre Luft (◘ Abb. 40.4).

Prävention Durch sorgfältiges fetales Monitoring sind die Warnzeichen der intrauterinen Hypoxie zu erkennen. Bestehen Hinweise auf eine Gefährdung des Kindes, so ist die sofortige Geburtsbeendigung obligat. Bei allen Geburten, die durch mekoniumhaltiges Fruchtwasser auffallen, sollte umgehend ein erfahrener Kinderarzt zur postnatalen Versorgung des Neugeborenen hinzugezogen werden. Bei Abgang von mekoniumhaltigem Fruchtwasser muss bereits vor dem ersten Atemzug, d. h. nach der Geburt des kindlichen Kopfs, vom Geburtshelfer oder Hebamme Mekonium aus dem Oropharynx entfernt werden. Findet sich bei einem klinisch auffälligen Neugeborenen während der laryngoskopischen Inspektion des Kehlkopfes Mekonium unterhalb der Stimmbänder, so ist es unverzüglich mit einem dicklumigen Katheter oder evtl. direkt über einen Endotrachealtubus abzusaugen. Bei größeren Mengen erbsbreiartigen Mekoniums in den Luftwegen sollte eine Bronchiallavage evtl. mit verdünnter Surfactantlösung durchgeführt werden (1–3 ml/kg KG). Ob eine initiale Lavage mit verdünntem Surfactant die Prognose und Komplikationen des Mekoniumaspirationssyndroms verbessern

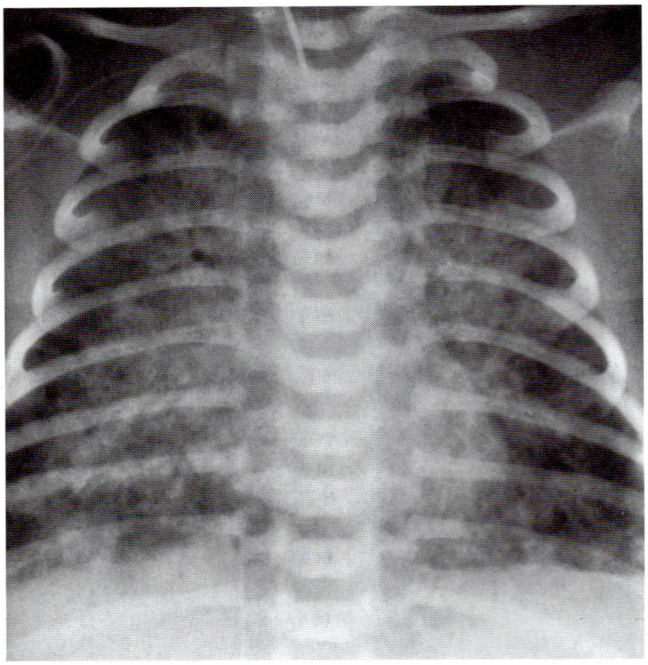

Abb. 40.4 Radiologische Veränderungen bei einem schweren Mekoniumaspirationssyndrom. Neben verdichteten dystelektatischen Arealen finden sich typische überblähte Lungenanteile

kann, muss zukünftig in randomisierten klinischen Studien geklärt werden. Auf eine primäre Maskenbeatmung ist – wenn möglich – zu verzichten.

Therapie Die zum Teil außerordentlich schwierige Behandlung Neugeborener mit Mekoniumaspirationssyndrom schließt, zur Behandlung der Hypoxämie, eine konventionelle Beatmungstherapie, die Hochfrequenzoszillationsbeatmung, die Surfactant-Substitutionstherapie und den Einsatz von Stickstoffmonoxid (NO) ein. Als Ultima-ratio-Therapie ist eine extrakorporale Membranoxygenierung (ECMO) zu erwägen. Zu Beginn der Therapie sind häufig hohe Inspirationsdrucke (≥30 cm H_2O) erforderlich. Es ist ein niedriger PEEP einzustellen (Gefahr der pulmonalen Hypertonie) und eine Frequenz zu wählen, die von dem Neugeborenen toleriert wird, ohne dass er gegen die Beatmung ankämpft.

40.6 Persistierende pulmonale Hypertonie

Definition Die persistierende pulmonale Hypertonie (PPH; Synonym: persistierende fetale Zirkulation) ist ein lebensbedrohliches Krankheitsbild, das auf dem Boden eines persistierenden erhöhten pulmonalen Gefäßdrucks durch einen signifikanten Rechts-Links-Shunt über das offene Foramen ovale über den persistierenden Ductus arteriosus und auch intrapulmonale Shunts ohne Hinweise auf eine strukturelle Herzkrankheit charakterisiert ist.

Ätiologie Die PPH tritt überwiegend bei reifen und übertragenen Neugeborenen auf. Nach intrauteriner und subpartualer Hypoxie durch mütterliche Aspirin- und Indometacineinnahme während der Schwangerschaft wurde eine Verdickung und Ausdehnung der Gefäßmuskulatur bis in kleine pulmonale Arterien hinein beschrieben. Am häufigsten entwickelte sich eine PPH sekundär bei Neugeborenen nach Mekoniumaspiration. Weitere Krankheiten, in deren Folge sich eine PPH entwickeln kann, sind die subpartuale und postnatale Hypoxie, die neonatale Sepsis mit β-hämolysierenden Streptokokken der Gruppe B und Listerien, die Zwerchfellhernie, die Lungenhypoplasie, der Pneumothorax, das Hyperviskositätsssyndrom, die Hypoglykämie und Hypothermie sowie ein Atemnotsyndrom. Die PPH ist nicht selten idiopathisch. Die Prävalenz dieser Krankheit wurde auf 1 Neugeborenes pro 1000 Lebendgeborene geschätzt.

Pathophysiologie Bei intranataler oder postnataler Hypoxie entwickelt sich rasch eine metabolisch-respiratorische Azidose. Die normalerweise infolge Anstieg des PaO_2 und Abfall der $PaCO_2$ unmittelbar nach der Geburt einsetzende Dilatation der Lungenarterien bleibt aus; die Acidose induziert über eine pulmonale Vasokonstriktion eine pulmonale Hypertonie, die über das Foramen ovale, den Ductus arteriosus Botalli und intrapulmonale Shunts die Entwicklung eines persistierenden Rechts-Links-Shunts nach sich zieht. Es bildet sich eine zunehmende Sauerstoffsättigung des arteriellen Bluts aus, die mit der postnatal einsetzenden Vasodilatation interferiert. Bei einigen dieser Patienten liegen bereits pulmonale Gefäßveränderungen im Sinne einer Mediahypertrophie vor, die Ausdruck einer chronischen intrauterinen Hypoxie sein könnten (primärer pulmonaler Hochdruck). Andere Kinder haben als Grundkrankheit eine mehr oder weniger ausgeprägte Lungenhypoplasie. Potente Stimuli der pulmonalen Vasokonstriktion sind Leukotriene und weitere Lipidmediatoren, deren Freisetzung bei allen sekundären Formen der PPH durch Hypoxie, Infektionen und die im Verlauf verschiedener Grundkrankheiten einsetzenden Inflammationsreaktion gefördert wird.

Klinische Symptome Die Neugeborenen erkranken meist innerhalb der ersten 12 Lebensstunden. In Abhängigkeit von der Grundkrankheit stehen entweder die Zyanose (Polyzythämie, idiopatische PPH u. a.) oder die schwere Atemnotsymptomatik mit Zyanose (Mekoniumaspiration, Zwerchfellhernie u. a.) im Vordergrund. Die Patienten können innerhalb kurzer Zeit ein Multiorganversagen oder eine Myokardischämie entwickeln. Die klinische Verdachtsdiagnose einer PPH kann durch die prä- und postduktale Sauerstoffdifferenz und nicht zuletzt durch die Echokardiografie (einschließlich Dopplerdiagnostik) bestätigt werden. Der Thoraxröntgenbefund ist bei einigen Krankheiten unauffällig (Asphyxie, Hyperviskositätssyndrom etc.), bei anderen zeigt er die typischen Veränderungen der Grundkrankheit.

Therapie Zu einer optimalen Behandlung gehört – wenn immer möglich – eine Korrektur der für die auslösende Hypoxie verantwortlichen Grundproblematik sowie eine gezielte Supportivtherapie und Behandlung aller im Verlauf der Krankheit aufgetretenen Komplikationen, wie z. B. Hypotension, myokardiale Dysfunktion, Acidose. Die Kinder sind zu sedieren. Der entscheidende therapeutische Ansatz ist eine suffiziente maschinelle Beatmung mit ausreichender Oxygenierung und dem Ziel, eine pulmonale Vasodilatation zu induzieren. Neugeborene, die nicht auf eine konventionelle Beatmungstherapie ansprechen, sollten zur vermutlich besseren Rekrutierung von atelektatischen Lungenarealen einer Hochfrequenzoszillations-Beatmungstherapie unterzogen werden. Eine Überblähung der Lunge ist unbedingt zu vermeiden, da sie zu einer Drosselung der pulmonalen Perfusion führen kann.

Ein vielversprechender neuer therapeutischer Ansatz ist die inhalative Behandlung mit NO (nitric oxide); NO führt zu einer selektiven Vasodilatation der Pulmonalgefäße in den ventilierten Lungenarealen. In allen Studien konnte eine deutlich verbesserte

Oxygenierung unter NO-Therapie beobachtet werden. Ebenso war die Notwendigkeit, NO-behandelte Neugeborene mit pulmonaler Hypertonie einer extrakorporalen Membranoxygenierung zu unterziehen, in allen Studien deutlich reduziert. Die Rate an akuten pulmonalen und extrapulmonalen Komplikationen sowie neurologischen und auditiven Langzeitfolgen unterschied sich nicht zwischen der Gruppe NO-behandelter Neugeborenen und unbehandelten Kontrollpatienten. Eine initiale Konzentration von 20 ppm iNO, die kontinuierlich reduziert werden soll, führt meist zu einer effektiven Vasodilatation, ohne eine potenziell gefährliche Methämoglobinämie zu induzieren. Inhalatives NO sollte nicht mit anderen selektiven Vasodilatatoren kombiniert werden.

Die früher geübte Hyperventilationstherapie, die mit erheblichen Nebenwirkungen assoziiert ist, gilt als ebenso obsolet wie andere nichtbelegte Therapieverfahren wie z. B. kontinuierliche Natriumbikarbonat-Infusionen und die systemische Gabe von α-Rezeptorenblockern. Allerdings kann bei Erkrankungen, die zu einer sekundären Surfactantinaktivierung führen, eine hochdosierte Surfactantsubstitution indiziert sein. Reichen diese Maßnahmen nicht aus, um eine ausreichende Oxygenierung zu erreichen, sollte der Patient mit einer extrakorporalen Membranoxygenierung (ECMO) behandelt werden. Die international anerkannten Kriterien für ECMO-Therapie sind:

- Gestationsalter >34 Wochen
- Geburtsgewicht >2,0 kg
- Keine Gerinnungsstörung
- Fehlendes Ansprechen auf alle erwähnten therapeutischen Maßnahmen
- Vorliegen eines Oxygenierungsindex (O1) von 25–40 [O1 = mittlerer Atemwegsdruck (cmH_2O) $FiO_2 \times 100/PaO_2$ und mmHg]

Prognose Die neonatale Sterblichkeit der PPH liegt in Abhängigkeit von der Grunderkrankung bei bis zu 20 %. In den wenigen älteren Langzeituntersuchungen der überlebenden Kinder wird deutlich, dass nur ca. 40 % diese Krankheit unbeschadet überstanden haben; die restlichen Patienten wiesen neurologische Folgeschäden in unterschiedlicher Ausprägung auf. Bei 20 % der Kinder wurde ein neurosensorischer Hörverlust diagnostiziert.

40.7 Pneumothorax

Inzidenz Ein spontaner asymptomatischer Pneumothorax tritt bei ca. 0,5–1 % aller Neugeborenen auf. Die Pneumothoraxinzidenz bei maschinell beatmeten Frühgeborenen mit Atemnotsyndrom betrug vor Einführung der Surfactanttherapie 15–30 %. Inzwischen wird diese Komplikation bei 3–6 % aller beatmeten Frühgeborenen beobachtet.

Ätiologie Ein symptomatischer Pneumothorax kann bei einer Reihe pulmonaler Krankheiten Früh- und Neugeborener auftreten: Atemnotsyndrom, Mekoniumaspiration, Lungenhypoplasie, kongenitaler Zwerchfellhernie, transitorischer Tachypnoe, Aspirationspneumonie, Staphylokokkenpneumonie mit Pneumatozele, lobäres Emphysem, nach Thorakotomie, nach unsachgemäßer Reanimation und maschineller Beatmung.

Pathogenese Ein hoher intraalveolärer Druck, der durch erhöhten Spitzendruck und einen PEEP bei maschineller Atmung entsteht oder aber von tachypnoeischen spontanatmenden Kindern durch einen erhöhten sog. Auto-PEEP gebildet wird, kann besonders in ungleich belüfteten Lungenarealen zu einer Überblähung von Alveolen und zu einer möglichen Ruptur der Alveolarwand führen. Die extraalveoläre Luft ist in der Lage, durch das interstitielle Gewebe und entlang der perivaskulären Gefäßscheiden sowie der peribronchialen Lymphgefäße zu entweichen.

In Abhängigkeit von der Ausbreitung der Luft ist mit einer Reihe von Komplikationen zu rechnen:

- Interstitielles Emphysem
- Pneumomediastinum
- Pneumothorax
- Pneumoperitoneum
- Pneumoperikard
- Subkutanes zervikales oder thorakales Emphysem

Ein Spannungspneumothorax entwickelt sich bei einer druckwirksamen Ansammlung von Luft im Pleuraspalt. Ein einseitiger Spannungspneumothorax führt nicht nur zu einer schweren Ventilationsstörung der betroffenen, gelegentlich kollabierten Lungenseite, sondern durch die Mediastinalverlagerung auch der kontralateralen Lunge (◘ Abb. 40.5).

Daneben wird durch Kompression der V. cava oder Torsion der großen Gefäße der venöse Rückfluss erheblich beeinträchtigt. Bei der Entstehung des interstitiellen Emphysems scheinen nicht nur physikalische Faktoren von Bedeutung zu sein, sondern auch pulmonale Entzündungsvorgänge und proteolytische Lungengerüstschädigungen, die u. a. nach pränatalen Infektionen beobachtet wurden.

Klinische Symptome Die klinischen Leitsymptome des gefürchteten Spannungspneumothorax sind plötzlich einsetzende Atemnot, Zyanose, Hypotension, Schocksymptome, Bradykardie, Thoraxasymmetrie, Verlagerung der Herztöne und seitendifferentes Atemgeräusch. Gerade bei kleinen Frühgeborenen kann die Diagnose eines Spannungspneumothorax schwierig sein, da bei maschinell beatmeten Patienten nicht immer ein fehlendes oder abgeschwächtes Atemgeräusch nachweisbar ist. Ein nicht zu erklärender Anstieg des transkutan gemessenen pCO_2 kann bei diesen Kindern ein erstes Zeichen eines Pneumothorax sein. Bei linksseitigem Spannungspneumothorax sind die Herztöne nach rechts verlagert.

Diagnose, Therapie In lebensbedrohlichen Situationen darf keine Zeit durch Anfertigung einer Röntgenaufnahme vergehen; es ist eine sofortige Pleurapunktion mit Entlastung des Pneumothorax durchzuführen. Anschließend wird eine Pleuradrainage unter optimalen Bedingungen gelegt. Die Transillumination des Thorax mit einer fiberoptischen Kaltlichtlampe erlaubt häufig eine rasche Identifizierung des illuminierenden lufthaltigen Pleuraraums.

40.8 Lungenhypoplasie

Definition Eine Lungenhypoplasie ist entweder Ausdruck einer gestörten Organanlage oder einer Ausreifungsstörung der fetalen Lunge, die durch verschiedene, mit der normalen Lungenentwicklung interferierende Faktoren ausgelöst werden kann.

Ätiopathogenese Eine Anlagestörung der Lunge wird bei seltenen Chromosomenaberrationen beobachtet. Wesentlich häufiger entwickelt sich eine Lungenhypoplasie im Rahmen fetaler Grundkrankheiten oder Störungen, die mit der normalen Ausbildung der Alveolen interferieren. Ein Mangel an Fruchtwasser, der zu einem Verlust intraalveolärer Flüssigkeit in der vulnerablen Phase der Lungenentwicklung (vor der 26. Gestationswoche) führt, kann

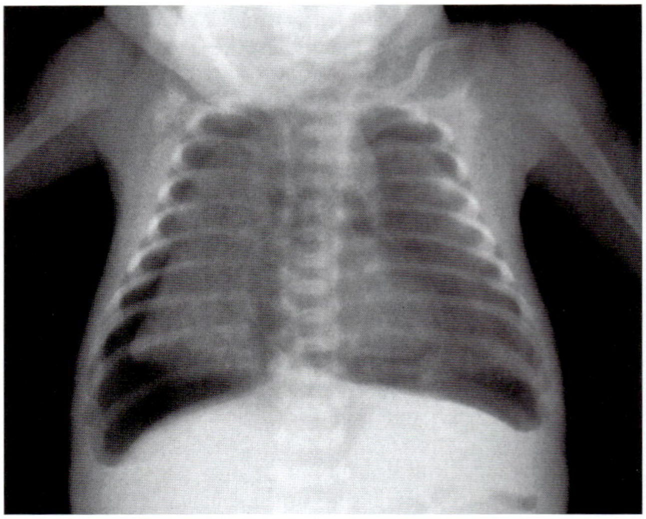

Abb. 40.5 Beidseitiger Pneumothorax rechts mehr als links mit leichter Verdrängung des Mediastinums nach links. Die in ihrer Compliance stark veränderte verdichtete rechte Lunge ist nicht kollabiert. Zusätzlich besteht ein diskretes Pneumoperikard

eine schwere Lungenhypoplasie nach sich ziehen. Eine bilaterale Nierenagenesie (Potter-Sequenz), Anhydramnie bei vorzeitigem Blasensprung oder Fruchtwasserverlust nach Amniozentese sind als Ursache der Lungenhypoplasie definiert. Aber auch fehlende intrauterine Atembewegungen der Feten, wie sie bei neuromuskulären Krankheiten, Myasthenia gravis, Anenzephalie u. a. Krankheiten beobachtet werden, können die normale Entwicklung nachhaltig beeinflussen. Eine Kompression der fetalen Lunge nach Malformation des Thorax führt bei verschiedenen Skelettkrankheiten (u. a. asphyxierende Thoraxdysplasie) zu einer Lungenhypoplasie. Auch andere Fehlbildungen wie die Zwerchfellhernie und Chylothorax können über eine Kompression des Lungengewebes die normale Wachstumsdynamik nachhaltig beeinträchtigen.

Klinische Symptome und Diagnose Die schwere Lungenhypoplasie manifestiert sich entweder unter dem Bild einer Asphyxie oder aber mit schwerster respiratorischer Insuffizienz. Die hypoplastischen Lungen lassen sich häufig auch unter intensiven Beatmungsmaßnahmen nicht wirksam eröffnen. Häufig treten bilaterale Pneumothoraces auf; einige Patienten entwickeln auf dem Boden einer primären pulmonalen Hypertonie eine persistierende fetale Zirkulation. Bei ausgeprägten Formen der Lungenhypoplasie ist die Prognose infaust. Die Thoraxaufnahme zeigt typischerweise schmale Lungen mit einem glockenförmigen Thorax (Abb. 40.6). Die Diagnose ist allerdings häufig nur zu vermuten und wird anhand anamnestischer Risiken sowie des postnatalen Verlaufs nicht selten retrospektiv gestellt. Post mortem kann durch Bestimmung des Lungengewichtes sowie morphometrischer Techniken die Verdachtsdiagnose verifiziert werden.

Therapie Nur bei weniger ausgeprägten Formen der Lungenhypoplasie kann durch differenzierte Beatmungstechniken, Einsatz von NO und ggf. Surfactantsubstitution (sekundärer Surfactantmangel) eine nachhaltige Stabilisierung der Lungenfunktion erzielt werden. Viel Hoffnung wurde in die Behandlung der Lungenhypoplasie mit der sog. liquid ventilation gesetzt, einer Beatmung mit flüssigen Perfluorcarbonen. Momentan gibt es keine Hinweise, dass diese Therapie das intensivmedizinische Repertoire ergänzen könnte.

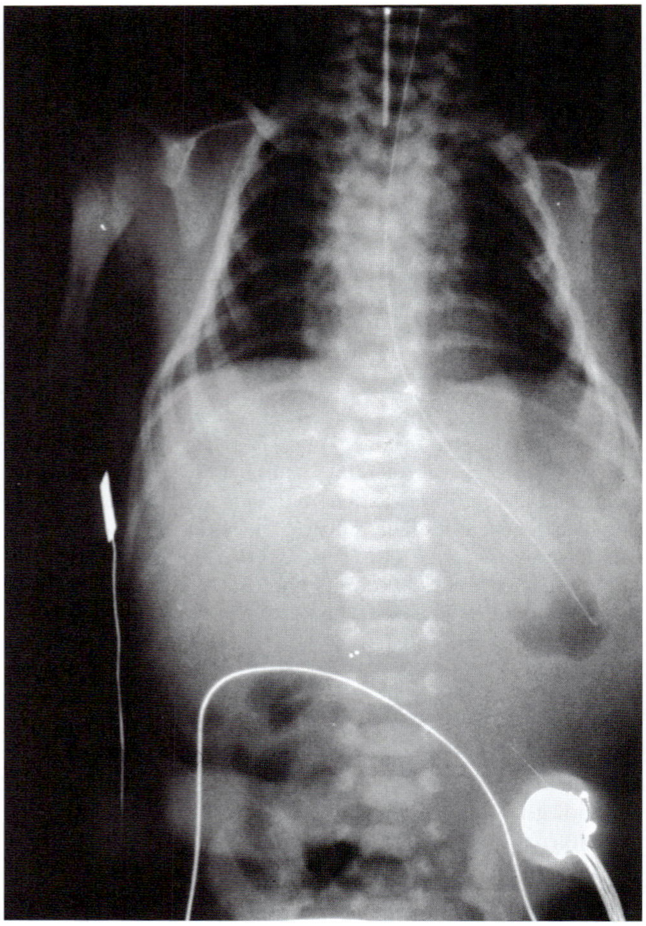

Abb. 40.6 Radiologischer Befund einer ätiologisch ungeklärten Lungenhypoplasie bei Frühgeborenen der 34. Gestationswoche

40.9 Lobäres Emphysem

Definition Das kongenitale lobäre Emphysem ist durch eine Überblähung einer oder mehrerer Lungenlappen charakterisiert; meistens sind die Oberlappen oder der rechte Mittellappen betroffen. Ungefähr 10 % der betroffenen Kinder haben zusätzlich ein Vitium cordis oder andere Fehlbildungen.

Ätiologie Als Ursachen des lobären Emphysems, das mit zunehmender Überblähung normales Lungengewebe komprimiert, werden Störungen im Aufbau der Bronchialwand (z. B. Fehlen des bronchialen Knorpels), intraluminale Bronchusobstruktionen (eingedicktes Sekret, Schleimhautfalten) oder extraluminale Bronchusobstruktionen (z. B. Kompression durch aberrierende Gefäße) gefunden.

Klinische Symptome und Therapie Häufig entwickelt sich die klinische Symptomatik, die durch eine progrediente Tachypnoe und andere Dyspnoezeichen auffällt, innerhalb der ersten Lebenswochen.

Einige Neugeborene erkranken allerdings unmittelbar postnatal an einer akuten progredienten Atemnotsymptomatik. Bei diesen Kindern ist eine sofortige Bronchoskopie und/oder Resektion des betroffenen überblähten Lungenteils lebensrettend. Bei vital milder, aber progredienter Symptomatik ist eine chirurgische Therapie angezeigt. Nur bei asymptomatischen Kindern kann unter regelmäßiger Kontrolle auf eine invasive Behandlung verzichtet werden, da sich ein lobäres Emphysem gelegentlich zurückbilden kann.

40.10 Lungenblutung

Definition Eine akute, von den Alveolen ausgehende Lungenblutung tritt überwiegend bei Frühgeborenen und hypotrophen Neugeborenen auf, die an verschiedensten Krankheiten der Neonatalperiode leiden.

Epidemiologie Während bei mehr als 10 % verstorbener Neugeborener eine Lungenblutung autoptisch diagnostiziert wird, tritt dieses lebensbedrohliche Ereignis bei weniger als 5 % aller Frühgeborenen mit einem Geburtsgewicht >1500 g auf, die an einem Atemnotsyndrom erkrankt sind.

Ätiologie Prädisponierende Faktoren für eine Lungenblutung sind eine neonatale Streptokokkenpneumonie, die perinatale Asphyxie, die Hypothermie, die Acidose, die Hypoglykämie, Gerinnungsstörungen, Herzversagen, eine schwere Erythroblastose, ein persistierender Ductus arteriosus, die Surfactanttherapie und die Sauerstofftoxizität.

Klinische Symptome Akute Blutung aus Mund, Nase und den Atemwegen mit rasch progredientem Kreislauf- und Atmungsversagen. In den Thoraxröntgenaufnahmen zeigt sich eine zunehmende Verdichtung der Lunge.

Therapie Unverzügliche Stabilisierung der Beatmungs- und Kreislaufsituation mit allen zur Verfügung stehenden intensivmedizinischen Maßnahmen sowie – wenn immer möglich – Behandlung der Grundproblematik.

40.11 Zwerchfellhernie

Epidemiologie Die Inzidenz einer Zwerchfellhernie (Enterothorax) beträgt ca. 0,25/1000 Lebendgeborene, 80–90 % der Hernien treten auf der linken Seite auf.

Pathogenese Ein Zwerchfelldefekt kann zu einer Verlagerung sämtlicher Bauchorgane in die Thoraxhöhle führen. Dieses Krankheitsbild ist der dringlichste Notfall in der Neugeborenenchirurgie. Infolge der Lungenkompression und Herzverlagerung kann sich eine schwerste, rasch progrediente, respiratorische und kardiozirkulatorische Insuffizienz mit persistierender fetaler Zirkulation entwickeln.

Klinische Symptome Die Leitsymptome der Zwerchfellhernie sind eine zunehmende Atemnot und eine Zyanose, Schocksymptome, eine Verlagerung der Herztöne, ein symmetrisch vorgewölbter Thorax ohne Atemexkursion, ein fehlendes Atemgeräusch, evtl. Darmgeräusche im Thorax und ein eingesunkenes „leeres" Abdomen (■ Abb. 40.7).

Therapie Da mit zunehmender Luftfüllung des intrathorakal gelegenen Darms Lunge, Herz und Mediastinum verdrängt werden und somit eine Spannungssymptomatik entstehen kann, ist eine primäre Maskenbeatmung obsolet. Die Neugeborenen werden umgehend intubiert, erhalten eine offene Magensonde und werden bereits im Kreißsaal auf die betroffene Seite gelagert.

Prognose Die Prognose der Zwerchfellhernie wird entscheidend vom Grad der Lungenhypoplasie, der optimalen Erstversorgung, der chirurgischen Therapie und der anschließenden intensivmedizinischen Behandlung beeinflusst. Die Diagnose kann bei bereits zum Untersuchungszeitpunkt vorliegenden Enterothorax pränatal gestellt werden.

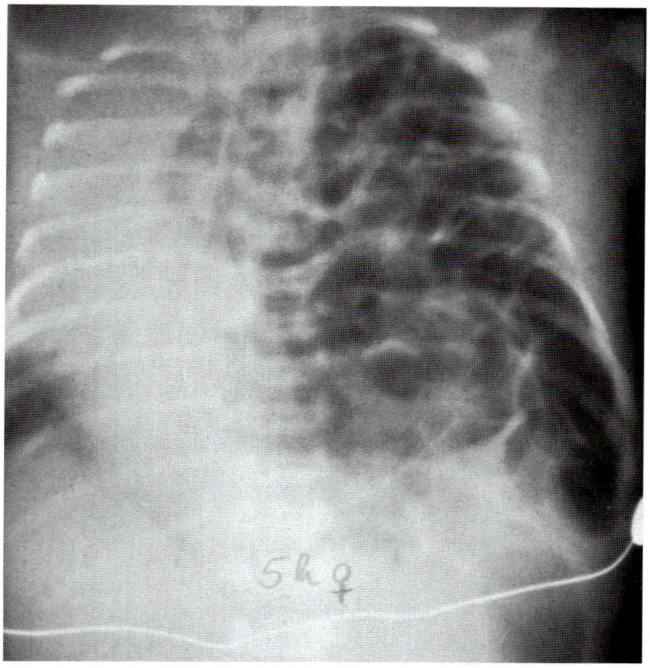

■ **Abb. 40.7** Radiologischer Befund einer beidseitigen Zwerchfellhernie. Im linken Thorax zeigen sich überwiegend luftgefüllte Darmschlingen, das Mediastinum ist deutlich nach rechts verlagert, die luftgefüllte Magenblase findet sich im rechten Thorax (insuffiziente Luftaspiration während des Transports des Kindes in das Perinatalzentrum)

40.12 Neonatale Pneumonie

Definition Eine neonatale Pneumonie entwickelt sich auf dem Boden einer intrauterinen, sub- oder postpartalen Infektion mit mütterlichen oder nosokomialen Erregern.

Pathogenese und Risikofaktoren Die neonatale Pneumonie kann bereits durch eine intrauterine Infektion oder sub- bzw. postpartal durch Aspiration infizierten Fruchtwassers erfolgt sein. Als Risikofaktoren für eine neonatale Pneumonie sind eindeutig neben dem vorzeitigen Blasensprung >24 h vor der Geburt, ein mütterliches Amnioninfektionssyndrom, Fieber und Bakteriämie der Mutter sowie die Frühgeburtlichkeit identifiziert. Bei einer mütterlichen vaginalen und rektalen Kolonisierung mit pathogenen Erregern kann ein Neugeborenes darüber hinaus auf dem Geburtsweg besiedelt werden. Bis zu 30 % der amerikanischen und westeuropäischen Schwangeren weisen eine vaginale Besiedlung mit β-hämolysierenden Streptokokken der Gruppe B auf, maximal 50 % mit pathogenen E. coli. Nach einer vaginalen Geburt sind bis zu 70 % der Neugeborenen mit diesen pathogenen Bakterien auf Haut- und Schleimhäuten kolonisiert. Das Ausmaß der Besiedlung erhöht das Risiko, an einer Pneumonie zu erkranken. Eine Gruppe von Risikopatienten ist in einem hohen Maß gefährdet, eine Sepsispneumonie zu akquirieren: Intensivmedizinisch behandelte Früh- und Neugeborene. Als Risikofaktoren für eine nosokomiale Infektion konnten u. a. die endotracheale Intubation, die maschinelle Beatmung, operative Eingriffe, eine parenterale

Ernährung, zentrale Katheter (Nabelarterie, -vene), zentrale Silastikkatheter und nicht zuletzt mangelhafte Stationshygiene definiert werden. Die häufigsten Erreger der neonatalen Pneumonien sind in Tab. 40.1 dargestellt.

Beatmete und intensivmedizinisch behandelte Früh- und Neugeborene sind besonders gefährdet, eine Pneumonie mit Pseudomonas- oder Klebsiellenspezies zu akquirieren. Chlamydien kommen ebenfalls als Erreger von Pneumonien Frühgeborener vor (zum Teil gleichzeitiges Auftreten einer Konjunktivitis). Seltener treten Mykoplasmen als Erreger auf. Bei langzeitbeatmeten Frühgeborenen, die häufig über längere Zeit antibiotisch behandelt wurden, ist immer an eine Pilzpneumonie, insbesondere mit Candidaspezies zu denken.

Klinische Symptome Die klinische Symptomatik einer in den ersten Lebenstagen auftretenden neonatalen Pneumonie verläuft häufig unter dem Bild eines progredienten Atemnotsyndroms mit Tachypnoe, Einziehungen und Nasenflügeln.

Therapie Die primäre antibiotische Behandlung muss gegen die potenziellen Mikroorganismen gerichtet sein (▶ Therapie der neonatalen Sepsis). Bei Atem- und/oder Kreislaufinsuffizienz der erkrankten Neugeborenen wird die erforderliche Supportivtherapie durchgeführt.

40.13 Chylothorax

Definition Unter Chylothorax wird eine Ansammlung von chylöser Flüssigkeit im Pleuraraum verstanden.

Epidemiologie Ein angeborener Chylothorax ist ein seltenes Ereignis; häufiger werden erworbene Ansammlungen chylöser Flüssigkeit nach kardiochirurgischen Eingriffen beobachtet. Als Folge parenteraler Langzeiternährung über einen zentralen Venenkatheter wurden Thrombosierungen der oberen Hohlvene mit sekundärem Chylothorax beschrieben.

Ätiopathogenese Die Ursache für die Entstehung eines angeborenen Chylothorax ist unklar; es wird ein angeborener Defekt des Ductus thoracicus vermutet. Bei Neugeborenen mit Down-, Noonan- und Turner-Syndrom sowie bei Hydrops fetalis tritt gelegentlich ein Chylothorax auf; ebenso wurde nach Geburtstraumata die Entwicklung chylöser Effusionen berichtet.

40

Klinische Symptome und Diagnose Die Neugeborenen fallen unmittelbar postnatal oder innerhalb der ersten Lebenstage durch mehr oder minder ausgeprägte Zeichen der Atemnot auf. Vor Beginn einer oralen Ernährung enthält die serumähnliche Pleuraflüssigkeit mehrere Tausend Leukozyten/µl, mehr als 90 % sind mononukleäre Zellen (Lymphozyten). Nach Milchernährung nimmt die Pleuraflüssigkeit eine weißliche, typisch chylöse Farbe an.

Therapie Die kontinuierliche Ableitung der chylösen Flüssigkeit führt bei den meisten Kindern zu einer Ausheilung. Es treten aber zum Teil erhebliche Eiweiß-, Antikörper- und Lymphozytenverluste auf. Eine orale Ernährung mit mittelkettigen Triglyceriden reduziert die Chylusproduktion.

Prognose Bei den meisten Formen eines Chylothorax kann man von einer sich selbstlimitierenden Krankheit ausgehen. Selten werden Versuche chirurgischer Korrekturmaßnahmen oder intraperitoneale Shuntableitungen nötig, allerdings mit unsicherem Ausgang.

40.14 Obstruktion der oberen Atemwege

Definition Angeborene Obstruktionen der oberen Luftwege gehen häufig mit akuter unmittelbar postnatal auftretender Atemnot einher.

Ätiopathogenese und Therapie Da Neugeborene für eine suffiziente Atmung auf eine ungehinderte Nasenatmung angewiesen sind, führen sämtliche anatomische und funktionelle Obstruktionen der oberen Luftwege zu einer akuten Atemnotsymptomatik. Trotz deutlicher Atemexkursionen unmittelbar nach der Geburt können Neugeborene mit Choanalatresie oder Pierre-Robin-Sequenz (Mikrognathie, Glossoptose, Gaumenspalte) kein adäquates Atemzugvolumen aufbauen.

Diese bedrohliche Situation ist durch Einführen eines passenden Guedel-Tubus häufig akut zu beheben. Die Bauchlage kann das Zurückfallen der Zunge bei Neugeborenen mit Pierre-Robin-Sequenz häufig verhindern und die Luftnotsymptomatik verbessern. Eine frühe, dem individuellen Befund angepasste kieferorthopädische Behandlung mit Anpassung einer Oberkieferplatte, die einen posteriosen Bügel oder Sporn zur Verhinderung einer Glossoptose aufweisen sollte, können langfristig zu einer Ausheilung der Fehlbildung führen. Selten sind auch kieferchirurgische Maßnahmen indiziert. Larynx- und Trachealatresien verlaufen meistens letal. Der kongenitale laryngeale Stridor auf dem Boden einer Laryngomalazie heilt bei den meisten Kindern im Verlauf des ersten Lebensjahres aus.

Differenzialdiagnostisch ist immer an eine seltene angeborene Stimmbandlähmung zu denken, die mit erheblicher Luftnot und kontinuierlichem inspiratorischem und auch exspiratorischem Stridor einhergehen kann. Schwieriger gestaltet sich die Behandlung einer kongenitalen oder häufig durch prolongierte Intubation oder Intubationsschäden erworbenen subglottischen Stenose. Bei dieser Problematik können langwierige tracheale Dilatationen, Lasertherapien oder auch laryngotracheale Rekonstruktionen angezeigt sein.

Literatur

Avery ME, Mead J (1959) Surface properties in relation to atelectasis and hyaline membrane disease. Am J Dis Child 97:517–526

Dargaville PA, Copness B, Mills JF et al (2011) Randomized controlled trial of lung lavage with dilute surfactant for meconium aspiration syndrome. J Pediatr 158:383–389

Doyle LW, Ehrenkranz RA, Halliday HL (2010) Dexamethasone treatment after the first week of life for bronchopulmonary dysplasia in preterm infants: a systematic review. Neonatology 98:289–296

Doyle LW, Ehrenkranz RA, Halliday HL (2010) Dexamethasone treatment in the first week of life for preventing bronchopulmonary dysplasia in preterm infants: a systematic review. Neonatology 98:217–224

Fujiwara T, Maeta H, Chida S et al (1980) Artificial surfactant therapy in hyaline-membrane disease. Lancet 1:55–59

Greenough A, Roberton NRC, Milner AD (1996) Neonatal respiratory disorders. Arnold, London

Halliday HL (2001) Postnatal steroids: a dilemma for neonatologists. Acta Paediatr 90:116–118

Northway WH, Moss RB, Carlisle KB et al (1990) Late pulmonary sequelae of bronchopulmonary dysplasia. N Engl J Med 323:1793–1799

Speer CP, Halliday HL (1994) Surfactant therapy in the newborn. Curr Pediatrics 4:1–5

Tab. 40.1 Typische Erreger von Pneumonien, die sich bereits intrauterin, prä- bzw. intranatal oder postnatal ausbilden können: Zeitpunkt der Infektion

Intrauterin	Prä-/intranatal	Postnatal
Zytomegalieviren	Streptokokken Gruppe B	E. coli
Enteroviren	E. coli	S. aureus
Herpesviren	Listerien	Klebsiellaspezies
Rötelnviren	Enterokokken u. a.	Enterobacterspezies
Listerien	Herpesviren	Serratien
Treponema pallidum	Mykoplasmien	Proteus
Mycobacterium tuberculosis	Chlamydien	H. influenzae u. a. Bakterien
Toxoplasma gondii	Ureaplasmen	Pneumocystis carinii

Speer CP, Groneck P (1998) Oxygen radicals, cytokines, adhesion molecules and lung injury in neonates. Sem Neonat 3:219–228

Speer CP (2009) Chorioamniotitis, postnatal factors and proinflammatory response in the pathogenetic sequence of bronchopulmonary dysplasia. Neonatology 95:353–361

Speer CP, Sweet DG (2012) Surfactant Replacement: Present and Future. In: Bancalari E (Hrsg) The Newborn Lung, 2. Aufl. Elsevier Saunders, Philadelphia, S 283–299

Sweet DG, Carnielli V, Greisen G et al (2013) European Consensus Guidelines on the management of neonatal respiratory distress syndrome in preterm infants – 2013 update. Neonatology 103:353–368

Thomas W, Speer CP (2008) Non-ventilatory strategies for prevention and treatment of bronchopulmonary dysplasia – what is the evidence? Neonatology 94:150–159

Walsh-Sukys MC (1993) Persistent pulmonary hypertension of the newborn: The black box revisited. Clin Perinatol 20:127–144

Wiswell TE, Tuggle JM, Turner BS (1990) Meconium aspiration syndrome: Have we made a difference? Pediatrics 85:715–721

41 Intestinale Krankheiten

C. P. Speer

41.1 Intestinale Atresien und Stenosen

Definition Obstruktionen oder Verengungen des Darmlumens können prinzipiell in jedem Darmbereich als isolierte, aber auch multiple Atresien oder Stenosen auftreten.

Epidemiologie Intestinale Atresien und Stenosen werden bei ca. 1/2700 Lebendgeborenen diagnostiziert. Etwa 10 % der intestinalen Obstruktionen entfallen auf den Kolonbereich.

Ätiopathogenese Duodenalatresien sind häufig Ausdruck einer kongenitalen Fehlbildung und sind nicht selten mit anderen Malformationen assoziiert. Nicht selten führt ein Pancreas anulare zu einer Kompression des Duodenums. Bei 30 % der Neugeborenen mit Duodenalatresie besteht eine Trisomie 21. Atresien und Stenosen des Jejunums und Ileums entwickeln sich bevorzugt nach ischämischen Insulten während der intrauterinen Entwicklung.

Klinische Symptome Bei nahezu der Hälfte aller Neugeborenen mit Atresie des Duodenums oder des proximalen Jejunums lässt sich in der Pränatalanamnese ein Polyhydramnion nachweisen. Im Rahmen der Pränataldiagnostik sind bei Polyhydramnion eine obere intestinale Obstruktion und assoziierte Fehlbildungen (Zwerchfellhernie, Situs inversus) auszuschließen.

Das klinische Leitsymptom der Duodenalatresie ist Erbrechen, bei einer Atresie unterhalb der Papilla vateri tritt galliges Erbrechen auf. Die Symptomatik entwickelt sich meist nach der Geburt, sie kann aber auch erst nach einigen Tagen einsetzen. Tiefere Dünndarmatresien oder -stenosen fallen durch eine zunehmende abdominelle Distension auf; die Mekoniumentleerung kann bei einem Teil der Kinder normal erfolgen. Eine verzögerte Mekoniumentleerung sollte allerdings immer an eine intestinale Obstruktion denken lassen.

Diagnose und Therapie Die klinische Verdachtsdiagnose wird häufig durch eine Abdomenübersichtsaufnahme oder eine zusätzliche retrograde Kontrastdarstellung des Darms bestätigt. Der typische radiologische Befund der Duodenalatresie ist ein „double bubble" (Doppelblasenphänomen), tiefere Atresien fallen durch luftgefüllte und z. T. massiv dilatierte Darmschlingen auf. Bei tiefen Dünndarmatresien und -stenosen besteht meistens ein Mikrokolon. Die frühe chirurgische Therapie hat bei Darmobstruktionen ohne assoziierte Fehlbildungen meist eine exzellente Prognose.

41.1.1 Analatresie

Ätiologie Anorektale Atresien sind Ausdruck einer embryonalen Entwicklungsstörung des urorektalen Septums. Bis zu zwei Drittel der betroffenen Kinder weisen assoziierte Fehlbildungen des Urogenitalsystems, der Wirbelsäule und des unteren Rückenmarkes (tethered cord), des Skelettsystems und anderer Organsysteme auf. Zur klinischen Einschätzung der unterschiedlichen Formen bietet sich folgende topographische Einteilung an: hohe supralevatorische Atresie, intermediäre oder tiefe translevatorische Atresie mit oder ohne Fistelbildung zur äußeren Haut oder zum Urogenitalsystem (Vagina, Urethra, Harnblase).

Klinische Symptome Eine Analatresie oder ektope Lage des Anus werden häufig bereits bei der ersten Untersuchung des Neugeborenen diagnostiziert. Gelegentlich wird die Diagnose allerdings auch erst bei Mekoniumabgang über eine vaginale, urethrale oder perineale Fistel gestellt.

Diagnose und Therapie Die topographische Diagnostik erfolgt mithilfe der Sonografie, einer MRT des Beckenbodens, evtl. der Röntgendiagnostik im seitlichen Strahlengang, selten auch durch Kontrastmitteluntersuchungen.

Die operative Versorgung orientiert sich an der Höhe der Atresie. Die Behandlungsziele sind die anale Kontinenz und eine korrekte Anusanlage herzustellen sowie die Fistelversorgung zu gewährleisten. Bei tiefen Atresien erlangen nahezu alle Kinder eine normale Kontinenzleistung, während bei supralevatorischen Atresien nur ca. ein Drittel der Patienten eine gute Kontinenzfunktion entwickeln.

41.1.2 Mekoniumileus

Definition Durch Verlegung des terminalen Ileums mit eingedicktem, klebrig-viskösem Mekonium kann sich ein Mekoniumileus entwickeln, der gelegentlich eine Perforation mit Mekoniumperitonitis nach sich zieht. Die Erkrankung ist häufig mit einer Mukoviszidose assoziiert.

Inzidenz 10–15 % aller Kinder mit Mukoviszidose erkranken als Neugeborene an einem Mekoniumileus.

Ätiologie Die im Rahmen einer Mukoviszidose auftretende Defizienz pankreatischer Enzyme ist vermutlich für die typische Mekoniumkonsistenz verantwortlich.

Klinische Symptome und Therapie Die Neugeborenen fallen innerhalb der ersten 24 Lebensstunden durch eine zunehmende abdominelle Distension, galliges Erbrechen und fehlenden Mekoniumabgang auf. Bei der digitalen Untersuchung stellt sich ein mekoniumleeres Rektum dar. Bei ungefähr der Hälfte der Neugeborenen führen rektale Einläufe, u. a. mit Kontrastmittel, oder Mukolytika zu einem Abgang des Mekoniumpfropfs. Die restlichen Neugeborenen müssen rasch kinderchirurgisch versorgt werden.

Prognose Bei adäquater Versorgung ist die Prognose hinsichtlich der Darmobstruktion gut. Zwischen dem Auftreten eines Mekoniumileus und dem klinischen Schweregrad der Mukoviszidose bestehen keine Beziehungen.

41.1.3 Nekrotisierende Enterokolitis

Definition Die nekrotisierende Enterokolitis (NEC) ist eine hämorrhagisch-nekrotisierende entzündliche Krankheit des Dünn- und Dickdarms, in deren Verlauf intramurale Luft (Pneumatosis intestinalis) auftritt; die NEC kann zu Perforationen, Gangrän und Peritonitis führen. Betroffen sind überwiegend sehr kleine und untergewichtige Frühgeborene und hypotrophe Neugeborene.

G.F. Hoffmann, M.J. Lentze, J. Spranger, F. Zepp (Hrsg.), *Pädiatrie*,
DOI 10.1007/978-3-642-41866-2_41, © Springer-Verlag Berlin Heidelberg 2014

Epidemiologie Die Inzidenz der NEC hat im letzten Jahrzehnt in vielen Ländern zugenommen, sie variiert nicht nur zwischen einzelnen Ländern, sondern auch zwischen einzelnen Kliniken. Die regionalen Unterschiede können bisher nicht erklärt werden. Neben sporadischen Ereignissen wurde ein epi- und endemisches Auftreten der NEC beobachtet. Die Krankheitshäufigkeit liegt bei Frühgeborenen mit einem Geburtsgewicht <1500 g zwischen 2 % und 9 %. Mit abnehmendem Geburtsgewicht steigt die Letalitätsrate an; bis zu 50 % der Frühgeborenen <1000 g versterben im Verlauf der Krankheit.

Ätiopathogenese Als wesentliche Risikofaktoren werden die Frühgeburtlichkeit, die perinatale Asphyxie, Hypothermie, persistierender Ductus arteriosus Botalli, Hyperviskositätssyndrom, zyanotisches Vitium cordis, Nabelgefäßkatheterisierung, Blutaustauschtransfusion bzw. Medikamente angesehen. Viele dieser Krankheiten und therapeutischen Maßnahmen führen über eine Minderperfusion mesenterialer Gefäße zu einer Sauerstoffunterversorgung des Darms, insbesondere der Submukosa. Die Ischämie begünstigt die Invasion bakterieller intestinaler Erreger, ebenso wie mechanische Faktoren (hyperosmolare Nahrung, Medikamente), die zu einer Schädigung der Mukosa beitragen.

Die intestinale bakterielle Infektion und konsekutive Disseminierung von Darmerregern ist vermutlich die Folge der intestinalen Perfusionsstörung bzw. Darmschädigung. Nekrotisierende Enterokolitiden wurden gehäuft auch bei gastrointestinalen Virusinfektionen (Rotaviren, Enteroviren) beobachtet. Erreger, die in Blutkulturen und Peritonealexsudat nachgewiesen werden, umfassen das gesamte bakteriologische Darmspektrum einschließlich Anaerobier (Clostridien, Bacteroides).

Klinische Symptome Die NEC manifestiert sich in den einzelnen Patientengruppen zu unterschiedlichen Zeitpunkten. Während reife Neugeborene häufig in den ersten Lebenstagen erkranken, kann eine NEC bei sehr kleinen Frühgeborenen innerhalb der ersten Lebenswochen auftreten. Möglicherweise erklärt die späte enterale Ernährung den Erkrankungszeitpunkt. Der Beginn kann schleichend oder fulminant sein, typische Symptome sind Temperaturinstabilität, Apnoen und Bradykardien, Tachypnoe, Nahrungsverweigerung, Erbrechen (gallig), Nahrungsretention, geblähtes und berührungsempfindliches Abdomen, schleimig-blutige Stühle, blass-braun-marmoriertes Hautkolorit, Ödem und Erythem der prall und schmerzhaft gespannten Bauchhaut, Acidose, disseminierte intravasale Gerinnungsstörung und Schock.

Diagnose Die röntgenologische Untersuchung des Abdomens zeigt in Abhängigkeit vom Stadium der Krankheit eine auffallende Distension des Darms, bläschenförmige intramurale Lufteinschlüsse (Pneumatosis intestinalis), ringförmige Pneumatosis und/oder Luft im Pfortadersystem (Pneumatosis Vv. portae). Die Pneumatosis intestinalis und Vv. portae lässt sich auch sonografisch nachweisen. Die typischen Entzündungszeichen im Blut (Leukozyten, neutrophile Granulozyten, I/T-Quotient, CRP) sind zu Beginn der Krankheit nur bei einigen Kindern nachweisbar; im Verlauf weisen alle Patienten erhöhte Serumkonzentrationen des CRP auf (idealer Parameter zur Verlaufsbeurteilung). Aerobe und anaerobe Blutkulturen sind bei jedem Verdacht einer NEC zu veranlassen. Die Ergebnisse mikrobiologischer und virologischer Stuhluntersuchungen sind mit Vorsicht zu interpretieren.

Therapie und Prognose Die Behandlung einer nekrotisierenden Enterokolitis beginnt mit sofortiger Nahrungskarenz (offene Magensonde), parenteraler Volumentherapie und systemischer intravenöser Antibiotikatherapie (s. Behandlung der neonatalen Sepsis, ► Kap. 31). Die Antibiotikakombination sollte bei gesicherter NEC um ein anaerobierwirksames Medikament ergänzt werden (z. B. Metronidazol). Eine orale Antibiotikatherapie wird kontrovers beurteilt. Die weiteren supportiven Maßnahmen richten sich nach dem klinischen Bild (Plasmatransfusionen, maschinelle Beatmung etc.). In der Akutphase müssen engmaschige Laboruntersuchungen (Blutbild, Entzündungsmarker, Elektrolyte, Säure-Basenstatus, Gesamteiweiß etc.) durchgeführt und radiologische Verlaufskontrollen des Abdomens angefertigt werden. Als absolute Indikation für ein chirurgisches Eingreifen (Laparotomie) gelten eine nachgewiesene Darmperforation und die Entwicklung eines intestinalen Gangräns. Bei 10–30 % der Kinder werden nach abgeheilter NEC sekundäre Darmstrikturen beobachtet, sie erfordern ebenfalls eine chirurgische Behandlung. 5–10 % der Patienten entwickeln auf dem Boden eines Kurzdarmsyndroms, das nach ausgedehnter Resektion des befallenen Darms entsteht, eine mehr oder minder ausgeprägte Malabsorption. Die Sterblichkeit liegt in der gesamten Erkrankungsgruppe bei ca. 10 %, nach Darmperforation versterben nahezu ein Drittel der Kinder.

Literatur

Richardson Afrazi A, Sodhi CP et al (2011) New insights into the pathogenesis and treatment of necrotizing enterocolitis: Toll-like receptors and beyond. Pediatr Res 69:183–188

Berman L, Moss RL (2011) Necrotizing enterocolitis: an update. Semin Fetal Neonatal Med 16:145–150

Caniano DA, Beaver BL (1987) Meconiumileus: A fifteen-year experience with forty-two neonates. Surgery 122:699–705

Lebenthal E (Hrsg) (1989) Textbook of gastroenterology and nutrition in infancy. Raven, New York

Levitt AM, Patel M, Rodriguez G, Gaylin DS, Peña A (1997) The tethered spinal cord in patients with anorectal malformations. J Pediatr Surg 32:462–462

Neu J, Walker WA (2011) Necrotizing enterocolitis. N Engl J Med 364:255–264

Rescorla FJ, Grosfeld JL (1985) Intestinal atresia and stenosis: Analysis of survival in 120 cases. Surgery 98:668–672

42 Icterus neonatorum und Hyperbilirubinämie

C. P. Speer

42.1 Besonderheiten des Bilirubinstoffwechsels Neugeborener

Durch den Abbau von Hämoglobin (Biliverdin) im retikuloendothelialen System entsteht wasserunlösliches unkonjugiertes Bilirubin. Aus 1 g Hämoglobin werden ca. 35 mg Bilirubin gebildet. Im Blut bindet sich das unkonjugierte Bilirubin an Albumin. Man geht davon aus, dass Albumin eine primäre und sekundäre Bindungsstelle mit unterschiedlicher Affinität für Bilirubin besitzt. Nach Transport zur Leberzelle dissoziiert das Bilirubin vom Albumin und wird aktiv mithilfe der Transportproteine Y und Z (Ligandine) in das Zellinnere geschleust. Dort erfolgt die Konjugation durch die UDP-Glukuronyltransferase; das an Uridin-5-Diphosphat-Glukuronsäure gekoppelte Bilirubin ist wasserlöslich und wird über das biliäre System in den Darm ausgeschieden (◘ Abb. 42.1).

Der Bilirubinstoffwechsel des Neugeborenen weist im Vergleich zum Erwachsenen einige Besonderheiten auf, die die Entstehung des physiologischen Neugeborenenikterus erklären: Eine 2- bis 3-fach höhere Bilirubinproduktion, bedingt durch die höhere Erythrozytenzahl und Hämoglobinkonzentration, die verkürzte Erythrozytenüberlebenszeit (Neugeborene 70–90 Tage, Erwachsene 120 Tage) sowie die Hydrolyse des in den Darm gelangten glukuronidierten Bilirubins durch intestinale Glukuronidase und vermehrte Rückresorption des Bilirubins aus dem Darm (enterohepatischer Kreislauf). Dieser Vorgang wird durch eine verzögerte Darmpassage des mekoniumhaltigen Darms und die fehlende intestinale Kolonisation mit Bakterien verstärkt, die Bilirubin in Urobilinogen und Sterkobilinogen umwandeln. Weiterhin besteht eine relative Defizienz der hepatischen Transportproteine Y und Z sowie der Glukuronyltransferaseaktivität. Die Bindungskapazität des Albumins wird nicht nur von der Gesamtkonzentration des Transporteiweißes bestimmt, sondern auch von im Blut vorhandenen Faktoren, die mit Bilirubin um die Albuminbindungsstellen konkurrieren. Zu diesen Substanzen, die zu einer Verdrängung des Bilirubins aus der Albuminbindung führen können, gehören freie Fettsäuren, Steroidhormone und Medikamente: Sulfamethoxazol, Ceftriaxon, Cefazolin, Diclocacillin, Salizylate, Ibuprofen u. a.; eine verminderte Bindungsaffinität des Albuminmoleküls wird bei Acidose beobachtet.

42.2 Physiologischer Ikterus

Klinische Symptome und Verlauf Unter normalen Bedingungen beträgt der Bilirubinspiegel im Nabelschnurblut 1–3 mg/dl. Vor dem Hintergrund der Besonderheiten des Bilirubinstoffwechsels entwickeln mehr als die Hälfte aller reifen Neugeborenen und nahezu 80 % aller Frühgeborenen 2–3 Tage nach der Geburt einen physiologischen Ikterus, der am 4.–5. Lebenstag seinen Höhepunkt erreicht und dann langsam abklingt. Bis zu 7 % aller Neugeborenen haben maximale indirekte Bilirubinspiegel von mehr als 13 mg/dl und nahezu 3 % von mehr als 15 mg/dl. Bei diesen Kindern findet man häufig eine Reihe von Risikofaktoren:

- Ethnische Zugehörigkeit (Chinesen, Koreaner, Japaner)
- Höhe über Meeresspiegel
- Polyzythämie
- Männliches Geschlecht
- Muttermilchernährung
- Starker Gewichtsverlust
- Verzögerte Stuhlentleerung u. a.

Der Ikterus fällt meist bei Bilirubinkonzentrationen von 5 mg/dl zuerst im Gesicht auf und breitet sich dann kaudal aus; die Kinder sind nicht beeinträchtigt. Bei Frühgeborenen kann der Ikterus ausgeprägter sein, das Maximum des Bilirubinanstiegs tritt später auf und der Ikterus hält länger an. Die meisten Neugeborenen erreichen nach ca. 14 Tagen mit Erwachsenen vergleichbare Serumbilirubinspiegel.

Therapie Die meisten Neugeborenen mit physiologischem Ikterus bedürfen keiner speziellen Behandlung. Eine Phototherapie ist nur bei Überschreiten eines altersbezogen festgelegten Grenzwertes indiziert, um der Entwicklung eines Kernikterus mit neurologischen Spätfolgen vorzubeugen.

Phototherapie Durch sichtbares Licht (Wellenlänge 425–475 nm) wird das in der Haut vorhandene Bilirubin zu nichttoxischen Bilirubinisomeren umgeformt; diese wasserlöslichen Substanzen können ohne Glukuronidierung mit der Galle und dem Urin ausgeschieden werden. Eine optimale Isomerisierung des Bilirubins findet im Bereich des normalen Adsorptionsspektrums statt; blaues Licht mit einer Wellenlänge von 445 nm ist daher besonders zur Behandlung der Hyperbilirubinämie geeignet. Bei reifen Neugeborenen mit physiologischem Ikterus ohne weitere Risikofaktoren sollte eine Phototherapie nach dem 3. Lebenstag erst bei Bilirubinserumspiegeln von >16 mg/dl begonnen werden. Neuere deutschsprachige Richtlinien setzen die Behandlungsgrenze in dieser Patientengruppe bei 18 mg/dl an.

Durch kritiklose Anwendung von speziell für hämolytische Krankheiten erstellte Therapieschemata werden zu viele Neugeborene ohne klare Indikationsstellung einer Phototherapie unterzogen. Nebenwirkungen dieser Therapie sind vermehrter Flüssigkeitsverlust und Dehydratation. Durch das blaue Licht der Phototherapielampe ist die Hautfarbe des Kindes nicht mehr zu beurteilen; bedrohliche klinische Veränderungen des Kindes werden möglicherweise trotz einer Monitorüberwachung zu spät erkannt. Die zum Schutz von potenziellen Retinaschäden zu applizierenden Schutzbrillen können zur Verlegung der Nasenwege führen.

42.3 Muttermilchikterus

Ätiologie Ein länger bekanntes Phänomen ist der deutliche Anstieg des unkonjugierten, sog. indirekten Bilirubins unter Muttermilchernährung. Obwohl die exakte Ursache dieser Ikterusform bis heute nicht geklärt ist, wird vermutet, dass entweder Pregnandiol oder nicht veresterte, langkettige Fettsäuren die konjugierende Aktivität der hepatischen Glukuronyltransferase kompetitiv hemmen. Erst vor kurzem wurde eine erhöhte Aktivität von α-Glukuronidase in der Muttermilch nachgewiesen; ein erhöhtes enterohepatisches „Recycling" könnte ebenfalls die erhöhten Bilirubinkonzentrationen erklären.

Verlauf und Therapie Mit Muttermilch ernährte Neugeborene haben im Vergleich zu mit Formula ernährten Kindern häufiger höhere

G.F. Hoffmann, M.J. Lentze, J. Spranger, F. Zepp (Hrsg.), *Pädiatrie*,
DOI 10.1007/978-3-642-41866-2_42, © Springer-Verlag Berlin Heidelberg 2014

Bilirubinspiegel; therapeutische Konsequenzen ergeben sich bei den meisten Neugeborenen nicht. Allerdings entwickelt 1 von 200 mit Muttermilch ernährten Neugeborenen zwischen dem 4. und 7. Lebenstag einen deutlichen Anstieg der Bilirubinkonzentration, das Maximum wurde bei einigen Neugeborenen erst in der 3. Lebenswoche erreicht. Nur wenige Neugeborene mit Muttermilchikterus sind mit Phototherapie zu behandeln, ein Unterbrechen des Stillens ist nur in seltenen Ausnahmefällen angezeigt.

42.4 Ikterus bei Frühgeborenen

Ätiopathogenese Eine Reihe von Beobachtungen deutet darauf hin, dass sehr kranke kleine Frühgeborene besonders gefährdet sind, eine Bilirubinenzephalopathie zu entwickeln. Die Albuminkonzentrationen sind im Vergleich zu reifen Neugeborenen häufig deutlich erniedrigt; verschiedene Faktoren wie Acidose, erhöhte Freisetzung von Fettsäuren während Hypothermie und Hypoglykämie interferieren mit der Bilirubin-Albumin-Bindung. Im Rahmen verschiedener Grundkrankheiten Frühgeborener kann eine erhöhte Permeabilität der Hirngefäße zu einem vermehrten Übertritt des Bilirubins in das Hirngewebe führen. Langsamer intestinaler Transport und Nahrungsaufbau sowie verzögerter Mekoniumabgang können zu einem Bilirubinanstieg beitragen.

Therapie Eine Phototherapie muss bei Frühgeborenen bereits bei niedrigeren Bilirubinspiegeln als bei Neugeborenen eingeleitet werden. Die differenzierten Indikationen sind in den Lehrbüchern der Neonatologie dargestellt.

42.5 Pathologische Hyperbilirubinämie

Ätiopathogenese Neben Krankheiten, die mit einer gesteigerten Hämolyse einhergehen, können pathologische Erhöhungen des indirekten Bilirubins bei angeborenen Defekten der Glukoronidierung, bei erhöhtem Bilirubinanfall durch vermehrten Erythrozytenabbau sowie durch eine vermehrte enterale Rückresorption von Bilirubin erfolgen. Die wesentlichen Ursachen sind in ◘ Tab. 42.1 dargestellt.

42.6 Direkte konjungierte Hyperbilirubinämie

Eine direkte Hyperbilirubinämie (direktes, konjugiertes Bilirubin >2 mg/dl) wird bei einer Reihe angeborener und erworbener hepatischer sowie extrahepatischer Erkrankungen diagnostiziert (◘ Tab. 42.2). Größere Schwierigkeiten bereitet es, die extrahepatische Gallengangsatresie von der neonatalen Hepatitis abzugrenzen. Bei einigen Kindern konnte inzwischen nachgewiesen werden, dass eine Hepatitis der Entwicklung einer Gallengangsatresie vorausging. Eine nicht unerhebliche Anzahl Neugeborener mit prolongierter direkter Hyperbilirubinämie hat als Grunderkrankung einen α1-Antitrypsinmangel (α1-Proteinase-Inhibitor). Ebenso wird ein cholestatischer passagerer Ikterus häufig bei Früh- und Neugeborenen beobachtet, die eine langzeitige parenterale Ernährung erhalten. Als Ursache wird weniger die Infusion mit Lipiden, als die Gabe bestimmter Aminosäuren vermutet.

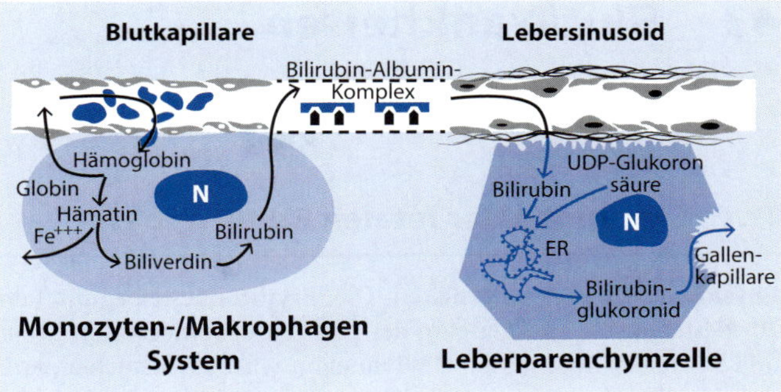

◘ **Abb. 42.1** Schematische Darstellung des Bilirubinstoffwechsels. (Erläuterung s. Text, *ER* endoplasmatisches Retikulum)

◘ **Tab. 42.1** Ätiologie der indirekten Hyperbilirubinämie (Erhöhung des unkonjugierten Bilirubins)

Krankheiten bzw. Störungen mit geistiger Hämolyse	Ohne Hämolyse
Blutgruppeninkompatibilität: Rh, ABO, Kell, Duffy u. a. Neonatale Infektionen (bakteriell, viral) Genetisch bedingte hämolytische Anämien: – Enzymdefekte: Glukose-6-Phosphat-Dehydrogenase, Pyruvatkinase, – Membrandefekte, – Sphärozytose u. a., – Hämoglobinopathien (homozygote α-Thalassämie)	Verminderte Bilirubinkonjugation: – physiologischer Ikterus, – Muttermilchikterus, – Kinder diabetischer Mütter, – Crigler-Najjar-Syndrom (genetisch bedingter Glukuronyltransferasemangel), – Gilbert-Meulengracht-Syndrom (verminderte Bilirubinaufnahme in die Leberzelle), – Hypothyreose, – Medikamente (Pregnandiol) Vermehrter Bilirubinanfall: – Polyzythämie, – Organblutungen, Hämatome Vermehrte enterale Rückresorption von Bilirubin: – Intestinale Obstruktion, – Unzureichende Ernährung (verminderte Peristaltik)

◘ **Tab. 42.2** Ätiologie der direkten Hyperbilirubinämie (Erhöhung des konjugierten Bilirubins)

Intrahepatische Cholestase	Extrahepatische Cholestase
Neonatale Hepatitis, Hepatitis B Perinatale Infektionen (CMV u. a.) Syndrom der eingedickten Galle (Hämolyse) Parenterale Ernährung α_1-Antitrypsin-Mangel (Synonym: α_1-Proteinasemangel) Galaktosämie, Tyrosinose Intrahepatische Gallenganghypoplasie (Alagille-Syndrom)	Gallengangsatresie Choledochuszyste Zystische Fibrose (Mukoviszidose)

43 Blutkrankheiten

C. P. Speer

43.1 Störungen der fetalen Erythropoese

Physiologische Besonderheiten Die Erythropoese beginnt am 20. Gestationstag und findet in der Fetalzeit überwiegend in Leber und Milz statt. Erst im letzten Trimenon wird das Knochenmark zum Hauptbildungsort der Erythropoese. Die Hämoglobinkonzentration steigt von 8–10 g/dl im Alter von 12 Gestationswochen auf 16,5–20 g/dl im Alter von 40 Gestationswochen an. Nach einem kurzen postnatalen Anstieg der Hämoglobinkonzentration innerhalb von 6–12 Lebensstunden fällt sie kontinuierlich auf 10 g/dl im Alter von 3–6 Monaten ab. Frühgeborene unterhalb der 32. Gestationswoche haben niedrigere Ausgangshämoglobinkonzentrationen und erfahren einen schnelleren Abfall der Hämoglobinkonzentration; der Tiefpunkt ist 1–2 Monate nach der Geburt erreicht. Während dieser physiologischen Anämisierung lässt sich kaum Erythropoetin im Plasma nachweisen.

Besonderheiten fetaler Erythrozyten Fetale und neonatale Erythrozyten haben eine kürzere Halbwertzeit (70–90 Tage) und ein größeres mittleres korpuskuläres Volumen (MCV: 110–120 fl) als Erythrozyten von Erwachsenen. In den ersten Tagen nach der Geburt besteht meist eine Retikulozytose von 50–120‰. Die Erythrozyten des Neugeborenen enthalten überwiegend fetales Hämoglobin F, das aus zwei α-Ketten und zwei γ-Ketten besteht. Unmittelbar vor der Geburt setzt bei einem reifen Neugeborenen die Synthese von β-Hämoglobinketten und damit adultem Hämoglobin ein (zwei α-Ketten und zwei β-Ketten). Zum Zeitpunkt der Geburt haben die Erythrozyten reifer Neugeborener 60–90 % fetales Hämoglobin; diese Konzentration sinkt bis zum Alter von 4 Monaten auf <5 % ab.

Blutvolumen Das Blutvolumen reifer Neugeborener beträgt ungefähr 85 ml/kg KG; Plazenta und Nabelgefäße enthalten ca. 20–30 ml/kg Blut. Eine späte Abnabelung kann zu einem vorübergehenden Anstieg des neonatalen Blutvolumens innerhalb der ersten Lebenstage führen (▶ Abschn. 43.1.3, Polyzythämie, Hyperviskositätssyndrom), eine zu frühe Abnabelung zu einer Anämie. Um diese Komplikationen zu vermeiden, sollte die Abnabelung ca. 30 s nach der Geburt erfolgen.

43.1.1 Neonatale Anämie

Definition Eine Anämie Neugeborener ist durch Hämoglobinkonzentrationen (Hb) <14 g/dl sowie einen Hämatokrit (Hkt) von <40 % charakterisiert. Sie kann durch akuten oder chronischen Blutverlust, eine verminderte Blutbildung sowie durch eine immunologisch vermittelte oder nichtimmunologisch bedingte Hämolyse der Erythrozyten verursacht sein (◘ Tab. 43.1).

Ätiologie Ein akuter Blutverlust kann u. a. durch fetomaternale Blutung, durch Ruptur der Nabelschnur, durch Plazenta praevia oder innere Organblutungen eintreten. Die Hämoglobinkonzentration und der Hämatokrit sind unmittelbar nach einem akuten Blutungsereignis zunächst häufig normal und fallen erst im Rahmen der Hämodilution kontinuierlich ab. Das zirkulierende Blutvolumen vermindert sich jedoch bereits während der Blutungsereignisse. Ein chronischer Blutverlust kann u. a. durch fetomaternale oder fetofetale Transfusion zustande kommen. Eine fetomaternale Transfusion wird bei bis zu 50 % aller Schwangerschaften beobachtet; der fetale Blutverlust kann erheblich sein. Die Diagnose einer fetomaternalen Transfusion wird durch den Nachweis von Hb-F-haltigen Erythrozyten des Kindes im mütterlichen Blut erbracht.

Klinische Symptome Leitsymptome der akuten Blutungsanämie sind Blässe, Tachykardie, schwache oder nicht tastbare periphere Pulse, Hypotension, Tachypnoe und bei massivem Blutverlust Schnappatmung und Schock. Die klinischen Symptome bei chronischem Blutverlust sind Blässe bei erhaltener Vitalität, Tachykardie und normaler Blutdruck. Häufig besteht eine Herzinsuffizienz mit Hepatomegalie. Die gelegentlich nachweisbare Splenomegalie ist Ausdruck der extramedullären Blutbildung. Selten entwickelt sich ein Hydrops fetalis. Eine neonatale Anämie, die durch eine verminderte Bildung von Erythrozyten verursacht wird, wie z. B. bei Blackfan-Diamond-Anämie, ist durch niedrige Retikulozytenzahlen und Fehlen von Erythrozytenvorstufen im Knochenmark charakterisiert. Häufigste Ursachen für eine immunologisch vermittelte Hämolyse der Neugeborenen sind Inkompatibilitäten zwischen der Blutgruppe der Mutter und des Kindes (▶ Kap. 36). Nichtimmunologische Krankheiten, die mit einer Hämolyse einhergehen, sind Defekte der Erythrozytenmembran (hereditäre Sphärozytose), Erythrozytenenzymdefekte (Glukose-6-Phosphat-Dehydrogenase- und Pyruvatkinasemangel), seltene Hämoglobinopathien sowie die α-Thalassämie.

Therapie Neugeborene mit ausgeprägtem akutem Blutverlust (hämorrhagischer Schock, „weiße Asphyxie") werden notfallmäßig mit 0-Rh-negativem Erythrozytenkonzentrat ohne vorherige Kreuzprobe transfundiert (Hepatitis B, Anti-HCV, TPHA (Lues), CMV, HIV-negativ!). Bei allen anderen Indikationen sind vor der Transfusion eine Blutgruppenbestimmung des Kindes und eine Kreuzprobe durchzuführen. Bei Verdacht auf Störung der Erythropoese und hämolytische Anämie ist vor Gabe von Blutprodukten Blut des Kindes für die entsprechende Spezialdiagnostik abzunehmen (▶ Kap. 36, Rh-Erythroblastose u. a.).

43.1.2 Anämie Frühgeborener

Ein besonderes klinisches Problem stellt die Anämie Frühgeborener dar. Die meisten sehr kleinen Frühgeborenen entwickeln bereits während der ersten Lebenswochen eine mehr oder weniger ausgeprägte Anämie. Eine Reihe von Faktoren sind für die Entstehung der Frühgeborenenanämie verantwortlich, u. a. ein Erythropoetinmangel, der zu einer unzureichenden Erythropoese führt, sowie repetitive, im Rahmen der neonatologischen Versorgung erforderliche diagnostische Blutentnahmen. Seltener entwickelt sich eine hämolytische Anämie durch Vitamin-E-Mangel oder im Verlauf systemischer Infektionen. Bei klinischen Zeichen einer akuten oder chronischen Anämie oder Hinweisen auf eine hämodynamisch signifikante Hypovolämie ist die Transfusion von bestrahltem CMV-negativen Erythrozytenkonzentrat unabdingbar erforderlich. Eine

G.F. Hoffmann, M.J. Lentze, J. Spranger, F. Zepp (Hrsg.), *Pädiatrie*,
DOI 10.1007/978-3-642-41866-2_43,

Tab. 43.1 Ätiologie der neonatalen Anämie

Blutverlust	Verminderte Blutbildung	Hämolyse
Fetomaternale Blutung	Konnatale und perinatale Infektionen	Rh-Erythroblastose
Placenta praevia	Blackfan-Diamond-Anämie	ABO-Erythroblastose
Vorzeitige Plazentalösung	Konnatale Leukämie	Andere Blutgruppeninkompatibilitäten
Fetofetale Transfusion	Frühgeborenenanämie	Erythrozytenmembrandefekte
Nabelschnureinriss		Erythrozytenenzymdefekte
Vasa praevia		Selten: Hämoglobinopathien
Neonatale Blutung: intrakraniell, gastrointestinal u. a.		
Frühgeborenenanämie		

Erythropoetintherapie kann, wie in mehreren randomisierten und kontrollierten Studien belegt, nur die Spätanämisierung von Frühgeborenen zu einem gewissen Grad verhindern. Alarmierend sind die Ergebnisse einer aktuellen Metaanalyse, die auf ein erhöhtes Risiko einer schweren Frühgeborenen-Retinopathie unter Erythropoetintherapie hinweist. Eine Erythropoetinbehandlung Frühgeborener kann nach diesen Daten nicht als Standardtherapie empfohlen werden.

43.1.3 Polyzythämie, Hyperviskositätssyndrom

Definition Unter einer Polyzythämie (Synonym: neonatale Polyglobulie) ist durch einen venösen Hämatokrit >65 % (Hämoglobin >22 g/dl) charakterisiert, der unter dem Bild eines Hyperviskositätsyndroms zu einem Anstieg der Blutviskosität, zur vaskulären Stase mit Mikrothrombosierung, zu Hypoperfusion und Ischämie von Organen führen kann.

Ätiologie Nach der Geburt weisen ca. 3–5 % aller Neugeborenen einen Hkt >65 % auf. Risikokollektive sind reife oder übertragene hypotrophe Neugeborene (intrauterine Wachstumsretardierung, chronische fetale Hypoxie), Patienten nach fetofetaler oder maternofetaler Transfusion, Neugeborene nach später Abnabelung, Kinder diabetischer Mütter, Nikotinabusus während der Schwangerschaft, Neugeborene mit Hyperthyreose oder Kinder mit angeborenen Krankheiten (adrenogenitales Syndrom, Trisomie 21, Beckwith-Wiedemann-Syndrom). Bei einem Hämatokrit von >65 % steigt die Blutviskosität exponentiell an.

Klinische Symptome Die klinischen Symptome sind außerordentlich vielfältig und reflektieren die Mikrozirkulationsstörungen und manifesten Durchblutungsstörungen der betroffenen Organsysteme. Die Neugeborenen fallen durch ihr plethorisches zum Teil auch blass-graues Hautkolorit und eine Belastungszyanose auf. Daneben finden sich Hyperexzitabilität, Myoklonien, Hypotonie, Lethargie und zerebrale Krampfanfälle. Bei einigen Kindern stehen kardiopulmonale sowie renale Probleme im Vordergrund: Atemnotsyndrom, persistierende pulmonale Hypertonie mit PFC-Syndrom, Herzinsuffizienz, Oligurie, Hämaturie und Nierenversagen. Die Neugeborenen können foudroyante Verlaufsformen einer nekrotisierenden Enterokolitis sowie einen Ileus entwickeln. Begleitend treten z. T. gravierende Thrombozytopenien, Hypoglykämien, Hypokalzämien und ausgeprägte Hyperbilirubinämien auf.

Therapie Beim Auftreten erster Symptome muss unverzüglich eine partielle modifizierte Austauschtransfusion durchgeführt werden; der Hämatokrit des Neugeborenen sollte auf 55 % gesenkt werden.

43.2 Koagulopathien

In der Neonatalperiode werden nicht selten Störungen der plasmatischen Blutgerinnung beobachtet. Sie können Ausdruck einer angeborenen Defizienz an Gerinnungsfaktoren (► Abschn. 180.1), eines Vitamin-K-Mangels oder einer disseminierten intravasalen Gerinnungsstörung (disseminated intravascular coagulation, DIC) sein. Neugeborene haben erniedrigte Plasmakonzentrationen nahezu aller Gerinnungsfaktoren, besonders die Synthese der Vitamin-K-abhängigen Faktoren II, VII, IX und X ist vermindert. Es gibt keinen diaplazentaren Übertritt von Gerinnungsfaktoren.

43.2.1 Morbus hämorrhagicus neonatorum

Definition Der Morbus hämorrhagicus neonatorum ist eine durch einen Vitamin-K-Mangel ausgelöste, potenziell lebensbedrohliche Krankheit, die durch präventive Vitamin-K-Substitution verhindert werden kann.

Epidemiologie Bei ca. 1 von 200 Neugeborenen, die keine postnatale Vitamin-K-Prophylaxe erhalten haben, tritt ein unerwartetes Blutungsereignis innerhalb der ersten Lebenswochen auf.

Ätiologie Vitamin K ist für die hepatische Synthese von Prothrombin, Faktor VII, IX und X verantwortlich. Ein Vitamin-K-Mangel kann sich bei Neugeborenen zu verschiedenen Zeitpunkten manifestieren. Eine am 1. Lebenstag aufgetretene Blutung wird nach mütterlicher Medikamenteneinnahme beobachtet. Phenytoin, Phenobarbital, Primidon, Salizylate, Antikoagulanzien u. a. beeinträchtigen den Vitamin-K-Metabolismus Neugeborener. Eine mütterliche Heparinbehandlung hat dagegen keine Auswirkungen auf das Gerinnungssystem des Kindes. Die typische Vitamin-K-Mangelblutung des reifen Neugeborenen tritt frühestens nach dem 3. Lebenstag überwiegend bei mit Muttermilch ernährten Kindern auf; Muttermilch hat nur einen geringen Vitamin-K-Gehalt. Bei allen Früh- und Neugeborenen, die einer antibiotischen Langzeitbehandlung oder einer parenteralen Ernährung unterzogen sind, können sich bei mangelnder Vitamin-K-Substitution im Verlauf der Neonatalperiode bedrohliche Blutungen entwickeln. Eine Spätmanifestation des Vitamin-K-Mangels im Alter von 4–12 Wochen kann bei mit Muttermilch ernährten Säuglingen, besonders aber bei Kindern mit einer Vitamin-K-Malabsorption auftreten (Mukoviszidose, cholestatischer Ikterus u. a. bei Gallengangatresie, Wachstumshemmung der Vitamin-K-produzierenden intestinalen mikrobiellen Flora durch Antibiotika).

Klinische Symptome Eine Vitamin-K-Mangelblutung ist immer dann zu vermuten, wenn ein gesund wirkendes Neugeborenes spontane Hämorrhagien entwickelt: Hämatemesis, gatrointestinale Blutung (Melaena vera), Epistaxis, Nabelschnur- und Hautblutungen, intrakranielle Blutung u. a.

Differenzialdiagnose Eine in den ersten Lebenstagen auftretende Hämatemesis oder Melaena kann auch durch mütterliches, während der Geburt verschlucktes Blut verursacht sein. Mithilfe des Alkaliresistenztestes (Apt-Test) kann entschieden werden, ob es sich um Blut des Kindes oder der Mutter handelt. Erythrozyten des Kindes enthalten überwiegend alkaliresistentes Hb-F, sie werden in einer Lösung von 1 % Natronlauge nicht denaturiert, die Lösung bleibt rötlich gefärbt. Die mütterlichen Hb-A enthaltenden Erythrozyten dagegen werden sofort lysiert und die Lösung bekommt eine gelblich-braune Farbe.

Prävention und Therapie Durch routinemäßig prophylaktische Gabe von Vitamin K an alle Neugeborenen (jeweils 2 mg Vitamin K oral) unmittelbar nach der Geburt sowie am 5. und 28. Lebenstag kann ein Morbus hämorrhagicus neonatorum vermieden werden. Bei manifester Vitamin-K-Mangelblutung (Risikopatienten, Vitamin-K-Malabsorption) muss unverzüglich Vitamin K i.v. appliziert werden, zusätzlich kann die Gabe von Frischplasma und ggf. auch Erythrozytenkonzentrat notwendig sein. Höhere Dosen von Vitamin K sind bei mütterlicher Medikamenteneinnahme oder Leberkrankheit des Neugeborenen indiziert. Der Verdacht, dass intramuskulär injiziertes Vitamin K zu einem erhöhten Krebsrisiko bei Kindern führt, konnte inzwischen eindeutig widerlegt werden.

Literatur

Aher S, Malwatkar K, Kadam S (2008) Neonatal anemia. Semin Fetal Neonatal Med 13:239–247
Collard KJ (2009) Iron homeostasis in the neonate. Pediatrics 123:1208–1216
Oski FA, Naiman JL (1989) Hematologic Problems in the Newborn, 3. Aufl. Saunders, Philadelphia
Pramanik AK (1992) Bleeding disorders in neonates. Pediatr Rev 13:163–172
Steiner LA, Gallagher PG (2007) Erythrocyte disorders in the perinatal period. Semin Perinatol 31:254–261
Strauss RG (2010) Anaemia of prematurity: pathophysiology and treatment. Blood Rev 24:221–225
Werner EJ (1995) Neonatal polycythaemia and hyperviscosity. Clin Perinatol 22:693–710

44 Metabolische Störungen

C. P. Speer

44.1 Fetopathia diabetica

Definition Kinder diabetischer Mütter stellen ein besonderes Risikokollektiv dar, da durch die mütterliche Krankheit eine Reihe schwerwiegender Fehlbildungen sowie metabolischer und funktioneller Störungen beim Neugeborenen induziert werden können (▶ Kap. 33).

Ätiologie Die Entwicklung einer Fetopathia diabetica hängt entscheidend von der Einstellung des mütterlichen Diabetes während der Schwangerschaft ab. Bei optimaler Überwachung des Diabetes und Einhaltung normoglykämischer Werte kann sich die fetale Entwicklung normal vollziehen. Eine schlechte Einstellung des maternalen Diabetes und hyperglykämischen Blutzuckerspiegeln führt häufig zu einer Makrosomie; bei maternaler diabetischer Vasopathie und Plazentainsuffizienz können die Neugeborenen eine ausgeprägte Hypotrophie aufweisen. Eine unzureichende Blutzuckerkontrolle um den Konzeptionstermin, insbesondere erhöhte Spiegel glykosylierten Hämoglobins sind mit einer erhöhten Fehlbildungsrate assoziiert. Bei 6–9 % der Kinder werden schwerwiegende Anomalien im Sinne eines kaudalen Regressionssyndroms, Anenzephalie, Meningomyelozele, Vitium cordis wie Truncus arteriosus communis, Transposition der großen Gefäße, Fallot-Tetralogie, VSD und eines linksseitigen Mikrokolons festgestellt.

Pathogenese und Pathophysiologie Da Glukose nahezu ungehindert durch die Plazenta diffundiert – die fetalen Blutzuckerspiegel betragen ca. 70 % der mütterlichen Konzentrationen –, führt die mütterliche Hyperglykämie auch zu erhöhten Blutzuckerkonzentrationen beim Feten. Als Folge entwickelt sich beim Feten eine Hyperplasie der pankreatischen β-Zellen und ein Hyperinsulinismus. Die Lipolyse ist gehemmt; Insulin, das die Lipogenese und Proteinsynthese stimuliert, wirkt als fetales Wachstumshormon. Die meisten kindlichen Organe sind, vom Gehirn abgesehen, in der weiteren intrauterinen Entwicklung vergrößert. Die Kinder werden makrosom, das Geburtsgewicht liegt oberhalb der 90. Perzentile.

Da sich der Hyperinsulinismus nach der Geburt nur langsam zurückbildet, sind die Kinder postnatal extrem durch Hypoglykämie gefährdet. Die hepatische Glukoseproduktion durch Glykogenolyse und Glykoneogenese ist eingeschränkt, die normale Surfactantsynthese ist bereits in utero beeinträchtigt. Durch eine veränderte Zusammensetzung der im Surfactant enthaltenen Phospholipid- und Apoproteinmuster entwickeln die Neugeborenen trotz eines normalen L/S-Quotienten häufig ein schwer verlaufendes Atemnotsyndrom. Einige Kinder weisen eine Polyzythämie mit den Zeichen des Hyperviskositätssyndroms auf, gefürchtet ist das Auftreten einer Nierenvenenthrombose.

Klinische Symptome Die klinische Symptomatik von Kindern diabetischer Mütter wird durch folgende klinischen Auffälligkeiten und Krankheiten bestimmt:
- Makrosomie (◘ Abb. 33.1)
- Cushingoides Aussehen
- Hepatomegalie
- Hypertrophe Kardiomyopathie (Glykogeneinlagerung)
- Atemnotsyndrom
- Plethora
- Polyzythämie
- Nierenvenenthrombose
- Geburtstraumatische Komplikationen (z. B. Schulterdystokie)
- Plexuslähmung
- Intrakranielle Blutung
- Asphyxie
- Hypoglykämie
- Hypokalzämie
- Hypomagnesiämie
- Icterus prolongatus

Die perinatale Sterblichkeit Neugeborener diabetischer Mütter ist erhöht. Neugeborene mit hypertropher Kardiomyopathie können durch Zeichen der schweren Herzinsuffizienz auffallen. Die myokardialen Veränderungen bilden sich meist innerhalb einiger Wochen zurück. Eine häufig zu beobachtende Hyperexzitabilität kann sowohl Ausdruck von Hypoglykämie als auch von Hypokalzämien oder Hypomagnesiämien sein.

Therapie Neben einer engmaschigen Prävention und Blutzuckerüberwachung und einer bei Hypoglykämie erforderlichen kontinuierlichen intravenösen Glukosezufuhr sind die klinischen und metabolischen Störungen konsequent zu behandeln. Durch eine Frühfütterung sollte eine intravenöse Glukosezufuhr, wenn immer möglich, vermieden werden. Bei einem Hyperinsulinismus ist bereits 30 min nach der Geburt mit Hypoglykämien zu rechnen. Die wichtigste präventive Maßnahme ist die Verhütung der Fetopathia diabetica durch strenge Überwachung des mütterlichen Diabetes und Sicherstellung einer normoglykämischen Stoffwechsellage im Verlauf der Schwangerschaft.

44.2 Hypoglykämie

Definition Per definitionem liegt bei reifen Neugeborenen eine Hypoglykämie bei Blutzuckerspiegeln <35 mg/dl in den ersten 24 Lebensstunden vor. Bei Frühgeborenen wird eine Hypoglykämie bei Blutzuckerkonzentrationen von <25 mg/dl in den ersten 24 Lebensstunden und <45 mg/dl nach dem ersten Lebenstag angenommen.

Ätiologie Ausgeprägte und langdauernde Hypoglykämien können vermutlich eine zerebrale Schädigung verursachen; Hypoglykämien werden bei einer Reihe von neonatalen Krankheiten und Störungen beobachtet: einer verminderten Substratverfügbarkeit bei intrauteriner Dystrophie oder Hypotrophie sowie Frühgeburtlichkeit. Ein vermehrter Glukoseverbrauch kann im Rahmen eines Hyperinsulinismus bei Kindern diabetischer Mütter, Erythroblastosis fetalis, Nesidioblastose und Patienten mit Beckwith-Wiedemann-Syndrom sowie Polyzythämie auftreten. Störungen der Glukoseutilisation liegen bei Glykogenosen, Galaktosämie, Fruktosämie und Aminosäurestoffwechselstörungen vor. Weiterhin muss im Verlauf verschiedener Grundkrankheiten mit dem Auftreten von Hypoglykämien gerechnet werden: Asphyxie, Sepsis neonatorum, endokrinologische Krankheiten und Hypothermie.

G.F. Hoffmann, M.J. Lentze, J. Spranger, F. Zepp (Hrsg.), *Pädiatrie*,
DOI 10.1007/978-3-642-41866-2_44,

Klinische Symptome und Therapie Hypoglykämien verlaufen nicht selten asymptomatisch, sie können jedoch durch folgende zentralvenöse und vegetative Symptome auffallen:

- Apnoen
- Hypotonie, Tachykardie
- Intermittierende Blässe
- Hypothermie
- Apathie, Trinkschwäche
- Hyperexzitabilität und Krampfanfälle

Obwohl viele dieser Symptome bei definierten Grundkrankheiten und metabolischen Störungen der Neonatalperiode auftreten können, sollte immer auch an eine Hypoglykämie gedacht werden. Vor dem Hintergrund der bekannten Risikokonstellationen des Neugeborenen sollte eine Hypoglykämie durch Antizipation vermieden oder aber rechtzeitig erkannt werden.

Die Konsequenz sind engmaschige Kontrollen des Blutzuckerspiegels und eine frühe Nahrungszufuhr; bei symptomatischer oder eindeutiger Hypoglykämie ist eine sofortige intravenöse Glukosezufuhr angezeigt.

44.3 Hypokalzämie

Definition Eine Hypokalzämie liegt bei Serumkalziumkonzentrationen von <7 mg/dl oder einem ionisiertem Kalziumspiegel von <3 mg/dl vor (▶ Kap. 64), eine Hypomagnesiämie bei Serumspiegeln <1,5 mg/dl.

Ätiologie und Pathogenese Hypotrophe und kranke Neugeborene sowie Frühgeborene entwickeln häufig im Verlauf der ersten Lebenstage eine Hypokalzämie. In utero werden Kalzium und Magnesium durch aktiven Transport von der Mutter auf das Kind übertragen. Innerhalb der ersten 2 Lebenstage nach der Geburt fallen die Kalzium- und Magnesiumspiegel des Kindes vorübergehend ab. Ein transitorischer Hypoparathyreoidismus, der Ausdruck für eine vermindert ansprechendene Parathyreoidea auf den nach der Geburt einsetzenden physiologischen Abfall der Kalziumspiegel ist, kann diese Frühform der Hypokalzämie und einer Hypomagnesiämie erklären; sie verläuft häufig asymptomatisch.

Es besteht eine komplexe Interaktion zwischen Serumkalzium- und Serummagnesiumspiegeln. Eine Hypomagnesiämie ist meistens mit einer Hypokalzämie assoziiert. Die Parathormonspiegel steigen in der Regel nach dem 3. Lebenstag an. Eine angeborene Aplasie der Parathyreoidea (Di-George-Syndrom, Thymusaplasie) ist extrem selten. Die späte Manifestation der neonatalen Hypokalzämie (>7. Lebenstag) wird durch zu hohe Phosphatzufuhr mit der Nahrung (Kuhmilchernährung), Malabsorptionssyndrome, Hypomagnesiämie oder inadäquate Vitamin-D-Zufuhr induziert, andere Ursachen sind selten.

Klinische Symptome Bei Hypokalzämie und Hypomagnesiämie stehen Hyperexzitabilitat, Tremor, Myoklonien im Vordergrund; es können auch Laryngospasmen, Apnoen und Krampfanfälle auftreten. Die typischen Tetaniezeichen (Chvostek, Trousseau) werden gelegentlich beobachtet. Gelegentlich wird bei Hypokalzämie ein AV-Block beobachtet.

Therapie Eine frühzeitige Kalziumsupplementation bei Risikopatienten kann eine Hypokalzämie verhindern. Kalzium sollte nach Möglichkeit oral appliziert werden. Bei symptomatischer Hypokalzämie ist Kalzium unter EKG-Kontrolle langsam intravenös zu substituieren. Dabei ist unbedingt zu beachten, dass eine Extravasation von Kalzium zu schweren Gewebenekrosen führt. Eine Magnesiumsubstitution ist nur bei symptomatischer Hypomagnesiämie indiziert.

44.4 Hypermagnesiämie

Eine langzeitige maternale Magnesiumtherapie während der Schwangerschaft (Präeklampsie, Tokolyse) kann zu exzessiv erhöhten Magnesiumspiegeln bei den Neugeborenen führen (>3 mg/dl). Ebenso wurden Hypermagnesiämien unter parenteraler Langzeiternährung beobachtet. Ein Neugeborenes mit Hypermagnesiämie fällt durch Lethargie, paralytischen Ileus, Mekoniumpfropf-Syndrom und gelegentlich einer Atemdepression auf, die eine intensivmedizinische Betreuung und Beatmungstherapie erfordern kann.

44.5 Osteopenia prämaturorum

Sehr unreife Frühgeborene können durch eine inadäquate Kalzium- und Phosphatsupplementierung oder massive Kalziumverluste unter diuretischer Langzeittherapie mit Furosemid eine schwere Demineralisierung des Skeletts entwickeln. Die vermeidbare iatrogene Komplikation fällt gelegentlich durch multiple Spontanfrakturen der Rippen und Extremitäten auf. Die Serumkalzium- und Phosphatspiegel liegen meistens im Normbereich. Durch eine differenzierte Diagnostik der Kalzium- und Phosphatausscheidung im Urin kann eine unzureichende Zufuhr bzw. Verfügbarkeit dieser Mineralien vermutet werden. Unter einer täglichen adäquaten Kalzium- und Phosphatüberwachung und -supplementierung sollte diese Mineralisierungsstörung heute nicht mehr auftreten.

44.6 Spätmetabolische Acidose

Bei 5–10 % aller unreifen Frühgeborenen mit fehlender oder trotz ausreichender Kalorienzufuhr zu langsamer Gewichtsentwicklung wird im Verlauf der ersten Lebenswochen eine spätmetabolische Acidose (BE −10 bis −15) ohne eine gleichzeitig bestehende Grundkrankheit beobachtet. Als Ursache konnte eine zu hohe Eiweißzufuhr durch Formulaernährung nachgewiesen werden. Die Eiweißbelastung führt vermutlich zu einer vermehrten Synthese von Säuren. Durch eine Proteinreduktion ist diese transitorische Störung rasch zu beheben.

44.7 Angeborene Hypothyreose

Die angeborene Hypothyreose wird in ▶ Kap. 63 dargestellt.

44.8 Neonatale Hyperthyreose

Definition Die neonatale Hyperthyreose ist eine schwerwiegende transitorische Krankheit des Neugeborenen.

Ätiologie Bei einer maternalen Autoimmunhyperthyreose treten während der Schwangerschaft zirkulierende Thyreoidea-stimulierende IgG-Antikörper auf das Kind über. Auch nach scheinbar ausgeheilter mütterlicher Hyperthyreose oder nach Thyreodektomie und medikamentöser Suppressionsbehandlung sind diese Antikörper weiterhin vorhanden.

Klinische Symptome Circa 10–20 % der Neugeborenen hyperthyreoter Mütter erkranken innerhalb der ersten Lebenstage an den typischen Symptomen einer Hyperthyreose mit Tachykardie, Hyperthermie, ausgeprägte Hyperexzitabilität, evtl. Krampfanfälle, Diarrhö, Erbrechen und Gewichtsverlust. Gefürchtet ist in dieser Lebensphase ein irreversibles Herz- und Kreislaufversagen. Die Neugeborenen haben meist eine Struma, einige Kinder fallen zusätzlich durch einen Exophthalmus auf. Bei einer thyreostatischen Behandlung der Mutter ist durch den medikamentösen Effekt auf die fetale Schilddrüse mit einem verspäteten Auftreten der klinischen Symptome zu rechnen. Als mögliche Langzeitkomplikation ist eine psychomentale Beeinträchtigung der Kinder nicht ausgeschlossen.

Diagnose und Therapie Engmaschiges Monitoring von TSH, T_4 und fT_4; Nachweis spezifischer, bei der Mutter nachgewiesener Schilddrüsenantikörper. Die symptomatische Behandlung reicht von der Therapie mit β-Blockern (Propranolol), Digoxin, Diuretika und Sedativa bis hin zum Einsatz von Thyreostatika (z. B. Carbimazol). Die Krankheit ist selbstlimitierend, die Therapie kann in der Regel spätestens 2–3 Monate nach der Geburt beendet werden.

44.9 Maternale Phenylketonurie

Frauen mit bekannter Phenylketonurie (▶ Kap. 53) müssen bereits vor der Konzeption eine optimale Einstellung der Serum-Phenylalaninkonzentration erhalten, um eine irreversible neurologische Schädigung des Fetus zu verhindern. Durch eine suboptimale diätische Einstellung der Schwangeren können toxische Phenylpyruvatprodukte eine schwere Hirnschädigung des Fetus verursachen.

44.10 Maternaler systemischer Lupus erythematodes

Ein systemischer mütterlicher Lupus erythematodes ist mit einem erhöhten Risiko für Aborte, Totgeburten und Frühgeburtlichkeit assoziiert. Neugeborene können durch die diaplazentar übertragenen maternalen Antikörper an einem neonatalen Lupus erythematodes erkranken. Die klinischen Symptome reichen von einem typischen Gesichtserythem, diskoidem Lupus erythematodes an Stamm und Extremitäten bis hin zu Thrombozytopenie, Leukozytopenie und Anämie. Ein kongenitaler kompletter AV-Block wird bei Nachweis von Antikörpern gegen die Kernantigene Ro und La beobachtet. Bisher wurden bei wenigen Neugeborenen mit Lupus erythematodes ein zusätzliches Vitium cordis und Fibrokardelastose beschrieben. Die Therapie dieser transitorischen Krankheit ist symptomatisch; bei komplettem AV-Block kann eine Herzschrittmacherimplantation notwendig werden.

Literatur

Blau N, van Spronsen FJ, Levy HL (2010) Phenylketonuria. Lancet 376:1417–1427

Committee on Fetus and Newborn, Adamkin DH (2011) Postnatal glucose homeostasis in late-preterm and term infants. Pediatrics 127:575–579

Donaldson MDC, Grant DB (1997) Congenital hypothyreodism. In: Recent Advances in Pediatrics, Bd. 15. Churchill Livingstone, London

Fujisawa Y, Yamashita K, Hirai N et al (1997) Transient late neonatal hypocalcemia with high serum parathyroid hormone. J Pediatr Endocrinol Metabol 10:433–436

Giles MM, Laing IA, Elton RA et al (1990) Magnesium metabolism in preterm infants: Effects of calcium, magnesium and phosphorus. J Pediatr 117:147–154

Horsman A, Ryan SW, Congdon PJ et al (1989) Osteopenia in extremely low birth weight infants. Arch Dis Child 64:485–489

La Gamma EF, Paneth N (2012) Clinical importance of hypothyroxinemia in the preterm infant and a discussion of treatment concerns. Curr Opin Pediatr 24:172–180

Péter F, Muzsnai A (2011) Congenital disorders of the thyroid: hypo/hyper. Pediatr Clin North Am 58:1099–1115

Silverman E, Jaeggi E (2010) Non-cardiac manifestations of neonatal lupus erythematosus. Scand J Immunol 72:223–225

Straussman S, Levitsky LL (2010) Neonatal hypoglycemia. Curr Opin Endocrinol Diabetes Obes 17:20–24

45 Vorwiegend perinatal und postnatal erworbene Infektionen

P. Bartmann, R. Roos

45.1 Bakterielle Infektionskrankheiten des Neugeborenen

45.1.1 Grundlagen

Definitionen Bakterielle Infektionskrankheiten des Neugeborenen lassen sich in Lokal- und Organinfektionen, systemische Entzündungsreaktionen (klinische Sepsis; systemic inflammatory response syndrome, SIRS) oder eine Sepsis unterscheiden.

Bei Lokalinfektionen ist nur ein Organ betroffen; beim SIRS finden sich klinische Zeichen einer Sepsis, die Blutkultur ist aber steril, während bei der Sepsis definitionsgemäß der Erreger in einer Blutkultur isoliert werden kann. Bakteriämie bezeichnet nur den Nachweis von Bakterien im Blut, im Englischen wird dieser Begriff synonym mit Sepsis verwendet.

Epidemiologie 1,1–2,7 % der Lebendgeborenen entwickeln eine klassische Sepsis. Nach einem vorzeitigen Blasensprung erkranken 3–5 % der Neugeborenen an einer Infektion. Etwa die Hälfte der neonatalen Infektionen ist mit einem vorzeitigen Blasensprung assoziiert. Ein besonders hohes, und mit sinkendem Gestationsalter steigendes, Infektionsrisiko haben Frühgeborene unter 32 SSW. Sind Schwangere mit Streptokokken der Gruppe B besiedelt und bestehen sonst keine geburtshilflichen Risiken, so erkranken ca. 0,5 % ihrer Neugeborenen. Besteht zusätzlich ein Amnioninfektionssyndrom, steigt das Infektionsrisiko um den Faktor 5–11.

Abhängig vom Zeitpunkt wird eine Sepsis mit frühem Beginn innerhalb der ersten 72 Lebensstunden (early onset) von einer Sepsis mit späterem Beginn nach 3 Lebenstagen (late onset) definiert. Unterschiede liegen neben dem Zeitpunkt und dem Übertragungsweg vor allem im Spektrum der häufigsten Infektionserreger (s. unten).

Ätiologie Erreger, die innerhalb der ersten 3 Lebenstage zur Infektion führen, entstammen meist der mütterlichen Rektovaginalflora. β-hämolysierende Streptokokken der Gruppe B sind die häufigsten Erreger. Es folgen: E. coli, S. aureus, Klebsiellen, Enterokokken, Streptokokken anderer Gruppen und Listeria monozytogenes. 2–5 % der Infektionen sind durch Anaerobier bedingt, besonders Bacteroides fragilis.

Beginnt die Symptomatik später als 72 h nach Geburt, handelt es sich um eine nosokomiale (horizontale) Infektion, d. h. der Erreger entstammt der Flora des Kindes und/oder der Umgebung. Am häufigsten werden grampositive Kokken wie koagulasenegative Staphylokokken, allen voran S. haemolyticus und S. epidermidis nachgewiesen. Gramnegative Keime, zumeist Pseudomonas aeruginosa, Enterobacter, Serratien, Klebsiellen oder auch S. aureus sind seltener und treten meist als Kleinraumepidemien auf. Pilzinfektionen, z. B. Candida albicans, sind zwar die Ausnahme, müssen aber bei beatmeten und sehr unreifen Frühgeborenen vor allem nach längerer antibiotischer Therapie und/oder parenteraler Ernährung in Betracht gezogen werden.

Die Inkubationszeit einer bakteriellen Infektion ist nicht definierbar. Infektionen durch Streptokokken der Gruppe B beginnen meist unmittelbar nach der Geburt bis in den ersten 3 Lebenstagen. Für E.-coli-Infektionen ist der Beginn am 2.–3. Lebenstag typischer.

Pathogenese und Pathologie Risikofaktoren einer bakteriellen Sepsis können in mütterliche/geburtshilfliche, erregerbedingte und kindliche Pathogenitätsfaktoren unterteilt werden (◘ Tab. 45.1). Mütterliche Risikofaktoren für eine Infektion des Kindes sind sämtliche Kriterien, die auf eine mütterliche Infektion hindeuten. Beim vorzeitigen Blasensprung kommt es leicht zur Aszension der Keime aus der mütterlichen Rektovaginalflora. Dies ist auch bei intakter Fruchtblase möglich. Das Risiko ist erhöht bei vorzeitigem Blasensprung von >18 h (>12 h beim Frühgeborenen) oder Komplikationen, z. B. Frühgeburt, perinatalem Schock des Neugeborenen, protrahierter Geburt oder Mekoniumaspirationssyndrom. Eine Tachykardie des Feten von >180/min macht es höchst wahrscheinlich, dass ein Neugeborenes bereits intrauterin infiziert wurde. Die Inhalation oder Ingestion infizierten Fruchtwassers begünstigt eine Besiedlung der Atemwege, des Magens und des Dünndarms und von dort ausgehend eine Sepsis des Neugeborenen. Über Bakteriämie oder fokale Ausbreitung kann es zur Absiedlung der Erreger mit folgender Organinfektion wie Otitis media, Meningitis, Pneumonie, Osteomyelitis, Harnwegsinfektion etc. kommen.

Frühgeborene haben von der Mutter nur unzureichend Antikörper übertragen bekommen. Die Opsonisierung und damit Phagozytose von Erregern ist deshalb verzögert. Die Erreger setzen Zellwandbestandteile wie Endotoxin, Polysaccharide, Exotoxine oder andere Mediatoren der Entzündungsreaktion frei, wie Kachektin, Interleukin-1 etc.. Damit wird die Kaskade der Entzündungsreaktion durch Zytokine (z. B. TNF-α, Il-1, Il-6 u. a.) mit Permeabilitätsstörungen der Kapillaren, Exsudation von Eiweißen ins Gewebe oder die Alveolen der Lunge, Blutdruckabfall, Kardiotoxizität etc. getriggert. Folge ist ein SIRS. Zytokine werden aber infolge einer Vielzahl verschiedener Noxen ausgeschüttet – so u. U. auch durch den Geburtsstress allein. Es ist nicht geklärt, ob ein Amnioninfektionssyndrom auch über mütterliche Zytokine (z. B. IL-6, IL-8), die diaplazentar auf den Fetus übertragen werden, eine fetale Entzündungsreaktion (fetales SIRS) auslösen kann, das aber dann nicht durch eine fetale Infektion bedingt ist. Die klinischen Symptome und neurologischen Spätschäden (▶ Kap. 32) des fetalen SIRS entsprechen denen einer Sepsis. Deswegen sind die klinischen Symptome des SIRS nicht spezifisch und beweisen nicht a priori eine Infektion.

Klinische Symptome und Verlauf SIRS und Sepsis. Klinisch fällt häufig nur auf, dass das Kind hypoton und weniger reaktiv ist. Aus diesem Grund hat der klinische Eindruck: „Das Kind sieht nicht gut aus“ oder „Das Kind gefällt mir heute gar nicht“ zwar eine sehr geringe Spezifität, aber eine hohe Sensitivität in der Diagnostik einer beginnenden Infektion. Meist beruht dieser Eindruck auf einer gestörten Hautperfusion (Rekapillarisierungszeit >3 s) oder einer auffälligen Atmung wie Tachypnoe, Dyspnoe, Stöhnen oder apnoischen Pausen. Bevor bei einem reifen Neugeborenen die Diagnose eines idiopathischen Atemnotsyndroms gestellt wird, muss deswegen immer erst eine bakterielle Infektion ausgeschlossen werden.

Infizierte Neugeborene können bis 39 °C oder darüber fiebern. Frühgeborene weisen dagegen eher eine auffällige Temperaturlabilität (Fieber oder Untertemperatur) oder eine Temperaturdifferenz von >2 °C zwischen rektal oder der Peripherie (z. B. am Fuß) auf.

G.F. Hoffmann, M.J. Lentze, J. Spranger, F. Zepp (Hrsg.), *Pädiatrie*,
DOI 10.1007/978-3-642-41866-2_45,

Tab. 45.1 Risikofaktoren für neonatale Infektionen

Geburtshilfliche Risikofaktoren	Risikofaktoren des Kindes	Erregerbedingte Risikofaktoren
Amnioninfektionssyndrom	Unreife	Kapselpolysaccharide
Fieber sub partu	Atemnotsyndrom	Oberflächenproteine
Vorzeitiger Blasensprung	Beatmung	Adhäsine
Vorzeitige Wehen	Parenterale Ernährung	Neuraminidase
Protrahierte Geburt	Intravasale Katheter	Endotoxin
Grünes Fruchtwasser	Mangel humoraler Antikörper	Extrazelluläre Toxine
Mütterliche Harnwegsinfektion	Wunden der Haut/Defekte der Schleimhaut	Kachektin
Sepsis (z. B. Listerien) CRP >4 mg/dl		

Tab. 45.2 Klinische Zeichen einer Sepsis des Neugeborenen

Betroffene Organe	Klinische Zeichen
Allgemeinzustand	„Das Kind sieht nicht gut aus", „Das Kind gefällt mir heute gar nicht", Trinkschwäche, Hypothermie oder Fieber, Berührungsempfindlichkeit
Herz, Kreislauf	Tachykardie >160 Schläge/min, Blässe, Zentralisation mit schlechter Hautperfusion, Rekapillarisierungszeit >3 s
Atmung	Thorakale Einziehungen, Stöhnen, Apnoe, Dyspnoe, Tachypnoe; erhöhter Sauerstoffbedarf beim reifen Neugeborenen
Haut, Weichteile	Blässe, Zyanose, Petechien, Pusteln, Abszesse, Omphalitis, Paronychie, Ikterus, Ödeme
Magen-Darm-Trakt	Geblähtes Abdomen, Erbrechen, verzögerte Magenentleerung, Obstipation, Diarrhö, Nahrungsverweigerung, fehlende Darmgeräusche
ZNS	Lethargie oder Irritabilität, Muskelhypotonie oder -hypertonie, Krampfanfälle, gespannte Fontanelle

Im Übrigen sind die in Tab. 45.2 aufgeführten Symptome hinweisend auf eine Infektion eines Neu- bzw. Frühgeborenen. Keines dieser Symptome, abgesehen von Hauteffloreszenzen wie Pusteln, Abszessen oder Omphalitis, beweist aber eine Infektion. Keines dieser Symptome ist also ein spezifischer, wohl aber sind die Symptome sensitive Hinweise auf eine Infektion.

Spätsymptome einer bakteriellen Infektion können sein: Ikterus (>10 % konjugiertes Bilirubin), Hepatosplenomegalie, Thrombozytopenie, Petechien und die Zeichen einer Verbrauchskoagulopathie. Finalzeichen sind ein manifester septischer Schock mit Blutdruckabfall, graublassem Aussehen und metabolischer Acidose.

Meningitis Die klinischen Zeichen einer Meningitis beim Neugeborenen sind unspezifisch und unterscheiden sich nicht von einer Sepsis. Die klassischen Zeichen des Meningismus des älteren Kindes, wie Nackensteifigkeit und Opisthotonus, fehlen. Hinweise können eine gespannte Fontanelle, Erbrechen, ausgeprägte Apnoen, Krampfanfälle, Hemiparese, Hirnnervenausfälle oder Koma sein. Folge einer Meningitis ist häufig eine Schwerhörigkeit. Diese kann durch Messung otoakustischer Emissionen schon sehr früh diagnostiziert werden. Häufig sind ein Hydrozephalus oder subdurale Ergüsse Residuen einer Meningitis. Eine Meningitis ist heute dank verbesserter Überwachung von Schwangeren und Neugeborenen selten.

Osteomyelitis Eine Osteomyelitis beim Neugeborenen verläuft anfangs blande. Besonders häufig sind die Metaphysen der langen Röhrenknochen befallen. In ca. 10 % der Fälle finden sich klinisch stumme Zweitherde. Oft fällt nur eine schmerzbedingte Schonhaltung bzw. Schmerzen bei passiver Bewegung einer Extremität auf, z. B. beim Wechseln der Windeln (Pseudoparalyse). Eine Osteomyelitis des Arms ist leicht mit einer Erb-Plexusparese zu verwechseln. Klinisch können eine Rötung, Schwellung und Funktionseinschränkung bestehen. Oft bricht eine in der Metaphyse der langen Röhrenknochen beginnende Osteomyelitis ins benachbarte Gelenk ein, mit nachfolgender Schwellung und Rötung, schmerzhafter Bewegungseinschränkung und eitrigem Erguss des Gelenks. Auch die Osteomyelitis ist heute dank früher und konsequenter antibiotischer Therapie selten geworden.

Infektionen der Haut und der Weichgewebe Infektionen der Haut manifestieren sich als Pusteln, Impetigo mit Blasen trüben oder eitrigen Inhalts, Abszessen (Rötung und Schwellung) der Haut, der Brustdrüse oder der Kopfhaut, z. B. nach der Verwendung von Skalpelektroden sub partu. Eine Infektion des Nabels zeigt sich als eine auf die Bauchhaut übergreifende Rötung mit wässriger oder eitriger Sekretion oder schmierig eitrigen Belägen. Jede zu Beginn lokalisierte und blande Infektion der Haut kann rasch zu einer Sepsis fortschreiten. Sind die Erreger Streptokokken der Gruppe A oder B, droht eine nekrotisierende Fasziitis mit rascher Progredienz und ausgedehnten Nekrosen der Haut, Subkutis und Muskulatur.

Harnwegsinfektionen Harnwegsinfektionen werden beim Neugeborenen häufig übersehen, weil danach zu selten gesucht wird. Die klinischen Symptome unterscheiden sich nicht von denen einer Sepsis. Unter Umständen fallen Schreien bei Miktion (Dysurie) oder ein übel riechender Urin als diagnostisch wegweisende Symptome auf.

Pneumonie Die klinischen Zeichen einer Pneumonie sind identisch mit denen einer Sepsis. Dies ist plausibel, da Ausgangspunkt einer Sepsis des Neugeborenen oft primäre Infektionen der Atemwege sind. Wegweisend sind Symptome der Ateminsuffizienz wie Dyspnoe, Nasenflügeln, lautes Stöhnen, thorakale Einziehungen, Zyanose und Hyperkapnie. Auskultatorisch lassen sich initial nur selten feuchte oder trockene Rasselgeräusche nachweisen.

Nosokomiale Infektionen Nosokomiale Infektionen treten definitionsgemäß nach einem Lebensalter von 72 h auf. Die Erreger entstammen teils der Umgebungsflora einer Klinik und werden meist über die Hände der Betreuer auf das Neugeborene übertragen. Alternativ entstammen die Erreger der bakteriellen Besiedlung des Patienten selbst. Vor allem Katheterinfektionen bei parenteraler Ernährung und Pneumonien infolge einer Beatmung haben eine große Bedeutung.

Erreger einer katheterassoziierten Infektion sind meist koagulasenegative Staphylokokken, seltener S. aureus, gramnegative Keime wie Serratia, Enterobacter, Pseudomonas aeruginosa u. a., selten sind Pilze, allen voran Candidaspezies. Die Symptome einer Katheterinfektion beginnen meist schleichend. Wegweisend sind Lethargie, geblähtes Abdomen, Apnoen, Fieber oder Temperaturinstabilität des Frühgeborenen. Selten ist eine bei Palpation schmerzhafte Rötung der Haut im Verlauf des Katheters zu sehen.

Eine nosokomiale Pneumonie bei Beatmung eines Frühgeborenen kündigt sich mit einer Verschlechterung der Beatmungsparameter an. Das Trachealsekret wird reichlicher, trüber oder gelblich gefärbt. Radiologisch finden sich frische Infiltrationen. Nur selten husten die erkrankten Säuglinge, Apnoen fallen beim intubiert beatmeten Neugeborenen kaum auf, wohl aber bei Kindern unter CPAP.

Diagnose Blutbild Eine Leukozytopenie mit einer Leukozytenzahl <6,0/nl oder Granulozytopenie <2,0/nl und (eingeschränkt) eine Leukozytose >30,0/nl nach Abzug der Erythroblasten sind ein Hinweis auf eine bakterielle Infektion. Dabei ist eine Leukozytopenie mit einer Leukozytenzahl <6,0/nl bzw. neutrophile Granulozyten <1,75/nl (außer bei Mangelgeborenen) praktisch beweisend, allerdings nicht sehr häufig, da es sich eher um Zeichen einer fortgeschrittenen Infektion handelt. Dies gilt zuverlässig aber nur für die ersten 4–5 Lebenstage, da anschließend die Leukozytenzahlen auch bei gesunden Neugeborenen abfallen.

Spezifität und Sensitivität einer Linksverschiebung sind altersabhängig. So ist ein I/T-Wert von >0,2 bis >0,4 (I/T, *immature/total*: Stabkernige/Gesamtzahl der neutrophilen Granulozyten) am 1. Tag nach Geburt zwar ein sensibler, aber wenig spezifischer Hinweis auf eine Infektion, da dies auch bei einem gesunden Neugeborenen – wohl infolge des Geburtsstresses – auftreten kann. Ab dem 2. Lebenstag ist ein I/T-Wert von >0,2 aber sowohl ein sensibler als auch spezifischer Parameter einer Infektion.

Weitere Laborparameter Die Labordiagnostik bakterieller Infektionen hat in den letzten Jahren einen Wandel erfahren. Blutbild und Differenzialblutbild haben stark an Bedeutung verloren. Die Messung der proinflammatorischen Zytokine, meist IL-6 oder IL-8, die heute auch im Notfall-Labor verfügbar ist, zeigt bereits 1–2 h nach Inflammationsbeginn pathologische Werte. Procalcitonin (PCT) und das C-reaktive Protein (CRP) benötigen dagegen 4–8 bzw. 12–24 h. Sensitivität und Spezifität dieser Parameter sind stark abhängig von Art der Infektion und Zeitpunkt des Inflammationsbeginns. Die Kombination von 2 oder 3 Parametern und eine Wiederholung der Messung nach 12–14 h verbessert die Genauigkeit der Diagnose. Die unterschiedlichen Normalwerte in Abhängigkeit von postnatalem Lebensalter und Reifegrad sind zu beachten.

Unspezifische Laborwerte und Befunde bei einer bakteriellen Infektion sind eine Hypo- oder Hyperglykämie, eine Glukosurie, Hyponatriämie, Hypokalzämie, Hypophosphatämie und vor allem eine metabolische Acidose.

Erregersuche/Kultur Wichtig für die gezielte antibiotische Therapie der Infektion ist, alle Möglichkeiten auszuschöpfen, den Erreger zu identifizieren. Dazu ist es hilfreich, zunächst die Keime zu erfassen, gegenüber denen das Neugeborene pränatal exponiert gewesen ist und die deswegen in erster Linie als Infektionserreger infrage kommen.

Ein Zervix- oder Vaginalabstrich der Mutter ist diagnostisch wertvoll, wenn Zeichen eines Amnioninfektionssyndroms wie Fieber der Mutter vor der Geburt, vorzeitige Wehen, vorzeitiger Blasensprung oder eine Leukozytose mit einer Leukozytenzahl >15,0/nl oder ein CRP >2,0 mg/dl vorliegen.

Beim Neugeborenen können die Keime der mütterlichen Rektovaginalflora im Gehörgang bzw. im Magensaft nachgewiesen werden. Es ist deshalb informativ, unmittelbar nach Geburt bei Infektionsverdacht Ohrabstriche und/oder den Magensaft, bei Beatmung auch Trachealsekret, bakteriologisch zu untersuchen. Keimnachweise in diesen Abstrichen sind aber nur in Zusammenhang mit einer entsprechenden klinischen Symptomatik oder mit pathologischen Laborwerten des Neugeborenen von Bedeutung und erleichtern dann die kalkulierte antibiotische Therapie.

Unabdingbar bei Verdacht auf eine Infektion sind eine aerobe und, bei abdominalen Infektionen oder bei übel riechendem Fruchtwasser, möglichst zusätzlich eine anaerobe Blutkultur vor Beginn einer Antibiotikatherapie. Das ideale Verhältnis von Blut zu Kulturmedium beträgt 1 : 10. Auch bei optimaler Technik findet sich nur bei höchstens 20 % der aufgrund klinischer Symptome diagnostizierten „Infektionen" (SIRS) eine positive Blutkultur.

Im Urin weist ein positiver Kulturbefund nur dann auf eine Infektion hin, wenn der Urin durch eine suprapubische Blasenpunktion oder Katheterisierung gewonnen worden ist. Die Gewinnung eines Mittelstrahlurins ist beim Neugeborenen technisch fast nie möglich.

Liquordiagnostik Eine Meningitis bei einem Neugeborenen kann nur durch eine Lumbalpunktion ausgeschlossen oder bewiesen werden. Die Liquordiagnostik bei Meningitisverdacht umfasst: Zellzahl mit Differenzierung, Eiweiß-, Glukose- und evtl. Laktatkonzentration, IL-6 sowie Blutzucker. Hinweisend auf eine Meningitis sind:

- >0,1 Zellen/nl, davon meist >90 % Granulozyten,
- eine Liquorglukose von <40 % der Blutglukose und
- eine Eiweißerhöhung von >150 mg/dl.

Der diagnostische Vorteil einer Lumbalpunktion zum Nachweis der heute insgesamt seltenen Meningitis muss allerdings kritisch gegenüber der Belastung bei instabilen Frühgeborenen durch die Lumbalpunktion abgewogen werden. Ist die Meningitis eher unwahrscheinlich, und das gilt bei sehr frühem Erfassen der Symptome, normalem CRP-Wert und blandem Verlauf der Infektion, kann im individuellen Fall auf die Lumbalpunktion verzichtet werden.

Prophylaxe Gesichert ist der prophylaktische Wert einer Gabe von Penicillin G intrapartal an Schwangere, die mit Streptokokken der Gruppe B besiedelt sind. Bezüglich des detaillierten Vorgehens wird auf die entsprechende AWMF-Leitlinie verwiesen. Durch ihre konsequente Anwendung konnte die Zahl der an einer B-Streptokokken-Infektion erkrankten Neugeborenen in den vergangenen Jahren um >75 % gesenkt werden.

Die Gabe von Immunglobulinen an Neu- oder Frühgeborene zur Prophylaxe nosokomialer Infektionen ist aufgrund der derzeit vorliegenden Datenlage nicht sinnvoll oder erforderlich.

Tab. 45.3 Resistenzmuster gramnegativer Bakterien

Antibiotikagruppe	Leitsubstanz	Enterobacteriaceae		Pseudomonas aeruginosa		Acinetobacter spp.	
		3MRGN	4MRGN	3MRGN	4MRGN	3MRGN	4MRGN
Acylureidopenicilline	Piperacillin/Tazobactam	R	R	Nur eine der 4 Antibiotikagruppen sensibel	R	R	R
Cephalosporine der 3./4. Generation	Cefotaxim und/oder Ceftazidim	R	R		R	R	R
Carbapeneme	Imipenem und/oder Meropenem	S	R		R	S	R
Fluorchinolone	Ciprofloxacin	R	R		R	R	R

R = resistent, S = sensibel
3MRGN = multiresistente gramnegative Bakterien gegen 3 der 4 Antibiotikagruppen
4MRGN = multiresistente gramnegative Bakterien gegen 4 der 4 Antibiotikagruppen

Therapie Entscheidend für eine erfolgreiche Therapie ist der frühzeitige Beginn beim ersten klinischen Verdacht (ohne auf den Erhalt von Laborresultaten zu warten) und vor Entwicklung des septischen Schocks. Zum Therapiebeginn ist der Erreger einer Sepsis noch nicht bekannt – die Wahl des Antibiotikums erfolgt also empirisch.

Dabei ist Folgendes zu berücksichtigen:

- Das Erregerspektrum ist altersabhängig (s. oben).
- Listerien und Enterokokken werden von Cephalosporinen nicht erfasst.
- Sowohl Aminopenicillin/Aminoglykosid- als auch Cephalosporin/Aminopenicillin-Kombinationen erfassen meist nicht Anaerobier wie B. fragilis oder koagulasenegative Staphylokokken, Enterobacter spp. und Pseudomonas sp.
- E. coli ist bis zu 40 % ampicillinresistent.
- Aminoglykoside penetrieren schlecht in Liquor und Gewebe und sind deshalb als einzig wirksames Antibiotikum in einer Kombination, z. B. bei einer Meningitis, nicht ausreichend.
- Der Einfluss der antibiotischen Therapie auf die bakterielle Besiedlung der Neugeborenen und folgende nosokomiale Infektionen: Nach einer Behandlung mit Aminoglykosiden und Aminopenicillinen besteht die Gefahr der Selektion von Klebsiellen und anderen Enterobacteriaceae. Nach einer Therapie mit Cephalosporinen werden häufig koagulasenegative Staphylokokken, Enterobacter, Pseudomonaden und Enterokokken selektioniert.

Zur Wahl steht die Kombination eines Aminopenicillins (z. B. Ampicillin) bzw. Acylaminopenicillins (z. B. Piperacillin), in der Regel zusammen mit einem β-Laktamase-Inhibitor, wie Clavulansäure oder Tazobactam, sowie als weiterem bakterizidem Antibiotikum ein Aminoglykosid. Die Kombination mit einem Cephalosporin, z. B. der 3. Generation, statt mit einem Aminoglykosid birgt Risiken. Der Einsatz von Cephalosporinen bei Frühgeborenen erhöht nicht nur das Risiko für das Auftreten einer nachfolgenden Pilzsepsis, sondern stellt wahrscheinlich auch ein Risiko bei der Primärbehandlung einer neonatalen Sepsis dar. Clark und Mitarbeiter konnten bei einer großen Kohorte von 128.914 Neugeborenen zeigen, dass die primäre Behandlung mit einem Ampicillin/Cefotaxim-Regime ein um 50 % höheres Mortalitätsrisiko als der Einsatz von Ampicillin/Gentamicin aufwies. Diese Beobachtung galt für jedes Gestationsalter.

Unverzichtbar bei der Auswahl der wirksamsten Antibiotikakombination ist die Kenntnis der lokalen Resistenzlage. Diese ist nur über eine regelmäßige Surveillance des Infektionsgeschehens auf einer Station zu erlangen. Zu beachten sind hier die ständig aktualisierten Empfehlungen der „Kommission für Krankenhaushygiene und Infektionsrisiken (KRINKO)" des Robert Koch-Instituts (RKI). Hier finden sich inzwischen für alle im klinischen Alltag wichtigen Situationen evidenzbasierte oder zumindest auf Expertenmeinungen beruhende Empfehlungen. Eine Übersicht über die allgemeine Resistenzlage klinisch relevanter Krankheitserreger ist über die „Antibiotika Resistenz Surveillance" Datenbank des RKI zu erhalten.

Für den klinischen Alltag wird das Auftreten multiresistenter Stämme von zunehmender Bedeutung. Dabei wird die Resistenz gegenüber einem Leitantibiotikum wie Methicillin oder Vancomycin (MRSA = methicillinresistenter Staphylococcus aureus, VRE = vancomycinresistente Enterokokken), da sie mit der Resistenz gegen zahlreiche weitere Antibiotika vergesellschaftet ist, zum Synonym für Multiresistenz. Das Akronym ESBL (extended spectrum β-lactamase) steht für eine Gruppe von Resistenzmechanismen, deckt jedoch nicht alle Möglichkeiten einer Cephalosporin-Resistenz ab. Die KRINKO hat eine neue Klassifizierung multiresistenter gramnegativer Stäbchen auf der Basis von deren phänotypischen Eigenschaften vorgeschlagen (Tab. 45.3).

Es ist festzuhalten, dass ein 4MRGN Bakterienstamm nur noch mit wenigen Reserveantibiotika behandelt werden kann.

Hygiene Wird ein multiresistenter Erreger bei einem Patienten nachgewiesen, sind sofort konsequente hygienische Barrieremaßnahmen zu ergreifen, wie Einzelzimmerpflege (oder Kohortierung bei mehreren betroffenen Patienten) und entsprechende Schutzkleidung beim Behandlungsteam. Alle Hygiene- und Reinigungsmaßnahmen sind zu überprüfen. Bei Befolgen der Vorgaben ist eine weitere Ausbreitung des Erregers regelhaft zu verhindern. Die wirksamste Prophylaxemaßnahme ist die hygienische Händedesinfektion (mindestens 30 s). Ist ein Patient mit einem multiresistenten Erreger besiedelt, so ist der Versuch einer (auch wiederholten) Sanierungsmaßnahme bei MRSA sinnvoll. Gramnegative Erreger können nicht saniert werden. Über den Umgang mit Neugeborenen, die mit multiresistenten Keimen besiedelt sind, nach Entlassung aus dem Krankenhaus bestehen noch zahlreiche Unklarheiten.

Therapiedauer Während für den Beginn einer antibiotischen Behandlung unmittelbar bei Bestehen eines klinischen Infektionsverdachts Einigkeit besteht, herrscht immer noch eine große Unsicherheit darüber, wann die Therapie beendet werden kann. Häufig werden noch regelhafte Behandlungszeiten eingehalten, wie 5–7 Tage bei SIRS, 7–10 Tage bei Sepsis mit positiver Blutkultur, 2–3 Wochen bei Meningitis und mindestens 3 Wochen bei Osteomyelitis. Seit einigen Jahren zeigen aber einige Studien und die darauf aufbauende klinische Erfahrung, dass die Dauer der Therapie auch über die Normalisierung von Inflammationsmarkern wie C-reaktives Protein oder Procalcitonin gesteuert werden kann. Dies führt in der Regel zu einer verkürzten Behandlungsdauer ohne das Risiko eines Infektionsrezidivs.

Wichtig sind außerdem die folgenden Grundregeln: Fehlen klinische Infektionssymptome und sind nur Abstrichkulturen oder einzelne Inflammationsparameter positiv, so erfolgt zunächst keine antibiotische Therapie. Wird der klinische Verdacht durch Verlauf und/oder Laborparameter nicht bestätigt, so wird die antibiotische Therapie sofort beendet. Eine Begünstigung der mikrobiellen Resistenzentwicklung ist dabei nicht zu befürchten. Unverzichtbar ist ebenfalls, die zu Beginn immer maximal breit wirksam angelegte antibiotische Therapie, nach Erhalt des Antibiogramms auf möglichst wenige wirksame Medikamente zu fokussieren. Die Einführung so genannter „Antibiotic Stewardship Programme" (Strategien zum rationalen Einsatz von Antibiotika) ist zukünftig gerade in der Neonatologie unverzichtbar.

45.1.2 Chlamydia trachomatis

Erreger Chlamydia trachomatis verursacht beim Neugeborenen Infektionen wie Konjunktivitis, Pharyngitis, Otitis media und Pneumonie. Spezielle Serogruppen sind in Entwicklungsländern Erreger des Trachoms.

Epidemiologie Chlamydia trachomatis kommt ubiquitär vor. Erreger urogenitaler Infektionen sind Ch. trachomatis der Serogruppen D–K. Die Übertragung erfolgt vor allem über sexuelle Kontakte. Ch. trachomatis ist ein häufiger Erreger einer Urethritis beim Mann bzw. einer Zervizitis und Salpingitis der Frau. Bis zu 30 % der Schwangeren haben spezifische Antikörper. Der Erreger lässt sich im Zervixabstrich bei 5–10 % der Schwangeren nachweisen. Bei Geburt kommt es in ca. 50 % zur Übertragung auf das Neugeborene, in bis zu 30 % entwickelt sich eine Konjunktivitis; 20 % der Neugeborenen haben im späteren Verlauf eine Pneumonie. Die Serogruppen A–C, Erreger des Trachoms, spielen in Mitteleuropa keine Rolle.

Ätiologie Chlamydien sind kokkoide gramnegative Stäbchen, die sich nur in einer Wirtszelle vermehren. Serologisch können sie in die Gruppen A–K unterschieden werden.

Pathogenese und Pathologie Extrazellulär vorkommende Elementarkörperchen gelangen in das Zellinnere von z. B. Konjunktiva-Epithelzellen. Ausgehend von einer Konjunktivitis kann es zu deszendierenden Infektionen des Respirationstrakts kommen. Es wird diskutiert, ob die Infektion zum fibrotischen Umbau der Lunge führen kann. Im Verlauf kommt es zur Bildung spezifischer sIgA-Antikörper.

Klinische Symptome und Verlauf Eine Ch.-trachomatis-Konjunktivitis wird zwischen dem 5. und 14. Lebenstag manifest. Es kommt zum meist einseitigen Lidödem, zur Rötung und schleimig eitrigen, selten hämorrhagischen Absonderung. Die Conjunctiva palpebralis zeigt eine follikuläre Infiltration. Unbehandelt hat sie einen protrahierten Verlauf, heilt aber folgenlos ab. Eine Pannusbildung ist möglich, eine Destruktion der Cornea wie beim Trachom tritt fast nie ein.

Die Ch.-trachomatis-Pneumonie folgt in knapp der Hälfte einer unbehandelten Konjunktivitis. Der Beginn ist meist schleichend mit Tachypnoe, Dyspnoe, Apnoen, mangelnder Gewichtszunahme, ohne Fieber. Der Husten ist anfangs trocken, anfallsweise stakkatoartig, aber ohne die für Pertussis typische Inspiration. Anfangs sind keine feuchten Rasselgeräusche zu hören. Der Verlauf ist protrahiert, meist leicht, schwerere Verläufe mit Sauerstoffbedarf oder Beatmung sind selten. Etwa die Hälfte der Kinder haben eine begleitende Otitis media. Sehr selten sind schwere Verläufe mit Hepatitis, Hepatosplenomegalie, Gastroenteritis oder Myokarditis.

Diagnose Der Erreger kann im Direktpräparat, durch PCR oder Kultur nachgewiesen werden. Sensitiv und spezifisch ist der Erregernachweis mit der PCR, die heute in der Regel eingesetzt wird.

Differenzialdiagnose Es muss an weitere Erreger wie Mykoplasmen, Ureaplasmen oder andere Viren gedacht werden. Bakterielle Erreger einer Konjunktivitis sind häufig S. aureus, H. influenzae, Streptokokken, seltener auch andere gramnegative Erreger.

Therapie Die Therapie einer Pneumonie erfolgt mit Erythromycin 40–60 mg/kg/Tag in 3 ED i. v. oder oral je nach Situation (alternativ Clarithromycin) für mindestens 14 Tage. Es ist nicht erwiesen, dass durch die antibiotische Therapie der klinische Verlauf modifiziert werden kann, der Erreger wird aber rasch eliminiert. Da Ch. trachomatis häufig in die Lunge deszendiert und eine Pneumonie verursachen kann, soll auch bei der Konjunktivitis eine systemische Therapie mit Erythromycin erfolgen. Ob zusätzlich noch eine lokale Applikation von Erythromycin (Salbe oder Tropfen je nach Situation) erforderlich ist, erscheint fraglich. β-Laktam-Antibiotika, Aminoglykoside, Metronidazol, Linkosamide und Chloramphenicol sind unwirksam.

Prävention Wichtig ist das Screening der Mütter auf Infektion durch Ch. trachomatis, wie sie in den Empfehlungen zur Mutterschaftsvorsorge vorgesehen sind. Durch eine Behandlung der Schwangeren mit Erythromycin lässt sich die Übertragung des Erregers auf ihr Neugeborenes weitgehend vermeiden.

Prognose Die Konjunktivitis hinterlässt im Gegensatz zum Trachom keine Schäden. Der Verlauf einer Pneumonie ist meist blande. Selten sind schwere Verläufe mit Sauerstoffbedarf, evtl. sogar Beatmung. Bei Frühgeborenen wurde über Todesfälle berichtet. Die Entstehung einer Lungenfibrose aufgrund einer Ch.-trachomatis-Pneumonie wird diskutiert, ist aber nicht bewiesen.

45.1.3 Ureaplasma urealyticum und Mykoplasma hominis

Erreger Infektionen durch U. urealyticum oder Mykoplasma hominis führen bei Schwangeren zur Infektion des Amnions und bei sehr unreifen Frühgeborenen zu relativ bland verlaufenden, aber persistierenden Infektionen, die das Risiko einer bronchopulmonalen Infektion erhöhen.

Epidemiologie Etwa ein Drittel aller Männer ist urogenital mit Ureaplasmen besiedelt. Bei Frauen assoziiert die Besiedlung mit niedrigem sozioökonomischem Status, sexueller Aktivität, Anzahl der Sexualpartner und Einnahme oraler Kontrazeptiva. Schwangere sind in bis zu 80 % vaginal mit U. urealyticum und bis zu 50 % mit M. hominis kolonisiert. Die Übertragung auf Frühgeborene kann in utero über intakte Membranen, bei vorzeitigem Blasensprung, bei Sectio oder bei vaginaler Geburt erfolgen. Die Transmissionsrate von Ureaplasmen besiedelter Mütter auf ihre

Neugeborenen beträgt knapp 50 %, bei Frühgeborenen sogar bis 80 %. Ureaplasmen persistieren bei Neugeborenen in der Schleimhaut und Haut in bis zu 10 % der Fälle.

Ätiologie Ureaplasma urealyticum gehört zu den Mykoplasmen. Sie sind wie M. hominis ohne Zellwand, deswegen nicht empfindlich gegenüber β-Laktam-Antibiotika. Es werden 14 verschiedene Serovare der Ureaplasmen unterschieden.

Pathogenese und Pathologie Ureaplasmen führen häufig zu einer Chorioamnionitis, damit zum vorzeitigen Blasensprung und können zur Frühgeburtlichkeit beitragen. Je nach Infektionszeitpunkt wurden Aborte und Totgeburten mit einer Ureaplasmainfektion assoziiert. Bei Frühgeborenen und immunkompromittierten Individuen führen Ureaplasmen zu relativ blanden, aber persistierenden Infektionen und begünstigen infolge einer Pneumonie die Entwicklung einer bronchopulmonalen Dysplasie. Histologisch finden sich bei Infektion mit U. urealyticum und M. hominis in den Eihäuten entzündliche Infiltrate.

Klinische Symptome Eine aszendierende Infektion durch U. urealyticum oder M. hominis kann in der Frühschwangerschaft zum Abort führen. Dieser wird bei einer Reinkultur von U. urealyticum in Amnionflüssigkeit und entzündlichen Infiltraten in Geweben von Abortmaterial wahrscheinlich. Während Neu- und Frühgeborene >32 SSW kaum Infektionssymptome aufweisen, sind diese bei unreifen Frühgeborenen häufig. Die wichtigste klinische Manifestation der Infektion ist eine Pneumonie. Diese kann angenommen werden, wenn U. urealyticum oder M. hominis im Trachealsekret bei Frühgeborenen nachgewiesen wird, die Anzeichen einer Infektion der Atemwege wie radiologisch erkennbare Infiltrate, Leukozytose, Granulozyten im Trachealsekret bestehen und/oder erhöhte Spiegel von Il-6 oder Il-8 im Serum erfasst werden. Viele der betroffenen Frühgeborenen müssen längere Zeit beatmet werden. Infektionen durch diese Erregergruppe tragen damit erheblich zur Entstehung einer bronchopulmonalen Dysplasie bei.

Diagnose und Differenzialdiagnose Ähnliche Symptome können durch andere Erreger wie Ch. trachomatis, CMV oder bakterielle Erreger verursacht sein. Ureaplasmen-Infektionen stellen also in jedem Fall eine Ausschlussdiagnose dar.

Kulturell können U. urealyticum und M. hominis in Zervixabstrichen oder Amnionflüssigkeit bei der Schwangeren oder im Trachealsekret, Rachen-, Ohr-, Vaginal-, oder Rektalabstrich des Frühgeborenen nachgewiesen werden. Der Nachweis der Erreger kann über aufwendige Kulturverfahren auf Spezialmedien erfolgen. Ein PCR-Nachweis der Erreger ist heute diagnostischer Standard.

Therapie Ureaplasmen sind meist empfindlich gegenüber Erythromycin oder Clarithromycin. Ein Therapieversuch erscheint plausibel bei beatmeten Frühgeborenen mit Erregernachweis aus dem Trachealsekret oder bei Nachweis der Erreger im Liquor und entzündlichen Liquorveränderungen. Es wird bei Pneumonie Erythromycin (40 mg/kg und Tag i. v. in 4 ED über 60 min für 14 Tage), bei Meningitis Chloramphenicol in der altersentsprechenden Dosierung empfohlen. Eine Kardiotoxizität mit Herzrhythmusstörungen nach zu rascher i. v.-Erythromycingabe bei Frühgeborenen wurde beobachtet. Ein Therapieeffekt bei Frühgeborenen ist bislang nicht erwiesen.

Prävention Es ist nicht belegt – obwohl praktiziert – dass die Gabe von Erythromycin oder Clarithromycin an besiedelte Schwangere mit vorzeitigen Wehen die Rate der Frühgeburtlichkeit senkt.

Verlauf und Prognose Symptome einer Pneumonie treten bei infizierten Frühgeborenen etwa 1–2 Wochen nach Geburt ein. Statistisch ist belegt, dass Infektionen durch U. urealyticum bei Frühgeborenen gehäuft zu bronchopulmonaler Dysplasie führen können. Der Verlauf der Krankheit ist oft sehr protrahiert.

45.2 Mykosen des Neugeborenen

Erreger Infektionen durch Pilze bei Neugeborenen betreffen hauptsächlich die Haut und Schleimhäute. Invasive Pilzinfektionen kommen fast nur bei Frühgeborenen unter 28 SSW nach längerer Intensiv- und Antibiotikatherapie vor.

Epidemiologie Konnatale Pilzinfektionen sind selten und werden vorwiegend durch Candida albicans verursacht. Es handelt sich um aszendierende Infektionen aus der Vagina, begünstigt durch vorzeitigen Blasensprung, Amnioskopie, Cerclage oder antibiotische Therapie der Mutter.

Nosokomiale Pilzinfektionen (oft Candida albicans) sind dagegen häufiger. Infektionsquelle können das Personal, Geräte oder Pflegeutensilien sein. Disponierend sind Frühgeburt vor 28 SSW, parenterale Ernährung mit Fettinfusionen, zentrale Verweilkatheter, Beatmung, Antibiotikatherapie oder die Gabe von Kortikosteroiden. Infektionen durch Aspergillen betreffen in der Regel nur extrem unreife Frühgeborene nach längerer Intensivtherapie, Antibiotikagabe und evtl. chirurgischen Eingriffen.

Ätiologie An erster Stelle der Pilzinfektionen stehen Candida albicans. Seltener sind andere Candidaarten wie C. parapsilosis, C. glabrata, C. tropicalis und C. krusei. Schimmelpilze wie Aspergillen spielen eine weit untergeordnete Rolle.

Pathogenese und Pathologie Candidaarten gehören in geringer Keimzahl zur normalen Besiedlung von Oropharynx, Dünn- und Dickdarm. Bei Immundefizienz, unter Therapie mit Kortikosteroiden oder Antibiotika, können sie sich nach Suppression der konkurrierenden bakteriellen Flora vermehren und zu Schleimhautentzündungen führen. Endotoxine von Candida können zur lokalen Gewebsschädigung der Mukosa beitragen und so zu einer Candidasepsis führen.

Bei Schleimhautbefall kommt es zu oberflächlichen Epithelzerstörungen mit konsekutiver Infiltration durch Granulozyten. Die disseminierte Infektion führt in allen befallenen Organen zu Mikroabszessen. Besonders bei den seltenen Infektionen durch Aspergillus ist die Tendenz zu großen Abszesshöhlen (Lungenkavernen) ausgeprägt. Diese können Anschluss an die Körperoberfläche gewinnen und zu eitrigen Fisteln führen.

Klinische Symptome Häufigste Candida-Infektion der Haut- bzw. Schleimhaut ist der Soor. Dieser manifestiert sich als weißliche Beläge mit rötlichem Hof, die bei Berührung bluten können. Im Windelbereich finden sich vesikulopustulöse, manchmal nur papulöse Effloreszenzen, die konfluieren können.

Bei konnatalen Pilzinfektionen kann die Haut übersät sein mit milienartigen, manchmal stecknadelkopfgroßen Pusteln mit rotem Hof. Besteht die Infektion intrauterin etwas länger, kann es zur Invasion und konnatalen Candidasepsis mit Absiedlung des

Erregers in allen Organen kommen. Diese Verlaufsform kann letal enden.

Die klinischen Symptome einer Candidasepsis entsprechen einer bakteriellen Infektion. Ausgangsherd können Haut oder Schleimhäute, Lunge oder der Gastrointestinaltrakt sein. Im Gegensatz zu bakteriellen Infektionen ist der Beginn eher schleichend. Frühgeborene zeigen Temperaturinstabilität – häufig Hypothermie, Blutdruckabfall, Zentralisation, Hypotonie und Apathie. Bei einer intermittierenden Fungämie kommt es zu Organinfektionen, wie Meningitis, Nephritis, Osteomyelitis, septischer Arthritis, pneumonischen Infiltraten oder Endophthalmitis etc. Die Symptomatik richtet sich nach dem Organbefall.

Diagnose Die Diagnose einer Candidose der Haut bzw. Schleimhäute erfolgt klinisch. Der Erregernachweis im Abstrich bestätigt lediglich die klinische Diagnose. Ein Erregernachweis ohne klinische Symptomatik ist nicht beweisend, da Candida zur Normalflora gehört. Immunologische Nachweisverfahren sind nicht ausreichend sensitiv und spezifisch.

Auffallend bei einer Candidasepsis eines Frühgeborenen ist oft der protrahierte klinische Verlauf mit Granulozytose bei gleichzeitiger Thrombozytopenie, aber ohne Verbrauchskoagulopathie. Der Erregernachweis ist schwierig, da die Candidämie intermittierend verläuft und Blutkulturen häufig ohne Wachstum sind. Candidanachweise im Trachealsekret oder Urin sind schwierig zu interpretieren. Lediglich ein Candidanachweis im durch suprapubische Punktion gewonnenen Urin ist hoch verdächtig auf eine invasive Infektion. Der Nachweis von Verkalkungen, Mikroabszessen oder einer signifikanten Echogenitätsvermehrung der Nieren kann den Verdacht auf Vorliegen einer Candidainfektion erhärten.

Differenzialdiagnose Der Mundsoor ist in erster Linie von einer Herpangina oder anderen Coxsackie-Infektionen abzugrenzen, bei perianalem Soorbefall kommt eine Windeldermatitis differenzialdiagnostisch in Betracht.

Therapie Bei Haut- oder Schleimhautbefall werden lokal Suspensionen, Gele, Cremes oder Salben mit Nystatin, Miconazol oder Amphotericin B angewandt. Bei Mundsoor sind Gele wegen ihrer längeren Persistenz in der Mundhöhle effektiver als Suspensionen.

Bei systemischen Infektionen ist Amphotericin B das Mittel der ersten Wahl. Aufgrund signifikant geringerer Nebenwirkungen auf Leber- und Nierenfunktion sowie den Elektrolythaushalt, wird es heute meist in seiner liposomalen Form mit Dosierungen bis 5 mg/kg/Tag eingesetzt. Die früher häufige Kombination mit 5-Flucytosin wird heute nicht mehr als zusätzlich wirksamer eingeschätzt. Flucytosin penetriert allerdings sehr gut in den Liquor. Bei multiresistenten Erregern können heute Vertreter der neuen Wirkstoffgruppe Echinocandine (wie Caspofungin oder Micafungin) eingesetzt werden. Sie inhibieren die Synthese von β-1,3-D-Glucan, einem essenziellen Bestandteil der Zellmembran von Pilzen. Die Therapiedauer ist nicht durch Studien evaluiert, sollte aber mindestens 2 Wochen betragen.

Prävention Entscheidend bei Intensivpatienten ist die Einhaltung allgemeiner Hygieneregeln zur Vermeidung der Übertragung von Pilzen. Häufungen von nosokomialen Pilzinfektionen bei Neugeborenen durch Pflegepersonal mit kontaminierten Händen sind beschrieben. Bei Gabe von Antibiotika kann zur Suppression der Pilzbesiedlung die orale Gabe von Nystatin oder Amphotericin B in Erwägung gezogen werden. Der präventive Wert ist aber nicht sicher belegt. Fluconazol kann bei Frühgeborenen <1000 g (3 mg/kg bei 14 Tage alten Frühgeborenen alle 3 Tage, bei 3–4 Wochen alle 2 Tage und im Alter von 4–6 Wochen täglich) die Keimzahl im Darm und Rate systemischer Infektionen durch Candida signifikant reduzieren. Eine Fluconazol-Prophylaxe ist wahrscheinlich nur bei extrem kleinen Frühgeborenen und auf Stationen mit hoher Prävalenz von invasiven Pilzinfektionen sinnvoll. Andernfalls besteht die Gefahr der Selektion schwierig zu behandelnder Candidasepsis.

Verlauf und Prognose Die Prognose hängt vom Ausmaß der Krankheit ab. Eine Candidose (Soor) heilt unter entsprechender Lokalbehandlung rasch und folgenlos ab. Entscheidend für die Prognose einer systemischen Infektion ist die frühzeitige Diagnose und Therapie, aber auch die individuelle Abwehrlage des Patienten. Die Prognose ist naturgemäß bei einem extremen Frühgeborenen mit vielfältigen intensivmedizinischen Problemen und enteraler Ernährung nicht günstig.

45.3 Virusinfektionen des Neugeborenen

45.3.1 Herpes-simplex-Virusinfektionen beim Neugeborenen

Herpes-simplex-Virus-(HSV-)Infektionen bei Neugeborenen sind selten (1 : 20.000 bis 1 : 50.000). In ca. 85 % der Fälle handelt es sich um eine perinatale Infektion. Eine transplazentare oder aszendierende pränatale (5 %) oder postnatale (10 %) Infektion ist die Ausnahme. Bei einer postnatalen Infektion wird meist HSV 1 gefunden. Bei dieser nosokomialen Infektion kommt als Infektionsquelle jede Kontaktperson mit z. B. einer Erkrankung an Herpes labialis infrage.

Das HSV-2-Infektionsrisiko des Neugeborenen hängt ab vom Stadium der mütterlichen genitalen Infektion. Sie ist am höchsten (>50 %) bei einer genitalen Primärinfektion in der Spätschwangerschaft, da dann die höchste vaginale Virusausscheidung besteht und protektive Antikörper fehlen. Bei rekurrierendem Herpes simplex dauert die Virusausscheidung dagegen nur 2–5 Tage, die HSV-Ausscheidung ist geringer, und der Fetus hat protektive Antikörper übertragen bekommen (neonatales Infektionsrisiko <5 %). Am geringsten (≤1 %) ist das Übertragungsrisiko bei asymptomatischer Virusausscheidung der Mutter. Da jedoch dieser Status bei HSV-2-infizierten Müttern am häufigsten vorliegt, ist diese Situation bei manifest HSV-infizierten Neugeborenen (60–80 %) am häufigsten.

Ein vorzeitiger Blasensprung erhöht das Risiko der Übertragung. Ein Kaiserschnitt bei einer Schwangeren mit floridem Herpes genitalis wird dann empfohlen, wenn ein Blasensprung weniger als 4 h vor Beginn der Wehen zurückliegt. Begünstigt wird eine intrapartale Übertragung durch die Verwendung von Skalpelektroden bzw. Blutentnahmen beim Feten unter der Geburt bei mütterlicher Virusausscheidung. Diese Maßnahmen sind bei mütterlichem rekurrierendem Herpes genitalis unter der Geburt kontraindiziert.

Ätiologie und Pathogenese Es werden Infektionen durch das HSV 1 und 2 bei Neugeborenen beobachtet. Beide HSV sind eng verwandt. Sie gehören zu den DNA-Viren. Die Glykopeptide von HSV 1 und 2 sind strukturell sehr ähnlich. Eine Unterscheidung ist über die PCR möglich.

Maternale HSV-Antikörper modifizieren den Verlauf einer neonatalen Infektion, verhindern sie aber nicht sicher. Neugeborene mit einer Herpesenzephalitis haben meist neutralisierende Antikörper von der Mutter bekommen, die zwar die hämatogene Infektion, nicht aber die axonale Transmission des Virus in das zentrale Nervensystem verhindern. Infizierte Neugeborene bilden nach ca. 3 Wochen IgM-Antikörper gegen Oberflächenglykoproteine des Virus, die ca. 1 Jahr persistieren.

Klinische Symptome und Verlauf Es werden 3 verschiedene Erscheinungsbilder der Herpes-simplex-Infektionen bei Neugeborenen unterschieden:

1. Disseminierte Infektion
2. Enzephalitis
3. Befall von Haut, Auge und/oder Mund

Dies hat vor allem prognostische Bedeutung, es gibt aber fließende Übergänge.

Disseminierte Infektion Neugeborene mit einer disseminierten Infektion haben einen dramatischen Krankheitsverlauf. Bei einer perinatalen Infektion beginnen die Symptome meist am 4.–5. Lebenstag, haben ihre maximale Ausprägung aber am 9.–11. Lebenstag. Sämtliche Organe wie Gehirn, Schleimhäute von Oropharynx, Ösophagus und Intestinum können betroffen sein. Der Befall des Intestinums manifestiert sich radiologisch als Pneumatosis intestinalis. Eine Pneumonie mit radiologisch diffuser, interstitieller Infiltration führt zur respiratorischen Insuffizienz, die Myokarditis zu Herzrhythmusstörungen und zur dilatativen Kardiomyopathie. Typisch ist eine Unruhe der Kinder, Kreislaufzentralisation, cholestatischer Ikterus mit erhöhten Transaminasen und Koagulopathie. Ein Befall der Haut mit typischen Herpesbläschen fehlt bei ca. 20 % der disseminiert infizierten Kinder. Gut zwei Drittel der Neugeborenen mit disseminierter HSV-Infektion haben auch eine Enzephalitis.

Enzephalitis Bei ca. 30 % der HSV-infizierten Neugeborenen verläuft die Infektion unter dem Bild einer Enzephalitis. Die Symptomatik entwickelt sich erst 2–3 Wochen nach der Geburt.

Die Symptomatik ist durch Krampfanfälle, Somnolenz oder Unruhe, Tremor, Trinkschwäche und Temperaturschwankungen charakterisiert. HSV-typische Bläschen finden sich an der Haut bei circa der Hälfte der Fälle. Im Gegensatz zur Herpesenzephalitis beim älteren Kind beschränkt sich die Infektion nicht allein auf den Temporallappen, sondern führt zum disseminierten Befall. Im Liquor ist eine Erhöhung mononukleärer Zellen und des Liquoreiweißes bei nur mäßig verminderter Liquorglukose typisch.

Befall von Haut, Auge und/oder Mund Diese HSV-Infektion beginnt meist um den 11. Lebenstag. Die typischen gruppierten Bläschen mit rotem Hof und trübem Sekret finden sich bevorzugt am bei der Geburt vorangehenden Teil, meistens also am Kopf, aber auch der Brust. Eine Infektion des Auges manifestiert sich als Keratitis bzw. Chorioretinitis, selten Katarakt. Wenn keine Therapie erfolgt, ist eine Progression zur Enzephalitis möglich. Auch ein isolierter Befall des Oropharynx wurde beschrieben.

Intrauterine Infektion bzw. konnatale Infektion Sehr selten sind schwerste intrauterine HSV-Infektionen mit Hautbläschen bei Geburt, Hydrozephalus, Chorioretinitis, Mikrophthalmus und Hydrops fetalis. Nach länger zurückliegendem Blasensprung einer Mutter mit Herpes genitalis sind auch Neugeborene mit isoliertem Hautbefall beschrieben worden.

Subklinische Infektionen Es ist derzeit unklar, ob es subklinische HSV-Infektionen bei Neugeborenen gibt. Die Frage stellt sich vor allem beim PCR-Nachweis von HSV in z. B. Liquor bei ansonsten völlig asymptomatischen Neugeborenen, bei denen die Lumbalpunktion z. B. zum Ausschluss einer bakteriellen Infektion gemacht wurde. Es stellt sich hier die Frage nach einem falsch-positiven Befund durch z. B. Kontamination der Probe oder subklinische Infektion. Diese Frage ist nur im Einzelfall zu klären.

Diagnose und Differenzialdiagnose Bei der weit überwiegenden Zahl der HSV-infizierten Neugeborenen ist bei der Mutter eine HSV-Infektion anamnestisch nicht bekannt, sodass bei allen schweren Verläufen einer Infektion, die nicht auf eine antibiotische Therapie anspricht, an eine HSV-Infektion gedacht werden muss. Diagnostisch wegleitend sind die typischen Herpesbläschen. Bei gut einem Drittel der Kinder mit HSV-Enzephalitis und 20 % der Kinder mit der disseminierten HSV-Infektion fehlen diese Bläschen jedoch.

Das klinische Bild der HSV-Infektion kann einer bakteriellen Sepsis stark ähneln. Der Verdacht sollte vor allem dann gestellt werden, wenn es zur signifikanten Erhöhung der Transaminasen und/oder Gerinnungsstörungen als Ausdruck der HSV-Hepatitis kommt. Bei der HSV-Enzephalitis ist eine Erhöhung von Eiweiß und Zellzahl typisch.

Entscheidend ist der Virusnachweis aus Herpesbläschen oder in Schleimhautabstrichen der Konjunktiva oder des Nasopharynx, Liquor, Blut mittels Immunfluoreszenz, Kultur oder PCR. Die PCR ist noch Tage nach Beginn einer effektiven Therapie mit z. B. Aciclovir positiv.

Prävention Die Frage der Prävention stellt sich vor allem bei Schwangeren mit einer primären oder rekurrierenden HSV-Infektion während der Geburt. Ein Herpes simplex des Gesäßes oder des Abdomens der Schwangeren ist weniger problematisch. Besteht bei Geburt ein klinisch erkennbarer Herpes genitalis, so wird eine Schnittentbindung empfohlen, vorausgesetzt ein Blasensprung liegt nicht länger als 4–6 h zurück. Dieser protektive Effekt der Schnittentbindung ist gesichert bei einer Primärinfektion in den letzten 6 Wochen vor Geburt und weniger eindeutig effektiv bei rekurrierender HSV-Infektion. Ob auch nach 4–6 h noch eine Schnittentbindung für das Neugeborene protektiv sein kann, ist nicht bekannt.

Schwieriger ist die Entscheidung bei Frühgeburtlichkeit. In dieser Situation gibt es verschiedene Optionen wie Abwarten und Gabe von Aciclovir an die Schwangere, um die Lungenreifung mit Betamethason abzuwarten oder die rasche Sectio mit Gabe von Surfactant und Aciclovir 45 mg/kg und Tag in 3 ED für 14 Tage an das Frühgeborene.

Eine asymptomatische Virusausscheidung besteht bei ca. 2 % der Frauen mit rekurrierendem genitalen Herpes simplex, das Infektionsrisiko der Neugeborenen liegt dann <1 %, das Gesamtrisiko des Neugeborenen bei Schwangeren mit rekurrierendem Herpes genitalis demnach unter 1 : 5000. Dies wird im Allgemeinen nicht als Indikation zur Sectio betrachtet.

Da vaginale Kulturen während der Schwangerschaft nicht prädiktiv für die HSV-Ausscheidung bei Geburt sind, sind sie diagnostisch nicht sinnvoll. Es ist nicht bekannt, ob die Aciclovir-Therapie einer Schwangeren mit einer HSV-Infektion im letzten Trimester das Risiko einer perinatalen Übertragung mindert. Dieses Vorgehen hat sich jedoch im klinischen Alltag durchgesetzt.

HSV-exponierte Neugeborene sollen für 2(–6) Wochen klinisch beobachtet werden. HSV-Kulturen von Rachen, Mund und Konjunktiven sollten 24–48 h nach Entbindung und evtl. anschließend 14-tägig durchgeführt werden, um eine Infektion rechtzeitig zu erkennen. Im Allgemeinen wird eine Aciclovir-Prophylaxe für exponierte Neugeborene nicht für erforderlich gehalten. Eine Ausnahme stellen Neugeborene von Müttern mit einer Primärinfektion (besonders hohe Virusausscheidung), Frühgeborene oder Neugeborene mit Hautverletzungen oder Herpes-simplex-Nachweis in Schleimhautkulturen dar.

Mütter, die HSV ausscheiden, und infizierte Neugeborene sollten isoliert werden. Bei rekurrierenden Infektionen (Herpes labialis, Herpes genitalis) muss durch Maßnahmen wie Händedesinfektion, Abdecken der Hautläsionen (Mundschutz) die Übertragung von

HSV vermieden werden. Stillen durch die Mutter ist unter diesen Kautelen erlaubt, wenn die Brustwarzen frei von HSV-Läsionen sind. Ein Impfstoff steht nicht zur Verfügung.

Therapie Entscheidend ist, bei jedem Verdacht auf eine HSV-Infektion eines Neugeborenen sofort mit der Therapie zu beginnen, da sich nur bei frühzeitigem Therapiebeginn die Prognose des HSV-infizierten Neugeborenen bessert. Prinzipiell kann eine HSV-Infektion mit Aciclovir behandelt werden. Die Dosis beträgt 60 mg/kg und Tag in 3 ED, die Therapiedauer 21 Tage bei HSV-Enzephalitis oder Sepsis und ca. 14 Tage bei isoliertem Hautbefall. Bei rezidivierenden HSV-Infektionen der Haut (s. unten) wird eine orale Aciclovir-Therapie von 600–900 mg/m^2 und Tag bis 1200 mg/m^2 und Tag für Wochen empfohlen. Bei aciclovirresistenten Stämmen kann Foscarnet oder Cidovovir eingesetzt werden.

Verlauf und Prognose Bei der disseminierten HSV-Infektion sinkt die Letalität von >90 % ohne Therapie auf rund 30 % mit Therapie. Die Langzeitmorbidität ist aber trotz adäquater Therapie hoch.

Ohne Therapie versterben zwei Drittel der an HSV-Enzephalitis erkrankten Neugeborenen, die überlebenden Kinder sind neurologisch meist schwerst geschädigt mit Mikrozephalie, Tetraspastik, Chorioretinitis und Schwerhörigkeit. Unter einer Therapie mit Aciclovir überleben dagegen 90 % der Neugeborenen mit HSV-Enzephalitis, 30–40 % der Kinder scheinen sich später normal zu entwickeln. Die klinischen Folgen können sich jedoch langfristig verschlechtern.

Ein isolierter HSV-Befall von Haut, Auge und/oder Mund ist prognostisch günstiger. Trotz adäquater antiviraler Therapie rezidivieren HSV-Bläschen während des 1. Lebensjahrs sehr häufig. Von diesen nur scheinbar lokal begrenzten HSV-Infektionsverläufen ist bekannt, dass die Letalität zwar gering (ca. 7 %) ist, die Langzeitprognose jedoch fragwürdig erscheint, da besonders bei gehäuften Rezidiven viele dieser Kinder nach 6 Monaten bis 1 Jahr psychomotorisch retardiert erscheinen.

45.3.2 Varicella-Zoster-Virus-Infektionen

Epidemiologie Frauen im gebärfähigen Alter sind zu 90–95 % gegen Varicella zoster Virus (VZV) immun.

Der Verlauf von Windpocken ist bei Schwangeren oft schwer, eine viszerale Beteiligung und Pneumonie sind möglich. Die Letalität ist aber sehr gering.

Die diaplazentare Übertragung auf den Feten ist während der gesamten Schwangerschaft möglich. Windpocken während der ersten 20 SSW führen mit einer Häufigkeit von <3 % (0,5–6,5 % bei 95 % CI) zum konnatalen Varizellensyndrom. Ob es auch zum Fruchttod und Abort kommen kann, ist unklar. Auch nach der 20. SSW kann es zur hämatogenen Infektion des Feten kommen, die Schädigungen sind dann jedoch weniger ausgeprägt. Ein Herpes zoster der Mutter führt nicht zum konnatalen Varizellensyndrom, wohl weil die Virusaktivierung in der Mutter durch Varicella-Zoster-Viren-(VZV-)Antikörper kontrolliert wird.

Besondere Bedeutung hat eine perinatale VZV-Infektion der Mutter. Sie wird in ca. 25–30 % der Fälle auf den Feten übertragen. Der Ausgang der Infektion hängt vom Zeitpunkt der mütterlichen Infektion ab. Bei Beginn der mütterlichen Krankheit mehr als 5–21 Tage vor der Entbindung ist der Verlauf der Infektion beim Feten oder Neugeborenen meist unkompliziert.

Bei Ausbruch des Exanthems der Mutter 4(–7) Tage vor bis 2 Tage nach der Geburt ist der Verlauf der Varizellen beim Neugeborenen dagegen häufig sehr schwer, u. U. sogar letal. Aufgrund der akuten Infektion verfügt die Mutter noch nicht über VZV-spezifische IgG-Antiköper und der Fetus bzw. das Neugeborene erwirbt dementsprechend keinen maternalen Nestschutz gegenüber Varizellen. Die Inkubationszeit der pränatal infizierten Neugeborenen ist auf 9–10 Tage verkürzt (hämatogene Infektion ohne vorausgehende Virusreplikation in den Schleimhäuten?), das Exanthem also 6–12 Tage nach der Geburt zu erwarten.

Eine postnatale Infektion des Neugeborenen muss angenommen werden, wenn das Exanthem frühestens 12–28 Tage nach der Geburt auftritt (► Abschn. 100.4). Der Verlauf hängt vom Immunstatus der Mutter ab. Übertragene mütterliche Antikörper modifizieren den Krankheitsverlauf erheblich, sind aber nicht voll protektiv. Hatte die Mutter Windpocken durchgemacht, ist der Verlauf beim Neugeborenen – wenn es überhaupt zur Infektion kommt – sehr blande. Hatte die Mutter keine Windpocken, ist der Verlauf schwerer. Die Letalität ist dann höher als im späteren Kindesalter.

Pathogenese und Pathologie Anders als postnatal erfolgt die Infektion eines Feten bei mütterlichen Varizellen diaplazentar, d. h. hämatogen. In der Plazenta von Feten mit konnatalem Varizellensyndrom wurden ausgedehnte fibrinoide Nekrosen mit Epitheloidzellen und Riesenzellen und mononukleären Infiltraten beschrieben. In Autopsiematerial verstorbener Neugeborener finden sich disseminiert in allen Organen ähnliche Veränderungen.

Klinische Symptome Es sind nicht viele Neugeborene mit konnatalem Varizellensyndrom beschrieben. Die häufigsten Symptome sind: Ulzera und sternförmige Narben der Haut mit Pigmentierung, Hypoplasie von Gliedmaßen, Fehlen von Fingern, wohl infolge einer nervalen Schädigung nach Infektion von Ganglienzellen und des Rückenmarks, Dystrophie, Augenbefall mit Mikrophthalmie, Katarakt, Chorioretinitis, Horner-Syndrom, Nystagmus, zerebrale Krampfanfälle, Mikrozephalie, psychomotorische Retardierung, Sphinkterdysgenesie mit Blasenentleerungsstörungen, hohe Letalität.

Der Verlauf neonataler Varizellen ist je nach Infektionszeitpunkt sehr variabel. In seiner leichtesten Ausprägung finden sich nur einzelne typische Effloreszenzen.

Schwere Verläufe sind besonders bei mütterlichen Windpocken 4(–7) Tage vor bis 2 Tage nach der Entbindung möglich. Nach Beginn der Krankheit zwischen dem 5. und 10.(–12.) Tag nach Geburt mit Fieber breitet sich das Varizellenexanthem rasch aus und wird hämorrhagisch. Es kommt zur Infiltration sämtlicher Organe, Pneumonie mit respiratorischer Insuffizienz, Enzephalitis und Tod bei ca. einem Drittel der betroffenen Kinder.

Der Verlauf einer exogenen Infektion nach der Geburt ist beim reifen Neugeborenen, wenn die Mutter gegen Varizellen immun ist, meist leicht, bei abwehrgeschwächten Frühgeborenen, besonders <28 SSW, in den ersten 6 Lebenswochen manchmal sehr schwer.

Diagnose Aufgrund der Unzuverlässigkeit serologischer Nachweismethoden steht heute der Nachweis der Virus-DNA mit PCR im Vordergrund.

Differenzialdiagnose Differenzialdiagnostisch müssen eine neonatale HSV-Infektion, eine Kontaktdermatitis oder die Hand-Fuß-Mund-Krankheit durch Coxsackie A oder eine Impetigo durch Staphylokokken oder Streptokokken ausgeschlossen werden. Beim konnatalen Varizellensyndrom sollte auch an andere konnatale Infektionen wie Röteln, Zytomegalie, Toxoplasmose etc. gedacht werden.

Therapie VZV-Infektionen können in ihrem Verlauf abgemildert werden, wenn frühzeitig behandelt wird, d. h. ab den ersten 2–3 Tagen nach Exanthemausbruch. Die Therapie ist indiziert bei Neugeborenen, bei denen mit einer schlechten Prognose gerechnet werden muss, wie Beginn der Krankheit zwischen dem 5.–10.(–12.) Lebenstag, bei Frühgeborenen in den ersten 6 Lebenswochen.

Die Therapie erfolgt mit Aciclovir in einer Dosis von 30(–45) mg/kg und Tag in 3 ED i. v. oder 60–80 mg/kg und Tag (maximal 400–800 mg/Tag) in mindestens 4 ED oral für 5–10 Tage.

Es ist unbekannt, ob die Übertragung von VZV auf den Feten durch eine Aciclovir-Therapie einer Schwangeren verhindert werden kann. Die potenzielle fetale Toxizität von Aciclovir ist in Betracht zu ziehen.

Prävention Große Bedeutung hat die Prävention einer fetalen VZV-Infektion.

Für die aktive Impfung steht ein gut wirksamer Lebendimpfstoff zum Schutz von nichtimmunen Frauen vor (!!) der Schwangerschaft zur Verfügung. Heute wird für alle Kinder die aktive Varizellenimpfung empfohlen (▶ Kap. 10).

Eine passive Immunprophylaxe ist mit spezifischem Varicella-Zoster-Immunglobulin (VZIg) möglich. Die Gabe ist nur effektiv, wenn sie innerhalb von 72 h nach Exposition erfolgt. Zu bedenken ist, dass Personen mit Varizellen schon 1–2 Tage vor und etwa 5 Tage nach Beginn des Exanthems infektiös sind. Falls möglich, sollte der Immunstatus bestimmt werden, um das Immunglobulin nicht unnötig zu verabreichen. Die Dosis beträgt je nach Präparat 1–2 ml/kg i. v. oder 0,2–0,5 ml/kg, maximal 5 ml i. m.

Indikationen für die Gabe von VZIg in der Neonatalzeit nach Exposition sind gegeben bei:

- Neugeborenen, deren Mütter 4(–7) Tage vor bzw. bis 2 Tage nach der Entbindung an Varizellen erkrankt sind;
- Frühgeborenen, deren Mütter eine negative Windpockenanamnese aufweisen;
- Frühgeborenen <28 SSW bzw. <1000 g Geburtsgewicht in den ersten 6 Lebenswochen;
- Müttern, bei denen eine Erkrankung in der Perinatalzeit vermieden werden soll;
- Neugeborenen, die in der unmittelbaren Postnatalzeit varizellenexponiert sind und die Mutter seronegativ ist.

Es ist nicht bekannt, ob durch die Gabe von VZIg an eine nichtimmune, aber exponierte Schwangere oder an eine an Varizellen erkrankte Schwangere die Übertragung des VZV auf den Feten vermieden werden kann. Bedenkt man aber, dass Antikörper erst 4–6 Tage nach Exanthemausbruch messbar werden, die Übertragung hämatogen erfolgt und Antikörper eine gewisse Protektion darstellen, so erscheint dieses Vorgehen sinnvoll. Eine Virämie kann durch die Gabe von VZIg aber nicht gänzlich vermieden werden.

Eine Prophylaxe mit Aciclovir 45 mg/kg/Tag ist bei exponierten Personen im Prinzip effektiv und verhindert den Ausbruch der Krankheit oder zumindest schwere Verläufe.

Verlauf und Prognose Die Prognose eines konnatalen Varizellensyndroms ist schlecht. Bis zu 40 % der berichteten Fälle sind frühzeitig verstorben. Bei den überlebenden Kindern muss mit einer erheblichen Beeinträchtigung der Entwicklung gerechnet werden. Es sind aber vereinzelt auch Kinder mit einer guten neurologischen und mentalen Entwicklung beschrieben worden. Einige Kinder entwickeln schon früh in der Säuglingszeit einen Herpes zoster. Konnatale Varizellen haben dann eine schlechte Prognose mit einer Letalität um 30 %, wenn die Krankheit der Mutter 4(–7) Tage vor bis 2 Tage nach der Entbindung beginnt oder das Neugeborene zwischen dem 5. und 10. Lebenstag erkrankt. Exogene Varizellen nach der Geburt haben meist eine gute Prognose. Selten sind schwere hämorrhagische Varizellen mit ausgeprägter Thrombozytopenie. Ein Herpes zoster einer Schwangeren hat für den Feten keine Bedeutung, bei Herpes zoster der Mutter unter der Geburt können beim Neugeborenen leichte Varizellen auftreten.

45.3.3 Astrovirus, Norovirus und Rotavirus-Infektionen

Alle 3 Viren sind typische Erreger einer nosokomialen Gastroenteritis. Eine Verbreitung der Infektion auf einer neonatologischen Station ist nur durch strenge Barriere- und Kohortierungsmaßnahmen zu erreichen. Die Übertragung erfolgt in der Regel fäkal-oral, jedoch werden auch aerogene Übertragungswege diskutiert. Die Inkubationszeit ist in der Regel nur 1–2 Tage. Das Krankheitsspektrum reicht von einer nekrotisierenden Enterokolitis beim Frühgeborenen über schwere gastroenteritische Verläufe bis zum fast völligen Fehlen intestinaler Symptome. Einzelfallberichte diskutieren auch eine ZNS-Beteiligung im Rahmen der Infektion.

Die Therapie erfolgt symptomatisch, kann aber bei sepsisähnlichen Verläufen das gesamte intensivmedizinische Repertoire erfordern.

45.3.4 Enterovireninfektion

Coxsackie-Virus B und ECHO-Viren sind die häufigsten Enteroviren, die bei Neugeborenen zur Infektion führen. Der Verlauf ist meist blande mit Fieber, einem unspezifischen Exanthem und einer serösen Meningitis. Bei Neugeborenen und Säuglingen gibt es selten sehr schwere Verläufe mit Myokarditis und Meningoenzephalitis. Die klinische Symptomatik ähnelt einer Sepsis mit Lethargie, Trinkschwäche, Erbrechen, geblähtem Abdomen, Diarrhö, Dyspnoe, Zyanose und Tachykardie bzw. Rhythmusstörungen mit Herzinsuffizienz und Kardiomegalie. Diese Neugeborenen erholen sich oft nur langsam. Bei Enzephalitis kann es zu Krampfanfällen kommen. Der Virusnachweis kann durch Kultur oder PCR im Liquor, Blut, Rachenspülwasser oder Stuhl geführt werden. Die Therapie erfolgt symptomatisch, Glukokortikoide oder Immunglobuline sind ohne nachgewiesenen Effekt. Meist erholen sich die Neugeborenen von der Infektion, die Letalität der Myokarditis liegt aber bei 10 %. Infizierte Kinder werden nach Diagnose isoliert.

45.3.5 Epstein-Barr-Virusinfektion

Eine Epstein-Barr-Virus-(EBV-)Infektion ist bei Schwangeren selten, da die meisten Frauen aufgrund einer früheren Erkrankung immun sind. Eine Reaktivierung während der Schwangerschaft scheint möglich, bleibt jedoch für den Feten ohne Bedeutung. Ein früher vermuteter Zusammenhang zwischen einer EBV-Infektion in der Frühschwangerschaft und kongenitalen Herzfehlern hat sich nicht bestätigt. Auch andere Fehlbildungen sind nicht gehäuft. Eine postnatale Infektion des Neugeborenen ist aerogen und durch Bluttransfusionen möglich. Die Symptomatik ist blande. Eine Therapie erfolgt – falls erforderlich – symptomatisch. Stillen ist bei mütterlicher Infektion erlaubt.

45.3.6 Humanes Herpesvirus-6-Infektion

Infektionen durch das humane Herpesvirus 6 (HHV 6) sind ubiquitär; die meisten Säuglinge werden im 6.–12. Monat infiziert. Entsprechend sind Infektionen bei Schwangeren sehr selten. Folgenlose pränatale Infektionen von Feten sind beschrieben. Die Therapie einer Infektion erfolgt symptomatisch.

45.3.7 Hepatitis-B-Infektion

Die Infektion des Neugeborenen erfolgt unter der Geburt. Infektionen in der Fetalperiode sind bei intakten Amnionmembranen nicht bekannt.

Entsprechend den Mutterschaftsrichtlinien in Deutschland sollen alle Schwangeren nach der 32. Schwangerschaftswoche und möglichst nahe am Geburtstermin auf die Anwesenheit von HbsAg untersucht werden. Ist die Schwangere positiv, erhält das Neugeborene direkt nach der Geburt eine aktiv-passiv Simultanimpfung mit einem Hepatitis B-Impfstoff und einem Hepatitis-Hyperimmunglobulin. Eine ausschließlich passive Immunisierung ist obsolet, da die Schutzwirkung überwiegend durch die aktive Immunisierung erreicht wird. Ist der HbsAg-Status der Mutter bei Geburt nicht bekannt, erfolgt eine Aktivimpfung und die sofortige HbsAg-Bestimmung. Bei positivem Befund wird die passive Impfung umgehend durchgeführt. Bei Frühgeborenen ist aufgrund niedriger Serokonversionsraten ein Impfschema mit 4 Impfdosen (statt drei bei reifen Neugeborenen) und Titerkontrolle zu befolgen.

Geimpfte Neugeborene können gestillt werden.

45.3.8 HIV-Infektion

HIV-Infektion/AIDS werden in ▶ Kap. 75 beschrieben.

45.3.9 Humane Papillomavirus-Infektion

Das humane Papillomavirus (HPV) führt durch venerische Übertragung zur oft asymptomatischen Infektion. Seltener sind genitale Condylomata acuminata (Feig- oder Feuchtwarzen). Eine pränatale Infektion des Feten ist nicht bekannt. Selten können zervikale Condylomata acuminata aufgrund ihrer Größe als mechanisches Geburtshindernis zur Sectio zwingen. Bei vaginaler Entbindung besteht theoretisch das Risiko der Übertragung auf das Neugeborene mit der Gefahr einer Larynxpapillomatose. Diese bedeutet monate- bis jahrelange Rezidive mit lebensbedrohlichen Atemwegsobstruktionen des Kindes. Die perinatale Übertragung ist aber sicher sehr selten und wird auf eine Rate von einem Fall von mehreren Hundert exponierten Neugeborenen geschätzt. Deswegen gelten derzeit mütterliche Condylomata acuminata nicht als zwingende Sectio-Indikation, sie wird aber beim heutigen Trend zur Wunsch-Sectio trotzdem meist erfolgen.

Therapeutisch wird Cidofovir, als Injektion in die Läsion verabreicht, und die Laserkoagulation der Effloreszenzen diskutiert.

45.3.10 Influenza-A- und -B-Infektion

Influenza-A- oder -B-Infektionen führen bei Schwangeren nicht gehäuft zu Komplikationen oder Schädigung des Feten, obwohl eine diaplazentare Übertragung bekannt ist. Infizierte Neugeborene zeigen unspezifische Symptome wie Fieber, Apnoen, Lethargie und Trinkschwäche. Die Therapie erfolgt symptomatisch. Präventiv ist die Grippeschutzimpfung für Frauen mit Kinderwunsch bzw. das Pflegepersonal in Neonatologien dringendst zu empfehlen.

45.3.11 Masern

Da die Prävalenz der Masern infolge unzureichender Durchimpfungsraten relativ hoch ist, können nichtimmune Schwangere exponiert werden und erkranken. Der Verlauf ist bei Schwangeren schwerer als sonst üblich und führt häufig zur Masernpneumonie. Chromosomale Störungen oder Fehlbildungen des Feten sind nicht zu erwarten, wohl aber eine erhöhte Rate von Aborten, Frühgeburtlichkeit und Dystrophie des Neugeborenen. Erkrankt ein Neugeborenes innerhalb der ersten 10 Lebenstage an Masern, erfolgte die Übertragung konnatal. Der Verlauf der Masern beim Neugeborenen kann mitigiert oder schwer sein. Hauptgefahr ist die Masernpneumonie mit sekundärer bakterieller Superinfektion. Die Letalität ist nicht signifikant erhöht. Die Therapie erfolgt symptomatisch. Präventiv können exponierte Schwangere oder Neugeborene mit einem Standardimmunglobulin innerhalb von 72 h nach Exposition zumindest partiell geschützt werden (Dosis 0,4 ml/kg i. m.). Stillen ist möglich.

45.3.12 Mumps

Der Verlauf der Krankheit bei Schwangeren ist meist blande, eine diaplazentare Übertragung des Virus möglich. Teratogene Schäden durch das Mumpsvirus sind nicht bekannt. Eine postnatale Infektion eines Neugeborenen verläuft blande, die Prognose ist gut. Die Therapie erfolgt symptomatisch, eine Prophylaxe mit Immunglobulinen ist ohne nachgewiesenen Effekt. Stillen ist möglich.

45.3.13 Parechovirus-Infektionen

Durch Reklassifizierung wurde 1999 in der Picorna-viridae-Familie der Genus Parechovirus (HPeV) definiert. PCR-Methoden erlauben die Identifizierung von 8 verschiedenen Genotypen. Bei Infektionen im Neugeborenenalter werden am häufigsten HPeV1 und HPeV3 nachgewiesen. Die Infektion kann klinisch sehr eindrucksvoll unter dem Bild einer schweren Sepsis mit Fieber und Irritabilität verlaufen. Respiratorische und gastrointestinale Symptome stehen eher im Hintergrund. Der Virusnachweis im Liquor ist häufig positiv. Unter intensivmedizinischen Maßnahmen kann die Infektion innerhalb weniger Tage überwunden werden. Neurologische Restschäden wurden beschrieben. Bei plötzlichem Kindstod sollte der Möglichkeit einer HPeV-Infektion nachgegangen werden.

Literatur

Auriti C, Piersigilli F, De Gasperis MR, Seganti G (2009) Congenital varicella syndrome: still a problem? Fetal Diagn Ther 25:224–229

Austin N, Darlow BA, McGuire W (2013) Prophylactic oral/topical non-absorbed antifungal agents to prevent invasive fungal infection in very low birth weight infants. Cochrane Database Syst Rev: CD003478

AWMF: Prophylaxe der Neugeborenensepsis (frühe Form) durch Streptokokken der Gruppe B, www.awmf.org

Bagci S, Eis-Hübinger AM, Yassin AF, Simon A, Bartmann P, Franz AR, Mueller A (2010) Clinical characteristics of viral intestinal infection in preterm and term neonates. Eur J Clin Microbiol Infect Dis 29:1079–1084

Camacho-Gonzalez A, Spearman PW, Stoll BJ (2013) Neonatal infectious diseases: evaluation of neonatal sepsis. Pediatr Clin North Am 60:367–389

Capoccia R, Greub G, Baud D (2013) Ureaplasma urealyticum, Mycoplasma hominis and adverse pregnancy outcomes. Curr Opin Infect Dis 26:231–240

Castagnola E, Jacqz-Aigrain E, Kaguelidou F et al (2012) Fluconazole use and safety in the nursery. Early Hum Dev 88(2):11–15

Clark RH, Bloom BT, Spitzer AR, Gerstmann DR (2006) Empiric use of ampicillin and cefotaxime, compared with ampicillin and gentamicin, for neonates at risk for sepsis is associated with an increased risk of neonatal death. Pediatrics 117:67–74

DGPI-Handbuch (2013) 6. Auflage, Thieme Verlag Stuttgart, New York

Ehl S, Gering B, Bartmann P, Högel J, Pohlandt F (1997) C-reactive protein is a useful marker for guiding duration of antibiotic therapy in suspected neonatal bacterial infection. Pediatrics 99:216–221

Eis-Hübinger AM, Eckerle I, Helmer A et al (2013) Two cases of sepsis-like illness in infants caused by human Parechovirus traced back to elder siblings with mild gastroenteritis and respiratory symptoms. J Clin Microbiol 51:715–718

Eyssette-Guerreau S, Boize P, Thibauld M, Sarda H (2013) Neonatal Parechovirus infection, fever, irritability and myositis. Arch Pediatr 20:772–774

Kallapur SG, Kramer BW, Jobe AH (2013) Ureaplasma and BPD. Semin Perinatol 37:94–101

Larsen B, Hwang J (2010) Mycoplasma, Ureaplasma, and adverse pregnancy outcomes: a fresh look. Infect Dis Obstet Gynecol 2010; 2010:521921 pii: 521921. doi: 10.1155/2010/521921. Epub 2010 Jul 12. Review

Ljubin-Sternak S, Juretić E, Šantak M et al (2011) Clinical and Molecular Characterization of a Parechovirus Type 1 Outbreak in Neonates in Croatia. J Med Virol 83:137–141

Manzoni P, Benjamin DK, Hope W et al (2011) The management of Candida infections in preterm neonates and the role of micafungin. J Matern Fetal Neonatal Med 24(2):24–27

Manzoni P, Mostert M, Latino MA et al (2012) Clinical characteristics and response to prophylactic fluconazole of preterm VLBW neonates with baseline and acquired fungal colonization in NICU: data from a multicentre RCT. Early Hum Dev 88(2):60–S64

McKendrick MW, Lau J, Alston S, Bremner J (2007) VZV infection in pregnancy: a retrospective review over 5 years in Sheffield and discussion on the potential utilization of varicella vaccine in prevention. J Infect 55:64–67

Mutterschaftsrichtlinien vom 21.03.2013, www.g-ba.de

Quenot JP, Luyt CE, Roche N, Chalmeau M et al (2013) Role of biomarkers in the antibiotic therapy: an expert panel review II: clinical use of biomarkers for initiation or discontinuation of antibiotic therapy. Ann Intensive Care 3:21

Remington JS, Klein JO (2011) Infectious Diseases of the Fetus and Newborn Infant, 7. Aufl. Elsevier-Saunders, Philadelphia, USA

RKI: Kommission für Krankenhaushygiene und Infektionsprävention; www.rki.de

Robinson JL, Vaudry WL, Forgie SE, Lee BE (2012) Prevention recognition and management of neonatal HSV infections. Expert Rev Anti Infect Ther 10:675–685

Schrag SJ, Verani JR (2013) Intrapartum antibiotic prophylaxis for the prevention of perinatal group B streptococcal disease: Experience in the United States and implications for a potential group B streptococcal vaccine. Vaccine 31(4):D20–26

Selvarangan R, Nzabi M, Selvaraju SB, Ketter P, Carpenter C, Harrison CJ (2011) Human Parechovirus 3 causing sepsis-like illness in children from midwestern United States. Pediatr Infect Dis J 30:238–242

Silva MJ, Florêncio GL, Gabiatti JR, Amaral RL, Eleutério Júnior J, Goncalves AK (2011) Perinatal morbidity and mortality associated with chlamydial infection: a meta-analysis study. Braz J Infect Dis 15:533–539

Stocker M, Fontana M, El Helou S, Wegscheider K, Berger TM (2010) Use of procalcitonin-guided decision-making to shorten antibiotic therapy in suspected neonatal early-onset sepsis: prospective randomized intervention trial. Neonatology 97:165–174

Thompson C, Whitley R (2011) Neonatal herpes simplex virus infections: where are we now? Adv Exp Med Biol 697:221–230

Tripathi N, Watt K, Benjamin DK Jr. (2012) Treatment and prophylaxis of invasive candidiasis. Semin Perinatol 36:416–423

Turcios-Ruiz RM, Axelrod P, St. John K et al (2008) Outbreak of Necrotizing Enterocolitis Caused by Norovirus in a Neonatal Intensive Care Unit. J Pediatr 153:339–344

Tzialla C, Civardi E, Borghesi A, Sarasini A, Baldanti F, Stronati M (2011) Emerging viral infections in neonatal intensive care unit. J Matern Fetal Neonatal Med 24(1):156–158

Viscardi RM (2010) Ureaplasma species: role in disease of prematurity. Clin Perinatol 37:393–409

Westhoff GL, Little SE, Caughey AB (2011) Herpes simplex virus and pregnancy: a review of the management of antenatal and peripartum herpes infections. Obstet Gynecol Surv 66:629–638

Yalaz M, Akisu M, Hilmioglu S, Calkavur S, Cakmak B, Kultursay N (2006) Successful caspofungin treatment of multidrug resistant Candida parapsilosis septicaemia in an extremely low birth weight neonate. Mycoses 49:242–245

VII Jugendmedizin

46 Einführung und Jugendgesundheitsuntersuchung

U. Büsching, F. Zepp

46.1 Bedeutung der Jugendmedizin

Der Begriff Jugendmedizin beschreibt eine pädiatrische Querschnittsdisziplin, die sich mit entwicklungsbedingten Gesundheitsproblemen von Heranwachsenden, üblicherweise im Alter zwischen dem 10. und 18. Lebensjahr, befasst. Während in angelsächsischen Ländern die besonderen medizinischen Herausforderungen von Adoleszenten schon vor Jahrzehnten erkannt wurden und dies zur Einrichtung spezialisierter Ausbildungswege und entsprechender klinischer Einrichtungen geführt hat, spielte die Jugendmedizin in der deutschsprachigen Pädiatrie bis vor wenigen Jahren nur eine nachgeordnete Rolle.

Aufgaben der Jugendmedizin Neben den charakteristischen Problemen der Pubertät gehören Themen aus den Bereichen Endokrinologie und Andrologie, Gynäkologie, Ernährungs- und Sportmedizin, Dermatologie, Psychologie und Psychiatrie zu den Aufgaben der Jugendmedizin. Der Wechsel vom Kindes- zum Jugendalter geht mit einschneidenden Veränderungen der individuellen Lebensführung einher. Junge Menschen gewinnen ein größeres Maß an Selbstbestimmung und damit auch ein höheres Maß an Selbstverantwortung u. a. für gesundheitsrelevante Fragestellungen und Entscheidungen. Jugendmedizin kann diesen Entwicklungsprozess nur in einem interdisziplinären Ansatz erfolgreich begleiten. Themen wie Schwangerschaft, Schwangerschaftsverhütung, sexuell übertragbare Krankheiten, Nikotin- und Alkoholgenuss, Substanzmissbrauch, (Internet-) Abhängigkeit und andere erfordern die Zusammenarbeit nahezu aller pädiatrischen Teilgebiete einschließlich der angrenzenden Fachdisziplinen. Ein besonderer Schwerpunkt der Jugendmedizin betrifft psychologische/psychiatrische Erkrankungen. Essstörungen wie Anorexia nervosa oder Bulimie, Persönlichkeitsstörungen, Angsterkrankungen, Depressionen, bipolare Störungen und bestimmte Formen der Schizophrenie manifestieren sich bevorzugt bei Heranwachsenden.

Anforderung an die betreuenden Ärzte Ein weiterer wichtiger Bereich der Jugendmedizin, der nahezu alle pädiatrischen Subdisziplinen betrifft, ist die strukturierte Überleitung von Jugendlichen mit chronischen, häufig angeborenen Krankheiten in das Erwachsenenalter. Die enormen Erfolge der modernen Kinder- und Jugendmedizin haben dazu geführt, dass heute eine Vielzahl von Menschen mit angeborenen oder auch erworbenen komplexen Krankheiten (Stoffwechselkrankheiten, Vitium cordis, Mukoviszidose u. v. m.) das Erwachsenenalter erreichen und aus der pädiatrischen Betreuung in die Versorgung durch die Erwachsenendisziplinen überführt werden sollen. Hier bedarf es sorgfältiger Planung und überdisziplinär orientierter Versorgungsstrukturen, um den betroffenen Menschen auch im Erwachsenenalter eine gute medizinische Betreuung und Lebensqualität zu gewährleisten.

46.2 Jugendgesundheitsuntersuchungen

Die Früherkennungen von Krankheiten und Fehlentwicklungen im Jugendalter war Absicht bei der Einführung der Jugenduntersuchung J1 (12–14 Jahre) im Jahr 1997. Im Kontext gesellschaftlicher Veränderungen (z. B. Medienberatung, Unfallprävention und Gewaltprävention) war schon nach wenigen Jahren eine Überarbeitung erforderlich, die auch das Konzept der bisher nicht als Leistung der Gesetzlichen Krankenversicherungen (GKVn) etablierten J2 (im 15. und 16. Lebensjahr) umfasst.

Die beiden Jugendgesundheitsberatungen J1 und J2 beinhalten im Wesentlichen die Beratung von Adoleszenten; dabei ist eine gute Anamnese wesentliche Voraussetzung: Ernährung (Zusammensetzung der Nahrung, Essstörung) und Bewegung, Allergien, Schlafstörungen, körperliche Leistungsfähigkeit, funktionelle Beschwerden, Gemütsschwankungen, Suchtmittelgenuss, Impfungen, Akzeptanz des eigenen Körpers, Freunde, Risikofaktoren, Misshandlung (häusliche Gewalt, Gewalterfahrungen u. a. direkt und über Medien), Familiensituation (getrennt, Patchwork u. a.), Freizeitgestaltung (s. auch das grüne Heft des Berufsverbandes für Kinder- und Jugendmedizin- BVKJ) sind Bestandteile des Beratungsprogramms.

Belastende Lebensumstände oder gar Unzufriedenheit der Adoleszenten sind in der ersten Phase der Pubertät der Anfang vieler Fehlentwicklungen. Ähnliches gilt für vormals diagnostizierte Erkrankungen oder bestehende chronische oder psychiatrische Erkrankungen.

J1 und J2 unterscheiden sich in folgenden Schwerpunkten: Im Rahmen der J1 soll über Pubertät aufgeklärt werden – dies betrifft u. a. Stimmbruch, Menarche, Gewalterfahrungen, spezielle Förderung. Bei der J2 stehen Themen wie Menstruation, Antikonzeption und der Berufsfindung im Vordergrund.

Im Zentrum der klinisch-körperlichen Untersuchungen stehen Körpermaße, Pubertätsentwicklung, Störungen des Wachstums, Organerkrankungen (insbesondere der Schilddrüse, Erkrankungen des Skelettsystems).

Das ärztliche Gespräch mit Jugendlichen stellt eine besondere Herausforderung an die Kommunikationsfähigkeit von Kinder- und Jugendärzten und -ärztinnen. Viele Adoleszente entwickeln in diesem Lebensabschnitt Widerstände gegen etablierte Betreuungskonzepte (z. B. der Kinder- und Jugendmedizin). Diese Situation fordert den Kinderarzt in besonderem Maße, da Kenntnisse der Entwicklungspsychologie sowie der Belastungs- und Bewältigungsformen im Jugendalter notwendig sind.

Besonders die J1 stellt für viele Jugendliche den Einstieg in die selbstkontrollierte Arzt-Patient-Beziehung dar. Daher ist jede Jugendgesundheitsberatung für den beteiligten Jugendlichen etwas Einmaliges und von weitreichender präventiver Bedeutung – es gibt keine zweite Chance für den ersten Auftritt.

Literatur

KiGGS- Basiserhebung (2007) Schwerpunktheft der Zeitschrift „Bundesgesundheitsblatt – Gesundheitsforschung – Gesundheitsschutz"

Stier B, Weissenrieder N (Hrsg) (2006) Jugendmedizin – Gesundheit und Gesellschaft. Springer Verlag, Heidelberg

G.F. Hoffmann, M.J. Lentze, J. Spranger, F. Zepp (Hrsg.), *Pädiatrie*,
DOI 10.1007/978-3-642-41866-2_46, © Springer-Verlag Berlin Heidelberg 2014

47

47 Spezielle Organerkrankungen von Jugendlichen

W. Kiess

47.1 Besonderheiten im Jugendalter

Viele seltene Erkrankungen, die im Kindes- und Jugendalter auftreten, werden auch in renommierten und häufig genutzten Textbüchern der Inneren Medizin und Neurologie für das Erwachsenenalter nicht besprochen. Dies ergibt sich einerseits zum Teil aus der Seltenheit der Erkrankungen und andererseits aus der fehlenden Expertise der Erwachsenenmedizin auf diesen Gebieten.

Ein Mangel an Kenntnissen um spezielle Anforderungen bei chronischen Erkrankungen während der Adoleszenz tragen zu einer Unter- und Fehlversorgung von Jugendlichen mit solchen Erkrankungen bei: Hierzu gehören viele angeborene Stoffwechselerkrankungen, deren Verlauf während der Jugendzeit mit Besonderheiten aufwartet. Darunter fallen aber auch Erkrankungen des Atmungssystems, des Herz-Kreislauf-Systems, insbesondere bei angeborenen Herzfehlern, der endokrinen Drüsen, des Gastrointestinaltrakts, der Haut und des Urogenitaltrakts sowie psychiatrische Erkrankungen. In der Regel treten auch und besonders Folge- und Begleiterkrankungen dieser Grunderkrankungen erstmalig in der Adoleszenz auf. Begleit- und Folgeerkrankungen werden im vorliegenden Kapitel besprochen, während die grundsätzliche Beschreibung der Grunderkrankung in den anderen entsprechenden Kapiteln des Buchs erfolgt.

Erkrankungen im Jugendalter

Organbezogene Erkrankungen, die sich häufig in der Jugendzeit manifestieren oder aber bei denen in der Adoleszenz charakteristische Folge- oder Begleiterkrankungen auftreten:

- Asthma bronchiale
- Neurodermitis
- Akne
- Chronisch entzündliche Darmerkrankungen
- Essstörungen (Anorexia nervosa, Bulimie)
- Depression
- Diabetes mellitus Typ 1
- Adipositas und Typ-2-Diabetes
- Phenylketonurie
- Pubertätsstörungen (Pubertas tarda; Konstitutionelle Verzögerung von Wachstum und Entwicklung)
- Zyklusstörungen
- Arterielle Hypertonie

Der Übergang von einer pädiatrischen in eine internistische Betreuung geschieht in der Regel in einer besonders schwierigen und vulnerablen Lebensphase von Jugendlichen oder jungen Erwachsenen mit chronischen Krankheiten. Der Übergang von einer pädiatrischen in eine internistische Behandlung stellt dabei einen besonderen und eigenen Abschnitt in der Betreuung von jungen Menschen mit speziellen medizinischen Bedürfnissen dar. In dieser Zeit finden für den Betroffenen auch psychisch-physische, persönliche, berufliche und soziale Veränderungen statt. Bei Stoffwechselerkrankungen kommt es nicht selten zu einer Verschlechterung der Stoffwechseleinstellung.

Mögliche Unterschiede in der Betreuungskultur zwischen Pädiatrie und z. B. Neurologie und Innerer Medizin können für den Betroffenen, aber auch für die betreuenden Teams Probleme bereiten. Geeignete Übergangsmodelle im Sinne von Übergangssprechstunden, strukturiertem Übergang (Checklisten, Transfer-Brief etc.) und der Nutzung von gemeinsamen Datenbanken setzen immer eine gute Kooperation aller Beteiligten, z. B. zwischen Pädiater und Internist oder zwischen Neuropädiater und Neurologe voraus. Der Transfer, d. h. die strukturierte Überleitung von Patienten mit chronischen Erkrankungen aus der pädiatrischen in die internistische oder neurologische Betreuung wird als „Transition" bezeichnet und gesondert besprochen (► Kap. 51).

47.2 Wichtige Erkrankungen

47.2.1 Lungenerkrankungen

Asthma bronchiale

In der Jugendzeit treten bei einem Teil der in der frühen Kindheit bereits Betroffenen die Symptome eines Asthma bronchiale zurück oder verschwinden ganz. Bei manchen Jugendlichen manifestiert sich ein Asthma bronchiale aber erst in der Adoleszenz bzw. kommt es zu einer Exazerbation und Aggravierung der Erkrankung.

Bei 13- bis 14-jährigen Jugendlichen beträgt in Deutschland die Prävalenz von obstruktiven Lungensymptomen ca. 25 %. Daher ist es wichtig, bei Symptomen, die auf ein Asthma hindeuten, die Diagnose in Betracht zu ziehen und, wenn erforderlich, die Erkrankung umfassend, konsequent und unter Einbeziehung von multiprofessionellen Ansätzen zu behandeln (Asthmaschulung, Pharmakotherapie, Physiotherapie, Psychologie) (► Kap. 157, Asthma bronchiale).

Zu den Symptomen eines Asthmas bei Jugendlichen können chronischer, (nächtlicher) Husten, Auswurf, Tachypnoe und Dyspnoe, gerade auch unter Belastung, sowie Giemen und Brummen gehören. Die Anamnese genügt häufig zur Diagnosestellung, so dass Röntgenuntersuchungen, Allergie-Hauttests und die allergologische Diagnostik mittels der Bestimmung von spezifischen IgE-Antikörpern im Serum zweitrangig sind.

Nicht vernachlässig werden darf, dass gerade in dieser Altersgruppe auch erste Erfahrungen mit sog. Genussmitteln oder Drogen stattfinden. So können chronische Atemwegserkrankungen durch Rauchen erheblich beeinträchtigt werden. Die Adhärenz und Mitarbeit der Betroffenen bei der Therapie kann in der Jugendzeit wie bei allen chronischen Erkrankungen gering sein. Insbesondere die Dauerbehandlung mit regelmäßigen Inhalationen und Atemübungen mag für Jugendliche vor dem Hintergrund anderer Entwicklungsaufgaben in diesem Lebensalter (Partnerwahl, Berufswahl, Selbständigkeit, Loslösung vom Elternhaus) schwer zu realisieren sein.

Andere obstruktive Atemerkrankungen

In der Adoleszenz treten vermehrt insgesamt seltene, aber für die Differenzialdiagnose des Asthmas relevante Lungenerkrankungen auf. Dazu zählen Sarkoidose, in zunehmendem Maße auch wieder die Lungentuberkulose oder Alveolitiden.

Akute Atemwegsobstruktionen treten auch als Symptom bei im Jugendalter häufigeren Infektionen der Lunge wie den Chlamydien/Mykoplasmen-Pneumonien auf. Therapie der Wahl sind hier Tetrazykline. Lungenfunktionsuntersuchungen sind wegen der zu erwartenden guten Mitarbeit der Betroffenen sowohl bei Manifes-

G.F. Hoffmann, M.J. Lentze, J. Spranger, F. Zepp (Hrsg.), *Pädiatrie*,
DOI 10.1007/978-3-642-41866-2_47, © Springer-Verlag Berlin Heidelberg 2014

tation als auch während der Therapieüberwachung bei Jugendlichen sinnvoll.

Zystische Fibrose

Bei der Mukoviszidose kommt es meist im Jugendalter einerseits zur Manifestation zusätzlicher Begleit- und Folgeerkrankungen, andererseits verschlechtert sich häufig die Lungenfunktion bei CF-Patienten in der 2. Lebensdekade deutlich (▶ Übersicht). Infolge der chronischen Lungenerkrankung kann es bei der Mukoviszidose zur Ausbildung eines Cor pulmonale, zu Trommelschlegelfingern und Uhrglasnägeln kommen. Eine terminale Lungen- und/oder Herzinsuffizienz kann dazu führen, dass Organtransplantationen (Herz, Lunge) zu einer letzten Therapieoption bereits im Jugendalter werden. Auch eine Leber- oder kombinierte Leber-Pankreas-Transplantation kann in der Jugendzeit eine letzte Behandlungsmöglichkeit darstellen, wenn die CF-assoziierte Hepatopathie und die exokrine und endokrine Pankreasinsuffizienz lebensbedrohlich geworden sind.

Mukoviszidose

Begleiterkrankungen und Folgen der Mukoviszidose (CF), die häufig erstmals während der Adoleszenz manifest werden bzw. erst ab der 2. Lebensdekade mit ihren Folgen von den Betroffenen verstanden werden:

- Ateminsuffizienz
- Cor pulmonale
- Diabetes mellitus (CF-assoziiert)
- Pubertas tarda
- Depression
- Infertilität
- Zustand nach Organtransplantation (Leber, Pankreas, Lunge, Herz)

47.2.2 Hauterkrankungen

Zwar gilt, dass verschiedene Hauterkrankungen häufig umso schwerer verlaufen, je früher sie sich manifestiert haben, häufig wird aber das Ausmaß der Erkrankung gerade in der Adoleszenz für die Betroffenen erst besonders erlebbar: Dies gilt insbesondere für die Akne, aber auch für allergische Hauterkrankungen wie die Urtikaria und die Neurodermitis.

Die Ursachen der Akne sind vielgestaltig und bedingen sich gegenseitig. Eine familiäre Häufung fällt auf: So tritt bei Jugendlichen eine Akne in 50 % der Fälle auf, wenn beide Elternteile in der Adoleszenz ebenfalls eine Akne hatten. Eine gesteigerte Talgbildung der Haut und die Besiedlung der Haut insbesondere mit Propionibakterien, welche die Entstehung der Aknepusteln fördern, tragen zur Pathogenese bei. Durch die Vergrößerung der Talgdrüsenfollikel, stimuliert durch die in der Pubertät bei beiden Geschlechtern vermehrt gebildeten Androgen, wird die Grundlage der primär nichtentzündlichen Hautveränderungen bei Akne gelegt (sogenannte geschlossene und offene Komedonen).

Im Verlauf der Erkrankung kommt es zu sekundär entzündlichen Veränderungen mit Hautknoten, Pusteln und Fistelkomedonen, die teils narbig abheilen.

Die häufigsten Erscheinungsformen der Akne sind (▶ Kap. 288):

- Acne comedonica,
- Acne papulopustulosa und
- Acne conglobata.
- Die schwerste Verlaufsform ist die Acne fulminans

Rheumatologisch-immunologische Erkrankungen wie das SAPHO-Syndrom können mit einer schweren Akne conglobata einhergehen.

Ein multimodales Therapiekonzept ist wichtig, um das kosmetische Problem und die damit einhergehenden psychischen Belastungen zu minimieren: Eine mehrmals tägliche Hautreinigung und entfettende Maßnahmen, z. B. unter Zuhilfenahme von fettaufsaugenden Kosmetiktüchern, sind empfehlenswert. Dagegen sind ernährungstherapeutische Maßnahmen (Diät) nicht notwendig und nicht zielführend. Eine Vielzahl von medikamentösen Therapien steht zur Verfügung. Insbesondere bei der Anwendung von Vitamin-A-Präparaten ist aber wegen der teratogenen Eigenschaften Vorsicht geboten. Eine wirksame Schwangerschaftsverhütung ist unerlässlich und vor Einleitung der Therapie mit Isotretinoin muss ein Schwangerschaftstest bei weiblichen Betroffenen durchgeführt werden.

Eine begleitende Psychotherapie kann bei durch die entstellenden Gesichtsveränderungen auftretenden Depressionen oder ängstlichen Verstimmtheiten hilfreich sein.

47.2.3 Magen-, Darm-, und Lebererkrankungen

Akute und chronische Bauchschmerzen sind häufige Beschwerden von Jugendlichen. Mehr als 200 verschiedene Erkrankungen können zu chronischen Bauchschmerzen führen (▶ Übersicht). Bei Jugendlichen durchaus häufig sind:

- Funktionelle Dyspepsie
- Funktionelle Bauchschmerzen
- Reizdarmsyndrom
- Chronische Obstipation

Chronisch entzündliche Darmerkrankungen, nämlich Morbus Crohn, Colitis ulcerosa und Colitis indeterminata, manifestieren sich gehäuft in der 2. Lebensdekade. Primäre oder sekundäre Amenorrhoe beim Mädchen und Pubertas tarda bei beiden Geschlechtern sind häufig Folgen der Malabsorption und der mit diesen Krankheiten vergesellschafteten Gedeihstörung. Bauchschmerzen, Wachstumsstörung, extraintestinale Erscheinungen wie Arthritis und Hauterscheinungen beim Morbus Crohn, wie auch blutige Stühle bei der Colitis ulcerosa sind häufige Symptome. Die psychische und psychosoziale Belastung durch eine chronisch entzündliche Darmerkrankung ist im Jugendalter besonders groß. Schulversäumnis und die Nichtteilhabe am Gemeinschaftsleben mit Gleichaltrigen können prägend sein.

Die Therapie umfasst die Ernährungstherapie beim Morbus Crohn, sowie Mesalazin, Steroide sowie Biologica mit antiinflammatorischer Wirkung bei Morbus Crohn und Colitis ulcerosa. Neben den eigentlichen Krankheitssymptomen belasten die Nebenwirkungen der medikamentösen Therapie (z. B. Steroidakne, Adipositas) die Jugendlichen in nicht unerheblichem Maße mit zum Teil nachteiliger Auswirkung auf die Therapie-Adhärenz. Das ärztliche Gespräch und die psychologische Unterstützung der betroffenen Jugendlichen in Zusammenarbeit mit den Eltern sind vorrangig. Bei funktionellen Beschwerden sollte eine großzügige Verordnung von Medikamenten unbedingt verhindert werden, da eine solche leicht zu einer iatrogenen Verstärkung der Symptome führen kann.

Angesichts der noch immer steigenden Prävalenz von Adipositas im Jugendalter sind adipositasassoziierte Erkrankungen, wie auch Gallensteine, Pankreatitis und Gallenkoliken, bei Bauchschmerzen in die Differenzialdiagnose aufzunehmen (▶ Übersicht). Diagnostik und Therapie richten sich nach der Erkrankungsentität. Häufig kommt es zur Chronifizierung der Symptome oder der Erkrankungen selbst.

Gastrointestinaltrakt

Rezidivierende oder chronische Bauchschmerzen kommen bei mehr als 200 verschiedenen Erkrankungen vor. Dabei sind es sowohl Erkrankungen innerhalb als auch außerhalb des Magen-Darm-Trakts, die Schmerzen verursachen können:

- Intestinal:
  - Ösophagus, z. B. Ösophagitis
  - Magen, z. B. Gastritis, Ulkus
  - Duodenum, z. B. Ulkus
  - Ileum, z. B. Ileitis, Morbus Crohn
  - Kolon/Rektum, z. B. Colitis, Colitis ulcerosa
  - Leber, z. B. Hepatitis
  - Gallenwege, z. B. Cholangitis, Gallensteine, Kolik
  - Pankreas, z. B. Rezidivierende, familiäre, Pankreatitis
- Extraintestinal:
  - Lunge, z. B. Pneumonie
  - Pleura, z. B. Pleuritis
  - Niere, z. B. Pyelonephritis, Nierensteine
  - Ableitende Harnwege, z. B. Uretritis
  - Diabetes mellitus, z. B. ketoazidotisches Koma, Pseudoperitonitis
  - Intoxikationen, z. B. Bleivergiftung
  - Infektionen, z. B. Bornholm-Erkrankung
  - Genitalorgane, z. B. Salpingitis; Hodentorsion

47.2.4 Psychiatrische und psychosomatische Erkrankungen

Akute Belastungsreaktionen, posttraumatische Belastungsstörungen und Anpassungsstörungen treten bei ca. 5 % aller Jugendlichen auf. Essstörungen (Anorexia nervosa, Bulimie, Binge Eating) und Depression haben in der Jugendzeit einen Häufigkeitsgipfel. Belastende Lebensereignisse, wie Tod eines Elternteils, Trennung der Eltern, Trauma und Erkrankung, können Auslöser oder Verstärker der genannten Erkrankungen sein. Man geht von einer Prävalenz von 4 % bei Belastungs- und Anpassungsstörungen und von ca. 3 % bei Depressionen aus. Insbesondere zwischen dem 11. und 14. Lebensjahr steigt die Zahl der Neuerkrankungen bei Depressionen an.

Schulverweigerung, Substanzmissbrauch und parasuizidale Handlungen können Ausdruck einer Depression sein. Selbstmord ist eine der häufigsten Todesursachen während der Adoleszenz. Ängste, Phobien, Störungen des Sozialverhaltens, emotionale Instabilität bei Borderline-Syndrom und Essstörungen sind mit einer Depression im Jugendalter häufig gekoppelt. Jugendliche, die depressiv wirken oder unter belastenden Bedingungen leben, müssen bereits vom Kinder- und Jugendarzt auf das Vorhandensein einer Depression oder suizidaler Gedanken angesprochen werden. Die diagnostische Exploration durch den (Jugend-)psychiater bestätigt die Diagnose nur. Die Therapie nutzt psychotherapeutische Ansätze ebenso wie Medikamente und sozialmedizinische Maßnahmen und Ansätze der Lebensberatung.

Essstörungen Störungen wie Anorexia nervosa, Bulimie und Binge Eating Disorder sind häufig, treten vermehrt beim weiblichen Geschlecht auf und kommen mit einer Lebenszeitprävalenz von 2–4 % vor. In der Regel manifestieren sich Anorexia und Bulimia nervosa nicht vor dem 10. Lebensjahr. Der Erkrankungsgipfel bei Anorexia nervosa liegt bei 14 Jahren. Binge Eating manifestiert sich dagegen in der Regel erst in der 3. Lebensdekade, 20–30 % aller Erwachsenen mit Adipositas hat eine Binge-Eating-Disorder. Somatisch führen durch Hungern bedingte Veränderungen u. a. zu primärer oder sekundärer Amenorrhö (▶ Kap. 62, 66, und ▶ Kap. 242), vermindertem Längenwachstum, Bradykardie, Hypotonie, Hypothermie und Obstipation. Die Mortalität in den ersten Erkrankungsmonaten ist hoch, in den Folgejahren aber geringer als bisher angenommen. Dennoch ist die Anorexia nervosa im Jugendalter die psychiatrische Erkrankung mit der höchsten Mortalität. Suizide tragen zur hohen Mortalität bei.

In der Regel ist eine langfristige ambulante Therapie einer stationären Therapie vorzuziehen. Die Behandlungsmotivation ist der Schlüssel für eine erfolgreiche Betreuung. Die Behandlung einer Essstörung ist immer multimodal: Eine Normalisierung des Essverhaltens ist anzustreben. Nährstoffdefizite müssen behoben werden. Eine ausreichende Kalziumsubstitution ist z. B. zur Osteoporose-Prophylaxe essenziell. Verhaltenstherapeutische, gesprächs- oder familientherapeutische Ansätze aber auch tiefenpsychologische Verfahren werden in der Psychotherapie eingesetzt. Eine Gewichtsanhebung ist ein zentrales Therapieziel. Die Energiezufuhr darf dabei initial nur langsam gesteigert werden. Eine Essstörung verläuft in der Regel langwierig, meistens über viele Jahre. Eine Chronifizierung einer Anorexia nervosa ist häufig.

47.2.5 Stoffwechselerkrankungen

Diabetes mellitus

Die Häufigkeit des Diabetes mellitusTyp 1 nimmt insbesondere bei jungen Kindern weltweit mit einer Steigerungsrate von ca. 1–2 % pro Jahr zu. Begleit- und Folgeerkrankungen des Typ-1-Diabetes werden häufig erstmals während der Adoleszenz manifest (▶ Übersicht). Dazu gehören:

- Dyslipidämie/Hypercholesterinämie
- Arterielle Hypertonie
- Mikroalbuminurie

Insbesondere erste Zeichen der diabetischen Retinopathie, Nephropathie und Angiopathie zeigen den Betroffenen die Bedeutung der Erkrankung für das gesamte Leben. Viele Jugendliche mit Diabetes mellitus erleben ihre Erkrankung als Störung der körperlichen Integrität mit Selbstverletzung (Blutzuckermessung, Injektionen oder Katheterinsertionen). Die Ablösung vom Elternhaus, Entwicklungsprozesse während der Adoleszenz mit Partnersuche und Berufswahl sowie Beendigung der Schulzeit überlagern die Bewältigungsarbeit bzgl. der Erkrankung. Die durchschnittliche Qualität der Stoffwechseleinstellung von Menschen mit Diabetes mellitus ist in der Jugendzeit am schlechtesten. Biologische Faktoren, die eine relative Insulinresistenz bedingen können, sind die Entwicklung einer Adipositas und pubertätsbezogene Veränderungen an sich. Probleme mit Adhärenz und Compliance sowie das Auftreten von Essstörungen bei ca. 10 % aller Betroffenen erschweren die Zusammenarbeit mit professionellen Behandlern und sind ebenfalls Ursachen für die schlechtere Stoffwechseleinstellung.

Typ-1-Diabetes

Begleit- und Folgeerkrankungen des Typ-1-Diabetes, die häufig erstmals während der Adoleszenz manifest werden:

- Candida-Vaginitis
- Pubertas tarda
- Dyslipidämie/Hypercholesterinämie
- Arterielle Hypertonie
- Mikroalbuminurie

- Essstörungen (Anorexia nervosa; Bulimie)
- Autoimmunthyreoiditis

Regelmäßige Kontrolluntersuchungen und motivierende Gespräche und Schulungen mit Gleichaltrigen (Peers) sind essenziell. Die Therapie der diabetischen Folgeerkrankungen umfasst vor allem eine konsequente Blutdruckbehandlung bei Hypertonie und/oder Mikroalbuminurie sowie die Therapie der Hypercholesterinämie mit Statinen.

Weitere Stoffwechselerkrankungen

Zu den häufigen in der Adoleszenz sich manifestierenden Endokrinopathien gehören:

- Autoimmunthyreoiditis
- Morbus Basedow
- Adipositas

Diagnostik und Therapie der Schilddrüsenerkrankungen werden an anderer Stelle (▶ Kap. 63, Schilddrüse) behandelt.

Adipositas Die Prävalenz der Adipositas nimmt in Deutschland wie in vielen Industrienationen zwar im frühen Kindesalter nicht mehr zu, allerdings ist die Zunahme der Adipositasprävalenz im Jugendalter ungebremst. Insbesondere ist auch das individuelle Ausmaß der Adipositas bei Jugendlichen in Deutschland heute weiter ansteigend und wegen der bereits im Jugendalter einsetzenden Folgeerkrankungen besorgniserregend. Ca. 1 % aller Jugendlichen mit Adipositas leiden bereits an einem Typ-2-Diabetes, 30 % haben Zeichen einer Fettleber und ca. 15 % haben einen erhöhten arteriellen Blutdruck. Die Therapie der Adipositas ist schwierig und nur über multiprofessionelle Teams und nachhaltig angelegte Therapie-Ansätze realisierbar.

Eine effektive Prävention muss die Hauptursachen der Adipositas berücksichtigen, wie soziale Benachteiligung, mangelnde Bildung und niedrige Einkommensstruktur in den Familien von vielen Betroffenen. Genetische Vererbung und soziale Vererbung sind zu beachten: Das Risiko, dass ein Jugendlicher adipös ist oder wird, erhöht sich sowohl, wenn er/sie adipöse Freunde hat, und ebenso, wenn adipöse erstgradig Verwandte vorhanden sind. Populationsgestützte Präventionsansätze mit Einbeziehung von Massenmedien, Peer Groups und stadtteilgestützter Sozialarbeit werden weltweit derzeit auf ihre Wirksamkeit überprüft.

Phenylketonurie Bei vielen angeborenen Stoffwechselerkrankungen, z. B. der Phenylketonurie (PKU), kommt es während der Jugendzeit zu besonderen Behandlungssituationen: Die ernährungstherapeutischen Vorgaben sind weniger klar als in der Kindheit, Adhärenz und Compliance sinken und die Gefahren z. B. einer maternalen PKU treten erstmalig auf. Bei der letzteren kann es bei schlechter Stoffwechseleinstellung der (jugendlichen) Mutter und daraus ableitbaren hohen Phenylalanin- und Metabolit-Serumspiegeln zu einer Schädigung der kindlichen Gehirnentwicklung bei primär gesundem Kind kommen.

47.2.6 Störungen der Pubertätsentwicklung und Fertilität

Eine frühe Schwangerschaft in der 2. Lebensdekade wird als besondere Entwicklungsaufgabe und häufig als eine Risikoschwangerschaft angesehen. Unterstützung der schwangeren Jugendlichen im besten Fall durch ihre Familie oder ein soziales Netz, das nötigenfalls von professionellen Helfern geknüpft werden muss, sind von größter Bedeutung für Mutter und Kind.

Pubertätsstörungen (Pubertas tarda; konstitutionelle Verzögerung von Wachstum und Entwicklung) sind häufige Störungen in der Adoleszenz (▶ Kap. 67). Dabei zählen sowohl eine ausbleibende als auch eine zu spät begonnene, verzögert ablaufende oder nach Anfängen sistierende körperliche Entwicklung zur Definition der Pubertas tarda. Neben der konstitutionellen Verzögerung von Wachstum und Entwicklung unterscheidet man zwischen dem hypogonadotropen und dem hypergonadotropen Hypogonadismus unterschiedlichster Genese.

Die Ursachen von Zyklusstörungen, primärer und/oder sekundärer Amenorrhö sind ebenfalls sehr vielfältig: Genetische, angeborene Störungen wie Chromosomen-Aberrationen (XO; Ullrich Turner Syndrom), Folgen von Unterernährung etwa bei chronisch entzündlichen Darmerkrankungen oder Essstörungen können zu Störungen der Geschlechtsentwicklung führen. Die Therapie der zugrunde liegenden Erkrankung oder aber die Substitution von Sexualsteroiden sind die Behandlung der Wahl.

Angeborene Störungen der Steroidsynthese führen zu Störungen der sexuellen Differenzierung (DSD). Störungen der Geschlechtsidentität (DSI) werden häufig erst in der Jugendzeit bemerkt und von der Umwelt als Störung wahrgenommen. Betroffene mit DSD und DSI sollten ausschließlich in spezialisierten Zentren von multiprofessionellen Teams betreut werden.

Weitere Aspekte der Sexualentwicklung von Jugendlichen werden in den Kapiteln Jungenkrankheiten und Jugendgynäkologie dargestellt.

47.2.7 Herz-Kreislauf-Erkrankungen

Arterielle Hypertonie

Eine arterielle Hypertonie manifestiert sich sehr häufig bereits in der Jugendzeit. Gleichzeitig verschiebt sich die Bedeutung der möglichen Ursachen: Während in der frühen Kindheit renale, kardiale und in seltenen Fällen eine endokrine Ursache zu einem Bluthochdruck führen, so sind die adipositasassoziierte Hypertonie und die sog. essenzielle Hypertonie die vorherrschenden Formen des Bluthochdrucks im Jugendalter.

Eine 24-Stunden-Blutdruckmessung und sorgfältige Ursachenabklärung müssen der Behandlung vorausgehen (▶ Kap. 175, Arterielle Hypertonie).

Angeborene Herzfehler

Angeborene Herzfehler sind bis zur Jugendzeit häufig korrigiert oder einer Palliation zugeführt. Wenn im Neugeborenen-, im Säuglingsalter oder im Kindesalter ein angeborener Herzfehler mittels Operation oder Intervention korrigiert worden ist, liegt bei einem Jugendlichen ein „postoperativer" oder „postinterventioneller" Zustand vor, der vom Kinderkardiologen mit den entsprechenden Spezialkenntnissen im Hinblick auf angeborene Herzfehler mitbetreut werden muss. Hier ist der Transitionsprozess von herausragender Bedeutung; so leben heute in Deutschland mehr Erwachsene mit korrigierten, angeborenen Herzfehlern als Patienten mit Vitium cordis, die bis zum 18. Lebensjahr primär durch Pädiater betreut werden. In vielen Herzzentren werden in der Erwachsenenkardiologie deshalb inzwischen gesonderte Teams zur Nachbetreuung erwachsener Patienten mit angeborenen Herzfehlern eingerichtet. Zudem wurde eine Subdisziplin EMAH (Erwachsene mit angeborenen Herzfehlern) etabliert; diese (Schwerpunkt-)Zertifizierung kann sowohl von Kinderkardiologen wie auch von internistischen Kardiologen erworben werden kann.

Weitere kardiovaskuläre Erkrankungen

Orthostatisch ausgelöste vasovagale Synkopen sind im Jugendalter häufig. Medikamente, langes Stehen, große Hitze und Fasten oder minimale Flüssigkeitszufuhr verstärken die orthostatische Intoleranz. Der Kipptisch-Versuch liefert wertvolle diagnostische Hinweise beim Verdacht auf das Vorliegen einer vasovagalen Dysregulation.

(Herz)Thoraxschmerzen sind ebenfalls häufige Beschwerden im Jugendalter. Eine sorgfältige Anamneseerhebung führt meist zur Unterscheidung zwischen kardialen, pulmonalen, gastrointestinalen oder muskuloskelettalen Ursachen. Psychische oder psychiatrische Erkrankungen oder ein Herpes zoster sind wichtige Differenzialdiagnosen.

47.3 Fazit

Die Kinderheilkunde und Jugendmedizin wird besonders durch alters- und lebensabschnittbezogene Besonderheiten von Gesundheit und Krankheit charakterisiert. Während es ausschließliche „Jugenderkrankungen" nicht gibt, so gibt es doch viele organ- und entwicklungsbezogene Erkrankungen, die sich besonders in der Jugendzeit manifestieren, exazerbieren oder sich mit Folgeerkrankungen in der Jugendzeit bemerkbar machen. Die meisten dieser Erkrankungen sind chronisch und haben Langzeiteffekte. Außerdem unterliegen therapeutische Interventionen häufig den in der Adoleszenz nicht ungewöhnlichen psychosozialen Belastungen, Nicht-Adhärenz und Nicht-Compliance. Spezielle Organerkrankungen im Jugendalter müssen entsprechend von multiprofessionellen Teams und mit Unterstützung durch Familie und Peer Group (Gleichaltrige) adressiert werden.

Literatur

Blüher S, Meigen C, Gausche R et al (2011) Age-specific stabilization in obesity prevalence in German children: a cross-sectional study from 1999 to 2008. Int J Pediatr Obes 6:e199–e206

Busse FP, Hiermann P, Galler A, Stumvoll M, Kiess W (2007) Evaluation of patients'opinion and metabolic control after transfer of young adults with type 1 diabetes from a pediatric diabetes clinic to adult care. Horm Res 67:132–138

Dörr HG, Rascher W (Hrsg) (2002) Praxisbuch Jugendmedizin. Urban & Fischer, München, Jena

Henn C, Siekmeyer M, Kiess W, Bartels (im Druck) Combined liver and pancreas transplantation in a patient with cystic fibrosis Pediatr Transplantation

Kiess W, Sergejev E, Körner A, Hebebrand J (2011) Is it possible to treat obesity in children and adolescents? Bundesgesundheitsblatt Gesundheitsforschung Gesundheitsschutz 54:527–32

Mütze U, Roth A, Weigel JFW et al (2011) Transition of young adults with phenylketonuria from pediatric to adult care. J Inherit Metab Dis 34:701–709

Stier B, Weissenrieder N (Hrsg) (2006) Jugendmedizin – Gesundheit und Gesellschaft. Springer Verlag, Heidelberg

48 Jugendgynäkologie

N. Weissenrieder

48.1 Einleitung

Jugendgynäkologie spielt in der Kinder- und Jugendmedizin in Klinik und Praxis eine zunehmende Rolle. In der ambulanten Versorgung sind Kinder- und Jugendärzte besonders im Rahmen der Früherkennungsuntersuchungen J1 (im Alter von 12–15 Jahren) sowie J2 (16–17 Jahre) mit weiblichen Jugendlichen befasst. Im klinischen Setting stehen vor allem Störungen der Pubertätsentwicklung und der speziellen Endokrinologie im Vordergrund.

Das Spektrum der Jugendgynäkologie ist disziplinübergreifend. Viele spezifische Erkrankungen der weiblichen Jugendlichen werden in diesem Buch schon an anderer Stelle behandelt, u. a.:

- Embryologie der weiblichen Geschlechtsmerkmale (▶ Kap. 66)
- Entwicklungsstadien des inneren und äußeren Genitales (▶ Kap. 67)
- Physiologische und pathologische Pubertätsentwicklung (▶ Kap. 67)
- Impfungen (HPV), Hepatitis B (▶ Kap. 10)
- Endokrinologische Diagnostik (▶ Sektion IX)
- Sexueller Missbrauch (▶ Kap. 15)
- Androgenisierung (klassisches AGS, nichtklassisches AGS, usw.) (▶ Kap. 65)
- Behaarung (Hirsutismus, Late-Onset-AGS, PCO-Syndrom, androgenproduzierende Tumoren) (▶ Kap. 65 und 67)
- Krankheitsbilder des inneren Genitales (Vulva, Labien, Hymen, Vagina, Uterus) (▶ Kap. 206)
- Krankheitsbilder des äußeren Genitales (Mamma, Mamillen) (▶ Kap. 67)
- Adipositas (Metabolisches Syndrom) (▶ Kap. 21)
- Wachstumsstörungen (▶ Kap. 69)
- Syndrome (Ullrich-Turner-Syndrom, Prader-Willi-Syndrom, Kallman-Syndrom, Mayer-Rokitansky-Küster-Syndrom) (▶ Kap. 27, 62 und 69)
- Tumoren (Ovar, Adnexe, Uterus, Vagina) (▶ Kap. 65)
- Essstörungen (Anorexie, Bulimie) (▶ Kap. 242)
- Störungen der sexuellen Differenzierung, Gonadendysgenesien (▶ Kap. 66)

Der Beitrag ergänzt diese Kapitel um spezielle jugendgynäkologische Inhalte.

48.2 Genitale Untersuchungen bei weiblichen Jugendlichen

48.2.1 Untersuchungssituation

Häufig wird die geschlechtsspezifische Situation zwischen Patientin und Arzt bzw. Ärztin bei einer körperlichen Untersuchung als problematisch angesehen und die erforderliche Anwesenheit einer dritten Person, z. B. Eltern oder Arzthelferin diskutiert. Nach der Überzeugung des Autors ist aufgrund der Untersuchungssituation, die einer internistischen/allgemeinmedizinischen Untersuchung entspricht, keine zusätzliche Person zur Wahrung rechtlicher Interessen des Arztes notwendig. Dies wird aber von einigen Kollegen/Innen kritisch hinterfragt und sollte daher individuell entschieden werden. Der Untersuchungsgang muss bezüglich der Fragestellung und der geschilderten Symptomatik plausibel sein und vorab angekündigt werden. Die Privatsphäre und Schamgrenzen müssen beachtet und Überraschungseffekte durch genaue Angaben (primäres Anbehalten der Unterhose/des Schlüpfers sowie des BH's – kurzes Entkleiden erst bei Untersuchung) vermieden werden. Die genitale Untersuchung beginnt mit der Inspektion der äußeren und inneren Genitalien.

48.2.2 Untersuchung der Brust

Der Untersucher muss wissen, dass „Normalität" für Jugendliche und Ärzte unterschiedlich definiert sein kann. Eine nicht ausreichende Beachtung dieser Situation kann zu gravierenden psychischen Problemen führen, wenn z. B. eine als „normal" befundete Brustdeformität für die Jugendliche als „auffällig" empfunden wird. Bei einem „medizinisch" unauffälligen Befund muss von Kinder- und Jugendärzten kompetent beraten und auf die zahlreichen Einflüsse und Variabilität hingewiesen werden, der Form und Größe der Brust unterliegen, wie dem Alter, der genetischen Anlage sowie hormonellen Einflüssen (z. B Zyklus). Nach der Inspektion erfolgt anlassbezogen die Palpation der Mammae und Axillae, z. B. hinsichtlich Asymmetrien, zum Ausschluss von Tumoren. Begleitend erfolgt die Anleitung zur Selbstuntersuchung und der Entwicklung eines positiven Körperbildes.

48.2.3 Untersuchung des inneren Genitales

Bei der Inspektion des Genitals ist es wichtig zu beachten, dass heute bis zu 95 % aller Mädchen zwischen 13 und 19 Jahren im Intimbereich rasiert sind. Die weibliche Intimästhetik ist dabei abgeleitet von einem jugendlichen vorpubertären Aussehen. Für viele Jugendliche ist die Intimrasur Normalität und Bestandteil der täglichen Körperpflege. Eine Inspektion der Vulva und des Introitus vaginae ist anlassbezogen unter Einbeziehung der Jugendlichen in den Untersuchungsgang möglich. Eine vaginale Untersuchung sollte nur durch Untersucher stattfinden, die in der Jugendgynäkologie erfahren sind und über spezifische Untersuchungsinstrumente (Vaginoskope) verfügen.

48.3 Veränderungen an der Brust

48.3.1 Asymmetrien der Brust

Die Beratung und Behandlung von asymmetrischen, hypoplastischen (<200 g) oder hyperplastischen Brüsten (>700 g) ist nach Ausschluss pathologischer Ursachen (Poland-Syndrom, Fibrome, Tumoren) mit der Jugendlichen und deren Bezugspersonen individuell abzustimmen. Nicht das Ausmaß der Asymmetrie entscheidet über eine Therapie, sondern die subjektive Beurteilung der Patientin, die unter Umständen einem hohen psychischen oder somatischen Leidensdruck ausgesetzt ist. Ein operativer Eingriff sollte nach Abschluss der körperlichen Entwicklung, möglichst nicht vor

G.F. Hoffmann, M.J. Lentze, J. Spranger, F. Zepp (Hrsg.), *Pädiatrie*,
DOI 10.1007/978-3-642-41866-2_48,

dem 18. Lebensjahr, durchgeführt werden. Sinnvoll ist es mit der Jugendlichen zu besprechen, dass sich vielleicht mit ihrer psychosozialen und emotionalen Entwicklung bis zum 20. Lebensjahr ihre individuelle Einstellung auch ändern kann.

Primär sollten konservative Methoden korrektiv zum Einsatz kommen. Bei der Asymmetrie und Hypoplasie können maßgefertigte Silikoneinlagen in BH's oder Badeanzügen, die bei entsprechender Indikation (psychische Belastung) nach voriger Beantragung in der Regel von den gesetzlichen Krankenkassen übernommen werden, eine Integration der Mädchen in ihre Umwelt ermöglichen. Für Mädchen mit einer Brusthyperplasie kann das Tragen von festen BH's wie Sportbüstenhalter eine körperliche und emotionale Symptomlinderung bringen. In einigen Fällen ist eine vorzeitige Operation unvermeidlich. Dies betrifft Mädchen mit einer Brusthyperplasie, die sowohl durch somatische Beschwerden (Wirbelsäulenbeschwerden, Druckstellen) als auch durch psychische Belastungen (Hänseleien, Blicke) keinen weiteren Aufschub mehr ertragen.

Bei Augmentationen sind unter Umständen Nachoperationen zum Wechsel des Implantats bei allogenem Material erforderlich. Bei frühzeitig erfolgenden Reduktionsplastiken ist bei anschließend auftretender Größenzunahme ein weiterer Eingriff erforderlich.

48.3.2 Fehlbildungen

Polythelien, also überzählige Mamillen-Areola-Komplexe entlang der Milchleiste, und weniger Polymastien, d. h. aberrierende oder akzessorische Mamma, treten mit einer Inzidenz von mindestens 1,5–6 % auf. Ein Therapiebedarf besteht nicht. Eingezogene Mamillen werden in der Literatur mit einer Inzidenz von ca. 1 : 57 angegeben. Eine Korrektur sollte erst nach abgeschlossener Familienplanung erfolgen, um ein Stillen nicht zu gefährden.

Das Poland-Syndrom mit einer Inzidenz von 1 : 30.000 ist durch eine einseitige Amastie – fakultativ mit Aplasie des M. pectoralis major, Syndaktilien und nervale Aplasien gekennzeichnet. Bei allen Fehlbildungen muss eine weitere Diagnostik der Nieren und ableitenden Harnwege durchgeführt werden.

Die tubuläre Brust (Rüsselbrust) ist eine angeborene Fehlbildung mit unterschiedlicher Ausprägung, einseitig oder beidseitig. Der Fehlbildungskomplex besteht in einer fehlenden oder hypoplastischen Submammärfalte, einem fehlenden oder hypoplastischen kaudalen Drüsenanteil.

Die Mädchen bedürfen einer sensiblen Führung. Bis zum Abschluss der körperlichen Entwicklung sollte keine operative Intervention durchgeführt werden.

48.3.3 Mastodynie, Mastopathie

Prämenstruell auftretende Schmerzzustände mit Spannungsgefühl oder Berührungsempfindlichkeit der Brüste können häufig in Kombination mit einem prämenstruellen Syndrom auftreten. Bei der Mastopathie liegen kleinzystische Veränderungen im Drüsengewebe vor. Als Therapiemaßnahme kommen pflanzliche Medikamente zu Regulierung der endokrinen Funktionen zum Einsatz, z. B. Agnus castus über einen längeren Zeitraum. Bei deutlichen Beschwerden mit subjektivem Leidensdruck können zyklisch Gestagene oder bei zusätzlichem Kontrazeptionswunsch ein östrogen-/gestagenhaltiges Kontrazeptivum verordnet werden.

48.4 Blutungsstörungen

Die Menarche stellt den Eintritt des Mädchens in die Reproduktionsphase dar. Probleme mit der Regelblutung als körperlichem Funktionsvorgang sind in den ersten 3 Jahren nach der Menarche häufig. Nach der Menarche bestehen überwiegend anovulatorische Zyklen, bis die sog. gynäkologisch-endokrine Reife ca. 3 Jahre nach Menarche mit 50 % ovulatorischen Zyklen eintritt. Die Definition der Abweichungen gibt die ► Übersicht wieder.

Definitionen bei Blutungsanomalien

- Oligomenorrhö (Zyklus länger als 35 Tage)
- Polymenorrhö (Zyklus kürzer als (22–)25 Tage)
- Hypomenorrhö (Blutung <25 ml, <2 Binden/Tampon pro Tag)
- Hypermenorrhö (Blutung >150 (200) ml, mit mehr als 20 Binden/Tampon pro Tag, <6 Tage)
- Menorrhagie (lang andauernde Menstruationsblutung >7–14 Tage, Blutung >80 ml)
- Metrorrhagie (längere Blutung zwischen 2 Menstruationen, >7 Tage)
- Menometrorrhagie (Blutung >14 Tage zwischen 2 Menstruationen)

48.4.1 Oligomenorrhö

Die Oligomenorrhö ist Symptom einer Regulationsstörung auf hypophysärer-hypothalamischer Ebene mit häufig anovulatorischen Zyklen und/oder einem Gestagenmangel und wird besonders häufig beim polyzystischen Ovar-Syndrom (PCO-Syndrom) gefunden (► Kap. 67). Die Diagnose wird durch eine Hormonuntersuchung gesichert. Junge Mädchen sind gut zu motivieren mehr über die Funktionsweise ihres Körpers zu erfahren. Kombiniert mit dem Erlebnis „Computergestützte Baseltemperaturmessung" können sie einfachen Methoden zur Feststellung ihrer Fruchtbarkeit (Nachweis einer Ovulation) positive Seiten abgewinnen.

Die Oligomenorrhö erfordert primär keine Therapie, sondern eine umfassende Beratung mit Aufklärung über physiologische Abläufe. Systemische Symptomen wie der Gewichtsverlauf (Abnahme: beginnende Essstörung, Zunahme: Metabolisches Syndrom) sowie die Zunahme der Körperbehaarung (Zunahme: Zeichen der Androgenisierung) müssen erkannt werden und ggf. eine ergänzende Diagnostik durchgeführt werden.

48.4.2 Polymenorrhö

Die Polymenorrhö kommt bei Jugendlichen seltener vor. Die Mädchen sind durch die kurzen blutungsfreien Intervalle eingeschränkt, zumal wenn die Menstruationsblutung mehr als 6 Tage dauert und der Zyklus deutlich unter 12 Tagen liegt. Ätiologisch handelt es sich entweder um einen monophasischen Zyklus mit verkürzter Gestagenphase oder einer verkürzten Follikelreifungsphase.

48.4.3 Metrorrhagien

Regelmäßig anhaltende Zwischenblutungen und prä- oder postmenstruelle Blutungen sind im Jugendalter selten und müssen durch einen jugendgynäkologisch erfahrenen Frauenarzt abgeklärt werden.

48.4.4 Juvenile Blutungsstörung, Follikelpersistenz

Gelegentlich treten verstärkte und verlängerte Menstruationen auf, die bei subjektiver empfundener Störung nach erfolgter Diagnostik einer pflanzlichen (z. B. mit Mönchspfeffer [Vitexagnus-castus]) oder hormonellen Therapie zugeführt werden. Postmenarchal können bei Mädchen länger anhaltende Blutungen (>14 Tage) auftreten, die durch eine Follikelpersistenz bedingt sind. Aufgrund der anhaltenden Östrogenproduktion im Follikel kommt es zu einem proliferierten und hyperplastischen Endometrium, das von der produzierten Östrogenmenge nicht mehr ausreichend erhalten werden kann. Es treten Durchbruchs- bzw. Abbruchblutungen auf. Die Diagnose wird wesentlich über die Anamnese gestellt, in der bereits Hinweise für eine Regeltypus- oder Regeltempostörung vorliegen können. Ein Fremdkörper oder eine vaginale Blutungsursache soll durch einen Ultraschall, eine rektale Untersuchung oder eine Vaginoskopie ausgeschlossen werden.

Therapeutisch wird über 10 Tage ein Östrogen-Gestagen-Kombination gegeben. Bei persistierenden funktionellen Blutungsstörungen ist eine kontinuierliche zyklische Hormontherapie mit Gestagenen sinnvoll.

48.4.5 Hypermenorrhö und Hypomenorrhö

Hypermenorrhö und Hypomenorrhö treten bei Jugendlichen selten auf. Unter oralen Kontrazeptiva, z. B. der niedrigdosierten Mikropille kommt es häufig zu einer Hypomenorrhö, z. T. sogar Amenorrhö, die junge Mädchen beunruhigt. Hier ist eine Beratung über die physiologische Wirkungsweise der Pille mit einer „Downregulation" der körpereigenen Östrogene und einem verminderten Aufbau des Endometriums hilfreich. Bei einer unter oralen Kontrazeptiva auftretenden Hypermenorrhö besteht die Möglichkeit der kontinuierlichen Einnahme ohne Pillenpause, dem sog. Langzyklus. Diese Einnahme führt zu einer Verstärkung der Wirkung der Pille und zu einer kontinuierlichen Amenorrhö.

48.4.6 Dysmenorrhö

Massive Dysmenorrhöen gehen mit eingeschränkten Aktivitäten, evtl. zeitweilig erforderlicher Bettruhe der Patientinnen einher und können zu häufigen Fehlzeiten in Schule oder am Arbeitsplatz führen. Neben seltenen Lage- oder Formanomalien des Uterus ist die lokale Erhöhung der Bildung von Prostaglandin-F2-α im Endometrium für die schmerzauslösenden Uteruskontraktionen verantwortlich. Zusätzlich wirken die Prostaglandine vasokonstriktorisch und können zu Ischämieschmerzen führen. Es kann eine Korrelation zum Menstruationsverhalten der älteren Schwester oder Mutter als Ausdruck einer innerfamiliären psychogenen Komponente bestehen.

Nach Diagnosestellung sollen die Jugendlichen über die Ätiologie der Erkrankung aufgeklärt und ermuntert werden, Strategien zu entwickeln, die die angegebenen Beschwerden erleichtern. In der Regel haben die betroffenen Mädchen bereits Verhaltensweisen gefunden oder von einem ebenfalls betroffenen Familienmitglied übernommen, wie physikalische Maßnahmen (schmerzlindernde Medikamente, Ruhe, Wärme oder Entspannung).

Medikamentös ist bei Bedarf die Gabe von Prostaglandinsynthesehemmer, wie Ibuprofen oder Naproxen, bereits einige Tage vor dem erwarteten Beginn der Dysmenorrhö sinnvoll.

48.5 Prävention

48.5.1 Intimhygiene

Mädchen sollen beraten werden, was, wie, wo und wie viel an Körperhygiene notwendig ist; dies betrifft z. B. das Rasieren im Intimbereich. Durch entsprechende Informationen lassen sich Risiken und Verletzungsmöglichkeiten, Pickel, Haarwurzelentzündungen und Abszesse vermeiden. Im Intimbereich angewandte Enthaarungscremes können zu Reizungen und Allergien führen und die Schleimhäute verletzen. Epilieren ist im Intimbereich äußerst schmerzhaft. Trockenrasur reizt die Haut, die Nassrasur kann zu Schnittverletzungen führen. Bei einem Übermaß an Körperpflege kann ein seborrhoisches Ekzem auftreten oder das natürliche Milieu des inneren Genitales durch Intimsprays beeinflusst werden.

Von besonderer Bedeutung ist mit Eintreten der Menarche eine ausreichende Hygiene mit täglichem Wechsel der Wäsche. Die Analreinigung hat immer von vorne nach hinten zu erfolgen. Nach der Blasenentleerung (Miktion) soll der Schambereich (Vulvabereich) mit einem weichen Toilettenpapier trocken getupft werden. Bei der Reinigung des Genitalbereichs ist Einmalhandtüchern der Vorzug zu geben. Das Tragen von kochbarer Baumwollunterwäsche ist sinnvoll. Zur Menstruationshygiene kann ein Tampon problemlos ohne Verletzung des Hymens (Jungfernhäutchen) eingeführt werden, da dieses durch die Östrogenwirkung sehr geschmeidig ist. Mit der Verwendung eines geeigneten Vaginaltampons (Baumwolle, Zellwolle) steigt keinesfalls das Infektionsrisiko. Der Tampon wirkt wie eine Drainage und steht in unterschiedlichen Größen zur Verfügung. Die geeignete Tampongröße und die Wechselfrequenz verhindern eine Austrocknung der Scheide.

48.5.2 Kontrazeption

Für eine kompetente Beratung der Jugendlichen zur Kontrazeption ist es notwendig, die unterschiedlichen Methoden und deren spezielle Anwendung bei Jugendlichen zu kennen. In der jugendmedizinischen Praxis kann es notwendig sein, orale Kontrazeptiva zu verordnen, z. B. die sogenannte „Pille danach". Alle hormonellen Kontrazeptiva (auch Notfallkontrazeption) müssen bei Jugendlichen bis zum 20. Lebensjahr, die in einer gesetzlichen Krankenkasse versichert sind, auf ein Krankenkassen-Rezept verordnet werden.

Vor der Verordnung von hormonalen Verhütungsmitteln – auch bei der Notfallkontrazeption – muss eine sorgfältige Anamnese erhoben werden. Bei der Eigenanamnese betrifft dies bei Jugendlichen vorwiegend den Konsum von Nikotin (Nikotin >20 Zigaretten/Tag steigert das Thromboserisiko), Alkohol (Zunahme von Geschlechtsverkehr bei Jugendlichen unter Alkoholkonsum), und Adipositas. Selbstverständlich müssen chronische Erkrankungen erfragt werden, z. B. Diabetes, Hypertonus oder aufgetretene thromboembolische Erkrankungen. In der Familienanamnese sind einzelne „positive Ereignisse" von ungewöhnlichen Thrombosefällen vor dem 50. Lebensjahr (Herzinfarkt, Lungenembolie, Hirninfarkt usw.) oder eine Häufung von Thrombosefällen nach dem 50. Lebensjahr in der engeren Verwandtschaft (Eltern, Großeltern, Geschwister, Onkel, Tanten) ein Hinweis für eine mögliche Thrombophilie.

Notfallkontrazeption Die Notfallkontrazeption sollte in einer echten Notfallsituation (z. B. ungeschützter Geschlechtsverkehr) nach sorgfältigem Erheben einer Eigen- und Familienanamnese und Ausschluss einer Schwangerschaft (SS-Test Urin) auch in der jugendärztlichen Sprechstunde durchgeführt werden. Die „Pille danach" wird

Tab. 48.1 „Pille danach" – Notfallverhütung

Wirkung und Nebenwirkungen	Levonogestrel 1,5 mg (PiDaNa)	Ulipristal 30 mg (ellaOne)	Kupfer-IUD, LNS (Mirena)
Wirksamkeit nach ungeschütztem GV	0–72 h	0–120 h	0–120 h
Wirksamkeit in %	96–98 % Abnahme der Wirksamkeit per Zeit	98 % konstante Wirksamkeit	99 %
Nebenwirkungen	Kopfschmerzen, Übelkeit, Erbrechen, Bauchschmerzen	Kopfschmerzen, Übelkeit, Erbrechen, Bauchschmerzen	Blutungsstörung, Schmerzen

Die Notfallverhütung wird von ca. 8 % der Jugendlichen angewendet.
Je höher die Schulbildung ist, desto mehr Erfahrung besteht mit der Notfallverhütung bzw. der „Pille danach". (BZgA, „Jugendsexualität, Repräsentative Wiederholungsbefragung von 14- bis 17-Jährigen und ihren Eltern" 2010)

als Monopräparat (1-mal 1 Tablette) so schnell wie möglich (maximal <120 h) verordnet, da die kontrazeptive Sicherheit mit ansteigendem Zeitintervall abnimmt. Es ist wichtig die Nebenwirkungen und ihren Einfluss auf die Wirksamkeit vorab zu besprechen, z. B. Übelkeit, Erbrechen, Blutungsstörungen (Tab. 48.1).

Die Verschreibung einer Notfallkontrazeption ist verbunden mit einer ausführlichen Beratung über Risiken bei ungeschütztem Geschlechtsverkehr mit Schwangerschaft und sexuell übertragbaren Erkrankungen. Von besonderer Bedeutung ist es, darauf hinzuweisen, dass alle kontrazeptiven Maßnahmen mit Ausnahme des Kondoms keinen sicheren Schutz vor sexuell übertragbaren Erkrankungen darstellen. Die sichere Verhütung von Schwangerschaften und übertragbaren Erkrankungen wird nur durch die Anwendung von Kondomen und hormonellen, mechanischen oder lokalen Verhütungsmethoden gewährleistet (Double Dutch Methode). Kondome schützen vor sexuell übertragbaren Erkrankungen, z. B. auch Hepatitis B.

Literatur

Stier B, Weissenrieder N (2006) Jugendmedizin. Springer, Heidelberg

Weissenrieder N (2012) 2.Jugendgynäkologie. Monatsschrift Kinderheilkunde 160(7):646–656

Weissenrieder N (2003) Jugendgynäkologie in der Praxis. Gynäkologische Praxis 27(4):717

Weissenrieder N (2001) Jugendgynäkologie in der Praxis umsetzen Gynäkologie und Geburtshilfe, Bd. 5. Urban & Vogel, München

49 Jungen – Sexualentwicklung und Sexualität

B. Stier, R. Winter

49.1 Zur Definition

Unter „Jungen" verstehen wir Menschen männlichen Geschlechts, die sich in der Kindheit oder Jugendphase befinden (also bis zum Erwachsenenalter). Jungen unterscheiden sich im Hinblick auf ihre Sexualitäten erheblich, schon allein nach ihrem Alter und ihrem Entwicklungsstand, dann aber auch nach elterlichen und gesellschaftlichen Moralvorstellungen, dem sozialen Milieu, in dem sie aufwachsen, nach ihren Aneignungsmöglichkeiten und ihren sexuellen Erfahrungen. Eine „normal-standardisierte" oder „natürliche" sexuelle Entwicklung von Jungen gibt es dementsprechend nicht.

Wesentliches Ziel der Sexualentwicklung ist es, die sexuelle Identität des Individuums in einem permanenten Prozess lebenslang zu formen. Der Prozess der geschlechtlichen Entwicklung bei Jungen ist immer eng gekoppelt an ihre Geschlechtlichkeit. Mit der Pubertät ist Sexualität bei den meisten Jungen – unabhängig von ihrer sexuellen Orientierung, von sexuellen Vorlieben, Praktiken, Sehnsüchten usw. – ein wesentliches Moment ihrer alltäglichen geschlechtlichen Praxis und ihres männlichen Selbstbildes.

Das Geschlechtliche in der Jungensexualität – also das Männliche – wird durch 3 unterschiedliche Dimensionen beschrieben:

1. Es ist erstens durch den Jungenkörper bestimmt, durch die körperlichen Bedingungen und Erlebnismöglichkeiten,
2. zweitens ist es in Bezug auf die Psyche wirksam, als Facette der Identität, in Selbstbildern und -definitionen, individuellen Bedürfnislagen und ihrer Befriedigungswünsche oder in Emotionen;
3. schließlich wird das Männlich-Geschlechtliche der Jungensexualität als Ausdruck sozialer und kultureller Geschlechtlichkeit geprägt, etwa über Vorstellungen darüber, wie männliche Sexualität ist oder zu sein hat, über Normen oder über kommerzielle, sexualitätsprägende Angebote (Werbung, Pornografie).

49.2 Daten zu Sexualität, Information und Wissensbedarf

Als Grundlage dienen hier wesentliche Daten der BZgA-Wiederholungsbefragung zur Jugendsexualität 2010 (JmM = Jungen mit Migrationshintergrund; MmM = Mädchen mit Migrationshintergrund).

Sexualität und Sexualentwicklung stehen immer in engem Zusammenhang mit – auch geschlechtsbezogenen – gesellschaftlichen Werte- und Normvorstellungen, die ebenso vielfältigen Einflüssen unterliegen (z. B. Zeitströmungen, Medien, darunter Internet, Globalisierung). Sexualentwicklung von Jungen ist dementsprechend als dynamischer und sozial veränderbarer Prozess anzusehen. Die 2010 erschienene BZgA-Replikationsstudie zu 6 vorhergehenden Untersuchungen (ab 1980) zur Jugendsexualität ist beredtes Beispiel einer sich wandelnden Sexualität im zeitlichen und kulturellen Kontext. Die folgenden Ausführungen beziehen sich im Wesentlichen auf Daten und Beobachtungen in Deutschland.

Ansprechpartner Während 1980 nur 28 % der Jungen in ihrem Elternhaus Ansprechpartner für ihre Fragen zur Sexualität fanden, sind es heute mit 62 % (JmM: 33 %), annähernd so viele wie bei den Mädchen. Dabei haben 67 % der Eltern die Aufklärung selbst in die Hand genommen, meist als entwicklungsbegleitende Information. Allerdings ist immer noch die Mutter die tragende Person (44 %), außerhalb des familiären Kontextes nur übertroffen durch den Lehrer (45 %). Väter folgen mit Abstand (37 %) auf Rang drei. Jungen halten sich heute zum überwiegenden Teil für gut aufgeklärt (83 %) (JmM: 72 %). Sie richten inzwischen das Hauptaugenmerk zur medialen Wissensvermittlung zu sexuellen Themen auf das Internet (36 %, JmM: 46 %).

Einstellung zum eigenen Körper In den Einstellungen zum eigenen Körper unterscheiden sich beide Geschlechter deutlich. Für Jungen steht dabei der Fitness-Aspekt im Vordergrund. Insgesamt sind 72 % der Jungen (JmM: 71 %) mit ihrem Körper zufrieden. Das mittlere Ejakularchealter der Jungen liegt laut Daten der BZgA bei ca. 13 Jahren (JmM: ca. 0,5–1 Jahr früher).

Erste sexuelle Kontakte und Masturbation Erste explizit sexuelle Kontakte entwickeln sich meist zwischen 14 und 17 Jahren. Mit 17 Jahren haben über 90 % der Jungen mindestens Kuss- und/oder Pettingerfahrung. Jungen mit Migrationshintergrund sind früher und insgesamt häufiger sexuell aktiv als Jungen mit deutschem Kulturhintergrund. Die Ursache hierfür kann in dem früheren Einsetzen der hormonellen Entwicklung liegen. Die Initiative zum ersten heterosexuellen Geschlechtsverkehr geht in der Regel von beiden Partnern aus. Nur 9 % der Jungen und 2 % der Mädchen berichten, sie selbst hätten den Ausschlag gegeben. Je älter die Jugendlichen bei ihrem ersten Geschlechtsverkehr sind, desto bewusster ist die partnerschaftliche Übereinstimmung.

Masturbation ist bei den Jungen eine weit verbreitete, in den meisten Lebensphasen vermutlich die häufigste sexuelle Praxis. 76 % der Jungen ohne und 70 % der Jungen mit Migrationshintergrund hatten Erfahrung mit Masturbation in den vorangegangenen 12 Monaten. Gegenüber 1980 (62 %) ist die Tendenz steigend – oder auch die Bereitschaft, diese Frage wahrheitsgemäß zu beantworten.

Wissensbedarf Durchschnittlich 16,6 % der Jungen deutscher Staatangehörigkeit haben einen zusätzlichen Wissensbedarf zu Themen mit sexuellem Hintergrund (sexuelle Praktiken und sexually transmitted diseases [STD] je 32 %, Empfängnisverhütung 25 %, Schwangerschaftsabbruch 22 %, Zärtlichkeit/Liebe 21 %, vorehelicher Geschlechtsverkehr 13 %, Infos über Körperanatomie [Entwicklung, Jugendliche, Geschlechtsorgane] und tabuisierte Themen (Selbstbefriedigung, Homosexualität, Prostitution, Pornografie, Beschneidung von Männern – jeweils höchsten 12 %). Jungen mit Migrationshintergrund haben in der Regel größeren Wissensbedarf (betrifft durchschnittlich 21,3 % – sexuelle Praktiken 42 %, ca. ~33 % bzgl. STD, Verhütung, Zärtlichkeit und Liebe, Entwicklung 20 %, Pornografie 21 %, Prostitution 18 %, Geschlechtsorgane 15 %). Geringeres Interesse zeigen sie beim Thema Schwangerschaftsabbruch und sexualisierte Gewalt. Jungen geben im Durchschnitt deutlich seltener an, mehr über ein Thema wissen zu wollen als Mädchen (16,6 % zu 20,3 %). Bei Jungen und Mädchen aus Migrantenfamilien ist dies ähnlich (21,3 zu 27,4 %). Insgesamt ist zu berücksichtigen, dass es große Unterschiede je nach Milieu, Bildungsgrad und soziokulturellem Hintergrund bei den Daten zur Sexualität bei Jugendlichen mit Migrationshintergrund gibt.

G.F. Hoffmann, M.J. Lentze, J. Spranger, F. Zepp (Hrsg.), *Pädiatrie*,
DOI 10.1007/978-3-642-41866-2_49,

Information durch Mediziner Anders als Mädchen werden Jungen von der medizinischen Sexualinformation und -beratung nur in geringem Umfang erreicht. Ärztinnen und Ärzte sind für Jungen keine bedeutsamen Vertrauenspersonen zu Themen der Sexualität (4 %, JmM 2 %); auch als präferierte Person für die Wissensvermittlung in sexuellen Dingen sind sie nicht wichtig (10 % bzw. 11 %).

Eine gute Möglichkeit, medizinische Sexualinformation zu vermitteln, könnte die J1-Untersuchung sein. Hier könnten Themen wie reproduktive Potenz oder Verhütungsverantwortung, Hygiene oder Selbstsorgekompetenz angesprochen werden (► Kap. 46). Da Themen der Sexualität – vor allem während der Pubertät der Jungen – nach wie vor schambesetzt sind, kann nicht erwartet werden, dass Jungen sie von sich aus aktiv ansprechen. Es ist unverzichtbar, dass Arzt oder Ärztin diesen Bereich sich aktiv als Gesprächspartner bzw. -partnerin mit ihrer Kompetenz anbieten.

49.3 Somatische Geschlechtsentwicklung

Über die auf dem Y-Chromosom gelegene genetische Information der Sex-determining region (SRY) erfolgt die Aktivierung des testisdeterminierenden Faktors (TDI). Dies bedingt, dass sich aus den undifferenzierten Gonaden die Hoden (Testes) entwickeln. Die von diesen produzierten Androgene, insbesondere das Testosteron, bewirken die weitere Differenzierung des inneren und äußeren männlichen Genitales sowie die geschlechtstypische Gehirnentwicklung.

Diese betreffen die sich in der Folgezeit entwickelnden geschlechtsspezifische Besonderheit u. a. der Lateralisierung mit Verbesserung der Fähigkeiten, die von der rechten Hirnhälfte gesteuert werden. Hier findet eine im Vergleich zur linken Hirnhälfte schnellere Entwicklung statt. Das hat u. a. Einfluss auf besseres Erfassen und Erstellen von Systemen oder Verhaltensweisen, die sich aus der räumlichen Orientierung ergeben (aber eher negativen Einfluss auf die sprachlichen und kommunikativen Fähigkeiten). Die geschlechtstypische Gehirnentwicklung, die schon zu einem so frühen Zeitpunkt der Embryogenese ihren Anfang nimmt, erklärt auch, wieso Jungen und Mädchen von Anfang an Verhaltensbesonderheiten aufweisen, die auf die Geschlechtsstereotypen hinweisen, wie sie später für Erwachsene angenommen werden und auch empirisch belegt sind (neonatales Imprinting).

49.4 Sexualität und Gender

Zur sexuellen Entwicklung des Jungen tragen neben endogenen in ganz erheblichem Maße exogene Faktoren bei, wie etwa Rollenbilder und erlebte Rollenstereotype, soziale und sexuelle Normen, erlernte Verhaltensmuster, Männlichkeits-, Moral- und Wertevorstellungen. Dies alles führt in dynamischen, wechselwirksamen Prozessen in Kindheit und Jugendphase erst allmählich zu einer stabile(re)n sexuellen Identität des Jungen. Sexualität wird zwar gerne mit Natürlichkeit, Körperlichkeit und Ursprünglichkeit im Geschlechtlichen assoziiert. Gleichwohl gibt es in einer sozial und geschlechtlich durchformten Gesellschaft keine „natürliche" Sexualität. Jede Sexualität, jede sexuelle Entwicklung und jede sexuelle Identität ist immer auch geschlechtlich eingefärbt und bedingt.

Kindheit Mit etwa 2 Jahren sind Kinder in der Lage, das eigene und das andere Geschlecht aufgrund von Geschlechtsmerkmalen wahrzunehmen. Die Kennzeichen beider Geschlechter wurden im sozialen Umgang vermittelt und gelernt (Winter 2011, S. 29 ff.). Mit dem Erkennen der Geschlechterstruktur und der eigenen Zuordnung zum männlichen Geschlecht sind Jungen in ihrer weiteren sexuellen Entwicklung auf männliche Skripte orientiert. Gerade weil das Männliche häufig mit Sexualität, sexueller Potenz konnotiert ist, ist die geschlechtliche Entwicklung von Jungen oft stark an Sexuelles gekoppelt: „Männlich" und „Sexualität" entfalten bei Jungen in Kindheit und Jugend eine Wechselwirkung und koppeln beide Aspekte aneinander.

Mütter und Väter kommunizieren mit ihren Söhnen schon im Säuglingsalter anders als mit ihren Töchtern. Dazu trägt auch das Verhalten des Jungen bei, bedingt durch das neonatale Imprinting (Kluge 2008). In der Folge lässt dies das Interesse am Sexuellen in der Kindheit und in der Jugendphase auch bezogen auf das soziale Geschlecht (Gender) unterschiedlich akzentuiert erscheinen. Möglicherweise gründet das stärkere Interesse an explizitem Sex, auch ohne Beziehung (und der höhere Prostitutions- und Pornografiekonsum), von Jungen und Männern auch in einem akzentuierteren Umgang mit der Welt und der Welt mit Jungen. Viele Jungen haben in der Jugendphase zwar durchgängig Beziehungswünsche, wenn diese auch als „serielle Monogamie" verstanden werden. Nicht wenige finden aber erst allmählich über den Sex zur Liebe („bumsen kann ich alleine, aber lieben habe ich von meiner Freundin gelernt"; Gernert 2010, S. 182).

Jungen bevorzugen im Alter ab etwa 3 Jahren primär gleichgeschlechtliche Spielpartner; sie dienen ihnen als Orientierung im Geschlechtlichen. Beide Geschlechter entwickeln bereits als Kleinkinder unterschiedliche Beziehungsstrukturen. Mädchen bevorzugen flache Hierarchien und orientieren sich an sozialen Kompetenzen. Jungen ziehen Stärke, Macht und steile Hierarchien vor. Dabei bestehen allerdings große Überlappungen. Diese Strukturen beeinflussen das Geschlechterverhältnis nachhaltig.

Pubertät Die Pubertät bringt mit der Entwicklung der Geschlechtsreife einerseits und der damit verbundenen Entwicklung der sekundären Geschlechtsmerkmale andererseits neue Dimensionen in das Verhältnis beider Geschlechter zueinander. Selbstbefriedigung, homoerotische „Übungskontakte" und in der Folge homo- oder heterosexuelle Beziehungen bringen über Brust- und Genitalpetting sowie den verschiedenen Spielarten des Geschlechtsverkehrs neue und zumeist in der Zielsetzung tiefere Gefühlsstrukturen.

Die soziale Stellung und Interaktionen haben wesentlichen Einfluss auf die geschlechtsbezogene Entwicklung der männlichen Identität und auch auf die Entdeckung und Aneignung genitaler Sexualität. Nach den ersten expliziten sexuellen Erfahrungen in der Kindheit mit anderen Kindern (zeigen, anschauen, Doktorspiele) treten in der Latenzphase diese Erfahrungen in den Hintergrund. Mit der Pubertät werden andere Menschen als sexuelle Objekte wieder interessanter und damit auch die Verbindung von Sexualität mit Geschlechterbildern. Damit wird die sexuelle Entwicklung aber auch abhängig(er) von anderen, die den Jungen ja ebenfalls als attraktiv identifizieren müssen: Das Imponierverhalten und die Selbstdarstellung sind (wenn auch in Grenzen) durchaus im Sinne eines prosozialen Konzepts der Partnerfindung zu verstehen. Der Junge richtet sich auch danach, wie er sich Chancen bei – je nach seiner sexuellen Orientierung – der erwünschten Partnerin bzw. dem erwünschten Partner ausrechnen kann: Er muss dabei die eigenen sexuellen Wünsche mit dem verknüpfen, wie er denkt, dass er sein muss, um begehrt zu werden.

Als Schnittstelle zwischen Sex und Gender verweisen ethnokulturelle Studien darauf, dass solche reproduktive Sexualität ein zentrales Moment von Männlichkeitsvorstellungen und -ideologien darstellt (Gilmore 1991, S. 245). Durch diese kulturelle Verankerung ist männliche Sexualität auch im Biologisch-Reproduktiven unausweichlich durch Männlichkeitsbilder „besetzt". Die Aneignung, das

Praktizieren und Weiterentwickeln männlicher Sexualität bedeutet für Jungen und Männer immer Aneignung von, Auseinandersetzung mit und Bewältigung dieser Besetzung (Böhnisch/Funk 2002, S. 143 f.). Dazu nutzen sie Medien wie Zeitschriften, Fernsehen, Internet, aber auch Gleichaltrige und die Schule.

Fachlich weiter gefasst, gilt Sexualität heute als eine Form der Lebensenergie. Hier verbindet sich körperliches Streben (Erleben, Empfinden) mit sozialen Aspekten (Begehren, Interaktion). Wenn „Jungensexualität" dem folgend (Sielert 2005, S. 41) als allgemeine, auf körperliche Lust bezogene Lebensenergie von Jungen definiert wird, öffnet sich ein weites Feld des Verhaltens und Erlebens. Es beinhaltet immer Formen der grundsätzlichen Akzeptanz und des Gelingens männlicher Sexualität, nicht zuletzt auch im Zusammenhang mit dem Gelingen von Beziehung, von Verständigung zwischen den beteiligten Personen. Gleichwohl scheint der Aspekt der Lust zumindest bei Jungen in ihrer reflektierten Perspektive auf heterosexuelle Sexualität zurückzustehen; sie stellen eher die Frage „Was wünscht das Mädchen?" als „Wie komme ich zu meiner eigenen Lust?".

Die Forschung zeigt, dass Gendernormen und Ungleichheiten bei der Machtverteilung die sexuellen Einstellungen und Praktiken, aber auch die sexuelle Gesundheit von Jungen und Mädchen negativ beeinflussen. Darüber hinaus sind die Gleichstellung der Geschlechter und die Erfüllung der Rechte junger Menschen wesentliche Voraussetzungen dafür, dass sie fundierte Entscheidungen über Sexualität und Gesundheit treffen – und auch danach handeln. Die mangelnde Gleichstellung der Geschlechter hat direkten Einfluss auf ein riskantes Sexualverhalten bzw. es sind die auf die Gleichstellung der Geschlechter zielenden Einstellungen mit einem verstärkten Gebrauch von Kondomen und Kontrazeptiva verbunden.

Das frühere Ejakularchealter, der frühere Beginn sexueller Aktivität und die geringere Akzeptanz von kontrazeptiven Maßnahmen, bei gleichzeitig gehäuftem Vorkommen wechselnder Partnerschaften und oftmals eingeschränkten Informationsmöglichkeiten bei Jungen mit Migrationshintergrund gibt Anlass zum Nachdenken. Hier sollte in einer pluralistischen Gesellschaft zukünftig in Informations- und Aufklärungskampagnen vermehrt auf Jungen (und Mädchen) mit Migrationshintergrund fokussiert werden.

49.5 Sexuelle Orientierung: Heterosexualität, Homosexualität und Bisexualität

Ein Teil der Identitätsfindung in der Jugendphase ist die Klärung der sexuellen Orientierung. Das Spektrum reicht hierbei von ausschließlich homosexuell über bisexuell bis zu ausschließlich heterosexuell. Die meisten Menschen bewegen sich nicht am einen oder anderen Extrempol, sondern sind auch in Richtung Bisexualität orientiert. So macht ein Teil der Jungen die ersten genitalsexuellen Erfahrungen mit anderen Jungen. Problematisch ist dabei die gesellschaftliche Normierung und Fixierung des Sexuellen, so dass nur ein Modell als normal oder zulässig definiert ist: nämlich das heterosexuelle. Gerade diese Engführung produziert allerdings in der Jugendphase unnötige Entscheidungskonflikte, schränkt die grundsätzliche sexuelle Vielfalt ein und führt damit zu (aktuellen oder späteren) Problemen. Genau genommen ist damit nicht die Vielfalt der Möglichkeiten Kern des Problems, sondern die normative Reduktion auf die eine sexuelle Orientierung.

Homosexualität Mindestens 5 % aller Jungen – d. h. jeder zwanzigste – sind homosexuell veranlagt. Homosexualität ist demnach in hohem Maße „normal". Obwohl in den vergangenen Jahrzehnten ein erheblicher Wandel in der Bewertung männlicher Homosexualität stattfand, wird der gleichgeschlechtlichen Orientierung dieser Status der Normalität nicht uneingeschränkt zugestanden. Hintergrund dafür ist die über Jahrhunderte tradierte Abwertung, Tabuisierung, Pathologisierung und Bestrafung von Homosexualität. Mit dieser kulturellen und moralischen Hypothek ist Homosexualität belastet, auch wenn sich mittlerweile viele Männer öffentlich zu dieser sexuellen Orientierung bekennen. Allein darin, dass dies ein Thema ist, liegt ein Beleg für die nicht selbstverständliche Akzeptanz dieser Orientierung. Gleichwohl hat sich der Umgang mit Homosexualität entspannt. „Das Vorhandensein von Homosexualität wird von den Jungen wohl mehr als gegebene oder schicksalshafte Tatsache genommen, wobei es als besseres Los gilt, nicht schwul zu sein." (Winter u. Neubauer 2004, S. 167).

Abgesehen von seltenen Schwierigkeiten mit sexuellen Praktiken Homosexueller, die aber auch bei Frauen auftreten können (Analverkehr), ist Homosexualität kein medizinisches, sondern in erster Linie eine psychische und soziale Thematik. Weil über der Homosexualität die Wahrnehmung der Abnormalität schwebt, ist es kein Zufall, dass viele Jungen irritiert oder verstört sind, wenn sie ihre homosexuelle Neigung entdecken oder allmählich bestätigt fühlen: Sie befürchten zu Recht Stigmatisierung oder zumindest Abwertung. Ihre Homosexualität kann zu Stress, Depressionen, psychischen Belastungen führen (Suizidzahlen sind bei homosexuellen Jungen deutlich erhöht).

In Medizin, Bildung und sozialer Arbeit bedeutet dies, aufmerksam zu sein und aktiv zu werden. Eine passive, abwartende Haltung kann dabei nicht ausreichen, weil aufgrund der Abwertung der Homosexualität der Schritt, sich dafür zu interessieren oder sich dazu zu bekennen, sehr groß sein kann: Alle Jungen benötigen Informationen darüber, dass und wie Homosexualität normal ist; diejenigen, die selber homosexuell sind oder werden, brauchen ggf. Unterstützung bei der Bewältigung von Ausgrenzungserfahrungen. Jungen benötigen von Erwachsenen klare Positionierungen in der Richtung, dass Homosexualität völlig normal ist und überall vorkommt. Wichtig ist dabei, Heterosexualität nicht versteckt als Norm darzustellen. Der Satz: „Wenn du/ihr einmal eine Frau hast/habt" zementiert diese Norm, wichtig ist es, immer wieder einfließen zu lassen, dass es auch anders geht: „Wenn ihr später mal eine Partnerin oder einen Partner habt" klingt zwar etwas umständlicher, öffnet Jungen aber Bandbreiten in der sexuellen Orientierung.

Bisexualität Noch problematischer als Homosexualität ist eine echte bisexuelle Orientierung. Während vor allem dauerhafte homosexuelle Partnerschaften allmählich zumindest weitgehend akzeptiert werden (gleichgeschlechtliche Verpartnerung), gibt es für Bisexualität bislang keine akzeptierte Lebensform. Der unreflektierte Zwang zur Monogamie verlangt eine Entscheidung für eine sexuelle Orientierung. Wie bei Homosexualität ist es gerade Aufgabe von Jugendärzten und -ärztinnen Jugendliche und ihre Familien in solchen Konfliktsituationen vertrauens- und verständnisvoll zu beraten.

49.6 Verhütungsverhalten

Jungen mit deutscher Staatangehörigkeit sind in 58 % von ihren Eltern zur Empfängnisverhütung beraten worden (JmM: 41 %). Das Kondom ist mit deutlichem Abstand bei beiden Geschlechtern das Verhütungsmittel Nummer eins (76 %/75 %, JmM: 59 %, MmM: 75 %). Nur bei Jungen mit Migrationshintergrund ergibt sich, bei einem insgesamt höheren Anteil nicht verhütender Personen, ein deutlich niedrigerer Anteil der Kondomnutzung. Mit zunehmender Geschlechtsverkehrserfahrung tritt der Gebrauch des Kondoms hinter die Pille zur Kontrazeption zurück. Jungen mit Migrationshintergrund achten allerdings seltener auf eine funktionierende Kontrazeption („immer sehr genau“: 63 %, JmM: 49 %). Die „völlig Sorglosen“ sind aber auch hier in der Minderheit (3 %, JmM: 6 %). Insgesamt zeigt der 4-Jahrestrend eine rückläufige Tendenz bei der Nichtverhütung (Jungen: 1980 29 %, 2009 8 %). Der Langzeittrend des generellen Verhütungsverhaltens („achte immer sehr genau auf Verhütung“) hat sich allerdings seit 1984 nicht wesentlich geändert, bzw. ist sogar etwas ungünstiger geworden.

Nach wie vor wird Verhütung primär in der Kompetenz der Mädchen gesehen (sozusagen „direkt Betroffene“). Bei internationalen Kampagnen ist es schon länger deutlich geworden, wie sehr das Verhütungsverhalten der Mädchen und Frauen von der Einstellung des männlichen Partners geprägt ist. Daher ist man dort dazu übergegangen, vor allem die Jungen und Männer in den Fokus der Empfängnisverhütungsplanung zu nehmen. Das nach wie vor gängige Bild von Männlichkeit als Versorger und Beschützer bei gleichzeitiger Sozialisation in Peergruppen mit vorherrschend heterosexuellen Eroberungsvorstellungen und rigiden Gendernormen (z. B. „Mann sein“ definiert sich über sexuelle Potenz und Arbeit/Beruf/Finanzkraft) führt dazu, dass sexuelle Aufklärung sowie Themen rund um Verhütung und reproduktive Gesundheit als „Weiberkram“ angesehen werden. Dies gilt umso mehr, je geringer das Bildungsniveau und je „südlicher“ die männliche Sozialisation angesiedelt ist. Die generelle frühere Geschlechtsverkehrserfahrung der Jungen mit Migrationshintergrund ist Folge des Entwicklungsvorsprungs gegenüber den deutschen Jungen, des vorherrschend traditionellen Bilds von Männlichkeit und des oftmals geringeren Bildungshintergrunds. Dabei treffen sie auf Mädchen ohne Migrationshintergrund, die wesentlich liberalere Einstellungen zur Sexualität haben als Mädchen mit Migrationshintergrund.

Besonders problematisches Verhütungsverhalten findet sich u. a. bei kulturellen Differenzen und traditionellen Geschlechterrollen. Dies und die gerade bei Jungen mit Migrationshintergrund festzustellende schlechtere Verhütungsplanung muss zukünftig bei Beratung zur Kontrazeption stärker fokussiert werden, wobei vorrangig die Jungen angesprochen werden und traditionelle Geschlechterrollen hinterfragt werden sollten (s. oben).

49.7 Pornografie

Zwei Drittel (69 %) aller befragten männlichen Jugendlichen (57 % aller Mädchen) hatten schon Kontakt mit Pornografie: 47 % der 11- bis 13-Jährigen, 84 % der 14- bis 17-Jährigen. Insgesamt nutzen 8 % aller Jungen und 1 % aller Mädchen Pornografie regelmäßig und 35 % der Jungen geben zu, „hin und wieder“ darauf zuzugreifen. Die Hälfte der 11- bis 13-Jährigen und ein Viertel der 14- bis 17-Jährigen wissen, dass diese Bilder und Filme nicht für ihre Augen bestimmt sind.

Während Mädchen Pornografie eher nicht ansehen möchten, finden Jungen sie mehrheitlich erregend. Meist konsumieren Jungen pornografisches Material mit Freunden, hier stehen der „Spaßfaktor“ und die Abgrenzung von solchen als absonderlich beurteilten Darbietungen im Vordergrund, Erregung ist „uncool“. Schauen Jungen alleine Pornografie, geht es jedoch um sexuelle Erregung.

Jungen, die früh Pornografie konsumieren, verfügen über weniger fortschrittliche Geschlechterbilder und haben lockerere Vorstellungen von sexuellen Normen; Skripte steuern den Sex. Je größer die eigene sexuelle Erfahrung wird, desto weniger jedoch greifen die vorgespielten Skripts der Pornowelt. Die Jungen können sehr wohl zwischen virtuellen und realen Sexwelten unterscheiden.

Literatur

Archer J (2006) Testosteron and human aggression: An evaluation of the challenge hypothesis. Neuroscience and Biobehaviored Review 30:319–345

Barker G (2003) Engaging adolescent boys and young men in promoting sexual and reproductive health: Lessons, research and programmatic challenges. In: In Adolescent and Youth Sexual and Reproductive Health: Charting Directions for a Second Generation of Programming, background document from a UNFPA workshop in collaboration with the Population Council New York, 1–3 May 2002. Population Council, New York, S 109–153

Berliner Senat, Fachbereich für gleichgeschlechtliche Lebensweisen (1999) „Sie liebt sie. Er liebt ihn.“ Eine Studie zur psychosozialen Lage junger Lesben, Schwuler und Bisexueller. Eigenverlag, Berlin

Block K, Matthiesen S (2007) Teenagerschwangerschaften in Deutschland. Studienergebnisse zu Risikofaktoren und Verhütungsfehlern bei Schwangerschaften minderjähriger Frauen. Studie der pro familia. http://forum.sexualaufklaerung.de/index.php?docid=1029

Braeken D (2011) „It's all one“ Genderfragen, Menschenrechte und eine positive Einstellung zur Sexualität im Mittelpunkt der Sexualerziehung. In: BZgA-Forum (2-2011) Sexualaufklärung international. BZgA, Köln: 34

Bravo Dr. Sommer Studie (2009) Liebe! Körper! Sexualität! http://www.bauermedia.de/uploads/media/BRAVO_DrSommerStudie2009_Sperrfrist_2009-05-12_gr.pdf - Zugriff 21.1.2012

Bührmann AD, Mehlmann S (2008) Sexualität. Probleme, Analysen und Transformationen. In: Becker R, Kortendiek B (Hrsg) Handbuch Frauen- und Geschlechterforschung, 2. Aufl. VS, Wiesbaden, S 608–616

BzgA (2007) Jugendsexualität 2006. Aufklärung und Sexualverhalten junger Migrantinnen und Migranten. BzgA, Köln (http://www.forschung.sexualaufklaerung.de/fileadmin/fileadmin-forschung/pdf/Jugendsexualitaet_Migranten.pdf- Zugriff 20.1.12)

BZgA (2010a) Jugendsexualität 2010. Repräsentative Wiederholungsbefragung von 14- bis 17-jährigen und ihren Eltern- aktueller Schwerpunkt Migration. BZgA, Köln (BestNr. 13316200)

BZgA (2010b) Sexualität und Migration: Milieuspezifische Zugangswege für die Sexualaufklärung Jugendlicher. BZgA, Köln (Best.Nr.: 13319300)

Cremers M, Krabel J (2010) Männliche Fachkräfte in Kindertagesstätten. Eine Studie zur Situation von Männern in Kindertagesstätten und in der Ausbildung zum Erzieher Bd. 15. BmfsfJ, Berlin (www.bmfsfj.de)

Dubacher P (2009) Homosexuelle Orientierung und Suizidalität: Spezifische Stressoren für adoleszente homosexuelle Jungen, welche zu Suizidalität führen können. Verlag Fachhochschule Nordwestschweiz, Hochschule für Soziale Arbeit

Eisenegger CH, Naef M, Snozzi R, Heinrichs M, Fehr E (2010) Prejudice and truth about the effect of testosterone on human bargaining behaviour. Nature 463:356–359

Gernert J (2010) Generation Porno. Jugend, Sex, Internet. Fackelträger Verlag GmbH, Köln

Gilmore D (1991) Mythos Mann. Rollen, Rituale, Leitbilder. Artemis Winkler, München

http://www.neue-wege-fuer-jungs.de/

Kluge N (2008) Jungen und Sexualität. In: Matzner M, Tischner W (Hrsg) Handbuch Jungen-Pädagogik. Beltz Verlag, Weinheim

Matthiesen S (2012) Jungensexualität. In: Stier B, Winter R (Hrsg) Jungen und Gesundheit. Ein interdisziplinäres Handbuch für Medizin, Psychologie und Pädagogik. Kohlhammer-Verlag, Stuttgart

Schmidt G, Matthiesen S (2010) Internetpornographie. Jugendsexualität zwischen Fakten und Fiktionen. Überarbeitete Fassung eines Vortrags auf der Fachtagung „Intimität im Netz – Sexual- und Medienpädagogik zwischen jugendlicher Selbstbestimmung und Gefährdung“, am 9. Februar 2010 in Bonn

Schmidt RB, Sielert U (2008) Handbuch Sexualpädagogik und sexuelle Bildung. Juventa, Weinheim, München

Sex 'n' tipps – Jungenfragen - http://www.loveline.de/shop/downloadpdf.php?ID=37– Zugriff 21.1.2012

Stier B, Winter R (2013) Jungen und Gesundheit. Kohlhammer Verlag, Stuttgart

WHO (2007) Engaging Men and Boys in Changing Gender-Based Inequity in Health: Evidence From Programme Interventions. WHO, Geneva

Wie geht's – wie steht's?!? - http://www.loveline.de/shop/downloadpdf.php?ID=10

Winter R (2011) Jungen – eine Gebrauchsanweisung. Jungen verstehen und unterstützen. Beltz, Weinheim und Basel

Winter R, Neubauer G (2004) Kompetent, authentisch und normal? Aufklärungsrelevante Gesundheitsprobleme, Sexualaufklärung und Beratung von Jungen. BZgA, Köln

50 Transition

W. Kiess

50.1 Einführung

Der Übergang von einer pädiatrischen in eine internistische Betreuung geschieht in der Regel in einer besonders schwierigen und vulnerablen Lebensphase von Jugendlichen oder jungen Erwachsenen mit chronischen Krankheiten. Er stellt einen besonderen und eigenen Abschnitt in der Betreuung von jungen Menschen mit speziellen medizinischen Bedürfnissen dar. In dieser Zeit finden für den Betroffenen einschneidende psychisch-physische, persönliche, berufliche und soziale Veränderungen statt. Bei Stoffwechselerkrankungen kommt es nicht selten zu einer Verschlechterung der Stoffwechseleinstellung. Mögliche Unterschiede in der Betreuungskultur zwischen Pädiatrie und z. B. Neurologie oder Innerer Medizin können für den Betroffenen und auch für die betreuenden Teams Probleme bereiten. Sie eröffnen aber auch neue Möglichkeiten und Chancen. Geeignete Übergangsmodelle im Sinne von Übergangssprechstunden, strukturiertem Übergang (Checklisten, Transfer-Brief etc.) und der Nutzung von gemeinsamen Datenbanken setzen immer eine gute Kooperation aller Beteiligten voraus, z. B. zwischen Pädiater und Internist oder zwischen Neuropädiater und Neurologe.

50.2 Mögliche Chancen und Barrieren

Häufig haben Jugendliche oder junge Erwachsene mit chronischer Erkrankung bereits eine lange Krankengeschichte hinter sich, wenn ein Behandler-Wechsel ansteht. Unterschiede in der Betreuung chronisch Kranker in Bezug auf Organisationsform, Fokus, Perspektive, Behandlungsansatz, Gesprächsführung und Wissen zwischen pädiatrischen und internistischen Teams sind bekannt. Eine Tendenz zu Überprotektion und Unterstützung von unselbstständigem Handeln mögen in der pädiatrischen Betreuung nachteilig sein, während mechanistische und an Pharmakotherapie orientierte Behandlungskonzepte in der internistischen Vorgehensweise vorherrschen könnten (◘ Tab. 50.1).

Schwierigkeiten, chronisch kranke Jugendliche in die internistische Betreuung zu transferieren, können auf verschiedenen Ebenen auftreten: z. B. tritt bei Patienten mit Typ-1-Diabetes Angst vor Folgekrankheiten in der Jugendzeit in den Vordergrund. Psychiatrische Komorbidität (z. B. Essstörungen; Depression) kann sich in der Jugendzeit manifestieren. Erste Partnerschaften, Schulwechsel oder -abschluss, berufliche Herausforderungen und der Auszug aus dem Elternhaus konkurrieren um die Mitarbeit bei der Bewältigung chronischer Krankheit.

Zudem mag es sowohl dem betreuenden Pädiater als auch dem Patienten schwer fallen, eine über Jahre gewachsene Arzt-Patient-Beziehung zu beenden. Die Sorge um Drop-Out und Verlust an kompetenter Betreuung durch Spezialisten verzögert mitunter den Transfer. Mögliche Barrieren, die den Übergang von der pädiatrischen in die internistische Betreuung erschweren können, sind in ◘ Tab. 50.2 aufgeführt.

50.3 Durchführung der Transition

Es gibt kein Ideal und auch keine Arbeitsvorschrift für einen optimalen Übergang von der pädiatrischen in die Betreuung durch Erwachsenen-Disziplinen. Darüber hinaus kann ein optimales Alter für die Planung der Transition nicht allgemeingültig definiert werden. In der Regel wird der Übergang zwischen dem 16. und dem 21. Lebensjahr vollzogen. Von den Kostenträgern wird vielerorts das 18. Lebensjahr vorgeschlagen oder gar festgeschrieben. In manchen Einrichtungen (z. B. manche Herzzentren; einige Mukoviszidose-Ambulanzen) sind sowohl Pädiater als auch Internisten tätig, so dass ein Übergang innerhalb der Einrichtung vollzogen werden kann.

Individuelle Übergangskonzepte sind anzustreben. Das Einbeziehen der Familie (Eltern; Geschwister) kann hilfreich sein. Der anstehende Arztwechsel ist frühzeitig vorzubereiten, also mit dem Betroffenen frühzeitig anzusprechen; dieser muss eine Möglichkeit der Mitentscheidung (freie Arztwahl) haben. Notwendig sind ausreichende und aussagekräftige Informationen über den weiter behandelnden Arzt. Ein ausführlicher Abschlussbericht möglichst mit Dokumentation von Langzeitergebnissen (z. B. HbA1c-Verläufe über Jahre; Phenylalanin-Spiegel über Jahre) muss erstellt und dem Patienten und dem weiterbetreuenden Arzt zur Verfügung gestellt werden.

Interdisziplinäre Übergangssprechstunden gemeinsam mit dem Pädiater und dem Internisten stellen eine optimale Form der Transition vor, können vielerorts wegen mangelnder finanzieller, räumlicher und personeller Ressourcen aber nicht realisiert werden. Das Führen von formalisierten und parametrisierten Check-Listen vor und nach dem Transfer und eine regelmäßige Evaluation des Übergangs gehören zum Qualitätsmanagement. Informationsverluste werden dadurch verhindert, und die Behandlungszufriedenheit der Patienten kann erhöht werden. Diese Instrumente ermöglichen gleichzeitig eine gemeinsame Weiterbildung der pädiatrischen und internistischen Teams und eine Stärkung von wissenschaftlicher Kooperation (► Übersicht).

Mögliche Barrieren beim Transfer können auf vielen Ebenen abhängig von der Grunderkrankung und den Behandlungsbedingun-

◘ Tab. 50.2 Mögliche Barrieren, die den Übergang von der pädiatrischen in die internistische Betreuung erschweren könnten (Aus: Busse et al. 2003 und Busse-Voigt et al. 2010)

Ebene	Erschwernis
Biochemie/Biologie	Physiologische Veränderungen während der Pubertät
Psyche	Selbstbewusstsein; fehlende Akzeptanz der Krankheit, Resilienz-Faktoren; mangelhafte Coping-Strategie
Psychiatrie	Begleiterkrankungen wie Depression; Essstörungen
Familie	Überprotektion
Gesellschaft	Peers – Akzeptanz im Freundeskreis; berufliche Anforderungen und Veränderungen
Medizin	Nicht-Loslassen-Wollen des Pädiaters; Unterschiede zwischen pädiatrischen und internistischen Betreuungs-Konzepten (◘ Tab. 50.1). Fehlende/mangelnde Kontinuität spezialisierter Betreuungsteams

G.F. Hoffmann, M.J. Lentze, J. Spranger, F. Zepp (Hrsg.), *Pädiatrie*,
DOI 10.1007/978-3-642-41866-2_50, © Springer-Verlag Berlin Heidelberg 2014

■ **Tab. 50.1** Unterschiedliche Prinzipien der pädiatrischen und internistischen Betreuung von Menschen mit chronischer Krankheit. (Aus: Busse et al. 2003 und Busse-Voigt et al. 2010)

Prinzip	Pädiater	Internist
Fokus	Vermeidung akuter Komplikationen Sicherstellung von normalem(r) Wachstum und Entwicklung	Vermeidung von Folgekrankheiten Vermeidung akuter Komplikationen
Strategie	Empowerment; Adherence; Zusammenarbeit mit Familie und Schule, (enges) Arzt-Patienten-Verhältnis	Unabhängigkeit und Selbstständigkeit des Patienten Oft unpersönlicheres, distanzierteres Arzt-Patient-Verhältnis; Pharmakotherapie wird als bedeutsamer angesehen
Team	Eher multiprofessionell	Eher individualisiert
Patienten	Kinder und Jugendliche	Ältere und krankere Patienten
Schwächen	Mangelnde Kenntnisse von Folgeerkrankungen Mangelnder Respekt vor Selbstbestimmtheit des Patienten Mangelnde Kooperation mit Internisten	Mangel an Erfahrung im Umgang mit Jugendlichen Zeit-, Budget-Limitierung Lange Wartezeiten Mangelnde Kooperation mit Pädiatern

gen existieren. Ein Übergang muss frühzeitig geplant werden. Das Übergangsalter ist individuell und flexibel zu wählen. Eine Übergangssprechstunde stellt ein wünschenswertes, häufig aber nicht realisierbares Modell dar. Ärztliche Konstanz und die Vermeidung von Informationsverlusten verhindern Non-Adhärenz und sichern Behandlungszufriedenheit und einen guten medizinischen Erfolg.

Strategische und organisatorische Überlegungen zum Übergang von Menschen mit langfristigen medizinischen Bedürfnissen/chronischer Krankheit

(Aus: Busse et al. 2003 und Busse-Voigt et al. 2010)

- Zeitpunkt des Übergangs:
  - Individuell; cave: Vorgaben der Kostenträger
  - 16–21 Jahre; abhängig von Erkrankung, psychischen, familiären, sozialen Umstände
- Form und Organisation des Übergangs:
  - Frühzeitige Vorbereitung (Kommunikation!)
  - Aktive Teilnahme des Betroffenen
  - Einbeziehung der Familie in Betracht ziehen
  - Übergangssprechstunden einrichten
  - Checklisten erarbeiten
  - Selbstständigkeit und Resilienz prüfen und stärken
  - Abschlussbericht des Pädiaters
  - Rückkopplung durch Internisten systematisieren
- Handelnde Personen:
  - Multidisziplinäres Team aus pädiatrischen und internistischen Professionen (andere Berufsgruppen!)

Literatur

Allen D, Gregory J (2009) The transition from children's to adult diabetes services: understanding the 'problem. Diabet Med 26:162–166

Blum R (2002) Improving transition for adolescents with special health care needs from pediatric to adult-centered health care. Pediatrics 110:1301–1303

Busse FP, Kapellen TM, Hiermann P, Stumvoll M, Galler A, Kiess W (2003) Barrieren beim Transfer von Jugendlichen mit Diabetes mellitus Typ 1 in die Erwachsenenmedizin. Kinder- & Jugendmedizin 3:188–192

Busse-Voigt FP, Kapellen TM, Stumvoll M, Kiess W, Holl RW (2010) Behandlungsübergang von Jugendlichen und jungen Erwachsenen mit Diabetes mellitus Typ 1 von der Pädiatrie in die Erwachsenenmedizin. Med Welt 61:77–80

McDonagh JE, Viner RM (2006) Lost in transition? Between paediatric and adult services. BMJ 332:435–436

Schwarz M (2012) Transition bei angeborenen Stoffwechselerkrankungen. Monatsschr Kinderheilkd 160:750–755

51 Gesundheitsriskantes Verhalten von Jugendlichen: Tabak- und Alkoholkonsum

P. Kolip, J. Bucksch

51

51.1 Bedeutung des Suchtmittelkonsums bei Jugendlichen

Das gesundheitsriskante Verhalten von Jugendlichen, insbesondere der Suchtmittelkonsum, verdient aus gesundheitswissenschaftlicher Perspektive besondere Aufmerksamkeit. Zum einen hat dieses Verhalten Auswirkungen auf die Gesundheit, sowohl im Jugendalter selbst als auch zeitverzögert auf die Gesundheit im Erwachsenenalter. Zum anderen steigt die Wahrscheinlichkeit, dass gesundheitsriskantes Verhalten im Erwachsenenalter fortgeführt wird und sich kumulativ auf die Gesundheit auswirkt. Der Konsum von Tabak, Alkohol und Cannabis gilt als zentraler Risikofaktor für zahlreiche chronisch-degenerative Erkrankungen.

Der folgende Beitrag befasst sich mit den beiden häufigsten von Jugendlichen konsumierten Substanzen – Tabak und Alkohol – zeichnet die Entwicklung des Konsums in den letzten Jahren nach und analysiert die Frage, wo Interventionsbedarf besteht. Der Jugendmedizin kommt hier eine wichtige Aufgabe im Konzert anderer Akteure zu (z. B. im schulischen und familiären Umfeld). So besteht im Rahmen der Früherkennungsuntersuchung J1 im Alter von 13 Jahren die Gelegenheit, einen riskanten Substanzkonsum zu thematisieren (► Kap. 46). Zudem spielen Pädiater bei spezifischen Interventionen eine wichtige Rolle, z. B. der Rückfallprophylaxe nach Alkoholintoxikation (s. hierzu z. B. das Alkoholpräventionsprojekt HaLT [Hart am Limit], das einen reaktiven Programmbaustein beinhaltet, in dem Kinder und Jugendliche und ihre Eltern nach Alkoholintoxikation im Krankenhaus angesprochen werden; Bundesmodellprojekt HaLT, 2009).

Der Beitrag stützt sich auf die einschlägigen epidemiologischen Datenquellen, die in Deutschland mittlerweile zur Verfügung stehen. Neben dem Kinder- und Jugendgesundheitssurvey KiGGS, der 2003–2006 vom Robert Koch-Institut (RKI) durchgeführt wurde (RKI, 2008) und mittlerweile als Längsschnittstudie weitergeführt wird und den Drogenaffinitätsstudien der Bundeszentrale für gesundheitliche Aufklärung (BZgA, 2012), die in regelmäßigem Abstand seit 1973 die Entwicklung des Substanzkonsums der 12- bis 17- und 18- bis 25-Jähringen verfolgt, ist hier die Studie Health Behaviour in School-aged Children (HBSC) zu nennen. Die HBSC ist eine internationale Vergleichsstudie, die seit 1993 auch mit deutscher Beteiligung durchgeführt wird und für das Schuljahr 2009/10 erstmals repräsentative bundesweite Daten vorlegt.

Da eine direkte Vergleichbarkeit der Prävalenz aufgrund von unterschiedlicher Methodik und Stichprobengenerierung über die Studien hinweg nicht möglich ist, stützt sich dieser Beitrag überwiegend auf die Drogenaffinitätsstudie.

51.2 Tabakkonsum

Der Konsum von Tabak gilt weltweit als wichtiger gesundheitlicher Risikofaktor und wird von der WHO (2009) neben dem Bluthochdruck als zweitwichtigster attributabler Risikofaktor für vorzeitige Mortalität eingestuft. Je früher Jugendliche zu rauchen beginnen, desto wahrscheinlicher ist die Entwicklung einer Tabakabhängigkeit. Ein früher Tabakkonsum ist zudem mit weiteren Risikoverhaltensweisen (z. B. riskantem Alkoholkonsum) assoziiert. Die Drogenaffinitätsstudie zeigt, dass die Tabakprävalenz aktuell in der Altersgruppe 12–17 Jahre weiterhin rückläufig ist (BZgA, 2012): 2011 gaben nur noch 11,7 % der Jugendlichen dieser Altersgruppe an zu rauchen, darunter rauchen 4,8 % täglich (■ Abb. 51.1). Die Konsumraten haben damit erfreulicherweise einen historischen Tiefstand erreicht.

Mädchen und Jungen unterscheiden sich, anders als in früheren Jahren, nicht mehr. Auffällig ist aber, dass es starke Bildungsunterschiede gibt: Während laut BZgA 2012 in der Sekundarstufe I 4,8 % der GynmasiastInnen rauchen, sind es in der Hauptschule 17,8 %. Dieser Befund wird auch in der KiGGS-Studie und der HBSC-Studie bestätigt. Für die Pädiatrie ist interessant, dass sich das Einstiegsalter in den Tabakkonsum nach oben verschoben hat und nunmehr bei 14,3 Jahren liegt; dies unterstreicht die Option, präventive Impulse im Rahmen der J1 zu setzen.

51.3 Alkoholkonsum

Riskanter Alkoholkonsum ist mit zahlreichen gesundheitlichen Risiken verbunden. Die Aneignung gemäßigter Alkoholkonsummuster gehört deshalb in einem Land, das mit einem Pro-Kopf-Konsum von 9,71 Alkohol jährlich weltweit zu den Hochkonsumländern zählt, zu einer wichtigen Entwicklungsaufgabe im Jugendalter. Nach KiGGS liegt der Anteil der 11- bis 17-jährigen Jungen bzw. Mädchen, die mindestens wöchentlich Alkohol konsumieren, bei 38,6 % bzw. 22,2 %. Die Daten der Drogenaffinitätsstudie zeigen im zeitlichen Verlauf, dass der regelmäßige, also der mindestens wöchentliche Alkoholkonsum in der Altersgruppe 12–17 Jahre seit Jahren rückläufig, von 2010–2011 aber wieder leicht angestiegen ist (■ Abb. 51.1; Daten aus BZgA 2012, Drogenaffinitätsstudie 2011).

Nach Angaben der BZgA gelten 14,2 % der Jugendlichen dieser Altersgruppe als regelmäßige Alkoholkonsumenten und -konsumentinnen. Differenziert man diese Gruppe weiter, zeigt sich, dass der Anstieg vor allem in der Gruppe der 16- und 17-Jährigen zu beobachten ist (40,8 % männliche, 20,2 % weibliche regelmäßige Konsumenten und Konsumentinnen), während in der Altersgruppe 12–15 Jahre der Konsum weiter rückläufig ist (4,6 % Mädchen, 6,6 % Jungen). Unterschiede hinsichtlich der sozialen Schicht lassen sich, anders als beim Tabakkonsum und entgegen des landläufigen Vorurteils, nicht finden. Dieser Befund zum Sozialstatus bestätigt sich auch in der KiGGS-Studie. Gleichzeitig wird dort, wie beim Tabakkonsum, ein Zusammenhang zwischen steigendem Bildungsgang und abnehmenden Alkoholkonsum für Jungen berichtet.

Das Alter beim ersten Konsum von Alkohol hat sich von 2004–2011 um ein halbes Jahr nach oben verschoben und liegt nun bei 13,6 Jahren. Auch das Alter beim ersten Alkoholrausch liegt laut BZgA 2012 mit nunmehr durchschnittlich 14,9 Jahren ein halbes Jahr höher als noch 2004. Jugendliche mit (türkischem) Migrationshintergrund konsumieren zudem – erwartbar – seltener riskant Alkohol als deutsche Jugendliche oder Jugendliche aus osteuropäischen Staaten.

Auch wenn einige Untersuchungen Hinweise auf eine Zunahme des Alkoholkonsums bei Jugendlichen zu geben scheinen

G.F. Hoffmann, M.J. Lentze, J. Spranger, F. Zepp (Hrsg.), *Pädiatrie*,
DOI 10.1007/978-3-642-41866-2_51,

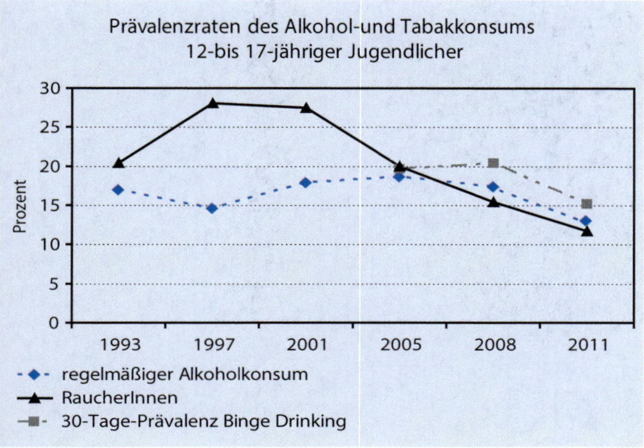

Abb. 51.1 Prävalenzraten des Alkohol- und Tabakkonsums 12- bis 17-jähriger Jugendlicher

(▶ Abschn. 15.4), zeigen bevölkerungsrepräsentative Studien, dass aktuell nicht nur beim regelmäßigen Alkoholkonsum die Raten rückläufig sind. Auch das Rauschtrinken, erfasst als mindestens 5 Getränke pro Trinkgelegenheit, geht nach Angaben der BZgA zurück. Im Jahr 2011 gaben 15,2 % der 12- bis 17-Jähigen Jugendlichen an, in den vorgegangenen 30 Tagen mindestens einmal 5 Gläser Alkohol und mehr hintereinander getrunken zu haben. Im Jahr 2004 lag dieser Wert noch bei 22,6 %. Rauschtrinken (Binge Drinking) ist den Daten der BZgA 2012 zufolge bei den Jungen häufiger als bei den Mädchen (30-Tage-Prävalenz Altersgruppe 16 und 17 Jahre: 45,0 % Jungen, 22,2 % Mädchen). Länderspezifische Ergebnisse aus der internationalen HBSC-Studie zum Rauschtrinken im Zeitverlauf von 1998 bis 2006 bestätigen ebenfalls rückläufige Zahlen für die westeuropäischen Länder, die allerdings für Mädchen etwas geringer ausfallen als für Jungen. Jungen weisen allerdings nach wie vor die höchste Prävalenz auf.

Diese geschlechterspezifische Verteilung kehrt sich nach der Krankenhausdiagnosestatistik der Fälle akuter Alkoholintoxikationen (F10.0) für Kinder unter 15 Jahren um: Für das Jahr 2010 werden mehr weibliche (2146) als männliche (1963) Fälle ausgewiesen. Nach einem Anstieg in den vergangenen Jahren, der für eine erhöhte Aufmerksamkeit des sozialen Umfeldes spricht, ist nun eine Stabilisierung zu erkennen. Das Geschlechterungleichgewicht zu Ungunsten der Mädchen zeigt sich nur in der jüngeren Altersgruppe bis 15 Jahren, danach werden deutlich mehr Jungen als Mädchen mit der Diagnose „Akute Alkoholintoxikation" eingewiesen.

51.4 Schlussfolgerungen

Die vorhandenen epidemiologischen Daten zeigen, dass der Alkohol- und Tabakkonsum in der Gruppe der Jugendlichen gegenwärtig rückläufig ist. Hier zeigen sich die Erfolge der Präventionsbemühungen der vergangenen Jahre, die verstärkt neben individuell verhaltensorientierten Ansätzen eben auch verhältnisorientierte Maßnahmen fokussiert haben, z. B. Nichtraucherschutzgesetze und Alcopopsteuer. Spezifische Zielgruppen verdienen aber weiterhin besondere Aufmerksamkeit: Sowohl für den Alkoholkonsum als auch für das Rauchen gilt, dass Jugendliche mit geringer Schulbildung weiterhin zu den Risikogruppen gehören; sie werden von den oftmals mittelschichtsorientierten Präventionsmaßnahmen bislang kaum erreicht.

Zukünftige Präventionsangebote müssten sich demzufolge mehr auf diese Gruppe konzentrieren, die Hintergründe des Substanzkonsums stärker berücksichtigen und die Lebenswelt der Jugendlichen, die insbesondere auch gesellschaftliche und politische Rahmenbedingungen, z. B. die Beschränkung von Werbung und den Zugang zu alkoholischen Produkten mit einschließt, besser einbeziehen.

Literatur

Bundesmodellprojekt HaLT (2009) Handbuch. Trainermanual und Projektdokumentation, 3. Aufl. Viall Schöpflin, Lörrach (http://www.halt-projekt.de/images/stories/pdf/handbuch_halt_2009.pdf (zuletzt aufgerufen: 15.03.2012))

BZgA Bundeszentrale für gesundheitliche Aufklärung (2012) Die Drogenaffinität Jugendlicher in der Bundesrepublik Deutschland. Der Konsum von Alkohol, Tabak und illegalen Drogen: Aktuelle Verbreitung und Trends. BZgA, Köln

Destatis (2012) Diagnosedaten der Krankenhäuser ab 2000. Ad hoc-Tabelle, abrufbar unter www.gbe-bund.de, Stichwort Alkoholintoxikation

DHS - Deutsche Hauptstelle für Suchtfragen (2011) Jahrbuch Sucht. Neuland, Geesthacht

Die Drogenbeauftragte der Bundesregierung (2011) Drogen- und Suchtbericht 2011. Bundesministerium für Gesundheit, Berlin

Ezzati M, Lopez AD (2003) Estimates of global mortality attributable to smoking in 2000. Lancet 362:847–852

Hanke M, John U (2003) Tabak- oder alkohol-attributable stationäre Behandlungen. Deutsche Medizinische Wochenschrift 128:1387–1390

Hoffarth K, Schmidt M (2013) Gesundheitsverhalten und psychische Gesundheit bei Mädchen und Jungen mit Migrationshintergrund. In: Kolip P, Klocke A, Melzer W, Ravens-Sieberer U (Hrsg) Gesundheit und Gesundheitsverhalten im Jugendalter aus Geschlechterperspektive. Nationaler Bericht zur WHO-Studie Health Behaviour in School-aged Children 2009/10. Juventa, Weinheim

Kolip P, Klocke A, Melzer W, Ravens-Sieberer U (Hrsg) (2013) Gesundheit und Gesundheitsverhalten im Jugendalter aus Geschlechterperspektive. Nationaler Bericht zur WHO-Studie Health Behaviour in School-aged Children 2009/10. Juventa, Weinheim

Kuntsche E, Kuntsche S, Knibbe R et al (2011) Cultural and gender convergence in adolescent drunkenness: evidence from 23 European and North American countries. Archives of Pediatrics & Adolescent Medicine 165:152–158

Lampert T, Thamm M (2007) Tabak, Alkohol- und Drogenkonsum von Jugendlichen in Deutschland . Ergebnisse des Kinder- und Jugendgesundheitssurveys (KiGGS). Bundesgesundheitsblatt, Gesundheitsforschung, Gesundheitsschutz 50:600–608

Moor I, Richter M (2013) Geschlecht und gesundheitliche Ungleichheiten im Jugendalter: Welche Rolle spielt das Gesundheitsverhalten. In: Kolip P, Klocke A, Melzer W, Ravens-Sieberer U (Hrsg) Gesundheit und Gesundheitsverhalten im Jugendalter aus Geschlechterperspektive. Nationaler Bericht zur WHO-Studie Health Behaviour in School-aged Children 2009/10. Juventa, Weinheim

Riala K, Hakko H, Isohanni M, Järvelin MR, Räsänen P (2004) Teenage smoking and substance use as predictors of severe alcohol problems in late adolescence and in young adulthood. Journal of Adolescent Health 35:245–254

Robert-Koch-Institut (2008) Lebensphasenspezifische Gesundheit von Kindern und Jugendlichen in Deutschland. Ergebnisse des Nationalen Kinder- und Jugendgesundheitssurveys (KiGGS). RKI, Berlin

WHO (2009) Global health risks: Mortality and burden of disease attributable to selected major risks. WHO Press, World Health Organization, Geneva

VIII Stoffwechselkrankheiten

52 Differenzialdiagnose und Notfallbehandlung von Intermediärstoffwechselkrankheiten

G. F. Hoffmann, S. Kölker

52.1 Akute Stoffwechselentgleisung

Immer mehr angeborene Stoffwechselkrankheiten sind erfolgreich behandelbar. Die Diagnose nicht zeitnah zu stellen kann schwere irreversible Folgeschäden mit schlechter Prognose zur Folge haben. Dies gilt vor allem für Erkrankungen des Harnstoffzyklus (▶ Abschn. 53.1), im Stoffwechsel der Aminosäuren (▶ Abschn. 53.2), der organischen Säuren (▶ Abschn. 53.3) sowie der Fettsäuren, Glukose und der Energiehomöostase (▶ Kap. 56), die sich oft mit einer akuten metabolischen Entgleisung manifestieren. Hier kommt es auf jede Stunde an. Diagnostik und Einleitung der Notfalltherapie müssen ohne Verzögerung parallel erfolgen, auch nachts und am Wochenende. Für diese Weichenstellung sind noch keine differenzierten Kenntnisse über individuell seltene Stoffwechselerkrankungen erforderlich. Entscheidend sind ein frühzeitiger Verdacht auf eine angeborene Stoffwechselkrankheit, die Initiierung der metabolischen Basisdiagnostik und als erste Notfallmaßnahme insbesondere eine ausreichende Glukosezufuhr (s. unten). Inzwischen werden durch das erweiterte Neugeborenenscreening und die rasche metabolische Abklärung symptomatischer Patienten sowie durch verbesserte Therapiemöglichkeiten immer mehr Kinder frühzeitig diagnostiziert (aktuelle kumulative Schätzung ca. 1:500–1:1000 Neugeborene) und erfolgreich behandelt. Die Langzeitprognose der Betroffenen hängt ganz entscheidend vom zeitnahen und verlässlichen Einsatz einer abgestuften und individuell abgestimmten Notfalltherapie ab, die entweder zu Hause durch die Familie, den primär betreuenden Kinder- und Jugendarzt, in der heimatnahen Kinderklinik (immer in enger Absprache mit einem Stoffwechselzentrum) oder im Stoffwechselzentrum durchgeführt wird.

Diagnose Entscheidend für eine erfolgreiche Diagnostik sind eine sehr sorgfältige (Familien-)Anamnese, eine gründliche klinische Untersuchung, die neben eingehenden internistischen auch neurologische und psychiatrische, z. T. auch dermatologische und ophthalmologische Befunde mit einbezieht, und ein enger und direkter Austausch zwischen dem Kliniker und dem Stoffwechselspezialisten. Seltene oder als ungewöhnlich empfundene Symptome und Befunde (z. B. ungewöhnlicher Geruch, Aversion gegenüber bestimmten Nahrungsmitteln, Verfärbungen des Urins) können richtungsweisend sein.

Im Schulkindalter, in der Adoleszenz und im Erwachsenenalter sollten folgende Aspekte besonders die Diagnose einer hereditären Stoffwechselerkrankung nahelegen:

- eine positive Familienanamnese;
- episodische Exazerbationen und fluktuierende Krankheitsverläufe mit mittelfristigen Verschlechterungen, z. B. progrediente Organmanifestationen und speziell neurodegenerative Krankheitsverläufe;
- Symptome, die in die Kindheit oder Jugend zurückreichen, vielleicht ohne initial bereits eindeutigen Krankheitswert erlangt zu haben bzw. als krankheitsspezifisch angesehen zu werden;
- Krankheitssymptome mehrerer Organsysteme, besonders häufig unter Beteiligung des Nervensystems oder außergewöhnliche (komplexe) neurologische Symptomkonstellationen;
- unerklärliche auffällige Laborparameter oder neuroradiologische Befunde.

Manifestationsalter Akutmanifestationen angeborener Stoffwechselkrankheiten können in jedem Alter auftreten, vor allem schwer verlaufende Erkrankungen haben ihre Erstmanifestation bereits im Neugeborenen- und Säuglingsalter. ◘ Abb. 52.1 zeigt eine klinische Klassifikation sich akut manifestierender Stoffwechselkrankheiten mit Bezug auf das bevorzugte Manifestationsalter. Postnatal besteht fast immer ein (kurzes) asymptomatisches Intervall; Patienten entgleisen nach einem freien Intervall von meist Stunden bis Tagen. Typische metabolische Belastungssituationen, die metabolische Dekompensationen induzieren können, sind der postnatale Katabolismus, die Einführung von proteinreicher oder fruktosehaltiger Beikost, Inappetenz und Nahrungsverweigerung sowie gesteigerter Energiebedarf bei Infektionskrankheiten (insbesondere Gastroenteritiden), febrile Impfreaktionen, perioperative Nahrungskarenz und Unfälle. Prädilektionsalter für (rezidivierende) Stoffwechselentgleisungen sind aufgrund der geringen Katabolismustoleranz bei zugleich physiologisch abnehmendem Proteinbedarf und zunehmender Infektionsfrequenz das 2. Lebenshalbjahr sowie das Kleinkindalter.

Klinische Symptome und Differenzialdiagnose Insbesondere bei Neugeborenen ist die klinische Symptomatik oft unspezifisch, die häufigsten Fehldiagnosen sind Sepsis oder Hirnblutung. Lethargie, Muskeltonusveränderungen, Nahrungsverweigerung und Erbrechen treten gehäuft auf. Bei jedem sekundären Verfall eines primär gesunden Neugeborenen muss deshalb gleichberechtigt zu anderen Ursachen eine Stoffwechselerkrankung differenzialdiagnostisch verfolgt werden. Besonders verdächtig auf das Vorliegen einer Stoffwechselkrankheit sind eine (progrediente) Enzephalopathie, eine akute Hepatopathie und/oder eine Kardiomyopathie. Bei einigen anderen angeborenen Stoffwechselerkrankungen entsteht während einer Stoffwechselentgleisung ein charakteristischer Geruch, z. B. Maggi-artig bei Ahornsirupkrankheit oder Schweißfußgeruch bei Isovalerianacidurie und der Glutaracidurie Typ II. Da Stoffwechselkrankheiten sich prinzipiell in jedem Lebensalter manifestieren können, gelten analoge Überlegungen auch für die Zeit nach der Neonatalperiode.

Bei episodisch auftretenden Symptomen oder akuten Symptomverschlechterungen ist auf mögliche Triggerfaktoren zu achten wie Infektionen, Fieber, Impfungen, kürzlich eingenommene Mahlzeiten, Fasten oder Medikamente. Bei einzelnen Erkrankungen sind auch Verläufe mit Verschlechterung in der Kindheit und dann jahre- und jahrzehntelanger Stabilität bekannt (z. B. kongenitale Glykosy-

G.F. Hoffmann, M.J. Lentze, J. Spranger, F. Zepp (Hrsg.), *Pädiatrie*,
DOI 10.1007/978-3-642-41866-2_52,

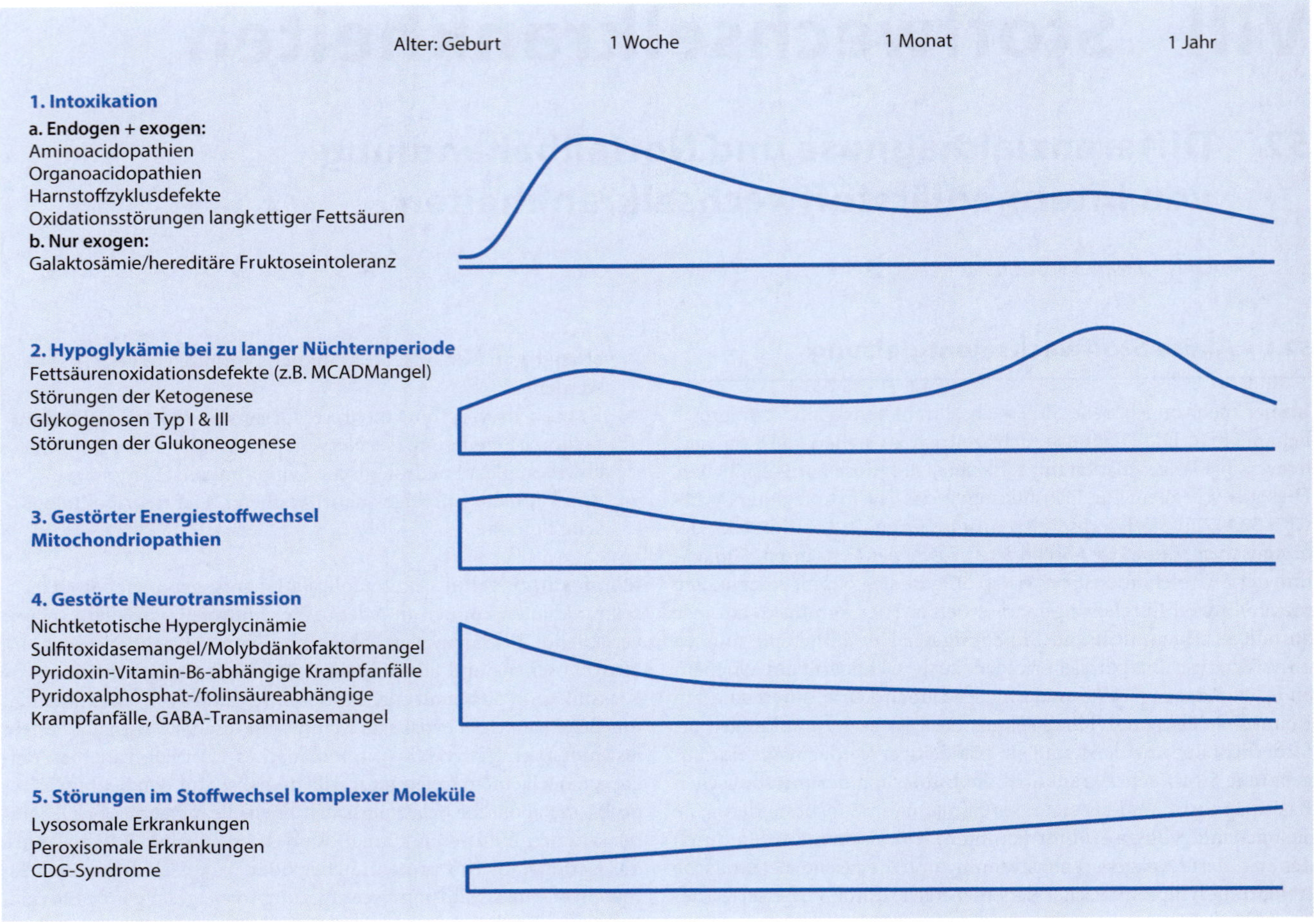

Abb. 52.1 Typisches Manifestationsalter von Stoffwechselkrankheiten im Neugeborenen- und Säuglingsalter. Die *x-Achse* gibt das Alter, die *y-Achse* den bevorzugten Manifestationszeitpunkt für jede Gruppe von Stoffwechselkrankheiten an. *CDG* kongenitale Glykolisierungsstörung; *GABA* γ-Aminobuttersäure; *MCAD* Medium-chain-Acyl-CoA-Dehydrogenase. (Mod. nach Hoffmann et al. 2010)

lierungsstörungen [CDG], Glutaracidurie I, Triosephophatisomerasemangel).

Epileptische Enzephalopathie Epileptische Enzephalopathien bei Neugeborenen und jungen Säuglingen sind relativ häufige kritische Notfallsituationen (▶ Kap. 39). Die Differenzialdiagnose konzentriert sich in der oft auf hypoxisch-ischämische, traumatische, infektiöse Ursachen sowie auf zerebrale Blutungen, Infarkte und Fehlbildungen. Die rasche Identifizierung behandelbarer Erkrankungen muss hierbei im Vordergrund stehen: Hypokalziämie, Hypomagnesiämie, Hypoglykämie (kongenitaler Hyperinsulinismus, Hypopituitarismus, Glykogenosen, Glukoneogenesedefekte, Störungen der Fettsäurenoxidation oder Ketogenese), Hyperammonämie (Harnstoffzyklusdefekte, klassische Organoacidurien, Fettsäurenoxidationsdefekte), Biotinidasemangel und andere Vitaminstoffwechselstörungen. Zusätzlich zur Bestimmung von Blutzucker und Elektrolyten, einschließlich Magnesium und Kalzium, müssen Ammoniak- und Laktatbestimmungen erfolgen und das Ergebnis des erweiterten Neugeborenenscreenings sofort erfragt bzw. als rasche Indikationsuntersuchung auf den Weg gebracht werden. Es ist zu betonen, dass eine diagnostisch richtungsweisende Hyperammonämie nicht zufällig im Rahmen einer allgemeinen laborchemischen Abklärung, sondern nur durch gezielte Diagnostik nachgewiesen werden kann.

Eine therapieresistente, bei der schwerwiegendsten Verlaufsform zum frühen Tode führende epileptische Enzephalopathie kennzeichnet die nichtketotische Hyperglycinämie und den sehr seltenen GABA-Transaminase-Mangel. Für beide Krankheiten existieren bislang keine befriedigenden Therapieansätze. Eine vergleichbare Symptomatik entwickeln Neugeborene, die an einer von Pyridoxin (Vitamin B_6) oder Pyridoxalphosphat (aktive Form des Vitamin B_6) abhängigen Enzephalopathie leiden (Pyridox[am]in-5'-Phosphat-Oxidase-Mangel). Die epileptische Enzephalopathie ist nicht mit Antiepileptika, sondern nur durch spezifische Substitution dieser Kofaktoren zufriedenstellend zu behandeln (▶ Abschn. 211.5).

Bei jedem Neugeborenen und jungem Säugling mit schwerer Enzephalopathie (therapieresistenter Epilepsie) müssen Behandlungsversuche sowohl mit Pyridoxin (100 mg als Bolus, bei Nichtansprechen Wiederholung mit jeweils Steigerung um 100 mg bis auf 500 mg gesamt), als auch mit Folinsäure (5 mg/kg KG/Tag über 3 Tage) und Pyridoxalphosphat (50 mg/kg KG/Tag über 3 Tage) durchgeführt werden. Aufgrund der Möglichkeit eines Atemstillstands sollte die Gabe von Pyridoxin und Pyridoxalphosphat unter intensivmedizinischer Überwachung durchgeführt werden. Pyridoxalphosphat liegt bislang nicht als lizensiertes Medikament vor.

Neugeborenenscreening Einige Stoffwechselkrankheiten im Protein- oder Fettsäurenstoffwechsel werden mittlerweile durch das erweiterte Neugeborenenscreening mittels Tandem-Massenspektrometrie erfasst (► Abschn. 64.2). Ein unauffälliges Ergebnis des Neugeborenenscreenings schließt viele sich möglicherweise bereits neonatal manifestierende Stoffwechselkrankheiten, z. B. Harnstoffzyklusdefekte, Propion- und Methylmalonacidurie sowie Energiestoffwechselstörungen *nicht* aus, da diese nicht zu den Zielkrankheiten des Neugeborenenscreenings in Deutschland gehören. Bei einigen Enzymdefekten, vor allem bei schwerer Ausprägung, können die Patienten zudem bereits vor Durchführung des Screenings oder vor Erhalt des Ergebnisses symptomatisch werden, z. B. bei der Galaktosämie. Gerade der Neonatologe muss also trotz eines erweiterten Screenings wachsam bleiben. Wurde das Neugeborenenscreening vor der aktuellen Verschlechterung des Kindes eingeleitet, soll das Ergebnis als Notfall erfragt und dem Screeninglabor eine Erweiterung des Untersuchungsauftrags erteilt werden.

52.2 Metabolische Basisdiagnostik

Einige über das klinisch-chemische Labor unmittelbar verfügbare Laborparameter können bei klinischem Verdacht auf das Vorliegen einer Stoffwechseldekompensation rasch die Weichen für eine gezielte metabolische Diagnostik und Therapie stellen und gehören daher zur metabolischen Basisdiagnostik (Tab. 52.1). Sie müssen konsequent in jedem Alter bei jedem unklaren, schweren, sich verschlechterndem Krankheitsbild, das differenzialdiagnostisch an einen metabolischen Notfall denken lässt, bestimmt werden. Die Interpretation der Basisdiagnostik erlaubt bereits erste differenzialdiagnostische Überlegungen.

Diagnostik der Hypoglykämie Hypoglykämien sind die häufigsten rasch zu bestimmenden Indikatoren einer Stoffwechselentgleisung. Für viele Stoffwechselerkrankungen ist mit der Zufuhr von Glukose in Höhe der endogenen Glukoseproduktionsrate bereits die entscheidende Therapie durchgeführt: Glukoneogenesedefekte, Glykogenosen, Fettsäurenoxidationsdefekte. Beim Hyperinsulinismus besteht ein signifikant erhöhter Glukosebedarf (► Abschn. 54.1). Die oft rasche Korrektur der Hypoglykämie als wesentliche Stoffwechselpathologie der genannten Krankheiten erschwert jedoch z. T. die diagnostische Einordnung. Diagnostische Proben müssen deshalb unbedingt zum Zeitpunkt der symptomatischen Hypoglykämie abgenommen werden. Oft unterbleibt dieses bei der Notwendigkeit einer raschen Notfalltherapie und in der Regel unerwartetem Auftreten. Eine wichtige Hilfe ist ein vorab zusammengestelltes, diagnostisches Hypoglykämie-Set, das alle für die Differenzialdiagnose einer akuten Hypoglykämie diagnostisch relevanten Abnahmeröhrchen sowie eine Guthrie-Karte und einen Urinbeutel enthält (► Übersicht). Diagnostische Hypoglykämie-Sets sollten in jeder pädiatrischen Notfallambulanz und Intensivstation bereit liegen. Der Urin, der erst nach Ausgleich der Hypoglykämie gewonnen wird, spiegelt noch die Stoffwechselsituation der Hypoglykämie wider.

Kit für die Hypoglykämiediagnostik

- **Freie Fettsäuren (FFS) und 3-Hydroxybutyrat** (EDTA-Plasma oder Serum); **Ketone** (Urinteststreifen): Eine deutliche Erhöhung der *FFS* zeigt an, dass eine aktive Lipolyse eingesetzt hat und die Hypoglykämie mit einer Fastenreaktion assoziiert ist. In dieser Situation sind „normale" (niedrige) Konzentrationen der *Plasmaketone* (3-Hydroxybutyrat reicht aus) und/oder ein negativer Urinstix auf Ketonkörper dringend verdächtig auf eine Störung der Fettsäurenoxidation oder Ketogenese.
- **Acylcarnitine** (Trockenblutkarte oder EDTA-Plasma): Mit diesem Test werden die meisten (nicht alle) Fettsäurenoxidationsstörungen und viele Organoacidurien erkannt.
- **Hormone** (Serum): Insulin ist vollständig supprimiert, wenn Blutzucker <2,5 mmol/l [45 mg/dl]), Kortisol (n >270 nmol/l). Jedes in der Hypoglykämie nachweisbare Insulin ist als pathologisch zu werten!
- **Laktat** (Blut, Na-Fluorid-Röhrchen): Eine Erhöhung kann auf eine Leberfunktionsstörung oder gestörte Glykogenolyse/Glukoneogenese hinweisen, findet sich jedoch auch bei Organoacidopathien, nach Krampfanfall oder einer schwierigen Blutentnahme.
- **Ersatzröhrchen** (Serum oder Plasma): ggf. notwendige weitere Analysen
- **Organische Säuren** (Spontanurin): diverse Stoffwechselkrankheiten, die eine Hypoglykämie verursachen können

Tab. 52.1 Notfalldiagnostik bei Verdacht auf metabolische Entgleisung

Metabolische Basisdiagnostik (Klinisch-chemisches Labor)[a]	Metabolische Spezialdiagnostik (Stoffwechsellabor)
– Ammoniak (cave! präanalytische Fehlerquellen)	*Metabolisches Notfallscreening:*
– Blutgasanalyse	– Acylcarnitinprofil (Trockenblut)
– Elektrolyte	– Aminosäuren (Plasma)
– Blutzucker	– Organische Säuren (Urin)
– Laktat	Genügend Material asservieren (tieffrieren):
– Ketostix im Urin	– Serum (1–2 ml)
– Differentialblutbild	– EDTA-Plasma (1–2 ml)
– CRP	– Urin (5 ml)
– Kreatinin	*Eventuell erforderliche erweiterte Spezialdiagnostik*
– Harnstoff	– Insulin, C-Peptid
– Harnsäure	– Freie Fettsäuren und Ketonkörper
– Triglyceride	– Carnitinstatus
– CK	– Homocystein
– AST, ALT	– Orotsäure und Orotidin im Urin
– Plasmatische Gerinnung	

[a] Die Bestimmung des Ammoniaks, der Blutgasanalyse, der Elektrolyte, des Blutzuckers und des Laktats im Blut sowie der Ketonkörper im Urin müssen ohne Zeitverzögerung rund um die Uhr verfügbar sein und die Laborergebnisse innerhalb von 30 min vorliegen.
ALT Alaninaminotransferase; *AST* Aspartataminotransferase; *CK* Kreatinkinase; *CRP* C-reaktives Protein.

Diagnostik der Hyperammonämie Aufgrund der hohen Neurotoxizität von Ammoniak ist das rasche Erkennen einer Hyperam-

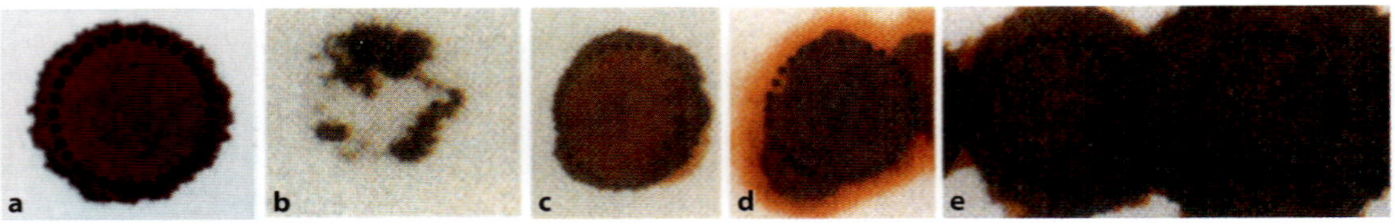

Abb. 52.2a–e Fehlerquellen der Probenabnahme auf Trockenblutkarten: **a** korrekt; **b** nicht ausreichende Menge; **c** inhomogen; **d** Serumringe; **e** Überladung der Karte

monämie besonders wichtig. Ammoniakerhöhungen finden sich als Symptom einer metabolischen Erkrankung insbesondere bei Harnstoffzyklusdefekten und klassischen Organoacidopathien, aber auch sekundär bei Fettsäurenoxidationsstörungen und Energiestoffwechselstörungen. In der Blutgasanalyse liegt bei Harnstoffzyklusdefekten initial oft eine respiratorische Alkalose vor. In dieser Kombination ist eine Hyperammonämie besonders charakteristisch für angeborene Harnstoffzyklusdefekte. Bei verzögerter Diagnostik und Verschlechterung der kardiorespiratorischen Situation kann die respiratorische Alkalose in eine metabolische Acidose übergehen. Die differenzialdiagnostische Abgrenzung gegenüber Organoacidopathien wird dann schwieriger. Wegweisend können in dieser Situation bei Organoacidopathien der Nachweis einer Anionenlücke($[Na^+ + K^+] - [Cl^- + HCO_3^-]$, normal <16 mmol/l) und ein positiver Ketostix im Urin sein, die ebenso wiehämatologische Auffälligkeiten (Anämie, Leukopenie, Thrombopenie) charakteristisch für viele Organoacidopathien sind.

Metabolische Spezialdiagnostik Bei manchen Stoffwechselkrankheiten können metabolische Krisen auch ohne richtungsweisende Befunde des klinisch-chemischen Labors auftreten, z. B. bei der Ahornsirupkrankheit oder der Glutaracidurie Typ I. Bei verdächtiger klinischer Konstellation kann es also indiziert sein, auch bei unauffälliger Basisdiagnostik die metabolische Spezialdiagnostik (Tab. 52.1) zu veranlassen.

Die metabolische Spezialdiagnostik erfordert die Analyse und Interpretation durch ein spezialisiertes Stoffwechselzentrum, zu dem bei entsprechendem Verdacht frühzeitig Kontakt aufgenommen werden sollte, um das Vorgehen zu planen. Die Ergebnisse von Acylcarnitinprofil (Trockenblut), Aminosäuren im Plasma und organischen Säuren im Urin müssen möglichst schnell, spätestens innerhalb von 24 h, verfügbar sein, auch nachts und am Wochenende. Mit diesen Untersuchungen lassen sich die akut interventionsbedürftigen Stoffwechselerkrankungen (Harnstoffzyklusdefekte, Organoacidopathien, Aminoacidopathien, Fettsäurenoxidationsstörungen) diagnostizieren. In Abhängigkeit von den Ergebnissen und der Gesamtkonstellation müssen diese Untersuchungen ggf. ergänzt werden. Dazu sollte schon in der Akutphase genügend Material asserviert werden. Auch bei im Intervall zuvor bestimmten unauffälligen Ergebnissen der metabolischen Spezialdiagnostik sollte diese bei einer akuten krisenhaften Verschlechterung wiederholt werden.

Probleme der Präanalytik Probleme der Präanalytik bestehen insbesondere für das Ammoniak und Laktat. Bei den Bestimmungen der Aminosäuren und organischen Säuren sind vollständige klinische Angaben, wie Abstand zur letzten Nahrungsaufnahme und Medikamenteneinnahme, sehr wichtig (► Übersicht).

Hinweise zur Vermeidung von Problemen bei der Präanalytik

- Ammoniak:
  - Ungestaute Blutentnahme
  - Sofort in Eiswasser stellen
  - Innerhalb von 15 min analysieren
  - EDTA- oder Li-Heparin-Röhrchen, kein NH_4-Heparin (ca. 600 µmol/l NH_3)
  - Sofort wiederholen, falls NH_3-Wert nicht zur klinischen Präsentation passt
  - Cave! Unterschiedliche Einheiten: µmol/l = mg/dl × 0,56
- Aminosäuren im Plasma:
  - Blutentnahme: mindestens 3,5–4 h nach der letzten Mahlzeit
  - (frühe postprandiale Entnahme: Erhöhung essenzieller Aminosäuren; lange Fastenphase: niedriges Profil, Erhöhung der verzweigtkettigen Aminosäuren [Leucin, Isoleucin, Valin] bei Ketose)
  - Zeitnah abzentrifugieren(Hämolyse: Arginin → Ornithin u. Taurin ↑)
  - Einfrieren des Plasmas (nicht des Vollbluts, sonst Hämolyse)
  - Bei Lagerung und Versenden bei Raumtemperatur: Desaminierung von Glutamin zu Glutamat und Asparagin zu Aspartat; Cystin ↓, Alanin und Glycin ↑
- Organische Säuren (Urin):
  - Konservierung mit 2 Trpf. Chloroform oder einigen Kristallen Natriumacid; alternativ: Versendung auf (Trocken-)Eis
  - Cave! Bakterielle Kontamination: Erhöhung von Succinat, Uracil, 2-Hydroxyglutarsäure, Methylmalonsäure und 3-Hydroxypropionsäure
- Acylcarnitine (Trockenblut): Mögliche Fehlerquellen

Diagnostik der Galaktosämie Bei Verdacht auf klassische Galaktosämie findet sich als Schnelltest eine positive Reduktionsprobe im Urin. Diese fällt aber auch bei anderen Substanzen (z. B. Glukose) positiv aus. Bei der klassischen Galaktosämie wird das Neugeborene oft vor Ergebnismitteilung des Neugeborenenscreenings symptomatisch. Bei entsprechendem Verdacht kann die Bestimmung der Galaktosemetabolite und die Enzymaktivitätsbestimmung aus der Trockenblutkarte vorgezogen werden.

52.3 Grundzüge der Notfallbehandlung

Bei dringendem Verdacht auf eine Stoffwechselerkrankung mit akuter Manifestation muss eine kalkulierte Notfalltherapie eingeleitet werden, bevor die definitive Diagnose gestellt ist. Die folgenden Prinzipien sollten bei unklarem schwerem Krankheitsgeschehen und Verdacht auf eine Intermediärstoffwechselkrankheit initial angewendet werden:

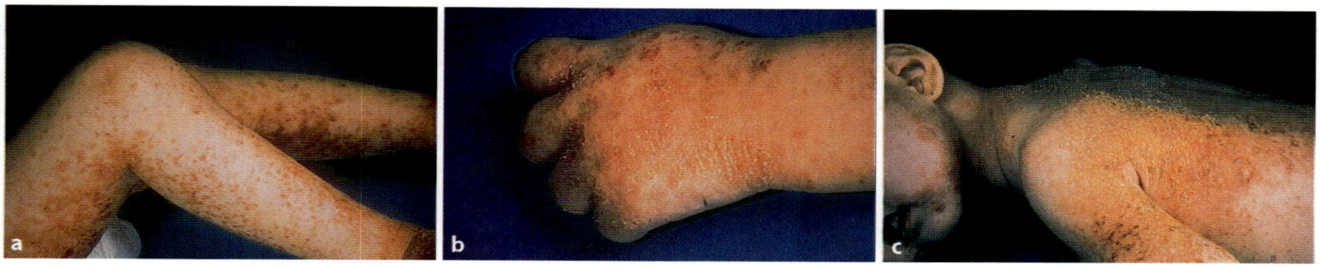

Abb. 52.3a–c Acrodermatitis acidaemica bei einer 5-jährigen Patienten mit Glutaracidurie Typ I nach 6-wöchiger Malnutrition und konsekutiver Hypoproteinämie, Hypoalbuminämie und erniedrigten Serumkonzentrationen von Isoleucin, Zink, Selen und Vitamin B_6. Das klinische Bild ähnelte einer Acrodermatitis enteropathica. Der Ausschlag begann mit feuchten, erythematösen Läsionen im Gesicht (insbesondere periorifiziell, nicht dargestellt) und breitete sich von hier aus über den Nacken und Rücken über die dorsalen Flächen der Hände, Füße, Unterarme und -schenkel bis in die Windelregion aus. Aus dem erythematösen Ausschlag entwickelte sich ein polyzyklisches Erythem und eine Desquamation an **a** Beinen, **b** Armen und Händen und **c** dem Stamm. Es erfolgte eine komplette Restitutio der dermatologischen Problematik nach adäquater Protein- und Energiezufuhr sowie der Supplementation von Vitaminen und Spurenelementen

- Erhalt oder Wiederherstellung einer anabolen Stoffwechsellage durch hohe Energiezufuhr;
- Reduktion der Produktion toxischer Metabolite durch vorübergehende Reduktion oder Stoppen der Zufuhr natürlichen Eiweißes;
- Rehydratation und ggf. Acidoseausgleich.

Eine adäquate Energiezufuhr ist besonders wichtig bei Stoffwechselkrankheiten, bei denen eine anabole Stoffwechsellage erreicht werden muss, d. h. Harnstoffzyklusdefekte, Organoacidopathien, Aminoacidopathien, Oxidationsstörungen langkettiger Fettsäuren. Erforderlich ist in der Regel die parenterale Zufuhr von Glukose (ca. 12–15 g/kg KG/Tag bei Neugeborenen; ca. 8–10 g/kg KG/Tag im Kleinkindalter, 6–7 g/kg KG/Tag bei Schulkindern) kombiniert mit Lipiden (2[–3] g/kg KG/Tag). Die exogene Zufuhr von Protein bzw. Fett muss in dieser Situation vorübergehend gestoppt werden. Mindestens genauso wichtig ist es, dem endogenen Gewebskatabolismus durch eine altersadaptierte, ausreichende exogene Energiezufuhr mittels oraler Kohlenhydratzufuhr bzw. intravenöser Glukosezufuhr entgegenzuwirken. Die Kombination mit Insulin verstärkt den anabolen Effekt und ist erforderlich, wenn während einer Ketoacidose eine periphere Insulinresistenz vorliegt (z. B. bei Propion- und Methylmalonacidurie) oder die körpereigene Insulinsekretion (transient) nicht ausreicht (z. B. bei Energiestoffwechselerkrankungen). Bei Stoffwechselkrankheiten im Proteinstoffwechsel sollte zusätzlich Fett als Energieträger gegeben werden. Vor dem Einsatz von Fett sollte unbedingt eine Fettsäurenoxidationsstörung ausgeschlossen sein. Eine absolute Proteinkarenz sollte nicht länger als 24 h (in Ausnahmefällen bis 48 h) durchgeführt werden, da sonst ein massiver endogener Proteinkatabolismus und ein erneuter Anstieg toxischer Metaboliten droht. Innerhalb dieser Zeit sollte eine dekompensierte Stoffwechsellage ausgeglichen und die Diagnose gestellt bzw. weitgehend eingegrenzt sein. Eine länger dauernde scharfe Proteinrestriktion führt innerhalb von Tagen bis Wochen zu einer schweren Dermatitis, Acrodermatitis acidaemica (Abb. 52.3).

Die beschriebenen Maßnahmen erfordern vor allem bei Erstmanifestation häufig rasch eine intensivmedizinische Behandlung. Zentrale Zugänge (insbesondere bei schwerer Hyperammonämie mit der Option zur extrakorporalen Entgiftung mittels Hämodialysefiltration oder -diafiltration) müssen rasch geplant werden. Besonders wichtig sind die Flüssigkeits- und Elektrolyttherapie einschließlich einer sorgfältigen Bilanzierung von Ein- und Ausfuhr. Um ein Hirnödem zu verhindern bzw. zu minimieren, sollten vor allem die Serumnatriumwerte im hochnormalen Bereich liegen.

Tab. 52.2 Metabolische Notfallbehandlung zu Hause: Maltodextrin

Alter	Maltodextrinlösung[a]		Volumen
Lebensjahr	%	kcal/100 ml	Tägliche Zufuhr
<1	10	40	150–200 ml/kg KG
1 bis <2	15	60	100–120 ml/kg KG
2 bis <6	20	80	1200–1500 ml
6 bis <10	20	80	1500–2000 ml
≥10	25	100	2000 ml

[a] Maltodextrinlösungen sollen alle 2 h (tagsüber und nachts!) verabreicht werden.

Notfallbehandlung zu Hause Familien diagnostizierter Patienten sollten nach ausführlicher Schulung in Kooperation mit dem Stoffwechselzentrum eine Notfalltherapie bei leichteren Verschlechterungen bereits zu Hause einleiten können. Sehr hilfreich sind Notfallausweise und schriftliche Notfallpläne. Für die Einschätzung der jeweiligen Situation ist jedoch eine aktuelle klinische Beurteilung entscheidend. Wenn das Kind nicht erbricht, seine Nahrung toleriert und es keine alarmierenden Symptome einer klinischen Verschlechterung, z. B. Acidoseatmung, epileptische Anfälle, Vigilanzstörung, zeigt, kann die Notfallbehandlung für einen eingeschränkten Zeitraum (bis zu 24 h) zu Hause durchgeführt werden. Während dieses Zeitraums sollten betroffene Kinder alle 2 h bezüglich der Veränderungen von Bewusstseinslage, Fieber und Nahrungstoleranz beurteilt werden. Wenn die Notfallbehandlung erfolgreich war und keine alarmierenden Symptome aufgetreten sind, soll im Anschluss hieran das ursprüngliche Behandlungskonzept über 24–48 h schrittweise wieder eingeführt werden. In Tab. 52.2 und 52.3 ist ein Schema für die häusliche Notfalltherapie proteinabhängiger Stoffwechselerkrankungen zusammengefasst.

Notfallmedikamente Zusätzlich zur Infusionstherapie kommen beim metabolischen Notfall verschiedene Medikamente zum Einsatz (Tab. 52.4). Diese sollten in jeder Klinik bzw. Intensivstation verfügbar sein.

Ammoniakentgiftung Besonders wichtig ist die rasche Entgiftung von Ammoniak. Ammoniak muss so schnell wie möglich aus dem Körper entfernt werden, da die neurologische Schädigung direkt mit

Tab. 52.3 Metabolische Notfallbehandlung zu Hause: Eiweiß

Eiweiß	Vorgehen
Natürliches Eiweiß	Reduktion oder vorübergehender Stopp bis zu 24(–48) h. Anschließend schrittweise Steigerung der Eiweißzufuhr innerhalb von 1–2 Tagen
ASM	ASM sollen bei Nahrungstoleranz analog zum Normalplan fortgeführt werden

ASM Präkursoraminosäurenfreie Aminosäurenmischungen (d. h. Mischung enthält nicht die Aminosäure[n], deren Abbau bei der Krankheit gestört ist).

Tab. 52.4 Notfallmedikamente

Medikament	Verfügbare Arzneimittel	Dosis (Notfallanwendung)
Betain (Orphan-Drug: Cystadane)	Pulver: 1 g Pulver enthält 1 g wasserfreies Betain	100–250 mg/kg KG/Tag p.o.
Biotin	z. B. 5 mg – Tabletten	10–15 mg/Tag p.o.; in 1 Dosis
Carglumsäure (Carbamylglutamat; Orphan-Drug: Carbaglu)	200 mg – Tabletten	Initialdosis: 100–250 mg/kg KG/Tag p.o.
Diazoxid	z. B. 25 mg – Kapseln	15 mg/kg KG/Tag p.o.; in 3 Dosen
Folsäure	z. B. 5 mg/ml – Ampullen	15 mg/kg KG/Tag i.v.; in 3 Dosen
Folinsäure (Ca-Folinat)	z. B. 10 mg/ml – Ampullen	3 mg/kg KG/Tag i.v.; in 1 Dosis
Glukagon	z. B. 1 mg/ml – Ampullen	i.v.-Bolus: 30–100 µg/kg KG (max. 1 mg); Dauerinfusion: 5–10 µg/kg KG/h
Hydroxocobalamin (Vitamin B_{12})	z. B. 0,5 mg/ml, 5 mg/ml – Ampullen	1(–5) mg/Tag i.m./i.v.; Einzeldosis
L-Arginin-HCl	L-Arginin-Hydrochlorid 21 %: 1 ml = 1 mmol L-Arginin	Kurzinfusion: 2 mmol/kg KG/90–120 min; Dauerinfusion: (1–)2(–4) mmol/kg KG/Tag
L-Carnitin	z. B. 200 mg/ml – Ampullen	i.v.-Bolus: 50 mg/kg KG (Organoacidurien); Dauerinfusion: 50–200 mg/kg KG/Tag
Na-Benzoat	Kein linzensiertes Medikament, nur chemische Zubereitung; 10 % Lösung = 100 mg/ml	Kurzinfusion: 250 mg/kg KG über 90–120 min; Dauerinfusion: 250 mg/kg KG/Tag
Na-Phenylbutyrat (Orphan-Drug: Ammonaps)	Pulver oder Tabletten; 1 g = 940 mg aktive Substanz	250 mg/kg KG/Tag p.o.; in 3 Dosen
Na-Benzoat/Na-Phenylacetat (1 : 1) (Orphan-Drug: Ammonul)	Nur für die intravenöse Rescuetherapie; 10 %/10 % (w/v)-Lösung	Kurzinfusion: 250 mg/kg KG/250 mg/kg KG über 90–120 min; Dauerinfusion: 250–500 mg/kg KG/250–500 mg/kg KG/Tag
Nitisinon (NTBC, Orphan-Drug: Orfadin)	2 mg – Kapseln	Startdosis: 1 mg/kg KG/Tag p.o.
Pyridoxalphosphat (aktive Form des Vitamin B_6)	Kein linzensiertes Medikament, nur chemische Zubereitung	30 mg/kg KG/Tag p.o.; in 3 Dosen
Pyridoxin-HCl (Vitamin B_6)	z. B. 50 mg/ml – Ampullen	100(–500) mg i.v.; Einzeldosis
Trometamol (TRIS-Puffer)	Zentraler Katheter erforderlich, ansonsten Gefahr der Gewebsnekrose	Äquimolar zur Pufferung bei Hypernatriämie

Medikamente i.v. in 30 ml/kg KG Glukose 10 % verdünnen und als Bypass zur laufenden Infusion geben. L-Carnitin, L-Arginin und Na-Benzoat können gemischt werden. Gesamtkalorien, Natriumgehalt und Flüssigkeitsmenge in der Einfuhrkalkulation berücksichtigen.

Höhe und Dauer der Hyperammonämie korreliert. L-Arginin kann bei allen Harnstoffzyklusdefekten (außer dem Arginasemangel) eingesetzt werden, da es bei diesen zur essenziellen Aminosäure wird. Natriumbenzoat und Natriumphenylbutyrat ermöglichen über die Konjugation mit Glycin bzw. Glutamin einen alternativen Stoffwechselweg zur Stickstoffelimination. Probatorisch kann zudem das Medikament Carbamylglutamat (Carbaglu) eingesetzt werden; es ist für die Dauerbehandlung bei Patienten mit N-Acetylglutamatsynthase-Mangel und für die Behandlung der akuten Hyperammonämie von klassischen Organoacidopathien zugelassen und sollte zudem für die Behandlung der akuten Hyperammonämie bei undiagnostizierten Patienten erwogen werden.

L-Carnitin Die Gabe von L-Carnitin ist bei Organoacidopathien von großer Bedeutung zur Behebung des sekundären Carnitinmangels und zur Entgiftung der vor dem Stoffwechselblock angestauten Acyl-CoA-Ester und Erhöhung der intrazellulären Verfügbarkeit des freien CoAs. Vorsicht ist allerdings bei Verdacht auf Vorliegen einer Oxidationsstörung langkettiger Fettsäuren (Kardiomyopathie!) geboten, da die Carnitingabe durch die vermehrte intramitochondriale Akkumulation langkettiger Acylcarnitine lebensbedrohliche Rhythmusstörungen auslösen kann.

Kofaktoren Bei verschiedenen Organoacidopathien sollte ein Therapieversuch mit Kofaktoren unternommen werden. Ein Therapieversuch mit Hydroxycobalamin ist indiziert bei allen Fällen von Methylmalonacidurie, vor allem Late-onset-Formen und bei Störungen im Cobalaminstoffwechsel. Biotin ist die Behandlung der Wahl beim Holocarboxylasesynthetasemangel und beim Biotinidasemangel. Bei der Glutaracidurie Typ II sollte ein Therapieversuch mit Riboflavin gemacht werden, wobei Patienten mit neonataler Manifestation hierauf in aller Regel nicht ansprechen

Tyrosinämie Typ I Bei der Tyrosinämie Typ I ist Nitisinon (NTBC, Orphan-Drug: Orfadin) das Mittel der Wahl. Nitisinon verhindert durch Blockierung eines dem eigentlichen Stoffwechselblock vorangehenden Stoffwechselschritts die Entstehung der hepato- und nephrotoxischen Metabolite.

Ahornsirupkrankheit Bei der Ahornsirupkrankheit muss frühzeitig mit der Zufuhr einer valin-, leucin- und isoleucinfreien Aminosäurenmischung begonnen werden, da diese zum Aufbau von Körpereiweiß benötigt wird und dadurch eine effiziente Senkung der im Blut erhöhten verzweigtkettigen Aminosäuren erreicht werden kann.

Homocysteinstoffwechselkrankheiten Krankheiten im Homocysteinstoffwechsel erfordern, in Abhängigkeit vom zugrunde liegenden Enzymdefekt, eine Behandlung mit Hydroxocobalamin, Folsäure, Pyridoxin, Betain und Methionin.

Hyperinsulinismus Bei der Behandlung des kongenitalen Hyperinsulinismus kommen in der Akutbehandlung neben einer hochdosierten Glukosezufuhr (10–30 mg/kg KG/min) akut Glukagon sowie Diazoxid, Octreotid und versuchsweise Nifedipin zum Einsatz.

Laktatacidose Bei kongenitalen Laktatacidosen sollte ein Therapieversuch mit Thiamin (u. a. Kofaktor der Pyruvatdehydrogenase), Riboflavin (Kofaktor aller mitochondrialen Acyl-CoA-Dehydrogenasen) und Biotin (u. a. Kofaktor der Pyruvatcarboxylase) erfolgen. Ein sekundärer Carnitinmangel wird mit L-Carnitin ausgeglichen. Hauptziel ist die Korrektur der metabolischen Acidose mit Natriumbicarbonat bzw. Trometamol (Tris-Puffer). Dichloroacetat vermag zwar das Laktat zu senken, verbessert aber nicht langfristig den klinischen Verlauf.

Extrakorporale Entgiftung Bei Erkrankungen vom Intoxikationstyp entscheiden die Dynamik der ersten 4–6 h und das klinische Gesamtbild darüber, ob extrakorporale Entgiftungsmethoden zum Einsatz kommen müssen. Diese sollten bei Neugeborenen und Säuglingen bei Ammoniakwerten >500 µmol/l sowie im späteren Lebensalter bei jeder konservativ nicht beherrschbaren symptomatischen Hyperammonämie (d. h. bei eingeschränkter Bewusstseinslage) rasch in die Wege geleitet werden. Bei der Ahornsirupkrankheit ist eine extrakorporale Entgiftung bei Leucinwerten im Plasma von >1,5 mmol/l (20 mg/dl) frühzeitig vorzubereiten. Die Wahl der Methode – kontinuierliche venovenöse Hämodialyse, -filtration oder -diafiltration, hängt meist von lokalen Gegebenheiten und Erfahrungen ab.

Kooperation mit Stoffwechselzentrum Diagnostik und Therapie akuter Entgleisungen von Intermediärstoffwechselkrankheiten erfordern die enge Kooperation mit einem spezialisierten Stoffwechselzentrum. Im Zweifelsfall sollte nicht gezögert werden, den Patienten zu verlegen, aber immer erst nach Einleitung der initialen Notfalltherapie mit einer adaptierten Glukoseinfusion. Von der raschen Diagnostik und unmittelbaren Therapieanpassung hängt entscheidend die Prognose des Kindes ab.

Literatur

Arbeitsgemeinschaft Pädiatrische Stoffwechselerkrankungen (APS): http://www.aps-med.de

Hoffmann GF, Zschocke J, Nyhan WL (2010) Inherited metabolic diseases – A practical approach. Springer, Berlin

Blau N, Hoffmann GF, Leonard J, Clarke JTR (2005) Physician's guide to the treatment and follow-up of metabolic diseases. Springer, Berlin

Saudubray JM, Van den Berghe G, Walter JH (2012) Inborn metabolic diseases, 5. Aufl. Springer, Berlin

Sarafoglou K, Hoffmann GF, Roth KS (2009) Pediatric endocrinology and inborn errors of metabolism. McGraw-Hill, New York

Zschocke J, Hoffmann GF (2012) Vademecum Metabolicum. Diagnose und Therapie erblicher Stoffwechselerkrankungen, 4. Aufl. Schattauer, Stuttgart

Dixon MA, Leonard JV (1992) Intercurrent illness in inborn errors of intermediary metabolism. Arch Dis Child 67:1387–1391

53 Krankheiten und Störungen des Eiweißstoffwechsels

J. Häberle, S. Kölker, G. F. Hoffmann

53.1 Harnstoffzyklusstörungen

J. Häberle

Definition und Epidemiologie Harnstoffzyklusstörungen (englisch: „urea cycle disorders", UCD) sind angeborene, oftmals lebensbedrohliche Krankheiten der Entgiftung von Ammoniak und der Biosynthese von Arginin. Ursache kann ein Defekt in einem der 5 Enzyme des Harnstoffzyklus, in einem Aktivatorenzym oder in einem von zwei beteiligten mitochondrialen Transportern sein (◘ Tab. 53.1). Zur Häufigkeit existieren keine gesicherten Zahlen, Schätzungen liegen im Bereich von 1 : 8000 bis 1 : 40.000.

Ätiologie und Pathogenese Der Harnstoffzyklus ist im menschlichen Körper der Hauptweg der Entgiftung von Ammoniak und ist als vollständiger Stoffwechselkreis ausschließlich in der Leber vorhanden und dabei sowohl im Zytosol als auch in den Mitochondrien lokalisiert (◘ Abb. 53.1).

Neben dem Harnstoffzyklus spielt die Ammoniakentgiftung in der Niere eine untergeordnete Rolle. In der Leber sind nur bestimmte Zellen auf die Funktion des Harnstoffzyklus spezialisiert; es sind dies die periportalen Hepatozyten, also die Zellen, die durch die Pfortader als erste vom ammoniakreichen, venösen Blut aus dem Gastrointestinaltrakt erreicht werden. In diesem Anteil des Blutstroms besteht die höchste Konzentration an Ammoniak (etwa 200–300 µmol/l, außerhalb der Pfortader im venösen Blut jenseits der Neugeborenenzeit 10–50 µmol/l), welches aus der Nahrung und aus bakteriellem Eiweißabbau im Darm stammt.

Der häufigste Harnstoffzyklusdefekt (UCD), der Ornithintranscarbamylasemangel (OTC-Mangel), wird X-chromosomal vererbt, alle übrigen UCD autosomal-rezessiv.

Pathophysiologie Die bedeutsamste Folge eines UCD ist der Anstieg von Ammoniak im Plasma (und im Liquor). Die resultierende Hyperammonämie (Definition für Neugeborene: >100 µmol/l; für alle Patienten außerhalb der Neugeborenenzeit: >50 µmol/l) betrifft vor allem das Gehirn und ist Ursache fast aller Krankheitszeichen bei UCD. Ammoniak wird im Gehirn in Astrozyten durch die Glutaminsynthetase energieabhängig sehr schnell zu Glutamin umgewandelt. Hieraus resultieren ein erhöhter zerebraler Energiebedarf sowie die zerebrale Akkumulation von Glutamin und aufgrund dessen osmotischer Wirkung die Entwicklung eines Hirnödems. Des Weiteren ist bei Argininmangel u. a. die Autoregulation der zerebralen Perfusion gestört.

Klinische Symptome und Verlauf Die Symptomatik von UCD ist nicht spezifisch; im Vordergrund stehen neurologische, psychiatrische und gastrointestinale Auffälligkeiten. Das zentrale Krankheitszeichen ist die neu aufgetretene Bewusstseinsstörung.

Beim Verlauf ist zwischen der akuten Manifestation und dem chronischen Verlauf zu unterscheiden. Etwa die Hälfte der Patienten erkrankt erstmals als Neugeborenes mit einem Häufigkeitsgipfel am 2. und 3. Lebenstag, also dem Zeitpunkt der ausgeprägtesten postpartalen Katabolie. Diese Patienten leiden oft an einem rasch progredienten Hirnödem und daraus resultierender fulminanter hyperammonämischer Enzephalopathie, die klinisch nicht von einer bakteriellen Sepsis unterschieden werden kann. Bei nicht rechtzeitigem Beginn einer spezifischen Therapie oder bei nicht ausreichend konsequentem Vorgehen droht eine Zunahme des Hirnödems mit irreversibler Schädigung und Behinderung oder Tod. Daher sollte bei jeder unklaren Bewusstseinsstörung, aber auch bei jedem Verdacht auf eine Neugeborenensepsis umgehend eine Ammoniakbestimmung erfolgen.

Auch im Langzeitverlauf sind UCD-Patienten von akuten hyperammonämischen Entgleisungen bedroht; ein besonderes Risiko besteht in katabolen Situationen, z. B. während Infekten, bei Fieber, längerem Fasten, perioperativ, im Wochenbett oder bei Kortisontherapie. Häufig bestehen zudem episodische Symptome, die z. T. diskreter Natur sein können und zunächst eher an neurologische oder psychiatrische Krankheitsbilder, an atypische Verläufe von Infektionen (z. B. Enzephalitis) oder an Intoxikationen denken lassen. Viele Patienten wählen eine eiweißarme, z. T. strikt vegetarische Ernährung. Dies unterstreicht die Bedeutung der Ernährungsanamnese vor allem bei der Abklärung unklarer neurologischer Krankheitsbilder. Bei jeder unklaren Bewusstseinsstörung ist eine Hyperammonämie auszuschließen.

Diagnose Der Verdacht auf einen UCD besteht unter Berücksichtigung der Differenzialdiagnosen stets bereits bei Nachweis einer Hyperammonämie. Um spezifische Hinweise auf einen UCD oder auf eine der Differenzialdiagnosen zu erhalten, müssen die folgenden Untersuchungen bei jeder unklaren Hyperammonämie durchgeführt werden: quantitative Messung der Aminosäuren im Plasma, Profil der Acylcarnitine im Trockenblut, organische Säuren im Urin, Orotsäure im Urin. Die Leitmetabolite der UCD sowie der häufigen Differenzialdiagnosen sind in ◘ Tab. 53.2 aufgeführt.

Zur Bestätigung der Diagnose sind in der Regel gezielte enzymatische oder genetische Untersuchungen notwendig. Nur bei Vorliegen einer Argininbernsteinsäurekrankheit ist dies nicht erforderlich, weil hier bereits der Nachweis von Argininbernsteinsäure im Plasma oder Urin diagnostisch ist. Bei der Bestätigungsdiagnostik bietet die Molekulargenetik gegenüber der Enzymatik den zusätzlichen Vorteil, dass bei Nachweis einer krankheitsauslösenden Mutation für weitere Schwangerschaften die Möglichkeit der Pränataldiagnostik besteht und Abklärungen innerhalb der Familie erleichtert sind.

Differenzialdiagnose Im Kindesalter sind die wesentlichen Differenzialdiagnosen andere angeborene Störungen des Aminosäurenstoffwechsels, vor allem Organoacidurien (▶ Abschn. 53.3), und Fettsäurenoxidationsdefekte (▶ Kap. 56). Diese werden oft bereits mit dem oben empfohlenen diagnostischen Procedere aufgedeckt. Daneben gibt es zahlreiche weitere, meist sehr seltene Stoffwechselkrankheiten, die mit Hyperammonämie einhergehen können (Beispiele sind in ◘ Tab. 53.3 aufgeführt).

Im Erwachsenenalter liegen einer Hyperammonämie vor allem erworbene Krankheiten der Leber (z. B. Leberzirrhose) zugrunde.

Therapie Akuttherapie Bei der Behandlung einer akuten Stoffwechselentgleisung bei vermutetem oder bekanntem UCD stehen die möglichst rasche Ammoniakentgiftung, der Stopp der exogenen Eiweißzufuhr und das Erreichen einer anabolen Stoffwechsellage im Vordergrund (s. auch ▶ Kap. 52). Bei Überschreiten einer Ammoniakkonzentration im Plasma von 500 µmol/l im

G.F. Hoffmann, M.J. Lentze, J. Spranger, F. Zepp (Hrsg.), *Pädiatrie*,
DOI 10.1007/978-3-642-41866-2_53, © Springer-Verlag Berlin Heidelberg 2014

Tab. 53.1 Die einzelnen Harnstoffzyklusstörungen. (Mod. nach Häberle 2011b)

Krankheit	Name des Enzyms/Transporters	Gen	Genort	OMIM-Nummer[a]
NAGS-Mangel	N-Acetylglutamatsynthase	*NAGS*	17q21.31	237310
CPS1-Mangel	Carbamoylphosphatsynthetase 1	*CPS1*	2p34	237300
OTC-Mangel	Ornithintranscarbamylase	*OTC*	Xp11.4	311250
ASS-Mangel (Citrullinämie Typ 1 = klassische Citrullinämie)	Argininosuccinatsynthetase	*ASS1*	9q34.11	215700
ASL-Mangel (Argininbernsteinsäurekrankheit)	Argininosuccinatlyase	*ASL*	7q11.21	207900
ARG1-Mangel (Hyperargininämie)	Arginase 1	*ARG1*	6q23.2	207800
HHH-Syndrom (Hyperornithinämie-Hyperammonämie-Homocitrullinurie-Syndrom)	Mitochondrialer Ornithin-Citrullin-Transporter ORNT1	*SLC25A15*	13q14.11	238970
Citrindefizienz (Citrullinämie Typ 2)	Citrin = Mitochondrialer Aspartat-Glutamat-Transporter	*SLC25A13*	7q21.3	603471 605814

[a] *OMIM* Online Mendelian Inheritance in Man (► http://www.ncbi.nlm.nih.gov/omim/).

Säuglingsalter (bzw. von 250 µmol/l ab dem Kleinkindalter) ist die Durchführung einer extrakorporalen Entgiftung mittels Hämodialyse oder Hämo(dia)filtration unbedingt zu erwägen, da dies zu einem schnelleren Absinken der Ammoniakkonzentration im Plasma führt als die metabolische Therapie. Um den endogenen Eiweißabbau zu unterdrücken, ist zwingend eine anabole Gesamtstoffwechsellage notwendig; hierfür ist in der Regel die parenterale Zufuhr von Glukose (ca. 14 g/kg KG/Tag bei Neugeborenen; ca. 8 g/kg KG/Tag bei älteren Kindern) sowie von Lipiden (2 g/kg KG/Tag) erforderlich. Außerdem stehen Medikamente zur Stickstoffentgiftung (Natriumbenzoat, Natriumphenylbutyrat) oder zum Ersatz von Metaboliten des Harnstoffzyklus (L-Citrullin, L-Arginin) zur Verfügung. In jedem Fall sollte Kontakt mit einem Stoffwechselzentrum aufgenommen und der Patient nach initialer Stabilisierung der Kreislauffunktionen in ein spezialisiertes Zentrum verlegt werden.

Langzeittherapie Die Langzeittherapie von UCD basiert auf drei Säulen:
- strikte Einhaltung einer eiweißarmen Diät,
- Ersatz von essenziellen Aminosäuren und Mikronährstoffen,
- Gabe von Natriumbenzoat und/oder Natriumphenylbutyrat sowie von L-Citrullin oder L-Arginin.

Neben der konservativen Behandlung mit Diät und Medikamenten stellt derzeit die Lebertransplantation die einzige kurative Therapie dar. Trotz der damit verbundenen Mortalität und Morbidität sollte diese bei allen Patienten mit ausgeprägter Stoffwechselentgleisung im Neugeborenenalter, aber auch bei Patienten mit rezidivierenden Hyperammonämien im weiteren Kindesalter mit Blick auf die Vermeidung zusätzlicher neurologischer Schäden erwogen werden.

Prognose Die Prognose von Patienten mit Manifestation eines UCD im Neugeborenenalter ist oftmals ungünstig. Ein Teil der Patienten kann trotz Maximaltherapie nicht stabilisiert werden bzw. hat bereits vor Therapiebeginn mit dem Überleben nicht vereinbare zerebrale Schäden entwickelt und stirbt während der ersten Stoffwechselentgleisung. Bei Überlebenden der neonatalen Entgleisung hängt die neurologische Prognose vor allem von der Dauer des hyperammonämischen Komas und der Höhe des maximal gemessenen Ammoniaks ab. Bei einer Ammoniakkonzentration von >1000 µmol/l verstirbt ca. die Hälfte aller Patienten; männliche Patienten mit einem OTC-Mangel und einer neonatalen Maninfestation haben die schlechteste Mortalitäts- und Morbiditätsprognose. Patienten mit Manifestation nach dem Neugeborenenalter sind ebenfalls von einem Versterben während der initialen Hyperammonämie bedroht. Eine normale neurologische Entwicklung ist nur bei Patienten ohne ausgeprägte Hyperammonämien zu erwarten.

53.2 Aminoacidopathien

S. Kölker, G. F. Hoffmann

Gemeinsames biochemisches Merkmal aller angeborenen Aminoacidopathien, die durch angeborene Defekte spezifischer Enzyme und Transporter verursacht werden, ist die Akkumulation charakteristischer Aminosäuren. Aminosäuren sind durch Farbreaktionen, z. B. Ninhydrinreaktion, in Körperflüssigkeiten einfach nachzuweisen, wodurch diese Gruppe angeborener Stoffwechselerkrankungen bereits frühzeitig identifiziert wurde. Aus historischen Gründen werden die Organoacidurien (► Abschn. 53.3) von den Aminoacidopathien unterschieden, da die Leitmetabolite der Organoacidurien erst durch die Entwicklung gaschromatografischer Methoden (Gaschromatografie/Massenspektromie, GC/MS) identifiziert werden konnten. Die meisten Organoacidurien basieren jedoch ebenfalls auf Enzymdefekten im Aminosäurenabbau.

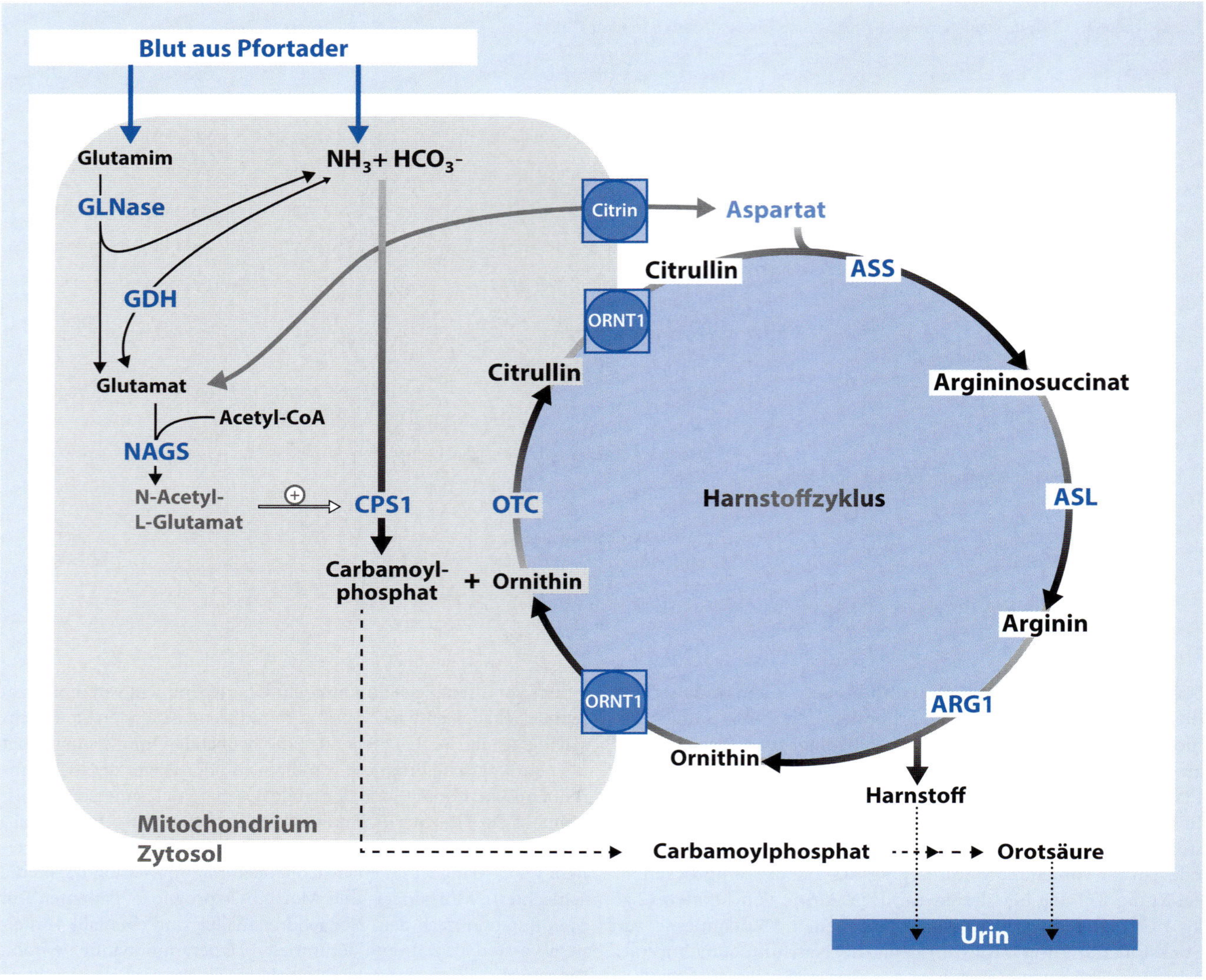

Abb. 53.1 Der Harnstoffzyklus. *ARG1* Arginase 1; *ASL* Argininosuccinatlyase; *ASS* Argininosuccinatsynthetase; *CPS1* Carbamoylphosphatsynthetase 1; *GDH* Glutamatdehydrogenase; *GLNase* Glutaminase; HCO_3^- Bicarbonat; *NAGS* N-Acetylglutamatsynthase; NH_3 Ammoniak; *ORNT1* Ornithin-Citrullin-Antiporter; *OTC* Ornithintranscarbamylase

53.2.1 Phenylalanin und Tyrosin

Der Stoffwechsel der Aminosäuren Phenylalanin-, Tyrosin- und Tetrahydrobiopterin ist in Abb. 53.2 dargestellt.

Phenylketonurie und Hyperphenylalaninämie

Definition und Epidemiologie Phenylalanin ist eine für den Menschen essenzielle, proteinogene Aminosäure. Die zytosolische Phenylalaninhydroxylase (PAH), die Tetrahydrobiopterin (BH_4) als Kofaktor benötigt, synthetisiert Tyrosin. Ein angeborener PAH-Apoenzymdefekt (98–99 % der Patienten) und ein BH_4-Stoffwechseldefekt (1–2 % der Patienten) bewirken eine Abbaustörung des Phenylalanins, die unbehandelt zu einer Hyperphenylalaninämie (HPA) und einem Tyrosinmangel führt. Die Inzidenz aller HPA-Formen beträgt in Deutschland ca. 1 : 6500 Neugeborene, die Heterozygotenfrequenz ca. 1 : 40. Folgende Formen einer HPA können unterschieden werden:

- Phenylketonurie: Behandlungsbedürftige HPA mit Enzymrestaktivität von <1 % (= klassische Phenylketonurie, HPA Typ I) bzw. 1–3 % (= milde Phenylketonurie, HPA Typ II) und einer Inzidenz in Deutschland von 1 : 10.000 Neugeborene. Patienten mit HPA Typ II haben eine höhere Phenylalanintoleranz als diejenigen mit Typ I. In Deutschland leben mehr als 6000 Personen mit behandlungsbedürftiger Phenylketonurie. Sie ist damit die häufigste Aminoacidopathie.
- Milde, nichtdiätpflichtige HPA (MHP, HPA Typ III): Benigne, nicht behandlungsbedürftige Form einer HPA mit Phenylalaninkonzentrationen im Plasma von <600 µmol/l und einer PAH-Restaktivität von >3 %. Von den Betroffenen weisen 20–30 % eine Responsivität gegenüber BH_4 auf.
- HPA durch BH_4-Mangel: Seltene Form einer HPA (1–2 %), die durch einen Defekt der BH_4-Synthese und -Regeneration hervorgerufen wird. BH_4 ist ebenfalls Kofaktor der Tyrosin- und Trytophanhydroxylase sowie der NO-Synthasen.

Abzugrenzen von einer HPA ist die maternale Phenylketonurie (PKU). Hierbei handelt es sich um eine Embryofetopathie, die bei Kindern von Müttern mit einer PKU oder MHP(!) ab einer Plasmaphenylalaninkonzentration von >360 µmol/l auftreten kann. Die betroffenen Kinder selbst haben keine PKU.

Tab. 53.2 Diagnostik der Harnstoffzyklusdefekte. (Mod. nach Häberle 2011b)

Krankheit	Charakteristische Metabolite	Diagnosesicherung durch
NAGS-Mangel	Erniedrigtes Citrullin im Plasma, normale/erniedrigte Orotsäure im Urin	Genetik oder Enzymatik (Leber)
CPS1-Mangel	Erniedrigtes Citrullin im Plasma, normale/erniedrigte Orotsäure im Urin	Genetik oder Enzymatik (Leber)
OTC-Mangel	Erniedrigtes Citrullin im Plasma, erhöhte Orotsäure im Urin	Genetik oder Enzymatik (Leber)
Citrullinämie Typ 1	Erhöhtes Citrullin im Plasma	Nachweis von deutlich erhöhtem Plasmacitrullin, Genetik
Argininbernsteinsäure-krankheit	Erhöhte Argininbernsteinsäure in Plasma oder Urin	Nachweis von Argininbernsteinsäure in Plasma oder Urin
Hyperargininämie	Erhöhtes Arginin im Plasma	Enzymatik (Erythrozyten) oder Genetik
HHH-Syndrom	Erhöhtes Homocitrullin im Urin	Enzymatik (Fibroblasten) oder Genetik
Citrullinämie Typ 2	Erhöhtes Citrullin, Arginin, Methionin, Threonin, Tyrosin, Lysin im Plasma	Genetik

CPS1 Carbamoylphosphatsynthetase 1; *HHH* Hyperornithinämie-Hyperammonämie-Homocitrullinurie; *NAGS* N-Acetylglutamatsynthase; *OTC*Ornithintranscarbamylase.

Tab. 53.3 Differenzialdiagnosen von Harnstoffzyklusstörungen

Krankheit	Biochemische Konstellation bzw. Nachweis von
Bedeutsame Differenzialdiagnosen von Harnstoffzyklusstörungen	
Methylmalonacidurie	Metabolische Acidose, Methylmalonsäure (OS im Urin), Propionylcarnitin (AC im Trockenblut)
Propionacidurie	Metabolische Acidose, 3-Hydroxy-Propionsäure und 2-Methylcitrat (OS im Urin), Propionylcarnitin (AC im Trockenblut)
Isovalerianacidurie	Metabolische Acidose, Isovalerylglycin und 3-Hydroxy-Isovaleriansäure (OS im Urin), Isovalerylcarnitin (AC im Trockenblut)
Fettsäurenoxidationsdefekte	Erhöhte spezifische Acylcarnitine (AC im Trockenblut)
Weitere seltene Differenzialdiagnosen	
Transitorische Hyperammonämie des Neugeborenen	Sehr hohes Ammoniak, normales Glutamin (Plasma)

AC Acylcarnitine; *OS* organische Säuren.

Seit den 1960er Jahren wird in Deutschland ein Screening auf das Vorliegen einer HPA durchgeführt. Aus den oben dargestellten Ausführungen wird ersichtlich, dass „HPA" per se keine Diagnose ist. Der Begriff lässt weder eine ätiologische Einordnung noch eine Aussage über die Behandlungsbedürftigkeit betroffener Individuen zu.

Ätiologie und Pathogenese Der HPA-Apoenzym-Mangel ist autosomal-rezessiv vererbt (*PAH*-Gen, Genlokus 12q23.2). Mehr als 500 krankheitsauslösende Mutationen im *PAH*-Gen sind bekannt (► http://www.pahdb.mcgill.ca/). Primäre Folgen des PAH-Mangels sind die HPA und der Tyrosinmangel. Diese manifestieren sich erst postnatal, da der PAH-Mangel intrauterin durch die mütterliche HPA-Aktivität funktionell kompensiert wird. Erhöhte Plasmaphenylalaninkonzentrationen führen u. a. durch Kompetition zu einem verminderten Transport mehrerer essenzieller Aminosäuren (u. a. Leucin, Isoleucin, Valin, Tryptophan, Tyrosin) über die Blut-Hirn-Schranke. Zudem stimuliert Phenylalanin im ZNS die AMPA- und NMDA-Rezeptoren, was langfristig zu einer Herunterregulation dieser Glutamatrezeptoren führt, und erhöht den Umsatz von Myelin und Myeloproteinen. Die nichtessenzielle Aminosäure Tyrosin wird bei der PKU zur essenziellen Aminosäure. Tyrosin wird für die Biosynthese des Neurotransmitters Dopamin, der Schilddrüsenhormone und des Pigmentfarbstoffs Melanin benötigt. Des Weiteren akkumulieren alternative Abbauprodukte des Phenylalanins, und zwar Phenylpyruvat (das ursprünglich namengebende Phenylketon), Phenyllaktat, Phenylacetat und Phenylacetylglutamin. Ihre pathophysiologische Bedeutung ist unklar.

Klinische Symptome und Verlauf In der Neonatalzeit zeigen PKU-Patienten keine klinischen Auffälligkeiten, ein mäuseartiger Geruch kann im Verlauf auftreten. Durch die schwerwiegende Störung der ZNS-Entwicklung und -funktion wird ab dem 3. Lebensmonat ein Zurückbleiben der psychomotorischen Entwicklung beobachtet; eine Mikrozephalie und eine irreversible, schwere Intelligenzminderung entwickeln sich (IQ überwiegend <40). Des Weiteren zeigen unbehandelte Patienten häufig eine Steigerung des

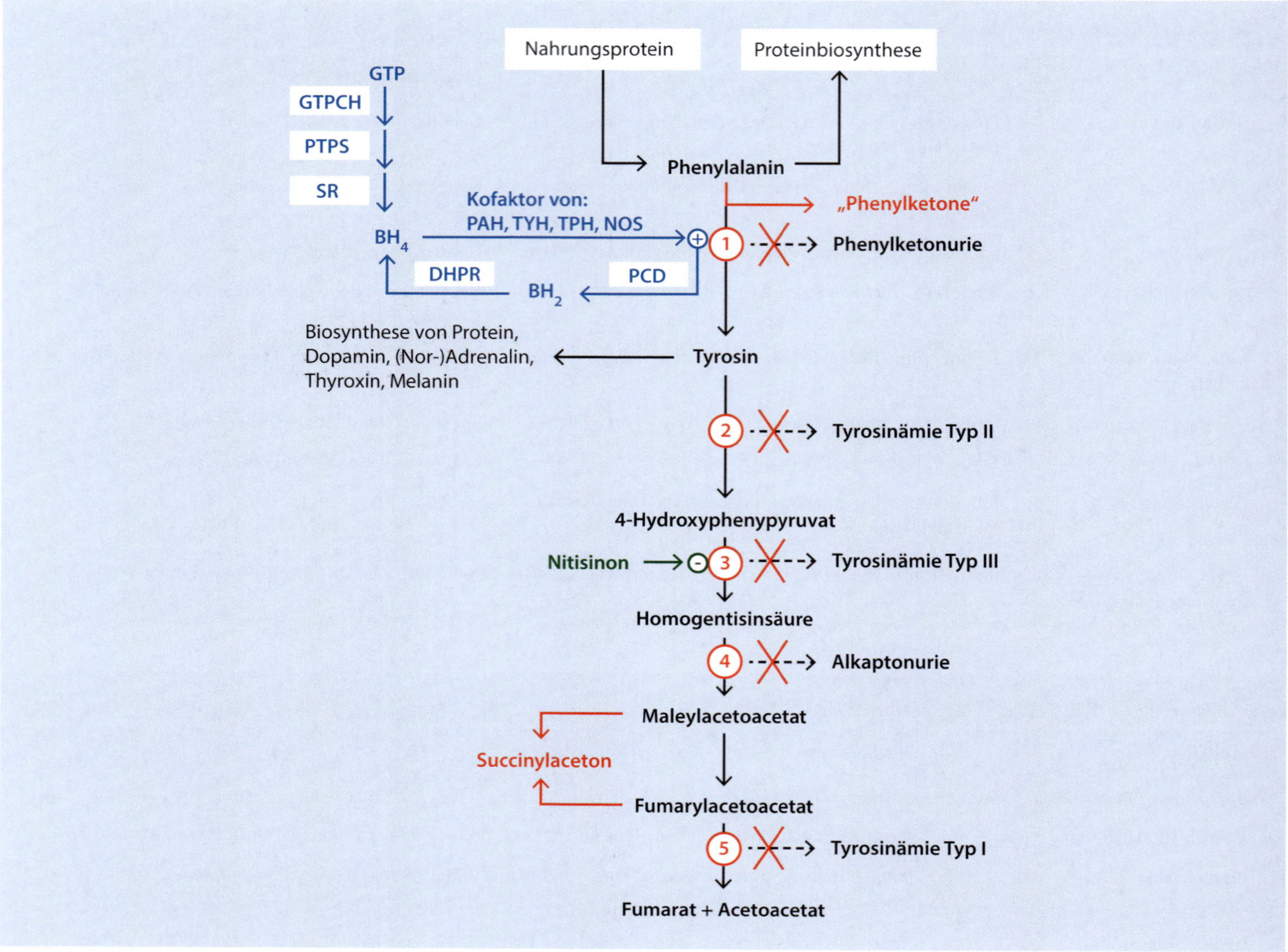

Abb. 53.2 Phenylalanin-, Tyrosin- und Tetrahydrobiopterinstoffwechsel. *1* Phenylalaninhydroxylase (PAH); *2* Tyrosinamintransferase; *3* 4-Hydroxyphenylpyruvatdioxygenase; *4* Homogentisinsäuredioxygenase; *5* Fumarylacetoacetathydrolase. *Blau:* Tetrahydrobiopterin (BH_4)-Stoffwechsel; *rot:* charakteristische Metaboliten der Phenylketonurie und Tyrosinämie Typ I; *grün:* Angriffspunkt für das Medikament Nitisinon. *BH_2* Dihydrobiopterin; *BH_4* Tetrahydrobiopterin; *DHPR* Dihydropterinreduktase; *GTP* Guanosintriphosphat; *GTPCH* Guanosintriphosphatcyclohydrolase; *PCD* Pterincarbinolamindehydratase; *NOS* Stickstoffmonoxidsynthase; *PTPS* 6-Pyrovyltetrahydropterinreduktase; *SR* Sepiapterinreduktase; *TPH* Tryptophanhydroxylase; *TYH* Tyrosinhydroxylase

Muskeltonus und der Muskeleigenreflexe sowie schwere erethische Verhaltensstörungen, Autismus, Angststörungen und Epilepsie. Seltener treten choreiforme und hyperkinetische Bewegungsstörungen auf. Hypopigmentierte, helle Haut, blondes Haar und blaue Skleren sind Folge des Melaninmangels. Neurodermatitisartige Ekzeme der Haut werden ebenfalls beobachtet. Kinder mit einer nichtdiätpflichtigen HPA hingegen entwickeln sich unbehandelt zumeist unauffällig. Bei Vorliegen einer HPA aufgrund eines BH_4-Mangels können bereits Neugeborene durch den vorliegenden Dopamin-, Serotonin- und Katecholaminmangel eine progrediente epileptische Enzephalopathie, einen infantilen Parkinsonismus, eine arterielle Hypotonie, Hypoglykämie und Temperaturregulationsstörungen entwickeln (► Abschn. 211.4).

Diagnose und Differenzialdiagnose Entscheidend für den Behandlungserfolg ist die frühzeitige Diagnosestellung, d. h. vor dem Auftreten irreversibler neurologischer Schäden mit Hilfe des seit mehr als 40 Jahren durchgeführten Neugeborenenscreenings aus getrocknetem Fersenblut (sog. Guthrie-Karte zu Ehren von Robert Guthrie). Screeningparameter ist ein erhöhtes Phenylalanin (Norm <120 µmol/l) sowie eine erhöhte Phenylalanin/Tyrosin-Ratio. Ein auffälliger Screeningbefund muss durch eine Untersuchung der Aminosäuren im Plasma und – zum Ausschluss eines BH_4-Mangels – der Pterine im Urin und der Dihydropterinreduktaseaktivität im Trockenblut verfolgt werden (s. AWMF-Leitlinie Nr. 027/021). Auf die Durchführung eines BH_4-Belastungstests kann ebenso wie auf eine molekulargenetische Untersuchung des *PAH*-Gens verzichtet werden. Für die Durchführung einer Leberbiopsie zur enzymatischen Bestimmung der PAH-Aktivität gibt es keine Indikation.

Therapie und Prognose Ab einer Phenylalaninkonzentration im Plasma von >600 µmol/l wird in Deutschland die Indikation zur Behandlung gestellt, in Großbritannien hingegen bereits ab 400 µmol/l und in den USA ab 420 µmol/l. Therapeutisches Ziel ist die (weitgehende) Normalisierung der Phenylalaninkonzentration im Plasma bei gleichzeitiger Vermeidung eines Mangels an essenziellen Nähr- und Mikronährstoffen. Die konkrete Umsetzung der phenylalaninarmen Diät orientiert sich wesentlich an der individuellen Phenylalanintoleranz. Bei Neugeborenen können 10–50 % der Eiweißmenge aus Muttermilch gegeben werden. Der restliche Bedarf wird über industriell gefertigte, phenylalaninfreie und mit essenziellen Nähr- und Mikronährstoffen angereicherte Aminosäurenmischungen gedeckt. Eine umfangreiche und regelmäßige Schulung von Eltern, Kindern und Jugendlichen ist von großer Bedeutung für den Therapieerfolg. Der Zielbereich der Phenylalaninkonzentration ist altersabhängig und wurde empirisch festgelegt, wiederum mit vor allem für Betroffene irritierenden Unterschieden zwischen einzelnen Ländern (1.–10. Lebensjahr: 40–240 µmol/l; 11.–16. Lebensjahr: 40–900 µmol/l; >16. Lebensjahr: 40–1200 µmol/l).

Bei neonatalem Beginn und konsequenter Durchführung der phenylalaninarmen Diät ist die Prognose sehr gut. Die Intelligenz liegt zumeist im Bereich der Norm (–0,5 bis –1,0 SD); einige Patienten zeigen jedoch Schul- und Konzentrationsprobleme, einen geringen feinschlägigen Tremor, eine Neigung zu Depressivität sowie emotionale und Persönlichkeitsstörungen. Jeder Aufschub des Behandlungsbeginns führt zu einem irreversiblen IQ-Verlust von ca. 1 IQ-Punkt pro Woche. Spät behandelte Patienten (nach dem 3. Lebensjahr) können ebenfalls von einer phenylalaninarmen Diät profitieren, da sich herunter die Epilepsie, Verhaltensstörungen und teilweise auch die kognitiven Fähigkeiten verbessern. Die geistige Behinderung ist jedoch nie reversibel.

Liegt der Phenylalaninspiegel unbehandelt dauerhaft unter 600 µmol/l (MHP), besteht in Deutschland derzeit keine Therapieindikation. Im 1. Lebensjahr sollte der Phenylalaninspiegel dieser Säuglinge einmal pro Monat untersucht werden, um einen möglicherweise noch erfolgenden Anstieg rechtzeitig zu erkennen. Mädchen müssen wegen der späteren Gefahr einer maternalen PKU langfristig an spezialisierte Stoffwechselzentren angebunden werden und bleiben (s. unten).

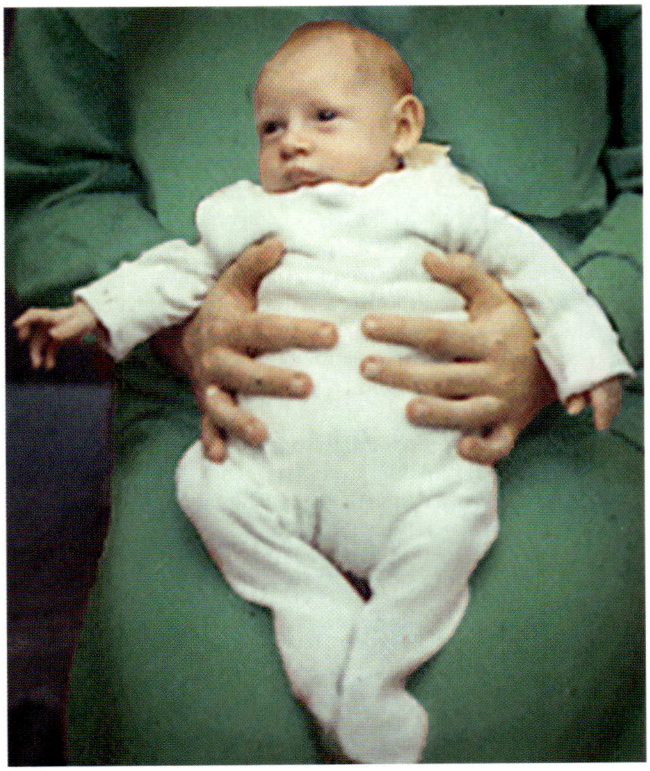

Abb. 53.3 Säugling mit maternaler Phenylketonurie, der neben der erheblichen Mikrozepphalie und Entwicklungsstörung an einem früh lebensbegrenzenden Herzfehler litt. (Mit freundl. Genehmigung von F. K. Trefz, Reutlingen)

Maternale Phenylketonurie

Ätiologie und Pathogenese Hohe mütterliche Phenylalaninspiegel induzieren bereits ab Konzentrationen von 360 µmol/l eine Embryofetopathie, die der Alkoholembryofetopathie ähnelt. Die Embryotoxizität von Ethanol und Phenylalanin kann durch einen ähnlichen Wirkmechanismus auf die glutamaterge Neurotransmission erklärt werden. Der fetale Blutkreislauf hat aufgrund des plazentaren Transports eine 1,5-fach höhere Konzentration als im mütterlichen Blut. Eine paternale PKU stellt hingegen keinen Risikofaktor für das ungeborene Kind dar.

Klinische Symptome Bei deutlich erhöhten Phenylalaninkonzentration (>1200 µmol/l) in der Schwangerschaft treten geistige Behinderung(92 %), Mikrozephalie (73 %), intrauterine Dystrophie (40 %) mit Geburtsgewicht <2500 g (9,6 %) sowie angeborene Herzfehler (12 %, insbesondere Pulmonalstenose) auf (Abb. 53.3). Des Weiteren nimmt das Risiko für skelettale Fehlbildungen zu. Diese Störungen entstehen mit geringeren Häufigkeit und Schwere auch schon bei niedrigeren Spiegeln ab 360 µmol/l.

Diagnose Bei jedem Kind mit der oben beschriebenen Symptomatik sollte an das Vorliegen einer maternalen Phenylketonurie gedacht werden. Die Diagnose wird durch den Nachweis einer erhöhten Phenylalaninkonzentration im mütterlichen Blut (!) gestellt. Bei Familien aus Ländern ohne Neugeborenenscreening ist diese Möglichkeit besonders zu erwägen.

Prophylaxe und Prognose Eine präkonzeptionell begonnene und während der gesamten Schwangerschaft fortgesetzte, streng phenylalaninarme Diät mit Absenkung der mütterlichen Phenylalaninkonzentration auf 120–360 µmol/l ist die einzig verlässliche Prophylaxe der maternalen PKU. Im 2. und 3. Trimenon erhöht sich die Phenylalanintoleranz als Ausdruck der hohen Proteinbiosyntheserate sowie der PAH-Aktivität des heterozygoten Feten.

Hyperphenylalaninämie durch Tetrahydrobiopterinmangel

▸ Abschnitt 211.4.

Tyrosinämie Typ I (hepatorenale Tyrosinämie)

Definition und Epidemiologie Die Tyrosinämien Typ I–III sind biochemisch durch erhöhte Plasmakonzentrationen von Tyrosin charakterisiert. Die Tyrosinämie Typ I wird aufgrund der klinischen Präsentation auch als hepatorenale Tyrosinämie bezeichnet. Die Inzidenz wird in Deutschland auf 1 : 150.000 Neugeborenen geschätzt.

Ätiologie und Pathogenese Die Krankheit wird durch eine autosomal-rezessiv vererbte Defizienz der Fumarylacetoacetathydrolase (*FAH*-Gen, Genlokus 15q25.1) verursacht. Das Enzym katalysiert den letzten Schritt des Tyrosinabbaus, wobei Fumarat und Acetoacetat aus Fumarylacetoacetat entstehen. Die FAH-Defizienz führt zu einer Akkumulation von Maleyl- und Fumarylacetoacetat sowie Succinylaceton. Maleyl- und Fumarylacetoacetat sind hepato- und nephrotoxisch und lösen eine (akute oder chronische) Hepatopathie und ein renales Fanconi-Syndrom aus. Succinylaceton hemmt die δ-Aminolävulinsäuredehydratase und damit die Porphobilinogensynthese, was zu einer porphyrieähnlichen Manifestation mit krisenhafter Neuropathie führt. Die Tyrosinerhöhung wird durch eine sekundäre Hemmung des Enzyms Tyrosinaminotransferase und die Hepatopathie ausgelöst.

Klinische Symptome und Verlauf Die klinische Manifestation ist variabel. Bezogen auf das Alter bei Auftreten der ersten Symptome werden akute (erste Symptome im 1. Lebenshalbjahr), subakute (2. Lebenshalbjahr) und chronische Verlaufsformen (nach dem 1. Lebensjahr, ca. 10 % aller Patienten) unterschieden. Die hepatische Manifestation steht im Vordergrund. Bei einem Drittel aller Patienten entwickelt sich bereits in der Neonatalzeit eine akute Hepatopathie, die mit gestörter Lebersynthese, Hepatomegalie, Ikterus, Hypoglykämie und Aszites einhergeht. Es entwickelt sich eine gemischte, mikromakronoduläre Leberzirrhose mit erhöhtem α-Fetoprotein. Das renale Fanconi-Syndrom begünstigt die Entwicklung einer hypophosphatämischen Rachitis. Akute Neuropathien können in jedem Lebensalter auftreten und werden u. a. durch Infektionskrankheiten getriggert (► Kap. 60).

Diagnose und Differenzialdiagnose Bei jedem Kind mit ungeklärter Lebererkrankung oder -versagen ist eine Tyrosinämie Typ I als Ursache auszuschließen. Pathognomonisch ist der Nachweis von Succinylaceton im Urin oder Blut. Die FAH-Aktivität kann in Lymphozyten und Fibroblasten bestimmt werden. Als Ausdruck der hepatischen Manifestation zeigt sich eine Erhöhung von Alaninaminotransferase (ALT) und Aspartataminotransferase (AST), freiem und konjugiertem Bilirubin, α-Fetoprotein und Ferritin sowie eine Absenkung der Vitamin-K-abhängigen Gerinnungsfaktoren. Als Ausdruck der Tubulopathie entwickeln sich eine generalisierte Hyperaminoacidurie, Glukosurie und Hyperphosphaturie.

Therapie und Prognose Wichtigste medikamentöse Therapie ist Nitisinon (Orphan-Drug: Orfadin, Wirkstoff: 2-[2-Nitro-4-trifluormethylbenzoyl]1-3-cyclohexandion; NTBC), das das Enzym 4-Hydroxyphenylpyruvatdioxygenase hemmt (◘ Abb. 53.2). Durch dieses Medikament wird die Tyrosinämie Typ I in eine Tyrosinämie Typ III umgewandelt und damit die Produktion hepato- und nephrotoxischer Metaboliten gestoppt. Zur Prävention okulokutaner Komplikationen (Tyrosinämie Typ II, s. unten) erhalten Patienten zudem eine tyrosin- und phenylalaninarme Diät. Plasmakonzentrationen von <500 µmol/l Tyrosin werden angestrebt. Der Langzeiterfolg der Therapie, insbesondere das Auftreten eines hepatozellulären Karzinoms, ist neben der Compliance wesentlich vom Startzeitpunkt der Nitisinon-Therapie abhängig. Das geringste Langzeitrisiko weisen Kinder auf, die bereits im 1. Lebenshalbjahr mit Nitisinon therapiert wurden. Eine Lebertransplantation ist bei Patienten mit akutem Leberversagen, das nicht auf Nitisinon anspricht, bei progredienter Leberzirrhose und dem Verdacht auf hepatozelluläres Karzinom frühzeitig zu erwägen. Die hepatischen und neurologischen Manifestationen werden hierdurch geheilt, die tubuläre Dysfunktion kann persistieren, vermutlich hervorgerufen durch die renale Succinylacetonproduktion.

Tyrosinämie Typ II (okulokutane Tyrosinämie)

Definition und Epidemiologie Die Tyrosinämie Typ II wird aufgrund ihrer klinischen Manifestation auch als okulokutane Tyrosinämie oder nach den Erstbeschreibern Richner-Hanhardt-Syndrom bezeichnet. Die Krankheit gilt als selten, ca. 100 Patienten wurden bislang beschrieben.

Ätiologie und Pathogenese Die Krankheit wird durch eine autosomal-rezessiv vererbte Defizienz der hepatischen Tyrosinaminotransferase (*TAT*-Gen, Genlokus 16q22.2) verursacht. Das Enzym katalysiert den ersten Schritt des Tyrosinabbaus, in dem Tyrosin in 4-Hydroxyphenylpyruvat umgewandelt wird. Der Defekt führt zu stark erhöhten Tyrosinkonzentrationen im Plasma (>1000 µmol/l Tyrosin, Referenzbereich 40–100 µmol/l). Die Wasserlöslichkeit von Tyrosin ist gering, so dass es insbesondere in kühleren Körperregionen (Cornea, Handflächen, Fußsohlen) zur Präzipitation von Tyrosinkristallen mit lokaler Entzündungsreaktion kommt.

Klinische Symptome und Verlauf Symptome können bereits im Säuglingsalter und mit einer Häufung in der kalten Jahreszeit auftreten. Ausgehend von einer schmerzhaften Konjunktivitis mit Fotophobie und Augentränen entwickeln sich korneale Erosionen und dendritische Ulzerationen, Vernarbungen der Hornhaut bis zum Sehverlust. Die Spaltlampenuntersuchung zeigt ein ähnliches Bild wie bei einer Keratitis herpetiformis; allerdings treten die Veränderungen beidseitig auf. Als charakteristische palmoplantare Hautveränderungen treten schmerzhafte Hyperkeratosen und entzündliche Erosionen mit Blasenbildung auf. Bei ca. der Hälfte der Patienten wird eine leichtgradige geistige Behinderung beobachtet.

Diagnose und Differenzialdiagnose Die okulokutane Manifestation in Kombination mit einer stark erhöhten Tyrosinkonzentration im Plasma sichert die Diagnose. Eine enzymatische oder molekulargenetische Bestätigung ist möglich. Zeichen einer hepatischen oder renalen Problematik (s. Tyrosinämie Typ I) fehlen.

Therapie und Prognose Wichtigstes Therapieprinzip ist die Senkung des Tyrosinspiegels im Plasma unter 500 µmol/l. Dies wird durch eine phenylalanin- und tyrosinarme Diät erreicht. Bei frühzeitigem Therapiebeginn ist die Prognose günstig.

Tyrosinämie Typ III und Hawkinsinurie

Ätiologie und Pathogenese Tyrosinämie Typ III wird durch eine autosomal-rezessiv vererbte Defizienz der 4-Hydroxyphenylpyruvatdioxygenase (*HPD*-Gen, Genlokus 12q24.31) verursacht. Das Enzym katalysiert den zweiten Schritt des Tyrosinabbaus, in dem 4-Hydroxyphenylpyruvat zu Homogentisinsäure umgewandelt wird. Die Hawkinsurie wird durch autosomal-dominante Mutationen im *HPD*-Gen verursacht. Bei der Tyrosinämie Typ III kommt es zu einer dem Typ II vergleichbaren Tyrosinerhöhung im Plasma, wobei selten Konzentrationen über 1200 µmol/l erreicht werden. Bei der Hawinkinsurie tritt nur intermittierend eine Tyrosinämie und eine metabolische Acidose auf. Zudem findet sich im Urin das namengebende Hawkinsin, (2-L-Cystein-S-yl-1,4-dihydroxycyclohex-5-en-1-yl)-Acetat.

Klinische Symptome, Verlauf und Therapie Variable neurologische Symptome (geistige Behinderung, Ataxie, Tremor, Mikrozephalie, Epilepsie) stehen bei den wenigen bislang identifizierten Patienten im Vordergrund. Okulokutane Manifestationen wurden bislang nicht berichtet. Bei Hawkinsinurie wurden Gedeihstörung und metabolische Acidose berichtet. Für beide Störungen ist die klinische Relevanz bislang unsicher. Die Therapie der Tyrosinämie Typ III erfolgt analog zum Typ II. Bei der Hawkinsurie gibt es nach heutigem Wissen keine Therapieindikation.

Alkaptonurie

Definition und Epidemiologie Die Alkaptonurie wurde 1902 von Garrod als erste angeborene Stoffwechselstörung des Menschen beschrieben. Die geschätzte Inzidenz liegt bei 1 : 250.000–1.000.000 Neugeborenen.

Ätiologie und Pathogenese Die Krankheit wird durch eine autosomal-rezessiv vererbte Defizienz der Homogentisinsäure-dioxygenase (*HGD*Pat-Gen, Genlokus 3q13.33) verursacht. Der Enzymdefekt führt zu einer Akkumulation von Homogentisinsäure und Benzochinonacetat, die toxisch auf den Kollagen- und Knorpelstoffwechsel wirken (Hemmung der Lysylhydroxylase) und Vorstufen des sich hauptsächlich im Bindegewebe und Knorpel ablagernden dunklen Pigments (ochronotisches Pigment) sind. Der Urin von Patienten dunkelt spontan oder nach Alkalisierung nach.

Klinische Symptome und Verlauf Die Dunkelfärbung des Urins kann bereits in der Kindheit beobachtet werden, die klinische Manifestation beginnt jedoch selten vor dem 2. oder 3. Lebensjahrzehnt. Hierbei zeigt sich die schmerzhafte, ochronotische Arthritis insbesondere an der Wirbelsäule, später an Hüft-, Knie- und Schultergelenken. Eine abnormale Pigmentierung der Herzklappen sowie pigmentierte Prostatasteine treten gehäuft auf.

Diagnose und Differenzialdiagnose Die erhöhte Homogentisinsäureausscheidung im Urin kann mittels GC/MS nachgewiesen werden. Die Tyrosinkonzentration im Plasma ist normal. Die Diagnose kann durch enzymatische und molekulargenetische Untersuchungen bestätigt werden.

Therapie und Prognose Eine phenylalanin- und tyrosinarme Diät führt nicht zu einer ausreichenden Reduktion der Homogentisinsäure. Die experimentelle Gabe von Nitisinon (s. Tyrosinämie Typ I) wurde versucht. Hohe Dosen von Ascorbinsäure werden in der Vorstellung eingesetzt, die Lysylhydroxylase zu stimulieren. Keine dieser Therapieoptionen wurde bislang in Langzeitstudien untersucht.

53.2.2 Glycin

Nichtketotische Hyperglycinämie (Glycinenzephalopathie)

Definition Historisch begründet wurden früher Patienten mit ketotischer und nichtketotischer Hyperglycinämie unterschieden. Als Ursachen der ketotischen Hyperglycinämie sind mittlerweile die Propion- und Methylmalonacidurie (▶ Abschn. 53.3.1, „Propionacidurie", „Isolierte Methymalonacidurie") identifiziert worden. Bei der nichtketotischen Hyperglycinämie liegt ein Primärdefekt im Glycinabbau vor. Die Inzidenz wird weltweit auf 1 : 60.000 Neugeborene geschätzt, sie stellt damit die zweithäufigste Aminoacidopathie dar.

Ätiologie und Pathogenese Die Krankheit wird durch eine autosomal-rezessiv vererbte Defizienz einer Untereinheit des sog. Glycine-cleavage-Systems (Proteine P, T, H, L) verursacht. Die meisten Defekte betreffen das Protein P (*GLDC*-Gen, Genlokus 9p24.1), seltener Protein T (*AMT*-Gen, Genlokus 3p21.31) und vereinzelt Protein H (*GCSH*-Gen, Genlokus 16q23.2). Das Enzymsystem baut Glycin zu Kohlendioxid und Ammoniak ab. Durch den angeborenen Defekt entsteht eine Hyperglycinämie. Glycin ist obligatorischer Koagonist der exzitatorischen NMDA-Rezeptoren und wirkt über Glycinrezeptoren als inhibitorischer Neurotransmitter. Des Weiteren wurden kürzlich angeborene Synthesestörungen von α-Liponsäure, einem Kofaktor des Glycine-cleavage-Systems, als weitere seltene Ursachen einer Hyperglycinämie identifiziert.

Klinische Symptome und Verlauf Die klinische Präsentation ist ausschließlich neurologisch. Die Mehrzahl aller Patienten manifestiert sich bereits in der Neonatalzeit (85 % mit schwerster, 15 % mit weniger schwerer Verlaufsform) (▶ Kap. 39). Von den sich nach der Neonatalzeit präsentierenden Patienten haben jeweils 50 % eine schwere bzw. weniger schwere Verlaufsform. Bei der neonatalen, ohne intensivmedizinische Intervention häufig rasch zum Tode führenden Form zeigt sich bereits in den ersten Lebensstunden und Tagen eine progrediente Lethargie, muskuläre Hypotonie, myoklonische Epilepsie mit Singultus und eine Apnoe. Überlebende Kinder entwickeln eine schwere geistige Behinderung, Mikrozephalie, spastische Zerebralparese und therapierefraktäre Epilepsie. Die infantile Verlaufsform ist durch muskuläre Hypotonie, schweren Entwicklungsrückstand und (myoklonische) Epilepsie gekennzeichnet.

Diagnose und Differenzialdiagnose Eine 10- bis 100-fach erhöhte Glycinkonzentration im Liquor in Kombination mit einem erhöhten Liquor/Plasma-Quotienten für Glycin (Referenzbereich <0,04) in zeitgleich entnommenen Liquor- und Plasmaproben ist richtungsweisend. Eine enzymatische und/oder molekulargenetische Bestätigungsdiagnostik sollte durchgeführt werden, u. a. für die genetische Beratung und zukünftige Pränataldiagnostik.

Therapie und Prognose Es gibt keine effektive Therapie. Eine frühzeitige Absenkung der Glycinkonzentration durch Natriumbenzoat und die Blockade von NMDA-Rezeptoren durch Dextrometorphan kann den Verlauf abmildern. Symptomatisch werden Antiepileptika, Sondennahrung und Physiotherapie eingesetzt werden. Die Prognose ist häufig infaust, einige Patienten mit schwerer neurologischer Symptomatik erreichen jedoch das Erwachsenenalter.

53.2.3 Verzweigtkettige Aminosäuren

Ahornsirupkrankheit

Definition und Epidemiologie Die Ahornsirupkrankheit wurde 1954 durch Menkes und Kollegen erstbeschrieben und erhielt ihren Namen nach dem charakteristischen Geruch unbehandelter Patienten, der durch die Bildung von Sotolon entsteht. Besonders intensiv ist der Geruch im Urin und Ohrenschmalz, kann jedoch fehlen. In Deutschland beträgt die Inzidenz ca. 1 : 140.000 Neugeborene, bei Mennoniten in Pennsylvania hingegen sind bis zu 1 : 200 Neugeborene betroffen.

Ätiologie und Pathogenese Die Krankheit wird durch eine autosomal-rezessiv vererbte Defizienz einer der 3 Untereinheiten (E1–3) der verzweigtkettigen 2-Oxosäurendehydrogenase (BCKDH) verursacht, die durch 4 Gene kodiert werden: E1-α-Untereinheit (*BCKDHA*-Gen, Genlokus 19q13.2), E1-β-Untereinheit (*BCKDHB*-Gen, Genlokus 6q14.1), E2-Untereinheit (*DBT*-Gen, Genlokus 1p21.2) und E3-Untereinheit (*DLD*-Gen, Chromosom 7q31.1). Die Untereinheit E1-β bindet Thiamindiphosphat als Kofaktor. BCKDH katalysiert den ersten irreversiblen Schritt im Abbau der verzweigtkettigen Aminosäuren Leucin, Isoleucin und Valin (■ Abb. 53.9). Durch oxidative Decarboxylierung entstehen aus verzweigtkettigen 2-Oxosäuren (z. B. 2-Oxoisocapronsäure) die korrespondierenden Koester (z. B. Isovaleryl-CoA). Die E3-Untereinheit ist neben der BCKDH auch Teil der Multienzymkomplexe 2-Oxosäurendehydrogenase (Zitratzyklus) und Pyruvatdehydrogenase. Die neurotoxischen Effekte der Ahornsirupkrankheit werden hauptsächlich durch Leucin und 2-Oxoisocapronsäure verursacht. Hohe Leucinspiegel im Plasma führen zu einer kompetitiven Hemmung des Transports neutraler Aminosäuren über die Blut-Hirn-Schranke. Die Folge ist ein zerebraler Mangel an essen-

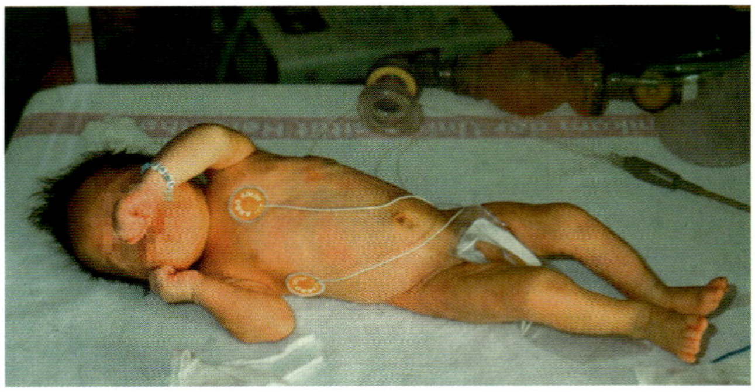

Abb. 53.4 Erstmanifestation einer Ahornsiruperkrankung bei einem 14 Tage alten Neugeborenen. Charakteristischerweise ist der Muskeltonus hyperton, oft bis zu einer opisthotonen Haltung. (Bildrechte liegen bei den Erziehungsberechtigten des Patienten)

ziellen Aminosäuren. Die akkumulierenden 2-Oxosäuren (insbesondere 2-Oxoisocapronsäure) interferieren zudem mit dem Zitratzyklus mit Störung des zerebralen Energiestoffwechsels.

Klinische Symptome und Verlauf Der klinische Verlauf ist variabel und korreliert mit der Restenzymaktivität. Bei der klassischen Verlaufsform (vollständiger BCKDH-Aktivitätsverlust), die bei 80 % aller Patienten vorliegt, entwickelt sich häufig bereits ab dem 3.–5. Lebenstag eine progrediente Enzephalopathie, die unbehandelt von Trinkschwäche, Hypo- oder Areflexie, muskulärer Rumpfhypotonie und Hypertonie der Extremitäten (Abb. 53.4) über epileptische Anfälle und Opisthotonus, respiratorische Insuffizienz und Koma in wenigen Tagen tödlich verlaufen kann. Im kranialen MRT-Bild zeigt sich ein Hirnödem. Im EEG zeigen sich kammartige Sharp-wave-Rhythmen (5–9 Hz) über der Zentralregion. Bei initial sehr hohen und lang bestehenden Leucinspiegeln ist mit bleibenden Zerebralschäden und Intelligenzminderung zu rechnen. Bei ca. 20 % der Patienten, die eine Restaktivität von 2–25 % aufweisen, ist mit weniger schweren Verläufen zu rechnen. Hierbei wurde ursprünglich eine intermittierende von einer intermediären Verlaufsform unterschieden, die jedoch fließend ineinander übergehen. Der Krankheitsbeginn liegt bei diesen Formen nach der Neugeborenenphase. Es treten Gedeihstörung, psychomotorische Entwicklungsstörung, Epilepsie sowie intermittierende Vigilanzminderung und Ataxie auf. Die Symptomatik ist fluktuierend und wird durch fieberhafte Infektionskrankheiten und proteinreiche Mahlzeiten getriggert. Die seltene thiaminresponsive Form ähnelt der intermittierenden Verlaufsform. Bei angeborenem Defekt der E3-Untereinheit entwickelt sich ein schweres Krankheitsbild mit neonataler Laktatacidose, Gedeihstörung und progredienter neurologischer Symptomatik.

Diagnose und Differenzialdiagnose Die Ahornsirupkrankheit ist Zielkrankheit des Neugeborenenscreenings. Zielparameter ist Leucin, das methodisch bedingt mittels Tandem-Massenspektrometrie (MS/MS) jedoch nicht von Isoleucin, Alloisoleucin und Hydroxyprolin abgegrenzt werden kann. Die Bestätigungsdiagnostik erfolgt durch eine Aminosäurenanalytik im Plasma. Das Aminosäurenmuster (erhöhtes Leucin, Isoleucin, Valin und Alloisoleucin) ist diagnostisch. Im Urin zeigt sich eine erhöhte Ausscheidung von verzweigtkettigen 2-Oxosäuren und Ketonkörpern. Eine enzymatische oder molekulargenetische Konfirmationsdiagnostik ist nicht zwingend erforderlich.

Therapie und Prognose Die Langzeitprognose ist günstig, wenn die Diagnosestellung in den ersten Lebenstagen erfolgt, eine adäquate Stoffwechseltherapie umgehend eingeleitet wird und es dauerhaft gelingt, die Leucinspiegel im Plasma weitgehend zu normalisieren (≤200 µmol/l im Kleinkind- und Vorschulalter). Andernfalls besteht ein hohes Risiko für die Entwicklung einer irreversiblen Intelligenzminderung. Grundlage der Stoffwechseltherapie ist eine lebenslange leucinarme Diät. Zur Vermeidung weiterer Stoffwechselentgleisungen ist bei katabolismusinduzierenden Situationen (z. B. Infektionskrankheiten) eine Notfalltherapie erforderlich (▶ Kap. 52). Bei schwerer Enzephalopathie sollen extrakorporale Entgiftungsverfahren schnellstmöglich zur Anwendung kommen. Die Lebertransplantation ist bei einigen Kindern erfolgreich durchgeführt worden. Aus den USA liegen zudem optimistische Verlaufsdaten für Kinder mit frühzeitiger Lebertransplantation vor.

53.2.4 Schwefelhaltige Aminosäuren

Klassische Homocystinurie

Definition und Epidemiologie Die nicht proteinogene, schwefelhaltige Aminosäure Homocystein entsteht als Produkt der Methylgruppenübertragung von Methionin auf DNA, RNA, Proteine, Lipide und andere Moleküle (z. B. Kreatin). S-Adenosylmethionin (SAM) entsteht aus Methionin und ist der wichtigste Methylgruppendonor des menschlichen Körpers. Nach Übertragung der Methylgruppe durch Methyltransferasen entsteht S-Adenosylhomocystein (SAH), das zu Adenosin und Homocystein hydrolysiert wird. Homocystein wird zu ähnlich großen Anteilen entweder zu Methionin remethyliert oder abgebaut (Abb. 53.5). Die klassische Homocystinurie ist weltweit selten (Inzidenz ca. 1 : 100.000–300.000 Neugeborene); die höchste Inzidenz wird in Katar (ca. 1 : 2000 Neugeborene) gefunden; B_6-abhängige Erkrankungen sind evtl. deutlich häufiger. Homocystinurien infolge von Störungen des intrazellulären Cobalamin-(Vitamin-B_{12})-Stoffwechsels werden in ▶ Abschn. 53.3.1 behandelt.

Ätiologie und Pathogenese Die klassische Homocystinurie wird durch eine autosomal-rezessiv vererbte Defizienz des Enzyms Cystathionin-β-Synthase (*CBS*-Gen, Genlokus 21q22.3) verursacht. Das von Pyridoxalphosphat (aktives Vitamin B_6) abhängige Enzym katalysiert den ersten Schritt des Transsulfurierungswegs zum Abbau des Homocysteins. Direkte biochemische Folge des Enzymdefekts ist eine stark erhöhte Homocysteinkonzentration im Plasma (150–400 µmol/l, Referenzbereich <12 µmol/l). Als Folge wird Homoystein durch eine N-Homocysteinylierung von Lysinresten vermehrt in Proteine eingebaut, wodurch sich deren Funktion ändert. Beispielsweise wirkt N-Homocystein-Fibrinogen prothrombotisch; zudem kommt es zu Veränderungen der Kollagenstruktur. Des Weiteren stimuliert Homocystein NMDA-Rezeptoren und wirkt in hohen Konzentrationen exzitotoxisch.

Klinische Symptome und Verlauf Durch die negativen Effekte von Homocystein auf Gefäße, Bindegewebe und Nervenzellen entwickelt sich bei unbehandelten Patienten eine Multisystemerkrankung. Gefäßerkrankungen (Infarkte, Thrombosen, Embolien) können bereits im Kindesalter auftreten und sind die häufigste Todesursache. Eine beidseitige Linsenektopie (>90 % zwischen dem 3.–10. Lebensjahr; Abb. 53.6) ist ein Kardinalsymptom. Weitere ophthalmologische Symptome können auftreten (rasch progrediente Myopie, Katarakt, Glaukom, Retinadegeneration). Etwa 30 % der Patienten entwickeln einen marfanoiden Habitus (Abb. 53.6). Osteoporose tritt bereits im Kindesalter beginnend an der Wirbelsäule und anschließend

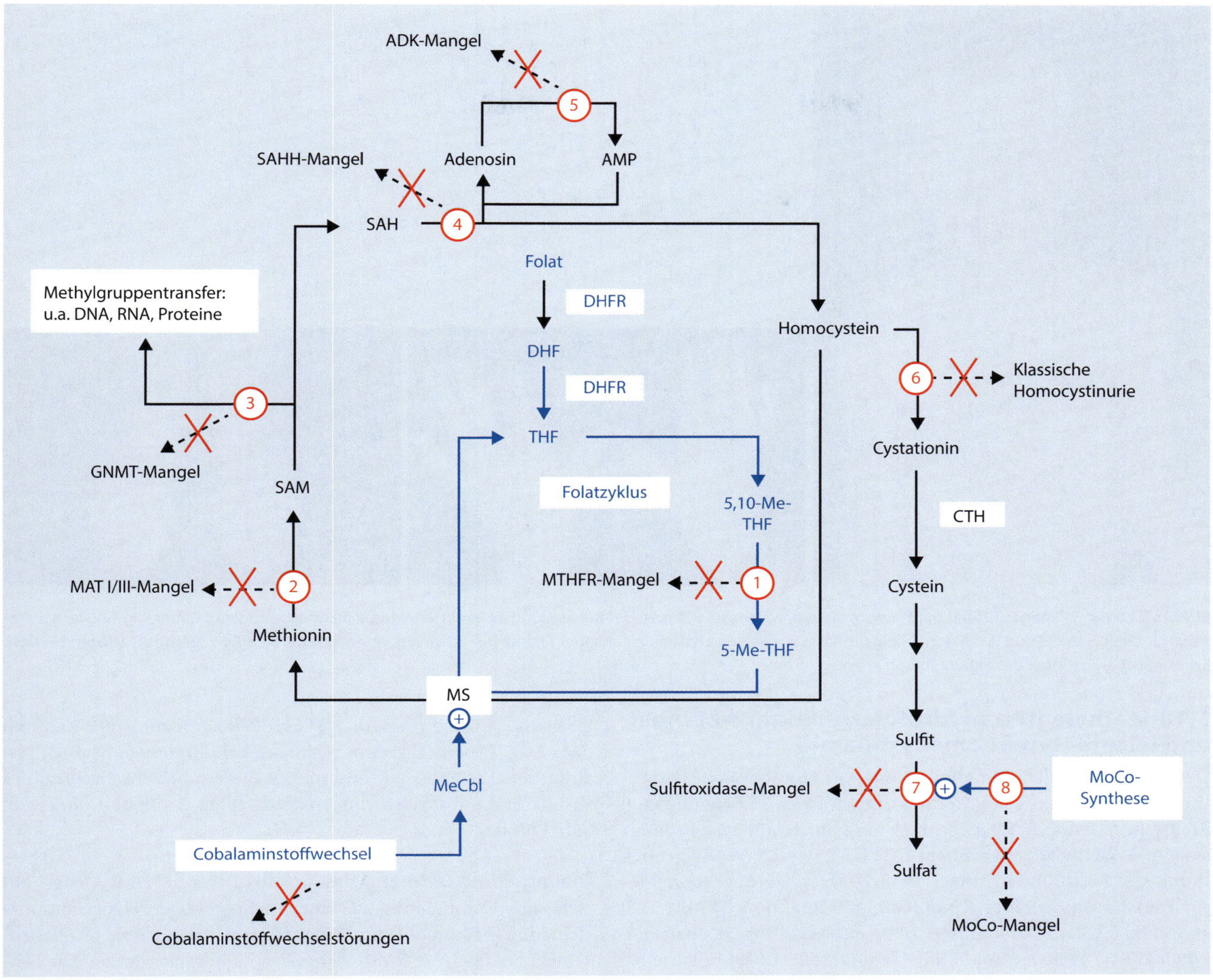

Abb. 53.5 Schwefelhaltige Aminosäuren: Zytosolischer Methylgruppentransfer, Remethylierung und Transsulfurierungsweg. *1* 5,10-Methylentetrahydrofolat-Reduktase *(MTHFR)*; *2* Methioninadenosyltransferase I/III *(MAT I/III)*; *3* Glycin-N-Methyltransferase *(GNMT)*; *4* S-Adenosylhomocysteinhydrolase *(SAH, SAHH)*; *5* Adenosinkinase *(ADK)*; *6* Cystathionin-β-Synthase (Kofaktor: Pyridoxalphosphat, nicht dargestellt); *7* Sulfitoxidase; *8* Enzyme der Molybdänkofaktorsynthese *(MoCo)*. *Blau:* Kofaktorstoffwechsel (Cobalaminstoffwechsel, Folatzyklus, Molybdänkofaktor). Für Details und Störungen des Cobalaminstoffwechsel ► Abschn. 53.3.1). Weitere Abkürzungen: *5-Me-THF* 5-Methyltetrahydrofolat; *AMP* Adenosinmonophosphat; *CTH* Cystathionin-γ-Lyase; *DHFR* Dihydrofolatreduktase; *MeCbl* Methylcobalamin; *MS* Methioninsynthase; *SAM* S-Adenosylmethionin; *THF* Tetrahydrofolat

generalisierend auf. Die Mehrzahl der unbehandelten Patienten entwickelt eine psychomotorische Entwicklungsstörung, bei 20 % entwickelt sich eine Epilepsie. Pyramidale und extrapyramidale Bewegungsstörungen sowie psychiatrische Erkrankungen treten ebenfalls auf.

Diagnose und Differenzialdiagnose Diagnostisch ist die Kombination einer erhöhten Plasmakonzentration von Homocystein (150–400 µmol/l) und Methionin. Homocystein wird zudem vermehrt im Urin ausgeschieden (namensgebend). Andere Formen der Hyperhomocysteinämie (s.u. „5,10-Methylentetrahydrofolatreduktase-Mangel" und ► Abschn. 53.3.1, „Störungen des intrazellulären Cobalaminstoffwechsels") und Hypermethioninämie (s.u. „Hypermethionämien") sind hiervon abzugrenzen.

Therapie und Prognose Therapeutisches Ziel ist die Vorbeugung schwerer Organkomplikationen durch Absenken des Homocysteinspiegels im Plasma. Die Hälfte der Patienten spricht auf pharmakologische Dosen von Vitamin B_6 an, das die Restenzymaktivität stimuliert. Sinkt der Homocysteinspiegel nicht unter 50 µmol/l, wird (zudem) eine methioninarme Diät eingesetzt. Durch Gabe des natürlichen Methylgruppendonors Betain (Orphan-Drug: Cystadane) wird die Remethylierung von Homocystein zu Methionin aktiviert. Günstig kann sich zudem die Stimulation der Methioninsynthase durch Applikation von Folsäure und Vitamin B_{12} auswirken. Häufig gelingt es bei Patienten ohne Vitamin-B_6-Responsivität jedoch nicht, die Homocysteinkonzentration dauerhaft auf unter 40–50 µmol/l abzusenken. Die Prognose der Erkrankung hängt wesentlich vom Alter bei Diagnosestellung und der konsequenten Therapieführung ab.

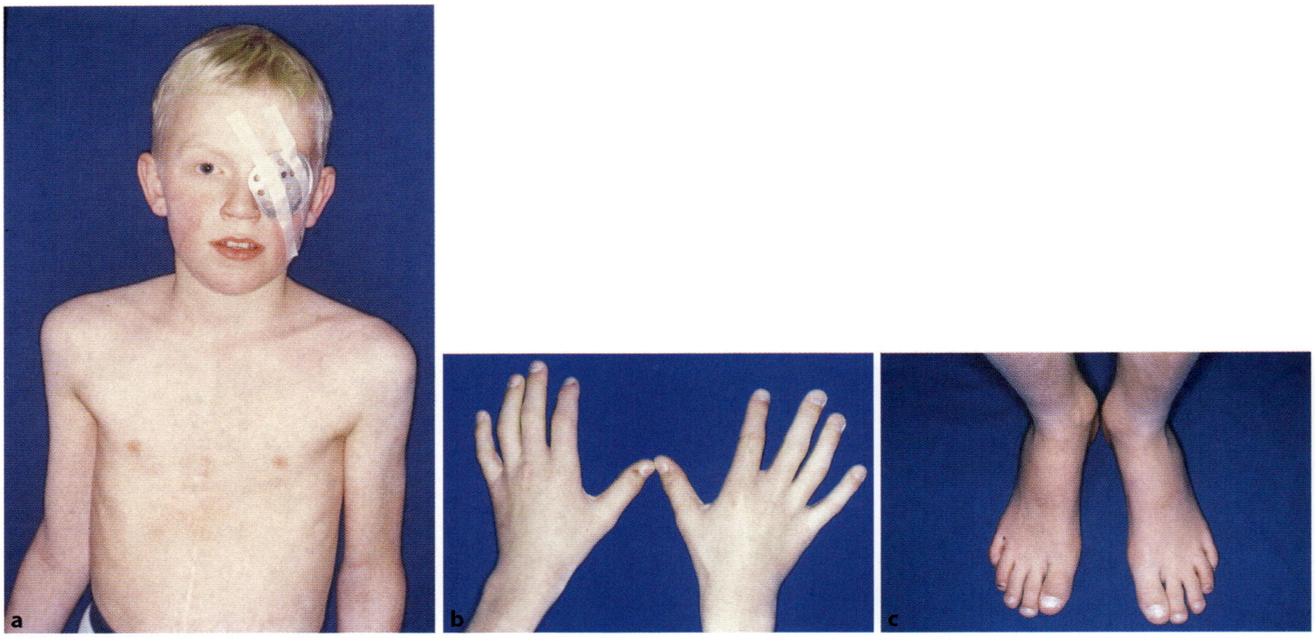

Abb. 53.6a–c 9-jähriger Patient mit Homocystinurie, welche im Rahmen der Behandlung einer Linsenektopie diagnostiziert wurde. Auffällig sind ferner ein **a** marfanoider Habitus und **b, c** Arachnodaktylie. Der Junge war bereits zuvor an einer Kielbrust (Pectus carinatum) operiert worden. (Bildrechte liegen bei den Erziehungsberechtigten des Patienten)

5,10-Methylentetrahydrofolatreduktase-Mangel und leichte Hyperhomocystinämie

Definition Bei der Remethylierung von Homocystein zu Methionin werden exogene Methylgruppen in den körpereigenen Methylgruppenpool aufgenommen und auf Homocystein übertragen. 5-Methyltetrahydrofolat (MTHF), dessen Methylgruppe durch die Methioninsynthase (= 5-MTHF: Homocystein-Methyltransferase) in einer B_{12}-abhängigen Reaktion (Abb. 53.5; ► Abschn. 53.3.1, „Störungen des intrazellulären Cobalamin-[Vitamin-B12-]Stoffwechsels") auf Homocystein übertragen wird, spielt eine zentrale Rolle. Die Bereitstellung von 5-MTHF aus 5,10-Methylentetrahydrofolat im sog. Folatzyklus wird durch das Enzym 5,10-Methylentetrahydrofolatreduktase (MTHFR) katalysiert. Der MTHFR-Mangel ist äußerst selten. Genaue epidemiologische Angaben liegen nicht vor.

Ätiologie und Pathogenese Die Krankheit wird durch eine autosomal-rezessiv vererbte MTHFR-Defizienz (*MTHFR*-Gen, Genlokus 1p36.22) verursacht. Hieraus resultiert eine Hyperhomocysteinämie und eine Hypomethioninämie. Aus dem Methioninmangel resultiert ein SAM-Mangel mit Synthesestörung wichtiger Bausteine des sich entwickelnden Organismus. Dieser Mangel wirkt sich bereits in utero aus. Im Gegensatz hierzu führt der bei 5 % der Bevölkerung vorliegende homozygote MTHFR-Polymorphismus p.Cys677Thr zu einer thermolabilen Enzymvariante mit eingeschränkter Aktivität und hieraus resultierender hochnormaler bis leicht erhöhter Homocysteinkonzentration im Plasma.

Klinische Symptome und Verlauf Beim MTHFR-Mangel kommt es bei Vorliegen der schwersten Verlaufsform bereits im Neugeborenen- oder frühen Säuglingsalter zum Auftreten einer progredienten epileptischen Enzephalopathie, Mikrozephalie und schwerster Störung der psychomotorischen Entwicklung. Bei späterer Manifestation stehen Intelligenzminderung, Epilepsie, Bewegungsstörungen und psychiatrische Erkrankungen im Vordergrund. Ein homozygoter MTHFR-Polymorphismus kann ab dem 3.–4. Lebensjahrzehnt vaskuläre Erkrankungen begünstigen (Infarkte, Thrombosen, Embolien). Zudem besteht ein erhöhtes Risiko für das Auftreten von Anlagedefekten des Neuralrohrs (z. B. Spina bifida).

Diagnose und Differenzialdiagnose Beim MTHFR-Mangel besteht eine Kombination aus einer mäßiggradigen Hyperhomocysteinämie (>60 µmol/l) und einer Hypomethioninämie im Plasma. Zudem lässt sich ein SAM-Mangel im Liquor nachweisen. Die Diagnose kann molekulargenetisch bestätigt werden.

Therapie und Prognose Zur Förderung der Methioninsynthese über die Betain-Homocystein-Methyltransferase wird Betain (Orphan-Drug: Cystadane) eingesetzt. Die Betaintherapie wird häufig mit Folat oder Folinsäure kombiniert. Durch die Therapie kommt es zu einer Besserung der neurologischen Problematik ohne Kompensation bereits intrauterin erworbener Störungen der Hirnentwicklung.

Bei Individuen mit homozygotem MTHFR-Polymorphismus kann die Homocysteinkonzentration im Plasma durch Folsäure und Vitamin B_6 normalisiert werden.

Hypermethioninämien

Definition und Epidemiologie An der Umwandlung von Methionin in Homocystein sind drei Enzyme – Methioninadenosyltransferase I/III, Glycin-N-Methyltransferase und S-Adenosylhomocysteinhydrolase – beteiligt. Die Geschwindigkeit der Hydrolyse von S-Adenosylhomocystein zu Adenosin und Homocystein wird zudem durch das Enzym Adenosinkinase reguliert, das Adenosin in Adenosinmonophosphat umwandelt (Abb. 53.5). Defekte in den genannten 4 Enzymen führen zu isolierten Hypermethioninämien mit unterschiedlicher klinischer Ausprägung. Nur wenige Patienten wurden bislang identifiziert, zumeist mit einem Methioninadenosyltransferase-I/III-Mangel.

Ätiologie und klinische Symptome Dem Methioninadenosyltransferase-I/III-Mangel liegt ein vererbter Defekt im *MAT1A*-Gen (Genlokus 10q23.1), dem Glycin-N-Methyltransferase-Mangel ein Defekt im *GNMT*-Gen (Genlokus 6p21.1), dem S-Adenosylhomocysteinhydrolase-Mangel ein Defekt im *AHCY*-Gen (Genlokus 20q11.22) und dem Adenosinkinasemangel ein Defekt im *ADK*-Gen (Genlokus 10q22.2) zugrunde. Alle 4 Krankheiten werden autosomal-rezessiv vererbt.

Die meisten der ca. 60 identifizierten Patienten mit Methioninadenosyltransferase-I/III-Mangel waren asymptomatisch. Bei den wenigen Patienten mit Glycin-N-Methyltransferase-Mangel traten eine leichte Hepatomegalie und eine persistierend erhöhte Transaminasenerhöhung auf. Kinder mit einem S-Adenosylhomocysteinhydrolase-Mangel zeigten hingegen eine im Säuglingsalter beginnende, schwere psychomotorische Entwicklungsstörung, hepatische Dysfunktion und Myopathie. Der Adenosinkinasemangel verläuft klinisch ähnlich und weist zudem noch eine infantil beginnende Epilepsie auf.

Diagnose und Differenzialdiagnose Richtungsweisend ist die Hypermethioninämie bei nicht oder unwesentlich veränderter Homocysteinkonzentration. Durch Bestimmung von SAM und SAH lassen sich die beiden erstgenannten von den beiden letztgenannten Krankheiten unterscheiden. Eine molekulargenetische Untersuchung sichert die Diagnose.

Therapie und Prognose Eine methioninarme Diät kann versucht werden. Die Indikation für diese Therapie erscheint bei Patienten mit Methioninadenosyltransferase-I/III- und Glycin-N-Methyltransferase-Mangel aufgrund des gutartigen Verlaufs jedoch fraglich. Für Patienten mit S-Adenosylhomocysteinhydrolase- und Adenosinkinasemangel gibt es noch wenig Erfahrung über die Wirksamkeit dieser Behandlung.

Sulfitoxidase- und Molybdänkofaktormangel

Definition, Epidemiologie und Ätiologie Die Sulfitoxidase ist ein molybdänkofaktorabhängiges Enzym, das die Umwandlung von Sulfit zu Sulfat im letzten Schritt des Transsulfurierungswegs katalysiert (■ Abb. 53.5). Der isolierte Sulfitoxidasemangel wird autosomal-rezessiv vererbt (*SUOX*-Gen, Genlokus 12q13.2), der Molybdänkofaktormangel durch eine autosomal-rezessive Defizienz einer der 3 Untereinheiten (Typ A: *MOCS1*-Gen, Genlokus 6p21.2; Typ B: *MOCS2*-Gen, Genlokus 5q11.2; Typ C: *GPHN*-Gen, Genlokus 14q23.3) verursacht. Für die Funktion zweier weiterer Enzyme, Xanthin- und Aldehydoxidase, ist der Molybdänkofaktor ebenfalls essenziell. Ungefähr 20 Patienten mit isoliertem Sulfitoxidasemangel und mehr als 100 Patienten mit Molybdänkofaktormangel wurden bislang berichtet.

Klinische Symptome und Verlauf Bei Patienten mit einer schweren Verlaufsform beider Krankheiten treten vermutlich bereits pränatale Störungen der Hirnentwicklung und neonatal therapierefraktäre epileptische Anfälle auf. Die Kinder entwickeln eine schwerste Störung der psychomotorischen Entwicklung mit progredienter zerebraler Atrophie, Mikrozephalie, eine muskuläre Hypotonie, die in eine Hypertonie übergeht, Gedeihstörung und Linsendislokation. Der Sulfitoxidasemangel ist kausal nicht behandelbar, die Prognose ist infaust. Bei Patienten mit einem MOCO1-Defekt besteht eine experimentelle Therapieoption.

Diagnose und Differenzialdiagnose Im Urin finden sich erhöhte Ausscheidungen von Sulfit, Thiosulfat und S-Sulfocystein. Der Sulfittest kann zur Orientierung aus frischem Urin (mindestens drei unabhängige Messungen) durchgeführt werden, ist jedoch störanfällig. Sulfocystein kann mittels Elektrophorese oder Chromatografie nachgewiesen werden. Bei Patienten mit Molybdänkofaktormangel sind zudem eine erniedrigte Harnsäurekonzentration im Plasma und eine mäßig vermehrte Ausscheidung von Xanthin- und Hypoxanthin im Urin nachweisbar.

Therapie und Prognose Bei Patienten mit leichter Verlaufsform kann eine cystin- und methioninarme Diät versucht werden, bei schweren Verlaufsformen ist die Diätbehandlung wirkungslos. Bei Patienten mit MOCO1-Defekt, der häufigsten Ursache eines Molybdänkofaktormangels, kann zyklisches Pyranopterinmonophosphat als experimentelle Therapieoption eingesetzt werden. Die Produktion dieses Zwischenprodukts des Molybdänkofaktors ist bei diesem Defekt gestört. Erste Therapieversuche zeigen ermutigende Resultate. Da es bei Patienten mit Sulfitoxidase- und Molybdänkofaktormangel zudem zu einer sekundären Akkumulation von α-Aminoadipinsäuresemialdehyd, einem Biomarker der pyridoxinabhängigen Epilepsie, kommen kann, ist eine Pyridoxinsupplementation zu erwägen.

Cystinose

Definition und Epidemiologie Intralysosomales, freies Cystin wird durch einen Cystintransporter, der das Membranprotein Cystinosin enthält, in das Zytosol transportiert. Die Inzidenz der Cystinose wird weltweit auf ca. 1 : 180.000 Neugeborene geschätzt.

Ätiologie und Pathogenese Die Krankheit wird durch eine autosomal-rezessiv vererbte Defizienz des lysosomalen Membranproteins Cystinosin (*CTNS*-Gen, Genlokus 17p13.2) verursacht. Der Defekt führt zu einer lysosomalen Cystinakkumulation, wobei andere lysosomale Funktionen nicht beeinträchtigt sind und es nicht zu einem systemischen Cystinmangel kommt. Fast alle Körperzellen sind von der Cystinspeicherung, die zur Ablagerung von Cystinkristallen führt, betroffen.

Klinische Symptome und Verlauf Es werden 3 unterschiedliche Verlaufsformen unterschieden:
- die nephropathische bzw. infantile,
- die intermediäre bzw. juvenile und
- die benigne bzw. adulte Verlaufsform.

Die infantile Verlaufsform ist die häufigste und schwerste. Ab dem 2. Lebenshalbjahr treten Ernährungs-, Wachstums- und Gedeihprobleme, Erbrechen, Polyurie und Polydipsie als erste Symptome auf. Trotz zuverlässiger Vitamin-D-Prophylaxe entwickelt sich eine Rachitis. Im Blut lassen sich Hypokaliämie, Hyponatriämie, Hypophosphatämie und metabolische Acidose nachweisen. Im Urin zeigt sich zunächst die erhöhte Ausscheidung tubulärer Proteine und im weiteren Verlauf die Entwicklung eines renalen Fanconi-Syndroms. Durch einen renalen Diabetes insipidus kommt es zu einem erheblichen Flüssigkeitsbedarf und Dehydratation. Aufgrund einer tubulointerstitiellen Fibrose und glomerulären Sklerose entwickelt sich eine progrediente Abnahme der glomerulären Filtration, die im Alter von 6–12 Jahren zum terminalen Nierenversagen führt. Ab dem 3.–4. Lebensjahr zeigt sich eine ophthalmologische Beteiligung durch korneale Einlagerung von Cystinkristallen (■ Abb. 53.7) und die Entwicklung einer Retinopathie mit Pigmentdegeneration. Erstes Symptom ist hierbei eine Fotophobie. Ab dem 2. Lebensjahrzehnt können sich schmerzhafte Hornhauterosionen und -trübungen entwickeln, die

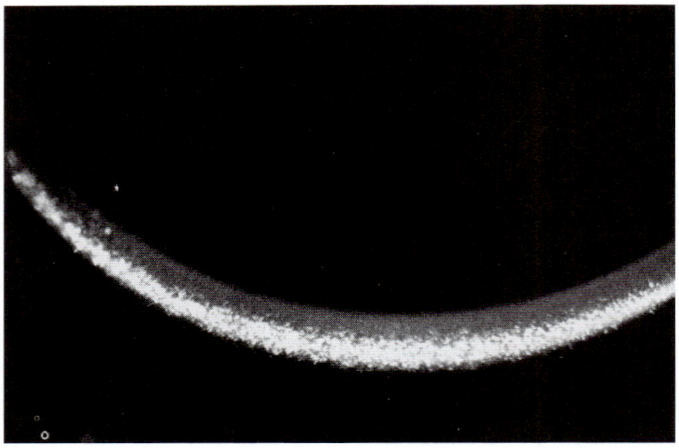

Abb. 53.7 Einlagerung von kornealen Cystinkristallen bei einer 4,5-jährigen Patientin mit Cystinose (Spaltlampenuntersuchung)

Netzhautfunktion verschlechtern und eine Amaurosis bereits im 3. Lebensjahrzehnt erfolgen. Betroffen sind des Weiteren das Endokrinium (Hypothyreose, insulinabhängiger Diabetes mellitus, hypergonadotroper Hypogonadismus bei männlichen Patienten), Skelettmuskulatur (progrediente distale Myopathie), ZNS (zerebrale Atrophie, Epilepsie, motorische Dysfunktion) sowie Leber und Milz (Hepatomegalie, Splenomegalie, portale Hypertension, sklerosierende Cholangitis).

Diagnose und Differenzialdiagnose Die Diagnose wird durch den Nachweis eines erhöhten freien Cystingehalts in Leukozyten oder Fibroblasten biochemisch gesichert. In der Spaltlampenuntersuchung finden sich bei ophthalmologischer Beteiligung pathognomonische korneale Cystinkristalle. Deren Fehlen schließt die Diagnose jedoch nicht aus. Eine molekulargenetische Untersuchung ist möglich.

Therapie und Prognose Das renale Fanconi-Syndrom wird symptomatisch behandelt. Die Normophosphatämie ist Voraussetzung für die effektive Therapie der hypophosphatämischen Rachitis. Eine Vitamin-D-Substitution sollte vorsichtig erfolgen, auf eine gleichzeitige Kalziumgabe aufgrund der vorliegenden Hyperphosphaturie verzichtet werden. Zur Absenkung des intralysosomal gespeicherten freien Cystins wird Cysteamin eingesetzt. Cysteamin (Orphan-Drug: Cystagon) wird in das Lysosom transportiert, bindet an Cystin und bildet Cystein und das gemischte Disulfid Cystein-Cysteamin. Die entstehenden Produkte können über den Cystein- und Lysintransporter aus dem Lysosom abtransportiert und Cysteamin nach Abspaltung von Cystein wiederhergestellt werden. Bei frühzeitigem Einsatz wird hierdurch die Entstehung einer Niereninsuffizienz verzögert. Bei Auftreten einer Niereninsuffizienz ist der Einsatz einer Dialysetherapie rechtzeitig zu planen. Die Nierentransplantation wurde bei vielen Patienten erfolgreich durchgeführt.

Zur Behandlung der ophthalmologischen Manifestation sind die regelmäßige Anwendung von 0,5%igen Cysteaminaugentropfen und der Einsatz von Sonnengläsern erforderlich, zur Therapie der Ernährungs- und Gedeihproblematik häufig eine Sondenernährung. Bei pathologischer Wachstumsentwicklung empfiehlt sich der Einsatz von Wachstumshormon.

Die Prognose hängt wesentlich vom Zeitpunkt der Diagnosestellung und der anschließend konsequent durchgeführten Cysteamintherapie ab. Ein Therapiebeginn im 1. Lebensjahr wirkt sich günstig auf den Krankheitsverlauf aus.

Cystinurie

Historisches, Definition und Epidemiologie Die Erstbeschreibung eines Cystinsteins im Urin geht auf Wollaston im Jahr 1810 zurück. Die Cystinurie gehört zu den 4 ersten von Garrod beschriebenen angeborenen Stoffwechselerkrankungen. Cystin und die strukturell ähnlichen dibasischen Aminosäuren (Lysin, Arginin und Ornithin) werden vom intestinalen und renal tubulären Lumen über das apikale Transportsystem rBAT/$b^{0,+}$AT in die Epithelzelle transportiert und von dort über den basolateralen dibasischen Aminosäurentransporter (System y^{+}L) im Austausch gegen neutrale Aminosäuren in das intestinale und renale Parenchym weitertransportiert. Die Inzidenz der Cystinurie beträgt ca. 1:7000 Neugeborene. Circa 1–2 % aller Nierensteine bei Erwachsenen und 6–8 % aller Nierensteine bei Kindern werden durch die Cystinurie verursacht (► Kap. 198).

Ätiologie und Pathogenese Die Krankheit wird durch einen Defekt einer der beiden Untereinheiten (*SLC3A1*-Gen, Genlokus 2p21 bzw. *SLC7A9*-Gen, Genlokus 19q13.11) des Aminosäurentransporters rBAT/$b^{0,+}$AT hervorgerufen, mit vermehrter Ausscheidung von Cystin, Lysin, Ornithin und Arginin im Urin. Physiologisch werden 99 % des filtrierten Cystins reabsorbiert. Durch den rBAT/$b^{0,+}$AT-Defekt erhöht sich die Cystinkonzentration im Urin auf 600–1400 mg/l. Cystin hat eine sehr geringe Löslichkeit; bei höheren Konzentration bilden sich Cystinkristalle und -steine.

Klinische Symptome und Verlauf Die Symptomatik wird durch die Folgen der Urolithiasis geprägt. Es kommt zu akuten Nierenkoliken, Hämaturie, Pyurie und spontanem Steinabgang. Rezidivierende Harnwegsinfekte, Harnwegsobstruktion und Niereninsuffizienz sind mögliche Komplikationen. Einige Patienten mit Cystinurie bleiben asymptomatisch.

Diagnose und Differenzialdiagnose Ein positiver Nitroprussidtest und, spezifischer, der quantitative Nachweis einer erhöhten Ausscheidung von Cystin (und dibasischen Aminosäuren) im Urin sichert die Diagnose. Eine molekulargenetische Untersuchung kann angeschlossen werden.

Therapie und Prognose Therapieziel ist die Senkung der Cystinkonzentration im Urin unter die Löslichkeitsgrenze (bei pH 7,0: 250 mg/l, bei pH 7,5: 500 mg/l). Hierfür ist eine hohe Flüssigkeitsmenge (1,75–2 l/m^2 KOF/Tag) und eine dauerhafte Alkalisierung des Urins mittels Natriumbicarbonat oder Kaliumcitrat erforderlich. Thiole (D-Penicillamin, Mercaptopropionylglycin) verbessern die Löslichkeit durch Bildung gut wasserlöslicher, gemischter Disulfide, weisen jedoch nephrotoxische Nebenwirkungen auf. Nephrolithotomie, extrakorporale Stoßwellenlithotripsie und Spülung mit alkalisiertem N-Acetylcystein über Nephrostomiekatheter können zur Entfernung von Cystinsteinen verwendet werden.

53.2.5 Serin

3-Phosphoglyceratdehydrogenase-Mangel

Definition und Epidemiologie Der 3-Phosphoglyceratdehydrogenase-Mangel ist die häufigste angeborene Störung der Serinbiosynthese. Weitere Defekte betreffen die Enzyme 3-Phosphoserinaminotransferase und 3-Phosphoserinphosphatase. Wenige Patienten wurden bislang identifiziert.

Ätiologie Die Krankheit wird durch eine autosomal-rezessiv vererbte Defizienz des namengebenden Enzyms 3-Phosphoglyceratdehydrogenase (*PHGDH*-Gen, Genlokus 1p12) verursacht. Das Enzym katalysiert die Umwandlung von 3-Phosphoglycerat zu 3-Phosphohydroxypyruvat, einer Serinvorstufe. Serin spielt eine wichtige Rolle in der Synthese von wichtigen Bausteinen des Gehirns (Phospholipide, Sphingomyelin, Zerebroside) und Neurotransmittern (Glycin, D-Serin). Eine Störung der Serinbiosynthese führt bereits intrauterin zu einer Störung der Gehirnentwicklung.

Klinische Symptome und Verlauf Die Patienten weisen bereits bei Geburt eine Mikrozephalie auf. In der Folge entwickeln sich eine schwere Störung der psychomotorischen Entwicklung, spastische Tetraplegie, therapierefraktäre Epilepsie (mit Hypsarrythmie) und ein Nystagmus. Zudem wurden Wachstumsretardierung, Hypogonadismus und megaloblastäre Anämie beschrieben. MRT-Untersuchungen können eine kortikale Atrophie und Myelinisierungsstörung nachweisen. Bei zwei Kindern wurde eine leichtere Verlaufsform mit Absenceepilepsie im Kindesalter und moderater Entwicklungsstörung ohne Mikrozephalie beschrieben.

Diagnose und Differenzialdiagnose Die Diagnose kann durch das Vorliegen einer neonatalen Enzephalopathie und Mikrozephalie in Kombination mit niedrigen Serin- und Glycinkonzentrationen im Liquor gestellt werden. Die Serin- und Glycinkonzentrationen im Plasma können (intermittierend, insbesondere nach Nahrungsaufnahme) normal sein. Die Diagnose kann enzymatisch und molekulargenetisch gesichert werden.

Therapie Die frühzeitige Behandlung mit Serin (und Glycin) hat einen positiven Effekt auf die Epilepsie, Tetraspastik und das Gedeihen. Durch eine pränatale Serintherapie bei bereits pränatal diagnostizierten Patienten kann das Auftreten einer Mikrozephalie und eines psychomotorischen Entwicklungsrückstands verhindert werden.

53.2.6 Ornithin

Hyperornithinämie mit Gyratatrophie der Choroidea und Retina

Definition Ornithin ist u. a. im Harnstoffzyklus, Prolin- und Glutamatstoffwechsel und der Synthese von Polyaminen involviert. Das Enzym Ornithin-δ-Aminotransferase (OAT) katalysiert hierbei die Umwandlung von Ornithin in Δ1-Pyrrolin-5-Carboxylat, einer Prolinvorstufe. Beim Neugeborenen läuft diese Reaktion in umgekehrter Richtung ab und erhöht hierdurch die neonatale Verfügbarkeit von Arginin.

Ätiologie und Pathogenese Die Krankheit wird durch eine autosomal-rezessiv vererbte OAT-Defizienz (*OAT*-Gen, Genlokus 10q26.13) verursacht. Hierdurch kommt es zu einer massiven Erhöhung der Ornithinkonzentration im Plasma (400–1200 μmol/l). Da Ornithin ein physiologischer Inhibitor der Arginin-Glycin-Amidinotransferase, des ersten enzymatischen Schrittes der Kreatinbiosynthese, ist, entwickeln betroffene Patienten einen sekundären Kreatinmangel. Zudem hemmt Ornithin kompetitiv den Transport von Arginin und Lysin über die Blut-Hirn-Schranke (via CAT1) und die innere mitochondriale Membran (via ORNT1 und -2).

Klinische Symptome und Verlauf Einige Patienten fallen bereits neonatal infolge einer gestörten Argininsynthese durch eine transiente Hyperammoniämie auf. Das erste Symptom der Krankheit ist jedoch zumeist das Auftreten einer Myopie gefolgt von Nachtblindheit im Kindesalter. Mittels Elektroretinografie kann noch vor dem Auftreten sichtbarer Veränderungen eine Retinopathie nachgewiesen werden. In der Funduskopie zeigen sich später scharf demarkierte, chorioretinale Atrophieherde (◘ Abb. 53.8). Diese beginnen peripher und können sich im Verlauf unter Einbeziehung der Makula vergrößern. Das Gesichtsfeld engt sich hierdurch zunehmend ein. Subkapsuläre posteriore Katarakte entwickeln sich in der 2. Lebensdekade. Im Alter von 40–60 Jahren erblinden die meisten unbehandelten oder ungenügend behandelten Patienten. Die Intelligenz ist zumeist normal. Nichtokuläre Auffälligkeiten sind eine diffuse EEG-Verlangsamung, Atrophie der Typ-II-Muskelfasern und abnormale Ultrastruktur hepatischer Mitochondrien.

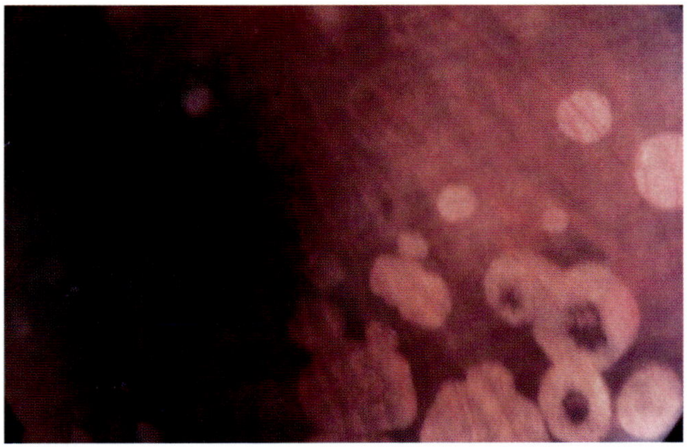

◘ **Abb. 53.8** Charakteristische Funduskopie bei Gyratatrophie

Diagnose und Differenzialdiagnose Die massive Hyperornithinämie ist charakteristisch. Im Urin finden sich vermehrte Ausscheidungen von Ornithin, Lysin, Arginin und Cystin. Patienten mit Hyperammonämie-Hyperornithinämie-Homocitrullinurie-Syndrom (▶ Abschn. 53.1) können durch die zumeist nur mäßige Hyperornithinämie und den Nachweis einer Homocitrullinurie differenziert werden. Beim hyperammonämischen Neugeborenen kann die biochemische Unterscheidung von einem Ornithintranscarbamylasemangel schwierig sein. Die Diagnose kann enzymatisch und molekulargenetisch gesichert werden.

Therapie und Prognose Das Therapieziel ist das dauerhafte Absenken der Plasmaornithinkonzentration unter 200 μmol/l, um das Fortschreiten der retinalen Veränderungen aufzuhalten. Wenige Patienten sprechen auf pharmakologische Dosen von Vitamin B_6, dem Kofaktor von OAT, an. Bei nichtresponsiven Patienten wird eine argininarme Diät eingesetzt. Diese erlaubt lediglich die Zufuhr von 0,25 g natürlichem Eiweiß/kg KG/Tag und muss zur Vermeidung einer Malnutrition durch eine argininfreie Aminosäurenmischung ergänzt werden. Zusätzlich können Kreatinmonohydrat und Lysin eingesetzt werden. Die Langzeitcompliance dieser sehr einschränkenden Diätbehandlung ist häufig schlecht.

53.2.7 Andere Aminoacidopathien

Hartnup-Krankheit

Definition und Epidemiologie Die 1956 zuerst beschriebene Krankheit, die den Namen der Indexfamilie trägt, betrifft den transepithelialien Transport neutraler Aminosäuren (z. B. Tryptophan) im Dünndarm und proximalen Tubulus der Nieren. Die Inzidenz wird auf 1 : 14.000–45.000 Neugeborene geschätzt.

Ätiologie und Pathogenese Die Krankheit wird durch einen angeborenen Defekt des neutralen Aminosäurentransporters b(0)AT1 (*SLC6A19*-Gen, Genlokus 5p15.33) hervorgerufen. Der Defekt führt aufgrund einer verminderten Reabsorption aus dem tubulären und intestinalen Lumen zu einer neutralen Hyperaminoacidurie und vermehrten Ausscheidung der Aminosäuren mit dem Stuhl. Der hierdurch hervorgerufene Tryptophanverlust ist vermutlich für die kutane und neurologische Symptomatik entscheidend. Tryptophan dient als Vorläufer für die endogene Nicotinamid- und Serotoninsynthese.

Klinische Symptome und Verlauf Charakteristischerweise treten eine pellagraähnliche Dermatitis auf lichtexponierten Hautarealen und neurologische Symptome (zerebelläre Ataxie, emotionale Instabilität, Kopfschmerzen) auf. Die Dermatitis kann durch Sonnenexposition, Infektionskrankheiten, Diarrhö und Mangelernährung getriggert werden. Viele Patienten bleiben jedoch asymptomatisch oder zeigen mit einer hohen Proteinzufuhr abgeschwächte Symptome.

53

Diagnose und Differenzialdiagnose Der Nachweis einer neutralen Hyperaminoacidurie bei (niedrig-)normalen Plasmakonzentrationen neutraler Aminosäuren sichert die Diagnose. Sie kann molekulargenetisch bestätigt werden.

Therapie und Prognose Die orale Nicotinamidtherapie führt rasch zu einer Abheilung der Dermatitis und zu einer Besserung der neurologischen Symptome. Tryptophanethylester kann verwendet werden, um den Transportdefekt zu umgehen. Eine orale Neomycintherapie zur Reduktion der intestinalen Umwandlung von Tryptophan in Indol durch Darmbakterien wird z. T. eingesetzt, die Wirksamkeit dieser Maßnahme ist jedoch fraglich.

Histidinämie

Die Histidinämie ist eine klinisch inapparent verlaufende Störung des Histidinabbaus, die durch einen autosomal-rezessiv vererbten Defekt der Histidinammoniumlyase (*HAL*-Gen, Genlokus 12q23.1) verursacht wird. Die Störung tritt weltweit mit einer geschätzten Inzidenz von ca. 1 : 40.000 Neugeborenen auf. Aus dem angeborenen Defekt resultieren erhöhte Histidinkonzentrationen im Blut, Urin und Liquor. Obwohl die Histidinämie ursprünglich mit mentaler Retardierung und Sprachentwicklungsstörung assoziiert wurde, gilt diese Störung mittlerweile als benigne, nicht behandlungsbedürftige Stoffwechselstörung.

53.3 Organoacidurien

S. Kölker, G. F. Hoffmann

Organoacidurien sind eine ätiologisch heterogene Gruppe angeborener Stoffwechselerkrankungen, die biochemisch durch eine Akkumulation organischer Säuren charakterisiert sind und nach Etablierung der Gaschromatografie/Massenspektrometrie (GC/MS) identifiziert wurden. Organische Säuren sind Mono-, Di- oder Tricarbonsäuren, gerad- oder verzweigtkettig und können zusätzliche biochemische Gruppen (z. B. Hydroxylgruppen) tragen. Bei einigen Organoacidurien akkumulieren zudem charakteristische Acylcarnitine, die mittels Tandem-Massenspektrometrie (MS/MS) detektierbar sind und die Grundlage des erweiterten Neugeborenenscreenings bilden. In Deutschland gehören 3 Organoacidurien – Isovalerianacidurie, Glutaracidurie Typ I und der Biotinidasemangel – zu den Zielkrankheiten des Neugeborenenscreenings (▶ Kap. 6).

Ursache der meisten Organoacidurien sind angeborene Enzymdefekte des Aminosäurenabbaus oder im Metabolismus hieran beteiligter Kofaktoren (Biotin und Cobalamin). Aufgrund der unterschiedlichen klinischen Präsentation wurde eine Unterscheidung in klassische und zerebrale Organoacidurien vorgenommen. Klassische Organoacidurien sind durch das Auftreten rezidivierender, häufig bereits neonatal auftretender, metabolischer Dekompensationen gekennzeichnet, die klinisch eine Beteiligung mehrerer Organsysteme bis hin zum Multiorganversagen aufweisen können und biochemisch durch das Auftreten einer metabolischen Acidose, Laktatämie/-urie, Ketonämie/-urie, Hyperammonämie und Hypoglykämie gekennzeichnet sind. Im Gegensatz hierzu treten bei Patienten mit zerebralen Organoacidurien keine vergleichbaren metabolischen Entgleisungen auf, wobei akute Verläufe bekannt sind. Die klinische Präsentation ist ausschließlich oder hauptsächlich durch das Auftreten einer neurologischen Symptomatik (z. B. psychomotorische Entwicklungsverzögerung, Dystonie, Ataxie, Epilepsie) charakterisiert. Neben den beiden genannten Gruppen wurden in den vergangenen Jahren weitere Organoacidurien identifiziert, die häufig asymptomatisch verlaufen (z. B. 3-Methylcrotonylglycinurie, Isobutyracidurie).

53.3.1 Klassische und andere verzweigtkettige Organoacidurien

Definition Die essenziellen Aminosäuren Leucin, Isoleucin und Valin werden aufgrund der chemischen Struktur ihres Kohlenstoffgerüsts als verzweigtkettige Aminosäuren bezeichnet. Die ersten beiden Abbauschritte der drei verzweigtkettigen Aminosäuren werden durch zwei Enzyme katalysiert: Zunächst erfolgt eine hauptsächlich im Muskelgewebe stattfindende reversible Transaminierungsreaktion (Aminotransferase) zu 2-Oxosäuren, die anschließend durch den verzweigtkettigen 2-Oxosäurendehydrogenasekomplex (BCKDH) irreversibel oxidativ decarboxyliert werden. Ein angeborener BCKDH-Defekt liegt der Ahornsirupkrankheit zugrunde (▶ Abschn. 53.2.3). Der weitere Abbau der entstehenden CoA-Ester erfolgt zunächst getrennt und mehrschrittig. Die Abbauwege von Leucin und Isoleucin konvergieren in der Bildung von Acetyl-CoA, die Abbauwege von Isoleucin und Valin in der Bildung von Propionyl-CoA, aus dem Succinyl-CoA entsteht. Die Endprodukte (Acetoacetat, Acetyl-CoA, Succinyl-CoA) sind wichtige Substrate für die Keto- und Glukoneogenese (◘ Abb. 53.9).

Klinische Symptome und Verlauf Die klassischen Organoacidurien (Isovalerian-, Propion- und Methylmalonacidurie) können drei unterschiedliche klinische Verlaufsformen aufweisen. Die Schwere der klinischen Präsentation und das Alter bei Erstmanifestation korreliert invers mit der Restaktivität des betroffenen Enzyms.

Neonatale Verlaufsform Diese ist gekennzeichnet durch das Auftreten erster Symptome nach einem wenige Stunden oder Tage andauernden, symptomfreien Intervall. „Neugeboreneninfektion" ist die häufigste initiale Fehldiagnose (▶ Kap. 52). Im Vordergrund steht die Entwicklung einer metabolischen Enzephalopathie mit Lethargie, Trinkschwäche, rezidivierendem Erbrechen, Dehydra-

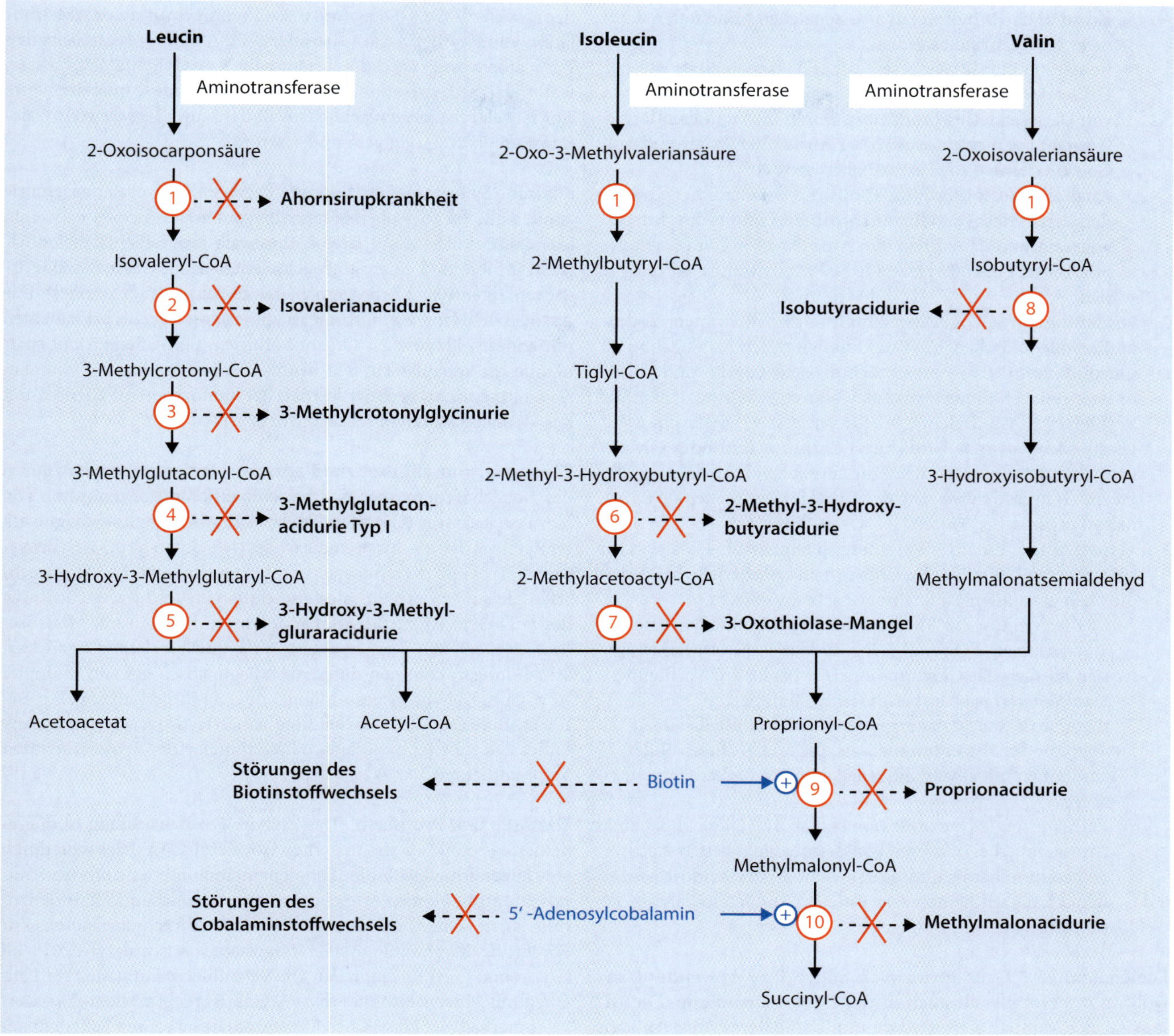

Abb. 53.9 Abbauwege der verzweigtkettigen Aminosäuren. Die Abbildung zeigt die einzelnen enzymatischen Schritte, die bei Patienten mit klassischen und anderen verzweigtkettigen Organoacidurien betroffen sind. *1* Verzweigtkettige 2-Oxosäurendehydrogenase (Kofaktor: Thiamindiphosphat, nicht dargestellt); *2* Isovaleryl-CoA-Dehydrogenase; *3* 3-Methylcrotonyl-CoA-Carboxylase (Kofaktor: Biotin, nicht dargestellt); *4* 3-Methylglutaconyl-CoA-Hydratase; *5* 3-Hydroxy-3-Methylglutaryl-CoA-Lyase; *6* 2-Methyl-3-Hydroxybutyryl-CoA-Dehydrogenase; *7* mitochondriale Acetoacetyl-CoA-Thiolase/3-Oxothiolase; *8* Isobutyryl-CoA-Dehydrogenase; *9* Propionyl-CoA-Carboxylase; *10* Methylmalonyl-CoA-Mutase. *Blau:* Kofaktorstoffwechsel (Biotin, 5′-Desoxyadenosylcobalamin)

tation, zunehmender Vigilanzminderung und zerebralen Krampfanfällen. Im weiteren Verlauf entwickelt sich unbehandelt ein Multiorganversagen (Herz, Leber, Nieren). Laborchemisch zeigt sich eine metabolische Acidose, Laktatämie/-urie, Ketonämie/-urie, Hyperammonämie und Hypoglykämie. Hämatologische Veränderungen (Anämie, Leukozytopenie, Thombozytopenie) werden ebenfalls beobachtet.

Akute, intermittierende Verlaufsform Hierbei tritt die metabolische Entgleisung erst nach dem Neugeborenenalter auf, kann jedoch unbehandelt ebenfalls rasch zum Multiorganversagen führen. Ausgelöst werden die Stoffwechselentgleisungen hauptsächlich durch katabolen Stress, insbesondere durch Infektionskrankheiten, oder eine hohe Eiweißzufuhr.

Chronisch-progrediente Verlaufsform Betroffene Kinder entwickeln eine schleichende Problematik mit im Vordergrund stehender Gedeihstörung und psychomotorischer Entwicklungsstörung.

Therapie Die Notfalltherapie ist in ► Kap. 52 beschrieben. Die Therapie der klassischen Organoacidurien basiert auf folgenden Prinzipien:

1. Reduzierte Bildung toxischer Metabolite:
   - Diätetische Reduktion der Vorläuferaminosäuren: Die Bildung toxischer Metabolite kann durch eine proteinarme Nahrung und die konsekutive diätetische Einschränkung der verzweigtkettigen Präkursoraminosäuren begrenzt werden. Das für ein normales Wachstum und Gedeihen

erforderliche Mindestmaß an essenziellen Nährstoffen darf nicht unterschritten werden.
- Reduktion intestinaler propiogener Bakterien: Etwa ein Drittel der täglich anfallenden Propionsäuremenge wird von Darmbakterien produziert. Durch intermittierende Anwendung nichtresorbierbarer Antibiotika (Metronidazol, Colistin) kann diese Last reduziert werden.
- Anabolismus fördern, Katabolismus vermeiden: Durch den Erhalt des Anabolismus wird die Proteinbiosynthese angeregt und der Abbau von Aminosäuren reduziert. Hierfür ist eine ausreichende Kalorienzufuhr erforderlich.

2. Förderung physiologischer Entgiftungsmaßnahmen: Akkumulierende toxische CoA-Ester können durch Konjugation an Carnitin und/oder Glycin als nichttoxische Glycin- und Carnitinester renal eliminiert werden, wodurch sich intrazellulär die Verfügbarkeit von freiem CoA-SH verbessert. Dieser physiologische Mechanismus wird durch Carnitin- und/oder Glycinsupplementation unterstützt. Eine ausreichende Hydrierung der Patienten und Alkalisierung des Urins fördert die renale Elimination organischer Säuren.
3. Verwendung alternativer Entgiftungsmaßnahmen: Diese werden bei schweren klinischen Verlaufsformen erforderlich, bei denen die oben genannten Maßnahmen nicht ausreichen.
   - Medikamentös: Zur Therapie der Hyperammonämie steht als zugelassenes Orphan-Drug für klassische Organoacidurien mittlerweile Carglumsäure (Carbaglu) zur Verfügung. Des Weiteren wird insbesondere im Rahmen der Notfalltherapie (▶ Kap. 52) intermittierend Natriumbenzoat zur Therapie der Hyperammonämie eingesetzt. Dieses bildet zusammen mit Glycin die renal gut eliminierbare Hippursäure.
   - Extrakorporale Detoxifikation (▶ Kap. 52): Diese findet eine Anwendung bei schwerer, konservativ nicht beherrschbarer Hyperammonämie und/oder metabolischer Acidose sowie in der Langzeittherapie von Patienten mit hämodialysepflichtiger Niereninsuffizienz.

53

Die genannten 3 Grundprinzipien finden ihre Anwendung sowohl in der Notfall- als auch in der Dauerbehandlung. Die Intensität der Maßnahmen wird den individuellen Erfordernissen angepasst.

Isovalerianacidurie

Definition und Epidemiologie Die durch Tanaka und Mitarbeiter im Jahr 1966 als erste Organoacidurie identifizierte Isovalerianacidurie wird durch eine autosomal-rezessiv vererbte Defizienz der Isovaleryl-CoA-Dehydrogenase verursacht (*IVD*-Gen, Genlokus 15q15.1). In ihrer klassischen Form kommt sie mit einer geschätzten Inzidenz von 1 : 150.000 Neugeborenen vor. Durch das Neugeborenenscreening wurde eine Untergruppe mit benignem Verlauf aufgrund einer Missense-Mutation c.932C>T (p.Ala282Val) identifiziert. Die kumulative Inzidenz aller im Neugeborenenscreening mit Isovalerianacidurie identifizierter Individuen liegt bei 1 : 70.000.

Ätiologie und Pathogenese Die Isovaleryl-CoA-Dehydrogenase ist das dritte Enzym des Leucinabbaus (◘ Abb. 53.9). Es ist ein intramitochondriales Flavoprotein, das analog zu anderen Acyl-CoA-Dehydrogenasen Elektronen über das System von Elektronentransfer-Flavoprotein (ETF)/ETF-Ubichinonoxidoreduktase (ETF-Q) auf die Atmungskette überträgt. Durch die angeborene Defizienz der Isovaleryl-CoA-Dehydrogenase kommt es zu einer Akkumulation von Isovaleryl-CoA. Isovaleryl-CoA hemmt seinerseits den Pyruvatdehydrogenasekomplex und die N-Acetylglutamatsynthase, wodurch eine Hyperammonämie und Laktatacidose induziert wird. Aus Isovaleryl-CoA entstehen Isovaleriansäure, 3-Hydroxyisovaleriansäure, Isovalerylglycin und -carnitin.

Klinische Symptome und Verlauf Patienten mit Isovalerianacidurie können alle drei der oben beschriebenen Verlaufsformen aufweisen (neonatal, akut intermittierend, chronisch-progredient). Sie entwickeln im Rahmen einer Stoffwechselentgleisung einen charakteristischen, intensiven Körpergeruch, der an Schweißfüße erinnert. Das Ausmaß der Hyperammonämie ist zumeist geringer als bei Patienten mit anderen klassischen Organoacidurien. Bei Patienten mit spätmanifester Verlaufsform tritt häufig eine Pankreatitis auf. Spontan asymptomatische Verläufe werden bei homozygoten Patienten mit der Missense-Mutation c.932C>T beobachtet.

Diagnose und Differenzialdiagnose Patienten werden durch das Neugeborenenscreening über eine erhöhte Konzentration von Isovalerylcarnitin (C5) identifiziert. Die Konfirmationsdiagnostik erfolgt über den Nachweis von Isovalerylglycin im Urin. 3-Hydroxyisovaleriansäure, Ketonkörper und Laktat sind während Stoffwechselentgleisungen erhöht. Eine molekulargenetische Untersuchung des *IVD*-Gens ist zur Identifikation von Individuen mit Missense-Mutation c.932C>T zu erwägen. Aufgrund biochemischer Überschneidungen kommen differenzialdiagnostisch ggf. ein multipler Acyl-CoA-Dehydrogenase-Mangel oder Biotinidasemangel in Betracht. Eine erhöhte Ausscheidung von 3-Hydroxyisovaleriansäure findet sich zudem physiologisch im Rahmen einer Ketose und unter Valproattherapie.

Therapie und Prognose Das Ziel der Diätbehandlung ist die reduzierte Produktion des toxischen Isovaleryl-CoA. Dies wird durch eine leucinarme Diät unter Supplementation mit leucinfreien Aminosäurenmischungen erreicht. Auf eine ausreichende Kalorienzufuhr ist zu achten, um den Anabolismus aufrechtzuerhalten. Zur Förderung der physiologischen Entgiftung von Isovaleryl-CoA wird Glycin und Carnitin appliziert. Die Behandlungsindikation für Patienten mit Missense-Mutation c.932C>T ist nicht eindeutig geklärt.

Innerhalb der klassischen Organoacidurien weisen Patienten mit einer Isovalerianacidurie die günstigste Prognose auf. Wesentliche Langzeitproblematik sind die Folgen irreversibler zerebraler Schäden; Komplikationen an anderen Organen (z. B. Nieren, Herz) treten nicht oder nur selten auf. Insbesondere Individuen mit der Missense-Mutation c.932C>T haben eine sehr gute Prognose.

3-Methylcrotonylglycinurie

Epidemiologie und Ätiologie Die 3-Methylcrotonylglycinurie kommt mit einer geschätzten Inzidenz von 1 : 50.000 Neugeborenen vor und wird durch einen autosomal-rezessiv vererbten Defekt in der 3-Methylcrotonyl-CoA-Carboxylase, einem biotinabhängigen, heterodimeren Enzym des Leucinabbaus, verursacht. Genetisch liegen dem Defekt pathogene Mutationen im *MCCA*- und *MCCB*-Gen zugrunde, deren Genloki sich auf 3q27.1 bzw. 5q13.2 befinden. Als biochemische Folge des Enzymdefekts zeigt sich eine Akkumulation von 3-Methylcrotonylglycin, 3-Hydroxyisovaleriansäure und 3-Hydroxyisovalerylcarnitin (C5OH).

Diagnose Eine erhöhte Konzentration von C5OH im Trockenblut und Plasma wird mittels MS/MS, die vermehrte Ausscheidung von 3-Methylcrotonylglycin und 3-Hydroxyisovaleriansäure mittels GC/

MS nachgewiesen. Differenzialdiagnostisch ist ein multipler Carboxylasemangel zu berücksichtigen. Die Diagnose kann molekulargenetisch gesichert werden (*MCCA*- und *MCCB*-Gen).

Klinische Symptome und Verlauf Aktuelle Untersuchungen zeigen, dass weniger als 10 % symptomatisch werden, wobei keine eindeutige Assoziation des klinischen Bilds zur 3-Methylcrotonylglycinurie besteht. Einigen älteren Berichten zufolge wurden einzelne schwere Verläufe beobachtet. Die 3-Methylcrotonylglycinurie ist keine Zielkrankheit des Neugeborenenscreenings.

Therapie und Prognose Die Notwendigkeit einer Therapie, z. B. einer Proteinrestriktion, ist angesichts der zumeist spontan asymptomatischen Verläufe fraglich. Bei Nachweis einer sekundären Carnitindepletion ist eine Supplementation mit Carnitin zu erwägen.

3-Methylglutaconacidurie Typ I

Definition Die erhöhte Ausscheidung von 3-Methylglutaconsäure ist biochemisches Charakteristikum einer ätiologisch heterogenen Gruppe von angeborenen Stoffwechselerkrankungen. Der 3-Methylglutaconacidurie Typ I liegt ein angeborener Defekt der 3-Methylcrotonyl-CoA-Hydratase, einem Enzym des Leucinabbaus, zugrunde (Abb. 53.9).

Ätiologie und Diagnose Das *AUH*-Gen (Genlokus 9q22.31) kodiert für ein bifunktionelles Enzym, das als RNA-bindendes Protein und Enoyl-CoA-Hydratase fungiert. Ein Defekt dieses Enzyms führt zur Akkumulation von 3-Methylglutaconsäure, 3-Methylglutarsäure, 3-Hydroxyisovaleriansäure und 3-Hydroxyisovalerylcarnitin. Diese Metabolite können mittels GC/MS- bzw. MS/MS-Analytik nachgewiesen werden. Eine enzymatische oder molekulargenetische Bestätigung ist möglich.

Verlauf, Therapie und Prognose Bislang wurden erst einzelne Patienten identifiziert. Sie zeigten ein weites Spektrum neurologischer Symptome, die von asymptomatischen Verläufen über einen leichten psychomotorischen Entwicklungsrückstand bis zu schwerer Enzephalopathie und Basalganglienschädigung reichten. In einer Kohorte erwachsener Patienten zeigte sich das Bild einer langsam progredienten Leukoenzephalopathie. Ob der Erkrankungsverlauf durch eine leucinarme Diät positiv beeinflusst werden kann, ist fraglich. Die Prognose ist variabel und zumeist günstig.

3-Methylglutaconacidurie Typ II (Barth-Syndrom)

Die molekulare Ursache des Barth-Syndroms ist eine X-chromosomal (*TAZ*-Gen, Xq28) vererbte Defizienz von Tafazzin, einem Protein der inneren Mitochondrienmembran, das in den Phospholipidstoffwechsel (u. a. Cardiolipinsynthese) involviert ist. Die Krankheit ist klinisch durch das Auftreten von dilatativer Kardiomyopathie, Myopathie, Wachstumsstörungen, Neutropenie und Infektanfälligkeit bei weitgehend unauffälliger Intelligenzentwicklung charakterisiert. Die Kardiomyopathie ist durch einen Cardiolipinmangel an der inneren Mitochondrienmembran zu erklären. Biochemisch ist neben 3-Methylglutaconsäure häufig auch 2-Ethylhydracylsäure sowie Laktat erhöht. Die Atmungskettenkomplexe I und IV weisen eine verminderte Aktivität auf. Eine spezifische Therapie ist nicht bekannt. Die Verwendung von „granulocyte colony-stimulating factor" (G-CSF) wird zur Therapie der Neutropenie eingesetzt. Die Kardiomyopathie kann auf medikamentöse Standardtherapie ansprechen, in Einzelfällen war jedoch eine Herztransplantation erforderlich. Die Prognose ist hauptsächlich abhängig vom Schweregrad der Kardiomyopathie.

3-Methylglutaconacidurie Typ III (Costeff-Syndrom)

Das Costeff-Syndrom kommt hauptsächlich, aber nicht ausschließlich, bei irakischen Juden vor (Allelfrequenz 1 : 10). Die Krankheit wird autosomal-rezessiv oder -dominant vererbt und durch pathogene Mutationen im *OPA3*-Gen (Genlokus 19q13.32), das für ein mitochondriales Protein unbekannter Funktion kodiert, verursacht. Hieraus resultiert ein neuroophthalmologisches Syndrom, bei dem es bereits frühzeitig zu einer bilateralen Optikusatrophie und im weiteren Verlauf zum Auftreten einer Choreoathetose, spastischen Paraparese und kognitiven Dysfunktion kommt. Eine spezifische Therapie ist nicht bekannt. Der Langzeitverlauf ist ungewiss.

3-Methylglutaconacidurie Typ IV

Diese Gruppe ist ätiologisch heterogen und beinhaltet Patienten, bei denen ein Typ I–III und V ausgeschlossen werden konnte. Vier klinische Untergruppen (enzephalomyopathisch, hepatozerebral, kardiomyopathisch und myopathisch) konnten differenziert werden. Bei einigen Patienten wurden mittlerweile pathogene Mutationen im *SUCLA2*-, *POLG1*-, *TMEM70*- und *RYR1*-Gen nachgewiesen, die zu angeborenen Störungen des mitochondrialen Energiestoffwechsels führen.

3-Methylglutaconacidurie Typ V

3-Methylglutaconacidurie Typ V, die auch als dilatative Kardiomyopathie mit Ataxie (DCMA-Syndrom) bezeichnet wird, wurde bislang ausschließlich bei Kindern kanadischer Dariusleut-Hutterer-Familien nachgewiesen. Eine homozygote Mutation im *DNAJC19*-Gen (Genlokus 3q26.33) wurde als Ursache identifiziert. Das Gen kodiert für ein Protein in der inneren Mitochondrienmembran, das möglicherweise als molekulares Chaperon fungiert. Die bislang beschriebenen Patienten wiesen eine frühmanifeste (<3. Lebensjahr) dilatative, progrediente Kardiomyopathie mit z. T. Long-QT-Syndrom, eine prä- und postnatale Wachstumsretardierung sowie eine zerebelläre Ataxie auf. Bei der Mehrzahl männlicher Patienten bestanden genitale Anomalien (Kryptorchismus, Hypospadie). 70 % der Patienten verstarben frühzeitig an den Folgen der Kardiomyopathie oder an einem plötzlichen Herztod.

3-Hydroxy-3-Methylglutaracidurie (3-Hydroxy-3-Methyglutaryl-CoA-Lyase-Mangel)

Ätiologie und Pathogenese Bei dieser autosomal-rezessiv vererbten Krankheit ist die 3-Hydroxy-3-Methylglutaryl-CoA-Lyase, das letzte Enzym des Leucinabbaus und der Ketogenese, betroffen (Abb. 53.9, ▶ Kap. 56). Das Enzym wird durch das *HMGCL*-Gen (Genlokus 1p36.11) kodiert. Eine Häufung findet sich in mediterranen und arabischen Ländern. Für die Krankheitsentstehung spielt die gestörte Ketogenese und damit die insuffiziente Energieversorgung im Katabolismus die führende Rolle. Hierdurch entwickelt sich bei verlängerter Nüchternphase eine hypoketotische Hypoglykämie, gekoppelt mit einer metabolischen Acidose.

Klinische Symptome und Verlauf Das Krankheitsbild ist sehr variabel. Ein Drittel aller Patienten manifestiert sich innerhalb der 1. Lebenswoche, die Mehrzahl der übrigen Patienten zeigt erste Symptome am Ende des 1. Lebensjahrs (wenn die nächtlichen Nüchternphasen zunehmen) und im Rahmen von Infektionskrankheiten. Wenige Patienten bleiben jahrelang asymptomatisch. Akute Episoden mit rezidivierendem Erbrechen, Vigilanzstörungen und Reye-ähnlicher Symptomatik können auftreten. Pankreatitis und Kardiomyopathie sind bekannte Komplikationen. Langfristige Folge sind Epilepsie, mentale Retardierung, Hemiplegie und kortikale Blindheit. Im kranialen MRT zeigt sich eine charakteristische Kombination aus diffusen, leichtgradigen Signaländerungen und schweren, multifokalen Signaländerungen der weißen Substanz.

Diagnose Während der intermittierenden akuten Verschlechterungen ist eine hypoketotische Hypoglykämie in Kombination mit einer metabolischen Acidose, Hyperammonämie, Laktatämie und Transaminasenerhöhung nachweisbar. Im Urin zeigt sich eine erhöhte Konzentration von 3-Hydroxy-3-Methylglutarsäure, 3-Hydroxyisovaleriansäure, 3-Methylglutaconsäure und 3-Methylglutarsäure. 3-Methylcrotonylglycin kann ebenfalls erhöht sein. Im Trockenblut und Plasma ist 3-Hydroxyisovalerylcarnitin (C5OH) erhöht. Die Diagnose kann enzymatisch und molekulargenetisch gesichert werden.

Therapie und Prognose In der Akutphase stellen der rasche Ausgleich der Hypoglykämie und der metabolischen Acidose die wichtigsten Maßnahmen dar. Langfristig ist auf die Vermeidung längerer Nüchternphasen und die adäquate Versorgung mit Kohlenhydraten während interkurrenter Infektionen zu achten. Die Einhaltung einer moderaten Protein- und Fettrestriktion wird nicht einheitlich empfohlen. Die Applikation von verkapselter 3-Hydroxybuttersäure wurde bei wenigen Patienten mit gutem Erfolg eingesetzt. Die Prognose hängt von der frühzeitigen Diagnosestellung und dem konsequenten Vermeiden rezidivierender hypoketotischer Hypoglykämien ab. Patienten mit neonataler Krankheitsmanifestation haben eine ungünstigere Prognose.

3-Oxothiolase-Mangel

► Abschn. 56.1.4.

Propionacidurie

Definition und Epidemiologie Die Krankheit wird durch eine autosomal-rezessiv vererbte Defizienz des biotinabhängigen Enzyms Propionyl-CoA-Carboxylase verursacht. Die beiden Untereinheiten des Enzyms (α- und β-Kette) werden von den *PCCA*- und *PCCB*-Genen kodiert (Genloki 13q32.3 bzw. 3q22.3) und bilden zu gleichen Anteilen ein funktionelles Dodekamer. Das Enzym ist in der gemeinsamen Endstrecke der Abbauwege von Isoleucin, Methionin, Threonin, Valin (= IMTV), ungeradzahliger Fettsäuren und der Cholesterolseitenkette lokalisiert und wandelt Propionyl-CoA zu Methylmalonyl-CoA um (Abb. 53.9). Ein Drittel der täglichen anfallenden Propionsäure wird von Darmbakterien produziert. Im Gegensatz zum Holocarboxylasesynthetase- und Biotinidasemangel sind die drei anderen Carboxylasen intakt. Die Krankheit kommt mit einer geschätzten Inzidenz von ca. 1 : 100.000 Neugeborenen vor.

Ätiologie und Pathogenese Folge der Enzymdefizienz ist die Akkumulation von Propionyl-CoA und dessen Derivaten, u. a. 2-Methylcitrat, 3-Hydroxypropionsäure, Propionylglycin und Propionylcarnitin. Insbesondere Propionyl-CoA und 2-Methylcitrat wirken als endogene Toxine. Propionyl-CoA inhibiert u. a. den Pyruvatdehydrogenasekomplex, die N-Acetylglutamatsynthase und das Glycine-cleavage-System, wodurch es zur Laktatacidose, Hyperammonämie und (ketotischen) Hyperglycinämie kommt. 2-Methylcitrat hemmt die ersten 3 Enzyme des Zitratzyklus, wodurch es zum Mangel an Zitratzyklusmetaboliten und zur Hyperketose kommt. Langfristig entwickelt sich zudem eine mtDNA-Depletion, vermutlich ausgelöst durch die Propionyl-CoA-induzierte Hemmung der Succinyl-CoA-Ligase. Durch die Induktion einer sekundären Mitochondriopathie und den hieraus resultierenden Energiemangel erklärt sich die Multiorganproblematik vieler Patienten. Das ZNS ist hierbei besonders betroffen.

Klinische Symptome und Verlauf Patienten mit Propionacidurie können eine der drei oben beschriebenen Verlaufsformen einer klassischen Organoacidurie aufweisen. Die Hyperammonämie ist zumeist ausgeprägter als bei Patienten mit anderen klassischen Organoacidurien. Unterschiedliche Organsysteme können in den Krankheitsverlauf involviert sein. Am häufigsten und frühesten ist das ZNS betroffen; die Patienten zeigen einen globalen Entwicklungsrückstand, Intelligenzminderung, Epilepsie, extrapyramidale Symptome und Optikusatrophie. Eine Herzbeteiligung zeigt sich als (dilatative) Kardiomyopathie und Long-QT-Syndrom. Auch die Skelettmuskulatur kann betroffen sein (metabolische Myopathie). Rezidivierende Pankreatitiden und Gedeihstörung weisen auf eine gastrointestinale Beteiligung hin. Des Weiteren finden sich variable Blutbildveränderungen (Anämie, Neutropenie, Thrombozytopenie). Chronische Nierenerkrankungen wurden – anders als bei Patienten mit Methylmalonacidurie – bislang nur vereinzelt berichtet.

Diagnose und Differenzialdiagnose Der Nachweis der Propionsäurederivate im Urin sichert die Diagnose; das Metabolitenprofil ist pathognomonisch. In der Aminosäurenanalytik zeigt sich eine Hyperglycinämie. Ein erhöhtes Propionylcarnitin (C3) im Trockenblut oder Plasma (MS/MS) differenziert nicht zwischen Propion- und Methylmalonacidurien. Eine enzymatische und/oder molekulargenetische Diagnosesicherung ist möglich. Die Propionacidurie gehört nicht zu den Zielkrankheiten des Neugeborenenscreenings.

Therapie und Prognose Die Notfalltherapie ist in ► Kap. 52 beschrieben. Eine Therapie mit pharmakologischen Dosen des Kofaktors Biotin ist nicht wirksam. Die proteinarme Ernährung in Kombination mit IMTV-freien Aminosäurensupplementen reduziert die endogene Produktion toxischer Metabolite. Auf eine ausreichende Kalorienzufuhr ist zu achten. Zur Förderung der physiologischen Entgiftung von Propionyl-CoA wird Carnitin appliziert. Für die medikamentöse Therapie einer Hyperammonämie kann Carglumsäure (Orphan-Drug-Name: Carbaglu) eingesetzt werden. Eine intermittierende Darmdekontamination mit nichtresorbierbaren Antibiotika (Metronidazol, Colistin) senkt die Propionsäurebelastung durch Darmbakterien.

Trotz intensiver Langzeitbetreuung kommt es bei den meisten Patienten mit neonataler Manifestation zu rezidivierenden hyperammonämischen Entgleisungen und zu Langzeitkomplikationen. Die Lebenserwartung ist bei neonataler Manifestation reduziert, bei spätmanifester Verlaufsform günstiger. Das Auftreten kardialer Komplikationen ist prognostisch ungünstig. Die Lebertransplantation stellt prinzipiell eine Therapieoption dar, jedoch liegen noch wenige und z. T. diskrepante Erfahrungen vor. Bei einzelnen Patienten besserte sich die Kardiomyopathie nach erfolgreicher Lebertransplantation.

Isolierte Methylmalonacidurie (Methylmalonyl-CoA-Mutase-Mangel)

Definition und Epidemiologie Die Akkumulation von Methylmalonsäure ist das gemeinsame biochemische Merkmal einer ätiologisch heterogenen Erkrankungsgruppe. Hierzu gehört eine autosomal-rezessive Defizienz des adenosylcobalaminabhängigen Enzyms Methylmalonyl-CoA-Mutase (*MUT*-Gen, Genlokus 6p12.3), die in diesem Abschnitt behandelt wird, sowie andere Formen der isolierten Methylmalonacidurie, die durch Defekte der 5′-Desoxyadenosylcobalamin-Synthese, Succinyl-CoA-Ligase oder Methylmalonyl-CoA-Epimerase hervorgerufen werden. Ist die Synthese sowohl von 5′-Desoxyadenosylcobalamin als auch von Methylcobalamin, dem Kofaktor der Methioninsynthase betroffen, kommt es zur Ausbildung einer kombinierten Methymalonacidurie mit Homocystinurie.

Ätiologie und Pathogenese Der Mutasemangel tritt in zwei Varianten auf: mut^0 und mut$^-$. Der mut^0-Form liegt ein vollständiger Verlust der Mutaseaktivität zugrunde, bei der mut$^-$-Form findet sich eine unterschiedliche große Restaktivität. Die Methylmalonyl-CoA-Mutase ist das letzte Enzym der gemeinsamen Endstrecke der Abbauwege von Isoleucin, Methionin, Threonin, Valin, ungeradzahliger Fettsäuren und der Cholesterolseitenkette. Der biochemische Phänotyp und die Pathophysiologie sind analog zur Propionacidurie (▶ Abschn. 53.3.1, „Propionacidurie"). Zusätzlich kommt es zur Akkumulation der namensgebenden Methylmalonsäure. Das Ausmaß der Methylmalonsäurekonzentration und des klinischen Phänotyps korrelieren invers mit der Restenzymaktivität.

Klinische Symptome und Verlauf Der klinische Verlauf ist ähnlich demjenigen von Patienten mit Propionacidurie (s. oben). Patienten mit einer Methylmalonacidurie entwickeln häufig zusätzlich eine chronische Niereninsuffizienz, insbesondere wenn eine mut^0-Variante vorliegt. Die Niereninsuffizienz kann sich bereits im Kindesalter manifestieren und frühzeitig zur Dialysepflichtigkeit führen. Patienten mit mut^0-Variante zeigen insgesamt eine schwerere Verlaufsform und ein früheres Auftreten von Symptomen.

Diagnose und Differenzialdiagnose Die Metabolitanalytik erfolgt analog zur Propionacidurie (s. oben). Differenzialdiagnostisch kommen bei erhöhter Methylmalonsäureausscheidung Störungen des Cobalaminstoffwechsel (▶ Abschn. 53.3.1, „Störungen des intrazellulären Cobalaminstoffwechsels") und ein alimentärer Cobalaminmangel (vollgestillte ältere Säuglinge insbesondere veganischer Mütter!) in Betracht. Störungen der Succinyl-CoA-Ligase oder Methylmalonyl-CoA-Epimerase sind sehr selten und gehen mit einer niedrigeren Methylmalonsäureausscheidung als beim Mutasemangel einher.

Therapie und Prognose Die Therapie wird analog zur Propionacidurie durchgeführt (s. oben). Patienten mit mut$^-$-Variante, nicht aber mit mut^0-Form, sprechen zumeist auf pharmakologische Dosen von Hydroxycobalamin an. Bei Entwicklung einer Niereninsuffizienz ist frühzeitig an die Vorbereitungen zur Hämodialyse oder Peritonealdialyse zu denken. Eine Nierentransplantation stellt eine Therapieoption dar und verbessert z. T. erheblich die metabolische Situation betroffener Patienten. Die Leber- und die kombinierte Leber-/Nierentransplantation wurden ebenfalls bei einigen Patienten durchgeführt. Die Erfolge waren jedoch diskrepant, eine Progredienz neurologischer und anderer Symptome konnte nicht immer verhindert werden.

Patienten mit der mut^0-Form haben eine eingeschränkte Lebenserwartung, bei der mut$^-$-Form sind Verlauf und Prognose günstiger als bei der mut^0-Form, dabei recht variabel. Die Prognose ist günstig, wenn die ersten Symptome spät auftreten und eine Cobalaminresponsivität vorliegt.

Störungen des intrazellulären Cobalamin-(Vitamin-B$_{12}$-)Stoffwechsels

Definition und Physiologie Mit der Nahrung zugeführtes Cobalamin (Vitamin B$_{12}$) wird an Intrinsic Factor gebunden im Ileum absorbiert, im Blut an Transcobalamin II gebunden transportiert, intrazellulär durch Endozytose aufgenommen, in Lysosomen aus der Bindung an Transcobalamin II gelöst, ins Zytosol transportiert und in 5′-Desoxyadenosylcobalamin und Methylcobalamin umgewandelt. 5′-Desoxyadenosylcobalamin und Methylcobalamin sind Kofaktoren der Methylmalonyl-CoA-Mutase (▶ Abschn. 53.3.1, „Isolierte Methymalonacidurie") bzw. Methioninsynthase. Die Methioninsynthase katalysiert die Remethylierung von Homocystein zu Methionin (◘ Abb. 53.10). Eine Störung der 5′-Desoxyadenosylcobalamin-Synthese resultiert in einer Methylmalonacidurie, die Störung der Methylcobalaminsynthese in einer Homocystinurie. Je nach Störung der intrazellulären Bildung eines oder beider Kofaktoren liegt bei betroffenen Patienten eine isolierte Methylmalonacidurie (CblA-, CblB-Krankheit, CblD-Variante 2), eine kombinierte Methylmalonacidurie und Homocystinurie (CblC-, CblD-, CblF-Krankheit) oder eine isolierte Homocystinurie (CblE-, CblG-Krankheit, CblD-Variante 1) vor.

Ätiologie Die angeborenen Störungen des intrazellulären Cobalaminstoffwechsels sind autosomal-rezessiv vererbt. Die zugrunde liegenden pathologischen Veränderungen finden sich im *MMAA*-Gen (CblA, Genlokus 4q31.21), *MMAB*-Gen (CblB, Genlokus 12q24.11), *MMACHC*-Gen (CblC, Genlokus 1p34.1), *MMADHC*-Gen (CblD inklusive Varianten 1 und 2, Genlokus 2q23.2), *MTRR*-Gen (CblE, Methioninsynthasereduktase, Genlokus 5p15.31), *LMBRD1*-Gen (CblF, Genlokus 6q13), *ABCD4*-Gen (CblJ, Genlokus 14q24.3) und *MTR*-Gen (CblG, Methionsynthase, Genlokus 1q43).

Klinischer Verlauf und Symptome Der klinische Verlauf von Patienten mit isolierter Methylmalonacidurie ähnelt demjenigen von Patienten mit Methylmalonyl-CoA-Mutase-Mangel, (▶ Abschn. 53.3.1, „Isolierte Methymalonacidurie"), wobei die CblA-Krankheit klinisch ähnlich der mut$^-$-Form und die CblB-Krankheit ähnlich der mut^0-Form verläuft. Bei Patienten mit kombinierter Methylmalonacidurie und Homocystinurie kommt es zum Auftreten von neurologischen Symptomen (psychomotorische Entwicklungsstörung, pyramidalen und extrapyramidalen Bewegungsstörungen, Muskelhypotonie, Epilepsie, Mikrozephalie), Trinkschwäche und Gedeihstörung, hämatologischen Symptomen (makrozytäre Anämie, Neutropenie, Thrombozytopenie), Leberfunktionsstörungen und okulomotorischen Symptomen. Insbesondere bei der CblC-Krankheit wurde das Auftreten eines atypischen hämolytisch-urämischen Syndroms beobachtet. Patienten mit isolierter Homocystinurie (CblG, CblE, CblD-Variante 1) entwickeln häufig eine makrozytäre Anämie, (progrediente) kognitive Dysfunktion mit zerebraler Atrophie, Nystagmus, kortikale Blindheit und psychiatrische Auffälligkeiten.

Diagnose Hinweise auf Cobalaminstoffwechseldefekte ergeben sich durch den Nachweis erhöhter Methylmalonsäure- und/oder Homocysteinkonzentrationen im Urin oder Plasma und/oder erniedrigter Methioninkonzentrationen im Plasma bei zugleich normaler oder erhöhter Cobalamin- und Folsäurekonzentration im Plasma. Komplementationsstudien in Fibroblasten sowie molekulargenetische Untersuchungen der oben genannten Gene sichern die Diagnose.

Therapie und Prognose Patienten mit isolierter Methylmalonacidurie (CblA, CblB) werden analog zum Methylmalonyl-CoA-Mutase-Mangel behandelt, die Prognose ist ebenfalls ähnlich (▶ Abschn. 53.3.1, „Isolierte Methymalonacidurie"). Bei allen

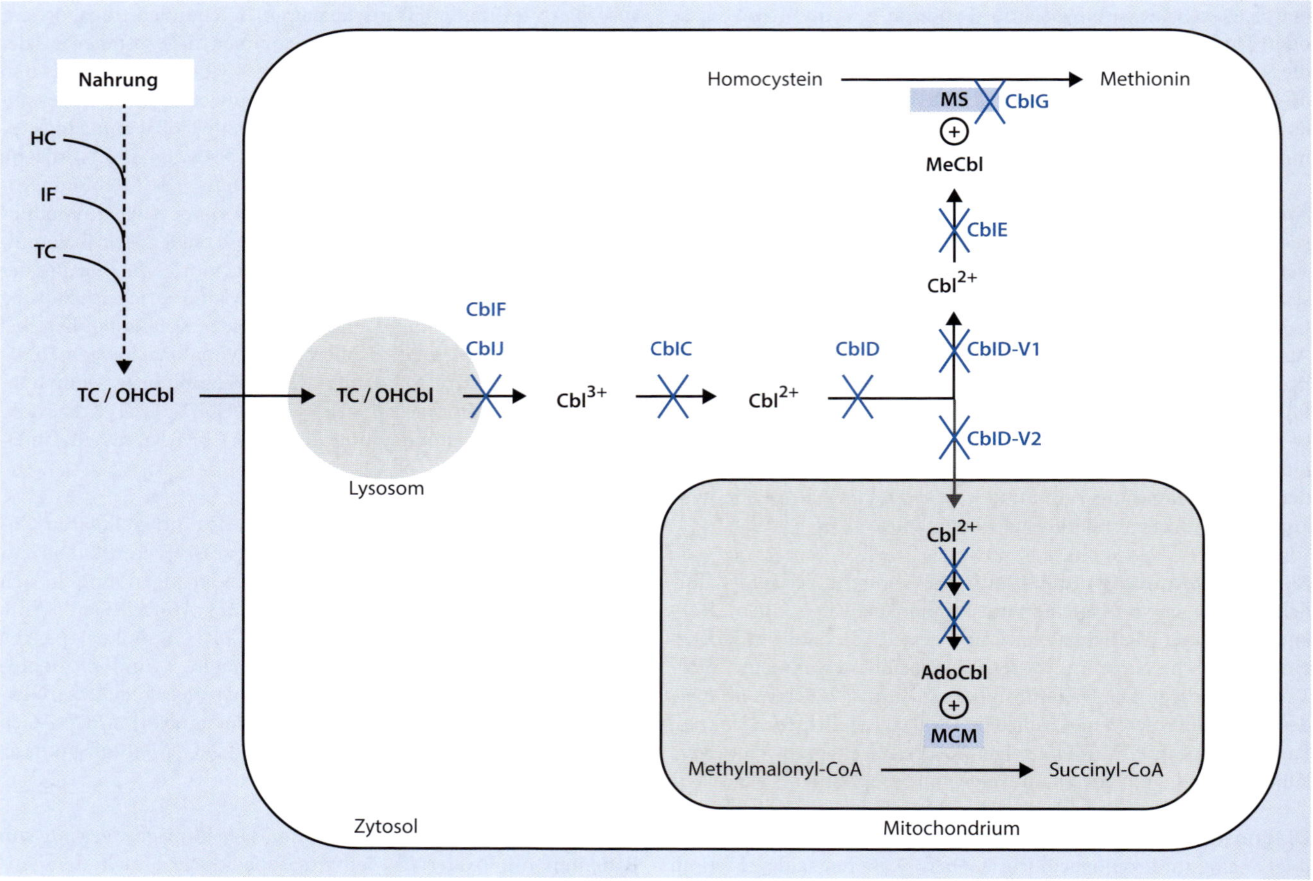

Abb. 53.10 Intrazellulärer Cobalaminstoffwechsel. Cobalamin (*Cbl*, Vitamin B_{12}) ist ein kobalthaltiges Vitamin, das über einen mehrschrittigen, mehrere Kompartimente involvierenden Mechanismus aufgenommen, transportiert und in seine biologisch wirksamen Formen, 5′-Desoxyadenosylcobalamin *(AdoCbl)* und Methylcobalamin *(MeCbl)*, aktiviert wird. Die Zahlen *(1+, 2+, 3+)* hinter „Cbl" beziehen sich auf den Oxidationsstatus des zentralen Kobaltatoms, die *Buchstaben* auf die bekannten intrazellulären Cobalaminstoffwechselstörungen. Weitere Abkürzungen: + aktivierend; *HC* Haptocorrin; *IF* Intrinsic Factor; *MCM* Methylmalonyl-CoA-Mutase; *MS* Methioninsynthase; *OHCbl* Hydroxycobalamin; *TC* Transcobalamin

Cobalaminstoffwechselstörungen, die mit einer Homocystinurie einhergehen, wird zusätzlich (kombinierte Methylmalonacidurie/Homocystinurie) oder ausschließlich (isolierte Homocystinurie) eine Therapie mit dem alternativen Methylgruppendonor Betain (Orphan-Drug-Name: Cystadane) und Folsäure sowie ggf. eine Supplementation mit Methionin durchgeführt werden. Trotz Behandlung ist die Prognose der mit Homocystinurie einhergehenden Formen ungünstig. Nur ein sehr früher Therapiebeginn kann hämatologische Veränderungen zügig beheben und die Entwicklung neurologischer Symptome verhindern bzw. deren Progredienz stoppen. Es ist anzunehmen, dass ein intrauterin vorliegender Methionin- und damit assoziierter S-Adenosylmethionin-Mangel bereits zu einer pränatalen Beeinträchtigung der zerebralen Entwicklung führt.

Störungen des Biotinstoffwechsels

Definition Die 4 Carboxylasen – 3-Methylcrotonyl-CoA-Carboxylase (Leucinabbau), Propionyl-CoA-Carboxylase (Isoleucin-, Methionin-, Threonin- und Valinabbau), Acetyl-CoA-Carboxylase (Lipidsynthese) und Pyruvatcarboxylase (Glukoneogenese) – des menschlichen Organismus benötigen Biotin als Kofaktor. Ein multipler Carboxylasemangel ist entweder Folge eines Biotinidasemangels, der zu einer mangelnden Bereitstellung von Biotin aus Biocytin und proteingebundenem Biotin führt, oder eines Holocarboxylasesynthetasemangels, der in einer fehlenden Aktivierung der Apoenzyme resultiert.

Ätiologie und Pathogenese Biotinidase wird durch das *BTD*-Gen (Genlokus 3p25.1), die Holocarboxylasesynthetase durch das *HLCS*-Gen (Genlokus 21q22.13) kodiert. Angeborene Defekte dieser Enzyme werden autosomal-rezessiv vererbt. Als Ausdruck des multiplen Carboxylasemangels kommt es zur Akkumulation charakteristischer Metaboliten, die bei dem Pyruvatcarboxylasemangel, der Propionacidurie (Propionyl-CoA-Carboxylasemangel) und der 3-Methylcrotonylglycinurie (3-Methylcrotonyl-CoA-Carboxylase-Mangel) vorkommen. Durch die Akkumulation organischer Säuren entwickelt sich eine metabolische Acidose. Durch die Hemmung des Harnstoffzyklus durch Propionyl-CoA kann es zu einer Hyperammonämie kommen. Aus der gestörten Pyruvatcarboxylase- und Propionyl-CoA-Carboxylase-Aktivität resultiert eine intrazelluläre Störung des Energiestoffwechsels mit Laktatacidose.

Klinische Symptome und Verlauf Die Kombination einer metabolischen Acidose mit neurologischen und dermatologischen Symptomen sind für den multiplen Carboxylasemangel charakteristisch.

Holocarboxylasesynthetasemangel Patienten mit Holocarboxylasesynthetasemangel werden in mehr als der Hälfte der Fälle in den ersten Lebenstagen mit Lethargie, muskulärer Hypotonie, Erbrechen, zerebralen Krampfanfällen und Hypothermie symptomatisch, vergleichbar klassischen Organoacidurien. Tachypnoe und Kussmaulatmung treten kompensatorisch bei metabolischer Acidose auf, Hyperammonämie und Acidose können unbehandelt zu Koma und frühem Tod führen. Weniger stark betroffene Patienten entwickeln später vor allem neurologische Symptome. Bei ihnen werden zudem Alopezie und erythematöse Hautläsionen (insbesondere im Windelbereich und intertriginäre Zonen) beobachtet. Die Hautveränderungen erinnern an eine seborrhoische Dermatose oder Ichthyosis.

Biotinidasemangel Beim Biotinidasemangel treten die Symptome typischerweise schleichend und selten vor dem 3. Lebensmonat auf. Zwischenzeitige Remissionen bei erhöhter Biotinzufuhr in der Nahrung können auftreten. Neurologische Symptome wie Lethargie, Muskelhypotonie, Grand-Mal- und myoklonische Epilepsie, Entwicklungsretardierung und Sprachstörungen sind häufige Erstsymptome. Später können Ataxie, sensorineuraler Hörverlust, Optikusatrophie und Amaurose hinzukommen. Weniger als die Hälfte der Patienten entwickelt die oben beschriebenen charakteristischen Haut- und Haarveränderungen und respiratorischen Probleme.

Diagnose und Differenzialdiagnose Laborchemisch fällt eine metabolische Acidose, Laktatacidose und Hyperammonämie auf. Akkumulierende organische Säuren – 3-Hydroxyisovaleriansäure, 3-Methylcrotonylglycin und Methylcitrat – sind mittels GC/MS im Urin nachweisbar (können jedoch bei Patienten mit Biotinidasemangel intermittierend unauffällig sein), 3-Hydroxyisovalerylcarnitin ist mittels MS/MS detektierbar. Differenzialdiagnostisch kommen Pyruvatcarboxylasemangel, Propionacidurie und 3-Methylcrotonylglycinurie in Betracht. Die Biotinidaseaktivität kann direkt in der Trockenblutkarte bestimmt werden; diese Untersuchung ist Teil des Neugeborenenscreenings. Der Holocarboxylasesynthetasemangel wird durch molekulargenetische und enzymatische Untersuchungen gesichert.

Therapie und Prognose Kinder mit Biotinidasemangel erhalten täglich 5–10 mg Biotin, Erwachsene bis zu 60 mg. Patienten mit Holocarboxylasesynthetasemangel benötigen häufig eine höhere Dosis und sprechen vereinzelt nicht oder nur partiell an. Die Prognose ist bei Diagnosestellung vor dem Auftreten irreversibler neurologischer Symptome und konsequenter Langzeitbehandlung sehr gut.

Isobutyracidurie (Isobutyryl-CoA-Dehydrogenase-Mangel)

Das mitochondriale Enzym Isobutyryl-CoA-Dehydrogenase katalysiert den 3. Schritt des Valinabbaus; das Enzym wird durch das *ACAD8*-Gen kodiert (Genlokus 11q25). Die meisten Individuen blieben asymptomatisch, vereinzelt wurde eine moderate Sprachentwicklungsverzögerung beobachtet. Zumeist wurden sie zufällig über ein erhöhtes C4-Carnitin (Butyryl-/Isobutyrylcarnitin) im Neugeborenenscreening identifiziert, wobei differenzialdiagnostisch ein kurzkettiger Acyl-CoA-Dehydrogenase-Mangel in Betracht kommt (▶ Abschn. 56.1.2). Es gibt derzeit keine Rationale für die Durchführung einer Stoffwechseltherapie, z. B. einer valinarmen Diät.

53.3.2 Zerebrale Organoacidurien

Definition Die klinische Präsentation dieser Patienten ist ausschließlich oder hauptsächlich durch das Auftreten einer neurologischen Symptomatik charakterisiert. Hierzu zählen insbesondere psychomotorische Entwicklungsstörung, Dystonie, Ataxie und Epilepsie. Im Gegensatz zu klassischen Organoacidurien treten bei Patienten mit zerebralen Organoacidurien keine metabolischen Entgleisungen auf. Akute Verläufe, wie z. B. die akute Enzephalopathie bei der Glutaracidurie Typ I, werden jedoch beobachtet. Zumeist finden sich jedoch keine (rezidivierend) krisenhaften, sondern chronisch-progrediente Verläufe. Die Ätiologie dieser Krankheitsgruppe ist heterogen.

Glutaracidurie Typ I

Definition und Epidemiologie Die Glutaracidurie Typ I wurde 1975 von Goodman und Mitarbeitern zuerst beschrieben und kommt mit einer Inzidenz von ca. 1 : 100.000 Neugeborenen in Deutschland vor. In Hochrisikopopulationen, z. B. der Amish Community (USA), findet sich eine Inzidenz von bis zu 1 : 300. Die Krankheit wird autosomal-rezessiv vererbt.

Ätiologie und Pathogenese Die FAD-abhängige Glutaryl-CoA-Dehydrogenase wird durch das *GCDH*-Gen (Genlokus 19p13.2) kodiert und katalysiert im Lysin-, Hydroxylysin- und Tryptophanabbau die oxidative Decarboxylierung von Glutaryl-CoA zu Crotonyl-CoA. Eine Enzymdefizienz führt zu einer Akkumulation von Glutaryl-CoA, Glutarsäure, 3-Hydroxyglutarsäure, Glutaconsäure und Glutarylcarnitin. Aufgrund der geringen Permeabilität der Blut-Hirn-Schranke für Dicarbonsäuren wird die zerebrale Akkumulation dieser Metaboliten begünstigt. Glutaryl-CoA, Glutarsäure und 3-Hydroxyglutarsäure induzieren eine Störung des Energiestoffwechsels (Hemmung des Zitratzyklus und des astrozytär-neuronalen Dicarbonsäurentransports) und eine Aktivierung der glutamatergen Neurotransmission.

Klinische Symptome und Verlauf Bei ca. 75 % aller Patienten besteht eine Makrozephalie, zudem weisen viele Neugeborene und Säuglinge reversible neurologische Symptome auf, insbesondere eine muskuläre Rumpfhypotonie, und leichtgradige motorische Entwicklungsverzögerung. Neuroradiologisch lässt sich neonatal eine temporale Hypoplasie mit Erweiterung der äußeren Liquorräume nachweisen (Abb. 53.11a), zudem häufig Zeichen einer zerebralen Reifungsverzögerung. Diese Auffälligkeiten sind potenziell reversibel. Zwischen dem 3. und 36.(–72.) Lebensmonat tritt bei 90–95 % der unbehandelten Kinder eine striatale Schädigung auf, die entweder akut durch einen interkurrenten Infekt ausgelöst (enzephalopathische Krise; Abb. 53.11b) oder schleichend („insidious onset") entstehen kann. Neurologische Folge ist eine komplexe, dystone Bewegungsstörung. Einzelne erwachsene Patienten mit Kopfschmerzen, Handtremor und Gangunsicherheit wurden beschrieben. Im kranialen MRT wiesen sie alle periventrikuläre Signaländerungen der weißen Substanz auf, die Basalganglien hingegen waren intakt (Abb. 53.11c). Spontan asymptomatische Verläufe sind selten.

Diagnose und Differenzialdiagnose Die Glutaracidurie Typ I ist eine Zielkrankheit des Neugeborenenscreenings; diagnostischer Zielparameter ist ein erhöhtes Glutarylcarnitin. Die biochemische Konfirmation erfolgt durch Nachweis einer erhöhten Konzentration von 3-Hydroxyglutarsäure (und Glutarsäure) im Urin (GC/MS). Eine molekulargenetische oder enzymatische Bestätigung wird empfohlen. Patienten mit hoher Restaktivität der Glutaryl-CoA-Dehyd-

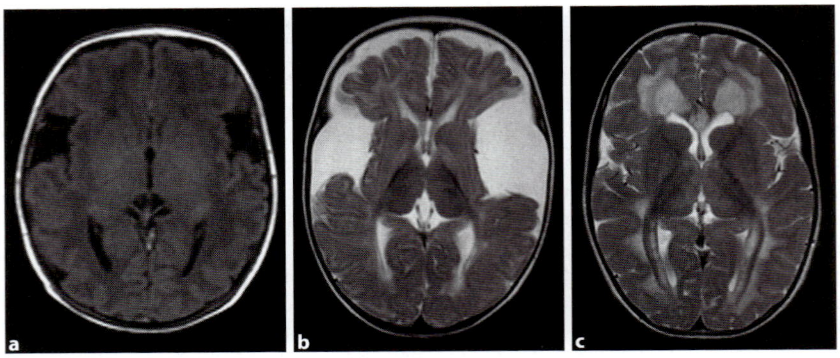

Abb. 53.11a–c Glutaracidurie Typ I. **a** T1-gewichtete axiale MRT-Aufnahme eines asymptomatischen Neugeborenen mit temporaler Hypoplasie, erweiterten äußeren Liquorräumen und unreifem Gyrierungsmuster (im Alter von 2 Jahren fand sich ein komplett unauffälliges MRT). **b** T2-gewichtete axiale MRT-Aufnahme einer 8-monatigen dystonen Patientin mit striataler Atrophie, stark erweiterten äußeren Liquorräumen und Hyperintensitäten im Globus pallidus, Thalamus und der supratentoriellen weißen Substanz. Vorausgegangen war eine enzephalopathische Krise. **c** T2-gewichtete axiale MRT-Aufnahmen eines 11-jährigen Mädchens mit Hyperintensität der supratentoriellen weißen Substanz unter Aussparung der U-Fasern und weitgehend auffälligen Basalganglien. Klinisch präsentierte sich die Patientin im Alter von 10 Jahren mit anhaltender Übelkeit und Schwindel. (Mit freundl. Genehmigung von Frau Dr. A. Seitz und Frau Dr. I. Harting, Heidelberg).

rogenase können intermittierend unauffällige Metabolitenkonzentrationen aufweisen (sog. „low excreters“). Der alleinige Nachweis einer erhöhten Glutarsäureausscheidung ist für die Diagnosestellung nicht ausreichend. Differenzialdiagnostisch relevant sind u. a. die Abgrenzung von einer Glutaracidurie Typ II (► Abschn. 56.1) und Typ III.

Therapie und Prognose Die Langzeitbehandlung besteht aus lysinarmer Diät und Supplementation mit Carnitin. Um das Auftreten einer striatalen Schädigung zu verhindern, muss insbesondere bei Infektionskrankheiten und Operationen eine Notfalltherapie durchgeführt werden (► Kap. 52). Durch die geschilderten Maßnahmen kann bei der überwiegenden Mehrzahl der Patienten das Auftreten einer striatalen Schädigung innerhalb der ersten Lebensjahre verhindert werden. Die Therapieempfehlungen sind ausführlich in einer aktuellen AWMF-Leitlinie beschrieben (Leitlinie Nr. 027/018). Das Auftreten einer schweren generalisierten Dystonie ist mit einer erhöhten Mortalität verbunden. Für die medikamentöse Therapie der Dystonie werden zumeist Benzodiazepine, Baclofen (oral oder intrathekal) und Trihexiphenidyl eingesetzt.

L-2-Hydroxyglutaracidurie

Definition 2-Hydroxyglutarsäure kommt in den beiden Stereoisomeren L-2- und D-2-Hydroxyglutaracidurie vor. Es konnten mehrere Krankheiten identifiziert werden, bei denen es zur Akkumulation von L-2- und/oder D-2-Hydroxyglutarsäure kommt. Die L-2-Hydroxyglutaracidurie wurde zuerst 1980 durch Duran und Mitarbeiter beschrieben. Verlässliche epidemiologische Daten liegen nicht vor.

Ätiologie und Pathogenese Molekulare Ursache der Krankheit ist eine autosomal-rezessiv vererbte Defizienz der FAD-abhängigen L-2-Hydroxyglutaratdehydrogenase, die L-2-Hydroxyglutarsäure in 2-Oxoglutarsäure umwandelt. Dieses Enzym wird durch das *L2HGDH*-Gen (Genlokus 14q21.3) kodiert. L-2-Hydroxyglutarsäure erfüllt keine bekannten Funktionen im menschlichen Organismus. Es entsteht als fehlerhaftes Nebenprodukt der L-Malatdehydrogenase unter Verwendung von 2-Oxoglutarat als Substrat. Hierdurch kommt es zu einem kontinuierlichen Verlust von 2-Oxoglutarsäure im Zitratzyklus. Durch die Rückumwandlung von L-2-Hydroxyglutarsäure in 2-Oxoglutarsäure kann dieser Verlust minimiert werden (sog. Metabolite-repair-Hypothese). Dieser Mechanismus ist bei der L-2-Hydroxyglutaracidurie defekt und führt zu einem Energiemangel.

Klinische Symptome und Verlauf Die Mehrzahl betroffener Patienten weist einen charakteristischen Krankheitsverlauf auf. Im Säuglingsalter zeigt sich eine zumeist nur wenig beeinträchtigte oder unauffällige Entwicklung. Ab dem 2. Lebensjahr entwickelt sich ein progredientes Erkrankungsbild mit Epilepsie, zerebellärer Ataxie, Pyramidenbahnzeichen und mentaler Retardierung. Der Durchschnitts-IQ von Jugendlichen liegt bei 40–50. Eine Makrozephalie findet sich bei der Hälfte der Patienten. Nur vereinzelt wurden rapid progrediente Verläufe beschrieben, die bereits neonatal zum Tode führten. Im kranialen MRT-Bild findet sich eine charakteristische Kombination bestehend aus einer progredienten Veränderung der subkortikalen weißen Substanz, zerebellärer Atrophie sowie Signaländerungen in den Nuclei dentati und Globi pallidi (■ Abb. 53.12). Bei einigen Patienten entwickeln sich im Verlauf maligne Hirntumoren.

Diagnose Eine erhöhte Konzentration von L-2-Hydroxyglutarsäure in Liquor, Plasma und Urin kann mittels spezieller GC/MS-Diagnostik nachgewiesen werden. Zudem sind weitere Hydroxydicarbonsäuren im Liquor sowie Lysin im Plasma, Urin und Liquor erhöht.

Therapie und Prognose Die Supplementation mit Riboflavin hat bei einzelnen Patienten zu einer partiellen Verbesserung der neurologischen Symptome geführt. Eine antiepileptische Therapie ist bei vielen Patienten erforderlich. Die ältesten bekannten Patienten sind 30–40 Jahre alt.

D-2-Hydroxyglutaracidurie (Typ I und II)

Definition Die Erstbeschreibung der D-2-Hydroxyglutaracidurie erfolgte im Jahr 1980 durch Chalmers und Mitarbeiter. Die namensgebende biochemische Auffälligkeit ist eine Akkumulation der D-2-Hydroxyglutarsäure. D-2-Hydroxyglutarsäure erfüllt im menschlichen Organismus keine bekannte Funktion. Es entsteht als Nebenprodukt des GABA-Abbaus.

Ätiologie und Pathogenese In den letzten Jahren sind zwei genetische Ursachen der D-2-Hydroxyglutaracidurie identifiziert worden: Beim Typ I liegt eine autosomal-rezessiv vererbte Defizienz der FAD-abhängigen D-2-Hydroxyglutaratdehydrogenase vor. Das Enzym verwandelt D-2-Hydroxyglutarsäure in 2-Oxoglutarsäure zurück; es wird durch das *D2HGDH*-Gen (Genlokus 2q37.3) kodiert. Beim Typ II liegt eine autosomal-dominante Gain-of-function-Mutation im *IDH2*-Gen (Genlokus 15q26.1) vor, die zu einem

Funktionsgewinn der mitochondrialen Isocitratdehydrogenase 2 führt. Dieses Enzym gewinnt die Eigenschaft, 2-Oxoglutarsäure in D-2-Hydroxyglutarsäure umzuwandeln.

Klinische Symptome und Verlauf Patienten mit D-2-Hydroxyglutaracidurie weisen einen variableren klinischen und biochemischen Phänotyp als Patienten mit L-2-Hydroxyglutaracidurie auf. Das klinische Spektrum reicht von neonataler Manifestation mit epileptischer Enzephalopathie, ausbleibender psychomotorischer Entwicklung und frühem Tod über leichtgradige Entwicklungsretardierung (insbesondere Sprachentwicklung) und dem Auftreten von Fieberkrämpfen bis hin zu asymptomatischen Verläufen. Bei einem Drittel der Patienten wurde eine Kardiomyopathie nachgewiesen. MRT-Untersuchungen zeigen eine Reifungsverzögerung, Myelinisierungsstörung, okzipital betonte Ventrikulomegalie und periventrikuläre Pseudozyten auf. Typ-I-Patienten weisen einen klinisch blanderen Verlauf und biochemisch weniger ausgeprägte Veränderungen als Typ-II-Patienten auf. Insbesondere scheint die Kardiomyopathie nur beim Typ II aufzutreten.

Diagnose und Differenzialdiagnose Das wichtigste biochemische Merkmal ist die erhöhte Konzentration von D-2-Hydroxyglutarsäure in Körperflüssigkeiten. Des Weiteren sind häufig Zitratzyklusmetabolite im Urin sowie GABA im Liquor erhöht. Differenzialdiagnostisch kommt die D-2-/L-2-Hydroxyglutaracidurie in Betracht, die zu einem schweren neurologischen Erkrankungsbild auf der Grundlage eines angeborenen Defekts des mitochondrialen Zitrat/Isozitrat-Transporters führt. Zudem findet sich eine erhöhte Ausscheidung von D-2-Hydroxyglutarsäure bei Patienten mit Glutaracidurie Typ II, malignen Erkrankungen (Hirntumoren, akute myeloische Leukämie) und somatischen IDH2- oder IDH1-Mutationen sowie bei Patienten mit metaphysärer Chondromatosis und somatischen IDH1-Mutationen.

Therapie und Prognose Derzeit ist keine effektive Therapie bekannt. Die Supplementation mit Riboflavin und Carnitin erzielte keine positive Wirkung. Die Epilepsie erweist sich bei einigen Patienten als therapierefraktär.

N-Acetylaspartylacidurie (Morbus Canavan-van-Bogaert-Bertrand)

Definition und Epidemiologie Das erste Kind mit dieser Krankheit wurde 1931 von Myrtelle Canavan beschrieben. Die höchste Inzidenz (ca. 1:10.000 Neugeborene) wird bei Aschkenasim gefunden.

Ätiologie und Pathogenese Die N-Acetylaspartylacidurie wird durch eine autosomal-rezessiv vererbte Defizienz der Aspartoacylase (Aminoacylase 2) verursacht, die durch das *ASPA*-Gen (Genlokus 17p13.2) kodiert wird. Die Aspartoacylase ist ausschließlich in Oligodendrozyten lokalisiert; sie hydroylisiert das neuronal produzierte N-Acetylaspartat zu Aspartat und Acetat. Ein Defekt dieses Enzyms verursacht einen zerebralen Acetatmangel, der zu einer Myelinisierungsstörung führt und möglicherweise zu einer osmotischen Dysregulation des Gehirns.

Klinische Symptome und Verlauf Die Erkrankung manifestiert sich bei der am häufigsten vorkommenden infantilen Verlaufsform zwischen dem 2.–4. Lebensmonat mit Muskelhypotonie, Verlust der Kopfkontrolle und anderer erworbener Fähigkeiten, Epilepsie, Optikusatrophie, Spastik und Opisthotonus. Bei Geburt ist der Kopfumfang z. T. noch normal, eine progrediente Makrozephalie

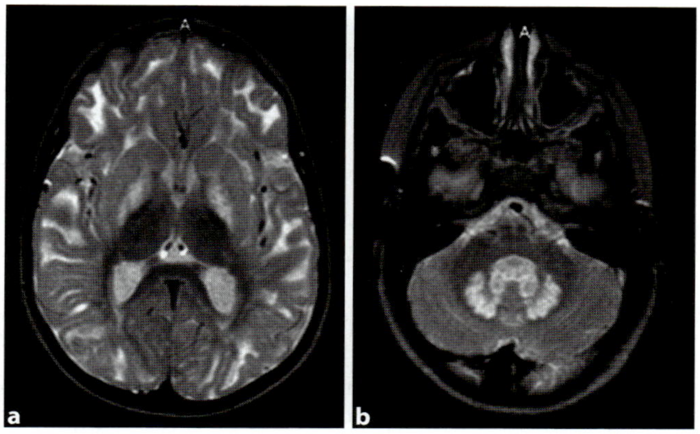

Abb. 53.12a,b L-2-Hydroxyglutaracidurie. Axiale T2-gewichtete MRT-Aufnahme eines 8-jährigen Jungen mit symmetrischer Hyperintensität der subkortikalen weißen Substanz (inklusive U-Fasern) und Globi pallidi (**a**) sowie der Nuclei dentati (**b**). (Mit freundl. Genehmigung von Frau Dr. A. Seitz, Heidelberg)

(Megalenzephalie) entwickelt sich jedoch innerhalb der ersten 6–12 Lebensmonate. Die meisten Kinder versterben innerhalb des 1. Lebensjahrs, langsamere Verläufe und ein Überleben bis in die 2. Lebensdekade (juvenile Verlaufsform) sind jedoch möglich. Charakteristisch ist der Nachweis einer diffusen Leukoenzephalopathie im MRT, deren histopathologisches Korrelat eine spongiforme Myelinopathie ist.

Diagnose und Differenzialdiagnose Erhöhte Konzentrationen von N-Acetylaspartat in Liquor, Plasma und Urin bestätigen die Verdachtsdiagnose. Die Diagnose sollte unabhängig hiervon durch eine enzymatische Diagnostik in Fibroblasten und/oder eine Mutationsanalytik bestätigt werden. Bei Aschkenasim wird ein Screening auf die in dieser Population häufigsten Mutationen (p.E285A und p.Y231X) durchgeführt.

Therapie und Prognose Bislang gibt es keine wirksame Therapie. Die Anwendung von Lithiumcitrat führt zu einem leichten Absenken der zerebralen N-Acetylaspartat-Konzentration. Glyceryltriacetat, das den Acetatmangel im Gehirn beheben soll, wird derzeit untersucht. Versuche, eine intrazerebrale Gentherapie für betroffene Patienten zu etablieren, scheiterten bisher.

4-Hydroxybutyracidurie (Succinatsemialdehyddehydrogenasemangel)

Definition und Epidemiologie Bei der 4-Hydroxybutyracidurie handelt es sich um eine angeborene Abbaustörung des inhibitorischen Neurotransmitters GABA (γ-Aminobuttersäure). Verlässliche epidemiologische Daten liegen nicht vor.

Ätiologie und Pathogenese Die Krankheit wird durch eine autosomal-rezessiv vererbte Defizienz des Enzyms Succinatsemialdehyddehydrogenase verursacht. Das Enzym wird durch das *ALDH5A1*-Gen (Genlokus 6p22.3) kodiert und katalysiert die Umwandlung von Succinatsemialdehyd in Succinat. Folge der Enzymdefizienz ist eine Akkumulation von 4-Hydroxybuttersäure, einem Agonisten der $GABA_B$- und GHB-Rezeptoren, sowie von 4,5-Dihydroxyhexansäure, GABA und Homocarnosin. Die Akkumulation von 4-Hydroxybuttersäure und GABA führt zu einer Herunterregulation von GABA-Rezeptoren und induziert ein Ungleichgewicht zwischen inhibitorischer und exzitatorischer Neurotransmission.

Klinische Symptome und Verlauf Die klinische Präsentation ist variabel und zeigt das Bild einer leichten bis schweren, langsam progredienten oder stationären Enzephalopathie. Die häufigsten Symptome sind ein globaler Entwicklungsrückstand, besonders der expressiven Sprache, sowie Ataxie, Muskelhypotonie und Epilepsie (Absence oder Grand Mal). Verhaltensstörungen werden in der Adoleszenz beobachtet. Neuroradiologisch finden sich Signaländerungen im Globus pallidus, eine Myelinisierungsverzögerung und zerebelläre Atrophie.

Diagnose und Differenzialdiagnose Der diagnostische Test ist eine Bestimmung von 4-Hydroxybuttersäure im Urin, Plasma und/oder Liquor. Die Diagnose kann enzymatisch und/oder molekulargenetisch bestätigt werden. Ein positiver Nachweis von 4-Hydroxybuttersäure gelingt auch nach intravenöser Sedierung mit 4-Hydroxybuttersäure oder nach Einnahme als Partydroge („liquid ecstasy"). Der Metabolit wird über das allgemeine Drogenscreening nicht erfasst.

53

Therapie und Prognose Es gibt keine bekannte Stoffwechseltherapie. Die antiepileptische Therapie mit Lamotrigin, Levetiracetam, Topiramat oder ketogener Diät ist erfolgversprechend. Die Lebenserwartung betroffener Patienten ist nicht (wesentlich) beeinträchtigt.

2-Methyl-3-Hydroxybutyracidurie (2-Methyl-3-Hydroxybutyryl-CoA-Dehydrogenase-Mangel)

Definition Es handelt sich um eine sehr seltene, X-chromosomal vererbte Störung des Enzyms 2-Methyl-3-Hydroxybutyryl-CoA-Dehydrogenase (17-β-Hydroxysteroid-Dehydrogenase 10), das u. a. am Abbau von Isoleucin und verzweigtkettigen Fettsäuren beteiligt ist. Es wird insbesondere in ZNS, Herzmuskel und Leber exprimiert.

Ätiologie und Pathogenese Die Krankheit wird durch pathogene Mutationen im *HSD17B10*-Gen (Genlokus Xp11.22) vererbt. Hierdurch kommt es zu einer Akkumulation von 2-Methyl-3-Hydroxybuttersäure und Tiglylglycin. Der Schweregrad der Krankheit korreliert nicht mit dem Ausmaß der Organoacidurie. Vielmehr wird vermutet, dass eine Störung der nichtenzymatischen Proteinfunktion für die Pathogenese relevant ist. So ist das Protein durch Interaktion mit Amyloid-β an der Entstehung der neuronalen Dysfunktion beim Morbus Alzheimer beteiligt und ist eine essenzielle Komponente der mitochondrialen RNAse P, die für die Prozessierung von mtDNA-Transkripten erforderlich ist.

Klinische Symptome und Verlauf Alle bekannten männlichen Patienten entwickelten eine progrediente neurodegenerative Erkrankung unterschiedlichen Schweregrads. In der am häufigsten beobachteten, infantilen Verlaufsform entwickeln Jungen nach weitgehend unbeeinträchtigter Entwicklung im Alter von 6–18 Monaten eine progrediente spastische Diplegie, Choreoathetose, Retinopathie, myoklonische Epilepsie und Kardiomyopathie, die unaufhaltsam fortschreitet und im Alter von 2–4 Jahren zum Tode führt. Im MRT zeigt sich eine zunehmende Hirnatrophie, Leukoenzephalopathie und Basalganglienschädigung. In der neonatalen Verlaufsform tritt die neurologische Problematik gegenüber der schweren, früh zum Tod führenden Kardiomyopathie in den Hintergrund. Juvenile bzw. asymptomatische Verläufe wurden vereinzelt beobachtet. Heterozygote Frauen können eine nichtprogrediente Entwicklungsverzögerung mit kognitiver Dysfunktion aufweisen.

Diagnose und Differenzialdiagnose Die Diagnose kann durch den Nachweis einer erhöhten Ausscheidung von 2-Methyl-3-Hydroxybuttersäure und Tiglylglycin (bei unauffälliger 2-Methylacetoacetat-Konzentration) vermutet werden, sollte jedoch unbedingt molekulargenetisch bestätigt werden.

Therapie und Prognose Eine wirksame Therapie ist nicht bekannt. Die Durchführung einer isoleucinarmen Diät beeinflusst nicht in den Krankheitsverlauf.

Ethylmalonsäureenzephalopathie

Ätiologie und Pathogenese Die Krankheit wird durch pathogene Mutationen im *ETHE1*-Gen (Genlokus 19q13.31) verursacht, das für ein mitochondriales Matrixenzym mit Sulfurdioxygenaseaktivität kodiert. Eine Defizienz dieses Enzyms führt zu einer gestörten Entgiftung von Sulfid, das als Produkt von intestinalen Anaerobiern gebildet wird. Sulfid hemmt u. a. die Zytochrom-c-Oxidase und die kurzkettige Acyl-CoA-Dehydrogenase und schädigt die intestinale Mukosa und Endothelzellen.

Klinische Symptome und Verlauf Als Ausdruck der Sulfidintoxikation entwickeln Kinder eine charakteristische Kombination bestehend aus einer progredienten Enzephalopathie mit psychomotorischer Entwicklungsverzögerung, pyramidaler und extrapyramidaler Symptomatik sowie hämorrhagischer Diarrhö, ödematöser Akrozyanose und petechialer Purpura. Im kranialen MRT zeigen sich nekrotische Veränderungen in den Basalganglien und generalisierte Hirnatrophie. Die Krankheit verläuft zumeist innerhalb der ersten 10 Lebensjahre tödlich.

Diagnose und Differenzialdiagnose Patienten zeigen eine erhöhte Konzentration von Ethylmalonsäure und Methylsuccinat im Urin und von Butyrylcarnitin im Trockenblut und Plasma.

Therapie und Prognose Im Mausmodell und bei wenigen Kindern wurde eine Kombination mit Metronidazol und N-Acetylcystein erfolgreich eingesetzt.

Literatur

Almond PS, Matas AJ, Nakhleh RE et al (1993) Renal transplantation for infantile cystinosis: Long-term follow-up. J Pediatr Surg 28:232–238

Aquaron RR (2011) Alkaptonuria in France: Past experience and lessons for the future. J Inherit Metab Dis 34:1115–1126

Baric I, Fumic K, Glenn B et al (2004) S-Adenosylhomocysteine hydrolase deficiency in a human: A genetic disorder of methionine metabolism. Proc Natl Acad Sci USA 101:4234–4239

Baron DN, Dent CE, Harris H, Hart EW, Jepson JB (1956) Hereditary pellagra-like skin rash with temporary cerebellar ataxia, constant renal amino-aciduria and other bizarre biochemical features. Lancet 268:421–428

Bickel H, Gerrard J, Hickmans EM (1953) Influence of phenylalanine intake on phenylketonuria. Lancet 265:812–813

Bjursell MK, Blom HJ, Cayuela JA et al (2011) Adenosine kinase deficiency disrupts the methionine cycle and causes hypermethioninaemia, encephalopathy, and abnormal liver function. Am J Hum Genet 89:507–515

Bachmann C (2002) Mechanisms of hyperammonemia. Clin Chem Lab Med 40:653–662

Brusilow S, Horwich A (2001) Urea cycle enzymes. In: Scriver C, Beaudet A, Sly W, Valle D (Hrsg) The metabolic and molecular bases of inherited disease, 8. Aufl. McGraw-Hill, New York, S 1909–1963

Brusilow SW, Maestri NE (1996) Urea cycle disorders: Diagnosis, pathophysiology, and therapy. Adv Pediatr 43:127–170

Burgard P, Schmidt E, Rupp A, Schneider W, Bremer WJ (1996) Intellectual development of the patients of the German Collaborative Study of children treated for phenylketonuria. Eur J Pediatr 155(1):S33–S38

Cherqui S (2012) Cysteamine therapy: A treatment for cystinosis, not a cure. Kidney Int 81:127–129
De Koning, Klomp LW, van Oppen AC et al (2004) Prenatal and early postnatal treatment in 3-phosphoglycerate-dehydrogenase deficiency. Lancet 364:2221–2222
Garrod AE (1902) The incidence of alkaptonuria: A study in chemical individuality. Lancet 160:1616–1620
Garrod AE (1908) The Croonian lectures on inborn errors of metabolism. Lectures I, II, III, IV. Lancet 172:1–7 (73–79, 142–148, 214–220)
Grünert SC, Wendel U, Lindner M et al (2012) Clinical and neurocognitive outcome in symptomatic isovaleric acidemia. Orphanet J Rare Dis 7:9
Guthrie R (1996) The introduction of newborn screening for phenylketonuria. A personal history. Eur J Pediatr 155(1):S4–S5
Häberle J (2011a) Clinical practice: The management of hyperammonemia. Eur J Pediatr 170:21–34
Häberle J (2011b) Varianten von Harnstoffzyklusstörungen. Monatsschr Kinderh 159:834–841
Häberle J, Boddaert N et al (2012) Suggested guidelines for the diagnosis and management of urea cycle disorders. Orphanet J Rare Dis 7:32
Harting I, Neumaier-Probst E, Seitz A et al (2009) Dynamic changes of striatal and extrastriatal abnormalities in glutaric aciduria type I. Brain 132:1764–1782
Heringer J, Boy SP, Ensenauer R et al (2010) Use of guidelines improves the neurological outcome in glutaric aciduria type I. Ann Neurol 68:743–752
Hoffmann B, Helbling C, Schadewaldt P, Wendel U (2006) Impact of longitudinal plasma leucine levels on the intellectual outcome in patients with classic MSUD. Pediatr Res 59:17–20
Hörster F, Baumgartner MR, Viardot C et al (2007) Long-term outcome in methylmalonic acidurias is influenced by the underlying defect (mut0, mut-, cblA, cblB). Pediatr Res 62:225–230
Hörster F, Garbade SF, Zwickler T et al (2009) Prediction of outcome in isolated methylmalonic acidurias: Combined use of clinical and biochemical parameters. J Inherit Metab Dis 32:630–639
Hoover-Fong JE, Shah S, van Hove JL, Applegarth D, Toone J, Hamosh A (2004) Natural history of nonketotic hyperglycinaemia in 65 patients. Neurology 63:1847–1853
Kaiser-Kupfer MI, Caruso RC, Valle D, Reed GF (2004) Use of an arginine-restricted diet to slow progression of visual loss in patients with gyrate atrophy. Arch Ophthamol 122:982–984
Koch R, Hanley W, Levy H et al (2003) The maternal phenylketonuria international study. Pediatrics 112:1523–1529
Kölker S, Christensen E, Leonard JV et al (2011) Diagnosis and management of glutaric aciduria type I – revised recommendations. J Inherit Metab Dis 34:677–694
Kranendijk M, Struys EA, Gibson KM et al (2010a) Evidence for genetic heterogeneity in D-2-hydroxyglutaric aciduria. Hum Mutat 31:279–283
Kranendijk M, Struys EA, van Schaftingen E et al (2010b) IDH2 mutations in patients with D-2-hydroxyglutaric aciduria. Science 330:336
Leonard JV, Morris AA (2002) Urea cycle disorders. Semin Neonatol 7:27–35
Lerner-Ellis JP, Anastasio N, Liu J et al (2009) Spectrum of mutations in MMACHC, allelic expression, and evidence for genotype-phenotype correlations. Hum Mutat 30:1072–1081
Lindell A, Denneberg T, Granerus G (1997) Studies on renal function in patients with cystinuria. Nephron 77:76–85
Masurel-Paulet A, Poggi-Bach J, Rolland MO et al (2008) NTBC treatment in tyrosinemia type I: Long-term outcome in French patients. J Inherit Metab Dis 31:81–87
Matalon R, Michals K, Sebesta D et al (1988) Aspartoacylase deficiency and N-acetylaspartic aciduria in patients with Canavan disease. Am J Med Genet 29:463–471
Mazariegos GV, Morton DH, Sindhi R et al (2012) Liver transplantation for classical maple syrup urine disease: Long-term follow-up in 37 patients and comparative United Network for Organ Sharing experience. J Pediatr 160:116–121
Moffett JR, Ross B, Arun P et al (2007) N-Acetylaspartate in the CNS: From neurodiagnostics to neurobiology. Prog Neurobiol 81:89–131
Morath MA, Okun JG, Müller IB et al (2008) Neurodegeneration and chronic renal failure in methylmalonic aciduria – a pathophysiological approach. J Inherit Metab Dis 31:35–43
Mudd SH, Skovby F, Levy HL et al (1985) The natural history of homocystinuria due to cystathionine beta-synthase deficiency. Am J Hum Genet 37:1–31
Mudd SH (2011) Hypermethioninemias of genetic and non-genetic origin: A review. Am J Med Genet C Semin Med Genet 157:3–32
Muntau AC, Röschinger W, Habich M et al (2003) Tetrahydrobiopterin as an alternative treatment for mild phenylketonuria. N Engl J Med 347:2122–2132
Patay Z, Mills JC, Löbel U et al (2012) Cerebral neoplasms in L-2-hydroxyglutaric aciduria: 3 new cases and meta-analysis of the literature data. Am J Neuroradiol 33(5):940–943
Pearl PL, Gibson KM, Acosta MT et al (2003) Clinical spectrum of succinic semialdehyde dehydrogenase deficiency. Neurology 60:1413–1417
Pearl PL, Shukia L, Theodore WH, Jakobs C, Gibson MK (2011) Epilepsy in succinic semialdehyde dehydrogenase deficiency, a disorder of GABA metabolism. Brain Dev 33:796–805
Pena L, Franks J, Chapman KA et al (2012) Natural history of propionic acidemia. Mol Genet Metab 105:5–9
Pietz J, Kreis R, Rupp A et al (1999) Large neutral amino acids block phenylalanine transport into brain tissue in patients with phenylketonuria. J Clin Invest 103:1169–1178
Prasad AN, Rupar CA, Prasad C (2011) Methylenetetrahydrofolate reductase (MTHFR) deficiency and infantile epilepsy. Brain Dev 33:758–769
Sauer SW, Opp S, Hoffmann GF, Koeller DM, Okun JG, Kölker S (2011) Therapeutic modulation of cerebral L-lysine metabolism in a mouse model for glutaric aciduria type I. Brain 134:157–170
Schreiber J, Chapman KA, Summar KA et al (2012) Neurologic considerations in propionic acidemia. Mol Genet Metab 105:10–15
Schwab MA, Sauer SW, Okun JG et al (2006) Secondary mitochondrial dysfunction in propionic aciduria: A pathogenic role for endogenous mitochondrial toxins. Biochem J 398:107–112
Sharma AP, Greenberg CR, Prasad AN, Prasad C (2007) Hemolytic uremic syndrome (HUS) secondary to cobalamin C (cblC) disorder. Pediatr Nephrol 22:2097–2103
Simell O, Takki K (1973) Raised plasma ornithine and gyrate atrophy of choroid and retina. Lancet 301:1031–1033
Steenweg ME, Jakobs C, Errami A et al (2010) An overview of L-2-hydroxyglutarate dehydrogenase gene (L2HGDH) variants: a genotype-phenotype study. Hum Mutat 31:380–390
Strauss KA, Morton DH, Puffenberger EG et al (2007) Prevention of brain disease from severe 5,10-methylenetetrahydrofolate reductase deficiency. Mol Genet Metab 91:165–175
Stucki M, Coelho D, Suormala T, Burda P, Fowler B, Baumgartner MR (2012) Molecular mechanisms leading to three different phenotypes in the cblD defect of intracellular cobalamin metabolism. Hum Mol Genet 21:1410–1418
Rauschenberger K, Schöler K, Sass JO et al (2010) A non-enzymatic function of 17beta-hydroxysteroid dehydrogenase type 10 is required for mitochondrial integrity and survival. EMBO Mol Med 2:51–62
Tada K, Hayasaka K (1987) Non-ketotic hyperglycinaemia: Clinical and biochemical aspects. Eur J Pediatr 146:221–227
Tomoeda K, Awata H, Matsuura T et al (2000) Mutations in the 4-hydroxyphenylpyruvic acid dioxygenase gene are responsible for tyrosinemia type III and hawkinsinuria. Mol Genet Metab 71:506–510
Van Hove JL, Vande Kerckhove K, Hennermann JB et al (2005) Benzoate treatment and the glycine index in nonketotic hyperglycinemia. J Inherit Metab Dis 28:651–653
Van Schaftingen E, Rzem R, Veiga-da-Cunha M (2009) L-2-Hydroxyglutaric aciduria, a disorder of metabolite repair. J Inherit Metab Dis 32:135–142
Veldman A, Santamaria-Araujo JA, Sollazzo S et al (2010) Successful treatment of molybdenum cofactor deficiency type A with cPMP. Pediatrics 125:e1249–e1254
Viscomi C, Burlina AB, Dweikat I et al (2010) Combined treatment with oral metronidazole and N-acetylcysteine is effective in ethylmalonic encephalopathy. Nat Med 16:869–871
Vockley J, Ensenauer (2006) Isovaleric acidemia: New aspects of genetic and phenotypic heterogeneity. Am J Med Genet C Semin Med Genet 142 C:95–103
Wilcken B (2004) Problems in the management of urea cycle disorders. Mol Genet Metab 81(1):S86–S91

Wortmann SB, Rodenburg RJT, Jonckheere A et al (2009) Biochemical and genetic analysis of 3-methylglutaconic aciduria type IV: A diagnostic strategy. Brain 132:136–146

Wolf B (2011) The neurology of biotinidase deficiency. Mol Genet Metab 104:27–34

Wortmann SB, Kremer BH, Graham A et al (2010) Methylglutaconic aciduria type I redefined: A syndrome with late-onset leukoencephalopathy. Neurology 3(75):1079–1083

Zschocke J (2012) HSD10 disease: Clinical consequences of mutations in the HSD17B10 gene. J Inherit Metab Dis 35:81–89

54 Störungen des Monosaccharidstoffwechsels

T. Meissner, R. Santer

54.1 Hyperinsulinismus

T. Meissner

Definition Beim kongenitalen Hyperinsulinismus handelt es sich um eine Gruppe von Krankheiten, deren Gemeinsamkeit rezidivierende hyperinsulinämische Hypoglykämien sind. Ursächlich können verschiedene genetische Defekte sein. Der kongenitale Hyperinsulinismus kommt in einer transienten Form vor mit einer spontanen Remission meist in den ersten Lebensmonaten oder als persistierende Form mit einer Hypoglykämieneigung, die Jahre oder lebenslang anhält.

Man unterscheidet diffuse Formen, bei denen die ganze Bauchspeicheldrüse betroffen ist, von der fokalen Form, bei der nur eine oder wenige kleine Regionen der Bauchspeicheldrüse für den Hyperinsulinismus verantwortlich sind. Hyperinsulinämische Hypoglykämien finden sich auch als eines mehrerer Symptome bei syndromalen Erkrankungen.

Die Inzidenz des kongenitalen Hyperinsulinismus variiert mit dem Grad von Verwandtenehen in einer Bevölkerung, zumeist wird für Europa eine Inzidenz von 1 : 40.000 geschätzt. Damit ist der kongenitale Hyperinsulinismus die häufigste Ursache von persistierenden Hypoglykämien im Neugeborenen- und Säuglingsalter.

Ätiologie Die Ätiologie des transienten Hyperinsulinismus ist weitestgehend unklar. Er findet sich vor allem bei sog. Small-for-gestational-age-Neugeborenen, Kindern diabetischer Mütter oder perinatalem Stress. Beim persistierenden kongenitalen Hyperinsulinismus handelt es sich in der Regel um eine monogenetische Erkrankung, mittlerweile sind 8 verschiedene genetische Defekte beschrieben. Auch bei einer Analyse aller bekannten Gene bleiben etwa 30–40 % der Analysen unauffällig. Hier werden noch unbekannte genetische Defekte vermutet. Am häufigsten finden sich autosomal-rezessiv vererbte Mutationen in den Genen des ATP-sensitiven Kaliumkanals der pankreatischen β-Zelle (*KCNJ11, ABCC8*) (▣ Abb. 54.1). Seltener finden sich autosomal-dominant vererbte Mutationen in verschiedenen Genen (▣ Tab. 54.1). Die fokale Form des kongenitalen Hyperinsulinismus ist durch eine Mutation im paternal vererbten Allel eines Genes für den ATP-sensitiven Kaliumkanal bedingt. Hinzu kommt in den Fällen der fokalen Läsion ein Verlust des maternalen Allels in der Region 11p15. Dadurch wird die Mutation hemizygot und klinisch bedeutsam. Möglicherweise führt der Verlust des maternal vererbten Allels noch zu einem Wachstumsvorteil der Zellen in der fokalen Region, da es sich bei der Region 11p15.5 um eine sog. „imprinted region" handelt. Dies bedeutet, dass Gene in Abhängigkeit von maternaler oder paternaler Vererbung exprimiert werden. In der betreffenden Region liegen wachstumsfördernde und wachstumshemmende Gene. Neben den Genen für den ATP-sensitiven Kaliumkanal finden sich verschiedene andere genetische Defekte als Ursache eines Hyperinsulinismus. Diese sind in ▣ Tab. 54.1 zusammengefasst.

Pathogenese Die Insulinsekretion kann in Relation zum Blutzucker zu hoch sein und darüber zu milden Hypoglykämien führen, häufig findet sich jedoch auch eine völlig irreguläre Insulinsekretion, mit einer schweren Hypoglykämieneigung, da nahezu unabhängig von der zugrunde liegenden Glukosekonzentration Insulin ausgeschüttet wird. Dauert eine schwere Unterzuckerung länger an, kommt es zu einer irreversiblen Schädigung des Gehirns.

Klinische Symptome In der Regel manifestiert sich der kongenitale Hyperinsulinismus bereits am 1. Lebenstag. Meist werden schon in den ersten Lebensstunden Zittrigkeit, Blässe oder Apnoen beobachtet. Im Verlauf finden sich dann hypoglykämische Krampfanfälle.

Da sich sowohl bei hypotrophen als auch bei hypertrophen Neugeborenen gehäuft ein Hyperinsulinismus findet, sollten insbesondere bei diesen Neugeborenen Blutzuckerkontrollen erfolgen und an einen Hyperinsulinismus gedacht werden.

Eine Manifestation im Säuglingsalter ist seltener und findet sich häufig bei einer Verlängerung der Mahlzeitenabstände oder im Rahmen eines Infektes mit gestörter Nahrungsaufnahme. Eine Manifestation im Kindes- oder Jugendalter ist selten und sollte auch an andere Ursachen, wie z. B. Insulinome denken lassen. Im Kindesalter werden als Symptome häufig Zittrigkeit, Kaltschweißigkeit, Unruhe und Bewusstseinsstörungen berichtet. Die Symptomatik kann dann auch eine Präsynkope, Synkope oder einen Krampfanfall umfassen.

Bei milden Varianten des Hyperinsulinismus finden sich auch nahezu asymptomatische Individuen, die in der Regel über Familienuntersuchungen identifiziert werden. Diese berichten beispielsweise, dass sie eine häufige Mahlzeitenfrequenz aufweisen oder häufig Heißhunger verspüren.

Diagnose und Differenzialdiagnose In der Regel wird aufgrund der Symptome der Hypoglykämie zunächst der Blutzucker gemessen. Finden sich wiederholte Hypoglykämien, sollte im Rahmen einer solchen Hypoglykämie eine erweiterte Diagnostik erfolgen. Bei Neugeborenen ist ein wichtiges diagnostisches Kriterium die Berechnung des Kohlenhydratbedarfs zur Aufrechterhaltung normaler Blutzuckerwerte, der sog. Euglykämie. In der Regel weisen Neugeborene und Säuglinge bei einer Kohlenhydratzufuhr von 6 mg/kg KG/min keine Unterzuckerungen mehr auf. Ist dies doch der Fall und wird die Grenze 8(–10) mg/kg KG/min überschritten, besteht der dringende Verdacht auf einen Hyperinsulinismus. In der Regel wird im Folgenden in der Hypoglykämie (<45 mg/dl[1]) eine erweiterte Labordiagnostik durchgeführt (Kontrolle von Glukosewert, Insulin, Kortisol, Wachstumshormon, Thyreotropin [TSH], freies Tetrajodthyronin [fT_4], freie Fettsäuren, Ketonkörper, Acylcarnitinprofil, Laktat, Blutgasanalyse, Kreatinkinase [CK], Transaminasen, Harnsäure). Ergänzt wird die Diagnostik durch eine Untersuchung des Urins, der im Anschluss an die Hypoglykämie gewonnen wird (Ketonkörper, organische Säuren). Klinische Befunde oder Laborparameter können auf andere Ursachen der Hypoglykämie hinweisen, z. B. einen Panhypopituitarismus, Fettsäureoxidationsstörungen oder Glykogenosen. Neben den Laborwerten ist auch die Fastendauer bis zum Auftreten einer Unterzuckerung ein wichtiges diagnostisches Kriterium. Unter Umständen muss ein diagnostischer Fastentest durchgeführt werden. In der Hypoglykämie kann der Glukagontest durchgeführt werden. Bei diesem wird überprüft, ob die Blutzuckerwerte nach Glukagoninjektion (100 µg/kg KG, maximal 1 mg) ausreichend ansteigen. Hierbei sollte nach

1 Umrechnung: mg/dl × 0,05551 = mmol/l.

G.F. Hoffmann, M.J. Lentze, J. Spranger, F. Zepp (Hrsg.), *Pädiatrie*,
DOI 10.1007/978-3-642-41866-2_54,

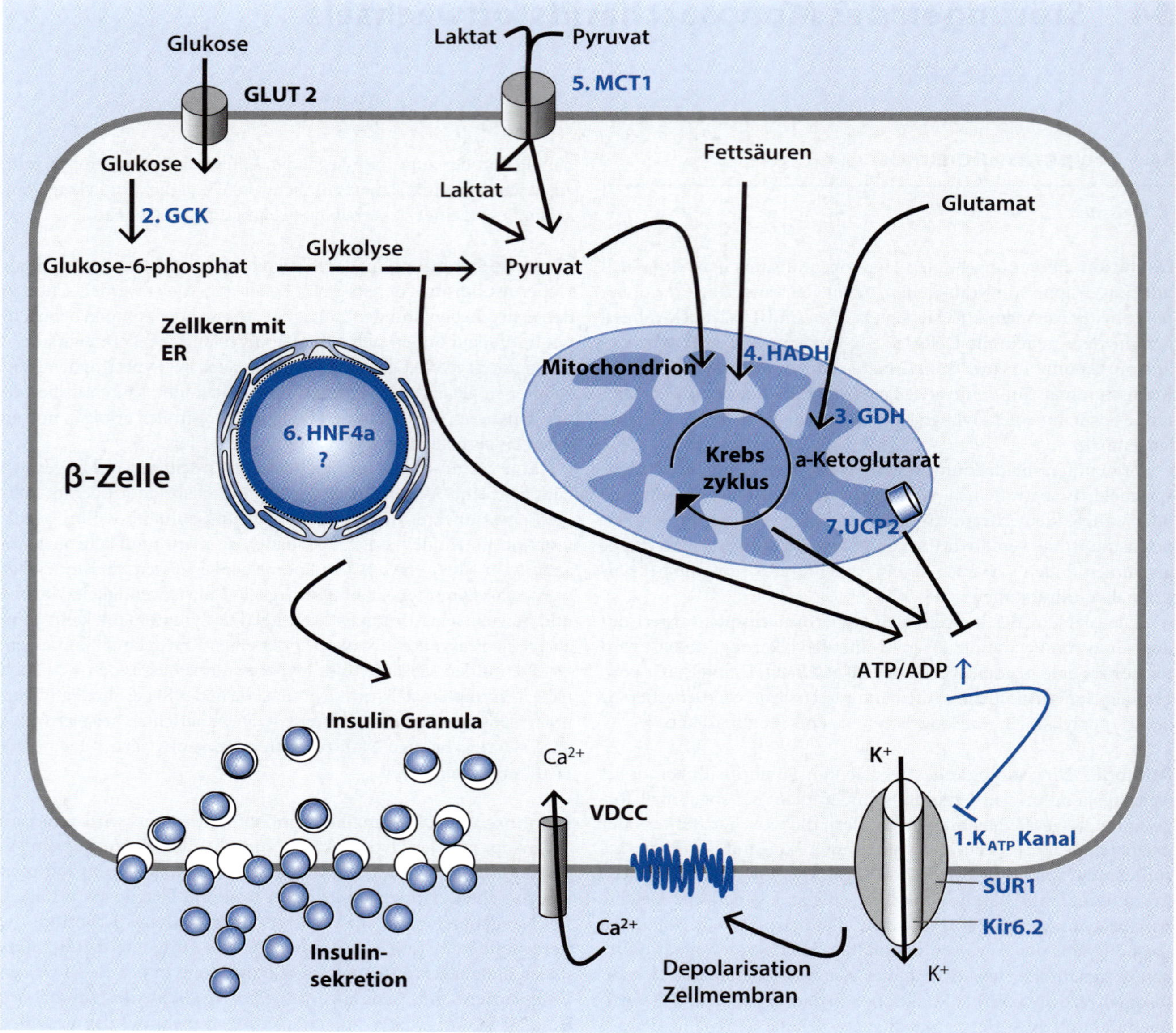

Abb. 54.1 Vereinfachtes Modell der Regulation der Insulinsekretion in der pankreatischen β-Zelle und der biochemischen Veränderungen, die zum Hyperinsulinismus führen. Glukose wird konzentrationsabhängig in die β-Zelle transportiert und unter Bildung von ATP verstoffwechselt. Die Insulinsekretion wird gesteuert, indem der ATP-sensitive Kaliumkanal *(K_{ATP})* mit ansteigendem ATP/ADP-Verhältnis geschlossen wird. Der dadurch verminderte Kaliumausstrom führt zur Depolarisation der Zellmembran, dies wiederum öffnet spannungsabhängige Kalziumkanäle und resultiert in einen Kalziumeinstrom in die Zelle. Dies ist der Triggerreiz für die Exozytose von Insulin. Folgende Störungen führen zum Hyperinsulinismus: *1.* Defekte des K_{ATP}-Kanals mit seinen beiden Untereinheiten (SUR1, Kir6.2) führen zu vermindertem Kaliumausstrom und spontanen Depolarisationen. *2.* Eine Überaktivität der Glukokinase (GCK) spiegelt eine höhere Glukosekonzentration vor, als tatsächlich vorliegt und erhöht somit den ATP/ADP-Quotienten. *3.* Ebenso erhöht eine Überaktivität der Glutamatdehydrogenase (GDH) die Bildung von ATP. *4.* Eine Defizienz der 3-Hydroxyacyl-CoA-Dehydrogenase (HADH) führt über eine fehlende Hemmung der GDH zur vermehrten Insulinsekretion. *5.* Eine pathologische Expression des Gens für den Monocarboxylattransporter 1 (MCT1, normalerweise nicht exprimiert) führt infolge eines Transport von Laktat und Pyruvat in die β-Zelle zu einer erhöhten ATP-Bildung, insbesondere wenn Laktat und Pyruvat extrazellulär ansteigen, wie dies vor allem bei anaerober körperlicher Aktivität der Fall ist. *6.* HNF4α ist ein Transkriptionsfaktor, der die Expression mehrerer wichtiger Gene steuert. *7.* Der genaue Zusammenhang der biochemischen Effekte, die zum Hyperinsulinismus führen, ist noch unklar, UCP2 gilt als hemmender Regulator der Insulinsekretion über eine Reduktion der ATP-Bildung sowie über reduzierte mitochondriale ROS-Produktion. Abkürzungen: *ADP* Adenosindiphosphat; *ATP* Adenosintriphosphat; *GLUT2* Glukosetransporter 2; *VDCC* „voltage-dependent calcium channel"

Gabe von Glukagon der Blutzucker innerhalb von 45 min um mindestens 25 mg/dl ansteigen.

Diagnose der Unterformen Unterformen des kongenitalen Hyperinsulinismus können spezielle Besonderheiten aufweisen, die diagnostisch hilfreich sind, so findet sich z. B. beim GDH-Hyperinsulinismus zumeist eine begleitende asymptomatische Hyperammonämie mit Ammoniakwerten von 100–200 μmol/l. Beim „Exercise-induced-Hyperinsulinismus" finden sich die Hypoglykämien vor allem nach intensiver körperlicher Belastung, wenn die Laktatwerte im Blut deutlich ansteigen. Besteht der Verdacht auf einen Exercise-induced-Hyperinsulismus,

Tab. 54.1 Klassifikation des kongenitalen Hyperinsulinismus

Erkrankung	Gen (Protein)	Vererbung	Besonderheit
K_{ATP}-HI-diffus	*ABCC8* (SUR1) oder *KCNJ11* (Kir6.2)	Meist autosomal-rezessiv, selten autosomal-dominant	Häufig schwere neonatale Form ohne ausreichendes Ansprechen auf Diazoxid
K_{ATP}-HI-fokal	Keimbahnmutationen *ABCC8* oder *KCNJ11* und Verlust maternaler Allele (11p15) in den fokalen Regionen	Nichtmendelischer Erbgang, geringes Wiederholungsrisiko	Klinisch ist eine Unterscheidung zwischen fokal und diffus nicht möglich
GDH-HI	*GLUD1* (Glutamatdehydrogenase), „aktivierende" Mutationen	Autosomal-dominant	Meist konstante, leichte Hyperammonämie, meist gutes Ansprechen auf Diazoxid
GCK-HI	*GCK* (Glukokinase), „aktivierende" Mutationen	Autosomal-dominant	Schwer zu diagnostizieren, Hypoglykämien bei Fasten und „reaktiv" postprandial, relativ niedrige Insulinwerte in Hypoglykämie
HADH-HI (SCHAD-HI)	*HADH* (3-Hydroxyacyl-CoA-Dehydrogenase) s. ► Absch. 56.1.2	Autosomal-rezessiv	3-Hydroxy-C4-Carnitin erhöht, gutes Ansprechen auf Diazoxid
Exercise-induced-HI	*SLC16A1* (MCT1)	Autosomal-dominant	Hypoglykämien vor allem nach anaerober Belastung
HNF4A-HI	*HNF4A*(HNF-4α)	Heterozygote Mutationen, variabler Phänotyp	Transienter Hyperinsulinismus mit Makrosomie bei Geburt, aber auch persistierende Fälle, gutes Ansprechen auf Diazoxid, später Diabetesrisiko
UCP2-HI	*UCP2* (Uncoupling Protein 2)	Wahrscheinlich autosomal-dominant mit variabler Expressivität/Penetranz	Bislang 2 Patienten beschrieben, neonatale/infantile Manifestation, Ansprechen auf Diazoxid, Remission in früher Kindheit

HI Hyperinsulinismus.

sollte ein standardisierter körperlicher Belastungstest durchgeführt werden.

Bildgebung Die üblichen bildgebenden Verfahren wie die Sonografie der Bauchspeicheldrüse oder eine MRT-Untersuchung ergeben beim kongenitalen Hyperinsulinismus in der Regel keinen richtungsweisenden Befund. Für die Differenzierung der fokalen und der diffusen Form wird heute die [^{18}F]-DOPA-Positronenemissionstomografie ([18F]-DOPA-PET/CT) durchgeführt (Abb. 54.2). Bei Patienten mit nachgewiesenem Hyperinsulinismus sollte auch immer hinsichtlich syndromaler Stigmata untersucht werden, denn ein Hyperinsulinismus kann auch ein Symptom einer syndromalen Erkrankung sein (Beckwith-Wiedemann-Syndrom, CDG-Syndrome, Sotos-Syndrom, Costello-Syndrom, Kabuki-Syndrom, zentrales Hypoventilationssyndrom, Usher-Syndrom u. a.).

Therapie und Verlauf Besteht der Verdacht auf einen kongenitalen Hyperinsulinismus beim Neugeborenen, so sollte zunächst hochdosiert Glukose infundiert werden (Tab. 54.2). In der Regel sind 10–25 mg/kg KG/min Glukosezufuhr notwendig, um schwere Hypoglykämien zu vermeiden. Um den Glukosebedarf zu reduzieren und eine Therapie ohne zentralen intravenösen Zugang zu ermöglichen, können akut Glukagon oder Octreotid eingesetzt werden. Nach Stabilisierung der Blutzuckerwerte erfolgt in der Regel ein Behandlungsversuch mit Diazoxid. Spätestens nach 5 Tagen sollte sich hier ein Ansprechen im Sinne eines deutlich abnehmenden Kohlenhydratbedarfs bzw. ansteigender Blutzuckerwerte zeigen. Diazoxid kann mit Hydrochlorothiazid kombiniert werden. Letzteres soll synergistisch wirken und Ödemen unter Diazoxid vorbeugen. Nach der Stabilisierung der Blutzuckerwerte unter medikamentöser Therapie muss entschieden werden, wie die Weiterbehandlung verlaufen soll. Hier sind die Ergebnisse der genetischen Analysen und ggfs. der [^{18}F]-DOPA-PET/CT-Untersuchung von entscheidender Bedeutung, neben dem Ansprechen auf die medikamentöse Therapie (Tab. 54.3, Abb. 54.3).

Bei einer fokalen Form, die nicht oder schlecht auf medikamentöse Therapie anspricht, sollte in jedem Fall eine operative Therapie mit einer gezielten Resektion der fokalen Läsionen erfolgen (Abb. 54.4). Hierbei ist die intraoperative Histologie von entscheidender Bedeutung. Bei fokalen Formen, die gut auf eine medikamentöse Therapie angesprochen haben, sollte mit den Eltern die Möglichkeit einer Fortführung der konservativen Therapie und der Versuch einer operativen Heilung abgewogen werden.

Bei diffusen Formen des kongenitalen Hyperinsulinismus wird meist eine medikamentöse Therapie angestrebt. Zeigt sich kein ausreichendes Ansprechen, ist zumeist eine 95%ige Resektion der Bauchspeicheldrüse notwendig, um postoperativ zumindest mit diätetischen Maßnahmen oder Medikamenten schwere Hypoglykämien vermeiden zu können. Es kann unmittelbar postoperativ aber auch zu einer diabetischen Stoffwechsellage kommen. Häufig wird eine postoperative Remission bzw. der Übergang in einen Diabetes mellitus im 2. Lebensjahrzehnt beobachtet. Ziel aller therapeutischen Maßnahmen sollte es stets sein, schwere Unterzuckerungen, insbesondere symptomatische, zu vermeiden. Das Gehirn des Säuglings und Kleinkindes ist bezüglich möglicher Schädigungen besonders empfindlich. Wenn schwere Unterzuckerungen vermieden werden können, ist mit einer normalen geistigen und motorischen Entwicklung des Kindes zu rechnen.

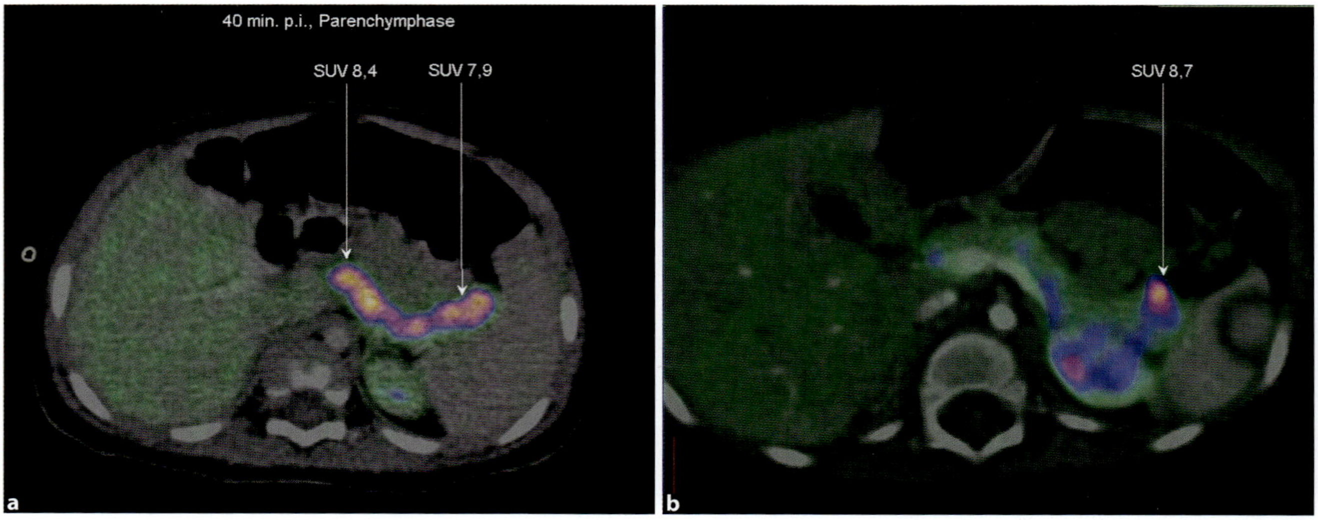

Abb. 54.2a,b [18F]-DOPA-PET/CT zur Differenzierung zwischen diffusem und fokalem Hyperinsulinismus: **a** diffuse Form mit homogener Anreicherung im gesamten Pankreas *(Pfeile)*, **b** fokale Form mit Anreicherung im Pankreasschwanz *(Pfeil)* sowie normaler Anreicherung im Bereich der Niere. (Mit freundl. Genehmigung von Prof. W. Mohnike, Berlin)

Ein kongenitaler Hyperinsulinismus stellt meist für das betroffene Kind, aber auch für die Familie oft eine große Belastung dar. Aufgrund dessen ist neben der kontinuierlichen medizinischen Betreuung auch eine psychosoziale Betreuung der Familie wünschenswert.

54.2 Galaktosestoffwechselstörungen

R. Santer

Definition Laktose ist das wesentliche Kohlenhydrat in Muttermilch und Säuglingsanfangsnahrungen; sie liefert ca. 40 % der Kalorien, die ein Neugeborenes mit der Nahrung aufnimmt. Dieses Disaccharid wird durch die Laktase der Enterozyten in Glukose und Galaktose gespalten, wobei Galaktose zur Energiegewinnung unter Beteiligung von 3 enzymatischen Schritten in Glukosemetabolite überführt werden muss. Akkumulation von Galaktose (und z. T. ihrer Abbauprodukte) findet man bei angeborenen Defekten dieser Enzyme, aber auch bei gestörter Aufnahme dieses Monosaccharids in die Leberzelle (Fanconi-Bickel-Syndrom, ▶ Abschn. 54.4.4) oder bei Umgehung des Leberstoffwechsels durch einen portosystemischen Shunt, z. B. neonatal bei persistierendem Ductus venosus Arantii (▣ Abb. 54.5).

54.2.1 Galaktokinasemangel

Der Galaktokinasemangel manifestiert sich im frühen Säuglingsalter mit Trübung der Augenlinsen als einzigem klinischen Symptom; nur in wenigen Fällen ist ein Pseudotumor cerebri beschrieben, andere Organe (Leber, Niere) sind nicht betroffen.

Ätiologie und Pathogenese Ursächlich ist ein Mangel an Galaktokinase aufgrund von Mutationen im *GALK1*-Gen, das auf Chromosom 17q24 lokalisiert ist. Es handelt sich um eine sehr seltene autosomal-rezessive Störung, die allerdings aufgrund einer häufigen Mutation in der Roma-Bevölkerung (p.P28T) zu lokalen Clustern auf dem Balkan, aber auch in Mitteleuropa geführt hat. Galaktose kann bei Galaktokinasemangel nicht phosphoryliert werden, sie akkumuliert unter galaktosehaltiger Ernährung und wird durch die Aldosereduktase z. T. in Galaktitol umgewandelt. In der Linse des Auges führt dies durch osmotische Wirkung zur Schwellung, zur Denaturierung von Proteinen und zur nukleären Form der Katarakt.

Diagnose Betroffene Neugeborene, wenn mit Galaktose ernährt, können im Neugeborenenscreening erkannt werden, bevor sich Symptome entwickeln, sofern die Gesamtgalaktose (Galaktose + Galaktose-1-Phosphat) gemessen wird. Galaktose lässt sich auch als reduzierender Zucker mit Schnelltests im Urin nachweisen. Chromatografische Methoden erlauben den spezifischen Galaktose- und Galaktitolnachweis. Die endgültige Diagnose erfolgt durch enzymatischen Test in Erythrozyten oder durch Mutationsnachweis.

Therapie Die Behandlung besteht in einer laktosearmen Diät in Form der Elimination von Milchprodukten aus der Nahrung. Kleinere Mengen Galaktose aus anderen Quellen werden toleriert. Bei früher Diagnose und rechtzeitigem Therapiebeginn, d. h. in der Regel vor der 2.–3. Lebenswoche, kann sich eine Katarakt vollständig zurückbilden. In anderen Fällen ist die Linsenentfernung und die intraokuläre Implantation von Kunstlinsen unvermeidlich.

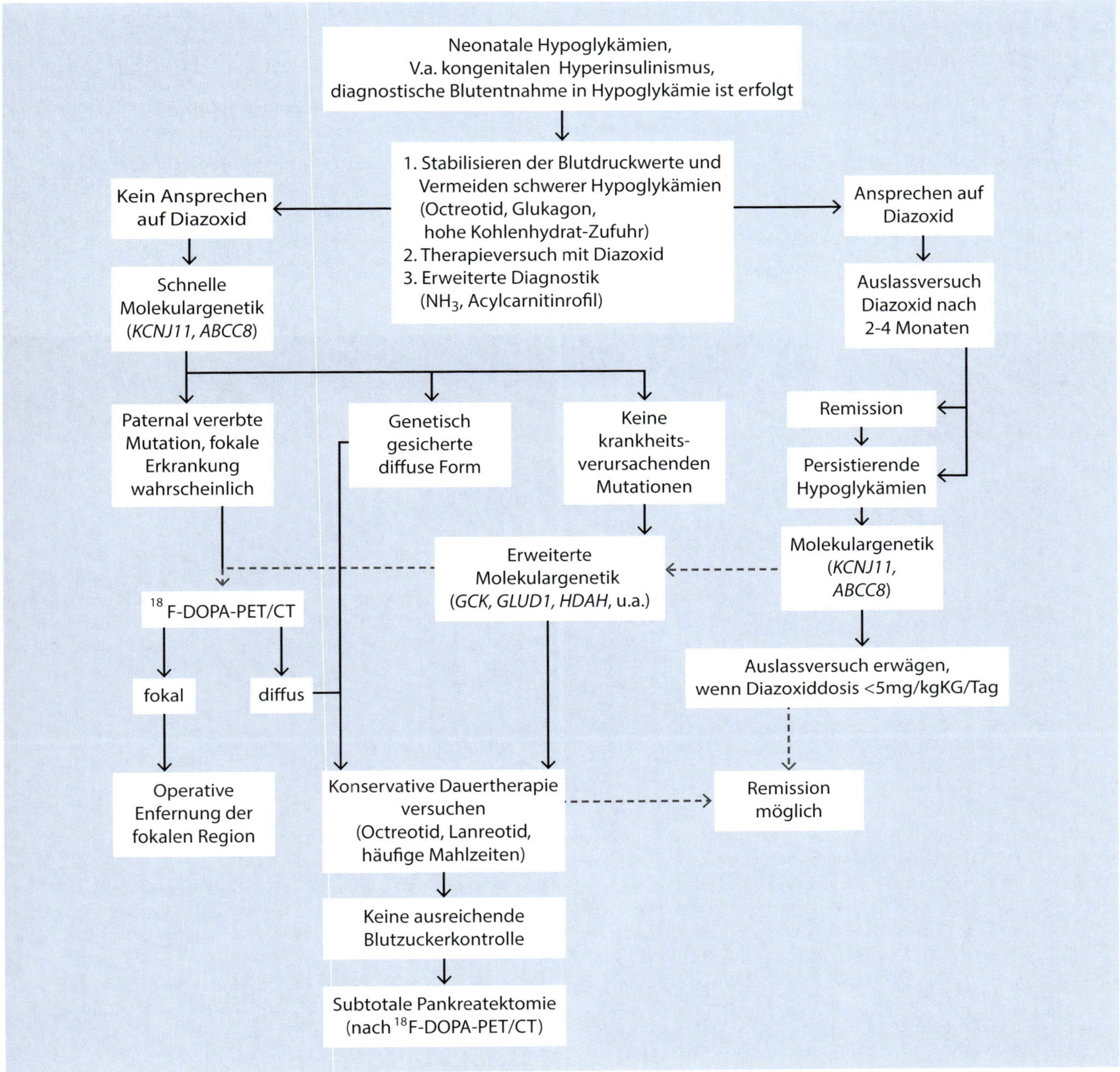

Abb. 54.3 Algorithmus für ein mögliches Vorgehen bei kongenitalem Hyperinsulinismus

Tab. 54.2 Initiale Stabilisierung des Blutzuckers bei neonataler Manifestation

Substanz	Dosierung	Besonderheiten
Glukose	10–25 mg/kg KG/min i.v.	Alleinige Therapie mit Glukose über peripheren Zugang zumeist nicht möglich; Kohlenhydrate auch p.o. versuchen
Glukagon	5–20 µg/kg KG/h i.v.	Kontinuierlich i.v.; subkutaner Bolus, wenn kein i.v.-Zugang
Octreotid	5–20 µg/kg KG/Tag s.c.	In 4–6 Einzelgaben subkutan oder als kontinuierliche subkutane Infusion

Tab. 54.3 Medikamentöse Dauertherapie

Substanz	Dosierung	Besonderheit
Diazoxid	5–15 mg/kg KG/Tag p.o.	Führt meist zu deutlicher Hypertrichose; oft kein Ansprechen auf Diazoxid, Therapieversuch über 5 Tage
Octreotid	5–20 (–35) µg/kg KG/Tag s.c.	Meist als kontinuierliche subkutane Infusion, alternativ 4–6 Einzelgaben/Tag s.c.; für die Dauertherapie älterer Kinder bestehen erste Erfahrungen auch für das Somatostatinanalogon Lanreotid-Monatsdepot
Nifedipin	0,5–2 mg/kg KG/Tag in mehreren Einzeldosen	Begrenzte Erfahrungen, oft nicht ausreichend wirksam

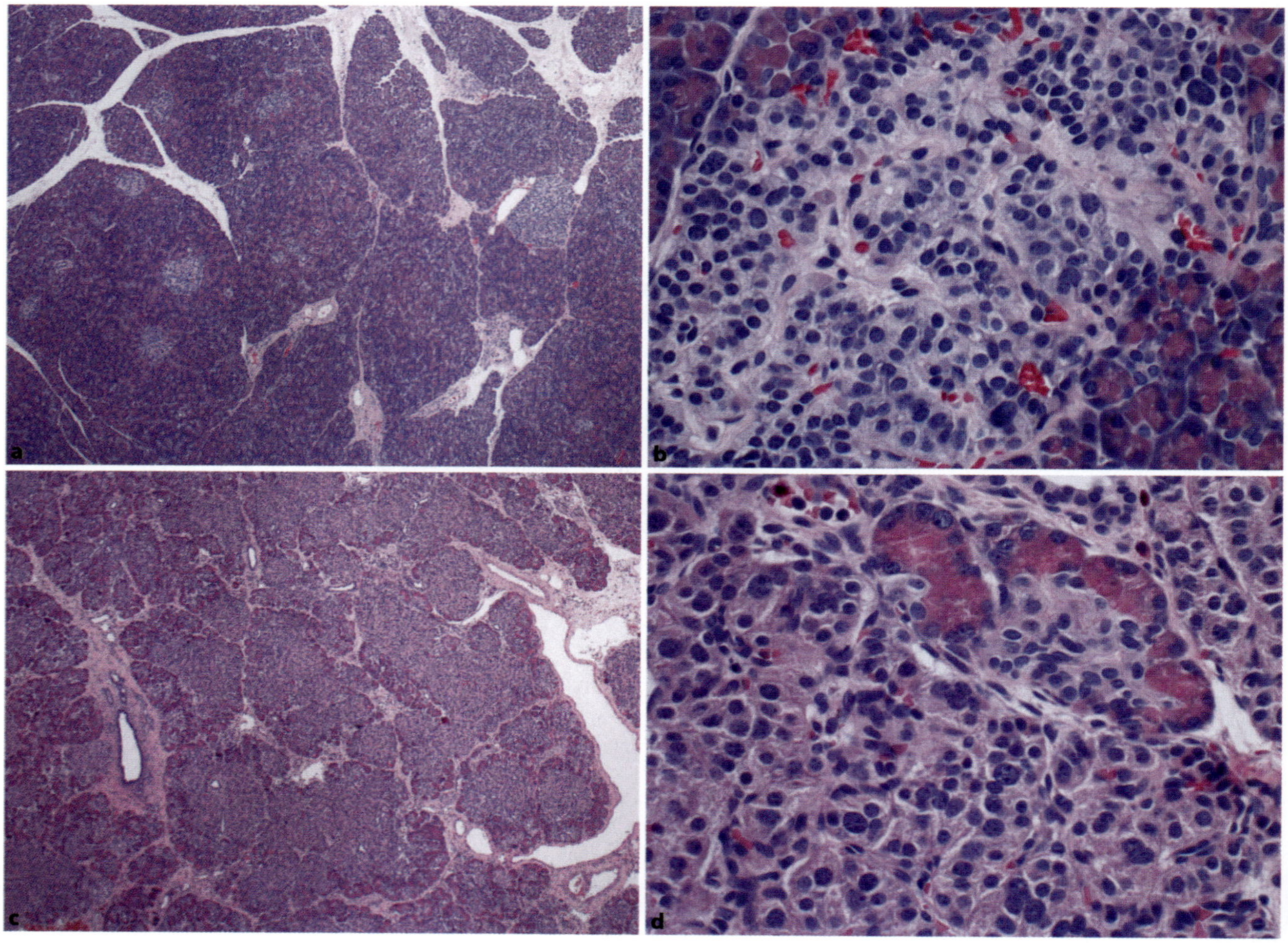

Abb. 54.4a–d Histologische Veränderungen bei kongenitalem Hyperinsulinismus (HE-Färbung). **a** Diffuse Form in der Übersicht (40-fach): Bei der diffusen Form findet sich eine überwiegend normale Pankreasstruktur mit zahlreichen eingestreuten, teilweise vergrößerten endokrinen Inseln. **b** Diffuse Form, starke Vergrößerung (400-fach): Es zeigen sich zum Teil recht große β-Zellen mit unregelmäßigen, teils stark vergrößerten Zellkernen. **c** Fokale Form in der Übersicht (40-fach): Es finden sich in der fokalen Region vorwiegend endokrine Zellen, die sich heller darstellen. Das exokrine Gewebe findet sich nur noch im Randbereich. **d** Fokale Form, starke Vergrößerung (400-fach): In der fokalen Region finden sich voluminöse Zellen mit breitem hellem Zytoplasma und recht großen Zellkernen. (Mit freundl. Genehmigung von Frau Dr. Vogelgesang, Universität Greifswald)

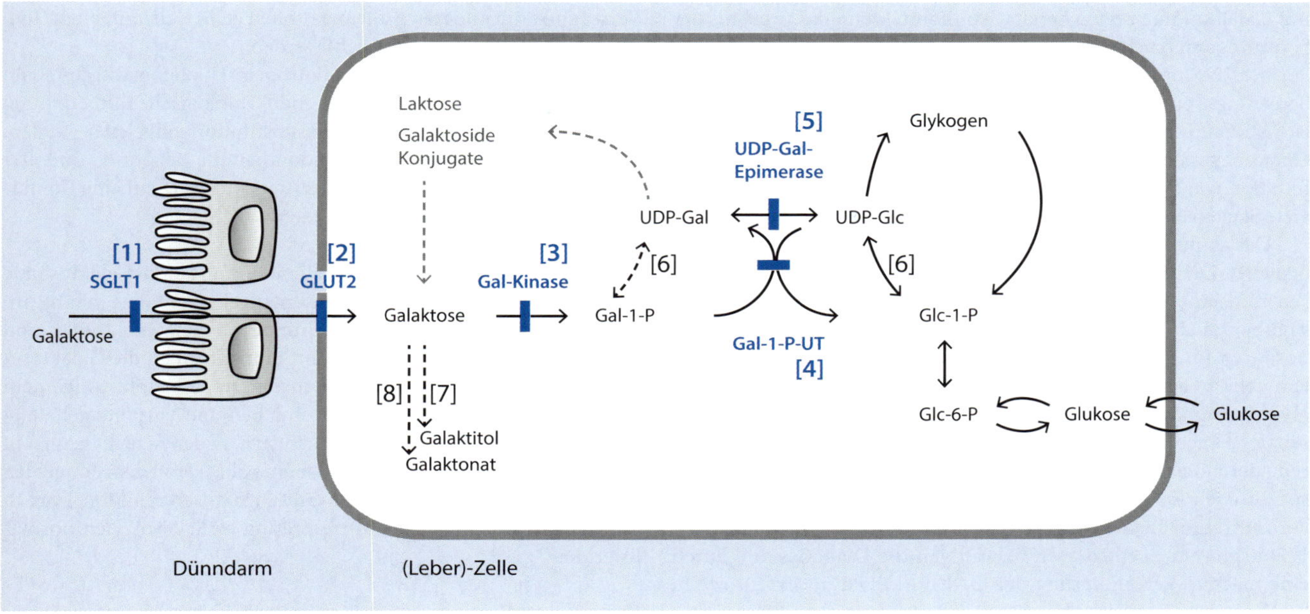

Abb. 54.5 Schematische Darstellung des Galaktosestoffwechsels. Galaktose benötigt für die Aufnahme an der Dünndarmschleimhaut den natriumabhängigen Transporter 1 (SGLT1 *[1]*, siehe intestinale Glukose-Galaktose-Malabsorption, ▸Abschn. 54.4.1). Die Aufnahme in die Leberzelle erfolgt über den Glukosetransporter 2 (GLUT2*[2]*, s. Fanconi-Bickel Syndrom, ▸ Abschn. 54.4.4). Drei Enzyme können bei der Umwandlung von Galaktose (Gal) in Glukose (Glc) betroffen sein: Galaktokinase *[3]*, Galaktose-1-Phosphat-Uridyltransferase (Gal-1-P-UT *[4]*) und Uridindiphosphat-Galaktose-4-Epimerase (UDP-Gal-Epimerase *[5]*). Weitere Enzymschritte: Glukose-(Galaktose-) UDP-Pyrophosphorylase *[6]*, Aldosereduktase *[7]*, Galaktosedehydrogenase *[8]*

54.2.2 Klassische Galaktosämie

Die klassische Galaktosämie ist die häufigste Störung im Galaktosestoffwechsel. Es handelt sich um eine akut auftretende, lebensbedrohliche Krankheit, die sich ab der diätetischen Einführung von Laktose mit der Nahrung manifestiert.

Ätiologie und Pathogenese Hervorgerufen wird die klassische Galaktosämie durch ein praktisch völliges Fehlen der Aktivität der Galaktose-1-Phosphat-Uridyltransferase (GALT). Die pathogenetischen Mechanismen sind gewebeabhängig. Wie beim Galaktokinasemangel entwickelt sich eine Katarakt. Die schwere akute Schädigung von Leber, Niere und Gehirn und chronisch (evtl. schon intrauterin beginnend) auch der Ovarien beruht auf verschiedenen Mechanismen. Ein wichtiger Effekt ist die Akkumulation von verschiedenen Metaboliten wie Galaktitol, Galaktonat, Galaktosamin, vor allem aber von Galaktose-1-Phosphat mit der Folge des „trappings" von Phosphat und der Verarmung an ATP, einer Hemmung von Enzymen des Glukosestoffwechsels sowie einer gestörten Glykosylierung und Galaktosylierung von Proteinen.

Auch die klassische Galaktosämie ist eine autosomal-rezessiv vererbte Krankheit, die in Mitteleuropa bei ca. 1 : 40.000 Neugeborenen auftritt. Sie wird durch Homo- oder Compound-Heterozygotie von Mutationen im *GALT*-Gen verursacht, das auf Chromosom 9p13 lokalisiert ist. p.Q188R ist im deutschen Sprachraum die mit Abstand häufigste Mutation, gefolgt von p.K285N; beide gemeinsam repräsentieren 70–90 % mutierter Allele von Patienten mit klassischer Galaktosämie. Noch häufiger ist allerdings ein Allel, das eine 4-bp-Deletion (-119delGTCA) im 5′-flankierenden (Promotor-)Bereich des Gens trägt und mit dem funktionell nicht bedeutsamen Polymorphismus p.N314D assoziiert ist. Es kodiert für ein Enzym mit nur leicht vermindertter Aktivität und geändertem elektrophoretischem Laufverhalten, das als Duarte-2-Variante bezeichnet wird. Circa 5–6 % der Normalbevölkerung sind heterozygote Träger (D2/N) mit etwa 75 % der normalen Enzymaktivität. Homozygote Träger (D2/D2) zeigen eine Aktivität von 50 %, Compound-Heterozygote für dieses Allel und für ein mit völligem Funktionsverlust assoziiertes Allel (D2/G-Galaktosämie) liegen bei 25 % der normalen GALT-Aktivität.

Klinische Symptome und Verlauf Patienten mit klassischer Galaktosämie sind bei Geburt unauffällig und fallen in der Regel in den beiden ersten Lebenswochen mit klinischen Symptomen auf. Sie zeigen dann einen progredienten, oft lebensbedrohlichen Verlauf. Krankheitszeichen treten mit der Zufuhr von Laktose, also nach den ersten Milchmahlzeiten auf. Zu den ersten Symptomen gehören übermäßiger Gewichtsverlust nach der Geburt oder fehlendes Gedeihen, eine muskuläre Hypotonie, Erbrechen, Durchfall, Hypoglykämie, schwerer Ikterus, u. U. mit hämolytischer Komponente, oft mit schwerer Cholestase. Eine Hepatomegalie mit ausgeprägter Leberfunktionsstörung, insbesondere mit schwerer Gerinnungsstörung, entwickelt sich rasch, und schnell geht die Krankheit in eine schwere Zirrhose über. Häufig kommt es in dieser Phase zusätzlich zum Auftreten einer invasiven Infektion mit Escherichia coli. Parallel zu diesen lebensbedrohlichen Symptomen kann sich eine Katarakt entwickeln.

Zu den Langzeitfolgen, die auftreten, wenn die erste Phase richtig eingeordnet und behandelt wird, die allerdings durch eine galaktosereduzierte Ernährung nicht vermeidbar sind, gehören eine mäßiggradige mentale Retardierung (besonders mit Beeinträchtigung im sprachlichen Bereich) und bei Mädchen ein hypergonadotroper Hypogonadismus. Beobachtungen von Kryptorchismus und einer verspäteten Pubertät bei Jungen sind relativ neu und nicht endgültig gesichert.

Diagnose Trotz des Neugeborenenscreeningprogramms (▸ Kap. 6) darf nicht vergessen werden, von klinischer Seite an die Möglichkeit einer klassischen Galaktosämie zu denken. Viele Neugeborene mit Galaktosämie zeigen bereits Symptome, wenn das Ergebnis der Screeninguntersuchung vorliegt, auch wenn es regulär zwischen der 36. und 72. Stunde abgenommen wurde. Dieser frühe Zeitpunkt des Screenings (oft vor erster mengenmäßig relevanter Milchfütterung) ist überhaupt nur möglich, wenn, wie in Mitteleuropa üblich, mit einer enzymatischen Methode untersucht wird. Da sich die Manifestation von Symptomen nicht absolut vermeiden lässt, verzichten viele Staaten auf ein Galaktosämiescreening.

Das akute toxische Bild ist von entsprechenden Laborbefunden begleitet. Die Leberfunktionsstörung ist an erhöhten Transaminasen und einer indirekten oder gemischten Hyperbilirubinämie sichtbar, auch an der erhöhten Konzentration bestimmter Aminosäuren im Plasma (Phenylalanin, Tyrosin, Methionin), vor allem aber an auffälligen Syntheseparametern (Gerinnungsstörung, Hypalbuminämie, Hypoglykämie). Eine Tubulopathie zeigt sich als renales Fanconi-Syndrom. Hinweisend kann der Nachweis eines reduzierenden Zuckers im Urin sein, der nicht mit der für Glukose spezifischen Oxidasemethode reagiert, ebenso eine erhöhte Blutkonzentration an Gesamtgalaktose. Erhöhte Werte von Galaktose-1-Phosphat in Erythrozyten bekräftigen die Diagnose, die durch eine massive Verminderung der GALT-Aktivität in Erythrozyten bewiesen ist. Eine Leberbiopsie, die aber in typischen Fällen nicht erforderlich ist, zeigt oft eine charakteristische pseudoglanduläre Transformation des Gewebes. Heute kann die molekulargenetische Diagnostik bei der angegebenen Mutationsverteilung frühzeitig eingesetzt werden. Dies ist nicht in allen Fällen erforderlich, kann aber hinsichtlich der Prognose, der genetischen Beratung und einer evtl. Pränataldiagnostik in einer zukünftigen Schwangerschaft hilfreich sein.

Differenzialdiagnose Zur Differenzialdiagnose der klassischen Galaktosämie gehören alle Krankheiten, die sich als neonatales Leberversagen oder schwere Cholestase manifestieren, insbesondere also konnatale Infektionen, erworbene Infektionen, die neonatale Hämochromatose oder andere Stoffwechselkrankheiten (z. B. Tyrosinämie und mitochondriale Zytopathien).

Therapie Bereits bei Verdacht auf Galaktosämie muss sofort eine Umstellung der Nahrung erfolgen. Viele Neugeborene mit Galaktosämie, die nicht im Neugeborenenscreening erkannt werden, sind zum Zeitpunkt der Diagnosestellung so krank, dass intensivmedizinische Maßnahmen erforderlich sind. Hierzu gehören Plasmagaben zur Korrektur der Gerinnungsstörung, ein Ausgleich eines bestehenden Albuminmangels (insbesondere auch bei Hyperbilirubinämie) zur Prophylaxe eines Kernikterus und ggf. Transfusionen (*nach* Asservierung von Blut für die enzymatische Diagnostik).

Möglich ist eine parenterale Ernährung oder, falls von Seiten der Hepatopathie durchführbar, der Übergang auf eine orale galaktosearme Ernährung mit laktosefreier Formelnahrung, in der Regel mit einem auf Sojabasis aufbauenden Präparat. Viele Elementarnahrungen enthalten Spuren von Galaktose, die in dieser Phase vermieden werden sollten. Eine absolut galaktosefreie Ernährung und eine Normalisierung aller Parameter des Galaktosestoffwechsels sind praktisch dauerhaft nicht möglich. Auch nach klinischer Stabilisierung ist zur Vermeidung akut toxischer Effekte eine lebenslange Galaktoserestriktion im Sinne der Elimination von Milch und Milchprodukten erforderlich. Früchte und Gemüse enthalten geringe Mengen an freier Galaktose und Galaktose in α-glykosidischer Bindung (die nur bei bakterieller Fermentierung freigesetzt wird), die später toleriert werden dürften, da sie unter der Menge endogen produzierter Galaktose liegt. Die Diät sollte durch einen erfahrenen Diätassistenten auch hinsichtlich der Frage der ausreichenden Versorgung mit anderen Nahrungsstoffen (z. B. Kalzium, Fluor, Jod, Zink, Vitamin D u. a.) überwacht werden.

Bei Mädchen mit hypergonadotropem Hypogonadismus sollte ab dem Alter von 9–10 Jahren eine endokrinologische Mitbetreuung und rechtzeitig auch eine Hormonsubstitution eingeleitet werden. Diese sollte mit einer Östrogenmonotherapie begonnen und erst nach Abschluss der Brust- und Uterusentwicklung auf eine Kombinationsbehandlung umgestellt werden.

Partieller Transferasemangel Patienten mit D2/G-Galaktosämie haben einen partiellen Transferasemangel und fallen häufig im Neonatalscreening aufgrund verminderter Enzymaktivität und erhöhter Galaktosekonzentration im Blut auf. Auch die Galaktose-1-Phosphat-Konzentration in Erythrozyten ist erhöht. Allgemein wird die D2/G-Galaktosämie für eine benigne Variante gehalten, insbesondere, da diese Variante in Ländern, in denen nicht gescreent wird, keine klinisch erkennbare Bedeutung hat. Trotzdem empfehlen einige Zentren für einige Monate eine Galaktoserestriktion, bis sich die Galaktose-1-Phosphat-Konzentration in Erythrozyten normalisiert hat.

Verlauf und Prognose Die Kontrolle der klassischen Galaktosämie unter Diät umfasst die klinische Untersuchung, psychologische Tests und die Prüfung biochemischer Parameter. Zu Letzteren gehören die Galaktitolausscheidung im Urin (als Maß der kurzfristigen Compliance), eine 2- bis 4-mal jährliche Kontrolle der Galaktose-1-Phosphat-Konzentration in Erythrozyten (die sich auch bei guter Compliance bei klassischer Galaktosämie nicht normalisieren lässt und bis zu 10-mal so hoch sein kann wie bei gesunden Kontrollen), Leberfunktionsuntersuchungen, Parameter der renalen Tubulusfunktion (u. a. Aminosäuren im Urin) sowie, bei präpubertären Mädchen (etwa ab 8 Jahren), die Bestimmung von luteinisierendem Hormon (LH), follikelstimulierendem Hormon (FSH), Östradiol und Testosteron sowie sonografische Kontrollen des inneren Genitale. Klinische Langzeitstudien zeigen, dass mit zunehmendem Alter neurologische Störungen trotz guter diätetischer Kontrolle auftreten, so z. B. eine Abnahme des IQ, Mikrozephalie (ca. 10 %), Sprechstörungen (Apraxie der Sprache), Störungen der visuellen Perzeption, Rechenschwäche, Konzentrations- und Lernstörungen, Ataxie, Dystonie und Tremor. Trotz korrekt durchgeführter Diät kann auch die Knochendichtebestimmung pathologisch ausfallen. Der Hypogonadismus mit primärer Amenorrhö bei Mädchen wurde bereits erwähnt.

54.2.3 UDP-Galaktose-4-Epimerase-Mangel

Der Uridindiphosphat (UDP)-Galaktose-4-Epimerase-Mangel kommt in zwei Formen vor, als leichte, sog. periphere Form, die man nur in Erythrozyten nachweisen kann und, sehr selten, als unterschiedlich schwere, mit ausgeprägtem bis subtotalem systemischem Enzymdefekt.

Ätiologie und Pathogenese Bei der milden Form liegt nur eine mäßige Verminderung der Enzymaktivität in Erythrozyten vor, es kommt dort unter normaler galaktosehaltiger Ernährung zu einer Erhöhung von Galaktose-1-Phosphat. Bei der schweren in Leber, aber auch Fibroblasten nachweisbaren Form ist UDP-Galaktose auch bei geringerer Galaktosezufuhr mit der Nahrung erhöht, während Galaktose-1-Phosphat nur nach exzessiver Galaktosezufuhr ansteigt. Im Unterschied zum Transferasemangel sind Patienten mit dieser Störung auf eine exogene Galaktosezufuhr angewiesen, da

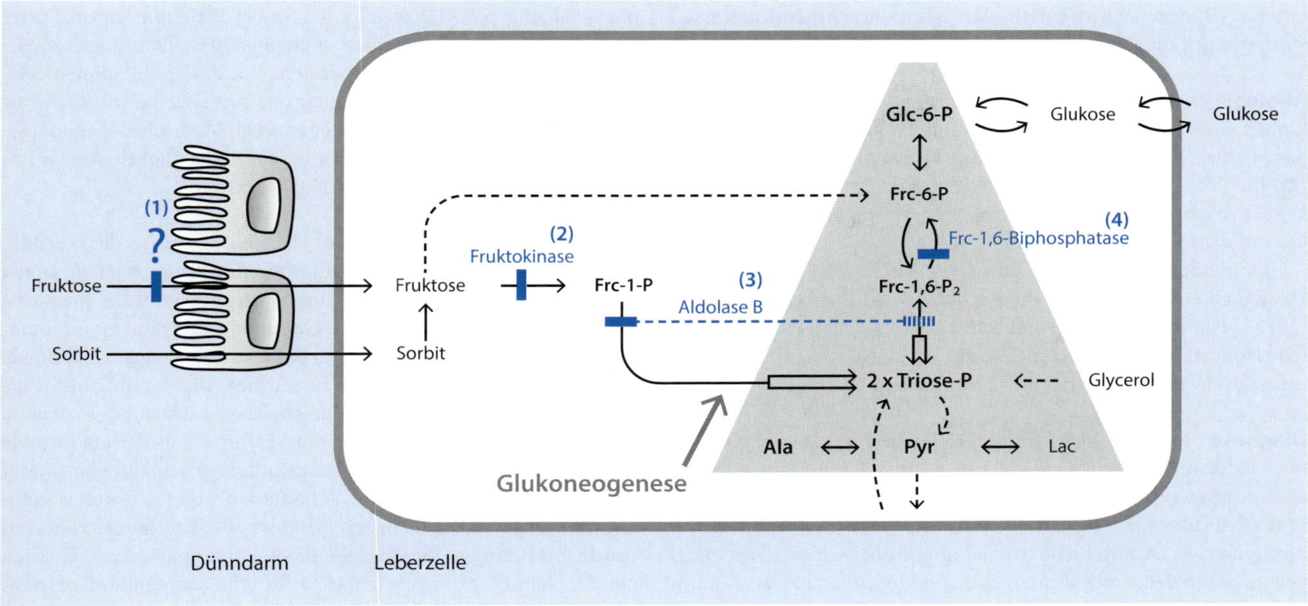

Abb. 54.6 Schematische Darstellung des Fruktosestoffwechsels. Fruktose wird im Dünndarm durch erleichterte Diffusion über Enterozyten als Monosaccharid resorbiert. Warum dieser Prozess bei Individuen mit intestinaler Fruktosemalabsorption *(1)* schlecht funktioniert, ist noch weitgehend unklar. Diese meist milde Störung wird häufig mit der hereditären Fruktoseintoleranz *(3)* verwechselt, bei der es sich wie bei der essenziellen Fruktosurie *(2)* und beim Fruktose-1,6-Biphosphatase-Mangel *(4)* um enzymatische Defekte vor allem der Leberzelle handelt (s. Text). Diese Schritte sind notwendig, um exogene Fruktose oder endogene Zwischenprodukte der Glukoneogenese in Glukose umzuwandeln. (Bei den Triosen handelt es sich um Dihydroxyacetonphosphat, Glycerinaldehyd bzw. Glycerinaldehydphosphat.). Abkürzungen: *Ala* Alanin; *Frc* Fruktose; *Glc* Glukose; *Lac* Laktose; *Pyr* Pyruvat

eine endogene Bildung wegen des Defekts nicht möglich ist. Da das betroffene Enzym auch an der Umwandlung von UDP-N-Acetylglukosamin zu UDP-N-Acetylgalaktosamin beteiligt ist, sollte auch an eine evtl. Zufuhr dieser Substanz gedacht werden.

Ursache dieser ebenfalls autosomal-rezessiven Störung sind Mutationen im *GALE*-Gen auf Chromosom 1p36. Bisher ist lediglich eine Mutation (p.V94M) bei Fällen mit schwerem Phänotyp nachgewiesen worden; nur wenige Fälle sind überhaupt molekulargenetisch charakterisiert.

Klinische Symptome und Verlauf Patienten mit der milden sog. peripheren Form sind klinisch gesund, fallen aber im Neugeborenenscreening mit erhöhter Gesamtgalaktose, bei allerdings normaler GALT-Aktivität, auf. Die schwere Form verläuft klinisch und hinsichtlich der laborchemischen Befunde ähnlich wie eine klassische Galaktosämie.

Diagnose Bei Verdacht auf die schwere Form dieser Krankheit ist eine Diagnosesicherung durch enzymatische Untersuchung in Erythrozyten, Fibroblasten oder Lebergewebe möglich. Auch eine molekulargenetische Untersuchung kann die Diagnose bestätigen.

Therapie Patienten mit schwerem Epimerasemangel sind auf exogene Galaktosezufuhr angewiesen, um komplexe Kohlenhydrate und Galaktolipide zu bilden. Bei einer Zufuhr von 1–2 g/Tag bleibt die Galaktose-1-Phosphat-Konzentration in Erythrozyten erfahrungsgemäß im Normbereich, die UDP-Galaktose ist dabei gering erhöht. Die zusätzliche Zufuhr von N-Acetyl-Galaktosamin sollte erwogen werden.

54.3 Fruktosestoffwechselstörungen

R. Santer

Definition Die Aufnahme von Fruktose mit der Nahrung hat in den letzten Jahren extrem zugenommen. Fruktose ist mit Abstand die wichtigste Substanz, die unserer Nahrung Süße verleiht. Sie kommt als freie Fruktose in Honig und vielen Fruchtsorten vor und gebunden im Disaccharid Saccharose, dem Kristall- oder Haushaltszucker, in zahlreichen Nahrungsstoffen und Getränken. Sorbit, ein Zuckeralkohol, der auch in natürlichen und künstlichen Nahrungsmitteln vorkommt, wird in Fruktose umgewandelt.

Drei enzymatische Störungen im Stoffwechsel der Fruktose sind bekannt. Hierbei handelt es sich um die essenzielle Fruktosurie, eine harmlose Störung, die sich dadurch auszeichnet, dass Fruktose nach Aufnahme fruktosehaltiger Nahrung im Urin nachgewiesen werden kann. Die hereditäre Fruktoseintoleranz ist eine ernste, in Einzelfällen lebensbedrohliche Krankheit, die mit einer Störung der Leberfunktion, gastrointestinalen Symptomen und Nierenversagen einhergehen kann, die aber sehr variabel verläuft, da die Symptome von der aufgenommen Fruktosemenge abhängig sind. Der Fruktose-1,6-Biphosphatase-Mangel wird oft zu den Fruktosestoffwechselstörungen hinzugerechnet. Im eigentlichen Sinne ist er keine Fruktoseabbaustörung, sondern ein Defekt der Glukoneogenese, der sich mit ketotischen Hypoglykämien und Laktatacidose manifestiert (Abb. 54.6).

54.3.1 Essenzielle Fruktosurie

Die essenzielle Fruktosurie ist eine Stoffwechselstörung ohne Krankheitswert. Die Diagnose erfolgt oft zufällig beim Nachweis reduzierender Substanzen im Urin. Da diese Methode zugunsten spezifischerer Glukosenachweismethoden heute zunehmend verlassen wird, ist auch die Diagnosestellung seltener worden.

Ätiologie und Pathogenese Ursächlich ist ein Mangel der Fruktokinase, eines Enzyms, das auch als Ketohexokinase bekannt ist und das mit der Nahrung aufgenommenen Fruchtzucker phosphoryliert (◘ Abb. 54.6). Da diese Phosphorylierung nicht auftritt, entstehen keine toxischen Metabolite und ein Teil der Fruktose wird unmittelbar mit dem Urin ausgeschieden.

Es handelt sich um eine autosomal-rezessive Störung, deren Häufigkeit auf etwa 1 : 130.000 geschätzt wird. Das betroffene Gen (*KHK*) befindet sich auf Chromosom 2 (2p23.3–23.2). Für die betroffene Isoform Ketohexokinase C, die in Leber, Niere und Dünndarm exprimiert wird, sind bisher nur 2 Mutationen beschrieben worden.

Diagnose Bei fehlenden klinischen Zeichen (und Ausschluss einer Medikamenteneinnahme) ist eine positive Reduktionsprobe bei einem negativen glukosespezifischen Test verdächtig auf eine essenzielle Fruktosurie. Falls relevant, kann Fruktose mit spezifischen Methoden wie Dünnschichtchromatografie oder enzymatisch nachgewiesen werden. Im Rahmen eines Fruktosetoleranztests kommt es beim Fruktokinasemangel nicht wie bei Gesunden zu einem Blutzuckeranstieg und auch nicht zur Entwicklung einer Unterzuckerung, die bei hereditärer Fruktoseintoleranz oder Fruktose-1,6-Biphosphatase-Mangel auftreten kann.

Therapie Eine Behandlung der essenziellen Fruktosurie ist nicht erforderlich. Langzeitfolgen treten nicht auf.

54.3.2 Hereditäre Fruktoseintoleranz

Ätiologie und Pathogenese Die hereditäre Fruktoseintoleranz (HFI) beruht auf einem Defekt des zweiten enzymatischen Schritts des Fruktoseabbaus. Betroffen ist die Aldolase B (Fruktose-1-Phosphat-Aldolase), die Fruktose-1-Phosphat in die beiden Triosen Dihydroxyacetonphosphat und Glycerinaldehyd spaltet (◘ Abb. 54.6). Ohne diesen Enzymschritt kommt es zu einer Akkumulation von Fruktose-1-Phosphat, welches Glykogenabbau und Glukoneogenese hemmt und damit zur Hypoglykämie führt. Durch Sequestrierung von Phosphat kommt es zur ATP-Depletion mit der Folge eines Anstiegs der Harnsäurekonzentration, einer erhöhten Zellfreisetzung von Magnesium und einer Beeinträchtigung der Proteinsynthese sowie zu anderen Störungen der Zellfunktion, die insbesondere Hepatozyten und renale Tubuluszellen betreffen. Als zweites Leitsymptom der HFI ergibt sich damit ein Leberumbau mit Leberzellverfettung, oft mit dem histologischen Bild einer pseudoglandulären Transformation und Entwicklung einer Fibrose und Zirrhose. Eine weitere Folge der Akkumulation von Fruktose-1-Phosphat ist die Hemmung der Phosphomannose-Isomerase mit dem Effekt einer gestörten Glykosylierung von Proteinen, die z. B. an einem auffälligen Serumtransferrinmuster bei isoelektrischer Fokussierung erkennbar wird (► Abschn. 58.2).

Genetik Bei der hereditären Fruktoseintoleranz handelt es sich um eine autosomal-rezessiv vererbte Stoffwechselstörung. Der Defekt der Fruktaldolase ist nicht generalisiert, sondern betrifft nur das Isoenzym von Leber, Darm und Niere. Die Aktivität der Aldolase A im Muskel und der Aldolase C im Gehirn sind nicht vermindert. Das Gen, das für die HFI verantwortlich ist (*ALDOB*) liegt auf dem langen Arm von Chromosom 9 (9q22.3) und hat 9 Exons. Aktuell sind über 50 krank machende Mutationen beschrieben, wobei p.A150P, p.A175D und p.N335K relativ häufig bei Patienten europäischer Abstammung gefunden werden. Weit über 90 % aller mitteleuropäischen HFI-Patienten tragen mindestens eine dieser Mutationen. Dies ist der Grund, warum für Mitteleuropa primär eine nichtinvasive Diagnostik mithilfe molekulargenetischer Methoden (Sequenzierung, MLPA-Analyse) empfohlen wird. Die Häufigkeit der HFI in Mitteleuropa wurde mit etwa 1 : 26.000 bestimmt.

Klinische Symptome und Verlauf Obwohl es sich bei der hereditären Fruktoseintoleranz um eine angeborene Störung handelt, treten Symptome erst auf, wenn Nahrung zugeführt wird, die Fruktose, Saccharose oder Sorbitol enthält. Gestillte Kinder sind asymptomatisch. Das klinische Bild ist umso gravierender, je jünger das Kind bei erster Fruktosezufuhr ist und je höher diese diätetische Zufuhr ist. Wiederholt sind fatale Verläufe beschrieben worden bei Patienten, denen Fruktose (Laevulose) infundiert wurde. Aus diesem Grunde sind fruktosehaltige Infusionslösungen in Deutschland vom Markt genommen worden. Schwere Verläufe wurden auch unter Säuglingsnahrungen gesehen, denen Fruktose oder Saccharose zugesetzt wurde. Im Rahmen der Vereinheitlichung europäischer Regularien mit den weniger strengen Kriterien für eine Säuglingsanfangsnahrung ist dies bedauerlicherweise eher häufiger geworden.

Die typische Präsentation eines Kindes mit HFI ist die eines schlecht gedeihenden Säuglings in der Mitte des 1. Lebensjahres, der einen Gewichtsknick seit der Einführung von Beikost zeigt (◘ Abb. 54.7). Nach Gabe von Früchten und Gemüse oder einer Breimahlzeit können Symptome wie Erbrechen, Unruhe, Blässe, Schweißausbrüche, Zittern, Lethargie, evtl. bis hin zu Koma und Anfällen auftreten. Laborchemisch fallen Zeichen der Leberfunktionsstörung und einer generalisierten Störung des proximalen renalen Tubulussystems auf (renales Fanconi-Syndrom). Wenn die Ursache nicht erkannt wird und Fruktose nicht aus der Diät ausgeschlossen wird, kann es zu einem chronischen Verlauf mit Gedeihstörung, Hepatosplenomegalie, einem cholestatischen Ikterus, Blutungsneigung, Ödemen und Aszites sowie klinischen Symptomen der Tubulopathie kommen. Laborbefunde reflektieren sowohl die Leberfunktionsstörung, oft früh eine gestörte Syntheseleistung, als auch Zeichen der Tubulopathie. Unterzuckerungen können auftreten, können aber auch durch gleichzeitige Glukoseaufnahme maskiert sein.

Klinische Zeichen können aber auch völlig fehlen, wenn Patienten oder Eltern erkennen, dass bestimmte Nahrungsmittel nicht toleriert werden. Die Kinder selbst können eine Aversion gegen fruktosehaltige Nahrungsmittel entwickeln. Die anamnestische Angabe, dass ein Patient keine Süßigkeiten mag oder Obst ablehnt, ist häufig der Schlüssel zur Diagnosestellung. Dies ist auch der Grund, dass viele Kinder ohne Diagnose das Erwachsenenalter erreichen und dass man auch heute noch von einer großen Dunkelziffer ausgehen muss. So kann auch ein kariesfreies Gebiss ein erster Hinweis auf eine hereditäre Fruktoseintoleranz sein.

Diagnose Aufgrund der klinischen Befunde und vor allem einer ausführlichen und bewussten Ernährungsanamnese kann die hereditäre Fruktoseintoleranz häufig vermutet werden. Wenn immer dies der Fall ist, sollte Fruktose unmittelbar aus der Diät eliminiert werden. Der dann eintretende positive klinische Effekt oder eine Besserung der Leberfunktionsparameter (und auch hier speziell jener Parameter, die die Lebersyntheseleistung reflektieren) kann ein zusätzlicher Hinweis sein. Im typischen Fall sollte die Diagnose heute mit molekulargenetischen Methoden und Mutationsnachweis in genomischer DNA einer peripheren Blutprobe erfolgen. Dies ist die am wenigsten invasive Methode; sie vermeidet die zwar geringen, aber vorhandenen Risiken einer Leberbiopsie wie Blutung oder Infektion

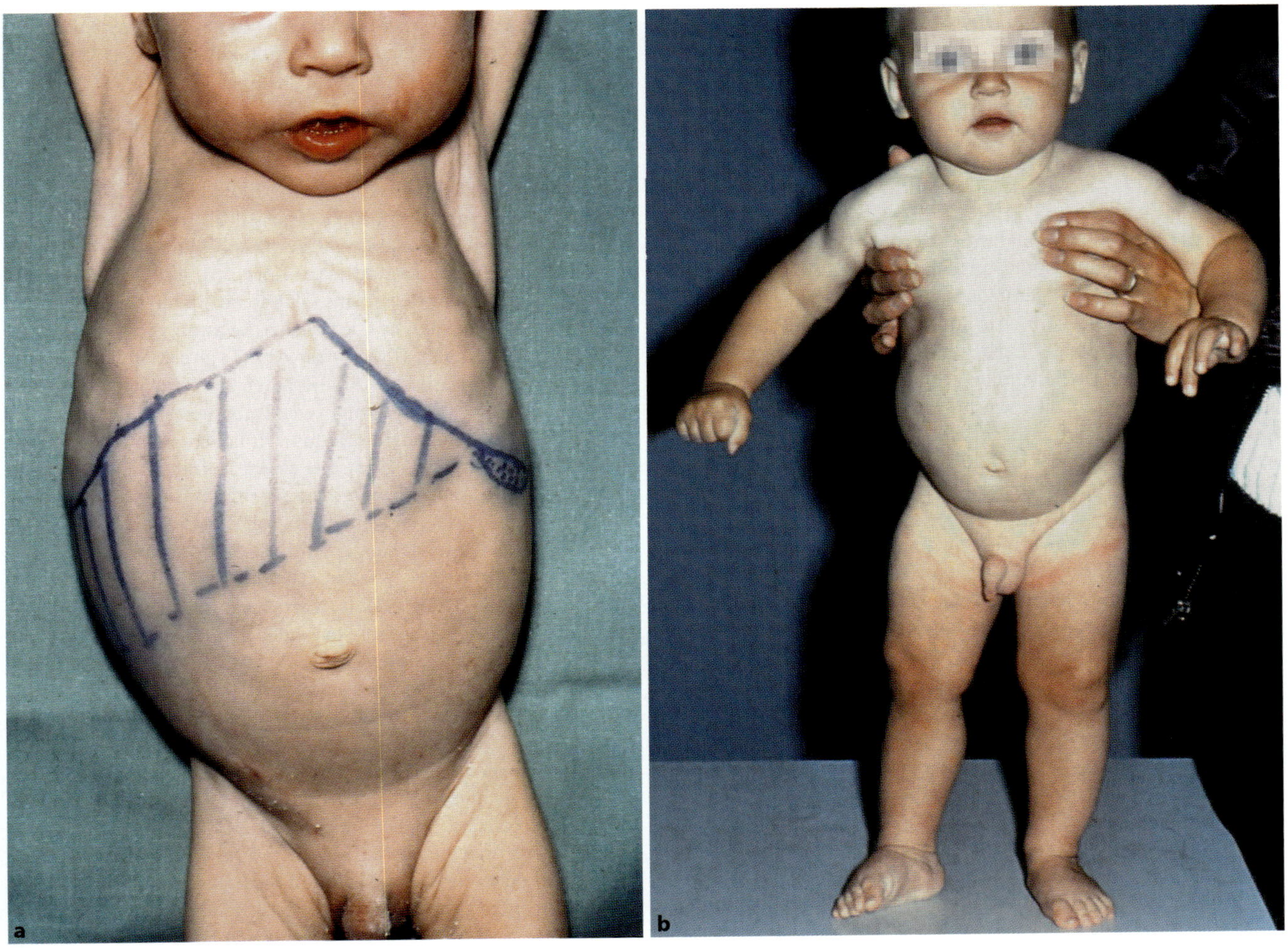

Abb. 54.7a,b Hereditäre Fruktoseintoleranz. **a** 4 Monate alter Junge mit deutlicher Gedeihstörung sichtbar an geringer Menge subkutanen Fetts am Stamm sowie in den Leistenregionen, deutliche Hepatosplenomegalie. **b** Das gleiche Kind nach Erholung unter fruktosefreier Diät im Alter von etwa einem Jahr. (Aus Rodeck et al. 2013, die Bildrechte liegen bei den Erziehungsberechtigten des Patienten)

und die drohende Dekompensation mit Hypoglykämie und anhaltenden Krampfanfällen im Rahmen eines Belastungstests. Zudem sind genetische Methoden unabhängig vom Gewebezustand – ein Problem, das immer bedacht werden muss, da bei verminderten Enzymaktivitäten im Gewebe nicht zwischen primären und sekundären Störungen einer geschädigten Leber unterschieden werden kann. Nur wenn trotz klinischem Verdacht keine Mutation nachgewiesen werden kann, sollten nach einer Phase der Erholung und einigen Wochen fruktosefreier Ernährung andere Untersuchungsverfahren angewandt werden. Dann kann die Aktivität der Fruktaldolase B im Lebergewebe bestimmt werden, die bei HFI-Patienten auf wenige Prozent reduziert ist. Da die Aktivität der Fruktaldolase B auch gegenüber Fruktose-1,6-Biphosphat, in allerdings deutlich geringerem Maße, reduziert ist, bietet es sich an, das Verhältnis der maximalen Reaktionsgeschwindigkeit v_{max} mit den beiden Substraten in Beziehung zu setzen. Diese Ratio der Aktivität mit Fruktose-1,6-Biphosphat und Fruktose-1-Phosphat ist beim Gesunden etwa 1, wohingegen sie bei HFI-Patienten massiv erhöht ist.

Funktionelle Tests sind heute angesichts der Verfügbarkeit der Molekulargenetik in den Hintergrund getreten. Wegen des Risikos sollten solche Tests nur in Zweifelsfällen und nur in erfahrenen Zentren durchgeführt werden. Der intravenöse Fruktosetoleranztest sieht die Gabe von 200 mg pro kg Körpergewicht als 20%ige Lösung über 2 min vor. Es erfolgen Blutentnahmen über 90 oder 120 min zur Bestimmung von Glukose, Phosphat, Harnsäure, Magnesium und Laktat. Während es bei Gesunden zu einem leichten bis deutlichen Glukoseanstieg und geringen Änderungen der übrigen Parameter kommt, findet man bei HFI-Patienten einen deutlichen Abfall der Blutglukose und der Phosphatkonzentration innerhalb der ersten 10–20 min.

Differenzialdiagnose Ein hohes Maß an diagnostischer Aufmerksamkeit ist oft notwendig für die Diagnose der hereditären Fruktoseintoleranz, da das Spektrum von Symptomen sehr weit und oft unspezifisch ist. Bei jungen Kindern wird wegen des Erbrechens häufig eine Pylorusstenose vermutet, später im Stadium von unklarer Hepatomegalie und Leberfunktionsstörung kommen die entsprechenden metabolischen und nichtmetabolischen Differenzialdiagnosen in Betracht.

Der Begriff Fruktoseintoleranz wird zusätzlich häufig in Zusammenhang mit anscheinend nahrungsabhängigen intestinalen oder auch unspezifischen Beschwerden gebraucht. Bei einem Teil dieser Patienten liegen klinische oder laborchemische Hinweise für eine intestinale Fruktoseresorptionsstörung vor. Charakteristisch ist eine erhöhte Exhalation von H_2 im Rahmen von Atemtests nach Gabe von Fruchtzucker, der, wenn er nicht resorbiert wird, im Dickdarm fermentiert wird. Die pathophysiologischen Mechanismen dieser Störung sind dabei bis heute nicht völlig klar. Auffällig ist oft, dass die Ingestion von Fruktose in einem viel deutlicheren Maße zu Beschwerden führt als die Aufnahme von Saccharose oder einem Gemisch aus Fruktose und Glukose (Invertzucker). Wichtig ist, dass (orale) Belastungstests nicht durchgeführt werden, bevor eine HFI ausgeschlossen ist. Auch beim Saccharase-Isomaltase-Mangel führt Saccharose zu intestinalen Symptomen; freie Fruktose wird hier aber gut vertragen.

Therapie Wichtigste Maßnahme in der Behandlung der hereditären Fruktoseintoleranz ist der unmittelbare Beginn einer Diät, bei der alle Fruktosequellen gemieden werden. Bis zum Eintritt einer klinischen Besserung können symptomatische Maßnahmen insbesondere hinsichtlich der Leberfunktionsstörung bis hin zu einer intensivmedizinischen Behandlung erforderlich sein. Vor dem Hintergrund der schweren Lebersynthesestörung kann die Substitution von Gerinnungsfaktoren erforderlich werden.

Bezüglich der Diät gilt es, alle Lebensmittel, die freie Fruktose oder Saccharose enthalten, zu meiden. Dies betrifft Früchte, Gemüse, Honig (der Invertzucker, eine äquimolare Mischung aus Glukose und Fruktose enthält) sowie alle Nahrungsmittel, denen Zucker zugesetzt ist. Dazu gehören viele Fertigprodukte, heute aber auch einige Säuglingsanfangsnahrungen, denen nach neuen EU-Richtlinien auch Saccharose zugesetzt werden darf. Auch Medikamente (Sirup, Immunglobulinpräparate, Einläufe, Nasentropfen) können Saccharose, freie Fruktose oder Zuckeraustauschstoffe (Sorbit, Isomaltulose) enthalten, die über die Aldolase B abgebaut werden müssen. Gemüse und Früchte enthalten bis zu 7 g Fruktose pro 100 g Frischgewicht. In Getreideprodukten, Fleisch oder Kuhmilch- und Milchprodukten ist natürlicherweise keine Fruktose oder Saccharose vorhanden. Saccharose in Nahrungsmitteln sollte ersetzt werden durch Glukose, Maltose oder Stärke, da die alleinige Fruktoserestriktion zu einem zu hohen Fettgehalt der Nahrung führen würde. In jedem Fall empfiehlt sich die Beratung durch eine Diätassistentin, gerade was praktische Aspekte der Diät angeht, da der Nahrungsmittelgehalt an Fruchtzucker insgesamt sehr variabel ist und da auch Lagerung und Zubereitungsart der Lebensmittel die Fruktosezufuhr beeinflussen. Durch eine Diätassistentin kann auch der zusätzliche Bedarf an Vitaminen errechnet werden, insbesondere gilt es, einen Mangel an Ascorbinsäure und Folat zu vermeiden, so dass Multivitaminpräparate gerade zur Substitutionen dieser wasserlöslichen Vitamine bei einer obst- und gemüsearmen Ernährung verordnet werden sollten.

Mit Beginn der fruktosefreien Ernährung verschwinden klinische Symptome schnell, allerdings können eine Hepatomegalie und eine irreguläre Struktur der Leber im Ultraschall noch über längere Zeit persistieren. Mit zunehmendem Abstand zur Diagnose und insbesondere bei älteren Kindern wird man eine gewisse geringe Fruktosezufuhr aus Gründen der Praktikabilität gestatten, wenngleich es einen sicheren Schwellenwert für die Fruktosezufuhr bei HFI nicht gibt. Der in der Literatur angegebene Wert der tolerierten Fruktosemenge schwankt stark. Es ist vorstellbar, dass er individuell von der Residualaktivität der Aldolase B abhängt, eine sichere Genotyp-Phänotyp-Korrelation ist für die hereditäre Fruktoseintoleranz aber nie belegt worden. Die praktische Empfehlung lautet von daher häufig, die Zufuhr so gering wie möglich zu halten und sich nicht an der subjektiven Toleranz zu orientieren. Auch gute laborchemische Verlaufsparameter fehlen; am zuverlässigsten erscheint noch die Kontrolle der Transaminasen. Die Quantifizierung vermindert glykosylierter Proteine, wie des Transferrins, scheint theoretisch erfolgversprechend, hat aber wenig praktische Bedeutung erlangt und ihr Wert ist nicht abschließend beurteilt worden.

Im Langzeitverlauf ist die Ausstellung eines Notfallausweises oder die Aushändigung medizinischer Dokumente extrem wichtig, um den Patienten vor irrtümlicher Gabe fruktosehaltiger Infusionslösungen und anderer Medikamente zu schützen.

54.3.3 Fruktose-1,6-Biphosphatase-Mangel

Ätiologie und Pathogenese Bei dieser Krankheit liegt ein angeborener Mangel der Fruktose-1,6-Biphosphatase (FBP) der Leber vor, eines Schlüsselenzyms der Glukoneogenese (▣ Abb. 54.6). Nach Verbrauch der Glykogenspeicher kommt es im Körper zu einer Mobilisierung anderer Substrate, aus denen eine Glukoseneubildung erfolgt, hierzu gehören Laktat (bei akuter körperlicher Belastung aus dem Muskel über den Cori-Zyklus), Glycerol aus dem Triglyceridabbau oder die Freisetzung glukoplastischer Aminosäuren aus Proteinen. Zusätzlich wird die Ketonkörperbildung aus freien Fettsäuren aktiviert. Auch mit der Nahrung aufgenommene Fruktose wird über diesen Stoffwechselschritt in Glukose übergeführt. Bei einem Defekt der Fruktose-1,6-Biphosphatase ist die Aufrechterhaltung eines normalen Blutzuckers nach längerem Fasten ausschließlich von der Zufuhr von Glukose (oder auch Galaktose) abhängig. Muskelgewebe trägt nur wenig zur Glukosehomöostase bei. Von daher kommt es bei FBP-Mangel am ehesten dann zur Hypoglykämie, wenn Glykogenvorräte ohnehin begrenzt sind (wie bei Neugeborenen) oder wenn sie nach Fasten völlig verbraucht sind. Leitsymptom des Fruktose-1,6-Biphosphatase-Mangels ist eine in Nüchternphasen auftretende ketotische Hypoglykämie, die meist von einer Laktatacidose begleitet wird. Das Vorhandensein einer Ketose ist allerdings nicht obligatorisch. Da es durch Pyruvatakkumulation eher zur Fettsäuresynthese und zu einer Hemmung der Fettsäurenaufnahme in die Mitochondrien kommt, wird die Ketonkörperbildung reduziert. Kinder mit Fruktose-1,6-Biphosphatase-Mangel tolerieren im Allgemeinen auch größere Fruktosemengen, wenn sie gleichmäßig über den Tag verteilt und wenn gleichzeitig andere Kohlenhydrate aufgenommen werden. Das Gedeihen ist dabei nicht wie bei der hereditären Fruktoseintoleranz beeinträchtigt. Da intestinale Symptome fehlen, entwickelt sich keine Aversion gegenüber Süßem. In Fastensituationen kann die Gabe von Fruktose allerdings Unterzuckerungen induzieren, da das akkumulierende Fruktose-1-Phosphat die Aktivität der Leberphosphorylase inhibiert. Daher kann gerade der Versuch, katabole Phasen mit Kohlenhydraten zu behandeln, bedrohlich werden, wenn dafür fruktosehaltige Getränke eingesetzt werden.

Genetik Auch der Fruktose-1,6-Biphosphatase-Mangel ist eine autosomal-rezessiv vererbte Störung, deren Häufigkeit deutlich geringer ist als die der hereditären Fruktoseintoleranz. Für Holland wurde eine Häufigkeit von 1:350.000 geschätzt. Obwohl es Hinweise für mindestens zwei Isoenzyme der Fruktose-1,6-Biphosphatase beim Menschen gibt, ist bisher nur das Gen der Leberisoform (*FBP1*) charakterisiert und kloniert worden. Es befindet sich auf Chromosom 9 (9q22.2–q22.3). Es hat 7 Exons, und bis heute sind etwa 20 verschiedene Mutationen beschrieben. Im Gegensatz zu Japan gibt es in Mitteleuropa keine einzelne besonders häufige Mutation. Immer wieder sind Patienten beschrieben worden, bei denen keine Mutation nachzuweisen war, so dass spekuliert worden ist, ob Sequenzaberrationen in nichtkodierenden Regionen von *FBP1* eine Rolle spielen oder ob Mutationen in einem Enzym, das die Konzentration des wichtigsten physiologischen Regulators der Fruktose-1,6-Biphosphatase, Fruktose-2,6-Biphosphat, reguliert, eine Rolle spielen.

Klinische Symptome und Verlauf Patienten mit Fruktose-1,6-Biphosphatase-Mangel präsentieren sich oft früh mit schweren Hypoglykämien, die von einer Laktatacidose begleitet sind. Während man früher davon ausging, dass etwa 50 % bereits in der Neonatalphase manifest werden, sieht man heute zunehmend auch etwas mildere, sich später manifestierende Fälle. Im Vordergrund stehen Hyperventilation, Dyspnoe, Somnolenz bis hin zum Koma, begleitet von muskulärer Hypotonie und manchmal mäßiggradiger Hepatomegalie. Rezidivierende hypoglykämische Episoden sind häufig von fieberhaften Krankheiten mit Nahrungsverweigerung und Erbrechen ausgelöst. Die Gabe von Fruktose in solchen Phasen, insbesondere wenn intravenös appliziert, kann lebensbedrohlich sein. Im Intervall sind die Patienten in der Regel, abgesehen von einer manchmal vorliegenden milden Acidose, unauffällig. Die Häufigkeit hypoglykämischer Krisen nimmt mit dem Alter ab, und als Erwachsene zeigen diese Patienten meist einen normalen körperlichen und psychomotorischen Entwicklungsstand.

Diagnose Die oben genannte typische Anamnese in Kombination mit der klassischen Laborkonstellation ist sehr suggestiv auf das Vorliegen eines Fruktose-1,6-Biphosphatase-Mangels. Die früher übliche enzymatische Bestimmung in Monozyten, Lebergewebe oder Dünndarmschleimhaut ist zunehmend durch die Mutationsanalyse des relativ kleinen Gens abgelöst worden. Hautfibroblasten, Amnionzellen und Chorionzotten eignen sich wegen physiologischerweise fehlender Enzymaktivität nicht zur Diagnostik.

Ist die klinische Situation nicht so typisch, kann ein vorsichtiger Fastentest zur Bestimmung des metabolischen Profils durchgeführt werden, wobei typische Laborbefunde dann jenseits der altersabhängigen Periode auftreten, in der normalerweise die Glykogenreserven verbraucht werden. Belastungstests mit Fruktose, Alanin oder Glycerin bleiben speziellen Fragestellungen vorbehalten.

54.4 Angeborene Störungen des Glukosetransports

R. Santer

Glukose ist wie andere Monosaccharide eine hydrophile Substanz, die nicht ohne Weiteres in der Lage ist, die hydrophobe Doppelmembran der Zelle zu überqueren. Kohlenhydrate sind aber für die Energieversorgung der Zellen von essenzieller Bedeutung, so dass Proteine in die Zellmembran eingelagert sind, die als hydrophile Poren funktionieren und die Aufnahme, die Freisetzung sowie den transzellulären Transport von Monosacchariden erlauben.

Man kann Glukosetransporter in zwei Gruppen einteilen: natriumabhängige Transporter („sodium-dependent glucose transporters", SGLT; sekundär „aktive" Transporter) und Glukosetransporter, die nach dem Prinzip der erleichterten Diffusion arbeiten (GLUT, „passive" Transporter) (◘ Abb. 54.8).

Heute sind 5 angeborene Defekte von Monosaccharidtransportern bekannt. Das jeweilige klinische Bild wird von der gewebespezifischen Expression des Transporters und von seiner Substratspezifität bestimmt. Daher finden sich in diesem Abschnitt sehr unterschiedliche Krankheiten mit verschiedenartiger Organbeteiligung und unterschiedlichen Leitsymptomen.

54.4.1 Kongenitale Glukose-Galaktose-Malabsorption (SGLT1-Mangel)

Ätiologie und Pathogenese Ursächlich ist ein Mangel des natriumabhängigen Glukosetransporters 1 (SGLT1), den man vor allem am Dünndarm findet. Hierbei handelt es sich um ein Transportprotein der Bürstensaummembran, das sowohl Glukose als auch Galaktose, entgegen deren eigenem Gradienten in Enterozyten hinein transportiert. SGLT1 ist vor allem auch ein Sensor, der die postprandiale Expression von GLUT2 regelt, worüber die Masse der Glukose-, Galaktose- und Fruktoseresorption postprandial mittels erleichterter Diffusion an der apikalen Enterozytenmembran erfolgt. Fruktose ist kein Substrat für SGLT1, und man geht heute davon aus, dass die Fruktoseresorption vor allem auch über GLUT5 erfolgt.

Die Glukose-Galaktose-Malabsorption ist eine relativ seltene, autosomal-rezessiv vererbte Störung, deren exakte Häufigkeit nicht bekannt ist. Das Gen des betroffenen Transporters (*SGLT1*, *SLC5A1*) ist auf Chromosom 22q13 lokalisiert. Bis heute sind etwa 60 verschiedene Mutationen, die über das ganze Gen verteilt liegen, beschrieben worden.

Klinische Symptome und Verlauf Kinder mit kongenitaler Glukose-Galaktose-Malabsorption fallen typischerweise nach unauffälliger Schwangerschaft (ohne Polyhydramnion) durch massive Blähungen und profuse wässrige Durchfälle innerhalb der ersten Tage nach der Geburt auf. Die Stühle dieser Kinder können so dünn sein, dass sie mit Urin verwechselt werden. Sowohl Muttermilch als auch Formelnahrung führt zu Symptomen, ebenso Tee, der mit Glukose oder Glukosepolymeren gesüßt ist. Als Folge der schweren osmotischen Diarrhö entwickelt sich eine ausgeprägte hypertone Dehydratation, die oft von erhöhten Körpertemperaturen begleitet ist. Daher wird das Krankheitsbild in dieser Phase leicht als gastrointestinale Infektion fehlgedeutet. Wenn die korrekte Diagnose nicht gestellt wird und Glukose und Galaktose aus der Nahrung nicht eliminiert werden oder eine parenterale Ernährung nicht erfolgen kann, können Patienten an einem hypovolämischem Schock versterben. Typischerweise wird die Diagnose erst in Erwägung gezogen, wenn wiederholte erfolglose Versuche eines oralen Nahrungsaufbaus stattgefunden haben. Ein saurer Stuhl-pH und der Nachweis reduzierender Substanzen im Stuhl können wertvolle Hinweise sein. Die meisten Patienten zeigen auch eine milde, intermittierende Glukosurie, ein Hinweis darauf, dass SGLT1 auch an der renal tubulären Glukoserückresorption beteiligt ist. Die chronische Dehydratation dürfte die Ursache von Nierensteinen und einer Nephrokalzinose sein, die bei einigen Patienten gesehen wird.

Diagnose Aufgrund der lebensbedrohlichen Situation muss bereits bei klinischem Verdacht eine Therapie eingeleitet werden, bevor die Diagnose bestätigt ist. Orale Monosaccharidtoleranztests sind prinzipiell möglich, allerdings bei den schwer kranken Neugeborenen gefährlich und oft wenig aussagekräftig. Glukosetransportstudien an intestinalen Biopsien sind invasiv und in der Regel zeitaufwendig. Von daher empfiehlt sich eine primäre molekulargenetische Diagnostik, insbesondere dann, wenn eine Pränataldiagnostik in einer eventuellen späteren Schwangerschaft gewünscht werden könnte.

Therapie Formelnahrung mit Fruktose als einzigem Kohlenhydrat wird von Kindern mit Glukose-Galaktose-Malabsorption gut vertragen. Solch eine Nahrung kann hergestellt werden, indem Fruktose zu einem kommerziell erhältlichen kohlenhydratfreien Produkt zugesetzt wird. Die Behandlung wird mit der Einführung von Beikost schwieriger, allerdings hat sich gezeigt, dass die Glukosetoleranz mit zunehmendem Alter etwas besser wird.

54.4.2 Renale Glukosurie (SGLT2-Mangel)

Ätiologie und Pathognese Bei der renalen Glukosurie handelt es sich um eine angeborene Störung der renal-tubulären Glukose-

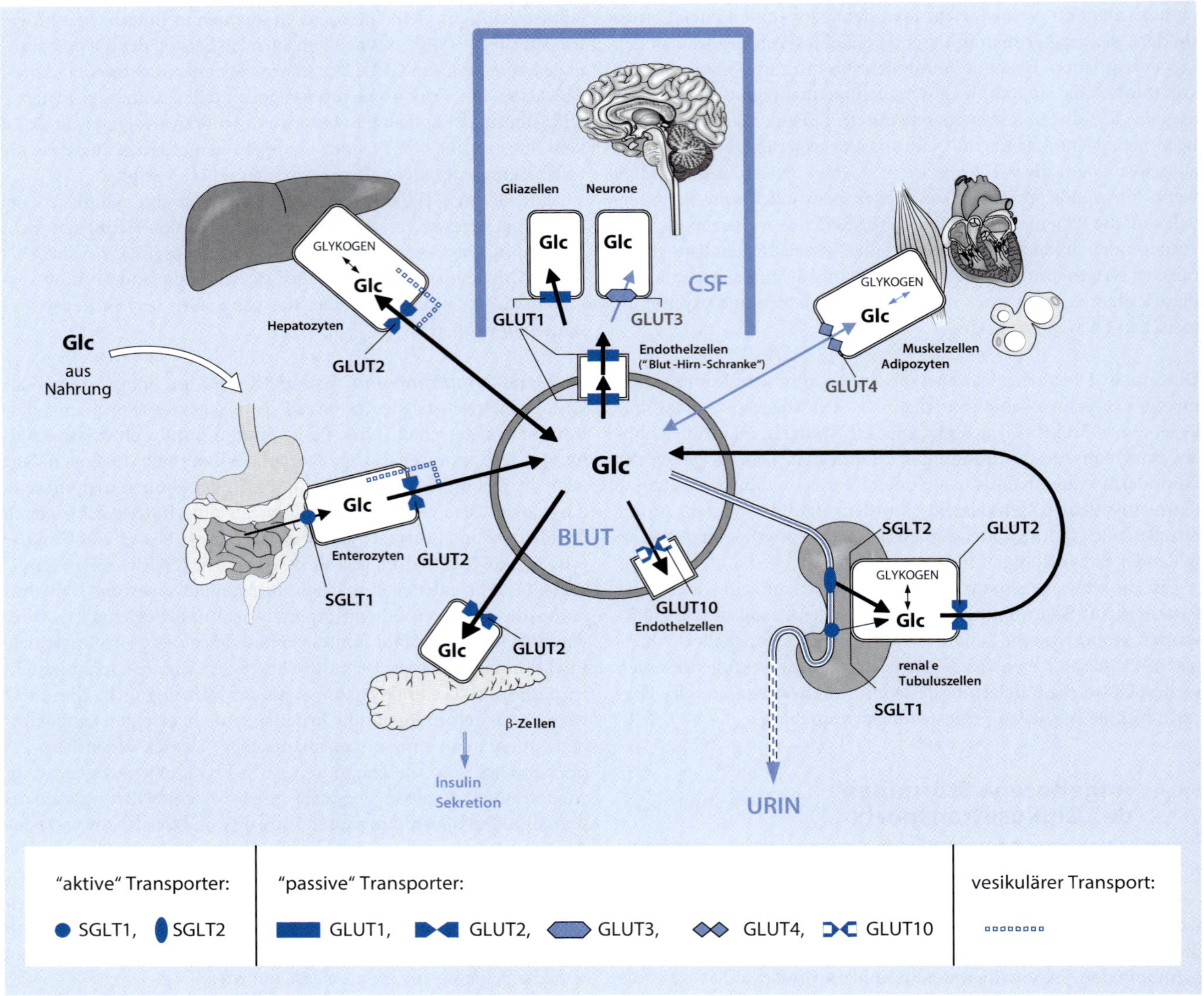

Abb. 54.8 Glukosetransportprozesse im Organismus. Der Transport über Zellmembranen hinweg ist für die verschiedenen Organe mit *Pfeilen* angegeben, wobei verschiedene Transporter mit unterschiedlichen Symbolen dargestellt sind: *runde Symbole* stehen für natriumabhängige, sog. aktive Transporter (SGLT, kodiert durch entsprechende Gene der *SLC5*-Familie), *rechteckige Symbole* stehen für Transporter, die nach dem Prinzip der erleichterten Diffusion arbeiten (sog. passive Transporter, GLUT, kodiert durch entsprechende Gene der *SLC2*-Familie). Beim Menschen bekannte Transportdefekte sind in *Blau* dargestellt. Details zu diesen angeborenen Störungen finden sich im Text. Abkürzungen: *CSF* zerebrospinale Flüssigkeit; *Glc* Glukose. (Mod. nach Santer et al. 2012)

reabsorption. Bei einem Großteil der betroffenen Individuen findet sich als Ursache eine Funktionsstörung von SGLT2, einem natriumabhängigen Transporter für Glukose (nicht Galaktose) des proximalen Tubulussystems. In diesen Fällen können Mutationen im *SGLT2*-(*SLC5A2*-)Gen gefunden werden, das auf Chromosom 16p11 lokalisiert ist. Homozygotie oder Compound-Heterozygotie für *SGLT2*-Mutationen führt zu massiver Glukosurie (>10 g/1,73 m^2/Tag), wohingegen Mutationen, die in heterozygoter Form vorliegen, meist mit einer milden Glukosurie einhergehen. Bis heute sind etwa 50 verschiedene Mutationen in verschiedenen Bereichen des Gens beschrieben worden.

Klinische Symptome und Verlauf Die meisten Individuen mit dieser Störung werden bei einer routinemäßigen Urinuntersuchung entdeckt. Nur bei einem sehr geringen Prozentsatz besteht eine Polyurie und/oder eine Enuresis. Von daher ist die renale Glukosurie meist eine „non-disease", allerdings eine wichtige Differenzialdiagnose zum Diabetes mellitus, der aber wiederum leicht durch den Nachweis einer normalen Blutzuckerkonzentration ausgeschlossen werden kann. Andere renal-tubuläre Funktionen und die glomeruläre Nierenfunktion sind bei der renalen Glukosurie nicht beeinträchtigt.

Eine milde Glukosurie (0,4–5[–10] g/1,73 m^2/Tag) wird relativ häufig gefunden; Individuen mit einer höheren Glukoseausscheidung oder dem anscheinend völligen Fehlen der renal-tubulären Glukosereabsorption (renale Glukosurie Typ 0) sind extrem selten. Nur bei massiver Glukoseausscheidung kann eine Neigung zu Hypovolämie und Hypoglykämie bestehen. Hierbei kann es zur Aktivierung gegenregulatorischer Hormone und in seltenen Fällen zu einer leichten somatischen Entwicklungsverzögerung kommen.

Diagnose Die Diagnosestellung ist einfach bei typischen Patienten mit isolierter Glukosurie (ohne andere Tubulusfunktionsstörungen) und gleichzeitiger Normoglykämie. Eine molekulargenetische Bestätigung ist durch *SGLT2*-Untersuchung möglich, bei fehlender klinischer Konsequenz aber selten erforderlich.

Therapie und Prognose In den meisten Fällen ist eine Behandlung nicht indiziert und die Prognose, selbst beim Typ 0, ist hervorragend.

54.4.3 Glukosetransporter-1-Defizienz (GLUT1-Mangel)

Der Glukosetransporter 1 ist ein in vielen Geweben exprimiertes Transportprotein. Bei einer Einschränkung von Anzahl oder Funktion dieses Carriers tritt insbesondere der verminderte Glukosetransport an der Blut-Hirn-Schranke klinisch in Erscheinung.

Ätiologie und Pathogenese GLUT1 ist ein in der Zellmembran gelegenes, glykosyliertes Protein, das in vielen Geweben, so auch in der apikalen und basolateralen Membran von Endothelzellen und auch in Astrozyten exprimiert wird. Viele Blutgefäße im Kapillargebiet des zentralen Nervensystems zeichnen sich mit zunehmender Hirnreifung nach der Geburt durch sehr enge „tight junctions" zwischen den Endothelzellen aus. Daher können Substanzen nicht parazellulär ins Gehirn gelangen, sondern sie müssen durch die Endothelzelle hindurch in den Liquorraum transportiert werden. Bei GLUT1-Mangel führt dies zu einer niedrigen Konzentration von Glukose im Liquor (Hypoglykorrhachie) und zu einer verminderten Glukosebereitstellung sowohl für Neurone als auch für Gliazellen. Es kommt zur Entwicklung neurologischer Symptome und zu einer Verlangsamung des Hirnwachstums. Da GLUT1 auch in hoher Konzentration in der Erythrozytenmembran exprimiert wird (ca. 5–10 % aller Membranproteine), ist verständlich, warum ein durch körperliche Anstrengung verursachter Energiemangel bei dieser Störung von einer hämolytischen Anämie begleitet sein kann.

Bei etwa 80 % der Patienten mit GLUT1-Mangel lassen sich in heterozygoter Form vorliegende Mutationen des *GLUT1*-(*SLC2A1*-) Gens, das sich auf Chromosom 1p35–31.3 befindet, nachweisen. Neben dem autosomal-dominanten Vererbungsmodus ist auch ein autosomal-rezessiver Erbgang beschrieben worden. Bei den meisten genetischen Veränderungen handelt es sich um De-novo-Mutationen unterschiedlicher Art, die sich über das ganze Gen verteilen. Der Schweregrad der Mutation und das Ausmaß der Hypoglykorrhachie korrelieren mit dem klinischen Phänotyp: Missense-Mutationen und eine höhere Glukosekonzentration im Liquor sind mit milderen klinischen Zeichen assoziiert.

Klinische Symptome und Verlauf Klassische Form Der GLUT1-Mangel in seiner klassischen Form tritt als frühkindliche epileptische Enzephalopathie auf (► Kap. 39). Nach einer unauffälligen Fetal- und Neonatalperiode entwickelt sich die Epilepsie typischerweise innerhalb des 1. Lebensjahres. Die Anfälle sind vielgestaltig und von unterschiedlicher Häufigkeit, nicht selten sind sie refraktär gegenüber der Behandlung mit Antikonvulsiva, und manchmal treten sie verstärkt in Fastensituationen auf. Eine globale Entwicklungsverzögerung und eventuell vorhandene begleitende komplexe Bewegungsstörungen werden mit zunehmendem Alter deutlich. In schweren Fällen entwickelt sich eine sekundäre Mikrozephalie.

Andere Formen Patienten mit erst vor Kurzem beschriebenen nichtklassischen Verlaufsformen zeigen vor allem komplexe Bewegungsstörungen ohne Epilepsie. Diese Patienten können einen ataktisch-spastischen Gang entwickeln, eine Dystonie oder eine milde Chorea sowie einen zerebellären Intentionstremor oder auch einen dystonen Tremor (► Abschn. 211.4). Zusätzliche Zeichen können Myoklonien oder eine Dyspraxie sein. Nichtepileptische paroxysmale Ereignisse mit episodenhafter Ataxie, Muskelschwäche, Parkinsonismus, alternierender Hemiplegie können auftreten und können durch geringe Nahrungsaufnahme getriggert sein.

Auch die paroxysmale belastungsinduzierte Dystonie kann heute als allelische Krankheit zum klassischen GLUT1-Mangel verstanden werden. Unterschiede bestehen darin, dass sie erst jenseits des Kindesalters auftritt, dass ein normaler Kopfumfang vorliegt, dass die neurologische Untersuchung im Intervall völlig normale Ergebnisse zeigt und dass die Verminderung der Liquorglukose weniger ausgeprägt ist als beim klassischen Typ.

Diagnose Bei allen unklassifizierten Epilepsien und Bewegungsstörungen sollte an die Möglichkeit gedacht werden, dass ein GLUT1-Mangel vorliegt. Daher sollte in solchen Fällen eine Lumbalpunktion erfolgen, und ein GLUT1-Mangel sollte bei einer Liquorglukosekonzentration unter 2,5 mmol/l (normal >3,3 mmol/l) vermutet werden. Diese Werte können aber beträchtlich variieren, und die Konzentration kann bei milderen Phänotypen und bei den nichtklassischen Präsentationen mit paroxysmalen Bewegungsstörungen höher sein. Die Bestimmung der Liquor-Blut-Ratio für die Glukosekonzentration (Blutzucker zuerst messen!), die normalerweise bei >0,6 liegt, sollte immer bei stabiler metabolischer Situation und außerhalb eines Krampfanfalles erfolgen. Eine Ratio von <0,5 ist diagnostisch, wenn keine Infektion im Liquorraum besteht. Typischerweise sind Zellzahl, Protein und Laktatkonzentration bei GLUT1-Mangel im Liquor unauffällig.

Routinelaboruntersuchungen sind häufig unergiebig, und auch interiktale EEG zeigen oftmals keine Auffälligkeiten. Sind sie doch abnormal, so kann eine Verbesserung durch Glukosezufuhr diagnostisch wegweisend sein. Iktale EEG können fokale Verlangsamungen oder epileptische Entladungen bei Säuglingen und eine generalisierte 2,5–4/s Spike-wave-Aktivität bei älteren Kindern zeigen. In bildgebenden Verfahren zeigen sich in der Regel keine Auffälligkeiten. Allerdings kann durch Positronenemissionstomographie (PET) u. U. eine verringerte kortikale Glukoseaufnahme detektiert werden. Zusätzlich zu den heute üblichen Nachweisverfahren des GLUT1-Mangels durch molekulargenetische Untersuchungen (Sequenzierung und MLPA-Analyse) kann der GLUT1-Mangel durch Western-Blot-Analyse und Untersuchungen der Glukoseaufnahme in Erythrozyten bewiesen werden.

Therapie und Prognose Ketonkörper benutzen ein anderes Transportsystem als Glukose, um die Blut-Hirn-Schranke zu überwinden. Von daher kann die Gabe einer fettreichen, kohlenhydratarmen („ketogenen") Diät die Stoffwechselsituation bei Patienten mit GLUT1-Mangel verbessern. Eine klassische ketogene Diät (3 : 1 oder 4 : 1, im Sinne des Verhältnisses der zugeführten Nährstoffe Fett und Nicht-Fett [Kohlenhydrate + Eiweiß] in Gramm) oder eine modifizierte Atkins-Diät kann die Krampfaktivität unter Kontrolle halten und eine bestehende Bewegungsstörung sowie die psychomotorische Entwicklung bessern. Multivitamin- und Kalziumsupplemente sollten zusätzlich gegeben werden. Man geht heute davon aus, dass beim GLUT1-Mangel die ketogene Diät die ganze Kindheit über und bis in die Adoleszenz verabreicht werden sollte, da erst dann der zerebrale Glukosebedarf zurückgeht.

Substanzen, die die GLUT1-Transportaktivität hemmen (Phenobarbital, Chloralhydrat oder Diazepam, Methylxanthine, Alkohol, grüner Tee) sollten vermieden werden. Sollte eine antikonvulsive Medikation erforderlich sein, empfehlen sich Carbamazepin, Phenytoin oder Zonisamid. Valproat kann entsprechend klinischer Erfahrungen eingesetzt werden.

Patienten mit GLUT1-Mangel machen unter Therapie Entwicklungsfortschritte, sie zeigen einen Spracherwerb und sind insgesamt mobil. Oft stabilisiert sich die Krankheit nach der Pubertät. Trotzdem persistieren bei einigen Patienten die Anfälle mit unterschiedlichem Schweregrad, und eine schützende Umgebung ist häufig erforderlich.

54.4.4 Fanconi-Bickel-Syndrom (GLUT2-Mangel)

Ätiologie und Pathogenese Beim Fanconi-Bickel-Syndrom liegt eine kongenitale Beeinträchtigung der Funktion von GLUT2 vor, einem Monosaccharidtransporter sowohl für Glukose als auch Galaktose. GLUT2 ist der wichtigste Carrier für die erleichterte Glukosediffusion an der apikalen sowie der basolateralen Membran von Enterozyten, er findet sich in Hepatozyten, in pankreatischen β-Zellen und der basolateralen Membran der Zellen des proximalen renalen Tubulus (▶ Abb. 54.8). Die intestinale Aufnahme von Glukose und Galaktose scheint beim Fanconi-Bickel-Syndrom nicht beeinträchtigt, wahrscheinlich weil weitere Transportsysteme für Glukose existierten: SGLT1 in der apikalen Membran und ein Transport über Membranvesikel an der basolateralen Membran. Es kommt zur postprandialen Hyperglykämie und zur (z. T. im Neugeborenenscreening gesehenen) Hypergalaktosämie durch die verminderte Aufnahme der beiden Zucker durch die Leber. Die Neigung zu Hyperglykämien entsteht zusätzlich durch eine verminderte Insulinfreisetzung aufgrund eines beeinträchtigten Glukosemessfühlers der β-Zellen. Auch in Leberzellen hat GLUT2 die Funktion eines Glukosesensors: in Fastensituationen, wenn die extrazelluläre Glukosekonzentration abfällt, besteht eine inadäquat hohe Glukose- und Glukose-6-Phosphat-Konzentrationen in Hepatozyten, was zu einer Stimulation von Glykogensynthese, einer Hemmung der Glukoneogenese und Glykogenolyse und damit zur Prädisposition für Hypoglykämien und zu einer hepatischen Glykogenspeicherung führt.

Die Beeinträchtigung des Glukosetransports aus renalen Tubuluszellen heraus führt zu einer Akkumulation von Glykogen und freier Glukose innerhalb dieser Zellen. Dies führt zu einer Beeinträchtigung anderer Zellfunktionen mit dem klinischen Bild einer generalisierten Tubulopathie mit vergleichsweise stark ausgeprägter Glukosurie. Die extreme Menge an Glukose, die (selbst in hypoglykämischen Phasen) mit dem Urin verloren geht, kann zur Hypoglykämieneigung beitragen.

Klinische Symptome und Verlauf Patienten mit Fanconi-Bickel-Syndrom fallen üblicherweise etwa im Alter von 3–10 Monaten mit einer Kombination von Hepatomegalie, einem renalen Fanconi-Syndrom mit schwerer Glukosurie, einer Neigung zu Hypoglykämien in Nüchternphasen und postprandial erhöhten Glukose- und Galaktosekonzentrationen im Blut auf. Bei einigen wenigen Fällen zeigte sich bereits im Neugeborenenscreening eine Hypergalaktosämie, und die Entwicklung einer Katarakt ist gelegentlich beschrieben worden. In einer frühen Phase kann eine Hepatomegalie noch fehlen und unspezifische Symptome, wie Fieber, Erbrechen, chronische Durchfälle und Gedeihstörungen stehen im Vordergrund. Mit zunehmendem Alter wird das Bild typischer, die Hepatomegalie aufgrund der massiven Glykogenanreicherung wird deutlicher, die Patienten entwickeln ein vorgewölbtes Abdomen, ein volles Gesicht und eine Wachstumsstörung, wie bei anderen Formen einer hepatischen Glykogenose. Auch in den Nieren kann es zur Akkumulation von Glykogen und zu einer Vergrößerung kommen, die mit Ultraschall erfasst werden kann. Eine hypophosphatämische Rachitis ist die wesentliche Manifestation der gestörten Tubulusfunktion. Fanconi-Bickel-Syndrom-Patienten zeigen eine normale mentale Entwicklung, die Wachstums- und Pubertätsentwicklung ist aber bei den meisten Fällen schwer retardiert.

Genetik Ursächlich für das Fanconi-Bickel-Syndrom sind Mutationen im *GLUT2-*(*SLC2A2-*)Gen, das auf Chromosom 3q26 liegt. Es handelt sich um eine sehr seltene angeborene autosomal-rezessive Störung. Heute sind mehr als 100 verschiedene Mutationen beschrieben worden, die sich gleichmäßig über das gesamte Gen verteilen.

Diagnose An ein Fanconi-Bickel-Syndrom sollte gedacht werden bei der charakteristischen Kombination einer gestörten Glukosehomöostase, einer Glykogeneinlagerung in die Leber und den typischen Zeichen eines renalen Fanconi-Syndroms. Eine erhöhte Biotinidaseaktivität im Serum ist wie bei anderen hepatischen Glykogenosen ein geeigneter Suchtest. Die Beeinträchtigung des Glukosestoffwechsels kann in oralen Belastungstests dokumentiert werden. Andere Laboruntersuchungen zeigen mäßig erhöhte Transaminasen ohne Zeichen einer gestörten Synthese- oder Ausscheidungsfunktion der Leber. Wenn eine Leberbiopsie durchgeführt wird, findet sich mit histologischen und biochemischen Methoden ein erhöhter Glykogengehalt. Hyperaminoacidurie, Hyperphosphaturie, Hyperkalziurie, renal tubuläre Acidose, milde tubuläre Protenurie und Polyurie sind Zeichen der proxymalen Tubulusfunktionsstörung. Hierzu gehört auch die relativ schwere Glukosurie, so dass die errechnete tubuläre Glukoserückresorption bei den meisten Patienten deutlich reduziert ist.

Die Bestätigung der Verdachtsdiagnose erfolgt durch Nachweis einer Homozygotie oder Compound-Heterozygotie für Mutationen im *GLUT2-*(*SLC2A2-*)Gen.

Therapie und Prognose Nur eine symptomatische Behandlung ist möglich. Angestrebt werden eine Verbesserung der Glukosehomöostase und eine Vermeidung der Folgen der Tubulopathie. Die Ernährung von Fanconi-Bickel-Syndrom-Patienten sollte hochkalorisch sein, um renale Verluste auszugleichen. Häufige Mahlzeiten mit langsam resorbierten Kohlenhydraten werden wie bei hepatischen Glykogenosen empfohlen. Ausreichende Flüssigkeits- und Elektrolytgaben sind erforderlich. Die Gabe von Citrat oder Shohl'scher Lösung erfolgt zur Kompensation der renal-tubulären Acidose. Phosphat und Vitamin-D-Präparate werden zur Vermeidung einer hypophosphatämischen Rachitis gegeben.

54.4.5 Arterial-Tortuosity-Syndrom (GLUT10-Mangel)

Dieses erst vor Kurzem beschriebene Syndrom aufgrund eines angeborenen GLUT10-Mangels ist durch eine generalisierte Gewundenheit und Verlängerung aller großen Arterien einschließlich der Aorta charakterisiert. Intrakraniell kann es zu akuten Infarkten kommen, die intrathorakalen Blutgefäße können betroffen sein, weiter werden Teleangiektasien der Wangen, Überstreckbarkeit von Gelenken und Cutis laxa beschrieben.

Ursächlich für dieses Syndrom sind Mutationen im *GLUT10-*(*SLC2A10-*)Gen, das sich auf Chromosom 20q13.1 befindet. Es konnte gezeigt werden, dass nicht der Glukosetransport, sondern der mitochondriale Dihydroxyascorbattransport pathopysiologisch wichtig ist. Eine kausale Therapie ist nicht bekannt.

Literatur

Beltrand J, Caquard M, Arnoux JB et al (2012) Glucose metabolism in 105 children and adolescents after pancreatectomy for congenital hyperinsulinism. Diabetes Care 35:198–203

Berrry GTWJH (2012) Disorders of galactose metabolism. In: Fernandes J, Saudubray JM, van den Berghe G, Walter JH (Hrsg) Inborn metabolic diseases, 4. Aufl. Springer, Heidelberg, S 141–150

Bosch AM (2011) Classic galactosemia: Dietary dilemmas. J Inherit Metab Dis 34:257–260

Bosch AM, Grootenhuis MA, Bakker HD, Heijmans HS, Wijburg FA, Last BF (2004) Living with classical galactosemia: Health-related quality of life consequences. Pediatrics 113:e423–e428

Bouteldja N, Timson DJ (2010) The biochemical basis of hereditary fructose intolerance. J Inherit Metab Dis 33:105–112

Holton JB, Walter JH, Tyfield LA et al (2001) Galactosemia. In: Sciver C, Baudet A, Sly W (Hrsg) The metabolic and molecular bases of inherited disease. McGraw-Hill, New York, S 1553–1587

Huidekoper HH, Visser G, Ackermans MT, Sauerwein HP, Wijburg FA (2010) A potential role for muscle in glucose homeostasis: In vivo kinetic studies in glycogen storage disease type 1a and fructose-1,6-bisphosphatase deficiency. J Inherit Metab Dis 33:25–31

Gibson PR, Newnham E, Barrett JS, Shepherd SJ, Muir JG (2007) Review article: fructose malabsorption and the bigger picture. Aliment Pharmacol Ther 25:349–363

González-Barroso MM, Giurgea I, Bouillaud F et al (2008) Mutations in UCP2 in congenital hyperinsulinism reveal a role for regulation of insulin secretion. PLoS One 3:e3850

James C, Kapoor RR, Ismail D, Hussain K (2009) The genetic basis of congenital hyperinsulinism. J Med Genet 46:289–299

Jumbo-Lucioni PP, Garber K, Kiel J et al (2012) Diversity of approaches to classic galactosemia around the world: A comparison of diagnosis, intervention, and outcomes. J Inherit Metab Dis 35:1037–1049

Kapoor RR, Locke J, Colclough K et al (2008) Persistent hyperinsulinemic hypoglycaemia and maturity-onset diabetes of the young due to heterozygous HNF4A mutations. Diabetes 57:1659–1663

Lee YC, Huang HY, Chang CJ, Cheng CH, Chen YT (2010) Mitochondrial GLUT10 facilitates dehydroascorbic acid import and protects cells against oxidative stress: Mechanistic insight into arterial tortuosity syndrome. Hum Mol Genet 19:3721–3733

Leen WG, Klepper J, Verbeek MM et al (2010) Glucose transporter-1 deficiency syndrome: The expanding clinical and genetic spectrum of a treatable disorder. Brain 133:655–670

Otonkoski T, Jiao H, Tapia-Paez I, Kaminen-Ahola N et al (2007) Physical exercise-induced hypoglycaemia caused by failed silencing of monocarboxylate transporter 1 in pancreatic beta cells. Am J Hum Genet 81:467–474

Rahier J, Guiot Y, Sempoux C (2002) Persistent hyperinsulinaemic hypoglycaemia of infancy: A heterogenous syndrome unrelated to nesidioblastosis. Arch Dis Child Fetal Neonatal Ed 82:F108–F112

Rodeck B, Santer R, Muschol N (2013) Stoffwechselerkrankungen. In: Rodeck B, Zimmer K-P (Hrsg) Pädiatrische Gastroenterologie, Hepatologie und Ernährung, 2. Aufl. Springer, Berlin Heidelberg

Santer R, Calado J (2010) Familial renal glucosuria and SGLT2: From a mendelian trait to a therapeutic target. Clin J Am Soc Nephrol 5:133–141

Santer R, Klepper J (2012) Disorders of glucose transport. In: Fernandes J, Saudubray JM, van den Berghe G, Walter JH (Hrsg) Inborn metabolic diseases, 4. Aufl. Springer, Berlin, S 141–150

Santer R, Rischewski J, von Weihe M et al (2005) The spectrum of aldolase B (ALDOB) mutations and the prevalence of hereditary fructose intolerance in Central Europe. Hum Mutat 25:594

Santer R, Steinmann B, Schaub J (2002) Fanconi-Bickel syndrome – a congenital defect of facilitative glucose transport. Curr Mol Med 2:213–227

Stanley C, Leon D (Hrsg) (2012) Monogenic hyperinsulinemic hypoglycemia disorder Front Diabetes, Bd. 21. Karger, Basel

Steinmann B, Santer R (2012) Disorders of fructose metabolism. In: Fernandes J, Saudubray JM, van den Berghe G, Walter JH (Hrsg) Inborn metabolic diseases, 4. Aufl. Springer, Berlin, S 101–112

Verkarre V, Fournet JC, de Lonlay P et al (1998) Paternal mutation of the sulfonylurea receptor (SUR1) gene and maternal loss of 11p15 imprinted genes lead to persistent hyperinsulinism in focal adenomatous hyperplasia. J Clin Invest 102:1286–1291

Waisbren SE, Potter NL, Gordon CM et al (2012) The adult galactosemic phenotype. J Inherit Metab Dis 35:279–286

55 Hyperlipoproteinämien

K. Widhalm

Definition Hyperlipidämien (Synonym: Hyperlipoproteinämien) sind biochemische Veränderungen, bei denen ein oder mehrere Anteile der Serumlipide (Cholesterin, Triglyceride oder beide) und eines oder mehrere der diese Lipide transportierenden Lipoproteine vermehrt sind. Bei den meisten sind multiple genetische und/oder exogene Faktoren kausal beteiligt; bei manchen wird die Hyperlipoproteinämie durch einen ganz bestimmten Gendefekt, der den Lipidmetabolismus beeinflussen kann, verursacht. Epidemiologische Studien haben den Beweis erbracht, dass ein direkter Zusammenhang zwischen der Serumcholesterinkonzentration und der Häufigkeit des Auftretens von atherosklerotischen Gefäßveränderungen besteht.

Atherosklerose stellt nach wie vor die weitaus überwiegende Ursache der Koronargefäßerkrankung dar. Etwa die Hälfte der Todesfälle in Europa wird mittelbar oder unmittelbar durch diese Krankheit verursacht.

Ätiologie und Pathogenese Atherosklerotische Gefäßerkrankungen beginnen bereits in der frühen Kindheit. Die Risikofaktoren, die für die Entstehung von kardiovaskulären Veränderungen bei Erwachsenen festgestellt werden können, sind bereits im Kindesalter exprimiert: Dazu gehören erhöhte Blutkonzentrationen von Low-density-Lipoprotein-Cholesterin (LDL-Cholesterin), ein niedriger High-density-Lipoprotein-Cholesterin-Wert (HDL-Cholesterin), Hypertonie, Nikotinabusus, Glukoseintoleranz und Insulinresistenz, eine positive Familienanamnese und Adipositas. Das Vorhandensein dieser Risikofaktoren ist ein valider Prädikator für die Entwicklung von „Fatty streaks" und „fibrösen Plaques" bei Jugendlichen sowie jungen Erwachsenen. Ferner konnten Studien zeigen, dass sowohl die Plasmacholesterinkonzentration, der Blutdruck und das Körpergewicht in der Kindheit diese im Erwachsenenalter voraussagen.

Da die einzelnen Risikofaktoren im Wesentlichen vom Kindesalter ins Erwachsenenalter persistieren („tracking phenomenon"), sind die Entstehung und die Bildung des atherosklerotischen Prozesses bereits im Kindesalter sehr wahrscheinlich. Eindeutig gesichert ist die Zunahme von klinisch signifikanten Läsionen im Alter zwischen 15 und 34 Jahren. Zwei US-Studien haben in dieser Hinsicht den Zusammenhang zwischen dem Ausmaß der atherosklerotischen Läsionen bei Kindern und Jugendlichen sowie der Höhe insbesondere des Gesamtcholesterins, aber auch von LDL-Cholesterin klar belegt: Sowohl in der PDAY-Multicenter Postmorten Study als auch in der letzten Auswertung der Bogalusa Heart Study konnte ein direkter Zusammenhang zwischen den Risikofaktoren (Blutdruck, Gesamtcholesterin, LDL-Cholesterin, Triglyceriden) und in letzterer Studie ein gewisser negativer Zusammenhang zwischen HDL-Cholesterin und präatherosklerotischen Veränderungen gezeigt werden.

In der Fortführung der Bogalusa Heart Study zeigte sich, dass bei 93 Personen, die im Alter zwischen 2 und 39 Jahren vorwiegend durch Unfälle ums Leben gekommen waren, ein klarer Zusammenhang zwischen dem Ausmaß der asymptomatischen koronaren sowie aortalen Atherosklerose und der Anzahl der vorhandenen Risikofaktoren besteht. Der engste Zusammenhang ließ sich für Fatty streaks, den Body-Mass-Index und den systolischen Blutdruck in den Koronararterien bzw. für Fatty streaks und Gesamtcholesterin bzw. LDL-Cholesterin zeigen.

Physiologie der Plasmalipoproteine Sowohl Cholesterin als auch Triglyceride sind als hydrophobe Lipide wasserunlöslich und können nur an einen Lösungsvermittler gebunden im Blutplasma transportiert werden. Sie tragen eine äußere Schicht von Apolipoproteinen (Apo A, B, C und E), Phospholipiden und freiem Cholesterin. Im Fall des Cholesterins wird dieses für den Transport mit langkettigen Fettsäuren verestert, und diese Ester werden im hydrophoben Kern der Plasmalipoproteine verpackt.

Die Hauptlipoproteinklassen werden entsprechend ihrer Mobilität in der Elektrophorese unterteilt in:
- Chylomikronen,
- VLDL („very low densitiy lipoproteins"),
- LDL, Untergruppe: „small dense lipoproteins",
- HDL.

Der Stoffwechsel der Lipoproteine ist aus ◘ Tab. 55.1 ersichtlich. Im Nüchternplasma des Gesunden sind alle Lipoproteine, ausgenommen die Chylomikronen, nachweisbar. Ein Zwischenprodukt zwischen VLDL und LDL stellen die „intermediate density lipoproteins" (IDL) dar, die beim Gesunden in nur sehr geringen Mengen nachweisbar sind. Hinsichtlich einer potenziellen Atherogenität ist heute gesichert, dass die größte Bedeutung einer erhöhten Gesamtcholesterin- und LDL-Konzentration zukommt. Kleine dichte LDL-Partikel („small dense LDL") sind offenbar noch stärker atherogen. Sie kommen bei verschiedenen Hyperlipoproteinämien in unterschiedlicher Konzentration vor, sind aber auch durch ungünstige (z. B. fettreiche) Ernährung induzierbar. Für VLDL und Triglyceride ist dieser Zusammenhang – möglicherweise – geringer ausgeprägt. Untersuchungen über postprandiale Verhältnisse liegen jedoch kaum vor. Dem HDL kommt hingegen eine Schutzfunktion gegen die Atherogenese zu, so dass nur niedrigen HDL-Werten eine Risikoindikatorfunktion zugeschrieben werden kann. Diese Tatsache unterstreicht jedoch ganz besonders die Bedeutung der Bestimmung der einzelnen Lipoproteinfraktionen, um eine individuelle Risikobeurteilung vornehmen zu können.

Diagnose Die Konzentration von Gesamtcholesterin sowie Triglyceriden im Blutplasma einerseits und die Konzentration von Gesamtcholesterin in verschiedenen Lipoproteinklassen stellen die Basis der klinischen Diagnostik von Hyperlipidämien und Hyperlipoproteinämien dar. Üblicherweise werden Blutkonzentrationen oberhalb der 95. Perzentile bzw. unterhalb der 5. Perzentile als abnorm bezeichnet

Für die Praxis können jedoch jene Werte als Cut-off-Level angesehen werden, die vom Expert Panel der American Heart Association für das Kindesalter empfohlen wurden (◘ Tab. 55.2):

Um kardiovaskuläre Erkrankungen wirksam vermeiden zu können (Prävention!) müssen Kinder und Jugendliche, die ein Risiko für die Entstehung frühzeitiger Atherosklerose haben, identifiziert und so früh wie möglich einer effizienten Behandlung zugeführt werden.

Screening Das Expertenkomitee der American Academy of Pediatrics zum Thema Blutcholesterin bei Kindern und Jugendlichen empfiehlt in den in ◘ Tab. 55.3 angegebenen Situationen, dass Untersuchungen auf Anomalien des Lipoproteinmetabolismus bei Kindern gemacht werden sollten.

G.F. Hoffmann, M.J. Lentze, J. Spranger, F. Zepp (Hrsg.), *Pädiatrie*,
DOI 10.1007/978-3-642-41866-2_55,

Tab. 55.1 Charakteristik der Serumlipoproteine beim Gesunden

Lipoprotein	Dichte (g/ml)	Mobilität in der Elektro-phorese	Chemische Zusammensetzung (Gew.-%)				
			Protein	TG	Cholesterin		Phospholipide
					Frei	Ester	
Chylomikronen	0,94	Start	1–2	85–95	13	2–4	3–6
VLDL	0,94–1,006	Prä-β	6–10	50–65	4–8	16–22	15–20
LDL	1,006–1,063	b	18–22	4–8	6–8	45–50	18–24
HDL	1,063–1,21	a	45–55	2–7	3–5	15–20	26–32

HDL High-density-Lipoprotein, *LDL* Low-density-Lipoprotein, *TG* Triglyceride, *VLDL* Very-low-density-Lipoprotein.

Tab. 55.2 Leitlinien für die Identifikation von Kindern und Jugendlichen mit einem hohen Risiko für kardiovaskuläre Erkrankungen

Plasmalipoprotein	Konzentrationen		
	Akzeptierbar	Grenzbereiche	Erhöht/erniedrigt
Gesamtcholesterin (mg/dl)[a]	<170	170–200	>200 (erhöht)
LDL-Cholesterin (mg/dl)[a]	<110	110–130	>130 (erhöht)
Triglyceride (mg/dl)[b]	<90	90 – ca. 110	>110
0–9 Jahre	<75	75–99	>100
10–19 Jahre	<90	90–129	>130
HDL-Cholesterin (mg/dl)[a]	>45	40–45	<40 (erniedrigt)

Umrechnung: [a] Cholesterin: mg/dl × 0,02586 = mmol/l.
[b] Triglycerid: mg/dl × 0,01129 = mmol/l.
LDL Low-density-Lipoprotein.

Tab. 55.3 Indikationen zur Untersuchung auf Lipoproteinanomalien

Alter (Jahre)	Screening
Geburt bis 2	Kein Screening
2–8	Kein Routinelipidscreening; Nüchternlipidstatus, falls bei Eltern, Großeltern, Tante/Onkel oder Geschwister bekannt: Herzinfarkt, KHK, Apoplexie, Stent, Angioplastik <55 Jahre (m) oder <65 Jahre (w); Eltern: Cholesterin >240 mg/dl[a] oder bekannte Dyslipidämie
	Wenn Kind an Diabetes, Hypertonie erkrankt bzw. BMI >95°
9–11	Generelles Screening! Nichtnüchternlipidstatus: Berechnung von Non-HDL-Cholesterin = Total Cholesterin – HDL-Cholesterin Wenn Non-HDL-Cholesterin >145 mg/dl oder HDL-Cholesterin <40 mg/dl, TG >100 mg/dl[b]
12–16	Kein generelles Screening Nüchternlipidstatus 2-mal, wenn neue Kenntnisse über Erkrankungen in der Familie vorhanden sind
17–19	Generelles Screening 1-mal Non-HDL-Cholesterin >145 mg/dl bzw. HDL-Cholesterin <40 mg/dl oder LDL-Cholesterin >130 mg/dl, TG >130 mg/dl
20–21	Non-HDL-Cholesterin >190 mg/dl, HDL-Cholesterin <40 mg/dl oder LDL-Cholesterin >160 mg/dl, Non-HDL-Cholesterin >190 mg/dl, HDL-Cholesterin <40 mg/dl, TG >150 mg/dl

[a] Umrechnung: Cholesterin: mg/dl × 0,02586 = mmol/l.
[b] Triglycerid: mg/dl × 0,01129 = mmol/l.
HDL High-density-Lipoprotein, *KHK* koronare Herzkrankheit, *LDL* Low-density-Lipoprotein, *m* männlich, *TG* Triglyceride, *w* weiblich.

Es existieren genügend evidenzbasierte Argumente für breit angelegte Screeningverfahren sowohl in der Klinik als auch in der pädiatrischen Praxis.

55.1 Primäre Hyperlipoproteinämien

55.1.1 Familiäre Hypercholesterinämie

Ätiologie und Pathogenese Die familiäre Hypercholesterinämie (FH) wurde bereits 1938 von Carl Müller als ein „inborn error of metabolism", bei dem hohe Blutcholesterinwerte gefunden werden und Herzinfarkte schon bei jungen Menschen auftreten, beschrieben. Es werden die weniger schwere heterozygote Form und die schwere homozygote Form (Tab. 55.4) unterschieden.

Heterozygote tragen eine einzelne Mutante eines *LDL-Rezeptor*-Gens (LDLR) und kommen in der Bevölkerung in einer Häufigkeit von mindestens 1 : 500 Personen vor. Die Erkrankung zählt somit zu den häufigsten bekannten angeborenen Stoffwechselstörungen. Die betroffenen Personen haben ab der Geburt eine etwa auf das Doppelte erhöhte LDL-Konzentration im Plasma und meistens zwischen dem 30. und 40. Lebensjahr die erste Herzattacke. Das Risiko einer klinisch manifesten Koronargefäßerkrankung liegt bei 40-jährigen Männern bei ca. 20 %, bei 50-jährigen bereits bei 50 %. Nur 15 % der betroffenen Männer erreichen das 65. Lebensjahr ohne Manifestation einer kardiovaskulären Krankheit (CVD). Wesentlich für die Diagnose einer FH ist neben der Labordiagnostik der Nachweis der Familiarität (frühzeitige Koronargefäßerkrankung, „Herzschlag", Gefäßverkalkungen, Herzinfarkt und Hypercholesterinämie).

Homozygote Träger der FH (Häufigkeit 1 : 1.000.000) haben 2 Genmutanten von ihren Eltern geerbt, zeigen eine 6- bis 10-fache LDL-Konzentration von Geburt an, entwickeln meist massive Xanthome und haben bereits im Kindesalter z. T. tödliche Herzattacken infolge weit fortgeschrittener Koronargefäßerkrankungen.

Die bahnbrechenden Arbeiten von Brown und Goldstein in den 1970er und 1980er Jahren klärten den Pathomechanismus dieser Erkrankung auf, indem sie zeigen konnten, dass heterozygote Träger nur ca. 50 % der für den Abtransport der zirkulierenden LDL-Partikel notwendigen LDL-Rezeptoren besitzen. Beim homozygoten Träger sind sie entweder gar nicht vorhanden oder fast funktionsuntüchtig. Diese Tatsache führt dazu, dass im Plasma ständig erhöhte LDL-Mengen zirkulieren, in die Blutgefäße eingelagert werden und zur Entstehung der frühzeitigen Atherosklerose beitragen.

Diagnose Der rasante Fortschritt der molekularbiologischen Diagnostik führte dazu, dass in den letzten Jahren eine hohe Zahl von verschiedenen Genmutationenen entdeckt wurde. Mit Methoden, wie der denaturierenden Gradienten-Gelelektrophorese (DGGE) bzw. mit sog. Chip-Analysen gelingt es innerhalb kurzer Zeit, festzustellen, ob und wo eine mögliche Mutation zu liegen kommt:

- am LDLR-Promotor,
- an den 18 LDLR-Genexons,
- in den korrespondierenden Intron-splice-Sequenzen,
- in der Codon-3500-Region des Apo-B-100,
- in der „phosphotyrosine-binding domain".

Mehrere Gremien (u. a. die NICE-Guidelines aus Großbritannien) sehen die DNA-Analyse als die Standarddiagnostik an. Bis heute sind mehr als 1000 verschiedene Mutationen des *LDL-Rezeptor*-Gens, das auf dem Chromosom 19 lokalisiert ist, beschrieben worden. Versuche, einzelnen Genotypen ganz bestimmte Phänotypen zuzuordnen, sind allein schon von der Vielzahl bisher beschriebener Mutationen außerordentlich schwierig. Allerdings gibt es bereits ausreichend Daten, die Hinweise dafür liefern, dass eine Genmutationsdiagnostik klinische Relevanz hat: So konnten Studien klar zeigen, dass Patienten mit *LDL-Rezeptor*-Genmutationen eine aggressivere lipidsenkende Therapie benötigen, um wünschenswerte LDL-Konzentrationen zu erreichen. Andererseits fanden sich bei 645 holländischen Kindern sehr wohl Unterschiede hinsichtlich der Lipidwerte, aber auch hinsichtlich der Ausprägung der CVD-Familienanamnese und spezifischer LDL-Rezeptor-Mutationen. Ferner ist mit der Detektion eines molekularbiologischen Defektes die Diagnose gesichert, mit üblichen Labortesten, insbesondere im Grenzbereich, nur wahrscheinlich.

Eine zusätzliche Bestimmung von Lipoprotein a ermöglicht die Erkennung von Kindern mit FH mit dem höchsten CVD-Risiko.

Mit der heute üblichen Labordiagnostik, die Gesamtcholesterin, LDL-Cholesterin, HDL-Cholesterin und Triglyceride einschließt, gelingt es nur in ca. 80 % der Fälle, die Träger von genetischen Hypercholesterinämien im Kindesalter zu diagnostizieren. Mithilfe der Genanalyse ist die Diagnostik unabhängig von der phänotypischen Expression in jedem Alter möglich, dies auch dann, wenn noch „normale" Lipidwerte vorliegen.

Therapie und Diät Heterozygote FH Die Behandlung der heterozygoten FH hat zum Ziel, die erhöhten LDL-Werte in Richtung „Normalbereich" zu senken. Das wichtigste therapeutische Prinzip stellt die Diät dar, die fettarm (<30 % der Energiezufuhr), cholesterinarm (<200 mg/Tag) und monoen- bzw. polyensäurereich, also arm an gesättigten Fetten, ist. Mit einer derartigen Diät gelingt meist eine Senkung des Blutcholesterin- und LDL-Cholesterin-Spiegels um ca. 10–15 %.

Diese Kostform ist dadurch gekennzeichnet, dass wenige tierische Produkte und überwiegend pflanzliche Lebensmittel verwendet werden. Eine effektive Fetteinsparung gelingt meist nur durch Verwendung von fettreduzierter Milch bzw. fettarmen Milchprodukten. Da meist auch weitere Familienmitglieder von dieser Stoffwechselstörung betroffen sind, ist es sehr ratsam, die gesamte Familie in die diätetische Betreuung miteinzubeziehen.

Neben der Fetteinschränkung und der Fettmodifikation gelang es in letzter Zeit durch Proteinmodifikation, z. B. durch Verwendung von Sojaeiweiß, wesentlich ausgeprägtere Reduktionen (bis zu 30 %) von Gesamtcholesterin und LDL-Cholesterin zu erzielen. In letzter Zeit sind einige gut schmeckende Lebensmittel bzw. Produkte, die Sojaprotein in ausreichender Menge beinhalten, im Handel verfügbar.

Medikamente Werden unter Ausschöpfung aller diätetischen Maßnahmen Serumcholesterin- und LDL-Cholesterin-Konzentrationen nicht deutlich in Richtung des Referenzbereiches gesenkt, so ist der Einsatz von lipidsenkenden Medikamenten ab dem 8.–10. Lebensjahr indiziert. Die Entscheidung, eine medikamentöse Therapie einer FH bei einem Kind zu beginnen, soll immer individuell nach sorgfältiger Überprüfung aller Fakten (Alter und Familienanamnese) erfolgen. Medikamente der Wahl stellen Statine (Simvastatin, Pravastatin und Atorvastatin) dar.

Diese direkt in den zellulären Stoffwechsel eingreifenden Substanzen (sie inhibieren die 3-Hydroxy-Methylglutaryl-[HMG-]CoA-Reduktase in der Leberzelle) werden mit großem Erfolg bei Erwachsenen eingesetzt und sind nun auch für das Kindesalter verfügbar. Neue cholesterinsenkende Substanzen (Ezemibide, Cholestagel) wurden bereits bei Kindern erfolgreich eingesetzt.

Tab. 55.4 Primäre Hyperlipoproteinämien und Hypocholesterinämien im Kindesalter

Form	Inzidenz	Klinische Befunde	Biochemische und Labordiagnostik
Primäre Hyperlipoproteinämien im Kindesalter			
Familiäre Hypercholesterinämie			
Heterozygote Form	1:500	Im Kindesalter praktisch nie Symptome, Manifestation des Gefäßbefalls in 3.–5. Lebensdekade Xanthome selten Immer liegt Familiarität vor; meist kardiovaskuläre Anamnese in der Familie	LDL-Rezeptor-Defekt Cholesterin > ca.180 mg/dl[a] LDL-Cholesterin >100 mg/dl[a] Apo B ↑ *LDLR*-Gen-Diagnostik
Homozygote Form	1:1.000.000	Manifestation des Gefäßbefalls im frühen Kindesalter (Herzinfarkte!) Beide Elternteile haben Hypercholesterinämie	LDL-Rezeptoren nicht oder praktisch nicht funktionstüchtig Cholesterin >500 mg/dl[a] LDL-Cholesterin >300 mg/dl[a]
Apo-B-100-Defekt	Nicht bekannt	Ähnlich	DGGE-Technik
Familiäre polygenetische Hyperlipidämie	?	Häufig Keine im Erwachsenenalter erhöhte Atherogenese	Cholesterin ↑ und/oder Triglycride ↑
Familiäre kombinierte Hyperlipidämie (familär vorkommende Hypercholesterinämie und Hypertriglyceridämie)	3:1000 bis 5:1000	Im Kindesalter keine Im Erwachsenenalter erhöhte Atherogenese	Pathobiochemie nicht bekannt Total Cholesterin ↑ LDL-Cholesterin ↑ HDL-Cholesterin ↓ Triglyceride ↑ Apo B ↑
Autosomal-rezessive Hypercholesterinämie	Nicht bekannt	Xanthome, frühzeitige KHK	LDL-Cholesterin ↑↑ Defekt in der Phosphotyrosinbindungsdomäne
Hypertriglyceridämie	Nicht bekannt		Triglyceride ↑, VLDL ↑ Pathobiochemie unbekannt Triglyceride (>500 mg/dl[b]) (VLDL und/oder Chylomikronen)
Familiäre Hypertriglyceridämie		Bauchkoliken, Pankreatitis, Gefäßbefall selten	
Exzessive Hypertriglyceridämien, entweder nur Chylomikronen (Typ I) oder VLDL und Chylomikronen im Nüchternplasma (Typ V)		Pankreatitis	
Primäre Hypocholesterinämien im Kindesalter			
Familiäre Hypo-β-Lipoproteinämie (bei Homozygotie: Abetalipoproteinämie)	Nicht bekannt	Neurologische Symptome, Blutbildveränderungen, Malabsorption	Apo B ↓, LDL ↓, VLDL ↓
Familiäre Analpha-Lipoproteinämie (Tangier-Krankheit)	Nicht bekannt	Hyperplastische orangenfarbige Tonsillen und Adenoide, Hepatomegalie, periphere Neuropathie	Im Plasma fehlendes HDL, niedriges Cholesterin, normal bis erhöhte Lipide. Speicherung von Cholesterinestern im Gewebe

Umrechnung: [a] Cholesterin: mg/dl × 0,02586 = mmol/l.
[b] Triglycerid: mg/dl × 0,01129 = mmol/l.
Apo Apolipoprotein, *DGGE* denaturierende Gradienten-Gelelektrophorese, *HDL* High-density-Lipoprotein, *LDL* Low-density-Lipoprotein, VLDL Very-low-density-Lipoprotein.

Ergebnisse bei Kindern lassen den Schluss zu, dass diese Medikamente auch in der Pädiatrie erfolgreich eingesetzt werden können. Blutcholesterinsenkungen bis zu 30 % sind mit relativ niedrigen Dosen (5–10 mg Simvastatin), in Kombination bis 50 %, beschrieben worden.

Die Kriterien für den Einsatz von medikamentösen Therapien bei Kindern mit FH sind von der American Academy of Pediatrics klar definiert und werden auch in Europa akzeptiert: Ist die LDL-Cholesterin-Konzentration bei bestehender Familienanamnese trotz intensiver und nachweislich eingehaltener Diät (mindestens 3 Monate lang) nicht unter 160 mg/dl abzusenken, so ist der Einsatz von Medikamenten indiziert. Beim Nichtvorliegen einer Risikokonstellation der Familie gilt als Grenzwert 190 mg/dl.

Homozygote FH Die Therapie der homozygoten Formder FH muss auf aggressive Regime zurückgreifen, da bei diesen Patienten eine markante Senkung der extrem erhöhten Serumcholesterinkonzentration mit Diät und Medikamenten nicht erzielt werden kann. Neben

Versuchen mit verschiedenen Medikamentenkombinationen werden auch Verfahren angewendet, bei denen die atherogenen LDL-Partikel selektiv aus dem Plasma entfernt werden (LDL-Apherese). Diese Verfahren müssen jedoch in Abständen von 1–2 Wochen erfolgen. Bei schwersten Formen wurden Herz-Leber-Transplantationen vorgenommen; hierdurch konnte eine weitgehende Normalisierung des LDL-Stoffwechsels erzielt werden. Die Gentherapie bei der FH ist noch experimentell.

Screening Ein generelles Screening auf Vorliegen einer FH wird von der American Academy of Pediatrics ab dem 10. Lebensjahr empfohlen. Die europäischen Leitlinien empfehlen sogar ein generelles Screening zwischen dem 1. und 9. Lebensjahr. Allerdings ist es ratsam, in Risikofamilien schon bei Kindern ab dem 2. Lebensjahr eine Cholesterinbestimmung vorzunehmen. Moderne Labormethoden ermöglichen die Bestimmung von Cholesterin und Triglyceriden aus kleinsten Blutmengen (z. B. 1–2 Blutstropfen). Wird dabei eine Hypercholesterinämie festgestellt, empfiehlt sich eine HDL-Cholesterin-Bestimmung. Falls die Hypercholesterinämie nicht durch HDL verursacht wird, ist die Behandlung mit einer geeigneten Diät und/oder Medikation angezeigt. Mithilfe der Cholesterin- und LDL-Cholesterin-Bestimmung im Nabelschnurblut ist die Diagnose einer FH schon bei Neugeborenen möglich.

55.1.2 Familiäre kombinierte Hyperlipidämie

Die familiäre kombinierte Hyperlipidämie (FCH; ▣ Tab. 55.4) ist eine relativ häufige (3 : 1000 bis 5 : 1000) autosomal-dominant vererbte Stoffwechselstörung, bei der die betroffenen Familienmitglieder verschiedene Typen von Hyperlipoproteinen aufweisen können. Etwa ein Drittel der Erkrankten weist nur eine Hypercholesterinämie auf, ein Drittel hat nur eine Hypertriglyceridämie (VLDL), ein Drittel ist durch erhöhte Triglyceride und Cholesterin (VLDL und LDL) gekennzeichnet. Patienten mit dieser Stoffwechselstörung haben meist LDL-Partikel, die mit Apo B angereichert sind, so dass eine Apo-B-Bestimmung (>110 mg/dl[1]) eine Unterscheidung zwischen dieser Erkrankung und einer familiären Hypertriglyceridämie erlaubt. Der Erkrankung können 3 metabolische Defekte zugrunde liegen:

- Überproduktion von VLDL in der Leber,
- vermindertes Trapping sowie Retention von Fettsäuren im Fettgewebe und
- verminderter Abtransport von postprandial triglyceridangereicherten Lipoproteinen (Chylomikronen-Remnants).

Patienten mit familiärer kombinierter Hyperlipidämie weisen ein erhöhtes Risiko für eine frühzeitige Koronargefäßerkrankung auf. Die Therapie besteht in einer fettarmen, fettmodifizierten und cholesterinarmen Diät. Manchmal kann auch der Einsatz von Medikamenten (Statine) sinnvoll sein.

55.1.3 Hypertriglyceridämien/ Chylomikronämiesyndrom

Die familiäre Hypertriglyceridämie (▣ Tab. 55.4), die durch eine Vermehrung der VLDL gekennzeichnet ist, manifestiert sich im Kindesalter selten. Meist ist sie mit Übergewicht assoziiert. Im Unterschied zur FCH ist bei dieser Erkrankung die hepatische Apo-B-100-Produktion nicht erhöht; die Leber sezerniert jedoch große triglyceridreiche VLDL, die langsam katabolisiert werden.

Diese Stoffwechselstörung ist oft mit einer Glukoseintoleranz assoziiert. Die Hypertriglyceridämie – bedingt durch einen Lipoproteinlipasedefekt (LPL-Defekt) ist selten, charakterisiert durch Chylomikronämie, Pankreatitis, eruptive Xanthome und neurologische Symptome. Der Defekt der LPL kann durch eine i.v.-Verabreichung von Heparin (60 IE/kg KG) durch Nachweis der beeinträchtigten postheparinlipolytischen Aktivität (PHLA) diagnostiziert werden.

Heterozygote Träger haben im Kindesalter meist eine mäßige Hypertriglyceridämie mit niedrigen HDL-Cholesterin-Spiegeln; homozygote Träger haben meist eine schwere Hypertriglyceridämie. Der Gendefekt für den LPL-Mangel ist auf dem Chromosomenabschnitt 8p22 lokalisiert. Die Therapie besteht somit aus Reduktion von Übergewicht und Verabreichung von Diäten, die arm an niedermolekularen Kohlenhydraten, relativ fettarm und monoen- bzw. polyensäurereich sind. Durch fettarme/fettmodifizierte Diäten (zwischen 20- und 30%iger Fettanteil) lässt sich meist eine drastische Reduzierung der Triglyceride erreichen. Die Therapie besteht in einer drastischen Fettrestriktion; die Energiezufuhr soll z. T. zu weniger als 10 % aus Fett (<15 g Fett für Kinder unter 12 Jahren) bestehen. Es sind auch Erfolge mit Zusatz von mittelkettigen Trigylceriden (MCT) und ω-3-Fettsäuren beschrieben worden.

1 Umrechnung: mg/dl × 0,01 = g/l.

55.2 Sekundäre Hyperlipoproteinämien

Beim Vorliegen bestimmter Krankheiten finden sich z. T. erhebliche Hyperlipoproteinämien, die durch die Grundkrankheit selbst zustande kommen. Deshalb ist es immer notwendig, mögliche Grundkrankheiten auszuschließen, bevor die Diagnose einer primären Hyperlipoproteinämie gestellt wird. Bei den folgenden Krankheiten sind sekundäre Hyperlipidämien im Kindesalter häufig:

- Hypothyreose,
- nephrotisches Syndrom,
- chronische Nierenkrankheiten,
- Cholestase,
- Glykogenose Typ I,
- Steroidtherapie etc.

55.2.1 Mevalonacidurie (Mevalonkinasedefekt)

▸ Abschnitt 58.3.

55.2.2 Wolman-Krankheit

Ätiologie und Pathogenese Diese Krankheit wurde erstmals 1961 mit folgenden Symptomen beschrieben: Erbrechen, Durchfall, Gedeihstörung, Hepatosplenomegalie, Verkalkungen der Nebennieren, vakuolisierte periphere Lymphozyten und Schaumzellen im Knochenmark, Speicherung von Cholesterinestern und Triglyceriden. Ursache ist eine Defizienz der lysosomalen Lipase. Der molekulare Defekt liegt in der Defizienz der lysosomalen sauren Lipase. Der Gendefekt ist auf dem Chromosomenabschnitt 10q23 lokalisiert; oft wird auch eine Hyper-β-Lipoproteinämie mit einer eindrucksvollen prämaturen Atherosklerose beobachtet.

Klinische Symptome und Verlauf Die klinische Symptomatik der Krankheit beginnt meist im Alter von 2–7 Wochen mit Durchfällen und Erbrechen. Das Abdomen ist stark gebläht, so dass oft eine Laparatomie beim Verdacht auf intestinale Obstruktion durchgeführt wird. Dabei wird meist die Diagnose einer Lipidspeicherkrankheit durch Anwesenheit von Fett in der Leber und in der Milz gestellt. Ein weiteres Hauptmerkmal ist die Verkalkung der Nebennieren. Diese kann im normalen Röntgenbild gesehen werden, wird aber auch, besonders bei Anwesenheit eines Aszites, übersehen. Das Biopsiematerial zeigt gelb angefärbte Zellen; im Elektronenmikroskop sind Fetttröpfchen, die an eine laminierte Membran gebunden sind, zu sehen. Sie befinden sich innerhalb der Lysosomen. Das Speichermaterial besteht aus Cholesterinestern und Triglyceriden.

Therapie Es gibt keine anerkannte Behandlung für die Wolman-Krankheit. Bei deutlicher Cholesterinesterspeicherung in der Leber können vor allem HMG-CoA-Reduktase-Inhibitoren von Vorteil sein. Bei einem Patienten wurde eine Lebertransplantation durchgeführt, bei 3 Patienten eine Knochenmarktransplantation ohne überzeugende Erfolge.

55.2.3 Smith-Lemli-Opitz-Syndrom

▸ Abschnitt 58.3.

Literatur

American Academy of Pedatrics Committee on Nutrition (1998) Cholesterol in childhood. Pediatrics 101:141–147

Berenson GS, Srinivasan SR, Bao W et al (1998) Association between multiple cardiovascular risk factors and atherosclerosis in children and young adults. N Engl J Med 338:1650–1656

Clarke WR, Schrott HG, Leaverton PE et al (1978) Tracking of blood lipids and blood pressures in school age children: the Muscatine study. Circulation 58:626–663

Clauss SB, Kwiterovich PO (2003) Genetic disorders of lipoprotein transport in children. Prog Pediatr Cardiol 17:123–133

Expert Panel on Integrated Guidelines for Cardiovascular Health and Risk Reduction in Children and Adolescents (2011) Summary report. Pediatrics 128:S213

Goldstein JL, Brown MS (1973) Familial hypercholesterolemia: Identification of a defect in the regulation of 3-hydroxy-3-methylglutaryl coenzyme A-reductase activity associated with overproduction of cholesterol. Proc Natl Acad Sci U S A 70:2804–2808

Havel RJ, Kane JP (2001) Introduction: Structure and metabolism of plasma lipoproteins. In: Scriver CR, Beaudet AL, Sly WS, Valle D (Hrsg) The metabolic and molecular bases of inherited disease, 8. Aufl. McGraw Hill, New York, S 2705–2716

Heath KE, Gudnason V, Humphries SE, Seed M (1999) The type of mutation in the low density lipoprotein receptor gene influences the cholesterol-lowering response of the HMG-CoA reductase inhibitor simvastatin in patients with heterozygous familial hypercholesterolaemia. Atherosclerosis 143:41–54

Karvey RE, Daniels SR, Lauer RM et al (2003) American Heart Association guidelines for primary prevention of atherosclerotic cardiovascular disease beginning in chilhood. Circulation 107:1562–1566

Klag MJ, Ford DE, Mead LA et al (1993) Serum cholesterol in young men and subsequent cardiovascular disease. N Engl J Med 328:313–318

Koeijvoets KC, Wiegman A, Rodenburg J et al (2005) Effect of low-density lipoprotein receptor mutation on lipoproteins and cardiovascular disease risk: A parent-offspring study. Atherosclerosis 180:93–99

Kusters DM, de Beaufort C, Widhalm K, Guardamagna D, Ose L, Wiegman A (2012) Pediatric screening for hypercholesterolemia in Europe. Arch Dis Child 97:272–276

McGill HC Jr, McMahan CA, Malcolm GT et al (1997) Effects of serum lipoproteins and smoking on atherosclerosis in young men and women. The PDAY Research Group. Pathobiological determinants of athero-sclerosis in youth. Arterioscler Thromb Vasc Biol 17:95–106

Müller C (1938) Xanthomata, hypercholesterolemia, angina pectoris. Acta Med Scand 89:75

Newman WP, Freedman DS, Voos AW et al (1986) Relation of serum lipoprotein levels and systolic blood pressure to early atherosclerosis. The Bogalusa heart study. N Engl J Med 314:138–144

Stein EA, Illingworth DR, Kwiterovich PO et al (1999) Efficacy and safety of lovastatin in adolescent males with heterozygous familial hypercholesterolemia: a randomized controlled trial. JAMA 281:137–144

Strong JP, Malcolm GT, McMahan CA et al (1999) Prevalence and extent of atherosclerosis in adolescents and young adults: implications for prevention from the Pathobiological Determinants of Atherosclerosis in Youth Study. JAMA 281:727–735

Widhalm K, Brazda G, Schneider B et al (1993) Effect of soy protein diet versus standard low fat, low cholesterol diet on lipid and lipoprotein levels in children with familial of polygenic hypercholesterolemia. J Pediatr 123:30–34

Wiegman A, Rodenburg J, de Jongh S et al (2003) Family history and cardiovascular risk in familal hypercholesterolemia. Data in more than 1000 children. Circulation 107:1473–1478

Williams CL, Hayman LL, Daniels SR et al (2002) Cardiovascular health in childhood: A statement for health professionals from the Committee on Atherosclerosis, Hypertension, and Obesity in the Young (AHOY) of the Council on Cardiovascular Disease in the Young, American Heart Association. Circulation 106:143–160

56 Störungen des Energiestoffwechsels

U. Spiekerkötter, W. Sperl, P. Freisinger, G. F. Hoffmann

56.1 Mitochondriale Fettsäurenoxidation und Ketonkörperstoffwechsel

U. Spiekerkötter

Definition und Einteilung Die Störungen der mitochondrialen Fettsäurenoxidation und des Ketonstoffwechsels wurden in den letzten 25 Jahren anhand der zugrunde liegenden Enzymdefekte identifiziert. Es handelt sich in allen Fällen um autosomal-rezessiv vererbte Erkrankungen. Mittlerweile sind mehr als 20 Enzym- und Transportdefekte bekannt.

Die mitochondriale Fettsäurenoxidation umfasst:

- den Transport der Fettsäuren (FS) in die Mitochondrien (Carnitintransportsystem),
- die mitochondriale β-Oxidation,
- den Elektronentransfer zur Atmungskette.

Bei den Störungen des Ketonstoffwechsels werden Störungen der Ketogenese und Störungen der Ketolyse unterschieden.

Carnitintransportsystem Bevor die mitochondriale Fettsäurenoxidation starten kann, werden die langkettigen Fettsäuren mithilfe eines speziellen Fettsäurentransporters ins Zytosol gebracht, wo sie durch Bindung an Koenzym A (CoA) aktiviert werden. Der Transport aus dem Zytosol in die Mitochondrien erfolgt nach Bindung der Acylgruppe an Carnitin (= Acylcarnitine). Carnitin wird durch den Carnitintransporter (OCTN2) ins Zytosol befördert. (◘ Abb. 56.1, ◘ Tab. 56.1). Das Enzym Carnitin-Palmitoyl-CoA-Transferase 1 (CPT1) katalysiert unter Abspaltung von CoA die Bindung der aktivierten Fettsäure an Carnitin, die Carnitin-/Acylcarnitin-Translokase (CACT) vermittelt den Transport über die Mitochondrienmembran, das Enzym Carnitin-Palmitoyl-CoA-Transferase 2 (CPT2) spaltet im Mitochondrium Carnitin ab, und die aktivierte Fettsäure (Acyl-CoA) tritt in den β-Oxidationszyklus ein. Synthetische mittelkettige Fettsäuren, die bei Störungen der Oxidation langkettiger FS therapeutisch eingesetzt werden, können direkt ohne Bindung an Carnitin und Nutzung des Carnitintransportsystems in die Mitochondrien gelangen.

Mitochondriale β-Oxidation Im Rahmen der mitochondrialen β-Oxidation werden FS unter Energiegewinnung verkürzt. Für lang-, mittel- und kurzkettige FS existieren jeweils kettenlängenspezifische Enzyme, die überlappende Substratspezifität aufweisen.

Bei den FS aus der Nahrung und aus der endogenen Lipolyse handelt es sich um langkettige FS einer Kettenlänge von C20-18-Kohlenstoffatomen. Mittelkettige FS (C10–C6) sind üblicherweise nicht Bestandteil der Nahrung, sie werden endogen durch Verkürzung langkettiger FS hergestellt. Das erste Enzym der β-Oxidation langkettiger FS ist die Very-long-chain-Acyl-CoA-Dehydrogenase (VLCAD), für mittelkettige FS die Medium-chain-Acyl-CoA-Dehydrogenase (MCAD) und für kurzkettige FS die Short-chain-Acyl-CoA-Dehydrogenase (SCAD). Die folgenden drei Enzymreaktionen werden durch Enzyme katalysiert, die im Mitochondrialen Trifunktionellen Proteinkomplex (MTP-Komplex) liegen (◘ Abb. 56.1). Bei den Enzymen dieses Multienzymkomplexes handelt es sich um die Enzyme: Long-chain-2-Enoyl-CoA-Hydratase, Long-chain-L-3-Hydroxyacyl-CoA-Dehydrogenase (LCHAD) und Long-chain-3-Ketoacyl-CoA-Thiolase (LKAT). Drei Krankheiten mit zugrunde liegenden Störungen im MTP-Komplex werden unterschieden: der isolierte LCHAD-Mangel, der isolierte LKAT-Mangel und der komplette MTP-Mangel.

Elektronentransfer Bei einer Störung des Elektronentransfers ist die Funktion sämtlicher NAD^+-abhängiger Dehydrogenasen beeinträchtigt. Die Störung beruht entweder auf einem Defekt des Elektronentransferflavoproteins (ETF) oder der ETF-Zytochrom-Q-Oxidoreduktase (ETF-QO). Der Elektronentransferdefekt (synonym: multipler Acyl-CoA-Dehydrogenase-Mangel [MAD–Mangel] oder Glutaracidurie Typ II) hat damit nicht nur Auswirkungen auf die Fettsäurenoxidation, sondern auch auf den Abbau verschiedener Aminosäuren durch NAD^+-abhängige Dehydrogenasen (Valin, Leucin, Isoleucin, Tryptophan, Lysin).

Ketogenese und Ketolyse Ketone sind wichtige Energieträger, die insbesondere im Rahmen von Fasten das Herz, die Skelettmuskeln und das Gehirn versorgen. Ketone (Acetoacetat und 3-Hydroxybutyrat) werden in der Leber überwiegend aus FS, aber auch aus einzelnen Aminosäuren wie Leucin synthetisiert und zu den jeweiligen Organen transportiert. An der Ketogenese sind zwei Enzyme beteiligt: die 3-Hydroxy-3-Methylglutaryl-CoA(HMG-CoA)-Synthase- und die HMG-CoA-Lyase (◘ Abb. 56.2, ◘ Tab. 56.1). Um Energie aus Ketonkörpern zu nutzen, müssen diese in den Mitochondrien der extrahepatischen Gewebe zu Acetyl-CoA verstoffwechselt werden. An der Ketolyse sind ebenfalls zwei Enzyme beteiligt: die Succinyl-CoA-3-Oxoacid-CoA-Transferase (SCOT) und die mitochondriale Acetoacetyl-CoA-Thiolase (MAT/T2).

Epidemiologie Störungen der Fettsäurenoxidation Seit Einführung des erweiterten Neugeborenenscreenings für Störungen des Carnitintransportsystems und der β-Oxidation mittels Tandem-Massenspektrometrie liegen Daten zur Prävalenz vor. Folgende Enzymdefekte der Fettsäurenoxidation sind in Deutschland Bestandteil des erweiterten Neugeborenenscreenings: VLCAD-Mangel, MTP-Mangel bzw. LCHAD- und LKAT-Mangel, MCAD-Mangel, CPT1-Mangel, CACT-Mangel, CPT2-Mangel. Sowohl der OCTN2-Mangel als auch der MAD-Mangel gehören nach der Kinder-Richtlinie des Gemeinsamen Bundesausschusses der Ärzte und Krankenkassen (G-BA) aus dem Jahre 2005 nicht zu den Zielkrankheiten des Neugeborenenscreenings in Deutschland. Da der OCTN2-Mangel über ein erniedrigtes Carnitin identifiziert wird und der MAD-Mangel über erhöhte Konzentrationen kurz-, mittel- und langkettiger Acylcarnitine, werden diese Störungen im Rahmen des Screenings zwangsläufig miterfasst.

Die häufigste Störung ist der MCAD-Mangel mit einer Inzidenz von 1 : 10.000. Allein für den MCAD-Mangel liegt die Prävalenz damit 2- bis 3-fach höher als zu Zeiten der Diagnose durch klinische Manifestation. Der VLCAD-Mangel ist mit einer Inzidenz von 1 : 100.000 der häufigste Defekt der Oxidation langkettiger FS. Die übrigen Defekte sind noch seltener.

Die höheren Prävalenzen seit Einführung des Neugeborenenscreenings sind u. a. auf die zunehmende Identifizierung varianter, milder Verlaufsformen zurückzuführen, die sich später und mit

G.F. Hoffmann, M.J. Lentze, J. Spranger, F. Zepp (Hrsg.), *Pädiatrie*,
DOI 10.1007/978-3-642-41866-2_56, © Springer-Verlag Berlin Heidelberg 2014

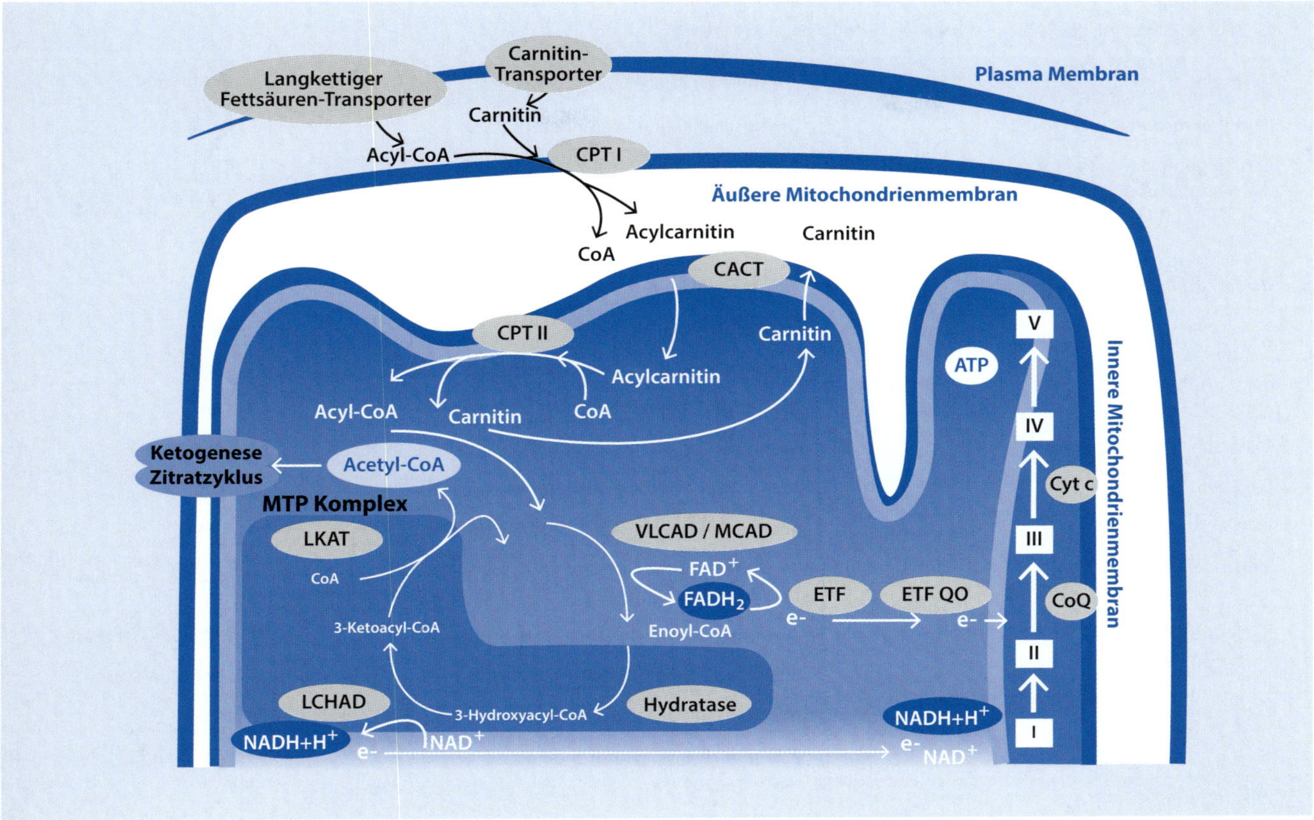

Abb. 56.1 Das Carnitintransportsystem und die mitochondriale β-Oxidation. Langkettige FS passieren an Carnitin gebunden als Acylcarnitine die mitochondriale Membran. Die Bereitstellung von freiem Carnitin im Zytosol und der carnitingebundene Transport langkettiger FS werden durch verschiedene Enzyme katalysiert. Ein mitochondrialer Oxidationszyklus besteht aus 4 Enzymreaktionen. Die letzten 3 Enzyme eines Zyklus liegen im Mitochondrialen Trifunktionellen Proteinkomplex (MTP-Komplex). Am Ende eines Zyklus wird Acetyl-CoA abgespalten und die verkürzte Fettsäure tritt in einen erneuten Oxidationszyklus ein. Acetyl-CoA steht zur Ketonkörpersynthese zur Verfügung. Elektronen werden entweder über NADH direkt auf den Komplex I der Atmungskette oder mithilfe zweier Transferproteine von FADH2 zum Ubiquinon (Koenzym Q_{10}) übertragen. Störungen im Elektronentransfer betreffen die Oxidation lang-, mittel- und kurzkettiger FS. *ATP* Adenosintriphosphat, *CoA* Koenzym A, *CoQ* Koenzym Q, *CPTI/II* Carnitin-Palmitoyl-CoA-Transferase 1/2, *Cyt c* Zytochrom c, *ETF* Elektronentransferflavoprotein, *ETF QO* ETF-Zytochrom-Q-Oxidoreduktase, *LKAT* Long-chain-3-Ketoacyl-CoA-Thiolase, *LCHAD* Long-chain-3-Hydroxyacyl-CoA-Dehydrogenase

anderen Leitsymptomen präsentieren als die klassischen Verlaufsformen und vor Einführung des Screenings oft nicht richtig zugeordnet oder gar nicht identifiziert wurden. Bei manchen Formen ist die klinische Relevanz unklar.

Während vor der Screening-Ära die Mortalität für Oxidationsstörungen langkettiger FS bis zu 40 % betrug, konnten Morbidität und Mortalität durch frühzeitige Diagnose im Screening für einige Defekte deutlich gesenkt werden.

Störungen des Ketonkörperstoffwechsels Über die genauen Inzidenzen der Ketogenese- und Ketolysedefekte ist wenig bekannt. Diese Defekte gehören nicht zu den Zielkrankheiten des Neugeborenenscreenings.

Ätiologie und Pathogenese Störungen der Fettsäurenoxidation Die Pathomechanismen der heterogenen Präsentationsformen mitochondrialer Fettsäurenoxidationsstörungen sind nicht abschließend geklärt. Ein Energiemangel aufgrund unvollständiger Fettsäurenoxidation und ein Mangel an Acetyl-CoA und Ketonkörpern spielen die größte Rolle.Klinisches Korrelat eines Energiemangels sind Kardiomyopathie und Skelettmyopathie. Beide Organe bevorzugen die Energieproduktion aus FS. Außerdem werden toxische Effekte akkumulierender langkettiger Acyl-CoA-Ester und Acylcarnitine postuliert. Rhythmusstörungen und neurologische Symptome werden hierauf zurückgeführt. Hepatomegalie und Hepatopathie resultieren aus hepatischer Triglyceridablagerung bei vermehrtem Anfall von Fett z. B. bei endogener Lipolyse.

Welche Rolle ein sekundär erniedrigtes Carnitin pathophysiologisch spielt, ist unklar. Während beim OCTN2-Mangel die Carnitinkonzentration im Blut und in den Geweben deutlich erniedrigt ist, gibt eine niedrige Carnitinkonzentration im Blut bei den übrigen Störungen der Fettsäurenoxidation keinen sicheren Carnitinmangel in den Geweben an.

Die Symptome bei Störungen der mitochondrialen Fettsäurenoxidation werden durch katabole Stoffwechsellagen induziert und treten insbesondere im Rahmen von Infekten, nach längeren Nüchternperioden oder intensiver körperlicher Aktivität auf.

Es wurde wiederholt darauf hingewiesen, dass Störungen des Carnitintransportsystems und der β-Oxidation erst postnatal klinisch manifest werden. Bekannt ist, dass die kardiale Energieproduktion intrauterin überwiegend aus Glukose erfolgt und erst mit der Geburt die Enzyme der Fettsäurenoxidation exprimiert werden. Einzelfallberichte belegen jedoch, dass ein MTP-Mangel auch intrauterin durch schwere kardiale Funktionsstörung und Hydrops manifest werden kann. Schwere Verlaufsformen des CPT2-Mangels

Tab. 56.1 Enzyme der Fettsäurenoxidation, Ketogenese und Ketolyse

Gruppen	Enzyme	Abkürzung
Carnitintransport	Organischer Kationcarnitintransporter 2	OCTN2
Carnitingebundener Transport langkettiger FS (Carnitintransportsystem)	Carnitin-Palmitoyl-CoA-Transferase 1	CPT1
	Carnitin-/Acylcarnitin-Translokase	CACT
	Carnitin-Palmitoyl-CoA-Transferase 2	CPT2
Oxidation langkettiger FS	Very-long-chain-Acyl-CoA-Dehydrogenase	VLCAD
	Mitochondriales Trifunktionelles Protein	MTP
	Long-chain-3-Hydroxyacyl-CoA-Dehydrogenase	LCHAD
	Long-chain-3-Ketoacyl-CoA-Thiolase	LKAT
Oxidation mittelkettiger FS	Medium-chain-Acyl-CoA-Dehydrogenase	MCAD
Oxidation kurzkettiger FS	Short-chain-Acyl-CoA-Dehydrogenase	SCAD
	Short-chain-Hydroxyacyl-CoA-Dehydrogenase	SCHAD
Elektronentransfer	Elektronentransferflavoprotein, ETF-Zytochrom-Q-Oxidoreduktase, (damit multipler Acyl-CoA-Dehydrogenase-Mangel)	ETF, ETF QO oder MAD
Ketogenese	3-Hydroxy-3-Methylglutaryl-CoA-Synthase	HMG-CoA-Synthase
	3-Hydroxy-3-Methylglutaryl-CoA-Lyase	HMG-CoA-Lyase
Ketolyse	Succinyl-CoA-Oxoacid-Transferase	SCOT
	Methylacetoacetyl-CoA-Thiolase	MAT oder T2

FS Fettsäuren.

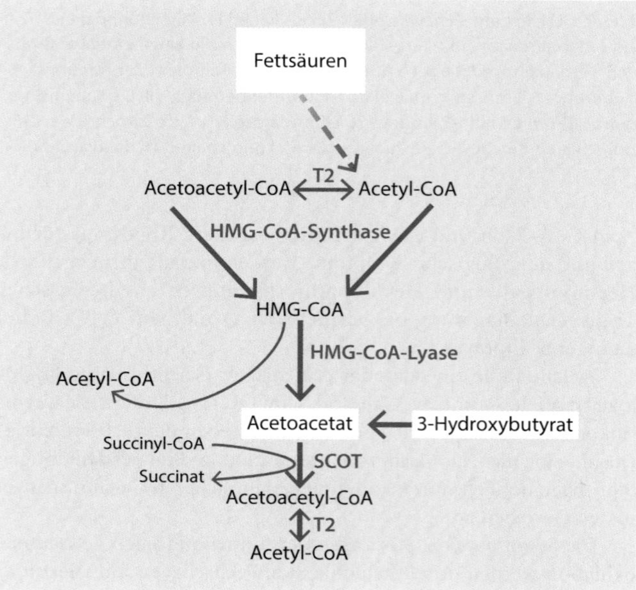

Abb. 56.2 Ketogenese und Ketolyse. Die Ketonkörpersynthese erfolgt vornehmlich aus Acetyl-CoA, das aus der mitochondrialen β-Oxidation stammt. Die Enzyme HMG-CoA-Synthase und HMG-CoA-Lyase sind für die Synthese von Acetoacetat und 3-Hydroxybutyrat essenziell. Die Ketolyse findet mithilfe der Enzyme Succinyl-CoA-3-Oxoacid-CoA-Transferase *(SCOT)* und mitochondriale Acetoacetyl-CoA-Thiolase *(T2)* statt

und des MAD-Mangels gehen mit kongenitalen Malformationen des Gehirns und der Nieren einher.

Störungen des Ketonkörperstoffwechsels Auch bei Störungen der Ketogenese fehlen in katabolen Zuständen Ketonkörper als wichtige Energieträger; bei Defekten der Ketolyse können die Ketonkörper extrahepatisch nicht genutzt werden, akkumulieren und führen zur Acidose.

Klinische Symptome und Verlauf Störungen der Fettsäurenoxidation Störungen der Oxidation langkettiger FS manifestieren sich mit heterogenen Phänotypen unterschiedlicher Schweregrade. Schwere Krankheitsformen präsentieren sich in den ersten Lebenswochen oder Lebensmonaten mit einer Kardiomyopathie, Rhythmusstörungen und/oder Reye-ähnlichen Symptomen. Leitsymptome bei leichteren Krankheitsformen sind hypoketotische Hypoglykämie, die meist im Kleinkindalter nach vorangegangener Infektion und verminderter Nahrungsaufnahme auftritt, und Skelettmyopathie mit isolierten Muskelschmerzen, Muskelschwäche oder episodischer Rhabdomyolyse, die sich oft erstmals im Jugend- oder jungen Erwachsenenalter manifestiert.

In Tab. 56.2 sind die Leitsymptome der jeweiligen Enzymdefekte aufgeführt. Die einzelnen Störungen der Fettsäurenoxidation sind klinisch und auch biochemisch nicht immer eindeutig voneinander zu unterscheiden.

Beim MCAD-Mangel ist die Energieproduktion bis zur Stufe der mittelkettigen FS für Herz- und Skelettmuskel ausreichend, um keine Kardiomyopathie und Skelettmyopathie zu entwickeln. Leitsymptome sind hypoketotische Hypoglykämie, Hepatopathie und Hepatomegalie. Auch der CPT1-Mangel manifestiert sich, im Gegensatz

Tab. 56.2 Klinische Phänotypen angeborener Störungen des Carnitintransportsystems und der mitochondrialen Fettsäurenoxidation

Enzymdefekt	Mögliche klinische Symptome[a]				
	Hypoglykämie und akute hepatische Dysfunktion	Kardiomyopathie und Arrhythmien	Akute Rhabdomyolyse	Chronische Muskelschwäche	Andere Symptome
OCTN2	+	+	+	+	
CPT1	+				Renal-tubuläre Acidose
CACT	+	+	+	+	
CPT2	+	+	+	+	Kongenitale Malformationen
VLCAD	+	+	+	+	
MCAD	+				
LCHAD/MTP	+	+	+	+	Retinopathie (besonders LCHAD-Mangel), Neuropathie (besonders MTP-Mangel)
SCHAD	+				Hyperinsulinismus
MAD	+	+	+	+	Kongenitale Malformationen

[a] Individuelle Patienten können alle, nur einige oder keine der aufgeführten Symptome aufweisen. Dies ist abhängig von der Residualaktivität des betroffenen Enzyms und den entsprechenden Umweltfaktoren, die eine katabole Stoffwechsellage oder einen erhöhten Energiebedarf auslösen, wie Krankheiten oder stärkere körperliche Aktivität.

zu den anderen Störungen der Oxidation langkettiger FS, nur an der Leber, da diese Isoform des Enzyms nur in der Leber exprimiert ist.

Der MAD-Mangel ähnelt mit heterogener klinischer Präsentation den Oxidationsstörungen langkettiger FS.

Seit Einführung des Neugeborenenscreenings ist der überwiegende Teil der Patienten bei der Diagnose asymptomatisch, und ein großer Teil verbleibt asymptomatisch unter Präventivmaßnahmen. Trotz Neugeborenenscreening und frühzeitiger Diagnose sind die schweren neonatalen Verlaufsformen des MTP-Mangels, des CPT2-Mangels, des CACT-Mangels und des MAD-Mangels meist letal. Es ist schwierig zu beantworten, in welchem Umfang milde Verlaufsformen auch ohne Präventivmaßnahmen asymptomatisch verbleiben. Für einige Enzymdefekte sind die Art der vorliegenden Mutation und die Enzymrestaktivität prognosebestimmend. Klassische Manifestationsformen weisen in der Regel Residualaktivitäten <10 % auf, mildere Formen Restaktivitäten zwischen 10 und 20 %.

Störungen des Ketonkörperstoffwechsels Wie die Störungen der mitochondrialen Fettsäurenoxidation manifestieren sich Störungen der Ketogenese und Ketolyse insbesondere in katabolen Stoffwechsellagen. Störungen der Ketogenese ähneln klinisch den hepatischen Formen der Fettsäurenoxidationsstörungen und präsentieren sich mit den Leitsymptomen hypoketotische Hypoglykämie und Hepatomegalie. In anaboler Stoffwechsellage sind diese Defekte in der Regel asymptomatisch. Bei den Ketolysedefekten steht die Ketoacidose im Vordergrund.

Diagnose, Differenzialdiagnose und Neugeborenenscreening Der Verdacht auf eine Störung der mitochondrialen Fettsäurenoxidation wird im Neugeborenenscreening durch die Analyse der Acylcarnitine mittels Tandem-Massenspektrometrie gestellt. Auch bei klinischem Verdacht auf eine Störung der Fettsäurenoxidation ist die Acylcarnitinanalyse aus Trockenblut der erste diagnostische Schritt. Die krankheitsspezifischen Acylcarnitine im Blut und andere diagnostisch hinweisende Metabolite im Blut und Urin sind in Tab. 56.3 aufgelistet.

Um die Diagnose endgültig zu sichern, ist es nötig, den Enzymdefekt durch Bestimmung der Funktion des Enzyms und/oder den Gendefekt durch Mutationsanalyse nachzuweisen. Die Enzymanalyse ist in den meisten Fällen die geeignetere primäre Bestätigungsdiagnostik. In Fällen, in denen eine prävalente Mutation bekannt ist, wie beim LCHAD- oder MCAD-Mangel, ist die Mutationsanalyse zur primären Bestätigungsdiagnostik geeignet, wobei seit Einführung des Screenings für den MCAD-Mangel auch heterogene Mutationen identifiziert wurden. Bei den übrigen Enzymdefekten ist die Mutationsanalyse bei molekularer Heterogenität als Bestätigungsdiagnostik nur bedingt sinnvoll.

Bei auffälligem Acylcarnitinprofil sollte Kontakt mit einem Stoffwechselzentrum aufgenommen und entsprechende Diagnostik und Therapie eingeleitet werden (Tab. 56.4). In einzelnen Fällen hat sich gezeigt, dass aufgrund des Anabolismus nach Ablauf der ersten 3 Lebenstage das Acylcarnitinprofil bei einem Zweitscreening am Ende der 1. Lebenswoche nicht diagnostisch wegweisend ist.

Im Rahmen von Stoffwechselkrisen, die mit klinischen Symptomen einhergehen, können folgende biochemische Parameter das Ausmaß der metabolischen Entgleisung anzeigen und zum Monitoring geeignet sein: Kreatinkinase (CK), Laktat, Transaminasen und Acylcarnitine im Blut; eventuell ist eine Hypoglykämie nachweisbar. Die CK ist beim CPT1-Mangel und beim MCAD-Mangel nicht erhöht. Bei neonatalen Verlaufsformen kann auch eine Hyperammonämie richtungsweisend sein. Ein niedriges freies Carnitin kann auf einen primären Carnitinmangel (OCTN2-Mangel) hinweisen. Differenzialdiagnostisch kann ein sekundärer Carnitinmangel bei Störungen der mitochondrialen Fettsäurenoxidation bei gesteigerter Acylcarnitinproduktion und renaler Ausscheidung vorliegen oder alimentär bedingt sein (bei Vegetariern oder Veganern). Bei sekundärem Carnitinmangel kann das Acylcarnitinprofil diagnostisch unspezifisch sein, da alle Acylcarnitine deutlich erniedrigt nachweisbar sind.

Tab. 56.3 Diagnostisch hinweisende Metabolite bei Störungen der Fettsäurenoxidation, der Ketonkörperbildung und Ketolyse

Enzymdefekt	Plasmaacylcarnitine[a]	Acylglycine im Urin[b]	Organische Säuren im Urin[c]
OCTN2-Mangel	Erniedrigtes freies Carnitin	–	
CPT1-Mangel	Mittel- und langkettige Acylcarnitine erniedrigt, erhöhtes freies Carnitin	–	
CACT und schwerer CPT2-Mangel	C18:1, C18:2, C16, C16-DC, C18:2-DC, C18:1-DC Ggf. sekundär erniedrigtes freies Carnitin	–	± Dicarbonsäuren
Milder CPT2-Mangel	↑(C16+C18)/C2 3	–	
VLCAD-Mangel	C16:1, C14:2, C14:1, C18:1 3, ggf. sekundär erniedrigtes freies Carnitin	–	Dicarbonsäuren
MCAD-Mangel	C10:1, C8, C6, ggf. sekundär erniedrigtes freies Carnitin	Hexanoyl-, Suberyl-, Phenylpropionylglycin	Dicarbonsäuren (Suberinsäure > Adipinsäure)
SCAD-Mangel	C4	Butyrylglycin	Ethylmalonsäure, Methylsuccinat
LCHAD/MTP-Mangel	C18:1-OH, C18-OH, C16:1-OH, C16-OH 3, ggf. sekundär erniedrigtes freies Carnitin	–	3-Hydroxydicarbonsäuren. Dicarbonsäuren
SCHAD-Mangel	C4-OH	–	3-Hydroxyglutarat
Schwerer MAD-Mangel	C4, C5, C5-DC, C6, C8, C10, C12, C14:1, C16, C18:1, ggf. sekundär erniedrigtes freies Carnitin	Isobutyryl-, Isovaleryl-, Hexanoyl-, Suberylglycin,	Ethylmalonsäure, Glutarsäure, 2-Hydroxyglutarat, Dicarbonsäuren
Milder MAD-Mangel	C6, C8, C10, C12	Isobutyryl-, Isovaleryl-, Hexanoyl-, Suberylglycin	Ethylmalonsäure, Adipinsäure, Dicarbonsäuren
HMG-CoA-Synthase-Mangel	–	–	Dicarbonsäuren im Fasten, sonst unauffällig
HMG-CoA-Lyase-Mangel	3-Hydroxyisovalerylcarnitin	–	3-HMG, 3-Methylglutaconsäure, 3- Hydroxyisovaleriansäure, 3-Methylglutarsäure
SCOT	–	–	Ketonkörper (D-3-Hydroxybutyrat) auch postprandial, exzessiv nach Fasten
MAT/T2-Mangel	Tiglylcarnitin, 2-Methyl-3-Hydroxybutyryll-carnitin	Tiglylglycin	Ketonkörper (D-3-Hydroxybutyrat), 2-Methyl-3-Hydroxybutyrat, 2-Methylacetoacetat, Laktat

[a] Bei milden Phänotypen können die Acylcarnitiine im Anabolismus komplett normal sein, bei manchen Defekten finden sich sogar normale Acylcarnitine im Katabolismus.
[b] Bei milden Verlaufsformen des MCAD-Mangels kann die ansonsten charakteristische Hexanoylglycin-Ausscheidung fehlen.
[c] Die aufgeführten organischen Säuren sind in der Regel nur im Rahmen von Krankheit und Katabolismus erhöht nachweisbar. Die Metabolite *in Klammern* bedeuten eine milde erhöhte Ausscheidung.

Eine Pränataldiagnostik aus Chorionzotten ist durch Enzymanalyse oder bei bekannten Mutationen molekulargenetisch möglich.

Der HMG-CoA-Lyase-Mangel und der MAT-Mangel können durch ein auffälliges Acylcarnitinprofil und die erhöhte Ausscheidung abnormer organischer Säuren identifiziert werden (Tab. 56.3). In einigen Ländern gehören diese beiden Defekte zum erweiterten Neugeborenenscreening. Die anderen beiden Störungen des Ketonkörpermetabolismus sind biochemisch sehr schwierig zu diagnostizieren.

Therapie Akuttherapie Ziel der Akuttherapie bei Störungen der Fettsäurenoxidation ist die Herstellung einer anabolen Stoffwechsellage durch ausreichende Energiezufuhr (s. a. ▶ Abschn. 52.3). Detailangaben zur Akut- und Dauertherapie sind Tab. 56.5 zu entnehmen. Durch die alleinige Glukosezufuhr (Maltodextrin p.o. oder Glukose i.v.) ist eine ausreichende Kalorienzufuhr meist nicht zu erreichen. Bei Störungen des Carnitintransportsystems und der Oxidation langkettiger FS ist auch während einer krisenhaften Situation die zusätzliche Zufuhr mittelkettiger FS (MCT) notwendig. Intravenöse reine MCT-Lösungen (ohne langkettige Fette, LCT) sind kommerziell nicht erhältlich, sondern müssen speziell angefertigt werden. Alternativ können MCT-Fette oral verabreicht werden. Die intravenöse Gabe von LCT-Fett sollte vermieden werden. In seltenen Fällen ist die Infusion von Insulin zur Hemmung der Lipolyse indiziert. Bei schweren neonatalen Formen des MAD- oder CACT-Mangels sowie bei neonatalen Formen des MTP-Mangels ist der Einsatz von Ketonkörper (D,L-3-Hydroxybutyrat) gerechtfertigt.

Dauertherapie Die Dauertherapie bei Störungen des Carnitintransportsystems und der Oxidation langkettiger FS besteht aus einer normokalorischen, fettreduzierten und fettmodifizierten Diät. Je nach Phänotyp werden die langkettigen FS zu unterschiedlichen

Tab. 56.4 Vorgehen bei pathologischem Screeningbefund

Enzymdefekt	Dringlichkeitsstufe	Klinik	Aktion
MCAD CPT1	Mittel	Im Allgemeinen Symptomfreiheit	Direkte Kontaktaufnahme mit Stoffwechselzentrum, ambulante Abklärung und Diagnostik innerhalb von 1–2 Tagen
VLCAD	Mittel	Im Allgemeinen Symptomfreiheit	Direkte Kontaktaufnahme mit Stoffwechselzentrum, stationäre oder ambulante Abklärung innerhalb von 1–2 Tagen
LCHAD/LKAT/ MTP CACT CPT2 MAD	Hoch	Metabolische Enzephalopathie, Kardiomyopathie, Rhythmusstörungen, Leberfunktionsstörung, Schock oder Symptomfreiheit	Direkte Einweisung in Stoffwechselzentrum[a]

[a] Es können auch milde Varianten der jeweiligen Enzymdefekte vorliegen, dies ist dem Screeningbefund nicht zu entnehmen.
Das Vorgehen ist der AWMF-Leitlinie Neugeborenenscreening zu entnehmen (http://awmf.org).

Tab. 56.5 Therapie bei Störungen der Fettsäurenoxidation, Ketogenese und Ketolyse

Enzymdefekt	Akuttherapie	Langzeittherapie
OCTN2	L-Carnitin i.v. (100–300 mg/kg KG und Tag), ausreichende Kalorienzufuhr	L-Carnitin p.o. (100–300 mg/kg KG und Tag), normale Diät
CPT1	Glukose zur Korrektur der Hypoglykämie, ausreichende Kalorienzufuhr	Regelmäßige Mahlzeiten, überwiegend normale, normokalorische Diät, ggf. kohlenhydratreiche Diät, ggf. MCT-Supplementierung
CACT CPT2	Kontinuierlich Glukose i.v. (<3 Jahre 10–12 mg/kg KG und min, 3–10 Jahre: 8–10 mg/kg KG und min, >10 Jahre: 5–8 mg/kg KG und min); sobald möglich, enteral MCT-Fette; ggf. MCT i.v., ausreichende Kalorienzufuhr	Bei **frühmanifesten kardialen und hepatischen** Formen: Säuglingsalter: MCT-haltige Säuglingsmilch, ausreichende Supplementierung essenzieller FS Kleinkindalter: kohlenhydratreiche Diät (65–75 % der Kalorien), Fettreduktion (25 % der Kalorien: 10 % LCT, 10–15 % MCT, 1–4 % essenzielle FS), regelmäßige Mahlzeiten Bei **adulten myopathischen** Formen: fettreduzierte bis normale Diät, altersentsprechende Mahlzeitenabstände, MCT vor körperlicher Aktivität
VLCAD	Kontinuierlich Glukose i.v. (s.oben); sobald möglich enteral MCT-Fette; ggf. MCT i.v.; ausreichende Kalorienzufuhr	Säuglingsalter: bei Symptomfreiheit Muttermilch alle 4 h, bei CK- und Transaminasenerhöhung anteilmäßig MCT-haltige Säuglingsmilch, bei klinischen Symptomen s. Therapie CACT, CPT2-Mangel Kleinkindalter: je nach Phänotyp normale Diät oder Diättherapie wie bei CACT, CPT2-Mangel
MTP, LCHAD, LKAT	Kontinuierlich Glukose i.v. (s. oben); sobald möglich enteral MCT-Fette; ggf. MCT i.v.; ausreichende Kalorienzufuhr	Säuglingsalter (auch bei Symptomfreiheit): MCT-haltige Säuglingsmilch, Supplementierung essenzieller FS Kleinkindalter: kohlenhydratreiche Diät, Fettreduktion (20–25 % der Kalorien: 10 % LCT, 10–15 % MCT, 1–4 % essenzielle FS) Regelmäßige Mahlzeiten, ggfs.Docosahexaensäure (200–400 mg/kg KG und Tag)
MCAD	Glukose zur Korrektur der Hypoglykämie	Normale Diät, regelmäßige Mahlzeiten
SCAD	Glukose bei Hypoglykämie	Normale Diät, regelmäßige Mahlzeiten, keine Therapie
SCHAD	Glukose bei Hypoglykämie	Therapie des Hyperinsulinismus
MAD	Kontinuierlich Glukose i.v. (s. oben), Riboflavin (Vitamin B_2) (100–300 mg/Tag), ggf. D,L-3-Hydroxybutyrat	**Fettarme** und proteinarme Diät, Kohlenhydrate: 65–75 %, Fett: 20–25 %, Protein: 8–10 % Riboflavin (100–300 mg/Tag), wenn Vitamin-B_2-responsive Form vorliegt Bei Vitamin-B_2-responsiver Form: normale Diät
HMG-CoA-Synthase	Kontinuierlich Glukose i.v., s. oben	Normale Diät, regelmäßige Mahlzeiten
HMG-CoA-Lyase	Kontinuierlich Glukose i.v., s. oben Bei Laktatacidose (pH <7,20) Pufferung mit $NaHCO_3$	Kohlenhydratreiche oder normale Diät, ggf. moderate Restriktion von Fett und Protein, regelmäßige Mahlzeiten
SCOT MAT	Kontinuierlich Glukose i.v., Pufferung mit $NaHCO_3$	Kohlenhydratreiche oder normale Diät, ggf. moderate Fett- und Proteinrestriktion, regelmäßige Mahlzeiten

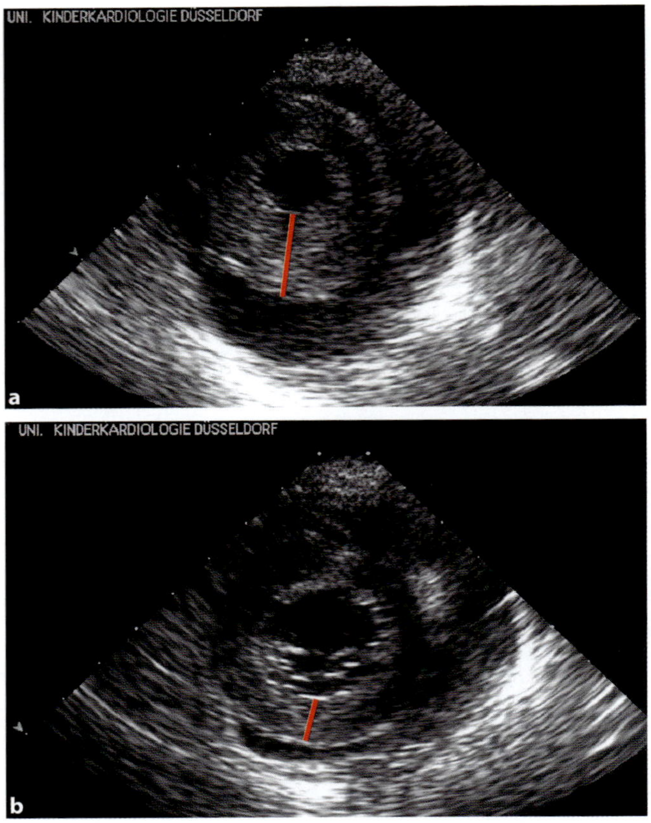

Abb. 56.3 **a** Echokardiografiebefund bei Diagnose eines VLCAD-Mangels im 6. Lebensmonat. Die *rote Markierung* misst den Durchmesser der linken Ventrikelwand. Das Herz ist von einem Perikarderguss umgeben. **b** 4 Wochen nach Therapiebeginn haben sich hypertrophe Kardiomyopathie und Perikarderguss bereits deutlich zurückgebildet. (Aus Spiekerkötter et al. 2003)

Teilen durch mittelkettige FS ersetzt. Für Säuglinge stehen speziell hergestellte Säuglingsnahrungen zur Verfügung. Um bei einer fettreduzierten oder fettmodifizierten Diät den kompletten Bedarf an essenziellen FS zu decken, ist es notwendig, diese gesondert hinzuzufügen. Bei Patienten mit einem schweren MAD-Mangel steht die Fettreduktion und weniger die Eiweißreduktion im Vordergrund. Für Neugeborene mit einem MAD-Mangel steht eine fettfreie Säuglingsanfangsmilch zur Verfügung. Allerdings ist langfristig auch hier die Supplementierung essenzieller FS notwendig.

Bei asymptomatischen Säuglingen besteht die Möglichkeit, in Absprache mit einem Stoffwechselzentrum die fettreduzierte und fettmodifizierte Diät weniger streng durchzuführen oder komplett mit Muttermilchernährung fortzufahren. Dies ist jedoch nur bei Gewährleistung regelmäßiger klinischer und biochemischer Verlaufskontrolluntersuchungen möglich. Eine Ausnahme bilden asymptomatische Neugeborene mit einer Störung des MTP-Komplexes. Bei Letzteren sollte immer eine entsprechende Fettreduktion und Fettmodifikation der Diät erfolgen. Aufgrund der befürchteten neurotoxischen Effekte im Langzeitverlauf sollte auch bei asymptomatischen Kindern eine fettreduzierte und fettmodifizierte Diät begonnen werden.

Bei älteren Kindern mit Störungen des Carnitintransportsystems und der Oxidation langkettiger FS berechnet sich der empfohlene Fettanteil der Nahrung aus der Energiemenge pro Tag, die aus Fett gewonnen werden soll. Bei gesunden Kleinkindern beträgt der Fettanteil üblicherweise 40–45 % der Energie, bei Schulkindern 30–35 %.

Das Ausmaß der Fettreduktion und der Fettmodifikation richtet sich nach dem klinischen Phänotyp mit Ausnahme der Störungen des MTP-Komplexes. Fettexzesse sollten vermieden werden, wobei die klinischen Symptome eher auf eine zu geringe Energiezufuhr als auf eine zu hohe Fettzufuhr zurückgeführt werden müssen.

Da Symptome überwiegend durch Katabolismus induziert werden, ist die Vermeidung längerer Nüchternperioden ein wichtiger Grundbaustein der Therapie. Neugeborene und Säuglinge im ersten Lebenshalbjahr sollten auch nachts alle 3–4 h gefüttert werden. Danach kann die nächtliche Nüchternperiode zunächst auf 6 h, dann auf 8 h ausgeweitet werden.

Beim MCAD-Mangel ist keine Diättherapie erforderlich. Die klinische Relevanz des SCAD-Mangels ist umstritten. Eine Therapie ist nicht indiziert.

Supplementierung Während die Indikation zur Carnitinsupplementierung beim primären Carnitinmangel (Carnitintransporterdefekt) eindeutig gegeben ist, ist eine Carnitinsupplementierung bei Vorliegen eines sekundären Carnitinmangels bei langkettigen Fettsäurenoxidationsstörungen eher kontraindiziert. Carnitin wird zum größten Teil exogen mit der Nahrung zugeführt und ist überwiegend in rotem Fleisch, weniger in Geflügelfleisch, enthalten. Während Carnitin in der Regel nur in geringen Mengen in der Leber, Niere und im Gehirn aus den Aminosäuren Methionin und Lysin synthetisiert wird, ist die endogene Carnitinsynthese bei einem Mangel an Carnitin, wie bei Vegetariern, deutlich induziert.

Experimentelle Therapien Experimentelle Therapieversuche umfassen den Einsatz von Bezafibraten, sog. PPAR-Agonisten, die die Enzymrestaktivität bei milderen Verlaufsformen steigern sollen. Mittelkettige ungeradzahlige C7-FS (Triheptanoin) als Ersatz von mittelkettigen C8-FS sollen zusätzlich anapleurotisch auf den Zitratzyklus wirken.

Komplikationen und Prognose Die Prognose ist seit Einführung des Screenings und früher Diagnose zumeist gut. Die schweren neonatalen Verlaufsformen des CACT-Mangels, CPT2-Mangels, MAD-Mangels und MTP-Mangels haben eine schlechte Prognose. Beim CACT-Mangel kann eine Infektion und katabole Stoffwechsellage trotz allgemein zufriedenstellender Stoffwechseleinstellung lebensbedrohliche Rhythmusstörungen auslösen. Ansonsten sind die klinischen Symptome überwiegend reversibel, dies betrifft auch die schwere frühmanifeste Kardiomyopathie (Abb. 56.3). Eine Ausnahme stellen die periphere Neuropathie und Retinopathie bei Störungen des MTP-Komplexes dar. In welchem Umfang initial asymptomatische Patienten in späterem Lebensalter myopathische Symptome entwickeln werden, ist derzeit ungewiss. Die myopathische Verlaufsform hat eine gute Prognose, einige Patienten werden jedoch trotz Therapie nicht symptomfrei.

Bei jeglicher Diätmodifikation ist darauf zu achten, dass eine ausreichende Versorgung mit Vitaminen, Mineralstoffen und essenziellen FS gewährleistet ist.

Beim OCTN2-Mangel sollte unbedingt darauf geachtet werden, dass Medikamente, die über die Bindung an Carnitin ausgeschieden werden, vermieden werden. Bei den übrigen Fettsäurenoxidationsstörungen sollten Medikamente mit hepatischer Elimination wie Valproinsäure mit Vorsicht angewandt werden.

Im Folgenden werden einige Besonderheiten spezifischer Defekte dargestellt.

56.1.1 Störungen des Carnitintransportsystems

Carnitintransporterdefekt

Klinische Symptome und Verlauf Beim OCTN2-Mangel können die Gewebekonzentrationen an freiem Carnitin so niedrig sein, dass die mitochondriale Fettsäurenoxidation nachhaltig gestört ist. Das klinische Spektrum reicht von asymptomatischen Verläufen, die zufällig identifiziert werden (Mütter von Neugeborenen mit erniedrigtem freiem Carnitin im Screening), bis zu Manifestationen mit Kardiomyopathie, akutem Herzversagen, Skelettmyopathie, Hepatopathie und Reye-ähnlichen Symptomen. Selbst innerhalb einer Familie sind heterogene Krankheitsformen beschrieben. Aktuelle Studien legen nahe, dass klinische Symptome besonders dann auftreten, wenn die Carnitinkonzentrationen im Körper aufgrund anderer Ursachen noch weiter absinken, z. B. bei Einsatz eines pivalinsäurehaltigen Antibiotikums.

Diagnose, Differenzialdiagnose und Neugeborenenscreening Obwohl der Carnitintransporterdefekt nicht zu den Zielkrankheiten des Neugeborenenscreenings gehört, wird er anhand eines erniedrigten freien Carnitins erfasst. Das freie Carnitin ist dabei in der Regel deutlich erniedrigt (<3 μmol/l). Höhere Werte deuten eher auf eine andere Ursache hin.

Wichtig ist die Differenzierung der Ätiologie eines erniedrigten freien Carnitins. Beim Carnitintransporterdefekt ist der Transport von freiem Carnitin über die Plasmamembran in die Zellen gestört. Es kommt zu einem massiven Verlust über den Urin. Bei Vorliegen eines erniedrigten Carnitins beim Neugeborenen sollten sowohl bei der Mutter als auch beim Kind eine parallele Bestimmung von Carnitin im Urin und Blut erfolgen. Die Diagnose kann enzymatisch in Fibroblasten und auch genetisch bestätigt werden.

Therapie Der Carnitintransporterdefekt ist die einzige Störung der Fettsäurenoxidation, bei der eine hochdosierte Carnitinsupplementierung unumstritten ist. Auch unter der Therapie ist es schwierig, das Carnitin im Blut im Normbereich zu halten.

Carnitin-Palmitoyl-CoA-Transferase-1-Mangel

Klinische Symptome und Verlauf Es werden 3 genetische Isoformen der CPT1 unterschieden: CPT1A findet sich in Leber und der Niere, CPT1B im Skelett- und Herzmuskel, CPT1C im Gehirn. Beim Menschen ist bisher nur der CPT1A-Mangel bekannt, entsprechend weisen die Patienten einen isolierten hepatischen Phänotyp auf. Leitsymptome sind hypoketotische Hypoglykämie bei Katabolismus sowie Hepatomegalie und Leberfunktionsstörung. Seltener finden sich eine Cholestase und eine renale tubuläre Acidose.

Diagnose, Differenzialdiagnose und Neugeborenenscreening Der CPT1-Mangel ist der einzige Defekt der Fettsäurenoxidation, bei dem sich ein erhöhtes freies Carnitin im Blut findet, üblicherweise liegen die Konzentrationen bei >100 μmol/l. Das freie Carnitin im Trockenblut ist höher als im Plasma und kann im Verlauf auch normal werden. Die Diagnose kann enzymatisch in Lymphozyten und genetisch gesichert werden.

Therapie Katabolismus sollte durch regelmäßige Mahlzeiten vermieden werden. Eine fettreduzierte Diät und Supplementierung mittelkettiger FS kann die Energiebilanz verbessern, bei vielen Patienten ist keine spezielle Diät notwendig. Bei Krankheiten sollten zusätzliche Kohlenhydrate oder mittelkettige FS verabreicht werden.

Carnitin-/Acylcarnitin-Translokase-Mangel

Klinische Symptome und Verlauf Mittlerweile sind etwa 30 Patienten mit diesem Defekt beschrieben worden. Die meisten Patienten präsentieren sich in der Neonatalperiode und versterben innerhalb der ersten 3 Lebensmonate, u. a. im Rahmen von schweren ventrikulären Arrhythmien, die bei Katabolismus relativ unerwartet auftreten können. Weitere klinische Leitsymptome sind Kardiomyopathie und Koma mit Hypoglykämie und Hyperammonämie. Auch mildere Verlaufsformen sind beschrieben worden, die sich mit hypoglykämischer Enzephalopathie im Rahmen von Infekten manifestieren.

Diagnose, Differentialdiagnose und Neugeborenenscreening Das Acylcarnitinprofil ist dem eines CPT2-Mangels identisch. Trotz massiver metabolischer Entgleisung sind die langkettigen Acylcarnitine oft nicht deutlich erhöht. Die Diagnose kann durch Enzymanalyse in Fibroblasten oder genetische Analyse bestätigt werden.

Therapie Aufgrund der überwiegend schweren Verlaufsformen und der unerwarteten Rhythmusstörungen ist eine dauerhafte fettreduzierte und fettmodifizierte Diät unbedingt zu empfehlen. In Einzelfällen wurde bei schweren Verläufen eine Therapie mit D,L-3-Hydroxybutyrat versucht (Tab. 56.5).

Carnitin-Palmitoyl-CoA-Transferase-2-Mangel

Klinische Symptome und Verlauf Die häufigste Manifestationsform ist rein myopathisch und kann sich als schwere Rhabdomyolyse mit Myoglobinurie und akutem Nierenversagen präsentieren, die eine mehrtägige Dialysetherapie notwendig macht. Einer Rhabdomyolyse geht in der Regel verstärkte körperliche Aktivität voraus, oft spielen auch Kälte, längeres Fasten oder Infekte eine Rolle als Auslöser. Das Manifestationsalter ist häufig jenseits des Schulalters. Muskelschmerzen sind in der Regel von erhöhten CK-Werten begleitet. Die CK normalisiert sich meist im Gesundheitszustand, bei einigen Patienten können im Alltag dauerhaft Werte von 500–1000 U/l vorliegen. Die myopathische Verlaufsform geht mit der in der kaukasischen Bevölkerung prävalenten Mutation c.439C>T (p.S113L) einher, die auf 60 % der mutanten Allele gefunden wird.

Diagnose, Differenzialdiagnose und Neugeborenenscreening Das Acylcarnitinprofil ist dem bei Vorliegen eines CACT-Mangels identisch. Oft liegen bei metabolischer Entgleisung nur milde Acylcarnitinerhöhungen vor. Es wird vermutet, dass das Acylcarnitinprofil bei milden Formen auch im Neugeborenenscreening unauffällig ist und die Diagnose präsymptomatisch nicht gestellt werden kann.

Therapie Die Therapie richtet sich nach dem Schweregrad der Erkrankung. Bei dauerhaften Muskelschmerzen ist eine fettreduzierte und fettmodifizierte Diät indiziert. MCT ist bei Einsatz direkt vor körperlicher Aktivität besonders wirksam. Experimentell werden bei der myopathischen Form des CPT2-Mangels Bezafibrate eingesetzt.

56.1.2 Störungen der mitochondrialen β-Oxidation

Very-long-chain-Acyl-CoA-Dehydrogenase-Mangel

Klinische Symptome und Verlauf Die meisten Patienten sind bei der Geburt asymptomatisch, viele verbleiben mit den empfohlenen

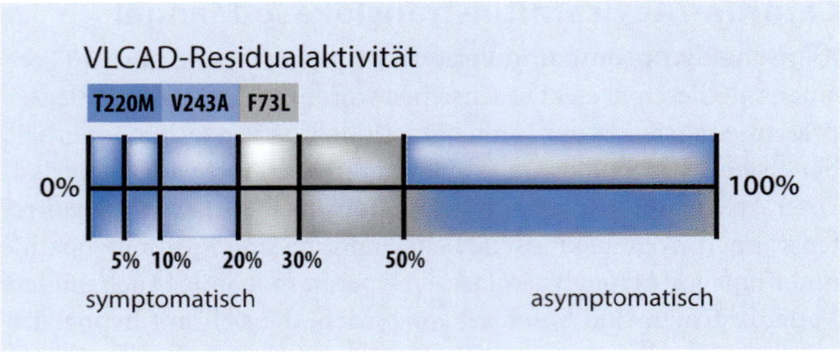

Abb. 56.4 Korrelation von VLCAD-Residualaktivität, klinischen Symptomen und Genotyp. Patienten mit einer Residualaktivität <10 % weisen einen klassischen VLCAD-Mangel auf, der ohne Therapie oder prophylaktische Maßnahmen mit klinischen Symptomen einhergeht. Bei Residualaktivitäten >10–20 % ist von varianten Formen auszugehen. Bei einer Aktivität >20 % ist das Risiko sehr gering, Symptome zu entwickeln. Heterozygote weisen in der Regel Aktivitäten >30 % auf und sind klinisch asymptomatisch. Bei molekularer Heterogenität und Compound-Heterozygotie ist es insgesamt schwierig, Mutationen direkt einem Schweregrad zuzuordnen. Für die gezeigten Mutationen ist dies möglich. (Aus Hoffmann et al. 2011)

Prophylaxe- und Therapiemaßnahmen über lange Zeit asymptomatisch. Eine spätere myopathische Manifestation ist auch bei initial asymptomatischen Patienten im Verlauf möglich, und auch im Kleinkindesalter finden sich bereits im Rahmen von Krankheiten erhöhte CK-Werte im Blut.

Es besteht molekulare Heterogenität mit Phänotyp-Genotyp-Korrelation. Die Mutation V243 A geht mit einem milden Phänotyp einher und wurde vor der Screening-Ära überwiegend mit hepatischen Symptomen assoziiert. Die Residualaktivität des Enzyms ist ein guter Parameter, um den Schweregrad des Phänotyps einzuschätzen. Aktivitäten <10 % deuten auf eine klassische Form der Erkrankung hin, während Aktivitäten zwischen 10 und 20 % auf variante Formen hinweisen, die voraussichtlich eher mit muskulären Symptomen einhergehen oder asymptomatisch verbleiben (Abb. 56.4).

Diagnose, Differenzialdiagnose und Neugeborenenscreening Das Acylcarnitinprofil eines gesunden Neugeborenen bei ausgeprägtem Katabolismus kann dem Acylcarnitinprofil bei mildem VLCAD-Mangel identisch sein. Tatsächlich liegt die Rate falsch-positiv identifizierter Neugeborener bei ca. 1:2500. Aus diesem Grund ist es essenziell, einen positiven Screeningbefund durch die Enzymanalyse in Lymphozyten zu bestätigen. Im Gegensatz kann im Anabolismus auch bei Patienten mit einem VLCAD-Mangel das Acylcarnitinprofil normal sein. Eine genetische Charakterisierung kann bei der Einschätzung des Schweregrads und der Prognose helfen.

Therapie Die Therapie richtet sich nach dem Schweregrad der klinischen Präsentation. Bei einem unauffälligen Neugeborenen ohne Nachweis einer kardialen Beeinträchtigung, Normwerten für CK und Transaminasen ist es nicht notwendig, eine MCT-haltige Säuglingsmilch einzuführen.

Krankheiten des Mitochondrialen Trifunktionellen Proteinkomplexes (MTP-Mangel, LCHAD-Mangel, LKAT-Mangel)

Das trifunktionelle Protein wird von zwei Genen kodiert (*HADHA*, *HADHB*). Der isolierte LCHAD-Mangel wird durch eine prävalente Mutation (E474Q) im HADHA-Gen hervorgerufen. Klinisch und biochemisch sind LCHAD- und MTP-Mangel nicht sicher zu unterscheiden. Auch gibt es keinen Unterschied zwischen einem MTP-Mangel aufgrund von Mutationen im *HADHA*- oder *HADHB*-Gen.

Klinische Symptome und Verlauf Neonatale Formen des MTP-Mangels sind meist letal. Die milderen klinischen Verlaufsformen ähneln den hereditären motorisch-sensorischen Neuropathien (HMSN) und der spinalen muskulären Atrophie (SMA). Im Gegensatz zu allen übrigen Störungen der Fettsäurenoxidation treten neuropathische Symptome nur beim MTP- und seltener beim LCHAD-Mangel auf. Patienten mit einem LCHAD-Mangel entwickeln zudem häufig eine irreversible Retinopathie, die beim kompletten MTP-Mangel seltener ist. Im Langzeitverlauf sind Neuromyopathie und Retinopathie therapeutisch nicht zufriedenstellend beeinflussbar.

Es ist beschrieben, dass Schwangere, die eine heterozygote Mutation im *HADHA*- oder *HADHB*-Gen tragen, ein höheres Risiko für das Auftreten eines HELLP-Syndroms („hemolysis, elevated liver enzymes, low platelets") haben, wenn sie ein betroffenes Kind austragen.

Diagnose, Differenzialdiagnose und Neugeborenenscreening Im Befund des Neugeborenenscreenings sind die unterschiedlichen Störungen des MTP-Komplexes nicht zu unterscheiden. Als primäre Bestätigungsdiagnostik bei auffälligem Screening sollte die genetische Analyse des *HADHA*-Gens zum möglichen Nachweis der prävalenten LCHAD-Mutation erfolgen. Sollte diese nicht nachweisbar sein, ist es notwendig, *HADHA*- und *HADHB*-Gen komplett zu sequenzieren oder eine Enzymanalyse in Fibroblasten durchzuführen. Patienten mit einem milden MTP-Mangel können auch im Rahmen einer Entgleisung ein normales Acylcarnitinprofil aufweisen.

Therapie Die Zufuhr der langkettigen FS in der Diät sollte so niedrig wie möglich sein, um die Produktion der langkettigen Hydroxyacylcarnitine möglichst niedrig zu halten (Tab. 56.5). Eine optimale diätetische Einstellung hat positive Auswirkungen auf die Entstehung und das Fortschreiten einer Retinopathie.

Medium-Chain-Acyl-CoA-Dehydrogenase-Mangel

Klinische Symptome und Verlauf Seit Einführung des erweiterten Neugeborenenscreenings ist der überwiegende Teil der Patienten bei der Diagnosestellung asymptomatisch und verbleibt in aller Regel durch prophylaktische Therapiemaßnahmen asymptomatisch. Bei Auftreten einer Hypoglykämie ist die Ketonkörperproduktion unphysiologisch niedrig.

Für den MCAD-Mangel existiert eine prävalente Mutation (K329E). Bei 80 % der klinisch diagnostizierten Patienten wurde diese Mutation homozygot nachgewiesen. Mit Einführung des Screenings wurde eine zweite prävalente Mutation identifiziert (Y67H). Nach aktuellem Kenntnistand geht man heute davon aus, dass diese Mutation ausschließlich zu biochemischen Auffälligkeiten führt und kein Risiko klinischer Symptome bei Katabolismus birgt. Die Residualaktivität liegt im Bereich Heterozygoter, die bekanntermaßen kein Risiko einer klinischen Manifestation aufweisen.

Therapie Grundbaustein der Therapie sind regelmäßige Mahlzeiten und eine ausreichende Energiezufuhr im Rahmen von Krankheiten.

Short-chain-Acyl-CoA-Dehydrogenase-Mangel

Klinische Symptome und Verlauf Der SCAD-Mangel ist klinisch nur unzureichend charakterisiert. In Einzelfallbeschreibungen wird er mit episodischer Hypoglykämie, metabolischer Acidose, muskulärer Hypotonie, Myopathie, Enzephalopathie, Krampfanfällen und psychomotorischer Retardierung assoziiert.

Es sind zwei prävalente Polymorphismen im *ACADS*-Gen bekannt (c.625G>A und c.511C>T). In Nordeuropa tragen 6 % der Bevölkerung eine dieser beiden Varianten auf beiden Allelen. Der SCAD-Mangel wird entweder mit diesen Varianten assoziiert oder mit anderen seltenen Mutationen. Fast alle „Patienten", die im Rahmen von Screeningprogrammen identifiziert wurden, sind asymptomatisch verblieben. Die klinische Relevanz des SCAD-Mangels ist daher insgesamt unklar. Es wird vermutet, dass der SCAD-Mangel zu klinischen Symptomen bei Vorliegen einer weiteren Störung der mitochondrialen Energieproduktion prädisponiert

Diagnose, Differenzialdiagnose und Neugeborenenscreening Die Diagnose wird durch die Acylcarnitinanalyse im Blut und die Bestimmung der Ausscheidung der organischen Säuren im Urin (Ethylmalonsäure) gestellt. Da die klinische Relevanz der Krankheit unklar ist, ist der SCAD-Mangel nicht Bestandteil des Neugeborenenscreenings in Deutschland.

Therapie Es ist keine Therapie notwendig.

Short-chain-3-Hydroxyacyl-CoA-Dehydrogenase-Mangel

Klinische Symptome und Verlauf Der SCHAD-Mangel präsentiert sich mit einer Hypoglykämie, die auf einen Hyperinsulinismus zurückzuführen ist. Die Patienten zeigen erste Symptome im Kleinkindesalter und sprechen auf Diazoxid an. Pathophysiologisch spielt eine gestörte β-Oxidation keine Rolle. SCHAD bindet sich an die Glutamatdehydrogenase (GDH) und inhibiert diese. Mutationen im *ACADS*-Gen, die eine Bindung an GDH verhindern, führen zu einer gesteigerten GDH-Aktivität und damit zu gesteigerter Insulinsekretion. Diese wird insbesondere durch Leucin induziert.

Diagnose, Differenzialdiagnose und Neugeborenenscreening Das Acylcarnitinprofil zeigt ein erhöhtes C4-OH-Carnitin. Differenzialdiagnostisch muss an andere Formen des Hyperinsulinismus gedacht werden. Die Diagnose wird enzymatisch in Fibroblasten oder genetisch bestätigt.

Therapie Konzept der Therapie ist die Behandlung des Hyperinsulinismus und die Vermeidung von Hypoglykämien. Eine Therapie mit Diazoxid ist als wirksam beschrieben worden.

56.1.3 Störungen des Elektronentransfers

Multipler Acyl-CoA-Dehydrogenase-Mangel/ Glutaracidurie Typ II

Klinische Symptome und Verlauf Die schwerste, meist letale Form mit neonatalem Beginn kann mit oder ohne Organfehlbildungen (Zystennieren, Hirnfehlbildungen, Hypospadie) oder fazialen Dysmorphien (tiefer Ohransatz, hohe Stirn, Mittelgesichtshypoplasie) einhergehen und manifestiert sich als schwere neonatale Krise mit hypoketotischer Hypoglykämie, Laktatacidose oder Hyperammonämie. Die Malformationen ähneln denen beim CPT2-Mangel. Auffällig ist auch ein Schweißfußgeruch wie bei Isovalerianacidurie. Eine mildere Verlaufsform, die sich im Kleinkindalter manifestiert, geht mit Reye-ähnlichen Symptomen, Kardiomyopathie, Muskelschwäche, Rhabdomyolyse und progressiver Leukoenzephalopathie einher. Die mildeste Verlaufsform manifestiert sich im späten Jugend- oder frühen Erwachsenenalter und ist überwiegend durch Myopathie gekennzeichnet. Die riboflavinabhängige Form ähnelt phänotypisch der milden Verlaufsform. Sie beruht auf Mutationen im *ETFDH*-Gen. Auch ein alimentärer Riboflavinmangel oder ein Riboflavintransporterdefekt können zu ähnlichen biochemischen und klinischen Auffälligkeiten führen.

Diagnose, Differenzialdiagnose und Neugeborenenscreening Beim MAD-Mangel sind sowohl lang- als auch mittel- und kurzkettige Acylcarnitine erhöht nachweisbar. Im Urin findet sich ein typisches Metabolitenmuster (Tab. 56.3). Die Krankheit gehört aktuell nicht zum erweiterten Neugeborenenscreening, wird jedoch aufgrund des Nachweises erhöhter langkettiger Acylcarnitine miterfasst. Die Diagnose kann genetisch und enzymatisch bestätigt werden.

Therapie Die notwendige Energie sollte durch ausreichende Kohlenhydratzufuhr bereitgestellt werden. Bei schwerer Kardiomyopathie und schweren metabolischen Entgleisungen hat sich der Einsatz von β-Hydroxybutyrat bewährt. Als Dauertherapie ist die Gabe von β-Hydroxybutyrat in der Regel nicht notwendig. Bei Diagnosestellung sollte initial immer evaluiert werden, ob eine Riboflavinabhängigkeit vorliegt (Tab. 56.5). Die riboflavinresponsive Form hat eine sehr gute Prognose und bedarf keiner Diättherapie.

56.1.4 Defekte der Ketogenese und Ketolyse

3-Hydroxy-3-Methylglutaryl-CoA-Synthase- und 3-Hydroxy-3-Methylglutaryl-CoA-Lyase-Mangel

Klinische Symptome und Verlauf Beide Defekte manifestieren sich mit hypoketotischer Hypoglykämie und Hepatomegalie im Rahmen von Katabolismus. Beim HMG-CoA-Lyase-Mangel (► Abschn. 53.3) sind auch neonatale Manifestationsformen mit Laktatacidose beschrieben worden. Insbesondere diese schwere neonatale Präsentation kann mit neurologischen Residualsymptomen einhergehen oder letal sein. Auffällig sind auch bei asymptomatischen Patienten mit einem HMG-CoA-Lyase-Mangel krankheitstypische MRT-Veränderungen.

Diagnose Die Diagnose eines HMG-CoA-Lyase-Mangels kann insbesondere bei Fasten durch die Acylcarnitinanalyse im Blut und/oder die Bestimmung der organischen Säuren im Urin gestellt werden. Die Diagnose sollte molekulargenetisch oder enzymatisch in Leukozyten oder Fibroblasten bestätigt werden. Ein HMG-CoA-Synthase-Mangel ist biochemisch schwerer zu diagnostizieren. Hier ist eine Enzymanalyse nur in Lebergewebe diagnostisch. Die Bestätigung der Diagnose erfolgt in der Regel molekulargenetisch.

Succinyl-CoA-Oxoacid-Transferase/3-Oxothiolase- und Methylacetoacetyl-CoA-Thiolase-Mangel

Klinische Symptome und Verlauf Beim SCOT-Mangel sind neonatale Präsentationsformen beschrieben. Die übrigen Patienten manifestieren sich in der Regel im Rahmen von Katabolismus im Verlauf des 1. Lebensjahres. Beim MAT-Mangel sind neonatale Verlaufsformen selten. Manche Patienten verbleiben bis ins Erwachsenenalter asymptomatisch. Ketoacidose und kompensatorische Tachypnoe stehen bei beiden Defekten im Vordergrund.

Diagnose Auch im Anabolismus finden sich in der Regel erhöhte Ketonkörper im Blut und Urin. Im Katabolismus besteht eine massive Ketose und Ketoacidose. Der MAT-Mangel weist im Rahmen

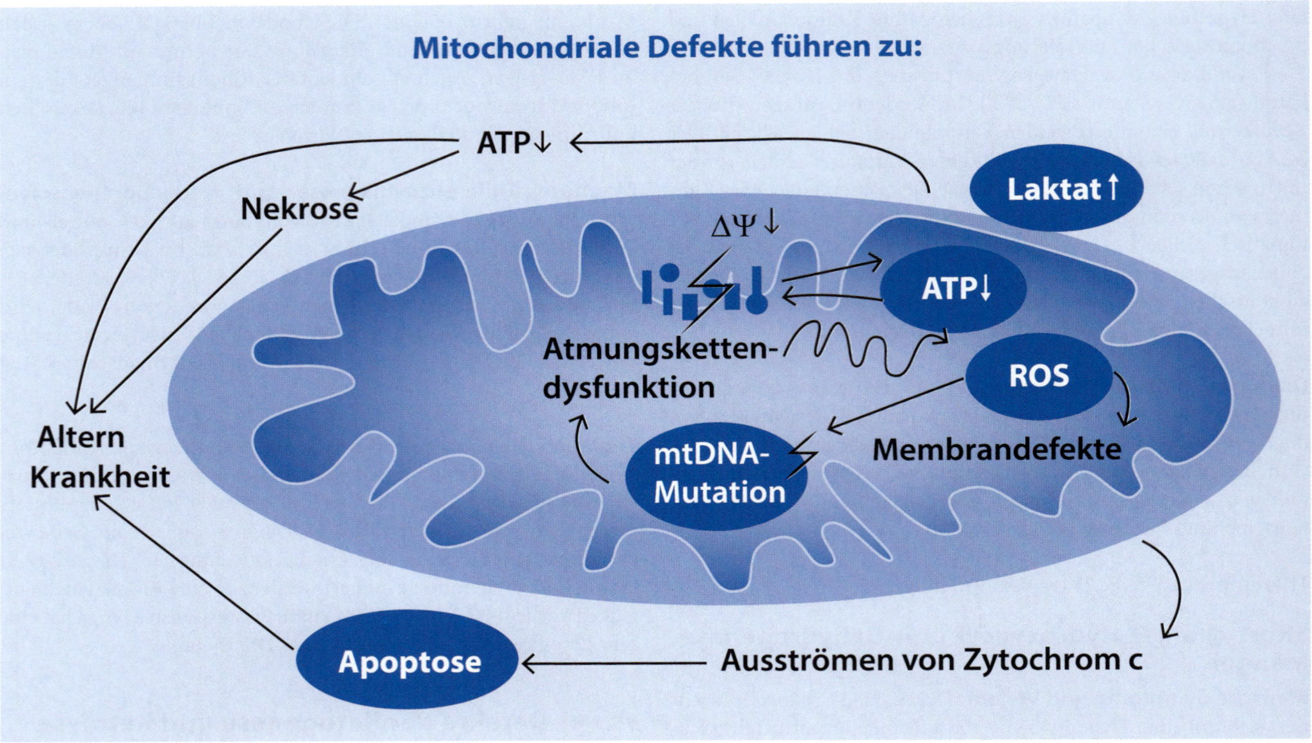

Abb. 56.5 Komplexe Pathophysiologie bei mitochondrialer Dysfunktion. Mitochondriale Defekte beeinträchtigen die Energiebildung (ATP-Mangel und u. U. Laktaterhöhung), es kommt auch im Mitochondrium zu vermehrter freier Radikalbildung *(ROS)*, zu Radikalschäden von Membranen mit Lipidperoxidation und Auslösung von Mutationen und letztlich zur Apoptoseinduktion. (Mod. nach Graff et al. 1999, mit freundl. Genehmigung)

der Krise ein charakteristisches Acylcarnitinprofil und pathognomonische organische Säuren im Urin auf. Im Anabolismus ist die Diagnostik erschwert. Die Diagnose des MAT-Mangels kann durch Enzymanalyse in Fibroblasten und Mutationsanalyse bestätigt werden. Der SCOT-Mangel ist biochemisch schwieriger zu erfassen. Eine Bestätigungsdiagnostik kann enzymatisch in Lymphozyten bzw. Fibroblasten oder genetisch erfolgen.

56.2 Mitochondriopathien

W. Sperl, P. Freisinger

Pathophysiologie Mitochondrien sind die zentralen Organellen der Zelle für die Energiegewinnung. Hier befindet sich die Endstrecke der Verbrennung von Eiweiß, Zucker und Fett. Dazu wird Sauerstoff verbraucht, CO_2und Wasser gebildet. Unter Ausnutzung von 3 Protonengradienten in der Atmungskette entstehen energiereiche Phosphate (Adenosintriphosphat, ATP) über eine turbinenartig funktionierende ATP-Synthase („Lebensmotor"). Zusätzlich fällt Zellwärme an. Jede Zelle enthält abhängig von der Gewebsart wenige bis tausende Mitochondrien. Es ist bemerkenswert, dass dieses lebenswichtige Zelloxidationssystem störanfällig ist. So werden in der inneren mitochondrialen Membran freie Radikale gebildet, die nur teilweise durch das Antioxidanziensystem aufgefangen werden können. Die Imbalance zwischen Radikalproduktion und antioxidativem Schutz wird als oxidativer Stress bezeichnet.

Innerhalb der Mitochondrien befindet sich eine eigene ringförmige mitochondriale DNA (mtDNA), die kein Reparatursystem besitzt und durch Radikale geschädigt werden kann. mtDNA-Mutationen sind Resultat eines natürlichen Verschleißprozesses und nehmen mit dem Lebensalter zu. Zudem spielen die Mitochondrien beim programmierten Zelltod (Apoptose) eine entscheidende Rolle (Abb. 56.5). Möglicherweise bilden veränderte mitochondriale Stoffwechselabläufe auch eine wichtige Grundlage zur Tumorentstehung. Mitochondrien sind nicht – wie oft dargestellt – kleine stabförmige Gebilde, sie bilden vielmehr ein tubuläres Netzwerk, das durch ein Gleichgewicht an Fusions- und Teilungsprozessen aufrechterhalten wird. Änderungen der Morphologie und Funktionsstörungen von Mitochondrien sind mit einer Vielzahl von Krankheiten assoziiert. Mitochondrien enthalten neben der oxidativen Phosphorylierung (OXPHOS) noch zahlreiche andere wichtige Stoffwechselvorgänge wie Hämbiosynthese, β-Oxidation von Fettsäuren, Harnstoffzyklus, Aminosäuresynthese, Purin-, Pyrimidinbiosynthese, Cholesterolstoffwechsel, Neurotransmitterstoffwechsel etc.

Da Mitochondrien bei einer zunehmend großen Zahl von Erkrankungen eine entscheidende Rolle spielen und ihre pathophysiologische Bedeutung bis zu den Zivilisationskrankheiten und Altern reicht, sich die Mitochondriopatien längst nicht nur mehr auf neurologische/neurometabolische Krankheitsbilder beschränken, hat man berechtigt den Begriff der „mitochondrialen Medizin" geprägt.

In den letzten 3 Jahrzehnten kam es zu einem exponentiellen Anstieg des Wissenszuwachses über mitochondriale Erkrankungen. Es wurden Mutationen der mitochondrialen DNA, aber auch eine zunehmende Zahl von nukleären Gendefekten entdeckt. Das hat zu einer vermehrten Diagnostik von Patienten mit Mitochondriopathien im Kindes-, Jugend-, aber auch im Erwachsenenalter geführt. In der Pädiatrie zählen die Mitochondriopathien mit einer Frequenz von ca. 1 : 5000 zu den häufigsten neurometabolischen Erkrankungen im Kindesalter. Sie werden sicherlich aufgrund der enormen klinischen Heterogenität erheblich unterdiagnostiziert. Andererseits besteht die Gefahr, dass bei einer einseitigen,

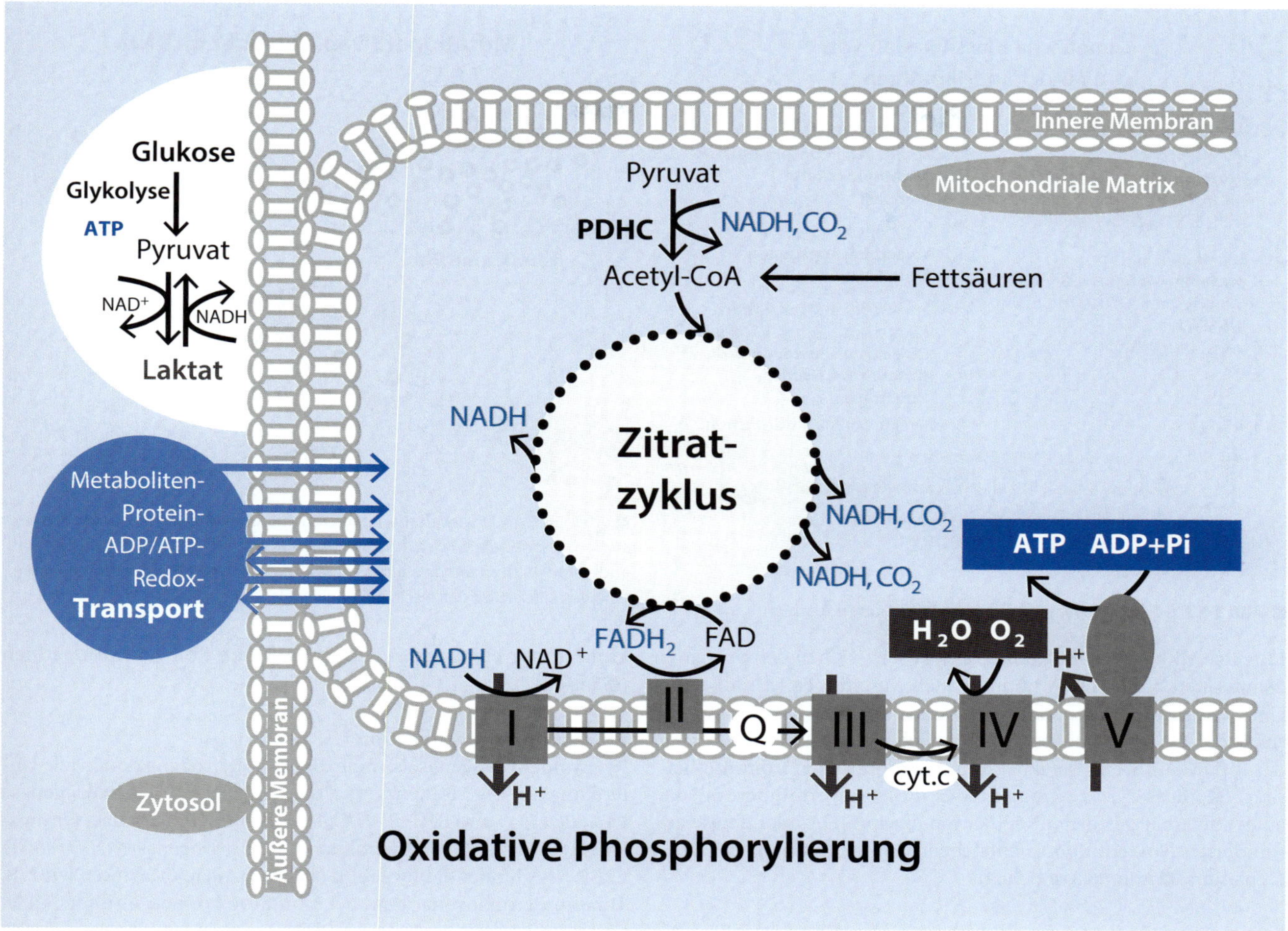

Abb. 56.6 Mitochondrialer Energiestoffwechsel, Pyruvatoxidationsroute. Bei Mitochondriopathien ist die Pyruvatoxidationsroute an unterschiedlichen Stellen betroffen: Pyruvatdehydrogenasekomplex *(PDHC)*, Zitratzyklus, Atmungskettenenzyme *I–IV* inclusive ATP-Synthase *(Komplex V)*, Kofaktoren z. B. Koenzym Q_{10} *(Q)*, Transmembrantransport (z. B. Adenin-Nukleotid-Translokator, Phosphatcarrier). Weiter können auch Störungen des Lipidmusters der inneren mitochondrialen Membran (Kardiolipin) bzw. Defekte der Motilität der Mitochondrien (Teilung und Fusion) zu einer Mitochondriopathie führen

unkritischen Diagnostik und bei fehlender Zusammenschau aller Befunde unberechtigt die Diagnose einer Mitochondriopathie gestellt wird.

Definition Im Allgemeinen versteht man unter Mitochondriopathien Erkrankungen, die zu einer Störung der OXPHOS und damit verminderten mitochondrialen ATP-Produktion führen. Da in den Mitochondrien jedoch auch andere Stoffwechselvorgänge ablaufen (s. oben), ist es notwendig, festzulegen, welche davon mit dem Begriff „Mitochondriopathien" in Verbindung zu setzen sind.

Bei den Mitochondriopathien handelt es sich um Erkrankungen mit Defekten in der Endstrecke der Substratoxidation, wobei sowohl Defekte in Genen der mitochondrialen als auch der nukleären DNA involviert sein können: der Pyruvatdehydrogenasekomplex (PDHC), die Zitratzyklusenzyme, die Atmungskettenenzyme inklusive ATP-Synthase und die erforderlichen Transportvorgänge über die mitochondrialen Membranen (Abb. 56.6). Bei der Funktion dieser Enzyme bzw. Multienzymkomplexe spielt eine Reihe von Kofaktoren eine wesentliche Rolle. Defekte in der Synthese bzw. Bereitstellung dieser Kofaktoren erweitern somit das Spektrum der Erkrankungen.

Bewusst werden die gesamte Fettsäureoxidation, aber auch andere mitochondriale Stoffwechselwege, wie Harnstoffzyklus, Hämbiosynthese etc. von den Mitochondriopathien ausgenommen und bilden eigene Krankheitsgruppen.

Klassifikation Man kann Mitochondriopathien unterschiedlich klassifizieren, z. B. klinisch, biochemisch oder genetisch. Die Unterscheidung zwischen Erkrankungen im Kindes- und Erwachsenenalter ist wenig sinnvoll, da es fließende Übergänge gibt.

Primäre und sekundäre Mitochondriopathien Man sollte zunächst primäre von sekundären Mitochondriopathien unterscheiden.

Primäre Mitochondriopathien Es gibt ca. 1000 Gene, die mitochondriale Proteine kodieren. Eine primäre Störung kann durch eine Mutation in einem dieser Gene erfolgen. Genetisch liegen Mutationen der mtDNA bzw. häufiger der nDNA vor (Abb. 56.7). Bislang sind Mutationen in 37 mitochondrialen Genen und 228 nukleären Gene als Krankheitsursachen beschrieben worden. Sie führen im Prinzip zu einer Funktionsstörung der Pyruvatoxidationsroute (PDHC, Zitratzyklus, Atmungskette) (Abb. 56.6). Dabei kann es zu Veränderungen von Proteinen der Atmungskettenuntereinheiten oder einer Störung deren Anlagerung zu den jeweiligen Enzymkomplexen (Assemblierung) kommen. Transkription und Translation der mtDNA, Motilität, Fusion und Tei-

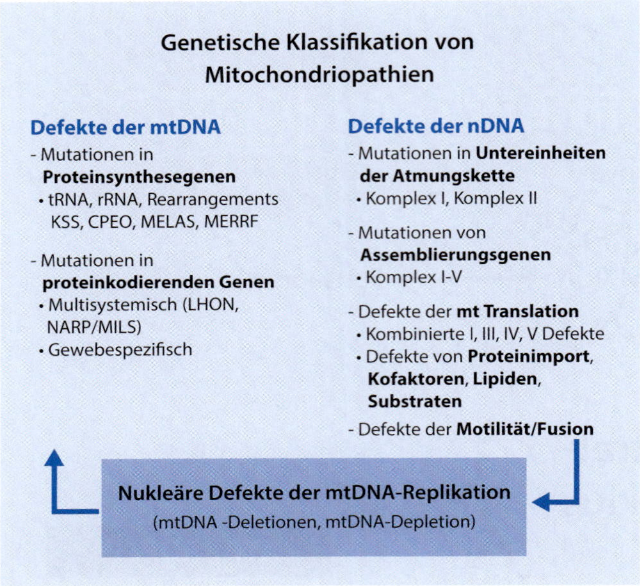

Abb. 56.7 Genetische Klassifikation der Mitochondriopathien

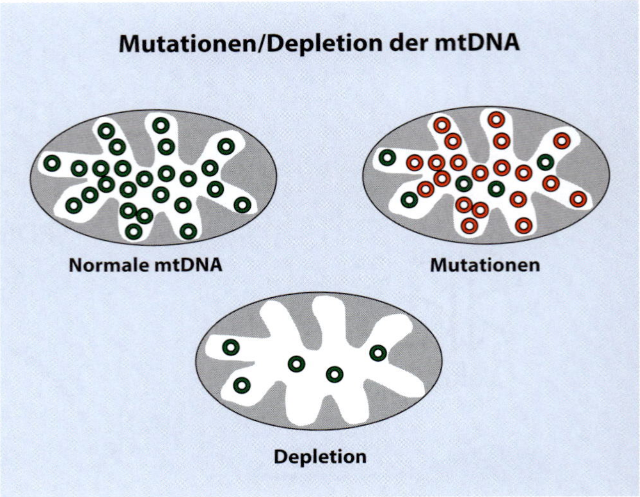

Abb. 56.8 mtDNA-Mutation und Depletion/Heteroplasmie. *Grüne Kreise* stehen für normale Wildtyp-mtDNA, *rote* für mutierte mtDNA, ein Nebeneinander von Wildtyp und mutierter mtDNA bezeichnet man als Heteroplasmie, eine Verminderung des mtDNA-Gehaltes als Depletion

lung der Mitochondrien können defekt sein. Neben den primären Mutationen der mtDNA können auch Mutationen in nukleären Genen, die die Synthese der mitochondrialen DNA kontrollieren, sekundär zu einer qualitativen und/oder quantitativen Störung der mtDNA führen (Defekte der intergenomischen Kommunikation) (Abb. 56.7). Eine quantitative mtDNA-Verminderung, die aufgrund einer gestörten Replikation der mtDNA oder eines verminderten Nukleotidpools entstehen kann, nennt man mtDNA-Depletion (Abb. 56.8 und 56.9).

Sekundäre Störungen des mitochondrialen Energiestoffwechsels Sie können aus einer Hemmung der OXPHOS durch Metabolite bei anderen Stoffwechselerkrankungen resultieren, z. B. Methylmalon- bzw. Propionacidurie, Glutaracidurie Typ I, etc. Sekundäre mitochondriale Störungen werden auch bei zahlreichen anderen Krankheiten (z. B. Morbus Parkinson, Morbus Alzheimer, Menkes- und Wilson-Krankheit, neuronale Zeroidlipofuszinose, Morbus Fabry, peroxisomale Störungen, Molybdänkofaktormangel, neonatale Hämochromatose, Rett-Syndrom, Duchenne-Muskeldystrophie) beobachtet, aber auch bei Malnutrition sowie bei Medikation mit Inhibition der mitochondrialen Polymerase-γ (POLG) durch antiretrovirale Nukleosidanaloga bei der HIV-Therapie.

Klassifikation nach Klinik Schon lange wurden mitochondriale Krankheitsbilder mit typischen Symptomenkombinationen als mitochondriale Syndrome klassifiziert. Die Leber'sche hereditäre Optikusneuropathie (LHON) und die chronisch progressive externe Ophthalmoplegie (CPEO) sind schon in der Mitte des 19. Jahrhunderts als Krankheitsentitäten beschrieben worden. Es gibt bereits zahlreiche mitochondriale Syndrome (Tab. 56.6), die sich teilweise im Kindes- oder Jugendalter, aber auch erst im Erwachsenenalter manifestieren können, fließende Übergänge werden beobachtet. Längst können aber nicht alle Mitochondriopathien dieser Syndromgruppe zugeordnet werden. Die weitaus meisten Mitochondriopathien im Kindes- und Jugendalter haben eine heterogene Klinik mit heterogenen Krankheitsverläufen. Hier liegen meist mehrere Organsysteme betreffende, unspezifische Symptome mit oder ohne ZNS-Beteiligung vor. Sehr selten gibt es isolierte, klinisch nur ein Organsystem betreffende Mitochondriopathien (Tab. 56.7).

Biochemische Klassifikation

Pyruvatdehydrogenasekomplexdefekte Betroffen können alle Untereinheiten des Multienzymkomplexes sein: E1 = Dehydrogenase E1α *(PDHA1)* und E1β *(PDHB)*, E2 = Dihydrolipoamidacetyltransferase *(DLAT)*, E3 = Dihydrolipoamiddehydrogenase *(DLD)* sowie E3BP = E3-bindendes Protein X *(PDHX)*. Auch Kofaktoren wie z. B. Thiaminpyrophosphat bzw. α-Liponsäure können in ihrer Funktion bzw. Synthese gestört sein. PDHC wird zudem über spezifische PDH-Kinasen inhibiert bzw. PDH-Phosphatasen aktiviert.

PDHC-Defekte zählen neben den Atmungskettendefekten zu den häufigsten Ursachen von angeborenen Laktatacidosen. Bei Kindern mit schweren neonatalen Verläufen eines PDHC-Defektes mit meist ausgeprägter Laktatacidose plus/minus Dysmorphiezeichen, mit Balkenagenesie, bei Leigh-oder Leigh-like-Syndrom ist die Zuordnung zu den Mitochondriopathien eindeutig. In den letzten Jahren hat sich gezeigt, dass der Anteil später beginnender, milderer Formen, die auch ohne Laktaterhöhung und nur mit isolierten Dystonien, Ataxie oder peripherer Neuropathie einhergehen, relativ hoch ist und nicht immer als Energiestoffwechselstörungen erkannt werden. Bei der häufigsten Form, dem X-chromosomal lokalisierten PDHA1-Defekt ist die klinische wie auch biochemische Diagnostik bei Mädchen schwierig, da der Phänotyp von der X-Inaktivierung bestimmt wird. Bei der genetischen Klassifikation der PDHC-Defekte überwiegen klar die Defekte der E1α-Untereinheit (PDHA1). Andere Untereinheiten des Multienzymkomplexes, wie E1α, E1β, E2, E3, E3BP, und auch die PDH-Phosphatase sind seltener betroffen.

Pyruvatcarboxylasedefekt Unterschieden werden:
- Typ A („North American") mit Entwicklungsverzögerung, Laktatacidose,
- Typ B („French") mit neonataler Laktatacidose, Hypotonie, Enzephalopathie, renal tubulärer Acidose und frühem letalen Verlauf und
- Typ C („benigne") mit normaler Entwicklung, Epsioden von Laktatacidose mit Hypoglykämie.

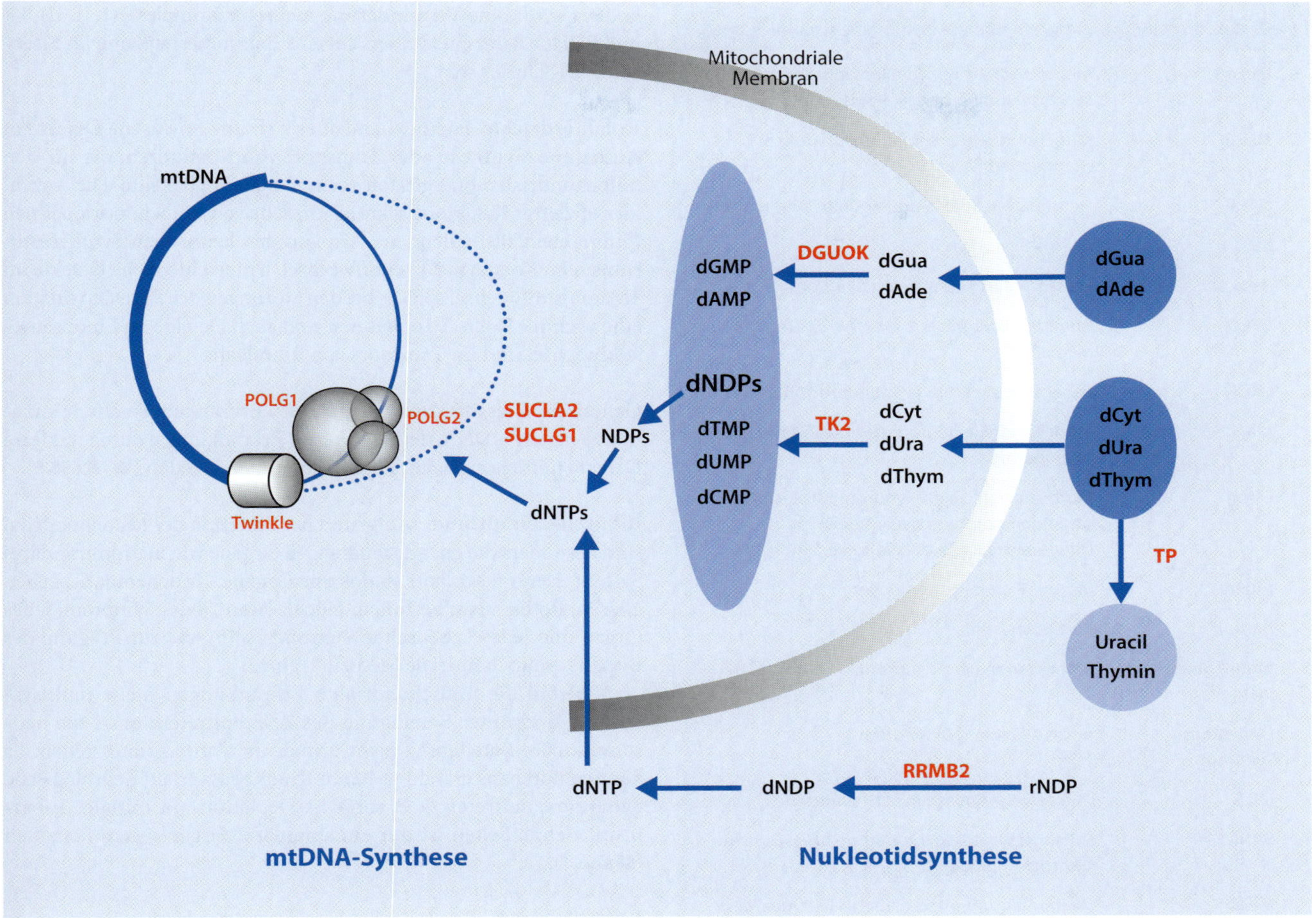

Abb. 56.9 Schematische Darstellung der mitochondrialen Nukleotid- und DNA-Synthese. Die mitochondriale DNA ist ein ringförmiges Molekül, das für die Replikation ein eigenes Enzymsystem benötigt (z. B. Twinkle, POLG1, POLG2). Die für die Replikation benötigten Nukleotide werden über verschiedene Syntheseschritte bereitgestellt. In *Rot* sind jene Enzyme angeführt, bei denen eine pathologische Mutation beschrieben ist. Bei Störungen in diesem System kommt es zu einer verminderten mtDNA-Bildung, zu einer sog. mtDNA-Depletion

Zur Diagnose führen die Erhöhung von Laktat, Pyruvat, Keton, NH_3, Citrullin, Alanin, Lysin, Prolin im Plasma sowie α-Ketoglutarat im Harn und letztlich der Enzymassay in Fibroblasten und die Mutationsanalytik.

Zitratzyklusdefekte

- **α-Ketoglutaratdehydrogenase-Mangel:** Der Enzymkomplex besteht aus: E1K (*OGDH*-Gen), E2K (*DLST*-Gen) and E3 (s. PDHC), Defekte sind sehr selten, bisher sind nur E3-Mutationen beschrieben.

Klinisch findet sich eine muskuläre Hypotonie, eine progressive Enzephalopathie mit Pyramidenzeichen, angeborenener Milchsäureacidose. Die Diagnostik erfolgt biochemisch im Harn durch die α-Ketoglutarat-Ausscheidung, enzymatisch in Fibroblasten und molekulargenetisch.

- **Fumarasemangel:** Systemische Krankheit im Kindesalter mit klinisch progressiver Enzephalopathie, manchmal mit pränatalem Beginn (Polyhydramnion, ZNS-Malformationen), Frühgeburtlichkeit, Dysmorphie, Mikro-/Makrozephalie und neonataler Laktatacidose. Die Diagnose erfolgt aus dem Harn mit der Fumaratausscheidung, enzymatisch in Fibroblasten sowie molekulargenetisch.
- **Andere Defekte im Zitratzyklus**
  - Succinat-CoA-Ligase-Defizienz: Defekte in *SUCLA2*- and *SUCLG1*-Genen führen zu einem mitochondrialen DNA-Depletionssyndrom mit milder Methylmalonacidurie.
  - Succinatdehydrogenasedefizienz (SDH-Defizienz): Atmungskettenkomplex-II-Mangel
  - Kombinierte Aconitase- und SDH-Defizienz (schwedischer Typ): Myopathie und Leistungsintoleranz
  - Isozitratdehydrogenasemangel: IDH1 – zytosolisch; IDH2 – mitochondrial $NADP^+$-spezifisch, heterozygote Mutationen verursachen D-2-Hydroxyglutaracidurie (▶ Abschn. 53.3.2).

Atmungskettendefekte Die Atmungskette ist aus 5 Multienzymkomplexen aufgebaut, Atmungskettenkomplexe I–IV, ATP-Synthase (Komplex V) (Abb. 56.6). Es gibt isolierte und kombinierte Atmungskettendefekte. Bei den isolierten Defekten ist der Komplex-I- vor dem Komplex-IV-Defekt am häufigsten, bei den kombinierten Defekten der Komplex-I/IV-Defekt. Ursächlich können Defekte der mtDNA oder der nDNA vorliegen. Es gibt kaum Genotyp-Phänotyp-Korrelationen. So können z. B. innerhalb der Komplex-I-Defekte milde und schwerste Krankheitsbilder vorkommen. Auch lassen sich z. B. Komplex-I- von Komplex-IV-Defekten kaum klinisch unterscheiden.

Tab. 56.6 Mitochondriale Syndrome (Symptomenkombinationen)

MELAS	Mitochondriale Enzephalomyopathie mit Laktatacidose und „Stroke-like-Episoden"
MERRF	Mitochondriale Enzephalomyopathie mit „Ragged red fibres"
NARP	Neuropathie, Ataxie und Retinitis pigmentosa
KSS	Kearns-Sayre-Syndrom
Pearson	Pearson-Marrow-Pankreas-Syndrom
CPEO	Chronisch-progressive externe Ophthalmoplegie
LHON	Leber'sche hereditäre Optikusatrophie
MNGIE	Mitochondriale neurogastrointestinale Enzephalopathie
Leigh	Morbus Leigh, Leigh-Syndrom, subakut nekrotisierende Enzephalomyelopathie Differenzialdiagnose: Leigh-like-Syndrom
Alpers	Morbus Alpers-Huttenlocher
Barth	Barth-Syndrom
Mohr-Tranebjaerg	Mohr-Tranebjaerg-Syndrom
Depletionssyndrom	mtDNA-Depletionssyndrom
MILS	„Maternally inherited Leigh syndrome"
SANDO	Sensorische ataktische Neuropathie, Dysarthrie, Ophthalmoplegie
MIDD	„Maternally inherited diabetes with deafness"
MEGDEL	3-Methylglutakonacidurie mit sensineuraler Schwerhörigkeit, Enzephalopathie und Leigh-like Veränderungen im MRT
DIDMOAD	Diabetes insipidus, Diabetes mellitus, Optikusatrophie und Taubheit (Wolfram-Syndrom)
MLASA	Mitochondriale Myopathie, Laktatacidose und sideroblastäre Anämie
MSL	Multiple symmetrische Lipome
NNH	Navajo-Neurohepatopathie

Den isolierten Atmungskettendefekten liegen meist Mutationen in mitochondrialen oder nukleären Genen von Strukturproteinen und nukleären Assemblierungsgenen zugrunde, den kombinierten Atmungskettendefekten häufig nukleär kodierte Anomalien in der Synthese, Transkription oder Translation der mtDNA. Insgesamt kennt man bei den Atmungskettendefekten über 220 unterschiedliche genetische Ursachen, von denen nur sehr wenige häufiger vorkommen (z. B. *SURF1*-Mutationen bei Komplex-IV-Defekt). Bei Anomalien in der Synthese und Prozessierung der mtDNA (z. B. POLG1) sind in manchen Geweben Atmungskettendefekte nachweisbar, in anderen nicht. Auch gibt es hier Unterschiede von Patient zu Patient. ATP-Synthase-Defekte (Komplex V) wurden erst jüngst als eigene Krankheitsgruppe definiert und beschrieben. Kombinierte Atmungskettendefekte lassen je nach Defektmuster auf spezifische Störungen schließen: So ist eine Verminderung aller Atmungskettenenzyme mit Aussparung von Komplex II ein klarer Hinweis für eine mtDNA-Depletion, da der Komplex II ausschließlich nukleär kodiert wird. Eine Verminderung mehrerer Komplexe (I, II, III, IV und PDHC) kann ein Hinweis auf eine Biosynthesestörung im Eisen-Schwefel-Cluster sein.

Kofaktordefekte Hierbei handelt es sich um genetische Defekte in Aufnahme, Synthese oder Transport von Kofaktoren, die für den mitochondrialen Energiestoffwechsel unabdingbar sind. Die Anzahl identifizierter Kofaktordefekte als Ursache von Mitochondriopathien nimmt ebenfalls laufend zu. Am längsten kennt man Synthesestörungen im Koenzym-Q_{10}-Stoffwechsel. Unterschiedliche Defekte im Thiaminstoffwechsel spielen bei den Störungen der Pyruvatoxidation eine wichtige Rolle. Zu erwähnen sind auch Defekte im Liponsäurestoffwechsel und im Transport von Riboflavin.

Genetische Klassifikation Hier werden Erkrankungen durch Mutationen in der mtDNA, der nDNA bzw. Erkrankungen durch nukleäre Defekte mitochondrialen Replikation unterschieden (Tab. 56.6).

Klinische Symptome Aufgrund der Funktion der Mitochondrien sind besonders die energieabhängigen Organe wie neuromuskuläres System, Herzmuskulatur, endokrine Organe, Knochenmark, Leber, Nieren, Retina, usw. betroffen. Jedoch kann „jedes Symptom, jedes Organ und jedes Lebensalter" betroffen sein, was zur Prägung des Begriffs „mitochondriale Medizin" führte.

Obwohl die mitochondrialen Erkrankungen meist multisystemisch und unter Beteiligung des ZNS auftreten, muss die neuromuskuläre Beteiligung nicht primär im Vordergrund stehen. Es können durchaus erst im weiteren Krankheitsverlauf neurologische Symptome auftreten (z. B. mtDNA-Depletion mit initialer Leberinsuffizienz). Selten ist nur ein singuläres Organsystem betroffen (Abb. 56.7).

Leigh-Syndrom Bei den mitochondrialen Syndromen liegen meist spezielle Symptomenkombinationen vor. Das häufigste Syndrom im Kindes- und Jugendalter ist das Leigh-Syndrom (subakut nekrotisierende Enzephalomyelopathie). Eigentlich ist es eine neuropathologisch anatomisch definierte Erkrankung, der vielfältige biochemische bzw. genetische Ursachen zugrunde liegen können (Abb. 56.10). Deswegen kann keine gezielte Genetik erfolgen. Streng genommen kann aufgrund von MR-Untersuchungen, bei symmetrischen Nekroseverteilungen (Abb. 56.11) nur vom „Verdacht auf Leigh-Syndrom" oder einem „Leigh-like-Syndrom" gesprochen werden.

Alpers-Huttenlocher-Syndrom Das Alpers-Huttenlocher-Syndrom, bereits vor mehr als 70 Jahren von Bernhard Alpers beschrieben, ist durch eine Mutation eines Replikationsenzyms der mtDNA, der Polymerase-γ (POLG) (Abb. 56.9) und konsekutiver mtDNA-Depletion oder durch multiple Deletionen bedingt. Es ist eine progressive neurologische Erkrankung definiert durch die klinische Trias therapieresistente, oft fokale zerebrale Krampfanfälle, psychomotorische Regression und Lebererkrankung nach zuvor meist normaler Entwicklung über die ersten Lebenswochen bis Jahre. Die Erkrankung läuft oft episodisch, Krisen werden häufig getriggert durch fieberhafte Infektionen. Der Phänotyp ist nicht immer typisch: Bei Säuglingen kann die Erkrankung mit gastrointestinalen Symptomen beginnen, die Leberbeteiligung kann subklinisch bleiben. Genauso sind auch Patienten mit isolierter neurologischer Symptomatik beschrieben und später auftretender oder fehlender Leberbeteiligung. Leberversagen unter Valproattherapie muss an das Vorliegen eines POLG-Defektes denken lassen. Bei *POLG*-Mutationen gibt es phänotypisch einen fließenden Übergang zu heterogenen Krankheitsbildern beim Erwachsenen. Es gibt in Mittel-

■ **Tab. 56.7** Verdächtige Symptome für Mitochondriopathien bzw. isolierte Organbeteiligung bei Mitochondriopathien

Symptome – verdächtig auf eine Mitochondriopathie (mit Schwerpunkt neuromuskuläre Beteiligung)	Isolierte Organbeteiligung, neuromuskuläre Beteiligung nicht obligat
– Belastungsintoleranz – Muskuläre Hypotonie – Schlaganfallähnliche Episoden – Zerebrale Krampfanfälle – Ataxie – Zerebelläre Symptome – Hirnstammbeteiligung – Nystagmus – Ateminsuffizienz – Fieberschübe – Kleinwuchs – Hörverlust – Ptose, Retinopathie, Optikusatrophie – Augenmuskellähmungen – Muskelschmerzen – Rhabdomyolyse – Myoklonien – Mikrozephalie – Episoden von ungeklärtem Koma – Schubweises Auftreten von mehr als 2 neurologischen Symptomen – Akute periphere Neuropathie	– Herz: Dilatative oder hypertrophe Kardiomyopathie, Non-Compaction-Myokard (Barth-Syndrom) – Leber: Frühkindliche Leberinsuffizienz, valproinsäureinduzierte Leberinsuffizienz, chronische Hepatopathie – Niere: Tubulopathie, Fanconi-Syndrom, nephrotisches Syndrom, tubulointerstitielle Nephropathie – Gastrointestinaltrakt: Dysphagie, Motilitätsstörung, villöse Atrophie – Endokrine Organe: Diabetes mellitus, Kleinwuchs, Gonadendysfunktion, Hypoparathyreoidismus, Hypothyreoidismus, Nebenniereninsuffizienz – Hämatoonkologie: Anämie, Pearson-Syndrom, sideroblastäre Anämie

und Nordeuropa eine häufige Mutation (A467T), die ein selektives Screening ermöglicht.

MELAS-Syndrom Ein wichtiges, teils auch im Kindesalter beginnendes Syndrom ist das MELAS-Syndrom (mitochondriale Enzephalomyopathie, Laktatacidose, Stroke-like-Episoden), welches in 80 % der Fälle durch eine m.3243A>G-Mutation im *MTTL1*-Gen bedingt ist. Oft beginnt die Krankheit im Kindesalter unspezifisch im Alter von 2–8 Jahren als multisystemische Erkrankung nach anfänglich normaler Entwicklung mit Kleinwuchs, rezidivierenden Kopfschmerzen, sensorineuralem Hörverlust, Anfällen, Erbrechen, Anorexie, Leistungsintoleranz, Muskelschwäche bis hin zum Vollbild mit schlaganfallähnlichen Symptomen, vorübergehender kortikaler Blindheit, Hemiparese. Die häufigste singuläre tRNA-Punktmutation der mtDNA („MELAS-Mutation" m.3243A>G, Prävalenz 18,4 : 100.000) weist eine große klinische Variabilität auf und führt nur in seltenen Fällen zum Vollbild eines MELAS-Syndroms (■ Abb. 56.12). Wichtig ist die Identifikation von „MELAS-Familien" und die regelmäßige Begleitung und ggf. die präventive Therapie dieser Patienten.

Weitere Syndrome und Symptome Klassische mitochondriale Syndrome können im Kindesalter, aber vor allem im Jugend- und Erwachsenenalter auftreten, wobei der Übergang fließend ist. Es sind auch Übergänge bzw. Überlappungen von einem Syndrom in ein anderes möglich (z. B. Pearson- zu Kearns-Sayre-Syndrom etc.). Weitere Syndrome wie MERRF (mitochondriale Enzephalomyopathie mit Ragged red fibers),Pearson-Syndrom (mtDNA-Deletion-Syndrom mit sehr früher Knochenmarkinsuffizienz, Gedeihstörung, im Verlauf Diabetes mellitus), Kearns-Sayre-Syndrom (KSS, externe Ophtalmoplegie, Retinitis pigmentosa, Herzrhythmusstörungen und Endokrinopathien) sind in ■ Tab. 56.7 angeführt.

Sehr häufig können Mitochondriopathien im Kindes- und Jugendalter nicht den klassischen Syndromen zugeordnet werden. Hier liegen meist verdächtige, aber unspezifische Symptome, die mehrere Organsysteme betreffen, mit oder ohne ZNS-Beteiligung vor

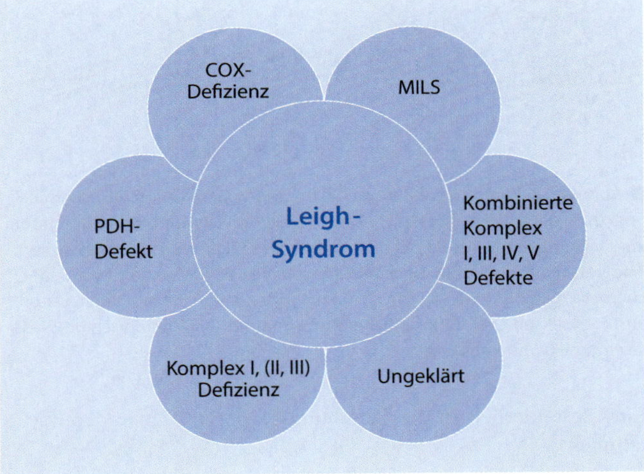

■ **Abb. 56.10** Ursachen des Leigh-Syndroms. Das Leigh-Syndrom kann vielfältige mitochondriale Defekte als Ursachen haben, die in eine gemeinsame neuropathologische Endstrecke münden. Nicht immer kann ein mitochondrialer Defekt entdeckt werden

(■ Tab. 56.7). Das spiegelt die keimblattübergreifende Beteiligung von Organsystemen wider (■ Abb. 56.13). Oft betreffen diese Symptome das neuromuskuläre System, das in einem hohen Maß vom aeroben Energiestoffwechsel abhängig und bei mitochondrialen Defekten oft zuerst betroffen ist. Häufige Beispiele für eine isolierte mitochondriale Organbeteiligung sind die oft im Säuglingsalter fulminant verlaufenden mitochondrialen Depletionssyndrome mit akuter Leberinsuffizienz. Es gibt auch isolierte mitochondriale Kardiomyopathien oder das zunächst alleinige Auftreten einer Knochenmarkinsuffizienz beim Pearson-Syndrom (■ Tab. 56.7).

Genetik Bei Mitochondriopathien sind grundsätzlich alle Erbgänge beschrieben, wobei gerade bei den Erkrankungen des Kindesalters der autosomal-rezessive Erbgang am häufigsten beobachtet wird.

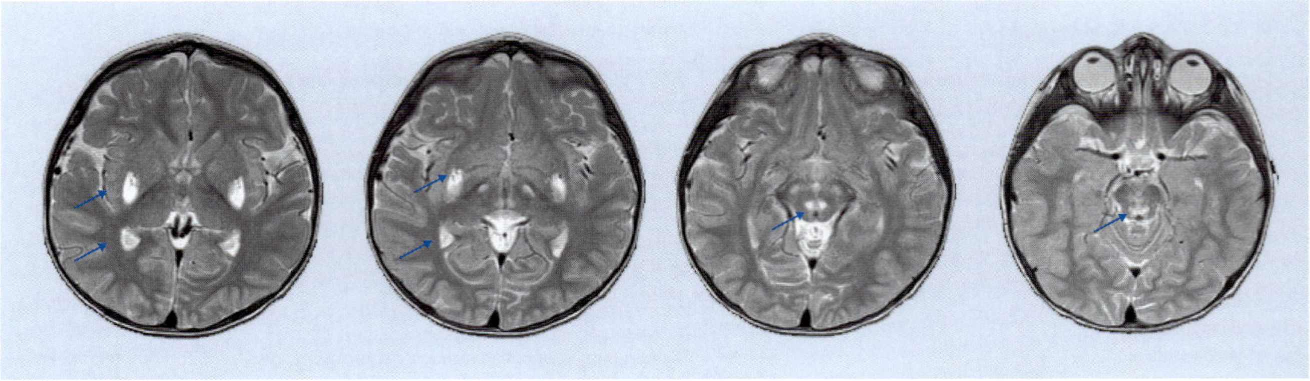

Abb. 56.11 MRT beim Leigh-Syndrom. Charakteristisch imponieren die bilateral symmetrischen Signalveränderungen in den Basalganglien. Patient mit nachgewiesener SURF1-Mutation im Alter von 26 Monaten. Nekrotische Veränderungen im Bereich der Basalganglien bis in den Hirnstamm reichend *(Pfeile)*

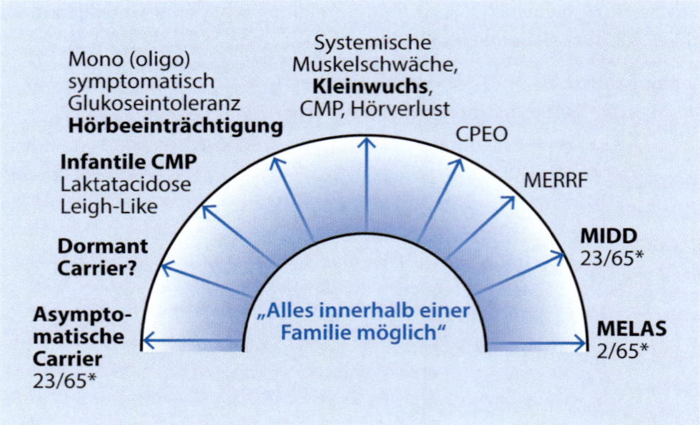

Abb. 56.12 Klinisches Spektrum bei m.3243A>G-Mutation. Das klinische Spektrum der sehr häufigen m.3243A>G-Mutation ist sehr breit und ist nur in einem kleinen Prozentsatz mit dem Vollbild des MELAS-Syndroms assoziiert. Andererseits können zahlreiche Mutationen ein MELAS-Syndrom verursachen, die m.3243A>G Mutation ist die häufigste davon (80 %). * Nach Daten aus: Frederiksen et al. 2006; *CMP* Kardiomyopathie; *CPEO* chronisch progressive externe Ophtalmoplegie

Eine Besonderheit ist die Vererbung der mtDNA bzw. deren Mutationen.

Die mtDNA ist nur 16.569 Basenpaare groß, zirkulär und kommt ausschließlich in Mitochondrien vor. Sie kodiert nur für einen sehr geringen Anteil der Proteine im Mitochondrium: 22 Transfer-RNAs, 2 ribosomale RNAs sowie für 13 Untereinheiten der Atmungskettenkomplexe I, III, IV und der ATP-Synthase (Abb. 56.14).

Die mtDNA wird mit einer eigenen Synthesemaschinerie hergestellt und repliziert, die in den Mitochondrien lokalisiert ist (Abb. 56.9). Die Enzyme dieser Maschinerie sind allerdings nukleär kodiert.

Da Mitochondrien nur in der Eizelle vorkommen, wird die mtDNA nur maternal vererbt.

Bei der Zellteilung ist die Verteilung der Mitochondrien und damit der mtDNA willkürlich (Abb. 56.13). Mutierte mtDNA wird somit nach dem Zufall verteilt, was je nach Gewebe zu sehr unterschiedlichen Anteil an intakter und mutierter mtDNA führen kann (Heteroplasmie) (Abb. 56.8). Häufig kommt es erst bei Vorliegen eines bestimmten Anteils an mutierter mtDNA zu klinischen Symptomen („Schwellenwert"). Je nach Gewebe kann dieser sehr unterschiedlich sein. Oft kann noch mit 70–75 % mutierter mtDNA eine normale Gewebsfunktion beobachtet werden. Zu beachten ist, dass der Anteil an mutierter mtDNA mit zunehmendem Alter zunimmt und damit auch neue Symptome auftreten (z. B. mitochondrialer Diabetes, Taubheit).

Mitochondriopathien mit mitochondrialer DNA-Depletion (Abb. 56.8) umfassen neben den häufigen *POLG*-Mutationen (► Abschn. „Alpers-Huttenlocher-Syndrom") andere hepatozerebrale Erkrankungen, Enzephalomyopatien mit milder Methylmalonacidämie, zerebrorenale Erkrankungen sowie das MNGIE-Syndrom (mitochondriale neurogastrointestinale Enzephalopathie) (Tab. 56.8).

Genetische Beratung Die Komplexität der Genetik mitochondrialer Erkrankungen erklärt, dass selbst bei definitiver Diagnosestellung eine genetische Beratung oft schwierig und eine Pränataldiagnostik nicht oder nur bedingt möglich ist. Diese ist derzeit nur bei Familien mit identifizierter, nukleärer Mutation möglich. Bei mtDNA-Mutationen ist die Durchführung einer Pränataldiagnose sehr schwierig, da der Heteroplasmiegrad bei einem Patienten in den verschiedenen Geweben sehr unterschiedlich sein kann.

Diagnose Die Diagnostik von Mitochondriopathien ist ein komplexer Prozess, der eine Zusammenschau von Klinik, Laborbefunden, neurophysiologischen und bildgebenden Daten, histologischen bzw. elektronenmikroskopischen und histochemischen Ergebnissen sowie biochemischen und molekulargenetischen Untersuchungen erfordert. Der Nachweis typischer Veränderungen einer Mitochondriopathie sollte in mehr als einem dieser Bereiche erfolgen.

Diagnostik und Therapie bei Mitochondriopathien sind bisher wenig standardisiert. Diagnostische Umwege, lange Verläufe bis zur Diagnosestellung, Fehldiagnosen und auch nichtfundierte Therapieversuche sind für die Patienten bzw. die Familien belastend. Leitlinien zur Diagnostik bei Mitochondriopathien im Kindes- und Jugendalter können hilfreich sein (► http://www.awmf.org/leitlinien/detail/ll/027-016.html).

Bei der Abklärung von Mitochondriopathien empfiehlt sich eine einfache Diagnosekaskade (Abb. 56.15).

Klinik mit Anamnese und Untersuchung Am Anfang steht die gründliche Anamnese inklusive einer ausführlichen Familienanamnese und einer genauen (neuro)pädiatrischen Untersuchung.

Labor/Metabolite Zur Basisdiagnostik gehören die Bestimmung von Laktat, Pyruvat und Alanin im Plasma, dem Liquorlaktat (und

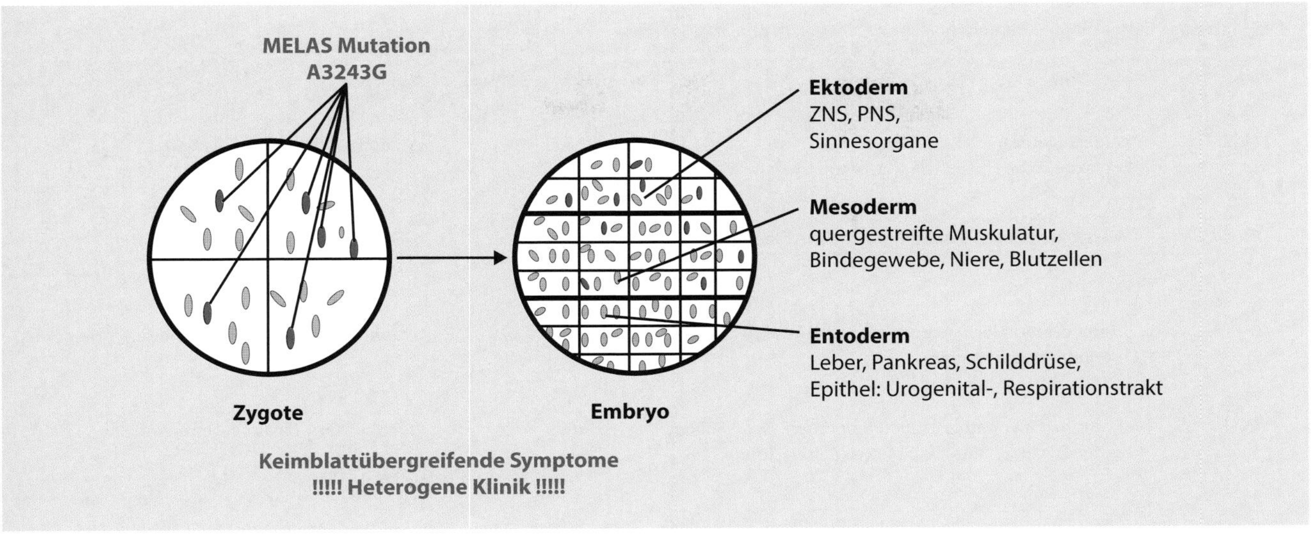

Abb. 56.13 Keimblattübergreifende Symptome bei mtDNA-Mutationen. Aufgrund der willkürlichen Verteilung der mtDNA-Mutationen während der Embryonalentwicklung kommt es zu unterschiedlicher Verteilung von mtDNA-Mutationen in verschiedene Keimblätter. Keimblattübergreifende Symptome sind charakteristisch für Krankheiten durch mtDNA-Mutationen

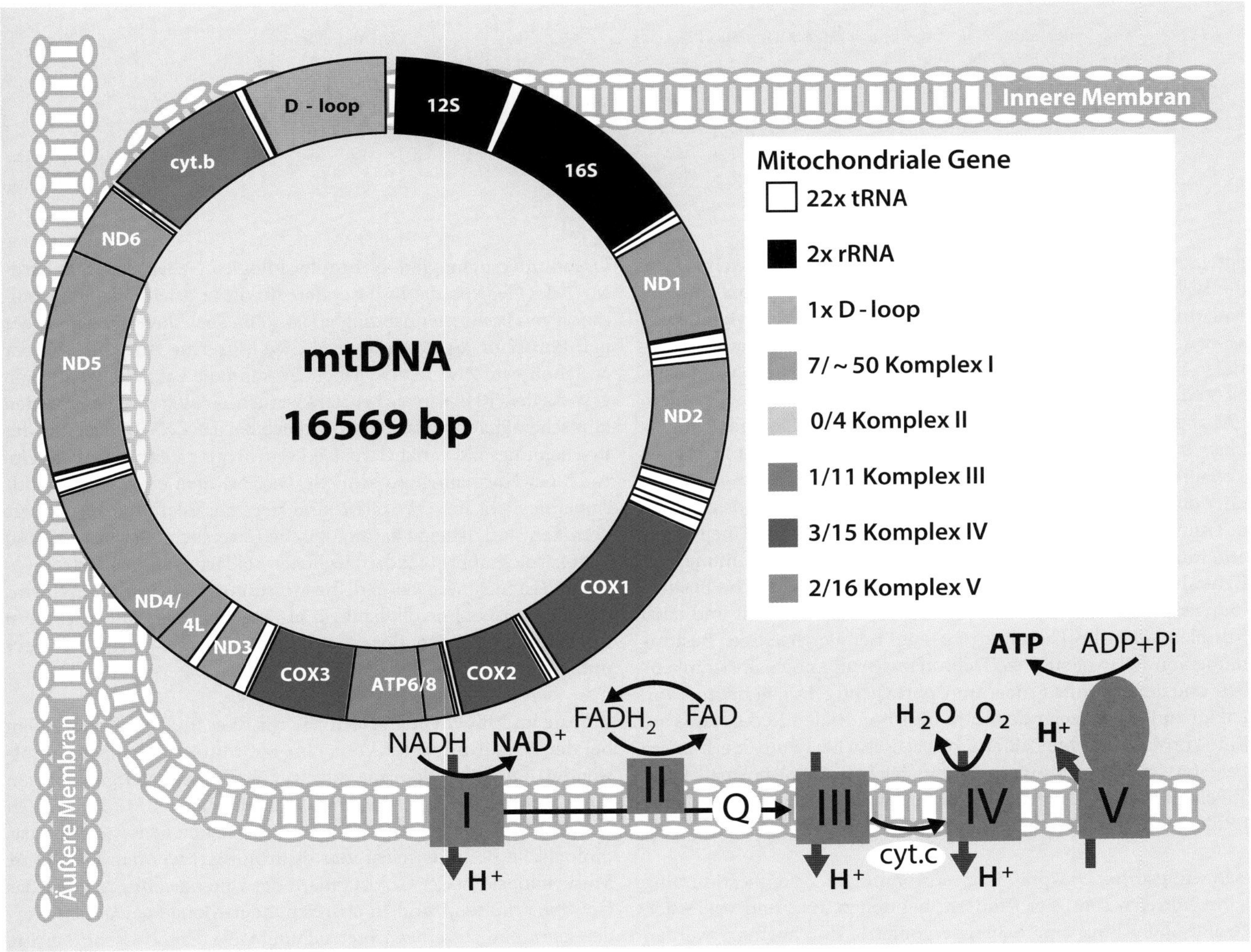

Abb. 56.14 Die zirkuläre mt DNA ist 16.569 Basenpaare groß, kodiert nur für 22 Transfer-RNAs, 2 ribosomale RNAs sowie für 13 Untereinheiten der Atmungskettenkomplexe

Tab. 56.8 Übersicht über die angeborenen Störungen der mtDNA-Synthese

Gen	Krankheit	OMIM-Nummer	Funktion
POLG1	Alpers-Syndrom Myoklonische Epilepsie +/–Hepatopathie	203700 74763	Mitochondriale DNA-Polymerase
DGUOK	Hepatozerebrales Syndrom mit mtDNA-Depletion	251880	Deoxyguanosinkinase
MPV17	Hepatozerebrales Syndrom mit mtDNA-Depletion + periphere Neuropathie	256810	Protein der inneren mitochondrialen Membran
SUCLA2	Enzephalomyopathie im Neugeborenen- und Säuglingsalter, Dystonie, Taubheit, Methylmalonacidurie	612073	Succinat-CoA-Ligase, β-Untereinheit
SUCLG1	Enzephalomyopathie im Neugeborenen- und Säuglingsalter, Tubulopathie, Methylmalonacidurie	611264	Succinat-CoA-Ligase, α-Untereinheit
ECGF1	Mitochondriale neuronale, gastrointestinale Enzephalomyopathie (MNGIE)	603041	Thymidinphosphorylase
TK2	(Enzephalo-)Myopathie mit mtDNA-Depletion	609560	Thymidinkinase
RRM2B	Enzephalomyopathie mit mtDNA-Depletion und Tubulopathie	612075	Ribonukleotidreduktase

56

ggf. Liquoraminosäuren), die Analytik organischer Säuren im Harn, die Bestimmung von freiem Carnitin, Acylcarnitinprofil und der Kreatinkinase. Ein besonderer Metabolit, die 3-Methylglutakonsäure kann im Harn bei einer Reihe von Patienten mit mitochondrialen Störungen gefunden werden. Die Konzentration von Laktat ist oft deutlich und konstant erhöht (>4–6 mmol/l), z. B. bei Kindern mit angeborener Laktatacidose (häufig Atmungskettendefekte inklusive ATP-Synthase-Mangel, PDHC-Defekte). Es gibt aber auch Verläufe, bei denen das Laktat wenig (z. B. zwischen 2 und 4 mmol/l) oder nur unter Belastung (z. B. nach Ergometrie) bzw. postprandial oder nur im Liquor erhöht ist. In seltenen Fällen kann eine Laktaterhöhung fehlen. Wichtig ist die korrekte Laktatbestimmung und Befundinterpretation (ungestautes Venenblut, mehrfache Bestimmungen). Nach Krampfanfällen, schwerer Muskelarbeit und nach Schreien kann das Laktat erhöht sein. Bei gleichzeitiger Bestimmung von Pyruvat sind die Deproteinisierung noch am Krankenbett und der gekühlte Probentransport wichtig. Das Verhältnis von Laktat zu Pyruvat zeigt den intramitochondrialen Redoxstatus an: Eine konstant erhöhte Laktat/Pyruvat-Ratio bei deutlich erhöhtem Laktat weist auf einen Atmungskettendefekt hin, eine normale Ratio auf einen PDHC-Mangel. Das Plasma- und Liquoralanin sind gute Indikatoren für eine lang dauernde Pyruvat/Laktat-Akkumulation.

Belastungstests Die prä- und postprandiale Laktatbestimmung kann hilfreich sein. Bei Kindern, bei denen aufgrund von Alter, Größe und Klinik eine Fahrradergometrie durchgeführt werden kann, ist eine kombinierte Spiroergometrie mit Laktatmessung eine Vorfelduntersuchung, die unter Umständen eine leichte neurologische, kardiale oder muskuläre Beteiligung demaskieren hilft.

Organuntersuchungen, Neurophysiologie Neben dem Standard-MRT des Gehirns, das insbesondere für die Feststellung und Lokalisation von Läsionen unabdingbar ist, kann auch die Protonen- (oder ggf. Phosphor-)Spektroskopie (MRS) hilfreiche Aufschlüsse über Metabolite im ZNS in vivo geben. So kann die Laktatkonzentration verschiedener Hirnareale beurteilt werden. Analog zum heterogenen klinischen Phänotyp ist allerdings auch bei der ZNS-Bildgebung das Erscheinungsbild variabel. Fast jede Hirnregion kann betroffen sein. Auch ein Normalbefund schließt das Vorliegen einer Mitochondriopathie nicht aus. Da Skelett- und Herzmuskulatur oft kombiniert betroffen sind, ist eine kardiologische Untersuchung mit EKG und Echokardiographie Standard jeglicher Abklärung. Eine Elektromyographie ist nicht wegweisend, die Messung der Nervenleitgeschwindigkeit ist u. U. sinnvoll, häufiger als angenommen ist bei Kindern mit mitochondrialen Enzephalomyopathien der periphere Nerv mitbeteiligt.

Biopsie und Biochemie Nach wie vor ist es in den meisten Fällen bei der Abklärung eines Verdachts auf Mitochondriopathie notwendig, eine Muskelbiopsie oder ggf. auch andere Organbiopsien durchzuführen. Da die Skelettmuskulatur reich an Mitochondrien ist, können dort ausreichende Enzymaktivitäten gemessen und pathologische Befunde meist klar diskriminiert werden. Die offene Muskelbiopsie ist der Goldstandard der Untersuchung, da hier das Gewebe schonend und in ausreichender Menge gewonnen werden kann und aus einer Untersuchung viele diagnostische Schritte (Histologie, Histochemie, elektronenmikroskopische Untersuchung, biochemisch-funktionelle, enzymatische und genetische Untersuchungen) durchgeführt werden können. Die schonendere

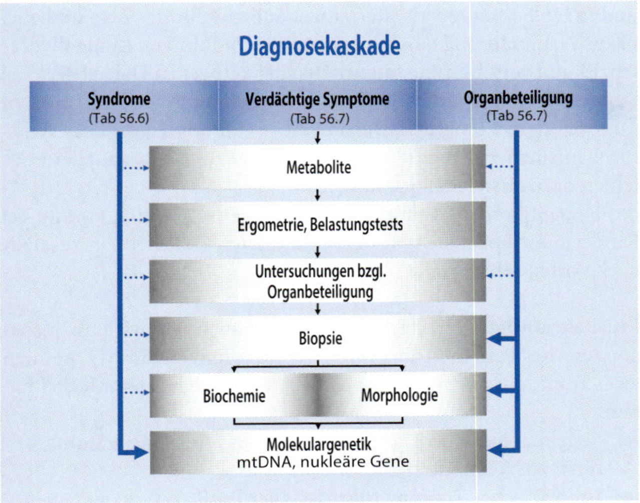

Abb. 56.15 Diagnosekaskade: Die Diagnostik von Mitochondriopathien ist ein stufenweiser Prozess, der meist eine Zusammenschau aller Befunde, Klinik, Laborwerte, Biochemie und Genetik benötigt

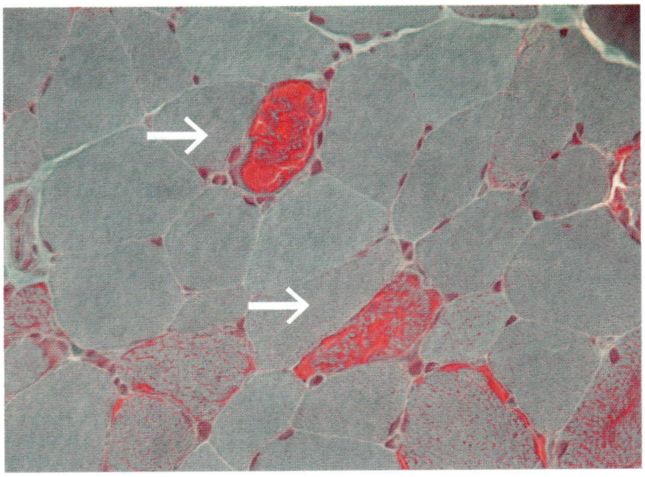

Abb. 56.16 Ragged red fibers sind in der Gomori-Trichromfärbung angefärbte Mitochondrien *(Pfeile)*, die subsarkolemmnal akummulieren und Hinweise für eine mitochondriale Myopathie liefern. Bei einer Vielzahl kindlicher Mitochondriopathien kommen keine Ragged red fibers vor, im Alter gibt es auch eine unspezifische Vermehrung

und einfachere Nadelbiopsie ist an eine Miniaturisierung der biochemischen Untersuchungsverfahren gebunden. Ragged red fibers sind ein klassischer Hinweis für eine mitochondriale Pathologie im Skelettmuskel (Abb. 56.16), können aber im Säuglings- und Kleinkindesalter oft fehlen. Aus frischem Muskelgewebe – nicht jedoch aus gefrorenem – können Mitochondrien direkt mit verschiedenen Substraten untersucht werden, dabei ist eine Gesamtbeurteilung des Oxidationsstoffwechsels inklusive ATP-Synthese oder kofaktorabhängiger Vorgänge möglich. Enzym- und Substratoxidationsuntersuchungen können auch in kultivierten Hautfibroblasten durchgeführt werden. Viele Defekte werden aber häufig in der Haut nicht exprimiert. Bei spezieller Organbeteiligung müssen auch entsprechende Organe biopsiert (Leber, Herz, Niere etc.) werden. Wenn routinemäßig Untersuchungen im frischen Gewebe nicht durchgeführt werden können, sollte zumindest bei jenen Patienten, bei denen eine Untersuchung der Atmungskettenenzymkomplexe aus gefrorenem Muskel keine Auffälligkeiten gezeigt haben, aber klinisch der Verdacht auf eine Mitochondriopathie (ggf. mit Laktaterhöhung) hart bleibt, eine Zweitbiopsie mit funktionellen Untersuchungen intakter Mitochondrien aus frischem Muskelgewebe durchgeführt werden.

Molekulargenetik Die molekulargenetische Diagnostik orientiert sich in der Regel am Erbgang, der Klinik sowie den biochemischen Befunden. Es kommen alle Arten von Mutationen (Punktmutationen, Deletionen, Duplikationen) vor, sie können vererbt, aber auch sporadisch sein. Bei neu identifizierten Mutationen stellt sich immer die Frage der pathologischen Relevanz, dies ist vor allem im Bereich der mtDNA problematisch, da hier eine etwa 10-fach höhere spontane Mutationsrate vorliegt als im nukleären Genom. Wichtig ist daher die Abgrenzung zu Polymorphismen.

Bei einem eindeutig maternalen Erbgang ist die Wahrscheinlichkeit einer mitochondrialen Mutation sehr groß, dementsprechend ist primär eine Analyse der mtDNA sinnvoll. Genauso spricht ein Stammbaum mit einem autosomal-rezessiven Erbgang eher gegen eine Mutation des mitochondrialen Genoms.

Bei typischen klinischen Syndromen kann entweder direkt die mtDNA (z. B. beim Pearson-Syndrom) oder direkt das Kandidatengen untersucht werden (z. B. *Taffazin*-Gen beim Barth-Syndrom). Bei den klinisch weniger spezifischen Krankheitsbildern (s. oben) orientiert sich die molekulargenetische Diagnostik an den biochemischen Befunden:

Bei PDHC-Defekten erfolgt primär die Analyse von *PDHA1*, das die E1α-Untereinheit kodiert, die bei mehr als 70 % der Patienten mit PDHC-Defekt betroffen ist. Da es sich hier um einen X-chromosomalen Erbgang handelt, muss bei der klinischen Ausprägung auf die variable X-Inaktivierung bei Mädchen geachtet werden. Bei fehlender Mutation im *PDHA1* erfolgt die Analyse der weiteren Untereinheiten.

Bei Atmungskettendefekten ist es aufgrund der Vielzahl der Kandidatengene – beim Komplex I mehr als 60 bekannte Gene – sehr schwierig, eine genetische Stufendiagnostik durchzuführen. Die Kombination aus biochemischem Ergebnis, Klinik, Histologie und bisher beschriebener Häufigkeit kann Anhaltspunkte dafür geben, welches Gen als erstes untersucht werden sollte: So ist es beim isolierten Komplex-IV-Defekt mit Leigh-Syndrom ohne kardiale Beteiligung und Beginn im Kleinkindalter sinnvoll, zunächst *SURF1* – einen Assemblierungsfaktor – zu untersuchen. Bei Beginn im Neugeborenen- oder frühen Säuglingsalter mit Kardiomyopathie und schwerer Enzephalopathie sind bisher am häufigsten Mutationen in *SCO2*, einem Kupfertransporter, beschrieben.

Bei kombinierten Atmungskettendefekten spricht insbesondere die Kombination von Komplex-I-, III- und IV-Defekt unter Aussparung des Komplex II für ein mtDNA-Depletionssyndrom. In diesem Fall wird der Gehalt an mtDNA im betroffenen Gewebe (z. B. Leber) quantifiziert. Bei Erniedrigung erfolgt in Zusammenschau mit der Klinik die Analyse der Kandidatengene (z. B. *DGUOK*, *MPV17*, *POLG1* bei den hepatozerebralen Depletionssyndromen (Tab. 56.8).

Trotz einer Vielzahl von neu identifizierten Krankheitsgenen verbleibt eine Vielzahl von Patienten, bei denen trotz klinisch dringlichem Verdacht auf eine Mitochondriopathie keine genetische Diagnose gestellt werden konnte. Dies stellt vor allem für die genetische Beratung und die Pränataldiagnostik ein enormes Problem dar, ist aber auch für die Entwicklung von Therapieansätzen ein großes Handicap. Deswegen wurden in den letzten Jahren neue molekulargenetische Techniken angewandt, die es erlauben, auch eine Vielzahl von Kandidatengenen zu untersuchen („high throughput screening", „next generation sequencing", Exom-Sequencing). Mit dieser Technologie können neue Krankheitsgene identifiziert werden, aber auch Mutationen in bereits bekannten Krankheitsgenen gefunden werden, die primär nicht als mögliche Ursache erkannt wurden.

Therapie Nach wie vor ist die Therapie bei Mitochondriopathien limitiert und beschränkt sich oft auf symptomatische Maßnahmen. Therapieansätze sind: Pharmakologische Beeinflussung des Intermediärstoffwechsels, insbesondere der OXPHOS, Ernährungstherapie, Muskeltraining, symptomatische Therapie und genetische Therapieversuche.

Pharmakologische Therapieansätze Nur für wenige Substanzgruppen sind Einzelberichte oder Studien mit therapeutischen Effekten publiziert worden. Die pharmakologischen Therapieansätze beruhen auf unterschiedlichen Wirkprinzipien:
- Aktivierung der Enzymrestaktivität,
- Überbrückung von Enzymdefekten,
- Reduktion von toxischen Intermediärmetaboliten,
- antioxidative und membranprotektive Maßnahmen,
- Energiekonservierung.

Koenzym-Q_{10}/Idebenon Koenzym Q_{10} hat eine unspezifische Wirkung als Radikalfänger und Elektronentransporter, bei Patienten mit angeborenen Koenzym-Q_{10}-Defekten ist die Wirksamkeit gut dokumentiert. Einzelne Studien zeigen die Wirksamkeit von Koenzym Q_{10} und Idebenon bei Morbus Parkinson und Morbus Huntington bzw. auf die Kardiomyopathie bei Friedreich-Ataxie.

56

Riboflavin Flavoproteine sind prostethische Gruppen des Komplex I. Bei Komplex-I-Defizienz, insbesondere durch *ACAD9*-Mutationen wurde die klinische Wirksamkeit einer Riboflavinsupplementation beschrieben.

Thiamin Es sind in der Literatur mehrfach thiaminresponsive PDHC-E1α-Mutationen beschrieben worden. Die Thiaminsensitivität muss bei jedem PDHC-Defekt isoliert und unabhängig von ketogener Diät untersucht werden.

L-Carnitin Bei Mitochondriopathien kommt es häufig zu einem sekundären Carnitinmangel, der ggf. behandelt werden muss.

Arginin, Citrullin Berichte zeigen die Wirksamkeit von L-Arginin bei MELAS-Krisen durch die indirekte Bereitstellung von Stickstoffmonoxid und dessen vasoaktiven Effekt. Eine Studie beschrieb die i.v.-Gabe von L-Arginin bei MELAS-Patienten in der Krise und oral in symptomfreien Intervallen (Koga et al. 2005). Damit verringerten sich Symptomatik und Frequenz von Stroke-like-Episoden. Mit stabilen Isotopen konnte gezeigt werden, dass mit Arginin und Citrullin die verminderte NO-Produktion verbessert werden kann. Sowohl in der akuten MELAS-Krise als auch in deren Prävention scheint die Verwendung von Arginin/Citrullin der vielversprechendste Ansatz zu sein.

Neuere Therapieansätze Ein neuer Therapieansatz ist die Regulation der mitochondrialen Biogenese und Stimulierung der mitochondrialen Aktivität. Dies geschieht entweder durch die Gabe von Sirtuinen (z. B. Resveratrol) oder durch die Gabe von Bezafibrat. Untersuchungen in vitro, am Tiermodell sowie Einzelfallberichte von Patienten zeigen vielversprechende Ergebnisse.

Ernährungstherapie Die ketogene Diät ist beim PDHC-Mangel indiziert und wirksam. Sie ermöglicht die Zufuhr von Ketonkörpern und freien Fettsäuren als alternatives Substrat für das ZNS und eine Laktatverminderung durch die reduzierte Zufuhr von Kohlenhydraten. Es gibt verschiedene Intensitäten der ketogenen Diät, aber keine Studien über eine optimale Zusammensetzung. Auch bei Patienten mit isoliertem Komplex-I-Defekt gibt es Hinweise, dass diese Wirkmechanismen zu einer klinischen Verbesserung führen, allerdings fehlen dazu ausreichende Studien.

Die antikonvulsive und antiepileptogene Wirkung könnte bei Kindern mit Epilepsie und mitochondrialen Defekten ein zusätzlicher Vorteil sein.

Muskeltraining Verschiedene Studien haben gezeigt, dass insbesondere bei Patienten mit mtDNA-Mutationen und Myopathien zwei Trainingsformen einen positiven Einfluss auf den Muskel haben:
- Regelmäßiges, niedrig dosiertes, aerobes Ausdauertraining führt zur Verstärkung der Muskelkraft.
- Isometrisches Training führt zu einer Proliferation der Satellitenzellen im Skelettmuskel. Da in diesen Zellen der Anteil an mutierter mtDNA niedriger als in reifen Muskelzellen ist, führt dieses Training zu einer Reduktion der mutierten mtDNA und so zur Verbesserung der OXPHOS.

Symptomatische Therapie Die symptomatische Therapie umfasst folgende Maßnahmen:
- Acidosekorrektur, ausreichende Hydrierung und Dialyse bei Myoglobinurie;
- Antikonvulsiva;
- Stroke-like-Episoden: L-Arginin;
- Spastik: Botulinustoxin, Baclofen, Nitrazepam;
- Dystonie: L-DOPA;
- ausreichende Kalorienzufuhr, frühzeitige Ernährung über PEG-Sonde;
- Durchführung einer adäquaten Physiotherapie, Ergotherapie, Logopädie;
- Früherkennung und Substitution bei endokriner Beteiligung, insulinabhängigem Diabetes mellitus, Hypoparathyreoidismus, Nebenniereninsuffizienz, Wachstumshormonmangel;
- Intervalltherapie bei MELAS mit Salicylaten, nichtsteroidalen Antirheumatika (NSAR);
- Hörgeräte, Cochleaimplantate bei Innenohrbeteiligung;
- Herzschrittmacher bei Kearns-Sayre-Syndrom;
- Operation der Ptose, Blepharoplastik;
- Lebertransplantation beim mitochondrialen DNA-Depletionssyndrom mit vorwiegender Leberbeteiligung;
- Herztransplantation bei isolierter Kardiomyopathie;
- Vermeidung von: Aminoglykosidantibiotika (bei mtDNA-Defekten), Glukose (bei PDHC-Defekt), Propofol (für Langzeitsedierung), Steroide (Langzeitanwendung) wegen des katabolen Effektes, Valproinsäure (Alpers-Syndrom, POLG-Defekte) wegen Interaktion mit mitochondrialem Stoffwechsel.

Genetische Therapieversuche Es gibt eine Reihe von Ansätzen genetischer Therapie, die vor allem die mtDNA betreffen. Sie haben jedoch in der Klinik noch keinerlei Anwendung finden können.

Forschungsaufgaben Auch wenn die Therapiemöglichkeiten für Mitochondriopathien noch sehr eingeschränkt sind, ist zu hoffen, dass aufgrund des zunehmenden Wissens über die molekularen Defekte und des Verständnisses der Pathomechanismen effektivere Behandlungsmethoden entwickelt werden können. Die Entwicklung von In-vitro-Modellen (Patientenzelllinien) zur Überprüfung indivi-

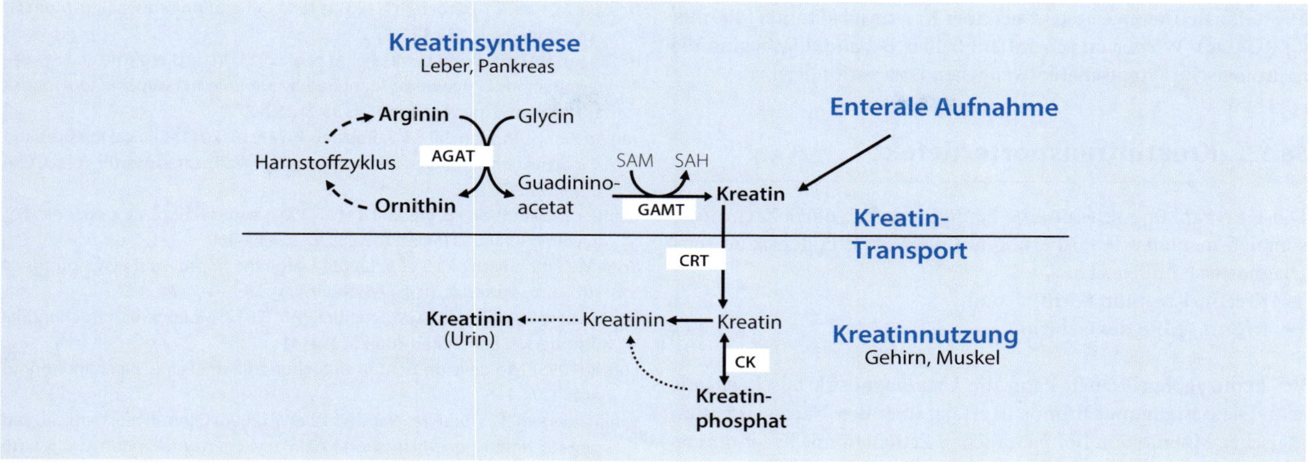

Abb. 56.17 Kreatinstoffwechsel. *AGAT* Arginin-Glycin-Amidinotransferase, *GAMT* Guanidino-Acetat-Methyltransferase, *CRT* Kreatintransporter, *CK* Kreatinkinase, *SAH* S-Adenylhomocystein, *SAM* S-Adenosylmethionin

dueller Therapien, die sich am genetischen Defekt orientieren, wird entscheidend zur weiteren Entwicklung beitragen. In der Klinik sind prospektive kontrollierte Multicenterstudien für eine gute Beurteilung der Therapieeffekte notwendig.

Die Führung der Patienten und deren Familien ist sehr wichtig. Basis dafür ist eine solide abgeschlossene Diagnostik. Wesentlich bleibt, dass gerade aufgrund der überwiegenden symptomatischen Therapieansätze Patienten in erfahrenen Zentren multidisziplinär im Team begleitet und Therapiestandards eingehalten werden.

56.3 Kreatinmangelsyndrome

G. F. Hoffmann

Definition und Häufigkeit Kreatinmangelsyndrome werden durch 3 monogene Defekte der Synthese oder des zellulären Imports von Kreatin verursacht. Seit der Erstbeschreibung 1994 wurden ungefähr 100 Patienten diagnostiziert. Hierbei wurde für den erst 2001 identifizierten Defekt des Kreatintransports eine relativ hohe Inzidenz von 0,3–3,5 % bei ungeklärter X-gebundener mentaler Retardierung nachgewiesen. Auch hemizygote Frauen können milder und variabel ausgeprägte Entwicklungsstörungen aufweisen.

Pathophysiologie und Diagnostik Kreatin wird über 2 Enzymschritte, Arginin-Glycin-Amidinotransferase (AGAT) und Guanidino-Acetat-Methyltransferase (GAMT), vor allem in Leber und Pankreas synthetisiert oder über die Nahrung aufgenommen (Abb. 56.17). Ein Kreatintransporter ist für den Transport in Gehirn- und Muskelzellen notwendig. Das Kreatin-/Kreatinphosphatsystem ist über die CK mit dem ATP/ADP-System verknüpft und dient als zytosolischer Energiespeicher und -puffer in Gehirn und Muskel. Täglich werden sehr konstant ca. 1,7 % von Kreatin und Kreatinphosphat in Kreatinin umgewandelt und über den Urin ausgeschieden. (Dies entspricht bei einem Erwachsenen 1–2 g.)

Kreatinmangelsyndrome verursachen unbehandelt eine schwere psychomotorische Retardierung, insbesondere Störungen der expressiven und rezeptiven Sprachentwicklung. Inkonstant entwickeln sich Epilepsien, autistisch-selbstaggressives Verhalten, muskuläre Hypotonie und extrapyramidale Bewegungsstörungen. Für die Pathophysiologie ist der zerebrale Kreatinmangel entscheidend. Dieser lässt sich mithilfe der Magnetresonanzspektroskopie (MRS) diagnostisch eindeutig nachweisen und therapeutisch monitoren. Die Diagnosestellung gelingt auch für alle 3 Defekte über den Nachweis abnormer Konzentrationen von Kreatin/Kreatinin und dem Vorläufer Guanidinoacetat in Serum, Urin bzw. Liquor.

56.3.1 Guanidino-Acetat-Methyltransferase-Defekt

Von einem GAMT-Defekt betroffene Patienten zeigen die schwersten Krankheitsmanifestationen mit teilweiser therapieresistenter Epilepsie und dyston-dyskinetischen Bewegungsstörungen. Oft dokumentiert die zerebrale Bildgebung Veränderungen (erhöhte Signalintensität [T_2-Wichtung] im Globus pallidus, Myelinisierungsverzögerung). Diagnostisch finden sich:

- Kreatin/Kreatinin (Urin) ↓,
- Guanidinoacetat (Plasma, Urin, Liquor) ↑ und
- Kreatin (MRS des Gehirns) ↓↓.

Selbst spät diagnostizierte Patienten profitieren von einer rationalen Therapie der Stoffwechselerkrankung. Insbesondere Epilepsie, Bewegungsstörung und Verhaltensstörungen werden positiv beeinflusst. Die Therapie besteht aus einer Substitution mit Kreatin (400 mg/kg KG/Tag in 3–6 Gaben) und einer Reduktion des sich bei diesem Defekt anhäufenden neurotoxischen Guanidinoacetats. Letztere wird mit einer diätetischen Einschränkung von natürlichem Eiweiß zur Argininrestriktion, kombiniert mit einer Ornithinsupplementation, erreicht. Es erscheint möglich, dass bei Behandlungsbeginn im frühen Säuglingsalter eine normale psychomotorische Entwicklung erreicht werden kann.

56.3.2 Arginin-Glycin-Amidinotransferase-Defekt

Bisher wurden nur einzelne Patienten mit pychomotorischer Retardierung als Hauptsymptom diagnostiziert. Diagnostisch finden sich:

- Guanidinoacetat (Plasma, Urin) ↓,
- Kreatin/Kreatinin (Urin) normal bis ↓ und
- Kreatin (MRS des Gehirns) ↓↓.

Die rationale Therapie besteht aus einer Kreatinsubstitution (400 mg/kg KG/Tag). Wiederum scheint ein früher Behandlungsbeginn die neurologische Symptomatik (weitgehend) zu verhindern.

56.3.3 Kreatintransporterdefekt

Diese Erkrankung scheint eine häufige Ursache einer X-chromosomalen mentalen Retardierung mit oder ohne Epilepsie zu sein. Diagnostisch finden sich:

- Kreatin/Kreatinin (Urin) ↑ und
- Kreatin (MRS des Gehirns) ↓ ↓.

Bei hemizygoten Frauen kann die Urindiagnostik falsch-negativ sein. Die Bestätigungsdiagnostik erfolgt über den Nachweis pathologischer Mutationen. Bei männlichen Patienten mit Kreatintransporterdefekt ist eine Kreatinsubstitutionstherapie wirkungslos; diese kann bei symptomatischen heterozygoten Frauen hilfreich sein.

Literatur

Andresen BS, Olpin S, Poorthuis BJ et al (1999) Clear correlation of genotype with disease phenotype in very-long-chain acyl-CoA dehydrogenase deficiency. Am J Hum Genet 64:479–494

Andresen BS, Dobrowolski SF, O'Reilly L et al (2001) Medium-chain acyl-CoA dehydrogenase (MCAD) mutations identified by MS/MS-based prospective screening of newborns differ from those observed in patients with clinical symptoms: Identification and characterization of a new, prevalent mutation that results in mild MCAD deficiency. Am J Hum Genet 68:1408–1418

Arbeitsgemeinschaft der wissenschaftlichen medizinischen Fachgesellschaften e.v. (2010) Diagnostik und Therapieansatze bei Mitochondriopathien im Kindes- und Jugendalter AWMF-Leitlinien-Register, Bd. 027/016, Entwicklungsstufe 2. AWMF, Düsseldorf (http://www.awmf.org/leitlinien/detail/ll/027-016.html. Zugegriffen 02. Februar 2013)

den Boer ME, Wanders RJ, Morris AA et al (2002) Long-chain 3-hydroxyacyl-CoA dehydrogenase deficiency: Clinical presentation and follow-up of 50 patients. Pediatrics 109:99–104

Bonnet D, Martin D, De Pascale L et al (1999) Arrhythmias and conduction defects as presenting symptoms of fatty acid oxidation disorders in children. Circulation 100:2248–2253

Clayton PT, Eaton S, Aynsley-Green A et al (2001) Hyperinsulinism in short-chain L-3-hydroxyacyl-CoA dehydrogenase deficiency reveals the importance of beta-oxidation in insulin secretion. J Clin Invest 108:457–465

Copeland WC (2012) Defects in mitochondrial DNA replication and human disease. Crit Rev Biochem Mol Biol 47:64–74

Corr PB, Creer MH, Yamada KA et al (1989) Prophylaxis of early ventricular fibrillation by inhibition of acylcarnitine accumulation. J Clin Invest 83:927–936

Dang CV (2012) Links between metabolism and cancer. Genes Dev 26:877–890

DiMauro S (2011) A history of mitochondrial diseases. J Inherit Metab Dis 34:261–276

DiMauro S, Rustin P (2009) A critical approach to the therapy of mitochondrial respiratory chain and oxidative phosphorylation diseases. Biochim Biophys Acta 1792:1159–1167

Frederiksen AL et al (2006) Tissue specific distribution of the 3243A→G mtDNA mutation. J Med Genet 43:671–677

Gillingham MB, Weleber RG, Neuringer M et al (2005) Effect of optimal dietary therapy upon visual function in children with long-chain 3-hydroxyacyl CoA dehydrogenase and trifunctional protein deficiency. Mol Genet Metab 86:124–133

Graff C, Clayton DA, Larsson NG (1999) Mitochondrial medicine-recent advances. J Intern Med 246:11–23

Haack TB, Haberberger B, Frisch EM et al (2012) Molecular diagnosis in mitochondrial complex I deficiency using exome sequencing. J Med Genet 49:277–283

Hempel M, Haack TB, Prokisch H (2011) Next generation sequencing. Monatsschr Kinderheilk 159:827–833

Hoffmann L, Haussmann U, Mueller M et al (2011) VLCAD enzyme activity determinations in newborns identified by screening: A valuable tool for risk assessment. J Inherit Metab Dis 35(2):269–277

van de Kamp JM, Mancini GMS, Pouwels PJW et al (2011) Clinical features and X-inactivation in females heterozygous for creatine transporter defect. Clin Genet 79:264–272

Klepper J, Leiendecker B, Bredahl R et al (2002) Introduction of a ketogenic diet in young infants. J Inherit Metab Dis 25:449–460

Koga Y, Akita Y, Nishioka J et al (2005) L-arginine improves the symptoms of strokelike episodes in MELAS. Neurology 64:710–712

Koopman WJH, Willems PHGM, Smeitink JAM (2012) Monogenic mitochondrial disorders. N Engl J Med 366:1132–1141

Luft R (1995) The development of mitochondrial medicine. Biochim Biophys Acta 1271:1–6

van Maldegem BT, Duran M, Wanders RJ et al (2006) Clinical, biochemical, and genetic heterogeneity in short-chain acyl-coenzyme A dehydrogenase deficiency. JAMA 296:943–952

Mayr JA, Freisinger P, Schlachter K et al (2011) Thiamine pyrophosphokinase deficiency in encephalopathic children with defects in the pyruvate oxidation pathway. Am J Human Genet 89:806–812

Olsen RK, Olpin SE, Andresen BS et al (2007) ETFDH mutations as a major cause of riboflavin-responsive multiple acyl-CoA dehydrogenation deficiency. Brain 130:2045–2054

Primassin S, Ter Veld F, Mayatepek E et al (2008) Carnitine supplementation induces acylcarnitine production in tissues of very long-chain acyl-CoA dehydrogenase-deficient mice, without replenishing low free carnitine. Pediatr Res 63:632–637

Rinaldo P, Matern D, Bennett MJ (2002) Fatty acid oxidation disorders. Annu Rev Physiol 64:477–502

Rosenberg EH, Almeida LS, Kleefstra T et al (2004) High prevalence of SLC6A8 deficiency in X-linked mental retardation. Am J Hum Genet 75:97–105

Schaefer AM, Taylor RW, Turnbull DM, Chinnery PF (2004) The epidemiology of mitochondrial disorders – past, present and future. Biochim Biophys Acta 1659:115–120

Schulze A (2004) Angeborene Störungen des Kreatinstoffwechsels (Kreatinmangelsyndrome). In: Hoffmann G, Grau AJ (Hrsg) Stoffwechselerkrankungen in der Neurologie. Thieme, Stuttgart, S 102–128

Schulze A, Hoffmann GF, Bachert P et al (2006) Successful pre-symptomatic diagnosis and treatment from birth in GAMT deficiency. Neurology 67:719–721

Skladal D, Halliday J, Thorburn DR (2003) Minimum birth prevalence of mitochondrial respiratory chain disorders in children. Brain 126:1905–1912

Sperl W, Prokisch H, Karall D, Mayr JA, Freisinger P (2011) Mitochondriopathien, ein Update. Monatsschr Kinderheilk 9:848–854

Spiekerkoetter U et al (2003) Cardiomyopathy and pericardial effusion in infancy point to a fatty acid β-oxidation defect after exclusion of an underlying infection. Pediatr Cardiol 24:295–297

Spiekerkoetter U, Khuchua Z, Yue Z et al (2004) General mitochondrial trifunctional protein (TFP) deficiency as a result of either alpha- or beta-subunit mutations exhibits similar phenotypes because mutations in either subunit alter TFP complex expression and subunit turnover. Pediatr Res 55:190–196

Spiekerkoetter U, Lindner M, Santer R et al (2009) Treatment recommendations in long-chain fatty acid oxidation defects: consensus from a workshop. J Inherit Metab Dis 32:498–505

Spiekerkoetter U, Haussmann U, Mueller M et al (2010) Tandem mass spectrometry screening for very long-chain acyl-CoA dehydrogenase deficiency: The value of second-tier enzyme testing. J Pediatr 157:668–673

Stickler DE, Valenstein E, Neiberger RE et al (2006) Peripheral neuropathy in genetic mitochondrial diseases. Pediatr Neurol 34:127–131

Taroni F, Verderio E, Dworzak F et al (1993) Identification of a common mutation in the carnitine palmitoyltransferase II gene in familial recurrent myoglobinuria patients. Nat Genet 4:314–320

Tyni T, Kivela T, Lappi M et al (1998) Ophthalmologic findings in long-chain 3-hydroxyacyl-CoA dehydrogenase deficiency caused by the G1528C mutation: A new type of hereditary metabolic chorioretinopathy. Ophthalmology 105:810–824

Van Hove JL, Grunewald S, Jaeken J et al (2003) D,L-3-hydroxybutyrate treatment of multiple acyl-CoA dehydrogenase deficiency (MADD). Lancet 361:1433–1435

Wallace DC, Fan W, Procaccio V (2010) Mitochondrial energetics and therapeutics. Annu Rev Pathol Mech Di 5:297–348

Wanders RJ, Ruiter JP, Ijlst L et al (2010) The enzymology of mitochondrial fatty acid beta-oxidation and its application to follow-up analysis of positive neonatal screening results. J Inherit Metab Dis 33(5):479–494

Wenz T, Williams SL, Bacman SR et al (2010) Emerging therapeutic approaches to mitochondrial diseases. Development Disab Res Rev 16:219–229

Wilcken B, Leung KC, Hammond J et al (1993) Pregnancy and fetal long-chain 3-hydroxyacyl coenzyme A dehydrogenase deficiency. Lancet 341:407–408

Wilcken B, Haas M, Joy P et al (2007) Outcome of neonatal screening for medium-chain acyl-CoA dehydrogenase deficiency in Australia: A cohort study. Lancet 369:37–42

Wilcken B (2010) Fatty acid oxidation disorders: Outcome and long-term prognosis. J Inherit Metab Dis 33:501–506

57 Speicherkrankheiten

R. Santer, K. Ullrich, J. Spranger

57.1 Glykogenspeicherkrankheiten

R. Santer, K. Ullrich

Definition Mit der Nahrung zugeführte Kohlenhydrate werden als Monosaccharide resorbiert. Ein großer Teil der ins Blut aufgenommenen Glukose wird nicht sofort metabolisiert, sondern vor allem in der Leber, aber auch in Muskel und Niere in Glykogen eingebaut. In Nüchternphasen wird Glukose, zunächst noch an Phosphat gebunden, durch Glykogenolyse aus dem gespeicherten Glykogen wieder mobilisiert. Glukose-6-Phosphat kann in der Leber auch aus anderen Monosacchariden, aus Eiweißabbauprodukten oder Laktat entstehen (Glukoneogenese). Nur in Leber und Niere kann freie Glukose nach Spaltung durch das Glukose-6-Phosphatase-System an das Blut abgegeben und für andere Organe zur Verfügung gestellt werden. Synthese und Abbau von Glykogen in der Leber sind über Substrate sowie Hormone sehr fein reguliert und von wesentlicher Bedeutung für die Blutzuckerhomöostase.

Die verschiedenen Glykogenspeicherkrankheiten (GSD, „glycogen storage disease") sind Folge verminderter Aktivitäten unterschiedlicher Enzyme und Transportproteine des Glykogen- und Glukosestoffwechsels (◘ Abb. 57.1). Es kommt zur vermehrten zytoplasmatischen oder lysosomalen Anreicherung normal oder abnormal strukturierter Glykogenmoleküle.

Glykogenspeicherkrankheiten können in Leber- und Muskelglykogenosen eingeteilt werden. Die erste Gruppe ist durch eine Hepatopathie mit Störung der Blutzuckerhomöostase und sekundären Veränderungen des Lipid- und Harnsäurestoffwechsels charakterisiert (GSD I, III, VI, bestimmte Typ-IX-Varianten, Fanconi-Bickel-Syndrom [FBS]), die zweite durch Symptome von Seiten der Skelett- und/oder Herzmuskulatur (GSD II, III, V, VII und IX-Varianten). Eine systematische Klassifikation, die chromosomale Lokalisation betroffener Gene, relative Häufigkeiten und Leitsymptome einzelner Glykogenosetypen zeigt ◘ Tab. 57.1; die Lokalisation zugehöriger Stoffwechselschritte findet sich in ◘ Abb. 57.1 und 57.2. Es muss angemerkt werden, dass die Bezeichnung für Leberglykogenosen und Muskelglykogenosen bisher nicht einer einheitlichen Nomenklatur folgt.

Leitsymptome und Pathogenese Hepatomegalie Eine erhöhte Glykogenkonzentration in der Leber findet sich vor allem bei den Typen I, III, VI, IX und FBS. Erhöhungen bis auf das 2- bis 3-Fache der oberen Norm (6 g/100 g Feuchtgewicht) sind möglich. Eine zusätzliche intrazelluläre Lipidakkumulation trägt (vor allem beim Typ I) zur Hepatomegalie bei. Der hepatische Glykogensynthasemangel wird oft bei den Glykogenosen erwähnt (GSD 0a); hier handelt es sich aber nicht im eigentlichen Sinn um eine Glykogenspeicherkrankheit, die Leber ist bei diesem Enzymdefekt nicht vergrößert, und der Glykogengehalt ist vermindert oder liegt im unteren Normbereich.

Hypoglykämie Hypoglykämien treten bei Patienten mit GSD 0a, I, III, VI, IX und FBS auf. Die Nüchterntoleranz ist bei der GSD I am geringsten; Hypoglykämien können schon 2 h postprandial auftreten, da die defiziente Glukose-6-Phosphatase das Schlüsselenzym der endogenen Glukoseproduktion (Glykogenabbau und Glukoneogenese!) ist. Bei GSD I führen Galaktose- und Fruktosezufuhr nicht zum Anstieg der Blutglukosekonzentration, bei GSD III, VI und IX kommt es dagegen zu einem normalen Anstieg des Blutzuckers. Auch bei GSD-I-Patienten ist eine endogene Glukosebildung nachweisbar, die allerdings stark vermindert ist. Dies ist auf eine evtl. vorhandene funktionelle Restaktivität der Glukose-6-Phosphatase in Gegenwart hoher Substratkonzentrationen, auf die Aktivität der Amylo-1,6-Glukosidase sowie unspezifischer Phosphatasen und auf eine lysosomale Glukosefreisetzung durch α-Glukosidase zurückzuführen.

Im Vergleich zur GSD I ist die Fastentoleranz bei Patienten mit GSD III, VI und IX länger, da die Glukoseproduktion hier durch Glukoneogenese und/oder durch Aktivierung des Phosphorylasesystems und der Amylo-1,6-Glukosidase möglich ist.

Bei Patienten mit lysosomalen Glykogenspeicherkrankheiten (GSD II) kommt es nicht zum Auftreten von Hypoglykämien.

Laktatacidose Bei der GSD I kommt es in der Hypoglykämie durch Akkumulation von Intermediärprodukten der Glykolyse zur Bildung von Laktat. Von der Leber gebildetes Laktat wird an die Blutbahn abgegeben; dies wird zur Aufrechterhaltung des zerebralen Energiestoffwechsels genutzt. Der Laktat-Pyruvat-Quotient ist normal.

Patienten mit GSD III, VI und IX weisen in der Hypoglykämie in der Regel keine Serumlaktaterhöhung auf. Glukosezufuhr kann bei diesen Krankheiten einen pathologischen Laktatanstieg bewirken.

Patienten mit GSD III, VI und IX weisen, im Gegensatz zu denen mit GSD I, in der Hypoglykämie eine Ketonurie auf, da die Aktivität des Zitronensäurezyklus bei fehlender Laktat-/Pyruvaterhöhung nicht durch vermehrte Bildung von Oxalacetat gesteigert werden kann.

Hyperurikämie Ursache der Hyperurikämie ist ein vermehrter Abbau von Adenosinmonophosphat (AMP) bei intrazellulärem Adenosintriphosphat(ATP)-Mangel. Dieser entsteht durch Akkumulation energiereicher Phosphate in Phosphatestern der Glykolyse (◘ Abb. 57.1). Da Laktat und Harnsäure über das gleiche Carrier-System tubulär sezerniert werden, verstärkt die Laktacidämie die Hyperurikämie. Der saure Urin-pH begünstigt zudem die Bildung von Harnsäuresteinen.

Hyperlipidämie Die bei hepatischen Glykogenspeicherkrankheiten nachweisbare Hyperlipidämie ist sowohl Folge einer erhöhten Synthese von Triglyceriden, Cholesterin und Lipoproteinen durch Substratakkumulation (Acetylkoenzym A, Pyruvat u. a.) als auch einer verminderten Clearance von Lipoproteinen durch erniedrigte Aktivität der Plasmalipoproteinlipasen bei Hypoinsulinismus. Erhöhte Aktivität der Fettgewebslipoproteinlipase mit vermehrter Freisetzung von Fettsäuren und die Reduktion der mitochondrialen Fettsäureoxidation sind, ebenso wie die verminderte Expression von Low-density-Lipoprotein-Rezeptoren (LDL-Rezeptoren), zusätzliche Faktoren, die zu erhöhten Konzentrationen von Very-low-density-Lipoproteinen (VLDL), Intermediate-density-Lipoproteinen (IDL), LDL und erniedrigter Konzentration von High-density-Lipoproteinen (HDL) führen.

Bei dieser Konstellation der Plasmalipoproteine würde man die Entwicklung einer prämaturen Arteriosklerose erwarten. Diese wurde aber bei Patienten mit Glykogenspeicherkrankheiten erstaunlicherweise nicht gefunden. Eventuell führt die erhöhte Produktion von Nikotinamid-Adenin-Dinukleotid-Phosphat (NADPH) durch

G.F. Hoffmann, M.J. Lentze, J. Spranger, F. Zepp (Hrsg.), *Pädiatrie*,
DOI 10.1007/978-3-642-41866-2_57,

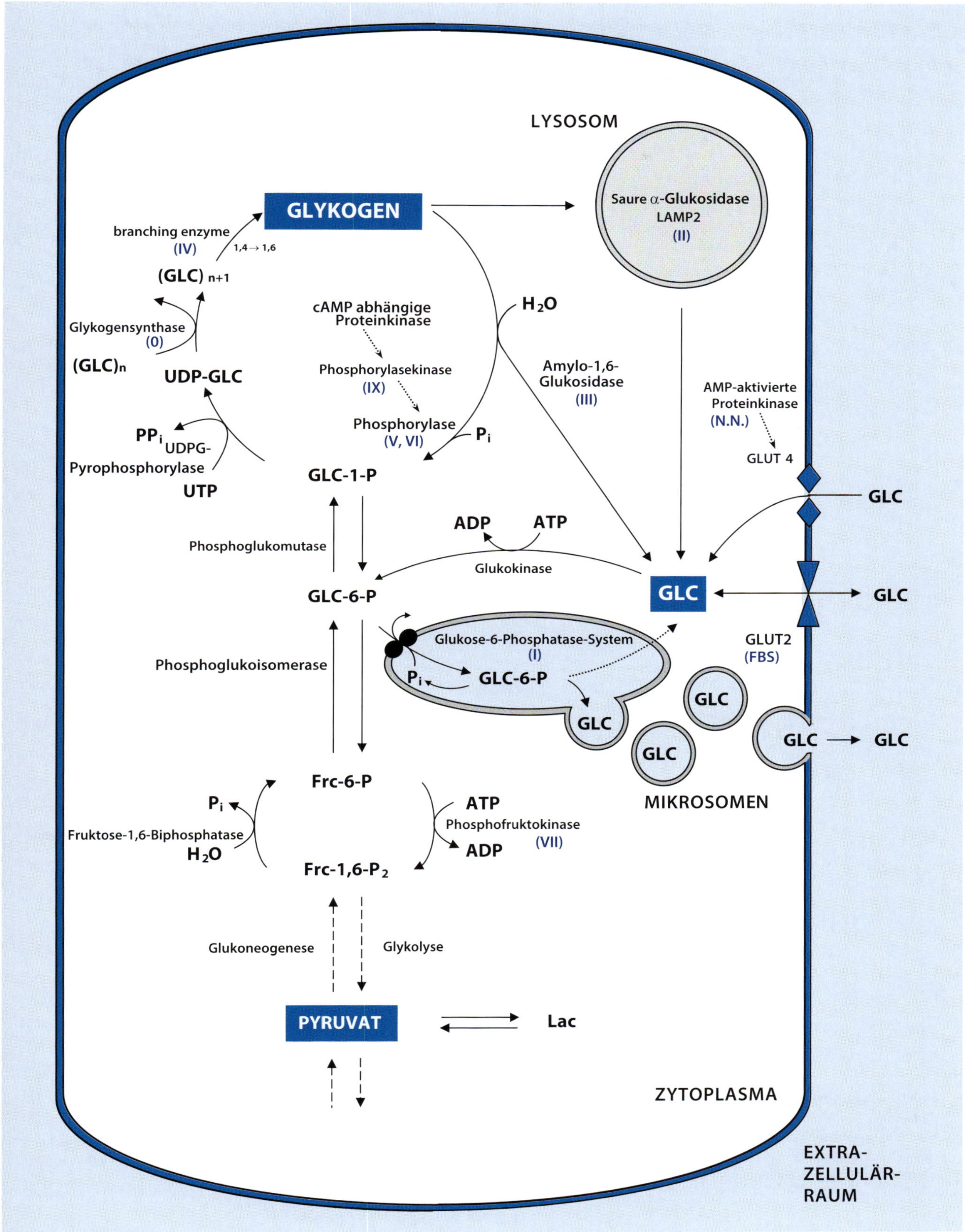

Abb. 57.1 Schematische Darstellung des Glykogenabbaus und der Glykolyse. Es ist zu beachten, dass nicht alle angegebenen Stoffwechselschritte in allen Geweben eine Rolle spielen. Die römischen Zahlen repräsentieren die verschiedenen Glykogenspeicherkrankheiten (Tab. 57.1). *ADP* Adenosindiphosphat, *ATP* Adenosintriphosphat, *FBS* Fanconi-Bickel-Syndrom, *Frc* Fruktose, *GLC* Glukose, *GLUT* Glukosetransporter, *Lac* Laktose, *P* Phosphat, *PP* Pyrophosphat, *UDP* Uridindiphosphat, *UTP* Uridintriphosphat

Tab. 57.1 Systematische Klassifikation, chromosomale Lokalisation, relative Häufigkeiten und Leitsymptome einzelner Glykogenosetypen

Typ	Defekt (–), Aktivierung (+)	Ursache	Gewebeexpression	Gen[a]	Relative Häufigkeit[b] (%)	Leitsymptome
0a	–	Glykogensynthase	Leber	*GYS2* (12p)	Selten	Ketotische Hypoglykämie
0b	–	Glykogensynthase	Muskel	*GYS1* (19q)	Selten	Myopathie, hypertrophe Kardiomyopathie
I		Glukose-6-Phosphatase-System	Leber, Niere		25	
a	–	Glukose-6-Phosphatase		*G6PC* (17q)	ca. 85	Hepatonephromegalie, Hypoglykämie, Laktatacidose, Hyperlipidämie
non-a	–	Glukose-6-Phosphat-Translokase		*G6PT1* (11q)	ca. 15	Wie Ia, plus Neutropenie, rezidivierende Infektionen, Morbus-Crohn-ähnliches Bild
II		Lysosomale Glykogenspeicherkrankheit	Generalisiert		15	
a	–	α-Glukosidase		*GAA* (17q)		Muskelhypotonie, Kardiomyopathie
b	–	Lysosomenassoziiertes Membranprotein 2		*LAMP2* (Xq)	Selten	Muskelhypotonie, Kardiomyopathie, psychomotorische Retardierung
III	–	Glykogen-debranching-Enzym			25	
a		–	Leber/Muskel	*AGL* (1p)	ca. 85	Wie Ia, milder, keine Laktatacidose und Nephropathie, aber Myopathie, Kardiomyopathie
b		–	*Nur* Leber	*AGL* (1p)	ca. 15	Wie IIIa, keine Myopathie
c		*Nur* 1,6-Glukosidase-Aktivität betroffen	Leber/Muskel	*AGL* (1p)	selten	Wie IIIa
d		*Nur* Oligo-1,4-1,4-Glykan-Transferase-Aktivität betroffen	Leber/Muskel	*AGL* (1p)	selten	Wie IIIa
IV		Glykogen-branching-Enzym		*GBE1* (3p)	3	Hepatopathie, Zirrhose, Kardiomyopathie
V	–	Phosphorylase	Muskel	*PYGM* (11q)	2	Myopathie, Muskelkrämpfe
VI	–	Phosphorylase	Leber	*PYGL* (14q)	Selten	Wie Ia, milder, keine Laktatacidose und Nephropathie
VII	–	Phosphofruktokinase	Muskel	*PFKM* (12q)	Selten	Wie V, hämolytische Anämie
VIII	–	Ursprünglich Bezeichnung für Untergruppen von Typ IX	–	–	–	–

[a] In Klammern ist die chromosomale Lokalisation angegeben. Alle Defekte autosomal kodierter Gene führen zu einer Krankheit mit rezessivem Erbgang.
[b] Die vorangestellten Werte zeigen die Häufigkeit eines Typs im Vergleich zur Gesamtheit aller Glykogenspeicherkrankheiten an; hierbei handelt es sich um Schätzungen auf der Basis der Daten von Hers und Fernandes, Groningen, NL, EU, und Chen, Durham, NC, USA; die *eingerückten* Werte zeigen die ungefähre Häufigkeit innerhalb der genannten Typen an.

57

Tab. 57.1 (*Fortsetzung*) Systematische Klassifikation, chromosomale Lokalisation, relative Häufigkeiten und Leitsymptome einzelner Glykogenosety-

Typ	Defekt (–), Aktivierung (+)	Ursache	Gewebeexpression	Gen[a]	Relative Häufigkeit[b] (%)	Leitsymptome
IX		Phosphorylase-Kinase			25	
a-1	–	Untereinheit α_2	Leber, Blutzellen	*PHKA2* (Xp)	ca. 75	Wie Ia, milder, keine Laktatacidose und Nephropathie
a-2	–	Untereinheit α_2	Leber	*PHKA2* (Xp)	ca. 20	Wie IXa-1
b	–	Untereinheit β	Leber, Blutzellen, Muskel	*PHKB* (16q)	Selten	Wie IXa-1, plus geringe Myopathie
c	–	Untereinheit γ_2	Testis, Leber	*PHKG2* (16p)	Selten	Wie IXa-1, plus Zirrhose
d	–	Untereinheit α_1	Muskel	*PHKA1* (Xq)	Selten	Wie V
„kardial"	–	Siehe Text	–	–	Selten	Kardiomyopathie
X	–	Uneinheitlich benutzte Bezeichnung	–	–	–	–
(XI) FBS	–	Glukosetransporter 2	Leber, Niere, β-Zellen	*GLUT2* (3q)	Selten	Hepatomegalie, Tubulopathie, massive Glukosurie, Glukose-/Galaktoseintoleranz, Hypoglykämie
N.N.	–	Phosphoglukomutase	Leber, Blutzellen, Muskel	*PGM1* (1p)	Selten	Hepatomegalie, Glukoseintoleranz, Hypoglykämie Fehlbildungen (Uvula bifida), gestörte Glykosylierung
N.N.	+	AMP-aktivierte Proteinkinaseuntereinheit γ_2		*PRKAG2* (7q)	Selten	Kardiomyopathie, Arrhythmie

[a] In Klammern ist die chromosomale Lokalisation angegeben. Alle Defekte autosomal kodierter Gene führen zu einer Krankheit mit rezessivem Erbgang.
[b] Die vorangestellten Werte zeigen die Häufigkeit eines Typs im Vergleich zur Gesamtheit aller Glykogenspeicherkrankheiten an; hierbei handelt es sich um Schätzungen auf der Basis der Daten von Hers und Fernandes, Groningen, NL, EU, und Chen, Durham, NC, USA; die *eingerückten* Werte zeigen die ungefähre Häufigkeit innerhalb der genannten Typen an.

Aktivierung des Pentosephosphatzyklus zu einer erhöhten Aktivität der NADPH-abhängigen Glutathionperoxidase und damit zur Bindung vermehrt anfallender freier Radikale. Funktionelle Defizite der Thrombozyten mit reduzierter Kollagenadhäsivität und erniedrigte Konzentrationen plasmatischer Gerinnungsfaktoren könnten eine zusätzliche Rolle spielen. Nur in seltenen Fällen ist die Hyperlipidämie Ursache der Entwicklung eruptiver Xanthome oder, aufgrund der gesteigerten Blutviskosität und damit eingeschränkter Organperfusion, einer Pankreatitis.

Leberadenome Patienten mit Leberglykogenosen, besonders solche mit Typ I, können Leberadenome entwickeln. Das Risiko steigt mit zunehmendem Alter und ist von der Qualität der Stoffwechseleinstellung abhängig. Die Entwicklung eines hepatozellulären Karzinoms wurde in Einzelfällen beobachtet; der Verdacht darauf ist dann häufig die Indikation zu einer Lebertransplantation. Andere Komplikationen von Adenomen sind die akute oder die chronische Einblutung sowie die Entwicklung einer eisenrefraktären Anämie aufgrund inadäquat hoher Produktion von Hepcidin, einer Sustanz, die die intestinale Eisenresorption hemmt.

Nierenfunktionsstörungen Fast alle Patienten mit GSD I entwickeln eine renale Hyperfiltration. Bei einigen kommt es im Erwachsenenalter zur Entwicklung einer chronischen Niereninsuffizienz, der Albuminurie, große Proteinurie und Hypertonus vorausgehen. Morphologisch ist eine fokal-segmentale Glomerulosklerose nachweisbar.

Der genaue, zur Nephropathie führende Pathomechanismus ist nicht bekannt. Da sich die Veränderungen nach Nierentransplantation auch in der Transplantatniere entwickeln können, ist anzunehmen, dass sie nicht allein Folge des genetischen Defektes im Nierengewebe, sondern vor allem Folge der Stoffwechselimbalance sind.

Für das FBS ist eine generalisierte Tubulopathie (mit überproportional schwerer Glukosurie) charakteristisch. Bei anderen Glykogenspeicherkrankheiten ist eine Dysfunktion des proximalen Tubulussystems, ein renales Fanconi-Syndrom, ungewöhnlich.

Minderwuchs und Osteopenie Minderwuchs und Osteopenie sind ebenfalls typische Symptome hepatischer Glykogenosen. Die Wachstumsstörung ist Folge des chronischen Energiemangels bei Hypoglykämie und relativem Eiweißmangel bei Steigerung der Glukoneogenese aus glukoplastischen Aminosäuren. Die Ausschüttung

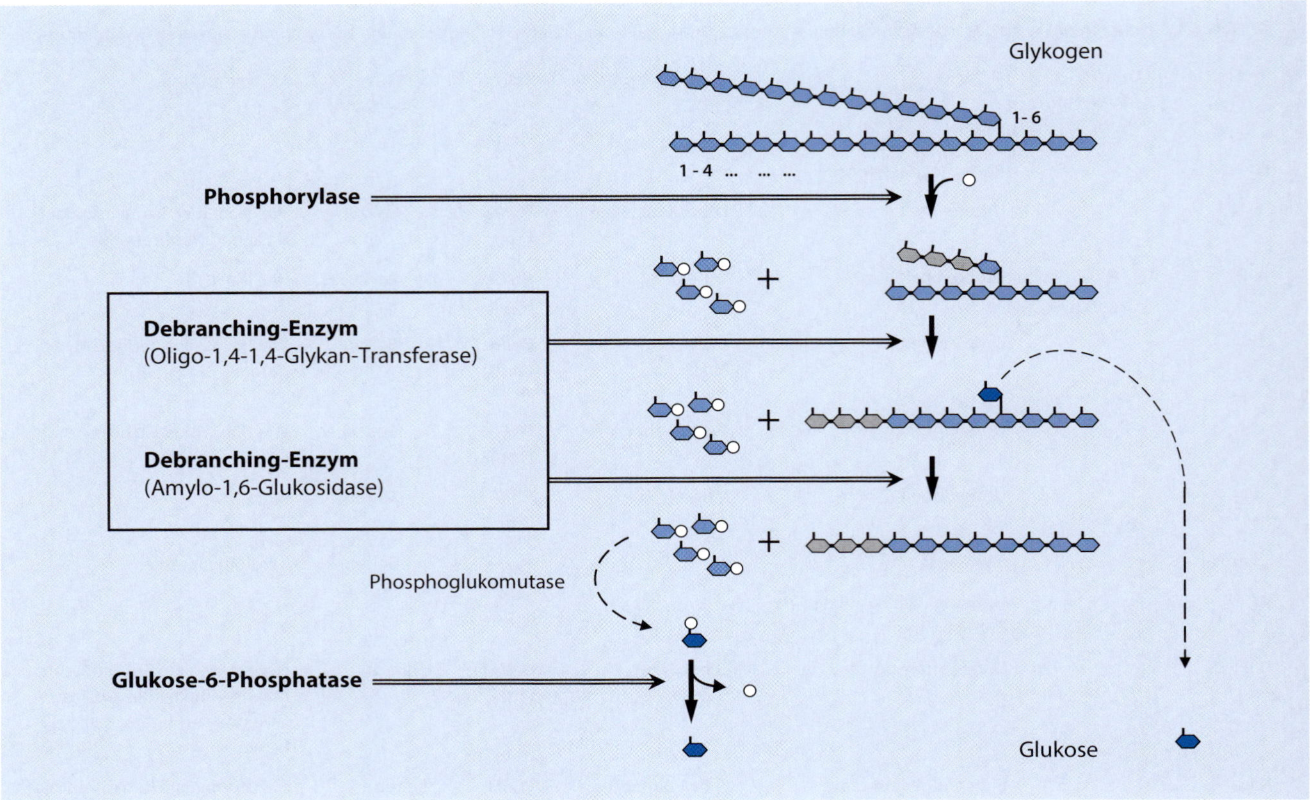

Abb. 57.2 Darstellung der Glykogenstruktur mit dem Vorherrschen 1,4-glykosidischer Bindungen. Verzweigungen mit 1,6-glykosidischer Bindung finden sich etwa bei jedem 8.–12. Glukosemolekül. Die 3 wesentlichen Schritte des Glykogenabbaus, einschließlich der Doppelfunktion des Debranching-Enzyms, sind dargestellt. *Kleine Kreise* stehen für Phosphatreste

gegenregulatorischer Hormonen bei Hypoglykämien hemmt zudem das Wachstum. Trotz hoher Wachstumshormonkonzentrationen findet sich dabei oft eine geringe Produktion von „insulin-like growth factor 1" (IGF-1) der Leber. Metabolische Acidose bei Laktatacidose und evtl. vorhandene chronische Niereninsuffizienz führen zusätzlich zur Entwicklung einer in der Regel milde ausgeprägten Osteopenie und verzögerten Skelettreifung.

Polyzystische Ovarien Bei über 60 % der adoleszenten Mädchen mit GSD I wurden sonografisch polyzystische Ovarien nachgewiesen.

Rezidivierende bakterielle Infektionen Die meisten Patienten mit GSD I non-a haben eine Neutropenie mit rezidivierenden bakteriellen Infektionen. Der Grund liegt darin, dass Leukozyten eine eigene Glukose-6-Phosphatase besitzen (Glukose-6-Phosphatase-β, *G6PC3*), aber die gleiche Glukose-6-Phosphat-Translokase wie Hepatozyten exprimieren. Es konnte gezeigt werden, dass Defekte des leukozytären Glukose-6-Phosphatase-Systems mit einer vermehrten Apoptoserate einhergehen. Neutrophile Granulozyten, aber auch Monozyten von GSD-I-non-a-Patienten weisen zudem eine verminderte Migrationsfähigkeit und eine geringere Fähigkeit zur Produktion von Wasserstoffsuperoxid (H_2O_2) und Superoxidanionen auf.

Myopathie Schnelle Ermüdbarkeit, nach Belastung auftretende Muskelschmerzen und Zeichen der Rhabdomyolyse bei Patienten mit GSD V und VII sind Folge der mangelnden Energieproduktion. Muskelschmerzen können bei anhaltender Belastung durch sekundäre Energiegewinnung aus der Fettsäureoxidation verschwinden („Second-wind-Phänomen"). Dies wird durch die mit der Zeit stattfindende Adaptation des Muskels an die vermehrte Oxidation freier Fettsäuren erklärt.

Die oben bereits erwähnte Steigerung der Glukoneogenese aus glukoplastischen Aminosäuren führt auch bei Patienten mit hepatischen Glykogenspeicherkrankheiten zu muskulärer Hypotonie und zu einer gering entwickelten Skelettmuskulatur. Dies trägt wiederum zur Entwicklung einer Osteopenie bei.

Diagnose Im Vordergrund steht eine exakte klinische Einordnung, um unnötige biochemische Untersuchungen, vor allem aber invasive bioptische Verfahren (z. B. Leber- oder Muskelbiopsie) und funktionelle Belastungsteste (z. B. Glukagonbelastung) zu vermeiden. Bei vielen Glykogenspeicherkrankheiten ist heute die molekulargenetische Untersuchung der wichtigste diagnostische Schritt, insbesondere wenn das verdächtigte Gen klein ist, einzelne Genmutationen relativ häufig zu erwarten sind und/oder eine enzymatische Diagnostik aufwendig ist oder nicht zu Verfügung steht (z. B. GSD Ia, GSD I non-a, GSD IIa, GSD IXa-2, FBS). Wenn Enzyme in Blutzellen exprimiert sind, ist eine enzymatische Diagnose aus Blut anzustreben (z. B. GSD III, GSD IXa-1). Nur für andere Fälle oder bei unsicherer klinischer Einordnung empfiehlt sich eine Gewebeentnahme zur quantitativen Glykogenbestimmung und zur Bestimmung der Aktivität des vermeintlich defekten Enzyms. Der Nachweis PAS-positiven Materials kann hinweisend auf eine Glykogenose sein, ersetzt aber die quantitative Glykogenbestimmung nicht. Ähnlich verhält es sich mit enzymhistochemischen Untersuchungen, u. a. weil der immunologische Nachweis eines Enzymproteins keine Aussage über die Funktion erlaubt. Eine erhöhte Biotinidaseaktivität im Serum

■ **Tab. 57.2** Differenzierung hepatischer Glykogenosen

	Typ I	Typ III	Typ VI, IX	FBS
Hypoglykämieneigung	+++ bis ++	++ bis (+)	(+)	+
Laktatanstieg bei Hypoglykämie	++	Ø	Ø	(+)
Nüchternketose	–	++	+	++
Hyperlipidämie	++	++	+	++
Transaminasenerhöhung	Ø bis +	++	+	+
CK-Erhöhung	Ø	Ø bis +	Ø bis (+)	Ø
Hyperurikämie	+	Ø	Ø	(+)
Tubulopathie	(+)	Ø	Ø	+++
Nierenvergrößerung	++	Ø	Ø	+

CK Kreatinkinase, *FBS* Fanconi-Bickel-Syndrom.

■ **Tab. 57.3** Typische Symptome und Laborveränderungen bei verschiedenen hepatischen Glykogenosen. (Nach Smit et al. 1990)

Symptome (% der Patienten)	GSD I	GSD III	GSD VI und IX
Körpergröße <3. Perzentile	46	36	9
Hepatomegalie	98	68	42
Leberadenome	28	10	0
Hypoglykämie <40 mg/dl[a]	15	8	0
Cholesterin			
>5 mmol/l	82	39	54
>10 mmol/l	18	0	0
Triglyceride			
>2 mmol/l	85	37	20
>4 mmol/l	53	13	0
Harnsäure >0,36 mmol/l	54	–	–
Normale geistige Entwicklung	85	93	100

[a] Umrechnung: mg/dl × 0,05551 = mmol/l.

kann ein indirekter Hinweis auf eine hepatische Glykogenose sein. Dieser Laborbefund ist allerdings umso zuverlässiger, je eher Hypoglykämien beobachtet werden, also immer dann, wenn die klinische Situation ohnehin einfacher einzuordnen ist.

Bei hepatozellulärer Glykogenspeicherung mit Hepatomegalie erleichtern die oben genannten klinischen Konstellationen (Organbefall, Dauer der Nüchterntoleranz etc.) und typische Veränderungen der Laborwerte die Einordnung (■ Tab. 57.2 und 57.3).

Myopathische Verläufe kommen bei den Typen II, III, IV, V und VII vor. Bei GSD IIa und b ist oft eine massive Vermehrung vakuolisierter Lymphozyten (>5 %) nachweisbar (■ Abb. 57.3). Beim Verdacht auf myopathische Glykogenosen kann etwa ab dem Schulalter der Unterarm-Ischämie-Test durchgeführt werden. Die endgültige Diagnose erfolgt auch hier biochemisch und/oder molekularbiologisch.

Eine pränatale Diagnostik ist heute für alle GSD-Typen möglich. Falls gewünscht, sollte sie auf molekularbiologischem Weg mit Nachweis der bei einem Indexfall detektierten Mutation erfolgen.

57.1.1 Glykogenose Ia (von-Gierke-Krankheit) und Glykogenose I non-a

Hierbei liegen Defekte verschiedener Proteine des Glukose-6-Phosphatase-Komplexes vor, der vor allem in Leberzellen, aber auch in renalen Tubuluszellen exprimiert ist. Zu diesem Komplex gehören die im endoplasmatischen Retikulum (ER) gelegene Glukose-6-Phosphatase und ein Transportprotein, das Glukose-6-Phosphat über die ER-Membran in dieses Zellkompartiment hinein- und Phosphat heraustransportiert. Der Mechanismus des Transports von Glukose aus dem ER heraus ist noch nicht völlig klar; es wird angenommen, dass die Freisetzung von Glukose aus der Leber durch Verschmelzung von abgeschnürten ER-Vesikeln (Mikrosomen) mit der Zellmembran erfolgt (■ Abb. 57.1).

Patienten mit GSD Ia weisen Mutationen im Gen der Glukose-6-Phosphatase *(G6PC)* auf, diejenigen mit GSD I non-a im Gen des Glukose-6-Phosphat-Transporters (Glukose-6-Phosphat-Translokase, *G6PT1, SLC37A4)*.

Klinisch imponieren Patienten mit GSD Ia und I non-a durch Minderwuchs, ein puppenartiges Gesicht mit vollen Wangen, deutliche Abdominalvorwölbung bei Hepatomegalie ohne Cholestase und gering entwickelte Skelettmuskulatur (■ Abb. 57.4). Abgesehen von der Neutropenie und ihren klinischen Folgen sind Patienten mit GSD I non-a klinisch nicht von GSD-Ia-Patienten zu unterscheiden.

Weitere klinische und laborchemische Veränderungen sind der ■ Tab. 57.3 zu entnehmen. Häufig besteht eine geringe Erhöhung der Serumtransaminasen.

Ein Leitsymptom sind Unterzuckerungen. Klinisch relevante Hypoglykämien treten häufig erst im späteren Säuglingsalter auf, wenn die Fütterungsfrequenz reduziert wird. Da GSD-I-Patienten daran adaptiert sind, im Gehirn Laktat als alternativen Energieträger zu verstoffwechseln, kann es sein, dass auch schwere Hypoglykämien nicht zum Bewusstseinsverlust führen. Trotzdem erleiden ca. 30 % der Patienten in ihrem Leben ein hypoglykä-

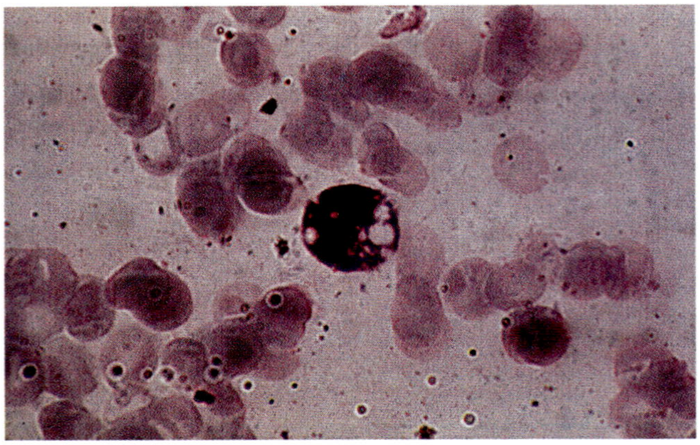

Abb. 57.3 Vakuolisierter Lymphozyt bei Glykogenose Typ II (Pappenheim-Färbung, Original-Vergr. 100 : 1)

misches Koma; ein zerebrales Anfallsleiden kann sich sekundär entwickeln. Etwa 10–15 % der Patienten weisen eine subnormale Intelligenz auf. Die Hypoglykämieneigung nimmt, wie bei allen hepatischen Glykogenspeicherkrankheiten, mit steigendem Alter ab, da die zur Aufrechterhaltung normaler Blutzuckerkonzentrationen notwendige endogene Glukoseproduktion der Leber altersabhängig abnimmt.

Patienten mit GSD Ia und I non-a entwickeln mit zunehmendem Alter und in Abhängigkeit von der Güte der Stoffwechseleinstellung Leberadenome. Jenseits des 24. Lebensjahres ist bei über der Hälfte der Patienten mit Adenomen zu rechnen. Plötzliche Zunahme von Größe und Anzahl der Leberherde, unscharfe Abgrenzung bei sonografischen Untersuchungen, Entwicklung einer Cholestase sowie Anstieg der Serumkonzentrationen von alkalischer Phosphatase und/oder α-Fetoprotein können Hinweise auf eine maligne Entartung sein. Die α-Fetoprotein-Konzentration im Plasma kann aber trotz Malignomentwicklung im Normbereich liegen. Eine Verbesserung der metabolischen Einstellung kann zur Regression der Adenome führen. Trotz Ähnlichkeiten mit der fokal-nodulären Hyperplasie führt eine Schwangerschaft nicht zur Vergrößerung oder zur vermehrten Bildung von Adenomen.

Eine erhöhte glomeruläre Filtrationsrate oder ein erhöhter effektiver renaler Plasmafluss sind bei den meisten Patienten mit GSD I mit zunehmendem Alter nachweisbar. In einer retrospektiven Studie wiesen 50 % der Patienten mit einem Durchschnittsalter von 11,5 Jahren eine Mikroalbuminurie, 18 % eine Proteinurie und 3 % eine chronische Niereninsuffizienz auf, ein Drittel der Patienten hatte zusätzlich verkalkte Nierensteine. Die Entwicklung einer Nephropathie durch Hyperurikämie ist heute bei adäquater diätetischer und medikamentöser Behandlung nicht mehr zu erwarten.

Trotz Verbesserung des Längenwachstums unter diätetischen Maßnahmen erreichen viele GSD-I-Patienten nicht ihre Zielgröße. Bei ca. 50 % der Patienten liegt eine Pubertas tarda mit verzögerter Knochenreifung vor. Die Osteopenie führt selten zu pathologischen Frakturen.

Die meisten Patienten mit GSD I non-a weisen bei Neutropenie rezidivierende bakterielle Infektionen auf, die oft schon im 1. Lebensjahr beginnen. Besonders häufig sind Otitiden und Pneumonien. Rezidivierende orale Aphten und/oder eine chronisch entzündliche Darmkrankheit können sich entwickeln. Die Infektionsneigung ist von der Güte der metabolischen Einstellung unabhängig.

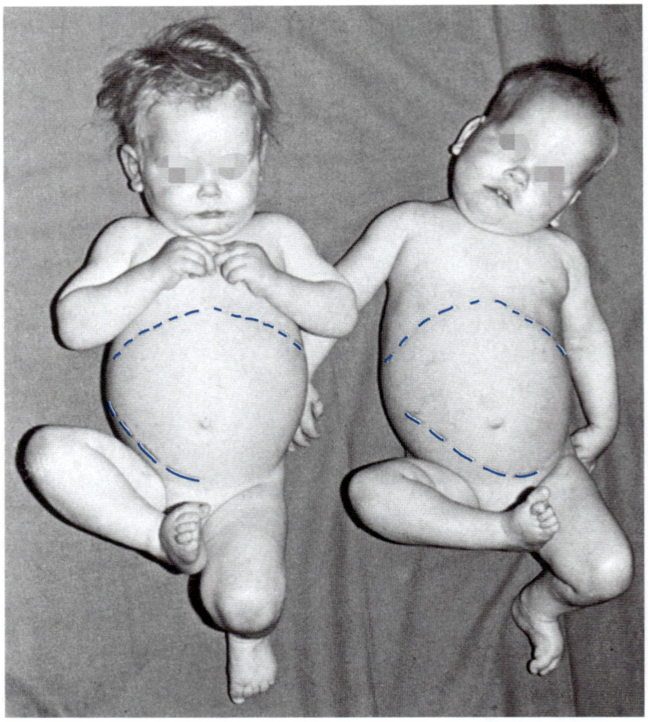

Abb. 57.4 Zwillinge mit ausgeprägter Hepatomegalie bei Glykogenose Typ Ia, typische Fazies mit vollen Wangen („Puppengesicht"). (Bildrechte liegen bei den Erziehungsberechtigten der Patienten)

57.1.2 Glykogenose IIa (Morbus Pompe) und Glykogenose IIb (Danon disease)

Beiden Krankheiten liegen lysosomale Defekte zugrunde; dies führt dazu, dass es zu generalisierter vakuolärer Ablagerung von Glykogen kommt. Der Typ IIa beruht auf einer verminderten Aktivität der α-Glukosidase, der Typ IIb ist Folge eines genetischen Defektes eines lysosomenassoziierten Membranproteins (LAMP2).

Die verschiedenen klinischen Verlaufsformen der GSD IIa sind biochemisch durch unterschiedliche Restaktivität der lysosomalen α-Glukosidase gekennzeichnet. Die zugrunde liegenden Mutationen beeinflussen die Synthese des Enzyms im ER, die Stabilität und Phosphorylierung des Enzymproteins (Transportdefekte) und/oder die katalytische Aktivität.

Das klinische Bild der generalisierten, frühinfantilen Form des Typs IIa (klassischer Morbus Pompe; Abb. 57.5a) ist einheitlich. Erste Symptome im 2.–4. Lebensmonat sind Trinkschwäche, geringe Mimik, muskuläre Hypotonie sowie Dyspnoe bei respiratorischer und kardialer Insuffizienz. Zum Zeitpunkt der Diagnose besteht bei fast allen Patienten eine Kardiomegalie, bei 50 % eine allerdings meist nur mäßig schwere Hepatomegalie sowie bei 30 % eine Makroglossie. Zusätzlich bestehen Zeichen einer Beteiligung des peripheren und zentralen Nervensystems (Abschwächung der Eigenreflexe, Dysphagie). Der Tod trat zu Zeiten, als eine Therapie noch nicht zu Verfügung stand, nahezu ausnahmslos vor Vollendung des ersten Lebensjahres ein. Das charakteristische klinische Bild eines „floppy infant" mit schwerer Kardiomegalie ist oft wegweisend.

Echokardiografisch bestehen Zeichen der links- oder biventrikulären Hypertrophie; sekundär kann eine Dilatation des Herzens auftreten. Zwanzig Prozent der Patienten weisen eine linksbetonte Endokardfibroelastose auf. Im EKG sind in ca. 80 % der Fälle Verkürzungen des PQ-Intervalls und verbreiterte QRS-Komplexe

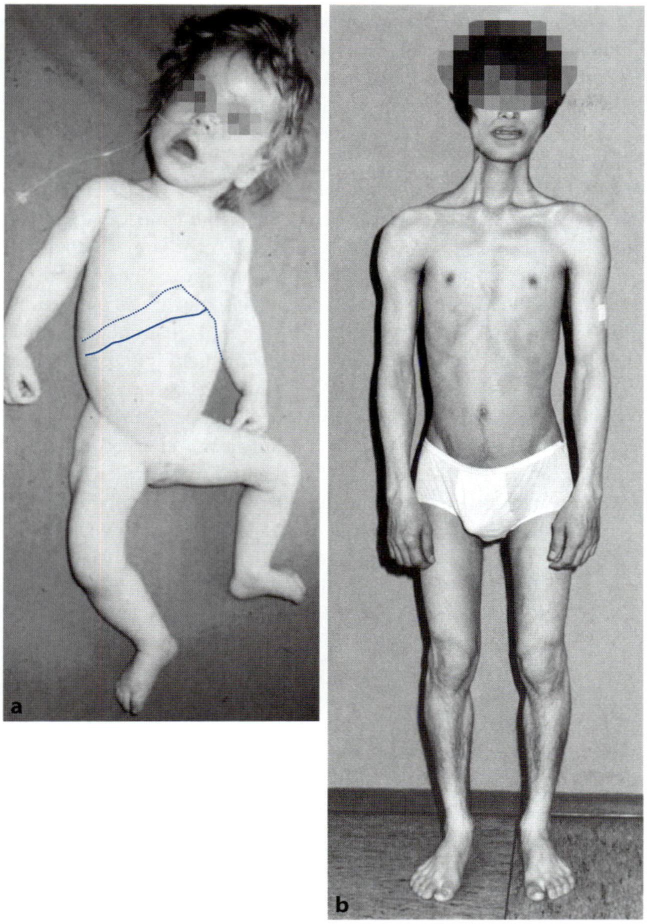

Abb. 57.5a,b Unterschiedliche klinische Verlaufsformen bei Glykogenose Typ II (s. Text). **a** Typ IIa, klassischer Morbus Pompe, **b** Typ IIa mit myopathischem Verlauf. (Bildrechte liegen bei den Patienten/Erziehungsberechtigten der Patienten)

nachweisbar. Die Kreatinkinase(CK)-Aktivität im Serum ist deutlich erhöht. Ein Nachweis von vakuolisierten Lymphozyten ist wegweisend.

Patienten mit späterer Manifestation des Typs IIa („muskuläre Form") zeigen ab dem Schulkind- oder Erwachsenenalter eine Skelettmyopathie meist ohne Kardiomyopathie und Hepatomegalie. Klinisch imponieren entweder eine statomotorische Retardierung, das Bild einer degenerativen Myopathie, ähnlich dem einer Gliedergürteldystrophie, sowie bei milderem Verlauf eine Muskelatrophie mit Betonung der Bein-/Becken- und Schultermuskulatur (Abb. 57.5b). Fünfzig Prozent der Patienten haben abgeschwächte Eigenreflexe. Der Verlauf ist äußerst variabel und meist vom Grad der Mitbeteiligung der Atemmuskulatur abhängig.

Bei Patienten mit lysosomaler Glykogenspeicherkrankheit ohne α-Glukosidase-Mangel wurden z. T. Mutationen im Gen des lysosomalen Membranproteins LAMP2 nachgewiesen (GSD IIb, Danon disease). Diese Patienten weisen in der Regel ab dem Adoleszentenalter Zeichen einer Myopathie, einer hypertrophen Kardiomyopathie, Herzrhythmusstörungen und eine geistige Behinderung auf. Die Erkrankung wird X-chromosomal vererbt, entsprechend beginnt die Krankheit bei Frauen später und verläuft milder.

57.1.3 Glykogenose III (Morbus Cori)

Diese Krankheit ist Folge der verminderten Aktivität des Debranching-Enzyms. Das Lösen der Verzweigungen innerhalb des Glykogenmoleküls geschieht in 2 enzymatischen Schritten, die durch ein Enzymprotein katalysiert werden, das sowohl Oligo-1,4-1,4-Glykan-Transferase- als auch Amylo-1,6-Glukosidase-Aktivität aufweist (Abb. 57.2). Isoenzyme in Leber und Muskel werden durch das gleiche Gen *(AGL)* kodiert; allerdings kann es, wahrscheinlich aufgrund der Existenz unterschiedlicher Spleißvarianten, dazu kommen, dass entweder Leber *und* Muskel klinisch betroffen sind (Typ IIIa) oder *nur* die Leber (Typ IIIb). Sehr selten ist, beim Vorliegen bestimmter Punktmutationen, der isolierte Ausfall einer einzelnen enzymatischen Funktion dieses Proteins (Typ IIIc bzw. Typ IIId). Letzteres führt zu einem klinischen Bild, das vom Typ IIIa nicht zu unterscheiden ist.

Bei allen Formen der GSD III steht im Kindes- und Jugendalter die Lebererkrankung im Vordergrund. Es finden sich Hypoglykämie, Leberadenombildung, Minderwuchs und Hyperlipidämie. Die Veränderungen sind in der Regel geringer ausgeprägt als bei GSD I. Minderwuchs und Hepatomegalie weisen mit Beginn der Pubertät eine spontane Besserung auf. In ca. 30 % der Fälle kommt es zur Entwicklung einer Leberfibrose; in einigen Fällen wurde eine Leberzirrhose beobachtet. Statomotorische Retardierung und muskuläre Hypotonie finden sich auch beim Typ IIIb, also auch ohne eine Verminderung der Enzymaktivität im Muskelgewebe.

Bei Typ-III-Patienten mit muskulärer Beteiligung kommt es typischerweise erst im Erwachsenenalter zu Muskelschwäche und Muskelatrophie (distal > proximal), vor allem im Bereich der Waden- und Handskelettmuskulatur. Bei 40 % der Patienten sind die Eigenreflexe abgeschwächt, so dass primär an eine Erkrankung des Motoneurons oder eine periphere Neuropathie gedacht wird, zumal im EMG in ca. 50 % der Fälle ein gemischt neurogen/myopathisches Muster nachweisbar ist und sich, ebenfalls bei etwa 50 % der Patienten, eine erniedrigte motorische Nervenleitgeschwindigkeit (NLG) findet. Die Serum-CK ist in der Regel erhöht.

Die Subtypen mit muskulärer Beteiligung zeigen nicht selten auch eine Mitbeteiligung der Herzmuskulatur, die sich meist mit linksventrikulärer, aber auch mit rechtsventrikulärer Hypertrophie oder Septumhypertrophie mit Ausflussbahnobstruktion manifestiert. Eine Herzinsuffizienz tritt selten auf.

57.1.4 Glykogenose IV (Morbus Andersen)

Die verminderte Aktivität des Enzyms Amylo-1,4-1,6-Transglukosidase (Branching-Enzym) führt zur zytoplasmatischen Ablagerung vermindert verzweigter Glykogenmoleküle, deren Struktur der von Amylopektin ähnelt („Amylopektinose"). Diese Struktur ist elektronenmikroskopisch oder aufgrund eines veränderten Jodspektrums erkennbar. Die Speicherphänomene sind in verschiedenen Geweben, wie Leber, Skelett-/Herzmuskel und Nervengewebe, nachweisbar. Die Erkrankung manifestiert sich klassischerweise als progressive Hepatopathie mit Entwicklung einer Leberzirrhose, einer portalen Hypertension und Tod im Leberversagen in der Regel im Alter von 2–5 Jahren. Häufig besteht zusätzlich eine muskuläre Hypotonie. Die Serum-CK-Aktivität ist nicht konstant erhöht.

Einzelne Patienten mit Branching-Enzym-Mangel insbesondere aus jüdischen Aschkenasim-Familien wurden beschrieben, bei denen neuromuskuläre Symptome im Vordergrund standen („adult polyglucosan body disease"). Sie wiesen nur geringe Lebersymptome auf, aber eine Gangstörung, Urininkontinenz, Ataxie und z. T.

kognitive Störungen. Polyglukosankörperchen finden sich auch bei anderen Entitäten mit Glykogenablagerungen in Nervenzellen (Lafora-Körper), so bei verschiedenen Formen der progressiven Myoklonusepilepsie.

57.1.5 Glykogenose V (McArdle-Krankheit)

Muskuläre Hypotonie und Muskelschwäche sind frühe Symptome des Muskelphosphorylasemangels. Bei den meisten Patienten treten ab dem frühen Erwachsenenalter Muskelkrämpfe und -steifheit nach Belastung auf. Ungefähr 20 % der Patienten zeigen eine persistierende Muskelschwäche, die bei geringer Ausprägung als psychogen missinterpretiert werden kann. Die Muskelschmerzen können bei anhaltender Belastung verschwinden (Second-wind-Phänomen). Eine Herzmuskelbeteiligung kommt nicht vor.

Muskelschmerzen und Steifheit finden sich bei GSD V und GSD VII auch im Unterarm-Ischämie-Test, bei dem es charakteristischerweise nicht zu dem erwarteten Laktatanstieg im Blut kommt. Die Aktivität der CK ist bei fast allen Patienten in Ruhe erhöht (ca. 90 %). Bei vielen Patienten findet sich nach Belastung eine Myoglobinurie (ca. 50 %). Aufgrund des Abbaus von Muskelpurinen ist die Serumharnsäurekonzentration häufig erhöht. Bei ca. 40 % der Patienten ist ein myopathisches Muster im Ruhe-EMG nachweisbar.

57

57.1.6 Glykogenose VI (Hers-Krankheit)

Der seltene Leberphosphorylasemangel ist klinisch nicht vom Phosphorylasekinasemangel (Typ IX, ► Abschn. 57.1.8) zu unterscheiden.

57.1.7 Glykogenose VII (Tarui-Krankheit)

Die Phosphofruktokinase ist ein tetrameres Enzym, dessen Untereinheiten durch 3 verschiedene Gene kodiert werden. Im Skelettmuskel ist nur die Untereinheit M exprimiert; die anderen beiden Untereinheiten, L und P, kommen aus Leber bzw. Thrombozyten. Das Erythrozytenenzym enthält die Untereinheiten L und M; daraus erklärt sich, dass ca. 40 % der Patienten mit Muskelphosphofruktokinasemangel eine Hämolyse und einen rezidivierenden Ikterus zeigen.

Die übrigen klinischen Symptome mit leichter Ermüdbarkeit und Muskelkrämpfen/-steifheit nach Belastung entsprechen denen bei GSD V; sie treten allerdings in der Regel früher auf. Etwa 40 % der Patienten weisen eine permanente Muskelschwäche auf. Die CK-Aktivität und die Harnsäurekonzentration im Serum sind erhöht; Ischämietest und EMG-Veränderungen gleichen denen bei GSD V.

57.1.8 Glykogenose IX

Die Nomenklatur für den hepatischen Phosphorylasemangel und die verschiedenen Defekte von Phosphorylasekinasen ist uneinheitlich. Inzwischen wird die international übliche Klassifikation benutzt, die für den Phosphorylasemangel das Synonym GSD VI verwendet und die verschiedenen Defekte der Phosphorylasekinasen als Untergruppen des Typs IX klassifiziert. Eine GSD VIII existiert bei dieser Einteilung (genauso wie die Bezeichnung Typ X, die für verschiedene andere seltenen GSD-Formen gebraucht wurde) nicht mehr (■ Tab. 57.1).

Defekte der Phosphorylasekinasen, die die unterschiedlichen Glykogenphosphorylasen in verschiedenen Geweben durch Phosphorylierung von einer inaktiven Form in eine aktive überführen, können klinisch sehr unterschiedlich verlaufen, je nachdem, welche der z. T. gewebespezifischen Untereinheiten (α, β, γ, Calmodulin) betroffen ist.

Eine der häufigsten Glykogenosen überhaupt ist der Defekt der leberspezifischen α-Untereinheit (α_2), der X-chromosomal kodiert wird (GSD IXa). Dieser Defekt ist klinisch nicht vom seltenen Leberphosphorylasemangel (GSD VI) zu unterscheiden. Allerdings betrifft die GSD IXa nur das männliche Geschlecht. Der Verlauf ist durch eine Neigung zu Hypoglykämien, eine Hepatomegalie sowie eine Wachstums- und Reifungsverzögerung geprägt, also ein Bild vergleichbar einer sehr milden GSD I. Allerdings bestehen keine Nierenbeteiligung und keine Laktatacidose. Nach der Pubertät kommt es meist zu einer spontanen Rückbildung von Lebervergrößerung und Wachstumsretardierung, so dass die Endgröße dieser Patienten meist normal ist. Die Diagnose kann bei vielen Patienten durch Bestimmung der Enzymaktivität in Blutzellen erfolgen (GSD IXa-1). Bei einer Untergruppe, die pathogenetisch noch nicht exakt abgegrenzt ist, ist die Phosphorylasekinaseaktivität in Blutzellen aber normal, und die verminderte Aktivität findet sich nur bei Messung in Lebergewebe (GSD IXa-2).

Defekte der ubiquitär, in Leber und Muskel vorkommenden, autosomal kodierten β-Untereinheit (GSD IXb) lassen ein ähnliches Bild wie bei GSD IXa erwarten. Die genetisch bestätigten Fälle zeigten nur eine geringe Myopathie und keine konstante CK-Erhöhung.

Bei Defekten der autosomal kodierten, in der Leber exprimierten γ-Untereinheit (γ_2) findet sich ebenfalls eine isolierte hepatische Glykogenose (GSD IXc). Bei diesen Fällen, die beim männlichen und weiblichen Geschlecht beobachtet wurden, zeigte sich allerdings aus bisher nicht erklärten Gründen eine frühe Neigung zur Entwicklung einer Leberzirrhose.

Die wenigen publizierten Fälle eines Phosphorylasekinasemangels mit isoliertem Muskelbefall (GSD IXd) als Folge eines Defektes der muskelspezifischen α-Untereinheit (α_1) imponierten klinisch durch Muskelschwäche, -hypotonie, Muskelsteifheit bei Belastung, z. T. mit Myoglobinurie. Die ersten Symptome traten zwischen Kindheit und Erwachsenenalter auf.

Ein isoliertes Fehlen der Phosphorylasekinase in Herzmuskelgewebe wurde bei wenigen Patienten mit einer schweren hypertrophen Kardiomyopathie mit Endokardfibroelastose im Neugeborenenalter beschrieben (GSD IX „kardial"); bei einigen solcher Fälle wurden vor Kurzem aktivierende Mutationen im Gen der nichtkatalytischen γ_2-Untereinheit der AMP-aktivierten Proteinkinase (*AMPK*; ► Abschn. 57.1.11) gefunden.

57.1.9 Fanconi-Bickel-Syndrom

Siehe auch ► Abschn. 54.4.4.

Von dieser seltenen autosomal-rezessiv vererbten Glykogenose (manchmal auch als GSD XI bezeichnet) wurden ca. 150 Fälle beschrieben. Es ist die erste Krankheit, bei der ein genetischer Defekt in einem Glukosetransportprotein gefunden worden ist, das nach dem Prinzip der erleichterten Diffusion arbeitet. Von diesen Glukosetransportern kennt man heute 14 Isoformen. Die in der Leber exprimierte Isoform, der Glukosetransporter 2 (GLUT2), findet sich auch an der basolateralen Membran von renalen Tubuluszellen, im Dünndarm und in den β-Zellen der Bauchspeicheldrüse.

Klinisch fallen die klassischen Patienten entweder durch eine Hepatomegalie mit Glykogenspeicherung im Alter weniger Monate und/oder durch die Zeichen einer sich entwickelnden generalisierten Tubulopathie auf. Neben einer Phosphaturie, die zur renalen Rachitis führen kann, einer (tubulären) Proteinurie und einer Aminoacidurie besteht eine massive Glukosurie. Es besteht eine Glukose-, aber auch eine Galaktoseintoleranz mit erhöhten postprandialen Blutspiegeln dieser Zucker. Einzelne Patienten fallen daher im Neonatalscreening auf Galaktosämie auf. In Nüchternphasen besteht eine Neigung zu Hypoglykämien. In der Regel besteht ein schwerer Minderwuchs, es sind aber auch Patienten mit oligosymptomatischen Formen beschrieben worden.

57.1.10 Phosphoglukomutasemangel

Dieser Enzymdefekt war bisher nur von einem Patienten mit mopathischem Phänotyp bekannt. Erst kürzlich wurde er bei mehreren Patienten mit komplexer Symptomatik gefunden, die alle ein Bild zeigten, das Symptome einer hepatischen Glykogenose (Tab. 57.2), einer Glykogensynthesestörung und eines CDG-Syndroms mit gemischtem Typ-I/II-Muster bei isoelektrischer Fokussierung des Transferrins (TIEF) in sich vereint. In Hungersituationen kommt es zu verminderter Glukosefreisetzung der Leber, postprandial kann ein erhöhter Blutzucker mit Laktatacidose beobachtet werden, und da Glukose-1-Phosphat akkumuliert, wird UDP-Galaktose vermindert gebildet, was zur Störung der Glykosylierung von Proteinen führt. Klinische Zeichen können ein gespaltenes Zäpfchen (Uvula bifida) oder eine Gaumenspalte, Hepatomegalie, Rhabdomyolyse und dilatative Kardiomyopathie sein. Die Diagnose kann enzymatisch aus Trockenblut und molekulargenetisch gestellt werden. Eine Therapie mit Galaktose und Uridin korrigiert die biochemischen Auffälligkeiten schnell, Langzeiterfahrungen insbesondere mit präsymptomatischer Therapie fehlen.

57.1.11 Konstitutive Aktivierung der AMP-aktivierten Proteinkinase

Hierbei handelt es sich ebenfalls um eine erst seit kurzer Zeit bekannte Ursache einer vermehrten zellulären Glykogeneinlagerung. Die AMP-aktivierte Proteinkinase (AMPK) spielt eine wichtige Rolle, Zellen vor einer ATP-Verarmung zu schützen; sie moduliert die GLUT4-Expression verschiedener Zelltypen und reguliert Hexokinase sowie verschiedene Glykolyseenzyme. Mutationen im Gen der nichtkatalytischen γ_2-Untereinheit sind in Familien mit ventrikulären Präexzitationssyndromen und dominanten Formen hypertropher Kardiomyopathien und auch bei Neugeborenen mit extremer Kardiomegalie, kardialem Phosphorylasemangel und Tod im Alter von 3 Wochen bis zu 5 Monaten gefunden worden.

Therapie der Glykogenspeicherkrankheiten Die Therapie von Glykogenspeicherkrankheiten orientiert sich an der zugrunde liegenden biochemischen Störung.

Hepatische Glykogenosen
Bei hepatischen Glykogenosen steht die Kompensation der verminderten Glukoseproduktion der Leber im Vordergrund. So werden Hypoglykämien bei der GSD I durch häufige kohlenhydratreiche Mahlzeiten (60–70 % der Kalorien) und durch die kontinuierliche nächtliche Zufuhr von Kohlenhydraten in Form von Oligosacchariden über eine Magensonde, ein perkutanes Gastrostoma oder – alternativ – durch die Gabe ungekochter Maisstärke verhindert (Tab. 57.4). Zielsetzung ist die Normalisierung der Serumlaktatwerte; eine Normalisierung der Urinausscheidung von Laktat sowie Blutzuckerwerte über 80 mg/dl[1] sollen angestrebt werden. Die nächtliche Glukosezufuhr muss, um alle diese Ziele zu erreichen, höher als die altersabhängige, endogene Glukoseproduktion sein. Durch Gabe von Maisstärke während des Tages kann die Häufigkeit der Mahlzeiten reduziert werden. Ungekochte Maisstärke kann ab dem Alter von einem Jahr gegeben werden, wenn ausreichend Pankreasamylase synthetisiert wird. Hierdurch ist eine Normoglykämie bis zu 6 h zu erreichen. Langzeituntersuchungen an GSD-I-Patienten zeigten die besondere Wichtigkeit strenger diätetischer Maßnahmen während der Phase des Wachstums. Nur wenn eine weitgehende Suppression der Laktatproduktion erreicht wird, zeigt sich kein Unterschied bei der Behandlung mit nächtlicher Oligosaccharidgabe über eine Magensonde gegenüber der nächtlichen Gabe von Maisstärke.

Die Zufuhr von Fruktose und Galaktose führt bei der GSD I, im Gegensatz zu anderen hepatischen Glykogenspeicherkrankheiten, zur vermehrten Laktatbildung, da diese Zucker nicht in freie Glukose überführt werden können. Der Ausschluss dieser Zucker aus der Nahrung führt zu diätetischen Einschränkungen, die eine breite Vitaminsubstitution und bei jungen Patienten die Supplementierung der Säuglingsnahrung (in der Regel einer Sojamilch) mit Kalzium erforderlich machen.

Die diätetische Behandlung führt bei GSD-I-Patienten in über 90 % der Fälle zu einer Verbesserung des Längenwachstums, zu einer Rückbildung der Hepatomegalie und einer evtl. bestehenden hämorrhagischen Diathese sowie zur Verbesserung anderer laborchemischer Veränderungen. Diese diätetischen Maßnahmen sind der wesentliche Grund, warum auch Typ-I-Patienten heute in der Regel das Erwachsenenalter erreichen und von kinderärztlicher in internistische Betreuung übergehen. Eine Normalisierung der Hyperlipidämie gelingt aber auch bei konsequenter Einstellung selten. Viele Patienten weisen auch unter diätetischer Behandlung eine Hyperurikämie auf, so dass zusätzlich eine Allopurinolbehandlung durchgeführt werden muss. Eine frühe und optimale diätetische Einstellung wirkt sich positiv auf die Entwicklung von Adenomen und die Nierenfunktion aus.

Bei Entwicklung einer persistierenden Albuminurie, großen Proteinurie und/oder Hypertonie wird bei GSD-I-Patienten, in Analogie zum Diabetes mellitus, eine Behandlung mit Angiotensin-converting-Enzym(ACE)-Hemmern oder Angiotensin-II(ATII)-Rezeptor-Antagonisten empfohlen. Erste Fallbeobachtungen zeigen einen positiven Effekt hinsichtlich der weiteren Progredienz zur chronischen Niereninsuffizienz.

Auch Patienten mit GSD III, VI, den hepatischen Formen von Typ IX und FBS bedürfen einer diätetischen Behandlung. Indikationen sind Hypoglykämien, deutliche Wachstumsretardierung und Hepatomegalie mit deutlicher Transaminasenerhöhung, vor allem im Kleinkindalter. Die Behandlung erfolgt prinzipiell nach dem gleichen Schema, wenngleich etwas weniger streng als bei GSD I. Eine Einschränkung der Galaktose- und Fruktosezufuhr ist bei diesen Typen nicht erforderlich, außer beim FBS, bei dem eine Kataraktentwicklung auf Grund hoher Serumgalaktosekonzentration beschrieben wurde. Speziell für Patienten mit FBS gilt auch, dass renale Verluste im Rahmen der Tubulopathie ersetzt werden müssen (Rehydrierung, Substitution von Elektrolyten, Pufferung) und dass eine Therapie der renalen Rachitis mit Vitamin-D-Analoga und Phosphat erforderlich ist.

Bei Neutropenie mit schweren bakteriellen Infektionen und/oder chronischer Darmerkrankung erhalten Patienten mit GSD I non-a Granulozyten-koloniestimulierenden Faktor (G-CSF;

1 Umrechnung: mg/dl × 0,05551 = mmol/l.

Tab. 57.4 Ernährungstherapie bei Glykogenose I

Alter	Mahlzeiten	Kohlenhydratliefernde Lebensmittel am Tag	Kohlenhydratzufuhr nachts	Kohlenhydratzufuhr (mg/kg KG × min)	
				tagsüber	nachts
0–12 Monate	Alle 2–3 h	Ggf. Muttermilch, laktose- und saccharosefreie Säuglingsnahrung, Getreideflocken, feine Nudeln, Reis	Sondierung mit Oligosaccharidlösung	9–12	6–10
1–3 Jahre	Alle 3 h	Getreide, Brot, Teigwaren, Reis, Kräcker etc., evtl. ungekochte Stärke	Wie oben	8–10	5–7
3–6 Jahre	Alle 3 h	Wie oben	Wie oben	8–10	5–6
6–14 Jahre	Alle 3–4 h	Getreide, Brot, Teigwaren, Reis, Kräcker etc., evtl. ungekochte Stärke	Wie oben	6–8	3–5
>15 Jahre	Alle 3–4 h	Wie oben	Wie oben oder ungekochte Maisstärke (2 g/kg KG)	5(–7)	3–5

Beginn mit 2–3 µg/kg KG/Tag). Bei lang anhaltender Anwendung ist auf Nebenwirkungen durch Makrophagenaktivierung zu achten (Splenomegalie, Knochenschmerzen, erhöhte Kalziumausscheidung im Urin).

Die Lebertransplantation ist eine therapeutische Option bei Patienten mit progredienter Leberzirrhose (GSD III, IV, IXc); hierbei führt die Transplantation nicht zur Korrektur des Defektes in der (Herz-)Muskulatur. Eine Lebertransplantation ist nach aktuellem Wissensstand bei Patienten mit GSD I nur beim Verdacht auf die Entwicklung maligner Tumoren oder bei Blutungen in Adenome indiziert. Allein zur Korrektur der metabolischen Störung, zur Verbesserung der Lebensqualität und Verminderung von Langzeitkomplikationen wird sie nur selten eingesetzt, da die individuelle Abwägung von Nutzen und Risiko sehr schwierig ist. So ist u. a. bisher auch nicht geklärt, ob eine Lebertransplantation die Entwicklung einer chronischen Nierenerkrankung günstig beeinflusst.

Die Anwendung äthylierter Östrogene ist bei GSD I kontraindiziert, da durch sie die Entwicklung von Leberadenomen gefördert wird. Gegen die Anwendung rein gestagenhaltiger Kontrazeptiva, der sog. Minipille, bestehen dagegen keine Bedenken.

Myopathische Glykogenosen Auch bei den myopathischen Glykogenosen gibt es erfolgreiche Therapieansätze. Eine Enzymersatztherapie mit humaner rekombinanter α-Glukosidase ist bei Patienten mit klassischem Morbus Pompe inzwischen zugelassen; sie wird hervorragend vertragen und führt zu einem Anstieg der Enzymaktivität im Muskelgewebe. Es kommt zu einer deutlichen Abnahme der Kardiomegalie und zum Erhalt einer normalen kardialen Funktion auch über das kritische Alter von einem Jahr hinaus. Zwar zeigt sich eine deutliche Besserung der Muskelschwäche, doch ist der Effekt auf die Skelettmuskulatur nicht so stark wie auf das Myokard, und ein großer Teil der Patienten verstirbt oder wird ateminsuffizient, wenngleich später als ohne Behandlung. Auch werden neurologische Symptome (z. B. Hörstörungen) beobachtet, die man vom Morbus Pompe früher nicht kannte. Auch Patienten mit der späten, muskulären Form einer GSD II profitieren von dieser Therapieform. Für Patienten mit Danon disease steht die Herztransplantation als einzige Therapiemaßnahme zu Verfügung.

Bei GSD V und VII besteht die Behandlung zum einen in der Vermeidung zu starker körperlicher Anstrengungen, zum anderen lässt sich die Ausdauer durch Muskeltraining verbessern. Über Therapieversuche mit einer eiweißreichen Ernährung, einer Supplementierung mit Vitamin B_6, Injektionen von Glukagon vor körperlicher Belastung und Gabe von Kreatin ist bei GSD V berichtet worden. Die Gabe von Glukose vor körperlicher Tätigkeit führt bei GSD V nachweislich zu einer verbesserten Ausdauer; sie führt aber oft zur Gewichtszunahme. Beim Typ VII führt die Gabe von Kohlenhydraten vor körperlicher Belastung eher zu einer Exazerbation der Symptome.

57.2 Mukopolysaccharidosen

J. Spranger

Definition und Häufigkeit Mukopolysaccharidosen (MPS) sind erbliche, progrediente Speicherkrankheiten, hervorgerufen durch die intrazelluläre Anhäufung von Glykosaminoglykanen (sauren Mukopolysacchariden). Glykosaminoglykane sind komplexe Kohlenhydratketten aus Uronsäuren, Aminozuckern und Neutralzuckern. Die wichtigsten sind Chondroitin-4-sulfat, Chondroitin-6-sulfat, Heparansulfat, Dermatansulfat, Keratansulfat und Hyaluronan. Sie werden intrazellulär synthetisiert, überwiegend in den Extrazellulärraum ausgeschieden und teilweise in Lysosomen wieder abgebaut. Im Gewebe sind sie mit Proteinen zu großmolekularen Proteoglykanen verbunden.

Die mittlere Häufigkeit der MPS liegt weltweit bei 3,5/100.000 Geburten mit einer Schwankung von 1,8 (Skandinavien) bis 3,8 (Irland).

Ätiologie und Pathogenese Primäre Ursache der MPS sind Mutationen von Genen, die lysosomale Enzyme kodieren. Aufgabe dieser Enzyme ist der intralysosomale Abbau von Glykosaminoglykanen. Sind die Enzyme mutationsbedingt defekt, bleibt der Abbau unvollständig, und Glykosaminoglykanreste häufen sich in Lysosomen an (Abb. 57.6). Verschiedene Enzyme greifen an unterschiedlichen Stellen der komplexen Kohlenhydratketten an. Ihr Ausfall führt zur Speicherung unterschiedlicher Abbauprodukte in verschiedenen Geweben und zu insgesamt ähnlichen, aber doch unterscheidbaren Krankheitsbildern (Tab. 57.5).

Diagnose Klinische Verdachtsmomente einer MPS sind Entwicklungsverzögerung, Kleinwuchs, eingeschränkte Gelenkbeweglichkeit, grobe Gesichtszüge, Leber- und Milzvergrößerung sowie

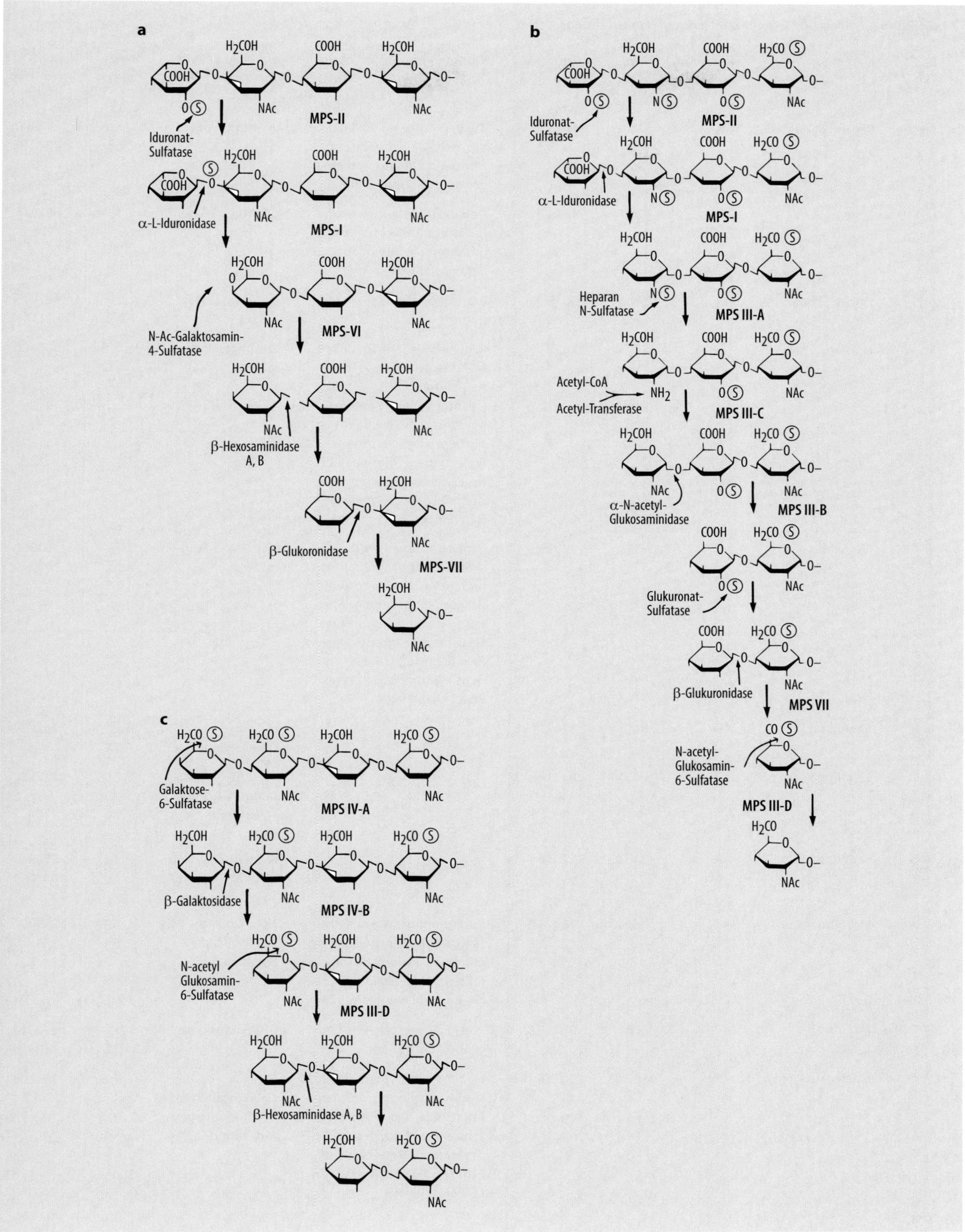

Abb. 57.6a–c Abbau von 3 Mukopolysacchariden durch sequenziell hintereinander geschaltete lysosomale Enzyme und die durch einzelne Defekte bedingten Mukopolysaccharidosen. **a** Dermatansulfat, **b** Heparansulfat, **c** Keratansulfat

Tab. 57.5 Klinik und Genetik der Mukopolysaccharidosen

MPS-Typ	Name	Vererbung	Gen	Chromosom	Klinische Hauptmerkmale	Defektes Enzym	Nachweis in	MIM-Nummer
I-H	Pfaundler-Hurler	AR	*IDA*	4p16.3	Ausgeprägter Hurler-Phänotyp, geistige Behinderung, Hornhauttrübung, Tod meist vor dem 15. Lebensjahr	α-L-Iduronidase	L, F, Ac, CV	252800 607014
I-S	Scheie	AR	*IDA*	4p16.3	Gelenkkontrakturen, Hornhauttrübung, Aorteninsuffizienz, normale Intelligenz, gute Lebenserwartung	α-L-Iduronidase	L, F, Ac, CV	607016
I-HS	Hurler-Scheie	AR	*IDA*	4p16.3	Intermediäres Erscheinungsbild	α-L-Iduronidase	L, F, Ac, C	607015
II	Hunter	XLR	*IDS*	Xq28	Schwerer Verlauf: ähnlich MPS I-H, aber keine Hornhauttrübung. Leichter Verlauf: Spätere Manifestation, weniger ausgeprägte Gesichtsveränderungen, Überleben bis ins Erwachsenenalter ohne oder mit leichter geistiger Behinderung	Iduronatsulfatsulfatase	S, F, Af, Ac, C	309900
III-A	Sanfilippo A	AR	*HSS*	17q25.3	Schlafstörungen, Aggressivität, Umtriebigkeit und andere Verhaltensstörungen, progredienter geistiger Verfall, nur wenig vergröberte Gesichtszüge, grobes Haar, kein Kleinwuchs. Gelegentlich Überleben bis ins Erwachsenenalter	Heparan-S-Sulfamidase	L, F, Ac, C	252900 605270
III-B	Sanfilippo B	AR	*NAGLU*	17q21		N-Ac-α-Glukosaminidase	S, F, Ac, C	252920
III-C	Sanfilippo C	AR	*HGSNAT*	8p11–q13		Ac-CoA-Glukosaminid-N-Acetyl-Transferase	F, Ac	252930
III-D	Sanfilippo D	AR	*GNS*	12q14		N-Ac-Glukosamin-6-sulfat-Sulfatase	F, Ac	252940 607664
IV-A	Morquio A	AR	*GALNS*	16q24.3	Kurzrumpfiger Kleinwuchs, feinste Hornhauttrübungen, atlantoaxiale Instabilität, charakteristische Skelettdysplasie, Endgröße unter 125 cm	N-Ac-Galaktosamin-6-sulfat-Sulfatase	L, F, Ac	253000
IV-B	Morquio B	AR	*GLB1*	3p21.33	Wie IV-A, aber leichter, Endgröße über 125 cm	β-Galaktosidase	L, F, Ac, C	253010 230500
VI	Maroteaux-Lamy	AR	*ARSB*	5q11–q13	Hurler-Phänotyp mit dichter Hornhauttrübung, normale Intelligenz, leichte, mittelschwere und schwere Veränderungen in verschiedenen Familien. Grobe lymphozytäre Einschlüsse	N-Ac-Galaktosamin-α-4-sulfat-Sulfatase (Arylsulfatase B)	L, F, Ac	253200

Ac Amnionzellkulturen, *Af* Amnionflüssigkeit, *AR* autosomal-rezessiv, *C* Chorionzotten, *F* Fibroblastenkultur, *MIM* Mendelian Inheritance in Man Catalogue, *L* Leukozyten, *S* Serum, *XLR* X-chromosomal-rezessiv.

57

■ **Tab. 57.5** (*Fortsetzung*) Klinik und Genetik der Mukopolysaccharidosen

MPS-Typ	Name	Vererbung	Gen	Chromosom	Klinische Hauptmerkmale	Defektes Enzym	Nachweis in	MIM-Nummer
VII	Sly	AR	*GUSB*	7q21.11	Variables Erscheinungsbild vom Hydrops fetalis bis zum leichten Hurler-ähnlichen Erscheinungsbild. Besonders grobe lymphozytäre Einschlüsse (Alder-Granulationen)	β-Glukuronidase	S, F, Ac, C	253220
IX	Hyaluronidase-mangel	AR	*HYAL1*	3p21.3–p21.2	PeriartikuläreAuftreibungen, kein Hurler-Phänotyp	Hyaluronidase 1	S	601492

Ac Amnionzellkulturen, *Af* Amnionflüssigkeit, *AR* autosomal-rezessiv,*C* Chorionzotten, *F* Fibroblastenkultur, *MIM* Mendelian Inheritance in Man Catalogue, *L* Leukozyten, *S* Serum, *XLR* X-chromosomal-rezessiv.

Hernien. Röntgenaufnahmen des Skeletts zeigen das charakteristische Befundmuster der Dysostosis multiplex, zunächst mit breiten Rippen, vergröberter Knochenstruktur, Beckendysplasie, später zunehmend mit J-förmiger Sella, Hakenwirbeln, verkürzten Röhrenknochen und Zuckerhutphalangen (■ Abb. 57.7a–f). Das Zytoplasma peripherer Lymphozyten enthält abnorme Einschlüsse. Die Diagnose wird durch den Nachweis einer erhöhten Mukopolysaccharidausscheidung im Urin gestützt. Halbquantitative Suchteste sind unzuverlässig. Erforderlich ist der quantitative Nachweis uronsäurehaltiger Mukopolysaccharide. Die MPS IV zeigt von der Dysostosis multiplex abweichende, charakteristische Skelettveränderungen.

Die Diagnose wird durch den Nachweis der verminderten Aktivität des betroffenen lysosomalen Enzyms in Leukozyten oder Fibroblasten gesichert (■ Tab. 57.5). Eine molekulare Analyse ist möglich, diagnostisch aber meist redundant und daher unnötig.

Mukopolysaccharidosen und andere lysosomale Speicherkrankheiten können im Rahmen des neonatalen Stoffwechselscreenings erkannt werden. Dies wird aktuell vor allem bei MPS I, II, VI diskutiert, die einer kausalen Therapie mittels Stammzelltransplantation oder Enzymersatz zugänglich sind.

Differenzialdiagnose Den MPS ähnlich sind Mukolipidosen und Oligosaccharidosen. Sie unterscheiden sich durch die normale Ausscheidung von Mukopolysacchariden im Urin. Das Gleiche gilt für andere Erkrankungen mit ähnlicher Symptomatik (z. B. Hypothyreose, Coffin-Lowry-Syndrom, Williams-Syndrom, Marshall-Smith-Syndrom), die zudem keine oder andersartige Skelettveränderungen zeigen.

Therapie Hämatopoietische Stammzelltransplantationen stabilisieren die somatische, bei frühzeitiger Transplantation in den ersten beiden Lebensjahren zusätzlich die intellektuelle Entwicklung. Sie zeigten keinen Effekt auf die mentale Entwicklung bei MPS II und III. Eine Enzymersatztherapie mit rekombinanten lysosomalen Enzymen steht für MPS I, II und VI zur Verfügung, experimentell auch bei MPS IV und VII. Unter der Behandlung normalisiert sich die Urinausscheidung der Glykosaminoglykane, geht die Hepatosplenomegalie zurück, verbessern sich Wachstum, Gelenkbeweglichkeit, körperliche Aktivität und Ausdauer. Die Lebenserwartung steigt. Eine einmal eingetretene Demenz wird nicht korrigiert, da die Enzyme die Blut-Hirn-Schranke nicht überschreiten. Skelettdysplasie und Hornhauttrübung werden nicht beeinflusst.

Symptomatische Behandlungsmaßnahmen sind in ■ Tab. 57.6 zusammengefasst.

Prävention Eine primäre Prävention ist durch genetische Beratung möglich. Bei der X-chromosomalen MPS II ist hierzu eine molekulargenetische Untersuchung der Mutter zum Ausschluss oder Nachweis einer heterozygoten Mutation erforderlich. Bei allen anderen MPS beträgt das Wiederholungsrisiko 25 %. Sekundäre Vermeidung durch Schwangerschaftsabbruch erfordert die pränatale Analyse der von einem betroffenen älteren Geschwister bekannten Mutationen oder des Enzyms aus einer Chorionbiopsie oder Amnionzellkultur. Postnatal lassen sich Einzelsymptome durch Stammzelltransplantation oder Enzymersatz verhüten oder mildern. Zur tertiären Prävention ■ Tab. 57.6.

57.2.1 Mukopolysaccharidose I-H ([Pfaundler-]Hurler-Krankheit)

Die Krankheit manifestiert sich beim Säugling. Sie ist progredient und führt meist vor dem 15. Lebensjahr zum Tod. Erste Symptome sind rezidivierende Luftwegsinfekte, Hernien und ein großer Kopf. Junge Säuglinge sind eher zu groß. Im 2. Lebenshalbjahr stellen sich thorakale Kyphose, vergröberte Gesichtszüge, eingeschränkte Gelenkbeweglichkeit und Hepatosplenomegalie ein. Spätestens im 2. Lebensjahr wird die psychomotorische Behinderung deutlich. Das Vollbild der Erkrankung ist bis zum 4. Lebensjahr erreicht (■ Abb. 57.8a).

Der Schädel ist groß und häufig durch eine prämature Nahtsynostose verformt. Die Gesichtszüge sind grob, das Haar ist dicht, die Alveolarfortsätze sind breit, und die Zunge ist groß. Luftwegsinfekte treten gehäuft auf. Befunde im Hals-Nasen-Ohren(HNO-)Bereich sind adenoide Vegetationen, hyperplastische Tonsillen, raue Stimme und kombinierte Schwerhörigkeit. Spaltlampenmikroskopisch, ab dem 2. Lebensjahr auch makroskopisch, sind Hornhauttrübungen zu sehen („verschleierter Blick"). Seltenere Augenbefunde sind Buphthalmus, Makrokornea, Stauungspapille und Optikusatrophie. Die Patienten sind kleinwüchsig mit besonders kurzem Rumpf und Hals. Es besteht eine dorsolumbale Kyphose. Die Beweglichkeit der Gelenke ist eingeschränkt. Besonders auffällig ist die Streckhemmung der kurzen, breiten Finger. Haut und Unterhautgewebe sind verdickt und fest. Das Abdomen ist vorgewölbt; Leber und Milz sind vergrößert. Nabel- und Leistenhernien können groteske Ausmaße annehmen. Herzgeräusche weisen auf Klappenfehler. In abnehmender

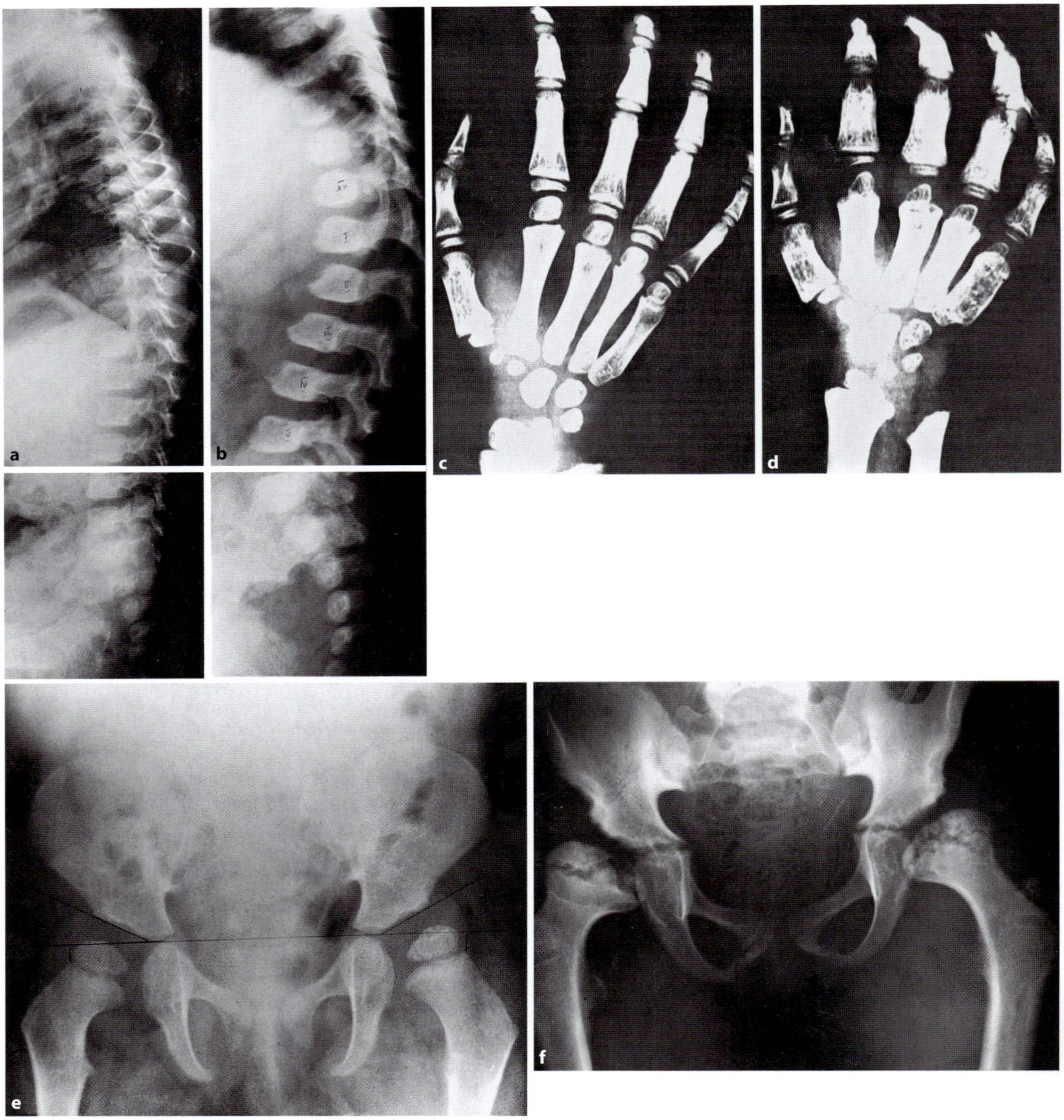

Abb. 57.7a–f Leichte und schwere Skelettveränderungen bei Mukopolysaccharidosen. **a** 6-jähriger Patient. Die Wirbelkörper haben eine leicht ovoide (unreife) Form und sind dorsal teilweise etwas abgeflacht. **b** 2-jähriger Patient. Die Wirbelkörper sind ovoid mit anteriosuperioren Ossifikationsdefekten der Lumbalwirbel (Hakenwirbel). **c** 9-jähriger Patient. Die Unterarmepiphysen sind verschmälert und etwas nach innen geneigt. Die Mittelhandknochen sind proximal zugespitzt; die Metaphysen der kurzen Röhrenknochen unregelmäßig begrenzt. **d** 11-jähriger Patient. Die Röhrenknochen sind verbreitert und verkürzt, mit grober Bälkchenstruktur und verformten Epiphysenkernen; Zuckerhutphalangen. Die distalen Unterarmenden sind V-förmig geneigt; die Mittelhandknochen proximal zugespitzt. Beide Hände konnten bei der Röntgenaufnahme wegen Beugekontrakturen nicht gestreckt werden. **e** 3-jähriger Patient. Die unteren Iliakalabschnitte sind leicht hypoplastisch, die Iliakalwinkel vergrößert. Coxa valga. **f** 10-jähriger Patient. Die unteren Iliakalabschnitte sind deutlich unterentwickelt, die Sitz- und Schambeine schmal; die Femurepiphysen irregulär begrenzt, abgeflacht, schollig ossifiziert; Coxa valga. Die Femurköpfe sind durch die kleinen, unregelmäßig begrenzten Gelenkpfannen ungenügend überdacht

Tab. 57.6 Symptomatische Behandlung der Mukopolysaccharidosen (MPS)

Störung	Vorkommend bei MPS-Typ	Probleme, Maßnahmen
Erhöhter Hirndruck	I, II, III, VI	CT, Shunt
Hornhauttrübung	IV, VI, VI, VII	Hornhauttransplantation, Glaukomprophylaxe
Retinadegeneration	I, II, III	Nachtblindheit?
Schwerhörigkeit	Alle außer IV	Paukenröhrchen, Hörgerät
Gelenkkontrakturen	Alle außer IV	Physiotherapie
Karpaltunnelsyndrom	Alle außer IV	Elektromyografie, Dekompression
Obstruktive Apnoen	Häufig	Adenoidektomie, Tonsillektomie, CPAP nachts, Tracheoskopie, Tracheostomie
Narkoseprobleme	Alle außer III	Atlantoaxiale Instabilität?, kleine Tuben, lange Aufwachphase
Mitralinsuffizienz, Aorteninsuffizienz	I, II, VI	Endokarditisprophylaxe, Klappenersatz
Atlantookzipitale Instabilität, Rückenmarkkompression	IV	MR, operativ kraniozervikale Stabilisierung
Erethie	III	Neuroleptika, erhöhter Hirndruck?
Krampfanfälle	III	Antiepileptika
Chronische Durchfälle	III	Loperamid

CPAP „continuous positive airway pressure".

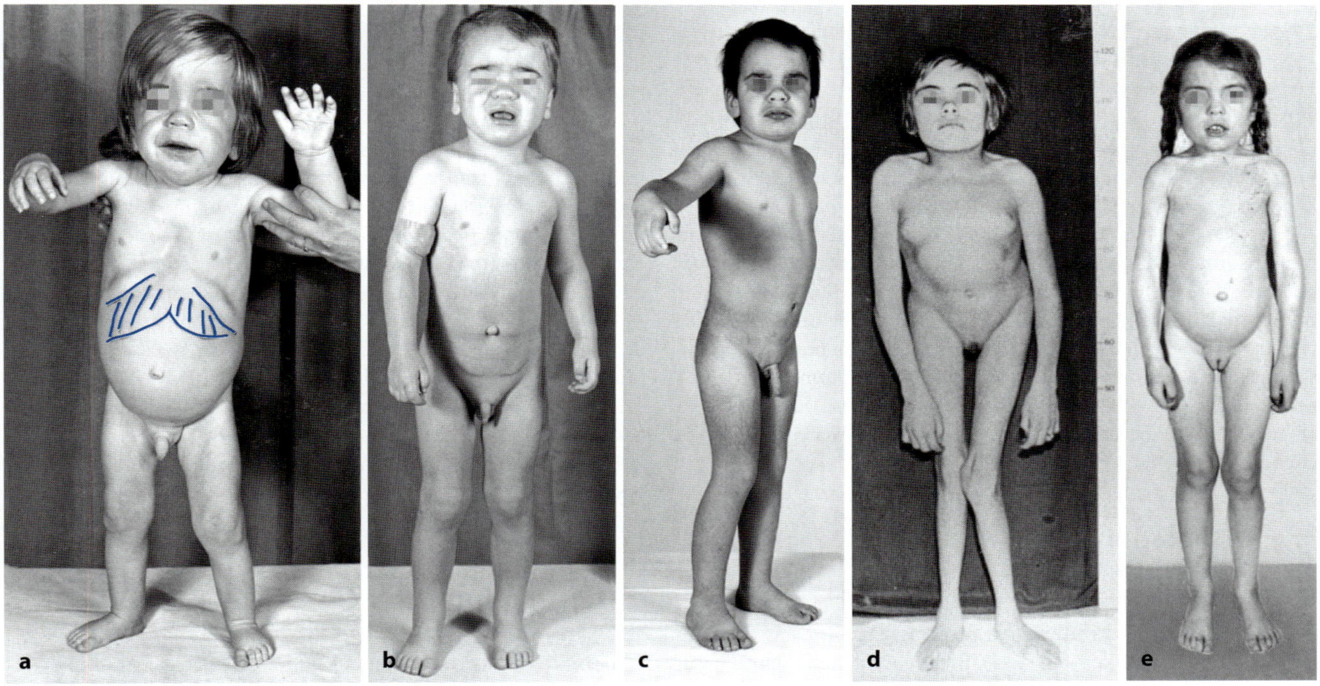

Abb. 57.8a–e Klinischer Aspekt von Patienten mit Mukopolysaccharidosen (MPS). **a** MPS I-H, **b** MPS II, **c** MPS III, **d** MPS IV-A, **e** MPS VI. (Bildrechte liegen bei den Erziehungsberechtigten der Patienten)

Häufigkeit sind Mitral-, Trikuspidal- und Pulmonalklappen durch Mukopolysaccharideinlagerungen verdickt und in ihrer Funktion beeinträchtigt. Der Blutdruck ist meist erhöht.

Die Patienten sind geistig und motorisch behindert. Sie erreichen etwa den Entwicklungsstand eines 2- bis 3-jährigen Kindes. Nach dem 4. Lebensjahr ist mit einem weiteren Abbau der psychomotorischen Fähigkeiten zu rechnen. Die Kinder sind lenkbar, anhänglich, dankbar, scheu und häufig bis zum Ende ihres Lebens mit ihren Eltern verbunden. Krampfanfälle sind selten. Schreiattacken können auf Kopfschmerzen durch Liquorabflussstörungen infolge verdickter Leptomeningen und Subarachnoidalzysten weisen. Milztorsionen kommen vor. Die Kinder sterben nach chronisch rezidivierenden Infekten mit zunehmend erschwerter Atmung meist an Herzversagen.

Hämatopoietische Stammzelltransplantationen vor Abschluss des 2. Lebensjahres reduzieren Hepatosplenomegalie, Mukopolysaccharidurie, erhöhen die Lebenserwartung sowie die Progredienz kardialer Störungen und der Hornhauttrübungen. Sie wirken sich jedoch nicht auf Skelettdysplasie und nur fraglich auf den psychomotorischen Abbau aus. Die transplantationsbedingte Mortalität liegt bei mindestens 10 %. Durchgehende Enzymsubstitution vor und nach der Transplantation verbessert die Ergebnisse. Eine Enzymsubstitution ohne Stammzelltransplantation verbessert Gelenkbeweglichkeit und kardiopulmonale Funktionen, verhindert aber nicht die fortschreitende Neurodegeneration.

57.2.2 Mukopolysaccharidose I-S (Morbus Scheie)

Es handelt sich um die leichtere Form des α-L-Iduronidase-Mangels.

Die Erkrankung wird selten vor dem 6. Lebensjahr diagnostiziert. Leitsymptom sind Gelenkkontrakturen, vor allem der Finger. Die Haut ist verdickt; es bestehen Hornhauttrübungen und etwas grobe, aber nicht Hurler-artige Gesichtszüge. Die Aortenklappen, seltener andere Herzklappen, sind verdickt. Schwerhörigkeit kommt vor. Die Kinder sind normal intelligent und normal groß. Ihre Lebenserwartung ist, abhängig vom Herzfehler, gut. Komplikationen sind Retinopathie, Glaukom, Karpaltunnelsyndrom, Hohlfüße und Hernien.

57

57.2.3 Intermediärformen des α-Iduronidase-Mangels

Allele Mutationen des α-Iduronidase-Gens und ihre homozygoten oder (doppelt) heterozygoten Kombinationen führen zu einem breiten Krankheitsspektrum zwischen M. Hurler und M. Scheie. Die Symptomatik der Intermediärformen setzt später als bei der MPS I-H und früher als bei der MPS I-S ein. Die Gesichtszüge sind weniger grotesk; die geistige Entwicklung kann zunächst fast normal sein. Die Patienten überleben bis in das 2. Dezennium. Gelenkkontrakturen, Hornhauttrübung, Hepatosplenomegalie und Herzfehler weisen auf die Diagnose hin; Skelettveränderungen und Mukopolysaccharidurie erhärten den Verdacht. Die präsymptomatisch beginnende Behandlung mit rekombinanter Iduronidase verhinderte in einem Einzelfall die Entwicklung der beim Geschwisterkind deutlichen Symptomatik.

57.2.4 Mukopolysaccharidose II (Morbus Hunter)

Die MPS II wird X-chromosomal rezessiv vererbt. Dem Erbgang entsprechend erkranken fast ausschließlich Knaben. Selten kann aufgrund von unausgewogener Inaktivierung der mütterlichen X-Chromosome und zufälligem Überwiegen von aktiven Chromosomen mit dem mutierten Gen auch ein Mädchen betroffen sein.

Die Erkrankung ähnelt klinisch der MPS I, doch ist die Hornhaut in der Regel klar. Apfelsinenartige Hautveränderungen finden sich nur beim M. Hunter.

Wie bei der MPS I gibt es schwere, intermediäre und leichte Verläufe. Schwere Verlaufsformen ähneln weitgehend der Hurler-Krankheit. Leichte Verlaufsformen äußern sich in mäßigem Kleinwuchs, etwas vergröberten Gesichtszügen, Heiserkeit, Gelenkkontrakturen, Hepatosplenomegalie und Hernien. Eine Innenohrschwerhörigkeit ist regelmäßig vorhanden; eine atypische Retinitis pigmentosa (Elektroretinogramm!) und ein chronisches Papillenödem mit eingeschränkter Sehfähigkeit kommen seltener vor. Häufig entwickelt sich ein Karpaltunnelsyndrom. Die geistige Entwicklung ist bei leichten Verlaufsformen normal. Mit zunehmendem Alter haben bis zu 80 % der Kinder kardiovaskuläre Probleme durch verdickte Herzklappen, arterielle Hypertonie und Linkshypertrophie. Die Prognose hängt vom Grad der kardialen Beteiligung ab.

Eine Enzymersatztherapie verbessert Gelenkbeweglichkeit, körperliche Belastbarkeit, verhindert die Progredienz von Schwerhörigkeit und kardiovaskulären Komplikationen, nicht jedoch Skelettdysplasie und Neurodegeneration und ist daher bei Kindern mit normaler geistiger Entwicklung indiziert.

57.2.5 Mukopolysaccharidose III (Sanfilippo-Krankheit)

Die MPS III wird durch 4 verschiedene Enzymdefekte hervorgerufen (◘ Tab. 57.5), die jeweils autosomal-rezessiv vererbt werden. Die klinischen Manifestationen ähneln sich.

Im Unterschied zu anderen MPS stehen Verhaltensstörungen und eine progrediente Demenz im Vordergrund der Erkrankung. Im frühen Kleinkindalter treten Verhaltensauffälligkeiten, wie Schlaf- und Sprachstörungen, auf, häufig von mangelnder Lenkbarkeit und Konzentrationsunfähigkeit begleitet. Fehldiagnosen sind idiopathische Entwicklungsverzögerung, Aufmerksamkeitsdefizit/-Hyperaktivitätsstörung (ADHS) und autistische Verhaltensstörung. Die Patienten sind normal groß. Gesichtsveränderungen werden, wenn überhaupt, spät bemerkt. Die Haare sind strohig, häufig blond. Leber, Milz, Herzklappen sind kaum betroffen; die Hornhaut ist klar. Schwerhörigkeit kommt vor. Der zunehmende Verlust intellektueller, später auch motorischer Fähigkeiten, Sprachverlust, Perseverationstendenz, Umtriebigkeit und Aggressivität führen zum Bild der erethischen Oligophrenie. Die Erethie kann die häusliche Pflege unmöglich machen. Krämpfe treten auf. Luftwegsinfektionen und chronisch anhaltende Durchfälle häufen sich. Die Patienten werden inkontinent, bettlägerig und sterben nach einem vegetativen Endstadium mit spastischen Gelenkkontrakturen, völligem Verlust der Umweltbeziehung, Schluckstörungen und Aspirationspneumonien allgemein vor dem 20. Lebensjahr. Leichtere Verlaufsformen, bei denen der Verlust von Sprache und motorischen Fähigkeiten erst nach dem Kindesalter eintritt, kommen vor.

Die Behandlung ist symptomatisch. Stammzelltransplantation und Enzymsubstitution sind ohne Effekt.

57.2.6 Mukopolysaccharidose IV (Morbus Morquio)

Die MPS IV-A wird durch mangelnde Aktivität der N-Acetyl-Galaktosamin-6-sulfat-Sulfatase, die MPS IV-B durch einen Defekt der β-Galaktosidase verursacht. Beide Formen werden autosomal-rezessiv vererbt.

Die Erkrankung manifestiert sich im frühen Kleinkindalter. Hauptmerkmal ist der dysproportionierte Kleinwuchs mit kurzem Hals und Rumpf sowie vergleichsweise langen Extremitäten. Das Gesicht ist etwas flach, die untere Hälfte betont, jedoch nicht Hurler-artig. Thoraxdeformität, Wirbelsäulenkyphose, überstreckbare Gelenke und Genua valga charakterisieren den Verlauf bei schwerer betroffenen Kindern. Herzklappenverdickungen, feinste Hornhauttrübungen, Innenohrschwerhörigkeit und Zahnschmelzhypoplasien treten auf. Bänderschlaffheit und Hypoplasie des Dens axis führen zu atlantoaxialer Instabilitat, die mittels Flexions-Hyperextensions-Aufnahmen der Halswirbelsäule zu prüfen ist. Frühe Symptome der Rückenmarkkompression sind vermehrte Ermüdbarkeit und verkürzte Laufstrecke. Die geistige Entwicklung ist normal. Die Patienten überleben in das Erwachsenenalter.

Die MPS IV-A verläuft mit ausgeprägteren Skelettveränderungen und einer Endgröße meist unter 125 cm schwerer. Kinder mit MPS IV-B zeigen leichtere Veränderungen, gelegentlich nur einen mäßiggradigen, kurzrumpfigen Kleinwuchs mit einer Endgröße bis 150 cm.

Diagnostische Besonderheit ist eine von der typischen Dysostosis multiplex abweichende, charakteristische spondyloepiphysäre Dysplasie des Skelettsystems. Die Urinausscheidung von Keratansulfat ist bei Kindern erhöht, bei Jugendlichen und Erwachsenen normal. Die Diagnose wird durch Enzymbestimmung, evtl. durch Mutationsanalyse gesichert.

Die Effizienz orthopädischer Korrekturen im Bereich von Wirbelsäule, Hüft- und Kniegelenken ist nicht bewiesen. Unumgänglich ist bei ausgeprägter atlantoaxialer Instabilität dagegen die neurochirurgische okzipitozervikale Stabilisierung. Eine Enzymersatztherapie ist im experimentellen Stadium.

57.2.7 Mukopolysaccharidose VI (Maroteaux-Lamy-Krankheit)

Die autosomal-rezessiv erbliche Krankheit wird durch verschiedene Mutationen des Arylsulfatase-B-Gens hervorgerufen, die zu einer verminderten Aktivität der N-Acetyl-Galaktosamin-α-4-sulfat-Sulfatase führen.

Das Krankheitsspektrum reicht von schwer betroffenen Patienten mit allen Speicherphänomenen der Pfaundler-Hurler-Krankheit und einer Endgröße um 115 cm bis zu wenig behinderten Patienten mit einer normalen Endgröße, etwas eingeschränkter Gelenkbeweglichkeit, leichten Hornhauttrübungen und etwas schweren Gesichtszügen (▣ Abb. 57.8d). Patienten mit MPS VI haben eine normale Intelligenz, sind bei schwerer Ausprägung allerdings durch Hornhauttrübungen, Optikusatrophie, Makroglossie, Liquorabflussstörungen, kardiopulmonale Insuffizienz, Schlafapnoen und Gelenkkontrakturen sekundär behindert. Die Patienten überleben in das Erwachsenenalter. Die Prognose hängt wesentlich von der kardialen Beteiligung ab.

Therapeutisch lassen sich mit rekombinanter Arylsulfatase Gelenkbeweglichkeit, körperliche Belastbarkeit und MPS-Speicherung in Leber, Milz und Herzklappen günstig beeinflussen, nicht aber die Skelettdysplasie. Stammzelltransplantationen haben vergleichbare Effekte, aber eine höhere Mortalität und Komplikationsrate.

57.2.8 Mukopolysaccharidose VII

Die MPS VII wird durch Defizienz der β-Glukuronidase verursacht. Der Erbgang ist autosomal-rezessiv. Allele Mutationen führen zu einem weiten Spektrum von Erkrankungen.

Schwerste Formen manifestieren sich als fetaler Hydrops, andere im Säuglings- oder frühen Kleinkindalter mit mittelschwerer geistiger Behinderung, Hepatosplenomegalie, Hernien, vergröberten Gesichtszügen, Thoraxdeformitäten, thorakolumbaler Kyphose und rezidivierenden Infektionen der Luftwege. Leichtgradig betroffene Patienten haben nur Skelettveränderungen. Der älteste bekannte Patient starb im Alter von 19 Jahren an Herzversagen bei ausgeprägter Herzklappeninsuffizienz. Eine Enzymsubstitution mit rekombinanter β-Glukuronidase ist im experimentellen Stadium.

57.2.9 Mukopolysaccharidose IX

Es handelt sich um einen Defekt der Hyaluronidase, einer lysosomalen Endoglykosidase, die Hyaluronsäure abbaut. Bei der einzigen bislang bekannten Patientin traten im frühen Schulalter multiple periartikuläre Weichteiltumoren auf, die bei Anstrengung oder Fieber über einige Tage schmerzhaft anschwollen. Weitere Symptome waren ein flaches Gesicht und mäßiger Kleinwuchs. Röntgenaufnahmen zeigten intraartikuläre Weichteilmassen und acetabuläre Erosionen des Beckens, jedoch keine Dysostosis multiplex. Intelligenz und Mukopolysaccharidausscheidung im Urin waren normal. Die Diagnose lässt sich durch Bestimmung der Hyaluronidaseaktivität in Serum oder Plasma stellen.

57.3 Oligosaccharidosen und verwandte Krankheiten

J. Spranger

Definition Oligosaccharidosen sind lysosomale Speicherkrankheiten. Gespeichert werden Oligosaccharide (kurzkettige Verbindungen aus Neutralzuckern und Aminozuckern).

Ätiologie und Pathogenese Die Pathogenese entspricht der bei MPS. Autosomal-rezessiv erbliche Mutationen bedingen eine verminderte Funktionsfähigkeit von lysosomalen Enzymen. Ihre Substrate – Oligosaccharidketten aus Glykoproteinen – können nicht ordnungsgemäß durch eine Serie von spezifischen Glykosidasen abgebaut werden (▣ Abb. 57.9). Je nach Enzymdefekt häufen sich unterschiedliche Produkte an und führen zu ähnlichen, in Morphe und Verlauf jedoch unterscheidbaren Krankheitsbildern. Der intralysosomale Oligosaccharidabbau kann auch gestört sein, wenn lysosomale Enzyme selbst unverändert sind, jedoch nicht ordnungsgemäß von ihrer Produktionsstätte – dem endoplasmatischen Retikulum – in ihren Wirkungsort – die Lysosomen – gelangen (▣ Abb. 57.10). Ursache hierfür ist die fehlende Phosphorylierung eines Mannoserests an lysosomalen Enzymen durch mangelnde Aktivität einer Phosphotransferase. Die phosphatdepletierten Enzyme werden von den Lysosomen nicht mehr erkannt und somit nicht mehr aufgenommen. Die resultierenden Krankheitsbilder (Mukolipidose II und III) sind biochemisch durch einen Exzess lysosomaler Enzyme in Körperflüssigkeiten und ihr Fehlen in den Lysosomen charakterisiert. Weitere Krankheiten entstehen durch das Fehlen von komplementären Eiweißen, die zur Aktivierung oder Stabilisierung lysosomaler Enzyme nötig sind (Galaktosialidose, Mukosulfatidose) und durch gestörte Transportmechanismen von Neuraminsäure durch die lysosomale Membran (Sialurie).

Diagnose Klinisch ähneln Oligosaccharidosen den MPS mit groben Gesichtszügen, Kleinwuchs, Skelettveränderungen, Hepatosplenomegalie und Neurodegeneration in wechselndem Ausmaß. Art und Menge des Speichermaterials äußern sich in unterschiedlichen Krankheitsbildern (▣ Tab. 57.7, ▣ Abb. 57.11a–i). An eine Oligosaccharidose ist bei Kombination von Speicherphänomenen mit Zeichen der Neurodegeneration, Skelettveränderungen der Dysostosis multiplex und normaler Ausscheidung saurer Mukopolysaccharide im Urin (Ausnahme Mukosulfatidose, ► Abschn. 57.3.8) zu denken.

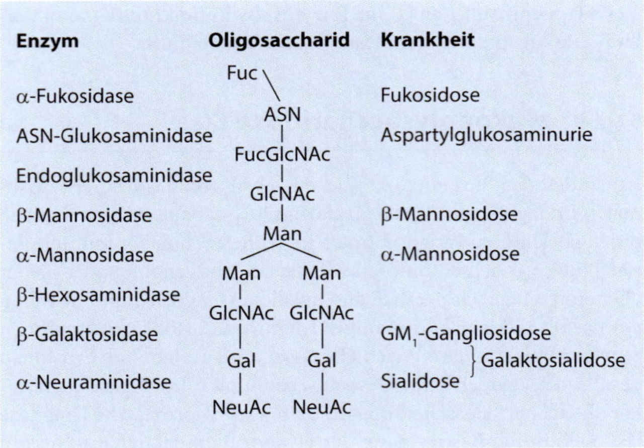

Abb. 57.9 Abbaudefekte der Oligosaccharidkette von Glykoproteinen. *NeuAc* N-Acetyl-Neuraminsäure, *Gal* Galaktose, *GlcNAc* N-Acetyl-Glukosamin, *Man* Mannose, *Fuc* Fukose, *ASN* Asparagin. (Mod. nach Cantz u. Ulrich-Bott 1990)

Dünnschichtchromatografisch lassen sich bei der Mehrzahl der Krankheiten vermehrt Oligosaccharide im Urin nachweisen. Die Diagnose wird durch Bestimmung der Enzymaktivitäten in Serum oder Leukozyten gestellt. Eine molekularbiologische Diagnostik ist meist ebenfalls möglich. Die für einzelne Krankheiten verantwortlichen Gene und die von ihnen kodierten Proteine sind in Tab. 57.7 zusammengefasst.

Therapie und Prävention Symptomatische Therapie und Präventivmaßnahmen entsprechen denen bei MPS. Rekombinante Enzyme sind noch nicht verfügbar. Knochenmarktransplantationen wurden bei einzelnen Patienten mit wechselndem Erfolg durchgeführt.

57.3.1 Fukosidose

Nach unauffälligen 6–12 Lebensmonaten stagniert die psychomotorische Entwicklung. Leicht vergröberte Gesichtszüge, etwas verdickte Zunge und Haut, mäßige Hepatosplenomegalie fallen auf. Die Muskulatur ist hypoton. Die Sprachentwicklung bleibt aus; manche Kinder lernen nicht zu laufen. Ophthalmologisch werden abnorme Retinagefäße beschrieben. Erworbene psychomotorische Fähigkeiten gehen im Kleinkindalter verloren. Stecknadelkopfgroße subkutane Teleangiektasien treten vor allem an Hand und Fuß auf. Progrediente Spastik und manchmal Krampfanfälle führen zum Endstadium völliger Demenz und Rigidität im 1. Lebensjahrzehnt (Typ I), gelegentlich auch erst im 2. Lebensjahrzehnt (Typ II). Skelettveränderungen im Sinn einer Dysostosis multiplex fehlen oder sind minimal ausgeprägt.

57.3.2 Aspartylglukosaminurie

Die Krankheit manifestiert sich im Kleinkindalter mit verzögerter Sprachentwicklung, Ablenkbarkeit, motorischer Ungeschicklichkeit. Intellektuell und motorisch fallen die Kinder gegenüber Altersgenossen zurück; einige sind hyperaktiv und aggressiv. Ab dem Jugendalter gehen erworbene Fähigkeiten verloren. Die Gesichtszüge sind etwas grob, doch fehlen charakteristische klinisch-morphologische Veränderungen (Abb. 57.11b).

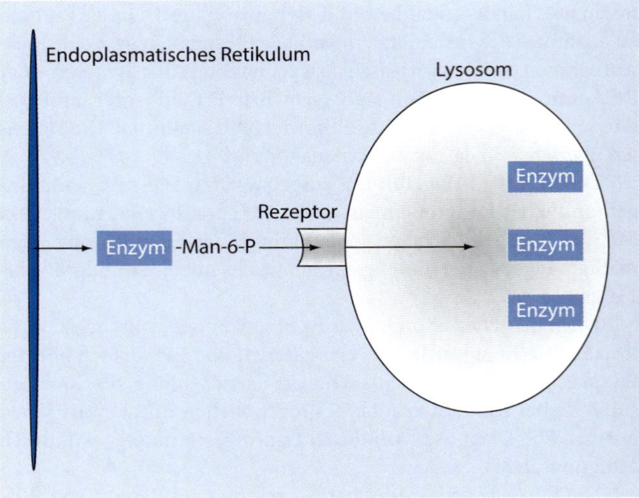

Abb. 57.10 Grob vereinfachtes Schema des Transports lysosomaler Enzyme aus dem endoplasmatischen Retikulum in primäre Lysosomen. Die Enzyme tragen ein Mannose-6-phosphat-Signal, das von einem lysosomalen Rezeptor erkannt wird und ihre Aufnahme in das primäre Lysosom sicherstellt. Durch die Aufnahme von Abbaumaterial wird ein „primäres" zu einem „sekundären" Lysosom

57.3.3 Sialidose

Verschiedene Mutationen des *NEU1*-Gens führen zum Funktionsverlust der Neuraminidase und 4 klinischen Verlaufsformen:

Neonatale Form Neonatale Form mit Hydrops fetalis, Aszites, Hepatosplenomegalie, Hurler-ähnlichen Veränderungen. Intensivmedizinische Maßnahmen sind wenig erfolgversprechend (Abb. 57.11d).

Frühkindliche Form Neugeborene haben grobe Gesichtszüge, gelegentlich Aszites, Perikarderguss und Hepatosplenomegalie. Sie überleben, entwickeln weitere Hurler-ähnliche Charakteristika mit Kleinwuchs, Gelenkkontrakturen, geistiger Retardierung, Dysostosis multiplex. Ophthalmologisch evtl. kirschroter Fleck. Bei massiver renaler Speicherung entsteht eine therapierefraktäre Nephrose („Nephrosialidose") mit Nierenversagen.

Kindliche Form Kleinkinder mit dieser Form der Sialidose fallen wegen verzögerter psychomotorischer Entwicklung auf. Die Kombination mit groben Gesichtszügen, großer Zunge, Gingivahypertrophie und Hernien lässt an eine MPS denken (Abb. 57.11e). Beim Schulkind treten Zeichen einer progredienten Neurodegeneration mit Muskelschwäche, Muskelhypotrophie, Ataxie, Nystagmus, später Myoklonien und Tremor hinzu. Spätestens zu diesem Zeitpunkt wird ein charakteristischer kirschroter Makulafleck erkannt, gelegentlich in Kombination mit feinen Hornhauttrübungen und/oder Katarakt. Die Krankheit führt im späten Jugendalter zum Tod. Sprache und sozialer Kontakt bleiben lange erhalten. Die Kombination von MPS- und Lipidosesymptomen erklärt die historische Bezeichnung „Mukolipidose I".

Juvenile Form („cherry-red spot myoclonus syndrome") Nach normaler kindlicher Entwicklung treten im 2. Lebensjahrzehnt Myoklonien und Nystagmus auf. Ophthalmologisch kirschroter Makulafleck, keine Hornhauttrübungen. MPS-ähnliche Symptome fehlen.

Tab. 57.7 Klinik und Genetik der Oligosaccharidosen/Mukolipidosen

Name	Vererbung	Gen	Chromosom	Klinische Hauptmerkmale	Defektes Protein	MIM-Nummer
Fukosidose	AR	*FUCA1*	1p34	Stagnierende psychomotorische Entwicklung, leichter Hurler-Phänotyp, progredienter geistiger Verfall, Spastik, Teleangiektasien	α-L-Fukosidase	230000
Aspartylglukosaminurie	AR	*AGA*	4q32–q33	Verzögerte Sprachentwicklung, Ungeschicklichkeit, grobe Gesichtszüge, Mikrozephalie, leichte Dysostosis multiplex	N-Aspartyl-β-Glukosaminidase	208400
Sialidose	AR	*NEU1*	6p21.3	Weites Spektrum von Hydrops fetalis bis normales Wachstum, kirschroter Fleck, Myoklonie, Ataxie, Dysostosis multiplex	α-Neuraminidase	256550
G_{M1}-Gangliosidose	AR	*GLB1*	3p21.33	Wechselnder Verlauf, ähnlich Sialidose mit Hurler-Phänotyp und Dysostosis multiplex, Angiokeratoma bei Älteren	β-Galaktosidase	230500
Galaktosialidose	AR	*PPGB*	20q13.1	Hurler-Phänotyp, kirschroter Fleck, multiple Hämangiome	α-Neuraminidase, β-Galaktosidase	256540
α-Mannosidose	AR	*MAN2B1*	19cen–q12	Entwicklungsrückstand, diskreter Hurler-Phänotyp und Dysostosis multiplex, Schwerhörigkeit, Katarakte	α-D-Mannosidase	248500
β-Mannosidose	AR	*MANBA*	4q22–q25	Entwicklungsrückstand, Sprachverzögerung, grobe Gesichtszüge, Muskelhypotonie, Angiokeratome	β-Mannosidase	248510
Mukolipidose II	AR	*GNPTAB*	12q23.3	Ausgeprägter Hurler-Phänotyp, schwere Dysostosis multiplex, geistige Behinderung, normale Mukopolysaccharidausscheidung im Urin	Glukosamin-N-Ac-Phosphotransferase	252500
Mukolipidose III	AR	*GNPTAB*	12q23.3	Leichter Hurler-Phänotyp, spondyloepiphysäre Dysplasie des Skelettsystems, normale intellektuelle Entwicklung, normale Mukopolysaccharidausscheidung im Urin	Glukosamin-N-Ac-Phosphotransferase	252600
		GNTPG	16p			607838
Mukosulfatidose	AR	*SUMF1*	3p26	Hurler-Phänotyp, Dysostosis multiplex, Neurodegeneration, Ichthyose	Multiple Sulfatasen	272200
Neuraminsäurespeicherkrankheit	AR	*SLC17A5*	6q14–q15	Hydrops fetalis; leichtere Fälle Morbus Salla: grobes Gesicht, Gingivahypertrophie, Entwicklungsrückstand, Krampfanfälle, Nephrose, Sialurie	Sialin	269920 604369
Sialurie	AD	*GNE*	9p12-p11	Grobe Gesichtszüge, Hepatosplenomegalie, normale Körpergröße	UDP-GlcNAc-2-Epimerase	269921
Morbus Schindler	AR	*NAGA*	22q11	Neurodegenerativer Prozess, Erblindung, Spastik, Myoklonien, Spätfälle bei Erwachsenen (Morbus Kanzaki), intermediäre Fälle bekannt	α-N-Ac-Galaktosaminidase	609241 609242

AD autosomal-dominant, *AR* autosomal-rezessiv, *MIM* Mendelian inheritance in man catalogue.

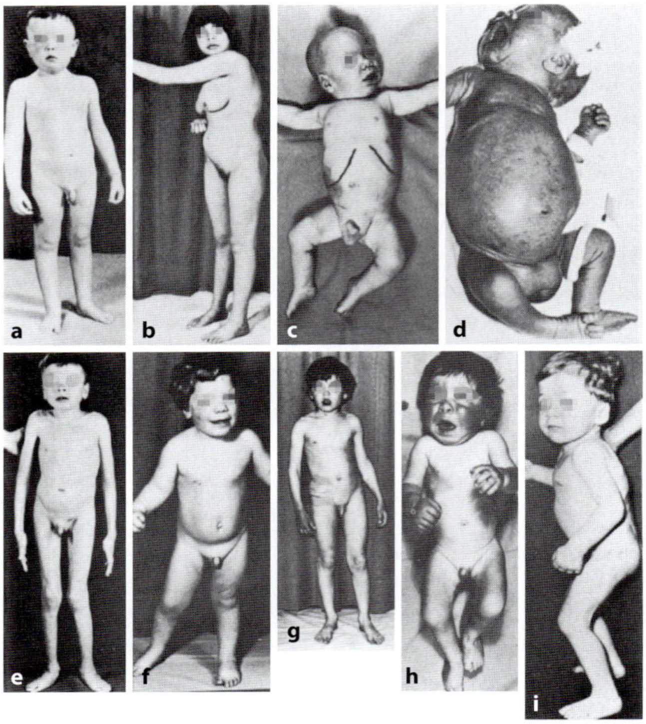

Abb. 57.11a–i Klinisches Erscheinungsbild verschiedener Oligosaccharidosen und verwandter Krankheiten. **a** Mannosidose (5-jähriger Patient). **b** Aspartylglukosaminurie (17-jährige Patientin). **c** G_{M1}-Gangliosidose (3 Monate altes Kind). **d** Sialidose (Neugeborenes mit Hydrops). **e** Sialidose (10-jähriger Junge). **f** Sialurie (4-jähriger Junge). **g** Galaktosialidose (10-jähriger Junge). **h** Phosphotransferasedefekt I (Mukolipidose II; 4-jähriger Junge). **i** Phosphotransferasedefekt II (Mukolipidose III; 6-jähriges Kind). (Bildrechte liegen bei den Erziehungsberechtigten der Patienten)

57.3.4 G_{M1}-Gangliosidose

Die G_{M1}-Gangliosidose verläuft in ähnlichen Stadien wie die Sialidose und lässt sich klinisch von ihr kaum unterscheiden (Abb. 57.11c). Je später sich eine G_{M1}-Gangliosidose manifestiert, desto seltener finden sich Zeichen der Oligosaccharidspeicherung (grobe Gesichtszüge, Organomegalie) und mesenchymalen Dysplasie (Kleinwuchs, Kontrakturen, Skelettveränderungen) und desto mehr treten neurologische Ausfälle in den Vordergrund (▶ Abschn. 211.2). Eine Ausnahme ist die MPS IV-B (▶ Abschn. 57.2).

57.3.5 Galaktosialidose

Stabilität und Aktivität der α-Neuraminidase und β-Galaktosidase hängen von einem protektiven Eiweiß ab. Defekte dieses vom *PPGB*-Gen auf dem Chromosomenabschnitt 20q13.1 kodierten, protektiven Faktors äußern sich in einem Funktionsverlust beider Enzyme. Es entstehen früh- oder spätmanifeste Krankheitsbilder (Abb. 57.11g), die sich nur durch Enzymbestimmung von der Sialidose und G_{M1}-Gangliosidose unterscheiden lassen: Bei der Galaktosialidose sind beide Enzyme defekt. Am häufigsten ist die juvenile Form mit langsam progredienter Ataxie, Tremor, Myoklonien, Sehverlust, kirschrotem Makulafleck und häufig Angiokeratomen.

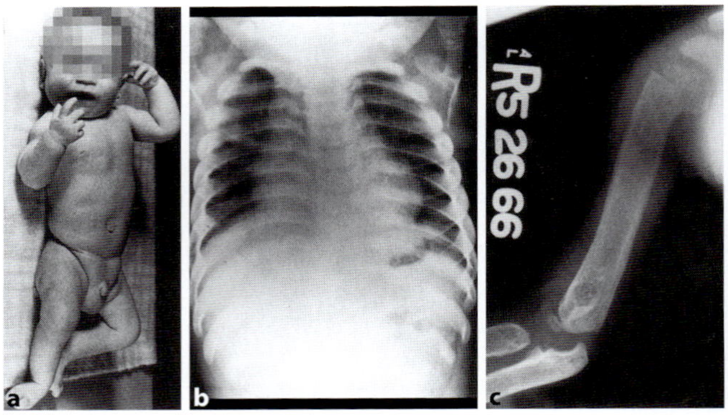

Abb. 57.12a–c 3 Monate alter Säugling mit Mukolipidose II. **a** Grobe Gesichtszüge, allgemein verdicktes Unterhautfettgewebe. **b** Röntgenologisch breite Rippen und **c** durch exzessive periostale Knochenbildung verbreiterte Röhrenknochen. Die G_{M1}-Gangliosidose könnte sich ähnlich manifestieren. (Bildrechte liegen bei den Erziehungsberechtigten der Patienten)

57.3.6 α-Mannosidose

Betroffene Kinder werden im 2.–4. Lebensjahr wegen verzögerter psychomotorischer Entwicklung vorgestellt. Es findet sich eine kombinierte oder Innenohrschwerhörigkeit. Hinweise auf eine Speicherkrankheit sind etwas vergröberte Gesichtszüge und Hepatosplenomegalie (Abb. 57.11a). Nicht selten liegen Katarakte vor. Die meisten Patienten überleben mit einer mittelschweren geistigen Behinderung, Schwerhörigkeit und progredienter Ataxie in das Erwachsenenalter. Die Körpergröße ist normal. Autologe Knochenmarktransplantationen brachten unsichere Erfolge.

Die β-Mannosidose nimmt einen ähnlichen, klinisch allerdings recht variablen Verlauf. Angiokeratome sind ein Charakteristikum älterer Patienten.

57.3.7 Phosphotransferasemangel (Mukolipidose II, III)

Das Enzym N-Acetyl-Glukosamin-1-Phosphotransferase modifiziert lysosomale Enzyme derart, dass sie in ihren Wirkungsort, die Lysosomen, gelangen (Abb. 57.10). Die Phosphotransferase besteht aus 2 α-, 2 β- und 2 γ-Ketten. Die α- und β-Ketten werden von *GNPTAB* auf dem Chromosomenabschnitt 12q23.3 und die γ-Ketten von *GNPTG* auf Chromosom 16p kodiert. Bei Mutationen wird die Funktion der Phosphotransferase gestört, und lysosomale Enzyme gelangen nicht in ihren Wirkungsort, die Lysosomen. Sie werden aus der Zelle ausgeschleust und finden sich in erhöhter Menge im Blutplasma. Die erhöhten Aktivitäten erlauben die Diagnose.

Mutationen von *GNPTAB* führen zur Mukolipidose II oder III, Mutationen von *GNPTG* zur Mukolipidose III.

Neugeborene mit Mukolipidose II („I-cell disease") fallen durch grobe Gesichtszüge und verdickte Haut auf. Diagnostisch wegweisend sind kalkarme, grob gesträhnte mit periostalen Knochenmanschetten und metaphysärer Dysplasie veränderte Röhrenknochen. Sie werden als neonatale Rachitis oder idiopathischer Hyperparathyreoidismus fehlgedeutet. Säuglinge zeigen einen ausgeprägten Hurler-Phänotyp mit schwerer Dysostosis multiplex (Abb. 57.12). Im weiteren Verlauf erinnern die Patienten klinisch und radiologisch an eine MPS I (Abb. 57.11h). Sie sind jedoch kleiner, mit schwereren Gelenkkontrakturen, fehlender Hepatosplenomegalie und klarer Hornhaut. Nur spaltlampenmikroskopisch zeigen sich feinste Trübungen. Patienten mit rasch progredientem Verlauf überleben das

1. Lebensjahrzehnt nicht. Weniger stark betroffene Patienten zeigen einen fließenden Übergang zur Mukolipidose III.

Die Mukolipidose III (Pseudopolydystrophie) verläuft leichter. Sie ist durch eine eingeschränkte Beweglichkeit, vor allem der Hüften und Schultern, später auch der Finger, charakterisiert. Dysproportionierter Kleinwuchs veranlasst zu Röntgenaufnahmen, die eine spondyloepiphysäre Dysplasie zeigen. Die Gesichtszüge können etwas grob sein. Die geistige Entwicklung ist weitgehend normal; Speicherphänomene fehlen (◘ Abb. 57.11i).

57.3.8 Mukosulfatidose

Durch Mutationen von *SUMF* auf dem Chromosomenabschnitt 3p26 werden Sulfatasen nicht aktiviert. Der resultierende Funktionsausfall multipler Sulfatasen manifestiert sich bei älteren Säuglingen mit Zeichen der psychomotorischen Retardierung. Im 2. Lebensjahr setzt ein neurodegenerativer Prozess mit progredienter Spastik, Ataxie, Seh- und Hörverlust sowie Krampfanfällen ein. Vergröberte Gesichtszüge, Hepatosplenomegalie und Hernien lassen an eine MPS denken. Retinale Depigmentierung, Optikusatrophie und ichthyosiforme Hautveränderungen sind Besonderheiten der Mukosulfatidose.

57.3.9 Neuraminsäurespeicherkrankheit

Die Krankheit ist bedingt durch Mutationen des *SLC17A5*-Gens. Es kodiert Sialin, ein Protein, das den Neuraminsäuretransport durch die lysosomale Membran fördert. Schwerste Verlaufsformen der Sialurie manifestieren sich als Hydrops fetalis. Die infantile Form äußert sich in axialer Muskelhypotonie, Pigmentarmut, groben Gesichtszügen, Hepatosplenomegalie und Hernien. Sie wurde auch als „finnische Form der Sialurie" bezeichnet.

Die leichtere Verlaufsform (Salla-Krankheit) zeigt sich im Kleinkindalter mit verzögerter psychomotorischer und Sprachentwicklung, Ataxie, Nystagmus, Rigidität und Spastik sowie gelegentlichen Krampfanfällen. Die Gesichtszüge sind grob (◘ Abb. 57.11f). Die Patienten überleben schwer behindert ins Erwachsenenalter. Im Urin finden sich erhöhte Mengen von Neuraminsäure.

57.3.10 Sialurie

Die auch als „französische Form der Sialurie" bezeichnete Krankheit wird autosomal-dominant vererbt. Sie ist keine Speicherkrankheit, sondern entsteht durch Überproduktion von Neuraminsäure infolge fehlender Rückkoppelung. Patienten haben Hurler-ähnliche Gesichtszüge, Hepatosplenomegalie, keinen ausgeprägten Kleinwuchs und sind geistig nur leicht behindert. Krampfanfälle kommen vor. Im Urin sind erhöhte Mengen freier Neuraminsäure nachweisbar.

57.3.11 Morbus Schindler

Die durch einen Defekt der α-N-Acetyl-Galaktosaminidase bedingte Krankheit manifestiert sich im späten Säuglingsalter mit einem rasch progredienten Verlust psychomotorischer Fähigkeiten, Muskelhypotonie und Erblindung. Im Urin lassen sich charakteristische Glykopeptide nachweisen. Kinder mit leichteren Verlaufsformen können bis in das Schulalter unauffällig bleiben.

Literatur

Arvio M, Sauna-aho O, Peippo M (2001) Bone marrow transplanation for aspartylglucosaminuria: Follow-up study of transplanted and non-transplanted patients. J Pediatr 138:288–290
Beck M (2010) Therapy for lysosomal storage disorders. Life 62:33–40
Turkia BH, Tebib N, Azzouz H et al (2008) Phenotypic spectrum of fucosidosis in Tunisia. J Inherit Metab Dis 2:313–316
Berger KI, Fagondes SC, Guigliani R et al (2013) Respiratory and sleep disorders in mucopolysaccharidosis. J Inherit Metab Dis 36:201–221
Brunetti-PierriN, Scaglia F (2008) GM1 gangliosidosis; review of clinical,molecular, and therapeutic aspects. Mol Genet Metab 94:391–396
Bonten EJ, Arts WF, Beck M et al (2000) Novel mutations in lysosomal neuraminidase identify functional domains and determine clinical severity in sialidosis. Hum Mol Genet 9:2715–2725
Busche A, Hennermann JB, Bürger F (2009) Neonatal manifestation of multiple sulfatase deficiency. Eur J Pediat 168:969–973
Caciotti A, Garman SC, Rivera-Colón Y (2011) GM1 gangliosidosis and Morquio B disease. Biochim Biophys Acta 182:782–790
Cathey SS, Leroy JG, Wood T et al (2011) Phenotype and genotype in mucolipidosis II and III alpha/beta: A study of 61 probands. J Med Genet 47:38–48
Chen YT (2001) Glycogen storage diseases. In: Scriver CR, Beaudet A, Sly WS, Valle D (Hrsg) The metabolic and molecular bases of inherited disease. McGraw-Hill, New York, S 1521–1551
(2002) Glycogen storage diseases (GSDs). Curr Mol Med 2:101–227
Chou JY, Jun HS, Mansfield BC (2010) Neutropenia in type Ib glycogen storage disease. Curr Opin Hematol 17:36–42
Cleary MA, Wraith JE (1993) Management of mucopolysaccharidosis type III. Arch Dis Child 69:403–406
Coutinho MF, Lacerda L, Alves S (2012) Glycosaminoglycan storage disorders: A review. Biochem Res Int 2012:471325 doi:10.1155/2012/471325
Darin N, Kyllerman M, Hard AL (2009) Juvenile gala tosialidosis with attacks of neuropathic pain and absence of sialyloligosacchariduria. Eur J PaediatrNeurol 13:553–555
Däublin G, Schwahn B, Wendel U (2002) Type I glycogen storage disease: Favourable outcome on a strict management regimen avoiding increased lactate production during childhood and adolescence. Eur J Pediatr 161(1):40–45
Davis MK, Weinstein DA (2008) Liver transplantation in children with glycogen storage disease: Controversies and evaluation of the risk/benefit of this procedure. Pediatr Transplant 12:137–145
De Ru MH, Boelens JJ, Das AM et al (2011) Enzyme replacement therapy and/or hematopoietic stem cell transplantation at diagnosis in patients with mucopolysaccharidosis type I: Results of a European consensus procedure. Orphanet J Rare Dis 6:55
DiMauro S, Spiegel R (2011) Progress and problems in muscle glycogenoses. Acta Myol 30:96–102
Dierks T, Schmidt B, Borissenko LV (2003) Multiple sulfatase deficiency is caused by mutations in the gene encoding the human C-alpha-formyl-glycine generating enzyme. Cell 113:435–444
Eisengart JB, Rudser KD, Tolar J et al (2013) Enzyme replacement is associated with better cognitive outcomes after transplant in Hurler Syndrome. J Pediatr 162:375–380
Frawley G, Fuenzalida D, Donath S et al (2012) A retrospective audit of anesthetic techniques and complications in children with mucopolysaccharidoses. Pediat Anesth 22:737–744
Grewal SS, Shapiro EG, Krivit WE et al (2004) Effective treatment of alpha mannosidosis by allogeneic hematopoietic stem cell transplantation. J Pediatr 144:569–573
Guffon N, Bertrand Y, Forest I et al (2009) Bone marrow transplantation in children with Hunter syndrome: Outcome after 7 to 17 years. J Pediatr 154:733–737
Harmatz P, Giugliani R, Schwartz IV et al (2008) Long-term follow-up of endurance and safety outcomes during enzyme replacement therapy for mucopolysaccharidosis VI. Mol Genet Metab 94:469–475
Kampmann C, Beck M, Morin I, Loehr JP (2011) Prevalence and characterization of cardiac involvement in Hunter syndrome. J Pediatr 159:327–331

Kishnani P, Chen YT et al (2011) Disorders of glycogen metabolism. In: Rudolph CD, Rudolph AM, Lister GE (Hrsg) Rudolph's pediatrics, 22. Aufl. McGraw Hill, New York, S 599–607

Kishnani PS, Corzo D, Leslie ND et al (2009) Early treatment with alglucosidase alpha prolongs long-term survival of infants with Pompe disease. Pediatr Res 66:329–335

Laforêt P, Weinstein D, Smit GPA (2011) The glycogen storage diseases and related disorders. In: Saudubray JM, van den Berghe G, Walter JH (Hrsg) Inborn metabolic diseases, 5. Aufl. Springer, Berlin, S 115–139

Leroy JG (2012) Sialuria. In: Pagon RA, Bird TD, Dolan CR, Stephens K (Hrsg) Gene reviews. University of Washington, Seattle, WA (http://www.ncbi.nlm.nih.gov/books/NBK1164/. Zugegriffen: 07. Februar 2013)

Maheshwari A, Rankin R, Segev DL, Thuluvath PJ (2012) Outcomes of liver transplantation for glycogen storage disease: A matched-control study and a review of literature. Clin Transplant 26:432–436

Malm D, Nilssen O (2012) Alpha-Mannosidosis. In: Pagon RA, Bird TD, Dolan CR, Stephens K (Hrsg) Gene reviews. University of Washington, Seattle, WA (http://www.ncbi.nlm.nih.gov/books/NBK1396/. Zugegriffen: 07. Februar 2013)

Martens DH, Rake JP, Navis G, Fidler V, van Dael CM, Smit GPA (2009) Renal function in glycogen storage disease type I, natural course, and renopreservative effects of ACE inhibition. Clin J Am Soc Nephrol 4:1741–1746

Muenzer J, Wraith JE, Clarke LA (2009) Mucopolysaccharidosis I: Management and treatment guidelines. J Pediatr 123:19–29

Muenzer J, Beck M, Eng CM (2011) Long-term, open-labeled extension study of idursulfatase in the treatment of Hunter syndrome. Genet Med 13:95–101

Mynarek M, Tolar J, Albert MH et al (2012) Allogeneic hematopoietic SCT for alpha-mannosidosis: An analysis of 17 patients. Bone Marrow Transplant 47:352–359

Rake JP, Visser G, Labrune P et al (2002) Guidelines for management of glycogen storage disease type I – European Study on Glycogen Storage Disease Type I (ESGSD I). Eur J Pediatr 161(1):112–119

Rust S, Tegtmeyer LC, Fingerhut R, Freeze HH, Marquart T (2012) Phosphoglucomuase-1-defects of the gatekeeper between glycogen and glucose strongly impair protein glycosylation with diversity of phenotypes – mechanism, screening, treatment. J Inherit Metab Dis 35(1):16

Santer R, Ullrich K (2004) Cardiac involvement of glycogen storage diseases. In: Böhles H, Sewell AC (Hrsg) Metabolic cardiomyopathy. Medpharm, Stuttgart, S 47–65

Scarpa M, Almásy Z, Beck M (2011) Mucopolysaccharidosis type II. European recommendations for the diagnosis and multidisciplinary management of a rare disease. Orphanet J Rar Dis 6:72

Sedel F, Friderici K, Nummy K (2006) Atypical Gilles de la Tourette Syndrome with beta-mannosidase deficiency. Arch Neurol 63:129–131

Smit GPA, Ververs MT, Belderok B, van Rijn M, Berger R, Fernandes J (1990) Long-term outcome of patients with glycogen storage diseases. J Inherit Metab Dis 13:411–418

Sohn YB, Park SW, Kim SH (2012) Enzyme replacement therapy improves joint motion and outcome of the 12-min walk test in a mucopolysacharidosis type VI patient previously treated with bone marrow transplantation. Am J Med Genet 158A:1158–1163

Tomatsu S, Montano AM, Oikawa H et al (2011) Mucopolysaccharidosis type IVA (Morquio A disease) clinical review and current treatment. Curr Pharm Biotechnol 12:931–945

Turbeville S, Nicely H, Rizzo JD (2011) Clinical outcomes following hematopoietic stem cell transplantation for the treatment of mucopolysaccharidosis VI. Mol Genet Metab 102:111–115

Valavannopoulos V, Nicely H, Harmatz P, Turbeville S (2010) Mucopolysaccharidosis VI. Orphanet J Rare Dis 15:5

Valstar MJ, Marchal JP, Grootenhuis M et al (2011) Cognitive development in patients with mucopolysaccharidosis type III (Sanfilippo syndrome). Orphanet J Rare Dis 6:43

Willems PJ, Seo HC, Coucke P et al (1999) Spectrum of mutations in fucosidosis. Eur J Hum Genet 7:60–67

Wraith JE, Scarpa M, Beck M (2008) Mucopolysaccharidosis type II (Hunter syndrome): A clinical review and recommendations for treatment in the era of enzyme replacement therapy. Eur J Pediatr 167:267–277

Wraith RF, Mercer J, Page J et al (2009) Use of enzyme replacement therapy (Laronidase) before hematopoietic stem cell transplantation for mucopolysaccharidosis I. J Pediatr 154:135–139

Zhou XY, van der Spoel A, Rottier R et al (1996) Molecular and biochemical analysis of protective protein/cathepsin A mutations: Correlation with clinical severity in galactosialidosis. Hum Mol Genet 5:1977–1987

58 Stoffwechselkrankheiten mit Dysmorphien

J. Gärtner, H. Rosewich, T. Marquardt, G. F. Hoffmann

58.1 Peroxisomale Krankheiten

J. Gärtner, H. Rosewich

Die Organellbezeichnung „Peroxisom" wurde 1966 von de Duve und Baudhuin eingeführt und geht auf den Gehalt an Wasserstoffperoxiden zurück, die durch Oxidasen gebildet und durch Katalase abgebaut werden. Peroxisomen kommen in allen menschlichen Zellen mit Ausnahme der Erythrozyten vor. Die Organellmembran besteht aus peroxisomenspezifischen integralen Membranproteinen. Die peroxisomale Matrix enthält mehr als 50 Enzyme für eine Vielzahl anabolischer Funktionen, wie z. B. Plasmalogenbiosynthese, Gallensäuresynthese, und auch katabolischer Funktionen, wie z. B. Abbau von Wasserstoffperoxiden, von überlangkettigen Fettsäuren („very long chain fatty acids", VLCFA) und von Phytansäure.

Die Bildung neuer Peroxisomen erfolgt entweder de novo oder durch Teilung bereits bestehender Peroxisomen. Peroxisomale Membran- und Matrixproteine werden im Zytoplasma an freien Polyribosomen synthetisiert und anschließend in die peroxisomale Membran bzw. Matrix transportiert. Die Erkennungssignale („peroxisomal targeting signal", PTS) für den zytosolischen Transport sowie den Import peroxisomaler Matrixproteine in das Peroxisom sind ein Tripeptid am carboxyterminalen (PTS1) oder eine Gruppe von Aminosäuren am aminoterminalen Ende des Proteins (PTS2). Komplementierungsstudien mit peroxisomendefizienten menschlichen Fibroblasten und Hefezellen haben gezeigt, dass mindestens 14 unterschiedliche Gene (*PEX*-Gene) für die Entstehung menschlicher Peroxisomen und mehr als 30 Gene für die Entstehung von Hefeperoxisomen bedeutend sind.

Die besondere Bedeutung von Peroxisomen für das menschliche Stoffwechselnetzwerk zeigen autosomal-rezessiv und X-chromosomal vererbte Krankheiten der Peroxisomen. Peroxisomale Stoffwechselkrankheiten können in zwei Hauptgruppen eingeteilt werden (◘ Tab. 58.1). Die erste Gruppe umfasst peroxisomale Biogenesedefekte (PBD),bei denen Peroxisomen nicht oder nur sehr unvollständig gebildet werden. Defekte in multiplen peroxisomalen Stoffwechselwegen sind die Folge. Die zweite Gruppe umfasst isolierte peroxisomale Enzym-bzw. Proteindefekte, bei denen funktionell eingeschränkte Peroxisomen vorliegen.

58.1.1 Peroxisomenbiogenesedefekte (PBD)

Definition und Epidemiologie Patienten, bei denen eine Störung in der Entwicklung des Organells Peroxisom vorliegt, werden als „Peroxisome-biogenesis-defect-Patienten" (PBD-Patienten) bezeichnet. Das zerebrohepatorenale oder Zellweger-Syndrom ist der Prototyp dieser Krankheitsgruppe. Die dem Zellweger-Syndrom ähnlichen anderen Krankheiten dieser Gruppe mit milderer klinischer Ausprägung und längerer Überlebensdauer wurden entsprechend den zuerst entdeckten biochemischen Leitmetaboliten und dem klinischen Phänotyp ursprünglich als atypisches Zellweger-Syndrom („Pseudo-Zellweger-Syndrom"), neonatale Adrenoleukodystrophie, infantiler Morbus Refsum beschrieben. Diese Erkrankungsformen werden jetzt in Kenntnis des gemeinsamen molekularen Hintergrunds als ein Kontinuum der klinischen Ausprägung angesehen und als Zellweger-Syndrom-Spektrum (ZSS) bezeichnet. Die Rhizomelia chondrodysplasia punctata Typ 1 grenzt sich klinisch durch die Rhizomelie vom ZSS ab. Peroxisomenbiogenesedefekte werden autosomal-rezessiv vererbt und haben eine geschätzte Inzidenz von 1 : 50.000 bis 1 : 200.000.

Ätiologie und Pathogenese Die gestörte Peroxisomenbildung der Patienten ist auf Fehler im Aufbau der Organellmembran und/oder im Importsystem peroxisomaler Matrixproteine zurückzuführen. Eine Gruppe peroxisomaler und peroxisomenassoziierter Proteine, genannt Peroxine, sind die Bausteine der Peroxisomen mit unterschiedlichen Teilfunktionen (Rezeptorproteine, Ubiquitinkonjugation, ATPasen, Zinkfinger-Proteine etc.). Peroxine werden von *PEX*-Genen kodiert. Bei Patienten des Zellweger-Syndrom-Spektrums sind Mutationen in 13 unterschiedlichen *PEX*-Genen nachweisbar. Etwa zwei Drittel der Patienten weisen Mutationen im *PEX1*-Gen auf; hierbei liegen die Missense-Mutation G843D (c.2528G>A) am häufigsten und die Insertion I700YfsX42 (c.2097insT) am zweithäufigsten vor. Bei Patienten mit Rhizomelia chondrodysplasia punctata Typ 1 liegen Mutationen im *PEX7*-Gen vor.

Klinische Symptome und Verlauf Trotz der vielen unterschiedlichen *PEX*-Gendefekte ist das klinische Bild der einzelnen Krankheiten ähnlich und gut definierbar (◘ Tab. 58.2).

Klassisches Zellweger-Syndrom Patienten des Zellweger-Syndrom-Spektrums mit klassischem Zellweger-Syndrom fallen durch ein typisches Gesicht mit flacher, hoher Stirn, tiefer Nasenwurzel, weit offener großer Fontanelle und klaffenden Schädelnähten, Hypertelorismus, Epikanthus, leicht mongoloider Lidachse, Mikrognathie und dysplastischen Ohrmuscheln auf (◘ Abb. 58.1a). Neurologische Auffälligkeiten, wie muskuläre Hypotonie (◘ Abb. 58.1b), Hypo- und Areflexie, Trinkschwäche, Gedeihstörungen, Krampfanfälle, sensorineurale Schwerhörigkeit und schwere psychomotorische Entwicklungsstörung, können weitere Hinweise geben. Die Patienten versterben meist in den ersten Lebensmonaten.

Atypisches Zellweger-Syndrom, neonatale Adrenoleukodystrophie und infantiler Morbus Refsum Patienten des Zellweger-Syndrom-Spektrums mit dem klassischen Zellweger-Syndrom ähnlichen, aber weniger stark ausgeprägten klinischen Symptomen wurden früher als atypisches Zellweger-Syndrom („Pseudo-Zellweger-Syndrom"), neonatale Adrenoleukodystrophie und infantiler Morbus Refsum bezeichnet (◘ Abb. 58.2). Die Überlebensdauer dieser klinisch milderen Varianten kann mehrere Jahre bis Jahrzehnte betragen.

Rhizomelia Chondrodysplasia punctata Typ 1 Patienten mit Rhizomelia Chondrodysplasia punctata Typ 1 unterscheiden sich klinisch von Patienten des Zellweger-Syndrom-Spektrums (◘ Abb. 58.3). Klinisch-radiologische Leitsymptome sind neben dem auffälligen Gesicht vor allem die Verkürzung der proximalen langen Röhrenknochen, punktförmige Verkalkungen der Epiphysen und Wachstumsstörungen. Die Patienten sind ebenfalls muskulär hypoton und weisen eine psychomotorische Entwicklungsverzögerung

G.F. Hoffmann, M.J. Lentze, J. Spranger, F. Zepp (Hrsg.), *Pädiatrie*,
DOI 10.1007/978-3-642-41866-2_58, © Springer-Verlag Berlin Heidelberg 2014

Tab. 58.1 Klassifikation peroxisomaler Krankheiten nach genetischem Defekt und biochemischen Veränderungen

Krankheitsbezeichnung	Gendefekt	OMIM	Biochemische Veränderungen				
			VLCFA	PR	PH	D/THCS	PL
Peroxisomenbiogenesedefekte (PBD)							
Zellweger-Syndrom-Spektrum (ZSS)	Multiple Gendefekte						
– Zellweger-Syndrom – Atypisches Zellweger-Syndrom – Neonatale Adrenoleukodystrophie (NALD) – Infantiler Morbus Refsum (IMR)	*PEX1* (ca. 60 % der Fälle)	602136	↑	↑[a]	↑[a]	↑	↓
	PEX2	170993	↑	↑[a]	↑[a]	↑	↓
	PEX3	603164	↑	↑[a]	↑[a]	↑	↓
	PEX5	600414	↑	↑[a]	↑[a]	↑	↓
	PEX6	601498	↑	↑[a]	↑[a]	↑	↓
	PEX10	602859	↑	↑[a]	↑[a]	↑	↓
	PEX11β	603867	N	N	N	N	N
	PEX12	601758	↑	↑[a]	↑[a]	↑	↓
	PEX13	601789	↑	↑[a]	↑[a]	↑	↓
	PEX14	601791	↑	↑[a]	↑[a]	↑	↓
	PEX16	603360	↑	↑[a]	↑[a]	↑	↓
	PEX19	600279	↑	↑[a]	↑[a]	↑	↓
	PEX26	608666	↑	↑[a]	↑[a]	↑	↓
Rhizomele Chondrodysplasia punctata Typ 1 (RCDP1)	*PEX7*	601757	N	N	↑[a]	N	↓
Isolierte peroxisomale Enzym- bzw. Proteindefekte							
X-chromosomale Adrenoleukodystrophie (X-ALD)	*ABCD1*	300100	↑	N	N	N	N
Peroxisomale β-Oxidation							
Acyl-CoA-Oxidase-Defizienz	*ACOX1*	264470	↑	N	N	N	N
D-bifunktionale Proteindefizienz	*HSD17B4*	261515	↑	↑[a]	↑[a]	↑	N
2-Methylacyl-CoA-Racemase-Defizienz	*AMACR*	614307	N	↑[a]	↑[a]	↑	N
Plasmalogenbiosynthese							
Dihydroxyacetonphosphat-Acyltransferase-Defizienz (RCDP2)	*GNPAT*	222765	N	N	N	N	↓
Alkyldihydroxyacetonphosphat-Synthase-Defizienz (RCDP3)	*AGPS*	600121	N	N	N	N	↓
Peroxisomale α-Oxidation							
Phytanoyl-CoA-Hydroxylase-Defizienz (Morbus Refsum)	PAHX/PHYH	602026	N	N	↑	N	N
Peroxisomaler Glyoxylatmetabolismus							
Alanin-Glyoxylat-Aminotranferase-Defizienz (Hyperoxalurie Typ 1)	*AGXT*	259900	N	N	N	N	N
Peroxisomaler Wasserstoffperoxidmetabolismus							
Akatalasämie	*CAT*	115500	N	N	N	N	N

[a] Die Konzentrationen der Pristan- und Phytansäure sind abhängig von der Diät.
D/THCS Di- und Trihydroxycholestansäure, *OMIM* Online Mendelian Inheritance in Man, *N* Normbereich, *PH* Phytansäure, *PL* Plasmalogene, *PR* Pristansäure, *VLCFA* „very long chain fatty acids" (überlangkettige Fettsäuren, $\geq C_{22}$).

Tab. 58.2 Klinische Merkmale der Patienten mit Peroxisomenbiogenesedefekt (PBD)

Merkmale	Zellweger-Syndrom-Spektrum		
	Zellweger-Syndrom	Klinisch mildere Varianten (früher: atypisches ZS, NALD, IMR)	RCDP1
Überlebensdauer	<1 Jahr	>1 Jahr	>1 Jahr
Dysmorphiezeichen	+++	++	+++
Zerebral			
Muskelhypotonie	+++	++	++
Krampfanfälle	+ bis +++	– bis +++	++
Psychomotorische Retardierung	+++	++ bis +++	+++
Trinkschwäche	+++	– bis ++	++
Gedeihstörung	+++	+ bis ++	++
Okulär			
Katarakt	+ bis ++	– bis +	+++
Optikusatrophie	++	– bis ++	++
Retinopathie	++	– bis ++	++
Hepatorenal			
Hepatomegalie	+++	+ bis ++	+
Leberfibrose bzw. -zirrhose	+ bis +++	+ bis ++	+
Nierenzysten	++ bis +++	+ bis ++	–
Skelettsystem			
Vorzeitige Patellaverkalkung	++	+	++

IMR infantiler Morbus Refsum, *NALD* neonatale Adrenoleukodystrophie, *RCDP1* Rhizomelia chondrodyplasia punctata Typ 1, *ZS* Zellweger-Syndrom.

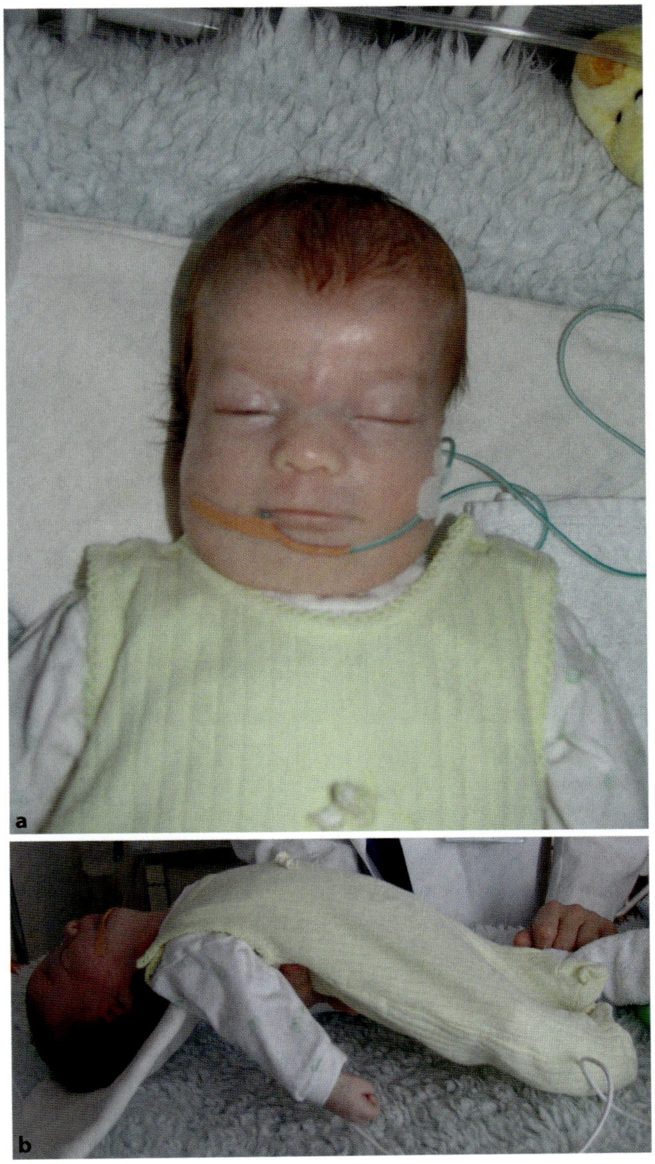

Abb. 58.1a,b Drei Wochen altes weibliches Neugeborenes mit klassischem Zellweger-Syndrom. **a** Dysmorphe Stigmata, **b** muskuläre Hypotonie, „Floppy infant". (Mit freundl. Genehmigung der Erziehungsberechtigten des Patienten)

auf. Katarakte und eine Ichthyose sind weitere mögliche Symptome. Die Überlebensdauer der Patienten beträgt mehrere Jahre.

PEX11β-Patient Der einzige Patient, der bis heute mit einer Mutation im *PEX11β*-Gen beschrieben wurde, hatte kongenitale Katarakte, einen Nystagmus, eine sensorineurale Schwerhörigkeit, eine Lernbehinderung, eine Migräne mit Photophobie sowie gastrointestinale Probleme. Der Patient wurde erst im Alter von 26 Jahren diagnostiziert, die biochemischen peroxisomalen Leitmetaboliten zeigten sich unauffällig. Es konnte ein durch eine Nonsense-Mutation im *PEX11β*-Gen bedingter Defekt in der Teilung von Peroxisomen gezeigt werden.

Diagnose und Differenzialdiagnose Das auffällige Aussehen und die neurologischen Auffälligkeiten der Patienten geben diagnostische Hinweise. Die Diagnose kann biochemisch und/oder molekulargenetisch gestellt werden. Zu den biochemischen Untersuchungen gehören die Bestimmung der Konzentration an VLCFA, an Phytan- und Pristansäure, an Di- und Trihydroxycholestanolsäure und des Plasmalogengehalts in Erythrozyten (Tab. 58.1). Anhand der molekulargenetischen Untersuchung kann der Nachweis von Mutationen in einem der 14 derzeit bekannten humanen *PEX*-Gene erfolgen. Dies ist Voraussetzung für die Identifizierung von Überträgern. Zur Beurteilung der betroffenen Organsysteme kann die Diagnostik ergänzt werden durch Röntgenaufnahmen des Skelettsystems zum Nachweis einer vorzeitigen Patellaverkalkung und Rhizomelie, Ultraschalluntersuchungen des Abdomens zum Nachweis von Zystennieren und Leberveränderungen sowie neurophysiologische Untersuchungen zur Prüfung des Seh- und Hörvermögens und der hirnelektrischen Aktivität. Mittels zerebraler Kernspintomografie können Migrationsstörungen, insbeson-

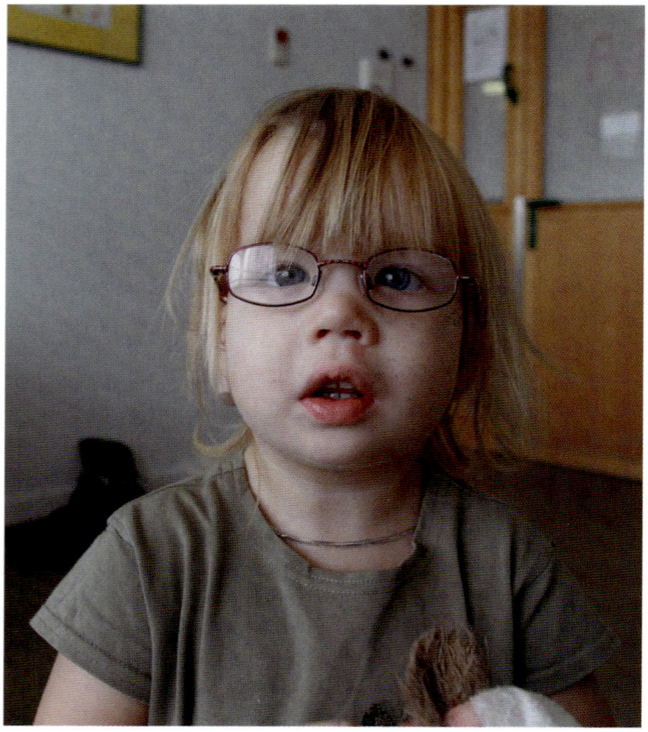

Abb. 58.2 Zellweger-Syndrom-Spektrum: 2 Jahre und 7 Monate altes Mädchen mit mildem klinischem Phänotyp des Zellweger-Syndrom-Spektrums. (Mit freundl. Genehmigung der Erziehungsberechtigten des Patienten)

dere eine perisylvische Polymikrogyrie und Leukenzephalopathien nachgewiesen werden.

Differenzialdiagnostisch sind bei Patienten des Zellweger-Syndrom-Spektrums peroxisomale β-Oxidationsdefekte und Syndrome wie Down-Syndrom, Trisomie 18 und Smith-Lemli-Opitz-Syndrom (► Abschn. 58.3) zu erwägen. Bei Patienten mit Rhizomelia chondrodysplasia punctata kommen andere Ursachen einer Chondrodysplasia punctata in Frage, wie Conradi-Hünermann-Syndrom und Embryopathien nach intrauteriner Exposition mit Warfarin (Marcumar), Alkohol, Hydantoin und Phenacetin.

Therapie Die Behandlungsmöglichkeiten sind durch die in der Fetalzeit entstandenen multiplen Organauffälligkeiten und Funktionsstörungen eingeschränkt. Die derzeitige Therapie ist symptomatisch.

Prävention Die pränatale Diagnostik ist durch biochemische und molekulargenetische Bestimmungen möglich. Die molekulargenetische Diagnostik ermöglicht im Gegensatz zur biochemischen Diagnostik auch die Identifizierung von heterozygoten Anlageträgern. Dies führt zu einer präziseren Risikoabschätzung in der genetischen Beratung betroffener Familien.

58.1.2 Isolierte peroxisomale Enzym- bzw. Proteindefekte

Es gibt zahlreiche Erkrankungen, die mit isolierten peroxisomalen Enzym- bzw. Proteindefekten einhergehen (Tab. 58.1). Die klinisch wichtigen Krankheitsbilder dieser Gruppe sind die X-chromosomal vererbte Adrenoleukodystrophie (X-ALD), der Morbus Refsum, die β-Oxidationsdefekte und die Hyperoxalurie Typ 1 (► Kap. 198).

X-chromosomal vererbte Adrenoleukodystrophie

Definition und Häufigkeit Der Name Adrenoleukodystrophie beschreibt die charakteristischen Merkmale der Krankheit. „Adreno“ bezieht sich auf die Funktionseinschränkung der Nebennierenrinde (Morbus Addison); „leuko“ drückt aus, dass die weiße Substanz des Gehirns oder des Rückenmarks betroffen ist; „dystrophie“ beschreibt, dass es dabei zu einem fortschreitenden Untergang des Myelins kommen kann. Die Krankheit folgt einer geschlechtsgebundenen X-chromosomalen Vererbung. Für die X-ALD sind Akkumulationen von überlangkettigen Fettsäuren (VLCFA) in allen Körpergeweben und -flüssigkeiten, vor allem in Cholesterolestern des Myelins und in der Nebennierenrinde, charakteristisch.

Die X-ALD ist die häufigste peroxisomale Erkrankung mit einer geschätzten Inzidenz von 1:15.000–1:20.000 Jungen/Männer. Auch weibliche Überträgerinnen der Krankheit können infolge „ungleichförmiger“ X-Inaktivierung neurologische Symptome entwickeln.

Ätiologie und Pathogenese Mutationen im *ABCD1*-Gen sind die primäre Krankheitsursache (Übersicht unter ► www.x-ald.nl). Es kann keine Korrelation zwischen klinischem Verlauf (Phänotyp) und der Art der Mutation (Genotyp) hergestellt werden. Modifizierende Gene und auch andere nichtgenetische Einflüsse scheinen die klinische Ausprägung zu beeinflussen.

Das *ABCD1*-Gen kodiert das Adrenoleukodystrophieprotein (ALD-Protein), ein peroxisomales Membranprotein, das zur Familie der ATP-abhängigen Membrantransporter („ATP-binding cassette“, ABC-Transporter) gehört. ABC-Transporter verwenden typischerweise Energie aus der Hydrolyse von ATP, um ein Substrat gegen einen Konzentrationsgradienten durch eine Membran zu transportieren. Es wird postuliert, dass das ALD-Protein (ALDP) in den Import von Fettsäuren oder anderer Bestandteile des intraperoxisomalen Fettsäureabbaus involviert ist.

Pathobiochemie und Pathologie Mutationen im *ABCD1*-Gen führen zu einer Störung im Abbau der VLCFA. Die im Körper am häufigsten vorkommenden Fettsäuren bestehen aus 16–18 Kohlenstoff (C)-Atomen. Dagegen kommen überlangkettige Fettsäuren ($C > 22$) normalerweise in nur sehr geringen Konzentrationen vor. Die X-ALD ist gekennzeichnet durch eine exzessive Ansammlung von VLCFA, vor allem in der weißen Substanz des Gehirns und in der Nebennierenrinde (Abb. 58.4). Ob diese Akkumulation zu Gewebeschädigungen führt, ist unklar. Patienten mit einer Schädigung der weißen Hirnsubstanz, d. h. einer Leukodystrophie, weisen neben dem Abbau von weißer Hirnsubstanz auch eine Entzündungsreaktion auf. Dies kann eine Beteiligung des Immunsystems widerspiegeln, was für die Progredienz nach Auftreten der Symptomatik verantwortlich sein könnte.

Klinische Symptome, Verlaufsformen und Prognose Die X-ALD ist durch eine hohe klinische Variabilität gekennzeichnet, die von der schwerwiegenden kindlichen zerebralen Form bis hin zu einem asymptomatischen Verlauf reicht. Innerhalb von Familien mit mehreren betroffenen Mitgliedern können trotz identischer Mutation im *ABCD1*-Gen schwere und milde klinische Ausprägungen nebeneinander vorkommen. Auch das Ausmaß der Akkumulation von VLCFA korreliert nicht mit der Schwere des klinischen Bildes. Die Zuordnung zur jeweiligen Erkrankungsform erfolgt nach Er-

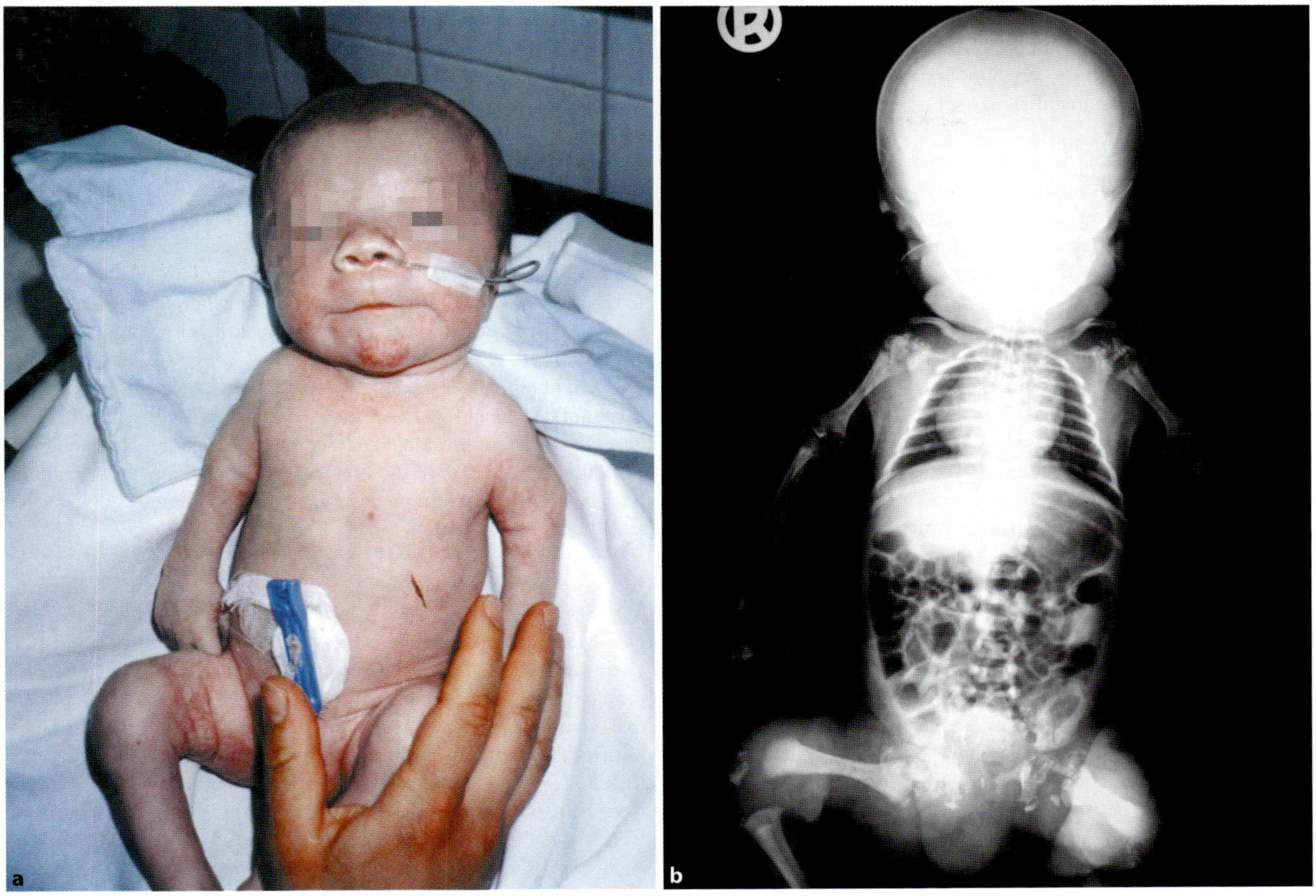

Abb. 58.3a,b Zwei Wochen alter Junge mit rhizomeler Chondrodysplasia punctata Typ 1. **a** Patient; **b** Babygramm im Alter von 2 Tagen. (Bildrechte liegen bei den Erziehungsberechtigten des Patienten)

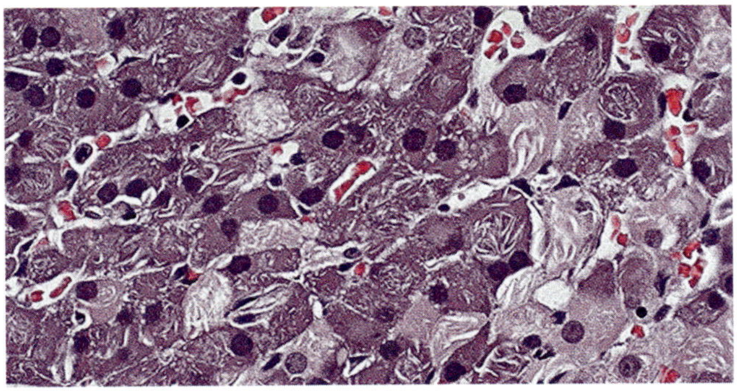

Abb. 58.4 Akkumulation von Very long chain fatty acids (VLCFA) in den Zellen der Nebenniere *(helle Spalten)*. (PAS-Färbung, Vergr. 100 : 1)

krankungsalter, Organbefall und Progress der neurologischen Symptomatik.

Kindliche zerebrale X-ALD Die kindliche zerebrale Form ist das häufigste und schwerste Erscheinungsbild. Die ersten Lebensjahre durchlaufen die Patienten meist eine unauffällige psychomotorische Entwicklung. Zu den typischen Frühsymptomen zählen Verhaltensauffälligkeiten wie Unkonzentriertheit, emotionale Labilität, Hyperaktivität und schulischer Leistungsabfall. Es folgen motorische Auffälligkeiten, Hör- und Sehstörungen sowie ein kognitiver Abbau bis hin zur Demenz. Eine Nebenniereninsuffizienz kann den neurologischen Symptomen vorausgehen oder diese begleiten. Nach Beginn der klinischen Symptome findet häufig ein rascher Progress der Erkrankung statt, der meist im 1. oder 2. Lebensjahrzehnt zum Tode führt.

Adoleszente und adulte zerebrale X-ALD Im Gegensatz zur kindlichen zerebralen Form werden Patienten, die an den Erwachsenenvarianten der zerebralen Form leiden, erst im 2. Lebensjahrzehnt oder noch später klinisch auffällig. Diesen Patienten werden oftmals fälschlicherweise psychiatrische Krankheitsbilder zugeordnet. Auch bei dieser Form kann eine Nebenniereninsuffizienz vorliegen. Nach Beginn der klinischen Symptomatik unterscheidet sich der Verlauf nicht von dem der kindlichen zerebralen Form.

Adrenomyeloneuropathie (AMN) Die Adrenomyeloneuropathie wird meist in der 2. Lebensdekade manifest. Häufige Symptome sind eine Schwäche der unteren Extremitäten, Parästhesien, Blasen- und Mastdarmschwäche, eine Gonadeninsuffizienz sowie bei zwei Dritteln der Patienten zusätzlich eine Nebenniereninsuffizienz. Die neurologischen Beschwerden sind über Jahrzehnte langsam progredient.

Addison-only-Phänotyp Bei einigen Betroffenen liegt ausschließlich ein Morbus Addison vor. Alle Patienten mit X-chromosomaler Adrenoleukodystrophie, bei denen eine Nebenniereninsuffizienz vorliegt, weisen die typischen Hyperpigmentierungen auf, die insbesondere im Bereich der Hände sowie im Mund- und Rachenraum sichtbar sind.

Asymptomatische X-ALD Einige Patienten bleiben trotz nachgewiesenem genetischem und biochemischem Defekt bis ins hohe Alter asymptomatisch. Sie haben weder neurologische Symptome noch eine Nebenniereninsuffizienz.

Symptomatische X-ALD-Überträgerinnen Neben den männlichen Patienten können auch weibliche Überträgerinnen der Erkrankung infolge ungleichförmiger X-Inaktivierung neurologische Symptome ähnlich einer Adrenomyeloneuropathie entwickeln, die häufig als multiple Sklerose fehlgedeutet werden. Eine zerebrale Beteiligung liegt in der Regel nicht vor.

Diagnose und Differenzialdiagnose Die neurologische Symptomatik und die umfassende Familienanamnese geben meist entscheidende Hinweise, wie beispielsweise Rollstuhlpflichtigkeit unklarer Ursache oder multiple Sklerose bei der mütterlichen Großmutter.

Die Diagnose aller Erkrankungsformen der X-ALD kann durch den biochemischen Nachweis von erhöhten Konzentrationen an VLCFA im Blut gestellt werden, eine Mutationsanalyse ist zur Diagnosestellung nicht erforderlich. Dagegen sind bei heterozygoten Überträgerinnen erhöhte Konzentrationen an VLCFA nur in etwa zwei Dritteln der Fälle nachweisbar. Ein Überträgerstatus sollte daher durch die Mutationsanalyse des *ABCD1*-Gens bestätigt bzw. ausgeschlossen werden. Die Nebennierenbeteiligung muss durch eine Kortisolbestimmung sowie einen ACTH-Test gesichert bzw. ausgeschlossen werden. Eine Bildgebung mittels zerebraler Kernspintomografie sollte in regelmäßigen Abständen erfolgen, um die bei zerebralen Verlaufsformen typischen Veränderungen der weißen Hirnsubstanz (Leukodystrophie) frühzeitig nachzuweisen bzw. auszuschließen. Bei dieser Untersuchung sollte auch Gadollinium intravenös verabreicht werden, da durch die Entzündung mit aktiver Entmarkung die Randzonen der Läsionen ein für die Erkrankung pathognomonisches Gadollinium-Enhancement aufweisen (◘ Abb. 58.5).

58

Therapie Neben symptomatischen Maßnahmen und der Substitution von Nebennierenrindenhormonen hat sich die allogene Transplantation von Knochenmark oder von Stammzellen aus Nabelschnurblut bei Patienten mit gerade beginnender Leukodystrophie als wirkungsvoll erwiesen. Dagegen blieben die bislang eingesetzten unterschiedlichen pharmakologischen und diätetischen Ansätze erfolglos. Hierzu zählen die Gabe von immunmodulatorischen Substanzen, wie β-Interferon und Immunglobulinen, 4-Phenylbutyrat sowie die Diättherapie mit „Lorenzos Öl", ein Gemisch aus Oleinsäure (Glyceryltrioleat, GTO) und Erukasäure (Glyceryltrierucat, GTE). Diese Diättherapie senkt zwar die Konzentration an VLCFA im Plasma der Patienten, die Progredienz der neurologischen Symptomatik und das Ausmaß der Nebenniereninsuffizienz konnten dadurch jedoch nicht günstig beeinflusst werden. Gegenstand der aktuellen Therapieforschung sind Untersuchungen zur Wirksamkeit der autologen Knochenmarktransplantation mit durch Lentiviren genetisch korrigierten hämatopoetischen Stammzellen.

Morbus Refsum

Der Morbus Refsum (Heredopathia atactica polyneuritiformis) ist eine autosomal-rezessiv vererbte Krankheit, bedingt durch eine Defizienz der Phytanoyl-CoA-Hydroxylase, einem Enzym der peroxisomalen α-Oxidation. Als Folge kommt es zu einer Speicherung von Phytansäure. Typische klinische Leitsymptome sind Retinitis pigmentosa, periphere Neuropathie und zerebelläre Ataxie. Während das Vollbild der Krankheit vor allem bei Erwachsenen auftritt, sind frühe klinische Symptome, wie Nachtblindheit, Muskelschwäche und Gangunsicherheit meist schon vor dem 20. Lebensjahr zu beobachten. Die Diagnose wird durch den biochemischen Nachweis erhöhter Konzentrationen an Phytansäure im Blut gestellt. Das Einhalten einer phytansäurearmen Diät kann den Erkrankungsverlauf günstig beeinflussen.

Peroxisomale β-Oxidationsdefekte

Patienten mit isolierten Enzymdefekten der peroxisomalen β-Oxidation wie der Acyl-CoA-Oxidase-Defizienz, der D-bifunktionalen Proteindefizienz und der 2-Methylacyl-CoA-Racemase-Defizienz sind in ihrem klinischen Erscheinungsbild in der Regel nicht von Patienten des Zellweger-Syndrom-Spektrums zu unterscheiden. Biochemisch weisen diese β-Oxidationsdefekte im Gegensatz zu Peroxisomenbiogenesedefekten eine regelrechte Plasmalogenbiosynthese auf. Die Diagnose kann durch die biochemische Untersuchung von Fibroblasten und molekulargenetisch durch den Nachweis von Mutationen im *ACOX1*- und im *HSD17B4*-Gen gestellt werden. Eine kausale Therapie steht nicht zur Verfügung.

Sonstige peroxisomale Enzym-/Proteindefekte

Einzelne Enzymdefekte der Plasmalogenbiosynthese (Dihydroxyacetonphosphat[DHAP]-Acyltransferase, DHAP-Synthase) zeigen klinische Symptome ähnlich der Rhizomelia chondrodysplasia punctata Typ 1 und werden als Rhizomelia chondrodysplasia punctata Typ 2 und 3 bezeichnet. Dagegen hat der Mangel an peroxisomaler Katalase (Hypo- oder Akatalasämie) kaum erkennbare klinische Auswirkungen. Nur wenige Patienten entwickeln schlecht heilende orale Ulzerationen. Die primäre Hyperoxalurie Typ 1 wird durch einen Mangel der peroxisomalen Alanin-Glyoxalat-Aminotransferase (► Kap. 198) verursacht. Patienten mit einer 2-Methyl-Acyl-CoA-Racemase-Defizienz werden erst im Erwachsenenalter durch eine sensorimotorische Neuropathie, zerebelläre Ataxie und Dysarthrie, Epilepsie, Enzephalopathie, Retinitis pigmentosa sowie eine Depression und Migräne symptomatisch. Die Diagnose kann bei entsprechender klinischer Konstellation durch die Bestimmung einer erhöhten Konzentration von Phytan-, Pristan, Di- und Trihydroxycholestansäure bei normaler Konzentration an VLCFA sowie Plasmalogenen vermutet und durch eine Mutationsanalyse im *AMACR*-Gen bestätigt werden. Kurative Therapieansätze liegen für diese Erkrankung nicht vor.

58.2 Angeborene Glykosylierungsstörungen

T. Marquardt

Definition Während Abbaudefekte von proteinverknüpften Zuckerstrukturen als lysosomale Speichererkrankungen schon Jahrzehnte bekannt sind, wurden angeborene Defekte der Biosynthese solcher Strukturen erst in den letzten Jahren als eigene Krankheitsgruppe erkannt. Seit der Publikation des ersten molekularen Defekts im Jahre 1995 ist das Wissen um diese Krankheiten rasch expandiert. Zurzeit sind mehr als 30 verschiedene Erkrankungen bekannt, und es zeichnet sich ab, dass noch einige in den nächsten Jahren dazu kommen werden und diese Erkrankungsgruppe viel größer ist als zunächst vermutet.

Im englischsprachigen Schriftum werden angeborene Glykosylierungsstörungen als „congenital disorders of glycosylation" (CDG) benannt, eine Bezeichnung, die die früher übliche Bezeichnung „carbohydrate-deficient glycoprotein syndrome" abgelöst hat. Bei diesen Erkrankungen ist die N- und/oder O-Glykosylierung von Proteinen defekt.

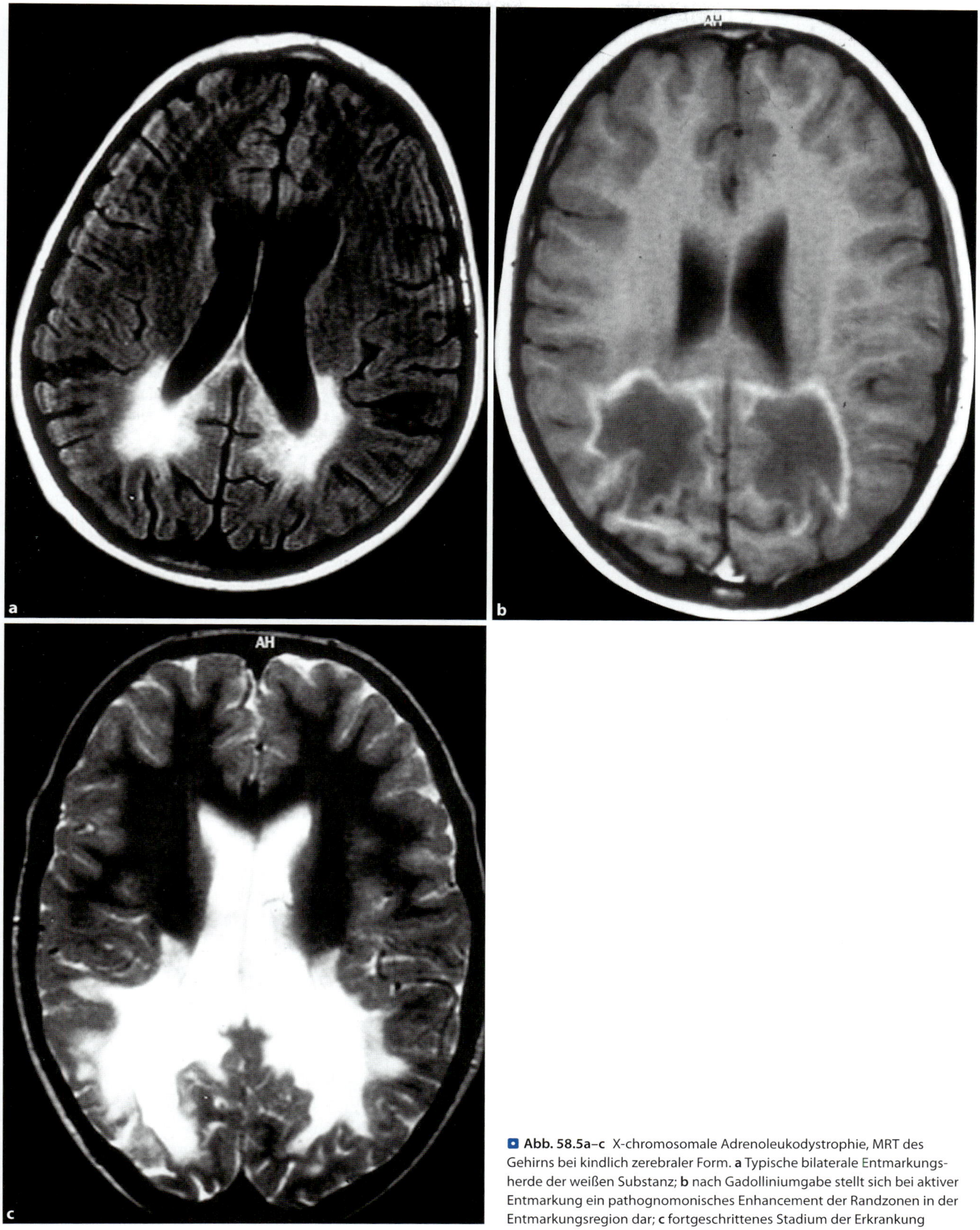

Abb. 58.5a–c X-chromosomale Adrenoleukodystrophie, MRT des Gehirns bei kindlich zerebraler Form. **a** Typische bilaterale Entmarkungsherde der weißen Substanz; **b** nach Gadolliniumgabe stellt sich bei aktiver Entmarkung ein pathognomonisches Enhancement der Randzonen in der Entmarkungsregion dar; **c** fortgeschrittenes Stadium der Erkrankung

Ätiologie und Pathogenese Fast alle Proteine im Plasma und ein Großteil der intrazellulären Proteine sind N-glykosyliert, d. h. sie tragen asparaginverknüpfte Zuckerseitenketten. Eine essenzielle Funktion dieser Ketten besteht in einer Löslichkeitserhöhung hydrophober Proteinabschnitte während der Biosynthese und Faltung des Proteins. Fehlen die Seitenketten, aggregieren viele Proteine irreversibel am Ort ihrer Entstehung und erreichen ihren Bestimmungsort nicht. Darüber hinaus sind die Zuckerseitenketten für die Funktion vieler Proteine essenziell. Aus dem Gesagten ergibt sich, dass Störungen in der Biosynthese dieser Glykanstrukturen einen Mangel oder Fehlfunktionen sehr vieler Glykoproteine zur Folge haben, was dazu führt, dass CDG-Erkrankungen meist schwerwiegende Multiorganerkankungen sind.

Die Erkrankungen werden in 2 Gruppen, CDG-I und CDG-II, eingeteilt. Diese Nomenklatur richtet sich ausschließlich nach der intrazellulären Lokalisation des biochemischen Defekts und hat mit dem Schweregrad der Erkrankung nichts zu tun. Die Biosynthese des N-Glykans erfolgt schrittweise an Dolichol in der Wand des rauen endoplasmatischen Retikulums (RER) bis ein aus 14 Monosacchariden bestehendes Oligosaccharid aufgebaut ist (■ Abb. 58.6). Dieses Oligosaccharid wird dann während der Biosynthese des Proteins durch die Oligosaccharyltransferase auf das Protein übertragen und danach im RER und im Golgi-Apparat umfangreich modifiziert. Alle Biosynthesedefekte der dolicholverknüpften Zuckerkette bis einschließlich der Übertragung auf das Protein werden als CDG-I bezeichnet (■ Abb. 58.6, roter Kasten), alle anderen als CDG-II (■ Abb. 58.6, blauer Kasten). Ein kleiner Buchstabe bezeichnet sequenziell den Zeitpunkt der Entdeckung, also z. B. CDG-Ib als die Erkrankung, die als zweites im Bereich der CDG-I-Erkrankungen entdeckt wurde. Nachdem klar wurde, dass für diese Nomenklatur die Anzahl der Buchstaben nicht ausreichen würde und zudem Mischformen zwischen CDG-I- und -II-Erkrankung entdeckt wurden, ist man neuerdings dazu übergegangen, den Gennamen des defekten Proteins der CDG-Bezeichnung voranzustellen, also PMM2-CDG statt CDG-Ia. Eine Übersicht über die Erkrankungen und ihre Nomenklatur gibt ■ Tab. 58.3.

Diagnose Zur Diagnostik dieser Erkrankungen bei klinischem Verdacht erfolgt eine isoelektrische Fokussierung (IEF) des Transferrins aus einer kleinen Serumprobe. Transferrin trägt 2 N-Glykane. Jedes dieser N-Glykane hat terminal 2 negativ geladene Sialinsäuren, während alle anderen Monosaccharide des Glykans ungeladen sind. Fehlt nun dieses Glykan komplett oder kommt es zu einer Störung in der Biosynthese mit nachfolgender Verkürzung, gehen die terminalen Sialinsäuren verloren und es kommt zu einer Ladungsveränderung des Gesamtmoleküls mit einem daraus resultierenden veränderten Wanderungsverhaltens in der IEF. Da die Oligosaccharyltransferase eine hohe Substratspezifität für das komplette aufgebaute Glykan hat und verkürzte Ketten nicht überträgt, fehlt bei allen CDG-I-Krankheiten eine komplette Seitenkette, so dass aus Tetrasialotransferrin Di- und Asialotransferrin entsteht (■ Abb. 58.7). Aus diesem Grund ist das IEF-Muster bei allen CDG-I-Erkrankungen weitgehend identisch und aus der IEF kann kein Rückschluss auf den zugrunde liegenden molekularen Defekt erfolgen. Ein komplettes Fehlen der Zuckerseitenketten ist mit dem Leben nicht vereinbar, bei den meisten CDG-I-Erkrankungen findet man noch etwa die Hälfte des Transferrins normal glykosyliert. Eine enzymatische und genetische Untersuchung ist bei jedem auffälligen CDG-Test erforderlich.

Störungen der O-Glykosylierung werden durch den CDG-Test nicht erfasst. Ein normaler CDG-Test schließt also eine CDG-Erkrankung nicht komplett aus. O-Glykosylierungsstörungen können nur in wenigen Speziallaboratorien erfasst werden.

58.2.1 PMM2-CDG (CDG-Ia)

Die bei Weitem häufigste CDG-Erkrankung ist das CDG-Ia mit weltweit über 600 bekannten Patienten. In der Säuglingszeit ist die Erkrankung einfach per Blickdiagnose zu erkennen. Die charakteristische Symptomtrias ist:
- Strabismus internus,
- invertierte Mamillen,
- supragluteale Fettpolster (■ Abb. 58.8).

Der Strabismus ist praktisch obligat und besteht lebenslang. Die invertierten Mamillen verlieren sich im Kleinkindalter, das gleiche gilt für die lateral ausladenden supraglutealen Fettpolster, die man am besten sieht, wenn das Kind auf dem Bauch liegt. Die Kinder sind statomotorisch retardiert, sitzen erst mit etwa 3 Jahren, lernen in der Regel nicht zu laufen, sprechen verwaschen und lernen zu lesen und manchmal auch zu schreiben. Im Kleinkindalter sind die Muskeleigenreflexe an den unteren Extremitäten erloschen und die motorische Nervenleitgeschwindigkeit ist deutlich reduziert. Die zerebrale Bildgebung zeigt in den meisten Fällen eine Kleinhirnhypoplasie.

Die Erkrankung beruht auf einem autosomal-rezessiven Defekt der Phosphomannomutase 2, einem zytosolischen Enzym, das Mannose-6-Phosphat in Mannose-1-Phosphat umwandelt. Die Enzymaktivität kann aus Leukozyten bestimmt werden. Bei den meisten Mutationen gibt es eine Restaktivität des Enzyms im Bereich von 5 %, die bei Temperaturerhöhungen abnimmt. Da eine Nullaktivität schon nach den ersten Zellteilungen der Zygote zum Zelltod führt, ist es essenziell, Fieber bei Kindern mit CDG-Ia-Erkrankungen nicht zu tolerieren, sondern aggressiv zu senken. Die bekannten Komplikationen wie Krampfanfälle, Stroke-like episodes, Perikarderguss, Aszites, Thrombozytopenie treten häufig in Fieberphasen auf. Bei schwer betroffenen Kindern ist das Auftreten einer hypertrophen Kardiomyopathie nicht ungewöhnlich. In den ersten 2 Lebensjahren verstirbt mindestens jedes 5. Kind an der Erkrankung, danach sind Todesfälle deutlich seltener. Die Halbseitenlähmung bei Stroke-like episodes ist komplett reversibel und führt nicht zu einem neurologischen Residualschaden. Laborchemisch fallen mild erhöhte Transaminasen und ein erniedrigtes Antithrombin III (AT III) bei normalen Globalgerinnungstesten auf. Es gibt Hinweise, dass eine langfristige diätetische Supplementierung der Nahrung mit Mannose in Kombination mit einer speziellen medikamentösen Behandlung die Glykosylierung verbessert, eine größere Studie zur Therapie der CDG-Ia-Erkrankung ist in Planung.

58.2.2 MPI-CDG (CDG-Ib)

Die CDG-Ib-Erkrankung unterscheidet sich klinisch stark von den anderen bekannten CDG-Formen. Motorische und geistige Entwicklung sind normal. Es handelt sich um ein primär gastroenterologisches Krankheitsbild mit chronischer Diarrhö bei Eiweißverlustenteropathie und durch einen Hyperinsulinismus bedingte Hypoglykämien als Kardinalsymptome. Manche Patienten haben ein zyklisches Erbrechen, eine Leberfibrose ist häufig. Durch die Fehlglykosylierung von Gerinnungsfaktoren kann es zu lebensbedrohlichen Thrombosen oder Blutungen kommen. Die Erkrankung beruht auf einem Defekt der Phosphomannose-Isomerase, einem zytosolischen Enzym, das Fruktose-6-Phosphat in Mannose-6-Phosphat umwandelt. Die Enzymaktivität kann aus Leukozyten bestimmt werden. Obwohl nur einen enzymatischen Schritt früher als die beim CDG-Ia betroffene Phosphomannomutase 2, unterscheiden sich CDG-Ia und -Ib fundamental. Die Erkrankung ist

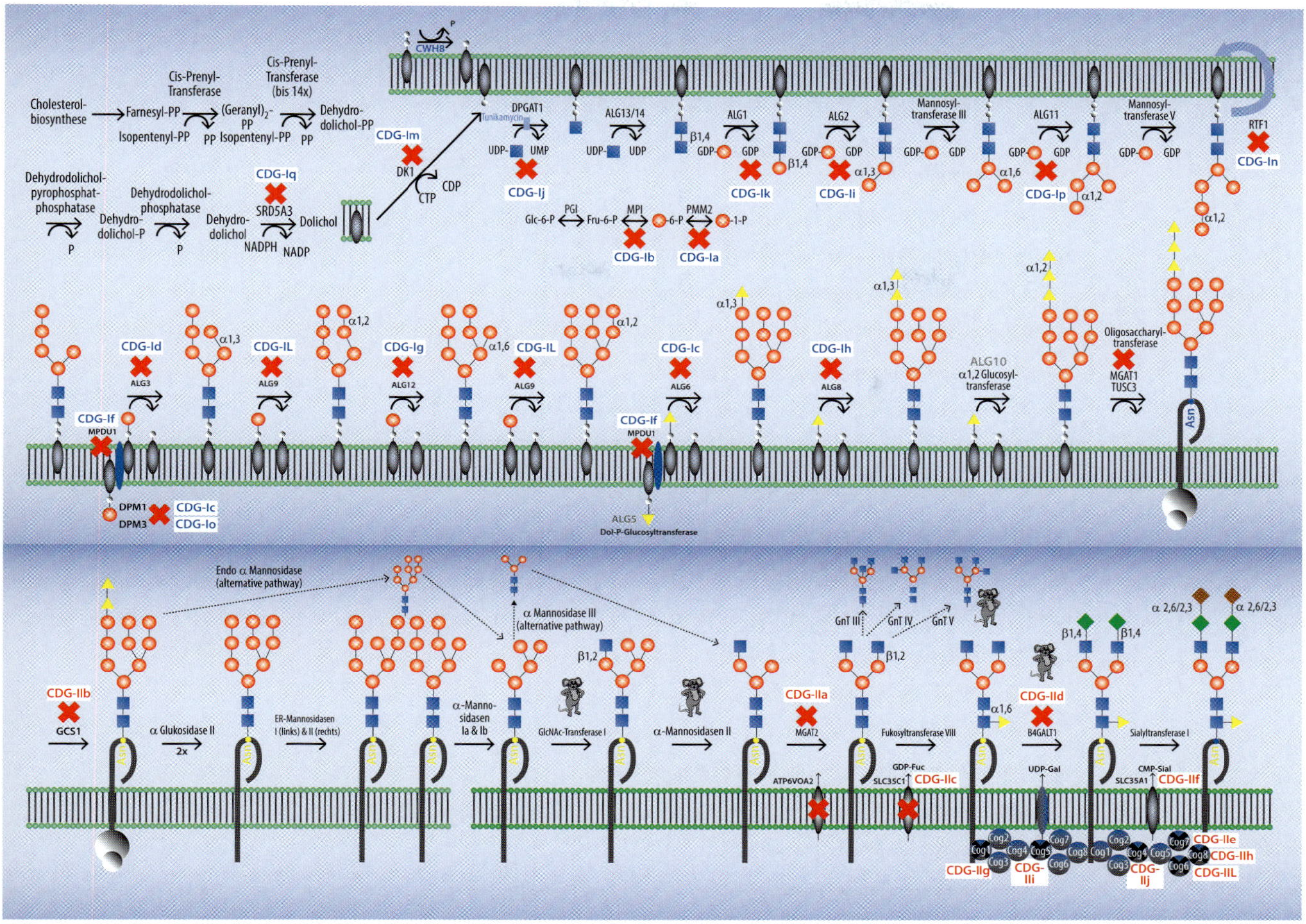

Abb. 58.6 Biosynthese der N-Glykane und die zugehörigen CDG-Erkrankungen. Die bekannten Congenital-disorder-of-glycosylation-Erkrankungen (CDG) sind mit einem *roten Kreuz* gekennzeichnet. *Blaues Quadrat* N-Acetyl-Glukosamin, *roter Kreis* Mannose, *gelbes Dreieck* Glukose, *grüne Raute* Galaktose, *braune Raute* Sialinsäure. Die Membran des endoplasmatischen Retikulums ist in *Hellgrün*, die des Golgi-Apparates in *Dunkelgrün* dargestellt. Der Aufbau des N-Glykans erfolgt schrittweise durch aufeinander folgende enzymatische Schritte mit anschließender kotranslationaler Übertragung auf das Protein durch die Oligosaccharyltransferase. Im distalen endoplasmatischen Retikulum und im Golgi-Apparat wird das proteinverknüpfte Glykan umfangreich modifiziert. Die *Maus* symbolisiert das Vorhandensein oder die Entwicklung einer Knockout-Maus für dieses Enzym. *Roter Kasten* CDG-I-Erkrankungen, *blauer Kasten* CDG-II-Erkrankungen

kausal durch die orale Zufuhr von D-Mannose (SHS) therapierbar. Etwa 25 Patienten sind bekannt.

58.2.3 ALG6-CDG (CDG-Ic)

Psychomotorische Retardierung, muskuläre Hyoptonie und zerebrale Krampfanfälle sind die relativ unspezifischen Symptome des CDG-Ic. Es gibt keine charakteristischen physischen Stigmata, die Patienten lernen mit 3–4 Jahren zu laufen. Die Erkrankung beruht auf einem Defekt der ersten Glukosyltransferase.

58.2.4 SLC35-CDG (CDG-IIc)

Die CDG-IIc-Erkrankung wurde erstmals 1992 von Etzioni und Mitarbeitern unter dem Namen Leukozytenadhäsionsdefekt Typ II (LAD II) beschrieben. Die Erkrankung beruht auf einem Defekt des Guanosin-5′-diphosphat(GDP)-Fukose-Transporters im Golgi-Apparat. GDP-Fukose steht damit nicht mehr ausreichend für Fukosylierungsreaktionen im Golgi-Apparat zur Verfügung. Es kommt zu einer massiven Reduzierung fukosylierter Selektinliganden auf der Oberfläche neutrophiler Granulozyten mit der Folge, dass die Leukozytenzahlen im Blut dieser Patienten permanent zwischen 20.000 und 70.000/μl liegen und die Leukozyten im Gewebe zur Infektionsabwehr fehlen. Die Patienten haben keine AB0-Blutgruppe, da die H-Substanz als Fukose enthaltendes Glykan nicht aufgebaut wird (Bombay-Phänotyp). Aufgrund des hohen Fukosylierungsgrades zerebraler Glykoproteine kommt es zu einer schweren mentalen Retardierung. Die Patienten lernen nicht zu sprechen und sind kleinwüchsig. Eine FACS-Analyse („fluorescence-activated cell sorting“) der Leukozyten mit einem Antikörper gegen Sialyl-Lewis X oder durch Bindungsanalyse mit Selektinkonstrukten sichert die Diagnose. Unter Ausnutzung eines alternativen Fukosetransporters kann die Erkrankung kausal mit der oralen Substitution von L-Fukose therapiert werden. Der Leukozytenadhäsionsdefekt wird damit behoben, die mentale Retardierung persistiert.

Tab. 58.3 Übersicht über die derzeit bekannten CDG-Erkrankungen. Die intrazelluläre Lokalisation der einzelnen Defekte ist aus Abb. 58.6 ersichtlich

Name	Defektes Enzym	Betroffenes Gen
CDG-I-Erkrankungen		
Ia	Phosphomannomutase 2	PMM2
Ib	Phosphomannose-Isomerase	MPI
Ic	Dol-P-Glc:Man9GlcNAc2-PP-Dol-Glukosyl-Transferase	ALG6
Id	Dol-P-Man:Man5GlcNAc2-PP-Dol-Mannosyl-Transferase	ALG3
Ie	Dol-P-Man-Synthase 1	DPM1
If	Mannose-P-dolichol utilization defect 1 protein	MPDU1
Ig	Dol-P-Man:Man7GlcNAc2-PP-Dol-Mannosyl-Transferase	ALG12
Ih	Dol-P-Glc:Glc1Man9GlcNAc2-PP-Dol-Glukosyl-Transferase	ALG8
Ii	GDP-Man:Man1GlcNAc2-PP-Dol-Mannosyl-Transferase	ALG2
Ij	UDP-GlcNAc:Dol-P N-Acetyl-Glukosamin-Phosphotransferase	DPAGT1
Ik	GDP-Man:GlcNAc2-PP-Dol-Mannosyl-Transferase	ALG1
Il	Dol-P-Man:Man6GlcNAc2-PP-Dol-Mannosyl-Transferase	ALG9
Im	Dolicholkinase	DK1
In	Man5GlcNAc2-PP-Dol-Flippase	RFT1
Io	Dol-P-Man-Synthase 3	DPM3
Ip	GDP-Man:Man3GlcNAc2-PP-Dol-Mannosyl-Transferase	ALG11
Iq	Polyprenolreduktase	SRD5A3
–	Oligosaccharyltransferase-Untereinheit	TUSC3
–	Oligosaccharyltransferase-Untereinheit	MGAT1
CDG-II-Erkrankungen		
IIa	N-Acetyl-Glukosamin-Transferase 2	MGAT2
IIb	Glukosidase 1	GCS1
IIc	GDP-Fukose-Transporter 1	SLC35C1
IId	β1,4-Galaktosyl-Transferase 1	B4GALT1
IIe	Conserved oligomeric Golgi complex 7	COG7
IIf	CMP-Sialinsäure-Transporter	SLC35A1
IIg	Conserved oligomeric Golgi complex 1	COG1
IIh	Conserved oligomeric Golgi complex 8	COG8
IIi	Conserved oligomeric Golgi complex 5	COG5
IIj	Conserved oligomeric Golgi complex 4	COG4
–	V0-Untereinheit A2 der H^+-ATPase	ATP6V0A2
CDG-I/II-Erkrankungen		
–	Phosphoglukomutase 1	PGM1

CMP Cytidin-5′-monophosphat; *GDP* Guanosin-5′-diphosphat.

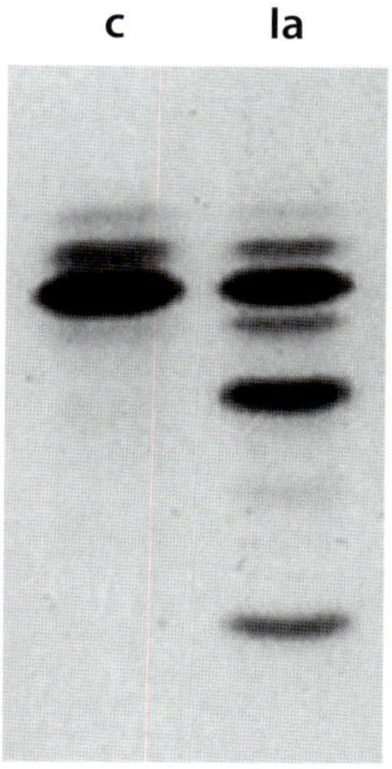

Abb. 58.7 CDG-Test. In der isolelektrischen Fokussierung des Serumtransferrins findet sich bei gesunden Kontrollpersonen *(c)* im Wesentlichen eine Bande. Bei CDG-I-Erkrankungen kommt es durch den Verlust einer oder zwei Kohlenhydratseitenketten zu 2 weiteren Banden *(Ia)*

58.2.5 PGM1-CDG

Die Erkrankung ist auch unter dem Namen Glykogenose XIV bekannt. Zur Zeit sind über 20 Patienten bekannt. Die Patienten haben eine gespaltene Uvula, eine milde Hepatopathie und eine durch Belastung oder Anästhetika induzierte Rhabdomyolyse. Eine schwere dilatative Kardiomyopathie kann sich entwickeln.

Ausgelöst wird die Erkrankung durch eine fehlerhafte Phosphoglukomutase 1, ein zytosolisches Enyzm, das die Umwandlung von Glukose-1-Phosphat zu Glukose-6-Phosphat katalysiert. In der Folge sind Glykogenaufbau und -abbau sowie die Proteinglykosylierung gestört. Ein erhöhtes Angebot von Galaktose mit der Nahrung scheint sich positiv auf die Erkrankung auszuwirken.

Patienten mit anderen CDG-Erkrankungen sind rar, d. h. es gibt in der Regel nur wenige bekannte Patienten weltweit. Ausführliche Informationen zu den Erkrankungen finden Sie unter http://cdg.uni-muenster.de.

58.3 Störungen der Cholesterolbiosynthese

G. F. Hoffmann

Definition und Häufigkeit Defekte der Cholesterolbiosynthese sind die ersten monogenen Erbkrankheiten, die als Ursache embryofetaler Fehlbildungssyndrome nachgewiesen wurden. Ein einziger Enzymdefekt ist im proximalen Teil des Syntheseweges bekannt: der Mevalonatkinasedefekt. Das distale Segment des Biosynthesewegs beginnt beim ersten Sterol des Biosyntheseweges, Lanosterol (Abb. 58.9). Zusätzlich zum am häufigsten und besten bekannten Smith-Lemli-Opitz-Syndrom (SLO) konnten bisher 6 weitere Enzymdefekte identifiziert werden. Klinisch manifestieren sich der Mevalonatkinasedefekt als multisyxstemische inflammatorische Erkrankung, die distalen Defekte mit unterschiedlichen kraniofazialen Dysmorphien, Organ- und Skelettfehlbildungen sowie schweren körperlichen und pychomotorische Entwicklungstörungen.

Defekte der Cholesterolbiosynthese sind seltene Erkrankungen. Nur für das SLO liegen verlässliche Zahlen für Europa und die USA vor, die eine Häufigkeit von 1:60.000 Geburten ausweisen. In der asiatischen und afrikanischen Bevölkerung scheint die Häufigkeit deutlich niedriger zu liegen. Von den übrigen Erkrankungen existieren nur Kohorten- oder sogar nur Einzelfallberichte. Der Mevalonatkinasedefekt mit seinen beiden klinischen Eckpunkten, der Mevalonacidurie und dem Hyper-IgD-Syndrom, wurde vor allem in Mitteleuropa und den Niederlanden beschrieben. Es ist unklar, ob dafür eine genetische Basis besteht oder in diesen Ländern häufiger untersucht und dann auch diagnostiziert wird.

Pathophysiologie Der Isoprenoidbiosyntheseweg besteht aus einer komplexen Folge von Reaktionen, deren geschwindigkeitsbestimmender Schritt die Reduktion von 3-Hydroxy-3-Methylglutaryl-CoA (HMG-CoA) zu Mevalonsäure durch das Enzym HMG-CoA-Reduktase ist. Cholesterol ist das wichtigste Endprodukt, ein wesentlicher Bestandteil zellulärer Membranen und des Myelins. Außerdem dient es als Ausgangssubstrat für die Synthese von Gallensäuren und Steroidhormonen, Neurosteroiden und Oxysterolen. Ferner modifiziert Cholesterol die Funktion mehrerer Hedgehog-Signalproteine, welche in der embryonalen Signaltransduktion u. a. die Ausbildung von Mittellinienstrukturen steuern. Wesentliche Fehlbildungssymptome bei Patienten mit SLO, Desmosterolämie und Lathosterolämie lassen sich auf eine gestörte Funktion von Sonic Hedgehog zurückführen.

58.3.1 Mevalonakinasedefekt: Mevalonacidurie und Hyper-IgD-Syndrom

Die Mevalonacidurie und das Hyper-IgD-Syndrom repräsentieren die Eckpunkte der phänotypischen Ausprägung des Mevalonatkinasedefekts. Bei etwa 40 schwer betroffenen Patienten mit massiv erhöhter Urinausscheidung von Mevalonsäure (Mevalonacidurie) wurde eine schwere, oft tödlich verlaufende Multisystemerkrankung mit Fehlbildungen, schwerer Dystrophie, Hepathopathie, Myopathie und psychomotorischer Retardierung charakterisiert. Im Kleinkindalter entwickeln sich Minderwuchs, Ataxie, Katarakte und Retinitis pigmentosa. Besonders beeinträchtigend sind rezidivierende fieberhafte Krisen, welche bei „leichterem" Krankheitsverlauf die einzige Manifestation sein können (Hyper-IgD-Syndrom, Differenzialdiagnose „fever of unknown origin", ► Kap. 84). Die rezidivierenden Fieberschübe gehen mit abdominalen Beschwerden, Arthralgien, Hepatomegalie, Lymphadenopathie und Hauteffloreszenzen einher. Sie sind primär nichtinfektiöser Ursache, können aber durch banale Infekte oder auch durch Stress getriggert werden. Bei ungefähr der Hälfte der Patienten tritt ab der Adoleszenz eine Reduktion der Fieberschübe ein. Viele Patienten entwickeln schwere Infektionen und autoimmunologische Erkrankungen wie erosive Arthritis, Sjögren-Syndrom, Uveitis, Amyloidose, aber auch renale Angiomyolipome und Tumoren.

Die Mevalonacidurie wird durch erhöhte Mevalonsäureausscheidungen im Urin diagnostiziert und enzymatisch bzw. molekular bestätigt. Beim Hyper-IgD-Syndrom kann die Ausscheidung von Mevalonsäure minimal bis normal sein und eine molekulare bzw. enzymatische Diagnosestellung erfordern.

Die Behandlung der Mevalonacidurie und des Hyper-IgD-Syndroms sind im Wesentlichen supportiv. Zur Unterbrechung der akuten Krisen hat sich der Interleukin-1(IL-1)-Rezeptor-Antagonist Anakinra bewährt.

58.3.2 Smith-Lemli-Opitz-Syndrom

Das 1964 von David W. Smith, L. Lemli und John M. Opitz ursprünglich als Dysmorphiesyndrom (kraniofaziale Auffälligkeiten: Mikrozephalie, Mikrognathie, Ptosis, antevertierte Nares plus

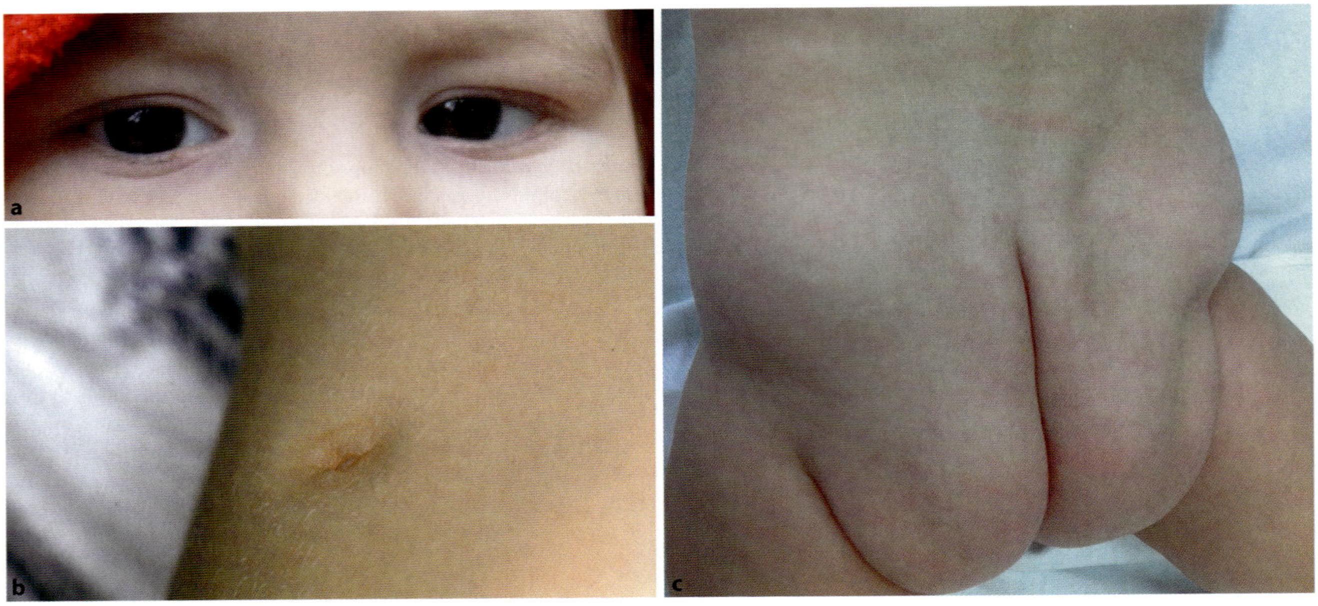

◘ **Abb. 58.8a–c** Typische Symptome der CDG-Ia-Erkrankung. **a** Strabismus internus, **b** inverse Mamillen, **c** supragluteale laterale Fettpolster. (Mit freundl. Genehmigung der Erziehungsberechtigten des Patienten)

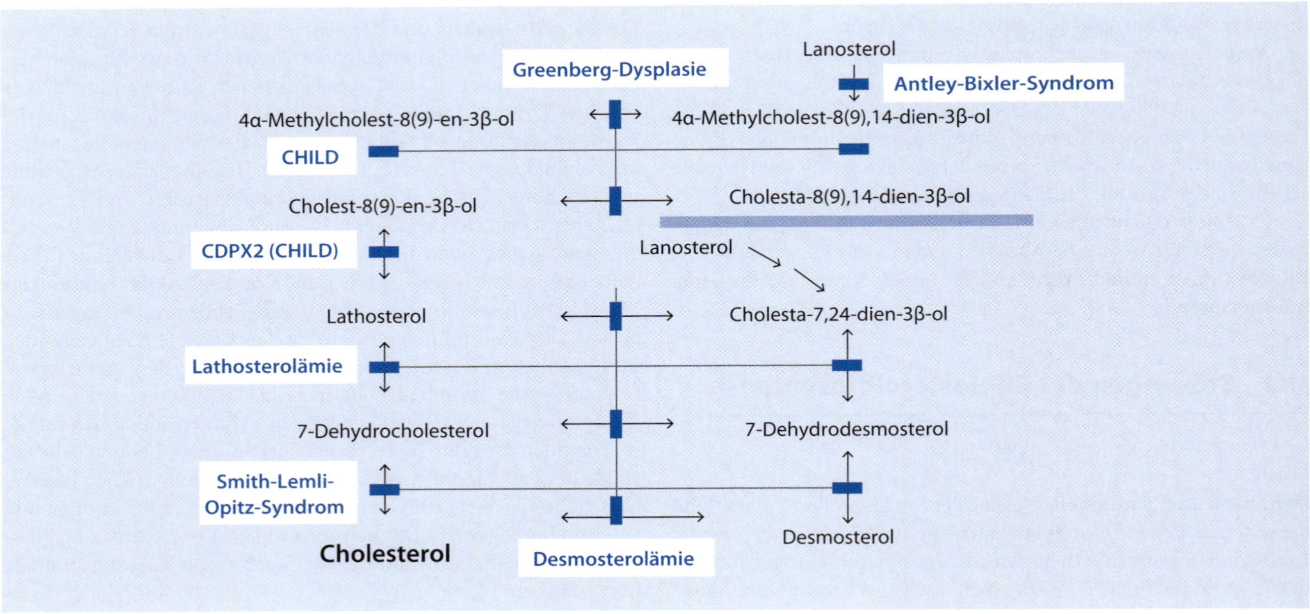

◘ **Abb. 58.9** Distales Segment der Cholesterolbiosynthese. Die nachgewiesenen Enzymdefekte sind durch *Querbalken* angezeigt und daneben aufgeführt

psychomotorische Retardierung, ausgeprägte muskuläre Hypotonie sowie Katarakt und Gedeihstörung, ◘ Abb. 58.10) beschriebene Smith-Lemli-Opitz-Syndrom (SLO) wurde inzwischen als metabolische Erkrankung identifiziert. Zugrunde liegt ein rezessiv vererbter Defekt der 3-β-Hydroxysterol-Δ-7-Reduktase mit Erhöhungen von 7- und 8-Dehydrocholesterol und zumeist reduzierten Cholesterolspiegeln. Das sehr variable Krankheitsbild reicht von schweren neonatalen Verlaufsformen mit neonatalem (und auch intrauterinem) Tod bis zu einer isolierten leichten Retardierung. Fast immer sind Skelettfehlbildungen und häufig auch Fehlbildungen der inneren Organe sowie des Genitales vorhanden, z. B. eine Syndaktylie der Zehen II und III (>95 %), ein tief angesetzter Daumen, postaxiale Polydaktylie und Fußfehlstellungen. Viele Patienten leiden unter schweren Essstörungen und Verhaltensauffälligkeiten.

Für die Diagnosestellung ist die Cholesterolbestimmung im Plasma nicht ausreichend sensitiv: Die spezifische Sterolanalytik sollte in der diagnostischen Untersuchung von Kindern mit Entwicklungsstörungen insbesondere bei begleitenden Dysmorphien breit angewendet werden.

Erfolgversprechende Therapieansätze sind die Gabe von exogenem Cholesterol (100 mg/kg KG/Tag) sowie die Hemmung der endogenen Biosynthese durch Inhibitoren der HMG-CoA-Reduktase (Simvastatin). Erfolge werden vor allem bei milderer Ausprägung des Krankheitsbildes erzielt. Besondere Aufmerk-

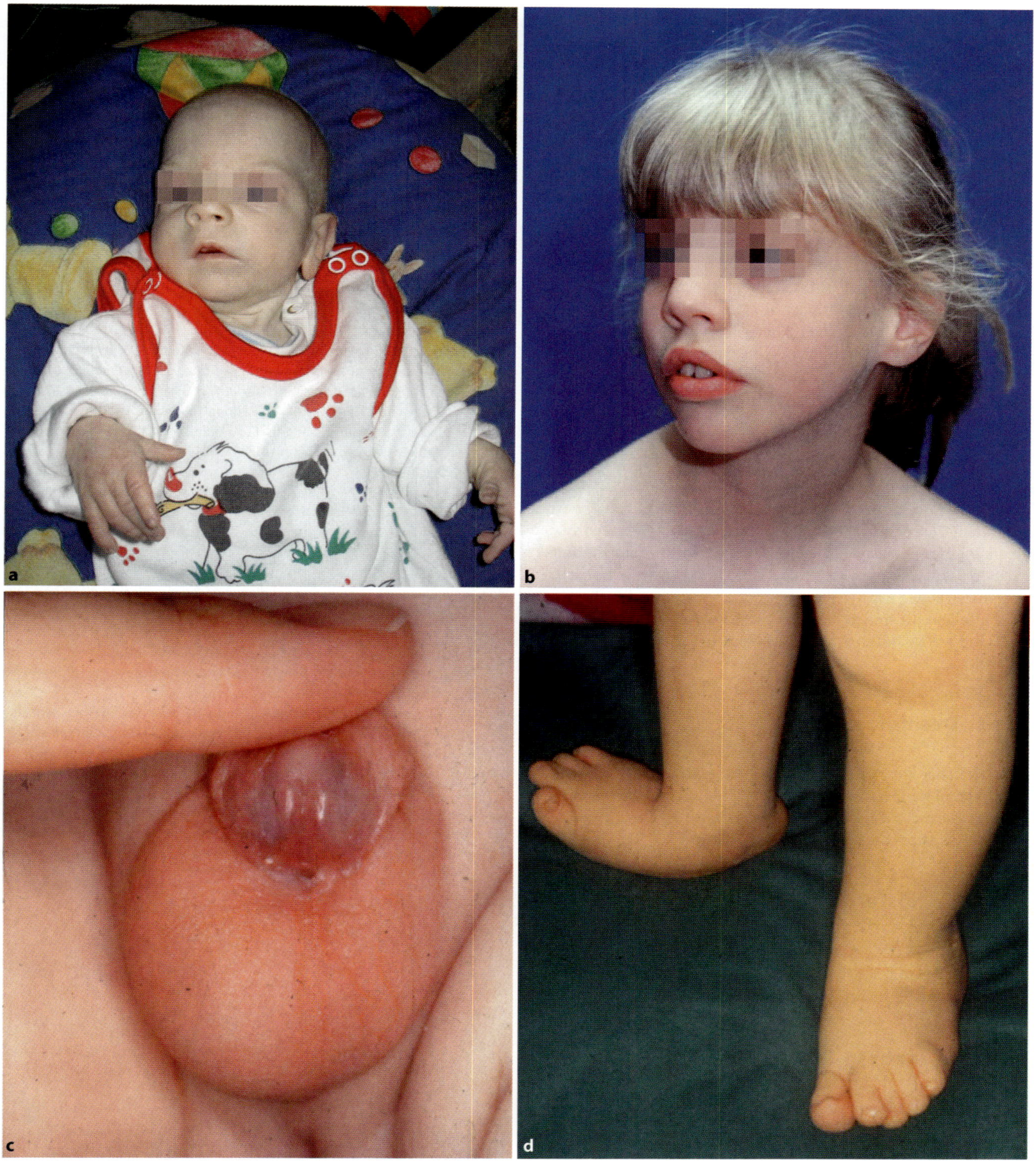

Abb. 58.10a–d Charakteristische Dysmorphien bei Smith-Lemli-Opitz-Syndrom: Typische Fazies **a** eines 3-monatigen Säuglings mit Mikrozephalie, Ptosis, kapillären Oberlidhämangiome, Retromikrognathie, antevertierten Nares und tiefsitzenden, posterior rotierten Ohren, **b** eines 9 Jahre alten Mädchens mit Mikrozephalie, Ptosis, zeltförmigem Mund, Retromikrognathie, antevertierten Nares und tiefsitzenden, posterior rotierten Ohren, **c** Hypospadie und **d** Talus verticalis rechts sowie V-förmige Syndaktylien der Zehen II/III. (Mit freundl. Genehmigung der Erziehungsberechtigten der Patienten)

samkeit ist bei schweren interkurrenten Erkrankungen und Operationen geboten, eine perioperative i.v.-Substitution mit „fresh frozen plasma" (FFP) plus Gluko- und Mineralokortikoiden kann notwendig sein.

58.3.3 CHILD-Syndrom

Ein Defekt im Sterol-4-Demethylase-Komplex löst das X-chromosomal-dominant vererbte CHILD-Syndrom („congenital hemidysplasia, ichthyosiform erythroderma and limb defects") aus. Die einseitigen (meist rechtsseitigen) ichthyosiformen Hautläsionen zeigen eine scharfe Demarkation an der Mittellinie bei gleichseitiger Verkürzung und Fehlbildung der Extremitäten sowie punktförmigen Verkalkungen der Epiphysen und anderer Knorpelstrukturen.

Biochemisch zeigt sich eine Anhäufung von 4-Methylsterolen ohne Verminderung des Cholesterols.

58.3.4 Conradi-Hünermann-Syndrom

Die X-chromosomal-dominant vererbte Form der Chondrodysplasia punctata (Conradi-Hünermann-Syndrom, CDPX2) beruht auf einem Defekt der Sterol-Δ8-Isomerase. Die Patienten leiden an einer asymmetrischen rhizomesomelen Verkürzung der Extremitäten und zeigen punktförmige Verkalkungen von knorpeligen Strukturen sowie ichthyosiforme Hautläsionen, die den Blaschko-Linien folgen. Es finden sich Erhöhungen von 8-Dehydrocholesterol und 8(9)-Cholestenol bei im Normbereich liegendem Cholesterol.

58

58.3.5 Desmosterolämie

Ein Defekt der Sterol-Δ24-Reduktase verursacht die Desmosterolämie. Es häuft sich Desmosterol an, und Cholesterol wird vermindert gebildet. Klinisch zeigen die Patienten Skelett- und Organfehlbildungen sowie eine psychomotorische Retardierung.

58.3.6 Lathosterolämie

Die bekannten Patienten mit Lathosterolämie ähneln klinisch sehr Patienten mit SLO. Zugrunde liegt ein Defekt der Sterol-Δ5-Desaturase mit vermehrtem Lathosterol.

58.3.7 Greenberg-Dysplasie

Eine Störung der Sterol-Δ14-Reduktase verursacht die autosomal-rezessiv vererbte Greenberg-Dysplasie, die mit einem Hydrops fetalis und „mottenfraßähnlichen" Knochenläsioneneinhergeht und bereits intrauterin letal ist. Als Markermetaboliten finden sich 8,14-Cholestanol und 8,14,24-Cholestanol bei normwertigem Cholesterol. Heterozygote Genträger zeigen die harmlose hämatologische Pelger-Huët-Anomalie.

58.3.8 Antley-Bixler-Syndrom

Bei einer Gruppe von Patienten mit Antley-Bixler-Syndrom (Mittelgesichtshypoplasie, Choanalatresie, radiohumorale Synostose, gebogene Femurknochen, gehäufte Frakturen der langen Röhrenknochen, gelegentlich Genitalfehlbildungen) wird ein Defekt der Lanosterol-14-α-Demethylase vermutet; Lanosterol und Dihydrolanosterol werden in Fibroblasten erhöht nachgewiesen.

Literatur

Bader-Meunier B, Florkin B, Sibilia J et al (2011) Mevalonate kinase deficiency: A survey of 50 patients. Pediatrics 128: e152–159Duve C de, Baudhuin P (1966) Peroxisomes (microbodies and related particles). Physiol Rev 46:323–357

Gould SJ, Raymond GV, Valle D,: The peroxisome biogenesis disorders (OMMBID Part 15, Chapter 129). www.OMMBID.com. Zugegriffen: 08. Februar 2013

Haas D, Kelley RI, Hoffmann GF (2001) Inherited disorders of cholesterol biosynthesis. Neuropediatrics 32:113–122

Krakowiak PA, Wassif Kratz CAL et al (2003) Lathosterolosis: An inborn error of human and murine cholesterol synthesis due to lathosterol 5-desaturase deficiency. Hum Mol Genet 12:1631–1641

Krause C, Rosewich H, Gärtner J (2009) Rational diagnostic strategy for Zellweger syndrome spectrum patients. Eur J Hum Genet 17:741–748

Moser AB, Moser HW, Powers J, Smith KD, Watkins PA: X-linked adrenoleukodystrophy (OMMBID Part 15, Chapter 131). www.OMMBID.com. Zugegriffen: 08. Februar 2013

Oosterwijk JC, Mansour S, van Noort G et al (2003) Congenital abnormalities reported in Pelger-Huët homozygosity as compared to Greenberg/HEM dysplasia: Highly variable expression of allelic phenotypes. J Med Genet 40:937–941

Poll-The BJ, Gärtner J (2012) Clinical diagnosis, biochemical findings and MRI spectrum of peroxisomal disorders. Biochim Biophys Acta 1822(9):1421–1429

Simon A, Drewe E, van der Meer JVM et al (2004) Simvastatin treatment for inflammatory attacks of the hyper-IgD and periodic fever syndrome. Clin Pharmacol Ther 75:476–483

Wanders RJA, Barth PG, Heymans HAS: Single peroxisomal enzyme deficiencies (OMMBID Part 15, Chapter 130). www.OMMBID.com. Zugegriffen: 08. Februar 2013

Wanders RJA, Jakobs C, Skjeldal OH: Refsum disease (OMMBID Part 15, Chapter 132). www.OMMBID.com. Zugegriffen: 08. Februar 2013

Waterham HR, Koster J, Romeijn GJ et al (2001) Mutations in the 3beta-hydroxysterol delta24-reductase gene cause desmosterolosis, an autosomal recessive disorder of cholesterol biosynthesis. Am J Hum Genet 69:685–694

59 Defekte des Purin- und des Pyrimidinstoffwechsels

B. Assmann, J. Bierau

Definition und Häufigkeit Unter den Defekten des Purin- und Pyrimidinstoffwechsels werden erbliche Enzymdefekte in Synthese, Intermediärstoffwechsel oder Abbau von Purinen oder Pyrimidinen zusammengefasst. Die Erbgänge werden in diesem Kapitel nicht behandelt.

Bislang handelt es sich dabei um – von Ausnahmen abgesehen – selten gestellte Diagnosen (<10 bis ca. 300 weltweit bekannte Fälle für einzelne Defekte).

Pathophysiologie und Pathogenese Wenn die Synthese der Purinbasen Adenin und Guanosin sowie der Pyrimidinbasen Uracil, Thymin und Zytosin abgeschlossen ist, wird der größte Teil der Basen weiter zu Nukleosiden (Base + Zucker) und Nukleotiden (Base + Zucker + Phosphatgruppe) verstoffwechselt. Bei dem Zuckermolekül handelt es sich meist um Ribose (diese Nukleoside werden in RNA eingebaut) oder um Desoxyribose (Einbau in DNA). Neben den 5 vorgenannten Basen, deren Nukleotide das Gerüst von DNA- und RNA-Molekülen bilden, gibt es weitere, deren Nukleoside und Nukleotide nur in bestimmte RNA (z. B. bestimmte Transfer-RNA) eingebaut werden oder regulatorische Aufgaben erfüllen. Des Weiteren gibt es auch Derivate wie z. B. Adenosindiphosphat (ADP), Adenosintriphosphat (ATP), Guanosintriphosphat (GTP), zyklisches Adenosinmonophosphat (cAMP) oder S-Adenosylmethionin, die Schlüsselpositionen als Transporter, im zellulären Energiestoffwechsel (zytosolisch und mitochondrial), in Signalkaskaden oder beim Methylgruppentransfer einnehmen. Dies erklärt die vielfältige Symptomatik der Enzymdefekte. Dennoch lassen sich drei besonders stark betroffene Organsysteme abgrenzen: Niere, Knochenmark und Gehirn (◘ Tab. 59.1).

Einige der Defekte lassen sich als mitochondriale Depletionssyndrome klassifizieren und zeigen verschiedene Phänotypen, die meist multisystemisch und degenerativ verlaufen (vgl. Datenbank OMIM = Online Mendelian Inheritance of Man, ► Kap. 56). Die biochemische Diagnostik zeigt nur beim Thymidinphosphorylasemangel (TP) eine erhöhte Thymidinausscheidung im Urin, ansonsten sind Laktatacidosen hinweisend. Bei diesem Defekt besteht meist ein MNGIE-Phänotyp („mitochondrial neurogastrointestinal encephalomyopathy", MIM 603041). Weitere Beispiele sind Thymidinkinase-2-Mangel (TK2, MIM 609560, myopathischer Phänotyp), Adenin-Nukleotid-Translokator-1-Mangel (ANT1, progressive externe Ophthalmoplegie, MIM 609283, oder familiäre hypertrophe Kardiomyopathie, MIM 192600), Ribonukleotidreduktase M2B (RRM2B, MIM 604712, Enzephalomyopathie mit renaler Tubulopathie, oder MIM 613077, autosomal-dominante externe Ophthalmoplegie mit mitochondrialer Nukleotiddepletion) sowie Adenin-Nukleotid-Translokator-2-Mangel (ANT2 – hier kein Phänotyp bekannt, ebenso wie bei ANT3), Desoxyguanosinkinasemangel (DGUOK, hepatozerebrales mtDNA-Depletionssyndrom, MIM 251880).

Die zentrale Rolle der Purine und Pyrimidine für die Erbinformation und ihre Prozessierung bedingt auch zahlreiche Möglichkeiten von pharmakokinetischen Problemen bei genetischen Enzymdefekten oder -varianten. Dies betrifft vor allem die Therapie von malignen Erkrankungen, Autoimmunerkrankungen und antivirale Therapien. Bei Enzmydefekten entsteht meist eine erhöhte Toxizität der eingesetzten Nukleosid- oder Nukleobasenanaloga. Prominentes Beispiel hierfür ist die Toxizität von 5′-Fluoro-Uracil und Derivaten im Fall einer Pyrimidinbasenabbaustörung wie DPYD, DPYS oder UPB (s. unten). Beim Thiopurinmethyltransferasemangel (TPMT, MIM 187680) ist mit erheblicher Toxizität von Azathioprin zu rechnen. Das Enzym katalysiert die Inaktivierung von 6-Mercaptopurin, das aus Azathioprin entsteht. Etwa 88 % der Bevölkerung haben eine hohe Aktivität in Erythrozyten, 11 % eine intermediäre und ca. 0,3 % eine nicht messbare Aktivität. Eine hohe TMPT-Aktivität bedeutet ein Risiko für insuffiziente Immunsuppression und damit erhöhte Risiken bezüglich Transplantatabstoßung oder Krankheitsprogredienz (Autoimmunerkrankungen). Die in der Pädiatrie am häufigsten eingesetzten Virostatika Aciclovir, Ganciclovir und Ribavirin sind Purinanaloga.

Der Guanosintriphosphat-Cyclohydrolase-Mangel verursacht meist ein „Segawa-Syndrom" und wird bei den Neurotransmitterstörungen behandelt (► Abschn. 211.4).

Manche Defekte sind nur biochemisch fassbar und klinisch symptomlos: β-Alanin-α-Ketoglutarat-Aminotransferase-Mangel (BAKAT, synonym GABA-AT-Mangel, β-Alaninurie) oder β-Aminoisobutyratpyruvat-Aminotransferase-Mangel (BAIBPAT, synonym Hyper-β-Aminoisobutyrat-Acidurie).

In ◘ Tab. 59.1 findet sich eine synoptische Darstellung der Charakteristika von Purin- und Pyrimidinstoffwechselstörungen in typischer Präsentation, die in der Pädiatrie in differenzialdiagnostische Überlegungen einbezogen werden müssen. In Klammern ist die MIM-Nummer des Phänotyps oder ersatzweise die Enzymidentifikationsnummer E.C. angegeben. Die Nierenbeteiligung oder/und Arthropathie entsteht meist durch Steinbildung oder Kristalleinlagerung (Urat, Xanthin, 2,8-Dihydroxy-Adenin). Für Details muss auf Spezialliteratur verwiesen werden.

Das Lesch-Nyhan-Syndrom (HGPRT, Hypoxanthinguaninphosphoribosyltransferase[-Mangel], synonym HPRT, MIM 308000) führt neben einer langsam progredienten Harnsäurenephropathie zu einer schweren generalisierten dystonen Bewegungs- und Sprachstörung sowie einer zwanghaften Autoaggression mit schweren Beißverletzungen von Lippen und Fingern. Die Patienten leiden sehr unter ihrer Autoaggression, so dass sie sich erleichtert fühlen, wenn die Arme geschient oder die Zähne entfernt sind. In Einzelfällen gab es Therapieerfolge mit S-Adenosylmethionin oder einer Tiefenhirnstimulation.

Zwischenzeitlich wurden auch komplexe genetische und regulatorische Mechanismen der Krankheitsentstehung im Nukleotidstoffwechsel erkannt, z. B. wird nun ein „Phosphoribosylpyrophosphat(PRPP)-Synthase-Spektrum" erkannt, das PRPP-Synthetase-Defizienz in verschiedenen Ausprägungen, PRPP-Überaktivität und PRPP-Überexpression umfasst. Hierunter fallen so unterschiedliche Phänotypen wie ausgeprägte psychomotorische Entwicklungsstörung, Schwerhörigkeit und Harnsäurenephropathie/Gicht bei der PRPP-Überaktivität (MIM 300661) sowie ein ähnlicher Phänotyp ohne harnsäurebedingte Komplikationen, jedoch mit zusätzlicher Optikusatrophie und peripherer Neuropathie bei der schweren Defizienz der PRPP-Synthase (ARTS-Syndrom, MIM 301835). Eine moderate PRPP-Synthase-Defizienz hingegen verursacht das Charcot-Marie-Tooth-Syndrom Typ 5 (CMTX5, MIM 311070) mit Neuropathie und Schwerhörigkeit, während eine leichte Defizienz eine isolierte Schwerhörigkeit zur Folge hat (DFNX1, MIM 304500).

G.F. Hoffmann, M.J. Lentze, J. Spranger, F. Zepp (Hrsg.), *Pädiatrie*,
DOI 10.1007/978-3-642-41866-2_59,

Tab. 59.1 Klinische Synopse pädiatrisch relevanter Purin- und Pyrimidinstoffwechselstörungen

Enzymdefekt (MIM)	Betroffene Organe				Manifestationsalter				
	Niere	Immunsystem/Hämatologie	ZNS	Sonstiges	Neugeborenes	Säugling	Kleinkind	Schulkind	Erwachsener
Adenylosuccinatlyasemangel, ADSL (608222)	–	–	++	Minderwuchs, Muskelschwund		×			
AICA-TF/Inosinmonophosphatcyclohydrolase-Mangel, ATIC (608688) AICA-Ribsodurie (601731)			++	1 Patient, dysmorphe Stigmata, Optikusatrophie und Makulaveränderungen	×				
Adenosinmonophosphatdesaminase-1-Mangel, AMPD1 (Syn. Myoadenylatdesaminasemangel, Muskel-Adenosinmonophosphatdesaminase-Mangel) (E.C.3.5.4.6)	–	–	–	Myopathie, asymptomatisch			×	×	×
Adenindesaminasemangel, ADA (608958)	–	+++	+	Diarrhö	+	+			
Purinnukleosidphosphorylasemangel, PNP (613179)	–	++	+	–		+	+		
Xanthindehydrogenasemangel, XDH (I/II) (Syn. Xanthinoxidasemangel) (278300)	++	–	–	Arthropathie, Myopathie, Duodenalulzera	×	×	×	×	×
Molybdänkofaktormangel, MOCOD (252150)	–	–	+++	Sulfitstix positiv (frischer Urin), Linsendislokation	×				
Sulfitoxidasemangel, SUOX (272300)	–	–	+++	Sulfitstix positiv (frischer Urin), Linsendislokation	×				
Hypoxanthinguaninphosphoribosyltransferasemangel, HGPRT (=HPRT) (308000)	++	(+)	++	Gicht, Minderwuchs, Fettstoffwechselstörung, ektope Kalzifikationen, ohne Neurologie = Kelley-Seegmiller-Syndrom		×			
Familiäre juvenile Harnsäurenephropathie, FJHN (162000)	+++	–	–	Früh Dialyse notwendig			×	×	
Adeninphosphoribosyltransferasemangel, APRT (E.C.2.4.2.7)	++	–	–		×	×	×	×	×
Uridinmonophosphatsynthetasemangel, UMPS (258900)	(+)	++	+	Herzfehler, Strabismus	×	×			
Uridinmonophosphathydrolasemangel, UMH (Syn. Pyrimidin-5'-Nukleotidase-Mangel) (266120)	–	++	–	Hämolysefolgen			×		

Betroffene Organe: – Organsystem ist nicht betroffen; + meist mild betroffen; *(+)* bei einem Teil der Patienten; ++ deutlich betroffen; +++ schwer betroffen.
Manifestationsalter: *(×)* bei einem kleinen Teil der Patienten.
MIM Mendelian Inheritance in Man.

Tab. 59.1 (*Fortsetzung*) Klinische Synopse pädiatrisch relevanter Purin- und Pyrimidinstoffwechselstörungen

Enzymdefekt (MIM)	Betroffene Organe: Niere	Immunsystem/ Hämatologie	ZNS	Sonstiges	Manifestationsalter: Neugeborenes	Säugling	Kleinkind	Schulkind	Erwachsener
Dihydropyrimidindehydrogenasemangel, DPYD (274270)	–	–	+	5'-Fluoro-Uracil-Toxizität		(×)	×		
Dihydropyrimidinamidohydrolasemangel, DPYS (Syn. Dihydropyrimidinasemangel) (222748)	–	–	+	5'-Fluoro-Uracil-Toxizität		×	×		
Ureidopropionasemangel, UPB1 (Syn. β-Ureidopropionase-Mangel) (613161)	–	–	+	5'-Fluoro-Uracil-Toxizität	(×)	×	(×)		

Betroffene Organe: – Organsystem ist nicht betroffen; + meist mild betroffen; *(+)* bei einem Teil der Patienten; ++ deutlich betroffen; +++ schwer betroffen.
Manifestationsalter: *(×)* bei einem kleinen Teil der Patienten.
MIM Mendelian Inheritance in Man.

Diagnostik Bei einigen Defekten können im Urin oder anderen Körperflüssigkeiten hinweisende Ausscheidungsprofile der Metaboliten gefunden werden. Bei anderen sind Erythrozytenuntersuchungen erforderlich oder wie beim Adenosinmonophosphatdesaminase-1-Mangel (AMPD1-Mangel) der fehlende Ammoniakanstieg im Unterarmbelastungstest (ischämisch oder non-ischämisch). Die Harnsäure als Endprodukt des Purinstoffwechsels kann sowohl bezüglich der Produktion pathologisch sein (vermehrt und vermindert) als auch bezüglich der tubulären Ausscheidung (vermindert bei familiärer Harnsäurenephropathie, vermehrt bei Tubulopathien unterschiedlicher Genese). Aus diesem Grund sollten immer Harnsäurekonzentrationen in Plasma und Urin in Beziehung gesetzt werden. Präpubertär kann z. B. bei Lesch-Nyhan-Patienten eine sehr hohe Clearance-Leistung die Plasmakonzentration teilweise normal halten. Beim Molybdänkofaktormangel ist ein Sulfittest in ganz frischem Urin als erstes Screening geeignet sowie die Bestimmung des S-Sulfocysteins im Plasma (▶ Abschn. 53.2.4). Der Sulfitoxidasemangel ist klinisch nicht unterscheidbar, jedoch ist die Ausscheidung von Xanthin- und Hypoxanthin normal. Enzymatik oder/und Molekulargenetik können die Diagnosen bestätigen.

Therapie Allopurinol Bei Störungen des Purinstoffwechsels mit Hyperurikämie /Hyperurikosurie (Lesch-Nyhan-Syndrom und Phosphoribosylpyrophosphatsynthetaseüberaktivität) kann die Harnsäuresynthese durch Allopurinol vermindert werden, allerdings zulasten einer vermehrten Xanthinbildung. Da beide Substanzen bei hoher renaler Ausscheidung zur Steinbildung führen, ist Allopurinol prinzipiell vorsichtig einzusetzen. Es kann jedoch durch hohe Allopurinoldosis zu einer Verschiebung des Gleichgewichts zugunsten des wasserlöslichen Hypoxanthins kommen. Alkalisierung des Urins verbessert die Harnsäurelöslichkeit. Essenziell sind hohe Flüssigkeitszufuhr und purinarme Kost. Beim Adeninphosphoribosyltransferasemangel kommt es zur Steinbildung aus 2,8-Dihydroxyadenin unter Mitwirkung der Xanthinoxidase. Es sind Allopurinol, hohe Flüssigkeitszufuhr und purinarme Kost indiziert, *nicht* jedoch eine Alkalisierung des Urins. Allopurinol stellt auch eine Therapieoption beim Xanthinoxidasemangel dar, obwohl dies paradox erscheint, da Allopurinol durch Hemmung der Xanthinoxidase wirkt. Weil sowohl die Umwandlung von Hypoxanthin zu Xanthin als auch die weitere Umwandlung zu Harnsäure durch die Xanthinoxidase katalysiert wird, unternimmt man mit Allopurinol den Versuch der Verschiebung des Gleichgewichts zwischen Xanthin und Hypoxanthin zugunsten des besser löslichen Hypoxanthins. Hohe Flüssigkeitszufuhr und purinarme Kost sind die tragenden Säulen der Therapie, Alkalisierung des Urins kann versucht werden.

Weitere Therapieoptionen Enzymersatz oder Knochenmarktransplantation sind beim Adenosindesaminase (ADA)- und Purinnukleosidphosphorylasemangel wirksam. Gentherapie wurde bei wenigen ADA-Patienten eingesetzt.

Uridin kann kausal beim Uridinmonophosphatsynthasemangel eingesetzt werden.

Ribose kann neben Vermeidung von muskulärer Überanstrengung zur Vermeidung einer Rhabdomyolyse beim AMPD1-Mangel beitragen, wobei dieser Defekt häufig nur mild oder nicht symptomatisch ist.

Literatur

Bierau J (2001) Erndim advisory document of the quantitative analysis of purines and pyrimidines. www.erndim.org. Zugegriffen: 03. April 2013

Duley J, Christodoulou J, de Brouwer A (2011) The PRPP synthase spectrum: What does it demonstrate about nucleotide syndromes? Nucleosides Nucleotides Nucleic Acids 30(12):1129–1139

Marie S, Heron B, Bitou P et al (2004) ICA-ribosiduria: A novel, neurologically devastating inborn error of purine biosynthesis caused by mutation of ATIC. Am J Hum Genet 74:1276–1281

Purine & Pyrimidine Society: www.ppsociety.org

Sarafoglou K, Hoffmann GF, Roth K (2014) Pediatric endocrinology and inborn errors of metabolism, 2. Aufl. McGrawHill, New York

Veldman A, Santamaria-Araujo JA, Sollazzo S et al (2010) Successful treatment of molybdenum cofactor deficiency type A with cPMP. Pediatrics 125:1249–1254

Wilcox WD (1996) Abnormal plasma uric acid levels in children. J Ped 128:731–741

60 Porphyrien

U. Stölzel, M. O. Doss

Definition Die Porphyrien umfassen 10 überwiegend hereditär bedingte Stoffwechselkrankheiten der Hämbiosynthese, die durch spezifische biochemische Muster von Porphyrinen und Vorläufern im Urin, Stuhl und Blut diagnostiziert und differenziert werden (► www.porphyrie.de).

Epidemiologie Die klinisch häufigsten Formen sind die akute intermittierende Porphyrie (AIP), die Porphyria cutanea tarda (PCT) und die erythropoetische Protoporphyrie (EPP) (◘ Tab. 60.1).

Die EPP und X-chromosomal vererbte Protoporphyrie (XLPP), die Bleivergiftung und seltene Porphyrien wie die kongenitale erythropoetische Porphyrie (CEP, Morbus Günther), hepatoerythropoetische Porphyrie (HEP), Harderoporphyrie und Doss-Porphyrie (ALSDP, 5-Aminolävulinsäure-Dehydratase-Defekt-Porphyrie) können sich bereits im Kindes- und Jugendalter manifestieren. Im Rahmen einer Hypertyrosinämie Typ 1, der Bleivergiftung und der ALSDP kommt es zu teilweise ähnlichen biochemischen und klinischen Veränderungen. Eine Therapie mit Antiepileptika kann auch im Kindesalter eine AIP und andere akute hepatische Porphyrien induzieren. Bei familiärer PCT kann ein schwerer Leberschaden eine hepatische Porphyrie mit kutaner Manifestation auch bei Kindern auslösen.

Pathogenese Akute hepatische Porphyrien (AIP, VP, HKP, ALSDP) Unter der Einwirkung von porphyrinogenen Arzneistoffen (► http://www.drugs-porphyria.org), exogen-toxischen Einflüssen, Sexualhormonen, Alkohol, Nikotin und Kohlenhydratmangel bei Nahrungskarenz kommt es in der Leber zu einem Mehrbedarf an Häm, das als prosthetische Gruppe an zahlreichen Metabolisierungsprozessen (hepatisches Zytochrom-P450-System) beteiligt ist. Darüber hinaus führen Stress, Entzündung und Infektionen zu vermehrtem Hämabbau über die Induktion der Hämoxygenase 1, einem Akutphaseprotein. Die kompensatorische Induktion der hepatischen Aminolävulinsäure(ALS)-Synthase 1 führt zu erhöhter Synthese neuropharmakologisch aktiver Porphyrinvorläufer (ALS) und Porphobilinogen (PBG) sowie von Porphyrinen.

Mit erhöhtem Substratangebot wird der partielle Enzymdefekt bei der akuten intermittierenden Porphyrie (AIP) de facto überspielt. Trotz genetisch verminderter Enzymaktivität kommt es zur maximierten Porphyrinogensynthese, um den Hämbedarf zu sichern. Dieses wichtige Phänomen erklärt dynamisch nicht nur erhöhte Konzentrationen von ALS und PBG im Urin, sondern auch von Porphyrinen. Das scheinbar paradox erhöhte Vorkommen von Metaboliten „stromabwärts" des Enzymdefekts bedingt, dass die akuten Porphyrien als Dysregulationskrankheit verstanden werden. Der exzessive exkretorische Anstieg von ALS und PBG bei hereditärer Koproporphyrie (HKP) und Porphyria variegata (PV) resultiert aus der sekundär limitierenden „Nadelöhrfunktion" der hepatischen PBG-Desaminase. Im Rahmen einer Bleiintoxikation, der Hypertyrosinämie Typ 1 und der Doss-Porphyrie kommt es zur Inhibition des zweiten Enzyms der Hämbiosynthese (5ALSD) und daher zu ähnlichen biochemischen (erhöhte Konzentration von ALS und weniger erhöhtes PBG im Urin) und klinischen Veränderungen. ALS-D-Defekt-Heterozygote sind für eine Bleiintoxikation sensibilisiert (ca. 3 % der Bevölkerung).

Porphyria cutanea tarda (PCT) Eine sporadisch oder hereditär bedingte Aktivitätsminderung der hepatischen Uroporphyrinogendecarboxylase ist pathogenetisch obligat. Ein weiterer wichtiger Prädispositionsfaktor ist Eisen. *HFE*-Gen-Mutationen werden bei etwa zwei Dritteln der Patienten gefunden. Bei PCT mit homozygoter *HFE*-Gen-Mutation C282Y kann es zu einer mit der Hämochromatose vergleichbar vermehrten hepatischen Eisenspeicherung kommen. Die PCT kann ferner durch Hexachlorbenzol, Dioxin, Alkohol, hormonale Kontrazeptiva/postmenopausale Hormonersatztherapie ausgelöst werden. Hämodialyse führt zu einer Pseudo-PCT und geringer Porphyrinämie, die nicht Ursache der PCT-ähnlichen Hautveränderungen ist. Im letzteren Falle liegt eine der seltenen Indikationen für eine Porphyrinbestimmung im Serum bzw. Plasma vor. Mit der PCT sind gehäuft Hepatitis B und C, aber auch HIV-Infektionen assoziiert. Die seltene compound-heterozygote Form mit schwerer Decarboxylasestörung wird als hepatoerythropoetische Porphyrie (HEP) bezeichnet und tritt bereits in der Kindheit auf.

Erythropoetische Protoporphyrie (EPP) Aufgrund eines Defekts der Ferrochelatase steigt die Protoporphyrinkonzentration in den Erythrozyten an. Es handelt sich überwiegend um freies Protoporphyrin im Gegensatz zum zinkgebundenen Protoporphyrin bei sekundären Protoporphyrinämien (z. B. bei Eisenmangel und Bleiintoxikation). Das lipophile Protoporphyrin wird biliär eliminiert und ist in hohen Konzentrationen hepatotoxisch. Histologisch können pathognomonisch protoporphyrinhaltige „Malteserkreuze" im Lebergewebe nachgewiesen werden (◘ Abb. 60.1). Protoporphyrinhaltige, unter langwelligem UV-Licht rot fluoreszierende Gallensteine kommen bei etwa 10 % vor. Kürzlich wurde eine neue X-chromosomal vererbte Deletion im *ALS-Synthase-2*-Gen (betrifft den ersten Schritt der erythropoetischen Hämbiosynthese) gefunden. Diese hypermorphe Mutation führt zu einer neuen Protoporphyrie (XLPP) mit gesteigerter ALS-Synthase-2-Enzymaktivität („gain of function") und konsekutiver Akkumulation von freiem, aber auch zinkgebundenem Protoporphyrin.

Erythropoetische Harderoporphyrie Bei dieser sehr seltenen Erkrankung akkumuliert tricarboxyliertes Porphyrin (Harderoporphyrin) in Erythrozyten und wird vermehrt im Stuhl ausgeschieden. Ursache ist eine spezifische homozygote Mutation oder ein Nullallel in Exon 6 der Koproporphyrinogenoxidase.

Kongenitale erythropoetische Porphyrie (CEP) Die CEP oder Morbus Günther wurde nach dem Leipziger Arzt Hans Günther benannt, der diese seltene angeborene Erkrankung 1912 beschrieben hat. Die Restaktivität des Enzyms Uroporphyrinogen-III-Kosynthase (UROS) ist aufgrund einer compound-heterozygoten oder homozygoten Genmutation sehr gering. Dies führt infolge spontaner (nichtenzymatischer) Zyklisierung von Hydroxymethylbilan zu Uroporphyrinogen I zu einer Anflutung von Porphyrinogenen der Isomerenreihe I, deren weitere Metabolisierung beim Koproporphyrinogen I endet, da die weitere Umsetzung zu Häm über die Isomerenreihe III erfolgt. Die Porphyrinogene oxidieren spontan zu Porphyrinen und akkumulieren in allen Organen (fluoreszierende Knochen).

G.F. Hoffmann, M.J. Lentze, J. Spranger, F. Zepp (Hrsg.), *Pädiatrie*,
DOI 10.1007/978-3-642-41866-2_60, © Springer-Verlag Berlin Heidelberg 2014

Tab. 60.1 Prävalenz verschiedener Porphyrien

Porphyrie	Prävalenz (Fälle pro 100.000 Einwohner)
5-Aminolävulinsäure-Dehydratase-Defekt-Porphyrie (ALSDP, Doss-Porphyrie)	Selten[a]
Akute intermittierende Porphyrie (AIP)	5–10
Kongenitale erythropoetische Porphyrie (CEP, Morbus Günther)	0,1
Porphyria cutanea tarda (PCT), hepatoerythropoetische Porphyrie (HEP)	20–50[b]
Hereditäre Koproporphyrie (HKP)	0,5
Porphyria variegata (PV)	1[c]
Erythropoetische Protoporphyrie (EPP), X-linked Protoporphyrie (XLPP)	0,5[d]

[a] Bisher 6 Fälle beschrieben.
[b] Bisher 20 Fälle mit HEP beschrieben.
[c] Hohe Prävalenz in Südafrika und Südamerika (Founder-Effekt).
[d] Bisher wenige Fälle publiziert.

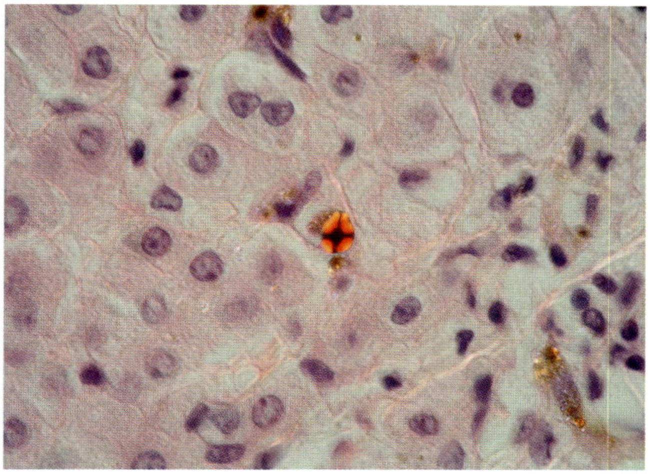

Abb. 60.1 Histologischer Nachweis von Protoporphyrinen (Malteserkreuze) in der Leber unter Verwendung von polarisiertem Licht bei X-chromosomal vererbter erythropoetischer Protoporphyrie (XLPP). (Mit freundl. Genehmigung von Herrn PD Dr. J.O. Habeck, Institut für Pathologie am Klinikum Chemnitz)

Klinische Symptome Akute hepatische Porphyrien (AIP, VP, HKP, ALSDP) Akute hepatische Porphyrien manifestieren sich nur selten vor der Pubertät. Frauen sind häufiger betroffen als Männer.

Abdominalschmerzen, intermittierend und kolikartig, sind initiales und häufiges Symptom, gleichzeitig oder später kommen evtl. Rücken-, Extremitätenschmerzen und Parästhesien hinzu. Den Schmerzen im mittleren und unteren Abdomen folgen evtl. Obstipation, Übelkeit, Erbrechen und eine Ileussymptomatik. Tachykardie, Hypertonie und ein rot nachdunkelnder Urin (Abb. 60.2) sind wichtige diagnostische Hinweise. Bei Nichterkennen, Fortschreiten oder Verstärkung des Porphyrieprozesses durch inadäquate Maßnahmen (Medikamente, Fehlernährung etc.) und Fehldiagnosen kommt es zur peripheren motorischen Neuropathie bis zur Atemlähmung. Bei einigen Patienten kommt es zu Vigilanzstörungen, Krampfanfällen, Verstimmungs- und/oder Erregungszuständen bis hin zu Halluzinationen. Eine inadäquat hohe Sekretion des antidiuretischen Hormons (ADH) (Schwartz-Bartter-Syndrom) führt zur Hyponatriämie, die bei abdominaler Symptomatik für die Diagnose eines akuten hepatischen Porphyriesyndroms wegweisend sein kann. Die ALSDP (Doss-Porphyrie) tritt im Kindesalter auf und ist durch Bauchschmerzen und neurologische Symptome charakterisiert. Bislang wurden 6 Fälle publiziert. Im Rahmen einer Tyrosinämie Typ 1 (s. auch ► Kap. 53.2.1) und der Bleivergiftung kommt es zu biochemischen und klinischen Veränderungen, die teilweise mit der Doss-Porphyrie korrespondieren.

Bei hereditärer Koproporphyrie und Porphyria variegata können zudem Hautsymptome auftreten. Bei Frauen kommt es nicht selten zu prämenstruellen Manifestationen. Nierenschäden und hepatozelluläre Karzinome können bei akuten Porphyrien Spätkomplikationen sein.

Porphyria cutanea tarda (PCT) Bei der PCT entstehen Blasen und Narben an sonnenlichtexponierten Hautpartien (Abb. 60.3), leichte Verletzbarkeit an den Händen und Hypertrichose im Schläfen- und Jochbeinbereich sowie periorbital. Der Leberbiopsiezylinder zeigt unter langwelligem UV-Licht (366 nm) eine leuchtende intensive Rotfluoreszenz.

Erythropoetische Protoporphyrie (EPP, XLPP) Die Lichtdermatose bei Protoporphyrie tritt meist schon in der Kindheit auf und führt an den exponierten Hautarealen zu Brennen, Jucken, Schmerzen, Erythemen und Ödemen („Sonnenurtikaria"). Dieser erythropoetischen, kutanen Phase folgt bei 25 % eine erythrohepatobiliäre Phase, die bei ca. 10 % der Protoporphyriepatienten zu Leberzirrhose mit Hepatomegalie, Cholestase, Ikterus und abdominalen Schmerzen führt.

Erythropoetische Harderoporphyrie Klinische Symptome dieser seltenen Stoffwechselstörung umfassen neonatale Hämolyse, Ikterus, Splenomegalie, Eisenüberladung und Photodermatose. Die spezifische Mutation in Exon 6 führt nicht zur klinischen Expression einer akuten Porphyrie (abdominale und neurologische Symptome) wie andere Mutationen des Koproporphyrinogenoxidasegens.

Kongenitale erythropoetische Porphyrie (CEP) Dominierend ist eine schwere Photodermatose mit Mutilationen bereits im Säuglings- und Kindesalter. Erster Hinweis bei Neugeborenen sind rot verfärbte Windeln durch exzessive Porphyrinausscheidung. Die Windeln fluoreszieren unter langwelligem UV-Licht feuerrot. Eine Anämie und

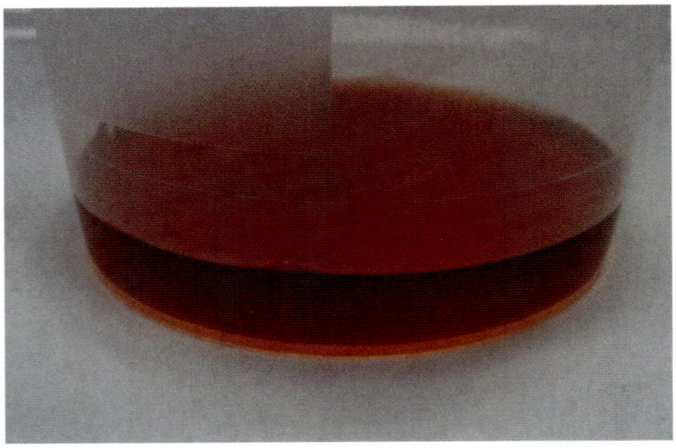

Abb. 60.2 Roter, nach Stunden nachdunkelnder Urin bei klinisch manifester akuter hepatischer Porphyrie

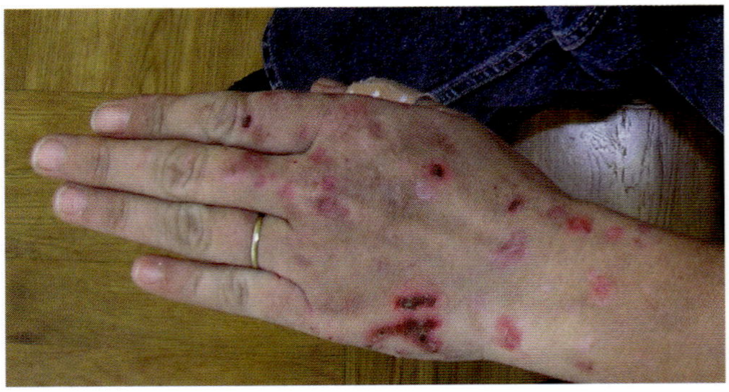

Abb. 60.3 Hautveränderungen an sonnenlichtexponierten Arealen bei Porphyria cutanea tarda

Splenomegalie entwickeln sich erst später. Porphyrinakkumulation in den Zähnen, die rötlich-braun verfärbt sein können, führt zur „Erythrodontie"; die Zähne fluoreszieren im langwelligen UV-Licht ebenfalls rot. Die diagnostische Sicherung erfolgt durch Porphyrinuntersuchungen im Urin. Uro- und Koproporphyrin sind extrem erhöht (>90 % Isomere vom Typ I). Im Hinblick auf Diagnostik und Therapie dieser seltenen Erkrankung verweisen wir auf die Literatur.

Diagnose

Akute hepatische Porphyrien (AIP, VP, HKP, ALSDP) Die Klinik akuter hepatischer Porphyrien geht immer mit erheblich erhöhter Metabolitenausscheidung beider Porphyrinvorläufer ALS und PBG sowie der Porphyrine einher, die in der Remissionsphase abfällt und in den Latenzphasen meist noch signifikant über dem Normbereich liegt. Die hohe ALS- und PBG-Ausscheidung beruht bei akuter intermittierender Porphyrie (AIP) auf der gegenregulatorisch exzessiven Induktion der ALS-Synthase 1 und dem PBG-Desaminase-Defekt. Diese Enzymsequenz ist physiologisch der sekundär limitierende Schritt („Nadelöhr") der Porphyrinbiosynthese und führt somit bei der hereditären Koproporphyrie (HKP) und Porphyria variegata (VP) zu einer AIP-analogen Exkretionskonstellation (Tab. 60.2). Bei der Bleivergiftung, Hypertyrosinämie Typ 1 und Doss-Porphyrie sind exzessiv ALS und weniger PBG im Urin erhöht (Tab. 60.2). Im Blut besteht eine deutliche Zinkprotoporphyrinämie (Doss-Porphyrie und Bleivergiftung).

Metabolitenuntersuchungen des Porphyrinstoffwechsels in Urin und Stuhl sind obligat (Tab. 60.2). Der Urin sollte in einem abgedunkelten Gefäß transportiert werden. Eine kreatininbezogene Konzentrationsmessung im Spontanurin ist ausreichend. Enzymuntersuchungen sind zur Diagnostik und Verlaufskontrolle des klinischen Porphyrieprozesses ungeeignet. Liegt eine mittels Urinanalyse gesicherte akute Porphyrie vor, sollte bei AIP primär eine Bestimmung der Aktivität der PBG-Desaminase und eine molekulargenetische Analyse durchgeführt werden. Da bei biochemisch gesicherter HKP und VP standardisierte Enzymtests nicht vorliegen, wird eine molekulargenetische Analyse erforderlich. Bei genauer Kenntnis der Mutation des Indexpatienten kann erstgradig Verwandten eine gezielte Genanalyse angeboten werden, um asymptomatische Mutationsträger zu identifizieren und über porphyrieauslösende Situationen zu informieren (Medikamente, Alkohol, Fasten, Rauchen). Die klinische Penetranz ist gering: 80–90 % der Genträger bleiben lebenslang asymptomatisch.

Porphyria cutanea tarda (PCT) Bei der PCT sind die Porphyrine im Urin und Plasma extrem erhöht. Es dominieren Uro- und Heptacarboxyporphyrin. Die erhöhte Ausscheidung von Isokoproporphyrin im Stuhl ist ein spezifischer Befund. Die vermehrt gespeicherten Porphyrine fluoreszieren unter langwelligem UV-Licht im Lebergewebe leuchtend intensiv rot.

Erythropoetische Protoporphyrie (EPP, XLPP) Die Protoporphyrie wird durch erhöhte Konzentrationen von freiem Protoporphyrin im antikoagulierten Vollblut (Erythrozyten und Plasma) diagnostiziert. Bei XLPP ist zusätzlich das zinkgebundene Protoporphyrin erhöht. Hoch ansteigende erythrozytäre Protoporphyrinkonzentrationen (Gesamtprotoporphyrin >25 µmol/l; normal <0,7 µmol/l) weisen auf eine Leberbeteiligung hin. Porphyrinuntersuchungen in Urin und Stuhl sind zur Erfassung der erythrohepatobiliären Komponente entscheidend. Eine Koproporphyrinurie mit Dominanz von Koproporphyrin-Isomer I gegenüber Isomer III ist frühester und sensitivster Indikator einer Leberbeteiligung.

Erythropoetische Harderoporphyrie Diagnostisch wegweisend ist die erhöhte fäkale Exkretion von tricarboxyliertem Porphyrin (Harderoporphyrin). Im Hinblick auf weitere Diagnostik und Therapie dieser seltenen Erkrankung verweisen wir auf die Literatur.

Kongenitale erythropoetische Porphyrie (CEP) Die CEP ist durch eine extreme Akkumulation von Porphyrinen der Isomerenreihe I in Organen und Körperflüssigkeiten gekennzeichnet. Sie werden mit dem Urin und Stuhl ausgeschieden. Der Urin kann so hohe Mengen an Porphyrinen enthalten, dass er dunkelrot verfärbt ist und im UV-Licht rot fluoresziert. Die Porphyrinvorläuferausscheidung ist normal. Die Diagnostik erfolgt durch eine simultane Untersuchung von Urin, Stuhl und Blut einschließlich der Isomerenanalyse. Heterozygote können an erhöhten Konzentrationen der Erythrozytenporphyrine und an einer Porphyrinurie mit Isomer-I-Dominanz erkannt werden.

Differenzialdiagnose Erhöhte Porphyrinausscheidungen im Urin und Stuhl sowie Protoporphyrinämie sind in erster Linie biochemische Zeichen der Porphyrien, kommen aber häufiger im Kontext anderer Krankheiten (toxischen Leberschäden, Fettleber, Hepatitis, intra- und extrahepatischen Cholestasen, Pankreatitis, Eisenstoffwechselstörungen, Dubin-Johnson-, Rotor-, Gilbert-Meulengracht und Crigler-Najjar-Syndrom, HIV-Infektion, neoplastischen bzw. hämatologischen Grunderkrankungen, Medikamentennebenwirkungen) vor, die den Porphyrinstoffwechsel nur sekundär betreffen. Bei diesen sekundären, klinisch asymptomatischen Koproporphyrinurien

Tab. 60.2 Diagnose und Differenzierung akuter Porphyrien nach Doss

Porphyrie	Urin				Stuhl		Erythrozyten
	ALS	PBG	Uro	Kopro	Kopro	Proto	Proto
Doss-Porphyrie (ALSD-Defekt)	↑↑	(↑)	↑	↑↑	n	v	↑
Akute intermittierende Porphyrie	↑↑	↑↑	↑↑	↑↑	v	n	n
Hereditäre Koproporphyrie	↑↑	↑↑	↑	↑↑	↑↑	↑	n
Porphyria variegata	↑↑	↑↑	↑	↑↑	↑	↑↑	n
Bleivergiftung	↑↑	(↑)	↑	↑↑	v	n	↑

ALS Aminolävulinsäure, *Kopro* Koprporphyrin, *n* normal, *PBG* Porphobilinogen, *Proto* Protoporphyrin, *Uro* Uroporphyrin, *v* variabel.

und Protoporphyrinämien handelt es sich lediglich um metabolische Mitreaktionen des Porphyrinstoffwechsels einer heterogenen Gruppe von Krankheiten und Syndromen, die nicht zu klinischen Porphyriesymptomen führen.

Durch Analysen von Porphyrinvorläufern und Porphyrinen in Urin, Stuhl, Plasma und Heparinblut können sekundäre Porphyrinurien und Porphyrinämien von Porphyrien differenziert werden.

Therapie

Akute hepatische Porphyrien (AIP, VP, HKP, ALSDP) Die Therapiemöglichkeiten bei akuten hepatischen Porphyrien sind in der folgenden ► Übersicht dargestellt. Die regulatorische Therapie mit Glukose und Häm ist rational begründet. Die repressive Wirkung von Glukose auf die hepatische ALS-Synthase und damit auf die Hämsynthese wird über einen hepatischen Rezeptorkoaktivator vermittelt. Treten neurologische Symptome hinzu, ist eine Hämtherapie indiziert. Bei frühzeitiger Gabe von Hämarginat kommt es meist innerhalb von 48 h zu einer Besserung. Bei refraktärem chronischem Verlauf mit kurzfristig rekurrierenden Manifestationen einer akuten hepatischen Porphyrie kann eine Lebertransplantation diskutiert werden. Bei Patienten in der dekompensierten Latenzphase mit deutlich erhöhter Ausscheidung von ALS und PBG kann durch wöchentliche Gabe von Hämarginat (sog. Intervalltherapie) einer erneuten klinischen Exazerbation vorgebeugt und ein weiterer Rückgang in eine kompensierte subklinische Phase erzielt werden. Die Patienten sollten über die Erkrankung auslösende Faktoren informiert werden (Medikamente, Fasten, Alkohol, Rauchen). Internationale Porphyrieausweise werden über den Hersteller von Hämarginat, Orphan Europe, kostenlos zur Verfügung gestellt (► www.orphan-europe.com). Prophylaktische Maßnahmen zur Lebensführung sind für den weiteren Verlauf einer akuten hepatischen Porphyrie entscheidend. Mit einer kohlenhydratreichen Ernährung wird die Latenzphase stabilisiert. Die Patienten sollten Traubenzuckerstücke mit sich führen, deren Einnahme bei beginnenden abdominalen Schmerzen eine kritische Symptomentwicklung verhindern kann.

Therapie des akuten Porphyriesyndroms

1. Absetzen porphyrinogener Medikamente und intensivmedizinische Überwachung (► www.drugs-porphyria.org)
2. Regulatorische Behandlung mit Glukose und/oder Hämarginat
   - Glukoseinfusionen (insgesamt 300–500 g/24 h, cave: Hyponatriämie! Das Serumnatrium muss mindestens täglich überwacht werden)
   - Bei schwerem Verlauf und neurologischer Symptomatik Hämarginat (Normosang), 3 mg/kg KG/Tag, i.v. in 100 ml Humanalbumin (5–20 %) ca. 15 min an bis zu 4 aufeinanderfolgenden Tagen
3. Symptomatische Maßnahmen
   - Elektrolyt- und Volumenkontrolle bzw. -ausgleich
   - Bei Schmerzen Acetylsalicylsäure, Morphinderivate, Gabapentin
   - Bei Tachykardie und Hypertonie Propranolol, Metoprolol, Valsartan
   - Bei Unruhe oder Brechreiz Chlorpromazin, Chloralhydrat, Ondansetron
   - Bei Ileussymptomatik Neostigmin
   - Bei Atemlähmung assistierte oder kontrollierte Beatmung (evtl. Tracheotomie)
   - Bei Infektionen Penicilline, Cephalosporine, Imipenem, Gentamycin, Amikacin, Vancomycin
   - Bei Paresen sofort physiotherapeutische Maßnahmen

Porphyria cutanea tarda (PCT) Chloroquintherapie und Eisendepletion via Aderlass sind wirksame Maßnahmen bei PCT. Bei PCT und homozygoter Mutation C282Y muss mit Aderlässen wie bei Hämochromatose behandelt werden.

Bei PCT und heterozygoten Mutationen des *HFE*-Gens ist die Behandlung mit Chloroquin ausreichend, da sich keine schwere Eisenüberladung entwickelt.

Erythropoetische Protoporphyrie (EPP, XLPP) Bei einer Protoporphyrie ist adäquater Sonnenschutz unabdingbar. Da eine Empfindlichkeit hauptsächlich gegenüber sichtbarem (blauem) Licht besteht, sind herkömmliche Sonnenschutzcremes, die gegen UV-Strahlung (besonders UVB) schützen, für gewöhnlich wenig effektiv. Reflektierender Sonnenschutz auf der Basis von Titaniumdioxid oder Zinkoxid schützt sowohl gegen UVA (320–400 nm), UVB (280–320 nm) und sichtbares Licht und ist deshalb effizienter. Die orale Gabe von β-Carotin (50–150 mg/Tag) wird empfohlen. Es gibt allerdings Hinweise, dass Raucher unter β-Carotin ein erhöhtes Risiko für Lungenkrebs haben. Die Lichtempfindlichkeit impliziert die Notwendigkeit einer Vitamin-D-Überwachung und -Substitution. Das α-Melanozyten-stimulierendes-Hormon-Analogon Afamelanotide wird derzeit in einer Klinische-Phase-III-Studie für die Anwendung bei EPP-Patienten getestet.

Die Behandlung mit Gallensäuren (Ursodesoxycholsäure) steigert die hepatische Clearance von Protoporphyrin, während Cholestyramin den enterohepatischen Kreislauf unterbricht. Vitamin E verhindert vermutlich die zellschädigende Wirkung von protoporphyrininduzierten freien Radikalen. Bei fortgeschrittener Leberbeteiligung kann zunächst die Gabe von Erythrozytenkonzentraten zur Supprimierung der Erythropoietinsekretion versucht werden. Die Unterdrückung der Erythropoese vermindert die weitere Anflutung von freiem Protoporphyrin und führt damit zu einer Entlastung der Leber. Bei ausgeprägter Cholestase und fibrotischem Umbau (Zirrhose) ist eine Lebertransplantation in der Regel unausweichlich (bislang ca. 50 Transplantationen weltweit). Die erste erfolgreiche Stammzelltransplantation wurde in Schweden durchgeführt. Es gibt Hinweise, dass eine Eisensubstitution die Protoporphyrinkonzentrationen bei XLPP signifikant verbessert.

Kongenitale erythropoetische Porphyrie (CEP) Eine kausale Therapie ist nicht bekannt. Als symptomatische Maßnahmen werden Lichtschutz und bei schwerer Anämie Bluttransfusionen empfohlen. Die orale Behandlung mit β-Carotin (50–150 mg/Tag) wird unterschiedlich beurteilt. Eine Splenektomie sollte erst durchgeführt werden, wenn sich eine hämolytische Anämie bei Hypersplenismus voll ausgeprägt hat.

Die allogene Knochenmarktransplantation bei Kindern hat sich als eine wirksame Therapie erwiesen. Gentherapeutische Ansätze befinden sich in einem experimentellen Stadium.

Literatur

Doss MO (1982) Hepatic porphyrias: Pathobiochemical, diagnostic, and therapeutic implications. Prog Liver Dis 7:573–597

Doss MO: Porphyriediagnostik. www.porphyrie.de, www.doss-porphyrie.de

European Porphyria Network: www.porphyria-europe.com

Puy H, Gouya L (2010) Porphyrias. Lancet 375:924–937

Stölzel U, Stauch T, Doss MO (2010) Porphyrien. Internist 51:1525–1534

The Drug Database for Acute Porphyria: www.drugs-porphyria.org

The Human Gene Mutation Database: www.hgmd.cf.ac.uk

IX Endokrinologie

61 Diabetes insipidus und Syndrom der inadäquaten ADH-Sekretion

W. Rascher

61.1 Diabetes insipidus

Definition Diabetes insipidus beschreibt die Unfähigkeit der Niere, Wasser den Bedürfnissen entsprechend einzubehalten. Klinische Folgen eines ausgeprägten renalen Wasserverlusts sind Polyurie, Polydipsie und Hypernatriämie. Ursächlich für diesen Krankheitszustand ist die fehlende Wirkung des antidiuretischen Hormons Argininvasopressin (ADH). Entsprechend der Lokalisation der Störung unterscheidet man eine zentrale Form (fehlende Vasopressinfreisetzung aus der Hypophyse) und eine nephrogene Form (fehlende Vasopressinwirkung an der Niere). Zudem kann durch exzessive Flüssigkeitszufuhr (primäre Polydipsie) eine Polyurie, aber keine Hypernatriämie entstehen.

Ätiologie und Pathogenese Das Nonapeptid Argininvasopressin wird in den magnozellulären Neuronen des Nucleus supraopticus und des Nucleus paraventricularis des Hypothalamus zusammen mit Neurophysin II gebildet. Neurophysin II und Vasopressin werden zusammen in einem Vorläufermolekül (Prepro-AVP-NPII) hergestellt, das in sekretorische Granula verpackt entlang der Axone in die Nervenendigung der Neurohypophyse transportiert und dort in Granula gespeichert wird.

Vasopressin wird von der Neurohypophyse aufgrund osmotischer und nichtosmotischer Stimuli in die Zirkulation freigesetzt. Vasopressin bindet im Sammelrohr der Niere an spezifische Vasopressin-V2-Rezeptoren. Nach Bindung an diesen Rezeptor werden über die Bildung von zyklischem Adenosinmonophosphat Aquaporin-2-Wasserkanäle an der luminalen Membran des Sammelrohrs induziert. Sie sorgen für die Rückresorption von freiem Wasser.

Schon in physiologischen Konzentrationen wirkt Vasopressin vasokonstriktorisch. Die Kreislaufwirkung von Vasopressin wird über spezifische V1a-Rezeptoren vermittelt, deren Wirkung Phospholipase C aktiviert und intrazellulär Kalzium freisetzt.

Formen des Diabetes insipidus

Zentraler Diabetes insipidus Beim zentralen Diabetes insipidus ist die Synthese von Vasopressin gestört. Bei den seltenen familiären Formen des Diabetes insipidus centralis (ca. 5 % aller Fälle) sind Mutationen im Vasopressingen auf Chromosom 20 beschrieben. Hierbei handelte es sich meist um autosomal-dominante Mutationen im *Neurophysin-II*-Gen, bei dem es erst nach wenigen Jahren durch Akkumulation des defekten Proteins mit nachfolgendem Untergang der Neurone zu einem Vasopressinmangel mit den entsprechenden klinischen Symptomen kommt. Selten wurden auch autosomal-rezessive Mutationen beschrieben, bei denen der Untergang der Neurone offensichtlich keine Rolle spielt.

Das DIDMOAD-Syndrom (Wolfram-Syndrom) ist eine seltene autosomal-rezessiv vererbte neurodegenerative Erkrankung, bei der neben Diabetes insipidus (DI) ein Diabetes mellitus (DM), eine Optikusatrophie (OA) und eine Schwerhörigkeit (deafness: D) auftritt. Die Erkrankung wird in der Kindheit manifest und ist durch einen Gendefekt des *WFS1*-Gens auf Chromosom 4 mit einer gestörten Expression eines Membranproteins verursacht.

Ein zentraler Vasopressinmangel ist bei Hirnfehlbildungen beschrieben, z. B. bei der septooptischen Dysplasie und anderen Mittelliniendefekten.

Die häufigste Ursache des zentralen Diabetes insipidus im Kindesalter sind Tumoren des Hypothalamus, insbesondere ein Kraniopharyngeom, ein Tumor der Pinealisdrüse, ein Germinom oder eine Histiozytose (45 % aller Fälle). Auch postoperativ (Kraniopharyngeom) ist ein Diabetes insipidus häufig (ca. 25 % der Fälle). Ein Schädel-Hirn-Trauma kann vorübergehend einen Diabetes insipidus auslösen. Bei einem ausgeprägten Hirnödem entwickelt sich nicht selten ein Diabetes insipidus mit einer schlechten Prognose.

Bei ca. 25 % der Fälle bleibt die Ursache ungeklärt (idiopathischer Diabetes insipidus centralis). In einigen Studien mit der idiopathischen Form des Diabetes insipidus centralis wurden Autoimmunprozesse (Antikörper gegen Vasopressin synthetisierende Neurone) verantwortlich gemacht.

Nephrogener Diabetes insipidus Der seltene X-chromosomal-rezessiv vererbte nephrogene Diabetes insipidus wird durch Mutationen im *Vasopressin-V2-Rezeptor*-Gen *(AVPR2)* verursacht. Bei einem kleinen Anteil der Patienten mit nephrogenem Diabetes insipidus liegt eine autosomal-rezessive Vererbung vor. Diesen Fällen liegen Mutationen im Gen für den Wassertransportkanal Aquaporin 2 *(AQP2)* auf Chromosom 12 zugrunde.

Primäre Polydipsie Ein dem Diabetes insipidus ähnliches Krankheitsbild ist die primäre Polydipsie, bei der in Folge einer exzessiven Flüssigkeitszufuhr die Vasopressinsekretion unterdrückt wird und eine Polyurie auftritt. Im Gegensatz zum Diabetes insipidus ist die Serumnatriumkonzentration gewöhnlich normal. Eine exzessive Flüssigkeitszufuhr wird bei psychiatrischen Erkrankungen und sehr selten bei einem hypothalamischen Defekt mit exzessiv gesteigertem Durstgefühl beobachtet.

Klinische Symptome und Verlauf Polyurie und Polydipsie sind die wichtigsten klinischen Symptome des Diabetes insipidus. Sie fallen jedoch erst auf, wenn sich ein Durstgefühl ausgebildet hat. Beim jungen Säugling wird die Krankheit deshalb oft verkannt und neben den klinischen Zeichen wie Dehydratation und Exsikkose imponieren Erbrechen, Fieberschübe, stark wechselndes Körpergewicht und schlechtes Gedeihen. Nicht selten werden exzessive Mengen an Flüssigkeit ausgeschieden (mehr als 3000 ml/m² KOF/24 h). Durch den Wasserverlust kommt es zur Hypernatriämie. Bei adäquater Flüssigkeitszufuhr ist die Wasserbilanz ausgeglichen und die Serumnatriumkonzentration normal. Eine ausreichende Wirkung von Glukokortikoiden ist notwendig, damit die Nieren einen hypotonen

G.F. Hoffmann, M.J. Lentze, J. Spranger, F. Zepp (Hrsg.), *Pädiatrie*,
DOI 10.1007/978-3-642-41866-2_61,

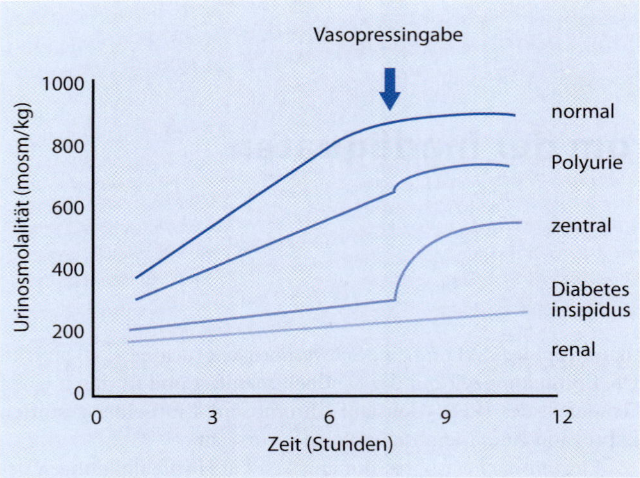

Abb. 61.1 Verlauf der Urinosmolalität im Vasopressintest

Urin ausscheiden können. Bei kombinierten Ausfällen der Hypophysenfunktion kann ein ACTH-Mangel die Symptome eines Diabetes insipidus verschleiern. Unter Substitution mit Glukokortikoiden wird der Vasopressinmangel dann evident.

Beim nephrogenen Diabetes insipidus beginnt die Krankheit unmittelbar nach Geburt, ist aber zunächst durch eine noch unreife Nierenfunktion maskiert. Erst die Reifung der Nierenfunktion und die Steigerung der Natrium- und Proteinzufuhr führen jenseits der Neonatalperiode zu einer ausgeprägten Polyurie.

Infolge ausgeprägter Dehydratation und Hypernatriämie kann es zu einem psychomotorischen Entwicklungsrückstand kommen. Beim nephrogenen Diabetes insipidus sind zerebrale Folgen in Form von Verkalkungen beschrieben. Als Folge einer ausgeprägten Polyurie und Polydipsie entwickelt sich bei einem Teil der Patienten mit nephrogenem Diabetes insipidus eine Dilatation der ableitenden Harnwege bis hin zur Hydronephrose und Megazystis ohne Obstruktion.

Diagnose Beim Vorliegen einer Polyurie und Polydipsie mit Ausscheidung von mehreren Litern Urin pro Tag wird meist unverzüglich die Verdachtsdiagnose gestellt. Bei jungen Säuglingen wird die Diagnosestellung wegen der unspezifischen Symptome schwieriger. Hier sind Gewichtsschwankungen, Fieber und eine Gedeihstörung wegweisend. Bei einer nicht ausreichenden Flüssigkeitszufuhr finden sich eine Hypernatriämie und eine Hyperosmolalität. Dabei liegt die Urinosmolalität meist unter 100 mosmol/kg Wasser, das spezifische Gewicht meist <1,005. Selbst bei starker Dehydratation übersteigt die Urinosmolalität niemals die Plasmaosmolalität.

Bei Polyurie bzw. Hypernatriämie werden zunächst die Trinkmenge und das Urinvolumen pro 24 h bestimmt, ebenso die Konzentration von Natrium und Chlorid sowie die Osmolalität im Serum und im Morgenurin. Tubuläre Nierenerkrankungen, die ebenfalls mit Polyurie einhergehen, sollten durch die Untersuchung von Kalium, Kalzium, Phosphor, alkalischer Phosphatase und harnpflichtigen Substanzen im Serum sowie durch eine Blutgasanalyse ausgeschlossen werden. Eine normale Blutglukosekonzentration schließt einen Diabetes mellitus aus.

Konzentrationstest (Durstversuch) Zum sicheren Nachweis bzw. Ausschluss eines Diabetes insipidus ist ein Konzentrationstest (Durstversuch) notwendig. Bei ausgeprägter Polyurie (Urinmenge >3000 ml/m² KOF/Tag) oder bei Hypernatriämie (Serumnatrium >145 mmol/l) oder Hyperosmolalität (Plasmaosmolalität >300 mosmol/kg Wasser) sollte die Untersuchung am Tage unter sorgfältiger ärztlicher Kontrolle erfolgen. Bei mäßiger Polyurie (bis 2000 ml/m² KOF/Tag) und normaler Serumnatriumkonzentration und normaler Plasmaosmolalität kann diese Untersuchung über Nacht (z. B. 18.00–08.00 Uhr) vorgenommen werden.

Zu Beginn der Untersuchung sollte der Hautturgor des Kindes ausreichend sein und keine Hypernatriämie vorliegen. Der Konzentrationstest beginnt mit Entleerung der Blase und der Messung des Körpergewichts. Jede Urinproduktion wird aufgefangen (bei Säuglingen und Kleinkindern am bestem mit einem Blasenkatheter) und neben Urinvolumen die Osmolalität im Harn gemessen.

Das Körpergewicht sollte in 2-stündigen Abständen festgestellt werden. Bei einem Körpergewichtsverlust von 5 % des Ausgangswerts bzw. bei Fieber oder Exsikkosezeichen muss der Versuch beendet werden. Bei Abbruch des Tests wird neben der Urinosmolalität bei Bedarf auch die Plasmavasopressinkonzentration gemessen, da die Messung des Hormons nur unter Durstbedingungen in Zusammenhang mit der Bestimmung der Plasmaosmolalität und der Urinosmolalität aussagekräftig ist.

Bei normaler Konzentrationsleistung der Nieren steigt unter Wasserentzug die Urinosmolalität auf über 800 mosmol/kg Wasser. Die Diurese geht entsprechend zurück. Bei Neugeborenen und kleinen Säuglingen sowie bei ausgeprägter Polyurie liegt die maximale Konzentrationsleistung der Niere bei 400–500 mosmol/kg Wasser. Eine deutliche Einschränkung des Konzentrationsvermögens auf 500–600 mosmol/kg Wasser zeigen auch Patienten mit primärer Polyurie, weil ihr Nierenmark durch die Polyurie an Tonizität verliert und „ausgewaschen" ist. Der Durstversuch ist deshalb ungeeignet, mit der erforderlichen Sicherheit einen partiellen zentralen Diabetes insipidus von einer primären Polyurie abzugrenzen.

Vasopressintest Der Vasopressintest prüft die renale Wirkung einer exogenen Gabe von Vasopressin und differenziert den zentralen vom nephrogenen Diabetes insipidus. Der Test schließt sich in der Regel an einen Durstversuch an, wenn in zwei aufeinander folgenden Urinportionen kein weiterer deutlicher Anstieg der Urinosmolalität feststellbar ist (Abb. 61.1). Nach einer Vasopressingabe sinkt bei Patienten mit zentralem Diabetes insipidus die Diurese eindrucksvoll und die Osmolalität im Urin steigt von 100–200 auf über 400–500 mosmol/kg Wasser an.

Für den Vasopressintest steht heute nur noch Deamino-D-Argininvasopressin (DDAVP, Desmopressin) zur Verfügung. Beim DDAVP-Testwerden Urinvolumen und Urinosmolalität 1 h vor und in stündlichen Abständen für mindestens 4 h nach intravenöser Gabe von 0,4 µg DDAVP bei Säuglingen und 2 µg DDAVP bei Kindern und 4 µg bei Erwachsenen gemessen. Falls die intranasale Resorption gesichert ist, kann man DDAVP auch intranasal verabreichen. Säuglinge erhalten 10 µg, Kinder 20 µg und Erwachsene 40 µg DDAVP intranasal. DDAVP besitzt mit etwa 12 h eine lang andauernde Wirkung. Daher muss die Flüssigkeitszufuhr bei einem Anstieg der Urinosmolalität und Rückgang der Diurese nach DDAVP-Gabe drastisch vermindert werden, um eine Wasserintoxikation mit Hyponatriämie und nachfolgenden zerebralen Krampfanfällen zu vermeiden. Im Gegensatz zu Argininvasopressin wirkt DDAVP nur an den V2-Vasopressinrezeptoren, verursacht eine leichte Vasodilatation und einen leichten Anstieg der Herzfrequenz. Zudem steigt der Gerinnungsfaktor VIIIc und der Gewebsplasminogenaktivator.

Kochsalzinfusionstest Bleibt die Ursache der Polyurie trotz Durstversuch und Vasopressin weiterhin unklar oder gelingt keine eindeutige Differenzierung zwischen zentralem Diabetes insipidus und primärer Polyurie, kann mithilfe des Kochsalzinfusionstests die Hypophysenhinterlappenfunktion direkt geprüft werden. Den Patienten wird bei guter Hydratation und normaler Serumnatriumkonzentration eine 5%ige NaCl-Lösung über einen Zeitraum von 2 h infundiert (0,04–0,05 ml/kg KG/min). Vor und 30, 60, 90, sowie 120 min nach Infusionsbeginn wird Blut für die Bestimmung von Vasopressin, Osmolalität, Natrium und Chlorid entnommen. Während des Tests steigt die Natriumkonzentration im Serum gegen Ende der Infusion um ca. 8–10 mmol, die Osmolalität um 15–20 mosmol/kg Wasser. Der Anstieg der Vasopressinkonzentration als Folge des Anstiegs der Osmolalität im Plasma kann mithilfe eines Nomogramms bewertet werden (▫ Abb. 61.2). Dieser Test ist nur selten notwendig, dann aber sehr aussagekräftig.

Kürzlich wurde die Messung von Copeptin im Serum, dem C-terminalen Anteil des Vasopressin-Vorläufermoleküls (prepro-AVP-NPII) als interessante Alternative zur Messung von Argininvasopressin in der Differenzialdiagnostik der Polyurie propagiert. Copeptin ist offensichtlich leichter zu messen als Vasopressin, aber leider zeigte sich keine signifikante Korrelation zwischen Argininvasopressin und Copeptin.

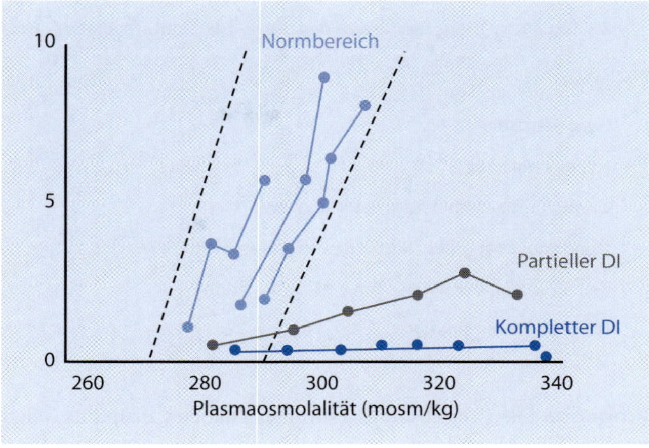

▫ **Abb. 61.2** Verlauf der Vasopressinfreisetzung nach osmotischer Stimulation im Kochsalzinfusionstest. Neben 3 Patienten mit normaler Hypophysenhinterlappenfunktion sind je einer mit partiellem und mit komplettem Diabetes insipidus centralis dargestellt

Differenzialdiagnose Bei zentralem Diabetes insipidus ist eine Kernspintomografie des Gehirns, insbesondere der Hypothalamus- und Hypophysenregion notwendig, um Tumoren, Histiozytose und andere organische Läsionen auszuschließen. Auch bei initial unauffälligen neuroradiologischen Befunden kann gelegentlich noch Jahre nach Beginn der Symptomatik ein Tumor nachgewiesen werden. Deshalb ist für einige Jahre die kernspintomografische Untersuchung zu wiederholen. Bei klinischem Verdacht sind Störungen der Hypophysenvorderlappenfunktion auszuschließen.

Neben einer primären Polyurie sind tubuläre Nierenerkrankungen bzw. eine Uropathie mit tubulärer Nierenschädigung die wichtigsten Differenzialdiagnosen. Bei diesen Störungen bleibt eine gewisse Konzentrationsleistung bis maximal 300 mosmol/kg Wasser (Isosthenurie) erhalten. Die Serumnatriumkonzentration ist in der Regel normal.

Bei familiärem nephrogenem Diabetes insipidus kann durch Messung des Gewebsplasminogenaktivators (t-PA) und der Faktor-VIIIc-Aktivität zwischen einem Defekt im *Vasopressin-V2*-Gen (fehlender Anstieg von t-PA und Faktor VIIIc) und einem Defekt im Aquaporinwasserkanal (Anstieg von t-PA und Faktor VIIIc >200 %) unterschieden werden.

Therapie Beim zentralen Diabetes insipidus ist die Gabe von DDAVP (Desmopressin) das Mittel der Wahl. In der Regel sind 2 Dosen von 2,5–20 µg intranasal ausreichend. Beim partiellen Diabetes insipidus genügt oft eine abendliche Gabe. Neben der intranasalen Gabe wird heute auch DDAVP in einer oralen Präparation in der Dauertherapie eingesetzt. Dabei liegt die oral verabreichte Dosis 5- bis 10-mal höher als die intranasal zugeführte. Die Dosis liegt zwischen 0,2 und 1,2 mg pro Tag und beginnt mit 2- bis 3-mal 0,1 mg und wird nach Wirkung dosiert. Für die orale Therapie stehen 0,1 und 0,2 mg Tabletten zur Verfügung und neuerdings auch ein Desmopressin-Lyophilisat in den Dosisstärken 60 µg, 120 µg und 240 µg (Minirin Schmelztablette). Bei dieser Darreichungsform liegen die Anfangsdosis bei 3-mal 60 µg und die Tagesdosis zwischen 120 und 720 µg pro Tag.

Beim nephrogenen Diabetes insipidus ist das Ziel der Behandlung die Verhütung einer Dehydratation und einer Hypernatriämie. Durch Reduktion der osmotischen Last der Nahrung unter Verwendung einer kochsalzarmen und eiweißreduzierten Kost gelingt es, Urinfluss und Flüssigkeitsbedarf zu senken. Bei jungen Säuglingen ist möglichst lange eine Ernährung mit Muttermilch anzustreben.

Beim nephrogenen Diabetes insipidus können Thiaziddiuretika die Urinausscheidung bis auf 50 % der Ausgangsmenge reduzieren. Diese paradoxe antidiuretische Wirkung der Diuretika kommt durch eine Reduktion des extrazellulären Flüssigkeitsvolumens mit nachfolgender Reduktion des Glomeruluminfiltrats und erhöhter Natriumrückresorption zustande. Verwendet wird Hydrochlorothiazid in einer Dosis von 0,5 bis maximal 1,5 mg/kg KG pro Tag verteilt auf 2–3 Dosen. Die durch Hydrochlorothiazid ausgelöste Kaliumverarmung muss durch zusätzliche Kaliumsubstitution und/oder durch den gleichzeitigen Einsatz von kaliumsparenden Diuretika (Amilorid, Triamteren) ausgeglichen werden.

Prostaglandinsynthesehemmer, z. B. Indometacin, senken beim nephrogenen Diabetes den Urinfluss. Indometacin wird in einer Dosis von 2 mg/kg KG/Tag in 2 Tagesdosen eingesetzt. Die Kombination von Hydrochlorothiazid und Indometacin ist wirksamer als eine Monotherapie. Die Kombinationstherapie sollte erfolgen, wenn die Kinder nicht ausreichend gedeihen. Unter Indometacin ist die Nierenfunktion zu kontrollieren.

Zu einer akuten Dehydratation mit Hypernatriämie kann es sowohl beim zentralen Diabetes insipidus im Rahmen von interkurrenten Infektionen (z. B. Gastroenteritis, Rhinitis mit fehlender Resorption von intranasal verabreichtem Vasopressin) als auch beim nephrogenen Diabetes insipidus kommen. In diesem Fall muss umgehend oral Wasser zugeführt werden. Ist eine ausreichende orale Zufuhr nicht möglich, muss der Wassermangel mit 2,5%iger Glukoselösung oder mit einer 0,22%igen NaCl-Lösung (Viertellösung) behandelt werden. Eine überproportionale Rehydratation mit unverdünnter physiologischer Kochsalzlösung (0,9 % NaCl-Lösung) kann bei progredienter Hypernatriämie zu einem Hirnödem mit komatösen Zuständen oder gar zum Tode führen. Eine physiologische Kochsalzlösung ist nur initial bzw. kurzfristig zur Kompensation eines Volumenmangels bzw. hoher Blutverluste bei Schock angezeigt. Bei Dekompensation ist eine sorgfältige Bilanzierung mit Messung der Serumnatriumkonzentration und der Urinosmolalität erforderlich.

Auch bei Operationen ist der Einsatz natriumarmer Infusionslösung zur Aufrechterhaltung der Wasserbilanz notwendig.

Tab. 61.1 Diagnostische Kriterien des SIADH (Schwartz-Bartter-Syndrom) und der kreislaufinduzierten Vasopressinfreisetzung

SIADH	Kreislaufinduzierte Vasopressinfreisetzung
Hyponatriämie	Hyponatriämie
Hypoosmolalität	Hypoosmolalität
Urinnatriumausscheidung normal/vermehrt	Urinnatriumausscheidung gering
Urinosmolalität größer als für die Serumosmolalität erwartet	Urinosmolalität relativ gering
Keine Zeichen der Hypovolämie (Dehydratation)	Zeichen eines verminderten effektiven arteriellen Blutvolumens
Normale Nierenfunktion	Eingeschränkte Nierenfunktion (prärenales Nierenversagen)

Prognose Die Prognose des zentralen Diabetes insipidus hängt von der Grundkrankheit ab. Bei idiopathischen Formen und guter Einstellung ist die Prognose gut. Bei Tumoren hängt sie von der Histologie ab. Beim nephrogenen Diabetes insipidus ist die Prognose davon abhängig, ob in den ersten Lebensjahren der Wasserhaushalt trotz fehlender Regulation aufrechterhalten werden kann. Bei Vermeidung von Dehydratation und starken Exsikkosezuständen mit extremer Hypernatriämie können zerebrale Komplikationen weitgehend vermieden werden, und die Prognose der Erkrankung ist dann günstig.

61.2 Vasopressininduzierte Hyponatriämie

61.2.1 SIADH und kreislaufvermittelte ADH-Freisetzung

Definition Eine pathologische Wasserretention mit Ausbildung einer Hyponatriämie (relativer oder absoluter Wasserüberschuss) wird beobachtet, wenn das antidiuretische Hormon trotz niedriger Osmolalität im Plasma freigesetzt wird oder wenn die Wirkung des Hormons verstärkt ist. Dies kommt vor bei nichtosmotischer Stimulation des Hormons infolge eines verminderten effektiven arteriellen Blutvolumens (kreislaufinduzierte Vasopressinfreisetzung), beim Syndrom der inadäquaten ADH-Sekretion (SIADH) oder bei Überaktivität des renalen Vasopressinrezeptors.

61

Ätiologie und Pathogenese Bei intakter Kreislaufregulation, Normovolämie und normaler Plasmaosmolalität kann die Vasopressinsekretion bei Zufuhr von hypotonen Lösungen persistieren und zu einer Wasserintoxikation und Verdünnungshyponatriämie führen. Dieser Zustand wird als Syndrom der inadäquaten ADH-Sekretion (SIADH) oder Schwartz-Bartter-Syndrom bezeichnet. Allerdings werden die Kriterien des Schwartz-Bartter-Syndroms wie Normovolämie, normale Nieren- und Nebennierenfunktion und normale Kreislaufsituation bei Kindern mit Hyponatriämie sehr selten erfüllt. Die Diagnose sollte nur gestellt werden, wenn andere Ursachen einer Hyponatriämie mit Wasserretention den Zustand nicht erklären.

Eine Hyponatriämie als Folge einer inadäquaten Antidiurese ist bei Kindern häufig Folge einer nichtosmotischen, kreislaufinduzierten Vasopressinfreisetzung (Tab. 61.1). Sie wird über Volumenrezeptoren in den Vorhöfen, kardiale Mechanorezeptoren und Barorezeptoren im Karotissinus und Aortenbogen vermittelt. Infolge eines Blutdruckabfalls bzw. ungenügender Füllung des thorakalen Blutvolumens wird Vasopressin nichtosmotisch freigesetzt und erhält über seine vasokonstriktorische Wirkung an V1a-Rezeptoren der Gefäße den Blutdruck und die Kreislauffunktion aufrecht. Diese kreislaufinduzierte, nichtosmotische Vasopressinfreisetzung ist bei Kindern die häufigste Ursache einer Hyponatriämie mit Wasserretention. Entscheidender pathogenetischer Mechanismus ist bei dieser Störung des Flüssigkeitshaushalts nicht die absolute Konzentration an Vasopressin im Plasma, sondern die fehlende Suppression dieses Hormons bei Zufuhr hypotoner Flüssigkeiten. Da Vasopressin nichtosmotisch stimuliert ist und für die Aufrechterhaltung des Blutdrucks benötigt wird, kann das Hormon bei einer Zufuhr von Wasser nicht ausreichend supprimiert werden und eine maximale Urinverdünnung bleibt aus. Dieser Zustand darf auch wegen einer differenten Therapie nicht mit einem klassischen SIADH mit zentraler Vasopressinstimulation verwechselt werden.

Therapie Bei der kreislaufinduzierten Vasopressinfreisetzung ist die Grundkrankheit zu behandeln. Beim SIADH ist eine Flüssigkeitsrestriktion angezeigt. Bei Erwachsenen mit Hyponatriämie als sekundäre Folge eines SIADH ist der renale Vasopression-V2-Rezeptorantagonist Tolvaptan (Samsca) zugelassen. Dieses Aquaretikum ist bei Kindern bisher nicht entsprechend untersucht.

61.2.2 Inadäquate Antidiurese durch überaktiven renalen Vasopressinrezeptor

Eine Hyponatriämie bei unterdrückter Vasopressinsekretion (Sonderform des SIADH) tritt auf, wenn aufgrund einer aktivierenden Mutation im Vasopressinrezeptor vermehrt Wasser retiniert wird (Nephrogenes Syndrom der inadäquaten Antidiurese). Diese seltene Krankheit gehört in eine Gruppe von Krankheiten, deren Ursache in einer Mutation in einem G-Protein-gekoppelten Rezeptor liegt. Diese aktivierende (Gain-of-function-) Mutation führt zu einer konstitutiven Rezeptoraktivierung ohne Hormonrezeptorbindung.

61.2.3 Hypernatriämie-Hypodipsie-Syndrom

Eine Störung der Durstregulation mit verminderter Aufnahme von freier Flüssigkeit führt zur Hypernatriämie. Bei dieser Störung ist die Empfindlichkeit der Osmorezeptoren vermindert, erst bei höheren Plasmaosmolalitäten bzw. Serumnatriumkonzentrationen wird Vasopressin freigesetzt. Oft sind Läsionen im Hypothalamus für diese Störungen verantwortlich. Die Hypernatriämie ist durch Wassermangel erklärt. Ein Diabetes insipidus kann durch eine normale Urinosmolalität (>800 mosmol/kg Wasser) ausgeschlossen werden.

Klinische Symptome Eine Hyponatriämie aufgrund einer pathologischen Wasserretention verursacht nur dann Symptome, wenn sie sich rasch entwickelt oder sehr ausgeprägt ist. So kann es bei rascher Entwicklung zu einem Hirnödem mit Kopfschmerzen, Übelkeit, Tremor und epileptischen Anfällen kommen. Bei langsamer Entwicklung sind die fehlen Symptome, wenn sich das Gehirn an die niedrige Osmolalität anpasst. Sonst stehen Müdigkeit, Verwirrtheit, Inappetenz und Wesensänderung im Vordergrund.

Diagnose und Differenzialdiagnose Bei Hyponatriämie muss aus Anamnese und klinischem Befund der Volumenstatus eingeschätzt werden. Bei Ödemen (hypervolämische Hyponatriämie, z. B. Herzinsuffizienz, nephrotisches Syndrom) oder schweren Lungenerkrankungen (verminderter venöser Rückfluss zum Herzen) ist die kreislaufinduzierte Vasopressinfreisetzung für die Hyponatriämie und die Wasserretention verantwortlich. Bei Kindern mit bakterieller Meningitis liegt selten ein echtes SIADH (zentrale Stimulation der Vasopressinfreisetzung) vor, vielmehr findet sich häufig eine kreislaufinduzierte Vasopressinfreisetzung durch die schwere Infektion mit nachfolgender Kreislaufdepression. Eine Flüssigkeitsrestriktion wie bei SIADH, die zur Prävention einer Hyponatriämie und eines Hirnödems in der Initialphase der Behandlung einer Meningitis empfohlen wurde, ist hier umstritten. Vielmehr sollten zu Beginn (in den ersten 6–12 h) natriumreiche Infusionslösungen zur Volumenkorrektur verwandt werden. Bei hydropischen Krankheiten wie Herzinsuffizienz, nephrotischem Syndrom und Leberzirrhose wird Salz und Wasser retiniert. Das „effektive arterielle Blutvolumen" ist dabei vermindert, d. h. der Anteil des Blutvolumens, der Herzzeitvolumen, volumenregulierende Hormone und die renale Salz- und Wasserausscheidung steuert. Vasoaktive Hormone, so auch Vasopressin, werden zur Aufrechterhaltung des arteriellen Blutdrucks benötigt. Bei Zufuhr hypotoner Lösungen bleibt die Suppression von Vasopressin aus und es bildet sich eine Hyponatriämie aus. Die Retention von Wasser übersteigt die pathologische Natriumretention. Die Gabe von Natriumchlorid zur Korrektur der Hyponatriämie würde die Ödembildung verstärken.

Auch schwere Lungenerkrankungen, die mit erhöhtem intrathorakalem Druck und vermindertem venösen Rückstrom verbunden sind, können zu einem Abfall des Herzzeitvolumens und zu einem verminderten effektiven arteriellen Blutvolumen führen. Die Zufuhr hypotoner Lösungen bewirkt dann eine Hyponatriämie.

Literatur

Babey M, Kopp P, Robertson GL (2011) Familial forms of diabetes insipidus: clinical and molecular characteristics. Nat Rev Endocrinol 7:701–714

Feldman BJ, Rosenthal SM, Vargas GA et al (2005) Nephrogenic syndrome of inappropriate antidiuresis. N Engl J Med 352:1884–1890

Fenske W, Quinkler M, Lorenz D et al (2011) Copeptin in the differential diagnosis of the polydipsia-polyuria syndrome – revisiting the direct and indirect water deprivation tests. J Clin Endocrinol Metab 96:1506–1515

Morello JP, Bichet D (2001) Nephrogenic diabetes insipidus. Annu Rev Physiol 63:607–630

Ranadive SA, Rosenthal SM (2011) Pediatric Disorders of Water Balance. Pediatr Clin North Am 58:1271–1280

Schrier RW, Gross P, Gheorghiade M et al (2006) Tolvaptan, a selective oral vasopressin. New Engl J Med 355(20):2099–2112

Yi JH, Shin HJ, Kim HJ (2011) receptor antagonist; tolvaptan. Electrolyte Blood Press V2(9):50–54

62 Krankheiten von Hypophyse und Hypothalamus

R. Pfäffle

62.1 Hypophyse: Anatomie und Entwicklungsstörungen

Die Hypophyse ist das zentrale Organ bei der hormonellen Steuerung. Sie integriert eine Vielzahl von lebenswichtigen hormonellen Regelkreisen. So sezerniert die Hypophyse Peptide und Proteohormone, welche Wasserhaushalt (Hypophysenhinterlappen), Stressantwort des Organismus (Nebennierenachse), Fortpflanzung (Gonadenachse), Wachstum (Wachstumshormonachse) und Energiehaushalt (Schilddrüsenachse) steuern.

62.1.1 Morphologie der Hypophyse

Die Hypophyse besteht anatomisch aus 3 Anteilen: der Pars anterior und der Pars intermedia des Hypophysenvorderlappens (HVL) sowie dem Hypophysenhinterlappen (HHL).

Die Pars anterior des Hypophysenvorderlappens enthält mindestens 5 unterschiedliche Zellformen, welche nach dem Hormon, das sie vorwiegend produzieren, in somatotrophe (Wachstumshormon [GH] produzierende), laktotrophe (Prolaktin produzierende), gonadotrophe (luteinisierendes [LH] und follikelstimulierendes Hormon [FSH] produzierende) und kortikotrophe (ACTH produzierende) sowie thyreotrophe (thyreoideastimulierendes Hormon [TSH] produzierende) Zellen eingeteilt werden.

Die Pars intermedia liegt zwischen der Pars anterior des Hypophysenvorderlappens und dem Hypophysenhinterlappen; sie macht einen nur sehr kleinen Anteil der Hypophyse aus. Hier wird das sog. Proopiomelanokortin (POMC), das Prohormon für das melanozytenstimulierende Hormon (MSH) und Endorphine (β-Endorphin, lipotrophes Hormon) produziert.

Alle Hormondrüsen, die durch die Hypophyse reguliert werden, können durch eine Fehlfunktion des Organs selbst ausfallen. Im Allgemeinen spricht man von einer primären Hypothyreose, einem primären Hypogonadismus oder einer primären Nebenniereninsuffizienz, entsprechend nennt man einen Hormonmangel, der durch den Mangel des hypophysären Steuerhormons (TSH, LH/FSH und ACTH) bedingt ist, sekundär und Fehlfunktionen, die durch fehlende Sekretion der hypothalamischen Steuerfaktoren verursacht werden, tertiär.

Der Hypophysenhinterlappen ist neuroektodermalen Ursprungs und enthält axonale Ausläufer von Zellen, die im Hypothalamus (Nucleus paraventricularis und Nucleus supraopticus) gelegen sind und Oxytocin und Vasopressin sezernieren.

Der rostral gelegene Hypothalamus enthält zahlreiche Nuclei mit neuronalen Projektionen in sehr unterschiedliche Hirnregionen. Für die Regulation des Hypophysenvorderlappens sind Projektionen in den Bereich der Eminentia mediana entscheidend. Neurone aus dem Nucleus paraventricularis setzen Kortikotropin-Releasing-Hormon (CRH) und Thyreotropin-Releasing-Hormon (TRH) frei, während Neurone aus dem Nucleus arcuatus Dopamin und Somatostatin freisetzen, die auf die Prolaktin- und GH-Freisetzung einwirken. Von hier werden die hypothalamischen Releasing-Hormone bzw. Release-Inhibiting-Hormone in ein hypothalamisch-hypophysäres portales Gefäßnetz freigesetzt, das die Faktoren in relativ hoher Konzentration zu ihren Zielzellen im Bereich des Hypophysenvorderlappens transportiert (Abb. 62.1).

Das durchschnittliche Gewicht der Hypophyse beim Erwachsenen beträgt etwa 500 mg und unterliegt relativ starken interindividuellen Schwankungen von 300–900 mg. Mädchen während der Pubertät und junge Frauen haben durchschnittlich eine etwas größere Hypophyse, speziell während und nach einer Schwangerschaft. Das Gewicht der Hypophyse beim Neugeborenen beträgt zumeist schon etwa 100 mg.

Fast die Hälfte aller Zellen des Hypophysenvorderlappens produziert während der Kindheit Wachstumshormon. Bei vollständigen Ausfällen der Wachstumshormonsekretion ist daher häufig eine deutliche Verkleinerung des Hypophysenvorderlappens im kraniellen MRT zu beobachten. Isolierte Ausfälle anderer Hormonachsen sind nicht immer an eine sichtbare Verkleinerung des Organs gebunden. Die starken interindividuellen Unterschiede in der Größe und Form des Hypophysenvorderlappens lassen daher zumeist Rückschlüsse auf die Funktionskapazität des Organs nicht zu. Die Diagnose einer Hypophyseninsuffizienz ergibt sich daher zunächst immer aus dem pathologischen Ergebnis eines oder mehrerer Hypophysenstimulationstests.

62.1.2 Embryologie des Hypophysenvorderlappens

Der Hypophysenvorder- und -zwischenlappen entwickelt sich embryonal aus der Rathke-Tasche, einer Ausstülpung des oralen Ektoderms. Anschließend kommt es im Regelfall zur Anlagerung der Rathke-Tasche an das Infundibulum (dem späteren Hypophysenhinterlappen), einer Ausstülpung des ventralen Dienzephalons. Zu Beginn der Embryonalentwicklung ist die Rathke-Tasche eine noch rudimentäre Ausstülpung, die sich in ihren kaudalen Abschnitten zunehmend ausformt und später schließt, um sich dann vom Stomadeum zu trennen.

Die Zellen des ventralen Anteils der Tasche proliferieren, differenzieren und formen in ihrer Gesamtheit die Pars anterior des Hypophysenvorderlappens. Die Zellen des dorsalen Anteils zeigen eine geringere Proliferationsrate und bilden schließlich die deutlich kleinere Pars intermedia des Hypophysenvorderlappens (auch Hypophysenmittellappen genannt). Das Lumen der Rathke-Tasche obliteriert für gewöhnlich, bleibt manchmal jedoch noch in Form von Rathke-Zysten der Hypophysen nachweisbar.

62.1.3 Störungen während der embryonalen Entwicklung der Hypophyse

Während der Entwicklung des Hypophysenvorderlappens differenzieren sich hormonproduzierende Zellen der Pars anterior nach einem festen Zeitplan und unter dem Einfluss verschiedener Differenzierungsfaktoren. Bei den initialen Differenzierungsschritten der Rathke-Tasche sind primär Faktoren beteiligt, welche dem ventralen Dienzephalon entspringen.

Die unterschiedlichen Zelllinien des Hypophysenvorderlappens entwickeln sich hingegen unter der Kontrolle einer Kaskade sich wechselseitig regulierender hypophysär exprimierter Entwicklungsfaktoren. Diese folgen einem festen zeitlichen und räumlichen

G.F. Hoffmann, M.J. Lentze, J. Spranger, F. Zepp (Hrsg.), *Pädiatrie*,
DOI 10.1007/978-3-642-41866-2_62, © Springer-Verlag Berlin Heidelberg 2014

Expressionsmuster (◘ Abb. 62.2). Störungen in diesem Netzwerk von Entwicklungsfaktoren führen zu bleibenden funktionellen Defekten der Hypophyse, welche das klinische Bild eines multiplen hypophysären Hormonausfalls zur Folge hat (multiple pituitary hormone deficiency, MPHD). Das Ausfallmuster dieser Defekte lässt sich jedoch nur bedingt aus den Expressionsmustern innerhalb der Zelllinien erklären.

Entwicklungsfaktoren, die zu einem relativ späten Zeitpunkt der embryonalen Hypophysenentwicklung exprimiert werden und die eine Funktion in der adulten Hypophyse besitzen, wie der Pituitary factor 1 (PIT1 oder POU1F1), weisen bei Mutationen meist einen klar umrissenen Phänotyp auf. Der hormonelle Ausfall ist hierbei identisch mit dem embryonalen Expressionsmuster dieses Faktors innerhalb der Zelllinien im Hypophysenvorderlappen.

Betrifft eine Mutation einen Faktor, der die frühen Entwicklungsschritte des Hypophysenvorderlappens begleitet, so sind die beobachteten hormonellen Ausfälle deutlich variabler. Während z. B. Defekte des *Prophet-of-PIT1*-Gens (*PROP1*-Gen) einen noch relativ uniformen, aber in seiner Ausprägung bereits variablen Ausfall des Hypophysenvorderlappens verursachen, kommt es bei Mutationen innerhalb der während der Embryonalentwicklung früh exprimierten Transkriptionsfaktoren (HESX1, PITX, LHX3 und LHX4) zu sehr unterschiedlichen Ausprägungen des hypophysären Hormonausfalls. Dieser Hormonausfall des Hypophysenvorderlappens ist zudem oft noch mit weiteren syndromalen Auffälligkeiten assoziiert (eine septooptische Dysplasie oder weitere Mittelliniendefekte im Falle des HESX1 und Störungen der Innervation der Nackenmuskulatur im Falle von LHX3). Genetische Defekte dieser frühen Entwicklungsfaktoren führen nicht in jedem Fall zu einem kompletten hypophysären Hormonausfall. Entsprechend fallen die Kinder nicht unmittelbar nach der Geburt klinisch auf (◘ Tab. 62.1). Die in ◘ Tab. 62.1aufgeführten bei einem Gendefekt regelhaft nachweisbaren Hormonausfälle X sind ebenso angegeben wie fakultativ oder inkomplett zu beobachtende Hormondefizite (X). Die Vererbung der Ausfälle erfolgt je nach betroffenem Gen und Lokalisation der Mutation entweder autosomal-rezessiv, autosomal-dominant oder X-chromosomal gebunden. Isolierte Hormonausfälle resultieren häufig aus genetischen Störungen der am Regelkreis beteiligten Faktoren bzw. deren Rezeptoren. Kombinierte Hypophysenvorderlappenausfälle resultieren meist aus genetischen Störungen der an der Hypophysenentwicklung beteiligten Transkriptionsfaktoren.

Bei vielen dieser genetischen Störungen der Hypophysenentwicklung findet sich der Hypophysenvorderlappen hypoplastisch. Bei einigen Patienten mit vor allem PROP1- und LHX3-Defekten ist der Hypophysenvorderlappen deutlich vergrößert, möglicherweise als Folge der embryonalen Fehlentwicklung einzelner noch undifferenzierter hypophysärer Zelllinien. Diese „Hypophysentumoren" bilden sich in der Regel im Erwachsenenalter zurück und es resultiert auch hier letztendlich eine Hypophysenhypoplasie.

Eine molekulargenetische Untersuchung der bislang bekannten hypophysären Transkriptionsfaktoren kann bei ca. 20 % der Patienten mit einem multiplen hypophysären Hormonausfall die Ursache klären. Neben dem Umfang des Hormonausfalls sind dann Aussagen über die zu erwartenden morphologischen Veränderungen möglich. Vor allem auch in Hinsicht auf die beobachtete tumorartige Vergrößerung der Hypophyse können so Fehlinterpretationen und falsche Therapieentscheidungen vermieden werden.

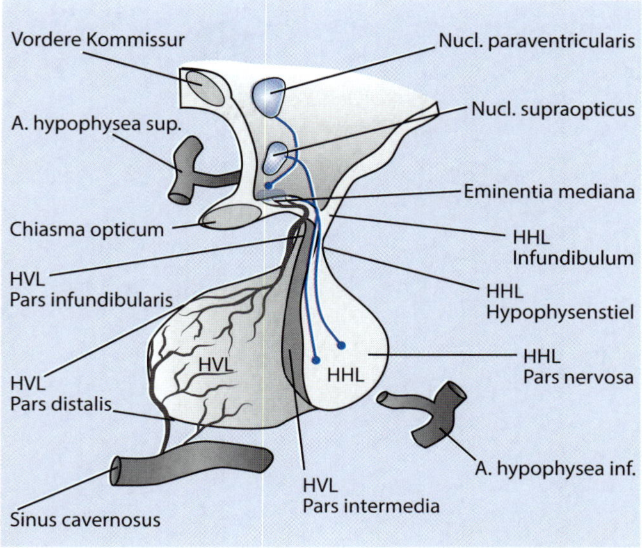

◘ **Abb. 62.1** Schema der Anatomie der Hypophyse

62.2 Hypothalamische Störungen der Hormonsekretion

62.2.1 Grundlagen

Isolierte Ausfälle der Produktion eines der hypothalamischen Releasing-Hormone als Ursache eines hypophysären Hormonausfalls sind selten. Bei fast allen im Bereich der Eminentia mediana sezernierten Releasing-Faktoren handelt es sich um relativ kompakte Polypeptide (TRH: 3 Aminosäuren, LHRH: 9 Aminosäuren, GHRH: 44 Aminosäuren, CRH: 41 Aminosäuren). Sie werden in den Kernen des Hypothalamus als Prä(pro)hormone synthetisiert, die erst nach einer enzymatischen Spaltung ihre aktive Form erhalten. Defekte der kodierenden Gene wurden bislang nur in seltenen Fällen nachgewiesen.

Genetisch bedingte isolierte Sekretionsstörungen eines hypothalamischen Releasing-Hormons sind öfter Folge einer Störung in der Ausdifferenzierung und Migration der hypothalamischen neuroaxonalen Systeme während der Embryonalentwicklung (▶ Kap. 67).

Beispiel einer genetisch bedingten hypothalamischen Störung ist das Kallmann-Syndrom. Aufgrund der während der Embryogenese gemeinsamen Migration von olfaktorischen Fasern und GnRH (Gonadotropin-Releasing-Hormon) produzierenden Zellen aus der Riechplakode in den Hypothalamus tritt bei Störungen dieses embryonalen Entwicklungsschritts eine Kombination aus einem tertiären Hypogonadismus und einer Anosmie bzw. einer Hyposmie auf.

Mutationen des *Kal1*-Gens, dessen Genprodukt, das Anosmin, auf der Zelloberfäche der GnRH-Neurone exprimiert wird, führen zu einer unzureichenden Aussprossung der GnRH-Axone und Riechfasern. Das *Kal1*-Gen liegt auf dem X-Chromosom. Defekte des *Kal1*-Gens führen daher in der Mehrzahl bei Jungen zu einem tertiären Hypogonadismus verbunden mit einer Riechstörung. Mutationen im *Kal2*-Gen, dessen Genprodukt, der Fibroblastenwachstumsfaktor-Rezeptor 1 (FGF1R), bei der Migration der GnRH-Neurone ebenfalls eine Rolle spielt, führen zu einem gleichen Phänotyp. Der Vererbungsmodus ist in diesen Fällen autosomal-dominant.

Bei Patienten mit einem zentralen Hypogonadismus sollte in jedem Fall ein differenzierter Riechtest durchgeführt werden, da die betroffenen Kinder einen Verlust des Geruchsinns subjektiv meist nicht wahrnehmen.

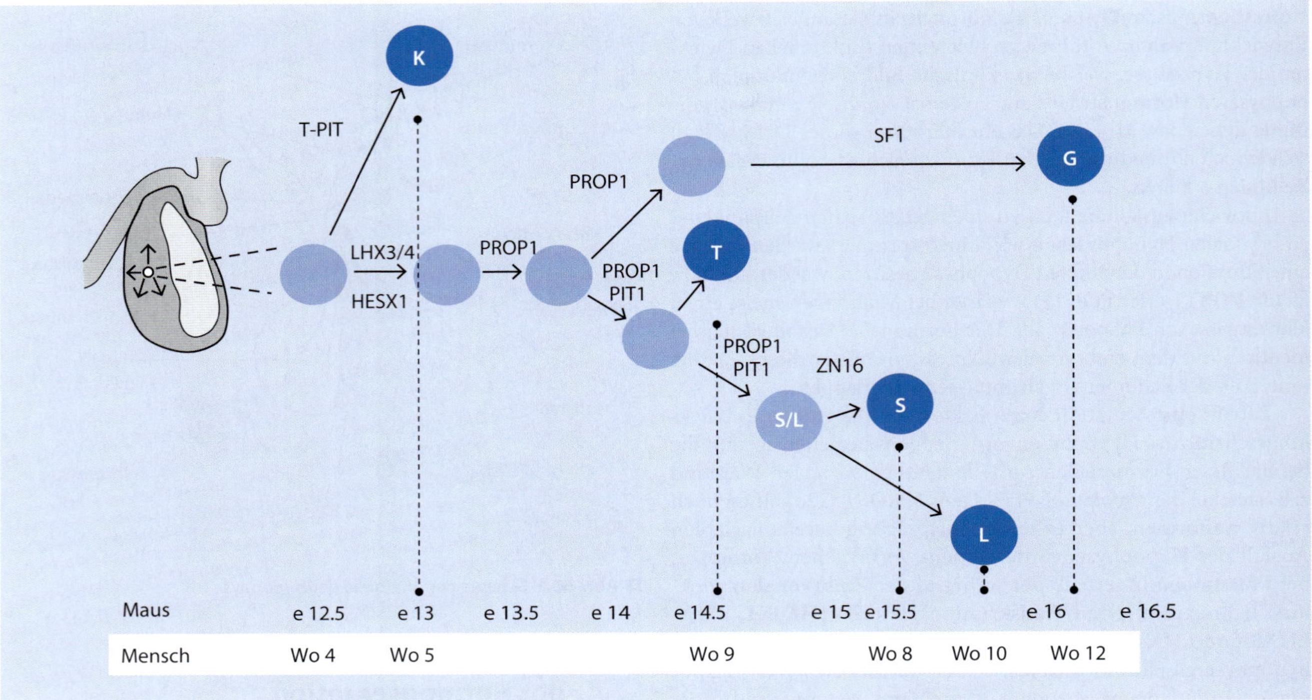

Abb. 62.2 Der Hypophysenvorderlappen enthält mindestens 5 verschiedene hormonproduzierende Zelllinien. Sukzessiv exprimierte hypophysäre Transkriptionsfaktoren (nur zum Teil dargestellt) induzieren alleine oder in Kombination eine Abfolge von Zelltransformationen die letztendlich die Identität der reifen, hormonproduzierenden kortikotrophen (*K*), thyreotrophen (*T*), somatotrophen (*S*), laktotrophen (*L*) und gonadotrophen (*G*) Zelllinien festlegen. Ein Teil der Vorläuferzellen ist während der Embryogenese charakterisiert durch die Expression eines spezifischen hypophysären Transkriptionsfaktors (PIT-1, PROP1, SF1). Andere Transkriptionsfaktoren kommen bei mehreren Entwicklungsschritten zum Teil auch wiederholt zur Expression. Nicht für alle aufgeführten Faktoren sind bislang humane Mutationen beschrieben. Die Komplexität der Funktion einzelner Faktoren erschwert die Vorhersage eines möglicherweise resultierenden Phänotyps

62.2.2 Strukturelle Veränderungen im Bereich des Hypothalamus

Raumfordernde Tumoren im Bereich des Hypothalamus können zu einer Defizienz eines oder mehrerer der hypothalamischen Releasing-Faktoren führen. Oft sind die Symptome, die der entsprechende Hormonausfall bewirkt, das erste Zeichen eines solchen Tumors. Eine Verlangsamung des Wachstums, diskrete Zeichen einer Hypothyreose, eine fehlende oder sistierende Pubertätsentwicklung oder aber eine zunehmende Adynamie bei zuvor lebhaften Kindern können daher erste Symptome einer solchen zentralen Raumforderung sein. Da die Symptome schleichend beginnen und unspezifisch sind, werden sie oft spät erkannt. Sehr typisch für hypothalamische Schädigungen sind Störungen des Schlaf-Wach-Rhythmus und/oder der Appetitregulation. Letztere können Ursache für eine Adipositas oder aber (seltener) eine Anorexie sein.

Vor allem Kraniopharyngeome führen aufgrund ihres lokalen Wachstums primär zu einem Ausfall der hypothalamischen Releasing-Hormone und/oder der hypophysären Hormonsekretion selbst. Seltener sind Hamartome, Optikusgliome, Ependymome und Astrozytome hierfür verantwortlich.

Da die hypothalamische zyklische GnRH-Sekretion vom Zeitpunkt der Geburt an bis zur Pubertät zentral aktiv supprimiert ist, führen Raumforderungen in und am Hypothalamus bei Kindern im vorpubertären Alter zu einer Entzügelung dieses Mechanismus und damit klinisch zur Entwicklung einer Pubertas praecox, welche häufiger und vor allem früher beobachtet wird als ein sich später entwickelnder tertiärer Hypogonadismus. Eine Ausnahme stellt hierbei das Kraniopharyngeom dar, welches praktisch nie als Ursache einer Pubertas praecox vera beobachtet wird, wahrscheinlich weil neben der hypothalamischen immer auch die hypophysäre Hormonsekretion betroffen ist.

Fehlbildungen oder Traumen mit Auswirkungen auf den Hypothalamus können so ebenfalls eine Pubertas praecox vera hervorrufen, so z. B. bei Patienten mit Spina bifida oder einem Hydrozephalus. Strukturelle Auffälligkeiten im Bereich des Hypothalamus finden sich deutlich öfter bei Jungen; nur 5–8 % der Mädchen, bei denen eine sog. idiopathische Pubertas praecox vera wesentlich häufiger vorkommt, weisen eine solche strukturelle, organische Ursache auf. Insgesamt empfiehlt sich jedoch bei jedem Kind mit einer Pubertas praecox vera eine feinstrukturelle Untersuchung der Hypothalamus-Hypophysen-Region im MRT durchzuführen.

62.2.3 Gestörte Signalübertragung durch Verletzungen des Hypophysenstiels

Verletzungen des Hypophysenstiels (nach Schädel-Hirn-Trauma, chirurgischen Eingriffen oder Tumoren) und damit eine Unterbrechung des hypothalamohypophysären Portalkreislaufs haben zur Folge, dass die hypothalamischen Releasing-Hormone und Release-Inhibiting-Faktoren die Zielzellen im Hypophysenvorderlappen nicht in ausreichenden Konzentrationen erreichen. Eine solche „Isolation" der Hypophyse von ihren hypothalamischen Signalen führt zu einem charakteristischen Muster hypophysärer Ausfälle. Verletzungen nahe am Hypothalamus führen fast immer zu einem Diabetes insipidus, während dies bei distaleren Verletzungen der Axone nicht unbedingt zu beobachten ist. Direkt nach der

Tab. 62.1 Genetisch bedingte Hormonausfälle des Hypophysenvorderlappens (Einzelheiten im Text)

Gen	Hypophysärer Phänotyp; Ausfall von:					Zusätzliche Symptome	Vererbungsmodus
	GH	TSH	Prolaktin	LH/FSH	ACTH		
Isolierte Hormonausfälle							
GH-1	x						AR, AD
GHRHR	x						AR
TSHβ		x					AR
TRHR		x					AR
TPIT					x		AR
GnRHR				x			AR
PCI					x	Adipositas, Hypogonadismus, Hypoglykämien	AR
POMC					x	Adipositas, rote Haare	AR
DAXI				x		Kongenitale adrenale Hypoplasie	XL
CRH					x		AR
KALI				x		Kallmann Syndrom (Anosmie), Nierenagenesie, Synkinesie	XL
FGFR I				x		Kallmann Syndrom, LKG-Spalte, faziale Dysmorphien	AD, AR
PROK2				x		Kallmann Syndrom, Anosmie, Adipositas, Schlafstörungen	AD
PROK2R				x		Kallmann Syndrom (Anosmie)	AD, AR
Leptin				x		Adipositas	AR
Leptin-R				x		Adipositas	AR
GPRS4				x			AR
Kisspeptin				x			AR
FSHβ				x		Primäre Amenorrhoe, fehlende Spermatogenese	AR
LHβ				x		Verspätete Pubertät	AR
Kombinierte Hypophysenvorderlappenausfälle							
PIT-1 (POU1F1)	x	x	x				AR, AD
PROP1	x	x	x	x	(x)	Teilweise vergrößerte Hypophyse	AR
Kombinierte Hypophysenvorderlappenausfälle mit syndromalen Krankheitsbild							
HESX1	(x)	(x)	(x)	(x)	(x)	Septo-Optische-Dysplasie	AR, AD
LHX3	x	x	x	x	(x)	Kurzer Hals mit eingeschränkter Nackenrotation	AR
LHX4	x	(x)	(x)	(x)	(x)	Fehlbildung von Hypophse und Sella, zerebelläre Hypoplasie	AD
SOX3	x	(x)	(x)	(x)	(x)	Mentale Retardierung	XL
GLI2	x	(x)	(x)	(x)	(x)	Holoprosenzephalie	AD
SOX2	x	(x)	(x)	(x)	(x)	Anophtalmie	AD
GLI3	(x)	(x)	(x)	(x)	(x)	Pallister-Hall-Syndrom	AD
PITX2	(x)	(x)	(x)	(x)	(x)	Rieger-Syndrom	AD

Die bei einem Gendefektregelhaft nachweisbaren Hormonausfälle X sind ebenso angegeben wie fakultativ oder inkomplett zu beobachtende Hormondefizite (*X*). Die Vererbung der Ausfälle erfolgt je nach betroffenem Gen und Lokalisation der Mutation entweder autosomal-rezessiv (*AR*), autosomal-dominant (*AD*) oder X-chromosomal gebunden (*XL*)

Schädigung lässt sich die klassische klinische Trias einer initialen oligurischen Phase, bedingt durch eine inadäquate Sekretion von Vasopression (SIADH), abgelöst von einer kurzen Phase mit einer scheinbar normalen Flüssigkeitsregulation und schließlich die typischen Symptome eines Diabetes insipidus beobachten. Die Abfolge dieser Symptome erstreckt sich meistens über 1–2 Wochen. Nach Traumen kann sich der Hypophysenhinterlappen jedoch noch nach Monaten bis Jahren funktionell wieder erholen und ein Diabetes insipidus damit zurückbilden.

Nach der Durchtrennung des Hypophysenstiels ist die Sekretion fast aller Hormone des Hypophysenvorderlappens ebenfalls deutlich erniedrigt. Eine gestörte ACTH-Sekretion führt zu einer verminderten Kortisolproduktion, die TSH-, LHRH- und die GH-Sekretion sind zumeist ebenfalls deutlich vermindert. Der auffälligste Unterschied von Patienten mit einer Durchtrennung des Hypophysenstiels gegenüber Patienten mit Läsionen des Hypophysenvorderlappens selbst zeigt sich jedoch in einer vermehrten Sekretion von Prolaktin. Einige Patienten entwickeln als Folge eine Galaktorrhö. Ursache ist die Aufhebung der tonischen Inhibition der Prolaktinproduktion durch Wegfall des hypothalamischen Prolaktin-Inhibiting-Faktors (PIR) Dopamin.

62.2.4 Gestörte Wirkung hypothalamischer Signale am Hypophysenvorderlappen

Jeder der hypothalamischen Releasing- oder Release-Inhibiting-Faktoren findet auf der spezifischen Zelle des Hypophysenvorderlappens einen spezifischen Rezeptor vor, der das Signal an die entsprechende Zelllinie vermittelt. Die Mehrzahl dieser Rezeptoren an den hormonproduzierenden Zellen des Hypophysenvorderlappens gehört zu der Familie der G-Protein-gekoppelten Rezeptoren (GHRH-Rezeptor, LHRH-Rezeptor, TRH-Rezeptor, CRH-Rezeptor). Ihr gemeinsames Strukturmerkmal ist eine jeweils spezifische hormonbindende extrazelluläre Domäne, eine Domäne, welche mit 7 transmembranären Anteilen in wechselnder Orientierung die Zellwand durchsetzt, und ein intrazellulärer Abschnitt. Der intrazelluläre Anteil des Rezeptors hat Kontakt mit den intrazellulären G-Proteinen, welche für die weitere Transduktion des hormonellen Signals wichtig sind. Defekte innerhalb solcher Rezeptoren können eine fehlende Aktivierung dieses G-Protein-Komplexes zur Folge haben und somit zu einer jeweils isolierten defizienten Hormonfreisetzung aus der Hypophyse führen.

So wurden bislang Mutationen im GHRH- und LHRH-Rezeptor als Ursachen eines isolierten GH-Mangels bzw. als Ursache eines isolierten Hypogonadismus nachgewiesen. Mutationen innerhalb des GHRH-Rezeptors verursachen etwa nur ca. 3 % der Fälle mit einem schweren isolierten Wachstumshormonmangel.

62.3 Störungen der Hormonproduktion und -sekretion auf hypophysärer Ebene

Mehr als 50 % des Hypophysenvolumens besteht aus somatotrophen GH-produzierenden Zellen. Aufgrund dieser Tatsache kommt es zu einer fast regelhaft festgelegten Abfolge von Ausfällen der hypophysären Hormonachsen, wenn das Organ durch Druck von außen oder innen Schaden nimmt. Meist wird im Kindesalter zunächst ein Wachstumshormonmangel manifest, bei schwereren Störungen ein sekundärer Hypogonadismus und ein ACTH-Mangel, bevor auch die thyreotrophen Zellen mit einbezogen werden. Andere Krankheitsbilder können jedoch durchaus eine andere Abfolge von Ausfällen zur Folge haben. Bei einer Hämochromatose entwickelt sich aufgrund einer besonderen Empfindlichkeit der gonadotrophen Zellen gegenüber dem abgelagerten Hämosiderin ein Hypogonadismus, lange bevor weitere hypophysäre Zellen betroffen sind.

Eine Bestrahlung der Hypophyse (>40 Gy) im Rahmen von Tumorbehandlungen führt zu einer langsam progredienten Hypophyseninsuffizienz, die alle hypophysären Zelllinien betrifft. Ähnliches gilt für Patienten nach schweren Schädel-Hirn-Traumen. Kinder nach einer Schädelbestrahlung und nach schweren Schädel-Hirn-Traumen müssen daher aufmerksam auxologisch verfolgt und bei ersten Symptomen eines eingeschränkten Wachstums sorgfältig endokrinologisch untersucht werden.

62.3.1 Pathogenese und Klinik isolierter hypophysärer Hormonstörungen

Wachstumshormon

Physiologische Grundlagen

Das menschliche Wachstumshormon (Synonyme: Somatropin/somatotropes Hormon: STH, „human growth hormone“: hGH) ist ein nichtglykolisiertes Peptidhormon, mit einer Länge von 191 Aminosäuren.

Neben STH mit einem Molekulargewicht von 22 kD (ca. 90 %) entsteht durch ein alternatives Splicing eine Proteinvariante mit 20 kD (ca. 10 %). Im Serum liegt GH zum Teil gebunden an das STH-Bindungsprotein vor, das in seiner Struktur und Ursprung dem extrazellulären Anteil des STH-Rezeptors entspricht.

Sowohl die Synthese als auch die Sekretion von STH bzw. GH wird durch 2 hypothalamische Faktoren reguliert:

- GHRH als Releasing-Faktor,
- Somatostatin (GHRIH) als Release-Inhibiting-Faktor.

Die pulsatile Natur der STH-Freisetzung beruht auf dem Zusammenspiel der beiden hypothalamischen Faktoren. GHRH reguliert hierbei vor allem den Umfang der GH-Synthese, während das Nachlassen des Somatostatin-Tonus den Zeitpunkt und die Höhe eines GH-Pulses bestimmt. Die Pulse haben einen Abstand von etwa 3–4 h; die höchsten Amplituden finden sich nachts etwa 1–2 h nach dem Einschlafen. Bei Neugeborenen und Säuglingen sind diese Sekretionspulse besonders hoch. Während der kindlichen Entwicklung nimmt ihre Höhe ab, um während der Pubertät noch einmal größer zu werden. Im Erwachsenenalter nimmt die Wachstumshormonsekretion dann zunehmend ab.

Wachstumshormon wirkt über einen membranständigen Wachstumshormonrezeptor. In dimerisierter Form binden die extrazellulären Domänen das STH-Molekül mit hoher Affinität. Dies aktiviert eine intrazelluläre Signalkaskade, die vor allem in den Zielzellen des Knochengewebes, im Fettgewebe, an Muskeln und in einer Vielzahl weiterer Gewebe zellproliferative Effekte zur Folge hat.

Zu den wichtigsten Mediatoren der Wachstumshormonwirkung gehören die sog. Insulin-like-growth-Faktoren 1 und 2 (IGF-1 und IGF-2), 2 Proteinen mit einer engen strukturellen Verwandtschaft zum Insulin. Die Hauptwirkung des STH auf das postnatale Wachstum wird über IGF-1 vermittelt. Dieses wird zu einem großen Anteil in der Leber gebildet, daneben aber auch in vielen anderen Geweben. IGF-1 ist im Serum an IGF-Bindungsproteine (IGFBP) gebunden. IGFBP-3 ist mengenmäßig und funktionell das wichtigste Bindungsprotein für IGF-1. Wie IGF-1 wird auch seine Synthese durch STH beeinflusst. Das heißt, niedrige STH-Spiegel haben niedrige IGF-1- und niedrige IGFBP-3-Serumspiegel zur Folge. Für die Diagnostik eines STH-Mangels besteht der Vorteil beider Faktoren darin, dass sie keiner pulsatilen Sekretion unterliegen. Ein Nachteil jedoch ist, dass Synthese und Freisetzung von IGF-1 und IGFBP-3 durch eine mangelhafte Ernährung oder Vielzahl von chronischen Erkrankungen beeinflusst werden kann. Dies bedeutet, dass ein niedriger IGF-1- oder IGFBP-3-Serumspiegel zum Nachweis eines STH-Mangels zwar eine gute Sensitivität aufweist, die Spezifität jedoch niedrig ist, ein niedriger IGF-1-Spiegel einen STH-Mangel somit nicht beweisen kann. Erhöhte IGF-1- und IGFBP-3-Serumspiegel (>+2 SD) weisen hingegen auf eine vermehrte Wachstumshormonsekretion hin.

Hypophysärer Riesenwuchs durch Wachstumshormonexzess

Ätiologie und klinische Symptome Eine übermäßige Wachstumshormonsekretion ist beim Kind im Gegensatz zur Akromegalie des Erwachsenen sehr selten. Ursache ist ein eosinophiles Adenom der Hypophyse, das durch seine Ausdehnung oft die Funktion anderer hypophysärer Zellen beeinträchtigt, am häufigsten tritt begleitend ein sekundärer Hypogonadismus hinzu. Patienten mit einem hypophysären Großwuchs haben eine pathologisch erhöhte Wachstumsgeschwindigkeit und eine Akzeleration des Knochenalters.

Diagnose Da Patienten mit einem konstitutionellen Hochwuchs häufig ebenfalls IGF-1- und IGFBP-3-Werte im oberen Normbereich aufweisen, muss bei großwüchsigen Patienten häufig weitere Diagnostik durchgeführt werden. Hierfür empfiehlt sich die Durchführung eines oralen Glukosebelastungstests (1,75 g/kg KG) mit einer halbstündlichen Bestimmung von STH im Serum über 3 h. Eine Suppression des STH-Werts unter 2 ng/ml schließt ein STH-produzierendes Adenom der Hypophyse praktisch aus. Bei Patienten mit einem hypophysären Riesenwuchs lassen sich die STH-Werte im Serum nicht supprimieren, oft kommt es bei den Patienten sogar zu einem paradoxen Anstieg des Serum STH-Werts. Eine MR-tomografische Untersuchung der Hypophyse ist bei begründetem Verdacht obligatorisch.

Therapie Das wichtigste Anliegen ist die komplette chirurgische Entfernung des Tumors meist durch einen transsphenoidalen Eingriff. Falls der Tumor noch innerhalb der Sella liegt, stehen die Chancen für eine komplette Entfernung gut. Therapeutisches Ziel ist der Abfall der IGF-1-Spiegel auf normale oder subnormale Werte. Vielfach gelingt dies nur um den Preis eines postoperativen kompletten Hypophysenvorderlappenausfalls, der entsprechend substituiert werden muss. Ist eine vollständige Entfernung des Tumors nicht möglich und bleiben die IGF-1-Spiegel postoperativ erhöht, wird eine dauerhafte medikamentöse Therapie notwendig. Inzwischen steht jedoch eine Anzahl wirksamer pharmakologischer Substanzen zur Verfügung, die je nach histologischem Aufbau des Tumors die Wachstumshormonsekretion wirkungsvoll hemmen und zum Teil die Größe des Resttumors reduzieren können. Zu ihnen gehören die Somatostatinanaloga Octreotid und Lanreotid sowie die Dopaminagonisten Bromocriptin und Cabergolin, die häufig in Kombination eingesetzt werden. Aufgrund der geringen Patientenzahlen ist jedoch eine einheitliche therapeutische Strategie bei Kindern und Jugendlichen nicht festgelegt. Bei Kindern gibt es auch nur in Einzelfällen Erfahrungen mit dem in der Erwachsenenmedizin erfolgreich eingesetzten Wachstumshormonrezeptor-Antagonisten Pegvisomant.

Wachstumshormonmangel

Epidemiologie Die Schätzungen über die Häufigkeit eines isolierten STH-Mangels variieren deutlich (auch abhängig von der Definition des sog. *Cut-off*-Werts in einem Hypophysenstimulationstest), sie reichen von 1 : 4000 bis 1 : 10.000. Die meisten Fälle eines hypophysären Kleinwuchses treten sporadisch auf. Geburtstraumatische Faktoren, wie die Spontanentbindung aus einer Beckenend- oder Querlage wurden früher mit einem gehäuften Auftreten eines Hypophysenvorderlappendefekts in Verbindung gebracht. Das männliche Geschlecht überwiegt.

Klinische Symptome Die klinische Manifestation eines STH-Mangels hängt stark vom Alter des Patienten bei seinem Auftreten ab. Generell findet sich bei einem Patienten mit STH-Mangel ein Kleinwuchs bei relativ gutem Ernährungsstatus (BMI). Ein neonataler STH-Mangel fällt häufig durch Hypoglykämien auf, die Anlass zu Krampfanfällen sein können, vor allem dann wenn zusätzlich ein Ausfall der ACTH-Sekretion vorhanden ist. Das Neugeborene mit einem angeborenen STH-Mangel zeigt keine oder nur eine geringfügige Wachstumsretardierung, da das intrauterine Wachstum zwar vom IGF-1-Spiegel des Feten abhängt, dieser jedoch noch nicht über die fetale STH-Sekretion reguliert wird. Ein hypophysärer Kleinwuchs ist daher erst gegen Ende des 1. Lebensjahres durch eine pathologische Wachstumsrate auffällig.

Typische Merkmale eines Kleinkindes mit STH-Mangel sind neben dem Kleinwuchs ein puppenartiges Gesicht mit relativ prominenter Stirn, kleine Hände und Füße (Akromikrie), eine Stammadipositas, sowie ein Mikropenis bei Jungen.

Ähnliche Merkmale weisen Patienten mit einem STH-Rezeptor-Defekt auf. Im klassischen Fall des sog. Laron-Kleinwuchses findet man erniedrigte IGF-1-Werte und meist stark erhöhte STH-Werte im Serum vor. Diese Patienten haben jedoch schon meist ein erniedrigte Geburtslänge und ein erniedrigtes Geburtsgewicht. Bei dieser sehr seltenen Erkrankung findet man klinisch neben den oben genannten Zeichen eines STH-Mangels eine auffällig dünne faltige Haut, welche den Patienten bald ein greisenhaftes Aussehen gibt, und eine hohe piepsende Stimme.

Diagnose Ein STH-Mangel, der sich postnatal einstellt, zeigt sich klinisch in erster Linie durch eine verminderte Wachstumsgeschwindigkeit. Die Wachstumskurve des Kindes schneidet die Perzentilen in den entsprechenden populationsspezifischen Referenzkurven. Eine pathologische Erniedrigung der Wachstumsgeschwindigkeit gilt daher als ein wesentlich sensibleres Merkmal zum Aufdecken einer Wachstumsstörung als allein die Größe des Kindes. Wachstumsraten unterhalb der 25. Perzentile, berechnet aus 3 verschiedenen Messdaten mit jeweils mindestens 6 Monaten Abstand, gelten als auffällig. Zur Überprüfung der STH-Sekretion stehen eine Reihe standardisierter Stimulationstests zur Verfügung: Die gebräuchlichsten sind der Arginin-Test, der Clonidin-Test, der Insulin-Hypoglykämie-Test und der Glukagon-Test. Nach den neuen S2-Leitlinien gilt ein Wachstumshormonmangel dann als bestätigt, wenn bei 2 nacheinander durchgeführten Tests der maximale STH-Wert im Serum eine Konzentration von 8,0 ng/ml nicht überschreitet. Bei 2 Werten unterhalb von 3 ng/ml spricht man von einem absoluten Wachstumshormonmangel.

Der früher als Goldstandard geltende Insulin-Hypoglykämie-Test wird aufgrund vereinzelt beobachteter schwerer Nebenwirkungen heute seltener durchgeführt, er bedarf einer ständigen intensiven Überwachung durch einen Arzt mit der Möglichkeit zu raschen, auch intensivmedizinischen Interventionen.

In der derzeitigen S2-Leitlinie der AWMF zur Diagnostik des STH-Mangels bei Kindern wird diesen Tatsachen Rechnung getragen. So empfiehlt die Leitlinie nach umfassender Berücksichtigung der auxologischen Merkmale des Patienten die sequenzielle Durchführung einer IGF-1-Bestimmung im Serum und eine Bestimmung des Knochenalters, bevor die genannten Stimulationstests eingesetzt werden.

Von dem beschriebenen diagnostischen Algorithmus darf in folgenden seltenen Fällen abgewichen werden, wenn aufgrund anderer Untersuchungsergebnisse ein hypophysärer Schaden als sicher gilt:

- bei Patienten in der Neugeborenenperiode mit klinischen Zeichen eines STH-Mangels und pathologisch niedrigen STH-Werten in Phasen einer Hypoglykämie;
- bei Patienten, bei denen aufgrund einer genetischen Untersuchung eine Entwicklungsstörung der Hypophyse nachgewiesen wurde (z. B. PIT1- oder PROP1-Defekte);
- bei Patienten, bei denen neben den klinischen und laborchemischen Zeichen eines Wachstumshormonmangels weitere Ausfälle der Hypophysenvorderlappenfunktion vorliegen. In diesen Situationen kann nach einem pathologischen Stimulationstest auf weitere Tests verzichtet werden.

In jedem Fall ist bei einem nachgewiesenen Wachstumshormonmangel eine bildgebende Untersuchung von Hypothalamus und Hypophyse (vorzugsweise durch ein kranielles MRT) notwendig, um Raumforderungen in diesem Bereich vor einem Behandlungsbeginn auszuschließen.

Der Stimulationstest mit GHRH kann dazu dienen, zwischen einem hypothalamischen und einem hypophysären STH-Mangel zu unterscheiden.

In Einzelfällen setzen Patienten trotz normalen Stimulationstests STH spontan nur unzureichend frei. In diesen Fällen einer sog. neurosekretorischen Dysfunktion (NSD), kann die spontane STH-Sekretion durch serielle STH-Messungen in 20- bis 30-minütlichen Abständen bestimmt werden. Es besteht aber bisher wenig Konsens über eine standardisierte Durchführung und vor allem Auswertung dieses Testverfahrens. Die Interpretation gestaltet sich daher schwierig.

Therapie Das grundsätzliche Ziel einer Wachstumshormonbehandlung von Kindern mit einem Wachstumshormonmangel ist es, die Endgröße als Erwachsener zu verbessern. Die Behandlungserfolge mit Wachstumshormon wurden vor fast 60 Jahren mit aus Leichenhypophysen extrahiertem STH erreicht. Diese Behandlungsmethode wurde aber ab 1985 abrupt abgebrochen, nachdem Fälle einer Creutzfeld-Jakob-Erkrankung bei Patienten beobachtet wurden, die zuvor mit extraktivem Wachstumshormon behandelt worden waren.

Seit 1986 wird zur Behandlung des hypophysären Kleinwuchses ausschließlich rekombinant hergestelltes humanes Wachstumshormon rhGH eingesetzt. Die Behandlung mit rekombinantem Wachstumshormon sollte möglichst in den Händen eines erfahrenen pädiatrischen Endokrinologen liegen. Die Therapie eines hypophysären Wachstumshormonmangels erfolgt durch tägliche subkutane Injektion mit 0,025–0,035 mg/kg KG. Um der unter physiologischen Bedingungen nachts vermehrten Sekretion Rechnung zu tragen, wird die Injektion abends durchgeführt. Die Injektion erfolgt hierbei meist in das Subkutangewebe von Oberschenkeln, Hüfte oder Bauchdecke.

Erfahrungsgemäß ist das Ansprechen auf die Therapie im ersten Behandlungsjahr besonders eindrucksvoll. Üblicherweise kommt es jedoch mindestens zu einer Verdopplung der Wachstumsgeschwindigkeit. Bei Fällen eines scheinbaren Therapieversagens sollte die Compliance des Patienten hinterfragt oder aber die ursprüngliche Diagnose in Zweifel gezogen werden. In diesen Situationen können sich die messbaren Veränderungen des IGF-1-Spiegels zu Therapiebeginn helfen. In dem sehr seltenen Fall einer Wachstumshormonresistenz kommt es bei Therapiestart zu keinem oder nur sehr geringfügigem Anstieg des IGF-1-Spiegels. Ein Anpassen der Wachstumshormondosis auf 0,03–0,035 mg/kg KG täglich kann je nach den beobachteten Wachstumsraten erfolgen, es sollte jedoch immer unter Kontrollen des IGF-1-Spiegels geschehen. IGF-1-Spiegel größer als +2 SD der Altersnorm erfordern unter Umständen eine Reduktion der Dosis.

Nebenwirkungen der Therapie sind insgesamt jedoch selten, sie können aus Reizungen an der Injektionsstelle, Hautverfärbungen, Rötungen etc. bestehen. Eine ernst zu nehmende Nebenwirkung stellt das Auftreten einer pathologischen Glukosetoleranz dar. Des Weiteren wird unter einer Therapie gehäuft das eine Hypothyreose beobachtet, weshalb regelmäßige Kontrollen der Schilddrüsenparameter durchgeführt werden sollten und bei Anzeichen hierfür frühzeitig mit Thyroxin substituiert werden muss. Eine seltene Komplikation stellt bei diesen Patienten auch die Epiphysiolysis capitis femoris dar. Bei einzelnen Patienten kommt es meist zu Behandlungsbeginn zu einer vermehrten Flüssigkeitseinlagerung, die vorübergehend Weichteilödeme verursacht und sich selten in Form eines Pseudotumor cerebri manifestiert.

Die Induktion von Antikörpern gegen Wachstumshormon durch die Therapie ist unter der Verwendung der hochgereinigten rekombinanten Präparate selten geworden, nur in extremen Ausnahmen sind diese Antikörper so hochtitrig nachweisbar, dass sie sekundär zu einem Wirkungsverlust der Therapie führen.

Da diese Therapie mit rhGH seit ca. 25 Jahren an vielen Tausend Kindern durchgeführt wurde, ließ sich diese relativ geringe Nebenwirkungsrate unter der Therapie bestätigen, auch gilt es als sicher, dass es während einer solchen Substitutionstherapie nicht zu einer Häufung von Tumorerkrankungen kommt. Weniger lässt sich bislang jedoch zu möglichen Langzeitfolgen einer rhGH-Therapie bei Erwachsenen sagen, bei denen die Therapie unter Umständen bereits Jahrzehnte zurückliegt. Hierzu gibt es derzeit europaweite Studien (SAGHE-Projekt), welche die Langzeitgesundheit und Lebensqualität von ehemals mit rhGH behandelten Patienten an einem möglichst großen Patientenkollektiv untersuchen.

62.4 Störungen des Hypothalamus-Hypophysen-Schilddrüsen-Systems

Pathophysiologie Thyrotropin-Releasing-Hormon (TRH), das Tripeptid pyro-(Glu-His-Pro-NH2), wird in der Eminentia mediana und im N. paraventricularis gebildet und gelangt von dort über das Portalgefäßsystem zu den thyreotrophen Zellen der Adenohypophyse. Seine biologische Halbwertszeit ist sehr kurz. TRH bindet an den membranständigen Rezeptor der thyreotrophen Zelle und induziert dort die Synthese und Freisetzung von Thyreotropin (TSH). Gleichzeitig kommt es zu einer vermehrten Sekretion von Prolaktin (PRL). TSH ist ein Glykoprotein, das aus einer α- und einer β-Untereinheit besteht und neben der Regulation durch TRH einer negativen Feedback-Regulation durch T_3 unterliegt.

Klinische Symptome und Diagnose Die primäre Hypothyreose hat über eine vermehrte Freisetzung von TRH eine vermehrte Sekretion von TSH zur Folge. Hierbei kommt es vereinzelt auch zu einer deutlich vermehrten Sekretion von Prolaktin (PRL) mit einer Galaktorrhö. Dieses Syndrom des sog. hormonal overlap kann zu einer Vergrößerung der Hypophyse führen, welche jedoch unter Substitution mit Thyroxin rückläufig ist. Patientinnen mit hormonal overlap entwickeln zudem noch eine Pubertas pracox mit zum Teil großen Ovarialzysten, die ebenfalls unter Thyroxinsubstitution rückläufig sind. Die Pathogenese der Ovarialzysten ist jedoch bislang nicht eindeutig geklärt.

Eine sekundäre Hypothyreose tritt als isolierte Hormonstörung sehr selten auf und ist klinisch meist von geringerer Ausprägung als eine primäre Hypothyreose. Die seltenen Formen eines genetisch bedingten TSH-Mangels aufgrund von Mutationen im Gen für die TSH-β-Untereinheit manifestieren sich hingegen schon meist kurz nach Geburt in Form einer schweren Hypothyreose. Sie sind für das Neugeborene deshalb gefährlich, da sie im TSH-Neugeborenenscreening nicht nachgewiesen werden und so oft spät zur Behandlung gelangen.

Wesentlich häufiger manifestiert sich eine sekundäre Hypothyreose in Kombination mit anderen hypophysären Hormonausfällen. Hilfreich bei der Diagnose ist der TRH-Test. Der TSH-Anstieg nach TRH-Gabe sollte mindestens 2,5 μU/ml betragen. Hinweise auf eine tertiäre, d. h. hypothalamische Hypothyreose, ergeben sich indirekt aus einem verspäteten „treppenförmigen" Anstieg des TSH nach 90–120 min.

Während der TRH-Test in der Schilddrüsendiagnostik aufgrund der empfindlichen Messmethoden für das Serum-TSH nur noch in Ausnahmefällen eingesetzt wird, kommt ihm bei der funktionellen Beurteilung der hypothalamisch-hypophysären Achse weiterhin eine wichtige Rolle zu.

Eine durch einen TSH-produzierenden Tumor bedingte Hyperthyreose ist eine ausgesprochene Rarität.

62.5 Störungen des Hypothalamus-Hypophysen-Gonaden-Systems

62.5.1 Pathophysiologische Grundlagen

Gonatropin-Releasing-Hormon (GnRH) ist eine Decapeptid, das im N. arcuatus und in der Eminentia mediana gebildet wird. Die pulsative Freisetzung von GnRH regelt die hypophysäre Sekretion von LH und von FSH. Die tonische Sekretion von GnRH führt hingegen durch eine Herabregulation der GnRH-Rezeptoren zu einer Verminderung der Gonadotropinsekretion, weshalb synthetische GnRH-Analoga durch ihre langen Halbwertzeiten die Sekretion von LH und FSH vermindern. Die Regulation hypothalamischer GnRH-produzierender Zellen ist sehr komplex und in weiten Teilen noch nicht verstanden. Die wichtigste Funktion der übergeordneten neuronalen Netzwerke jedoch ist, dass sie vom Zeitpunkt der Geburt bis zur Pubertät eine aktive Suppression der hypothalamischen GnRH-Sekretion gewährleisten. Raumforderungen im oder am Hypothalamus manifestieren sich klinisch bei Kindern im Alter bis 8 Jahre daher häufig als eine Pubertas praecox vera, ein tertiärer Hypogonadismus hingegen bleibt meist bis in die Adoleszenz unentdeckt.

LH stimuliert in den Ovarien die Östrogenproduktion und in den Leydig-Zellen der Hoden die Testosteronsyntese. Über eine negative Feedback-Regulation wird daher die LH-Sekretion herabgesetzt. FSH fördert das Wachstum der Follikelzellen in den Ovarien bzw. das Tubulussystem in den Hoden. Eine negative Feedback-Regulation erfolgt durch die Sekretion von Inhibin aus den Sertoli- bzw. Granulosa-Zellen.

62.5.2 Hypogonadotroper Hypogonadismus

Klinische Symptome und Diagnose Bei den angeborenen Formen eines isolierten hypogonadotropen Hypogonadismus überwiegt deutlich das männliche Geschlecht (m : w = 10 : 1), im Rahmen eines angeborenen Panhypopituitarismus oder als Folge eines Hypophysentraumas entwickelt sich ein hypogonadotroper Hypogonadismus bei beiden Geschlechtern jedoch etwa gleich häufig. Bei einem Panhypopituitarismus kann ein hypogonadotroper Hypogonadismus je nach Ätiologie frühzeitig erkannt werden. Die Diagnostik, welche die definitive Diagnose eines hypogonadotropen Hypogonadismus sichert, gestaltet sich jedoch häufig schwierig.

Die Überprüfung der gonadotrophen Achse erfolgt zunächst mit einem GnRH-Test. Ein fehlender Anstieg des LH/FSH kann in diesem Test einen permanenten hypogonadotropen Hypogonadismus von einer konstitutionellen Entwicklungsverzögerung nicht sicher unterscheiden. Bei dieser Fragestellung sind dann eine Stimulation mit einem sog. GnRH-Agonisten (Leuporelin oder Triptorelin) und Blutentnahmen nach 4 und 24 h notwendig.

Eine Unterscheidung einer hypothalamischen von einer hypophysären Störung gelingt erst nach einer technisch aufwendigen pulsatilen GnRH-Stimulation der Hypophyse („Hypophysentraining") mittels einer Pumpe. Ein hiernach durchgeführter GnRH-Test spricht bei fehlendem LH/FSH-Anstieg für eine hypophysäre, bei einem normalen Anstieg für eine hypothalamische Störung.

Die Diagnose eines isolierten hypogonadotropen Hypogonadismus wird meist spät gestellt (bei Mädchen nach dem 14. Lebensjahr und bei Jungen nach dem 16. Lebensjahr), da diese Erkrankung sehr selten (1 : 70.000) ist und die wichtigste Differenzialdiagnose, eine konstitutionelle Verzögerung der Pubertätsentwicklung, dagegen relativ häufig beobachtet wird (▶ Kap. 67).

Therapie Für die Behandlung eines hypogonadotropen Hypogonadismus stehen drei verschiedene Therapieansätze zur Verfügung:

- gonadale Sexualhormone (Östrogene, Gestagene oder Testosteron),
- humane Gonadotropine (HCG und HMG) oder
- GnRH.

Während die letzten beiden Optionen darauf abzielen, neben der sexuellen Reifung auch Fertilität herzustellen, fördert die Behandlung mit Sexualsteroiden bei Mädchen und Jungen die äußerliche Reifung der sekundären Geschlechtsmerkmale und die pubertäre Zunahme an Knochen- und Muskelmasse, eine Reifung der Gonaden bleibt aus. Da die Fertilitätsbehandlung mit Gonadotropinen oder GnRH technisch aufwendig und gleichzeitig sehr kostenintensiv ist, werden sie meist erst im Erwachsenenalter eingesetzt, wenn ein konkreter Kinderwunsch besteht.

Bei Mädchenwerden zur Substitution ab einem Knochenalter von etwa 11 Jahren Östrogene eingesetzt. Man beginnt die Behandlung ohne Unterbrechung niedrig dosiert und steigert langsam, bis nach dem 2.–3. Behandlungsjahr durch die zusätzliche Gabe eines Gestagens über 7–10 Tage jeden Monat einen Zyklus zu induziert wird.

Bei Jungen erfolgt die Substitution meist mit Testosteronenantat, welches intramuskulär verabreicht wird. Man beginnt mit einer niedrig dosierten Substitution alle 4 Wochen i.m. und steigert die Dosis im Verlauf von 1–2 Jahren bis auf die endgültige Substitutionsdosis. Ziel ist dann ein morgendlicher Serumtestosteronspiegel von 8–12 nmol/l unmittelbar vor der nächsten Injektion. Die direkt nach der Injektion beobachteten relativ hohen Testosteronspiegel werden von einigen Patienten zum Teil als sehr unangenehm empfunden. Geringere Schwankungen des Testosteronserumspiegels, die bei den Depotpräperaten fast unweigerlich auftreten, versprechen täglich zu applizierende transdermale Testosteronpräparate (▶ Kap. 67).

62.5.3 Pubertas praecox vera

Klinische Symptome und Diagnose Eine sorgfältige Abklärung auf eine Pubertas praecox sollte bei Kindern durchgeführt werden, die eine Entwicklung der sekundären Geschlechtsmerkmale aufweisen und jünger sind als 8 Jahre bei Mädchen und 9 Jahre bei Jungen (► Kap. 67). Die wichtigsten differenzialdiagnostisch zu erwägenden Entwicklungsauffälligkeiten sind die isolierte prämature Thelarche beim Mädchen und die isolierte prämature Adrenarche bei Jungen und Mädchen. Liegt der konkrete Verdacht auf eine Pubertas praecox vera vor, so sind folgende klinische Informationen wichtig:

- die Wachstumsgeschwindigkeit,
- das Knochenalter,
- das Volumen des Hodens beim Jungen oder die sonografisch bestimmte Größe von Uterus und Ovar bei Mädchen.

Bei einem Patienten mit Pubertas praecox vera liegt typischerweise eine signifikante Akzeleration des Knochenalters um mehr als 1 Jahr vor, bei Jungen findet sich ein stimulierter Hoden mit einem Volumen von >3 ml, bei Mädchen sind der Uterus und das Ovar über die in der Präpubertät gefundene Größe gewachsen.

Die Überprüfung der gonadotrophen Achse erfolgt mit einem GnRH-Test. Die Differenzierung erfolgt anhand des stimulierten LH/FSH-Quotienten. Dieser liegt bei einer Pubertas praecox vera >1. In diesem Fall empfiehlt sich eine MR-tomografische Darstellung von Hypothalamus und Hypophyse zum Ausschluss einer Raumforderung.

Therapie Die Behandlung der zentralen Puberta praecox erfolgt mit GnRH-Analoga (z. B. Leuporelin) als Depotpräparation durch s.c.-Gaben. GnRH-Analoga induzieren nach der Injektion kurzfristig eine Freisetzung der hypophysären Gonadotropine LH und FSH, dann kommt es aufgrund des konstanten GnRH-Spiegels im Serum zu einer Blockade und Herabregulation des GnRH-Rezeptors in der Hypophyse und damit zum Versiegen der Gonadotropinsekretion (genauere Informationen zur Behandlung der Pubertas praecox in ► Kap. 67).

62.6 Störungen des Hypothalamus-Hypophysen-Nebennieren-Systems

62

Pathophysiologie Die Steuerung der hypohysären ACTH-Sekretion erfolgt hauptsächlich durch das 41 AS lange Peptid Kortikotropin-Releasing-Hormon (CRH). CRH-haltige Neurone finden sich vorwiegend im Bereich der Eminentia mediana und des N. paraventricularis. CRH bewirkt in den ACTH-produzierenden Zellen der Hypophyse eine vermehrte Sekretion von Proopiomelanokortin (POMC), aus dem durch Proteolyse ACTH, MSH und β-Endorphin freigesetzt werden. Das 39 AS lange ACTH reguliert die Funktion der Nebennierenrinde (NNR).

62.6.1 Sekundärer Hypokortisolismus

Klinische Symptome und Diagnose Eine Unterfunktion der Nebenniere durch ACTH-Mangel (der sog. weiße Addison) tritt isoliert sehr selten auf, z. B. im Rahmen von Mutationen im sog. *T-PIT*-Gen. Mit Ausnahme dieser kongenitalen Formen entwickeln sich die Symptome eines sekundären Hypokortisolismus meist schleichend. Es kommt zur Adynamie, Müdigkeit, oft einer Verschlechterung der schulischen Leistungen, Anorexie mit Gewichtsverlust, Übelkeit und Erbrechen.

Die Überprüfung der Sekretionsreserve für ACTH kann mittels des CRH-Tests erfolgen. Eine Interpretation ist anhand des Anstiegs des Serum-ACTH und Kortisols möglich. Der Anstieg soll mindestens das 2- bis 4-Fache erreichen. Die differenzierte Beurteilung der gesamten hypothalamisch-hypophysären Nebennierenachse gelingt jedoch erst mit anderen Stimuli: Im Metopirontest folgt einer Suppression der Kortisolsynthese durch negativen Feedback ein Anstieg der CRH- und ACTH-Sekretion, im Insulintest wird dies mit einer durch Hypoglykämie induzierten Stressreaktion erreicht.

Therapie Da keine umfassende Störung der NNR-Funktion vorliegt, beschränkt sich die Substitution auf Glukokortikoide. Die Substitutionsdosis orientiert sich an der basalen Sekretionsrate von Kortisol aus der Nebennierenrinde, die zwischen 6 und 14 mg/m² KOF/24 h liegt. Bei einer oralen Substitution mit Hydrokortison wird jedoch lediglich etwa die Hälfte des Steroids systemisch, so dass eine Anfangsdosierung zwischen 10 und 20 mg/m² KOF/24 h, verteilt auf 3 Dosen täglich, sinnvoll ist. Ein ACTH-Mangel führt allerdings meist nicht zu einem vollständigen Verlust der adrenalen Kortisolsekretion. Zur Überprüfung der „Stressreserve" der adrenokortikotropen Achse kann daher die Durchführung eines niedrig dosierten (1 µg) ACTH-Tests sinnvoll sein. Obwohl bei milden Manifestationen theoretisch nur die Gabe einer „Stressdosis" bei körperlichem Stress wie Infekten mit Fieber oder operativen Eingriffen notwendig wäre, empfiehlt sich eine dauerhafte sehr niedrige Substitution mit Hydrokortison, da der Patient die potenzielle Gefahr, die eine solche Stresssituation für ihn darstellt, ansonsten vergisst. Verpflichtend ist in jedem Fall das Tragen eines Notfallausweises, in dem die Diagnose und das therapeutische Vorgehen bei medizinischen Notfällen dokumentiert sind.

62.6.2 Sekundärer Hyperkortisolismus (Morbus Cushing)

Klinische Symptone und Diagnose Der Morbus Cushing ist im Kindesalter selten. Er fällt klinisch durch einen Wachstumsstillstand mit stammbetonter Adipositas auf. Der kindliche Patient zeigt häufig aber nicht immer das ansonsten typische Vollmondgesicht, Striae distensae, vermehrte Körperbehaarung, Muskelschwäche sowie die verminderte Glukosetoleranz. Das Adenom, welches zu einer hypophysären Hypersekretion von ACTH führt, ist im Gegensatz zu den STH-produzierenden Adenomen klein. Als Mikroadenom hat es zumeist eine Ausdehnung von <1 cm. Komplikationen durch Verdrängung umliegender Strukturen ergeben sich daher nur in seltenen Fällen. In etwa 30–40 % der Fälle lässt sich selbst in einer hochauflösenden MRT-Untersuchung eine hypophysäre Läsion nicht nachweisen. Zum Nachweis einer hypophysären Überproduktion von ACTH kommt neben der Bestimmung des Kortisoltagesprofils und der Bestimmung des Kortisols im Sammelurin der Dexamethason-Hemmtest zur Anwendung. Der niedrig dosierte Test (1 mg) weist bei fehlender Suppression des Serumkortisols einen Hyperkortisolismus nach, während der hoch dosierte Dexamethason-Hemmtest (8 mg) in der Mehrzahl der Fälle (ca. 80 %) zwischen einer vermehrten hypophysären oder einer ektopen ACTH-Bildung unterscheiden kann. In Kombination mit einem CRH-Test ist in fast allen Fällen eine eindeutige Unterscheidung möglich, so dass in den meisten Fällen auf ein sog. Sinus-Petrosus-Sampling zur Klärung dieser Frage verzichtet werden kann.

Therapie In Anbetracht der langfristigen Komplikationen ist die primäre Entfernung des Adenoms das wichtigste Therapieziel bei einem Patienten mit einem Morbus Cushing. Die Diagnostik im Vorfeld einer chirurgischen Therapie konzentriert sich daher nicht nur auf den Nachweis des Morbus Cushing, sondern auch auf die Lokalisation des Adenoms. Zudem ist die Erfahrung eines in der

Hypophysenchirurgie versierten Neurochirurgen gefragt, der häufig erst intraoperativ erkennen kann, welche Region der Hypophyse betroffen ist. Die primären Heilungsraten liegen in erfahrenen Zentren zwischen 70 und 90 %. Eine Hydrokortisonsubstitution sollte bei allen Patienten direkt postoperativ in Stressdosis durchgeführt und danach langsam über 1–2 Wochen auf eine Substitutionsdosis reduziert werden. Diese kann trotz erfolgreicher Operation bei Patienten mit einem Morbus Cushing für mehrere Monate notwendig sein, da davon auszugehen ist, dass die kortikotrophen Zellen selbst bei funktionell intakter Resthypophyse durch den vorbestandenen Hyperkortisolismus in ihrer Funktion supprimiert sind. Eine fortbestehende Notwendigkeit zur Substitution von Hydrokortison lässt sich aus den Ergebnissen eines CRF-Tests erkennen.

Literatur

Bierich JR (1992) Aetiology and pathogenesis of growth hormone deficiency. Baillière's Clin Endocrinol Metab 6:491–511

Binder G et al (2009) Guidelines on the diagnosis of growth hormone deficiency in children and adolescents. Monatsschrift Kinderheilkunde 157:997–1002

Cohen LE (2012) Genetic disorders of the pituitary. Curr Opin Endocrinol Diabetes Obes 19:33–39

Darzy KH, Shalet SM (2005) Hypopituitarism as a consequence of brain tumours and radiotherapy. Pituitary 8:203–211

Hindmarsh P, Dattani M (2006) Use of growth hormone in children. Nat Clin Pract Endocrinol Metab 2:260–268

Labeur M et al (2006) New aspects in the diagnosis and treatment of Cushing disease. Front Horm Res 35:169–178

Lanes R (2004) Long-term outcome of growth hormone therapy in children and adolescents. Treat Endocrinol 3:53–66

Melmed S (2006) Medical progress: Acromegaly. N Engl J Med 355:2558–2573

Mullis PE (2011) Genetics of GHRH, GHRH-receptor, GH and GH-receptor: its impact on pharmacogenetics. Best Pract Res Clin Endocrinol Metab 25:25–41

Partsch C et al (2002) Management and outcome of central precocious puberty. Clin Endocrinol (Oxf) 56:129–148

Pfäffle RW (2000) Hormonelle Wachstumsstörungen. In: Ganten D, Ruckpaul K (Hrsg) Handbuch der molekularen Medizin, Bd. 7. Springer, Berlin Heidelberg New York Tokyo, S 179–214

Pfäffle RW, Klammt J (2011) Pituitary transcription factors in the aetiology of combined pituitary hormone deficiency. Best Pract Res Clin Endocrinol Metab 25:43–60

Ranke MB (2010) Clinical considerations in using growth hormone therapy in growth hormone deficiency. Endocrine development 18:83–91

Takeda A et al (2010) Recombinant human growth hormone for the treatment of growth disorders in children: a systematic review and economic evaluation. Health Technol Assess 14:1–209

63 Krankheiten der Schilddrüse

A. Grüters-Kieslich

63.1 Hypothyreose

Definition Der Begriff Hypothyreose beschreibt eine Stoffwechselsituation, bei der die Schilddrüse nicht in der Lage ist, den Bedarf des Organismus an Schilddrüsenhormon zu decken. Hierbei unterscheidet man primäre Hypothyreosen, bei denen die Ursache der Schilddrüsenunterfunktion in der Schilddrüse selbst liegt, von sekundären bzw. zentralen Hypothyreosen, bei denen die Ursache der mangelnden Hormonsekretion in einer Störung der hypothalamo-hypophysären Regulation liegt. Angeborene Hypothyreosen bestehen bereits seit Geburt, während bei erworbenen Störungen die Schilddrüsenfunktion im Neugeborenenalter nachgewiesenermaßen normal war. Bei der transienten Hypothyreose normalisiert sich die Schilddrüsenfunktion spontan.

Epidemiologie Die angeborene Hypothyreose ist mit einer weltweit in Industrienationen registrierten Prävalenz von 1 von 3000–4000 Neugeborene die häufigste angeborene Endokrinopathie. Die durch Jodmangel bedingte angeborene Hypothyreose erreicht in den Endemiegebieten der Entwicklungsländer Häufigkeiten von unter 1 von 50 Neugeborenen. Auch heute noch leben mehr als 100 Mio. Kinder mit einem Alter unter 10 Jahren in Regionen mit schwerem Jodmangel. Zentrale Hypothyreosen und transiente angeborene Hypothyreosen durch Jodkontamination sind mit einer Häufigkeit von 1 von 10.000 Neugeborene seltener. Angaben für die erworbene Hypothyreose im Kindesalter liegen nicht vor, jedoch ist die häufigste Ursache der erworbenen Hypothyreose die Autoimmunthyreoiditis.

Ätiologie und verschiedene Formen Die Gruppe der permanenten angeborenen Hypothyreose kann unterteilt werden in die Formen, die auf eine Entwicklungsstörung des Organs zurückgeführt werden müssen, und die Formen, bei denen ein erblicher Defekt der Schilddrüsenhormonbiosynthese zugrunde liegt (▶ Übersicht). Seltene Störungen sind ein angeborener TSH- oder TRH-Mangel oder eine Schilddrüsenhormonresistenz. Kürzlich wurden außerdem X-chromosomal erbliche Defekte des Schilddrüsenhormontransports (MCT8) beschrieben, die mit erheblichen Entwicklungsdefekten einhergehen (s. unten).

Differenzialdiagnose der primären angeborenen Hypothyreose

- Schilddrüsendysgenesie:
  - Athyreose
  - Hypoplasie
  - Ektopie
- Störungen der Biosynthese:
  - Jodaufnahmedefekt (z. B. Natrium-Jod-Symporter-Defekt)
  - Organifikationsdefekt (z. B.Schilddrüsenperoxidasedefekt, TPO- oder THO2-Defekt)
  - Thyreoglobulinmangel
  - Dehalogenasemangel
- Schilddrüsenhormonresistenz:
  - Schilddrüsenhormontransportdefekt (MCT8)

Primäre angeborene Hypothyreose: Entwicklungsstörung der Schilddrüse Die häufigste Ursache der angeborenen Hypothyreose (80–90 % der Fälle) ist eine Entwicklungsstörung des Organs. Bei den Patienten mit sog. Athyreose (30–40 % aller Patienten) kann mit der Szintigrafie (^{99}TC oder ^{123}J) kein Schilddrüsengewebe nachgewiesen werden, während mit der Schilddrüsensonografie häufig wenig echodichtes Gewebe in der typischen Lokalisation der Schilddrüse sichtbar wird. Hierbei ist es noch nicht geklärt, ob es sich hierbei um nicht funktionierendes Restgewebe oder fibröses Ersatzgewebe handelt.

Bei einem anderen Teil dieser Patienten (50–60 %) wird mit Szintigrafie Schilddrüsengewebe an nicht üblicher Stelle, zumeist am Zungengrund, nachgewiesen. Patienten mit einer Hypoplasie (2–5 %) weisen hypoplastisches Schilddrüsengewebe in der Szintigrafie auf.

In der Mehrzahl dieser Fälle wird eine defekte Organanlage oder ein Defekt in der embryologischen Entwicklung der Schilddrüse als Ursache angenommen. Die molekulare Pathogenese einiger Fälle von Schilddrüsendysgenesie ist geklärt. Autosomal-rezessiv vererbbare Mutationen des TSH-Rezeptor-Gens und des *FOXE1*-Gens sowie autosomal-dominante Mutationen in den Genen für die Transkriptionsfaktoren Glis3, NKX2.1, NKX 2.5, und Pax8 wurden bei der angeborenen Hypothyreose aufgrund unterschiedlicher Formen der Entwicklungsstörung der Schilddrüse nachgewiesen. Diese molekulargenetischen Defekte der Schilddrüsenentwicklung sind jedoch nur bei weniger als 10 % aller Patienten mit angeborener Hypothyreose nachweisbar. Daher müssen andere, z. B. epigenetische molekulare Mechanismen für die Mehrzahl der Entwicklungsstörungen angenommen werden.

Selten ist die angeborene Hypothyreose das Ergebnis einer Störung der Entwicklung des primär normal angelegten Organs durch Schilddrüsenantikörper. Hier wurden im Serum der Neugeborenen und ihrer Mütter Schilddrüsenantikörper (TSH-Rezeptor-Antikörper, wachstumsblockierende Antikörper und zytotoxische Antikörper) nachgewiesen.

Die angeborene Hypothyreose aufgrund einer Entwicklungsstörung der Schilddrüse ist bei Mädchen 2- bis 3-mal häufiger als bei Jungen – im Gegensatz zu den im Folgenden beschriebenen autosomal-rezessiv vererbten Enzymdefekten, die eine gleichmäßige Verteilung auf beide Geschlechter zeigen. Falls bei der Mehrzahl der betroffenen Patienten mit Entwicklungsstörungen der Schilddrüse eine genetische oder epigenetische Ursache vorliegt, muss ein erhöhtes Risiko für weibliche Nachkommen vermutet werden.

Primäre angeborene Hypothyreose: Defekte der Schilddrüsenhormonbiosynthese 10–20 % aller Neugeborenen mit angeborener Hypothyreose haben Defekte der Schilddrüsenhormonsynthese, die autosomal-rezessiv vererbt werden.

Defekt der Jodaufnahme und Organifikationsdefekt Neugeborene mit einem Defekt der Jodaufnahme (Jodtrapping-Defekt) haben normal große oder vergrößerte Schilddrüsen an typischer Stelle. Die Aufnahme von ^{123}J in die Schilddrüse ist bei diesen Patienten stark erniedrigt, und da auch die Jodaufnahme in die Speicheldrüsen blockiert ist, findet sich ein stark erniedrigtes Verhältnis der Jodkonzentration im Speichel zur Jodkonzentration im Serum. Als

G.F. Hoffmann, M.J. Lentze, J. Spranger, F. Zepp (Hrsg.), *Pädiatrie*,
DOI 10.1007/978-3-642-41866-2_63,

Ursache dieser Form der angeborenen Hypothyreose sind Mutationen im Gen des Natrium-Jod-Symporters (NIS) oder des *SLC26A4*-Gens (Pendrin-Gen), das einen natriumunabhängigen Chlorid-Jod-Transporter kodiert, identifiziert worden. Die Diagnose eines Defekts der Schilddrüsenperoxidase (Organifikationsdefekt) mit mangelnder Jodorganifikation wurde bis vor Kurzem durch den Nachweis eines erhöhten Verlusts von ^{123}J aus der Schilddrüse nach der Gabe von Perchlorat gestellt (Perchlorat-discharge-Test). Sowohl komplette als auch partielle Organifikationsdefekte wurden beschrieben, die die Enzyme Schilddrüsenperoxidase (TPO) oder Schilddrüsenoxidase (DUOX 22) betreffen, aber auch Koenzyme wie das Hämatin oder das Riboflavin können theoretisch in ihrer Funktion gestört sein. Autosomal-rezessiv vererbte Mutationen der Schilddrüsenperoxidase (TPO) sind die häufigste nachgewiesene Ursache von angeborenen Schilddrüsenhormonbiosynthesedefekten und gehen in der Regel mit einer schweren und dauerhaften Funktionsstörung einher, während Mutationen des *DUOX*- und *DUOX2a*-Gens häufiger zu leichten und transienten Funktionsstörungen führen.

Pendred-Syndrom Die Kombination von angeborener Hypothyreose oder Euthyreose mit Struma und Innenohrschwerhörigkeit, das Pendred-Syndrom, wird durch autosomal-rezessive Mutationen im Pendrin-Gen (*SLC26A4*) verursacht. Dieses Gen kodiert für einen apikalen Jodidtransporter, der in der Schilddrüse und im Innenohr exprimiert wird, wobei die molekulare Pathophysiologie sowohl der Schilddrüsenstörung als auch der Schwerhörigkeit noch nicht geklärt ist.

Jodtyrosin-Dejodase-Mangel Neugeborene mit einem Jodtyrosin-Dejodase-Mangel (Dehalogenasemangel) aufgrund autosomal-rezessiver Mutationen im *DEHAL1*-Gen haben bei Geburt häufig eine normale Schilddrüsenfunktion, insbesondere bei supranormaler Jodzufuhr. Da sie nicht in der Lage sind, Jod aus Mono- (MIT) und Dijodthyronin (DIT) herauszulösen und für die Schilddrüsenhormonsynthese wieder zu verwenden, scheiden sie jodiertes Monojodtyrosin (MIT) und DIT (Monojodtyrosin) in so hoher Menge im Urin aus, dass es zu einer Jodverarmung der Schilddrüse kommt. Im Säuglings- und Kleinkindesalter entwickeln sie eine Hypothyreose mit Vergrößerung der Schilddrüse ohne den Nachweis von Schilddrüsenautoantikörpern. Die Diagnose wird durch die molekulargenetische Untersuchung gesichert.

Defekt der Thyreoglobulinsynthese Ein Defekt der Thyreoglobulinsynthese muss besonders dann vermutet werden, wenn bei einem Neugeborenen mit angeborener Hypothyreose bei normal großer oder vergrößerter Schilddrüse Thyreoglobulin im Serum nicht nachweisbar oder stark erniedrigt ist. Da aber auch ein strukturell verändertes, biologisch inaktives Thyreoglobulin mit unveränderter Immunoreaktivität oder ein Defekt im Thyreoglobulintransport vorliegen kann, kann die Diagnose durch histochemische bzw. biochemische Untersuchungen von Biopsiematerial oder durch die Mutationsanalyse des Thyreoglobulingens gesichert werden.

Seltene Ursachen Seltene Formen einer kombiniert primären und sekundären Hypothyreose haben als Ursache Mutationen des *GNAS*-Gen, das die Funktion des G-Protein α bestimmt, das essenziell für die Signaltransduktion des TRH- und auch des TSH-Rezeptors ist. Da Mutationen des G-Protein α auch zum Pseudohypoparathyereoidismus 1b führen, können kurze Finger, ein Kleinwuchs und eine mentale Retardierung trotz adäquater L-Thyroxin-Therapie auf diese Ursache der angeborenen Hypothyreose hinweisen.

Seltenere Ursachen der angeborenen Hypothyreose sind Syndrome mit einer verminderten Wirksamkeit des Schilddrüsenhormons. Patienten mit einer generalisierten Schilddrüsenhormonresistenz weisen erhöhte TSH- und erhöhte Schilddrüsenhormonspiegel mit der Symptomatik einer Hypothyreose auf. Ursache dieser Störungen sind autosomal-dominant erbliche Mutationen des TR-β1-Rezeptor-Gens.

Nach dem Nachweis eines für den Transport des Schilddrüsenhormons spezifischen Transporters aus der Gruppe der Monocarboxylattransporter (MCT8) wurden Mutationen in dem X-chromosomal lokalisierten Gen nachgewiesen, die bei männlichen Patienten zu einem eindrucksvollen Phänotyp mit erheblicher mentaler und statomotorischer Retardierung und Muskelhypotonie sowie Erhöhung der zirkulierenden T3- und Erniedrigung der zirkulierenden T4-Serumspiegel bei normal oder leicht erhöhten TSH-Konzentrationen führen. Inwieweit die erhebliche Retardierung der Patienten, deren Charakteristika vor Klärung der genetischen Ursache in der Beschreibung des Allan-Herndon-Dudley Syndroms zusammengefasst worden waren, auf einen intrazellulären Schilddrüsenhormonmangel im sich entwickelnden Zentralnervensystem zurückzuführen ist, ist noch nicht geklärt.

Transiente Hypothyreose Die Ursachen der transienten Hypothyreose sind im Folgenden zusammengefasst. Abzugrenzen sind:

- Jodkontamination (z. B.PVP-Jod, Kontrastmittel, Amiodaron)
- Jodmangel
- Mütterliche Thyreostatika (z. B. bei mütterlichem Morbus Basedow)
- Mütterliche blockierende Autoantikörper (z. B. bei mütterlicher Autoimmunthyreoiditis)

Die häufigste Ursache weltweit ist Jodmangel. Zwar sind die deletären Folgen für die körperliche und geistige Entwicklung dieser Patienten häufig irreversibel, insbesondere bei schwerem Jodmangel der Mutter während der Schwangerschaft oder bei verspäteter Behandlung, doch ist die Hypothyreose definitionsgemäß nur transient, da eine ausreichende Jodsupplementierung die Schilddrüsenhormonsekretion normalisiert. Der Jodmangel wird in einigen Regionen der Erde durch die gleichzeitige Zufuhr von Goitrogenen (z. B. aus Cassava) verstärkt, die die Jodorganifikation hemmen. Zwar gibt es auch noch heute Jodmangelgebiete in Europa, in denen noch keine ausreichende Jodsupplementierung erfolgt, jedoch werden hier nicht die typischen schweren Verlaufsformen des endemischen Kretinismus beobachtet.

In Nordamerika und Europa hat die transiente Hypothyreose erst seit der Einführung von Screeningprogrammen zur Früherkennung der angeborenen Hypothyreose Bedeutung erlangt. Eine transiente Hypothyreose ist durch den gleichzeitigen Nachweis erhöhter TSH-Spiegel und erniedrigter peripherer Schilddrüsenhormonkonzentrationen definiert, die sich spontan normalisieren. Sind nur die TSH-Spiegel bei normalen Schilddrüsenhormonspiegeln erhöht, so handelt es sich um eine Hyperthyreotropinämie.

Häufigste Ursache einer angeborenen transienten Hypothyreose ist eine Jodkontamination Neugeborener. Da sowohl die Plazenta als auch die Brustdrüse Jod aktiv über den Natrium-Jod-Symporter transportiert, kann eine prä- oder perinatale Jodverabreichung an die Mutter, z. B.in Form jodhaltiger Desinfektionsmittel (PVP-Jod), Sekretolytika (Kaliumjodatum), Kontrastmittel oder Antiarrhythmika (Amiodarone), zu einer Anreicherung des Jodids in der fetalen Schilddrüse via Plazenta oder Muttermilch führen.

Eine weitere Ursache ist die postnatale Anwendung von jodhaltigen Desinfektions- oder Kontrastmitteln beim Kind. Die Ursache dieser transienten Funktionsstörung liegt in der im Tierversuch bewiesenen höheren Empfindlichkeit der neonatalen Schilddrüse gegenüber sehr hohen Jodidkonzentrationen, die einen lang anhaltenden Wolff-Chaikoff-Effekt auslösen. Frühgeborene sind hierbei besonders gefährdet, da einerseits die Autoregulation der Schilddrüse nicht ausgereift ist, sie aber besonders häufig Kontrast- und Desinfektionsmitteln ausgesetzt sind.

Bei all den genannten Jodkontaminationen liegt die Jodiddosis im Grammbereich. Bei der Jodprophylaxe der Schwangeren, die in der Regel mit 200 µg Jodid/Tag durchgeführt wird, besteht keine Gefahr des Wolff-Chaikoff-Effekts.

Eine seltene Ursache der transienten Hypothyreose ist der transplazentare Übertritt thyreostatischer Medikamente, z. B. bei der Behandlung eines mütterlichen Morbus Basedow. Sowohl Propthiouracil (PTU) als auch Carbimazol kann die Plazenta passieren. Da der Morbus Basedow in der Schwangerschaft zumeist eine deutliche Remission aufweist und eine fetale bzw. neonatale Hypothyreose nur bei Dosierungen von mehr als 15 mg Carbimazol bzw. 200 mg PTU beobachtet werden, ist die thyreostatikaiinduzierte Hypothyreose des Neugeborenen jedoch selten. Während die Gabe von PTU oder Carbimazol in den genannten Dosierungen auch während der Stillzeit unbedenklich ist, da in der Muttermilch keine Konzentrationen erreicht werden, die eine Hypothyreose des Kindes bewirken, sollte eine schwangere Frau mit Hyperthyreose ausschließlich mit PTU behandelt werden, da bei der Behandlung mit Carbimazol oder Thiamazol teratogene Effekte (Choanalatresie, Dünndarmatresien, Ventrikelseptumdefekte) beschrieben wurden.

Mütterliche Immunglobuline, welche die Schilddrüsenfunktion oder die Proliferation von Schilddrüsenzellen hemmen, können diaplazentar zu einer transienten Hypothyreose des Fetus und Neugeborenen führen. Nach Verschwinden der mütterlichen Immunglobuline aus der kindlichen Zirkulation normalisiert sich die Schilddrüsenfunktion komplett.

Mutationen im *DUOX2*-Gen führen bei homozygoter Vererbung zur angeborenen permanenten Hypothyreose, bei der transienten neonatalen Hypothyreose wurden heterozygote Mutationen des *DUOX2*-Gens nachgewiesen.

Zentrale Hypothyreose Bei Patienten mit zentraler Hypothyreose ist es oft schwierig festzustellen, ob die Ursache der Störung im Hypothalamus oder in der Hypophyse lokalisiert ist. Die basalen Serum-TSH-Konzentrationen sind niedrig, ebenso die Schilddrüsenhormonspiegel. Die Ursachen dieser seltenen Störungen sind zumeist Entwicklungsstörungen der Hypophyse, wobei in diesen Fällen meistens auch die Sekretion anderer Hypophysenhormone gestört ist. Isolierte TSH-Mangel-Syndrome sind selten. Molekulargenetisch erfassbare Ursachen sind beim multiplen Ausfall hypophysärer Hormone (TSH, Wachstumshormon, Prolaktin und Gonadotropine) Mutationen der Gene für die Transkriptionsfaktoren HSEX1, PIT1, PROP1, SOX2, SOX3, oder LHX3. Die ungünstige Prognose dieser Erkrankungen ist durch das gleichzeitige Fehlen von ACTH und Wachstumshormon bestimmt, das mit schweren Hypoglykämien einhergehen kann.

Beim isolierten TSH-Mangel wurden Mutationen im β-TSH-Gen und im TRH-Rezeptor-Gen identifiziert. Auch sie können zu einer schweren neonatalen Symptomatik mit persistierenden Schäden führen. Die zentrale Hypothyreose wird im Neugeborenen-TSH-Screening nicht erfasst. Kürzlich wurden X-chromosomal vererbte Mutationen im *IGSF-1*-Gen bei Patienten mit isolierter zentraler Hypothyreose und vergrößerten Hoden identifiziert. Das *IGSF-1*-Gen kodiert ein membranständiges Glykoprotein, das für die TRH-Rezeptor-Funktion in der Hypophyse verantwortlich ist.

Eine wichtige Differenzialdiagnose dieser zentralen Störungen ist der angeborene Mangel an thyroxinbindendem Globulin (TBG), bei dem ebenfalls niedrige TSH-und gleichzeitig erniedrigte Spiegel der Gesamtschilddrüsenhormonspiegel vorliegen, die TSH-Stimulation durch TRH und die freien Hormonspiegel aber im Normbereich liegen (► Übersicht). Ein TBG-Mangel ist nicht behandlungsdürftig.

Differenzialdiagnose der zentralen Hypothyreose

- Entwicklungsstörungen von Hypothalamus und Hypophyse:
  - *PIT1*-Mutation (GH-, TSH- und Prolaktinmangel)
  - *PROP1*-Mutation (GH-, TSH-, Prolaktin- und fakultativ Gonadotropinmangel)
  - *HESX*-Mutation (septooptische Dysplasie)
  - *LHX3*-Mutation (GH-, TSH-, Prolaktin- und Gonadotropinmangel)
  - *SOX2*- und *SOX3*-Mutation (GH-, TSH- und Gonadotropinmangel)
- *IGSF-1*-Mutation (isolierter TSH-Mangel)
- β-TSH-Mangel (isolierter TSH-Mangel)
- TRH-Rezeptor-Defekt

Erworbene Hypothyreose Die häufigste Ursache einer erworbenen Hypothyreose im Kindesalter ist eine Autoimmunthyreoiditis. Bei diesen Patienten führt die lymphozytäre Infiltration der Schilddrüse über die direkte Zytotoxizität von T-Zellen oder durch lymphozytenvermittelte oder eine antikörperabhängige zellvermittelte Zytotoxizität (ADCC) zu einer Zerstörung des Schilddrüsengewebes mit Hypothyreose. Die Hypothyreose entwickelt sich häufig langsam über Jahre durch fibrotische Umwandlung des entzündeten Schilddrüsengewebes. Obwohl für eine Autoimmunthyreoiditis häufiger ein familiäres Auftreten beschrieben ist, sind bislang keine Mutationen in schilddrüsenspezifischen Genen oder in immunregulatorischen Genen beschrieben, die eine familiäre Autoimmunthyreoiditis bedingen. Allerdings scheint eine höhere Prävalenz einer Autoimmunthyreoiditis bei bestimmten Polymorphismen des *CTLA4*-Gens, des Thyreoglobulin-Gens und des *PTPN22*-Gens vorzuliegen.

Ein primäres Myxödem (primär atrophische Autoimmunthyreoiditis) ist im Kindesalter sehr selten. Die Hypothyreose bei Autoimmunthyreoiditis manifestiert sich zumeist jenseits des Kleinkindesalters. Die Häufigkeit der Autoimmunthyreoiditis ist regional unterschiedlich und wird in gut jodversorgten Gebieten mit einer Häufigkeit von 5–10 % angegeben. Bei Patienten mit Chromosomenanomalien (Turner-Syndrom, Klinefelter-Syndrom, Down-Syndrom) werden hypothyreote Verlaufsformen einer Autoimmunthyreoiditis häufiger beobachtet. Hypothyreosen infolge einer Autoimmunthyreoiditis finden sich auch im Rahmen der Syndrome mit Polyautoimmunendokrinopathie. Hierbei können neben der Hypothyreose ein Diabetes mellitus, eine Nebenniereninsuffizienz, ein Hypoparathyreoidismus, eine mukokutane Candidiasis, eine Enteropathie sowie eine perniziöse Anämie und Thrombozytopenie vorkommen.

Schilddrüsengewebe kann auch durch radioaktive Strahlung zerstört werden, z. B. nach externer Bestrahlung von malignen Lymphomen und Hämangiomen im Halsbereich.

Weitere seltene Ursachen einer erworbenen Hypothyreose sind die Cystinose und Eisenablagerung bei der Transfusionsbehandlung hämolytischer Anämien wie z. B. der Thalassämie.

Medikamente, die zu einer erworbenen Hypothyreose führen können, sind jodhaltige Präparate, z. B. Amiodaron, Kaliumjodatum,

PVP-Jod. Auch die Interleukin- bzw. die Interferonbehandlung von Patienten nach Knochenmarktransplantation kann über eine Störung der Immunbalance zur Hypothyreose führen.

Pathogenese Die wesentlichen Folgen einer Schilddrüsenunterfunktion beim Kind sind Störungen des Wachstums und der mentalen Entwicklung. Neben der fehlenden Stimulierung wichtiger Stoffwechselwege, z. B. der Glykolyse, der Glukoneogenese, des Fettabbaus, der Glukuronidierung, der Osteoklasten- und Osteoblastenaktivität sowie der Thermogenese, sind beim Kind die fehlende Wirkung auf das Wachstum und die Differenzierung der Zellen insbesondere des Zentralnervensystems von Bedeutung. Hierbei werden die Wirkungen auf das somatische Wachstum z. T. durch eine Stimulation des Wachstumshormons und des IGF-1 vermittelt.

Die Entwicklung des menschlichen Zentralnervensystems erfolgt hauptsächlich postnatal, mit einer besonders raschen Entwicklung in den ersten 6 Lebensmonaten. Die normale Entwicklung des ZNS während dieses kritischen Zeitraums ist von einer ausreichenden Schilddrüsenhormonzufuhr abhängig. Da die verschiedenen Regionen des Gehirns zu verschiedenen Zeitpunkten reifen, resultiert das klinische Bild in Abhängigkeit vom Zeitpunkt der Wirksamkeit der Hypothyreose. Schilddrüsenhormonmangel in den ersten Lebensmonaten hemmt irreversibel die Myelinisierung und führt zu strukturellen und funktionellen Veränderungen der Membranen von Gliazellen. Auf molekularer Ebene spielt Schilddrüsenhormon eine wesentliche Rolle in der Expression von Genen, die bei vielen Differenzierungsvorgängen bedeutsam sind. Das Fehlen von Schilddrüsenhormon bei der Differenzierung des Zentralnervensystems kann zu irreversibler mentaler Retardierung führen.

Trotz der gravierenden Beeinträchtigung von postnatalem Wachstum und postnataler psychomotorischer Entwicklung verläuft die somatische Entwicklung des Fetus erstaunlich normal. Selbst Neugeborene, die kaum zu einer eigenen Schilddrüsenhormonsynthese in utero fähig sind (z. B. Neugeborene mit Athyreose oder komplettem Organifikationsdefekt) zeigen bei der Geburt keine klinischen Symptome eines Schilddrüsenhormonmangels und können sich bei frühzeitiger Therapie auch mental völlig normal entwickeln. Warum eine pränatale und postnatale Hypothyreose unterschiedliche Konsequenzen haben kann, ist letztendlich nicht geklärt. Vermutlich passiert genügend mütterliches T_4 die Plazenta, um pränatal die Ausbildung der Symptome einer Hypothyreose zu verhindern.

Klinische Symptome Das klinische Bild beschränkt sich bei Neugeborenen insbesondere mit Athyreose auf einen Ikterus prolongatus, eine marmorierte Haut, Muskelhypotonie, ein „typisches Gesicht" mit ödematöser Haut und eingesunkener Nasenwurzel (Abb. 63.1). Die Skelettreifung ist verzögert mit weit offenen Fontanellen und fehlenden Ossifikationskernen in den Knien. Die Klinik ist jedoch oft so diskret, dass die klinische Diagnose erst im Alter von 3–6 Monaten gestellt wird, d. h. zu einem Zeitpunkt, wenn eine Substitutionstherapie mentale Schäden nicht mehr verhindern oder rückgängig machen kann. Dann ist die psychomotorische und mentale Entwicklung beeinträchtigt, die Haut trocken, die Zunge groß, die Stimme heiser. Nabelhernien, Obstipation, Hypothermie, Muskelhypotonie und Bradykardie liegen vor. Unbehandelt stellen sich schwere neurologische Störungen wie Ataxie, choreiforme Bewegungsstörungen (insbesondere bei *NKX 2.1.*-Mutationen, die auch in der Entwicklung der Basalganglien von Bedeutung sind), Koordinationsstörungen und Innenohrschwerhörigkeit ein. Die Kinder sind bei Geburt normal groß, bleiben aber im weiteren Wachstum zurück.

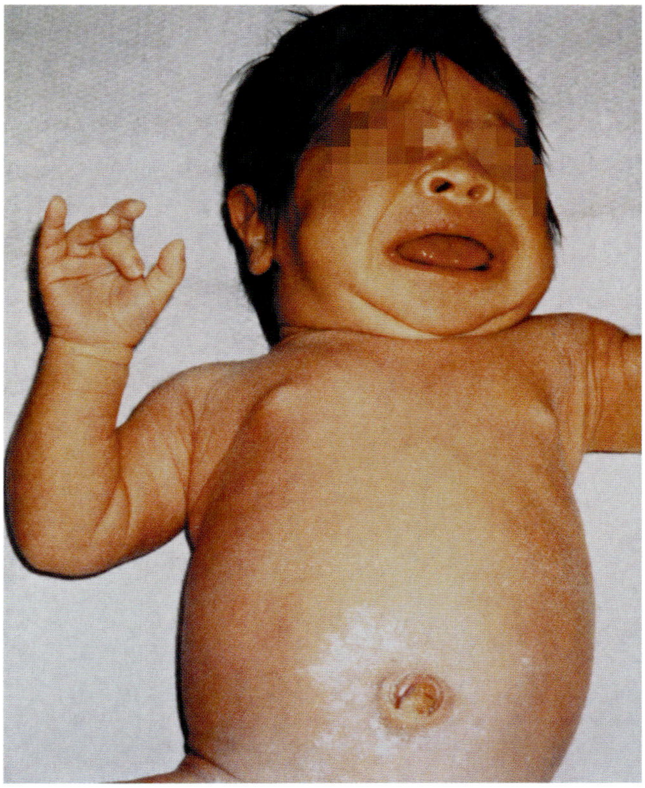

Abb. 63.1 Klinisches Bild der angeborenen Hypothyreose

Die späte klinische Manifestation und Notwendigkeit der Frühbehandlung begründen zum einen die Einführung der Screeningprogramme (▶ Kap. 6). Zum anderen belegt das Vorhandensein objektivierbarer Symptome in den ersten Lebenstagen (z. B. retardiertes Knochenalter), dass trotz eines geringen diaplazentaren Transfers mütterlichen Schilddrüsenhormons dieses nicht ausreicht, den Mangel des Fetus komplett auszugleichen und die Zeitspanne zwischen maternaler Versorgung und Substitution bei betroffenen Kindern möglichst klein gehalten werden muss.

Da bei den verschiedenen Screeningprogrammen mit einer unterschiedlichen Rate von falsch-negativen Ergebnissen von bis zu 10 % gerechnet werden muss, die auf Organisationsfehler, menschliches Versagen und seltener auf Labor- oder Entnahmefehler zurückzuführen sind, und da Patienten mit einer zentralen Hypothyreose im TSH-Screening unauffällige Ergebnisse aufweisen, muss weiterhin bei jedem Säugling mit Ikterus prolongatus, offener kleiner Fontanelle, ausgeprägt marmorierter Haut und Hypothermie sowie Muskelhypotonie an eine angeborene Hypothyreose gedacht werden.

Bei älteren Kindern und Jugendlichen mit erworbener Hypothyreosesteht der Kleinwuchs im Vordergrund der klinischen Symptomatik. Die Ursache der Wachstumsstörung liegt in der Verringerung der Wachstumshormonsekretion und Störung der enchondralen Ossifikation. Weitere Zeichen einer erworbenen Hypothyreose wie Obstipation, Müdigkeit, mangelndes Konzentrationsvermögen, Abnahme der Schulleistungen, trockene oder teigig geschwollene Haut, Übergewicht und Hypercholesterinämie manifestieren sich häufig erst nach längerem Bestehen einer Hypothyreose. Manchmal ist der Beginn der Störung an dem zumeist vorangehenden Abflachen der Wachstumskurve festzumachen. Die Skelettreife ist verzögert und entspricht dem Längenalter des Kindes. Die Pubertätsentwicklung ist in den meisten Fällen ebenfalls verzögert, jedoch tritt bei einigen Patienten auch eine Pubertas praecox auf. Bei Mädchen kommt es hier-

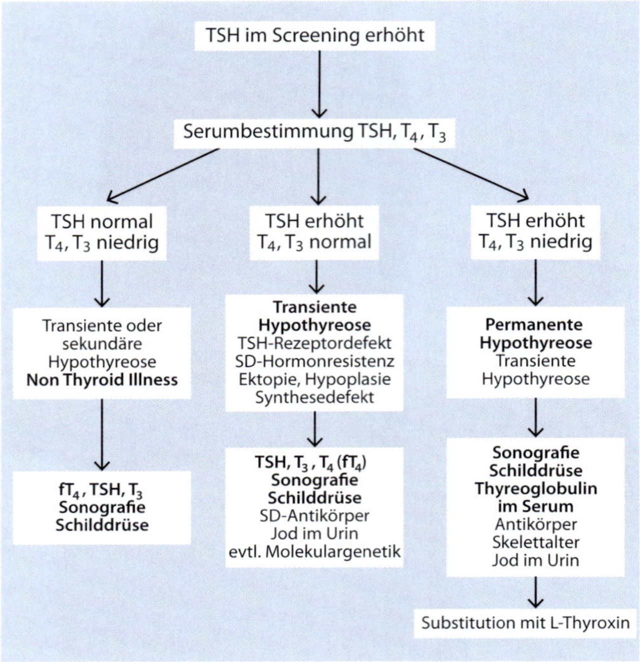

Abb. 63.2 Leitlinien der Diagnostik bei angeborener Hypothyreose. (Arbeitsgemeinschaft für Pädiatrische Endokrinologie)

bei zu einer isolierten, vorzeitigen Brustentwicklung, seltener auch zur Galaktorrhö, wobei meistens eine Vergrößerung der Sella und Adenohypophyse nachweisbar ist. Nach Substitution mit Schilddrüsenhormon kann die Pubertätsentwicklung zum Stillstand kommen.

Diagnose Bei jedem Neugeborenen, bei dem aufgrund eines pathologischen Screeningergebnisses der Verdacht auf eine angeborene Hypothyreose besteht, sollte eine ausführliche Erhebung der mütterlichen und kindlichen Anamnese unter besonderer Berücksichtigung von familiären Schilddrüsenerkrankungen, Ernährung, Medikamenten und eigenen Erkrankungen erfolgen, da diese Informationen für die Identifizierung von Patienten mit nur transienter Hypothyreose von Bedeutung sind. Eine ausführliche klinische Untersuchung des Neugeborenen schließt nicht nur die Symptome der angeborenen Hypothyreose ein, sondern sollte auch auf angeborene Fehlbildungen achten, da Neugeborene mit angeborener Hypothyreose und anderen Fehlbildungen ein höheres Risiko für eine genetisch begründete Störung haben. Besonders häufig ist die Kombination einer angeborenen Hypothyreose und angeborener Herzfehler.

Die Untersuchung der Schilddrüsenfunktion bei einem pathologischen Screeningergebnis umfasst immer die Bestimmung von TSH, T_4 (fT_4) und T_3 im Serum (Abb. 63.2). Die Diagnose einer angeborenen Hypothyreose kann niemals allein aufgrund des erhöhten TSH-Werts im Screening gestellt werden, da eine Hyperthyreotropinämie oder eine transiente Hypothyreose vorliegen kann. Ist jedoch nicht damit zu rechnen, dass das Ergebnis der Untersuchung des TSH und der Schilddrüsenhormone im Serum innerhalb von 48 h vorliegt, sollte zunächst eine Substitutionstherapie begonnen werden. Bestätigt sich das Vorliegen einer Hypothyreose durch erhöhte TSH- und erniedrigte Schilddrüsenhormonspiegel im Serum, so sollte auch Blut für die Bestimmung von Thyreoglobulin und Schilddrüsenantikörper entnommen werden. Bei einem fehlenden Nachweis von Thyreoglobulin muss mit einer Athyreose gerechnet werden. TSH-Rezeptor-Antikörper weisen darauf hin, dass möglicherweise nur eine transiente Störung vorliegt. Die Jodbestimmung im Urin klärt das Vorhandensein einer Jodkontamination.

Anschließend wird die Schilddrüse sonografisch untersucht und das Knochenalter anhand einer Röntgenaufnahme oder einer Ultraschalluntersuchung des Fußes und Knies bestimmt. Ist Schilddrüsengewebe an typischer Stelle nachweisbar, so handelt es sich mit hoher Wahrscheinlichkeit um einen Defekt der Schilddrüsenhormonbiosynthese, sofern eine transiente Hypothyreose ausgeschlossen werden kann. Kann kein Schilddrüsengewebe nachgewiesen werden und ist sowohl die T_4- als auch die Thyreoglobulinkonzentration im Serum niedrig, so ist es unwahrscheinlich, dass funktionierendes Schilddrüsengewebe vorhanden ist. Kann kein Schilddrüsengewebe in loco typico dargestellt werden und ist T_4 und Thyreoglobulin messbar, ist wahrscheinlich Schilddrüsengewebe in ektoper Lage vorhanden. In diesen Fällen kann in einem Auslassversuch der Substitutionstherapie nach dem 2. Lebensjahr durch Szintigrafie mit ^{123}J oder ^{99}Tc geklärt werden, ob und in welcher Position Gewebe vorhanden ist.

Bei Verdacht auf eine zentrale Hypothyreose klärt die Bestimmung der freien Hormone und des TBG das Vorliegen eines angeborenen und nicht behandlungsbedürftigen TBG-Mangels ab. Der TRH-Test und die Stimulation anderer Hypophysenhormone, z. B. durch CRF und GHRH, gibt Aufschluss über das Vorhandensein einer multiplen hypothalamohypophysären Insuffizienz, z. B. bei Entwicklungsstörungen der Hypophyse aufgrund einer *PIT1*- oder *PROP1*-Mutation oder einer septooptischen Dysplasie.

Die Diagnostik der erworbenen Hypothyreose umfasst neben der Anamnese mit Wachstumsverlauf die Bestimmung von TSH, T_4 (fT_4) und T_3 im Serum. Die Durchführung eines TRH-Tests ist nicht erforderlich. Der Nachweis von Autoantikörpern spricht für eine Immunthyreoiditis, die auch durch ein echoarmes Muster im Ultraschall belegt wird. Eine Feinnadelbiopsie ist in der Regel nicht erforderlich und bleibt auf die Fälle beschränkt, in denen Sonografie und Antikörperbestimmung keinen aussagekräftigen Befund ergeben.

Therapie Das primäre Ziel der Behandlung Neugeborener mit angeborener Hypothyreose ist die rasche, ausreichende Substitution von Schilddrüsenhormon. Der Zeitraum des absoluten Thyroxinmangels ist möglichst gering zu halten, da andernfalls mit einer schlechteren mentalen und psychomotorischen Entwicklung zu rechnen ist, insbesondere bei Patienten mit schwerer angeborener Hypothyreose. Eine Anhebung des T_4-Spiegels in den oberen Normbereich bei Patienten mit Entwicklungsstörungen der Schilddrüse ist auch deshalb erforderlich, weil die fehlende T_3-Sekretion der Schilddrüse (die 20 % der Gesamtsekretion ausmacht) durch ein gesteigertes Substratangebot für die hepatische Monodejodierung kompensiert werden muss.

Zur Substituierung ist das synthetische L-Thyroxin zu empfehlen, da im ZNS die Bereitstellung von T_3 aus der lokalen Dejodierung von T_4 erfolgt. T_3 eignet sich nicht, da es schlechter steuerbar ist und häufig zur Überdosierung führt. Studien haben gezeigt, dass auch eine Kombinationstherapie von L-T_4 und T_3 der Monotherapie mit L-T4 nicht überlegen ist.

Wenn bei reifen Neugeborenen mit einem durchschnittlichen Gewicht von 3,5–4,5 kg eine tägliche Dosis von 10–15 µg/kg KG verabreicht wird (entsprechend einer täglichen Dosis von ca. 50 µg), normalisieren sich die T_4- und auch die TSH-Spiegel binnen weniger Tage. Werden hingegen nur 6–9 µg/kg KG/Tag verabreicht, wie es zu Beginn der Erfahrungen mit durch Screening entdeckten Patienten der Fall war, dauert es 2–3 Monate bis zur vollständigen Normalisierung der T_4- und TSH-Werte.

63

Bei einigen Patienten bleiben die TSH-Spiegel trotz der in ◘ Tab. 63.1 empfohlenen T_4-Dosen erhöht. Ein Grund kann bei Neugeborenen eine mangelnde Resorption von T_4 sein. Mit zunehmendem Alter erhöht sich die Gesamtdosis des T_4, während die Dosis, bezogen auf das Körpergewicht, bis auf 2–3 µg/kg KG/Tag abnimmt.

Die Substitutionstherapie sollte in den ersten 3 Monaten zunächst in 4- bis 6-wöchigen Abständen, und bis zum Ende des 2. Lebensjahrs vierteljährlich überprüft werden. Nach Ende des 2. Lebensjahrs sollte nach einem 4-wöchigen Auslass der Substitution geklärt werden, ob immer noch eine hypothyreote Stoffwechsellage vorliegt. Bei Patienten mit fehlendem Nachweis von Schilddrüsengewebe im Ultraschall kann jetzt durch Szintigrafie geklärt werden, ob eine ektope Schilddrüsenanlage nachweisbar ist. Eine Szintigrafie im Neugeborenenalter ist nicht sinnvoll, da die ^{123}J- oder ^{99}Tc-Aufnahme durch eine Jodkontamination (z. B. bei peripartaler Desinfektion mit PVP-Jod) oder mütterliche Antikörper blockiert sein kann. Bei Patienten, bei denen durch die Anwesenheit mütterlicher TSH-Rezeptor-Antikörper oder die erhöhte Jodausscheidung im Urin eine nur transiente Hypothyreose wahrscheinlich ist, kann ein Auslassversuch bereits mit 6–12 Monaten durchgeführt werden.

Die Substitution einer erworbenen Hypothyreose im Kindesalter erfolgt mit einer Dosierung von ca. 100 µg/m² KOF. Bei Kindern und Jugendlichen mit einer Autoimmunthyreoiditis sollte die Therapie kompensierter Formen der Hypothyreose (erhöhtes TSH bei normalen peripheren Schilddrüsenhormonspiegeln) erwogen werden, da somit eine Ausbildung hypothyreoter Symptome vermieden wird. Der Verlauf der Erkrankung und selbst die Bildung von Autoantikörpern werden durch eine Schilddrüsenhormongabe nicht beeinflusst. Die Kontrolle einer Substitutionstherapie erfolgt durch die Bestimmung des TSH und der Bestimmung des T_4 (fT_4) und T_3 (mit letzter Tabletteneinnahme am Tag vor der Kontrolluntersuchung) im Serum. Die T_4-Spiegel sollen im oberen Normbereich liegen und die TSH-Spiegel sollen nicht supprimiert sein, sondern um 0,5–3,0 mU/l liegen, um eine Überbehandlung zu vermeiden. Eine Kontrolluntersuchung der Skelettreife ist nur erforderlich, wenn die Hormonbestimmung pathologische Werte aufweist oder klinische Zeichen einer nicht ausreichenden oder überschießenden Behandlung nachweisbar sind (z. B. Wachstumsretardierung oder Beschleunigung). Mindestens 2-mal sollte das Hörvermögen im Säuglings-und Kleinkindalter audiometrisch geprüft werden. Standardisierte psychometrische Tests sollten in regelmäßigen Abständen durchgeführt werden.

Prävention Das Hypothyreosescreening wird zusammen mit dem erweiterten Neugeborenenscreening zur Früherkennung anderer Stoffwechselerkrankungen (z. B. Phenylketonurie, Galaktosämie, MCAD) in getrockneten Blutproben durchgeführt (▶ Kap. 6). Das Blut hierfür wird in der Regel am 2. oder 3. Lebenstag entnommen.

Prognose Wenn die Richtlinien der Substitutionstherapie berücksichtigt werden, ist das Risiko einer körperlichen und geistigen Retardierung bei früh entdeckter angeborener Hypothyreose nach dem heutigen Stand des Wissens nahezu vollständig gebannt. Bei bis zu 10 % der früh diagnostizierten Fälle von angeborener Hypothyreose bleiben jedoch trotz frühzeitiger und ausreichender Therapie unabhängig vom Schweregrad der Hypothyreose Defizite in der Entwicklung feststellbar. Ob ein besonders niedriger Spiegel der Schilddrüsenhormone bei Geburt die Prognose hinsichtlich der mentalen Entwicklung verschlechtert, ist offen. Eine ausreichende Thyroxinsubstitutionsdosis und ein früher Behandlungsbeginn sind jedenfalls unverzichtbar.

◘ **Tab. 63.1** Substitutionstherapie der angeborenen Hypothyreose mit L-Thyroxin (Tabletten)

Alter	L-Thyroxin (µg/kg KG/Tag)	L-Thyroxin (µg/Tag)
0–3 Monate	10–15	50
4–24 Monate	8–10	50–75
2–10 Jahre	4–6	75–125
10–16 Jahre	3–4	100–150
>16 Jahre	2–3	125–200

63.2 Hyperthyreose

Definition und Häufigkeit Eine Hyperthyreose wird durch eine gesteigerte Schilddrüsenhormonsekretion und deren Wirkung auf den Organismus definiert. Sie wird im Kindesalter selten beobachtet und beruht zumeist auf einer Stimulation der Schilddrüse durch Autoantikörper (Morbus Basedow oder Autoimmunthyreoiditis). Die Häufigkeit liegt bei 1 : 50.000 bis 1 : 100.000 Kinder unter 18 Jahren. Differenzialdiagnostisch müssen Situationen abgeklärt werden, in denen zwar vermehrt Schilddrüsenhormone im Serum nachgewiesen werden, die Stoffwechsellage jedoch euthyreot ist (▶ Übersicht).

Differenzialdiagnose der Hyperthyreose/Autoimmunhyperthyreose
- Neonataler (transienter) Morbus Basedow bei mütterlichem Morbus Basedow
- Morbus Basedow
- Autoimmunthyreoiditis (hyperthyreote Phase)
- Aktivierende TSH-Rezeptor-Mutation
  - Neonatale Hyperthyreose
  - Familiäre Hyperthyreose
- Toxisches Adenom
- TSH-sezernierendes Adenom
- Hyperthyreosis factitia
  - Akzidentelle oder iatrogene L-T_4-Intoxikation
  - Verunreinigung von Nahrungsmitteln durch Schilddrüsenhormon
- Jodinduzierte Hyperthyreose
  - Differenzialdiagnose bei erhöhtem Gesamt-T_4 und normalem freien T_4
- Familiäre TBG-Erhöhung
- Familiäre Dysalbuminämie
- Schwangerschaft und Östrogene („Pille")

Ätiologie und Pathogenese

Morbus Basedow Die Ätiologie des Morbus Basedow ist letztlich nicht geklärt. Es gibt eindeutige Hinweise für eine genetische Prädisposition, da gehäuft Hyperthyreosen oder Autoimmunthyreoiditiden in den betroffenen Familien vorkommen. Ferner weisen Patienten mit Morbus Basedow eine erhöhte Inzidenz an bestimmten HLA-Haplotypen auf, insbesondere HLA-DR3. Hier scheint das Vorhandensein eines Arginin an Position 74 der DRβ1-Kette des HLA-DR3 für ein 3- bis 4-fach erhöhtes Risiko verantwortlich zu sein.

Eine Kopplung mit weiteren chromosomalen Loci wurde in informativen Familien mit mehrfachem Auftreten eines Morbus Basedow beschrieben. Hierzu gehört insbesondere das CTLA4-Gen, das für ein Membranprotein der Immunglobulin-Superfamilie kodiert. Bei Patienten mit Morbus Basedow wurde gehäuft ein Graves'-spezifischer CTLA4-Polymorphismus (A/G49-Polymorphismus) beschrieben, der mit einem Auftreten im Kindesalter, schwerer Thyreotoxikose und vermindertem Ansprechen auf eine thyreostatische Therapie einhergeht.

Die Pathogenese der Hyperthyreose beim Morbus Basedow im Kindes- und Erwachsenenalter wird durch Immunglobuline erklärt, die – seltener – auch im Verlauf einer Autoimmunthyreoiditis (Hashimoto-Thyreoiditis) produziert werden. Ihre stimulierende Aktivität resultiert in einer vermehrten Bildung von cAMP nach Bindung des Immunglobulins an die TSH-Rezeptoren der Schilddrüsenzellmembran. TSH-Rezeptor-Antikörper sind Immunglobuline der IgG1-Subklasse. Sie werden als TSH-bindungsinhibierende Immunglobuline (TBII oder TRAK) bezeichnet, wenn sie mit Methoden bestimmt wurden, die nur die Verdrängung von radioaktivem TSH an TSH-Rezeptoren der Schilddrüsenmembran nachweisen. Sie werden als schilddrüsenstimulierende Immunglobuline bezeichnet (TSI), wenn auch eine Steigerung der cAMP-Sekretion nachgewiesen wurde. Weitere Antikörper, die bei der Pathogenese des Morbus Basedow eine Rolle spielen, sind (Anti-TPO-, Anti-Thyreoglobulin-Antikörper und zytotoxische Antikörper.

Eine Hyperthyreose aufgrund eines Morbus Basedow manifestiert sich in der Regel in der Pubertät, selten werden aber auch Manifestationen im Kleinkindalter beobachtet. Die Erkrankung weist eine erhöhte Inzidenz beim weiblichen Geschlecht auf. Das Verhältnis von Mädchen zu Jungen beträgt 3–5 : 1.

Die endokrine Ophthalmopathie, die bei der kindlichen Hyperthyreose nur selten zu beobachten und im Gegensatz zum Erwachsenenalter nie das einzige Symptom der Hyperthyreose ist, wird durch kollagenstimulierende Antikörper und zytotoxische Antikörper gegen Augenmuskelgewebe erklärt. Auch TSH-Rezeptor-Antikörper spielen in der Pathogenese der endokrinen Ophthalmopathie eine Rolle, wobei die molekularen Mechanismen nicht geklärt sind. Eine behandlungsbedürftige Ophthalmopathie im Kindesalter ist extrem selten.

Nicht autoimmune Hyperthyreose Bei einigen Patienten mit hyperthyreoter Symptomatik gelingt der Nachweis von TSH-Rezeptor-Autoantikörpern trotz deutlich hyperthyreoter Stoffwechsellage nicht. Bei diesen Patienten können Mutationen des TSH-Rezeptor-Gens, die den Rezeptor konstitutiv aktivieren, d. h. ohne Bindung des Liganden. Der Manifestationszeitpunkt der Hyperthyreose ist hierbei sehr variabel und reicht vom Neugeborenen über das Kleinkind- bis zum Erwachsenenalter. Die überwiegende Mehrzahl der Mutationen liegt im transmembranären Teil des Rezeptors, der besonders bedeutsam für die G-Protein-Kopplung ist. Andere Mutationen liegen in der extrazellulären Domäne des Rezeptors und führen durch Konfigurationsänderung zur ligandenunabhängigen Rezeptoraktivierung

Neonatale Hyperthyreose Die neonatale Hyperthyreose wird in ► Abschn. 44.8 beschrieben.

Autonome Adenome Toxische Adenome mit einer vermehrten Produktion von Schilddrüsenhormonen werden im Kindes- und Jugendalter nur extrem selten beobachtet. Ihre Pathogenese ist weitgehend ungeklärt, und stimulierende Immunglobuline können nicht nachgewiesen werden. Die Häufigkeit einer bösartigen Entartung dieser Knoten liegt bei weit unter 1 %.

TSH-induzierte Hyperthyreose Eine durch eine vermehrte TSH-Sekretion verursachte Hyperthyreose kann auf 2 Ursachen zurückgeführt werden: TSH-produzierende Hypophysenadenome und eine isolierte hypophysäre Schilddrüsenhormonresistenz. Beide Erkrankungen sind im Kindesalter selten. TSH-produzierende Hypophysentumoren sind chromophobe oder basophile Adenome.

Bei Patienten mit einer überwiegend hypophysären Resistenz (T3-Rezeptor-Defekt) gegenüber Schilddrüsenhormon durch Mutationen im TR-β1-Gen steigt durch eine mangelnde Feedback-Regulation die Sekretion von TSH und Schilddrüsenhormon an. Dies führt zu einer deutlichen Schilddrüsenvergrößerung bei peripher hyperthyreoter Stoffwechsellage. Im Unterschied zum Morbus Basedow sind die TSH-Spiegel nicht supprimiert und Schilddrüsenautoantikörper fehlen. Die Abgrenzung gegenüber TSH-produzierenden Adenomen erfolgt durch bildgebende Verfahren und durch den fehlendenNachweis erhöhter α-Untereinheiten des TSH.

Klinische Symptome und Verlauf

Morbus Basedow Der kindliche Morbus Basedow verläuft zumeist schleichend und beginnt nicht mit einer thyreotoxischen Krise. Häufig werden unspezifische Symptome wie eine gesteigerte Unruhe und Nervosität sowie ein deutlicher Leistungsabfall in der Schule berichtet. Dies führt häufig zur (Fehl-)Diagnose eines ADHS-Syndroms. Nykturie, sekundäre Enuresis nocturna und häufiges Wasserlassen auch über Tag können der durch die hyperthyreote Stoffwechsellage gesteigerten glomerulären Filtration zugeschrieben werden und sind bereits nach wenigen Tagen einer thyreostatischen Therapie verschwunden. Gesteigertes Schwitzen, Ein- und Durchschlafstörungen, die mit Abgeschlagenheit und Müdigkeit tagsüber einhergehen, Muskelschwäche und schließlich Gewichtsverlust deuten auf eine Hyperthyreose.

Meistens ist eine deutliche Struma vorhanden, die weich und gut schluckverschieblich ist und ein deutliches Schwirren aufweist. Geringe Symptome einer Hyperthyreose bzw. erhöhte Schilddrüsenhormonspiegel ohne Schilddrüsenvergrößerung im Kindesalter schließen einen Morbus Basedow nahezu aus und sprechen eher für eine exogene Schilddrüsenhormonzufuhr, ein Adenom, die thyreotoxische Phase einer Autoimmunthyreoiditis oder eine gar euthyreote Stoffwechselsituation mit erhöhten Schilddrüsenhormonkonzentrationen (z. B. eine familiäre Dysalbuminämie oder durch andere Ursachen einer erhöhten Bindungskapazität). Sie sind durch normale freie Hormonspiegel leicht abzugrenzen.

Ein weiteres wichtiges Symptom sind die sog. Augenzeichen, während die endokrine Ophthalmopathie sich im Kindesalter nur sehr selten findet. So finden sich zwar häufig eine erweiterte Lidspalte, ein seltener Lidschlag und eine leichte Protrusio bulbi, jedoch keine Doppelbilder, Konjunktivitis, Schmerzen, Tränenfluss oder periorbitale und konjunktivale Ödeme.

Die Blutdruckamplitude ist meistens erhöht, und es besteht eine Tachykardie (seltener auch eine Arrhythmie). Die Muskeleigenreflexe sind gesteigert, und es findet sich ein deutlicher Ruhetremor.

Angeborene Hyperthyreose Neugeborene mit einer angeborenen Hyperthyreose haben häufig eine ausgeprägte pränatale Dystrophie oder werden zu früh geboren. Die Symptomatik bei Neugeborenen ist geprägt durch Unruhe, schlechte Gewichtszunahme, gesteigerte Irritabilität und eine Tachykardie, die in ein Herzversagen übergehen kann. Sie lässt oft zuerst an ein Drogen- oder Nikotinentzugssyndrom denken. Treten eine Hepatosplenomegalie, Hyperbilirubinämie, Polyglobulie und Thrombozytopenie hinzu, so muss eine Sepsis ausgeschlossen werden. Wegweisend ist in der Regel der bekannte Morbus Basedow der Mutter. Fehlt er, so beruht er auf konstitutiv aktivierenden TSH-Rezeptor-Mutationen und die Diagnose wird oft erst sehr spät gestellt, wenn bleibende Komplikationen, z. B. eine prämature Schädelsynostose, bereits aufgetreten sind.

Toxisches Adenom Ein toxisches Adenom, das im Kindesalter sehr selten ist, fällt durch eine ähnliche Symptomatik wie der Morbus Basedow auf, wobei die Augensymptome fehlen und die Schilddrüse insgesamt nicht vergrößert ist.

Diagnose Die Bestimmung der Schilddrüsenhormone im Serum ergibt erhöhte Werte, wobei die T_3-Spiegel manchmal deutlicher erhöht sind als die T_4-Spiegel (Abb. 63.3). Die TSH-Spiegel, gemessen mit sensitiven TSH-Methoden, sind supprimiert (<0,01 µU/ml). Bei der Benutzung sensitiver TSH-Methoden ist der Nachweis eines fehlenden Anstiegs im TRH-Test (negativer TRH-Test) nicht mehr erforderlich. Der positive Nachweis von TSH-Rezeptor-Antikörpern (TSI oder TBII) bestätigt die Verdachtsdiagnose Morbus Basedow auch ohne Feinnadelbiopsie. Die Ultraschalluntersuchung objektiviert die Vergrößerung des Schilddrüsenvolumens und macht die inhomogene Echotextur sichtbar, wie sie für die Thyreoiditis typisch ist.

Verschwinden TSH-Rezeptor-Antikörper im Verlauf der Erkrankung, so lässt sich daraus nicht auf eine Remission schließen, wie umgekehrt ihr erneutes Auftreten nicht in jedem Fall ein Rezidiv ankündigt. Eine Szintigrafie ist beim Morbus Basedow nicht in jedem Fall, wohl aber bei sonografischem Nachweis von Knoten nötig, um autonome Adenome zu erkennen. Speichert bei einer hyperthyreoten Funktion nur der Knoten ^{123}J, so spricht man von einem toxischen Adenom, speichert auch das den Knoten umgebende Schilddrüsengewebe, so spricht man von einem kompensierten Adenom. Um die Autonomie eines kompensierten Adenoms zu beweisen, kann ein Suppressionsszintigramm angefertigt werden, da bei Autonomie eines Knotens nach exogener Zufuhr von T_4 oder T_3 zwar die Jodaufnahme in das umgebende Schilddrüsengewebe, nicht aber in den Knoten verhindert wird.

Ist der basale TSH-Spiegel trotz deutlicher Erhöhung der Schilddrüsenhormone nicht supprimiert, so sollten, falls nicht primär geschehen, zunächst die freien Hormone bestimmt werden, um eine erhöhte Bindungskapazität des Serums auszuschließen. Sind die freien Hormonspiegel ebenfalls erhöht, ist ein TSH-produzierendes Adenom dann wahrscheinlich, wenn der TRH-Test bei einem erhöhten basalen TSH keinen weiteren TSH-Anstieg zeigt und die TSH-α-Untereinheiten erhöht sind.

Bei einer hypophysären Resistenz steigt TSH nach TRH-Gabe normal oder vermehrt an.

Beim Neugeborenen einer Mutter mit Morbus Basedow solltenim Nabelschnurblut nach 8–10 Tagen und nach 6–8 Wochen T3-, T4-, TSH- und TSH-Rezeptor-Antikörper im Serum bestimmt werden. Die Bestimmung im Nabelschnurblut ermöglicht eine frühe Diagnosestellung bei gestörter Funktion. Da nach 1 Woche keine Wirkung mütterlicher Thyreostatika mehr zu erwarten ist, wird eine bis dahin „mitbehandelte" Hyperthyreose des Kindes erkennbar. Bei der Untersuchung nach 6–8 Wochen, bei bis dahin unauffälliger Funktion, kann mit dem Abbau blockierender Immunglobuline gerechnet werden.

Therapie Zur Behandlung des Morbus Basedow stehen prinzipiell 3 Alternativen zur Verfügung: thyreostatische Medikamente, Schilddrüsenchirurgie und die Radiojodtherapie.

Medikamentöse Therapie Behandlung der Wahl im Kindesalter ist die thyreostatische Therapie. Während in den USA meistens Propylthiouracil (PTU) verordnet wird, bevorzugt man in Europa Carbimazol oder Methimazol. Diese haben den Vorteil, dass sie nur einmal täglich verabreicht werden müssen, während PTU 2- bis 3-mal/Tag gegeben werden muss. Dieser Vorteil ist entscheidend, da die Therapiecompliance eine Vorbedingung für eine erfolgreiche konservative Therapie ist. Der Vorteil der PTU-Therapie, der in der Hemmung der hepatischen Dejodierung von T_4 liegt, ist zu vernachlässigen, da dieser Effekt nur bei Dosierungen erreicht wird, die oberhalb der normalerweise verabreichten Dosierung des PTU liegen. Die Gesamtdosis des PTU liegt bei 4–6 mg/kg KG/Tag verteilt auf 3 Einzeldosen, während Methimazol bzw. Carbimazol in einer Dosierung von initial 0,5 mg/kg KG verabreicht werden.

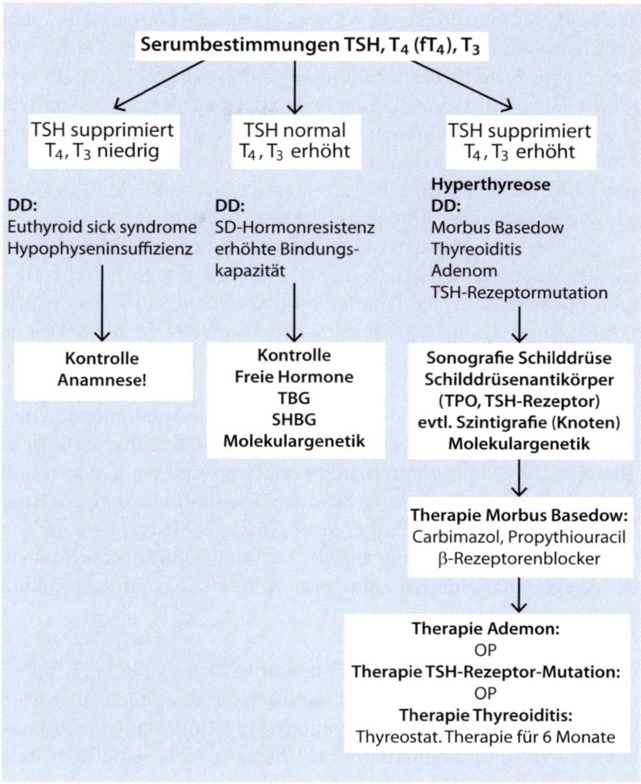

Abb. 63.3 Diagnostik der Hyperthyreose: Serumbestimmungen TSH, T_4, (fT_4), T_3

Als Dauertherapie sollte einemöglichst geringe Dosierung gewählt werden, da die Nebenwirkungen stark dosisabhängig sind. Nebenwirkungen im Kindesalter sind zwar selten, können jedoch letal verlaufen, z. B. durch Agranulozytose und Leberversagen. Beim Auftreten von Nebenwirkungen kann auf das Thyreostatikum der anderen Substanzgruppe gewechselt werden.

Die peripheren Schilddrüsenhormone sinken unter suffizienter thyreostatischer Therapie innerhalb weniger Wochen in den Normbereich ab. Die TSH-Spiegel können noch längere Zeit supprimiert sein. Für die weitere thyreostatische Therapie ist es möglich, die Thyreostatikadosis langsam zu reduzieren. Bei Kindern und Jugendlichen wird eine höhere Thyreostatikadosis mit zusätzlicher L-Thyroxin-Substitution bevorzugt, bis eine euthyreote Stoffwechselsituation erreicht ist. Dies erlaubt Kontrolluntersuchungen in längerfristigen Intervallen. Ob die Kombination von Thyreostatika und Schilddrüsenhormonen einen günstigen Einfluss auf die Rate der Dauerremissionen hat, wird kontrovers diskutiert.

In einigen Fällen, insbesondere bei thyreotoxischen Krisen, ist eine symptomatische Therapie mit β-Blockern erforderlich. Bei ausgeprägter Tachykardie und Herzrhythmusstörungen werden 10 mg alle 6–8 h verabreicht. Bei thyreotoxischer Krise können außerdem hohe Steroiddosen (z. B. Dexamethason) oder Jodid verabreicht werden, um die Schilddrüsenhormonbiosynthese zu blockieren. In extremen Fällen muss eine Plasmapherese in Betracht gezogen werden.

Auch bei Neugeborenen mit Hyperthyreose und mütterlichem Morbus Basedow muss in der Regel eine vorübergehende thyreostatische Therapie (z. B. mit Carbimazol 1 mg/kg KG/Tag) ggf. mit adjuvanter β-Blocker-Therapie eingeleitet werden.

Bei Patienten mit einer Hyperthyreose aufgrund einer aktivierenden Mutation im TSH-Rezeptor führt eine thyreostatische Therapie nur selten zu einer dauerhaften euthyreoten Stoffwechselsituation, so dass bei Kindern frühzeitig eine komplette Thyreoidektomie angestrebt werden sollte, um die langfristigen Folgen einer Hyperthyreose zu vermeiden.

Da der Morbus Basedow bei Kindern eine höhere Rezidivneigung aufweist, wird empfohlen, eine längerfristige thyreostatische Therapie (für 2 Jahre) durchzuführen. Zwar wird bei Kindern und Jugendlichen (z. B. bei großen Strumen, Kleinkindern, langer Dauer bis zum Erreichen der Euthyreose) auch eine Therapiedauer von 4–5 Jahren als gerechtfertigt angesehen, es gibt jedoch keine Studien, die belegen, dass hierbei keine gravierende Langzeitfolgen inkauf genommen werden.

Operative Therapie Eine primär operative Therapie ist bei Kindern und Jugendlichen mit Morbus Basedow in der Regel nicht angezeigt, bei initial hohen Schilddrüsenvolumina (>20 ml) ist die Rezidivrate jedoch >90 %, und eine definitive Therapie sollte nach Erreichen einer Euthyreose diskutiert werden. Treten ernsthafte Nebenwirkungen der thyreostatischen Therapie auf oder kommt es bereits unter der thyreostatischen Therapie oder nach ihrem Absetzen zum Rezidiv, ist ebenfalls die chirurgische Therapie indiziert. Es wird in der Regel eine komplette oder nahezu komplette Thyreoidektomie durchgeführt. Die Thyreoidektomie erfolgt nach Darstellung aller Nebenschilddrüsen und des N. recurrens durch einen erfahrenen Schilddrüsenchirurgen. Bei diesem Vorgehen ist die Gefahr einer Rekurrensparese und eines Hypoparathyreoidismus sehr gering. In den meisten Fällen, wenn auch manchmal mit gewisser Latenz, stellt sich eine Hypothyreose ein, die dann substituiert werden muss. Die operative Therapie durch Enukleation ist die Therapie der Wahl bei autonomen Adenomen.

Radiojodtherapie Eine Radiojodtherapie wird in der Bundesrepublik bislang zur Behandlung des Morbus Basedow nur sehr selten vor dem 20. Lebensjahr eingesetzt. In den USA wird die Radiojodtherapie aus Gründen der Effektivität und Wirtschaftlichkeit auch bei Kindern und Jugendlichen empfohlen. Rezidive, die eine erneute Radiojodtherapie erforderlich machen, sind häufig und werden durch eine meist ungenügende Initialdosis verursacht. Bei Anwendung sicher ablativer Dosen treten jedoch keine Rezidive auf. Dosis-Wirkungs-Ergebnisse liegen aufgrund der limitierten Erfahrung bei Kindern und Jugendlichen nicht vor.

Das karzinogene oder teratogene Risiko scheint aufgrund von Untersuchungen einer großen Zahl von Kindern und Jugendlichen, die in den USA behandelt wurden, nicht erhöht zu sein. Daher sollte bei begründeten Indikationen (z. B. initial große Strumen, mehrfaches Rezidiv oder nichtautoimmune Hyperthyreose) auch bei Kindern und Jugendlichen eine Radiojodtherapie als therapeutische Option ins Auge gefasst werden.

63.3 Autoimmunthyreoiditis

Definition Die chronische Thyreoiditis ist eine Autoimmunerkrankung, bei der es durch zelluläre und humorale Mechanismen zu einer Infiltration des Schilddrüsengewebes kommt. Manchmal kann sie nach vorübergehender Stimulation der Schilddrüsenfunktion zum Funktionsverlust des Organs führen. Man unterscheidet hierbei die im Kindesalter häufigere, primär hypertrophe Verlaufsform mit deutlicher Struma (Hashimoto-Thyreoiditis) und die im Kindesalter seltene, primär atrophische Form, die mit frühzeitiger Hypothyreose einhergeht.

Ätiologie und Pathogenese Die Ätiologie der Autoimmunthyreoiditis ist multifaktoriell und polygen. Wie bei anderen Autoimmunerkrankungen liegt eine genetische Prädisposition vor. Assoziationen mit bestimmten HLA-Varianten sind beschrieben worden. So scheint die Hashimoto-Thyreoiditis mit HLA-DR4 und -DR5 gekoppelt zu sein, die primär atrophischen Verlaufsform mit HLA-DR und -DQw7. Mädchen sind 3-mal häufiger als Knaben betroffen. Eine Autoimmunthyreoiditis findet sich gehäuft bei Patienten mit Ullrich-Turner-Syndrom und Trisomie 21. Die Autoimmunthyreoiditis ist ein wichtiges Symptom der hereditären Polyautoimmunendokrinopathien. Für die Polyautoimmunendokrinopathie Typ 1 wurden Mutationen im *APECED*-Gen beschrieben, das auf dem Chromosom 21 lokalisiert ist. Umweltfaktoren begünstigen die Entwicklung einer Autoimmunthyreoiditis. So kann bei genetischer Prädisposition eine Erhöhung der Jodzufuhr eine Autoimmunthyreoiditis auslösen. Die kausale Rolle von Virus- oder bakteriellen Infektionen ist ungeklärt.

Pathogenetisch wird ein Suppressordefekt der T-Zellen angenommen. Er lässt einen sog. *forbidden clone* von T-Lymphozyten überleben, die sich gegen eigene Schilddrüsenantigene richten. Gewebe geht nach Infiltration zytotoxischer T-Zellen (Killerzellen) direkt unter, oder es wird über die Interaktion von T-Helferzellen mit B-Lymphozyten destruiert, die Antikörper gegen verschiedene Schilddrüsenzellantigene produzieren. Die Antikörper können gegen verschiedene, teilweise noch nicht definierte Schilddrüsenzellantigene gerichtet sein. Das klinische Erscheinungsbild der Autoimmunthyreoiditis richtet sich nach der Wirkung der produzierten Antikörper, so kann es bei Produktion von stimulierenden Antikörpern auch zu einer vorübergehend hyperthyreoten Stoffwechsellage kommen (Hashimoto-Toxikose). Bei Erwachsenen mit einer primär atrophischen Verlaufsform wurden wachstumsblockierende Immunglobuline nachgewiesen.

Klinische Symptome Eine Autoimmunthyreoiditis manifestiert sich zumeist in der Pubertät, kann aber in jedem Alter auftreten. Zu Beginn der Manifestation kann eine hyperthyreote Symptomatik vorliegen. Dabei kann es bei Vorliegen einer Struma meist schwierig sein, einen Morbus Basedow abzugrenzen, vor allem wenn stimulierende TSH-Rezeptor-Antikörper nachgewiesen werden. Manchmal dauern diese Symptome nur wenige Tage, weil die Follikel durch den akuten Entzündungsprozess entleert werden.

Die meisten Patienten mit Autoimmunthyreoiditis werden wegen einer Struma vorgestellt. Auch in der Bundesrepublik ist nach Eliminierung des Jodmangels jetzt die Autoimmunthyreoiditis die häufigste Ursache einer Struma im Kindes- und Jugendalter. Handelt es sich um primär atrophische Verlaufsformen, so stehen die klinische Symptomatik einer erworbenen Hypothyreose (► Abschn. 63.1) mit Verlangsamung von Wachstum und Entwicklung sowie ein Leistungsknick in der Schule im Vordergrund. Meistens ist die Schilddrüsenfunktion jedoch euthyreot. Die Schilddrüse ist bei der Palpation von fester Konsistenz, die regionalen Lymphknoten können angeschwollen sein. Die Schilddrüsenvergrößerung verursacht allenfalls Schluckbeschwerden, sie ist aber bei der Autoimmunthyreoiditis nie schmerzhaft.

Liegt eine schmerzhafte Vergrößerung der Schilddrüse vor, so kann es sich um eine subakute Thyreoiditis (Riedel-Struma) oder eine Thyreoiditis de Quervain handeln. Bei diesen Formen kommt es ebenfalls manchmal zu einer gesteigerten Freisetzung von Schilddrüsenhormonen, wobei die Szintigrafie im Gegensatz zum Morbus Basedow eine stark herabgesetzte Jodaufnahme zeigt. In der Punktionszytologie finden sich typischerweise Riesenzellen. Diese subakuten Thyreoiditiden stellten bei Kindern und Jugendlichen eine extreme Rarität dar.

Diagnose Die Diagnose einer Autoimmunthyreoiditis wird gestellt durch den Nachweis von Schilddrüsenautoantikörpern und die Sonografie der Schilddrüse, die meist eine vergrößerte oder eine verkleinerte Schilddrüse mit einem typisch echoarmen, hyporeflexivem Muster zeigt. Die Bestimmung von TSH, T_4 (fT_4) und T_3 im Serum sollte durchgeführt werden, um eine Hypo- bzw. Hyperthyreose frühzeitig zu diagnostizieren. Da mit der Antikörperbestimmung und Sonografie bei 95 % der Patienten die Diagnose zu stellen ist, sind weitergehende diagnostische Maßnahmen wie eine Feinnadelpunktion oder szintigrafische Untersuchungen auf unklare Fälle zu beschränken. Hierbei weist eine lymphozytäre Infiltration im zytologischen Präparat auf eine Autoimmunthyreoiditis hin. Die Punktion ist zwingend bei dem Nachweis von Knoten erforderlich. Meistens sind die TPO-Antikörper stärker als die Thyreogobulin-Antikörper (TG-Antikörper) erhöht, aber auch das isolierte Vorkommen von TG-Antikörpern ist möglich.

Therapie und Verlauf Besteht eine Hypothyreose (erniedrigte Schilddrüsenhormone und erhöhtes basales TSH), so ist eine Substitution mit L-Thyroxin zwingend (Dosierung in ► Abschn. 63.1, Hypothyreose). Vermieden werden sollte unter allen Umständen eine Gabe von Jodid, da sie den Autoimmunprozess noch verstärken kann. Kontrovers wird die Behandlungsindikation bei basal erhöhtem TSH mit normalen Schilddrüsenhormonspiegeln diskutiert. Für eine Therapie spricht die Annahme, dass die Substitution zu einer Ruhigstellung des Organs mit verminderter Antigenpräsentation führt und somit einem Übergang in die Hypothyreose vorbeugen kann. Durch die Substitution wird außerdem eine Volumenreduktion angestrebt. Diese Annahmen sind jedoch nicht durch prospektive, kontrollierte Studien belegt.

Nicht indiziert ist die Behandlung eines Nachweises von Autoantikörpern bei euthyreoten Verlaufsformen und normaler Schilddrüsengröße, da sie keine günstige Auswirkung auf den Krankheitsverlauf hat.

Alle 6–12 Monate sollten die Schilddrüsenfunktion und der Ultraschallbefund kontrolliert werden. Da es auch bei hypothyreoten Verlaufsformen eine signifikante Rate (20 %) von selbstlimitierenden Verläufen mit Rückkehr zur Euthyreose gibt, sollte nach Abschluss des Wachstums und der Pubertät ein 4- bis 6-wöchiger Auslassversuch der Therapie durchgeführt werden.

Allen Kindern und Jugendlichen mit Autoimmunthyreoiditis, auch denen mit euthyreoten Verläufen oder nach Remission, sollte nahegelegt werden, auch im späteren Leben die Schilddrüsenfunktion in regelmäßigen Abständen überprüfen zu lassen, insbesondere in Belastungssituationen, z. B. in der Schwangerschaft und in der Postpartalperiode, da es dann zu erneuter Dekompensation kommen kann.

63.4 Schilddrüsenknoten

Definition Schilddrüsenknoten sind im Kindesalter selten. Ihnen können regressive Veränderungen, insbesondere Zysten, oder Neoplasien zugrunde liegen.

Die Schilddrüsenneoplasien im Kindesalter umfassen papilläre, follikuläre Karzinome und C-Zell-Karzinome. Adenome sind eine Rarität. Metastatische Tumoren der Schilddrüsen sowie intrathyreoidale Lymphome sind ebenfalls selten. Mit den Fortschritten in der Ultraschalltechnologie werden zunehmend kleine Gewebeveränderungen (<1 cm) in der Schilddrüse sichtbar gemacht, deren Relevanz unklar ist und für die bei Risikopatienten für bösartige Schilddrüsentumoren, z. B. nach Chemo- oder Strahlentherapie bösartiger Neubildungen sowie nach Stammzelltransplantationen, keine eindeutigen Empfehlungen hinsichtlich des Procedere bestehen.

Ätiologie und Pathogenese Bei Kindern mit solitären oder multiplen Schilddrüsenknoten muss immer zunächst die Möglichkeit einer bösartigen Neubildung in Betracht gezogen werden und mit Sicherheit ausgeschlossen werden. Nach einer höheren Inzidenz in den 1950er Jahren aufgrund der damals praktizierten Röntgenbestrahlung von Hämangiomen, Akne, vergrößerten Tonsillen oder Thymushyperplasie sind sie in den letzten 10–15 Jahren jedoch noch seltener geworden. Aber auch heute werden Schilddrüsentumoren bei Kindern nach Strahlentherapieim Halsbereich, z. B. wegen einer Leukämie oder wegen eines malignen Lymphoms, oder nach zytostatischer Primärbehandlung von Leukämien und soliden Tumoren sowie Stammzelltransplantationen beobachtet.

Strahleninduzierte Schilddrüsenkarzinome werden ab einer Dosis von 750 radgesehen. Die Intervalle zwischen Strahlentherapie und Nachweis der Neoplasien liegen bei 3–14 Jahren, wobei nach 10 Jahren die Inzidenz signifikant ansteigt. Erstaunlich war daher der frühzeitige Anstieg der Häufigkeit von Schilddrüsenmalignomen bei Kindern und Jugendlichen in den Gebieten mit starker Kontamination durch strahlende Nuklide nach der Reaktorkatastrophe von Tschernobyl im Jahre 1986. Bereits Anfang der 1990er Jahre wurde eine hohe Rate von Schilddrüsenmalignomen bei Kindern festgestellt. Jüngere Kinder und Mädchen hatten ein höheres Risiko. Derzeit scheint die Häufigkeit zu stagnieren bzw. abzunehmen. Die Ätiologie der Schilddrüsenkarzinome, die als Strahlenfolge auftreten, ist unbekannt, wobei auch hier ein häufigeres Auftreten bei Mädchen beobachtet wird. Bei einigen Patienten können somatische Mutationen in den Tumoren (Rearrangements im *RET*-Protoonkogen, *PPRγ/PAX8*-Fusionsgene) identifiziert werden.

Die medullären Schilddrüsenkarzinome umfassen 4–10 % aller Schilddrüsentumoren. Hereditäre Fälle zeigen einen autosomal-dominanten Erbgang und gehören meistens zum Krankheitsbild der multiplen endokrinen Neoplasie(MEN). Ein C-Zell-Karzinom ist eine häufige Manifestation der MEN 2A und 2B, wobei der Krankheitsverlauf bei der MEN 2B aggressiver ist. Für die MEN 2A und B sind Mutationen im *RET*-Protoonkogen verantwortlich. Diese können auch bei Familien mit medullärem Schilddrüsenkarzinom nachgewiesen werden. Das *RET*-Protoonkogen kodiert für eine transmembranäre Tyrosinkinase. Die Mutationen des MEN 2A betreffen 5 Cysteine der extrazellulären Domäne. Die häufigste Mutation betrifft das Cystein in Codon 634 (zu 90 % bei MEN 2A) und wird auch bei 74 % aller Fälle des familiären medullären Karzinoms gefunden. Beim MEN 2B handelt es sich meistens um die gleiche Mutation in Codon 918. Diese Mutation wird auch bei 30–40 % der sporadischen C-Zell-Karzinome als somatische Mutation entdeckt.

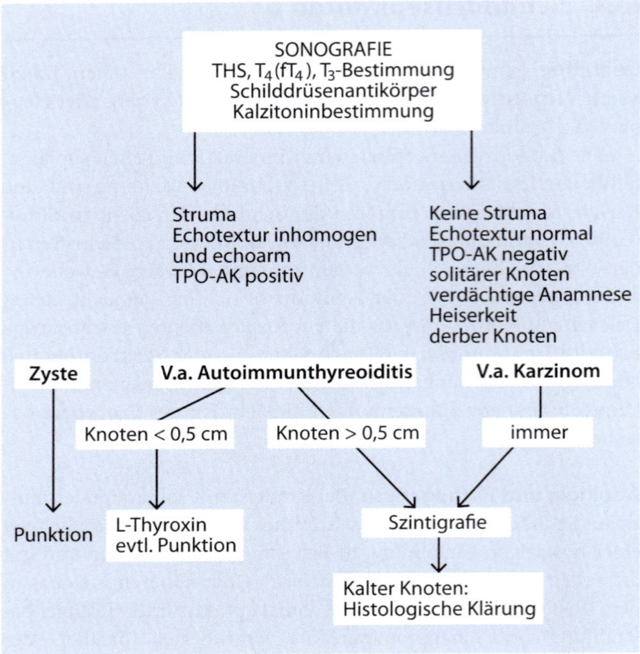

Abb. 63.4 Diagnostik der Schilddrüsenknoten

Klinische Symptome Ein Schilddrüsenknoten wird bei Kindern oft zufällig durch Palpation oder mit Ultraschall bei einer Routineuntersuchung entdeckt. Bei Vorliegen eines Karzinoms sind häufig bereits die zervikalen Lymphknoten vergrößert. Oftmals sind vergrößerte Halslymphknoten sogar das erste Symptom. In Anbetracht der Häufigkeit zervikaler Lymphknotenschwellungen im Kindesalter vergehen häufig Monate bis zur Diagnosestellung. Die Schilddrüsenkarzinome sind vom Tastbefund eher derb, schmerzlos und nicht verschieblich. Eine Heiserkeit des Patienten, die auf einen Rekurrensbefall hindeutet, oder eine fixierte Stellung des Knotens weisen auf Malignität.

Bei Patienten mit Innenohrschwerhörigkeit muss an das Pendred-Syndrom gedacht werden, das häufig ab der Pubertät eine knotige Umwandlung der Struma aufweist. Schilddrüsenzysten weisen bei der Ultraschalluntersuchung einen typischen Befund mit echoarmen Binnenmuster auf. Jedoch wurden auch bei sonografisch nachgewiesenen Schilddrüsenzysten mit soliden Anteilen Karzinome beobachtet.

Die C-Zell-Karzinome bei der MEN 2B werden im Gegensatz zur MEN 2A bereits im Kindesalter manifest (das jüngste beschriebene Kind ist 14 Monate alt), und sie metastasieren rascher. Pathognomonisch für die MEN 2B sind Neurome der Mundschleimhaut und Lippen sowie der marfanoide Habitus, der vielen Patienten ein typisches Aussehen gibt.

Die C-Zell-Karzinome bei der MEN 2A verharren meist lange Zeit als benigne Hyperplasien und ausgeprägte Krankheitsbilder sind im Kindesalter selten. Die MEN hat jedoch eine so hohe Mortalität, dass ihre Früherkennung – möglichst im Kindesalter vor Manifestation – eine wichtige Aufgabe des Kinderarztes ist.

Diagnose Die Abklärung eines Schilddrüsenknotens erfolgt zunächst mit der Sonografie (Abb. 63.4). Handelt es sich um eine Zyste ohne solide Anteile, so ist eine abwartende Haltung gerechtfertigt. Bei allen soliden oder inhomogenen Knoten sollte durch eine Szintigrafie die Funktionslage des Gewebes abgeklärt werden. Weisen eine vorangehende Strahlentherapie, der Tastbefund eines derben Knotens bzw. eine zervikale Lymphknotenschwellung auf eine Malignität hin, so ist bereits primär ein diagnostisch aggressiveres Vorgehen gerechtfertigt. Die Szintigrafie mit ^{123}J oder ^{99}Tc ist wegweisend für die weitere Diagnostik. Eine Anreicherung des Tracers in solitären Knoten macht ein Karzinom unwahrscheinlich und legt die Diagnose eines Adenoms nahe. Alle Knoten, die in der Szintigrafie nicht zur Darstellung kommen (kalte Knoten), auch die mit zystischen Anteilen, müssen hinsichtlich ihrer Dignität abgeklärt werden. Wegen der Häufigkeit falsch-negativer Befunde (bis 10 %) bei der Feinnadelpunktion sollten solitäre kalte Knoten im Kindesalter – auch bei unauffälligem Punktionszytologiebefund – als weiterhin malignomverdächtig betrachtet werden.

Eine abwartende Haltung bzw. der Versuch einer medikamentösen Therapie mit L-Thyroxin ist nur bei fehlenden klinischen Malignitätskriterien, dem Nachweis einer Unterfunktion oder einer Thyreoiditis sowie bei sehr kleinen Veränderungen (<0,5–1 cm) gestattet, und auch nur dann, wenn die Verlaufskontrolle gewährleistet ist. In allen anderen Fällen sollte der Knoten entfernt und histologisch untersucht werden. Wegen der hohen Rate von Schilddrüsenkarzinomen in knotigen Veränderungen bei Kindern und Jugendlichen muss in diesem Alter eine Maximaldiagnostik bis zum Ausschluss eines Karzinoms durchgeführt werden. Der Nachweis von Schilddrüsenantikörpern weist zwar auf eine Thyreoiditis hin, schließt aber ein Karzinom keinesfalls aus. Schilddrüsenkarzinome kommen auch bei Patienten mit Hashimoto-Thyreoiditis oder Morbus Basedow jedoch zumeist in höherem Lebensalter vor. Eine Unter- bzw. Überfunktion der Schilddrüse macht ein malignes Geschehen zwar unwahrscheinlicher, doch wurden auch bei gestörter Funktionslage Schilddrüsenkarzinome beobachtet.

Bei Patienten mit Schilddrüsenknoten und Verdacht auf ein medulläres Schilddrüsenkarzinom sind meistens bereits die Kalzitoninspiegel im Serum erhöht. In Zweifelsfällen kann ein Pentagastrintest zur Klärung herangezogen werden. Molekulargenetisch kann durch Mutationsnachweis im *RET*-Protoonkogen die Disposition für eine MEN noch vor Manifestation erkannt werden. Bei Kindern mit Mutationen im *RET*-Protoonkogen, die mit einem MEN 2b oder einer aggressiven Verlaufsform der MEN 2a assoziiert sind, sollte eine Thyreoidektomie nach Diagnostik auch bereits im Kleinkindalter durch einen erfahrenen Schilddrüsenchirurgen erfolgen, da Karzinome auch in einem Alter von unter 2 Jahren beschrieben wurden.

Therapie Bei der operativen Entfernung eines Knotens orientiert sich das Vorgehen an den Voruntersuchungen und am intraoperativen Schnellschnitt. Bei Nachweis eines Schilddrüsenkarzinoms muss die Schilddrüse in jedem Fall total entfernt werden. Eine subtotale oder Hemithyreoidektomie ist wegen des multifokalen Auftretens von Karzinomen nicht vertretbar. Eine zweizeitige Operation sollte möglichst vermieden werden. Die zervikalen Lymphknoten werden exstirpiert, eine prophylaktische radikale Neck dissection scheint keine Vorteile hinsichtlich der Prognose zu bringen. Bei papillären und follikulären Karzinomen wird in der Regel eine postoperative Radiojodtherapie durchgeführt, bei der nach Entfernung der Schilddrüse auch kleinere, vorher nicht sichtbare Metastasen zur Darstellung kommen. Sie werden durch die Radiojodgabe gleichzeitig eliminiert.

Nach erfolgter Radiojodtherapie muss die Hypothyreose substituiert werden. Hierbei wird die Substitutionsdosis so gewählt, dass die TSH-Spiegel supprimiert sind, um eine TSH-vermittelte Proliferation von Metastasen zu verhindern.

Die Kontrolle von Patienten mit papillären und follikulären Schilddrüsenkarzinomen erfolgt durch regelmäßige Thyreoglobulin- und TSH-Messungen.

63

Bei nachgewiesenem C-Zell-Karzinom muss ebenfalls eine komplette Thyreoidektomie durchgeführt werden. Das Auftreten von Metastasen wird durch postoperative Kalzitoninmessungen kontrolliert. In der Hand von erfahrenen Schilddrüsenchirurgen sind operativ bedingte Rekurrensparesen oder ein Hypoparathyreoidismus selten.

Prävention und Prognose Das Mutationsscreening bei Verwandten von Patienten mit MEN oder Familien mit medullären Karzinomen erlaubt den Nachweis einer Disposition für die Entstehung eines C-Zell-Tumors. Obgleich die Penetranz nicht 100 % ist, erscheint wegen der Bösartigkeit der C-Zell-Tumoren bei MEN 2a eine prophylaktische Thyreoidektomie im Kleinkindesalter gerechtfertigt, wenn eine Mutation nachgewiesen wird.

Prognostisch werden die papillären und gemischt papillär-follikulären Karzinome zusammengefasst. Diese Tumoren machen die Mehrzahl aller Schilddrüsentumoren im Kindesalter aus. Meistens findet sich eine multizentrische Ausbreitung des Tumors in beiden Schilddrüsenlappen. Ihr Wachstum ist in der Regel langsam, und obwohl bei Diagnosestellung häufig bereits Lymphknotenmetastasen vorhanden sind und in manchen Fällen die Schilddrüsenkapsel durchbrochen ist, dauert es meistens 20 Jahre, bis auch eine Metastasierung auf dem Blutweg erfolgt. Selbst bei dem Nachweis beidseitiger Lymphknotenmetastasen ist die Prognose dieses Tumors bei Kindern wesentlich günstiger als bei Erwachsenen. Die Lebenserwartung von Kindern mit komplett entfernten papillären Karzinomen ist nicht schlechter als die Lebenserwartung gesunder Kinder. 20 % aller Kinder mit papillären Karzinomen haben Fernmetastasen, wobei die Lunge und seltener auch das Skelett betroffen sind.

Die rein follikulären Karzinome sind im Kindesalter sehr selten. Das follikuläre Karzinom ist nur selten multizentrisch und zeigt häufig bereits bei Diagnosestellung einen Einbruch ins Gefäßsystem. Dementsprechend finden sich bei 30–40 % der Kinder bereits Fernmetastasen in Lungen oder Skelett.

Literatur

Franklyn JA (1994) The management of hypothyroidism. N Eng J Med 330:1731–1738

Grüters A, Krude H (2011) Detection and treatment of congenital hypothyroidism. Nat Rev Endocrinol 8(2):104–113

Grüters A (1998) Treatment of Graves disease in children and adolescents. Hormone Res 49:266–257

Macchia PE et al (1998) Pax8 mutations associated with congenital hypothyroidism caused by thyroid dysgenesis. Nat Genet 19:83–86

Refetoff S et al (1993) The syndrome of resistence to thyroid hormone. Endocrine Rev 14:348–399

Rivkees S (2010) Pediatric Graves' Disease. Controversies in Management. Horm Res Paediatr; 74:305–311

Thorwarth A, Mueller I, Biebermann H et al (2010) Screening Chromosomal Aberrations by Array Comparative Genomic Hybridization in 80 Patients with Congenital Hypothyroidism and Thyroid Dysgenesis. J Clin Endocrinol Metab 95(7):3446–3452

64 Störungen des Kalzium-Phosphat-Stoffwechsels

D. Schnabel

64.1 Physiologische Grundlagen

Der extrazelluläre Kalzium-Phosphat-Stoffwechsel wird vorwiegend durch die beiden Hormone Parathormon (PTH) und 1,25-Dihydroxy-Vitamin D ($1{,}25[OH]_2D$ oder Calcitriol) durch Einwirkung auf ihre wichtigsten Zielorgane Darm, Skelett und Nieren gesteuert. Beide Hormone werden aus Vorstufen gebildet und in Abhängigkeit vom Kalzium- (und Phosphat-)bedarf sezerniert.

Vitamin D_3(Cholecalciferol) wird durch UV-Bestrahlung (Sonnenlicht, Wirkungsmaximum 290–315 nm) in den tiefen Schichten der Epidermis gebildet oder mit der Nahrung als Vitamin D_3 oder Vitamin D_2 (Ergocalciferol) über den Darm aufgenommen. Der Begriff Vitamin D (ohne Suffix) fasst die beiden Substanzen Vitamin D_3 und Vitamin D_2 zusammen, die identisch im Organismus umgewandelt werden und wirken.

Vitamin D wird in der Leber durch das *CYP2R1*-Gen zunächst enzymatisch zu 25-Hydroxy-Vitamin D (25-OHD) und anschließend im proximalen Nierentubulus durch das *CYP27B1*-Gen zum aktiven Vitamin-D-Hormon $1{,}25(OH)_2D$ hydroxyliert. Im Vergleich zum Vitamin D ist das 25-OHD metabolisch 10-fach, das $1{,}25(OH)_2D$ 1000-fach stärker wirksam.

CYP24A1 inaktiviert bei ausreichenden Vitamin-D-Konzentrationen sowohl 25-OHD als auch $1{,}25(OH)_2D$ in das biologisch weniger wirksame 24,25-Dihydroxyvitamin D. Die Aktivität der Gene *CYP27B1* und *CYP24A1* wird im Wesentlichen reguliert durch die Serumkonzentrationen von $1{,}25(OH)_2D$, Kalzium und Parathormon. Der Fibroblastenwachstumsfaktor-(FGF-)23 und sein Transportprotein Klotho beeinflussen die Aktivität von *CYP27B1* und damit die Hydroxylierung von 25-OHD in $1{,}25(OH)_2D$ negativ. Alle Vitamin-D-Metabolite werden im Blut durch dasselbe spezifische Vitamin-D-Bindungsprotein (DBP) transportiert. Das freie $1{,}25(OH)_2D$ bindet in den Zielzellen, vor allem in Dünndarm und Osteoblasten, an den Vitamin-D-Rezeptor und an einen zusätzlichen Rezeptor (Retinoid-X-Rezeptor). Dieser Komplex stimuliert oder inhibiert die spezifische DNA-, RNA- und Proteinsynthese, z. B. in der Dünndarmzelle ein Kalziumbindungsprotein für den Kalzium-Phosphat-Transport vom Darmlumen durch die Mukosazelle ins Blut. Zusätzlich spielt $1{,}25(OH)_2D$ noch eine wichtige Funktion in der Immunregulation und für die Zelldifferenzierung.

PTH wird aus höhermolekularen Vorstufen in der Nebenschilddrüsenzelle gebildet. Bei einer Hypokalzämie (Gesamtkalziumkonzentration im Serum <2,1 mmol/l bzw. 8,4 mg/dl) wird das aus 84 Aminosäuren bestehende PTH ins Blut abgegeben und dort zum größten Teil in Fragmente zerlegt. Die Bestimmung des intakten PTH (1–84) erlaubt die zuverlässige Beurteilung einer erhöhten oder verminderten Nebenschilddrüsenaktivität. PTH wirkt auf seine Zielorgane, insbesondere Niere (proximaler Nierentubulus) und Skelett (Osteoblasten) über den G-Protein-gekoppelten PTH-Rezeptor, indem es über das stimulierende G_s-Protein die Synthese des zyklischen Adenosinmonophosphats (cAMP) fördert. Dies wiederum bewirkt eine Phosphorylierung von Proteinen und Enzymen, die die wesentlichen PTH-Effekte auslösen: die Stimulation der Phosphatausscheidung und die Förderung der $1{,}25(OH)_2D$-Synthese im proximalen Nierentubulus sowie die Hemmung der Kalziumausscheidung im distalen Nierentubulus. Im Knochen werden die Osteoblasten und nachfolgend die Osteoklasten und damit die Herauslösung von Kalzium und Phosphat stimuliert. Das *PTH-related peptide* (PTHrP) wirkt über denselben Rezeptor, der daher als PTH-PTHrP-Rezeptor bezeichnet wird. Beim menschlichen PTHrP handelt es sich um ein aus 141 Aminosäuren zusammengesetztes Protein, das im Serum von erwachsenen Patienten mit Tumorhyperkalzämie nachgewiesen wird und ähnliche Wirkungen wie PTH hat. Es kommt in zahlreichen Geweben, z. B. in der laktierenden Mamma und in sehr hoher Konzentration in der Muttermilch und Kuhmilch vor, hat eine besondere Bedeutung in der Regulation des diaplazentaren Kalziumtransports von der Mutter zum Feten sowie für die enchondrale Ossifikation.

Die Regulation der PTH-Sekretion erfolgt durch das Second-messenger-System des Kalziumrezeptors (CaR), einem ebenfalls G-Protein-gekoppelten Rezeptor. Die Aktivierung des CaR erfolgt im Wesentlichen durch Bindung des Liganden (Hormons) Kalzium an den Rezeptor. Ein Anstieg der Serumkalziumkonzentration bewirkt über eine Stimulation von Inositoltriphosphat eine rasche Freisetzung des intrazellulär gespeicherten Kalziums. Dies führt in der Nebenschilddrüsenzelle zur Hemmung der PTH-Sekretion und in der Niere zur Hemmung der Kalziumrückresorption, also zur Förderung der Kalziumausscheidung. Inaktivierende Mutationen des CaR führen zur Hyperkalzämie (▸ Abschn. 64.2.4, Hyperparathyreoidismus) und relativen Hypokalziurie, aktivierende Mutationen zur Hypokalzämie und relativen Hyperkalziurie (▸ Abschn. 64.2.1).

Regulation des extrazellulären Kalzium-Phosphat-Stoffwechsels Ein Absinken der Serumkalziumkonzentration stimuliert die PTH-Sekretion aus den Nebenschilddrüsen (◘ Abb. 64.1). PTH hat zwei direkte und einen indirekten Angriffspunkt:

In der Niere hemmt PTH die Kalziumausscheidung innerhalb einiger Minuten und fördert die $1{,}25(OH)_2D$-Synthese. Im Skelett stimuliert PTH gemeinsam mit $1{,}25(OH)_2D$ die Freisetzung von Kalzium und Phosphat innerhalb einiger Stunden. Im Darm fördert PTH indirekt über die vermehrte Bildung von $1{,}25(OH)_2D$ die Kalzium- und Phosphataufnahme innerhalb mehrerer Tage.

Ein unerwünschter gleichzeitiger Phosphatanstieg im Serum wird durch eine vermehrte PTH-induzierte renale Phosphatausscheidung verhindert.

Ein Anstieg der Serumkalziumkonzentration hemmt die PTH-Sekretion und fördert eine verstärkte Umwandlung des 25-OHD in das biologisch inaktivere $24{,}25(OH)_2D_3$. Es wird weniger Kalzium aus dem Skelett freigesetzt, in der Niere rückresorbiert und im Darm aufgenommen.

Die Serumphosphatkonzentration wird reguliert über Calcitriol, FGF-23 und PTH. Ein chronischer Phosphatmangel bewirkt über eine gesteigerte *CYP27B1*-Genaktivität die vermehrte 1,25(OH)2D-Synthese im proximalen Nierentubulus und damit eine vermehrte Phosphataufnahme über den Darm. Eine Hyperphosphatämie hemmt umgekehrt die Bildung von 1,25(OH)2D. Die Serumphosphatkonzentration wird vorwiegend durch die Ausscheidung über die Nieren kontrolliert. Diese ist von der tubulären Phosphatrückresorption abhängig, die über den Natrium-Phosphat-Kotransporter, hauptsächlich den Typ 2 (NaPi-2a/c), gesteuert wird und einem Transportmaximum (TmP) unterliegt, oberhalb dem kein Phosphat mehr rückresorbiert, sondern das gesamte Phosphat im Urin ausgeschieden wird. Der in den Osteozyten und Osteoblasten gebildete

G.F. Hoffmann, M.J. Lentze, J. Spranger, F. Zepp (Hrsg.), *Pädiatrie*,
DOI 10.1007/978-3-642-41866-2_64, © Springer-Verlag Berlin Heidelberg 2014

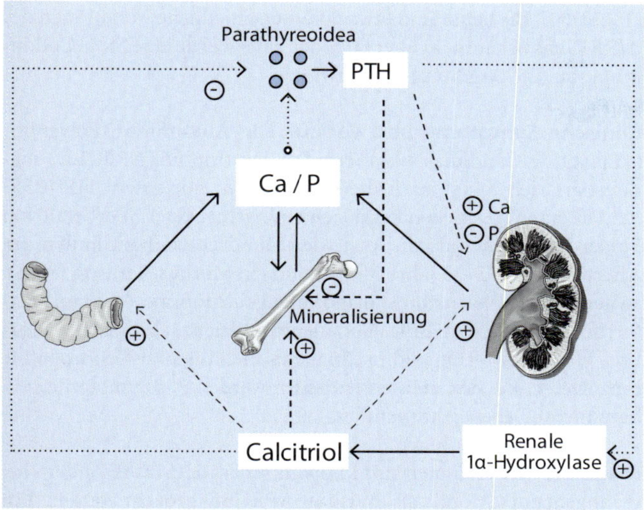

Abb. 64.1 Regulation des Kalzium-Phosphat-Stoffwechsels durch Parathormon (PTH) und Calcitriol [1,25(OH)$_2$D]

Fibroblasten-Wachstumsfaktor-(FGF)23 reguliert, neben PTH, wesentlich die Phosphatrückresorption am Na-Pi-Kotransporter-System.

64.2 Störungen des Kalziumstoffwechsels im Kindes- und Jugendalter

64.2.1 Hypoparathyreoidismus

Definition Der Hypoparathyreoidismus (HP) ist auf eine verminderte PTH-Sekretion, der Pseudohypoparathyreoidismus (PHP) auf eine verminderte PTH-Wirkung zurückzuführen. In beiden Fällen führt der herabgesetzte PTH-Einfluss auf Nieren und Skelett zu Hypokalzämie und Hyperphosphatämie.

Ätiologie und Pathogenese Der HP kann primär oder sekundär bedingt sein (► Abschn. 64.2.2, Sehr seltene Syndrome mit HP). Der sekundäre HP ist auf unterschiedliche Ursachen, wie Epithelkörperschädigung durch radioaktive Strahleneinwirkung, Hämosiderose, Infiltration durch Tumoren, Hypomagnesiämie und besonders im Erwachsenenalter durch eine postoperative Nebenschilddrüsenschädigung nach Strumektomie zurückzuführen. Ein transitorischer HP kann bei Neugeborenen von Müttern mit primärem Hyperparathyreoidismus als Folge einer Hemmung der fetalen Nebenschilddrüse durch die mütterliche Hyperkalzämie auftreten. Der primäre HP kann isoliert oder mit anderen Symptomen kombiniert, jeweils sporadisch oder familiär, auftreten und bereits in der Neugeborenenperiode oder später einsetzen. Dem primären HP liegen meist ein Fehlen oder eine Dysplasie der Nebenschilddrüsen oder Mutationen des PTH-Gens oder Kalziumrezeptorgens zugrunde. Die Synthese eines falschen, biologisch inaktiven PTH-Moleküls (pseudoidiopathischer HP) wurde bei zwei nicht verwandten Patienten vermutet.

Klinische Symptome Die klinische Symptomatik des HP wird durch die chronische Hypokalzämie, in geringerem Ausmaß auch durch die Hyperphosphatämie und ggf. durch assoziierte Erkrankungen geprägt. Zeichen einer chronischen Hypokalzämie sind epileptische Anfälle sowie manifeste oder latente Tetanien. Darüber hinaus können u. a. trophische Störungen, insbesondere Zahnanomalien, Haarausfall und eine Brüchigkeit von Nägeln auftreten. Infolge der hohen Serumphosphatkonzentrationen kann es durch das erhöhte Kalzium-Phosphat-Produkt zu paradoxen Verkalkungen (tetanische Katarakt, intrazerebrale Verkalkungen, insbesondere im Bereich der Stammganglien) kommen. Das Spektrum der Symptome kann in Abhängigkeit vom Lebensalter, vom Ausmaß und von der zeitlichen Entwicklung der gestörten Nebenschilddrüsensekretion bzw. -wirkung variieren.

Tetanie ist eine Übererregbarkeit des Nervensystems, die sich episodisch mit tonischen, schmerzhaften Muskelkrämpfen und Parästhesien manifestiert. Bei der latenten Tetanie kann die neuromuskuläre Erregbarkeit durch Beklopfen des N. facialis vor dem äußeren Gehörgang (Zucken aller 3 Fazialisäste: positives Chvostek-Zeichen) oder Aufblasen einer Blutdruckmanschette am Oberarm über 3 min mit einem Druck von etwa 20 mmHg oberhalb des systolischen Blutdrucks (Karpalspasmus oder Geburtshelferhandstellung: Trousseau-Zeichen) ausgelöst werden.

Diagnose Die Diagnose eines HP wird durch die Konstellation von Hypokalzämie (Gesamtkalziumkonzentration im Serum <2,1 mmol/l bzw. 8,4 mg/dl), Hyperphosphatämie (Serumphosphat bei Säuglingen >2,6 mmol/l bzw. 8 mg/dl, bei älteren Kindern >1,9 mmol/l bzw. 6 mg/dl), Ausschluss einer Hypomagnesiämie, normaler alkalischer Phosphatase und niedrigem intakten Serum-PTH gesichert. Mit Ausnahme der autosomal-dominanten Hypokalzämie (s. unten) ist das intakte PTH im Serum meist nicht messbar (<10 pg/ml bzw. <1,1 pmol/l) und die Urinkalziumausscheidung erniedrigt.

Um einen isolierten HP vom syndromatischen HP abzugrenzen, sind folgende Untersuchungen nach assoziierten Auffälligkeiten erforderlich:

- Nierensonografie
- Audiometrie
- Echokardiografie
- Augenärztliche, röntgenologische, molekulargenetische Untersuchungen
- Gründliche Familienanamnese und klinische Untersuchung

Therapie Eine mit Tetanie oder zerebralen Anfällen einhergehende Hypokalzämie erfordert die langsame intravenöse Injektion einer 10%igen Kalziumglukonatlösung in einer Dosierung von 1–2 ml/kg Körpergewicht (KG). Eventuell muss diese Maßnahme in Abständen von 6–8 h bis zum Eintreten des Effekts und der sich anschließenden Dauertherapie für 1–2 Tage fortgesetzt werden.

Die Dauertherapie besteht in der Stimulation der Kalziumaufnahme aus dem Darm durch Vitamin D_3, Alfacalcidol oder Calcitriol (z. B. Rocaltrol). Die Dosierung dieser Medikamente ist individuell unterschiedlich und richtet sich nach den Laborparametern Serum- und Urinkalzium. Die therapeutischen Richtdosen betragen für Vitamin D_3 etwa 2000 E bzw. 50 µg/kg KG/Tag und für Calcitriol etwa 50 ng/kg KG/Tag. Die Behandlung mit Calcitriol ist physiologischer, besser steuerbar, aber auch teurer als die herkömmliche Vitamin-D_3-Therapie. Im Gegensatz zur Vitamin-D_3-induzierten Hyperkalzämie ist eine durch Calcitriol hervorgerufene Serumkalziumerhöhung bereits wenige Tage nach Unterbrechung der Behandlung abgeklungen. Eine Einschränkung der Phosphatzufuhr durch phosphatarme Kost oder gar eine medikamentöse Hemmung der intestinalen Phosphatabsorption ist unnötig, da sich der Serumphosphatspiegel durch die Normokalzämie selbst normalisiert.

Der Serumkalziumspiegel soll wegen der Tendenz zur Hyperkalziurie nur in den unteren Normbereich (2–2,25 mmol/l bzw. 8–9 mg/dl) angehoben werden. In einigen Fällen kann die Hyperkalziurie trotzdem so ausgeprägt sein, dass eine schwere Nierenschädigung, Nephrokalzinose oder Nephrolithiasis droht. In diesen Fällen soll die Diagnose einer autosomal-dominanten Hypokalzämie (s. unten) erwogen und bei Vorliegen dieser Störung evtl. sogar von einer Behandlung ganz Abstand genommen werden. Bei den anderen HP-Typen kann bei einer stärkeren Hyperkalziurie ein Behandlungsversuch mit Hydrochlorothiazid (1–2 mg/kg KG täglich in 2–3 Einzeldosen) in Verbindung mit natriumarmer und kaliumreicher Kost erforderlich werden. In Abständen von mindestens 3–6 Monaten muss neben den Serumkalziumspiegeln regelmäßig auch die Urinkalziumausscheidung kontrolliert werden. Sie sollte unter <0,1 mmol bzw. 4 mg/kg KG im 24-h-Urin oder <0,7 mmol Kalzium/mmol Kreatinin bzw. 0,25 mg Kalzium/mg Kreatinin im 24-h-Urin oder Spontanurin liegen. Regelmäßige Ultraschalluntersuchungen der Nieren sind zum Nachweis einer Nephrokalzinose notwendig.

Während einer länger dauernden Immobilisierung, z. B. postoperativ oder nach Frakturen, muss die Vitamin-D_3- oder Calcitriolbehandlung vorübergehend abgesetzt oder deutlich reduziert werden, um einer sonst drohenden Hyperkalzämie und Hyperkalziurie vorzubeugen.

64.2.2 Spezielle Formen des primären Hypoparathyreoidismus

Der primäre HP kann isoliert oder mit anderen Symptomen kombiniert jeweils sporadisch oder familiär auftreten und bereits in der Neugeborenenperiode oder später einsetzen.

Isolierter familiärer Hypoparathyreoidismus

Der Erbgang bei den isolierten familiären Formen kann autosomal-dominant, autosomal-rezessiv oder X-chromosomal-rezessiv sein. Molekulargenetisch konnten in seltenen Fällen Mutationen des PTH-Gens auf Chromosom 11 oder in einigen Familien mit X-chromosomal-rezessivem HP und autoptisch nachgewiesener Schilddrüsenaplasie oder -hypoplasie Mutationen auf dem langen Arm des X-Chromosoms nachgewiesen werden.

Die autosomal-dominante Hypokalzämie (ADH) ist durch heterozygote aktivierende Mutationen des Gens für den Kalziumrezeptor auf Chromosom 3 verursacht. Die Zellen der Nebenschilddrüsen und des distalen Nierentubulus reagieren schon bei niedrigen extrazellulären Kalziumkonzentrationen mit einer Einschränkung der PTH-Sekretion bzw. tubulären Kalziumrückresorption. Die Patienten weisen einige charakteristische klinische und laborchemische Merkmale auf.

An die ADH sollte gedacht werden, wenn Patienten mit HP geringe Hypokalzämie-Symptome, messbare Serum-PTH-Spiegel sowie eine relative oder absolute Hyperkalziurie aufweisen und bei meist nur schwer anhebbaren Serumkalziumspiegeln durch Vitamin D_3 oder Vitamin-D-Metabolite mit Symptomen eines renalen Diabetes insipidus (Durst und Polyurie) reagieren. Diese Patienten sind durch eine Nephrokalzinose und Nephrolithiasis gefährdet, eine Vitamin-D-Behandlung sollte nur bei ausgeprägten Hypokalzämiesymptomen (zerebrale Anfälle oder Tetanien) durchgeführt werden.

Autoimmun-Polyendokrinopathie-Candidiasis-Ektodermale Dystrophie

Ätiologie Diese auch als Autoimmunpolyendokrinopathie Typ I bezeichnete Erkrankung wird autosomal-rezessiv vererbt. Ursache der Erkrankung sind Mutationen in dem Transkriptionsfaktor AIRE (Autoimmun-Regulator-Gen), der auf dem Chromosom 21q22.3 exprimiert wird. In Finnland tritt die Erkrankung relativ häufig auf (1 : 25.000). Bis heute sind etwa 60 unterschiedliche Mutationen des *AIRE*-Gens bekannt, in über 80 % der Fälle wurde eine Stop-Codon-Mutation (257Arg/Stop) nachgewiesen.

Klinische Symptome und Verlauf Die Autoimmun-Polyendokrinopathie-Candidiasis-Ektodermale Dystrophie (APECED) manifestiert sich meist im frühen Kindesalter mit einem HP (85 % der Patienten). Daneben kann sich ein hartnäckiger Soorbefall von Finger- und Zehennägeln sowie der Mundschleimhaut finden. Im Alter von etwa 11–15 Jahren folgt dann ein Morbus Addison (80 %), später können Wachstumshormonmangel, Alopezie, Vitiligo, Steatorrhö, perniziöse Anämie, Gonadeninsuffizienz, chronische Hepatitis, Hashimoto-Thyreoiditis, Diabetes mellitus und Nephropathie hinzutreten. Bei den meisten Patienten werden 3–5 Symptome, z. T. bis zum 50. Lebensjahr manifest.

Diagnose Bei Patienten mit idiopathischem HP, insbesondere bei vorangehender Moniliasis, muss an APECED gedacht werden. Ein Morbus Addison muss gezielt und mehrfach im Abstand von einigen Jahren durch einen ACTH-Test erfasst werden, bis ins späte Erwachsenenalter ist auf andere Manifestationen der Autoimmunkrankheit zu achten. Die oft nachweisbaren zirkulierenden Antikörper gegen Bestandteile von Nebenschilddrüsen, Nebennieren und anderen Zellen korrelieren nicht mit der klinischen Symptomatik und sind vermutlich nicht für die Destruktion der Organe verantwortlich.

Therapie Die Behandlung erfolgt in Abhängigkeit von den betroffenen endokrinen Organsystemen.

Sehr seltene Syndrome mit Hypoparathyreoidismus

HP kann als Komponente zahlreicher hereditärer und nichthereditärer Syndrome auftreten, bei denen sich molekulargenetisch keine Defekte des PTH-Gens nachweisen ließen (▶ Übersicht).

Das DiGeorge-Syndrom wird nunmehr zumeist in den Symptomenkomplex Mikrodeletionssyndrom 22q11.2 integriert. Bei den Patienten manifestiert sich häufig eine neonatale Hypokalzämie, die oft transitorisch ist. Daneben können sich velofasziale Fehlbildungen, kongenitale Herzfehler und Immundefizienz (z. B. Thymusaplasie) finden.

Bei der Behandlung des Hypoparathyreoidismus ist zu bedenken, dass bei geringem Bedarf von Vitamin D_3 oder Rocaltrol spätestens im Alter von 1 Jahr ein Auslassversuch gemacht werden sollte.

Bei der nichthereditären mitochondrialen Enzephalomyelopathie Kearns-Sayre-Syndrom (progressive, mit Ptose beginnende externe Ophthalmoplegie, Pigmentdegeneration der Netzhaut, Reizleitungsstörungen des Herzens, Schwerhörigkeit, Kleinwuchs u. a.) sowie dem MELAS-Syndrom (Myopathie, Enzephalopathie, Laktatazidose, stroke-like episodes) können sich im Verlauf der Erkrankung ein primärer HP sowie ein insulinpflichtiges Diabetes mellitus manifestieren.

Hypoparathyreoidismus im Kindesalter

- Primär:
  - Isoliert: hereditär/nichthereditär
  - Syndromatischer HP:
    - Mikrodeletionssyndrom 22q11.2 (DiGeorge-Syndrom, CATCH 22)
    - APECED (AR)
    - Kearns-Sayre-Syndrom

- MELAS-Syndrom
- HP mit Innenohrschwerhörigkeit und Nierendystrophie (AD)
- HP mit Niereninsuffizienz (AR)
- HP mit Innenohrschwerhörigkeit, steroidresistentem nephrotischem Syndrom und späterem Nierenversagen (AR)
- HP mit Lymphödem, Nephropathie, Mitralklappenprolaps und Brachytelephalangie (ar oder Xr)
- HP mit ausgeprägtem Kleinwuchs, Entwicklungsverzögerung und auffälliger Fazies mit und ohne Skelettveränderungen oder T-Lymphozyten-Mangel (meist AR)
- Kenney-Caffey-Syndrom (AD)

- Sekundär:
  - Operation
  - Tumor
  - Hämosiderose (z. B. Thalasaemia major)
  - Bestrahlung
  - Hypomagnesiämie u. a.

Anmerkungen: AR autosomal-rezessiv, *AD* autosomal-dominant, *Xr* geschlechtsgebunden-rezessiv

64.2.3 Pseudohypoparathyreoidismus

Definition Im Unterschied zum Hypoparathyreoidismus sind Hypokalzämie und Hyperphosphatämie beim Pseudohypoparathyreoidismus (PHP) nicht auf fehlendes Parathormon zurückzuführen, sondern auf einen Defekt des Parathormon-Rezeptors und, daraus folgend, dessen intrazellulären Signalwege in Niere und Skelett.

Pathogenese Parathormon wird von einem Rezeptor erkannt, der mit dem G-Protein (Guanin-Nukleotid-bindenden-Protein) zu einem Komplex verbunden ist (◘ Abb. 64.2). Das G-Protein besteht aus drei Untereinheiten (α, β, γ). Unter physiologischen Bedingungen aktiviert das gebundene Parathormon die α-Untereinheit des G-Proteins (Gsα) und dieses wiederum die Adenylylcyclase. Das von der Adenylylcyclase gebildete zyklische Adenosinmonophosphat (cAMP) aktiviert die Proteinkinase A, die ihrerseits DNA-bindende Proteine phosphoryliert. Diese, auch als cAMP-responsive element-binding protein (CREB) bezeichneten phosphorylierten Proteine stimulieren die Transkription einer Gruppe von Genen, welche Zellstoffwechsel, -proliferation, -differenzierung und Apoptose regulieren.

Mutationen des Gens *GNAS* verändern Gsα und beeinträchtigen die Bildung von cAMP. Der daraus entstehende cAMP-Mangel reduziert die Aktivierung von Proteinkinase A damit die Phosphorylierung cAMP-abhängiger DNA-bindender Proteine und letztendlich die Transkription der cAMP-stimulierten Gene.

Durch PTH stimuliertes G-Protein ist in Niere und Skelett exprimiert. Mutationen äußern sich in wechselnde Assoziationen von renal bedingten Störungen des Kalzium-Phosphat-Stoffwechsels und einer als „Albright Osteodysplasie" bezeichneten Knochendysplasie.

Die vererbbaren somatischen „loss of function"-Mutationen des *GNAS* beim PHP sind zu unterscheiden von nicht vererbbaren, somatischen „gain of function"-Mutationen, die zur polyostotisch fibrösen Dysplasie führen (▸ Abschn. 67.4, McCune-Albright-Syndrom), mit oder ohne Hormonresistenz.

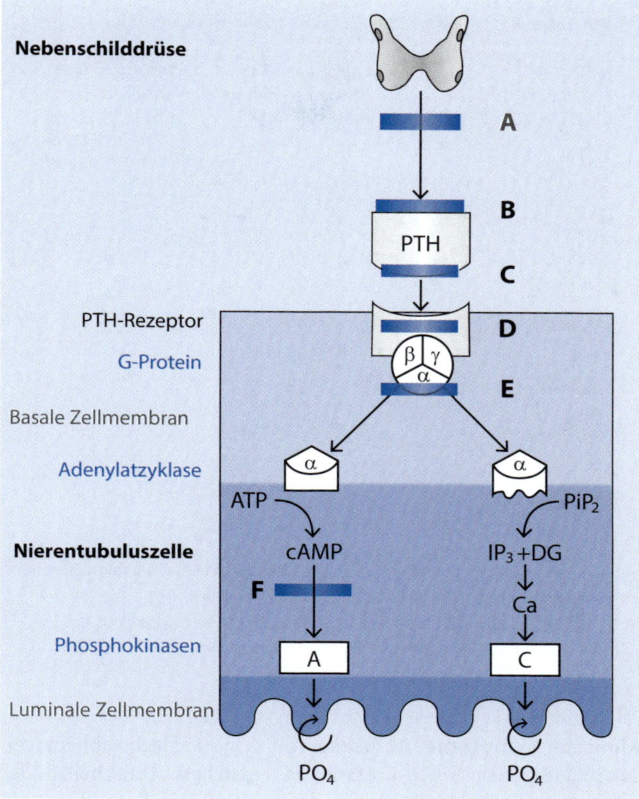

◘ **Abb. 64.2** Pathophysiologie der gestörten PTH-Sekretion und PTH-Wirkung an der Nierentubuluszelle (extra-/intrazellulär). *A*: Hypoparathyreoidismus (gestörte Sekretion, Dysplasie/Fehlanlage der Nebenschilddrüsen); *B*: Mutation im Kalziumrezeptor-Gen; *C*: biologisch inaktives PTH; *D*: PHP Typ 1b (z. B. Deletion im *STX*-Gen); *E*: PHP 1a (defektes $G_{s\alpha}$-Protein); *F*: PHP Typ 2 (gestörte cAMP-Wirkung)

Ätiologie

Genetik Das *GNAS*-Gen ist auf Chromosom 20q13.2 lokalisiert und wird autosomal-dominant vererbt mit einem Übertragungsrisiko von 50 % auf jedes Kind. Aufgrund unterschiedlichen Mutationen und der geschlechtsabhängigen Prägung des GNAS-Gens ist eine präzise genetische Beratung hinsichtlich des zu erwartenden Phänotyps beim Kind eines betroffenen Elternteils jedoch nur nach eingehender biochemischer und insbesondere molekulargenetischer Abklärung möglich. Bei kodierenden Mutationen von GNAS hängt der beim Kind zu erwartende Phänotyp davon ab, ob die Mutation von Vater oder Mutter übertragen wird. Kinder eines Vaters mit PHP1a oder PPH werden mit einem Risiko von 50 % einen Pseudo-Pseudohypoparathyreoidismus, jedoch keine Kalzium-Phosphat-Stoffwechselstörung, haben, da sich sein Allel nicht im kindlichen Nierengewebe exprimiert. Dagegen wird das betroffene Kind einer Mutter mit PHP1a oder PPH immer einen PHP1a, also eine Kombination von Kalzium-Phosphat-Stoffwechsel und AHO haben, da sich ihr mutiertes Allel im kindlichen Nierengewebe exprimiert. Mit anderen Worten entsteht ein PHP1a nur bei Vererbung von der Mutter. Dies gilt auch für PHP1b, dessen Übertragung von einer betroffenen Mutter zu einem PH1b führt. Kinder eines Vaters mit PH1b sind gesund, da sich der Methylierungsdefekt nicht am Knochen auswirkt.

In Erinnerung zu halten ist, dass die meisten PHP-Fälle nicht vererbt, sondern spontan durch germinale oder (seltene) somatische Neumutationen bedingt sind.

Tab. 64.1 Einteilung des Pseudohypoparathyreoidismus und verwandter Störungen der cAMP-vermittelten Signalkaskade

PHP-Typ	Laborwerte im Serum (unbehandelt)			Urin-cAMP unter PTH	Gsα in Erythrozyten	AHO[1]	Geistig behindert	Multiple Hormon-Resistenz[2]	GNAS-Mutation	Vererbung
	Ca	P	PTH							
1a (N-S-PHP)	↓	↑	↑							
1b (N-PHP)	↓	↑	↑	↓	n	Selten	Selten	Nein	↓ Methylierung maternal, auch STX16	AD
PPH (P-PHP)	n	n	n	n	mut	Ja	Nein	Nein	Kodierend paternal	AD
Acrodysostose I	n/↓	n/↑	↑	?	n	Ja	Selten	Ja	PRKAR1	AD
Acrodysostose II	n	n	n (↑)		n	Ja	Ja	nein	PDE4D	AD

PHP: Pseudohypoparathyroidismus. *PPH*: Pseudo-pseudohypoparathyreoidismus, *AHO*: Albright hereditäre Osteodysplasie, *POH*: Progrediente ossäre Heteroplasie, *cAMP*: cyclisches Adenosinmonophosphat
[1] Kleinwuchs, verkürzte Metacarpalia, subkutane Ossifikationen u. a.
[2] überwiegend TSH, auch GHRH, Gonadotropine

Klinische Symptome Abhängig von der geschlechtsabhängigen Ausprägung der *GNAS*-Mutationen entstehen Krankheitsbilder mit unterschiedlichen biochemischen und ossären Befundmustern (Tab. 64.1, Abb. 64.3).

Pseudohypoparathyreoidismus 1a (Nieren-Skelett-PH) Das mutierte mütterliche *GNAS*-Allel ist in Erythrozyten, Niere und Skelett exprimiert. Mutationen führen zur Reduktion von G-Protein, das in Erythrozyten gut messbar ist. Das väterliche Allel ist in der Niere nicht exprimiert (s. oben: Genetik). Infolge der unterschiedlichen Prägung (imprinting) manifestieren sich *GNAS*-Mutationen des mütterlichen Allels in Niere und Skelett, väterliche Allele nur im Skelett. Renal bedingt finden sich laborchemisch eine verminderte Phosphatausscheidung, Hyperphosphatämie, Hypokalzämie sowie klinische Symptome eines Hypoparathyreoidismus wie Tetanien, hypokalzämische Krampfanfälle u. a. m. Im Unterschied zum Hypoparathyreoidismus ist Parathormon im Serum erhöht. Unter Parathormon-Infusionen steigt cAMP in Serum und Urin nicht an, eine Phosphaturie bleibt aus. Neben der Resistenz gegen Parathormon findet sich häufig eine Resistenz gegen andere Hormone, besonders TSH, Gonadotropine evtl. auch GHRH mit dementsprechenden klinischen Veränderungen. Die mentale Leistungsfähigkeit kann vermindert sein.

Zusätzlich haben die Patienten die morphologischen Veränderungen der sog. Albright Hereditären Osteodysplasie (AHO). Hauptmerkmal ist eine Brachydaktylie E, charakterisiert durch die Verkürzung einzelner oder aller Metakarpal- und Metatarsalknochen sowie einzelner oder aller Phalangen. Die Skelettreifung ist beschleunigt. Zusätzlich finden sich ein rundes Gesicht, ein mäßiger Kleinwuchs, ein untersetzter Körperbau und subkutane Ossifikationsherde (Abb. 64.4). Im Verlauf der Entwicklung können intrazerebrale Verkalkungen auftreten.

Pseudohypoparathyreoidismus 1b (Nieren-PH) Eine reduzierte Methylierung des mütterlichen *GNAS*-Gens vermindert die Expression des Gens in der Niere. Die kodierenden Exone des Gens selbst sind nicht mutiert, d. h. es handelt sich um einen epigenetischen Effekt. Entsprechend der renalen Expression des mütterlichen Allels haben Patienten die Symptome eines Hypoparathyreoidismus. Dagegen fehlen die Merkmale einer Albright Osteodysplasie, da sich der Methylierungsdefekt im Skelett nicht auswirkt. Zu finden sind gelegentlich nur Skelettveränderungen durch einen eventuell vorliegenden kompensatorischen Hyperparathyreoidismus. Der Methylierungsdefekt kann verschiedene Ursachen haben, u. a. Deletionen im *STX*-Gen, das in unmittelbarerer Nachbarschaft zu *GNAS* liegt und die Methylierung von *GNAS* reguliert. Es gibt andere Ursachen und eine daraus resultierende Vielfältigkeit des Krankheitsbildes.

Eines dieser abweichenden Krankheitsbilder mit kombiniert renal-ossären Symptomen wurde früher als PH Typ IC klassifiziert.

Beim PH II handelt es sich dagegen vermutlich gar nicht um einen Pseudohypoparathyreoidismus sondern um eine sekundäre Hyperphosphaturie bei Vitamin-D-Mangel.

Pseudo-Pseudohypoparathyreoidismus (Skelett-PH) Das väterliche *GNAS*-Gen exprimiert sich im Skelett, nicht aber in der Niere. Entsprechend äussern sich paternale GNAS-Mutationen nur in einer Albright Hereditären Osteodysplasie (AHO), ohne renal bedingte Störungen des Kalzium-Phosphat-Stoffwechsels. Die phänotypischen Veränderungen des PPH sind variabel und können sich in Extremfall auf progredient auftretende ektopische Ossifikationsherde in Haut und Muskulatur beschränken (progrediente ossäre Heterotopie, s. unten).

Andere Störungen des cAMP-abhängigen PTH-Signalwegs

Progrediente Ossäre Heteroplasie (POH) Dies ist eine besondere Erscheinungsform von *GNAS*-Mutationen. Sie beginnt im Säuglingsalter mit ektopen Verknöcherungsherden in der Haut (Osteoma cutis), zu der sich progredient polytope Knocheninseln in Faszien und Muskulatur gesellen. Andere Zeichen einer Albright-Osteodysplasie fehlen.

Akrodysostose 1 Ursache sind Mutationen des Gens *PRKAR1A*, welches die beiden rezeptiven Untereinheiten der durch cAMP

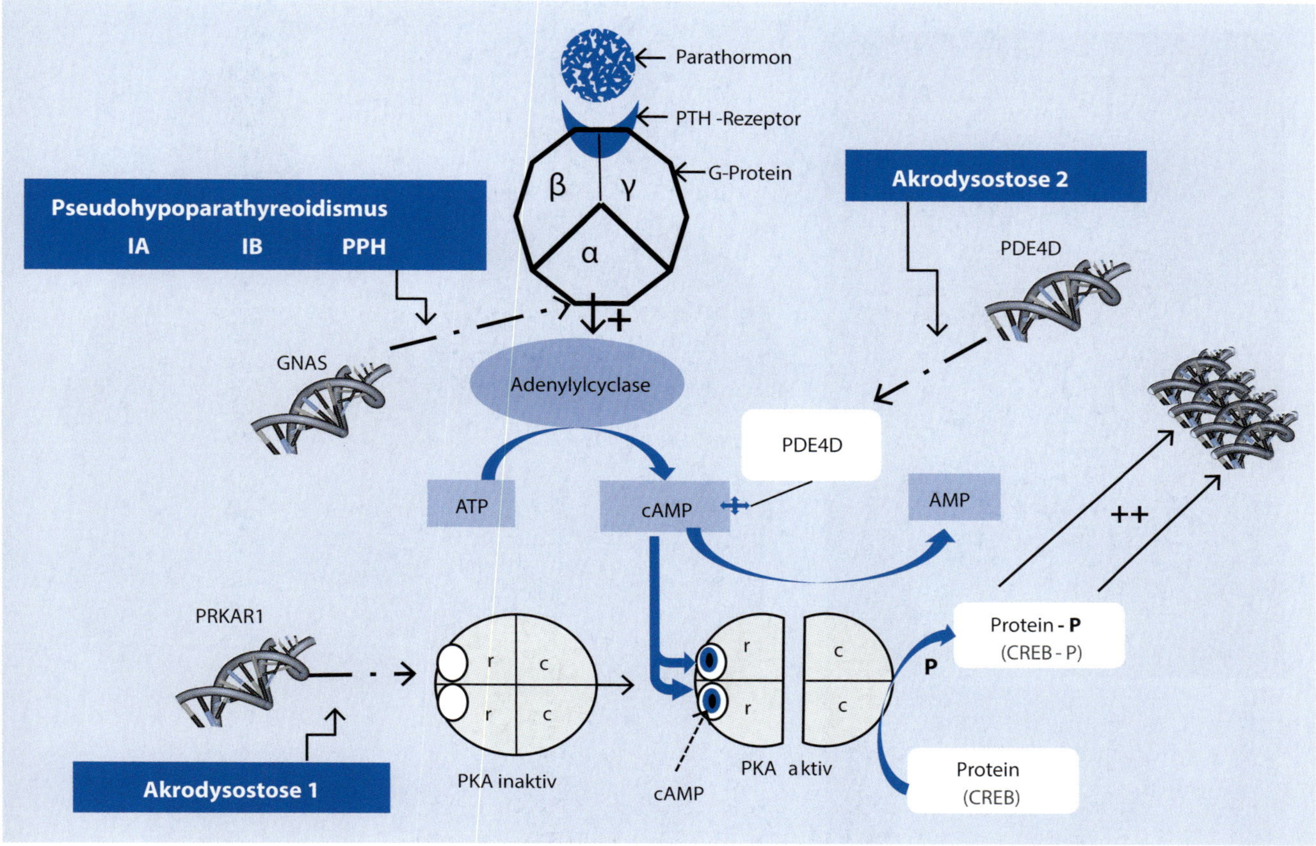

Abb. 64.3 cAMP-abhängige Signalkaskade und resultierende Krankheiten. Parathormon (PTH) wird vom PTH-Rezeptor erkannt, der mit G-Protein gekoppelt ist. Die α-Untereinheit des G-Proteins wird vom Gen GNAS kodiert. G-Protein aktiviert die Adenylylcyclase, die zyklisches Adenosinmonophosphat cAMP synthetisiert. Nach Bindung von cAMP an die rezeptiven (*r*) Untereinheiten der Proteinkinase A werden deren katalysierenden (*c*) von den rezeptiven (*r*) Untereinheiten abgespalten. Die katalysierenden Teilproteine phosphorylieren und aktivieren DNA-bindende Proteine, welche die Aktivität einer Gruppe von cAMP-reaktiven Genen stimulieren. Änderungen der GNAS-Kodierung führen zum PH1a oder PPH, epigenetische Änderungen von GNAS durch Modifikation der α-Untereinheit des G-Proteins zu PH1b. Insuffizienz der von PKAR1 kodierten Proteinkinase A äußern sich als Akrodysostose 1, Veränderungen der von PDE4 kodierten Phosphodiesterase als Akrodysostose 2. (Abkürzungen: *PTH*: Parathormon, *cAMP*: zyklisches Adenosinmonophosphat, *AMP*: Adenosinmonophosphat, *ATP*: Adenosintriphosphat; *PKA*: Proteinkinase A; *PDEA4*: Phosphodiesterase 4; *CREB*: cAMP-responsive element-binding protein)

aktivierten Proteinkinase A kodiert (Abb. 64.2). Es entsteht das Krankheitsbild der Akrodysostose 1 charakterisiert durch eingezogene Nasenwurzel mit Choanalstenose, Brachydaktylie E, postnatalen Kleinwuchs, oft normaler psychomotorischer Entwicklung und multipler Hormonresistenz (Abb. 64.5). Serumkalzium und -phosphat sind normal, Parathormon ist erhöht. Eine nicht seltene Komplikation sind Spinalstenosen.

Akrodysostose 2 Hier liegen Mutationen des Gens *PDE4D* zugrunde, das die Phosphodiesterase 4 kodiert. Die Phosphodiesterase 4 moduliert die Menge verfügbaren cAMPs. Aus noch unklarem Grund ist nach heterozygoten PDE4D-Mutationen die Menge verfügbaren cAMPs, vermindert. Entsprechend wird die Proteinkinase A vermindert aktiviert und es entsteht ein der Akrodysostose 1 ähnlicher Phänotyp. Patienten haben das charakteristische Gesicht und die Brachydaktylie E der Akrodysostose 1, sind vor allem in ihrer Sprachentwicklung deutlich behindert, jedoch nicht kleinwüchsig. Serum-PTH ist nicht erhöht und hormonale Resistenzen sind nicht bekannt. Spinalstenosen kommen vor.

PTHLH-Typ der Brachydaktylie E Dieser Typ entsteht aus Mutationen des Gens *PTHLH*, welches das PTHRP (Parathyroid-related Protein) kodiert. Dieses Protein ist nur im Skelett exprimiert, wird dort an den PTH-Rezeptor gebunden und reguliert die endochondrale Ossifikation nach Aktivierung des G-Proteins. Mutationen von *PTHLH* führen zur Brachydaktylie E und einem mäßigen Kleinwuchs mit einer mittleren Endgröße der Männer von 162 cm, der Frauen von 150 cm. Störungen des Kalzium-Phosphat-Stoffwechsels liegen nicht vor.

Diagnose Bei Verdacht auf PH1a oder PPH, z. B. durch Hypokalzämie und Hyperphosphatämie bei normaler alkalischer Phosphatase und deutlich erhöhtem Parathormon empfehlen sich zunächst Röntgenaufnahmen von Hand, Fuß und Knie mit angrenzendem Oberschenkel. Mit diesen Aufnahmen sind PH1a und PPH nicht nur von der Rachitis, sondern vorab auch von anderen Krankheitsbildern mit Brachydaktylie E abzugrenzen (s. oben). Bei bleibendem Verdacht auf PH/PPH, ist die Bestimmung von G-Protein die schnellste, für Patient und Klinik am wenigsten belastende Maßnahme, umso mehr als diese Untersuchung in der Regel sowohl nach negativen wie auch positiven biochemischen Befunden nachträglich durchgeführt wird und somit auch vorgezogen werden kann. Ist das G-Protein nicht verändert, sind Untersuchungen des Kalzium-Phosphat-Stoffwechsels mit cAMP-Analyse, Phosphat- und Kalziurie mit und ohne Parathormon-Stimulation angezeigt. Weisen sie trotz normalem G-Protein auf einen Pseudohypopa-

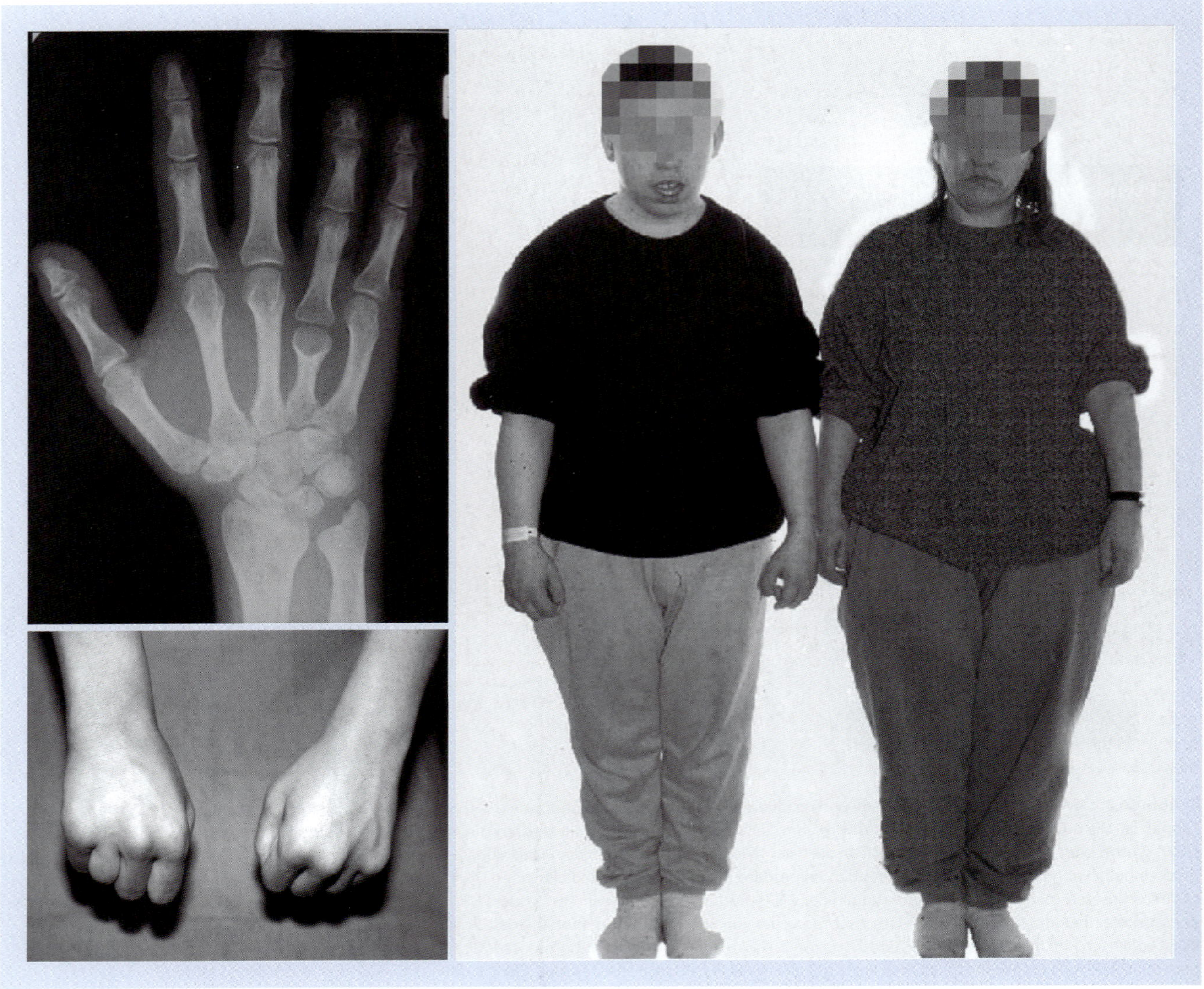

Abb. 64.4 17-jähriger Jugendlicher mit Pseudohypoparathyreoidismus Typ 1a. Kleinwuchs 142,5 cm (-5,8 SDS), Adipositas (BMI 30 kg/m^2), psychomotorische Retardierung (IQ 65). Daneben die Mutter mit Pseudohypoparathyreoidismus und AHO-Zeichen, Die Gsα-Aktivitäten von Sohn und Mutter in den Erythrozyten sind erniedrigt (55 % bzw. 61 %). Molekulargenetisch findet sich bei beiden eine Mutation im GNAS-Gen (Exon 11, Pro 313Leu). Das Röntgenbild zeigt ein verkürztes Os metacarpale IV und eine verkürzte Endphalanx I. (Bildrechte liegen bei den abgebildeten Personen)

rathyreoidismus, ist eine verfeinerte molekulardiagnostische Untersuchung angezeigt mit Bestimmung des Methylierungsgrades von GNAS (Ausschluss PH1b) oder zum Ausschluss seltener Konstellationen wie einer paternalen uniparenteralen Isodisomie. Fehlen Hinweise auf eine Kalzium-Phosphat-Störung, ist die Analyse anderer Gene indiziert, die eine Brachydaktylie E mit oder ohne andere Symptome hervorrufen, insbesondere eine Akrodysostose (Abb. 64.5).

Differenzialdiagnose Die Diagnose des PHP wird durch die Konstellation von Hypokalzämie, Hyperphosphatämie und Erhöhung des intakten Serum-PTH gestellt nach Ausschluss einer Hypomagnesiämie, ekzessiver Zufuhr oder endogener Freisetzung von Phosphat, Niereninsuffizienz oder einer kalzipenischen Rachitis. Die alkalische Phosphatase ist bei der Rachitis erhöht, nicht jedoch beim Pseudohypoparathyreoidismus. Eine Verkürzung der Metakarpal- und Metatarsalknochen, d. h. die Brachydaktylie E, ist bei PH und Akrodysostosen mit einer wechselnd ausgeprägten Verkürzung der Phalangen mit zapfenförmigen Epiphysen verbunden. Verkürzte Metakarpalia allein sind unspezifisch. Sie kommen bei einer langen Reihe von Krankheiten vor (▶ Übersicht).

Ausgewählte Krankheiten mit verkürzten Metakarpalia/Metatarsalia: Brachydaktylie E

- Akrodysostosen
- Akromesomele Dysplasie
- Beckwith-Wiedemann-Syndrom
- Brachydaktylie-MR-Syndrom (del2q37); *HDAC4*-Mutation
- Brachymetakarpie-C-Syndrom
- DeLange-Syndrom
- Dyschondrosteose
- Enchondromatosen
- Hand-Fuß-Genital-Syndrom
- Holt-Oram-Syndrom

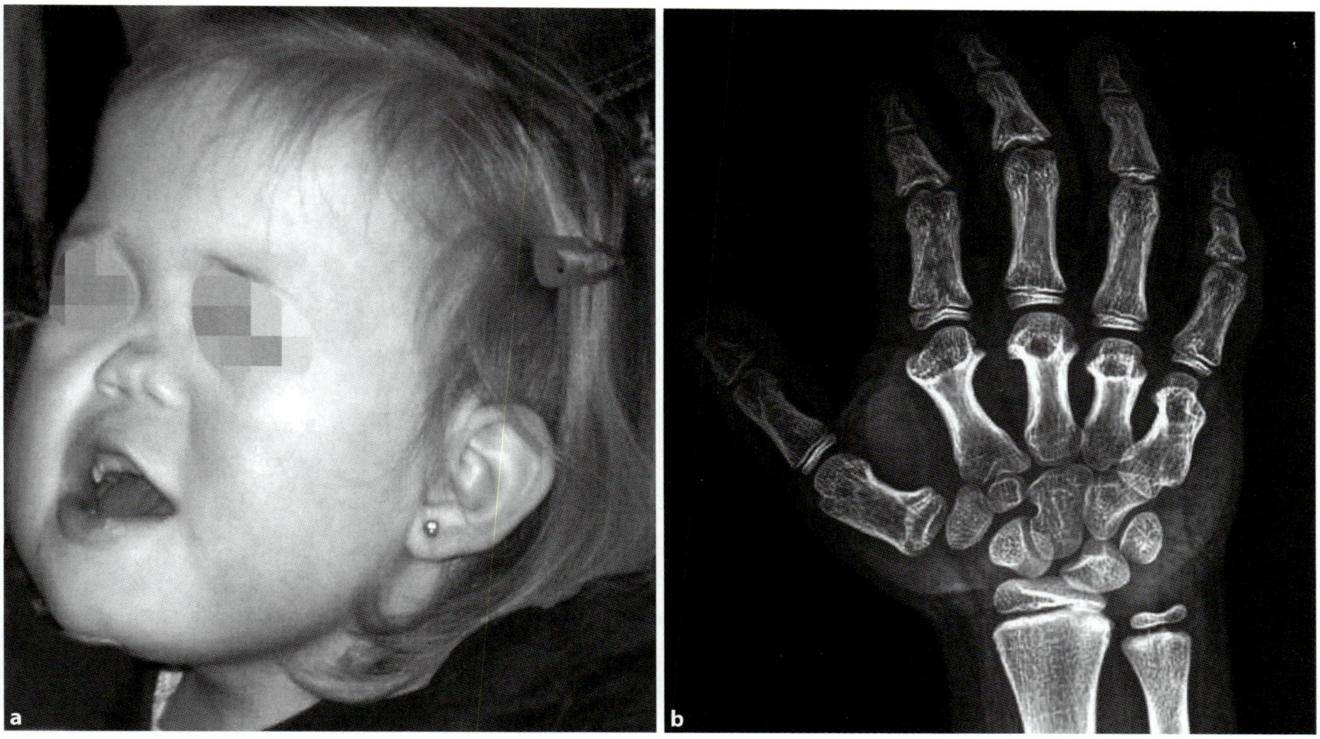

Abb. 64.5a,b **a** 3 Jahre altes Kind mit Akrodysostose 1. Breite Nase mit eingesunkener Nasenwurzel. **b** 5 Jahre. Akzelerierte Ossifikation der Handknochen. Kurze Mittelhandknochen mit proximaler Zuspitzung II-V und vorzeitigem Epiphysenschluss. Verkürzte Mittel- und Endphalangen, ebenfalls mit vorzeitigem Epiphysenschluss und deltaförmiger Konfiguration der proximalen Gelenkfläche der Mittelphalangen 2 und 3. (Die Bildrechte liegen bei der abgebildeten Person bzw. den Erziehungsberechtigten)

- Lokale Osteomyelitis
- Nävoid-Basalzell-Syndrom
- Poland-Syndrom
- Pseudohypoparathyreoidismus
- Tricho-rhino-phalangeales Syndrom
- Ullrich-Turner-Syndrom
- Weil-Marchesani-Syndrom

Therapie Die Langzeitbehandlung der Hypokalzämie entspricht der des Hypoparathyreoidismus, d. h. Vitamin D mit dem Ziel den sekundären Hyperparathyreoidismus zu korrigieren. Der Serumkalziumspiegel soll im oberen Normbereich (2,25–2,5 mmol/l bzw. 9–10 mg/dl) gehalten werden. Gleichzeitig vorliegende Endokrinopathien sind zu hormonell zu substituieren. Dies betrifft in erster Linie Hypothyreose und Hypogonadismus, bei entsprechendem Nachweis einer Resistenz gegenüber GHRH auch einen GH-bedingten Kleinwuchs.

64.2.4 Hyperkalzämien

Hyperkalzämien im Kindesalter sind selten. In der folgenden ▶ Übersicht sind die Ursachen der Hyperkalzämie zusammengestellt.

Ursachen der Hyperkalzämie
- Iatrogen (Kalziumsalze)
- Idiopathische infantile Hyperkalzämie
- Inaktivierende Mutationen im CYP24A1-Gen
- Williams-Beuren-Syndrom
- Tumorhyperkalzämie
- Vitamin-D-Intoxikation
- Granulomatöse Erkrankungen/Entzündungen (z. B. Adiponecrosis subcutanea)
- Primärer Hyperparathyreoidismus
- Neonataler schwerer Hyperparathyreoidismus
- Familiäre hypokalziurische Hyperkalzämie
- PTHrP-produzierender Tumor
- Metaphysäre Chondrodysplasie Typ Jansen
- Hypophosphatasie
- Hypophosphatämie
- Vitamin-A-Intoxikation
- Blue-diaper-Syndrom
- Medikamente (z. B. Hydrochlorothiazid)

Am häufigsten sind Hyperkalzämien iatrogener Genese, indem insbesondere Neugeborene und Säuglinge exzessive Kalziumkonzentrationen, z. T. auch intravenös, appliziert bekommen. Diese Hyperkalzämien sind zumeist mild und von transienter Dauer. Nachstehend wird auf einige Ursachen der Hyperkalzämie genauer eingegangen.

Hyperparathyreoidismus

Definition Unter Hyperparathyreoidismus versteht man eine chronische PTH-Übersekretion, die primär, d. h. autonom, oder sekundär, d. h. regulativ, als Folge einer zur Hypokalzämie führenden Grundkrankheit (kalzipenische Rachitis, Niereninsuffizienz oder

PHP) bedingt ist (▶ Übersicht). Der tertiäre Hyperparathyreoidismus stellt eine seltene Verlaufsform des sekundären Hyperparathyreoidismus dar, bei dem nach einer lang dauernden regulativen Überfunktion der Hyperparathyreoidismus autonom wird (Hyperkalzämie und Hyperparathyreoidismus).

Ätiologie und Pathogenese Die Ursache des primären Hyperparathyreoidismus ist unklar. Die Kombination einer gesteigerten PTH-Sekretion durch vermehrte Zellmasse mit einer Reglerstörung, d. h. einer Suppression der PTH-Sekretion erst bei höheren als normalen Kalziumspiegeln, dürfte von Bedeutung sein. Der Kalziumrezeptor (CaR) ist immunhistologisch vermindert nachweisbar, Mutationen im *CaR*-Gen liegen allerdings nicht vor. Ursache der multiplen endokrinen Neoplasie (MEN) Typ I sind unterschiedliche inaktivierende Keimbahnmutationen des auf dem langen Arm von Chromosom 11 lokalisierten *MEN-I*-Gens, das für ein Tumorsuppressorprotein (Menin) kodiert. Erst wenn zusätzliche somatische Mutationen dieses Gens auf dem anderen Allel auftreten, entwickelt sich in den entsprechenden Organen ein Tumor. Auch in sporadisch auftretenden Nebenschilddrüsenadenomen wurden in 25 % somatische *MEN-I*-Gen-Defekte nachgewiesen. Dagegen ist MEN IIa durch aktivierende Keimbahnmutationen des *RET*-Protoonkogens charakterisiert, welches für eine Tyrosinkinase kodiert.

Die im Kindesalter zumeist nachweisbaren Adenome stehen wegen der gemeinsamen embryonalen Herkunft aus der 3. und 4. Schlundtasche häufig in enger Lagebeziehung zum Thymus.

Epidemiologie Im Kindesalter ist der primäre Hyperparathyreoidismus außerordenlich selten und tritt meist erst nach dem 10. Lebensjahr auf. Die geschätzte Prävalenz der Erkrankung im Kindes- und Jugendalter beträgt etwa 2–5/100.000, es sind weniger als 100 gesicherte Fälle bekannt. In etwa 80 % der Fälle handelt es sich um ein solitäres Adenom und in 20 % um eine Vier-Drüsen-Hyperplasie.

Klinische Symptome Der primäre Hyperparathyreoidismus kann bei Kindern nichthereditär, meist als Folge eines Nebenschilddrüsenadenoms, oder hereditär, meist als Folge einer Hyperplasie aller 4 Nebenschilddrüsen, auftreten. Insbesondere beim primären Hyperparathyreoidismus im Neugeborenenalter muss an einen hereditären Hyperparathyreoidismus gedacht werden. Dieser kann isoliert mit autosomal-rezessivem oder autosomal-dominantem Erbgang auftreten oder im Rahmen von MEN I (primärer Hyperparathyreoidismus, Tumoren der Inselzellen des Pankreas und des Hypophysenvorderlappens) oder MEN IIa (primärer Hyperparathyreoidismus, medulläres kalzitoninproduzierendes Schilddrüsenkarzinom und Phäochromozytom) vorkommen.

64

Die Symptome des primären Hyperparathyreoidismus sind auf die Hyperkalzämie (Anorexie, Übelkeit, Erbrechen, Gewichtsabnahme, psychische Veränderungen, Blutdruckerhöhung), Hyperkalziurie (ADH-resistente Polyurie, Polydypsie, Nephrolithiasis, Nephrokalzinose) und die vermehrte PTH-Wirkung auf das Skelett (Knochenschmerzen und Röntgenveränderungen, insbesondere subperiostale Defekte an den Radialseiten der Mittelphalangen II + III) zurückzuführen. Bei den Syndromen MEN I und MEN IIa können entsprechend den assoziierten Endokrinopathien weitere Symptome auftreten.

Wegen der oft ausgeprägten Hyperkalzämie und Skelettveränderungen kann die Symptomatik eines primären Hyperparathyreoidismus im Neugeborenenalter ausgeprägt und lebensbedrohlich sein.

Diagnose Laborchemisch wird die Diagnose durch den mehrfachen Nachweis einer Hyperkalzämie (Gesamtkalziumkonzentration im Serum >2,6 mmol/l bzw. 10,4 mg/dl) und einer Erhöhung des intakten Serum-PTH (>6 pmol/l bzw. 60 pg/ml) gestellt. Die Serumphosphatkonzentration kann erniedrigt sein. Ab einem Adenomdurchmesser >10 mm können Sonografie und MRT zur Lokalisation eines Nebenschilddrüsenadenoms hilfreich sein, nicht selten sind aber invasivere Untersuchungstechniken erforderlich (Nebenschilddrüsen-Subtraktionsszintigrafie, selektive Venenkatheterisierung). Beim endgültigen Nachweis eines primären Hyperparathyreoidismus soll immer eine Familienuntersuchung durchgeführt und nach anderen Endokrinopathien gesucht werden.

Differenzialdiagnostisch müssen andere Hyperkalzämie-Ursachen ausgeschlossen werden. Bei der Konstellation Hyperkalzämie und erhöhtes oder nichtsupprimiertes Serum-PTH ist neben dem primären Hyperparathyreoidismus an MEN I und MEN II sowie die familiäre hypokalziurische Hyperkalzämie (s. unten) zu denken. Bei Hyperkalzämie ohne erhöhtes Serum-PTH liegt eine nebenschilddrüsenunabhängige Erkrankung vor wie Vitamin-D-Intoxikation, infantile Hyperkalzämie, inaktivierende Mutationen im CYP24A1-Gen (▶ Abschn. 64.1), Tumorhyperkalzämie, granulomatöse Entzündung (Tbc), Vitamin-A-Intoxikation, Thiazidüberdosierung, plötzliche Immobilisierung (besonders bei mit Vitamin-D-Metaboliten behandelten Patienten), Hypothyreose, Hyperthyreose oder Nebennierenrindeninsuffizienz. Beim primären Hyperparathyreoidismus ist die Urinkalziumausscheidung erhöht. Bei einer normalen oder erniedrigten Kalziumausscheidung liegt die seltenere familiäre hypokalziurische Hyperkalzämie vor.

Therapie Die Behandlung des primären Hyperparathyreoidismus besteht in der chirurgischen Nebenschilddrüsenexploration und beim Nachweis eines einzelnen Adenoms in der Entfernung, bei einer Hyperplasie aller 4 Nebenschilddrüsen in der totalen Parathyreoidektomie mit Autotransplantation eines Anteils von Nebenschilddrüsengewebe in die Muskulatur des Unterarms. Zur medikamentösen Behandlung des Hyperparathyreoidismus stehen u. a. Kalzimimetika, welche durch Stimulation des Kalziumrezeptors die PTH-Sekretion hemmen, Bisphosphonate, die den PTH-bedingten Knochenabbau einschränken und Glukokortikoide zur Verminderung der intestinalen Kalzium-Absorption zur Verfügung.

Familiäre hypokalziurische Hyperkalzämie

Ätiopathogenese Die Familiäre hypokalziurische Hyperkalzämie (FHH) folgt einem autosomal-dominanten Erbgang und ist auf inaktivierende Mutationen des Gens für den Kalziumrezeptor auf Chromosom 3 verursacht. Jede Familie hat offenbar ihre eigene Mutation. Homozygote und bestimmte heterozygote inaktivierende Mutationen des Kalziumrezeptors können zum neonatalen schweren Hyperparathyreoidismus (NSHPT) führen. Eine Erklärung hierfür könnte darin bestehen, dass der Kalziumrezeptor nicht nur die PTH-Sekretion, sondern auch die Proliferation der Nebenschilddrüsenzellen supprimiert und durch den Ausfall des Kalziumrezeptors eine Hyperplasie aller Nebenschilddrüsen mit schwerem primärem Hyperparathyreoidismus auftritt.

Klinische Symptome Die meisten Patienten mit FHH weisen trotz der Hyperkalzämie keine Symptome auf, was z. T. darauf zurückzuführen ist, dass die Urinkalziumausscheidung nicht erhöht, sondern erniedrigt oder normal ist. Bei Neugeborenen mit NSHPT können lebensbedrohliche Verläufe mit massiver Hyperkalzämie auftreten.

Diagnose Im Gegensatz zum primären Hyperparathyreodismus liegen die PTH-Konzentrationen meist nicht oder nur unwesentlich über der Norm, sind allerdings unter Berücksichtigung der Hyperkalzämie relativ erhöht. Die Urinkalziumausscheidung ist niedrignormal, der Serummagnesiumspiegel leicht erhöht. Die Diagnosesicherung erfolgt über die molekulargenetische Untersuchung des Kalzium-Sensing-Rezeptors.

Therapie Eine Nebenschilddrüsenoperation ist bei der FHH kontraindiziert, da die Hyperkalzämie aufgrund der weiterhin bestehenden erhöhten tubulären Kalziumrückresorption persistiert und die Patienten in der Regel keine Symptome aufweisen. Dagegen muss bei Neugeborenen mit NSHPT mit ausgeprägter Hyperkalzämie und stark erhöhten Serum-PTH-Spiegeln sowie erheblichen Skelettveränderungen meist unmittelbar nach der Geburt eine operative Nebenschilddrüsenextirpation durchgeführt werden.

Vitamin-D-Intoxikation

Definition und Vorkommen Hauptsächlich tritt eine Intoxikation unter Langzeittherapie mit Vitamin-D-Metaboliten bei Patienten mit HP, PHP und verschiedenen Rachitisformen auf. Noch immer werden auch Intoxikationen bei einer hoch dosierten Vitamin-D-Behandlung ohne Indikation beobachtet. Die Empfindlichkeit, auf eine Vitamin-D-Behandlung mit einer Intoxikation zu reagieren, ist individuell unterschiedlich. Die tägliche Supplementation mit 20.000–50.000 IE Vitamin D über mehrere Wochen führt bei gesunden Erwachsenen zu toxischen 25-OHD-Konzentrationen >150 ng/ml (375 nmol/l). Nach IOM (2010) sollten 4000 IE Vitamin D täglich zur Supplementation nicht überschritten werden.

Pathophysiologie Bei Aufnahme hoher Vitamin-D-Mengen kommt es zur Erhöhung von 25 OHD, bisweilen auch von $1{,}25(OH)_2D$ im Serum, zur vermehrten Kalziumaufnahme über den Darm und aus dem Skelett und zur Hyperkalzämie. Sollte unter niedriger Vitamin-D-Supplementation eine Hyperkalzämie auftreten, so kommen dafür differenzialdiagnostisch z. B. inaktivierende Mutationen im *CYP24A1*-Gen in Betracht.

Klinische Symptome Folge der Hyperkalzämie und Hyperkalziurie sind Appetitlosigkeit, Übelkeit, Erbrechen, Obstipation und Polyurie, in fortgeschrittenen Stadien extraossäre Verkalkungen, Nephrokalzinose und Niereninsuffizienz.

Diagnose Sie wird aufgrund der Anamnese vermutet und durch Laboruntersuchungen erhärtet. Charakteristisch sind Hyperkalzämie und erniedrigtes intaktes PTH, Hyperkalziurie und im Falle einer Intoxikation mit Vitamin D eine Erhöhung von 25 OHD im Serum (meist >150 ng/ml (375 nmol/l).

Therapie Sie besteht in sofortigem Absetzen des Vitamin-D-Präparats und einer kalziumarmen Ernährung bis zur Normalisierung des Serum- und Urinkalziums, reichlicher Flüssigkeitszufuhr, NaCl-Infusionen, Furosemid und in hartnäckigen Fällen einer mehrtägigen Glukokortikoid- und Bisphosphonatbehandlung.

Idiopathische infantile Hyperkalzämie

Definition Es handelt sich um eine heterogene, ätiologisch ungeklärte Hyperkalzämie, die in einer leichten und schweren Form vorkommt, sich im Säuglingsalter manifestiert und zumeist zur Spontanremission im 2. Lebensjahr neigt. Die Prognose ist gut.

Klinische Symptome Die Symptomatik ist abhängig vom Ausmaß der Hyperkalzämie und entspricht der unter Vitamin-D-Intoxikation beschriebenen. Bei der schweren Verlaufsform, die auch als Typ Fanconi-Schlesinger bezeichnet wird, können morphologische Auffälligkeiten, die einem Williams-Beuren-Syndrom ähnlich sind, vorhanden sein: Auffällige Gesichtszüge, kardiovaskuläre Veränderungen, insbesondere supravalvuläre Aortenstenose und periphere Pulmonalstenose, prä- und postnataler Kleinwuchs, Mikrozephalie, Kyphoskoliose, mäßige geistige Behinderung, hypoplastische, spät durchbrechende Zähne und psychische Veränderungen. Familiäres Auftreten ist sehr selten.

Pathogenese Die Pathogenese der Hyperkalzämie und morphologischen Auffälligkeiten ist ungeklärt.

Diagnose und Therapie Sie entsprechen der einer Vitamin-D-Intoxikation. Die 25-OHD-Serum-Spiegel sind allerdings normal. Die notwendige Behandlungsdauer mit kalzium- und Vitamin-D-armer Ernährung, evtl. auch einer niedrig dosierten Glukokortikoidbehandlung (0,5–1 mg/kg KG Prednisolon täglich) beträgt oft mehrere Wochen.

64.2.5 Rachitis

Definition Rachitis ist charakterisiert durch eine Mineralisierungsstörung und Desorganisation der Wachstumsfuge, Osteomalazie durch eine gestörte Mineralisierung von Spongiosa und Kompakta. Während beim Erwachsenen nach Epiphysenfugenschluss daher lediglich eine Osteomalazie auftreten kann, kommen beim Kind beide Defekte gleichzeitig vor.

Ätiologie und Pathogenese Nach Tiosano (2009) kommt es bei den meisten Rachitisformen durch den vorwiegenden Phosphatmangel zur Hemmung der Apoptose der hypertrophischen Chondrozyten, die zur Rachitis führt, sowie zur Hemmung der Reifung und Mineralisation in den Osteoblasten (Osteomalazie). Pathogenetisch können 2 Gruppen unterschieden werden:

- Kalzipenische Rachitis, bedingt durch einen vorwiegenden Kalziummangel als Folge einer verminderten endogenen Bildung, einer verminderten exogenen Aufnahme von Vitamin D oder sehr selten auch durch einen alleinigen Mangel der Kalziumzufuhr,
- Hypophosphatämische Rachitis, bedingt durch eine Herabsetzung der Phosphatrückresorption im proximalen Nierentubulus, bei Frühgeborenen auch durch eine zu geringe Phosphatzufuhr.

Diagnose und Differenzialdiagnose Die Rachitis wird diagnostiziert durch die klinische Symptomatik (Skelettveränderungen wie Kraniotabes, Genua valga oder vara, verdickte Hand- und Fußgelenke, rachitischer Rosenkranz, aber auch Myopathie, Tetanie, epileptischer Krampfanfall), radiologische Veränderungen (Auftreibung und Becherung der metaphysären Wachstumsfugen, verminderte Mineralisation, Deformierungen, ◘ Abb. 64.6) sowie eine Erhöhung der alkalischen Phosphatase (AP). Ausnahmen von dieser Trias sind die kongenitale Hypophosphatasie sowie Zustände mit länger bestehender Acidose (z. B. renal tubuläre Acidose).

Die radiologischen Veränderungen erlauben in der Regel keine exakte ätiologische Zuordnung zu den verschiedenen Formen der Rachitis. Für die weitere differenzialdiagnostische Aufarbeitung ist deshalb die laborchemische Diagnostik wegweisend.

Man unterscheidet grundsätzlich zwei Formen der Rachitis, nämlich die kalzipenische und die hypophosphatämische Rachitis. Der Parameter, mit dem man beide Formen unterscheiden kann, ist das Parathormon. Bei der hypophosphatämischen Rachitis ist das PTH normal, während es bei der kalzipenischen Rachitis pathologisch erhöht ist.

Kalzipenische und hypophosphatämische Rachitiden können angeboren oder erworben sein (Abb. 64.7).

Kalzipenische Rachitis

Stadieneinteilung und Pathophysiologie Ein Mangel an Vitamin D, eine gestörte Umwandlung von Vitamin D in das aktive Vitamin-D-Hormon, $1{,}25(OH)_2D$-Resistenz oder eine stark verminderte Kalziumzufuhr führen zur kalzipenischen Rachitis. Alle Störungen rufen durch eine nicht ausreichende $1{,}25(OH)_2D$-stimulierte intestinale Kalziumaufnahme einen Kalziummangel hervor mit Tendenz zur Hypokalzämie (Stadium I). Regulativ wird vermehrt PTH sezerniert, das zunächst durch eine erhöhte Kalziumfreisetzung aus dem Skelett eine Normokalzämie und infolge einer vermehrten renalen Phosphatausscheidung eine Hypophosphatämie hervorruft (Stadium II). Hält der Kalziummangel weiter an, ist trotz eines ausgeprägten sekundären Hyperparathyreoidismus nicht mehr genügend Kalzium aus dem Skelett mobilisierbar, so dass neben der Hypophosphatämie wieder eine Hypokalzämie auftritt (Stadium III). Insbesondere in den Phasen II und III ist die Aktivität der alkalischen Phosphatase (AP) als Ausdruck einer kompensatorisch gesteigerten Osteoblastentätigkeit, also eines gesteigerten Knochenumsatzes, erhöht. Pathologisch-anatomisch findet man eine starke Wucherung von neugebildetem, unregelmäßig mit Kapillaren durchsetztem osteoidem Gewebe. Die Zone des proliferierenden Säulenknorpels verkalkt nicht. Die Epiphysenfugen sind stark verbreitert. Neben der enchondralen ist auch die perichondrale Ossifikation gestört, was an einer subperiostalen Wucherung nicht verkalkten Osteoids, insbesondere entlang der Schäfte der langen Röhrenknochen und am Schädel, zu erkennen ist.

Klinische Symptome Je nach Schweregrad und Dauer der Vitamin-D-Stoffwechselstörung lassen sich Hypokalzämiesymptome wie Tetanie oder epileptische Anfälle, Skelettveränderungen, Myopathie (Bewegungsarmut, Muskelhypotonie, schlechte Kopfkontrolle) und, bei längerer Dauer ohne Behandlung, Verzögerung von Wachstum und psychomotorischer Entwicklung, Zahnschmelzdefekte, Infektanfälligkeit und Anämie nachweisen.

Die wichtigsten Skelettveränderungen sind klinisch zu erfassen: Verdickung von Hand- und Fußgelenken, Quadratschädel, Sitzkyphose, Genua valga oder vara. Kraniotabes bezeichnet Erweichungsherde am Hinterkopf, die einen Tastbefund ergeben, wie man ihn beim Eindrücken eines Tischtennisballes hat. Die Kraniotabes muss von der Kuppenweichheit des Schädels abgegrenzt werden, die bei frühgeborenen, aber auch termingerecht geborenen jungen Säuglingen vorkommt, und auf eine ungenügende Verkalkung vor allem der Scheitelbeine zurückzuführen ist, jedoch keine Beziehung zur Rachitis hat (sog. nichtrachitische Kraniotabes). Als rachitischen Rosenkranz bezeichnet man die Auftreibung der Knorpel-Knochen-Grenze im Bereich der vorderen Rippenenden. Das Marfan-Zeichen besteht in einer Doppelhöckerbildung am äußeren Knöchel, die Harrison-Furche ist eine Abflachung und horizontale Einbuchtung der seitlichen Thoraxpartien, die durch inspiratorische Einziehungen der weichen Rippen entsteht.

Diagnose Diese stützt sich auf den Nachweis von Labor- und Röntgenuntersuchungen (Tab. 64.2). Die wichtigsten Laborbefunde der kalzipenischen Rachitiden sind: erhöhte Aktivität der Serum-AP, niedrig-normale Serumkalziumkonzentrationen, sekundärer Hyperparathyreoidismus, Hypophosphatämie infolge herabgesetzter tubulärer Phosphatrückresorption und Hypokalziurie.

Eine weitere differenzialdiagnostische Abgrenzung gelingt meistens durch Anamnese, klinische Untersuchung und die zusätzliche Bestimmung von Vitamin-D-Metaboliten im Serum: Die Serumspiegel von 25-OHD und $1{,}25(OH)_2D$ sind in Abhängigkeit von der jeweiligen Rachitisform verändert. Der Serum-25-OHD-Spiegel ist bei Rachitis infolge von Vitamin-D-Mangel, hepatobiliären oder gastrointestinalen Erkrankungen und hereditärem Vitamin-D-25-Hydroxylase-Mangel unter antikonvulsiver Behandlung erniedrigt. Der Serum-$1{,}25(OH)_2D$-Spiegel kann bei den genannten Erkrankungen in Abhängigkeit vom Stadium erhöht, normal oder erniedrigt sein, ist hier also differenzialdiagnostisch nicht wegweisend. Dagegen ist der Serumspiegel des Vitamin-D-Hormons bei fortgeschrittener Niereninsuffizienz und Vitamin-D-abhängiger Rachitis Typ I (VDAR I) erniedrigt und bei VDAR II erhöht (Tab. 64.2). Röntgenologisch findet man in fortgeschrittenen Rachitisstadien eine Auftreibung und Becherung der Wachstumsfugen, Kalkarmut und Deformierung des Skeletts, Grünholzfrakturen, kolbige Auftreibungen der vorderen Rippenenden und bisweilen subperiostale Knochenresorptionen als Folge des sekundären Hyperparathyreoidismus (Abb. 64.7).

Vitamin-D-Mangel-Rachitis

Ätiologie und Pathogenese Voraussetzung für das Auftreten einer Vitamin-D-Mangel-Rachitis, der bei uns häufigsten kalzipenischen Rachitisform, ist die eingeschränkte physiologische Vitamin-D-Bildung in der Haut durch herabgesetzte Sonneneinwirkung in Kombination mit einer zu geringen Vitamin-D-Zufuhr mit der Nahrung bzw. mit einer unzureichenden Vitamin-D-Prophylaxe. In Deutschland ist nur von April bis September eine dermale Vitamin-D-Synthese möglich.

Prädilektionsalter sind wegen der hohen Wachstumsrate mit entsprechendem hohen Vitamin-D- und Kalziumbedarf vorwiegend die ersten beiden Lebensjahre, seltener auch die Pubertät.

Durch einen Vitamin-D-Mangel sind in Deutschland vor allem die folgenden 3 Personengruppen bedroht:
- Säuglinge, die keine ausreichende Vitamin-D-Prophylaxe und Sonneneinwirkung erfahren
- Säuglinge und Kleinkinder mit vegetarischer oder makrobiotischer Ernährung ohne altersentsprechende Kalzium-, Vitamin-D- und Fettzusätze
- Jugendliche, deren Familien vorwiegend aus dem Vorderen Orient bzw. Asien und Afrika stammen. Diese Patienten zeichnen sich durch ethnische Besonderheiten aus: vegetarische, häufig kalzium-/Vitamin-D-arme-Ernährung, unzureichende intestinale Kalziumabsorption durch die phytatreiche Ernährung (faserreiches Getreide und Hülsenfrüchte), sehr dunkles Hautpigment (erschwerte dermale Vitamin-D-Synthese) sowie eine geringe Sonnenexposition (traditionelle Bekleidung)

Diagnose Sie wird in der Regel bereits durch die Anamnese vermutet und durch den Nachweis erniedrigter Serum-25-OHD-Spiegel (<50 nmol/l bzw. 20 ng/ml) in Verbindung mit den übrigen laborchemischen, klinischen und radiologischen Untersuchungen (s. oben) gesichert.

Therapie Eine wirksame Behandlung der Vitamin-D-Mangel-Rachitis besteht bei Säuglingen, jünger als 4 Lebenswochen, in der Gabe von 1000 IE Vitamin D_3 und 0,25 g Kalzium/Tag für 3 Monate, im Alter von 1 bis zum 12. Monat in der Therapie mit 3000 IE Vitamin D_3 und 0,5–1,0 g Kalzium/Tag für 3 Monate und ab dem 2. Lebensjahr mit der täglichen Gabe von 5000 IE Vitamin D_3 und

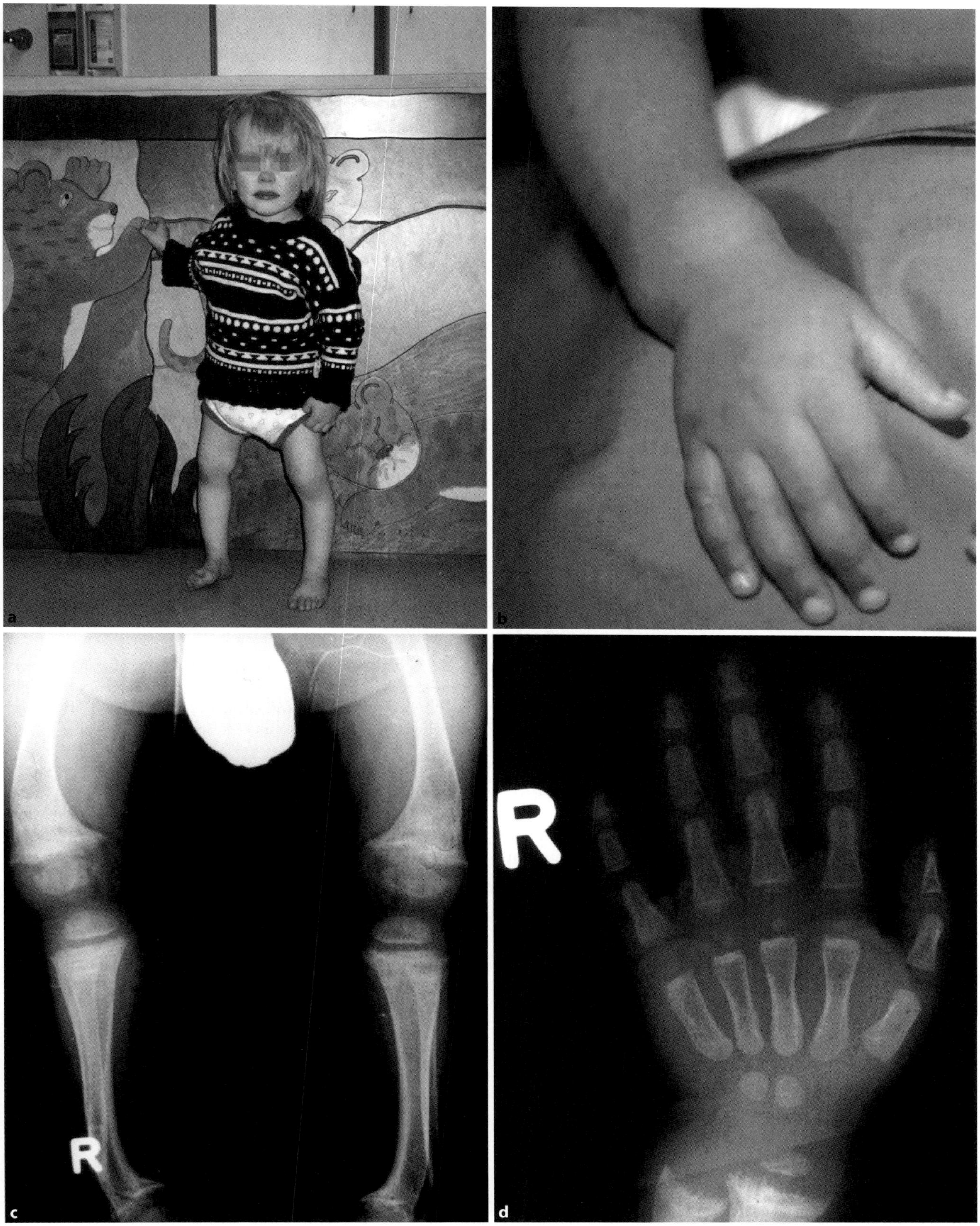

Abb. 64.6 1,5-jähriges Mädchen mit Genua vara und verdicktem Handgelenk. Die Röntgenbilder zeigen Becherungen und Unschärfen der metaphysären Abschlussplatten an Femur, Tibia, Radius und Ulna. Diagnose: Vitamin-D-Mangel-Rachitis. (Die Bildrechte liegen bei der abgebildeten Person bzw. den Erziehungsberechtigten)

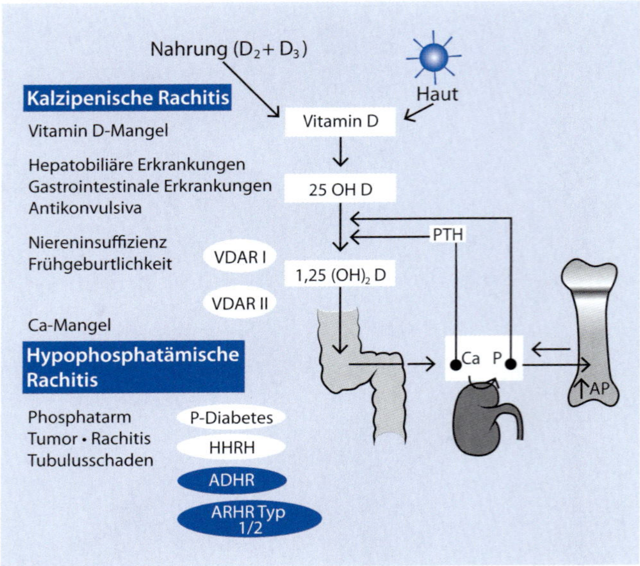

Abb. 64.7 Kalzipenische und hypophosphatämische Rachitisform (*links:* erworbene, *rechts, umkreist:* erbliche Rachitisformen). *VDAR I/II:* Vitamin-D-abhängige Rachitis Typ I/II; *HHRH:* hereditäre hypophosphatämische Rachitis mit Hyperkalziurie

1,0–1,5 g Kalzium/Tag für die Dauer von 3 Monaten. Weiterhin sinnvoll wäre es, eine Ernährungsadaptierung sowie eine häufigere Sonnenexposition zu erreichen. Als erstes Zeichen der Ausheilung der Rachitis normalisieren sich die Serumspiegel von Kalzium, Phosphat und PTH (innerhalb von 1–2 Wochen), während sich die radiologischen Skelettveränderungen und die Hyperphosphatasie (die AP kann vorübergehend sogar unter Behandlung noch ansteigen!) erst nach Wochen bis Monaten zurückbilden. Anschließend sollte einem Rezidiv durch entsprechende prophylaktische Maßnahmen, ggf. durch eine regelmäßige Vitamin-D-Supplementation vorgebeugt werden.

Rachitis durch Störung der Vitamin-D-25-Hydroxylase

Ätiologie und Pathogenese Cheng (2004) berichtete erstmals über das in der Leber exprimierte mikrosomale CYP2R1 als Schlüsselenzym für die 25-Vitamin-D-Hydroxylase, die die Umwandlung von Vitamin D in 25-Hydroxyvitamin D_3 katalysiert.

Aus vorhandener DNA zweier Patienten, die im Jahre 1994 publiziert wurden, gelang der Nachweis einer homozygoten Mutation im Exon 2 des *CYP2R1*-Gens, das auf dem Chromosom 11p15.2 lokalisiert ist.

Klinische Symptome Die Erkrankung wird sich sicherlich im ersten Lebensjahr mit den gleichen klinischen, radiologischen und laborchemischen Veränderungen wie die Vitamin-D-Mangel-Rachitis manifestieren, auch wenn die beiden afrikanischen Patienten, bei denen nunmehr die Mutation Leu99Pro im *CYP2R1*-Gen nachgewiesen wurde, erstmals im Alter von 2 bzw. 7 Jahren wegen Beindeformierungen, Schmerzen beim Laufen und Kleinwuchs vorgestellt wurden.

Diagnose Laborchemisch fanden sich bei den Patienten deutlich erhöhte AP- und PTH-Konzentrationen sowie Hypokalzämie und Hypophosphatämie. Die 25-Hydroxyvitamin-D-Spiegel waren erniedrigt, während die 1,25-Dihydroxyvitamin-D-Konzentrationen im Normbereich lagen. Außer dem direkten molekulargenetischen Nachweis sind somit nur die Anamnese (durchgeführte Vitamin-D-Prophylaxe, ausreichende Kalziumaufnahme) und das fehlende laborchemische und radiologische Ansprechen der hoch dosierten Vitamin-D-Therapie als Abgrenzung zur Vitamin-D-Mangel-Rachitis möglich.

Therapie Die Behandlung besteht aus der lebenslangen Substitution mit bis zu 50.000 IE Vitamin D_2 (Ergocalciferol) oder 25-Hydroxyvitamin D_3 (Cholecalciferol) täglich bei altersentsprechender Kalziumzufuhr mit der Nahrung.

Rachitis bei hepatobiliären und intestinalen Erkrankungen

Ätiologie und Pathogenese Es gibt keine überzeugenden Hinweise darauf, dass auch bei schweren Lebererkrankungen eine relevante Einschränkung der Umwandlung von Vitamin D in 25-OHD auftreten kann. Erkrankungen, die mit einer Fettresorptionsstörung (Gallenwegserkrankungen, chronische Pankreatitis, Mukoviszidose) oder einer Malabsorption (Morbus Crohn, Zöliakie, Kurzdarmsyndrom) einhergehen, führen zu den laborchemischen und radiologischen Veränderungen einer Rachitis. Der wesentliche pathogenetische Mechanismus von Kalziumstoffwechselstörungen dürfte in einer Malabsorption von Kalzium und den Vitaminen D und K zu suchen sein. Ein Mangel an 25-Hydroxy-Vitamin D als Folge der Lebersynthesestörung ist sicher nur bei chronischer Leberinsuffizienz nachweisbar.

Therapie Sie besteht in der Behandlung der Grundkrankheit sowie der Gabe von Kalzium und Vitamin D (evtl. auch parenteral) in einer ähnlichen Dosierung wie bei der klassischen Vitamin-D-Mangel-Rachitis.

Bei Lebersynthesestörungen und Gallenwegserkrankungen ist ggf. auch die Gabe von Vitamin K zum Knochenaufbau erforderlich. Therapieziele sollten eine Normalisierung von AP und PTH bei normaler Kalziumausscheidung im Urin sein.

Rachitis antiepileptica

Ätiologie und Pathogenese Die unter antiepileptischer Langzeitbehandlung, vorwiegend mit Phenobarbital oder Phenytoin, auftretende Rachitis ist multifaktoriell bedingt. Sie entsteht durch direkte Hemmung der intestinalen Kalziumaufnahme und gesteigertem Vitamin-D-Metabolismus mit Reduktion der 25-OHD-Serumspiegel als Folge einer hepatischen Enzyminduktion sowie durch zusätzliche Risikofaktoren wie mangelnde Sonnenlichtexposition, kalzium- und Vitamin-D-arme Ernährung und verminderte körperliche Aktivität. Auch eine konstitutionelle Komponente sowie eine antikonvulsiv bedingte Hemmung der Kalzitoninsekretion sind evtl. von Bedeutung.

Therapie Die Behandlung sollte mit 0,25–1 µg 1,25$(OH)_2$D (z. B. Rocaltrol) erfolgen.

Renale Osteopathie

Die renale Osteopathie wird in ► Kap. 202 beschrieben.

Vitamin-D-abhängige Rachitis Typ I

Ätiologie und Pathogenese Diese seltene, autosomal-rezessiv vererbte Erkrankung (VDAR I, 1-d-Hydroxylase-Mangel) wurde 1961 erstmals von Prader und Mitarbeitern als „hereditäre Pseudomangelrachitis“ beschrieben.

Die Erkrankung manifestiert sich in den ersten 12 Lebensmonaten mit einer Wachstumsstörung, Gedeihstörung, Muskel-

Tab. 64.2 Differenzialdiagnose, Therapie und Ursachen verschiedener Rachitisformen

Laborwert	Vitamin-D-Mangel-Rachitis	Vitamin-D-25-Hydroxylase-Mangel	VDAR Typ I	VDAR Typ IA/B	Phosphatdiabetes	HHRH
Kalzium im Serum	n/↓	↓	↓	↓	n	n
Phosphat im Serum	n/↓	n/↓	n/↓	n/↓	↓	↓
Alkalische Phophatase	↑	↑	↑	↑	↑	↑
Parathormon	↑	↑	↑	↑	n	n
25-OHD	↓	↓	n	n	n	n
$1{,}25(OH)_2D$	↓	n	↓	↑	n/↓	↑
Ursache	Vitamin-D-Mangel	Mutationen im *CYP2R1*-Gen	Mutationen im *CYP27B1*-Gen	Mutationen im Vitamin-D-Rezeptor-Gen	*PHEX*-Genmutationen	Mutationen im *SLC34A3*-Gen
Chromosom	–	11p15.2	12q13.3	12q12–q14	Xp22.1	9q34
Therapie	Für jeweils 3 Monate: Säuglinge <1 Monat: 1000 IE Vitamin D_3 und 0,25 g Kalzium/Tag 1.–12. Monat: 3000 IE Vitamin D_3 und 0,5–1,0 g Kalzium/Tag >12 Monate: 5000 IE Vitamin D_3 und 1,0–1,5 g Kalzium/Tag	Bis zu 50.000 IE Ergocalciferol (D_2) oder cholecalciferol (D_3) täglich	0,5–2,0 µg Calcitriol/Tag	Zunächst: bis zu 50 µg Calcitriol und 0,5–2,0 g Kalzium/Tag Später: bis zu 5 g Kalzium/m^2/Tag	40–70 mg Phosphat/kg KG/Tag 20–40 ng Calcitriol/kg KG/Tag	70–100 mg Phosphat/kg KG/Tag

VDAR: Vitamin-D-abhängige Rachitis; *HHRH:* hereditäre hyperphosphatämische Rachitis mit Hyperkalziurie; *n:* normal; ↑ erhöht; ↓ erniedrigt.

schwäche und/oder rachitisbedingten Skelettdeformierungen. Die 1α-Hydroxylierung des $25\text{-}OHD_3$ in der Niere wird durch das Schlüsselenzym für die Synthese des aktiven Vitamin D_3, dem mitochondrealen Enzym Zytochrom P450c1α katalysiert. Das Gen ist lokalisiert auf Chromosom 12q13.1–13.3. Seit der Klonierung des *CYP27B1*-Gens im Jahre 1997 sind über 40 verschiedene Mutationen beschrieben worden. Die Mutationen führen zu unterschiedlich starken Enzymaktivitätsverlusten der 1α-Hydroxylase. Die Klinik der Patienten ist damit variabel.

Klinische Symptome Die VDAR I manifestiert sich meist im 1. Lebensjahr mit Muskelhypotonie, Wachstumsstörung oder mit hypokalzämiebedingten Tetanien und Krampfanfällen. Neben den gleichen klinischen, radiologischen und laborchemischen Veränderungen wie die Vitamin-D-Mangel-Rachitis können sich ein verzögerter Fontanellenschluss, zögerlicher Milchzahndurchbruch und bei älteren Kindern Zahnschmelzdefekte finden.

Diagnose Laborchemisch finden sich die oben genannten Veränderungen einer meist fortgeschrittenen kalzipenischen Rachitis im Stadium II oder III. Im Unterschied zur Vitamin-D-Mangel-Rachitis sind aber die 25-OHD-Spiegel normal, die Serumkonzentrationen von $1{,}25(OH)_2D$ dagegen deutlich erniedrigt (<5 pmol/l bzw. 12 pg/ml).

Therapie Die Behandlung der VDAR Typ I besteht in den Anfangsmonaten aus einer Kombination von 0,5–2 µg $1{,}25(OH)_2D$ (z. B. Rocaltrol) und Kalzium. Nach Absättigung der Kalziumspeicher (hungry bone) ist eine Kalziumsubstitution in der Regel nicht mehr erforderlich. Es ist dann nur noch auf eine ausreichende Kalziumzufuhr mit der Nahrung zu achten, die Einnahme des $1{,}25(OH)_2D$ ist hingegen lebenslang erforderlich.

Vitamin-D-abhängige Rachitis Typ II (VDAR IIA/IIB)

Ätiologie und Pathogenese Dieser auch als hereditäre $1{,}25(OH)_2D$-resistente Rachitis bezeichneten Rachitisform liegt eine angeborene Endorganresistenz von Darm und Skelett, aber auch der Nieren und Nebenschilddrüsen gegenüber $1{,}25(OH)_2D$ zugrunde, die an kultivierten Fibroblasten, Knochen- und Epidermiszellen nachweisbar ist. Ursache der autosomal-rezessiv erblichen Erkrankung sind homozygote Mutationen im VDR- (Vitamin-D-Rezeptor-)Gen. Dieses ist lokalisiert auf Chromosom 12q13–q14. Mutationen können in der DNA-bindenden oder hormonbindenden Domäne des Rezeptors auftreten. Man unterscheidet Patienten mit Alopezie (VDAR IIA), die dann oftmals auch spärliche Wimpern und Augenbrauen haben, von denen ohne Alopezie (VDAR IIB). Die Alopezie ist assoziiert mit dem Schweregrad der Hormonresistenz.

Epidemiologie Seit der Erstbeschreibung im Jahre 1978 wurden etwa 100, vorwiegend aus Arabien und Japan stammende Familien, beschrieben. Ein Patient deutscher Herkunft ist publiziert. In den meisten Fällen besteht eine Konsanguinität.

Klinische Symptome Die Rachitis manifestiert sich meist in den beiden ersten Lebensjahren, bisweilen erst im Alter von 3–15 Jahren, mit klinischen, radiologischen und laborchemischen Zeichen einer kalzipenischen Rachitis. In etwa der Hälfte der Fälle besteht eine Alopezie.Diese kann angeboren sein, tritt aber meist in den ersten beiden Lebensmonaten, spätestens im Alter von 4 Jahren auf.

Diagnose Laborchemisch bestehen die oben genannten Veränderungen einer kalzipenischen Rachitis im Stadium II oder meist III. Bisweilen findet man normale oder leicht erhöhte Serumphosphatspiegel. Im Unterschied zur VDAR I sind die $1{,}25(OH)_2D$-Konzentrationen im Serum bei unbehandelten Patienten stark erhöht (320–2400 pmol/l bzw. 132–1000 pg/ml, normal etwa 30–100 pg/ml) und steigen unter Therapie auf zum Teil exzessive Werte an. Die Serum-25-OHD-Spiegel sind bei unbehandelten Patienten normal. Neben einer molekulargenetischen Untersuchung kann der Enzymdefekt selbst an Rezeptoren von Hautfibroblasten nachgewiesen werden. Eine prognostische Aussage über das Ausmaß des Defektes ist durch die Messung der $1{,}25(OH)_2D$ stimulierten 25-OHD-24-Hydroxylaseaktivität, einer normalerweise nachweisbaren Vitamin-D-Hormonwirkung, möglich. Bei Patienten mit fehlender Stimulierbarkeit dieses Enzyms in Fibroblasten kann die Hypokalzämie auch durch maximale Dosen von Vitamin D oder $1{,}25(OH)_2D$ meist nicht beeinflusst werden.

Therapie Die Therapie ist schwierig. Zunächst sollte immer ein Behandlungsversuch mit Calcitriol (bis zu 50 µg/Tag) oder mit Vitamin D_3(bis zu 5 Mio. E/Tag) gemacht werden. Bei ausbleibendem Anstieg des Serumkalziums sind nächtliche Kalziuminfusionen über Wochen bis Monate bis zur Absättigung der Kalziumspeicher (hungry bone) erforderlich. Danach gelingt es oftmals mit hohen oralen Kalziumdosen (5 g Kalzium/m^2 pro Tag) eine Normokalzämie aufrecht zu erhalten und eine normale Knochenmineralisation zu erreichen. Einige Patienten, besonders diejenigen mit Alopezie, bleiben trotz aller Maßnahmen hypokalzämisch, weisen schwere Rachitiszeichen auf und versterben bisweilen in den ersten Lebensjahren meist an den Folgen einer Pneumonie. Andere Patienten zeigen im Alter zwischen 7 und 15 Jahren eine ungeklärte Spontanheilung, die keine weitere Therapie mehr notwendig macht.

Hypophosphatämische Rachitis

Bei fast allen Formen der hypophosphatämischen Rachitiden wird durch erhöhte FGF-23-Konzentrationen am Na-Pi-Kotransporter-System die tubuläre Rückresorption von Phosphat gehemmt. Laborchemisch führend ist daher neben der Hypophosphatämie ein vermindertes tubuläres Transportmaximum für Phosphat (TmP/GFR). Zusätzlich weisen die Patienten inadäquat normale $1{,}25(OH)_2D_3$-Serumspiegel bezogen auf die Hypophosphatämie auf. Die Berechnung der tubulären Phosphatrückresorption bzw. des diagnostisch besser verwertbaren TmP/GFR (Phosphatschwelle) erfolgt anhand der gleichzeitig zu bestimmenden Phosphat- und Kreatininwerte im Serum und Urin.

Die wichtigsten hypophosphatämischen Rachitiden sind das erworbene renale Fanconi-Syndrom, der Phosphatmangel Frühgeborener und die X-chromosomal erbliche hypophosphatämische Rachitis, der sogenannte Phosphatdiabetes.

Phosphatdiabetes

Ätiologie und Pathogenese Der Phosphatdiabetes (familiäre hypophosphatämische Rachitis) wird durch verschiedene, auf dem distalen Anteil des kurzen Arms des X-Chromosoms lokalisierte Mutationen des *PHEX*-Gens (phosphate regulating gene with homologies to endopeptidases located on the X-chromosome) hervorgerufen. Man nimmt an, dass die Mutationen zu einer verminderten Aktivität einer neutralen Endopeptidase führen, die normalerweise einen phosphaturischen Faktor (Phosphatonin) inaktiviert. Möglicherweise ist das in den Osteozyten und Osteoblasten gebildete FGF-23 dieser Faktor. Das beim Phosphatdiabetes gefundete deutlich erhöhte FGF-23 hemmt den für die Phosphatrückresorption wichtigen Natrium-Phosphat-Kotransporter Typ 2 (NaPi-2). Zusätzlich blockiert FGF-23 auch die Hydroxylierung vom 25-OHD zum $1{,}25(OH)_2D$ und die bei einer Hypophospatämie normalerweise ausgelöste gesteigerte Synthese von $1{,}25(OH)_2D$ unterbleibt. Im Serum finden sich trotz ausgeprägter Hypophospatämie nur inadäquat niedrig-normale $1{,}25(OH)_2D$-Spiegel. Die Hypophosphatämie bzw. das herabgesetzte Kalzium-Phosphat-Produkt im Serum führt zur Rachitis und Osteomalazie. *PHEX* wird ebenfalls in den Osteoblasten und den Odontoblasten exprimiert. Mutationen im *PHEX*-Gen können somit auch zu verminderter Mineralisation sowohl der Osteoblasten als auch der Odontoblasten führen.

Vererbung und Epidemiologie Leitparameter für die Erkrankung ist die Hypophosphatämie, die nicht immer mit einer klinischen Symptomatik einhergeht. Der Erbgang des Phosphatdiabetes, der fehlerhaft auch als „Vitamin-D-resistente Rachitis" bezeichnet wird, ist X-chromosomal-dominant: Bei einer Erkrankung des Vaters sind also alle Töchter betroffen und alle Söhne gesund, während die Hälfte der Söhne und die Hälfte der Töchter einer hypophosphatämischen Mutter erkranken. Mädchen sind doppelt so häufig betroffen wie Knaben. Die Schwere der Erkrankung variiert stark innerhalb und zwischen den Familien. Obwohl betroffene weibliche Individuen eine normale und eine mutierte Kopie des krankheitsverursachenden Gens tragen, besteht nur eine geringe Unterscheidung in der Schwere der klinischen Ausprägung zwischen Männern und Frauen. Bisher sind über 240 Mutationen im *PHEX*-Gen beschrieben worden, die sich über das gesamte Gen verteilen. Es liegt eine hohe Inzidenz an Neumutationen vor. Vereinzelt wurden Familien mit autosomal-dominantem oder autosomal-rezessivem Erbgang beschrieben. Mit einer Häufigkeit von etwa 1 : 20.000 Neugeborenen ist der Phosphatdiabetes die häufigste der erblichen Rachitisformen.

Klinische Symptome und Verlauf Die Erkrankung manifestiert sich meist erst am Ende des 1. oder häufiger im 2. Lebensjahr. Die betroffenen Kinder fallen dann durch einen watschelnden, breitbeinigen Gang, zunehmenden Kleinwuchs und rachitische Beindeformitäten auf (Abb. 64.6). Der klinische Ausprägungsgrad korreliert nicht mit dem Ausmaß der Hypophosphatämie, Muskelschmerzen treten nicht auf. Nicht selten kommen Zahnschmelzdefekte und Zahnabszesse vor. Unbehandelte erwachsene Patienten können beschwerdefrei sein oder Verkalkungen im Bereich von Sehnen, Gelenkkapseln und Ligamenten sowie eine Innenohrschwerhörigkeit aufweisen und über Knochenschmerzen klagen.

Diagnose Die wichtigsten Laborbefunde sind eine Hypophosphatämie (Serumphosphat im 1. Lebensjahr <1,6 mmol/l bzw. 5 mg/dl, bei älteren Kindern <1,3 mmol/l bzw. 4 mg/dl, bei Erwachsenen <0,6 mmol/l bzw. <2 mg/dl) und Verminderung der tubulären Phosphatrückresorption (TRP), die deutlich unter 80 % liegt, bzw. des auf die glomeruläre Filtrationsrate (GFR) bezogenen Transportmaximums für Phosphat (TmP/GFR) (altersabhängige Normwerte). Die alkalische Phosphataseaktivität ist als Ausdruck einer gesteigerten Osteoblastentätigkeit mäßig erhöht. Die laborchemischen Veränderungen lassen sich meist schon in den ersten Lebensmonaten, nie aber unmittelbar nach Geburt nachweisen. Kalzium, PTH, 25-OHD im Serum sowie Urinkalzium sind bei unbehandelten Patienten normal, der $1{,}25(OH)_2D$-Serumspiegel ist altersentsprechend, jedoch für die Hypophosphatämie zu niedrig.

Die Röntgenbefunde sind altersabhängig. Im Säuglingsalter überwiegen Auftreibung und Becherung der metaphysären Wachstumszone im Bereich der langen Röhrenknochen von Unterarmen und Beinen, später stehen die Veränderungen im Bereich der Knie- und Sprunggelenke im Vordergrund. Charakteristisch ist eine mediale Verbreiterung der Epiphysen am distalen Femur und an der proximalen Tibia sowie eine O-Beinstellung der Unterschenkel mit einem keilförmigen Defekt der statisch überbelasteten medialen Tibiametaphyse. Mit zunehmendem Alter ist bei unbehandelten Patienten eine grobe Trabekelzeichnung der Röhrenknochen und paradoxerweise eine Erhöhung der Knochendichte (exzessive Anhäufung von intermittierend verkalktem Osteoid) erkennbar.

Eine frühzeitige Diagnose ist jedoch bei positiver Familienanamnese über die bereits in den ersten Lebensmonaten erhöhte alkalische Phosphatase und bei unklaren Fällen über eine Mutationsanalyse des *PHEX*-Gens möglich.

Therapie Die Behandlung erfolgt mit 4–6 über den Tag verteilten Dosen von Phosphat (z. B. als Reducto spezial oder Phosphatlösung). Die Dosierung beträgt je nach Lebensalter und Verträglichkeit etwa 40–50(–70) mg/kg KG/Tag, wobei sich die angegebene Menge auf den Gehalt an elementarem Phosphor bezieht. Die Enddosis soll erst in einigen Wochen erreicht werden. Um einer phosphatinduzierten Tendenz zur Hypokalzämie mit sekundärem oder tertiärem Hyperparathyreoidismus entgegenzuwirken und eine Ausheilung der Mineralisierungsstörung im Bereich von Spongiosa und Kompakta zu erzielen, wird zusätzlich 1,25$(OH)_2$D (Calcitriol) in einer Dosis von initial 15–20 ng/kg KG täglich oral in 2 Einzeldosen verabreicht und innerhalb von einigen Wochen auf die Erhaltungsdosis von täglich 20–40(–60) ng/kgKG gesteigert. Die Richtlinien für die Calcitriolbehandlung (Urinkalziumausscheidung, Absetzen bei Immobilisierung, Ultraschalluntersuchungen) entsprechen denen der Therapie des Hypoparathyreoidismus (▶ Abschn. 64.2.1). Calcitriol muss bei einem Hinweis auf eine Hyperkalziurie (Nephrokalzinose und Hyperkalzämie) reduziert und bei einem sekundären Hyperparathyreoidismus erhöht werden. Die Phosphatdosis soll bei herabgesetzter Wachstumsrate und/oder erhöhter Serum-AP-Aktivität gesteigert werden, was allerdings wegen gastrointestinaler Symptome und sekundärem Hyperparathyreoidismus nicht immer möglich ist.

Der klinische Nutzen einer Frühtherapie mit Phosphat und Vitamin D (<3. Monat) bei einem zweiten Kind nach einem Indexfall in der Familie ist noch nicht abschließend beurteilbar; sicherlich sollte bei ansteigender alkalischer Phosphatase, spätestens aber ab dem 6. Lebensmonat, eine medikamentöse Substitutionstherapie erfolgen. Die Mitbetreuung durch einen Kinderorthopäden ist erforderlich, bei ausgeprägten und im Wachstumsalter nicht selten progredienten Fehlstellungen sind Korrekturosteotomien bisweilen nicht zu umgehen. Bei einem Teil der erwachsenen Patienten ist eine Fortsetzung der Therapie nicht notwendig, während andere wegen einer erneut auftretenden Symptomatik lebenslang behandelt werden sollen.

Insgesamt ist die Behandlung des Phosphatdiabetes aufwendig, sie sollte in der Hand erfahrener pädiatrischer Endokrinologen oder Nephrologen liegen und unter Einbeziehung eines interdisziplinären Teams (Kinderorthopäden, Kinderzahnarzt, Kinderradiologen) erfolgen. Trotzdem sind die Behandlungsergebnisse nicht immer zufriedenstellend. Zurzeit wird in einer deutschen Studie bei präpubertären Patienten ein möglicher positiver Effekt des biosynthetischen Wachstumshormons auf die Körperlängenentwicklung und den Phosphatmetabolismus geprüft.

Hereditäre hypophosphatämische Rachitis mit Hyperkalziurie (HHRH)

Ätiologie und Pathogenese Bei dieser sehr seltenen vorwiegend autosomal-rezessiv vererbten phosphopenischen Rachitis liegt eine inaktivierende Mutation des Gens *SLC34A3* vor, das den Natrium-Phosphat-Kotransporter NaPi-IIc reguliert. Die 1,25$(OH)_2$D-Serumspiegel sind im Gegensatz zum Phosphatdiabetes stark erhöht als Hinweis einer adäquaten Reaktion auf den renalen Phosphatverlust. Die Störung betrifft lediglich die tubuläre Phosphatrückresorption, nicht aber, wie beim klassischen Phosphatdiabetes, zusätzlich die Hydroxylierung des 1,25$(OH)_2$D. Durch die erhöhte 1,25$(OH)_2$D-Sekretion kommt es zur vermehrten Aufnahme von Kalzium aus dem Darm, einer Tendenz zur Hyperkalzämie und Nebenschilddrüsensuppression mit der Folge einer Hyperkalziurie.

Klinische Symptome Es handelt sich um ein Spektrum von Symptomen, das von einer asymptomatischen Hyperkalziurie bis zum schweren Ausprägungsgrad mit Rachitis, Nephrokalzinose, Nephrolithiasis und Kleinwuchs reicht.

Diagnose Sie stützt sich auf den Nachweis einer Hyperkalziurie und einer Erhöhung der 1,25$(OH)_2$D-Serumkonzentrationen bei unbehandelten Patienten mit hypophospatämischer Rachitis, die übrigen laborchemischen Veränderungen entsprechen dem Phosphatdiabetes.

Die Konzentration des Fibroblastenwachstumsfaktors (FGF) 23 ist normal. Der molekulargenetische Mutationsnachweis sichert die Diagnose.

Therapie Die Behandlung besteht in der alleinigen oralen Phosphatsubstitution, die bis auf 70–100 mg/kg KG elementaren Phosphor in 5–6 Einzeldosen gesteigert werden muss, um einen guten Therapieeffekt [Normalisierung des 1,25$(OH)_2$D] zu erzielen.

Tumorrachitis

Ätiopathogenese Es handelt sich meist um benigne mesenchymale Tumoren (z. B. nichtossifizierende Fibrome, Fibroangiome, Riesenzellgranulome), die an unterschiedlichen Stellen des Körpers lokalisiert sind und lange durch ihre geringe Größe unerkannt bleiben. In diesen Tumoren erfolgt eine Überexpression des FGF 23, der die Phosphatrückresorption und 1,25$(OH)_2$D-Synthese im proximalen Nierentubulus hemmt und zu den klinischen, laborchemischen und radiologischen Veränderungen einer phosphopenischen Rachitis führt.

Epidemiologie Seit der Erstbeschreibung durch Prader 1959 wurde die Kombination einer hypophosphatämischen Rachitis bzw. Osteomalazie mit einem Tumor in etwa 50 Einzelbeobachtungen, meist bei Erwachsenen, aber auch bei Kindern beschrieben.

Klinische Symptome Im Gegensatz zum Phosphatdiabetes manifestiert sich die Tumorrachitis im späteren Kindes- oder im Erwachsenenalter mit Knochenschmerzen, Muskelschwäche, progredienten Beindeformierungen und gelegentlich Spontanfrakturen. Bei jeder „sporadischen hypophosphatämischen Rachitis oder Osteomalazie", die mit Knochenschmerzen einhergeht und sich nicht bereits im Kleinkindalter manifestiert, sollte an eine Tumorrachitis gedacht werden.

Diagnose Die laborchemischen und radiologischen Befunde entsprechen denen beim Phosphatdiabetes (s. oben), wobei die Serum-1,25$(OH)_2$D-Spiegel oft deutlich niedriger liegen. Die FGF-23-Serumkonzentrationen sind deutlich erhöht.

Die Lokalisation des Tumors ist häufig schwierig, meist ist eine umfangreiche radiologische Diagnostik (konventionelles Röntgen, MRT-, ggf. auch Octreotid-Szintigrafie) erforderlich.

Therapie Nach Entfernen des Tumors normalisieren sich die laborchemischen und röntgenologischen Veränderungen. Falls der Tumor inoperabel ist, erfolgt eine Therapie der Rachitis wie beim Phosphatdiabetes (s. oben).

De-Toni-Debré-Fanconi-Syndrom

Das De-Toni-Debré-Fanconi-Syndrom wird in ► Kap. 197 beschrieben.

Autosomal-dominante hypophosphatämische Rachitis

Die ADHR ist deutlich seltener als die X-chromosomale hypophosphatämische Rachitis. Ihre Prävalenz wird auf 1 : 100.000 geschätzt. Die autosomal-dominant erbliche Rachitis unterscheidet sich laborchemisch und röntgenologisch nicht vom klassischen Phosphatdiabetes. Sie kann sich klinisch erst im Verlauf des Kindesalters oder im Erwachsenendalter manifestieren. Patienten mit ADHR weisen Mutationen im Gen des Fibroblastenwachstumsfaktors FGF-23 auf. Normalerweise wird das sezernierte FGF-23 über Endopeptidasen abgebaut. Bei Patienten mit ADHR führten Mutationen in zwei eng benachbarten Argininresten (Arg 176 und Arg 179) jedoch zu einer veränderten Proteinstruktur im Bereich der proteolytischen Spaltstellen des Proteins, so dass dessen Abbau gestört ist und biologisch aktives FGF-23 im Körper akkumuliert.

Autosomal-rezessive hypophosphatämische Rachitis Typ 1

Bei der ARHR Typ 1 kommt es durch inaktivierende Mutationen im Dentin-Matrix-Protein (DMP)-1 zur erhöhten Transkription von FGF-23 in den Osteozyten. Die pathologisch erhöhten FGF-23-Konzentrationen führen über die Hemmung des Na-Pi-Kotransportersystems zum renalen Phosphatverlust mit den Konsequenzen Störung des Kalzium-Phosphat-Produkts und nachfolgender Rachitis. Laborchemisch finden sich ein deutlich erhöhtes FGF-23, Hypophosphatämie, renaler Phosphatverlust sowie inadäquat niedrige $1{,}25(OH)_2D$-Serumspiegel.

Autosomal-rezessive hypophosphatämische Rachitis Typ 2

Lorenz-Depiereux et al. beschrieb erstmals in 4 Familien mit hypophosphatämischer Rachitis inaktivierende Mutationen im EctoNucleotide Pyrophosphatase/Phosphodiesterase 1-Gen (*ENPP1*-Gen). ENPP1 ist die Hauptquelle für extrazelluläres Pyrophosphat (PPi), das die kristalline Ablagerung von Hydroxyapatit verhindert und das Wachstum hemmt. Mutationen im *ENPP1*-Gen gehen bei Patienten mit hypophosphatämischer Rachitis (ARHR Typ 2) mit der gleichen Laborkonstellation wie bei der ARHR Typ 1 einher. Da diese Mutationen auch bei dem schwerwiegenden Krankheitsbild GACI (Generalisierte Verkalkung der Arterien im Kleinkindalter) gefunden wurden, stellt der renale Phosphatverlust bei den Patienten mit gleichzeitig vorhandener hypophosphatämischer Rachitis (HR) möglicherweise einen „Schutzmechanismus" vor der starken arteriellen Verkalkung dar. Eine Substitutionstherapie der HR sollte deshalb nur unter strengen laborchemischen und sonografischen Kontrollen (Gefäße, Herz, Niere) erfolgen.

64

64.2.6 Isolierte Erhöhung der alkalischen Serumphosphatase

Definition Nach Ausschluss hepatobiliärer Erkrankungen oder einer Osteopathie durch Dokumentation von Normalwerten für Leberenzyme, Kalzium und Phosphat im Serum, einer normalen Parathormonkonzentration sowie einer unauffälligen Röntgenaufnahme der linken Hand wird eine erhöhte Aktivität der alkalischen Serumphosphatase als isolierte Hyperphosphatasie bezeichnet. Diese kann transitorisch oder permanent auftreten, auch familiär auftreten.

Transitorische Hyperphosphatasie

Sie kommt bei Säuglingen und Kleinkindern relativ häufig vor und normalisiert sich spontan nach 6–12 Wochen. Bei vielen der betroffenen Kinder besteht zum Zeitpunkt der Hyperphosphatasie ein Infekt der oberen Luftwege oder eine Durchfallerkrankung. Ursächlich wird eine transitorisch gestörte Enzym-Clearance durch ein noch unbekanntes infektiöses Agens vermutet. Die dabei meist zufällig gefundenen AP-Konzentrationen liegen nicht selten in Konzentrationsbereichen von mehreren Tausend U/l. Diese Konzentrationen werden auch bei einer ausgeprägten Rachitis zumeist nicht erreicht.

Persistierende Hyperphosphatasie

Diese ist viel seltener, sie kann idiopathisch oder hereditär auftreten, die hereditäre Form kann vermutlich dominant oder rezessiv vererbt werden.

Die rezessiv vererbte Form sowie die idiopathische Hyperphosphatasie können mit geistiger Behinderung, Anfällen und neurologischen Auffälligkeiten einhergehen, deren Assoziation zur Hyperphosphatasie bisher ungeklärt ist.

Bei einer isolierten transitorischen oder persistierenden Hyperphosphatasie sind eine weiterführende Diagnostik wie Knochenszintigrafie oder -biopsie oder eine probatorische Vitamin-D-Behandlung unangebracht.

64.3 Störungen des Kalziumstoffwechsels in der Neugeborenenperiode

64.3.1 Neugeborenenhypokalzämie

Definition Die Neugeborenenhypokalzämie wird definiert als Unterschreiten der Gesamtserumkalziumkonzentration von 1,75 mmol/l bzw. 7 mg/dl und des ionisierten Anteils von 0,63 mmol/l bzw. 2,5 mg/dl. Sie kann in Abhängigkeit des zeitlichen Auftretens in eine frühe und eine späte Form unterteilt werden.

Ätologie und Pathogenese Bei Frühgeborenen spielt das abrupte Sistieren der hohen diaplazentaren Kalziumzufuhr, vermutlich auch eine vorübergehende Endorganresistenz gegenüber PTH und eine überschießende Kalzitoninsekretion eine Rolle. Bei Kindern diabetischer Mütter werden pathogenetisch eine verminderte PTH-Sekretion infolge Hypomagnesiämie, eine erhöhte Kalzitoninsekretion oder ein vermehrter Kalziumbedarf aufgrund des größeren Skeletts dieser meist übermäßigen Kinder vermutet. Ursache der neonatalen Hypokalzämie Neugeborener mit perinataler Asphyxie oder anderen Geburtskomplikationen könnte ein vermehrter Übertritt von intrazellulärem Phosphat in den Extrazellulärraum sein, der einen Serumkalziumabfall hervorruft.

Ein weiterer Pathomechanismus, der besonders für die späte Form der Neugeborenenhypokalzämie verantwortlich sein dürfte, ist ein transitorischer Hypoparathyreoidismus, oft aggraviert durch eine vermehrte Phosphatzufuhr mit der Nahrung.

Klinische Symptome Die frühe Form ist die bei Weitem häufigste der Neugeborenenhypokalzämien. Sie manifestiert sich in den ersten 3 Lebenstagen, meist schon in den ersten 12–24 h besonders bei Frühgeborenen (etwa 50 %), Neugeborenen diabetischer Mütter (etwa 50 %) und bei Neugeborenen mit Geburts- bzw. postnatalen Komplikationen, wie perinatale Asphyxie, Atemnotsyndrom, Sepsis (etwa 30 %). Die betroffenen Säuglinge sind klinisch meist asymptomatisch. Gelegentlich fallen sie durch Zittern, Übererregbarkeit und selten Neugeborenenkrämpfe auf.

Die späte Form der Neugeborenenhypokalzämie ist viel seltener und manifestiert sich unabhängig vom Gestationsalter zwischen dem 4. und 28. Lebenstag, meistens mit generalisierten Neugeborenenkrämpfen.

Diagnose Sie stützt sich auf den Nachweis von Hypokalzämie, meist Hyperphosphatämie und normaler Aktivität der alkalischen Serumphosphatase. Das Serum-PTH ist meist erniedrigt, kann selten aber auch als Hinweis auf eine transitorische Endorganresistenz erhöht sein.

Differenzialdiagnostisch müssen zahlreiche Erkrankungen berücksichtigt werden, die im Folgenden zusammengefasst sind (► Übersicht).

Immer soll bei einer Neugeborenenhypokalzämie an eine intrauterine und postnatal vorübergehend anhaltende Suppression der PTH-Sekretion durch eine mütterliche Hyperkalzämie, z. B. im Rahmen eines primären Hyperparathyreoidismus, gedacht werden.

Hypo- und Hyperkalzämien

Hypokalzämien:

- Frühe From der Neugeborenenhypokalzämie:
  - Frühgeborene
  - Hypotrophe Neugeborene
  - Neugeborene diabetischer Mütter
  - Neugeborene mit Geburts-/ postnatalen Komplikationen (perinatale Asphyxie, Atemnotsyndrom, Sepsis)
  - Iatrogen (Tokolyse, Zitratgabe beim Blutaustausch, Natriumbicarbonat, Fettsäuren)
- Späte Form der Neugeborenenhypokalzämie:
  - Transitorischer Hypoparathyreoidismus
  - Hypomagnesiämie
  - Kongenitaler permanenter Hypoparathyreoidismus (Mutation im *PTH*-Gen, Catch-22-Syndrom)
  - Mütterlicher primärer Hyperparathyreoidismus
  - Intestinale Malabsorption von Kalzium und Vitamin D
  - Mütterlicher Vitamin-D-Mangel
  - Iatrogen (hohe Phosphatzufuhr, fehlende Vitamin-D-Supplementierung)

Hyperkalzämien:

- Idiopathische infantile Hyperkalzämie
- Hereditäre hypokalziurische Hyperkalzämie
- Neonataler primärer Hyperparathyreoidismus
- Adiponecrosis subcutanea
- Phosphatmangel
- Hypervitaminosis D
- Hypervitaminosis A
- Konnatale Hypothyreose
- Mütterlicher Hypoparathyreoidismus oder Pseudohypoparathreoidismus
- Kongenitale Hypophosphatasie
- Nebenniereninsuffizienz
- Blue-diaper-Syndrom
- Neoplasien
- Metaphysäre Dysplasie, Typ Jansen

Therapie Sie besteht in der langsamen intravenösen Injektion einer 10%igen Kalzium-Glukonat-Lösung in einer Dosierung von 2 ml/kg KG unter Kontrolle der Herzfrequenz. Die Dosis kann in Intervallen von 6–8 h erneut verabreicht werden. Bei asymptomatischer Hypokalzämie kann die Kalzium-Glukonat-Lösung in einer Dosierung von 5–10 ml/kg KG/24 h per os, verteilt auf die Mahlzeiten, zugeführt werden. Bei Fortbestehen der Hypokalzämie ist eine zusätzliche Behandlung mit Vitamin D_3 in einer Dosierung von etwa 5000 IE/Tag oder Calcitriol in einer Dosierung von etwa 50 ng/kg KG/Tag unter regelmäßiger Überwachung der Serum- und Urinkalziumwerte notwendig. Bei einem Hypoparathyreoidismus wird das Absetzen dieser Behandlung nach wenigen Wochen ergeben, ob es sich um eine transitorische oder permanente Form handelt. Im letzteren Falle ist eine zusätzliche Diagnostik und Therapie entsprechend ► Abschn. 64.2.1 notwendig.

64.3.2 Neugeborenenhyperkalzämie

Definition Eine Hyperkalzämie, definiert als Überschreiten einer Gesamtserumkalziumkonzentration von 2,65 mmol/l bzw. 10,6 mg/dl oder des ionisierten Kalziumspiegels von 1,4 mmol/l. bzw. 5,5 mg/dl, tritt bei Neugeborenen selten auf.

Ätiologie und Pathogenese Die wichtigsten Ursachen einer Neugeborenenhyperkalzämie sind in der Übersicht oben zusammengefasst. Ein Teil der Hyperkalzämien wurde in ► Abschn. 64.2 besprochen. An dieser Stelle wird nur auf die Neugeborenenhyperkalzämie infolge einer mütterlichen Hypokalzämie, eines neonatalen primären Hyperparathyreoidismus und einer Adiponecrosis subcutanea eingegangen.

64.3.3 Mütterliche Hypokalzämie

Ätiologie und Pathogenese Eine chronische mütterliche Hypokalzämie als Folge eines nicht oder schlecht eingestellten Hypoparathyreoidismus oder Pseudohypoparathyreoidismus bewirkt über einen erniedrigten diaplazentaren Kalziumgradienten beim Feten eine intrauterine Stimulation von PTH, vermutlich auch PTHrP, mit erhöhtem Skelettabbau und osteolytischen Veränderungen.

Klinische Symptome Diese sind abhängig vom Auftreten einer Hyperkalzämie oder Hypokalzämie (s. dort).

Diagnose Bei den meisten Neugeborenen ist die Serumkalziumkonzentration trotz des zunächst anhaltenden Hyperparathyreoidismus vermindert, bei einigen tritt jedoch eine transitorische postnatale Hyperkalzämie im Sinne eines tertiären Hyperparathyreoidismus auf.

Therapie und Verlauf Sie richtet sich nach der Symptomatik und ist abhängig vom Auftreten einer Hyper- oder Hypokalzämie. Der sekundäre Hyperparathyreoidismus bildet sich postnatal spontan nach einigen Wochen zurück, die Röntgenveränderungen normalisieren sich erst nach Monaten.

64.3.4 Neonataler primärer Hyperparathyreoidismus

Ätiologie und Pathogenese Es handelt sich um eine sehr seltene Erkrankung, die nichthereditär oder hereditär, dann autosomal-rezessiv oder autosomal-dominant oder im Rahmen einer familiären hypokalziurischen Hyperkalzämie, d. h. einer inaktivierenden Mutation des Gens für den Kalziumrezeptor, auftritt (► Abschn. 64.2).

Klinische Symptome Der neonatale primäre Hyperparathyreoidismus stellt eine Notfallsituation dar, unbehandelte Säuglinge sterben oft in den ersten 6 Monaten an den Folgen einer respiratorischen Insuffizienz aufgrund von Thoraxdeformierung und Rippenfrakturen.

Diagnose Die Gesamtkalziumkonzentration kann auf Werte zwischen 3,75 und 7,5 mmol/l bzw. 15 und 30 mg/l erhöht sein, das Serumphosphat ist meist erniedrigt, die alkalische Phosphataseaktivität deutlich erhöht. Diagnostisch entscheidend ist der Nachweis einer massiv erhöhten Konzentration des Serum-PTH sowie ggf. eine positive Familienanamnese.

Therapie und Verlauf Zunächst ist ein konservativer Behandlungsversuch mit Flüssigkeitszufuhr, NaCl- und Furosemidinfusionen und Kalzitonin sinnvoll. Bei ausgeprägtem primärem Hyperparathyreoidismus ist allerdings die Therapie der Wahl die Entfernung aller 4 hyperplastischer Nebenschilddrüsen. Postoperativ ist dann bei erfolgreicher Entfernung aller Epithelkörperchen aufgrund des dann vorliegenden Hypoparathyreoidismus eine Dauersubstitution mit aktivem Vitamin D ggf. in Kombination mit Kalzium erforderlich.

64.3.5 Adiponecrosis subcutanea

Ätiologie und Pathogenese Als Ursache der Hyperkalzämie wird eine erhöhte $1{,}25(OH)_2D$-Sekretion aus makrophagenähnlichen Zellen in der Fettgewebsnekrose angenommen.

Klinische Symptome Es handelt sich um besonders am Rumpf auftretende ausgedehnte Fettgewebsnekrosen mit tief subkutan gelegenen Verhärtungen und blau-roter Verfärbung der darüber gelegenen Haut, die besonders bei Neugeborenen nach perinatalen Komplikationen vorkommen und mit schweren Hyperkalzämien einhergehen können.

Diagnose Durch die unregulierte, gesteigerte Vitamin-D-Hormonbildung kommt es über eine vermehrte intestinale Kalziumaufnahme zur Hyperkalzämie mit der Folge von PTH-Suppression und Hyperkalziurie, evtl. Nephrokalzinose. Bei Kindern mit Adiponecrosis sollte innerhalb der ersten 2 Lebensmonate immer eine Diagnostik des Kalziumphosphatstoffwechsels veranlasst werden.

Therapie und Verlauf Die spontane Rückbildung der Hyperkalzämie erfolgt mit der Normalisierung der Hautveränderungen. Da dies allerdings mehrere Wochen dauern kann, muss eine kalzium- und Vitamin-D-arme Kost verabreicht werden, oft ist auch eine zusätzliche Glukokortikoidbehandlung (1–2 mg/kg KG Prednison) notwendig.

Literatur

Akin L, Kurtoglu S, Yildiz A et al (2010) Vitamin D deficiency rickets mimicking pseudohypoparathyroidism. J Clin Res Pediatr Endocrinol 2:173–175

Albright F, Burnett CH, Smith PH (1942) Pseudohypoparathyroidism: an example of "Seabright-Bantam syndrome". Endocrinology 30:922–932

Bastepe M (2008) The GNAS locus and pseudohypoparathyroidism. Adv Exp Med Biol 626:27–40

Bishop NJ (2005) Perinatal vitamin D actions. In: Feldman D, Wesley Pike J, Glorieux FH (Hrsg) Vitamin D, 2. Aufl. Elsevier Academic Press, San Diego, S 803–810

Brown EM (2000) Disorders resulting from inactivating or activating mutations in the $Ca^{2+}{}_0$-sensing receptor. In: Econs MJ (Hrsg) The genectics of osteoporosis and metabolic bone disease. Human Press, Totowa, NJ, S 237–274

Chattopadhyay N, Mithal A, Brown EM (1996) The calcium-sensing receptor: a window into the physiology and pathophysiology of mineral ion metabolism. Endocrine Rev 17:289–307

Cheng JB, Levine MA, Bell NH, Mangelsdorf DJ, Russell DW (2004) Genetic evidence that the human CYP2R1 enzyme is a key vitamin D 25-hydroxylase. PNAS 101:7711–7715

Halonen M, Eskelin P, Myhre A-G et al (2002) AIRE mutations and human leukozyte antigen genotypes as determinants of the Autoimmune Polyendocrinopathy-Candidiasis-Ectodermal Dsytrophie phenotype. J Clin Endocrinol Metab 87:2568–2574

Holick MF (2007) Vitamin D deficiency. N Engl J Med 357:266–281

Kelsey G (2010) Imprinting on chromosome 20: tissue-specific imprinting and imprinting mutations in the GNAS-locus. Am J Med Genet C Semin Med Genet 154C(3):377–386

Kitanka S, Takeyama K-J, Murayama A et al (1998) Inactivating mutations in the 25-hydroxyVitamin D_3 1-hydroxylase gene in patients with pseudoVitamin-D-deficiency rickets. N Engl J Med 338:653–661

Klopocki E, Hennig BH, Dathe K et al (2010) Deletion and point mutations of PTHLH cause brachydactyly type E 86, S 434–439

Kovacs CS, Kronenberg HM (1997) Maternal-fetal calcium and bone metabolism during pregnancy, puerperium, and lactation. Endocrine Rev 18:832–872

Lee H, Graham JM, Rimoin DL et al (2012) Exome sequencing identifies *PDE4D*-mutations in acrodysostosis. Am J Hum Genet 90:746–751

Lietman SA, Germain-Lee EL, Levine MA (2010) Hypercalcemia in chidren and adolescents. Curr Opin Pediatr 22:508–515

Linglart A, Menguy C, Couvineau A et al (2011) Recurrent P*RKAR1A* mutations in acrodysostosis with hormone resistance. New Engl J Med 364:2218–2226

Lorenz-Depiereux B, Benet-Pages A, Eckstein G et al (2006) Hereditary hypophosphatemic rickets with hypercalciuria is caused by mutation in the sodium-phosphate cotransporter gene SLC34A3. Am J Hum Genet 78:193–201

Lorenz-Depiereux B, Schnabel D, Tiosano D, Häusler G, Strom TM (2010) Loss-of-function ENPP1 mutations cause both generalized arterial calcification of infancy and autosomal-recessive hypophosphatemic rickets. Am J Hum Genet 86:267–72

Mallet E (2008) Primary hyperparathyroidism in neonates and childhood. Horm Res 69:180–188

Mantovani G (2011) Pseudohypoparathyroidism: Diagnosis and treatment. J Clin Endocrinol Metab 96:3020–3030

Michot C, LeGoff C, Goldenberg A et al (2012) Exome sequencing identifies *PDE4D* mutations as another cause of acrodysostosis. Am J Hum Genet 90:740–745

Misra M, Pacaud D, Petryk A, Collett-Solberg PF, Kappy M (2008) Vitamin D deficiency in children and its management: review of current knowledge and recommendations. Pediatrics 122:398–417

Pott jr JT, Jüppner H (1998) Parathyroid hormone and parathyroid hormone-related peptide in calcium homeostasis, bone metabolism, and bone development: The proteins, their genes, and receptors. In: Avioli LV, Krane SM (Hrsg) Metabolic bone disease and clinically related disorders, 3. Aufl. Academic, San Diego, S 51–94

Shimada T, Kakitani M, Yamazaki Y et al (2004) Targeted ablationof Fgf23 demonstrates an essential physiological role of FGF23 in phosphate and vitamin D metabolism. Clin Invest 113:561–568

Shoback D (2008) Clinical Practice: Hypoparathyroidism. N Engl J Med 359(4):391–403
Strom TM, Jüppner H (2008) PHEX, FGF-23, DMP-1 and beyond. Curr Opin Nephrol Hyertens 17:357–362
Tiosano D, Hochberg Z (2009) Hypophosphatemia: the common denominator of all rickets. J Bone Miner Metab 27:392–401

65 Störungen der Nebennierenfunktion

C.-J. Partsch, F. G. Riepe

65.1 Störungen der Nebennierenrindenfunktion

65.1.1 Entwicklung und Funktion der Nebennierenrinde

Die Nebennieren bestehen aus der vom Mesoderm abstammenden Nebennierenrinde (NNR) und dem vom Ektoderm stammenden Nebennierenmark (NNM). Während der Fetalzeit ist die NNR deutlich größer als postnatal. Im 2. Fetalmonat ist das Größenverhältnis von Nebenniere zu Niere 2:1, im 6. Monat 1:1 und beim Erwachsenen 1:28. In der fetalen NNR finden sich eine breite Innenschicht, die als transitorische fetale Rinde (Fetokortex) bezeichnet wird, und eine schmale Außenzone (Neokortex), aus der die permanente, letztlich dreischichtige NNR hervorgeht. Während der Neokortex durch ACTH stimulierbar ist, scheint der Fetokortex in der 1. Schwangerschaftshälfte unter dem Einfluss von plazentarem hCG (humanes Choriongonadotropin) zu stehen. Er produziert bereits ab der 6. Schwangerschaftswoche (SSW) aus plazentarem Pregnenolon vorwiegend Dehydroepiandrosteron-Sulfat (DHEA-Sulfat) und 16-OH-DHEA-Sulfat, welche als direkte Vorstufen der hoch aktiven Östriolsynthese in der Plazenta dienen. Da einige der hierfür nötigen Enzyme nur in der fetalen NNR, andere aber nur in der Plazenta vorhanden sind, ist die Östrogenproduktion in der Schwangerschaft sowohl von einer funktionierenden Plazenta als auch von einer intakten und hormonell aktiven fetalen NNR abhängig (sog. fetoplazentare Einheit). Daher dient die Östriolkonzentration im Plasma oder Urin der Schwangeren als Parameter für die Vitalität des Fetus. Bereits um den 8. Schwangerschaftsmonat beginnt eine Involution des Fetokortex, welche postpartal etwa im 6. Monat abgeschlossen ist. Im Neokortex differenziert sich erst nach der 10. SSW die Zona fasciculata. Ab der 20. SSW ist auch eine schmale Zona glomerulosa abgrenzbar. Die Steroidbiosynthese (Kortisol, Aldosteron) im Neokortex erfolgt in nennenswertem Umfang jedoch erst ab der 32. SSW. Die Zona reticularis demarkiert sich erst im Rahmen der Adrenarche vor der Pubertät (▶ Kap. 66). Man unterscheidet somit von innen nach außen 3 Zonen in der maturen Nebennierenrinde: Zona reticularis, Zona fasciculata und Zona glomerulosa.

Von der permanenten NNR wird mithilfe enzymatischer Prozesse eine große Anzahl lebenswichtiger Steroide aus Acetat oder aus Cholesterin aufgebaut (Abb. 65.1). Nach ihrer vorwiegenden Funktion lassen sich die NNR-Hormone in 3 Gruppen einteilen:

- die eiweißkatabolen, antiphlogistisch bzw. immunsuppressiv wirksamen Glukokortikoide (G),
- die natriumretinierenden, kaliumdiuretisch wirksamen Mineralokortikoide (M) und
- die eiweißanabolen, stickstoffretinierenden Androgene (A).

Eine scharfe Trennung der Gruppen nach ihrer Funktion ist nicht möglich, da sich die Wirkung einzelner NNR-Steroide überlappt. So besitzt z. B. das Kortisol einen deutlichen Mineralokortikoideffekt, da Glukokortikoidrezeptor (GR) und Mineralokortikoidrezeptor (MR) große Ähnlichkeit aufweisen. So hat der MR die gleiche Affinität für Kortisol und Aldosteron. In mineralokortikoidsensitiven Geweben (z. B. Nierentubulus) schützt die 11β-Hydroxysteroid-Dehydrogenase Typ 2 (11β-HSD-2) durch Umwandlung von Kortisol zu Kortison den MR vor Besetzung durch Kortisol, so dass er frei ist für die Bindung von Aldosteron.

Glukokortikoide bewirken eine Glukoneogenese aus Proteinen und wirken damit in den meisten Geweben eiweißkatabol. In der Leber hingegen haben Glukokortikoide durch Stimulation der Enzymproteinsynthese eine anabole Wirkung. In fetalen Organen (Lunge, Leber, Darm, Gehirn) induzieren sie, ähnlich wie das Schilddrüsenhormon, die Differenzierung und Organreifung. Kortisol ist das physiologisch wirksame Glukokortikoid. In Ruhe beträgt die Kortisolsekretion ca. 7 mg/m^{2}KOF/24 h. Im Stress kann die Sekretion durch CRH-ACTH-Stimulation maximal auf den 10-fachen Wert ansteigen. Die Aktivität der Hypothalamus-Hypophysen-NNR-Achse unterliegt einem ausgeprägten Tag-Nacht-Rhythmus (zirkadiane Sekretion) mit einem Gipfel am frühen Morgen gegen 4 Uhr. Bis 10 Uhr vormittags sind zwei Drittel der Tagessekretion abgegeben. Im Blut ist Kortisol überwiegend an sein Transportglobulin Transkortin gebunden.

Bei akuter Verabreichung bewirken Glukokortikoide eine Eosinopenie und eine Lymphopenie. Sie führen zu einer Rückbildung der lymphatischen Gewebe und unterdrücken zahlreiche Immunreaktionen, insbesondere durch Hemmung von Zytokinen und Entzündungsmediatoren sowie der Beweglichkeit und Funktion von Neutrophilen, Lymphozyten, Monozyten und Makrophagen. Unphysiologisch hohe Dosen wirken stark appetitsteigernd und wachstumshemmend und führen zu Adipositas und Osteoporose. Der aktivste physiologische Vertreter ist das Kortisol (Hydrokortison). Kortison (11-Dehydrokortisol) wird dagegen in physiologischen Dosen nicht vom Glukokortikoid- und auch nicht vom Mineralokortikoidrezeptor gebunden und ist daher endogen praktisch nicht wirksam. Synthetische Glukokortikoide mit gesteigerter antiphlogistischer Wirkung und verlängerter Halbwertszeit, aber ohne Mineralokortikoideffekt sind Prednison, Prednisolon, Triamcinolon, Betamethason und Dexamethason. Nach ihrer antiphlogistischen pharmakologischen Wirkung sind folgende Dosen etwa wirkungsgleich: 100 mg Kortisol, 30 mg Deflazacort, 25 mg Prednison, 20 mg Methylprednisolon, 15 mg Triamcinolon, 3 mg Dexamethason oder Betamethason. Den synthetischen Präparaten fehlt der Mineralokortikoideffekt weitgehend. Eine antiphlogistisch voll wirksame Dosis sind 2 mg Prednison/kg KG/Tag.

Die Wirkung der NNR-Androgene deckt sich mit derjenigen der gonadalen Androgene, ist jedoch quantitativ deutlich geringer. Die adrenalen Androgene fördern das Längenwachstum und die Skelettreifung. Zusammen mit den gonadalen Sexualhormonen bewirken sie die Ausprägung der sekundären Geschlechtsmerkmale. Vornehmlich beim weiblichen Geschlecht führen sie zur Entwicklung der Pubes und der Axillarbehaarung. Der Beginn der adrenalen Androgenproduktion in der Vorpubertät wird als Adrenarche bezeichnet. Sie ist von der Ausbildung der Zona reticularis abhängig, findet sich nur beim Menschen und höheren Primaten und geht dem Beginn der gonadalen Steroidbildung um etwa 2–4 Jahre voraus. Über die Steuerung dieses Vorgangs bestehen noch keine endgültig gesicherten Vorstellungen.

Die Synthese und Ausschüttung von Glukokortikoiden und Androgenen wird durch Kortikotropin (ACTH) aus der Hypophyse stimuliert. Nur Glukokortikoide verursachen eine Suppression des hypothalamischen Kortikotropin-Releasing-Hormons (CRH) und

G.F. Hoffmann, M.J. Lentze, J. Spranger, F. Zepp (Hrsg.), *Pädiatrie*,
DOI 10.1007/978-3-642-41866-2_65,

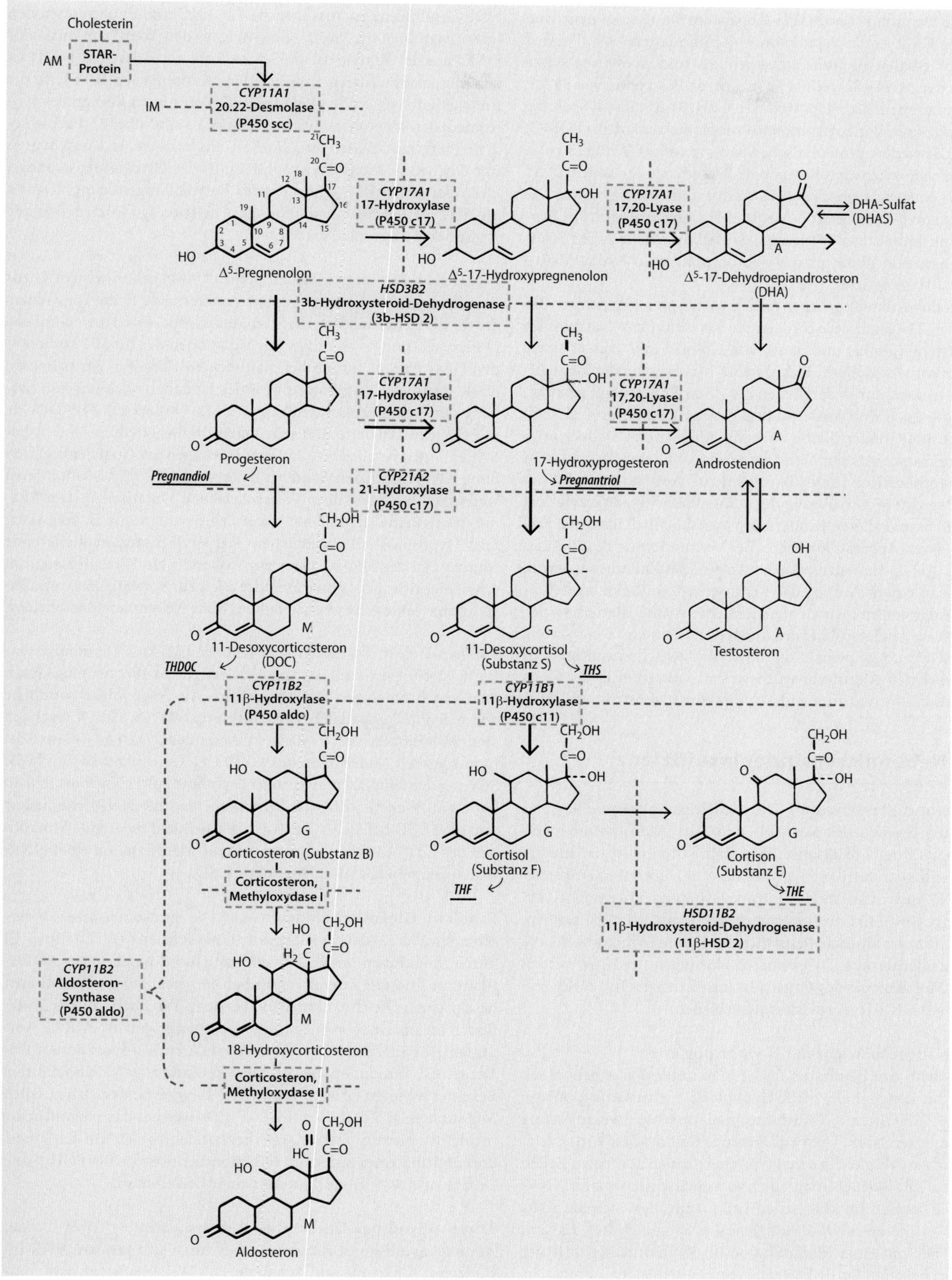

Abb. 65.1 Steroide, Enzyme (und zugehörige Gene, *über den Enzymnamen*) der NNR-Hormonsynthese. Bezeichnungsschema des Steroidgerüsts in kleinen Ziffern bei Δ5-Pregnenolon. Die Δ4-Steroide liegen distal *(unterhalb)* der 3β-Hydroxysteroid-Dehydrogenase. (*Dicke Pfeile:* Hauptbiosyntheseweg zum Kortisol. *Unterstrichenes:* vermehrt im Urin ausgeschiedene Steroide bei Defekt des distal gelegenen Enzyms. *AM* äußere, *IM* innere Mitochondrienmembran, *A* Androgen, *M* Mineralokortikoid, *G* Glukokortikoid)

damit eine Hemmung der ACTH-Abgabe im Sinne eines negativen Feedbacks. CRH ist ein Peptid von 41 Aminosäuren (AS). Es wird im ventromedialen Hypothalamus gebildet und ist der wichtigste Regulator der ACTH-Sekretion. ACTH ist ein Polypeptid von 39 AS, welches zusammen mit β-Lipotropin (β-LPH, 91 AS) durch Spaltung des hypophysären Vorläuferproteins Proopiomelanokortin (POMC) entsteht. Die weitere proteolytische Spaltung von ACTH liefert u. a. α-MSH (melanozytenstimulierendes Hormon), das den ersten 13 AS des ACTH entspricht, aber keine Kortikotropinwirkung besitzt. Die Proteolyse von β-LPH liefert β-MSH (17 AS) sowie neurotrope Peptide mit morphinartiger Wirkung. Als wichtigstes dieser im Stress freigesetzten Endorphine gilt das β-Endorphin, welches den AS 61–91 des β-LPH entspricht.

Mineralokortikoide gehören zu den wichtigsten Regulatoren des Salz-Wasser-Haushalts. Sie fördern die Retention von Natrium im distalen Nierentubulus und damit von Chlorid und Wasser sowie die Exkretion von Kalium. Das stärkste Mineralokortikoid ist Aldosteron. Es wird nur in den Zellen der Zona glomerulosa gebildet. Daneben besitzen Kortikosteron und Desoxykortikosteron (DOC) eine starke mineralokortikoide Wirkung. Aldosteron ist jedoch etwa 25-mal wirksamer. Als synthetisches orales Mineralokortikoid steht das 9α-Fluorokortison (Fludrokortison) zur Verfügung.

Die Regulation der Abgabe der Mineralokortikoide erfolgt bei Erwachsenen und älteren Kindern fast ausschließlich über den juxtaglomerulären Apparat der Niere. Bei Verminderung des Plasmavolumens, Abfall des Natriums oder Anstieg des Kaliums im Serum kommt es zu einem Anstieg der Reninsekretion. Renin spaltet als Protease Angiotensin I von dem in der Leber synthetisierten Angiotensinogen ab. Angiotensin I wird durch das Angiotensin-converting Enzym (ACE) zu Angiotensin II proteolysiert, welches zum einen zu einer vermehrten Aldosteronsynthese und -sekretion in der Zona glomerulosa führt und zum anderen direkt vasokonstriktiv wirkt.

65.1.2 Nebennierenrindeninsuffizienz

Ätiologie und Klassifikation Die vielfältigen angeborenen und erworbenen Formen des Kortisol- und/oder Aldosteronmangels werden nach ihrer Lokalisation in primäre (adrenale), sekundäre (hypophysäre) und tertiäre (hypothalamische) Störungen eingeteilt. Da die NNR auch ohne das glandotrope Hypophysenhormon ACTH eine geringe Restfunktion aufrechterhalten kann, zeigt die primäre NNR-Insuffizienz klinisch wesentlich schwerere Symptome als die sekundäre oder tertiäre. Die primären Störungen der NNR werden nach der Morphologie des Organs in Insuffizienzen mit NNR-Hypoplasie und NNR-Hyperplasie unterschieden.

65

Primäre NNR-Insuffizienz mit NNR-Hypoplasie

DAX1-Defekt Am häufigsten findet man unter den angeborenen Formen die kongenitale NNR-Hypoplasie („adrenal hypoplasia congenita", AHC), eine X-chromosomal vererbte Anlagestörung der permanenten NNR. Der persistierende Rest des Fetokortex zeigt histologisch im Vergleich zu den typischen fetalen adrenalen Zellen größere Zellen, weshalb man auch von einer zytomegalen NNR-Hypoplasie spricht. Im klassischen Fall manifestiert sich die AHC mit einer primären NNR-Insuffizienz im Säuglingsalter. Es sind einzelne Fälle mit einer Manifestation im Kleinkindalter oder der Adoleszenz bekannt. Bei den betroffenen Jungen bleiben Adrenarche und spontaner Pubertätsbeginn infolge eines gleichzeitig vorhandenen Hypogonadismus aus. Da dieser schon antenatal besteht, findet sich oft ein bilateraler Maldescensus testis. In seltenen Fällen ist der Hypogonadismus das primäre Symptom der AHC und geht der NNR-Insuffizienz voraus. Ursache der AHC sind Punktmutationen oder Deletionen im *NR0B1*-Gen, welches den Transkriptionsfaktor DAX1 aus der Familie der nukleären Rezeptoren kodiert. DAX1 ist zusammen mit weiteren Transkriptionsfaktoren, wie z. B. SF1, für die Entwicklung von NNR, Gonaden und bestimmten Kernen des ventromedialen Hypothalamus notwendig. Es sind über 150 verschiedene Punktmutationen des *NR0B1*-Gens bekannt. In Kombination mit Duchenne-Muskeldystrophie und/oder Glycerokinasemangel und/oder IL1RAPL1 (mit mentaler Entwicklungsstörung) kommt die AHC als Teil eines contiguous gene deletion syndromedes kurzen Arms des X-Chromosoms vor.

SF1-Defekt Der „steroidogenic factor 1" (SF1) gehört wie DAX1 zur Familie nukleärer Rezeptoren. SF1 reguliert eine Reihe von Genen, die für die Reproduktion, die Steroidbiosynthese und die männliche Differenzierung notwendig sind. Mutationen des für SF1 kodierenden Gens *NR5A1* führen bei männlichem Karyotyp zur primären NNR-Insuffizienz und Störungen der Hodenentwicklung mit Störung der Geschlechtsentwicklung (DSD) (▶ Kap. 66). SF1-Defekte mit NNR Insuffizienz sind sehr selten. In der Literatur sind bisher 6 Mutationen beschrieben. Isolierte Störungen der Gonadenfunktion ohne NNR-Insuffizienz sind bei heterozygoten *NR5A1*-Mutationen wesentlich häufiger (über 50 beschriebene Mutationen). Der Phänotyp zeigt eine signifikante Untervirilisierung mit z. B. penoskrotaler Hypospadie. Bei weiblichem Karyotyp führen inaktivierende Mutationen des *NR5A1*-Gens zur isolierten NNR-Insuffizienz mit erhaltener ovarieller Funktion oder auch zur vorzeitigen Ovarialinsuffizienz (premature ovarian failure) ohne Nebenniereninsuffizienz.

P450scc-Defekt Bei diesem sehr seltenen Defekt der Steroidbiosynthese ist die Umwandlung von Cholesterin zu Pregnenolon durch das Zytochromenzym P450scc gestört. Als Folge fehlen sämtliche adrenalen und gonadalen Steroidhormone (◻ Tab. 65.1). Ursächlich sind Mutationen des P450scc kodierenden *CYP11A1*-Gens. Bei homozygoten Mutationen des *CYP11A1*-Gens kann es durch die Störung der fetoplazentaren Steroidsynthese zur Frühgeburtlichkeit kommen. Weitere klinische Symptome sind die NNR-Insuffizienz und eine DSD bei 46,XY-Karyotyp. Partiell inaktivierende Mutationen des *CYP11A1*-Gens verursachen die Manifestation einer NNR-Insuffizienz im Kleinkindalter ohne DSD.

Familiäre Glukokortikoiddefizienz Die autosomal-rezessiv vererbte familiäre, isolierte Glukokortikoiddefizienz (FGD) Typ 1 ist durch Mutationen im *MC2R*-Gen verursacht, welches den ACTH-Rezeptor kodiert. Zurzeit sind über 40 verschiedene Mutationen beschrieben. Die Glukokortikoiddefizienz Typ 2 wird durch Mutationen im „melanocortin 2 receptor accessory protein" (MRAP) verursacht. MRAP beeinflusst den intrazellulären Transport des ACTH-Rezeptors vom endoplasmatischen Retikulum zur Zellmembran. Bei einer weiteren Gruppe von FGD-Patienten fanden sich kürzlich Mutationen im *STAR*-Gen (FGD-Typ 3), welches das „steroid acute regulatory protein" kodiert. Hierbei handelt es sich um Varianten, die aufgrund eines partiellen Funktionsverlusts wie bei FGD 1 und 2 nicht zu einem Salzverlust oder einer DSD führen.

Triple-A-Syndrom Das autosomal-rezessiv vererbte Triple-A- oder Allgrove-Syndrom ist gekennzeichnet durch eine primäre NNR-Insuffizienz, Alakrimie und Achalasie. Des Weiteren treten autonome Störungen, palmare und plantare Keratosen und progressive neurologische Symptome wie mentale Retardierung, Demenz, Hyperreflexie, Ataxie und Dysarthrie auf. Ursächlich sind Mutationen des *AAAS*-Gens welches ein Protein mit Namen ALADIN (Akronym

Tab. 65.1 Laborchemische Befunde bei adrenalen Enzymdefekten

	20,22-Desmolase-mangel	StAR-Mangel	3β-HSD-Mangel	21-Hydroxylase-mangel	11β-Hydroxylase-mangel	17α-Hydroxylase-mangel	Oxido-reduktase-mangel	Aldosteronsynthase-mangel
Gen	*CYP11A1*	*StAR*	*HSD3B2*	*CYP21A2*	*CYP11B1*	*CYP17A1*	*POR*	*CYP11B2*
Erhöhte Steroide	keine	keine	Preg 17OHPreg DHEA(-S)	Prog 17OHProg Androst	DOC S Androst	DOC B	17OHProg Prog	B 18OHB 18OHDOC
ACTH	↑	↑	↑	↑	↑	↑	(↑)	normal
Renin	↑	↑	↑	(↑)	↓	↓	normal	↑
Andro-gene	↓	↓	↑ (46,XX) ↓ (46,XY)	↑	↑	↓	↓	normal
Estro-gene	↓	↓	↓	(↓)	(↓)	↓	↓	normal
Natrium	↓	↓	↓	↓	normal	normal	normal	↓
Kalium	↑	↑	↑	↑	normal	↓	normal	↑

Androst: Androstendion; *B*: Corticocosteron; *DHEA(-S)*: Dehydroepiandrosteron(-Sulfat); *DOC*: Desoxycorticosteron; *Preg*: Pregnenolon; *Prog*: Progesteron; *S*: Desoxycortisol; *17OHPreg*: 17-Hydroxypregnenolon; *17OHProg*: 17-Hydroxyprogesteron; *18OHB*: 18-Hydroxycorticosteron; *18OHDOC*: 18-Hydroxydesoxycorticosteron
↓: erniedrigt/supprimiert; (↓): teilweise erniedrigt/supprimiert; ↑: erhöht; (↑): teilweise erhöht

aus Alakrimie, Achalasie, adrenaler Insuffizienz und neurologischer Störung) kodiert und Teil des nukleären Importkomplexes ist.

Primäre NNR-Insuffizienz mit NNR-Hyperplasie Die häufigsten Formen der NNR-Insuffizienz gehen mit einer NNR-Hyperplasie (kongenitales adrenogenitales Syndrom, AGS) einher. Im Englischen wird das Krankheitsbild deshalb „congenital adrenal hyperplasia" (CAH) genannt. Im deutschsprachigen Raum ist der Begriff adrenogenitales Syndrom (AGS) gebräuchlich. Das AGS ist charakterisiert durch eine gestörte Kortisolbiosynthese. In Kombination können Störungen der Aldosteronbiosynthese und eine gesteigerte oder auch verminderte Androgenbildung auftreten. Biochemisch handelt es sich um 6 verschiedene, autosomal-rezessiv vererbte Gendefekte: den StAR-Protein-Defekt, den 3β-Hydroxysteroid-Dehydrogenase-Typ 2 Defekt, den 21-Hydroxylase-Defekt, den 17α-Hydroxylase-Defekt, den Oxidoreduktase-Defekt und den 11β-Hydroxylase-Defekt (◘ Abb. 65.1).

StAR-Protein-Defekt (Lipoidhyperplasie) Das ACTH-abhängige „steroid acute regulatory protein" (StAR) ist für den schnellen Cholesterintransport von der äußeren zur inneren Mitochondrienmembran verantwortlich. Hier findet die Umwandlung von Cholesterin in Pregnenolon statt. Bei den seltenen kompletten Defekten des StAR-Proteins kann aufgrund der insuffizienten Pregnenolonbiosynthese keine weitere adrenale oder gonadale Steroidbiosynthese stattfinden (◘ Tab. 65.1). Die NNR-Zellen sind durch zytoplasmatische Einlagerung von Cholesterin massiv vergrößert. Klinisch zeigt sich eine globale NNR-Insuffizienz und beim männlichen Karyotyp eine DSD. Er findet sich in seiner klassischen, schweren Form mit einem Anteil von weniger als 5 % aller AGS-Fälle. Die Isoenzyme der 3β-Hydroxysteroid-Dehydrogenase (3β-HSD) wandeln Δ^5- in Δ^4-Steroide um (◘ Abb. 65.1). Zwei zu 93 % homologe Gene, *HSD3B1* und *HSD3B2*, kodieren für das entsprechende Isoenzym: 3β-HSD-1 wird vorwiegend in Plazenta und Haut, 3β-HSD-2 ausschließlich in NNR und Gonaden exprimiert. Komplett inaktivierende Mutationen des *HSD3B2*-Gens führen somit zu einer kompletten primären NNR-Insuffizienz und einem kompletten Mangel der Sexualsteroide (◘ Tab. 65.1). Eine diskrete Klitorishypertrophie von weiblichen Neugeborenen mit 3β-HSD-2-Mangel wird durch eine Konversion von DHEA zu Androstendion und Testosteron durch die intakte 3β-HSD-1 in der Plazenta und in peripheren Geweben erklärt. Nur teilweise inaktivierende Mutationen können mit einer mäßigen Erhöhung der Δ^5-Steroide einhergehen und zu einer isolierten Glukokortikoidinsuffizienz oder gar isolierten Hyperandrogenämie durch periphere Hormonkonversion führen. Diese Formen sind jedoch extrem selten.

21-Hydroxylase-(P450c21-)Defekt Unter den adrenalen Enzymdefekten ist der 21-Hydroxylase-Mangel am häufigsten. Die homozygote klassische Form kommt in unserer Bevölkerung bei 1 : 13.000 Geburten vor. Das entspricht einer Heterozygotenfrequenz von ca. 1 : 55.

Klinisch werden 3 Formen des 21-Hydroxylase-Defekts unterschieden:

- 21-Hydroxylase-Mangel mit Salzverlust: fehlende Kortisol- und Aldosteronbiosynthese, gesteigerte adrenale Androgensynthese
- 21-Hydroxylase-Mangel ohne Salzverlust (einfach virilisierend): schwere Störung der Kortisolbiosynthese, ausreichende Aldosteronbiosynthese, gesteigerte adrenale Androgensynthese
- Nichtklassische Form des 21-Hydroxylase-Mangels: Leichte Störung der Kortisolbiosynthese, normale Aldosteronbiosynthese, leicht gesteigerte adrenale Androgensynthese

Das *CYP21A2*-Gen, das die 21-Hydroxylase kodiert, liegt auf dem kurzen Arm des Chromosoms 6 (6p21.3) in der Nähe der HLA-Genloci. Zwischen den HLA-B- und HLA-DR-Loci liegen, alternierend mit den Genen *C4A* und *C4B* der Komplementkomponente 4, die beiden 21-Hydroxylase-Gene *CYP21A1P* und *CYP21A2* mit je 10 Exons. Zwischen dem inaktiven *CYP21A1P*-Gen (Pseudogen)

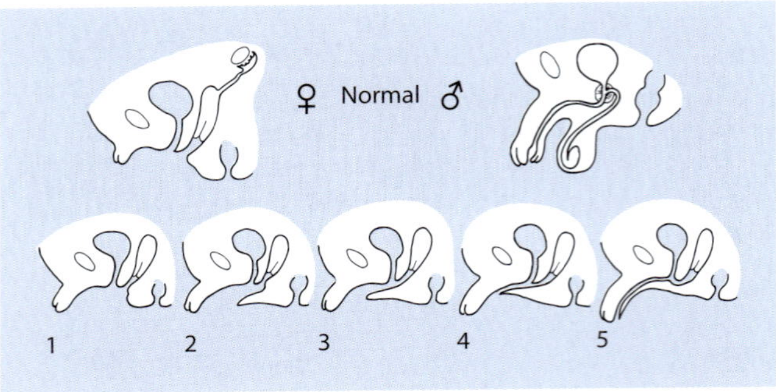

Abb. 65.2 Stufen 1–5 der Virilisierung des weiblichen Genitales durch antenatalen Androgeneinfluss nach Prader

und dem aktiven *CYP21A2*-Gen besteht eine 98%ige Homologie. Zahlreiche für den 21-Hydroxylase-Mangel verantwortliche Mutationen entstehen durch Genkonversionen zwischen Pseudogen und aktivem Gen (*P30L*, Intron *2-splice*, *I172N*, *I235N*, *V237E*, *M238K*, *V281L*, *Q318X*, R356W, *F306+t*, *Δ8bp*). Diese Mutationen machen etwa 80 % aller *CYP21*-Defekte aus. Große Deletionen und Konversionen sind für ca. 20 % des 21-Hydroxylase-Mangels verantwortlich. Selten finden sich weitere familiäre Punktmutationen des *CYP21A2*-Gens, die nicht durch Gen-Pseudogen-Konversion entstanden sind. Die Restaktivität der mutierten 21-Hydroxylase entscheidet über den klinischen Phänotyp.

Der Defekt der Kortisolbiosynthese führt zum Anstieg von CRH und ACTH und damit zur NNR-Hyperplasie. Die chronisch stimulierte fetale NNR produziert bereits ab der 6. Gestationswoche vermehrt Androgene. Durch die pathologische Androgenbildung in der fetalen NNR kommt es beim weiblichen Embryo und Fetus zur progredienten Virilisierung des äußeren Genitales, so dass diese Mädchen bei der Geburt eine DSD aufweisen. Die Virilisierung des weiblichen Genitales wird international nach Prader in Typ 1–5 klassifiziert (Abb. 65.2).

Kinder mit Salzverlustsyndrom sterben ohne Therapie in den ersten Lebenswochen. Kinder mit 21-Hydroxylase-Mangel ohne Salzverlust sind ohne Therapie lebensfähig, zeigen dann aber eine progrediente Virilisierung.

Biochemisch sind beim Defekt der 21-Hydroxylase deren Substrate Progesteron und insbesondere 17-Hydroxyprogesteron im Plasma massiv erhöht (Abb. 65.1) (Tab. 65.1). Im Urin erscheinen große Mengen Pregnantriol.

Immer, wenn auf einen weiblichen Embryo oder Fetus pathologische Androgenmengen einwirken, entsteht eine Störung der Geschlechtsentwicklung – gleichgültig, ob es sich um exogene Androgene (z. B. Gabe von Gestagenen, die im mütterlichen Organismus zu Androgenen metabolisiert werden), mütterliche Androgene (z. B. androgenproduzierender Tumor in der Schwangerschaft) oder, wie beim AGS, um kindliche endogene Androgene handelt. Ausprägung, Zeitpunkt und Dauer der Androgeneinwirkung bestimmen die Virilisierung, wobei Androgene im 1. Trimenon vorwiegend zur Labienfusion und damit zur Ausbildung eines Sinus urogenitalis communis, im 2. und 3. Trimenon dagegen vorwiegend zur Klitorishypertrophie führen.

17-Hydroxylase-/17,20-Lyase-(P450c17-)Defekt Die Häufigkeit dieses Defekts liegt bei etwa 1 : 50.000. Die Synthese von Pregnenolon über 17-OH-Pregnenolon zu DHEA sowie die entsprechenden Schritte im Δ^4-Weg von Progesteron über 17-OHP zu Androstendion werden von einem einzigen mikrosomalen Enzym, P450c17, katalysiert (Abb. 65.1). Das zugehörige Gen *CYP17A1* liegt auf Chromosom 10q24–25, hat 8 Exons und wird in NNR und Gonaden, aber nicht in Granulosazellen und Plazenta exprimiert. Über 90 verschiedene Mutationen wurden bislang beschrieben. Ein isolierter 17,20-Lyase-Mangel ist möglich, wird aber vor allem durch Mutationen des Cytochrom-B5-Proteins bedingt, welches ein Kofaktor der 17,20-Lyase ist. Die Mehrsekretion von DOC und seinen Metaboliten (Tab. 65.1) führt beim 17-Hydroxylasemangel zur Hypertension und hypokaliämischen Alkalose mit meist supprimiertem Renin. Der Mangel an Kortisol wird durch die Mehrsekretion von Kortikosteron kompensiert, so dass typische Addison-Krisen fehlen. Der Mangel an gonadalen Steroiden führt bei männlichen Individuen (46,XY) zu einer DSD und (wie auch bei einem Karyotyp 46,XX) zu ausbleibender Pubertät mit primärem Hypogonadismus (► Kap. 67).

Oxidoreduktase-(P450OR-)Mangel Der kombinierte partielle Mangel an 17-Hydroxylase-Aktivität (P450c17) und an 21-Hydroxylase-Aktivität (P450c21) ist eine seltene Variante der kongenitalen adrenalen Hyperplasie. Phänotypisch findet sich bei betroffenen Mädchen bei Geburt eine Virilisierung des äußeren Genitale und bei Jungen in vielen Fällen eine unzureichende Virilisierung. Die Virilisierung der Mädchen schreitet postnatal nicht fort. Es liegen keine Mutationen in den Genen *CYP17A1* und *CYP21A2* vor. Stattdessen haben die Patienten Mutationen im *POR*-Gen. POR ist ein Flavoprotein, das für den Elektronentransfer von NADPH auf mikrosomale Zytochrom-P450-Enzyme zuständig ist. Der Oxidoreduktasemangel tritt isoliert oder auch als Antley-Bixler-Syndrom mit diversen knöchernen Fehlbildungen auf.

11β-Hydroxlase-(P450c11-)Defekt Er macht gut 5 % aller AGS-Fälle aus. Das Gen *CYP11B1* liegt auf Chromosom 8q22 und besteht aus 9 Exons. Das Gen wird in der Zona fasciculata exprimiert und führt bei Funktionsverlust zur Erhöhung von 11-Desoxykortikosteron (DOC) und 11-Desoxykortisol (S) im Plasma bzw. von TH-DOC und TH-S im Urin (Tab. 65.1). Da DOC eine mineralokortikoide Wirkung hat, kommt es, zusätzlich zur schweren Virilisierung, zur Hypertension mit niedrigen Renin- und Aldosteronspiegeln. Beim nichtklassischen P450c11-Defekt (mit höherer Restaktivität des Enzyms) sind die hormonellen und auch die klinischen Symptome weniger stark ausgeprägt (keine antenatale Virilisierung, Late-onset-Androgenexzess, selten Hypertonie).

Glukokortikoidresistenz Eine sehr seltene Form der NNR-Hyperplasie ist die familiäre, autosomal-dominant vererbte Glukokortikoidresistenz. Ursache sind Mutationen im Glukokortikoidrezeptorgen (*NR3C1*). Aufgrund der gestörten Rezeptorfunktion finden sich stark erhöhte Kortisol- und ACTH-Spiegel. Infolge ACTH-bedingter Mehrsekretion von Mineralokortikoiden und adrenalen Androgenen kommt es zur Hypertonie, hypokaliämischen Alkalose bzw. Akne und Hirsutismus.

Weitere Störungen mit primärer NNR-Insuffizienz Bei Adrenoleukodystrophie (ALD) und Adrenomyeloneuropathie (AMN), den X-chromosomal-rezessiv vererbten degenerativen Hirnerkrankungen, die mit einer Häufigkeit von 1 : 20.000 Jungen vorkommen, geht die primäre NNR-Insuffizienz den ZNS-Symptomen oft um Jahre voraus. ALD ist die schwerere, im frühen Kindesalter beginnende und rasch progrediente Verlaufsform, AMN dagegen beginnt im Pubertäts- und frühen Erwachsenenalter mit langsamer Progredienz. Ursache beider Krankheiten ist eine gestörte β-Oxidation der Fettsäuren in den Peroxisomen mit erhöhten Spiegeln der gesättigten „very long chain fatty acids" (VLCFA) C-22, C-24, C-26 und Ablagerung ihrer Cholesterinester und Ganglioside in den Zellmembranen des ZNS, der NNR und anderer Gewebe. Das verantwortliche Gen *ABCD1* liegt auf Chromosom Xq28 und kodiert für ein peroxisomales Membranprotein aus der Familie der ATP-bindenden Transportproteine. Verschiedene Punktmutationen in der ATP-Bindungsdomäne sind für ALD/AMN verantwortlich.

Eine autosomal-rezessive Form der ALD mit neonatalem Beginn und praktisch fehlenden Peroxisomen wird als Zellweger-Syndrom bezeichnet (► Kap. 58). Normale Peroxisomen zeigt die sog. pseudoneonatale ALD mit Deletion im Gen der Acyl-CoA-Oxidase.

Die Wolman-Krankheit wird durch einen autosomal-rezessiv vererbten Defekt der lysomalen sauren Lipase verursacht. In verschiedensten Zellen kommt es zur pathologischen Speicherung von Lipidestern (generalisierte Xanthomatose) mit Verkalkung und Vergrößerung der Nebennieren. Ikterus, Anämie und Gedeihstörung mit Hepatosplenomegalie beginnen im ersten Lebensmonat, eine kausale Therapie ist nicht bekannt.

Weitere Ursachen der primären NNR-Insuffizienz sind:
- Perinatale NNR-Blutungen
- Infektionen: Tuberkulose, AIDS, CMV (Zytomegalievirus), Mycobacterium avium, Cryptococcus
- Waterhouse-Friderichsen-Syndrom durch Neisseria meningitidis
- Autoimmunprozesse: Morbus Addison (Autoimmunadrenalitis), Autoimmunpolyendokrinopathie (APE) Typ I oder APECED (Hypoparathyreoidismus, primärer Hypogonadismus, chronische mukokutane Candidiasis, Alopezie, Vitiligo, megalozytäre Anämie und chronische Hepatitis verursacht durch Mutationen im *AIRE*-Gen), APE Typ II oder Schmidt-Syndrom (Autoimmunadrenalitis mit Autoimmunthyreopathie und/oder Diabetes mellitus Typ I) und IPEX-Syndrom (Enteropathie, Ekzem, Diabetes mellitus Typ I, Thyreopathie, autoimmunhämolytische Anämie, Immundefizienz durch *FOXP3*-Mutationen
- Medikamentös: Aminoglutethimid (Steroidsynthesehemmer), Ketoconazol (Antimykotikum), Etomidate (Narkotikum)

Störungen der Mineralokortikoidsynthese und -wirkung

Aldosteronsynthase-Mangel Der isolierte Hypoaldosteronismus ist Folge eines Enzymdefekts der terminalen Aldosteronbiosynthese (■ Abb. 65.1). Beim Aldosteronsynthase-Mangel Typ I sind Kortikosteron und seine Vorstufen erhöht, beim Typ II 18-OH-Kortikosteron und die entsprechenden Vorstufen (■ Tab. 65.1). Ursache des Aldosteronsynthase-Mangels sind Mutationen im *CYP11B2*-Gen. Der Erbgang ist autosomal-rezessiv. Es besteht ein schwerer renaler Salzverlust wobei die Kortisolsynthese nicht eingeschränkt ist.

Pseudohypoaldosteronismus Klinisch ganz ähnlich, aber sehr viel häufiger in unserer Bevölkerung ist der Pseudohypoaldosteronismus (PHA). Man unterscheidet beim PHA Typ 1 eine schwere, autosomal-rezessive Verlaufsform, die durch Mutationen in den Genen (*SCNN1A, SCNN1B* und *SCNN1G*) für den amiloridsensitiven epithelialen Natriumkanal (ENaC) verursacht wird, und eine mildere, autosomal-dominante Form, hervorgerufen durch heterozygote Mutationen im humanen Mineralokortikoidrezeptor-Gen (*NR3C2*). Infolge der Störung der Aldosteronwirkung finden sich bei beiden Formen pathologisch erhöhte Werte für Aldosteron und Renin. Die autosomal-rezessive Form ist eine Multiorganerkrankung mit Aldosteronresistenz am Nierentubulus, der Lunge, dem Darm und den Schweiß- und Speicheldrüsen (► Kap. 197), welche zum schweren Salzverlust und einer Hyperkaliämie in der Neonatalperiode führt. Die autosomal-dominante Form zeigt einen isolierten renalen Salzverlust und wird klinisch durch eine Gedeihstörung im frühen Säuglingsalter manifest. Die Therapie besteht in der Zufuhr von Kochsalz in hohen Dosen und ggf. zusätzlichen Maßnahmen zur Senkung des Kaliumspiegels. Während sich die autosomal-dominante Form jenseits des Kleinkindalters bessert, ist bei der autosomal-rezessiven Form eine lebenslange Natriumsubstitution erforderlich.

Unter PHA Typ 2 oder Gordon-Hyperkaliämie-Hypertonie-Syndrom versteht man ein Krankheitsbild mit hyporeninämischem Hypoaldosteronismus, Hyperkaliämie und Hypertonus beim Erwachsenen. Für den PHA Typ 2 besteht eine genetische Heterogenität. Es sind 5 unterschiedliche Typen beschrieben (Chromosom 1q31-q42 und Mutationen in den Genen *WNK4, WNK1, KLHL3 und CUL3*).

Unter PHA Typ 3 versteht man ein Krankheitsbild mit hyperreninämischem Hyperaldosteronismus, welches bei Säuglingen z. B. durch Harnwegsinfekte oder Fehlbildungen des Urogenitaltrakts bedingt ist. Eine isolierte genetische Ursache hierfür ist nicht bekannt.

Sekundäre NNR-Insuffizienz Diese entsteht entweder durch den isolierten Ausfall von ACTH (z. B. durch Autoimmunprozess) oder im Rahmen eines Panhypopituitarismus (► Kap. 62) durch Tumor (z. B. Kraniopharyngeom, Histiozytose X), Trauma oder Blutung. Mutationen in den Genen für Proopiomelanokortin und für einige hypophysäre Transkriptionsfaktoren führen ebenfalls zu einem Panhypopituitarismus mit Ausfall der ACTH-Sekretion (*POMC, TBX19, PROP1, HESX1, LHX3*).

Tertiäre NNR-Insuffizienz Die bei Weitem häufigste Ursache einer NNR-Insuffizienz entsteht iatrogen durch lang dauernde Gabe von Glukokortikoiden in pharmakologischer Dosis. Dadurch werden die Synthese und Sekretion von CRH und ACTH gehemmt, was konsekutiv zur Atrophie der Zona fasciculata und der Zona reticularis mit Suppression der Sekretion von Kortisol und DHEA-S führt, während die Aldosteronproduktion nur wenig beeinträchtigt ist. Eine ganz ähnliche Situation entsteht nach operativer Therapie eines Cushing-Syndroms.

Seltenere Ursachen der tertiären NNR-Insuffizienz sind hypothalamische Tumoren, Infiltrate oder eine Schädelbestrahlung.

Klinische Symptome Die NNR-Insuffizienz ist klinisch gekennzeichnet durch Kräfteverfall, Adynamie, Gewichtsverlust, Lethargie, Kopfschmerzen, Gesichtsrötung, arterielle Hypotonie, Turgorverlust, Hypoglykämie, gelegentlich Krämpfe, Salzhunger, akute Bauchschmerzen, Erbrechen, Durchfälle und Fieber bis zur Hyperpyrexie. Bei der chronischen primären NNR-Insuffizienz steigt mit der ACTH-Produktion auch die des α-MSH (melanozytenstimulierendes Hormon) an. Es kommt zur typischen Pigmentierung auch nicht UV-exponierter Körperregionen, zur Hyperpigmentierung der Warzenhöfe und zu Pigmentflecken in der Mund- und Lippenschleimhaut. Krisenhafte Verschlechterungen einer chronischen NNR-Insuffizienz (adrenale Krise oder Addison-Krise), ausgelöst z. B. durch Infekte, akuten Stress oder Trauma, führen ebenso wie eine akute schwere NNR-Insuffizienz zu einem rasch tödlich verlaufenden hyperkaliämischen Schock mit unstillbarem Erbrechen, hypoglykämischen Krämpfen (besonders bei Neugeborenen, Säuglingen und Kleinkindern), Bewusstseinstrübung, peripherer Zyanose, Blutdruckabfall und Tachykardie.

Adrenogenitales Syndrom

21-Hydroxylase-(P450c21-)Mangel Mädchen mit klassischem AGS werden durch ihr virilisiertes äußeres Genitale bei der Geburt meistens erkannt (■ Abb. 65.2). Nicht wenige Mädchen mit Salzverlustsyndrom werden bei der Geburt irrtümlich als Knaben mit Hypos-

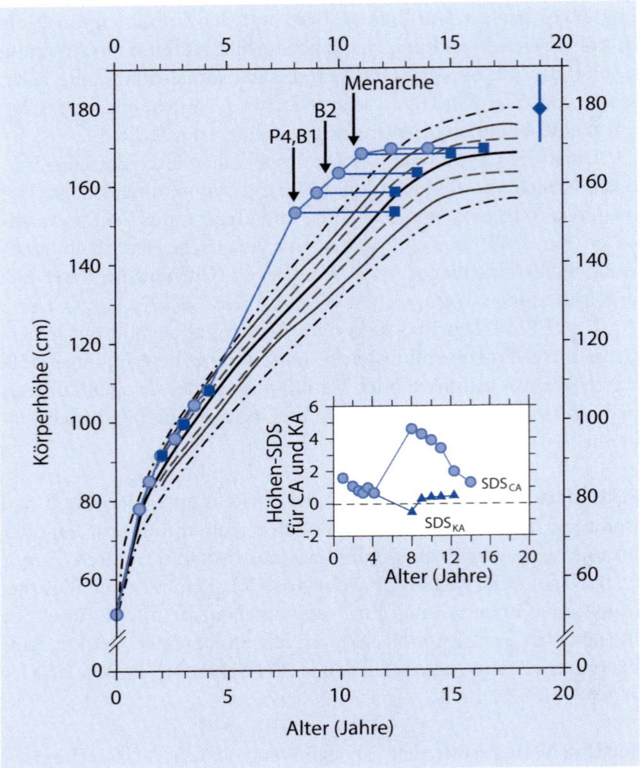

Abb. 65.3 Wachstumskurve eines Mädchens mit 21-Hydroxylase-Mangel mit Salzverlustsyndrom (Mutation Intron 2-splice-Mutation, homozygot). In den ersten 4 Lebensjahren erfolgen normales Wachstum und normale Knochenreifung. Zwischen dem 4. und 8. Geburtstag besteht eine unzureichende Betreuung und Compliance. In dieser Zeit kommt es zu einer heterosexuellen Pseudopubertas praecox (P4, B1; Testosteron 189 ng/dl, Androstendion 632 ng/dl, Pregnantriol im Urin 6802 µg/24 h) mit Wachstumsbeschleunigung und ausgeprägter Knochenalterakzeleration. Nach therapeutischer Neueinstellung und guter Compliance erfolgt eine Normalisierung der Wachstumsgeschwindigkeit, eine Verlangsamung der Knochenreifung und eine Rückbildung der Symptome der Pseudopubertas praecox. Etwa 1,5 Jahre nach Wiedereinführung einer suffizienten Therapie tritt die spontane Pubertät ein, die rasch fortschreitet (Menarchealter 10,6 Jahre). Es kommt entsprechend des akzelerierten Knochenalters zu einem vorzeitigen Wachstumsabschluss. Die Patientin erreicht nur eine Erwachsenenkörperhöhe unterhalb des Zielhöhenbereichs. [Große Abbildung: *offene Kreise* Körperhöhe für Alter, *geschlossene Quadrate* Körperhöhe für Knochenalter, *Raute mit senkrechtem Balken* Zielhöhenbereich; kleine Abbildung: *offene Kreise* Körperhöhen-SDS für Alter (SDS$_{CA}$), *geschlossene Dreiecke* Körperhöhen-SDS für Knochenalter (SDS$_{KA}$)]

padie angesehen. Mädchen mit einfach-virilisierendem AGS weisen bei der Geburt eine mehr oder weniger ausgeprägte Virilisierung des äußeren Genitales auf, welche von der leichten Klitorishypertrophie bis zum Prader-Typ 5 reicht. Alle Mädchen mit AGS besitzen ein weibliches inneres Genitale mit Ovarien, Tuben und Uterus, die sich sonografisch gut darstellen lassen. Ist der Introitus vaginae nicht einsehbar (Prader-Typen 3–5), lässt sich die Vagina sonografisch, im Zystourethrogenitogramm röntgenologisch bzw. direkt vaginozystoskopisch darstellen. Der gemeinsame Ausführungsgang distal der Zusammenmündung von Urethra und Vagina wird als Sinus urogenitalis communis bezeichnet. Beim schwersten Grad der Virilisierung ist dieser so lang wie die männliche Urethra und mündet auf der Spitze des Phallus: Das äußere Genitale entspricht einem Knaben mit leerem Skrotum, das innere ist weiblich (Prader-Typ 5). Jungen mit AGS sind bei der Geburt nahezu unauffällig. Gelegentlich bestehen eine gewisse Makrogenitosomie und eine vermehrte Pigmentierung der Genitalregion. Die diffuse Hyperplasie der NNR kann sonografisch meist gut dargestellt werden.

Beim Salzverlustsyndrom fällt um den Beginn der 2. Lebenswoche eine Gedeihstörung auf. Die Neugeborenen nehmen an Gewicht ab und beginnen zu erbrechen. Der stark reduzierte Hautturgor steht im Gegensatz zur gut entwickelten und tonisierten Muskulatur. Die Genitalregion und die Mamillen sind meist hyperpigmentiert.

Richtungweisend sind die Hyperkaliämie, die Hyponatriämie und die Hypochlorämie. Die Natriumausscheidung im Urin ist beim AGS erhöht. Die Hyperkaliämie nimmt in der 2.–3. Lebenswoche bedrohliche Grade (bis über 10 mmol/l) an. Terminal stellt sich hohes Fieber ein.

Ohne Therapie sterben die Kinder in der 3.–4. Lebenswoche an der Elektrolytentgleisung. Kinder mit einfach-virilisierendem AGS überleben in der Regel auch ohne Therapie. Die Klitorishypertrophie der Mädchen schreitet fort. Im Alter von 2–4 Jahren tritt eine Pseudopubertas praecox auf. Die Kinder sind zu diesem Zeitpunkt zu groß, die Skelettreifung eilt viele Jahre voraus (Abb. 65.3). Mit zunehmendem Alter entwickelt sich eine prämature Pubarche und Akne. Da sich die Epiphysenfugen durch den Einfluss der Sexualsteroide verfrüht schließen, bleiben die Kinder letzten Endes im Vergleich zu ihrer Zielgröße zu klein. Mit Erreichen eines Knochenalters von ca. 12–14 Jahren schlägt die Pseudopubertas praecox in eine echte Pubertas praecox um (Abb. 65.3).

Die Late-onset-Form manifestiert sich vor allem bei Mädchen, da die adrenale Hyperandrogenämie mit der beginnenden Pubertätsentwicklung der Jungen chronologisch zusammen fällt und so unentdeckt bleibt. Bei Mädchen findet sich ein zunehmender Hirsutismus, gelegentlich als prämature Pubarche, meist jedoch während oder nach einer zeitlich normal einsetzenden Pubertät, häufig mit Akne und Oligoamenorrhö, gelegentlich mit temporärem Haarausfall, Stirnglatze und/oder vertiefter Stimme.

11β-Hydroxylase-Mangel Patientinnen mit klassischem 11β-Hydroxylase-Mangel sind bereits antenatal stark virilisiert, zeigen infolge der DOC-Erhöhung weder Salzverlust noch Hyperreninämie, jedoch meist deutlich erhöhten Blutdruck und gelegentlich eine Gynäkomastie. Die Klinik der Late-onset-Form gleicht der des Late-onset-21-Hydroxylase-Mangels.

3β-Hydroxysteroid-Dehydrogenase-Mangel Beim 3β-Hydroxysteroid-Dehydrogenase-Mangel sind die weiblichen Neugeborenen allenfalls minimal virilisiert (Klitorishypertrophie), die Knaben dagegen infolge des auch in den Testes vorhandenen Enzymdefekts inkomplett virilisiert (Hypospadie). Es besteht meistens ein Salzverlust. Late-onset-Formen sind sehr selten und ähneln der Klinik des Late-onset-21-Hydroxylase-Mangels.

Kongenitale Lipoidhyperplasie Bei der kongenitalen Lipoidhyperplasie findet sich der StAR-Proteindefekt außer in der NNR auch in Hoden bzw. Ovarien. Daher haben die betroffenen Knaben in der Fetalzeit keine Androgene und folglich einen weiblichen Phänotyp. Mädchen haben ein unauffälliges weibliches Genitale. Bei beiden Geschlechtern besteht eine schwere NNR-Insuffizienz mit Salzverlust, ähnlich wie bei der konnatalen NNR-Hypoplasie. Die Patienten sind stark pigmentiert. Genvarianten mit nur partiellem Funktionsverlust führen zu einem isolierten Salzverlust ohne eine DSD.

Diagnose Diagnosemethoden Der Funktionszustand der NNR kann durch die Bestimmung der wichtigsten NNR-Hormone unter

Berücksichtigung der zirkadianen Rhythmik untersucht werden. Wichtigster Vertreter der Glukokortikoide ist Kortisol, der Mineralokortikoide Aldosteron und der adrenalen Androgene DHEA-Sulfat und Androstendion. Hierbei ist die Verwendung spezifischer Untersuchungsmethoden zu beachten. Für die Bestimmung der spezifischen Steroidmetabolite stehen extraktive Radioimmunoassays (RIA), Kapillargaschromatografie mit Massenspektrometrie und Flüssigkeitschromatografie mit Tandemmassenspektrometrie zur Verfügung. Wegen der starken Kreuzreaktionen durch Steroide aus der fetoplazentaren Einheit sind in der Perinatalzeit und im Säuglingsalter Direktbestimmungen von adrenalen oder gonadalen Steroiden im Plasma durch RIA oder EIA (Enzym-Immuno-Assay) höchst unzuverlässig. Neben der Bestimmung von Steroiden im Blut erlaubt auch die Steroidanalytik im Spontan- oder Sammelurin die Diagnosestellung von angeborenen und erworbenen Steroidbiosynthesestörungen. Fast alle NNR-Steroide zeigen eine ausgeprägte Altersabhängigkeit, so dass getrennte Referenzbereiche für Frühgeborene, Neugeborene und Säuglinge unterschiedlicher Altersgruppen für die Beurteilung unerlässlich sind.

Die Stimulationsfähigkeit der NNR wird im ACTH-Kurztest erfasst. Dabei wird das Kortisol basal sowie 60 min nach intravenöser Gabe von 250 µg (Neugeborene und Säuglinge: 125 µg) eines synthetischen 1-24-ACTH (Synacthen) bestimmt.

Der CRH-Test (1 µg/kg KG CRH i.v.) mit nachfolgender ACTH-Bestimmung im Plasma eignet sich sowohl zum Ausschluss einer Insuffizienz der kortikotropen Partialfunktion der Hypophyse als auch zur Differenzialdiagnose des Hyperkortisolismus (s. unten). Patienten mit Morbus Cushing (ACTH-produzierendes Hypophysenadenom) reagieren auf CRH mit einem Anstieg von ACTH. Patienten mit Cushing-Syndrom (primärer, ektoper oder exogener Hyperkortisolismus) zeigen dagegen keinen ACTH-Anstieg nach CRH.

Die wichtigsten bildgebenden Methoden sind die Nebennierensonografie, Computertomografie und Kernspintomografie der Nebennieren und die Kernspintomografie der Hypophyse sowie des Hypothalamus.

Spezielle Diagnostik der NNR-Insuffizienz Bei primärer NNR-Insuffizienz fällt der Plasmakortisolspiegel auf subnormale Werte ab, der zirkadiane Rhythmus der Kortisolsekretion ist nicht mehr erkennbar. Im i.v.-ACTH-Test ist das Kortisol unzureichend stimulierbar. Der ACTH-Test deckt auch leichtere Fälle von eingeschränkter NNR-Funktionsreserve sicher auf. Das freie Kortisol im Urin ist erniedrigt, das ACTH im Plasma ist erhöht.

Bei sekundärer NNR-Insuffizienz (ACTH-Mangel) ist das basal erniedrigte Kortisol durch ACTH gut stimulierbar, im CRH-Test steigt das erniedrigte ACTH nicht an.

Bei allen Salzverlustformen ist die Plasmareninaktivität oder die Reninkonzentration massiv erhöht. Die adrenalen Formen zeigen niedrige, die renalen Formen dagegen extrem erhöhte Aldosteronspiegel im Plasma oder Urin. Das Ionogramm zeigt eine Hyponatriämie, eine Hypochlorämie und eine Hyperkaliämie. Im Urin wie auch im Schweiß und Speichel ist der Natrium-Kalium-Quotient pathologisch erhöht. Das EKG zeigt die typischen Veränderungen bei Hyperkaliämie.

Spezielle Diagnostik des adrenogenitalen Syndroms Beim 21-Hydroxylase-Mangel ist 17-OH-Progesteron (17-OHP) als Markersteroid erhöht (◘ Abb. 65.1). 17-OHP wird im Neugeborenenscreening gemessen. Zu beachten ist, dass Frühgeborene und gestresste, kranke Neugeborene deutlich höhere 17-OHP-Spiegel aufweisen als gesunde Reifgeborene. Diagnostisch hilfreich ist die Bestimmung von 21-Desoxykortisol, dem in Position 11 hydroxylierten 17-OHP, welches bei Gesunden von der NNR praktisch nicht synthetisiert wird. Relevante adrenale Androgene sind DHEA und DHEA-Sulfat, Androstendion und Testosteron.

Auch bei den übrigen, sehr viel selteneren adrenalen Enzymdefekten sind die jeweils direkt vor dem Enzymblock gelegenen Steroide (◘ Abb. 65.1) durch ihre pathologische Erhöhung diagnostisch beweisend, insbesondere nach ACTH-Stimulation. Es findet sich für jeden Biosynthesedefekt im Serum und im Urin ein charakteristisches Steroidprofil.

Ist die hormonelle Diagnose gesichert, so wird die verursachende Mutation durch eine molekulargenetische Analyse des entsprechenden Gens identifiziert. Die Mutationsanalyse ist nicht nur für die Einschätzung von Verlauf und Prognose, sondern auch für die genetische Familienberatung und Pränataldiagnostik von Bedeutung.

Vom kongenitalen AGS abzugrenzen sind die ebenfalls zur Pseudopubertas praecox (▶ Kap. 67) führenden NNR-Tumoren (Adenome und Karzinome) sowie die androgenbildenden Gonadentumoren, ferner die idiopathische, zentrale Pubertas praecox der Knaben bzw. die prämature Pubarche der Mädchen. Allen diesen Erkrankungen fehlt die Erhöhung des 17-OHP oder eine andere spezifische Steroidkonstellation.

Da die Virilisierung bei den androgenbildenden Tumoren praktisch immer erst postnatal einsetzt, entsteht bei den Mädchen zwar eine Klitorishypertrophie, im Gegensatz zum AGS jedoch nie ein Sinus urogenitalis communis.

Pränatale Diagnostik und Therapie In Familien mit 21-Hydroxylase-Mangel-AGS lässt sich die krankheitsauslösende familiäre Mutation durch eine molekulargenetische Untersuchung des *CYP21A2*-Gens des Indexpatienten ermitteln und somit auf eine Heterozygotie der Eltern schließen. Für die genetische Beratung bei der Partnerwahl von AGS-Patienten können in der Allgemeinbevölkerung heterozygote Genträger nur durch genetische Analytik zweifelsfrei detektiert werden.

Bei Kenntnis der Mutation des Indexfalls der Familie ist eine pränatale Diagnostik aus Chorionzottenmaterial oder aus kultivierten Amnionzellen möglich. Auch bei den anderen adrenalen Steroidsynthesedefekten ist eine pränatale Diagnostik durch eine molekulargenetische Analyse möglich.

Durch Behandlung der Schwangeren mit plazentagängigem Dexamethason lässt sich die antenatale Virilisierung weiblicher Feten bei 3 von 4 Kindern weitgehend vermeiden, so dass die spätere operative Genitalkorrektur überflüssig wird. Diese Therapie ist aufgrund der unklaren Nebenwirkungen auf die psychomentale Entwicklung der Kinder immer noch als experimentell anzusehen und sollte nur in prospektiven klinischen Studien mit entsprechendem Ethikvotum durchgeführt werden. Bei den nichtklassischen AGS-Formen ist eine pränatale Therapie sicher kontraindiziert.

Therapie Akuttherapie der Nebennierenkrise Die akute Addison-Krise (Nebennierenkrise) bedarf der sofortigen Substitution der lebenswichtigen Gluko- und Mineralokortikoide durch Hydrokortison (initialer Hydrocortison-Bolus <6 Monate 25 mg i.v., 6 Monate bis 6 Jahre 50 mg i.v.; >6 Jahre 100 mg i.v.; in der Folge Hydrocortison-Dauerinfusion mit 150 mg/m^{2}Körperoberfläche und Tag). Ein reines Glukokortikoid, wie z. B. Prednison, reicht aufgrund der fehlenden Mineralokortikoidwirkung allein nicht aus. Ergänzend ist der Ausgleich der Hyponatriämie, Hyperkaliämie, Hypoglykämie, Hypovolämie und metabolischen Acidose erforderlich.

Substitutionstherapie und Prognose der NNR-Insuffizienz ohne Androgenexzess Die orale Dauersubstitution der chronischen

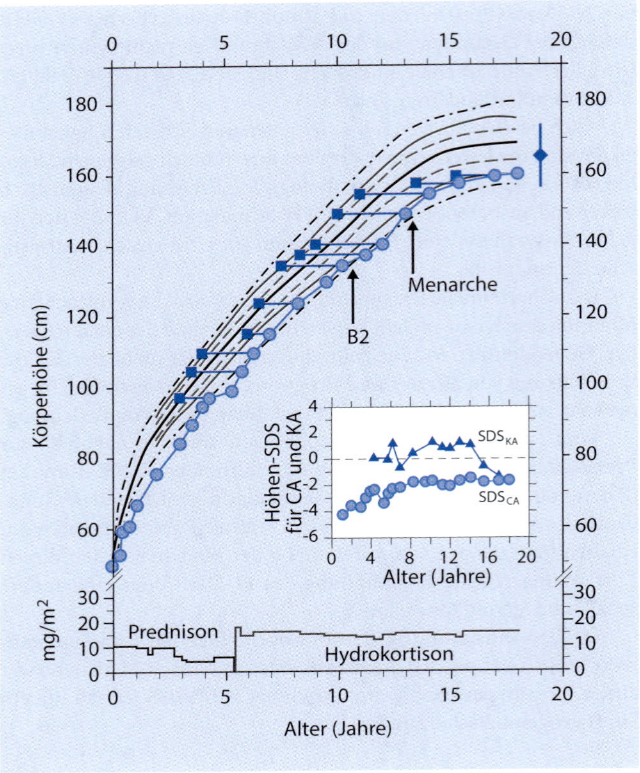

Abb. 65.4 Wachstumskurve eines Mädchens mit 21-Hydroxylase-Mangel mit Salzverlustsyndrom. Unter hoher Glukokortikoiddosis (Prednison 5–10 mg/m² KOF/Tag) werden Wachstum und Knochenreifung gehemmt, und es entwickelt sich ein Kleinwuchs mit Knochenalterretardierung. Nach Umstellung auf eine normale therapeutische Dosis von Hydrokortison (15 mg/m² KOF/Tag) erfolgen ein Aufholwachstum und eine normale Pubertätsentwicklung. Die Patientin erreicht eine Erwachsenenkörperhöhe im Perzentilenbereich und auch im Zielhöhenbereich. [Große Abbildung: *offene Kreise:* Körperhöhe für Alter, *geschlossene Quadrate:* Körperhöhe für Knochenalter, *Raute mit senkrechtem Balken:* Zielhöhenbereich; kleine Abbildung: *offene Kreise:* Körperhöhen-SDS für Alter (SDS_{CA}), *geschlossene Dreiecke:* Körperhöhen-SDS für Knochenalter (SDS_{KA})]

NNR-Insuffizienz umfasst Hydrokortison in einer Dosis von 7–10 mg/m² KOF/Tag aufgeteilt in 3 Einzeldosen und Fludrokortison in einer Dosis von 0,1 mg/m² KOF/Tag. Kochsalzzulagen sind bei ausreichender Mineralokortikoidgabe nicht unbedingt erforderlich. Das Kortisol im Serum ist kein geeigneter Parameter der Therapiekontrolle. Diese erfolgt am besten über das freie Kortisol im 24-h-Urin.

Die Prognose der NNR-Insuffizienz ist bei adäquater Überwachung und lebenslanger Substitutionsbehandlung heute gut. Es wird jedoch eine deutlich eingeschränkte Lebensqualität insbesondere bei zuvor NNR-suffizienten Patienten beschrieben. Lebensgefahr droht in Stresssituationen und bei interkurrenten Erkrankungen. In solchen Situationen muss die Substitutionsdosis des Glukokortikoids sofort auf das 3- bis 5-Fache erhöht werden. Ein Notfallausweis und Glukokortikoidpräparate für die Notfallapplikation sollten den Patienten zur Verfügung gestellt werden.

Therapie und Prognose der NNR-Insuffizienz mit Androgenexzess Ziel der medikamentösen AGS-Behandlung ist, so viel Hydrokortison zu substituieren, dass die Virilisierung nicht mehr fortschreitet, und so wenig zu geben, dass keine Nebenwirkungen wie Wachstumshemmung oder Cushing-Syndrom auftreten. Beim Salzverlustsyndrom ist außerdem so viel Mineralokortikoid zu substituieren, dass der Natrium- und Kaliumstoffwechsel auch ohne Kochsalzsubstitution normalisiert wird.

Erfahrungsgemäß wird Hydrokortison in einer Dosis von 10–15 mg/m² KOF/Tag benötigt. Die notwendigen Dosen liegen somit höher als bei der reinen primären NNR-Insuffizienz. Für eine optimale Einstellung muss die Tagesdosis auf 3 Einzeldosen verteilt werden. Gute Erfolge ergeben sich, wenn die Morgendosis zwischen 5 und 7 Uhr in Anlehnung an die zirkadiane Rhythmik des Kortisols gegeben wird. Prednison sowie fluorierte Kortikoide, wie Triamcinolon oder Dexamethason, haben eine wesentlich höhere Wirkpotenz als sich aus den antiphlogistischen Äquivalenzdosen ablesen lässt und benötigen somit eine sehr genaue Dosistitration (Abb. 65.4). Aus diesem Grund werden sie im Wachstumsalter nur ungern eingesetzt.

Die Mineralokortikoidsubstitution erfolgt mit Fludrokortison. Säuglinge benötigen relativ höhere Dosen: 100–250 µg/m² KOF/Tag, ältere Kinder und Erwachsene 25–100 µg/m² KOF/Tag in 1–2 Einzeldosen, wobei die frühmorgendliche Dosis ebenfalls 50 % der Tagesdosis betragen sollte. Die Mineralokortikoidtherapie wird lebenslang fortgeführt, da die Patienten mit Mineralokortikoid besser eingestellt sind und weniger Glukokortikoide benötigen.

Durch regelmäßige Schulung von Eltern und Patienten ist sicherzustellen, dass die lebenslange Substitutionsbehandlung niemals unterbrochen oder gar abgebrochen wird. Bei allen interkurrenten Stresssituationen (Infekte, Unfälle, Narkosen, etc.) muss die Hydrokortisondosis unverzüglich entsprechend der Stressantwort der gesunden NNR auf das 3- bis 5-Fache gesteigert werden.

Ist die orale Medikation aus irgendeinem Grund (z. B. Erbrechen) nicht möglich, so muss sie parenteral gegeben werden. Notfallausweis und Notfallrezept über Hydrokortisonampullen und Zubehör für i.m.-Injektion zu Hause oder auf Reisen haben sich als lebensrettend erwiesen.

Bei Late-onset-AGS sollte eine medikamentöse Therapie mit Hydrocortison nur bei klinischen Symptomen erfolgen. In diesem Falle ist auch eine Stressprophylaxe bei interkurrenten Krisen anzuraten. Eine Therapie mit einem Mineralokortikoid ist nicht erforderlich.

Therapieüberwachung Da sich Einstellungsfehler der AGS-Behandlung klinisch erst nach Monaten bis Jahren zeigen, ist man auf hormonelle, nichtinvasiv im häuslichen Alltag gewonnene Parameter der Einstellung angewiesen. Der beste Parameter für die Glukokortikoiddosis ist beim 21-Hydroxylase-Mangel die Pregnantriolausscheidung im 24-h-Urin. Eine einzelne Plasmaprobe auf 17-OH-Progesteron (17-OHP) und/oder Androstendion reicht zur Therapiekontrolle nicht aus. Wesentlich angenehmer für den Patienten und zuverlässiger für die Beurteilung ist die häusliche Therapiekontrolle über das 17-OHP-Tagesprofil im Speichel.

Die Mineralokortikoide werden am besten nach der Plasma-Renin-Aktivität bzw. dem Spiegel des Renins dosiert. Für eine gute AGS-Überwachung sind jährlich 2–4 Steroidkontrollen im Harn oder Speichelprofil und 1–2 ambulante klinische Untersuchungen notwendig. Dabei ist der Wachstums-, Knochenalter- und Gewichtsperzentilenkurve des Kindes besondere Aufmerksamkeit zu schenken, da hier langfristige Therapiefehler am ehesten erkannt werden (Abb. 65.3 und 65.4). Im ersten Lebensjahr sind beim Salzverlustsyndrom oft noch häufigere Kontrollen nötig.

Operative Genitalkorrektur Bezüglich der Durchführung von geschlechtsangleichenden Genitaloperationen besteht eine Kontroverse. Prinzipiell sollten diese Eingriffe im Zweifel erst bei einer Zustimmungsfähigkeit der Patienten durchgeführt werden. Im Gegensatz zu vielen anderen Formen der DSD können Mädchen mit AGS unter einer medikamentösen Therapie mit Glukokortikoiden fertil werden und Kinder bekommen. Weiter sind nur sehr wenige Fälle einer Störung der Geschlechtsidentität beschrieben worden. Somit erscheint eine frühzeitige operative Geschlechtsangleichung des virilisierten Genitales nach umfassender Abwägung der medizinischen, psychologischen und psychosozialen Vor- und Nachteile und nach entsprechender multidisziplinärer Aufklärung der Familie ethisch vertretbar. Aus rein chirurgischer Sicht wird derzeit die komplette operative Korrektur im Säuglingsalter (<6. Lebensmonat) favorisiert, da in diesem Alter Komplikationen durch Narbenschrumpfungen o.Ä. geringer sein sollen und die sonst regelmäßigen vaginalen Bougierungen entfallen könnten.

Prognose Sie ist quoad vitam beim AGS sehr gut. Die Prognose der Körperhöhe liegt bei vielen AGS-Kindern jedoch noch unter ihrer individuellen Zielhöhe (◘ Abb. 65.3 und 65.4). Sie hängt weitgehend vom Alter bei Therapiebeginn ab. Viele AGS-Patienten neigen zu Adipositas und metabolischen Problemen, die unter anderem durch eine unzureichend kontrollierte Glukokortikoidtherapie zustande kommen.

Die Fertilitätsprognose ist eingeschränkt. Von Frauen mit unkompliziertem AGS sind ausgetragene Schwangerschaften in größerer Zahl bekannt. Die Konzeptionsrate ist jedoch vermindert. Auch bei guter Einstellung des AGS sind Zyklusunregelmäßigkeiten häufig. Ein Teil der Mädchen und Frauen mit Salzverlustsyndrom zeigt auch unter guter Therapie eine Oligoamenorrhö. Kontrazeption ist mit Zweiphasenpräparaten ohne Einschränkung möglich, der zyklusstabilisierende Effekt ist erwünscht.

Die Fertilität der Männer mit AGS ist auch unter suffizienter Therapie eingeschränkt. Bei Männern können multiple NNR-Restadenome als gutartige Hodentumoren (TART = testicular adrenal rest tumour) auftreten. Sie sind unter konsequenter Therapie teilweise rückbildungsfähig. Ein regelmäßiges Screening auf diese Tumoren ist indiziert, eine routinehafte operative Entfernung der Tumoren jedoch ist nicht indiziert.

65.1.3 Hyperkortisolismus

Ätiologie und Pathogenese Bei anhaltend erhöhtem Kortisolspiegel (Glukokortikoidexzess, Hyperkortisolismus) entsteht ein typisches Krankheitsbild, welches als Cushing-Syndrom bezeichnet wird. Ein Glukokortikoidexzess kann exogen-medikamentös bedingt sein oder auf einem primären NNR-Tumor wie Adenom oder Karzinom, auf einem ACTH-bildenden basophilen Hypophysenadenom (Morbus Cushing) mit konsekutiver bilateraler NNR-Hypertrophie oder auf einer hypothalamischen Störung mit erhöhter ACTH-Sekretion als Folge vermehrter Produktion von CRH beruhen. Weitere seltene Ursachen eines ACTH-unabhängigen Cushing-Syndroms sind die bilaterale, primär multinoduläre pigmentierte NNR-Hyperplasie (PPNAD), die als Teil des Carney-Komplexes oder isoliert auftreten kann. Ursache sind u. a. Mutationen im *PRKAR1A*-Gen auf Chromosom 17q24.2. Auch beim McCune-Albright-Syndrom kann ein Cushing-Syndrom auftreten (somatische Mutationen im *GNAS1*-Gen). Ferner können Peptide mit CRH- oder ACTH-Wirkung, die in ektopen Bronchial- oder Pankreastumoren gebildet werden, ein bei Kindern äußerst seltenes sog. paraneoplastisches Cushing-Syndrom hervorrufen.

Das Cushing-Syndrom ist mit einer Häufigkeit von etwa 1 : 50.000 im Kindes- und Jugendalter selten. Es kann in jedem Lebensalter auftreten. Während bei erwachsenen Patienten Frauen deutlich häufiger betroffen sind als Männer, überwiegt bei Kindern und Jugendlichen das männliche Geschlecht. Bei Säuglingen und Kleinkindern liegt dem Cushing-Syndrom fast immer ein primärer NNR-Tumor, meist ein Karzinom, zugrunde. Im Schulalter gewinnt das hypothalamisch-hypophysär bedingte basophile Hypophysenadenom an Häufigkeit.

Ein medikamentöses Cushing-Syndrom entsteht bei der langfristigen ACTH- oder Glukokortikoidtherapie (z. B. bei BNS-Anfällen, ▸ Kap. 218), wenn ein Glukokortikoid über längere Zeit pharmakologisch in einer Äquivalenzdosis von über 2 mg Prednison/m^2 KOF/Tag gegeben wird.

Klinische Symptome Das typische klinische Bild des Cushing-Syndroms entwickelt sich über Jahre hinweg. Daher ist das cushingoide Erscheinungsbild initial noch nicht vorhanden. Man geht davon aus, dass bei vielen Erwachsenen mit Cushing-Syndrom der Krankheitsbeginn im Kindes- oder Jugendalter liegt. Bei Kindern und Jugendlichen ist eine mittlere Dauer der Erkrankung vor Diagnosestellung von 4–5 Jahren beschrieben.

Die klinischen Erscheinungen des voll ausgeprägten Cushing-Syndroms sind so charakteristisch, dass diese Diagnose prima vista gestellt werden kann. Das Krankheitsbild umfasst ein „Vollmondgesicht“ mit Plethora, Stammfettsucht, „Büffelnacken“, Pausbacken, dünner fragiler Haut mit Striae distensae rubrae, Hirsutismus, Akne, Muskelschwäche, erhöhtem Blutdruck, Polyglobulie, Hyperglykämie und Glukosurie, Wachstumsstillstand und einer Knochenalterretardierung. Jedes übergewichtige Kind, das nicht mehr oder nur schlecht wächst, sollte daher auf ein Cushing-Syndrom hin untersucht werden.

Bei älteren Kindern ist die Pubertätsentwicklung verzögert, bei Mädchen besteht eine Amenorrhö. Die Kinder leiden unter Kopfschmerzen und sind häufig antriebsarm. Die Auswirkungen des Cushing-Syndroms auf die Psyche und das Verhalten von Kindern und Jugendlichen sind sehr variabel. Es kann ein zwanghaftes Verhalten oder eine emotionale Labilität vorliegen. Die typische depressive Stimmungslage des Erwachsenen mit Cushing-Syndrom findet sich bei Kindern selten. Der Hyperkortisolismus führt zu einer Hirnatrophie. Eine Abnahme der geistigen Leistungsfähigkeit kann auch noch nach erfolgreicher Therapie auftreten.

Ein weiteres typisches Symptom des Cushing-Syndroms ist die Osteoporose. Diese entsteht durch die Stimulation der Sekretion von Somatostatin, durch die Suppression des Wachstumshormonrezeptors und von IGF-1 und durch die direkte Wirkung von Glukokortikoiden. Die Osteoporose führt u. U. zu „Fischwirbelbildung“, Einbruch der Wirbelkörper und begleitenden Rückenschmerzen, gelegentlich auch zu Nephrolithiasis.

NNR-Tumoren können neben einem Hyperkortisolismus auch eine gesteigerte Androgenbildung verursachen. Diese führt zu Hirsutismus, prämaturer Pubarche, Akne, Stimmvertiefung und zur Virilisierung (Klitorishypertrophie) bei Mädchen. In solchen Fällen ist das Längenwachstum zunächst nicht beeinträchtigt, sondern normal oder sogar beschleunigt. Das Knochenalter ist nicht retardiert, sondern unter dem Einfluss der Sexualsteroide akzeleriert.

Diagnose und Differenzialdiagnose
Beim Vollbild des Cushing-Syndroms ist Kortisol dauerhaft erhöht. Bei leichteren Fällen liegen die Tageswerte noch im oberen Normbereich zwischen 150 und 250 ng/ml. Die zirkadiane Tagesrhythmik von ACTH und Kortisol ist jedoch meist aufgehoben. Zunächst gilt es, den aktiven Hyperkortisolismus sicher nachzuweisen oder auszuschließen. Ein sehr zuverlässiger Parameter ist das freie Kortisol im Urin, welches zur Diagnosesicherung in 3–4, möglichst im Abstand

einiger Tage gewonnenen 24-h-Urine erhöht sein sollte. Die diagnostische Sensitivität liegt zwischen 95 und 100 %, die Spezifität um 98 %. Ein wertvoller diagnostischer Parameter ist der Kortisolspiegel um 24 Uhr. Bei Patienten mit Cushing-Syndrom liegt dieser immer >20 ng/ml, während er bei Gesunden immer <20 ng/ml liegt. Dieser Test ist aber nur verlässlich, wenn der Patient über 48 h stationär betreut wird und bei der Blutentnahme schläft.

Ambulant durchführbar ist der Dexamethason-Suppressionstest; daher wird er als Screeningtest allgemein empfohlen. Am Vorabend wird um 22–24 Uhr Dexamethason 1,5 mg/m^2 KOF einmalig verabreicht (sog. Dexamethasonkurztest). Der Kortisolspiegel am folgenden Morgen zwischen 8 und 9 Uhr liegt bei Gesunden <20 ng/ml und bei Patienten mit Cushing-Syndrom darüber. Dieser Test hat eine Sensitivität von 98 %. Über die Spezifität lässt sich aufgrund fehlender Daten keine sichere Aussage machen.

Beim so nachgewiesenen Cushing-Syndrom ist weiter zwischen zentraler und peripherer Ursache zu differenzieren. Für diese Differenzialdiagnostik existieren mehrere Testvarianten des Dexamethason-Suppressionstests:

- Dexamethason 2 mg alle 6 h über 48 h mit Sammlung von 24-h-Urinen oder Bestimmung von ACTH und Kortisol vor und nach Dexamethason. In der Literatur existieren verschiedene diagnostische Grenzwerte. Als Beispiele seien hier genannt: eine Kortisolsuppression auf unter 50 ng/ml, eine ACTH-Suppression auf <20 pg/ml und eine Suppression des freien Kortisols im 24-h-Urin auf <50 % des Ausgangswerts beim zentral bedingten Morbus Cushing (mit basophilem Hypophysenadenom). Die Sensitivität dieses Tests wird mit 79–83 % und die Spezifität mit annähernd 100 % angegeben.
- Dexamethason-Kurztest mit 8 mg: Bei einer Kortisolsuppression auf <50 oder 68 % des Ausgangswerts ergibt sich eine Sensitivität des Tests von 71–92 % und eine Spezifität von 100 %. NNR-Adenome und -Karzinome reagieren in der Regel in diesen beiden Tests nicht oder nicht ausreichend mit einer Suppression von ACTH und Kortisol. Es sind noch andere Varianten des Dexamethason-Suppressionstests beschrieben.

Heute gehört der CRH-Test (1 µg/kgKG i.v.) als wichtiger Bestandteil zur Diagnostik des Cushing-Syndroms. Patienten mit ACTH-abhängigem Morbus Cushing zeigen einen Anstieg von ACTH von über 50 % und von Kortisol von über 20 % des Ausgangswerts. Patienten mit primärer, ektoper oder exogener Ursache, einschließlich der seltenen bilateralen primären nodulären NNR-Hyperplasie (NNR-Adenomatose) zeigen dagegen keinen ACTH- oder Kortisolanstieg nach CRH. Dieser Test hat in Abhängigkeit von den zugrundegelegten Zeitpunkten für die Hormonbestimmungen im Testverlauf eine Sensitivität von 86–93 % und eine Spezifität von 95–100 %.

Bildgebung Zur bildgebenden Diagnostik eignen sich CT und MRT der Hypophyse mit und ohne Kontrastmittel. Allerdings muss beachtet werden, dass eine korrekte Lokalisation des Hypophysenadenoms bei beiden Methoden nur bei 75–98 % der Patienten gelingt. Da sich Hypophysenadenome auch bei einem gewissen Anteil der Normalbevölkerung (10–27 %) als Zufallsbefund finden, müssen die Ergebnisse der bildgebenden Diagnostik immer im Zusammenhang mit den hormonellen Tests interpretiert werden. Durch selektive Sinus-petrosus-inferior-Katheterisierung kann durch Bestimmung von ACTH im CRH-Test zwischen zentraler und peripherer Ursache differenziert und sogar eine Seitenlokalisation des Mikroadenoms erreicht werden.

Die bildgebende Darstellung der Nebennieren spielt eine wichtige Rolle bei der Diagnostik des Hyperkortisolismus. Hierzu eignen sich Sonografie, CT und MRT. Bei zweifelhafter Seitendiagnostik eines NNR-Tumors bleiben die selektive Angiografie und der Versuch der selektiven Katheterisierung von NN-Venen zur seitengetrennten Kortikoidbestimmung.

Differenzialdiagnostisch ist in erster Linie die häufige alimentär-konstitutionelle Adipositas abzugrenzen, die oft ebenfalls mit Striae und Hypertonie, aber nie mit Wachstumsstillstand einhergeht. Der Dexamethason-Kurztest (s. oben) führt hier über Nacht zur vollen Kortisolsuppression.

Therapie Beim Cushing-Syndrom, bedingt durch ein NNR-Adenom oder -Karzinom, erfolgt die Tumorentfernung durch unilaterale Adrenalektomie. NNR-Karzinome, welche die Kapsel nicht durchbrochen haben, bedürfen in der Regel weder einer nachfolgenden Strahlenbehandlung noch einer chemotherapeutischen Zusatzbehandlung. Beim metastasierenden NNR-Karzinom kann das Adrenolytikum o,p-DDD (Mitotane) als Chemotherapeutikum eingesetzt werden.

Nach Operation eines unilateralen NNR-Tumors muss zunächst eine Hydrokortisonsubstitution durchgeführt werden, da die kontralaterale NNR atrophisch ist und sich ihre Funktion erst wieder erholen muss. Die Substitution kann in der Regel im Verlauf von einigen Wochen abgebaut werden.

Bei den Fällen von ACTH-abhängigem Morbus Cushing besteht die Therapie der Wahl in der transsphenoidalen selektiven Entfernung des ACTH-produzierenden hypophysären Mikroadenoms unter Schonung der restlichen Hypophyse durch mikrochirurgische Technik (ggf. mit intraoperativer, wiederholter ACTH-Bestimmung aus dem Blut des Operationsgebiets bzw. intraoperativer Zytologie). Diese Operation sollte spezialisierten Zentren vorbehalten bleiben. Rezidive können auch nach einigen Jahren noch auftreten. Nur wenn man bei transsphenoidaler Zweitoperation das basophile Mikroadenom nicht findet und danach auch nach Hypophysenbestrahlung und medikamentöser Therapie keine Remission eintritt, ist die bilaterale Adrenalektomie noch gerechtfertigt. In diesen Fällen kann sich in den folgenden Jahren ein Nelson-Syndrom (CRH-abhängiger, raumverdrängend wachsender basophiler Hypophysentumor) entwickeln. Möglicherweise erweist sich die Therapie mit neueren Somatostatinanaloga als erfolgreich. Die Langzeitbehandlung mit sog. Adrenostatika (Aminoglutethimid, Ketoconazol, Metopiron, Etomidate, Trilostan) hat enttäuscht.

Prognose Die Prognose des Cushing-Syndroms hängt weitgehend von der Ursache ab. Beim unilateralen Adenom und beim kleinen bis kirschgroßen NNR-Karzinom ist die Prognose sehr günstig. Das metastasierte NNR-Karzinom hat eine schlechte Prognose. Die gezielte Exstirpation des basophilen Hypophysenadenoms führt in 57–73 % der Fälle zur langfristigen Heilung. Eine langfristige Verlaufskontrolle der Patienten ist notwendig.

65.1.4 Mineralokortikoidexzess

Bei Hypertonie im Kindesalter ist neben dem Cushing-Syndrom auch an den seltenen primären Hyperaldosteronismus (Conn-Syndrom) zu denken. Pathogenetisch liegt der Erkrankung ein aldosteronbildender NNR-Tumor zugrunde. Bei älteren Kindern ist eine bilaterale Hyperplasie der Zona glomerulosa möglich. Klinisch ist der Mineralokortikoidexzess gekennzeichnet durch einen arteriellen Hypertonus, Kopfschmerzen und Schwindel, Neigung zu Paresen, Parästhesien und Polydipsie sowie Wachstumsverlangsamung.

Biochemisch finden sich Hypokaliämie, metabolische Alkalose, erniedrigtes Renin und erhöhtes Plasmaaldosteron (low renin hypertension). Differenzialdiagnostisch sind der viel häufigere sekundäre Hyperaldosteronismus (mit erhöhtem oder durch Natriumdepletion stimulierbarem Renin) einschließlich Pseudohypoaldosteronismus (► Kap. 197) und Bartter-Syndrom (► Kap. 197) abzugrenzen. Die Therapie des Conn-Syndroms besteht in der operativen Entfernung des NNR-Adenoms.

Beim autosomal-dominant vererbten glukokortikoid-supprimierbaren Hyperaldosteronismus (GSH) sind Hypertonie und erhöhtes Aldosteron durch die Gabe von Dexamethason zu beseitigen. Ursache der Sonderform der bilateralen Glomerulosahyperplasie ist ein durch Konversion von *CYP11B1* und *CYP11B2* entstandenes chimäres Gen, wodurch die Aldosteronsynthase der Regulation durch ACTH unterliegt und in großen Mengen in der Zona fasciculata exprimiert wird. Beim ebenfalls seltenen 11β-Hydroxysteroid-Dehydrogenase-Mangel (▣ Abb. 65.1) verursachen autosomal-rezessiv vererbte Mutationen des *HSD11B2*-Gens einen Defekt der im Nierentubulus exprimierten 11β-HSD-2, wodurch Kortisol nicht mehr zu Kortison inaktiviert und dadurch der MR durch Kortisol dauerhaft besetzt wird. Es kommt zu schwerem Hypertonus, Hypokaliämie und hyporeninämischem Hypoaldosteronismus, weswegen die Erkrankung als apparent mineralocorticoid excess (AME) bezeichnet wird. Die hormonelle Diagnose ist durch die Bestimmung eines erhöhten Kortisol/Kortison-Quotienten im Serum bzw. des Tetrahydrokortisol/Tetrahydrokortison-Quotienten im Urin zu stellen. AME kann durch Lakritz-Abusus erworben werden, da die darin enthaltene Glyzyrrhizinsäure die 11β-HSD-2 inhibiert. GSH und AME sprechen gut auf niedrige Dosen Dexamethason an.

65.2 Erkrankungen des Nebennierenmarks

65.2.1 Physiologische Grundlagen

Die physiologisch wichtigsten Hormone des Nebennierenmarks (NNM) sind die Katecholamine Adrenalin (Epinephrin), Noradrenalin und Dopamin. Adrenalin steigert Pulsfrequenz, systolischen Blutdruck sowie Herzminutenvolumen und senkt den peripheren Gefäßwiderstand und damit den diastolischen Blutdruck; Noradrenalin senkt die Pulsfrequenz gering und steigert den peripheren Gefäßwiderstand, wodurch systolischer und diastolischer Blutdruck ansteigen. Beide Hormone erhöhen den Sauerstoffbedarf des Myokards. Die Stoffwechselwirkungen (Glykogenolyse und Senkung des peripheren Glukoseverbrauchs, dadurch Blutzuckeranstieg; Lipolyse) sind beim Adrenalin stärker ausgeprägt als beim Noradrenalin.

Katecholamine werden, außer im Nebennierenmark, im gesamten chromaffinen System sowie im Gehirn und in den Synapsen des Sympathikus als Neurotransmitter gebildet. Daher führt die bilaterale Adrenalektomie nicht zur Insuffizienz der Katecholaminproduktion.

Vereinfachend kann man das NNM als peripheres Ganglion bezeichnen, welches nach Einwanderung sympathischer Nervenzellen in das Primordium der Nebennierenrinde (NNR) ab der 7. Gestationswoche hormonelle Funktion erhält. Glukokortikoide der NNR induzieren parakrin die Phenylethanolamin-N-Methyltransferase (PNMT), welche Noradrenalin in Adrenalin umwandelt, daher kann Adrenalin nur im NNM synthetisiert werden. Wegen der praktisch fehlenden Kortisolsynthese der fetalen NNR (s. unten) wird in der Fetalzeit im NNM vorwiegend Noradrenalin, beim Erwachsenen vorwiegend Adrenalin gebildet.

Katecholaminmetabolite werden als Vanillinmandelsäure, Homovanillinsäure, Metanephrin und Normetanephrin im Urin ausgeschieden.

65.2.2 Tumoren des chromaffinen Systems

Tumortypen und Epidemiologie Phäochromozytom, Neuroblastom, Ganglioneuroblastom und Ganglioneurom sind als Tumoren neuroektodermalen Ursprungs großenteils hormonell aktiv. Die erhöhte Katecholaminsekretion verursacht bei Ganglioneuroblastomen und Neuroblastomen (► Kap. 187) eine geringere hormonelle Symptomatik als beim Phäochromozytom.

Das Phäochromozytom ist ein seltener Tumor. Die Inzidenz wird auf 1–2 Fälle/100.000 Einwohner/Jahr geschätzt. Er tritt bei Erwachsenen häufiger auf als im Kindes- und Jugendalter. Der Tumor zeigt bei Kindern einen Altersgipfel zwischen 9–12 Jahren. Jungen sind häufiger betroffen als Mädchen. In etwa der Hälfte der Fälle findet sich Familiarität (meist autosomal-dominante Vererbung). Phäochromozytome werden gehäuft beobachtet bei der multiplen endokrinen Neoplasie (MEN) Typ 2A bzw. 2B. Dabei tritt das medulläre Schilddrüsenkarzinom (► Abschn. 187.11) meist als erster Tumor auf. Die MEN 2 wird durch Punktmutationen im Ret-Protoonkogen auf Chromosom 10q11.2 verursacht und dominant vererbt. Auch bei Phakomatosen, wie der Neurofibromatose Typ 1 (*NF1*-Gen) und dem Von-Hippel-Lindau-Syndrom (*VHL*-Gen), kommen Phäochromozytome häufiger vor. Paragangliome treten als Teil der hereditären Paragangliom-Phäochromozytom-Syndrome auf (Typ 1–5). Sie werden durch Keimbahnmutationen in den Genen *SDHB* (Typ 4), *SDHC* (Typ 3), *SDHD* (Typ 1) sowie *SDH5F2* (Typ 2) und *SDHA* (Typ 5) verursacht. Am häufigsten sind Mutationen im *SDHD*-Gen (Typ 1).

Im Kindesalter finden sich etwa 70 % der Phäochromozytome intraadrenal und 30 % extraadrenal im Bereich des gesamten chromaffinen Systems zwischen Schädelbasis und kleinem Becken, vorwiegend entlang des paraaortalen N. sympathicus. Bilaterale und multiple Tumoren und Malignität sind bei Kindern häufiger als bei Erwachsenen. Phäochromozytome sind meist zwischen 1 und 10 cm groß.

Kontinuierlicher oder krisenhafter Hochdruck, Kopfschmerzen und Schweißausbrüche stehen im Vordergrund, seltener sind Übelkeit, Erbrechen, Gewichtsabnahme, Bauchschmerzen, Obstipation, Polyurie und Polydipsie. Die Kinder sind unausgeglichen, ängstlich, dabei hyperaktiv und oft unkonzentriert. Gelegentlich finden sich Sehstörungen (Fundus hypertonicus), Blässe und kühle Extremitäten. In schweren Fällen treten Krämpfe bis hin zur hypertensiven Enzephalopathie auf. Die Blutdruckkrise kann gelegentlich durch Stresssituationen, plötzliche Bewegungen oder durch tiefe Palpation des Abdomens ausgelöst werden.

Die Basisdiagnostik besteht aus der Bestimmung der Katecholamine Adrenalin und Noradrenalin im 24-h-Urin sowie von Metanephrin und Normetanephrin im Plasma. Auf die Altersabhängigkeit der Referenzwerte ist zu achten. Die Bestimmung der Katecholamine im Plasma ist als Momentaufnahme der sympathoadrenalen Aktivität für die Diagnostik nicht geeignet. Nur bei fraglich erhöhten Werten in der Basisdiagnostik oder auch zur Bestätigung ist der Clonidinsuppressionstest indiziert: 3 h nach oraler Clonidingabe (150 µg/m^2 KOF) sinken die Katecholaminspiegel im Plasma bei Gesunden um mehr als 40 % ab, beim Phäochromozytom dagegen bleiben sie unverändert hoch oder steigen paradox an. Die kombinierte Messung von Metanephrin und Normetanephrin nach 180 min hat eine sehr hohe Sensitivität und Spezifität. Die Lokalisationsdiagnostik erfolgt durch Abdomensonografie und MRT (hohe Signalintensität des Phäochromozytoms im T2-Bild), bei negativem Ergebnis durch Szintigrafie mit [123]J-Methyliodobenzylguanidin (MIBG). Die selektive Angiografie mit Katheterisation der Nebennierenvenen und seitengetrennter Blutentnahme zur Bestimmung der Plasmakatecholamine ist aufgrund der hohen Sensitivität und Spezifität der bildgebenden Verfahren heute nur noch sehr selten erforderlich.

Sie besteht in der operativen Entfernung des Tumors. Bei bedrohlichem Hochdruck wird nach Sicherung der Diagnose bis zur Operation einschleichend mit α-Blockern (Phenoxybenzamin 0,5–1 mg/kg KG/Tag) und ggf. mit Kalziumantagonisten behandelt. Präoperativ sind Morphinpräparate wegen der Möglichkeit der Katecholaminfreisetzung zu vermeiden. Bei Narkoseeinleitung und intraoperativ müssen hypertensive Krisen mit Phentolamin oder Nitroprussid beherrscht werden. Nach Tumorentfernung tritt eine Hypotonie auf, die durch angemessene Volumensubstitution behandelt wird. Eine postoperative Hypertonie sollte Anlass für den Verdacht auf eine persistierende Erhöhung der Katecholamine geben.

Zum Ausschluss multipler oder rezidivierender Tumoren sind Kontrollen von Blutdruck, Urinkatecholaminen und Sonografie 4–6 Wochen und 6 Monate postoperativ, später jährlich, erforderlich.

Nach bilateraler Adrenalektomie erfolgt eine Dauersubstitution mit Hydrokortison und Fludrokortison.

Sie ist nach erfolgreicher Tumorentfernung üblicherweise sehr gut. Ausnahmen sind das maligne Phäochromozytom und die MEN 2.

Literatur

Armstrong R, Sridhar M, Greenhalgh KL et al (2008) Phaeochromocytoma in children. Arch Dis Child 93:899–904

Bachelot A, Plu-Bureau G, Thibaud E et al (2007) Long-Term Outcome of Patients with Congenital Adrenal Hyperplasia due to 21-Hydroxylase Deficiency. Horm Res 67:268–276

Biller BM, Grossman AB, Stewart PM et al (2008) Treatment of ACTH-dependent Cushing's syndrome: a consensus statement. J Clin Endocrinol Metab 93:2454–2462

Carney JA (2009) Carney triad: a syndrome featuring paraganglionic, adrenocortical, and possibly other endocrine tumors. J Clin Endocrinol Metab 94:3656–3662

Clark AJL, Metherell LA, Cheetham ME, Huebner A (2005) Inherited ACTH insensitivity illuminates the mechanisms of ACTH action. Trend Endocrinol Metab 16:451–457

Fujieda K, Tajima T (2005) Molecular basis of adrenal insufficiency. Pediatr Res 57:62R–69R

Hirvikoski T, Nordenstrom A, Lindholm T et al (2007) Cognitive functions in children at risk for congenital adrenal hyperplasia treated prenatally with dexamethasone. J Clin Endocrinol Metab 92:542–548

Lee A, Johnston PC, Atkinson AB, McKillop D, Ault P, Hunter SJ (2011) Comparison of plasma free metanephrines with plasma catecholamines in the investigation of suspected pheochromocytoma. J Hypertens 29:2422–2428

McHenry CM, Hunter SJ, McCormick MT, Russell CF, Smye MG, Atkinson AB (2011) Evaluation of the clonidine suppression test in the diagnosis of phaeochromocytoma. J Hum Hypertens 25:451–456

Merke DP, Bornstein SR (2005) Congenital adrenal hyperplasia. Lancet 365:2125–2136

Moser HW, Mahmood A, Raymond GV (2007) X-linked adrenoleukodystrophy. Nat Clin Pract Neurol 3:140–151

New M (2006) Nonclassical 21-hydroxylase deficiency. J Clin Endocrinol Metab 91:4205–4214

Nimkarn S, New MI (2007) Prenatal diagnosis and treatment of congenital adrenal hyperplasia. Horm Res 67:53–60

Partsch C-J, Holterhus PM, Mönig H, Sippell WG (2011) Endokrinologische Funktionsdiagnostik, 7. Aufl. Schmidt & Klaunig, Kiel

Perheentupa J (2006) Autoimmune polyendocrinopathy-candidiasis-ectodermal displasia. J Clin Endocrinol Metab 91:2843–2850

Petri BJ, van Eijck CH, de Herder WW, Wagner A, de Krijger RR (2009) Phaeochromocytomas and sympathetic paragangliomas. Br J Surg 96:1381–1392

Pigny P, Cardot-Bauters C (2010) Genetics of pheochromocytoma and paraganglioma: newdevelopments. Ann Endocrinol (Paris) 71:76–82

Riepe FG (2011) Nebenniere. In: Hiort O, Danne T, Wabitsch M (Hrsg) Pädiatrische Endokrinologie und Diabetologie, 1. Aufl. Springer, Berlin, Heidelberg, S 365–390

Waguespack SG, Rich T, Grubbs E et al (2010) A current review of the etiology, diagnosis, and treatment of pediatric pheochromocytoma and paraganglioma. J Clin Endocrinol Metab 95:2023–2037

66 Krankheiten der Keimdrüsen

O. Hiort

66.1 Normale Entwicklung der Keimdrüsen

Die Keimdrüsen vereinen reproduktive und endokrine Funktionen in einem Organ. Zu unterscheiden ist die genetisch bestimmte Sexualdeterminierung, die die Entwicklung der Gonaden steuert, von der hormonabhängigen Sexualdifferenzierung der inneren und äußeren Genitalstrukturen.

Für den Beginn der Hodenentwicklung aus der undifferenzierten Gonade ist ein kurzer Abschnitt auf dem Y-Chromosom verantwortlich. Dieses *SRY*(sexdeterminierende Region des Y-Chromosoms) genannte, hochkonservierte Gen kodiert für ein Protein mit einem DNA-Bindungsmotiv, das wiederum die Expression autosomaler und X-chromosomaler Gene reguliert. An der Hodendifferenzierung sind u a. das Wilms-Tumor-*1*-Gen (*WT-1*-Gen) auf Chromosom 11, das *DAX*-Gen auf dem X-Chromosom und das *SOX9*-Gen auf Chromosom 17 beteiligt. Im Hodengewebe bilden sich Sertoli-Zellen und Leydig-Zellen, die unterschiedliche hormonelle Funktionen aufnehmen. In den Sertoli-Zellen wird das Anti-Müller-Hormon (AMH) gebildet, das für die Regression von Uterus, Tuben und dem oberen Anteil der Vagina verantwortlich ist. Zudem sezernieren die Sertoli-Zellen Inhibin B, welches das hypophysäre FSH hemmt. Die Leydig-Zellen synthetisieren ca. ab der 9. Schwangerschaftswoche Testosteron. Dieses Hormon ist für die Differenzierung der akzessorischen Geschlechtsdrüsen, der Vasa deferentia und des Nebenhodens unerlässlich. In der Peripherie wird Testosteron durch die Enzyme der 5α-Reduktasen zu Dihydrotestosteron (DHT) metabolisiert, welches die Virilisierung des äußeren männlichen Genitale induziert. Für die normale Maskulinisierung des männlichen Fetus ist die unbeeinträchtigte Sekretion von Testosteron und dessen Konversion zu DHT insbesondere zum Ende des ersten Trimesters der Schwangerschaft von großer Bedeutung.

Der Deszensus des Hodens in das Skrotum wird durch hormonelle und anatomische Faktoren beeinflusst. In der 10.–15. SSW wird der Hoden durch eine mesenchymale Struktur, das Gubernaculum testis, an der Bauchwand angeheftet. Mit Bildung des Skrotums vergrößert sich das Gubernakulum und schafft so Platz für den Descensus testis. Die hormonelle Kontrolle des Deszensus ist z. T. noch ungeklärt. Unter den hormonellen Faktoren sind vor allem das AMH und der insulinähnliche Faktor 3 (INSL3) von Bedeutung. Dem AMH aus den Sertoli-Zellen wird neben der Regression der Müller-Strukturen auch eine besondere Rolle in der Ausbildung des Gubernakulums zugeschrieben. Die Migration des Gubernakulums und nachfolgend des Hodens ist ein androgenabhängiger Prozess.

Über die genetischen Abläufe, die zur Entwicklung der Ovarien notwendig sind, ist bisher nur sehr wenig bekannt. Eine besondere Rolle spielen die Gene *WNT4*, *FOXL2* und speziell das *NR5A1*, das auch im Hoden die Steroidbiosynthese initiiert. Im Ovar bilden sich viele Millionen von Keimzellen. Diese werden während der weiteren Fetalentwicklung jedoch reduziert und verharren in der ersten Phase der Meiose bis zum Beginn der Pubertät. Für die vollständige Differenzierung des Ovars ist das Vorliegen von 2 X-Chromosomen bei gleichzeitigem Fehlen des *SRY*-Gens obligat. Zwar wird Östradiol als wichtiges weibliches Sexualhormon ab der 10. SSW gebildet, die Rolle für die fetale Geschlechtsentwicklung ist jedoch unklar (▣ Abb. 66.1).

Sexualhormone werden in den Gonaden über verschiedene enzymatische Schritte aus Cholesterin synthetisiert. Der erste Schritt ist die Umwandlung des Cholesterins in Pregnenolon, geschwindigkeitsbestimmend ist dabei die Bereitstellung von Cholesterin im Mitochondrium durch ein Regulationsprotein, das „steroidogenic acute regulatory protein" (StAR). Je nach Syntheseort erfolgt dann die Umwandlung in Mineralo- und Glukokortikoide, Androgene oder Östrogene (▣ Abb. 66.2). Eine Besonderheit stellt die Synthese von Dihydrotestosteron dar. Sie wird erst in der Peripherie durch das Enzym 5α-Reduktase katalysiert.

Sowohl die männlichen als auch die weiblichen Geschlechtshormone erreichen auf dem peripheren Blutweg ihre Zielorgane. Sie werden dabei z. T. unspezifisch an Albumin, z. T. spezifisch an das sexualhormonbindende Globulin (SHBG) gebunden. Die Aufnahme in die Zielzelle erfolgt durch passive Diffusion, es wird aber auch eine spezifische Aufnahme SHBG-gebundener Hormone über rezeptorvermittelte Endozytose postuliert. Intrazellulär binden die Sexualhormone an spezifische Rezeptoren, die als Transkriptionsfaktoren die zelluläre Antwort über eine Bindung an die DNA der Zelle regulieren.

Die Sekretion der weiblichen und männlichen Sexualhormone erfolgt unter dem Einfluss der pulsatil ausgeschütteten Gonadotropine LH und FSH. Die Sekretion von LH und FSH ihrerseits wird durch das in neuronalen Zellen des mediobasalen Hypothalamus produzierte und ebenfalls pulsatil sezernierte Dekapeptid Gonadotropin-Releasing-Hormon (GnRH) stimuliert. Während der Embryonalzeit gelangen die GnRH-sezernierenden Zellen durch Migration von der olfaktorischen Plakode nach kranial zur präoptischen Region des mediobasalen Hypothalamus einschließlich des Nucleus arcuatus. Bereits im Gestationsalter von 19 Schwangerschaftswochen können GnRH-produzierende Neurone in dieser Region nachgewiesen werden. Diese Zellen sezernieren GnRH autonom, synchron und rhythmisch. Sie stellen vermutlich als neuronaler Verband den hypothalamischen GnRH-Pulsgenerator im Sinne einer „biologischen Uhr" dar. Zahlreiche endogene und exogene Substanzen beeinflussen diesen Pulsgenerator. Hierzu gehören Katecholamine, Opoide, Kortikotropin-Releasing-Hormon sowie neuroinhibitorische und -exzitatorische Aminosäuren. Das pulsatil sezernierte GnRH wird entlang des hypothalamisch-hypophysären Portalgefäßsystems zur Hypophyse transportiert, wo es LH und FSH im Verhältnis 1 : 1 zum GnRH-Puls freisetzt.

Bei Mädchen induziert die Aktivierung des Rezeptors durch LH in den Theka- und Stromazellen des Ovars die Androgensynthese. Die Androgene werden anschließend unter dem Einfluss von FSH in den Granulosazellen zu Östrogenen, insbesondere Östradiol metabolisiert. Hierzu ist ein Aromatase genanntes Enzym, das auch in anderen Körperzellen anzutreffen ist, erforderlich. LH ist weiterhin verantwortlich für die Entwicklung des Corpus luteum aus dem Follikel und die Synthese von Progesteron.

Bei Jungen stimuliert LH im Hoden die Testosteronsynthese in den Leydig-Zellen. Testosteron wird durch das Enzym 5α-Reduktase teilweise in Dihydrotestosteron und durch die Aromatase in deutlich geringerem Maße als bei Mädchen in Östrogene umgewandelt. FSH stimuliert die Sertoli-Zellen und damit die Spermatogenese und zugleich das Hodenwachstum.

G.F. Hoffmann, M.J. Lentze, J. Spranger, F. Zepp (Hrsg.), *Pädiatrie*,
DOI 10.1007/978-3-642-41866-2_66, © Springer-Verlag Berlin Heidelberg 2014

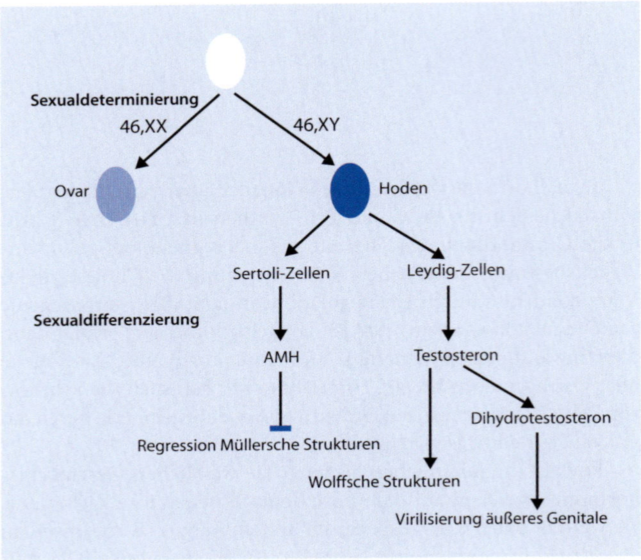

Abb. 66.1 Differenzierung der Gonaden und Genitalorgane

66.2 Hodenhochstand

Definition Der Hodenhochstand ist definiert als ein Entwicklungsdefekt, bei dem der Hoden einseitig oder beidseitig nicht vollständig in das Skrotum deszendiert. Bei Kryptorchismus sind die Hoden im Bauchraum lokalisiert und nicht palpierbar. Leistenhoden können im Inguinalbereich tastbar sein, lassen sich aber nicht manuell in das Skrotum luxieren. Ein Gleithoden liegt im unteren Bereich des Leistenkanals und lässt sich unter Zug in das Skrotum luxieren. Er retrahiert jedoch sofort, wenn der Zug nachlässt. Eine Normvariante stellt der Pendelhoden dar, der spontan im Skrotum oder im unteren Leistenkanal liegt. Abzugrenzen ist die Hodenektopie, bei der ein Deszensus abseits der normalen anatomischen Gegebenheiten vorliegt. Der Hoden kann dabei kontralateral liegen, oder aber im Bereich des Perineums. Bei der Anorchie lässt sich kein Hodengewebe mehr nachweisen. Dennoch muss androgenproduzierendes Gewebe in der Fetalzeit vorhanden gewesen sein, da die Jungen ein unauffälliges äußeres Genitale aufweisen.

Häufigkeit Ein Hodenhochstand liegt bei etwa 1–3 % aller männlichen Neugeborenen vor. Im Laufe des ersten Jahres kommt es bei der Hälfte zu einem spontanen Deszensus. Bei Frühgeborenen liegt die Häufigkeit aufgrund des Geburtszeitpunkts vor Beendigung der normalen testikulären Migration deutlich höher. Der Anteil intraabdominaler Hoden wird mit 5–10 % angegeben. Die Inzidenz des Hodenhochstandes ist ebenso wie die Inzidenz von Hypospadien während der letzten Jahrzehnte gestiegen. Hierfür werden auch Umweltfaktoren verantwortlich gemacht, Beweise gibt es jedoch nicht.

Ätiologie und Pathogenese Ein Hodenhochstand kann durch Anomalien bedingt sein, die den normalen Deszensus des Hodens stören. Hirnorganische Erkrankungen können zu einer Störung der hypothalamischen oder hypophysären endokrinen Steuerung führen. Urologische Erkrankungen, wie das Prune-Belly-Syndrom sind häufig mit einem Hodenhochstand vergesellschaftet. Ähnliches gilt für Bauchwanddefekte bei Gastroschisis und Omphalozele.

Es wird angenommen, dass dem Hodenhochstand häufig ein Defekt der pränatalen Androgensekretion zugrunde liegt. Diese kann durch eine gestörte LH-Sekretion aus der Hypophyse oder durch einen Mangel an plazentarem humanem Choriogonadotropin (hCG) bedingt sein. Der Defekt der pränatalen Androgensekretion während des 2. und 3. Schwangerschaftsdrittels muss dann so gering ausgeprägt sein, dass keine weitere Genitalfehlbildung auftritt. Der Beweis dieser Hypothese wird dadurch erschwert, dass postnatal häufig keine endokrinologischen Auffälligkeiten mehr nachzuweisen sind.

Eine definierte endokrinologische Störung liegt beim Syndrom der persistierenden Müller-Gänge (PMDS) vor. Hierbei handelt es sich um eine Beeinträchtigung der AMH-Synthese oder des AMH-Rezeptors. Bei dieser sehr seltenen Störung bleibt die Regression der Müller-Strukturen aus, so dass die Hoden im Bereich der Tuben im Bauchraum verbleiben. Auch bei Störungen der Androgensynthese oder bei einem Androgenrezeptordefekt wird häufig ein Hodenhochstand beobachtet. Ob dies durch den endokrinen Defekt oder durch die Veränderung der anatomischen Strukturen bedingt ist, bleibt zurzeit noch unklar.

Pathologie Die sekundäre Degeneration der Keimzellen des kryptorchen Hodens ist wahrscheinlich auf die erhöhte Temperatur im Bauchraum zurückzuführen (37 °C im Bauchraum, 33 °C im Skrotum). Dies unterdrückt die Spermatogenese und führt so häufig zu einer Infertilität. Fertilitätsstörungen sind bei intraabdominell gelegenem Hoden häufiger als bei Leistenhoden. Durch die Schädigung des Keimepithels kommt es im Alter von wenigen Monaten zu erniedrigten Werten für AMH und Inhibin B. Inhibin B ist geeignet als Index für die Sertoli-Zellfunktion und für den Grad der Hodenschädigung.

Der Hodenhochstand ist mit dem Risiko einer erhöhten Inzidenz maligner Tumoren im Erwachsenenalter vergesellschaftet. Die relative Häufigkeit ist dabei um etwa 5–10 % gegenüber der Normalbevölkerung erhöht. Das gesteigerte Risiko ist wahrscheinlich auf die Keimzelldegeneration und damit eine Dysplasie im nichtdeszendierten Hoden zurückzuführen. Eventuell kann auch ein Carcinoma in situ als prämaligne Zelltransformation aufgrund unbekannter Faktoren entstehen.

Diagnose Zur Evaluation eines Hodenhochstandes muss eine angenehme Untersuchungssituation in warmer Umgebung geschaffen werden, um eine spontane Retraktion eines normalen Hodens zu vermeiden. Der Patient sitzt im Schneidersitz, um die Spannung der Bauchwand zu erhöhen. Der Hoden wird mit einer Hand aus dem Inguinalkanal Richtung Skrotum gestrichen und dort mit der anderen Hand hinsichtlich Abgrenzbarkeit, Größe und Konsistenz palpiert. Die Größenbestimmung erfolgt mit dem Orchidometer nach Prader mit genauen Volumenangaben. Die Lokalisation des Hodens wird genau beschrieben, um einen harmlosen Pendelhoden von einem pathologischen Gleithoden abzugrenzen. Die Untersuchung muss durch genaue Beschreibung der Geschlechtsorgane und des Pubertätsstadiums komplettiert werden. Ist der Hoden nicht zu palpieren, so können bildgebende und laborchemische Verfahren zum Nachweis von Hodengewebe eingesetzt werden.

Bildgebung Sonografisch kann der Hoden im Inguinalkanal, seltener im Bauchraum nachgewiesen werden. Dies gilt ebenso für die kernspintomografische Untersuchung, mit der insbesondere das kleine Becken noch besser untersucht werden kann. Die Sensitivität dieser bildgebenden Verfahren zum Nachweis der Hoden wird unterschiedlich beurteilt. Bei fehlendem Nachweis der Hoden mit

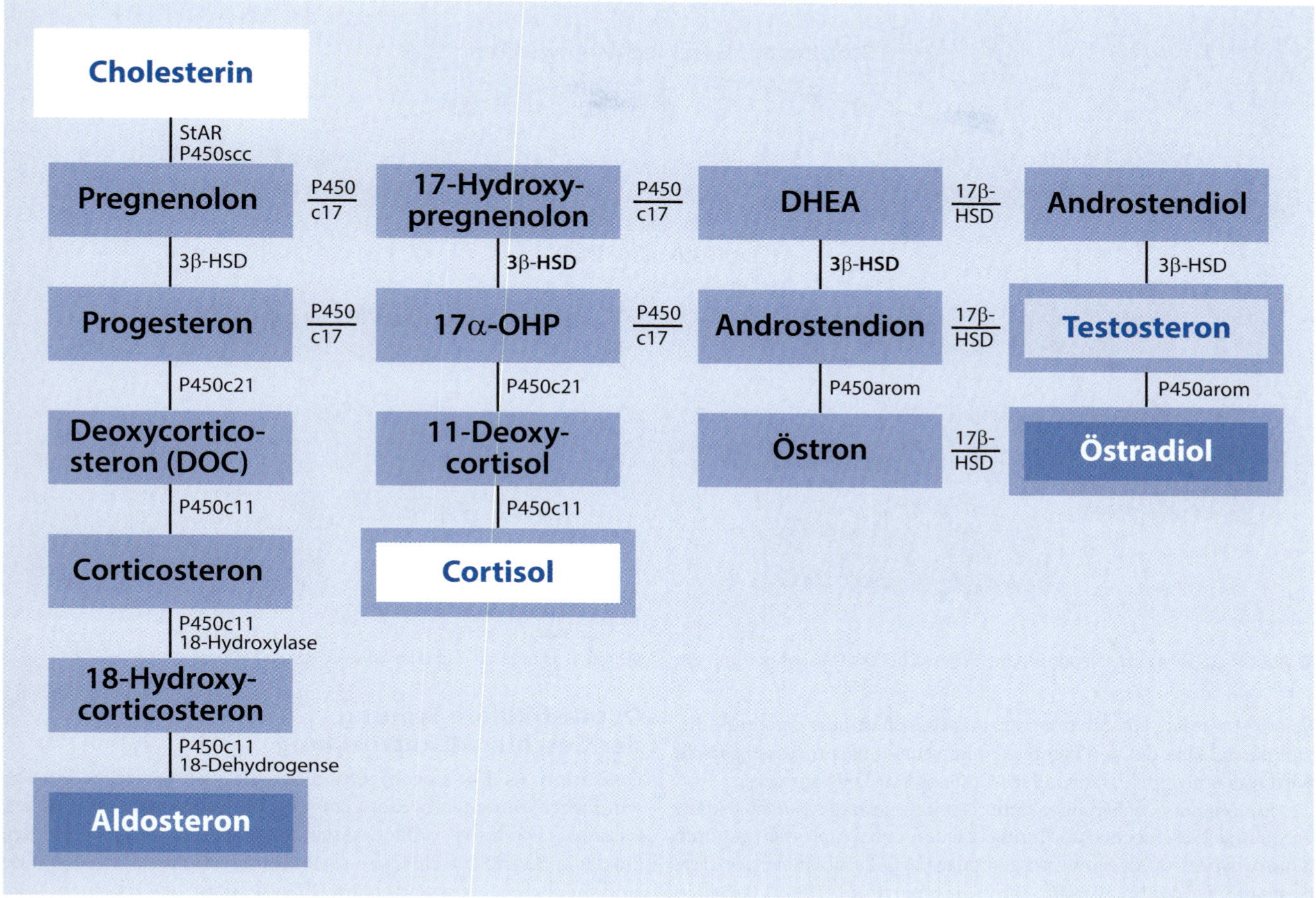

Abb. 66.2 Steroidsynthese und beteiligte Enzyme

bildgebenden Verfahren müssen laborchemische Untersuchungen und evtl. eine laparoskopische Exploration folgen.

Laborchemische Untersuchungen Funktionsfähiges testikuläres Gewebe kann durch die Bestimmung von Testosteron (aus Leydig-Zellen) und von Inhibin B und AMH (aus Sertoli-Zellen) im Serum nachgewiesen werden. Da die Sexualsteroidproduktion präpubertär niedrig ist, muss in diesem Alter ein hCG-Stimulationstest erfolgen, um einen Anstieg des Testosterons zu erreichen. Hierzu werden unterschiedliche Testprotokolle verwendet. Häufig ist eine einmalige Gabe von hCG mit 5000 IE/m^2 Körperoberfläche intramuskulär ausreichend. Testosteron wird vor der Injektion und nach 72 h bestimmt. Die erreichten Werte können im Wesentlichen nur dem Nachweis funktionsfähigen Hodengewebes dienen. Eine Einschränkung der Hodenfunktion kann jedoch nicht sicher evaluiert werden. Die basale Bestimmung des Inhibin B oder des AMH im Serum kann als Maß der Sertoli-Zellfunktion eine Anorchie von einem kryptorchen Hoden differenzieren. Ob durch diese Analyse eine Evaluation der Hodenfunktion möglich ist, muss zukünftigen Untersuchungen vorbehalten bleiben.

Therapie Im ersten Lebenshalbjahr kann es noch zu einem spontanen Deszensus kommen. Nach den Leitlinien der Deutschen Gesellschaften für Kinderchirurgie und Kinder- und Jugendmedizin sollte eine hormonelle Behandlung ab dem 6. Lebensmonat erfolgen und eine mögliche operative Therapie sollte mit dem ersten Geburtstag abgeschlossen sein.

Die hormonelle Therapie verfolgt 2 Ziele, nämlich eine Operation zu vermeiden und eine Keimzellreifung zu induzieren und damit die Fertilitätsaussichten zu verbessern. In den AWMF-Leitlinien wird die kombinierte Hormontherapie favorisiert, bei der zunächst eine Behandlung mit LHRH 3-mal 400 µg (200 µg in jedes Nasenloch) intranasal täglich über 4 Wochen erfolgt, bevor humanes Choriongonadotropin (hCG) wöchentlich mit 500 IE über 3 Wochen intramuskulär verabreicht wird.

66.3 Besonderheiten der Geschlechtsentwicklung

Besonderheiten oder Störungen der Geschlechtsentwicklung (differences or disorders of sex development, DSD) bezeichnen eine heterogene Gruppe von angeborenen Defekten, die mit einer unzureichende Maskulinisierung eines genetisch männlichen Neugeborenen oder einer Virilisierung eines genetisch weiblichen Neugeborenen einhergehen. Der Begriff „Intersexualität" sollte heutzutage genauso vermieden werden wie die früher gebräuchlichen Bezeichnungen „Pseudohermaphroditismus" und „Hermaphroditismus", da diese Begriffe von Betroffenen häufig als diskriminierend und von der Fachwelt als nebulös gesehen werden. Die neue Nomenklatur hat sich mittlerweile weltweit durchgesetzt. Die Diagnostik und das Management von Kindern mit ausgeprägten genitalen Fehlbildungen aus dem Formenkreis DSD sollten nach den neuen Empfehlungen des Deutschen Ethikrats in ausgewiesenen Kompetenzzentren erfolgen. Die Qualitätskriterien dieser Zentren müssen allerdings noch genau

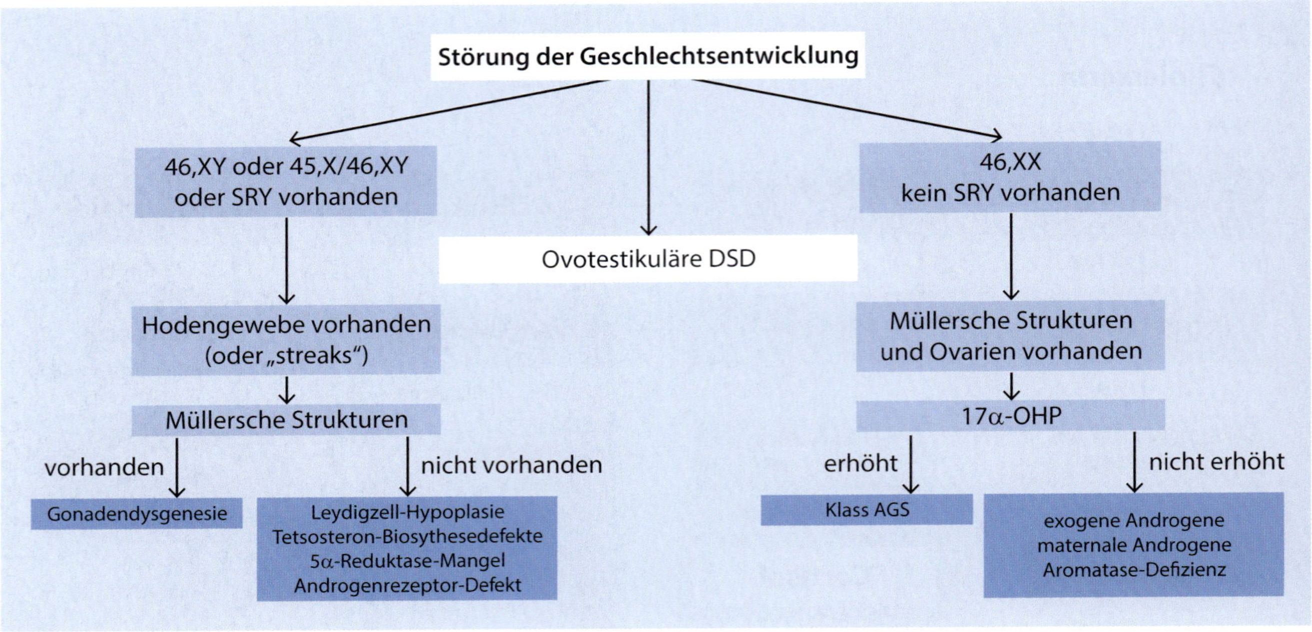

Abb. 66.3 Differenzialdiagnostisches Schema bei DSD ausgehend von zytogenetischen, klinischen und endokrinologischen Befunden

definiert werden. Grundvoraussetzung ist insbesondere ein multidisziplinäres Team, das den komplexen Entscheidungsprozessen gerecht wird und eine gute Erfahrung im Umgang mit DSD aufweist.

Ein phänotypisch ambivalentes Genitale gestattet zunächst keine eindeutige Geschlechtszuordnung. Zu den Leitsymptomen gehören Klitorishypertrophie, Sinus urogenitalis, partielle labiale Fusion, Hypospadie, Hodenhochstand, Skrotum bipartitum. Besonderheiten der Geschlechtsentwicklung betreffen etwa 1 % aller Neugeborenen, wobei gravierende Abweichungen selten bis sehr selten (<2 : 10.000) sind. Die Fehlbildungen können Ausdruck einer inadäquaten Bildung, Sezernierung oder Wirkung der Geschlechtshormone sein.

Zu unterscheiden ist zwischen Störungen der gonadalen Differenzierung und spezifischen Defekten der Hormonsynthese oder -wirkung mit inadäquater Bildung oder peripherer Wirkungsvermittlung der Sexualsteroide. Ein differenzialdiagnostisches Schema gibt Abb. 66.3 wieder.

66.3.1 Abweichungen der Geschlechtschromosomen

Hierunter fallen nummerische Aberrationen der Geschlechtschromosomen, sowohl eine Überzahl als auch eine Verminderung, sowie Chimären, die verschiedene Zelllinien mit unterschiedlichen Geschlechtschromosomensätzen zulassen. Hierunter werden auch das Ullrich-Turner-Syndrom und das Klinefelter-Syndrom eingeordnet (▶ Abschn. 26.2). Der Begriff „gemischte Gonadendysgenesie" bezeichnet die gonadale Dysgenesie beim chromosomalen Mosaik 45,X/46,XY (Tab. 66.1).

66.3.2 Sexualdeterminierungsstörungen

Entwicklungsstörungen des Ovars gehen außer bei der ovotestikulären DSD nicht mit einer genitalen Fehlbildung einher. Hingegen können Hodendifferenzierungsstörungen mit der gesamten phänotypischen Bandbreite der genitalen Fehlbildung assoziiert sein.

Ovotestikuläre Störung der Geschlechtsentwicklung

Definition Es liegt sowohl testikuläres als auch ovarielles Gewebe vor. Dabei können entweder gemischte Gewebeanteile im gleichen Organ als Ovotestis vorhanden sein, oder aber einseitig ein Hoden, auf der anderen Seite ein Ovar. Auch Kombinationen dieser Befunde sind möglich. Die ovotestikuläre DSD ist selten.

Ätiologie und Pathogenese Zugrunde liegen manchmal chromosomale Aberrationen, dabei sind Kombinationen von gonosomalen Mosaiken oder Chimären möglich (46,XY/46,XX). Häufig liegt ein Karyotyp 46,XX vor. Manchmal lässt sich die spezifische SRY-Sequenz mittels PCR nachweisen, dann liegt eine Translokation vor. Selten ist ein 46,XY-Karyotyp. Hierbei kann in wenigen Fällen eine genetische Mikroveränderung im *SRY*-Gen nachgewiesen werden, die mit einer partiellen Störung der Gonadendifferenzierung einhergeht.

Klinische Symptome Das klinische Erscheinungsbild ist variabel. Der Phänotyp reicht von fast komplett weiblich bis fast komplett männlich. Ein nicht zuordenbares Genitale ist häufig. In Abhängigkeit von dem überwiegenden Gonadenanteil kommt es zudem zu einer teilweisen bis kompletten Ausbildung von Müller-Strukturen, also Uterus, Tuben und oberem Anteil der Vagina.

Diagnose Bei nicht eindeutigem Genitale kann die Chromosomenuntersuchung (46,XY/46,XX) richtungsweisend sein. Zudem lassen sich sowohl die Synthese von Testosteron im hCG-Test als auch die von Östradiol im hMG-Test stimulieren. Zum Nachweis von testikulärem Gewebe hat sich zudem die basale Bestimmung von Inhibin B bewährt, während der Nachweis von Inhibin A als Ausdruck ovariellen Gewebes der Stimulation mit hMG bedarf. Beweisend ist die histologische Untersuchung der Gonaden.

Therapie Die Geschlechtszuordnung richtet sich nach dem Ausmaß der Genitalfehlbildung. Die nicht dem phänotypischen Geschlecht entsprechenden Gonadenanteile werden meist operativ entfernt wer-

Tab. 66.1 Nomenklatur und Klassifikation von Störungen der Geschlechtsentwicklung

Geschlechtschromosomale DSD	46,XY-DSD	46,XX-DSD
A. 45,X (Turner-Syndrom und Varianten) B. 47,XXY (Klinefelter-Syndrom und Varianten) C. 45,X/46,XY (gemischte Gonadendysgenesie, ovotestikuläre DSD) D. 46,XX/46,XY (chimäre, ovotestikuläre DSD)	A. Störungen der Gonaden-(Hoden-) entwicklung 1. Komplette Gonadendysgenesie 2. Partielle Gonadendysgenesie 3. Agonadismus 4. Ovotestikuläre DSD B. Störungen der Hormonsynthese oder -wirkung 1. Androgenbiosynthesedefekte (z. B. 17β-Hydroxysteroid-Dehydrogenase-Mangel, 5α-Reduktase-Mangel) 2. Störungen der Androgenwirkung (komplette oder partielle Androgenresistenz) 3. LH-Rezeptor-Defekt 4. Störungen der AMH-Sekretion oder -wirkung C. Andere (z. B. schwere Hypospadie, Kloakenextrophie, syndromale Störungen)	A. Störungen der Gonaden-(Ovar-)entwicklung 1. Ovotestikuläre DSD 2. Testikuläre DSD (z. B. SRY+, dup SOX9) 3. Gonadendysgenesie B. Androgenexzess 1. Fetal (z. B. adrenogenitales Syndrom bei 21-Hydroxylase-Mangel) 2. Fetoplazentar (z. B. Aromatasemangel) 3. Mütterlich (Luteom, exogen) C. Andere (z. B. Kloakenextrophie, Vaginalaplasie, syndromale Störungen)

den, um die gegengeschlechtliche Hormonsynthese zu vermeiden. Eine maligne Entartung ist selten. Deshalb sollte eine operative Korrektur bzw. Entfernung der Gonaden erst dann erfolgen, wenn die Geschlechtszuordnung auch im Wunsch des Kindes eindeutig ist.

Störungen der Gonadenentwicklung

Definition Es liegt eine mangelhafte oder völlig fehlende Differenzierung des Keimdrüsengewebes aufgrund einer fehlerhaften genetischen Steuerung vor. Zu unterscheiden ist zwischen einer kompletten und einer partiellen Dysgenesie. Bei der kompletten Gonadendysgenesie ist anstelle der Gonade nur ein bindegewebiger Strang vorhanden (Streak-Gonade), bei der inkompletten Gonadendysgenesie kommt es zu einer teilweisen Ausbildung von Keimdrüsengewebe, das bindegewebig durchsetzt ist (Tab. 66.1).

Ätiologie und Pathogenese von Störungen der Hodenentwicklung Bei der partiellen Gonadendysgenesie und unauffälligem 46,XY-Karyotyp können Mutationen in Genen, die an der Hodendifferenzierung beteiligt sind, vorliegen. Mutationen im *SRY*-Gen sind dabei eher selten, hingegen wurde über Veränderungen im *WT1*-Gen, im *SOX9*-Gen und insbesondere im *NR5A1*-Gen, welches für den „steroidogenic factor 1" (SF1) kodiert, berichtet. Dabei liegen oftmals andere Entwicklungsstörungen vor. *SOX9*-Genmutationen auf Chromosom 17 sind mit den Skelettfehlbildungen einer kampomelen Dysplasie assoziiert. Beim Denys-Drash-Syndrom liegen *WT1*-Genmutationen zugrunde und führen häufig zur Entwicklung einer Nephropathie und (bilateralen) Wilms-Tumoren im frühen Kindesalter. Eine Besonderheit stellt das 46,XX-Mann-Syndrom (46, XX testikuläre DSD) dar, bei dem in etwa 80 % der Fälle eine Translokation des *SRY*-Gens vorliegt. Patienten mit 46,XY-Karyotyp, bei denen eine Duplikatur von Genabschnitten auf dem kurzen Arm des X-Chromosoms mit Einschluss des *DAX1*-Gens auftritt, weisen eine Gonadendysgenesie auf, die je nach Ausmaß der Duplikatur mit weiteren Auffälligkeiten assoziiert sein kann. Durch die Duplikatur kommt es zu einer Veränderung der Gendosis und damit zu einer Hemmung der Hodenentwicklung. Hingegen führen Mutationen im *DAX1*-Gen zu einem Funktionsverlust des Genprodukts und zu einer Nebennierenhypoplasie, jedoch nicht zu DSD. Die Genitalausreifung ist nicht beeinträchtigt. Bei diesen Jungen tritt im Pubertätsalter ein hypogonadotroper Hypogonadismus auf (► Kap. 67).

Meist lassen sich allerdings bei partieller Gonadendysgenesie die genetischen Grundlagen noch nicht nachweisen. Der Phänotyp der Kinder kann in Abhängigkeit vom Ausmaß des funktionsfähigen Hodengewebes von leichten Virilisierungsstörungen bis zu einem fast komplett weiblichen äußeren Genitale reichen. Durch die unterschiedliche Beeinträchtigung der AMH-Sekretion kann es zu einer rudimentären bis vollständigen Ausbildung eines Uterus kommen.

Bei der 46,XY kompletten Gonadendysgenesie ist kein funktionstüchtiges Gonadengewebe vorhanden. Durch das Fehlen des AMH und den Ausfall der Sexualsteroide ist das äußere Genitale völlig weiblich. Uterus und Tuben sind normal ausgebildet. Die Kinder fallen oft erst durch eine ausbleibende Pubertätsentwicklung und eine primäre Amenorrhö auf (s. unten).

Diagnose Bei allen Formen der 46,XY-Gonadendysgenesie besteht eine ubiquitäre Einschränkung der Hodenfunktion, die sowohl die Synthese der Sexualsteroide als auch der Proteohormone AMH und Inhibin B betrifft. Eine sichere Abgrenzung von den Enzym- oder Rezeptordefekten der Sexualdifferenzierungsstörungen ist daher durch die Kombination eines ambivalenten äußeren Genitale (bis hin zur kompletten Geschlechtsumkehr) mit dem teilweisen oder kompletten Nachweis von Uterus und Tuben möglich. Bei Sexualdifferenzierungsstörungen hingegen liegen keine Müller-Strukturen vor. Der Nachweis eines Uterus ist durch bildgebende Verfahren, insbesondere die Sonografie, schon beim Neugeborenen möglich. Eine Genitografie ist heutzutage durch die hochauflösende Sonografie auch des Perineums nicht mehr notwendig, um die Verhältnisse der Urethralkonfiguration und das Vorhandensein von Vaginal- und Uterusanlage darzustellen.

Eine Chromosomenanalyse zum Nachweis nummerischer und struktureller Aberrationen ist obligat. Bei Kindern mit nicht eindeutigem Genitale aufgrund einer Gonadendysgenesie bei normalem 46,XY-Chromosomensatz sollte immer eine Nephropathie ausgeschlossen werden. Die Verbindung einer Nephropathie mit einem Hodenhochstand und dem häufigen Auftreten von (bilateralen) Wilms-Tumoren wird als Denys-Drash-Syndrom bezeichnet. Ein direkter Gentest zum Nachweis von *WT1*-Genmutationen ist möglich. Bei der kompletten Gonadendysgenesie sollte eine direkte Genuntersuchung des *SRY*-Gens erfolgen. Diese Veränderungen sind meist spontan entstanden und lassen sich in der DNS des Vaters häufig nicht nachweisen. Beim „dosage sensitive sex-reversal" (DSS) lässt sich mit molekularbiologischen Methoden eine Verdopplung des DSS-Bereichs mit Einschluss des *DAX1*-Genlocus auf dem kurzen Arm des X-Chromosoms nachweisen. Auch die anderen Gene der Sexualdeterminierung lassen sich untersuchen. Aufgrund des noch notwendigen Aufwandes und der erheblichen Kosten sollte jegliche direkte Genanalyse aber zielgerichtet in Abhängigkeit vom klinischen Befund erfolgen.

Die hormonelle Diagnostik besteht bei präpubertären Kindern und einer Gonadendysgenesie in der Serumtestosteronbestimmung nach hCG-Stimulation und in der Bestimmung von AMH oder Inhibin B. Durch den fibrösen Umbau des Hodengewebes sind sowohl die Leydig- als auch die Sertoli-Zellfunktion eingeschränkt. Die Diagnose einer Gonadendysgenesie beruht neben den klinischen, laborchemischen und molekulargenetischen Untersuchungen auf der histologischen Begutachtung der Gewebeproben. Eine histologische Untersuchung kann auch durch Biopsie bei einer diagnostischen Laparoskopie erfolgen.

Therapie Die primäre Geschlechtszuweisung sollte im Konsensus zwischen den diagnostischen Aussagen des professionellen Teams und der Eltern erfolgen. Dabei sind die bestmögliche Abschätzung der Geschlechtsidentität, die Aussichten auf die eigene Hormonsynthese in der Pubertät und die Fertilitätsaussichten sowie das Ausmaß möglicher Korrekturoperationen einzubeziehen. Der soziokulturelle Hintergrund der Familie ist, wie bei allen Formen der gestörten Geschlechtsentwicklung, zu berücksichtigen.

Der Umgang mit den dysgenetischen Gonaden ist Gegenstand erheblicher Diskussionen. Während in der Vergangenheit die Gonaden oftmals vor der Pubertät entfernt wurden, sollten heutzutage eine genaue diagnosespezifische Abschätzung des Entartungsrisikos und einer möglichen Funktionsfähigkeit der Keimdrüsen abgewogen werden. Jegliche irreversible Entscheidungen sind ausführlich zu begründen, um den Patienten später diese Argumentation plausibel zu machen. Der Deutsche Ethikrat hat in seiner jüngsten Stellungnahme hierauf besonderen Wert gelegt und die Patientenrechte besonders herausgehoben. Dennoch ist zu bedenken, dass bei bestimmten Formen der Gonadendysgenesie das Tumorrisiko mit ca. 30 % angegeben wird, so dass insbesondere bei Patienten mit kompletter Gonadendysgenesie die Streak-Gonaden operativ entfernt werden sollten. Eine Hormonsubstitution zur Pubertätsinduktion ist dann in jedem Fall notwendig.

Wird eine Geschlechtszuweisung als Junge gewählt, sollen die Hoden in das Skrotum verlagert werden. Postpubertär sollen regelmäßige klinische und sonografische Untersuchungen der Hoden durchgeführt werden, da ein deutlich erhöhtes Malignitätsrisiko für dysgenetisches Hodengewebe besteht. Die Notwendigkeit wiederholter Hodenbiopsien zur Erfassung eines Carcinoma in situ wird kontrovers diskutiert. Beim Jungen werden Korrekturoperationen einer Hypospadie in den ersten Lebensjahren durchgeführt, evtl. sollte bei einem zusätzlich vorhandenen Mikropenis zuvor eine Androgentherapie erfolgen. Residuen von Müller-Derivaten können operativ entfernt werden.

Sexualdifferenzierungsstörungen

Definition Sexualdifferenzierungsstörungen sind hereditäre Störungen der enzymatischen Bildung oder der Wirkung der Sexualsteroide. Dabei können die Enzyme selbst defekt sein, oder aber die Steuerung der Leydig-Zellfunktion. Auch im Ovar kann die Synthese der weiblichen Sexualhormone beeinträchtigt sein. Da die pränatale Ausbildung des weiblichen Phänotyps aber nicht von den hormonellen Einflüssen abhängt, führen diese nicht zu einer Störung der Geschlechtsentwicklung. Andererseits führen sowohl maternale Hyperandrogenämie, z. B. durch ein Luteom, als auch fetale Störungen wie das häufige adrenogenitale Syndrom oder der seltene Aromatasemangel zu einer Virilisierung von 46,XX-Kindern.

Bei den Defekten der Testosteronbiosynthese kann zwischen kombinierten und isolierten Störungen unterschieden werden. Eine Beeinträchtigung der Synthese früher Vorstufen geht auch mit einer eingeschränkten Synthese von Glukokortikoiden und/oder Mineralokortikoiden einher. Die betroffenen 46,XY-Patienten haben ein adrenogenitales Syndrom mit genitaler Auffälligkeit. Dagegen führen späte Testosteronbiosynthesedefekte zur isolierten Störung der Androgenbildung, die Nebennierenfunktion ist nicht beeinträchtigt.

Zu den Sexualdifferenzierungsstörungen werden auch Defekte der peripheren Androgenmetabolisierung und -wirkung gezählt, bei denen die endokrine Funktion des Hodens nicht beeinträchtigt ist. Die Synthese des Proteohormons AMH ist bei den Sexualdifferenzierungsstörungen normal. Bei diesen 46,XY-Kindern kommt es daher nicht zur Ausbildung eines Uterus. So lassen sich Sexualdifferenzierungsstörungen von Sexualdeterminierungsstörungen abgrenzen.

Leydig-Zellhypoplasie

Ätiologie Die Leydig-Zellhypoplasie ist eine autosomal-rezessive erbliche Besonderheit, bedingt durch Mutationen im Gen für den LH-Rezeptor auf Chromosom 2. Durch einen Funktionsausfall des Rezeptors können sowohl hCG als auch LH die Testosteronbiosynthese nicht stimulieren. Andere Mutationen im selben Gen können zu einer Funktionssteigerung und damit zur Testotoxikose mit Pseudopubertas praecox führen (► Kap. 67).

Klinische Symptome und Verlauf Bei Kindern mit 46,XY-Karyotyp kommt es durch den Ausfall der Testosteronbiosynthese zu einer mangelhaften oder völlig fehlenden Virilisierung und damit Ausbildung eines uneindeutigen oder weibliche imponierenden Genitals. Bei 46,XX-Kindern liegt eine isosexuelle Entwicklung vor. Assoziierte Fehlbildungen bestehen nicht. Während der Adoleszenz bleibt bei 46,XY-Kindern die Pubertätsentwicklung aus. Bei 46,XX-Kindern kommt es zur Entwicklung unauffälliger Ovarien. Die Pubertät verläuft normal, es liegt aber eine primäre Amenorrhö vor.

Diagnose Da die Gonadotropine sezerniert werden, liegt postpubertär ein hypergonadotroper Hypogonadismus vor. Im Kindesalter wird kein Anstieg von Testosteron und seinen Vorstufen nach hCG-Stimulation beobachtet. Bei 46,XY-Patienten sind die Gonaden oftmals im Leistenkanal lokalisiert. Histologisch findet sich strukturell unauffälliges Hodengewebe mit wenigen oder fehlenden Leydig-Zellen. Müller-Strukturen sind nicht vorhanden. Eine direkte Genanalyse ist möglich.

Therapie Die Therapie richtet sich nach dem Grad der Fehlbildung. Eine kausale Therapie ist nicht möglich. Bei weiblicher Geschlechtszuweisung ist eine Entscheidung zum Verbleib oder zur Entfernung der Gonaden vor der Pubertät zu fällen, da möglicherweise durch eine Restaktivität des Rezeptors eine Virilisierung (z. B. irreversibler Stimmbruch) während der Pubertät eintreten könnte. Bei männlicher Geschlechtszuweisung kann bei Vorliegen eines Mikropenis eine frühe Testosterontherapie sinnvoll sein, sonst erfolgt eine Substitution mit Sexualsteroiden ab dem Pubertätsalter.

Kombinierte Testosteronbiosynthesedefekte

Ätiologie und Pathogenese Hierzu zählen Störungen auf der Stufe der Enzyme P450scc, 3β-Hydroxysteroid-Dehydrogenase, P450c17 und P450Oxidoreduktase (Abb. 66.2). Die Umwandlung von Cholesterin zu Pregnenolon ist der erste, entscheidende Schritt der gesamten Steroidsynthese. Dieser Schritt hängt zum einen von der enzymatischen Wirkung des P450-Side-chain-cleavage-Enzyms ab, das die Seitenkette des Cholesterins abspaltet, zum anderen ist der Transport des Cholesterins zur inneren Mitochondrienmembran von einem spezifischem Transporterprotein, dem „steroid acute regulatory protein" (StAR) abhängig. Defekte im P450scc-Enzym sind sehr selten, da auch die plazentare Progesteronsynthese beeinträchtigt sein kann. Hingegen konnten häufiger in StAR nachgewiesen werden. Bei beiden Störungen kommt es zu einer Beeinträchtigung der Synthese aller Sexualsteroide. Beim 3β-Hydroxysteroid-Dehydrogenase-Mangel liegt ebenfalls ein früher Defekt der Steroidbiosynthese vor, der Mineralokortikoide, Glukokortikoide und Sexualhormone betrifft. Durch Erhöhung der Testosteronvorstufen und der Nebennierenandrogene kann es zu einer deutlichen Virilisierung genetisch weiblicher Kinder und zu einer mangelhaften Maskulinisierung genetisch männlicher Kinder kommen.

Eine Besonderheit stellt das Enzym P450c17 dar, das sowohl eine 17α-Hydroxylase-Aktivitat als auch 17/20-Lyase-Aktivität aufweist. Je nach Art der Mutation im zugrunde liegenden Gen kann ein kombinierter Defekt beider Aktivitäten vorliegen; selten kommt es zu einem isolierten 17/20-Lyase-Mangel. Bei Letzterem ist nur die Umwandlung von 17α-Hydroxypregnenolon und 17α-Hydroxyprogesteron in die androgen wirksamen Steroide Dehydroepiandrosteron (DHEA) und Androstendion gestört, und es liegt keine Nebenniereninsuffizienz vor. Ist zusätzlich die 17α-Hydroxylase betroffen, ist auch die Glukokortikoidsynthese herabgesetzt, während Mineralokortikoide überschießend gebildet werden.

Klinische Symptome und Verlauf Bei allen Formen der kombinierten Testosteronbiosynthesedefekte können sowohl die Genitalfehlbildung als auch die Nebennierenrindeninsuffizienz unterschiedlich ausgeprägt sein. Da sämtliche Defekte autosomal-rezessiv vererbt werden, können sowohl 46,XX- als auch 46,XY-Kinder betroffen sein. Eine Nebennierenrindeninsufffizienz liegt bei allen Kindern vor. Bei 46,XY Individuen kann der Phänotyp von komplett weiblich bis zu einer leichten Virilisierungsstörung mit Hypospadie und/oder Mikropenis reichen. Das innere Genitale ist normal männlich, Müller-Strukturen sind nicht vorhanden. In der Pubertät wird eine leichte Virilisierung beobachtet. Die Heterogenität wird durch unterschiedliche Gendefekte erklärt, die möglicherweise eine Restaktivität des betroffenen Proteins zulassen. Bei 46,XX-Kindern mit 3β-Hydroxysteroid-Dehydrogenase-Mangel kann das Genitale durch vermehrte Bildung von Nebennierenandrogenen virilisiert sein. Während beim StAR-Defekt und beim 3β-Hydroxysteroid-Dehydrogenase-Mangel auch ein Mineralokortikoidmangel vorliegt, kommt es beim P450c17-Defekt durch erhöhte Mineralokortikoide zu einem hyporeninämischen Hypertonus und einer Hypokaliämie. Beim P450-Oxidoreduktase-Mangel entsteht das Bild eines kombinierten 17α-Hydroxylase und 21-Hydroxylase Mangels. Zusätzlich können die Kinder skelettale Auffälligkeiten des Antley-Bixler Syndroms aufweisen.

Diagnose Bei allen kombinierten Defekten ist ACTH erhöht. Die Messung der Steroidhormone vor und nach Stimulation mit ACTH und hCG führt zur genauen Lokalisation des betroffenen enzymatischen Schritts. Hilfreich ist eine Urinsteroidanalyse mittels Gaschromatografie-Massenspektroskopie. Eine direkte Genanalyse aus Leukozyten-DNA ist bei allen Störungen möglich.

Therapie Die Nebennierenrindeninsuffizienz muss durch Substitution korrigiert werden (► Kap. 65). Bei 46,XY-Kindern richtet sich die Geschlechtszuweisung nach dem Grad der genitalen Fehlbildung. Wird ein Aufwachsen im männlichen Geschlecht entschieden, so kann eine frühzeitige Testosteronbehandlung vor einer operativen Korrektur des äußeren Genitale indiziert sein. Bei weiblicher Geschlechtszuweisung sollte der Verbleib der Gonaden vor der Pubertät diskutiert werden, da bei eventueller Restaktivität der betroffenen Enzyme eine unerwünschte Virilisierung möglich ist. Ab dem Pubertätsalter erfolgt eine Substitution mit Sexualsteroiden.

Isolierte Androgenbiosynthesedefekte

Ätiologie und Pathogenese Es handelt sich entweder um den oben beschrieben Ausfall der 17/20-Lyase des Enzymkomplexes P450c17 oder um einen 17β-Hydroxysteroid-Dehydrogenase-Defekt. Letzteres Enzym bewirkt die Umwandlung von Androstendion zu Testosteron. Eine Nebenniereninsuffizienz tritt bei diesen Defekten nicht auf. Verantwortlich für die Androgenisierungsdefizit des Typ-3-Isoenzyms der 17β-Hydroxysteroid-Dehydrogenase sind Mutationen im HSD17B3-Gen, die mit einer Einschränkung der Enzymaktivität einhergehen.

Klinische Symptome und Verlauf Fast alle beschriebenen Patienten haben zum Zeitpunkt der Geburt ein weiblich imponierendes äußeres Genitale. Ein Uterus ist nicht vorhanden, die Vagina endet blind. Mit Eintritt in die Pubertät wird eine unterschiedlich ausgeprägte Virilisierung mit Stimmbruch und Klitorishypertrophie beobachtet. Eine Brustdrüsenentwicklung bleibt meist aus.

Diagnose Durch die Umwandlungsstörung von Androstendion zu Testosteron kann sich vor der Pubertät ein erhöhter Quotient von Substrat zu Produkt nach Stimulation mit hCG, in der Pubertät auch als Basalwert, nachweisen lassen. Auch der Quotient von Östron zu Östradiol ist erhöht. Die Bewertung der Quotienten nach hCG-Stimulation im Kindesalter kann dadurch erschwert sein, dass die Umwandlung der verschiedenen Metabolite durch mindestens 13 Isoenzyme der 17β-Hydroxysteroid-Dehydrogenase erfolgt. Mit Kenntnis der genauen Genstruktur ist eine direkte molekulargenetische Untersuchung des für den Defekt verantwortlichen Gens *HSD17B3* möglich.

Therapie Bei den meisten Kindern ist die phänotypische Geschlechtszuordnung weiblich. Vor der Pubertät ist daher eine Entscheidung zum Entfernen oder zum Verbleib der Keimdrüsen notwendig, da in der Pubertät mit ausgeprägter Virilisierung zu rechnen ist. Bei Kindern mit weiblicher Geschlechtszuordnung sollte eine Substitution mit Östrogenen erfolgen, männliche Patienten haben eine ausreichende Testosteronsynthese während und nach der Pubertät.

5α-Reduktase-Defekt

Definition Der 5α-Reduktase-Defekt gehört neben der Androgenresistenz und den Aromatasedefekten als Bildungsstörungen der weiblichen Sexualsteroide zu den Störungen der peripheren Androgenmetabolisierung und -wirkung.

Ätiologie und Pathogenese Die endokrine Funktion der Hoden ist normal. Die Störung liegt auf der Ebene der peripheren Zielzelle, in der die Umwandlung von Testosteron zu Dihydrotestosteron verringert ist. Dihydrotestosteron ist das für die Virilisierung des äußeren Genitale potentere Androgen. Durch einen relativen Mangel an Dihydrotestosteron in utero kommt es zu einer Beeinträchtigung der Maskulinisierung. Zugrunde liegen Genmutationen im Typ-2-Isoenzym der 5α-Reduktase; die Vererbung ist wie bei allen Enzymdefekten autosomal-rezessiv.

Klinische Symptome und Verlauf. Der Phänotyp betroffener Kinder mit 46,XY-Karyotyp kann sehr variieren. Klassischerweise liegt ein fast weibliches äußeres Genitale mit einer kurzen, blind endenden Vagina vor. Es sind aber auch Kinder mit ausgeprägtem Phallus und verschiedenen Graden der Hypospadie oder sogar isoliertem Mikropenis beschrieben worden. Während der Pubertät kommt es zu einer Maskulinisierung durch Testosteron; das Peniswachstum ist aber sehr eingeschränkt. Der Bartwuchs ist gering, es kommt nicht zu einer androgenetischen Alopezie. Ein Brustdrüsenwachstum wird in der Regel nicht beobachtet. Die Maskulinisierung während der Pubertät kann so ausgeprägt sein, dass einige Patienten einen Geschlechterrollenwechsel von weiblich zu männlich vollziehen. Obwohl die Spermatogenese bei männlichen Patienten mit 5α-Reduktase-Mangel eingeschränkt ist, kann die Fertilität erhalten sein.

Diagnose Die Testosteronproduktion des Hodens ist normal, so dass es nach Stimulation mit hCG im präpubertären Alter zu einem normalen Anstieg des Testosterons im Serum kommt. Nach Stimulation ist aber die periphere Umwandlung zu Dihydrotestosteron vermindert, so dass der Testosteron-Dihydrotestosteron-Quotient pathologisch erhöht ist (>16). Eine Bestimmung sollte nur in speziell hierauf ausgerichteten Laboratorien erfolgen. Alternativ können (auch nach Gonadektomie) die Quotienten definierter Steroide in der Harnanalyse mittels Gaschromatografie aussagekräftig sein oder es wird ein direkter Gentest des *SRDS5A2*-Gens durchgeführt.

Therapie Bei Kindern mit minder schwer ausgeprägter Virilisierungsbeeinträchtigung induziert eine Testosteron- oder Dihydrotestosterontherapie im 1. Lebensjahr z. T. ein gutes Phalluswachstum. Eine Entscheidung über den Verbleib der Gonaden muss vor der Pubertät erfolgen, da in der Pubertät mit einer ausgeprägten Virilisierung zu rechnen ist.

Androgenresistenz

Ätiologie und Pathogenese Es handelt sich um eine Störung der peripheren Wirkungsvermittlung der Androgene. Die Androgenproduktion des Hodens ist nicht beeinträchtigt, auch die periphere Umwandlung zu Dihydrotestosteron ist normal. In den meisten Fällen liegt ein Defekt im intrazellulären Androgenrezeptor vor. Dieser ist ein DNA-bindendes Protein, welches die Transkription definierter Erfolgsgene in den androgenabhängigen Zielzellen reguliert. Hierdurch fällt die gesamte Androgenwirkung aus. Je nach Art und genauer Lokalisation des Defekts ist aber häufig noch eine Restwirkung zu verzeichnen, so dass eine partielle Virilisierung möglich sein kann. Das Androgenrezeptorgen liegt auf dem langen Arm des X-Chromosoms, die Mutationen werden X-chromosomal-rezessiv vererbt. Die Androgenresistenz ist nach dem adrenogenitalen Syndrom die häufigste monogene Störung der Geschlechtsentwicklung.

Klinische Symptome und Verlauf Der Phänotyp betroffener Kinder mit 46,XY kann stark variieren und von einer isolierten Hypospadie bis zu einem komplett weiblichen Phänotyp reichen. Das innere Genitale ist immer männlich. Die Hoden können im Skrotum liegen, das geteilt sein kann. Bei mehr weiblichem äußerem Erscheinungsbild liegen die Hoden oftmals im Leistenkanal und können dort als Resistenzen getastet werden. Bei der kompletten Androgenresistenz liegt ein äußerlich völlig weibliches Genitale vor. Die Vagina endet blind, Müller-Strukturen sind nicht vorhanden. Auch die Wolff-Gänge, also Nebenhoden und akzessorische Geschlechtsdrüsen, sind nicht oder nur mangelhaft ausgebildet. Da Testosteron in seiner Wirksamkeit eingeschränkt ist, kommt es in der Pubertät zu einer vermehrten intrazellulären Aromatisierung zu Östrogenen. Hierdurch wird trotz messbar niedriger Estradiolspiegel eine deutliche Feminisierung hervorgerufen. Bei Jungen entsteht eine ausgeprägte Gynäkomastie. Kinder, die als Mädchen aufwachsen, durchlaufen eine sog. testikuläre Feminisierung. Die sekundären Geschlechtsmerkmale sind nur gering ausgeprägt. Bei kompletter Androgenresistenz fehlt jede sekundäre Geschlechtsbehaarung (im englischen Sprachgebrauch als hairless woman bezeichnet).

Werden die Hoden belassen, besteht bei kryptorchen Hoden ein nicht spezifizierbar Entartungsrisiko. Dies ist aber geringer einzuschätzen als die Malignitätsrate bei den Gonadendysgenesien. Deshalb sollte heutzutage der Verbleib der Gonaden im Mittelpunkt stehen, so dass die Betroffenen keine Hormonsubstitution brauchen. Wie eine dann zu treffende Vorsorge gestaltet werden soll, ist bislang noch nicht einvernehmlich geklärt. Über Einzelfälle von Mammakarzinomen bei Männern mit Androgenresistenz wurde berichtet. Die Fertilität ist bei Männern mit Androgenresistenz stark eingeschränkt. In einem geringen Prozentsatz kann bei phänotypisch normalen Männern mit Oligozoospermie, erhöhtem LH und Testosteron eine Androgenrezeptormutation eine minimale Form der Androgenresistenz hervorrufen, die nur die reproduktiven Fähigkeiten des Hodens beeinträchtigt.

Diagnose Zunächst sind alle anderen Formen der Sexualdeterminierungs- und Sexualdifferenzierungsstörungen auszuschließen. Während des physiologischen Androgenanstiegs im Säuglingsalter können sehr hohe endogene Testosteronspiegel richtungweisend sein. Postpubertär sind hohe LH-Spiegel und hochnormale bis supraphysiologische Testosteronspiegel bei ausbleibender Virilisierung vorhanden. Die primäre Diagnose einer Androgenresistenz vor der Pubertät ist aber schwierig. Die orale Verabreichung von anabol wirkenden Steroiden und die Beurteilung des darauf folgenden Abfalls des sexualhormonbindenden Globulins (SHBG) im Serum ist ein diagnostisches Kriterium. Dieser Test ist während der ersten Lebensmonate aufgrund endogen stark schwankender SHBG-Werte im Serum nicht aussagefähig. Die Untersuchung der spezifischen Bindung von Androgenen in kultivierten Genitalhautfibroblasten ist heutzutage überholt. Die Diagnose wird meist über eine direkte Genanalyse zum Nachweis von Mutationen im Androgenrezeptorgen gestellt. Bei einigen Patienten bleibt der Mechanismus der Androgenresistenz bis heute ungeklärt. Dies trifft für 5 % aller Personen mit kompletter Androgenresistenz zu und für einen weit größeren Anteil von Patienten mit partieller Androgenresistenz.

Therapie Bisher sind keine allgemeinen Empfehlungen zum Vorgehen erarbeitet worden. Die Geschlechtszuweisung hängt besonders vom Phänotyp des betroffenen Kindes ab. Bei Kindern mit vornehmlich männlichem Phänotyp kann eine hoch dosierte Androgentherapie mit Dihydrotestosterongel lokal oder Testosteronenanthat intramuskulär evtl. ein Phalluswachstum induzieren. Operative Korrekturen des äußeren Genitale sollten im Kleinkindalter sehr zurückhaltend und nur bei medizinischer Indikation erfolgen. Die pubertär entstehende Gynäkomastie muss allerdings oftmals operiert werden. Bei weiblichem Phänotyp ist auf eine mögliche Restaktivität des Rezeptors zu achten, die eine unerwünschte Virilisierung in der Pubertät zur Folge haben kann. Eine Gonadektomie ist sehr zurückhaltend zu empfehlen und bedarf der Zustimmung der Patienten. Hier hat ein deutlicher Paradigmenwechsel stattgefunden. Die Kontrolle der Patienten sollte in Kompetenzzentren erfolgen. Falls eine Hormonsubstitution aufgrund einer Gonadektomie notwendig sein sollte, so werden zurzeit noch Östrogene in üblicher weiblicher Dosierung eingesetzt. Experimentell wird aber die Gabe von Testosteron diskutiert, da dies dem typischen Hormonmilieu der Betroffenen entspricht. Klärung wird durch laufende klinische Studien erwartet.

Literatur

Ahmed SF, Arlt W, Achermann JC et al (2011) UK Guidance On The Initial Evaluation Of An Infant Or An Adolescent With A Suspected Disorder Of Sex Development. Clin Endocrinol (Oxf) 75:12–26

Albers N (2005) Konservative Therapie des Hodenhochstands. Analyse der medizinischen und ökonomischen Aspekte. Monatsschr Kinderheilkd 153:436–443

AWMF (2009) Leitlinie zu Hodenhochstand – Maldeszensus testis. http://www.awmf.org/leitlinien/detail/ll/006-022.html

Brennan J, Capel B (2004) One tissue, two fates: molecular genetic events that underlie testis versus ovary development. Nat Rev Genet 5:509–521

Cools M, Wolffenbuttel KP, Drop SL, Oosterhuis JW, Looijenga LH (2011) Gonadal development and tumor formation at the crossroads of male and female sex determination. Sex Dev 5:167–80

Hiort O, Gillessen-Kaesbach G (2009) Disorders of sex development in developmental syndromes. Endocr Dev 14:174–180

Hiort O, Wünsch L, Holterhus PM (2005) Differenzialdiagnostische Überlegung beim Hodenhochstand. Monatsschr Kinderheilkd 153:430–435

Hughes IA, Houk C, Ahmed SF, Lee PA (2006) Consensus statement on management of intersex disorders. Arch Dis Child 91:554–563

Jurgensen M, Kleinemeier E, Lux A et al (2010) Psychosexual development in children with disorder of sex development (DSD) – results from the German Clinical Evaluation Study. J Pediatr Endocrinol Metab 23:565–578

Krone N, Hughes BA, Lavery GG, Stewart PM, Arlt W, Shackleton CH (2010) Gas chromatography/mass spectrometry (GC/MS) remains a pre-eminent discovery tool in clinical steroid investigations even in the era of fast liquid chromatography tandem mass spectrometry (LC/MS/MS). J Steroid Biochem Mol Biol 121:496–504

Kulle AE, Riepe FG, Melchior D, Hiort O, Holterhus PM (2010) A novel ultrapressure liquid chromatography tandem mass spectrometry method for the simultaneous determination of androstenedione, testosterone, and dihydrotestosterone in pediatric blood samples: age- and sex-specific reference data. J Clin Endocrinol Metab 95(5):2399–2409

McElreavey K, Bashamboo A (2011) Genetic disorders of sex differentiation. Adv Exp Med Biol 2011; 707:91–99

67 Pubertät und Pubertätsstörungen

S. Heger, O. Hiort

67.1 Normale Pubertätsentwicklung

67.1.1 Einleitung

Die Pubertät ist eine wichtige Entwicklungsphase des Lebens, in der der Mensch tief greifende körperliche, kognitive und psychosoziale Veränderungen durchläuft. Die körperlichen Veränderungen, die die Entwicklung der sekundären Geschlechtsmerkmale und Ausreifung der Reproduktionsfunktion umfassen, werden durch die Aktivierung der Hypothalamus-Hypophysen-Gonadenachse hervorgerufen. Die kognitiven, psychosozialen und damit verbundenen emotionalen Veränderungen sind Folge von strukturellen und funktionellen Reifungsprozessen innerhalb des zentralen Nervensystems. Umwandlungsprozesse im Bereich des Cortex praefrontalis, einem Hirnareal, das Impulsivität und Affektivität steuert, erfolgen in der Adoleszenz und setzt sich bis zum Ende der 2. Lebensdekade fort, also erheblich länger als die körperlichen Veränderungen. Das Gehirn Jugendlicher ist in dieser Zeit nur eingeschränkt fähig auf Stress zu reagieren und affektive Komponenten unter Belastung zu modulieren.

67.1.2 Hypothalamus-Hypophysen-Gonadenachse

Grundlagen

Die Pubertät wird durch eine Aktivitätsänderung der Gonadotropin-releasing-Hormon-Neurone (Gonadotropin-releasing-Hormon: GnRH) initiiert. Etwa 1000–2000 dieser hochspezialisierten Nervenzellen befinden sich im Hypothalamus und synthetisieren das Dekapeptid GnRH, welches im Bereich der Eminentia mediana über das portale Blutgefäßsystem zur Adenohypophyse gelangt (▶ Kap. 62). Die Ausschüttung von GnRH erfolgt zunächst nachts und mit Fortschreiten der Pubertät auch tagsüber in pulsatiler Weise. Im Hypophysenvorderlappen werden durch GnRH die Gonadotropine Luteinisierendes Hormon (LH) und Follikelstimulierendes Hormon (FSH) stimuliert. Über das periphere Blutgefäßsystem gelangen LH und FSH zu den Gonaden, wo sie die Synthese und Sekretion der Steroidhormone Testosteron, Östradiol und Progesteron regulieren, die letztendlich zur Ausprägung der sekundären Geschlechtsmerkmale führen. Im Verlauf der Pubertätsentwicklung wird die hypothalamisch-hyphophysär-gonadale Achse (HHG-Achse) über negative und positive Rückkopplungsmechanismen auf sowohl hypothalamischer, hypophysärer als auch gonadaler Ebene gesteuert. Die gonadalen Steroide, aber auch die gonadalen Peptide, wie Inhibin aus den Sertoli-Zellen der Hoden und Granulosazellen der Ovarien spielen hierbei eine Rolle (◘ Abb. 67.1).

Embryonale Entwicklung der GnRH-Neurone

Während der Embryonalentwicklung wandern die GnRH-Neurone von der olfaktorischen Plakode entlang des vomeronasalen Kompartiments durch die Lamina cibrosa in das zentrale Nervensystem (ZNS). Ihre endgültige Position im medialen basalen Hypothalamus haben sie etwa in der 9. Schwangerschaftswoche erreicht. Im Hypothalamus angekommen, erstrecken sich die Zellkörper der GnRH-Neurone hauptsächlich über den Bereich des Nucleus arcuatus, Nucleus ventromedialis, Nucleus dorsomedialis und der Fornix. Die neurosekretorischen Axone der GnRH-Neurone befinden sich im Bereich der Eminentia mediana, wo sie Anschluss an das portale Blutkreislauf erhalten.

Die Migration der GnRH-Neurone wird durch verschiedene Adhäsionsmoleküle und Wachstumsfaktoren gesteuert. Mutationen in den hieran beteiligten Genen führen zum sog. Kallmann-Syndrom und hypogonadotrophen Hypogonadismus (▶ Kap. 62).

Fetale und postnatale Aktivität der GnRH-Neurone

Die Entwicklung eines funktionsfähigen HHG-Regelkreises beginnt intrauterin. Schon früh, in der 12. Schwangerschaftswoche, gewinnen die Axone der GnRH-Neurone Anschluss an das portale Blutgefäßsystem und beginnen in rhythmisch pulsatiler Weise GnRH zu sezernieren. Dieser Prozess erreicht in der Mitte der 2. Schwangerschaftshälfte sein Maximum und wird dann zunehmend durch plazentare und mütterliche Steroide gehemmt (negatives Feedback). Postnatal fällt diese Suppression abrupt weg und es werden hypophysäre Gonadotropine und demzufolge gonadale Steroide ausgeschüttet. Diese Phase der sog. „Minipubertät" kann bei Jungen bis zu 6 Monate und Mädchen bis zu 2 Jahre andauern. Gelegentlich kann es bei Mädchen aufgrund des Wegfalls der plazentaren Steroide postnatal zu Vaginalblutungen kommen. Es werden Östradiol- bzw. Testosteronspiegel gemessen, die im unteren Referenzbereich für Erwachsene liegen können. Unter dem Einfluss dieser Hormone kommt es zum Descensus testis, zur Differenzierung der Gonozyten in Spermatogonien und Umwandlung der fetalen in juvenile Leydig-Zellen beim Jungen, sowie zur Reifung der Ovarien beim Mädchen (◘ Abb. 67.2). Die „Minipubertät" wird gefolgt von einer hormonellen Ruhephase während der Kindheit, in der die Sekretion von Gonadotropinen und Sexualhormonen auf ein sehr niedriges Niveau heruntergeregelt wird mit vereinzelten LH-Pulsen und niedrigen Konzentrationen von Östradiol.

Reaktivierung und neuroendokrine Regulation der GnRH-Sekretion

Zu Beginn der Pubertät findet ein Aktivitätsanstieg der GnRH-Neurone statt, der auf eine Zunahme der neuronalen Aktivität des ZNS, des sog. Central Drive zurückgeführt wird. Infolgedessen nimmt zunächst nachts und später auch tagsüber die GnRH-Pulsfrequenz zu, die nachfolgend eine pulsatile Ausschüttung der Gonadotropine LH und FSH hervorrufen. Zwei gegensätzliche Systeme initiieren dieses Ereignis: Zum einen wird ein Verlust der tonischen, transsynaptischen, vorwiegend Gamma-Aminobuttersäure (GABA) vermittelten Inhibition postuliert, zum anderen nimmt man an, dass stimulierende/aktivierende Einflüsse auf die GnRH-Neurone zunehmen. Aktivierende Neurotransmitter sind Glutamat, Norepinephrin und insbesondere Kisspeptin, aber auch durch Botenstoffe, die von Astrogliazellen produziert werden (◘ Abb. 67.1).

Die inhibitorische transsynaptische Regulation der GnRH-Neurone wird hauptsächlich durch GABA bewerkstelligt. GABA ist der wichtigste inhibitorische Neurotransmitter im Hypothalamus. Nahezu 50 % aller synaptischen Kontakte im Hypothalamus sind GABAerg. Aber auch Opioide hemmen die pulastile Ausschüttung von LH. Glutamat ist ein wichtiger Neurotransmitter der exzitatorischen transsynaptischen Kommunikation im Hypothalamus. Erhö-

G.F. Hoffmann, M.J. Lentze, J. Spranger, F. Zepp (Hrsg.), *Pädiatrie*,
DOI 10.1007/978-3-642-41866-2_67,

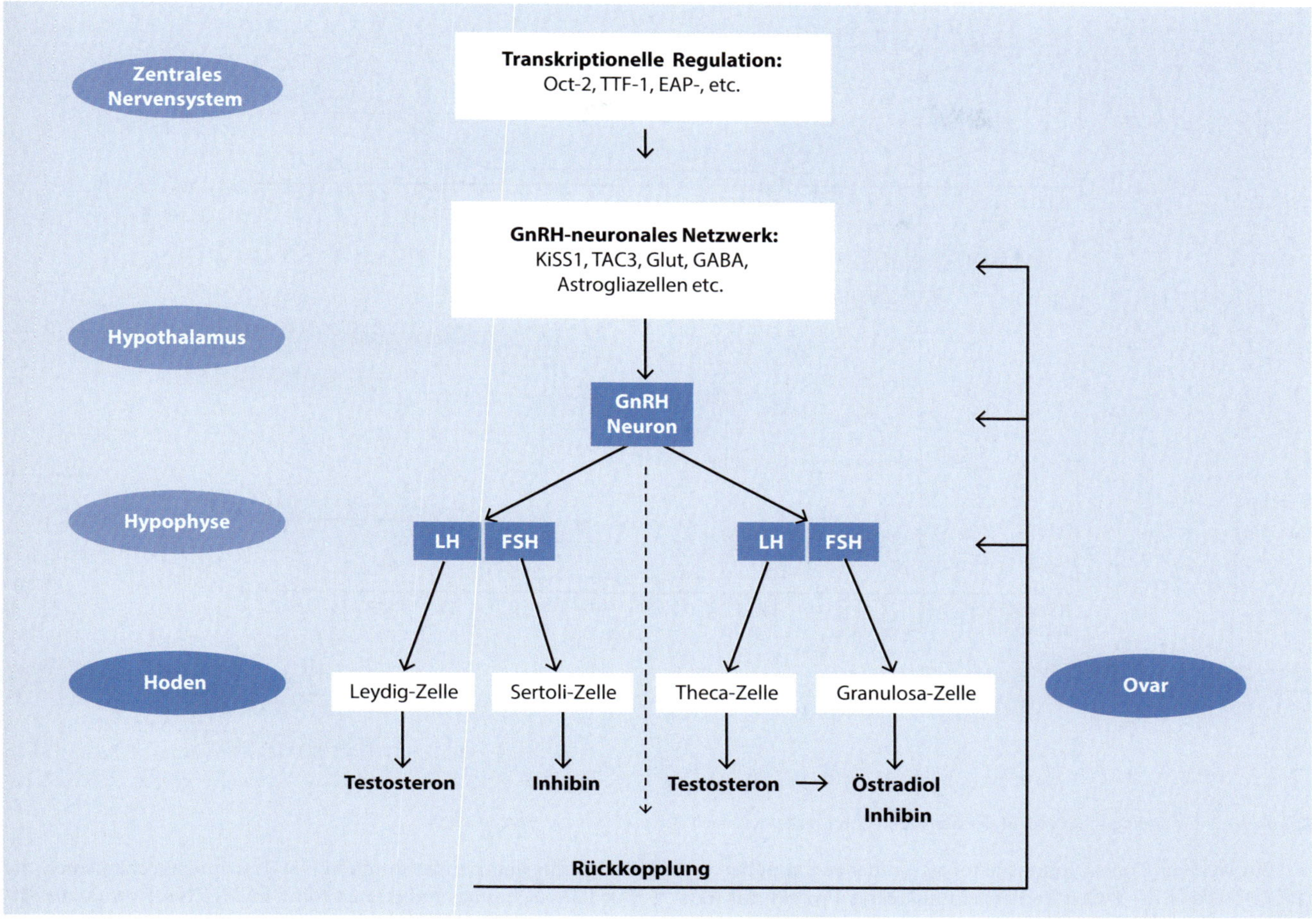

Abb. 67.1 Regulation der Hypothalamus-Hypophysen-Gonaden-Achse bei Jungen und Mädchen

hung des glutamatergen Einflusses im Hypothalamus führt sowohl zur Steigerung der GnRH-Sekretion als auch zur vorzeitigen Pubertätsentwicklung, wie Tierexperimente belegen. Von zentraler Bedeutung für die GnRH-neuronale Regulation ist aktuell Kisspeptin, ein aus 54 Aminosäuren bestehendes Peptid, für das das *KISS1*-Gen auf Chromosom 1q32 kodiert. Zahlreiche Publikation belegen, dass Mutationen im *KISS1*-Gen und dem entsprechenden Rezeptorgen (*GPR54*, Chr. 19p13) zu Störungen der Pubertätsentwicklung beim Menschen führen können. Ursprünglich wurde das KISS1-Gen wegen seiner antimetastatischen Effekte als Tumorsuppressorgen beschrieben.

Neben neuronalen transsynaptischen Einflüssen besitzen auch Astrogliazellen einen erheblichen Einfluss auf die GnRH-neuronale Funktion. Diesem Zellsystem wurde für lange Zeit eine passive Rolle im zentralen Nervensystem zugeschrieben, die sich auf Ernährungs- und Stützfunktionen des neuronalen Netzwerks beschränkte. Heute weiß man jedoch, dass Astrozyten zu weit mehr in der Lage sind. Um Informationen sowohl produzieren als auch prozessieren zu können, sind sie mit einer Vielzahl von Rezeptoren für Neurotransmitter ausgestattet und fähig, selbst neuroaktive Substanzen, wie Glutamat, Prostaglandin E_2, Adenosintriphosphat, Calcium und Wachstumsfaktoren zu bilden. Astrogliazellen regulieren die GnRH-Neuronenfunktion über 2 Mechanismen. Zum einen kommunizieren sie direkt mit GnRH-Neuronen, zum andern steuern sie die GnRH-Sekretion im Bereich der Eminentia mediana durch plastisch-morphologische Veränderungen, die von modifizierten glioependymalen Zellen, den sog. Tanyzyten, bewerkstelligt werden. Hierbei nehmen die tanyzytischen Endfüßchen Kontakt mit dem portalen Gefäßbett auf und bilden eine mechanische Barriere, die verhindert, dass GnRH-Nervenendigungen Kontakt zum portalen Blutgefäßsystem erhalten. Um die Sekretion von GnRH in das portale Blutgefäßsystem zu ermöglichen, ziehen sich die Endfüßchen zurück und die Axone der GnRH-Neurone erhalten direkten Kontakt mit den Kapillaren.

Übergeordnete transkriptionelle Regulation der GnRH-Sekretion

Es wird postuliert, dass die neuroendokrinologische Regulation der GnRH-Neuronenfunktion und somit des Pubertätsbeginns von hierarchisch übergeordneten Zentren auf Transkriptionsebene, gesteuert wird (Abb. 67.1). Mittels Microarray-Studien wurden einige potenzielle Kandidaten identifiziert. Einer von ihnen ist Oct-2, ein Transkriptionsfaktor, der während Embryonalentwicklung im gesamten Prosencephalon, postnatal jedoch nur noch im Diencephalon exprimiert wird. Da das Oct-2-Protein hauptsächlich in Astrogliazellen nachweisbar ist, scheint Oct-2 die Expression von Genen in Astrogliazellen zu steuern.

Ein weiterer, für die GnRH-Neuronenfunktion bedeutsamer Transkriptionsfaktor ist TTF-1 (thyroid transcription factor 1, NKX2.1). Er gehört zur Gruppe der Homeoboxgene. TTF-1 steuert die Entwicklung des Dienzephalons und wird postnatal sowohl von einigen Nerven- als auch Gliazellen im Hypothalamus exprimiert. Zu diesen gehören GnRH-Neurone, enkephalinerge Neurone und Tanyzyten im Bereich der Eminentia mediana.

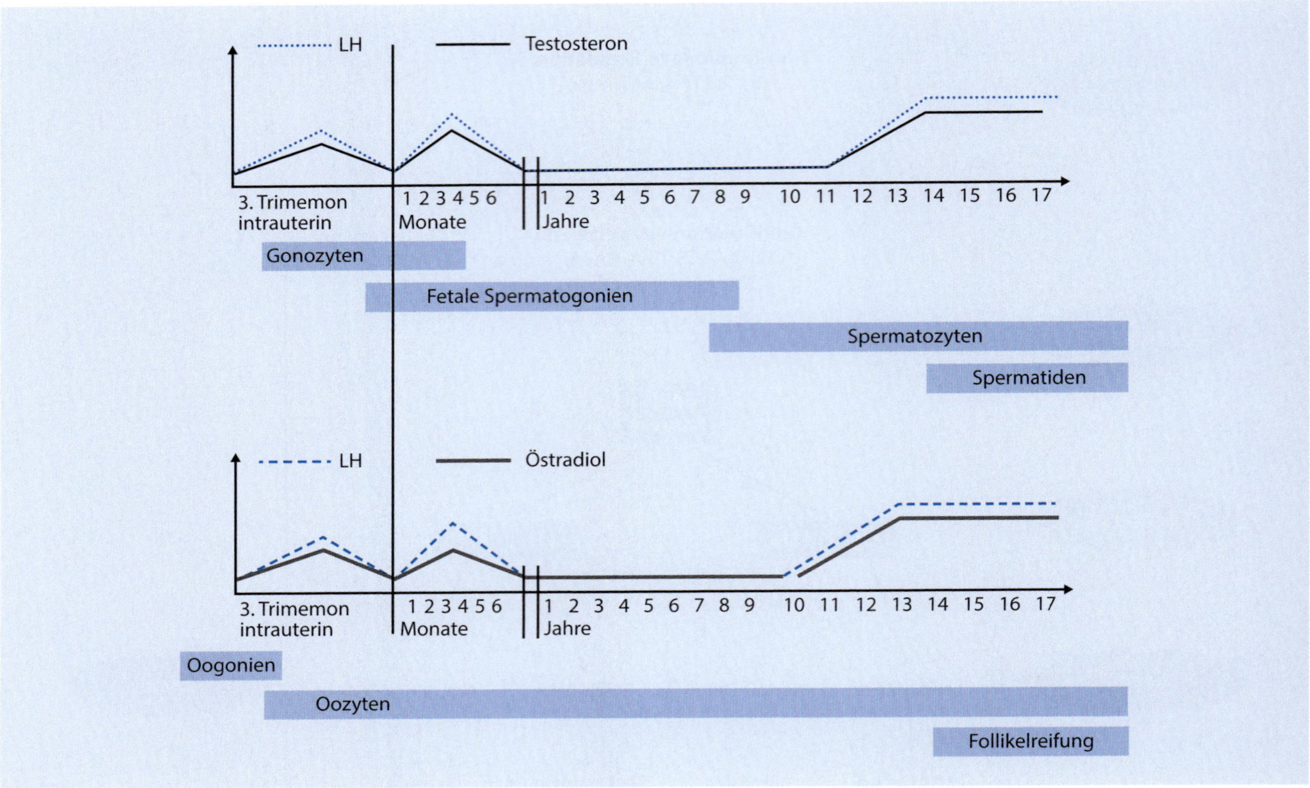

Abb. 67.2 Chronologischer Verlauf der Gonadenreifung. (Adaptiert nach Hadziselimovic u. Herzog 1990)

Ein weiterer Transkriptionsfaktor ist „enhanced at puberty-1“ (EAP-1). Das EAP-1-Gen kodiert ein nukleäres Protein mit transkriptioneller Aktivität. Wie TTF-1 stimuliert auch EAP-1 die Expression von Genen, die den Pubertätsbeginn fördern, und inhibiert die Expression von Genen, die diesen Prozess hemmen.

67.1.3 Einflussfaktoren auf die Pubertätsentwicklung

Metabolische Komponenten

Der Einfluss metabolischer Ursachen auf den Pubertätszeitpunkt wird durch die Ernährungshypothese nach Frisch und Revelle von 1970 unterstützt. Diese besagt, dass ein kritisches Mindestgewicht für das Einsetzen der Menarche erforderlich ist. Es liegt somit nahe, dass das zentrale Nervensystem Informationen über den Ernährungs- und Gewichtszustand des Individuums aus der Peripherie erhalten muss. Es besteht mittlerweile kein Zweifel daran, dass Leptin, ein Hormon des Fettgewebes, fakultativ für den Pubertätsbeginn ist. Sein Rezeptor wird zudem im ZNS exprimiert. Leptin ist in der Lage, Neurotransmitter, die für die GnRH-neuronale Funktion bedeutsam sind, zu modulieren und so die reproduktive Achse zu modifizieren. Klinisch resultiert ein schwerer Leptinmangel in Übergewicht und Infertilität.

Zusätzlich zu Leptin scheinen Wachstumsfaktoren, insbesondere „insulin-like growth factor-1“ (IGF1), den Pubertätsbeginn zu beeinflussen. IGF1 wird in der Leber, aber auch im zentralen Nervensystem synthetisiert. Das Ausschalten der Expression von IGF1-Rezeptoren in GnRH-Neuronen im Mausmodell führt zu einem verzögerten Pubertätsbeginn sowohl bei männlichen als auch weiblichen Tieren. Patienten mit extrem niedrigen Wachstumsfaktoren, wie Patienten mit Laron-Syndrom, weisen ebenfalls einen verzögerten Pubertätsbeginn auf.

Insulin überwindet durch aktive Transportmechanismen die Blut-Hirn-Schranke und gelangt somit in das ZNS. Es wirkt als Sättigungssignal im Hypothalamus und scheint dort zusätzlich die Reproduktionsfunktion zu beeinflussen. Dies legen tierexperimentelle Arbeiten nahe. Mäuse, in deren Neuronen der Insulinrezeptor nicht exprimiert wird, zeigen aufgrund eines zentralen Hypogonadismus eine verminderte Spermatogenese und ovarielle Follikelreifung. Es bestehen erste Hinweise darauf, dass Insulin, wie IGF1, einen permissiven Effekt auf die Auslösung des Pubertätsbeginns haben könnte.

Genetische Komponenten

Schätzungsweise 50–80 % des Pubertätsbeginns werden genetisch determiniert. Sie beginnt früher bei Kindern, deren Mütter ein frühes Menarchealter hatten, die ein niedriges Geburtsgewicht oder eine rasche Gewichtszunahme und Übergewicht im Säuglingsalter und der frühen Kindheit aufweisen. Im Jahr 2009 haben vier genomweite Assoziationsstudien gezeigt, dass eine Variante im LIN28B-Gen (6q21) das Menarchealter um einige Wochen nach vorn oder hinten verlagert. LIN28B ist an der Prozessierung sog. microRNA beteiligt und kontrolliert somit ganz wesentlich das Tempo der somatischen Entwicklung. Neueste klinische Studien an Patienten mit konstitutioneller Verzögerung der Pubertät und des Wachstums zeigen Varianten im LIN28B-Gen.

Umweltfaktoren

Ein vorzeitiger Pubertätsbeginn wird bei Kindern beobachtet, die aus Entwicklungsländern adoptiert werden. Der Grund hierfür ist unklar. Der Nachweis von Pestiziden im Serum bei aus Entwicklungsländern stammenden und in Industrieländern aufwachsenden Mädchen mit zentraler Puberts praecox sowie in einigen Ländern beobachteter früherer Pubertätsbeginn haben eine Diskussion in

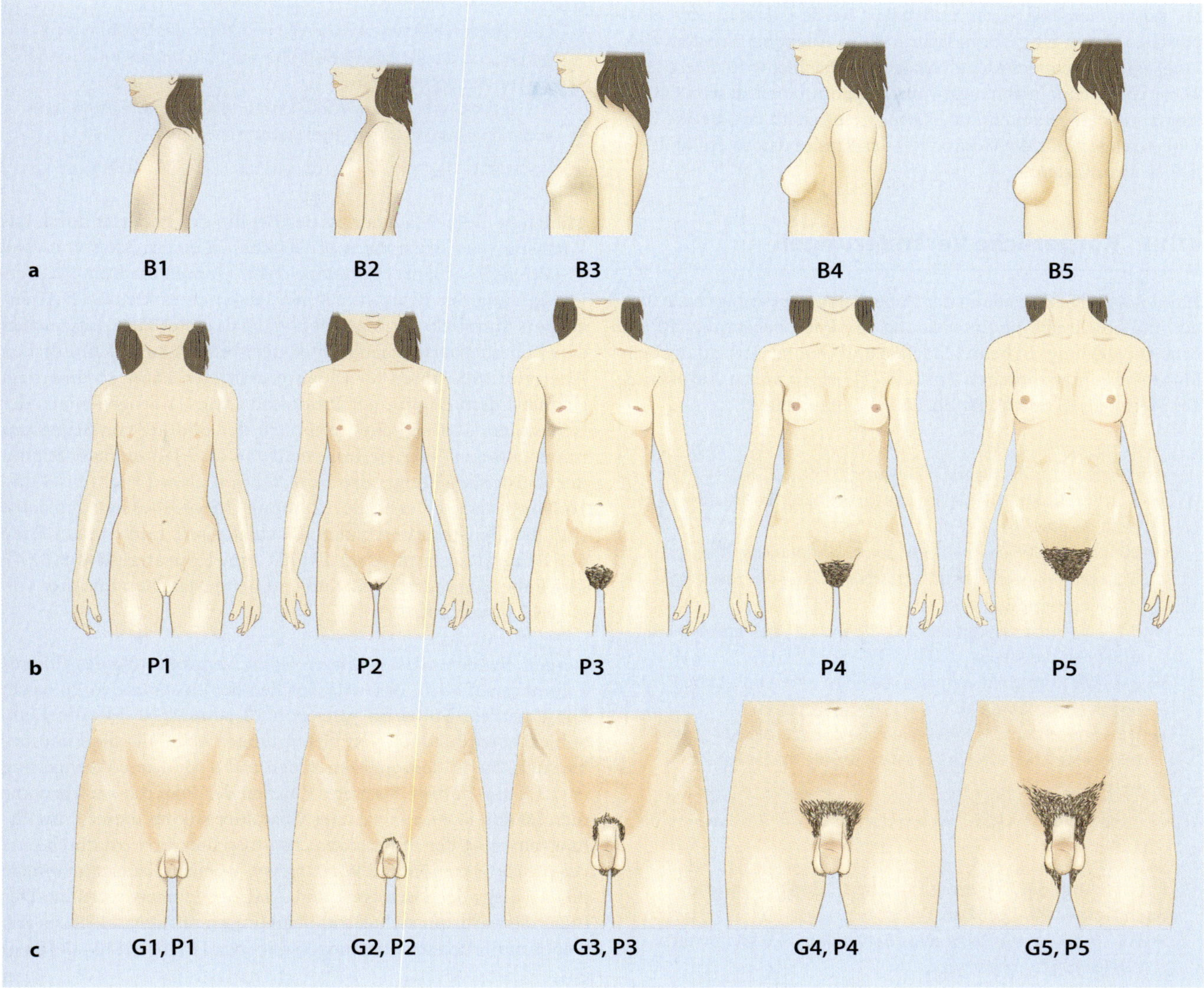

Abb. 67.3a–c Pubertätsstadien nach Tanner. **a** Brustentwicklung, **b** Pubesbehaarung beim Mädchen, **c** Pubesbehaarung und Genitalentwicklung beim Jungen. Beschreibung siehe Text

Gang gesetzt, die hormonell aktive Substanzen (sog. endokrine Disruptoren) für diesen zeitlichen Trend verantwortlich machen. Bisher kann jedoch hierzu kein eindeutiges Statement abgegeben werden.

67.1.4 Normaler Beginn der Pubertätsentwicklung

Querschnittuntersuchungen aus den 1960er Jahren haben die normale Zeitspanne des Pubertätsbeginns, also das Alter bei dem 95 % der Kinder Tanner-Stadium 2 erreichen, als den Zeitraum zwischen 8 und 13 Jahren bei Mädchen und 9,5–14 Jahren bei Jungen ermittelt. Bis Mitte des zwanzigsten Jahrhunderts wurde eine Abnahme des Menarchealters in den meisten industrialisierten Ländern beobachtet, der als sog. säkularer Trend die verbesserten sozioökonomischen Verhältnisse, die bessere Hygiene und medizinische Versorgung widerspiegelte. In den 1990er Jahren beobachteten jedoch zwei US-amerikanische Studien ein Fortsetzen des säkularen Trends, insbesondere bei afro-amerikanischen Mädchen und forderten, die Grenzen für den normalen Pubertätsbeginn entsprechend anzupassen. Dieser Trend lässt sich in den Europäischen Studien nicht oder nur in abgemilderter Form nachweisen. Viele dieser Studien weisen zudem methodische Probleme auf, da körperliche Untersuchungen der Kinder oder orchidometrische Messungen des Hodenvolumens nicht durchgeführt werden konnten, oder die Angaben auf Selbstauskunft beruhten. In einer dänischen Untersuchung, durchgeführt an knapp 1000 Mädchen und 1500 Jungen, wurde jedoch eine Vorverlagerung der Thelarche bei Mädchen um knapp 1 Jahr im Mittel gegenüber den 1990iger Jahren beobachtet. Das Menarchealter, Sexualhormon- und LH-Spiegel waren unverändert.

Für Deutschland gibt es derzeit keine Daten, die den exakten Pubertätsbeginn für Jungen und Mädchen festlegen. Lediglich das Menarchealter wurde im Rahmen des Kinder- und Jugendgesundheitssurvey (KiGGS), durchgeführt durch das Robert-Koch-Institut von Mai 2003–2006, ermittelt. Erstmals wurden umfassend bundesweit Reifemerkmale von Kindern und Jugendlichen im Alter von 0–17 Jahren erhoben. Es nahmen 17.641 Probanden teil (8656 Mädchen und 8985 Jungen). Eine körperliche Untersuchung erfolgte jedoch nicht. Das Menarchealter lag im Mittel bei 12,8 Jahren und ist somit quasi unverändert seit den letzten 25 Jahren.

Zusammenfassend kann postuliert werden, dass für den europäischen Raum eine Vorverlagerung des Alters bei Brustentwicklung, jedoch nicht des Menarchealters beobachtet wird. Diese frühe Thelarche scheint unabhängig von Gonadotropinen zu sein. Ob dies langfristig den gesamten Pubertätsprozess betrifft und welche Konsequenzen sich für die Gesundheit der Kinder daraus ergibt, bleibt jedoch abzuwarten.

67.1.5 Körperliche Veränderungen

Physiologie Die Einteilung der Pubertätsstadien erfolgt nach Tanner und beschreibt die Entwicklung von Pubesbehaarung (P) und Brustentwicklung (B) beim Mädchen und Genitalentwicklung beim Jungen vom präpubertären Zustand (1) bis zur vollen Ausprägung des Merkmals (5 oder 6; ◘ Abb. 67.3) (▶ Übersichten).

Brustentwicklung (B) nach Tanner (◘ Abb. 67.3a)

- B 1 – Vorpubertär: Keine Brustdrüse tastbare, die Brustwarze ist nicht vorgewölbt.
- B 2 – Pubertätsbeginn: Die Brustknospe entwickelt sich, Brustdrüsengewebe ist unter der Mamille tastbar; die Areola ist leicht vergrößert.
- B 3 – Die Brust beginnt sich zu wölben, das Drüsengewebe ist größer als die Areola.
- B 4 – Die Brustgröße nimmt zu, Mamille und Areola heben sich von der Brustkontur ab.
- B 5 – Erwachsen: Die Brust erreicht ihre Endgröße, die Areola bildet eine Ebene mit der Brustkontur, die Mamille steht hervor.

Entwicklung der Schambehaarung (Pubesbehaarung, P) nach Tanner (◘ Abb. 67.3b, c)

- P 1 – Vorpubertär: Keine echte Behaarung im Schambereich, nur feines Flaumhaar.
- P 2 – Wenige lange, pigmentierte Haare auf den äußeren Schamlippen beim Mädchen, bzw. an der Basis des Penis und des Skrotums beim Jungen.
- P 3 – Die Schambehaarung wird kräftiger, gekräuselt und dunkler und breitet sich weiter aus.
- P 4 – Ausbreitung der Schambehaarung über die Mons pubis.
- P 5 – Erwachsen: Ausbreitung der Schamhaare über Schenkel und horizontal bis zur Linea alba.
- P 6 – Weitere dreieckförmige Ausdehnung der Schambehaarung auf der Linea alba gegen den Nabel hin. Dieses Stadium wird von 80 % normaler Männer, aber auch von 10 % normaler Frauen erreicht.

Genitalentwicklung (G) nach Tanner (◘ Abb. 67.3c)

G 1 – Vorpubertär: Das Testesvolumen ist kleiner als 3 ml; der Penis ist klein.

G 2 – Pubertätsbeginn: Das Hodenvolumen ist größer als 3 ml; die Haut des Skrotums wird rötlicher und erweitert sich; unveränderte Penislänge.

G 3 – Weitere Vergrößerung des Hodens (6–12 ml); das Skrotum vergrößert sich weiter; die Penislänge nimmt zu.

G 4 – Hodenvolumen zwischen 12 und 20 ml; das Skrotum wird größer und dunkler; die Penisgröße nimmt in Umfang und Länge zu, Entwicklung der Glans.

G 5 – Erwachsen: Skrotum und Penis sind ausgewachsen, Hodenvolumen entspricht dem eines Erwachsenen.

Mädchen Beim Mädchen ist der Beginn der Pubertät durch das Wachstum der Brustdüsen (Thelarche) in einem Alter von etwa 11 Jahren (9–14 Jahre) gekennzeichnet (Tanner Stadium B2, Hervorwölbung der Brustwarze und Tasten eines kleinen Drüsenkörpers unterhalb der Mamille). Wird als erstes Pubertätszeichen eine Pubesbehaarung beobachtet, die in einem durchschnittlichen Alter von 10,5 Jahren (8–13 Jahre) auftreten kann, so unterliegt sie meist dem Beginn der Produktion von Androgenen aus der Nebenniere (Adrenarche) und nicht der Bildung von Sexualsteroiden aus den Ovarien. Innerhalb von ca. 2 Jahren nach Beginn der Brustentwicklung, also im Alter von etwa 13 Jahren (11,5–16 Jahre), tritt die erste Regelblutung (Menarche) auf. Zunächst sind die Menstruationszyklen anovulatorisch, und erst am Ende der Pubertät kommt es im Zyklus zum Eisprung (◘ Abb. 67.4). Der Pubertätswachstumsschub tritt beim Mädchen im Alter von etwa 12 Jahren auf.

Jungen Bei den meisten Jungen ist die Vergrößerung des Hodenvolumens auf >3 ml das erste Zeichen der einsetzenden Pubertät. Diese tritt im Mittel im Alter von 12 Jahren (10–14 Jahre) ein. Subjektiv wird jedoch von vielen Jungen ebenfalls die Pubesbehaarung, die in dem meisten Fällen mit 6 Monaten Verzögerung (9–15 Jahre) auftritt, als erstes Zeichen der Pubertät wahrgenommen (◘ Abb. 67.4). Ein weiteres Charakteristikum dieser Entwicklungsphase ist der Pubertätswachstumsschub. Er wird durch eine vermehrte Sekretion und Wirkung von Wachstumshormon infolge des Anstiegs der Östrogene und Androgene hervorgerufen. Der Pubertätswachstumsschub tritt beim Jungen mit etwa 14 Jahren auf. Der Stimmbruch setzt bei Jungen mit etwa 15 Jahren (12–17 Jahre) ein.

Beim Mädchen und beim Jungen bewirken Östrogene den Verschluss der Epiphysenfugen.

67.2 Konstitutionelle Verzögerung von Wachstum und Entwicklung

Definition Die konstitutionelle Entwicklungsverzögerung (KEV) stellt eine Normvariante der körperlichen Entwicklung mit einer Verzögerung von Längenwachstum, Pubertätsbeginn und Pubertätsverlauf dar.

Ätiologie und Pathogenese Die Ursachen der verzögerten körperlichen Entwicklung sind unklar. Jungen sind in etwa doppelt so häufig betroffen wie Mädchen. Es besteht eine deutliche familiäre Häufung, Familienmitglieder von 80 % der Jungen und 75 % aller Mädchen weisen ebenfalls eine KEV auf. Ein Vererbungsmodus konnte jedoch bisher nicht identifiziert werden. Minimale Abweichungen in der Regulation des GnRH-neuronalen Netzwerkes und der Funktion der Hypophyse werden als Ursache diskutiert. Zusätzlich finden sich bei Jugendlichen mit KEV diskrete metabolische Veränderungen, wie erniedrigte Leptinspiegel und eine erhöhte Insulinsensitivität, die als permissive Faktoren für den Pubertätsbeginn gelten.

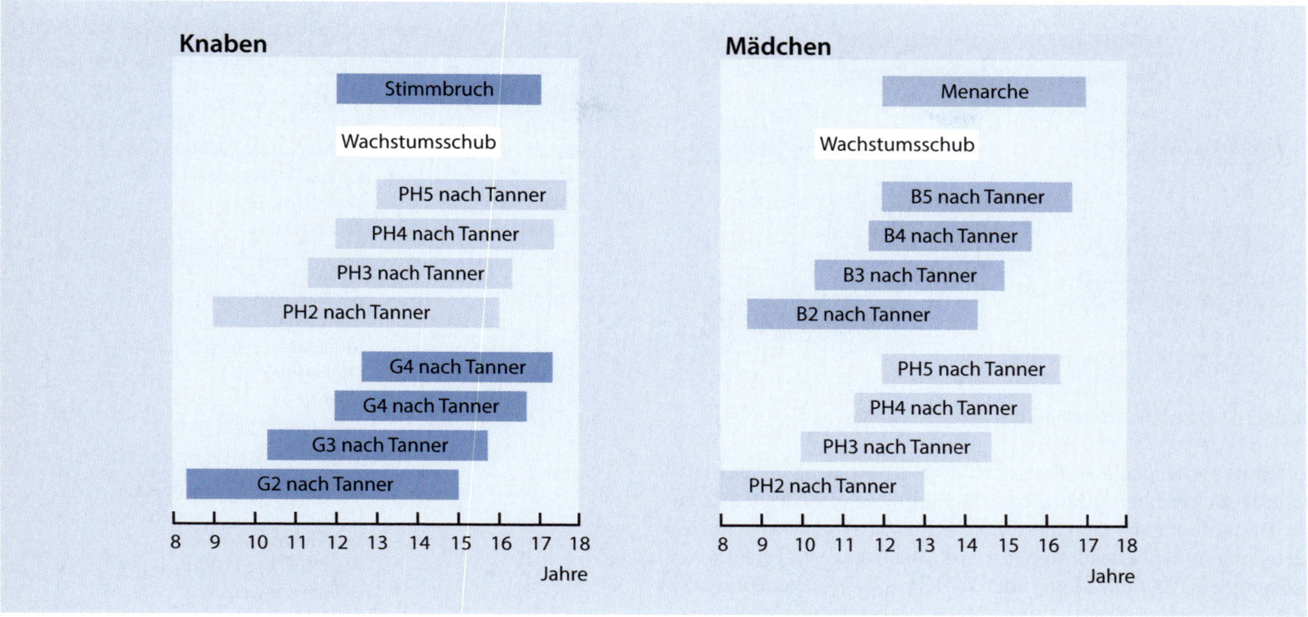

Abb. 67.4 Zeitlicher Verlauf der Pubertätsstadien bei Mädchen und Jungen. (Adaptiert nach Largo u. Prader 1983)

Klinische Symptome Patienten mit KEV benötigen einen erhöhten Zeitbedarf bis zum Abschluss von Längen- und Pubertätsentwicklung und beginnen mit der Entwicklung später. Sie sind in der Regel klein, wachsen häufig mit niedrig-normaler Wachstumsgeschwindigkeit unterhalb der 3. Perzentile, Pubertätszeichen treten verzögert auf, das Knochenalter ist gegenüber dem chronologischen Alter retardiert, entsprechen jedoch dem Pubertätsstadium. Nach Abschluss des Längenwachstums wird eine normale Erwachsenengröße erreicht, die jedoch in der Regel im unteren Drittel des genetischen Zielgrößenbereichs liegt.

Diagnose Bei nach unten perzentilenabweichendem Wachstumsverlauf kann bei der KEV ein Wachstumshormonmangel durch die üblichen Stimulationstests ausgeschlossen werden. Die Gonadotropine sind in der Regel für das Alter niedrig und erlauben keine Unterscheidung zwischen einer KEV und einem idiopathischen hypogonadotropen Hypogonadismus (IHH). Zur Diskriminierung kann ein Stimulationstest mit einem lang anhaltendem GnRH-Analogon (Buserelin, Nafarelin, Triptorelin, Leuprorelin) verwendet werden. Gegebenenfalls kann auch die Bestimmung von Inhibin B zur Diskriminierung von KEV und IHH hilfreich sein. Bei Patienten mit einer KEV steigt LH signifikant an, bei Vorliegen eines hypogonadotropen Hypogonadismus zeigt sich ein nur geringer Anstieg. In manchen Fällen kann jedoch erst nach spontanem Einsetzen und normalem Verlauf der Pubertät sowie Erreichen einer Endlänge im genetischen Zielgrößenbereich die Diagnose der KEV retrospektiv als gesichert gelten.

Therapie Da es sich um eine Normvariante der Entwicklung handelt, ist eine Therapie nicht erforderlich. Bei erheblichem Leidensdruck, insbesondere bei männlichen Patienten, kann jedoch eine vorübergehende Intervention sinnvoll sein. Die kurzzeitige intramuskuläre (Testosteronenanthat 50–100 mg alle 4 Wochen für 4–6 Monate) oder perkutane Gabe von Testosterongel (im Versuchsstadium) führen zum ersten, psychologisch wichtigen Auftreten von Pubertätszeichen und können durch ihre Wirkung auf die Hypothalamus-Hypophysen-Achse den spontanen Pubertätsbeginn triggern. Das Ansprechen auf diese Therapie ist allerdings sehr unterschiedlich. Das Gleiche gilt für die Anwendung oraler Östrogene bei Mädchen mit KEV und entsprechendem Leidensdruck. Für die Anwendung von Wachstumshormon ohne nachgewiesenen Wachstumshormonmangel bei Patienten mit KEV gibt es keine Indikation. Therapiestudien haben gezeigt, dass durch eine solche Behandlung die Erwachsenengröße nicht positiv beeinflusst werden kann.

67.3 Verzögerte oder ausbleibende Pubertätsentwicklung (Pubertas tarda)

Definition Unter Pubertas tarda versteht man beim Mädchen das Fehlen von sekundären Geschlechtsmerkmalen im Alter von 13,5 Jahren und Ausbleiben der Menarche im Alter von 15 Jahren, sowie einen verzögerten Zeitbedarf von den ersten Pubertätszeichen (B2) bis zur Menarche von mehr als 5 Jahren oder einem Stillstand der Pubertätsentwicklung von mehr als 18 Monaten. Beim Jungen spricht man von einer Pubertas tarda, wenn keine sekundären Geschlechtsmerkmale im Alter von 15 Jahren aufgetreten sind, für das Durchlaufen der Pubertät mehr als 5 Jahre benötigt werden oder es zum Pubertätsstillstand für mehr als 18 Monate kommt.

Ätiologie und Pathogenese Die Ursachen der Pubertas tarda sind vielfältig (Abb. 67.5). Neben endokrinen und chromosomalen Störungen führen schwere Allgemeinerkrankungen, Mangelernährung, körperliches Übertraining und Drogenabusus zum Ausbleiben der Pubertät (Tab. 67.1). Liegt die Störung im Bereich von Hypothalamus und Hypophyse, so spricht man von einer zentralen Störung, die Serumkonzentrationen von Gonadotropinen und peripheren Sexualsteroiden sind niedrig (hypogonadotroper Hypogonadismus). Liegt die Störung primär im Bereich der Gonaden, so ist der Rückkopplungsmechanismus zwischen Gonaden und Hypothalamus/Hypophyse gestört. Die Serumkonzentrationen von LH und FSH sind signifikant erhöht (hypergonadotroper Hypogonadismus).

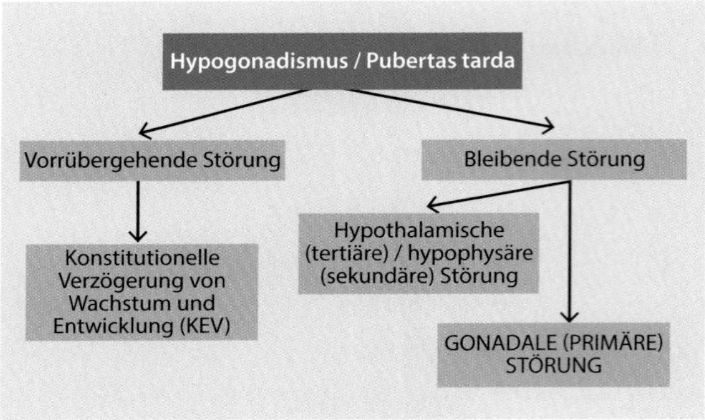

Abb. 67.5 Ursachen des kindlichen Hypogonadismus

Diagnose Die Diagnose lässt sich durch die Messung der Sexualsteroide im peripheren Blut sichern. Sind diese erniedrigt, erlaubt die Bestimmung der Gonadotropine LH und FSH eine weitere Unterteilung in hypogonadotropen Hypogonadismus, ausgehend von Störungen im Hypothalamus oder der Hypophyse (sekundärer und tertiärer Hypogonadismus), und in hypergonadotropen Hypogonadismus, der durch Funktionsstörung der Gonaden (primärer Hypogonadismus; Abb. 67.5) verursacht wird (▶ Übersichten).

Ursachen des hypergonadotropen Hypogonadismus beim Jungen

- Genetische Ursachen
  - Klinefelter-Sydrom (XXY), XYY-Sydrom, XX-Mann-Sydr., Noonan-Sydrom
  - Gemischte Gonadendysgenesie (45,XO/46,XY)
  - LH-Rezeptor Mutationen
  - Testosteronbiosynthesedefekt (z. B. 17α-Hydroxylasemangel)
  - 5α-Reduktasemangel
  - partielle Androgenresistenz
- Autoimmunbedingt polyglanduläre Insuffizienz
- Angeborene bilaterale Anorchie (vanishing testes)
- Erworbene Anorchie (Trauma, Torsion, Operation)
- Infektion, Noxen (Orchitis, Strahlen; Medikamente)
- Insuffizienz bei chronischen Systemerkrankungen
- Tumoren (Seminom)
- Polysymptomatische Dysmorphiesyndrome

Ursachen des hypergonadotropen Hypogonadismus beim Mädchen

- Genetische Ursachen
  - Ullrich-Turner Syndrom, Trisomie 15
  - Gemischte Gonadendysgenesie (45,XO/46,XY)
  - LH-Rezeptor Mutationen
  - FSH-Rezeptor Mutationen
  - Steroidbiosynthesedefekt (z. B. 17α-Hydroxylasemangel)
- Autoimmunbedingt polyglanduläre Insuffizienz
- Primäre Ovarialinsuffizienz
- Erworben (Trauma, Torsion, Operation)
- Infektion, Noxen (Bestrahlung; Medikamente
- Insuffizienz bei chronischen Systemerkrankungen
- Tumoren

Tab. 67.1 Differenzialdiagnose des hypogonadotropen Hypogonadismus bei Mädchen und Jungen

Ursachen	Störung/Krankheit
Endokrine Ursachen	Isolierter Gonadotropinmangel Kallmann-Syndrom Hypothyreose Steroidexzess Pseudohypoparathyreoidismus Typ Ia
Tumoren	Kraniopharyngeom Germinom Intrakranielle Keimzelltumoren Optikusgliom Astrozytom Hypophysentumoren Prolaktinom
Infiltrative Erkrankungen	Langerhans-Zell-Histiozytose Hämochromatose, andere Speicherkrankheiten Postinfektiöse Erkrankungen Gefäßprozesse
Fehlbildungen	Septooptische Dysplasie (De-Morsier-Syndrom)
Trauma, Operation, Bestrahlung	
Chronische Erkrankungen	Niereninsuffizienz, Zystische Fibrose, chronisch entzündliche Darmerkrankungen
Funktionell	Übergewicht, Anorexia nervosa, Stress, Leistungssport
Syndromal	Prader-Willi-Syndrom Biedl-Bardet-Syndrom Taubheit-Hypogonadismus-Syndrom etc.

67.3.1 Hypogonadotroper Hypogonadismus

Definition Die Produktion der Sexualhormone unterbleibt aufgrund eines Ausfalls der Ausschüttung von GnRH oder der Gonadotropine LH und FSH (▶ Kap. 62).

Ätiologie und Pathogenese Grundsätzlich werden kongenitale von erworbenen Schädigungen unterschieden. Bei den erworbenen Ursachen können Hypothalamus und/oder Hypophyse durch Traumata, Noxen, Bestrahlung mit Dosen >40 Gy oder Tumoren beschädigt oder zerstört werden (Tab. 67.1). Das Kraniopharyngeom, welches meist zystisch wächst und sich rasch intra- und suprasellär ausbreiten kann, ist ein relativ häufiger Tumor. Funktionell erworbener Gonadotropinmangel findet sich bei Patienten mit Anorexia nervosa und schweren Systemerkrankungen.

Kongenitale Störungen des Gonadotropinmangels können aufgrund einer Funktionsstörung der GnRH-Neurone (Migrationsstörung, Reifungsstörung, verkürzte Lebensdauer), der Adenohypophyse, im Rahmen von Mittelliniendefekten, Defekten einiger hypothalamisch-hypophysären Transkriptionsfaktoren und genetischer Syndrome, wie das Prader-Willi-Syndrom, vorkommen.

Das Kallmann-Syndrom beschreibt eine heterogene Gruppe von Erkrankungen, deren Defekt auf einer Migrationsstörung der embryonalen GnRH-Neurone aus der olfaktorischen Plakode in den Hypothalamus beruht (▶ Kap. 62). Es finden sich sowohl gonosomale als auch autosomale Gendefekte in derzeit mindestens 10 unterschiedlichen Genen (◘ Tab. 67.2). Bei der X-chromosomalen Störung liegt eine Mutation im *KAL1*-Gen (Xp22.3) vor, welches für Anosmin-1 kodiert, ein Protein, das für die Entwicklung der Geruchsnerven und der Migration der GnRH-Neurone verantwortlich ist. Bei den betroffenen Patienten liegt neben dem kongenitalen Gonadotropinmangel eine Anosmie vor. Andere assoziierte Fehlbildungen können Nierenagenesie, bimanuale Synkinesie, Gaumenspalten und Zahnanomalien sein. Der Phänotyp variiert innerhalb betroffener Familien erheblich. *KAL1*-Mutationen finden sich bei 14 % der familiären und 11 % der sporadischen Fälle. Bei der autosomal-dominanten Form des Kallmann-Syndroms (*KAL2*) liegt ebenfalls ein heterogenes variables Krankheitsbild vor. Die zugrunde liegende genetische Störung ist eine Loss-of-function-Mutation im *FGFR1*-Gen auf Chromosom 8p11.2-p12. Auch bei Patienten mit unbeeinträchtigtem Geruchssinn und Hypogonadismus wurden Mutationen *FGFR1*-Gen beschrieben. Weitere genetische Defekte sind in ◘ Tab. 67.2zusammengefasst. Patienten mit Mutationen im GnRH-Rezeptor-Gen (*GNRHR*-Gen) haben einen normalen Geruchssinn und einen variablen Phänotyp. Das Gen für den GNRHR ist auf Chromosom 4q21.2 lokalisiert. Der variable Phänotyp scheint mit der Lokalisation der Mutationen assoziiert zu sein, die die biologische Aktivität des Rezeptors beeinflussen. Weitere Mutationen und genetische Varianten wurden im GPR54/KISS-1 und Neurokinin-B-Signalkomplex beschrieben, weiteren wichtigen Regulatoren für die GnRH-Neuronenfunktion (◘ Tab. 67.2). Genetische Ursachen für ein Kallmann-Syndrom oder einen hypogonadotropen Hypogonadismus lassen sich bei ca. einem Drittel der Patienten nachweisen. Die Genotyp-Phänotyp-Korrelation ist variabel und wird durch sowohl monogenetische als auch polygenetische Defekte mit unterschiedlicher Genpenetranz selbst innerhalb einer betroffenen Familie erklärt.

Mutationen in Genen, die für Transkriptionsfaktoren kodieren, die an der Embryogenese der Hypophyse beteiligt sind, können ebenfalls zu hypogonadotropem Hypogonadismus führen. Je nachdem, welche Transkriptionsfaktoren betroffen sind, kommt es auch zum Ausfall anderer Hormonachsen. Bei Mutationen im *PROP1*-, *HESX1*- und *LHX4*-Gen kommt es zum Panhypopituitarismus, bei Mutationen im *LHX3*-Gen, ist die Hypophysen-Nebennierenachse nicht betroffen.

Sehr selten sind Mittelliniendefekte, bei denen es zu Fehlbildung des Mittelgesichts und mittelständiger Hirnanteile, wie Balken, Chiasma opticum, Hypothalamus und Hypophyse kommen kann. Klinisch zeigen betroffene Patienten neben dem Ausfall endokriner Achsen ggf. einen singulären Schneidezahn, eine Gaumenspalte, einen Nystagmus oder eine Visusminderung.

Präsentieren sich Patienten mit dem klinischen Bild einer Adipositas und hypogonadotropen Hypogonadismus, so kann ein Leptinmangel oder eine Leptinresistenz vorliegen, sowie ein Defekt im Prohormonconvertase-Gen 1 (*PC1*), welches Proinsulin in Insulin umwandelt. Bei einigen syndromalen Erkrankungen, wie dem Prader-Willi-Syndrom, ist der hypogonadotrope Hypogonadismus Bestandteil der Erkrankung.

Klinische Symptome Die klinische Einteilung erfolgt nach dem Vorhandensein des Geruchssinns. Man unterscheidet zwischen normosmischem idiopathischen hypogonadotropen Hypogonadismus (nIHH), bei dem der Geruchssinn vollständig erhalten ist, und dem Kallmann-Syndrom (KS), bei dem eine Ansomie oder ein verminderter Geruchssinn vorliegt. Die Patienten zeigen einen fehlenden oder verspäteten Pubertätsbeginn. Bei Jungen finden sich in einigen Fällen eine Mikropenis und/oder ein Kryptorchismus. Die klinischen Zeichen, die nicht das Reproduktionssystem umfassen, können Zeichen eines Mittelliniendefekts (singulärer Scheidezahn, hoher Gaumen, Lippen-Kiefer-Gaumenspalte), bimanuelle Synkinesie, Nierenfehlbildungen, Hörminderung oder Augennervenlähmungen sein. Der variable Phänotyp äußert sich sowohl in den klinischen Symptomen, als auch im variablen Beginn und Verlauf der Störung. Der Hypogonadismus kann permanent vorhanden sein, jedoch bei ca. 10 % der Patienten einen reversiblen Verlauf nehmen, insbesondere bei denen, die eine spontane Hodenvolumenvergrößerung während einer Substitutionsbehandlung mit Testosteron aufweisen. Diese Patienten benötigen im Erwachsenenalter keine weitere Hormontherapie. Im Gegensatz dazu durchlaufen einige Patienten die Pubertät zunächst normal und entwickeln erst als Erwachsene einen substitutionsbedürftigen hypogonadotropen Hypogonadismus. In Einzelfällen führt ein isolierter LH-Mangel zum klinischen Bild des „fertilen Eunuchen". Assoziierte Störungen, wie anatomische Fehlbildungen oder Adipositas können wegweisend für weitere genetische Defekte oder syndromale Erkrankungen sein.

Diagnose Das Knochenalter ist retardiert. Sexualsteroide und Gonadotropine sind erniedrigt. Zur Differenzierung zwischen sekundärem und tertiärem Hypogonadismus wird ein Stimulationstest mit GnRH durchgeführt (60 µg LHRH/m² KOF i.v., maximal 100 µg, Blutentnahmen nach 30 und 60 min). Beim tertiären Hypogonadismus steigen LH und FSH normal an. Beim präpubertären Kind und Patienten, dessen Hypophyse noch nicht durch endogenes GnRH ausreichend stimuliert wurde, ist die Fähigkeit der Hypophyse, auf eine einmalige Stimulation zu reagieren, häufig eingeschränkt. Daher ist eine Vorbehandlung mit GnRH z. B. über 5 Tage erforderlich. In der Kernspintomografie lassen sich beim Kallmann-Syndrom oft Läsionen des Bulbus olfactorius finden. Molekulargenetische Untersuchungen sollten in Abhängigkeit von den zusätzlichen Befunden durchgeführt werden.

Therapie ▸ Abschnitt 67.3.2, Abschnitt Therapie des permanenten Hypogonadismus.

67.3.2 Hypergonadotroper Hypogonadismus

Definition Die Sekretion der Sexualhormone unterbleibt aufgrund einer primären Störung der gonadalen Funktion. Solche Störungen finden sich nach Anlagestörungen oder destruktiven Prozessen der Gonaden (▶ Übersichten, s. oben) sowie im Rahmen von pleiomorphen Genopathien, wie Ullrich-Turner-, Noonan- oder Klinefelter-Syndrom. Mit einer Inzidenz von 1 : 2500 Mädchen ist das Ullrich-Turner-Syndrom keine seltene Ursache des Hypogonadismus. Ebenso ist das Klinefelter-Syndrom mit einer Inzidenz von ca. 1 : 1000 männlichen Neugeborenen eine wichtige Ursache für Hypogonadismus und Infertilität beim Mann. Beide Chromosomenaberrationen werden in ▶ Abschn. 26.2 beschrieben.

Therapie des Hypogonadismus

Mädchen Zur Pubertätsinduktion werden ab einem chronologischen Alter von etwa 13 Jahren steigende Dosen von natürlichen oder synthetischen Östrogenen verabreicht. Patientinnen mit Ullrich-Turner-Syndrom sollten ggf. erst mit 14–15 Jahren behandelt werden, um einen negativen Effekt auf das noch zu erwartende Längenwachstum zu vermeiden (▶ Abschn. 26.2).

Die Substitution erfolgt zunächst durch eine tägliche Gabe von 200 µg Östradiolvalerat, 5 µg Ethinylöstradiol oder durch die Gabe konjugierter Östrogene. Nach 3(–6) Monaten wird die

Tab. 67.2 Kandidatengene für Kallmann-Syndrom (KS) und idiopathischen hypogonadotropen Hypogonadismus (IHH) ohne Riechstörung

Gen	Protein	Genlokus	Klinischer Phänotyp
KAL1	Anosmin 1	Xp22.3	KS
FGFR1	Fibroblast-growth-factor Rezeptor	8p12	KS oder IHH
FGF8	Fibroblast growth factor 8	10q24.32	KS oder IHH
PROK2	Prokineticin 2	3q21.1	KS oder IHH
PROKR2	Prokineticin-2-Rezeptor	20p13	KS oder IHH
NELF	Nasal embryonic factor	9q34.3	KS
CDH7	Helicase-DNA-binding Protein 7	8q12.1	KS oder IHH CHARGE-Syndrom
HS6ST1	Heparansulfat 6-O Sulfotransferase 1	2q21	IHH
WDR 11	WD repeat domain 11	10q26	KS oder IHH
SEMA3A	Semaphorin-3A	7p12.1	KS
GPR54	KiSS1 Rezeptor	19p13	IHH
KISS1	Kisspeptin1	1q32	IHH
GnRH	GnRH	8p11	IHH
GnRHR	GnRH rezeptor	4q21	IHH
TAC3	Neurokinin B	12q13-q21	IHH
TACR3	NeurokininB Rezeptor	4q25	IHH
DAX1	Dosage sensitive sex reversal 1	Xp21	IHH, NNR-Insuffizienz
HESX1	HESX homeobox 1	3p14	IHH, septooptische Dysplasie
PROP1	Prophet of Pit1	5q35	IHH, Multiple Hypophysenhormondefizienz
LHX-3,-4	LIM homeobox protein	9q34	IHH, Multiple Hypophysenhormondefizienz
LHβ	β-Untereinheit LH	19q13	IHH
FSHβ	β-Untereinheit FSH	11p13	IHH
SF1	Steroidogenic Factor1	9p33	IHH, NNR-Insuffizienz
LEP	Leptin	7q31	IHH, Adipositas
LEPR	Leptin-Rezeptor	1p31	IHH, Adipositas
PC-1	Prohormon-Convertase 1	5q15	IHH, Adipositas

Dosis zunächst auf 500 µg Östradiolvalerat angehoben, nach weiteren 3(–6) Monaten auf 1 mg Östradiolvalerat bzw. eine äquivalente Ethinylöstradioldosis bzw. äquivalente Dosis konjungierter Östrogene. Die Therapie mit dieser Dosis erfolgt für 6 weitere Monate. Dann wird die Therapie durch die Gabe eines progesteronverwandten Gestagens, z. B. 5 mg Medroxyprogesteronacetat vom 12.–21. Zyklustag ergänzt oder auf ein geeignetes Kombinationspräparat umgestellt. Eine Vollsubstitution ist mit einer Dosis von 2,0 mg Östradiolvalerat bei gleicher Gestagendosis erreicht. Die Östrogensubstitution kann auch durch transdermale Systeme (z. B. Estraderm) erfolgen. Dies haftet jedoch insbesondere bei sportlichen Aktivitäten häufig schlecht und kann daher unzuverlässig in der Substitution sein. Das Gestagen muss oral gegeben werden.

Jungen Die Pubertätsinduktion bei Jungen erfolgt durch einschleichende Substitution mit Androgenen und sollte in einem Alter von etwa 14 Jahren eingeleitet werden. Da eine orale Substitution aufgrund des First-Pass-Effekts in der Leber nicht nur unzureichend in der Wirkung, sondern auch langfristig lebertoxisch ist, bleiben nur die transdermale Applikation und die Injektion. Die transdermale Applikation ist im Kindes- und Jugendalter zurzeit noch nicht zugelassen. Im Vergleich der zu applizierenden Östrogenmenge beim Mädchen sind die Androgendosen um das etwa 1000-Fache höher. Zurzeit bleibt für die Androgentherapie die intramuskuläre Applikation von Testosteronenanthat als wichtigste Therapieform des Hypogonadismus beim Jungen. Bei sehr zierlichen Patienten wird mit einer Dosis von zunächst 50 mg/Monat i.m. für zunächst 3 Monate begonnen, bei älteren oder kräftigeren Jungen kann gleich mit 100 mg/Monat i.m. therapiert werden. Nach 1 Jahr wird auf die Vollsubstitution mit 250 mg/3–4 Wochen gesteigert. Unter der alleinigen Substitution mit Androgenen wird eine Virilisierung, aber kein physiologisches Hodenwachstum erreicht. Daher kann beim sekundären und tertiären Hypogonadismus auch eine Indikation zur kombinierten Therapie mit HCG (entspricht LH) und FSH gegeben sein.

Eine weitere Therapiemöglichkeit bei hypothalamischem (tertiärem) Hypogonadismus besteht in der pulsatilen GnRH-Gabe. Mittels einer Pumpe werden Pulse im 120-Minuten-Rhythmus subkutan appliziert. Diese Therapieform spielt in der Kinderheilkunde eine deutlich untergeordnete Rolle. Sie hat ihren Platz in der andrologischen und gynäkologischen Fertilitätstherapie.

67.4 Vorzeitige Pubertätsentwicklung (Pubertas praecox)

Definition Hierunter versteht man das Auftreten von Pubertätsmerkmalen vor dem vollendeten 8. Lebensjahr beim Mädchen bzw. vor dem 9. Lebensjahr beim Jungen. ◻ Abbildung 67.6 gibt eine Einteilung mit Differenzialdiagnose der vorzeitigen Pubertätsentwicklung. Es ist zwischen Normvarianten der Pubertätsentwicklung, einer echten Pubertas praecox und einer Pseudopubertas praecox zu unterscheiden (◻ Abb. 67.6).

67.4.1 Normvarianten der vorzeitigen Pubertätsentwicklung

Prämature Adrenarche (prämature Pubarche)

Definition Das isolierte vorzeitige Auftreten von Sekundärbehaarung wird als prämature Pubarche bezeichnet. Unter prämaturer Adrenarche ist streng genommen die vorzeitige Maturation der Zona reticularis der Nebennierenrinde zur verstehen, deren biochemische Marker (DHEA und DHEAS) altersbezogen erhöht sind.

Ätiologie und Pathogenese DHEA und DHEAS werden zunächst von der fetalen Nebennierenrinde (NNR) gebildet und sind mit deren Involution nicht mehr vorhanden. Mit sehr genauen Messmethoden kann DHEAS jedoch ab dem 3. Lebensjahr wieder nachgewiesen werden, so dass postuliert werden kann, dass die Adrenarche kein abruptes Ereignis, sondern vielmehr ein kontinuierlicher Entwicklungsprozess ist, der bereits im frühen Alter beginnt und unabhängig von der Entwicklung der Gonadarche erfolgt. Während die Gonadarche auf der Aktivierung des GnRH-Pulsgenerators beruht, so konnte bisher kein zentraler Faktor identifiziert werden, der die Adrenarche aktiviert.

Klinische Symptome Bei der prämaturen Pubarche tritt eine vorzeitige Entwicklung von Scham- und Achselbehaarung auf. Mädchen zwischen dem 4. und 7. Lebensjahr sind fast 10-mal häufiger betroffen als Jungen. Bis auf das Auftreten von Scham- und Achselbehaarung bestehen keine Pubertätszeichen. Weitere Zeichen der Androgenisierung (Klitorishypertrophie, Akne etc.) fehlen ebenfalls. Bei der prämaturen Adrenarche können sich zu den oben genannten klinischen Symptomen auch als Zeichen des milden Androgenexzesses zusätzlich dermatologische Veränderungen manifestieren, wie Mikrokomedonen, fettige Haare und vermehrte Schweißgeruch. Das Knochenalter kann leicht akzeleriert sein. Der Pubertätsbeginn und die Endgröße sind in der Regel nicht beeinträchtigt. Mädchen mit einer prämaturen Adrenarche und zusätzlich einem geringen Geburtsgewicht (SGA) können jedoch ein höheres Risiko für das Auftreten einer frühnormalen Pubertät und eines frühen Menarchealters haben. Ob diese Kinder auch ein erhöhtes Risiko für die Entwicklung eines Polyzystischen-Ovar-Syndroms (PCOS) oder eines metabolischen Syndroms haben, kann anhand der derzeit vorliegenden Datenlage nicht eindeutig beantwortet werden.

Ursachen der vorzeitigen Pubertätsentwicklung

Beim Mädchen	Beim Jungen
Zentrale Pubertas praecox	
◊ Idiopathische Pubertas praecox ◊ Hirnorganische Störungen • Tumor • Hydrocephalus, Z.n. Trauma, Infektionen; angeborene Fehlbildungen, etc. • Langbestehende unbehandelte Hypothyreose • Langdauernde behandelte Formen der Pseudopubertas praecox (AGS, Testotoxikose) ◊ Iatrogen (Anwendung von Gonadotropinen) ◊ Genetische Störungen (GPR54, KISS1, UPD14)	
Isosexuelle Pseudopubertas praecox	
• Autonome Ovarialzysten • McCune-Albright-Syndrom • Ovarialtumoren • Exogene Östrogenzufuhr	• Testotoxikose • Kongenitales AGS • Leydigzelltumor • Teratom • hCG-sezernierende Tumoren • Exogene Androgenzufuhr
Heterosexuelle Pseudopubertas praecox	
• Kongenitales AGS • Nebennierenrindentumor • Androgenproduzierender Tumor • Exogene Androgenzufuhr	• Sertoli-Zell-Tumor • Exogene Östrogenzufuhr

◻ **Abb. 67.6** Differenzialdiagnose der vorzeitigen Pubertätsentwicklung

Diagnose Laborchemisch finden sich oft leicht erhöhte adrenale Androgene (DHEAS u. a.), die einem frühen Pubertätsstadium (Tanner II–III) entsprechen. Gonadotropine und Östradiol sind normwertig. Bei schwieriger Abgrenzung gegenüber einer echten Pubertas praecox ist die Durchführung eines GnRH-Tests indiziert. Differenzialdiagnostisch muss eine Pseudopubertas praecox aufgrund eines Late-onset-AGS oder eines androgenproduzierenden Tumors ausgeschlossen werden. Wenn die Bestimmung weiterer Nebennierenrindenhormone, 17α-Hydroxyprogesteron sowie sonografischer Darstellung von Nebennieren und Ovarien keine eindeutige Diagnose erlauben, muss die Diagnostik ggf. um einen ACTH-Test erweitert werden.

Therapie Eine Behandlung ist nicht erforderlich, engmaschige klinische Kontrollen (alle 3–6 Monate) sind jedoch indiziert, um einen Übergang in eine Pubertas praecox/Pseudopubertas praecox rechtzeitig zu erfassen.

Prämature Thelarche

Definition Die isolierte vorzeitige Brustentwicklung wird als prämature Thelarche bezeichnet.

Ätiologie und Pathogenese Die Ursache dieser Störung ist unbekannt. Es wird angenommen, dass wechselnd große ovarielle Follikelzysten genügend Östrogene produzieren, um ein Brustwachstum ohne weitere Zeichen der Pubertät zu bewirken. Die HHG-Achse ist nicht aktiviert.

Klinische Symptome Betroffen sind meist Mädchen während der ersten beiden Lebensjahre. Es besteht eine transiente ein- oder beidseitige Brustdrüsenvergrößerung meist ohne begleitende Vergrößerung der Brustwarzen und Warzenhöfe. Andere Zeichen der Pubertät fehlen. Insbesondere finden sich kein beschleunigtes Längenwachstum, keine Akzeleration des Knochenalters und keine sonografisch fassbare Vergrößerung des Uterus.

Diagnose Das Skelettalter entspricht dem chronologischen Alter. Die Plasmaöstradiolwerte liegen meist im präpubertären Bereich, können jedoch leicht erhöht sein und korrelieren dann häufig mit einzelnen, in ihrer Größe schwankenden Ovarialzysten. Häufig findet sich eine leicht erhöhte FSH-Konzentration, die nach GnRH-Stimulation weiter ansteigt, bei altersgerechten Werten für LH.

Die als Thelarche-Variante bezeichnete Form der nach dem 4. Lebensjahr auftretenden prämaturen Thelarche geht häufig mit einer leichten Akzeleration von Wachstum, Skelettentwicklung sowie endokrinologischen (Östradiol, Gonadotropine) und sonografischen Befunden (Uterusgröße, Befund der Ovarien) einher.

Therapie Eine Behandlung ist nicht erforderlich. Meist bildet sich der Befund nach wenigen Monaten spontan zurück. Auch die Thelarche-Variante bedarf keiner Therapie, da die Endlängenprognose nicht beeinträchtigt ist. Es sollten engmaschige (alle 3 Monate) Kontrollen erfolgen, um einen Übergang in eine Pubertas praecox rechtzeitig zu erfassen.

Prämature Menarche

Definition Das isolierte Auftreten zyklischer vaginaler Blutungen ohne andere Zeichen einer Pubertätsentwicklung wird als prämature Menarche bezeichnet.

Ätiologie und Pathogenese Die Ursache dieser Störung ist unbekannt. Sie ist insgesamt sehr selten. Ähnlich wie bei der prämaturen Thelarche wird angenommen, dass passagere ovarielle Follikelzysten intermittierend so viel Östrogen produzieren, dass das Endometrium aufgebaut wird und es nach Rückbildung der Zysten zur Abbruchblutung kommt.

Klinische Symptome Bis auf die intermittierenden Blutungen bestehen keine Pubertätszeichen, insbesondere auch keine Brustentwicklung. In der Regel kommt es zu 1–3 Blutungen. Der spätere Pubertätsverlauf sowie die Menstruationszyklen sind unbeeinträchtigt.

Diagnose Das Skelettalter entspricht dem chronologischen Alter. Endokrinologische Tests sind bei eindeutiger Klinik nicht erforderlich. Wichtig ist jedoch bei unklarer vaginaler Blutung Fremdkörper, Tumoren, Infektionen und sexuellen Missbrauch durch vaginoskopische und sonografische Untersuchungen auszuschließen.

Therapie Eine Behandlung ist nicht erforderlich. Engmaschige klinische und sonografische Verlaufskontrollen (alle 3–6 Monate) sind jedoch notwendig.

67

Pubertätsgynäkomastie

Definition Bei dieser physiologischen Normvariante handelt es sich um eine vorübergehende ein- oder beidseitige Brustdrüsenschwellung bei pubertierenden, meist 13–15 Jahre alten Jungen ohne eine zugrunde liegende chromosomale, endokrinologische oder iatrogene Ursache.

Ätiologie und Pathogenese Ursache der Brustdrüsenvergrößerung ist vermutlich ein vorübergehendes relatives Überwiegen endogener Östrogene gegenüber Androgenen aufgrund einer vermehrten Aromatisierung.

Klinische Symptome Meist besteht die Vergrößerung des Brustdrüsenkörpers beidseits, gelegentlich auch einseitig. Es fehlen Zeichen einer Erkrankung, die mit einer Gynäkomastie einhergehen, wie Klinefelter-Syndrom oder partielle Androgenresistenz sowie anamnestische Hinweise auf die Einnahme bestimmter Medikamente (Östrogene – auch topisch – Spironolacton, Cimetidin).

Diagnose Die Diagnose einer Pubertätsgynäkomastie kann klinisch gestellt werden, endokrinologische Testungen sind nicht erforderlich. In Zweifelsfällen müssen jedoch die oben genannten Störungen durch geeignete Untersuchungen (s. dort) ausgeschlossen werden.

Therapie Eine Behandlung ist nicht erforderlich, da sich die Gynäkomastie nach Abschluss der Pubertät meist spontan zurück bildet. Wichtig ist es jedoch, den betroffenen Jugendlichen die Harmlosigkeit der Störung zu verdeutlichen. Ist die Gynäkomastie sehr ausgeprägt, bildet sie sich nicht ausreichend zurück oder ist die psychische Belastung für den Patienten zu groß, kann eine chirurgische Therapie (Mastektomie nach Mamillenrandschnitt) erwogen werden. Versuche mit medikamentöser Therapie (Tamoxifen, Danazol, Testolacton) sind meist erfolglos.

67.4.2 Pubertas praecox, Pseudopubertas praecox und ursächliche Krankheiten

Pubertas praecox

Definition Unter der echten Pubertas praecox versteht man das vorzeitige Einsetzen einer sonst normal verlaufenden Pubertät.

Ätiologie und Pathogenese Die Inzidenz der idiopathischen Pubertas praecox liegt bei 1 : 5000 bis 1 : 10.000. Die Ursache ist ungeklärt. Durch ein vorzeitiges Anspringen des hypothalamischen Pulsgenerators kommt es zur Aktivierung des gesamten hypothalamisch-hypophysär-gonadalen Regelkreises, wie dies auch bei der eigentlichen Pubertät der Fall ist. Die dadurch stimulierte Keimdrüsenaktivität führt zur isosexuellen vorzeitigen Pubertät. Von dieser Störung sind Mädchen ca. 8- bis 10-mal häufiger betroffen als Jungen.

Seltenere Ursachen für die Pubertas praecox sind Hamartome, hypothalamusnahe Tumoren (Astrozytome, Ependymome, Optikusfibrome bei Neurofibromatose, Kraniopharyngeome), Hydrozephalus, Zustand nach Infektion oder Bestrahlung, angeborene Fehlbildungen. Hiervon sind Kinder beiderlei Geschlechts gleichermaßen betroffen. Auch eine langfristig unbehandelte Hypothyreose kann zur Pubertas praecox führen. Mit Entdeckung zahlreicher Steuerungsgene des GnRH-neuronalen Netzwerks wurden diese, mit dem Ziel genetische Defekte zu identifizieren, auch bei Patienten mit Pubertas praecox untersucht. Bisher sind jedoch nur bei einzelnen Patienten aktivierende Mutationen im *GPR54*- und *KiSS1*-Gen beschrieben worden. Eine vorzeitige Pubertätsentwicklung findet sich auch bei Patienten mit maternaler uniparentaler Disomie des Chromosoms 14 (upd[14]mat), die mit einer prä- und postnatalen Wachstumsstörung, Muskelhypotonie und mentaler Retardierung einhergeht.

Klinische Symptome Neben den Zeichen der Pubertät fallen die Patienten durch ein beschleunigtes Längenwachstum auf. Der vorzeitige Schluss der Epiphysenfugen führt jedoch dazu, dass die Kinder, die zunächst hochwüchsig sind, später kleinwüchsig bleiben (Endgröße < 155 cm). Der klinische Verlauf ist variabel. Bei Manifestation der Störung vor dem 6. Lebensjahr sind die Akzeleration des Knochenalters und das damit verbundene beschleunigte Längenwachstum sowie der Verlust des Endgrößenpotenzials wesentlich ausgeprägter als bei älteren Patienten. Ein kleiner Teil der Patienten zeigt eine spontane Regression oder fehlendes Fortschreiten der Pubertas praecox.

Es kann ein schwerwiegendes Missverhältnis zwischen der vorangeeilten körperlichen Entwicklung und der dem chronologischen Alter der Patienten entsprechenden psychischen Reife bestehen.

Diagnose Das Knochenalter ist akzeleriert. Es findet sich eine gonadotropinvermittelte, dem Pubertätsstadium entsprechende Vergrößerung der Gonaden. Beim Mädchen können sonografisch multizystische Veränderungen beider Ovarien (mindestens 6 Follikel von >4 mm) sowie ein vergrößerter, pubertär konfigurierter Uterus nachgewiesen werden. Beim Jungen sind die Hodenvolumina beidseits >4 ml erhöht.

Die basalen Gonadotropinwerte sind meist für die Diagnose wenig hilfreich. Nach GnRH-Stimulation zeigt sich jedoch ein deutlicher Anstieg von LH bei weniger ausgeprägtem FSH-Anstieg (LH/FSH-Quotient >1). Testosteron (wegen zirkadianer Rhythmik ist ein morgendlicher Wert zu bevorzugen) und Östradiol liegen bei wiederholten Messungen oberhalb des präpubertären Bereichs.

Zum Ausschluss einer symptomatischen Pubertas praecox müssen bei entsprechendem klinischem und endokrinologischen Befund neben ausführlicher neurologischer und ophthalmologischer Untersuchung ein MRT von Hypothalamus und Hypophyse und ggf. ein EEG durchgeführt werden. Bei Jungen ist immer eine kranielles MRT durchzuführen, da die Prävalenz für eine morphologische Läsion bei Jungen wesentlich höher (40–90 %) als bei Mädchen (8–33 %) ist, und sich bei diesen noch mal deutlich verringert (2 %), wenn der Pubertätsbeginn erst nach dem 6. Lebensjahr erfolgt. Bei fehlender Akzeleration des Knochenalters ist die Bestimmung von TSH und Schilddrüsenhormonen zum Nachweis einer gleichzeitig bestehenden primären Hypothyreose sinnvoll.

Therapie Die große Variabilität des Verlaufs macht bei der idiopathischen Pubertas praecox eine 3- bis 6-monatige klinische Beobachtung sinnvoll. Bei Fortschreiten der Entwicklung sollte aufgrund des zu erwartenden Endlängenverlusts und aus psychosozialen Gründen eine medikamentöse Therapie eingeleitet werden. Diese erfolgt mit GnRH-Superagonisten durch subkutane oder intramuskuläre Applikation eines Depotpräparats (z. B. Triptorelinacetat oder Leuprorelinacetat 3,75 mg/alle 4 Wochen; Dosis bei Kindern <20 kg KG: 1,88 mg). Aufgrund des Wirkmechanismus kommt es in der initialen Therapiephase zu einem Anstieg von LH und Sexualsteroiden („flare-up"), der ca. 4–15 Tage andauern kann. Der kurzzeitige Anstieg und nachfolgende Abfall von LH und Östradiol kann eine transiente Abbruchblutung bei einigen Mädchen hervorrufen und zu einer kurzzeitigen Verstärkung der Pubertätssymptomatik führen. Die Eltern müssen darauf hingewiesen werden. Kontrollen unter der Therapie sollten im Abstand von 3–6 Monaten erfolgen. Harte auxologische Kriterien für den Zeitpunkt der Beendigung der Therapie gibt es nicht. Meist wird die Therapie bei Mädchen mit einem Knochenalter von 11–12 Jahren beendet.

Pseudopubertas praecox

Definition Unter einer Pseudopubertas praecox werden alle Störungen zusammengefasst, die zur vorzeitigen Pubertätsentwicklung ohne Aktivierung des GnRH-Pulsgenerators führen. Der Ablauf der Pseudopubertas praecox ist meist anders als der der spontanen Pubertät, insbesondere kann es in Abhängigkeit von der Ursache auch zur heterosexuellen Pubertät kommen.

Ätiologie und Pathogenese Eine Liste der möglichen Ursachen der Pseudopubertas praecox findet sich in ◘ Abb. 67.6.

Polyzystisches Ovar-Syndrom

Definition Das Polyzystische Ovar-Syndrom (PCOS) ist ein heterogenes Syndrom mit chronischem Hyperandrogenismus, Oligo-Anovulation und zystischen Ovarien unbekannter Genese.

Klinische Symptome Bei der Hälfte der Patienten fehlt die komplette Symptomentrias, meist sind nur 2 von 3 klinischen Zeichen vorhanden. Die Patientinnen sind meist übergewichtig, weisen einen Hirsutismus, eine Acanthosis nigricans und häufig eine erhöhte Insulinresistenz auf.

Diagnostik Laborchemisch findet sich eine Erhöhung der Androgene und des DHEAS. Das Verhältnis FH/FSH ist erhöht. Um eine erhöhte Insulinresistenz zu verifizieren, sollten Nüchternglukose, Insulin und der HBA1c bestimmt oder ein oraler Glukosetoleranztest durchgeführt werden. Fakultativ finden sich Veränderungen im Lipidstoffwechsel mit Erhöhung der Triglyceride. Die Abgrenzung zur funktionellen ovariellen Hyperandrogenämie ist fließend. Hier ist die Ursache von Androgenexzess bei adoleszenten Mädchen charakterisiert durch 17-OHP überschießendes Ansprechen nach GnRH-Stimulation oder HCG-Test und subnormale Suppression von Testosteron nach Dexamethason.

Therapie Besteht eine Adipositas, sollte eine Gewichtsreduktion erfolgen. Die Hyperandrogenämie kann unter sorgfältiger Abwägung der Nebenwirkungen mit Cyproteronacetat oder anderen Antiandrogenen behandelt werden. Liegt bereits ein Hyperinsulinismus vor, ist an Maßnahmen zur Verbesserung der Insulinwirkung, z. B. mit Metformin, zu denken.

Östrogenproduzierende autonome Ovarialzysten

Definition Autonome Ovarialzysten produzieren GnRH-unabhängig Östrogene, die zur isosexuellen Pseudopubertas praecox führen. Ätiologie und Pathogenese sind unbekannt.

Klinische Symptome Ovarialzysten finden sich häufig im Neugeborenenalter und in abnehmender Häufigkeit während des ersten Lebensjahres. In der Regel führen sie nicht zu Zeichen eines vermehrten Östrogeneinflusses und bedürfen keiner Therapie, es sei denn, eine Stieldrehung macht eine chirurgische Intervention erforderlich. Im Kindesalter können Ovarialzysten unterschiedlicher Größe auftreten, die unabhängig von einer hypothalamisch-hypophysären Steuerung, also autonom, Hormone produzieren. Diese Aktivität kann kontinuierlich oder intermittierend sein und von einer isolierten prämaturen Thelarche über eine isolierte prämature Menarche bis zum Vollbild einer isosexuellen Pseudopubertas praecox führen.

Diagnose Sonografisch lassen sich die meist solitären Zysten darstellen. Die Östradiolspiegel sind erhöht bei supprimierten oder unzureichend GnRH-stimulierbaren Gonadotropinen. Nach länger dauerndem Östrogeneinfluss findet sich eine Akzeleration des Knochenalters.

Therapie Eine Behandlung ist meist nicht erforderlich. Bei stark akzelerierter Entwicklung kann eine medikamentöse Therapie mit einem Gestagen, z. B. Medroxyprogesteronacetat (100 mg/m^2 KOF) erfolgen. Eine operative Therapie sollte Fällen vorbehalten bleiben, bei denen ein Ovarialtumor nicht mit Sicherheit ausgeschlossen werden kann oder bei Komplikationen wie Stieldrehung der Zyste.

Östrogenproduzierende Ovarialtumoren

Beim Kind sind Ovarialtumoren sehr selten. Granulosazelltumoren können in großer Menge Östrogene produzieren und damit zur isosexuellen Pseudopubertas praecox führen. Karzinome und andere Tumoren können sowohl Östrogene als auch Androgene (Testosteron) produzieren, so dass das klinische Bild einer isosexuellen oder heterosexuellen Pseudopubertas praecox entstehen kann.

McCune-Albright-Syndrom

Definition Das McCune-Albright-Syndrom ist charakterisiert durch Café-au-lait-Flecken der Haut, polyostotische fibröse Dysplasie und eine gonadotropin-unabhängige Pseudopubertas praecox. Fakultativ können auch andere endokrine Organe und andere Organsysteme von der autonomen Überfunktion betroffen sein.

Ätiologie und Pathogenese Ursache der sporadischen und fast ausschließlich bei Mädchen auftretenden Störung ist eine somatische, d. h. nach den ersten embryonalen Zellteilungen vorliegende Mutation des $G_{s\alpha}$-Proteins, die nur in einigen Geweben des Körpers auftritt. Der Austausch einer einzigen Aminosäure (Arg 201 → Cys oder His) führt zu einer dauerhaften, ligandenunabhängigen Aktivierung dieses in der Signaltransduktion verschiedener Rezeptoren involvierten Proteins.

Klinische Symptome Klinisch können neben den geschilderten Café-au-lait-Flecken der Haut folgende Erscheinungen auftreten: isosexuelle Pseudopubertas praecox durch Aktivierung des Gonadotropinrezeptors, Cushing-Syndrom durch Aktivierung des ACTH-Rezeptors oder Hyperthyreose durch Aktivierung des TSH-Rezeptors. Das klinische Bild der Pseudopubertas praecox unterscheidet sich dabei nicht von dem der autonomen Ovarialzysten. Bei einer voranschreitenden biologischen Reifung mit Akzeleration des Knochenalters kann es zum Übergang der Pseudopubertas praecox in eine echte Pubertas praecox kommen. In seltenen Fällen können auch andere Organsysteme betroffen sein. Es wurden Patienten mit Cholestase, gastrointestinalen Polypen, hypertropher Kardiomyopathie und Thymushyperplasie beschrieben.

Diagnose Die endokrinologischen Befunde entsprechen denen bei autonomen Ovarialzysten (s. oben). Radiologisch finden sich hirtenstabförmige Verkrümmungen des Femurs, im Bereich des Schädels eine Osteosklerose und Hyperostosen vor allem im Bereich von Schädelbasis, Orbitae und Gesichtsschädel. Fakultativ kann es zur Manifestation weiterer endokrinologischer Veränderungen kommen (beispielsweise Hyperthyreose, Hyperkortisolämie, Hyperparathyreoidismus).

Therapie Es kann versucht werden, die Metabolisierung von Androgenen in Östrogene durch den Aromataseinhibitor Testolacton (40 mg/kg KG in 3 Einzeldosen), Tamoxifen (20 mg/Tag) oder zurzeit versuchsweise Anastrozol zu hemmen. Die operative Entfernung der betroffenen Areale der Ovarien ist nur von begrenztem Erfolg und deshalb nicht angezeigt; die Anwendung von GnRH-Analoga ist erst nach Übergang in eine echte Pubertas praecox sinnvoll.

Testotoxikose

Definition Unter der Testotoxikose versteht man die autonome testikuläre Testosteronproduktion, die zur isosexuellen Pseudopubertas praecox führt.

Ätiologie und Pathogenese Die Störung wird autosomal-dominant mit geschlechtsbegrenzter Manifestation vererbt. Häufigste Ursache sind aktivierende LH-Rezeptor-Mutationen, die zur ligandenunabhängigen Aktivierung des LH-Rezeptors und damit zur testikulären Reifung führen. Auch Mädchen können diese aktivierende Mutation im LH-Rezeptor aufweisen, sie entwickeln jedoch keine Symptome. Selten können aktivierende $G_{s\alpha}$-Proteinmutationen zur Testotoxikose führen.

Klinische Symptome Charakteristisch ist die Kombination von Hodenvergrößerung und isosexueller Pseudopubertas praecox. Wie beim McCune-Albright-Syndrom kann auch bei diesen Patienten eine Pseudopubertas in eine echte Pubertas praecox übergehen. Als Erwachsene haben diese Patienten eine normal funktionierende Hypothalamus-Hypophysen-Gonadenachse und sind fertil.

Diagnose Wie bei autonomen Ovarialzysten (s. oben).

Therapie Die Therapie der Testotoxikose besteht in einer Kombination von Spironolacton (50–100 mg/Tag) zur antiandrogenen Therapie und Testolacton (20–40 mg/kg KG in 3 Einzeldosen/Tag), das die Metabolisierung von Testosteron in Östrogene verhindert. Bei Versagen dieser Behandlung kann die Testosteronbiosynthese mit Ketoconazol (30 µg/kg KG/Tag) gehemmt werden.

Leydig-Zelltumor/versprengtes adrenales Gewebe

Ätiologie und Pathogenese Ein Leydig-Zelltumor der Testes und versprengtes adrenales Gewebe bei AGS sind extrem seltene Ursachen für eine Pseudopubertas praecox beim Jungen. In der Literatur sind etwa 50 solcher Fälle beschrieben. Sie können durch somatische Mutationen im LH-Rezeptor-Gen verursacht werden.

Klinische Symptome Die Patienten fallen durch die vorzeitige Pubertät bei einseitiger Hodenvergrößerung auf.

Diagnose Sonografisch lässt sich meistens der Tumor im betroffenen Hoden darstellen, das Knochenalter ist akzeleriert. Die endokrinologischen Befunde entsprechen bei einem Leydig-Zelltumor denen der Testotoxikose, bei versprengtem adrenalem Gewebe dem schlecht eingestellten oder unbehandelten AGS (s. unten).

Therapie Die Therapie des Leydig-Zelltumors besteht in der Orchiektomie der betroffenen Seite. Die Diagnose des versprengten adrenalen Gewebes bei AGS ist sehr wichtig, um unnötige Operationen zu vermeiden.

Kongenitales adrenogenitales Syndrom (AGS)

Insbesondere beim nicht oder unzureichend therapierten 21-Hydroxylasemangel (▶ Kap. 66) kann es beim Mädchen zur heterosexuellen, beim Jungen zur isosexuellen Pseudopubertas praecox kommen. Es finden sich basal hohe Plasma-ACTH-Spiegel und charakteristische Veränderungen im ACTH-stimulierten Nebennierenrindensteroidprofil (z. B. hohe 17α-Hydroxyprogesteron-Spiegel). Die Kombination dieser Befunde schließt einen androgenproduzierenden Nebennierenrindentumor als Ursache der Störung aus (▶ Kap. 65).

Exogene Hormonzufuhr

Eine Vielzahl von oralen Medikamenten (orale Kontrazeptiva, legale und illegale Anabolika), extern anzuwendende Lotionen und Cremes (Aknetherapeutika, Lokaltherapeutika gegen Alopezie der Frau) und Kosmetika enthalten Sexualsteroide in unterschiedlicher Konzentration. Eine akzidentelle Ingestion oder Exposition von Kindern gegenüber diesen Substanzen kann zu einer iso- oder heterosexuellen Pseudopubertas praecox führen.

Die meisten dieser Substanzen werden, da es sich um synthetische Steroide handelt, mit den handelsüblichen Assays für Östradiol, Testosteron oder DHEAS nicht erfasst, so dass die Anamnese häufig den einzigen Anhaltspunkt für eine solche Exposition gibt. Bei fehlenden Angaben der Eltern bezüglich einer exogenen Hormonzufuhr kann auf eine Laborbestimmung von Gonadotropinen und Sexualsteroiden nicht verzichtet werden. Supprimierte Gonadotropine und nicht nachweisbare Sexualsteroide bei klinisch deutlich sichtbarer Hormonwirkung sind beweisend für eine exogene Hormonzufuhr als Ursache der Pseudopubertät.

Therapie Verhinderung einer erneuten Einnahme/Exposition.

Literatur

Bierich JR (1986) Constitutional delay of growth and adolescent development. Growth Genet Horm 1:9–14

Carel JC, Leger J (2008) Clinical practice. Precocious puberty. N Engl J Med 358:2366–2377

Hadziselimovic F, Herzog B (1990) Hodenerkrankungen im Kindesalter. Hippokrates, Stuttgart

Harrington J, Palmert MR (2012) Distinguishing Constitutional Delay of Growth and Puberty from Isolated Hypogonadotropic Hypogonadism: Critical Appraisal of Available Diagnostic Tests. J Clin Endocrinol Metab 97:9 doi:1210/jc.2012-1598

Idkowiak J, Lavery GG, Dhir V, Barrett TG, Stewart PM, Krone N, Arlt W (2011) Premature adrenarche: novel lessons from early onset androgen excess. Eur J Endocrinol 165:189–207

Juul A, Hagen CP, Aksglaede L et al (2012) Endocrine Evaluation of Reproductive Function in Girls during Infancy, Childhood and Adolescence. Endocr Dev 22:24–39

Kahl H, Schaffrath Rosario A, Schlaud M (2007) Sexuelle Reifung von Kindern und Jugendlichen in Deutschland. Ergebnisse des Kinder- und Jugendgesundheitssurveys (KiGGS). Bundesgesundheitsbl - Gesundheitsforsch -Gesundheitsschutz 50:677–685

Knickmeyer RC (2012) Turner syndrome: advances in understanding altered cognition, brain structure and function. Curr Opin Neurol 25:144–149

Laitinen EM, Tommiska J, Sane T, Vaaralahti K, Toppari J, Raivio T (2012) Reversible Congenital Hypogonadotropic Hypogonadism in Patients with CHD7, FGFR1 or GNRHR Mutations. PLoS ONE 7:e39450

Largo RH, Prader A (1983) Pubertal development in Swiss boys. Pubertal development in Swiss girls. Helv Paediatr Acta 38:211–243

Mitchell AL, Dwyer A, Pitteloud N, Quinton R (2011) Genetic basis and variable phenotypic expression of Kallmann syndrome: towards a unifying theory. Trends in Endocrinology & Metabolism 22:249–258

Oberfield SE, Sopher AB, Gerken AT (2011) Approach to the girl with early onset of pubic hair. J Clin Endocrinol Metab 96:1610–1622

Ojeda SR, Dubay C, Lomniczi A et al (2010) Gene networks and the neuroendocrine regulation of puberty. Mol Cell Endocrinol 324:3–11

Phillip M, Lazar L (2005) Precocious puberty: growth and genetics. Horm Res 64(2):56–61

Pinsker JE (2012) Clinical review: Turner syndrome: updating the paradigm of clinical care. J Clin Endocrinol Metab 97:E994–E1003

Sorensen K, Mouritsen A, Aksglaede L, Hagen CP, Mogensen SS, Juul A (2012) Recent secular trends in pubertal timing: implications for evaluation and diagnosis of precocious puberty. Horm Res Paediatr 77:137–145

Sykiotis GP, Plummer L, Hughes VA et al (2010) Oligogenic basis of isolated gonadotropin-releasing hormone deficiency. Proc Natl Acad Sci USA 107:15140–15144

Teles MG, Bianco SD, Brito VN et al (2008) A GPR54-activating mutation in a patient with central precocious puberty. N Engl J Med 358:709–715

von Schnurbein J, Moss A, Nagel SA et al (2012) Leptin substitution results in the induction of menstrual cycles in an adolescent with leptin deficiency and hypogonadotropic hypogonadism. Horm Res Paediatr 77:127–133

Weichold K, Silbereisen RK (2008) Pubertät und psychosoziale Anpassung. In: Silbereisen RK, Hasselhorn M (Hrsg) Enzyklopaedie der Psychologie, Serie V: Entwicklung. Hogrefe, Goettingen, S 3–53

Wilson DA, Hofman PL, Miles HL, Unwin KE, McGrail CE, Cutfield WS (2006) Evaluation of the buserelin stimulation test in diagnosing gonadotropin deficiency in males with delayed puberty. J Pediatr 148:89–94

68 Diabetes mellitus

M. Wabitsch, E. Heinze

Definition Der Diabetes mellitus ist durch Erhöhung des Blutzuckers als Folge eines Insulinmangels und/oder einer Insulinresistenz charakterisiert.

68.1 Typ-1-Diabetes

Epidemiologie Bei Kindern und Jugendlichen ist der immunologisch bedingte insulinabhängige Diabetes mellitus Typ 1 die häufigste Form der Zuckerkrankheit. In Deutschland leben etwas mehr als 20.000 Kinder und Jugendliche mit Typ-1-Diabetes mellitus Altersgruppe (0–19 Jahre). In Deutschland erkranken jährlich von 100.000 Kindern <15 Jahren 14 an einem Diabetes Typ 1. In Europa wurde die höchste Inzidenz aus Finnland mit ca. 50 berichtet. Es besteht prinzipiell ein Nord-Süd-Gefälle, wobei Sardinien mit >35 eine bisher nicht geklärte Ausnahme darstellt. In Deutschland steigt die Inzidenz aktuell um 3–5 % pro Jahr. Der Inzidenzanstieg betrifft insbesondere jüngeren Altersgruppen (7,2 % bei den 0- bis 4-Jährigen). Die bislang niedrigen Inzidenzraten in Osteuropa steigen verhältnismäßig stärker an als die im restlichen Europa. Die Erkrankung wird häufiger in den Wintermonaten diagnostiziert, wobei Jungen und Mädchen gleich häufig betroffen sind. Über 40 % aller Patienten mit Diabetes Typ 1 erkranken nach dem 20. Lebensjahr.

Ätiologie Die ► Übersicht enthält eine ätiologisch fundierte Einteilung des Diabetes mellitus.

Klassifikation des Diabetes mellitus

- Typ-1-Diabetes
  - Immunologisch bedingt
  - Idiopathisch
- Typ-2-Diabetes
- Andere spezifische Typen:
  - Genetische Defekte der β-Zellen; Chromosom 20, HNF-4α (MODY 4); Chromosom 7, Glukokinase (MODY 2); Chromosom 12, HNF-1α (MODY 3); Chromosom 13q, IPF-1 (MODY 4); Chromosom 17cen-q, HNF-1β (MODY 5); mitochondriale DNA u. a.
  - Genetische Defekte der Insulinwirkung; Insulinresistenz Typ A; Leprechaunismus, Rabson-Mendenhall-Syndrom, lipoatrophischer Diabetes u a.
  - Erkrankungen des exokrinen Pankreas: Pankreatitis, Zystische Fibrose, Hämochromatose u. a.
  - Endokrinopathien: Akromegalie, Cushing-Syndrom, Phäochromozytom, Hyperthyreose, Glukagonom, Somatostatinom u. a.
  - Medikamente bzw. Chemikalien: Glukokortikoide, Thyroxin, Nikotinsäure, Thiazide, Diazoxid, β-adrenerge Agonisten, α-Interferon, Vacor u. a.
  - Infektionen: Kongenitale Röteln, CMV u. a.
  - Seltene Ursachen des immunologisch bedingten Diabetes mellitus: Stiffman-Syndrom, Antiinsulinrezeptorantikörper: Insulinresistenz Typ B u. a.
  - Diabetes mellitus bei verschiedenen Krankheiten: Down-Syndrom, Klinefelter-Syndrom, Ullrich-Turner-Syndrom, Wolfram-Syndrom, Friedreich-Ataxie, myotone Dystrophie, Prader-Willi-Syndrom, Biedl-Bardet-Syndrom, Porphyrie u. a.
- Gestationsdiabetes

Der autoimmunologisch bedingte Diabetes Typ 1 beruht auf der komplexen Interaktion von genetischen und Umweltfaktoren. Das Erkrankungsrisiko für Geschwister und Eltern eines Patienten mit Diabetes Typ 1 ist erhöht und beträgt im Durchschnitt 5 %. Leiden beide Eltern an einem insulinabhängigen Diabetes, so steigt das Risiko ihrer Kinder auf ca. 20 %. Bei monozygoten Zwillingen wird die Konkordanz für den Diabetes Typ 1 mit 25–70 % angegeben. Die hereditäre Prädisposition für den Diabetes Typ 1 ist polygenetisch, wobei den Genen der HLA-Klasse II im Bereich der DR- und DQ-Region auf dem Chromosom 6p21, die antigenpräsentierende Proteine kodieren, die größte Bedeutung zukommt.

Neben dem vergleichsweise gut charakterisierten genetischen Hintergrund sind die den Diabetes-Typ-1 auslösenden Umweltfaktoren weitgehend unbekannt. Mit Ausnahme des Rodenticids Vacor, des in seltenen Fällen bei inoperablem Pankreaskarzinom eingesetzten Streptozotozins, von Alloxan, sowie wahrscheinlich von Nitrosaminen sind keine Substanzen bekannt, die einen Diabetes Typ 1 verursachen. Seit vielen Jahren wird die Virusgenese des Diabetes Typ 1 diskutiert, wobei besonders die pankreotropen Viren wie Mumps, Röteln, CMV sowie Coxsackie B2, B3 und B4 untersucht wurden. Coxsackie B4 gilt als möglicher Trigger, der die Zerstörung der β-Zellen initiieren könnte, da zwischen den Proteinen von Coxsackie B4 und dem Autoantigen GAD (Glutamatdecarboxylase) eine auffallende Homologie in der Aminosäuresequenz besteht, die ein molekulares Mimikry möglich erscheinen lassen. Impfungen gegen Mumps und Röteln erhöhen die Inzidenz des Diabetes nicht.

Aus Studien in Finnland (DIPP, TRIGR) ergeben sich Hinweise, dass eine frühe Kuhmilchproteinexposition bei Kindern mit einem hohen genetischen Risiko die Entwicklung eines Typ-1-Diabetes begünstigt. Ob dies für Kinder aus Familien mit niedrigerem genetischem Risiko auch zutrifft, ist unklar. Der Nachweis von Autoantikörpern gegen Insulin bei Neumanifestation oder bei Verwandten 1. Grades, die nie Insulin injiziert bekamen, lässt vermuten, dass Insulin selbst den Immunprozess auslösen könnte.

Bei asiatischen und afrikanischen Patienten gibt es eine Form des Diabetes Typ 1 ohne immunologischen oder andere fassbare Auslöser. Dieser idiopathische Typ-1-Diabetes ist durch einen Insulinmangel und einen wechselnden klinischen Verlauf mit Neigung zu Ketoacidosen gekennzeichnet. Phasen, in denen die Patienten mit Insulin behandelt werden müssen, wechseln mit Phasen ab, in denen keine Insulintherapie nötig ist. Die Krankheit ist erblich, Beziehungen zum HLA-System bestehen nicht.

Pathogenese Beim Typ-1-Diabetes dringen Th1-Zellen in die Langerhans-Inseln ein und zerstören die insulinproduzierenden β-Zellen. Der Vorgang wird als Insulitis bezeichnet. Durch die autoimmunologische Zerstörung der β-Zellen werden Antikör-

G.F. Hoffmann, M.J. Lentze, J. Spranger, F. Zepp (Hrsg.), *Pädiatrie*,
DOI 10.1007/978-3-642-41866-2_68, © Springer-Verlag Berlin Heidelberg 2014

Tab. 68.1 Oraler Glukosetoleranztest – Diagnosekriterien

Diagnose	Blutzuckerkonzentration (mg/dl)[a]
Normale Glukosetoleranz	0 min: <100 mg/dl, 120 min: <140 mg/dl
Gestörte Nüchternglykämie	0 min: 100–125 mg/dl
Gestörte Glukosetoleranz	120 min: 140–199 mg/dl
Diabetes	0 min: >125 mg/dl und/oder 120 min: >199 mg/dl

[a] Umrechnung: 100 mg/dl = 5,6 mmol/l

per gegen Autoantigene der Langerhans-Inseln gebildet. Die ICA (islet cell antibodies) bestehen aus verschiedenen spezifischen Antikörpern. Die 3 wichtigsten Autoantigene sind Insulin, die 65-kD-Isoform der Glutamatdecarboxylase (GAD 65) und die Protein-Tyrosin-Phosphatase (IA2/IA2B). Bei Patienten mit Typ-1-Diabetes und ihren Verwandten 1. Grades besteht eine hohe diagnostische Sensitivität der Antikörper: ICA 70–90 %; GAD 65: 75–95 %, IAA: 50–70 %. Durch Bestimmung der Antikörper bei Verwandten 1. Grades ist es möglich, Jahre vor Manifestation des Diabetes das Erkrankungsrisiko anzugeben. Positivität mehrerer Antikörper erhöht die Wahrscheinlichkeit der Erkrankung. Es erscheint nicht gerechtfertigt, Antikörper außerhalb von kontrollierten Studien zu bestimmen, da zurzeit keine präventiven Möglichkeiten bestehen, um die Manifestation eines Diabetes Typ 1 zu verzögern oder zu verhindern.

Diagnosekriterien/Klinische Symptome und Verlauf Bei Diagnosestellung eines Diabetes liegen meist typische Symptome vor, wie Polyurie, Polydipsie, Gewichtsabnahme und ein zu irgendeiner Tageszeit gemessener Wert für die Plasmaglukose von >200 mg/dl (18 mg/dl = 1 mmol/l). Die klinischen Symptome sind beim Typ-1-Diabetes typisch und können bei anderen Diabetesformen fehlen. Bei asymptomatischen Patienten muss eine orale Glukosebelastung durchgeführt werden (Tab. 68.1). Bei Verwendung von venösem Plasma werden die in Tab. 68.1 genannten Diagnosekriterien empfohlen. Dabei muss ein pathologischer Befund an einem Folgetag bzw. durch eine Wiederholung des oralen Glukosetoleranztests bestätigt werden. Aufgrund der Standardisierung der Methode und der Ergebnisse von epidemiologischen Untersuchungen ist es heute auch möglich, die Diagnose Diabetes mellitus durch einen gemessenen HbA1c-Wert von ≥6,5 % sicher zu stellen (ein HbA1c-Wert von <5,7 % schließt einen Diabetes mellitus aus).

Der Typ-1-Diabetes mellitus ist durch folgende Phasen charakterisiert:

- Prädiabetes
- Manifestation des Diabetes
- Partielle Remission (oder Honeymoon-Phase)
- Dauerhafte Insulinabhängigkeit

Vor klinischer Manifestation des Diabetes befindet sich der Patient in einem Stadium, das charakterisiert ist durch die Anwesenheit von Antikörpern gegen verschiedene Inselzellantigene, die häufig, aber nicht immer auf die Entwicklung eines Diabetes hinweisen. Ein hoher ICA-Titer sagt ein 40- bis 60%iges Risiko voraus, in den nächsten 5–7 Jahren an Typ-1-Diabetes zu erkranken. Der Nachweis von multiplen Antikörpern erhöht das Risiko stark. Zum Beispiel bedeuten Glutaminsäure-Decarboxylase- plus IA2-Antikörper ein Risiko von >70 % für die nächsten 5 Jahre.

Die partielle Remission ist die Phase, in der sich die Sekretionsleistung der β-Zellen erholt. In dieser Phase erscheint die Blutzuckerkontrolle unerwartet einfach. Die erforderliche Insulindosis für eine gute Stoffwechselkontrolle beträgt <0,5 Einheiten/kg KG/Tag bei weitgehend normalem HbA1c. Diese partielle Remissionsphase findet sich bei ungefähr 30–60 % der Patienten, am häufigsten in den ersten 1–6 Monaten nach Beginn der Insulinbehandlung. Bei fast allen Kindern ist nach 1–2 Jahren nach Diagnosestellung die Insulinsekretionsleistung der β-Zelle fast vollständig erloschen. In der Phase der dauerhaften Insulinabhängigkeit treten größere Schwankungen der Plasmaglukose aufgrund der kompletten Abhängigkeit von exogen zugeführtem Insulin auf.

Therapie Behandlungsziele sind normales Wachstum bei Vermeidung der Entwicklung einer Adipositas, normale psychosoziale Entwicklung und die Vermeidung von Folgekrankheiten. Diese Ziele sind am ehesten zu erreichen durch weitgehende Normoglykämie unter Vermeidung von Hypoglykämien: Die präprandialen- und postprandialen (2 h nach der Mahlzeit) Blutzuckerwerte sollen 90–145 mg/dl bzw. 90–180 mg/dl betragen, d. h. dem Normbereich angenähert sein. Ein HbA1c von <7,5 % und Normalwerte für HDL-Cholesterin, LDL-Cholesterin und Triglyceride sind anzustreben. Therapeutische Maßnahmen gliedern sich wie folgt.

Erstbehandlung bei Ketoacidose Die diabetische Ketoacidose ist definiert durch einen erhöhten Blutzucker, einen pH-Wert <7,3, ein Plasmabicarbonat <15 mmol/l und eine Aceton- und Glukosurie. Eine schwere diabetische Ketoacidose liegt vor bei einem pH-Wert <7,1 und einem Plasmabicarbonat <5,0 mmol/l. Die biochemischen Veränderungen korrelieren mit dem Ausmaß der Dehydratation.

Nach der klinischen und neurologischen Untersuchung mit Bestimmung von Blutdruck, Puls, Durchblutung, Atemtyp, Temperatur, Grad der Exsikkose, Abschätzen der Wachheit (ansprechbar, verlangsamt, bewusstlos) werden im Blut/Plasma gemessen: Kalium, Natrium, Harnstoff, Osmolarität, Säure-Basen-Status und im Urin: Status (Glukose, Aceton, Eiweiß, Zellen), Kultur.

Der Ausgleich der metabolischen Entgleisung bei der Ketoacidose sollte langsam – bei einer Osmolarität >320 mosm/l innerhalb 36–48 h – erfolgen, um ein Hirnödem zu vermeiden. Der Patient benötigt Flüssigkeit, Insulin und bei schwerer Ketoacidose vergleichsweise geringe Mengen Bicarbonat.

Flüssigkeit Zur Flüssigkeitssubstitution wird physiologische Kochsalzlösung (NaCl 0,9 %) in einer Menge von <3000 ml/m² Körperoberfläche/24 h infundiert. Bei ausgeprägtem Volumendefizit kann eine Kreislaufstabilisierung durch 10–12 ml/kg NaCl 0,9 %-Lösung über 1–2 h erfolgen. Hypoosmolare Lösungen zur Flüssigkeitssubstitution sind zu vermeiden, da sich als Folge des hohen Osmolaritätsgradienten zwischen Blut und Gehirn der klinische Zustand verschlechtern kann. Bei einem Blutzucker von <250 mg/dl wird eine 1 : 1-Mischung von 0,9 % NaCl : 5 % Glukose infundiert. Erbricht der Patient nicht und ist er bewusstseinsklar, kann mit der oralen Flüssigkeitszufuhr (Mineralwasser, Tee) begonnen und so die Infusionsbehandlung rasch beendet werden.

Kalium Bei Ketoacidose liegt fast immer ein Kaliummangel vor; er ist langsam auszugleichen. Scheidet der Patient genügend Urin aus (50 ml/h) und ist das Serumkalium bekannt, so wird Kalium, vorzugsweise als KCl, in einer Dosis von ca. 20 mmol/1000 ml Infusionsflüssigkeit substituiert. Sollte es zu einer Hyperchlorämie kommen, wird Kaliumphosphat infundiert. Auf eine mögliche, durch die Phosphatsubstitution bedingte Hypokalzämie ist zu achten. Das Serumkalium ist am Anfang der Therapie in 2- bis 4-stündlichem Abstand zu messen.

Insulin Im Nebenschluss wird Normalinsulin in einer Dosierung von 0,1 E/kg KG/h infundiert, bei jüngeren Kindern und bei einem Blutzucker von <250 mg/dl 0,05 E/kg KG/h. Insulin sollte stets gegeben werden. Trinkt der Patient und benötigt keine Infusionsbehandlung mehr, wird Insulin subkutan injiziert (s. unten).

Bicarbonat Eine Therapie mit Bicarbonat sollte in aller Regel vermieden werden, da ein Hirnödem entstehen kann. Kinder mit Kreislaufversagen und hohem Risiko zu kardialer Dekompensation bilden die Ausnahme.

Nebenwirkungen Anzeichen für ein Hirnödem (ca. 0,9 %) können vor, häufiger jedoch innerhalb der ersten 24 h nach Beginn der Therapie auftreten. Zeichen des Hirnödems sind Eintrübung, plötzliche starke Kopfschmerzen, Inkontinenz, Erbrechen, Unruhe, Schielen, Pupillenreaktion: asymmetrisch – träge – starr, Papillenödem, Krämpfe.

Das Hirnödem wird mit Mannit 1 g/kg KG innerhalb von 15 min i.v. behandelt, Wiederholung nach klinischem Zustand. Als schwerste Komplikation kann eine Herniation des Gehirns auftreten. Die Ursachen für diese seltene, aber gefürchtete Komplikation sind nicht restlos geklärt. Auf eine zurückhaltende Flüssigkeitszufuhr sei hingewiesen, da tödliche Verläufe bei einer Flüssigkeitssubstitution von <4000 ml/m^2 KOF/24 h nur selten mitgeteilt wurden. Kinder <5 Jahren mit ketoacidotischer Erstmanifestation des Diabetes sind besonders gefährdet. In diesem Alter steigt die Inzidenz eines Hirnödems mit tödlichem Ausgang auf 1 : 400.

Erstbehandlung ohne Ketoacidose Liegt bei Erstmanifestation keine Acidose vor und erbricht der Patient nicht, so kann die Therapie sofort mit einer Mischung aus Normal- und Basalinsulin begonnen werden. Scheidet der Patient Aceton aus, erhält er unabhängig von der Höhe des Blutzuckers 1 E Insulin/kg KG/Tag. Wird kein Aceton ausgeschieden, beträgt die Anfangsdosis 0,5 E/kg KG/Tag. Bei Kindern vor der Pubertät kann versucht werden, mit 2-täglichen Insulindosen zu beginnen. Die Mischung besteht aus einem Drittel Normal- und zwei Dritteln Basalinsulin, davon werden morgens zwei Drittel und abends ein Drittel injiziert. Mit Beginn der Pubertät (ca. ab dem 10. Lebensjahr) benötigen die Patienten 3-tägliche Injektionen, morgens: 50 %, mittags 20 %, abends 30 % der genannten Mischung. Die Änderung der Insulindosen richtet sich nach den gemessenen Blutzuckerwerten, wobei das jeweilige Insulin nach dessen Dynamik um ca. 10 % verändert wird. Innerhalb von wenigen Tagen wird eine gute metabolische Kontrolle mit einer mittleren Blutglukose (MBG) von <150 mg/dl erreicht. Die Therapie ist risikoarm, ca. 5 % der Glukosewerte liegen <50 mg/dl, die Hypoglykämien sind überwiegend asymptomatisch.

Therapie nach Erstbehandlung

Insulin Etwa 1–3 Wochen nach der Ersteinstellung sinkt häufig der Insulinbedarf. Es tritt eine Remission ein mit einem täglichen Insulinbedarf <0,5 E/kg KG. Je intensiver die Anfangsbehandlung ist, d. h. je eher und nachhaltiger normale Blutzuckerwerte erreicht und in den Folgemonaten beibehalten werden können, desto länger dauert die Remission. Sie beruht auf einer stimulierbaren Restsekretion des Insulins (C-Peptid). Entsprechend schwankt der anfängliche Insulinbedarf von Patient zu Patient.

Zur Behandlung stehen die konventionelle und die intensivierte konventionelle Therapie zur Verfügung.

Bei der konventionellen Therapie werden Insulin und Diät zu festen Zeiten verabreicht und unter Berücksichtigung der Blutzuckerwerte des vorangehenden Tages modifiziert. Dies ist in der Remissionsphase häufig möglich. In jedem Fall sind jedoch aus psychologischen Gründen 2-tägliche Insulininjektionen beizubehalten, auch wenn dies metabolisch nicht nötig sein sollte.

Bei der intensivierten konventionellen Therapie können die Mahlzeiten flexibel eingenommen werden. Vor der Mahlzeit ist der Blutzucker zu bestimmen. Kinder erhalten rasch wirkendes Normalinsulin zur Verwertung der mit den Mahlzeiten verabreichten Kohlenhydrate sowie zur Korrektur erhöhter Blutzuckerwerte. Meist benötigen sie darüber hinaus verzögert wirkendes Basalinsulin zur Abdeckung des Grundbedarfs. Mit der intensivierten Therapie ist in der Regel eine bessere Stoffwechselkontrolle erreichbar als mit der konventionellen Therapie.

Eine Übersicht über Insuline mit rasch und verzögert eintretender Wirkung ist in ▫ Tab. 68.2 dargestellt. In den letzten Jahren wurden Insulinanaloga durch Modifikationen der Aminosäuresequenz des Insulins entwickelt, die durch eine beschleunigte oder verlangsamte Absorption charakterisiert sind (▫ Tab. 68.2). Über die Sicherheit und die Wirksamkeit der Insulinanaloga gibt es naturgemäß noch keine Langzeiterfahrung. Insgesamt gibt es keine wissenschaftlich begründbaren Zweifel an der Sicherheit der Insulinanaloga für ihre Anwendung in der Pädiatrie.

Die Dosis des rasch wirkenden Insulins errechnet sich aus dem Mahlzeitenanteil (Grundbedarf) und einem Korrekturanteil. Der Mahlzeitenanteil soll den Blutzucker binnen 2 h zum Ausgangswert zurückführen. Als Richtzahl können pro BE morgens etwa 2 E, mittags 1 E und abends 1,5 E Insulin eingesetzt werden. Der Korrekturanteil soll einen erhöhten Ausgangswert vor der Mahlzeit korrigieren. Hierbei kann von folgenden empirisch ermittelten Zahlen ausgegangen werden:

- Körpergewicht 20–30 kg → 1 E/100 mg/dl
- Körpergewicht 40–50 kg → 1 E/50 mg/dl
- Körpergewicht 70 kg → 1 E/30 mg/dl

Bewährt hat sich aus der amerikanischen Pumpentherapie die Berechnung des Korrekturanteils nach der Formel:

1500 : Tagesdosis des Insulins (E) = 1 E/mg/dl

Beispiel: 1500 : 50 E = 1 E/30 mg/dl

Abhängig von der körperlichen Belastung kann der Korrekturwert bei ein- und demselben Patienten beträchtlich schwanken.

In der partiellen Remissionsphase benötigen Kinder und Jugendliche erheblich weniger Insulin, so dass zu Beginn mit der Hälfte der obigen Insulindosis begonnen werden sollte. Es ist nötig, für das einzelne Kind die individuellen Mengen des Grund- und Korrekturbedarfs zu ermitteln. Zielgröße ist ein Blutzucker von ca. 100–120 mg/dl 2 h nach Injektion.

Die Dosis des Basalinsulins wird anhand der Blutzuckerwerte des vorangegangenen Tages, die in Abhängigkeit von maximaler Wirkung und Wirkungsdauer des Präparats gemessen wurden, oder unter Fastenbedingungen (nicht länger als 12 h) ermittelt. Die Anzahl der täglichen Insulindosen steigt mit der Dauer des Diabetes und dem Alter an, wobei vor dem 10. Lebensjahr gewöhnlich 2–3 und mit Beginn der Pubertät 3–4 benötigt werden.

Die Akzeptanz der aufwendigen Therapie durch Patient und Familie beeinflussen den Erfolg.

Der Einsatz von Insulinpumpen zur Durchführung einer kontinuierlichen subkutanen Insulininfusionstherapie (CSII) kann bei bestimmten Patienten wie Säuglingen/Kleinkindern und zuverlässigen Adoleszenten gegenüber der herkömmlichen Therapie vorteilhaft sein. Die Behandlung mit den modernen programmierbaren Pum-

Tab. 68.2 Wirkspektren handelsüblicher Insuline. (Die Tabelle ist erstellt nach der Insulintabelle des Ausschusses Pharmakotherapie des Diabetes mellitus der Deutschen Diabetes Gesellschaft)

Gruppe	Eintritt (min)	Maximum (h)	Dauer (h)	Präparat	Hersteller
Sehr kurz wirkend Insulinanalog	10	1–2	4	Insulinglulisin (Apidra) Insulin lispro (Humalog) (Liprolog) Insulin aspart (NovoRapid)	Sanofi-Aventis Lilly Berlin-Chemie Novo-Nordisk
Kurz wirkend Normalinsulin	20	2–4	8	Insulin (Berlinsulin H) (Insuman Rapid) (Huminsulin Normal) (Actrapid HM) (Insulin B. Braun)	Berlin-Chemie Sanofi-Aventis Lilly Novo-Nordisk B/BRAUN
Mittellang wirkend Basalinsulin (NPH)	45	4–6	24	Isophan-Insulin (Berlinsulin H Basal) (Insuman Basal) (Huminsulin Basal) (Protaphan HM) (Insulin B. Braun Basal)	Berlin-Chemie Aventis Lilly Novo-Nordisk B/BRAUN
Basal Analog	90	–	20	Insulindetemir (Levemir)	Novo Nordisk
Basal-Analog lang wirkend Glargin	60	–	24	Insulinglargin (Lantus)	Sanofi-Aventis

pen ist im Prinzip nicht schwieriger als eine intensivierte, konventionelle Therapie. Sie bedarf jedoch einer fachgerechten Schulung durch erfahrenes Personal. Eine Pumpentherapie ist allerdings erheblich teurer als eine konventionelle Therapie.

Ernährung Angestrebt wird eine kohlenhydratreiche (>50 %) und fettkontrollierte (30 %) Ernährung. Bei konventioneller Therapie werden 5–6 Mahlzeiten zu festgelegten Zeiten, bei intensivierter Therapie nach individuellen Wünschen eingenommen. Der Kalorienbedarf lässt sich vorab schätzen mit der Formel 1000 kcal + 100 kcal/Lebensjahr (z. B. für 5-Jährige 1500 kcal/Tag). Entscheidend für die endgültige Ernährung ist aber das Hunger-/Sättigungsempfinden des Kindes. Über diese grundsätzlichen Erwägungen hinaus ist zu beachten: Kohlenhydrate werden in Gramm, häufiger in Broteinheiten (1 BE = 12 *g* = ca. 50 kcal) oder Berechnungseinheiten (1 BE = 10 *g* = 40 kcal) angegeben. Kohlenhydratprodukte mit hohem Faseranteil sind wegen ihrer verzögerten Resorption zu bevorzugen. Graubrot ist besser als Weißbrot, Saccharose ist bis zu 20 g/1000 kcal erlaubt. Die Zuckeraustauschstoffe Fruktose, Sorbit u. a. werden nicht mehr empfohlen. Kalorienfreie Zuckerersatzstoffe Aspartame, Cyclamat u. a. können verwendet werden.

Die Empfehlung 1 g Eiweiß/kg KG pro Tag ist durch die übliche Mischkost zu erreichen. Sie gilt nicht für Säuglinge.

Pflanzliche Fette mit einem hohen Anteil ungesättigter Fettsäuren sind gegenüber tierischen zu bevorzugen. Der Cholesterinkonsum (Eigelb!) sollte 300 mg/Tag nicht überschreiten. Nächtlichen Hypoglykämien kann mit einer eiweiß- und fettreichen Abendmahlzeit vorgebeugt werden.

Körperliche Aktivität Körperliche Aktivität senkt den Insulinbedarf. Wechselnde körperliche Aktivität kann sich in Stoffwechselschwankungen äußern. Körperliche Aktivität ist generell zu fördern. Die Mitwirkung in einem Sportverein ist dabei von Vorteil. Wichtig ist die Steigerung der körperlichen Bewegung im täglichen Leben (Schulweg, Freizeitbeschäftigung, Reduktion der Zeit vor dem Fernseher, gemeinsame Aktivitäten in der Familie). Sportliche Aktivitäten können zu Hypoglykämien führen, die sich akut, oder aber erst in der folgenden Nacht nach dem sportlichen Ereignis äußern. Die körperliche Belastung schwankt mit der Sportart, der Dauer und der Intensität der individuellen Anstrengung. Die nachfolgenden Regeln geben daher nur grobe Anhalte zur Verhütung unerwünschter Stoffwechseleffekte:

Bei geplanter intensiver sportlicher Tätigkeit (>1 h) ist die Insulinmenge um ca. 30 % zu reduzieren.

Falls der Blutzucker vor der sportlichen Aktivität >250 mg/dl liegt und evtl. sogar Aceton ausgeschieden wird, sollten 1–2 E Normalinsulin injiziert werden. Ohne ausreichende Insulinkonzentration im Blut sinkt der Blutzucker nicht ab; eine hyperglykämische Entgleisung ist dann nicht ausgeschlossen.

Stets sind Traubenzucker oder zuckerhaltige Getränke (z. B. Coca-Cola®) zum Sport mitzunehmen.

Schulung Die Erstbehandlung der Kinder und Jugendlichen mit Diabetes erfolgt in der Regel in Deutschland stationär. Während des stationären Aufenthalts werden Patienten und Eltern mit unterschiedlichen Schulungseinheiten getrennt unterrichtet. Gute Schulungsprogramme für Kinder berücksichtigen die altersabhängige Auffassungsgabe, bevorzugen aktives Handeln gegenüber verbaler Unterrichtung, berücksichtigen das individuelle Tempo des Kindes und ziehen soziale Interaktion und Kommunikation dem frontalen Unterricht vor. Folgeschulungen von Eltern, Kindern und Jugendlichen sind im Abstand von 2–3 Jahren anzustreben.

Psychosoziale Betreuung Schwierigkeiten im Umgang mit der Erkrankung treten häufig in der Pubertät auf. Jugendliche erwerben in den Entwicklungsjahren Unabhängigkeit und werden selbstständig. Es wird versucht, Grenzen des Machbaren durch Erfahrung zu finden. Entsprechend vernachlässigen Jugendliche die Stoffwechselführung. Protokollhefte können gute Werte vortäuschen. Diskrepanzen zwischen eingetragenen Messwerten und inadäquat hohem HbA1c weisen auf den Versuch hin zu schwindeln. Die Situation ist für Jugendliche durch die physiologische Insulinresistenz in der Pubertät erschwert, die u. a. durch die vermehrte pulsatile Sekretion von Wachstumshormon bedingt ist. Da Wachstumshormon vorzugsweise nachts ausgeschüttet wird, ist das Dawn-Phänomen (s. unten) besonders ausgeprägt. Einfühlsame Überzeugungsarbeit ist die einzige therapeutische Möglichkeit zur Überbrückung der pubertätsassoziierten Schwierigkeiten (▶ Kap. 67).

Operationen Am Morgen der Operation sollte mit einer Infusionsbehandlung mit einer 1 : 1-Mischung von 0,9 % Kochsalzlösung und 5 % Glukoselösung unter Zusatz von 20 mval KCL pro 1000 ml, Insulin im Nebenschluss 0,025–0,05 E/kg/h begonnen werden. Bei Notfalloperationen oder längeren Eingriffen wird der Infusionsflüssigkeit 1 E Normalinsulin/4 g Glukose zugesetzt. Häufige Blutzuckerkontrollen sind angezeigt. Da Operationen einen Stress darstellen, treten wegen Freisetzung von gegenregulatorischen Hormonen Hypoglykämien selten, Hyperglykämien dagegen häufiger auf. Muss der Patient für einen diagnostischen Eingriff nüchtern bleiben, so erhält er von der Morgendosis des Verzögerungsinsulins zwei Drittel.

Interkurrente Infektionen Infektionen und andere Krankheiten können zu Hyperglykämie und Ketoacidose führen. Nicht selten ist die Hyperglykämie sogar Vorbote eines fieberhaften Infektes. Trotz krankheitsbedingter Appetitlosigkeit und verminderter Nahrungsaufnahme ist Insulin in gleicher oder sogar erhöhter Menge unter regelmäßigen Blutzuckerkontrollen weiter zu verabreichen. Auf eine ausreichende Flüssigkeitszufuhr ist besonders bei Erbrechen unbedingt zu achten. Ist die Acetonausscheidung stark erhöht, muss frühzeitig eine Infusionsbehandlung entsprechend dem Vorgehen bei Operationen durchgeführt werden.

68.1.1 Therapiefolgen

Auch die beste Stoffwechselführung kann die feine Abstimmung der Insulinausschüttung nicht erreichen, die den stoffwechselgesunden Menschen charakterisiert. Hypoglykämien und Hyperglykämien sind unvermeidbar.

Hypoglykämie

Es existiert keine einheitliche Definition einer Hypoglykämie bei Kindern mit Diabetes unter Insulintherapie. Grundsätzlich liegt eine Hypoglykämie vor, wenn durch einen erniedrigten Blutzuckerwert biologische Mechanismen beeinträchtigt werden. Eine Hypoglykämie kann symptomatisch oder latent ablaufen. Der Glukoseschwellenwert für eine kognitive Beeinträchtigung liegt in der Regel zwischen 45 und 65 mg/dl im Vollblut (Plasmaglukose 55–70 mg/dl).

Die Symptome einer Hypoglykämie entstehen insgesamt aus der Stimulation des autonomen Nervensystems durch Katecholamine und zerebral durch Glukopenie. Kinder können nicht zwischen einer autonomen und glukopenischen Reaktion unterscheiden. Die häufigsten Symptome, die bei Kindern und Jugendlichen auf eine Hypoglykämie hinweisen, treten im Bereich des Verhaltens auf. Die wichtigsten Zeichen sind Wortfindungsstörungen, Konzentrationsschwäche, Streitlust, Aggressivität, Verwirrtheit, Kopfschmerzen. Die motorische Koordination ist beeinträchtigt – beim Sport unterlaufen den Kindern ungewohnte Fehler. Bei längerer Diabetesdauer (nach 1–5 Jahren) kann der Anstieg des Glukagons und der Katecholamine nach Hypoglykämie vermindert sein und die autonomen Symptome können ausbleiben. Die Patienten sind durch unbemerkte Hypoglykämien gefährdet, da auch die neuroglukopenische Reaktion bei Patienten mit häufigen Hypoglykämien fehlen kann. Dies wird damit erklärt, dass Hirnzellen nach Hypoglykämien die Glukoseaufnahme auch bei niedrigem Blutzucker aufrechterhalten, während beim Stoffwechselgesunden mit Absinken des Blutzuckers die Aufnahme vermindert wird. Dementsprechend fehlen beim Diabetiker die neuroglukopenischen Warnsymptome. Der Blutzucker sinkt weiter ab und unterschreitet die zur neuronalen Funktion kritische Grenze. Dies äußert sich im hypoglykämischen Koma und durch Krämpfe. Das Wiederholungsrisiko steigt mit wiederholten Hypoglykämien. Um die zerebral bedingte Wahrnehmung des Diabetikers zu verbessern, muss über Monate versucht werden, den Blutzucker nicht in den hypoglykämischen Bereich absinken zu lassen. Die untere Zielgröße des Blutzuckers sollte 80 mg/dl nicht unterschreiten.

Leichtere Hypoglykämien werden mit 10–20 g Traubenzucker und nachfolgender Gabe von 1–2 BE Brot oder Keksen, schwere Hypoglykämien durch eine i.m.- oder s.c.-Injektion von Glukagon (<10 Jahre 0,5 mg; >10 Jahre 1 mg) oder durch eine intravenöse Bolusinjektion von 20 % Glukose (0,2 g/kg KG) behandelt.

Bei Kindern und Jugendlichen mit Diabetes tritt etwa die Hälfte der Unterzuckerungen nachts zwischen 24.00 und 3.00 Uhr auf, wobei häufig am Nachmittag oder Abend des Vortags intensiv Sport betrieben wurde. Die Verminderung der abendlichen Basalinsulindosis und eine eiweiß- und fettreiche Abendmahlzeit sind Möglichkeiten zu ihrer Prävention.

Bei häufigen und unerklärlichen Hypoglykämien in der Pubertät ist an die Möglichkeit einer von den Jugendlichen durch Insulin selbst induzierten Hypoglycaemia factitia zu denken. Auf das Zusammentreffen eines Diabetes Typ 1 und einer immunologisch bedingten Nebennierenrindeninsuffizienz sei hingewiesen (s. unten).

Dawn-Phänomen und Gegenregulation (Somogyi-Effekt)

Ein hoher Nüchternblutzucker kann auf dem häufigen Dawn-Phänomen oder dem seltenen Somogyi-Effekt beruhen. Das Dawn-Phänomen ist das Produkt eines relativen Insulinmangels in den Morgenstunden einer durch die nächtliche Wachstumshormonsekretion bedingten Insulinresistenz sowie einer erst Stunden nach der Mahlzeit aktiven Glukoneogenese aus Fett und Eiweiß. Die Therapie des Dawn-Phänomens besteht zunächst in einer Reduktion des Fett- und Eiweißgehalts der Abendmahlzeit. Ist der Effekt unbefriedigend, wird spät (ca. 23.00 Uhr) ein Verzögerungsinsulin oder um ca. 20.00 Uhr ein Langzeit-Insulin gegeben. Wegen der Gefahr nächtlicher Hypoglykämien wird ein Nüchternblutzucker >100 mg/dl angestrebt. Bei Adoleszenten kann mithilfe der Insulinpumpe das Dawn-Phänomen besser beherrscht werden.

Der gegenregulatorische Anstieg des Blutzuckers in den Morgenstunden nach nächtlichen Hypoglykämien, der Somogyi-Effekt, ist selten. Die Therapie besteht in der Reduktion des Abend- bzw. Spätinsulins.

68.1.2 Folgeerkrankungen

Auch wenn schwere diabetische Komplikationen im Kindes- und Jugendalter nicht die Rolle wie in späteren Lebensabschnitten spielen, beginnt ihre Verhütung mit der Erstbehandlung.

◘ **Tab. 68.3** Häufigkeit von immunologischen Krankheiten bei Diabetes Typ 1 (%)

Krankheit	Häufigkeit	Antikörper
Zöliakie	1–4	Gliadin, t-Transglutaminase, Endomysium
Hashimoto-Thyreoiditis	4–25	TAK, TPO
Perniziöse Anämie	2–4	IFA
Morbus Addison	0,4–0,6	ACA

TAK Thyreoglobulinantikörper; *TPO* Thyreoideaperoxidase; *IFA* Intrinsic-Factor-Antikörper; *ACA* „adrenal cortex antibodies".

Neuropathie

Die diabetische Neuropathie entsteht abhängig von der Dauer des Diabetes und der Qualität der metabolischen Kontrolle. Sie haben im Kindesalter noch keine Bedeutung. In Ausnahmefällen lassen sich bei Kindern und Jugendlichen mit Diabetes Zeichen der autonomen kardialen Neuropathie wie erhöhte Ruheherzfrequenz oder eine Verminderung der RR-Variabilität nachweisen. Bei langfristig schlechter Stoffwechsellage sollte eine Screeninguntersuchung entsprechend den AWMF-Leitlinien durchgeführt werden.

Nephropathie

Frühsymptom einer beginnenden diabetischen Nephropathie ist die Mikroalbuminurie. Eine persistierende Mikroalbuminurie wird definiert als eine Albuminausscheidungsrate von >20 µg/min im Nachturin oder von >30 mg/24 h im 24-h-Sammelurin in mindestens 2 von 3 hintereinander folgenden Urinproben.

Zur Diagnose einer beginnenden diabetischen Nephropathie mit Mikroalbuminurie wird der Nachweis von mindestens 2 erhöhten Albuminausscheidungsraten im Abstand von 2–4 Wochen gefordert. Körperliche Aktivität, das Vorliegen einer orthostatischen Proteinurie, Harnwegsinfekte, ein dekompensierter Diabetes, Operationen wie auch akute banale Infektionen können die Albuminausscheidung erhöhen. Die Untersuchung der Albuminausscheidung sollte vom 5. Jahr nach Diabetesbeginn, spätestens jedoch bei Kindern und Jugendlichen ab dem 11. Lebensjahr erfolgen, da die Pubertät neben dem Rauchen offenbar ein zusätzliches Risiko für die Nierenfunktion des Diabetikers darstellt. Ein normaler Blutdruck schließt eine beginnende Nephropathie nicht aus. Die Therapie der Mikroalbuminurie besteht in der Optimierung der metabolischen Kontrolle, einem höchstens dem Alter entsprechender Eiweißkonsum und einer Therapie mit ACE-Hemmern.

Erhöhter Blutdruck

Ein erhöhter Blutdruck ist ein unabhängiger Risikofaktor für die Mikro- und Makroangiopathie des Patienten mit Diabetes. Regelmäßige Kontrollen sind notwendig. Von Beginn der Pubertät an werden jährliche Bestimmungen des 24-h-Blutdrucks unter ambulanten Bedingungen empfohlen.

Retinopathie

Erste Zeichen einer beginnenden Retinopathie, Blutungen und Mikroaneurysmen, können bereits 5 Jahre nach Manifestation des Diabetes auftreten. Sie können fortschreiten oder sich zurückbilden. Die Pubertät ist ein unabhängiger zusätzlicher Risikofaktor.

Neben der Qualität der metabolischen Kontrolle beeinflussen die Dauer des Diabetes, die Höhe des Blutdrucks, eine Hyperlipidämie sowie Rauchen das Auftreten und den Verlauf der Retinopathie. Es wird empfohlen, den Augenhintergrund bei Diagnose, präpubertär 5 Jahre nach Manifestation und mit Beginn der Pubertät jährlich zu kontrollieren.

Eingeschränkte Gelenkbeweglichkeit

Eine eingeschränkte Beweglichkeit vorzugsweise der kleinen Gelenke kann bei schlecht eingestellten Patienten nach etwa 5-jähriger Diabetesdauer auftreten. Sie beruht wahrscheinlich auf der Ablagerung von Proteoglykanen in der Haut und führt fast nie zu einer relevanten Behinderung. Die Diagnose beruht auf dem Tastbefund einer verdickten Haut und dem Zeichen der „betenden Hände": zwischen den gefalteten Fingern bleibt eine Lücke. Es bestehen Assoziationen zur Mikroangiopathie.

Insulinödeme

Insulinödeme treten als Komplikation der Behandlung mit Insulin bei Mädchen häufiger als bei Jungen auf, oftmals kurzfristig unter einer forcierten Insulinbehandlung mit rascher Normalisierung des Blutzuckers. Sie haben eine gute Prognose. Die Diagnose der Insulinödeme kann nach Ausschluss von kardialen, renalen und hepatischen Ursachen gestellt werden Die Ödeme sind transitorisch und bedürfen keiner besonderen Therapie. Ihnen liegt wahrscheinlich eine Störung der Natriumhomöostase zugrunde.

Immunologische Begleiterkrankungen

Bei Typ-1-Diabetes treten nicht selten weitere Autoimmunerkrankungen auf. Sie sind in aller Regel zunächst klinisch nicht manifest und nur durch den Nachweis spezifischer Antikörper nachweisbar (◘ Tab. 68.3).

Durch den Diabetes selbst nicht erklärliche Symptome, z. B. Wachstumsstörung (bei Zöliakie, Hypothyreose), Hypoglykämien (durch Morbus Addison) usw., müssen an eine immunologische Begleiterkrankung denken lassen. Ihre Diagnose ist durch entsprechende Untersuchungen zu sichern. Die Krankheiten sind wie üblich zu behandeln. Ob symptomlose Patienten mit Typ-1-Diabetes und Zöliakie behandelt werden müssen, ist nicht entschieden. Zu regelmäßigen Antikörperuntersuchungen wird im Abstand von 1–2 Jahren geraten.

68.2 Seltene Formen des Diabetes mellitus im Kindes- und Jugendalter

68.2.1 Neonataler Diabetes

Ein Diabetes, der innerhalb des ersten Lebensmonats auftritt und länger als 14 Tage bestehen bleibt, wird als neonataler Diabetes (Neugeborenendiabetes) bezeichnet. Die geschätzte Inzidenz beträgt 1/500.000. Der Diabetes kann permanent (PNDM) oder transient (TNDM) sein. TNDM ist die häufigste Form des neonatalen Diabetes. Die Ursache für die meisten Fälle ist unbekannt. Oft werden die für den Diabetes Typ 1 charakteristischen HLA-Typen DR3/4, DR3 und DR4 gefunden. In 30–40 % der Fälle wird über eine positive Familienanamnese berichtet. Es wurde eine Assoziation mit einer Veränderung der Imprinting-Region des Chromosoms 6q24 beschrieben und es wurden in seltenen Fällen Mutationen im *ABCC8* (*SUR1*)-Gen und im *KCNJ11*(*Kir6.2*)-Gen gefunden. Es findet sich häufig ein niedriges Geburtsgewicht. Der transiente Diabetes tritt in der ersten Lebenswoche auf und kann 5 Jahre anhalten und dann verschwinden. In manchen Fällen tritt nach Jahren der Remission erneut ein Diabetes auf.

In seltenen Fällen des PNDM liegt eine Pankreasagenesie vor, die durch eine Ultraschalluntersuchung ausgeschlossen werden kann. In ca. 30 % der Fälle mit PNDM lassen sich aktivierende Mutationen im *KCNJ11*-Gen nachweisen. Dieses Gen kodiert die KIR6.2-Untereinheit des ATP-sensitiven Kaliumkanals, der die glukosevermittelte Insulinsekretion der β-Zelle vermittelt. *KIR6.2*-Mutationen können auch die Ursache von frühmanifesten Diabetesformen außerhalb der Neugeborenenzeit innerhalb der ersten Lebensmonate sein. Daran sollte bei Fehlen positiver Antikörper und bei niedrigem Insulinbedarf gedacht werden.

Eine besonderes Krankheitsbild ist das DEND-Syndrom (Developmental Delay, Epilepsy, Neonatal Diabetes), bei dem ebenfalls Mutationen im *KVNJ11*-Gen vorliegen. Weitere Genmutationen als Ursache für einen PNDM wurden im Insulin-Gen und im *ABCC8*-Gen gefunden, das die SUR1-Untereinheit des Kaliumkanals kodiert.

Initial sollte bei Patienten mit PNDM immer eine Insulintherapie durchgeführt werden. Bei Vorliegen einer erklärenden Mutation können die Patienten auf eine Sulfonylharnstofftherapie umgestellt werden. Die Sulfonylharnstoffgabe führt zu einer Wiederherstellung der Insulinsekretion bei Patienten mit einer *KIR6.2*- oder *SUR1*-Mutation.

Es wird empfohlen, die Patienten vorzugsweise mit 1–2 Injektionen NPH-Insulin pro Tag zu behandeln. Ziel der Therapie ist die Vermeidung von Hypoglykämien und ein altersgerechtes Gedeihen. Die Blutzuckerschwankungen unter der Insulintherapie sind erheblich.

Ein permanenter neonataler Diabetes kann auch in Zusammenhang mit anderen Krankheitsbildern auftreten (Pankreasaplasie, Mutationen des Insulinpromotors Faktor 1, komplette Glukokinasedefizienz, Mutationen des *FoxP3*-Gens) und als Teil des sog. IPEX-Syndroms (Immun-Dysregulation-Polyendokrinopathie-Enteropathie-X-Linked-Syndrom).

68.2.2 Typ-2-Diabetes mellitus und gestörte Glukosetoleranz

Epidemiologie Die Prävalenzen des Typ-2-Diabetes mellitus und der gestörten Glukosetoleranz haben in den Industrienationen in den letzten Jahren zu- und das mittlere Manifestationsalter abgenommen. Diese Veränderung entstand parallel zu einer deutlichen Zunahme der Prävalenz von Übergewicht. Über die Epidemiologie des Typ-2-Diabetes bei Kindern und Jugendlichen liegen nur wenige Informationen vor. In Nordamerika wurde er vor allem im Zusammenhang mit Adipositas, vor allem in spezifischen ethnischen Gruppen gefunden. Zwischenzeitlich sind auch in Europa zahlreiche Fälle von Typ-2-Diabetes bei adipösen Jugendlichen beschrieben worden. Die deutliche Zunahme der Prävalenz von Typ-2-Diabetes führte dazu, dass in verschiedenen Diabeteszentren in den USA der prozentuale Anteil von Typ-2-Diabetes bei der Diagnose Diabetes im Kindes- und Jugendalter bis zu 50 % beträgt. In Deutschland sind aktuell ca. 1000 Jugendliche mit Typ-2-Diabetes mellitus bekannt. Verschiedene deutsche Kohortenstudien zeigen allerdings, dass es in Kollektiven von Kindern und Jugendlichen mit Adipositas, bei denen ein oraler Glukosetoleranztest durchgeführt wurde, Hinweise dafür gibt, dass die Prävalenz des Typ-2-Diabetes bei 1 % und die der gestörten Glukosetoleranz bei 3–6 % liegen. Demnach ist von einer hohen Dunkelziffer auszugehen.

Auf der Basis dieser Informationen wird ein Screening für Typ-2-Diabetes und gestörte Glukosetoleranz bei Kindern und Jugendlichen empfohlen, wenn der BMI oberhalb der 97. Perzentile liegt (▶ Kap. 19, Referenzwerte), eine positive Familienanamnese oder Zeichen der Insulinresistenz (Acanthosis nigricans, Hypertriglyceridämie) vorliegen. Bei diesen Patienten sollte ein oraler Glukosetoleranztest mit der Bestimmung des Blutzuckers basal und 2 h nach Glukoseingestion durchgeführt werden (Diagnosekriterien, Tab. 68.1). Bei einem pathologischen Testergebnis muss der Befund zu einem zweiten Zeitpunkt bestätigt werden.

Die gestörte Glukosetoleranz ist ein intermediäres Stadium im natürlichen Verlauf der Entwicklung eines Typ-2-Diabetes mellitus und ist ein eigenständiger Risikofaktor für kardiovaskuläre Erkrankungen. Patienten, bei denen eine gestörte Glukosetoleranz vorliegt, stellen eine Risikogruppe für neue Diabetesfälle dar. Bei Erwachsenen entwickeln zwischen 4 und 9 % dieser Individuen pro Jahr einen Diabetes Typ 2. Die gestörte Glukosetoleranz stellt einen unabhängigen Risikofaktor für Folgestörungen (s. unten) dar und muss behandelt werden.

Pathogenese Ein zentraler Faktor für die Entwicklung einer Störung der Glukosehomöostase ist die Insulinresistenz, die u. a. bei Adipositas, bei ungünstiger Ernährung und bei Bewegungsmangel auftritt. Sekretionsprodukte des endokrin aktiven Fettgewebes (z. B. Adiponektin, Leptin, TNF-α, Resistin) und der Muskulatur sind an der Entstehung der Insulinresistenz maßgeblich beteiligt. Einige der Sekretionsprodukte und erhöhte zirkulierende freie Fettsäuren führen zudem direkt zu einer Funktionsbeeinträchtigung der β-Zelle. Bei Manifestation einer Störung der Glukosehomöostase liegt eine für die durch die Insulinresistenz ausgelösten Anforderungen inadäquate Insulinproduktion vor.

Die Pubertät ist eine kritische Phase für die Manifestation eines Prädiabetes oder Diabetes, da es hier physiologischerweise zu einer Zunahme der Insulinresistenz kommt.

Verlauf und Komplikationen Der Typ-2-Diabetes mellitus ist zunächst asymptomatisch und kann über viele Monate hinweg unerkannt bleiben. Patienten mit Typ-2-Diabetes haben oft mit dem metabolischen Syndrom assoziierte Veränderungen (Dyslipoproteinämie, arterielle Hypertonie, polyzystisches Ovar-Syndrom).

Der Typ-2-Diabetes ist langfristig eine ernsthafte und sehr teure Erkrankung. Die chronischen Folgen des Diabetes bei Erwachsenen beinhalten makrovaskuläre (vor allem kardiovaskuläre Erkrankungen mit der Folge von Schlaganfall und Herzinfarkt) sowie mikrovaskuläre Erkrankungen, wie Retinopathie, Nephropathie und Neuropathie, die im Endstadium zur Nierenfunktionsstörung und Dialyse, Erblindung oder Beinamputation führen können. Diese Komplikationen sind mit den möglichen Komplikationen bei Typ-1-Diabetes identisch. Über die Komplikationen des Typ-2-Diabetes bei Kindern und Jugendlichen liegen wenige Daten vor. Es ist jedoch anzunehmen, dass diese Endpunkte bei einer Manifestation des Diabetes Typ 2 bereits im Kindesalter sehr viel früher erreicht werden. Mikrovaskuläre Veränderungen können unter Umständen bereits bei Diagnosestellung eines Typ-2-Diabetes mellitus vorliegen. Daher ist es sinnvoll, Kinder und Jugendliche mit einem Typ-2-Diabetes mellitus auf eine Retinopathie und Mikroalbumie bereits bei Diagnosestellung zu untersuchen.

Therapie Das ideale Ziel der Behandlung ist die Normalisierung der Blutzuckerwerte und des HbA1c-Werts. Eine Kontrolle der assoziierten Komorbidität, wie Hypertonie und Dyslipoproteinämie, ist auch im Hinblick auf spätere makrovaskuläre Komplikationen erforderlich. Schlussendlich muss es gelingen, das Risiko für die akuten und chronischen Komplikationen des Diabetes zu reduzieren.

Die nichtpharmakologischen Therapiebausteine für die Behandlung von Kindern und Jugendlichen mit gestörter Glukosetoleranz und Diabetes Typ 2 entsprechen denen der Adipositastherapie und beinhalten die Bausteine Verhaltensmodifikation, Steigerung der körperlichen Bewegung, Reduktion der körperlichen Inaktivität und Veränderung der Ernährung. Allerdings können nur wenige der Betroffenen mit diesen Maßnahmen erfolgreich behandelt werden.

Eine pharmakologische Intervention mit Insulin oder oralen Antidiabetika (in erster Wahl Metformin) ist meist von Anfang an im Falle des Typ-2-Diabetes mellitus notwendig. Metformin sollte dabei nicht während Phasen mit sehr niedriger Energiezufuhr gegeben werden. Die Patienten sollten an einer Diabetesschulung teilnehmen, wie sie für Patienten mit Typ-1-Diabetes entwickelt wurde.

Prävention Die individuellen und volkswirtschaftlichen Konsequenzen der Zunahme des Typ-2-Diabetes auch bei Kindern und Jugendlichen erfordern dringende Reaktionen unseres Gesundheitssystems und der Gesundheitspolitik. Die Prävention des Typ-2-Diabetes bei Kindern kann nur über eine Prävention der Adipositas, evtl. konzentriert auf Risikogruppen, erreicht werden. Die Maßnahmen, die für eine primäre oder sekundäre Prävention Anwendung finden können, entsprechen im Wesentlichen den Maßnahmen zur Prävention der Adipositas (▶ Kap. 19). Da Individuen mit gestörter Glukosetoleranz ein deutlich erhöhtes Risiko für die Entwicklung eines Diabetes haben, ist das Screening für das Vorkommen dieser Veränderung in Risikogruppen und gezielte präventive Maßnahmen bei den Betroffenen ganz besonders notwendig. Kürzlich veröffentlichte Interventionsstudien haben überzeugend gezeigt, dass die Progression von einer gestörten Glukosetoleranz zu einem Diabetes durch eine Steigerung der körperlichen Bewegung und eine gesunde Ernährungsweise sowie durch einen mäßigen Gewichtsverlust aufgehalten wird.

68.2.3 Maturity-onset diabetes of the young

Ätiologie Bei „Maturity-onset diabetes of the young“ (MODY) handelt es sich um eine heterogene, autosomal-dominant vererbte, unterschiedlich verlaufende Form des Diabetes mellitus, bedingt durch eine Störung der β-Zell-Funktion. Die klinische Variabilität, die Therapieempfehlungen und das Risiko für Folgeerkrankungen variieren auf der Basis des zugrunde liegenden molekularen Defekts sowie in Abhängigkeit von anderen Faktoren. Heute sind mindestens 8 verschiedene Formen von MODY, die alle dominant vererbt werden, bekannt. Es ist davon auszugehen, dass in Zukunft weitere Mutationen und Kandidatengene gefunden werden, die einen MODY erklären können. Die wichtigsten Formen sind im Folgenden kurz erwähnt.

MODY 1 entsteht durch Mutationen des Gens für HNF-4α (hepatocyte nuclear factor 4α) auf Chromosom 20q. Das Genprodukt ist ein Transkriptionsfaktor, der in zahlreichen Geweben, so auch in den Langerhans-Inseln, exprimiert wird. MODY 1 ist selten.

MODY 2 beruht auf Mutationen des Glukokinase-Gens auf Chromosom 7p. Die Glukokinase ist der Glukosesensor der β-Zellen. Es ist die häufigste MODY-Form. Die Patienten zeigen eine leichte Hyperglykämie und ein niedriges Risiko für Folgeerkrankungen. Die HbA1c-Werte erreichen Maximalwerte, die nur knapp über dem normalen Grenzwert liegen. Der Anstieg des Blutzuckers im 2-Stunden-Wert im oralen Glukosetoleranztest ist nur schwach. Eine Glukoseregulationsstörung im Rahmen eines MODY 2 wird manchmal interkurrent während der Schwangerschaft beobachtet und ist dann therapiebedürftig.

MODY 3 entsteht durch Mutationen des Gens für HNF-1 auf Chromosom 7p. HNF-1α wird durch HNF-4α reguliert. MODY 3 ist häufiger als MODY 1. Typisch für diese MODY-Form ist die Glukosurie bei Blutzuckerwerten <180 mg/dl aufgrund einer erniedrigten Nierenschwelle. Bei den Patienten liegt ein deutlicher Defekt der Insulinsekretion vor, deshalb kommt es zu ausgeprägten Hyperglykämien. Die Patienten lassen sich erfolgreich mit Sulfonylharnstoffen behandeln. Sie sind allerdings sehr empfindlich für die Wirkung der Sulfonylharnstoffe und können mit deutlichen Hypoglykämien reagieren.

MODY 4 ist durch Mutationen des *IPF-1*-Gens (insulin promoter factor-1) auf Chromosom 13q. Die homozygote Form des MODY 4 führt zu einer Aplasie des Pankreas.

Bei Patienten mit MODY 5, HNF-1β können neben dem Diabetes Nierenzysten und bei Mädchen Genitalanomalien (Agenesie der Vagina, rudimentärer Uterus) vorliegen.

MODY 6 wird durch eine Mutation im *NEUROD1*-Gen verursacht (Chromosom 2q32). MODY 7 wird durch eine Mutation im *KLF11*-Gen (Chromosom 2p25) verursacht. Ein autosomal-dominant vererbter, früh-manifester Diabetes, der die MODY-Kriterien erfüllt, wurde in Familien mit dem Syndrom Diabetes und exokrine Pankreasinsuffizienz beobachtet (MODY 8). Dieser wird durch eine Basendeletion im Carboxylesterlipase-Gen verursacht.

Mehrere Familien mit MODY können keinem der 8 beschriebenen Typen zugeordnet werden, so dass nach weiteren Defekten gesucht wird.

Klinische Symptome MODY 1 und 3 können sich bei Kindern, MODY 2, MODY 4 und 5 bei jungen Erwachsenen manifestieren. Der Verlauf ähnelt dem Typ-2-Diabetes. Im Unterschied zu diesem sind die Patienten oft schlank. Die Diagnose wird nicht selten erst durch einen pathologischen oralen Glukosetoleranztest bei familiärer Belastung gestellt. Die einzelnen MODY-Formen lassen sich molekularbiologisch differenzieren.

Therapie Eine Insulinbehandlung ist zu Beginn selten erforderlich. Die Folgeerkrankungen werden durch die metabolische Kontrolle und den Typ bestimmt, da Mutationen der Transkriptionsfaktoren (MODY 1, 3 und 5) in allen Geweben und nicht nur in den Langerhans-Inseln vorliegen.

68.2.4 Maternal vererbter Diabetes und Schwerhörigkeit

Die Krankheit beruht meistens auf einer Punktmutation der mitochondrialen DNA in Position mtDNA 3243. Da die mitochondriale DNS von der Mutter stammt, kann die Krankheit nur mütterlich vererbt werden.

Es ist bislang nicht geklärt, warum die gleiche Punktmutation einmal zu MIDD (maternally inherited diabetes and deafness), in anderen Fällen zum MELAS-Syndrom (mitochondriale Myopathie, Enzephalopathie, Laktacidose, schlaganfallähnliche Symptomatik) führen kann. Bei Patienten mit MELAS-Syndrom besteht selten ein Diabetes. Klinisch besteht neben dem Diabetes eine Hörstörung im oberen Frequenzbereich (>5 kHZ). Die Patienten sind schlank, der initiale Diabetesverlauf entspricht dem Typ-2-Diabetes, jedoch mit schnellem Übergang zur Insulinbedürftigkeit.

68.2.5 Hereditäre Insulinresistenz Typ A

Definition Es handelt sich um eine heterogene, angeborene Insulinresistenz vor allem durch Rezeptordefekte. Gemeinsames biochemisches Merkmal ist ein nichtketotischer Diabetes mellitus mit hohen Konzentrationen körpereigenen Insulins (C-Peptid).

Ätiologie Rezeptordefekte entstehen durch Mutationen von Genen, die für die ordnungsgemäße Funktion des Rezeptorkomplexes verantwortlich sind. Verschiedene Mutationen beeinträchtigen folgende Funktionen:

- Rezeptorbiosynthese

- Transport des Rezeptors zur Zellmembran
- Insulinbindung
- Signalübertragung mit verminderter Tyrosinaseaktivität
- Endozytose mit beschleunigter Rezeptordegradation

Klinische Symptome Die Diagnose der schweren Insulinresistenz beruht auf der Trias: Ausgeprägter Hyperinsulinismus, Acanthosis nigricans, Hyperandrogenismus. Defekte des Insulinrezeptors können im Kindesalter inapparent verlaufen. Andererseits äußern sie sich in einem Spektrum von Erscheinungsbildern, die keine klare Beziehung zwischen Genotyp und Phänotyp erkennen lassen. Die einzelnen Phänotypen überlappen teilweise.

Folgende Krankheiten werden abgegrenzt:

- Miescher-Syndrom: Dies ist die klassische Form der Insulinresistenz Typ A. Sie wird meist bei schlanken, muskulösen Mädchen in der Pubertät diagnostiziert und ist charakterisiert durch die Kombination von insulinresistentem Diabetes mellitus, Acanthosis nigricans und Virilismus mit Zyklusstörungen. Der Hyperandrogenismus beruht auf einer Hyperplasie der Thekazellen. Es bestehen Ähnlichkeiten zum polyzystischen Ovar-Syndrom.
- Rabson-Mendenhall-Syndrom: Zusätzlich zum Diabetes finden sich auffällige Gesichtszüge, Dysplasien der Zähne und eine Hyperplasie der Pinealis.
- Pseudoakromegalie: Die Patienten haben akromegale Züge bei normalen Konzentrationen von STH und IGF-1. Insulin wirkt als Wachstumsfaktor.
- Leprechaunismus: Die Krankheit ist charakterisiert durch intrauterine Wachstumsverzögerung, Kleinwuchs, Elfengesicht, Lipoatrophie, Acanthosis nigricans und Insulinresistenz. Bei neugeborenen Mädchen können zystische Ovarien, Hirsutismus und Klitorishypertrophie vorliegen.
- Lipodystrophien: Als eine Sonderform der Insulinresistenz sind die angeborenen und erwobenen Lipodystrophien zu sehen, bei denen es infolge des fehlenden oder stark reduzierten Fettgewebes zu einer Insulinresistenz kommt (z. B. Berardinelli-Seip-Syndrom, Lawrence-Syndrom).

Therapie Der Pathogenese entsprechend haben Diät sowie hohe und höchste Mengen Insulin bei allen Formen der Typ-A-Insulinresistenz wenig oder keinen blutzuckersenkenden Effekt. Ein Therapieversuch mit Metformin und evtl. auch IGF-1 kann erwogen werden.

68.2.6 Insulinresistenz Typ B

Die Insulinresistenz Typ B ist durch Antikörper gegen den Insulinrezeptor bedingt, die bei immunologischen Krankheiten wie Lupus erythematodes auftreten können. Die Symptome entsprechen denen der Insulinresistenz A. Der Diabetes ist schwer einstellbar, da agonistisch oder antagonistisch wirkende Insulinantikörper auftreten, die hypo- oder hyperglykämisch wirken.

68.2.7 Insulinsynthesedefekte

Bei Patienten mit gestörter Glukosetoleranz oder Diabetes mellitus, die wie bei der Insulinresistenz hohe Serumkonzentrationen von Insulin aufweisen, jedoch normal auf exogenes Insulin ansprechen, können möglicherweise Mutationen des für die Insulinsynthese kodierenden Gens vorliegen mit Produktion eines unwirksamen Insulins. Bei wenigen Familien wurde ein Konversionsdefekt von Proinsulin zu Insulin nachgewiesen.

68.2.8 Wolfram-Syndrom

Definition Beim Wolfram-Syndrom (DIDMOAD) handelt es sich um ein seltenes, autosomal-rezessives, neurodegeneratives Syndrom mit den Hauptsymptomen Diabetes insipidus, Diabetes mellitus, Optikusatrophie, Taubheit. DIDMOAD ist ein Akronym aus den Anfangsbuchstaben der Hauptsymptome (diabetes-insipidus-diabetes-mellitus-optic-atrophy-deafness-syndrome).

Ätiologie Das mutierte Gen WFS1 (4p16.1) kodiert das Genprodukt Wolframin, das im endoplasmatischen Retikulum lokalisiert ist eine Rolle in der Kalzium-Homöostase spielt.

Klinische Symptome Die oben genannten Symptome treten in folgender Häufigkeit und zeitlichem Verlauf auf: nichtimmunologisch bedingter Diabetes mellitus (100 %) und Optikusatrophie (100 %) vor dem 10. Lebensjahr, Diabetes insipidus centralis (75 %), Taubheit (60 %), Atonie der Harnwege mit Hydronephrose und Megaureter (60 %) vor dem 20. Lebensjahr, neurologische Ausfälle mit 20–30 Jahren. Weniger häufig tritt eine Hodenatrophie auf. Die Patienten sterben im Alter von 30–40 Jahren an Ateminsuffizienz bei Hirnstammatrophie.

Differenzialdiagnose Die beiden Hauptsymptome Diabetes und Optikusatrophie kommen u. a. bei Friedreich-Ataxie, Refsum-Syndrom, Alström-Syndrom und Biedl-Bardet-Syndrom vor.

68.2.9 Wolcott-Rallison-Syndrom

Beim Wolcott-Rallison-Syndrom handelt es sich um ein autosomal-rezessives Erbleiden, charakterisiert durch einen im Säuglingsalter auftretenden Diabetes mellitus mit einer spondyloepiphysären Dysplasie und rasch fortschreitender (nichtdiabetischer) Nephropathie. Andere Symptome wie zentrale Hypothyreose und Entwicklungsverzögerung können assoziiert sein. Ursache sind Mutationen des *EIF2AK3*-Gens, das eine den Translationsprozess initiierende Kinase kodiert.

68.2.10 Rogers-Syndrom

Das Rogers-Syndrom (Thiamine-responsive megaloblastic anemia syndrome) ist eine seltene Erkrankung, die durch einen Hörverlust, einen Diabetes mellitus und einer megaloblastären Anämie gekennzeichnet ist. Die megaloblastäre Anmämie kann mit Vitamin B_1 (Thiamin) gut behandelt werden. In einigen Fällen kann der Diabetes ebenfalls mit Thiamin behandelt oder zumindest die erforderliche Insulindosis erheblich reduziert werden. Bei einigen Patienten konnte eine Mutation im *SLC19A2*-Gen gefunden werden, die zu einer Funktionsstörung des Thiamintransporter-1 führen.

68.3 Mitochondriale Erkrankungen und Diabetes

Es ist bekannt, dass die Mitochondrienfunktion eine wesentliche Bedeutung bei der Regulation der Glukosehomöostase hat. Sowohl die Insulinsekretionsleistung der β-Zelle als auch die Regulation der Insulinsensitivität in der Peripherie (vor allem Muskulatur) ist abhängig von einer ausreichenden ATP-Synthese und damit einer ausreichenden Energiebereitstellung durch Mitochondrien. Die Mitochondrienfunktion hat für die Pathogenese des Typ-2-Diabetes eine große Bedeutung. Umgekehrt ist jedoch auch bekannt, dass Störungen des mitochondrialen Stoffwechsels einen Diabetes mellitus erzeugen können. Zahlreiche klinische Syndrome, die auf eine Störung der Mitochondrienfunktion zurückzuführen sind, sind mit einem Diabetes assoziiert. Viele dieser Syndrome haben zusätzlich neurodegenerative Eigenschaften. Die Koinzidenz von Neurodegenerationen und Diabetes mellitus ist wenig überraschend, wenn man die vergleichsweise geringe Regenerationskapazität von Neuronen und auch von β-Zellen in Betracht zieht und es einen sicheren Zusammenhang mit einer gestörten Energiebereitstellung intrazellulär und der Aktivierung von ATP gibt.

Es wird heute davon ausgegangen, dass viele der diabetischen neurodegenerativen Erkrankungen auf der Basis einer veränderten oxidativen Phosphorylierung (OXPHOS) und des mitochondrialen Stoffwechsels entstehen. Zu diesen Erkrankungen gehören u. a. Alström-Syndrom, myotone Dystrophie Typ 1, Werner-Syndrom, Wolfram-Syndrom (DIDMOAD) u. a.

68.4 Diabetes mellitus bei anderen Krankheiten

Bei verschiedenen Krankheiten liegt ein deutlich erhöhtes Risiko für die Entwicklung eines Diabetes mellitus vor. Dazu gehören syndromale Erkrankungen wie Turner-Syndrom, Prader-Willi-Syndrom, Down-Syndrom, Klinefelter-Syndrom, Bardet-Biedl-Syndrom, Hämochromatose sowie verschiedene Endokrinopathien. Dabei spielen der Diabetes mellitus bei zystischer Fibrose und bei Hämosiderose z. B. in Folge einer Thalassaemia major zahlenmäßig eine besondere Bedeutung.

Der Diabetes mellitus bei Zystischer Fibrose ist durch eine eingeschränkte Insulinsekretion gekennzeichnet. Im Rahmen von Infektionen ist die Insulinsensitivität ebenfalls vermindert. Die Störung der Blutzuckerregulation beginnt mit postprandial erhöhten Blutzuckerwerten. Da die Manifestation eines Diabetes mellitus bei Patienten mit Zystischer Fibrose klinisch schwer zu erkennen ist, soll bei den Patienten ab dem 10. Lebensjahr jährlich ein oraler Glukosetoleranztest durchgeführt werden. Ein normaler Befund im oralen Glukosetoleranztest schließt eine abnormale postprandiale Hyperglykämie nicht immer aus, insbesondere wenn mehr als 75 g Kohlenhydrate in einer Mahlzeit verzehrt werden. Eine frühzeitige medikamentöse Therapie (orale Antidiabetika oder Insulin) einer diabetischen Stoffwechsellage bei Patienten mit zystischer Fibrose wird empfohlen, da dadurch die Lungenfunktion und der Ernährungsstatus bedeutsam verbessert werden können.

Es ist zu beachten, dass die Glukoseregulation durch verschiedene Medikamente (Diuretika Antihypertensiva, Psychotherapeutika, Hormone und hormonell wirksame Substanzen, Chemotherapeutika und Immunsuppressiva sowie andere Pharmaka) über eine Veränderung der Insulinwirkung oder/und der Insulinsekretion beeinflusst werden kann.

Zudem sollte beachtet werden, dass es im Kindes- und Jugendalter vor allem bei jungen Kindern im Rahmen von Infekten, chirurgischen Eingriffen oder in anderen körperlichen Stresssituationen zu einer passageren Hyperglykämie und Glukosurie kommen kann. Es ist anzunehmen, dass das Risiko bei solchen Patienten, im weiteren Leben einen Diabetes mellitus zu entwickeln, höher ist als in der Normalbevölkerung. Die Durchführung eines oralen Glukosetoleranztests im Abstand zu dem zugrunde liegenden Ereignis ist sinnvoll.

Literatur

Chèvre JC, Hani EH, Boutin P et al (1998) Mutation screening in 18 caucasian families suggest the existence of other MODY genes. Diabetologia 41:1017–1023

Dunger DB, Edge JA (2001) Predicting cerebral edema during diabetic ketoacidosis. N Engl J Med 344:302–303

Fajans SS, Bell GI, Polonsky KS (2001) Molecular mechanismus and clinical pathophysiology of maturity-onset diabetes of the young. N Eng J Med 345:971–980

Fischer P, Debatin KM, Wabitsch M (2002) Lipodystrophien – Übersicht, Stand der Forschung, Klassifikation, neue Therapien. Klin Pädiatr 214(3):99–103

Heinze E, Holl RW (2004) Diabetes mellitus. In: Reinhardt D (Hrsg) Therapie der Krankheiten des Kindes- und Jugendalters, 7. Aufl. Springer, Berlin Heidelberg New York Tokyo

Holterhus P.M. et al (2009) Diagnostik, Therapie und Verlaufskontrolle des Diabetes mellitus im Kindes- und Jugendalter. Leitlinie der Arbeitsgemeinschaft Pädiatrische Diabetologie (AGPD) e.V.

Patterson CC et al (2009) Incidence trends for childhood type 1 diabetes in Europe during 1989-2003 and predicted new cases 2005-20: a multicentre prospective registration study. Lancet 373(9680):2027–2033

Ristow M (2004) Neurodegenerative disorders associated with diabetes mellitus. J Mol Med 82:510–529

She JX (1996) Susceptibility to type 1 diabetes: HLA-DQ and DR revisited. Immunol Today 17:323–329

Tuomilehto J, Lindström J, Eriksson JG et al (2001) Prevention of type 2 diabetes mellitus by changes in lifestyle among subjects with impaired glucose tolerance. N Engl J Med 344:1343–1350

Wabitsch M, Hauner H, Hertrampf M et al (2004) Type 2 diabetes mellitus and impaired glucose regulation in caucasian children and adolescents with obesity living in Germany. Int J Obes Relat Metab Disord 28:307–313

69 Wachstumsstörungen

D. Schnabel

69.1 Grundlagen

Das Körperlängenwachstum ist ein sehr komplexer Prozess. Von der Konzeption bis zum Schluss der Wachstumsfugen, d. h. bis zum Erreichen der Endgröße, müssen sehr verschiedene Faktoren zusammenwirken, damit das Kind sein Wachstumspotenzial möglichst optimal ausschöpft und eine Endgröße im genetischen Zielgrößenbereich erreicht.

Wichtigste Faktoren für das Wachstum sind die Erbanlagen der Eltern. Sie bestimmen zu etwa 70 % die Endlänge eines Kindes. Des Weiteren sind erforderlich: Eine ausreichende und ausgewogene Ernährung, ein ausgeglichener Stoffwechsel, psychische Stabilität und das Vorhandensein wachstumsstimulierender Hormone wie Schilddrüsenhormon, Östrogene und Testosteron in der Pubertät sowie Wachstumshormon (somatotropes Hormon, STH) (► Kap. 62).

Im Mittel dauert der Wachstumsprozess heute für Mädchen etwa 16 und für Jungen etwa 18 (±2) Jahre. Der positive säkulare Wachstumstrend ist bis zum Epiphysenschluss gekennzeichnet durch eine höhere Wachstumsgeschwindigkeit (s. unten) in jedem Lebensalter. Auf nutritive, vor allem wohl auf eine hochwertigere Proteinversorgung, aber auch auf soziokulturelle und andere Umweltfaktoren ist es zurückzuführen, dass seit 1900 die mittlere Erwachsenengröße bei Männern um etwa 15 cm von damals 165 cm auf nunmehr 180 cm zugenommen hat. In den letzten Jahren hat sich allerdings der säkulare Trend deutlich verlangsamt bzw. ist er, wohl aufgrund limitierender biophysikalischer und genetischer Faktoren, zum Stillstand gekommen.

Definitionen und Methoden Die Verwendung präziser Messgeräte ist eine Voraussetzung für die Untersuchung kindlichen Wachstums. Die Körperlänge/-höhe wird bis zum 2. Lebensjahr im Liegen (Messschale), danach im Stehen gemessen (Stadiometer).

Der Gebrauch von angemessenen Somatogrammen/Perzentilenkurven erlaubt die grafische Dokumentation der Körpergröße/-länge. In Deutschland werden vorwiegend die Perzentilenkurven von Prader, Hesse und Kromeyer-Hauschild verwendet. Für eine Reihe ossärer und syndromaler Wachstumsstörungen gibt es krankheitsspezifische Wachstumskurven, z. B. für Ullrich-Turner-Syndrom, Noonan-Syndrom, Prader-Willi-Syndrom, chronische Niereninsuffizienz, Down-Syndrom und Marfan-Syndrom.

Die voraussichtliche mittlere Erwachsenengröße eines Kindes lässt sich gemäß der folgenden ► Übersicht berechnen.

Eine Größenabweichung lässt sich mit dem SDS (standard deviation score) ausdrücken. Der Bereich von ±2 SDS entspricht definitionsgemäß dem Normbereich (3.–97. Perzentile). Dieses Rechenverfahren erlaubt eine exakte Definition der Größenabweichungen auch außerhalb der Perzentilen und den Vergleich unabhängig vom Alter.

Berechnung der voraussichtlichen Erwachsenengröße (Zielgröße) und des Standard deviation score (SDS)

Voraussichtliche Erwachsenengröße:

$$\text{Jungen} = \frac{\text{Größe des Vaters} + \text{Größe der Mutter}}{2} + 6{,}5\ \text{cm}\ (\pm 10\ \text{cm})$$

$$\text{Mädchen} = \frac{\text{Größe des Vaters} + \text{Größe der Mutter}}{2} - 6{,}5\ \text{cm}\ (\pm 8{,}0\ \text{cm})$$

Größenabweichung berechnet als SDS:

$$\text{SDS} = \frac{\text{Gemessene Größe} - \text{altersbezogene mittlere Größe (50er Perzentile)}}{\text{Altersbezogene Standardabweichung}}$$

Die Dynamik des Wachstums kann durch die Ermittlung der Wachstumsgeschwindigkeit – ausgedrückt in Zentimeter pro Jahr oder in SDS – beschrieben werden. Die Bestimmung der Wachstumsgeschwindigkeit setzt zwei präzise Messungen der Größe (Länge) in zeitlichem Abstand voraus. Je größer die Wachstumsgeschwindigkeit und je präziser die Größenmessung, umso kürzer können die Abstände zwischen 2 Messungen sein. Üblicherweise sollte der zeitliche Abstand in der Praxis aber 6 Monate überschreiten. Die normale Wachstumsgeschwindigkeit liegt zwischen der 3. und 97. Perzentile, jedoch führt eine konstante Wachstumsgeschwindigkeit unterhalb der 25. Perzentile zum Kleinwuchs, während eine anhaltende Wachstumsgeschwindigkeit oberhalb der 75. Perzentile zum Hochwuchs führt (◘ Abb. 69.1).

Die Erfassung der Körperproportionen ist ein wichtiges Kriterium insbesondere bei der Beurteilung von Wachstumsstörungen. Es stehen dafür verschiedene Methoden zur Verfügung (u. a. Sitzhöhe, Verhältnis Oberlänge zu Unterlänge). Als orientierende Methode kann die Messung der Armspannweite verwendet werden. Der Verdacht auf Disproportionierung liegt dann vor, wenn die Armspannweite deutlich (>5 cm) von der Körperhöhe differiert.

Die Beurteilung des Wachstums muss auch immer die Pubertätsentwicklung berücksichtigen, entweder klinisch (Stadien nach Tanner, ► Kap. 66) oder durch sonografische Größenbestimmungen (z. B. Hoden-, Uterusvolumen). Basale Hormonmessungen im Blut (z. B. Testosteron, Östradiol, Gonadotropine) sind insbesondere zur Beurteilung des Pubertätsbeginns weniger hilfreich.

Wachstum und Pubertätsentwicklung sind eng mit der Skelettreifung, dem sog. Knochenalter, korreliert. Dieses Maß für die biologische Reife des Organismus wird durch eine standardisierte Röntgenaufnahme, zumeist der gesamten linken Hand einschließlich distaler Anteile von Radius und Ulna, ermittelt. Die Beurteilung erfolgt mittels eines alterstypischen Standards nach Greulich und Pyle, während zur prognostischen Endgrößenbestimmung die Methode nach Bailey und Pinneau verwendet wird. Die Größenprognose ist dabei eine lineare Funktion von Körpergröße und Knochenalter. Alternativ wird auch die recht aufwendige Methode nach Tanner und Whitehouse genutzt, dabei ist die Größenprognose eine Funktion aus Alter, Knochenalter und Körperhöhe.

G.F. Hoffmann, M.J. Lentze, J. Spranger, F. Zepp (Hrsg.), *Pädiatrie*,
DOI 10.1007/978-3-642-41866-2_69,

69.2 Kleinwuchs

69.2.1 Allgemeines

Definition Ein Kleinwuchs liegt vor, wenn Größe (Länge) eines Kindes bezogen auf Alter und Geschlecht unter der 3. Perzentile liegt. Für Frauen ist das eine Endgröße unterhalb von 153 cm, für Männer unterhalb von 167 cm.

Diagnose und Differenzialdiagnose Kleinwuchs ist zunächst nur ein Symptom. Die Zuordnung zu einem pathologischen Geschehen hängt in erster Linie von den elterlichen Genen ab. Häufigste Ursachen des Kleinwuchses sind der familiäre Kleinwuchs (permanent) und die konstitutionelle Entwicklungsverzögerung von Pubertät und Wachstum (KEV). Bei dieser transitorischen Wachstumsstörung verläuft die Körperlängenentwicklung bereits in der Präpubertät verlangsamt und unterhalb der elterlichen Zielgrößenperzentile. Der Pubertätswachstumsschub tritt verspätet ein, aber die betroffenen Kinder erreichen in der Regel ohne eine hormonelle Intervention eine Endlänge im Elternzielgrößenbereich. Häufig sind ein oder beide Elternteile ebenfalls „Spätentwickler" gewesen.

Die Kleinwuchsdiagnostik erfordert neben einer ausführlichen Anamnese (inkl. Geburtsanamnese, Geburtsmaße, Endgrößen und Pubertätsverlauf beider Eltern), dem Erstellen einer individuellen Wachstumskurve und anthropometrischen Messungen (Körperhöhe/-länge, Armspannweite, Gewicht, Kopfumfang) immer eine komplette klinische Untersuchung. Dabei ist insbesondere auf kleinere morphologische Besonderheiten zu achten. Den Pubertätsmerkmalen ist eine besondere Aufmerksamkeit zu widmen (s. oben).

Allgemeine klinisch-chemische Untersuchungen decken okkulte organische oder systemische Störungen auf. Der Umfang der Untersuchungen kann sich im Vorfeld der Diagnostik in der Regel auf ein begrenztes Arsenal beschränken (BSG, rotes und weißes Blutbild, Gesamteiweiß, Elektrolyte, Kreatinin, Transaminasen, alkalische Phosphatase) und dann entsprechend der eingegrenzten Diagnose vertieft werden (◘ Tab. 69.1). Chromosomenanalyse und molekulargenetische Techniken sind bei Verdacht auf genetisch bedingte syndromale Kleinwuchsformen indiziert.

Hormonelle Parameter Eine Hypothyreose kann mit hinreichender Wahrscheinlichkeit ausgeschlossen werden, wenn Thyroxin (T_4) und TSH im Serum normal sind. Ebenso ist ein Wachstumshormonmangel unwahrscheinlich, wenn IGF-1 und IGFBP-3 im Serum völlig normal sind. Erhöhte basale Gonadotropine im Blut deuten auf Störungen mit primärem Hypogonadismus hin.

Während die konventionelle Röntgendiagnostik des Skeletts bei der Diagnostik der Wachstumsstörung mit Dysproportionierung eine zentrale Rolle spielt, beschränkt sie sich beim proportionierten Kleinwuchs in der Regel zunächst auf eine Röntgenaufnahme der (ganzen) linken Hand. Diese Untersuchung gibt Einblicke in die Knochenstruktur und in die Knochenreife, die in das sog. Knochenalter transformiert wird. Andere bildgebende Verfahren (Sonografie, MRT) ergänzen die Diagnostik, stehen aber für die Diagnosestellung nicht immer im Vordergrund.

Das Flussschema zum diagnostischen Vorgehen bei Kleinwuchs erleichtert die systematische Abklärung (◘ Abb. 69.2). Primäre und sekundäre Ursachen des Kleinwuchses sind in der ▸ Übersicht dargestellt.

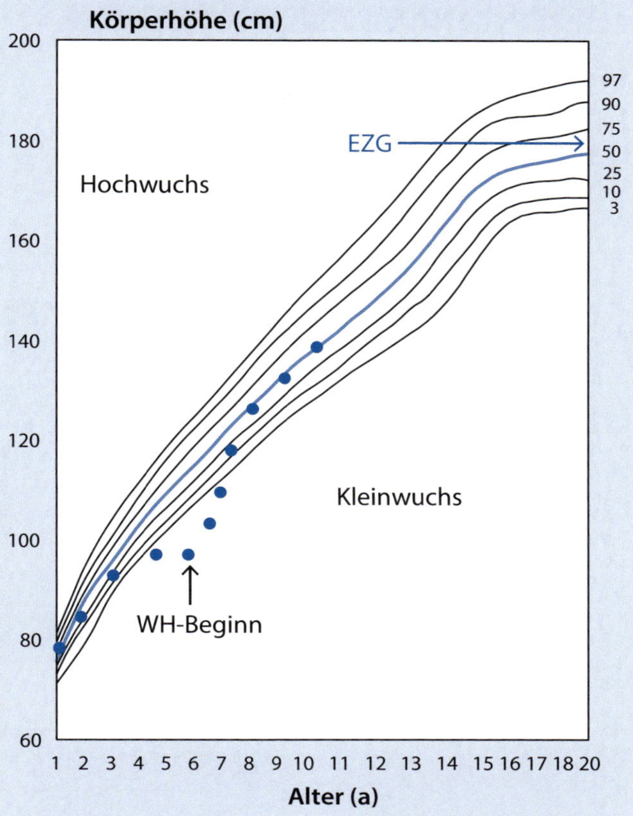

◘ **Abb. 69.1** Wachstumskurve (Jungen) mit dem Wachstumsverlauf eines Patienten mit einem im Alter von 6 Jahren diagnostizierten STH-Mangel, vor und nach Beginn der STH-Substitutionstherapie; *EZG* Elternzielgröße

Einteilung von Wachstumsstörungen mit Kleinwuchs

Primärer Kleinwuchs:
- Normvarianten
  - Familiärer Kleinwuchs
  - Konstitutionelle Entwicklungsverzögerung von Pubertät und Wachstum
- Skelettdysplasien (▸ Kap. 246)
- Chromosomale Anomalien (Ullrich-Turner-Syndrom, Down-Syndrom)
- Intrauterin erworbener Kleinwuchs (fetale Infektionen, Alkohol, Nikotin, chronische Plazentainsuffizienz, mütterliche hormonelle/metabolische Störungen)
- Kleinwuchssyndrome (Silver-Russell-Syndrom, Noonan-Syndrom)
- Konstitutionelle Entwicklungsstörungen des Skeletts – Kap. 246

Sekundärer Kleinwuchs:
- Mangel- und Fehlernährung (Dystrophie)
- Chronische Organerkrankungen
  - Niereninsuffizienz
  - Leber-/Gallenwegserkrankungen (Zirrhose, Alagille-Syndrom)
  - Darmerkrankungen (Zöliakie, Morbus Crohn, Colitis ulcerosa)
  - Hämatogische Erkrankungen (u. a. Fanconi-Anämie, Sichelzellanämie)
  - Zyanotische Herzfehler

Tab. 69.1 Laboruntersuchungen zum Ausschluss chronischer Krankheiten

Parameter	Erkrankung/Organsystem
Kalzium, Phosphat, AP	Störung Kalzium-Phosphat-Stoffwechsel
Hämoglobin, MCH, MCHC, Hkt	Anämien, Hämoglobinopathien
GPT, GOT, γ-GT, Bilirubin, PCHE	Leber-/Gallenwegserkrankungen
Gliadin-/Transglutaminase-Antikörper, IgA	Zöliakie
Leukozyten, BB-DD, CRP, BSG	Chronisch-entzündliche Erkrankungen
Natrium, Kalium, Kreatinin, Harnstoff, ph-Wert, Bicarbonat, spezifisches Gewicht im Urin	Nierenerkrankungen, Störungen des Salz-Wasser-Haushalts, metabolische Erkrankungen
Differenzialblutbild, Immunglobuline	Immundefekte
Chromosomenanalyse	Ullrich-Turner-Syndrom, andere Syndrome

AP: alkalische Phosphatase; *MCH*: mittleres korpuskuläres Hämoglobin; *MCHC*: mittlere korpuskuläre Hämoglobinkonzentration; *Hkt*: Hämatokrit; *GPT*: Glutamat-Pyruvat-Transaminase; *GOT*: Glutamat-Oxalacetat-Transaminase; *γ-GT*: γ-Glutamyl-Transferase; *PCHE*: Pseudocholinesterase; *IgA*: Immunglobulin A; *BB-DD*: Differenzialblutbild; *CRP*: C-reaktives Protein; *BSG*: Blutsenkungsgeschwindigkeit

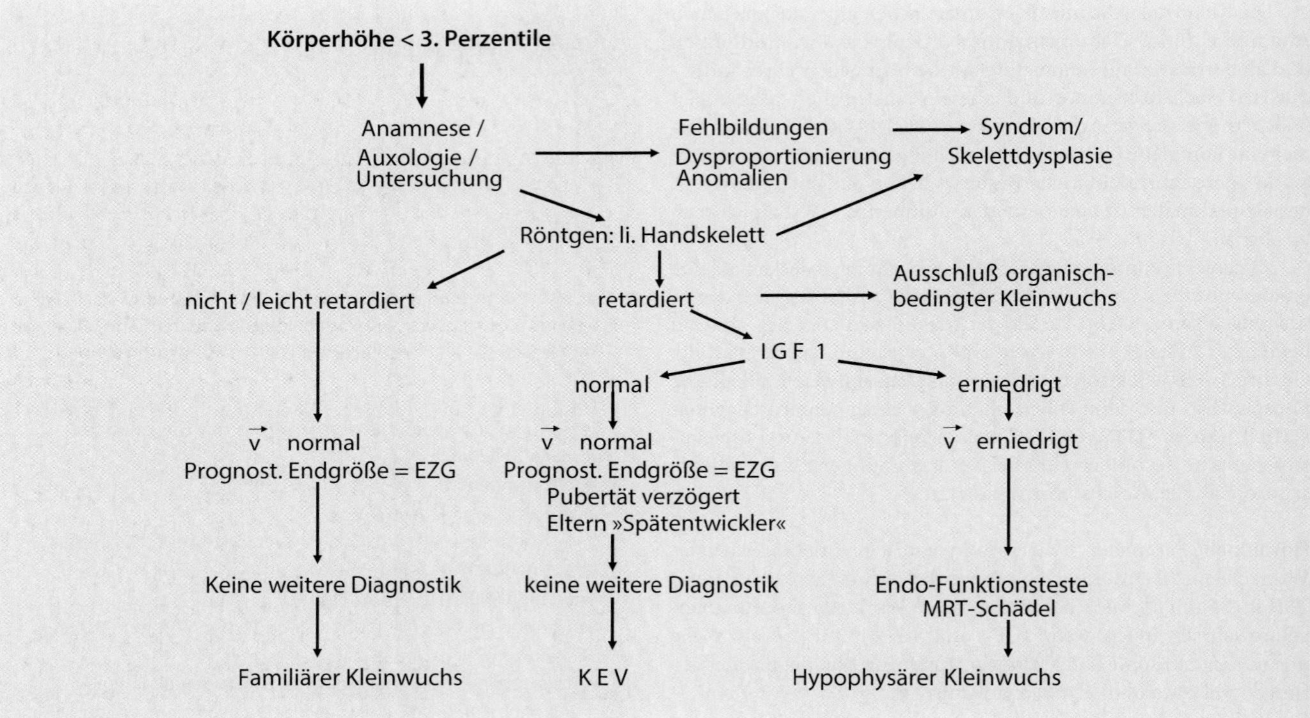

Abb. 69.2 Flussschema zum diagnostischen Vorgehen bei Kleinwuchs. ($\vec{v}$: Wachstumsgeschwindigkeit; *EZG:* Endzielgröße; *KEV:* konstitutionelle Entwicklungsverzögerung) (► Kap. 62)

  - Zystische Fibrose
  - Pulmonale Erkrankungen (schweres Asthma bronchiale)
  - Rheumatischer/autoimmunologischer Formenkreis
- Metabolische Störungen des Kohlenhydrat-, Eiweiß- und Fettstoffwechsels, (u. a. Mukopolysaccharidosen, Mukolipidosen)
- Knochenstoffwechselstörungen (u. a. Vitamin-D-Mangel-Rachitis, hypophosphatämische Rachitis)
- Hormonelle Störungen (Wachstumshormonmangel, Hypothyreose, Glukokortikoidexzess)
- Psychosoziale Deprivation

Therapie Die Therapie des Kleinwuchses hat die Normalisierung der Körpergröße und das Erreichen einer Endgröße im genetischen Zielgrößenbereich zum Ziel. Bei chronischen Organerkrankungen und Hormonstörungen wird die Wachstumsstörung mit der Beseitigung der Grunderkrankung behandelt. Ob in diesen Situationen ein vollständiges Aufholwachstum möglich ist, hängt vom Ausmaß, der Dauer und vom Alter des Patienten sowie von den zur Behandlung der chronischen Organerkrankung erforderlichen Medikamenten ab. Bei schweren anhaltenden Erkrankungen, die junge Kinder betreffen, ist die Prognose schlechter. Bei Skelettdysplasien kann gelegentlich eine operative Verlängerung der langen Röhrenknochen in Frage kommen. In den letzten Jahren wurden Versuche gemacht, die

Körpergröße von Kindern unterschiedlicher – und meist unbekannter Genese – mit Wachstumshormon zu verbessern. Beim Ullrich-Turner-Syndrom (s. unten) und der chronischen Niereninsuffizienz führte eine frühzeitig begonnene, hoch dosierte Therapie mit Wachstumshormon in der Regel zu einer Endgrößenverbesserung. Das die STH-Behandlung von Kindern mit intrauterinem Kleinwuchs (SGA) ohne Aufholwachstum erfolgversprechend zu sein scheint, zeigt eine erste Meta-Analyse von 4 randomisiert-kontrollierten Studien. Die Endgröße Behandelter übertraf signifikant die Endgröße Unbehandelter mit 0,9 SDS. Der Größenunterschied im Erwachsenenalter zwischen behandelten und unbehandelten SGA-Kindern beträgt damit ungefähr 6 cm nach 8 Behandlungsjahren. Die Therapie der SGA-Patienten sollte aber bis zum Vorliegen von Langzeitnachbeobachtungsdaten in Hinblick auf das im späteren Leben bei diesen Patienten gehäuft auftretende metabolische Syndrom weiterhin kritisch gesehen werden.

69.2.2 Intrauteriner Kleinwuchs

Der Begriff intrauteriner Kleinwuchs wird im engeren Sinn deskriptiv für eine Gruppe von Kindern benutzt, die bei Geburt zu klein (zu leicht und/oder zu klein) für das Gestationsalter sind (small for gestational age, SGA). Wenn man die Ätiologie des pränatal beginnenden Kleinwuchses nicht kennt, wird man den Terminus deskriptiv verwenden. Mithilfe molekulargenetischer Methoden ist es jedoch zunehmend häufiger möglich, die Ursache des Kleinwuchses zu finden. Der zunächst nur beschreibende Terminus weicht dann einer exakten Diagnose. Es gibt eine Vielzahl von Bedingungen, die zu einer pränatalen Wachstumsstörung führen (▸ Übersicht und ◘ Abb. 69.3).

Ursachen des pränatalen Kleinwuchses

- Mütterliche Störungen
  - Eklampsie
  - Schwere chronische Krankheiten
  - Metabolische und hormonelle Störungen
  - Uterusanomalien
  - Exogene Noxen (z. B. Rauchen, Alkohol, Drogen)
  - Sozioökonomische Konflikte (junges Alter u. a.)
- Plazentare Störungen (Plazentainsuffizienz)
- Mehrlingsschwangerschaft
- Exogene fetale Störungen, insbesondere Infektionen
- Konstitutionelle fetale Störungen
- Chromosomale Aberrationen (▸ Abschn. 26.2)
- Anatomische Entwicklungsdefekte (▸ Kap. 25 und 246)
- Pränatal manifeste Skelettdysplasien (▸ Kap. 246)
- Syndromatische Störungen (einschließlich primordialer Kleinwuchs s. oben, ▸ Kap. 27)

Die Pathogenese der intrauterinen Wachstumsstörung ist in den meisten Fällen unbekannt. Die Mehrheit der bei Geburt untermaßigen Kinder – insbesondere die durch mütterliche, plazentare und exogene Faktoren beeinträchtigten Kinder – holt das Wachstumsdefizit in der Regel bis zum 4. Lebensjahr auf. Ist dies nicht der Fall, liegt eine Form des primordialen Kleinwuchses vor. Kinder mit primordialem Kleinwuchs sind bei der Geburt zu klein und bleiben klein. Der Kleinwuchs ist proportioniert. Röhrenknochen sind und bleiben auffällig schlank, sind aber wohl geformt. Verschiedene morphologische Stigmata erlauben häufig eine spezifischere Diagnose (▶ Kap. 27).

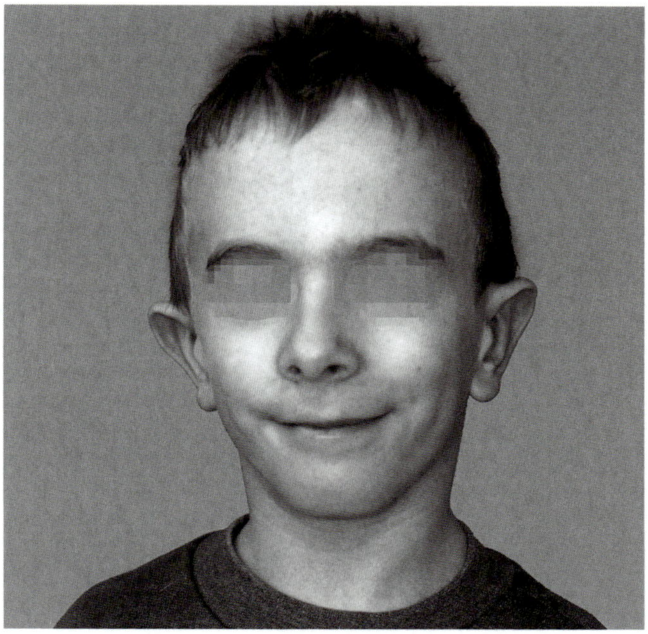

◘ **Abb. 69.3** 8-jähriger Junge mit Silver-Russel-Syndrom, charakterisiert durch intrauterinen persistierenden, proportionierten Kleinwuchs, relativ großen Gesichtsschädel, dreieckig geformtes Gesicht mit Mikroretrogenie, häufig Körperasymmetrien und Klinobrachydaktylie der Kleinfinger. (Die Bildrechte liegen bei der abgebildeten Person bzw. den Erziehungsberechtigten). (Die Bildrechte liegen bei der abgebildeten Person bzw. den Erziehungsberechtigten)

69.2.3 Ullrich-Turner-Syndrom

Bei kleinwüchsigen Mädchen muss immer an ein Ullrich-Turner-Syndrom gedacht werden. Die Häufigkeit liegt bei etwa 1:2500 weiblichen Geburten. Ursache der Erkrankung ist das vollständige oder teilweise Fehlen eines X-Chromosoms; das Syndrom wird in ▶ Abschn. 26.2 dargestellt (◘ Abb. 69.4 und 69.5).

69.2.4 Kleinwuchs durch hormonelle Störungen

Die Hypothyreose kann in Abhängigkeit von ihrem Schweregrad nicht nur zu vermehrter Müdigkeit, Abgeschlagenheit und Gewichtszunahme, sondern auch zu einer Wachstumsstörung führen (▶ Kap. 63). Allerdings wird diese erst oft nach monatelanger hypothyreoter Stoffwechsellage manifest. Eine überschießende, nicht mehr regulierte Kortisolsekretion führt zunächst zu einer massiven Gewichtszunahme und im Verlauf auch zu einer Wachstumsstörung.

Als wachstumsbeeinflussende Ursachen werden dabei die Hemmung der STH-Sekretion auf hypothalamisch-hypophysärer Ebene sowie eine Blockierung der STH-Wirkung an der Knorpelzelle angenommen. Als weitere hormonelle Störung muss immer dann ein STH-Mangel ausgeschlossen werden, wenn eine pathologische Wachstumsgeschwindigkeit das Leitsymptom ist. Im Kindesalter variiert das klinische Bild bei STH-Mangel in seiner Ausprägung in Abhängigkeit vom Alter und von dem individuellen Ausmaß der STH-Sekretionsstörung. Beim Neugeborenen können Hypoglykämie, cholestatischer Ikterus und – bei Jungen – Mikrophallus Hinweise auf das Vorliegen eines STH-Mangels sein. Im Kindesalter ist das klinische Bild charakterisiert durch normale Körperproportionen, prominente Stirn mit eingesunkenem Mittelgesicht, Akromikrie,

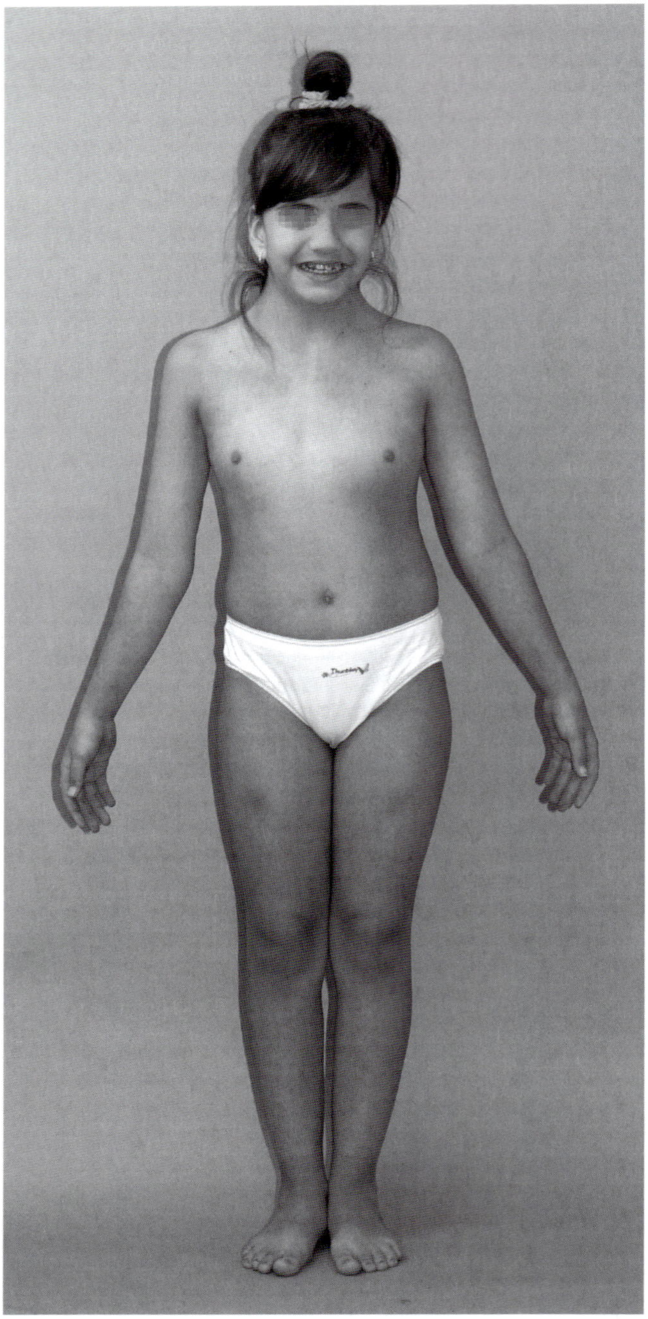

Abb. 69.4 10-jähriges Mädchen mit Ullrich-Turner-Syndrom (X0-Monosomie), charakterisiert durch Kleinwuchs, Fehlen spontaner Brust-/Pubertätsentwicklung, Flügelfellbildung oder Cutis laxa im Hals-Nacken-Bereich, Zahnstellungsanomalien und Schildthorax. Nicht selten assoziiert mit Anomalien der Nieren und des Herzens. (Die Bildrechte liegen bei der abgebildeten Person bzw. den Erziehungsberechtigten)

Stammfettsucht, dünne, durchscheinende Haut, helle Stimme und verminderte Schweißbildung (▶ Kap. 62, Abb. 69.6). Die Dentition ist ebenso wie die Skelettreifung gegenüber der Norm retardiert. Beim isolierten STH-Mangel tritt die Pubertät verzögert ein. Der Kleinwuchs ist progredient. Die Größe der Kinder liegt in der Regel unter der 3. Perzentile, und die Wachstumsrate liegt unter der 25. Perzentile für das Alter. Unbehandelt erreichen die Patienten im Erwachsenalter eine erheblich verminderte Körperhöhe (<150 cm).

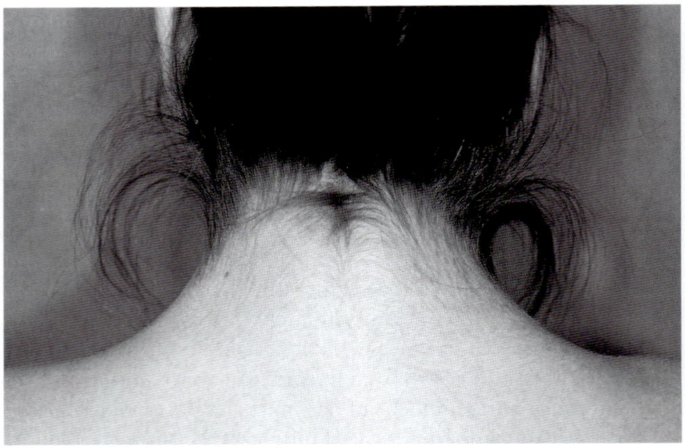

Abb. 69.5 10-jähriges Mädchen mit Ullrich-Turner-Syndrom (X0-Monosomie) mit einer niedrigen hinteren Haarlinie und einem inversen Haaransatz. (Die Bildrechte liegen bei der abgebildeten Person bzw. den Erziehungsberechtigten)

69.2.5 Psychosozialer Kleinwuchs

Emotionale Deprivation kann insbesondere bei Kleinkindern eine profunde Wachstumsstörung verursachen. Sie entspricht pathophysiologisch dem Wachstumshormonmangel auf organischer Grundlage (Hirntumor, fehlende Sekretion von Wachstumshormon, IGF-1-Erniedrigung). Hintergrund ist eine Störung in der Eltern-Kind-Beziehung. Begleitet wird die Wachstumsstörung häufig durch Störungen im Essverhalten, Schlafstörungen, Enuresis, Enkopresis und emotionalen Auffälligkeiten (Zurückgezogenheit, Weinen, Schulprobleme). Allerdings stellen sich die Probleme in der Praxis oft nicht immer offenkundig dar und/oder werden verschleiert. Aus diesen Gründen empfiehlt es sich bei unklaren Wachstumsstörungen auch Informationen über das familiäre Umfeld und fachpsychologischen Rat einzuholen. Zur Lösung des Konflikts ist eine Familientherapie, manchmal sogar ein vorübergehender Milieuwechsel (z. B. Pflegefamilie) für den Patienten erforderlich. Nach psychischer Stabilisierung zeigen die Kinder zumeist ein dramatisches Aufholwachstum. Da diese Form der Wachstumsstörung zunimmt, kommt dem Kinderarzt eine besondere integrative Aufgabe zu.

69.3 Hochwuchs

Definition Hochwuchs liegt vor, wenn die Körperhöhe/-länge oberhalb der 97. Perzentile bzw. der zweifachen Standardabweichung liegt. Frauen mit einer Endgröße oberhalb von 180 cm bzw. Männer oberhalb von 194 cm sind hochwüchsig.

Ätiologie Die häufigste Ursache des Hochwuchses ist sind Normvarianten des Wachstums, der familiäre Hochwuchs und die konstitutionelle Entwicklungsbeschleunigung von Pubertät und Wachstum. Die Eltern dieser Kinder sind zumeist ebenfalls hochwüchsig bzw. haben einen frühnormalen Pubertätsbeginn erlebt.

Die wichtigsten pathologischen Hochwuchsformen sind in der ▶ Übersicht zusammengestellt.

Einteilung von Wachstumsstörungen mit Hochwuchs

Primärer (endogener) Hochwuchs:

- Normvarianten einschließlich familiärer Hochwuchs

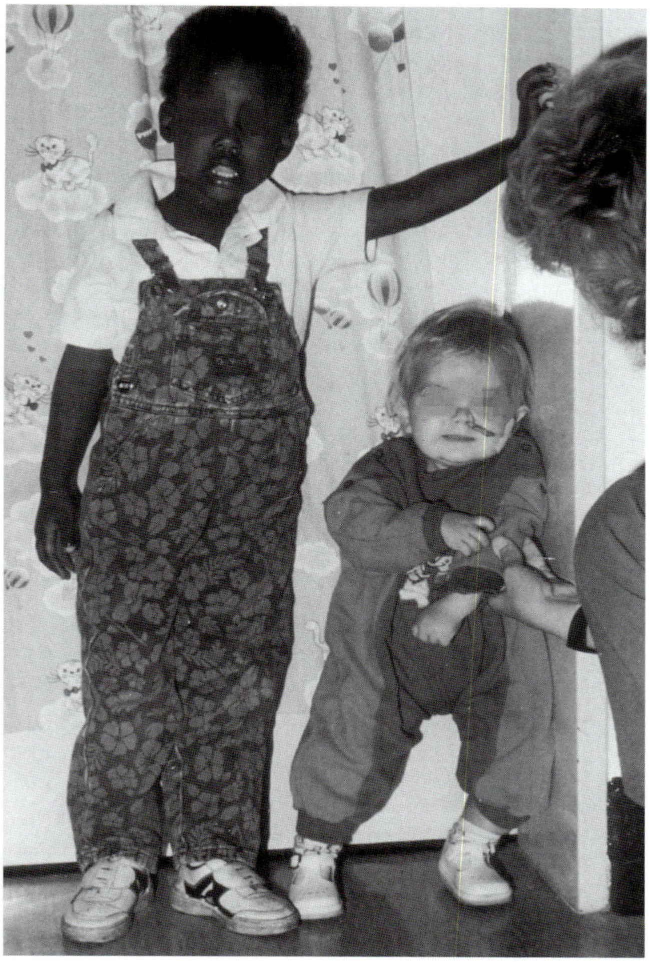

Abb. 69.6 3-jähriges Mädchen mit angeborenem STH-Mangel *(rechts)* neben einem gleichaltrigen gesunden (normalwüchsigen) Jungen. (Die Bildrechte liegen bei der abgebildeten Person bzw. den Erziehungsberechtigten)

- Konstitutionelle Entwicklungsbeschleunigung von Pubertät und Wachstum
- Chromosomale Anomalien
  - Klinefelter-Syndrom
  - 47,XYY-Syndrom
  - 47,XXX-Syndrom
  - Fragiles X-Syndrom
- Syndromale Störungen
  - Marfan-Syndrom
  - Nevo-Syndrom
  - Simpson-Golabi-Behmel-Syndrom
  - Sotos-Syndrom
  - Weaver-Syndrom
  - Beckwith-Wiedemann-Syndrom
  - Elejalde-Syndrom
- Metabolische Störungen
  - Homocystinurie
  - Östrogenrezeptordefekt/Defekt des Aromatase-Gens *(CYP19)*

Sekundärer Hochwuchs:
- Adiposogigantismus
- Hormonelle Störungen
  - Wachstumshormonexzess
  - Hyperthyreose
- Pubertas/Pseudopubertas praecox

Diagnose Diagnostisch ist neben Anamnese, dem Erstellen einer individuellen Wachstumskurve, anthropometrischen Messungen, insbesondere des Kopfumfangs (Hochwuchssyndrome sind häufig mit einem Makrozephalus assoziiert), und der Beurteilung des Pubertätsstatus (s. oben) in der Regel eine Röntgenaufnahme der Hand (links) zur Beurteilung der Skelettreifung und Berechnung der prognostischen Endgröße ausreichend. In den Fällen, wo das Wachstum nicht in Richtung auf die Elternzielgröße verläuft, die Wachstumsgeschwindigkeit anhaltend oberhalb der 75. Perzentile liegt, die prognostische Endgröße sich deutlich von der Elternzielgröße unterscheidet, sich eine vorzeitige Pubertätsentwicklung (Pubertätszeichen bei Mädchen vor dem 8., bei Jungen vor dem 9. Geburtstag) und/oder sich klinische Stigmata auf das Vorliegen einer syndromalen Erkrankung finden, sollte eine weiterführende Diagnostik in Abhängigkeit von den im Vordergrund stehenden pathologischen Auffälligkeiten erfolgen. Dies könnten u. a. Hormonuntersuchungen (17-Hydroxyprogesteron, Testosteron, Östradiol, basale und stimulierte Gonadotropine, T_4 und TSH, IGF-1, Prolaktin) oder genetische Untersuchungen (Chromosomenanalyse, Molekulargenetik) sein.

Als Leitfaden zum diagnostischen Vorgehen bei Hochwuchs dient das Flussschema in Abb. 69.7.

Therapie Hormonelle Ursachen des krankhaften Hochwuchses können kausal erfolgreich behandelt werden, so z. B. der STH-Exzess operativ und medikamentös, die Hyperthyreose thyreostatisch, die Pubertas praecox vera mit einem LHRH-Agonisten und die Pseudopubertas praecox medikamentös (z. B. adrenogenitales Syndrom) oder operativ (z. B. Ovarial- oder Hodentumor). Bei den anderen Hochwuchsformen besteht grundsätzlich die Möglichkeit durch die hoch dosierte Kombinationstherapie von Östrogenen/Gestagen (Mädchen) bzw. Testosteron (Jungen) eine symptomatische wachstumsbegrenzende Behandlung durchzuführen. Die Sexualsteroide führen zu einem vorzeitigen Schluss der Epiphysen und vermindern dadurch das Wachstumspotenzial. Für die wachstumsbegrenzende medikamentöse Therapie des konstitutionellen Hochwuchses gibt es keine medizinischen Gründe. Diese Therapieoption sollte nur bei Patienten mit schweren psychosozialen Problemen im Umgang mit der zu erwartenden Endlänge bzw. zur möglichen Verhinderung der Progression biomechanischer Probleme (z. B. Kyphose und Skoliose beim Marfan-Syndrom) in Betracht gezogen werden sollte. Dass der Beginn einer hoch dosierten Östrogentherapie kritisch geprüft werden sollte, zeigen zum einen Langzeitnachbeobachtungen von ehemals behandelten hochwüchsigen weiblichen Jugendlichen, bei denen sich eine Beeinträchtigung ihrer Konzeptionsfähigkeit fand, aber auch die Untersuchungen von sexualhormonbehandelten Frauen, die ein erhöhtes Risiko hatten, an Brust-, Ovarial- oder Uteruskarzinom zu erkranken.

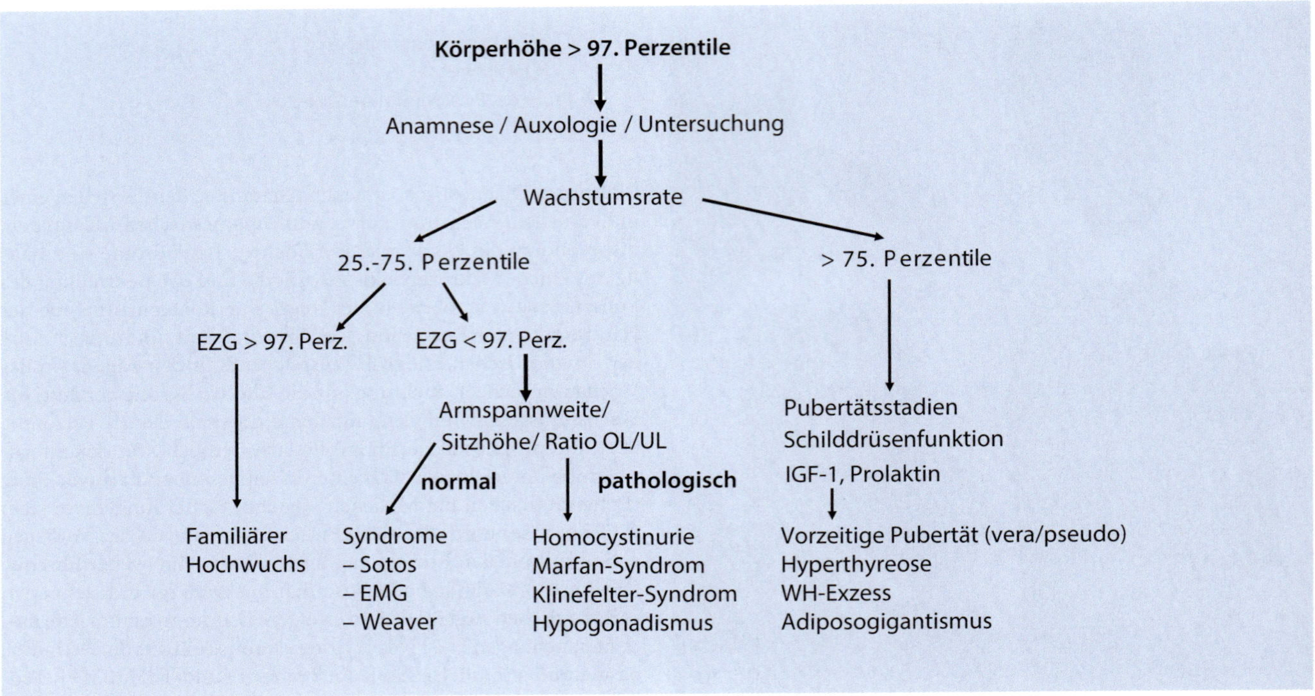

Abb. 69.7 Flussschema zum diagnostischen Vorgehen bei Hochwuchs. (*EZG:* Endzielgröße; *OL:* Oberlänge; *UL:* Unterlänge; *EMG:* Exomphalos-Makroglossie-Gigantismus)

Literatur

Ambler G (2002) Overgrowth. Best Practice & Research. Clin Endocrinol Metab 16:519–546

Gohlke BC, Khadalkar VV, Skuse D, Stanhope R (1998) Recognition of children with psychosocial short stature: a spectrum of presentation. J Pediatr Endocrinol Metab 11:509–517

Haffner D, Schaefer F, Nissel R, Tönshof B, Mehls O (2000) Effect of growth hormone on the adult height of children with chronic renal failure. N Engl J Med 343:923–930

Henriks AEJ, Laven JSE, Valkenburg O et al (2011) Fertility and ovarian function in high dose estrogen treated tall women. J Clin Endocrinol Metab 96:1098–1105

Kelnar CJH, Savage MO, Stirling HF, Saenger P (Hrsg) (1998) Growth disorders. Pathophysiology and treatment. Chapman & Hall, London

Maiorana A, Cianfarani S (2009) Impact of growth hormone therapy on adult height of children born small for gestational age. Pediatrics 124(3):519–531

Prader A, Largo RH, Molinari L, Issler C (1988) Physical growth of Swiss children from birth to 20 years of age. Helv Paediatr Acta 52:43

Ranke MB (1996) Disease-specific standards in congenital syndromes. Horm Res 45:35–41

X Immunologie

70 Physiologie der B- und T-Lymphozyten

G. A. Holländer, M. Hauri-Hohl

70.1 Grundlagen

Das Immunsystem erkennt mikrobielle Erreger, Zellen arteigener und fremder Individuen, infizierte und transformierte Zellen sowie unterschiedliche Fremdstoffe durch kooperierende zelluläre und humorale Abwehrmechanismen. Für diese Aufgabe stehen zwei sich ergänzende Systeme zur Verfügung:
- das natürliche Immunsystem (auch als angeborenes bzw. unspezifisches Immunsystem bekannt) und
- das erworbene oder spezifische Immunsystem.

Das entwicklungsgeschichtlich ältere, natürliche Immunsystem ist dadurch gekennzeichnet, dass die für die Erkennung der Antigene zur Verfügung stehenden Rezeptoren in ihrer Vielfalt beschränkt sind, ohne weitere genetische Modifikationen exprimiert werden und die Differenzierung zwischen körperfremden und körpereigenen Strukturen fehlerfrei ermöglichen. Ferner stehen die einzelnen Abwehrelemente des angeborenen Immunsystems bereits zum Zeitpunkt der erstmaligen Antigenexposition zur Verfügung.

Im Gegensatz hierzu besitzt das erworbene Immunsystem eine fast unbeschränkte Vielzahl an Rezeptorspezifitäten, welche aber erst durch einen Prozess der Genumlagerung entsteht. Zudem steht die antigenspezifische Antwort erst einige Tage nach Antigenstimulation bereit. Die wichtigsten Effektorzellen des erworbenen Immunsystems sind die B- und T-Lymphozyten.

70.2 Physiologie der B-Lymphozyten

Durch die Fähigkeit, eine sehr große Menge von Antikörpern mit bis zu mehr als 10^9 unterschiedlichen Spezifitäten produzieren zu können, bilden B-Zellen den Grundpfeiler der humoralen Immunantwort. Die Hauptaufgabe der Antikörper spiegelt sich in ihrer Fähigkeit wider, Antigene spezifisch und mit hoher Affinität binden zu können und diese mittels Phagozytose, Komplementaktivierung oder zytotoxischer Prozesse zu beseitigen. Zusätzlich wirken B-Zellen bei Entzündungen auch als antigenpräsentierende Zellen und können auf diese Weise zur spezifischen Aktivierung von T-Zellen beitragen.

70.2.1 Antigenrezeptoren der B-Lymphozyten: Struktur und Funktion der Antikörper

Antikörper (auch als Immunglobuline oder γ-Globuline bezeichnet) entsprechen in ihrer Grundstruktur einem Y-förmigen Tetramer aus je zwei schweren (großen) und zwei leichten (kleineren) Polypeptidketten, welche über Sulfidbrücken kovalent miteinander verbunden sind (■ Abb. 70.1a). Jede der einzelnen Antikörperketten besteht aus einem konstanten und einem variablen Abschnitt. Die variablen Abschnitte je einer schweren und einer leichten Kette bilden gemeinsam die antigenbindende Rezeptorstruktur. Dieser Bereich liegt am Ende der jeweiligen Arme der Y-ähnlichen Tetramere, so dass jedes Antikörpermolekül gleichzeitig an zwei identische Antigene binden kann. Die aufsummierte Bindungsstärke eines Immunglobulins für das erkannte Antigen wird als Avidität bezeichnet. Die konstanten Anteile der schweren und der leichten Ketten beteiligen sich nicht an der Antigenbindung. Entsprechend der Beschaffenheit des konstanten Abschnitts der schweren Ketten können Antikörper entweder in membranständiger Form auf der B-Zell-Oberfläche exprimiert werden oder aber in sezernierter Form Bestandteil von Serum, Sekreten und interstitieller Flüssigkeit sein. Die konstanten Anteile der sezernierten schweren Ketten bilden gemeinsam einen als Fc bezeichneten Molekülabschnitt mit immunologisch relevanten Funktionen. Hierzu gehören die Aktivierung und Bindung von Komplementfaktoren sowie die Möglichkeit der Antikörper, sich über spezifische Rezeptoren (sog. Fc-Rezeptoren) an die Oberfläche unterschiedlicher Zellen zu binden. Zusätzlich ist die molekulare Beschaffenheit der Fc-Abschnitte auch für die Gewebelokalisation (Blut, Schleimhäute usw.) und für den beschränkten diaplazentaren Transport verantwortlich bzw. bestimmend. Aufgrund der unterschiedlichen strukturellen und biochemischen Eigenheiten der konstanten Abschnitte der schweren Ketten (α, γ, δ, ε, μ) können Antikörperisotypen mit unterschiedlichen biologischen Eigenschaften definiert werden (■ Tab. 70.1).

IgM-Antikörper Antikörper des IgM-Isotyps dienen einerseits in Form von Monomeren an der Oberfläche von B-Zellen als Antigenrezeptor und vermitteln im Verbund mit anderen Oberflächenproteinen (z. B. CD78a+b) und nachgeschalteten signaltransduzierenden Molekülen die Signale zur Aktivierung, Proliferation und Differenzierung dieser Zellen. Andererseits wird IgM auch in Form eines Pentamers von B-Zellen ins Serum sezerniert und entspricht dort etwa 10 % der gesamten Antikörpermenge. Obwohl teilweise auch auf Schleimhäuten nachweisbar, spielt dieser Isotyp dort eine untergeordnete Rolle. Im Verlauf einer Immunreaktion werden spezifische IgM als erster Isotyp synthetisiert, ein Umstand, der diagnostisch als Hinweis für die Akuität einer Infektion genutzt werden kann. Die Affinität einer einzelnen Bindungsstelle von IgM an das entsprechende Antigen ist im Vergleich zur Bindungsstärke anderer Isotypen gering, doch wird dies durch den gleichzeitigen Einsatz aller 10 Bindungsstellen des Pentamers kompensiert. Die Hauptwirkung von IgM besteht darin, mikrobielle Pathogene und andere Fremdstoffe rasch zu binden und anschließend über Fc-Rezeptor-vermittelte Aufnahme durch das mononukleäre phagozytierende System zu entfernen. Die in Folge der Antigenbindung veränderten IgM-Moleküle können in sehr wirksamer Weise die klassische Komplementkaskade aktivieren und verstärken damit die Phagozytose von an IgM gebundenen Pathogenen und Fremdkörpern. Ein partieller oder gar vollständiger Mangel an IgM erhöht das Risiko für Bakteriämie bzw. Sepsis.

Im weiteren Ablauf einer Immunantwort werden die aktivierten B-Zellen befähigt, unter Beibehaltung ihrer Antigenspezifität auch andere Antikörperisotypen zu bilden, die ebenfalls entweder in membrangebundener Form oder aber als sezernierte Moleküle

G.F. Hoffmann, M.J. Lentze, J. Spranger, F. Zepp (Hrsg.), *Pädiatrie*,
DOI 10.1007/978-3-642-41866-2_70, © Springer-Verlag Berlin Heidelberg 2014

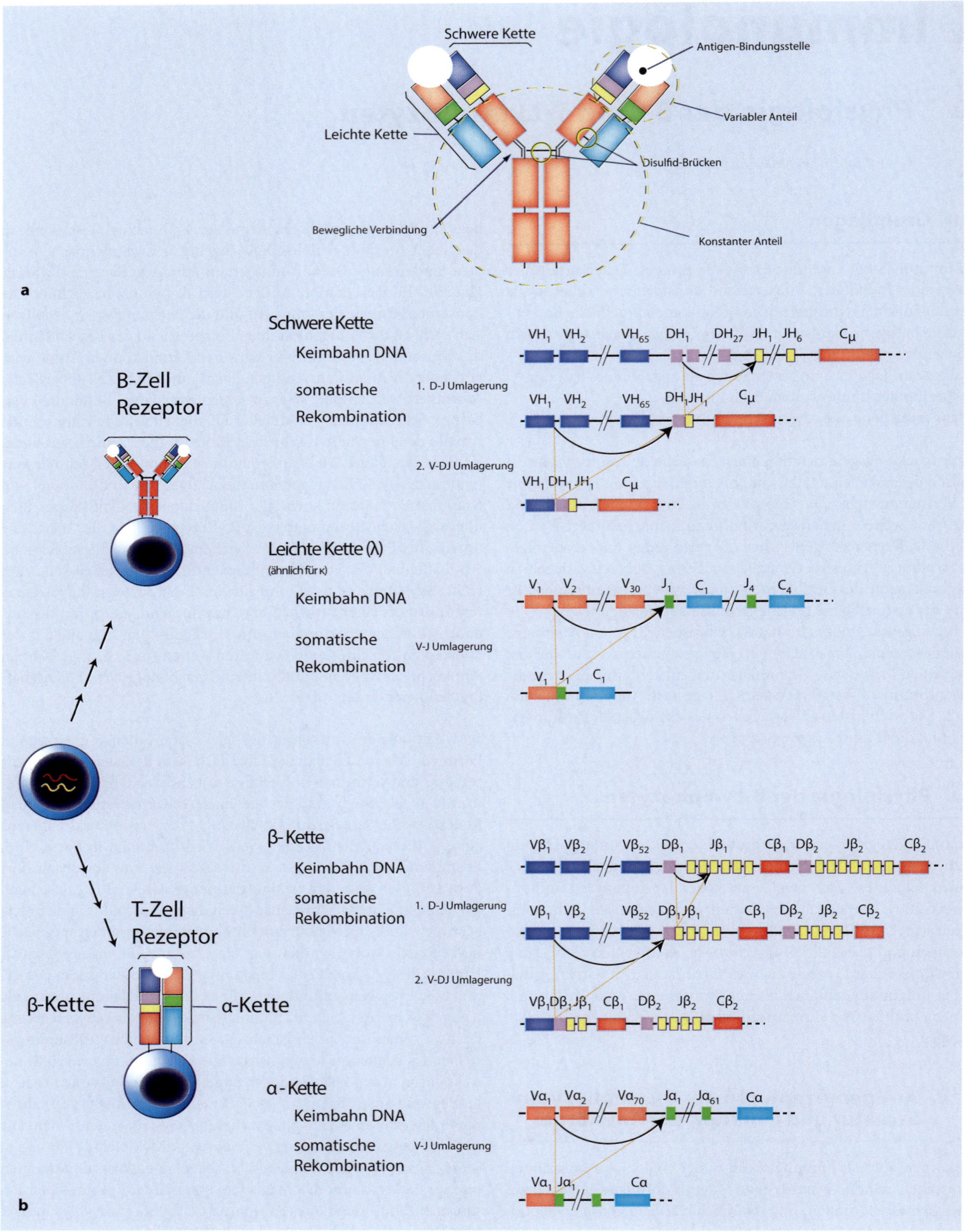

Abb. 70.1a,b Antigenrezeptoren des adaptiven Immunsystems. **a** Schematische Struktur von Immunglobulinen. **b** Schematische Rekombination des B- und T-Zell-Antigenrezeptors. Die einzelnen genomischen DNA-Sequenzen, welche für die unterschiedlichen Molekülabschnitte der variablen Anteile des B- bzw. T-Zell-Antigenrezeptors kodieren, werden durch den Vorgang der somatischen Rekombination miteinander verbunden (Details s. Text). Dieser Prozess ist vorerst auf ein einzelnes Allel beschränkt, kann aber bei Ausbleiben einer produktiven Rekombination auf das zweite Allel ausgedehnt werden

Tab. 70.1 Wichtigste Eigenschaften der verschiedenen Immunglobuline

		IgG	IgA	IgM	IgD	IgE
Schwere Ketten		g	a	m	d	e
Anzahl Subklassen		4	2	0	0	0
Serumkonzentration (mg/ml)		13,5	3,5	1,5	<0,05	0,05
Serumhalbwertszeit (Tage)		4–23	6	6	3	2–3
Plazentagängig		Ja	Nein	Nein	Nein	Nein
Antibakteriell wirksam		Schwach	Schwach	Stark	Fraglich	Fraglich
Antiviral wirksam		Schwach	Stark	Schwach	Fraglich	Fraglich
Komplement-aktivierung	Klassischer Weg	+ (IgG_1, IgG_3>> IgG_2)	–	++		
	Alternativer Weg	–	+	–	(+)	–
Opsonisation		+	–	–	–	–
Bindung an Mastzellen und Basophile		–	–	–	–	+++
Weitere Funktionen		Neonatale Immunität, ADCC	Mukosale Immunität	Naiver Antigenrezeptor, primäre Antikörperantwort	Naiver Antigenrezeptor	Hypersensibilitätsreaktion Typ 1, Abwehr von Parasiten

ihre Funktion wahrnehmen. Diese für eine gezielte Immunantwort sehr wesentliche Fähigkeit zum Isotypenwechsel wird durch den Vorgang der DNA-Rekombination ermöglicht. Hierzu werden Genabschnitte, welche für die variablen Anteile der schweren Ketten kodieren, neu mit genomischen Sequenzen verbunden, welche für einen anderen konstanten Molekülabschnitt und damit Isotyp kodieren. Dieser Vorgang wird durch die Kombination verschiedener Signale von Oberflächenproteinen (CD40-Ligand auf CD4+-T-Zellen) und verschiedene Zytokine (z. B. Interleukin-4 [IL-4], IL-5, IL-10, Interferon-γ [IFN-γ], Transforming Growth Factor-β [TGF-β]) vermittelt, welche die Ereignisse initiieren, die zum DNA-Doppelstrangbruch führen und somit die Genumlagerung veranlassen. Die Veränderungen erfolgen in sog. Switch-Regionen unter Vermittlung von Enzymem einschließlich der aktivierungsinduzierten Cytidin-Deaminase (AID) und der Uracil-Glycosylase (UNG).

IgG-Antikörper Antikörper des IgG-Isotyps bilden den Hauptanteil der Serumimmunglobuline (75 %). Die hohe Konzentration an Antikörpern bei geringer molekularer Größe und langer Halbwertszeit gewährleistet eine gute Gewebepenetration und somit auch eine effiziente humorale Abwehr außerhalb des Blutstroms. IgG sind von grundlegender Bedeutung für die Opsonisierung (d. h. Bedeckung der entsprechenden Oberfläche mit spezifisch bindenden Antikörpern) von Bakterien und die Neutralisation von Viren und Toxinen. Aufgrund molekularer Unterschiede und damit verbundener biologischer Eigenschaften lassen sich IgG in 4 Subklassen einteilen (Tab. 70.1). Die Subklassen IgG_1, IgG_2 und IgG_3 können die klassische Komplementkaskade aktivieren und tragen auf diese Weise zur Chemotaxis von Effektorzellen an einen Ort der Entzündung und zur Phagozytose bzw. Lyse von opsonisierten Antigenen bei. Die Spezifität einzelner IgG-Subklassen kann für bestimmte Antigene unterschiedlich sein. Polysaccharidantigene lösen vornehmlich eine IgG_1- und IgG_2-gewichtete humorale Antwort aus, während eine neutralisierende Antikörperantwort gegen virale Proteine typischerweise durch IgG_1- und IgG_3-Antikörper charakterisiert ist. An Antigen gebundenes IgG kann durch spezifische Fcγ-Rezeptoren auf der Zelloberfläche von T- und B-Zellen, natürlichen Killerzellen, Makrophagen, Granulozyten, Mastzellen und anderen Zellen gebunden werden und diese dabei entweder stimulieren oder hemmen. Interaktionen von IgG mit Fcγ-Rezeptoren tragen u. a. zur Phagozytose und antikörperabhängigen, zellvermittelten Zytotoxizität von Monozyten, Makrophagen und Granulozyten bei bzw. modulieren Antigenpräsentation und Antikörperbildung von B-Zellen und stimulieren in T-Zellen die Synthese und Freisetzung von Zytokinen.

IgA-Antikörper Antikörper des IgA-Isotyps werden vornehmlich durch B-Zellen in mukosaassoziierten lymphatischen Geweben gebildet. Zwei unterschiedliche IgA-Formen sind bekannt, wobei die monomere Form hauptsächlich im Serum nachweisbar ist und die dimere Form einen typischen Bestandteil von Sekreten darstellt. IgA-Dimere werden unter Mithilfe eines Ig-Rezeptors durch das Epithel transportiert und auf der Mukosaoberfläche des Respirations-, Gastrointestinal- und Urogenitaltrakts freigesetzt. Dort bildet IgA einen wichtigen Bestandteil der ersten Abwehrlinie des Wirts gegen Pathogene und ihre Toxine. An der Oberfläche von Granulozyten, Monozyten und Makrophagen finden sich hochaffine IgA-spezifische Rezeptoren (Fcα-Rezeptoren), welche nach entsprechender Bindung und Signaltransduktion sowohl die Phagozytose als auch die Bildung von mikrobiziden Sauerstoffradikalen initiieren.

IgE-Antikörper Die Serumkonzentration von Antikörpern des IgE-Isotyps ist bei Gesunden gering, kann jedoch bei Atopikern und bei mit Parasiten infizierten Individuen deutlich erhöht sein. IgE-produzierende Plasmazellen befinden sich vorzugsweise in der Haut und in der Mukosa des Respirations- und Gastrointestinaltrakts, doch wird IgE auch im Knochenmark, in der Milz und in den Lymphknoten gebildet. IgE gelangt ausschließlich durch passive Diffusion auf die Mukosaoberfläche. Eine IgE-vermittelte Immunantwort wird in Gegenwart von Typ-2-polarisierten T-Zellen (siehe T-Zellentwicklung) ausgebildet und ist bei der Überempfindlichkeitsreaktion vom So-

Tab. 70.2 Die charakteristischen molekularen und phänotypischen Eigenschaften der unterschiedlichen B-Zell-Stadien

B-Zell-Stadium	Immunglobulin-Gen-Konfiguration	Affinitätsmaturation	Antikörperproduktion	Phänotyp (Auswahl)
Pro-B-Zelle	Genomische Anordnung	Keine	Keine	CD10, CD19, CD20, CD24, CD34, CD38, CD40, CD45, CD49d/CD29, CD79, CD106
Prä-B-Zelle	Schwere Kette -umgelagert	Keine	μ-Kette	CD10, CD19, CD20, CD38,CD40, CD45, CD79
Unreife B-Zelle	Schwere und leichte Ketten umgelagert	Keine	IgM (zellständig)	CD19, CD20, CD21, CD40, CD45, CD79, CD81
Prä-Keimzentrum (= naive) B-Zellen	Schwere und leichte Ketten umgelagert	Keine	IgM+IgD (zellständig)	CD19, CD20, CD21, CD22, CD40, CD73, CD79, CD81, CD622
Keimzentrum-B-Zellen	Schwere und leichte Ketten umgelagert	Ja	Fehlende bis geringe Antikörpersekretion	CD19, CD20, CD21, CD22, CD23, CD38, CD40, CD70, CD73, CD74, CD77, CD81
Gedächtnis-B-Zelle	Schwere und leichte Ketten umgelagert	Ja	IgM	CD19, CD20, CD21, CD27, CD79, CD81
Plasmazellen	Schwere und leichte Ketten umgelagert	Ja	IgG > IgA > IgD	CD38, CD40, CD138

forttyp sowie bei der Abwehr von Parasiten von wesentlicher (patho)physiologischer Bedeutung. Nach ihrer Sekretion werden IgE rasch an die für sie spezifischen Rezeptoren (Fcε-Rezeptoren) auf der Oberfläche von Mastzellen, basophilen und eosinophilen Granulozyten, Langerhans-Zellen und B-Zellen gebunden. Allergene und Antigene führen durch Kreuzvernetzung der an Fcε-Rezeptoren gebundenen IgE zur Aktivierung von Mastzellen und basophilen Granulozyten und somit zur Freisetzung von Mediatoren wie Histamin und Leukotrienen. Durch antikörperabhängige, zellvermittelte Zytotoxizität und Aktivierung der Mastzelldegranulierung ist IgE an der Elimination von Parasiten maßgeblich beteiligt.

IgD-Antikörper IgD findet sich im Serum nur in sehr geringen Mengen, kann jedoch als membranständiger Rezeptor auf bis zu 10 % der naiven zirkulierenden B-Zellen des Neugeborenen nachgewiesen werden. Mit der weiteren Differenzierung von B-Zellen im Rahmen einer spezifischen Immunantwort sistiert aber die Expression von IgD. Die genaue physiologische Bedeutung von IgD für die Immunabwehr bleibt weiterhin unbekannt.

Postpartale Veränderungen Die bei Geburt im Serum nachweisbaren Antikörper sind mit Ausnahme geringer, in der Fetalzeit vom Kind selbst gebildeter IgM-Mengen vornehmlich vom IgG-Isotyp. IgG werden als einziger Isotyp durch diaplazentaren Transfer von der Mutter auf das Kind übertragen und stehen somit in Form einer Leihimmunität bereits bei Geburt zum Schutze des Neonaten zur Verfügung (sog. Nestschutz). Der Transport von IgG wird aktiv durch spezifische Rezeptoren auf Synzyziotrophoblasten vermittelt. Diese Rezeptoren besitzen eine strukturelle Ähnlichkeit mit MHC-Klasse-I-Molekülen. Das Ausmaß des Transfers wird sowohl durch die IgG-Konzentration im mütterlichen und fetalen Blut als auch durch die Reife der Plazenta bestimmt, weshalb die IgG-Serumkonzentrationen von Termingeborenen bis zu 10 % größer als jene ihrer Mutter sein können. Diese Werte fallen jedoch in den folgenden 4–6 Monaten wieder stark ab. Die beim Erwachsenen beobachteten Immunglobulinkonzentrationen werden erst am Ende des 2. Lebensjahrs (IgM), zwischen dem 4.–8. Lebensjahr (IgG) bzw. mit der Pubertät (IgA) erreicht. Vor der 28. Schwangerschaftswoche findet kein relevanter maternaler Immunglobulintransfer zum Feten statt, weswegen sehr junge Frühgeborene keine oder nur eine begrenzte Leihimmunität besitzen.

70.2.2 B-Zell-Entwicklung

Entsprechend der anatomischen Lokalisation wird die Reifung und Selektion von B-Lymphozyten in zwei unterschiedliche Phasen eingeteilt: eine zentrale Entwicklung im Knochenmark und eine periphere im Bereich der sekundären und mukosaassoziierten lymphatischen Gewebe. Während früh in der Fetalzeit Leber und Milz für die Bildung und Reifung von B-Zellen verantwortlich sind, erfolgt die B-Zell-Entwicklung ab der zweiten Gestationshälfte im Knochenmark.

Zentrale B-Zell-Entwicklung

B-Zellen gehen aus multipotenten hämatopoetischen Stammzellen hervor und durchlaufen verschiedene Differenzierungsstufen, welche durch genetische Merkmale und durch die Expression von Oberflächenantigenen charakterisiert sind (Tab. 70.2). Unterschiedliche Zytokine und membranständige Liganden, die von nichthämatopoetischen Stromazellen bereitgestellt werden, sind für diese Reifung absolut notwendig. Bereits ab der 12. Gestationswoche können reife, zur Antikörperproduktion fähige B-Zellen im Fetus nachgewiesen werden.

Antikörper werden entweder an der Oberfläche von B-Zellen exprimiert, wo sie als Antigenrezeptoren ihre Funktionen ausüben, oder sie werden als lösliche Moleküle von zu Plasmazellen differenzierten B-Zellen in großer Menge sezerniert. Die enorme Vielfalt der unterschiedlichen Antikörperspezifitäten wird in unreifen Vorläuferzellen durch einen als somatische Rekombination bezeichneten Vorgang ermöglicht. Dabei werden die DNA-Sequenzen, welche für die unterschiedlichen Molekülabschnitte der variablen Anteile der leichten und schweren Ketten kodieren, unter Beihilfe von sog. V(D)J-Rekombinasen umgelagert (Abb. 70.1b). Zu diesen Enzymen gehören die rekombinaseaktivierenden Gene *RAG-1* und *-2* sowie CERUNNOS, DNA-Ligase IV sowie *ARTEMIS*. Das Fehlen dieser Enzyme führt zu schweren kombinierten Immundefizienzen.

Die variable Region der schweren Immunglobulinketten wird durch drei, und die entsprechenden Abschnitte der leichten Kette durch zwei Gensegmente kodiert, welche als Variable- (V-), Diversity- (D-) – ausschließlich für schwere Ketten –bzw. Joining-(J-) Gensegmente bezeichnet werden. Diese DNA-Abschnitte bestehen jeweils aus einzelnen Genen (für die schweren Ketten der Immunglobuline beispielsweise sind 52 V- bzw. 27 D- und 6 J-Gene bekannt), welche nach korrekter Rekombination und dem gelegentlich zusätzlichen Einbau bzw. Verlust von Nukleotiden (besonders bei den schweren Ketten) für bis zu 10^9 unterschiedliche Antigenspezifitäten kodieren. Der Vorgang der Umlagerung beginnt im Stadium der späten Pro-B-Zell-Reifung und betrifft zunächst ausschließlich den Genlocus für die schweren Immunglobulinketten (Chromosom 14p32) und erst später auch die Loci (Chromosom 22q11 und Chromosom 2p12), welche für die beiden leichten Ketten kodieren. Dabei erfolgt der Prozess der Rekombination jeweils erst auf einem Allel und wird nur dann auf das zweite Allel ausgeweitet, falls es nicht zu einer im Leseraster erfolgreichen Umlagerung der genomischen DNA gekommen ist. Dieses Phänomen wird als „allelic exclusion" bezeichnet und stellt sicher, dass eine einzelne B-Zelle typischerweise jeweils nur über eine einzelne Antigenspezifität verfügt. Die an der Zelloberfläche exprimierten Antikörper vermitteln Signale, welche für die Proliferation, Differenzierung und Selektion zu reifen B-Zellen notwendig sind. Bleibt eine erfolgreiche Rekombination der schweren und später der leichten Antikörperketten aus, vollzieht die entsprechende B-Zelle mangels Überlebenssignalen den programmierten Zelltod (Apoptose).

Die Rekombination der einzelnen Gene zwischen den V-, (D-) und J-Genabschnitten erfolgt vornehmlich nach dem Zufallsprinzip, was zur Folge hat, dass auch Antikörper mit Antigenspezifitäten gebildet werden, welche gegen körpereigene Strukturen gerichtet sind. B-Zellen mit einer solchen Spezifität sind potenziell gefährlich, da sie zu Autoimmunerkrankungen Anlass geben können. Autoreaktive B-Zellen werden deshalb durch einen als negative Selektion bezeichneten Vorgang bereits im Knochenmark zum größten Teil eliminiert, ein Prozess, der wesentlich zur Aufrechterhaltung der immunologischen Toleranz gegen Selbst beiträgt. Die Differenzierung von lymphatischen Vorläuferzellen zu reifen B-Zellen dauert beim Menschen zwischen 2 und 3 Tage. Die neu gebildeten B-Lymphozyten verweilen dann noch einige Tage im Knochenmark, bevor sie schließlich als transitionelle B-Lymphozyten ins lymphatische Gewebe von Milz, Lymphknoten und Mukosa auswandern, wo die restliche Ausreifung stattfindet.

Periphere B-Zell-Entwicklung

Die in die Milz und andere sekundäre lymphatische Gewebe gelangenden transitionellen B-Zellen differenzieren bei Erkennung des für sie spezifischen Antigens sowohl zu antikörperbildenden Plasmazellen als auch zu B-Gedächtniszellen. Antigene werden aufgrund der Notwendigkeit, T-Zell-Hilfe für die B-Zell-Aktivierung in Anspruch zu nehmen, in zwei unterschiedliche Klassen eingeteilt: thymusunabhängige bzw. thymusabhängige Antigene. B-Zellen, die nach Kontakt mit ihrem spezifischen Antigen über ihre membranständigen Immunglobuline in den parafollikulären Abschnitten der sekundären lymphatischen Gewebe aktiviert werden, proliferieren und differenzieren. Für die Ausbildung einer humoralen Immunantwort gegen thymusabhängige Antigene bedarf es initial einer spezifischen Aktivierung von T-Zellen durch sog. professionelle antigenpräsentierende Zellen (wie etwa aktivierte dendritische Zellen). In der Folge treten die aktivierten T-Zellen in Kontakt mit B-Zellen und stellen diesen die für ihre weitere Differenzierung notwendigen Zytokine und membranständigen Liganden zur Verfügung. Schließlich kommt es in den parafollikulären Zonen des lymphatischen Gewebes zur klonalen, antigenspezifischen Expansion und Differenzierung der stimulierten B-Zellen. Aus den dabei gebildeten B-Zellblasten gehen zunächst kurzlebige, IgM-sezernierende Plasmazellen hervor, welche für die erste Phase der Abwehr spezifische Antikörper bereitstellen. Eine kleinere Anzahl von B-Zellblasten wandert in die primären Follikel ein, wo sie zu sog. Keimzentrums-B-Zellen ausdifferenzieren. Diese Subpopulation von B-Zellen kann nun nicht nur klonal expandieren, sondern auch ihre Antikörperaffinität verbessern, einen Isotypenwechsel vornehmen und schließlich deutlich höhere Antikörpermengen freisetzen. In der Folge gehen aus den B-Zellen der Keimzentren sowohl die nun langlebigen Plasmazellen als auch die B-Gedächtniszellen hervor, welche die dauerhafte Antikörpersekretion bzw. die Fähigkeit zu einer anamnestischen B-Zell-Antwort sicherstellen. Im Vergleich zur Primärantwort sind B-Gedächtniszellen bei erneuter Antigenexpositon befähigt, eine bis um das 10-Fache größere klonale Expansion zu generieren und Antikörper von erhöhter Affinität zu bilden. Alle diese Eigenschaften tragen dazu bei, eine bessere und schnellere Immunabwehr bei Exposition gegenüber bereits bekannten Antigenen zu leisten.

B-Zellen mit einer gegen Selbst gerichteten Antigenrezeptorspezifität, welche nicht bereits durch negative Selektion vor Austritt aus dem Knochenmark beseitigt bzw. inaktiviert worden sind, müssen durch zusätzliche periphere Mechanismen daran gehindert werden, autoimmunen Schaden zu verursachen. Hierzu gehören das Ausbleiben notwendiger T-Zell-Hilfe, die physische Beseitigung von aktivierten B-Zellen (sog. Deletion), die Induktion einer dauerhaften Inaktivierung (sog. Anergie) bzw. ein bislang molekular nur ungenügend definiertes Phänomen, welches als Ignoranz bezeichnet wird. Gemeinsam ermöglichen diese Mechanismen die Aufrechterhaltung der immunologischen Selbsttoleranz.

70.3 Entwicklung und Physiologie der T-Lymphozyten

T-Lymphozyten bilden einen zentralen Bestandteil des adaptiven Immunsystems. Sie sind unerlässlich für die Ausbildung einer zellulären und humoralen Immunantwort gegen thymusabhängige Antigene. Aktivierte T-Zellen produzieren Wachstums- und Differenzierungsfaktoren, sind zytotoxisch aktiv gegenüber infizierten oder transformierten Zellen und regulieren die Aktivierung der Antikörperproduktion durch B-Lymphozyten. Um diese Aufgaben wahrnehmen zu können, müssen T-Zellen präzise zwischen schädigenden Antigenen und harmlosen Selbststrukturen (d. h. Bestandteilen der eigenen Zellen und Gewebe) unterscheiden können.

70.3.1 Antigenrezeptoren der T-Lymphozyten: Struktur und Funktion

T-Lymphozyten erkennen das für sie spezifische Antigen über ihren dimeren T-Zell-Antigenrezeptor, welcher aus einer α- und β- oder einer γ- und δ-Glykoproteinkette zusammengesetzt ist. Jede einzelne dieser 4 Ketten besteht in ihrem extrazellulären Anteil aus einer variablen (sog. V-) Region, welche den Komplex aus Major Histocompatibility Complex-Molekülen (MHC-Molekülen) und Antigen bindet, sowie aus einer konstanten Region (C-Region), welche keinen direkten Kontakt zu Antigen oder MHC besitzt. Ferner sind diese

T-Zell-Antigenrezeptorketten über einen kurzen transmembranen Abschnitt in der Zellmembran verankert.

Die überwiegende Mehrzahl der T-Zellen exprimiert einen aus den α- und β-Ketten zusammengesetzten T-Zell-Antigenrezeptor. Dieser Rezeptortyp erkennt ausschließlich Proteinantigene, welche im Kontext von HLA-Molekülen (human leucocyte antigens = MHC-Moleküle des Menschen) präsentiert werden. Im Gegensatz hierzu erkennen T-Zellen mit einem aus den γ- und δ-Ketten zusammengesetzten Antigenrezeptor einerseits Antigene mit phosphorylierten Kohlenhydrat-, Alkyl- und Nukleotidgruppen, wie sie in verschiedenen chemischen Strukturen bei pro- und eukaryonten Zellen vorkommen, andererseits werden diese Zellen durch verschiedene Moleküle aktiviert, wie sie von transformierten, geschädigten und/oder gestressten Zellen bereitgestellt werden. Dabei müssen die vom γδ-Antigenrezeptor erkannten Antigene zuerst durch MHC-ähnliche Moleküle gebunden werden. T-Zellen mit einem γδ-Antigenrezeptor finden sich nur in geringer Frequenz im peripheren Blut und den konventionellen lymphatischen Organen, typischerweise sind diese Zellen zwischen Epithelienzellen (Haut, Mukosa) angereichert.

Sowohl αβ- als auch γδ-Antigenrezeptoren besitzen keine intrinsische Fähigkeit zur Signaltransduktion ins Zellinnere, weshalb jedes dieser Kettenpaare zusätzlich mit einem entsprechenden Proteinkomplex verbunden ist. Dieser Komplex, der als CD3 bezeichnet wird, besteht aus 6 einzelnen Proteinen. Funktionelle Defekte einzelner CD3-Proteine sind als Ursache für schwere, kombinierte Immundefekte bekannt. Die in der Folge der Antigenerkennung vom T-Zell-Antigenrezeptor vermittelten Signale sind wichtig, um die weitere T-Zell-Differenzierung zu initiieren, reichen aber nicht aus, um eine T-Zelle vollständig aktivieren zu können. Zusätzliche Signale über sog. antigenunspezifische Korezeptoren sind deshalb notwendig, um die T-Zelle ausreichend stimulieren zu können. Zu diesen stimulierenden Rezeptoren zählen unter anderem die Moleküle CD2, CD4, CD8, CD28, CD40-Ligand, CD45 und CD278 (ICOS).

70.3.2 T-Zell-Entwicklung

Der Thymus ermöglicht als primäres lymphatisches Organ die Entwicklung von hämatogenen Vorläuferzellen zu funktionellen, antigenspezifischen T-Lymphozyten. Dabei durchlaufen die als Thymozyten bezeichneten, unreifen T-Zellen verschiedene, sowohl genetisch als auch phänotypisch gut definierte Entwicklungsstadien, bevor sie als reife, aber naive T-Zellen den Thymus verlassen. In peripheren lymphatischen Geweben differenzieren sich die naiven T-Zellen nun bei entsprechender Stimulation zu unterschiedlichen Effektorzellen.

Zentrale (thymische) T-Zell-Entwicklung

Das Thymusstroma wird in der 4.–6. Gestationswoche aus den endodermalen Epithelien der 3. Schlundtasche gebildet. Für die Ausreifung der thymischen Stromazellen sind verschiedene Transkriptionsfaktoren sowie Wachstums- und Differenzierungsfaktoren notwendig. Von spezieller klinischer Bedeutung sind die Transkriptionsfaktoren T-Box1 (TBX1) und FOXN1, da eine Haploinsuffizienz von TBX1 für das klinisch komplexe DiGeorge-Syndrom verantwortlich ist und das Fehlen von FOXN1 zur Thymusaplasie (und weiteren phänotypischen Veränderungen) Anlass gibt. Ab der 8. Gestationswoche wandern die ersten hämatopoietischen Vorläuferzellen aus der Leber und ab der 22. Gestationswoche dann aus dem Knochenmark in den Thymus ein, wo sie in wenigen Wochen zu T-Zellen ausreifen. Der Eintritt dieser unreifen Zellen in die Thymusanlage erfolgt über Gefäße im Bereich der kortikomedullären Übergangszone. Die anschließende Differenzierung dieser Vorläuferzellen zu reifen T-Zellen erfolgt über intermediäre Entwicklungsstufen, welche sowohl durch die Expression von Oberflächenmolekülen als auch durch spezielle genetische Eigenheiten präzise definiert werden können (Tab. 70.3). Schließlich sind vergleichbar zur B-Zell-Entwicklung für die Ausreifung auch unterschiedliche Wachstums- und Differenzierungsfaktoren sowie verschiedene Moleküle an der Oberfläche der thymischen Stromazellen notwendig, wie etwa mit Peptiden beladene MHC-Moleküle (s. unten).

Der Thymus ist zeitlebens ein aktiver Ort der T-Zell-Produktion, doch nimmt die Zahl der neu gebildeten und in die Peripherie emigrierenden T-Zellen bereits im 2. Lebensjahr und dann speziell während und nach der Pubertät deutlich und schließlich kontinuierlich ab. Während ihrer Entwicklung beginnen die noch unreifen Thymozyten mit der Expression eines vollständigen T-Zell-Antigenrezeptors. Die dabei gebildete Vielfalt an Antigenrezeptorspezifitäten wird in zur B-Zell-Entwicklung analoger Weise durch den Vorgang der somatischen Rekombination ermöglicht. Dabei werden für die Bildung der V-Region der jeweiligen T-Zell-Antigenrezeptorketten jeweils einzelne Gene der entsprechenden Variable- (V-), Diversity- (D-), bzw. Joining- (J-) Gensegmente verwendet. Für die V-Region der α-Kette des T-Zell-Antigenrezeptors sind ca. 70 V_α- und 61 J_α-Gene bekannt, während für die entsprechenden Abschnitte der β-Kette 52 V_β-, 2 D_β- und 13 J_β-Gene vorhanden sind. Für die γ- und δ-Ketten der T-Zell-Antigenrezeptoren stehen eine deutlich geringere Anzahl von V-, D- bzw. J-Genen bereit, obwohl die mit diesen Genen gebildeten unterschiedlichen Spezifitäten jene der αβ-T-Zell-Antigenrezeptoren übertreffen (s. unten). Während der Rekombination der unterschiedlichen Genabschnitte kommt es an den Vereinigungsstellen der einzelnen Gene zum zusätzlichen Einbau bzw. Verlust von einzelnen Nukleotiden, was die gebildete Sequenzvielfalt weiter erhöht. Gemeinsam führen diese molekularen Ereignisse zu einer Diversität der T-Zell-Antigenrezeptorvielfalt, welche für die αβ-T-Zell-Antigenrezeptoren rechnerisch in der Größenordnung von 10^{16}und für die γδ-T-Zell-Antigenrezeptoren im Bereich von 10^{18} liegen. Die tatsächlich gebildete und nachweislich zirkulierende T-Zellantigenrezeptorvielfalt ist wahrscheinlich deutlich geringer.

Durch die bei der somatischen Rekombination bestehenden genetischen Kontrollen wird ebenfalls sichergestellt, dass jede T-Zelle in der Regel nur eine einzige Antigenspezifität exprimieren kann. Die hierbei beteiligten V(D)J-Rekombinasen sind identisch mit jenen, die für die Rekombination der B-Zell-Antigenrezeptorgene benötigt werden. So führt ein katalytischer Defekt von *RAG* und anderer für die Rekombination notwendigen Moleküle zu einem, schweren Mangel nicht nur an T-, sondern auch B-Lymphozyten.

Die von unreifen T-Zellen gebildeten und an der Oberfläche exprimierten Antigenrezeptoren werden – ebenfalls wie bei den B-Zellen – nach dem Zufallsprinzip gebildet. Es bedarf deshalb einer Spezifitätskontrolle, die aus sequenziellen positiven und negativen Selektionsschritten besteht und sicherstellt, dass die auf reifen T-Zellen exprimierten Antigenrezeptoren nicht gegen „Selbst" gerichtet sind. Hierzu werden die T-Zell-Antigenrezeptoren an körpereigenen Proteinen so ausgewählt, dass sie zum einen letztlich keine Selbstpeptide im Kontext von körpereigenen MHC-Molekülen mit hoher Affinität erkennen können (sog. negative Selektion). Zum anderen T-Zell-Antigenrezeptoren körperfremde Antigene im Kontext von körpereigenen MHC-Molekülen erkennen können (sog. positive Selektion).

Diese lebenswichtigen Selektionsprozesse erfolgen in engem Kontakt mit unterschiedlichen Thymusstromazellen, wie etwa für die positive Selektion mit kortikalen Epithelzellen und für die ne-

Tab. 70.3 Die charakteristischen molekularen und phänotypischen Eigenschaften der αβ-T-Zell-Entwicklungsstadien

T-Zell-Stadium	T-Zell-Rezeptor-Gen-Konfiguration	T-Zell-Rezeptor-Oberflächenexpression	Wichtigste Eigenschaften	Phänotyp (Auswahl)
Multipotente Vorläuferzellen	Genomische Anordnung	–	Vorläuferzellen für dendritische Zellen, NK-Zellen und T-Zellen	$CD34^+$, IL-$7R\alpha^+$, $CD38^+$, $CD1a^-$, $CD2^+$, $CD3^-$, $CD5^+$, $CD7^+$, $CD4^-$, $CD8^-$
Prä-T1	Beginn der Umlagerung der β-Kette (bzw. γ und δ)	–	T-Zell-Linien Vorläufer (αβ- und γδ-T-Zell-Entwicklung möglich)	$CD34^+$, IL-$7R\alpha^+$, $CD38^+$, $CD1a^+$, $CD2^+$, $CD3^+$, $CD5^+$, $CD7^+$, $CD4^-$, $CD8^-$
Prä-T2 (CD4ISP = $CD4^+$immature single positive)	Umlagerung der β-Kette	Prä-T-Zell-Rezeptor (β-Kette und Surrogat-α-Kette)	Schaffung eines breiten T-Zell-Repertoires αβ- und γδ-T-Zellentwicklung möglich, positive Selektion	$CD34^-$, IL-$7R\alpha^+$, $CD38^+$, $CD1a^+$, $CD2^+$, $CD3^+$, $CD5^+$, $CD7^+$, $CD4^+$, $CD8^-$
EDP (early double positive)	β-Kette umgelagert	Prä-T-Zell-Rezeptor	Positive Selektion	$CD34^-$, $CD38^+$, $CD1a^+$, $CD2^+$, $CD3^+$, $CD5^+$, $CD7^+$, $CD4^+$, $CD8^-$
DP (double positive)	Umlagerung der α-Kette	α:β-T-Zell-Rezeptor	Positive Selektion, negative Selektion	$CD34^-$, $CD38^+$, $CD1a^+$, $CD2^+$, $CD3^+$, $CD5^+$, $CD7^+$, $CD4^+$, $CD8^-$
CD4 SP (single positive)	α-Kette und β-Kette umgelagert	α:β-T-Zell-Rezeptor	Negative Selektion	$CD34^-$, $CD38^\pm$, $CD1a^-$, $CD2^+$, $CD3^+$, $CD5^+$, $CD7^+$, $CD4^+$, $CD8^-$
CD8 SP	α-Kette und β-Kette umgelagert	α:β-T-Zell-Rezeptor	Negative Selektion	$CD34^-$, $CD38^\pm$, $CD1a^-$, $CD2^+$, $CD3^+$, $CD5^+$, $CD7^+$, $CD4^-$, $CD8^+$

gative Selektion mit medullären Epithelzellen sowie dendritischen Zellen und Makrophagen. Für die zur negativen Selektion notwendige Expression von Selbstantigenen bedarf es u. a. der Funktion des Transkriptionsfaktors AIRE (autoimmune regulator). Dieses Molekül stellt sicher, dass medulläre Epithelzellen (und evtl. auch dendritische Zellen) Selbstantigene, welche typischerweise in peripheren Organen (z. B. Insulin in β-Zellen der Pankreasinseln) vorkommen, in promiskuitiver Weise auf MHC-Molekülen exprimiert werden können. Ein funktionelles Fehlen von AIRE ist als molekulare Ursache für das APECED-Syndrom (APECED: autoimmune polyendocrinopathy ectodermal dystrophy) verantwortlich. Dabei kommt es aufgrund eines Mangels an AIRE zu einer fehlenden thymischen Repräsentation von Selbstantigenen und damit zu einem Ausbleiben der negativen Selektion von autoreaktiven T-Zellen.

Durch die Vorgänge der positiven und negativen Selektion werden ca. 95 % der unreifen Thymozyten durch programmierten Zelltod von der vollständigen Ausreifung ausgeschlossen, da der von ihnen gebildete klonale T-Zell-Antigenrezeptor entweder die körpereigenen Peptid/MHC-Komplexe nicht oder aber mit zu starker Affinität erkennt. Schließlich führt die thymische Selektion der T-Zell-Antigenrezeptoren auch dazu, dass T-Zellen, welche Antigene im Kontext mit MHC-Klasse-I-Molekülen (HLA-A, -B, -C) erkennen, den Korezeptor CD8 an ihrer Oberfläche tragen, während T-Zellen mit einer Rezeptorspezifität für Antigene, welche von MHC-Klasse-II-Molekülen (HLA-DR, -DQ, DP) präsentiert werden, den Korezeptor CD4 exprimieren.

Periphere T-Zell-Entwicklung

Reife T-Lymphozyten verlassen den Thymus hauptsächlich über die Blutzirkulation und können anschließend vor allem in den parakortikalen Abschnitten der Lymphknoten und in den periarteriolären Arealen der Milz sowie im Ductus thoracicus nachgewiesen werden. Ihre Migration in lymphatisches Gewebe erfolgt gerichtet über die Bindung von Adhäsionsmolekülen auf der T-Zell-Oberfläche an die für sie spezifische Liganden auf kuboidalen Endothelzellen der postkapillären Venulen. Die Frequenz naiver peripherer T-Zellen für ein bestimmtes Antigen ist mit $1:10^4$ bis 10^6 Zellen äußerst gering, weshalb die Proliferation in Folge der T-Zell-Aktivierung die wichtige Gewähr bietet, dass genügend spezifische T-Zellen für eine effiziente Immunantwort zur Verfügung stehen. In Abhängigkeit der molekularen Beschaffenheit des stimulierenden Antigens, der Art der antigenpräsentierenden Zelle und weiterer intrinsischer Faktoren können sich aktivierte T-Zellen zu Effektorzellen mit unterschiedlicher Funktion differenzieren.

Die zytotoxischen T-Zellen erkennen und töten Zielzellen, welche Fremdantigene an ihrer Oberfläche präsentieren. Dieser T-Zelltyp ist charakteristischerweise durch die Oberflächenexpression des Korezeptors CD8 gekennzeichnet und erkennt Antigene, welche von MHC-Klasse-I-Molekülen präsentiert werden. Helfer-T-Zellen stimulieren die humorale Antwort durch B-Zellen und induzieren die Bildung einer zellulären Immunabwehr sowohl durch zytotoxische T-Zellen als auch andere Effektorzellen. Diese Subpopulation von T-Zellen ist in der Regel durch die Expression des Korezeptors CD4 charakterisiert und exprimiert einen Antigenrezeptor, der Fremdantigene ausschließlich im Kontext von MHC-Klasse-II-Molekülen erkennt. Schließlich werden im Thymus auch regulatorische T-Zellen gebildet, welche in einer antigenspezifischen Weise zur Aufrechterhaltung der immunologischen Toleranz in der Peripherie beitragen.

T-Zellen können aufgrund ihres sezernierten Zytokinmusters in funktionell unterschiedliche Subpopulationen differenziert werden: Diese sog. Typ-1-T-Zellen bilden charakteristischerweise die Zytokine Interleukin-2, Interferon-γ und Tumornekrosefaktor-β. Die durch Typ-1-Zellen (T-Helfer 1-Zellen) erwirkte Aktivierung von Makrophagen, T-Zellen und natürlichen Killerzellen ist für die Aktivierung und Differenzierung zu funktionell kompetenten Effektorzellen einer zellvermittelten Immunantwort gegen Viren, intrazellulär gelegene Bakterien und Protozoen von zentraler Bedeutung. Typ-2-T-Zellen (T-Helfer 2-Zellen) zeichnen sich durch die Synthese und Sekretion von Zytokinen wie IL-4, IL-10 und IL-13 aus und ermöglichen damit sowohl die Bildung von neutralisierenden Antikörpern unterschiedlicher Isotypen als auch die Entwicklung von Mastzellen, basophilen und eosinophilen Granulozyten. Die Dichotomie in Typ-1- und Typ-2-T-Zellen ist sowohl typisch für T-Zellen mit einem αβ-T-Zell-Antigenrezeptor, kann aber auch bei T-Lymphozyten mit einem γ/δ-Antigenrezeptor beobachtet werden. Vor wenigen Jahren wurde ein weiterer Typ beschrieben, der sich aus naiven CD4-positiven T-Zellen differenziert und sich durch Produktion und Sekretion von IL-17 auszeichnet. Diesem als Th17-Zelle beschriebene Zelltyp wurde initial die Urheberschaft für die Gewebsdestruktion in einer Reihe von Autoimmunerkrankungen zugeschrieben. In der Tat reichern sich Th17-Zellen in entzündetem Gewebe an, wo sie pro-inflammatorische Zytokine (IL-17A, IL-17F, IFN-γ, IL-21, IL22) sezernieren. Th17-Zellen kommt damit auch eine wesentliche Bedeutung in der Immunität gegen Pilze und Bakterien zu. Für ihre Entwicklung sind die Transkriptionsfaktoren Stat3, Ror-γt und – paradoxerweise – wahrscheinlich auch Foxp3 von Bedeutung.

Zytotoxische T-Zellen können nach vollständiger Aktivierung durch antigen-, korezeptor und zytokinvermittelte Signale virusinfizierte Zellen, Tumorzellen und allogene Transplantate abtöten. Dabei erfolgt der apoptotische Zelltod über zwei unterschiedliche molekulare Mechanismen: Beim sog. sekretorischen Mechanismus wird der lytische Inhalt von Granula in polarisierter Weise in den Spalt zwischen T-Zelle und Zielzelle ausgeschüttet. Die dabei freigesetzten Perforinmoleküle fügen sich in der Folge in die Membran der Zielzelle ein, wo sie zu die Lipiddoppelschicht durchbrechenden Kanälen aggregieren. Dadurch wird einerseits die Homöostase der Zielzelle gestört, und andererseits können über diese Poren weitere Granulainhalte, wie die Serinproteasen Granzym A und B, ins Zellinnere gelangen. Diese proteolytischen Enzyme katalysieren biochemische Veränderungen, welche schließlich zur Aktivierung von Caspasen führen und so den programmierten Zelltod der attackierten Zielzelle bewirken.

Der zweite Mechanismus, über welchen zytotoxische T-Zellen ihre Zielzelle töten, aktiviert an der Zielzelloberfläche exprimierten Fas-Molekülen (CD95). Dabei stimulieren CD95-Liganden an der Oberfläche stimulierter T-Zellen die Aggregation von Fas und triggern dadurch eine Kaskade von Proteasen, welche gleichfalls zur Apoptose der Zielzelle führen. Die Fas:Fas-Liganden-vermittelte Apoptose ist physiologischerweise auch Bestandteil einer jeden Immunantwort, denn durch den Vorgang des programmierten Zelltodes wird nach Ablauf der Antigenerkennung und -beseitigung die klonale Expansion von T- und B-Zellen eingeschränkt und die spezifische Immunantwort beendet. Die Bedeutung der Fas:Fas-Liganden-induzierten Apoptose für die Aufrechterhaltung der immunologischen Homöostase spiegelt sich in der Beobachtung wider, dass das funktionelle Fehlen dieses Mechanismus für das autoimmune lymphoproliferative Syndrom (ALPS) verantwortlich ist.

Die antigenvermittelte Aktivierung von T-Lymphozyten induziert in der Regel auch sog. Gedächtniszellen. Bei diesen Zellen handelt es sich um Effektorzellen, welche bei erneuter Exposition gegenüber demselben Antigen schneller und intensiver eine sog. Sekundärantwort auslösen können. T-Gedächtniszellen sind ebenfalls im Rahmen anamnestischer Immunantworten für den gewünschten Effekt des Vakzineschutzes verantwortlich und können trotz offensichtlichen Ausbleibens einer Reexposition gegenüber ihrem spezifischen Antigen während Jahren bis Jahrzehnten persistieren.

Im peripheren Blut von Gesunden können autoreaktive T-Zellen nachgewiesen werden, da die negative Selektion dieser Zellen im Thymus nur unvollständig gelingt. Dennoch lösen diese autoreaktiven T-Zellen normalerweise keine gewebeschädigenden Autoimmunphänomene aus, da die immunologische T-Zell-Toleranz gegenüber „Selbst" durch zusätzliche (sog. periphere) Mechanismen sichergestellt wird. Erkennung von Selbstantigenen in Abwesenheit eines kostimulierenden Signals hindert autoreaktive T-Zellen daran, auch bei zukünftiger entsprechender Antigenexposition aktiviert zu werden. Autoreaktive T-Zellen können ferner infolge übermäßiger Stimulation den programmierten Zelltod erleiden und auf diese Weise eliminiert werden.

Als weiteres Instrument zur Dämpfung einer überschießenden Immunantwort sowie zur Kontrolle von autoreaktiven T-Zellen dienen die bereits erwähnten regulatorischen T-Zellen, welche phänotypisch durch die konstitutiv hohe Expression des Transkriptionsfaktors Foxp3 und der α-Kette des IL-2 Rezeptors (CD25) charakterisiert sind. Sie werden entweder im Thymus als „natürliche" regulatorische T-Zellen (nTreg) gebildet, oder können sich in peripheren Organen im Rahmen einer Immunreaktion mit permissivem Zytokinmilieu als „induzierte" regulatorische T-Zellen (iTreg) entwickeln. Ihre immunsuppressive Aktivität erreichen sie durch die Sekretion von TGF-β, IL-10 und IL-35, durch inhibitorische Interaktion mit Zielzellen via CTLA4 (cyotoxic T lymphocyte antigen 4) und LAP (latency associated peptide) sowie durch CD39- und CD73-vermittelte Freisetzung von Adenosin, welches die Produktion von pro-inflammatorischen Zytokinen durch Effektor-T-Zellen reduziert. Zusätzlich verfügen Foxp3-positive regulatorische T-Zellen über die Fähigkeit, Effektor-T-Zellen zu lysieren. Der X-chromosomal vererbte Mangel des Transkriptionsfaktors FoxP3 führt zu einer fehlenden Ausbildung von regulatorischen T-Zellen und damit zu dem von schweren Autoimmunerkrankungen gekennzeichneten IPEX-Syndrom (IPEX: immune dysfunction, polyendocrinopathy, enteropathy, X-linked). Die sog. Typ 1-regulatorischen Zellen (Tr1) sind Foxp3-negative und in der Peripherie induzierte regulatorische T-Zellen, welche ursprünglich im Rahmen allogener Stammzelltransplantationen als tolerisierende Zellen erstmals beschrieben wurden. Wenn es auch zurzeit keine definitiven Oberflächenmarker zur einfachen und definitiven Abgrenzung der Tr1-Zellen gibt, so können diese doch über die ausgesprochen hohe Sekretion von immunmodulatorischen Zytokinen (insbesondere IL-10 und TGF-β) und Fehlen der Produktion von IL-2 und IL-4 funktionell charakterisiert werden. Hohe IL-10-Konzentrationen bewirken eine Dämpfung der antigenpräsentierenden Funktion von dendritischen Zellen und Makrophagen. Dabei kommt es zu einer Verminderung der Expression von HLA und kostimulierenden Molekülen (z. B. CD80/86) sowie der Freisetzung pro-inflammatorischen Zytokinen (z. B. IL-12). Wie bei Foxp3-positiven regulatorischen T-Zellen gehören auch die Beeinflussung des Stoffwechsels durch Adenosin und die Zelllyse zum suppressorischen Repertoire der Tr1-Zellen. In präklinischen und klinischen Studien wird zurzeit die Nützlichkeit regulatorischer T-Zellen hinsichtlich Prävention und Therapie von Autoimmunerkrankungen bzw. Transplantationskomplikationen wie etwa Graft-versus-Host-Disease (GvHD) erforscht.

71 Immunologische Diagnostik

C. Speckmann, S. Ehl

71.1 Indikationen

Eine immunologische Diagnostik ist indiziert, wenn die Anamnese und klinischen Leitsymptome an einen Immundefekt denken lassen. Die folgenden Empfehlungen orientieren sich an einer AWMF-Leitlinie zur Diagnostik von Immundefekten, die 2012 von einer interdisziplinären Expertengruppe publiziert worden ist. Die Empfehlungen betreffen die Indikationen zur Diagnostik sowie die in allen Laboreinrichtungen üblicherweise verfügbare Basisdiagnostik. Die weiterführende immunologische Diagnostik ist hochspezialisiert und wird bei den spezifischen Erkrankungen zusammengefasst.

Eine pathologische Anfälligkeit für Infektionen ist meistens das führende Symptom eines angeborenen Immundefekts. Die Abgrenzung zur „physiologischen Infektanfälligkeit" innerhalb der ersten Lebensjahre ist schwierig. Charakteristisch sind rezidivierende und protrahierte Infektionen, auch mit niedrig-pathogenen Erregern, die schwere Verläufe induzieren und manchmal an ungewöhnlichen Lokalisationen auftreten. Die wesentlichen Parameter einer pathologischen Infektanfälligkeit werden unter dem Akronym ELVIS (Erreger, Lokalisation, Verlauf, Intensität, Summe) zusammengefasst. Genetische Störungen von Abwehrvorgängen betreffen jedoch nicht nur die Infektabwehr, sondern beeinträchtigen oft auch die Regulation des Immunsystems. Manifestationen einer gestörten Immunregulation bei primären Immundefekten beschreibt das Akronym GARFIELD (Granulome, Autoimmunität, rezidivierendes Fieber, ungewöhnliche Ekzeme, Lymphoproliferation, chronische Darmentzündung). Auch maligne Erkrankungen, insbesondere Lymphome, können die erste Manifestation von Immundefekten sein. Darüber hinaus können syndromale Aspekte wie Dysmorphien, Albinismus, Mikrozephalie, Kleinwuchs oder eine ektodermale Dysplasie erste Hinweise sein, die zur Diagnose eines Immundefekts führen. Schließlich sind auch Laborbefunde wie Neutropenie, Lymphopenie oder ein Antikörpermangel bei klinisch noch unauffälligen Patienten manchmal ein früher Hinweis.

71.2 Basisdiagnostik

Als Screeninguntersuchung ist initial die Blutbildanalyse mit Differenzierung sowie die Bestimmung der Immunglobulin-Konzentrationen (IgG, IgA, IgM, IgE) sinnvoll. Wichtig ist das Differenzialblutbild mit Erfassung der Absolutzahlen der Leukozytensubpopulationen unter Berücksichtigung altersabhängiger Normwerte. Leukopenie, Lymphopenie, Neutropenie oder Thrombopenie können erste Hinweise für einen Immundefekt sein und bedürfen weiterer Abklärung. Erniedrigte Zellzahlen können auf eine Bildungsstörung (z. B. SCID, kongenitale Neutropenie, Wiskott-Aldrich-Syndrom, chronisches Knochenmarkversagen bei kombinierten Immundefekten) oder ein vermindertes Überleben hinweisen (z. B. ITP, AIHA, Autoimmun-Neutropenie oder Hämophagozytose). Auch eine Eosinophilie kann im Zusammenhang mit Infektanfälligkeit oder Immundysregulation Hinweis auf einen angeborenen Immundefekt sein (z. B. beim Hyper-IgE-Syndrom, Omenn-Syndrom, IPEX-Syndrom). Schließlich kann auch die morphologische Beurteilung des Blutausstrichs wichtige Hinweise geben (z. B. Howell-Jolly-Körperchen bei Asplenie, Mikrothrombozyten bei Wiskott-Aldrich-Syndrom, Riesengranula bei Chediak-Higashi-Syndrom).

Immunglobuline Etwa 50 % der Patienten mit einem angeborenen Immundefekt haben eine Antikörpermangelerkrankung. Die Bestimmung der Immunglobuline unter Berücksichtigung der altersspezifischen Normwerte ist daher ein zentraler Bestandteil der Untersuchung. Bis zum 6.–10. Lebensmonat sind mütterliche IgG-Antikörper nachweisbar. Eine zuverlässige Beurteilung der kindlichen IgG-Produktion ist erst anschließend möglich. Die Bildung von IgA reift in den ersten Lebensjahren heran, so dass ein IgA-Mangel zuverlässig erst nach dem 4. Lebensjahr diagnostiziert werden kann. Auch erhöhte Immunglobulinspiegel können für einige Immundefekte charakteristisch sein, vor allem ein erhöhtes IgE (z. B. bei Hyper-IgE-Syndrom, Omenn-Syndrom, IPEX-Syndrom), ein erhöhtes IgM (z. B. bei Hyper-IgM-Syndrom, manche Patienten mit NEMO-Defekt) oder auch ein erhöhtes IgG (z. B. bei ALPS).

Impfantikörper Die Bestimmung von Impfantikörpern ist eine sehr aussagekräftige Untersuchung der Funktionsfähigkeit vieler Elemente des Immunsystems. Allerdings ist die Interpretation der Befunde nur im Zusammenhang mit der individuellen Impfanamnese und dem Alter des Patienten in Kenntnis der spezifischen Ansprechraten auf das jeweilige Impfantigen möglich. Nicht alle immunologisch gesunden Personen sprechen gleichermaßen auf eine Impfung an. Auf der anderen Seite kann auch bei klinisch relevanten Antikörpermangelerkrankungen ein partielles Impfansprechen erhalten sein. Die Untersuchung und Interpretation des Impfantikörperprofils unter gezieltem Einsatz von Booster-Impfungen sollte daher als diagnostischer Test in Absprache mit einem in der Immundefektdiagnostik und -therapie erfahrenen Arzt eingesetzt werden.

IgG-Subklassen Die Bestimmung der IgG-Subklassen gehört ebenfalls zu den Untersuchungen, deren Interpretation Erfahrung und Hintergrundwissen bedarf. Die Subklassen-Synthese (vor allem von IgG2 und IgG4) ist einem sehr variablen Reifungsprozess unterworfen, so dass erst mit dem 4. Lebensjahr eine zuverlässige Beurteilung möglich ist. Zum anderen kann das Fehlen einzelner Subklassen ohne klinische Bedeutung bleiben, in manchen Fällen hingegen in Kombination mit klinischen Symptomen und verminderten Impfantikörpern auch Hinweise auf das Vorliegen eines Immundefekts geben.

Lymphozytenpopulationen Die Untersuchung der Lymphozytensubpopulationen ist ein wesentlicher Schritt in der Diagnostik von Patienten mit angeborenem Immundefekt. Nummerische Veränderungen der Lymphozytenpopulationen geben Hinweise auf den zugrunde liegenden Immundefekt (z. B. XLA, SCID) und sind auch wichtig für die Planung weiterführender diagnostischer Maßnahmen. Darüber hinaus können sich auch unmittelbare Konsequenzen für die Therapie (z. B. Cotrimoxazol-Prophylaxe bei erniedrigten CD4-Zahlen) aus der Typisierung ergeben. Eine gute Interpretation der Ergebnisse ist ohne Kenntnis des klinischen Zusammenhangs unmöglich. Hierzu ist in der Regel ein großes Hintergrundwissen zu Immundefekten notwendig. Daher sollten Lymphozytentypisierungen bei Verdacht auf einen angeborenen Immundefekt idealerweise an einem in der Immundefektdiagnostik und -therapie erfahrenem Zentrum durchgeführt oder gemeinsam mit den Fachleuten interpretiert werden.

G.F. Hoffmann, M.J. Lentze, J. Spranger, F. Zepp (Hrsg.), *Pädiatrie*,
DOI 10.1007/978-3-642-41866-2_71,

Immunologische Notfälle

Bei folgenden immunologischen Notfällen soll eine sofortige Kontaktaufnahme mit einer in der Immundefektdiagnostik und -behandlung erfahrenen Klinik erfolgen:

- Erythrodermie in den ersten Lebenswochen (Verdacht auf schweren kombinierten Immundefekt)
- Schwere Lymphopenie im 1. Lebensjahr (Verdacht auf schweren kombinierten Immundefekt)
- Persistierendes Fieber und Zytopenie (Verdacht auf primäres Hämophagozytose-Syndrom)
- Schwere Neutropenie im Kindesalter (<500/µl, Verdacht auf schwere kongenitale Neutropenie)
- Schwere Hypogammaglobulinämie (Verdacht auf schweren kombinierten Immundefekt oder Agammaglobulinämie)

Adressen entsprechender Kliniken sind auf der API homepage (► www.kinderimmunologie.de) zu finden.

Literatur

Farmand S, Baumann U, von Bernuth H et al (2011) Interdisciplinary AWMF guideline for the diagnostics of primary immunodeficiency. Klin Pädiatrie 223(6):378–385

72 Primäre B-Zell-Defekte

M. Hauri-Hohl, G. A. Holländer

72.1 Klassifikation

Genetisch determinierte Erkrankungen, welche überwiegend mit einer eingeschränkten oder fehlenden Antikörperantwort einhergehen, zählen zu den häufigsten Formen primärer Immundefizienzen (ID). Gemäß der aktualisierten Klassifizierung der IUIS (International Union of Immunological Societies; Al-Herz et al. 2011) werden diese Störungen 6 verschiedenen Untergruppen zugeteilt (◘ Tab. 72.1), wobei für die Einteilung u. a. Schweregrad und Ausprägung des Antikörpermangels sowie nummerische Veränderungen der B-Zellen ausschlaggebend sind. Primäre B-Zell-Immundefizienzen sind durch Defekte der Entwicklung im Knochenmark bzw. im peripheren lymphatischen Gewebe verursacht (◘ Abb. 72.1). Ihre Inzidenz liegt je nach Defekt zwischen 1 : 400 und 1 : 100.000. Antikörpermangelerkrankungen zeigen ein breites Band von klinischen Ausprägungen, sind jedoch unabhängig von ihrer eigentlichen Ätiologie durch das gehäufte Auftreten von typischerweise rezidivierenden, bakteriellen Infekten charakterisiert. Dabei sind in der Regel die Atemwege betroffen und S. pneumoniae, H. influenzae, S. aureus sowie Pseudomonas spp. die charakteristischen Erreger. Defekte, welche neben dem B-Zell- auch das T-Zell-System betreffen, werden als kombinierte Immundefizienzen bezeichnet und in ► Kap. 73 besprochen.

Zur Diagnostik von B-Zell-Defekten gehören der Nachweis von Serumantikörpern, die Phänotypisierung der B-Zell-Entwicklung mittels Durchflusszytometrie, B-Zell-Funktionstests sowie molekularbiologische und biochemische Analysen von B-Zellen und ihren Produkten. Die Konzentration der einzelnen Immunglobulinisotypen kann bis zum 2. Lebensjahr stark variieren und erreicht für einzelne Antikörperklassen frühestens am Ende des 2. Lebensjahrs und spätestens mit der Pubertät die entsprechenden Erwachsenenwerte. Der Nachweis und die Quantifizierung einer ausreichenden Konzentration von spezifischen IgG-Antikörpern 2–3 Wochen nach Impfung (in der Regel mit Diphtherie-, Tetanus- und/oder Pneumokokkenantigenen) bestätigt die Fähigkeit des humoralen Immunsystems, nach Exposition gegenüber Protein- bzw. Polysaccharidantigenen eine gezielte Antwort leisten zu können. Hierbei ist aber zu beachten, dass der Wechsel zu bestimmten IgG-Subklassen, speziell IgG2, in den ersten 2 Lebensjahren ausbleiben bzw. stark vermindert sein kann und auch später in der Regel mehr Zeit benötigen kann. Der B-Zell-Phänotyp wird typischerweise durch die Durchflusszytometrie bestimmt, während die Funktion der unterschiedlichen B-Zell-Populationen mittels molekularbiologischer, biochemischer und spezifisch immunologischer Verfahren gezielt in vitro getestet werden kann.

Antikörpermangelerkrankungen aufgrund von B-Zell-Defekten müssen differenzialdiagnostisch von kombinierten Immundefekten und Immundefizienzen im Rahmen von komplexen Syndromen, Erkrankungen mit Proteinverlust (nephrotisches Syndrom, intestinales Proteinverlustsyndrom, intestinale Lymphangiektasie), katabolen Zuständen (als Folge von Tumoren, chronischen Krankheiten, Traumen, schwere Verbrennungen), viralen Infekten [EBV, CMV, Masern, HIV] und medikamentösen Einwirkungen (Kortikosteroide, Antikonvulsiva, Immunsuppressiva, Zytostatika) unterschieden werden.

◘ Tab. 72.1 gibt eine Übersicht über die wichtigsten primären B-Zell-Defekte.

72.2 Agammaglobulinämien

Unter Agammaglobulinämien (AG) versteht man genetische Defekte, die ausschließlich die B-Zell-Entwicklung in einem frühen Stadium betreffen und entsprechend mit einer Verminderung oder einem gänzlichen Fehlen von peripheren B-Zellen und einem sehr ausgeprägten Mangel aller Immunglobulinklassen einhergehen. Bei diesen Erkrankungen ist definitionsgemäß weder die Bildung noch die Funktion der T-Zellen beeinträchtigt. Die Inzidenz der Agammaglobulinämie wird auf ungefähr 1 : 100.000 geschätzt.

72.2.1 X-chromosomal vererbte Agammaglobulinämie

Diagnose und klinische Symptome Die X-chromosomal vererbte Agammaglobulinämie (XLA, auch als Bruton-AG oder BTK-Defizienz bekannt) ist mit rund 85 % der diagnostischen Fälle die häufigste Form der B-Zelldifferenzierungsstörungen. Zahlreiche Mutationen – zumeist Einzelbasenpaarmutationen, aber auch Insertionen und Deletionen – im Gen der Bruton-Tyrosinkinase (BTK) gelten als Ursache. Die BTK wird mit Ausnahme von Plasmazellen, T-Zellen und NK-Zellen in allen Zellen des lymphohämatopoetischen Systems exprimiert. Die meist drastisch verminderte Konzentration des Proteins führt zu einem partiellen oder vollständigen Block der Differenzierung der Prä-B- zu den immaturen B-Zellen; ein Umstand, der auf die wichtige Funktion von BTK bei der Signaltransduktion des Prä-B-Zell-Antigenrezeptors hinweist. Bei Patienten mit XLA finden sich im Knochenmark bei normaler Anzahl an Pro-B-Zellen eine Reduktion von Prä-B-Zellen sowie im peripheren Blut eine drastische Verminderung von reifen B-Zellen. T-Zellen von XLA-Patienten haben eine normale Funktion, können aber in erhöhter Frequenz im peripheren Blut dieser Patienten nachgewiesen werden. Im Serum lassen sich bei den meisten XLA-Patienten zwar geringe Mengen von IgG nachweisen (<2 g/l), doch fehlen IgA- oder IgM-Konzentrationen meist gänzlich.

Durch den Mangel an reifen B-Zellen bleibt die Bildung von Keimzentren in sekundären lymphatischen Geweben aus. So sind Lymphknoten und das organisierte lymphatische Gewebe von Tonsillen und Peyer-Plaques sowie die weiße Pulpa der Milz nur dürftig ausgebildet; ein Umstand, der auch von diagnostischer Bedeutung ist. Eine fehlende Lymphadenopathie bei chronischer Otitis media gilt als wichtiger diagnostischer Hinweis für das Vorliegen einer XLA.

Klinisch manifestiert sich die XLA häufig erst in der zweiten Hälfte des 1. Lebensjahres, d. h. nach Abfall der protektiven, transplazentar erworbenen maternalen IgG im Serum des Säuglings. Typischerweise entwickeln XLA-Patienten chronisch bakterielle Sinusitiden und Otitiden, welche nicht selten Ursprung für schwere invasive Infektionen (Pneumonie, Zellulitis, Meningitis, Sepsis) sind.

Bekapselte Bakterien wie H. influenzae, S. pneumoniae, S. aureus und Pseudomonas spp. gelten bei XLA als typische Pathogene. Ferner besteht bei diesen Patienten auch eine erhöhte Anfälligkeit gegenüber Myko- und Ureoplasmainfektionen sowie Giardiasis. Entzündliche Darmerkrankungen sowie Bronchiektasen als Folge von rekurrierenden Infekten der Atemwege sind ebenfalls beschrieben worden. Eine späte Diagnose sowie ein verzögerter Behandlungs-

G.F. Hoffmann, M.J. Lentze, J. Spranger, F. Zepp (Hrsg.), *Pädiatrie*,
DOI 10.1007/978-3-642-41866-2_72,

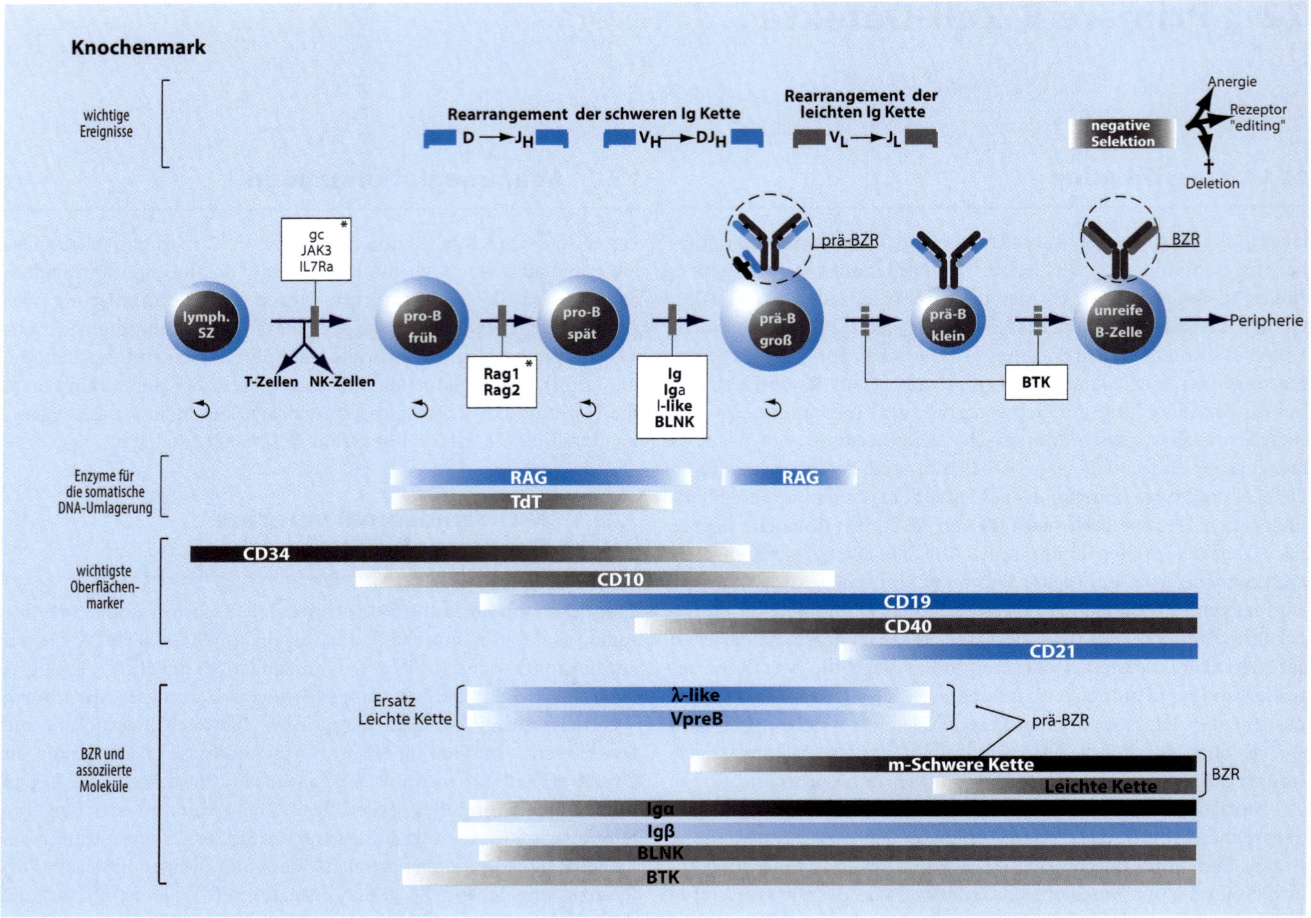

Abb. 72.1 Übersicht über die wichtigsten Schritte der B-Zell-Entwicklung im Knochenmark. B-Zellen entwickeln sich im Knochenmark aus lymphatischen Stammzellen *(SZ)* unter Einfluss einer Anzahl von Zytokinen und membrangebundenen Faktoren, die durch Stromazellen bereitgestellt werden. Genetische Defekte der B-Zell-assoziierten Rezeptoren oder nachgeschalteter Komponenten der Signaltransduktion verhindern eine normale B-Zell-Entwicklung. Schlüsselereignisse der B-Zell-Maturation sind die somatische Rekombination der schweren und leichten Ketten, welche erst die Bildung eines breiten Repertoires an unterschiedlichen B-Zell-Antigenrezeptorspezifitäten ermöglichen. Mehrere – z. T. lymphozytenspezifische Enzyme – darunter die Produkte der Rekombinase aktivierenden Gene *(RAG)-1* und *-2* sowie die terminale Deoxynukleotidyl-Transferase *(TdT)* – sind dabei von essenzieller Bedeutung. Im Prozess der negativen Selektion wird dieses Repertoire an Antigenrezeptoren bezüglich ihrer Reaktivität gegen Selbstantigene geprüft. Reaktive B-Zellen werden in der Folge entweder eliminiert (Deletion), stillgelegt (Anergie) oder durch einen molekularen Prozess, welcher als Rezeptor-Editing bezeichnet wird, sekundär strukturiert. Das Signal über den B-Zell-Antigenrezeptor *(BZR)* ist für die Zelle überlebenswichtig. Im Stadium der Prä-B-Zelle sind λ-like, Igα und Igβ sowie die Bruton-Tyrosinkinase *(BTK)* für die Transduktion des Signals ins Zellinnere erforderlich. Das intrazelluläre B-Zell-Linker-Protein (BLNK-Protein) vermittelt die Signale der μ-schweren Kette des BZR. Defekte dieser Komponenten führen zu einem Block in der frühen B-Zell-Entwicklung. *Kreisförmiger Pfeil:* Proliferationsphase; *senkrechter roter Balken:* vollständige Blockierung; *unterbrochener senkrechter roter Balken:* teilweise Blockierung; * schwere kombinierte Immundefekte. Die *Kästchen* bezeichnen bekannte Gendefekte, welche die B-Zell-Entwicklung behindern

beginn prädisponieren zudem zu chronischen ZNS-Infektionen durch Enteroviren, insbesondere ECHO- und Coxsackie-Viren, die nicht selten tödlich verlaufen. Dabei beginnen die entsprechenden Symptome schleichend mit Kopfschmerzen, Wesensveränderungen und Ataxie. Der diagnostische Nachweis von Enteroviren im Liquor gestaltet sich in der Regel schwierig und erfordert typischerweise den Einsatz von PCR-Analysen.

Im Rahmen akuter Infektionen zeigen XLA-Patienten eine ausgeprägte Neutropenie, da BTK auch in myeloiden Zellen nachweisbar ist und dort eine wichtige, teilweise redundante Rolle für die Bildung neutrophiler Granulozyten spielt. Der Mangel an BTK führt aber nur bei erhöhtem Umsatz im Rahmen von Infekten zu einem Mangel an neutrophilen Granulozyten. Die Neutropenie verschwindet rasch nach Einleitung einer adäquaten antibiotischen Therapie. Eine substanzielle Neutropenie wird unter intravenöser Immunglobulin-Therapie in der Regel nicht beobachtet.

Therapie Wichtigste prophylaktische und therapeutische Maßnahme ist die Substitution mit intravenösen Immunglobulinen (IVIG) sowie die Gabe von erregerspezifischen Antibiotika. Die Frequenz und Dosis der IVIG wird entsprechend der Klinik und nach Messung der Residualkonzentration von IgG im Serum festgesetzt. Hoch dosierte und intrathekale IVIG-Applikationen sind therapeutische Optionen bei enterovirenbedingten ZNS-Infektionen. Frühe Diagnose und konsequente Therapie haben zu einer deutlichen Erhöhung der Lebenserwartung von XLA-Patienten geführt. Dennoch sind Langzeitkomplikationen wie chronische Infekte der Atemwege häufig. Ferner weisen XLA-Patienten ein erhöhtes Risiko für Dickdarmkarzinome auf.

■ **Tab. 72.1** Übersicht über die wichtigsten B-Zell-Defekte

Störung	Betroffenes Genprodukt	Vererbung	Periphere B-Zellen	Serumimmunglobuline	Chromosomale Lokalisation	OMIM
1. Schwere Reduktion aller Immunglobulin-Klassen, B-Zell-Zahl stark reduziert oder fehlend						
BTK-Mangel	BTK	XL	↓↓↓ (<2 %)	Alle Klassen ↓↓↓	Xq22.1	300300
μ-Schwere Ketten-Mangel	Ig μ (IGHM)	AR	Keine	Alle Klassen ↓↓↓	14q32.33	147020
λ5-Mangel	λ5	AR	Keine	Alle Klassen ↓↓↓	22q11.22	146770
Igα-Mangel	Igα (CD79a)	AR	Keine	Alle Klassen ↓↓↓	19q13.2	112205
Igβ-Mangel	Igβ (CD79b)	AR	↓↓↓ (<2 %)	Alle Klassen ↓↓↓	17q23	147245
BLNK-Mangel	BLNK	AR	↓↓↓ (<2 %)	Alle Klassen ↓↓↓	10q23.2	604515
2. Schwere Reduktion von mind. 2 Immunglobulin-Klassen, B-Zell-Zahl normal oder leicht vermindert						
Variables Immundefekt-Syndrom (Common variable immunodeficiency, CVID)	Unbekannt	Variabel	N/↓	IgG↓, IgA↓ und/oder IgM↓	Unbekannt	–
ICOS-Mangel	ICOS	AR	N/↓	IgG↓, IgA↓ und/oder IgM↓	2q33.2	604558
CD19-Mangel	CD19	AR	N/↓	IgG↓, IgA↓ und/oder IgM↓	16p11.2	107265
CD81-Mangel	CD81	AR	N/↓	IgG↓, IgA und IgM N/↓	11p15.5	186845
CD20-Mangel	CD20	AR	N/↓	IgG↓, N/↑ IgA und IgM	11q12.2	112210
TACI-Mangel	TNFRSF13B (TACI)	AD/AR/komplex	N/↓	IgG↓, IgA↓ und/oder IgM↓	17p11.2	604907
BAFF Rezeptor Mangel	TNFRSF13C (BAFF-R)	AR	N/↓	IgG↓, IgM↓	22q13.2	606269
3. Schwere Reduktion von IgG und IgA mit normalem oder erhöhtem IgM, B-Zell-Zahl normal						
CD40L-Mangel (Hyper-IgM-Syndrom Typ I)	TNFSF5 (CD40LG, CD154)	XL	N/↑	IgG↓, IgA↓, IgM N/↑	Xq26.3	300386
CD40-Mangel (Hyper-IgM-Syndrom Typ III)	TNFRSF5 (CD40)	AR	N	IgG↓, IgA↓, IgM N/↑	20q13.12	109535
AID-Mangel (Hyper-IgM-Syndrom Typ II)	AICDA	AR	N	IgG↓, IgA↓, IgM↑	12p13.31	605257
UNG-Mangel (Hyper-IgM-Syndrom Typ II)	UNG	AR	N	IgG↓, IgA↓, IgM↑	12q24.11	191525
4. Isotypen- oder Leichtketten-Mangel, B-Zell-Zahl normal						
Schwere-Ketten-Mutation/Deletion	IGHG1	AR	N	≥1 IgG/A/E Subklasse fehlend	14q32.33	147100
κ-Leichtketten-Mangel	IGKC	AR	N	Alle Ig mit λ-Leichtkette	2p11.2	147200
Isolierter IgG-Subklassen-Mangel	Unbekannt	AR	N	≥1 IgG Subklasse ↓	Unbekannt	–
IgA-Mangel mit IgG-Subklassen-Mangel	Unbekannt	Variabel	N	IgA↓, ≥1 IgG Subklasse ↓	Unbekannt	–
Selektiver IgA-Mangel	Unbekannt	Variabel	N	IgA↓/fehlend	Unbekannt	–
5. Spezifischer Antikörpermangel mit normalen Serumimmunglobulinen, B-Zell-Zahl normal						
	Unbekannt	Variabel	N	N	Unbekannt	–
6. Transiente Hypogammaglobulinämie des Kindesalters						
	Unbekannt	Variabel	N	IgG↓, IgA↓	Unbekannt	–

72

Tab. 72.2 Agammaglobulinämien mit Reduktion/Fehlen von peripheren B-Zellen. (Geschätzte Inzidenz: 1:50.000–1:200.000, Prävalenz: ca. 1:10.000)

Defekt	Relative Häufigkeit (%)
XLA	85
μ-schwere Kette	5
Igα	2
BLNK	2
Ersatz-Leichtkette	<1
Diverse (CD19, BAFF-R, TACI, LRRC8 und unbekannte)	5

72.2.2 Autosomal-rezessiv vererbte Agammaglobulinämie

Epidemiologie und Ätiologie Autosomal-rezessiv vererbte Formen der AG sind ungleich seltener als die XLA (Tab. 72.2). Molekulare Defekte sind bislang nur bei rund der Hälfte der im Detail abgeklärten Fälle eruiert worden und betreffen Mutationen in Genen für die einzelnen Bestandteile des Prä-B-Zell-Antigenrezeptors. Der Prä-B-Zell-Antigenrezeptor setzt sich aus der μ-schweren Kette und den durch λ-like und Vprä-B gebildeten Ersatz-Leichtketten zusammen. Die Ersatz-Leichtketten stabilisieren die μ-schwere Kette und werden später in der Entwicklung zum Zeitpunkt der unreifen B-Zellen durch die λ- bzw. κ-leichten Ketten ersetzt. Igα (CD79a) und Igβ (CD79b) sind wichtige Oberflächenmoleküle, die für die Signalübermittlung vom Prä-B- und B-Zell-Antigenrezeptor ins Zellinnere verantwortlich zeichnen. Hierbei ist das intrazelluläre Adapter-Protein B-Zell-Linker-Protein (BLNK, auch als SLP65 bzw. BASH bekannt) von wesentlicher Bedeutung. BLNK ist physisch mit dem BZR assoziiert und ermöglicht, nach erfolgreicher Rezeptor Stimulierung, die Bildung eines Komplexes aus verschiedenen Signalproteinen, einschließlich der BTK. Die Blockierung der B-Zell-Entwicklung am Übergang einer Pro- zu einer Prä-B-Zelle wird deshalb auch durch homozygote Mutationen bestimmt, welche zum Fehlen einer der erwähnten Komponenten des Prä-B-Zell-Antigenrezeptors, der mit diesem Rezeptor kooperierenden, zelloberflächenständigen Rezeptoren (z. B. CD19; den „B cell-activating factor of the tumour necrosis factor family" (BAFF) Rezeptor; den als „transmembrane activator and calcium modulator and cyclophilin ligand interactor" (TACI) bezeichneten Rezeptor sowie dem als leucine-rich repeat-containing 8 (LRRC8) bezeichneten Protein) oder zu Defekten der nachgeschalteten Signaltransduktion führen. Die aus solchen Mutationen resultierende Reifungsstörung führt in der Regel zum vollständigen Fehlen von reifen B-Zellen im Knochenmark und in der Peripherie.

Verlauf und Therapie Die autosomal-rezessiven Formen der AG manifestieren sich klinisch erheblich früher (Altersdurchschnitt bei Diagnosestellung <1 Jahr) und weisen einen schwerwiegenderen klinischen Verlauf auf als die XLA (Altersdurchschnitt bei Diagnosestellung 3 Jahre). Sowohl die infektassoziierte Neutropenie als auch enterovirale Infektionen werden ebenfalls deutlich häufiger bei dieser Form der AG diagnostiziert. Die Therapie der autosomal-rezessiven Formen der AG entspricht jener der XLA.

72.3 Störungen mit schwerem Mangel an zwei oder mehr Immunglobulinklassen mit normaler oder leicht verminderter Anzahl von zirkulierenden B-Zellen

72.3.1 Variables Immundefektsyndrom

Klinische Symptome Das variable Immundefektsyndrom (Common variable immunodeficiency, CVID) ist mit einer Inzidenz von 1:25.000–1:60.000 der häufigste primäre Immundefekt, der einer gezielten medizinischen Intervention bedarf. Dieser Defekt manifestiert sich in der Regel erst im 2. oder 3. Lebensjahrzehnt und betrifft die periphere B-Zell-Differenzierung. Er ist funktionell durch eine Verminderung (≤2 Standarddeviationen gegenüber der altersentsprechenden Norm) von mindestens 2 der Antikörperklassen (IgG, IgM, IgA) und eine abgeschwächte humorale Immunantwort z. B. gegenüber Impfantigenen gekennzeichnet. CVID-Patienten werden häufig erst als Jugendliche oder junge Erwachsene symptomatisch und zeigen dann typischerweise wiederholte Infekte der Atemwege (Sinusitis, Otitis, Bronchitis, gehäuft auftretende Pneumonien, welche nicht selten bereits vor der Erstdiagnosestellung aufgefallen waren).

Als Erreger werden typischerweise Bakterien wie H. influenzae, S. pneumoniae und Staphylokokken isoliert, doch können auch Enteroviren, Mykobakterien, P. jerovici oder Pilze nachgewiesen werden, die sonst typischerweise eher als Pathogene bei T-Zell-Defekten gelten. Bei einem Drittel der CVID-Patienten kann eine follikuläre Hyperplasie und eine Lymphoproliferation mit Splenomegalie nachgewiesen werden, welche gelegentlich zur Entwicklung lymphoretikulärer Malignome führen. Bei ungefähr jedem fünften CVID-Patienten werden eine autoimmune hämolytische Anämie, autoimmune Neutropenie und Thrombozytopenie, Arthritis, chronisch-entzündliche Darmerkrankungen oder eine andere Autoimmunkrankheit diagnostiziert. Das Alter bei Erstmanifestation kann ein diagnostischer Hinweis für das Vorliegen einer CVID sein, denn primäre Immundefekte des B-Zell-Systems führen üblicherweise viel früher zu Symptomen. Männliche Patienten sind aus noch unbekannten Gründen bei der Erstdiagnose jünger.

Diagnose Das wichtigste Kriterium für die Diagnose einer CVID ist das Fehlen von spezifischen Antikörpern nach Antigenexposition. Die Serum-Immunglobulinkonzentrationen sind bei CVID-Patienten in der Regel höher als jene bei XLA, und die Hälfte dieser Patienten hat normale IgM-Konzentrationen. Dennoch sind bei CVID-Patienten die Titer für Isohämagglutinine und spezifische Antikörper typischerweise vermindert oder gar fehlend. Die Zahl der im peripheren Blut nachweisbaren B-Zellen ist normal bzw. leicht vermindert. Ferner können bei einer Untergruppe von CVID-Patienten (25–30 %) vermehrt $CD8^+$-T-Zellen im peripheren Blut nachgewiesen werden, obwohl eine normale bzw. sogar leicht verminderte Anzahl von naiven $CD4^+$-T-Zellen bei diesen Patienten dokumentiert wird.

Die Ursache für diese Veränderungen scheint eine Zunahme der zyklischen Adenosinmonophosphat-Konzentrationen und eine verstärkte Aktivierung der Proteinkinase A zu sein. Diese Subpopulation von CVID-Patienten zeigt klinisch häufig eine Splenomegalie und Bronchiektasen. Bei einem Drittel der CVID-Patienten können zusätzlich eine Reduktion der mitogeninduzierten T-Zell-Proliferation und eine Verminderung der Rezeptoren für IL-2, IL-4, IL-5 und IFN-γ auftreten . Die verringerte Proliferation scheint mit der Verminderung der Serum-IgG-Spiegel direkt zu korrelieren.

T-Zell-unabhängige In-vitro-Untersuchungen der B-Zellen von CVID-Patienten lassen hingegen keine oder eine nur sehr geringe Funktionsänderungen erkennen.

Genetik Die klinische Entität „CVID" ist genetisch heterogen und die genaue molekulare Ursache ist nur bei einer relativ kleinen Anzahl von Patienten bekannt. Defekte im Überleben von B-Zellen, in der Anzahl zirkulierender $CD27^+$-B-Gedächtniszellen, in der antigenrezeptorvermittelten B-Zellaktivierung, in der T-Zell-Signaltransduktion und in der Bildung von Zytokinen sind bekannt und werden teilweise für die Heterogenität der klinischen Befunde bei CVID (mit)verantwortlich gemacht. Bei bis zu 10 % der Fälle CVID liegt eine familiäre Belastung als Hinweis auf einen autosomal-dominanten bzw. autosomal-rezessiven Erbgang vor. Eine Korrelation von CVID mit der häufigen, aber meist klinisch inapparenten selektiven IgA-Defizienz wurde beschrieben.

In den letzten Jahren wurden bei CVID-Patienten funktionell relevante, homozygote Mutationen in den Allelen für ICOS (inducible T-cell co-stimulator), CD19, CD20, CD81, und BAFF-Rezeptor *sowie* dominante oder rezessive Mutationen von TACI gefunden. Funktionelle Defekte dieser Oberflächenmoleküle verhindern einerseits die Verstärkung der T-Zell-Proliferation im Rahmen einer Antigenantwort und beschränken andererseits die Sekretion von IL-10, so dass eine regelrechte Plasmazelldifferenzierung mit Klassenwechselrekombination nur teilweise oder gar nicht erfolgen kann.

Therapie und Prognose Bei Fehlen von klinisch relevanten T-Zell-Veränderungen besteht die Therapie der CVID in einer Substitution mit IVIG. Bei Infektionen ist eine Antibiotikatherapie indiziert, die gelegentlich über eine längere Dauer fortgeführt werden soll. Ferner bedürfen die im Rahmen der CVID diagnostizierten Autoimmunerkrankungen und die lymphoide Hyperplasie einer gelegentlichen, kurzzeitigen Gabe von Steroiden, doch sollte auf eine längere immunsuppressive Therapie verzichtet werden. Die konsequente Anwendung dieser therapeutischen Maßnahmen hat die Prognose für CVID-Patienten wesentlich verbessert. Dessen ungeachtet entwickeln aber weiterhin viele Patienten schwere Bronchiektasen und chronische Lungenerkrankungen, welche neben Lymphomen die hauptsächliche Ursache für die eingeschränkte Lebenserwartung sind.

72.4 Störungen mit schwerem IgG- und IgA-Mangel bei normaler oder erhöhter IgM-Serumkonzentration und normaler Anzahl von zirkulierenden B-Zellen

72.4.1 Einleitung

Historisch auch als Hyper-IgM-Syndrome (HIGM)klassifiziert, ist diese in ihrer Ätiopathogenese heterogene Gruppe von B-Zell-Defekten durch sehr tiefe oder nicht messbare IgG- und IgA-Serumkonzentrationen bei normalem bis erhöhtem IgM-Serumspiegel gekennzeichnet. Im Gegensatz zur XLA und den autosomal-rezessiven Formen der AG findet sich bei HIGM üblicherweise eine normale Anzahl an zirkulierenden B-Zellen. Das HIGM umfasst zurzeit 6 pathogenetisch unterschiedliche, aber klinisch vergleichbare Krankheiten. Die Ursache für HIGM liegt im Fehlen einer Klassenwechsel-Rekombination und/oder dem Ausbleiben einer somatischen Hypermutation im Rahmen der Antikörperaffinitätsreifung. In der Folge wird fast ausschließlich IgM gebildet und die Affinitätsreifung der Antikörper bleibt aus.

72.4.2 CD40-Ligand-Mangel (HIGM Typ I)

Definition und Ätiopathogenese In den weitaus häufigsten Fällen (rund zwei Drittel der betroffenen Patienten) liegen dem HIGM-Erscheinungsbild Mutationen im Gen zugrunde, welches für den CD40-Ligand (auch als CD154 bezeichnet) kodiert und auf dem langen Arm des X-Chromosoms lokalisiert ist. CD154 wird auf aktivierten $CD4^+$-T-Zellen exprimiert und gehört zur Familie der Tumornekrosefaktoren.

CD40 kann auf den meisten B-Zellen, aber auch auf dendritischen Zellen sowie weiteren hämatopoetischen Zellen und Epithelzellen nachgewiesen werden. Die Interaktion zwischen CD154 auf T-Zellen und CD40 auf B-Zellen stellt Signale bereit, welche für den Immunglobulinklassenwechsel von IgM zu IgG, IgA bzw. IgE benötigt werden. Infolge des Ausbleibens eines Klassenwechsels fehlen typischerweise IgD^--B-Zellen im peripheren Blut und $CD27^+$-B-Gedächtniszellen sind ebenfalls drastisch reduziert. Aufgrund einer fehlenden bzw. unzureichenden CD154:CD40-Interaktion können in Antwort auf Antigene keine Keimzentren im lymphatischen Gewebe ausgebildet werden. Der Mangel an CD154 hat aber weder einen Einfluss auf die Anzahl noch auf die Verteilung der unterschiedlichen T-Zell-Subpopulationen. Unter physiologischen Bedingungen stimulieren aktivierte T-Zellen mittels ihrer CD154-Expression auch Makrophagen und dendritische Zellen zur Produktion von Interleukin-12. Dieses Zytokin verstärkt über eine Rückkopplung in T-Zellen die Sekretion von Interferon-γ. Der Mangel an funktionellem CD154 hat deshalb zur Folge, dass nur eine geringe Menge an IFN-γ gebildet werden kann. Angesichts des zugrunde liegenden T-Zell-Defekts ist es deshalb korrekt, die Typ-I-HIGM-Pathologie als kombinierten Immundefekt zu klassifizieren.

Klinische Symptome HIGM-Typ-I-Patienten fallen klinisch durch rezidivierende bakterielle und opportunistische Infektionen auf. Dabei stehen Pneumonien, verursacht durch Pneumocystis jerovici (vormals *als P. carinii bezeichnet*), CMV, VZV und Adenoviren sowie wässrige Diarrhöen infolge *Cryptosporidium parvum*-Infektionen im Vordergrund. Zusätzlich werden häufig auch Infekte durch Toxoplasmen und atypische Mykobakterien diagnostiziert. Schwere chronische oder intermittierende Neutropenien, welche oft auch zusammen mit oralen Schleimhautulzerationen auftreten, können bei ungefähr der Hälfte der HIGM-Typ-I-Patienten nachgewiesen werden, wobei der pathogenetische Mechanismus hierzu weiterhin unzureichend aufgeklärt ist. HIGM-Typ-I-Patienten zeigen ferner ein erhöhtes Risiko, an einer Zirrhose der Leber und der Gallenwege sowie an Malignomen der Leber, der Gallenwege und des Pankreas zu erkranken.

Therapie Die komplexe klinische Präsentation des HIGM Typ I erfordert einen umfassenden therapeutischen Ansatz. Wichtigste Maßnahme ist die intravenöse oder subkutane Substitution mit IG, um die Häufigkeit und Schwere der Infektionen zu verringern. Bei Symptomen von Autoimmunerkrankungen können zusätzlich auch Steroide verwendet werden. Ferner ist bei HIGM-Typ-I-Patienten eine Prophylaxe mit Trimethoprim-Sulfomethoxazol für Infektionen durch Pneumocystis jerovici besonders in den ersten 4 Lebensjahren angezeigt. Besonderes Augenmerk sollte auf Leber- und Gallenwegsveränderungen zur Früherkennung von maligner Entartung gelegt werden.

Wie bei anderen kombinierten Immundefekten ist auch bei der HIGM Typ I die allogene Stammzelltransplantation die einzige kurative Therapie.

72.4.3 AID-Mangel und UNG-Mangel (HIGM Typ II)

Definition und Ätiopathogenese HIGM Typ II ist eine autosomal-rezessive Form der HIGM und wird ursächlich durch Mutationen in den Genen für die „activation-induced cytidine deaminase" (AID, welches durch das *AICDA*-Gen kodiert wird) bzw. Uracil-DNA-Glykosylase (UNG) bedingt. AID wird in B-Zellen von Keimzentren transient und selektiv in Antwort auf CD40- und Zytokin (IL-4, IL-10) -vermittelter Signale exprimiert und ist dort gemeinsam mit UNG sowohl für den Immunglobulinklassenwechsel als auch für Punktmutationen in den Sequenzen für die variablen Abschnitte der schweren Antikörperketten erforderlich. Dieser letztere Vorgang führt zur sog. somatischen Hypermutation, welche u. a. bedingt, dass die variablen Abschnitte der Antikörper im Rahmen einer antigenspezifischen Antwort eine höhere Bindungsstärke für das für sie spezifische Antigen erhalten.

Diese Affinitätsreifung fehlt gänzlich beim autosomal-rezessiven Mangel an AID oder UNG, denn die Wirkung von AID katalysiert die Konversion von Cytosin zu Uracil und die Entfernung von Uracil zur Reparatur der DNA bedarf UNG. Die dabei entstehenden DNA-Einzelstrangbrüche werden in Doppelstrangbrüche umgewandelt, welche dann normalerweise über die Prozesse der Basenfehlpaarungsreparatur (Mismatch-Reparatur) und nichthomologes End-joining behoben werden.

Klinische Symptome und Therapie Wie bei anderen Patienten mit Antikörperbildungsdefekten sind auch HIGM-Typ-II-Patienten besonders gefährdet, an schweren bakteriellen Infektionen der Atemwege und des Gastrointestinaltrakts zu erkranken, ohne aber eine erhöhte Anfälligkeit für opportunistische Infektionen zu zeigen. Klinisch können HIGM-Typ-II-Patienten bereits in den ersten 5 Lebensjahren auffällig werden, doch bei der Hälfte dieser Patienten erfolgt die entsprechende Diagnose erst zu einem späteren Zeitpunkt. Typischerweise lassen sich bei dieser Form der HIGM auch Autoimmunerkrankungen nachweisen und die Patienten weisen eine im Vergleich zu CD154-Defekten zusätzlich ausgeprägte Lymphknoten- und Tonsillenhyperplasie auf, welche durch eine drastische Vergrößerung der Keimzentren infolge proliferierender B-Zellen bedingt ist. Die Therapie der HIGM-Typ-II-Patienten erfolgt nach den gleichen Richtlinien, wie sie für die übrigen HIGM-Patienten gelten.

72.4.4 CD40-Mangel (HIGM Typ III)

HIGM Typ III ist durch Mutationen im Gen für CD40 bedingt. Klinisch ist der Typ III nicht vom Typ I des HIGM zu unterscheiden, sind doch beide Krankheitsbilder Folge einer fehlenden bzw. unzureichenden CD154:CD40-Interaktion. Zusätzlich ist bei HIGM-Typ-III-Patienten eine Störung der Reifung der dendritischen Zellen beschrieben worden, ein Umstand, der zusätzlich zu einer verminderten Immunabwehr beiträgt. Die fehlende Expression von CD40 an der B-Zelloberfläche gilt als typischer diagnostischer Hinweis für diesen Defekt. Die Therapie der HIGM Typ III ist identisch mit jener für den Typ I.

72.4.5 Hyper-IgM-Syndrom Typ IV

HIGM Typ IV ist durch einen B-Zell-selektiven Defekt bedingt, welcher zu einer Störung des Immunglobulinklassenwechsels führt. Interessanterweise ist aber der Vorgang der somatischen Hypermutation bei diesen Patienten normal, weshalb auch ausreichend $CD27^+$-B-Gedächtniszellen im Blut nachgewiesen werden können. Die genaue molekulare Ursache für diese Form der HIGM bleibt weiterhin unbekannt, entspricht aber einem der AID-Funktion nachgeschalteten Schritt in der Rekombination zum Immunglobulinklassenwechsel. Klinisch entspricht dieser Typ des HIGM einer leichten Form des Typs II mit vermehrten Infekten der Atemwege und des Gastrointestinaltrakts. Bei der Hälfte der Patienten mit HIGM Typ IV kann eine lymphoide Hyperplasie ohne Vergrößerung der Keimzentren diagnostiziert werden. Im Serum der HIGM-Typ-IV-Patienten sind gelegentlich geringe Mengen von IgG nachweisbar, doch antigenspezifische Antikörper mit diesem Isotyp können selbst nach Impfungen nicht nachgewiesen werden.

Zur Behandlung von HIGM-Typ-IV-Patienten gehören regelmäßige IVIG-Substitutionen.

72.4.6 Ektodermale Dysplasie mit Immundefizienz

Definition und Ätiopathogenese Obwohl sie nun neu als Defekte der angeborenen Immunität eingereiht wurden, führen Mutationen, die zur konstitutiven Aktivierung des Transkriptionsfaktors NF-κB führen, zu einem humoralen Immundefekt, der ursprünglich den HIGM-Erkrankungen zugeordnet wurde. NF-κB reguliert in B-Zellen die Klassenwechselrekombination und somatische Hypermutation (▣ Abb. 72.2). Die als anhydrotische bzw. hypohydrotische ektodermale Dysplasie (EDA mit Immundefizienz (EDA-ID) bezeichnete Pathologie wird üblicherweise X-chromosomal durch inaktivierende Mutationen der Zinkfingerdomäne des NF-κB-essenziellen Modulators (NEMO) verursacht. Aktivierende Mutationen des in der NEMO-vermittelten Signaltransduktion nachgeschalteten Inhibitors von NF-κB (I-κB) sind für die seltenere autosomal-dominante Form der EDA-ID verantwortlich, denn unter physiologischen Bedingungen inaktiviert NEMO (auch als IKK-γ bekannt) I-κB.

Klinische Symptome und Therapie Die Symptomatik der X-chromosomalen und der autosomal-dominanten Formen der EDA-ID sind in der Regel vergleichbar, doch kann die autosomale Form zusätzlich durch schwere T-Zell-Defekte gekennzeichnet sein. Bei EDA-ID treten typischerweise neben bakteriellen Pneumonien und Meningitiden auch Sepsitiden sowie bakterielle Infektionen von Knochen und Weichteilen auf. Ferner finden sich bei EDA-ID-Patienten auffällige Gesichtszüge, schütteres Haar, verformte Zähne und eine inadäquate Schweißproduktion. Weiter ist ebenfalls eine phänotypisch schwere Form der EDA-ID mit Osteoporose und Lymphödem beschrieben worden, welche bereits in den ersten Lebensjahren zum Tod führt. Zu den immunologischen Befunden gehören eine normale bis erhöhte IgM-Konzentration, tiefe IgG- und variable IgA-Serumkonzentrationen sowie eine mangelhafte Antikörperproduktion vor allem als Antwort auf Polysacharidantigene. Ein Mangel an $CD27^+$-B-Gedächtniszellen bei gleichzeitiger Überzahl an naiven IgD^+IgM^+-B-Zellen gehört zu den typischen Laborbefunden dieser Form der HIGM.

Zur Behandlung der EDA-ID gehören die regelmäßige Gabe von IVIG und die frühzeitige Diagnose von vor allem mykobakteriellen Infektionen.

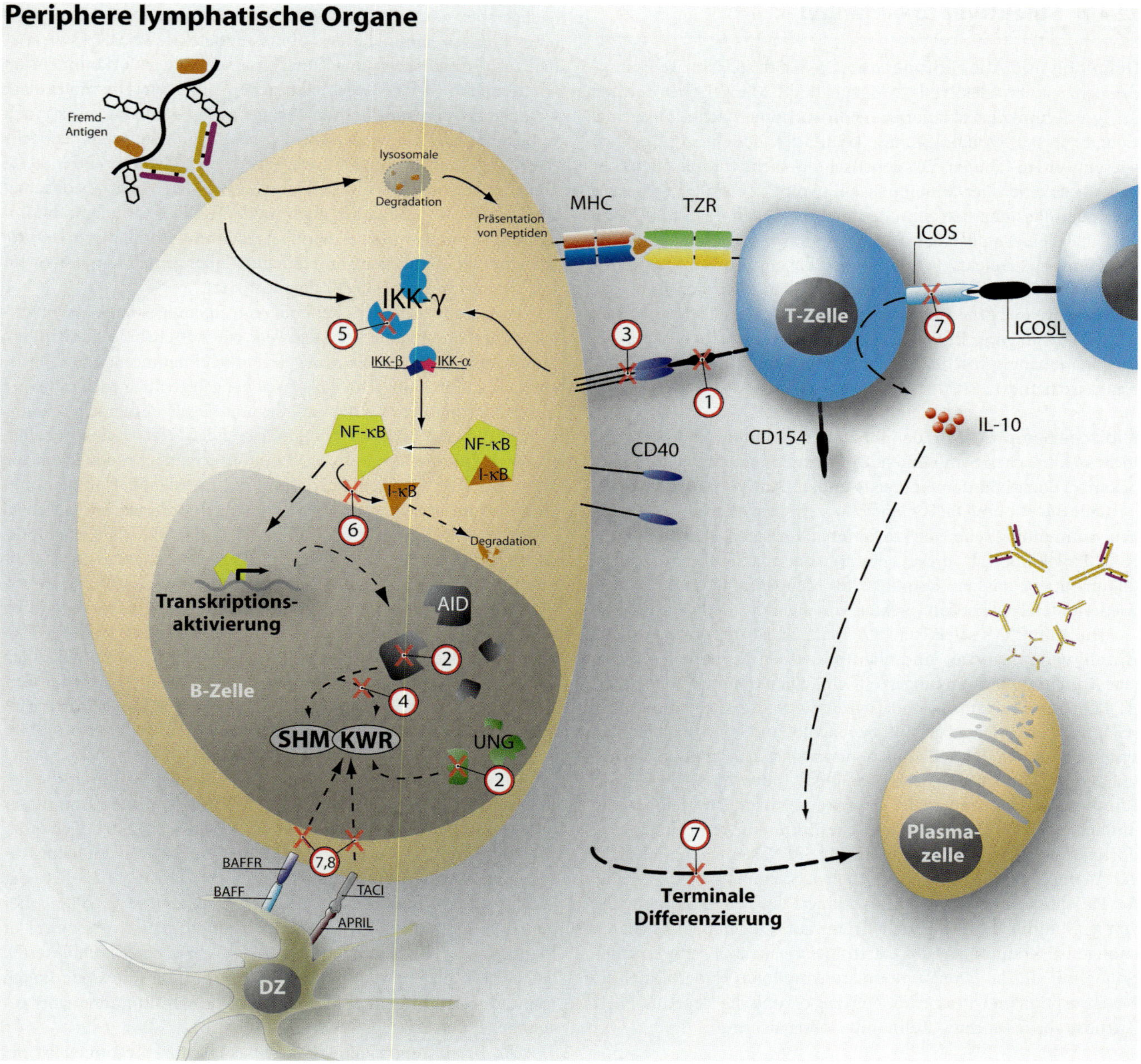

Abb. 72.2 Schematische Darstellung der B-T-Zell-Interaktion. NF-κB ist ein wichtiger Transkriptionsfaktor, der u. a. auch in der Entwicklung und Funktion der B-Zellen eine essenzielle Bedeutung hat. Im Ruhezustand wird NF-κB durch dephosphoryliertes I-κB (inhibitor of NF-κB) gebunden und dadurch im Zytoplasma sequestriert. Die Stimulation der B-Zelle über ihren B-Zell-Rezeptor bzw. über Kreuzvernetzung von CD40, führt zur Bindung von IKK-γ (= NF-κB essential modulator, auch als NEMO bekannt) an IKK-α und IKK-β. Der dabei entstandene Komplex kann I-κB phosphorylieren, wodurch die Dissoziation von I-κB und NF-κB möglich wird. Dies erlaubt die Translokation von NF-κB in den Nukleus und die transkriptionelle Aktivierung von Zielgenen, wie z. B. AID und UNG. Diese beiden Enzyme kontrollieren die molekularen Vorgänge des Isotypen-Klassenwechsels und der somatischen Hypermutation. Parallel hierzu bedarf es auch Signale, welche durch die Oberflächenmoleküle BAFF-R oder TACI vermittelt werden. Die Interaktion von ICOS mit ICOSL fördert die T-Zell-vermittelte Sekretion von Zytokinen, (insbesondere Interleukin-10), welche die terminale Differenzierung von B-Zellen zu Plasmazellen begünstigen. Lokalisation der bekannten Defekte: 1 HIGM Typ I, 2 HIGM Typ II, 3 HIGM Typ III, 4 HIGM Typ IV, 5 XL-EDA-ID, 6 AD-EDA-ID, 7 CVID, 8 selektiver IgA-Mangel. (*AID:* activation-induced cytidin deaminase; *UNG:* Uracil-DNA-Glykosylase; *NF-κB:* Nuclear Factor κB; *BAFF:* B-Zell-aktivierender Faktor; *BAFF-R:* Rezeptor für BAFF; *TACI:* transmembrane activator und calcium-modulating cyclophilin-ligand interactor; *APRIL:* a proliferation inducing ligand; *I-κB:* Inhibitor von NF-κB; *ICOS:* induzierbarer T-Zell-Kostimulator; *ICOSL:* Ligand für ICOS, wird u. a. von antigenpräsentierenden Zellen, Fibroblasten und Epithelzellen exprimiert; *SHM:* somatische Hypermutation; *KWR:* Klassenwechsel-Rekombination; *DZ:* dendritische Zelle)

72.4.7 Selektiver IgA-Mangel

Definition und Ätiopathogenese Die häufigste primäre Immundefizienz ist der selektive IgA-Mangel (sIgA-Mangel), bei welchem die IgA-Serumkonzentrationen bei Erwachsenen definitionsgemäß weniger als 0,07 g/l betragen und keine sekretorischen IgA nachgewiesen werden können. Die genetische Ursache für das offensichtliche Ausbleiben der Differenzierung von B-Zellen zu IgA-sezernierenden Plasmazellen ist in den meisten Fällen noch unbekannt, ungeachtet einer autosomal-dominanten sowie autosomal-rezessiven Vererbung des Defekts. Ferner können bei einigen Familien gleichzeitig eine CVID und ein selektiver IgA-Mangel vorliegen, was auf eine gemeinsame genetische Ursache mit unterschiedlicher phänotypischer Ausprägung schließen lässt. Die Prävalenz des IgA-Mangels ist stark abhängig von der Ethnizität und kann zwischen 1 : 400 bei Kaukasiern und 1 : 18.000 bei Asiaten variieren.

Klinische Symptome In den meisten Fällen führt ein IgA-Mangel nicht zu klinischen Symptomen. Der Grund hierzu ist weiterhin unbekannt, doch könnten einerseits andere Antikörperisotypen das partielle oder komplette Fehlen von IgA kompensieren bzw. zusätzliche immunologische Defekte könnten vorliegen, welche nun den IgA-Mangel klinisch in Erscheinung treten lassen. So ist z. B. gut dokumentiert, dass ein kombinierter Mangel an IgA und IgG2 zu wiederholten bakteriellen Infekten vor allem der Luftwege führt.

Die Klinik des selektiven IgA-Mangels ist mit einer größeren Anzahl von infektiösen und nichtinfektiösen Krankheiten assoziiert. Autoimmunerkrankungen einschließlich rheumatoider Arthritis, Lupus erythematosus, und Thyroiditis werden bei Patienten mit selektivem IgA-Mangel gehäuft beobachtet und können alle Organsysteme betreffen. Bei Individuen mit ansonsten asymptomatischem IgA-Mangel können allergische Konjunktivitiden, atopisches Ekzem, Rhinitis, Asthma bronchiale, Urtikaria, Nahrungsmittelüberempfindlichkeiten und andere allergische Erkrankungen gehäuft diagnostiziert werden. Wiederholte Infekte der Nasennebenhöhlen und der Atemwege sowie obstruktive Atemwegssymptome treten gehäuft bei Patienten mit selektivem IgA-Mangel bzw. einer Kombination von IgA- und IgG-Subklassendefizienz auf. Zu den bei IgA-Mangel häufigen Erkrankungen des Gastrointestinaltrakts gehören Infektionen mit *Gardia lamblia,* noduläre lymphoide Hyperplasien mit Malabsorption und Steatorrhö, Zöliakie, chronische Hepatitis, biliäre Zirrhose sowie Morbus Crohn und Colitis ulcerosa.

Therapie Eine kausale Therapie des IgA-Mangels ist nicht bekannt. Die symptomatische Behandlung beschränkt sich auf die gezielte Gabe von Antibiotika. Im Falle eines signifikanten IgG-Mangels und klinisch rezidivierender bakterieller Infekte sollte die Substitutionstherapie mit IVIG in Erwägung gezogen werden. Hierbei ist jedoch Vorsicht geboten, da Patienten mit einem selektiven IgA-Mangel selten Antikörper (vor allem IgG und IgE) gegen IgA besitzen und bei IVIG-Gabe makromolekulare Komplexe bilden, welche zu schweren, anaphylaktischen Transfusionsreaktionen führen können. Obwohl sehr selten, ist die genaue Frequenz dieser Komplikation zurzeit unbekannt.

72.4.8 Isolierter IgG-Subklassen-Mangel

Pathologie, Diagnose und klinische Symptome Ein IgG-Subklassenmangel liegt vor, wenn die Serumkonzentration für eine oder mehrere IgG-Subklassen unter zwei Standarddeviationen für den altersentsprechenden Mittelwert der Norm fällt, die Gesamt-IgG-Menge aber normal oder nur leicht vermindert ist. Zur Diagnose eines klinisch signifikanten Subklassendefektes bedarf es zusätzlich zum Antikörpermangel auch eines gehäuften Vorkommens an wiederholten (in der Regel bakteriellen) Infekten. Die molekulare Ursache für den spezifischen Mangel an IgG-Subklassen ist noch unbekannt. Der bei wiederholten Infekten am häufigsten beobachtete Mangel betrifft das singuläre Fehlen von IgG4, während isolierte Defizienzen von IgG1, IgG2 oder IgG3 etwa gleich häufig beobachtet werden. Es ist zurzeit aber noch unklar, welche pathologische Bedeutung dem IgG4-Mangel wirklich zukommt. Kombinierte Defekte einzelner IgG-Subklassen untereinander oder gemeinsam mit einem IgA-Mangel werden seltener diagnostiziert.

Typischerweise zeigen Patienten mit einem IgG-Subklassenmangel wiederholte Infekte der Atemwege wie z. B. chronische Otitiden, Sinusitiden, Bronchitiden und gelegentlich Pneumonien und Bronchiektasen. Ein Mangel an IgG1 (welcher gelegentlich auch mit einer Verminderung des Gesamt-IgG-Serumspiegels einhergehen kann) ist bisweilen mit anderen IgG-Subklassendefekten vergesellschaftet. Im Kleinkindesalter ist dieser Antikörpermangel nicht selten die Folge einer verzögerten Ausreifung mit transienter Hypogammaglobulinämie. Bei älteren Patienten kann ein isolierter IgG1-Mangel ein erstes Anzeichen für CVID (s. oben) sein. Der Mangel an IgG2 ist am häufigsten mit wiederholten bakteriellen Infekten durch kapseltragende Erreger (*S. pneumoniae, H. influenzae* u. a.) assoziiert, da die humorale Immunantwort gegen Polysaccharide bevorzugt durch diese Antikörpersubklasse vermittelt wird. Der Mangel an IgG3 ist häufig isoliert und klinisch mit Infekten der Atemwege einschließlich Nasennebenhöhlen und Asthma verbunden. IgG3-Antikörper werden typischerweise bei der Immunantwort gegen virale Proteine als auch gegen bestimmte Bakterien (*Moraxella catharalis, S. pyogenes*) gebildet.

Die korrekte Diagnose eines IgG4-Mangels ist durch die bereits schon physiologischerweise tiefe Serumkonzentration dieser IgG-Subklasse nur schwer zu stellen, weshalb bei unzureichender Sensitivität der Nachweismethode dieser Defekt wohl zu häufig diagnostiziert wird. Es erstaunt deshalb nicht, dass mehr als 15 % der Kinder unter 5 Jahren einen IgG4-Mangel aufweisen sollen, aber dennoch die meisten dieser Kinder asymptomatisch bleiben. Der Mangel an IgG4 ist häufig mit einer IgG2- bzw. einer kombinierten IgG2/IgA-Defizienz verbunden und korreliert oft mit wiederholten respiratorischen Infekten und einer schlechten Immunantwort gegenüber Polysaccharidantigenen.

Die Bestimmung der IgG-Subklassenkonzentrationen ist bei entsprechender Klinik bei Patienten mit einer selektiven IgA-Defizienz, bei selektivem IgG-Mangel gegen Polysaccharide trotz normalen Immunglobulinkonzentrationen und bei Verdacht auf CVID angebracht. Die Bestimmung der IgG-Subklassen ist aufgrund der physiologisch verzögerten Reifung der Bildung unterschiedlicher IgG-Subklassen nicht vor dem 4. Lebensjahr angezeigt, und die Diagnose eines IgG-Subklassendefekts sollte nicht vor diesem Zeitpunkt gestellt werden. Ferner ist für die Beurteilung der IgG-Subklassenkonzentrationen von Bedeutung, dass altersgerechte Normwerte zum Vergleich beigezogen werden.

Therapie und Prognose Asymptomatische Kinder mit einem singulären oder kombinierten IgG-Subklassendefekt bedürfen keiner Therapie. Ebenfalls sollten Patienten mit Infekten der Atemwege, aber normaler humoraler Immunantwort keine immunologische Substitutionstherapie erhalten. Hingegen ist die Gabe von IVIG bei Kindern angezeigt, welche neben wiederholten Infektionen (vor allem der Atemwege) einen isolierten oder mit IgA assoziierten Subklassendefekt und/oder eine ungenügende humorale Reaktion auf

Polysaccharid- und Proteinantigene aufweisen. Die Prognose der IgG-Subklassendefizienz ist aufgrund der Möglichkeit zur Spontanremission bei Kindern unter 8 Jahren sehr gut. Bei älteren Kindern und Jugendlichen mit einem solchen Mangel, nicht aber bei einem vollständigen Fehlen einzelner oder mehrerer IgG-Subklassen, kann es ebenfalls häufig zu einer Spontanheilung kommen. Nur selten sind solche Laborbefunde frühe diagnostische Hinweise auf eine CVID.

72.4.9 Transiente Hypogammaglobulinämie des Säuglingsalters

Die transiente Hypogammaglobulinämie des Säuglings ist durch eine verminderte Serumkonzentration eines oder mehrerer Antikörperisotypen nach dem 6. Lebensmonat gekennzeichnet. Diese Form des Antikörpermangels ist wahrscheinlich durch eine verzögerte physiologische Reifung des humoralen Immunsystems verursacht und verschwindet in der Regel spontan innerhalb der ersten 5 Lebensjahre. Die Diagnose einer transienten Hypogammaglobulinämie wird häufig bei Säuglingen in Betracht gezogen, welche an gehäuften Infekten der oberen und unteren Luftwege erkranken. Bei der immunologischen Abklärung finden sich bei diesen Patienten neben den für das Alter zu tiefen Antikörperspiegeln (mindestens 2 Standardabweichungen unterhalb der altersgerechten Norm) aber eine normale Anzahl von regelrecht differenzierten Lymphozyten sowie eine unauffällige T-Zell-Funktion, welche eine normale Impfreaktion gewährleisten.

72.4.10 Selektiver IgG-Mangel gegen Polysaccharide

Klinische Symptome und Diagnose Der selektive IgG-Mangel gegen Polysaccharide (*impaired polysaccharide responsiveness*, IPR) bei normalen Immunglobulin- und IgG-Subklassenspiegeln ist klinisch durch wiederholte bakterielle Infekte der Atemwege gekennzeichnet. Diese Form einer humoralen Immundefizienz manifestiert sich meist zwischen dem 2. und 7. Lebensjahr und wird häufiger bei Knaben diagnostiziert. Zu den typischen klinischen Befunden zählen Otitiden, Sinusitiden, Bronchitiden und gelegentlich auch Mastoiditiden sowie Pneumonien. Ferner weisen über die Hälfte der Patienten allergische Symptome wie Rhinitis oder allergisches Asthma bronchiale auf, selten treten in diesem Zusammenhang auch Sepsis oder Meningitiden auf.

Die Diagnose eines selektiven IgG-Mangels kann frühestens ab dem 2. Lebensjahr gestellt werden, da das Immunsystem in den ersten 2 Lebensjahren noch unreif ist und keine ausreichende Antwort gegenüber Polysacchariden bilden kann. Eine verminderte Immunantwort gegenüber Polysacchariden wird aber auch bei einer Anzahl von anderen primären Immundefizienzen beobachtet, welche differenzialdiagnostisch ausgeschlossen werden müssen einschließlich Wiskott-Aldrich Syndrom, selektiver IgG-Subklassendefekt, CVID, autoimmun-lymphoproliferatives Syndrom und DiGeorge-Syndrom. Das Ausbleiben einer Immunantwort ausschließlich gegenüber Polysaccharid-, nicht aber Proteinimpfantigenen, gilt als essenzieller diagnostischer Hinweis für diesen B-Zell-Defekt.

Therapie und Prognose Sehr wesentlich für die Betreuung dieser Patienten ist, dass die Immunantwort gegenüber Konjugatimpfstoffen in der Regel unauffällig ist und Impfungen möglich sind. Zusätzlich zu symptomatischen Maßnahmen (Bronchodilatation, Inhalation mit Steroiden etc.) ist bei Infekten eine adäquate Antibiotikabehandlung notwendig und, bei ungenügendem Ansprechen, die Gabe von IVIG in Betracht zu ziehen. Ebenfalls kann bei wiederholten Infekten im Rahmen der IPR die prophylaktische Gabe von Antibiotika (Minimum 6 Monate) und in ausgewählten Fällen bei Nichtansprechen auf diese Maßnahme die Gabe von IVIG in Betracht gezogen werden. Die Prognose des IPR ist gut, da bei den meisten Kindern innerhalb von 2–3 Jahren eine Spontanheilung auftritt. Allerdings kann diese Form einer humoralen Immundefizienz bei einigen Patienten persistieren und gelegentlich Erstmanifestation eines IgG-Subklassendefekts bzw. einer CVID sein.

Literatur

Al-Herz W, Bousfiha A, Casanova JL et al (2011) Primary immunodeficiency diseases: an update on the classification from the International Union of Immunological Societies Expert Committee for Primary Immunodeficiency. Frontiers in Immunology 2:1–26

Conley ME, Dobbs AK, Farmer DM et al (2009) Primary B Cell Immunodeficiencies: Comparisons and Contrasts. Annual Review of Immunology 27:199–227

Cunningham-Rundles C (2012) Human B cell defects in perspective. Immunol Res 54:227–32

Cunningham-Rundles C, Ponda PP (2005) Molecular defects in T- and B-cell primary immunodeficiency diseases. Nat Rev Immunol 5:880–892

Ferrari S, Plebani A (2002) Cross-talk between CD40 and CD40L: lessons from primary immune deficiencies. CurrOpin Allergy ClinImmunol 2:489–494

Gulino AV, Notarangelo LD (2003) Hyper IgM syndromes. Curr Opin Rheumatol 15:422–429

Imai K, Catalan N, Plebani A et al (2003) Hyper IgM syndrome type 4 with a B lymphocyte-intrinsic selective deficiency in Ig class switch recombination. J Clin Invest 112:136–142

Salzer U, Maul-Pavicic A, Cunningham-Rundles C et al (2004) ICOS deficiency in patients with common variable immunodeficiency. Clin Immunol 113:234–240

Sawada A, Takihara Y, Kim JY et al (2003) A congenital mutation of the novel gene LRRC8 causes agammaglobulinemia in humans. J Clin Invest 112:1707–1713

Schiff C, Lemmers B, Deville A, Fougereau M, Meffre E (2000) Autosomal primary immunodeficiencies affecting human bone marrow B-cell differentiation. Immunol Rev 178:91–98

Simonte SJ, Cunningham-Rundles C (2003) Update on primary immunodeficiency: defects of lymphocytes. Clin Immunol 109:109–118

73 T-zelluläre und kombinierte Immundefekte

S. Ehl, C. Speckmann

73.1 Klassifikation, Klinik und Diagnose

Definition und Klassifikation Primäre T-zelluläre Immundefekte umfassen eine Gruppe seltener Erkrankungen, die Folge genetisch bedingter Störungen der Reifung, Differenzierung und Aktivierung oder der Funktion des T-zellulären Immunsystems sind. Wegen der zentralen immunregulatorischen Funktion der T-Zellen zeigen betroffene Patienten meist auch einen sekundären B-Zell-Defekt, daher spricht man auch von kombinierten Immundefekten (= das zelluläre und humorale System betreffend).

Die Klassifikation T-zellulärer Immundefekte ist aufgrund des ständigen Erkenntnisgewinns nicht einheitlich. Die traditionelle Klassifikation beruht auf der klinischen Präsentation und unterscheidet je nach Ausmaß der Infektanfälligkeit den schweren kombinierten Immundefekt (severe combined immunodeficiency disorders, SCID) von weniger schwerwiegenden kombinierten Immundefekten (CID). Davon abgegrenzt werden syndromale Immundefekte (bei denen neben dem Immunsystem auch andere Organsysteme betroffen sind) und Immundefekte, bei denen nicht die Infektanfälligkeit, sondern Störungen der Immunregulation im Vordergrund stehen. Die Aufklärung der molekularen Grundlagen erlaubt zunehmend eine Einteilung nach pathogenetischen Gesichtspunkten, die im Folgenden nach dem aktuellen Kenntnisstand angewandt wird.

Klinische Symptome T-zelluläre und kombinierte Immundefekte manifestieren sich in der Regel durch eine erhöhte Infektanfälligkeit. Das Erregerspektrum ist breit und umfasst Bakterien, Viren, Pilze und opportunistische Erreger. Rezidivierende Infektionen, die oft auch unter antimikrobieller Therapie nur verzögert ausheilen, sind charakteristisch. Beim schweren kombinierten Immundefekt (SCID) treten die Infektionen bereits in den ersten Lebensmonaten auf, typischerweise nach dem dritten Lebensmonat, wenn der mütterliche „Nestschutz" nachlässt. Häufig sind bakterielle Pneumonien, chronisch-persistierende virale Infektionen der Lunge (z. B. RSV, CMV, Adenovirus, Parainfluenza) und des Gastrointestinaltrakts (z. B. Rotaviren, Noroviren) sowie chronische mukokutane Candida-Infektionen. Charakteristisch ist vor allem die interstitielle Pneumonie durch Pneumocystis jerovecii. Oft entwickeln die Patienten außerdem eine Gedeihstörung, die gelegentlich den Infektionen auch vorausgehen kann. Die in Teilen Europas noch durchgeführte BCG-Impfung kann zu einer generalisierten BCG-Infektion führen, die sich Wochen bis Monate nach Impfung manifestiert. Auch komplizierte Verläufe nach einer Lebendimpfung mit Rotavirus-Impfstoffen wurden beobachtet. Vereinzelt fallen die Patienten bereits im Verlauf der ersten Lebenswochen durch die Entwicklung eines morbilliformen Exanthems oder einer ekzematoiden Dermatitis auf, manchmal verbunden mit Hepatosplenomegalie und chronischer Darmentzündung. Ursache hierfür können diaplazentar übertragende maternale T-Zellen (Graft-versus-Host-ähnliche Reaktion) oder fehlregulierte autoreaktive T-Zellen sein (Omenn-Syndrom). Auch nach Transfusion unbestrahlter Blutprodukte kann es zu einer Graft-versus-Host-ähnlichen Reaktion kommen. Unbehandelt versterben Patienten mit SCID in der Regel vor dem 2. Lebensjahr an schweren Infektionen.

Beim kombinierten Immundefekt (CID) liegt ein ähnliches Infektionsprofil vor, der Beginn der pathologischen Infektanfälligkeit ist aber später und kann bis ins Erwachsenenalter hineinreichen. Das typische Infektionsspektrum umfasst zusätzlich schwere Varizellen-Infektionen, chronisch-persistierende EBV-Infektionen, Warzen und Mollusken-Infektionen, sowie eine Reihe von opportunistischen Infektionen wie Lamblien, Kryptosporidien oder atypische Mykobakterien. Darüber hinaus finden sich bei den kombinierten Immundefekten häufig Manifestationen einer gestörten Immunregulation. Hierzu gehören vor allem antikörpervermittelte Autoimmunität (meist Autoimmunzytopenien oder Immunthyreoiditis), granulomatöse Entzündungen der Haut, Lunge, Leber oder der lymphatischen Organe, Lymphoproliferation im Sinne einer Lymphadenopathie, Leber- und Milzvergrößerung, unklare Fieberschübe, chronische Ekzeme oder eine chronische Darmentzündung. Symptome der gestörten Immunregulation können der Infektanfälligkeit vorausgehen und auch allein das klinische Bild eines kombinierten Immundefekts bestimmen.

Syndromale Immundefekte sind Ausdruck der Tatsache, dass eine Reihe von Genen, die für die Entwicklung und Funktion der T-Zell-Immunität wichtig sind, auch in anderen Organsystemen eine Rolle spielt. Hierzu gehören andere Zellen des hämatopoetischen Systems (z. B. Thrombozyten beim Wiskott-Aldrich-Syndrom), Zellen des Bindegewebes (z. B. Hyper-IgE-Syndrom) oder Knorpel- und Knochenzellen (z. B. Knochen-Haar-Hypoplasie). Dementsprechend steht bei diesen Erkrankungen die Symptomatik eines T-Zell-Defekts im Zusammenhang mit anderen klinischen Manifestationen.

Bei T-Zell-Immundefekten mit Störungen der Immunregulation ist nicht die Infektanfälligkeit, sondern eine Störung der Immunregulation die wesentliche klinische Manifestation. Hierzu gehören alle klinischen Manifestationen, die auch bei kombinierten Immundefekten auftreten können, insbesondere Fieber, Lymphoproliferation und Zytopenien (z. B. Hämophagozytose-(HLH-)Syndrome), Ekzeme, chronische Darmentzündung und Autoimmunität (z. B. IPEX-Syndrom) oder Lymphoproliferation und Autoimmunität (z. B. Autoimmun-lymphoproliferatives Syndrom).

Diagnose Entscheidend für die Diagnose und Einordnung von T-Zell-Defekten ist die Anamnese, insbesondere bezüglich der Art, Lokalisation, Alter des Auftretens und Schwere von Infektionserkrankungen sowie Manifestationen der gestörten Immunregulation. Die HIV-Infektion ist eine wesentliche Differenzialdiagnose zu den angeborenen T-Zell-Defekten und sollte ausgeschlossen werden. Wie bei allen genetischen Erkrankungen ist die Familienanamnese wichtig (Konsanguinität, weitere betroffene Familienmitglieder), auch wenn diese bei vielen Patienten negativ ist, weil es sich um eine De-novo-Mutation oder das erste Auftreten einer autosomal-rezessiven Erkrankung handelt.

Bei der körperlichen Untersuchung sollte darauf geachtet werden, ob lymphatische Gewebe angelegt (Fehlen der Tonsillen bei SCID) oder vergrößert sind (Milzvergrößerung bei Autoimmun-lymphoproliferativem Syndrom, ALPS). Eine Erythrodermie ist typisch für das Omenn-Syndrom bei SCID, SCID mit maternalen T-Zellen, kann aber auch bei IPEX auftreten. Uncharakteristische Ekzeme finden sich häufiger, in Verbindung mit Petechien sind sie typisch für das Wiskott-Aldrich-Syndrom. Bei einigen syndromalen Defekten liegt ein Kleinwuchs vor, radiosensitive T-Zell-Defekte gehen häufig mit Mikrozephalie einher. DiGeorge- oder ICF-Syndrom

G.F. Hoffmann, M.J. Lentze, J. Spranger, F. Zepp (Hrsg.), *Pädiatrie*,
DOI 10.1007/978-3-642-41866-2_73,

zeigen typische faziale Auffälligkeiten, Ataxien und okuläre Teleangiektasien finden sich bei der Ataxia teleangiectasia.

Als orientierende Laboruntersuchungen dienen die Bestimmung des Differenzialblutbildes und der Immunglobuline G, A und M. Bei den meisten SCID-Erkrankungen liegt eine Lymphopenie vor, wobei altersentsprechende Normwerte zu beachten sind. Die Anwesenheit mütterlicher T-Zellen oder residueller eigener T-Zellen bei kombinierten Immundefekten können aber zu normalen Lymphozytenzahlen führen. Hier ist eine Quantifizierung der Lymphozytenpopulationen (T, B- und NK-Zellen) in der Durchflusszytometrie mit der Bestimmung von Differenzierungsmarkern auf T-Zellen ein wichtiger nächster Schritt. Bei den kombinierten T-Zell-Defekten sind oft naive T-Zellen vermindert. Auch die In-vitro-Proliferation der T-Zellen ist meist gestört. Während das IgG durch plazentare Übertragung anfänglich noch normal sein kann und ein IgA-Mangel vor dem 2. Lebensjahr häufig ist, sollte neben Lymphopenie vor allem ein erniedrigtes IgM an einen SCID denken lassen. Beim CID finden sich häufiger normale Gesamtimmunglobuline, die Bildung spezifischer Antikörper (z. B. auf Impfungen) ist aber meist gestört. Bei einigen T-Zell-Defekten liegt eine charakteristische Erhöhung des IgE vor (z. B. IPEX, DOCK8-Defekt, Hyper-IgE-Syndrom).

Für die SCID-Erkrankungen wird derzeit ein Neugeborenen-Screening evaluiert. Hierbei werden T-Zell-Rezeptor-Exzisionsringe (TRECs), ein „Abfallprodukt" der V(D)J-Rekombination quantifiziert. TRECs spiegeln die Aktivität des Thymus bei der Neubildung von T-Zellen wider und sind bei Patienten mit SCID deutlich erniedrigt.

Zur Diagnostik von T-Zell-Defekten stehen in Referenzzentren eine Reihe von weiteren immunologischen Spezialuntersuchungen zur Verfügung, die helfen, die molekulargenetischen Untersuchungen möglichst zielgerichtet einzusetzen. Die Identifikation spezifischer Mutationen ist nicht nur wichtig um die Diagnose zu bestätigen, sondern auch für eine genetische Beratung im Hinblick auf eine Identifikation von Überträgerinnen und pränatale Diagnostik. Nicht alle genetischen Veränderungen in den relevanten Genen sind jedoch krankheitsauslösend, so dass Untersuchungen auf RNA und Proteinebene sowie spezielle Funktionstests eine wichtige Ergänzung darstellen.

73.2 T-Zell-Entwicklungsdefekte

73.2.1 Schwere kombinierte Immundefekte

Definition Schwere kombinierte Immundefekterkrankungen (SCID) stellen die schwersten angeborenen Störungen des Immunsystems dar. Charakteristisch ist das vollständige Fehlen sowohl T-Zell-abhängiger als auch B-Zell-abhängiger Funktionen und damit die Unfähigkeit zur Ausbildung adaptiver Immunantworten. Herausragendes Krankheitszeichen ist eine ausgeprägte, frühzeitig manifeste Infektneigung und ein ohne Immunrekonstitution immer letaler Krankheitsverlauf. SCID-Krankheiten werden nach ihrem immunologischen Phänotyp klassifiziert und unterteilt in SCID mit Fehlen von T-Zellen, aber vorhandenen B-Zellen (T^-B^+-SCID) und SCID mit Fehlen von B- und T-Zellen (T^-B^- SCID). Beide Gruppen schließen SCID-Formen mit oder ohne NK-Zellen ein.

Epidemiologie Die Inzidenz liegt bei etwa 4 pro 100.000 Neugeborenen. Aufgrund der Tatsache, dass die häufigste SCID Form X-chromosomal vererbt wird, sind Jungen häufiger betroffen.

Pathogenese

Lymphozytenvorläufer Gestörtes Überleben von Lymphozytenvorläufern ist die Ursache der retikulären Dysgenesie (RD) und der Adenosindeaminase-Defizienz (ADA-Defizienz) (Abb. 73.1). Beide Erkrankungen werden autosomal-rezessiv vererbt und sind durch eine ausgeprägte Lymphopenie gekennzeichnet. Patienten mit RD haben zusätzlich eine schwere Neutropenie und eine sensorineurale Taubheit. Im Knochenmark findet sich ein Block der myeloiden Differenzierung im Promyelozytenstadium. Die sehr seltene RD-Kranheit wird durch Mutationen in der mitochondrialen Adenylatkinase 2 (AK2) verursacht, die die ADP-Spiegel reguliert. Die AK2-Defizienz führt zu verstärkter Apoptose myeloider und lymphoider Vorläuferzellen. ADA ist ein Enzym des Purin „salvage pathways", die ADA-Defizienz führt zur Akkumulation von toxischen Metaboliten des Purinstoffwechsels, die Apoptose von Lymphoztyenvorläufern in Thymus und Knochenmark induzieren. Eine ADA-Defizienz liegt 10–15 % aller SCID-Krankheiten zugrunde. Die klinischen Manifestationen der ADA-Defizienz gehen über das Immunsystem hinaus und betreffen Schwerhörigkeit, Verhaltensauffälligkeiten, leichte kostochondrale Auffälligkeiten und Lebertoxizität. Die Purinnucleosidphosphorylase (PNP) ist ein weiteres Enzym dieses Stoffwechselwegs. Beim selteneren PNP-Mangel ist der Immundefekt nicht so ausgeprägt, mit dem Alter aber progredient und oft mit progressiven psychomotorischen Auffälligkeiten sowie autoimmunologischen Störungen wie Autoimmunzytopenien verbunden.

Defekte der Zytokinsignalgebung Diese sind für die meisten SCID-Erkrankungen beim Menschen verantwortlich. Die häufigste SCID-Form ist mit 50–60 % aller SCID-Fälle die X-chromosomal vererbte SCID-X1-Krankheit. Sie wird verursacht durch Mutationen des Gens, das die common γ-chain (γc) kodiert, die von den Zytokinrezeptoren für IL-2, IL-4, IL-7, IL-9, IL-15 und IL-21 als signalleitendes Molekül verwendet wird. IL-7 vermittelt die Expansion früher T-Zell-Vorläufer im Thymus, IL-15 spielt eine Rolle bei der NK-Zell-Entwicklung. Dementsprechend haben SCID-X1-Patienten keine T- und NK-Zellen, jedoch normale B-Zellen. Die γc vermittelt ihre Signale weiter über die Tyrosinkinase JAK3, die autosomal-rezessiv vererbte JAK3-Defizienz führt daher zu einer SCID-Erkrankung mit demselben immunologischen Phänotyp, von der auch Mädchen betroffen sind. Mutationen im IL7-Rezeptor-Gen führen zu einer $T-B^+$-SCID-Krankheit, bei der die Entwicklung von NK-Zellen normal ist.

Störungen der V(D)J-Rekombination Diese führen zu einem Fehlen von B- und T-Zellen (T-B-SCID), da das Umlagern von Gensegmenten sowohl für die Expression von T-Zell- als auch von B-Zell-Rezeptoren notwendig ist. Die Expression eines funktionellen T- oder B-Zell-Rezeptors ist für das Überleben und die weitere Entwicklung dieser Zellen in Thymus und Knochenmark wesentlich. NK-Zellen sind bei diesen Erkrankungen normal. Der Vorgang der V(D)J-Rekombination wird initiiert durch das Schneiden von DNA, das durch die RAG1- und RAG2-Enzyme erfolgt. Die autosomal-rezessiven RAG-Defekte sind für 10–20 % aller SCID-Krankheiten verantwortlich. Nach Umlagern der DNA-Segmente kommt es dann zur DNA-Reparatur, die durch eine Gruppe von Proteinen durchgeführt wird, die durch die Gene Artemis, DNA PKcs, Cernunnos und DNA-Ligase IV kodiert werden. Die drei Letztgenannten sind auch an der DNA-Reparatur in anderen Geweben beteiligt, was die generell erhöhte Strahlenempfindlichkeit sowie die Mikrozephalie und faziale Dysmorphien bei Defekten in diesen Genen erklärt.

Defekte der Signalgebung durch den T-Zell-Rezeptor Solche Defekte stören ebenfalls die T-Zell-Entwicklung. Mutationen in CD3δ,

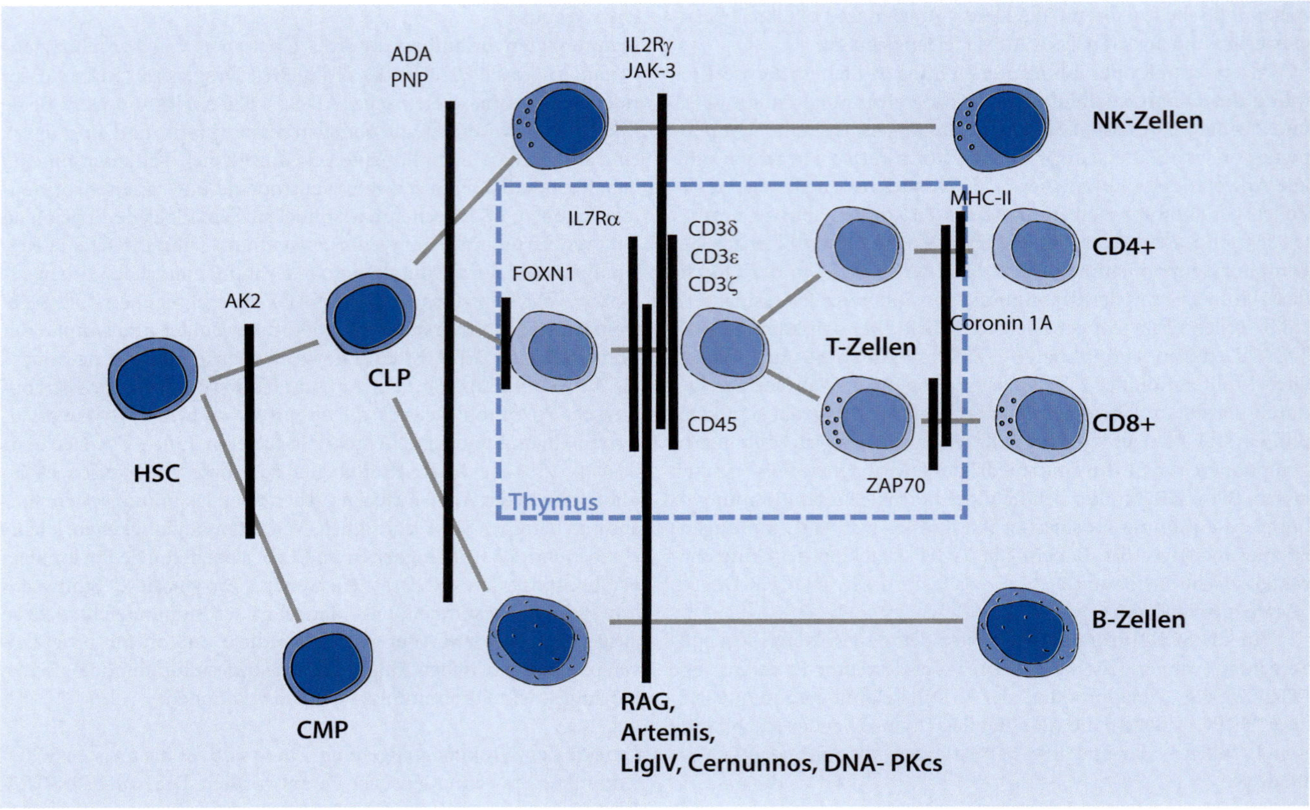

Abb. 73.1 Unterschiedliche Schritte der Lymphozytenentwicklung bei SCID-Defekten

CD3ε und CD3ζ verursachen T-B+SCID. Auch Mutationen in der Tyrosinphosphatase CD45 können SCID verursachen.

MHCII-Expressionsdefekte Diese verursachen SCID durch eine gestörte positive Selektion von CD4⁺-T-Zellen.Die Krankheit ist durch eine CD4⁺-T-Zell-Lymphopenie charakterisiert und hat einen progressiven und schweren Verlauf. Der Krankheit liegen 4 verschiedene Gendefekte zugrunde, die zu Störungen der Regulation der MHCII-Expression führen.

Klinische Symptome und Verlauf Säuglinge mit SCID sind in den ersten Lebenswochen oft zunächst klinisch unauffällig. Die Mehrzahl der Patienten wird im 2. oder 3. Lebensmonat durch Infektionen symptomatisch. Das charakteristische klinische Bild besteht aus schwerer Gedeihstörung als Folge rezidivierender bzw. chronischer intestinaler Infektionen, Zeichen der respiratorischen Insuffizienz als Folge persistierender viraler Infekte sowie ausgedehnter Candidiasis, besonders im Bereich des Oropharynx. Eine häufige und akut lebensbedrohliche Komplikation ist die durch Pneumocystis jirovecii ausgelöste interstitielle Pneumonie. Nach Abschaffung der Impfpflicht wird die Entwicklung einer generalisierten BCG-Infektion nur noch selten, meist bei ausländischen Kindern beobachtet. Neben ulzerativen Veränderungen im Bereich der Impfstelle und der regionalen Lymphknoten entwickeln sich im fortgeschrittenen Stadium Hauteffloreszenzen, osteolytische Herde sowie Leber-, Milz-, Lymphknoten- und Lungenbefall als Ausdruck der systemischen Streuung der Mykobakterien. Auch komplizierte Verläufe nach Lebendimpfung mit attenuiertem Rotavirus sind beobachtet worden.

Infolge des kompletten Ausfalls der T-Zell-Immunität kommt es bei SCID zu spezifischen Komplikationen, die diagnostisch wegweisend sein können. Durch eine transplazentare maternofetale Transfusion immunkompetenter mütterlicher Lymphozyten kann eine Graft-versus-Host-Reaktion (GvHR) ausgelöst werden. Die Patienten fallen meist durch früh beginnende ekzematöse Hautveränderungen auf. Im Extremfall besteht eine generalisierte Dermatitis mit nässenden, desquamativen oder chronisch-entzündlichen, ekzematösen Veränderungen, meist begleitet von einem quälenden Pruritus. Manchmal sind auch Leber oder Darm betroffen, eine maternofetale Transfusion bei SCID kann aber auch asymptomatisch sein. Schwerer ist die Symptomatik, die sich bei SCID nach Transfusion von unbestrahltem Blut entwickelt. Innerhalb von 2 Wochen entwickeln die Patienten eine floride, generalisierte Dermatitis sowie Zeichen der akuten Leberentzündung und eine Enteritis mit profusem, meist blutigem Durchfall. Als Folge der Immunreaktion gegen hämatopoetische Zellen entsteht außerdem innerhalb kurzer Zeit eine oftmals irreversible Panzytopenie. Die Bestrahlung aller Blutprodukte ist daher eine zwingend erforderliche Maßnahme zur Verhütung dieser fatalen Komplikation.

Omenn-Syndrom Das Omenn-Syndrom ist eine besondere Manifestation der SCID-Erkrankung. Charakteristische klinische Merkmale sind exfoliative Erythrodermie, häufig Lymphadenopathie und Hepatosplenomegalie sowie eine deutliche, zum Teil exzessive Eosinophilie (Abb. 73.2). Diese Krankheitszeichen entwickeln sich in den ersten Lebenswochen. Der Hautbefund wird oft mit einem schweren atopischen Ekzem verwechselt. Ein pathognomonischer und für die Diagnose des SCID verwirrender Befund bei Patienten mit Omenn-Syndrom ist der Nachweis aktivierter T-Zellen bei meist fehlenden B-Zellen, was sogar zu einer Lymphozytose führen kann. T-Zellen infiltrieren Haut, Leber und weitere Organe. Im Gegensatz zur maternofetalen Transfusion stammen die T-Zellen beim Omenn-Syndrom vom Patienten. Ursächlich für den Omenn-Phänotyp sind

„hypomorphe“ Mutation in SCID-Genen, d. h. es handelt sich um genetische Veränderungen, die eine partielle Restaktivität des veränderten Proteins und damit eine residuelle Entwicklung von T-Zellen erlauben. Diese Zellen sind oft wegen einer gestörten Thymusreifung autoreaktiv und keiner normalen T-Zell-Regulation unterworfen.

„Atypischer“ SCID Dieser Begriff bezeichnet Krankheitsverläufe, bei denen „hypomorphe“ Mutationen in SCID-verursachenden Genen nachgewiesen werden, die zu einem Immundefekt führen, der nicht die Definition eines SCID erfüllt. Diese Patienten haben Mutationen, die noch eine deutliche T-Zell-Entwicklung erlauben und manifestieren sich später, manchmal erst im Erwachsenenalter mit Infektionen und gestörter Immunregulation unter dem Bild eines CID.

Diagnose Fehlendes tonsilläres Gewebe, nicht tastbare Lymphknoten und radiologisch oder sonografisch dokumentiertes Fehlen eines Thymus sind nahezu pathognomonisch für einen SCID. Bei Patienten mit ADA-Defekt kann eine Auftreibung im Bereich der kostochondralen Übergänge ähnlich wie bei rachitischem „Rosenkranz“ auffallen.

Charakteristischer, aber nicht obligater Laborbefund bei SCID ist eine Lymphozytopenie mit Werten <1500/µl. Manchmal besteht eine Eosinophilie. Erniedrigte bzw. fehlende T-Zellen im Blut (insbesondere der naiven T-Zellen) sowie eingeschränkte oder fehlende in-vitro proliferative Antworten der T-Zellen sind klassische Merkmale. Durch plazentar übertragenes IgG (maternaler Nestschutz) können Kinder mit SCID bei frühem Diagnosezeitpunkt noch normale IgG-Spiegel und sogar spezifische Antikörper haben. Da eine verzögerte IgA-Ausreifung auch bei gesunden Säuglingen häufig ist, ist vor allem ein erniedrigtes IgM neben der Lymphopenie das laborchemische Hauptmerkmal. Die Konstellation der B-, T- und NK-Zellpopulationen sowie eine Radiosensitivitätstestung kann die molekulargenetische Diagnostik leiten. Es ist allerdings wichtig zu betonen, dass die genetische Sicherung der Diagnose die Einleitung der Therapie beim SCID nicht verzögern darf.

Differenzialdiagnose Eine wesentliche Differenzialdiagnose ist die HIV-Erkrankung, die sicher ausgeschlossen werden muss. Das hereditäre Folat-Malabsorptionssyndrom kann zum Bild eines SCID mit Anfälligkeit für opportunistische und bakterielle Infektionen führen. Immunologisch fällt eine Diskrepanz zwischen normalen T-Zellzahlen bei deutlich eingeschränkter Proliferationsfähigkeit auf. Die IgG-Produktion ist ebenfalls gestört. Bei parenteraler Folatsubstitution ist die Symptomatik vollkommen rückläufig.

Therapie Die wirksame Behandlung des SCID ist nur durch Rekonstitution eines funktionstüchtigen Immunsystems möglich. Alle übrigen Behandlungsmaßnahmen dienen der Infektvorbeugung und -bekämpfung und sind im günstigsten Fall geeignet, eine Verzögerung weiterer Komplikationen bzw. eine vorübergehende Stabilisierung zu erreichen. Diese Maßnahmen müssen so frühzeitig wie möglich eingeleitet werden. Bei jedem Infektverdacht muss mit Nachdruck ein Erregernachweis angestrebt werden, wobei auch frühzeitig invasive diagnostische Eingriffe, wie z. B. eine bronchoalveoläre Lavage, erwogen werden müssen. Bei akuter Pneumonie sollte an die hohe Wahrscheinlichkeit einer Pneumocystis-jerovecii-Infektion gedacht werden. Bei BCG-geimpften Patienten ist eine Kombinationstherapie mit INH und Rifampicin notwendig, auch wenn die klinischen Zeichen einer systemischen Infektion fehlen. Bluttransfusionen, z. B. bei infektbedingter Anämie, sollten nur von CMV-seronegativen Blutspendern erfolgen. Zwingend ist die Bestrahlung aller Blutprodukte, auch von Plasma. Lebendimpfungen sind streng kontraindiziert. Die Indikation zur intravenösen Substitution von Immunglobulinen sollte großzügig gestellt werden.

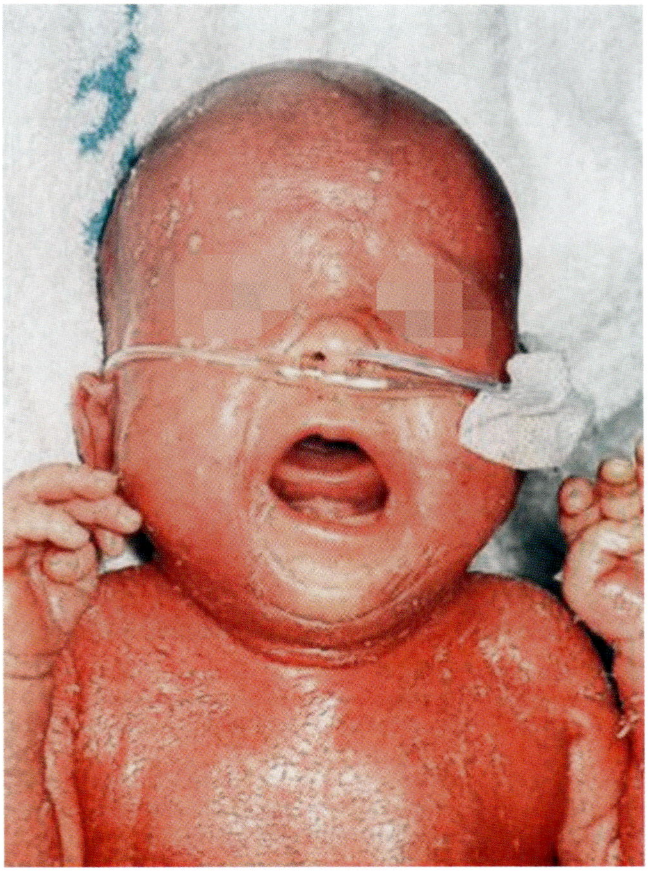

Abb. 73.2 Erythrodermie eines Säuglings bei Omenn-Syndrom

Ziel der Kausaltherapie ist die Überwindung des Immundefekts, d. h. die Rekonstitution des Immunsystems. Dies ist durch Transplantation von Vorläuferzellen des lymphohämatopoetischen Systems möglich, z. B. durch eine hämatopoetische Stammzelltransplantation (HSZT). Als Spender kommen neben HLA-identischen Familienspendern, bevorzugt Geschwister, auch HLA-identische Fremdspender sowie haploidente Eltern infrage. Eine Besonderheit bei SCID-Transplantationen ist die Tatsache, dass in bestimmten Fällen aufgrund der fehlenden T-Zell Immunität des Empfängers auf eine Konditionierung verzichtet werden kann. Die somatische Gentherapie durch Gentransfer in hämatopoetische Stammzellen befindet sich für verschiedene SCID-Erkrankungen in fortgeschrittenen Stadien der klinischen Erprobung.

Bei der ADA-Defizienz steht außerdem eine Enzymersatztherapie zur Verfügung. Da es sich um ein bovines Produkt handelt, können neutralisierende Antikörper die Therapie limitieren, bei einem Teil der Patienten treten außerdem Autoimmunphänomene (vor allem Zytopenien) im Rahmen einer partiellen Immunrekonstitution auf. In Abwesenheit eines Familienspenders ist die ADA-Ersatztherapie aber eine wichtige Therapieoption, mit der meist innerhalb von 6–8 Wochen eine funktionelle T-Zell-Rekonstitution möglich ist.

Prognose Unbehandelt verläuft die SCID-Krankheit in der Regel im ersten Lebensjahr tödlich. Bei rechtzeitiger Diagnosestellung werden mit der HSZT je nach Spenderkonstellation Überlebensraten über 80 % erzielt. Der Immundefekt kann durch die Therapie voll-

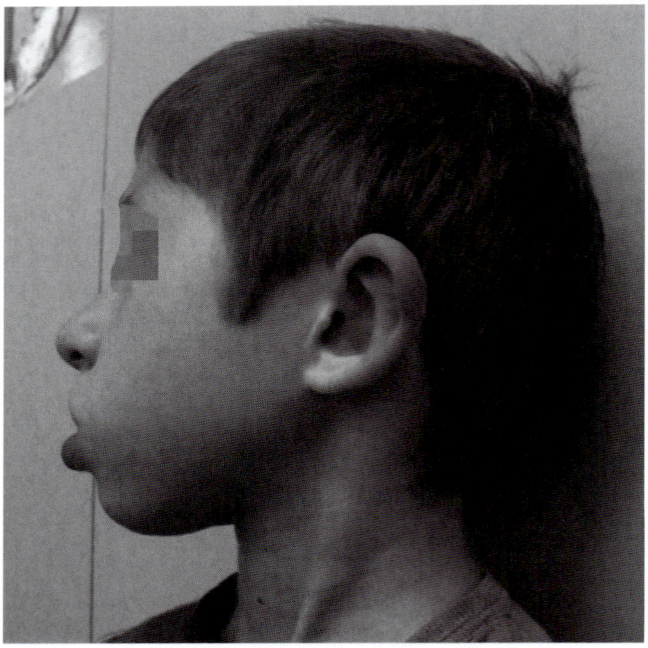

■ Abb. 73.3 Dysmorphiezeichen eines Patienten mit 22q11-Mikrodeletionssyndrom. (Aus: Mit frdl. Genehmigung von S. Ehl, Centrum für Chronische Immundefizienz, Freiburg; Bildrechte liegen bei den Erziehungsberechtigten)

ständig geheilt werden, so dass keine dauerhafte Gabe von Medikamenten notwendig ist. Die Krankheitsmanifestationen außerhalb des hämatopoetischen Systems sind der HSZT nicht zugänglich.

73.3 T-Zell-Defekte durch Thymusaplasie

73.3.1 DiGeorge-Syndrom

Definition Das DiGeorge-Syndrom oder 22q11-Deletionssyndrom ist durch die Symptome zelluläre Immundefizienz durch Thymushypo- oder -aplasie, Hypoparathyreoidismus bei Parathyreoideahypo- oder -aplasie, kongenitale Herz- und/oder Gefäßmissbildungen und Gesichtsdysmorphie (dysplastische Ohren, Hypertelorismus, Mikrogenie, Gaumenspalte, kurzes Lippenphiltrum, Fischmund, antimongoloide Augenfalte) charakterisiert. Die Ausprägung des Syndroms ist klinisch hochvariabel. Der Immundefekt kann bei Thymusaplasie mit einem kompletten T-Zell-Defekt (ca. 1 % der Patienten) und bei hypoplastischem Organ mit partiellem T-Zell-Defekt (ca. 5–10 % der Patienten) einhergehen, ein Großteil der Patienten zeigt aber keinen klinisch relevanten Immundefekt.

Pathogenese Dem 22q11-Deletionssyndrom liegt eine fehlerhafte Morphogenese der 3. und 4. endodermalen Schlundtaschen sowie der korrespondierenden ektodermalen Kiemenbögen zugrunde, aus denen sich Thymus und Nebenschilddrüse entwickeln. Die Differenzierung von Philtrum, Ohrhöckern, Herzscheidewänden und embryonalen Aortenbögen steht mit diesen Vorgängen in Zusammenhang. Die Mehrzahl der Patienten mit DiGeorge-Syndrom weist strukturelle Chromosomenaberrationen (partielle Trisomie 20 oder partielle Monosomie 22) auf. Fast 95 % der betroffenen Kinder tragen eine Mikrodeletion in der Region 22q11.2. Eine für die DiGeorge-Sequenz bedeutende kritische Region auf Chromosom 22q11.2 konnte identifiziert, der Defekt aber nicht einem bestimmtes Gen zugeordnet werden.

Diagnose Deletionen am Chromosom 22q11 können mittels Fluoreszenz-in-situ-Hybridisierung (FISH) zuverlässig nachgewiesen werden. Ähnliche klinische Symptome wurden auch bei Deletionen am Chromosom 10p13 und Duplikationen des Chromosoms 22q11.2 berichtet. Bei letzterem kommt es vermutlich trotz Duplikation zu gewissen Verlusten in der kritischen Genregion. Die frühzeitige Bestimmung der Lymphozytenzahlen und eine Lymphozytentypisierung sind wichtig, um rechtzeitig Prophylaxe und Therapie einzuleiten und den Impfplan zu besprechen. Bei der seltenen Thymusaplasie besteht eine deutliche Lymphopenie, insbesondere eine Verminderung der naiven T-Zellen. Die Proliferationsfähigkeit ist teilweise eingeschränkt. Bei Thymushypoplasie sind die Störungen weniger ausgeprägt und erholen sich oft im ersten Lebensjahr weitgehend.

Klinische Symptome und Verlauf Bei Geburt fallen die Kinder durch die charakteristische Fazies auf (■ Abb. 73.3). In den ersten Lebenstagen entwickeln sie insbesondere bei Belastung tetanische Krampfanfälle sowie kardiale und pulmonale Probleme. Kardiale Fehlbildungen betreffen vor allem die großen Gefäße (rechter Aortenbogen, Aortenatresien, Truncus arteriosus communis) und die Herzscheidewände (Ventrikelseptumdefekte, Fallot-Tetralogie). Begleitfehlbildungen im Bereich des Urogenitaltrakts, der Lungen, des Gastrointestinaltrakts und des Zerebrums kommen vor. Bei der sehr seltenen Thymusaplasie bestimmt das klinische Bild eines schweren kombinierten Immundefekts neben dem Herzfehler die Prognose. Bei Patienten mit Thymushypoplasie ist die Infektneigung geringer. Allerdings besteht eine Neigung zu gestörter Immunregulation wie Autoimmunzytopenien. Der klinische Verlauf des 22q11-Deletionssyndroms wird nur selten von den immunologischen Komplikationen bestimmt. Meist stehen Herzfehler, Ernährungsstörungen und psychomotorische Entwicklungsstörungen im Vordergrund des klinischen Bildes.

Differenzialdiagnose Die DiGeorge-Sequenz muss von anderen kongenitalen Herzfehlern mit transitorischer Hypokalzämie nach kongestivem Herzversagen abgegrenzt werden. Patienten mit Alkoholembryopathie weisen ähnliche Gesichtsdysmorphien, Herz- und Nierenfehlbildungen sowie rezidivierende Infektionen auf.

Therapie Das immunologische Therapiekonzept richtet sich nach Zahl und Funktion der T-Zellen. Bei T-Helferzellzahlen <400/µl sollten 3-monatliche Kontrollen erfolgen und der Patient bis zur Erholung eine prophylaktische Therapie mit Cotrimoxazol erhalten. Impfungen sollten im ersten Lebensjahr nur mit Totimpfstoffen erfolgen. Die Bestimmung von Impftitern (z. B. Tetanus und Hämophilus influenzae Typ B), eine Kontrolle der T-Helferzellzahlen und der Lymphoyztenproliferation am Ende des ersten Lebensjahrs ist hilfreich für die Einschätzung der Verträglichkeit von Lebendimpfungen. Bei T-Helferzellzahlen >400/µl und regelrechten Impftitern können Lebendimpfungen erfolgen. Bei T-Helferzellzahlen <50/µl kann durch Transplantation von fetalem Thymusgewebe eine Rekonstitution der T-Zell-Funktion erreicht werden. Zuverlässiger ist die Therapie durch Knochenmarktransplantation, wobei hier vor allem bereits ausgereifte T-Zellen aus dem Transplantat zur Immunrekonstitution beitragen. Eine solche Therapie ist nur gerechtfertigt, wenn der Herzfehler und die sonstigen Komorbiditäten des Patienten eine solche Maßnahme rechtfertigen.

Prognose Bei kompletter Thymusaplasie sterben ohne spezifische immunologische Therapie 80 % der Kinder im ersten Lebensjahr. Der immunologische Verlauf der Patienten mit Thymushypoplasie

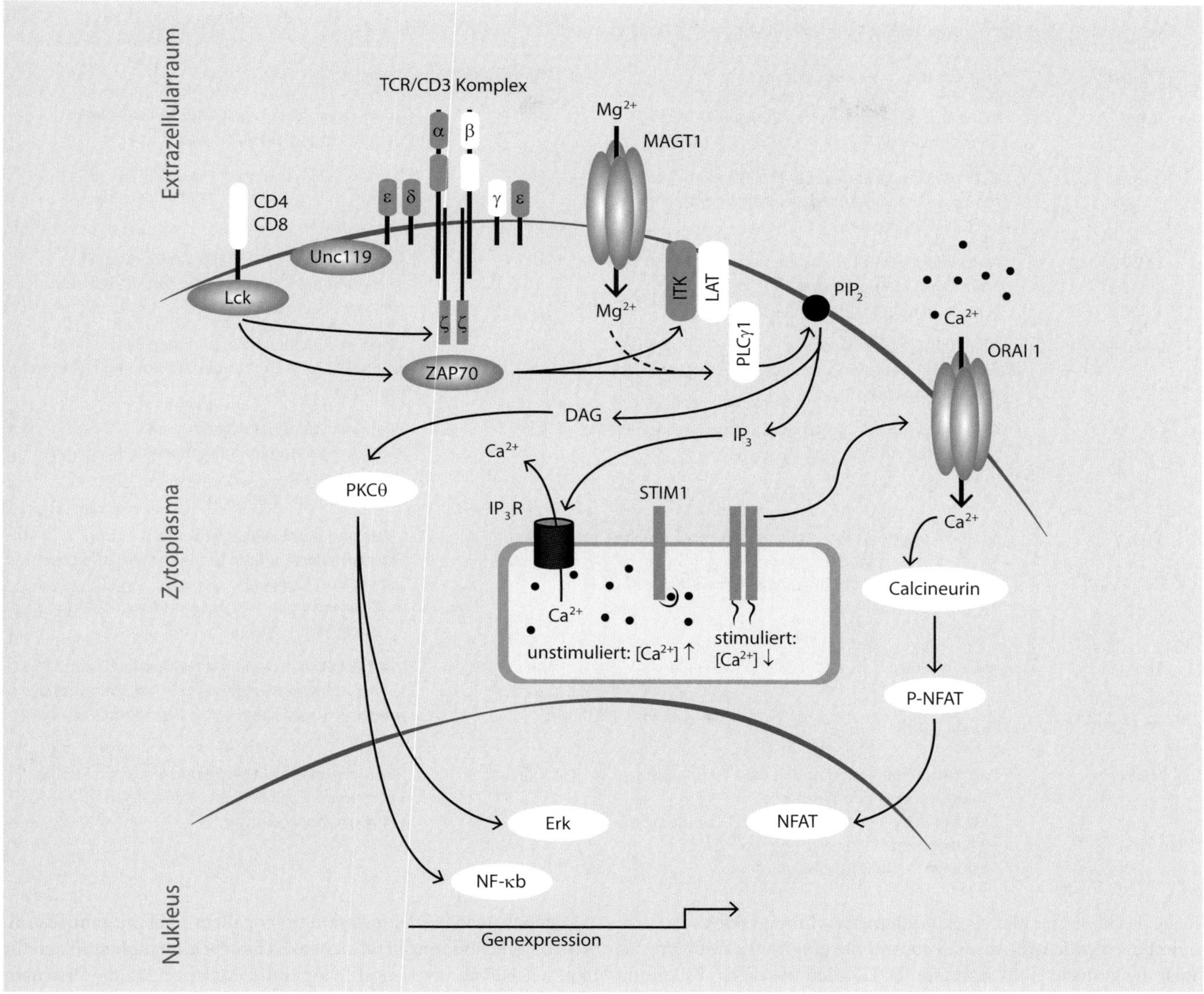

Abb. 73.4 Übersicht über die T-Zell-Signalwege mit beschriebenen Defekten bei CID. (Abkürzungen: *Unc* = Uncoordinated119; *Lck* = lymphocyte-specific protein tyrosine kinase; *ZAP70* = ζ-chain-associated protein kinase of 70 kDa; *ITK* = induceable tyrosine kinase, *LAT* = Linker for activation of T cells; *PLC-γ* = Phospholipase C gamma; *NFAT* = Nuclear factor of activated T cells; *Erk* = Extracellular signal-regulated kinases ;*NF-κB* = Nuclear factor kappa B; *Ca2+* = Calcium; *DAG* = Diacylglycerol; *PKCθ* = Proteinkinase theta; *Mg2+* = Magnesium; *IP3* = Inositol-1,4,5-trisphosphate; *IP3R* = Inositol-3-Phosphat-Rezeptor; *PIP2* = Phosphatidylinositol-biphosphat; *MAGT1* = Magnesiumtransporter 1)

hingegen ist gut, die Infektneigung erholt sich in den ersten Lebensjahren und ist dann auch eher nicht immunologisch bedingt.

73.3.2 Andere Thymuserkrankungen

FOXN1 ist ein Transkriptionsfaktor, der für die Entwicklung von Thymusepithelzellen benötigt wird. Autosomal-rezessive FOXN1-Defizienz ist durch das Bild eines SCID mit Alopezie und Nageldystrophie gekennzeichnet. Eine gestörte Auswanderung von T-Zellen aus dem Thymus liegt dem SCID-ähnlichen Immundefekt bei Coronin-A-Defizienz zugrunde.

73.4 Störungen der T-Zell-Aktivierung

Signalgebung über den T-Zell-Antigenrezeptor-CD3-Komplex (TCR-CD3-Komplex) wird nicht nur für die Aktivierung von T-Zellen im Rahmen von Immunantworten benötigt, sondern ist auch wesentlich für die Entwicklung und die positive und negative Selektion im Thymus (Abb. 73.4). Die Signalübermittlung über den T-Zell-Rezeptor kann durch verschiedene genetische Defekte gestört sein. Hierzu gehören Defekte im Rezeptor selbst (TCR-α-Defekt) oder in seinen signaltransduzierenden Einheiten (CD3γ-Defekt), in den signalgebenden Molekülen (ZAP-70, Lck, UNC119) oder in weitgehend lymphozytenspezifischen Ionenkanälen (ORAI1-Defekt, STIM1-Defekt, MAGT1-Defekt), die nach Aktivierung über den TCR die wichtigen „second messenger" Kalzium und Magnesium mobilisieren. Führen solche Defekte zu einer kompletten Störung der T-Zell-Entwicklung, resultiert das klinische Bild eines SCID. Wenn die Defekte noch eine T-Zell-Entwicklung zulassen, resultiert in der

73

■ Tab. 73.1 Wichtigste Formen der bekannten Immundefekte infolge von gestörter T-Zell-Aktivierung

Krankheit	Immunologischer Befunde	Vererbung	Assoziierte Befunde
TCRα	Keine TCR-α/β-, sondern nur TCR-γ/δ-T-Zellen Eosinophilie, (ANA)	AR	Atemwegsinfektionen, Candidiasis, Diarrhö, Gedeihstörung, AIHA, Vitiligo, Alopezie
CD3γ	CD8-Lymphopenie, leichter Proliferationsdefekt, reduzierte naive T-Zellen, verminderte IL-2-Produktion nach TCR-Stimulation	AR	Diarrhö, AIHA, Vitiligo
ZAP-70	Ausgeprägte CD8-Lymphopenie bei normalen $CD4^{+}$-T-Zellen. Proliferationsdefekt	AR	Meist CID, aber SCID-Präsentation möglich Virale und bakterielle Infektionen, Gedeihstörung Ekzeme, Eosinophilie
UNC119	Isolierte CD4-Lymphopenie. Reduzierte Proliferation nach T-Zell-Rezeptor-Stimulation. Gestörte Aktivierung und Lokalisation von Lck	AD	Virale und bakterielle Infektionen. Nagelpilzinfektion. Chronische Lungenerkrankung (1 Patient mit BOOP)
Lck	CD4-Lymphopenie, gestörter Ca-Fluss, gestörte Proliferations- und Antikörperantworten	AR	Virale und bakterielle Infektionen Ausgeprägte Autoinflammation von Haut und Schleimhäuten Lymphadenopathie
ORAI1	Normale bis erhöhte Lymphozytenzahlen, variable Proliferationsantworten Normale Immunglobulinspiegel, fehlende spezifische AK, gestörter Ca-Fluss	AR	Virale und bakterielle Infektionen Ektodermale Dysplasie (u. a. Schmelzdefekt der Zähne) und Myopathie SCID-ähnlicher Verlauf mit Manifestation im 1. Lebensjahr
STIM1	Wie bei ORAI1	AR	Wie bei ORAI1, aber klinische Manifestation später, meist mit ausgeprägten Autoimmunphänomenen (u. a. Ekzem, Lymphoproliferation und Zytopenien)
MAGT1	Zwei Drittel der Patienten mit CD4-Lymphopenie Variable Immunglobulinspiegel Gestörte PLCγ-1-Aktivierung nach T-Zell-Rezeptor-Stimulation gestörter Mg^{2+}-Einstrom Gestörter Ca-Fluss in T-Zellen	X-linked	Rezidivierende bakterielle und virale Infektionen. Insbesondere schwere EBV-Infektionen Evtl. Lymphomneigung

Regel das klinische Bild eines kombinierten Immundefekts, zu dem in unterschiedlichem Ausmaß sowohl die gestörte Entwicklung als auch die gestörte Aktivierung reifer T-Zellen beitragen. Es kommt daher meist zu einem Mischbild aus Infektanfälligkeit und Manifestationen gestörter Immunregulation.

Die wesentlichen Formen der heute bekannten Immundefekte infolge von Störungen der T-Zell-Aktivierung sind mit den wichtigsten klinischen Aspekten in ■ Tab. 73.1 zusammenfassend dargestellt.

73.5 Andere kombinierte Immundefekte

73.5.1 DOCK8-Defizienz

Die DOCK8-Defizienz ist ein autosomal-rezessiv vererbter kombinierter Immundefekt. DOCK8 ist wichtig für die Aktivierung von GTPasen der Rho-Familie, die in Lymphozyten eine wichtige Rolle bei Zellteilung, Zellüberleben, Adhäsion, Migration und Aktivierung spielen. Betroffene Patienten zeigen eine ausgeprägte Atopieneigung, in der Regel mit IgE-Erhöhung und schwerer, meist früh beginnender, ekzematöser Hauterkrankung. Oft besteht zusätzlich eine Nahrungsmittelunverträglichkeit. Als kombinierter Immundefekt prädisponiert die DOCK8-Defizienz sowohl zu bakteriellen als auch zu viralen Infektionen. Neben systemischen Infektionen (z. B. EBV) zeigen die Patienten häufig charakteristische schwere und chronische Hautinfektionen mit Molluscum contagiosum, Papilloma- oder Herpesviren. JC-Virus-Infektionen werden häufiger berichtet. Bei einigen Patienten ist eine Vaskulitis, vor allem zerebral, zum Teil mit Aneurysmenbildung beschrieben. Es besteht ein erhöhtes Risiko für Epithelzellkarzinome und Lymphome. Meist zeigen die Patienten erniedrigte T- (vor allem $CD4^{+}$) und NK-Zellzahlen, seltener ist die B-Zellzahl erniedrigt. Die Immunglobulinspiegel und spezifischen Impfantworten sind variabel. Bei chronischen Infektionen kann auch eine Hypergammaglobulinämie vorliegen.

Die Krankheit wird auch als autosomal-rezessives Hyper-IgE-Syndrom bezeichnet. Diese Bezeichnung ist nicht hilfreich, da bei DOCK8-Defizienz nicht unbedingt ein erhöhtes IgE vorliegen muss. Außerdem ist die Prognose des kombinierten Immundefekts deutlich schlechter als bei der autosomal-dominanten STAT3-Defizienz.

Die HSZT ist die Therapie der Wahl und kann im Gegensatz zur STAT3-Defizienz die Erkrankung im Prinzip heilen, da keine relevanten extrahämatopoetischen Manifestationen bestehen.

73.5.2 STK-4 (MST1)-Defizienz

Dieser autosomal-rezessive Defekt zeichnet sich durch einen fortschreitenden kombinierten Immundefekt aus. Einige Patienten leiden neben systemischen bakteriellen und viralen Infektionen (u. a. EBV) zusätzlich an mukokutaner Candidiasis und schweren Warzeninfektionen der Haut. Bei einigen Patienten liegen Herzfehler vor. Autoimmunzytopenien sind ebenfalls beschrieben. Eine zunehmende Reduktion von T- und B-Zellen äußert sich im Differenzialblutbild als progrediente Lymphopenie. Die Patienten zeigen einen progredienten Verlust naiver T Zellen. Die T-Zellen zeigen eine deutlich gesteigerte In-vitro-Apoptose.

73.5.3 CD8-Defizienz

Bislang wurde erst ein symptomatischer Patient mit homozygoter Mutation der CD8-α-Kette beschrieben. Der 25-jährige Mann litt seit dem 5. Lebensjahr an rezidivierenden bakteriellen und viralen Infektionen. Insbesondere sinopulmonale Infektionen standen im Vordergrund; Serumimmunglobulinspiegel und Impfantikörper lagen im Normbereich. Laborchemisch fiel ein vollständiges Fehlen von $CD8^+$-T-Zellen auf, die anderen Lymphozytensubpopulationen waren unauffällig. Zwei weitere homozygot betroffene Geschwister hatten ebenfalls keine messbaren $CD8^+$-Zellen, waren aber klinisch asymptomatisch.

73.5.4 ITK-Defizienz

ITK (IL2-inducible T cell kinase) ist ein proximales Signalmolekül, das Signale über den TCR verstärkt. Die ITK-Defizienz wird autosomal-rezessiv vererbt. Betroffene Patienten zeigen vor allem eine Anfälligkeit für schwere EBV-Infektionen. Verläufe mit Hämophagozytose und ausgeprägter Lymphoproliferation (ähnlich den XLP-Erkrankungen SAP- und XIAP-Defizienz), Entwicklung eines Morbus Hodgkin und einer Hypogammaglobulinämie wurden beschrieben. Einige Patienten zeigen eine Lymphopenie, einschließlich Verminderung der NKT-Zellen. Der Kalzium-Fluss nach T-Zell-Rezeptoraktivierung ist vermindert.

73.5.5 CD27-Defizienz

Auch bei der autosomal-rezessiven CD27-Defizienz ist eine wesentliche klinische Präsentation die schwere oder protrahiert verlaufende EBV-Infektion, zum Teil mit Hämophagozytose-Syndrom oder EBV-induzierter Lymphoproliferation. Auch substitutionspflichtige Hypogammaglobulinämien sowie aplastische Anämie sind beschrieben. T- und B-Zellzahlen sind normal, Gedächtnis B-Zellen fehlen. CD27 ist ein wichtiges Molekül in der Regulation T-Zell-abhängiger B-Zell-Antworten. Entsprechend bilden die Patienten T-Zell-unabhängige Antikörperantworten nach Pneumokokkenimpfung, jedoch nicht auf T-Zell-abhängige Proteinimpfungen wie Tetanus.

73.6 T-Zell-Defekte mit DNA-Brüchigkeit

73.6.1 Ataxia teleangiectatica

Definition Diese auch als Louis-Bar-Syndrom bezeichnete autosomal-rezessive Erkrankung ist durch die Trias zerebelläre Ataxie, okulokutane Teleangiektasien und rekurrierende bronchopulmonale Infektionen gekennzeichnet. Es handelt sich um eine progressive neurodegenerative Erkrankung, bei der die zelluläre Antwort auf DNA-Brüche gestört ist.

Pathogenese Das verantwortliche Gen (*ATM*-Gen: A-T-mutated) kodiert ein Homolog einer Phosphatidylinositol-3-Kinase. Das Enzym ATM wird durch DNA-Brüche aktiviert und phosphoryliert dann verschiedene Substrate, die die zelluläre Reparaturantwort auf diese Brüche vermitteln (DNA damage response). Dies erklärt die erhöhte Empfindlichkeit der AT-Zellen nach DNA-Schädigung (Radiosensitivität). Bei der Ataxia teleangiectatica treten Chromosomenbrüche und Translokationen vor allem an den Chromosomen 7 und 14 auf, die u. a. für T- und B-Zell-Rezeptoren kodieren. Diese Defekte in der intrachromosomalen Rekombination erklären die genetische Instabilität und damit den zellulären Immundefekt ebenso wie die Prädisposition zu malignen Erkrankungen. ATM ist auch an der Antwort auf endogene DNA-Schäden im ZNS beteiligt und initiiert dort neuronale Apoptose in geschädigten Neuronen. Eine effektive *ATM*-Aktivität erfordert die Interaktion u. a. mit *MRE11*, dessen Defekt zu dem Ataxia-like-Syndrom führt (klinisches Bild wie bei AT, jedoch ohne Teleangiektasien).

Klinische Symptome und Verlauf Die meist im 2. Lebensjahr auftretende zerebelläre Ataxie wird häufig zunächst als motorische Ungeschicklichkeit fehlinterpretiert. Mit fortschreitendem Alter treten Störungen wie Choreoathetose, extrapyramidale Symptome und geistige Retardierung hinzu. Viele Patienten sind gegen Ende der ersten Lebensdekade rollstuhlpflichtig. Ab dem 3.–5. Lebensjahr entwickeln sich die Teleangiektasien, zunächst an den Konjunktiven, später an den Ohren, im Schulter-Hals-Bereich sowie an den Beugeseiten der Arme. Viele Patienten entwickeln endokrinologische Störungen wie eine gestörte Glukosetoleranz. Störungen der Leberfunktion (in 40–50 %) sind durch frühzeitige Organverfettung bedingt. Infolge des Immundefekts leiden die Patienten an rezidivierenden bronchopulmonalen Infektionen. Häufig entwickeln sich Bronchiektasien. Es besteht eine erhöhte Inzidenz von Autoimmunerkrankungen, insbesondere Autoimmunzytopenien. Das Risiko für das Auftreten von Leukämien, Lymphomen und/oder Karzinomen ist erhöht. Auch heterozygote Frauen entwickeln signifikant häufiger Mammakarzinome.

Diagnose Diagnostisch hilfreich ist der Nachweis erhöhter Konzentrationen von α1-Fetoprotein, wobei die alterspezifischen Normwerte zu beachten sind. Im MRT zeigt sich häufig eine zerebelläre Atrophie. Es besteht eine erhöhte Strahlensensibilität von T-Zellblasten in vitro. Immunologisch besteht bei 70 % der Patienten ein IgA-Mangel, etwa die Hälfte hat einen IgG2- und IgG4-Mangel. Die Produktion spezifischer Antikörper ist vor allem gegen Polysaccharide vermindert. Im Verlauf der Erkrankung werden häufig Autoantikörper nachgewiesen. Mit dem Alter zunehmend besteht ein variabler T-Zell-Defekt. αβ-T-Zell-Rezeptor-tragende T-Zellen sind vermindert, der Anteil γδ-positiver T-Zellen erhöht. Das CD4/CD8-Verhältnis ist erniedrigt, ebenso die T-Zell-Proliferation. Die Diagnosesicherung erfolgt durch die Sequenzierung des *ATM*-Gens bzw. des *MRE11*-Gens bei Ataxia-like-Syndrom.

Differenzialdiagnose Bei vielen Patienten steht die Ataxie im Vordergrund und ist von anderen neurologischen Differenzialdiagnosen abzugrenzen. Bei initialer Manifestation mit den Folgen des Immundefekts ist die Abgrenzung von anderen kombinierten Immundefekten schwierig. Richtungsweisend ist meist eine Radiosensitivitätsuntersuchung. Bei dem pathogenetisch verwandten Nijmegen-Breakage-Syndrom fehlen Ataxie und Teleangiektasien. Diese Patienten fallen zusätzlich durch die Symptome Mikrozephalie, Minderwuchs und mentale Retardierung auf. Weitere Differenzialdiagnosen sind der Ligase-IV-Defekt und die Cernunnos-Defizienz aus dem Bereich der SCID/CID-Krankheit. Diese Patienten haben ebenfalls eine Mikrozephalie und Minderwuchs sowie „vogelartige" Gesichtszüge. Patienten mit Erkrankungen aus dem Formenkreis der Dyskeratosis congenita Syndrome (DKC) können sich ähnlich präsentieren und zeigen ebenfalls eine Ataxie infolge zerebellärer Atrophie, aber keine Teleangiektasien. DKC-Patienten zeigen keine vermehrte Radiosensitivität, können aber durch Nachweis verkürzter Telomere identifiziert werden.

Therapie Bislang steht keine kurative Therapie zur Verfügung. Die Knochenmarktransplantation korrigiert lediglich den Immundefekt, nicht die Prognose bestimmende neurodegenerative Erkrankung. Von Bedeutung ist die supportive Therapie durch antiinfektiöse Dauerprophylaxe (z. B. Cotrimoxazol bei T-Helferzell-Lymphopenie). Bei Hypogammaglobulinämie wird eine Immunglobulinsubstitution durchgeführt. Impfungen mit Lebendviren sind bei ausgeprägtem T-Zell-Defekt kontraindiziert. Es dürfen nur bestrahlte Blutprodukte von CMV-freien Spendern transfundiert werden. Diagnostische Strahlenexposition sollte auf ein Minimum reduziert werden.

Prognose Die Lebenserwartung ist infolge der progredienten neurologischen und immunologischen Störungen eingeschränkt. Häufigste Todesursache (meist gegen Ende der 2. Lebensdekade) sind rezidivierende pulmonale Infektionen und Malignome.

73.6.2 Nijmegen-Breakage-Syndrom

Definition Das Nijmegen-Breakage-Syndrom ist eine autosomal-rezessiv vererbte Multisystem-Krankheit, die auf gestörter DNA-Reparatur basiert. Die Erkrankung ist charakterisiert durch Mikrozephalie, ein „vogelartiges" Gesicht, Kleinwuchs, einen Immundefekt sowie chromosomale Instabilität und Radiosensitivität.

Pathogenese Das Produkt des betroffenen *NBS1*-Gens bildet mit den Proteinen MRE11 und RAD50 einen durch die Aktivität von ATM gesteuerten DNA-Reparaturkomplex. Pathogenetisch bedeutsam ist ebenfalls die gestörte Zellzykluskontrolle mit unzureichender Überwachung von DNA-Schädigungen an Zykluskontrollpunkten.

Klinische Symptome und Verlauf Neben den Symptomen Mikrozephalie, Kleinwuchs und Café-au-lait-Flecken fallen die Patienten durch ihr besonderes Gesicht (Mikro-/Retro- oder Agnathie, große Nase, Hypotelorismus, tiefsitzende Ohren), Vitiligo, exzessive Sommersprossenbildung und Fehlbildungen des Harntraktes (Hydronephrose, Reflux) auf. Die mentale Entwicklung ist in unterschiedlichem Ausmaß beeinträchtigt. Abhängig von der Schwere des Immundefekts treten ab dem Kleinkindalter rezidivierende Infektionen, besonders des Respirationstrakts, der Haut und der Nägel auf. Die Patienten haben ein erhöhtes Malignomrisiko, insbesondere für Lymphome und das Medulloblastom.

Diagnose Im Gegensatz zur Ataxia teleangiectatica sind die α-Fetoprotein-Spiegel normal. Die immunologischen Störungen entsprechen den Befunden von Patienten mit Ataxia teleangiectatica. Die In-vitro-Strahlensensitivität von T-Zellblasten ist erhöht.

Differenzialdiagnose Durch Nachweis von *NBS1*-Mutationen kann die Erkrankung zuverlässig von der Ataxia teleangiectatica und dem Ataxia-like-Syndrom abgegrenzt werden. Mutationen in *RAD50* rufen ein ähnliches Krankheitsbild hervor.

Therapie und Prognose Aufgrund der im Vergleich zur AT nur milden progressiven Neurodegeneration ist die Gesamtprognose besser. Der Immundefekt, nicht aber das nichthämatopoetische Malignomrisiko kann durch eine HSCT korrigiert werden. Das Konditionierungsregime muss aufgrund der defekten DNA-Reparatur sorgfältig gewählt werden. Die supportive Therapie entspricht der bei AT.

73.6.3 Bloom-Syndrom

Definition Das autosomal-rezessiv vererbte Bloom-Syndrom ist durch Wachstumsretardierung, Gesichtserythem und Teleangiektasien an lichtexponierten Hautregionen charakterisiert. Aufgrund der chromosomalen Instabilität besteht eine moderate Infektanfälligkeit, häufiger ein Knochenmarkversagen und ein erhöhtes Lymphom- und Leukämierisiko.

Pathogenese Für die Erkrankung ist ein Defekt der Bloom-Helikase BLM verantwortlich. Das Enzym trennt Wasserstoffbrücken im DNA-Doppelstrang und dient dem Entdrillen bei der DNA-Replikation. Patientenzellen weisen eine erhöhte Chromosomeninstabilität auf.

Diagnose Der assoziierte Immundefekt besteht in der Regel nur in einer Hypogammaglobulinämie, manifeste T-Zell-Defekte sind selten.

Differenzialdiagnose Im Unterschied zur Ataxia teleangiectatica und zum Nijmegen-Breakage-Syndrom ist die Rate mitotischer „Crossing-over-Ereignisse" gesteigert.

Therapie Bei Hypogammaglobulinämie wird eine Substitutionstherapie erforderlich, eine antiinfektiöse Prophylaxe kann erwogen werden.

Prognose Die Prognose ist günstiger als bei anderen Erkrankungen mit Chromosomeninstabilität. Es besteht ein erhöhtes Risiko für die Entwicklung maligner Tumoren.

73.7 T-Zell-Defekte mit Immundysregulation

73.7.1 Autoimmun-lymphoproliferatives Syndrom

Definition Das autoimmun-lymphoproliferative Syndrom (ALPS) ist eine meist autosomal-dominant, in seltenen Fällen autosomal-rezessiv vererbte Störung der Immunregulation aufgrund einer Störung der Lymphozytenapoptose.

ALPS-FAS ist die häufigste Form von ALPS (>90 % der Patienten) und beruht auf einer meist heterozygoten (selten einer homozygoten) Keimbahnmutation im FAS-Gen. Bei Patienten mit homozygotem Defekt zeigt sich ein besonders ausgeprägter klinischer Phänotyp. Patienten, bei denen die Mutation nicht in der Keimbahn vorliegt, sondern somatisch erworben wurde, zeigen ebenfalls einen ALPS-Phänotyp und werden als ALPS-sFAS klassifiziert.

ALPS-FASLG beruht auf Mutationen im *FASLG*-Gen und wird ebenfalls autosomal-dominant vererbt.

ALPS-CASP10 ist eine seltene autosomal-rezessiv vererbte Form von ALPS. Die betroffene Caspase-10 spielt eine Rolle im Signalweg des FAS-Rezeptors.

Als ALPS-assoziierte Krankheiten werden Defekte in Caspase-8 sowie Defekte in KRAS und NRAS zusammengefasst. Diese Erkrankungen zeigen eine phänotypische Überlappung zu ALPS, lösen aber meist komplexere Krankheitsbilder aus.

Pathogenese FAS wird auf aktivierten T- und B-Lymphozyten exprimiert und ist wesentlich für den aktivierungsinduzierten Zelltod von Lymphozyten. Der FAS-Rezeptor kann nur Apoptose induzieren, wenn funktionelle Trimere gebildet werden. Bei ALPS-FAS wird sowohl das gesunde als auch das mutierte Allel exprimiert, so dass nur wenige normale Trimere gebildet werden. Das mutierte Allel verhindert ein effektives Apoptosesignal (dominant negativer Effekt), was den dominanten Vererbungsmodus erklärt. Auch der FAS-Ligand funktioniert nur als Trimer. Das fehlende Absterben von Lymphozyten führt einerseits zu lymphoproliferativen Erscheinungen wie Lymphadenopathie und Splenomegalie mit dem Risiko einer malignen Entartung. Andererseits führt es zum Überleben von autoreaktiven Immunzellen, was die häufige Autoimmunität, insbesondere die Autoimmunzytopenien erklärt.

Klinische Symptome und Verlauf Typische Manifestationen sind eine chronische Splenomegalie und Lymphadenopathie (◘ Abb. 73.5), die oft im Kleinkindalter manifest werden, sowie Autoimmunzytopenien. Seltener sind isolierte Autoimmunzytopenien (bei einer Reihe von Patienten mit Evans-Syndrom lassen sich *FAS*-Mutationen nachweisen) oder isolierte Lymphoproliferation. Als weitere Zeichen immunologischer Dysregulation können u. a. ekzematöse Hautläsionen sowie seltener Hepatitis, Uveitis, Thyreoditis, Arthritis, Kolitis oder Glomerulonephritis auftreten. Die Penetranz der Erkrankung ist variabel, in betroffenen Familien gibt es oft symptomatische Patienten sowie asymptomatische Genträger. ALPS Patienten zeigen in der Regel keine erhöhte Infektanfälligkeit. Das Risiko, im Verlauf an sekundären Malignomen, insbesondere B-Zell-Lymphomen, zu erkranken liegt bei ca. 15 %.

Diagnose Im Blut der Patienten kann meist ein erhöhter Anteil CD4-CD8-doppelt-negativer T-Zellen ($CD3^{+}TCR\alpha\beta^{+}CD4^{-}CD8^{-}$) nachgewiesen werden. Die Serumspiegel von löslichem FAS-Ligand und IL-10 sind erhöht. Charakteristisch sind auch deutlich erhöhte Vitamin-B_{12}-Spiegel. Die Lipoproteine HDL und APO A1 sind meist erniedrigt. IgG ist oft erhöht, kann aber auch erniedrigt sein und in seltenen Fällen eine Infektanfälligkeit bedingen. Die defekte FAS-induzierte Apoptose von T-Zellblasten lässt sich in vitro nachweisen. Molekulargenetische Untersuchungen sichern die Diagnose, zum Ausschluss somatischer Mutationen muss hierzu DNA aus sortierten doppelt negativen T-Zellen verwendet werden.

Differenzialdiagnose Lymphoproliferation und Autoimmunität sind Manifestationen von unterschiedlichen Immundefekten wie CVID oder kombinierten Immundefekten. Hypogammaglobulinämie und Infektanfälligkeit sind bei diesen Erkrankungen häufig, bei ALPS selten. Infektiöse, maligne und metabolische Ursachen der Lymphoproliferation müssen ausgeschlossen werden. Mutationen in FADD, einem Adaptorprotein im FAS-Signalweg, führen zu gestörter Apoptose, erhöhten doppelt negativen T-Zellen und IL-10 ohne Lymphoproliferation, aber mit breiter Infektanfälligkeit.

Therapie Die Therapie der Autoimmunzytopenien folgt bei ALPS den für diese Erkrankungen üblichen Prinzipien (Steroide, MycophenolatMofetil, Azathioprin, Ciclosporin). Rapamycin zeigt ebenfalls gute Wirksamkeit und wirkt besser als die anderen Medikamente auf die Lymphoproliferation bei ALPS-Patienten. Eine Splenektomie sollte nur in Ausnahmefällen durchgeführt werden, da sie in Langzeitstudien ein wesentlicher Mortalitätsfaktor ist. Bei homozygoter FAS-Mutation ist eine HSCT indiziert.

Prognose Die Prognose ist insgesamt gut und jenseits des Jugendlichenalters kommt es in der Regel zu einer Regression der Lymphoproliferation und Stabilisierung der Autoimmunität. Es bleibt jedoch ein erhöhtes Risiko der Lymphomentwicklung und die Abgrenzung von benigner und maligner Lymphoproliferation bleibt eine Herausforderung, die eine enge Patientenanbindung notwendig macht.

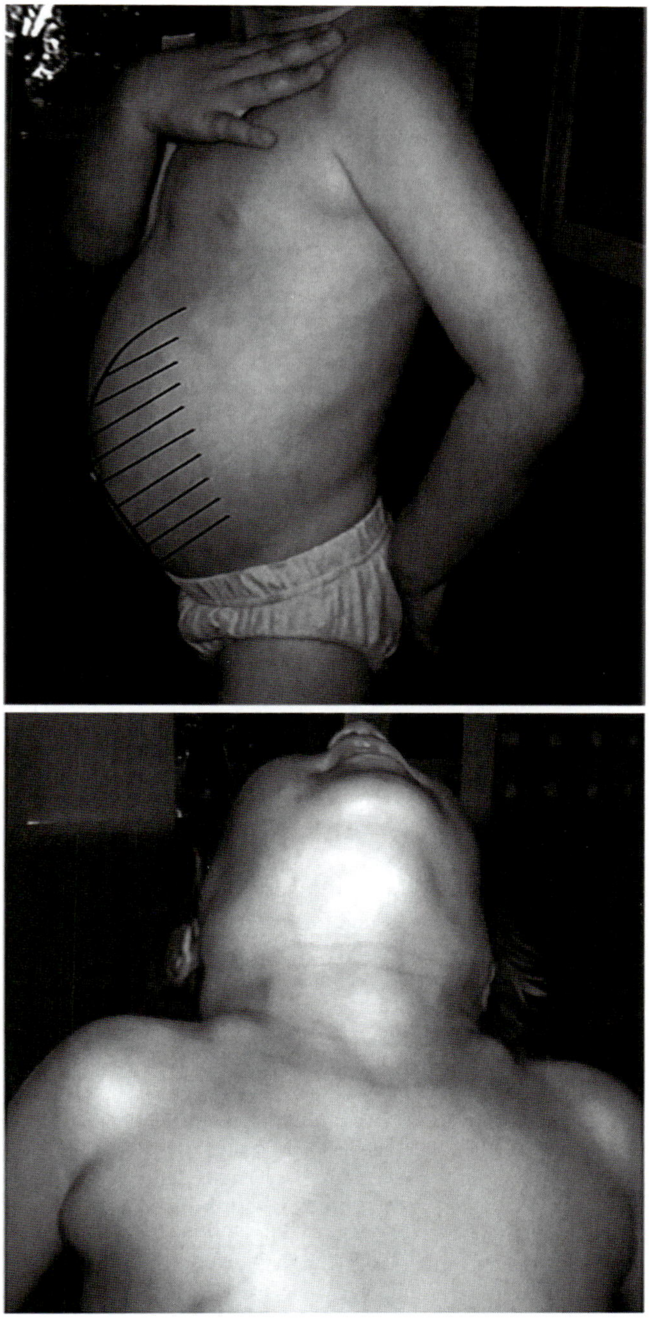

◘ **Abb. 73.5** Splenomegalie und Lymphadenopathie bei einem Kleinkind mit autoimmun-lymphoproliferativem Syndrom (ALPS). (Aus: Mit frdl. Genehmigung von C. Speckmann/S. Ehl, Centrum für Chronische Immundefizienz, Freiburg)

73.7.2 IPEX-Syndrom

Definition IPEX steht für Immundysregulation, Polyendokrinopathie, Enteropathie und X-chromosomale Vererbung.

Pathogenese Patienten mit IPEX-Syndrom zeigen Mutationen im FOXP3-Gen, das für einen Transkriptionsfaktor kodiert, der entscheidend für die Entwicklung regulatorischer $CD4^+$-T-Zellen ist. $FOXP3^+$-regulatorische T-Zellen sind wesentlich für die Kontrolle potenziell autoreaktiver Immunzellen. Das Fehlen dieser Zellen führt zu einer Störung der peripheren Toleranz und zu antikörper- und T-Zell-vermittelter Autoimmunität. Die Ursache der zusätzlich bestehenden Infektanfälligkeit ist nicht vollständig verstanden, die gestörte Barrierefunktion von Haut und Darm scheint eine wichtige Rolle zu spielen.

Klinische Symptome und Verlauf Meist entwickelt sich bereits im Säuglingsalter die klinische Trias aus chronischer Enteropathie, chronischem Ekzem und therapierefraktärer Autoimmunität. Charakteristisch, aber nicht zwingend, ist ein deutlich erhöhtes IgE. Betroffene Patienten entwickeln oft eine Autoimmunzytopenie und im Verlauf häufig weitere Autoimmunmanifestationen wie einen früh beginnenden Diabetes mellitus, Schilddrüsen- und Nebennierenfunktionsstörungen. Die Infektanfälligkeit beim IPEX-Syndrom ist variabel und kann auch fehlen. Bei manchen Patienten manifestiert sich die Erkrankung auch isoliert als chronische Enteropathie mit ausgeprägter Nahrungsmittelunverträglichkeit.

Diagnose Meist liegt ein deutlich erhöhtes IgE vor. AIE-75-Antikörper sind charakteristisch für die Enteropathie, oft liegen mehrere weitere Autoantikörper vor. Der verminderte Anteil an regulatorischen T-Zellen kann mittels Durchflusszytometrie nachgewiesen werden. Die Bestätigung der Diagnose erfolgt durch Mutationsnachweis.

Differenzialdiagnose Mehrere Immundefekte können eine schwere Enteropathie im Säuglingsalter verursachen. Die molekularen Ursachen sind divers und umfassen weitere X-chromosomal vererbte Erkrankungen (X-CGD, XIAP-Defekt, NEMO-Defizienz) sowie autosomal-rezessive Erkrankungen (IL-10, IL-10-Rezeptordefekt, AR-CGD, atypischer SCID und kombinierte Immundefekte).

Therapie Die Krankheitssymptome sprechen im Regelfall nur unzureichend auf Steroide an. In einigen Fällen zeigte die Enteropathie gutes Ansprechen auf Rapamycin. Eine Stammzelltransplantation (SZT) kann die Erkrankung vollständig heilen. Die SZT sollte möglichst früh und vor Auftreten einer Polyendokrinopathie durchgeführt werden. In diesem Fall ist die Erfolgsrate der SZT hoch.

Prognose Unbehandelt ist das voll ausgeprägte IPEX-Syndrom in den meisten Fällen innerhalb der ersten Lebensjahre letal. Nur einzelne Patienten ohne SZT haben die 2. Lebensdekade erreicht und leiden an schweren Komplikationen wie Diabetes mellitus und Gedeihstörung.

73.7.3 IL-2Rα-Defizienz

Definition Die autosomal-rezessiv vererbte IL-2Rα-Defizienz (CD25-Defizienz) ist ein kombinierter Immundefekt, charakterisiert durch eine Anfälligkeit für virale und bakterielle Infektionen bei zusätzlich vorliegender Lymphoproliferation und Autoimmunität.

Pathogenese Der IL2-Rezeptor setzt sich aus α-, β- und γ-Kette zusammen. Während die β- und γ-Kette konstant exprimiert werden, findet sich die α-Kette vorwiegend auf frühen Thymozyten und aktivierten reifen T-Zellen. Außerdem zeigen sog. regulatorische T-Zellen (T_{reg}) eine hohe CD25-Expression. IL2 ist ein entscheidender Wachstums- und Überlebensfaktor für T-Zellen. Ein gestörter IL2-Signalweg kann daher zu einer ausgeprägten T-Zell-Entwicklungsstörung führen. Ein Mangel an T_{reg}-Zellen resultiert in einer gestörten peripheren Toleranz und verminderten Kontrolle autoimmunologischer Prozesse (s.a. IPEX-Syndrom, ► Abschn. 73.7.2).

Klinische Symptome und Verlauf Bislang wurden 2 Patienten mit IL-2Rα-Defizienz beschrieben. Klinisch bestand ein im Säuglingsalter beginnender kombinierter Immundefekt. Der Thymus war normal angelegt, zeigte aber ein Fehlen der Hassall-Körper. Zusätzlich zeigten die Patienten eine Hepatosplenomegalie sowie lymphozytäre Infiltrationen von Lunge, Darm und zum Teil auch der Knochen. Die Immunglobulinspiegel der beiden Patienten waren normal bzw. erhöht.

Diagnose Im Labor finden sich vor allem eine CD4-Lymphopenie sowie eine fehlende CD25-Expression auf T-Zellen.

Therapie Die Autoimmunphänomene sprechen nur unzureichend auf Immunsuppressiva an. Eine HSZT ist indiziert.

73.7.4 APECED-Syndrom

Definition Das Autoimmun-Polyendokrinopathie-Candidia-Ektodermale-Dysplasie-Syndrom ist auch unter der Bezeichnung Autoimmun-Polyendokrinopathie-Syndrom Typ 1 (APS-1) bekannt. Es handelt sich um eine autoimmun vermittelte Multiorganerkrankung. Chronische mukokutane Candidiasis (CMC), Hypoparathyreoidismus und Nebenniereninsuffizienz sind die häufigsten Manifestationen.

Pathogenese Das APECED-Syndrom wird durch Mutation in *AIRE* (autoimmune regulator gene) ausgelöst. Dieser Transkriptionsfaktor wird vor allem im medullären Thymusepithel exprimiert. AIRE induziert dort die Expression zahlreicher Antigene, die ansonsten ausschließlich in peripheren Geweben wiederzufinden sind. T-Zellen mit Spezifität für diese Selbstantigene unterliegen normalerweise einer negativen Selektion. Bei Verlust von AIRE können diese autoreaktiven T-Zell-Klone den Thymus verlassen. Autoreaktive T-Helfer-Zellen können auch antikörpervermittelte Autoimmunität begünstigen. So ist z. B. die Bildung von Antikörpern gegen IL17 und IL22 für die Entstehung der CMC bei diesen Patienten verantwortlich.

Klinische Symptome und Verlauf Bei Patienten mit APECED stehen die klinischen Probleme der Polyendokrinopathie im Vordergrund. Die häufigste Störung ist ein Hypoparathyreoidismus, der sich durch Hypokalzämie und tetanische Krampfanfälle manifestiert. Hinweise auf einen Morbus Addison ergeben sich durch die Hyperpigmentation von Haut und Schleimhäuten. Hypothyreose, Diabetes mellitus oder Ausfall der ACTH-Produktion sind weitere mit der Erkrankung einhergehende Endokrinopathien. Ein Teil der Patienten entwickelt Störungen der Hämatopoese wie perniziöse Anämie oder Eisenmangelanämie. Relativ häufig kommt es zum Auftreten einer Alopezie.

Diagnose Die Diagnose wird klinisch gestellt, immunologische Basisuntersuchungen sind unauffällig.

Therapie Endokrinologische Störungen müssen adäquat therapiert werden. Bislang besteht keine Möglichkeit, der progredienten Entwicklung endokrinologischer Ausfälle entgegenzuwirken. Patienten mit CMC erhalten eine antimykotische Prophylaxe. Bei IgG-Subklassen-Defekten mit Infektionssymptomatik ist in Einzelfällen eine Immunglobulinsubstitutionstherapie sinnvoll.

Prognose Die Prognose wird im Wesentlichen durch den Verlauf der Endokrinopathien bestimmt. Die größte Gefahr geht von Addison-Krisen aus. Bei Patienten mit CMC ist durch konsequente Prophylaxe häufig eine gute Kontrolle der Beschwerden möglich.

73.8 Immundefekte mit gestörter Zytotoxizität

73.8.1 Familiäre hämophagozytische Lymphohistiozytosen

Definition Die hämophagozytische Lymphohistiozytose (HLH) ist eine hochinflammatorische, lebensbedrohliche Erkrankung, verursacht durch eine unkontrollierte Proliferation von aktivierten Lymphozyten und Makrophagen, die hohe Mengen inflammatorischer Zytokine produzieren. HLH ist eine häufige Manifestation bei Patienten mit zugrunde liegenden Gendefekten (primäre oder familiäre HLH = FHL), kann aber als sekundäre Form durch verschiedene infektiöse, maligne oder autoimmune Trigger bei Patienten ohne bekannt genetische Prädisposition ausgelöst werden. Die wesentlichen klinischen Zeichen sind protrahiertes Fieber, Zytopenien, Hepatosplenomegalie und neurologische Symptome.

Pathogenese Der wesentliche Pathomechanismus bei der FHL ist eine gestörte Zytotoxizität von NK- und T-Zellen. Hierbei liegen entweder Defekte in dem zytotoxischen Effektormolekül-Perforin zugrunde (FHL2) oder Defekte im Transport von perforinhaltigen lytischen Granula an die Kontaktfläche zwischen Effektorlymphozyten und ihren Zielzellen (FHL3–5). Die Zytotoxizität richtet sich nicht nur gegen infizierte oder maligne Zellen, sondern auch gegen antigenpräsentierende Zellen (APC). Die Elimination von APC ist ein wichtiger Feedback-Mechanismus zur Begrenzung T-Zell-vermittelter Immunantworten. Bei fehlender Zytotoxizität kommt es zu einer kontinuierlichen T-Zell-Stimulation, was zu dauernder Zytokinstimulation führt. Hierbei ist insbesondere Interferon-γ von Bedeutung, das eine wesentliche Rolle bei der Makrophagenaktivierung spielt. Aktivierte Makrophagen infiltrieren Leber, Knochenmark und ZNS, sezernieren weitere Zytokine und zeigen exzessive phagozytische Aktivität, was die Krankheitserscheinungen erklärt.

Klinische Symptome und Verlauf Das klinische Vollbild der HLH ist ziemlich charakteristisch, aber die initiale klinische Präsentation ist unspezifisch. Die ersten Manifestationen der HLH können denen von Infektionserkrankungen, malignen Erkrankungen, Fieber unklarer Ursache oder autoinflammatorischen Erkrankungen ähneln. Typische klinische Manifestationen im weiteren Verlauf sind protrahiertes Fieber, das nicht auf Antibiotika anspricht und Hepatosplenomegalie, bei 30 % kommt es zu neurologischen Symptomen wie Krampfanfällen und getrübtem Bewusstsein. Der Krankheitsbeginn liegt bei der FHL meist vor dem 2. Lebensjahr, zunehmend werden aber auch später beginnende Erkrankungen bei hypomorphen Mutationen beschrieben.

Diagnose Typische Laborbefunde umfassen Zytopenien, typischerweise initial eine Thrombozytopenie, die in eine schwere Panzytopenie übergeht, Ferritinerhöhung, Transaminasenanstieg, Hypofibrinogenämie, Hypertriglyceridämie, Hypalbuminämie und Hyponatriämie. Zusätzliche immunologische Befunde sind ein erhöhtes sCD25 sowie eine reduzierte NK-Zytotoxizität. Viele Patienten mit HLH zeigen Zeichen der disseminierten intravasalen Koagulation. Der morphologische Nachweis von Hämophagozytose kann in frühen Krankheitsstadien fehlen, wiederholte Knochenmarkuntersuchungen zeigen diesen Befund aber in der Regel im Verlauf. Es sind diagnostische Kriterien aufgestellt worden, die die klinische Diagnose einer HLH erlauben (▶ Übersicht Diagnosekriterien). Der Nachweis von Hämophagozytose gehört nicht zwingend dazu.

Diagnostische Kriterien der HLH
- Fieber
- Splenomegalie
- Zytopenien in zwei Drittel der Zelllinien (Hb < 9 mg/dl (<10 mg/dl bei Neugeborenen), Thrombozyten < 100.000/µl, Neutrophile < 1000/µl)
- Hypertriglyceridämie (Nüchtern-Triglyceride ≥ 265 mg/dl) und/oder Hypofibrinogenämie (Fibrinogen ≤ 1,5 g/l)
- Hämophagozytose in Knochenmark, Milz, Lymphknoten oder Liquor
- Ferritin > 500 ng/ml
- sCD25 (lösl. IL-2-Rezeptor) > 2400 U/ml
- Verminderte oder fehlende NK-Zell-Zytotoxizität

5 von 8 Kriterien müssen erfüllt sein (adaptiert nach ▸ www.histio.org).

Differenzialdiagnose Klinisch müssen Infektionen (vor allem Leishmaniose, schwer verlaufende EBV-Infektion), maligne Erkrankungen (vor allem T-Zell-Lymphome) und autoinflammatorische Erkrankungen (vor allem Morbus Still) als Ursache einer sekundären HLH von der FHL abgegrenzt werden. Eine ausführliche Erregerdiagnostik sollte durchgeführt werden, wobei zu beachten ist, dass sich auch die primäre HLH häufig im Rahmen von Infektionen manifestiert. Eine Untersuchung der Perforinexpression und der Degranulation von NK- und T-Zellen bietet die Möglichkeit der raschen Unterscheidung von primärer und sekundärer HLH und steht in Referenzlaboren zur Verfügung. Die genetische Untersuchung ermöglicht den Nachweis von Mutationen in Perforin (FHL2), MUNC13-4 (FHL3), STX11 (FHL4) oder MUNC18-2 (FHL5).

Therapie Die unbehandelte primäre HLH verläuft innerhalb weniger Wochen letal. Die Therapie muss noch vor Erhalt aller diagnostischen Befunde begonnen werden. Die initiale Behandlung besteht aus immunsuppressiven und/oder chemotherapeutischen Medikamenten (Steroide, Ciclosporin, Etoposid), die darauf abzielen, die Hyperinflammation zu kontrollieren und aktivierte Lymphozyten und Makrophagen zu eliminieren. Als Alternative zu Etoposid werden auch Anti-Thymozytenglobulin (ATG) und Anti-CD52 (Campath) eingesetzt. Nach Kontrolle der akuten Erkrankung ist bei der FHL eine Stammzelltransplantation die einzige kurative Option. Um Verzögerungen zu vermeiden, sollte eine Spendersuche rasch nach Diagnose einer primären HLH initiiert werden.

Prognose Immer noch versterben 40–60 % aller Kinder mit FHL aufgrund fehlenden Ansprechens der Primärtherapie oder durch Infektionen oder Therapiekomplikationen. Eine aktive Erkrankung zum Zeitpunkt der Transplantation sowie ZNS-Beteiligung sind die wesentlichen Risikofaktoren.

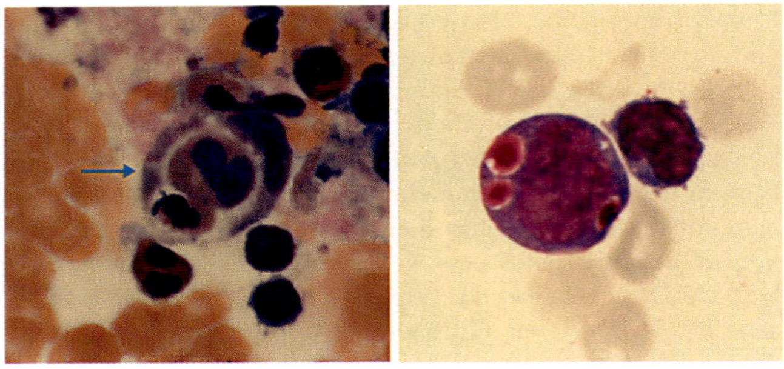

Abb. 73.6 *Links*: Knochenmarkausstrich bei einem Patienten mit Hämophagozytosesyndrom; ein Makrophage (*Pfeil*) phagozytiert einen Granulozyten. *Rechts*: Riesengranula in Lymphozyten bei Chediak-Higashi-Syndrom. (Bildrechte bei Speckmann et al. 2008)

73.8.2 Partieller Albinismus und Immundefekt

Griscelli-Syndrom Typ 2, Chediak-Higashi-Syndrom und Hermansky-Pudlak-Syndrom-Typ 2

Definition Das Griscelli-Chediak-Higashi- und Hermansky-Pudlak-Syndrom Typ 2 (GSII, CHS, HPSII) sind autosomal-rezessive Erkrankungen, die klinisch durch einen unterschiedlich ausgeprägten partiellen Albinismus auffallen. Alle drei Erkrankungen prädisponieren zur Entwicklung einer HLH. Beim GSII treten zusätzlich neurologische Manifestationen auf, beim CHS bestehen neben neurologischen Symptomen eine Blutungsneigung und eine Infektanfälligkeit. Das HPSII ist ebenfalls durch eine Entwicklungsverzögerung, Blutungsneigung und Infektanfälligkeit gekennzeichnet sowie leichte Knochendeformitäten und fibrotische Lungenveränderungen.

Pathogenese Die betroffenen Proteine RAB27A (GSII), Lyst (CHS) und AP3B1 (HPSII) sind an der Exozytose perforinhaltiger Granula beteiligt, was das Risiko für eine HLH erklärt. Ähnliche lysosomale Transportprozesse sind aber auch in anderen Zelltypen wichtig, was die übrigen Symptome erklärt.

Klinische Symptome und Verlauf Die Pigmentierungsstörung fällt durch die verringerte Hautpigmentierung, variabel ausgeprägte silbergraue Haare und einen Nystagmus auf. Bei allen 3 Erkrankungen zeigt sich eine psychomotorische Entwicklungsverzögerung, die häufig progredient ist. Die Blutungsneigung ist in der Regel moderat, bedarf aber der hämostaseologischen Begleitung bei chirurgischen Eingriffen. Eine HLH kann sich ähnlich wie bei der FHL im Säuglingsalter, öfter aber auch später manifestieren. Ein häufiger Auslöser ist EBV.

Diagnose Charakteristisch für das CHS sind Riesengranula in neutrophilen Granulozyten (Abb. 73.6). CHS und GSII zeigen großschollige bzw. kleinschollige Pigmentakkumulationen im Haarschaft. Beim Hermansyk-Pudlak-Syndrom Typ 2 finden sich regelmäßig eine Neutropenie und Thrombozytenfunktionsstörung (verlängerte Blutungszeit). Letztere ist auch beim CHS nachweisbar. Bei allen 3 Erkrankungen kann eine gestörte NK- und T-Zell-Degranulation nachgewiesen werden.

Therapie Bei Sicherung der genetischen Diagnose GSII und CHS besteht aufgrund des hohen HLH-Risikos die Indikation zur HSCT, bei HPSII ist das Risiko für eine HLH wahrscheinlich geringer. Bei CHS ist häufig eine antibiotische Prophylaxe, bei HPS II eine G-CSF-Therapie notwendig.

X-linked lymphoproliferatives Syndrom

Definition Das X-linked lymphoproliferative Syndrom (XLP, Purtilo-Syndrom) ist ein Immundefekt, der vorwiegend T-, NK- und NKT-Zellen betrifft und in den meisten Fällen nach Exposition gegen Epstein-Barr-Virus (EBV) klinisch manifest wird. Die Patienten haben ein hohes Risiko einer EBV-induzierten HLH.

Pathogenese Das Krankheitsbild wird X-chromosomal vererbt. Es sind zwei ursächliche Gendefekte beschrieben. Die XLP1-Erkrankung wird durch Mutationen des SAP-Gens verursacht, das eine Rolle in der T-B-Zell-Interaktion, der NK-Zell-Zytotoxizität und der NKT-Zell-Entwicklung spielt. XLP2 entsteht durch Mutationen in XIAP, das Zelltod induzierende Caspasen inhibieren kann und eine Rolle bei der Entzündungsregulation spielt.

Klinische Symptome und Verlauf Die klinische Manifestation von Patienten mit XLP1 ist bei 60 % eine EBV-induzierte fulminante HLH, bei 30 % ein malignes B-Zell-Lymphom und bei 30 % eine Hypogammaglobulinämie mit Infektanfälligkeit, meist begleitet von lymphoproliferativen Erscheinungen. Seltener sind Vaskulitiden und granulomatöse Entzündungen. Oft sind die Patienten vor einer EBV-Exposition asymptomatisch. Bei XLP2 ist der Phänotyp noch variabler. Neben dem klassischen XLP-Phänotyp mit HLH oder Hypogammaglobulinämie und Lymphoproliferation sind hier auch Patienten mit chronisch-entzündlicher Darmerkrankung (manchmal mit schwerem, fistelndem Crohn-ähnlichem Verlauf), Cholangitis und rezidivierenden Fieberschüben beschrieben. Ein erhöhtes Malignomrisiko scheint bei XIAP-Defizienz nicht zu bestehen.

Diagnose Intrazelluläre Proteinfärbungen in T- und NK-Zellen erlauben in der Regel eine rasche Diagnose, die durch molekulargenetische Untersuchungen bestätigt werden kann. Die rezeptorvermittelte T-Zell-Apoptose ist bei XLP2 erhöht. Weitere immunologische Auffälligkeiten sind die oft fehlende EBNA-Serokonversion, eine Hypogammaglobulinämie, fehlende NKT-Zellen und aktivierte T-Zellen mit einer invertierten CD4/CD8-Ratio.

Differenzialdiagnose Weitere Immundefekte, die ein hohes Risiko für eine EBV-assoziierte HLH haben, sind neben der FHL und den Albinismussyndromen die autosomal-rezessive ITK-Defizienz sowie die CD27-Defizienz (s. auch weitere kombinierte Immundefekte). Granulomatöse oder lymphoproliferative Verlaufsformen von CVID sind von XLP abzugrenzen.

Therapie und Prognose Die Diagnose einer XLP1-Erkrankung stellt aufgrund des Lymphom- und HLH-Risikos eine Transplantationsindikation dar. Bei XLP2 besteht nach Manifestation einer HLH wahrscheinlich eine Indikation, ob hierdurch die Darmerkrankung geheilt werden kann, ist noch nicht abschließend zu beurteilen.

73.9 Syndromale Immundefekte

73.9.1 Wiskott-Aldrich-Syndrom

Definition Das X-chromosomal-rezessiv vererbte Wiskott-Aldrich-Syndrom (WAS) ist durch die Trias Thrombozytopenie mit Thrombopathie, chronischem Ekzem und rezidivierenden Infektionen charakterisiert. Weniger schwerwiegende Mutationen im gleichen Gen verursachen die X-chromosomale Thrombozytopenie (XLT). Eine leichtere Verlaufsform von WAS wird autosomal-rezessiv vererbt.

Pathogenese Das betroffene Gen kodiert WASP, das ein Regulatorprotein des Aktin-Zytoskeletts ist, welches ausschließlich in hämatopoetischen Zellen exprimiert wird. Die Aktinpolymerisierung ist wichtig für die Ausbildung von Zell-Zell-Kontakten im Immunsystem (immunologische Synapse), aber auch für die Bildung von Thrombozyten aus Megakaryozyten. Hieraus resultieren Störungen in der Lymphozytenproliferation, Migration, B-T-Zell-Interaktion, NK-Zell- und APC-Funktion sowie die Mikrothrombozytopenie.

Klinische Symptome und Verlauf Häufig entwickeln die Patienten schon nach der Geburt petechiale Blutungen infolge der Thrombozytopenie. Im weiteren Verlauf treten häufig gastrointestinale und intrakranielle Blutungen hinzu. Oft entwickelt sich schon früh ein Ekzem, welches in seiner Morphe und Lokalisation von einer atopischen Dermatitis nicht zu unterscheiden ist. Die Infektanfälligkeit kann variabel sein und reicht von rezidiverenden sinopulmonalen bis zu opportunistischen Infektionen. Mit der Manifestation des Immundefekts treten oft auch Autoimmunphänomene auf (z. B. Arthritis, Vaskulitiden, hämolytische Anämie). Die erhöhte Inzidenz lymphoretikulärer Malignome ist wahrscheinlich ebenfalls Folge der gestörten Immunregulation.

Diagnose Die Thrombozytenzahl ist erniedrigt. Auch die Größe und die Aggregationsfähigkeit der Thrombozyten sind reduziert. Der Nachweis eines verminderten Thrombozytenvolumens ist diagnoseweisend, ein normaler Befund schließt ein WAS aber nicht aus. Gelegentlich bestehen eine Eosinophilie und eine IgE-Erhöhung. Bei normaler B-Zell-Zahl ist das IgA häufig erhöht, IgM oft erniedrigt. Die Bildung spezifischer Antikörper, insbesondere gegen Polysaccharidantigene, kann eingeschränkt sein. Die T-Zell-Immunität ist anfänglich oft normal und nimmt im Verlauf mehrerer Jahre progredient ab. Es kommt zur Lymphopenie und einem Proliferationsdefekt. Die verminderte oder fehlende Expression des WASP kann durchflusszyometrisch nachgewiesen werden. Die Sicherung der Diagnose erfolgt durch Analyse des WASP-Gens.

Differenzialdiagnose Die genetische Untersuchung erlaubt eine Abgrenzung zwischen WAS und XLT, da eine gute Genotyp-Phänotyp-Korrelation besteht. Die autosomal-rezessive WIP-Defizienz (ein WASP stabilisierendes Protein) führt zu einem WAS-ähnlichen Krankheitsbild. Die Differenzialdiagnose von Immundefekt mit schwerem Ekzem umfasst u. a. das Omenn-Syndrom, atypische SCID-Erkrankungen, Hyper-IgE-Syndrom und das Netherton-Syndrom.

Therapie Die Diagnose eines WAS stellt eine Indikation zur HSCT dar. Vor allem bei früher Diagnose bestehen die besten Erfolgsaussichten mit einem Überleben von >90 %. Die symptomatische Therapie vor HSCT umfasst die oft schwierige Ekzemtherapie sowie antimikrobielle Prophylaxe und Immunglobulinsubstitution bei nachgewiesenem B-Zell-Defekt. Patienten mit XLT-Phänotyp haben auch unter konservativer Therapie eine gute Lebenserwartung, es besteht aber ein mit dem Alter zunehmendes Lymphomrisiko.

73.9.2 Hyper-IgE-Syndrom

Definition Das Hyper-IgE-Syndrom ist eine autosomal-dominante Multisystem-Erkrankung, die durch ekzematoide Dermatitis, abszedierende Staphylokokken-Infektionen der Haut und Luftwege, Eosinophilie sowie sehr hohe Serum-IgE-Konzentrationen gekennzeichnet ist. Darüber hinaus haben die Patienten einen Bindegewebsdefekt mit einer charakteristischen Fazies, einer Frakturanfälligkeit und Aneurysmenbildung.

Pathogenese Das betroffene Gen kodiert STAT3, das bei der Zytokinsignalgebung eine Rolle spielt. Nach Aktivierung durch verschiedene Zytokine (u. a. IL-6 Familie, aber auch epidermal growth factor) bildet STAT3 ein Homodimer, bindet an DNA und aktiviert die Transkription einer Vielzahl von Faktoren, die bei embryonaler Entwicklung, Zelltod, angeborener und adaptiver Immunität eine Rolle spielen. Unter anderem ist die Entwicklung von Th17-Zellen STAT3 abhängig. Eine heterozygote STAT3-Mutation reduziert die Bildung intakter Homodimere.

Klinische Symptome und Verlauf Häufig schon entwickelt sich bereits in den ersten Lebenswochen eine chronische Dermatitis mit abszedierenden Staphylokokken-Infektionen. Mit zunehmendem Alter treten zusätzlich eitrige Infektionen der Luftwege auf, auch unabhängig von Pneumonien können Pneumatozelen auftreten. Außer Pneumonien sind systemische Infektionen selten. Häufigste Erreger sind Staph. aureus und bekapselte Bakterien. Viele Patienten entwickeln eine chronische mukokutane Candidiasis (CMC). In der weiteren Entwicklung zeigen die Patienten vergröberte Gesichtszüge mit breitem Nasenrücken, Hypertelorismus und dysproportioniertem Gesichtsschädel (Abb. 73.7). Es finden sich gehäuft Skoliosen, bei einigen Patienten kommt es zu einem verzögerten Ausfall von Milchzähnen (doppelte Zahnreihe) und pathologischen Frakturen.

Diagnose Typisch sind Eosinophilie und deutlich erhöhtes IgE. Die übrigen Immunglobulinklassen sind normal oder leicht erniedrigt, die Bildung spezifischer Antikörper kann vermindert sein, Gedächtnis-B-Zellen und Th17-Zellen sind reduziert. Die Diagnose wird jedoch in der Regel aufgrund der klinischen Symptomkonstellation gestellt und kann genetisch gesichert werden.

Differenzialdiagnose Ein hoher IgE-Wert ist nicht pathognomonisch für das Hyper-IgE-Syndrom und wird u. a. auch beim Wiskott-Aldrich-Syndrom, DiGeorge-Syndrom, Adenosindeaminasemangel, Omenn-Syndrom, IPEX-Syndrom oder Netherton-Syndrom beobachtet. In den ersten Lebensmonaten kann die klinische Abgrenzung zu einer schwer verlaufenen Atopieerkrankung schwierig sein.

Therapie Die Behandlung besteht in einer staphylokokkenwirksamen Antibiotikaprophylaxe. Bei hoher Infektanfälligkeit und gestörter B-Zell-Differenzierung kann eine Immunglobulinsubstitution sinnvoll sein. Bei schweren Verläufen kann eine Knochenmarktransplantation die immunologischen Manifestationen korrigieren.

73.9.3 Immuno-ossäre Dysplasien

Definition Die autosomal-rezessiv vererbte Knorpel-Haar-Hypoplasie (CHH) ist charakterisiert durch einen dysproportionierten Kleinwuchs (short-limbed dwarfism), schütteres Haar und häufiges Auftreten von Knochenmarkversagen sowie durch einen variabel ausgeprägten Immundefekt, der vom SCID bis zu einem normalen Immunsystem reichen kann.

Pathogenese Die verantwortliche Mutation betrifft das *RMRP*-Gen, das eine RNA-Komponente des Ribonukleoproteins Endoribonuklease kodiert. Die Immundefizienz hängt wahrscheinlich mit der Rolle dieses Komplexes in der Zellzykluskontrolle zusammen.

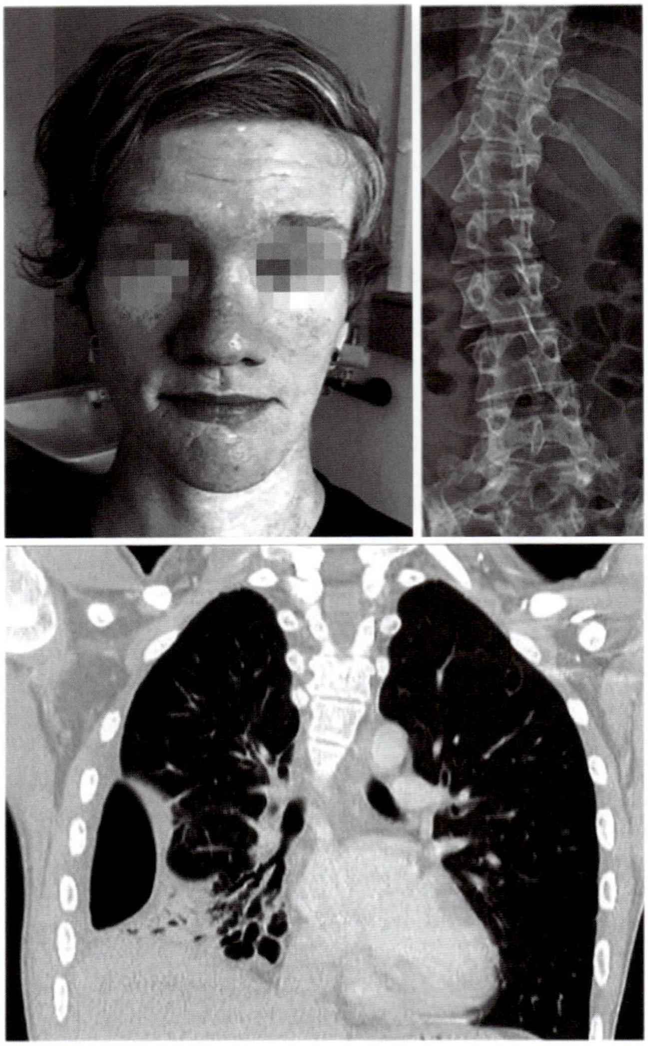

Abb. 73.7 Patient mit autosomal-dominantem Hyper-IgE-Syndrom (HIES). Die Patienten zeigen eine typische Fazies mit verbreitertem Mittelgesicht und Nasenflügelabstand. Im Jugendalter zeigen viele HIES-Patienten eine Skoliose. Das CT-Bild zeigt destruierende Veränderungen nach zahlreichen Pneumonien sowie eine Pneumatozele. (Aus: Mit frdl. Genehmigung von C. Speckmann und S. Ehl, Centrum für Chronische Immundefizienz, Freiburg; Bildrechte liegen bei den Erziehungsberechtigten)

Klinische Symptome und Verlauf Neben den genannten Manifestationen besteht ein erhöhtes Risiko für Lymphome. Infektanfälligkeit und Störungen der Immunregulation sind variabel.

Diagnose Es finden sich variable Veränderungen des T- und B-Zell-Systems. Die Molekulargenetik kann die Diagnose sichern.

Differenzialdiagnose Die autosomal-rezessiv vererbte immunoossäre Dysplasie Schimke betrifft das Skelett (Kleinwuchs), die Nieren und das Immunsystem. Der Kleinwuchs ist stamm-, nicht extremitätenbetont. Innerhalb der ersten Lebensdekade entwickelt sich eine progrediente, therapieresistente Nephropathie. Immunologisch liegt ein variabler T-Zell-Defekt vor.

Therapie Die Therapie richtet sich nach dem Ausmaß des Immundefekts und reicht von Immunglobulinsubstitution zur HSCT.

73.9.4 STAT5b-Defizienz

Definition Die autosomal-rezessiv vererbte STAT5b ist gekennzeichnet durch einen ausgeprägten (wachstumshormonresistenten) Kleinwuchs und das Vorliegen eines kombinierten Immundefekts.

Pathogenese STAT5a und b (signal transducer of activation and transcription) spielen eine entscheidende Rolle in zellulären Funktionen wie Proliferation, Differenzierung und Apoptose. STAT5 ist u. a. an der Signalweiterleitung von IL2 beteiligt. STAT5a und b sind darüber hinaus aber auch entscheidend an der Signalweiterleitung des Wachstumshormonrezeptors beteiligt.

Klinische Symptome und Verlauf Intrauterin zeigen die Patienten ein normales Wachstum. Postpartal entwickelt sich dann ein ausgeprägter (proportionierter) Kleinwuchs, der Pubertätseintritt ist allenfalls leicht verzögert. Die meisten Patienten leiden im Verlauf an einer schweren interstitiellen Lungenerkrankung. Außerdem bestehen regelmäßig zahlreiche Autoimmunphänomene wie Ekzem, Autoimmunzytopenien oder Arthritis. Infektiologisch besteht eine ausgeprägte Infektanfälligkeit – vor allem für virale Erreger.

Diagnose Meist finden sich reduzierte T- und NK-Zellen. Das Wachstumshormon im Serum ist erhöht, IGF-1 und IGFBP3 sind erniedrigt.

Differenzialdiagnose Andere kombinierte Immundefekte mit Autoimmunität: Neben IL2-Rα-Defizienz kommen auch hypomorphe SCID-Varianten infrage. Vor allem die radiosensitiven Erkrankungen gehen mit Minderwuchs einher, aufgrund schwerer Infekte kann es aber auch bei anderen Varianten zu einer Gedeihstörung mit Kleinwuchs kommen. Die Hormonkonstellation mit erhöhtem Wachstumshormon kann die STAT5b-Defizienz hiervon allerdings gut abgrenzen.

Therapie und Prognose Bei den meisten Patienten ist vor allem die regelmäßig auftretende Lungenerkrankung lebensbegrenzend. Die Rolle einer Stammzelltransplantation – auch im Hinblick auf die Lungenerkrankung – ist noch unklar. Es wird spekuliert, ob eine IFG-1-Therapie positiven Einfluss auf den Kleinwuchs nehmen könnte.

73.9.5 ICF-Syndrom

Definition Das Akronym ICF kennzeichnet die Hauptsymptome Immundefekt, zentromere Heterochromatin-Instabilität und faziale Dysmorphien.

Pathogenese Beim autosomal-rezessiv vererbten ICF-Syndrom besteht eine vermehrte Brüchigkeit der Zentromer-Heterochromatinregionen, vor allem an den Chromosomen 1, 9, 16, seltener auch an Chromosom 2. Die Hälfte der Patienten trägt Mutationen im DNA-Methyltransferase-3B-Gen, was eine vermehrte Chromosomenbrüchigkeit begünstigt. Ein kleiner Teil der Patienten hat Mutationen im „zinc-finger-BTB-domain-containing 24 (*ZBTB24*)"-Gen (BTB: bric-a-bric, tramtrack, broadcomplex). Methylierungsvorgänge sind auch für das V(D)J-Rearrangement von Antigenrezeptoren bei T- und B-Zellen von Bedeutung.

Klinische Symptome und Verlauf Die Patienten fallen durch faziale Anomalien, Makrozephalie und Hydrozephalus, postnatalen

Kleinwuchs, Hepatosplenomegalie und eine verzögerte mentale Entwicklung auf. Einige Kinder entwickeln schon innerhalb der ersten Lebensmonate schwerste, therapieresistente Diarrhöen und rezidivierende Infektionen des Respirationstrakts.

Diagnose Immunologisch besteht eine T-Zell-Lymphopenie mit Proliferationsdefekt bei eher normaler B-Zell-Zahl. Viele Patienten zeigen eine Hypogammaglobulinämie oder zumindest eine partielle Bildungsstörung spezifischer Antikörper. Die chromosomalen Anomalien werden zytogenetisch in kultivierten Lymphozyten nachgewiesen.

Therapie und Prognose Aus immunologischer Sicht ist bei Antikörpermangel eine regelmäßige Immunglobulinsubstitution notwendig. Bei schwerem T-Zell-Defekt kann eine Knochenmarktransplantation erfolgreich sein. Bei zum Teil deutlicher geistiger Retardierung wird die Indikation hierzu aber zurückhaltend gestellt.

73.10 Sonstige T-Zell-Defekte

73.10.1 Chronische mukokutane Candidiasis

Definition Dieses heterogene Krankheitsbild ist gekennzeichnet durch chronische, oftmals schwer verlaufende, Candida-Infektionen der Haut, Nägel und Schleimhäute.

Pathogenese Die häufigste bisher bekannte genetische Ursache der CMC sind heterozygote aktivierende Mutationen von STAT1. Diese Mutationen führen zu einer Entwicklungsstörung von Th17-Zellen. Th17-Zellen sezernieren IL-17 und IL-22, Zytokine mit antifungaler Wirkung, durch Induktion antimikrobieller Peptide und Rekrutierung von Neutrophilen. Auch Mutationen in IL17F (autosomal-dominant), im IL17-Rezeptor (autosomal-rezessiv) sowie die CARD9-Defizienz (autosomal-rezessiv) können zu einem CMC-Phänotyp führen.

Klinische Symptome und Verlauf Hartnäckige Candida-Infektionen der Haut, Schleimhäute und Nägel fallen gewöhnlich bereits innerhalb der ersten beiden Lebensjahre auf. Das Risiko einer systemischen Candida-Infektion ist dagegen gering. Auch Infektionen durch andere Pilze sind selten. Auch wenn der Immundefekt recht selektiv ist, sollte die T- und B-Zell-Funktion untersucht werden. Vor allem bei einzelnen STAT1-Patienten sind weitergehende Komplikationen beschrieben. Einige CMC-Patienten zeigen einen IgG-Subklassendefekt, leiden unter rezidivierenden bakteriellen Infektionen und haben ein erhöhtes Risiko für die Entwicklung von Bronchiektasien.

Diagnose Hilfreich ist die durchflusszytometrische Bestimmung von Th17-Zellen, die jedoch nicht bei allen Formen erniedrigt sind.

Differenzialdiagnose CMC ist eine wesentliche Manifestation des APECED-Syndroms. Hier liegen Autoantikörper gegen IL17 und IL22 vor. Auch einige Patienten mit autosomal-dominantem Hyper-IgE-Syndrom (STAT3-Defizienz) leiden an CMC. STAT3 spielt eine wichtige Rolle in der Differenzierung von Th17-Zellen. Bei *STAT1*-Mutationen, die mit einem Funktionsverlust einhergehen, zeigen sich schwere virale und mykobakterielle Infektionen, jedoch keine Anfälligkeit für Candida.

Therapie und Prognose Chronische Pilzinfektionen können durch Dauerprophylaxe mit Antimykotika (z. B. Itraconazol) behandelt werden. Die Überlebensprognose ist gut.

73.10.2 Dyskeratosis congenita

Definition Dyskeratosis congenita (DKC) ist eine syndromale Erkrankung mit variablem Phänotyp. Die klassische klinische Trias besteht aus Hypopigmentierung der Haut, Nageldystrophie und Leukoplakie. Knochenmarkversagen, Lungenfibrose, maligne Erkrankungen und Immundefizienz sind die prognosebestimmenden Faktoren.

Pathogenese Es sind 9 DKC auslösende Gendefekte bekannt. Der Vererbungsmodus kann X-chromosomal-rezessiv (*DKC1*), autosomal-dominant (*TERC*, *TERT*, *TIN2*) oder autosomal-rezessiv (*RTEL1*, *NOP10*, *TERT*, *NHP2*, *TCAB1*, *C16orf57*) sein. Bei 30 % der Patienten ist die genetische Ursache noch unbekannt. 7 von 8 der bekannten Gendefekte und viele der genetisch unklaren Fälle führen zu verkürzten Telomeren der Chromosomen, was zur Chromosomeninstabilität beiträgt. Zellen hämatopoetischen und epithelialen Ursprungs sind besonders betroffen.

Klinische Symptome und Verlauf Haut- und Schleimhautveränderungen sowie das fortschreitende Knochenmarkversagen stehen klinisch im Vordergrund. Die DKC ist eine progrediente Erkrankung. Während die epithelialen Veränderungen regelmäßig vor dem 10. Lebensjahr bestehen, treten hämatologische Veränderungen oft erst später auf. Bei der Variante des Hoyeraal-Hreidarsson-Syndrom (HH) liegt der Beginn bereits im Kleinkindalter. HH-Patienten zeigen einen zellulären Immundefekt mit Anfälligkeit für virale und bakterielle Erreger. Viele DKC-Patienten leiden aufgrund der epithelialen Regenerationsstörung an chronischen Durchfällen.

Diagnose Die verkürzten Telomere können mittels PCR-Methoden in Leukozyten-DNA bestimmt werden. Bei Patienten mit Immundefekt zeigt sich regelmäßig eine deutliche Erniedrigung der B- und NK-Zellen. Die T-Zellzahlen sind variabler, oft auch normal. Bei Patienten mit ausgeprägtem B-Zell-Defekt finden sich erniedrigte Immunglobulinspiegel.

Differenzialdiagnose Bei Patienten mit zellulärem Immundefekt und Mikrozephalie sollte auch an einen radiosensitiven T-Zell-Defekt gedacht werden (► Abschn. 73.2.1 und 73.6).

Therapie Die hämatologischen Veränderungen der DKC sind mittels Stammzelltransplantation (SZT) prinzipiell heilbar. Allerdings ist die Mortalität von DKC-Patienten unter dieser Therapie höher als bei anderen kongenitalen Knochenmarkversagen. Die nichthämatologischen Komplikationen sind mittels SZT nicht behandelbar. Bei zwei Drittel der Patienten zeigt sich unter dem Anabolikum Oxymetholon eine Stabilisierung der Hämatopoese.

Literatur

Cunningham-Rundles C (2011) Autoimmunity in primary immune deficiency: taking lessons from our patients. Clin Exp Immunol 164(2):6–11

Engelhardt KR, Grimbacher B (2012) Mendelian traits causing susceptibility to mucocutaneous fungal infections in human subjects. J Allergy Clin Immunol 129(2):294–305

Felgentreff K, Perez-Becker R, Speckmann C et al (2011) Clinical and immunological manifestations of patients with atypical severe combined immunodeficiency. Clin Immunol 141(1):73–82

Fischer A, Le Deist F, Hacein-Bey-Abina S et al (2005) Severe combined immunodeficiency. A model disease for molecular immunology and therapy. Immunol Rev 203:98–109

Griffith L, Cowan M, Notarangelo L et al (2009) Improving cellular therapy for primary immune deficiency diseases: recognition, diagnosis, and management. J Allergy Clin Immunol 124(6):1152–1160 e12

Griffith LM, Cowan MJ, Kohn DB et al (2008) Allogeneic hematopoietic cell transplantation for primary immune deficiency diseases: current status and critical needs. J Allergy Clin Immunol 122(6):1087–1096

Grunebaum E, Sharfe N, Roifman CM (2006) Human T cell immunodeficiency: when signal transduction goes wrong. Immunol Res 35(1-2):117–126

Janka GE (2007) Hemophagocytic syndromes. Blood Rev 21(5):245–253

Notarangelo LD, Fischer A, International Union of Immunological Societies Expert Committee on Primary Immunodeficiencies, Geha RS et al (2009) Primary immunodeficiencies: 2009 update. J Allergy Clin Immunol 124(6):1161–1178

Ozcan E, Notarangelo LD, Geha RS (2008) Primary immune deficiencies with aberrant IgE production. J AllergyClinImmunol 122(6):1054–1062 (quiz 1063–4)

Schuetz C, Niehues T, Friedrich W, Schwarz K (2010) Autoimmunity, autoinflammation and lymphoma in combined immunodeficiency (CID). Autoimmunity reviews 9(7):477–482

Speckmann et al et al (2008) Chapter 5. In: Rezai N (Hrsg) Primary Immunodeficiency Diseases. Definition, Diagnosis and Management. Springer Verlag, Heidelberg

74 Sekundäre Immundefekte

D. Nadal

74.1 Physiologische Grundlagen

Um das Überleben im Wirt zu gewährleisten, können Mikroorganismen die Strategie der Induktion von Immundysfunktion wählen. Obwohl dieses Konzept primär zum Vorteil des auslösenden Erregers bestimmt ist, führt die induzierte Immundysfunktion bei ausgedehnter Ausprägung zu einem sekundären Immundefekt. Dieses Kapitel befasst sich mit Immundysfunktionen, welche durch menschenpathogene Viren ausgelöst werden. Immunologische Störungen infolge von Infektionen durch das Humane Immundefizienz Virus (HIV) werden in ► Kap. 75 beschrieben. Virusinduzierte Immundysfunktionen müssen bei der Abklärung von Patienten mit klinisch relevanten „Immundefekten" berücksichtigt werden.

Es können 2 Formen der virusinduzierten Immundysfunktion mit fließenden Übergängen unterschieden werden:

1. Die gezielte Störung bestimmter Immunfunktionen durch Virusproteine: Diese ermöglichen Viren, die Infektion erfolgreich zu etablieren, d. h. sich zu vermehren und den viralen Lebenszyklus zu durchlaufen. In der Regel wird keine generelle, also auch für andere Erreger vorteilhafte Immunschwäche ausgelöst. Klinische Phänomene dieser Form von Immundysregulation werden als Teil der Viruserkrankung angesehen.
2. Die Störung von Funktionen oder Überleben bestimmter Immunzellen: Dies kann direkt oder indirekt erfolgen (s. unten). Minderfunktion oder Zelltod von Immunzellen können sich klinisch als Infektanfälligkeit manifestieren. Demgegenüber kann Fehlregulation oder Überfunktion von Immunzellen Autoimmunerkrankungen auslösen. Diese Formen der Immundysfunktion werden klinisch separat von der Viruserkrankung erkannt.

74.2 Induktion von Immundysfunktion

74.2.1 Einleitung

Viren können Immundysfunktionen direkt oder indirekt auslösen. Die direkte Auslösung ergibt sich bei Replikation des Virus in Immunzellen, die in der Folge immunologisch abnorm antworten. Die indirekte Auslösung erwächst bei Infektion von Immunzellen, die nachfolgend über die Ausschüttung von Zyto- und Chemokinen, Antizyto- und Antichemokinen oder anderen löslichen Substanzen bei anderen Immunzellen Dysfunktionen bewirken. Bei indirekter Auslösung genügt die Infektion nur einer geringen Zahl von Zellen, um die Dysfunktion eines Vielfachen von Immunzellen oder des ganzen Immunsystems zu verursachen. Virusinduzierte Immundysfunktionen gründen auf mindestens 5 unterschiedlichen Mechanismen:

1. Infektion einzelner oder aller Lymphozytensubpopulationen mit konsekutiver Funktionseinbuße sowie bei Lyse oder Apoptose numerischer Verminderung
2. Sekretion löslicher viraler oder menschlicher Faktoren (Interferone sowie andere Zyto- oder Chemokine) durch infizierte Zellen
3. Infektion und Schädigung von an Phagozytose, Antigenpräsentation und unspezifischen Effektorfunktionen der zellvermittelten Immunität beteiligten Zellen
4. Auslösung eines Ungleichgewichts der Immunregulation mit nachträglicher Überaktivität immunmodulierender T-Zellen
5. Infektion des Thymus mit sekundärer Immuntoleranz

Infektion von T- oder B-Lymphozyten Persistierende Viren befallen häufig Zellen des Immunsystems. Das zur Eradikation des Virus benötigte Immunkompartiment wird unterdrückt. Die infizierten Lymphozyten können funktionell sowie durch Lyse oder Apoptose numerisch beeinträchtigt werden. Betroffen sind dabei wie bei Masern alle oder wie bei der Epstein-Barr-Virus-induzierten infektiösen Mononukleose selektiv nur einzelne Lymphozytenpopulationen (z. B. die B-Zellen). Noch häufiger als in virusinfizierten Zellen läuft die Apoptose in im Rahmen der Infektion spezifisch oder unspezifisch aktivierter Abwehrzellen ab.

Sekretion löslicher Faktoren Virusinfizierte Immunzellen können Immundysfunktion verursachende lösliche Faktoren menschlichen oder viralen Ursprungs sezernieren. Humane Faktoren sind z. B. Interferone (IFN), virale Faktoren sind u. a. Zytokinhomologe mit immunmodulatorischer Wirkung.

Im Verlauf der Infektion sind Viren sowohl Induktoren als auch Angriffspunkt für IFN. Hochvirulente Viren hemmen jedoch rasch die Synthese von IFN. Viele DNA-Viren sind sogar resistent gegenüber der Wirkung von IFN, da sie Proteine kodieren, welche die durch IFN aktivierten Hauptsignaltransduktionswege hemmen. Am besten studiert ist dies für das Adenovirus, das durch IFN-α/β- und -γ-induzierte Signale hemmen kann. Zur Umgehung der zytokin- oder chemokinvermittelten Abwehr haben bestimmte Viren Gene für Zytokine, Chemokine oder deren Rezeptoren aus Wirtszellen erworben. Damit neutralisieren Viren selbst die Zytokine bzw. Chemokine oder bilden Proteine zu deren Hemmung.

Schädigung phagozytierender und spezialisierter antigenpräsentierender Zellen Ein weiterer Mechanismus spielt sich über Infektion und Schädigung von an Phagozytose, Antigenpräsentation sowie unspezifischer zellvermittelter Immunität beteiligter Zellen ab. Da Makrophagen Virusantigene verarbeiten und präsentieren sowie immunregulatorische Zyto- und Chemokine sezernieren, trifft die Dysfunktion dieser Zellen die gesamte Immunabwehr empfindlich. Je nach genetischem Hintergrund, Alter und Entwicklungsstadium sind Makrophagen für Virusinfektionen unterschiedlich empfänglich. Monozyten von Neugeborenen sind für eine Infektion mit Herpes-simplex-Virus (HSV) empfänglicher als adulte Monozyten. Neben Chemotaxis können Phagozytose (v. a. bei Alveolarmakrophagen) und weitere Funktionen geschädigt werden. Diesen Mechanismus nutzen v. a. Makrophagen und Granulozyten infizierende Viren wie Influenza- und Herpesviren, aber auch Polioviren. Influenza- und Zytomegalievirus (CMV) können zudem auch die Funktion der Granulozyten stören. Häufige klinische Komplikation ist eine sekundäre Bakterieninfektion.

Ungleichgewicht normaler Regelmechanismen Die Immunantwort auf ein Antigen wird durch die Interaktion verschiedener Zellen und Mediatoren kontrolliert. Bestimmte Viren sind in der Lage, eine Überaktivität immunregulatorischer T-Zellen und somit konsekutiv eine Immundysregulation zu verursachen. Die Unterdrückung der

G.F. Hoffmann, M.J. Lentze, J. Spranger, F. Zepp (Hrsg.), *Pädiatrie*,
DOI 10.1007/978-3-642-41866-2_74,

Immunantwort kann selektiv und damit antigenspezifisch oder unspezifisch, sogar mit Anergie einhergehen.

Infektion des Thymus und Induktion von Toleranz Infektion des Thymus und Beeinflussung von Thymozyten vor der Reifung zu T-Zellen kann zur Entwicklung spezifischer Immuntoleranz beitragen. Beispiele sind die Infektion mit Hepatitis-B-Virus (HBV) bzw. konnatale Röteln- oder CMV-Infektion. Es erfolgt eine klonale Deletion reifender virusspezifischer T-Zellen. Virusspezifische T-Zell- und Antikörperantworten können nicht aufgebaut werden. Die resultierende Immunsuppression ist spezifisch für das infizierende Virus. Bei unvollständiger negativer Selektion gelangen einzelne T-Zellen in periphere lymphatische Organe. In diesem Fall entsteht gelegentlich nur eine spezifische Antikörper-, jedoch keine spezifisch antivirale zytotoxische T-Zell-Antwort.

74.2.2 Beispiele für virusinduzierte Immundysfunktion

Bestimmte Viren können Immunzellen des Menschen infizieren (Tab. 74.1). Eine daraus folgende Immundysfunktion ist nicht in jedem Fall bekannt. Die Auswirkungen von Herpesviren und des Masernvirus sind am besten untersucht.

Herpes-simplex-Virus (HSV)

Obwohl HSV alle stimulierten Subpopulationen der T-Zellen infizieren und einzelne Immunfunktionen wie die Inaktivierung von $CD8^+$-T-Zellen beeinflussen kann, ist die Auslösung einer klinisch relevanten Immundysfunktion nicht gesichert.

Zytomegalievirus (CMV)

Die akute CMV-Infektion verursacht im Verlauf von Wochen bis Monaten eine vorübergehende Immunosuppression mit erhöhter Empfänglichkeit für Infektionen mit Bakterien, Pilzen und Protozoen. Humorale und zellvermittelte Abwehr sind betroffen. Die Zahl der $CD4^+$-T-Zellen nimmt ab und das Verhältnis von $CD4^+$- zu $CD8^+$-T-Zellen wird invers. Lymphozyten proliferieren nicht mehr auf Recall-Antigene. Dies scheint durch eine generalisierte metabolische Hemmung der Zellaktivität bedingt zu sein. Monozyten unterstützen kaum die Stimulation von T-Zellen. Auch die Aktivität anderer mononukleärer Zellen wie natürliche Killer(NK)-Zellen ist gehemmt. Die Produktion und/oder Wirkung von IL-1 und IL-2 sind eingeschränkt. Mononukleäre Blutzellen zeigen vermehrt Apoptose. Ein wichtiger Mediator der CMV-assoziierten Immunosuppression von Monozyten ist IFN-α, dessen Ausschüttung durch Hüllenkomponenten des CMV angeregt wird. Die Höhe von induziertem IFN-α korreliert mit dem Grad der Suppression der monozytären oxidativen Aktivität. Die CMV-Infektion führt zu einer tiefgreifenden Alteration der Zytokin- und Chemokinaktivität. An der CMV-assoziierten Immunsuppression sind neben IFN-γ möglicherweise weitere Zytokine und Chemokine beteiligt.

Auch die Funktion von Alveolarmakrophagen kann mit eingeschränkter Phagozytose und verminderter Suaerstoffradikale-Produktion (respiratory burst) pathologisch verändert sein und zu erhöhter Morbidität bei pulmonaler Zweitinfektion beitragen. Über die Induktion von IFN-α werden Wachstum und Differenzierung von Knochenmarkvorläuferzellen unterdrückt. Granulozyten, in denen während der Erstinfektion auch Virusvermehrung stattfindet, zeigen ebenfalls verminderte oxidative sowie phagozytäre Antworten und adhärieren vermehrt an Endothelzellen. Letzteres behindert die Auswanderung an Orte der Infektion und verstärkt damit das Risiko einer insuffizienten Infektionsabwehr.

Epstein-Barr-Virus (EBV)

Während der ersten Krankheitswoche der Erstinfektion mit EBV kann eine temporäre Immunsuppression bis hin zur vollständigen Anergie beobachtet werden. Die Ausschüttung proinflammatorischer Zytokine ist in dieser Phase gehemmt. Verantwortlich dafür ist die Expression des BCRF1-Proteins durch EBV, eines „virales IL-10" genannten Homologes des menschlichen IL-10. Biologische Aktivitäten und Spektrum von viralem und menschlichem IL-10 entsprechen einander. Letzteres wird normalerweise von $CD4^+$-T-Zellen sezerniert. Es hemmt Expression und Sekretion von IFN-γ, IL-2 und anderen Zytokinen von T-Zellen sowie die Produktion von TNF-α, IL-1-α und -β, IL-6 und IL-8 in Monozyten und Makrophagen. Zudem fördert virales IL-10 Wachstum und Transformation von B-Zellen, den Zielzellen von EBV. Mit EBV infizierte B-Zellen exprimieren virales IL-10 bereits in der Frühphase der Infektion. Dieses begünstigt die EBV-Infektion zusätzlich durch Hemmung der frühen antiviralen NK-Zell- und zytotoxischen T-Zellantworten.

Humanes Herpesvirus 6 (HHV-6)

Es werden 2 Varianten des HHV-6 unterschieden. Variante B wird mehrheitlich bei Kindern mit Dreitagefieber, Variante A bei Immundefizienten nachgewiesen. Letztere übt einen markanteren Effekt auf Immunzellen aus. Das Virus unterdrückt die Expression von CD3 auf der Oberfläche von T-Zellen und die antigenspezifische HLA-restringierte Antwort durch $CD4^+$-zytotoxische T-Zellen. Unter Mitwirkung von TNF-α wird bei $CD4^+$-T-Zellen der Zelltod durch Apoptose ausgelöst. Auch andere Zellen des Immunsystems zeigen eine Dysfunktion. Bei Monozyten aus dem peripheren Blut ist die Sauerstoffradikale-Produktion (respiratory burst) unterdrückt und Wachstum und Differenzierung von Vorläuferzellen im Knochenmark vorwiegend durch die Vermittlung von IFN-α gehemmt.

Humanes Herpesvirus 7 (HHV-7)

Im Vergleich zu HHV-6 übt HHV-7 einen geringen Effekt auf die Expression von CD3 aus, induziert aber eine markante Niederregulation von CD4 auf der Oberfläche von Lymphozyten. Da CD4 bei der T-Zell-Aktivierung sich mit dem T-Zell-Rezeptor physisch verbindet und für die Stimulation der T-Zellen essenziell ist, wird die Entwicklung einer Dysfunktion von $CD4^+$-T-Zellen vermutet.

Hepatitis-B-Virus (HBV)

Die Persistenz des HBV bei bis zu 90 % der vertikal infizierten Neugeborenen und bei bis zu 5 % der älteren Kinder beruht sehr wahrscheinlich auf dem Unvermögen von T-Zellen, spezifisch HBV-Antigene zu erkennen. So neigen Kinder mit für ihr Alter relativem T-Zell-Defizit zu chronischer HBV-Infektion. Bei gewissen Patienten beendet IFN-α die aktive Virusinfektion. Die chronische HBV-Infektion kann deshalb auch als Folge eines IFN-α-Mangels betrachtet werden. HBV hemmt die Produktion von und setzt die Empfänglichkeit der Zellen für IFN-α herab. Die hohe Inzidenz von chronischen HBV-Trägern unter den Neugeborenen von HBe-Antigen-positiven Müttern lässt vermuten, dass in der Mutter zirkulierendes HBe-Antigen beim Kind Immuntoleranz auslöst.

Masernvirus

Die meisten Todesfälle von Masern ereignen sich infolge von bakteriellen oder viralen Zweitinfekten. Begünstigt werden diese durch abnorme, mit der ausgeprägten antiviralen Wirtsantwort vergesellschaftete zelluläre Immunantworten. Die Immundysfunktion spielt

Tab. 74.1 Viren, die Immunzellen des Menschen infizieren

Virus		Infizierte Zellen			
		B-Zelle	T-Zelle	Monozyten	Neutrophile Granulozyten
Doppelstrang-DNA-Virus	Herpes-simplex-Virus		+		
	Zytomegalievirus			+	+
	Epstein-Barr-Virus	+			
	Humanes Herpesvirus 6	(+)	+		
	Humanes Herpesvirus 7	(+)	+		
	Humanes Herpesvirus 8	+			
	Hepatitis-B-Virus	+	+		
	Papovirus				
Positiv-Strang-DNA-Viren	Poliovirus			+	
	Rötelnvirus	+	+		
Negativ-Strang-DNA-Viren	Masernvirus	+	+	+	
	Mumpsvirus	+	+		
	Respiratory syncytial virus			+	
	Influenza A, B			+	+
	Parainfluenza			+	
	Vesicular stomatitis virus		+		
Retroviren	Humanes T-lymphotropes Virus (HTLV-) I		+		
	HTLV-II		+		
	HTLV-III		+	+	

sich auf mehreren Ebenen der Wirtsabwehr ab. Sowohl Wildinfektion wie Masernimpfung induzieren eine Leukopenie. Neutrophile Granulozyten, T-, B- und Nullzellen sind betroffen, wobei das Verhältnis von CD4+- zu CD8+-T-Zellen normal bleibt. Die Funktionen der T-, B- und NK-Zellen sind gestört. Störungen der Funktion verschiedener Zytokine tragen ebenfalls zu den Immundysfunktionen bei.

Die Immundysfunktion der T-Zellen wurde bereits vor über 100 Jahren durch von Pirquet erkannt. Er beobachtete, dass ein positiver Tuberkulinhauttest im Verlauf der Maserninfektion negativ wurde. Diese verminderte Hypersensitivität vom verzögerten Typ hält bei Kindern mit Komplikationen der Maserninfektion signifikant länger als bei Kindern ohne Komplikationen an (4 Wochen vs. 2,3 Wochen). Infiziert das Masernvirus T-Zellen, hält es deren Zellzyklus in der G1-Phase an. Proliferation und zytotoxische Effektorfunktionen der T-Zellen bleiben aus. Die Infektion der B-Zellen hemmt die Sekretion von Immunoglobulinen. Auch die Aktivität der NK-Zellen ist vermindert. Dieses Phänomen tritt gleichzeitig mit anderen Hemmungen der zellvermittelten Immunität auf, korreliert aber nicht mit diesen, hält mindestens 3 Wochen an, ist bei Komplikationen der Maserninfektion ausgeprägter und trägt möglicherweise zum erhöhten Risiko für Zweitinfektionen bei. Charakteristischerweise scheinen die Zytokinantworten zum Typ-2-Muster zu polarisieren: Die Produktion von IL-4 ist erhöht, die Bildung von IL-2 und IFN-γ vermindert. Auch die herunterregulierte monozytäre Produktion von IL-12 ist für Masern charakteristisch.

Influenza-A- und Influenza-B-Virus

Pneumonien und Meningitiden während Ausbrüchen von Influenza A und Influenza B gehen mit einer erhöhten Letalität einher. Häufigste Erreger assoziierter bakterieller Sekundärinfektionen sind *Streptococcus pneumoniae* und *Staphylococcus aureus*, jedoch auch *Escherichia coli, Haemophilus influenzae* und *Neisseria meningitidis*. Zumindest teilweise ist die durch Influenzaviren ausgelöste Dysfunktion der Granulozyten hierfür Wegbereiter. Sie erfolgt auch ohne die bei Influenza nur selten stattfindende Virämie. Das Virus bindet an die Granulozyten, dringt in diese ein und verursacht innerhalb von 2–5 min chemotaktische, oxidative, bakterizide und sekretorische Dysfunktionen. Da das Influenzavirus bis zu 2 Wochen in den Lungen persistiert, kann es dort für längere Perioden die Funktion der Granulozyten negativ beeinflussen.

Literatur

Alcami A (2003) Viral mimicry of cytokines, chemokines and their receptors. Nat Rev Immunol 3:36–50

Chang WLW, Baumgarth N, Yu D, Barry PA (2004) Human cytomegalovirus-encoded interleukin-10 homolog inhibits maturation of dendritic cells and alters their functionality. J Virol 78:8720–8731

Gandhi MK, Khanna R (2004) Human cytomegalovirus: clinical aspects, immune regulation, and emerging treatments. Lancet Inf Dis 4:725–738

Inoue Y, Yasukawa M, Fujita S (1997) Induction of T-cell apoptosis by human herpesvirus. J Virol 6(71):3751–3759

Karp CL, Wysocka M, Wahl LM et al (1996) Mechanism of suppression of cell-mediated immunity by measles virus. Science 273:228–231

Lau JYN, Wright TL (1993) Molecular virology and pathogenesis of hepatitis B. Lancet 342:1335–1340

Lodoen MB, Lanier LL (2005) Viral modulation of NK cell activity. Nat Rev Microbiol 3:59–69

Noraz N, Lathey JL, Spector SA (1997) Human cytomegalovirus-associated immunosuppression is mediated through interferon-α. Blood 89:2443–2452

Schneider-Schaulies S, Schneider-Schaulies J (2009) Measles virus-induced immunosuppression. Curr Top Microbiol Immunol 330:243–269

Sidorenko SP, Clark EA (2003) The dual function CD150 receptor subfamily: the viral attraction. Nat Immunol 4:19–24

Smith A, Santoro F, Di Lullo G, Dagna L (2003) Selective suppression of IL-12 production by human herpesvirus 6. Blood 102:2877–2884

Singh N (2005) Interactions between viruses in transplant recipients. Clin Infect Dis 6:430–436

Tatsuo A, Ono N, Tananka K, Yanagi Y (2000) SLAM (Cw150) is acellular receptor for measles virus. Nature 406:893–896

75 HIV-Infektion und AIDS

T. Niehues, V. Wahn

Definition Von einer HIV-Infektion sprechen wir, wenn bei einem Kind eine Infektion mit HIV-1 oder HIV-2 sicher nachgewiesen wurde. AIDS (acquired immune deficiency syndrome) liegt dann vor, wenn bei nachgewiesener HIV-Infektion als Folge des durch HIV induzierten, schweren Immundefekts bestimmte AIDS-definierende Sekundärerkrankungen auftreten (opportunistische Infektionen, maligne Tumoren). Bei Kindern HIV-infizierter Mütter können in der Regel bis zum 18. Lebensmonat, oder sogar noch länger, mütterliche HIV-Antikörper im Blut nachgewiesen werden. Man spricht von einer HIV-Exposition mit zunächst ungeklärtem HIV-Infektionsstatus.

Epidemiologie Die vertikale Infektionsübertragung von der Mutter auf das Kind spielt die zentrale Rolle. Besonders häufig sind Kinder aus Regionen der Subsahara und Südostasien betroffen. Ein Zuwachs an HIV-Infektionen findet sich auch in Osteuropa. In Westeuropa und den USA dagegen ist die Zahl der vertikal HIV-infizierten Kinder dank präventiver Maßnahmen in den letzten Jahren rückläufig. Unter den HIV-infizierten Müttern dominieren Frauen aus Endemiegebieten, Frauen, die sich durch heterosexuellen Verkehr infiziert haben und (ehemalige) Drogenabhängige.

Bei Jugendlichen kommt es selten zu Übertragungen auf sexuellem Wege oder über intravenösen Drogengebrauch.

Ätiologie HIV gehört zur Gruppe der Retroviren, verfügt also über eine reverse Transkriptase, mit deren Hilfe virale RNA in das menschliche Genom einbaufähige provirale DNA umkopiert und mittels HIV-Integrase in das menschliche Genom eingebaut wird (▣ Abb. 75.1). In Mitteleuropa und den USA findet sich fast ausschließlich HIV-1, während in Westafrika in nennenswertem Umfang auch HIV-2 gefunden wird. Es scheint, dass für HIV-2 die Inkubationszeit länger und das pathogene Potenzial geringer ist als für HIV-1. Unter den molekularbiologisch definierten HIV-1-Subtypen dominiert in Europa der Typ B, während in anderen Regionen der Welt auch die Subtypen A, C, D, E, F, G, H und O gefunden werden.

HIV ist ausgesprochen polymorph, bedingt durch die hohe Neigung zu Spontanmutationen im infizierten Organismus. Dabei entstehen Virusvarianten, die eine veränderte Zytopathogenität und Replikationsfähigkeit aufweisen. Beim selben Patienten können gleichzeitig mehrere HIV-Varianten vorkommen. Häufig werden Mutationen durch die antiretrovirale Therapie induziert (s. unten). Diese Mutationen können einerseits die Wirksamkeit der Therapie einschränken, andererseits zu einer erhöhten Empfindlichkeit gegenüber der Therapie führen. Die unter Therapie auftretenden resistenten Viren haben teilweise eine geringere Pathogenität („Fitness") als der Wildtyp.

Vertikale Übertragung, Pathogenese Die vertikale Infektion erfolgt in erster Linie um den Zeitpunkt der Geburt herum, also perinatal, ähnlich wie bei der Hepatitis B. Übertragung über die Muttermilch spielt in unseren Breiten kaum eine Rolle, da in den Industrieländern bei HIV-infizierten Müttern vom Stillen abgeraten wird. Die vertikale Transmissionsrate lag vor der Verfügbarkeit einer effektiven Intervention weltweit bei bis zu 40 %, in Westeuropa bei ca. 20 %. Die übrigen 60–80 % aller in utero HIV-exponierten Kinder stellen sich nach Ablauf von wenigen Jahren als gesund heraus. Mit entsprechender Intervention (s. unten) kann die Transmissionsrate inzwischen auf <2 % gesenkt werden, ein grandioser Erfolg primärpräventiver Maßnahmen.

Zielzellen der HIV-Infektion sind in erster Linie Zellen, die das CD4-Molekül auf der Oberfläche tragen (sog. Helfer-T-Zellen, Monozyten, Makrophagen, Langerhans-Zellen, Glia-Zellen u. a.). HIV benutzt dieses Molekül als Rezeptor. Zum Eindringen in T-Zellen bedarf es zusätzlich eines Chemokinrezeptors (Korezeptor für das Chemokin SDF-1 = stromal cell derived factor 1), der auch als „Fusin" (CXCR-4) bezeichnet wird. Die Viren werden entsprechend diesem utilisierten Korezeptor als R4-Viren bezeichnet. Zum Eindringen in Makrophagen wird der Chemokinrezeptor CCR-5 benötigt (genutzt von den Chemokinen RANTES (regulated on activation, normal T-cell expressed and secreted), MIP-1α (macrophage inflammatory protein) und MIP-1β); entsprechende Viren werden als X5-Viren bezeichnet (▣ Abb. 75.2).

Bestimmte Polymorphismen des Korezeptors CCR-5, z. B. das Allel mit einer Deletion von 32 Basenpaaren, scheinen einen relativen Schutz gegenüber der HIV-Infektion zu bieten. Ihre geschätzte Häufigkeit ist in der weißen Bevölkerung 18 %, in asiatischer oder schwarzer Bevölkerung nahe Null. Probanden mit homozygoter Deletion sind bisher nur in ganz wenigen Fällen mit HIV infiziert worden. Heterozygote Träger sind nicht geschützt, werden aber seltener mit HIV infiziert als normale Probanden. Auch der Verlauf der Krankheit wird durch entsprechende Heterozygotie modifiziert: So fanden sich in einer Studie bei den „Slow-Progressors" 24 % Heterozygote, bei den „Fast-Progressors" 3 %.

Das nach reverser Transkription als DNA vorliegende retrovirale Genom wird mittels des spezifischen Enzyms Integrase in die humane DNA integriert (▣ Abb. 75.3). Damit ist das Stadium einer latenten Infektion erreicht. Durch Faktoren, die im Einzelnen noch unbekannt sind (Koinfektionen?), kommt es zur Transkription und Bildung neuer Virionen, die nach einem Knospungsvorgang die Zelle verlassen. Umschreibungsfehler innerhalb dieses Replikationsprozesses erklären die relativ häufigen Mutationen von HIV. Inzwischen können viele der Schritte des Replikationszyklus durch sog. antiretrovirale Medikamente inhibiert werden.

Durch die Immunabwehr kann die HIV-Replikation nicht dauerhaft unterbunden werden, humorale und zelluläre Abwehrmechanismen reichen nicht aus. Zentral in der AIDS-Pathogenese ist die extreme Aktivierung des Immunsystems mit Verlust von CD4-Zellen. Die Abnahme dieser CD4-Zellen ist entscheidende Voraussetzung für die Entwicklung der meisten AIDS-definierenden Erkrankungen (s. unten). Quantitativ zeigen sich dabei erhebliche Unterschiede zwischen Erwachsenen und Kindern: Während bei Erwachsenen AIDS-definierende Infektionen kaum bei CD4-Zellzahlen >200/µl zu erwarten sind, kann etwa eine Pneumocystis-Pneumonie bei Säuglingen und Kleinkindern bereits bei CD4-Zellzahlen <1000/µl auftreten.

Während die Mehrzahl der Krankheitserscheinungen bei AIDS als Folge des erworbenen Immundefekts angesehen werden kann, ist bei der HIV-Enzephalopathie wahrscheinlich HIV selbst für den progredienten Zerebralabbau verantwortlich.

Klinische Symptome und Verlauf Bei Geburt sind fast alle HIV-infizierten Kinder asymptomatisch. Auch labormäßig gibt es beim Vergleich definitiv infizierter Kinder mit nicht infizierten Kindern

G.F. Hoffmann, M.J. Lentze, J. Spranger, F. Zepp (Hrsg.), *Pädiatrie*,
DOI 10.1007/978-3-642-41866-2_75,

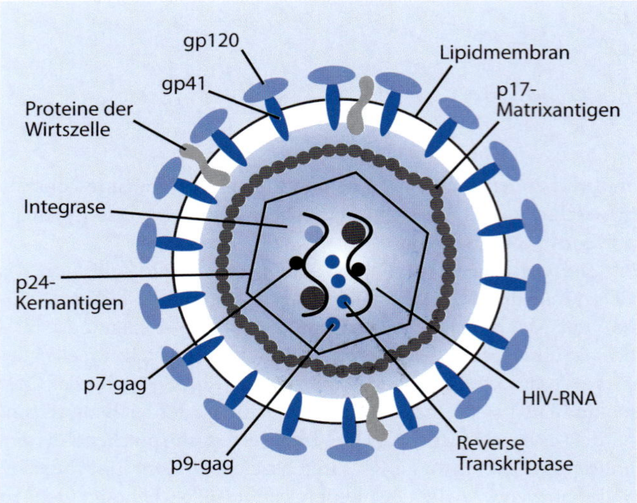

Abb. 75.1 Struktur von HIV. (gp: Glykoprotein)

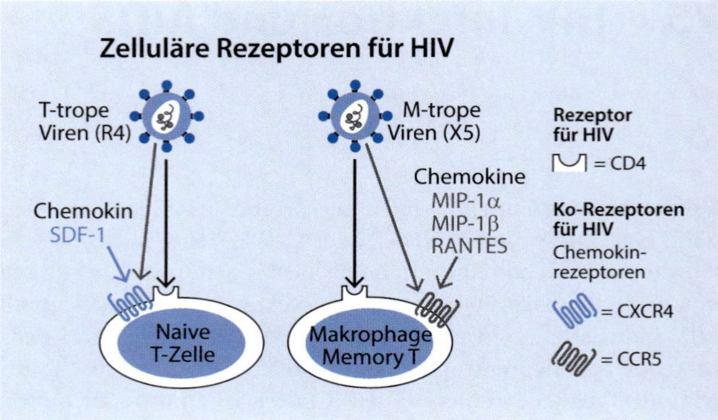

Abb. 75.2 Zum HI-Viruseintritt in CD4-positive Zellen bedarf es eines Rezeptors, CD4, sowie der Chemokin-Korezeptoren CCR5 (monozytotroper) und CXCR4 (T-zelltroper). Folgende Chemokine konkurrieren mit HIV um die Korezeptor-Bindungsstellen: *SDF-1* = stromal cell derived factor 1, *MIP* = Macrophage Inflammatory Protein, *RANTES* = Regulated on activation, normal T-cell expressed and secreted

nur geringfügige immunologische Unterschiede. Die postnatale Entwicklung infizierter Kinder variiert außerordentlich. Ca. 25 % der infizierten Kinder entwickeln bereits innerhalb des ersten Lebensjahres AIDS, bei den anderen wird auch ohne spezifische Therapiemaßnahmen ein protrahierter Verlauf bis z. T. weit über das 10. Lebensjahr hinaus beobachtet. Früh einsetzende massive HIV-Replikation mit starkem Anstieg der Viruslast gilt als prognostisch ungünstig, ebenso eine schnelle Abnahme der CD4-Zellen. Besonders gefährdet sind Säuglinge von Müttern, bei denen die HIV-Infektion in der Schwangerschaft unerkannt geblieben ist. Diese Kinder fallen oft durch eine Pneumonie mit Pneumocystis jirovecii auf, die immer noch eine hohe Letalität hat (Abb. 75.4).

Um die internationale Kommunikation zu erleichtern, wurde 1994 von den Centers for Disease Control (CDC) in den USA eine klinische Klassifikation entwickelt (▶ Übersichten und Tab. 75.1 und 75.2) entwickelt. Auch die altersabhängige Bewertung der CD4-Zellzahlen wurde standardisiert (Tab. 75.2). Beides mag im Einzelfall nicht immer hilfreich sein, erleichtert aber epidemiologische und andere Studien.

Klinische Frühsymptome (= Kategorie A, ▶ Übersicht Frühsymptome) sind zunächst uncharakteristisch. Wichtig ist zu diesem Zeitpunkt die Erhebung der mütterlichen Anamnese im Hinblick auf HIV-Risiken und ggf. die Durchführung eines HIV-Antikörpertests bei der Mutter, bevor das Kind auf das Vorliegen einer HIV-Infektion untersucht wird. Bei fortschreitendem Immundefekt treten weitere Zeichen hinzu (= Kategorie B, ▶Übersicht Mäßig schwere Symptome). Bei den AIDS-definierenden Erkrankungen (= Kategorie C, Tab. 75.3) dominieren beim Kind Infektionen. Maligne Tumoren, insbesondere Kaposi-Sarkom und B-Zell-Lymphom sind selten.

Frühsymptome der kindlichen HIV-Infektion (Kategorie A gemäß CDC)

- Lymphadenopathie
- Hepatosplenomegalie
- Dermatitis
- Bilaterale Parotisschwellungen
- Rezidivierende oder persistierende Infektionen der oberen Luftwege

Mäßig schwere Symptome der kindlichen HIV-Infektion (Kategorie B gemäß CDC)

- Persistierendes Fieber, Dauer >1 Monat
- Einzelne schwere bakterielle Infektionen
- Mundsoor >2 Monate Dauer, bei Kindern >6 Monate
- Nokardiose
- CMV-Infektion, Beginn im 1. Lebensmonat
- Herpes-simplex-Virus-Stomatitis (>2 Episoden/Jahr)
- Herpes-simplex-Bronchitis, Pneumonitis, Ösophagitis, Beginn im 1. Lebensmonat
- Herpes Zoster (>2 Episoden an >1 Dermatom)
- Disseminierte Varizellen
- Lymphoide interstitielle Pneumonie
- Toxoplasmose, Beginn im 1. Lebensmonat
- Anämie < 8 g/l, Neutropenie < 1000/µl, Thrombopenie <100.000/µl für > 30 Tage
- Kardiomyopathie/Karditis
- Durchfälle (rezidivierend oder chronisch)
- Hepatitis
- Nephropathie
- Leiomyosarkom

Diagnose der HIV-Infektion, regelmäßige Diagnostik Wie andere IgG-Antikörper werden auch Anti-HIV-IgG-Antikörper diaplazentar von der Mutter auf das Kind übertragen. Eine Differenzierung maternaler und kindlicher Antikörper ist in den ersten 1–2 Lebensjahren nicht möglich, daher ist der Antikörpernachweis für die Diagnose nicht hilfreich und es muss der direkte Erregernachweis mittels PCR erfolgen. Innerhalb der ersten 48 h nach Geburt gelingt er nur bei 62 % aller infizierten Kinder, nach 4 Wochen sind immer noch 11 % aller HIV-infizierten Säuglinge negativ in der PCR. Daher ist die HIV-Testung per PCR erst nach ca. 14–21 Tagen sinnvoll. Eine positive HIV-PCR sollte unverzüglich in einer zweiten Blutprobe bestätigt werden. Ansonsten ist die erneute Testung nach 1–2 Monaten und 3–4 Monaten sinnvoll.

Allerdings ist zu beachten, dass die in Europa weniger prävalenten HIV-1-Subtypen A, C-H und O in der konventionellen PCR dem Nachweis entgehen können. In diesen Fällen ist es sinnvoll, Mutter und Kind parallel mit dem gleichen Test zu untersuchen. Ist

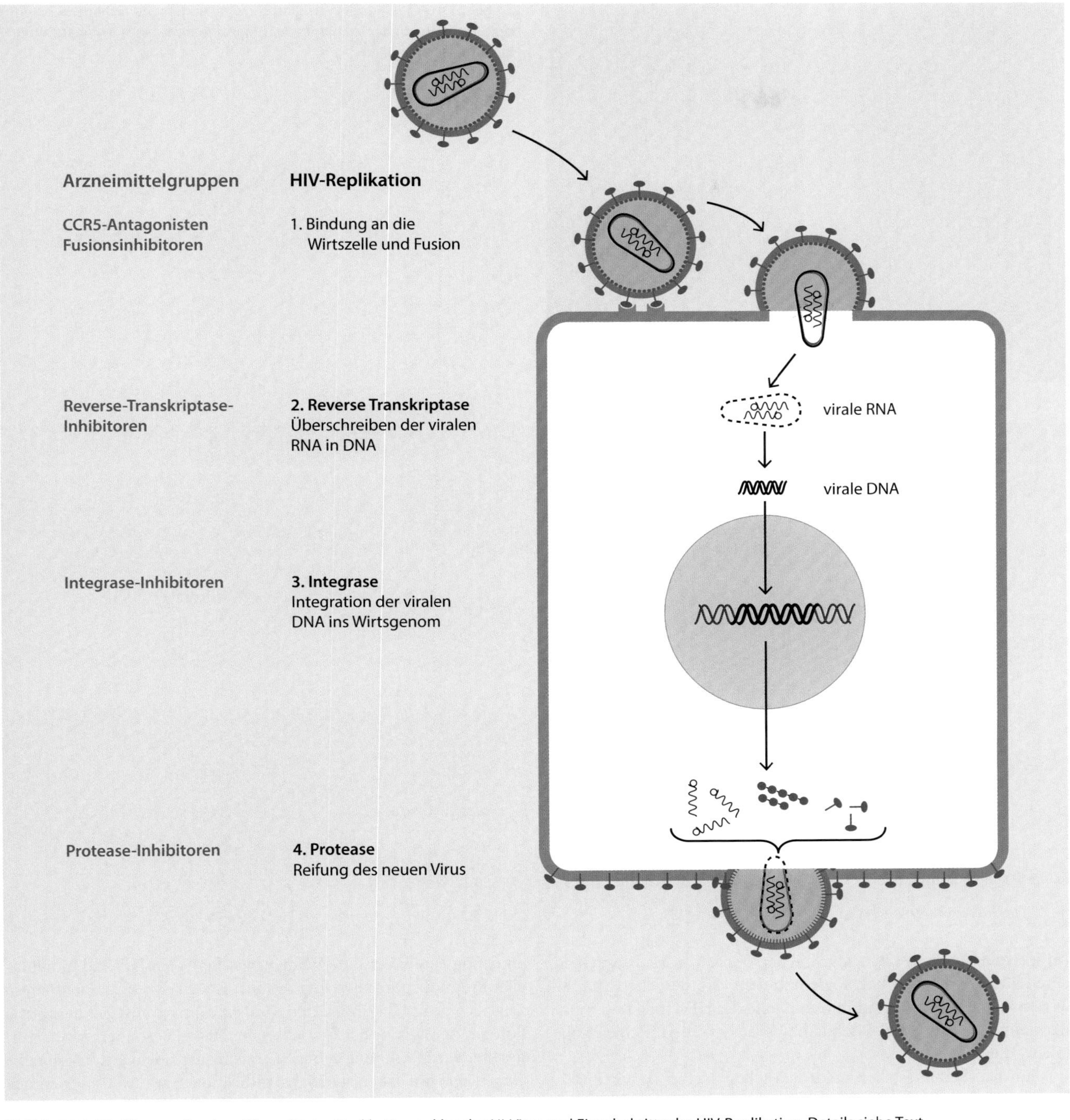

Abb. 75.3 Medikamentöse Angriffspunkte im Replikationszyklus des HI-Virus und Einzelschritte der HIV-Replikation. Details siehe Text

die Mutter negativ, ist nach Rücksprache mit dem Virologen eine andere Testmethode zu wählen. Nabelschnurblut ist für die Diagnostik wenig geeignet, da mütterliche Zellen ein falsch positives Ergebnis ergeben können. Erst mit dem Verschwinden mütterlicher IgG-Antikörper (Seroreversion) ist die kindliche HIV-Infektion endgültig ausgeschlossen. Nach dem 18. Lebensmonat ist der wiederholte Nachweis von HIV-Antikörpern mittels ELISA und Westernblot ungeachtet eines Virus-Nachweises beweisend für eine HIV-Infektion. Bei den nichtinfizierten Kindern (>98 % bei vollständig durchgeführter Transmissionsprophylaxe) verschwinden die maternalen HIV-Antikörper dagegen fast immer bis zum Alter von 1–2 Jahren. Immunologische Veränderungen (CD4-Lymphopenie, CD4/CD8-Inversion, Hyperimmunglobulinämie) können nur indirekt auf eine HIV-Infektion hinweisen.

Die HIV-Replikation findet vorwiegend im lymphatischen Gewebe statt, jedoch spiegelt die HIV-Menge im Blut, gemessen als Viruslast, die Replikation im lymphatischen Gewebe recht gut wider. Die Verfügbarkeit von Viruslastmessungen hat wesentlich zum Erfolg der antiretroviralen Therapie beigetragen.

Differenzialdiagnose Theoretisch müssen in Einzelfällen konnatale Infektionen oder angeborene Immundefekte abgegrenzt werden. Praktisch wird sich dies aber selten als ein Problem darstellen.

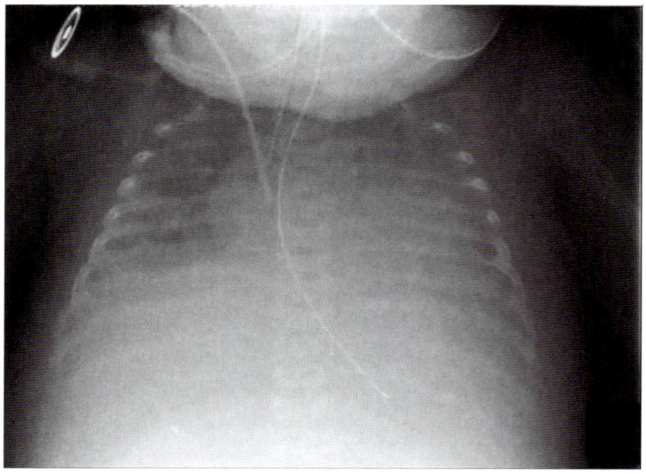

Abb. 75.4 PCP. Beidseits Verschattung der Lungen und nicht mehr erkennbare Herzkontur in der a.p.-Röntgen-Thoraxaufnahme eines 3 Monate alten HIV-infizierten Säuglings

Tab. 75.1 CDC-Klassifikation der HIV-Infektion bei Kindern <13 Jahre

Immunologische Kategorie	Klinische Kategorie			
	N: Klinisch o.B.	A: Leichte Symptome/Befunde (► Übersicht)	B: Mäßige Symptome/Befunde (► Übersicht)	C: Schwere Symptome/Befunde (Tab. 75.3)
1.) Kein Immundefekt	N1	A1	B1	C1
2.) Mäßiger Immundefekt	N2	A2	B2	C2
3.) Schwerer Immundefekt	N3	A3	B3	C3

Tab. 75.2 Altersabhängige Wertung relativer und absoluter CD4-Zellzahlen

Immunologische Kategorie	<12 Monate	1–5 Jahre	>6 Jahre
	CD4/µl (CD4 in %)	CD4/µl (CD4 in %)	CD4/µl (CD4 in %)
1.) Kein Immundefekt	>1500 (>25)	>1000 (>25)	>500 (>25)
2.) Mäßiger Immundefekt	750–1499 (15–24)	500–999 (15–24)	200–499 (15–24)
3.) Schwerer Immundefekt	<750 (<15)	<500 (<15)	<200 (<15)

Antiretrovirale Therapie Aufgrund der Vielzahl an Medikamenten, deren besonderer Pharmakologie und dem erforderlichen Spezialwissen in der Virologie und Immunologie der HIV-Infektion ist die Betreuung in einer Spezialambulanz Voraussetzung für eine erfolgreiche Therapie.

Für die Therapie stehen nukleosidische Reverse-Transkriptase-Inhibitoren (NRTI), nichtnukleosidische Reverse-Transkriptase-Inhibitoren (NNRTI), Protease-Inhibitoren (PI) und Integrase-Inhibitoren zur Verfügung (Tab. 75.4). Die Zulassung sollte berücksichtigt werden, wenn man auch im Einzelfall auf individuelle Heilversuche angewiesen sein wird.

Kombinationen von 3 Medikamenten (HAART = highly active antiretroviral therapy) haben sich als klar überlegen erwiesen (Tab. 75.5 und 75.6). Als Orientierungshilfe für das praktische Vorgehen können Empfehlungen der Pädiatrischen Arbeitsgemeinschaft AIDS, PAAD (► http://www.kinder-aids.de), europäische (► http://www.ctu.mrc.ac.uk/penta/guidelin.pdf) oder US-Empfehlungen (► http://www.aidsinfo.nih.gov/guidelines) verwendet werden, die sich nicht mehr wesentlich unterscheiden.

Primär sollte die Indikation zur antiretroviralen Behandlung über die Viruslast gestellt werden, da bei unbehandelten Kindern eindeutig eine inverse Beziehung zwischen Viruslast und individueller Prognose gezeigt werden konnte. In den ersten 2 Lebensjahren zeigt sich beim HIV-infizierten Kind eine um ca. eine Zehnerpotenz höhere Viruslast als bei Erwachsenen. Dieser Besonderheit im Kindesalter wird Rechnung getragen, indem altersabhängig die Therapie eingeleitet wird. Altersabhängige Indikationen zur ART ergeben sich aus Tab. 75.5.

Unabhängig von der Viruslast werden alle Säuglinge und alle Kinder in den immunologischen Kategorien 2 und 3 sowie klinischen Kategorien B und C antiretroviral behandelt. Zu den Stadien N1 und A1 können keine generellen Empfehlungen gegeben werden, Ergebnisse von Langzeitstudien fehlen.

Therapieziel ist eine dauerhafte Senkung der Viruslast unter die Nachweisgrenze (derzeit bei den meisten Tests 50 Kopien/ml). Die bisherigen Erfahrungen zeigen allerdings, dass dieser optimale Therapieerfolg nur bei einem Teil der Kinder erreicht werden kann. Bei gutem virologischem Response kommt es in der Regel zu einer weitgehenden Immunrekonstitution. Damit werden andere Maßnahmen wie i. v.-Immunglobuline oder PcP-Prophylaxe überflüssig.

Als Langzeitfolgen einer antiretroviralen Therapie treten u. a. Veränderungen im Stoffwechsel auf, die an klinischen Merkmalen

Tab. 75.3 AIDS-definierende Erkrankungen* bei Kindern <13 Jahren

Erregertyp		Infektion
Bakterielle Infektionen		>1 schwere kulturell nachgewiesene Infektion mit gewöhnlichen Bakterien innerhalb von 2 Jahren Tuberkulose Atypische Mykobakteriosen, extrapulmonal oder disseminiert
Pilzinfektionen		Pneumocystis-jirovecii-Pneumonie Candidiasis von Ösophagus, Trachea, Bronchien, Lunge Extrapulmonale Kryptokokkose Disseminierte oder extrapulmonale Histoplasmose
Virusinfektionen	Herpesviren	Herpes-simplex-Virus-bedingte mukokutane Ulzera (Dauer > 1 Monat) oder Herpes-simplex-Virus-bedingte Bronchitis, Pneumonie, Ösophagitis von beliebiger Dauer bei Kindern >1 Monat alt EBV: Lymphoide interstitielle Pneumonie (LIP) CMV: z. B. Retinitis, Ösophagitis, Kolitis (nicht Leber, Milz, Lymphknoten) bei Kindern >1 Monat alt
	HIV	Enzephalopathie Kachexie (Wasting-Syndrom)
	JC-Viren	Progressive multifokale Leukenzephalopathie
Parasitäre Infektionen		ZNS-Toxoplasmose bei Kindern >1 Monat alt Kryptosporidiose, chronisch intestinal, Durchfälle dauern >1 Monat Isosporidiasis, chronisch intestinal, Durchfälle dauern >1 Monat
Maligne Tumoren		Verschiedene Lymphome inkl. der des ZNS Kaposi-Sarkom

*Mit Ausnahme der lymphoide interstitiellen Pneumonie (LIP-Kategorie C gemäß CDC; die LIP ist bei Kategorie B aufgeführt, gilt aber unverändert als AIDS-definierend.

Tab. 75.4 Antiretrovirale Medikamente zur Therapie der HIV-Infektion im Kindesalter

Nukleosidische-Reverse-Transkriptase-Inhibitoren (NRTI)			
Wirkstoff	**Anwendungsbeschränkung**	**Nebenwirkungen**	**Hinweise**
Azidothymidin (AZT) oder Zidovudin (ZDV): Suspension, Tabletten		Hämatotoxizität (Neutropenie und Anämie), Kopfschmerzen Selten: Myopathie, Myositis, Hepatotoxizität, Lactatacidose	Große Erfahrung in der Pädiatrie inkl. Frühgeborene und Neonaten, liquorgängig, i.v.-Präparation vorhanden
Didanosin (DDI): Suspension, magensaftresistente Hartkapseln		Diarrhö, Bauchschmerz, Übelkeit, Erbrechen Selten: periphere Neuropathie, Hyperurikämie, retinale Depigmentation, Pankreatitis, Elektrolytstörungen	
Lamivudin (3TC): Suspension, Tabletten: Tablette mit Bruchrille		Kopfschmerz, Diarrhö, Bauchschmerz, Übelkeit, Erbrechen, Müdigkeit, Hautausschlag Selten: Neutropenie, periphere Neuropathie, Pankreatitis	Wirksamkeit gegen Hepatitis-B-Virus
Abacavir (ABC): Suspension, Tabletten		Diarrhö, Bauchschmerz, Fieber, Übelkeit, Erbrechen, Anorexie, Hautausschlag, Kopfschmerz, Über-empfindlichkeitsreaktion gewöhnlich in den ersten 6 Wochen der Behandlung vor allem bei HLA B*5701 Positiven	Bestimmung von HLA-B*5701 vor Therapiebeginn, da bei Vorliegen des Merkmals hohes Risiko der Hypersensitivitätsreaktion,
Tenofovir (TDF): Tabletten	Für Kinder <18 Jahren nicht zugelassen	Häufig gastrointestinale Beschwerden (Diarrhö, Übelkeit, Erbrechen, Flatulenz), Hypophosphatämie Signifikante Nebenwirkungen an Knochen und Nieren	Wirksamkeit gegen Hepatitis-B-Virus
Emtricitabin (FTC): Suspension, Kapseln		Kopfschmerzen, Diarrhö, Übelkeit, Hautausschlag, Hyperpigmentationen. Hepatitis-B-Exazerbation nach Absetzen möglich!!	Wirksamkeit gegen Hepatitis-B-Virus

75

Tab. 75.4 (*Fortsetzung*) Antiretrovirale Medikamente zur Therapie der HIV-Infektion im Kindesalter

Nukleosidische-Reverse-Transkriptase-Inhibitoren (NRTI)			
Wirkstoff	Anwendungsbeschränkung	Nebenwirkungen	Hinweise
NRTI-Kombinationspräparate			
Combivir (AZT+3TC) Tbl. mit Bruchrille	Für Kinder <18 Jahre nicht zugelassen	Siehe Einzelpräparate	
Kivexa (3TC + ABC)	Für Kinder <18 Jahre nicht zugelassen	Siehe Einzelpräparate	
Trizivir (AZT+ 3TC + ABC)	Für Kinder <18 Jahre nicht zugelassen	Siehe Einzelpräparate	
Truvada (FTC +TDF)	Für Kinder <18 Jahre nicht zugelassen	Siehe Einzelpräparate	
Nichtnukleosidische-Reverse-Transkriptase-Inhibitoren (NNRTI)			
Efavirenz (EFV): Lösung, Kapseln, Tabletten	Für Kinder <3 Jahre nicht zugelassen	ZNS: Somnolenz, Albträume, Verwirrung, Amnesie, Konzentrationsschwäche, Veränderungen der Persönlichkeit, Agitation, Halluzinationen, Euphorie, Hautausschlag, Transaminasenerhöhung Teratogen bei Primaten	Sehr lange HWZ, erniedrigt Spiegel von PI Nicht empfohlen bei Frauen im gebährfähigen Alter
Nevirapin (NVP): Suspension, Tabletten		Hautausschlag (v. a. in ersten 6 Wochen der Therapie), auch Stevens-Johnson-Syndrom möglich, Fieber, Erbrechen, Kopfschmerz Selten: Stevens-Johnson-Syndrom, Leberenzymerhöhung, Hepatitis	erniedrigt Spiegel von PI
Etravirin (ETR): Tabletten	Für Kinder <6 Jahre nicht zugelassen	Übelkeit, Hautausschlag	
NRTI-NNRTI-Kombinationspräparate			
Atripla (FTC+TDF+EFV)	Für Kinder <18 Jahre nicht zugelassen	Siehe Einzelpräparate	Mit dem Essen
Protease-Inhibitoren			
Lopinavir/Ritonavir (LPV/rtv): Suspension, Tabletten	Für Kinder <2 Jahren nicht zugelassen	Hautausschlag, Durchfall, Kopfschmerz, Übelkeit, Erbrechen Dyslipidämie Selten: gestörter Lipid- und Kohlenhydratstoffwechsel, Leberenzymerhöhung	
Darunavir (DRV): Tabletten	Für Kinder <6 Jahren nicht zugelassen	Diarrhö, Übelkeit, Erbrechen, Kopfschmerzen Bauchschmerzen, Müdigkeit	
Fosamprenavir (FPV) Tabletten, Suspension	Für Kinder <6 Jahren nicht zugelassen	Diarrhö, Übelkeit, Erbrechen, periorale Parästhesien, Kopfschmerz, Hautausschlag bis Stevens-Johnson Syndrom (1 %), Lipidabnormalitäten.	
Atazanavir (ATV): Kapseln	Für Kinder <6 Jahren nicht zugelassen	Erhöhung des indirekten Bilirubin, Ikterus, Kopfschmerz, Fieber, Arthralgien, Depression, Schlaflosigkeit, Schwindel, Diarrhö, Übelkeit, Erbrechen, Parästhesien	
Tipranavir (TPV): Saft, Kapseln	Für Kinder <2 Jahren nicht zugelassen	Diarrhö, Übelkeit, Müdigkeit, Kopfschmerzen, Hautausschlag, Erbrechen, erhöhte Transaminasen + Cholesterin + Triglyceride	
Saquinavir (SQV): Tabletten, Hartkapseln	Für Kinder <16 Jahren nicht zugelassen	Diarrhö, Bauchschmerz, Kopfschmerz, Parästhesien, Hautausschlag, Erbrechen, Dyslipidämie Selten: Blutungen bei Hämophilien, gestörter Lipid- und Kohlenhydratstoffwechsel, Photosensitivität	

Tab. 75.4 (*Fortsetzung*) Antiretrovirale Medikamente zur Therapie der HIV-Infektion im Kindesalter

Wirkstoff	Anwendungsbeschränkung	Nebenwirkungen	Hinweise
Nukleosidische-Reverse-Transkriptase-Inhibitoren (NRTI)			
Ritonavir (RTV): Suspension, Tabletten	Für Kinder <2 Jahren nicht zugelassen Einsatz nur noch als Booster-Medikament (beeinflusst Pharmakokinetik anderer PI) Dosis je nach PI	Als Booster-Medikament weniger Nebenwirkungen Sonst: Anorexie, Übelkeit, Erbrechen, Kopfschmerz, Diarrhö, periorale Parästhesie, Geschmackstörungen Selten: Blutungen bei Hämophilie, Pankreatitis, gestörter Lipid- und Kohlenhydratstoffwechsel	Wegen schlechten Geschmacks Erdnussbutter oder Schokoladenmilch vor Einnahme!
Nelfinavir (NFV): Pulver, Tabletten	Für Kinder <3 Jahren nicht zugelassen	Diarrhö Selten: Bauchschmerzen, Hautausschlag, gestörter Lipid- und Kohlenhydratstoffwechsel, CK-Erhöhung	Große Erfahrung in der Pädiatrie, mit leichtem Essen einnehmen Nicht in Zitrussäften oder Apfelsaft geben Pulver wird geschmacklich nicht toleriert. Es kann aber adäquate Menge der Tablette in Wasser gelöst verabreicht werden
Entry- und Fusionsinhibitoren			
Enfuvirtide (T-20): lyophilisiertes Pulver	Für Kinder <6 Jahren nicht zugelassen	Lokale Reaktionen an Injektionsstellen (98 %) mit Schmerz, Induration, Erythem, Juckreiz Sehr selten: Hypersensitivitätsreaktion !!	
Maraviroc (MVC): Tabletten	Für Kinder <16 Jahren nicht zugelassen	Husten, Fieber, Infektionen oberer Respirationstrakt, Hautausschlag, Bauchschmerzen, muskuloskelettale Symptome, Müdigkeit	Nur bei CCR5-Tropismus, nicht bei CXCR4-Tropismus
Integrase-Inhibitoren			
Raltegravir (RAL/RGV): Tabletten	Für Kinder <16 Jahren nicht zugelassen	Übelkeit, Kopfschmerz, Müdigkeit, Diarrhö, Juckreiz	

Tab. 75.5 Indikation zur hochaktiven antiretroviralen Therapie

Alter	Klinik	Viruslast	CD4-Zahl
<1 Jahr	Alle Stadien	Alle unabhängig von der Viruslast	Alle unabhängig von der CD4-Zahl
1 bis ≤3 Jahre	B und C	>100.000 Kopien/ml	<25 % oder <1000/µl
3 bis ≤5 Jahre	B und C	>100.000 Kopien/ml	<20 % oder <500/µl
>5 Jahre	B und C	>100.000 Kopien/ml	<350/µl

(Lipodystrophie) oder an Laboruntersuchungen (Dyslipidämie, Insulinresistenz) erkennbar werden. Die langfristigen Folgen dieser Veränderungen können derzeit noch nicht abgeschätzt werden.

Prophylaktische Maßnahmen Verhinderung der vertikalen Transmission Die vertikale Transmissionsrate ohne jegliche Intervention liegt bei 20–40 %. Seit 1994 (PCTG 076-Studie) ist bekannt, dass durch eine kombinierte Intervention die vertikale Transmissionsrate von der Mutter auf das Kind auf <2% vermindert werden kann. Die Strategie besteht aus 5 Bestandteilen:

1. Präpartale antiretrovirale Therapie
2. Intrapartale antiretrovirale Therapie
3. Kaiserschnitt
4. Postpartale antiretrovirale Therapie für das Neugeborene bzw. den Säugling
5. Stillverzicht

Diese Strategie ist weiterhin gültig, allerdings hat es in den letzten Jahren erhebliche Modifikationen gegeben. Inzwischen steht für die Schwangere eine wesentlich effektivere antiretrovirale Kombinationstherapie zur Verfügung, die nach bisherigen Erkenntnissen auch in der Schwangerschaft verabreicht werden kann. Des Weiteren wurde gezeigt, dass in speziellen Situationen auf den Kaiserschnitt verzichtet werden kann und eine vaginale Geburt möglich ist (s. unten).

Maßnahmen vor Geburt Die wesentliche Voraussetzung, damit überhaupt eine Transmissionsprophylaxe erfolgen kann, ist die Testung der Mutter auf HIV in der Schwangerschaft. In Risikogruppen kann es sinnvoll sein, die werdende Mutter mehrfach zu testen. Es wird unterschieden, ob ein normales oder ein erhöhtes Risiko bei der Schwangeren vorliegt, HIV von Mutter auf das Kind zu übertragen. Ist die Viruslast der Schwangeren unter 1000 Kopien/ml, wird ab der 28. SSW eine antiretrovirale Kombinationstherapie bis kurz nach der Entbindung durchgeführt. Bei Schwangeren mit sehr niedriger Virus-

Tab. 75.6 Empfehlungen zur Medikamentenkombination in der Initialtherapie in Abhängigkeit vom Alter

Alter	Kombinationstherapie	Bemerkung
<6 Jahren	LPV/r + 2NRTI	Zulassung erst ab 2 Jahren, Dosisangaben nach FDA, Bestimmung von LPV Talspiegel sinnvoll, nicht bei Frühgeborenen
	NFV + 2 NRTI	Mögliche Alternative, Zulassung erst ab 3 Jahren, Bestimmung von NFV-Talspiegel sinnvoll, geschmacklich besser
>6 Jahren	LPV/r + 2 NRTI	
	ATV/r + 2 NRTI	
	FPV/r + 2 NRTI	
<3 Jahre	NVP + 2 NRTI	Nicht bei NVP-exponierten Kindern
>3 Jahre	NVP + 2 NRTI	Nicht bei NVP-exponierten Kindern
	EFV + 2 NRTI	Zulassung ab 3 Jahren
1 Jahr	NVP + AZT + 3TC + ABC	In Ausnahmefällen möglich

LPV/r (Lopinavir/Ritonavir), *NFV* (Nelfinavir), *ATV* (Atazanavir), *FPV* (Fosamprenavir), *EFV* (Efavirenz), *AZT* (Azidothymidin), *3TC* (Lamivudin), *ABC* (Abacavir), *NRTI* (Nukleosiale Reverse Transkriptase Inhibitor)

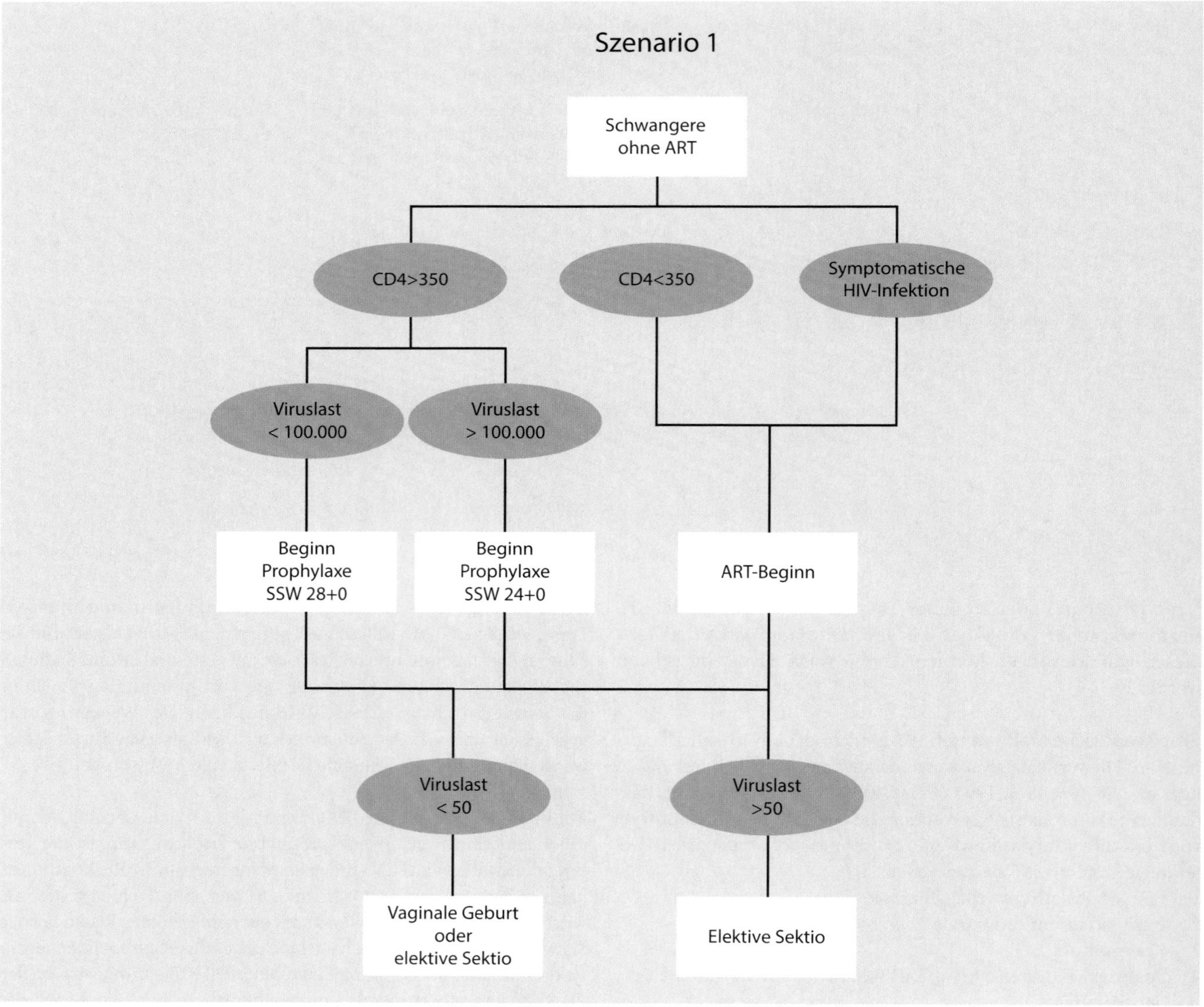

Abb. 75.5 Standardtransmissionsrisiko – Schwangerschaft ohne ART. (Aus: AWMF-Leitlinien)

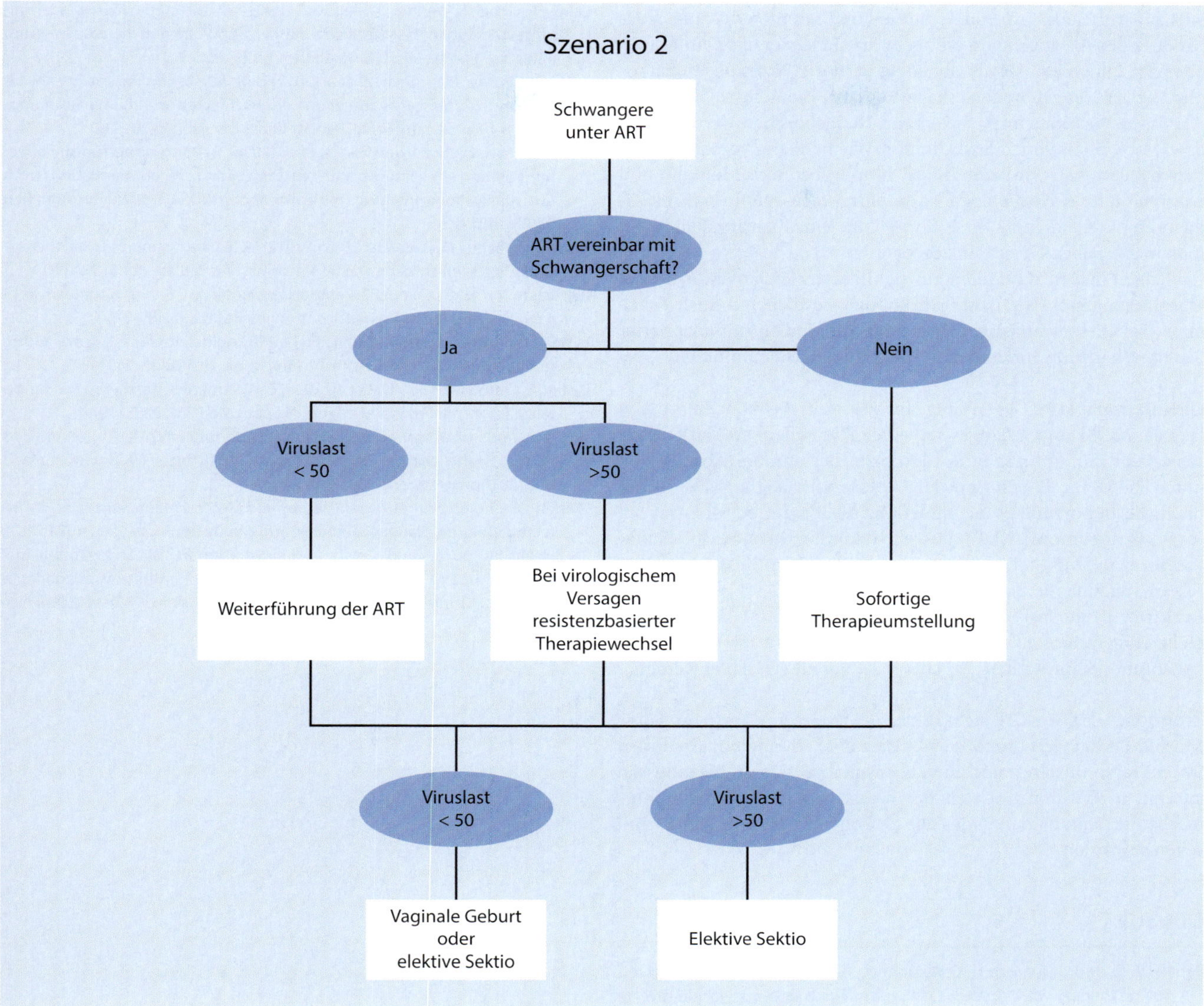

Abb. 75.6 Standardtransmissionsrisiko – Schwangerschaft unter laufender ART. (Aus: AWMF-Leitlinien)

last oder niedrigem Risiko für Frühgeburtlichkeit kann auch erst in der 32. SSW mit der Therapie begonnen werden. Zu bedenken ist die Medikamentenbelastung für das Ungeborene (Leitlinie der HIV-Therapie in der Schwangerschaft unter ► http://www.awmf.org/leitlinien/detail/ll/055-002.html). Bei Schwangeren mit Viruslast >100.000 Kopien/ml wird empfohlen, bereits ab der 24. SSW die Transmissionsprophylaxe zu beginnen. Das Vorgehen in Abhängigkeit von Helferzellzahl und Viruslast in Bezug auf Beginn der Prophylaxe bzw. Therapie und Wahl des Geburtsmodus ist in Abb. 75.5 dargestellt.

Besteht bereits eine antiretrovirale Therapie bei Feststellung der Schwangerschaft, wird das weitere Vorgehen davon abhängig gemacht, ob die antiretrovirale Kombinationstherapie vereinbar ist mit einer Schwangerschaft (einige Medikamente sind in der Schwangerschaft kontraindiziert, z. B. Efavirenz) und von der Höhe der Viruslast (Abb. 75.6, Vorgehen bei Schwangerschaft unter laufender antiretroviraler Therapie).

Maßnahmen unter Geburt Nach neueren Untersuchungen wird davon ausgegangen, dass der protektive Effekt der primären Kaiserschnittentbindung bei Frauen, die eine effektive HAART erhalten, mit einer sehr niedrigen Viruslast minimal ist. Da die Sectio im Allgemeinen ein höheres Komplikationsrisiko birgt, wird in solchen Situationen eine vaginale Entbindung eine sinnvolle Alternative.

Bei Viruslastwerten >50 Kopien/ml wird 3 h vor einer geplanten Sectio oder bei Wehenbeginn einer vaginalen Geburt intrapartal Zidovudin i. v. verabreicht.

Maßnahmen nach Geburt Das Neugeborene ist direkt nach der Geburt im Kreißsaal von potenziell HIV-infiziertem Fruchtwasser zu säubern, indem mütterliches Blut aus den Körperöffnungen des Kindes vorsichtig ausgestrichen wird. Dazu benutzt werden in NaCl 0,9 % getränkte Tupfer.

Das Transmissionsrisiko ist unterschiedlich hoch, je nachdem wie gut die HIV-Infektion behandelt ist und welche geburtshelferischen Komplikationen auftreten. Es werden Situationen mit erhöhtem und sehr hohem Risiko unterschieden. Ein erhöhtes Risiko liegt vor bei Mehrlingsschwangerschaften, vorzeitigen Wehen, Frühgeburt >33. SSW und Viruslast vor der Geburt >1000–10.000 Kopien/ml. Ein sehr hohes Risiko liegt bei Frühgeburtlichkeit vor der 33. SSW, frühem vorzeitigen Blasensprung, Viruslastanstieg vor Geburt auf Werte über >10.000 Kopien/ml und Schnittverletzungen des Kindes oder Absaugen von blutigem Fruchtwasser aus dem Magen oder der Lunge vor. Davon abhängig wird die Postexpositionsprophylaxe des Neugeborenen eskaliert oder deeskaliert (s. Leitlinien). Als Postexpositionsprophylaxe beim Neugeborenen werden orale bzw. i. v.-Gaben von Zidovudin 2–4 Wochen lang verabreicht. In Risikosituationen wird eine 2-fach Prophylaxe mit Zidovudin und Lamivudin für 6 Wochen oder sogar eine 3-fach-Prophylaxe mit Zidovudin und Lamivudin für 6 Wochen und eine Kurzprophylaxe mit maximal 2 Gaben Nevirapin gegeben.

Schließlich ist das Stillen ein signifikanter Risikofaktor für die Übertragung von HIV, daher wird in den westlichen Industrienationen, wo eine zuverlässige Alternative zum Stillen mit adaptierter Säuglingsnahrung vorhanden ist, der Stillverzicht empfohlen.

Chemoprophylaxe Gegen einige Infektionserreger können prophylaktisch Medikamente eingesetzt werden, vor allem bei stark eingeschränkter Immunfunktion vor Einsetzen der Immunrekonstitution unter HAART, z. B. beim mit HIV infizierten Säugling. Die früher häufigste opportunistische Infektion, die Pneumocystis-jirovecii (carinii)-Pneumonie (PcP), lässt sich durch Cotrimoxazol (Sulfamethoxazol (SMZ) + Trimethoprim (TMP)) (150 mg TMP Anteil/m^2 KO an 3 aufeinander folgenden Tagen pro Woche, evtl. plus 5–10 mg Leukovorin) zu fast 100 % vermeiden. Bei guter Überwachung, rechtzeitigem Einsatz der HAART und damit erreichter Immunrekonstitution kann ab dem 2. Lebensjahr darauf verzichtet werden.

Prognose Die HAART steht seit ca. 15 Jahren zur Verfügung. Die Morbidität hat sich durch den Einsatz aller Therapiemaßnahmen wesentlich reduzieren und die Lebensqualität positiv beeinflussen lassen. Die HIV-Infektion stellt damit auch im Kindesalter eine chronische Erkrankung dar. Todesfälle als Folge der HIV-Infektion sind selten geworden.

Literatur

Babiker A, Castro nee Green H, Compagnucci A et al (2011) First-line antiretroviral therapy with a protease inhibitor versus non-nucleoside reverse transcriptase inhibitor and switch at higher versus low viral load in HIV-infected children: an open-label, randomised phase 2/3 trial. Lancet Infect Dis 11(4):273–283

Burgard M, Blanche S, Jasseron C et al (2011) Agence Nationale de Recherche sur le SIDA et les Hepatites virales French (2012) Perinatal Cohort Performance of HIV-1 DNA or HIV-1 RNA tests for early diagnosis of perinatal HIV-1 infection during anti-retroviral prophylaxis. J Pediatr 160(1):60–6.e1 (Epub 2011 Aug 24)

Centers for Disease Control (1994) 1994 revised classification system for human immunodeficiency infection in children less than 13 years of age. Morbid Mortal Wkly Rep 43:1–10

Cohen MS, Shaw GM, McMichael AJ, Haynes BF (2011) Acute HIV-1 Infection. N Engl J Med 2011 364(20):1943–1954

Collaboration of Observational HIV Epidemiological Research Europe (COHERE) Study Group (2008) Response to combination antiretroviral therapy: variation by age. AIDS 22:1463–1473

Deutsch-Österreichische Empfehlungen zur HIV-Therapie in der Schwangerschaft, http://www.awmf.org/leitlinien/detail/ll/055-002.html

European pediatric lipodystrophy group (2004) Antiretroviral therapy, fat redistribution and hyperlipidaemia in HIV-infected children in Europe. AIDS 18(10):1443–1451

Galli L, de Martino M, Tovo PA et al (1995) Onset of clinical signs in children with HIV-1 perinatal infection. AIDS 9:455–461

Hoffmann C, Rockstroh J. HIVbuch.de 2012, 19. Auflage; http://hivbuch.de/

Lainka E, Özbek S, Wendel U, Niehues T (2002) HIV infected children receiving protease inhibitors experience a marked and sustained increase in serum lipids and lipoprotein LDL. Pediatrics 110(5):e56

Mikhail IJ, Purdy JB, Dimock DS et al (2011) High rate of coronary artery abnormalities in adolescents and young adults infected with human immunodeficiency virus early in life. Pediatr Infect Dis J 30(8):710–712

Mofenson LM, Oleske J, Serchuck L et al (2004) Treating opportunistic infections among HIV-exposed and infected children: recommendations from CDC, the National Institutes of Health, and the IDSA. MMWR Recomm Rep 53(RR-14):1–92

Neubert J, Niehues T, Baumann U et al (2012) Guideline for antiretroviral therapy of HIV-infected children and adolescents. Klin Padiatr 224(2):98–110

Penazzato M, Donà D, Wool PS, Rampon O, Giaquinto C (2010) Update on antiretroviral therapy in paediatrics. Antiviral Res 85(1):266–275

PENTA Steering Committee (2009) PENTA 2009 guidelines for the use of antiretroviral therapy in paediatric HIV-1 infection. HIV Med 10:591–613

Violari A, Cotton MF, Gibb DM et al (2008) Early antiretroviral therapy and mortality among HIV-infected infants. N Engl J Med 359:2233–2244

WHO Towards universal access: Scaling up priority HIV/AIDS interventions in the health sector. Progress report 2010. http://www.who.int/hiv/pub/2010progressreport/en/index.html

Working Group on Antiretroviral Therapy and Medical Management of HIV Infected Children, National Pediatric and Family Resource Center (NPHRC), Health Resources and Services Administration (HRSA) and National Institutes of Health (NIH). Guidelines for the use of antiretroviral agents in pediatric HIV infection (11/2011) http://www.aidsinfo.nih.gov/guidelines

76 Erhöhte Infektanfälligkeit

D. Nadal

Unter erhöhter Infektanfälligkeit im Kindesalter wird das Auftreten von mehr als 8 Infektionserkrankungen pro Jahr (im Kleinkind- und Vorschulalter) bzw. die Entwicklung von chronischen, über mehrere Wochen trotz adäquater Therapie nicht ausheilender Infektionen verstanden.

Im Säuglings- und Kleinkindesalter ist das Auftreten von Infektionen durch die partielle Unreife immunologischer Funktionsmechanismen begünstigt. Dieses Phänomen wird auch als „physiologische" Infektanfälligkeit bezeichnet. Eine Abnahme der Infektionsfrequenz ist bei der Mehrzahl der betroffenen Kinder bis zum frühen Schulalter zu erwarten. Vor allem der Aufbau der immunologischen Gedächtnisfunktion nach überstandenen Infektionen und Impfungen ist hierfür von Bedeutung. Daneben prädestiniert die vergleichsweise hohe Keimbelastung, wie sie in Heimen, Kindergärten oder Schulen auftritt, gerade Kleinkinder und junge Schulkinder zu einer erhöhten Infektanfälligkeit.

Eine abklärungsbedürftige Infektanfälligkeit liegt vor, wenn Infektionen auffällig polytop auftreten, durch opportunistische Erreger verursacht werden oder aber monotop mit schwerer Klinik bzw. therapieresistent verlaufen. Ebenso sind gewöhnliche Infektionen mit atypischem Verlauf (z. B. kalte Staphylokokken-Abszesse) auffällig und können auf eine primäre oder sekundäre Störung der Abwehrfunktionen hinweisen. Zu den primären Störungen des Immunsystems zählen Komplementdefekte, Granulozytendefekte, Monozytendefekte, humorale Immundefekte, zelluläre Immundefekte und Zytokin- sowie Chemokinrezeptordefekte. Sekundäre Störungen des Immunsystems werden entweder durch eine direkte Schädigung des Immunsystems, wie z. B. im Verlauf von HIV-Infektionen oder hämatologischen Erkrankungen, oder als Komplikationen bei Funktionsstörungen von Organeinheiten ausgelöst. Hierbei kann es sich um lokale (z. B. Malabsorption, ekzematöse Veränderungen der Haut, Harntransportstörungen, chronische Atemwegserkrankungen) oder systemische Störungen handeln. Im ersten Fall muss die lokale Ursache identifiziert, im zweiten das Vorliegen eines Immundefekts in Erwägung gezogen werden (▣ Tab. 76.1).

Von entscheidender Bedeutung in der Diagnostik der erhöhten Infektanfälligkeit ist die Erhebung einer ausführlichen Anamnese und eines gründlichen klinischen Untersuchungsbefundes. Durch gezielte Laboruntersuchungen kann die Differenzialdiagnose eingegrenzt werden (▣ Tab. 76.2).

G.F. Hoffmann, M.J. Lentze, J. Spranger, F. Zepp (Hrsg.), *Pädiatrie*,
DOI 10.1007/978-3-642-41866-2_76, © Springer-Verlag Berlin Heidelberg 2014

Tab. 76.1 Wichtige Differenzialdiagnosen bei erhöhter Infektanfälligkeit

Pathophysiologie	Immundefekte	
Gestörte Immunität (→ systemische Infektanfälligkeit)	Primäre Immundefekte	Komplementdefekte Granulozytendefekte Monozytendefekte B-Zell-Defekte T-Zell-Defekte
	Sekundäre Immundefekte	HIV-Infektion Malnutrition Autoimmunerkrankungen Malignome Diabetes mellitus
Gestörte Organfunktion (→ lokale Infektanfälligkeit)	Haut	Ekzem
	Respirationstrakt	Adenoide Mukoviszidose Allergische Rhinitis Asthma Ziliendysfunktion Fremdkörperaspiration Vitium cordis
	Intestinaltrakt	Exsudative Enteropathie Lymphangiektasie Zöliakie
	Harntrakt	Harntransportstörung
	ZNS	Neuroporus Liquorfistel

Tab. 76.2 Diagnostik bei erhöhter Infektanfälligkeit

Untersuchung	Spezielle Fragestellungen
Anamnese	Wann Erstmanifestation der Infektionen? Welche Infektionen sind aufgetreten? Häufigkeit und Dauer der Infektionen? Welche Erreger wurden nachgewiesen? „Kinderkrankheiten": Verlauf ungewöhnlich schwer? Impfanamnese (Pass) – Impfkomplikationen Soziales Umfeld (besondere Erregerexposition) Familienanamnese: Todesfälle durch Infektionen? Mütterliche Infektionen (z. B. HIV)
Klinischer Befund	Allgemeinpädiatrischer Befund Aktuelle Infektionen Körperliche Entwicklung –Gedeihstörung Entwicklung des lymphatischen Gewebes (Lymphknoten, Tonsillen)
Bildgebende Diagnostik	Thorax-Röntgenbild (bei rezidivierenden Infektionen des Respirationstrakts) Thymusgröße (Mediastinalsonografie)
Orientierende Labordiagnostik bei polytoper Infektneigung	Blutbild und Differenzialblutbild (evtl. mehrfach) BSG, CRP Gesamteiweiß, -phorese Immunglobuline, IgG-Subklassen Impfantikörper, Pneumokokken-Antikörper Blutgruppe und Isohämagglutinintiter Gesamtkomplement CH50 Blutzucker (Urinstix) Multitest Merieux (nach dem 1. Lebensjahr)

Tab. 76.2 (*Fortsetzung*) Diagnostik bei erhöhter Infektanfälligkeit

Untersuchung	Spezielle Fragestellungen	
Orientierende Diagnostik bei monotoper Infektneigung	Atemwege	Schweißtest, Zilienanalyse, Suche nach Fehlbildungen (z. B. Fisteln), Hinweise für chronische Aspiration, Allergiediagnostik
	Harnwege	Urinstatus, Sonografie, evtl. Miktionszysturethrogramm
	ZNS	Suche nach Liquorfistel oder Neuroporus
Weiterführende Diagnostik	In Verbindung mit einer pädiatrisch-immunologischen Spezialambulanz	

77 Komplementsystem und Komplementdefekte

M. Kirschfink

77.1 Einleitung

Unter den Mechanismen, die zum Selbstschutz des Körpers beitragen, ist das Komplementsystem von herausragender Bedeutung. Als Teil der angeborenen Abwehr ist es jederzeit verfügbar und somit bereits in der Präimmunphase von unschätzbarem Wert, bevor es zur Bereitstellung spezifischer Antikörper und T-Lymphozyten kommt. Zu seinen Effektorfunktionen zählen neben der lytischen Zerstörung pathogener Mikroorganismen die Beseitigung von Immunkomplexen, die Opsonisierung nicht nur von Krankheitserregern, sondern auch von autoantigenem Material für eine effiziente Phagozytose sowie die Rekrutierung und Aktivierung von Entzündungszellen. Darüber hinaus moduliert das Komplementsystem aber auch die Antwort des erworbenen Immunsystems. Außerdem wird in zunehmendem Maße die Rolle des Komplementsystems in so unterschiedlichen biologischen Prozessen wie der Hämatopoese, Fortpflanzung und der Organregeneration deutlich, so dass die Vorstellung von Komplement als reinem Abwehrsystem erweitert werden muss zu einem mit vielen biologischen Funktionen vernetzten und steuernden System zur Aufrechterhaltung der Homöostase.

Etwa 5 % aller Plasmaproteine sind Komplementfaktoren, die zum überwiegenden Teil in der Leber und durch Makrophagen synthetisiert werden. Aber auch Fibroblasten, Epithelzellen der Lunge und des Magen-Darmtraktes und weitere Gewebszellen, wie Astrozyten, Haut-und Muskelzellen, sind prinzipiell zur Synthese zumindest bestimmter Komplementproteine fähig.

Die chromosomale Zuordnung der Komplementproteine ist in ◘ Tab. 77.1 dargestellt, wobei bestimmte Anhäufungen (Cluster) von Genen für funktionsähnliche Komponenten zu erkennen sind. Einige Komplementgene (für C2, C4, Faktor B) liegen als sog. HLA-Klasse-III-Gene auf dem humanen Chromosom 6, dem Träger des Haupthistokompatibilitätskomplexes (MHC) in enger Nachbarschaft zu anderen wichtigen Genen, die für Proteine der Immunabwehr kodieren.

77.2 Aktivierung des Komplementsystems

Das Komplementsystem wird im Wesentlichen über 3 Hauptwege, den klassischen, den alternativen und den Lektin-Weg, in Form einer Kaskade aktiviert (◘ Abb. 77.1). Einzelne Komponenten, wie C3 oder C5, können aber auch direkt durch Proteasen anderer Mediatorsysteme, wie dem Gerinnungs-und Fibrinolysesystem, in biologisch aktive Peptide gespalten werden.

Jeder dieser auf unterschiedliche Weise initiierten Aktivierungswege mündet in eine gemeinsame Endstrecke, die mit der Bildung der sogenannten C3-Konvertase beginnt und über Zwischenstufen zum lytischen Membranangriffskomplex (membrane-attack complex, MAC) führt (◘ Abb. 77.1).

Klassischer Weg Der klassische Weg wird überwiegend durch Bindung von C1q an Antigen-Antikörper-Komplexen aktiviert, die IgG oder IgM enthalten. Nach Antigenbindung kommt es zu einer Konformationsänderung in den Fc-Regionen der Immunglobuline, wodurch die komplementbindenden Bereiche für C1q zugänglich werden. Über mehrere enzymatische Reaktionen, an denen C1r und C1s beteiligt sind, wird die C3-Konvertase aus der 4. und 2. Komponente (C4b2a) gebildet, die bis zu 1000 C3-Moleküle in C3a und C3b spalten kann. Eine Aktivierung des klassischen Weges ist antikörperunabhängig auch über CRP, Gram-negative Bakterien, apoptotische Zellen und bestimmte virale Glykoproteine möglich.

Alternativer Weg Der alternative Weg wird bevorzugt von Mikroorganismen initiiert, kann aber auch durch ischämisch geschädigtes Gewebe und Fremdoberflächen, wie Membranen von Dialysegeräten oder während der extrakorporalen Oxygenierung aktiviert werden. Ausgangssituation ist die auf niedrigem Niveau ständig ablaufende spontane Hydrolyse der inneren Thioester-Bindung von C3 zu C3(H_2O), welche auch als „tickover"-Mechanismus bezeichnet wird. Das C3b-ähnliche C3(H_2O) bindet an Faktor B, der daraufhin von Faktor D zu Bb gespalten wird. Die nun gebildete Flüssigphasen-C3-Konvertase, C3(H_2O)Bb, wird durch das Regulatorprotein Properdin stabilisiert. Das durch diese Konvertase frisch gespaltene C3b ist für kurze Zeit für Bakterien, Pilze, Viren oder Tumorzellen und auch für körpereigene Zellen bindungsfähig, wird dann jedoch zum großen Teil schnell inaktiviert. An das oberflächengebundene C3b lagert sich Faktor B an, der dann von Faktor D gespalten wird. Die Reaktion resultiert in der Bildung einer nun membranständigen C3-Konvertase (C3bBb).

Lektin-Weg Der zuletzt entdeckte Lektin-Weg hat als Ausgangspunkt die Bindung des Mannose bindenden Lektins (MBL) an terminale Zuckergruppen auf der Bakterienoberfläche. Diese Kohlenhydratgruppen werden als bakterienspezifische Muster, sog. pathogen associated molecular patterns (PAMPs), erkannt. MBL-assoziierte Serinproteasen (MASP) führen über die Spaltung von C2 und C4 zur Bildung der C3-Konvertase, C4b2b. Wie beim alternativen Aktivierungsweg ist der Lektin-Weg unabhängig von einer vorhergehenden Antikörperantwort und gehört somit zu den frühesten Abwehrmechanismen bei einer Infektion. Im Rahmen eines Ischämie-Reperfusions-Schadens wird der Aktivierung des Lektin-Wegs durch Glykosamine, mitochondriale Proteine und Phospholipide eine besondere Rolle zugesprochen. Ansonsten werden Defekte des Lektin-Wegs zumeist erst bei weiteren Immundysfunktionen klinisch auffällig.

Alle drei Komplementaktivierungswege haben nach der C3-Aktivierung eine gemeinsame Endstrecke, die mit der Bildung des lytischen Membranangriffskomplexes (MAC) abschließt. Dieser setzt sich zusammen aus je einem Molekül C5b, C6, C7, C8 und bis zu 18 Molekülen C9 und hat die Form eines Kanals, der sich in die Lipiddoppelschicht der Zellmembran einlagert. Durch nachfolgende Ionenströme wird die Zellfunktion eingeschränkt und bei genügend hohem Kalziumeinfluss erlischt schließlich die Funktion der Mitochondrien. Wenn eine ausreichende Anzahl an Poren an der Zellmembran gebildet wird, geht die Zelle durch Lyse zugrunde. Für Erythrozyten ist die Bildung von nur einer Pore schon ausreichend, um die Zellintegrität zu zerstören, was sich u. a. in Erkrankungen wie der paroxysmalen nächtlichen Hämoglobinurie (PNH) widerspiegelt (s. unten).

Die nach Spaltung der dritten bzw. fünften Komponente freigesetzten Anaphylatoxine C3a und C5a zählen zu den stärksten Entzündungsmediatoren. Sie erhöhen die Permeabilität der Blutgefäße, induzieren die Kontraktion glatter Muskulatur und füh-

G.F. Hoffmann, M.J. Lentze, J. Spranger, F. Zepp (Hrsg.), *Pädiatrie*,
DOI 10.1007/978-3-642-41866-2_77, © Springer-Verlag Berlin Heidelberg 2014

Tab. 77.1 Komplementdefekte[1]

Komplementdefekt	Genlokalisation	Publ. Fälle (*n*)/Frequenz	Assoziierte Symptome/Krankheitsbilder
Komponenten			
C1q	1p36	>40	SLE-ähnlich (>90 %, oft schwere Verlaufsformen), Infektionen
C1r/s (meist kombiniert)	12p13	<20	SLE-ähnlich, RA, Infektionen
C4 (C4A, C4B)	6p21	<30	SLE-ähnlich, RA, Infektionen, homozygot: schwere Verlaufsform; heterozygot: oft klinisch unauffällig
C2	6p21	1 : 10.000 bis 1 : 20.000	SLE-ähnlich, RA, Infektionen (Pneumonie), Vaskulitis, oft klinisch unauffällig
C3	19p13	<30	Pyogene Infekte
C5	9q33-34	40	Meningitis (Neisserien), SLE
C6	5p13	>50	Meningitis (Neisserien), SLE
C7	5p13	>50	Meningitis (Neisserien), SLE
C8α–γ*/C8β	C8α/β: 1p32 C8γ: 9q34	>50 (überwiegend C8β)	Meningitis (Neisserien), SLE
C9	5p14-p12	1 : 1000 (Japan), sonst selten	Neisserieninfekte (meist asymptomatisch)
Factor B	6p21	1	Neisserieninfekte
Factor D	19p13	<10	Neisserieninfekte
MBL	10q11	5 % (Kaukasier)	Bakterielle Infekte (meist asymptomatisch)
Ficolin 3 (H-Ficolin)	1p36	3	Respiratorische Infekte, nekrotisierende Enterokolitis
MASP-2	1p36	<10	Respiratorische Infekte
Regulatoren			
C1-Inhibitor	11q11–q13	1 : 50.000	Hereditäres Angioödem
C4-bindendes Protein	1q32	<10	Atypischer Morbus Behçet, Angioödem
Properdin	Xp11	>100	Meningitis (Neisserien)
Faktor H	1q32	<30 (homozygot) >100 (heterozygot)	Infektionen, aHUS aHUS, MPGN
FHR1 (FHR3)	1q32 (1q32)	>100 (5 % der Kaukasier)	aHUS, RA, SLE Häufig assoziiert mit anti-Faktor H Autoantikörpern = sog. DEAP (deficiency of CFHR proteins and CFH autoantibody positive)-HUS
Faktor I	4q25	>30 (homozygot) >50 (heterozygot)	Infektionen (Sepsis, Meningitis, Pneumonie) aHUS
CD46/MCP	1q32	>50 (überwiegend heterozygot)	aHUS
CD55/DAF	1q32 PIG-A: X	1–2 : 1 Mio.	Paroxysmale nächtliche Hämoglobinurie (somatische Mutation des *PIG-A*-Gens**)
CD59	11p13 PIG-A: X	1–2 : 1 Mio.	Paroxysmale nächtliche Hämoglobinurie (somatische Mutation des *PIG-A*-Gens**)
Rezeptoren			
CR3 (CD18/CD11b) CR4 (CD18/CD11c, LFA-1)	CD18: 21q22 CD11b: 16p11 CD11c: 16p11	1 : 1 Mio.	Leukozytenadhäsionsdefekt (LAD)

[1] modifiziert nach Skattum et al. 2011; Degn et al. 2011; Pettigrew et al. 2009; Wahn u. Späth 2008
* immer als C8α–γ-Defekt, da die γ-Kette normalerweise kovalent an die α-Kette gebunden wird. Das γ-Gen selbst ist intakt.
** Das *PIG-A*-Gen kodiert für das Enzym N-Acetylglukosaminyltransferase, welches für die Bildung des Glukosylphosphatidylinositol(GPI)-Ankers vieler Membranmoleküle, wie CD55 undCD59, benötigt wird

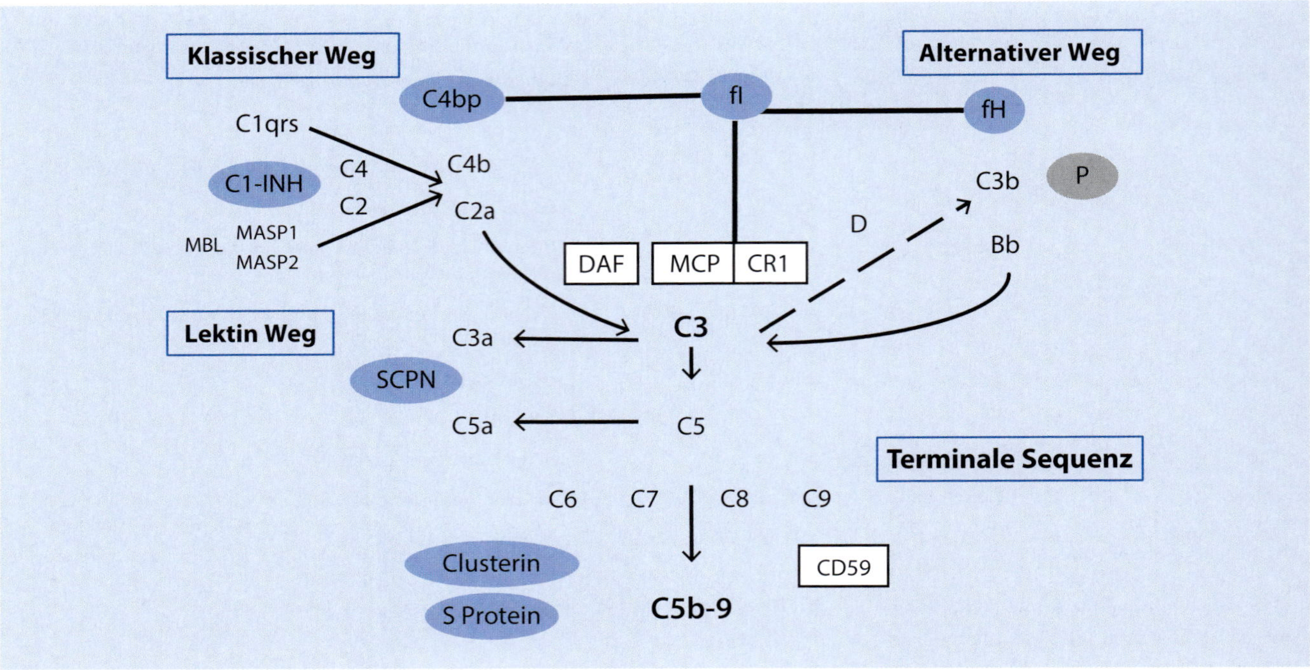

Abb. 77.1 Vereinfachte Darstellung der 3 Komplementaktivierungswege und deren Regulation (*oval/blau* = lösliche Regulatoren, *rechteckig/weiss* = membranständige Regulatoren; *SCPN* = Serum Carboxypeptidase N)

ren zur Produktion von Sauerstoffradikalen durch Makrophagen, neutrophile und eosinophile Granulozyten. Basophile Granulozyten und Mastzellen reagieren mit der Freisetzung von Histamin (pseudoallergische Reaktion). Diese Anaphylatoxine modulieren zudem die Synthese von IL-6, TNF-α und anderer Zytokine durch B-Lymphozyten und Monozyten und führen zur Rekrutierung verschiedener Abwehrzellen an den Infektionsort. Anaphylatoxine spielen durch ihre Wirkung auf inflammatorische Zellen in der Infektabwehr eine zentrale Rolle, sind aber auch wesentlich an der Pathogenese verschiedener Erkrankungen beteiligt (s. unten). Interessanterweise wurden Anaphylatoxinrezeptoren auch auf Zellen parenchymatöser Organe wie Leber, Niere oder ZNS entdeckt, so dass eine systemübergreifende Wirkung dieser Peptide angenommen werden muss.

C3b opsonisiert Pathogene und Immunkomplexe für eine effiziente, durch Komplementrezeptor 1 (CR1, CD35) vermittelte Phagozytose und beteiligt sich durch Anlagerung an eine bereits bestehende C3-Konvertase an der Bildung der C5-Konvertasen C4b2a3b oder $C3b_2Bb$. Das nach C3b-Bindung an Antigen durch enzymatischen Abbau verbleibende C3dg/C3d führt durch Bindung an den Komplementrezeptor 2 (CR2, CD21) zur Herabsetzung der Aktivierungsschwelle von B-Zellen. Der zu den β2-Integrinen zählende Komplementrezeptor 3 (CR3,CD11b/CD18) ist während der Leukozytenadhäsion und -transmigration sowie bei der Eliminierung von mit iC3b, einem weiteren C3 Metaboliten, opsonisierten Partikeln von Bedeutung. In ähnlicher Weise stimuliert CR4 (CD11c/CD18) die Phagozytose.

77.3 Regulation des Komplementsystems

Eine Vielzahl an löslichen und membrangebundenen Komplementregulatoren greift in die Aktivierung des Komplementsystems ein (Abb. 77.1). Diese Regulatoren wirken als Inhibitoren der C3-Konvertase oder hemmen die Bildung des MAC.

Zu den löslichen Regulatoren der Komplementaktivierung zählen der C1-Inhibitor (C1-INH), Faktor H (fH), das C4-binding protein (C4bp), Faktor I (fI) und Properdin (P). Auf körpereigenen Zellen wird eine potenziell schädliche Komplementaktivierung durch die Oberflächenregulatoren CR1 (neben dessen Rezeptorfunktion), membrane cofactor protein (MCP/CD46) und decay accelerating factor (DAF/CD55) begrenzt.

Der C1-INH verhindert die Aktivierung des C1- und des MBL/MASP-Komplexes. Ein Mangel an diesem auch im Gerinnungs-, Fibrinolyse- und Kininsystem wirksamen multifunktionalen Regulator führt über die vermehrte Freisetzung von Bradykinin zum Angioödem (s. unten). Faktor H fördert den spontanen Zerfall („decay") der C3-Konvertase, C3bBb, und fungiert wie MCP und CR1 als Kofaktor bei der C3b-Inaktivierung durch Faktor I. C4bp übernimmt diese Kofaktorfunktion zur Regulation der klassischen C3-Konvertase, C4b2a. Properdin ist der einzig bekannte Regulator mit verstärkender Wirkung auf die Komplementaktivierung. Es stabilisiert die C3-Konvertase des alternativen Wegs. Durch seine kürzlich nachgewiesene Bindungsfähigkeit für Mikroorganismen und apoptotische Zellen ist Properdin auch in der Lage, den Alternativweg zu aktivieren.

DAF (CD55) ist ein Glykosyl-Phosphatidyl-Inositol (GPI)-verankertes Membranprotein, das an C3b und C4b bindet und die Dissoziation des Bb von C3b und des C2b von C4b beschleunigt. MCP (CD46) ist ein membranständiges Glykoprotein, das die durch Faktor I vermittelte Inaktivierung von C3b fördert.

Die Bildung des MAC wird durch CD59, Clusterin und S-Protein/Vitronectin kontrolliert. CD59 ist wie CD55 ein GPI-gebundener Membranregulator, der an C8 und C9 bindet und dadurch die Bildung des MAC verhindert. S-Protein (Vitronectin) und Clusterin binden an C5b67 und verhindern deren Anlagerung an Zellmembranen. Der Nachweis von löslichen SC5b-9-Komplexen ist ein sensitiver Marker zur Abschätzung einer die gesamte Kaskade umfassenden Komplementaktivierung.

Anaphylatoxine werden durch die Carboxypeptidase N durch Abspaltung des C-terminalen Arginins inaktiviert.

Diese für den Schutz körpereigener Zellen so effektive Komplementregulation steht pathogenen Mikroorganismen in der Regel nicht zur Verfügung. Heute wissen wir aber, dass es vielen Erregern, wie Staphylokokken, Borrelien und HIV, gelingt, sich durch verschiedene Evasionsmechanismen dem Angriff des Komplementsystems zu entziehen. So nutzt das Epstein-Barr-Virus (EBV) CR2 als Eintrittspforte für die B-Zellinfektion.

77.4 Klinische Bedeutung des Komplementsystems

Die pathophysiologische Bedeutung von Komplementstörungen liegt dabei nicht nur in den relativ selten vorkommenden Komplementdefekten, sondern mehr noch in den Konsequenzen eines überaktivierten und/oder dysregulierten Systems, welche die Basis für eine Vielzahl für zum Teil schwerwiegende Entzündungserkrankungen bilden. So ist Komplement beteiligt an der Entwicklung lebensgefährlicher Zustände, wie dem adult respiratory distress syndrome (ARDS), dem systemic inflammatory response syndrome (SIRS), der Sepsis und dem Multiorganversagen, z. B. nach schweren Traumata, Verbrennungen oder Infektionen. Eine überschießende Komplementaktivierung ist an der Entwicklung der rheumatoiden Arthritis, verschiedenen Formen der Glomerulonephritis, der Entstehung des Ischämie-Reperfusions-Schadens und der Transplantatabstoßung ursächlich beteiligt. Darüber hinaus beeinflusst Komplement die Entwicklung neurodegenerativer Erkrankungen, wie Multiple Sklerose, Morbus Alzheimer oder Guillain-Barré-Syndrom. Experimentelle wie auch klinische Studien belegen, dass Komplement für das Vollbild der Entzündung im Rahmen von Allergie und Asthma von Bedeutung ist.

77.5 Defekte des Komplementsystems

Defekte im Komplementsystem haben – sozusagen als Experimente der Natur – in großem Ausmaß zur Aufklärung der Reaktionsmechanismen sowie der physiologischen und pathophysiologischen Bedeutung dieses Kaskadensystems beigetragen. Sie umfassen je nach nationaler Studie ca. 5–10 % aller primären Immundefekte und sind insbesondere beim Fehlen von C3–C8 mit rezidivierenden Infektionen verbunden. Bei Patienten mit C5-C8-Defekten ist das Risiko einer Meningokokkenerkrankung gegenüber der Normalbevölkerung 1000- bis 10.000-fach erhöht (◻ Tab. 77.1). Hier ist die Impfung gegen N. meningitidis mit einem tetravalenten Konjugatimpfstoff dringend empfohlen, wenngleich damit nicht alle krankheitsrelevanten Serotypen erfasst werden. Ein weiterer Defekt, der schon in partieller Ausprägung zu rezidivierenden Neisserieninfektionen führt, ist der des Regulators Properdin. Rezidivierenden bakteriellen Infektionen im Kleinkindalter kann auch ein Defekt des Mannose bindenden Leptins (MBL-Defekt) zugrunde liegen.

Interessanterweise sind Defekte von Komponenten der klassischen Aktivierungssequenz (C1, C4, C2) oftmals mit Autoimmunprozessen assoziiert (vor allem SLE und lupusähnliche Krankheitsbilder). Es gibt, je nach betroffener Komponente, eine starke Assoziation von teilweise über 90 % zwischen Defekten im klassischen Aktivierungsweg und der Entwicklung eines Systemischen Lupus erythematodes. Besonders schwerwiegend verläuft diese Krankheit bei C1q-Defekten. Bemerkenswert in diesem Zusammenhang ist die Beobachtung, dass auch ein Mangel an C1-Inhibitor, der zu einer Aktivierung des klassischen Aktivierungswegs führt, die Wahrscheinlichkeit erhöht, an SLE zu erkranken. Hierfür scheint die Entwicklung einer erworbenen C4 und C2 Defizienz verantwortlich zu sein. Sowohl die mangelnde Entsorgung apoptotischen Zellmaterials als auch die starke Beeinträchtigung der Elimination von Immunkomplexen durch Opsonisierung bilden dafür die molekulare Grundlage.

Komplementdefekte können primär (hereditär) oder sekundär (erworben) sein. Die Vererbung erfolgt in der Regel autosomal-rezessiv (Ausnahme: Properdindefekt X-chromosomal, C1-INH- und MCP/CD46-Defekt autosomal-dominant). Heterozygote Träger bleiben meist klinisch unauffällig. Hereditäre Defekte lassen sich durch exakte Anamnese und Familienanalyse weiter abklären. Vollständige Defekte sind für praktisch alle Komplement- und Regulatorproteine mit Ausnahme der Serum-Carboxypeptidase N beschrieben. Sekundäre Defizienzen werden durch entzündungsbedingten Komplementverbrauch, Autoantikörper (z. B. gegen C1q oder C1-Inhibitor), verminderte Synthese und/oder gesteigerten Katabolismus verursacht.

Auch bei Defekten verschiedener Regulatorproteine (Faktor H, Faktor I, Properdin) stehen bakterielle Infektionen im Vordergrund des Krankheitsgeschehens (◻ Tab. 77.1). Sind die beiden Membranregulatoren, DAF/CD55 und CD59 betroffen, so resultiert daraus das Bild der „paroxysmalen nächtlichen Hämoglobinurie" (PNH, s. unten).

Hereditäres Angioödem durch C1-INH-Mange (HAE-C1-INH)l Der weitaus häufigste, klinisch relevante Defekt eines Komplementregulators, der oftmals erst ab der 2. Lebensdekade auftritt, betrifft den C1-INH. Das Fehlen dieses multifunktionellen Regulators führt zu Permeabilitätsstörungen mit der Symptomatik eines Angioödems (Quincke-Ödems). Von der genetischen Form des C1-INH-Mangels, dem hereditären Angioödem durch C1-INH-Mangel (HAE-C1-INH), sind andere Formen der bradykininvermittelten Angioödeme abzugrenzen, wie das hereditäre Angioödem mit normalem C1-INH (HAE-Typ III; bei einem Teil der Patienten Mutationen im FXII-Gen), das Angioödem durch ACE-Hemmer und das seltene erworbene Angioödem durch C1-INH-Mangel (AAE-C1-INH) sowie die histaminvermittelten Haut- und Schleimhautschwellungen infolge von Allergien oder bei idiopathischer Urtikaria. Das HAE-C1-INH ist durch akute, anfallsweise auftretende Schwellungen an Händen, Füßen und im Gesicht, im Gastrointestinaltrakt (Koliken) und – besonders gefährlich – an Larynx und Pharynx charakterisiert.

Beim HAE-C1-INH Typ I (ca. 85 % der Fälle) findet man verminderte Plasmaspiegel des C1-INH wie auch des C4. Die Synthese eines dysfunktionellen Inhibitors führt zum HAE Typ II, bei dem der C1-INH-Plasmaspiegel normal oder erhöht, die Funktion jedoch deutlich reduziert ist.

Die Therapie des HAE-C1-INH unterscheidet sich grundlegend von der allergischer Angioödeme oder gar einer Urtikaria durch die fehlende Wirksamkeit von Kortikosteroiden und Antihistaminika.

Für die Behandlung akuter Angioödemattacken des HAE-C1-INH sind in Deutschland zurzeit 4 Medikamente (C1 INH Konzentrate: Berinert, Cinryze; rekombinanter humaner C1 INH: Ruconest;Bradykinin-B2-Rezeptor-Antagonist: Firazyr) zugelassen, bei Kindern und Jugendlichen Berinert und bei Jugendlichen Cinryze). Ein aus humanem Plasma gewonnenes C1-Inhibitor-Konzentrat wird seit über 30 Jahren erfolgreich in der Akuttherapie eingesetzt (Berinert). Eine wirksame Therapie bildet auch der Einsatz von Icatibant (Firazyr), das akute Attacken eines HAE-C1-INH rasch zum Abklingen bringt. Berinert, Cinryze und Firazyr sind EU-weit auch zur Selbstanwendung bei der Behandlung akuter Attacken zugelassen.

Darüber hinaus ist in schweren Fällen eines HAE-C1-INH auch eine Langzeitprophylaxe möglich. Diese erfolgt am häufigsten mit synthetischen, von Testosteron abgeleiteten attenuierten Androgenen (z. B. Danazol, Stanozolol), die zur Synthesesteigerung des C1-Inhibitors auf über ca. 30–40 % des Normmittelwerts führen, bei der in der Regel genügend Schutz gegen Angioödemanfälle erreicht wird. Eine weitere Möglichkeit besteht in regelmäßigen Injektionen von C1-INH-Konzentrat. Zugelassen für diese Indikation ist Cinryze. Unter Berücksichtigung möglicher Nebenwirkungen (z. B. Thrombosen) kann im pädiatrischen Bereich die Anwendung des Antifibrinolytikums Tranexamsäure in Erwägung gezogen werden.

Beim AAE-C1-INH zeigen sich eine verminderte Konzentration und Funktion des C1-INH und ein vermindertes C4. Bei einem Teil dieser Patienten ist zusätzlich noch C1q im Plasma vermindert. Besonders wichtig bei dieser erworbenen Krankheit ist, dass bei einigen Patienten ein malignes Lymphom oder eine andere B-Zell-Störung zugrunde liegt. Autoantikörper gegen C1-INH können vorhanden sein.

Paroxysmal nächtliche Hämoglobinurie Die paroxysmal nächtliche Hämoglobinurie (PNH) ist eine klonale Erkrankung der Hämatopoese, bei der eine oder mehrere pluripotente Stammzellen einen charakteristischen Defekt Glycosylphosphatidylinositol (GPI)-verankerter Oberflächenmoleküle aufweisen. Besonders betroffen davon sind Erythrozyten, deren fehlende Komplementregulation zu einer erhöhten Empfindlichkeit für die lytische Zerstörung durch Komplement führt. Das Fehlen der Regulatoren CD55 und CD59 beruht auf einer Mutation des Gens für Phosphatidyl-Isonitol-Glykan-A (PIGA) in den multipotenten hämatopoetischen Stammzellen im Knochenmark. Die Diagnose wird mittels zytofluorometrischem Nachweis der fehlenden Regulatoren gestellt, neuerdings auch mithilfe des Markers FLAER auf Granulozyten und Monozyten, wodurch direkt das Fehlen der GPI-Anker nachgewiesen werden kann. Komplikationen der PNH sind Thrombosen und Niereninsuffizienz. Eine wirkungsvolle Therapie ist die Erythrozytentransfusion, zunehmend auch die Behandlung mit einem die Komplementlyse unterbindenden Anti-C5-Antikörper (Eculizumab, Soliris).

Atypisches hämolytisch-urämisches Syndrom Das zu den thrombotischen Mikroangiopathien zählende atypische hämolytisch-urämische Syndrom (aHUS, D(-)-HUS) wird charakterisiert durch die Trias: mikroangiopathische hämolytische Anämie, Thrombozytopenie und akutes Nierenversagen bei Ausschluss eines ADAMTS13-Defekts. Erst in den letzten Jahren sind viele dieser Fälle mit zumeist heterozygoten Mutationen in Genen der Komplementregulatoren fH, fI und MCP/CD46 in Verbindung gebracht worden. Dabei ist fH zwar serologisch oftmals unverändert, seine Bindungsfähigkeit an die Basalmembran der Glomeruli aufgrund von Mutationen in den für die Membranbindung wichtigen SCR19/20-Bereichen des fH-Moleküls jedoch gestört. Daneben werden, meist in Assoziation mit Defekten sog. fH-verwandter Moleküle (FHR1, FHR3), bei aHUS-Patienten fH-Autoantikörper nachgewiesen, die die Funktion des Regulators neutralisieren. Meist sind bei aHUS, aber auch bei der weitaus häufigeren infektiösen Form dieses Krankheitsbildes (D(+) HUS, EHEC-HUS), neben C3 die Komplementgesamtfunktionen (CH50, AH50) vermindert sowie die Spiegel der Komplementaktivierungsprodukte C3a/C3d und SC5b-9 erhöht. Neben der Untersuchung auf Autoantikörper gegen Faktor H ist, auch zur Abgrenzung zu anderen Formen der mikroangiopathischen Thrombopenien (z. B. TTP), die gleichzeitige molekulargenetische Analyse der Komplementregulatoren fH, fI, MCP und der Proteine C3 und Faktor B unabdingbar. Viele der bisher nachgewiesenen Mutationen führen zur lokalen Dysregulation des Komplementsystems in der Niere. Da die inhibitorische Funktion des fH in der flüssigen Phase aber meist erhalten ist, werden diese Mutationen durch die serologische Diagnostik alleine nicht erfasst.

Neben der Substitution von fH durch Plasmaaustausch wird auch der 2011 für diese Indikation zugelassene Anti-C5 Antiköper (Eculizumab) erfolgreich eingesetzt. Seine Wirksamkeit sollte aber durch eine begleitende Komplementanalytik auch biochemisch kontrolliert werden (empfohlene Parameter: CH50, C3, SC5b-9). Als kurativer Ansatz und ultima ratio wurde die kombinierte Leber-Nieren-Transplantation beschrieben.

Membranoproliferative Glomerulonephritis Als weitere mit Störungen des Komplementsystems assoziierte Krankheit muss die Membranoproliferative Glomerulonephritis (MPGN) erwähnt werden, bei der, insbesondere beim histologisch definierten Typ 2 (DDD, dense deposit disease) eine Dysregulation des Komplementsystems durch den die C3-Konvertase stabilisierenden Autoantikörper C3-Nephritisfaktor bewirkt wird.

Altersbedingte Makuladegeneration Die altersbedingte Makuladegeneration (AMD) als genetisch komplexe, multifaktorielle Erkrankung der Netzhaut und angrenzender Strukturen ist hierzulande die führende Ursache der Blindheit im höheren Alter. Die Bildung von sog. Drusen führt zu einem ausgeprägten zentralen Visusverlust. Der Austausch von Thymin (T) durch ein Cytosin (C) im fH-Gen (Y402H-Polymorphismus) ist bereits im heterozygoten, mehr noch im homozygoten Zustand, mit einem deutlich erhöhten Erkrankungsrisiko vergesellschaftet.

Leukozyten-Adhäsionsdefekt 1 Komplementrezeptoren befinden sich auf einer Vielzahl von Körperzellen. Defekte von CR1 sind oft mit dem Bild eines SLE assoziiert. Sind die zu den Adhäsionsmolekülen (β_2-Integrine) zählenden Komplementrezeptoren CR3 und CR4 betroffen, so äußert sich diese Defizienz als Leukozyten-Adhäsionsdefekt 1 (LAD-I) mit kaum beherrschbaren bakteriellen Infektionen. Dieser Defekt stellt eine lebensbedrohliche Beeinträchtigung der Leukozytenfunktion dar. Ein früher Hinweis auf diese Störung ist häufig eine verzögerte Abstoßung und Entzündung des Nabelschnurstumpfs des Neugeborenen. Aufgrund eines Defekts von Adhäsionsmolekülen können die Leukozyten nicht an die Gefäßwand binden, um ins Gewebe zu wandern. Ursache ist das Fehlen der gemeinsamen CD18-Untereinheit von CR3 (CD11b/CD18) und CR4 (CD11c/CD18). Eine Diagnosestellung kann mittels zytofluorometrischer Analyse des CD18-Moleküls erfolgen. Als Therapie ist vor allem in schweren Verlaufsformen eine Stammzelltransplantation indiziert.

77.6 Diagnostik des Komplementsystems

Die moderne Komplementanalytik geht weit über die traditionellen Parameter C3 und C4 hinaus, die nur in wenigen Fällen eine Aussage über eine Defizienz, eine Funktionseinschränkung oder gar den Aktivierungszustand dieses komplexen Systems erlauben. Die bisher nur in wenigen Speziallabors verfügbare umfassende Diagnostik ist in Tab. 77.2 dargestellt. Unabdingbar ist hier, dass Blutproben möglichst zügig zu Serum und EDTA-Plasma verarbeitet werden und – sofern die Analyse nicht sofort möglich ist – das Probenmaterial tiefgefroren wird und der Versand in die Speziallabors auf Trockeneis per Courier erfolgt. Während für die Analyse der Gesamtfunktionen (CH50 und AH50), der Komplementproteine und -regulatoren

■ Tab. 77.2 Komplementdiagnostik und Indikation

Untersuchungsziel	Verfahren
Komplementfunktion	Hämolytische Tests (klassischer Weg: CH50, Alternativweg: AH50) Enzyme Immunoassays (ELISA) für die Funktionsmessung der 3 Aktivierungswege (WIELISA) – Messung der Gesamtaktivität als allgemein übergeordneter Einstiegstest bei allen Komplementstörungen (Defektscreening)
	Funktionelle Tests einzelner Komponenten – bei nicht vorhandener/stark reduzierter Gesamtaktivität: – Hämolytische Tests für Einzelkomponenten – C1-INHTest (z. B. mit chromogenem Substrat) beim Angioödem
Einzelkomponenten	Messung mittels immunchemischer Verfahren, wie Radiale Immundiffusion, Nephelometrie, ELISA (ggf. Western Blot zur Strukturanalyse) – bei nicht vorhandener/stark reduzierter Gesamtaktivität: – C3 and C4 bei sog. Hypokomplementämie, z. B. bei Nephritiden – C5-C9, Properdin, MBL bei rezidivierenden Neisserieninfektionen – C1 Inhibitor bei HAE
Aktivierungsprodukte	Messung mittels neoepitopspezifischer Antikörper im ELISA – z. B. zur Differenzierung primärer von sekundären ‚Verbrauchs'-bedingten Komplementdefekten): – Spaltprodukte, wie C3a, C5a, C4d und Bb/Ba – Makromolekulare Komplexe (z. B. SC5b-9 Komplex)
Autoantikörper	Messung mittels ELISA oder funktioneller Tests – Anti-C1q bei hypokomplememtämischer Urticaria und SLE – Anti-C1 INH bei erworbenem Angiödem – Anti-fH bei aHUS (HUS, MPGN) – C3 Nephritisfaktor – bei MPGN
Membranproteine	Zytoflourometrische Analyse – CD55/DAF und CD59 bei PNH – Komplementrezeptoren – C5aR/CD88 bei Chemotaxisdefekten – CD18/CD11b beim Leukozytenadhäsionsdefekt – CD35/CR1 bei SLE
Komplementgene	Molekulare Genanalyse – Genetische Aufklärung/Charakterisierung von Komplementdefekten – Detektion krankheitsassoziierter Mutationen und Polymorphismen – Faktor H, CD46/MCP, Faktor I, Faktor B, C3 bei aHUS und MPGN – Faktor H bei AMD

sowie der Autoantikörper Serum ausreicht bzw. erforderlich (Funktionstest für den C3 Nephritisfaktor) ist, ist eine Quantifizierung von Aktivierungsprodukten nur im EDTA-Plasma möglich. Die Erstuntersuchung sollte immer die globale Funktionsbestimmung des gesamten Komplementsystems (CH50, AH50) und die Analyse eines Aktivierungsprodukts beinhalten.

Literatur

Al-Herz W, Bousfiha A, Casanova JL et al (2011) Primary immunodeficiency diseases: an update on the classification from the international union of immunological societies expert committee for primary immunodeficiency. Front Immunol 2(54):1–26

Bork K, Maurer M et al (2012) Hereditäres Angioödem durch C1-Inhibitor Mangel. Allergo J 21(2):109–118

Botto M, Kirschfink M, Macor P, Pickering MC, Würzner R, Tedesco F (2009) Complement in human diseases: Lessons from complement deficiencies. Mol Immunol 46(14):2774–2783

de Vries E, European Society for Immunodeficiencies (2012) Patient-centred screening for primary immunodeficiency, a multi-stage diagnostic protocol designed for non-immunologists: 2011 update. Clin Exp Immunol 167(1):108–119

Degn SE, Jensenius JC, Thiel S (2011) Disease-causing mutations in genes of the complement system. Am J Hum Genet 88(6):689–705

Mayilyan KR, Complement genetics deficiencies and disease associations (2012) Protein. Cell 3(7):487–496

Pettigrew HD, Teuber SS, Gershwin ME (2009) Clinical significance of complement deficiencies. Ann N Y Acad Sci 1173:108–123

Ricklin D, Hajishengallis G, Yang K, Lambris JD (2010) Complement: a key system for immune surveillance and homeostasis. Nat Immunol 11(9):785–797

Skattum L, van Deuren M, van der Poll T, Truedsson L (2011) Complement deficiency states and associated infections. Mol Immunol 48(14):1643–1655

Tudoran R, Kirschfink M (2012) Moderne Komplementanalytik: Indikationen-Methodik-Perspektiven. J Lab Med 36(3):125–134

Wahn V, Späth P (2008) Komplementdefekte. Kinder-und Jugendmedizin 3:179–184

www.ESID.org

www.immundefekt.de

78 Phagozytenfunktionsdefekte

R.A. Seger

78.1 Klinische Grundlagen

Definition Störungen der Zahl oder Funktion neutrophiler Granulozyten sind oft Defekte hämatopoetischer Stammzellen und als solche häufig mit Störungen der Monozyten und Makrophagen gekoppelt. Die Krankheiten können die Bildung und Ausreifung dieser Zellen im Knochenmark oder ihr Überleben in der Peripherie betreffen (Neutropenien) bzw. ihre physiologischen Funktionen beeinträchtigen (Phagozytenfunktionsdefekte). In letzterem Fall liegen Störungen der Motilität (Chemotaxis und/oder Ingestion) bzw. der Mikrobenabtötung vor.

Klinische Symptome Klinisch relevanten Neutropenien und Phagozytenfunktionsdefekten gemeinsam sind rezidivierende polytope Infektionen durch Bakterien und Pilze, die schon bald nach Geburt auftreten: Neben Otitis media, Sinusitis und Pneumonie kommen Stomatitis, Gingivitis, Periodontitis, Dermatitis, Lymphadenitis, Leberabszess, Osteomyelitis und Sepsis vor. Neutropenien und Motilitätsstörungen sind durch Ulzera und Nekrosen charakterisiert, Störungen der Mikrobenabtötung imponieren durch Abszess- und Granulombildung. Entzündungszeichen sind häufig nur schwach ausgeprägt, da die Phagozyten entweder erst spät im infizierten Gewebe eintreffen oder ungenügend mikrobizide Sauerstoffradikale bilden. Staphylococcus aureus ist der am häufigsten isolierte Erreger neben vielen anderen Mikroorganismen, speziell grampositiven und gramnegativen Bakterien (inkl. Actinomyces, Nocardia, Serratia marcescens, Burkholderia cepacia und atypische Mykobakterien) sowie Pilzen (besonders Aspergillen). Virusinfektionen sind nicht häufiger und verlaufen nicht schwerer als bei immungesunden Kindern.

Diagnose Zur optimalen Betreuung der Patienten gehört zunächst eine korrekt durchgeführte Labordiagnostik. Ist die klinische Symptomatik verdächtig auf eine Neutropenie, sind zunächst absolute Neutrophilenzahlen zu ermitteln. Werte <1500 Neutrophile/μl sind ab dem Kleinkindalter als Neutropenie definiert, Werte <500/μl als schwere Neutropenie. Nur bei Säuglingen sind Werte zwischen 1000 und 1500 Zellen/μl noch normal. Zum Ausschluss einer zyklischen Neutropenie müssen 2- bis 3-mal pro Woche Differenzialblutbilder über 6–8 Wochen durchgeführt werden. Auch die Morphologie der Leukozyten (Riesengranula bei Chediak-Higashi-Syndrom) kann auffällig sein. Liegt eine isolierte Neutropenie vor, sind die Suche nach Autoantikörpern gegen Neutrophile (zur DD einer peripheren Neutropenie) sowie eine Knochenmarkpunktion sinnvoll (zur DD einer zentralen Neutropenie). Neben dem Ausschluss einer Leukämie, eines myelodysplastischen Syndroms und einer Monosomie 7 wird nach einem Reifungsstopp auf Ebene der Promyelozyten gesucht, der für schwere kongenitale Neutropenien typisch ist.

Falls trotz verdächtiger klinischer Symptomatik keine Neutropenie vorliegt, muss an eine Störung der Motilität gedacht und zunächst ein Mangel an Leukozytenadhäsionsproteinen (CD18) ausgeschlossen werden.

Deutet hingegen die klinische Symptomatik auf eine Störung der Bakterienabtötung hin, wird zunächst die Fähigkeit der Phagozyten überprüft, Sauerstoffradikale zu bilden. Hierzu müssen quantitative Tests angewandt werden, die auch partielle Defekte erfassen. Eine verminderte Produktion von Sauerstoffradikalen nach maximaler Stimulation mit Phorbol-Myristat-Acetat weist auf das Vorliegen einer septischen Granulomatose hin. Bei chronischen Infektionen mit atypischen Mykobakterien sollte u. a. die Expression/Funktion des γ-Interferon-Rezeptor-Systems und des IL12/IL12-Rezeptor-Systems untersucht werden.

Therapie Die Infektprophylaxe beinhaltet hygienische Maßnahmen, insbesondere eine gute Mundhygiene, die Unterlassung rektaler Manipulationen (keine Verabreichung von Suppositorien, keine rektale Fiebermessung) und die Vermeidung der Inhalation von Pilzsporen (kein Aufenthalt bei der Gartenarbeit, auf Baugeländen, in Kellern und Tierställen). Bei Neutropenien <500/μl ist eine Cotrimoxazolprophylaxe (30 + 6 mg/kg KG/Tag) zu erwägen, bei Phagozytenfunktionsstörungen zusätzlich die Gabe eines Antimykotikums wie Itraconazol (10 mg/kg KG/Tag).

Bei Infektionen muss zunächst eine aggressive Erregerdiagnostik angestrebt werden, da eine große Zahl seltener und gefährlicher Keime als Erreger infrage kommt. Bei Vorliegen einer Pneumonie wird man großzügig eine bronchoalveoläre Lavage (BAL) durchführen. Ist die Lavage unergiebig (vor allem bei Bakterienabtötungsdefekten), sollte Lungengewebe untersucht werden. Bei pleuranahen Herden ist eine CT-gesteuerte oder thorakoskopisch geleitete Lungenpunktion sinnvoll. Ist dies nicht möglich, bietet sich noch eine offene Lungenbiopsie mit Keilresektion an, um eine breite mikrobielle Diagnostik in einem genügend großen Gewebestück zu betreiben. Infektherde anderer Lokalisationen sollten nach Möglichkeit ebenfalls punktiert oder biopsiert werden. Auch bei Nachweis eines einzelnen Erregers muss die antiinfektiöse Therapie oft mittels Breitspektrumwirkstoffen erfolgen, da Doppel- und Superinfektionen nicht ausgeschlossen sind. Bei Neutropenien und Motilitätsstörungen können sowohl hydrophile als auch lipophile Antibiotika eingesetzt werden, bei Abtötungsstörungen sind zellgängige Antibiotika zu diskutieren. Dies sind bei grampositiven Infektionen Clarithromycin, Clindamycin, Rifampicin und Teicoplanin, bei gramnegativen Infektionen Ciprofloxacin und Phosphomycin, bei Pilzinfektionen Voriconazol. Bei lebensbedrohlichen Infektionen kann die Transfusion neutrophiler Granulozyten von G-CSF-stimulierten (G-CSF: granulocyte colony stimulating factor) Blutspendern erforderlich werden.

Die kausale Therapie bei kongenitalen Neutropenien umfasst die tägliche subkutane Gabe von G-CSF (beginnend in einer Dosis von 3–5 μg/kgKG/Tag), bei lebensbedrohlichen Phagozytenfunktionsstörungen die HLA-gematchte Transplantation von hämatopoietischen Stammzellen.

78.2 Krankheitsbilder

78.2.1 Leukozytenadhäsionsdefekt Typ 1

Definition Beim Leukozytenadhäsionsdefekt (LAD) Typ 1 handelt es sich um eine autosomal-rezessiv vererbte Krankheit, die klinisch durch einen verzögerten Nabelschnurabfall sowie nekrotisierende Bakterien- und Pilzinfektionen bei massiver Leukozytose charakterisiert ist. Die Infektanfälligkeit beruht auf einer defekten Adhäsionsfähigkeit aller Leukozyten, speziell der Phagozyten.

G.F. Hoffmann, M.J. Lentze, J. Spranger, F. Zepp (Hrsg.), *Pädiatrie*,
DOI 10.1007/978-3-642-41866-2_78,

Ätiologie und Pathogenese Die molekulare Basis der Erkrankung liegt im Synthesedefekt einer 95-kd-β-Kette (CD18), mit deren Hilfe die α-Ketten von 4 Adhäsionsproteinen in der Leukozytenmembran verankert sind (CD11a–d). Der Defekt betrifft sowohl die Phagozyten als auch die zytotoxischen T-Lymphozyten und NK-Zellen. Die Phagozyten können nicht an Endothelzellen adhärieren und deshalb nicht die Gefäße verlassen; außerdem phagozytieren sie wegen des CD11b-Mangels schlecht und bilden während der Ingestion von Bakterien und Pilzen nur ungenügend Sauerstoffradikale. Auch die zytotoxischen T-Lymphozyten und NK-Zellen können nur ungenügend an Zielzellen haften und diese deshalb auch nicht abtöten oder „abstoßen".

Klinische Symptome Die Patienten fallen zunächst durch Omphalitis und verzögerten Nabelschnurabfall (nach mehr als 3 Wochen) auf. Sie erkranken bald darauf an Infektionen mit bakteriellen Erregern oder Pilzen. Trotz massiver Leukozytose verlaufen die Entzündungen nekrotisierend bzw. ulzerierend. Kutane Herde heilen häufig mit dystrophen Narben ab. Viele Kinder entwickeln eine Hepatosplenomegalie und Gedeihstörung. Bei älteren Kindern und Erwachsenen sind partielle Defekte bekannt geworden, bei denen rezidivierende Haut- und Schleimhautulzera im Vordergrund stehen, sowie chronische Gingivitis und Periodontitis bis zum Ausfall der Zähne; auch diese Patienten sind nicht vor Pneumonien und lebensbedrohlichen Infektionen gefeit.

Diagnose Die Diagnose ist aus der direkten Untersuchung der Adhäsionsproteine mittels monoklonaler Antikörper in der Durchflusszytometrie eindeutig zu stellen (Fehlen oder Minderexpression von CD18). Eine pränatale Diagnose ist möglich. Differenzialdiagnostisch ist ein LAD Typ 2 (ein Fucose-Transporter-Defekt) abzugrenzen, mit zusätzlichen ZNS-Manifestationen, Fehlen von fucosyliertem Sialyl-Lewis x und defektem Rollen der Phagozyten. Beim LAD Typ 3 (einem Integrin-Aktivierungsdefekt) liegt eine Kombination von LAD Typ 1 mit einer hämorrhagischen Diathese infolge gestörter Thrombozytenfunktion vor.

Therapie Die einzig erfolgreiche Therapie besteht in einer Stammzelltransplantation. Sie sollte bei kompletten, aber auch bei inkompletten Defekten mit schwerer Infektanfälligkeit baldmöglichst durchgeführt werden. Sie kann mit HLA-identen und semiidenten Stammzellen erfolgreich realisiert werden, da die Abstoßung oft deutlich vermindert ist.

78.2.2 Septische Granulomatosen

Definition Septische Granulomatosen (chronic granulomatous diseases, CGD) bilden eine Gruppe von Erkrankungen, die durch rezidivierende, abszedierende und granulomatöse Bakterien- und Pilzinfektionen charakterisiert ist. Die Infektanfälligkeit beruht auf einer defekten oxidativen Mikrobizidie bei intakter Phagozytose.

Ätiologie und Pathogenese Fünf molekulare Defekte sind bekannt. Zwei betreffen das membrangebundene Zytochrom B558 (der X-chromosomal vererbte Mangel an gp91-Phagozytenoxidase [phox] und der autosomal-rezessiv vererbte Mangel an p22phox). Drei weitere Defekte betreffen Zytosolaktivierungsfaktoren (der autosomal-rezessiv vererbte Mangel an P40phox, an P47phox und derjenige an P67phox).

Klinische Symptome Die Patienten fallen bereits in den ersten Lebensmonaten durch Pyodermie, Lymphadenitis und Hepatosplenomegalie auf. In der Folgezeit manifestieren sich die rezidivierenden Bakterien- und Pilzinfektionen an den Eintrittspforten (Haut, Schleimhäuten, Lungen) und im mononukleären Phagozytensystem (Lymphknoten, Leber, Milz). Die Abszesse perforieren spontan nach außen, wobei die Wundheilung durch Fistelbildung kompliziert wird. Nachdem eine aggressive Antibiotikaprophylaxe die Häufigkeit von Bakterieninfektionen reduziert hat, stehen heute Pilzinfektionen im Vordergrund. Aspergillen können von der Lunge ausgehend ins Perikard, ins Zwerchfell, in den knöchernen Thorax und in die Wirbelkörper einwachsen, sogar in den Rückenmarkkanal einbrechen und eine Querschnittslähmung verursachen. Bei ungenügender Elimination und Persistenz mikrobieller Antigene kommt es zu zellulären Immunreaktionen mit Granulombildung, Fibrose und sekundärer Organdysfunktion. Die massive Inhalation von Aspergillussporen kann zu einer miliaren granulomatösen Pneumonie mit lebensbedrohlicher Hypoxie führen. Granulomatöse Entzündungen in Hohlorganen bedingen eine Stenosesymptomatik, z. B. eine Antrumstenose mit rezidivierendem Erbrechen oder eine Ureterstenose mit Hydronephrose. Die häufigsten inflammatorischen Manifestationen sind jedoch Morbus Crohn-ähnliche Erkrankungen des Darms. Die aus Infektherden isolierten Erreger sind in erster Linie Staphylokokken, Enterobakterien und Aspergillen. Gelegentlich werden Actinomyceten, Nocardien, Burkholderia cepacia, Mycobacterium tuberculosis und atypische Mykobakterien kultiviert. Zu einer generalisierten BCG-Infektion kommt es in der Regel jedoch nicht. Überträgerinnen bei X-chromosomal vererbter CGD sind bei ungünstiger Inaktivierung des gesunden X-Chromosoms (Lyonisierung) ebenfalls klinisch auffällig mit rezidivierender Stomatitis, diskoidem Lupus erythematodes und Infektanfälligkeit.

Diagnose Jedes Kind mit rezidivierender Abszessbildung, Aspergilluspneumonie oder unklarer granulomatöser Entzündung (u. a. der Lunge und des Darms) ist verdächtig auf das Vorliegen einer septischen Granulomatose, die durch Messung der Sauerstoffradikalbildung abgeklärt werden sollte. Der zytochemische Nitroblautetrazoliumtest (NBT-Test) ist als Screeningtest weniger geeignet, da partielle Krankheitsformen verpasst werden können. Bei entsprechendem klinischem Verdacht sollte immer eine quantitative Bestimmung der O_2 oder H_2O_2-Produktion durchgeführt werden, z. B. in Form eines durchflusszytometrischen Dehydrorhodamin-Funktionstestes. Bei nachgewiesenem Defekt der Sauerstoffradikalbildung sollte die Differenzierung in einen der 5 molekularen Defekte erfolgen sowie beim X-chromosomalen Erbgang eine Identifizierung der Überträgerinnen in der mütterlichen Familie. Eine pränatale Diagnose ist bei allen betroffenen Familien mittels fetaler Blutentnahme in der 22. Schwangerschaftswoche durchführbar (so spät wegen der physiologischen Neutropenie). Bei informativen Familien ist eine pränatale Diagnose mittels Chorionzottenbiopsie und molekularbiologischer Analyse gekoppelter polymorpher Marker oder durch direkte Mutationsanalyse bereits ab der 9. Schwangerschaftswoche möglich.

Therapie Eine orale Dauerprophylaxe mit einem zellgängigen Antibiotikum (Cotrimoxazol, 30 + 6 mg/kg KG/Tag) und einem Antimykotikum (Itraconazol, 10 mg/kg KG/Tag) kann die Zahl der Infekte deutlich reduzieren. Bei Infektdurchbrüchen werden zellgängige Antibiotika parenteral eingesetzt, z. B. initial die Kombination von Teicoplanin (grampositive), Ciprofloxacin (gramnegative) und Voriconazol (mykotische Infektionen). Rekombinantes humanes γ-Interferon 50 μg/m^2 KOF s.c. 3-mal/Woche kann bei Versagen der oralen Antibiotikaprophylaxe zusätzlich als Infektprophylaxe angewandt werden. Es aktiviert wahrscheinlich nichtoxidative kompensatorische Abtötungsmechanismen.

Bei einem therapeutischen Engpass können Granulozytentransfusionen die Wende bringen, werden jedoch oft nach 1–2 Wochen wegen Sensibilisierung und Antikörperbildung unwirksam. Vorteilhaft ist die Stimulation der Granulozytenspender durch G-CSF (eine s.c.-Injektion von 300 µg am Vorabend), was zu maximaler Freisetzung reifer und funktionstüchtiger Phagozyten mit verlängerter Überlebenszeit aus dem Knochenmark führt.

Bei multiplen Leberabszessen kann die mehrmonatige Kombination eines gegen Staphylokokken wirksamen Antibiotikums mit Steroiden die chirurgische Ausräumung ersetzen. Bei Stenosesymptomatik infolge Granulombildung ist die Gabe von Steroiden (1 mg/kg KG/Tag während 14 Tagen, unter Antibiotikaschutz) hilfreich. Wenn eine obstruktionsbedingte Hydronephrose unter Steroidtherapie nicht reversibel ist, kann zystoskopisch ein Pig-tail-Katheter eingelegt werden, um den Ureter durch interne Schienung offenzuhalten.

Die granulomatöse Kolitis wird unter Antibiotikaschutz immunsuppressiv ähnlich wie beim Morbus Crohn behandelt. Angesichts der ungünstigen Langzeitprognose bei konventioneller Therapie (Tod durch Aspergillose) sollte eine HLA-idente Stammzelltransplantation (SZT) mit intensitätsreduzierter Konditionierung so früh wie möglich diskutiert werden, wenn ein entsprechender Spender vorhanden ist (Erfolgschance von ca. 90 %). Inzwischen konnten Patienten mit refraktärer Aspergillose, mit steroidabhängiger Kolitis oder mit schwerer pulmonaler Restriktion durch SZT geheilt werden. Bei vitaler Indikation und Fehlen eines passenden Spenders ist inzwischen bei X-CGD eine experimentelle Gentherapie defekter autologer Stammzellen mit einem lentiviralen Vektor möglich geworden.

78

78.2.3 Leukozytenmykobakterizidie-Defekte

Definition Diese Gruppe von autosomal-rezessiv oder -dominant vererbten Krankheiten ist durch schwer verlaufende atypische Mykobakterien- und Salmonellen-Infektionen charakterisiert. Die selektive Infektanfälligkeit beruht auf einer defekten Aktivierbarkeit der Makrophagen durch Interferon-γ.

Ätiologie und Pathogenese Komplette oder partielle Defekte der ligandenbindenden oder signalleitenden Kette des Interferon-γ-Rezeptors oder eines intrazellulären Signalproteins (STAT-1). Normalerweise bewirkt Interferon-γ über seinen Rezeptor eine Phosphorylierung von STAT-1, das im Zellkern Interferon-responsive Gene anschaltet und so die Elimination von Mykobakterien fördert.

Klinische Symptome Diese sind disseminierte Infektionen nach BCG-Impfung, disseminierte Infektionen mit sonst kaum pathogenen atypischen Mykobakterien, sowie chronische Infektionen mit niedrig-virulenten Salmonellen. Typisch sind Fieberschübe, Gewichtsverlust, Adenopathien, Hepatosplenomegalien, Pneumonien und osteolytische Läsionen. Bioptisch findet man Makrophagen mit säurefesten Stäbchen, während Riesenzellen und typische Granulome bei den kompletten Defekten fehlen. Der Mantoux-Hauttest ist positiv, da die T-Zell-Immunität intakt ist. Abgesehen vom seltenen kompletten STAT-1-Mangel, sind die Patienten gegenüber Virusinfekten nicht anfällig.

Diagnose Sie erfolgt funktionell im Elisa-Test (defekte Stimulation der LPS-induzierten TNF-α-Produktion von Monozyten durch Interferon-γ) und immunologisch in der Durchflusszytometrie (defekte Expression einer Komponente des Interferon-γ-Rezeptor-Systems). Eine pränatale Diagnose ist mittels fetaler Blutentnahme bzw. bei bekannter Mutation mittels Chorionzottenbiopsie prinzipiell möglich. Differenzialdiagnostisch sind ein IL-12- bzw. ein IL-12-Rezeptor-Defekt abzugrenzen, welche sekundär zu verminderter γ-Interferon-Produktion führen.

Therapie Eine tuberkulostatische Therapie kann den letalen Verlauf der Mykobakterieninfektion bei den kompletten Defekten kaum beeinflussen. Auch die potenziell kurative Stammzelltransplantation hat sich als schwierig erwiesen. Im Gegensatz dazu verlaufen die Mykobakterieninfektionen bei den partiellen Defekten und beim IL-12- bzw. IL-12-Rezeptor-Defekt günstiger und sprechen auf die Substitution von γ-Interferon an (Beginn mit 50 µg/m^{2} s.c. 3-mal pro Woche, Steigerung bis auf 500 µg/m^{2}).

Literatur

Al-Herz Bousfiha A, Casanova JL et al (2011) Primary immunodeficiency diseases: an update on the classification from the International Union of Immunological Societies Expert Committee for Primary Immunodeficiency. Front Immunol 2:1–26

Bousfiha A, Jeddane L, Ailal F et al (2013) A phenotype approach for IUIS PID classification and diagnosis. Guidelines for clinicians at the bedside. J Clin Immunol 33(6): 1078-87

Cottle LE (2011) Mendelian susceptibility to mycobacterial disease. Clin Genet 79:17–22

Güngör T, Halter J, Klink A et al (2005) Successful low toxicity hematopoietic stem cell transplantation for high-risk adult chronic granulomatous disease patients. Transplantation 79:1596–606

Hanna S, Etzioni A (2012) Leukocyte adhesion deficiencies. Ann N Y Acad Sci 1250:50–55

Qasim W, Cavazzana-Calvo M, Davies G (2009) Allogeneic hematopoietic stem-cell transplantation for leukocyte adhesion deficiency. Pediatrics 123:836–840

Seger RA (2010) Advances in the diagnosis and treatment of chronic granulomatous disease. Curr Opin Hematol 18:36–41

XI Autoimmunkrankheiten

79 Definition und Pathogenese der Autoimmunkrankheiten

G. Dannecker, N. Wagner

Definition Eine wesentliche Aufgabe des Immunsystems ist es, seinen jeweiligen Wirtsorganismus vor Infektionen zu schützen. Um dieser Aufgabe gerecht zu werden, muss es eine fast unbegrenzte Zahl von fremden Antigenen erkennen und – falls sie eine Bedrohung darstellen – gegen sie reagieren können. Da Schäden am eigenen Organismus aber zu vermeiden sind, darf dieses Erkennen und Reagieren möglichst nicht gegen körpereigene Antigene gerichtet sein. Die Diskriminierung zwischen Selbst- und Nichtselbstantigenen ist eine grundlegende Eigenschaft des Immunsystems. Die fehlende Reaktion des Immunsystems gegenüber Selbstantigenen ist als immunologische Toleranz definiert, der Verlust dieser Toleranz führt zur Autoimmunität, die dadurch verursachten Erkrankungen werden Autoimmunkrankheiten genannt.

Es gibt systemische (z. B. Lupus erythematodes) oder organspezifische (z. B. juvenile idiopathische Arthritis, Diabetes mellitus, multiple Sklerose) Autoimmunkrankheiten. Die Schädigung der jeweiligen Gewebe kann durch von B-Zellen sezernierten Antikörpern (Typ-II-Reaktion, z. B. autoimmune hämolytische Anämie, Myasthenia gravis), durch Immunkomplexe (Typ-III-Reaktion, z. B. Lupus erythematodes) oder durch T-Zellen (Typ-IV-Reaktion, z. B. Diabetes mellitus, juvenile idiopathische Arthritis) ausgelöst werden.

Pathophysiologie

Mechanismen der Toleranz Die spezifische Immunantwort wird durch antigenspezifische Rezeptoren von T- und B-Lymphozyten gesteuert. Jedes Individuum erbt ungefähr das gleiche Spektrum (Repertoire) an Antigenrezeptorgenen, die rekombiniert und als Eiweißmoleküle in zunächst unreifen Lymphozyten exprimiert werden. Für die T-Lymphozyten sind dies die auf der Zelloberfläche exprimierten T-Zell-Rezeptoren (TZR), für die B-Lymphozyten die ebenfalls auf der Oberfläche exprimierten B-Zell-Rezeptoren oder sezernierten Immunglobuline (Ig). Wie die Immunglobuline bestehen die beiden Eiweißketten (z. B. α, β) des TZR aus einem konstanten (C) und einem variablen (V) Anteil. Der variable Anteil wird durch verschiedene Gensegmente (V, D, J) kodiert. Durch zufälliges Rearrangieren dieser Segmente bzw. durch zufälliges Paaren der verschiedenen Proteinketten (α, β) entsteht eine Vielzahl von verschiedenen Rezeptoren mit Spezifität für Selbst wie auch für Nichtselbst. Daraus folgt, dass die Diskriminierung des adaptiven Immunsystems zwischen Selbst und Nichtselbst nicht genetisch angeboren ist, sondern „gelernt" werden muss.

Während ihrer Ausreifung durchlaufen T-Lymphozyten im Thymus und B-Lymphozyten im Knochenmark ein Stadium, in dem der Kontakt mit Antigen zur Toleranz führt. Im Thymus werden in medullären Epithelialzellen unter der Kontrolle von Transkriptionsfaktoren (z. B. *autoimmune regulator*, AIRE) Selbstantigene präsentiert, die sonst nur streng organspezifisch exprimiert werden (immunological self shadow). Eine starke Bindung des entsprechenden TZR an diese Antigene führt meist zu einer negativen Selektion über Anergie oder Apoptose (rezessive oder zentrale T-Zell-Toleranz), seltener zu der Bildung von T-Zellen mit einem restringierten TZR-Repertoire. Diese Zellen reagieren nicht spezifisch und sind an der Regulation von Immunität in peripheren Lymphorganen beteiligt. Eine Bindung mit hoher Affinität kann aber auch in der Bildung von regulativen T-Zellen (T_{reg}) resultieren (dominante T-Zell-Toleranz). Diesen Zellen wird eine zentrale Rolle in der Unterhaltung der immunologischen Toleranz zugeschrieben.

Der Prozess der zentralen Toleranz ist nicht perfekt. Deswegen können auch bei gesunden Individuen in der Peripherie zirkulierende T-Zellen mit dem Potenzial einer Reaktion gegen Selbstantigen nachgewiesen werden. Trotzdem erkranken diese Individuen nicht, da die potenzielle Pathogenität dieser T-Zellen konstant durch Regulationsmechanismen unterdrückt und damit die Toleranz gegen Selbst aufrechterhalten wird (periphere Toleranz). Autoimmunkrankheiten werden heute nicht mehr als Erkrankungen angesehen, bei denen durch definierte Signale eine fehlgeleitete Aktivierung von selbstreaktiven T-Zellen ausgelöst wird, sondern als Versagen in der Kontrolle dieser Zellen.

Pathogenese der Autoimmunantwort

Genetische Grundlagen Autoimmunerkrankungen entstehen wahrscheinlich durch das Einwirken von Umweltfaktoren (z. B. Infektionen, Toxine, Ernährung) auf der Basis von genetischen Grundlagen. In Bezug auf die Genetik spielt der Major-histocompatibility-complex-*Locus* (MHC-Locus) eine dominante Rolle, dieser Locus wird beim Menschen „human leucocyte antigen" (HLA) genannt. Die Assoziation der Expression bestimmter HLA-Moleküle mit dem Risiko an bestimmten Autoimmunerkrankungen zu leiden, wie z. B. HLA-B27 und Spondylarthritiden, ist lange bekannt.

MHC-Moleküle binden Peptide in einer vom MHC-Molekül gebildeten Spalte. Genetisch unterschiedliche MHC-Moleküle binden unterschiedliche Peptide (MHC-Restriktion), und der Komplex aus MHC-Molekül und Peptid wird von T-Zellen mittels des TZR erkannt. Für das weitere Geschehen ist nicht nur die Bindung an sich, sondern auch die Affinität der Liganden, d. h. die Intensität der Bindung wichtig. Abhängig von dieser Affinität kann ein einzelner TZR funktionell unterschiedliche intrazelluläre Signalwege aktivieren und damit eine unterschiedliche Antwort der T-Zelle bewirken. Vor diesem Hintergrund ist denkbar, dass bestimmte (Selbst-)Peptide von einem mit einer Autoimmunerkrankung assoziierten MHC-Molekül präsentiert werden und zu einer T-Zell-Aktivierung und (Auto-)Immunantwort führen, während ein nicht mit der Erkrankung assoziiertes MHC-Molekül das gleiche Peptid nicht oder nicht ausreichend präsentieren kann und eine T-Zell-Antwort ausbleibt. Ein Peptid kann auch gleichzeitig sowohl einer Effektorzelle als auch (mit höherer Affinität) einer T_{reg} präsentiert werden. Damit kann gleichzeitig die Immunantwort wie auch ihre Regulation ausgelöst werden.

Viele weitere genetische Faktoren, wie Polymorphismen in Zytokin- oder Zytokinrezeptorgenen und Signaltransduktionsgenen, sind mit der Empfänglichkeit oder Resistenz gegenüber Autoimmunkrankheiten verbunden, allerdings ist ihre Assoziation weniger stark ausgeprägt. Andererseits sind z. B. genetische Defekte des Komplementsystems mit einem deutlich erhöhten Risiko von Autoimmunerkrankungen verbunden, und eine Punktmutation in dem oben

G.F. Hoffmann, M.J. Lentze, J. Spranger, F. Zepp (Hrsg.), *Pädiatrie*,
DOI 10.1007/978-3-642-41866-2_79, © Springer-Verlag Berlin Heidelberg 2014

genannten AIRE-Transkriptionsfaktor führt zu dem autoimmunen Syndrom Polyendokrinopathie – Candidiasis – Ektodermale Dystrophie (APECED).

Mikroorganismen und Autoimmunerkrankungen Für eine protektive Immunantwort gegen Mikroorganismen benötigt das klonale, adaptive Immunsystem unterstützende Aktivierungssignale vom nativen Immunsystem. Diese Aktivierungssignale werden über sog. „pattern recognition receptors" (PRRs) ausgelöst. Zu den signalgebenden PRRs gehören u. a. die Toll-like-Rezeptoren (TLR) und c-type-Lektine. Die PRRs wiederum werden durch Bindung an evolutionär konservierte „pathogen-associated molecule patterns" (PAMPs) getriggert. PAMPs sind hochkonservierte Strukturmotive oder Moleküle von Mikroorganismen. Da PAMPs in metazoischen Organismen nicht vorkommen, ist auch für das native Immunsystem auf nichtklonaler Ebene eine Unterscheidung zwischen Selbst und Nichtselbst möglich.

Dass diese Interaktion auch bei der Auslösung von Autoimmunkrankheiten eine Rolle spielen kann, liegt nahe. Dabei sind grundsätzlich die folgenden Szenarien denkbar:

1. Die Präsenz eines bestimmten Mikroorganismus ist für die Erkrankung notwendig, dieser Mikroorganismus ist die Ursache der Autoimmunerkrankung. Ein Beispiel dafür ist das rheumatische Fieber, bei dem Antikörper gegen Streptokokkenantigene mit myokardialen Antigenen kreuzreagieren. Eine derartige Kreuzreaktion oder molekulare Mimikry ist wahrscheinlich in der Pathogenese einiger Autoimmunerkrankungen beteiligt.
2. Ein bestimmter Mikroorganismus kann eine Autoimmunerkrankung triggern. Das heißt, seine Gegenwart ist nicht unbedingt notwendig, aber er kann bei einem genetisch empfänglichen Individuum die Initiierung oder den Verlauf der Erkrankung beschleunigen und verstärken. Dies wurde in verschiedenen Tiermodellen gezeigt.
3. Es ist auch denkbar, dass ein bestimmter Mikroorganismus vor einer Autoimmunerkrankung schützen kann.

Die vorangehenden Ausführungen gelten nicht nur für pathogene Keime, auch die zur symbiotischen Mikrobiota gehörenden Mikroorganismen können an der Pathogenese von Autoimmunerkrankungen beteiligt sein.

B-Lymphozyten B-Zellen sind bei einem Teil der Autoimmunerkrankungen entscheidend an der Pathogenese beteiligt. Beispiele für Erkrankungen, bei denen von B-Zellen produzierte Autoantikörper den Organismus schädigen, sind der systemische Lupus erythematodes (SLE), die immunhämolytische Anämien, die idiopathische thrombozytopenische Purpura und verschiedene Vaskulitiden. Beim SLE ist die Immunkomplexbildung aus Antikörpern und Antigen für die Glomerulonephritis verantwortlich, bei immunhämolytischen Anämien bewirkt die Beladung von Erythrozyten mit Autoantikörpern Phagozytose und Lyse dieser Zellen mittels Komplementaktivierung. Dabei sind die B-Zellen Effektorzellen, die mit der Hilfe von $CD4^+$-T-Helfer-Zellen Autoantikörper produzieren, die B-T-Zell-Interaktionen sind unidirektional.

Klinisch zeigt sich aber auch bei durch T-Zellen vermittelten Autoimmunerkrankungen ein Effekt einer B-Zell-Depletion. B-Zellen müssen also über die Produktion von Autoantikörpern hinaus als Effektorzellen an der Pathogenese über bidirektionale B-T-Zell-Interaktionen beteiligt sein. B-Zellen sind notwendig für eine produktive $CD4^+$-T-Zell-Antwort, dabei ist eine kognitive Interaktion zwischen B- und T-Zelle notwendig. Hierbei präsentiert die B-Zelle ein (Auto-)Antigen und aktiviert damit erfolgreich eine naive, autoreaktive T-Zelle. Darüber hinaus produziert die B-Zelle Zytokine, die als Wachstumsfaktoren Autoimmunität regulieren.

TH1, TH2, TH17 und Treg $CD4^+$-T-Zellen Die von aktivierten Lymphozyten sezernierten Zytokine sind für die anhaltende Aktivierung verschiedenster immunkompetenter Zellen notwendig. Dabei werden von $CD4^+$-T-Helfer-Zellen unterschiedliche Muster von Zytokinen sezerniert: TH1-Zellen produzieren proinflammatorische Zytokine wie Interferon-γ, Lymphotoxin-α und Tumornekrosefaktor-α (TNF-α), während TH2-Zellen für die Sekretion von antiinflammatorischen Zytokinen wie Interleukin-4 und Interleukin-10 verantwortlich sind. Da Entzündung ein Schlüsselaspekt von autoimmunen Erkrankungen ist, kann aus diesem Muster abgeleitet werden, dass TH1-Zellen vermehrt eine Rolle bei Auslösung und Progression von Autoimmunität spielen, während TH2-Zellen protektiv sind. Dieses Konzept lässt sich nur teilweise experimentell bestätigen, aber die überzeugenden klinischen Erfolge der TNF-Blockade bei verschiedenen Autoimmunerkrankungen unterstreichen seine Bedeutung.

Die 2005 erstmalig beschriebenen TH17-$CD4^+$-T-Helfer-Zellen sezernieren ebenfalls ein charakteristisches Zytokinprofil (IL-17A, IL-17F, IL-21 und IL-22). Diese Zellen wirken wie die TH1-Zellen durch die sezernierten Zytokine proinflammatorisch und TH17-Zellen können experimentelle Autoimmunkrankheiten induzieren. Ihre Entdeckung war deswegen von großen therapeutischen Hoffnungen begleitet, entsprechende klinische Studien zeigen bei unterschiedlichen klinischen Autoimmunerkrankungen allerdings bisher nur gemischte Ergebnisse. Während ein Anti-IL12/23-Antikörper bei der relapsierenden multiplen Sklerose nicht wirksam war, zeigten sich bei der Psoriasis positive Ergebnisse, ebenso beim Morbus Crohn. Allerdings ist zu bemerken, dass IL-23 kein TH17-Zytokin, aber ein Schlüsselzytokin in der Produktion von IL-17 ist. Auch die Blockade von IL-17 bei der rheumatoiden Arthritis zeigte positive Auswirkungen, allerdings weniger ausgeprägt als eine TNF-Blockade.

Für die Verhinderung von Autoimmunerkrankungen ist die vierte T-Zell-Population der sog. regulatorischen T-Zellen (T_{reg}) wichtig. T_{reg}-Zellen sind meist $CD4^+CD25^+$-T-Zellen. Sie können sowohl im Thymus durch eine hochaffine Bindung an den TZR entstehen als auch in der Peripherie durch T-Zell-Aktivierung in der Gegenwart immunsuppressiver Zytokine. Während für die TH1-Zellen der Transkriptionsfaktor T-bet eine zentrale Rolle hat und für die TH2-Zellen GATA-3, ist für die T_{reg}-Zellen der Transkriptionsfaktor Foxp3 von größter Bedeutung. Dementsprechend entwickeln Foxp3-negative Mäuse eine tödliche autoimmune lymphoproliferative Erkrankung, und die Abwesenheit von T_{reg}-Zellen verstärkt verschiedene experimentelle Autoimmunerkrankungen, während ihre Gabe die Entstehung verhindern kann. Die durch T_{reg} ausgeübte Suppression wird über verschiedene Mechanismen vermittelt, wahrscheinlich ist der Kontakt über CTLA-4 (cytotoxic T-lymphocyte antigen 4, CD152) dabei der Kernmechanismus. T_{reg} kontrollieren in der Peripherie aktiv und dominant potenziell selbstreaktive T-Zellen, und Antigene, die selbstreaktive T-Zellen aktivieren, können auch T_{reg} stimulieren. Damit wird die Balance zwischen T_{reg}-Zellen und selbstreaktiven Effektorzellen dynamisch aufrecht erhalten. Experimentelle Ansätze, diese Balance zugunsten der T_{reg} zu verschieben, verhindern Autoimmunität, bislang gibt es aber noch keinen klinischen Einsatz. Allerdings konnte die klinische Wirksamkeit von T_{regs} im Sinne einer deutlich verminderten „graft versus host disease" bei haploidentischen Stammzelltransplantationen bereits gezeigt werden.

Monozyten/Makrophagen Bei jeder Entzündungsreaktion spielen Monozyten/Makrophagen eine Rolle. Auch bei diesem Zelltyp gibt es verschiedene Untereinheiten: klassisch aktivierte Makrophagen (M1) sind an der Abwehr einer Vielzahl von Bakterien, Protozoen und Viren beteiligt, während alternativ aktivierte Makrophagen (M2) antientzündliche Aktivität haben und regulatorische Makrophagen große Mengen von IL-10 sezernieren können. Entsprechend ihren vielfältigen Funktionen haben Makrophagen bei autoimmunen Erkrankungen sowohl protektive als auch pathogene Funktionen. Da sie neben den Granulozyten die wesentlichen Mediatoren in der Endstrecke der Entzündung sind, sind sie bedeutend für die Gewebedestruktion im Rahmen einer Autoimmunerkrankung verantwortlich.

Weitere Faktoren Eine präzise Steuerung der T-Zell-Antwort ist notwendig, um zu verhindern, dass eine anfänglich physiologisch sinnvolle Immunreaktion zu einer pathologischen Autoimmunantwort führt. Ein wichtiger Mechanismus ist dabei der programmierte Zelltod (Apoptose) antigenaktivierter Lymphozyten. Aktivierte T-Zellen exprimieren auf der Zelloberfläche einen Rezeptor (Fas, CD95), über den durch einen Liganden (CD95L, FasL) Apoptose ausgelöst werden kann. Defekte in dieser Signaltransduktion führen zu einer verminderten Elimination von potenziell selbstreaktiven T-Zellen und im Tiermodell zur Autoimmunkrankheit.

Die optimale Aktivierung von T-Zellen erfordert neben der antigenspezifischen Interaktion des TZR mit dem Peptid-MHC-Komplex weitere antigenunspezifische kostimulatorische Signale. Diese werden durch molekulare Interaktionen zwischen Rezeptoren auf T-Zellen (besonders CD28 und CTLA4/CD152) und ihren Liganden auf antigenpräsentierenden Zellen (CD80 und CD86) ausgelöst. Antigene, die ohne ausreichende CD80/CD86-Kostimulation präsentiert werden, induzieren keine produktive Immunantwort, sondern Toleranz. Über diese kostimulatorischen Moleküle können einerseits experimentell Autoimmunerkrankungen induziert und verstärkt werden, andererseits verhindert die Blockade der Kostimulation das Entstehen von Autoimmunität, ein Ansatz, der Eingang in klinische Studien gefunden hat.

Literatur

von Boehmer H, Melchers F (2010) Checkpoints in lymphocyte development and autoimmune disease. Nature Immunology 11:14–20

Chervonsky AV (2010) Influence of microbial environment on autoimmunity. Nature Immunology 11:28–35

Mariño E, Grey ST (2012) B cells as effectors and regulators of autoimmunity. Autoimmunity 45(5):377–87 doi:10.3109/08916934.2012.665527

Mathis D, Benoist C (2010) Levees of immunological tolerance. Nature Immunology 11:3–6

Morris GP, Allen PM (2012) How the TCR balances sensitivity and specificity for the recognition of self and pathogens. Nature Immunology 13:121–128

Murray PJ, Wynn TA (2011) Protective and pathogenic functions of macrophage subsets. Nature Reviews Immunology 11:723–737

Rosenblum MD, Gratz IK, Paw JS, Abbas AK (2012) Treating Human Autoimmunity: Current Practice and Future Prospects. Science Translational Medicine 4:125sr1

Steinman L (2010) Mixed results with modulation of TH-17 cells in human autoimmune diseases. Nature Immunology 11:41–44

Wing K, Sakaguchi S (2010) Regulatory T cells exert checks and balances on self tolerance and autoimmunity. Nature Immunology 11:7–13

80 Juvenile idiopathische Arthritis

H.-I. Huppertz, G. Horneff, F. Zepp

Definition Die juvenile idiopathische Arthritis (JIA) ist eine der bedeutendsten chronischen Krankheiten des Kindes- und Jugendalters. Sie umfasst eine Gruppe von Erkrankungen, die alle durch eine chronische Arthritis unbekannter Ursache charakterisiert sind. Durch die Entzündung der Synovialis eines oder mehrerer Gelenke, unter Umständen auch der periartikulären Strukturen, kommt es zunächst zur Bewegungseinschränkung; bei Persistenz der Erkrankung später zur Knorpel- und Knochenerosion. Relevante Spätfolgen können Behinderung, Rollstuhlpflichtigkeit, Verkrüppelung bei fixierten Fehlstellungen, Kontrakturen, regionale Wachstumsstörung und/oder Minderwuchs sein. Auch eine extraartikuläre Beteiligung ist nicht selten und kann zu Organschäden führen, z. B. an Herz, Leber oder Augen mit Sehstörung bis zur Erblindung. Ein tödlicher Ausgang ist bei adäquater Therapie heute sehr selten.

Klassifikation Aufgrund der historischen Entwicklung sind 3 zum Teil überlappende Klassifikationen in Gebrauch, die die Erkrankung wie folgt bezeichnen (■ Tab. 80.1):

- Juvenile chronische Arthritis (JCA) (Europäische Rheumagesellschaft; EULAR)
- Juvenile rheumatoide Arthritis (JRA) (Amerikanische Rheumagesellschaft; ACR) oder
- Juvenile idiopathische Arthritis (JIA) (Internationale Rheumaliga; ILAR)

Die diagnostischen Kriterienkataloge unterscheiden sich durch Einschluss oder Ausschluss einzelner Formen der chronischen Arthritis wie auch in der Definition des Begriffs „chronisch" (6 Wochen bzw. 3 Monate anhaltende Arthritis).

Die Abgrenzung verschiedener JIA-Subgruppen ist sinnvoll, weil sich Behandlung, mögliche Komplikationen und Prognose in den einzelnen Gruppen deutlich unterscheiden. Auch zur Durchführung von Studien und der Vergleichbarkeit der Patientendaten ist die Wahl einer Klassifikation bedeutsam. Der vorliegende Text verwendet die modernste Liste der JIA der Internationalen Rheumaliga, die Originalliteratur hat zum Teil aus historischen Gründen andere Klassifikationen benutzt.

Epidemiologie Die JIA ist die häufigste chronisch-entzündliche Gelenkerkrankung im Kindes- und Jugendalter. Zuverlässige epidemiologische Daten für Deutschland stehen bislang nicht zur Verfügung. Die Prävalenz wird mit 16–150 auf 100.000 Kinder angegeben. Berücksichtigt man primär nur das Symptom „Arthritis", ergeben sich bis zu 400 betroffene Kinder auf 100.000. Die Inzidenz der JIA wird mit 2–20:100.000 angegeben. Insgesamt sind Mädchen doppelt so häufig betroffen wie Jungen, was besonders die frühkindlichen Oligoarthritis, in geringerem Maße auch die Polyarthritis betrifft. Der Altersgipfel des Krankheitsbeginns liegt zwischen 1 und 3 Lebensjahren. Die Erkrankung kommt weltweit vor, die frühkindliche Oligoarthritis ist aber in nichtkaukasischen Populationen seltener.

Pathogenese Die Ursache der JIA ist unbekannt. Es handelt sich um eine Gruppe von Autoimmunkrankheiten, die durch externe Faktoren wie Infektionserreger oder Fremdantigene angestoßen werden kann und bei entsprechender genetischer Prädisposition über eine Störung der Toleranz gegenüber Selbst einen chronischen Verlauf nimmt. Nach dem initialen Ereignis entwickelt sich eine Entzündung der Synovialis mit Gefäßeinsprossungen und Hyperämie, Verbreiterung der Synovialmembran durch Proliferation synovialer fibroblastärer Deckzellen und Infiltration mit Granulozyten, Lymphozyten und Makrophagen.

Nach der Initialphase überwiegen bei Weitem die infiltrierenden mononukleären Zellen. Diese exprimieren überwiegend TH1-Zytokine wie Interferon-γ und Tumornekrosefaktor-α (TNF-α). Die Zerstörung des Gelenks durch die Entzündung erfolgt meist erst nach längerem Verlauf durch die Ausbildung eines Pannus, ein über und unter dem Gelenkknorpel wachsendes aggressives Gewebe, das den Knorpel bleibend schädigt (■ Abb. 80.1).

Bei der systemischen Form (Morbus Still) finden sich bevorzugt Zeichen einer autoinflammatorischen Pathogenese mit verstärkter Expression von Interleukin-6 (IL-6).

Verschiedene Infektionserreger sind mit der Entwicklung der JIA assoziiert worden, darüber hinaus auch bakterielle Produkte und Stress-Proteine (Heat-shock-Proteine). Es wird diskutiert, dass über ein molekulares Mimikry eine Durchbrechung der Selbsttoleranz mit konsekutiver Ausbildung der Autoimmunreaktion induziert wird. Auch seelische Traumata sind mit Beginn und Verschlechterung der Erkrankung assoziiert worden.

Die Mehrzahl der Untersuchungen fand zwar ein Überwiegen von TH1-Zellen, aber gleichzeitig auch eine hohe IL-4-Expression. Die Balance zwischen regulatorischen T-Zellen, die Toleranz vermitteln, und proinflammatorischen TH17-Zellen, die sich zu TH1-Zellen weiter entwickeln, ist zugunsten letzterer verschoben. Die Interaktion von HLA-Gen-exprimierenden Makrophagen, hypothetischem Antigen und aktivierten T-Zellen steuert die Sekretion von proinflammatorischen Zytokinen wie TNF-α, IL-1 und IL-6.

Die Beobachtungen, dass Patienten unterschiedlicher Subgruppen der JIA gehäuft bestimmte T-Zell-Rezeptor-Polymorphismen und eine klonale Expansion bestimmter Vβ-Ketten aufweisen, stützen die These einer genetisch determinierten Disposition. Verschiedene Autoantikörper wurden beschrieben, darunter (im Vergleich zum systemischen Lupus erythematodes) niedrigtitrige antinukleäre Antikörper (ANA) mit unbekannter Spezifität, Rheumafaktoren (RF) und Antikörper gegen zyklisches citrulliniertes Peptid (CCP). RF und CCP finden sich überwiegend bei der Rheumafaktor-positiven Polyarthritis. Komplement kann aktiviert werden, und gelegentlich können zirkulierende Immunkomplexe nachgewiesen werden. Viele weitere immunologische Mechanismen wie Apoptosedefekte oder die Monozytenmediatoren MRP8 und -14 sind als bedeutsam für die Pathogenese diskutiert worden.

Die Entzündung führt zur periartikulären Infiltration und zum Erguss im Gelenk, was klinisch als Schwellung des Gelenks imponiert und als „Arthritis" bezeichnet wird. In der Folge entwickeln die Patienten Gelenkschmerzen, die in entspannter Gelenkhaltung am geringsten sind, zur Schonung des betroffenen Gelenks und zur zunächst schmerzbedingten, später fixierten Bewegungseinschränkung und schließlich zu Kontrakturen, Muskelatrophie, Osteoporose, Gelenkfehlstellungen und asymmetrischem Wachstum führen.

Obwohl das Gelenk und periartikuläre Weichteile wie Sehnenansätze, Sehnenscheiden und Bänder die Hauptziele der Entzün-

G.F. Hoffmann, M.J. Lentze, J. Spranger, F. Zepp (Hrsg.), *Pädiatrie*,
DOI 10.1007/978-3-642-41866-2_80, © Springer-Verlag Berlin Heidelberg 2014

Tab. 80.1 Klassifikationen des kindlichen Rheumas[a]

ACR Juvenile rheumatoide Arthritis (JRA)	EULAR Juvenile chronische Arthritis (JCA)	ILAR Juvenile idiopathische Arthritis (JIA)
Systemische Arthritis	Systemische Arthritis	Systemische Arthritis
Polyarthritis (PolyA)	Polyarthritis	RF-negative Polyarthritis RF-positive Polyarthritis
Oligoarthritis[c] (pauciartikuläre Erkrankung)	Oligoarthritis[c]	Oligoarthritis persistierend[b] ausgedehnt[b]
	Juvenile ankylosierende Spondylitis	Arthritis assoziiert mit Enthesopathie
	Psoriasisarthritis	Psoriasisarthritis
		Arthritis, die keiner oder mehr als einer Subgruppe zuzuordnen ist
Ausgeschlossen sind die Spondylarthropathien und die Psoriasisarthritis	Ausgeschlossen ist die RF-positive Polyarthritis (sog. „juvenile rheumatoide Arthritis")	

ACR American College of Rheumatology (früher American Rheumatism Association, ARA); *EULAR* European League against Rheumatism; *ILAR* International League of Associations for Rheumatology; *RF* Rheumafaktor.

[a] Der Patient ist bei Beginn der Erkrankung 16 Jahre oder jünger. Es muss eine Arthritis in mindestens einem Gelenk vorhanden sein. Die Chronizität wird bei der JCA definiert als Mindestdauer kontinuierlicher Arthritis von 3 Monaten, die anderen beiden Klassifikationen fordern mindestens 6 Wochen.

[b] Persistierend heißt, dass zu keinem Zeitpunkt mehr als 4 Gelenke betroffen waren. Wenn nach den ersten 6 Monaten mehr als 4 Gelenke von der Arthritis betroffen sind, spricht man von ausgedehnter Arthritis.

[c] Manchmal wird auch zwischen früh beginnender (Typ I) und spät beginnender Oligoarthritis (Typ II) unterschieden. Erstere ist die mädchenwendige frühkindliche Oligoarthritis mit dem Risiko der Uveitis, Letztere beginnt meist nach dem 8. Lebensjahr und ist heterogen.

dung sind, ist die JIA grundsätzlich eine systemische Erkrankung, die unter der Kontrolle des fehlgeleiteten Immunsystems steht. Dementsprechend geht die Krankheit nicht selten auch mit Fieber und dem Übergreifen der Entzündung auf weitere Gewebe- respektive Organstrukturen einher, z. B. das Auge oder das Herz.

Genetik Eine Vielzahl von Untersuchungen zur Assoziation der JIA mit HLA-Strukturen hat bisher nicht zur Definition eines eindeutigen Risikoprofils geführt. Assoziationen bestehen zum Klasse-I-Antigen A2 und zu den Klasse-II-Antigenen DR5, -6 und -8. Das mit der rheumatoiden Arthritis (RA) des Erwachsenen assoziierte DR4 hat statistisch gesehen eine protektive Wirkung für die frühkindliche Oligoarthritis und kommt gehäuft bei der Rheumafaktor-positiven Polyarthritis vor, die einer bereits im Jugendalter beginnenden RA entspricht. Das Klasse-I-Merkmal B27 stellt für die mit Enthesitis assoziierte Arthritis einen wesentlichen Risikomarker dar (▶ Kap. 81).

In nicht HLA B27-positiven Familien ist das Auftreten einer JIA über mehrere Generationen sehr selten. Zwei oder mehr Geschwister sind selten betroffen; wenn dies doch auftritt, ähneln sich Manifestationsalter und -art bei den Geschwistern. Dies wird auf den genetischen Hintergrund als Voraussetzung der Krankheitsentstehung zurückgeführt.

Für „Nicht-HLA-Gene" wurden Assoziationen einzelner JIA-Subgruppen mit Polymorphismen verschiedener Zytokine und Zytokinrezeptoren beschrieben. Weitere Assoziationen bestehen zu Autoimmunerkrankungen, wie dem insulinpflichtigen Diabetes mellitus, dem selektiven IgA-Mangel, dem Deletionssyndrom 22q mit erhaltener T-Zell-Funktion sowie der Trisomie 21 und dem Ullrich-Turner-Syndrom. Es ist das Ziel der genetischen Forschung, in der Zukunft das Erkrankungsrisiko für eine bestimmte Subgruppe, wie auch das Ansprechen auf bestimmte Therapieformen, aus dem genetischen Profil der Patienten ableiten zu können.

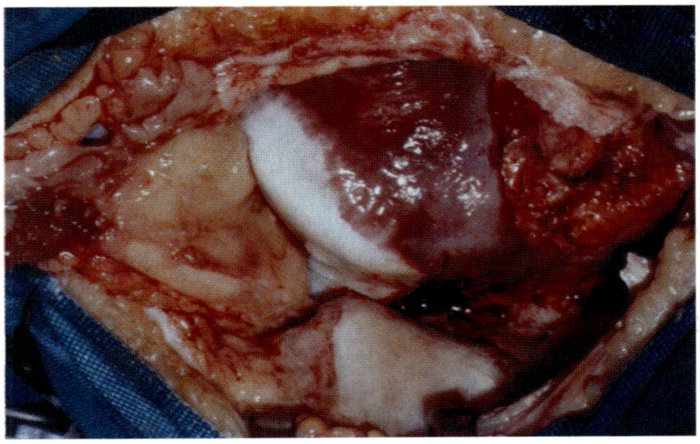

Abb. 80.1 Operationssitus des Kniegelenks eines Jugendlichen mit JIA bei Synovektomie. Der vaskularisierte Pannus wächst über den glänzenden Gelenkknorpel und zerstört damit das Gelenk

Klinische Symptome

Einteilung und allgemeine Beschwerden Man unterscheidet 3 wichtige Krankheitsbilder:

- Oligoarthritis (<5 Gelenke)
- Polyarthritis (>4 Gelenke)
- Systemischer Beginn (Morbus Still)

Die ILAR-Klassifikation unterscheidet 7 Kategorien (Tab. 80.2).

Der Krankheitsbeginn kann je nach Subgruppe und Patient sehr unterschiedlich sein. Die Eltern berichten von Gelenkschwellung, Humpeln oder Laufunlust, besonders in den Morgenstunden. Manchmal wird ein plötzlicher Beginn der Symptome angegeben; in einem Teil dieser Fälle weist das Ausmaß von Kontrakturen, Mus-

Tab. 80.2 Klassifikation des kindlichen Rheumas (juvenile idiopathische Arthritis)[a]

	Subgruppe[b]	Alter, überwiegendes Geschlecht	Klinik	Labor	Kommentar
1	Persistierende Oligoarthritis (Frühkindliche Oligoarthritis)	1–5 Jahre, Mädchen	Arthritis in Knie-, Sprung- und Ellenbogengelenken	ANA	Gefahr der chronischen Iridozyklitis, sonst gute Prognose
2	Oligoarthritis, die in Polyarthritis übergeht	1–5 Jahre, Mädchen	Übergang in Polyarthritis meist nach 1–2 Jahren	ANA	Verschlechterung der artikulären Prognose durch Polyarthritis
3	Rheumafaktor-negative Polyarthritis	Gipfel im Vorschulalter	Initial oft viele große Gelenke und einige kleine betroffen	ANA	Prognose kann gut sein, Gefahr durch Iridozyklitis
4	Rheumafaktor-positive Polyarthritis	Ab 10 Jahre, Mädchen	Frühzeitige Gelenkerosion möglich, besonders Handgelenke und Hüftgelenke, Rheumaknötchen	RF, ANA	Im Jugendalter beginnende Rheumatoide Arthritis des Erwachsenen; Prognose schlechter als Nr. 3
5	Systemische Arthritis	Jedes Lebensalter	Fieber, Ausschlag, Leber-/Milz-/Lymphknotenschwellung, Perikarderguss	Keine Autoantikörper	Chronische Arthritis für Diagnose erforderlich; oft ungünstige Prognose
6	Psoriasisarthritis	Jedes Lebensalter	Oligo- oder Polyarthritis und Schuppenflechte oder psoriasisartige Veränderungen	ANA	Prognose ungünstiger als bei Nr. 1 und Nr. 3
7	Enthesitisassoziierte Arthritis	Ab Schulalter, Jungen	Periphere Arthritis untere Extremität und Entzündung von Sehnenansätzen und Sehnenscheiden	HLA-B27	Aortitis und akute Iridozyklitis möglich; zum Teil mit der juvenilen Spondyloarthritis identisch

[a] Die Einteilung in die 3 Gruppen Oligoarthritis, Polyarthritis und Morbus Still sollte 6 Monate nach Krankheitsbeginn erfolgen. Die weitere Klassifizierung kann sich mit Auftreten neuer Symptome ändern (z. B. Übergang von Nr. 1 in Nr. 2).

[b] Die Originalklassifikation enthält noch eine weitere Gruppe, bei der die Erkrankung keiner Subgruppe oder mehr als einer zugeordnet werden kann.

kelatrophie oder Wachstumsstörungen allerdings auf einen schleichenden Verlauf mit schon länger zurückliegender Manifestation hin. Bei Polyarthritis werden häufig auch Müdigkeit, Gereiztheit und Leistungsknick berichtet. Patienten, die an der systemischen Form erkranken, klagen hingegen evtl. nur über plötzlich beginnende hohe Fieberschübe. Nicht selten muss der Beginn der JIA retrospektiv vorverlegt werden, weil die Symptome verkannt oder in einem elterlichen oder iatrogenen Kausalitätsbedürfnis einem inadäquaten Trauma angelastet wurden.

Spezifische Gelenkbefunde Bei der körperlichen Untersuchung ist neben dem allgemeinen pädiatrischen Status ein vollständiger Gelenkstatus zu erheben (Abb. 80.2). Das Leitsymptom der JIA ist die Arthritis, definiert durch Schwellung, Erguss und/oder schmerzhafte Bewegungseinschränkung in mindestens einem Gelenk. Oft besteht zudem eine Druckschmerzhaftigkeit des Gelenks. Meist sind die entzündeten Gelenke überwärmt; eine Rötung ist sehr selten. Bei einigen Kindern kontrastieren ausgeprägte Gelenkbefunde und ein nur geringes Beschwerdebild. Bei anderen Kindern und Jugendlichen überrascht die geringe objektive Symptomatik, nachdem man das Ausmaß der subjektiv empfundenen Beschwerden gehört hat. Im Allgemeinen klagen jüngere Kinder seltener und scheinen weniger beeinträchtigt als ältere.

Ein adäquates, die objektiven Befunde erklärendes Trauma muss ausgeschlossen sein.

Alle peripheren Gelenke einschließlich des Kiefergelenks (Temporomandibulargelenk) und die kleinen Gelenke der Halswirbelsäule können betroffen sein und sollten auch untersucht werden.

Bei der frühkindlichen Oligoarthritis findet sich häufig eine asymmetrische Arthritis unter Betonung der unteren Extremitäten und unter Einschluss eines oder beider Kniegelenke (Abb. 80.3). Bei der Polyarthritis sind meist die kleinen Fingergelenke (mit-)betroffen. Klinisch bestehen symmetrische spindelförmige Auftreibungen der proximalen Interphalangealgelenke (PIP) mit Erguss und Bewegungseinschränkung der Metakarpophalangealgelenke (MCP) (Abb. 80.4). Bei der Psoriasisarthritis können gelegentlich die distalen Interphalangealgelenke (DIP) oder ein isoliertes kleines Fingergelenk betroffen sein. Sehr charakteristisch ist die Daktylitis, bei der die Schwellung der periartikulären Weichteile eines Zehen- oder Fingergelenks die Gelenkgrenzen überschreitet und sich die darüber gelegene Haut livide verfärbt; dies kann sich bis zum Strahlbefall ausdehnen (Abb. 80.5).

Die Diagnose Psoriasisarthritis wird nach der Vancouver-Klassifikation bei Arthritis mit Schuppenflechte oder bei Arthritis mit 3 von 4 weiteren Befunden gestellt (Tüpfelnägel oder Onycholyse, Familienanamnese positiv für Schuppenflechte, psoriasisartiger Hautausschlag, Daktylitis) (Abb. 80.6).

Eine spontane Schmerzangabe kann bei Kindern fehlen, beim Versuch der passiven Bewegung fällt aber meist der schmerzhaft eingeschränkte Bewegungsumfang auf. Synoviale Aussackungen sind an verschiedenen Gelenken möglich und werden am Knie als popliteal gelegene Baker-Zyste bezeichnet. Bei hoher Entzündungsaktivität kann eine Baker-Zyste auch rupturieren und die Synovialflüssigkeit in die Wade entleeren, was mit starken Schmerzen und dem klinischen Bild ähnlich einer Thrombose einhergehen kann. Bei der

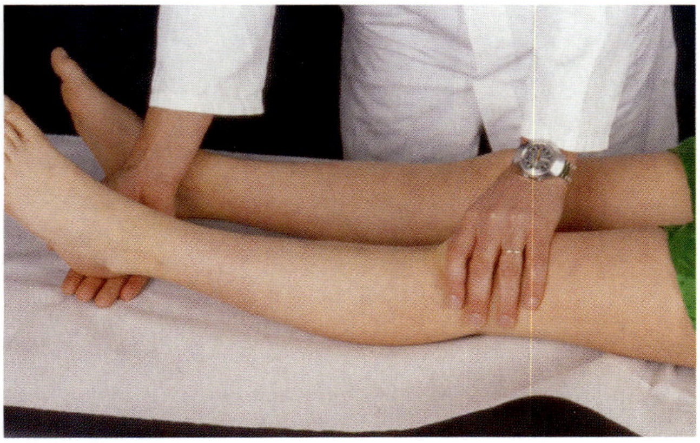

Abb. 80.2 Untersuchung des linken Kniegelenks auf Überstreckbarkeit. Der Bewegungsumfang wird gemessen nach der Neutral-Null-Methode. Der normale Bewegungsumfang eines Kleinkindes im Knie beträgt in Beugung/Streckung 170°–0°–10°, was bedeutet, dass eine Beugung bis zu 170° und eine Überstreckung bis zu 10° möglich sind. Bei diesem 11-jährigen Jungen betrug der Bewegungsumfang 160°–0°–5°

systemischen Verlaufsform der JIA entwickeln sich derartige Aussackungen häufig am Schultergelenk.

Weiterhin typisch ist die Steifheit der betroffenen Gelenke nach einer Ruhepause. Nach dem Nachtschlaf wird dieser Befund als Morgensteifheit bezeichnet. Diese kann in schweren Fällen über mehrere Stunden anhalten. Fieber, Gewichtsverlust und Minderwuchs treten bei der systemischen Form oder schwerer Polyarthritis auf und sind Ausdruck hoher Krankheitsaktivität.

Folgende typische Gelenkfehlstellungen können sich im Krankheitsverlauf entwickeln:

- Am Kniegelenk Achsenfehlstellung mit Dorsalverlagerung der Tibia und evtl. Valgisierung
- Am Sprunggelenk bei fehlendem Abrollen Valgusstellung des Kalkaneus
- Am Handgelenk ulnare Deviation bei Hypoplasie der distalen Ulna mit Bajonettstellung (Abrutschen der Hand nach volar) und bei eingeschränkter Dorsalextension des Handgelenks kompensatorischer Hyperextension der MCP (Abb. 80.7)
- An den Fingern Schwanenhalsdeformität (Hyperextension im PIP und Beugekontraktur in DIP des gleichen Fingers) und Knopflochdeformität (Hyperextension des DIP und Beugekontraktur des PIP des gleichen Fingers)
- Am Fuß Planovalgus- und/oder Hallux-valgus-Deformität und Sub-/Superduktion der kleinen Zehen, evtl. auch mit Ausbildung einer Hammerzehe. Beim sog. rheumatischen Fuß mit Entzündung multipler synovialer Strukturen kann es bei langfristiger Entlastung zur Größenminderung aller Strukturen kommen
- Am Kiefergelenk bei Mundöffnung Abweichen des Unterkiefers zur betroffenen Seite und Verbleiben des Kieferköpfchens in der Gelenkpfanne mit Unterkieferhypoplasie. Bei beidseitigem Befall mit Einschränkung der Mundöffnung und Überbiss findet man nicht selten trotz geringer Beschwerdeangabe eine fortgeschrittene Zerstörung der Kieferköpfchen.

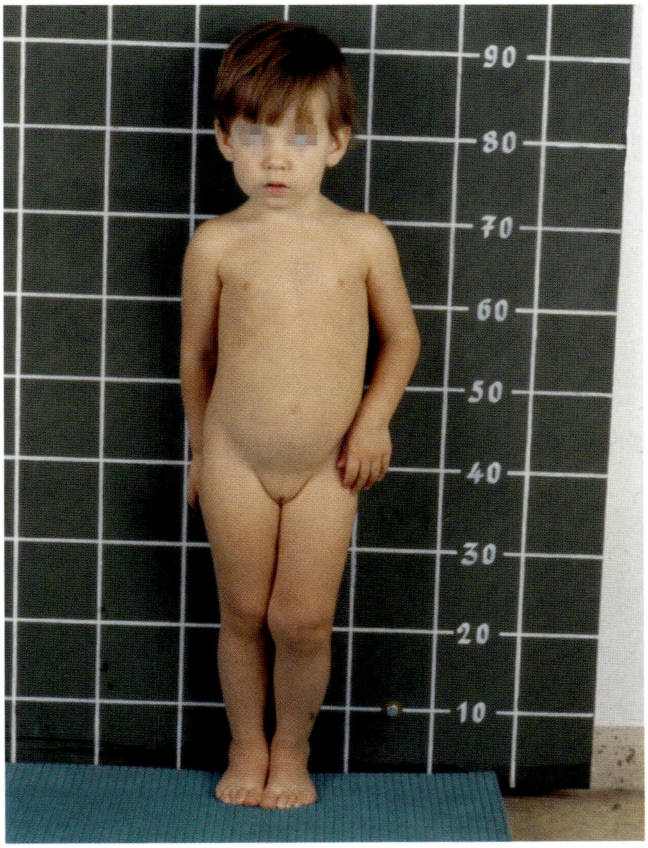

Abb. 80.3 Zwei Jahre altes weibliches Kleinkind mit frühkindlicher Oligoarthritis. Arthritis des linken Kniegelenks (Beugung/Streckung wie 120°–20°–0°) und des linken Ellenbogengelenks (Beugung/Streckung 120°–30°–0°). Man sieht den konsekutiven Beckenschiefstand, der zur LWS/BWS-Skoliose geführt hat, und den Schulterhochstand links mit nachfolgender HWS-Skoliose und drohender Gesichtsskoliose

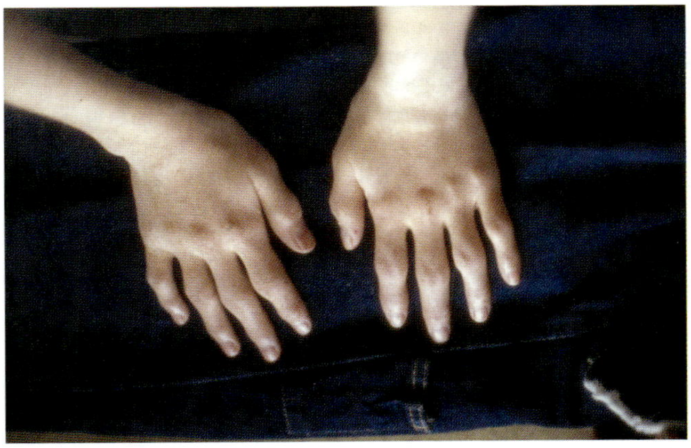

Abb. 80.4 Schwere Polyarthritis eines 12 Jahre alten Mädchens mit spindelförmiger Auftreibung der PIP, Streckhemmung der Finger, Erguss der Handgelenke mit ulnarer Deviation rechts ausgeprägter als links. Die Atrophie der kleinen Handmuskeln verstärkt den Eindruck der Schwellungen

Weitere Befunde am Bewegungsapparat Weitere pathologische Befunde am Bewegungsapparat sind:

- Tenosynovitis meist der Extensorsehnen am Handgelenk und am Fußrücken
- Enthesopathie (Entzündung der Sehnenansätze) meist der Achillessehne am Kalkaneus oder der Plantaraponeurose an Kalkaneus oder Metatarsale I
- Lokalisierte Wachstumsstörung durch entzündungsbedingte Luxusperfusion der Wachstumsfuge mit zunächst Wachstums-

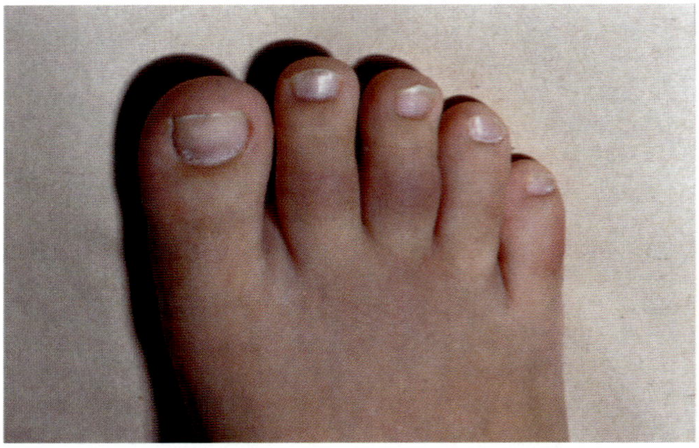

Abb. 80.5 Daktylitis der Zehen 2 und 3 bei einem 10 Jahre alten Jungen mit enthesitisassoziierter Arthritis

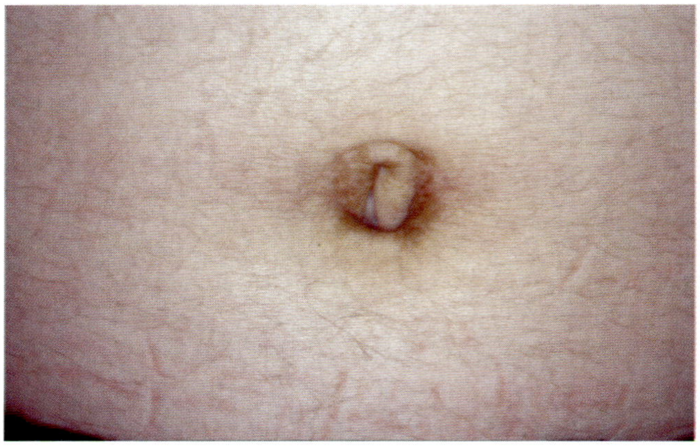

Abb. 80.6 Psoriasisartige Veränderung im Nabelbereich eines 14 Jahre alten Jungen mit Polyarthritis, Tüpfelnägeln und einer Mutter mit Schuppenflechte

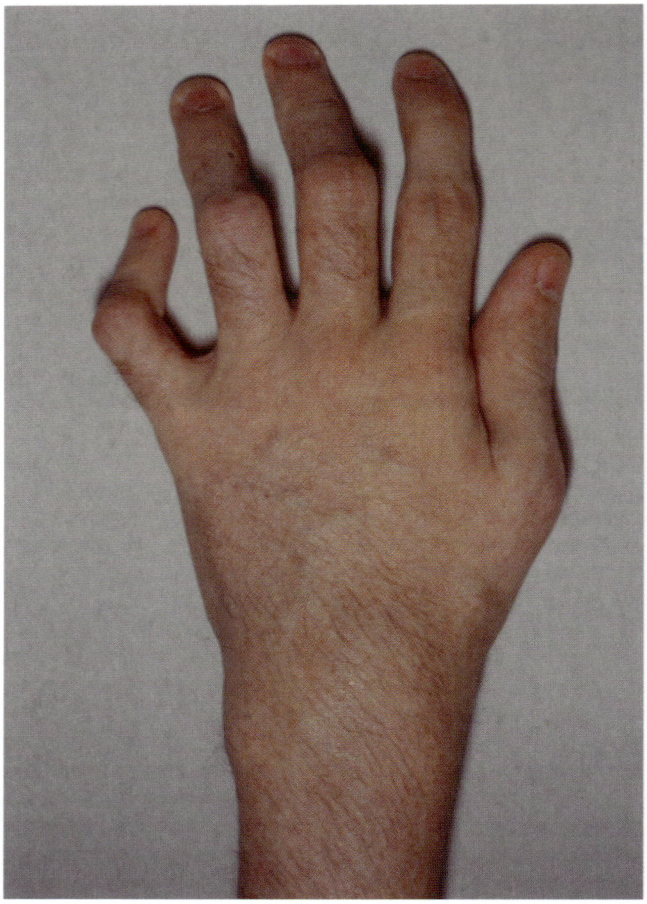

Abb. 80.7 Linke Hand eines 17-jährigen jungen Mannes mit einer Vorgeschichte von 13 Jahren Polyarthritis. Man sieht die Schwellung des Handgelenks, die Knopflochdeformität der Finger III–V, die Schwanenhalsdeformität des Zeigefingers und die Beugekontraktur im MCP-Gelenk des Daumens

beschleunigung und später vorzeitigem Fugenschluss mit verkürzter Endlänge des betroffenen Knochens, was zur Beinlängendifferenz und Skoliose führen kann. Die Entzündung des Kiefergelenks kann zur Mikrogenie mit Mandibulahypoplasie und Gesichtsasymmetrie führen
- Minderwuchs besonders bei der systemischen Form der JIA mit hoher lang dauernder Krankheitsaktivität
- Verminderte Knochendichte mit erhöhtem Frakturrisiko z. B. der Wirbelkörper

Extraartikuläre Organe Eine Beteiligung fast aller extraartikulären Organe ist beschrieben worden. Typische Befunde sind:
- Rheumaknötchen über Druckpunkten wie dem Olekranon, meist bei Rheumafaktor-positiver Polyarthritis
- Herzbeteiligung, meist bei systemischer Form als Perikarditis unterschiedlicher Ausprägung vom klinisch silenten Perikarderguss bis hin zur Herzbeuteltamponade
- Hepatosplenomegalie, oft mit Lymphadenopathie, meist bei systemischer Form
- Lachsfarbener stammbetonter Hautausschlag während hohen Fiebers bei der systemischen Form
- Vaskulitis der Haut besonders bei der Rheumafaktor-positiven Polyarthritis
- Augenbeteiligung als akute oder chronische Iridozyklitis. Die chronische Iridozyklitis tritt in bis zu 40 % der Fälle von frühkindlicher Oligoarthritis auf. Sie ist klinisch meist zunächst stumm ohne Rötung oder Schmerzen, eine Visusminderung macht sich erst spät bemerkbar, die Kleeblattiris durch hintere Synechien ist ein Spätzeichen. Die meist einseitige akute Iridozyklitis mit Schmerzen, Lichtscheu, Tränenfluss und starker Rötung findet sich nicht selten bei der mit Enthesitis verbundenen Arthritis bzw. der HLA-B27-assoziierten juvenilen Spondyloarthritis.

Systemischer Beginn Bei systemischem Beginn finden sich initial hektisches Fieber, ein rumpfbetonter lachsfarbener Hautausschlag, besonders zu Zeiten des Fiebers, Lymphknoten- und Organschwellung und ein Perikarderguss. „Hektisch" meint in diesem Zusammenhang, dass täglich 1- oder 2-mal hohes Fieber auftritt mit spontaner Entfieberung und Intervallen ohne Fieber, in denen der Patient häufig wenig beeinträchtigt erscheint. Meist kommt es erst im weiteren Verlauf dieser Form der JIA zur Arthritis, so dass die Diagnose „JIA" vorher zwar vermutet, aber erst nachträglich gesichert werden kann.

Diagnose

Klinische Befunde Die Diagnosestellung nach den ILAR-Kriterien erfordert das Vorhandensein einer chronischen Arthritis (Dauer mindestens 6 Wochen) in mindestens einem Gelenk, Krankheitsbeginn vor dem 16. Lebensjahr und den Ausschluss anderer Erkrankungen. Eine Arthritis wird klinisch mit Schwellung, Erguss oder schmerzhafter Bewegungseinschränkung nachgewiesen. Die traumatische Genese dieser Befunde muss ausgeschlossen sein. Wird ein Trauma ursächlich angenommen, muss dieses adäquat für den klinischen Befund sein, d. h. es muss den Schaden am Gelenk hinreichend erklären.

Die Diagnose einer JIA sollte im Verlauf der Betreuung von einem Kinder- und Jugendrheumatologen bestätigt werden.

Bei der systemischen Verlaufsform der Arthritis kann die Diagnose bei typischer Manifestation mit Fieber und Hautausschlag vermutet werden; die endgültige Diagnose kann aber erst gestellt werden, wenn sich eine chronische Arthritis manifestiert hat. Folgt keine Arthritis, spricht man im deutschen Schrifttum auch von Morbus Wissler, eine Entität, die auf die systemische Steroidtherapie gut anspricht und in der Regel in Remission bleibt.

Innerhalb der ersten 6 Krankheitsmonate erfolgt die Differenzierung in Oligoarthritis (≤4 betroffene Gelenke), Polyarthritis (≥5 Gelenke) und systemischen Beginn (Morbus Still).

Im Vergleich zu Anamnese, Befund und klinischer Einschätzung sind labormedizinische Parameter, apparative und bildgebende Verfahren in der Primärdiagnostik von nachgeordneter diagnostischer Bedeutung.

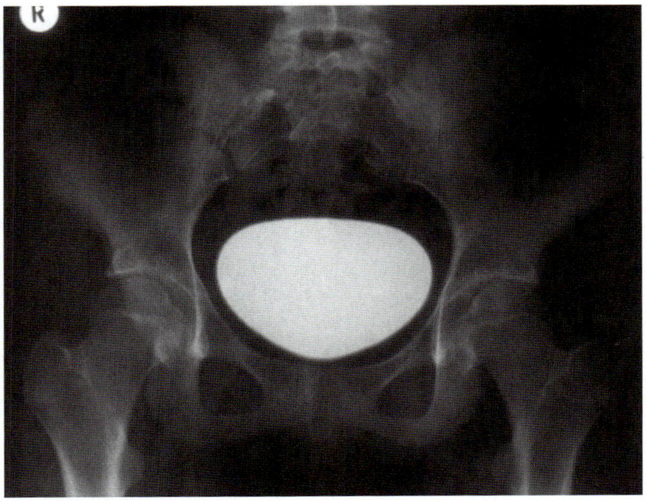

Abb. 80.8 Röntgenübersichtsaufnahme des Beckens eines 13 Jahre alten Mädchens mit schwerer Polyarthritis und Zerstörung beider Hüftgelenke. Man sieht die Gelenkspaltverschmälerung, Randsklerose, Epiphytenbildung und Entrundung der Femurepiphyse rechts ausgeprägter als links

Laboruntersuchungen Laboruntersuchungen können folgenden Zwecken dienen:

- Ausschluss infektiöser oder parainfektiöser Ursachen (z. B. Lyme-Arthritis, Parvovirus-Infektion)
- Ausschluss von Immundefekten wie Antikörpermangelsyndromen
- Einordnung der Verlaufsform: Rheumafaktor (2 positive Bestimmungen im Abstand von mindestens 3 Monaten), antinukleäre Antikörper (ANA) und HLA B27)
- Nachweis der Entzündung und Abschätzung der Wirkung der Therapie: C-reaktives Protein (CRP), Blutsenkungsgeschwindigkeit und Blutbild: ein unauffälliges Ergebnis schließt eine JIA keinesfalls aus
- Ausschluss vorbestehender Schäden und Abschätzung von Nebenwirkungen der Therapie: Leber- und Nierenwerte u. a. Es werden Ausgangswerte bestimmt und Verlaufsuntersuchungen durchgeführt. Man hat entsprechend den Empfehlungen für erwachsene Patienten mit RA versucht, Intervalle festzulegen, wie häufig Laborwerte unter der Therapie zu bestimmen sind. Wenn ein stabiler Zustand erreicht ist und keine komplizierenden Faktoren hinzutreten, sind Kontrollen alle 3–6 Monate ausreichend.

Die Analyse der Synovialflüssigkeit (Erregeranzucht, Zellzahl und -art, Eiweißkonzentration) dient neben der Blutkultur dem Ausschluss einer septischen Arthritis. PCR-Untersuchungen sind für mehrere Infektionserreger in der Synovialflüssigkeit beschrieben, ersetzen aber nicht die Erregeranzucht bei der septischen Arthritis oder die Serologie bei der Lyme-Arthritis.

Bildgebung Es werden folgende bildgebende Verfahren eingesetzt:

- In der Initialphase erfolgt eine konventionelle Röntgenaufnahme des (am meisten) betroffenen (großen) Gelenks in 2 Ebenen oder einer Hand im anteroposterioren Strahlengang. Im Verlauf kann eine Progression z. B. an Hand- oder Hüftgelenk röntgenologisch abgelesen werden (Abb. 80.8).
- Die Sonografie kann einen Erguss an schwer zugänglichen Gelenken wie dem Hüftgelenk nachweisen und Tenosynovitis, synoviale Aussackungen, Periostabhebungen und Kortikalisdefekte entdecken oder näher charakterisieren (Abb. 80.9). Mittels Doppler-Sonografie kann die Entzündung nachgewiesen werden. Die Sonografie stellt keinen Ersatz für eine korrekte physikalische Untersuchung dar.
- Die Echokardiografie ist die Methode der Wahl zum Nachweis eines Perikardergusses.
- Die Kernspintomografie wird in der Differenzialdiagnose der Monarthritis und bei speziellen Fragestellungen wie z. B. der Sakroiliitis und bei regionalen Schmerzverstärkungssyndromen eingesetzt. Sie hat die diagnostische Arthroskopie weitgehend überflüssig gemacht.

Computertomografie und Knochenszintigrafie sind in der Diagnostik von geringem Wert.

Differenzialdiagnose Da die JIA eine „Ausschlussdiagnose" ist, muss bei jeder Vorstellung des Patienten die Diagnose überprüft werden. Das gilt insbesondere dann, wenn neue oder ungewöhnliche Symptome aufgetreten sind, die für eine andere spezifische Diagnose sprechen, z. B. einen systemischen Lupus erythematodes oder eine chronisch-entzündliche Darmerkrankung. Abhängig vom klinischen Befund müssen unterschiedliche Differenzialdiagnosen erwogen werden. Besonders breit ist das Spektrum bei der Monarthritis. Die chronische Polyarthritis kann in Kenntnis der Anamnese eine Blickdiagnose sein. Der Morbus Still gehört zur Differenzialdiagnose des Fiebers unklarer Ursache. Tab. 80.3 zeigt eine Auswahl wichtiger Differenzialdiagnosen.

Es ist von Bedeutung, initial unverzüglich septische und maligne Erkrankungen auszuschließen, da diese eine unmittelbare Intervention erfordern. Dazu werden Blutkulturen, Gelenkpunktion, Periostpunktion, Knochenmarkpunktion und erweiterte bildgebende Verfahren eingesetzt. Auch bei der Lyme-Arthritis, dem akuten rheumatischen Fieber, dem systemischen Lupus erythematodes und der abgerutschten Hüftepiphyse sollte die korrekte Diagnose frühzeitig gestellt werden, da hier ebenfalls therapeutische Konsequenzen folgen.

Die Anzahl möglicher Erkrankungen am Bewegungsapparat, die mit der juvenilen idiopathischen Arthritis verwechselt werden können, ist sehr groß. Bei unklarer Abgrenzung von nichtentzündlichen

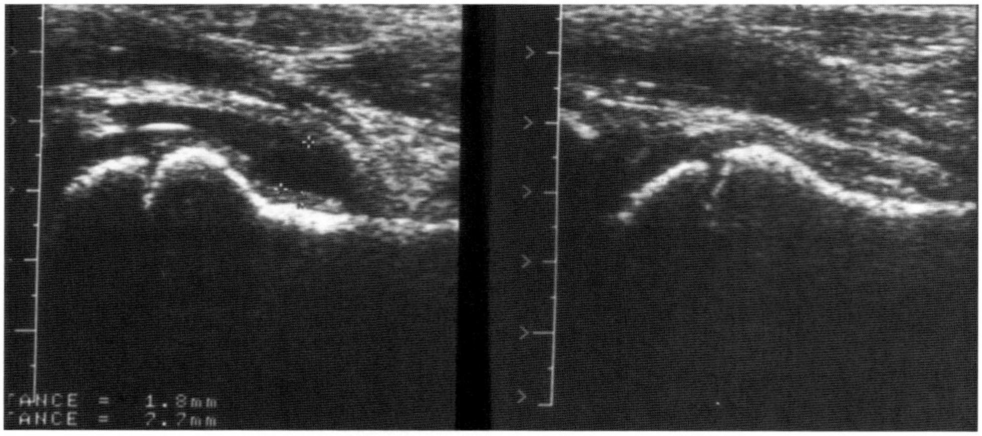

Abb. 80.9 Sonografie beider Hüftgelenke eines 6 Jahre alten Jungen mit Coxitis rechts. Oberhalb des Schenkelhalses und distal der Epiphysenfuge findet sich Ergussflüssigkeit, auf der Gegenseite liegen die Weichteilstrukturen dem Knochen an

Tab. 80.3 Differenzialdiagnosen der juvenilen idiopathischen Arthritis

Diagnose oder Diagnosegruppe	Beispiele/Erläuterungen
Trauma	Adäquat? Nicht akzidentell?
Akute transiente Arthritiden (Dauer <6 Wochen)	Coxitis fugax
Infektassoziierte Arthritiden	Lyme-Arthritis
Septische Arthritis oder Osteomyelitis	
Juvenile Spondylarthropathien	
Kollagenosen	Systemischer Lupus erythematodes
Vaskulitiden	Kawasaki-Erkrankung, Purpura Schönlein-Henoch
Entzündliche Systemerkrankungen	Sarkoidose
Autoinflammatorische Fiebersyndrome	Familiäres Mittelmeerfieber
Chronisch rekurrierende multifokale Osteomyelitis/Nichtbakterielle Osteomyelitis	SAPHO-Syndrom
Mukopolysaccharidosen	MPS I Scheie
Sphingolipidosen	Morbus Fabry, Morbus Gaucher
Aseptische Nekrose/Osteochondrose	Morbus Perthes
Gerinnungsstörungen	Hämophilie
Stoffwechselerkrankungen	Zystische Fibrose, Diabetes mellitus
Malignome	Leukämie, Lymphom, Neuroblastom, Osteosarkom, Ewing-Sarkom
Benigne Tumoren	Osteoidosteom, Osteochondrom
Immundefekte	Antikörpermangelsyndrome, DiGeorge-Syndrom
Schmerzverstärkungssyndrome	Fibromyalgiesyndrom, sympathische Reflexdystrophie
Hypermobilitätssyndrom	Idiopathisch oder hereditär (Ehlers-Danlos-Syndrom)
Epiphysiolysis capitis femoris	
Rachitis	Gefahr bei dunkelhäutigen Migranten

Erkrankungen sollte ggf. ein Orthopäde hinzugezogen werden. Die umgekehrte Situation, dass die JIA nicht erkannt wird, sondern für eine der Differenzialdiagnosen gehalten wird, ist vermutlich häufiger.

Therapie Ziel der Behandlung der juvenilen idiopathischen Arthritis ist die vollständige Remission, mindestens aber das Erreichen folgender therapeutischer Ziele:
- Kontrolle von Schmerzen
- Bewahren oder Wiederherstellung von Bewegungsumfang, Muskelkraft und Funktion der Gelenke
- Verhütung systemischer und lokaler Komplikationen durch Krankheit oder Therapie
- Sicherstellung normalen Wachstums, altersgemäßer körperlicher, geistiger, seelischer und sozialer Entwicklung
- Rehabilitation und Integration
- Befähigung, die Erkrankung möglichst selbstständig zu beherrschen

Tab. 80.4 Modalitäten der Therapie des kindlichen Rheumas (juvenile idiopathische Arthritis)

Modalität	Inhalt	Zweck
Aufklärung	Chronische Erkrankung; nicht heilbar, aber behandelbar; kann von selbst ausheilen; unter konsequenter Therapie Prognose häufig günstig	Eltern und Patient werden kundige Partner im Team der Behandler
Physiotherapie	Krankengymnastik mit passiven und aktiven Übungen	Erhalt und Wiedergewinnung des Bewegungsumfangs, Rehabilitation
Pharmakotherapie	Medikamentengabe oral oder parenteral (nichtsteroidale Antirheumatika, langsam wirkende Medikamente, Steroide, Biologika, andere)	Blockade der Entzündung, evtl. auch Eingriff in Pathogenese und Autoimmunmechanismen

Diese Aufgabe kann nur im Team gelöst werden. Wichtigste Teammitglieder sind der Patient selbst und seine Eltern. Neben dem die Therapie steuernden Kinderrheumatologen stehen weitere Mitglieder des multidisziplinären Behandlungsteams: Krankengymnastik, Ergotherapie, Kinderkrankenpflege (in der Ambulanz möglichst mit speziellen Kenntnissen und Erfahrungen), Sozialarbeit, Psychologie, Augenarzt, Radiologe, Orthopäde oder Kinderchirurg, Kieferorthopäde und je nach Manifestation oder lokalen Besonderheiten weitere Spezialisten.

Es gibt drei wichtige grundsätzliche Modalitäten der Therapie, mit denen die oben genannten Ziele zu erreichen sind (Tab. 80.4):

- Aufklärung und Schulung von Eltern und Patient über Erkrankung und Behandlung
- Physiotherapie
- Pharmakotherapie

Nicht immer und nicht zu allen Zeitpunkten im Verlauf der Erkrankung sind alle 3 Modalitäten erforderlich. Nur mit der fach- und zeitgerechten Anwendung aller therapeutischen Möglichkeiten kann ein optimaler Behandlungserfolg erreicht werden.

Aufklärung Im Wesentlichen sind Patient und Eltern 2 Botschaften zu vermitteln: Erstens handelt es sich um eine Erkrankung unbekannter Ursache, die demzufolge auch nicht kausal heilbar, wohl aber in ihrem klinischen Verlauf behandelbar ist. Zweitens kann man heute angesichts der verbesserten therapeutischen Interventionsmöglichkeiten das entzündliche Geschehen bei fast allen Kindern weitgehend kontrollieren und in der Mehrzahl der Fälle eine Remission erreichen. Daraus folgt, dass bei konsequenter Durchführung der empfohlenen Behandlung einschließlich der nichtmedikamentösen Maßnahmen die Entwicklung von bleibenden Schäden in den meisten Fällen verhindert werden kann. Da die Erkrankung nach zum Teil jahrelangem Verlauf häufig von selbst zum Stillstand kommt, kann man bei Anwendung der aktuell verfügbaren Therapien die meisten Kinder gesund in das Erwachsenenalter begleiten.

Die Aufklärung muss im Verlauf fortgeführt und angepasst werden und kann durch Schulungen an Hand der Vorgaben der Initiative für das rheumakranke Kind unterstützt werden. Die erfolgreiche Aufklärung ist Grundlage für eine starke elterliche Motivation und eine gute Compliance.

Physiotherapie Die Physiotherapie umfasst Krankengymnastik und Ergotherapie. Die Krankengymnastik verfolgt folgende Ziele:

- den Bewegungsumfang der betroffenen Gelenke zu erhalten oder zu erweitern,
- die Kraft der am Gelenk angreifenden und evtl. durch Inaktivität atrophischen Muskeln zu erhöhen,
- falsche Bewegungsabläufe zu korrigieren und verlernte Funktionen wie das Gehen neu einzuüben.

Die meisten Patienten mit JIA benötigen Krankengymnastik. Die Behandlung sollte nicht schmerzhaft sein, auch nicht nach der Anwendung. Initial muss der Therapeut das Vertrauen des Kindes gewinnen. Deshalb kann es bei hoher Krankheitsaktivität sinnvoll sein, den Beginn der Krankengymnastik bis zum Einsetzen der pharmakologischen Schmerzlinderung um einige Tage oder Wochen zu verschieben. Die Methoden sollten von Patient und/oder Eltern erlernt und zu Hause täglich fortgeführt werden. Bei guter Zusammenarbeit mit dem Patienten und den Eltern kann die Krankengymnastik sich nach der intensiven Anfangsphase mit der Supervision der Behandlung begnügen.

Die Ergotherapie versucht, belastungsbedingte Schäden von betroffenen Gelenken fernzuhalten, Bewegungsabläufe wieder zu erlernen und die Bewältigung des Alltages trotz chronischer Arthritis zu erleichtern.

Die Wirksamkeit von Methoden der physikalischen Therapie wie Ultraschall, Strom-, Wärme- oder Kälteanwendung einschließlich Kältekammern konnte bisher wissenschaftlich nicht belegt werden, bei manchen Patienten werden allerdings durch diese Maßnahmen die Schmerzen gelindert.

Pharmakotherapie Die eingesetzten Medikamente werden in mehrere Gruppen eingeteilt, die allein oder in Kombination verabreicht werden können (Übersicht in Tab. 80.5). Auch wenn die Zulassung eines Medikaments fehlt, sollte der Patient die für ihn wirksamen und empfohlenen Medikamente erhalten. Allerdings können die Kostenträger bei fehlender Zulassung die Übernahme der Kosten verweigern, was nicht widerspruchslos hingenommen werden sollte.

Nichtsteroidale Antirheumatika (NSAR) NSAR sind leicht entzündungshemmend, fiebersenkend und analgetisch wirksam. Sie können rasch zu einer Verbesserung von Schmerzhaftigkeit und Morgensteifheit führen. Die antiphlogistische Wirkung setzt meist erst nach mehreren Wochen ein. Die NSAR sind allerdings nur bei etwa einem Drittel der Patienten mit JIA allein in der Lage, die Arthritis zu beherrschen. In den übrigen Fällen sind zusätzliche Maßnahmen notwendig. In Tab. 80.6 sind einige häufig eingesetzte NSAR dargestellt.

Das Nebenwirkungsspektrum aller NSAR ist ähnlich, insgesamt sind sie bei Kindern und Jugendlichen gut verträglich (Tab. 80.7). Treten Magenbeschwerden auf, ist häufig nicht zu klären, ob sie tatsächlich durch das NSAR bedingt sind. Durch die gleichzeitige Gabe von Misoprostol (1- bis 2-mal 200 µg/Tag über Auslandsapotheke) verschwinden die Beschwerden fast immer. Eine vergleichbare Besserung der Bauchschmerzen kann auch mit Omeprazol ($\leq$1 mg/kg KG) oder neueren Protonenpumpeninhibitoren erzielt werden.

Intraartikuläre Steroide Bei der intraartikulären Steroidtherapie werden kristalline Glukokortikoide intraartikulär appliziert. Mittel der Wahl ist Triamcinolon-Hexacetonid (Tab. 80.8). Es kommt

Tab. 80.5 Pharmakotherapie der juvenilen idiopathischen Arthritis (JIA): Medikamentengruppen

Gruppe	Beispiele	Bemerkungen
Nichtsteroidale Antirheumatika	Ibuprofen, Naproxen, Diclofenac, Meloxicam	Leichte antiphlogistische und schmerzlindernde Wirkung, im Kindesalter meist gut verträglich
Analgetika	Paracetamol, Metamizol, Naloxon, Tramadol	Keine antiphlogistische Wirkung
Steroide	Prednison, Prednisolon, Methylprednisolon, Triamcinolon-Hexacetonid	Rasche gute Wirksamkeit, nur bei „intelligenter" Anwendung können schwere Nebenwirkungen vermieden werden.
Langsam wirkende Medikamente	Methotrexat, Leflunomid, Sulfasalazin, Hydroxychloroquin, Azathioprin, Cyclosporin, Cyclophosphamid	Sehr unterschiedliche Wirksamkeit und Nebenwirkungsprofile
Biologika	TNF-α-Blocker (Etanercept, Infliximab, Adalimumab, Golimumab, Certolizumab), weitere wie Tocilizumab, Anakinra, Canakinumab, Abatacept, Rituximab	Zum Teil sehr rascher Wirkungseintritt bei bisher erstaunlich guter Verträglichkeit

Tab. 80.6 Nichtsteroidale Antirheumatika (NSAR) zur Behandlung der juvenilen idiopathischen Arthritis (JIA)

Medikament	Dosis (mg/kg KG/Tag)	Dosen/Tag	Maximaldosis (mg/Tag)	Kommentar
Ibuprofen[a]	35–50	3	2400	Initial Mittel der Wahl
Naproxen[a]	15	2	1000	Vorteile bei der Langzeittherapie
Diclofenac	2–3	3	150	Selten hepatotoxisch
Meloxicam	0,25	1	22,5	Gilt als besonders magenfreundlich
Indometazin	2–3	3	200	Hohe Rate zentralnervöser Nebenwirkungen
Paracetamol[b]	40	4	4000	Geringe therapeutische Breite, cave: Leberversagen

[a] Auch als Saft erhältlich, Naproxen-Saft nur über die Auslandsapotheke.
[b] Keine entzündungshemmende Wirkung, daher kein „echtes" NSAR.

Tab. 80.7 Nebenwirkungen nichtsteroidaler Antirheumatika

Organ	Nebenwirkung	Risikofaktor	Kommentar
Magen	Erosive Gastritis, Ulkus, Blutung, Perforation	Alter >60 Jahre, Komedikation mit Steroiden, Rauchen	Bei Kindern vor der Pubertät extrem selten
ZNS	Hyperaktivität, kognitive Störung, Müdigkeit, Tinnitus	Besonders bei Indometazin	Bei Absetzen rasch reversibel
Niere	Niereninsuffizienz, Papillennekrose	Dehydratation	Heute sehr selten geworden
Thrombozyten	Subkutane Hämatome nach Bagatelltraumen durch Aggregationshemmung	Thrombopenie	Reversible, an die Gegenwart des Medikaments gebundene Hemmung (nur bei Acetylsalicylsäure irreversible Hemmung)
Leber	Transaminasen-(TA-)Erhöhung	Morbus Still	Bei Erhöhung der TA auf mehr als das 3-Fache der Norm nicht einsetzen
Haut	Pseudoporphyrie	Helle Haut, intensive Sonnenbestrahlung	Häufiger bei Naproxen
Überempfindlichkeit	Anaphylaxie, Asthma	Chronische Urtikaria, Nasenpolypen, besonders bei Acetylsalicylsäure	Extrem selten außer bei Acetylsalicylsäure

Tab. 80.8 Steroide in der Behandlung der juvenilen idiopathischen Arthritis

Applikation	Indikation	Medikament	Dosierung
Oral klassisch (in verteilten Dosen)	Karditis, schwere Uveitis, Morbus Still	Predniso(lo)n	1–2 mg/kg KG/Tag (50 %–15 %–35 %)
Oral low-dose	Polyarthritis als „bridging agent"	Predniso(lo)n	≤0,25 mg/kg KG/Tag in 1 Dosis
Alternative Gabe	Dauertherapie	Predniso(lo)n	Doppelte vorherige Tagesdosis jeden 2. Tag (maximal 60 mg/m²KOF)
Steroidpuls intravenös	Refraktärer Verlauf, rasche Besserung erwünscht, Steroidtoxizität	Methylprednisolon	20–30 mg/kg KG über 2 h i.v. an 3 aufeinander folgenden Tagen
Intraartikulär	Oligoarthritis	Triamcinolon-Hexacetonid	1 mg/kg KG bei Knie (mind. 20 mg, max. 60 mg), kleinere Gelenke weniger
Topisch	Uveitis	Prednisolon, Dexamethason	Nach Wirkung und Anweisung des Augenarztes

fast immer zum Verschwinden der Arthritis im behandelten Gelenk, synoviale Proliferationen („Pannus") bilden sich zurück. Nach 12 Monaten sind im Mittel noch 50 % der behandelten Gelenke in Remission, d. h. die klinische Wirkung überdauert deutlich die Verweildauer des Medikaments im Gelenk und dessen pharmakologische Wirkung von 3–4 Wochen. Risiken der Steroidinjektion sind Infektion, subkutane Fettgewebsatrophie mit Narbenbildung und intraartikuläre Verkalkung. Als Ausdruck der Resorption geringer Mengen von Steroiden findet sich eine transiente Suppression der endogenen Kortisolproduktion. Die intraartikuläre Steroidtherapie sollte in Asepsis und nur an Zentren mit Erfahrung in dieser Methode bei JIA angewandt werden. Wegen der lokalen Schmerzhaftigkeit wird der Eingriff bei Kindern und meist auch bei Jugendlichen in Analgosedierung durchgeführt.

Langsam wirkende Medikamente Der Effekt der langsam wirkenden Antirheumatika setzt im Gegensatz zu NSAR und Steroiden erst Wochen bis Monate nach Therapiebeginn ein. Der Wirkungsmechanismus ist für viele Präparate unbekannt oder spekulativ, die klinische Wirksamkeit überdauert meist die Gegenwart des Medikaments (Tab. 80.11). Bekannteste Vertreter dieser Gruppe sind Hydroxychloroquin, Sulfasalazin und Methotrexat, in den vergangenen Jahren sind weitere Medikamente verfügbar geworden.

Hydroxychloroquin ist ein leicht antirheumatisch wirkendes Medikament (Abb. 80.10). Aus studientechnischen Gründen konnte die Wirksamkeit nicht nachgewiesen werden. Wegen der langen Halbwertzeit (>40 Tage) ist erst nach mehreren Monaten mit der Wirkung zu rechnen. Meist wird Hydroxychloroquin sehr gut vertragen. Wenn eine Dosis von 6 mg/kg KG/Tag nicht überschritten wird, ist auch bei mehrjähriger Anwendung nicht mit einer Retinitis, die irreversible Schäden setzen kann, zu rechnen. Trotzdem sollten die Patienten alle 6 Monate augenärztlich untersucht werden.

Sulfasalazin wirkt schon nach einigen Wochen, geht aber relativ häufig mit gastrointestinalen Nebenwirkungen einher: Übelkeit, Erbrechen, Sodbrennen, Durchfall. Ein makulopapulöser Hautausschlag kann schon wenige Tage nach Beginn auftreten. Wegen nicht seltener Erhöhung der Transaminasen oder Neutropenie sollten Laborwerte kontrolliert werden. Bei jungen Kindern sind die Erfahrungen begrenzt; Sulfasalazin darf nicht bei Morbus Still eingesetzt werden; eine Kombination mit Methotrexat ist nicht sinnvoll. Sulfasalazin wird erfolgreich bei juvenilen Spondyloarthritiden, bei Vorhandensein des HLA-B27 oder bei Arthritiden im Rahmen einer chronisch-entzündlichen Darmerkrankung eingesetzt.

Methotrexat (MTX) ist das wirksamste der langsam wirkenden Medikamente Die Wirkung setzt erst nach 2–3 Monaten ein. MTX ist in der bei der JIA applizierten Dosis ein sehr sicheres Medikament. Bedeutsame Nebenwirkungen sind selten. Nach längerer Anwendung kann ein tiefgründiges Ekelgefühl gegen Methotrexat entstehen, das eine Fortsetzung trotz guter therapeutischer Wirkung gelegentlich unmöglich macht. Die Gabe von 5 mg Folsäure 24 h nach Applikation von MTX kann diesem unerwünschten Effekt entgegenwirken.

Wenn Methotrexat in der Dosis von 10–15 mg/m²KOF/Woche nicht ausreichend wirksam ist, kann eine erhöhte parenterale Dosis zum Erfolg führen, z. B. 20 mg/m²KOF/Woche s.c. Wegen der bei 60 % liegenden Bioverfügbarkeit der oralen Applikation bedeutet allein die parenterale Gabe bereits eine Erhöhung der verfügbaren Dosis. Auch bei Ekelgefühl gegen MTX kann bei manchen Patienten die parenterale Gabe indiziert sein.

Steroide Bei Polyarthritis werden Low-dose-Steroide als „bridging agent" eingesetzt, die die mehrere Wochen bis einige Monate dauernde Periode bis zum Eintritt der Wirkung von MTX überbrücken sollen, da sie sehr schnell zur Besserung führen (Tab. 80.8). „Low-dose" ist ein Beispiel für die „intelligente" Applikation von Glukokortikoiden, wobei man die gute antirheumatische Wirkung nutzt, aber die unangenehmen Nebenwirkungen vermeidet oder begrenzt. Die klassische Therapie mit hoch dosierten oralen Steroiden in verteilten Dosen führt ab einer mehrwöchigen Dauer zu schwerwiegenden Nebenwirkungen mit teilweise irreparablen Folgeschäden (Tab. 80.9). Weitere Möglichkeiten der Begrenzung der Steroidnebenwirkungen sind die alternierende Gabe (jeden 2. Tag), die lokale (intraartikuläre) oder topische (konjunktivale) Applikation (s. oben) oder die Steroidpulstherapie (Tab. 80.8). Eltern und Patienten müssen auf die Gefahr einer Addison-Krise nach abrupter Beendigung einer Steroidtherapie hingewiesen werden, wenn diese 2 Wochen oder länger appliziert worden ist. Steroide sind hoch potente Wirkstoffe, deren optimaler Einsatz große Erfahrung voraussetzt.

Steroidpulstherapie Bei hoher Entzündungsaktivität und nicht ausreichender Wirkung der Low-dose-Steroide bzw. der Notwendigkeit, eine höhere Dosis mit erheblich mehr Nebenwirkungen zu verabreichen, kann man die Steroide auch als Steroidpuls geben.

Dabei werden hohe Dosen von Methylprednisolon in kurzer Zeit intravenös appliziert (Tab. 80.8). Durch dieses Vorgehen können die unangenehmen cushingoiden Nebenwirkungen weitgehend

Tab. 80.9 Nebenwirkungen der Steroide

Nebenwirkung	Risikofaktoren	Gegenmaßnahmen[a]
Cushingoid mit Stammfettsucht, Mondgesicht, Striae distensae, Akne	Langfristige (≥4 Wochen), hoch dosierte (≥1,5 mg/kg KG/Tag Prednison) Behandlung	Einfetten und Massage der Haut, Aknebehandlung
Minderwuchs	Systemische JIA (Morbus Still)	Remission induzieren, Wachstumshormon
Arterielle Hypertonie	Adipositas	Rechtzeitige antihypertensive Therapie
Osteoporose, Wirbelkörperkompressionsfrakturen, Fraktur langer Röhrenknochen	Inaktivität	Krankengymnastik, Kalzium- und Vitamin-D-Substitution ohne klinisch relevanten Effekt, evtl. Bisphosphonate
Verminderte Glukosetoleranz	Adipositas, Inaktivität	Intervention (Insulin) selten notwendig
Gastrointestinales Ulkus	Gleichzeitige Gabe von NSAR, ZNS-Beteiligung	Omeprazol, Misoprostol
Katarakt	Längerfristige (ab 3 Monate) systemische Gabe	Kaum zu vermeiden, oft funktionell unbedeutend
Glaukom	Langfristige Gabe	Augentropfen mit β-Blockern, ophthalmologische Therapie
Aseptische Knochennekrose	Systemische JIA (Morbus Still)	Entlastung, Krankengymnastik, Umstellungsosteotomie, orthopädische Therapie
Infektionen	Soor, Herpes zoster, Warzen, opportunistische Infektionen (bei Kindern und Jugendlichen selten)	Lokaltherapie (Miconazol-Gel; Salicylate, Fluorouracil), Aciclovir, topisches Fluoruracil
Addison-Krise	Abruptes Absetzen oder starke Dosisverminderung bei hohem Glukokortikoidbedarf	Aufklärung von Eltern und/oder Patient
Weitere mögliche Nebenwirkungen: Myopathie, Pseudotumor cerebri		

[a] Die Begrenzung von Zeit und Dosis der Anwendung bzw. die Wahl einer anderen „intelligenten" Applikationsform ist in jedem Fall als Gegenmaßnahme richtig

vermieden werden. Die gute Wirksamkeit der Steroidpulstherapie ist nur für Methylprednisolon in der angegebenen Applikation dokumentiert worden (Tab. 80.8). Allerdings kann es unter der Steroidpulstherapie zu Nebenwirkungen kommen wie massiver Blutdruckerhöhung, Bradykardie, Hyperglykämie, Kopfschmerzen, zentralnervösen Effekten wie Depression oder häufiger Euphorie, allergischen Reaktionen auf Methylprednisolon oder einen Rebound-Effekt in den Tagen nach der Applikation. Eine Hypokaliämie stellt eine Kontraindikation dar.

Biologika Biologika sind große Proteinmoleküle, die nach Aufdeckung der zentralen Rolle bestimmter Zytokine, Zellen oder Rezeptoren gezielt zur Beeinflussung dieser immunologischen Prozesse entwickelt wurden (Tab. 80.10). In der Regel handelt es sich um monoklonale Antikörper oder Fusionsproteine. Die wichtigsten Vertreter sind TNF-α-Blocker. Studien liegen zu Etanercept, Infliximab und Adalimumab vor. Als Nebenwirkung wird vor allem ein erhöhtes Infektionsrisiko angegeben. Dies betrifft besonders intrazelluläre Erreger wie humane Tuberkulosebakterien und die Hepatitis B- und Varicella-Zoster-Viren. Deshalb sollten diese Infektionen vor Therapiebeginn ausgeschlossen oder die Kinder dagegen geimpft werden. Banale Infekte des Kindesalters stellen hingegen keine Gefahr dar. Selten kann es zu Autoimmunphänomenen kommen, z. B. einem medikamentös induzierten Lupus erythematodes. Sehr selten wurden Knochenmarkinsuffizienz oder zerebrale Demyelinierungen beschrieben. Es gibt bisher keinen Hinweis für ein höheres Malignomrisiko. Allerdings gibt es bisher keine Langzeitstudien über 8 Jahre hinaus zu möglichen Risiken nach längerfristiger Anwendung oder Jahre nach der Therapie. Dies ist angesichts der langen Lebenserwartung und dem noch unreifen Immunsystem bei Kindern besonders beachtenswert. Bei den s.c. zu applizierenden Substanzen Etanercept und Adalimumab sind Schwellung und Schmerzen an der Einstichstelle möglich. Gemeinsam ist allen TNF-α-Blockern ein rascher Wirkungseintritt schon nach wenigen Tagen oder Wochen.

Außerhalb von Studien sollten zurzeit als TNF-Blocker Etanercept oder Adalimumab eingesetzt werden. Deren Zulassung betrifft Kinder mit Polyarthritis ab 2 Jahre, bei denen MTX keine ausreichende Wirkung oder inakzeptable Nebenwirkungen gezeigt hat. Die Medikamente wurden in kontrollierten Studien getestet und die Sicherheit besonders von Etanercept in einer deutschlandweiten Post-Marketing-Überwachung bestätigt. Die Dosis von Etanercept beträgt 0,4 mg/kg KG s.c. (maximal 25 mg) 2-mal pro Woche. Die Wochendosis kann auch in einer Gabe appliziert werden. Bei Psoriasisarthritis und enthesitisassoziierter Arthritis ist eine Dosis von 0,8 mg/kg/Woche (maximal 50 mg) ab einem Alter von 12 Jahren zugelassen. Adalimumab wird alle 14 Tage s.c. gegeben. Nach fehlendem Ansprechen auf einen TNF-Antagonisten ist der Wechsel zu einem anderen TNF-Blocker oder einem anderen Biologicum sinnvoll. Bei systemischer JIA ohne ausreichende Besserung oder Toxizität mit Steroiden ist Tocilizumab, ein IL-6-Antagonist, Mittel Wahl. Tocilizumab wird alle 2 Wochen i.v. appliziert. Die subkutane Applikation wird derzeit in Studien untersucht. Alternativ kann, off label, auch Anakinra eingesetzt werden, ein IL-1-Antagonist, der täglich s.c. gegeben werden muss und häufig lokale Nebenwirkungen hervorruft. Die Zulassung von Canakinumab, einen IL-1β-Antiköper wird erwartet.

Übersicht über das pharmakotherapeutische Vorgehen Fast immer beginnt die Behandlung einer neu diagnostizierten Arthritis mit einem NSAR. Dies führt aber in höchstens 30 % der Fälle zur suffizienten Kontrolle der Erkrankung. Die weitere und zusätzliche Therapie erfolgt in einem Stufenschema und ist für die wichtigsten

Tab. 80.10 Übersicht über Biologika, die in der Behandlung der JIA eingesetzt werden

Name	Ziel/Wirkung	Indikation	Zulassung	Dosis
Etanercept	TNF-α	JIA (PolyA)	Polyartikuläre JIA ab 2 Jahre Psoriasisarthritis und enthesitisassoziierte Arthritis ab 12 Jahre	0,4 mg/kg s.c. 2-mal pro Woche oder 0,8 mg/kg/Woche
Infliximab	TNF-α	JIA (PolyA)	Keine	6–10 mg/kg i.v. alle 6 Wochen
Adalimumab	TNF-α	JIA (PolyA)	Polyartikuläre JIA ab 4 Jahre	<30 kg 20 mg s.c.; >30 kg 40 mg s.c. alle 2 Wochen
Rituximab	CD20	SLE, JIA (PolyA?)	Keine	500 mg/m² i.v. 2-mal im Abstand von 2 Wochen
Abatacept	CD80/CD86	JIA (PolyA)	Polyartikuläre JIA ab 6 Jahre nach Versagen von TNF-Blockern	10 mg/kg i.v. alle 4 Wochen
Anakinra	IL-1	Morbus Still	Keine	1 mg/kg s.c. täglich
Canakinumab	IL-1	Morbus Still	Keine	2–4 mg/kg s.c.
Tociluzumab	IL-6	Morbus Still JIA (PolyA)	Systemische JIA ab 2 Jahre Polyartikuläre JIA ab 2 Jahre	<30 kg 12 mg/kg; >30 kg 8 mg/kg i.v. alle 2 Wochen

PolyA: Polyarthritis

Verlaufsformen – oligoartikulär, polyartikulär oder systemisch – unterschiedlich. Meist wird eine Kombinationstherapie von NSAR, Steroiden, langsam wirkenden Medikamenten und/oder biologischen Medikamenten gewählt.

In der Therapie der RA des Erwachsenen wird oft ein frühzeitiger Einsatz einer Kombination von Steroiden, mehreren langsam wirkenden Medikamenten und TNF-α-Blockern befürwortet. Diese Empfehlungen können im Analogieschluss zunächst nur auf Kinder und Jugendliche mit schwerer Rheumafaktor-positiver Polyarthritis übertragen werden. Allerdings sollte man bei allen Patienten auf eine rasche Wiederherstellung der Funktion der betroffenen Gelenke innerhalb von Wochen oder weniger Monate achten. Die in Abb. 80.10 und Abb. 80.11 gezeigten Algorithmen sollen bei schweren Fällen rasch durchlaufen werden, bis eine Kontrolle der Gelenkentzündung erreicht ist. Dies ist heute aufgrund der höheren Sicherheit der Medikamente möglich. Erst nach deutlicher Besserung oder Remission ist eine Deeskalation sinnvoll.

Wenn die Arthritis mit NSAR alleine nicht erfolgreich zu kontrollieren ist, sollte die weitere Behandlung durch oder in Absprache mit einem Kinder- und Jugendrheumatologen durchgeführt werden.

Oligoarthritis Wenn NSAR keine ausreichende Wirkung entfalten, werden wenn möglich intraartikuläre Steroide eingesetzt (Abb. 80.10). Dies führt in der Mehrzahl der Fälle zu einer vorübergehenden Kontrolle der Arthritis und ermöglicht evtl. unter Einsatz von Krankengymnastik die Wiedergewinnung des Bewegungsumfangs und der gestörten Funktion, z. B. des Laufens. Bei Gehbehinderung oder Kontraktur sollen nach aktuellen Empfehlungen intraartikuläre Steroide vor Therapieversuch mit NSAR appliziert werden.

Wenn intraartikuläre Steroide wegen gleichzeitig bestehender hoher systemischer Entzündungsaktivität nicht ausreichend erscheinen oder sich als nicht ausreichend erwiesen haben oder Gelenke beteiligt sind, bei denen die intraartikuläre Steroidtherapie nicht angewandt werden kann, werden langsam wirkende Medikamente wie Hydroxychloroquin, Sulfasalazin oder MTX eingesetzt. MTX sollte bei der Oligoarthritis bei refraktärem Verlauf oder erosiver Arthritis bevorzugt eingesetzt werden.

Nur selten erreichen Patienten mit Oligoarthritis unter diesen Medikamenten keine Remission. Weitere, allerdings umstrittene Therapieoptionen sind bei therapierefraktärem Verlauf und drohender oder eingetretener Erosion oder bleibender Bewegungseinschränkung: Steroidpulstherapie, TNF-α-Blocker oder andere langsam wirkende Medikamente. In ausgewählten Fällen, insbesondere bei Monarthritis, kann nach Versagen wiederholter Versuche mit intraartikulären Steroiden und langsam wirkenden Medikamenten eine Synovektomie sinnvoll sein. Auch die Synovektomie bietet keine Gewähr für die Ausheilung der Arthritis des operierten Gelenks, unmittelbar postoperativ muss eine intensive Krankengymnastik zum Erhalt des Bewegungsumfangs initiiert werden.

Polyarthritis Allenfalls bei leichter Polyarthritis kann man wie bei der Oligoarthritis zunächst mit einer alleinigen Behandlung mit NSAR beginnen (Abb. 80.11). In der Regel muss man aber bei hoher Krankheitsaktivität, langer Morgensteifheit, starken Schmerzen, ausgeprägter Bewegungseinschränkung oder Behinderung frühzeitig eine Kombinationstherapie wählen: Zusätzlich zum NSAR beginnt man eine Behandlung mit Methotrexat und evtl. niedrig dosierten oralen Steroiden sowie intraartikulären Steroiden ausgewählter Gelenke.

MTX ist Mittel der Wahl bei Polyarthritis. Etwa zwei Drittel der Kinder mit Polyarthritis zeigen darunter eine ausreichende Besserung. Die Wirkung von MTX kann erst nach frühestens 3 Monaten beurteilt werden.

In etwa 30 % der Fälle von Polyarthritis erzielt man mit der Kombinationstherapie mit NSAR, Methotrexat und Low-dose-Steroiden keine ausreichende Wirkung oder müsste inakzeptable Nebenwirkungen in Kauf nehmen. Es gibt folgende Möglichkeiten der Intensivierung oder Modifizierung der Behandlung, die zum Teil auch kombiniert werden können:

- Parenterale Gabe von MTX
- (zusätzliche) Gabe eines TNF-α-Blockers,
- Mehrmalige Steroidpulstherapie alle 4 Wochen
- Leflunomid
- Intraartikuläre Steroidtherapie

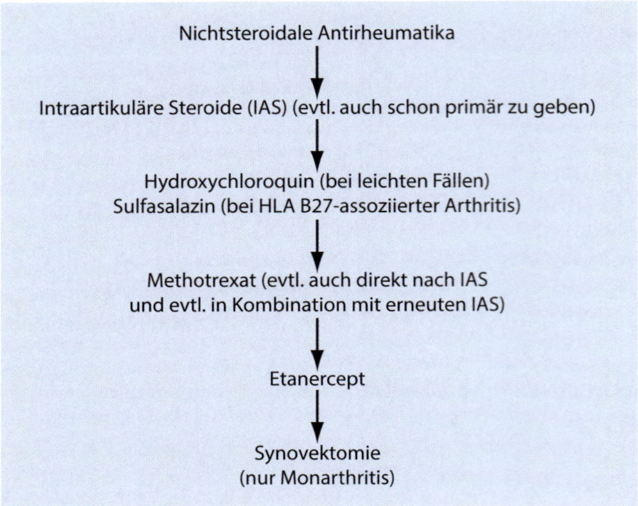

Abb. 80.10 Therapie der chronischen Oligoarthritis: Mögliche aufeinanderfolgende Schritte der pharmakologischen Behandlung. Dies ist ein Vorschlag für einen therapeutischen Algorithmus. Die Invasivität der Behandlung nimmt nach unten zu. Je nach Schwere der Erkrankung wird man einzelne Schritte überspringen (z. B. Hydroxychloroquin/Sulfasalazin), wiederholen (z. B. intraartikuläre Steroide) oder in Kombination anwenden (z. B. intraartikuläre Steroide plus Methotrexat). Nichtsteroidale Antirheumatika werden gegeben, solange eine Arthritis vorhanden ist

Die definitive Maßnahme in dieser Situation ist die Gabe eines TNF-α-Blockers. Führt dies nicht zur Remission, werden obige Maßnahmen kombiniert oder Tocilizumab gegeben (Tab. 80.11).

JIA mit systemischem Beginn (Morbus Still) Am Beginn der Therapie kann häufig die Diagnose noch nicht gestellt werden, weil durch Fehlen der chronischen Arthritis die Kriterien für die JIA nicht erfüllt sind. Der typische Hautausschlag und das „hektische" Fieber deuten in der Differenzialdiagnose des Fiebers unbekannter Ursache jedoch auf den Morbus Still hin. Nach einem meist unzureichenden Behandlungsversuch mit nichtsteroidalen Antirheumatika kommt es nach Gabe oraler Steroide oder einer Steroid-Pulstherapie meist zum raschen Verschwinden von Fieber und viszeralen Symptomen.

Können die Steroide im weiteren Verlauf nicht reduziert bzw. abgesetzt werden, flammt das Fieber wieder auf oder zeigt sich eine Arthritis, ist Tocilizumab, ein IL-6-Antagonist, Mittel der Wahl. TNF-α-Blocker zeigen eine deutlich schlechtere Wirkung als bei Patienten mit Polyarthritis ohne systemischen Beginn. Alternativ kann der IL-1-Blocker Anakinra eingesetzt werden, Studien weisen auf eine gute Wirksamkeit von Canakinumab hin.

Weitere aggressive Behandlungsarten wie die parenterale Gabe von Cyclophosphamid oder Thalidomid werden nur noch selten eingesetzt.

Nach Versagen aller therapeutischen Optionen kann bei fortbestehender Krankheitsaktivität und drohenden oder eingetretenen bleibenden Schäden eine autologe Stammzelltransplantation erwogen werden.

Alternative Behandlungen Die JIA ist eine chronische Erkrankung unbekannter Ursache, für die es weder eine kausale Therapie, noch eine therapeutisch herbeigeführte Heilung gibt. Dies verunsichert viele Eltern, die sich weitere Hilfe durch eine Vielzahl alternative Behandlungsformen erhoffen. Es empfiehlt sich, folgende Vorsichtsmaßnahmen zu beachten:

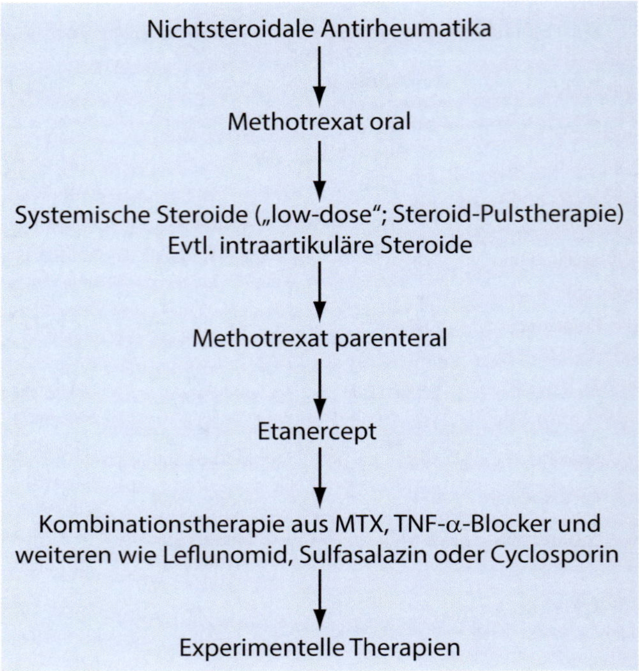

Abb. 80.11 Therapie der chronischen Polyarthritis: mögliche aufeinanderfolgende Schritte der pharmakologischen Behandlung. Häufig beginnt man die Behandlung primär mit der Kombination nichtsteroidaler Antirheumatika, Methotrexat und Low-dose-Steroiden, bei hoher Krankheitsaktivität auch mit der Steroidpulstherapie und Low-dose-Steroiden zwischen den Pulsen. Im weiteren Verlauf versucht man, die Steroide deutlich zu vermindern. Gelingt dies nicht, schreitet man im Algorithmus nach unten fort. Dabei können die TNF-α-Blocker früher eingesetzt werden, am Beginn meist in Kombination mit Methotrexat

- Die „schulmedizinischen" Medikamente dürfen nicht abgesetzt oder modifiziert werden, die alternative Behandlung kann nur zusätzlich erfolgen.
- Die Einführung alternativer Maßnahmen sollte mit dem Kinderrheumatologen beraten werden (z. B. Vitaminpräparate bei MTX-Therapie)
- Die Eltern sollten die evtl. erheblichen Kosten der alternativen Behandlung berücksichtigen.
- Auch alternative Behandlungen können Nebenwirkungen haben, z. B. Aflatoxine in chinesischen Tees.
- Die Eltern sollten sich fragen, wie viel Zeit die zusätzliche Behandlung kostet und ob sie z. B. zu Lasten der regelmäßigen Krankengymnastik oder der Freizeit erfolgt.

Verlauf

Kontrolle von Erkrankung und Therapie Regelmäßige Kontrolluntersuchungen sind notwendig, um die korrekte Durchführung der Behandlung zu überwachen, das Ausmaß der Behandlung an die Krankheitsaktivität anzupassen und Komplikationen bzw. Nebenwirkungen der Therapie rechtzeitig zu erkennen, Darüber hinaus sollte Eltern und Patienten die Möglichkeit gegeben werden, über Probleme, Wünsche und Ängste zu sprechen. Die Häufigkeit der Kontrolluntersuchungen ist zu individualisieren. Die Krankheitsaktivität wird primär nach dem Ausmaß der Arthritis und nicht nur nach laborchemischen Entzündungsparametern beurteilt. Möglicherweise stellen in Zukunft die S100-Proteine MRP8 und -14 aussagekräftigere Biomarker dar, mit deren Hilfe das Risiko eines Rück-

■ **Tab. 80.11** Langsam wirkende Medikamente in der Behandlung der juvenilen idiopathischen Arthritis

Medikament	Dosierung	Nebenwirkungen	Indikationen	Besonderheiten
Hydroxychloroquin[a]	3–7 mg/kg KG/Tag in 1 Dosis	Retinopathie	Leichte Arthritis	Guter Kombinationspartner
Sulfasalazin[a]	30–50 mg/kg KG/Tag in 2–3 Dosen	Hautausschlag, Leukopenie, Transaminasenerhöhung	HLA-B27-assoziierte Arthritiden	Nicht bei Morbus Still, häufig Nebenwirkungen
Methotrexat	Oral: 10–15 mg/m²KOF/Woche Subkutan: 10–25 mg/m²KOF/Woche	Transaminasenerhöhung Gastrointestinale Symptome, Ekelgefühl, Teratogen	Polyarthritis, refraktäre Oligoarthritis, steroidsparend bei Morbus Still	Goldstandard der langsam wirkenden Medikamente
Azathioprin[b]	1–3 mg/kg KG/Tag in 2 Dosen	Leukopenie, Hepatotoxizität, Übelkeit, Exantheme	Reservemedikament	Bestimmung der Aktivität der Thiopurinmethyltransferase vor Beginn
Ciclosporin[a,b]	≤5 mg/kg KG/Tag in 2 Dosen	Einschränkung der Nierenfunktion, Bluthochdruck, Hirsutimus, Gingivahyperplasie	Reservemedikament, refraktäre Uveitis, Makrophagenaktivierungssyndrom	Geringe therapeutische Breite, Kontrolle der Blutspiegel erforderlich
Leflunomid[b]	initial 5-fache Dosis als loading dose, dann bei Gewicht bis 20 kg: 10 mg/Tag 20–40 kg: 15 mg täglich (entsprechend alternierend 10 mg und 20 mg täglich) >40 kg: 20 mg täglich	Transaminasenerhöhung, Übelkeit, Durchfall, Alopezie, Hautausschlag, Schädigung der Leibesfrucht	Reservemedikament	Randomisierte. kontrollierte Studie bei PolyA, aber keine Zulassung
Cyclophosphamid[a,b]	500–1000 mg/m²KOF alle 4 Wochen intravenös	Hämorrhagische Zystitis, Sterilität, Menopause (ab 300 mg/kg KG), Alopezie, Infektionen, Non-Hodgkin-Lymphom	Reservemedikament bei Morbus Still	Nach Versagen anderer Therapieversuche in Kombination mit Steroidpulstherapie
Thalidomid[a,b]	3–4 mg/kg KG/Tag	Neuropathie, teratogen	Reservemedikament bei Morbus Still	Bezug nur unter speziellen Bedingungen möglich

[a] Fehlender Wirksamkeitsnachweis in kontrollierten Studien
[b] Nicht zugelassen

falls nach Absetzen von Methotrexat oder anderen Medikamenten zuverlässiger vorhergesagt werden kann.

Bei stabiler Krankheitsaktivität und gleichbleibender Dosierung bekannter gut verträglicher Medikamente wie nichtsteroidaler Antirheumatika, niedrig dosierter Steroide und Methotrexat sind 3- bis 4-monatliche Laborkontrollen ausreichend.

Kindergarten, Schule und Sport Eines der wichtigsten Ziele der Behandlung ist die Wiedereingliederung des Patienten in die altersgemäßen Aktivitäten einschließlich Kindergarten und Schule und in die Gruppe der Gleichaltrigen. Deshalb sollten alle Verbote oder Einschränkungen möglichst vermieden werden. Sportliche Betätigung einschließlich Schulsport führt nicht zur Verschlechterung der JIA, und es gibt keinen Hinweis, dass eine nicht fremdgesteuerte körperliche Belastung entzündete Gelenke schädigt. Vielmehr führt die körperliche Bewegung zur Kräftigung von Knochen, Muskeln und Bändern, verbessert die Gelenkstabilität und wirkt einer Osteoporose entgegen. Wenn Fehlstellungen und Fehlbelastungen bestehen, führen diese zu Schmerzen und zur Verschlechterung der Fehlstellung bei Belastung. Deshalb muss in diesen Fällen über eine intensive Krankengymnastik und evtl. weitere Maßnahmen eine Korrektur der Fehlbelastung vor sportlicher Betätigung erfolgen.

Sexualität, Schwangerschaft und Kontrazeption Das Thema „Sexualität" sollte ohne Ideologie mit den Jugendlichen besprochen werden. Oberstes Ziel ist es, den jugendlichen Patienten seinen Wünschen entsprechend zu beraten (safe sex) und ihm/ihr zu helfen, eine eigenverantwortliche Einstellung zu entwickeln, die nicht durch die Erkrankung bestimmt wird.

Schwangerschaften jugendlicher Patienten sind mit zusätzlichen Problemen behaftet und sollten bei aktiver Erkrankung und unter Therapie vermieden werden. Viele Medikamente sind teratogen (Methotrexat, Leflunomid, Azathioprin, Cyclophosphamid) oder schädigen den Fetus möglicherweise auf andere Art (nichtsteroidale Antirheumatika). Bei Anwendung von Methotrexat oder Leflunomid ist unbedingt auf eine wirksame Kontrazeption zu bestehen. Für Biologika liegen keine ausreichenden Informationen zur Sicherheit in der Schwangerschaft vor, weshalb Mädchen und Jungen ab der Geschlechtsreife immer auf die Notwendigkeit einer sicheren Schwangerschaftsverhütung hingewiesen werden sollten. Mädchen ist die Vorstellung bei einem (Jugend-)Gynäkologen zu empfehlen. Kommt es zu einer Schwangerschaft ist die pharmakologische Therapie im Wesentlichen auf Steroide beschränkt.

Komplikationen Komplikationen können durch die JIA selber oder durch die Therapie auftreten. Wichtige krankheitsbedingte Komplikationen sind:

Chronische Iridozyklitis Bei Patienten mit frühkindlicher Oligoarthritis entwickelt sich in etwa einem Drittel der Fälle eine vordere

Uveitis, die klinisch oft nicht apparent ist. Beidseitiger Befall ist möglich. Das betroffene Auge ist meist nicht gerötet oder schmerzhaft. Die Pupillen können durch Synechien entrundet sein. Der Nachweis der Iridozyklitis erfolgt mittels Spaltlampenuntersuchung, evtl. in Mydriasis. Bei Iridozyklitis wird eine Behandlung mit steroidhaltigen Augentropfen und evtl. Mydriatika durch den Augenarzt veranlasst. Die systemische antirheumatische Therapie wirkt meist auch auf die Iridozyklitis günstig. Wirksame Medikamente sind wahrscheinlich Methotrexat, Ciclosporin und die TNF-Blocker, Infliximab, und Adalimumab.

Das Risiko, eine Iridozyklitis zu entwickeln, besteht vor allem bei Patienten mit frühkindlicher Oligoarthritis sowie mit Polyarthritis. Das Risiko ist am höchsten bei Mädchen, in den ersten 4 Jahren nach dem Beginn der Arthritis, vor dem 8. Lebensjahr und bei Vorhandensein antinukleärer Antikörper. Deshalb muss bei „Risikokindern" alle 8 Wochen eine Spaltlampenuntersuchung zum Ausschluss einer Iridozyklitis durchgeführt werden.

Folgeschäden der Iridozyklitis können sein: Synechien, Bandkeratopathie, Katarakt, Glaskörpertrübung, sekundäres Glaukom, zystoides Makulaödem, und Phthisis bulbi mit Netzhautablösung und bleibendem Visusverlust. Auch heute noch kann es zur Blindheit kommen.

Gelenkzerstörung Trotz intensiver entzündungshemmender Therapie ist manchmal eine Gelenkzerstörung nicht zu verhindern. Wenn dadurch eine Immobilisierung, z. B. Rollstuhlpflichtigkeit droht, sollten auch vor Abschluss des Wachstums ein Gelenkersatz oder eine Ankylosierung erwogen werden.

Amyloidose Diese früher gefürchtete lebensbedrohliche Komplikation kontinuierlich hoher Krankheitsaktivität ist heute infolge der modernen Therapieoptionen fast vollständig verschwunden. Tritt doch eine Amyloidose auf, kann sie vermutlich mit TNF-α-Blockern behandelt werden.

Makrophagenaktivierungssyndrom Bei Patienten mit Morbus Still kann es zu einer plötzlichen lebensbedrohlichen Verschlechterung mit hohem Fieber, viszeralen Symptomen und schwerem Krankheitsgefühl kommen, die auch eine Intensivtherapie erforderlich machen kann. Im Knochenmark können sich Hinweise für eine Hämophagozytose bei peripherer Zytopenie (mindestens 2 von 3 Zellreihen) ergeben. Laborchemisch ist eine extreme Erhöhung des Ferritins charakteristisch, während die Blutsenkungsgeschwindigkeit und Fibrinogen abfallen und Triglyzeride ansteigen. Die Behandlung erfolgt mit Steroidpulstherapie, oralen Steroiden und Ciclosporin. Eine IL-1-Blockade erscheint vielversprechend.

Prognose Die Prognose der JIA hängt grundsätzlich vom Typ der Gelenkerkrankung ab, hat sich aber in den letzten Jahren durch die Verfügbarkeit neuer medikamentöser Therapieansätze insgesamt deutlich verbessert. In der Mehrzahl der Fälle ist die Prognose gut, die Erkrankung kann kontrolliert werden und es kommt nach einigen Jahren zum Verschwinden der Krankheitsaktivität, idealerweise ohne bleibende Gesundheitsschäden. Letzteres wird durch eine konsequente anti-inflammatorische Therapie, wie vorangehend beschrieben, verbunden mit intensiven physiotherapeutischen Maßnahmen unterstützt.

Risikofaktoren für einen ungünstigen Verlauf mit bis in das Erwachsenenalter fortbestehender Arthritis sind:
- Vorhandensein von Rheumafaktor oder Rheumaknötchen
- Frühzeitige Knorpelerosion
- Befall von Handgelenk oder Hüftgelenk
- Morbus Still, besonders bei Entwicklung einer Polyarthritis
- Hohe Blutsenkungsgeschwindigkeit trotz intensiver Therapie
- Schuppenflechte
- Chronische Iridozyklitis

Zurzeit ist es nicht möglich, individuelle Prognosen abzugeben. Mit zunehmender Kenntnis der Pathophysiologie und der genetischen Grundlagen der Erkrankung bzw. der einzelnen Subtypen der JIA werden in Zukunft eine genauere Vorhersage und damit vielleicht auch eine bessere und frühzeitigere Anpassung der Therapieintensität möglich sein.

Literatur

Cassidy JT, Petty RE, Laxer RM, Lindsley CB (2011) Textbook of pediatric rheumatology, 6. Aufl. Saunders, Philadelphia

Horneff G, De Bock F, Foeldvari I, German and Austrian Paediatric Rheumatology Collaborative Study Group et al (2009) Safety and efficacy of combination of etanercept and methotrexate compared to treatment with etanercept only in patients with juvenile idiopathic arthritis (JIA): preliminary data from the German JIA Registry. Ann Rheum Dis 68:519–525

Klein A, Horneff G (2009) Treatment strategies for juvenile idiopathic arthritis. Expert Opin Pharmacother 10(18):3049–3060

81 Juvenile Spondyloarthritiden

G. Ganser, H.-I. Huppertz

Definition Juvenile Spondyloarthritiden sind eine Gruppe entzündlicher Krankheiten von Achsenskelett und peripheren Gelenken. Gemeinsame, wenn auch in wechselnder Häufigkeit vorkommende Merkmale sind:

- Entzündung der Gelenke des Achsenskeletts (Wirbelsäule, Sakroiliakalgelenke) und/oder peripherer Gelenke mit Arthritis, Enthesitis, Daktylitis, Assoziation zu HLA B27
- positive Familienanamnese für Spondyloarthritis, Psoriasisarthritis, chronisch-entzündliche Darmerkrankungen
- Extraartikuläre Manifestationen, wie akute Iritis, Haut- und Schleimhautmanifestationen
- Fehlende Rheumafaktoren, fehlende bzw. niedrigtitrige antinukleäre Antikörper

Nach klinischen und radiologischen Kriterien werden verschiedene Krankheitsbilder unterschieden (◘ Tab. 81.1). Die undifferenzierte juvenile Spondyloarthritis ist oft nicht von der enthesitisassoziierten Arthritis abgrenzbar (▶ Kap. 80), die Nomenklaturen werden nebeneinander benutzt. Im weiteren Sinne rechnet man auch die Psoriasisarthritis zu den Spondyloarthritiden.

Epidemiologie Die juvenilen Spondyloarthritiden sind die zweithäufigsten chronisch-entzündlichen Gelenkerkrankungen im Kindes- und Jugendalter. Etwa 15–20 % der Kinder mit chronischer Arthritis haben eine juvenile Spondyloarthritis. Die Erkrankung nimmt nach dem 6. Lebensjahr deutlich zu. Jungen sind insgesamt häufiger betroffen als Mädchen.

Ätiologie und Pathogenese Ätiologie und Pathogenese sind unbekannt. Bei den reaktiven Arthritiden gehen Infektionen mit gramnegativen Darmkeimen oder Chlamydien der Arthritis voraus. Der Beweis einer ursächlichen Beteiligung durch Bakterien bei den anderen Spondyloarthritiden steht aber aus. Für eine genetische Disposition spricht eine familiäre Häufung, die Assoziation mit HLA B27 sowie weiteren Genen für das proinflammatorische Zytokin IL-1α, die Aminopeptidase ARTS1, die für die intrazelluläre Vorbereitung der Antigenpräsentation über HLA-Klasse-I-Moleküle wie HLA B27 zuständig ist, und der Rezeptor für IL-23.

HLA B27 ist ein Histokompatibilitätsmerkmal der Klasse I, also ein polymorphes Molekül, das auf allen kernhaltigen Zellen vorkommt. Es wirkt bei der Präsentation von Antigenen intrazellulärer Erreger im Rahmen der Infektabwehr mit. Die Bedeutung von HLA B27 für die Pathogenese der Spondyloarthritiden ist ungeklärt.

Bei Fehlfaltung von HLA B27 produzieren Makrophagen IL-23, wodurch CD4-positive T-Zellen zu Th17-Zellen differenzieren und IL-17 produzieren, was andere Zellen zur Produktion proinflammatorische Zytokine wie TNF-α, IL-1 und IL-6 anregt.

Während in Deutschland etwa 8 % der Bevölkerung das HLA B27-Merkmal tragen, kommt es mit Ausnahme der Psoriasisarthritis bei 60–95 % der Patienten mit einer Spondyloarthritis vor, d. h. das relative Risiko, an einer Spondyloarthritis zu erkranken, ist bei Vorhandensein des HLA B27-Antigens deutlich erhöht.

Pathologie Die histologischen Veränderungen der Synovia mit lymphozytärer Infiltration erlauben keine Unterscheidung der Spondyloarthritis von anderen Ursachen einer chronischen Arthritis.

Klinische Symptome und Verlauf/Diagnose Den Spondyloarthritiden gemeinsam sind Schmerzen an Ligamenten, Sehnen und Gelenkkapseln im Rahmen der Enthesitis. Sie sind von den Gelenkschmerzen zu unterscheiden. Typischerweise bestehen Schmerzen an den Ansatzstellen der Achillessehne, Plantaraponeurose, Metatarsalköpfchen und an der Patellaspitze sowie der Tuberositas tibiae, seltener im Bereich des Thorax (Sternokostal- und Sternoklavikulargelenke), an den Sitzbeinhöckern, am Trochanter major, am Beckenkamm und am Schambein. Tiefe Rückenschmerzen können im Rahmen einer Sakroiliitis das erste Krankheitssymptom sein. Typischerweise sind die Schmerzen in der Nacht und in den frühen Morgenstunden besonders ausgeprägt. Sie können sehr heftig sein und zu deutlichen funktionellen Störungen führen, z. B. mit Fehlbelastung des Fußes, Schonhaltung der Wirbelsäule mit Rundrücken oder Steilstellung der Lendenwirbelsäule. Körperliche Aktivität und beinbelastende Sportarten können die Beschwerden deutlich verstärken.

Die Arthritis tritt vorwiegend an den unteren Extremitäten auf. Im Langzeitverlauf kommt eine oligoartikuläre, aber auch eine asymmetrische polyartikuläre Manifestation mit Befall großer und kleiner Gelenke vor. Häufig sind auch die Schultern und Kiefergelenke sowie die Grundgelenke an Fingern und Zehen betroffen. Besonders schwierig von einer Enthesitis abzugrenzen ist die Arthritis des unteren Sprunggelenks (Talonavikulargelenk, Cuneonavikulargelenk, Subtalargelenk) sowie der Mittelfußgelenke.

Die mögliche Beteiligung der Sakroiliakalgelenke und der kleinen Gelenke der Lendenwirbelsäule wird meist erst im weiteren Verlauf bei Jugendlichen oder jungen Erwachsenen apparent.

Undifferenzierte juvenile Spondyloarthritis Bei der undifferenzierten juvenilen Spondyloarthritis lassen sich die Symptome der Erkrankung noch nicht eindeutig einer definierten Form der Spondyloarthritis zuordnen. Die Diagnose wird durch Erfüllung der unten dargestellten Kriterien (ESSG-Kriterien) gestellt.

Da ein Befall der Wirbelsäule im Kindesalter initial selten ist, beruht die Diagnose meist auf der Assoziation einer peripheren Arthritis mit extraartikulären Symptomen (▶ Übersicht).

Die Arthritis ist asymmetrisch, oft oligoartikulär und bevorzugt die untere Extremität. Nicht selten kommt es zur entzündlichen Veränderung eines gesamten Fußes mit

- Schwellung und Schmerzhaftigkeit der Achillessehne,
- Enthesopathie von Achillessehne und Plantaraponeurose,
- Arthritis des oberen und unteren Sprunggelenks mit zum Teil ausgeprägter Einschränkung von Pronation und Supination,
- positivem Gaensslen-Zeichen, d. h. Schmerzhaftigkeit des Fußgewölbes bei querer Kompression an den Metatarsalia, wobei der Patient aufgrund der diffusen Entzündung der Weichteile die genaue Stelle der Schmerzhaftigkeit nicht bezeichnen kann,
- Arthritis des Großzehengrundgelenks und Daktylitis (◘ Abb. 81.1).

Diese Entzündung führt häufig zu Humpeln oder verändertem Gangbild mit fehlendem Abrollen und einseitiger Belastung. Die extraartikulären Symptome können zeitlich unabhängig von der Arthritis auftreten.

G.F. Hoffmann, M.J. Lentze, J. Spranger, F. Zepp (Hrsg.), *Pädiatrie*,
DOI 10.1007/978-3-642-41866-2_81,

Tab. 81.1 Die juvenilen Spondyloarthritiden. (Mod. nach Cassidy u. Petty 2006)

	Undifferenzierte juvenile Spondylarthritis	Juvenile ankylosierende Spondylitis	Juvenile Psoriasisarthritis	Chronisch-entzündliche Darmerkrankungen	Reaktive Arthritis
Enthesitis	+++	+++	+	+	++
Axiale Arthritis	+	+++	++	++	+
Periphere Arthritis	+++	+++	+++	+++	+++
HLA-B27-Positivität	+++	+++	+	++	+++
Antinukleäre Antikörper	–	–	++	–	–
Rheumafaktoren	–	–	–	–	–
Iritis	+	+	+	+	+
Hautmanifestation	–	–	+++	+	+
Schleimhautmanifestation	–	–	–	+	+
Befall Gastrointestinaltrakt	–	–	–	+++	+++

Häufigkeiten: +++ sehr häufig; ++ häufig; + gelegentlich; – nie

Diagnostische Kriterien der Spondyloarthritis (European Spondylarthropathy Group, ESSG)

Eine Spondyloarthritis kann diagnostiziert werden bei:

- entzündlichen Rückenschmerzen oder
- peripherer Arthritis (asymmetrisch und/oder überwiegend die untere Extremität betreffend) mit mindestens einem der folgenden Zeichen
  - HLA-B27-assoziierte Krankheit in der Familie
  - Psoriasis
  - Entzündliche Darmerkrankung
  - Urethritis/Zervizitis oder akuter Durchfall innerhalb eines Monats vor Arthritisbeginn
  - Wechselseitige Gesäßschmerzen
  - Enthesopathie
  - Radiologischer Nachweis einer Sakroiliitis

Die Kriterien sind für das Kindes- und Jugendalter nicht abschließend erarbeitet. Bei Anwendung auf Kinder und Jugendliche soll die Erkrankung vor dem 16. Lebensjahr begonnen haben.

Vor Kurzem wurden von der Assessment of Spondyloarthritis International Society (ASAS) Expertenorganisation neue Klassifikationskriterien für die axiale und periphere Spondyloarthritis entwickelt mit dem Ziel der frühzeitigen Diagnose und Therapie. Wesentliche Elemente dieser Klassifikation sind für die axiale Beteiligung: Entzündlicher Rückenschmerz (>3 Monate, Erstsymptome <45. Lebensjahr), HLA B27 und/oder eine Sakroiliitis im MRT.

Bei der peripheren Spondyloarthritis gehören eine Arthritis oder Enthesitis oder Daktylitis und andere bei Spondyloarthritiden vorkommende Symptome wie Uveitis, Psoriasis, chronisch entzündliche Darmerkrankung, vorangegangene Infektion, positive Familienanamnese, Sakroiliitis in der Bildgebung zu den Diagnosekriterien. Inwieweit diese auch für die Diagnosestellung im Jugendalter relevant sind, bleibt abzuwarten.

Laboruntersuchungen ergeben im akuten Stadium meist eine beschleunigte Blutsenkungsgeschwindigkeit und erhöhtes CRP. In mehr als der Hälfte der Fälle ist bei den Patienten HLA B27 nachweisbar.

81

Differenzialdiagnostisch ist die Krankheit von der juvenilen idiopathischen Arthritis abzugrenzen, wobei es deutliche Überschneidungen mit der enthesitisassoziierten Arthritis gibt. Treten Zeichen einer der spezifischen Spondyloarthritiden auf, muss die Diagnose revidiert werden.

In der ILAR-Klassifikation wird dieser Symptomenkomplex als enthesitisassoziierte Arthritis zusammengefasst. Man versteht hierunter eine Arthritis mit Auftreten einer Enthesitis. Tritt lediglich eine Arthritis oder eine Enthesitis auf, werden 2 der 5 folgenden klinischen Zeichen für die Diagnosestellung gefordert.

- Druckschmerz der Ileosakralgelenke oder entzündlicher Rückenschmerz
- Vorhandensein von HLA B27
- Familienanamnese eines Verwandten 1. oder 2. Grades mit einer gesicherten HLA B27-assoziierten Erkrankung
- Uveitis anterior mit Schmerzen, Rötung oder Photophobie
- Auftreten der Arthritis bei einem Jungen im Alter von mindestens 6 Jahren

Ausschlusskriterien der Enthesitis assoziierten Arthritis sind nach der ILAR-Klassifikation die Psoriasis bei einem Verwandten 1. Grades und eine systemische Arthritis.

Juvenile ankylosierende Spondylitis An einer ankylosierenden Spondylitis erkranken etwa 129/100.000 Erwachsenen. Bei mehr als 8 % der Patienten lässt sich die Krankheit bis in die Kindheit zurückverfolgen, woraus sich eine Prävalenz der juvenilen ankylosierenden Spondylitis von mindestens 10/100.000 Kindern unter 16 Jahren errechnen lässt. Betroffen ist vorwiegend das männliche Geschlecht.

Es handelt sich um eine chronisch-entzündliche Arthritis des Achsenskeletts mit radiologischen Veränderungen der Ileosakralgelenke, häufig begleitet von einer peripheren Arthritis und Enthesitis. Die periphere Arthritis tritt bevorzugt an den großen Gelenken der unteren Extremitäten auf und verläuft oft nicht erosiv. Ein ausschließlicher Befall der Wirbelsäule ist im Kindes- und Jugendalter selten. Der Krankheitsbeginn liegt meist in der Adoleszenz und betrifft vorwiegend Knaben.

Die endgültige Diagnose wird meist erst nach jahrelangem Verlauf gestellt, d. h. die Krankheit wird zu Beginn oft eingeordnet als undifferenzierte juvenile Spondyloarthritis oder als juvenile idio-

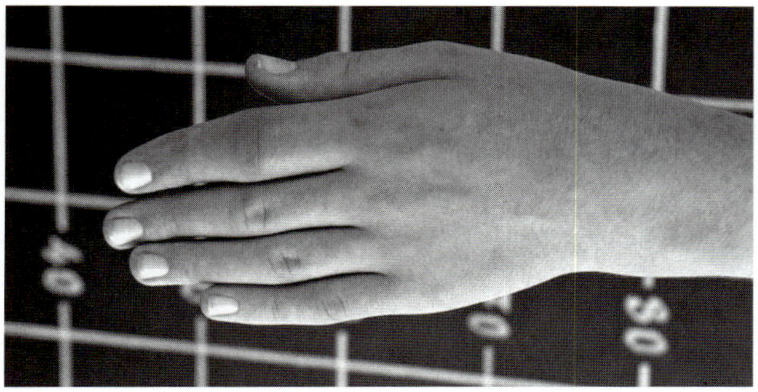

■ **Abb. 81.1** Daktylitis. Schwellung und Rötung des linken Zeigefingers eines 15-jährigen Jungen mit undifferenzierter Spondyloarthritis

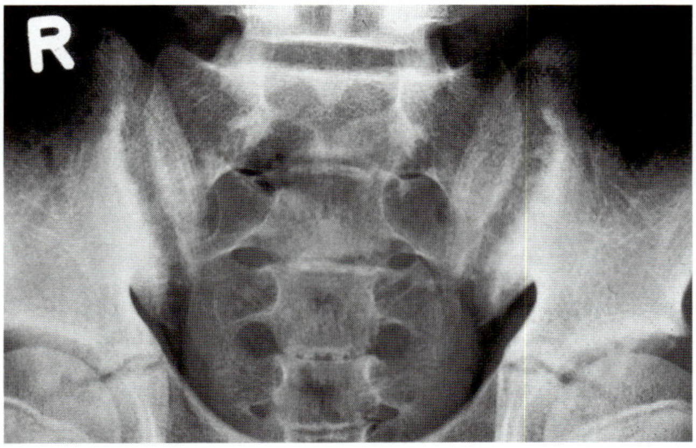

■ **Abb. 81.2** Röntgenaufnahme der Ileosakralgelenke (nach Barsony) mit Pseudoerweiterung (beidseitig) bei einem 15-jährigen Patienten

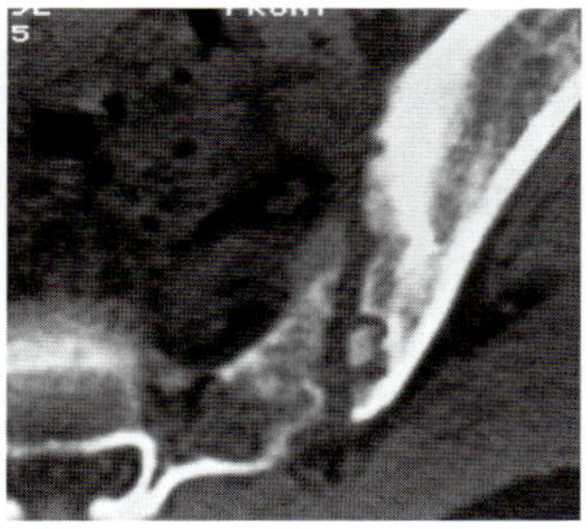

■ **Abb. 81.3** MRT-Befund eines Patienten mit Sakroiliitis

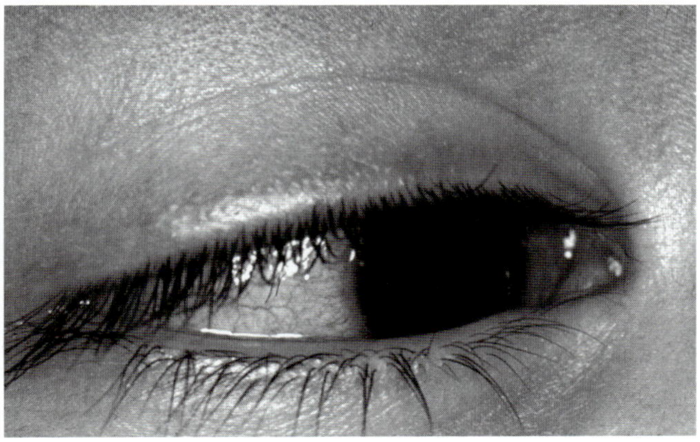

■ **Abb. 81.4** Akute vordere Uveitis mit Konjunktivitis bei einem 16-jährigen Patienten

pathische Arthritis. Die Labordiagnostik zeigt eine Erhöhung der BSG und meist des CRP. Auch wenn HLA B27 bei bis zu 95 % der Patienten vorkommt, ist dieser Parameter als vererbter Risikofaktor nicht diagnostisch beweisend. Für die Diagnose werden beidseitige radiologische Veränderungen der Sakroiliakalgelenke gefordert, die oft erst Jahre nach der Erstmanifestation nachweisbar werden. Das Intervall zwischen ersten klinischen Symptomen und Nachweis einer beidseitigen Sakroiliitis in der Röntgendiagnostik beträgt 6,5 Jahre im Durchschnitt.

Bei der konventionellen Röntgendiagnostik fällt zunächst eine sog. „Pseudoerweiterung" der Ileosakralgelenke auf (■ Abb. 81.2). Im weiteren Verlauf sind wesentliche morphologische Kriterien Randsklerosierungen, unscharf begrenzte Gelenkkonturen vorwiegend im mittleren Drittel der Gelenke und Verschmälerung des Gelenkspalts bis hin zur vollständigen Ankylose. Erosive Veränderungen (■ Abb. 81.3) lassen sich frühzeitig und sensitiv durch die Kernspintomografie erfassen, die heute die bildgebende Diagnostik der Wahl ist. Entzündliche Veränderungen lassen sich mit T2-gewichteten fettsupprimierten FSE-Sequenzen, mit STIR-Sequenzen oder mit T1-gewichteten fettsupprimierten Sequenzen nach Gabe von (Gadolinium-)Kontrastmittel als hyperintense Strukturen darstellen.

Für die Diagnose der ankylosierenden Spondylitis des Erwachsenen werden neben Schmerzen und Bewegungseinschränkung der thorakolumbalen Wirbelsäule, Einschränkung der thorakalen Beweglichkeit und evtl. Iritis eine radiologisch oder kernspintomografisch nachgewiesene (beidseitige) Sakroiliitis (■ Abb. 81.6) und objektive Zeichen der Arthritis der kleinen Wirbelgelenke gefordert. Spezielle Kriterien für die Diagnose der juvenilen ankylosierenden Spondylitis gibt es nicht. Eine akute Iritis, oft mit erheblicher Konjunktivitis und Lichtscheu wird bei etwa 20 % der Patienten beobachtet und kann der Gelenkmanifestation vorausgehen (■ Abb. 81.4).

Kardiopulmonale Manifestationen (z. B. Aorteninsuffizienz) oder Lungenparenchymveränderungen sind möglich. Eine zentralnervöse Beteiligung kann bei atlantoaxialer Subluxation vorkommen und wurde bei der ankylosierenden Spondylitis in Einzelfällen beobachtet.

Differenzialdiagnostisch sind „orthopädische" Erkrankungen wie Morbus Scheuermann, Diskushernien, Spondylolisthesis und sog. Blockierungen der Ileosakralgelenke auszuschließen. Ferner ist eine juvenile ankylosierende Spondylitis abzugrenzen von anderen Spondyloarthritiden, jedoch auch von einer septischen Arthritis, einer Osteomyelitis und dem Ewing-Sarkom.

Juvenile Psoriasisarthritis Die Psoriasisarthritis ist im Kindesalter mit 10–15/100.000 Fälle erheblich seltener als andere Manifestationen der juvenilen idiopathischen Arthritis (■ Tab. 81.2). Sie tritt etwas häufiger bei Mädchen als bei Jungen auf, mit einem Altersgipfel bei 7–11 Jahren.

In der ILAR-Klassifikation ist eine Psoriasisarthritis definiert als eine Arthritis mit gleichzeitiger Psoriasis oder eine Arthritis mit mindestens 2 der 3 folgenden Zeichen:

- Daktylitis,
- Nagelauffälligkeiten (Tüpfelung oder Onycholyse),
- Familienanamnese einer Psoriasis, gesichert durch einen Dermatologen bei einem Verwandten 1. Grades

Eine Psoriasis kann der Gelenkmanifestation um viele Jahre vorausgehen oder auch folgen. Nur bei 10 % der Patienten treten Haut- und Gelenkmanifestation gleichzeitig auf. Typische Prädilektionsstellen sind der behaarte Kopf, insbesondere der Haaransatz, die Streck-

Tab. 81.2 Verlaufsformen der Psoriasisarthritis (nach Cassidy u. Petty 2006)

Arthritis	Charakteristika	Häufigkeit (%)
Monartikulär oder asymmetrisch oligoartikulär	Finger, Zehen, wird oft polyartikulär im Verlauf	70
Symmetrisch	Polyartikulär; große und kleine Gelenke mit Befall der Endgelenke	15
Bevorzugt Endgelenke	Fast immer Beteiligung der Nägel	5
Spondylitis	Periphere Arthritis mit Sakroiliitis	5
Arthritis mutilans	Schwere Deformierungen, oft mit Sakroiliitis und Ankylose	5

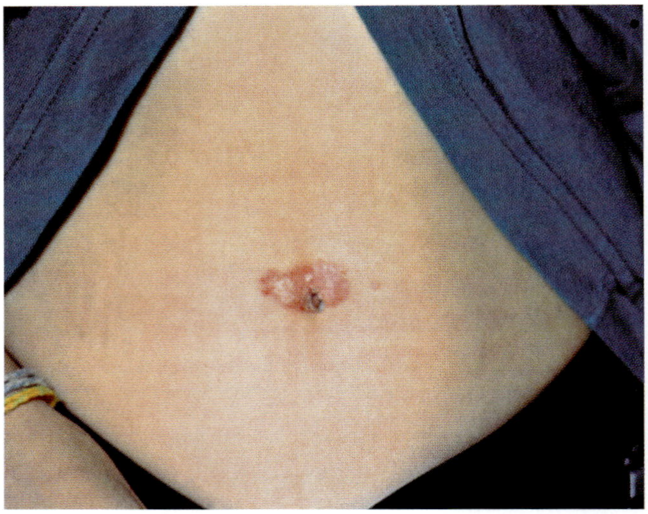

Abb. 81.5 Psoriasiseffloreszenzen im Nabelbereich bei einer 12-jährigen Patientin

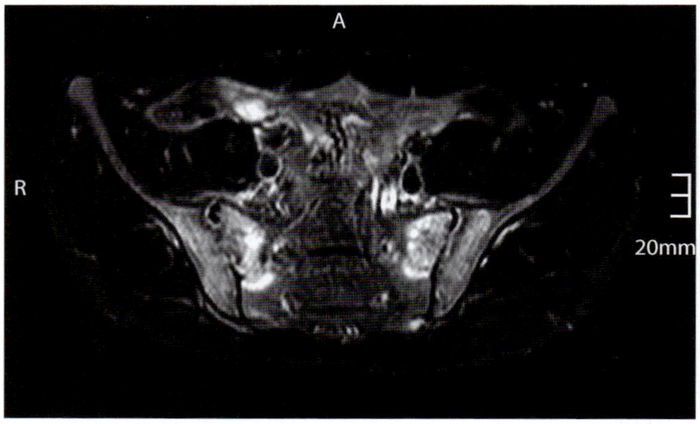

Abb. 81.6 Beidseits Sakroiliitis (MRT, STIR-Frequenz) bei einem 17-jährigen Patienten mit undifferenzierter Spondyolarthritis

seiten der Gelenke, die mechanischer Belastung ausgesetzt sind (Knie, Ellenbogen, MCP-Gelenke), Nabel- und die Perianalregion (Abb. 81.5). Die Veränderungen an den Nägeln können sehr diskret sein. Besonders charakteristisch ist eine starke Tüpfelung eines einzelnen Nagels in dem Strahl des Gelenkbefalls. Eine Onycholyse ist für das Kindesalter als Psoriasismanifestation untypisch und von einer Mykose abzugrenzen.

Die Psoriasisarthritis kann im klinischen Verlauf die Charakteristika verschiedener Subgruppen der juvenilen idiopathischen Arthritis aufweisen. Sie kann z. B. initial wie eine früh beginnende Oligoarthritis verlaufen einschließlich einer schweren chronischen Iridozyklitis mit der Gefahr eines Visusverlusts. Im Gegensatz zu anderen Spondyloarthritiden sind bei Psoriasisarthritis gelegentlich auch antinukleäre Antikörper nachweisbar. Die Assoziation zu HLA-B27 besteht vorwiegend bei den Verlaufsformen mit Beteiligung der Sakroiliakalgelenke.

Die verschiedenen klinischen Verlaufsformen und ihre Häufigkeiten sind in Tab. 81.2 zusammengefasst.

Die häufigste klinische Erstmanifestation ist eine asymmetrische Oligoarthritis, z. B. des Kniegelenks, die anfangs nicht von einer juvenilen idiopathischen Arthritis abgrenzbar ist. Der initiale Befall der Hüftgelenke oder der Befall eines einzelnen kleinen Gelenks, insbesondere End- oder Mittelgelenks, soll an das Vorliegen einer Psoriasisarthritis denken lassen. Eine Enthesitis oder einer Daktylitis mit Haut- und Nagelveränderungen verstärken den Verdacht.

Radiologisch können bei Psoriasisarthritis eine Periostitis mit Periostabhebung und Verdickung des betroffenen Knochens, aber auch frühzeitig asymmetrische erosive Veränderungen gesehen werden. Eine Beteiligung der Sakroiliakalgelenke ist möglich.

Arthritis bei chronisch-entzündlichen Darmerkrankungen Chronisch-entzündliche Darmerkrankungen (Morbus Crohn und Colitis ulcerosa) sind in 10–20 % der Fälle mit einer peripheren Arthritis assoziiert. Die Arthritis kann der Manifestation am Verdauungstrakt um Jahre vorausgehen. Eine floride Arthritis im Rahmen einer chronisch-entzündlichen Darmerkrankung deutet auf eine unzureichende Behandlung oder ein Rezidiv der Grunderkrankung hin.

Betroffen sind meist Schulkinder. Oft sind Knie- und/oder Sprunggelenke befallen, meist asymmetrisch und oligoartikulär mit remittierendem Verlauf. Ein polyartikulärer Befall oder eine Spondylitis mit Sakroiliitis sind selten, wobei die Progredienz der Sakroiliitis nicht mit der Aktivität der Darmerkrankung korreliert.

Die Sakroiliitis ist assoziiert mit HLA B27. Es findet sich eine Erhöhung der Entzündungsmarker, aber meist keine Rheumafaktoren. Radiologisch zeigt die periphere Arthritis nur selten erosive Veränderungen, häufiger jedoch Zeichen der Enthesitis oder Periostitis.

Reaktive Arthritis Es handelt sich um postinfektiöse (reaktive) Erkrankungen, die wegen der klinischen Charakteristika der Gelenkerkrankung und der häufigen Assoziation mit HLA B27 (60–70 % der Fälle) traditionell den juvenilen Spondyloarthritiden zugerechnet werden. Ihre Häufigkeit ist wegen des oft günstigen Spontanverlaufs, insbesondere bei oligosymptomatischen Verläufen, schwer abschätzbar.

Die Symptomatik besteht aus einer Arthritis, selten einer Konjunktivitis (und Iritis), welche sich nach einer Urethritis (meist durch Chlamydien) oder einer Durchfallepisode (nach Yersinien, Salmonellen, Shigellen) manifestiert. Die Kombination von Urethritis, Arthritis, Konjunktivitis/Iritis ist eine typische Manifestation (▶ Kap. 82).

Die klinischen Zeichen treten simultan oder innerhalb einer Periode von 3–4 Wochen nach der Urethritis oder Enteritis auf. Allgemeinsymptome wie subfebrile Temperaturen, Gewichtsverlust, Epistaxis, Pleuraergüsse oder atemabhängige Schmerzen, Lymphknotenschwellungen, Hepatosplenomegalie und Erythema nodosum werden insbesondere zu Beginn der Krankheit beobachtet. Seltene, jedoch typische Haut- und Schleimhautmanifestationen sind Keratoderma blenorrhagicum sowie Ulzera der Mundschleimhaut.

Die Arthritis verläuft meist oligoartikulär (typischerweise Knie- oder Sprunggelenk) und asymmetrisch, kann aber innerhalb weniger Wochen auch zahlreiche Gelenke befallen. Begleitend wird eine Enthesitis beobachtet. Druck- und Bewegungsschmerz über den Ileosakralgelenken sind im Rahmen der Akuterkrankung vorübergehend zu beobachten.

Laborchemisch zeigt sich häufig eine hohe Entzündungsaktivität (BSG >100 mm/h, Leukozyten bis 20.000/mm^3, Eosinophilie, Akutphaseproteine, Leukozyturie, minimale Proteinurie).

Eine besondere Manifestation ist das SAPHO-Syndrom (Akronym für: Synovitis, Akne, Pustulosis, Hyperostosis, Osteomyelitis). Typische Veränderungen sind eine Enthesitis, Osteitis, Sakroiliitis in Kombination mit einer schweren Akne. Es besteht eine klinische Verwandtschaft zur CRMO (chronisch rekurrierende multifokale Osteomyelitis).

Therapie Allgemeines Behandlungsziel ist die Reintegration des Patienten in ein normales Leben zu Hause und in Schule und Freizeit, im Speziellen der Erhalt des Bewegungsumfangs aller Gelenke einschließlich der Wirbelsäule bzw. die Wiederherstellung des physiologischen Bewegungsumfangs der entzündeten Gelenke durch lokale und systemische medikamentöse Therapie sowie physikalische Langzeitbehandlung.

Wichtig ist eine gute Information des Patienten und dessen Familie, um die Mitarbeit für eine Langzeitbehandlung mit Medikamenten, täglichen krankengymnastischen Übungen, gezielten physikalischen Anwendungen und eine adäquate Lebensführung zu erreichen.

Medikamentöse Therapie Eine entzündungshemmende, beschwerdeorientierte Behandlung erfolgt mit nichtsteroidalen Antirheumatika. Sie wirken symptomatisch und werden insbesondere bei Sakroiliitis über mindestens 4 Wochen kontinuierlich empfohlen.

Eingesetzt werden Diclofenac (2 mg/kg/Tag), bevorzugt auch als Retard-Präparat; Naproxen (10–15 mg/kg/Tag) oder auch Meloxicam (0,125–0,25 mg/kg/Tag) wegen der längeren Halbwertszeit (Einnahme 2-mal täglich). Gleichwertig sind Indometacin (1,5–2 mg/kg/Tag) und Ibuprofen (20–40 mg/kg/Tag), die Einnahme ist 3-mal täglich erforderlich. Bei Kontraindikationen kann bei Jugendlichen (>15 Jahren) auch der Einsatz von Coxiben (Celecoxib, Etoricoxib) erwogen werden.

Zur Basistherapie eignet sich bei allen HLA B27-assoziierten peripheren Arthritiden im Kindes- und Jugendalter Sulfasalazin. Bei chronisch-entzündlichen Darmerkrankungen ist Sulfasalazin auch Mittel der Wahl für die Therapie der Grunderkrankung. Bei Psoriasisarthritis kann alternativ zu Sulfasalazin Methotrexat eingesetzt werden. Methotrexat ist bei den anderen Spondyloarthritiden nicht effektiv. In den letzten Jahren wurden TNF-α-Blocker bei Erwachsenen mit Achsenskelettbefall und peripherer Arthritis bei Versagen der NSAR zum Mittel der Wahl.

Eine TNF-α-blockierende Therapie ist nach Versagen der Standardtherapie auch bei der enthesitisassoziierten Arthritis und der Psoriasisarthritis ab einem Alter von 12 Jahren zugelassen und sollte bei progredientem oder therapieresistentem Verlauf auch bei Kindern und Jugendlichen erwogen werden. Bei der Psoriasisarthritis bessert sich darunter häufig zusätzlich die Hautmanifestation.

Bis zum Wirkbeginn der Basistherapie oder in Erkrankungsschüben ist gelegentlich eine vorübergehende, niedrig dosierte Therapie mit oralen Kortikosteroiden erforderlich. Die intraartikuläre Injektionsbehandlung der betroffenen peripheren Gelenke mit Triamcinolon-Hexacetonid zeigt bei florider Entzündung eine gute Wirkung und ist nebenwirkungsarm. Eine intraartikuläre Steroidtherapie der Ileosakralgelenke wird auch im Jugendalter als wirksam beurteilt. Die Infiltration von chronisch entzündeten Sehnen und Sehnenansätzen sollte nur mit wasserlöslichen Steroiden erfolgen. Topische Steroide werden lokal bei der akuten Uveitis eingesetzt.

Physikalische Therapie Die physikalischen Therapieverfahren spielen bereits in der Akutbehandlung eine wesentliche Rolle, da es relativ rasch zu Bewegungseinschränkungen und Muskelatrophie kommen kann.

Entscheidend für eine günstige funktionelle Prognose ist eine konsequente physikalische Therapie mit täglichen krankengymnastischen Übungen für alle betroffenen Gelenke zur Verbesserung der Beweglichkeit. Bei Befall des Achsenskeletts sind zusätzlich Atemübungen für die Interkostalmuskulatur sowie eine medizinische Trainingstherapie notwendig. Unter den möglichen Sportarten ist Schwimmen besonders günstig.

Wesentlich ist ein effektiver Gelenkschutz. Gelenkentlastende Hilfsmittel (z. B. abfedernde Schuhe, weiche Einlagen, Therapiefahrrad bzw. -roller) sowie mechanische Übungsgeräte (z. B. Schlingentisch) können für die tägliche häusliche Physiotherapie sinnvoll sein.

Zur Schmerzlinderung werden neben nichtsteroidalen Antirheumatika auch physikalische Behandlungsmaßnahmen wie Kryotherapie, Elektrotherapie, z. B. die transkutane elektrische Nervenstimulation (TENS), eingesetzt, die im Kindes- und Jugendalter jedoch nicht evaluiert sind. Ferner kommen Entspannungsverfahren wie autogenes Training zur Anwendung.

Prognose Die Prognose der undifferenzierten juvenilen Spondyloarthritis ist noch nicht gut bekannt. Während die meisten Fälle vermutlich ohne bleibende Schäden ausheilen, können auch noch Jahre später Rezidive auftreten, oder die Erkrankung kann in eine differenzierte Spondyloarthritis z. B. eine ankylosierende Spondylitis übergehen (im Erwachsenenalter ca. 20 % der Fälle).

Die juvenile ankylosierende Spondylitis verläuft zunächst oft leicht und remittierend. Sie kann in jedem Stadium der Erkrankung zur Ruhe kommen, aber auch fortschreiten mit zunehmender Bewegungseinschränkung der Wirbelsäule und knöcherner Ankylose. Bei frühzeitigem Therapiebeginn, ausreichender antiphlogistischer Medikation und guter Compliance kann die funktionelle Prognose jedoch auch bei erosiven Veränderungen der Beckenfugengelenke günstig sein.

Die Prognose bei der Psoriasarthritis ist uneinheitlich und abhängig vom Zeitpunkt der Diagnose sowie dem Beginn einer effektiven Therapie. Bei polyartikulärem Langzeitverlauf treten häufig destruierende Gelenkveränderungen, z. B. an den Hüften auf. Bei chronischer Entzündungsaktivität kann sich eine Amyloidose entwickeln.

Bei der Arthritis im Rahmen einer chronisch-entzündlichen Darmerkrankung hängt die Prognose der peripheren Gelenkerkrankung von einer effektiven Entzündungskontrolle der Darmerkrankung ab. Auch eine operative Sanierung hochentzündlicher Darmsegmente kann die Arthritis deutlich bessern. Andererseits ist die Arthritis keine Indikation zur operativen Behandlung des Darms. Veränderungen des Achsenskeletts sind nicht mit der Aktivität der Grunderkrankung korreliert und können auch bei effektiver Therapie fortschreiten.

Die Prognose der reaktiven Arthritis ist meist günstig wegen des selbstlimitierenden Verlaufs. Allerdings ist bei den chronifizierenden Verläufen eine frühzeitige basistherapeutische Behandlung mit Sulfasalazin indiziert.

Literatur

Baraklios X, Braun J (2012) MRT-Untersuchungen bei axialer und peripherer Spondyloartharthritis. Z Rheumatol 71:27–37

Cassidy JT, Petty RE (2011) Textbook of pediatric rheumatology, 6. Aufl. Saunders, Philadelphia

Dougados M, van der Linden S, Juhlin R et al (1991) The European spondyloarthropathy study group preliminary criteria for the classification of spondyloarthropathies. Arthritis Rheum 34:1218–1227

Dueckers G et al (2012) Evidence and consensus based GKJR g uidelines for the treatment of juvenile idiopathic arthritis. Clinical immunology 142:176–193

Dueckers G et al (2011) Interdisziplinäre S2-Therapieleitlinie der juvenilen idiopathischen Arthritis (2. Auflage). Klkin Pädiatr 223:386–394

Petty RE et al (1998) Revision of the proposed classification criteria for juvenile idiopathic arthritis: Durban, 1997. J Rheumatol 10:1991–1995

Petty RE et al (2004) International League of Association for Rheumatology. Classification of juvenile idiopathic arthritis. Second revision. Edmonton 2001. J Rheumatol 31:390–392

Poddubnyy D, Rudwaleit M, Sieper J (2012) Frühe Spondyloarthritiden. Z Rheumatol 71:19–26

Southwood TR, Petty RE, Mallesson PN (1989) Psoriatic arthritis in children. Arthritis Rheum 32:1007

Wagner N, Dannecker G (2013) Pädiatrische Rheumatologie. Springer, Berlin Heidelberg New York Tokyo (in press)

82 Infektassoziierte Arthritiden

H.-I. Huppertz

Definition Zu den infektassoziierten Arthritiden zählen die viralen Arthritiden, bakterielle Arthritiden durch Borrelien, gramnegative Darmkeime, Chlamydien und Arthritiden im Rahmen eines akuten rheumatischen Fiebers. Im Unterschied zu den rheumatischen Erkrankungen unbekannter Ursache, wie der juvenilen idiopathischen Arthritis, ist bei infektassoziierten Arthritiden der auslösende Erreger bekannt. Von der septischen Arthritis durch Staphylokokken oder *Haemophilus influenzae* unterscheiden sich die infektassoziierten Arthritiden dadurch, dass es auch ohne antibiotische Therapie nicht zur raschen Zerstörung des Gelenks kommt.

Epidemiologie Die akute transiente Arthritis (Dauer <6 Wochen) ist in der Mehrzahl der Fälle eine infektassoziierte Arthritis, die oft durch Viren ausgelöst wird. Die häufigste akute transiente Arthritis stellt die Coxitis fugax dar. Unter den chronischen Arthritiden (Dauer >6 Wochen) sind mindestens 20 % den infektassoziierten Arthritiden zuzuordnen. Die Epidemiologie der Arthritis unterscheidet sich in Abhängigkeit vom jeweiligen Erreger erheblich. Die Lyme-Arthritis kann im Gegensatz zu den frühen Manifestationen der Lyme-Borreliose während des ganzen Jahres beginnen.

Ätiologie und Pathogenese Eine Vielzahl von Viren und Bakterien kann eine infektassoziierte Arthritis hervorrufen (■ Tab. 82.1, ■ Tab. 82.2). Eine Gelenkentzündung nach Infektion mit dem jeweiligen Erreger ist im Vergleich zu anderen Manifestationen ein seltenes Ereignis, eine Ausnahme ist hier die Ross-River-Arthritis. Einen besonderen Synoviotropismus weisen nur das Rötelnvirus, einige Rötelnvirusimpfstämme, das Parvovirus B19 und *Borrelia burgdorferi* auf. Die Pathogenese ist dabei oft unbekannt und auch von Wirtsfaktoren abhängig. Der Aufbau der Viren lässt keinen Zusammenhang mit der Pathogenese der Arthritis erkennen (■ Tab. 82.2). Das HLA B27 ist bei 60–80 % der Patienten mit reaktiver Arthritis oder Reiter-Syndrom nachweisbar. Die Arthritis nach/bei Hepatitis-B-Virus-Infektion ist eine Immunkomplexerkrankung, bei der es zum Niederschlag von Antigen-Antikörper-Komplexen auf synovialen Oberflächen kommt. Mit steigender Antikörperkonzentration verschwindet die Arthritis. Das Rötelnvirus kann sich in der Synovialis vermehren und führt möglicherweise über eine Zellschädigung zur Arthritis.

Chlamydien lassen sich aus der Synovialflüssigkeit gelegentlich anzüchten und immer mit molekularbiologischen Methoden nachweisen. Borrelien kann man aus dem Gelenk nicht anzüchten, wohl aber manchmal mittels PCR nachweisen. Bei reaktiver Arthritis durch Salmonellen, Yersinien oder Shigellen findet man normalerweise nur bakterielle Lipopolysaccharide in der Synovialflüssigkeit, während die bakterielle DNA nicht nachweisbar ist. Bei zusätzlichen Risikofaktoren, wie Komplementdefekten oder systemischem Lupus erythematodes, kann es gelingen Salmonellen nach Anreicherung anzuzüchten. Beim akuten rheumatischen Fieber finden sich keine bakteriellen Antigene im Gelenk, die Ursache liegt vielmehr in einer Kreuzreaktion der Streptokokkenantikörper mit synovialen und kardialen Epitopen.

Bei der Coxitis fugax (Hüftschnupfen) konnte bisher kein Erreger isoliert werden, die Erkrankung ähnelt klinisch jedoch den infektassoziierten Arthritiden, und eine virale Ursache wird vermutet.

Pathologie Nach längerer Krankheitsdauer lassen sich die infektassoziierten Arthritiden histomorphologisch nicht von chronischen Arthritiden unbekannter Ursache unterscheiden. Es finden sich oft fokal begrenzte Entzündungsherde mit überwiegend lymphozytärer Infiltration und Synovialproliferation.

Klinische Symptome und Verlauf

Virusarthritiden Die Rötelnvirusarthritis tritt als wandernde Polyarthritis oder als Oligoarthritis mit und ohne Exanthem auf. Der epidemiologische Zusammenhang (z. B. Röteln im Kindergarten) oder retroaurikuläre Lymphknotenschwellung können auf die Ursache der Arthritis hinweisen. Die Arthritis ist nach der Röteln-Impfung, z. B. mit dem Impfstamm RA 27/3, deutlich seltener als nach Wildvirusinfektion. Nach der Pubertät nimmt die Häufigkeit der Arthritis bei Rötelnvirusinfektion besonders bei weiblichem Geschlecht zu.

Die klinische Manifestation der Parvovirus-B19-Arthritis ähnelt der Rötelnvirusarthritis. Während die Rötelnvirusarthritis besonders bei Jugendlichen oft flüchtig ist und nach einigen Tagen oder Wochen verschwindet, kann die Parvovirusarthritis länger andauern und gelegentlich mit Fieber einhergehen. Bei der Monarthritis im Rahmen von Windpocken sollte man zunächst nicht eine mögliche virale Arthritis annehmen, sondern zunächst eine septische Arthritis durch *Staphylococcus aureus* ausschließen. Die Charakteristika weiterer viraler Arthritiden sind in ■ Tab. 82.3 dargestellt.

Coxitis fugax Eine Coxitis fugax entwickeln Kinder im Alter von 3–10 Jahren, häufig Jungen, häufig nach einem Infekt der oberen Luftwege mit humpelndem Gangbild und in das Knie ausstrahlenden Schmerzen. Es findet sich eine eingeschränkte Beweglichkeit der Hüfte, besonders der Rotation. Leichtes Fieber und eine mäßige Beschleunigung der Blutsenkungsgeschwindigkeit sind möglich, im Ultraschall wird ein Erguss nachgewiesen. Die Coxitis fugax verschwindet im Regelfall nach 1–2 Wochen von selbst.

Bakterielle Arthritiden Große klinische Bedeutung haben die bakteriell bedingten Arthritiden. Die Arthritis bei akutem rheumatischem Fieber geht mit Fieber, einer wandernden, sehr schmerzhaften Polyarthritis und weiteren Symptomen, z. B. einer Karditis einher. Die Diagnose darf nur bei Nachweis einer vorangehenden Infektion mit A-Streptokokken und Erfüllung der Jones-Kriterien gestellt werden (■ Tab. 82.4). Es ist mehrfach über Arthritiden nach A-Streptokokken-Infektion berichtet worden, bei denen eine Oligoarthritis zum Teil sogar ohne Fieber auftrat, die Jones-Kriterien nicht erfüllt waren und die Bezeichnung „Poststreptokokkenarthritis" gewählt wurde. Obwohl es überzeugende Kasuistiken dieses Krankheitsbildes gibt, handelt es sich dabei in einigen Fällen möglicherweise um eine akute Arthritis anderer Ursache, bei der sich eine Besiedlung mit A-Streptokokken oder ein unabhängig von der Arthritis erhöhter Streptokokkenantikörpertiter findet.

Reaktive Arthritis Tage bis Wochen nach einer gastrointestinalen Infektion mit gramnegativen Darmkeimen oder Chlamydien kann es zur reaktiven Arthritis kommen (▶ Kap. 81). Besonders nach Infektion mit Yersinien kann der vorangehende Durchfall fehlen, und die Urethritis/Zervizitis durch Chlamydien kann ebenfalls unbemerkt bleiben. Die reaktive Arthritis beginnt als Oligo- oder als Polyarthri-

G.F. Hoffmann, M.J. Lentze, J. Spranger, F. Zepp (Hrsg.), *Pädiatrie*,
DOI 10.1007/978-3-642-41866-2_82,

Tab. 82.1 Bakterielle infektassoziierte Arthritiden

Erreger	Mikrobiologie	Klinik	Spezifische Diagnostik
Streptokokken	β-hämolytische Streptokokken der Gruppe A	Akutes rheumatisches Fieber	Rachenabstrich, Streptokokken-Antikörper
Yersinien	*Y. enterocolitica O.3* *Y. pseudotuberculosis*	Reaktive Arthritis	ELISA/Immunblot auf IgA-Antikörper, Stuhlkultur
Salmonellen	*S. enterica*	Reaktive Arthritis	Stuhlkultur
Campylobacter	*C. jejuni*	Reaktive Arthritis	Stuhlkultur
Shigellen	Meist *Sh. flexneri*	Reaktive Arthritis Reiter-Syndrom	Stuhlkultur
Chlamydien	*Ch. trachomatis*, selten *Ch. pneumoniae*	Reaktive Arthritis Reiter-Syndrom	Bürstenabstrich von Urethra/Zervix, Serologie umstritten
Borrelien	Oft *Borrelia burgdorferi sensu stricto*	Lyme-Arthritis	ELISA/Immunblot auf IgG-Antikörper, evtl. PCR
Hämophilus	*H. influenzae*	Reaktive oder septische Arthritis möglich	Anzucht aus Liquor oder Synovialflüssigkeit
Gonokokken	*Neisseria gonorrhoeae*	Reaktive oder septische Arthritis möglich	Anzucht aus Urethra-/Zervixabstrich oder Synovialflüssigkeit

Tab. 82.2 Virale Erreger einer infektassoziierten Arthritis

Virus	Virologie	Labordiagnostik[a]
Rötelnvirus	ssRNA, umhült	Virusspezifisches IgM
Parvovirus B19	ssDNA, nackt	Virusspezifisches IgM oder PCR
Mumpsvirus	ssRNA, umhüllt	Virusspezifisches IgM
Varicella-Zoster-Virus	dsDNA, umhüllt	Virusspezifisches IgM, PCR
Hepatitis-B-Virus	dsDNA, umhüllt	HBs-Ag im Serum, Transaminasenerhöhung, Komplementverbrauch
Ross-River-Virus (Arbovirus α-Virus)	ssRNA, umhüllt	Virusspezifische Antikörper, Neutropenie
Epstein-Barr-Virus	dsDNA, umhüllt	VCA-IgM, EA-Antikörper
Adenovirus	dsDNA, nackt	Virusanzucht, Antigen-Nachweis, PCR
Zytomegalievirus	dsDNA, umhüllt	Serokonversion, Virusanzucht, PCR, Antigennachweis
Coxsackie-Virus/Echovirus	ssRNA, nackt	Anzucht, Enterovirus-PCR
Humanes Immundefizienzvirus (HIV)	ssRNA, umhüllt	ELISA und Immunblot, PCR

[a] Der Umfang und die Art der virologischen Diagnostik hängen von der klinischen Bedeutung und Dringlichkeit der Diagnosestellung und den Möglichkeiten des beauftragten virologischen Labors ab. Der klinische Nutzen einer spezifischen Diagnose sollte auch gegen die Kosten der Diagnostik abgewogen werden.

tis, dabei treten nicht selten Fieber und erhebliche Gelenkschmerzen auf. Die Oligoarthritis ist oft asymmetrisch und betrifft überwiegend die untere Extremität. Die Polyarthritis kann überwiegend große Gelenke unter Einschluss einzelner kleiner Gelenke befallen oder auch symmetrisch die kleinen Fingergelenke unter Einschluss großer Gelenke betreffen. Die reaktive Arthritis ist selbstbegrenzt und verschwindet nach Wochen bis Monaten. Nach Infektion mit Chlamydien und Shigellen kann zusätzlich zu Arthritis und Urethritis/Zervizitis oder Enteritis eine Konjunktivitis oder Iritis mit Lichtscheu, Augenschmerzen und stark gerötetem Auge auftreten; diese Symptomentrias bezeichnet man als Reiter-Syndrom.

Die klinische Manifestation der reaktiven Arthritis kann der der undifferenzierten juvenilen Spondyloarthritis gleichen. Bei der undifferenzierten juvenilen Spondyloarthritis gibt es aber keine nachweisbare vorausgehende Infektion. Wenn allerdings 18 Monate nach Beginn einer reaktiven Arthritis klinisch noch Gelenkentzündung nachweisbar ist, kann man nicht mehr von einer selbstbegrenzten Erkrankung ausgehen und spricht auch in diesen Fällen von undifferenzierter juveniler Spondyloarthritis (▶ Kap. 81).

Lyme-Arthritis Die Lyme-Arthritis ist die häufigste späte Manifestation der Lyme-Borreliose und tritt Monate bis Jahre nach der Infektion mit *Borrelia burgdorferi* auf, meist als Oligoarthritis unter Einschluss des Kniegelenks. Ein vorangehendes Erythema migrans wird selten berichtet, und ein Zeckenstich ist in weniger als der Hälfte der Fälle erinnerlich. Die Arthritis kann selbstbegrenzt sein, einen episodischen Verlauf nehmen mit Tage bis Wochen dauernden Episoden von Gelenkbeschwerden, die von arthritisfreien Intervallen unterbrochen sind, oder chronisch verlaufen, meist als Monarthritis des Kniegelenks.

Tab. 82.3 Charakteristika wichtiger viraler Arthritiden. (Mod. nach Huppertz 1995)

Virus	Arthritis	Weitere klinische Befunde	Bevorzugtes Alter/Geschlecht	Vermutete Pathogenese
Rötelnvirus	Polyarthritis/Oligoarthritis	Exanthem, retroaurikuläre Lymphknoten	Postpubertär, weiblich	Intraartikuläre Replikation, Immunkomplexe
Parvovirus B19	Polyarthritis/Oligoarthritis	Exanthem	Erwachsene	Intraartikuläre Replikation?
Mumpsvirus	Monarthritis/Polyarthritis	Parotitis, Meningitis, Orchitis	Erwachsene, männlich	Intraartikuläre Replikation?
Hepatitis-B-Virus	Polyarthritis	Hepatitis, „Grippe", Urtikaria	Erwachsene	Niederschlag von Antigen-Antikörper-Komplexen auf Gelenkoberflächen
Varicella-Zoster-Virus	Monarthritis	Exanthem	Keine	Virusreplikation im entzündeten Gelenk
Ross-River-Virus	Polyarthritis	Exanthem, biphasisches Fieber	Adoleszenten, Erwachsene, Touristen aus Australien	Unbekannt

Diagnose und Differenzialdiagnose Eine neu aufgetretene Monarthritis, besonders der großen Gelenke der unteren Extremität, muss man bis zum Beweis des Gegenteils zunächst als septische Arthritis ansehen. Die Unterscheidung kann initial schwierig sein, da auch bei der septischen Arthritis Fieber und Leukozytose fehlen können bzw. auch bei den bakteriell bedingten infektassoziierten Arthritiden Fieber auftreten kann und die Blutsenkungsgeschwindigkeit und das CRP erhöht sind. Besonders bei der Lyme-Arthritis kann der klinisch oder sonografisch festgestellte Erguss erhebliche Ausmaße annehmen. Deshalb muss bei neu aufgetretener, nicht anders erklärter Monarthritis im Zweifel eine Gelenkpunktion durchgeführt werden. Allerdings können auch bei infektassoziierten Arthritiden besonders initial hohe Zellzahlen in der Synovialflüssigkeit vorliegen und in der Leukozyten-Differenzierung Granulozyten überwiegen. Eiter kommt bei infektassoziierten Arthritiden im Gegensatz zu septischen Arthritiden nicht vor. Schließlich ist auch bei septischer Arthritis die Synovialflüssigkeit nicht selten steril, sodass immer eine Färbung des Ausstrichs auf Bakterien erfolgen sollte. Der vermutliche Erreger einer septischen Arthritis kann sich auch in der Blutkultur oder dem Rachenabstrich finden. Im Zweifel wird man nach Anlage aller Kulturen zunächst eine kalkulierte antibiotische Therapie beginnen.

Wenn eine angebliche Coxitis fugax nach 2 Wochen nicht verschwunden ist, können auch ein Morbus Perthes (aseptische Knochennekrose des Hüftkopfs) oder eine undifferenzierte juvenile Spondyloarthritis vorliegen.

Bei den behandelbaren infektassoziierten Arthritiden ist die spezifische Diagnostik obligat, besonders zur Diagnose der Lyme-Arthritis, und sollte bei allen neu aufgetretenen Arthritiden durchgeführt werden (Tab. 82.1). Die Diagnostik des akuten rheumatischen Fiebers bedient sich der modifizierten Jones-Kriterien (Tab. 82.4). Die Diagnostik anderer infektassoziierter Arthritiden verfolgt oft das Ziel, mit dem Nachweis eines auslösenden Erregers dem Patienten eine bessere Prognose stellen zu können als bei unbekanntem Erreger, also bei Verdacht auf kindliches Rheuma. Die Diagnose viraler Infektionen kann zum Teil aus dem epidemiologischen Zusammenhang oder weiteren klinischen Manifestationen erschlossen werden. Die spezifische Diagnostik weiterer infektassoziierter Arthritiden kann Tab. 82.1 und Tab. 82.2 entnommen werden.

Tab. 82.4 Modifizierte Jones-Kriterien zur Diagnose eines akuten rheumatischen Fiebers[a]. (Nach American Heart Association 1992)

Hauptkriterien	Nebenkriterien
Karditis	Fieber
Polyarthritis	Arthralgien
Chorea minor	Frühere rheumatische Karditis
Subkutane Rheumaknötchen	Verlängertes PR-Intervall
Erythema marginatum	Blutsenkungsgeschwindigkeit oder CRP erhöht
Die Diagnose erfordert den Nachweis von 2 Hauptkriterien oder einem Haupt- und 2 Nebenkriterien *und* den Nachweis der A-Streptokokken-Infektion (erhöhte Streptokokken-Antikörpertiter oder Anstieg der Antikörpertiter, Anzucht aus dem Rachenabstrich, vorangehender Scharlach)	

[a] Bei Verdacht auf akutes rheumatisches Fieber sollte wegen der Gefahr der Verschlimmerung der Karditis die Therapie unverzüglich begonnen werden, die definitive Diagnose aber an einem erfahrenen Zentrum bestätigt werden

Therapie Die Therapie infektassoziierter Arthritiden ist meist nur symptomatisch und umfasst Paracetamol oder nichtsteroidale Antirheumatika. Die Coxitis fugax bedarf in der Regel keiner weiteren Therapie. Eine Entlastungspunktion kann Schmerzen lindern, muss aber beim Kleinkind in Analgosedierung durchgeführt werden. Eine Ruhigstellung über die vom Kind selbst herbeigeführte Schonung hinaus oder eine Traktionsbehandlung sind nicht indiziert.

Das akute rheumatische Fieber wird mit oralem Penicillin über 10 Tage, Acetylsalicylsäure 80–100 mg/kg KG und bei Karditis mit Prednison 1–2 mg/kg KG behandelt. Die Chorea bedarf der Ruhe und evtl. der Sedierung mit Benzodiazepinen. Wenn man eine Poststreptokokkenarthritis annimmt, reicht eine 10-tägige Therapie mit Penicillin. Nur wenn dabei eine Karditis nachweisbar ist, sollte die Erkrankung wie ein akutes rheumatisches Fieber behandelt werden, auch wenn die Jones-Kriterien z. B. bei nichtwandernder Oligoarthritis nicht erfüllt sind.

Reaktive Arthritiden durch gramnegative Darmkeime bessern sich nicht unter antibiotischer Therapie, eine intraartikuläre Steroidtherapie kann in ausgewählten Fällen sinnvoll sein.

Die Chlamydienarthritis wird ab dem 10. Lebensjahr mit Doxycyclin 200 mg/Tag behandelt.

Etwa 60 % der Patienten mit Lyme-Arthritis haben keine neuen Schübe der Erkrankung nach einer Behandlung mit Ceftriaxon

50 mg/kg KG/Tag i.v. in einer Dosis für 14 Tage. Nach Versagen von 2 antibiotischen Therapieversuchen können intraartikuläre Steroide oder eine Synovektomie versucht werden.

Die Arthritiden durch Haemophilus influenzae und Gonokokken sollten immer zunächst als septisch angesehen und entsprechend antibiotisch behandelt werden.

Prophylaxe Zur Prophylaxe mehrerer infektassoziierter Arthritiden (Röteln, Mumps, Hämophilus) stehen Impfstoffe zur Verfügung. Die Prophylaxe des akuten rheumatischen Fiebers besteht in der i.m.-Injektion von Benzathin-Penicillin alle 3 Wochen. Die Dauer dieser Maßnahme ist umstritten, sollte aber mindestens 10 Jahre durchgeführt werden. Hygienemaßnahmen schützen vor Infektion mit gramnegativen Darmkeimen. Präservativ und Partnermitbehandlung schützen Jugendliche vor Chlamydienarthritis. Die frühzeitige, am Tage des Stichs durchgeführte Entfernung der Zecke durch geduldigen Zug am Körper des Tiers mindert die Übertragungswahrscheinlichkeit von *Borrelia burgdorferi* erheblich, da der Keim sich erst nach Beginn der Blutmahlzeit im Darm der Zecke vermehrt.

Prognose Die Prognose der viralen Arthritiden ist gut, Berichte über chronische Verläufe oder ein Zusammenhang mit „Chronic-fatigue-Syndrom" sind widerlegt. Die Prognose des akuten rheumatischen Fiebers ist vom Auftreten einer Karditis abhängig. Trotz erheblicher Morbidität verschwindet die reaktive Arthritis nach Wochen bis Monaten, einige Fälle können allerdings in eine undifferenzierte juvenile Spondyloarthritis übergehen. Etwa 15 % der Patienten mit Lyme-Arthritis sprechen nicht auf antibiotische Therapien an (► Therapie), aber definitive Schäden am betroffenen Gelenk sind sehr selten.

82

Literatur

Granfors K, Jalkanen S, von Essen R et al (1989) Yersinia antigens in synovial fluid cells from patients with reactive arthritis. N Engl J Med 320:216–221

Huppertz HI (1995) Viren und Arthritis. Dtsch Ärztebl 92:A1443–A1447

Huppertz HI, Dressler F (2011) Lyme disease. In Cassidy JT, Petty RE, Laxer R, Lindsley C: Textbook of pediatric rheumatology. Saunders, Philadelphia

Priem S, Rittig MG, Kamradt, Burmester GR, Krause A (1997) An optimized PCR leads to rapid and highly sensitive detection of Borrelia burgdorferi in patients with Lyme borreliosis. J Clin Microbiol 35:685–690

van der Helm-van Mil AH (2010) Acute rheumatic fever and poststreptococcal reactive arthritis reconsidered. Curr Opin Rheumtaol 22:437–442

83 Systemischer Lupus erythematodes und seltene rheumatische Erkrankungen

N. Wagner, G. Dannecker

83.1 Systemischer Lupus erythematodes

Definition Der systemische Lupus erythemathodes (SLE) ist eine B-Zell-vermittelte, chronisch-entzündliche Autoimmunkrankheit, die gekennzeichnet ist durch Produktion von Autoantikörpern gegen Zellkernbestandteile und Ablagerung von Immunkomplexen, die eine Vaskulitis verursachen. Zahlreiche Organe können betroffen sein, z. B. Haut, Niere, Lunge und ZNS. Die Erstbeschreibung des SLE als Systemerkrankung erfolgte 1872 durch Kaposi. Zu den hier besprochenen seltenen rheumatischen Erkrankungen gehören „mixed connective tissue disease", Sjögren-Syndrom und eosinophile Fasziitis.

Epidemiologie Der SLE kommt mit einer Prävalenz von etwa 5–10/100.000 Kindern und Jugendlichen vor. Die Inzidenz in der Altersgruppe unter 19 Jahren beträgt etwa 0,6/100.000. Die Häufigkeit des SLE hat in den letzten Jahrzehnten zugenommen, dies liegt auch an einer verbesserten Diagnose der leichteren Verläufe. Der SLE tritt weltweit auf; bestimmte ethnische Gruppen, z. B. afrikanischer, indianischer oder asiatischer Abstammung, erkranken häufiger als weiße Europäer. Kinder in der 2. Lebensdekade sind bevorzugt betroffen; der Erkrankungsbeginn liegt im Median bei 12 Jahren. Die Diagnose eines SLE im Alter von unter 5 Jahren ist abgesehen vom durch die Mutter diaplazentar übertragenen neonatalen Lupus eine Rarität; im Alter bis zu 10 Jahren ist der SLE selten. Mädchen sind in der 2. Lebensdekade mit einem Verhältnis von 4-5:1 häufiger betroffen als Jungen, im jüngeren Alter ist die Geschlechtswendigkeit geringer ausgeprägt. Schätzungsweise werden in Deutschland 1000–2500 Kinder und Jugendliche mit SLE betreut.

Ätiologie Die Ätiologie des SLE ist unbekannt. Gesichert ist der Einfluss bestimmter genetischer Merkmale, die prädisponierend wirksam sind. Vermutlich führen hormonelle Faktoren, Infektionen und Störungen des Immunsystems beim genetisch prädisponierten Individuum zur Manifestation der Erkrankung.

Die genetische Prädisposition des SLE zeigt sich durch familiäre Häufungen der Erkrankung sowie durch die hohe Konkordanz (25–70 %) des Auftretens eines SLE bei eineiigen Zwillingen. Für 3 Genfamilien konnte eine sichere Assoziation mit dem SLE gezeigt werden:

- das HLA-System,
- Faktoren des Komplementsystems sowie
- Fcy-Rezeptoren (FcyR)

Bestimmte Allele des Histokompatibilitätskomplexes (MHC-Klasse-II-Allele HLA-DR2, DR3 und DQw1) sind überzufällig häufig mit einem SLE assoziiert. Eine Funktion der MHC-Moleküle ist die Antigenpräsentation, die neben der Initiierung einer Immunantwort gegenüber pathogenen Keimen wesentlich auch an der Toleranzentwicklung für Selbstantigene beteiligt ist. Angeborene Störungen des Immunsystems, z. B. Komplementdefekte (Defizienz von C1q-, C2-, C4- oder C1-Esterase-Inhibitor) gehen gehäuft mit einem SLE einher. Ebenfalls ist die IgA-Defizienz 100-mal häufiger bei SLE-Patienten als in der gesunden Bevölkerung zu finden.

Fcγ-Rezeptoren binden physiologischerweise IgG-Antikörper und Immunkomplexe, um diese der Zirkulation zu entziehen. Verschiedene Allele von FcγRIIa und FCγRIIIa begünstigen das Auftreten eines SLE.

In den letzten Jahren sind weitere Genassoziationen beschrieben worden, die z. B. die Funktion von T-Zellen und von Dendritischen Zellen betreffen (STAT4, IRAK1, TLR8, IL10, IL16). Es kann als sicher gelten, dass der SLE polygen verursacht ist, wobei die Assoziation des SLE mit HLA-Antigenen nicht stärker ist als die Assoziation mit den anderen oben aufgeführten Kandidatengenen.

Hinweise für eine Assoziation zu infektiösen Auslöseereignissen eines SLE sind z. B. der Nachweis von EBV-DNA bei nahezu allen Patienten mit SLE, während eine gesunde Vergleichsgruppe deutlich weniger EBV-DNA-Träger aufweist. Der direkte Nachweis einer infektiösen Ätiologie des SLE ist bisher aber nicht erbracht.

Hormonelle Faktoren sind ebenfalls an der Entstehung des SLE beteiligt, wie das bevorzugte Auftreten bei Mädchen während der Pubertät und bei Frauen im gebärfähigen Alter zeigt. Einen weiteren Hinweis auf die Bedeutung hormoneller Einflüsse gibt das Auftreten eines medikamentenassoziierten SLE nach Einnahme oraler Antikonzeptiva. Unabhängig vom hormonellen Einfluss scheinen X-chromosomale Eigenschaften mit dem SLE assoziiert zu sein.

Bei Kindern, die an einem SLE erkrankt sind, kann im peripheren Blut eine sog. Interferon-Signatur gefunden werden, die durch eine Hochregulation interferoninduzierter Gene gekennzeichnet ist und die durch immunsuppressive Behandlung abgeschwächt wird.

Zusammengefasst ist eine Hypothese zur Ätiologie des SLE, dass zunächst die Immuntoleranz für nukleäre Antigene, die aufgrund einer Infektion freigesetzt und nicht ausreichend entfernt werden, gestört wird. In einem zweiten Schritt wird durch eine veränderte Signaltransduktion über Zytokine oder z. B. *Fas*, ein an der Apoptose beteiligtes Gen, Autoimmunität induziert, die nur in Verbindung mit dem ersten Schritt ein krankheitsauslösendes Niveau erreicht. Im weiteren Verlauf wird die durch die ersten beiden Schritte entstandene humorale Autoimmunität gegen nukleäre Antigene aufgrund z. B. alterierter Fcγ-Rezeptoren zu den betroffenen Zielorganen wie der Niere gelenkt. Die Aktivierung der B-Zellen bedingt die Produktion von Autoantikörpern, die mit den Autoantigenen Immunkomplexe bilden. Die Ablagerung von Immunkomplexen führt schließlich zur Organschädigung.

Pathogenese Der SLE ist der Prototyp einer Autoimmunerkrankung, an der B- und T-Zellen sowie Dendritische Zellen pathogenetisch beteiligt sind. Kennzeichnend sind Autoantikörper gegen Bestandteile des Zellkerns (ANA, antinukleäre Antikörper), die häufig gegen Doppelstrang-DNA (dsDNA) gerichtet sind und vielfach Jahre vor der Krankheitsmanifestation des SLE nachgewiesen werden können.

Die klinischen Organmanifestationen entstehen durch Immunkomplexbildung der Autoantikörper mit den entsprechenden körpereigenen Antigenen, wodurch eine Vaskulitis mit oder ohne Komplementaktivierung vor allem der kleinen Gefäße wie Arteriolen und Venolen ausgelöst wird. Durch diesen Pathomechanismus wird besonders häufig die Niere geschädigt; es entwickelt sich eine

G.F. Hoffmann, M.J. Lentze, J. Spranger, F. Zepp (Hrsg.), *Pädiatrie*,
DOI 10.1007/978-3-642-41866-2_83,

Glomerulonephritis durch Immunkomplexpräzipitate in den Glomerula und durch direkte Bindung von Autoantikörpern z. B. gegen die Basalmembran des Glomerulums.

Die essenzielle Bedeutung der Autoantikörper für die Pathogenese des SLE wird durch das folgende Tierexperiment illustriert: Die Verabreichung von monoklonalen Anti-DNA-Antikörpern an eine normale Maus führt zu einer lupusähnlichen Glomerulonephritis. Manche Autoantikörper sind auch gegen Oberflächenantigene oder Serumbestandteile gerichtet und verursachen direkte Schäden z. B. an den Thrombozyten (Thrombozytopenie), Erythrozyten (hämolytische Anämie) oder an der plasmatischen Gerinnung (Antiphospholipidsyndrom). Anti-DNA-Antikörper können auch an N-Methyl-D-Aspartat- Rezeptoren binden, die im ZNS (bevorzugt Hippocampus und Amygdala) exprimiert werden. Dieser Mechanismus könnte kognitive Defekte bei Patienten mit SLE erklären.

Pathologie Histopathologisch ist der SLE durch eine Immunkomplexvaskulitis in verschiedenen Organen gekennzeichnet. Immunkomplexe lagern sich der Gefäßwand an und führen so zu einer Vaskulitis kleiner Gefäße mit zellulären Infiltraten, fibrinoider Nekrose und schließlich Sklerose durch Kollagenneubildung. Immunfluoreszenzmikroskopisch können Immunkomplexe z. B. an der Basalmembran betroffener Hautareale oder an den Glomerula nachgewiesen werden. Die Veränderungen an der Niere reichen von minimalen mesangialen Veränderungen (subklinisch) bis zur diffusen proliferativen Glomerulonephritis (► Übersicht).

Histopathologische Veränderungen der Nieren können weit vor dem Auftreten klinischer Symptome bestehen. Bei der gefürchteten Beteiligung des ZNS bestehen keine pathognomonischen histopathologischen Veränderungen; Perivaskulitis, Mikroinfarkte und Enzephalomalazie sind beobachtet worden.

Die klassische verruköse Libman-Sacks-Endokarditis ist durch Knötchen auf den Klappenflächen gekennzeichnet; Perikarditis und Myokarditis sind jedoch häufiger anzutreffende Manifestationen.

Klassifikation der Lupusnephritis (WHO)

- Klasse I: Keine Erkrankung
- Klasse II: Mesangiale Erkrankung
  - IIA: Minimale Veränderungen; unauffällige Lichtmikroskopie, in der Immunfluoreszenz oder Elektronenmikroskopie Ig-Ablagerungen mesangial erkennbar
  - IIB: Mesangiale Glomerulitis
- Klasse III: Fokale und segmentale proliferative Glomerulonephritis (<50 % der Glomeruli betroffen)
- Klasse IV: Diffuse proliferative Glomerulonephritis (>50 % der Glomeruli betroffen)
- Klasse V: Membranöse Glomerulonephritis
- Klasse VI: Chronisch sklerosierende Glomerulonephritis

Klinische Symptome Nahezu jedes Organsystem kann beim SLE betroffen sein, dies bedingt eine große Variabilität der klinischen Symptomatik. In ◘ Tab. 83.1 sind die klinischen Symptome in absteigender Häufigkeit aufgelistet.

Allgemeinsymptome Der Beginn der Erkrankung kann hochakut oder schleichend sein. Häufig manifestiert sich die Autoimmunerkrankung mit Fieber, Abgeschlagenheit, Anorexie und Gewichtsverlust. Im Vergleich zu Erwachsenen beginnt die Erkrankung bei Kindern akuter und bezieht auch häufiger die Nieren, das zentralnervöse und das hämatologische System ein.

◘ **Tab. 83.1** Manifestationen des SLE bei Kindern. (Mod. nach Bader-Meunier et al. 2005; Benseler u. Silverman 2005; Lee et al. 2001)

Symptom/Befund	Häufigkeit (%)	Kommentar
Müdigkeit, Gewichtsverlust	80–90	
Fieber	50–70	
Hepatosplenomegalie	30–40	
Haut- und Schleimhautbeteiligung	70–90	Bei 30–40 % besteht eine deutliche Photosensitivität
Schmetterlingsexanthem	30–50	Typisch, aber nicht pathognomonisch
Raynaud-Symptomatik	10–15	
Haarausfall	10–40	Meist diffus
Mundschleimhaut	10–30	Orale Ulzerationen
Vaskulitis	10–25	
Diskoide Läsionen	5–10	
Periunguales Erythem	10	Nagelfalzkapillaren untersuchen
Nephritis	50–80	In der Literatur werden Raten zwischen 20 und 80 % beschrieben – abhängig davon, ob die Patienten nephrologisch oder rheumatologisch versorgt werden.
Muskuloskelettales System	60–80	
Hämatologische Auffälligkeiten	50–70	
Neurologische Auffälligkeiten	20–40	
Kardiale Beteiligung	10–30	
Pulmonale Beteiligung	20–40	
Gastrointestinale Beteiligung	15–30	

Haut und Schleimhaut Das typische schmetterlingsförmige Erythem im Gesicht ist diagnostisch wegweisend, es tritt initial bei etwa einem Drittel der Patienten auf (◘ Abb. 83.1). Es ist auf den Wangen lokalisiert, kreuzt manchmal die Nasenbrücke und spart die Nasolabialfalten aus. Die Morphe des Exanthems kann makulös, makulopapulös, nodulär oder vesikulär sein. Nach Abheilung bleiben meist keine Narben. Vaskulitische Veränderungen der Haut können auch an anderen Arealen des Integuments zu einem Exanthem führen. Zum Teil sind die Patienten photosensitiv. An den Schleimhäuten, besonders am Gaumen, ist häufig ein Enanthem mit Ulzerationen zu finden (◘ Abb. 83.2). Perforationen des Nasenseptums sind beschrieben. Eine Alopezie tritt bei einem Teil der Patienten während der aktiven Phasen des SLE auf.

Niere Nahezu alle Kinder und Jugendliche mit SLE weisen im Verlauf eine Nierenbeteiligung auf, diese kann jedoch einen sehr unterschiedlichen Schweregrad zeigen. Die Nierenerkrankung kann von einer klinisch inapparenten geringen Proteinurie und Hämaturie bis zu einem nephrotischen Syndrom mit schwerer Proteinurie (>1 g/m^2 Körperoberfläche), Ödemen, Aszites, arterieller Hypertonie und Infektionsgefährdung reichen. Im ungünstigsten Fall geht die Erkrankung

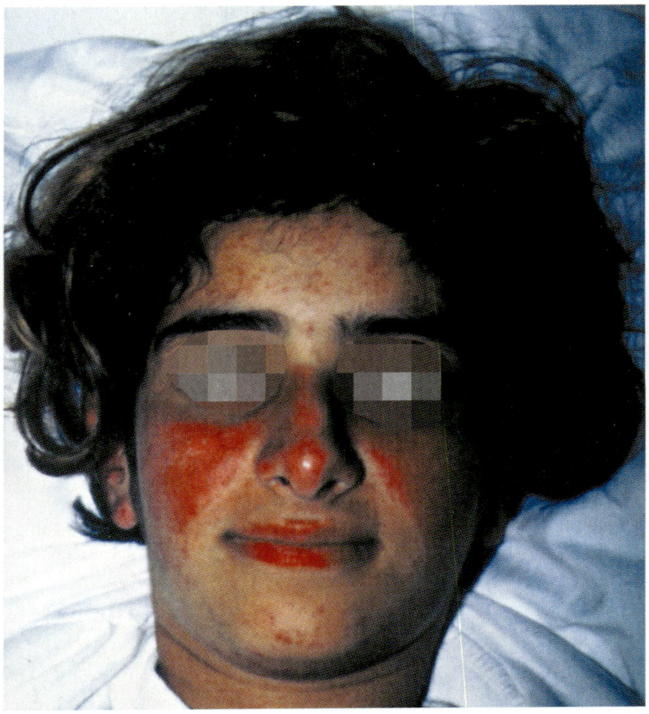

Abb. 83.1 Schmetterlingsförmiges Erythem bei SLE. (Die Bildrechte liegen bei der abgebildeten Person bzw. bei den Erziehungsberechtigten)

dann trotz immunsuppressiver Therapie in ein terminales Nierenversagen über. Die Lupusnephritis ist neben der ZNS-Beteiligung entscheidend für die Prognose. Die WHO hat ein Klassifikationsschema der Lupus-Nephritis erarbeitet, das sich an den glomerulären Veränderungen orientiert (s. oben ► Übersicht). Die mesangiale Nephritis zeigt die geringsten glomerulären Veränderungen und ist zunächst häufig subklinisch. Übergänge in die fortgeschrittenen Stadien der Lupusnephritis sind möglich. Die fokal und segmental proliferative und die diffus proliferative Glomerulonephritis (Abb. 83.3) unterscheiden sich im Ausmaß der glomerulären Beteiligung; die letztgenannte führt häufig zur Ausbildung einer Niereninsuffizienz. Die membranöse Glomerulonephritis (Abb. 83.4) zeigt sich sehr häufig durch ein nephrotisches Syndrom, welches auf Kortikosteroidgabe schlecht anspricht; sie ist prognostisch günstiger einzuschätzen als die diffus proliferierende Form. Interstitielle Nephritisformen und nekrotisierende Angiitis der Niere sind in der WHO-Klassifikation nicht berücksichtigt.

Gelenke und Muskulatur Arthralgie und Arthritis besonders der kleinen Gelenke sind häufig. Da die Synovitis in der Regel nicht erosiv ist, treten bleibende Knorpelschäden oder Deformitäten wie bei der juvenilen idiopathischen Arthritis nicht auf. Myalgie ist ein häufiges Symptom des akut erkrankten Kindes, während eine Myositis mit Enzymerhöhung auf ein Overlap-Syndrom verschiedener Kollagenosen hinweist (z. B. mixed connective tissue disease). Wichtig ist die Differenzialdiagnose der steroidinduzierten Myopathie.

Abdominelle Organe und Lymphknoten Als Ausdruck der Systemerkrankung des Immunsystems sind Leber, Milz und Lymphknoten vergrößert. Die Leberfunktion ist meist nicht beeinträchtigt. Abdominelle Beschwerden können auch durch Lymphadenitis, (bakterielle) Peritonitis, unspezifische Kolitis, Aszites, Pankreatitis und Mesenterialarterienthrombose verursacht sein. Dystrophie kann durch Malabsorption und Motilitätsstörung wie bei Sklerodermie oder Dermatomyositis erklärt werden.

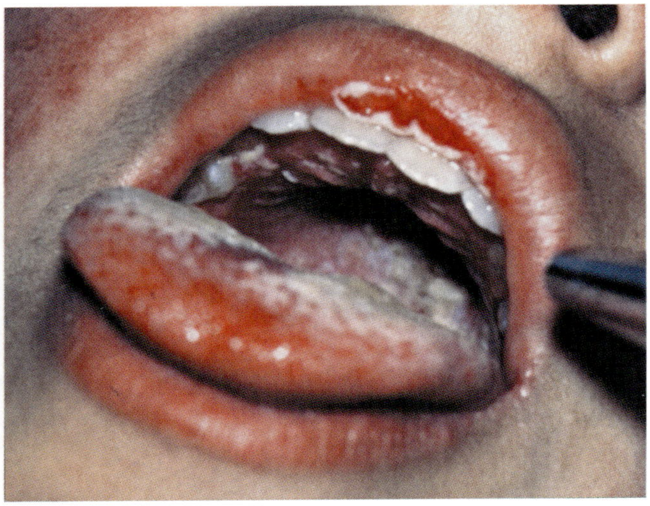

Abb. 83.2 Orale Ulzera bei SLE

Lunge Eine Pleuritis mit Pleuraerguss ist die häufigste pulmonale Beteiligung. Interstitielle pulmonale Infiltrate, restriktive Lungenfunktionsstörungen, Pneumothorax und pulmonale Hämorrhagien sind beschrieben. Eine wesentliche Komplikation des SLE im Verlauf unter immunsuppressiver Therapie sind bakterielle Infektionen, die sich z. B. als Pneumonie manifestieren.

Herz und Gefäße Alle Herzwandschichten können entzündlich verändert sein. Meistens tritt eine Perikarditis ohne hämodynamisch relevanten Perikarderguss auf, am zweithäufigsten ist die Myokarditis mit Dilatation des Herzens, Rhythmusstörungen und Herzinsuffizienz. Eine symptomatische Koronararterienerkrankung und Myokardinfarkt sind bei Kindern und Heranwachsenden im Vergleich zu erwachsenen Patienten sehr selten. Die verruköse Libman-Sacks-Endokarditis ist selten. Als Ausdruck der Vaskulitis und eines Vasospasmus an den Endphalangen tritt ein Raynaud-Phänomen auf mit initialer Abblassung der betroffenen Finger oder Zehen, gefolgt von Zyanose und reaktiver, schmerzhafter Hyperämie. Im Verlauf der Krankheit können Atrophie der Haut mit sog. Rattenbissnekrosen und die Entwicklung eines Gangräns folgen.

Nervensystem Neben der Nierenbeteiligung ist der Befall des ZNS die am meisten gefürchtete Manifestation des SLE. Etwa ein Drittel der Patienten entwickelt zentralnervöse Symptome mit Kopfschmerzen, zerebralen Krampfanfällen, Persönlichkeitsveränderungen, Psychosen sowie Störungen der Denk- und Merkfähigkeit. Hirnnervenparesen, periphere Neuropathien und transverse Myelitis sind seltener. Die Symptome sind durch eine Vielfalt pathogenetischer Veränderungen verursacht, die im Verlauf des SLE auftreten können: Vaskulitis, Pseudotumor cerebri, Infektion, hypertensive oder urämische Enzephalopathie, Hämorrhagie aufgrund von Thrombozytopenie oder plasmatischer Koagulationsstörung und thrombotische Ischämie bei Antiphospholipidsyndrom.

Emotionale Labilität und depressive Verstimmung sind häufig auch durch die Auseinandersetzung des jugendlichen Patienten mit der chronischen Erkrankung verursacht. Hier fällt die Abgrenzung von der organischen ZNS-Beteiligung häufig schwer, da pathognomonische Befunde bei den Labor- oder bildgebenden Untersuchungen fehlen können.

Diagnose und Differenzialdiagnose Die Diagnose des SLE orientiert sich an den Klassifikationskriterien des American College of

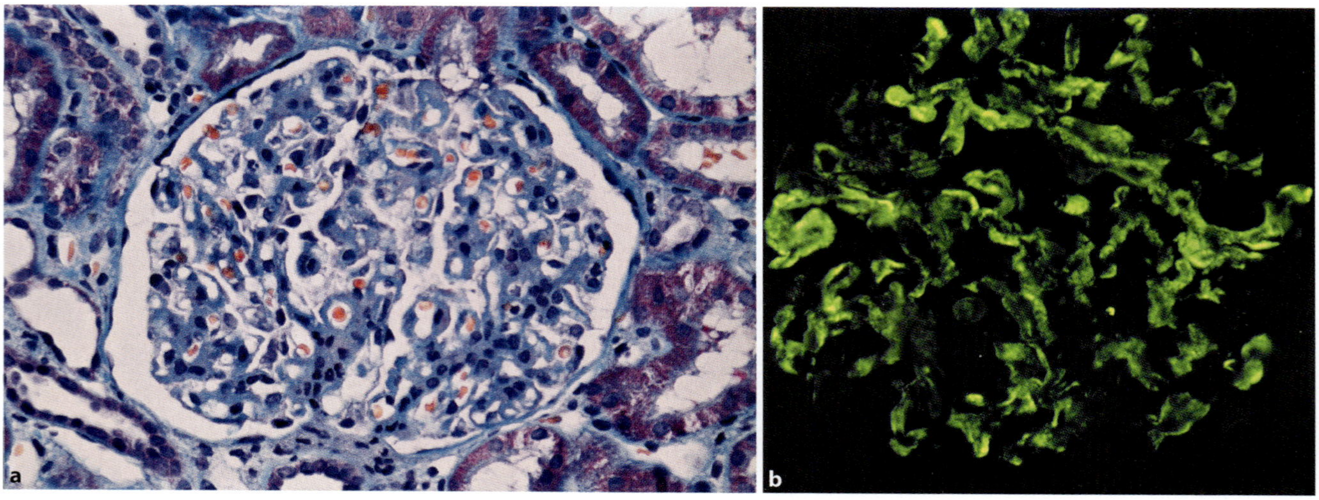

Abb. 83.3a, b Diffus proliferative Glomerulonephritis. a Lichtmikroskopisch diffuse mesangiale Proliferation mit peripheren Basalmembranverdickungen und Nachweis subendothelialer Ablagerungen (Masson-Trichrom-Färbung, Vergr. 100:1). b Immunhistologischer Nachweis von konfluierenden IgG-Ablagerungen im Mesangium und entlang der glomerulären Basalmembranen (Vergr. 100:1). (Mit freundlicher Genehmigung von Prof. R. Waldherr, Heidelberg)

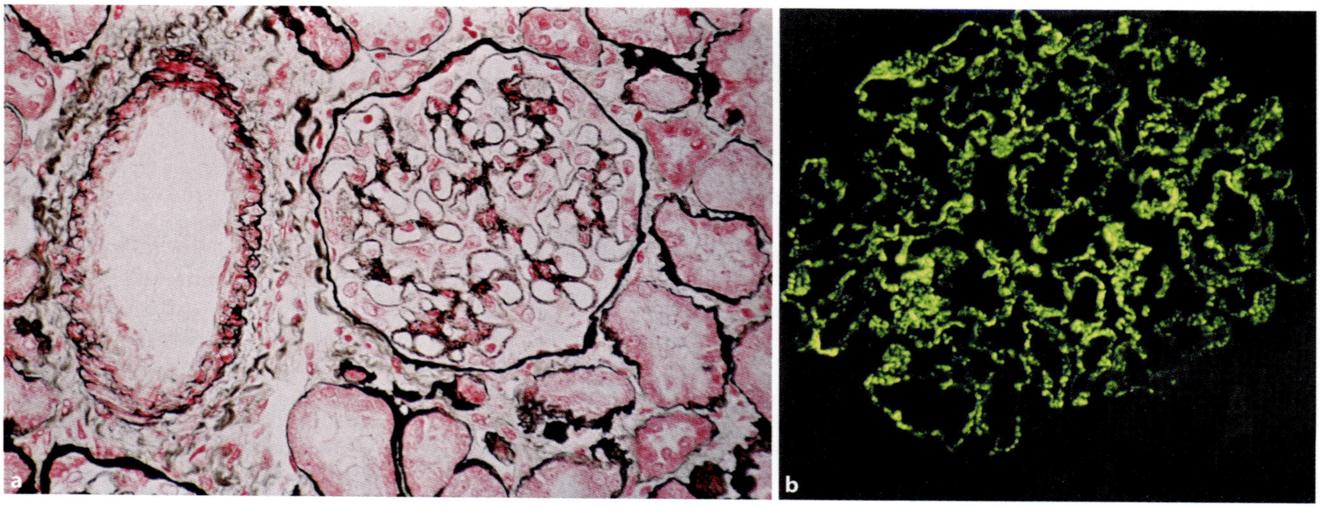

Abb. 83.4 Membranöse Glomerulonephritis. a Lichtmikroskopisch nichtproliferative Glomerulonephritis mit kleinen Basalmembranvorsprüngen („spikes"), dazwischen feinste Ablagerungen an der Außenseite (subepithelial) der glomerulären Basalmembranen (Chromotrop-Silbermethenamin-Färbung, Vergr. 100:1). b Immunfluoroszenzmikroskopischer Nachweis von Immunkomplexen (hier IgG) in feingranulärer Form an der Außenseite der glomerulären Basalmembranen (Vergr. 100:1). (Mit freundlicher Genehmigung von Prof. R. Waldherr, Heidelberg)

Rheumatology (zuletzt 1997 modifiziert, ▶ Übersicht). Dabei ist jedoch zu beachten, dass diese Kriterien ursprünglich nicht zur Diagnosestellung des SLE entwickelt wurden, sondern vielmehr der Planung von klinischen Studien dienten, in denen homogene Patientengruppen untersucht werden. Daher wird es auch Patienten geben, die die zitierten Diagnosekriterien nicht erfüllen und dennoch an einem SLE leiden.

Klassifikationskriterien des SLE (American College of Rheumatology 1997)

4 von 11 Kriterien reichen mit 96%iger Spezifität für die Diagnose eines SLE.

1. Schmetterlingserythem: flaches oder erhabenes Erythem über den Wangen, in der Regel die Nasolabialfalten aussparend
2. Diskoide Hautveränderungen: erythematöse, erhabene Effloreszenzen, die zum Teil hyperkeratotisch verändert sind und mit Narbenbildung abheilen können
3. Photosensibilität: Exanthem als Resultat einer ungewöhnlichen Reaktion auf Sonnenbestrahlung, anamnestisch oder aufgrund einer ärztlichen Untersuchung nachgewiesen
4. Orale Ulzeration: Orale oder nasopharyngeale Ulzeration, zumeist schmerzlos, aufgrund ärztlicher Untersuchung nachgewiesen
5. Arthritis: Nichterosive Arthritis von mindestens zwei oder mehr peripheren Gelenken, charakterisiert durch Schmerzhaftigkeit, Schwellung oder Erguss
6. Serositis
   a. Pleuritis: überzeugende anamnestische Angabe pleuritischer Beschwerden oder pleuritischen Reibens aufgrund ärztlicher Feststellung oder
   b. Perikarditis: dokumentiert durch EKG oder Geräusch oder Nachweis eines Perikardergusses
7. Nierenbeteiligung (▶ Sektion XXI)

8. Neurologische Beteiligung
   a. Zerebrale Anfälle bei Abwesenheit anderer Ursachen
   b. Psychose bei Abwesenheit anderer Ursachen
9. Hämatologische Manifestation
   a. Hämolytische Anämie mit Retikulozytose oder
   b. Leukopenie von <4000/mm³ an zwei oder mehr Untersuchungstagen oder
   c. Thrombozytopenie von <150.000/mm³ bei Ausschluss anderer Ursachen
10. Immunologische Auffälligkeiten
   a. Anti-DNA-Antikörper oder
   b. Anti-Sm-Antikörper oder
   c. Antiphospholipidantikörper
11. Antinukleäre Antikörper

Zusätzlich zu den bereits geschilderten klinischen Symptomen wird die Diagnostik des SLE durch gezielte Laboruntersuchungen ergänzt. Insbesondere hämatologische Befunde, wie hämolytische Anämie, Leuko-, Lympho- und Thrombozytopenie, sind von Bedeutung. Differenzialdiagnostisch ist dabei immer eine akute Leukämie abzugrenzen, die das klinische Bild des SLE imitieren kann. Die systemische Form der juvenilen idiopathischen Arthritis (Morbus Still) geht meist mit einer Thrombozytose einher, zudem unterscheidet sich das stammbetonte Exanthem deutlich. Eine systemische Infektion ist immer auszuschließen; diese kann ebenfalls zahlreiche Symptome eines SLE imitieren, aber auch den Verlauf des SLE komplizieren. An unspezifischen Entzündungsparametern ist die Blutsenkungsgeschwindigkeit meist stark beschleunigt, während das C-reaktive-Protein häufig nicht oder nur gering erhöht ist; bei hämolytischer Anämie ist der direkte Coombs-Test positiv, und aufgrund des hohen Anteils an Retikulozyten findet sich eine relative Makrozytose. Die Erniedrigung der Komplementfaktoren C3 und C4 korreliert häufig mit der Aktivität der Erkrankung (▶ Ätiologie). Die Hypergammaglobulinämie ist Ausdruck der polyklonalen B-Zell-Aktivierung.

Essenziell für die Diagnostik ist der Nachweis von Autoantikörpern gegen Zellkernbestandteile. Bei fast allen Patienten findet man hochtitrig antinukleäre Antikörper (ANA); sollten diese nicht nachweisbar sein, sind Zweifel an der Diagnose berechtigt. Das Fluoreszenzmuster der ANA ist meist homogen und weist auf die Antikörper gegen native Doppelstrang-DNA hin, die bei >80 % der Patienten nachweisbar sind. Die Suche nach weiteren Antikörpern gegen sonstige extrahierbare Kernantigene (z. B. Sm, U1RNP, Histone, SS-A, SS-B) ergänzt die Diagnostik.

Bei Hinweis auf eine Nierenbeteiligung ist eine Nierenbiopsie indiziert; die Einteilung der Schwere der Veränderungen anhand der WHO-Klassifikation hat Konsequenzen für die immunsuppressive Therapie. Bei Verdacht auf eine zerebrale Manifestation sollten EEG und eine kernspintomografische Darstellung des Hirns als Basisdiagnostik erfolgen. Dem Nachweis eines Lupusantikoagulans sowie von Antikörpern gegen Phospholipide kommt eine Bedeutung bei der Diagnose des sog. Antiphospholipidsyndroms zu (s. unten).

Therapie Da der SLE eine chronische, über Jahre anhaltende Erkrankung ist, muss die Betreuung der Patienten auch auf die psychosozialen und emotionalen Bedürfnisse eingehen und die Familie in das Behandlungskonzept einschließen. Die kontinuierliche Versorgung des Patienten sollte durch den niedergelassenen Kinderarzt und die kinderrheumatologische Ambulanz in enger Abstimmung mit einem Kindernephrologen erfolgen. Die Information des Patienten und der Eltern über die Erkrankung sind wesentlich für die Compliance und damit den Erfolg der Therapie, die häufig jahrelange Medikamenteneinnahme erfordert. Neben der Beherrschung der direkten Organkomplikationen ist das Ziel der Behandlung, dem Kind oder Jugendlichen einen normalen Alltag mit Schulbesuch, sozialen Kontakten und körperlichen Aktivitäten zu ermöglichen.

Die pharmakologische Therapie orientiert sich an den SLE-Therapiestudien erwachsener Patienten; für das Kindesalter liegen keine kontrollierten Studien vor. Therapieprinzip ist die Immunsuppression. Kortikosteroide zeigen eine gute Wirksamkeit sowohl hinsichtlich der Organmanifestationen als auch der chronischen systemischen Entzündungszeichen. Höhere Dosen als 0,5 mg Prednison/kg KG/Tag sind nur bei schweren Verläufen z. B. mit ZNS-Beteiligung oder schwerer diffus proliferativer Glomerulonephritis einzusetzen (1–2 mg Prednison/kg KG/Tag in geteilten Dosen oder Pulstherapie von 10–30 mg Methylprednisolon/kg KG/Tag, maximal 1 g, intravenös für 3 Tage unter stationärer Kontrolle). Die zahlreichen unerwünschten Wirkungen einer hochdosierten Steroidapplikation über einen längeren Zeitraum (z. B. Cushing-Syndrom, arterielle Hypertonie, Diabetes, Glaukom, Wachstumsretardierung) sind gegenüber dem therapeutischen Nutzen abzuwägen.

Da langfristig Kortikosteroide nur niedrig dosiert eingesetzt werden sollten, kommen steroidsparende Substanzen zum Einsatz. Hydroxychloroquin (5 mg/kg KG/Tag) zeigt nicht nur einen günstigen Effekt auf kutane Symptome, sondern reduziert bei erwachsenen Patienten auch die Rezidivneigung und vermindert sowohl Langzeitschäden als auch die Mortalität der Erkrankung. Ophthalmologische Kontrolluntersuchungen in halbjährlichen Intervallen zum Ausschluss von Veränderungen der Retina sind hierbei erforderlich. Nichtsteroidale Antirheumatika (Naproxen, Indomethacin) können muskuloskelettale Symptome und Fieber beeinflussen, die Einnahme muss unter Berücksichtigung der potenziellen Nephrotoxizität (Erniedrigung der glomerulären Filtrationsrate) erfolgen.

Bei Nierenbeteiligung oder sonstigem schwerem Verlauf wird der Einsatz weiterer Immunsuppressiva, wie Azathioprin, Methotrexat, Cyclophosphamid, Mycophenolatmofetil oder Ciclosporin A, erforderlich. Azathioprin (2 mg/kg KG/Tag) hat in kontrollierten Studien an Erwachsenen Wirksamkeit gezeigt. Ausgehend von der erfolgreichen Behandlung der juvenilen idiopathischen Arthritis mit Methotrexat (10 mg/m² KOF/Woche) wird diese Substanz auch beim SLE eingesetzt. Azathioprin und Methotrexat haben unerwünschte Wirkungen auf den Gastrointestinaltrakt, die Leber und die Hämatopoese. das onkogene Potenzial erscheint vernachlässigbar. Letzteres ist für Cyclophosphamid eindeutig erhöht, ebenso das Risiko der gonadalen Schädigung und der Infertilität. Cyclophosphamid zeigte jedoch in einer großen kontrollierten Studie bei Erwachsenen den günstigsten Langzeitverlauf bei der Behandlung der Lupusnephritis. Patienten, deren Nephritis auf die Kombinationstherapie von Kortikosteroiden und Azathioprin oder Kortikosteroiden und Methotrexat nicht anspricht, können mit monatlichen Cyclophosphamid-Infusionen entsprechend dem NIH-Protokoll (s. weiterführende Literatur) behandelt werden.

Möglicherweise wird künftig Mycophenolatmofetil eine stärkere Bedeutung bei der Behandlung des SLE zukommen, da in kontrollierten Studien bei Erwachsenen mit schwerer Lupusnephritis sowohl die Remissionsinduktion als auch der Remissionserhalt mit dieser Substanz im Vergleich zu Cyclophosphamid überzeugend gelang. Damit wäre es evtl. möglich, die erhebliche Toxizität von Cyclophosphamid zu vermeiden.

Die Bedeutung von Ciclosporin A (3–5 mg/kg KG/Tag) bei der Behandlung des SLE ist noch nicht abzuschätzen. Die Gabe von i.v.-Immunglobulinen scheint bei manchen Patienten zumindest vorübergehend hilfreich zu sein. Der Einsatz von Anti-CD20-Antikörpern (Rituximab), welche zu einer Depletion der B-Zellen führen, zeigte in ersten kasuistischen Berichten auch bei Kindern Behandlungserfolge, eine kontrollierte Studie bei Erwachsenen enttäuschte jedoch. Belimumab blockiert das Zytokin B-lymphocyte stimulator (BLyS) und zeigte in einer kontrollierten Studie bei Erwachsenen einen therapeutischen Effekt auf die Aktivität des SLE.

Generell sollte bei der Behandlungsplanung berücksichtigt werden, dass diese voraussichtlich über Jahre erforderlich sein wird. Organmanifestationen müssen frühzeitig erkannt werden, um diese abgestuft mittels Immunsuppression behandeln zu können. Außerdem ist nach unerwünschten Wirkungen der verwendeten Substanzen zu fahnden. Wichtig ist zudem die konsequente Behandlung einer arteriellen Hypertonie, die besonders bei Nierenbeteiligung auftritt. Die rasche Diagnose einer infektiösen Komplikation, die zunehmend mehr Patienten aufgrund der Immunsuppression erleiden, ist essenziell. Da die Patienten eine funktionelle Asplenie aufweisen können, ist eine Pneumokokken-Impfung angezeigt.

Die autologe Stammzelltransplantation ist bei einigen Patienten mit Erfolg durchgeführt worden, sie ist jedoch bisher mit einem relativ hohen Mortalitätsrisiko vergesellschaftet, etwa zwei Drittel der Patienten erreichen eine Remission.

Prognose Die Prognose des SLE hat sich in den letzten Jahrzehnten dramatisch verbessert. Während die 5-Jahres-Überlebensrate in den 1960er Jahren mit 20–30 % angegeben wurde, liegt sie inzwischen >90 % (10 Jahres Überlebensrate: 70 %). Dies ist zurückzuführen auf verbesserte Frühdiagnostik, den konsequenten Einsatz der Immunsuppressiva und auf eine engmaschige Betreuung der Patienten zur Erkennung von Komplikationen. Die erhöhte Überlebenswahrscheinlichkeit ist mit einer krankheits- und therapiebedingten Immunsuppression verbunden, dementsprechend sind schwere, oft opportunistische Infektionen die häufigste Todesursache. In den letzten Jahren hat sich gezeigt, dass der SLE eine vorzeitige Atherosklerose verursachen kann sowie dass langfristig das Risiko für Non-Hodgkin Lymphome erhöht ist.

83.2 Sonderformen

83.2.1 Subakuter kutaner LE

Der subakute kutane LE zeigt Hautveränderungen im Gesicht oder am sonstigen Integument ohne systemische Krankheitszeichen. Er ist häufig mit SS-A- oder SS-B-Antikörpern assoziiert. Übergänge zum SLE sind möglich. Die Hautbiopsie kann diagnostisch hilfreich sein. Die Behandlung mit Hydroxychloroquin oder eine Lokaltherapie mit steroidhaltigen Salben ist meist ausreichend. Im Unterschied zum SLE können Narben nach der Abheilung der Hautveränderungen zurückbleiben.

83.2.2 Medikamenteninduzierter LE

Verschiedene Medikamente, z. B. Hydralazin, Penicilline, Antikonvulsiva und orale Antikonzeptiva, können einen medikamenteninduzierten LE auslösen. Meist handelt es sich hierbei um einen vorwiegend kutanen Befall, der nach Absetzen des Medikaments abklingt. Komplikationen sind selten, Hydroxychloroquin kann zur Therapie eingesetzt werden. ANA sind häufig nachweisbar, die Spezifität dieser Antikörper richtet sich häufig gegen Histone.

83.2.3 Neonataler LE

Von der Mutter, deren SLE bekannt oder unbekannt ist, werden diaplazentar Autoantikörper übertragen, die einen neonatalen LE verursachen können. Praktisch alle Symptome wie Exanthem, Leukozytopenie, Thrombozytopenie und hämolytische Anämie mit Ausnahme der kardialen Symptome sind vorübergehend, und selten ist die Verabreichung von Kortikosteroiden erforderlich.

Die kardiale Beteiligung in Form eines kompletten AV-Blocks ist insgesamt selten und tritt häufig assoziiert auf mit dem Nachweis von Anti-Ro- oder Anti-La-Antikörpern bei der Mutter. Ro-Antigene sind auf der Oberfläche fetaler, aber nicht maternaler Myozyten exponiert. Bei einem Neugeborenen mit AV-Block sollte daher bei der Mutter ein SLE ausgeschlossen werden. Wird ein AV-Block bereits präpartal diagnostiziert, ist die Verabreichung von Dexamethason an die Mutter evtl. hilfreich. Die Prognose für Kinder, bei denen bereits intrauterin ein Herzblock auftritt, ist durch eine hohe Mortalität (43 %) getrübt, demgegenüber liegt die Mortalität bei neonatalem Auftreten bei 6 %.

83.2.4 Sekundäres Antiphospholipidsyndrom

Patienten, die im Verlauf eines SLE Antikörpern gegen Phospholipide oder das Lupusantikoagulans entwickeln, haben ein deutlich erhöhtes Risiko für arterielle und venöse Thrombosen. Patienten, die eine Thrombose erlitten haben, sollen zunächst mit Heparin und dann für mindestens 6 Monate mit Cumarinderivaten behandelt werden. Der alleinige Nachweis von Antiphospholipidantikörpern rechtfertigt keine Antikoagulation.

83.3 Seltene rheumatische Erkrankungen

83.3.1 Mixed connective tissue disease

Die „mixed connective tissue disease" (MCTD), nach dem Erstbeschreiber auch Sharp-Syndrom genannt, ist gekennzeichnet durch eine überlappende Symptomatik mit Elementen des SLE, der Dermatomyositis/Polymyositis und der systemischen Sklerodermie. Serologisch findet man bei der MCTD Autoantiköper gegen ein extrahierbares nukleäres Antigen (RNP). Kutane Symptome, die einen SLE oder eine Dermatomyositis/Polymyositis nachahmen, sind initial häufig nachweisbar. Fast immer bestehen eine Arthritis und ein Raynaud-Phänomen. Eine Nierenbeteiligung ist selten, und im Verlauf der Erkrankung wandelt sich das klinische Bild mehr zur systemischen Sklerodermie.

Die Prognose der Erkrankung ist ungünstiger als ursprünglich angenommen. Die Therapie richtet sich nach der führenden Symptomatik entsprechend den Empfehlungen zur Behandlung von SLE, Dermatomyositis/Polymyositis oder systemischen Sklerodermie.

83.3.2 Sjögren-Syndrom

Das Sjögren-Syndrom ist eine seltene systemische Erkrankung des Kindesalters, die durch rezidivierende Parotisschwellungen, Keratoconjunctivitis sicca und Xerostomie (kein Tränenfluss und trockener Mund) gekennzeichnet ist. Der Beginn ist meist schleichend, etwa die Hälfte der Patienten zeigen zudem Symptome einer weiteren Autoimmunerkrankung, insbesondere des systemischen Lupus erythematodes. Typisch für das Sjögren-Syndrom ist der Nachweis von Autoantikörpern gegen bestimmte extrahierbare nukleäre Antikörper (SS-A oder SS-B). Alle Patienten weisen antinukleäre Antikörper (ANA) zumeist mit einem gescheckten Fluoreszenzmuster auf. Histopathologisch besteht eine lymphozytäre Infiltration der betroffenen Organe.

Die Behandlung ist symptomatisch für die Sicca-Komponente und analog der Behandlung des SLE für systemische Manifestationen.

83.3.3 Eosinophile Fasziitis

Die eosinophile Fasziitis ist eine seltene Erkrankung, die durch eine Eosinophilie, eine diffuse Fasziitis und schmerzhafte Schwellung der Haut ohne viszerale Beteiligung gekennzeichnet ist. Die Fasziitis kann rasch zu Kontrakturen der Extremitätengelenke führen, die nicht durch eine Arthritis bedingt sind. Sklerose und atrophische Veränderungen der Haut treten in der Regel nicht auf. Typisch ist das gute Ansprechen der Veränderungen auf die Verabreichung von Steroiden.

Literatur

Bader-Meunier B, Armengaud JB, Haddad E et al (2005) Initial presentation of childhood-onset systemic lupus erythematosus: a French multicenter study. J Pediatr 146:648–653

Baqi N, Moazami S, Singh A et al (1996) Lupus nephritis in children: a longitudinal study of prognostic factors and therapy. J Am Soc Nephrol 7:924–929

Benseler SM, Silverman ED (2005) Systemic lupus erythematosus. Pediatr Clin North Am 52:443–467

Buyon JP, Clancy R (2003) Neonatal lupus syndromes. Curr Opin Rheumatol 15:535–541

Cassidy JT, Petty RE (2005) Textbook of pediatric rheumatology, 5. Aufl. Saunders, Philadelphia

Chan TM, Tse KC, Tang CS et al (2005) Long-term study of mycophenolate mofetil as continuous induction and maintenance treatment for diffuse proliferative lupus nephritis. J Am Soc Nephrol 16:1076–1084

Contreras G, Pardo V, Leclercq et al (2004) Sequential therapies for proliferative lupus nephritis. N Engl 350:971–980

D'Cruz DP, Khamashta MA, Hughes GRV (2007) Systemic lupus erythematosus. Lancet 369:587–596

Kotzin BL (1996) Systemic lupus erythematosus. Cell 85:303–306

Lee T, von Scheven E, Sandborg C (2001) Systemic lupus erythematosus and antiphospholipid syndrome in children and adolescents. Curr Opin Rheumatol 13:415–421

Lehman TJA, Onel K (2000) Intermittent intravenous cyclophosphamide arrests progression of the renal chronicity index in childhood systemic lupus erythematosus. J Pediatr 136:243–247

Lehman TJA, Edelheit BS, Onel KB (2004) Combined intravenous methotrexate and cyclophosphamide for refractory childhood lupus nephritis. Ann Rheum Dis 63:321–323

Mina R, Brunner H (2010) Pediatric lupus – are there differences in presentation, genetics, response to therapy, and damage accrual compared with adult lupus? Rheumatic diseases clinics of North America 36:53–80 (vii–viii)

Radhakrishnan J, Moutzouris DA, Ginzler EM et al (2010) Mycophenolate mofetil and intravenous cyclophosphamide are similar as induction therapy for class V lupus nephritis. Kidney Int 77:152–160

von Scheven E, Athreya BH, Rose CD, Goldsmith DP, Morton L (1996) Clinical characteristics of antiphospholipid antibody syndrome in children. J Pediatr 129:339–345

Shinjo SK, Bonfá E, Wojdyla D et al (2010) Antimalarial treatment may have a time-dependent effect on lupus survival: Data from a multinational Latin American inception cohort. Arthritis & Rheumatism 62:855–862

Tsokos GC (2011) Mechanism of disease: Systemic lupus erythematosus. N Engl J Med 365:2110–2121

Wakeland EK, Liu K, Graham RR et al (2001) Delineating the genetic basis of systemic lupus erythematosus. Immunity 15:397–408

Weening JJ, D'Agati VD, Schwartz MM et al (2004) The classification of glomerulonephritis in systemic lupus erythematosus revisited. J Am Soc Nephrol 15:241–250

84 Episodische Fiebersyndrome – autoinflammatorische Syndrome

G. Horneff

84.1 Definition

Autoinflammatorische Syndrome sind seltene, in der Regel monogen erbliche chronische Erkrankungen, gekennzeichnet durch multisystemische Entzündungsprozesse mit rekurrierenden Fieberattacken (◘ Tab. 84.1). Charakteristische Autoimmunphänomene wie Autoantikörper oder autoantigenspezifische T-Zellen werden nicht nachgewiesen.

84.2 Familiäres Mittelmeerfieber

Ätiologie Das autosomal-rezessiv vererbte familiäre Mittelmeerfieber (FMF) kommt insbesondere bei Migranten aus dem Mittelmeerraum vor.

Klinische Symptome In der Mehrzahl der Fälle entwickeln die betroffenen Kinder bereits in den ersten Lebensjahren periodisch auftretende selbstlimitierende Fieberattacken mit einer Dauer von 1–3 Tagen von variabler Frequenz (in Abständen von Tagen bis Monaten). Fast immer bestehen Bauchschmerzen, häufig auch Mon-/Oligoarthritiden und Thoraxschmerzen. Weitere Symptome sind erysipelartige Erytheme, Myalgie, Perikarditis, Hodenschmerzen, gehäufte Phasen einer Purpura Schoenlein-Henoch und auch eine Panarteriitis nodosa.

Die Patienten sind zum Teil durch die febrilen Schmerzattacken stark beeinträchtigt, zwischen den Attacken aber beschwerdefrei. Als Auslöser lassen sich in Einzelfällen u. a. Minimaltraumen, Kälteexposition oder Menstruation eruieren.

84

Diagnose Die Verdachtsdiagnose wird klinisch gestellt; Diagnosekriterien sind dabei hilfreich (◘ Tab. 84.2). Durch den Mutationsnachweis im *MEFV*-Gen (Protein: Pyrin oder Marenostrin) wird die Diagnose bestätigt. Auch das Ansprechen auf eine probatorische Colchizintherapie ist hilfreich.

Während der Attacken sind Akutphase-Parameter erhöht, im beschwerdefreien Intervall aber normal oder deutlich niedriger. Häufig besteht eine mikrozytäre, hypochrome Anämie sowie eine Erhöhung des Immunglobulin D. Das spätere Auftreten einer Amyloidose (Urinanalysen!) ist bei unbehandelten Patienten eine häufige und gefürchtete Komplikation. Zur Risikoabschätzung trägt das Serumamyloid A bei.

Therapie Akute Schübe werden symptomatisch mit NSAR behandelt, Steroide sind wenig hilfreich. Die dauerhafte, tägliche orale Einnahme von Colchizin (1–2 mg/Tag unabhängig vom Körpergewicht) verhindert das Auftreten einer Amyloidose und bessert in der Regel Häufigkeit und Schwere der Attacken. S100A12 ist ein neuer Biomarker für die Überwachung der Krankheitsaktivität bei FMF-Patienten. Es ist empfindlicher bei der Detektion subklinischer Inflammation als BSG, CRP oder Serumamyloid und kann zur Beurteilung der Krankheitskontrolle herangezogen werden.

84.3 Mevalonakinasedefekt

Ätiologie Das autosomal-rezessiv vererbte Hyper-IgD-/periodische Fieber-Syndrom (HIDS) und die Mevalonazidurie führen zum Mevalonatkinase-Defekt; die Erkrankungen sind durch Mutation im Mevalonatkinase-Gen bedingt. Beim HIDS besteht im Gegensatz zur Mevalonazidurie (schweres neurologisch progredientes Krankheitsbild mit febrilen Krisen) eine Restaktivität der Mevalonatkinase.

Klinische Symptome Bei schwer betroffenen Patienten mit kontinuierlicher, massiv erhöhter Urinausscheidung von Mevalonsäure (Mevalonazidurie) besteht eine schwere, oft tödlich verlaufende Multisystemerkrankung mit Fehlbildungen, schwerer Dystrophie, Hepatopathie, Myopathie, psychomotorischer Retardierung, Ataxie, Katarakt und Retinitis pigmentosa.

Besonders beeinträchtigend sind rezidivierende fieberhafte Krisen, welche bei „leichterem“ Krankheitsverlauf die einzige Manifestation sein können (Hyper-IgD-Syndrom). Hier treten Fieberschübe mit einer Dauer von 4–6 Tagen etwa alle 2 Wochen auf, beginnend zu 90 % im ersten Lebensjahr. Begleitet werden sie von einer abdominellen Symptomatik mit Erbrechen, Diarrhöen, Lymphknotenschwellungen und makulopapulösen Exanthemen. Traumen, Stress oder auch Impfungen können Auslöser sein. Arthralgien/Arthritiden, Konjunktivitis, periorbitale Ödeme und Aphthen wurden beschrieben.

Gelenk- und Hautmanifestationen können nach Entfieberung persistieren, ansonsten sind die Patienten im Intervall beschwerdefrei.

Schwer betroffene Patienten zeigen eine ausgeprägte psychomotorische Entwicklungsverzögerung, Dysmorphien, Ataxien, muskuläre Hypotonien, Wachstumsverzögerung und Katarakt, bei weniger stark betroffenen Patienten nimmt die klinische Ausprägung der Krisen mit zunehmendem Alter ab.

Diagnose Der namensgebende Befund erhöhter Serum-IgD- und IgA-Spiegel ist unspezifisch. Akutphaseproteine, CRP und die Mevalonsäure im Urin sind während der Attacken erhöht. Die Diagnose wird durch den Nachweis der verminderten Aktivität der Mevalonatkinase oder genetisch bestätigt.

Therapie
Therapeutisch werden die Attacken mit Kortikosteroiden gemindert, aufgrund der erhöhten IL-1β-Aktivierung ist der Interleukin-1-Rezeptorantagonist Anakinra eine therapeutische Option. Die Beeinflussung des Cholesterinstoffwechsels mit Statinen kann Schübe verstärken.

84.4 Tumor-Nekrose-Faktor-Rezeptor-assoziiertes periodisches Syndrom

Ätiologie Das autosomal-dominant vererbte (Familienanamnese!) Tumor-Nekrose-Faktor-Rezeptor assoziierte periodische Syndrom (TRAPS) manifestiert sich mit bis mehrere Wochen andauernden Fieberattacken. Ursächlich ist eine Mutation im Gen für den p55-

G.F. Hoffmann, M.J. Lentze, J. Spranger, F. Zepp (Hrsg.), *Pädiatrie*,
DOI 10.1007/978-3-642-41866-2_84, © Springer-Verlag Berlin Heidelberg 2014

Tab. 84.1 Differenzialdiagnose der Syndrome mit periodischem Fieber

Krankheit/ Syndrom	Vererbung	Genprodukt/Gen/ Chromosom	Dauer der Attacken	Freie Intervalle	Klinik	Amyloidoserisiko	Therapie
FMF	AR	Pyrin *MEFV*-Gen/16p13.3	1–3 Tage	3–4 Wochen	Fieber, (Mon)Arthritis, Pleuritis, Peritonitis, Erysipel-artige Erytheme, Purpura Schoenlein Henoch	+++	Colchicin
TRAPS	AD	TNFR1 *TNFRSF1A*-Gen/12p13	Tage/Wochen	1–24 Monate	Fieber, Arthritis, Pleuritis, Konjunktivitis, schmerzhafte Erytheme, Myalgien	+	Steroide, NSAR, Anakinra, Canakinumab, Etanercept
HIDS	AR	Mevalonatkinase *MVK*-Gen/12q24	3–7 Tage	4–8 Wochen	Fieber, Polyarthritis, Lymphadenopathie, makulopapulöses polymorphes Exanthem	–	Steroide (NSAR, Anakinra)
CINCA/ NOMID	AD	Cryopyrin *CIAS-1 (NLRP-3)*-Gen/1q44	Kontinuierlich	keine	Fieber, Exanthem, chronische Meningitis, Osteo- und Arthropathie, z.T. mit chronischer Uveitis und progredienter Innenohrschwerhörigkeit.	+++	Canakinumab, Anakinra
MWS	AD	Cryopyrin *CIAS-1 (NLRP-3)*-Gen/1q44	Tage/Wochen	Variabel	Fieber, Urtikaria, Arthritis, Innenohrschwerhörigkeit, Niereninsuffizienz, Bauchschmerz	++	Canakinumab, Anakinra, Kortikosteroide
FCAS1	AD	Cryopyrin/*CIAS-1 (NLRP-3)*-Gen/1q44	Stunden/ Tage selten Wochen	Variabel	Kälteinduzierte Fieberschübe, Urtikaria, Konjunktivitis		Canakinumab, Anakinra, Kortikosteroide, Antihistaminika
FCAS2	AD	Monarch-1 *NLRP12*-Gen	2-10 Tage	Variabel	Kälteinduzierte Fieberschübe, Urtikaria, Konjunktivitis		Anakinra
PFAPA	Unklar	?	3-5 Tage	3-7 Wochen	Stomatitis aphthosa, Pharyngitis, anguläre Lymphadenopathie	–	Steroide, Colcicin, Tonsillektomie
Systemische JIA (Still-Syndrom)	Unklar	?	Täglich „spiking fever“	Unklar	Fieber, (Mon/Oligo/Poly) Arthritis, Pleuritis, Peritonitis, Hepatosplenomegalie, Lymphadenopathie, makulopapulöse und urtikarielle Erytheme	+	Steroide, NSAR, Methotrexat bei Arthritis, Tocilizumab, IL-1-Hemmer (Anakinra, Canakinumab)
PAPA	AD	PSTPIP1	Variabel	Variabel	Akne, Pyoderma gangraenosum, pyogene (sterile) Arthritis	–	Kortikosteroide, Anakinra
DIRA	AR	IL-1 RA	Kontinuierlich	keine	Generalisierte Pustulose, Osteitis	?	Anakinra
Majeed-Syndrom, CRMO	AR	Lipin 2/LPIN2-Komplex	Variabel	Variabel	Sterile Osteitis, palmoplantare Pustulose, Psoriasis, chronisch entzündliche Darmerkrankung	?	NSAR, Kortikosteroide, Bisphosphonate, Etanercept
Blau-Syndrom	AD	*NOD2*	Variabel	Variabel	Granulomatöse Dermatitis, symmetrische Arthritis, rezidivierende Uveitis	–	NSAR, Kortikosteroide, Anakinra, Thalidomid

FMF: Familiäres Mittelmeerfieber; TRAPS: TNF-Rezeptor-associated periodic fever syndrome; HIDS: Hyper-IgD-Syndrom; PFAPA: Periodisches Fieber, aphthöse Stomatitis, Pharyngitis und Adenitis; MWS: Muckle-Wells-Syndrom; FCAS: Familiäre Kälteurtikaria; DIRA: deficiency of the interleukin-1-receptor antagonist; PAPA: Pyogene sterile Arthritis, Pyoderma gangraenosum und Akne; CRMO: chronisch rekurrierende multifokale Osteomyelitis
AR=autosomal rezessiv, AD = autosomal dominant

Tab. 84.2 Vereinfachte Tel-Hashomer-Kriterien für ein FMF

Kriterium	Beschreibung
Fieber	axilläre Temperatur von >38 °C, 6–72 h Dauer, ≥3 Attacken
Bauchschmerzen	6–72 h Dauer, ≥3 Attacken
Schmerzen in der Brust	6–72 h Dauer, ≥3 Attacken
Arthritis	6–72 h Dauer, >3 Attacken, Oligoarthritis
Positive Familienanamnese	

Bei Vorliegen von 2 der 5 Kriterien kann mit ausreichender Spezifität und Sensitivität die Diagnose eines FMF angenommen werden.

TNF-Rezeptor, die das „shedding" des Rezeptors im Verlauf einer Immunreaktion vermindert. In der Folge bleibt der Rezeptor aktivierbar und die antiinflammatorischen löslichen Rezeptoren sind vermindert.

Klinische Symptome Klinisch werden die Fieberschübe begleitet von Myalgien, Erythemen, Arthritiden, Bauchschmerzen, Erbrechen, Obstipation periorbitalen Ödemen und Konjunktivitis. Die Erkrankung kann in jedem Lebensalter manifest werden. Zwischen den Attacken sind die Patienten beschwerdefrei. Bei Erwachsenen kann Fieber auch fehlen. Etwa 25 % der Patienten entwickeln eine Amyloidose. Entsprechend ist nach Amyloidose oder Nierenversagen in der Familienanamnese zu fragen.

Diagnose Während der Attacken sind die Akutphaseproteine deutlich erhöht. Erniedrigte Spiegel des löslichen TNF-Rezeptors (sTNFRSF1A) sind hinweisend, die Diagnose wird molekulargenetisch (Mutation im *TNFRSF1A*-Gen) gesichert. Die genetische Variante R92Q geht mit einem milderen Verlauf oder einer verminderten Penetranz einher.

84

Therapie Die symptomatische Therapie mit Glukokortikoiden und/oder NSAR lindert die Attacken, nicht die Anfallsfrequenz. Die Therapie mit Etanercept, einem löslichen TNF-Rezeptor-Immunglobulinfusionsprotein, ist bei einem Teil der Patienten wirksam. Anakinra, ein IL1-Inhibitor, ist eine weitere therapeutische Alternative; TNF-Antikörper können die Schübe dagegen aggravieren.

84.5 Cryopyrinassoziierte Erkrankungen

84.5.1 Definition

Cryopyrinassoziierte periodische Syndrome (CAPS) sind eine Gruppe von erblichen entzündlichen Erkrankungen, die folgende Krankheiten umfasst:

- Familiäres kälteinduziertes autoinflammatorisches Syndrom-1 (FCAS-1)
- Muckle-Wells-Syndrom (MWS)
- Neonatal-onset Multisystem-entzündliche Erkrankung (NOMID, auch bekannt als chronisches infantiles, neurologisches, Haut-, Gelenk-Syndrom (CINCA-Syndrom)

Diese seltenen Krankheiten sind mit heterozygoten Mutationen im *NLRP3*-Gen (*CIAS1*) assoziiert, das das Protein NALP3 oder Cryopyrin kodiert. Cryopyrin wird in Granulozyten und Monozyten exprimiert, heteropolymerisiert mit anderen Eiweißen zum Inflammason, das letztlich die Caspase 1, das Interleukin-1-converting enzyme (ICE), aktiviert. Die übermäßige Produktion von IL-1β vermittelt die Entzündung.

84.5.2 Erkrankungen

Chronic infantile neurological and articular syndrome/Neonatal onset multisystem inflammatory disease (CINCA/NOMID)

Klinische Symptome Die unmittelbar postpartal oder innerhalb der ersten Lebenswochen mit Hauterscheinungen beginnende chronisch-multisystemische Entzündungskrankheit ist mit neurologischen Symptomen, Arthropathie und einem hohen Amyloidoserisiko assoziiert. Nicht selten führt die Erkrankung zur Frühgeburt. Fieberschübe entwickeln sich bereits im frühen Kindesalter und variieren in Dauer und Intensität. Der nicht juckende urtikarielle Hautausschlag persistiert. Klinisch fallen oftmals eine auffällige Fazies (prominente Stirn, Sattelnase, relativ großer Kopf) und Kleinwuchs auf. Arthritiden, epiphysäre und metaphysäre Veränderungen (frühe Ossifikation und Hypertrophie der Patella, irregulär begrenzte Wachstumsfugen, vergrößerte Epiphysen) führen im weiteren Verlauf zur Immobilität. Splenomegalie und Lymphadenopathie treten hinzu.

Die neurologische Symptomatik ist durch eine chronische sterile Meningitis, Kopfschmerzen, Krampfanfälle, Hemiparesen, Spastik, Hirnatrophie, Papillenödem, Optikusatrophie, Uveitis und Hörverlust gekennzeichnet.

Diagnose Laborchemisch sind Akutphaseproteine, Blutsenkungsgeschwindigkeit und Leukozytenzahl permanent erhöht.

Die Diagnose wird klinisch gestellt und durch den Nachweis von Mutationen im *CIAS1*-Gen gesichert. Allerdings können in 40 % der klinisch diagnostizierten Fälle keine Veränderungen in diesem Gen nachgewiesen werden.

Therapie Nichtsteroidale Antirheumatika sind symptomatisch wirksam, Glukokortikoide kontrollieren bei einem Teil der Patienten erfolgreich das Fieber. Die Hemmung von Interleukin-1 mit dem Interleukin-1-Rezeptorantagonisten Anakinra (1–3 mg/kg/Tag) oder mit dem Interleukin-1β-Antikörper Canakinumab (2–4 mg/kg alle 2 Monate, in dieser Indikation zugelassen) ist effektiv und führt zur Symptomkontrolle.

Muckle-Wells-Syndrom

Das Muckle-Wells-Syndrom (MWS) manifestiert sich mit Exanthemen, Fieberschüben und Arthralgien in Verbindung mit einem progredienten Hörverlust und der Entwicklung einer Amyloidose. Bereits in den ersten Lebenswochen tritt eine nicht juckende Urtikaria, begleitet von Fieberschüben auf.

CRP-Erhöhung, Blutsenkungsgeschwindigkeit, Leukozytenzytose, Thrombozytose und Entzündungsanämie sind typische Laborbefunde. Anakinra (1–3 mg/kg/Tag) oder Canakinumab (2–4 mg/kg alle 2 Monate, in dieser Indikation zugelassen) sind therapeutisch effektiv und führen in der Regel zur vollständigen Symptomkontrolle. Auch eine Besserung der Hörstörung ist beschrieben.

Familiäres kälteinduziertes autoinflammatorisches Syndrom

Klinische Symptome Schmerzhafte Urtikaria mit Gelenkschwellungen und Fieberschüben seit den ersten Lebensmonaten sowie

Schüttelfrost, Kopfschmerzen und Konjunktivitis mit typisch kurzer Dauer der Attacken von einem Tag oder weniger kennzeichnen das Familiäre kälteinduzierte autoinflammatorische Syndrom-1 (FCAS-1) (Synonym: familiäre Kälteurtikaria). Ausgelöst werden die Symptome durch Kälteexposition. Durchschnittlich beträgt die Zeit zwischen Kälteexposition und Symptombeginn etwa 2,5 h. Zwischen den Schüben sind die Patienten beschwerdefrei. Die Entwicklung einer Amyloidose ist selten.

Diagnose und Therapie Die Diagnose wird aufgrund der charakteristischen klinischen Manifestation nach Kälteexposition gestellt und durch einen Mutationsnachweis im *CIAS1*-Gen gestützt. Lokale Kälteexposition („Eiswürfeltest") führt nicht zur Ausbildung einer Urtikaria.

Die therapeutischen Optionen bestehen in der Vermeidung einer Kälteexposition, z. B. Umzug in ein wärmeres Klima. Nach Manifestation einer Attacke helfen Bettruhe und Wärme. Steroide bessern die klinischen Symptome, Anakinra oder Canakinumab sind therapeutisch effektiv.

Andere autoinflammatorische Syndrome

PFAPA-Syndrom

Das sporadisch auftretende PFAPA-Syndrom (Periodisches Fieber, aphthöse Stomatitis, Pharyngitis und Adenitis) ist weitaus häufiger als die insgesamt seltenen hereditären episodischen/periodischen Fiebersyndrome. Teilweise werden auch *TNFRSF1A*-Genmutation wie bei TRAPS oder heterozygote *MEFV*-Mutationen nachgewiesen. Die Fieberschübe dauern 3–6 Tage und treten in regelmäßigen Intervallen von 3–8 Wochen auf. Die Patienten sind zwischen den Fieberschüben erscheinungsfrei. Organschäden oder andere Komplikationen sind bisher nicht bekannt.

Neben den namensgebenden Manifestationen (► Übersicht) bestehen zum Teil Splenomegalie, Brustschmerzen oder muskuloskelettale Manifestationen.

PFAPA-Diagnosekriterien

1. Periodisches Fieber, Beginn in früher Kindheit (<5 Jahre)
2. Zumindest 1 der folgenden Kriterien ohne begleitenden Infekt:
   a. Stomatitis aphthosa
   b. Zervikale Lymphadenopathie
   c. Pharyngitis
3. Ausschluss einer zyklischen Neutropenie
4. Aymptomatisch zwischen den Attacken
5. Normales Wachstum und Entwicklung

Die Prognose ist generell günstig, Spontanheilungen (zum Teil erst nach Jahren) sind häufig.

Therapeutisch wird zunächst ein Abkürzen der Fieberschübe durch Gabe von Prednisolon (1–2 mg/kg in 3 ED jeweils am 1. Erkrankungstag) versucht, bei anhaltenden Schüben werden Colchicin (0,5–1 mg/Tag, erfolgreich in randomisierter Studie) oder Cimetidin und auch eine Tonsillektomie (erfolgreich in randomisierter Studie) empfohlen.

Blau-Syndrom/frühkindliche Sarkoidose

Das Blau-Syndrom ist eine dominant vererbte Erkrankung, die sich durch die klinische Trias (nichtverkäsende) granulomatöse Dermatitis, symmetrische Polyarthritis und rezidivierende Uveitis mit Beginn in den ersten 4 Lebensjahren auszeichnet. Hautveränderungen von unterschiedlicher Morphologie treten auf, ekzematös, ichthyosiform und lichenoid. Charakteristische Befunde sind große, synoviale Ergüsse und Zysten sowie Beugekontrakturen der Finger und Zehen (Kamptodaktylie).

Das Blau-Syndrom wird durch aktivierende Mutationen in dem nukleotidbindenden Oligomerisierungsdomäne 2 (*NOD2*)-Gen, zuvor als *CARD15*-Gen bezeichnet, verursacht. Die Symptome scheinen gut auf eine Steroidtherapie anzusprechen, refraktäre Fälle können mit Anakinra oder TNF-Inhibitoren behandelt werden.

Das Blau-Syndrom und die frühkindliche Sarkoidose werden heute als identische Erkrankung aufgefasst. Eine isolierte Augenbeteiligung ist selten das führende Symptom, aber eine schwere Sehbehinderung erleidet nahezu die Hälfte der Patienten. Die Hautbiopsie ist wegen der geringen Invasivität die beste Diagnosesicherung. Patienten mit Blau-Syndrom weisen nicht die typischen Befunde der bilateralen hilären Adenopathie und/oder interstitiellen Fibrose der adulten Sarkoidose auf.

Defizienz des Interleukin-1-Rezeptor-Antagonisten (DIRA)

Mutationen im *IL1RN*-Gen, kodierend für den Interleukin-1-Rezeptor-Antagonisten führen zur Defizienz des Interleukin-1-Rezeptor-Antagonisten (DIRA). Klinisch bestehen seit dem Neugeborenenalter eine sterile multifokale Osteomyelitis, Periostitis und Pustulose. Die chronische Osteitis führt zur massiven Ballonierungen und knöchernen Deformierungen. Fieber besteht nicht, aber deutlich erhöhte laborchemische Entzündungszeichen. Todesfälle infolge von pulmonaler Hämosiderose und Fibrose mit Multiorganversagen sind beschrieben.

Eine Behandlung mit dem rekombinanten Il-1-Rezeptor-Antagonisten Anakinra in einer Dosis von 0,25–2 mg/kg erwies sich als effektiv. Heterozygote Genträger sind üblicherweise asymptomatisch.

Pyogene Arthritis, Pyoderma gangraenosum, Akne (PAPA)-Syndrom

Das autosomal-dominant vererbte PAPA-Syndrom manifestiert sich im späteren Kindes- und Jugendalter. Mutationen im *PSTPIP1*-Gen, das mit Pyrin einen Komplex bildet und eine vermehrte IL1β-Produktion induziert, wurden identifiziert.

Klinisch imponieren im Kindesalter aseptische Arthritiden vor allem an Knien, Ellenbogen und Sprunggelenken, ab der Pubertät treten eine schwere Akne, im Erwachsenenalter ein Pyoderma gangraenosum hinzu. Therapeutisch sind Kortikosteroide, IL-1-Antagonisten und TNF-Hemmer einsetzbar.

Chronisch rekurriende multifokale Osteomyelitis (CRMO)/Majeed-Syndrom

Die CRMO ist durch wiederkehrende Episoden multifokaler steriler Osteomyelitis mit und ohne Fieber gekennzeichnet. Das Ausmaß der Knochenbeteiligung lässt sich durch Skelettszintigrafie oder Ganzkörper-MRT erfassen. Das Achsenskelett und die Claviculae sind besonders häufig betroffen. Es besteht eine starke Assoziation mit entzündlichen Hautveränderungen, typischerweise einer palmoplantaren Pustulosis, einer Psoriasis und chronisch entzündlicher Darmerkrankung.

Der Begriff „Majeed-Syndrom" beschreibt die Verbindung der CRMO mit einer dyserythropoetischen, hypochromen, mikrozytären Anämie.

Die Diagnose basiert auf klinischen Befunden, beim Majeed-Syndrom auf der molekulargenetischen Untersuchung von LPIN2.

Therapeutisch werden NSAR, eine Kortikosteroid-Stoßtherapie, in refraktären Fällen Bisphosphonate oder TNF-Antagonisten eingesetzt.

Literatur

Aksentijevich I, Galon J, Soares M et al (2011) The tumor-necrosis-factor receptor-associated periodic syndrome: new mutations in TNFRSF1A, ancestral origins, genotype-phenotype studies, and evidence for further genetic heterogeneity of periodic fevers. Am J Hum Genet 69(2):301–314

Aksentijevich I, Masters SL, Ferguson PJ et al (2009) An autoinflammatory disease with deficiency of the interleukin-1-receptor antagonist. N Engl J Med 360(23):2426–2437

Berkun Y, Levy R, Hurwitz A, Feder HM, Salazar JC (2010) A clinical review of 105 patients with PFAPA (a periodic fever syndrome). Acta Paediatr 99(2):178–184

Blau EB (1985) Familial granulomatous arthritis, iritis, and rash. J Pediatr 107:689–693

Cochard M, Clet J, Le L et al (2010) PFAPA syndrome is not a sporadic disease. Rheumatology 49(10):1984–1987 (Epub 2010 Jul 2)

Ferguson PJ, Chen S, Tayeh MK et al (2005) Homozygous mutations in LPIN2 are responsible for the syndrome of chronic recurrent multifocal osteomyelitis and congenital dyserythropoietic anaemia (Majeed syndrome). J Med Genet 42(7):551–557

Goldbach-Mansky R, Dailey NJ, Canna SW et al (2006) Neonatal-onset multisystem inflammatory disease responsive to interleukin-1beta inhibition. N Engl J Med 355:581–589

Hashkes PJ, Lovell DJ (1997) Recognition of infantile onset multisystem inflammatory disease as a unique entity. J Pediatr 130:513–515

Hawkins PN, Lachmann HJ, Aganna E, McDermott MF (2004) Spectrum of clinical features in Muckle-Wells syndrome and response to anakinra. Arthritis Rheum 50:607–612

Houten SM, Kuis W, Duran M et al (1999) Mutations in MVK, encoding mevalonate kinase, cause hyperimmunoglobulinaemia D and periodic fever syndrome. Nat Genet 22:175–177

Hull KM, Drewe E, Aksentijevich I et al (2002) The TNF receptor-associated periodic syndrome (TRAPS): emerging concepts of an autoinflammatory disorder. Medicine (Baltimore) 81:349–368

Kallinich T, Wittkowski H, Keitzer R, Roth J, Foell D (2010) Neutrophil-derived S100A12 as novel biomarker of infl ammation in familial Mediterranean fever. Ann Rheum Dis 69:677–682

Livneh A, Langevitz P, Zemer D et al (1997) Criteria for the diagnosis of familial Mediterranean fever. Arthritis Rheum 40:1879–1885

McDermott MF, Aksentijevich I, Galon J et al (1992) Germline mutations in the extracellular domains of the 55 kDa TNF receptor, TNFR1, define a family of dominantly inherited autoinflammatory syndromes. Cell 97:133–144

Muckle TJ, Wells M (1962) Urticaria, deafness, and amyloidosis: a new heredo-familial syndrome. Q J Med 31:235–248

Pelagatti MA, Meini A, Caorsi R et al (2011) Long-term clinical profile of children with the low-penetrance R92Q mutation of the TNFRSF1A gene. Arthritis Rheum 63(4):1141–1150. doi:10.1002/art.30237

Prietsch V, Mayatepek E, Krastel H et al (2003) Mevalonate kinase deficiency: enlarging the clinical and biochemical spectrum. Pediatrics 111:258–261

Renko M, Salo E, Putto-Laurila A et al (2007) A randomized, controlled trial of tonsillectomy in periodic fever, aphthous stomatitis, pharyngitis, and adenitis syndrome. J Pediatr 151(3):289–292

Rose CD, Martin TM, Wouters CH (2011) Blau syndrome revisited. Curr Opin Rheumatol 23(5):411–418

Samuels J, Aksentijevich I, Torosyan Y et al (1998) Familial Mediterranean fever at the millennium. Clinical spectrum, ancient mutations, and a survey of 100 American referrals to the National Institutes of Health. Medicine (Baltimore) 1998; 77:268–297

Thomas KT, Feder HM, Lawton AR, Edwards KM (1999) Periodic fever syndrome in children. J Pediatr 135:15–21

Wise CA, Gillum JD, Seidman CE et al (2002) Mutations in CD2BP1 disrupt binding to PTP PEST and are responsible for PAPA syndrome, an autoinflammatory disorder. Hum Mol Genet 11:961–969

Yalçinkaya F, Ozen S, Ozçakar ZB et al (2009) A new set of criteria for the diagnosis of familial Mediterranean fever in childhood. Rheumatology (Oxford) 48(4):395–398 (Epub 2009 Feb 4)

85 Amyloidosen

H.-I. Huppertz, J. Spranger

Definition und Ätiologie „Amyloidose" ist der Oberbegriff für Krankheiten, die durch die extrazelluläre Ablagerung von Amyloiden bedingt sind. Amyloide sind fibrilläre Aggregationsprodukte homogen modifizierter Proteine (◘ Abb. 85.1). Unterschiedliche Proteine produzieren unterschiedliche Amyloide – definitorisch entscheidend ist ihre fibrilläre Anordnung, kristalline Struktur, histochemische Färbbarkeit, z. B. mit Kongorot, und Resistenz gegen proteolytische Eliminationsversuche des Organismus.

Pathogenese Aggregationsfähige Proteine und damit Amyloidosen entstehen bei vielen Krankheiten. Ihre Pathogenese ist einheitlich: Die gebildeten Amyloidfasern häufen sich extrazellulär an, verdrängen normale Gewebsstrukturen, beeinträchtigen die Zellfunktion und führen letztendlich zum Zelltod. Die einheitliche Pathogenese, Störung der Faltung normalerweise löslicher Proteine, bedingt ähnliche Krankheitsbilder. Klinische Unterschiede erklären sich aus Lokalisation, Menge und Größe der Amyloidfasern.

Klinische Symptome Lokale Amyloidosen beschränken sich auf bestimmte Organe, z. B. auf das Gehirn bei der familiären Form des Morbus Alzheimer. Systemische Amyloidosen betreffen mehrere Organe, meist mesenchymale Gewebe und innere Organe. Klinische Symptomatik und Laborveränderungen ergeben sich aus dem jeweils betroffenen Organ. Eine spezifische Diagnose ist nur durch die Untersuchung bioptisch gewonnenen Materials möglich.

Einige systemische Amyloidosen sind in ◘ Tab. 85.1 aufgeführt. Im Kindesalter relevant sind reaktive Amyloidosen bei ca. 10 % der Patienten mit familiärem Mittelmeerfieber (▶ Kap. 84). Kinder mit Down-Syndrom produzieren und speichern vermehrt β-Amyloid, ein für Entwicklung und Alterung bedeutsames Protein.

Therapie Die Behandlung der Amyloidosen besteht in der Reduktion der Vorläuferproteine durch Chemotherapie, entzündungshemmende Medikamente oder durch eine Lebertransplantation.

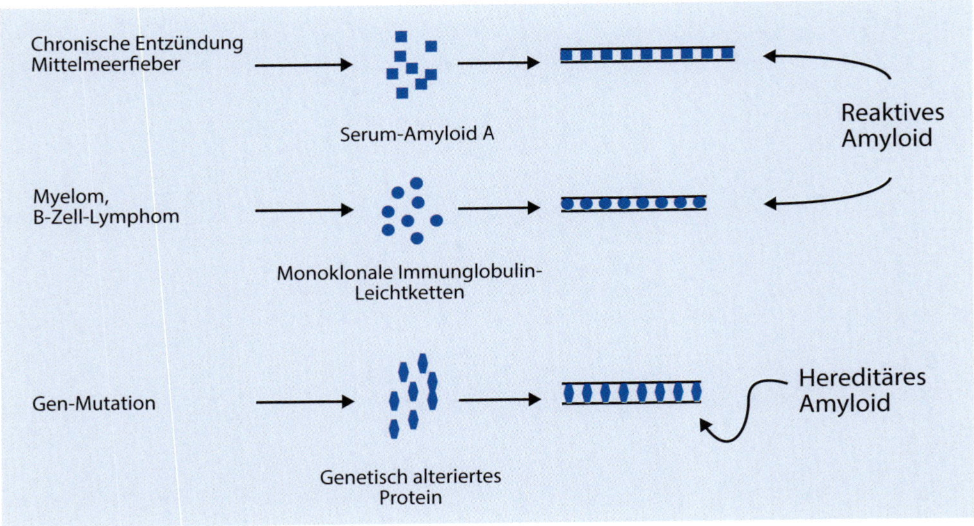

◘ **Abb. 85.1** Schema der Amyloidbildung. Aus unterschiedlichen Ursachen entstehen pathologische Proteine mit einer gemeinsamen Neigung zur fibrillären Aggregation

◘ **Tab. 85.1** Klassifikation der Amyloidosen

Bezeichnung	Ätiologie	Elementares Protein	Organmanifestation
Reaktive Amyloidose	Chronische Entzündung (familiäres Mittelmeerfieber, Cryopyrinassoziiertes periodisches Syndrom, Morbus Still)	Serum-Amyloid A	Niere (Nephrose), Leber, Milz
Immunglobulin-Amyloidose	Meist bei Myelom, B-Zell-Lymphom, Morbus Waldenström	Leichtketten monoklonaler Immunglobuline	Herz (Kardiomyopathie), Muskeln, Nerven (Neuropathie), Nieren
β2-Mikroglobulin-Amyloidose	Chronische Dialyse	β2-Mikroglobulin	Mesenchym (Karpaltunnelsyndrom), Gelenke
Hereditäre Proteindefekt-Amyloidosen	Mutierte Gene kodieren abnorm konfigurierte Proteine	Transthyretin ApolipoproteinA_1 Fibrinogen Lysozym, andere	Überwiegend periphere Neuropathie

G.F. Hoffmann, M.J. Lentze, J. Spranger, F. Zepp (Hrsg.), *Pädiatrie*,
DOI 10.1007/978-3-642-41866-2_85, © Springer-Verlag Berlin Heidelberg 2014

Literatur

Benson MD (2001) Amyloidosis. In: Scriver CR, Beaudet AL, Sly WS, Valle D (Hrsg) The metabolic and molecular basis of inherited disease, 8. Aufl. McGraw-Hill, New York, S 5345–5378

Ensari C, Ensari A, Tumer N, Erty E (2005) Clinicopathologic and epidemiological analysis of amyloidosis in Turkish patients. Nephrol Dial Transplant 20:1721–1725

Head E, Lott IT (2004) Down syndrome and beta-amyloid deposition. Curr Opin Neurol 17:95–100

Schönland SO (2006) Fortschritte in der Diagnostik und Therapie der Amyloidosen. Dtsch Ärztebl 103:1873–1879

86 Vaskulitiden

C. Rieger

86.1 Allgemeine Grundlagen

Definition und Epidemiologie Vaskulitiden sind Entzündungen der Blutgefäße. Sie kommen am häufigsten im Bereich der kleinen Gefäße, also der Kapillaren, Arteriolen und Venulen als allergische Vaskulitis vor, betreffen aber auch mittlere Gefäße, wie Koronararterien (z. B. beim mukokutanen Lymphknotensyndrom), und selten auch große Arterien, wie die A. carotis (z. B. Arteriitis Horton). Vaskulitiden treten als primäre Erkrankungen auf, z. B. die Vaskulitis Schönlein-Henoch und das mukokutane Lymphknotensyndrom (MCLS, Kawasaki-Syndrom), oder sie stellen sich als sekundäre Komplikation ein, z. B. bei Erkrankungen des rheumatischen Formenkreises.

Häufigkeitsangaben existieren in der Pädiatrie kaum. Das mukokutane Lymphknotensyndrom wird in der Bundesrepublik Deutschland etwa 200-mal pro Jahr registriert, wobei mit einer etwa ebenso großen Dunkelziffer zu rechnen ist. Das MCLS und die Vaskulitis Schönlein-Henoch sind im Kindesalter die beiden häufigsten Vaskulitiden.

Ätiologie Die Ätiologie der Vaskulitiden ist in den meisten Fällen nicht bekannt. Bei den sog. allergischen Vaskulitiden ist häufig ein Medikament der Auslöser, beim Stevens-Johnson-Syndrom lassen sich Medikamente oder Infektionserreger, bei Vaskulitiden im Bereich der Glomeruli Bakterien, Viren oder Fremdproteine als auslösende Ursachen identifizieren.

Pathogenese und Pathologie Pathohistologisch lassen sich 5 Typen von Vaskulitis unterscheiden.

Leukozytoklastische Vaskulitis Bei der leukozytoklastischen Vaskulitis (Vaskulitis allergica, Hypersensitivitätsangitis, small vessel vasculitis) lagern sich Immunkomplexe in der Wand von Kapillaren und postkapillaren Venolen ab, dabei wird Komplement fixiert. Die hierbei entstehenden Spaltprodukte C3a und C5a locken Granulozyten an, deren Enzyme Kollagenase und Elastase zu einer Schädigung der Gefäßwand und zum Austritt von Erythrozyten und Granulozyten führen. Im Bereich der Haut findet sich häufig zunächst ein urtikarielles Exanthem, in der Folge die für diese Vaskulitisform typische, nicht wegdrückbare Papel, die ohne Hinterlassung von Narben abheilt.

Ob aus einer Initialläsion eine Vaskulitis wird, hängt auch von der Geschwindigkeit und Effektivität der Reparationsmechanismen ab. Bei nur kurz dauernder Permeabilitätssteigerung und rascher Wiederherstellung der Integrität des Endothels tritt nur ein vorübergehendes Ödem oder eine Urtikaria auf. Bei langsamerer Wiederherstellung laufen meist eine Typ-III- und -IV-Reaktion nach Coombs und Gell ab, die in der oben beschriebenen Gefäßschädigung resultieren. Als auslösende Ursache kommen Viren, Bakterien, Pilze, Medikamente und Autoantigene infrage. Die leukozytoklastische Vaskulitis kommt primär, z. B. als Morbus Schönlein-Henoch, oder sekundär vor, z. B. beim systemischen Lupus erythematodes oder bei der rheumatoiden Arthritis.

Nekrotisierende Vaskulitis Die nekrotisierende Vaskulitis befällt vor allem kleine und mittlere Arterien. Alle 3 Gefäßwandschichten werden zerstört, so dass es zu Gewebsuntergang und Narbenbildung kommt. Der Prototyp ist die Erwachsenenform der Periarteriitis nodosa; auch das MCLS wird dieser Vaskulitisform zugerechnet, obgleich sich hier histologisch keine Medianekrose zeigt. Nekrotisierende und leukozytoklastische Vaskulitiden kommen häufig gemeinsam vor, z. B. beim MCLS. In der Pathogenese dürften Immunkomplexe z. B. nach Infekten eine Rolle spielen, aber auch antilysosomale Antikörper (ANCA, z. B. Antimyeloperoxidase, Antiproteinase 3, Antielastase).

Granulomatöse Vaskulitis Die granulomatöse Vaskulitis ist immunpathologisch eine Mischung aus Typ-II-, Typ-III- und Typ-IV-Reaktionen nach Coombs und Gell (▶ Kap. 70ff, ▶ Kap. 89). Durch verzögerte Reparationsmechanismen kommt es lokal zu einer Mobilisierung von Histiozyten, zu Lymphozyten- und Plasmazellinfiltrationen sowie zur Epitheloidreaktion. Bei dem Prototyp dieser Vaskulitis, der Wegener-Granulomatose, wurden antilysosomale Autoantikörper (Anti-Proteinase 3, cANCA) gefunden, denen möglicherweise eine wichtige pathogene Rolle zukommt und zwar sowohl bei der primären Gefäßschädigung als auch bei der Granulombildung. Da die lysosomalen Enzyme von Granulozyten nicht nur im Zytoplasma, sondern auch an der Zelloberfläche nachweisbar sind, können Autoantikörper die Granulozytenoberfläche so verändern, dass Interaktionen mit Endothelzellen begünstigt werden und möglicherweise auch die Inaktivierung der lysosomalen Enzyme durch natürlich vorkommende Antiproteasen behindert wird. Histologisch ist die granulomatöse Vaskulitis durch gefäßzerstörende Granulome gekennzeichnet. Sie betrifft Kapillaren, Glomerula, kleine und mittlere Arterien. Prototyp ist die Wegner-Granulomatose. Die Churg-Strauss-Vaskulitis und der Morbus Behçet gehören ebenfalls in diese Gruppe. Die Pathogenese ist unklar, möglicherweise spielen Anti-Proteinase-3-Autoantikörper eine besondere Rolle.

Riesenzellarteriitis Die Riesenzellarteriitis befällt typischerweise mittlere und größere Arterien in segmentaler Form und kommt fast nur bei der Arteriitis temporalis Horton, der Polymyalgia rheumatica und der Takayasu-Arteriitis vor. Erstere spielen in der Pädiatrie kaum eine Rolle. Bei Letzterer finden sich in der Media von Aorta sowie am Abgang der großen Arterien diffuse Rundzellinfiltrate mit Langerhans- und Fremdkörperriesenzellen, kleinen Nekroseherden und in geringerem Umfang auch Granulomen. Mit der Zeit bildet sich eine ausgeprägte Fibrose unter Verlust der elastischen Fasern aus. Rundzellinfiltration und Fibrose greifen schließlich auf Adventitia und Intima der Gefäße über.

Vaskulitiden mit Proliferation kleiner und mittlerer Arterien Vaskulitiden mit zwiebelschalenartiger Intima- und Mediaproliferation kleinerer und mittlerer Arterien kommen häufig bei Kollagenosen, chronischer Polyarthritis und Endangiitis obliterans vor. Da die Entstehung von Immunkomplexen ein normales immunologisches Phänomen ist, Vaskulitiden aber selten auftreten, liegt es nahe, die eigentliche Ursache in einer speziellen Prädisposition zu suchen. Anomalien im Bereich des Komplementsystems und der Immunglobuline, die zu Autoantikörperbildung führen, stehen ebenso wie Funktionsstörungen im Bereich der Phagozytose derzeit im Brennpunkt wissenschaftlicher Untersuchungen.

G.F. Hoffmann, M.J. Lentze, J. Spranger, F. Zepp (Hrsg.), *Pädiatrie*,
DOI 10.1007/978-3-642-41866-2_86, © Springer-Verlag Berlin Heidelberg 2014

86.2 Primäre Vaskulitiden

86.2.1 Einteilung

Unter dieser Bezeichnung werden Vaskulitiden zusammengefasst, deren Ursache primär in der Gefäßwand vermutet wird (▶ Übersicht).

Primäre Vaskulitiden

Hypersensitivitätsangiitis (small vessel vasculitis):
- Generalisierte Form (Purpura Schönlein-Henoch)
- Lokalisierte kutane Formen:
  - Nekrotisierende Venulitis (Zeek, Soter)
  - Urtikariavaskulitis (Soter)
  - Erythema elevatum diutinum (Radcliff-Crocker)

Poly(Peri-)arteriitis nodosa (PAN):
- Mukokutanes Lymphknotensyndrom (Kawasaki);
- „Adulte" Verlaufsformen:
  - Generalisierte, klassische Form (cPAN, Kussmaul, Maier)
  - Generalisierte mikroskopische Form (MPAN, Wohlwill)
  - Kutane Form (Ruiter, Winkelmann)

Granulomatöse Vaskulitiden:
- Systemische Formen:
  - Wegener-Granulomatose
  - Granulomatose mit Angiitis (Churg-Strauss)
  - Morbus Behçet
  - Polyangiitis-overlap-Syndrom (Fauci)
- Lokalisierte Formen:
  - Granulomatöse Vaskulitis des Gehirns (Cupps, Moore)
  - Lymphomatoide Granulomatose der Lunge (Liebow)

Riesenzellarteriitiden:
- Mittlere Arterien: Arteriitis cranialis (Horton)
- Aorta und Abgangsarterien: Takayasu-Arteritis

Im Gegensatz hierzu nimmt man bei den sekundären Vaskulitiden an, dass die Gefäßwand nur Reaktionsschauplatz einer systemischen Erkrankung ist oder durch eine exogene Noxe geschädigt wird.

86.2.2 Purpura Schönlein-Henoch

Definition Es handelt sich um eine leukozytoklastische Vaskulitis (Vasculitis allergica, Hypersensitivitätsangiitis). Diese Vaskulitis befällt Kapillaren sowie prä- und postkapilläre Gefäße und kommt bei Jungen häufiger vor als bei Mädchen. Die auslösende Ursache ist in der Regel nicht bekannt, obwohl Streptokokken als Auslöser immer wieder diskutiert werden. Immunhistologisch lässt sich in den abgelagerten Immunkomplexen vorwiegend IgA nachweisen.

Für eine genetische Prädisposition sprechen sowohl die unterschiedliche Prävalenz zwischen ethnischen Gruppen als auch der Nachweis von Polymorphismen des Entzündungssystems bei erkrankten Patienten.

Klinische Symptome Ein zunächst oft urtikarieller Ausschlag entwickelt sich in die typischen petechialen, teilweise ekchymotischen Läsionen, die sich vor allem über den Unterschenkeln und dem Gesäß befinden. Arthralgien sowie eine Arthritis sind häufig. Die Bezeichnung Purpura abdominalis leitet sich daher, dass es im Bereich des Darms zu Ödemen und Blutungen kommen kann, die eine Melaena, schwere Bauchschmerzen und gelegentlich eine Invagination bewirken können. In 25–50 % der Fälle entsteht eine Vaskulitis der Niere, die sich durch Erythrozyturie und Proteinurie zeigt. Die Diagnose ist zu Beginn der Erkrankung häufig nur zu vermuten, wenn Bauchsymptome auftreten, ohne dass die typischen Hauterscheinungen bereits erkennbar sind.

Therapie Die Arthritis der Purpura Schönlein-Henoch spricht auf eine Therapie mit nichtsteroidalen Antiphlogistika an. Bei abdominalen Koliken sind Steroide indiziert. Ob diese die Entwicklung einer Invagination verhindern, ist unbewiesen. Die Nierenveränderungen der Purpura Schönlein-Henoch sprechen auf Steroide nur selten an. Bei schweren nephritischen Verlaufsformen wurde über Erfolge mit Ciclosporin A, Azathioprin und Cyclophosphamid berichtet, ebenso über die alleinige Anwendung einer Plasmaaustauschtherapie.

Die Prognose der Erkrankung ist bei der überwiegenden Mehrzahl der Patienten gut. Das Auftreten von mehreren Schüben innerhalb von 6–8 Monaten ist allerdings nicht selten. Nur in Ausnahmefällen kommt es zu bleibenden Veränderungen am Darm oder zu einer Progression der Nephritis bis hin zum chronischen Nierenversagen. Selten kann auch eine Vaskulitis des Zentralnervensystems auftreten.

86.2.3 Lokalisierte kutane Formen der Hypersensitivitätsangiitis

Diese Formen sind im Kindesalter selten. Sie können im Gefolge von Infekten (besonders Herpes-simplex-Virus) und allergischen Reaktionen auf Nahrungsmittel und Medikamente als immunkomplexbedingte Hautläsionen auftreten.

In diese Gruppe gehört die Hydradenitis plantaris, bei der sich papulonoduläre Veränderungen unter der Fußsohle, gelegentlich auch in der Hand finden, sowie das akute hämorrhagische Ödem des Säuglings. Bei dieser Krankheit finden sich violette Kokarden und ödematöse Schwellungen vor allem im Gesicht, an den Ohren und Extremitäten. Innere Organe sind nicht betroffen, die Krankheit verschwindet spontan in 1–2 Wochen.

86.2.4 Mukokutanes Lymphknotensyndrom

Definition und Epidemiologie Das Mukokutane Lymphknotensyndrom (MCLS, Kawasaki-Syndrom) gehört zu den nekrotisierenden Vaskulitiden. Es verläuft akut und systemisch, hat eine Prädilektion für kleine und mittlere Arterien und beginnt in den kleinen Gefäßen der Haut. Die Krankheit war früher selten und als infantile Form der Polyarteriitis nodosa bekannt. 80 % aller Patienten sind jünger als 4 Jahre, am häufigsten befallen werden Kinder zwischen 12 und 18 Monaten, Jungen häufiger als Mädchen.

Ätiologie Die Ätiologie ist nicht bekannt. Angeschuldigt wurden infektiöse Erreger, chemische Substanzen, Milben und Superantigene.

Klinische Symptome Die Klinik ist durch Haupt- und Nebensymptome charakterisiert.

Hauptsymptome
- Fieber unbekannter Ursache, welches ohne Therapie 5 Tage oder länger anhält (96 %)
- Verstärkte Gefäßfüllung der Konjunktiven (88 %)
- Veränderungen der Schleimhaut der Lippen und der Mundhöhle: trockene, hochrote und rissige Lippen (80 %), Erdbeerzunge (73 %), diffuse Rötung der Mundschleimhaut und des Pharynx (69 %)

- Veränderungen im distalen Bereich der Extremitäten: Ausbildung eines Palmar- und Plantarerythems (72 %), indurratives Ödem im Bereich der Hand- und Fußrücken, ab der 2.–3. Krankheitswoche membranöse Schuppung, vorwiegend der Fingerspitzen, seltener auch im Zehenbereich (89 %)
- Polymorphes Exanthem, ähnlich wie bei Scharlach oder Exanthema exsudativum multiforme (94 %)
- Akute, nichtpurulente Schwellung der Halslymphknoten (Mindestdurchmesser 1,5 cm, 83 %)

Nebensymptome
- Karditis (Myokarditis und Perikarditis, 19 %)
- Diarrhö, Erbrechen (41 %)
- Schmerzhafte Schwellung der Gelenke (47 %)
- Proteinurie und vermehrte Leukozytenausscheidung im Urin (38 %)
- Blutbildveränderungen: Leukozytose mit Linksverschiebung (87 %), leichter Abfall der Erythrozytenwerte und des Hämoglobins (31 %), ab 2.–3. Woche oft beträchtliche Thrombozytose (60 %)
- Ausgeprägte Senkungsbeschleunigung und erhöhtes CRP (93 %)
- Aseptische Meningitis mit meist geringer Pleozytose und Eiweißvermehrung (17 %)
- Mäßige Erhöhung der Transaminasen und des Bilirubins (45 %)
- Gallenblasenhydrops (15 %)

Des Weiteren ist das Serum-IgE zu Beginn der Erkrankung regelmäßig erhöht. In schweren Fällen sind die Komplementkomponenten C3 und C4 im Serum erniedrigt.

Klinischer Verlauf Die Erkrankung verläuft in 3 Phasen: In der mit hohem Fieber einhergehenden Akutphase, die im Allgemeinen 7–14 Tage andauert, ist der Allgemeinzustand der Kinder deutlich beeinträchtigt. Es finden sich die oben aufgeführten Symptome.

In der subakuten Phase (2.–3. Woche) bilden sich Fieber, Exanthem und Lymphadenopathie zurück, während Reizbarkeit, Anorexie und Konjunktivitis noch bestehen bleiben können. In dieser Phase kommt es regelmäßig zu einer Schuppung der Finger- und gelegentlich auch der Zehenspitzen sowie zum Anstieg der Thrombozyten mit Werten bis über 1 Mio. Dies ist die kritische Phase für die Ausbildung von Aneurysmen. Neue Krankheitsschübe können auftreten, verbunden mit einem erhöhten Risiko für die Ausbildung von Koronarveränderungen.

Die dritte Phase, die Rekonvaleszenz, beginnt, wenn sich alle klinischen Zeichen zurückgebildet haben und die Blutsenkung sich wieder normalisiert. Sie endet meist 6–10 Wochen nach Krankheitsbeginn. Eine erhöhte Gerinnungsneigung bleibt auch nach Normalisierung der Thrombozytenzahl über Monate nachweisbar. Rezidive sind selten, sie können noch Monate und Jahre nach der Ersterkrankung auftreten.

Die wichtigsten Komplikationen des MCLS sind im Akutstadium eine Myokarditis, im subakuten Stadium der Myokardinfarkt und die Entwicklung von Koronaraneurysmen.

Diagnose Für die definitive Diagnose sind prolongiertes Fieber, 4 der 5 weiteren Hauptsymptome und Ausschluss einer sonstigen Erkrankung erforderlich. Man muss sich darüber im Klaren sein, dass die Hauptsymptome nicht gleichzeitig auftreten und retrospektiv manchmal nur mühsam zu eruieren sind. Weiterhin gibt es untypische Formen, die formal die Kriterien der Diagnose nicht erfüllen, aber als inkomplettes Kawasaki-Syndrom durchaus auch zu Gefäßkomplikationen führen können.

Therapie Die Behandlung des MCLS zielt vor allem auf die Vermeidung von Koronarveränderungen. Da diese in der 2.–3. Woche entstehen, muss die Therapie so früh wie möglich beginnen, spätestens bis zum 10. Krankheitstag. Sie besteht in der einmaligen Gabe eines 7S-Immunglobulinpräparates in der Dosierung von 2 g/kg KG (Kurzinfusion über 6–8 h). Kombiniert wird diese Therapie mit einer Gabe von Acetylsalicylsäure, wobei bis zur Entfieberung täglich 80–100 mg/kg KG, danach 3–5 mg/kg KG (thrombozytenaggregationshemmende Dosis) gegeben werden. Diese Dosierung wird über mindestens 6 Wochen weitergeführt und sollte erst dann beendet werden, wenn das Vorliegen von Aneurysmen echokardiografisch ausgeschlossen werden konnte. Beim Nachweis von Aneurysmen ist eine Dauertherapie mit Acetylsalicylsäure (3–5 mg/kg KG/Tag) erforderlich. In diesem Fall sollten regelmäßige echokardiografische Kontrollen in 1/4- bis 1/2-jährlichen Abständen bis zur Befundnormalisierung erfolgen.

Patienten, die nach einer Gabe von i.v.-Immunglobulin innerhalb von 36–48 h nicht entfiebern, sollten eine zweite Gabe Immunglobulin in gleicher Höhe erhalten. Der Einsatz von Steroiden wird nach wie vor kontrovers diskutiert. Er sollte – als Pulstherapie (Methylprednisolon 30 mg/kg KG über 2–3 h an 1–3 aufeinanderfolgenden Tagen) – für Patienten reserviert sein, die auf 2 Gaben von Immunglobulin nicht angesprochen haben.

Prognose Die Prognose des MCLS ist in der Regel günstig. Seine Letalität wird in Japan zurzeit mit 0,4 % angegeben. Die Wahrscheinlichkeit einer Entstehung von Aneurysmen wird umso geringer, je früher die Therapie einsetzt. Allerdings entwickeln auch bei Therapiebeginn in der ersten Krankheitswoche noch 6 % der Erkrankten Koronaraneurysmen. Selbst beim Eintreten dieser Komplikation ist die spontane Rückbildungsrate hoch. Nur sehr selten persistieren Aneurysmen und die damit oft vergesellschafteten Stenosen. In solchen Fällen kann eine Bypassoperation erforderlich werden.

86.2.5 Polyarteriitis nodosa (PAN), „Erwachsenenform"

Diese akut oder chronisch verlaufende Form der nekrotisierenden Vaskulitis ist bei Kindern selten. Bei der generalisierten Form sind vor allem kleine und mittlere Arterien im Bereich der Niere, der Leber und des Nervensystems betroffen. Als zweite Verlaufsform existiert die sog. kutane Form, die besser auf die Therapie anspricht.

Klinische Symptome Die klassische Form beginnt mit Fieber, Arthralgien, Myalgien und Bauchschmerzen (▶ Übersicht). Schmerzen im Bereich der Hoden, der langen Röhrenknochen mit Periostneubildung, Hypertonie sowie eine rapide Verschlechterung der Nierenfunktion kommen hinzu. Eine Beteiligung des Nervensystems zeigt sich durch ischämische Attacken, Hemiplegien oder auch periphere Neuropathien. Daneben gibt es nekrotisierende Enterokolitiden sowie eine Myokarditis.

ACR-Kriterien für die Klassifikation der Polyarteriitis nodosa

- Gewichtsverlust von >4 kg
- Livedo reticularis
- Hodenschmerz
- Myalgien und Beinschwäche
- Polyneuropathie
- RR diabolisch >90 mmHg
- Kreatininerhöhung >1,5 mg/dl
- HBs-Antigennachweis
- Angiografischer Nachweis von Mikroaneurysmen
- Typische Histologie mit Zerstörung aller 3 Gefäßwandschichten und Bildung von Mikroaneurysmen

Bei Vorliegen von mehr als 3 Kriterien kann die Diagnose einer PAN mit 86,6 % Spezifität und 82,2 % Sensitivität angenommen werden.

Laborbefunde BSG-Beschleunigung, Leukozytose und Anämie finden sich bei der generalisierten und bei der kutanen Form, Proteinurie und Hämaturie bei Nierenbeteiligung. In etwa 50 % der Fälle sind IgG-Antikörper gegen lysosomale Granulozytenenzyme (ANCA, anti-neutrophil cytoplasmatic autoantibody) nachweisbar, wobei die Spezifität sowohl gegen Myeloperoxidase als auch gegen Proteinase-3 gerichtet sein kann. ANCA-negativ sind vor allem die post- und parainfektiösen Fälle, die im Zusammenhang mit Hepatitis B, EBV- und CMV-Infektionen auftreten. Auslöser können v. a. auch Streptokokken-Infekte des Nasen-Rachen-Raums sein. In einem eigenen Fall wurde nach jahrelanger Rezidivfreiheit ein Schub durch die Gabe eines Streptokokken-Antigen-Gemischs im Rahmen einer „naturheilkundlichen Behandlung“ ausgelöst.

Diagnose Wegen der raschen Progredienz ist eine frühzeitige Diagnose wichtig. Sie wird durch die histologische Untersuchung von betroffenem Gewebe gestellt. Bei Nierenbeteiligung ist eine Nierenbiopsie indiziert. Hier findet sich eine sog. pauciimmune Form der nekrotisierenden, intra- und extrakapillären Glomerulonephritis, zum Teil mit Halbmondbildungen.

Therapie Es existiert kein verbindliches Therapieschema. Empfohlen wird entweder eine hoch dosierte Therapie mit Prednison p.o. (5 mg/kg KG/Tag) oder eine Pulstherapie mit 15–30 mg/kg KG Methylprednisolon i.v. an 3 aufeinanderfolgenden Tagen (maximal 1 g). Entsprechend der Behandlung der Wegener-Granulomatose werden auch der gleichzeitige Einsatz von Prednison und Cyclophosphamid (3 mg/kg KG/Tag) und/oder eine Plasmapheresebehandlung mit anschließender Cyclophosphamidpulstherapie (0,5–1,0 g/m^2 KOF) empfohlen.

Prognose Die Krankheit verläuft ohne Therapie in kurzer Zeit tödlich. Unter einer intensiven immunsuppressiven Therapie sind Langzeitremissionen und Heilungen mit Rückbildung von Aneurysmen möglich. 90 % der Patienten leben unter Therapie länger als 5 Jahre.

86.2.6 Wegener-Granulomatose

Definition Es handelt sich um eine granulomatöse Vaskulitis. Sie ist charakterisiert durch eine chronische Rhinitis und Sinusitis, eine anschließende Lungenbeteiligung und eine systemisch-nekrotisierende Vaskulitis kleiner Gefäße mit Nierenbefall (► Übersicht). Typisch sind weiterhin der Nachweis von Anti-Proteinase-3-Autoantikörpern und das gute Ansprechen auf Cyclophosphamid.

ACR-Klassifikationskriterien für die Wegener-Granulomatose

1. Entzündung in Nase, Mund oder Rachen (ulzerierend, nekrotisierend, purulent)
2. Infiltrationen der Lunge
3. Nephritis mit pathologischem Urinsedimentbefund (Erythrozyturie >5)
4. Histologie: granulomatöse Entzündung in der Gefäßwand, perivaskulär und/oder extravaskulär

Bei 2 von 4 positiven Kriterien diagnostische Spezifität 92 %, Sensitivität 88 %.

Klinische Symptome Die Krankheit beginnt oft mit einer chronischen Rhinitis, rezidivierenden Sinusitiden, serösen Otitiden und Pharyngitis. Symptome einer systemischen Vaskulitis wie Fieber, Gewichtsverlust, Gelenkbeschwerden und Hauterscheinungen können zeitgleich auftreten. Die gesamte Symptomatik ist anfangs aber oft wenig ausgeprägt, so dass die Diagnose monate-, manchmal jahrelang verschleppt wird. Augensymptome wie Konjunktivitis, Episkleritis (rotes Auge) und retroorbitale Infiltrate können hinzukommen.

Eine Dyspnoe, Husten, zum Teil blutiger Auswurf und ein pneumonischer Auskultationsbefund signalisieren eine Lungenbeteiligung; röntgenologisch finden sich unscharf begrenzte, zum Teil einschmelzende asymmetrische Lungeninfiltrate. Die Veränderungen sprechen typischerweise nicht oder kaum auf eine Antibiotikatherapie an und sind stets mit schweren Allgemeinsymptomen assoziiert. Die Niere kann gleichzeitig, selten früher, oft erst im späteren Krankheitsverlauf in Form einer sog. „pauciimmunen“ nekrotisierenden Glomerulonephritis mitbefallen sein. Bei primärer Nierenmanifestation verläuft die Erkrankung vielfach unter dem Bild einer rapid progredienten Glomerulonephritis.

Weitere Symptome sind periphere und zentrale Neuropathien, Myokarditis, nekrotisierende Läsionen der Haut und des Darmes. Subglottische und Bronchialstenosen können sich rasch entwickeln und sind eine Indikation für die Durchführung einer Bronchoskopie, sobald der Verdacht einer Lungenbeteiligung auftritt.

Laborbefunde Erhöhung von BSG, CRP und anderen Akutphase-Proteinen, Leukozytose, Thrombozytose, Anämie sowie Hypergammaglobulinämie sind typisch. Ein spezifischer Befund ist der Nachweis von IgG-Autoantikörpern gegen ein intrazytoplasmatisches Granulozytenantigen (cANCA), das in über 90 % der Fälle von aktivem Morbus Wegener der lysosomalen neutralen Proteinase-3 entspricht.

Diagnose Die frühe Diagnose ist außerordentlich wichtig, da die Therapie umso wirksamer ist, je eher sie beginnt, und andererseits Bronchusstenosen und eine rapide Verschlechterung der Nierenfunktion bei zu spätem Therapiebeginn oft kaum noch beeinflussbar sind. Die Diagnose wird durch die Klinik in Verbindung mit dem serologischen Nachweis eines cANCA-Antikörpers (cytoplasmic antineutrophil cytoplasmic antibody) und einer Biopsie gestellt. Diese kann entweder aus der Nasenschleimhaut, bronchoskopisch oder durch eine offene Lungenbiopsie erfolgen. Nierenbiopsien zeigen die spezifischen granulomatösen Veränderungen häufig nicht, weisen aber oft eine nekrotisierende Glomerulonephritis als Korrelat der Nierenbeteiligung nach.

Therapie und Prognose Mittel der Wahl ist Cyclophosphamid, das in einer Dosis von 2–3 mg/kg KG/Tag gegeben wird. In schweren Fällen ist die gleichzeitige Gabe von Prednison (1 mg/kg KG/Tag) sinnvoll, da Cyclophosphamid in der Regel erst nach 1–2 Wochen zu wirken beginnt. Auch eine Methylprednisolon-Pulstherapie (10 mg/kg KG/Tag) über 4 Tage, Cyclophosphamid-Stoßtherapie (500 mg/m²) und Plasmapherese sind Optionen für eine Intensivierung der konventionellen Therapie.

Ohne Behandlung verläuft die Wegener-Granulomatose fast immer tödlich. Unter der Standardtherapie mit täglich 2 mg/kg KG/Tag Cyclophosphamid plus Prednison 0,5–1 mg/kg KG/Tag absteigend bis zu 5–10 mg/Tag ist die Krankheit in den meisten Fällen zu kontrollieren und tritt nach Jahren nicht selten in ein Stadium ein, in dem die Behandlung beendet werden kann. Für therapierefraktäre Fälle liegen erste positive Erfahrungen mit monoklonalen Antikörpern, in erster Linie Infliximab vor (chimärer monoklonaler Antikörper gegen Tumor-Nekrose-Faktor α).

86.2.7 Allergische Granulomatose Churg-Strauss

Diese Form der granulomatösen Vaskulitis existiert im Kindesalter praktisch nicht. Sie ähnelt histologisch der Wegener-Granulomatose und betrifft in erster Linie die Lunge. In der Vorgeschichte findet sich stets ein allergisches Asthma bronchiale mit Eosinophilie und erhöhtem IgE (▶ Übersicht).

ACR-Kriterien für die Klassifikation einer allergischen Granulomatose Churg Strauss

- Allergisches Asthma
- Eosinophilie >10 %
- Poly- oder Mononeuropathie
- Lungeninfiltrate
- Paranasale Sinusauffälligkeiten
- Extravasale Eosinophilie

Bei Vorliegen von mindestens 4 Kriterien kann die Diagnose mit 99,7 % Spezifität und 85 % Sensitivität angenommen werden.

Der klinische Verdacht leitet sich aus der Kombination Asthma mit systemischen Symptomen einer Vaskulitis und Lungeninfiltraten her. Die Diagnose wird durch die Lungenbiopsie gestellt, die Therapie entspricht der Therapie beim Morbus Wegener.

86.2.8 Morbus Behçet

Definition Diese Form der granulomatösen Vaskulitis ist selten, kommt aber im Kindes- und Jugendalter vor. Sie ist eine Vaskulitis der kapillaren Venen und Arterien, die zu rezidivierenden Ulzera im Bereich des Mundes und der Genitalien sowie zu einer rezidivierenden Iritis führen. Die Ätiologie ist unklar, wobei Streptokokken eine pathogenetische Bedeutung zugemessen wird. Das Erkrankungsrisiko ist erhöht, wenn die Patienten in der Kindheit viele Infekte hatten, aus kinderreichen Familien kommen oder sich in der Kindheit in Regionen aufhielten, in denen Morbus Behçet vermehrt vorkommt, wie der Mittelmeerraum und Japan.

Klinische Symptome Rezidivierende Ulzera im Bereich des Mundes sind oft jahrelang die einzigen Krankheitsmanifestationen. Sie setzen nicht selten nach Zahnextraktionen oder Zahnbehandlungen erstmals ein. Die Diagnose wird erst gestellt, wenn Genitalulzera, eine Hypopyon-Uveitis oder andere Symptome der systemischen Vaskulitis auftreten, wie Arthritis oder neurologische Störungen. Auch im Gastrointestinaltrakt, besonders im Bereich des Ösophagus, können sich Ulzera entwickeln. Beim Befall des Kolons ist eine histologische Abgrenzung vom Morbus Crohn oder einer Colitis ulcerosa unter Umständen nicht möglich. Als weitere Symptome kommen kutane Vaskulitis und ZNS-Symptome vor.

Diagnose Die Diagnose wird in der Regel durch die typische Kombination der Symptome gestellt sowie durch den histologischen Nachweis der Vaskulitis (▶ Übersicht). Charakteristische serologische Reaktionen gibt es nicht. Neuerdings werden besondere Streptokokken-Serotypen (KTHI, 3,4) vermehrt bei Behçet-Patienten angezüchtet. Ferner wird eine Assoziation mit HLA-B51 beobachtet, wobei berichtet wird, dass Träger des HLA-Typs vermehrt TNF bilden. Während akuter Phasen findet sich eine typische Hautreaktion auf einen Nadelstich: Innerhalb von 24 h bildet sich eine Rötung mit einer zentralen Pustel (positiver Pathergietest – Hyperreaktivität der Haut). Bei Neugeborenen von Müttern mit Morbus Behçet können transitorische Krankheitserscheinungen auftreten.

Diagnosekriterien des Morbus Behçet

Hauptkriterium:

- Orale Ulzerationen

Nebenkriterien:

- Genitale Ulzera
- Typische Augenläsionen: retinale Vaskulitis, rezidivierende Iridozyklitis mit aseptischem Hypopyon
- Typische Hautläsionen
- Positiver Pathergietest

Für die Diagnose Morbus Behçet sind das Hauptkriterium und 2 Nebenkriterien erforderlich.

Therapie Die meisten Patienten sprechen auf eine systemische Steroidtherapie an. In schweren Fällen mit viszeraler Beteiligung ist Cyclophosphamid (2–3 mg/kg KG/Tag) für eine begrenzte Zeit indiziert. Gute Langzeitergebnisse werden auch mit Ciclosporin A (5 mg/kg KG/Tag) berichtet. Daneben wurde über die Therapie der Augenveränderungen mit Colchicin berichtet. Nicht durchgesetzt haben sich Versuche mit Transferfaktor und immunmodulatorischen Substanzen.

86.2.9 Granulomatöse Vaskulitis des Gehirns

Eine Beteiligung zerebraler Gefäße im Rahmen systemischer Vaskulitiden ist nicht selten. Eine primäre, auf das Gehirn beschränkte granulomatöse Angiitis wurde ebenfalls mehrfach beschrieben. Histologisch handelt es sich um eine granulomatöse Vaskulitis im Bereich kleiner Arterien der Leptomeningen.

Klinische Symptome Symptome des Hirndrucks und Kopfschmerzen mit Erbrechen, Bewusstseinseinschränkung und Sehstörungen mit Uveitis posterior können am Anfang stehen. Sprachstörungen, Krampfanfälle und Paresen entwickeln sich mit fortschreitender Erkrankung.

Diagnose Der Liquorbefund, meist mit diskreter Pleozytose und Proteinerhöhung, ist von geringem diagnostischem Wert. Der Nachweis einer Mikroproteinurie in der Diskelektrophorese kann oft ein wichtiger Befund in der Vorfelddiagnostik sein. Im Computer- und Kernspintomogramm finden sich u. U. Infarkte, in der Angiografie Gefäßverschlüsse oder Aneurysmen. Differenzialdiagnostisch auszuschließen sind eine Sarkoidose sowie alle primären und sekundären Vaskulitiden mit ZNS-Beteiligung. Eine definitive Diagnosesicherung gelingt im Einzelfall nur durch eine offene Leptomeningealbiopsie (▶ Übersicht).

Diagnosekriterien der isolierten ZNS-Angiitis

- Kopfschmerz und multifokale neurologische Symptome während mindestens 6 Monaten
- Segmentale Stenosen und/oder Unregelmäßigkeiten des zerebralen Angiogramms
- Ausschluss einer systemischen Erkrankung mit ZNS-Beteiligung
- Histologische Sicherung durch Leptomeningealbiopsie

Therapie Es gibt keine sicher wirksame Behandlung, jedoch ist der frühestmögliche Einsatz von hoch dosierten Steroiden gerechtfertigt.

86.2.10 Riesenzellarteriitis Morbus Takayasu

Im Gegensatz zur Arteriitis temporalis Horton, die eine Erkrankung des älteren Menschen ist, kommt die Takayasu-Arteriitis selten auch schon im 2. Lebensjahrzehnt vor. Sie betrifft zu 84 % das weibliche Geschlecht. Primär befallen ist die Aorta. Die Symptome entstehen durch Verschlüsse abgehender Arterien (▶ Übersicht).

Klinische Symptome Allgemeinsymptome wie Müdigkeit, Appetitlosigkeit oder Gelenkbeschwerden mit Hypergammaglobulinämie, BSG- und CRP-Erhöhung können den spezifischen Beschwerden um Jahre vorausgehen. Die Diagnose wird meist erst gestellt, wenn durch Verschluss von Aortenabgangsarterien Folgesymptome wie Herzinfarkt, Amaurosis fugax, Hirninfarkt, Muskelschmerzen, akutes Abdomen, Nierenarterienstenose mit Hypertension oder ein einseitiger Verlust der Hand- oder Fußpulse bemerkt wird. Röntgenologisch finden sich Wandunregelmäßigkeiten und oft eine aneurysmatisch erweiterte Aorta bzw. Aneurysmen der Abgangsäste.

Diagnosekriterien der Takayasu-Arteriitis

Obligatorisches Kriterium:

- Alter <40 Jahren

Hauptkriterien:

- Läsion der linken A. subclavia
- Läsion der rechten A. subclavia

Nebenkriterien:

- Hohe BSG
- Karotisschmerz
- Hochdruck
- Aorteninsuffizienz durch Ektasie
- Läsion der A. pulmonalis
- Läsion der linken A. carotis communis
- Läsion des distalen truncus brachiocephalicus; Läsion der Aorta descendens thoracalis
- Läsion der Aorta abdominalis

Ein Patient unter 40 Jahren leidet an einem Morbus Takayasu, wenn entweder 2 Hauptkriterien, oder 1 Haupt- und 2 Nebenkriterien oder mindestens 4 Nebenkriterien erfüllt sind (Sensitivität 84 %).

Therapie Aus nicht geklärten Gründen leiden Patienten mit Morbus Takayasu weitaus häufiger unter Tuberkulose als vergleichbare Kollektive. Die Therapie der Arteriitis selbst besteht in der Gabe von Steroiden (0,5–1,0 mg Prednison/kg KG/Tag initial). Die Wirkung der Steroidtherapie reicht jedoch oft nicht aus, so dass auch Immunsuppressiva/Zytostatika wie Azathioprin (2 mg/Tag), Cyclophosphamid (2 mg/Tag) über eine begrenzte Zeit und Ciclosporin A (5 mg/kg/Tag) versucht werden.

86.3 Sekundäre Vaskulitiden

Sekundäre Vaskulitiden treten im Zusammenhang mit systemischen Erkrankungen auf und können sowohl den Kapillarbereich als auch kleine und mittlere Arterien betreffen (▶ Übersicht). Immunpathogenetisch und histologisch sind die meisten der sekundären Vaskulitiden immunkomplexbedingt und imponieren deshalb als leukozytoklastische oder nekrotisierende Vaskulitiden. Größere Gefäße (venös oder arteriell) können aber auch befallen sein, z. B. bei einem Lupusantikoagulanssyndrom im Rahmen eines SLE oder bei erregerbedingten Vaskulitiden, z. B. bei Lues.

Sekundäre Vaskulitiden (nach Peter 1991)

Autoimmunerkrankungen:

- Rheumatoide Arthritis
- Monoklonale Gammopathien
- Systemischer Lupus erythematodes
- Progrediente Systemsklerose
- Dermato-/Polymyositis
- Autoimmunhepatitis
- Entzündliche Darmkrankheiten (Colitis ulcerosa, Morbus Crohn)
- Sarkoidose, Pannikulitiden

Bei Infektionskrankheiten:

- Bakterien: Streptokokken, Chlamydien, Mykoplasmen
- Viren (HBV, HSV, CMV, EBV, Coxsackie u. a.)
- Spirochaeten (Treponemen, Borrelien)
- Systemische Mykosen
- Parasitosen

Bei malignen Krankheiten (paraneoplastisch):

- Monoklonale Gammopathien
- Kryoglobulinämie
- Kryofibrinogenämie
- Leukämien, Lymphome
- Solide Tumoren

Bei Intoxikationen:

- Heroin
- Mutterkornalkaloide
- Schlangengift (Cobra)

Durch Medikamente:

- Nichtsteroidale Antirheumatika
- Antibiotika
- Basistherapeutika (Gold, D-Penicillamin)
- Zytostatika und Antimetabolite (Bleomycin, MTX, Cyclophosphamid u. a.)

86.4 Vaskulitis-Sonderformen

86.4.1 Einteilung

Einige Gefäßerkrankungen, die teilweise nur im weitesten Sinne Vaskulitiden sind oder diese auch imitieren, lassen sich bisher nicht klassifizieren. Sie haben ganz unterschiedliche Pathomechanismen. Einige dieser Krankheiten mit pädiatrischer Relevanz sind im Folgenden zusammengefasst:

- Goodpasture-Syndrom
- Erythema exsudativum multiforme und Stevens-Johnson-Syndrom
- Thrombangiitis obliterans (von Winiwarter-Buerger)
- Sneddon-Syndrom
- Thrombotisch-thrombozytopenische Purpura (Moschkowitz)
- Cogan-Syndrom

86.4.2 Goodpasture-Syndrom

Dieser Begriff wurde ursprünglich für die Kombination einer rasch progredienten Glomerulonephritis mit Lungenblutung (pulmorenales Syndrom) verwandt, ohne dass die immunologische Ursache näher definiert war. Inzwischen sind pulmonale Syndrome sowohl bei Kollagenosen als auch bei pANCA-positiver mikroskopischer Polyarteriitis sowie im Zusammenhang mit isolierter Immunkomplexerkrankung anderer Genese in Lungen und Nieren beschrieben worden. Der Begriff Goodpasture-Syndrom wurde auf die sehr seltene mit Antibasalmembranantikörpern einhergehende Form der Glomerulonephritis und Hämoptyse beschränkt. Die Erkrankung betrifft bevorzugt junge Männer.

Schweres allgemeines Krankheitsgefühl, Fieber, Hämoptyse, röntgenologischer Nachweis von Lungenblutungen, eine rasch progrediente Glomerulonephritis und eine Eisenmangelanämie charakterisieren das klinische Bild. Differenzialdiagnostisch ist auch an die idiopathische Lungenhämosiderose zu denken, die allerdings ohne Glomerulonephritis verläuft. Die Therapie besteht in hoch dosierten Prednisongaben und einer frühen großvolumigen Plasmapheresetherapie mit anschließender Cyclophosphamid- oder Steroidpulstherapie. Nicht immer lässt sich trotz dieser aggressiven Therapie das Fortschreiten der Erkrankung verhindern. In manchen Fällen soll die bilaterale Nephrektomie zu einem Stillstand der Lungenblutung geführt haben.

86.4.3 Erythema exsudativum multiforme und Stevens-Johnson-Syndrom/Toxische Epidermale Nekrolyse

Definition Das Erythema exsudativum multiforme ist eine Vaskulitis (Kapillaritis), die sich vorwiegend an der Haut abspielt und durch multiforme Effloreszenzen gekennzeichnet ist. Das gleichzeitige Auftreten dieser Hauterscheinungen mit Schleimhautläsionen und Entzündungen der Orifizien wird als Stevens-Johnson-Syndrom bezeichnet. Inzwischen besteht jedoch Übereinstimmung darin, dass das Stevens-Johnson-Syndrom und die Toxische Epidermale Nekrolyse Varianten derselben – meist medikamenteninduzierten Erkrankung – sind, wobei die TEN die schwerere Erkrankungsform ist. Zudem ist man sich einig, dass beide Syndrome vom Erythema multiforme abzugrenzen sind.

Ätiologie Das Erythema exsudativum multiforme gehört zu den wenigen Vaskulitiden, bei denen Infektionserreger und Medikamente als auslösende Ursachen bekannt sind. Unter den Infektionserregern ist die Rolle des Herpes-simplex-Virus und der Mykoplasmen am klarsten dokumentiert; weiter sind Infektionen durch Streptokokken, Adenoviren, Influenza A und Chlamydia psittaci in Verbindung mit dem Erythema multiforme gehäuft beobachtet worden. Unter den auslösenden Medikamenten stehen Sulfonamide und Penicilline an erster Stelle, das Erythema multiforme kann jedoch auch nach Bestrahlungen und unter Immunsuppression vorkommen. Der Pathomechnismus bei Stevens-Johnson-Syndrom/TEN ist bisher nicht klar. Die leichteren Verlaufsformen scheinen eher mit einer infektiösen Genese zu korrelieren, bei der TEN ist in 95 % eine Medikamentengabe nachweisbar.

Pathologie Pathohistologisch finden sich bei Erythema multiforme sowohl in Papeln als auch in den Irisläsionen Veränderungen der kleinen Gefäße ohne fibrinoide Nekrosen. Die zellulären Hautinfiltrate bestehen vorwiegend aus Lymphozyten und Histiozyten.

Klinische Symptome In schweren Fällen stehen Fieber, Halsschmerzen und allgemeines Krankheitsgefühl am Anfang. In leichteren Fällen sind nur Hauterscheinungen ohne allgemeine Symptome vorhanden. Die Hautläsionen treten symmetrisch auf und bestehen zunächst aus rötlichen Flecken und Papeln. Pathognomonisch ist die Irisläsion (Schießscheibenläsion). Aus dem Zentrum dieser Effloreszenzen können sich Bullae entwickeln. Bei Stevens-Johnson-Syndrom und TEN finden sich Schleimhautläsionen, vor allem an Haut-/Schleimhautgrenzen periorifiziell, d. h. an Mund, Anus und Urethra. Häufig sind jedoch auch die Augen und die Mundschleimhaut selbst betroffen.

Eine Beteiligung innerer Organe ist selten, kann sich jedoch sowohl im Bereich der inneren Oberflächen, also Ösophagus, Darm und Bronchien, als auch in den Nieren, am Herzen und im Zentralnervensystem abspielen. Beim Auftreten von Lungeninfiltraten ist im Einzelfall nicht zu unterscheiden, ob es sich um eine Infektion als auslösende Ursache handelt oder um eine Manifestation der Krankheit selbst.

Laborbefunde Nur in ausgeprägten Fällen finden sich eine BSG-Beschleunigung und eine Leukozytose. Wie beim Kawasaki-Syndrom ist das Serum-IgE in der akuten Krankheitsphase erhöht.

Therapie Wichtigster Bestandteil der Behandlung ist das Absetzen potenziell auslösender Medikamente bzw. die Therapie einer auslösenden Infektion (häufig Mykoplasmen). Im Übrigen beschränkt sich die Behandlung auf symptomatische Maßnahmen wie Mundpflege und Augenpflege. Steroide und intravenöses Immunglobulin scheinen wirksam zu sein und sind in schweren Fällen gerechtfertigt. Kontrollierte Therapiestudien existieren jedoch nach wie vor nicht.

86.4.4 Thrombotisch-thrombozytopenische Purpura und hämolytisch urämisches Syndrom

Nach heutiger Ansicht liegt diesen beiden Erkrankungen die gleiche pathogenetische Störung in Form einer thrombotischen Mikroangiopathie zugrunde. Während die von Moschkowitz 1924 erstmals beschriebene Thrombotisch-thrombozytopenische Purpura (TTP) eher Erwachsene betrifft, wird das klassische hämolytisch urämische Syndrom (HUS) vorwiegend bei Kindern nach Infekten beobachtet, so besonders nach hämorrhagischer Enterokolitis mit Verocytotoxin produzierenden E.-coli-Stämmen. Der thrombotischen Mikroangiopathie liegt keine eigentliche Vaskulitis, sondern eine ätiologisch noch unklare Endothelzellschädigung zugrunde, die eine disseminierte Thromboseneigung nach sich zieht. Das HUS ist im Kindesalter die häufigste Ursache des akuten Nierenversagens (▶ Kap. 200).

Literatur

de Menton M, Cohen P, Pagnoux C et al (2011) Infliximab or rutiximab for refractory Wegener's granulomatosis: long term follow up. A prospective randomised multicentre study on 17 patients. Clin Exp Rheumatol 29:63–71

Del Pozzo-Magana BR, Lazo-Langner A, Carlezon B, Castro-Pastrana LI, Rieder MJ (2011) A systematic review of treatment of drug induced Stevens-Johnson syndrome and toxic epidermal necrolysis in children. J Popul Ther Clin Pharmacol 18:e121–e133

Eleftheriou D, Dillon MJ, Brogan PA (2009) Advances in childhood vasculitis. Curr Opin Rheumatol 21(4):411–418

Kuo HC, Yang KD, Chang WC, Ger LP, Hsieh KS (2012) Kawasaki disease: an update on diagnosis and treatment. Pediatr Neonatol 53(1):4–11

McCarthy HJ, Tizard EJ (2010) Clinical practice: Diagnosis and management of Henoch-Schönlein purpura. Eur J Pediatr 169(6):643–650

Mendes D, Correia M, Barbedo M et al (2009) Behçet's disease – a contemporary review. J Autoimmun 32(3-4):178–188

Ogata S, Ogihara Y, Honda T, Kon S, Akiyama K, Ishii M (2012) Corticosteroid pulse combination therapy for refractory Kawasaki disease: a randomized trial. Pediatrics 129(1):e17–e23

Peter HH (1991) Vaskulitiden. In: Peter HH (Hrsg) Klinische Immunologie. Innere Medizin der Gegenwart, Bd. 9. Urban & Schwarzenberg, München, S 401–414

Zallanello M, Brugnara M, Franchini M (2007) Therapy for children with Henoch-Schonlein purpura nephritis: a systematic review. Scientific World Journal 7:20–30

87 Juvenile Dermatomyositis

H.-I. Huppertz, T. Voit

Definition Die juvenile Dermatomyositis ist eine entzündliche Multisystemerkrankung unbekannter Ursache mit chronischer Entzündung der Muskulatur und der Haut und manchmal weiterer Organe. Charakteristisch sind proximale Muskelschwäche, schuppende Erytheme über den Streckseiten der Extremitäten und Gesichtsveränderungen. Später können Verkalkungen hinzutreten.

Epidemiologie Die Inzidenz der weltweit vorkommenden Erkrankung wird mit etwa 0,3/100.000 angegeben, der Altersgipfel liegt bei 5–14 Jahren mit einem Überwiegen der Mädchen.

Ätiologie und Pathogenese Der Entzündungsprozess in Form einer autoimmunen Angiopathie ist durch eine Interaktion von bislang nur ungenau definierten Triggerfaktoren mit der genetischen Ausstattung des Individuums und durch dessen spezifische humorale und zelluläre Immunreaktion gekennzeichnet. Als Triggerfaktoren werden u. a. Infektionen (z. B. Toxoplasma gondii, Coxsackie-Viren), Medikamente oder UV-Licht bei Patienten mit Anti-Mi-2-Autoantikörpern diskutiert. Eine genetische Prädisposition findet sich bei Kaukasiern für die HLA-Merkmale B*08 und DRB1*0301, weitere HLA-Gene und Nicht-HLA-Polymorphismen sowie eine Assoziation zu einem IgA- oder C2-Mangel.

Initial kommt es vermutlich zu einer Infiltration des muskulären Kapillarendothels durch plasmazytoide dendritische Zellen mit nachfolgender Typ-I-Interferon-Antwort und Hochregulierung von HLA Klasse-I-Antigenen auf Myozyten. Weitere Ereignisse sind die Infiltration des Muskels mit T- und B-Zellen sowie Makrophagen und die Ausschüttung von proinflammatorischen Zytokinen (TNF-α, IL-1, IL-6, IL-17) und Chemokinen. Zusätzlich werden eine verstärkte Apoptose von Muskelzellen, ein mütterlicher Chimärismus und Autoantikörper als mögliche Pathogenitätsfaktoren diskutiert.

Antinukleäre Antikörper (ANA) finden sich bei über der Hälfte der Kinder mit JDM. Die bei Erwachsenen häufigen myositisspezifischen Antikörper sind bei Kindern selten (■ Tab. 87.1). Jüngst wurden bei bis zu 70 % der Kinder mit JDM weitere sog. myositisassoziierte Antikörper nachgewiesen (Anti-p155; Anti-p140).

■ Tab. 87.1 Autoantikörper bei juveniler Dermatomyositis

Antikörper	Häufigkeit (%)	Antigen	Krankheitstyp
ANA	60	unbekannt	Unspezifisch
Anti-Mi2	1–7	Helikasen	Leichter Verlauf
Anti-Synthetase-AK	1–5		Arthritis, Raynaud Phänomen, interstitielle Lungenfibrose
Anti-Jo-1		Histidyl-tRNA-Synthetase	
Anti-PI-7		Threonyl-tRNA-Synthetase	
Anti-PI-12		Alanyl-tRNA-Synthetase	
Anti-p155	23–29	Transkriptionaler intermediärer Faktor 1γ	Stärkere Hautbeteiligung, Lipodystrophie
Anti-p140 (MJ)	13–23	Nukleäres Matrixprotein NXPE	Kalzinose, Kontrakturen

Klinische Symptome und Verlauf Typisch ist eine Symptom-Trias mit Muskelschwäche, Hautsymptomen und allgemeinem Krankheitsgefühl. Die Muskelschwäche entwickelt sich meist über Tage bis Wochen generalisiert und proximal betont, selten aber auch akut mit Rhabdomyolyse. Auch Muskelschmerzen und fokaler Beginn mit Schwellung und Ödem, Arthralgien und Arthritis kommen vor. Bei Beteiligung der Schlundmuskulatur sind Dysphagie, näselnde Stimme und Aspirationspneumonie möglich.

Das erkrankte Kind kann nicht auf die Untersuchungsliege klettern, will nicht mehr laufen oder ist nicht in der Lage, sich ohne Hilfe anzuziehen. Das Gower-Zeichen ist oft positiv nachweisbar. Bei Mitarbeit des Kindes kann die Muskelstärke nach 6 Graden beurteilt werden.

Die Hautveränderungen sind oft pathognomonisch. Typisch sind Erytheme im Gesicht, oft mit Violettfärbung der Lider und periorbitalen Ödemen (■ Abb. 87.1); ferner schuppende Erytheme über den Streckseiten von Ellenbogen, Knien, Finger- und Zehengelenken (Gottron-Zeichen), zum Teil auch mit Ulzerationen; sowie periunguale Erytheme mit dilatierten Kapillarschlingen der Nagelfalz. Die Hauterscheinungen können der Muskelschwäche vorangehen oder nachfolgen, und es besteht keine Beziehung zwischen Stärke der Haut- und der Muskelaffektion.

Die Allgemeinsymptome in Form von Fieber, Antriebsarmut, Elendsgefühl und geringer Motivation bis hin zur Depression werden häufig als psychiatrisches Krankheitsbild fehlgedeutet. Weitere Organmanifestationen können am Gastrointestinaltrakt (Vaskulitis mit schweren, sogar tödlich verlaufenden Blutungen), am Herzen (Arrhythmien, Myo- und Perikarditis) und als Kalzinosis mit subkutanen oder intramuskulären knotigen oder flächenhaften Verkalkungen auftreten. Ein weiteres mögliches Spätsymptom ist die Lipodystrophie, die oft mit metabolischem Syndrom vergesellschaftet ist (■ Abb. 87.2).

Diagnose Die typischen Hauterscheinungen und die Muskelschwäche erlauben gelegentlich eine Blickdiagnose. Die Diagnose ist gesichert, wenn darüber hinaus mindestens 2 der 4 folgenden Kriterien erfüllt sind:

1. Die Muskelenzyme Kreatinkinase (CK), GOT, LDH sind bei 75 % der Patienten insbesondere zu Beginn der Krankheit erhöht und im Verlauf dann auch zur Kontrolle des Therapieerfolgs hilfreich.
2. Die Muskelbiopsie zeigt die mononukleären Infiltrate besonders im Bereich der Gefäßscheiden, Fasernekrosen und, bedingt durch die Ischämie, perifaszikuläre Atrophie.
3. Die Elektromyografie trägt mit myopathischen Veränderungen manchmal zur Diagnose bei, bedarf aber bei der Untersuchung der Mitarbeit des Patienten.
4. Das MRT zeigt im T2-gewichteten Bild mit Fettsuppression die entzündeten Muskelareale.

G.F. Hoffmann, M.J. Lentze, J. Spranger, F. Zepp (Hrsg.), *Pädiatrie*,
DOI 10.1007/978-3-642-41866-2_87, © Springer-Verlag Berlin Heidelberg 2014

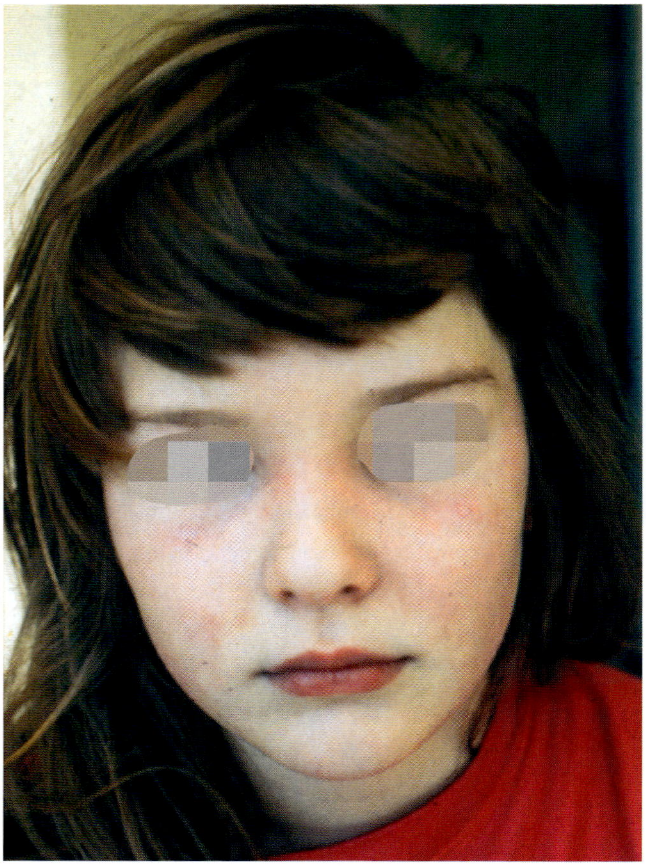

■ **Abb. 87.1** Akut aufgetretenes schmetterlingsförmiges Erythem auf den Wangen mit Umgebungsödem bei juveniler Dermatomyositis. (Die Bildrechte liegen bei der abgebildeten Person bzw. bei den Erziehungsberechtigten)

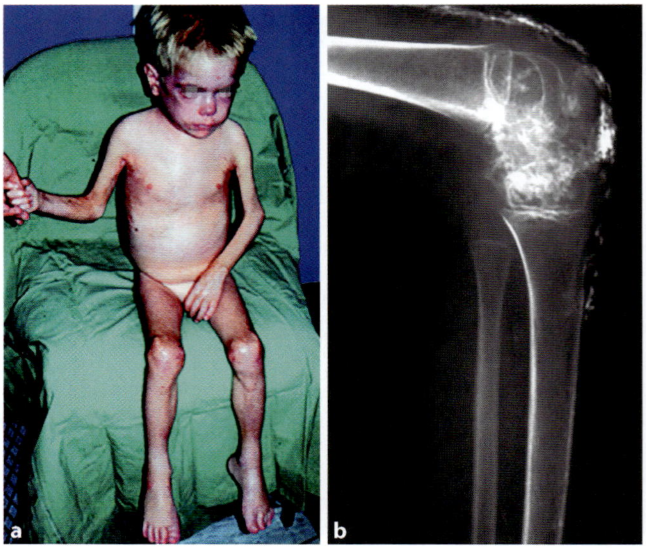

■ **Abb. 87.2** 4,5-jähriger Junge mit länger bestehender juveniler Dermatomyositis. **a** Generalisierte Muskelatrophie, Hauterythem sowie subkutane Verkalkungen und Kontrakturen vor allem der Kniegelenke. (Die Bildrechte liegen bei der abgebildeten Person bzw. bei den Erziehungsberechtigten). **b** Ausgedehnte Verkalkungen vor allem der Patellasehne

Differenzialdiagnose Eine Reihe von neuromuskulären Erkrankungen müssen differenzialdiagnostisch abgegrenzt werden. Häufiger tritt die transiente Myositis mit sehr stark erhöhter CK auf. Infektiöse Myositiden können septisch (Pyomyositis), infektiös (Trichinella, Toxoplasma) oder postinfektiös sein (Influenza). Bei der fokalen Myositis ist oft nur ein Muskel betroffen. Die orbitale Myositis beginnt meist plötzlich und einseitig mit periorbitalen Schmerzen, Diplopie und einer begleitenden Weichteilschwellung. Im MRT kann man die Schwellung einzelner oder mehrerer extraokulärer Muskeln darstellen. Diese Krankheit spricht meist rasch auf Glukokortikoide an, was in der differenzialdiagnostischen Abklärung genutzt werden kann.

87

Im Kindesalter sehr seltene entzündliche Muskelerkrankungen sind die Einschlusskörpermyositis, die eosinophile Polymyositis, die Polymyositis bei HIV-Infektion, die eosinophile Myofasziitis und die Makrophagenmyofasziitis. Letztere entsteht auch nach Impfungen, die das Adjuvanz Aluminiumhydroxyd enthalten.

Therapie Vor Einführung der Glukokortikoid-Therapie verstarb etwa ein Drittel der Kinder. Die genaue Wahl der optimalen Therapie wird durch das unveränderte Fehlen systematischer Behandlungsstudien erschwert. Heute versucht man, die Nebenwirkungen der Glukokortikoid-Therapie durch intelligente Dosierungsschemata zu vermeiden. Cushingoide Nebenwirkungen kann man fast ganz vermeiden, indem man eine Steroidpuls-Therapie mit 20–30 mg/kg KG Methylpresnisolon i.v. an 2 konsekutiven Tagen in den Wochen 1, 2. 4, 7 und danach alle 4 Wochen einsetzt. Um einen „Rebound" während der Intervalle zu vermeiden, gibt man oral Prednison 0,25 mg/kg KG täglich morgens. Eine zu rasche Steroidreduktion kann Rückfälle provozieren.

Wenn nach 8 Wochen kein gutes Ansprechen zu vermerken ist, wird frühzeitig Methotrexat 15 mg/m^2/Woche parenteral eingesetzt. Als alternative steroidsparende Mittel kommen Ciclosporin A (Talspiegel zwischen 80 und 150 ng/ml) und bei sehr schwerem Verlauf Cyclophosphamid in Betracht Bei Langzeitverlauf von steroidabhängiger oder refraktärer DM oder PM wurden mit hoch dosierten Immunglobulinen (400 mg/kg KG an 5 Tagen, ein Kurs pro Monat) gute Erfolge erzielt. Hydroxychloroquin hilft bei der Erreichung einer Remission besonders bei Hautbefall (6 mg/kg KG). Biologika sind versucht worden. Die Kalzinose bessert sich meist, wenn die Entzündung unter Kontrolle ist.

Physiotherapie ist in jedem Fall erforderlich, um Inaktivititätsatrophien und Kontrakturen zu vermeiden. Die Haut sollte gut gepflegt werden.

Verlauf und Prognose Der Verlauf ist beim individuellen Patienten schwer vorherzusagen. Weitere Komplikationen der Krankheit können respiratorische Insuffizienz bei Befall der Atemmuskulatur, opportunistische Infektionen der Verkalkungen, kalzipenische Frakturen, aseptische Knochennekrosen, Hautnekrosen über Verkalkungen sein. Die Verlaufsbeurteilung der Muskelkraft beim Kleinkind erfolgt durch die elterliche Anamnese und die Spielbeobachtung. Wenn anwendbar, sind die folgenden Kernvariablen gut geeignet: Muskelstärke, Muskelenzyme, Ausmaß der Behinderung im täglichen Leben, globale Beurteilung durch den Arzt, globale Beurteilung durch den Patienten oder seine Eltern, Fragebogen zur Krankheitsaktivität.

Nach oft mehrjährigem Verlauf unter konsequenter Therapie heilt die JDM in mehr als zwei Drittel der Fälle aus. Nicht selten persistiert die Hauterkrankung über die Remission der Myositis hinaus.

Literatur

Briani C, Doria A, Sarzi-Puttini P, Dalakas MC (2006) Update on idiopathic inflammatory myopathies. Autoimmunity 39:161–170

Choy EH, Hoogendijk JE, Lecky B, Winer JB (2005) Immunosuppressant and immunomodulatory treatment for dermatomyositis and plymyositis. Cochrane Database Syst Rev CD003643

Dalakas MC (2006) The role of high-dose immune globulin intravenous in the treatment of dermatomyositis. Int Immunopharmacol 6:550–556

Engel AC, Franzini-Armstrong C (2004) Myology, 3. Aufl. McGraw-Hill, New York

Zampieri S, Ghirardello A, Iaccarino L et al (2006) Polymyositis-dermatomyositis and infections. Autoimmunity 39:191–196

Huppertz HI, Korinthenberg R (2005) Juvenile dermatomyositis. In: Wahn U, Seger R, Wahn V, Holländer GA (Hrsg) Pädiatrische Allergologie und Immunologie, 4. Aufl. Elsevier, München, S 815–825

Rider LG, Lindsley CB, Cassidy JT (2011) Juvenile dermatomyositis. In: Cassidy JT, Petty RE, Laxer RM, Lindsley CB (Hrsg) Textbook of pediatric rheumatology, 6. Aufl. Saunders, Philadelphia, S 375–413

88 Sklerodermie

H.-J. Girschick

88.1 Klassifikation

Das gemeinsame klinische Symptom aller Formen der Sklerodermie ist die krankhafte Anhäufung von Kollagen in den betroffenen Geweben und namensgebend vor allem in der Haut. Nach klinischen Gesichtspunkten werden im Wesentlichen 2 Formen unterschieden: die lokalisierten Sklerodermien und die systemischen Sklerodermien.

Neuere große Kohortenstudien zeigen jedoch, dass auch die lokalisierten Verlaufsformen eine „systemische" Mitbeteiligung innerer Organe aufweisen können. Beide Formen treten im Kindesalter sehr selten auf, genaue Zahlen zur Inzidenz und Prävalenz fehlen.

88.2 Lokalisierte Sklerodermie

Definition und Klassifikation Erste Beschreibungen von lokalisierter Sklerodermie finden sich bereits im 17. Jahrhundert. Neuere Klassifikationen unterscheiden im Wesentlichen die lineare Sklerodermie mit den Formen Linear, En coup de sabre, Parry-Romberg-Syndrom und gemischte Formen. Als zweites wird die Morphea abgegrenzt, welche plaqueartig und generalisiert ablaufen kann (▶ Übersicht).

Murray-Laxer-Klassifikation
- Lineare Sklerodermie:
  - Linear
  - En coup de sabre
  - Parry-Romberg-Syndrom
  - Gemischte Formen
- Morphea:
  - Plaque
  - Generalisiert
- Pansklerotische Morphea des Kindesalters
- Eosinophile Fasziitis (▶ Kap. 83)
- Sklerodermieähnliche Erkrankungen

Lineare Sklerodermie Die lineare Sklerodermie ist die häufigste Untergruppe der lokalisierten Formen im Kindes- und Jugendalter. Sie ist durch eine oder mehrere linear angeordnete Narbenstränge vor allem der Extremitäten charakterisiert und kann mit morpheaähnlichen plaqueartigen Vernarbungen einhergehen. Diese Narbenstränge können im Verlauf verhärten, sich ausdehnen und in die unterliegenden Gewebe, Muskulatur und Knochen ausbreiten (■ Abb. 88.1). In der Regel treten diese Läsionen einseitig auf.

Sollte die lineare Hautvernarbung im Gesicht oder am behaarten Kopf auftreten, dann wird dies als En-coup-de-sabre-Sklerodermie bezeichnet und beschreibt bildlich die Vernarbung nach einem Säbelhieb. Diese Veränderungen können anfänglich nahezu unbemerkt bleiben, um sich im Verlauf progredient auf eine Gesichtshälfte auszubreiten. Die Schleimhäute der Nase und des Mundes, die Zähne, die Lider und der Haarwuchs können mit einbezogen sein (■ Abb. 88.2). Breitet sich die Sklerodermie En coup de sabre weiter in die Subkutis und den darunter liegenden Knochen aus, dann kann eine einseitige Gesichtsatrophie resultieren, welche als Parry-Romberg-Syndrom bezeichnet wird.

Morphea Im Gegensatz dazu bezeichnet die Morphea eine Hautvernarbung, welche ovalär oder zirkulär, initial homogen rötlich erhaben ist und im Verlauf zentral narbenartig abblasst. Dann imponiert die Läsion zentral elfenbeinartig und randständig rötlich oder livide (■ Abb. 88.3, ■ Abb. 88.4). Im Verlauf treten Pigmentierungsstörungen und eine Hautatrophie auf. Morpheaartige Veränderungen finden sich in der Regel am Stamm und den Extremitäten und sparen das Gesicht aus. Von der Plaquemorphea wird die generalisierte Form unterschieden. Hier sind mehrere anatomische Regionen betroffen und multiple Läsionen gehen ineinander über (■ Abb. 88.3).

Epidemiologie Die Inzidenz der lokalisierten Sklerodermie liegt bei etwa 50 von 100.000 Kindern. Der Anteil der linearen Sklerodermie beträgt ca. 64 %, von En-coup-de-sabre-/Parry-Romberg-Syndrom etwa 15 %, der Plaque-Morphea etwa 25 % und der generalisierten Morphea etwa 7 %.

Ätiologie Ursache und Pathogenese der Sklerodermie sind unbekannt. Zahlreiche Gene, vor allem aus der proinflammatorischen Kaskade, und Gene, die zu einer vermehrten Bildung von Kollagen führen, sind verstärkt exprimiert. HLA-Assoziationen und Autoantikörper weisen auf einen autoimmunologischen Prozess hin. Die Annahme einer immunologisch-autoimmunologischen Genese wird durch das klinische Bild gestützt, das zum Teil einer Graft-versus-host-Erkrankung ähnelt. In der Haut von betroffenen Müttern persistierende fetale Zellen lassen an eine fetale, antimütterliche Graft-versus-host-Reaktion denken. Infektionen, insbesondere durch Borrelia burgdorferi, werden immer wieder pathogenetisch mit der Sklerodermie in Verbindung gebracht. Ein kausaler Zusammenhang ist jedoch nicht bewiesen. Nicht zuletzt wurden eine Vielzahl von Chemotherapeutika, Analgetika und auch eine Vitamin-K-Therapie mit sklerodermieähnlichen Hautläsionen assoziiert. Ein vorausgegangenes lokales Trauma wird ebenfalls häufig berichtet.

Klinische Symptome und Diagnose In der Regel entwickelt sich das klinische Vollbild langsam, beginnend mit minimalen Hautläsionen. Während die Morphea im Wesentlichen den Körperstamm betrifft, manifestiert sich die lineare Sklerodermie im Wesentlichen im Bereich der Extremitäten. Letztere tritt im Gegensatz zur Ersteren in der Regel unilateral auf. Bis zu 30 % der Patienten haben begleitende systemische Symptome, wie Arthralgien und Arthritis, Gelenkkontrakturen oder Extremitätenatrophie. Ein Raynaud-Syndrom kann bei ausgeprägtem Hautbefall einer Hand auftreten. Die Sklerodermie En coup de sabre geht nicht selten mit intrakraniellen Veränderungen wie Kalzinose oder Vaskulopathie einher. Klinisch können Kopfschmerzen und Krampfanfälle auftreten.

Das Befundmuster illustriert, dass Kinder mit lokalisierter Sklerodermie im Einzelfall auch Übergänge in eine systemische Form aufweisen können. Daher muss bei jeder lokalisierten Sklerodermie regelmäßig nach einer Mitbeteiligung innerer Organe wie ZNS, Herz, Lunge oder Gastrointestinaltrakt gesucht werden.

Die Diagnose wird in der Regel zunächst klinisch gestellt. Die Suche nach pathologisch erhöhten Autoantikörpern (antinukleären Antikörpern, Scl-70- und Antikardiolipinantikörpern) ist wenig hilfreich, da sie sehr variabel bei 25–75 % der Fälle nachgewiesen werden. Routinelaboruntersuchungen wie Blutbild, Blutsenkung und

88

G.F. Hoffmann, M.J. Lentze, J. Spranger, F. Zepp (Hrsg.), *Pädiatrie*,
DOI 10.1007/978-3-642-41866-2_88,

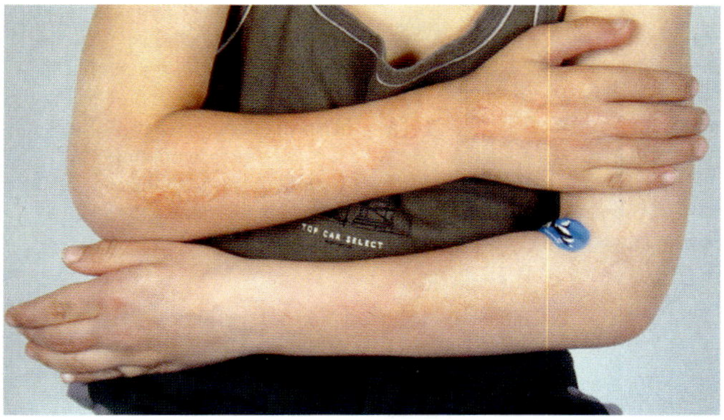

Abb. 88.1 Lineare Sklerodermie im Bereich des rechten Unterarms und des Handrückens bei einem 7-jährigen Jungen. (Die Bildrechte liegen bei den Erziehungsberechtigten)

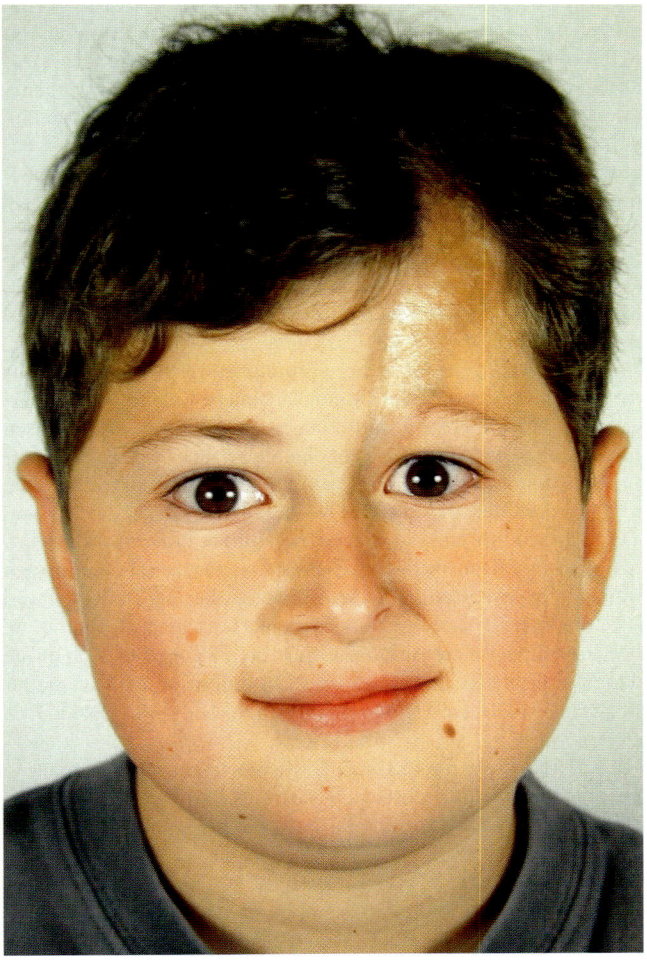

Abb. 88.2 12-jähriger Junge mit lokalisierter Sklerodermie „En coup de sabre" mit einem 2-jährigen Krankheitsverlauf. (Die Bildrechte liegen bei der abgebildeten Person)

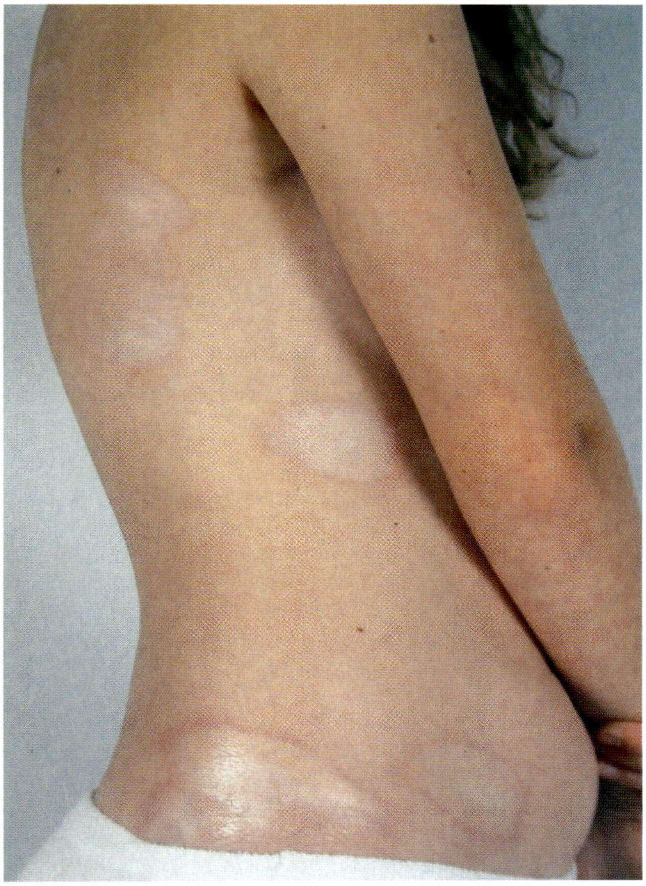

Abb. 88.3 13-jähriges Mädchen mit generalisierter Morphea bei einem einjährigen Krankheitsverlauf. (Die Bildrechte liegen bei den Erziehungsberechtigten)

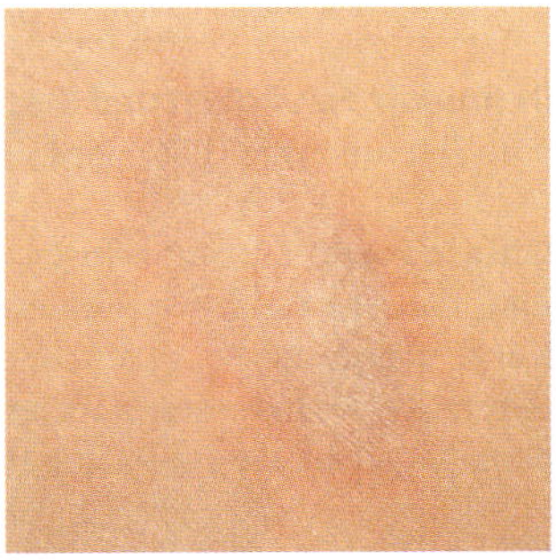

Abb. 88.4 Nahaufnahme einer Morphea. (Die Bildrechte liegen bei den Erziehungsberechtigten)

Serumübersichtswerte sind in der Regel unauffällig. Insgesamt gibt es keinen diagnostisch beweisenden Laborparameter für die lokalisierte Sklerodermie.

Bildgebende Diagnoseverfahren wie Sonografie mit Durchblutungsmessung, Thermografie (Abb. 88.5) oder Kernspintomografie können zur Dokumentation der Gewebsläsion eingesetzt werden.

Therapie Eine zuverlässige Therapie gibt es nicht. Plaque-Morphea-Läsionen haben in der Regel nur kosmetische Bedeutung, so dass eine lokale Therapie ausreicht. Fettende Salben oder, in der akutentzündlichen Phase, topische Glukokortikoide werden empfohlen. Von dermatologischer Seite werden Lichttherapien (Ultraviolett A) zusammen mit Vitamin-D-Abkömmlingen als hilfreich angesehen. Bei ausgeprägten tiefen Formen mit sich abzeichnender ausgeprägter Atrophie erscheint der Einsatz von Immunsuppressiva, z. B. Methotrexat oder Mycophenolatmofetil, auf alle Fälle sinnvoll. Im Einzelfall kann D-Penicillamin und Hydroxprolin therapeutisch erwogen werden.

Bei Kontrakturen ist eine physikalische Therapie zur Verbesserung der Gelenkbeweglichkeit erforderlich. Chirurgische Therapiestrategien sind dem Einzelfall vorbehalten, z. B. wenn im Rahmen

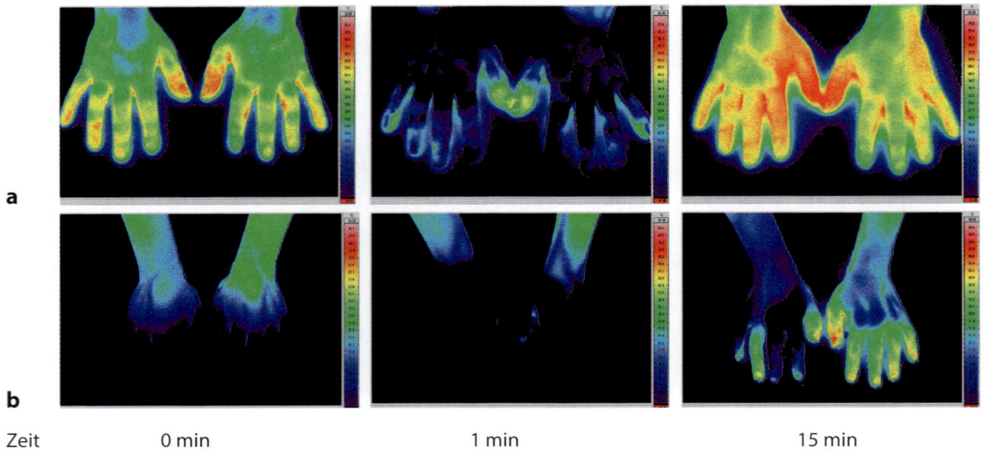

Abb. 88.5a,b Thermografie der Hände eines 12-jährigen Mädchens mit fehlender Wiederdurchblutung nach einer Kälteprovokation. **a** Normalbefund, **b** progressiv-systemische Sklerodermie. (Mit freundlicher Genehmigung von Prof. Dr. D. Singer, Hamburg)

von schweren Extremitätenatrophien Weichgewebsinfektionen rezidivierend auftreten. Vorbeugende Maßnahmen wie Vermeidung von Kälteexposition, ggf. Wärmeanwendungen oder im Einzelfall Lymphdrainage sind sinnvoll. Von besonderer Bedeutung ist eine psychosoziale Betreuung und Therapie, da kosmetische und ggf. auch funktionelle Beeinträchtigungen von Jugendlichen oft nur schwer verarbeitet werden.

Prognose In der Regel nimmt die lokalisierte Sklerodermie einen gutartigen Verlauf. Nach etwa 3–5 Jahren stabilisieren sich die Morphealäsionen, und die Haut wird weicher. Schwere narbige Veränderungen vor allem im Gesichtsbereich bleiben in der Regel jedoch lebenslang bestehen. Schwere Extremitätenatrophien führen zu deutlicher Funktionseinbuße und eingeschränkter Lebensqualität. Invalidität droht bei einer schwer ausgeprägten pansklerotischen Morphea. Sie kann zu einer kompletten Atrophie von Extremitäten führen.

88.2.1 Progressive systemische Sklerodermie

Definition, Häufigkeit und Klassifikation Die progressive systemische Sklerodermie (PSS) wird in 3 Untergruppen unterteilt:

Diffuse Form Bei der diffusen Form entwickelt sich eine Hautfibrose, die sehr rasch die proximalen Anteile der Extremitäten, den Körperstamm und das Gesicht erfasst. Sehr früh werden fibrös degenerative Veränderungen in den Gelenkkapseln, Fingerarterien, inneren Organen wie Ösophagus, Herz, Lunge und Nieren beobachtet.

Limitierte Form Bei der limitierten Form sind vor allem distale Extremitäten und das Gesicht von der Sklerose betroffen. Die inneren Organe sind spät beteiligt. Im Rahmen eines Crest-Syndroms kann es zu einer Kalzinosis der Haut (Abb. 88.6), einem Raynaud-Phänomen, einer Ösophagusbeteiligung und einer Sklerodaktylie mit Teleangiektasien kommen.

Overlap-Syndrom Das sog. Overlap-Syndrom bezeichnet eine Sklerodermie, welche zusätzlich auch Merkmale anderer Kollagenosen, z. B. eines SLE oder einer Dermatomyositis aufweist.

Die PSS ist äußerst selten und wird im Erwachsenenalter auf etwa 1:100.000 geschätzt. Der Anteil von Kindern und Jugendlichen liegt bei 2–3 %. Vor dem 8. Lebensjahr sind Jungen und Mädchen gleich häufig betroffen. Danach steigt die Mädchenwendigkeit bis zu einem Verhältnis von 15:1 im Erwachsenenalter an.

Ätiologie und Pathogenese Die Ätiopathogenese der PSS ist weitestgehend unbekannt. Wie bei der linearen Sklerodermie gibt es Hinweise auf eine multifaktorielle Genese mit interagierenden genetischen, vaskulären, autoimmunologischen und metabolischen Faktoren. Eine genomweite Analyse zeigte eine signifikante Assoziation der Sklerodermie mit Merkmalen in der Nähe des Fibrillin-1-Gens und anderen am Kollagenstoffwechsel beteiligten Genen. In Haut- und Lungenfibroblasten ist die Kollagenproduktion transskriptionell aktiviert. Weitere Kandidatengene betreffen HLA-Moleküle und Entzündungsmediatoren, hier vor allem transforming growth factor β (TGF-β) und connective tissue growth factor (CTGF). Des Weiteren ist die Expression von Metalloproteinasen und deren Inhibitoren gestört.

Störungen in der Endothelzellfunktion werden vor allem für die Frühphase des diffusen Ödems diskutiert. Ein erhöhter Untergang von Endothelzellen mit einer nachfolgenden ischämischen Läsion wird diskutiert. In der Folge dieser Schädigung wird das Immunsystem aktiviert. Eine erhöhte Expression von Zytokinen und Chemokinen (IL-1, IL-4, TNF-α, IL-17, IL-21, MCP-1, MCP-2) kann dazu führen, dass sich eine verstärkte Präsenz von immunologischen Effektorzellen im Zielorgan entwickelt. Lymphozyten werden gegen Bestandteile des Bindegewebes sensibilisiert und stimulieren Fibroblasten zu einer vermehrten Kollagenproduktion. Weitere Hinweise auf Autoimmunität bei PSS ergeben sich durch den Nachweis von antinukleären Antikörpern und eine Assoziation mit HLA-Klasse-I- und -II-Antigenen (HLA-B8, -DR3, -DR5, etc.).

Klinisch ähnelt die PSS einer Graft-versus-host-Reaktion. Diese These wird unterstützt durch den Nachweis männlicher DNA in der Haut von erkrankten Frauen, die einen Jungen geboren hatten.

Klinische Symptome Initial weisen die Patienten ein Hautödem auf, gefolgt von Induration und Atrophie der betroffenen Hautareale. Diese Veränderungen entwickeln sich schleichend. Ein Raynaud-Phänomen kann bereits zu Beginn beobachtet werden.

Im Verlauf kommt es zur Rarefizierung der Fingerkuppen und zu digitalen Ulzera, es finden sich Teleangiektasien des Nagelfalzes. Eine zunehmende Einschränkung der Fingerbeweglichkeit mit Beugekontrakturen, des Weiteren ein Maskengesicht und Tabaksbeutelmund sind die Folgen. Sukutane Kalzifikationen, insbesondere in Ellenbogennähe, können die Gelenkbeweglichkeit deutlich einschränken (Abb. 88.6). Bereits initial wird häufiger über Morgensteifigkeit und Gelenkschmerzen geklagt. Eine ausgeprägte Myositis lässt an den Übergang zur Dermatomyositis denken. Eine Xerostomie kann die Mundöffnung behindern. Unterstützt durch die verminderte

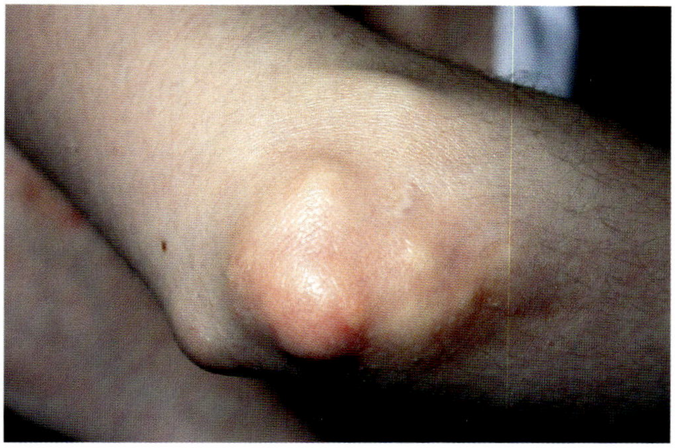

Abb. 88.6 Subkutane Verkalkungen bei einem 10-jährigen Mädchen mit Crest-Syndrom und einer Krankheitsdauer von 4 Jahren. (Die Bildrechte liegen bei den Erziehungsberechtigten)

Speichelproduktion im Rahmen der Siccaproblematik bewirkt sie sekundäre Schäden im Zahn-Mund-Bereich.

Der Ösophagus ist in der Mehrzahl der Kinder oft schon sehr früh mit einbezogen. Reflux, Dysphagie, verzögerte Passage und Aspirationsereignisse treten auf. Schleimhautulzerationen und Strikturen können folgen. Der Dünndarm ist in etwa der Hälfte der Patienten betroffen. Dies führt im Verlauf zu Malabsorption, bakterieller Fehlbesiedlung, Blähungen und Diarrhö. Die kardiopulmonale Beteiligung ist eine der führenden Ursachen der erhöhten Sterblichkeit.

Das Lungenparenchym und die Lungengefäßstrukturen können von einer interstitiellen Fibrose und einer Obliteration des Gefäßbettes erfasst werden, die zu einer pulmonalen Hypertonie, Cor pulmonale und letztendlich Rechtsherzversagen führen kann. Perikardergüsse, myokardiale Ischämie und Kardiomyopathie sind Spätfolgen. Klinisch weisen die Patienten einen trockenen Husten mit Belastungsdyspnoe auf.

Die Nieren scheinen bei den Kindern weniger häufig beteiligt als bei Erwachsenen. Hier spielt eine sklerotische Vernarbung ebenso eine Rolle wie eine vaskuläre Pathologie, welche zu Proteinurie, Bluthochdruck und zum Anstieg harnpflichtiger Substanzen führen kann. Das zentrale Nervensystem ist bei PSS selten betroffen, zerebrale Vaskulitiden wurden allerdings beschrieben.

Diagnose Hauptkriterien für die Diagnose einer PSS sind:

- Symmetrische skleroderme Hautveränderungen proximal der Metakarpo- oder Metatarsophalangealgelenke.

Nebenkriterien sind:

- Sklerodaktylie
- Hauteinrisse der Fingerkuppen
- Basale pulmonale Fibrose
- Hautödem, gefolgt von Induration und Hautatrophie
- Teleangieektasien
- Raynaud-Syndrom
- Befall mehrerer Organsysteme

Erforderlich zur Diagnosestellung sind ein Hauptkriterium oder 2 Nebenkriterien.

Im Rahmen der Diagnostik ist vor allem die Beteiligung innerer Organe abzuklären. Eine Ösophagusmanometrie und die Bestimmung der ösophagealen Durchtrittszeit eines radioaktiven Tracers gelten als sensibelste Methoden, um eine Motilitätsstörung des Gastrointestinaltrakts nachzuweisen. Weniger sensibel ist ein Ösophagusbreischluck. Die Lungenfunktion inklusive Kohlenmonoxiddiffusionskapazität, eine Röntgenaufnahme des Thorax und ggf. Lungencomputertomografie sind für die Diagnose einer interstitiellen Lungenfibrose wichtig. Echokardiografie, EKG, Ultraschall der Nieren mit Nierenfunktionsmessungen, die Messung der Hautdicke mittels Ultraschall und Nagelfalzkapillaroskopie müssen regelmäßig durchgeführt werden.

An Labordiagnostik sind das Blutbild, die Blutsenkungsgeschwindigkeit, Serumimmunglobuline, antinukleäre Antikörper, insbesondere gegen extrahierbare nukleäre Antikörper (ENA: Scl-70, PM-Scl, Ro, La, Centromere, U1-RNP, Ku), des Weiteren Serumübersichtswerte inklusive CK, Kreatinin und LDH von Bedeutung. Bei Thrombosen können Antiphospholipid-Antikörper ursächlich und daher nicht nur diagnostisch wichtig sein. Eine regelmäßige Nierenfunktionsdiagnostik inklusive Eiweißausscheidung und Kreatininclearance ist erforderlich.

Therapie Ein wissenschaftlich validiertes Behandlungskonzept gibt es nicht. D-Penicillamin soll die Kollagenvernetzung unterdrücken und damit den Hautbefall oder das Fortschreiten der Lungenfibrose bremsen. Insgesamt ist die Zahl der in Studien behandelten Patienten jedoch zu gering, um ein verbindliches Urteil zu erlauben. Neben Colchicin werden eine Vielzahl weiterer immunsuppressiver Medikamente, z. B. Azathioprin, Chlorambucil, Methotrexat und Ciclosporin, eingesetzt. Glukokortikoide sind nur in der frühen Entzündungsphase wirksam. Liegt ein Raynaud-Phänomen vor, können in erster Linie gefäßerweiternde Substanzen eingesetzt werden.

Bei schweren Verlaufsformen kann eine Behandlung mit Prostaglandin E_1 oder Prostacyclin versucht werden. Neuere Studien zum Endothelin-1-Rezeptor-Antagonisten Bosentan zeigen einen positiven Effekt auf die Reduktion von Fingerulzerationen, welche etwa 25 % aller Sklerodermie-Patienten aufweisen.

Für leichtere Verlaufsformen ist Nifedipin das Mittel der Wahl.

PSS-Patienten mit einer renalen Krise profitieren von der Therapie mit Angiotensin-converting-Enzym-Blockern (z. B. Captopril). Sollte das Nierenversagen irreversibel oder der Blutdruck unkontrollierbar hoch sein, können Hämodialyse oder Nierentransplantationen erforderlich werden.

Die pulmonale arterielle Hypertonie wird u. a. auf eine Überaktivität von Endothelin-1 zurückgeführt. Therapiestudien zur Blockade dieses Botenstoffs mit dem Endothelin-1-Antagonisten Bosentan, mit Sildenafil und Prostacyclin zeigen positive Effekte. Zur Behandlung der gastrointestinalen muskulären Hypomobilität können motilitätsfördernde Substanzen eingesetzt werden, z. B. Erythromycin. Bei therapieresistenter Diarrhö und vermuteter bakterieller Überwucherung ist ein zusätzlicher Einsatz von Antibiotika sinnvoll, z. B. Metronidazol, Doxycyclin oder Cotrimoxazol.

Prognose Da bisher für die PSS keine kausale Therapie zur Verfügung steht, ist die Prognose der systemischen Sklerodermie maßgeblich vom Vorhandensein und Ausmaß innerer Organbeteiligungen abhängig. Vor allem die Beteiligung der Lunge und des Herzens sind hohe Risikofaktoren für einen letalen Ausgang. Progrediente Verläufe sind bei Kindern und Jugendlichen jedoch eher selten. Die Letalität der PSS liegt im Kindes- und Jugendalter bei etwa 5 %. Das Überleben innerhalb von 5 Jahren Krankheitsverlauf der juvenilen PSS wird bei etwa 92–94 % angegeben.

Literatur

Artlett CM, Smith JB, Jimenez SA (1998) Identification of fetal DNA and cells in skin lesions from women with systemic sclerosis. N Engl J Med 338:1186–1191

Assassi S, Mayes MD (2003) The genetics of scleroderma: What every rheumatologist should know. Scleroderma Care Res 1:3–11

Cassidy JT, Petty RE (2001) The systemic sclerodermas and related disorders. In: Cassidy JT, Petty RE (Hrsg) Textbook of pediatric rheumatology. Saunders, Philadelphia, S 505–533

Cotton SA, Herrick AL, Jayson MI, Freemont AJ (1998) TGF beta-a role in systemic sclerosis? J Pathol 184:4–6

Girschick HJ (2008) Sklerodermie im Kindesalter. Z Rheumatol 67:128–136

Hedrich CM et al (2011) Presentations and treatment of childhood scleroderma: localized scleroderma, eosinophilic fasciitis, systemic sclerosis, and graft-versus-host disease. Clin Pediatr (Phila) 50(7):604–614

Laxer RM, Zulian F (2006) Localized scleroderma. Curr Opin Rheumatol 18:606–613

Murray KJ, Laxer RM (2002) Scleroderma in children and adolescents. Rheum Dis Clin North Am 28:603–624

Nelson AM (2001) Localized sclerodermas. In: Cassidy JT, Petty RE (Hrsg) Textbook of pediatric rheumatology. Saunders, Philadelphia, S 535–543

Rabinovich CE (2011) Challenges in the diagnosis and treatment of juvenile systemic sclerosis. Nat Rev Rheumatol 7:676–680

Whitfield ML, Finlay DR, Murray JI et al (2003) Systemic and cell type-specific gene expression patterns in scleroderma skin. Proc Natl Acad Sci USA 100:12319–12324

Zulian F et al (2012) A long-term follow-up study of methotrexate in juvenile localized scleroderma (morphea). J Am Acad Dermatol 67(6):1151–1156

XII Allergie und allergische Krankheiten

89 Allergische Krankheiten im Kindesalter

E. Hamelmann, V. Wahn, U. Wahn

89.1 Einteilung allergischer Krankheiten

Unter einer Allergie (aus dem Griechischen: „fremde Reaktion") versteht man eine überschießende Immunreaktion auf nichtinfektiöse, an sich harmlose Fremdstoffe (Allergene) mit der Ausbildung von Entzündungszeichen. Aufgrund der zugrunde liegenden pathophysiologischen Mechanismen der allergischen Immunreaktion werden nach Coombs und Gell (1963) 4 Typen von Allergien unterschieden:

Typ I: Soforttyp Die Typ-I-Allergie oder Allergie vom Soforttyp ist die häufigste Allergieform und IgE-vermittelt. Nach Zweitkontakt mit dem spezifischen Allergen vermitteln zellständige IgE-Antikörper innerhalb von Sekunden oder Minuten die Freisetzung von Mediatoren wie Histamin, aber auch Prostaglandinen und Leukotrienen aus den basophilen Granulozyten und Mastzellen. Typische Antigene sind freie oder gelöste Proteine, die vom Immunsystem fälschlich als bedrohlich oder körperfremd gewertet werden.

Typische Krankheitsbilder für diesen Allergie-Typ sind Urtikaria, allergische Konjunktivitis, Heuschnupfen (Rhinitis allergica) und allergisches Asthma. Lebensbedrohliche Formen stellen das angioneurotische Ödem (Quincke-Ödem) und der anaphylaktische Schock dar.

Typ II: Zytotoxischer Typ Bei Überempfindlichkeitsreaktionen vom Typ II werden im Serum zirkulierende IgG- oder IgM-Antikörper an zellständige Antigene gebunden. Hierdurch werden nach Opsonisierung (lat. „schmackhaft machen") die betroffenen Zellen mithilfe des Komplementsystems, Makrophagen und natürlicher Killer (NK)-Zellen zerstört (Lyse). Typische Allergene stellen hierbei z. B. Medikamente oder transfundiertes Blut dar.

Beispiele für Typ-II-Allergien sind medikamenteninduzierte Thrombopenie, hämolytische Anämie nach Transfusion, die seltene allergische Agranulozytose und die Autoimmunhypothyreose (Hashimoto-Thyreoiditis).

Typ III: Immunkomplex-Typ (Arthus-Typ) Typ-III-Überempfindlichkeitsreaktionen sind gekennzeichnet durch Antikörperproduktion nicht gegen zellständige, sondern lösliche Antigene mit der Folge von Immunkomplex-Bildung. Diese können sich zum einen an der Innenwand von Kapillaren ablagern (z. B. in der Niere), zum anderen aber auch wie bei Typ II-Reaktionen Komplement aktivieren und zu Zellzerstörung und weitreichenden Entzündungsreaktionen führen. Typische Allergene sind z. B. tierische und pflanzliche (Federn, Mehl, Kot) oder körpereigene Stoffe (Autoantigene).

Beispiele für die Typ-III-Allergien sind Glomerulonephritis, Arthus-Reaktion, Serumkrankheit, Vaskulitis, Purpura Schönlein-Henoch, systemischer Lupus erythematodes (SLE) und exogen-allergische Alveolitis (EAA) (Farmerlunge, Vogelhalterlunge, Bäckerlunge).

Typ IV: Verzögerter Typ Typ-IV-Überempfindlichkeitsreaktionen werden nicht wie die vorangehenden Typen allergischer Reaktionen durch Antikörper, sondern durch allergenspezifische T-Zellen vermittelt. Diese wandern zum Ort der Allergenpräsentation (Haut, Schleimhaut) und führen dort nach mehreren Stunden bis Tagen durch Zytokinfreisetzung zu leukozytären Infiltration und Entzündung. Typische Allergene sind Alloantigene von Transplantaten, Tuberkulin, Nickel, Duftstoffe.

Beispiele für die Typ-IV-Allergie sind allergisches Kontaktekzem, Transplantatabstoßung und Tuberkulinreaktion.

89.2 Bedeutung der atopischen Krankheiten bei Kindern

Im Laufe der letzten Jahrzehnte hat die Häufigkeit atopischer Erkrankungen im Kindesalter so stark zugenommen, dass sie heute zu den häufigsten chronischen Gesundheitsproblemen im Kindes- und Jugendalter gehören. In der Studie zur Gesundheit von Kindern und Jugendlichen in Deutschland des Robert Koch-Instituts (KIGGS-Studie) aus 2007 wurde festgestellt, dass neben Adipositas und Aufmerksamkeitsstörungen (ADHS) Allergien, Asthma und atopische Dermatitis/atopisches Ekzem die häufigsten chronischen Erkrankungen im Kindes- und Jugendalter darstellen und unverändert weiter in Zunahme begriffen sind.

Der Begriff Atopie (aus dem Griechischen: „Ortlosigkeit") besagt hierbei, dass die betroffenen Patienten auf den wiederholten Kontakt mit natürlichen Umweltstoffen (Pollen, Milben, Nahrungsmittelproteine, etc.) infolge einer genetischen Disposition mit einer allergischen Reaktion vom Soforttyp reagieren, also einer schnell einsetzenden Überempfindlichkeitsreaktion. Pathogenetisch kann der Begriff Atopie gleichgesetzt werden mit der krankhaft erhöhten Bildung von Immunglobulinen E-Antikörpern (IgE).

Die klinischen Manifestationen ergeben sich aus der Art der spezifischen Allergene und betreffen vor allem die Atemwege (allergisches Asthma, allergische Rhinitis), das Auge (allergische Konjunktivitis), die Haut (Urtikaria, Kontaktekzem, atopisches Ekzem [früher Neurodermitis]), den Gastrointestinaltrakt (Nahrungsmittelallergie, orales Allergiesyndrom) oder haben einen systemischen Verlauf (Anaphylaxie).

Diese verschiedenen allergischen Manifestationen treten oftmals gemeinsam oder in einer altersabhängigen Sequenz („atopischer Marsch") beim selben Patienten auf und können somit zu einer ausgeprägten Multimorbidität mit hohem Ausmaß an Krankheitsbeschwerden und Einschränkungen der Lebensqualität führen. In günstigen Fällen können allergische Erkrankungen jedoch auch durch den natürlichen Verlauf im Sinne einer Spontanremission mit zunehmendem Alter völlig verschwinden.

G.F. Hoffmann, M.J. Lentze, J. Spranger, F. Zepp (Hrsg.), *Pädiatrie*,
DOI 10.1007/978-3-642-41866-2_89,

89.3 Immunologische Grundlagen

89.3.1 Immunglobulin-E-Synthese und Regulation

Die immunologische Grundlage der allergischen Reaktion vom Soforttyp (Typ-I-Allergie) ist die IgE-vermittelte Aktivierung von Effektorzellen. Die vermehrte Produktion von IgE-Antikörpern stellt also ein pathognomonisches Kennzeichen allergischer Erkrankungen dar.

Voraussetzung für eine allergische Immunantwort ist eine spezifische Sensibilisierung. Sie setzt die Präsentation bestimmter Strukturen (Epitope) eines Allergens (eine Substanz, die über Vermittlung des Immunsystems Überempfindlichkeitsreaktionen auslöst) für T-Lymphozyten voraus. Hierzu interagieren antigenpräsentierende Zellen (APC) mit ruhenden (naiven) T-Lymphozyten. Antigenpräsentierende Zellen (z. B. Makrophagen der Bronchialmukosa oder Langerhans-Zellen der Haut) phagozytieren Allergene, prozessieren sie intrazellulär und bieten den T-Lymphozyten kleine Allergenfragmente als T-Zell-Epitope über Histokompatibilitätsantigene der Klasse II (MHC Klasse II) dar. T-Zell-Epitope sind lineare Peptide mit einer Länge um 15 Aminosäuren, die durch proteolytische Enzyme aus dem Gesamtallergen herausgeschnitten werden.

Die T-Zell-Epitope werden dann im Kontext von MHC-Klasse-II-Antigen auf der Oberfläche der APC exprimiert. Der MHC-Peptid-Komplex wird mithilfe des T-Zell-Rezeptors von T-Zellen erkannt, wobei sich im Verlauf der T-Zell-Reifung bei jedem Menschen ein vielfältiges Repertoire an spezifischen T-Zell-Rezeptoren entwickelt. Diese können jeweils ein bestimmtes T-Zell-Epitop in optimaler und spezifischer Weise erkennen.

Die Interaktion antigenpräsentierender Zellen mit T-Lymphozyten mit Ausbildung des trimolekularen Komplexes aus dem durch MHC-Klasse-II-Moleküle präsentierten allergenen Peptid und dem T-Zell-Rezeptor ist das erste notwendige Signal für die T-Zell-Aktivierung (◘ Abb. 89.1). In Gegenwart kostimulatorischer Signale beim Zell-Zell-Kontakt, die das zweite Signal induzieren, werden ruhende T-Zellen durch antigenpräsentierende Zellen vollständig aktiviert.

Die aktivierten T-Lymphozyten produzieren die für die IgE-Produktion bedeutsamen regulatorischen Zytokine und steuern anhand ihres Profils die Differenzierung von T-Helferzelltypen mit unterschiedlichen Funktionen im Rahmen immunologischer Prozesse. Typische T-Helfer-Subpopulationen sind:

- T-Helfer-1-Zellen (TH_1), welche z. B. durch die Produktion der Zytokine IL-2 und Interferon-γ charakterisiert werden,
- T-Helfer-2-Zellen (TH_2), welche u. a. Interleukin-4 (IL-4), IL-13 und IL-5 produzieren und
- T-Helfer-17-Zellen (TH_{17}), die durch die Produktion von IL-17 gekennzeichnet sind.

89

Alle Effektor-T-Zell-Populationen entwickeln sich aus naiven Vorläufer-T-Zellen (TH0-Zelle), die zunächst im Knochenmark gebildet werden, von dort in den Thymus auswandern und schließlich MHC- und T-Zellrezeptoren (TCR) auf ihrer Oberfläche exprimieren, um hierdurch für die Erkennung körperfremder Antigene selektiert zu werden. Die Differenzierung zu den verschiedenen Formen der T-Zellen wird durch Transkriptionsfaktoren determiniert, die wiederum durch Zytokine und kostimulatorische Signale induziert bzw. gehemmt werden können. Die Art und Weise, wie und welche Signale auf die T-Zelle einwirken, entscheidet letztlich die Entwicklung zu einer „proallergischen" TH_2-Zelle, einerTH_1-Antwort zur Eliminierung eines intrazellulären Erregers (Viren, intrazelluläre Bakterien) oder einer eher chronisch-entzündlichen Immunreaktion (TH_{17}) (▶ Kap. 70).

Die IgE-Synthese wird durch Zytokine moduliert, die von aktivierten T-Lymphozyten und anderen Zellen produziert werden. Hauptaktivator der IgE-Synthese sind die Zytokine IL-4 und IL-13 (◘ Abb. 89.1). Als Inhibitoren einer IL-4-induzierten IgE-Synthese sind u. a. Interferon-γ, Interferon-α und Prostaglandin E wirksam.

89.3.2 Konzept der regulatorischen T-Zellen (T_{reg})

Neben den klassischen TH_1- und TH_2-Helferzellen ist die Bedeutung der sog. regulatorischen T-Zellen besonders in den letzten Jahren detailliert charakterisiert worden. Ihre wesentliche Aufgabe ist, Abwehrvorgänge und Entzündungsprozesse zu limitieren, um Schaden für den Wirt zu begrenzen und Immunreaktionen gegen eigentlich harmlose Umweltfaktoren oder eigene molekulare Strukturen und Zellen (Autotoleranz) zu verhindern. Die Funktion von regulatorischen T-Zellen ist sowohl für die Unterdrückung von Immunreaktionen gegen eigene Strukturen (Autoimmunerkrankungen) wie auch gegen harmlose Umweltfaktoren (allergische Erkrankungen) von entscheidender Bedeutung.

Die Zahl bzw. Funktion regulatorischer T-Zellen zeigt sich bei Patienten mit allergischen Erkrankungen oftmals erniedrigt. Umgekehrt führt eine erfolgreiche spezifische Immuntherapie/Hyposensibilisierung, also die kontinuierliche Behandlung eines Patienten mit (subkutan oder sublingual) verabreichtem spezifischem Allergen, zur Induktion von allergenspezifischen regulatorischen T-Zellen. Entsprechend konzentrieren sich viele neue therapeutische Strategien auf die Induktion von regulatorischen T-Zellen, mit dem Ziel eine natürliche Toleranzinduktion zu unterstützen. Diese heute noch auf experimentellem Niveau befindlichen Konzepte setzen entweder schon auf der Ebene der Antigenpräsentation bei der Induktion eines eher „anti-allergischen" Aktivierungsstatus der APC an, auf Ebene der T-Zellen durch Polarisierung der T-Zell-Differenzierung zur Ausbildung von Treg, oder auf Ebene der Zytokinproduktion durch Unterstützung von endogener oder exogener Synthese von regulatorischen Zytokinen (IL-10, TGF-β).

89.3.3 Die allergisch vermittelte Entzündung

Nach der Sekretion von IgE-Antikörpern durch Plasmazellen binden sie an spezifische IgE-Rezeptoren, insbesondere an den hochaffinen IgE-Rezeptor (Fcε-Rezeptor I) auf Mastzellen und basophilen Granulozyten (◘ Abb. 89.1). Eine menschliche Mastzelle besitzt etwa 10^4–10^5 solcher IgE-Rezeptoren. Bei spezifisch sensibilisierten Patienten führt ein erneuter Allergenkontakt über eine Allergenbindung mit zellständigen IgE-Antikörpern auf Mastzellen und Kreuzvernetzung von mindestens 2 benachbarten IgE-Rezeptoren (IgE bridging) zur Aktivierung der Mastzellen. Dies führt zur Freisetzung und Synthese neuer präformierter Mediatorsubstanzen. Die Mediatorausschüttung (insbesondere von Histamin) ist für die Ausbildung der typischen klinischen Symptome einer Typ-I-Sofortreaktion unmittelbar verantwortlich.

Neben Mastzellen sind eosinophile Granulozyten wichtige Effektorzellen einer allergischen Immunreaktion. Sie stehen ebenfalls unter direkter Kontrolle von TH_2-Lymphozyten. Interleukin-5 (◘ Abb. 89.1) ist für die Differenzierung und Aktivierung von eosinophilen Vorläuferzellen aus dem Knochenmark und deren Lebensverlängerung verantwortlich. Eosinophile Granulozyten spielen bei

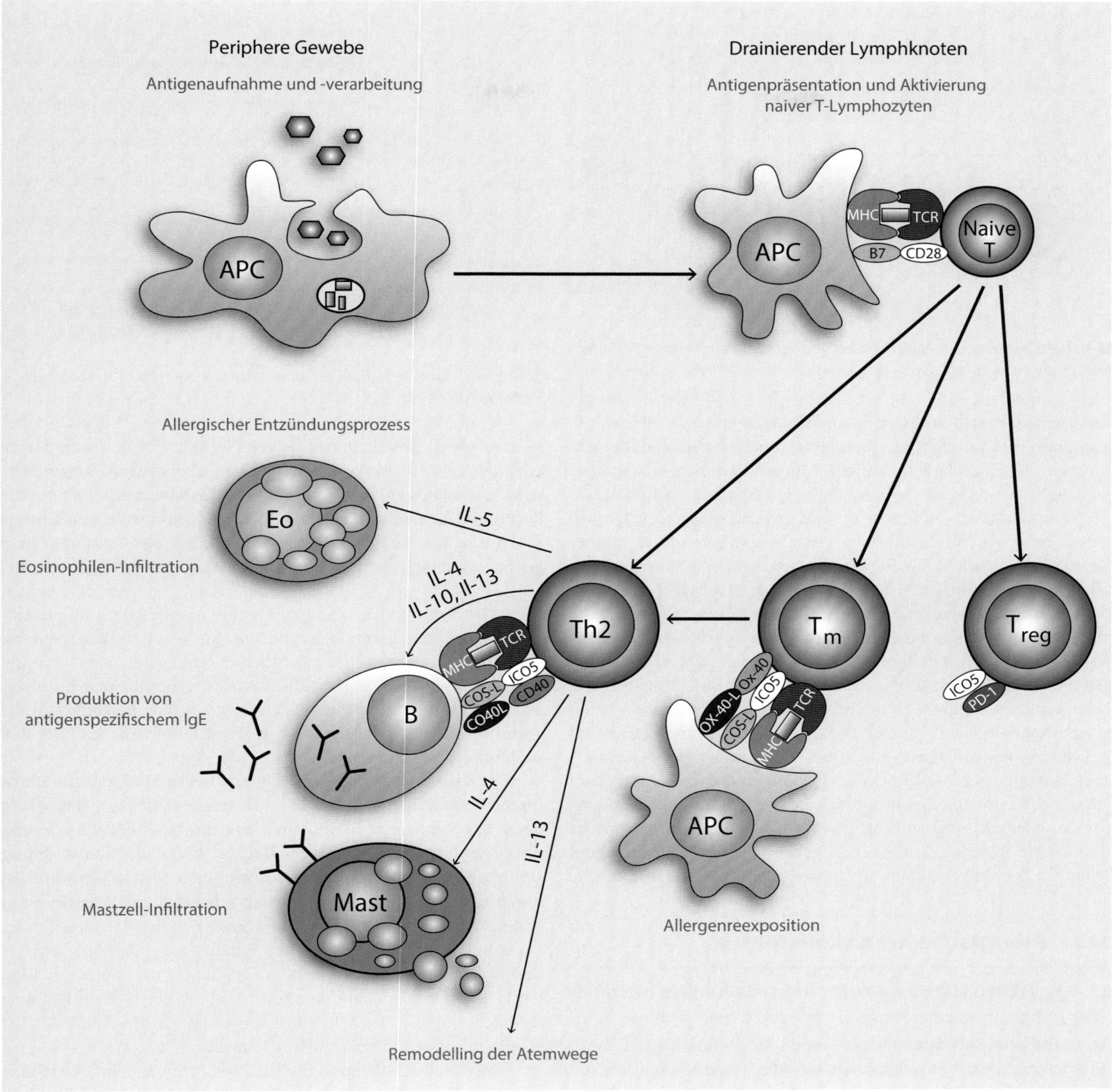

Abb. 89.1 Induktion einer allergenvermittelten Immunantwort und Regulation der allergisch geprägten Entzündung. (APC: antigenpräsentierende Zelle; TCR: T-Zell-Rezeptor; Treg: T-regulatorische Zelle; Tm: T-Gedächtniszelle, Th: T-Helferzelle; IL: Interleukin; Eo: Eosinophiler; Mast: Mastzelle; MHC: major histocompatibility complex)

der Pathogenese allergischer Atemwegserkrankungen eine besondere Rolle. Zwar wird eine akute Atemwegsobstruktion als Reaktion auf Allergene durch die Aktivierung von Mastzellen und deren Mediatoren ausgelöst, doch zeichnen sich Kinder mit allergischen Atemwegserkrankungen insbesondere durch eine Erhöhung der Eosinophilenzahl im peripheren Blut, in der bronchoalveolären Lavage, in der nasalen Mukosa und der Bronchialschleimhaut aus. Dabei korreliert das Ausmaß der Eosinophilie oftmals mit dem Schweregrad des Krankheitsbildes. Die von Eosinophilen freigesetzten Proteine wie das „major basic protein" (MBP), die Eosinophilenperoxidase (EPO) und das kationische Protein (ECP) schädigen direkt die Atemwegsepithelzellen, induzieren selbst eine Degranulation von Mastzellen und Basophilen und fördern die Kontraktion der glatten Bronchialmuskulatur.

Damit eosinophile Granulozyten und andere Leukozyten die Pathogenese einer allergischen Atemwegserkrankung vermitteln können, müssen sie zunächst die Endothelsperre des Gefäßbetts überwinden und in die Atemwege migrieren. Dies wird durch Adhäsionsmoleküle ermöglicht, die auf Leukozyten, Endothelzellen und Epithelzellen exprimiert werden und die Interaktion zwischen diesen Zellen beim Durchtritt durch die Barrieren vermitteln. Verschiedene Mediatorstoffe, z. B. Histamin und pro-inflammatorische Zytokine (u. a. IL-4), können die Expression von Adhäsionsmolekülen auf der luminalen Oberfläche des Gefäßendothels hochregulieren, so dass

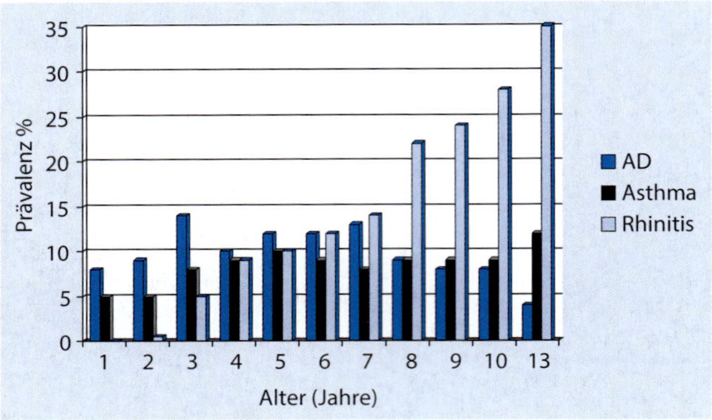

◘ **Abb. 89.2** Altersabhängige Prävalenz atopischer Krankheitsmanifestation (*AD:* atopische Dermatitis, Asthma, allergische Rhinitis) im Kindesalter

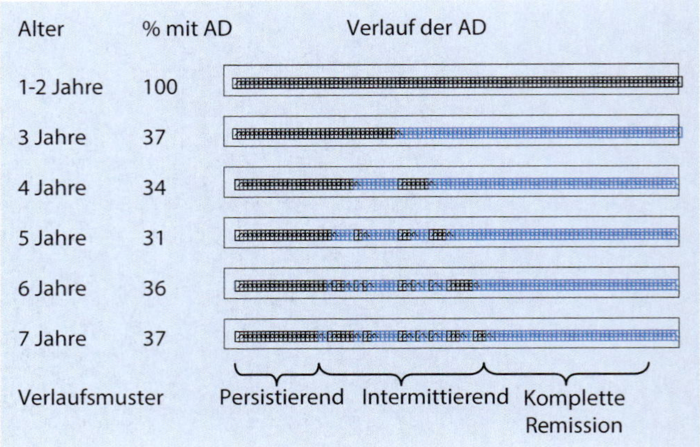

◘ **Abb. 89.3** Langzeitverlauf der atopischen Dermatitis *(AD)* im Säuglings- und Kindesalter. (Aus: Illi et al. 2004)

die Interaktion mit vorbeiströmenden Leukozyten des Bluts, z. B. eosinophilen Granulozyten, unterstützt wird. Der Austritt aus der Blutbahn ins Gewebe wird durch chemotaktische Stoffe gesteuert (z. B. sog. Eotaxine), die insbesondere die Eosinophilen anlocken.

Langzeitstudien, insbesondere mit Geburtskohorten, haben zu einem besseren Verständnis des natürlichen Verlaufs atopischer Krankheiten geführt. Die für die allergischen Erkrankungen typische IgE-Produktion ist ab der 11. Schwangerschaftswoche möglich, doch sind allergenspezifische IgE-Antikörper (anders als spezifische T-Zellen) im Nabelschnurblut praktisch nie messbar. Dies erklärt, warum Neugeborene in der Regel keine allergischen Reaktionen gegenüber Umweltreizen aufweisen, z. B. Kontrastmittel. Oftmals ist das Neurodermitis/atopische Dermatitis die erste klinische Manifestation einer Atopie im Säuglingsalter, die typischerweise schon im 2. und 3. Lebensmonat auftreten kann. Transiente Formen der Nahrungsmittelallergie gegen Kuhmilch und Hühnerei treten bevorzugt im ersten oder 2. Lebensjahr auf, wohingegen respiratorische Symptome wie das allergisch geprägte Asthma bronchiale und die allergische Rhinitis die höchste Prävalenz im 2. Lebensjahrzehnt aufweisen und selten vor dem 4. Lebensjahr symptomatisch werden (◘ Abb. 89.2).

89.4 Allergische Krankheitsbilder

89.4.1 Atopisches Ekzem/Atopische Dermatitis

Ätiologie und Pathogenese Die atopische Dermatitis (AD) manifestiert sich meist zwischen dem 2. und 6. Lebensmonat und hat ihre höchste Prävalenz in den ersten beiden Lebensjahren. Atopische Manifestationen bei Verwandten ersten Grades, insbesondere das Vorliegen eines atopischen Ekzems (AE) bei einem oder beiden Elternteilen, sind die wichtigsten klinisch erkennbaren Risikofaktoren.

Für die Pathogenese des atopischen Ekzems sind sowohl immunologische Mechanismen als auch mechanische Störungen der Schutzfunktion der Haut (Barrieredefekte) maßgeblich. Multiple disponierende Gene wurden in großen Studien mit genomweiter Suche (GWAS) identifiziert. Mehrere aktuelle Studien konnten eine genetische Ursache für die epidermale Barrierestörung nachweisen, die eine starke Assoziation eines Polymorphismus des Filaggrin-Gens (kodiert das filament aggregating protein) mit dem Auftreten einer AD belegen. Histologisch finden sich bei AD sowohl TH_1-, TH_2- als auch TH_{17}-Zellen im Infiltrat. Der pathognomonische Juckreiz wird dabei nicht überwiegend durch Histamin (aus Mastzellen), sondern durch Botenstoffe aus T-Zellen (Interleukin 17) oder Keratinozyten (Interleukin 23) vermittelt.

Von den betroffenen Säuglingen gesunden mehr als die Hälfte nach dem 2. Lebensjahr dauerhaft. Etwa 20 % entwickeln persistierende ekzematöse Veränderungen bis in die Adoleszenz hinein. Risikofaktoren für eine Krankheitspersistenz sind sehr frühe und schwere Verlaufsformen und gleichzeitig vorliegende frühe Sensibilisierung gegen respiratorische oder Nahrungsmittelallergene (◘ Abb. 89.3).

Klinische Symptome Im Säuglingsalter manifestiert sich die atopische Dermatitis in der Regel zunächst im Gesicht (Wangenekzem, bei starker Ausprägung der sog. Milchschorf), später am Stamm und den Extremitäten. Das Beugen-Ekzem ist charakteristisch für das Vorschul- und frühe Schulalter. Der chronische Juckreiz und die damit verbundene Störung des Schlafverhaltens belasten Patienten und ihre Familien beträchtlich.

Der Krankheitsverlauf wird häufig kompliziert durch eine chronische Besiedlung der betroffenen Hautareale mit Staphylokokken, deren Superantigene (Toxine) über eine direkte T-Zell-Aktivierung die chronische Entzündung der Haut verstärken. Mitunter führen sie zu schweren purulenten Superinfektionen der Haut, deren Ausbreitung durch ständiges Kratzen und dadurch entstehende Wunden gefördert wird. Der Kreislauf aus genetischer Barrierestörung, Feuchtigkeitsverlust, chronischer Entzündung, starkem Juckreiz und Kratzen und damit verstärkter Schädigung und Kontamination der Haut ist letztlich dafür verantwortlich, das das AE oftmals eine für die betroffenen Familien Belastung und für den Arzt eine sehr schwer behandelbare Erkrankung darstellt.

Obwohl eine Nahrungsmittelallergie nicht die primäre Ursache der atopischen Dermatitis darstellt, weisen etwa ein Drittel aller Kinder mit AE eine Sensibilisierung gegen Nahrungsmittelallergene auf. Wiederum etwa die Hälfte dieser Kinder entwickeln eine klinisch relevante Nahrungsmittelallergie, die ihrerseits zu allergenvermittelten Ekzemschüben führen kann. Die Rolle von Umweltallergenen für die Auslösung von Krankheitsschüben und die Schwere des Verlaufs ist weit weniger klar. Das bevorzugte Auftreten von Ekzemschüben in der spezifischen Allergensaison bei größeren Kindern und das positive Ansprechen einiger Patienten mit AE auf eine erfolgreiche SIT (▶ Abschn. 89.5) mit respiratorischen Allergenen lassen eine Rolle auch von Innenraum- oder Außenluftallergenen wahrscheinlich erscheinen.

89.4.2 Asthma bronchiale

Die große Mehrzahl (80–90 %) der kindlichen Asthmatiker zeigt Hinweise auf eine exogen-allergische Sensibilisierung und allergische Atemwegsentzündung der unteren Atemwege. Als Allergenquellen sind neben Hausstaubmilben vor allem Haustiere und Pollen von Bedeutung. Eine Allergenexposition führt durch die IgE-vermittelte Sofortreaktion mit Freisetzung von Mediatorsubstanzen aus Mastzellen zu einer kurzfristigen Bronchokonstriktion. Darüber hinaus steigern bereits sehr kleine Allergenmengen ebenfalls über Mediatoren von Mastzellen und eosinophilen Granulozyten die unspezifische bronchiale Hyperreagibilität (▶ Kap. 157).

Langzeituntersuchungen haben bestätigt, dass die allergische Sensibilisierung zwar nicht die alleinige Ursache von Asthma darstellt. Trotzdem trägt die Kombination von frühen viralen Atemwegsinfekten mit Rhino- oder RS-Viren und lokaler IgE-vermittelter allergischer Atemwegsentzündung neben der genetischen Disposition als wesentlicher Risikofaktor zur Persistenz des frühkindlichen Asthma bronchiale bis in das Erwachsenenalter bei (◘ Abb. 89.4). Insbesondere diese chronisch-persistierenden Verläufe weisen oft ein hohes Symptomniveau, schlechte Symptomkontrolle und zunehmende Verschlechterung der Lungenfunktion (schweres allergisches Asthma, SAA) auf und stellen ein sehr ernstes individuelles gesundheitliches und allgemein gesundheitspolitisches Problem dar.

89.4.3 Allergische Rhinokonjunktivitis (AR)

Sowohl die saisonale als auch die ganzjährig auftretende Rhinitis oder Rhinokonjunktivitis manifestieren sich in den ersten 2 Lebensjahren außerordentlich selten, obwohl schon in dieser Altersgruppe bei einzelnen Kindern erhöhte IgE-Antikörper z. B. gegen Pollenallergene nachweisbar sind. Im Allgemeinen sind 2–3 Jahre der Allergenexposition Voraussetzung, um eine klinisch relevante Überempfindlichkeitsreaktion mit manifesten Symptomen auszulösen. In Europa sind über 20 % der Jugendlichen von einer saisonalen allergischen Rhinokonjunktivitis (Heuschnupfen) betroffen.

Langzeitverlaufsstudien haben deutlich gemacht, dass eine allergische Entzündung der Atemwege selten isoliert auf die oberen bzw. unteren Atemwege beschränkt bleibt. Bei etwa 50–65 % der betroffenen Kinder entwickelt sich aus einer allergischen Rhinokonjunktivitis ein allergisches Asthma bzw. treten rhinokonjunktivale Symptome bei einem Asthmatiker auf (Konzept der „united airways"). Umgekehrt ergab sich bei Kindern, die zunächst ausschließlich unter einer allergischen Rhinokonjunktivitis litten, dass das Risiko für das spätere Auftreten von Asthma durch eine erfolgreiche SIT halbiert werden konnte. Dies belegt, dass die Hyposensibilisierung nicht nur als symptomatische Behandlung, sondern auch zur Immunmodulation und Asthmaprävention eingesetzt werden kann. Daraus ergibt sich die bislang eher theoretische Forderung, eine SIT möglichst frühzeitig nach Manifestation der allergischen Symptomatik zu beginnen.

89.4.4 Urtikaria (Nesselsucht)

Mit einer Lebenszeitprävalenz von 20–25 % ist die Urtikaria eine der häufigsten Erkrankungen überhaupt. Sowohl eine akute (einzelne oder mehrere Quaddeln, die innerhalb von 24 h verschwinden) als auch eine chronisch Urtikaria (anhaltende Beschwerden länger als 6 Wochen) können sich bereits im Säuglingsalter entwickeln.

Bei atopisch veranlagten Kindern sind akute Schübe von Nesselsucht und/oder Quincke-Ödem oft Ausdruck einer Nahrungsmittelallergie, während sich für die chronisch spontane Urtikaria (CSU: Persistenz von mehr als 6 Wochen, keine bekannten physikalischen Auslöser) in der Regel keine allergischen Triggerfaktoren nachweisen

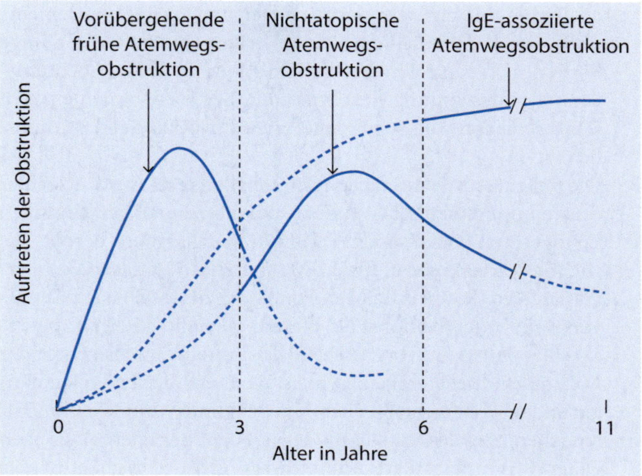

◘ **Abb. 89.4** Unterschiedliche Verlaufsformen der rekurrierenden Atemwegsobstruktion im Kindesalter. (Mod. nach Stein et al. 1997)

lassen. Die Pathogenese der CSU ist bisher nicht vollständig verstanden, hängt jedoch letztlich mit einer erleichterten Aktivierung von Mastzellen und konsekutiven Histaminfreisetzung ab. Histologisch zeigt sich ein perivaskuläres, nicht nekrotisierendes mononukleäres Zellinfiltrat, was zumindest bei einem Teil der Patienten auf einen Autoimmunprozesses weist. Der sog. autologe Serumtest weist bei diesen Patienten das Vorhandensein von Auto-Antikörpern nach, die gegen IgE-Antikörper oder IgE-Rezeptoren gerichtet sind und darüber eine Mastzellaktivierung induzieren.

Abzugrenzen hiervon ist das hereditäre Angioödem (HAE) als Folge einer unzureichenden Funktion des C1-Esterase-Inhibitors.

89.4.5 Nahrungsmittelallergien

Allergische Reaktionen auf Nahrungsmittel sind im Kindesalter in der Regel durch IgE-Antikörper vermittelt und manifestieren sich an der Haut (periorales Exanthem, Urtikaria, Ekzemschub), am Gastrointestinaltrakt (Erbrechen, Koliken, Diarrhö) und an den Atemwegen (Rhinitis, Atemnot, Husten, Globusgefühl). Die Prävalenz von Nahrungsmittelallergien ist besonders in den ersten Lebensjahren hoch. Etwa 5 % aller Kinder werden zu irgendeinem Zeitpunkt mit den Symptomen einer allergischen Nahrungsmittelallergie auffällig. Die Langzeitprognose einer infantilen Nahrungsmittelallergie ist u. a. von der Art des Allergens als Auslöser abhängig. Im Laufe des Kindesalters lassen sich drei Formen der Nahrungsmittelallergie unterscheiden:

1. Beim transienten (infantilen) Typ der Nahrungsmittelallergie werden IgE-vermittelte Reaktionen in der Regel durch Hühnerei, Kuhmilch, Weizen oder Soja ausgelöst. Sie können sich an Haut, Atemwegen und Gastrointestinaltrakt manifestieren. Eine strikte Eliminationsdiät mit entsprechendem Ersatz (z. B. Aminosäurelösung statt Kuhmilch) über mehrere Jahre ist aktuell immer noch Therapie der Wahl. Die Langzeitprognose ist gut: Prospektive Studien bei Kleinkindern mit Kuhmilchallergie haben ergeben, dass 50 % der Patienten nach 1 Jahr, 70 % nach 2 Jahren und 85 % nach 3 Jahren eine klinische Toleranz entwickelt haben.
2. Bei den IgE-vermittelten, mitunter lebensbedrohlichen Reaktionen gegen Erdnüsse, Baumnüsse, Fisch oder Meeresfrüchte, die sich oft erst zwischen dem 3. und 7. Lebensjahr manifestieren, spricht man von der persistierenden Form der Nahrungsmit-

telallergie mit nur sehr geringer Neigung zu Spontanremissionen. Auch hier stellt die strikte Allergenkarenz die gültige Form der Therapie dar, daneben sind aber Ernährungsberatung, Anaphylaxieschulung und Vorhalten der Medikamente gegen schwere anaphylaktische Reaktionen („Notfall-Set") erforderlich.

3. Die pollenassoziierte Nahrungsmittelallergie ist Ausdruck einer echten immunologischen Kreuzreaktivität, die auf gemeinsamen Epitopen von Pollen- und Nahrungsmittelallergenen beruht. Die wichtigste klassische klinische Manifestation ist das orale Allergiesyndrom (Juckreiz im Mund und Rachenbereich nach Genuss von Kern- oder Steinobst bei Birkenpollenallergikern, Kreuzreaktivität der weit verbreiteten PR-10-Proteine). Diese Form der Nahrungsmittelallergie folgt meist einer etablierten Pollenallergie und wird dementsprechend im Säuglings- und Kleinkindalter selten beobachtet. Die moderne Form der allergologischen Diagnostik (molekulare Allergiediagnostik) ermöglicht bereits im Serum den Nachweis einer Sensibilisierung gegen eben diese gemeinsamen Pflanzenproteine oder aber gegen Speicher- und Lipidtransferproteine der Nahrungsmittel, die eher mit gefährlichen anaphylaktischen Reaktionen assoziiert sind.

Eosinophile Gastroenteritis Eine Sonderform stellt die eosinophile Gastroenteritis dar, bei der es nach Exposition mit spezifischen Nahrungsmitteln isoliert zu einer ebenfalls meist IgE-vermittelten und durch eosinophile Infiltrate gekennzeichneten Reaktion der Mukosa vor allem des Dünn- und Dickdarms kommt, die sich bis in die Muscularis und Serosa ausbreiten kann. Pathogenetisch wird eine direkte Schädigung des Schleimhautepithels durch das MBP aus den eosinophilen Granulozyten vermutet. Untersuchungen zu Langzeitverläufen liegen bisher nicht vor.

89.4.6 Anaphylaxie

Unter Anaphylaxie (aus dem Griechischen: „Schutzlosigkeit") versteht man eine lebensbedrohliche systemische Reaktion, die auf einer Allergie vom Typ-I (IgE-vermittelte Sofortreaktion) oder Typ-III (Immunkomplexreaktion) beruht (▶ Abschn. 89.1). Auslöser für anaphylaktische Reaktionen im Säuglings- und Kleinkindalter sind insbesondere Nahrungsmittel (Erdnüsse, Baumnüsse, Fische, Meeresfrüchte etc.), Medikamente (Insulin, Antibiotika) oder Insektengifte (Biene, Wespe). Neben den klassischen IgE-vermittelten Reaktionen können auch Anaphylaxie-ähnliche Symptome („pseudoallergische", anaphylaktoide Reaktionen) z. B. durch Röntgenkontrastmittel oder nichtsteroidale antiinflammatorische Medikamente (z. B. Acetylsalicylsäure) auftreten, bei denen eine IgE-vermittelte Pathogenese nicht nachgewiesen werden konnte.

89.4.7 Insektengiftallergie

Die Prävalenz einer Insektengiftallergie liegt in der allgemeinen Bevölkerung bei 0,4–3 %. Etwa ein Drittel der Insektengiftallergiker haben sonstige atopische Manifestationen. Im Kindesalter weisen leichtere Reaktionen gegenüber Insektengift (Urtikaria oder verstärkte Lokalreaktionen, Grade 0–I) oft auf einen langfristig günstigen Verlauf mit einer Spontanremission nach einigen Jahren hin. Das größte Risiko einer lebenslangen schweren und potenziell lebensbedrohlichen Insektengiftallergie tragen Kinder, die bereits frühzeitig anaphylaktische Episoden mit Beteiligung der unteren Atemwege oder des Herz-Kreislauf-Systems (Grad III–IV) entwickelt haben.

Der natürliche Krankheitsverlauf kann durch eine frühzeitig eingeleitete SIT mit gereinigtem Insektengift über mindestens 3 Jahre deutlich verbessert werden, etwa 75–85 % der bienengiftallergischen und etwa 90–95 % der wespengiftallergischen Patienten sind vor einer systemischen Reaktion auf einen erneuten Stich hierdurch geschützt. Bei Kindern mit ausschließlich die Haut betreffenden systemischen Stichreaktionen kann auf eine SIT verzichtet werden.

89.5 Allergiediagnostik und Therapie im Kindesalter

Diagnostik

Anamnese Die erste und wichtigste Maßnahme bei Kindern mit einer möglicherweise allergisch bedingten Krankheit ist die sorgfältige Erhebung einer Familienanamnese. Atopische Erkrankungen bei Verwandten ersten Grades sind ein bedeutender Risikofaktor für die Manifestation einer Allergie bei Kindern. Das Risiko für das Auftreten derselben Erkrankung wie bei den Eltern (z. B. Eltern mit Asthma, Kind mit Asthmarisiko) ist dabei ausgeprägt. Bei der Eigenanamnese sind die besonderen Triggerfaktoren (Jahres- und Tageszeiten, besondere Orte oder Ortswechsel, Nahrungsmittel, Tierkontakt, körperliche oder seelische Belastung etc.) ebenso wie die genauen Krankheitszeichen (kutane, gastrointestinale, respiratorische oder systemische Reaktionen) sorgfältig zu evaluieren.

Laboruntersuchungen Prinzipiell können Laboruntersuchungen (allergenspezifischer IgE-Nachweis im Serum) ebenso wie Hautteste schon ab dem Säuglingsalter durchgeführt werden. Bei Säuglingen und Kleinkindern, insbesondere bei der Suche nach Nahrungsmittelunverträglichkeiten, stellt der IgE-Test die einfachere und umfangreichere Methode dar. Durch den Einsatz der modernen molekularen Allergiediagnostik ist heute eine Aufschlüsselung der spezifischen Allergene möglich. Für die Bestimmung des Gesamt-IgE im Serum wurden Perzentilen für das Vorschulalter etabliert, die das Ausmaß einer Atopie anzeigen können. Für die spezifische Allergiediagnostik kommt der Gesamt-IgE-Bestimmung nur dann diagnostische Bedeutung zu, wenn stark erhöhte Gesamt-IgE-Konzentrationen eine ausgesprochen polyvalente Sensibilisierung erklären können.

Haut-/Provokationstests Bei älteren Kindern und der Verwendung von Prick-Tests mit Nahrungsmittelallergenen sollten frische Nahrungsmittel verwendet werden (sog. Prick-to-prick-Methode), da die Qualität der kommerziellen Nahrungsmittelallergenextrakte nicht befriedigend ist. Die Messung nahrungsmittelspezifischer IgG-Antikörper ist ohne klinischen Aussagewert und somit verzichtbar.

Der Atopy-Patch-Test, ein Epikutantest zur Messung von Typ-IV-Reaktionen (▶ Abschn. 89.1), kann als Ergänzung für besondere Allergene (Hausstaubmilben, Nahrungsmittel) eingesetzt werden, insbesondere bei Kindern mit atopischer Dermatitis. Der klassische Epikutantest sollte bei Jugendlichen mit der Frage nach Kontaktallergie (Nickel, Kosmetika etc.) eingesetzt werden.

Provokationstests (konjunktival und nasal) sollten bei Frage der klinischen Relevanz einer spezifischen Sensibilisierung insbesondere vor Beginn einer SIT und bei diskrepanten Befunden zwischen Anamnese, Hauttest und In-vitro-Test eingesetzt werden. Bronchiale Allergen-Provokationen sollten wegen des Risikos von höhergradigen anaphylaktischen Reaktionen, wenn überhaupt, nur in klinischen Studien zum Einsatz gelangen.

Bei Verdacht auf eine Nahrungsmittelallergie sind orale Provokationstests (goldener Standard: doppelblinde, plazebokontrollierte Nahrungsmittelprovokation, DBPCFC) für die Diagnosestellung erforderlich, da für die Diagnose anamnestische Hinweise oder der Nachweis einer Sensibilisierung meist nicht hinreichend sind. Nur bei nachgewiesener spezifischer Sensibilisierung und einer eindeutigen rezenten Anamnese mit allergischen/anaphylaktischen Reaktionen nach Einnahme des spezifischen Nahrungsmittels sollte hierauf verzichtet werden.

Lungenfunktion Bei Kindern mit Asthma bronchiale sind Lungenfunktionsmessungen sowohl für die Diagnostik als auch für die Verlaufskontrolle von ausschlaggebender Bedeutung (▶ Kap. 157).

Therapie Die frühzeitige Diagnostik und Einleitung therapeutischer Maßnahmen hat für den Langzeitverlauf der allergischen Krankheit größte Bedeutung. Vielfach kann die Therapie nach Diagnosestellung durch den hausärztlich tätigen Kinderarzt durchgeführt werden. Bei starken Symptomen oder unklaren Therapieoptionen sollte ein pädiatrischer Allergologe zu Rate gezogen werden, bei polymorbiden Patienten mit schlechter Symptomkontrolle oder komplizierten Verläufen (z. B. schweres Asthma, schwere Nahrungsmittelallergie) kann ein übergeordnetes Zentrum involviert werden („3-Stufen-Konzept" der Versorgung). Insbesondere bei atopischen Kindern mit Komorbidität (Asthma, allergische Rhinitis, atopische Dermatitis und Nahrungsmittelallergie) ist eine ganzheitliche Therapie von hoher Bedeutung. Das Behandlungskonzept hängt vom Alter des Patienten und der Krankheitsmanifestation ab, basiert aber grundsätzlich immer auf folgenden 4 Säulen:

Triggervermeidung Bekannte und versteckte Allergenquellen müssen identifiziert und minimiert und andere auslösende Faktoren wie bakterielle Superinfektion bei AE oder virale Infekte bei Asthma müssen berücksichtigt werden. Notwendige Diäten müssen in enger Absprache mit einer Ernährungsfachkraft nach Diagnose einer klinisch relevanten Nahrungsmittelallergie verschrieben und nicht sinnvolle Diäten in jedem Falle vermieden werden. Bei allergischen Erkrankungen der Atemwege ist die Vermeidung von Innenraumallergenen (Tierhaare, Milbenallergene, Schimmel) von großer Bedeutung, da hierdurch die medikamentöse Behandlung optimiert und manchmal sogar vermieden werden kann. Sanierungsmaßnahmen sind für eine Reihe von Innenraumallergenen etabliert. Die passive Tabakrauchexposition sollte im häuslichen Bereich komplett vermieden werden, da sie einen der größten Risikofaktoren für die Entstehung von Asthma und Exazerbationen darstellt.

Schulung Eltern, Betreuer und betroffene Patienten müssen frühzeitig in die Behandlung eingebunden werden, um die Krankheitseinsicht zu verbessern und Therapieadhärenz und Compliance der betroffenen Kinder zu fördern. Schulungskonzepte für das kindliche Asthma bronchiale, die atopische Dermatitis und Anaphylaxie wurden entwickelt und systematisch evaluiert. Ihr Ziel ist es, den betroffenen Patienten und ihren Familien ein hohes Maß an Autonomie und Selbstständigkeit aufgrund eines guten Informationsstandes zu ermöglichen.

Medikamentöse Behandlung Die antiallergische Therapie basiert im Wesentlichen auf folgenden Medikamentengruppen:

- H1-Antihistaminika: Nichtsedierende H1-Antihistaminika der 3. Generation, z. B. Cetirizin, Desloratadin und Fexofenadin, haben sich bei der Behandlung der allergischen Rhinitis und der Urtikaria als wirksam erwiesen. Sie zeichnen sich durch ein besonders gutes Sicherheitsprofil aus. Bei AD zeigen die meisten kontrollierten Studien mit nichtsedierenden Antihistaminika nur mäßige Juckreizreduktion. Ein deutlicher therapeutischer Effekt auf den Hautzustand konnte nicht abgeleitet werden. Ältere Präparate sollten wegen der sedierenden Nebenwirkungen und Beeinträchtigung des Schlafprofils grundsätzlich gar nicht eingesetzt werden.
- Topische Kortikosteroide: Topische Kortikosteroide werden für Asthma bronchiale (inhalative Kortikosteroide: ICS) und die allergische Rhinitis (als Nasenspray) eingesetzt, wobei sie in der Regel zumindest in der spezifischen Saison täglich im Sinne einer antientzündlichen Dauertherapie verwendet werden. Topische Kortikosteroide (Budesonid, Fluticason, Mometason etc.) sind das derzeit wirksamste Prinzip einer antiinflammatorischen Medikation des Asthmas, bewirken jedoch keine Heilung. Wesentliche Nebenwirkungen sind hier lokale Pilzinfektionen bei falscher Inhalationstechnik und Einbußen im Längenwachstum bei langjährigem, mittel- bis hochdosiertem Gebrauch.
  Auch für die Behandlung des AE stellen topische Steroide (Hydrocortison, Mometasonfuroat, Methylprednisolon u. a.) die wichtigste Stoffklasse zur antientzündlichen Therapie dar und werden insbesondere bei akuter Exazerbation über mehrere Tage und bei sehr schweren Verläufen auch über mehrere Wochen angewandt. Hierbei ist auf die irreversible Schädigung der Haut im Sinne einer Atrophie zu achten.
- Systemische Kortikosteroide: Die wirksamste Medikation für die Behandlung akuter Asthma-Exazerbationen sind systemische Kortikosteroide. Wegen ihrer Nebenwirkungen (Glukoseintoleranz, Gewichtszunahme, Wachstumshemmung, Blutdruckerhöhungen, Katarakt, Immunsuppression, Nebennierenrindensuppression) sind sie in der niedrigsten möglichen Dosis und möglichst kurz einzusetzen.
- Leukotrienantagonisten: Montelukast, ein oraler Leukotrien-Rezeptorantagonist (LTRA), zeichnet sich durch eine milde antiinflammatorische und bronchodilatatorische Eigenschaften aus. Bei der Dauertherapie des leichten bis mittelschweren Asthma bronchiale, insbesondere auch des Belastungsasthmas, ist er ein wichtiges Therapieprinzip, besonders in Kombination mit inhalativen Kortikosteroiden.
- Kurz- bzw. rasch wirksame β-2-Sympathomimetika (short bzw. rapid acting beta agonists SABA/RABA): SABA/RABA werden intermittierend im Sinne eines Bedarfsmedikaments bei Asthma bronchiale sowie präventiv zur Vorbeugung von belastungsabhängiger Obstruktion bei Sportasthma eingesetzt.
- Langwirksame β-2-Sympathomimetika (long acting beta agonists: LABA): Bei mittelschwerem bis schwerem Asthma bronchiale stehen sie in Kombination mit inhalativen Kortikosteroiden für die Dauertherapie zur Verfügung und können dazu beitragen, die Dosis inhalativer Kortikosteroide zu vermindern und die Symptomkontrolle zu verbessern.
- Topische Calcineurininhibitoren: Pimecrolimus und Tacrolimus sind Makrolaktame, die die Freisetzung proinflammatorischer Zytokine aus T-Zellen vermindern können. Als topische Medikamente für die Behandlung der atopischen Dermatitis sind sie ab dem 3. Lebensjahr zugelassen und ergänzen den Einsatz von topischen Kortikosteroiden. Bei subakuten Verläufen können sie intermittierend im Sinne einer „proaktiven Intervalltherapie" eingesetzt werden und helfen so, das Entzündungsniveau und somit den Steroidbedarf gering zu halten.
- Anti-IgE-Antikörper: Mehr als 90 % der Kinder mit allergischen Atemwegserkrankungen zeigen IgE-vermittelte allergische Reaktionen. Omalizumab, ein rekombinanter humanisierter monoklonaler Antikörper gegen IgE, ist für die Behandlung von Jugendlichen und Kindern ab 6 Jahren mit

schwerem allergischem Asthma bronchiale zugelassen, welche unter Standardtherapie mit ICS/LABA keine ausreichende Symptomkontrolle erreichen und/oder gehäuft exazerbieren. Omalizumab wirkt allergenunspezifisch, somit auch bei polyvalenter Allergie, und wird subkutan injiziert. Eine Zulassung für die Behandlung von zunächst erwachsenen Patienten mit chronisch spontaner Urtikaria wird für 2013 erwartet.

- Epinephrin (Adrenalin): Die meisten anaphylaktischen Reaktionen bei Kindern treten außerhalb von Arztpraxen oder Kliniken auf. Die vordringlichste Erste-Hilfe-Maßnahme bei beginnendem anaphylaktischem Schock ist die intramuskuläre Injektion von Epinephrin durch Patienten oder deren Betreuungspersonen. Gefährdete Personen und ihre Betreuer sind entsprechend zu schulen und mit entsprechenden Notfallmedikamenten zu versorgen. Besonders gefährdet sind Patienten mit persistierender Nahrungsmittelallergie gegen Erdnüsse und Baumnüsse und Patienten mit vorbestehendem Asthma bronchiale.

Allergenspezifische Immuntherapie/Hyposensibilisierung (SIT) Die einzige verfügbare kausale Therapie allergischer Atemwegserkrankungen und der Insektengiftallergie ist die spezifische Immuntherapie. Ziel ist es, durch subkutane oder sublinguale Verabreichung von unterschwelligen Allergenmengen in steigender Dosierung über mehrere Jahre (in der Regel 3 Jahre) einen Zustand der (klinischen und/oder immunologischen) Toleranz gegenüber dem spezifischen krankheitsauslösenden Allergen herzustellen. Eine Langzeittherapie dieser Art kann den natürlichen Langzeitverlauf eindeutig günstig beeinflussen und bei allergischen Rhinitikern die Neumanifestation eines allergisch bedingten Asthmas bronchiale ebenso wie die Neusensibilisierung gegen weitere Allergene signifikant reduzieren. Ergebnisse aus klinischen Studien zur oralen Immuntherapie (OIT) bei Nahrungsmittelallergie sind vielversprechend, aber aufgrund der häufigen Nebenwirkungen noch nicht geeignet, in die klinische Routine zu übertragen.

Prävention Maßnahmen der primären Allergie- und/oder Asthmaprävention (zum Erhalt der Gesundheit) beinhalten die Vermeidung der Aktiv- und Passivtabakrauchexposition (besonders in der Schwangerschaft), die Vermeidung eines schimmelpilzfördernden Innenraumklimas, die Minimierung der Exposition gegenüber Luftschadstoffen des Innen- und Außenraums, das Beachten einer ausgewogenen und nährstoffdeckenden Ernährung in Schwangerschaft und Stillzeit und im 1. Lebensjahr, die Durchführung der Schutzimpfungen nach STIKO-Empfehlungen, die Vermeidung von Übergewicht und das ausschließliche Stillen in den ersten 4 Lebensmonaten.

Bei Säuglingen mit erhöhtem Allergierisiko sollte, falls das Stillen nicht möglich ist, in den ersten 4 Lebensmonaten eine hypoallergene Formula verabreicht werden. Das Halten von felltragenden Haustieren ist nicht mit einem erhöhten Risiko für die Entstehung von Allergie/Asthma verbunden, sollte aber bei nachgewiesener Sensibilisierung gegen Tierepithelien unbedingt vermieden werden.

Maßnahmen zur Sekundärprävention (zur Früherkennung und damit rechtzeitigen Behandlung) sind Interventionen wie die Beseitigung von Innenraumallergenen (Haustiere, Milben) oder eine frühzeitig applizierte spezifische Immuntherapie. Über den langfristigen Effekt derartiger Interventionen kann heute eine abschließende Bewertung nicht vorgenommen werden.

Literatur

Aydogan M, Ozen A, Akkoc T et al (2013) Risk Factors for Persistence of Asthma in Children: 10 Year Follow-up. J Asthma 50:938–944 (Epub ahead of print)

Boyce JA, Assa'ad A, Burks AW et al (2010) Guidelines for the diagnosis and management of food allergy in the United States: report of the NIAID-sponsored expert panel. J Allergy ClinImmunol 126(6):1–58. doi:10.1016/j.jaci.2010.10.007.

Calderon MA, van Gerth Wijk R, Eichler I et al (2012) European Academy of Allergy and Clinical Immunology. Perspectives on allergen-specific immunotherapy in childhood: an EAACI position statement. Pediatr Allergy Immunol 23(4):300–306. doi:10.1111/j.1399-3038.2012.01313.x.

Illi S, von Mutius E, Lau S et al (2004) The natural course of atopic dermatitis from birth to age 7 years and the association with asthma. J Allergy Clin Immunol 199:103

Muche- Borowski C, Kopp M, Reese I et al (2010) Allergy prevention. J Dtsch Dermatol Ges 8(9):718–724. doi:10.1111/j.1610-0387.2009.07313.x

Ober C, Yao TC (2011) The genetics of asthma and allergic disease: a 21st century perspective. Immunol Rev 242(1):10–30. doi:10.1111/j.1600-065X.2011.01029.x

Papadopoulos NG, Arakawa H, Carlsen KH et al (2012) International consensus on (ICON) pediatric asthma. Allergy 67(8):976–997. doi:10.1111/j.1398-9995.2012.02865.x

Przybilla B, Ruëff F, Walker A (2011) Diagnose und Therapie der Bienen- und Wespengiftallergie. Allergo J 20:318–339

Schmitz R, Atzpodien K, Schlaud M (2012) Prevalence and risk factors of atopic diseases in German children and adolescents. Pediatr Allergy Immunol 23(8):716–723. doi:10.1111/j.1399-3038.2012.01342.

Zuberbier T, Aberer W, Brockow K et al (2011) Klassifikation und Diagnostik derUrtikaria – deutschsprachige Versionder internationalen S3-Leitlinie. Allergo J 20:249–258

Zuberbier T, Aberer W, Brockow K et al (2011) Therapie der Urtikaria – deutschsprachige Version der internationalen S3-Leitlinie. Allergo J 20:259–276

XIII Infektionskrankheiten

90 Prinzipien der Infektiologie

H.-J. Schmitt

Infektionskrankheiten unterscheiden sich von allen anderen Krankheiten dadurch, dass sie nach einem Kontakt und aus der daraus resultierenden Auseinandersetzung zweier Lebewesen entstehen – dem Menschen („Wirt") auf der einen und dem Mikroorganismus („ungebetener Gast") auf der anderen Seite. Verschiedene Fachdisziplinen haben im Lauf des letzten Jahrhunderts die 3 genannten Aspekte – Mikroorganismen, Makroorganismen und Kontaktmuster – erforscht und sich dabei voneinander abgegrenzt. Im Laborbereich beschäftigt sich die medizinische Mikrobiologie mit den Mikroorganismen, die Immunologie mit den Makroorganismen. Die Hygiene untersucht die Kontaktmuster zwischen (meist ungebetenem) Gast und Wirt mit dem Ziel, Methoden zu entwickeln, die eine Übertragung des Erregers auf den Wirt verhindern. Daraus hat sich vor allem in den angelsächsischen Ländern die Infektionsepidemiologie entwickelt, welche die Regeln der Verbreitung von Infektionskrankheiten und ihren Erregern erforscht. Infektiologen haben spezielle Kenntnisse auf jedem der 4 vorgenannten Fachgebiete und betreuen zumindest im nichtdeutschsprachigen Ausland als Ärzte für Kinderheilkunde oder innere Medizin eigenverantwortlich Patienten mit Infektionskrankheiten.

Definitionen

Kontakt, Übertragung Der Makroorganismus begünstigt durch Verhaltensweisen den Kontakt mit einem Mikroorganismus. Daraus resultieren die in ◘ Abb. 90.1 definierten Arten ihrer Beziehung zu einander. Der Begriff „Infektionsmodus" beschreibt den Weg des Eindringens eines Mikroorganismus in den Wirt. Dies geschieht auf folgenden Wegen:

- direkt durch Berührung, erregerhaltige Tröpfchen (Abstand meist <1 m), Biss oder Trauma oder
- indirekt über Gegenstände (z. B. Nahrung, Wasser, Transfusion, Transplantation, Spielzeug etc.), andere Lebewesen (Vektoren; „mechanisch" oder nach Erregervermehrung im Vektor) oder über die Luft.

In der amerikanischen Literatur fasst man die verschiedenen Übertragungswege pragmatisch zusammen, wenn sie nach dem gleichem Muster ablaufen und daher auch durch gleiche Maßnahmen verhindert werden können. Danach gibt es folgende Erreger-Übertragungen:

- von Mensch zu Mensch,
- über die Luft,
- über Wasser,
- über Nahrungsmittel,
- über andere Lebewesen.

Welche Folgen der Kontakt zwischen Mikro- und Makroorganismus im Einzelfall hat, ob eine Krankheit resultiert, wie diese konkret aussieht und wie schwer sie verläuft, hängt von Faktoren auf der Seite des Wirts wie auch von Faktoren auf der Seite des „ungebetenen Gastes" ab. Der Mensch lebt zwar in ständigem Kontakt mit einer Vielzahl von Mikroorganismen, doch ist die Anzahl der resultierenden Infektionskrankheiten im Vergleich zur Häufigkeit der Kontaktereignisse extrem niedrig. Die Erklärung für diese Beobachtung liegt darin, dass einerseits der Mensch über eine natürliche Resistenz gegen die meisten Mikroorganismen verfügt und dass andererseits nur wenige Mikroorganismen pathogene Eigenschaften für den Menschen haben.

Die meisten Kontakte bestehen nur kurzfristig und lösen weder beim Wirt noch beim „Gast" irgendwelche Reaktionen aus. Gründe für diese „gegenseitige Interesselosigkeit" sind meist einfache physikalische oder chemische Tatbestände, etwa mikrobielle Temperaturbedürfnisse, die außerhalb des „menschlichen Bereichs" von 36,5–38,0 °C liegen, oder ein unterschiedliches Redoxpotenzial.

Anfälligkeit und Empfänglichkeit des Wirts Einige Mikroorganismen haben die Fähigkeit, im oder am Menschen Fuß zu fassen, ihn zu kolonisieren, ohne dass es dabei zu einer wie immer gearteten Abwehrreaktion des Makroorganismus kommt (◘ Tab. 90.1). Andere Mikroorganismen können eine immunologische Abwehrantwort des Makroorganismus hervorrufen, z. B. die Produktion von spezifischen Antikörpern, dies definiert eine Infektion. Infektionen verlaufen entweder inapparent, also asymptomatisch oder aber sie gehen mit Krankheitszeichen einher (= Infektionskrankheit, = apparente oder symptomatische Infektion). Mikroorganismen, die bei Empfänglichen Krankheit hervorrufen können, nennt man pathogene Mikroorganismen. Lösen sie hingegen nur bei „immunologisch bedingter Abwehrschwäche" die Krankheit aus, werden sie als Opportunisten bezeichnet. Fakultativ pathogene Mikroorganismen können nur unter „besonderen physiologischen Umständen" Krankheit hervorrufen. So ist E. coli der dominierende Aerobier im Darm, doch eine Krankheit entsteht nur dann, wenn das Bakterium z. B. an eine normalerweise sterile Körperstelle „verschleppt" wird (Meningitis bei Liquorfistel; Pyelonephritis bei Reflux etc.). Mit Virulenz bezeichnet man individuelle, stammspezifische Eigenschaften eines Erregerisolats, die zu einem besonders schweren Krankheitsverlauf führen.

Selbst die Übertragung eines pathogenen und hoch virulenten Stamms einer Erregerspezies führt also nur dann zu einer Infektionskrankheit, wenn der Wirt empfänglich ist (über keinen Immunschutz verfügt) oder aber wenn er ein anatomische oder physiologische Besonderheit (Disposition) aufweist, die zu Krankheit disponiert (etwa einen Reflux bei der Miktion).

Nach einer ersten, überstandenen Infektion – oder beispielsweise auch nach einer Impfung – ist ein Mensch häufig nicht mehr für einen Erreger empfänglich. Verantwortlich dafür ist der Aufbau einer erregerspezifischen Abwehrreaktion – Immunantwort, wie etwa eine ausreichende Konzentration neutralisierender (=funktionaler) Antikörper oder die Bereitstellung spezifischer T-Zellen, die den eindringenden Mikroorganismus zerstören. Viele Infektionskrankheiten hinterlassen allerdings keine „zuverlässige Immunität", weswegen wiederholte Infektionen möglich sind. Klassische Beispiele sind Tetanus, Diphtherie, oder invasive Hib-Infektionen. Die wiederholte Auseinandersetzung mit einem Mikroorganismus kann auch zu einem (natürlichen) Boostereffekt führen, der das Abwehrpotenzial

G.F. Hoffmann, M.J. Lentze, J. Spranger, F. Zepp (Hrsg.), *Pädiatrie*,
DOI 10.1007/978-3-642-41866-2_90,

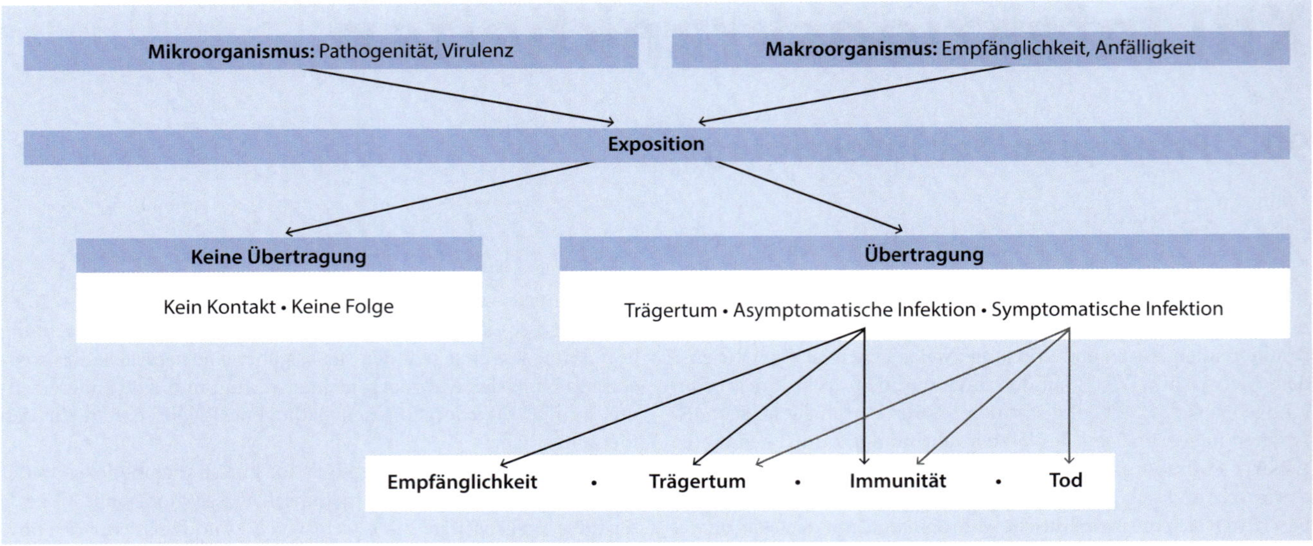

Abb. 90.1 Mögliche Folgen eines Kontakts zwischen „ungebetenem Gast" und Wirt

des Wirts weiter erhöht oder über einen längeren Zeitraum hinweg aufrecht erhält (Abb. 90.1).

Die Empfänglichkeit für apparente Mikroorganismen ist im Wesentlichen durch das Immunsystem des Makroorganismus (vorangegangene Infektionen; Impfungen) bestimmt. Der Begriff Anfälligkeit beschreibt im Gegensatz dazu die genetisch bedingte Disposition, nach Exposition gegenüber einem Mikroorganismus mit höherer Wahrscheinlichkeit als der Durchschnitt der Bevölkerung eine Infektionskrankheit zu erleiden. Zum Beispiel sind afro-amerikanische Kinder oder auch Kinder von Alaska-Indianern empfänglicher für Infektionskrankheiten durch bekapselte Bakterien, etwa Haemophilus influenzae Typ b oder Pneumokokken, als Kinder europäischer Abstammung.

Während die Genetik der mikrobiellen Pathogenität und Virulenz gut untersucht ist, sind die genetischen Ursachen der Disposition (Immungenetik) erst durch neuer Entdeckungen wie die der „toll-like receptors" möglich geworden und Gegenstand aktueller Forschung. In der Umgangssprache werden unter dem Begriff „Anfälligkeit" noch weitere Determinanten der Entstehung apparenter Infektionen hinzugefügt, etwa der Ernährungsstatus, das Alter, sozioökonomische Faktoren oder das Geschlecht. Zweifellos sind Unterernährung, hohes Alter, Armut und auch Zusammenleben vieler Menschen auf engem Raum Ursachen z. B. der Tuberkulose. Letztendlich bedingen diese Faktoren aber eine erhöhte Exposition gegenüber dem ursächlichen Erreger und andererseits reduzieren sie bekanntermaßen die T-Zell-Immunität, so dass nicht die Anfälligkeit (=genetisch), sondern die Empfänglichkeit (Immunität) ursächlich ist. Sozio-ökonomische Faktoren sind demnach ohne Zweifel Ursache (causa) von Infektionskrankheiten, sollten aber begrifflich getrennt von Disposition und Empfänglichkeit aufgeführt werden.

Infektion und Immunität Die minimale Infektionsdosis gibt die Anzahl der Erreger an, die notwendig ist, um eine Infektion zu erzielen. Der angloamerikanische Begriff infectious pressure beschreibt die Häufigkeit der Exposition gegenüber einem Mikroorganismus und die Infektionsdosis (= Erregeranzahl oder -konzentration). Bei hohem Infektionsdruck wird es wahrscheinlicher, dass die Abwehr eines Wirtes „überrannt" wird und dass ggf. trotz Immunität eine Krankheit entsteht.

Der Begriff attack rate ist sprachlich falsch, denn gemeint ist damit nicht die „Anzahl der Angriffe" durch einen Erreger, sondern die Prozentzahl der Personen, die nach einer Exposition klinisch krank wird, mithin die Wahrscheinlichkeit eines erfolgreichen Angriffs. Der Begriff ist also irreführend, weil nicht jede Exposition (attack) zum Sieg des Erregers, also zur Infektionskrankheit, führt. Der im Deutschen verwendete Begriff „Manifestationsindex" ist exakter, wenn es denn auch im Einzelfall vom Untersucher abhängt, wie gut eine Exposition dokumentiert, mit welchen Methoden nach einer Infektion beziehungsweise nach Symptomen einer Krankheit gefahndet wird.

Nach einer Infektion kann ein Mensch sofort oder erst nach Jahren wieder für eine erneute Infektion durch den gleichen Erreger empfänglich sein. So kann ein Kleinkind wiederholt an einer Haemophilus-influenzae-b-Meningitis erkranken (Reinfektion), weil dieser Erreger in dieser Altersgruppe häufig keine langfristige, schützende Antikörperantwort induziert. Als Relaps (Rückfall) bezeichnet man das Wiederauftreten einer Infektionskrankheit durch den gleichen Erreger, z. B. nach inadäquater antibiotischer Therapie. Nach einer akuten Salmonellen-Infektion können die Erreger oft über lange Zeit hinweg ausgeschieden werden (Ausscheider), ohne dass Krankheitszeichen bestehen.

Typischerweise führt eine Erregerübertragung nur nach erster Infektion zu einer Krankheit, weil das Immunsystem des Wirts aktiv eine spezifische Abwehrleistung gegen den jeweiligen „Gast" generiert, die auch im Labor nachgewiesen werden kann. Der Wirt ist nun immun. Das klinisch messbare Korrelat der Immunität ist die Protektion, die im Rahmen klinischer Studien nachgewiesen wird. Immunität und Protektion beschreiben demnach das gleiche Phänomen, nämlich: keine Krankheit nach Erregerkontakt. Sie verwenden hierzu aber unterschiedliche Verfahren, nämlich entweder immunologische oder epidemiologische Methoden. Die beiden Methoden können durchaus diskrepante Ergebnisse liefern. So sind spezifische Antikörper gegen Pertussisantigen zwar eine Hinweis auf die immunologische Auseinandersetzung, nicht aber selbstverständlich auch der Nachweis für Protektion gegenüber Pertussis. Immunität und Protektion können möglicherweise lebenslang bestehen (Masern) oder zeitlich begrenzt sein (Pertussis).

Tab. 90.1 Definitionen in der Infektiologie

Begriff	Definition
Saprophyt	Mikroorganismus, der keine Krankheit hervorruft und meist auf totem Material lebt
Parasit	Mikroorganismus, der auf Kosten eines Wirts in diesem lebt
Kommensale	Mikroorganismus, der Haut und Schleimhäute kolonisiert, zur Normalflora gehören kann und dem Wirt keinen Schaden zufügt
Kolonisation	Besiedlung von Haut und Schleimhäuten durch einen Mikroorganismus, ohne dass daraus eine Immunreaktion oder gar eine Krankheit resultiert
Serielles Intervall, Generationszeit	Zeitraum zwischen dem ersten Auftreten von Symptomen einer Infektionskrankheit bei einem Infektiösen und dem Auftreten erster Krankheitszeichen bei einer empfänglichen Kontaktperson
Kontagiosität	Fähigkeit eines Mikroorganismus, von unbelebten Gegenständen auf Individuen oder andere Gegenstände überzugehen
Inkubationszeit	Zeitraum zwischen der Übertragung eines Mikroorganismus auf einen empfänglichen Wirt und dem Auftreten erster Krankheitssymptome
Latenzzeit	Zeitraum zwischen der Übertragung und dem Beginn der Ausscheidung übertragbarer Partikel (meist kürzer als die Inkubationszeit)
Präpatenz	Zeit zwischen der Übertragung eines Parasiten und dem Erscheinen erster Geschlechtsprodukte (z. B. Wurmeier)
Infektion	Fähigkeit eines Mikroorganismus, in/an einem Wirt Fuß zu fassen und eine spezifische Immunantwort auszulösen
Infektionskrankheit	Fähigkeit eines Mikroorganismus, neben einer Immunantwort auch eine klinische Symptomatik hervorzurufen
Infektiosität	Fähigkeit eines Mikroorganismus, von einem Lebewesen auf andere übertragen zu werden und dort eine Immunreaktion auszulösen
Persistenz, latente Infektion	Fähigkeit eines Mikroorganismus, über das Ende der klinischen Krankheitsperiode hinaus bei vorhandener Immunität weiterhin in einem Wirt zu überleben
Reaktivierung	Fähigkeit eines persistierenden (latent infizierenden) Mikroorganismus, unter günstigen Umständen (reduzierte Abwehrlage) erneut eine klinische Symptomatik hervorzurufen
Reservoir	Ökologische Nische, in der sich ein Erreger üblicherweise vermehrt
Quelle (source)	Gegenstand oder Lebewesen, der/das für die Übertragung eines Mikroorganismus verantwortlich ist
Zoonose	Krankheiten, deren Erreger üblicherweise ein Tierreservoir haben und die nur akzidentell auf den Menschen übertragen werden
Anthropozoonose	Infektionskrankheit, die bei Mensch und Tier auftritt
Epidemie	Zeitlich und örtlich gehäuftes („mehr als erwartet") Auftreten einer Infektionskrankheit; um Panik in der Bevölkerung zu vermeiden, wird heute meist der Begriff „Ausbruch" (outbreak) verwendet
Pandemie	Weltweite Epidemie
Endemie	Kontinuierliches, sporadisches Auftreten von Fällen einer Infektionskrankheit in einer Population ohne epidemische Häufung
Kontamination	Verunreinigung von Gegenständen mit Mikroorganismen
Stumme Feiung	Asymptomatische Infektion, die zur Immunität führt
Endogene Infektion	Infektionskrankheit, die unter besonderen Bedingungen durch ansonsten bloß kolonisierende Mikroorganismen hervorgerufen wird (z. B. Aktinomykose)
Exogene Infektion	Infektion durch nichtkolonisierende Mikroorganismen
Inzidenz	Anzahl der neu auftretenden (Infektions-)Krankheiten in einer Population pro Zeiteinheit
Prävalenz	Anzahl der Krankheitsfälle zu einem Zeitpunkt in einer Population
Primary case	Erster Patient, der eine von Mensch zu Mensch übertragbare Krankheit in eine Population bringt
Secondary case	Patienten, die sich beim Primary case infiziert haben
Indexfall	Erster Patient, durch den eine sich epidemisch ausbreitende Infektionskrankheit erstmals auffiel
Vektor	Tier, das einen Erreger auf Menschen übertragen kann
Reproductive rate (Ro)	Durchschnittliche Anzahl Empfänglicher, auf die ein Infektiöser einen Erreger überträgt

Morbidität, Mortalität und Letalität Der Begriff Morbidität beschreibt das Ausmaß an Krankheit, das ein Erreger in einer Population auslöst (Angaben meist pro 100.000 Menschen einer Population pro Jahr). Der Begriff Letalität beschreibt die Anzahl der durch eine Krankheit auftretenden Todesfälle, meist bezogen auf 100.000 Menschen einer Population pro Jahr. Der Begriff Mortalität nennt hingegen den Beitrag, den eine einzelne Krankheit zur Gesamtsterblichkeit in einer Population leistet (wiederum meist pro 100.000 Menschen einer Population pro Jahr). In Entwicklungsländern sind oft Morbidität, Letalität und Mortalität durch Infektionskrankheiten hoch, in Industrieländern bedingen Infektionskrankheiten meist nur eine hohe Morbidität, sind aber von geringer Bedeutung für die Mortalität.

Häufigkeiten Krankheitshäufigkeiten in einer Population werden mit den Begriffen Inzidenz und Prävalenz beschrieben. Die Inzidenz nennt die Anzahl der Neuerkrankungen an einer Krankheit in einem definierten Zeitraum in einer definierten Population (Angaben meist pro 100.000 Menschen pro Jahr). Die Prävalenz gibt die Anzahl der aktuell vorhandenen Krankheitsfälle in einer Population zu einem definierten Zeitpunkt an. Im ersten Fall werden demnach neue Fälle erfasst, im zweiten die aktuell in einer Population bekannten (vorhandenen) Fälle. Für beide Berechnungen ist es wichtig, dass exakte Falldefinitionen bestehen.

Kausalität Eine der Standardfragen der Infektionsepidemiologie ist die nach einem ursächlichen Zusammenhang zwischen 2 Ereignissen, z. B. ob ein bestimmter „Risikofaktor" mit einer Infektionskrankheit assoziiert ist oder ob ein Impfstoff vor einer Krankheit schützt. Es gibt 2 Begriffe, die diese Frage beantworten helfen, das relative Risiko und die Odds-Ratio:

- Das relative Risiko ist das Verhältnis der nach Exposition Erkrankten zur Gesamtzahl der Exponierten im Verhältnis zu den ohne Exposition Erkrankten zur Gesamtzahl der Nichtexponierten. Die Angabe des relativen Risikos bezieht sich jeweils auf die Gesamtpopulation. Diese ist in der Praxis aber meist unbekannt.
- Man berechnet daher statt des relativen Risikos die Odds-Ratio aus dem Verhältnis der exponierten Erkrankten und nichtexponierten Erkrankten zum Verhältnis exponierter Gesunder und nichtexponierter Gesunder. Die Odds-Ratio ist dann eine valide Abschätzung des relativen Risikos, wenn nur neu aufgetretene Fälle eingeschlossen werden, während prävalente Fälle unberücksichtigt bleiben. Außerdem darf die Auswahl von Fällen und Kontrollen nicht auf dem Expositionsstatus basieren.

Ein relatives Risiko oder eine Odds-Ratio mit einem 95 %-Konfidenzintervall >1,0 zeigen an, dass ein Risikofaktor mit einer Krankheit (oder einem anderen Ereignis) assoziiert ist. Ist dieser Wert <1,0, so „schützt" der untersuchte Faktor vor Krankheit. Auch ein hohes relatives Risiko kann klinisch bedeutungslos sein, etwa wenn die absolute Zahl von Krankheitsfällen sehr niedrig ist.

Ein confounder ist ein Faktor, der mit einem Risikofaktor für eine Krankheit einhergeht, ohne selbst Ursache der Krankheit zu sein. So ist z. B. das Merkmal „gelbe Finger" mit einem erhöhten Lungenkarzinomrisiko assoziiert, ohne dass Kausalität besteht. Ursache der „gelben Finger" ist das Rauchen von Zigaretten – einer bekannten Ursache für Lungenkrebs, die Verfärbung der Finger ist nur ein confounder. Unter dem englischen Begriff bias versteht man einen systematischen Fehler, der zu einer Verzerrung der Untersuchungsergebnisse führt.

Tests Die Diagnose einer Infektionskrankheit beruht oft auf der Anwendung mikrobiologischer Tests. Der Arzt sollte eine Vorstellung über die Sensitivität (= Verhältnis richtig-positiver Testergebnisse zur Zahl der Patienten mit einer Krankheit) und die Spezifität (= Verhältnis richtig-negativer Testergebnisse zur Gesamtzahl der Patienten ohne die jeweilige Krankheit) der von ihm angeforderten Untersuchungen haben. Idealerweise sollte auch der (positive oder negative) Vorhersagewert eines Tests bekannt sein. Der positive Vorhersagewert gibt an, wie wahrscheinlich ein Patient bei Vorliegen eines positiven Testergebnisses tatsächlich krank ist. Der negative Vorhersagewert gibt Auskunft darüber, wie wahrscheinlich ein negatives Testergebnis mit Abwesenheit der jeweiligen Krankheit einhergeht. Die Vorhersagewerte hängen ab von der Prävalenz der Krankheit in der untersuchten Population.

Dies soll an einem Beispiel erläutert werden: Kein Test hat eine Sensitivität und Spezifität von 100 %. Daher gibt es immer „falsch-positive" und „falsch-negative" Ergebnisse. Wendet man einen Test mit einer (extrem hohen) Sensitivität und Spezifität von jeweils 99 % in einer Population an, in der die „Testkrankheit" nicht vorkommt, so hat man zwar „nur" 1 % = 100 % – 99 % falsch-positive Ergebnisse, allerdings stuft man von 1 Mio. Testpersonen immerhin 10.000 fälschlicherweise als „krank" ein. Dies ist das Dilemma aller Screeningprogramme, was mittlerweile vielerorts zu deren Re-Evaluierung geführt hat.

Epidemien Der Basisreproduktionskoeffizient Ro gibt an, wie viele Personen einer Population ein infektiöser Mensch durchschnittlich infiziert. Ist Ro>1, so kommt es zu einer Epidemie, ist Ro<1, so wird die Krankheit stetig seltener, und ist Ro =1, so liegt eine endemische Situation vor. Ro kann man aus folgender Formel berechnen:

$$Ro = a \times k \times d$$

a: Wahrscheinlichkeit der Übertragung eines Erregers pro Kontakt (attack rate), k: Anzahl der Kontakte mit einem Infektiösen, d: Dauer der Infektiosität.

Aus der Formel lassen sich Maßnahmen zur Eindämmung einer Epidemie ableiten: Die attack rate (a) lässt sich reduzieren, indem man sich „mechanisch" schützt, etwa mit einer Gesichtsmaske, durch Verwendung eines Kondoms oder durch regelmäßiges Händewaschen. Die Anzahl von Kontakten (k) zu Infektiösen lässt sich durch Isolation reduzieren. Antibiotika können die Dauer der Infektiosität (d) eines Patienten reduzieren.

Kommt es zum Ausbruch einer Infektionskrankheit, so ist es Aufgabe des Infektionsepidemiologen, den ursächlichen Erreger und die Infektionsquelle ausfindig zu machen, um dann durch geeignete Maßnahmen die Infektionskette zu unterbrechen. Man definiert, was einen „Fall" ausmacht und sucht aktiv nach erkrankten Personen. Ein point source outbreak beginnt schlagartig mit einer großen Fallzahl, die dann auch rasch wieder abnimmt – z. B. Salmonellen-Gastroenteritis nach Genuss von Eiersalat auf einer Sommerparty. Ein continous source outbreak ist durch relativ niedrige Fallzahlen über einen längeren Zeitraum hinweg charakterisiert – z. B. Eisdiele mit einem „unhygienischen" Verkäufer, der Salmonellenausscheider ist. Ein konstantes Intervall zwischen einzelnen „Erkrankungswellen" spricht für eine Übertragung des ursächlichen Erregers von Mensch zu Mensch – z. B. Masernausbruch in einer Gemeinschaftseinrichtung mit ungeimpften Personen.

Alter, Geschlecht, geografische Aspekte und besondere Verhaltensweisen werden für jeden Patienten auf einem Fragebogen erfasst (z. B. Genuss bestimmter Nahrungsmittel, Gewohnheiten, Hobbys, Freizeitaktivitäten, Reisen oder – im Rahmen nosokomialer Infektionen – bestimmte Therapieformen). Im Rahmen einer Fallkontrolluntersuchung wird dann versucht herauszufinden, ob ein bestimmter Faktor mit einem erhöhten Infektionsrisiko assoziiert ist.

Diagnose Infektionskrankheiten lassen sich je nach Empfänglichkeit des Wirts und Pathogenität und Virulenz des Erregers in 3 Gruppen einteilen:

1. Krankheiten durch obligat pathogene Mikroorganismen, die für empfängliche (fast) immer klinisch manifest verlaufen (z. B. Pest, Pocken, Tollwut);
2. Krankheiten, die durch funktionelle Besonderheiten des Wirts entstehen (Otitis media: Tubenbelüftungsstörung im Kindesalter; Harnwegsinfektionen: Reflux; Cholezystitis: Gallensteine);
3. Krankheiten, die durch einen Immundefekt im engeren Sinne bedingt sind.

Die Diagnose einer Infektionskrankheit berücksichtigt sowohl die Pathogenität und Virulenz des Erregers als auch die individuelle Empfänglichkeit des Wirts. Sie besteht daher aus 3 Elementen:

- dem ursächlichen Erreger,
- dem infizierten Organ und
- der Grundkrankheit oder einer speziellen Expositionsanamnese.

Alle 3 Elemente müssen schlüssig zusammenpassen. Aus der Kenntnis von 2 Elementen kann man auf das dritte zurückschließen. Beispiel: Eine Pneumonie durch Pneumocystis carinii gibt es nahezu ausschließlich bei Menschen mit schwerem T-Zell-Defekt, etwa bei AIDS-Patienten, nach Knochenmarktransplantation oder bei Menschen mit einem angeborenen T-Zell-Defekt. Patienten mit Pneumonie durch Pseudomonas aeruginosa leiden entweder an einer schweren Neutropenie unter Chemotherapie wegen eines Malignoms oder aber an Mukoviszidose. Eine Zusammenstellung von Grundkrankheiten und den jeweils mit ihnen assoziierten Erregern findet sich in ◘ Tab. 90.2.

Die Vollständigkeit der Diagnose (Erreger + Organ + Grundkrankheit/Exposition) ist wichtig, weil die Kenntnis aller 3 Elemente die Therapie und auch die Prognose bestimmt. Eine Pseudomonas-aeruginosa-Pneumonie bei Neutropenie hat eine hohe Letalität, während die Prognose bei Mukoviszidose gut ist. Wird eine Pseudomonas-aeruginosa-Pneumonie bei Neutropenie überlebt, so sind Rezidive selten, während sie bei Mukoviszidose häufig auftreten.

Die Begriffe „Infekt der oberen Luftwege" oder gar nur „Infekt" sind keine Fachtermini und stellen keine Diagnosen dar. Sie sollten vermieden werden, weil die jeweils betroffenen Organe nicht genannt werden und weil daher die ursächlichen Erreger und somit mögliche Konsequenzen für eine weitere Diagnostik, Therapie und Prognose unbekannt bleiben. Eine Pharyngitis etwa kann durch Adenoviren bedingt sein, was sich oft durch die körperliche Untersuchung nach Dokumentation von zusätzlichen Symptomen – Pharyngitis + Konjunktivitis + Fieber = pharyngokonjunktivales Fieber – rein klinisch sichern lässt. Ein Rachenabstrich ist in solchen Fällen nicht indiziert. Eine Pharyngitis/Tonsillitis mit Hepatosplenomegalie lenkt den Verdacht auf eine Mononukleose: zur Erregerdifferenzialdiagnose gehören dann EBV, CMV, Toxoplasma gondii, HHV-6 und – eben auch – das HIV, weswegen je nach Situation eine gezielte weitere Anamnese und Diagnostik notwendig ist.

Therapie Der verbreitete Begriff „Antibiose" bedeutet wörtlich „gegen das Leben" und verbietet sich damit von selbst. Ähnlich wie das Wort „Infekt" als Diagnose unzureichend ist, beschreibt auch der Begriff „breite Abdeckung" ein unsinniges „therapeutisches Konzept": Wollte man tatsächlich alle möglichen Erreger einer Pneumonie „abdecken" – von A für Actinomyces (Penicillin) bis Z für Zytomegalievirus (Ganciclovir) – so müsste man heute rund 16 verschiedene Antibiotika und Virustatika anwenden. Eine solche Therapie würde dem Patienten mehr schaden als helfen und wäre auch rein sachlich weder vertretbar noch notwendig. Vielmehr erstellt man je nach Anamnese und Befunden der körperlichen Untersuchung eine Liste der infrage kommenden Erreger, veranlasst ggf. eine weitere Diagnostik zu deren gezieltem Nachweis und behandelt initialempirisch die oder den wahrscheinlichen Erreger. Nach Identifikation des Erregers, idealerweise einschließlich eines Antibiogramms, wird die Therapie erregergerecht adaptiert.

Eine Pneumonie bei einem ansonsten gesunden Neugeborenen ist derzeit am häufigsten durch S. agalactiae oder E. coli hervorgerufen. Therapie der Wahl ist Ampicillin plus Aminoglykosid. Die Erregerdifferenzialdiagnose der nicht im Krankenhaus erworbenen bakteriellen Pneumonie im Säuglingsalter umfasst S. aureus, Pneumokokken und H. influenzae – eine Therapie kann gezielt z. B. mit Cefuroxim i.v. durchgeführt werden. Hat ein Säugling eine afebrile Pneumonie mit Eosinophilie, so ist Chlamydiatrachomatis der wahrscheinlichste Erreger und Erythromycin das Mittel der Wahl. Eine schleichend beginnende Pneumonie im Schulkindalter ist im Wesentlichen durch Mykoplasmen oder Pneumokokken bedingt – hier ist Erythromycin angezeigt.

Infektanfälligkeit Ein besonderes „Problem" in der Pädiatrie sind Kleinkinder, die wegen „Infektanfälligkeit" vorgestellt werden. In der großen Mehrzahl handelt es sich um akute Infektionskrankheiten des Respirationstraktes, die durch einen von einigen Dutzend infrage kommenden Viren hervorgerufen werden, für die der Mensch empfänglich ist. Immunität muss erst im Laufe des Lebens erworben werden. Der Abfall mütterlicher Antikörper im Blut des Säuglings, die zunehmende Anzahl sozialer Kontakte und das noch nicht ausgebildete Hygienebewusstsein erklären die Häufung akuter respiratorischer Infektionskrankheiten in diesem Alter, die geringe Größe der Atemwege den im Vergleich zu Erwachsenen meist schwereren Krankheitsverlauf.

Besonderheiten Infektionskrankheiten haben Besonderheiten, die auf keine andere Krankheitsgruppe zutreffen:

- Ein Mensch kann Krankheitsquelle für andere Menschen sein, ohne notwendigerweise selbst krank zu werden.
- Ein Mensch kann dauerhaft oder vorübergehend vor einer Krankheit geschützt (immun) sein.
- Der Schutz vor Krankheit eines einzelnen kann dadurch bedingt sein, dass die Mehrzahl der Individuen in einer Gruppe immun ist (Herdenimmunität respektive Herdenprotektion).
- Die Lebensweise oder einzelne Handlungen sind oft direkt verbunden mit einem Infektionsrisiko, und eine einfache Änderung des Verhaltens ist oft eine wirksame Maßnahme zur Prävention.

Zunahme von Infektionen Menschliches Handeln kann die Wahrscheinlichkeit verändern, dass ein Mensch oder eine Gruppe von Menschen Kontakt mit einem bestimmten Erreger hat und danach krank wird. So erklärt sich die Beobachtung, dass Infektionskrankheiten weltweit an Bedeutung gewinnen: Der Mensch ändert seine Lebensweise in immer kürzer werdenden Zeiträumen, und die Anzahl der lebenden Menschen wächst rasch.

In seinem Roman *„Reise um die Welt in 80 Tagen"* beschrieb Jules Verne die Abenteuer einer – für die große Mehrzahl der damals

Tab. 90.2 Grundkrankheiten und jeweils damit assoziierte Mikroorganismen

Grundkrankheit	Beispiele	Assoziierte Mikroorganismen
T-Zell-Defekt	Morbus Hodgkin Haarzellleukämie Kortison Chemotherapie SCID	Herpesviren (EBV, CMV, VZV, HSV) Adenovirus Masernvirus Listeria-monocytogenes-Mycobacterium Legionella Nocardia Salmonella Brucella Cryptococcus neoformans Histoplasma capsulatum Coccidioides immitis Pneumocystis carinii Toxoplasma gondii Strongyloides stercoralis
B-Zell-Defekt	Multiples Myelom Chronisch-lymphatische Leukämie Chemotherapie Morbus Bruton	Streptococcus pneumoniae Haemophilus influenzae
Neutropenie (auch funktionelle)	Akute Leukämie Chemotherapie Chronische Granulomatose	Enterobacteriaceae Pseudomonas aeruginosa Staphylococcus aureus Staphylococcus epidermidis Candida Aspergillus Mucor spp. Rhizopus spp.
Komplementdefekte		Neisseria meningitidis
Hautdefekte	Operation Trauma Chronische Infektionen	Staphylococcus aureus Streptococcus pyogenes
Fremdkörper (Plastik)	Verweilkatheter (Gefäße, Harnwege)	Staphylococcus epidermidis Staphylococcus aureus Corynebacterium jeikeium Malassezia furfur Candida E. coli Proteus Pseudomonas aeruginosa
Splenektomie	Angeboren Zustand nach Trauma/Operation Funktionell bei Hämoglobinopathie (z. B. Sichelzellanämie)	Streptococcus pneumoniae Haemophilus influenzae Capnocytophaga Babesia Plasmodium

CMV: Zytomegalievirus, *EBV:* Epstein-Barr-Virus, *HSV:* Herpes-simplex-Virus, SCID: severe combined immunodeficiency, VZV: Varizella-Zoster-Virus

lebenden Menschen nicht bezahlbaren – Reise um die Erde. Heute umrundet ein Astronaut die Erdkugel in wenigen Stunden. Es gibt aktuelle Angebote für eine Weltreise in 16 Tagen – ein Erlebnis, das für viele Menschen in Deutschland finanziell möglich geworden ist. Geschäftsreisende fliegen praktisch jede Woche zwischen Kontinenten hin und her. Es darf daher nicht verwundern, dass sich Mikroorganismen in Gebieten der Welt ausbreiten, in denen sie früher nicht vorkamen, und dass die globale Ausbreitung von Erregern viel rascher erfolgt als noch vor wenigen Jahrzehnten. Industriestaaten brauchen geradezu das Zusammenleben vieler Menschen auf engem Raum bei hoher Mobilität – auch dies ist ein wichtiger Grund für die Zunahme von Infektionskrankheiten. Weitere Beispiele für geändertes menschliches Verhalten mit Bedeutung für die Ausbreitung von Mikroorganismen finden sich in Tab. 90.3.

Menschliches Handeln hat aber nicht nur die Kontaktmöglichkeiten mit Mikroorganismen vermehrt. Medizinischer Fortschritt hat zu längerem Leben, niedrigerer Mortalität und verbesserter Lebensqualität geführt. Der Preis hierfür besteht unter anderem auch darin, dass viele Menschen aufgrund erfolgreicher medizinischer Techniken (Tab. 90.3) für einzelne Erreger vermehrt empfänglich sind.

Tab. 90.3 „Neue" menschliche Verhaltensweisen und daraus resultierende Kontaktmöglichkeiten mit Mikroorganismen

	Neue Aktivität	Krankheiten
Mobilität	Fernreisen	Malaria
Nahrungsmittel	Großküchen	Ausbruch von Gastroenteritis
	Fertignahrung	Sporadische Fälle von Gastroenteritis in einem großen Gebiet
Medizin	Transplantation	–
	Biochemische Antikonzeption	Zunahme sexuell übertragbarer Krankheiten
	Kortison	Zunahme der Infektionen durch T-Zell-abhängige Mikroorganismen
Freizeitaktivitäten	Whirlpool	Whirlpooldermatitis
	Kampfsport	Hepatitis B, Herpes gladiatorum
Technik	Klimaanlage	Legionellose
	Wasseraufbereitung	Kryptosporidiose

Literatur

Fletcher RH, Fletcher SW, Wagner EH (1993) Clinical epidemiology. William & Wilkins, Baltimore

Schmitt HJ, Kontny U (1999) Infektionskrankheiten bei immunsupprimierten Kindern. In: Gutjahr P (Hrsg) Krebs bei Kindern und Jugendlichen. Deutscher Ärzteverlag, Köln

Verne J (1996) Reise um die Welt in 80 Tagen. Fischer, Stuttgart

Fauci AS, Morens DM (2012) The perpetual challenge of infectious diseases. New England Journal of Medicine 366:454–461

Khan K, Arino J, Hu W et al (2009) Spread of novel influenza (H1N1) virus via global airline transportation. New England Journal of Medicine 361:212–214

91 Epidemiologie und Prävention von nosokomialen Infektionen

T. Hauer, M. Dettenkofer

91.1 Definition und Bedeutung

Eine nosokomiale Infektion (griechisch: nosokomeíon = Krankenhaus) ist laut Infektionsschutzgesetz definiert als eine „Infektion mit lokalen oder systemischen Infektionszeichen als Reaktion auf das Vorhandensein von Erregern oder ihrer Toxine, die im zeitlichen Zusammenhang mit einer stationären oder einer ambulanten medizinischen Maßnahme steht, soweit die Infektion nicht bereits vorher bestand".

Bei länger hospitalisierten Kindern bestehen häufig Grundkrankheiten, die invasive diagnostische und therapeutische Maßnahmen erfordern. Dies und die Exposition gegenüber einer Vielzahl potenziell pathogener Mikroorganismen bei evtl. noch unreifem Immunsystem bestimmen das Risiko, eine nosokomiale Infektion zu erwerben. Mit unterschiedlichen Altersgruppen sind unterschiedliche Übertragungswege bzw. klinische Manifestationen von Infektionskrankheiten verbunden. Die Inzidenz von Atemwegsinfektionen, Gastroenteritiden sowie Meningitiden ist im Säuglingsalter höher als bei älteren Kindern.

Aufgrund ihrer altersentsprechenden Verhaltensweisen sind Kleinkinder besonders häufig Erregern ausgesetzt, die sie ihrerseits durch engen Kontakt auf andere übertragen können. Durch den notwendigerweise engen Kontakt mit den Kindern werden die Hände oder die Kleidung von Betreuungspersonen leicht mit Sekreten kontaminiert. Die „Inkontinenz" der kleinen Kinder erleichtert die Übertragung darmpathogener Erreger oder von Zytomegaliviren, die im Urin ausgeschieden werden. Auf dem Boden krabbelnde Kleinkinder können in größerem Maße mit kontaminierten Flächen in Berührung kommen als Erwachsene. Besonders gefährdet sind im Bereich der Pädiatrie Früh- und Risikogeborene, pädiatrische Intensivpatienten, Patienten mit chronischen Erkrankungen, wie der zystischen Fibrose oder Dialysepflicht, sowie pädiatrische Patienten mit onkologisch-hämatologischen Krankheiten. Dabei können auch fakultativ pathogene Mikroorganismen zu einer Infektion führen.

Außerdem kommt es im Krankenhaus durch die häufig erforderliche Antibiotikatherapie zu einer Selektion von Keimen mit problematischem Resistenzspektrum, was die Therapie nosokomialer Infektionen erschwert und das Infektionsrisiko durch Übertragungen dieser Keime erhöht.

Um Infektionen durch Übertragungen von Krankheitserregern über das Personal oder andere Patienten bzw. auch über die patienteneigene Flora zu vermeiden, ist es essenziell, die möglichen und wahrscheinlichen Übertragungswege von Krankheitserregern zu kennen und geeignete Maßnahmen zu treffen, um eine Übertragung zu vermeiden. Besonders zu betonen ist, dass die größte Bedeutung zur Infektionsprävention im Krankenhaus die Händehygiene hat.

91.2 Übertragungswege

Man unterscheidet bei der Übertragung von Krankheitserregern den direkten vom indirekten Übertragungsweg. Dabei kommt die direkte Übertragung seltener vor:

- Die direkte Übertragung geschieht z. B. durch respiratorische Tröpfchen oder direkte Kontaktübertragung mit der infizierten Person.
- Die indirekte Übertragung findet in erster Linie über die kontaminierten Hände des Personals oder weiterer Kontaktpersonen statt. Indirekt können Infektionen jedoch auch über kontaminierte Instrumente, Wasser, Blut und Blutprodukte, Luft, Lebensmittel oder tierische Vektoren (z. B. Insekten) und Ähnlichem übertragen werden. Die Infektionsübertragung durch die Luft (aerogen) ist demgegenüber außer bei der offenen Lungentuberkulose von nachgeordneter Bedeutung. Dies gilt weitgehend auch für Varizellen und Virusinfektionen des Respirationstrakts.

Von einer vertikalen Übertragung spricht man bei der prä-, peri- oder postnatalen Übertragung von Krankheitserregern von der Mutter auf das Kind (z. B. bei Toxoplasmose, Syphilis, Röteln oder Varizellen-Erkrankung der Mutter).

91.2.1 Übertragung von Patient zu Patient

Hier sind Standardhygienemaßnahmen entscheidend. Schon durch die strikte Einhaltung der grundsätzlich bei allen Patienten anzuwendenden Standardhygienemaßnahmen lassen sich nicht nur Übertragungen von mit Blut oder Körperflüssigkeiten assoziierten Infektionen, sondern auch Kontakt- und die meisten Tröpfcheninfektionen verhüten.

91.2.2 Spezielle Situationen

In besonderen Situationen sind weitergehende Hygienemaßnahmen einzuhalten, denn bei bestimmten Patientengruppen sind auch ohne gravierende Hygienefehler Infektionsübertragungen möglich: So sind bei pädiatrisch-onkologischen Patienten Hepatitis-B-Virus-Übertragungen (HBV) durch Schleimhautkontakt mit Gegenständen beschrieben, die mit dem Speichel infizierter Kinder kontaminiert waren. HBV-Infektionen unter zytostatischer Chemotherapie führen in einem sehr hohen Prozentsatz zu einer persistierenden Virämie mit extrem hohen Viruskonzentrationen. Bei diesen Patienten kann die Infektion lange Zeit weder histologisch noch klinisch oder serologisch nachgewiesen werden, da häufig erst die Immunantwort zur diagnoseweisenden Leberzellschädigung führt. Unter Chemotherapie treten vielfach Schleimhautschädigungen mit Blutungen auf. Kleine Kinder nehmen ihr Spielzeug immer in den Mund. Dadurch entsteht für nichtinfizierte Kontaktkinder auf der Station ein erhöhtes Infektionsrisiko. Ebenso können in Ausbruchssituationen mit Erregerstämmen von besonderem epidemischem Potenzial, z. B. manche ESBL-bildenden Enterobakterien (MRGN = multiresistente gramnegative Erreger), weitergehende Screening- und Isolierungsmaßnahmen notwendig werden. Eingreifendere und für Patienten und Personal belastendere Hygienemaßnahmen müssen jedoch immer rational über plausible Infektionswege begründbar sein.

Naturgemäß besteht in Wartezonen des Krankenhauses ein besonderes Infektionsrisiko, vor allem zu Zeiten epidemisch auftretender viraler Atemwegsinfektionen. Dies kann im Idealfall durch ein

G.F. Hoffmann, M.J. Lentze, J. Spranger, F. Zepp (Hrsg.), *Pädiatrie*,
DOI 10.1007/978-3-642-41866-2_91, © Springer-Verlag Berlin Heidelberg 2014

sofortiges Screening aller Patienten auf respiratorische Symptome und Exantheme und deren räumliche Trennung von den anderen Wartenden verringert werden.

91.2.3 Übertragung von Personal auf Patienten

Varizellen, virale Atemwegsinfektionen, infektiöse Durchfallerkrankungen (z. B. Noro- oder Rotaviren), Masern und ähnliche Erkrankungen können durch Personal von extern oder innerhalb des Krankenhauses erworben und direkt oder indirekt auf die Patienten übertragen werden. Besonders Frühgeborene und immunsupprimierte Kinder sind gefährdet. Ein Risiko besteht auch bei chirurgisch tätigem Personal (vor allem Operateure) mit infektiöser Hepatitis-B- oder -C- oder HIV-Erkrankung, das z. B. bei Nadelstich- oder Schnittverletzungen während der Operation Erreger auf den Patienten übertragen kann.

91.2.4 Übertragung von Patienten auf Personal

Personal kann durch Kontakt mit infektiösen Patienten bei Nichtbeachten der erforderlichen Schutzmaßnahmen bzw. bei unerkannt infektiösen Patienten ebenfalls erkranken. Ein hohes Risiko besteht bei kontagiösen Erkrankungen, wie viralen Atemwegsinfektionen (z. B. Influenza), viralen Durchfallerkrankungen (z. B. Noroviren) oder den sog. Kinderkrankheiten, wie Masern, Mumps, Röteln, Varizellen und Pertussis, soweit noch keine Immunität besteht. Bei unzureichenden Standardhygienemaßnahmen (mangelnde Händehygiene, künstliche Fingernägel etc.) steigt das Risiko einer Übertragung von multiresistenten Erregern, z. B. methicillinresistentem Staphylococcus aureus (MRSA) oder ESBL-bildenden Enterobakterien (MRGN) zwischen Patient und Personal drastisch an.

Nadelstichverletzungen sind trotz „safety-devices" immer noch eine Ursache für parenteralen Blutkontakt. Dabei besteht grundsätzlich das Risiko der Übertragung einer Infektion vor allem mit HBV, HCV oder HIV. Das Transmissionsrisiko hängt zum einen von der Viruskonzentration im Blut des Patienten ab, die z. B. bei HBsAg-Trägern, die zusätzlich HBeAg-positiv sind, sehr hoch sein kann. Zum anderen spielt die inokulierte Blutmenge eine Rolle, die wiederum von der Größe der Kanüle und ihrer Eindringtiefe (Hohlnadel versus chirurgische Nadel) abhängt. Beim Tragen von Handschuhen wird ein Teil des Bluts abgestreift und das Infektionsrisiko dadurch verringert.

Nach einer Nadelstich- oder Schnittverletzung müssen sofort die erforderlichen Maßnahmen eingeleitet werden (vor allem gründliche Desinfektion der verletzten Haut, Einschaltung des Betriebsärztlichen Diensts zur weiteren Diagnostik und evt. Einleitung einer Postexpositionsprophylaxe).

91.2.5 Übertragung durch Kontakt

Viele Infektionen, wie z. B. Masern, Varizellen, Mumps und Röteln werden gerne als „fliegende Infektionen" bezeichnet, weil sie hochkontagiös sind. Die Übertragung erfolgt jedoch auch bei diesen Krankheiten überwiegend als Kontaktinfektion: Das infektiöse respiratorische Sekret (bei Windpocken zusätzlich das Bläschensekret) kommt dabei in direkten Kontakt z. B. mit Mund, Nase oder Konjunktiven oder wird indirekt über Flächen oder Gegenstände übertragen, die mit erregerhaltigem Sekret kontaminiert sind.

91.2.6 Übertragung durch respiratorische Tröpfchen

Von der „echten" aerogenen Übertragung, die mit dem Luftstrom auch über mehrere Meter erfolgen kann, muss die Tröpfchenübertragung unterschieden werden. Respiratorische Tröpfchen (>5 µm) werden beim Husten, Niesen und Sprechen freigesetzt und sedimentieren schneller als Tröpfchenkerne (Aerosole aus flüssigen und/oder festen Teilchen (Mikropartikeln) mit einem Durchmesser <5 µm). Sie haben eine Reichweite von 1 bis höchstens 2 m. Sie gelangen nicht in die unteren Atemwege, sondern auf die oropharyngeale Schleimhaut und die Konjunktiven.

Einige Infektionserreger werden überwiegend durch Tröpfchen übertragen, z. B. Bordatella pertusssis, Rötelnviren, Influenzaviren, Adenoviren, Rhinoviren, Mycoplasma pneumoniae, SARS-Viren, A-Streptokokken und Meningokokken. Diese Erreger können jedoch alle auch durch Kontakt mit der Mund-/Nasenschleimhaut oder der Bindehaut übertragen werden.

91.2.7 Aerogene Übertragung

Damit eine Infektionsübertragung über die Luft über eine größere Distanz zustande kommt, müssen die Erreger in Form eines Aerosols vorliegen und längere Zeit in der Luft überleben können. Dies trifft z. B. für die Erreger der Tuberkulose zu, die durch ihre lipidhaltige Zellwand vor Austrocknung geschützt sind. Dagegen müssen bei Virusinfektionen, die fast ausschließlich Kontaktinfektionen sind (z. B. Windpocken, Masern), besondere Bedingungen für eine aerogene Übertragung gegeben sein – beispielsweise eine inadäquate Luftführung durch die Klimaanlage. Die typischen Infektionen des Kindesalters sind deswegen hochkontagiös, weil ihre Erreger sehr virulent sind und bei fast jeder empfänglichen Person zur Infektion führen und nicht, weil sie aerogen übertragen werden. Das sog. „Auslüften" nach Kontakt mit einem an Windpocken erkrankten Kind ist daher unwirksam.

91.2.8 Parenterale Übertragung

Parenterale Übertragung bedeutet, dass Erreger unter Umgehung des Verdauungstrakts in den Wirt gelangen. Vor allem über Blut können bei parenteralem Kontakt verschiedene Erreger übertragen werden, von denen vor allem Hepatitisviren (HBV, HCV) und HIV eine Rolle spielen. Hierunter fallen z. B. Nadelstichverletzungen (Übertragung von Patienten auf Personal, seltener auch umgekehrt). Auch Haut- und Schleimhautkontakte mit infiziertem Blut sind mit einem Infektionsrisiko verbunden, das jedoch um ca. 2–3 Zehnerpotenzen geringer ist als nach Hautverletzungen mit Kanülen oder anderen spitzen und scharfen Gegenständen. Dennoch müssen entsprechende Schutzmaßnahmen (Handschuhe) getroffen werden, wenn mit Blutkontakt an Haut oder Schleimhäuten gerechnet werden muss.

91.2.9 Fäkal-orale Übertragung

Viele bakterielle Gastroenteritiserreger (z. B. Salmonellen, Campylobacter, Shigellen), aber auch Viren, z. B. das Hepatitis-A- und -E-Virus, Rota- und Noroviren, sowie Parasiten werden nach Aufnahme und der Entwicklung einer Infektion mit dem Stuhl ausgeschieden. Hier spielt im Gegensatz zur parenteralen Übertragung die orale Aufnahme der Erreger die entscheidende Rolle. Infizieren kann man sich einerseits direkt über die Hände bei schlechter Toilettenhygiene des Trägers, bei Diarrhöen oder Inkontinenz des Patienten durch Streuung in die Umgebung oder auch beim Windelwechsel. Eine andere Möglichkeit ist die Übertragung über einen Vektor, z. B. die Nahrung, oder über das Trinkwasser in Ländern mit niedrigem Hygienestandard.

91.3 Standardhygienemaßnahmen

91.3.1 Grundlagen

Standardhygienemaßnahmen werden bei allen Patienten unabhängig von ihrem Kolonisations- oder Infektionsstatus (diagnoseunabhängig) durchgeführt, um eine Übertragung von Infektionserregern auf den Patienten und das Personal zu verhindern und das Risiko einer nosokomialen Weiterverbreitung von Krankheitserregern zu minimieren.

Hierzu gehören vor allem die hygienische Händedesinfektion und der situationsgerechte Einsatz von speziellen Barrieremaßnahmen sowie die sichere Injektions- und Infusionstechnik. Konsequent angewendet schützen sie auch vor Übertragung bei unerkannt mit multiresistenten Erregern besiedelten Patienten.

Die wichtigsten Standardhygienemaßnahmen werden im Folgenden beschrieben und finden sich in der ▶ Übersicht und im Reinigungs- und Desinfektionsplan (◘ Tab. 91.1).

Standardhygienemaßnahmen
- Händehygiene (vor allem Händedesinfektion mit alkoholischem Mittel)
- Gebrauch persönlicher Schutzausrüstung (PSA)
- Korrekte Handhabung und Aufbereitung von (kontaminierten) Pflegeutensilien/Medizinprodukten
- Korrekte Reinigung/Desinfektion der Patientenumgebung
- Schutz des Personals vor durch Blut übertragbaren Infektionskrankheiten
- Korrektes Verhalten bei Husten, Niesen, Schnäuzen und Toilettenbenutzung
- Sichere Injektions- und Infusionstechniken
- Einzelunterbringung von Patienten, die ihre Umgebung kontaminieren („Streupotenzial" z. B. bei Husten oder Diarrhö) unabhängig vom Erregernachweis

91.3.2 Händedesinfektion und Händewaschen

Die Händehygiene spielt bei der Prävention nosokomialer Infektionen eine entscheidende Rolle, weil die Hände des medizinischen Personals der wichtigste Vektor bei der Infektionsübertragung sind. Das Ziel einer hygienischen Händedesinfektion ist die Elimination der transienten Flora, während die zusätzliche Reduktion der residenten Flora (Synonym: Standortflora) durch die chirurgische Händedesinfektion nur vor invasiven Eingriffen erforderlich ist. Beim Händewaschen mit Seife ohne Antiseptikazusatz erreicht man eine Keimreduktion um ca. 2 $\log_{10}$ Stufen, beim Waschen mit antiseptischer Seife beträgt sie 2–3 $\log_{10}$ und bei der Desinfektion mit 70%igem Isopropyl-Alkohol 3–4 $\log_{10}$ Stufen.

91

Zu beachten ist bei der Händedesinfektion, dass genügend Händedesinfektionsmittel verwendet wird (Faustregel ca. 3 ml bzw. eine gefüllte Hohlhand) und alle Hautareale (Fingerspitzen, Daumen, Fingerzwischenräume und die Querfalten der Handfläche) sicher miteinbezogen werden. Die Einreibezeit muss 30 s betragen. Es darf kein Schmuck an Händen und Unterarmen (z. B. Ringe, Armbänder, Armbanduhren) getragen werden, außerdem kein Nagellack und keine Kunstfingernägel, da sonst die Händehygiene erfahrungsgemäß nicht gründlich genug durchgeführt wird und Keimreservoire verbleiben können.

Von der WHO wurde das Konzept der „5 Momente der Händehygiene" aufgestellt (▶ http://www.who.int/gpsc/5may/background/5moments/en/). Danach sollten zwischen Patientenkontakten grundsätzlich die Hände desinfiziert werden. Auch bei aufeinander folgenden Tätigkeiten an demselben Patienten kann eine Händedesinfektion erforderlich sein, wenn an einer Körperstelle (z. B. Blasenkatheter) eine Kontamination stattgefunden haben kann und daran anschließend eine andere Körperstelle versorgt wird (z. B. Venenkatheter).

Das Waschen der Hände reicht in der Regel aus:
- bei Beginn bzw. Ende der Arbeit,
- nach Benutzung der Toilette,
- vor dem Essen bzw. vor dem Verteilen von Essen,
- nach dem Putzen der Nase sowie nach Husten oder Niesen mit Hand vor Mund und Nase.

Die Händedesinfektion ist in den folgenden Situationen erforderlich (◘ Abb. 91.1):
- vor Tätigkeiten mit Kontaminationsgefahr, z. B. Bereitstellung von Infusionen, Herstellung von Mischinfusionen, Aufziehen von Medikamenten,
- vor und nach infektionsgefährdenden Tätigkeiten, z. B. Absaugen, Verbandswechsel, Manipulationen am Venen-/ Blasenkatheter, Tracheostoma, Infusionsbesteck (auch zwischen verschiedenen Tätigkeiten bei demselben Patienten),
- vor invasiven Maßnahmen, auch wenn dabei Handschuhe (ob steril oder unsteril) getragen werden, z. B. Anlage von Venen- oder Blasenkatheter, Punktionen, Endoskopie, Angiografie,
- nach Kontakt mit Blut, Exkreten, Sekreten,
- vor Kontakt mit abwehrgeschwächten Patienten,
- nach Kontakt mit infizierten/kolonisierten Patienten,
- nach Kontakt mit (potenziell) kontaminierten Gegenständen, z. B. Entleeren von Wasserfalle, Absauggefäß, Urinbeutel,
- nach dem Ausziehen von Einmalhandschuhen.

Grundsätzlich ist eine Händedesinfektion dem Händewaschen aufgrund der höheren Keimreduktion und der besseren Hautverträglichkeit vorzuziehen. Bei Verschmutzung der Hände müssen diese aber vor der Desinfektion gewaschen werden. Aus Gründen des Hautschutzes sollte die Kombination von Händewaschen und Händedesinfektion auf diese Situationen beschränkt bleiben. Auf eine gute Hautpflege sollte geachtet werden, um Hautirritationen vorzubeugen. Diese können auch durch allergische Reaktionen auf in vielen Händedesinfektionsmitteln vorkommende Parfüm- oder Farbstoffe bedingt sein. Daher sollten konsequent farb- und parfümstofffreie Händedesinfektionsmittel verwendet werden.

91.3.3 Persönliche Schutzausrüstung (PSA)

Handschuhe Einmalhandschuhe sollten bei möglichem Kontakt mit Blut oder anderen potenziell infektiösen Körperflüssigkeiten (Amnion-, Perikard-, Peritoneal-, Pleuraflüssigkeit, Liquor und jede mit Blut vermengte Körperflüssigkeit) getragen werden. Das Gleiche gilt für Kontakt mit Schleimhäuten und nicht intakter Haut bei allen Patienten, ferner für den Umgang mit Gegenständen oder die Berührung von Oberflächen, die mit Blut oder potenziell infektiösen Körperflüssigkeiten kontaminiert worden sind, sowie für Gefäß-

Tab. 91.1 Reinigungs- und Desinfektionsplan in der Pädiatrie

Was?		Wann?	Womit?	Wie?
Händereinigung		Beim Betreten bzw. Verlassen des Arbeitsbereiches, nach Verschmutzung	Flüssigseife aus Spender	Hände waschen, mit Einmalhandtuch abtrocknen
Händedesinfektion	Hygienische	Z. B. vor Patientenkontakt, vor Verbandwechsel, Injektionen, Blutabnahmen, Blasen-/Venen-Katheterlegen, nach Kontamination (bei grober Verschmutzung vorher Hände waschen), nach Ausziehen der Handschuhe	Alkoholisches Händedesinfektionsmittel	Ausreichende Menge entnehmen, damit die Hände vollständig benetzt sind, verreiben, bis Hände trocken sind (30 s)
	Chirurgische	Vor operativen Eingriffen	Alkoholisches Händedesinfektionsmittel	Bei Betreten der OP-Abteilung Hände waschen (Nägel und Nagelfalze nur bei Verschmutzung bürsten) Vor dem Eingriff: Händedesinfektionsmittel während 3 min portionsweise auf Händen und Unterarmen verreiben
Hautdesinfektion		Siehe Standardhygiene „Punktionen"	Alkoholisches Hautdesinfektionsmittel oder ggf. Octenidin (Neonatologie)	Sprühen → wischen → sprühen → wischen Dauer: 30 s
		Vor Punktionen, bei Verbandwechsel usw. Vor Anlage von intravasalen Kathetern Vor invasiven Eingriffen mit besonderer Infektionsgefährdung (z. B. Gelenkpunktionen, Lumbalpunktionen)	Alkoholische Hautdesinfektionsmittel (vorzugsweise octenidinhaltig wegen der remanenten Wirkung)	Mit sterilen Tupfern mehrmals auftragen und verreiben Dauer: 1 min
Schleimhautdesinfektion		Z. B. vor Blasenkatheterlegen	Octenidin Säuglinge: Octenidin 0,1% oder ggf. 0,5 % wässrige Chlorhexidinlösung	Unverdünnt auftragen Dauer: 60 s
Nabelpflege		Täglich	Octenidin 0,1 % oder 0,5 % wässrige Chlorhexidinlösung	Mit sterilem Tupfer Nabel und Nabelstumpf abwischen. Eintrocknen lassen.
Instrumente		Nach Gebrauch In Instrumentenreiniger	Im Reinigungs- u. Desinfektionsautomaten oder	Verpacken, autoklavieren
			Einlegen, reinigen, abspülen, trocknen, verpacken, autoklavieren	
Thermometer		Nach Gebrauch in Schutzhülle	Mit z. B. alkoholischem Desinfektionsmittel	Abwischen
		Ohne Schutzhülle	Instrumentendesinfektionsmittel	Einlegen nach Herstellerangaben

Nach Kontamination mit potenziell infektiösem Material, z. B. Blut, Sekrete etc. immer sofort gezielte Desinfektion.
Beim Umgang mit Desinfektionsmitteln immer mit Haushaltshandschuhen arbeiten (Allergisierungspotenzial).
Ansetzen der Desinfektionsmittellösung nur in kaltem Wasser (Vermeidung schleimhautreizender Dämpfe).
Anwendungskonzentrationen beachten.
Einwirkzeiten von Instrumentendesinfektionsmitteln einhalten.
Instrumentendesinfektionsmittel: Standzeiten nach Herstellerangaben. (Wenn Desinfektionsmittel mit Reiniger angesetzt wird, täglich wechseln.)
Auf Viruzidie achten.
Zur Flächendesinfektion nicht sprühen, sondern wischen.
Nach Wischdesinfektion Benutzung der Flächen, sobald wieder trocken.
Flächendesinfektionsmittellösung nicht durch Wiedereintauchen von Wischtüchern kontaminieren.
Haltbarkeit einer unbenutzten dosierten Flächendesinfektionsmittellösung in einem verschlossenen Behälter nach Herstellerangaben

Tab. 91.1 (*Fortsetzung*) Reinigungs- und Desinfektionsplan in der Pädiatrie

Was?		Wann?	Womit?	Wie?
Blutdruckmanschette		Nach Kontamination	Mit alkoholischem Desinfektionsmittel oder im Reinigungs- u. Desinfektionsautomaten	Abwischen, trocknen
Stethoskop		Nach Patientenkontakt	Mit Alkohol	Abwischen
Mundpflegetablett	Tablett/Becher	1-mal täglich	Im Reinigungs- u. Desinfektionsautomaten oder mit Alkohol	Auswischen
	Klemme	Nach jedem Gebrauch	Mit Alkohol	Abwischen
		1-mal täglich	In Reinigungs- u. Desinfektionsautomaten	
	Becher mit Gebrauchslösung	Nach jedem Gebrauch	Mit Alkohol	Abwischen
			In Reinigungs- u. Desinfektionsautomaten	
	Milchpumpenzubehör, Schläuche	Täglich	In Reinigungs- u. Desinfektionsautomaten	Alternativ: Einwegmaterial
	Sauger, Schnuller	Nach jedem Gebrauch	In Reinigungs- u. Desinfektionsautomaten	Alternativ: Einwegmaterial
Sauerstoffanfeuchter, Wasserbehälter	Einwegsysteme	Wechsel gemäß Herstellerangaben		
	Mehrwegsysteme	Alle 48 h	In Reinigungs- und Desinfektionsautomaten oder autoklavieren Steriles Aqua dest. in den Behälter füllen	
	Verbindungsschlauch	Patientenbezogen oder bei Kontamination	In Reinigungs- und Desinfektionsautomaten (Flowmeter und Gasverteiler mit Alkohol abwischen)	Alternativ: Einwegmaterial
	Maske, Nasenbrille	Einwegmaterial		
Geräte, Mobiliar		1-mal täglich	Umweltverträglicher Reiniger	Abwischen
		Nach Kontamination	Flächendesinfektionsmittel	Wischdesinfizieren
Haarbürsten		Nach jedem Patienten	Im Reinigungs- u. Desinfektionsautomaten oder mit umweltverträglichem Reiniger und Desinfektionsmittel	Reinigen, desinfizieren

Nach Kontamination mit potenziell infektiösem Material, z. B. Blut, Sekrete etc. immer sofort gezielte Desinfektion.
Beim Umgang mit Desinfektionsmitteln immer mit Haushaltshandschuhen arbeiten (Allergisierungspotenzial).
Ansetzen der Desinfektionsmittellösung nur in kaltem Wasser (Vermeidung schleimhautreizender Dämpfe).
Anwendungskonzentrationen beachten.
Einwirkzeiten von Instrumentendesinfektionsmitteln einhalten.
Instrumentendesinfektionsmittel: Standzeiten nach Herstellerangaben. (Wenn Desinfektionsmittel mit Reiniger angesetzt wird, täglich wechseln.) Auf Viruzidie achten.
Zur Flächendesinfektion nicht sprühen, sondern wischen.
Nach Wischdesinfektion Benutzung der Flächen, sobald wieder trocken.
Flächendesinfektionsmittellösung nicht durch Wiedereintauchen von Wischtüchern kontaminieren.
Haltbarkeit einer unbenutzten dosierten Flächendesinfektionsmittellösung in einem verschlossenen Behälter nach Herstellerangaben

Tab. 91.1 (*Fortsetzung*) Reinigungs- und Desinfektionsplan in der Pädiatrie

Was?	Wann?	Womit?	Wie?
Inkubatoren	Täglich	Flächendesinfektionsmittel	Außen abwischen, vor allem die Handöffnungen
Bei Patientenwechsel	Desinfektionsmittel (vorzugsweise Sauerstoffabspalter, Herstellerangaben beachten)	nach Herstellerangaben	
Flaschenwärmer	Täglich	Alkoholisches Flächendesinfektionsmittel	Innen und außen wischdesinfizieren
Wickeltische	Nach Benutzung	Alkoholisches Flächendesinfektionsmittel	Abwischen
Spielsachen	Nach Kontakt mit einem infektiösen Patienten Nach sichtbarer Kontamination Mit alkoholischem Flächendesinfektionsmittel	In Reinigungs- u. Desinfektionsautomaten, Waschmaschine, Geschirrspülmaschine (65 °C) oder	Aufbereiten
		Abwischen	
Absauggefäße, einschließlich Verschlussdeckel und Verbindungsschläuche	1-mal täglich oder bei Patientenwechsel	In Reinigungs- und Desinfektionsautomat	Aufbereiten
Waschbecken	1-mal täglich	Mit umweltverträglichem Reiniger	Reinigen
Wasserstrahlregler (bevorzugt Lamellenstrahlregler)	Je nach Bereich (und Wasserhärte) monatlich bis vierteljährlich	In Reinigungs- und Desinfektionsautomat oder Spülmaschine	Reinigen (entkalken)
Waschschüsseln, Badewannen, Duschen	Nach Benutzung	Umweltfreundlicher Reiniger	Abwischen, trocknen
	Nach Benutzung durch infektiöse Patienten, Patienten mit Hauterkrankungen etc.	Flächendesinfektionsmittel	Nach der Einwirkzeit mit Wasser nachspülen, trocknen
Nagelbürsten	Nach Gebrauch	In Reinigungs- und Desinfektionsautomat	
Steckbecken, Urinflaschen	Nach Gebrauch	Steckbeckenspülautomat	
Fußboden	1-mal täglich	Umweltverträglicher Reiniger	Hausübliches Reinigungssystem
	Nach Kontamination sofort	Flächendesinfektionsmittel	Wischen
Abfall, bei dem Verletzungsgefahr besteht, z. B. Skalpelle, Kanülen	Direkt nach Gebrauch (bei Kanülen kein „recapping")	Entsorgung in leergewordene, durchstichsichere und fest verschließbare Kunststoffbehälter	–

Nach Kontamination mit potenziell infektiösem Material, z. B. Blut, Sekrete etc. immer sofort gezielte Desinfektion.
Beim Umgang mit Desinfektionsmitteln immer mit Haushaltshandschuhen arbeiten (Allergisierungspotenzial).
Ansetzen der Desinfektionsmittellösung nur in kaltem Wasser (Vermeidung schleimhautreizender Dämpfe).
Anwendungskonzentrationen beachten.
Einwirkzeiten von Instrumentendesinfektionsmitteln einhalten.
Instrumentendesinfektionsmittel: Standzeiten nach Herstellerangaben. (Wenn Desinfektionsmittel mit Reiniger angesetzt wird, täglich wechseln.)
Auf Viruzidie achten.
Zur Flächendesinfektion nicht sprühen, sondern wischen.
Nach Wischdesinfektion Benutzung der Flächen, sobald wieder trocken.
Flächendesinfektionsmittellösung nicht durch Wiedereintauchen von Wischtüchern kontaminieren.
Haltbarkeit einer unbenutzten dosierten Flächendesinfektionsmittellösung in einem verschlossenen Behälter nach Herstellerangaben

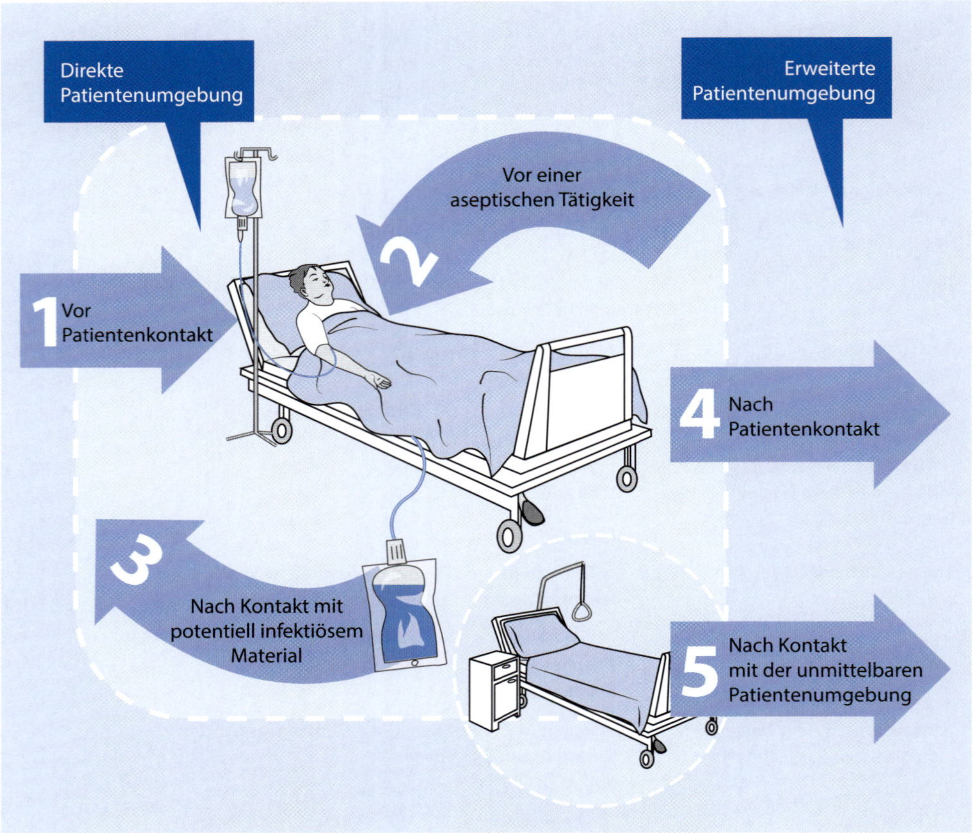

Abb. 91.1 Die 5 Momente der Händehygiene. (Aus: Aus WHO Leitlinien zur Händehygiene im Gesundheitswesen)

punktionen und invasive Eingriffe. Bei Eingriffen in sterile Körperhöhlen müssen sterile Handschuhe getragen werden, ansonsten sind keimarme Handschuhe ausreichend. Handschuhe sollten nicht an der Hand desinfiziert, sondern bei Notwendigkeit gewechselt werden. Nach dem Ausziehen der Handschuhe sollten die Hände desinfiziert werden, da die Einweghandschuhe möglicherweise undicht geworden sind bzw. es beim Ausziehen zu einer Kontamination der Hände gekommen sein kann.

Schürze Schutzkittel/Schürzen werden getragen, wenn eine Kontamination der Arbeitskleidung sowie der Haut des Personals mit Blut und Körperflüssigkeiten zu erwarten ist oder auch als Nässe-Schutz. Deshalb sind sie nur dann erforderlich, wenn die Bereichskleidung oder die eigene Haut durch direkten Kontakt mit potentiell infektiösem Material kontaminiert werden kann. Sie werden außerdem im Rahmen der zusätzlichen Barrieremaßnahmen bei der Kontaktisolierung eingesetzt. Vor Verlassen der Patientenumgebung muss die Schutzkleidung abgelegt werden und es muss eine Händedesinfektion durchgeführt werden. Schutzkleidung sollte nicht wieder verwendet werden.

Schutzmaske, Augen- und Gesichtsschutz Masken und Augen- oder Gesichtsschutz sollten getragen werden, um eine Exposition der Mundschleimhaut, der Nase und der Augen bei Eingriffen zu verhindern, bei denen Blut- oder Sekretspritzer entstehen können (z. B. beim Endoskopieren oder trachealen Absaugen). Ein chirurgischer Mund-Nasen-Schutz dient auch dem Schutz vor Tröpfcheninfektionen. Nur bei wenigen Infektionskrankheiten wie bei Tuberkulose, SARS-Coronavirus-Infektion oder hämorrhagischem Fieber muss eine höherwertige Schutzmaske (FFP2 bzw. FFP3) getragen werden. Umgekehrt dient ein (chirurgischer) Mund-Nasen-Schutz auch dem Schutz des immunsupprimierten Kindes bei der Umkehrisolierung.

Prävention von Stichverletzungen Durch entsprechende Sorgfalt sollen Verletzungen durch Kanülen, Skalpelle und andere scharfe Instrumente oder Gegenstände bei invasiven Eingriffen oder bei Reinigung oder Entsorgung verhindert werden. Um Nadelstichverletzungen zu vermeiden, darf man Kanülen niemals in die Kappe zurückstecken, von Hand umbiegen oder gar abbrechen. Nach dem Gebrauch sollten Spritzen und Kanülen, Skalpelle sowie andere scharfe Gegenstände in durchstichfesten Containern zur Entsorgung gegeben werden. Sicherheitskanülen, die das Risiko einer Nadelstichverletzung reduzieren, müssen so konsequent wie möglich verwendet werden [Arbeitsschutzanforderung Technische Regel für Biologische Arbeitsstoffe 250 (TRBA 250)].

91.3.4 Punktionen und Injektionen

Unmittelbar vor einer Punktion wird eine Hautantiseptik mit einem geeigneten Präparat unter Beachtung der vom Hersteller angegebenen Einwirkzeiten als Sprüh- oder Wischdesinfektion (je nach Art der Punktion) durchgeführt. Die Auswahl des zur Wischdesinfektion verwendeten Tupfers (keimarm oder steril) richtet sich nach der Art der Punktion und der damit verbundenen Risikoabschätzung (Tab. 91.2). Punktionen in der Umgebung von Hautinfektionen oder Hautschäden sollten vermieden werden. Wird eine Punktion unter Zuhilfenahme von Ultraschall durchgeführt, muss darauf geachtet werden, dass geeignete sterile Hüllen/Abdeckungen für den Ultraschallkopf verwendet werden. Zur Verbesserung der Schallqualität wird steriles Ultraschallgel oder (materialverträgliches) Hautdesinfektionsmittel empfohlen.

Tab. 91.2 Punktionen und Injektionen und die erforderlichen Hygienemaßnahmen (modifiziert nach KRINKO-Empfehlung Anforderung an die Hygiene bei Punktionen und Injektionen, Bundesgesundheitsblatt 2011; 54: 1135–44)

Punktionsart	Tupferart	Abdeckung	Schutzkleidung Durchführende Person	Regeleinwirkzeit bei alkoholischem Hautdes-infektionsmittel*
i.c.-Injektion	Keimarme	Nicht erforderlich	Nein	15 s
s.c.-Injektion durch med. Personal	Keimarme	Nicht erforderlich	Nein	
Lanzettenblutentnahme	Keimarme	Nicht erforderlich	Keimarme Handschuhe	
Blutabnahme	Keimarme	Nicht erforderlich	Keimarme Handschuhe	
i.v.-Injektion (peripher)	Keimarme	Nicht erforderlich	Keimarme Handschuhe	
i.m.-Injektion (z. B. Schutzimpfung)	Keimarme	Nicht erforderlich	Nein	
Akupunktur	Keimarme	Nicht erforderlich	Nein	
s.c.-Punktion mit nachfolgender Dauerapplikation	Sterile	Nicht erforderlich	Keimarme Handschuhe	30 s
i.m.-Injektion (Risikopatient, Injektion von Corticoiden oder gewebstoxischen Substanzen)	Sterile	Nicht erforderlich	Keimarme Handschuhe	
Shunt-Punktion zur Dialyse (autologer Shunt)	Sterile	Nicht erforderlich	Keimarme Handschuhe	
Punktion einer Portkammer	Sterile	Nicht erforderlich	Sterile Handschuhe	
Lumbalpunktion (diagnostisch)	Sterile	Steriles Abdeck- oder Lochtuch	Sterile Handschuhe Mund-Nasen-Schutz	
Punktion eines Ommaya- oder Rickham-Reservoirs	Sterile	Nicht erforderlich	Sterile Handschuhe Mund-Nasen-Schutz bei Punktion mit Spritzenwechsel	
Blasenpunktion (diagnostisch)	Sterile	Nicht erforderlich	Sterile Handschuhe	
Pleurapunktion, Aszitespunktion (diagnostisch)	Sterile	Nicht erforderlich	Sterile Handschuhe Mund-Nasen-Schutz	
Beckenkammpunktion	Sterile	Steriles Abdeck- oder Lochtuch	Sterile Handschuhe	60 s
Organpunktion (z. B. Niere, Leber, Lymphknoten, Milz, Schilddrüse)	Sterile	Steriles Abdeck- oder Lochtuch	Sterile Handschuhe	
Anlage einer suprapubischen Ableitung	Sterile	Steriles Abdeck- oder Lochtuch	Sterile Handschuhe Mund-Nasen-Schutz	
Spinalanästhesie (Single shot), intrathekale Medikamentenapplikation	Sterile	Steriles Abdeck- oder Lochtuch	Sterile Handschuhe Mund-Nasen-Schutz	
Gelenkpunktion (diagnostisch	Sterile	Steriles Abdeck- oder Lochtuch	Sterile Handschuhe Mund-Nasen-Schutz bei Punktion mit Spritzenwechsel	
Anlage einer Bülau-Drainage, eines Pleuracath, einer Monaldi-Drainage	Sterile	Steriles Abdeck- oder Lochtuch	Mund-Nasen-Schutz OP-Haube steriler langärmeliger Kittel sterile Handschuhe	60 s
Periduralanästhesie/Spinalanästhesie mit Katheteranlage, Anlage eines Periduralkatheters zur Schmerztherapie	Sterile	Steriles Abdeck- oder Lochtuch	Mund-Nasen-Schutz OP-Haube steriler langärmeliger Kittel sterile Handschuhe	
Perkutane endoskopische Gastrostomie-Anlage (PEG)	Sterile	Steriles Abdeck- oder Lochtuch	Mund-Nasen-Schutz OP-Haube steriler langärmeliger Kittel sterile Handschuhe	

*Herstellerangaben beachten; zur speziellen Hautantiseptik bei Neu- und Frühgeborenen siehe Kapitel „Neonatologische Intensivstation“

91.4 Spezielle Hygienemaßnahmen

Sie sind dann notwendig, wenn Infektionen und/oder Kolonisationen diagnostiziert oder auch vermutet werden, bei denen ein Übertragungsrisiko trotz der Einhaltung der Standardhygienemaßnahmen besteht. Die ► Übersicht unten listet die betreffenden Erreger auf.

91.4.1 Maßnahmen gegen Kontaktübertragungen

Kontaktübertragungen
Die den Standardhygienemaßnahmen entsprechenden Empfehlungen werden durch folgende zusätzliche Maßnahmen erweitert:
- Unterbringung im Einzelzimmer mit eigener Toilette
- Handschuhe: Tragen von Handschuhen bei möglichem Kontakt mit infektiösem Material (oder ggf. schon bei Betreten des Patientenzimmers, z. B. bei C. difficile).
- Schutzkittel: Tragen eines Schutzkittels bei Möglichkeit der Kontamination der Bereichs- oder Dienstkleidung (oder ggf. schon bei Betreten des Patientenzimmers).
- Mund-Nasen-Schutz, Augenschutz: Tragen eines MNS und Augenschutz wenn mit dem Verspritzen von potentiell infektiösem Material gerechnet werden muss (z. B. Erbrechen) oder bei Betreten des Patientenzimmers.

Angehörige und Besucher sollten auf das Übertragungsrisiko hingewiesen und in die korrekte Nutzung der Schutzausrüstung und die Händedesinfektion eingeführt werden.

Geräte werden durchgängig patientenbezogen eingesetzt oder zwischen der Anwendung bei verschiedenen Patienten aufbereitet.

Wäsche, die nicht massiv mit infektiösem Material (z. B. Stuhl) kontaminiert ist, wird im Zimmer im normalen Wäschesack gesammelt. Lediglich massiv mit infektiösem Material kontaminierte Wäsche wird im Zimmer separat in einen geschlossenen Wäschesack gegeben und bei Gefahr der Durchfeuchtung mit einem zusätzlichen Plastiksack in die Wäscherei transportiert, wo sie entsprechend der Unfallverhütungsvorschriften (UVV) als sog. infektiöse Wäsche separat gewaschen wird.

Abfall, der massiv mit infektiösem Material kontaminiert ist, wird getrennt gesammelt und als sog. infektiöser Müll (AS 18 01 03) entsorgt.

Ein etwaiger Transport erfolgt unter Beibehaltung der Barrieremaßnahmen nach Information der Zieleinrichtung.

Patientennahe, insbesondere häufig berührte Flächen werden täglich im Rahmen der laufenden sowie bei Entlassung oder Verlegung als Schlussdesinfektion unter Einbeziehung des Fußbodens wischdesinfiziert. Bei bestimmten Erregern z. B. bei Clostridien und Noroviren sind dazu so genannte Sauerstoffabspalter vorzuziehen.

91

Wann sind eine Kontaktisolierung im Einzelzimmer und spezielle Barrieremaßnahmen indiziert (nach CDC)?
- Abszess mit unkontrollierter Drainage und Streupotenzial
- Clostridium difficile-Infektion (bis 2 Tage nach Sistieren des Durchfalles)
- Diphtherie (kutan), bis 2 Kulturen im Abstand von 24 h negativ
- Enteroviren (Coxsackie A und B, Echoviren) bei inkontinenten Patienten und in Ausbruchssituationen
- Furunkulose mit CA-MRSA
- Rotavirus-Enteritis
- Norovirus-Enteritis
- Hepatitis A (bei inkontinenten Patienten)
- Herpes neonatorum, bis Läsionen verkrustet
- Herpes simplex (schwere Hautaffektionen, disseminiert), bis Läsionen verkrustet
- Herpes Zoster (generalisiert), bis Läsionen verkrustet
- Humanes Metapneumovirus
- Impetigo contagiosa (bis 24 h nach Beginn einer effektiven Therapie)
- Kongenitale Röteln (bis zum 1. Lebensjahr bei stationärer Aufnahme)
- Keratokonjunktivitis epidemica
- Krätze (Scabies), bis 24 h nach Durchführung einer effektiven Therapie
- Läuse, bis 24 h nach Durchführung einer effektiven Therapie
- MRE (MRSA, VRE, GISA, multiresistente gramnegative Erreger): Je nach Streupotenzial
- Parainfluenzavirus
- Pneumonie mit Burkholderia cepacia: Bei Mukoviszidose immer und ansonsten nach Streupotenzial
- Staphylococcal scalded skin syndrome
- Poliomyelitis
- RSV
- TB, extrapulmonal mit Sekretion
- Windpocken, bis Läsionen verkrustet (gleichzeitig auch aerogene Übertragung möglich)

91.4.2 Maßnahmen gegen Übertragungen durch respiratorische Tröpfchen

Bei Infektionen, die über Tröpfchen übertragen werden, muss für die Dauer der Infektiosität eine respiratorische Isolierung erfolgen (► Übersicht). Eine Ansteckung über eine Distanz von mehr als 2 m ist sehr unwahrscheinlich. Das Kind sollte in einem Einzelzimmer untergebracht werden. Mehrere Patienten mit demselben Infektionserreger können kohortiert werden.

Das Personal sollte bei nahem Patientenkontakt (<2 m) einen chirurgischen Mund-Nasen-Schutz tragen. Außerhalb des Zimmers sollten die Kinder, wenn sie alt genug sind, ebenfalls eine (chirurgische) Maske tragen. Zusätzlich sollten Handschuhe und evtl. auch ein Schutzkittel getragen werden, wenn Kontakt mit infektiösem Material (in der Regel Atemwegssekrete) möglich ist. Bei Infektionen, bei denen eine antibiotische Therapie möglich ist, kann die Isolierung in der Regel nach 24 h wieder aufgehoben werden. Bei Erkrankungen wie Windpocken oder Masern sollte grundsätzlich immunes Personal eingesetzt werden.

Infektionskrankheiten, die typischerweise durch Tröpfcheninfektion, aber auch durch indirekten Kontakt übertragen werden (Auswahl):
- Mumps, bis 9 Tage nach Symptombeginn
- Röteln, bis 7 Tage nach Auftreten des Exanthems

- Pertussis (Keuchhusten), bis 5 Tage nach Therapiebeginn
- Meningokokken, bis 24 h nach Therapiebeginn
- Influenza, bis 5 Tage nach Symptombeginn
- Noroviren bei schwallartigem Erbrechen, bis 2 Tage nach Symptomende
- Pneumonie durch Adenoviren, Mycoplasmen, Haemophilus influenzae Tyb b (bis 24 h nach Therapiebeginn)
- Epiglottitis durch Haemophilus influenzae Tyb b, bis 24 h nach Therapiebeginn
- Diphtherie (pharyngeal), bis 2 Kulturen im Abstand von 24 h negativ
- Lungenpest, bis 48 h nach Therapiebeginn
- Virales hämorrhagisches Fieber (z. B. Lassa, Ebola, Marburg, Krim-Kongo-Fieber)

91.4.3 Maßnahmen gegen aerogene Übertragungen/Maßnahmen bei offener Lungentuberkulose

Zu den im strengen Sinne aerogen übertragbaren Infektionen gehört in erster Linie die offene Lungentuberkulose. Varizellen- und Influenza-Infektionen können unter bestimmten Voraussetzungen (z. B. generalisierte Erkrankung) auch einmal aerogen übertragen werden, trotzdem sind hier die Maßnahmen gegen die Übertragung durch Tröpfchen ausreichend. Kinder mit offener Lungentuberkulose sind im Gegensatz zu Erwachsenen weniger infektiös, da die Erregeranzahl, die ausgeschieden wird, in der Regel gering ist. Dennoch sollten die gleichen Isolierungsmaßnahmen wie bei Erwachsenen durchgeführt werden. Das Kind sollte in einem Einzelzimmer mit raumlufttechnischer Anlage (6–12 Luftwechsel/h) und negativem Druck im Vergleich zu den angrenzenden Räumen untergebracht werden. Die Abluft muss entweder nach außen abgeführt oder bei Umluftbetrieb durch einen Schwebstofffilter geführt werden, wobei die Tür geschlossen bleiben muss. Ist keine raumlufttechnische Anlage vorhanden, sollte eine häufige Fensterlüftung erfolgen. Dabei muss darauf geachtet werden, dass sich keine Personen in der Lüftungszone befinden.

Das Personal muss bei Betreten des Zimmers eine partikelfiltrierende Halbmaske der Filterstufe FFP2 anlegen. Bei Verlassen des Zimmers sollte den Kindern eine gut sitzende (chirurgische) Maske angelegt werden.

91.4.4 Besonderheiten bei multiresistenten Erregern

Methicillinresistente Staphylococcus aureus (MRSA)

MRSA besitzen im Vergleich zu methicillinsensiblen S. aureus (MSSA) zwar eine ähnliche Virulenz, sind aber schwieriger behandelbar und führen abhängig vom jeweiligen Stamm häufiger zu Infektionen bei Intensivpatienten; sog. CA-MRSA (=Community Acquired MRSA) dagegen verursachen Infektionen auch bei sonst gesunden Kindern.

Bei Kindern liegt der MRSA-Anteil bei Staphylococcus aureus erfahrungsgemäß deutlich niedriger als der bei Erwachsenen beschriebene Anteil von 10–15 %. Betroffen sind vor allem chronisch kranke Kinder mit längeren Krankenhausaufenthalten und häufigen Antibiotikatherapien (z. B. Patienten mit Zystischer Fibrose).

Hauptreservoir von S. aureus (MRSA und MSSA) ist der Nasen-Rachen-Raum. Die Übertragung erfolgt hauptsächlich über die Hände. Da auch bei einem MRSA-Screening ein Teil der besiedelten Patienten unerkannt bleibt, müssen bei allen Patienten, unabhängig vom Infektionsstatus, die Regeln der Standardhygiene beachtet werden. Diese sind grundsätzlich geeignet, Übertragungen von MRSA wie auch MSSA zu verhindern. Schutzkittel oder Plastikschürzen müssen nicht routinemäßig wegen des MRSA-Nachweises angelegt werden, sondern bei Tätigkeiten, bei denen mit Kontamination der Arbeitskleidung mit potentiell infektiösem Patientenmaterial (auch Hautschuppen) zu rechnen ist: z. B. beim Bettenmachen, Umlagern, Waschen oder während der Physiotherapie. Die Auswahl langärmeliger Schutzkittel versus Plastikschürze ist dabei abhängig vom erwarteten Ausmaß der Kontamination und einer evtl. zu erwartenden Durchfeuchtung. Ein Mund-Nasen-Schutz ist beim endotrachealen Absaugen (wenn Erreger im Tracheal- oder Bronchialsekret nachweisbar ist ggf. auch Schutzbrille), beim Verbandswechsel bei ausgedehnter Wundinfektion bzw. immer bei Gefahr des Verspritzens von infektiösem Material erforderlich.

Einzelzimmer versus Kontaktisolierung Eine Unterbringung im Einzelzimmer erleichtert die konsequente Einhaltung der Standardhygienemaßnahmen und wird allgemein empfohlen. Zwingend erforderlich ist die Kontaktisolierung im Einzelzimmer mit Barrierepflege (s. oben) bei Patienten mit hohem „Streupotenzial", z. B. bei ausgedehnter Hautbesiedlung bei generalisierter Psoriasis, großflächiger Wundinfektion oder starker Wundsekretion und bei Nachweis von CA-MRSA (bei Kindern auch wegen der anzunehmenden unkontrollierten Kontaktaufnahme mit Nachbarpatienten). Medizinisch indizierte Transporte und diagnostische Maßnahmen können jedoch unter Einhaltung der Kontaktschutzmaßnahmen (Barrieremaßnahmen und Flächendesinfektionsmaßnahmen der Hautkontaktflächen) durchgeführt werden. Besucher benötigen Schutzkittel nur dann, wenn sie aktiv in die Pflege mit eingebunden werden oder ein hohes Kontaminationsrisiko der Kleidung besteht. Die Händedesinfektion vor Verlassen des Zimmers sollte durch das Pflegepersonal erklärt werden.

Die über die Standardhygienemaßnahmen hinausgehenden Hygienemaßnahmen (Einzelzimmer, zusätzliche Desinfektionsmaßnahmen) können nur aufgehoben werden, wenn oben genannte klinische Konstellationen mit erhöhtem „Streupotenzial" nicht mehr gegeben sind. Es ist gängige Praxis, darüber hinaus 3 negative Abstrichserien im Abstand von jeweils 24 h vorauszusetzen, die frühestens am 3. Tag nach Beendigung einer Dekolonisierungsbehandlung begonnen wurden. Dabei kann aus einem negativen Ergebnis nur auf eine aktuelle MRSA-Suppression mit Reduktion des Übertragungsrisikos geschlossen werden. Diese wird im weiteren Verlauf mit wöchentlichen Abstrichen dokumentiert. Zur Dokumentation einer dauerhaften Dekolonisierung sind längere Nachbeobachtungen erforderlich. Werden Abstrichuntersuchungen zum Ausschluss von Übertragungen bei Mitpatienten vorgenommen, muss bei negativen Ergebnissen berücksichtigt werden, dass eine Besiedlung erst später mikrobiologisch nachweisbar werden kann. Positive Ergebnisse können neben dem Hinweis auf eine Übertragung auch eine vorbestehende, bislang unerkannte Besiedlung widerspiegeln.

Regelhaft auf MRSA sollten u. a. alle Patienten untersucht werden, bei denen schon einmal ein MRSA bekannt war bzw. bei denen ein Familienmitglied betroffen ist. Dialysepflichtige Patienten können hinsichtlich der Rate an Infektionskomplikationen von einer Dekolonisierung direkt profitieren. Bei bekannt hoher MRSA-Rate ist es auch sinnvoll, Kinder mit chronischen Wunden oder nach Intensivstationsaufenthalt zu screenen (s. auch: Mitteilung der KRINKO und des RKI: Kommentar zu den „Empfehlungen zur Prävention und Kontrolle von MRSA-Stämmen in Krankenhäusern und anderen medizinischen Einrichtungen“ Hinweise zu Risikopopulationen für die Kolonisation mit MRSA [Epi Bull 42, 2008]).

Zusätzlich zu den Hygienemaßnahmen, die eine Weiterverbreitung des Erregers auf andere Patienten verhindern sollen, wird eine Dekolonisierung des an der Haut oder Schleimhaut besiedelten Patienten angestrebt. Zur Sanierung einer nasalen MRSA-Besiedlung ist die Anwendung von Mupirocin-Nasensalbe für die Dauer von 5 Tagen Standard. Alternativ können Präparate mit antiseptischen Wirkstoffen (z. B. Octenidin) angewendet werden. Bei einer MRSA-Besiedlung am Körper (z. B. positiver Leistenabstrich) kann eine Ganzkörperwaschung mit antiseptischen Substanzen (z. B. octenidinhaltige Waschlotion, Polyhexanid) parallel zur Dekontaminationsbehandlung der Nase erfolgen, wenn es der Hautzustand des Patienten zulässt. Bei einer Rachenbesiedlung erhöht eine antiseptische Rachenspülung (z. B. mit Chlorhexidin oder Octenidin) die Effektivität. Die Wirksamkeit einer Ganzkörperwaschung zur Dekolonisierung von MRSA-Trägern ist jedoch unsicher und deshalb nicht generell zu empfehlen. Wichtig ist, parallel zu einer Dekolonisierungsbehandlung die Bettwäsche und Kleidung des Patienten häufig (alle 1–2 Tage) zu wechseln und Gebrauchsgegenstände des Patienten täglich zu desinfizieren (z. B. Zahnbürste).

Community-acquired MRSA Seit einigen Jahren werden weltweit auch MRSA bei Personen nachgewiesen, bei denen keine für nosokomiale MRSA typischen Risikofaktoren wie Krankenhausaufenthalte, Antibiotikatherapien oder schwere Grunderkrankungen vorliegen. Diese sog. community-aquired MRSA (c-MRSA, auch: CA-MRSA) verursachen typischerweise invasive Haut- und Weichteilinfektionen (Furunkulosen, Abszesse bis hin zur nekrotisierenden Fasziitis) oder auch nekrotisierende Pneumonien. Es wurden bereits mehrere Ausbrüche mit c-MRSA in den USA, aber auch in Europa, vor allem bei Personen jüngeren Alters, die auf engem Raum zusammenleben (Gefängnisinsassen, Fußballmannschaft, Hausgemeinschaft), beschrieben. C-MRSA weisen häufig außer einer Oxacillin-Resistenz nur wenige andere Resistenzen auf. Die in Deutschland, der Schweiz und Frankreich isolierten Stämme sind außerdem typischerweise resistent gegen Fusidinsäure. Es ist denkbar, dass c-MRSA in die Krankenhäuser hineingetragen werden und dort Ausbrüche verursachen. Die erforderlichen Hygienemaßnahmen sind die gleichen wie bei den herkömmlichen MRSA. Aufgrund der höheren Virulenz (u. a. Produktion des Toxins Panton-Valentine-Leukozidin, das eine Porenbildung im Makrophagen bewirkt) sollte auch bei gesunden Personen bei bloßer Besiedlung mit c-MRSA der Versuch einer Dekolonisierung unternommen werden.

Maßnahmen bei Infektion bzw. Kolonisation mit vancomycinresistenten Enterokokken

Auch wenn der Anteil an vancomycinresistenten Enterokokken (VRE) in Deutschland noch vergleichsweise gering ist, muss mit einem Anstieg insbesondere in sensiblen Bereichen wie hämatologisch-onkologischen oder Dialysestationen gerechnet werden. Zur Häufigkeit von VRE-Infektionen bei Kindern in Deutschland fehlen bislang Daten. Das Erregerreservoir von VRE ist der Magendarmtrakt des Patienten. Die meisten mit VRE an anderer Stelle infizierten Patienten weisen auch eine Kolonisierung des Darms auf. Die Übertragung erfolgt hauptsächlich mit den Händen; VRE überleben über 30 min an den Händen von freiwilligen Versuchspersonen. Darüber hinaus konnten VRE aus der Patientenumgebung (Monitore, Türen, Bettwäsche, Bettgestelle, Nachttische, Blutdruckmanschetten) isoliert werden. Dies gilt besonders für Räume, in denen Patienten mit Diarrhö gepflegt werden.

Eine der wichtigsten Maßnahmen zur Verhinderung der Ausbreitung von VRE ist der überlegte Einsatz von Cephalosporinen der 3. Generation wie auch von Vancomycin. Insbesondere der Einsatz von Glykopeptiden zur Prophylaxe der nosokomialen neonatalen Sepsis sollte nur unter sorgfältiger Nutzen-Risiko-Abschätzung unter mikrobiologischer Surveillance erwogen werden.

Die Übertragung von VRE sollte in der Pädiatrie durch Isolierungsmaßnahmen analog derer bei MRSA verhindert werden. Durch die Unterbringung von VRE-positiven Patienten in Einzelzimmern bzw. durch Kohortenisolierung und durch Tragen und nachfolgendes Wechseln von Handschuhen und Kitteln konnten Ausbruchsituationen bei Erwachsenen beendet werden.

Die Kolonisation mit VRE kann langfristig persistieren. Daher erbringen wiederholte Abstrichuntersuchungen während des Krankenhausaufenthalts keinen zusätzlichen Erkenntnisgewinn.

ESBL-bildende Bakterien und andere multiresistente gramnegative Erreger – MRGN

Diverse „Extended-Spectrum“-β-Laktamasen (ESBL) vermitteln bei Klebsiella spp., E. coli, Citrobacter spp., Enterobacter spp., Serratia spp. und anderen gramnegativen Enterobakterien Resistenzen gegenüber β-Laktam-Antibiotika. Besonders problematisch sind das Auftreten zusätzlicher plasmidgebundener Resistenzgene gegenüber Carbapenemen und Chinolonen und die Weitergabe der resistenzvermittelnden Plasmide auf verschiedene Enterobakterien.

Nach RKI werden multiresistente gramnegative Erreger aufgrund der Resistenzeigenschaften gegenüber mehreren Antibiotikaklassen wie in ◘ Tab. 91.3 dargestellt eingeteilt. Bei Kindern führen bereits Resistenzen gegenüber 2 Antibiotikaklassen auch bei erhaltener Wirksamkeit von Fluorochinolonen zur Einstufung in die Kategorie 2MRGN „NeoPäd“. Diese Erreger sollten hinsichtlich der Risikobewertung und Maßnahmen wie 3MRGN behandelt werden (◘ Tab. 91.3).

Insbesondere ESBL-bildende Klebsiella pneumoniae und E. coli-Stämme verursachen endemische nosokomiale Besiedlungen/Infektionen und u. a. auf neonatologischen Intensivstationen auch monoklonale Ausbruchssituationen. Sie sind seltener in der Umgebung des Patienten nachweisbar als dies beispielsweise bei MRSA, VRE und C. difficile der Fall ist, auch ist die Umweltpersistenz geringer ausgeprägt (wichtige Ausnahme: Acinetobacter baumannii). Das häufigste Erregerreservoir stellt der Gastrointestinaltrakt besiedelter Patienten dar. Die Übertragung erfolgt meist über die Hände. Daraus ergibt sich die konsequente Einhaltung der Standardhygienemaßnahmen (▶ Abschn. 91.3.2) als wichtigstes Präventionskonzept. Darüber hinaus gehende Isolierungsmaßnahmen werden weitgehend nach den im Abschnitt „MRSA“ beschriebenen Kriterien vorgenommen. Eine Übersicht zeigt ◘ Tab. 91.4.

Durch ein regelmäßiges Befundscreening auf auffällige Resistenzen, aber auch unabhängig davon auf auffällige Erreger, soll sichergestellt werden, dass der behandelnde Kliniker auch bei kurzfristig auftretenden Häufungen entweder informiert wird bzw. diese selbst erkennen kann. Dazu kann ein regelmäßiger, strukturierter Informationsaustausch zwischen behandelndem Kliniker, Krankenhaushygieniker und Mikrobiologen dienen, z B. in Form einer infektiologischen Visite (▶ Übersicht).

Tab. 91.3 Klassifizierung multiresistenter gramnegativer Erreger (MRGN) auf Basis ihrer phänotypischen Resistenzeigenschaften. (Modifiziert nach Bundesgesundheitsblatt 2012)

Antibiotikagruppe	Leitsubstanz	Enterobacteriaceae		Pseudomonas aeruginosa		Acinetobacter spp.	
		3MRGN[1]	4MRGN[2]	3MRGN[1]	4MRGN[2]	3MRGN[1]	4MRGN[2]
Acylureidopenicilline	Piperacillin	R	R	Nur eine der 4 Antibiotikagruppen wirksam (sensibel)	R	R	R
Cephalosporine der 3./4. Generation	Cefotaxim und/oder Ceftazidim	R	R		R	R	R
Carbapeneme	Imipenem und/oder Meropenem	S	R		R	S	R
Fluorchinolone	Ciprofloxacin	R	R		R	R	R

R = resistent oder intermediär sensibel, S = sensibel
[1] 3MRGN (Multiresistente gramnegative Stäbchen mit Resistenz gegen 3 der 4 Antibiotikagruppen)
[2] 4MRGN (Multiresistente gramnegative Stäbchen mit Resistenz gegen 4 der 4 Antibiotikagruppen)
Multiresistente und anderweitig problematische Erreger auf neonatologischen Intensivstationen

Tab. 91.4 Orientierende Hinweise zu Maßnahmen, die über die Basishygiene hinausgehen. (Modifiziert nach Epidemiologisches Bulletin 2013)

Erreger	Einzelzimmer	Kohortierung	Schutzkittel und Einmalhandschuhe	Mund-Nasen-Schutz
MRSA	ja	ja	ja	ja
2 MRGN NeoPäd	nein	ja	ja	nein*
3 und 4 MRGN#	ja	ja	ja	ja
VRE	ja	ja	ja	nein
P. aeruginosa S. marcescens (ohne MRGN-Eigenschaften)	nein	ja	ja	nein*

* Nur bei Tätigkeiten mit erhöhtem Risiko, z. B. beim Absaugen das Nasopharynx, bei beatmeten Kindern, die offen abgesaugt werden.
# Bei Patienten, die mit 4MRGN besiedelt oder infiziert sind, soll das Pflegepersonal in angemessener Zahl so zugeordnet werden, dass es nicht gleichzeitig andere Patienten betreut, die nicht mit solchen Erregern kolonisiert oder infiziert sind.

Wichtige Punkte für die Krankenhaushygiene

- Micro-Cluster von Kolonisationen mit krankenhaushygienisch bedeutsamen Erregern werden durch intensivierte Screening-Programme vermehrt zur Kenntnis genommen. Die Beurteilung über Notwendigkeit und Umfang von über die Standard-Hygienemaßnahmen hinausgehenden Barrieremaßnahmen muss individualisiert erfolgen.
- Bei einem ungünstigen Pflegeschlüssel steigt die Rate an nosokomialen Infektionen erheblich an.
- Übertragungen erfolgen vorwiegend über die Hände des Personals.
- Zur Begrenzung der Weiterverbreitung ist ein intelligenter Antibiotika-Einsatz von noch größerer Bedeutung als bei MRSA und VRE.
- Krankenhaushygienisch problematisch, d. h. leichter übertragbar, sind Serratia marcescens, P. aeruginosa und Klebsiellen unabhängig vom Grad der Resistenz.
- Besiedlung Frühgeborener auf neonatologischen Intensivstationen erfolgt nach wenigen Tagen mit stationsspezifischer Flora:
  - Hauptreservoir der Keime sind Langzeit-Patienten.
  - Es besteht ein signifikanter Zusammenhang zwischen gastrointestinaler Kolonisation von Frühgeborenen mit gramnegativen Erregern und späteren Blutkulturisolaten einer Late-onset-Sepsis insbesondere bei E. cloacae, K. pneumoniae und S. marcescens.

Transport infektiöser Patienten Wird ein Transport infektiöser Patienten notwendig, so muss für Schutzmaßnahmen gesorgt werden, z. B. einen undurchlässigen Verband oder für einen Mundschutz bei Patienten mit offener Lungentuberkulose, um die Übertragung auf andere Patienten, Personal oder Besucher und die Kontamination der Umgebung zu verhindern.

Personal, das den Patienten vorübergehend diagnostisch oder therapeutisch betreuen soll, muss über die erforderlichen Maßnahmen zur Reduktion des Übertragungsrisikos informiert werden und besonders auch die Händedesinfektion sorgfältig durchführen.

Infektionen des Personals Medizinisches Personal mit exsudativen Läsionen oder nässender Dermatitis sollte alle direkten Patientenkontakte vermeiden, bis die Hautläsionen wieder abgeheilt sind. Das Vorgehen im Einzelfall sollte zusammen mit dem Betriebsarzt festgelegt werden. Auf die speziellen Maßnahmen bei Varizellen-Infektion des Personals wird unter ► Abschn. 91.6.4, Abschn. Varizella-Zoster-Virus eingegangen, andere Infektionen werden in den entsprechenden Kapiteln behandelt.

91.5 Desinfektion und Reinigung

91.5.1 Art der Desinfektionsmittel

▣ Tab. 91.1 gibt einen Überblick über die in der Pädiatrie durchzuführenden Reinigungs- und Desinfektionsmaßnahmen.

Obwohl der Grundsatz gilt, thermische Desinfektionsverfahren nach Möglichkeit den chemischen vorzuziehen, gibt es auch in der Pädiatrie weiterhin Indikationen für den Einsatz chemischer Desinfektionsmittel für Geräte und Gegenstände, die nicht mit thermischen Methoden desinfiziert werden können. Aldehydische Mittel werden aufgrund ihres irritativ-toxischen Potenzials kontrovers beurteilt und sollten nur noch eingesetzt werden, wenn es keine gleichwertige Alternative gibt (Technische Regel für Gefahrstoffe [TRGS] 540). Prinzipiell aber müssen chemische Desinfektionsmaßnahmen wegen ihres toxischen Potenzials gegenüber Patienten, Personal, aber auch der Umwelt auf ein notwendiges Minimum reduziert werden. Vollautomatische thermische Desinfektionsverfahren sind sowohl hinsichtlich ihrer Desinfektionssicherheit als auch ihrer Reinigungsleistung und ferner ihrer Standardisierbarkeit wo immer möglich vorzuziehen.

91.5.2 Besonderheiten

Spielsachen Eine routinemäßige Desinfektion von Spielzeug ist nicht erforderlich (Ausnahmen: pädiatrische Onkologie, CF-Patienten). Es sollte jedoch vorzugsweise abwaschbares Spielzeug verwendet werden, das mit einem umweltverträglichen Reinigungsmittel oder maschinell gereinigt werden kann. Unmittelbar nach offenkundiger Kontamination mit potenziell infektiösem Material, z. B. Blut, werden Spielsachen nach Reinigung und Trocknung mit alkoholischem Flächendesinfektionsmittel abgewischt, sofern sie nicht maschinell waschbar sind. Plüsch- und Kuscheltiere sollten jedoch grundsätzlich bei 60 °C in der Waschmaschine waschbar sein, falls sie wegen einer Kontamination oder z. B. nach Kontakt mit einem infektiösen Kind aufbereitet werden müssen.

Bettwäsche, Kinderkleidung Wäsche (Strampler, Bettwäsche) wird als Krankenhauswäsche oder in kleinem Umfang im pädiatrischen Bereich gewaschen. Generell sind die üblichen Waschverfahren mit hausüblichen Waschmitteln bei 60 °C anzuwenden, zusätzliche Desinfektionsmittel sind dann in der Regel nicht notwendig. Auch das Autoklavieren bringt keine zusätzliche Sicherheit.

Anforderungen an die Raumlufttechnik Für die Stationen der pädiatrischen Abteilung mit reifen Neugeborenen und Kinder gelten grundsätzlich die gleichen Anforderungen an die Raumluft wie in den anderen Abteilungen einer Klinik. In der Regel werden die Patientenzimmer wie die der Erwachsenenabteilungen –sofern Sie mechanisch belüftet werden – nach Raumklasse 2 (DIN 1946-4:2008) belüftet.

Stationen für neonatologische Intensivpatienten mit einem Geburtsgewicht < 1500 g erfordern voll klimatisierte Intensivbehandlungszimmer. Die Raumtemperatur sollte max. 26° C und die Luftfeuchte mindestens 45 % betragen, ohne zusätzliche Fensterbelüftung (Kategorie IB). Die Kommission für Krankenhaushygiene und Infektionsprävention (KRINKO) beim Robert Koch-Institut empfiehlt die Luftauslässe der Inkubatoren mit HEPA-Filtern auszustatten, damit sie nicht zum Ausgangspunkt einer nosokomialen Übertragung werden (Kategorie IB).

Bau-, Umbau- und Renovierungsmaßnahmen mit Abriss-, Schleif- und/oder Erdarbeiten in der Umgebung der Neonatologischen Intensivpflegestation (NIPS) können zu einem massiven Eintrag von Aspergillussporen führen und eine Infektionsgefahr für Frühgeborene darstellen. Die Bauleitung ist daher zu verpflichten, vorsorglich sowohl das Hygienefachpersonal sowie die Abteilungs- und Stationsleitung über die geplanten Maßnahmen frühzeitig zu informieren. Obgleich von Seiten der KRINKO für die NIPS eine generelle Empfehlung zur HEPA-Filtrierung der Zuluft nicht ausgesprochen wird, wird während der Zeit der Baumaßnahmen zur Prävention des Eintrags von Aspergillensporen eine Abschirmung durch HEPA-Filtrierung der Zuluft empfohlen. Hierzu kann auch der Einsatz mobiler HEPA-Filter erwogen werden (Kategorie II).

91.6 Infektionen des Respirationstrakts

91.6.1 Virusinfektionen des Respirationstrakts

Zu diesen Infektionen ► Kap. 101.

Viren verursachen ca. 10 % aller nosokomialen Atemwegsinfektionen. Am häufigsten kommen RS-, Parainfluenza-, Adeno-, Rhino- und Influenzaviren vor. Diese Infektionen stehen zeitlich mit dem Auftreten des jeweiligen Virus in der Bevölkerung in Zusammenhang. Daher schwankt auch die Inzidenz der nosokomial erworbenen Krankheiten saisonal. Praktisch alle Patienten, Besucher und auch das Personal unterliegen einem Infektionsrisiko oder können eine Infektionsquelle darstellen.

Viren des Respirationstrakts können von Mensch zu Mensch durch Tröpfcheninfektion oder durch kontaminierte Hände übertragen werden. Entgegen der Konvention sollte man die Kinder daher dazu anhalten, sich beim Husten und Niesen abzuwenden und auf den Boden bzw. in den Ellenbogen zu niesen.

Virale Atemwegsinfektionen weisen hinsichtlich der Infektionsprävention Besonderheiten auf: In der Erkältungszeit sind viele Menschen in der Bevölkerung infiziert, so dass nicht nur Patienten, sondern auch Besucher und Personal Erreger zum Teil asymptomatisch ins Krankenhaus tragen. Eine zuverlässige und schnelle Virusdiagnostik ist oft nicht verfügbar. Daher gelten für alle Patienten mit Symptomen viraler Atemwegsinfektionen die Schutzmaßnahmen gegen Übertragungen durch respiratorische Tröpfchen (► Abschn. 91.4.2). Wenn aufgrund von Platzproblemen eine Einzelzimmerunterbringung nicht möglich ist, sollte auf einen möglichst weiten Abstand der Betten geachtet werden und bei möglicher Kontamination besonderer Wert auf die korrekte Händedesinfektion und den Gebrauch von Handschuhen gelegt werden. Personal und Besucher müssen auf Infektionen orientierend „gescreent" werden. In einer Ausbruchssituation sollten elektive Aufnahmen von Risikopatienten nach Möglichkeit verschoben werden. Eine Barriere-Pflege am Bett (Schutzkittel) ist nur bei zu erwartender Kontamination der Kleidung sinnvoll. Bei Influenza-Infektionen sollte ebenfalls eine Einzelzimmerunterbringung erfolgen.

Häufige Erreger

Influenzaviren Influenzaviren können auf glatten Oberflächen bis zu 2 Tagen überleben und sind auf unbelebten Flächen noch einige Zeit infektiös. Typischerweise scheidet ein nicht unerheblicher Teil der Patienten asymptomatisch oder oligosymptomatisch Influenzaviren aus. Nosokomiale Ausbrüche werden meist durch unterschiedliche Virusstämme verursacht, wobei oft ein Stamm dominiert. Alle Mitarbeiter in der Pädiatrie sollten sich unbedingt jährlich gegen Influenza impfen lassen, sowohl zum Eigenschutz als auch um eine Übertragung auf die betreuten Patienten zu vermeiden.

Respiratorysyncytialvirus (RSV) Außerhalb des Körpers kann man RS-Viren noch nach 0,5 bis zu 7 h nachweisen. In den ersten Lebensjahren erkranken ca. 40 % der mit RS-Viren exponierten Kinder. Die Übertragung erfolgt entweder direkt bei engem Kontakt durch Tröpfcheninfektion oder indirekt über die Hände des Personals oder durch Kontakt mit Oberflächen, die mit respiratorischem Sekret kontaminiert wurden. Die Schleimhäute der Nase und der Augen sind die hauptsächlichen Eintrittspforten. Das Personal kann sich selbst infizieren, wenn es sich mit den Händen ins Gesicht oder in die Augen fasst.

Parainfluenza Meist wechseln sich verschiedene Serotypen bei Ausbrüchen im Herbst und Winter jeden Jahres ab. Während diesen Ausbruchsperioden sind dann andere respiratorische Viren in der Bevölkerung wesentlich seltener nachzuweisen. Die Übertragung erfolgt durch respiratorische Tröpfchen oder direkten Kontakt.

Adenoviren Adenoviren sind als unbehüllte DNA-Viren gegenüber Umgebungsfaktoren und Desinfektionsmaßnahmen besonders stabil und tolerieren Temperaturen zwischen 4 und 36 °C sowie einen weiten pH-Bereich. Der Übertragungsweg ist vor allem bei jüngeren Kindern fäkal-oral, kann aber auch über Tröpfchen erfolgen. Die Kontagiosität ist hoch: Bei 46–67 % aller Kontakte im Haushalt oder Kindergarten kommt es zu einer Infektion.

Rhinoviren Rhinoviren sind unbehüllte RNA-Viren, die ebenfalls langsamer durch Alkohole zu inaktivieren sind als behüllte Viren. Sie können auf Oberflächen bis zu 3 h infektiös bleiben. Die Übertragung erfolgt überwiegend über die Hände, aber auch über respiratorische Tröpfchen. Das Virus wird hauptsächlich über Nasensekret für etwa 2–3 Wochen ausgeschieden.

91.6.2 Bakterielle Infektionen des oberen Respirationstrakts

A-Streptokokken A-Streptokokken sind die häufigsten bakteriellen Erreger der ambulant erworbenen Pharyngitis. Wichtig sind die frühzeitige Diagnose und die konsequente antibiotische Behandlung, auch zur Vermeidung von immunologisch vermittelten Spätkomplikationen. Der Patient ist 24 h nach Beginn einer effektiven Antibiotikatherapie nicht mehr infektiös. Asymptomatische Kontaktpersonen sollten nur während einer Epidemie untersucht oder behandelt werden (▶ Kap. 94).

Diphtherie Patienten mit pharyngealer Diphtherie müssen isoliert werden, bis 3 aufeinander folgende Abstriche von Nase und Rachen negativ sind. Patienten mit Hautdiphtherie sollten kontaktisoliert werden, bis drei Hautkulturen negativ sind. Bei Kontaktpersonen müssen unabhängig vom Impfstatus Abstriche entnommen und eine antibiotische Prophylaxe durchgeführt werden (▶ Kap. 95).

Pertussis Keuchhusten betrifft nicht nur Kinder und Säuglinge sondern auch Erwachsene, spätestens 10 Jahre nach der letzten Pertussis-Impfung (oder auch Infektion). Insbesondere erkrankte Erwachsene, häufig mit atypischer klinischer Symptomatik, stellen wiederum eine wichtige Erregerquelle für gefährdete sehr junge Säuglinge dar, die altersbedingt noch keinen wirksamen Impfschutz besitzen. Dokumentierte Ausbruchssituationen legen eine konsequente Immunisierung aller Mitarbeiter in Pädiatrie und Neonatologie nahe. Die STIKO empfiehlt jedem Erwachsenen, der innerhalb der letzten 10 Jahre keine Pertussis-Impfung erhalten hat, die einmalige Auffrischung mit einem dTap-Impfstoff (▶ Kap. 10), Bei Aufnahme eines Kindes wegen Keuchhustens sollte eine antibiotische Therapie begonnen werden (▶ Kap. 97). Dadurch wird zwar der Verlauf der Krankheit nur gemildert (abhängig vom Zeitpunkt der Gabe), der Patient verliert jedoch seine Infektiosität. Während der ersten 5 Tage ist eine respiratorische Isolierung erforderlich. Zur Postexpositionsprophylaxe bei Erwachsenen und Kindern werden die neueren Makrolide (Azithromycin) eingesetzt, Erythromycin ist schlechter verträglich und wurde bei Säuglingen mit hypertropher Pylorusstenose in Verbindung gebracht.

Offene Lungentuberkulose Kinder mit Tuberkulose der Lunge sind deutlich weniger kontagiös als erwachsene Patienten. Sie entwickeln meist geschlossene, verkäsende Läsionen und keine Kavernen, die Anschluss an das Bronchialsystem finden. Letzteres ist eine Voraussetzung für die Ausscheidung von Tuberkelerregern (offene Lungentuberkulose). Fast immer muss man daher die Infektionsquelle bei älteren Familienangehörigen suchen. Trotz der geringeren Kontagiosität werden im Krankenhaus die gleichen Isolierungsmaßnahmen empfohlen wie bei Erwachsenen (Einzelzimmer, Masken der Filterstufe FFP2 beim Betreten des Raumes). Umgekehrt sind Kinder, insbesondere Säuglinge, besonders infektionsanfällig. Nach möglicher Exposition muss daher nach entsprechender Diagnostik eine praeemptive Therapie ins Auge gefasst werden (▶ Kap. 99).

Sinusitis Der wichtigste pathogenetische Faktor ist eine nasale Abflussbehinderung. Dementsprechend sind nasotracheale Tuben und Magensonden hauptsächliche Risikofaktoren für eine nosokomiale Sinusitis. Bis zu 40 % der über einen nasalen Tubus beatmeten erwachsenen Patienten entwickeln eine einseitige Sinusitis. Zur Prävention trägt eine sorgfältige Mundhygiene bei intubierten Patienten bei. Ein Tubus sollte analog zu den Empfehlungen zur Pneumonieprophylaxe so früh wie möglich entfernt werden.

91.6.3 Pneumonie

Nosokomiale Pneumonien haben einen Anteil von 15–20 % an der Gesamtzahl nosokomialer Infektionen bei Säuglingen und Kleinkindern. Obwohl einige dieser Infektionen über eine hämatogene Aussaat zustande kommen, spielen in den meisten Fällen Mikroaspirationen der endogenen bakteriellen Flora aus dem Oropharynx und seltener aus dem Magen unter künstlicher Beatmung die wichtigste pathogenetische Rolle. In den ersten 4 Tagen nach Intubation verändert sich diese Flora und weist dann die typischen Hospitalkeime auf (s. unten). Wichtigste Risikofaktoren einer Pneumonie sind die maschinelle Beatmung mit endotrachealer Intubation und die Therapie mit Breitspektrumantibiotika, die zu einer Selektion multiresistenter Erreger führen kann. Medikamente, die zu einer Erhöhung des Magensaft-pH-Werts führen (insbesondere Protonenpumpenhemmer und H_2-Rezeptoren-Blocker), erhöhen das Risiko einer beatmungsassoziierten Pneumonie, weil sich im Magensaft ab einem pH von ca. 4,0 grampositive und gramnegative Keime vermehren können.

Häufige Erreger nosokomialer bakterieller Pneumonien sind: Pseudomonas aeruginosa, S. aureus, H. influenzae, Moraxella catarrhalis, E. und Klebsiella pneumoniae.

Bei der Prävention der nosokomialen Pneumonie ist die strikte Beachtung der Standardhygiene entscheidend. Patienten mit multiresistenten Erregern sollten isoliert werden (gemäß Streupotenzial). Medikamentenvernebler dürfen nur mit sterilen Flüssigkeiten gefüllt werden. Beim Entleeren von Wasserfallen müssen Handschuhe getragen werden. Endotracheales Absaugen muss unter aseptischen Bedingungen erfolgen.

91.6.4 Weitere nosokomiale Infektionen

Gefäßkatheterassoziierte Infektionen

Ein großer Teil der stationären Patienten erhält eine Infusionstherapie, und intravasale Katheter stellen einen Risikofaktor für die nosokomiale Sepsis dar. Die Hautflora an der Einstichstelle ist das Haupterregerreservoir für die Kolonisierung des intravasalen Katheters. Koagulasenegative Staphylokokken sind daher vor S. aureus die häufigsten Erreger von katheterassoziierten Infektionen. Es kommen jedoch auch gramnegative Stäbchen und Enterokokken vor. Bei gramnegativen Stäbchen muss auch an kontaminierte Infusionslösungen gedacht werden. Das Risiko einer Katheterinfektion ist außer von der Liegedauer des Katheters vor allem auch von der Schwere der Grundkrankheit abhängig.

Zur Prävention von venenkatheterassoziierten Septikämien ist eine korrekte Hautdesinfektion vor Anlage des Katheters mit einer Mindesteinwirkzeit von 1 min unerlässlich. Zum Legen des zentralen Venenkatheters sollten ein Mundschutz, ein steriler Kittel und sterile Handschuhe, sowie eine Haube, getragen werden. Die Haut um die Einstichstelle sollte mit einem großen sterilen Tuch abgedeckt werden. Die Infusionssysteme sollten nicht häufiger als alle 72 h (CDC 96 h) gewechselt werden. Parenterale Ernährungslösungen sollten innerhalb von 24 h, reine Lipidlösungen innerhalb von 12 h infundiert werden. Hier müssen auch die Infusionssysteme nach dieser Zeit gewechselt werden. Blut und Blutkomponenten müssen laut Transfusionsgesetz möglichst über einen gesonderten Gefäßzugang innerhalb von 6 h transfundiert werden.

Bei peripheren Venenkathetern gibt es ebenso wie bei den zentralen Venenkathetern kein festes Wechselintervall. Vielmehr sollte eine regelmäßige Kontrolle der Katheter erfolgen und der Katheter bei Zeichen einer Phlebitis entfernt werden.

Wenn ein intravasaler Langzeitzugang (d. h. >30 Tage) benötigt wird, sollte man bei Kindern unter 4 Jahren einen vollständig implantierbaren Katheter (Port) einsetzen. Bei Kindern über 4 Jahren können sowohl Ports als auch teilweise implantierte Katheter (z. B. Hickman, Broviac) benutzt werden.

Auch für Nabelgefäßkatheter bei Neugeborenen wird kein routinemäßiger Wechsel nach einem bestimmten Zeitpunkt empfohlen. Grundsätzlich gilt für alle Katheter, dass sie so kurz wie möglich liegen sollten. Bei eindeutigen Zeichen einer Omphalitis muss der Katheter entfernt werden, die hygienischen Rahmenbedingungen sollten denen bei Anlage von zentralen Venenkathetern entsprechen. Ein Verband ist nicht unbedingt notwendig, da sonst die Einführtiefe schlechter beurteilt werden kann und die Gefahr der Entwicklung einer „feuchten Kammer" besteht.

Infektionen des Gastrointestinaltrakts

Bei nosokomialen Ausbrüchen gastrointestinaler Infektionen sind Viren die vorherrschenden Erreger. Außer Rotaviren findet man auch Adenoviren, Astroviren und vor allem Noroviren. Diese Erreger werden überwiegend fäkal-oral übertragen.

Rotaviren Rotaviren werden darüber hinaus auch respiratorisch durch Ausscheidung des Erregers über Sekrete der Atemwege übertragen. Auch bei Einhaltung korrekter Hygienemaßnahmen sind nosokomiale Übertragungen in Zeiten erhöhter Prävalenz von Infektionen mit Rotaviren in der Bevölkerung oft nicht zu verhindern. Dies liegt daran, dass Kinder, die wegen anderer Krankheiten aufgenommen wurden, vom Personal unerkannt Viren ausscheiden können. Ausreichende Isolierungsmaßnahmen sind oft nicht durchführbar, da die Virusausscheidung schon in der Inkubationszeit von 1–3 Tagen beginnt und bis zu 8 Tage, je nach Immunstatus, in Einzelfällen bis zu 30 Tage anhalten kann. Eine große Rolle bei der Übertragung spielen kontaminierte Flächen oder Gegenstände bzw. die Hände des Personals. Rotaviren können für mehrere Stunden auf Flächen überleben.

Noroviren Noroviren können außer über den fäkal-oralen Weg auch beim Erbrechen durch virushaltige Aerosole übertragen werden. Durch das typischerweise plötzlich auftretende Erbrechen kann der Erreger sich über die Aerosolbildung oft über mehrere Meter ausbreiten. Beim Umgang mit Erkrankten wird deshalb das Tragen eines Mundschutzes empfohlen. Die Infektiosität ist sehr hoch, schon 10–100 Viruspartikel sind, wie auch bei den Rotaviren, ausreichend, um eine Infektion hervorzurufen. Die Ansteckungsfähigkeit kann schon vor dem Auftreten erster Symptome bestehen und der Erreger ist noch mindestens 2 Tage nach Sistieren der Symptome, teilweise auch noch über mehrere Wochen (Cave: Immunsupprimierte) im Stuhl nachweisbar.

Nach durchgemachter Infektion hält die Immunität nicht sehr lange an und ist außerdem nur gegen einen Genotyp gerichtet. Eine Infektion mit einem anderen Genotyp ist möglich. Typischerweise sind bei Ausbrüchen mit Noroviren in Kliniken nicht nur die Patienten, sondern auch Personal betroffen. Bei der Auswahl von Präparaten zur Händedesinfektion sollte auf eine Attestierung einer Noroviruswirksamkeit geachtet werden. Zusätzlich können Handschuhe die Kontamination der Hände in Grenzen halten. Die Flächendesinfektion muss je nach Präparat u. U. mit erhöhten Konzentrationen erfolgen (s. Herstellerangaben), da Noroviren relativ desinfektionsmittelresistent sind.

Nahrungsmittelassoziierte Infektionen Bei solchen nosokomialen Infektionen findet man in der Regel ein anderes Erregerspektrum: Am häufigsten sind Bakterien wie Salmonellen, Campylobacter, darmpathogene E. coli (z. B. enterohämorrhagische E. coli, EHEC) und S. aureus dafür verantwortlich, seltener Parasiten oder Viren. Hier muss nach einer gemeinsamen (Risiko)-Lebensmittelquelle geforscht werden.

Die wichtigste krankenhaushygienische Maßnahme ist wiederum die Händedesinfektion. Durch die Einhaltung der Standardhygienemaßnahmen können die meisten gastrointestinalen Infektionsübertragungen verhindert werden. Die Benutzung von Handschuhen bei Kontakt mit Stuhl bzw. der Genitalregion (Windelwechsel, Fiebermessen, Hautpflege) ist selbstverständlich. Über die Standardhygienemaßnahmen hinausgehende Maßnahmen wie Kittelpflege sind bei möglicher Kontamination der Kleidung mit Stuhl erforderlich. Asymptomatische Patienten, die im gleichen Zimmer wie die an Durchfall erkrankten Patienten untergebracht sind, sollten wie diese behandelt werden. Bei Bedarf benötigen die Patienten eine eigene Toilette. Patienten, die an Noroviren bzw. Rotaviren erkrankt sind, sollten nach Möglichkeit in einem Einzelzimmer untergebracht werden bzw. können mit am gleichen (!) Erreger Erkrankten zusammen in einer Kohorte isoliert werden. Auch bei bakteriellen Durchfallerkrankungen, z. B. Shigellose, Typhus oder Parathyphus, bei der eine geringe Anzahl an Erregern eine Infektion hervorrufen kann, sollte eine Einzelzimmerunterbringung erfolgen.

Da eine Durchfallerkrankung auch durch Personal übertragen werden kann, müssen Mitarbeiter mit Durchfallkrankheiten bis zur Gesundung von der Patientenversorgung ausgeschlossen werden.

Harnwegsinfektionen

Auf pädiatrischen Intensivstationen treten in deutschen Kliniken, die an KISS teilnehmen, durchschnittlich 1–2 Harnwegsinfektionen/1000 Blasenkathetertage auf. In einem Drittel der Fälle findet man bei diesen Patienten neurologische Erkrankungen, gefolgt von renalen und onkologischen Grundkrankheiten. Frühgeborene sind ebenfalls gefährdet. 50 % der Kinder mit einer nosokomialen Harnwegsinfektion haben einen Blasenkatheter.

Infektionen der Haut und der Weichteile

Hautinfektionen verursachen etwa 10 % der nosokomialen Infektionen, am häufigsten sind sie auf Neugeborenenintensivstationen. Sie können sich als Infektionen der Eintrittsstelle von intravasalen Kathetern, Impetigo, Soor, Phlegmone oder nekrotisierende Fasziitis manifestieren.

ZNS-Infektionen

Das Erregerspektrum der nosokomialen Meningitis unterscheidet sich von dem der ambulant erworbenen: Der häufigste Erreger bei Kindern über 3 Monaten ist S. aureus, sehr viel seltener finden sich Enterokokken und gramnegative Stäbchen. Bei der Staphylokokken-Meningitis ist meist ein chirurgischer Eingriff oder ein Trauma vorangegangen.

Die Übertragung von Meningokokken und H. influenzae erfolgt über respiratorische Tröpfchen und kann auch im Krankenhaus stattfinden.

Bei Kindern mit Meningitis durch Neisseria meningitidis (Meningokokken), Streptococcus pneumoniae (Pneumokokken) oder H. influenzae muss in den ersten 24 h nach Beginn einer antibiotischen Behandlung eine respiratorische Isolierung (▶ Abschn. 91.4.2) erfolgen. Bei jedem Kontakt mit potenziell infektiösen Sekreten (z. B. Speichel) müssen die Hände desinfiziert werden. Bei pflegerischem Kontakt ist ein Mundschutz erforderlich. Diese hygienischen Maßnahmen gelten nicht für Meningitiden aufgrund von Pilzen oder Mycobacterium tuberculosis. Bei der viralen Meningitis kann der Stuhl infektiös sein, so dass bei möglicher Kontamination der Kleidung Schutzkittel erforderlich sind.

Varizella-Zoster-Virus

Das Varizella-Zoster-Virus (VZV) ist in den frischen Hautläsionen der Windpocken in hohen Konzentrationen nachweisbar, in respiratorischem Sekret seltener. Selten kommt es auch zu Übertragungen vor Aufschießen der ersten Pusteln. Auch aerogene Übertragungen durch Tröpfchen sind möglich, jedoch in der Regel nur unter besonderen Umständen (▶ Abschn. 91.2.7). Die Infektion mit Windpocken kann für Neugeborene nicht immuner Mütter und immunsupprimierte Patienten lebensbedrohlich sein (▶ Kap. 100).

Nur Mitarbeiter mit ausreichenden Antikörpertitern gegen VZV (Impfung oder sicher durchgemachte Infektion) dürfen bei der Betreuung von VZV-infizierten Patienten eingesetzt werden. Bei fraglicher Windpockenanamnese und gleichzeitigem Fehlen eines Impfschutzes sollten Antikörpertiter bestimmt und bei Bedarf geimpft werden. Nach einer mutmaßlichen Exposition sollte auch geimpftes Personal getestet werden. Stellt man 5–6 Tage nach der Exposition keine Antikörperantwort fest, sollte die betreffende Person vom 10. Tag nach der ersten Exposition bis zum 21. Tag nach der letzten Exposition nicht in der direkten Patientenversorgung tätig sein. Personal mit Windpocken sollte erst nach Eintrocknung und Inkrustierung aller Läsionen wieder Patienten versorgen. In Hochrisikobereichen sollte auch niemand mit einem floriden Herpes zoster arbeiten, es sei denn, die Läsionen sind eingetrocknet und inkrustiert. Bei der Arbeit in anderen Bereichen müssen die Herpes-zoster-Läsionen gut abgedeckt sein, nach Kontakt mit den Läsionen müssen die Hände desinfiziert werden.

Bei Patienten mit Windpocken oder disseminiertem Herpes zoster sowie bei immunsupprimierten Patienten mit lokalisiertem Zoster ist eine Isolierung nötig, um eine Übertragung durch direkten Kontakt wie auch eine aerogene Übertragung zu verhindern. Personen ohne ausreichende Antikörpertiter sollten das Zimmer nicht betreten. Neugeborene von Müttern mit floriden Windpocken müssen von der Mutter getrennt und isoliert werden.

91.6.5 Nosokomiale Infektionen bei Neugeborenen

Fortschritte in der Neugeborenen-Intensivmedizin haben das Überleben von immer kleineren und auch kränkeren Kindern ermöglicht. Invasive Maßnahmen aller Art führen aber zu einem erhöhten nosokomialen Infektionsrisiko. Für den deutschsprachigen Raum sind die 2007 veröffentlichten ausführlichen Empfehlungen der Kommission für Krankenhaushygiene und Infektionsprävention zur Prävention nosokomialer Infektionen bei neonatologischen Intensivpflegepatienten mit einem Geburtsgewicht unter 1500 g von besonderer Bedeutung. Der in einigen Zentren berichtete zunehmende Nachweis von multiresistenten Erregern bei neonatologischen Patienten ist eine große Herausforderung, zumal hier unter intensivmedizinischen Bedingungen auch den Eltern eine aktive Rolle bei der Betreuung der kleinen Patienten zukommt. Wichtig ist, dass für alle Beteiligten verständliche, klare Hygieneregeln aufgestellt werden ohne dabei prophylaktisch einschneidende Isolierungsmaßnahmen in der Routine verbindlich zu machen.

Definition Infektionen ab einem 72-h-Intervall nach der Geburt werden als nosokomial angesehen, es sei denn, eine Infektion vor diesem Zeitpunkt ist eindeutig nosokomial bedingt bzw. eine später auftretende Infektion ist sicher als transplazentare Übertragung anzusehen. Ob der Erreger aus dem endogenen Reservoir der Mutter (intrapartale Infektion) oder aus einem exogenen Reservoir im Krankenhaus (postpartale Infektion) stammt, ist für die Feststellung einer nosokomialen Infektion nicht relevant.

Die häufigsten Krankenhausinfektionen bei Kindern auf neonatologischen Intensivstationen sind ebenso wie bei Erwachsenen Infektionen des Respirationstrakts, gefolgt von Harnwegsinfektionen und Sepsis.

In Deutschland werden im Rahmen des bundesweiten Krankenhaus-Infektions-Surveillance-Systems (KISS) im Modul NEO-KISS nosokomiale Septikämien, Pneumonien und die nekrotisierende Enterokolitis (NEC) auf pädiatrischen Intensivstationen bei Kindern mit einem Geburtsgewicht von 500–1499 g erfasst. Bezüglich Device-assoziierter Infektionsraten zeigt ◘ Abb. 91.2 Daten aus dem deutschen Krankenhaus-Infektions-Surveillance-System (NEO-KISS 2007–2011).

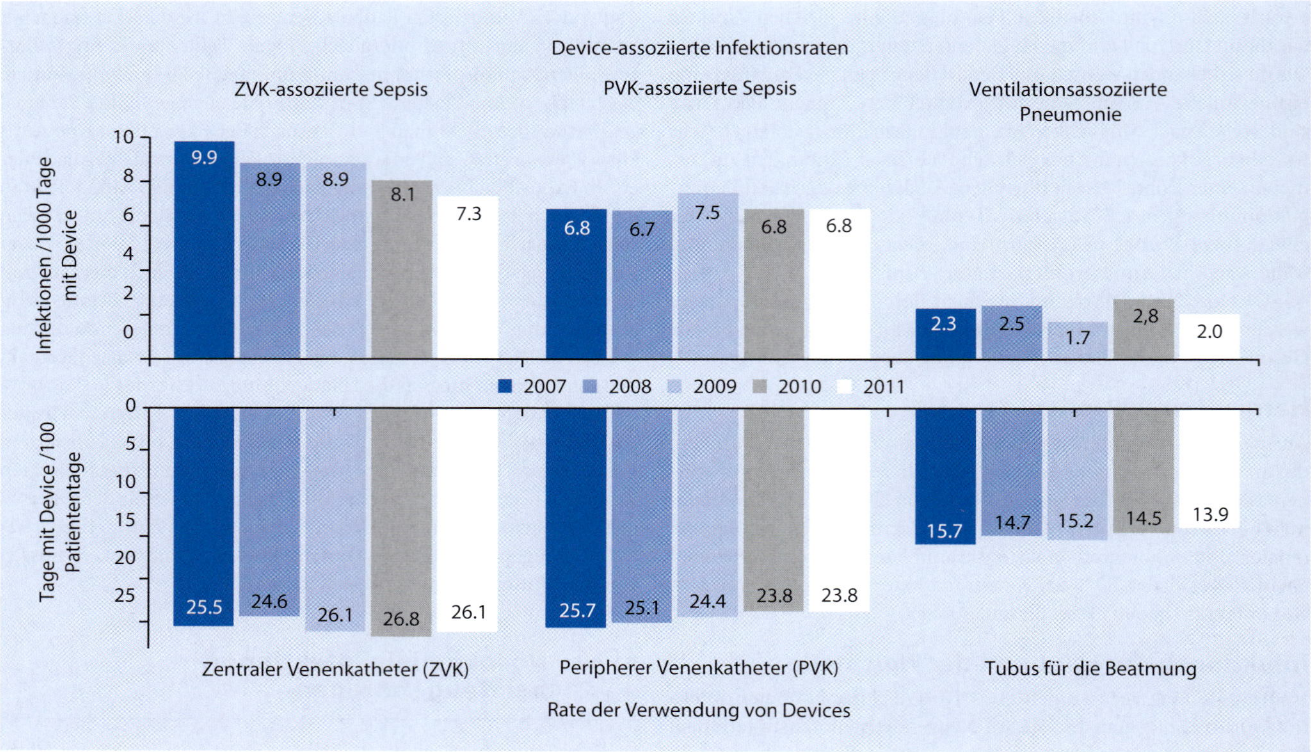

Abb. 91.2 Entwicklung Kunststoff-assoziierter Infektionen und korrespondierender Anwendungshäufigkeiten (Adaptiert nach Leistner et al. 2013)

Ätiopathogenese

Erregerspektrum Die Erreger nosokomialer Infektionen stammen sehr häufig aus der endogenen Flora des Patienten, können aber auch von anderen Patienten, von Besuchern, vom Personal oder seltener aus der Umgebung übertragen werden.

Bei venenkatheterassoziierten Septikämien werden am häufigsten koagulasenegative Staphylokokken, gefolgt von Enterokokken und S. aureus isoliert. Nosokomiale Pneumonien werden am häufigsten durch Pseudomonas aeruginosa verursacht. Häufigste Erreger von Harnwegsinfektionen sind E. coli, Enterokokken, Enterobacter und Pseudomonas spp. Ein Fünftel der postoperativen Infektionen im Operationsgebiet werden durch S. aureus verursacht.

Rota-, Noro- und Adenoviren sind die häufigsten Erreger gastrointestinaler Infektionen bei Kindern, die zu einer Hospitalisierung führen. In den letzten Jahren traten auch immer wieder Gastroenteritisausbrüche in Kliniken auf, die auf Noroviren zurückzuführen waren. Bei Infektionen des Respirationstrakts, mit denen Kinder ins Krankenhaus aufgenommen werden, dominieren Respiratory-Syncytial- (RS)-Viren, gefolgt von Parainfluenzaviren.

In Ausbruchssituationen wurden zudem u. a. ESBL-bildende Klebsiella pneumoniae, ESBL-bildende E. coli, Serratien und MRSA beschrieben.

Risikofaktoren Jede invasive Maßnahme, die die natürliche Infektionsbarriere durchbricht, erhöht das Infektionsrisiko beim Neugeborenen in noch stärkerem Maße als beim Erwachsenen. Schon Kopfhautelektroden können Eintrittspforten für Erreger aus dem mütterlichen Genitaltrakt sein. Unreife und/oder kranke Neugeborene müssen häufig über eine Sonde ernährt werden. Daraus kann eine Kolonisation des oberen Gastrointestinaltrakts mit Mikroorganismen aus der Umgebung resultieren. Wenn Muttermilch oder Flüssignahrung über mehrere Stunden bei Raumtemperatur infundiert werden, bekommen Mikroorganismen die Möglichkeit, sich im Schlauch oder im Reservoir zu vermehren. Mit zunehmender Kolonisation der Nahrung steigt das Risiko einer Sepsis oder einer nekrotisierenden Enterokolitis (NEC). Bei Bolusgabe über die Nahrungssonde ist das Bakterienwachstum am geringsten. Prolongierte Antibiotikagaben führen ebenfalls zu einem erhöhten Risiko für eine NEC. Auf intravasale Katheter wird unter ► Abschn. 91.6.4, Absatz „Katheterassoziierte Infektionen" eingegangen.

Kolonisation Die erste Exposition des Kindes gegenüber der mütterlichen Flora erfolgt normalerweise nach dem Blasensprung und während der Passage durch den Geburtskanal. Nach Kaiserschnittentbindung verzögert sich die mikrobielle Kolonisation. Postnatal werden Mikroorganismen auch von anderen Familienangehörigen, Krankenhauspersonal und aus der unbelebten Umgebung übertragen. Bei gesunden Neugeborenen dominieren grampositive Bakterien im Pharynx und koagulasenegative Staphylokokken im Nabelbereich. Anaerobier und E. coli besiedeln primär den Darm. Die Kolonisation eines Kindes auf einer Intensivstation verläuft unterschiedlich und wird beim Einsatz von Breitspektrum-Antibiotika zum Teil massiv verändert. Klebsiellen, Enterobacter und Citrobacter-Spezies kommen häufig im Stuhl oder am Nabel vor. Koagulasenegative Staphylokokken besiedeln Haut und Schleimhäute von Frühgeborenen. Sie können aus der Umgebung der Intensivstation, vor allem von den Händen der Ärzte und des Pflegepersonals, stammen und daher multiple Antibiotikaresistenzen aufweisen. Pädiatrische Patienten erwerben wie Erwachsene Infektionen im Zusammenhang mit intravasalen Kathetern vorwiegend aus dem Reservoir ihrer Hautflora.

Es konnte gezeigt werden, dass Infektionsraten bei Personalmangel und bei Überbelegung der Station ansteigen. Dies ist nicht weiter verwunderlich, wenn man bedenkt, dass unter starkem Arbeits- und Zeitdruck eine konsequente Händedesinfektion und andere Hygienemaßnahmen leicht vernachlässigt werden.

Mikrobiologische Diagnostik Die simultane Abnahme von Blutkulturen zentral und peripher hilft bei der Diagnose von Katheterinfektionen. Ausreichende Volumina (>0,5 ml) erhöhen die Sensitivität. Ein mikrobiologisches Screening (z. B. wöchentliche Rachen- und Analabstriche) trägt auch zur Erkennung und Beurteilung von Ausbruchssituationen bei.

Über ein Personalscreening bei Häufung multiresistenter Erreger sollte in Absprache mit der Krankenhaushygiene entschieden werden. Klinische Isolate mit Multiresistenz sollten bei Ausbruchsverdacht für eine ggf. spätere molekularbiologische Typisierung vom Labor asserviert werden.

Die Kenntnis einer Schleimhautbesiedlung mit MRSA, ESBL-Bildnern oder VRE ist auch für eine empirische Initialtherapie von Bedeutung. Routinemäßige Hautabstriche (Axilla, Leiste, Ohrkanal) sind dagegen für das Management bei Risikokonstellation für die Early-onset-Sepsis bei Neugeborenen in ihrem Wert umstritten.

Therapie

Antibiotika-Einsatz Bei Indikation müssen Antibiotika unverzüglich, jedoch idealerweise immer erst nach Abnahme von mikrobiologischem Material gegeben werden. Biomarker wie CRP, Procalcitonin und Interleukine unterstützen die Indikationsstellung. Verlängerte perioperative Prophylaxen (>24 h) verursachen Resistenzen ohne zusätzlichen Benefit. Ein redundantes anaerobes Wirkspektrum (z. B. Piperacillin/Tazobactam + Metronidazol) sollte vermieden werden. Antibiotikaverbrauch und die abteilungsspezifische Resistenzsituation sollten jährlich beurteilt und zur Anpassung der empirischen Therapievorgaben verwendet werden.

Prävention

Spezielle Hygienemaßnahmen in der neonatologischen Intensivpflege Spezielle Aspekte zu multiresistenten Erregern werden in ■ Tab. 91.4 und ► Abschn. 91.4.4 genannt.

Die Hygienemaßnahmen beim Umgang mit z. B. intravasalen Kathetern oder zur Pneumonieprävention unterscheiden sich nicht relevant von denen bei älteren Kindern. Deshalb sollen hier nur die auf neonatologischen Intensivstationen erforderlichen speziellen Hygienemaßnahmen besprochen werden. Direkt erreichbare Händedesinfektionsmittelspender müssen in jedem Zimmer verfügbar sein. Die Bedeutung der Händehygiene zur Infektionskontrolle steht an erster Stelle.

Die Isolierungsmaßnahmen müssen für die spezielle Situation neonatologischer Intensivstationen modifiziert werden. Bei Infektionen, bei denen eine aerogene Übertragung nicht angenommen wird, kann ein Isolierungsbereich durch Vorhänge oder eine andere Unterteilung markiert werden. Bei Inkubatoren muss man immer damit rechnen, dass die Außenflächen und vor allem die Fensteröffnungen mit den Mikroorganismen des Kindes kontaminiert sind. Man sollte daher eine gedachte Isolationsgrenze außerhalb des Inkubators ziehen.

Haut- und Nabelpflege Weil die Kolonisierung Neugeborener am Nabel beginnt und erst von dort der übrige Körper besiedelt wird, kommt der Nabelpflege eine besondere Bedeutung zu. Sofern der Nabelstumpf nicht verunreinigt ist, oder als Zugang für intravaskuläre Katheter genutzt wird, ist eine Antiseptik nicht erforderlich. Der Nabelstumpf wird nicht als Wunde angesehen, stellt aber eine potenzielle Eintrittspforte für Sekundärinfektionen dar. Bei lokalen Entzündungszeichen ist daher ein Antiseptikum (z. B. Octenidin, ggf. auch Chlorhexidin) indiziert. Auf keinen Fall sollten quecksilberhaltige Antiseptika verwendet werden, weil sie toxikologisch und allergologisch bedenklich und zudem antimikrobiell nicht ausreichend wirksam sind. Auch alkoholhaltige Präparate sollten nur mit Vorsicht angewendet werden, weil sie die Haut reizen bzw. resorbiert werden können. Bei schmierig belegtem Nabelschnurstumpf sollte ein Abstrich mikrobiologisch untersucht werden. Sobald der Nabelschnurstumpf trocken und reizlos aussieht, ist eine besondere Behandlung nicht mehr erforderlich.

Die Haut des Neugeborenen sollte möglichst wenig durch Austrocknung, irritierende Substanzen oder mechanische Belastung traumatisiert werden.

Zur Hautdesinfektion vor dem Katheterlegen eignen sich für Früh- und Neugeborene sowie junge Säuglinge am besten alkoholische Desinfektionsmittel, da PVP-Jod-Präparate wegen der Gefahr einer Hypothyreose erst bei Kindern verwendet werden sollten, die älter als 6 Monate sind. Zur Schleimhautdesinfektion, z. B. vor dem Legen eines Blasenkatheters, kann auch bei Säuglingen <6 Monate z. B. Octenidin als Schleimhautantiseptikum eingesetzt werden. Ebenso sollten, wie bereits oben bei der Nabeldesinfektion erwähnt, quecksilberhaltige Antiseptika, wie auch quarternäre Ammoniumverbindungen, z. B. Benzalkoniumchlorid, wegen eines nicht ausreichenden Wirkspektrums und der Toxizität bzw. Allergisierungsgefahr nicht mehr verwendet werden.

Prävention von Augeninfektionen mit Gonokokken oder Chlamydia trachomatis Bei guter Schwangerenvorsorge wird eine generelle Gonokokken-Prophylaxe nicht mehr empfohlen. Wichtig sind die rechtzeitige Diagnostik am Auge (PCR auf Gonokokken) sowie die Erkennung der Chlamydien-Zervizitis schon während der Schwangerschaft.

Nosokomiale Konjunktivitis Die Augen werden dabei am häufigsten mit gramnegativen Erregern aus respiratorischen Sekreten infiziert. Daher muss man vermeiden, dass beim endotrachealen oder pharyngealen Absaugen Sekret in die Augen gelangt.

Ernährung In der modernen Neonatologie wird die Ernährung mit Muttermilch für sehr wichtig gehalten. Wenn Mütter ihre Milch abpumpen, müssen sie klare schriftliche Anweisungen bekommen, was sie beim Abpumpen und bei der Aufbewahrung der abgepumpten Milch zu berücksichtigen haben. Folgende Hinweise müssen beim Abpumpen von Muttermilch beachtet werden:

- Hände gründlich mit Wasser und Seife waschen und mit sauberem Handtuch abtrocknen
- Brustwarzen mit einem frischen Waschlappen oder mit Mullkompressen und Wasser reinigen, danach abtrocknen
- Unmittelbar vor dem Abpumpen Hände desinfizieren; dazu ausreichende Menge des Händedesinfektionsmittels in eine Hohlhand der trockenen Hände geben (die Hände müssen damit vollständig benetzt werden können) und auf der gesamten Haut der Hände verreiben, bis sie wieder trocken sind (kein Wasser zugeben)
- Zum Auffangen der Milch nur saubere (desinfizierte) Gefäße verwenden
- Darauf achten, dass das Auffanggefäß beim Abpumpen gerade gehalten wird, damit keine Milch durch den Schlauch zur Pumpe fließen kann
- Der Transport der abgepumpten Milch sollte schnell in einer Kühltasche erfolgen, bis dahin sollte die Milch im Kühlschrank bei 4–6 °C aufbewahrt werden
- Zuhause alle Teile, die mit Milch in Kontakt kommen, d. h. Auffanggefäß, Brustglocke, Saugschlauch und Milchflasche, nach jedem Gebrauch gründlich in heißem Wasser mit Spülmittel reinigen, anschließend in einen Topf mit frischem Wasser legen und 3 min lang auskochen. Alternativ können die Gerätschaften

nach der Reinigung in einem Vaporisator desinfiziert werden. Danach mit frischem Geschirrhandtuch abtrocknen und staubfrei aufbewahren, z. B. in sauberes, trockenes Geschirrhandtuch einschlagen. In der Klinik sollte grundsätzlich eine maschinell-thermische Aufbereitung erfolgen
- Als Einlagen nur spezielle Stilleinlagen oder bei 60 °C gewaschene und anschließend gebügelte Tücher (z. B. große Taschentücher) verwenden

Routinemäßige Keimzahlbestimmungen in der Muttermilch werden nicht generell empfohlen, aber häufig zu Beginn oder einmal wöchentlich durchgeführt. Problematisch ist dann die Interpretation der Befunde, weil es keine allgemein akzeptierten und wissenschaftlich fundierten Grenzwerte gibt. Jede Klinik muss daher entscheiden, welche Keimzahlen noch toleriert werden. Gramnegative Keime sollten in der abgepumpten Muttermilch nicht bzw. nur in sehr geringen Keimzahlen vorkommen. Die folgenden Angaben sind Richtwerte, die für das Universitätsklinikum Freiburg festgelegt wurden. Danach gelten als Keimzahlgrenzen in der Muttermilch für Risikokinder (KBE: kolonienbildende Einheit):
- pro ml keine gramnegativen Bakterien,
- pro ml max. je 100 KBE S. aureus und Enterokokken (je nach Risiko: kein Nachweis),
- pro ml max. 150 KBE aerobe Sporenbildner,
- Gesamtkeimzahl max. 10^4 KBE/ml.

Steht keine oder nicht genügend Muttermilch für die Ernährung des Neugeborenen zur Verfügung, kann entweder industriell hergestellte sterile Flüssignahrung oder Milchpulver verwendet werden. Pulvernahrung muss in der Milchküche des Krankenhauses unter einwandfreien hygienischen Bedingungen zubereitet werden, damit es nicht zu einer exogenen Kontamination kommt. Der dafür erforderliche hygienische Standard ist bei den heute in den Krankenhäusern industrialisierter Länder zur Verfügung stehenden Aufbereitungsmethoden für Milchflaschen, Sauger und Zubehör mit Reinigungs- und Desinfektionsautomaten gut zu erreichen. Probleme kann allerdings die Pulvernahrung selbst bereiten, weil sie meist nicht steril ist. In der Regel enthält Pulvernahrung nur sehr geringe Keimzahlen aerober Sporenbildner. Ist sie jedoch mit pathogenen Erregern, z. B. Enterobacteriaceae auch nur in sehr geringer Keimzahl kontaminiert, kann dies zu einem Infektionsproblem für die Kinder werden. Dies gilt insbesondere dann, wenn die Nahrung nach der Zubereitung mehrere Stunden bei Zimmertemperatur aufbewahrt wird. Die ursprünglich niedrige Keimzahl kann dann sprunghaft ansteigen. In den USA wurde in den letzten Jahren immer wieder über Enterobacter-sakazakii-Infektionen berichtet, die auf kontaminierte Pulvernahrung zurückgeführt wurden.

Anwärmen von Milchflaschen Eine schnelle und hygienisch sichere Erwärmung von Milchflaschen ist wichtig und kann auf verschiedene Weise geschehen. Das Anwärmen im Wasserbad ist obsolet, da das Wasser ein potenzielles Erregerreservoir darstellt.

Das Anwärmen mit Heißluft ist zeitaufwendig, jedoch hygienisch unproblematisch. Die Zeit bis zur Erwärmung der Milchflaschen in einem elektrischen Flaschenwärmgerät ist mit ca. 30 min lang – diese Geräte laufen daher meist im 24-h-Dauerbetrieb, und die Energiekosten sind somit im Gegensatz zum Heißluftgerät erheblich erhöht. Aus hygienischer Sicht ist es von Bedeutung, wenn sich Geräte nicht gut reinigen lassen, weil z. B. der Heizblock nicht herausgenommen werden kann.

Das Anwärmen von Milchflaschen im Mikrowellenherd ist schnell und hygienisch einwandfrei. Die Zeit bis zum Erreichen der gewünschten Milchtemperatur ist sehr kurz (ca. 45 s), aber die Flasche selbst kann noch kalt sein. Außerdem muss man bedenken, dass die Milch durch die Mikrowelle nicht gleichmäßig erwärmt wird, so dass „heiße Inseln" vorkommen können. Man muss also die Flaschen nach der Entnahme aus dem Gerät gut durchschütteln und die Milchtemperatur (z. B. mit einem Tropfen am Handgelenk) überprüfen.

Besucher Eltern sollten sich vor Betreten der Intensivstation die Hände und ggf. auch die Unterarme gründlich waschen, gut abtrocknen und anschließend desinfizieren. Sie können dann in ihrer Privatkleidung auf die Station zu ihrem Kind gehen. Einen Schutzkittel müssen sie nur dann überziehen, wenn sie ihr Kind auf den Arm nehmen wollen. Handelt es sich aber um ein Kind, das im Inkubator bleiben muss, bekommen die Eltern in der Regel keinen Kittel, sondern können mit ihren zuvor gesäuberten und desinfizierten Händen und Unterarmen durch die Öffnungen des Inkubators direkten Kontakt mit dem Kind aufnehmen. Man muss den Eltern erklären, dass sie außer mit dem eigenen Kind keinen direkten Kontakt mit anderen Mitpatienten haben dürfen.

Wenn die Eltern z. B. eine respiratorische Infektion haben und den dringenden Wunsch äußern, ihr Kind zu besuchen, bevor die Infektion ausgeheilt ist, muss man ihnen die potenzielle Infektionsgefahr für ihr Kind und die besondere Bedeutung der Händehygiene und das Tragen des Mund-Nasen-Schutzes erklären. Liegt das Kind im Inkubator und darf nicht herausgenommen werden, sind außer der gründlichen Händedesinfektion und Mund-Nasen-Schutz keine weiteren Maßnahmen erforderlich. Man muss die Eltern auch darauf hinweisen, dass sie auf der Station möglichst wenig berühren sollen und sich nach jedem Niesen oder Naseputzen die Hände waschen bzw. desinfizieren müssen. Kann das Kind jedoch auf den Arm genommen werden, sollten Eltern mit Erkältungen eine Maske anlegen, um das Kind vor dem Kontakt mit respiratorischem Sekret zu schützen. Eltern mit eitrigen Infektionen der Haut sollten die Intensivstation nicht betreten. Nur in Ausnahmefällen und bei sehr kleinen Infektionsherden, z. B. an den Händen, kann man zuverlässigen Eltern erlauben, die Intensivstation zu betreten, indem man sie beispielsweise über den gut schließenden Verband Einmalhandschuhe anziehen lässt. Eltern mit Herpes labialis müssen darauf hingewiesen werden, dass sie mit ihrem Kind nicht schmusen dürfen. Außerdem müssen auch sie einen Mundschutz tragen, wenn sie das Kind auf dem Arm halten wollen.

Auch Geschwister können zu Besuchen auf Intensivstationen mitgenommen werden, im Gegensatz zu ihren Eltern allerdings mit der Einschränkung, dass sie keine Infektionen haben dürfen. Um dies sicher abzuklären, müssen die Eltern vom zuständigen Stationsarzt oder einer Pflegekraft nach Krankheitssymptomen, die auf eine Infektion hinweisen können, gefragt werden. Darüber hinaus ist es wichtig zu klären, ob ein Kontakt mit einem an einer typischen infektiösen Kinderkrankheit erkrankten Kind stattgefunden hat und ob deshalb mit einer Infektiosität des Geschwisterkindes gerechnet werden muss. Ein Beispiel wäre der Kontakt mit Windpocken, wenn noch keine Immunität besteht. Außerdem muss sichergestellt sein, dass die Eltern gut auf das Geschwisterkind aufpassen und es in ihrer Nähe behalten. Auch dem Geschwisterkind müssen vor und nach dem Kontakt mit dem kranken Kind die Hände ggf. gewaschen und immer desinfiziert werden.

Schutzkittel Das Tragen von Schutzkitteln in der Routinepflege Neugeborener ist eine traditionelle Maßnahme, deren Effektivität auch auf Intensivstationen nicht belegt ist. Schutzkittel, die über der normalen Arbeitskleidung, also auf einer Intensivstation über der Bereichskleidung, getragen werden, sollten deshalb nur bei direktem Kontakt mit dem Kind verwendet werden. Dies gilt auch für Neugeborene mit Infektionen, bei denen ein zusätzlicher Schutzkittel nur dann einen Sinn hat, wenn es bei direktem Kontakt mit dem infizierten Kind zu einer Kontamination der Arbeitskleidung des Personals kommen kann. Beispielsweise konnte gezeigt werden, dass durch das Tragen von Schutzkitteln (und von Handschuhen) bei direktem Kontakt mit den Kindern die Häufigkeit nosokomialer RSV-Infektionen erheblich reduziert wurde. Das routinemäßige Anziehen eines Schutzkittels beim Betreten oder Verlassen der Intensivstation hat weder einen Einfluss auf das hygienische Verhalten des Personals noch auf die Krankenhausinfektionsrate.

Bettwäsche, Kinderkleidung, Windeln Weder Bettwäsche noch Kinderkleidung stellt bei üblichen desinfizierenden Waschverfahren ein Infektionsrisiko für pädiatrische Intensivpatienten dar, weil man in der Regel nur Keime der Hautflora in sehr geringer Keimzahl nachweisen kann. Deshalb ist es nicht erforderlich, die Wäsche zu sterilisieren.

91.7 Infektionsprophylaxe in Gemeinschaftseinrichtungen

91.7.1 Vorbemerkungen

Kinder in Gemeinschaftseinrichtungen, besonders Kleinkinder, haben ein höheres Infektionsrisiko als Kinder, die zu Hause betreut werden. In Bezug auf die Infektionskontrolle unterscheiden sich Gemeinschaftseinrichtungen von Krankenhäusern, in einigen Punkten gibt es jedoch Gemeinsamkeiten:

- Je jünger die Kinder sind, desto infektionsanfälliger sind sie. Sie sind bei einfachen Aktivitäten wie Essen und Trinken oder bei der persönlichen Hygiene auf Hilfe durch die Betreuungspersonen angewiesen, die Infektionen von Kind zu Kind übertragen können und ihrerseits selbst einem Infektionsrisiko ausgesetzt sind.
- Kinder neigen dazu, ihre Umgebung mit den Händen oder dem Mund zu erkunden. Dadurch entstehen vielfältige Verbreitungsmöglichkeiten von Körperflüssigkeiten wie Speichel, Nasensekret, Fäzes und Urin. Daher spielt die unbelebte Umgebung als Reservoir von Krankheitserregern eine größere Rolle. So konnten z. B. Rotaviren oder Zytomegalie-Viren bei Umgebungsuntersuchungen in Kindertagesstätten nachgewiesen werden.

91.7.2 Ausschluss und Wiederzulassung erkrankter Kinder

Eines der schwierigsten Probleme in Kindergärten und Kindertagesstätten ist die Festlegung geeigneter Kriterien für den krankheitsbedingten Ausschluss eines Kindes. Neben dem Schutz der noch gesunden Kinder muss auch berücksichtigt werden, dass oft ein Elternteil der ausgeschlossenen Kinder nicht arbeiten gehen kann und dadurch nicht unerhebliche Kosten entstehen, die die Allgemeinheit zu tragen hat. Die folgende Übersicht ist den Empfehlungen des Robert Koch-Instituts entnommen und soll Hilfestellung für den Ausschluss erkrankter bzw. infizierter Kinder und deren Wiederzulassung geben.

Dabei ist berücksichtigt, dass bei Kindern leichte Verläufe häufig sind und dass Infektionen oft schon vor dem Auftreten von Symptomen übertragen werden. Viele Kinder müssen daher nicht ausgeschlossen werden, wenn sie leichtgradige Infektionen des Respirations- oder des Gastrointestinaltrakts haben. Kinder mit schwerer Symptomatik hingegen sollten nach Hause geschickt werden.

Empfehlungen für die Wiederzulassung in Schulen und sonstigen Gemeinschaftseinrichtungen
(nach den Empfehlungen des Robert Koch-Instituts und dem jeweilig aktuellen RKI Ratgeber für Ärzte: Empfehlungen, Erkrankungen nach § 34 IfSG, Auswahl)

- Diphtherie: Ärztliche Bescheinigung notwendig, in der bestätigt wird, dass in drei Abstrichen keine toxinbildenden Diphtheriebakterien mehr nachgewiesen wurden. Der erste Abstrich ist frühestens 24 h nach Absetzen der antibiotischen Therapie zu entnehmen.
- Enterohämorrhagische E. coli (EHEC): Nach klinischer Genesung und dem Vorliegen von 3 aufeinanderfolgenden negativen Stuhlbefunden im Abstand von 1–2 Tagen. Ein schriftliches Attest ist erforderlich.
- Gastroenteritiden, bakteriell (Salmonellen, Campylobacter, Yersinia enterocolitica) oder viral (Rota-, Adeno- oder Noroviren): Nach Abklingen des Durchfalls (geformter Stuhl) bzw. des Erbrechens (vor allem bei Noroviren). Ein schriftliches ärztliches Attest ist nicht erforderlich.
- Haemophilus-influenzae-Typ-b-Meningitis: Nach antibiotischer Therapie und nach Abklingen der klinischen Symptome. Ein schriftliches ärztliches Attest ist nicht erforderlich.
- Impetigo contagiosa (ansteckende Borkenflechte): 24 h nach Beginn einer Antibiotikabehandlung, ansonsten nach klinischer Abheilung der befallenen Hautareale. Ein schriftliches ärztliches Attest ist nicht erforderlich.
- Lungentuberkulose, offene: Bei initialem Nachweis von säurefesten Stäbchen sind mikroskopisch negative Befunde in 3 aufeinanderfolgenden Proben von Sputum, Bronchialsekret oder Magensaft erforderlich. Bestanden initial Fieber oder Husten, so ist eine 2 Wochen anhaltende Entfieberung oder Abklingen des Hustens abzuwarten. Nach einer lege artis durchgeführten antituberkulösen Kombinationstherapie von 3 Wochen Dauer können Gemeinschaftseinrichtungen wieder besucht werden, wenn die oben genannten Kriterien erfüllt sind. Ein schriftliches ärztliches Attest ist erforderlich.
- Masern: Frühestens 5 Tage nach Exanthemausbruch, nach Abklingen der klinischen Symptome. Ein ärztliches Attest ist nicht erforderlich.
- Meningokokken-Infektion: 24 h nach Beginn einer antibiotischen Therapie nach Abklingen der klinischen Symptome nach ärztlichem Ermessen. Ein schriftliches ärztliches Attest ist nicht erforderlich.
- Pertussis (Keuchhusten): Frühestens 5 Tage nach Behandlungsbeginn mit Makrolid, ohne Antbiotikatherapie bis 3 Wochen nach Erkrankungsbeginn. Ein schriftliches ärztliches Attest ist nicht erforderlich.
- Parotitis epidemica (Mumps): Nach Ablingen der klinischen Symptome, frühestens 9 Tage nach Auftreten der Parotisschwellung.
- Pediculosis capitis (Kopflausbefall): Direkt nach der ersten von 2 erforderlichen Behandlungen mit z. B. Permethrin, Pyrethrum, Allethrin. Als Nachweis zur Wiederzulassung reicht im Einvernehmen mit dem Gesundheitsamt eine Bestätigung der Eltern aus, dass eine sachgemäße Behandlung durchgeführt wurde. Falls die Weiterverbreitung von Kopfläusen in einer Gemeinschaftseinrichtung zu einem Problem wird, kann die Einrichtung jedoch ein ärztliches Attest zur Bestätigung der Lausfreiheit einfordern.

- Scabies (Krätze): Nach Behandlung und klinischer Abheilung der befallenen Hautareale. Ein schriftliches ärztliches Attest ist erforderlich.
- Scharlach oder sonstige Streptococcus-pyogenes-Infektionen: 24 h nach Beginn einer wirksamen antibiotischen Behandlung und nach Abklingen der Krankheitssymptome, ein schriftliches ärztliches Attest ist nicht erforderlich.
- Shigellose: ▸ Typhus abdominalis
- Typhus abdominalis/Parathyphus: Nach klinischer Gesundung und 3 aufeinanderfolgenden negativen Stuhlproben im Abstand von 1–2 Tagen. Die erste Stuhlprobe sollte frühestens 24 h nach Ende einer Antibiotikatherapie erfolgen. Ein schriftliches ärztliches Attest ist erforderlich.
- Varizellen (Windpocken): Bei unkompliziertem Verlauf ist ein Ausschluss für eine Woche aus der Gemeinschaftseinrichtung in der Regel ausreichend. Ein schriftliches ärztliches Attest ist nicht erforderlich.
- Virushepatitis A oder E: 2 Wochen nach Auftreten der ersten Symptome bzw. 1 Woche nach Auftreten des Ikterus. Ein schriftliches ärztliches Attest ist nicht erforderlich.

Anmerkungen: a§ 34 Abs. 1 Satz 3 des IfSG bestimmt, dass Kinder, die das 6. Lebensjahr noch nicht vollendet haben und an infektiöser Gastroenteritis erkrankt oder dessen verdächtig sind, die Gemeinschaftseinrichtungen nicht besuchen dürfen, bis nach ärztlichem Urteil eine Weiterverbreitung der Erkrankung nicht mehr zu befürchten ist.

91.7.3 Personal

Jede Betreuungsperson in Einrichtungen der Pädiatrie, in Gemeinschaftseinrichtungen für das Vorschulalter und Kinderheimen sollte vor Aufnahme ihrer Tätigkeit betriebsärztlich untersucht werden. Dabei sollte der Impfstatus erhoben werden. Gegen folgende Krankheiten sollte Immunität bestehen, entweder durch Impfung oder infolge durchgemachter Infektion: Tetanus, Diphtherie, Masern, Mumps, Röteln, Poliomyelitis (generelle Impfempfehlungen der Ständigen Impfkommission [STIKO]). Zusätzlich werden nach den aktuellen Empfehlungen der STIKO folgende Impfungen für Personal in Kindertagesstätten, Kinderheimen, Gemeinschaftseinrichtungen für das Vorschulalter, in Kinderheimen etc. empfohlen: Hepatitis A, Hepatitis B, Pertussis und Varizellen. Auch eine jährliche Impfung gegen Influenza ist dringend zu empfehlen. Mit weiblichen Betreuungspersonen sollte das Risiko einer Infektion mit CMV, Parvovirus B19, Röteln und Varizellen im Falle einer Schwangerschaft besprochen werden.

91.7.4 Einzelne Infektionen

Infektionen des oberen Respirationstrakts

Kinder mit geringen Symptomen einer viralen Infektion des oberen Respirationstraktes wie Rhinitis, Husten, Pharyngitis oder Otitis media können in der Gemeinschaftseinrichtung weiter betreut werden. Ein Ausschluss dieser Kinder hat wahrscheinlich keinen wesentlichen Einfluss auf die Inzidenz dieser Krankheiten. Diese kann durch häufiges Händewaschen der Kinder verringert werden. Ein Ausschluss sollte jedoch dann erfolgen, wenn ein spezifischer Erreger nachgewiesen wird, der eine Isolierung nahelegt (z. B. A-Streptokokken, s. oben), oder das Kind in seinem Befinden derart eingeschränkt ist, dass es an den üblichen Aktivitäten nicht mehr teilnehmen kann.

Haemophilus influenzae

Übertragungen von H. influenzae Typ b sind zwischen ungeimpften Kindern leicht möglich (▶ Kap. 97). Jüngere Kinder sind empfänglicher in Bezug auf Ansteckung und Schwere des Verlaufs als ältere. Infektionsquelle kann auch ein asymptomatischer Träger sein. Bei Auftreten von invasiven Infektionen wie Epiglottitis, Meningitis oder Pneumonie muss der Impfstatus aller exponierten Kinder erhoben werden. Nichtimmunisierte Kinder sollten geimpft werden. Die Impfung reduziert nicht nur zum Teil schwerwiegende Erkrankungen, sondern verhindert auch Übertragungen durch asymptomatische Träger. In einer Ausbruchssituation, d. h. bei Auftreten von 2 oder mehr invasiven Erkrankungen, ist eine Postexpositionsprophylaxe angezeigt. Auch bei einem einzelnen Fall in einem Kindergarten, in dem sich unzureichend geimpfte Kinder befinden, ist eine Postexpositionsprophylaxe mit Rifampicin für exponierte (ungeimpfte) Kinder und deren (ungeimpfte) Betreuer zu erwägen. Dies gilt insbesondere dann, wenn auch Kinder unter 2 Jahren dort betreut werden. Wenn jedoch der Kontakt zum Indexpatienten mehr als 7 Tage zurückliegt, ist eine Chemoprophylaxe nicht mehr sinnvoll.

Meningokokken-Infektionen

Bei Auftreten einer Meningokokken-Infektion (▶ Kap. 96) sollten alle engen Kontaktpersonen eine Prophylaxe mit Ciprofloxacin (Erwachsene), Rifampicin oder Ceftriaxon (Schwangere, Kinder) erhalten. Dabei ist zu berücksichtigen, dass Cephalosporine oder Penicilline obwohl therapeutisch/prophylaktisch gut wirksam seltener zu einer sicheren dauerhaften Dekolonisierung im Nasen-Rachen-Raum führen als z. B. Rifampicin.

Zu Impfstoffen ▶ Kap. 10 und ▶ Kap. 96.

Gastroenteritis

Ausführliche Erläuterungen zur Gastroenteritis finden sich unter ▶ Abschn. 91.6.4 sowie in ▶ Kap. 97 und ▶ Kap. 101.

Hepatitis A

Gemeinschaftseinrichtungen stellen eine mögliche Quelle für die Ausbreitung von Hepatitis A (▶ Kap. 138) dar. Symptomatische Krankheiten fallen in der Regel nicht bei den meist asymptomatischen Kindern, sondern bei ihren erwachsenen Kontaktpersonen auf. Ikterische Kinder sollten, wie oben bei der Diarrhö beschrieben, behandelt werden. Bei Krankheitsverdacht sollte eine IgM-Antikörpertestung erfolgen. Dies gilt auch für Personal und Haushaltskontakte.

Kontaktpersonen sind über Übertragungswege, Symptome und präventive Maßnahmen zu informieren. Eine Isolierung von Kontaktpersonen ist bei bestehendem Impfschutz oder nach früher durchgemachter Erkrankung nicht erforderlich. Nach einer postexpositionellen Schutzimpfung, die so früh wie möglich durchgeführt werden sollte, ist mit einem Impfschutz 1–2 Wochen nach Impfung zu rechnen. Ansonsten sind Kontaktpersonen 4 Wochen nach dem letzten Kontakt zu einer infektiösen Person vom Besuch von Schulen und anderen Gemeinschaftseinrichtungen auszuschließen, sofern nicht die strikte Einhaltung von hygienischen Maßnahmen zur Verhütung einer Übertragung gewährleistet ist.

Bis 2 Wochen nach Auftreten der ersten Symptome bzw. eine Woche nach Auftreten des Ikterus erfolgt sind, sollten Kinder und Erwachsene mit akuter Hepatitis A vom Besuch einer Gemeinschafteinrichtung ausgeschlossen werden. Eine Riegelungsimpfung ist je nach Situation zu erwägen.

Hepatitis B

Mit Hepatitis-B-Virus (HBV) chronisch infizierte Kinder (▶ Kap. 138) können in den Kindergarten aufgenommen werden, wenn sie keine Verhaltensauffälligkeiten zeigen und keine zusätzlichen Krankheiten haben, die das Übertragungsrisiko erhöhen könnten. Dazu gehören z. B. Dermatitis, Gerinnungsstörungen oder Hautläsionen, die nicht vollständig bedeckbar sind. Die Betreuungsperson sollte über den Trägerstatus des Kindes informiert sein, wobei die Vertraulichkeit dieser Information gegenüber allen, die sie nicht zur Wahrung der Gesundheit des betreffenden Kindes oder anderer benötigen, gewahrt bleiben muss. Sollte ein ungeimpftes Kind oder eine Betreuungsperson von einem chronisch infizierten Kind gebissen werden oder anderweitig einem Infektionsrisiko ausgesetzt gewesen sein, muss umgehend die Notwendigkeit einer Postexpositionsprophylaxe überprüft werden. Da auch bislang undiagnostizierte HBV-Infizierte in den Kindergarten aufgenommen werden, müssen alle Betreuungspersonen bezüglich Hygienemaßnahmen zur Verhütung der Exposition mit Blut oder Körperflüssigkeiten geschult werden. Die Hepatitis-B-Impfung der Säuglinge, Kinder und Jugendlichen gehört zu den empfohlenen Impfungen der STIKO (▶ Kap. 10).

Hepatitis C

Das Gleiche wie bei HBV (s. oben) gilt auch für Hepatitis-C-Virus-Träger unter den Beschäftigten oder den Kindern einer Einrichtung. Eine Ausnahme stellen Kinder mit ungewöhnlich aggressivem Verhalten (Beißen, Kratzen), einer Blutungsneigung oder einer generalisierten Dermatitis dar. In diesen Fällen muss die Entscheidung über die Zulassung zu einer Gemeinschaftseinrichtung durch das Gesundheitsamt individuell getroffen werden. Ein Ausschluss von Kontaktpersonen ist nicht erforderlich. Generell muss vermieden werden, dass Blut von HCV-Infizierten, z. B. bei Verletzungen von Haut oder Schleimhäuten, in die Blutbahn oder das Gewebe einer anderen Person gelangt.

HIV

Auch hier gilt das oben bei HBV und HCV Gesagte (▶ Kap. 75). Kein Infektionsrisiko stellen Körperkontakte im alltäglichen sozialen Miteinander, die gemeinsame Benutzung von Geschirr, Besteck u. ä. sowie die gemeinsame Benutzung sanitärer Einrichtungen dar. HIV wird nicht über Speichel, Tränenflüssigkeit, Tröpfcheninfektion, durch Insektenstiche oder über Nahrungsmittel oder Trinkwasser übertragen ebenso wenig durch Kontamination von intakter Haut mit virushaltiger Körper-Flüssigkeit. Auf der anderen Seite muss das infizierte Kind entsprechend seiner aktuellen Immunkompetenz (CD4-Status) selbst vor Infektionen geschützt werden. Dabei spielen nicht nur Vorsichtsmaßnahmen bei manifesten Infekten sondern auch die korrekte Durchimpfung der anderen Kinder eine Rolle.

Parvovirus B 19

Die Infektion mit Parvovirus B19 (▶ Kap. 100.9) verläuft bei ca. 20 % der Infizierten asymptomatisch. Das Erythema infectiosum, die häufigste Manifestation, tritt hauptsächlich bei Kindern auf. Der Ausschluss infizierter Personen von Gemeinschaftseinrichtungen ist weitgehend wirkungslos, da das Virus bei Auftreten des Exanthems bereits kaum noch im respiratorischen Sekret nachweisbar ist. Die Wahrscheinlichkeit, dass während eines Ausbruchs mit Parvovirus B 19 bei einer schwangeren Betreuungsperson eine Schädigung des Föten eintritt, liegt unter 1 %. Ein grundsätzlicher Ausschluss Schwangerer von der Arbeit im Kindergarten wegen des Risikos dieser Infektion ist daher nicht sinnvoll.

Literatur

American Academy of Pediatrics. Red Book: 2012 Report of the Committee on Infectious Diseases. Pickering LK, ed. 29th ed. Elk Grove Village, IL: American Academy of Pediatrics; 2012

Bundesamt für Verbraucherschutz und Lebensmittelsicherheit (2011) GERMAP 2010 Antibiotika-Resistenz und -Verbrauch

„Hygienemaßnahmen bei Infektionen oder Besiedlung mit multiresistenten gramnegativen Stäbchen" (2012). In: Bundesgesundheitsbl. 55 (10), S. 1311–1354

Daschner F, Dettenkofer M, Frank U, Scherrer M (2006) Praktische Krankenhaushygiene und Umweltschutz, 3. Aufl. Springer, Berlin Heidelberg New York Tokyo

Deutsche Gesellschaft für pädiatrische Infektiologie (2013) Handbuch: Infektionen bei Kindern und Jugendlichen, 6. Aufl. Thieme Verlag, Stuttgart

Faust F, Göpel W, Hering E, Härtel C (2011) Sepsis bei Frühgeborenen mit einem sehr niedrigen Geburtsgewicht. Chemotherapie Journal 20:1–8

Grohskopf LA, Huskins WC, Sinkowitz-Cochran RL, Levine GL, Goldmann DA, Jarvis WR, Pediatric Prevention Network (2005) Use of antimicrobial agents in United States neonatal and pediatric intensive care patients. Pediatr Infect Dis J 24(755):772

Kommission für Krankenhaushygiene und Infektionsprävention am RKI (2002) Prävention Gefäßkatheter-assoziierter Infektionen. Bundesgesundheitsbl Gesundheitsforsch Gesundheitsschutz 45: 907–924

Kommission für Krankenhaushygiene und Infektionsprävention beim Robert Koch-Institut (2007) Empfehlung zur Prävention nosokomialer Infektionen bei neonatologischen Intensivpflegepatienten mit einem Geburtsgewicht unter 1500 g. Gesundheitsbl-Gesundheitsforsch-Gesundheitsschutz 50:1265–1303 (http://www.rki.de/DE/Content/Infekt/Krankenhaushygiene/Kommission/kommission_node.html)

Kommission für Krankenhaushygiene und Infektionsprävention beim Robert-Koch-Institut (2011) Ergänzende Empfehlung zur „Prävention nosokomialer Infektionen bei neonatologischen Intensivpflegepatienten mit einem Geburtsgewicht unter 1500 g". Epi Bull 2:421

Kommission für Krankenhaushygiene und Infektionsprävention beim Robert Koch-Institut (2013) Praktische Umsetzung sowie krankenhaushygienische und infektionspräventive Konsequenzen des mikrobiellen Kolonisationsscreenings bei intensivmedizinisch behandelten Früh- und Neugeborenen. Epidemiologisches Bulletin 42:421 (21. Oktober 2013)

Leistner R, Piening B, Gastmeier P, Geffers C, Schwab F (2013) Nosocomial Infections in Very Low Birthweight Infants in Germany: Current Data from the National Surveillance System NEO-KISS. Klin Padiatr 225(02):75–80. doi:10.1055/s-0033-1334886

Mayhall CG (2012) Epidemiology and prevention of nosocomial infections in pediatric patients. In: Hospital epidemiology and infection control, 4. Aufl. Williams & Wilkins, Baltimore, S 783–913

Polin RA and the Committee on Fetus and Newborn (2012) Management of neonates with suspected or proven early-onset bacterial sepsis. American Academy of Pediatrics

Robert-Koch-Institut (2013) Empfehlungen der Ständigen Impfkommission (STIKO). Epidemiol Bulletin 26:34

Saiman L (2003) Preventing infections in the neonatal intensive care unit. In: Wenzel RP, ed. Prevention and control of nosocomial infections, 4. Aufl. Williams & Wilkins, Baltimore, S 342–368

Schulze-Röbbecke R (2006) Isolierung infektiöser Patienten – auf die Übertragungswege kommt es an. Krankenhaushygiene up2date 1(97):114

92 Sepsis

M. Hufnagel, H.-J. Schmitt

Definition Sepsis ist eine systemische entzündliche Reaktion des Organismus (auch als SIRS bezeichnet, systemic inflammatory response syndrome) auf eine Infektion mit Bakterien, Viren, Pilzen oder Parasiten. Bei der Sepsis ist die Reaktion des Organismus so heftig, dass es zu Temperaturerhöhungen, Tachykardie, Tachypnoe, arterielle Hypotension und disseminierter intravasaler Gerinnung kommen kann.

Sepsis Diagnostische Kriterien einer Sepsis im Kindesalter sind nach der International Consensus Conference on Pediatric Sepsis aus dem Jahr 2001 (◘ Tab. 92.1):
1. Hyperthermie (>38,5 °C) oder Hypothermie (<36,0 °C)
2. Tachykardie (Herzfrequenz >2SD über der altersentsprechenden Norm) oder Bradykardie (Herzfrequenz <10. Perzentile) im Alter <1 Jahr
3. Tachypnoe (Atemfrequenz >2SD über der altersentsprechenden Norm)
4. Leukozytose oder Leukozytopenie oder Linksverschiebung (>10 % unreife Neutrophile),
5. Nachweis oder Verdacht auf eine Infektion

Im Kindesalter werden mindestens 2 der Kriterien 1–4 gefordert, wobei eines der Kriterien die abnormale Körpertemperatur oder die Leukozytenzahl sein muss.

Schwere Sepsis Bestehen zusätzlich Zeichen einer gestörten Organfunktion, dann liegt eine schwere Sepsis vor. Dazu gehören:
1. kardiovaskuläre Organdysfunktion: Trotz Gabe von isotoner intravaskulärer Flüssigkeit von ≥40 ml/kg in 1 h
   a. Arterielle Hypotonie (systolischer Blutdruck <5. Perzentile oder <2 SD der altersentsprechenden Norm)
   b. Notwendigkeit einer vasoaktiven Therapie mit Dopamin (>5 µg/kg/min), Dobutamin, Adrenalin oder Noradrenalin
   c. Mindestens 2 der folgenden klinischen oder laborchemischen Zeichen:
      - Metabolische Azidose (Basendefizit >5 mmol/l)
      - Laktaterhöhung (arteriell gemessen >2 SD der Altersnorm)
      - Oligurie (Urinausscheidung <0,5 ml/kg/h)
      - Verlängerte kapillare Füllungszeit (>5 s)
      - Diskrepanz von Körperkern- zu peripherer Temperatur (>3 °C)
2. Respiratorische Dysfunktion oder ARDS (acute respiratory distress syndrome) mit:
   a. PaO_2/FiO_2 <300 in Abwesenheit eines zyanotischen Herzfehlers oder einer präexistierenden Lungenerkrankung oder
   b. $PaCO_2$ >65 mbar oder >20 mmHg über dem Ausgangswert oder
   c. FiO_2-Bedarf von >50 %, um eine Sättigung von ≥92 % zu erhalten oder
   d. Notwendigkeit einer nichtelektiven invasiven oder nichtinvasiven mechanischen Beatmung,
3. ≥2 andere Organdysfunktionen:
   a. Glasgow Coma Score (GCS) ≤11 oder akute Vigilanzstörung (mit Abnahme des GCS ≥3 Punkte gegenüber dem Ausgangswert),
   b. Thrombozytopenie <80.000/µl oder Abnahme >50 % gegenüber dem höchsten Wert in den vorangegangenen 3 Tagen oder International Normalized Ratio (INR) >2
   c. Serum-Kreatinin ≥2-Fache der altersentsprechenden Norm oder mindestens 2-facher Anstieg gegenüber dem Ausgangswert
   d. Gesamt-Bilirubin ≥4 mg/dl (gilt nicht für Neugeborene bis zum 28. Lebenstag) oder GPT bzw. ALT ≥2-Fache der altersentsprechenden Norm.

Persistiert eine arterielle Hypotension trotz adäquater Flüssigkeitstherapie (definiert als ≥40 ml/kg isotonische intravaskuläre Flüssigkeitsmenge in 1 h), liegt ein septischer Schock vor. Hierdurch werden lebenswichtige Organe wie Leber, Niere, Herz, Lunge und Gehirn in ihrer Funktion beeinträchtigt, so dass man von einem Multiorganversagen spricht.

Epidemiologie Die Sepsis ist bei Kindern weltweit eine der häufigsten Todesursachen und zeigt einen Altersgipfel in der Neugeborenenperiode (betroffen sind vor allem Frühgeborene) und einen im frühen Kindesalter. Die Inzidenz lag in den USA Ende der 1990iger Jahre bei 0,56 pro 1000 hospitalisierte Kinder. Die absoluten Zahlen haben in den letzten 20 Jahren aufgrund einer steigenden Anzahl von immunsupprimierten Patienten zugenommen. Auf Kinderintensivstationen wird ein Viertel der Patienten wegen einer Sepsis behandelt, in 20 % handelt es sich dabei um nosokomiale Infektionen. Neben den in ◘ Tab. 92.2 aufgeführten Risikofaktoren spielen für die Entwicklung der Sepsis noch Unterernährung, chronische Krankheiten, Traumen, Verbrennungen, vorausgegangene Virusinfektionen und lang andauernde Krankenhausaufenthalte eine Rolle. Ein septischer Schock entwickelt sich in bis zu 25 % der Fälle.

Auch beim Erregerspektrum ist ein Wandel zu verzeichnen. Gramnegative Erreger (25 % der kindlichen Sepsisfälle) verlieren an Bedeutung, während grampositive Erreger (65 %, am häufigsten koagulasenegative Staphylokokken) und Pilze (10 %) zunehmen. Werden Erwachsene eingeschlossen, so ist die Sepsis für mehr Todesfälle verantwortlich als alle Krebserkrankungen und fordert genauso viele Todesfälle wie die koronare Herzkrankheit.

Ätiologie

Das Erregerspektrum der Sepsis ist abhängig vom Alter. Bei der Sepsis des Neugeborenen findet man andere Keime (vor allem B-Streptokokken und E. coli) als bei der Sepsis des Säuglings und des Kleinkindes (vor allem Pneumokokken, Haemophilus influenzae und Meningokokken – ohne entsprechende Impfungen, sonst Staphylokokken, Streptokokken und Salmonellen). In Mitteleuropa sind bei gesunden Kindern die häufigsten Sepsiserreger Pneumokokken, Streptokokken, Meningokokken, Staphylokokken, Haemophilus influenzae, Salmonella spp. und Mykoplasmen. Tropenspezifische Sepsiserreger sind Salmonella typhi, Yersinia pestis, Burkholderia pseudomallei und Malaria.

Bei Vorliegen einer Grundkrankheit wandelt sich das Erregerspektrum. In ◘ Tab. 92.2 sind einige Krankheiten und Situationen aufgeführt, bei denen das Immunsystem endogen und exogen beeinträchtigt ist und bei denen es leichter zu einer Sepsis kommen

G.F. Hoffmann, M.J. Lentze, J. Spranger, F. Zepp (Hrsg.), *Pädiatrie*,
DOI 10.1007/978-3-642-41866-2_92, © Springer-Verlag Berlin Heidelberg 2014

Tab. 92.1 Altersabhängige sepsisdefinierende Grenzwerte für Herzfrequenz, Atemfrequenz, Leukozytenzahlen und systolischen Blutdruck

Altersgruppe	Tachykardie Herzfrequenz/min	Bradykardie Herzfrequenz/min	Atemfrequenz/min Tachypnoe	Leukozytenzahl ($\times 10^3$/µl)	RRsyst (mmHg)
≤1 Woche	>180	<100	>50	>34	<65
1 Woche bis 1 Monat	>180	<100	>40	>19,5 oder <5	<75
1 Monat bis 1 Jahr	>180	<80	>34	> 7,5 oder <5	<90
2–5 Jahre	>140	n.a.	>22	>15,5 oder <6	<90
6–12 Jahre	>130	n.a.	>18	>13,5 oder <3,5	<90
13–18 Jahre	>110	n.a.	>14	>11 oder <4,5	<90

RR_{syst}:= systolischer Blutdruck nach Riva-Rocci; Woche = Lebenswoche; Monat = Lebensmonat; n.a.:= nicht anwendbar

Tab. 92.2 Erregerspektrum der Sepsis bei Risikofaktoren

Risikofaktoren	Erreger
Neutropenie	Escherichia coli, Klebsiella spp., Pseudomonas aeruginosa, Acinetobacter spp., Enterobacter spp., Serratia marcescens, Aeromonas hydrophila, Staphylococcus aureus, Staphylococcus epidermidis, Corynebacterium spp., α-hämolytische Streptokokken, Candida spp., Aspergillus spp., Trichosporon spp., Fusarium, Alternaria, Pseudoallescheria
Phagozytendefekte	Staphylococcus aureus, Streptococcus spp., Serratia marcescens, Escherichia coli, Burkholderia cepacia, Salmonella spp.
T-Zell-Defekte	Listeria monocytogenes, Mycobacterium tuberculosae, nichttuberkulöse Mykobakterien, Salmonella spp., Cryptococcus neoformans, Histoplasma capsulatum, Coccioides immitis, Zytomegalie-Virus, Herpes-simplex-Virus, Strongyloides stercoralis
Komplementdefekte	Streptococcus pneumoniae, Haemophilus influenzae, Neisseria meningitidis, Neisseria gonorrhoeae
Milzdefekt	Streptococcus pneumoniae, Haemophilus influenzae, Neisseria meningitidis
Venenkatheter	Staphylococcus aureus, Staphylococcus epidermidis, Corynebacterium spp., Candida spp.
Blasenkatheter	Escherichia coli, Enterokokken, Streptococcus saprophyticus
Peritonealkatheter	Staphylococcus aureus, Staphylococcus epidermidis, Pseudomonas aeruginosa
Verbrennungen	Pseudomonas aeruginosa, Staphylococcus epidermidis, Candida spp.
Hautinfektion	Streptococcus pyogenes, Staphylococcus aureus, Pseudomonas aeruginosa
Abdomineller Fokus	Enterobacteriaceae, Anaerobier
i.v.-Drogenabusus	Staphylococcus aureus, Streptococcus spp., Pseudomonas aeruginosa

kann. Polymikrobielle Septikämien treten bei Hochrisikopatienten (Malignom, Neutropenie, Erkrankungen des Gastrointestinaltraktes, zentrale Venenkatheter) auf.

Pathogenese Die Pathogenese der Sepsis hängt zum einen von der Virulenz des Mikroorganismus und von Wirtsfaktoren ab. Zu den Wirtsfaktoren gehören der Immunstatus und die Anwesenheit weiterer Risikofaktoren, wie Grunderkrankungen, aber auch Lebensalter, Geschlecht und genetischer Hintergrund.

Die Pathogenese der Sepsis ist am besten bei gramnegativen und -positiven Bakterien untersucht und stellt ein Modell dar (Abb. 92.1). Trotz Gemeinsamkeiten ist die Pathogenese der grampositiven Sepsis signifikant unterschiedlich zur gramnegativen Sepsis. Die Unterschiede betreffen in erster Linie die Initiierung der Sepsiskaskade und die unterschiedlichen Strategien der Bakterien, die Immunantwort des Wirts zu umgehen. So können z. B. Exotoxine von grampositiven Erregern als Superantigene agieren und die Freisetzung proinflammatorischer Mediatoren durch T-Lymphozyten und Monozyten/Makrophagen auslösen und so ein toxisches-Schock-Syndrom verursachen. Nichtmethylierte CpG-Abschnitte der bakteriellen DNA induzieren ebenfalls direkt eine Sekretion proinflammatorischer Mediatoren, außerdem können B-Zellen nicht nur durch nichtmethylierte CpG-Abschnitte, sondern auch durch Peptidoglykane von grampositiven Bakterien direkt stimuliert werden. Für gramnegative Bakterien sind vergleichbare Mechanismen bisher nicht bekannt.

Nach einer Kolonisation von Schleimhäuten oder Fremdkörpern (z. B. zentrale Venenkatheter) folgt die Gewebeinvasion, die dann zu einer Bakteriämie führt. Verschiedene Bestandteile der Bakterienzellmembran, die bei der Abwehr durch das Immunsystem freigesetzt werden, wirken als Auslöser der Sepsiskaskade. Bei gramnegativen Erregern sind dies Lipopolysaccharid (LPS oder Endotoxin) und Lipoproteine. Ein LPS-Äquivalent konnte bisher bei grampositiven Erregern nicht identifiziert werden, die Bedeutung von Lipoteichonsäure und Peptidoglykan wird kontrovers beurteilt. Am Beispiel von LPS sollen die weiteren Reaktionsschritte erläutert werden.

Das LPS bindet an ein in der Leber gebildetes Serumprotein, das LPS-bindende Protein (LBP), der LPS-LBP-Komplex bindet über das

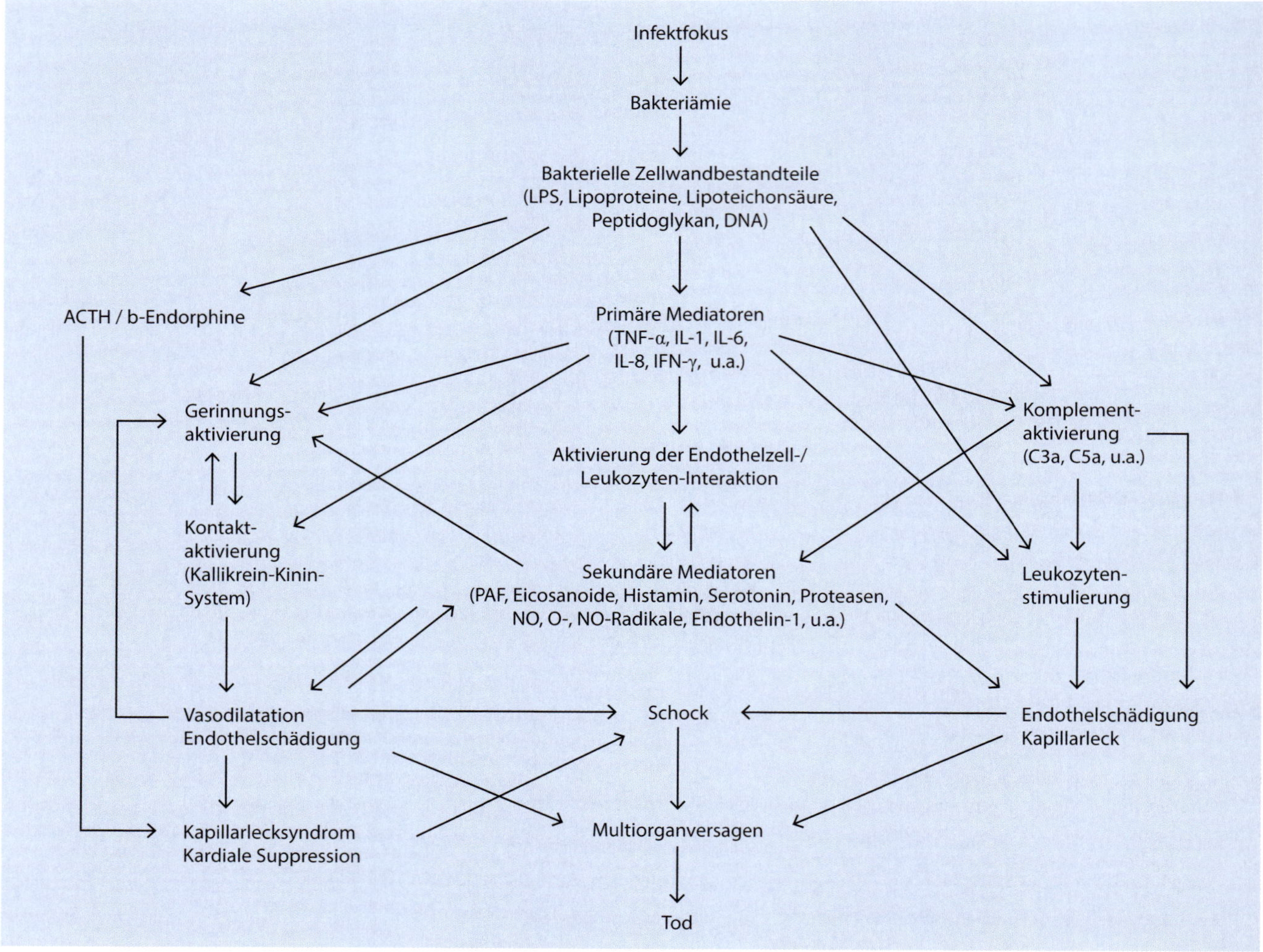

Abb. 92.1 Pathogenesemodell der bakteriellen Sepsis. (Modifiziert nach Sáez-Llorens u. McCracken 1993)

Glykoprotein CD14 und MD2 an Zielzellen, in erster Linie Monozyten/Makrophagen, aber auch an Endothelzellen, polymorphkernige neutrophile Granulozyten (PMN) und andere Zellen. Als essenzielle Korezeptoren auf Monozyten/Makrophagen fungieren sog. Toll-like-Rezeptoren (TLR). Sie gehören zu den PRR (pattern-recognition receptors), erkennen PAMPs (pathogen-associated molecular patterns, d. h. exogene Liganden auf Mikroorganismen) oder auch DAMPs (danger-associated molecular patterns, d. h. endogene Liganden der Wirtszellen) und spielen die zentrale Rolle bei der Vermittlung der Immunantwort im Rahmen der Sepsis. TLR4 vermittelt die Aktivierung durch LPS, während Lipoteichonsäure TLR2 und bakterielle DNA TLR9 als Rezeptoren benutzen.

Daneben spielen weitere PRR-Moleküle der unspezifischen Immunantwort (z. B. mannosebindende Lektine [MBL], alternatives Komplementsystem, aber auch intrazelluläre Nod-like Rezeptoren [NLR]) eine Rolle in der Initiierung der Sepsiskaskade. Aktivierte Monozyten/Makrophagen sezernieren primäre Mediatoren.

Die wichtigsten Mediatoren in der frühen, als hyperreaktive Immunantwort bezeichneten Phase sind proinflammatorische Zytokine, vor allem Tumornekrosefaktor-(TNF-)α, Interleukin-(IL-)1β, IL-2, IL-6, IL-8, IL-12, IL-17, IL-18, Interferon-(IFN-)γ, macrophage migration inhibitory factor (MIF) und High-mobility-group-box-1-Protein (HMGB-1). Der zentrale Mediator der Sepsis ist dabei TNF-α. Zusammen mit IL-1β und IL-6 ist er direkt verantwortlich für eine Vielzahl von Symptomen wie Fieber, myokardiale Suppression, Kapillarleck, Gerinnungsaktivierung und Erhöhung der Akute-Phase-Proteine.

Über eine vermehrte Expression von Adhäsionsmolekülen (Selektine, Integrine) auf Endothelzellen und Granulozyten wird die Adhärenz von Monozyten und Granulozyten an Endothelzellen gesteigert. Dies bewirkt konsekutiv eine Degranulation und Freisetzung von Enzymen, Proteasen und Oxidanzien, die zu einer Endothelzellschädigung führt. Die Folge ist eine gesteigerte Gefäßpermeabilität mit Verlust von intravasaler Flüssigkeit in das Interstitium, es entsteht ein sog. Kapillarlecksyndrom.

Die Stimulierung von Granulozyten wird über aktiviertes Komplement unterstützt. Die Interaktion von Endothelzellen mit Granulozyten bewirkt die Freisetzung einer Reihe sekundärer Mediatoren wie plättchenaktivierender Faktor (PAF), Leukotriene, Prostaglandine (Prostazyklin, Thromboxan), Histamin, Serotonin, Proteasen, freie Sauerstoff- und Stickstoffradikale. Vor allem über Stickoxid (NO) wird eine Vasodilatation der Blutgefäße vermittelt, die durch eine Kontaktaktivierung mit vermehrter Bradykininsekretion unterstützt wird. Die Kontaktaktivierung (sog. Kallikrein-Kinin-System) wird über eine Aktivierung des Gerinnungsfaktors XII (Hageman-Faktor) induziert. Faktor XII ist auch das Startermolekül der Aktivierung der intrinsischen Gerinnungskaskade. Hauptursache für die aktivierte Gerinnung ist jedoch die Anstoßung der extrinsischen Ge-

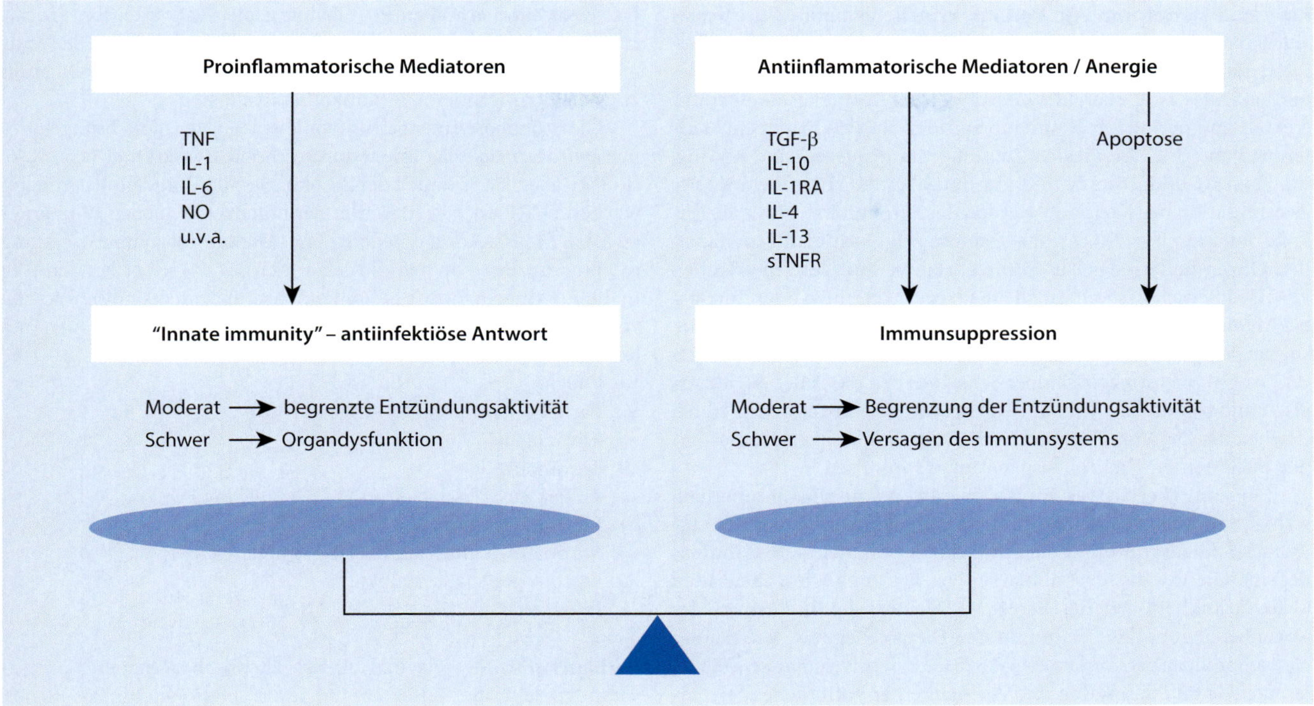

Abb. 92.2 Gleichgewicht zwischen proinflammatorischer und anti-inflammatorischer Immunantwort bei Sepsis. (Modifiziert nach Annane et al. 2005)

rinnungskaskade über den durch Endotoxin aktivierten tissue factor (TF). Die Aktivierung beider Gerinnungskaskaden führt zum klinischen Bild einer disseminierten intravasalen Gerinnung (disseminated intravasal coagulation, DIC). Die Bildung von Mikrothromben über die aktivierte Gerinnung wird durch den Verbrauch von Inhibitoren der Gerinnung wie Antithrombin III, Protein C, Protein S, C1-Esteraseinhibitor und tissue factor pathway inhibitor (TFPI) unterstützt. Das Auflösen der Mikrothromben verhindert eine Inhibition der Fibrinolyse über eine Stimulierung des Plasminogen-Aktivator-Inhibitors (PAI-1).

Der Verbrauch von Gerinnungsfaktoren und die Thrombozytopenie erklären die vermehrte Blutungsneigung im Rahmen der Sepsis. Das Blutungsrisiko ist bei Neugeborenen und Säuglingen mit Sepsis am höchsten. Zur Thrombozytopenie kommt es durch den Verbrauch der Blutplättchen in den Fibrinablagerungen, durch die Adhäsion an alterierten Endothelzellen und durch eine vermehrte Sequestrierung in Leber und Lunge. Die DIC mit Bildung und Ablagerung von Fibrinthromben in den Organen spielt zusätzlich zur Minderperfusion die wesentliche pathogenetische Rolle beim Multiorganversagen.

Das aktuelle pathogenetische Konzept der Sepsis geht davon aus, dass proinflammatorische Zytokine per se physiologische Reaktionen des Körpers als Ausdruck der frühen Immunantwort auf die Invasion von mikrobiellen Erregern triggern. Eine überschießende Produktion/Aktivierung von proinflammatorischen Zytokinen führt zum SIRS. Die systemische Reaktion wiederum setzt in einer späten Phase der Sepsis, die als Phase der hyporeaktiven Immunantwort bezeichnet wird, antiinflammatorische Zytokine/Mediatoren frei. Diese Phase wird als compensatory anti-inflammatory response syndrome (CARS) bezeichnet. Zu den wichtigsten Mediatoren gehören IL-4, IL-10, IL-11, IL-13, Transforming growth factor β (TGF-β), lösliche TNF-Rezeptoren (sTNFR) und IL-1-Rezeptor-Antagonisten (IL-1RA), die die proinflammatorische Antwort herunterregeln und die systemische Antwort des Organismus beenden. Die Herunterregulation der proinflammatorischen Immunantwort wird durch neuronale Mediatoren, z. B. Glukokortikoide, Adrenalin, Acetylcholin, VIP (vasoactive intestinal peptide) und PACAP (pituitary adenylate cyclase activating peptide), unterstützt.

Ein Überwiegen der antiinflammatorischen Antwort kann zu einer Suppression der Immunantwort führen und die Sepsiskaskade unterhalten. Zusätzlich wird eine vermehrte Apoptose von CD4-positiven T-Lymphozyten, B-Lymphozyten und follikulären dendritischen Zellen induziert, die zu einer Anergie führt und die Immunsuppression unterstützt. Als Folge der Immunsuppression können in der Spätphase der Sepsis sekundäre Infektionen oder Virusreaktivierungen auftreten. Nur eine Balance zwischen proinflammatorischen und antiinflammatorischen Mediatoren führt zur Homöostase des Immunsystems, die die Erregerelimination ohne überschießende und somit schädliche Entzündungsantwort gewährleistet (Abb. 92.2).

Septischer Schock Der septische Schock ist eine Verteilungsstörung des Blutvolumens mit Zunahme des venösen Blutpools durch Vasodilatation im großen Kreislauf. Die Folge ist eine Störung der Mikrozirkulation mit verminderter Perfusion und verminderter O_2-Aufnahme bei gleichzeitig vermehrtem O_2-Bedarf. Zur Aufrechterhaltung der Gewebeoxygenierung reagiert der Körper über eine vermehrte Katecholaminsekretion mit einer Steigerung des Herzzeitvolumens. Diese hyperdyname Reaktion der Makrozirkulation kennzeichnet die frühe oder warme Phase des septischen Schocks. Im Kindesalter erfolgt die Steigerung des Herzzeitvolumens primär über die Herzfrequenz, da die Steigerungskapazität des Schlagvolumens beschränkt ist. Allerdings ist auch dieser Kompensationsmechanismus durch die Abhängigkeit der Perfusion der Koronargefäße in der diastolischen Füllung begrenzt. Kann das Herzzeitvolumen die Verteilungsstörung nicht mehr kompensieren, entsteht die sog. späte oder kalte Phase des septischen Schocks, die zu einem Multiorganversagen und evtl. zum Tod führt.

Klinische Symptome und Verlauf Primäre Symptome der Sepsis sind Hyperthermie (>38 °C) oder Hypothermie (<36 °C), Schüttelfrost, Tachykardie und Tachypnoe. Septisches Fieber ist durch Fieberzacken bis 41 °C charakterisiert, zwischen Körperkerntemperatur (rektal) und peripherer Hauttemperatur ergibt sich häufig eine Differenz von >3 °C. Im Gesicht imponiert eine ausgeprägte Rötung, die Haut ist initial warm und gut durchblutet. Mit zunehmender Zentralisation des Kreislaufs werden die Extremitäten kühl, die Mikrozirkulation ist gestört. Eine Zyanose zeigt sich häufig zuerst an den Ohren und an der Nasenspitze. Hautveränderungen erlauben gewisse Rückschlüsse auf mögliche Erreger: Petechien oder Purpura bei Meningokokken, Ecthyma gangraenosum bei Pseudomonas aeruginosa. ZNS-Symptome sind Unruhe, Verwirrtheit, Agitiertheit und Angst. Bei fortgeschrittener Sepsis werden die Patienten lethargisch und somnolent. Mit zunehmender Kreislaufinsuffizienz treten Zeichen der Organdysfunktion hinzu. Initiale lokale Symptome können auf einen möglichen Ausgangsfokus hinweisen.

Ein septischer Schock kann sich entweder fulminant innerhalb weniger Stunden entwickeln (z. B. Meningokokken-Sepsis oder toxisches Schocksyndrom) oder schleichend verlaufen (z. B. Candida-Sepsis). Die Prognose ist abhängig von Faktoren wie Lebensalter, Grundkrankheit, Art des Erregers, Infektionsherd, Ausmaß der Organbeteiligung und Zeitpunkt des Therapiebeginns. Jenseits des Neugeborenenalters verlaufen 5–15 % aller Sepsisereignisse tödlich. Je nach Grunderkrankung und Ausmaß einer vorbestehenden Immunsuppression (größtes Risiko Knochenmarktransplantation) erhöht sich die Rate auf bis zu 40 %. Ungünstige Prognosefaktoren sind arterielle Hypotension, Koma, Hypothermie, Thrombozytopenie (<100.000/µl), Leukozytopenie (<5000/µl), disseminierte intravasale Gerinnung, eingeschränkte Myokardfunktionen, erniedrigte Antithrombin-(AT-)III-Spiegel, erniedrigte Fibrinogenspiegel und erhöhte Laktat-, Procalcitonin-, IL-6-, IL-8-, IL-10-, TNF-β- und TREM-1-Spiegel.

Genetische Faktoren (z. B. Polymorphismen in den CD14-, MBL-, TNF-α-, IL-1α-, IL-1-Rezeptor-Antagonist-, IL-6-, IL-8-, IL-10-, Protein C- und Plasminogen-Aktivator-Inhibitor-1-Genen) beeinflussen ebenfalls die Prognose der Sepsis.

Prognose Die Prognose der Sepsis ist nicht nur durch das Mortalitäts- und Morbiditätsrisiko in der Akutphase bestimmt, sondern auch durch Langzeitkomplikationen (sog. protrahierte Syndrome). Fast jeder 2. Patient mit schwerer Sepsis wird innerhalb des 1. Jahres nach Diagnose einer schweren Sepsis (in der Regel mit Organdysfunktionen) wieder hospitalisiert und eine vergleichbare Anzahl an Patienten (wie in der Akutphase der Sepsis) verstirbt innerhalb von 2 Jahren. Betroffen sind hiervon vor allem Patienten mit onkologischen bzw. immunologischen Grunderkrankungen und hämatologischen bzw. neurologischen Organdysfunktionen in der Akutphase.

Diagnose Für die Diagnose Sepsis ist der klinische Verdacht entscheidend, da sämtliche bisher in der Routine verfügbaren Laborparameter unspezifisch sind. Die Entzündungsparameter Blutsenkungsgeschwindgkeit (BSG), C-reaktives Protein (CRP) und Leukozyten sind erhöht. Eine Differenzierung zeigt vermehrt unreife Vorstufen (>10 %), das Verhältnis unreifer Vorstufen zu reifen Leukozyten (sog. I:T-Quotient) ist über 0,2 erhöht. Die Leukozyten können toxische Granulationen, Vakuolen und Döhle-Einschlusskörperchen aufweisen. Im Verlauf entwickelt sich häufig eine Leukozytopenie (<4000/µl), die, wenn sie initial besteht, auf einen schweren Verlauf hinweist. Derzeit der beste Marker, um eine bakterielle Sepsis von anderen Ursachen eines SIRS zu unterscheiden, ist der Nachweis eines erhöhten Procalcitoninspiegels (PCT). Ein Procalcitoninnachweis von <0,25–0,5 ng/ml schließt eine bakterielle Sepsis nahezu aus und kann bei serieller Bestimmung bei der Indikation zur Beendigung einer Antibiotikatherapie helfen.

Die Frühphase einer Sepsis (vor allem bei Neu- und Frühgeborenen) wird am zuverlässigsten durch erhöhte Zytokintiter (z. B. IL-6, IL-8) erfasst. Die Spezifität der Zytokine ist allerdings ähnlich niedrig wie beim CRP oder PCT. Keiner der potenziellen neuen Biomarker (z. B. CD64, pro-Adrenomedullin (proADM) oder soluble triggering receptor expressed on myeloid cell-1 (sTREM-1)) hat bisher den Weg in die Routinediagnostik gefunden. Thrombozyten sind sehr häufig vermindert. Bei aktivierter Gerinnung sind die Gerinnungsparameter wie folgt verändert:

- Quick↓
- Partielle Thromboplastinzeit (PTT)↑
- Fibrinogen↑
- Thrombinzeit↑
- ATIII↓
- Fibrinmonomere↑
- Thrombin-Antithrombin-III-Komplex (TAT)↓
- Fibrin(ogen)spaltprodukte↑
- D-Dimere↑

Verlaufskontrolle Folgende klinisch-chemische Parameter können verändert sein und weisen auf Organdysfunktionen hin, sie dienen daher in erster Linie der Verlaufskontrolle:

- Glutamat-Oxalacetat-Transaminase (GOT)
- Glutamat-Pyruvat-Transaminase (GPT)
- γ-Glutamyl-Transferase (γ-GT)
- Bilirubin gesamt und direkt
- Kreatinin und Harnstoff

Durch häufige Elektrolytkontrollen muss rechtzeitig eine Hyponatriämie, Hypokaliämie, Hypokalzämie, Hypomagnesiämie, Hypo- oder Hyperglykämie erfasst werden. Die Blutgasanalyse weist anfangs eine kompensierte respiratorische Alkalose bei Tachypnoe auf, im Verlauf entwickelt sich aufgrund der Gewebehypoxie eine metabolische Acidose mit Laktaterhöhung. Die Laktatbestimmung ist wichtig bei der Bestimmung des Schweregrads der Sepsis und stellt einen Prognosefaktor dar. Bei respiratorischer Verschlechterung besteht eine kombinierte Azidose.

Bildgebung Bildgebende Verfahren dienen primär dem Nachweis von Infektionsherden und zur Beurteilung einer Organdysfunktion.

Zur Erfassung der Ätiologie gehört der Erregernachweis in entsprechenden Kulturen. Wenn es der Zustand des Patienten erlaubt, sollten immer mehrere Blutkulturen (idealerweise 3 Blutkulturen) abgenommen werden, bei Patienten mit zentralem Venenkatheter sowohl aus dem Katheter als auch aus peripheren Venen. Entscheidend ist die Entnahme eines ausreichend großen Blutvolumens (mindestens 0,5 ml bei Neugeborenen, >1 ml bei Säuglingen und Kleinkindern bis 36 Monate, >4 ml bei älteren Kindern). Anaerobe Blutkulturen sind nur bei konkretem Verdacht auf Beteiligung von Anaerobiern (z. B. Infektfokus im Gastrointestinaltrakt, Aspirationspneumonie, Abszesse und bei Neutropenie) notwendig. In der Mehrzahl der Fälle bleiben Blutkulturen negativ. Möglicherweise helfen hier zukünftig nichtkulturelle Verfahren, wie die PCR, die in Entwicklung sind. Bei entsprechendem klinischem Infektionsverdacht sollten auch Kulturen von Liquor, Pleura, Aszites, Urin, Trachealsekret und Abstriche von Wunden und Drainagen entnommen werden.

Therapie

Antibiotika Die frühzeitige Diagnose und Therapieeinleitung einer Sepsis ist der Schlüssel zum Therapieerfolg. Zur kausalen Therapie der Sepsis gehört der frühzeitige und hochdosierte Einsatz von Antibiotika (idealerweise innerhalb der ersten Stunde nach Diagnosestellung), nachdem zuvor entsprechende Kulturen gewonnen wurden. Die Auswahl der Substanzen erfolgt initial empirisch und wird später je nach isoliertem Erreger und Antibiogramm modifiziert. Das Antibiotikaregime sollte alle 48-72 h reevaluiert werden und je nach Erregernachweis das Spektrum entsprechend eingeengt werden. Bei der empirischen Auswahl spielen Faktoren wie Alter des Patienten, Immunstatus, Grunderkrankungen, nosokomial erworbene Infektion, Zustand nach Antibiotikatherapie, lokale Resistenzlage, Gewebegängigkeit und Nebenwirkungsspektrum eine Rolle.

Therapieempfehlungen

Es gelten folgende Therapieempfehlungen:

- Neugeborene (► Kap. 45) 1.–3. Lebensmonat: Ampicillin oder Breitspektrum-Penicillin/β-Laktamase-Inhibitor plus Aminoglykosid (oder plus Cefotaxim)
- >3. Lebensmonat, ohne Grundkrankheit: Breitspektrum-Penicillin/β-Laktamase-Inhibitor (oder Cephalosporine der 3. Generation; aufgrund des assoziierten Risikos einer Selektion von ESBL-bildenden gramnegativen Bakterien sollten Cephalosporine restriktiv eingesetzt werden)
- Nosokomial erworben: Breitspektrum-Penicillin/β-Laktamase-Inhibitor (oder Cephalosporine der 3. Generation) plus Aminoglykosid
- Verdacht auf methicillinresistente Staphylokokken (MRSA), penicillinresistente Pneumokokken: s. oben plus Vancomycin oder Linezolid (bei Verdacht auf MRSA-Pneumonie aufgrund der besseren Gewebegängigkeit bevorzugt einsetzen)
- Infektionsherd im Gastrointestinal- oder Urogenitaltrakt: Breitspektrum-Penicillin/β-Laktamase-Inhibitor (oder Cephalosporine der 3. Generation) plus Aminoglykosid, in Kombination mit Metronidazol oder Clindamycin
- Neutropenie: Gegen Pseudomonas wirksames β-Laktam-Antibiotikum/β-Laktamase-Inhibitor mit oder ohne Aminoglykosid mit oder ohne Vancomycin
- Verdacht auf Rickettsiose: Doxycyclin
- Verdacht auf Pilzinfektion (bei Risikofaktoren und fehlendem Ansprechen der Antibiotikatherapie nach 72–96 h): Amphotericin B
- Verdacht auf Herpes-simplex-Virusinfektion: Aciclovir
- Verdacht auf Zytomegalievirus-Infektion: Ganciclovir

Weitere Maßnahmen Soweit möglich sollte eine vorhandene Infektionsquelle beseitigt werden, z. B. durch chirurgische Herdsanierung oder durch Entfernen von Fremdkörpern.

Neben der kausalen Therapie spielt die Supportivtherapie eine ganz entscheidende Rolle. Die Behandlung mit kristalloiden und kolloidalen Lösungen, vasoaktiven Medikamenten, Bikarbonat, Sauerstoff und Beatmung wird an anderer Stelle ausführlich besprochen (► Teil XIV, Notfall- und Intensivmedizin).

Für die Sepsisbehandlung gelten ein paar spezifische Modifikationen:

Eine frühzeitige, zielgerichtete Flüssigkeitstherapie (early goal-directed therapy, EGDT), d. h. Aufrechterhalten eines bestimmten – bislang nur für das Erwachsenenalter definierten – mittleren arteriellen Drucks, zentralen Venendrucks und einer zentralvenösen Sauerstoffsättigung) reduziert die Letalität. Bei Kindern werden große Flüssigkeitsboli (bis 60 ml/kg KG/h) benötigt, um den Kreislauf zu stützen. Eine strikte Blutzuckereinstellung auf Werte von 80–110 mg/dl ist nach neueren Studien bei Erwachsenen nicht mit einer besseren Überlebenschance verbunden und wird bei Kindern wegen des größeren Risikos für Hypoglykämien nicht empfohlen. Bei Erwachsenen mit Sepsis wird eine Insulintherapie nach den aktuellen Leitlinien erst bei Blutzuckerwerten >180 mg/dl empfohlen

Bezüglich der Prophylaxe und Therapie der Verbrauchskoagulopathie gilt zurzeit: Eindeutig indiziert ist die Gabe von Thrombozytenkonzentraten bei Blutungen und Thrombozytenwerten <30.000/µl sowie die Gabe von Fresh-frozen-Plasma oder Kryopräzipitaten bei Blutungen und erniedrigten Gerinnungsfaktoren. Die Behandlung mit Antithrombin III oder Heparin hat bei Erwachsenen zu keiner Verbesserung der Überlebensraten geführt. Eine generelle Heparinisierung wird nicht empfohlen.

Eine Vielzahl adjuvanter antiinflammatorischer Substanzen ist bei der Sepsis erprobt worden. Auch rekombinantes humanes aktiviertes Protein C (rAPC, Drotrecogin α) hat in der PROWESS-SHOCK-Studie bei schwerer Sepsis im Erwachsenenalter – nach initial positiven Studiendaten – nicht zu einer Senkung der Letalität geführt. Die RESOLVE-Studie bei Kindern wurde wegen einer erhöhten Blutungsrate in der rAPC-Gruppe abgebrochen. Das Medikament ist in Folge der negativen Studienergebnisse im Oktober 2011 vom Markt genommen worden.

Granulozytentransfusionen sind für Patienten mit schwerer Neutropenie, die nicht auf eine antimikrobielle Therapie ansprechen, reserviert. Zur Prophylaxe von Infektionen bei Neutropenie kommen Granulozyten-koloniestimulierender Faktor (G-CSF) und Granulozyten-Makrophagen-koloniestimulierender Faktor (GM-CSF) zum Einsatz, bei manifester Sepsis sind sie hingegen ineffektiv.

Hoch dosierte Applikation von Kortikosteroiden verbessert die Prognose des septischen Schocks und des frühen ARDS (acute respiratory distress syndrome) nicht und ist daher nicht routinemäßig indiziert. Mögliche Indikationen für eine niedrig dosierte Hydrokortisontherapie sind der refraktäre septische Schock trotz adäquater Flüssigkeitstherapie und Einsatz von Katecholaminen bei akuter Nebennierenrindeninsuffizienz (z. B. Blutung bei Waterhouse-Friderichsen-Syndrom) sowie die durch Hämophilus influenzae Typ b verursachte Meningitis (zur Verhinderung einer Innenohrschädigung). Die Diagnose einer akuten Nebenniereninsuffizienz sollte durch die Bestimmung eines erniedrigten Serumkortisolspiegels (<150 µg/l bzw. <90 µg/l nach ACTH-Gabe) gesichert werden.

Die Therapie des Versagens der einzelnen Organe wird in den entsprechenden Kapiteln besprochen.

Prophylaxe Gegen einzelne Sepsiserreger gibt es wirksame Impfungen (z. B. Haemophilus influenzae Typ b, Pneumokokken, Meningokokken, Typhus; ► Kap. 10). Treten in der unmittelbaren Umgebung Fälle von Meningokokken oder Haemophilus influenzae auf, erhalten enge Kontaktpersonen eine Antibiotikaprophylaxe (z. B. Rifampicin). Bei sehr kleinen Frühgeborenen (<1500 g) ist – bei erhöhter lokaler Candidämie-Inzidenz – der prophylaktische Einsatz von Fluconazol in den ersten 28–45 Lebenstagen sinnvoll. Es reduziert die Kolonisationsrate mit Pilzen und die Rate an invasiven Pilzinfektionen. Ein Überlebensvorteil konnte bisher jedoch nicht gezeigt werden.

Risikofaktoren für nosokomiale Infektionen sollen minimiert werden, z. B. sollte die Indikation für invasive Interventionen und Katheter streng gestellt werden und ständig überdacht werden. Katheter- oder Drainageeintrittsstellen, sowie Wundflächen müssen regelmäßig inspiziert und bei Infektionsverdacht entsprechend behandelt werden. Die wichtigste Prophylaxe für nosokomiale Sepsisfälle ist die strikte Einhaltung von Hygienevorschriften.

Literatur

Annane D, Bellisant E, Cavaillon J-M (2005) Septic shock. Lancet 365:63–78

Bateman SL, See PC (2010) Procession to pediatric bacteremia and sepsis: covert operations and failures in diplomacy. Pediatr 126:137–150

Cornell TT, Wynn J, Shanley TP et al (2010) Mechanisms and regulation of the gene-expression response to sepsis. Pediatr 125:1248–1258

Daniels R (2011) Surviving the first hours of sepsis: getting the basics right (an intensivist's perspective). J Antimicrob Chemother 66(2):11–23

Dellinger RP, Levy MM, Rhodes A et al (2013) Surviving sepsis compaign: international guidelines for management of severe sepsis and septicshock: 2012. Crit Care Med 41:580–637

Goldstein B, Giroir B, Randolph A et al (2005) International pediatric sepsis consensus conference: definitions for sepsis and organ dysfunction in pediatrics. Pediatr Crit Care Med 6:2–8

Hayden WR (1994) Sepsis terminology in pediatrics. J Pediatr 124:657–658

Hochkiss RS, Monneret G, Payen D (2013) Immunosuppression in sepsis: a novel understanding of the disorder and a new therapeutic approach. Lancet Infect Dis 13:260–268

Kibe S, Adams K, Barlow G (2011) Diagnostic and prognostic biomarkers of sepsis in critical care. J Antimicrob Chemother 66(2):ii33–ii40

Marshall JC (2008) Sepsis: rethinking the approach to clinical research. J Leukoc Biol 83:471–482

Munford RS (2006) Severe sepsis and septic shock: the role of gram-negative bacteremia. Annu Rev Pathol 1:467–496

Reinhart K, Brunkhorst FM, Bone HG et al (2010) Prevention, diagnosis, therapy and follow-up care of sepsis: 1st revision of S-2k guidelines of the German Sepsis Society (Deutsche Sepsis-Gesellschaft e.V. (DSG)) and the German Interdisciplinary Association of Intensive Care and Emergency Medicine (Deutsche Interdisziplinäre Vereinigung für Intensiv- und Notfallmedizin (DIVI). Ger Med Sci 28(8):Doc14

Reinhart K, Bauer M, Riedemann N et al (2012) New approaches to sepsis: molecular diagnostics and biomarkers. ClinMicrobiol Rev 25:609–634

Sáez-Llorens X, McCracken GH (1993) Sepsis syndrome and septic shock in pediatrics: current concepts of terminology, pathophysiology, and management. J Pediatr 123:497–508

Wiersingia WJ (2011) Current insights in sepsis: from pathogenesis to new treatment targets. Curr Opin Crit Care 17:480–486

Wynn J, Cornell TT, Wong HR et al (2010) The host response to sepsis and developmental impact. Pediatr 125:1031–1041

93 Toxisches Schocksyndrom

M. Hufnagel, H.-J. Schmitt

Definition Das toxische Schocksyndrom ist eine durch bakterielle Exotoxine ausgelöste immunvermittelte, fulminant verlaufende Multisystemerkrankung bei vorher gesunden Patienten.

Ätiologie Das klassische toxische Schocksyndrom (toxic shock syndrome, TSS) wird durch Exotoxine von Staphylococcus aureus, in Ausnahmefällen auch von koagulasenegativen Staphylokokken ausgelöst.

Das streptokokkenbedingte toxische Schocksyndrom (streptococcal toxic shock syndrome, STSS) wird von Streptokokken, überwiegend der Gruppe A, aber auch der Gruppen B, C, F, G und Streptococcus sanguis, ausgelöst. Ein synonym verwendeter Begriff ist toxic shock-like syndrome (TSLS).

Epidemiologie Der Begriff „toxisches Schocksyndrom" wurde erstmals 1978 verwendet. Die Krankheit ist aber schon länger bekannt, seit 1929 wurde dafür der Begriff „staphylococcal scarlet fever" benutzt. Im Jahr 1990 stellte das Centers for Disease Control and Prevention (CDC) in den USA Diagnosekriterien auf (▶ Übersicht). Die Diagnose ist wahrscheinlich, wenn 5 Kriterien zutreffen; sie ist gesichert, wenn alle 6 Befunde vorliegen.

Diagnosekriterien für das toxische Schocksyndrom

(Mod. nach Wharton et al. 1990)

1. Fieber >38,9 °C
2. Exanthem (diffuse Erythrodermie)
3. Hautdesquamation (1–2 Wochen nach Erkrankungsbeginn; vor allem im Bereich der Handinnenflächen und Fußsohlen)
4. Arterielle Hypotension (<5. Perzentile der altersentsprechenden Norm)
5. Multisystemerkrankung mit Beteiligung von 3 oder mehr der folgenden Organe:
   a. Gastrointestinaltrakt: Erbrechen oder Durchfall
   b. Muskulatur: Myalgie oder Erhöhung der Kreatinkinase (>2 SD)
   c. Schleimhäute: vaginale, oropharyngeale oder konjunktivale Hyperämie
   d. Niere: Pyurie (>5 Leukozyten/µl) oder Erhöhung des Kreatinins bzw. Harnstoffs (>2 SD)
   e. Leber: Bilirubin- oder Transaminasenanstieg (>2 SD)
   f. Blut: Thrombozyten <100.000/µl
   g. ZNS: Bewusstseinsstörung oder Desorientierung
6. Negative bakterielle Diagnostik
   a. Negative Blut-, Liquorkultur und negativer Rachenabstrich
   b. Negative Serologie für Masern, Rocky-Mountain-Fleckfieber, Leptospirose

Das TSS betrifft fast ausschließlich (95 %) junge Frauen, 90 % sind zwischen 15 und 20 Jahre alt. Bis 1985 hatten 80 % der betroffenen Frauen zum Zeitpunkt der Erkrankung ihre Menses, 90 % der Betroffenen benutzten Tampons. Diese starke Assoziation mit dem Risikofaktor Tampon fand in dem Begriff „menstruelles TSS" ihren Niederschlag. Die Inzidenz in den USA wurde mit 6,2–12,3:100.000 Frauen im Alter von 15–44 Jahren angegeben. Mit sinkendem Tamponverbrauch und der Einführung geringer absorbierender Tampons sanken ab Mitte der 1980er Jahre die Inzidenzzahlen. Seit dem Jahr 2000 wird in den USA wieder eine Zunahme der Inzidenz beobachtet (3,4:100.000 im Jahr 2003). Gleichzeitig fällt eine Zunahme des nichtmenstruellen TSS auf. Andere Risikofaktoren wie vorangegangene Haut- oder Weichteilinfektionen, Verbrennungen, Infektionskrankheiten des Respirationstrakts, Zustand nach Geburt, Abort oder nach operativem Eingriff spielen eine Rolle. Das Verhältnis von nichtmenstruellem zu menstruellem TSS beträgt heutzutage 60:40 %.

Das STSS wurde 1987 erstmalig beschrieben; 1995 stellte das Centers for Disease Control and Prevention (CDC) Diagnosekriterien auf (▶ Übersicht): Bei 1a+2a + 2b gilt die Diagnose als sicher, bei 1b+2a + 2b ist sie wahrscheinlich.

Diagnosekriterien für das streptokokkenbedingte toxische Schocksyndrom (STSS)

(Mod. nach Working Group on Severe Streptococcal Infections 1993)

1. Isolierung von Streptokokken der Gruppe A
   a. Aus Materialien von normalerweise sterilen Entnahmeorten (Blut, Liquor, Pleura, Aszites, Urin, Synovia, Gewebeprobe)
   b. Aus unsterilen Patientenmaterialien (Rachen, Sputum, Vaginalsekret, Hautabstrich)
2. Klinische Kriterien
   a. Arterielle Hypotension (<5. Perzentile der altersentsprechenden Norm)
   b. Mindestens 2 der folgenden Befunde:
      - Generalisiertes Exanthem oder Desquamation
      - Nekrotisierende Fasziitis oder Gangrän oder Myositis
      - ARDS
      - Nierenversagen: Kreatininanstieg ≥177 µmol/l bzw. ≥2 mg/dl oder ≥2 SD der Altersnorm
      - Koagulopathie: Thrombozyten ≤100.000/µl oder DIC
      - Leberschädigung: Bilirubin- oder Transaminasenanstieg ≥2 SD

Die Inzidenz der invasiven Streptokokken-Infektionen in Nordamerika, Skandinavien und Großbritannien nimmt seit Ende der 1980er Jahre zu, aus Ontario ist eine Inzidenz von 0,09–0,5:100.000 Einwohner publiziert. Epidemiologische Zahlen für Deutschland liegen nicht vor. Im Rahmen einer europäischen Studie (Strep-EURO) zu schweren A-Streptokokken-Infektionen wurde das STSS in 13 % dieser Fälle beobachtet. Das STSS ist im Kindesalter selten, betroffen sind in erster Linie Erwachsene im Alter von 20–50 Jahren. Virusinfektionen, z. B. Windpocken und Verbrennungen sind Risikofaktoren für ein STSS. In der Hälfte der STSS-Fälle bestehen potenzielle Eintrittspforten für Streptokokken, z. B. (Operations-) Wunden, Uterusschleimhaut nach Geburt oder Tonsillopharyngitis. Ein vermuteter Zusammenhang zwischen STSS und der Einnahme von nichtsteroidalen Antiphlogistika konnte in 2 epidemiologischen Studien aus den USA und Skandinavien nicht bestätigt werden.

Pathogenese Die toxischen Schocksyndrome werden durch exotoxinproduzierende Staphylokokken und Streptokokken ausgelöst,

G.F. Hoffmann, M.J. Lentze, J. Spranger, F. Zepp (Hrsg.), *Pädiatrie*,
DOI 10.1007/978-3-642-41866-2_93, © Springer-Verlag Berlin Heidelberg 2014

die eine überschießende Immunantwort, vermutlich superantigenvermittelt, hervorrufen. Beim TSS werden Staphylokokken-Stämme isoliert, die verschiedene Exotoxine produzieren können. Das wichtigste Toxin ist das TSST-1 (toxic shock syndrome toxin-1). Es wird in >90 % der menstruellen TSS- und in zwei Drittel der nichtmenstruellen TSS-Fälle isoliert, hingegen produzieren nur <30 % der nicht-TSS-auslösenden Staphylokokken das Toxin. Weitere Staphylokokken-Exotoxine, die ein TSS auslösen können, sind die sog. Staphylokokken-Enterotoxine A, B und C (SEA, SEB, SEC u. a.). Diese Toxine sind primär verantwortlich für die durch Staphylokokken ausgelösten Nahrungsmittelintoxikationen. TSST-1 und SEF werden synonym verwendet und beschreiben das gleiche Toxin. Auslösende Exotoxine des STSS sind streptococcal pyrogenic exotoxins (Spe-A, Spe-B, Spe-C u. a. und M-Protein-fragmente).

Die superantigenvermittelte Immunantwort im Rahmen des TSS weist im Gegensatz zu herkömmlichen Antigenen folgende Besonderheiten auf:

- Es muss keine vorherige Aufarbeitung durch antigenpräsentierende Zellen (APC) erfolgen.
- Superantigene induzieren eine unspezifische, polyklonale Aktivierung eines ungleich größeren Anteils (5–20 %) an ruhenden T-Zellen über eine simultane Bindung an MHC Klasse II-Moleküle und T-Zellrezeptoren.

Drei verschiedene Mechanismen des exotoxinvermittelten Schockgeschehens werden unterschieden:

1. Aktivierte T-Zellen und APC setzen vermehrt proinflammatorische Zytokine vom Th1-Typ (vor allem TNF-α, TNF-β, IL-1, IL-2, IL-6, IFN-γ) frei und stoßen die Sepsiskaskade an (► Kap. 92).
2. Exotoxine erhöhen die Sensitivität des Organismus (≥1000-fach) gegenüber Endotoxinen (z. B. LPS).
3. In-vitro-Untersuchungen weisen zusätzlich auf einen direkt zytotoxischen Effekt von TSST-1 auf Endothelzellen hin und erklären mit die zentrale Bedeutung des Kapillarlecks in der Pathogenese des toxischen Schocksyndroms.

Exotoxine allein können die Pathogenese des toxischen Schocksyndroms nicht erklären. Zusatzfaktoren, vor allem Wirtsfaktoren (z. B. Fehlen bzw. niedrige Titer präexistierender neutralisierender Antikörper gegen die verantwortlichen Exotoxine oder spezifische Vβ-Muster des T-Zell-Rezeptors), spielen eine essenzielle Rolle und bestimmen die Prognose mit. Auch verschiedene humane HLA-Klasse-II-Haplotypen schützen vor bzw. prädisponieren zu einem schweren Verlauf einer Infektion mit invasiven Gruppe-A-Streptokokken und STSS.

Klinische Symptome und Verlauf Beim TSS erkranken typischerweise vorher gesunde Patienten, der Krankheitsbeginn ist abrupt, der Verlauf rasch progressiv. Die Patienten entwickeln Fieber >38,9 °C und Schüttelfrost und klagen über allgemeine Symptome wie Kopf-, Hals- und Bauchschmerzen, Myalgien, Übelkeit, Erbrechen, Durchfall und Schwindel. Innerhalb von 24–48 h entsteht eine diffuse Erythrodermie, die jedoch bei schwerer arterieller Hypotonie nicht erkennbar sein muss. Der Allgemeinzustand verschlechtert sich rasch, die Patienten entwickeln die klassischen Zeichen eines Schocks. Das Kapillarleck führt zu generalisierten Ödemen, die Vasodilatation zu einer auffälligen Hyperämie der Schleimhäute der Bindehäute, des Oropharynx und der Vagina. Innerhalb weniger Stunden entsteht das Bild eines fulminanten Multiorganversagens.

Sind die Patienten bei Bewusstsein, fällt eine ausgeprägte muskuläre Druckschmerzhaftigkeit auf. Die Letalität beim TSS liegt auch unter maximaler Therapie bei 2–5 %, beim nichtmenstruellen TSS ist sie mit ca. 20 % deutlich höher. Bei Kindern ist die Prognose günstiger, 3–5 % der pädiatrischen Patienten versterben an einem TSS. Überleben die Patienten, so zeigt sich ab dem 5.–7. Tag die charakteristische Desquamation an Händen und Füßen, 4–16 Wochen später fallen Haare und Nägel aus. Mögliche Folgeschäden sind neuropsychologische Defizite. Das menstruelle TSS neigt zum Relaps auch ohne erneuten Tampongebrauch.

Etwa 80–85 % der Patienten mit einem STSS haben einen kutanen oder tiefen Weichteilinfektionsherd, seltener einen respiratorischen Infekt als Ursprung des fulminant verlaufenden Organversagens. Unerträgliche Schmerzen und Weichteilschwellung im Bereich der Eintrittspforte sind charakteristisch. Die Letalität ist deutlich höher als beim TSS, sie beträgt 5–10(–30)% im Kindesalter, bzw. (30)–60–(80)% im Erwachsenenalter und fast 100 % bei parallel bestehender nekrotisierender Fasziitis.

Diagnose Die Diagnose „toxisches Schocksyndrom" wird aus der Kombination Anamnese, klinischer Befund, Laborkonstellation und Erreger- bzw. Toxinnachweis gestellt (► Übersichten oben). Die Anzüchtung von Staphylococcus aureus gelingt beim TSS in 85 % der Fälle aus Vaginal- bzw. Zervixsekret oder Wundabstrichen. Blutkulturen sind typischerweise negativ (s. Diagnosekriterien). Speziallabors können die Produktion von TSST-1 oder Staphylokokken-Enterotoxinen der Bakterienisolate nachweisen. Ein solcher Nachweis ist jedoch kein obligates Diagnosekriterium und gelingt durchschnittlich nur in 40 % (bis maximal 60 %) der Fälle.

Das STSS hingegen fordert zur Diagnosesicherung den Nachweis von Streptokokken aus der Blutkultur oder anderen normalerweise sterilen Untersuchungsmaterialien. Bestimmte Streptokokken-A-Typen werden überzufällig häufig isoliert (Typ 1, 3, 18). Der Toxinnachweis gelingt aus den meisten Bakterienisolaten; da aber auch nichtinvasive Streptokokken-Stämme zumindest auf genomischer Ebene Toxine exprimieren können, beweist der Toxinnachweis allein keineswegs ein STSS.

Therapie Die Therapie des toxischen Schocksyndroms gleicht der Therapie der Sepsis. Entscheidend für die Prognose sind eine adäquate Supportivtherapie und die rasche Sanierung des Ausgangsherdes. Tampons müssen entfernt und Wunden gespült und drainiert werden. Bei nekrotisierender Fasziitis oder Myositis muss ein großzügiges und frühzeitiges chirurgisches Débridement, evtl. mit Amputation, erfolgen. Zur Antibiotikatherapie wird bei unbekanntem Erreger eine Kombination aus Ampicillin oder Cephalosporinen der 3. Generation plus Aminoglykosid plus Clindamycin empfohlen. Bei MRSA-Verdacht werden statt einem Penicillin- oder Cephalosporinpräparat Vancomycin oder Teicoplanin als Mittel der ersten Wahl empfohlen. Die Hinzunahme von Clindamycin leitet sich aus folgenden Überlegungen ab:

- Wirksamkeit auch gegen Bakterien in stationärer Wachstumsphase (liegt beim toxischen Schocksyndrom vor)
- Inhibition der Proteinbiosynthese und somit Unterdrückung der Toxinproduktion
- Erleichterte Phagozytose
- Suppression der TNF-α-Sekretion von Monozyten/Makrophagen
- Längerer postantibiotischer Effekt

Nach Erregerisolation kann entsprechend dem Antibiogramm gezielt behandelt werden, Clindamycin (oder alternativ Linezolid) sollte jedoch aufgrund der oben beschriebenen Eigenschaften beibehalten werden.

Tab. 93.1 Wesentliche Unterschiede zwischen TSS und STTS

Parameter	TSS (toxic shock syndrome)	STSS (streptococcal toxic shock syndrome)
Risikofaktoren	Menses (80 % der Betroffenen) Tamponbenutzung (90 % der Betroffenen) Vorangegangene Haut-, Weichteil-, Atemwegsinfektion, Verbrennung, Geburt, Abort, Operation	Vorangegangene Haut-, Weichteil-, Atemwegs-, Virusinfektion (vor allem VZV), Verbrennung, Geburt, Operation
Superantigentoxine	TSST-1 (toxic shock syndrome toxin-1), Staphylokokken-Enterotoxine A, B, C (SEA, SEB, SEC)	Streptococcal pyrogenic exotoxins (Spe-A, -B, -C), M-Proteinfragmente
Letalität	Menstruelles TSS 2–5 % Nichtmenstruelles TSS 20 % TSS im Kindesalter 3–5 %	Im Erwachsenenalter 30–80 % Im Kindesalter 5–30 % Bei nekrotisierender Fasziitis fast 100 %
Rezidivrisiko	erhöhtes Rezidivrisiko für menstruelles TSS	Kein erhöhtes Rezidivrisiko
Blutkulturen	Negativ für S. aureus	Positiv für S. pyogenes
Immunglobulintherapie	Nicht routinemäßig empfohlen (außer bei therapierefraktären Verläufen)	Empfohlen bei persistierender arterieller Hypotension, nicht-drainierbarem Infektionsherd, persistierender Oligurie, Lungenödem
Prophylaxe	Für menstruelles TSS: keine hoch absorbierenden Tampons, Tampons max. 12 h belassen, keine Tampons nach TSS-Erkrankung	Für Kontaktpersonen von STTS-Patienten mit Risikofaktoren: Antibiotika-Prophylaxe

Die Supportivtherapie entspricht der des septischen Schocks. Der Einsatz von Immunglobulinen (0,2–0,5 g/kg KG für bis zu 5 Tage) wird beim STSS propagiert. Eine kontrollierte Therapiestudie konnte bei Erwachsenen eine Halbierung der Letalität durch den Einsatz von Immunglobulinen nachweisen, allerdings war der Unterschied in der Letalität zwischen der immunglobulinbehandelten Kohorte und der Plazebokohorte statistisch nicht signifikant. Eine retrospektive Kohortenstudie bei Kindern konnte für das Überleben keinen Vorteil in der Immunglobulingruppe zeigen. Trotz der derzeitigen Studienlage wird beim STSS der Einsatz von Immunglobulinen aus theoretischen Überlegungen (Transfer von toxinneutralisierenden Antikörpern) in Einzelfällen bei folgenden Indikationen empfohlen:

- Persistierende arterielle Hypotonie trotz adäquater Flüssigkeitstherapie und Vasopressiva,
- Nicht drainierbarer Infektionsherd,
- Persistierende Oligurie und
- Lungenödem.

Ein routinemäßiger Einsatz von Immunglobulinen beim TSS sollte unterbleiben, da die Immunglobulingabe potenziell die Bildung protektiver Antikörper unterdrückt und möglicherweise das Risiko eines Rezidivs, vor allem beim menstruellen TSS erhöhen kann. Bei therapierefraktären Verläufen werden Immunglobuline ähnlich zum STSS ebenfalls propagiert.

Prophylaxe Lediglich beim menstruellen TSS sind prophylaktische Maßnahmen nützlich:

- Keine Verwendung hoch absorbierender Tampons
- Keine Tampons nach TSS-Krankheit
- Tampons maximal 12 h belassen.

Spezifische Präventionsmaßnahmen für nichtmenstruelles TSS oder Frauen ohne Tampongebrauch nach menstruellem TSS existieren nicht, abgesehen von einer Aufklärung über Frühsymptome eines TSS und frühzeitigem Aufsuchen ärztlicher Hilfe.

Eine Isolation von Patienten ist nicht notwendig. Bei Kontaktpersonen von STSS-Patienten mit Windpocken, Leukämie oder Verbrennungen erscheint wegen des erhöhten STSS-Risikos eine Antibiotikaprophylaxe (Penicillin, Erythromycin oder Clindamycin) sinnvoll (Tab. 93.1).

Literatur

Darenberg J, Ihendyane N, Sjölin J, The StrepIg Study Group et al (2003) Intravenous immunoglobulin G therapy in streptococcal toxic shock syndrome: a European randomized, double-blind, placebo-controlled trial. Clin Infect Dis 37(333):340

Lappin E, Ferguson AJ (2009) Gram-positive toxic shock syndromes. Lancet Infect Dis 2009; 9:281–290

McCormick JK, Yarwood JM, Schlievert PM (2001) Toxic shock syndromes and bacterial superantigens: an update. Annu Rev Microbiol 55: 77–104

Shah SS, Hall M, Srivastava R et al (2009) Intravenous immunoglobulin in children with streptococcal toxic shock syndrome. Clin Infect Dis 49:1396–1375

Wharton M, Chorba TL, Vogt RL, Centers for Disease Control (1990) Case definitions for public health surveillance. MMWR Recomm Re 13(1):39–43

Working Group on Severe Streptococcal Infections (1993) Defining the group A streptococcal toxic shock syndrome. Rationale and consensus definition. JAMA 269:390–391

94 Bakterielle Infektionen: Grampositive Kokken

R. Berner, B.-K. Jüngst, H. Scholz

94.1 Staphylokokken-Infektionen

R. Berner, H. Scholz

Definition Staphylokokken sind grampositive, mikroskopisch paarig oder in Haufen angeordnete, kulturell leicht anzüchtbare Kokken. Die Gattung Staphylococcus umfasst (Stand 2012) 43 valide beschriebene Spezies, von denen 10 in insgesamt 21 Subspezies unterteilt sind. Wegen der Korrelation mit klinischen Krankheitsbildern hat sich die Einteilung in koagulasepositive (überwiegender Vertreter: Staphylococcus aureus) und koagulasenegative Staphylokokken (KNS) (überwiegende Vertreter: Staphylococcus-epidermidis-Gruppe und Staphylococcus saprophyticus) bewährt.

Durch Staphylokokken verursachte Krankheiten manifestieren sich als pyogene, fremdkörperassoziierte und systemische Infektionen, sowie als toxinvermittelte Krankheitsbilder. Bei den pyogenen Infektionen reicht das Spektrum von banalen, lokal begrenzten Infektionen der Haut bis hin zu tiefen, invasiven, zum Teil systemischen Infektionsprozessen und Organmanifestationen mit erheblicher Letalität.

94.1.1 Infektionen durch Staphylococcus aureus

Epidemiologie und Pathogenese Staphylokokken sind Bestandteil der physiologischen Haut- und Schleimhautflora des Menschen und der Tiere; hiervon ausgehend findet man sie auch auf Oberflächen der unbelebten Umwelt. S. aureus ist in der Lage, eine Vielzahl von Tieren zu besiedeln, darunter viele Nutz- und Haustiere. Kreuzinfektionen zwischen Menschen und Haustieren mit Stämmen gleichen genetischen Hintergrunds kommen vor, jedoch existieren auch eigene tieradaptierte klonale Linien. Das natürliche Habitat von S. aureus beim Menschen stellt die vordere Nasenhöhle dar. Von hier aus kann S. aureus vorwiegend über die Hände weite Bereiche der Haut und Schleimhäute besiedeln, wie den Perinealbereich, die Vagina und die intertriginöse Hautfalten. Regelmäßig wird S. aureus auch aus dem Mund-Rachen-Raum sowie nicht selten aus Stuhlproben isoliert. Etwa 20 % der Bevölkerung sind ständig und weitere 30–60 % intermittierend mit S. aureus besiedelt. Mittels Genotypisierungsverfahren konnte gezeigt werden, dass ein substanzieller Anteil (>80 %) systemischer S.-aureus-Infektionen endogenen Ursprungs ist, d. h. von der körpereigenen Flora stammt.

Bedingt durch (Mikro-)Verletzungen (z. B. Trauma, Fremdkörperimplantation, Operation) der intakten Haut und Schleimhäute kann S. aureus in tiefere Schichten vordringen und hier zu leichten bis schwersten Infektionen führen. Hauptübertragungswege sind, wie auch bei exogenen Infektionen (von anderen Personen), die Hände (z. B. vom medizinischen Personal). Obwohl weniger gut untersucht, sind für KNS ähnliche Übertragungswege anzunehmen.

S. aureus stellt einerseits einen der häufigsten Erreger von außerhalb des Krankenhauses erworbenen Infektionen sowohl bei prädisponierten als auch bei nicht vorbelasteten Patienten dar. Von besonderer Bedeutung ist andererseits seine Rolle als Erreger von nosokomialen Infektionen. S. aureus gehört zu den häufigsten Erregern nosokomialer Infektionen. In multizentrischen europäischen Studien stellte S. aureus jeweils mit ca. 30 % den am häufigsten nachgewiesenen Erreger einer Sepsis sowie aller nosokomialen Infektionen insbesondere bei chirurgischen Patienten dar. Die Populationsstruktur von Staphylokokken ist klonal organisiert. Obwohl alle S.-aureus-Stämme potenziell in der Lage sind, schwere Infektionen zu verursachen, legen neuere Studien die Verbreitung von Klonen mit erhöhter Virulenz nahe. Es ist anzunehmen, dass diese durch den Besitz definierter Virulenzfaktoren charakterisiert sind.

Über Schwere und Verlauf der Erkrankungen entscheiden einerseits die besondere Empfänglichkeit des Wirtes und anderseits die stamm- und isolatspezifische Ausstattung mit Virulenzfaktoren. Der Erreger besitzt eine Vielzahl von Faktoren, die es ihm erlauben, erfolgreich an Oberflächen (Wirtszellen, Fremdmaterialien) zu adhärieren und sie zu kolonisieren, in das Wirtsgewebe und dessen Zellen zu invadieren und dort ggfs. zu persistieren, aggressiv-toxisch zu wirken sowie dem Immunsystem und konkurrierender bakterieller Flora entgegenzuwirken. Prädisponierend für S.-aureus-Infektionen sind akzidentell oder nach iatrogenem Eingriff auftretende Hautverletzungen, Virusinfektionen der Atemwege, hereditäre (u. a. septische Granulomatose, Hyper-IgE-Syndrom) oder erworbene (u. a. myelodysplastisches Syndrom, allogene Knochenmarktransplantation) Immundefekte, das Vorhandensein von Fremdkörpern sowie spezifische Situationen, die mit einer eingeschränkten Immunkompetenz einhergehen (z. B. Frühgeburtlichkeit).

Gegenwärtig sind vor allem nosokomiale Infektionen und Infektionen in Pflege- und Altenheimen durch methicillinresistente Stämme (MRSA) gefürchtet, deren Häufigkeit zeitlich und örtlich sehr unterschiedlich ist. Außerdem gewinnen seit einigen Jahren zunehmend auch ambulante Stämme, sog. community associated-MRSA (cMRSA) an Bedeutung. Diese werden überwiegend im Zusammenhang mit tiefgehenden und nekrotisierenden Haut- und Weichgewebe-Infektionen isoliert, insbesondere der Furunkulose. Vergleichsweise selten treten cMRSA als Ursache von nekrotisierenden Pneumonien auf. Diese Krankheitsbilder sind offenbar mit der Fähigkeit von cMRSA zur Bildung von Panton-Valentine-Leukozidin (PVL) assoziiert, einer genetischen Determinante, die mittels PCR nachgewiesen werden kann (*luk S/F-PV*-Gene). Im Vergleich zu den Krankenhaus-assoziierten MRSA-Epidemiestämmen sind cMRSA oft nur gegen Oxacillin allein resistent (oder zusätzlich ein bis zwei weitere Resistenzen), aber meist gegenüber Clindamycin und Trimethoprim/Sulfamethoxazol sensibel. Auch cMRSA können sich in klonalen Linien verbreiten.

Neben den MRSA in Krankenhäusern und den cMRSA gewinnen zunehmend sog. livestock-associated MRSA (laMRSA) an Bedeutung. In Deutschland dominiert der CC398-Klon. Reservoire der laMRSA sind landwirtschaftliche, meist asymptomatisch besiedelte Nutztiere (Schweine, Rinder, Geflügel) und menschliche Kontaktpersonen. Vereinzelt wird dieser MRSA-Typ auch bei Haustieren (Hunde, Katzen, Meerschweinchen) nachgewiesen. Als Infektionen beim Menschen sind Endokarditis, Pneumonie und Wundinfektionen dokumentiert.

Klinische Symptome Lokal-oberflächliche Infektionen sind Abszess, Furunkel, Karbunkel, Impetigo, Wundinfektionen, Hautinfektionen bei Varizellen, Follikulitis, Paronychie, Panaritium, Hidradenitis, Hordeolum und eitrige Konjunktivitis. Die wichtigsten tiefen

G.F. Hoffmann, M.J. Lentze, J. Spranger, F. Zepp (Hrsg.), *Pädiatrie*,
DOI 10.1007/978-3-642-41866-2_94,

Infektionen sind die primäre Staphylokokken-Pneumonie, die in der Regel nur in den ersten 6 Lebensmonaten vorkommt, (tropische) Pyomyositis, Osteomyelitis, Arthritis und Abszesse innerer Organe.

Von allen Infektionsherden kann sekundär eine Bakteriämie ausgehen, die zur Sepsis und Endokarditis führen kann. Umgekehrt kann tiefen Organinfektionen eine Bakteriämie auch vorausgegangen sein, die in der Folge zu einer Absiedlung in Organen, Knochen oder Muskulatur geführt hat.

Staphylogene toxische epidermale Nekrolyse Durch die von bestimmten S. aureus-Stämmen gebildeten exfoliativen Toxine (ETA, ETB, ETC) wird die staphylogene toxische epidermale Nekrolyse (TEN; Synonym: staphylococcal scalded skin syndrome, SSSS) verursacht. Der Erkrankung liegt eine intradermale Spaltbildung mit nachfolgendem Ödem zwischen unterem Stratum spinosum und oberem Stratum granulosum zugrunde. Bullöse (großblasige) Impetigo und Pemphigus neonatorum sind lokal begrenzte Verlaufsformen. Die generalisierte Verlaufsform resultiert aus der Toxinausschwemmung über den gesamten Organismus infolge des Fehlens einer ausreichenden Bildung spezifischer Antikörper (Dermatitis exfoliativa Ritter von Rittershain). Überwiegend sind Säuglinge, seltener ältere und immunsupprimierte Patienten betroffen. Obgleich die Dermatitis exfoliativa vorwiegend als Hospitalinfektion sowie als Gruppeninfektion in Kindertagesstätten auftritt, können toxinbildende S.-aureus-Stämme auch die gesunde Bevölkerung kolonisieren.

Toxisches Schock-Syndrom Das lebensgefährliche Toxic shock syndrome (TSS, Toxisches Schock-Syndrom) ist durch folgende Symptome gekennzeichnet: Fieber (über 39 °C), diffuses makulöses Exanthem, Hypotonie (▶ Kap. 93).

TSS ist mit einem Multiorganversagen verbunden. Für die Diagnosestellung „TSS" müssen 3 oder mehr der folgenden Organsysteme beteiligt sein:

- Gastrointestinaltrakt (Erbrechen, Übelkeit oder Diarrhö),
- Muskulatur (ausgeprägte Myalgien mit Erhöhung des Serumkreatinins bzw. der Kreatinkinase),
- Schleimhäute (vaginale, oropharyngeale oder konjunktivale Hyperämie),
- Nieren (Erhöhung von Harnstoff oder Kreatinin im Serum, Pyurie ohne Nachweis einer Harnwegsinfektion),
- Leber (Erhöhung von Transaminasen, Bilirubin oder alkalischer Phosphatase),
- ZNS (Desorientiertheit, Bewusstseinsstörung).

Eine bis zwei Wochen nach Krankheitsbeginn kann eine Hautschuppung vor allem an den Handflächen und Fußsohlen auftreten.

Das TSS beruht auf der Superantigenwirkung des Toxic-shock-syndrome-Toxins (TSST-1), es kann aber auch durch Enterotoxin B oder Enterotoxin C (ebenfalls Superantigene) ausgelöst werden. Superantigene aktivieren die Zellen des Immunsystems, indem sie Moleküle des Haupthistokompatibilitätskomplexes auf antigenpräsentierenden Zellen mit T-Zell-Rezeptoren verbinden und auf diese Weise 5–20 % aller T-Zellen gleichzeitig (konventionelle Antigene 0,01–1 %) zur Proliferation bringen und beide Zellarten maximal aktivieren. Dies kann zu einer massiven Freisetzung von Zytokinen und dadurch zum toxischen Schocksyndrom mit ggf. letalem Ausgang führen. An TSS erkranken fast immer jüngere Personen, im späteren Erwachsenenalter besitzen mehr als 90 % aller Menschen Antikörper gegen TSST-1. Etwa 92 % der bisher beschriebenen Fälle traten bei menstruierenden Frauen (Durchschnittsalter 23 Jahre, vor allem im Zusammenhang mit Tampongebrauch) auf, die Häufigkeit liegt bei 3–6 Fällen auf 100.000 Frauen im sexuell aktiven Alter. Das TSS kann darüber hinausgehend von Hauterkrankungen, Verbrennungen, Insektenstichen, Varizella-Effloreszenzen und chirurgischen Wunden unabhängig von der Geschlechtszugehörigkeit ausgehen.

Nahrungsmittelintoxikation Eine Nahrungsmittelintoxikation zeigt sich in Form von Bauchschmerzen, Erbrechen, Durchfällen, gelegentlich geringem Fieber. Es gibt mindestens 7 Enterotoxine, die sehr hitzestabil sind und durch kurzfristiges Erhitzen auf 100 °C nicht inaktiviert werden. Sie kommen vor allem in Milchprodukten, Kartoffelsalat und Eierrahm- und Fleischprodukten vor. Das Enterotoxin F ist identisch mit TSST-1. Die Inkubationszeit beträgt <6 h, die Heilung erfolgt nach 24–48 h.

Diagnose Mit einem Gram-Präparat (grampositve Haufenkokken) kann die Staphylokokken-Infektion vermutet werden. Grundlage der Diagnostik ist der Nachweis des Erregers durch kulturelle Anzucht, die auf gängigen Nährmedien innerhalb von 24 h gelingt. Der Toxinnachweis ist in der Praxis meist überflüssig. Für epidemiologische Fragen können Staphylokokken mit klassischen und molekularen Methoden weiter differenziert werden. Als Goldstandard für die molekulare Typisierung gilt nach wie vor die Makrorestriktionsmusteranalyse mittels Pulsfeldgel-Elektrophorese (PFGE). Für die Aufklärung evolutionärer Zusammenhänge und die eindeutige Zuordnung zu klonalen Komplexen und klonalen Linien wird die Multilokussequenz-Typisierung (MLST) eingesetzt.

Therapie Oberflächliche Staphylokokken-Infektionen können meist topisch mit Antiseptika (Chlorhexidin, Polyhexanid, Octenidin etc.) oder Antibiotika (z. B. Fusidinsäure) behandelt werden. Manchmal ist eine chirurgische Behandlung erforderlich. Tiefe bzw. schwer verlaufende Infektionen bedürfen einer systemischen Antibiotikatherapie.

Für die Behandlung von Infektionen mit oxacillinempfindlichen S. aureus gelten penicillinasefeste Penicilline (z. B. Flucloxacillin) sowie Cephalosporine der Gruppe 1 (z. B. Cefazolin) und – in zweiter Linie – inhibitorgeschützte Penicilline als Mittel der Wahl, bei generalisierten Infektionen ggf. auch kombiniert mit einem Aminoglykosid. Alternativen sind Kombinationen mit Rifampicin. Für die Behandlung von Haut-Weichgewebe-Infektionen sind auch Tigezyklin und Daptomycin (europäische Zulassungen) verfügbar.

Für Infektionen mit MRSA sollten grundsätzlich keine β-Laktamantibiotika eingesetzt werden. Die Behandlung erfolgt mit Kombinationen von Glykopeptiden (Vancomycin, Teicoplanin) mit Rifampicin, mit Clindamycin oder Gentamicin (je nach Antibiogramm). Als weitere Kombinationspartner stehen Fosfomycin und Fusidinsäure zur Verfügung. Aus der Substanzgruppe der Oxazolidinone kann Linezolid zur Monotherapie eingesetzt werden (orale bzw. i. v.-Applikation möglich). Für die Behandlung von Haut-Weichgewebe-Infektionen ist auch die Kombination von Rifampicin und Cotrimoxazol geeignet. Die Auswahl der Antibiotika wird neben der Resistenzlage wesentlich bestimmt durch klinische (Lokalisation), pharmakokinetische und pharmakodynamische Überlegungen.

Vereinzelt wird in einigen Ländern über eine intermediäre Empfindlichkeit gegen Glykopeptide (GISA) berichtet, so dass ein Therapieerfolg mit diesen Antibiotika zukünftig nicht unbedingt mehr gesichert ist.

Prophylaxe Die wichtigste Maßnahme ist eine ausreichende und sorgfältige Händehygiene. Der Umgang mit MRSA-besiedelten bzw. infizierten Patienten erfordert speziell im klinischen Bereich ein konsequentes und systematisches Hygienemanagement (MRSA-Management) (▶ Kap. 91). Entscheidende Maßnahmen zur Kontrolle der MRSA-Situation umfassen eingehende Information und Schulung des Personals, frühzeitiges Erkennen und Verifizieren von MRSA-Kolonisation bzw. -Infektion, konsequente (Kohorten-)Isolierung, strikte Einhaltung der erforderlichen Hygienemaßnahmen, den Versuch der Sanierung bekannter MRSA-Träger sowie den kontrollierten Umgang mit Antibiotika.

Sanierung einer MRSA-Besiedlung Standardverfahren zur Sanierung einer nasalen MRSA-Besiedlung ist die Verwendung von Mupirocin-Nasensalbe. Zur Sanierung eines Befalls des Rachens bzw. einer Besiedlung der Haut mit MRSA sind zusätzlich desinfizierende Mundspülungen bzw. Ganzkörperwaschungen der intakten Haut unter Einschluss der Haare mit antiseptischen Seifen und Lösungen mit nachgewiesener Wirksamkeit zu empfehlen. Zur Erfolgskontrolle sind frühestens 3 Tage nach Abschluss der Sanierungsmaßnahmen bzw. nach Therapie Kontrollabstriche (z. B. Nase, Rachen, Leiste, perineal, falls vorhanden Wunde, Zugang zentraler Venenkatheter und ursprünglicher Nachweisort) vorzunehmen.

Prognose Die Prognose einer Staphylokokken-Infektion ist bei rechtzeitiger und adäquater Behandlung im Allgemeinen gut; systemische Infektionen und Infektionen bei immundefizienten Patienten können jedoch potenziell letal verlaufen.

94.1.2 Infektionen durch koagulasenegative Staphylokokken

Epidemiologie und Ätiologie Da von generell geringerer Virulenz, sind Infektionen mit koagulasenegativen Staphylokokken (KNS) bei Patienten ohne prädisponierender Faktoren eher selten und ihr klinisches Bild ist in der Regel durch einen nicht fulminanten, chronisch-larvierten Verlauf gekennzeichnet. Wenn Infektionsherde jedoch nicht saniert werden, kann es auch bei diesen Staphylokokken-Spezies zu generalisierten, abszedierenden Metastasierungen in parenchymatöse Organe mit fatalem Ausgang kommen.

Die klinisch größte Bedeutung besitzen KNS der S.-epidermidis-Gruppe für solche Patienten, denen transient oder permanent ein Fremdkörper aus Kunststoffmaterial gelegt bzw. implantiert wurde. S. epidermidis ist zusammen mit KNS anderer Spezies, insbesondere S. haemolyticus, für die Mehrzahl von fremdkörperassoziierten Infektionen verantwortlich. Dieses trifft für temporär und permanent implantierten Kunststoffmaterialien zu. Je nach Art und Lokalisation der Fremdkörper wird eine Vielzahl von Krankheitsbildern verursacht.

Bei immunsupprimierten Patienten (insbesondere mit hämato/onkologischen Erkrankungen und implantierten zentralvenösen Kathetern und anderen Fremdkörpern) stellen KNS die häufigsten Sepsiserreger dar, insbesondere in Neutropenie unter zytostatischer Therapie. Auch bei Früh- und Neugeborenen mit nicht ausgereiftem Phagozytosesystem verursachen KNS dieser Gruppe septische und andere systemische Infektionen, wie Pneumonie, Meningitis, Enterokolitis und Endokarditis. Bei i. v.-Drogenabhängigen kann S. epidermidis typischerweise eine Rechtsherzendokarditis verursachen.

Sowohl bei nativen Klappen als auch bei Klappenersatz sind aggressiv verlaufende Endokarditiden, verursacht durch KNS der Spezies S. lugdunensis, zu beobachten, die bedingt durch Klappendestruktion, Abszessbildung und embolische Komplikationen teilweise trotz suffizienter Antibiotikatherapie eine vergleichsweise hohe Letalität aufweisen. Da auch andere pyogene Infektionen (Peritonitis, Osteomyelitis, septische Arthritis, fremdkörperassoziierte Infektionen) mit diesem Erreger einen schweren Verlauf aufweisen können, ist diese Spezies in ihrem Pathogenitätspotential untypisch für KNS und in ihrer klinischen Relevanz ähnlich S. aureus einzustufen. Ein S.-lugdunensis-Nachweis aus primär sterilem Untersuchungsmaterial sollte somit bis zum Beweis des Gegenteils als mutmaßlich kausal für eine betreffende Infektion angesehen werden. Die Bedeutung von S. lugdunensis als Erreger von Haut- und Weichgewebe-Infektionen ist umstritten.

S. saprophyticus und andere gegen Novobiocin resistente KNS S. saprophyticus subsp. saprophyticus sind auch ohne Prädisposition (in Abwesenheit von Fremdkörpern und bei immunkompetenten Patienten) in der Lage, Harnwegsinfektionen zu verursachen. Bei entsprechender Symptomatik ist der Nachweis von dieser Staphylokokken-Subspezies mit dem bei jüngeren, sexuell aktiven Frauen auftretenden Dysurie-Syndrom assoziiert. Nach E. coli, ist S. saprophyticus subsp. saprophyticus der zweithäufigste Erreger unkomplizierter Harnwegsinfektionen bei Frauen. Der Erreger ist auch verantwortlich für einen Teil der unspezifischen Urethritis-Fälle bei sexuell aktiven Männern. Im Vordergrund stehen zumeist dysurische Beschwerden ohne Fieber. Komplikationen sind Zystitis, Prostatitis, Pyelonephritis oder Urosepsis. Noch unklar ist die Rolle der aus Rindernüstern isolierten S. saprophyticus subsp. bovis und über das natürliche Vorkommen dieser Arten ist wenig bekannt.

Diagnose Der kulturelle Nachweis gelingt meist leicht. Die Unterscheidung zwischen Kontamination der Blutkulturen und Infektion ist aber häufig schwierig.

Therapie Viele S.-epidermidis- und andere KNS-Stämme sind methicillinresistent (MRSE). Häufig ist daher eine Behandlung mit Vancomycin oder Teicoplanin notwendig, evtl. in Kombination mit Antibiotika anderer Wirkstoffklassen, z. B. Gentamicin oder Rifampicin. Eine empirische antibiotische Initialtherapie mit Vancomycin oder Teicoplanin ist in der Regel nicht notwendig. In großen Studien konnte gezeigt werden, dass eine Verschlechterung der Prognose nicht zu erwarten ist, wenn Glykopeptide erst nach entsprechendem Nachweis von KNS (in der Blutkultur) eingesetzt werden. Nicht selten muss bei Katheterinfektionen der Fremdkörper entfernt werden; nach Entfernung des Fremdkörpers ist in der Regel eine weiter antibiotische Therapie nicht oder nur sehr kurz (24–48 h) notwendig. Zur weiteren antibiotischen Therapie ▶ Kap. 113.

Prophylaxe Eine Vermeidung der katheterassoziierten Infektion ist nicht immer möglich. Eine „prophylaktische“ antibiotische Therapie ist – über eine perioperative Prophylaxe bei Anlage des Fremdkörpers hinaus – nicht indiziert. Versuche mit Antibiotika und mit ausgewählten oder beschichteten Materialien haben bisher noch keine überzeugenden Resultate ergeben.

94.2 Streptokokken-Infektionen

R. Berner, H. Scholz

Definition Die serologische Einteilung der Streptokokken nach Lancefield erfolgt auf der Basis antigenetisch unterschiedlicher Polysaccharidstrukturen in der bakteriellen Zellwand. Eine andere Möglichkeit besteht darin, die Streptokokken entsprechend ihres Hämolyseverhaltens in α-, β- und γ-hämolysierende Streptokokken oder nach biochemischen Merkmalen zu klassifizieren.

Da keine Einteilung allen Ansprüchen genügt, unterscheidet man gegenwärtig am besten zwischen β-hämolysierenden und nicht-β-hämolysierenden Streptokokken. Zur ersten Gruppe gehören u. a. S. pyogenes (Gruppe-A-Streptokokken, GAS) und S. agalactiae (Gruppe B-Streptokokken, GBS). Die zweite Gruppe besteht aus Streptokokken der Viridansgruppe, Pneumokokken und Darmstreptokokken.

Streptokokken sind in der Natur weit verbreitet, so im Wasser, im Boden, in Milch und Milchprodukten und im Gastrointestinaltrakt von Mensch und Tier. Streptokokken können eine Vielzahl von Infektionskrankheiten verursachen. Als Erreger sind vor allem β-hämolysierende Streptokokken der Gruppen A und B, Streptokokken der Viridansgruppe und Pneumokokken bedeutungsvoll.

94.2.1 Infektionen durch β-hämolysierende Gruppe-A-Streptokokken

Epidemiologie Infektionen durch β-hämolysierende Gruppe-A-Streptokokken (GAS) (Speziesbegriff: Streptococcus pyogenes) können in jeder Altersgruppe auftreten, besonders häufig sind sie im Alter von 4–10 Jahren. Zusammenleben auf engem Raum erhöht die Morbidität. Tonsillopharyngitiden durch GAS gehören hierzulande zu den häufigsten bakteriellen Infektionskrankheiten in der ambulanten Versorgung. Etwa 10(–20)% der Tonsillopharyngitiden sind durch GAS bedingt. Der Häufigkeitsgipfel liegt in den Wintermonaten. Da die Immunität typenspezifisch ist, sind wiederholte Infektionen möglich. Bei Kindern unter 2 Jahren treten Tonsillopharyngitiden durch GAS praktisch nicht auf.

Die Streptokokken werden in der Regel durch Tröpfchen von Kranken und bei Hautinfektionen durch Kontakt übertragen. In Endemiezeiten tragen bis zu 25 % der Menschen die Keime asymptomatisch im Nasen-Rachen-Raum. Die Wahrscheinlichkeit, dass diese gesunden Streptokokkenträger andere Personen mit GAS anstecken, ist gering. Auch das Risiko, dass ein Streptokokkenträger selbst an Folgekrankheiten oder an einer invasiven Infektion erkrankt, ist vernachlässigbar. Haustiere können in Ausnahmefällen einmal Überträger sein. Ähnliches gilt für Gegenstände wie Zahnbürsten. Antibiotisch behandelte Patienten werden nach 24 h, nicht antibiotisch behandelte Patienten nach Abklingen der klinischen Symptome als nicht mehr kontagiös angesehen.

Das rheumatische Fieber ist in den Industrieländern extrem selten geworden. Weitere Folgekrankheiten sind die sog. Poststreptokokken-Arthritis und die Poststreptokokken-Glomerulonephritis. Die Existenz des neuropsychiatrischen Krankheitsbild „PANDAS" (Pediatric Autoimmune Neuropsychiatric Disorders Associated with Streptococcal Infections) als klinische Entität ist umstritten.

Die Inkubationszeit beträgt für Streptokokken-Infektionen 2–4 Tage, für Impetigo etwa 1 Woche.

Ätiologie und Pathogenese Streptokokken der serologischen Gruppe A (GAS) sind grampositive, in kurzen Ketten angeordnete Kokken, die auf Blutagar eine charakteristische (vollständige) β-Hämolyse aufweisen. Es sind über 100 verschiedene M-Protein-Typen bekannt. M-Proteine gehören zu den wichtigsten Virulenzfaktoren. Sie behindern die Phagozytose durch Monozyten und Granulozyten. M-Protein-Antikörper vermitteln nur eine Immunität gegen den entsprechenden M-Typ. Ein vermeintliches Rezidiv lässt sich somit nicht selten als Neuinfektion durch einen anderen M-Typ erklären.

β-hämolysierende Streptokokken der Gruppe C- und Gruppe G sind seltener Erreger einer Tonsillopharyngitis, können aber prinzipiell dasselbe klinische Bild verursachen wie GAS. Dagegen sind β-hämolysierende Streptokokken der Gruppe F in diesem Zusammenhang ohne klinische Bedeutung.

GAS bilden Hämolysine (Streptolysine), Enzyme (Streptokinase, Hyaluronidase, Desoxyribonuklease) und, wenn sie mit einem bestimmten Phagen infiziert sind, pyrogene Exotoxine, die früher als erythrogene Toxine bezeichnet wurden. Die pyrogenen Exotoxine sind für die Hauterscheinungen des Scharlach verantwortlich. Von ihnen gibt es wenigstens 4 (SPE-A, -B, -C und -D), die keine lebenslange Immunität induzieren. Ein Mensch kann somit mehrfach an Scharlach erkranken. Das pyrogene Toxin A ist in den USA mit dem streptokokkenbedingten „toxic shock like syndrome" assoziiert, in Europa sind es die Toxine SPE-B und -C.

Die komplizierten Wechselwirkungen zwischen Bakterien und Wirtzellen, die zu den lebensbedrohlichen Krankheitsbildern des „toxic shock like syndrome" und seiner Untergruppen führen, sind heute ansatzweise verstanden. Bakterienzellwandprodukte und mikrobielle Exotoxine (Superantigene) bedingen eine überschießende Ausschüttung von Zytokinen und freien Radikalen (Stickoxid) und damit letztendlich den Schock (► Kap. 93).

Die nekrotisierende Fasziitis wird in der Regel durch GAS, manchmal aber auch durch andere Streptokokken, durch Staphylokokken oder Anaerobier verursacht. Sie ist eine nicht seltene Komplikation der Varizellen.

Klinische Symptome GAS verursachen Tonsillopharyngitis (Angina), Scharlach, Erysipel und andere Haut- und Weichgewebe-Infektionen, z. B. Impetigo, Phlegmone, postoperative Wundinfektionen, infizierte Verbrennungswunden, neonatale Omphalitis und perianale Dermatitis, seltener Otitis media, Mastoiditis, Sinusitis, Lymphadenitis, Arthritis, Osteomyelitis, Pneumonie, Sepsis, streptokokkenbedingtes toxisches Schocksyndrom und nekrotisierende Fasziitis. Folgekrankheiten sind rheumatisches Fieber, akute Glomerulonephritis, Chorea minor und Poststreptokokken-Arthritis (s. oben).

Angina Kennzeichnend sind plötzlicher Beginn, Fieber, Schluckbeschwerden, reduzierter Allgemeinzustand, kloßige Sprache; gerötete Tonsillen, meist mit gelblichen Stippchen oder lakunären Belägen, Lymphadenitis colli.

Scharlach Scharlach ist ein fieberhaftes Krankheitsbild mit feinfleckigem Exanthem mit Aussparung der Mundpartie (blasses Munddreieck) und Bevorzugung der Innenseiten der oberen und unteren Extremitäten (Schenkelbeugen) und der unteren Bauchpartien, Tonsillitis/Angina, Enanthem, Himbeerzunge, die anfangs weißlich belegt ist (▣ Abb. 94.1), in der Rekonvaleszenz klein- bis groblamelläre Schuppung, besonders an Händen und Füßen. Das Exanthem kann manchmal auch vielgestaltig sein (Scarlatina variegata) und mit Bläschenbildung einhergehen (Scarlatina miliaris). Scharlach gibt es in leichten bis schweren Formen. Eine Sonderform ist der Wundscharlach, bei dem das Exanthem in der Nähe der Eintrittspforte beginnt; Angina und Enanthem fehlen.

Perianale Dermatitis Unmittelbar perianal zeigt sich eine lokalisierte, scharf begrenzte Rötung, meist mit starkem Juckreiz, hinzu kommen Schmerzen beim Stuhlgang, Blutauflagerungen und Stuhlverhalt assoziiert; die Krankheit kommt vor allem bei Kleinkindern vor.

Vulvovaginits Diese schmerzhafte, zum Teil auch stark juckende, gelegentlich mit übel riechendem Ausfluss assoziierte Infektion der Scheide tritt vor allem bei Kleinkindern auf.

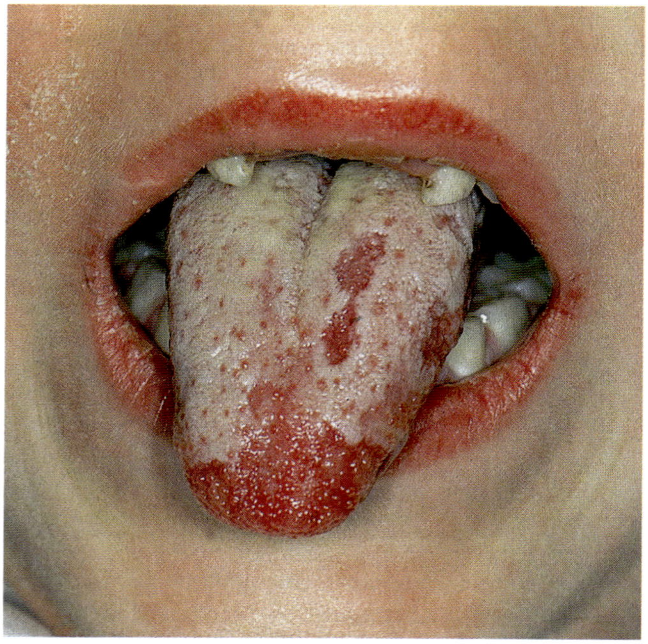

Abb. 94.1 Beginnende Ausprägung einer Himbeerzunge bei einem 7-jährigen Jungen mit Scharlach (2. Krankheitstag)

Tab. 94.1 McIsaac-Score

Symptom		Punkte
Körpertemperatur >38 °C		1
Kein Husten		1
Zervikale Lymphknotenschwellung		1
Tonsillenschwellung oder -exsudat		1
Alter	3–14	1
	15–44	0
	≥45	-1
Auswertung		
Score 0		A-Streptokken-Infektion in 1–2,5 %
Score 1		A-Streptokken-Infektion in 5–10 %
Score 2		A-Streptokken-Infektion in 11–17 %
Score 3		A-Streptokken-Infektion in 28–35 %
Score ≥4		A-Streptokken-Infektion in 51–53 %

Erysipel Charakteristisch ist eine gerötete, schmerzhafte, scharf abgegrenzte Hautverdickung bei Fieber und reduziertem Allgemeinzustand. Das Erysipel ist eine akute Streptokokken-Infektion, die manchmal rezidiviert oder in ein chronisches Stadium übergeht. Die Kontagiosität des Erysipels ist gering.

Streptokokkenbedingtes „toxic shock-like syndrome“: Ausführliche Beschreibung ► Kap. 93.

Nekrotisierende Fasziitis Die Haut über dem betroffenen Areal verfärbt sich bläulich-rot bis bläulich-grau, und es bilden sich konfluierende Blasen mit visköser, rötlicher Flüssigkeit. Die Risikofaktoren ähneln denjenigen des toxischen Schocksyndroms. Oft sind als Eintrittspforte (aufgekratzte) Varizellen-Effloreszenzen anzuschuldigen.

Diagnose und Differenzialdiagnose Ein charakteristisches klinisches Bild reicht für die Diagnose der Tonsillopharyngitis gewöhnlich aus. Die Differenzierung zwischen bakterieller und viraler Ätiologie kann schwierig sein. Dennoch gibt es klinische Merkmale, die eine bakterielle Ursache wahrscheinlicher oder unwahrscheinlicher machen: Als Entscheidungskriterien für das Vorliegen einer GAS-Tonsillopharyngitis haben sich im Kindesalter – analog zum Centor-Score für erwachsene Patienten – die McIsaac-Kriterien bewährt Tab. 94.1, Daten aus Töpfner u. Berner 2011). Bei hohen Score-Werten (McIsaac Score 3–5, Centor-Score: 3–4) ist die Wahrscheinlichkeit einer GAS-Ätiologie der Tonsillopharyngitis erhöht. Eine sog. bonafide GAS-Tonsillopharyngitis liegt bei zusätzlich positivem kulturellem Nachweis von GAS aus dem Rachenabstrich vor. Ein Streptokokken-Schnelltest und/oder ein Abstrich für eine Kultur klärt die Streptokokkenätiologie, lässt aber keine Differenzierung zwischen bakterieller Tonsillitis und Virustonsillitis bei Streptokokkenträgern zu. Daher ist die Durchführung einer entsprechenden Diagnostik nur sinnvoll, wenn eine hohe Vortest-Wahrscheinlichkeit (hoher McIsaac-Score) das Vorliegen des Krankheitsbildes tatsächlich nahelegt. Der Nachweis von Antikörpern gegen Streptolysine und andere Antigene ist für die Akutdiagnose bedeutungslos.

Differenzialdiagnostisch ist an Herpangina durch Coxsackie-Viren, infektiöse Monukleose, Angina Plaut-Vincenti, Diphtherie (bei Ungeimpften), aber auch Leukämie und Agranulozytose zu denken.

Die Diagnose des Scharlachs wird ebenfalls weitgehend klinisch gestellt. Da der Scharlach gegenwärtig oft abortiv auftritt, sind Fehldiagnosen nicht immer zu vermeiden.

Die Differenzialdiagnose des scarlatiniformen Exanthems umfasst u. a. Viruskrankheiten wie Röteln, Ringelröteln, Exanthema subitum, infektiöse Mononukleose, Exantheme durch respiratorische und enterale Viren und allergische Exantheme, z. B. durch Arzneimittel. Bei den Sonderformen sind auch Masern und Varizellen auszuschließen.

In der Differenzialdiagnose des Erysipels sind Erythema migrans, Erysipeloid, Insektenstich und Ekzem zu beachten.

Bei Hypotonie und Befall von mindestens 2 Organen und bei Nachweis von GAS aus normalerweise sterilem Gewebe bzw. positiver Blutkultur besteht begründeter Verdacht auf das GAS-verursachte „toxic shock-like syndrome“. Differenzialdiagnostisch ist zwischen nekrotisierender Fasziitis, Gasbrand (Clostridien), Myositis, Erysipel und dem streptokokken- oder staphylokokkenbedingten toxischen Syndrom (► Kap. 93) zu unterscheiden. Die Diagnose wird primär klinisch gestellt.

Die nekrotisierende Fasziitis ist differenzialdiagnostisch vor allem von der Phlegmone abzugrenzen, der Verlauf im Regelfall foudroyant. Mittels Sonografie lässt sich die Nekrose der Faszie erkennen. Histologisch findet man am Ort des Geschehens eine massive Infiltration von polymorphkernigen Granulozyten, Bakterien, ein Ödem, Thrombosen der Kapillaren und Nekrosen des befallenen Gewebes. Die mikrobiologische Diagnostik darf nicht zur Verzögerung der Therapie führen.

Therapie Mittel der Wahl ist Penicillin. Bei der Behandlung der Tonsillopharyngitis sollte Penicillin V mit 50.-100.000 IE/kg KG/Tag, max. 2 (Erwachsene 3) Mio IE/Tag, dosiert und in 2 Einzeldosen über 7 Tage verabreicht werden. Als Alternative gelten bei schlechter Compliance Oralcephalosporine mit schmalem Spektrum und bei Penicillinallergie Makrolide (cave: Resistenz in Deutschland ca. 10 %) und Clindamycin. Mit Oralcephalosporinen (z. B. Cefuroximaxetil, Loracarbef) und β-Laktamase-Hemmer-Kombinationen (Amoxicillin/Clavulansäure) ist eine Therapiedauer von 5 Tagen ausreichend. Cotrimoxazol und Tetrazykline werden nicht empfohlen.

Tonsillenabstriche nach Behandlungsende sind nicht indiziert, ebenso wenig nachfolgende EKG- oder Urinuntersuchungen. Asymptomatische Personen mit Nachweis von GAS müssen nicht behandelt werden.

Die perianale Dermatitis durch GAS muss ebenfalls systemisch mit oralen Antibiotika behandelt werden. Wegen anderer pharmakodynamischer Umstände als bei der Tonsillopharyngitis empfiehlt sich hier die Therapie mit oralen Cephalosprorinen der Cefalexin-Gruppe oder – bei nachgewiesener Empfindlichkeit – mit Makroliden.

Scharlach wird wie eine Tonsillopharyngitis behandelt, bei schwerem Krankheitsbild ist eine stationäre und intravenöse Behandlung erforderlich. Bei der Impetigo werden in der Regel orale Antibiotika, die gegen GAS und Staphylokokken wirksam sind, empfohlen („Therapie“ unter ► Abschn. 94.1.1). Schwere Infektionen durch GAS werden mit Penicillin G, 200.000 IE/kg KG/Tag, i. v. behandelt. Beim streptokokkenbedingten „toxic shock-like syndrome“ und seinen Unterformen ist die frühzeitige Gabe von Penicillin G plus Clindamycin zu empfehlen, ein Kinderchirurg sollte konsultiert und intensivmedizinische Maßnahmen aufgrund des hohen Letalitätsrisikos frühzeitig eingeleitet werden (► Kap. 93).

Prophylaxe Kinder mit einer akuten Streptokokken-Infektion können nach einer 24-stündigen antibiotischen Behandlung, wenn ihr Allgemeinzustand es erlaubt, wieder Gemeinschaftseinrichtungen besuchen, ansonsten nach Abklingen der Krankheitssymptome. Asymptomatische Kontaktpersonen müssen nicht mikrobiologisch untersucht und nicht behandelt werden, außer wenn in der Gemeinschaft eine Person mit Zustand nach rheumatischem Fieber oder Glomerulonephritis lebt. Die Behandlung von asymptomatischen Personen kann auch indiziert sein bei rezidivierenden Infektionen innerhalb einer Familie und bei engem Kontakt (Haushaltskontakt) zu einer Person mit einer invasiven GAS-Infektion.

Patienten mit einem rheumatischen Fieber sollten eine Chemoprophylaxe mit Penicillin V oder Benzathin-Penicillin erhalten (► Abschn. 94.2.4).

Prognose Die meisten Infektionen durch GAS heilen bei einer kausalen Therapie schnell und komplikationslos. Im Rahmen einer Tonsillopharyngitis können sich jedoch Peritonsillar- und Retropharyngealabszesse, purulente Lymphadenitis colli und Rezidive entwickeln. Die Letalität schwerer Streptokokken-Infektionen (toxic shock-like syndrome, Fasziitis, Myositis) ist trotz antibiotischer Therapie hoch und die Prognose im Vergleich zu den entsprechenden Krankheitsbildern durch S. aureus erheblich schlechter.

94.2.2 Infektionen durch β-hämolysierende Gruppe-B-Streptokokken (GBS)

Epidemiologie Der Gastrointestinaltrakt und die Vagina sind bei etwa 20–30 % der Frauen mit β-hämolysierenden Streptokokken der serologischen Gruppe B (GBS) (Speziesbegriff: Streptococcus agalactiae) kolonisiert. Das dadurch bedingte Erkrankungsrisiko direkt nach der Geburt liegt insgesamt bei etwa 0,5 %, bei Frühgeborenen bei 15–20 %. Man unterscheidet Early-onset- und Late-onset-Erkrankungen des Neugeborenen. Die Frühform (early onset) wird in ca. 85 % der Fälle bereits in den ersten 24 h (sehr selten erst am oder nach dem 3. Lebenstag) postnatal manifest, wohingegen sich die Späterkrankung (late onset) erst ca. 1 Woche nach der Geburt und in den ersten 3–4 Lebensmonaten manifestieren kann. Die Inzidenz der Spätinfektion ist mit etwa 0,3 % geringer. Es handelt sich hierbei vorwiegend um Infektionen, die von der Mutter, aber auch dem medizinischen Personal oder anderen Neugeborenen ausgehen können.

Infektionen durch GBS kommen heute zunehmend auch bei Erwachsenen vor. Meist leiden diese Patienten an einer Grundkrankheit, z. B. Diabetes mellitus oder einer Immunsuppression.

Ätiologie Es gibt mindestens 10 verschiedene Serotypen, die das Gruppenantigen B tragen, am häufigsten findet man in Deutschland Infektionen durch Serotyp III. GBS sind menschen- und tierpathogen. Streptococcus agalactiae ist auch typischer Erreger der Euterentzündung beim Rind („gelber Galt“).

Klinische Symptome Das klinische Spektrum der GBS-Infektionen in der Perinatalzeit reicht vom septischen Abort bis zur transitorischen, asymptomatischen Bakteriämie. Das Risiko Frühgeborener <1500 g Geburtsgewicht, an einer GBS-Infektion zu erkranken, ist etwa 20-mal höher als das reifgeborener Kinder. Je unreifer das Neugeborene ist, desto häufiger verläuft die GBS-Infektion als Sepsis. Bei reifen Neugeborenen findet sich dagegen meist eine Pneumonie, die oft nicht von einem Atemnotsyndrom zu unterscheiden ist. In schweren Fällen beginnt die Erkrankung bereits intrauterin, so dass die Kinder bereits bei Geburt infiziert sind und einen foudroyanten klinischen Verlauf zeigen können.

Wie bei jeder anderen Sepsis des Neugeborenen sind Atemstörungen (Apnoe, Stöhnen, Tachy- und Dyspnoe) und eine gestörte Perfusion der Haut (Blässe, marmorierte Haut, Hypotonie) sowie Tachykardie Frühzeichen der Sepsis. Durch hämatogene Absiedlung kann es insbesondere bei verzögertem Therapiebeginn zur Osteomyelitis, zur septischen Arthritis und Meningitis kommen.

Die Meningitis bei blutkulturpositiven Early-onset-Infektionen ist in 10–20 % der Fälle anzutreffen. Die Spätform der GBS-Infektionen verläuft vorwiegend (>60 %) als Meningitis. Nicht selten wird eine kurze Periode von Fieber, Trinkunlust, Unruhe und Berührungsempfindlichkeit nicht richtig gedeutet. Später bildet sich das Vollbild einer Meningitis mit gespannter Fontanelle, Fieber, Lethargie bis zum Koma und tonisch-klonischen Krampfanfällen aus. Der Verlauf ist oft nicht so foudroyant wie der einer Frühsepsis.

Auch jenseits der Neugeborenenzeit spielen GBS bei Organinfektionen eine, wenn auch eher untergeordnete Rolle. So sind GBS als Erreger einer Endokarditis, Shunt-Infektionen, Perikarditis, Phlegmone, Osteomyelitis, Arthritis, Pneumonie, Otitis media, Peritonitis oder einer Harnwegsinfektion beschrieben.

Diagnose und Differenzialdiagnose Der Nachweis von GBS in Abstrichen von Haut und Schleimhaut beweist eine Kolonisation; eine positive Blut- oder Liquorkultur beweist die Infektion. Schnelltests sind klinisch ohne wesentliche Bedeutung, ebenso molekulargenetische Nachweismethoden mittels PCR.

Therapie GBS sind gut empfindlich gegen alle β-Laktam-Antibiotika (Ausnahme Ceftibuten). Die In-vitro-Sensitivität von

GBS gegen Penicillin ist zwar um den Faktor 10 geringer als die von GAS, für den klinischen Bedarf sind jedoch fast alle β-Laktam-Antibiotika gegen GBS ausreichend wirksam. Die Resistenzrate gegen Erythromycin liegt in Deutschland derzeit bei etwa 20 %, gegen Clindamycin bei etwa 10 %. Gegen Aminoglykoside sind GBS in vitro resistent, die Kombination mit Ampicillin ist aber sowohl in vitro als auch im Tierversuch synergistisch wirksam. Aus diesem Grund hat sich die Empfehlung durchgesetzt, kulturell nachgewiesene GBS-Infektionen mit Penicillin (300.000 IE/kg KG/Tag in 4–6 ED) oder Ampicillin (200 mg/kg KG/Tag in 3 ED) für mindestens 5 Tage in Kombination mit einem Aminoglykosid (z. B. Gentamicin) zu behandeln. Cefotaxim ist gleich wirksam wie Penicillin oder Ampicillin, jedoch nicht besser. Eine Kombinationstherapie von Ampicillin und Cefotaxim ist bei nachgewiesener GBS-Infektion nicht sinnvoll.

Die Gesamtdauer der antibiotischen Therapie einer GBS-Sepsis ist derzeit noch nicht gut evaluiert. Bei positiver Blutkultur beträgt sie derzeit 7–10 Tage, bei einer sog. klinischen Sepsis (ohne positive Blutkultur) reichen unter Umständen 5–7 Tage aus. Bei Meningitis sollte mindestens 14 Tage über den Zeitpunkt des Nachweises der Sterilisierung des Liquors behandelt werden. In klinisch milden Verläufen wird allerdings häufig auf eine Nachpunktion verzichtet.

Prophylaxe Ein generelles Screening von Schwangeren ist sinnvoll und wird von den Fachgesellschaften empfohlen. Hierfür wird ein kombinierter rektovaginaler Abstrich von Introitus vaginae und Anorektum der Schwangeren zwischen der 35. und 37. Woche durchgeführt. Bei Nachweis von GBS im Screeningabstrich wird eine antibiotische Prophylaxe mit Beginn der Wehentätigkeit bzw. nach Blasensprung vorgeschlagen.

Unabhängig vom Screeningergebnis werden auch Antibiotika empfohlen, wenn einer der 3 Major-Risikofaktoren vorliegt:

1. Vorheriges Kind mit invasiver GBS-Infektion
2. GBS-Bakteriurie in der Schwangerschaft oder
3. Drohende Frühgeburt <37 Wochen

Im letzteren Fall ist die Prophylaxe nicht notwendig, wenn ein negativer GBS-Kulturbefund zwischen der 35. und 37. Woche vorliegt. Fehlt der Screeningbefund oder wurde das Screening nicht durchgeführt und tritt unter der Geburt Fieber auf oder liegt der Blasensprung mehr als 18 h zurück, so soll ebenfalls die Prophylaxe gegeben werden.

Die antibiotische Prophylaxe wird durchgeführt mit Penicillin G (zu Beginn 5 Mega IE i. v., anschließend 2,5 Mega IE alle 4 h bis zur Geburt) oder Ampicillin (zu Beginn 2 g i. v., anschließend 1 g alle 4 h bis zu Geburt), bei Penicillinallergie kommen auch Clindamycin (plazentagängig) oder Erythromycin (nicht plazentagängig) infrage. Da GBS gegen Clindamycin und Erythromycin resistent sein können (s. oben), muss in diesen Fällen eine Resistenztestung erfolgen. Die prophylaktische Gabe von Antibiotika bei Schwangeren mit GBS-Besiedlung noch vor Beginn der Wehentätigkeit oder vor dem Blasensprung hat sich als nicht effektiv erwiesen, da bis zu 70 % der behandelten Frauen zum Zeitpunkt der Geburt erneut mit GBS kolonisiert sind; sie wird daher nicht empfohlen. Ebenfalls nicht effektiv ist die Behandlung von GBS-besiedelten Schwangeren während der Schwangerschaft, da es meist zu einer Wiederbesiedlung nach Beendigung der Antibiotikagabe kommt.

Prognose Bei frühzeitiger und adäquater Therapie ist die Prognose der neonatalen Sepsis quoad vitam heute im Prinzip gut (Letalität ca. 5 %), quoad sanationem bei der Meningitis aber weiterhin schlecht (in mindestens 30 % sind Residualschäden zu erwarten)

94.2.3 Infektionen durch Streptokokken der Viridansgruppe

Namensgebend für Streptokokken der Viridansgruppe ist ihre Fähigkeit zur α-Hämolyse („Vergrünung“) auf Blutagar. Vergrünende Streptokokken sind Teil der normalen Mund- und Rachenflora, kommen jedoch auch in anderen Körperregionen vor. Die sog. Oral-Streptokokken wiederum setzen sich aus α-hämolysierenden, aber auch β-hämolysierenden bzw. nichthämolysierenden Streptokokken zusammen. Man unterscheidet bei den oralen Streptokokken heute die sog. Mitis-Gruppe (S. mitis, S. oralis, S. sanguis und andere), die Mutans-Gruppe (S. mutans u. andere), die Salivarius-Gruppe (S. salivarius und andere) und die Anginosus-Gruppe (S. anginosus u. a.).

Insbesondere Streptokokken der Mitis-Gruppe sind Ursache von infektiöser Endokarditis – vor allem bei Patienten mit Herzklappenfehlern und implantierten Herzklappen –, Meningitis bzw. Hirnabszess und systemische Infektionen, diese bevorzugt bei Patienten mit malignen hämatologischen Krankheiten, insbesondere unter Hochdosis-Zytarabin-Therapie und bei Liegen eines zentralen Venenkatheters.

Therapie Behandelt wird mit Penicillin G in Kombination mit Gentamicin. Bei Penicillinresistenz muss auf Teicoplanin oder Vancomycin ausgewichen werden. Bei hämatologisch-onkologischen Patienten unter Hochdosis-Zytarabin-Therapie hat sich eine supportive Therapie mit Kortikosteroiden etabliert.

Prophylaxe ► Endokarditisprophylaxe, (► Kap. 174).

94.2.4 Akutes rheumatisches Fieber

B.-K. Jüngst, R. Berner

Definition Das akute rheumatische Fieber (ARF) ist eine Entzündungsreaktion des mesenchymalen Gewebes, die mit einer Latenz von 2–5 Wochen nach einer Infektion mit β-hämolysierenden Streptokokken der Lancefield-Gruppe A (GAS) in Form einer hyperergisch-allergischen Reaktion auftritt. Bevorzugt betroffen sind die mesenchymalen Anteile der Gelenke, des Herzens und des Gehirns.

Epidemiologie In den letzten 50 Jahren ist eine eindrucksvolle Änderung der Epidemiologie eingetreten. In den Industrieländern wird das ARF derzeit extrem selten diagnostiziert, hingegen ist es in Entwicklungsländern unverändert eine der schwersten Krankheiten im Kindesalter.

Ätiologie Das ARF ist eine klassische Folgeerkrankung nach durchgemachter GAS-Tonsillopharyngitis. Die Tatsache, dass es heute in den westlichen Ländern extrem selten geworden ist, scheint einerseits auf erregerspezifische Einflüsse zurückzuführen zu sein, d. h. offensichtlich zirkulieren heute andere, weniger „rheumatogene“ M-Typen (siehe S. 855) als früher. Andererseits liegen weitere Einflussgrößen vor, die die Empfänglichkeit der Betroffenen beeinflussen. Zu diesen zählen das Alter, der Ernährungszustand, die Jahreszeit, das Klima und vor allem die sozioökonomische Situation. Man weiß heute auch, dass Personen mit bestimmten HLA-Gewebemerkmalen eher zur Entwicklung des ARF prädisponiert sind als andere.

Nur für die intramuskuläre Gabe von Penicillin konnte in amerikanischen Studien aus den 1950er Jahren nachgewiesen werden, dass sie zur Senkung der ARF-Inzidenz nach GAS-Tonsillopharyngitis beiträgt. In der gegenwärtigen epidemiologischen Situation sehen die aktuellen Leitlinien daher keine Indikation zur antibiotischen Therapie einer GAS-Tonsillopharyngitis, wenn diese nur eine Verhinderung des ARF zum Ziel hätte.

Pathogenese Im Vordergrund der Diskussion um die Pathogenese steht ein autoimmunologisches Geschehen. Es werden akut entzündliche Veränderungen am Herzen, im periartikulären Gewebe und gelegentlich in der Haut gefunden. Insbesondere die Herzklappen sind ödematös verdickt und infiltriert. In der nachfolgenden Proliferationsphase findet man am Endokard graugelbe, warzenähnliche Proliferationen (Endocarditis verrucosa rheumatica). Im Myokard können sich die Aschoff-Geipel-Knötchen entwickeln, die als pathognomonisch für das rheumatische Fieber gelten. Die in der Abheilungsphase einsetzende fibrotische Umwandlung des entzündeten Gewebes führt zu den gefürchteten Folgen des rheumatischen Fiebers: Die Herzklappen werden verdickt, deformiert und damit funktionsunfähig.

Klinische Symptome Entsprechend der mesenchymalen Reaktion manifestiert sich das rheumatische Fieber vorwiegend an den Gelenken und am Herzen, seltener am Gehirn und an der Haut.

Die auslösende GAS-Infektion heilt oft unbemerkt ab, so dass ein Zusammenhang mit dem 2–3 Wochen später (erneut) auftretenden Fieber häufig nicht erkannt wird. Das Fieber tritt meist akut mit Temperaturen zwischen 39 und 40 °C auf, gelegentlich aber auch nur als Erhöhung der Nachmittagstemperatur. Das Fieber sinkt unbehandelt nach wenigen Tagen ab und bleibt für längere Zeit subfebril.

Mit dem Temperaturanstieg kommt es bei 50–80 % der Erkrankten zu einem Gelenkbefall unterschiedlicher Intensität. Die Beschwerden variieren von einer kaum bemerkbaren Arthralgie bis zur schwersten Arthritis. Im Gegensatz zur juvenilen idiopathischen Arthritis sind primär die großen Gelenke betroffen; charakteristisch ist der saltatorische Verlauf, d. h. mehrere Gelenke sind in kurzen Abständen nacheinander befallen. Die akute, ausgeprägt schmerzhafte klinische Symptomatik ist für das ARF charakteristisch. Auch unbehandelt heilt die Polyarthritis ohne Defekte aus.

Zu Beginn in der Regel weniger dramatisch, dafür aber umso folgenschwerer ist das ARF mit kardialer Manifestation.

Noch seltener als das ARF an sich ist die zerebrale Beteiligung als Chorea minor (Sydenham) geworden. Dennoch muss sie unverändert in die neurologische Differenzialdiagnose aufgenommen werden. Sie beginnt in der Regel 2–3 Monate nach GAS-Infektion und manifestiert sich durch eine allgemeine Muskelschwäche und extrapyramidale Bewegungsstörungen. Häufig werden die Kinder durch eine schlechte Schrift (ausfahrende Bewegungen) und motorische Unruhe in der Schule auffällig. Entzündliche Zeichen sind weder im Blut noch im Liquor nachweisbar. Auch die Chorea minor heilt ohne spezifische Therapie nach Wochen und Monaten ohne Residuen aus. Eine Karditis kann jedoch auch bei dieser Manifestationsform auftreten.

Diagnose Die Diagnose ist in unseren Breitengraden schwierig geworden, und möglicherweise werden leichtere Formen ohne Karditis nicht erkannt. Vonseiten der Labordiagnostik finden sich erhöhte BSG und CRP. Durch einen erhöhten Antistreptolysin-O-Titer (AST) oder andere serologische Parameter wird lediglich indirekt eine GAS-Infektion nachgewiesen, nicht jedoch ein akutes Geschehen. Die sog. Rheumafaktoren sind selbstverständlich negativ.

Die Diagnose einer Karditis wird heute durch die Echokardiografie wesentlich erleichtert. Diese Sicherheit entbindet jedoch nicht von der täglichen Auskultation des Herzens bei Verdacht auf ARF. Unverändert ist das EKG (PQ-Verlängerung) die wichtigste ergänzende Untersuchung.

Die „revidierten Jones-Kriterien" sind nach wie vor die entscheidenden Diagnosekriterien. Für die Diagnose eines ARF sind Hauptkriterien:

- Karditis
- Polyarthritis
- Chorea minor
- Erythema marginatum
- Noduli rheumatici

Als Nebenkriterien werden genannt:

- Fieber
- Arthralgie
- Labor: erhöhte BSG und CRP, Leukozytose
- PQ-Verlängerung im EKG

Mit 2 Hauptkriterien oder 1 Hauptkriterium und 2 Nebenkriterien ist die Diagnose eines rheumatischen Fiebers per definitionem sehr wahrscheinlich. Zusätzlich wird der Nachweis einer GAS-Infektion durch positiven Rachenabstrich und/oder erhöhten bzw. ansteigenden Antistreptolysintiter bzw. andere serologische Parameter gefordert.

Therapie Sie muss 3 Ziele erfüllen:

- Linderung der Schmerzen und Hemmung der Entzündung. In früheren Jahren wurde regelhaft 0,1 g Acetylsalicylsäure/kg KG/Tag über 6 Wochen eingesetzt; heute wird eine hochdosierte Behandlung mit Naproxen oder Ibuprofen bevorzugt.
- Beseitigung evtl. noch vorhandener GAS durch eine entsprechende Behandlung mit Penicillin (in Analogie zur GAS-Tonsillopharyngitis, ► Abschn. 94.2.1, Therapie).
- Behandlung der Karditis entsprechend der im Vordergrund stehenden kardialen Symptome.

Rezidivprophylaxe Die Verhinderung von Reinfektionen mit GAS ist die wichtigste Maßnahme zur Verhinderung des Rezidivs eines ARF. In den Ländern mit hoher Inzidenz an ARF ist die lebenslange Penicillinprophylaxe zwingend notwendig. In den Industrieländern wird die Prophylaxe unterschiedlich lange empfohlen, meist mindestens für 5 Jahre oder bis zum 18. oder 21. Lebensjahr; bei kardialer Beteiligung lebenslang. Als Prophylaxedosis werden 400.000 IE Oralpenicillin täglich oder 1,2 Mio. IE Benzathinpenicillin i. m. 3-wöchentlich empfohlen. Die Prophylaxe-Empfehlungen gelten auch für Patienten mit Chorea minor.

94.3 Pneumokokken-Infektionen

R. Berner, H. Scholz

Definition Typische durch S. pneumoniae hervorgerufene Krankheiten sind neben der Pneumonie vor allem Otitis media, Mastoiditis, Sinusitis, Meningitis und Sepsis, selten auch Arthritis, Endokarditis und Peritonitis.

Epidemiologie Die Inzidenz der invasiven Pneumokokken-Infektionen hängt vom Alter des Kindes und von der Immunkompetenz ab. Die Inzidenz ist in den ersten 2 Lebensjahren und bei Personen >60 Jahren am höchsten. Pneumokokken gehören zur normalen Standortflora des oberen Respirationstrakts. Penicillin-resistente Pneumokokken (s. unten) kommen weltweit vor, besonders häufig u. a. in Spanien, Frankreich, Ungarn, Südafrika und den USA.

Hochresistente Stämme sind in Deutschland selten. Die Makrolidresistenz beträgt derzeit in Deutschland 15–20 %, regional sogar >30 %!

Ätiologie und Pathogenese Streptococcus pneumoniae ist ein grampositives, bekapseltes Bakterium. Bisher sind mehr als 90 verschiedene Serotypen bekannt, von denen etwa 8–10 für 85 % der Pneumokokken-Infektionen im Kindesalter verantwortlich sind. Pneumokokken können über den Nasen-Rachen-Raum zu Erregern der Otitis media oder nach Aspiration zu Erregern der Pneumonie werden. Risikofaktoren für eine Pneumokokken-Infektion sind Störungen der lokalen und systemischen Abwehrmechanismen.

Klinische Symptome Pneumokokken sind im Kindesalter jenseits der Neugeborenenperiode in Deutschland neben Meningokokken die häufigsten Erreger der eitrigen Meningitis gemeinsam mit nichttypisierbaren H. influenzae die häufigsten Erreger der akuten Otitis media. Sie zählen weiterhin zu den häufigsten Erregern der ambulant erworbenen Pneumonie, die radiologisch nicht immer als Lobärpneumonie imponiert, sondern bei jüngeren Kindern sich auch als Bronchopneumonie manifestiert. Systemische Manifestationen wie Sepsis, vereinzelt mit Purpura fulminans und Verbrauchskoagulopathie wie bei der fulminanten Meningokokken-Sepsis, kommen vor, ebenso Koxitis und Arthritis.

Die Laborparameter zeigen bei einer Pneumokokken-Infektion häufig eine Leukozytose mit Linksverschiebung und eine deutliche Erhöhung der Blutsenkungsreaktion und des CRP-Spiegels. Nach einer wirksamen kausalen Therapie bessern sich die klinischen Symptome meist innerhalb von 24–48 h. Komplikationen bei einer inadäquaten Behandlung sind fortgeleitete Entzündungsprozesse wie Mastoiditis, otogene Meningitis, Pleuraempyem und Perikarditis, weiterhin Abszesse in Lunge und Gehirn.

Diagnose und Differenzialdiagnose Der Erregernachweis gelingt mit der Gram-Färbung, der kulturellen Anzucht aus Blut, Liquor und anderen Körperflüssigkeiten. Heute ist in vielen Labors auch der Nachweis des Erregers (z. B. aus Pleurapunktat) mittels PCR möglich, die üblicherweise das Pneumolysin-Gen als Target benutzt. Die Blutkultur ist nur bei etwa 5 % der Kinder mit einer Pneumokokken-Pneumonie positiv. Differenzialdiagnostisch sollte bei Bauchschmerzen und hohem Fieber auch an eine basale Pneumonie gedacht werden.

Therapie Das Antibiotikum der Wahl ist bei invasiven Infektionen weiterhin Penicillin G. Man sollte jedoch möglichst jeden isolierten Stamm, zumindest aber jedes Isolat von Patienten mit Meningitis und anderen invasiven Infektionen, auf Penicillinresistenz testen. Stämme mit einem MHK-Wert (Minimale Hemmkonzentration) von 0,1–1 mg/l gelten als intermediär und Stämme mit einem Wert ≥2 mg/l als resistent. Als Alternative stehen Cephalosporine der Cefotaxim-Gruppe, die teilweise aber gegen Stämme mit hoher Penicillinresistenz ebenfalls unwirksam sind, Glykopeptidantibiotika (Vancomycin, Teicoplanin), Streptogramine und Oxazolidinone sowie bei Erwachsenen Chinolone zur Verfügung.

Für die orale Therapie z. B. der Otitis media oder der Pneumonie, bei der Pneumokokken als ursächliche Erreger vermutet werden, wird Amoxicillin, 50 mg/kg/Tag empfohlen.

Bei Nachweis von penicillinresistenten Pneumokokken oder Verdacht darauf kann man eine Pneumonie hoch dosiert i. v. mit Penicillin G bzw. Ampicillin behandeln, bei einer akuten Otitis media wird Amoxicillin, 80-90 mg/kg/Tag p. o., oder Ceftriaxon, 1-mal 50 mg/kg KG/Tag für 1-3 Tage i. v., empfohlen. Im Falle einer Meningitis sind initial Cefotaxim oder Ceftriaxon Mittel der Wahl. Eine MHK-Bestimmung des Isolats ist zwingend erforderlich. Bei eingeschränkter Empfindlichkeit gegenüber Cefotaxim oder anamnestischem Verdacht darauf muss zusätzlich mit Vancomycin behandelt werden.

Prophylaxe Wegen des erhöhten Risikos einer schweren Pneumokokken-Erkrankung ist für alle Kinder bis zu einem Alter von 24 Monaten die Impfung mit einer Konjugatvakzine allgemein empfohlen, die gegen die häufigsten Serotypen schützt. Bei älteren Patienten, bei denen die wiederholte Impfung gegen Pneumokokken aufgrund einer Immundefizienz (bei angeborenen oder erworbenen Immundefekten, z. B. Hypogammaglobulinämie, funktioneller oder anatomischer Asplenie, hämatologischen und neoplastischen Krankheiten, nach Knochenmarktransplantation, bei chronischer Nierenerkrankung) indiziert ist, ist es wahrscheinlich – altersunabhängig – ebenfalls sinnvoll, mit der Konjugatvakzine zu impfen.

Bei einer Asplenie sollte die Immunprophylaxe zumindest bei Kindern in den ersten 5 Lebensjahren durch eine Chemoprophylaxe mit Penicillin V ergänzt werden, in einer Dosierung von 2-mal 200.000–400.000 IE/Tag. Darüber hinaus ist bei einer Operation mit Splenektomie möglichst immer eine partiell milzerhaltende Methode anzustreben.

Prognose Die Prognose von Pneumokokken-Infektionen ist meist gut. Die Letalität der Meningitis und der Sepsis bei Kindern mit einer Immundefizienz ist jedoch auch im Zeitalter der Antibiotika immer noch hoch. Die Folgeschäden der Pneumokokken-Meningitis sind erheblich. Infektionen mit penicillinresistenten und makrolidresistenten Stämmen führen bei inadäquater Therapie nicht selten zu Komplikationen.

94.4 Enterokokken-Infektionen

R. Berner

Definition Enterokokken sind aerob (und fakultativ anaerob) wachsende grampositive Kokken, die mikroskopisch einzeln oder in kurzen Ketten liegen. Die wichtigsten humanpathogenen Spezies sind E. faecalis und E. faecium. Natürliches Reservoir ist der Gastrointestinaltrakt des Menschen. Enterokokken sind sehr umweltstabil. Diese sog. hohe Tenazität trägt wesentlich zu ihrer Bedeutung als einer der wichtigsten Erreger nosokomialer Infektionen bei. Die häufigsten Manifestationen von Enterokokken-Infektionen sind Bakteriämien, Harnwegsinfektionen und Wundinfektionen.

Klinische Symptome Enterokokken sind typische Erreger von nosokomialen (undopportunistischen) Infektionen bei Patienten mit Risikofaktoren wie Immunsuppression bzw. Immundefekten (Hämatologie, Onkologie, Organ-, Stammzelltransplantation, Frühgeburtlichkeit etc.), einliegenden Fremdkörpern (Gefäßkatheter, Ventrikelkatheter, Blasenkatheter; Gefäß- oder Endoprothesen etc.), langer Hospitalisationsdauer und intensiven Antibiotikavorbehandlungen (insbesondere mit Cephalosporinen). Die Bedeutung von Enterokokken bei intraabdominellen Infektionen (Peritonitis, Cholangitis, Cholezystitis, intraabdominelle Abszesse) und Wund- oder Weichgewebe-Infektionen bleibt häufig ungewiss, da hier oft polymikrobielle Mischinfektionen vorliegen. Seltene Organinfektionen sind Meningitis, septische Arthritis und Osteomyelitis, vor allem in Zusammenhang mit chirurgischen Eingriffen und bei eingelegtem Fremdmaterial (Shunts, Gelenksimplantate etc.). Der Nachweis von

Enterokokken aus Atemwegssekreten weist lediglich auf eine Kolonisation und nicht notwendigerweise auf eine Infektion hin.

Diagnose Beweisend für eine Enterokokken-Infektion ist nur der Nachweis des Erregers in primär sterilem Material (z. B. Blut- oder Liquorkultur, Punktionsurin). Der Nachweis in Haut-, Wund-, Rektalabstrichen bzw. Atemwegssekreten zeigt lediglich die Besiedlung an.

Therapie Enterokokken sind intrinsisch resistent gegenüber allen Cephalosporinen; sie sind ebenfalls resistent gegen Clindamycin und Isoxazolylpenicilline (z. B. Flucloxacillin). Die In-vitro-Empfindlichkeit gegenüber Aminoglykosiden ist eingeschränkt (sog. Low-level-Resistenz), daher muss eine Kombinationstherapie mit zellwandwirksamen z. B. β-Laktam-Antibiotika durchgeführt werden. Durch den synergistischen Effekt der Kombinationstherapie wird die Low-level-Resistenz klinisch unbedeutend. Bei Vorliegen einer High-level-Resistenz dagegen ist der Einsatz von Aminoglykosiden nicht sinnvoll. Um dies entscheiden zu können, ist insbesondere bei schweren systemischen Enterokokken-Infektionen die Bestimmung der Minimalen Hemmkonzentration (MHK) vom mikrobiologischen Labor anzufordern bzw. zu erfragen.

Mittel der Wahl für unkomplizierte Infektionen durch den (häufigeren) Vertreter E. faecalis (z. B. Harnwegsinfektionen) ist Ampicillin (i. v.) oder Amoxicillin (p. o.); E. faecium dagegen ist in den meisten Fällen gegen Ampicillin wie auch gegen Imipenem resistent. Harnwegsinfektionen können fast immer mit einer Monotherapie aus Nitrofurantoin oder Fosfomycin behandelt werden, da die Resistenzraten in der Regel noch sehr niedrig liegen. Bei entsprechender Resistenzlage kommen ansonsten alternativ nur Vancomycin bzw. Teicoplanin oder Linezolid infrage.

Komplizierte Blutstrom- oder Fremdkörperinfektionen (z. B. Endokarditis oder Protheseninfektionen) werden kombiniert mit einem β-Laktam-Antibiotikum (bei Empfindlichkeit in erster Linie hochdosiertes Ampicillin) und einem Aminoglykosid (bevorzugt Gentamicin) behandelt. Die Therapiedauer bei Endokarditis beträgt in der Regel 4–6 Wochen. Bei anderen Infektionen ist der Infektionsort und die Grundkrankheit für die Therapiedauer entscheidend, bei komplizierten Organinfektionen werden in der Regel ebenfalls 4–6 Wochen empfohlen. Bei Fremdkörperinfektionen ist eine entscheidende Frage, ob der Fremdkörper entfernt werden kann oder nicht. Bei systemischen Infektionen wird die Aminoglykosidtherapie in der Regel über mindestens 2 Wochen für notwendig erachtet, bei schweren Verläufen auch länger. Bei mehrtägiger oder gar längerer Therapiedauer (oder eingeschränkter Nierenfunktion) ist es notwendig, regelmäßig Serumspiegelkontrollen (mindestens wöchentlich) (Talspiegel) durchzuführen.

Vancomycinresistente Enterokokken (VRE) sind insbesondere ein Problem für Patienten, die lange Hospitalisierungszeiten, Intensivtherapie, wiederholte oder prolongierte Antibiotikatherapie als Riskofaktoren aufweisen, oder in Einheiten behandelt werden, auf denen solche Patienten betreut werden (Intensivstation, KMT-Station etc.). Vancomycin-Resistenz ist definiert als eine Vancomycin-MHK von größer 32 μg/ml. Sie findet sich häufiger unter E.-faecium- als unter E.-faecalis-Isolaten. Es gibt unterschiedliche Genotpyen, die Glycopeptid-Resistenz vermitteln. Besonders häufig finden sich die VanA- und VanB-Resistenz. Der VanA-Typ ist hochgradig resistent gegenüber Vancomycin und Teicoplanin. Die anderen Van-Typen weisen eine unterschiedliche Resistenz gegen Teicoplanin auf. VanB-, VanE-, VanF- und VanG-Typen sind in vitro gegenüber Teicoplanin empfindlich, allerdings können sich unter der Therapie rasch Resistenzen entwickeln. Daher sollte Teicoplanin trotz nachgewiesener In-vitro-Sensibilität (z. B. VanB) wegen der Möglichkeit der Induktion einer Resistenz unter Therapie möglichst nicht verwendet werden.

Zur antibiotischen Therapie von VRE-Infektionen wird derzeit eine hochdosierte Kombinationsbehandlung aus Ampicillin und Aminoglykosid (Gentamicin oder Streptomycin) empfohlen, vorausgesetzt entsprechende Empfindlichkeitstestungen liegen vor. Alternativ können Linezolid bzw. Daptomycin und Tigecyclin eingesetzt werden, die im Kindesalter allerdings nicht zugelassen sind und für die auch nur wenig klinische Erfahrung besteht.

Prophylaxe und Prävention Zur Prävention von Enterokokken-Infektionen ist einerseits das Vermeiden oder Minimieren von Risikofaktoren, andererseits eine konsequente Krankenhaushygiene entscheidend. Nicht genug betont werden kann die Notwendigkeit eines restriktiven Einsatzes von Cephalosporinen sowie Vancomycin bzw. Teicoplanin. Effektive Maßnahmen zur Kontrolle von VRE-Infektionen sind nicht unumstritten; üblicherweise wird empfohlen, kolonisierte Patienten zu isolieren bzw. zu kohortieren. Unklar ist, ob und wann Screening-Untersuchungen durchgeführt werden sollten. Eine Kolonisierung mit VRE kann aufgrund fehlender Sanierungsmöglichkeiten Monate bis Jahre andauern.

Literatur

Deutsche Gesellschaft für Pädiatrische Infektiologie (2013) Handbuch Infektionen bei Kindern und Jugendlichen, 6. Aufl. Georg Thieme Verlag, Stuttgart

Robert-Koch Institut Infektionskrankheiten A–Z/Staphylokokken

Rodriguez-Granger J, Alvargonzalez JC, Berardi A et al (2012) Prevention of group B streptococcal neonatal disease revisited. The DEVANI European project. Eur J Clin Microbiol Infect Dis 9:2097–2104

Töpfner N, Berner R (2011) Gruppe-A-Streptokokken-Infektionen im Kindesalter. Monatsschr Kinderheilkd 159:775–786

Wächtler H, Chenot JF (2009) Die neue DEGAM-Leitlinie Halsschmerzen. Z Allg Med 86:65–69

95 Bakterielle Infektionen: Grampositive Stäbchen

U. Heininger, H.-J. Schmitt

95.1 Diphtherie

U. Heininger

Definition, Ätiologie und Häufigkeit Die Diphtherie ist eine lebensbedrohliche Infektionskrankheit, hervorgerufen durch das grampositive Stäbchenbakterium Corynebacterium diphtheriae. Die Diphtherie forderte noch in den 1940er Jahren in Deutschland jährlich Tausende von Todesopfern, vorwiegend unter Kindern. Die Komplikationen der Krankheit beruhen auf der durch Bakteriophagen induzierten Toxinbildung. Dank der aktiven Schutzimpfung mit Diphtherietoxoid werden heute jährlich weniger als 10 Krankheitsfälle in Deutschland gemeldet; es handelt sich dabei meist um Infektionen bei Personen mit unzureichendem Impfschutz bzw. um Infektionen durch Corynebacterium ulcerans.

Pathogenese, klinische Symptome und Verlauf Der Erreger wird durch Tröpfcheninfektion von Mensch zu Mensch übertragen. Auch symptomfreie Träger können Ansteckungsquelle sein. Nach einer Inkubationszeit von 2–6 Tagen beginnt die Krankheit mit einer Pharyngitis, leichtem Temperaturanstieg und geringem Krankheitsgefühl. Nach 1–2 Tagen zeigen sich weißliche Exsudate auf den Tonsillen, die sich bald auf den gesamten Rachen einschließlich Gaumen und Uvula ausbreiten. Dabei besteht ein süßlicher Mundgeruch. Gleichzeitig entwickeln die Patienten eine ausgeprägt schmerzhafte, zervikale Adenopathie, die gelegentlich große Ausmaße annimmt (Cäsarenhals). Die Patienten leiden unter starkem Krankheitsgefühl. Die fibrinösen Beläge (Pseudomembranen) haften fest auf der Schleimhaut und führen bei Ablösungsversuchen, z. B. mit Wattestäbchen, zu Kapillarblutungen. Dies ist ein wichtiges Unterscheidungsmerkmal zu anderen exsudativen Infektionskrankheiten des Oropharynx, wie Streptokokken-Pharyngitis oder infektiöser Mononukleose, bei denen keine Blutung auftritt.

Bilden sich Exsudate im Larynx (Kehlkopfdiphtherie), so geht dies mit einem charakteristischen, bellenden Husten (Krupp) einher und kann insbesondere bei Kleinkindern durch Verlegung der Atemwege zum Erstickungstod führen.

Seltene Manifestationen betreffen die Nase, die Konjunktiven, das Genitale und die Haut, z. B. nach Wundinfektion bei Verbrennung. Patienten mit nichtrespiratorischer Diphtherie können Ansteckungsquelle für respiratorische Krankheitsformen bei Kontaktpersonen sein und umgekehrt.

Systemische Manifestationen entstehen durch das von den Bakterien produzierte und freigesetzte Diphtherietoxin, oft erst in der 4.–6. Krankheitswoche. Sie betreffen das zentrale Nervensystem in Form von Gaumensegelparese bzw. Augenmuskellähmungen. Weiterhin können periphere Neuritiden einschließlich Lähmung der Atemmuskulatur auftreten. Eine gefürchtete Komplikation ist die oft tödlich verlaufende Myokarditis. Die Krankheit hinterlässt keine bleibende Immunität.

Diagnose Der Erregernachweis durch Abstrichentnahme aus Rachen oder Nasopharynx sichert die Diagnose. Dazu müssen mit dem Tupfer die festhaftenden Beläge entfernt und der Abstrich aus dem Randgebiet entnommen werden. Dem Labor ist der Diphtherieverdacht unbedingt mitzuteilen, da die Anzucht auf Spezialnährböden erfolgt. Beim Nachweis von Corynebakterien wird anschließend die Toxinbildung mittels PCR überprüft. Laborchemisch werden unspezifische Entzündungszeichen nachgewiesen.

Therapie, Prophylaxe und Prognose Bei Verdacht auf Diphtherie muss die Therapie sofort begonnen werden, ohne das Ergebnis der mikrobiologischen Untersuchung abzuwarten. Wichtigste Maßnahme zur Verhinderung von Komplikationen wäre die Gabe von Diphtherieantitoxin, welches heute aber nicht mehr zur Verfügung steht. Ferner ist die Gabe von Penicillin (p.o. oder i.v.) in einer Dosierung von 100.000 IE/kg KG/Tag über 14 Tage indiziert. Alternativ kann Erythromycin (50 mg/kg KG/Tag p.o.) eingesetzt werden. Antibiotika können zwar nicht – wie das Antitoxin – bereits gebildetes Toxin neutralisieren, aber durch rasche Elimination der Bakterien die weitere Toxinproduktion unterbinden. Bei frühzeitiger Behandlung ist die Prognose der Diphtherie gut (Letalität <10 %).

Patienten mit Verdacht auf oder nachgewiesener Diphtherie sind bis zum Nachweis von 3 negativen Nasen- und Rachenabstrichen streng zu isolieren. Jede Kontaktperson eines Diphtheriekranken sollte eine orale Penicillinbehandlung (alternativ: Erythromycin) über 7 Tage erhalten. Darüber hinaus erhalten enge Kontaktpersonen, deren letzte Diphtherieimpfung länger als 5 Jahre zurückliegt, eine Auffrischimpfung, ggf. in Kombination mit einer Tetanus- und Pertussiskomponente. Die aktive Schutzimpfung mit Diphtherietoxoid ist die beste und sicherste Prophylaxe der Diphtherie durch C. diphtheriae, eine Schutzwirkung gegen C. ulcerans ist durch die Impfung jedoch nicht gesichert. Die Grundimmunisierung erfolgt im Rahmen von Kombinationsimpfungen ab dem Alter von 2 Monaten. Auffrischimpfungen werden im 2. Lebensjahr, mit 5–6 und 9–17 Jahren und dann lebenslang alle 10 Jahre (gemeinsam mit Tetanustoxoid) empfohlen.

Verdacht, Erkrankung und Tod durch Diphtherie sind namentlich meldepflichtig (§ 6 Infektionsschutzgesetz).

95.2 Listeriose

H.-J. Schmitt

Definition *Listeria monocytogenes* ist der Erreger der menschlichen Listeriose, die sich sowohl als systemisch verlaufende als auch als fokale begrenzte Infektion vor allem bei Neugeborenen und bei Patienten mit einem T-Zell-Defekt (Schwangere, ältere Menschen, Personen unter Immunsuppression) oder aber als nahrungsmittelbedingte akute, fieberhafte Gastroenteritis manifestieren kann.

Epidemiologie Listeria monocytogenes wird im Stuhl von bis zu 5 % gesunder Erwachsener nachgewiesen, ebenso im Stuhl vieler Säugetiere, aber auch in der Umwelt (Erde, Staub, Wasser) und gelegentlich in Lebensmitteln. Kontaminierte Nahrungsmittel werden für rund ein Fünftel aller Fälle verantwortlich gemacht. Die Inzidenz einer Listeriose wird auf 0,4/100.000 Einwohner pro Jahr geschätzt, in Deutschland werden jährlich zwischen 200 und 500 Fälle gemeldet. Es erkranken bevorzugt Personen mit Störungen der Immunfunktion insbesondere Individuen mit T-zellulären Funkti-

G.F. Hoffmann, M.J. Lentze, J. Spranger, F. Zepp (Hrsg.), *Pädiatrie*,
DOI 10.1007/978-3-642-41866-2_95, © Springer-Verlag Berlin Heidelberg 2014

onsdefekten: Von insgesamt 722 in einer englischen Studie erfassten Fällen waren 34 % Schwangere, 50 % nichtschwangere Erwachsene mit schwerer Grundkrankheit und nur 14 % der betroffenen Menschen waren primär gesund gewesen. Cluster bei Hospitalisierten sind beschrieben.

Mikrobiologie Listerien sind grampositive, bei Raumtemperatur bewegliche, nicht sporenbildende, katalasepositive kleine Stäbchenbakterien. Sie können im Gram-Präparat gelegentlich mit Korynebakterien, Haemophilus influenzae oder Streptokokken verwechselt werden. Von den wenigstens 13 Serotypen verursachen die Typen 4b, 1/2a und 1/2b die Mehrzahl der Infektionen des Menschen. Die Anzüchtung erfolgt im Kühlschrank (Kälteanreicherung), insbesondere wenn das Untersuchungsmaterial mit anderen Bakterien kontaminiert ist.

Pathogenese Listeria monocytogenes kann über das Auge, die Schleimhäute, den Gastrointestinaltrakt, aber auch über die Haut in den Menschen eindringen und auch die Plazentaschranke überwinden. Ein Hämolyse und Zytolyse auslösendes Toxin (Listeriolysin O) ist ein wichtiger Pathogenitätsfaktor. Nach Bindung an Cholesterinmoleküle der Zellmembran induziert der Erreger die Zerstörung ihrer Integrität. Er kann intrazellulär überleben, die Immunität gegen ihn ist im Wesentlichen T-Zell-vermittelt.

Klinische Symptome und Verlauf Es erkranken überwiegend Patienten mit T-zellulären-Funktionsstörungen. Die Infektion manifestiert sich mit grippeähnlichen Symptomen, Bakteriämie/Sepsis, Meningitis/Enzephalitis und/oder fokale Infektionen (Abszess, Ophthalmitis, Lymphadenitis, Peritonitis, Hepatitis, Cholezystitis, Endokarditis, Osteomyelitis, Gastroenteritis). Eine Infektion kann in utero unter dem Bild einer schweren Allgemeininfektion (Granulomatosis infantiseptica) verlaufen und zum Abort führen. Weitere Krankheitsbilder beim Neugeborenen sind Early-onset- oder Late-onset-Sepsis.

Diagnose und Differenzialdiagnose Der Erregernachweis aus einem normalerweise sterilen Körpergewebe ist beweisend. Differenzialdiagnostisch kommen alle Erreger in Betracht, die die oben genannten Krankheiten verursachen können, vor allem obligat intrazelluläre Mikroorganismen. Wichtige Differenzialdiagnosen sind Hirnabszess, Tumoren, Hirninfarkt und psychiatrische Krankheiten.

Therapie Ampicillin gilt als Mittel der Wahl, viele Autoren empfehlen die Kombination mit Gentamicin – allerdings fehlen kontrollierte klinische Studien. Kann Ampicillin nicht gegeben werden, wird Cotrimoxazol empfohlen. Die minimale Behandlungsdauer beträgt 2 Wochen. Bei schwerem T-Zell-Defekt sollte wegen der Gefahr eines Relapses für 3–6 Wochen behandelt werden, ggf. auch bis die Immunkompetenz wieder hergestellt ist.

Prophylaxe Nahrungsmittel von Tieren sollten vor dem Genuss gut gekocht, Gemüse und Salate stets gut gewaschen werden. Patienten mit prädisponierenden Risiken (alte Menschen, Schwangere, Patienten mit T-Zell-Defekt) sollten Milch nur nach Pasteurisation ingestieren und Weichkäse meiden. Hände und Küchengeräte müssen regelmäßig gewaschen/gespült werden.

Prognose Die Prognose hängt ab vom Schweregrad und der Reversibilität der Grundkrankheit.

95.3 Aktinomykose

H.-J. Schmitt

Definition Die Aktinomykose ist eine chronische Infektionskrankheit, die mit brettharter Infiltration, Abszedierung, Fibrose und Fistelbildung einhergeht.

Epidemiologie Aktinomyzeten gehören zur normalen Schleimhautflora des Menschen. In der unbelebten Umwelt kommen sie nicht vor. Für die humanpathogenen Actinomyces-Arten ist der Mensch der einzige Wirt. Eine direkte Übertragung von einem Kranken auf einen anderen Menschen ist nicht dokumentiert, bei Erkrankung liegt praktisch immer eine endogene Infektion vor.

Mikrobiologie Aktinomyzeten gehören zur Ordnung der Actinomycetales und sind nicht sporenbildende, anaerobe oder mikroaerophile, grampositive, pleomorphe, oft diphtheroide oder filamentöse Stäbchen. Nach alter Nomenklatur sind von den 14 verschiedenen Actinomyces-Arten 6 menschenpathogen: *A. israelii (am häufigsten nachgewiesene Art), A. naeslundii, A. odontolyticus, A. viscosus, A. meyeri* und *A. gerensceriae.*

Durch neuere molekularbiologische Erkenntnisse ist die Nomenklatur derzeit in Überarbeitung.

Das Wachstum in Kultur erfordert speziell angereicherte Nährmedien, wird durch 6–10 % CO_2 in der Atmosphäre verbessert und benötigt bis zum Nachweis von Kolonien oft bis zu 21 Tage. Wahrscheinlich sind die allermeisten Fälle von Aktinomykose polymikrobiell verursacht. „Begleitende Bakterienarten" sind Aggregatibacter, Eikenella, Fusobacterium, Bacteroides, Capnocytophaga, Staphylococcus, Streptococcus und Enterbacteriaceae.

Pathogenese Aktinomyzeten sind auf allen Schleimhäuten des Körpers vorhanden, ihre Pathogenität ist gering. Zur Erkrankung kommt es erst, wenn lokale Barrieren verletzt werden – etwa bei zahnärztlichen Eingriffen, Infektionen des Zahnfleischs, Fußulzerationen bei Diabetes mellitus, Operation, penetrierendem Trauma, Divertikulitis, Darmperforation, Appendizitis, Tumoren, Verwendung einer Intrauterinspirale oder anderer Fremdkörper-bedingter Verletzungen. Oft erst im Zusammenwirken mit weiteren Bakterien im Sinne einer synergistischen Infektion vermehren sich die Erreger lokal. Es entsteht ein Granulationsgewebe mit Granulozyten, extensiver Fibrose und Fisteln. Riesenzellen und verkäsende Herde werden nicht nachgewiesen. Aus den Fisteln entleert sich wie „Grießsuppe" aussehender, fahlgelber Eiter. Die darin enthaltenen kleinen Körnchen (Drusen) bestehen aus filamentösen und miteinander verwachsenen Aktinomyzeten. Ähnliche Absonderungen werden bei Nokardiose, Chromomykose, Eumyzetom und Botryomykose beobachtet.

Klinische Symptome und Verlauf Die zervikofaziale Aktinomykose beginnt oft als odontogener Abszess oder als diffuse Mundbodeninfektion. Man beobachtet ein derbes, violett-rotes Infiltrat. Ohne Therapie kommt es zur Vernarbung oder zur Bildung multipler Einschmelzungsherde, zu Fistelbildung oder Drainage. Die thorakale Aktinomykose entsteht wahrscheinlich meist durch Aspiration, seltener durch direkte Fortleitung aus dem zervikofazialen Bereich, transdiaphragmental oder retroperitoneal und nur sehr selten hämatogen. Husten, subfebrile Temperaturen, Brustschmerzen und gelegentlich Gewichtsverlust sind unspezifische Symptome, die aber Anlass für eine Röntgenaufnahme des Thorax sind. Hier sieht man einen intrathorakalen Tumor, zum Teil kavernös und sogar mit

Infiltration und Zerstörung benachbarter Strukturen wie Rippen, Schultergürtel, Wirbelsäule etc.

Die abdominale Aktinomykose geht mit wenigen Beschwerden einher, die Diagnose wird oft erst nach Monaten gestellt, wenn sich Fisteln aus der Bauchwand oder perirektal entleeren. Die Ileozökalregion ist eine Prädilektionsstelle. Liegt der primäre Infektionsherd dagegen im Ileozökalbereich, so dehnt sich der entzündliche Prozess zu 80 % auf die rechte Adnexe aus.

Die Beckenaktinomykose ist häufig mit der Verwendung einer Intrauterinspirale assoziiert. Eine Infektion abdomineller Organe ist selten.

Mit rund 75 % der Fälle ist ein Hirnabszess die häufigste Manifestation der ZNS-Aktinomykose. Daneben sind Meningitis, Meningoenzephalitis, subdurales Empyem, spinale und intrakraniale epidurale Abszesse beschrieben. Meist findet man einzelne, bekapselte Läsionen, vorzugsweise temporal und frontal. Fieber als Hinweis auf eine Infektionskrankheit fehlt bei mehr als 50 % der Patienten mit ZNS-Aktinomykose.

Diagnose und Differenzialdiagnose Jeder lokale, chronisch bestehende, raumfordernde Prozess sollte an eine Aktinomykose denken lassen, insbesondere wenn eine Fistelung nachweisbar ist. Differenzialdiagnostisch sind Tuberkulose, Malignom, andere pyogene Infektionen, bei ZNS-Aktinomykose Zysten, Cholesteatom, Basilararterienaneurysmata, bei abdominaler Krankheit Amöbom, chronische Appendizitis und Morbus Crohn zu bedenken.

Bei der Materialgewinnung zur Sicherung der Diagnose ist zu beachten, dass Aktinomyzeten zur normalen Schleimhautflora gehören. Daher ist diagnostisch nur die Untersuchung von Material aus infiziertem, aber normalerweise sterilem Gewebe (z. B. durch Punktion oder Operation) sinnvoll. Der Nachweis von Drusen (Körnern) im Eiter ist diagnostisch wegweisend, eine spezielle Färbung macht das Erreger-Konglomerat sichtbar. Optimal ist die Sicherung der Diagnose durch Mikroskopie plus Kultur. Für Ersteres stehen in Speziallaboratorien artenspezifische monoklonale fluoreszierende Antikörper zur Verfügung, die sogar noch nach Formalinfixierung eine Diagnosesicherung gestatten. Die Kultur benötigt vergleichsweise viel Zeit und ist aufwendig – das Labor muss über die Verdachtsdiagnose informiert werden, damit entsprechende Spezialkulturen angelegt und über ausreichend lange Zeit bebrütet werden.

Therapie Auch wenn kontrollierte Studien fehlen, gilt Penicillin nach 60 Jahren Erfahrung unverändert als Medikament der ersten Wahl. Ob und unter welchen Umständen weitere Mikroorganismen, die gleichzeitig nachgewiesen wurden, ebenfalls antibiotisch behandelt werden müssen, bleibt unklar. Alternativen zum Penicillin sind Erythromycin, Doxycyclin und Clindamycin, während mit β-Laktamen, Imipenem oder Ciprofloxazin deutlich weniger Erfahrung existiert.

Bei komplizierten Formen erhalten Erwachsene 18–24 Mio. IE Penicillin G über 2–6 Wochen in 4 ED i.v., gefolgt von oralem Penicillin oder Amoxicillin für 6–12 Monate. Für klinisch unkomplizierte Fälle ist eine kürzere Therapiedauer ausreichend.

Ein chirurgisches Vorgehen ist bei komplizierten Manifestationen sinnvoll. Das Ausräumen großer Nekrose- und Eiterherde, die Exzision von Fisteln, die Drainage von Abszessen und Empyemen sowie die Kürettage des Knochens sind Maßnahmen, die den Heilungsverlauf beschleunigen. Ein allein operatives Vorgehen ist nicht kurativ.

Prophylaxe Gute Hygiene, insbesondere Mundhygiene kann die Kolonisationsdichte von Actinomyces reduzieren.

Prognose Bei frühzeitiger adäquater Therapie ist die Prognose gut, sofern nicht vor Therapiebeginn bereits Schäden (Abszessruptur im ZNS, Peritonitis etc.) aufgetreten sind. Relapse kommen vor – daher sollte die antibiotische Therapie über einen längeren Zeitraum hinweg erfolgen.

95.4 Nokardiose

H.-J. Schmitt

Definition Die Nokardiose verläuft als akute, subakute oder chronische – lokale oder disseminierte – Infektion vor allem der Haut, der Lungen oder des ZNS mit wechselnden Phasen von Remission und Exazerbation. Ursache ist ein grampositives, filamentöses Bakterium aus der Ordnung der Actinomycetales.

Epidemiologie Nocardia-Arten kommen in Erde, Staub und vor allem in verfaulendem organischem Material vor, sie gehören aber nicht zur Flora von Mensch oder Tier. Nocardia brasiliensis findet man fast ausschließlich in den Tropen und Subtropen, während die meisten übrigen Arten weltweit angetroffen werden. Die Infektion erfolgt meist über die Lungen, aber auch durch direkte Inokulation erregerhaltigen Materials in die Haut oder durch orale Ingestion. Eine Übertragung von infizierten Tieren oder Menschen auf andere Menschen ist nicht bekannt. Nosokomiale Infektionen durch Staub kommen vor.

Mikrobiologie Nokardien sind aerobe, irregulär anfärbbare, schwach grampositive, oft säurefeste, filamentös-verzweigt wachsende Bakterien mit Teilung durch Fragmentierung. Die Taxonomie der mehr als 50 Spezies ist im Wandel, wobei Erkrankungen des Menschen von Nokardien des N. asteroides-Komplex verursacht werden. Aufgrund antimikrobieller Resistenzmuster unterscheidet man heute die Spezies N. abscessus, N. brevicatena-paucivorans-Komplex, N. nova-Komplex, N. transvalensis-Komplex, N. farcinica, N. cyriacigcorigica und N. asteroides. Die Erreger wachsen aerob und optimalerweise unter CO_2-Zusatz auf einfachen Kulturmedien in weiten Temperaturbereichen innerhalb von 48 h. Aus klinischem Material – bei Anwesenheit weiterer Bakterien – dauert es allerdings 2–4 Wochen, bevor erste, kleine Kolonien sichtbar werden.

Pathogenese Nach Infektion resultiert zunächst lokal eine granulozytäre Reaktion mit eitriger Nekrose und Abszedierung. Granulozyten können den Erreger zwar in seiner Ausbreitung inhibieren, nicht aber abtöten. Hierzu werden Makrophagen und T-Zellen benötigt. Spezifische Immunglobuline spielen wohl zusammen mit Makrophagen eine Rolle bei der Abwehr filamentöser Nokardien-Formen.

Klinische Symptome und Verlauf Bei Nokardien-Pneumonie klagen die Patienten über Anorexie, Gewichtsverlust, Husten, Brustschmerzen und Dyspnoe, auch die Entwicklung eines ARDS ist beschrieben. Radiologisch kann man verschiedene Bilder wie konfluierende Pneumonie bis zur Konsolidierung, Empyem, unscharf begrenzte Infiltrate, einzelne oder multiple Abszesse mit Kavernenbildung oder miliare Infiltrate beobachten. Remissionen kommen vor, so dass man den primären Herd bei einem Teil der Patienten nicht mehr identifizieren kann. Tracheitis und Bronchitis sind in der Regel Folge einer initialen Infektion. Als Folge einer Dissemination kann es zur Abszessbildung in praktisch allen Organen kommen. Bei Kindern ist eine zervikofaziale Abszessbildung typisch. Ein ZNS-

Befall kommt bei einem Drittel der Fälle vor, wobei solitäre wie auch multiple Abszesse gefunden werden.

Ist die Haut die Eintrittspforte, so imponieren Schwellung, Induration, Papeln, Pusteln, Ulzerationen und Fisteln, aus denen sich gelegentlich Drusen (▶ Abschn. 95.3, Pathogenese) entleeren können. Diese Befunde beschreiben das klinische Bild des Myzetoms – früher hielt man Nokardien und Aktinomyzeten für Pilze. Der Verlauf ist gelegentlich remittierend mit nachfolgender Exazerbation, aber auch chronisch-progredient.

Rund zwei Drittel der Patienten mit Nokardiose haben eine Grundkrankheit, in der Regel eine Störung der T-zellulären Immunfunktion (Lymphome, Kortikoidtherapie, Lupus erythematodes, Morbus Crohn, Stamm-Zelltransplantation, Organtransplantation, u. v. a. m.), doch auch Patienten mit einem B-Zell-Defekt (Hypogammaglobulinämie) oder einem Granulozytendefekt (CGD) tragen ein erhöhtes Risiko. Das Nokardiose-Risiko ist weiterhin erhöht bei Patienten mit Alkoholismus, CMV-Infektion, Diabetes mellitus, COPD oder Mukoviszidose.

Diagnose und Differenzialdiagnose Die Diagnose lässt sich durch mikroskopischen Nachweis des Erregers (Gram-Präparat plus modifizierte Ziehl-Neelsen-Färbung) vermuten und durch Kultur sichern, wobei das Untersuchungsmaterial aus normalerweise sterilem Gewebe gewonnen werden sollte. Eine Kolonisation/Kontamination insbesondere der Haut und des Respirationstrakts kommt gerade bei Patienten mit reduzierter bronchialer Clearance (Mukoviszidose, Asthma etc.) vor. Differenzialdiagnostisch müssen pyogene Infektionen, Tuberkulose, Aktinomykose, Gewebemykosen (Cryptococcus neoformans, Aspergillus, Penicillium marneffii, Histoplasma, Coccidioides), Malignome und eine Wegener-Granulomatose der Lunge bedacht werden. Eine Grundkrankheit sollte ausgeschlossen werden.

Therapie Ein alleiniges operatives Vorgehen führt nicht zu einer dauerhaften Heilung. Sulfonamide sind Mittel der Wahl. Bei der Therapie mit Sulfadiazin (120–150 mg/kg KG/Tag in 4–6 ED, maximal 6–8 g/Tag) ist auf ausreichende Hydrierung und ggf. Alkalinisierung des Urins zu achten. Bei Verwendung von Cotrimoxazol (15 mg/kg KG TMP-Anteil) sind Therapieversager beschrieben. Alternativen sind Amikacin, Imipenem, Meropenem, Ceftriaxon, Cefotaxim, Minocyclin, einige Fluorchinolone, Tigecyclin oder auch Amoxicillin-Clavulansäure, idealerweise nach vorheriger in-vitro-Testung. Wegen der hohen Rezidivgefahr ist die Therapie noch über viele Monate (>3!) nach der klinischen Heilung fortzuführen.

Prophylaxe Eine tägliche (!) Prophylaxe mit Cotrimoxazol (z. B. gegen Pneumocystis carinii) reduziert auch das Risiko, an einer Nokardiose zu erkranken.

Prognose Todesfälle sind meist Folge einer Sepsis durch Superinfektion, eines Hirnabszesses, einer fulminant verlaufenden Pneumonie oder Folge der Grundkrankheit. Bei Patienten ohne Grundkrankheit beträgt die Letalität 15 %, bei Patienten mit einem Malignom, aber ohne Kortikoidtherapie, liegt sie bei 20 %.

Literatur

Beaman BL, Saubolle MA, Wallace RJ et al (1995) Nocardia, Rhodococcus, Streptomyces, Oerskovia and other aerobic Actinomycetes of medical importance. In: Murray PR, Baron EJ, Pfaller MA (Hrsg) Manual of clinical microbiology. American Society for Microbiology, Washington, S 379–399

McLauchlin J (1990) Human listeriosis in Britain, 1967–85, a summary of 722 cases. 1. Listeriosis during pregnancy and in the newborn. Epidemiol Infect 104: 181–189

McLauchlin J (1990) Human listeriosis in Britain, 1967–85, a summary of 722 cases. 2. Listeriosis in non-pregnant individuals, a changing pattern of infection and seasonal incidence. Epidemiollnfect 104: 191–201

Wilson JW (2012) Nocadiosis: Updates and clinical overview. Mayo Clin Proc 87:403–407

Wong VK, Turmezeo TD (2011) Actinomycosis. British Medical Journal 343:d6099 doi:10.1136/bmj.d6099

96 Bakterielle Infektionen: Gramnegative Kokken

R. Berner, H. Scholz

96.1 Meningokokken-Infektionen

Definition Die häufigsten durch Meningokokken verursachten Krankheiten sind die eitrige Meningitis und die perakut verlaufende Sepsis (mit Waterhouse-Friderichsen-Syndrom).

Epidemiologie Meningokokken-Erkrankungen kommen weltweit vor. Große Epidemien (Serogruppe A, C und W135) traten in den vergangenen Jahrzehnten überwiegend im Meningitisgürtel der Subsaharazone und in Asien auf. Sich langsamer entwickelnde Epidemien durch den Serotyp B wurden in den letzten Jahrzehnten in Europa (Island, Norwegen, Irland, England, Spanien), den USA und Neuseeland beobachtet. Die Morbidität in Deutschland ist mit etwa 1/100.000 Einwohner/Jahr niedrig. Sie ist regional aber unterschiedlich. Am häufigsten erkranken Kinder <2 Jahren und Jugendliche. Die meisten meningokokkenassoziierten Infektionskrankheiten treten in den Wintermonaten auf.

Die einzige Infektionsquelle ist der Mensch. Etwa 10 % der Gesamtbevölkerung sind Keimträger (Kolonisation des Nasen-Rachen-Raums), in Epidemiezeiten kann die Rate bis auf 90 % ansteigen. Die Übertragung der Erreger erfolgt über Schleimtröpfchen und durch engen direkten Kontakt. Das Erkrankungsrisiko ist bei Kontaktpersonen etwa 600- bis 800-fach größer als bei Nicht-Kontaktpersonen. Nach einer 24-stündigen kausalen Therapie besteht keine Ansteckungsgefahr mehr. Die Inkubationszeit beträgt meist weniger als 3–4 Tage.

Ätiologie und Pathogenese Neisseria meningitidis ist ein gramnegatives, diplokokkoides, häufig intrazellulär gelegenes Bakterium. Man unterscheidet 12 Serogruppen und mindestens 8 Serotypen sowie 14 Serosubtypen. Die häufigsten Serogruppen sind A, B, C, Y und W135. In Deutschland kommen vor allem die Typen B (ca. 71 %) und C (ca. 21 %) vor.

Die Krankheit verläuft in 3 Stadien:
1. Uncharakteristische Entzündung im Bereich der Eintrittspforte (Pharyngitis)
2. Bakteriämie und
3. Organmanifestationen (Meningen, Haut, Gelenke, Lunge).

Meningokokken zeigen einen ausgeprägten Neurotropismus. Bei hoher Virulenz der Erreger kann sich eine perakute Sepsis entwickeln. Morphologisch stehen hier massive Hautblutungen und Blutungen in parenchymatösen Organen, insbesondere in den Nebennieren (Waterhouse-Friderichsen-Syndrom), im Vordergrund, begleitet von einer leichten serösen Leptomeningitis. Hohe Mengen an Endotoxin, das von Meningokokken freigesetzt wird, induzieren eine Kaskade von hochinflammatorischen Reaktionen, die zur Verbrauchskoagulopathie und Kreislaufkollaps führen.

Klinische Symptome Eine Meningokokken-Infektion kann sich klinisch vielfältig manifestieren, wobei die Ursache der sehr unterschiedlichen Verlaufsformen bisher noch nicht gut verstanden ist. Man unterscheidet folgende Formen:
1. Reine Meningitis
2. Perakute Sepsis (Waterhouse-Friderichsen-Syndrom)
3. Mischformen (Sepsis mit Bakteriämie und Absiedelung von Meningokokken in Hautblutungen, keine Verbrauchskoagulopathie)
4. Bakteriämien mit lokaler Manifestation, z. B. Arthritis, sind seltener.

Mit Abstand am gefürchtetsten ist die perakute Sepsis. Sie beginnt ebenso wie die Meningitis plötzlich mit hohem Fieber und reduziertem Allgemeinzustand. Meningitiszeichen wie Kopfschmerzen und Erbrechen können fehlen. Bei einem Großteil der Infizierten entwickeln sich frühzeitig Petechien und in Größe und Form variable Hämorrhagien. Bei der perakuten Sepsis nehmen die Hämorrhagien rasant zu, innerhalb von wenigen Stunden kann ein schwerer Schock mit Bewusstlosigkeit und Multiorganversagen entstehen. Eine frühe Verdachtsdiagnose im Stadium von meist hohem Fieber und (häufig) lokalisierten Schmerzen „unklarer Ätiologie" (z. B. in beiden Oberschenkeln) – ein oder zwei kleine hämorrhagische Effloreszenzen lenken den Verdacht auf die Ätiologie – kann Gesundheit und Leben retten. Die klinische Einweisung ist bereits bei Verdacht auf eine Meningitis oder Sepsis zu veranlassen. Jede Verzögerung kann, besonders bei einer perakuten Sepsis, fatale Folgen haben.

Die Meningitis manifestiert sich mit den klassischen Meningitiszeichen. Bei Säuglingen (und Kleinkindern) fallen neben Fieber und Erbrechen schrilles Schreien, Schläfrigkeit, Krämpfe und eine vorgewölbte, gespannte Fontanelle auf.

Diagnose und Differenzialdiagnose Für die Diagnose sind die klinischen Symptome sowie der mikroskopische und/oder kulturelle Nachweis von Meningokokken entscheidend. Das Gram-Präparat aus Liquor, Hämorrhagien und Gelenkpunktat ist immer noch die beste und schnellste Nachweismethode. Der kulturelle Nachweis gelingt nicht immer. Eine antibiotische Vorbehandlung oder Fehler bei Lagerung und Transport des Materials verringern die mikrobiologische Erfolgsquote. Liquor, Blut und Gelenkpunktat müssen daher sofort bei Raumtemperatur ins mikrobiologische Labor transportiert oder im Blutkulturmedium bei 36 °C aufbewahrt werden. Der Nachweis von bakteriellen Antigenen mittels Immunelektrophorese oder Agglutination ist möglich, für die Praxis aber nicht sehr wertvoll. Eine PCR zum Nachweis von Meningokokken-DNA aus Liquor und Blut steht in Speziallaboren zur Verfügung.

Die Unterscheidung zwischen Meningitis und perakuter Sepsis sowie Mischformen (Sepsis: Bakteriämie mit Hautblutungen ohne Verbrauchskoagulopathie) gelingt angesichts des klinischen Verlaufs sowie durch Lumbalpunktion und Laboruntersuchungen. Zur Diagnostik der Meningitis ▶ Kap. 214. Die perakute Sepsis ist durch Thrombozytopenie und Zeichen einer intravasalen Gerinnungsstörung gekennzeichnet. Das Liquorpunktat zeigt keine oder nur eine leichte Pleozytose und nahezu immer Meningokokken im Gram-Präparat, im Extremfall besteht ein Status bacillosus: viele Meningokokken und keine (oder eine nur sehr geringe) Zellzahlerhöhung. Bei Verdacht auf eine perakute Meningokokken-Sepsis ist daher auch bei „normalem" Liquorpunktat nach Meningokokken im Gram-Präparat des zentrifugierten Liquors zu suchen. Die Diagnose einer perakuten Sepsis muss in einem Krankenhaus zu jeder Zeit sofort (!) möglich sein.

G.F. Hoffmann, M.J. Lentze, J. Spranger, F. Zepp (Hrsg.), *Pädiatrie*,
DOI 10.1007/978-3-642-41866-2_96, © Springer-Verlag Berlin Heidelberg 2014

Differenzialdiagnostisch ist u. a. an Meningitis und Sepsis anderer Ätiologie, Endokarditis, verschiedene Purpuraformen, allergische Vaskulitis und Leukämie zu denken.

Therapie Bei invasiven Meningokokken-Infektionen gilt Penicillin G als Mittel der Wahl, in einer Dosierung von 200.000–500.000 IE/kg KG/Tag (max. 20 Mio. IE/Tag) i. v., verteilt auf 4–6 Einzelgaben. Bei Verdacht auf penicillinresistente Stämme – hierzulande gibt es selten intermediäre Stämme – oder bei einer Penicillinallergie kann mit Cefotaxim oder Ceftriaxon behandelt werden. Initial wird bei unbekanntem Erreger die Behandlung ohnehin mit Cefotaxim oder Ceftriaxon erfolgen. Als Behandlungsdauer reichen in der Regel 5 Tage aus.

Die Behandlung der perakuten Sepsis erfolgt prinzipiell intensivmedizinisch. In der Primärphase – auch schon der präklinischen – ist die ausreichende Gabe von Flüssigkeit zur Expansion des intravasalen Volumens von entscheidender Bedeutung. Ob Glukokortikoide einen nennenswerten Nutzeffekt haben, ist nicht bewiesen, sie werden in der Sepsistherapie aber häufig gegeben. Neuere Therapieansätze, z. B. Zytokinblockade, aktiviertes oder nichtaktiviertes Protein C, haben bisher keine überzeugenden Ergebnisse erbracht. Die Behandlung mit aktiviertem Protein C ist wegen des erhöhten Blutungsrisikos heute obsolet. Die wirksamste Therapie ist neben der frühen (bereits präklinischen) Volumengabe eine kausale antibiotische Behandlung.

Prophylaxe Jeder Patient mit einer invasiven Infektion ist nach Beginn der antibiotischen Therapie für 24 h zu isolieren.

Menschen mit engem Kontakt zu einem Patienten mit einer invasiven Meningokokken-Infektion sollten umgehend eine Chemoprophylaxe mit Rifampicin erhalten. Als enge Kontaktpersonen gelten Personen aus dem gleichen Haushalt, Kinder aus Krippen, Kindergärten, Schulen und Wochenheimen und alle Personen, die ≥4 h pro Tag an 5 von 7 Tagen vor Krankheitsbeginn mit dem Patienten zusammengelebt haben, sowie Personen mit anderweitigem engen Kontakt, wie etwa durch Mund-zu-Mund-Beatmung oder Küssen. Der Indexpatient sollte, wenn er nicht mit Cefotaxim oder Ceftriaxon behandelt worden ist, ebenfalls vor der Entlassung aus der Klinik eine Chemoprophylaxe erhalten, da die Behandlung mit Penicillin nicht zu einer Eradikation der Meningokokken in den Schleimhäuten führt. Zur Dosierung von Rifampicin ▶ Kap. 113; die Behandlung erfolgt über 2 Tage. Urin, Speichel, Stuhl und Kontaktlinsen können sich durch Rifampicin orange verfärben. Schwangere, stillende Mütter und Kontaktlinsenträger sollten kein Rifampicin erhalten; sie können stattdessen mit Ceftriaxon oder Ciprofloxacin behandelt werden.

Seit vielen Jahren gibt es einen Konjugatimpfstoff gegen Serogruppe C, seit einiger Zeit auch gegen die Serogruppen A, C, Y und W135. Die beiden auf dem Markt befindlichen quadrivalenten Impfstoffe sind für die Impfung nach dem 12. bzw. 24. Lebensmonat zugelassen. Ein Impfstoff gegen die Serogruppe B ist seit Januar 2013 durch die EMA für Säuglinge ab einem Lebensalter von 2 Monaten und älter zugelassen. Die STIKO empfiehlt die Impfung mit Konjugatimpfstoff gegen Serogruppe C für alle Kinder im 2. Lebensjahr zum frühestmöglichen Zeitpunkt. Eine fehlende Impfung soll bis zum 18. Geburtstag nachgeholt werden. Für Risiko-Kinder (Asplenie, Komplementdefekt, Reise in Endemiegebiete etc.) wird der quadrivalente Konjugatimpfstoff entsprechend dem Zulassungsstatus empfohlen.

Prognose Die Letalität der perakuten Meningokokkensepsis ist sehr hoch. Die Letalität der Mischformen und der Meningitis ist bei rechtzeitiger Therapie gering. Fasst man alle Meningokokken-Infektionen zusammen, beträgt die Letalität in Deutschland gegenwärtig 7–8 %. Die Meningitis heilt meist ad integrum ab, bleibende Schäden des ZNS kommen bei etwa 3 % der Kinder vor. Patienten, die eine perakute Meningokokken-Sepsis überleben, leiden nicht selten an den Folgen von Nekrosen an Haut und Akren (großflächige Hautnarben, Amputationen etc.). Weitere Komplikationen einer Meningokokken-Infektion sind Arthritis, Perikarditis, Myokarditis und Pneumonie.

96.2 Gonokokken-Infektionen

Definition Gonokokken verursachen primär Entzündungen der Schleimhäute, vorwiegend des Urogenitaltrakts, seltener des Rektums, des Oropharynx und der Konjunktiven. Die Gonorrhö (Tripper) ist eine der ältesten bekannten Krankheiten des Menschen. Disseminierte Gonokokken-Infektionen sind eher selten.

Epidemiologie Gonokokken-Infektionen kommen praktisch nur beim Menschen vor. Die Übertragung der Erreger erfolgt durch den Geschlechtsverkehr, während der Geburt und durch Verschmieren von eitrigem Sekret infizierter Schleimhäute. Die Altersverteilung der Gonorrhö entspricht der sexuellen Aktivität der Altersgruppen. Am häufigsten ist die Gonorrhö bei jungen Frauen und Männern. Doppelinfektionen mit anderen Erregern von Geschlechtskrankheiten sind möglich. Die Inkubationszeit beträgt 2–7 Tage.

Ätiologie und Pathogenese Neisseriae gonorrhoeae sind gramnegative Diplokokken. Sie haften fest an Epithelien und dringen bis ins subepitheliale Bindegewebe vor. Im Blut vermögen Gonokokken nicht lange zu überleben. Die Entzündung im Urogenitaltrakt kann aszendierend fortschreiten, eine hämatogene Streuung ist selten. Im Falle einer solchen werden bevorzugt Gelenke, Sehnenscheiden, Schleimbeutel und bei einer Sepsis auch nahezu alle Organe befallen.

Klinische Symptome Die typische Infektion des Neugeborenen ist die Gonoblennorrhö, eine purulente, oft blutige Konjunktivitis mit Chemosis und Lidschwellung. Die Entzündung kann schnell zu Ulzerationen der Hornhaut und damit zur beidseitigen Erblindung führen. Darüber hinaus kommen Skalpabszesse, Vaginitis, Arthritis, Meningitis und Endokarditis vor.

Bei einer Gonokokken-Infektion im präpubertären Alter sollte an sexuellen Missbrauch gedacht werden. Die Infektion äußert sich vor allem als Vaginitis bzw. beim Jungen als Urethritis und durch andere Affektionen des Genitaltrakts. Peritonitis, perihepatischer Abszess, Tonsillopharyngitis und anorektale Entzündungen sind selten.

Im sexuell aktiven Alter bleibt eine Gonokokken-Infektion bei Mädchen oft asymptomatisch (▶ Abschn. Prophylaxe) oder verursacht eine Urethritis. Die Beschwerden sind meist gering, der Fluor ist serös bis eitrig. Die häufigsten Komplikationen sind Bartolinitis, Endozervizitis, Salpingitis, Oophoritis und Perihepatitis. Bei männlichen Jugendlichen beschränkt sich die Gonokokken-Infektion fast immer auf den Harntrakt, anfangs als Urethritis anterior. Die Jugendlichen klagen über Brennen beim Wasserlassen und Fluor, der zunächst eitrig ist, später glasig-schleimig wird und schließlich nur noch morgens als „Bonjour-Tropfen“ sichtbar bleibt. Häufigste Komplikationen sind Balanitis, Phimose, Urethritis posterior, Prostatitis und Epididymitis. Unbehandelt geht die Urethritis bei Mädchen wie bei Jungen nach 3–6 Wochen in ein chronisches Stadium über.

Je nach Eintrittspforte der Gonokokken kann es auch zu einer meist symptomarmen Pharyngitis und zu einer Proktitis kommen (extragenitale Gonorrhö). Die Proktitis ist beim männlichen Jugendlichen eher selten, meist handelt es sich um Homosexuelle, bei der Frau kommt sie durch das genitoanale Verschmieren häufiger vor.

Fernkomplikationen durch hämatogene Ausbreitung der Erreger sind Arthritis, die auch reaktiv sein kann und meist als Monarthritis auftritt, Synovitis, Dermatitis, Endokarditis, Meningitis und Sepsis.

Diagnose und Differenzialdiagnose Die Erhebung einer zuverlässigen Anamnese ist oft schwierig. Mikrobiologisch sind ein Gram-Präparat aus dem entsprechenden Abstrichmaterial und eine Kultur zu fordern. Da Gonokokken empfindlich auf Austrocknung und Temperaturänderung reagieren, sind Transportmedien zu verwenden. Bewährt hat sich auch eine 24-stündige Vorinkubation vor dem Versand. Bei der Interpretation der Befunde sollte bedacht werden, dass N. gonorrhoeae mit anderen Neisserien verwechselt werden kann und dass im Rachen junger Kinder häufig nichtpathogene Neisserien vorkommen. Bei Verdacht auf Kindesmissbrauch sind daher weitere Tests anzuwenden (Serologie, biochemische Differenzierung, Nukleinsäureamplifikationsverfahren).

Differenzialdiagnostisch sind andere Erreger auszuschließen, so z. B. Streptokokken und Chlamydien bei der Gonoblennorrhö oder Streptokokken, Candida, Herpes-simplex-Virus, Trichomonaden und Enterobiusvermicularis bei der Vulvovaginitis. Außerdem ist an Fremdkörper zu denken. Bei Verdacht auf sexuellen Kindesmissbrauch sind vor der antibakteriellen Therapie genitale, rektale und orale Kulturen auf N. gonorrhoeae anzulegen und es ist nach anderen sexuell übertragbaren Krankheiten wie Lues, Chlamydien-Infektion, Trichomoniasis, Hepatitis B, AIDS etc. zu fahnden. Bei Verdacht auf eine Salpingitis sind Appendizitis, Harnwegsinfektion, Endometriose und Torsion einer Ovarialzyste auszuschließen; bei Jungen mit abdominaler Symptomatik ist an die Hodentorsion zu denken.

Therapie Neugeborene mit Ophthalmia neonatorum werden stationär für einen Tag mit Ceftriaxon, 1-mal 20–50 mg/kg KG, oder mit Cefotaxim, 50–150 mg/kg KG/Tag i. v., verteilt auf 2–3 Einzelgaben behandelt. Eine alleinige topische Therapie der Gonoblennorrhö ist nicht ausreichend. Die Mütter der Kinder und ihre Sexualpartner sind zu untersuchen und ebenfalls zu behandeln.

Bei Kindern jenseits der Neugeborenenperiode und bei Jugendlichen sind Ceftriaxon oder Cefotaxim plus Azithromycin oder Doxycyclin (Kinder >9 Jahre alt) zu empfehlen. Die Kombinationstherapie kann wegen der immer häufiger vorkommenden Begleitinfektion mit Chlamydiatrachomatis sinnvoll sein. Entschließt man sich nicht zur Kombinationstherapie, sollte eine Chlamydien-Infektion ausgeschlossen werden. Bei unkomplizierten Infektionen reicht eine Einmalgabe aus: 125 mg Ceftriaxon i. v. (i. m.) oder 400 mg Cefixim p. o. plus Azithromycin oder Doxycyclin (Kinder >9 Jahre alt) über 7 Tage. Komplizierte Infektionen werden mit Ceftriaxon über 3 Tage (Konjunktivitis), 7 Tage (Arthritis), 10–14 Tage (Meningitis), 28 Tage (Endokarditis) behandelt. Der Anteil der β-Laktamase-bildenden Gonokokken-Stämme beträgt in Deutschland etwa 2 %.

Prophylaxe Die über 100 Jahre alte Credé-Prophylaxe mit 1%iger Silbernitratlösung innerhalb 1 h postnatal war ein Meilenstein der präventiven Medizin. Mit ihr kann mit großer Sicherheit eine Gonoblennorrhö und damit eine Erblindung verhindert werden. Die Credé-Prophylaxe wirkt auch gegen andere bakterielle Erreger einer Konjunktivitis, jedoch nicht gegen Chlamydiatrachomatis. Nachteilig ist, dass die Silbernitratlösung selbst eine schmerzhafte, etwa 2 Tage anhaltende Konjunktivitis verursachen kann. Da sich zudem das Erregerspektrum der Ophthalmia neonatorum verändert hat, wird die Credé-Prophylaxe heute nicht mehr empfohlen. Sie wird im gegebenen Falle durch antibiotikahaltige Salben wie 1%ige Tetrazyklin- oder 0,5%ige Erythromycinsalbe ersetzt. Neugeborene von mit Gonokokken infizierten Müttern sollten neben der topischen Augenprophylaxe i.v. mit Ceftriaxon oder Cefotaxim behandelt werden (s. oben).

Die Gonorrhö bleibt bei einem großen Teil der schwangeren Frauen asymptomatisch. Daher wird empfohlen, möglichst alle Frauen während der Schwangerschaft auf Gonokokken zu untersuchen.

Kinder mit einer Gonokokken-Infektion sind für 24 h nach Beginn der antibiotischen Therapie zu isolieren.

Prognose Mit einer rechtzeitigen antibiotischen Behandlung kann fast immer eine Restitutio ad integrum erreicht werden. Bei einer verzögerten antibakteriellen Therapie kann es aber zur Erblindung (Neugeborene) und zur Entstehung von Narben kommen, die im Falle von Tubennarben Infertilität und ektope Schwangerschaft verursachen können.

96.3 Moraxella-catarrhalis-Infektionen

Definition Infektionen mit M. catarrhalis betreffen im Wesentlichen den Respirationstrakt. Bei immundefizienten Patienten können vereinzelt auch systemische Krankheiten die Folge einer M.-catarrhalis-Infektion sein.

Epidemiologie Die Epidemiologie von M.-catarrhalis-Infektionen ist noch weitgehend unerforscht. Am häufigsten erkranken Säuglinge und Kleinkinder. Moraxella catarrhalis gehört zur Standortflora des oberen Respirationstrakts des Menschen und wird von hier über Tröpfchen und Sekrete des Respirationstraktes von Mensch zu Mensch übertragen. Die Kolonisationsrate scheint hoch zu sein. Die Dauer des Trägertums und der Kontagiösität sowie die Inkubationszeit sind unbekannt.

Ätiologie Moraxella catarrhalis, früher Branhamella catarrhalis genannt, ist ein gramnegatives kokkoides Stäbchen, das im Gram-Präparat nicht von Neisseria meningitidis und Neisseria gonorrhoeae unterschieden werden kann.

Klinische Symptome Die häufigsten durch M. catarrhalis verursachten Krankheiten sind Otitis media, Sinusitis, Laryngitis, Tracheitis, Bronchitis und Pneumonie. Von den seltenen systemischen Krankheiten sind vor allem Sepsis, Endokarditis und Meningitis sowie Konjunktivitis bei Neugeborenen zu nennen.

Diagnose Moraxella catarrhalis lässt sich am besten kulturell aus dem Nasopharyngealsekret und aus Punktatmaterial aus dem Mittelohr oder den Nasennebenhöhlen isolieren. Der Nachweis belegt jedoch noch keinen Kausalzusammenhang zwischen Erreger und klinischer Symptomatik. Die Unterscheidung zwischen Kolonisation und Infektion bleibt schwierig. Eine serologische Diagnostik steht nicht zur Verfügung, eine Diagnostik mittels PCR ist nicht indiziert.

Prophylaxe Möglichkeiten der Prophylaxe sind nicht bekannt. Eine Isolierung im Krankenhaus ist nicht erforderlich.

Therapie Etwa 60–80 % der M.-catarrhalis-Stämme produzieren eine β-Laktamase. Deshalb sind bei gegebener Behandlungsindikation Cephalosporine, Makrolide und Aminopenicillin-β-Laktamase-Hemmer-Kombinationen zu empfehlen.

Prognose Die Prognose der durch M. catarrhalis bedingten Atemwegsinfektionen ist gut.

Literatur

Deutsche Gesellschaft für Pädiatrische Infektiologie (2013) Handbuch Infektionen bei Kindern und Jugendlichen, 6. Aufl. Georg Thieme Verlag, Stuttgart

97 Bakterielle Infektionen: Gramnegative Stäbchen

R. Berner, H. Scholz, U. Heininger, K.-M. Keller, H.-I. Huppertz, H.-J. Schmitt

97.1 Haemophilus-influenzae-Infektionen

R. Berner, H. Scholz

Definition Haemophilus influenzae kann invasive Infektionen (Meningitis, Epiglottitis, Weichgewebeinfektionen, Pneumonie, Arthritis, Osteomyelitis) und Infektionen der Schleimhäute (Otitis media, Sinusitis, Konjunktivitis) verursachen. Haemophilus influenzae kann weiterhin sekundärer Krankheitserreger sein, wie etwa bei der Exazerbation der chronischen Bronchitis (des Erwachsenen) im Gefolge von virusbedingten Atemwegsinfektionen und der Influenza.

Epidemiologie Haemophilus influenzae kommt weltweit und ausschließlich beim Menschen vor. Die unbekapselten Stämme gehören zur Normalflora des Nasenrachenraums: 60–90 % der Kinder sind Träger von unbekapselten Stämmen; bekapselte Stämme, zumeist handelt es sich um H. influenzae Typ b (Hib), findet man bei 3–5 % der Kinder im Nasen-Rachen-Raum.

Haemophilus influenzae gehört neben S. pneumoniae zu den häufigsten Erregern der akuten Otitis media und der akuten Sinusitis. Invasive Infektionen kommen vor allem bei nicht oder inkomplett immunisierten Kindern in den ersten 4–5 Lebensjahren vor. Risikofaktoren sind neben dem Lebensalter enger Kontakt (z. B. im Haushalt), Asplenie, Sichelzellanämie und Immundefizienz. Der Häufigkeitsgipfel der Hib-Meningitis liegt zwischen 6 und 23 Lebensmonaten, der der Epiglottitis im 3. bis 4. Lebensjahr. Die invasiven Infektionen sind durch die Hib-Impfung um mehr als 95 % zurückgegangen.

Die Übertragung von H. influenzae erfolgt über Tröpfchen und durch Kontakt von Mensch zu Mensch. Die Inkubationszeit beträgt wenige Tage.

Ätiologie Haemophilus influenzae ist ein kleines, gramnegatives, oft kokkoides Stäbchen. Es sind 6 bekapselte (a–f) und 50–80 unbekapselte Typen bekannt. Fast alle invasiven Infektionen, wie Meningitis, Sepsis, Epiglottitis, Arthritis, Osteomyelitis und Phlegmone (Zellulitis), werden durch den Typ b (Hib) hervorgerufen. Die bekapselten Non-b-Typen sind nur selten Erreger einer invasiven Infektion und dann meist bei immundefizienten Patienten. Die unbekapselten Typen verursachen häufig Otitis media, Sinusitis, Pneumonie, Konjunktivitis und invasive Krankheiten bei Neugeborenen sowie Exazerbationen der chronischen Bronchitis und Sepsis bei Erwachsenen.

Klinische Symptome Die durch H. influenzae verursachten Krankheiten unterscheiden sich nicht von gleichartigen Krankheiten, die durch andere bekapselte Bakterien wie Pneumokokken oder Meningokokken hervorgerufen werden. Die Epiglottitis ist wie die Sepsis oder Meningitis ein schweres Krankheitsbild und verlangt die sofortige stationäre Einweisung.

Diagnose Aufgrund der Vielzahl der Krankheitsbilder ist die Diagnostik unterschiedlich. Bei allen invasiven Infektionen unklarer Ätiologie sollte man, zumindest in den ersten Lebensjahren, auch den Nachweis von H. influenzae aus Blut, Liquor, Punktaten, Eiter und Abstrichmaterial versuchen. Isolierte Stämme sind auf β-Laktamase-Bildung und damit auf Ampicillinresistenz zu prüfen. Das Hib-Antigen lässt sich mit einem Schnelltest im Liquor nachweisen. PCR-Diagnostik ist heute in den meisten Labors verfügbar und sollte bei negativer Kultur (z. B. im Liquor bei antibiotischer Vorbehandlung) angefordert werden.

Therapie Zahlreiche Antibiotika sind wirksam, z. B. Aminopenicilline und orale und parenterale Cephalosporine der Gruppe 2 und 3. Zu beachten ist, dass etwa 5 % der H.-influenzae-Stämme in Deutschland wegen β-Laktamase-Bildung gegen Ampicillin/Amoxicillin resistent sind. Allerdings sind auch etwa 5 % der Stämme resistent gegen Cefotiam bzw. Cefuroxim. Für die Behandlung schwerer Infektionen sind daher initial Cefotaxim oder Ceftriaxon (Meningitis, Sepsis, Epiglottitis) Mittel der Wahl.

Prophylaxe Die wichtigste Maßnahme ist die Hib-Impfung (► Kap. 10). Sie wirkt nur gegen Typ b, nicht gegen die anderen bekapselten und nicht gegen unbekapselte Typen. Die Hib-Impfung sollte frühzeitig komplettiert werden, so dass Säuglinge spätestens ab einem Alter von 6 Monaten über einen sicheren Impfschutz verfügen.

Kinder, die an einer Hib-Infektion erkranken, müssen nicht isoliert werden. Sie sollten, wenn sie jünger als 2 Jahre sind, 4 Wochen nach der Genesung altersgerecht gegen Hib geimpft werden. Eine Umgebungsuntersuchung ist wegen der großen Zahl von Keimträgern nicht sinnvoll.

Als weitere prophylaktische Maßnahme hat sich die Chemoprophylaxe mit Rifampicin bewährt. Mit ihr können die Keime bei etwa 95 % aller Träger eliminiert und weitere Erkrankungen von Kontaktpersonen verhindert werden. Die Chemoprophylaxe wird daher bei Erkrankung eines Kindes an einer Hib-Meningitis oder -Epiglottitis allen Kontaktpersonen empfohlen, wenn im Haushalt oder in der Kindereinrichtung ein oder mehrere Kinder leben, die jünger als 4 Jahre alt sind. Eine Chemoprophylaxe ist nicht notwendig, wenn der Kontakt zum Patienten länger als 7 Tage zurückliegt und wenn die Kontaktkinder, außer sie sind immundefizient, voll immunisiert sind. Eine Chemoprophylaxe ist auch erkrankten Kindern bei der Entlassung aus der Klinik zu empfehlen, wenn das Kind nicht mit Cefotaxim oder Ceftriaxon behandelt worden ist und in einen Haushalt mit einem gefährdeten Kind zurückkehrt. Zur Dosierung von Rifampicin ► Kap. 113; die Behandlung erfolgt über 4 Tage.

Prognose Epiglottitis, Sepsis und Meningitis sind lebensbedrohliche Krankheiten. Die Prognose der meisten anderen durch H. influenzae verursachten Krankheiten ist bei adäquater Therapie gut.

97.2 Pertussis und Parapertussis

U. Heininger

Definition, Ätiologie und Häufigkeit Pertussis (Keuchhusten) ist eine akute Infektion der Atemwege. Bei typischer Ausprägung leiden die Patienten unter stakkatoartigen Hustenanfällen, die durch physische oder emotionale Triggerfaktoren ausgelöst werden können und häufig mit dem Hervorwürgen von zähem Schleim bzw. Erbrechen

G.F. Hoffmann, M.J. Lentze, J. Spranger, F. Zepp (Hrsg.), *Pädiatrie*,
DOI 10.1007/978-3-642-41866-2_97, © Springer-Verlag Berlin Heidelberg 2014

■ Tab. 97.1 Klinische Stadien der typischen Pertussis-Infektion

Stadium	Dauer (Wochen)	Symptome
Inkubation	1–6	Keine
Stadium catarrhale	1–2	Rhinitis, unspezifischer Husten
Stadium convulsivum	1–8	Anfallartiger Husten, gefolgt von Hervorwürgen zähen Schleims und/oder Erbrechen; abschließend inspiratorisches Juchzen und ggf. Reprise; bei jungen Säuglingen Bradykardie/Apnoen
Stadium decrementi	≥1	Nachlassende Symptomatik; oft über längere Zeit ticartig auftretende Hustenanfälle

einhergehen. Erreger der Pertussis ist das gramnegative Bakterium Bordetella pertussis. Etwa 5 % der klinischen Keuchhusten-Fälle werden durch das eng verwandte B. parapertussis hervorgerufen. Die Krankheit tritt weltweit endemisch auf, zusätzlich werden in unregelmäßigen Abständen epidemische Häufungen auch in geimpften Populationen beobachtet. Beide Geschlechter sind gleichermaßen betroffen, jahreszeitliche Schwankungen sind zufällig.

In unzureichend geimpften Populationen erfolgt eine frühe und rasche, aber unvollständige Durchseuchung mit dem Erkrankungsgipfel im Kleinkindalter. Die jährliche Erkrankungswahrscheinlichkeit für ungeimpfte Kinder beträgt etwa 5 %. Auch bei Schulkindern, Jugendlichen und Erwachsenen werden Primärerkrankungen mit typischer Symptomatik oder Reinfektionen mit fehlender oder uncharakteristischer Symptomatik beobachtet. Asymptomatisch Infizierte oder untypisch Erkrankte sind wichtige Glieder in der Infektionskette. Chronische Bakterienausscheider sind nicht bekannt.

Pathogenese Bordetella pertussis und B. parapertussis werden durch Tröpfcheninfektion von Mensch zu Mensch übertragen. Sie adhärieren zunächst an zilientragendes Nasopharynx- und Bronchialepithel. Die Adhärenz wird im Wesentlichen durch Bestandteile der Bakterienzellmembran (filamentöses Hämagglutinin, Pertaktin und Fimbrien) vermittelt. Weitere Virulenzfaktoren sind Toxine, z. B. Adenylatzyklase/Hämolysin und das Trachealzytotoxin. Bordetella pertussis, nicht aber B. parapertussis, produziert ferner das Pertussistoxin, welches u. a. für die Entwicklung der typischen lymphozytären Leukozytose verantwortlich ist. Eine vermutlich toxinbedingte Schädigung der Tracheal- und Bronchialschleimhaut wird für die charakteristische Hustensymptomatik verantwortlich gemacht, die auch nach Elimination der Erreger oft noch wochenlang anhält.

Die seltene zerebrale Beteiligung (Pertussis-Enzephalopathie) ist wahrscheinlich hypoxiebedingt und manifestiert sich mit Krampfanfällen, Paresen und Bewusstseinsstörungen. Ungeklärt ist die Pathogenese der im jungen Säuglingsalter auftretenden typischen Apnoen.

Klinische Symptome und Verlauf Die typische Krankheit durchläuft nach einer Inkubationszeit von 7–28 Tagen, bei antibiotischer Prophylaxe auch bis zu 40 Tagen, unabhängig vom Erreger 3 Stadien (■ Tab. 97.1). Bordetella-pertussis-Infektionen sind im Vergleich zu B.-parapertussis-Infektionen intensiver ausgeprägt und in der Regel von längerer Dauer. Eine Gegenüberstellung der Symptome der beiden Erreger zeigt ■ Tab. 97.2. Während bei B.-pertussis-Infektionen 91 % der Patienten die charakteristischen Hustenanfälle aufwiesen, wurden diese nur bei 79 % der an B. parapertussis Erkrankten beobachtet; 62 % aller Pertussis-Infektionen im Gegensatz zu nur 35 % der Parapertussis-Infektionen dauerten länger als 4 Wochen. Fieber war in beiden Gruppen ein seltenes Symptom.

Die Komplikationsrate in den ersten 6 Lebensmonaten beträgt etwa 25 % (Apnoen, Pneumonien), danach noch 5 %. Die Letalität der Säuglingspertussis liegt bei 1 %.

Diagnose und Differenzialdiagnose Die klinische Diagnose allein ist unzuverlässig, da selbst die typischen Symptome nicht pathognomonisch für Bordetella-Infektionen sind. Der Nachweis einer ausgeprägten Lymphozytose im Differenzialblutbild ist bei entsprechender Symptomatik zwar verdächtig auf das Vorliegen einer B.-pertussis-Infektion (und weniger einer B.-parapertussis-Infektion), er ist aber keineswegs obligat vorhanden. Der Erregernachweis gelingt am zuverlässigsten durch erregerspezifische Polymerasekettenreaktion (PCR) aus Nasopharynxabstrichentnahme bzw. -absaugsekret; die Anzucht der Bakterien auf Spezialmedium ist weniger sensitiv und heute in der Routinediagnostik deshalb weitgehend verlassen. Entscheidend ist die frühzeitige Abstrichentnahme, möglichst in den ersten beiden Krankheitswochen (Sensitivität ca. 80 %).

Nicht standardisiert ist die serologische Diagnose der Pertussis. Zur Verfügung stehen verschiedene ELISA-Verfahren. Die Diagnosesicherung erfordert einen signifikanten Titeranstieg oder -abfall aus 2 Serumproben (Früh- und Spätphase der Krankheit) bzw. signifikant erhöhte Antikörperwerte (vor allem IgG gegen Pertussistoxin) aus einer Einzelprobe.

Andere Infektionserreger (Adenoviren, Mycoplasma pneumoniae, Chlamydia pneumoniae u. a.), aber auch Fremdkörperaspirationen können pertussiformen Husten verursachen und müssen differenzialdiagnostisch abgegrenzt werden.

Therapie, Prophylaxe und Prognose Die antibiotische Behandlung verhütet bei rechtzeitiger Gabe (im Stadium catarrhale oder im frühen Stadium convulsivum) schwere Krankheitsverläufe und schützt durch rasche Erregerelimination die Umgebung des Kranken. Sie erfolgt durch Makrolide, z. B. Erythromycin (40–50 mg/kg KG/Tag p.o.) oder Clarithromycin (15 mg/kg KG/Tag p. o.) über mindestens 7, besser 14 Tage. Darüber hinaus sind symptomatische Maßnahmen wie Vermeiden von physischer und psychischer Belastung und häufige, portionierte Nahrungszufuhr in Abhängigkeit von der Ausprägung der Krankheit notwendig. Bei Säuglingen ist wegen der hohen Rate der zum Teil lebensbedrohlichen Komplikationen eine stationäre Überwachung anzuraten.

Die Gabe eines Makrolidantibiotikums über 14 Tage kann auch bei Kontaktpersonen den Ausbruch der Krankheit verhüten oder zumindest die Symptomatik abschwächen und ist deshalb empfehlenswert.

Die sicherste prophylaktische Maßnahme stellt die allgemein empfohlene aktive Schutzimpfung ab dem Alter von 8 Wochen dar. Auffrischimpfungen werden im 2. Lebensjahr, mit 5-6 Jahren und 9-17 Jahren sowie einmalig auch im Erwachsenenalter empfohlen. Eine passive Immunisierung durch spezifische Immunglobuline ist nicht möglich.

Abgesehen von komplizierten Verläufen im Säuglingsalter ist die Prognose der Pertussis im Allgemeinen gut. In Deutschland besteht seit 2013 eine Meldepflicht für Pertussis (Krankheitsverdacht, Krankheit oder Tod).

Tab. 97.2 Charakteristika und Symptomatik von 84 kulturell gesicherten Bordetella-parapertussis-Infektionen im Vergleich zu 168 Bordetella-pertussis-Infektionen *(matched controls)*. (Mod. nach Heininger 1995)

Merkmal		Vorkommen (%)	
		B.-parapertussis-Infektion	B.-pertussis-Infektion
Anfallartiger Husten		79	91
Anschließendes Erbrechen		32	47
Inspiratorisches Juchzen		62	80
Dauer des Hustens	≤2 Wochen	18	9
	>4 Wochen	35	62
Leukozyten ≥15.000/µl		3	25
Körpertemperatur ≥38 °C		6	7

97.3 Campylobacter-Infektionen

K.-M. Keller

Definition *Campylobacter jejuni* und Verwandte wie *C. fetus*, *C. sputorum* etc. sind durch Geißeln bewegliche, gramnegative, gebogene oder spiralige Bakterien, die meist selbstlimitierte Durchfälle auslösen, aber auch eine Bakteriämie, postinfektiöse Arthritis und schwere, in der Regel neurologische Komplikationen verursachen können (z. B. Guillain-Barré-Syndrom).

Epidemiologie In Entwicklungsländern gehören neben Shigellen- besonders C.-jejuni-Infektionen zu den häufigen bakteriellen Ursachen von teilweise auch persistierenden Durchfallkrankheiten, besonders während der ersten beiden Lebensjahre (15–40 %). In Deutschland wird bei stationär betreuten Kindern mit Gastroenteritis bei bis zu 5 % der Fälle C. jejuni nachgewiesen. Häufiger kommt C. jejuni bei HIV-positiven Patienten vor.

Pathogenese Keimreservoire sind Geflügel, Weidetiere und Haustiere wie Katzen und Hunde. Die Keime werden oral von Haustieren, kontaminiertem Trinkwasser, Rohmilch oder von nicht ausreichend gegartem Fleisch (z. B. Geflügel) oder Eiern aufgenommen. Neben einer lokalen Invasion von Jejunum, Ileum und Kolon kann es auch zu Bakteriämien kommen. Meist sind jedoch leichte oder profuse, unter Umständen auch schleimig-eitrige oder blutige Durchfälle die Folge der Infektion. Eine fulminante Kolitis ist selten. Unbehandelt können Patienten C. jejuni bis zu 3 Monate im Stuhl ausscheiden. Die Pathogenese des Guillain-Barré-Syndroms als Komplikation einer Campylobacter-Infektion (1 auf 1000 Infektionen) ist weitgehend unklar. Es wird ein humoraler Faktor vermutet, der in vitro demyelinisierende und leitungsblockierende Eigenschaften entfaltet und durch Plasmapherese vermindert werden kann. Beschrieben sind kreuzreagierende Antikörper gegen das Lipopolysaccharid-Core der Bakterien und GM_1-Gangliosid von Myelin.

Klinische Symptome Übelkeit, Fieber und Durchfälle mit krampfartigen Bauchschmerzen treten 1–7 Tage nach Infektion auf und sistieren in der Regel spontan innerhalb von 5–7 Tagen. Rekurrierende oder chronische Verläufe sind die Ausnahme, eine reaktive Arthritis kann bei HLA-B27-positiven Patienten hinzukommen. Fatale septische Verläufe können in der Neonatalperiode auftreten. Zu den schwerwiegenden Komplikationen gehören Meningitis und Guillain-Barré-Syndrom.

Diagnose Der Keim wird kulturell aus Stuhlproben nachgewiesen. Im Serum finden sich im Verlauf spezifische Antikörper. Die Infektion hinterlässt keine dauerhafte Immunität.

Therapie Eine Therapie mit Erythromycin oder Ciprofloxacin über 5–7 Tage ist nur bei besonders schweren und prolongierten Verläufen, bei Säuglingen <4 Monaten sowie bei Patienten mit Immundefekt inklusive AIDS indiziert.

Prophylaxe Zum Schutz vor einer Infektion sollten nur abgekochtes Wasser, pasteurisierte Milch und durchgegartes Fleisch verzehrt werden, wichtig sind zudem Händewaschen nach Rohfleisch- oder Haustierkontakt und Haustiersanierung. Die Campylobacter-Infektion ist meldepflichtig.

Prognose Abgesehen von seltenen Komplikationen ist die Prognose insgesamt gut.

97.4 Helicobacter-Infektionen

K.-M. Keller

Definition Zur Gattung Helicobacter gehören ca. 20 meist tierpathogene gramnegative, durch Geißeln bewegliche, gebogene oder spiralförmige Bakterien, die fast alle Urease produzieren. Die humanpathogenen Keime Helicobacter pylori (Hp) und weitaus seltener Helicobacter heilmannii verursachen Gastritis, sowie Ulzera des Magens und Duodenums. H. pylori ist von der WHO als Karzinogen für die Entstehung des MALT-Lymphoms und des Magenkarzinoms anerkannt. Die übergroße Mehrzahl der Infizierten ist jedoch asymptomatisch. 2005 bekamen Warren und Marshall für die Wiederentdeckung von H. pylori den Nobelpreis für Medizin. Die Neudefinition der Gastritis- und Ulkusgenese als Folge einer in der Regel pädiatrischen Infektionskrankheit bedeutete damals eine medizinische Revolution!

Epidemiologie Die Prävalenz der H.-pylori-Infektion in Entwicklungsländern liegt >80 %, in Industrieländern beträgt sie 20–50 %, entscheidend sind die sozioökonomischen Bedingungen in der Kindheit. Die stetige Verbesserung des Lebensstandards führt im Sinne eines Geburtskohorteneffekts zu einem Rückgang der Infektion. Gut die Hälfte der Weltbevölkerung ist nach Schätzungen infiziert. In Deutschland sind im Alter von 5–7 Jahren ca. 5–7 % der deutschen, aber bis zu 44 % der Kinder mit Migrationshintergrund infiziert. Ohne Behandlung wird der Keim nicht eradiziert. Reinfektionen nach erfolgreicher Therapie sind selten.

Pathogenese Keimreservoir ist der Mensch. Die innerfamiliäre Infektion (oral-oral, gastral-oral, fäkal-oral) findet in der Regel in den ersten 5 Lebensjahren statt. Es wird eine hohe Konkordanz der Molekularbiologie des Keims – das Genom ist bekannt – zwischen Mutter und Kind beschrieben. Die Angewohnheit >24 Monate aus Fläschchen mit Schnuller zu trinken, ist ein weiterer Risikofaktor. Die Rolle infizierter Nahrung oder kontaminierten Trinkwassers ist umstritten. Die Ausstattung des Bakteriums mit Urease ermöglicht H. pylori in einer aus Harnstoff gebildeten alkalischen Ammoniakwolke im sehr sauren Magenmilieu zu überleben und sich mit seinen Flagellen in die tieferen Schleimschichten vorzubewegen. Die Interaktion mit Adhäsinen und Zytotoxinen vermitteln eine Vielfalt an entzündlichen Reaktionen des Wirtsorganismus (z. B. IL-8, IL-1β, Autoantikörper gegen die H^+/K^+-ATPase, prädominante Th-1-Antwort). Bestimmte Polymorphismen des IL-1β-Gens begünstigen die Entwicklung einer Korpusgastritis, Achlorhydrie, Schleimhautatrophie oder sogar Magenkarzinom, andere Gene sind mit der Entstehung von viel Magensäure mit Antrumgastritis und Ulkus assoziiert.

Nach Metaanalysen ist das Risiko eines Erwachsenen für ein Magenkarzinom bei H. pylori-Infizierten 2- bis 3-fach und für ein MALT-Lymphom 6-fach im Vergleich zu Nichtinfizierten erhöht. Andererseits gibt es aber in verschiedenen Regionen eines Landes wie z. B. China ganz unterschiedliche Prävalenzen für diese Komplikationen, so dass zusätzliche Faktoren (z. B. Toxine in der Ernährung?) eine Rolle spielen müssen.

Klinische Symptome Die überwiegende Mehrzahl H.-pylori-infizierter Kinder ist asymptomatisch. 10–15 % aller Schulkinder leiden an chronisch rezidivierenden Bauchschmerzen, ein Zusammenhang mit einer H.-pylori-Infektion ist nicht erwiesen. Dyspeptische Oberbauchschmerzen, Übelkeit, Erbrechen sind mögliche, aber unspezifische Symptome für eine H. pylori-Infektion, Blähungen und Durchfälle jedoch nicht. Eine therapierefraktäre Eisenmangelanämie kann Folge einer H. pylori-Infektion sein, nicht erwiesen sind Assoziationen mit chronischer Urtikaria, Otitis media, Nahrungsmittelallergie oder plötzlichem Kindstod.

Diagnose Es werden nichtinvasive und invasive Diagnostikverfahren unterschieden. Zu den nichtinvasiven Verfahren gehören der monoklonale Stuhltest auf das Hp-Antigen, der 13C-Harnstoffatemtest (Nutzung der Spaltung von Harnstoff – markiert mittels nichtradioaktivem stabilem Isotop 13C – in NH_3 und CO_2 durch die Hp-Urease) und die Hp-IgG-Serologie im Serum inklusive Immunoblot (Reihenfolge in abnehmender Sensitivität und Spezifität). Nur die invasive, d. h. endoskopische Diagnostik, ist in der Lage die Hp^+-Krankheit zuverlässig zu detektieren (Gastritis, Ulkus etc.). Die Entnahme von Biopsien ermöglicht zudem eine Resistenztestung. Laut Leitlinie sollten nur die Kinder und Jugendlichen auf Hp getestet werden, bei denen eine organische Erkrankung vermutet und dann auch behandelt werden soll.

Therapie Idealerweise sollte eine resistenzgerechte Triple-Therapie mit 2 wirksamen Antibiotika in Kombination mit einem Protonenpumpenhemmer über mindestens 1 Woche oral erfolgen.

Prophylaxe Stillen, Vermeiden von zu langem Gebrauch von Schnullern. Verbesserung der sozioökonomischen Bedingungen im Kindesalter. Hygiene im Endoskopiebereich.

Prognose Im Kindesalter gut, abgesehen von den beschriebenen Komplikationen des Erwachsenenalters.

97.5 Legionellen

K.-M. Keller

Definition Legionellen (am wichtigsten L. pneumophila, weniger klinisch relevant L. micdadei und feeleii) sind gramnegative, unbekapselte und mit Geißeln versehene Stäbchenbakterien. Sie sind gegen äußere Einflüsse relativ unempfindlich und verursachen atypische Pneumonien, aber auch sepsisähnliche Krankheitsbilder mit multipler Organbeteiligung besonders bei älteren Abwehrgeschwächten. Der Name leitet sich aus der Geschichte der Erstentdeckung 1976 ab, als bei einem Jahrestreffen amerikanischer Kriegsveteranen („American Legion") bei vielen Teilnehmern eine schwere Pneumonie ausgebrochen war.

Epidemiologie Die Erreger finden sich ubiquitär in Wasser- und Erdproben, sie wurden aus Kühltürmen, Klimaanlagen, fließenden und stehenden Gewässern, Duschanlagen in Hotels, Krankenhäusern, Kreuzfahrtschiffen, Whirlpools, Sprinkleranlagen, Wasserhähnen und Abwässern isoliert. Warmwasser begünstigt ihr rasches Wachstum. Ein besonderes Risiko haben Wassersysteme in nur saisonal genutzten Hotelanlagen. In der Natur vermehren sie sich in Frischwasseramöben. Die Legionellen werden über Wasseraerosole übertragen, die Pneumonien treten vor allem in den Sommermonaten sporadisch als auch epidemisch und nosokomial auf.

Eine Übertragung von Mensch zu Mensch findet nicht statt. Die Inzidenz in Deutschland wird für Erwachsene auf 5–6 pro 100.000 Einwohner für Kinder unter 1:1 Mio. geschätzt. Besonders gefährdet sind ältere Menschen, Raucher, Alkoholiker und Immunsupprimierte mit einer Mortalität von 10–15 %. Im Kindesalter ist diese Infektion so selten, dass im Forschungsnetz „akute Atemwegsinfektionen" in 4 Jahren kein einziger Legionellenfall im Kindesalter dokumentiert wurde. Insgesamt ist jedoch bei den Legionellenpneumonien von einer hohen Dunkelziffer auszugehen.

Pathogenese Eine klinische Manifestation in der Lunge nach Inhalation der Aerosole tritt bei disponierenden Faktoren in 1–9 % auf. Der Erreger wird nach pilusvermittelter Adhärenz in besonderer Weise phagozytiert (coiling phagocytosis), entgeht jedoch der intrazellulären Abtötung, so dass in den Alveolen und Alveolarsepten eine Entzündungsreaktion mit Nekrosen ausgelöst wird. Von dort kann der Erreger auch septisch in andere Organe wie ZNS, Herz, Leber, Pankreas, Darm und Haut streuen.

Klinische Symptome Nach einer Inkubationszeit von 2–10 Tagen, manchmal auch später, entwickeln die Patienten hohes Fieber, Schüttelfrost, Kopfschmerzen, Husten und Atemnot, Myalgien, Arthralgien, unter Umständen auch Durchfälle (20–25 %). Eine Sepsis mit Multiorganbeteiligung tritt bei bis zu 50 % der Erkrankten auf. L. micdadei oder feeleii können grippeähnliche Symptome leichterer Art mit Schwindel und Muskelschmerzen verursachen (Pontiac-Fieber, Pittsburgh-Pneumonie). Entscheidend für die Überwindung der Infektion ist die T-Zell-vermittelte Immunität, so dass Neugeborene und Kinder mit Immunsuppression (Transplantation, TNF-α-Antikörpertherapie, Immundefekte) besonders gefährdet sind.

Diagnose Die Primärdiagnose erfolgt durch Antigennachweis im Urin (EIA für Serogruppe 1). Goldstandard sind Mikroskopie, PCR

Tab. 97.3 Taxonomische Zuordnung und zugehörige Krankheitsbilder von Pseudomonas und wichtigen verwandten Spezies

Aktuelle Bezeichnung	Früherer Name	Erkrankung
Pseudomonas[a] aeruginosa	Identisch	Opportunistische Infektion
Stenotrophomonas maltophila	P. maltophila	Opportunistische Infektion
Burkholderia cepacia	P. cepacia	Infektionen bei Patienten mit Mukoviszidose
Burkholderia pseudomallei	P. pseudomallei	Melioidose[b]
Burkholderia mallei	P. mallei	Rotz[c]

[a] Weitere Genusnamen, die zur Gruppe der Pseudomonaden gehören, die aus Patienten isoliert werden können und als Krankheitserreger infrage kommen, sind: Commomonas, Flavimonas, Ralstonia, Shewanella, Sphingomonas. Besonders bei Pseudomonas gibt es eine Vielzahl weiterer Spezies, deren mikrobiologische Zuordnung mit dem zuständigen Labor erörtert werden sollte. Die Beurteilung der klinischen Bedeutung eines solchen Isolats kann schwierig sein.

[b] In Asien erworbene akute oder chronische Hautinfektion, die über Aussaat in viele Organe (besonders in die Lunge) zur Sepsis und zum Tode führen kann.

[c] Der Rotz ist eine bei Einhufern auftretende, in Deutschland ausgerottete schwere Krankheit, die selten auf den Menschen übertragen werden kann. Neben einer örtlichen Eiterung mit Lymphknotenschwellung sind Pneumonie und Sepsis möglich. Krankheit und Tod sind meldepflichtig

und Anzucht des Erregers aus dem Respirationstrakt (Sputum, besser bronchoalveoläre Lavage). Für epidemiologische Zwecke können Serum-Antikörper mit Verlaufstitern hilfreich sein. Die Labormaterialien müssen rasch und nach telefonischer Vorinformation versandt werden. Die Pneumonie wird klinisch und radiologisch festgestellt.

Therapie Mittel der Wahl war parenteral verabreichtes Erythromycin, was nach neueren Studien in der aktuellen Leitlinie durch den erfolgreichen Einsatz von Levofloxacin abgelöst wurde. Cephalosporine sind wegen ihrer „Legionellenlücke" unwirksam.

Prophylaxe Sachgerechte Installation und Wartung von Wasserleitungssystemen und Klimaanlagen, Inhalationsgeräten, regelmäßige Hygienekontrollen in Gemeinschaftseinrichtungen und Krankenhäusern zur Vermeidung von legionellenhaltigen Aerosolen. Beseitigung von Abwehrschwächen, wenn möglich, ist wichtig. Immunsupprimierte sollten zur Gesichts- und Mundhygiene nur steriles Wasser verwenden und Duschen meiden. Nach § 7 IfSG besteht namentliche Meldepflicht. Durch die Einführung des European Legionnaires' Disease Surveillance Network (ELDSNet) konnte in den Jahren von 1987–2010 eine deutliche Verbesserung der Erfassungsrate für dokumentierte Erkrankungen in Europa von ca. 100/Jahr auf über 900 Fälle/Jahr erreicht werden. Reiseassoziiert bestehen Cluster in Ländern wie Spanien, Frankreich, Italien und Türkei.

97.6 Pseudomonaden-Infektionen

H.-I. Huppertz

Definition Pseudomonaden kommen ubiquitär in feuchter Umgebung vor und sind beim Menschen Auslöser opportunistischer Infektionen, besonders bei Patienten mit Risikofaktoren.

Epidemiologie und Ätiologie Pseudomonaden sind gramnegative Stäbchen, die verschiedenen Genera zugeordnet werden, unter denen *Pseudomonas aeruginosa* die wichtigste Spezies ist (Tab. 97.3). Aufgrund von Farbstoffbildung sind der Eiter und die angezüchtete Kultur blau-grün und fluoreszieren. Nicht selten kolonisiert P. aeruginosa den Darm Gesunder. Pseudomonas ist einer der wichtigsten Hospitalkeime, der über das Betreuungspersonal, über Geräte oder Lösungen besonders auf Intensiv- oder speziellen Pflegestationen auf Patienten übertragen wird, bei denen er Haut und Schleimhäute kolonisiert und evtl. infiziert. Die Keime sind gegen viele Antibiotika resistent und wurden sogar aus Desinfektionslösungen isoliert.

Pseudomonas aeruginosa produziert eine Reihe von Virulenzfaktoren, wie Endotoxin und extrazelluläre Enzyme, die den Wirt schädigen und den Keim vor Phagozytose schützen. Bei Abwehrschwäche und anderen Risikofaktoren kann es durch endogene Infektion zur Sepsis kommen (Tab. 97.4).

Klinische Symptome und Verlauf Bei gesunden Kindern kann P. aeruginosa eine Wundinfektion hervorrufen: das Ecthyma gangraenosum ist eine von einer Rötung umgebene eitrige Pustel, die sich hämorrhagisch verändert und unter der es zur Erosion kommt, so dass nach Abheilung eine Narbe zurückbleibt. Die Infektion kann sich im Gewebe ausbreiten und sehr selten zur Sepsis führen. Besonders am beschuhten Fuß kann P. aeruginosa über eine perforierende Wunde eine Osteomyelitis hervorrufen. Langer Aufenthalt in warmem, nicht antimikrobiell behandeltem Wasser kann bei Kindern Dermatitis („Whirl-pool-Dermatitis"), Otitis externa oder Harnwegsinfektion durch Pseudomonas begünstigen.

Die meisten Infektionen manifestieren sich jedoch bei Patienten mit Risikofaktoren (Tab. 97.4). Alle Organe können von der Infektionskrankheit betroffen sein. Die Ausbreitung der Infektion kann per continuitatem vom primären Kolonisationsort, z. B. Haut oder Schleimhaut, erfolgen und mit einem Ecthyma gangraenosum beginnen, oder die Keime gelangen nach Translokation aus dem Darm primär in den Kreislauf und führen besonders bei neutropenischen Patienten zur Sepsis. Klinisch imponiert dabei Fieber, Hypotension, Nierenversagen und adultes Atemnotsyndrom. Hämorrhagische Nekrosen der Haut und anderer Organe, besonders der Lungen, sind möglich.

Patienten mit Mukoviszidose sind bis zum 15. Lebensjahr zu 80 % mit P. aeruginosa infiziert. Trotz antibiotischer Therapie ist die Infektion häufig nicht mehr zu beseitigen. Meist zeigen die Keime den ungewöhnlichen mukoiden Phänotyp mit exzessiver Schleimbildung (Alginat). In diesem Biofilm sind die Keime vor der Wirtsabwehr geschützt, während Nährstoffe hindurchdiffundieren können. Die chronische Bronchitis führt zur allmählichen Zerstörung der Lunge. Übertragbare Stämme haben zugenommen. Seit 1985

Tab. 97.4 Risikofaktoren für das Auftreten einer Infektion mit Pseudomonas aeruginosa

Risikofaktoren	Klinische Symptome
Intubation, Tracheostomie	Fortgeleitete Bronchopneumonie
Neutropenie, septische Granulomatose, AIDS, Störung der Komplement- oder Neutrophilenfunktion, Mukositis oder Ulzeration im Respirations- oder Gastrointestinaltrakt	Septische nekrotisierende Pneumonie
Meningomyelozele, Querschnittlähmung, Blasenkatheter oder anderer Fremdkörper in den Harnwegen	Harnwegsinfektion, Urosepsis
Großflächige Verbrennungen	Ekthyma, Nekrose zusätzlicher Hautareale
Chronische Otitis media, Cholesteatom	Meningitis
Myelomeningozele, Hydrozephalus, Shunt	Meningitis, Hirnabszess, Ventrikulitis
Vitium cordis, intravenöser Drogenabusus	Endokarditis
Mukoviszidose	Chronisch-exazerbierende Bronchitis
Frühgeburtlichkeit	Sepsis (konnatal oder nosokomial erworben)
Malignom, Leukämie, Chemotherapie	Sepsis
Immunsuppression bei Malignom, Transplantation oder Autoimmunkrankheit	Sepsis, Pneumonie
Intensivpflege	Ulzerierende Keratitis, Pneumonie, Sepsis

hat die Infektion mit B. cepacia, einer Pflanzenpseudomonade, bei Patienten mit Mukoviszidose zugenommen. Die Infektion mit B. cepacia kann von Patient zu Patient und über gemeinsam benutzte Inhalationsgeräte besonders in Gemeinschaftseinrichtungen und Kliniken für Patienten mit Mukoviszidose übertragen werden. Neben chronischen Infektionsverläufen sind auch progrediente Fälle mit rascher Verschlechterung der Lungenfunktion und tödlichem Ausgang beschrieben.

Diagnose Die Diagnosestellung erfordert die Anzucht und evtl. die Quantifizierung des Erregers aus Abstrichen, Körperflüssigkeiten oder Gewebe. Nur durch Beurteilung der klinischen Situation kann zwischen Besiedelung und Infektion unterschieden werden. Das Ecthyma gangraenosum ist als pathognomonisch angesehen worden. Die Höhe des Antikörpertiters gegen P. aeruginosa kann die Aktivität der Infektion widerspiegeln und die Indikation zur antibiotischen Therapie untermauern.

Therapie Die Therapie der Sepsis unbekannter Ursache muss besonders bei neutropenischen Patienten auch P. aeruginosa abdecken. Pseudomonaden besitzen eine breite natürliche Resistenz gegen Antibiotika und haben als Hospitalkeime weitere Resistenzen erworben, so dass die antibiotische Therapie oft schwierig ist und nicht mit oral applizierbaren Präparaten durchgeführt werden kann. Eine Ausnahme bildet das im Kindesalter nur bei Mukoviszidose zugelassene Ciprofloxazin (▶ Kap. 113). Oft gute antimikrobielle Aktivität zeigen Ceftazidim, Cefepim, Cefsulodin, Imipenem, Meropenem und Aminoglykoside. Um eine weitere Resistenzentwicklung unter Therapie zu verhindern, wird meist eine Kombinationstherapie durchgeführt, bei Mukoviszidose mit zusätzlicher Inhalation eines Aminoglykosids (▶ Kap. 113).

Prophylaxe Die Übertragung multiresistenter Keime im Krankenhaus ist durch entsprechende Überwachungsprogramme zu vermeiden. Die Eintrittsstellen von Fremdkörpern, z. B. Schläuche und Katheter, sind aseptisch zu pflegen. Bei neutropenischen Patienten kann die Kolonisation des Darms durch Gabe von Neomycin vermindert werden. Verbrennungswunden können durch ausreichendes Débridement und Silbernitrat vor Infektion mit Pseudomonaden geschützt werden. Die Isolierung von Patienten mit Mukoviszidose und Pseudomonas- oder Burkholderia-Infektion ist wegen der sozialen Absonderung umstritten; bei längerem Kontakt der Patienten untereinander ist aber eine Übertragung kaum zu vermeiden. Bei Verdacht auf Ausbrüche können Stämme heute molekular charakterisiert und die Verbreitungswege nachverfolgt werden.

Prognose Die Prognose ist in starkem Maß abhängig von der Grundkrankheit.

97.7 Infektionen durch Escherichia coli, Klebsiellen und Proteus

H.-I. Huppertz

97.7.1 Escherichia coli

Definition *Escherichiae coli* sind überwiegend Teil der physiologischen Darmflora, können aber bei lokaler oder systemischer Abwehrschwäche zu Infektionserregern werden. Darüber hinaus haben einzelne Stämme Pathogenitätsfaktoren erworben, die sie zur Auslösung spezifischer Krankheitsbilder, wie Durchfall oder Harnwegsinfektion befähigen. Unter den E. coli, die Durchfall auslösen (Tab. 97.5), finden sich enteropathogene (EPEC; Säuglingsdyspepsie), enterotoxigene (ETEC; Reisediarrhö), enteroinvasive (EIEC; Dysenterie), enteroaggregative (EAEC; chronische Durchfälle) und enterohämorrhagische (EHEC; blutiger Durchfall, hämolytisch-urämisches Syndrom). Die Terminologie ist aufgrund des raschen molekularbiologischen Fortschritts einem ständigen Wandel unterworfen.

Tab. 97.5 Durch darmpathogene Escherichia coli (EC) hervorgerufene Krankheiten

Erreger	Vorkommen	Mikrobiologie	Pathogenese	Klinik
Enterohämorrhagische EC (EHEC)	Weltweit, in Deutschland häufig	Untergruppe der Shigatoxin produzierenden EC (STEC) mit Shigatoxin (Stx) 1,2 und Stx-Varianten, Adhärenzfaktoren, Proteasen und EHEC-Hämolysin Häufige Sterotypen: O157:H7 (USA), O157:H- (D) u.v.a.	Luminale Infektion mit Kolonisierung der Darmwand, Resorption der Toxine mit Schädigung des proximalen Dickdarmepithels mit Zerstörung der Mikrovilli und Blutung in der Lamina propria, systemische Toxinaufnahme mit Schädigung des Endothels besonders in Glomerula mit Hämolyse und Nierenversagen	Wässrige, gelegentlich blutige Durchfälle bis zur hämorrhagischen Kolitis Überwiegend bei Kleinkindern und alten Menschen als mögliche Komplikation: hämolytisch-urämisches Syndrom (HUS: Hämolyse, Nierenversagen, Thrombopenie)
Enteroaggregative EC (EAEC; früher EAggEC)	Weltweit, in Deutschland häufig	Adhärenzfaktoren und Enterotoxine führen zur geordneten Anheftung (wie Ziegelsteine) an Laborzelllinien in einem vom Wirt produzierten Schleimschutzfilm	Luminale Infektion mit Kolonisation der Darmwand, Schädigung des Darmepithels	Wässrige Durchfälle, chronische Durchfälle mit Dystrophie, periumbilikale Bauchschmerzen
Enterotoxigene EC (ETEC)	Warme Länder	Adhärenzfaktoren, Fimbrien und hitzelabile und -stabile Enterotoxine	Luminale Infektion mit Kolonisation der Dünndarmwand, toxische Schädigung des Darmepithels mit sekretorischer Diarrhö	Wässrige Durchfälle, überwiegend als Reisediarrhö unter schlechten hygienischen Bedingungen
Enteropathogene EC (EPEC)	Weltweit unter schlechten hygienischen Bedingungen	Adhärenzfaktoren und Fimbrien; atypische EPEC ohne bfp (bundle forming pili)	Luminale Infektion mit Kolonisation der Darmwand und Zerstörung der Mikrovilli	Wässrige Durchfälle, besonders bei Säuglingen und Kleinkindern (meist <2 Jahre); atypische EPEC Durchfälle >2 Wochen
Enteroinvasive EC (EIEC)	Weltweit unter schlechten hygienischen Bedingungen	Invasionsplasmid	Invasion der Epithelzellen von Ileum und Kolon mit Bildung von Abszessen und Geschwüren der Schleimhaut	Wässrige und blutige Durchfälle, Dysenterie mit Tenesmen

Epidemiologie

Extraintestinale Infektion Infektionen mit E. coli der physiologischen Darmflora können exogen erworben sein, z. B. durch kontaminierte Infusionslösungen oder Katheter, oder endogen durch Aszension der Erreger in die Harn- oder Gallenblase. Harnwegsinfektionen sind bei Mädchen 4-mal häufiger als bei Jungen. Ein Sonderfall der exogen erworbenen Infektion ist die Neugeborenensepsis, wobei die Übertragung in der Regel schon unter der Geburt als Amnioninfektionssyndrom erfolgen kann. E. coli ist der häufigste Erreger der Harnwegsinfektion und der Sepsis mit gramnegativen Erregern.

Intestinale Infektion Die Durchfall auslösenden E. coli sind nach Salmonellen und Campylobacter die dritthäufigsten bakteriellen Durchfallerreger; die Verbreitung erfolgt zum Teil als Schmierinfektion. Die EHEC können von Mensch zu Mensch als innerfamiliäre oder nosokomiale Infektion übertragen werden, der Beginn der Infektionskette ist aber meist kontaminiertes Rindfleisch, andere bovine Produkte oder Lebensmittel, die mit Rinderstuhl kontaminiert wurden. EHEC sind in der Umwelt widerstandsfähig und säureresistent, weshalb die Infektionsdosis gering ist (20–100 Keime). EHEC können auch auf Pflegepersonen übertragen werden. Die Inkubationszeit beträgt 1–3 (maximal 8) Tage. 2011 kam es Deutschland zu einem großen Ausbruch mit dem neuen EHEC-Stamm O104:H4, der besonders virulent war und im Darm persistieren konnte. Die Verbreitung der EAEC erfolgt bei Fehlen eines tierischen Reservoirs über Schmierinfektion.

Ätiologie

Extraintestinale Infektion E. coli sind gramnegative, fakultativ anaerobe Stäbchenbakterien, die durch Flagellen meist beweglich sind und durch ihre Körper- (O,K) und Geißelantigene (H) serologisch in 173 O-Gruppen eingeteilt werden können. Bestimmte Virulenzfaktoren wie Lipopolysaccharide, Kapseln, Hämolysine und P-Fimbrien befähigen einige Serotypen zur Auslösung von Pyelonephritis und Urosepsis.

Intestinale Infektion Die Durchfall auslösenden Stämme haben chromosomale Pathogenitätsinseln (DNA-Sequenz, die Virulenzfaktoren kodiert), Plasmide und temperente Phagen erworben, die ihnen die pathogenen Eigenschaften für die Kolonisation der Darmwand und den Schutz vor der Infektionsabwehr des Wirts verleihen (Tab. 97.5). Die Untersuchung auf bestimmte Pathogenitätsfaktoren hat die Bestimmung des Serotyps zum Nachweis darmpathogener E. coli mit Ausnahme des EHEC-Stammes O157 verdrängt. Die Pathogenese des Durchfalls ist je nach Erreger unterschiedlich (Abb. 97.1). Das Auftreten eines hämolytisch-urämischen Syndroms und der Nachweis von EHEC sind meldepflichtig.

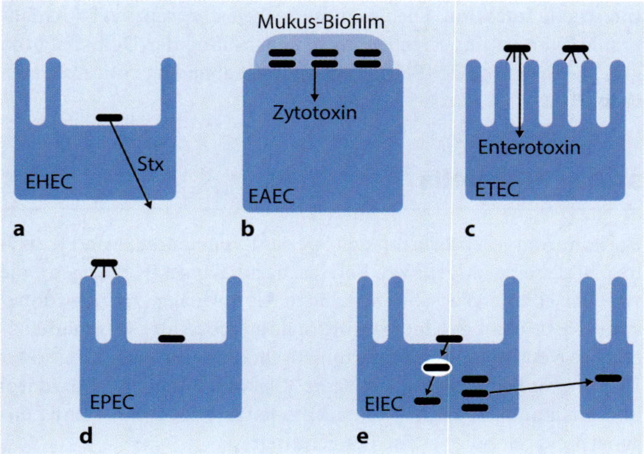

Abb. 97.1a–e Pathogenese von Krankheiten durch darmpathogene E. coli. **a** Bei der enterohämorrhagischen E. coli-Infektion (EHEC-Infektion) kommt es zur Anheftung des Keims an die Darmepithelzelle mit Zerstörung der Mikrovilli und nachfolgender Unterbrechung des Zellmetabolismus durch Toxine. Extraintestinale Manifestationen, wie ein hämolytisch-urämisches Syndrom, entstehen durch systemische Resorption von Toxinen, wie dem Shigatoxin (Stx). **b** Bei der enteroaggregativen E.-coli-Infektion (EAEC-Infektion) heften sich die Keime an die abgeflachte luminale Seite der Darmepithelien an und schützen sich mit einem vom Wirt produzierten Mukusschutzfilm, in dem sie wie aufgestapelte Ziegelsteine liegen. Durch sezernierte Zytotoxine kommt es zur Schädigung der Epithelzelle. **c** Enterotoxigene E. coli (ETEC) adhärieren über Pili an den Mikrovilli und sezernieren ein Endotoxin, das die Darmepithelzelle zur Flüssigkeitssekretion stimuliert. **d** Enteropathogene E. coli (EPEC) adhärieren über Fimbrien an den Mikrovilli der Darmepithelzelle und führen dann zur Zerstörung der Mikrovilli und zur Adhäsion an die Zelle, in deren Signalkaskade der Keim eingreift. **e** Eine Infektion mit enteroinvasiven E. coli (EIEC) führt zur Invasion der Keime in die Darmepithelzelle nach Zerstörung der Mikrovilli. Nach Übertritt ins Zytoplasma kommt es zur Vermehrung der Keime und schließlich zur Infektion benachbarter Epithelzellen. Im Bereich zerstörter Epithelzellen kommt es zur Ulkusbildung

Klinische Symptome und Verlauf In Tab. 97.6 sind die Risikofaktoren für Infektionen mit E. coli zusammengefasst.

Extraintestinale Infektion E. coli können eine Vielzahl extraintestinaler Krankheiten hervorrufen. Dazu gehören: Harnwegsinfektion, die auch nosokomial erworben werden kann (Zystitis, Pyelonephritis, Urosepsis; nachfolgend renale Parenchymnarben, arterieller Hochdruck und Schrumpfniere möglich); Neugeborenensepsis mit oder ohne Meningitis und Hirnabszess; Cholezystitis/Cholangitis und eine Vielzahl weiterer lokaler Infektionen einschließlich (postoperativer) Wundinfektionen. Je nach Abwehrlage des Patienten ist die Entwicklung einer Sepsis möglich, die im Endotoxinschock tödlich enden kann.

Intestinale Infektion Alle darmpathogenen E. coli können wässrigen Durchfall, häufig mit Fieber, Übelkeit, Erbrechen und Bauchschmerzen, hervorrufen, je nach Ausmaß gefolgt von Dehydratation und Elektrolytentgleisungen, besonders bei Säuglingen und Kleinkindern. Daneben führen die einzelnen Stämme gelegentlich zu weiteren charakteristischen Krankheitsbildern.

Komplikationen EHEC können zu blutigen Durchfällen mit und ohne Tenesmen führen. Die häufigste extraintestinale Komplikation der EHEC-Infektion ist das hämolytisch-urämische Syndrom (HUS) mit hämolytischer Anämie, Nierenversagen und Thrombopenie, das in bis zu 10 % der Fälle 5–10 Tage nach Beginn des Durchfalls auftreten kann.

Tab. 97.6 Risikofaktoren für Infektionen mit Escherichia coli

Krankheit	Risikofaktor
Neugeboreneninfektion	Vorangehende Harnwegsinfektion der Mutter Vorzeitiger Blasensprung Fieber unter der Geburt Tokolyse Vaginale Manipulationen Lange Geburtsdauer Frühgeburtlichkeit Untergewichtiges Neugeborenes Stoffwechselstörung oder Immundefekt des Neugeborenen
Harnwegsinfekt	Fremdkörper in den Harnwegen Bettlägrigkeit Weibliches Geschlecht Neurogene Blasenentleerungsstörung Vesikoureteraler Reflux Harnobstruktion Steinbildung Detrusor-Sphinkter-Dyssynergie
Durchfall	Verzehr von ungenügend gegartem Rindfleisch, Rohmilch, Rohmilchprodukten, Wurst, Mayonnaise, nicht pasteurisiertem Apfelsaft, Salat mit Sprossen Kontakt zu Rindern oder Kuhdung Reisen in warme Länder Ungenügende Lebensmittelhygiene Durchfall durch E. coli in Familie oder Gemeinschaftseinrichtung

EAEC können chronische Durchfälle (Dauer >14 Tage) mit Nahrungsverweigerung und Dystrophie hervorrufen. Bei manchen Patienten sind die Durchfälle leicht und kurz dauernd, können jedoch von periumbilikalen Koliken begleitet oder gefolgt sein, die teilweise über mehrere Wochen bestehen.

ETEC können nach abruptem Beginn und bis zu 20 Darmentleerungen/24 h zur schweren Dehydratation führen. Da die Krankheit meist in warmen Ländern mit evtl. eingeschränkter medizinischer Versorgung auftritt, können besonders Säuglinge und Kleinkinder rasch in eine bedrohliche Situation geraten.

EPEC waren früher auf Neugeborenenstationen gefürchtet und tragen heute unter schlechten hygienischen Bedingungen zur Kindersterblichkeit in Entwicklungsländern bei. Atypische EPEC können auch länger dauernde Durchfälle hervorrufen.

EIEC können zu blutigen Stühlen mit Tenesmen und ausgeprägten Allgemeinsymptomen mit Kopf- und Gliederschmerzen führen.

Diagnose und Differenzialdiagnose

Extraintestinale Infektion Die Krankheitsbilder Harnwegsinfektion oder Sepsis lassen allein keine eindeutige Aussage über den Erreger zu, so dass der Erregernachweis aus Urin, Blut, Liquor oder anderen normalerweise sterilen Körperflüssigkeiten angestrebt werden muss.

Intestinale Infektion Ebenso vieldeutig ist das Symptom Durchfall. Bei der routinemäßigen Anzucht pathogener Darmkeime aus dem Stuhl werden darmpathogene E. coli nicht erfasst. Die Indikation zur Stuhluntersuchung auf darmpathogene E. coli ist umstritten, und die Untersuchungen werden nicht von allen mikrobiologischen Laboratorien angeboten. Bei Auftreten eines HUS ist die Anzucht von

EHEC aus dem Stuhl anzustreben, jedoch ist zu diesem Zeitpunkt oft nur noch ein serologischer Nachweis möglich. Bei Kleinkindern mit blutigem Durchfall sollte nach EHEC im Stuhl gesucht werden. Der Nachweis von EHEC erfordert eine Überwachung des Kindes und eine differenzierte Aufklärung der Eltern und anderer im Haushalt lebender Personen mit dem Ziel der Unterbrechung der Infektionskette. Bei chronischem Durchfall kann der Nachweis von EAEC den betroffenen Kindern eine invasive Diagnostik ersparen.

Therapie

Extraintestinale Infektion Da die meisten durch E. coli hervorgerufenen extraintestinalen klinischen Manifestationen wie Harnwegsinfektion oder Sepsis auch durch andere Erreger verursacht werden können, erfolgt die erregerspezifische Therapie oft erst nach Anzucht des Erregers und Bestimmung des Antibiogramms. Die Frequenz von ESBL-E. coli hat auch im ambulanten Bereich deutlich zugenommen, so dass man mit Versagen der kalkulierten Therapie rechnen muss. Die Neugeborenensepsis wird meist mit der i. v.-Gabe von Cephalosporinen und einem Aminoglykosidantibiotikum behandelt (▶ Kap. 113). Daneben sind meist intensivmedizinische Maßnahmen notwendig. Die Behandlung der Harnwegsinfektion erfolgt mit Cotrimoxazol, Amoxycillin oder einem Cephalosporin, bei Urosepsisverdacht mit i. v. Spatium applizierten Antibiotika (▶ Kap. 113).

Intestinale Infektion Die Therapie des Durchfalls besteht im Ausgleich von Wasser- und Elektrolytverlusten. Es gibt keine kausale Therapie für EHEC-Infektionen, Antibiotika und Antidiarrhoika sind bei akuten auf den Darm begrenzten Infektionen kontraindiziert. Das HUS muss bei Nierenversagen in einem pädiatrischen Dialysezentrum behandelt werden. EAEC, die zu chronischen Durchfällen geführt haben, sollten nur nach Antibiogramm behandelt werden, da die Erreger oft multipel antibiotikaresistent sind. ETEC-Infektionen können durch die Gabe von Cotrimoxazol oder Gyrasehemmern gemildert oder abgekürzt werden. EIEC können mit Ampicillin behandelt werden.

Prophylaxe

Extraintestinale Infektion Man fahndet nach Risikofaktoren für eine Harnwegsinfektion, da viele der Ursachen einer medikamentösen (z. B. Reinfektionsprophylaxe) oder chirurgischen Therapie (z. B. Unterspritzung des Ureterostiums oder Ureteroneostomie bei vesiko-ureteralem Reflux) zugänglich sind (▫ Tab. 97.6). Die Beachtung der Hygieneregeln unter der Geburt kann die Übertragung auf das Neugeborene vermindern.

Intestinale Infektion Bei Auftreten von Durchfall durch E. coli ist auf Säuglingsstationen oder in Pflegeheimen eine Kohortenpflege durchzuführen. Kranke Kinder müssen isoliert werden, im Krankenhaus sind Kittelpflege und Händedesinfektion notwendig. Kinder mit EHEC-Infektion dürfen keine Gemeinschaftseinrichtungen besuchen. Erst wenn 3 konsekutive Stühle negativ waren, dürfen sie wieder zum Besuch von Kindergarten oder Schule zugelassen werden. EHEC-Infektionen können durch Meidung der Risikofaktoren verhindert werden (▫ Tab. 97.6). Muttermilchernährung bietet einen guten Schutz gegen Infektion mit EPEC. Die strikte Einhaltung der Hygieneregeln auf Reisen kann die Übertragung von ETEC verhindern. Die Gabe von Rifaximin ist bei Kindern nicht gut untersucht.

Prognose

Extraintestinale Infektion Die Prognose der Neugeborenensepsis und der Harnwegsinfektion hängt vom Allgemeinzustand des Kindes und der rechtzeitigen Gabe von Antibiotika ab.

Intestinale Infektion Die Prognose der selbstbegrenzten Durchfallkrankheiten ist unter rechtzeitiger Behandlung der Dehydratation gut. Die Prognose der EHEC-Infektion ist abhängig vom Auftreten eines HUS.

97.7.2 Klebsiella

Vorkommen Klebsiella mit den Spezies K. pneumoniae und K. oxytoca bildet eine ausgeprägte Polysaccharid-Kapsel (K-Antigen), die vor Umwelt und Wirtsabwehr schützt. Als normaler Darmbewohner kann Klebsiella bei Kindern mit Malnutrition oder Immundefizienz wie Neutropenie als opportunistischer Erreger Pneumonie oder Harnwegsinfekte auslösen. Weitere Risikofaktoren sind Kurzdarm und Malignom. Typische Komplikationen der Pneumonie sind Lungenabszess oder die seltene Lungengangrän.

Klebsiellen werden häufig bei Neugeborenen gefunden, besonders bei (sehr kleinen) Frühgeborenen, liegendem Blasenkatheter, zentralem Venenzugang, vorangehender Antibiotikabehandlung von Mutter und/oder Kind, parenteraler Ernährung. Die Besiedlung des Rachens und besonders des Darms kann durch Transmigration zur Sepsis fortschreiten, daneben finden sich Pneumonie und Meningitis.

Auf neonatalen Intensivstationen kommen Klebsiellen als Hospitalkeim vor, aufgrund des hohen Antibiotikadrucks meist mehrfach antibiotikaresistent mit dem Plasmid für „extended spectrum"-β-Laktamasen (ESBL). Zudem kommen Klebsiellen mit Carbapenemasen vor, auch als Neu-Delhi-Metallo-β-Laktamase (NDM-1).

Diagnose Die Diagnose erfordert die Anzucht des Erregers mit Erstellen des Antibiogramms. Mittels molekularbiologischer Methoden wie Pulsfeld-Gelelektrophorese kann bei Ausbrüchen der Weg des Keims verfolgt werden. Nicht selten findet sich mehr als ein Stamm bei unterschiedlichen Patienten. Multiplex-PCR gestützte Nachweismethoden ermöglichen bei Sepsis den frühzeitigen Nachweis von Bakterienart und Resistenzgenen aus dem peripheren Blut und können so zu einer frühzeitigen Korrektur einer möglicherweise unzureichenden antibiotischen Ersttherapie führen. Die klassische Therapie mit Cephalosporin der 3. Generation und Aminoglykosid muss häufig wegen Resistenz der Klebsiellen modifiziert werden. Carbapeneme sind in Deutschland fast immer wirksam. Bei Gentamycinresistenz kann Amikazin eingesetzt werden. Oft ist auch die Empfindlichkeit gegen Gyrasehemmer erhalten. Zur Prävention sind die Hygienemaßnahmen einzuhalten. Allerdings entziehen sich Klebsiellen nicht selten der Kontrolle.

97.7.3 Proteus

Proteus mit den Spezies P. mirabilis und P. vulgaris besiedelt Kolon und Perineum und kann bei Neugeborenen Meningitis, Sepsis und Harnwegsinfektion hervorrufen. Harnwegsinfektionen mit Proteus beim Kind weisen auf eine Urolithiasis hin. Durch Harnstoffspaltung kann der Keim den Urin-pH erhöhen und der weiteren Steinbildung Vorschub leisten und in den Steinen trotz antibiotischer Therapie persistieren.

Proteus wird als Erreger nur selten vor der Isolierung vermutet, die antibiotische Behandlung erfolgt dann in Kenntnis des Antibiogramms. Bei Harnwegsinfektion sollten Steine gesucht und entfernt werden.

97.8 Shigellen-Infektionen

H.-I. Huppertz

Definition Die Shigellose, hervorgerufen durch Shigellen (Tab. 97.7) und früher zur Abgrenzung von der Amöbiasis auch bakterielle Ruhr genannt, ist gekennzeichnet durch Fieber und Durchfall, der mit starken Bauchschmerzen einhergehen und in eine Dysenterie übergehen kann, bei der der Patient unter Tenesmen blutige und schleimige Stühle absetzt. Extraintestinale Manifestationen sind möglich.

Epidemiologie Infektionen mit Shigellen werden fäkal-oral mit einer Inkubationszeit von 1–7 Tagen übertragen. Die Infektion wird durch schlechte hygienische Verhältnisse begünstigt. Wegen der geringen Infektionsdosis von 10–500 Organismen erfolgt die Übertragung leicht von Mensch zu Mensch. Der Erreger kann auch durch Trinkwasser und kontaminierte Speisen übertragen werden, in denen die Bakterien mehrere Wochen infektiös bleiben können. Auch beim Schwimmen in kontaminiertem Wasser kann die Krankheit erworben werden. Während der Krankheitsgipfel in warmen Ländern in der Regenzeit auftritt, kommen in Europa die meisten Fälle im Sommer vor. Die Shigellose tritt vor allem bei Kleinkindern, selten bei Säuglingen auf. Bei der Übertragung innerhalb der Familie oder im Kindergarten sind neben anderen Kindern auch die erwachsenen Betreuungspersonen eines an Shigellose erkrankten Kindes gefährdet.

Durch shigellenspezifische Antikörper lässt sich die Infektion verhindern. Heute ist die Shigellose in Deutschland selten geworden, die meisten Fälle werden aus der Türkei oder aus warmen Ländern eingeschleppt.

Ätiologie Shigellen sind kleine, gramnegative Stäbchenbakterien, den enteroinvasiven E. coli eng verwandt. Man unterscheidet nach serologischen und biochemischen Eigenschaften 4 Spezies mit 37 Serotypen, von denen in Deutschland überwiegend *Shigella sonnei,* seltener S. flexneri vorkommt, während S. dysenteriae 1, der Erreger der klassischen bakteriellen Ruhr, aus warmen Ländern eingeschleppt werden kann. Der Nachweis ist meldepflichtig.

Pathogenese Shigellen dringen mithilfe von chromosomalen und plasmidkodierten Virulenzfaktoren in die Dickdarmepithelzelle ein, vermehren sich im Zytoplasma und breiten sich unter Zerstörung der Wirtszelle überwiegend in weiteren Epithelzellen aus, besonders im distalen Dickdarm. In schweren Fällen kann es zur Nekrose der Mukosa kommen, Perforationen sind aber selten. Shigella dysenteriae 1 bildet zusätzlich das Shigatoxin, das mit dem bei enterohämorrhagischen E. coli gefundenen Shigatoxin 1 identisch ist. Es ist mit dem hämolytisch-urämischen Syndrom assoziiert und wird für zerebrale Symptome verantwortlich gemacht.

Klinische Symptome und Verlauf Die Krankheit beginnt akut mit wässrigem Durchfall, der oft von hohem Fieber, Erbrechen und Bauchschmerzen begleitet ist. Zur klassischen Ruhr kommt es im Allgemeinen nur bei Infektion mit S. dysenteriae 1 oder bei Vorliegen von Risikofaktoren wie Unterernährung oder Abwehrschwäche. Dabei können schwere Allgemeinsymptome dem Durchfall vorangehen. Dieser wird nach 1–2 Tagen zunehmend schleimig und blutig, und unter stärksten krampfartigen Unterbauchschmerzen mit ausgeprägtem Stuhldrang (Tenesmen) entleert der Patient schließlich nur noch schleimiges Blut. Die rektale Untersuchung ist besonders schmerzhaft. Am Beginn der Shigellose kommt es bei mehr als 10 % der betroffenen Kleinkinder zum Fieberkrampf, ältere Kinder klagen über Kopfschmerzen und sind oft lethargisch oder zeigen Fieberhalluzinationen. Neben den sehr seltenen septischen Verläufen sind auch asymptomatische Infektionen möglich. Nach der akuten Phase kann es bei Infektion mit S. dysenteriae 1 zum hämolytisch-urämischen Syndrom kommen. Im Anschluss an die intestinale Infektion besonders mit S. flexneri ist eine reaktive Arthritis möglich, evtl. mit Iritis. Besonders bei Mangelernährung kann die Shigellose akut zum Tod führen. Invagination oder Rektumprolaps und später chronischer Verlauf mit Anorexie und vermindertem Wachstum kommen vor.

Tab. 97.7 Überblick über humanpathogene Shigellen

Spezies	Subgruppe	Anzahl der Serovare
S. dysenteriae	A	15
S. flexneri	B	13
S. boydii	C	18
S. sonnei	D	1

Diagnose und Differenzialdiagnose Außerhalb von Epidemien ist die Diagnose einer Shigellose nur durch den Nachweis des Keims im Stuhl möglich. Molekularbiologische Techniken haben noch nicht Eingang in die Routine gefunden, können aber Hinweise bei der Aufklärung von Kleinepidemien geben. Oft sind die Leukozyten im peripheren Blut im Normbereich, zeigen aber eine Linksverschiebung.

Therapie Bei leichten Verläufen ist eine Rehydratation mit Ausgleich von Wasser- und Elektrolytverlusten ausreichend. Wenn der Erreger angezüchtet wurde, sollte bei Nicht-sonnei-Isolaten eine 5-tägige antibiotische Therapie durchgeführt werden, um die klinischen Manifestationen und die Ausscheidungsdauer zu verkürzen. Antibiotikaresistenzen sind weit verbreitet, z. B. gegen Cotrimoxazol, Tetrazyklin, Cephalosporine der 3. Generation, Cefixim. Man kann Gyrasehemmer einsetzen, die als Zweittherapie beim komplizierten Harnwegsinfekt/Pyelonephritis in Deutschland ab 1 Jahr zugelassen sind. Für die Mukoviszidose besteht die Zulassung ab 5 Jahren, für den Lungenmilzbrand ohne Altersbegrenzung. Nach entsprechender Aufklärung kommt auch das in Deutschland nicht zugelassene Pivmecillinam infrage (▶ Kap. 113).

Prophylaxe Aufgrund der geringen zur Erkrankung ausreichenden Erregerdosis sind hygienische Schutzmaßnahmen besonders wichtig. Für Gemeinschaftseinrichtungen wird die Kohortenpflege über 7 Tage nach dem letzten möglichen Shigellenkontakt oder der Nachweis von 3 konsekutiven negativen Stühlen empfohlen.

Prognose Bei Fehlen extraintestinaler Manifestationen ist die Prognose in Deutschland gut. Dauerausscheider sind selten.

97.9 Salmonellen-Infektionen

H.-I. Huppertz

97.9.1 Gastroenteritische Verlaufsform

Definition *Salmonella* ist ein ubiquitär vorkommender Erreger und in Deutschland die zweithäufigste Ursache bakteriellen Durchfalls.

Gelegentlich und besonders bei Abwehrschwäche können septische Verläufe vorkommen. Neben der gastroenteritischen Verlaufsform können einige Serovare auch eine schwere Allgemeinkrankheit, den Typhus abdominalis hervorrufen (▶ Abschn. 97.9.2).

Epidemiologie Die Inkubationszeit beträgt wenige Stunden bis 3 Tage. Die Inzidenz der Salmonellose ist am höchsten im Sommer und Herbst und bei Kleinkindern und Greisen, 30 % aller Infektionen treten vor dem 5. Lebensjahr auf. Salmonellen sind bei Mensch und Tier weit verbreitet. Die Übertragung der Gastroenteritis-Salmonellen auf den Menschen erfolgt überwiegend über kontaminierte Nahrung, in der sich die Keime stark vermehren können. Die Kontamination des Nahrungsmittels kann schon zu Lebzeiten des Tiers erfolgt sein oder durch Mängel beim industriellen Verarbeitungsprozess oder bei der häuslichen Zubereitung auftreten. Das Erregerreservoir bilden Haustiere wie Rinder, Schweine und Geflügel. Die Zunahme des Stammes *S. enteritidis* war zumindest teilweise Folge der Massentierhaltung und des Einsatzes von Antibiotika in der Mast. Die Verbreitung erfolgt überwiegend über Hühner, deren Eier und Eiprodukte.

Epidemiologisch wichtige Nahrungsmittel sind neben Geflügelfleisch Torten, mit Mayonnaise zubereitete Salate oder Speiseeis, besonders wenn die Speisen nach der Zubereitung nicht sofort verzehrt werden. Auch trockene Nahrungsmittel wie Tee und Pulver können kontaminiert sein. Der in den letzten Jahren beobachtete Rückgang der Inzidenz von Salmonellen-Infektionen in Deutschland ist ein Erfolg der Aufklärung der Bevölkerung und der Veränderungen bei der Tierhaltung und der Nahrungsmittelfertigung und -verteilung.

Selten kann die Übertragung auch direkt erfolgen, z. B. durch Kontakt zu einem Haustier (z. B. Reptilien), bei Inkontinenz oder zwischen Kleinkindern. Die Ausscheidungsdauer beträgt meist wenige Tage, seltener bis zu Wochen. Besonders bei Kleinkindern kann sie allerdings auch auf mehrere Monate verlängert sein. Echte Dauerausscheider (Dauer >6 Monate) gibt es in etwa 3 % der Fälle meist nur nach Infektion mit *S. typhi* oder *S. paratyphi*.

Konnatale Infektionen über die Plazenta oder in der Austreibungsphase sind möglich.

Ätiologie Salmonellen sind gramnegative, begeißelte Stäbchen. Aufgrund der somatischen (O), Geißel- (H) und Virulenzantigene (Vi; nur bei wenigen Serovaren wie S. typhi vorkommend) werden etwa 2400 Serovare unterschieden, die in mehrere Serogruppen eingeteilt werden (■ Tab. 97.8). Aus klinischer und epidemiologischer Sicht ist die Zuordnung zu einer Serogruppe nicht ausreichend. Vielmehr ist vom mikrobiologischen Labor die Identifizierung des Serovars zu fordern, da die Serogruppe nicht die klinisch wichtige Unterscheidung erlaubt zwischen den Gastroenteritis-Salmonellen und den Salmonellen mit der Fähigkeit, Typhus oder ein typhoides Bild hervorzurufen. So findet sich in der Serogruppe D1 sowohl der zurzeit häufigste Erreger der Gastroenteritis, der Serovar Salmonella enteritidis, als auch der Serovar Salmonella typhi, der Erreger des Typhus abdominalis.

In ■ Tab. 97.8 findet sich eine Aufstellung wichtiger oder in Deutschland häufig isolierter Salmonellenstämme. Für epidemiologische Fragestellungen können zusätzlich biochemische und DNA-Analysen durchgeführt werden. Über die Feintypisierung der Erreger können Lieferwege von kontaminierten Lebensmitteln in Deutschland und Europa rückverfolgt werden. Salmonellen sind auch außerhalb des tierischen Organismus sehr widerstandsfähig und können Aufbewahrung im Eisschrank und ungenügendes Erhitzen leicht überstehen.

■ **Tab. 97.8** Serogruppen und Serovare von wichtigen oder in Deutschland häufig isolierten Salmonellen

Serovar		Häufigkeit der Isolierung (n=260)
A	S. paratyphi A	0
B	S. typhimurium	96 (36 %)
	S. paratyphi B	0
C1	S. infantis	2
	S. mbandaka	1
	S. montevideo	1
	S. oranienburg	1
C2	S. goldcoast	8
	S. bovismorbificans	2
	S. manhattan	1
	S. newport	1
C3	S. kentucky	1
D	S. Gruppe D (nicht differenziert)	1
D1	S. enteritidis	138 (53 %)
E1	S. typhi	0
	S. anatum	2
	S. give	2
	S. london	1
G	S. Gruppe G (nicht differenziert)	1
O:61	S. IIIb61:1,v1.5.7.	1

Salmonella enterica serotype 4,[5],12:i:-
Aufstellung der im Jahr 2004 vom Bremer Zentrum für Laboratoriumsmedizin bei Patienten der Prof.-Hess-Kinderklinik Bremen isolierten Salmonellen. (Mit frdl. Genehmigung Frau Prof. Dr. med. M. Klouche)

Pathogenese Das Inokulum der Gastroenteritis-Salmonellen muss groß genug sein, um die unspezifischen Abwehrmechanismen des Körpers, wie den sauren Magensaft, schnellen Darmtransport, Lysozym und residente Darmflora, zu überwinden. Bei Kindern und Risikopatienten ist das für eine Infektion notwendige Inokulum vermutlich niedriger als bei erwachsenen Freiwilligen. Risikofaktoren für einen bakteriämisch-septischen Verlauf der Infektion mit Gastroenteritis-Salmonellen sind:

- Hämolytische Anämie (Sichelzellanämie)
- Eisenüberladung (Hämosiderose, Transfusionstherapie bei β-Thalassämie oder aplastischer Anämie)
- Therapie mit Chelatbildnern
- Iatrogene Immunsuppression bei Transplantation, Malignom oder Autoimmunkrankheit
- Systemischer Lupus erythematodes
- Immunmangelsyndrome (Agammaglobulinämie, Komplementdefekte, Neutropenie, septische Granulomatose, AIDS, IL12- und Interferon-γ-Rezeptor-Defekt)
- Lang dauernde Antibiotikatherapie
- Marasmus
- Säuglingsalter

- Verminderte Darmperistaltik (motilitätshemmende Mittel)
- Antazidabehandlung, Achlorhydrie (z. B. durch koinzidente Infektion mit Helicobacter pylori), Zustand nach Gastrektomie oder Gastrostoma
- Infektion mit Plasmodium, Bartonella oder Schistosoma

Asymptomatische Infektionen sind häufig und finden sich oft bei Kontaktpersonen eines Patienten. Nachdem Salmonellen die Epithelschicht erreicht haben, kommt es nach Adhärenz und Invasion zur Internalisierung in Vakuolen, in denen sich Salmonella vermehrt. Ein leukozytäres Infiltrat der Lamina propria führt zum Schleimhautödem und zu Kryptenabszessen und verhindert die Ausbreitung der Infektion in tiefere Gewebsschichten. Die Schädigung der Epithelzellen durch den Erreger ist gering und der Durchfall vermutlich durch die Freisetzung von Enterotoxinen bedingt, die über die Stimulation der Adenylatzyklase zur Sekretion von Wasser und Elektrolyten führen.

Klinische Symptome und Verlauf Die häufigste symptomatische Verlaufsform der Salmonellose ist die Gastroenteritis, die akut beginnt mit Bauchschmerzen, Übelkeit, Erbrechen und Durchfall. Die Durchfälle sind meist wässrig und können blutig und von Tenesmen begleitet sein. Je jünger die Kinder sind, desto häufiger findet sich Fieber. Der Durchfall dauert meist weniger als 1 Woche und kann zur Dehydratation führen, oft mit Hyponatriämie.

Besonders bei Säuglingen oder Patienten mit Risikofaktoren (s. oben) kann die Salmonellose septisch verlaufen und mit ausgeprägten Allgemeinsymptomen wie hohem Fieber, Schüttelfrost, Zentralisation, Gliederschmerzen, Anorexie und Bakteriämie mit der Gefahr einer metastatischen Absiedlung einhergehen. Am häufigsten finden sich Osteomyelitis (Metaphysen der Röhrenknochen/Wirbelkörper), Arthritis, Meningitis, Hirnabszess, Pleuraempyem, Nierenabszess und Endokarditis. Auch in den Körper eingebrachte Fremdkörper wie Katheter können besiedelt werden.

Einige Tage bis Wochen nach Ausbruch des Durchfalls kann es bei Adoleszenten zur reaktiven Arthritis kommen. Die Krankheit verschwindet meist nach einigen Tagen bis Monaten spontan, kann aber mit erheblichen Schmerzen und schwerer vorübergehender Beeinträchtigung einhergehen.

Diagnose und Differenzialdiagnose Die Diagnose kann nur durch Erregernachweis gestellt werden, da die Manifestationen der Gastroenteritis uncharakteristisch sind. Gelegentlich kann man die Salmonellose aus dem epidemiologischen Zusammenhang vermuten. Je nach initialer Symptomatik kann differenzialdiagnostisch auch eine Peritonitis, eine entzündliche Darmkrankheit oder ein erhöhter Hirndruck vermutet werden. Bei der Gastroenteritis ist im Gegensatz zur septischen Verlaufsform mit und ohne metastatische Absiedlung und zum Typhus abdominalis die Erregeranzucht nicht obligat. Mittels Polymerasekettenreaktion auf Salmonellensequenzen kann die Diagnostik beschleunigt werden, die Angabe des Serovars ist dabei jedoch nicht möglich. Typhus, Ausbrüche infektiöser Gastroenteritis und der Nachweis von Salmonella sind meldepflichtig.

Therapie Die Diarrhö erfordert die Substitution von Wasser und Elektrolyten. Antibiotika verkürzen nicht das Krankheitsbild der Gastroenteritis, aber verlängern die Ausscheidung der Keime. Antibiotika sollten gegeben werden bei septischem Verlauf mit und ohne septische Absiedlung und evtl. bei Patienten mit Risikofaktoren für einen schweren Verlauf. Die Behandlung erfolgt mit Ampicillin, Trimethoprim-Sulfamethoxazol (TMP/SMZ), Cefotaxim, Ceftriaxon oder Ciprofloxacin (▶ Kap. 113).

Prophylaxe Allgemeine hygienische Maßnahmen können das Infektionsrisiko deutlich senken. Man sollte Speisen nicht längere Zeit warm halten, beim Wiederaufwärmen von Speisen sollten mindestens 90 °C erreicht werden. Besondere Gefahr besteht beim Verzehr roher Eier oder in der Mikrowelle unzureichend erwärmter Speisen. Muttermilch kann vor der Infektion schützen. Es gibt keine Immunität (auch keine serovarspezifische), und Reinfektionen sind möglich.

Prognose Die Prognose der selbstbegrenzten Gastroenteritis ist sehr gut, es sei denn, es handelt sich um Risikopatienten. Die Prognose des septischen Verlaufs mit metastatischer Absiedlung ist abhängig vom rechtzeitigen Therapiebeginn, einem zugrunde liegenden Immundefekt und dem Auftreten von Komplikationen. Meningitis und Endokarditis gehen mit hoher Mortalität einher.

97.9.2 Typhus abdominalis

Definition Der Typhus abdominalis ist eine schwere Allgemeininfektion mit Befall vieler Organe durch Salmonella typhi oder seltener S. paratyphi, sehr selten auch durch Gastroenteritis-Salmonellen.

Epidemiologie Bei S. typhi ist der Mensch das einzige Reservoir. Die Übertragung erfolgt als Schmierinfektion durch Kontakt oder über Nahrungsmittel, kann aber auch über kontaminiertes Trinkwasser erfolgen. Die Inkubationszeit beträgt 1–3 Wochen. Im Gegensatz zur Infektion mit Gastroenteritis-Salmonellen wird S. typhi auch in Urin und Sputum ausgeschieden. Die in Deutschland auftretende Infektion mit S. typhi ist eingeschleppt und in warmen Ländern erworben oder durch Dauerausscheider verbreitet.

Pathogenese S. typhi kann dem Angriff von Komplement und Makrophagen durch die Ausstattung mit speziellen Virulenzfaktoren (Vi-Antigen und Lipopolysaccharide) widerstehen und wird nach Invasion der M-Zellen der Peyer-Plaques von Makrophagen in die mesenterialen Lymphknoten und an andere Stellen des retikuloendothelialen Systems transportiert, wo es zur weiteren Vermehrung und zur fokalen Nekrose kommt. Von hier aus kann es es zur lang dauernden Bakteriämie mit Absiedelung in verschiedene Organe, besonders in die Gallenblase und in den Darm kommen. In besiedelten Organen entwickeln sich Hämorrhagien, Infarzierung, mononukleäre Infiltrate und Ulzeration, Abszesse oder Empyeme.

Klinische Symptome und Verlauf In der vorantibiotischen Ära wurde die Entwicklung des Typhus abdominalis in mehreren Stadien beschrieben. In der 1. Woche beobachtet man einen allmählichen Fieberanstieg mit zunehmendem allgemeinen Krankheitsgefühl und Obstipation, seltener Durchfall. In der 2. Woche fand sich ein septisches Bild mit Fieberkontinua >40 °C mit relativer Bradykardie, Bronchitis, Nasenbluten, Milzvergrößerung, Roseolen, Kopfschmerzen, Schläfrigkeit und Bewusstseinstrübung oder zerebralen Krampfanfällen. Meist zeigen die Patienten nur einen Ausschnitt des klassischen kompletten Krankheitsbildes. Roseolen sind Ausdruck der septischen Hautinfektion; es sind in Gruppen stehende, 2–4 mm große, schwach rötliche, rasch abblassende und leicht erhabene Läsionen, besonders auf der Bauchhaut. Das Blutbild zeigt eine Granulozytopenie mit Linksverschiebung und Eosinopenie. In der 3.–4. Woche kam es zur Entfieberung mit breiigen Durchfällen. Eine verzögerte Rekonvaleszenz mit über Wochen anhaltendem Fieber ist möglich, und es können Komplikationen auftreten, z. B. schwere Blutung (bis 10 %), Darmperforation (bis zu 3 %) und septische Absiedlung, die meist mit Leukozytose einhergeht.

Tab. 97.9 Antibiotische Therapie von Salmonellen-Infektionen

Krankheit		Antibiotikum	Dosierung
Gastroenteritis		Keine antibiotische Therapie	
Septischer Verlauf	Ohne Absiedlung (Therapiedauer 5 Tage)	Ampicillin	200 mg/kg KG i. v. in 4 Dosen
		Cotrimoxazol	Trimethoprim 10 mg/kg KG in 2 Dosen
	Mit Absiedlung[a] oder Typhus abdominalis (jeweils Therapiedauer 2 Wochen)	Cefotaxim[a]	150 mg/kg KG i. v. in 3 Dosen
		Ceftriaxon[a]	100 mg/kg KG i. v. in 1–2 Dosen, max. 4 g/Tag
		Ciprofloxacin[b]	30 mg/kg KG in 2 Dosen, max. 1 g/Tag
Dauerausscheider		Cephalosporin oder Ciprofloxacin für 3 Wochen, dann Cotrimoxazol für 3 Monate	

[a] Bei Meningitis und Osteomyelitis sollten Cephalosporine der 3. Generation für mindestens 4 Wochen eingesetzt werden.
[b] Gyrasehemmer sind bisher im Kindesalter ab 5 Jahre nur bei Mukoviszidose zugelassen, nach ausführlicher Aufklärung der Eltern sollten sie bei entsprechender Indikation den Kindern aber nicht vorenthalten werden.

Unter antibiotischer Therapie kommt es nach einigen Tagen zur Entfieberung. Bei spätem Beginn der antibiotischen Therapie kann es trotzdem zu septischen Komplikationen oder Darmperforation, meist des unteren Ileums, kommen.

Diagnose und Differenzialdiagnose Die Verdachtsdiagnose wird klinisch gestellt und durch den Nachweis des Erregers in Blut, Liquor oder Stuhl bestätigt. Serologische Untersuchungen sind unzuverlässig. Wichtig ist die Frage nach Kontakt zu Dauerausscheidern. Bei allen Krankheiten, die möglicherweise in warmen Ländern erworben wurden und mit Fieber und Allgemeinsymptomen einhergehen, ist auch an einen Typhus abdominalis zu denken. Bereits der Verdacht ist meldepflichtig. Differenzialdiagnostisch kommen Mononukleose, Bronchopneumonie, Grippe, Tularämie, Malaria, Pest, Kala-Azar, Rickettsiosen und virales hämorrhagisches Fieber in Betracht.

Therapie Bei begründetem Verdacht auf Typhus abdominalis ist eine antibiotische Therapie auch vor Vorliegen des Ergebnisses der Erregeranzucht indiziert (Tab. 97.9, ▶ Kap. 113). Resistenzen gegen alle eingesetzten Antibiotika nehmen zu. Weitere therapeutische Alternativen sind Azithromycin, Chloramphenicol und neuere Chinolone. Bei zentralnervöser Beeinträchtigung oder bei Endotoxinschock können auch Steroide angezeigt sein, z. B. Dexamethason initial 3 mg/kg KG und dann 1 mg/kg KG alle 6 h für 2 Tage. Intestinale Blutung oder Perforation kann eine chirurgische Intervention notwendig machen. Bei Fehlschlagen antibiotischer Therapieversuche bei Dauerausscheidern sollte eine Cholezystektomie erwogen werden.

Prophylaxe Gegen die Infektion mit S. typhi stehen enterale (Typhoral L) und parenterale (Typhim Vi, Typherix) Impfstoffe zur Verfügung, deren Schutzwirkung im Kindesalter jedoch noch nicht gut belegt ist. Obwohl die Impfung bei Reisen in warme Länder zu empfehlen ist, sollten der Patient und/oder die Eltern auf die vorrangige Beachtung der Lebensmittelhygiene hingewiesen werden. Die Impfung kann auch für Familienmitglieder eines Dauerausscheiders erwogen werden.

Prognose Die Prognose des Typhus hängt vom Alter des Kindes, vorbestehenden Krankheiten und auftretenden Komplikationen ab. Durch die antibiotische Therapie ist die Letalität von bis zu 10 % auf unter 1 % gefallen. Rückfälle sind trotz antibiotischer Therapie möglich, verlaufen aber meist milder und kürzer.

97.10 Enterobakteriazeen: Yersiniosen

H.-I. Huppertz, H.-J. Schmitt

Definition Yersiniosen sind Zoonosen mit akzidenteller Infektion des Menschen. Bei der Pest stehen akute febrile Krankheit mit regionaler Lymphadenitis, Sepsis, Pneumonie und Verbrauchskoagulopathie im Vordergrund, bei den Darm-Yersiniosen Diarrhö und Lymphadenitis mesenterialis, meist ohne Sepsis.

Epidemiologie Yersinien kommen weltweit bei Nagern, Schweinen und Vögeln vor; der Mensch wird nur akzidentell infiziert. Eichhörnchen und andere Nager (Rattus rattus und Rattus norvegicus) sind das wichtigste Reservoir von *Yersinia pestis*. Endemische Pestherde gibt es in den USA (vor allem im Westen), in Südamerika, in Afrika, Asien und in Teilen der ehemaligen Sowjetunion. In den USA werden sporadische Fälle gemeldet. In Indien und Vietnam kommt es immer wieder zu Ausbrüchen, die oft Folge des menschlichen Vordringens in zoonotische Gebiete sind (Infektion von Hausratten und Haustieren und/oder deren Flöhen). Die Übertragung von Y. pestis auf den Menschen geschieht meist durch infizierte Flöhe, seltener durch Kontakt zu infizierten Tierkadavern und durch Aerosole von Menschen oder Haustieren mit Pestpneumonie. Eine Übertragung von Mensch zu Mensch über den „Menschenfloh" (Pulex irritans) ist in den Anden häufig. Während des „Kalten Krieges" wurde Y. pestis auch als über Aerosol übertragbare Biowaffe entwickelt.

Yersinia enterocolitica und *Y. pseudotuberculosis* werden meist durch kontaminierte Nahrung aufgenommen, z. B. durch unzureichend gekochtes Schweinefleisch, rohem Schweinehackfleisch, Kakaogetränke oder Tofu. Yersinia enterocolitica ist oft in großer Keimzahl im Pharynx von Schweinen nachweisbar. Auch (nicht kranke) Haustiere (Katzen) kommen als Infektionsquelle des Menschen in Frage. Die höchste Inzidenz findet sich im 2. Lebensjahr und nimmt dann allmählich ab. Die Nachweisrate der Erreger liegt am höchsten während der kalten Jahreszeit.

Mikrobiologie Alle 11 bekannten Spezies des Genus Yersinia gehören zur Familie der Enterobacteriaceae und sind aus menschlichem Untersuchungsmaterial isoliert worden. Nur Y. pestis, Y. enterocolitica und Y. pseudotuberculosis sind unzweifelhaft menschenpathogen. Die Erreger lassen sich auf einfachen Nährmedien leicht innerhalb von 48 h anzüchten, bei kontaminiertem Material (Stuhl) sind Spezialkulturen sinnvoll. V- und W-Antigen sind plasmidcodierte Virulenzfaktoren, zu denen weiterhin Endotoxin und eine Kapsel gehören. Von Y. enterocolitica sind mehr als 60 Serotypen und 6 Biotypen bekannt, 90 % der Erkrankungen erfolgen durch Serotyp O:3. Yersinia pseudotuberculosis wird selten isoliert. Von den 6 Serotypen (I–VI) und 4 Subtypen ist die 0-Gruppe I für etwa 80 % der Krankheiten des Menschen verantwortlich.

Pathogenese Nach einem Flohstich wird Y. pestis von Granulozyten und Monozyten phagozytiert, kann intrazellulär aber nicht abgetötet werden und vermehrt sich, bis der Phagozyt durch die große Bakterienzahl lysiert und massenhaft neue Pestbakterien freigesetzt werden. Regionale Lymphknoten werden nekrotisch, es kommt zur intermittierenden Keimeinschwemmung in die Blutbahn und zur Verbrauchskoagulopathie.

Nach einer Inkubationszeit von 4–7 Tagen erzeugen Y. enterocolitica und Y. pseudotuberculosis Ulzerationen im Bereich des terminalen Ileums, Nekrosen der Peyer-Plaques und eine Vergrößerung der mesenterialen Lymphknoten. Voraussetzung scheint ein großes Inokulum von 10^9 Bakterien zu sein. Molekulare Mimikry und Superantigeneigenschaften werden als Ursache für reaktive Arthritiden nach Y.-enterocolitica-Infektion diskutiert.

Klinische Symptome und Verlauf Die meisten Infektionen mit Y. pestis verlaufen als Beulenpest: 2–8 Tage nach Biss eines infizierten Flohs tritt plötzlich hohes Fieber auf, gleichzeitig schwellen regionale Lymphknoten (Bubonen) an, die fest, nichtfluktuierend und extrem schmerzhaft sind. Yersinia pestis kann sich im Blut vermehren, ein kleiner Teil der Fälle verläuft ohne weitere Organbefunde und ohne Bubonen als Sepsis.

Eine Pestpneumonie ist Folge einer sekundären Infektion der Lungen im Rahmen einer Bubonenpest oder aber Folge der Inhalation erregerhaltiger Aerosole (Kontakt zu Patienten mit sekundärer Pneumonie, Kontakt zu Katzen mit Pest-Pneumonie und Kontakt zu infizierten Tierkadavern). An der Haut manifestiert sich die Pest entweder als Folge der lokalen Infektion mit Pusteln, Ulzerationen, Karbunkeln oder aber als Folge einer metastatischen Absiedlung im Rahmen der Sepsis als Purpura oder Ecthyma gangraenosum. Die Pestmeningitis ist immer Folge einer metastatischen Absiedlung im Rahmen einer Sepsis. Tonsillitis, Pharyngitis, Übelkeit, Erbrechen und Diarrhö sind gelegentlich die ersten Symptome der Pest. Im Labor finden sich die Zeichen einer akuten bakteriellen Infektion mit einer Leukozytenzahl von gelegentlich >100.000/μl und eine Verbrauchskoagulopathie.

Die Enteritis durch Y. enterocolitica ist gekennzeichnet durch Fieber, Diarrhö und abdominelle Schmerzen über 1–3 Wochen. Schwere Fälle mit Blutung oder Ileumperforation sind selten, die Patienten sind meist jünger als 6 Jahre. Lymphadenitis mesenterialis und terminale Ileitis manifestieren sich ebenfalls mit Fieber. Der Schmerz besteht meist im rechten unteren abdominellen Quadranten. Es erkranken meist ältere Kinder und Adoleszente. Reaktive Arthritiden persistieren für einige Monate, selten länger als 1 Jahr. Ein Erythema nodosum wird 2–20 Tage nach Infektion manifest.

Eine exsudative Pharyngitis ist möglicherweise häufiger als bisher angenommen. Pneumonie, Lungenabszess oder Empyem sind selten. Eine Y.-enterocolitica-Sepsis wird vor allem bei Patienten mit schwerer Anämie, Hämochromatose, Malignom, Leberzirrhose oder Diabetes mellitus beobachtet. Sekundäre Abszedierung in Leber, Milz, Knochen und Meningen sowie Endokarditis sind vorwiegend bei Patienten mit einer der angegebenen Grundkrankheiten beschrieben.

Infektionen mit Y. pseudotuberculosis verlaufen meist als Lymphadenitis mesenterialis, auch ein Erythema nodosum ist beschrieben. Rund 50 % der Patienten mit Y.-pseudotuberculosis-Sepsis leiden an einer der zuvor genannten Grundkrankheiten.

Diagnose und Differenzialdiagnose Die Diagnose der Pest kann in einem Endemiegebiet klinisch vermutet und durch mikroskopische Untersuchung von Lymphknotenaspirat, Blut und Liquor und durch Kultur oder PCR gesichert werden.

Darm-Yersiniosen können eine akute Appendizitis vortäuschen, bei großen abdominellen Lymphknoten sollte auch an ein Lymphom gedacht werden. Die Diagnose kann durch Anzüchtung der Erreger leicht gesichert werden. Serologische Verfahren stehen zur Verfügung, wobei das Labor das zu untersuchende Serum wegen möglicher Kreuzreaktionen zwischen Yersinien mit Brucellen, Vibrionen, Salmonellen B und D absorbieren muss.

Therapie Die Letalität der Pest konnte durch die Verwendung von Streptomycin (30 mg/kg KG/Tag i. m. in 2 ED) von 50 % auf <5 % gesenkt werden. Streptomycin führt innerhalb von 3 Tagen zur Entfieberung. Um einen Rückfall zu verhindern, sollte es über einem Zeitraum von 10 Tagen gegeben werden. Kontrollierte Studien fehlen, aber auch Gentamicin oder Tetrazyklin waren in Fallserien hoch wirksam (Gentamicin 5 mg/kg KG/Tag in 2 ED; Doxycyclin 2–4 mg/kg KG/Tag in 1 Dosis p. o.). Bei Meningitis wird Chloramphenicol gegeben (einmalig 25 mg/kg KG i. v., dann 60 mg/kg KG/Tag in 4 ED; nach Stabilisierung p. o.). Die supportive Therapie richtet sich nach den jeweiligen klinischen Anforderungen. Große, fluktuierende Bubonen sollten inzidiert und drainiert werden.

Der Nutzen einer antibiotischen Therapie bei Infektion mit Y. enterocolitica oder Y. pseudotuberculosis ist nicht dokumentiert, der Verlauf ist immer günstig. Eine Appendektomie sollte vermieden werden. Bei Sepsis sind Gentamicin (5 mg/kg KG/Tag in 3 ED) (evtl. zusammen mit 3. Generation-Cephalosporinen), Trimethoprim-Sulfamethoxazol, Ciprofloxacin oder Chloramphenicol (50 mg/kg KG/Tag in 4 ED) indiziert.

Prophylaxe In Endemiegebieten von Y. pestis sind u. a. Jagen, Katzenhaltung und Wohnen auf dem Lande mit einem erhöhten Expositionsrisiko verbunden. Dort sollten Wohneinrichtungen „rattensicher" gebaut sein, Haustiere sollten regelmäßig mit Insektiziden gegen Flöhe behandelt werden. Programme zur Eindämmung von Flöhen und Ratten sind langfristig entscheidend. Ein Impfstoff ist aktuell nicht mehr verfügbar. Antibiotika sind bei Gabe innerhalb von 7 Tagen nach Exposition zur Prophylaxe wirksam.

Da Schlachttiere das wesentliche Reservoir für Infektionen des Menschen mit Y. enterocolitica und Y. pseudotuberculosis darstellen, sollte auf deren Aufzucht- und Haltemethoden sowie auf eine die Kontamination vermeidende Schlachtungsweise geachtet werden. Fleisch sollte nicht zu lange vor Genuss gelagert werden – Yersinien vermehren sich auch im Kühlschrank bei 4 °C. Auf den Genuss von rohem Fleisch sollte verzichtet werden.

Prognose Bei Y. pestis beträgt die Letalität ohne antibiotische Therapie mehr als 50 %. Die Prognose bei Darmyersiniosen ist gut, bei Sepsis hingegen liegt die Letalität bei >50 %.

97

97.11 Vibrionen-Infektionen

H.-I. Huppertz

97.11.1 Cholera

Definition Cholera, hervorgerufen durch *Vibrio cholerae*, ist eine schwere Durchfallkrankheit, bei der es zur sekretorischen Diarrhö kommt. Der Patient kann im Laufe der Krankheit Flüssigkeit in einer Gesamtmenge verlieren, die seinem Körpergewicht entspricht.

Epidemiologie Die Cholera ist endemisch in Teilen Asiens, Afrikas und Südamerikas, wo immer wieder Epidemien auftreten, die zu Pandemien werden können. Ein kleines Endemiegebiet liegt im Golf von Mexiko. Das Reservoir sind neben dem Menschen warme Salzwasserregionen, in denen Vibrio mit Plankton assoziiert lebt. Die Verbreitung wird durch schlechte hygienische Verhältnisse gefördert. Die Übertragung der Erreger erfolgt fäkal-oral innerhalb von Lebensgemeinschaften und durch Reisende, die die Krankheit auch nach Deutschland bringen können. Asymptomatische Infektionen sind häufig. Die Inkubationszeit beträgt 3–6 Tage.

Ätiologie und Pathogenese V. cholerae ist ein durch eine Geißel bewegliches gramnegatives Bakterium mit charakteristischer Form („Kommabazillus"). Pathogen sind Keime mit den somatischen Antigenen O1 und O139. Die Serogruppe O139 ist erst seit 1992 als Erreger aufgetreten und kommt bisher nur auf dem indischen Subkontinent vor. Die Serogruppe O1 hat mehrere Serotypen, die jeweils in den klassischen und den El-Tor-Biotyp eingeteilt werden. El-Tor-Stämme führen häufiger zur asymptomatischen Infektion. Virulente V. cholerae sind säureempfindlich, weshalb die notwendige Infektionsdosis sehr hoch ist. Nach Kolonisierung des oberen Dünndarms sezerniert V. cholerae das Enterotoxin CTX, das in der Darmepithelzelle die Adenylatzyklase aktiviert. Die so entstehende hohe intrazelluläre Konzentration an cAMP führt zur Sekretion von Chlorid und zur verminderten Aufnahme von Natrium, was zum Wassereinstrom ins Darmlumen und zum profusen Durchfall führt. Dabei wird die Darmepithelzelle kaum geschädigt.

Klinische Symptome und Verlauf Die meisten Infektionen mit V. cholerae verlaufen unter dem Bild einer uncharakteristischen Gastroenteritis. Das typische Bild der Cholera besteht in profusen Durchfällen, die bis zu 250 ml/kg KG/24 h unter entsprechender intravenöser Rehydratation erreichen können. Nach Entleerung typischer Stuhlbestandteile werden die Ausscheidungen weißlich-flüssig ohne Stuhlgeruch („Reiswasserstuhl"). Erbrechen und Bauchschmerzen sind häufig, Fieber tritt nicht auf. Ohne Behandlung kommt es nach wenigen Stunden zur massiven Dehydratation und nach Schock, Acidose und Anurie zum Tod. Die Dehydratation ist isoton, führt aber zum Verlust von Bikarbonat, Kalium und Kalzium. Der Kaliummangel kann durch die Acidose verdeckt sein und erst bei der Rehydratation apparent werden mit paralytischem Ileus, Muskelkrämpfen oder Herzrhythmusstörungen. Ebenso sind tetanische Zeichen möglich. Die Bewusstseinstrübung kann durch verminderte zerebrale Durchblutung, Hypoglykämie und Acidose bedingt sein. Die Hypoglykämie kann zu bleibenden Schäden führen.

Bei der „Cholera sicca" tritt der hypovolämische Schock vor Ausbildung der Diarrhö ein.

Diagnose und Differenzialdiagnose Die Diagnose erfordert die Anzucht von V. cholerae aus dem Stuhl. Schnellnachweise sind in endemischen Gebieten vorhanden und PCR-gestützte Methoden wurden entwickelt. In nichtendemischen Gebieten sollte dem mikrobiologischen Labor der Verdacht auf Cholera mitgeteilt werden. Cholera ist meldepflichtig.

Therapie Zur Wiederauffüllung des Kreislaufs können orale Rehydratationslösungen (Na 60–90 mmol/l) verwandt werden, im Falle der klassischen Cholera ist aber eine intravenöse Rehydratation mit Ausgleich von Elektrolytverlusten, Gabe von Glukose und evtl. auch Pufferung erforderlich. Dabei kann das initiale Infusionsvolumen 100 ml/kg KG/h erreichen. Eine frühzeitige Gabe von Antibiotika wie Doxycyclin, Cotrimoxazol, Ciprofloxazin oder Erythromycin für 3 Tage kann den Verlauf mildern oder abkürzen (▶ Kap. 113).

Prophylaxe Unter Beachtung entsprechender Hygienemaßnahmen bei Aufnahme von Speisen und Getränken ist eine Infektion unwahrscheinlich. Stillen schützt den Säugling. Ein oral zu verabreichender Tot-Impfstoff (Dukoral) wird für Nothelfer unter schlechten Bedingungen wie Naturkatastrophen und in Flüchtlingslagern oder bei Reisen in weit abgelegene Endemiegebiete empfohlen. Daneben können auch Patienten mit Hypazidität unter Protonenpumpenhemmern, mit immunsuppressiver Therapie oder mit chronisch entzündlicher Darmerkrankung geimpft werden. Kinder von 2–6 Jahren erhalten 3 Dosen im Abstand von jeweils 1–6 Wochen. Bei Kindern >6 Jahren reichen 2 Dosen.

Prognose Die klassische Cholera hatte eine Letalität von über 50 %. Bei rechtzeitigem Beginn der Rehydratation sinkt die Sterblichkeit unter 1 %.

97.11.2 Infektionen durch Non-Cholera-Vibrionen

Infektionen mit *V. parahaemolyticus* und *V. vulnificus* sind selten und werden im Allgemeinen nicht in Deutschland erworben. Beide Erreger sind salzliebend und werden aufgenommen beim Genuss von rohem Fisch oder Schalentieren oder als Infektion offener Wunden beim Schwimmen in Salz- oder Brackwasser, oft bei Kontakt mit Schalentieren.

Vibrio parahaemolyticus kann nach oraler Aufnahme zu innerhalb von 24 h einsetzendem Durchfall führen, oft begleitet von Bauchschmerzen und Erbrechen, jedoch selten mit Fieber. Die Symptome verschwinden nach einigen Tagen und können Rehydratationsmaßnahmen notwendig machen. Antibiotika wie Tetrazyklin, Cotrimoxazol oder Gyrasehemmer sind bei den seltenen Wundinfektionen oder bei Sepsis notwendig.

Vibrio vulnificus kann zur sich rasch ausbreitenden nekrotisierenden Wundinfektion führen, die in eine Sepsis übergehen kann. Chirurgisches Débridement ist notwendig, Antibiotika wie Doxycyclin oder Ciprofloxazin zeigen oft trotz guter In-vitro-Empfindlichkeit nur unzureichende Wirkung. Nach oraler Aufnahme kann es besonders bei vorbestehender Leberkrankheit oder bei Eisenüberladung im Rahmen einer β-Thalassämie ebenfalls zu einem septischen Verlauf kommen.

97.12 Brucellose

H.-I. Huppertz, H.-J. Schmitt

Definition Die Brucellose ist eine Anthropozoonose mit zunächst lokaler Erregervermehrung im lymphatischen Gewebe des Darms, gefolgt von hämatogener Dissemination vorwiegend in Organe des Retikuloendothelialen Systems (RES). Grundsätzlich kann jedes Organ infiziert werden, auch subklinische Verläufe kommen vor.

Epidemiologie *Brucella melitensis* kommt weltweit vor, mit endemischen Herden. im Mittelmeerraum, im mittleren Osten, Ostafrika, Asien, Mittel- und Südamerika. Brucellen verursachen eine lebenslange, chronische Infektion bei Haus- und Wildtieren. Die Übertragung auf den Menschen geschieht meist durch Ingestion von nichtpasteurisierter Milch oder von Milchprodukten. Berufsbedingt treten Brucella-Infektionen nach direktem Kontakt mit Tierkadavern, tierischem Blut, Urin oder erregerhaltigen Aerosolen auf. In Deutschland werden jährlich zwischen 19 und 37 Fälle gemeldet, die meisten sind Folge einer Einschleppung aus dem Mittelmeerraum oder Südamerika. Kinder sind nur selten betroffen.

Mikrobiologie Brucellen sind gramnegative, sporenlose, unbewegliche kokkoide Bakterien. Nach genetischen Untersuchungen gibt es eine Spezies und verschiedene Subspezies, die man nach dem jeweils bevorzugten Wirt sowie nach Antigen-, Kultur- und Stoffwechseleigenschaften unterscheiden kann. Medizinisch wichtig sind B. abortus (7 Biotypen; Rind, Kamel: Morbus Bang), B. melitensis (3 Biotypen; Ziegen, Schafe; Maltafieber, Mittelmeerfieber), B. suis (5 Biotypen; Schweine, Rentiere; Infektionen bei Metzgern) und B. canis (1 Biotyp; Hunde; selten beim Menschen).

Pathogenese Nach Infektion über den Gastrointestinaltrakt, kleine Hautabrasionen, den Respirationstrakt oder über die Konjunktiven vermehren sich Brucellen zunächst lokal in den regionalen Lymphknoten. Es folgt dann eine hämatogene Dissemination vor allem in Organe des RES. Die Erreger werden von Granulozyten und Makrophagen phagozytiert, können intrazellulär überleben, sich vermehren und auch Hämophagozytose induzieren. Die zelluläre Immunität ist der wichtigste Abwehrmechanismus für die Überwindung der Infektion.

Klinische Symptome und Verlauf Nach einer Inkubationszeit von 2–8 Wochen treten akut (in 50 % der Fälle) oder schleichend Fieber, Krankheitsgefühl, Appetitlosigkeit, Rückenschmerzen, Schweißausbrüche, Athralgien und Gewichtsverlust auf. Fieber kann als septische Kontinua, intermittierend oder remittierend auftreten. Im Labor finden sich unspezifische Zeichen wie Anämie, Leukopenie, Thrombopenie, Panzytopenie, geringgradige BSG-Erhöhung. Bis zu ein Drittel aller Patienten weist eine generalisierte Lymphadenopathie und Hepatosplenomegalie auf.

Eine Organbeteiligung findet sich mit wechselnder Häufigkeit und kann einzige Manifestation der Brucellose sein: Osteomyelitis, Arthritis mit Spondylitis und paraspinalem Abszess (20–60 %); Bronchitis, Pneumonie, Lungenabszess (<25 %); Meningitis, Enzephalitis, periphere Neuropathie, Psychose, intrazerebraler/epiduraler Abszess (<5 %); Endokarditis (<2 %); verschiedene Exantheme (5 %); Epididymitis, Orchitis, Glomerulonephritis. In der Schwangerschaft kommen vermehrt Fehlgeburt und intrauteriner Fruchttod vor.

Diagnose und Differenzialdiagnose Der kulturelle Nachweis von B. melitensis (Dauer: bis zu 45 Tage) aus Blut, Knochenmark oder Biopsaten beweist die Infektion, ist aber besonders nach längerem Verlauf oft negativ. Wegen der niedrigen Erregerkonzentration sind auch rt-PCR-gestützte Nachweise gelegentlich falsch negativ. Deshalb werden auch serologische Verfahren eingesetzt, die allerdings nicht selten falsch-positiv (frühere überwundene Infektion) oder falsch-negativ sein können. Initial werden spezifische Antikörper der Klasse IgM gebildet, nach 1–2 Wochen können auch brucellaspezifische Antikörper der Klasse IgG nachgewiesen werden. Der ELISA-Test ist derzeit das sensitivste und spezifischste Verfahren zur serologischen Diagnose einer Brucellose.

Ein Abfall der Antikörper nach Monaten spricht für Überwindung der Infektion. Ein erneuter Anstieg der IgG-Titer signalisiert einen Rückfall. Häufig muss die Diagnose aus einer Kombination von (Reise-)Anamnese, klinischen Befunden und serologischen Daten gestellt werden. Hilfestellung bieten das Nat. Referenzlabor (NRL) am Friedrich Loeffler-Institut in Jena (► http://www.fli.bund.de) und das Nat. Referenzzentrum (NRZ) in München (InstitutfuerMikrobiologie@bundeswehr.org).

Therapie Zwar fehlen zuverlässige, kontrollierte Studien, aber 2 Aussagen sind anerkannt:
1. Die antibiotische Monotherapie begünstigt häufig Rückfälle (bis zu 40 %).
2. Die Therapie sollte über wenigstens 6 Wochen hinweg durchgeführt werden.

Jugendliche und Kinder ab dem 9. Lebensjahr erhalten Doxycyclin (4 mg/kg KG/Tag p. o. in 2 ED, maximal 2-mal 100 mg) für 6 Wochen plus Gentamicin (5 mg/kg KG/Tag i. v. in 1 ED) für die ersten 10 Tage. Alternativ wird auch Streptomycin empfohlen (30 mg/kg/Tag i. m. maximal 1 g/Tag für bis zu 3 Wochen). Kinder bis 8 Jahre werden statt mit Doxycyclin mit Cotrimoxazol (8 mg/kg KG TMP-Anteil p. o. in 2 ED) behandelt. Bei schwerem Krankheitsverlauf oder Komplikationen (Meningitis, Endokarditis) können Doxycyclin, Cotrimoxazol und Rifampicin (15 mg/kg, maximal 900 mg) kombiniert über bis zu 6–9 Monate gegeben werden.

Prophylaxe Die wichtigste Maßnahme ist die Kontrolle der Infektion bei Haustieren. Es sollte ausschließlich pasteurisierte Milch zum Verzehr kommen. Beruflich Exponierte sollten sich durch Handschuhe und andere geeignete Maßnahmen schützen.

Prognose Ohne antibiotische Therapie liegt die Letalität bei rund 2 %.

Literatur

97.1 Haemophilus-influenzae-Infektionen

Deutsche Gesellschaft für Pädiatrische Infektiologie (2013) Handbuch Infektionen bei Kindern und Jugendlichen, 6. Aufl. Georg Thieme, Stuttgart

97.2 Pertussis und Parapertussis

Heininger U (1995) Gemeinsamkeiten und Differenzen von Pertussis und Parapertussis. Pädiatr Prax 48:437–445
Heininger U (2010) Update on pertussis in children. Expert Rev Anti Infect Ther 8:163–173
Heininger U, Klich K, Stehr K, Cherry JD (1997) Clinical findings in Bordetella pertussis infections: results of a prospective multicenter surveillance study. Pediatrics 100:E10 (http://www.pediatrics.org/cgi/content/full/100/6/e10)

97.3 Campylobacter-Infektionen

Blaser MJ, Reller LB (1981) Campylobacter enteritis. N Engl J Med 305:1444–1452
Korinthenberg R, Sauer M (1992) Das Guillain-Barré-Syndrom im Kindesalter. Monatsschr Kinderheilkd 140:792–798
Wong SN, Tam AYC, Yuen KY (1990) Campylobacter infection in the neonate: case report und review of the literature. Pediatr Infect Dis J 9:665–669

Yuki N (1997) Molecular mimicry between gangliosides and lipopolysaccharides of Campylobacter jejuni isolated from patients with Guillain-Barré syndrome and Miller Fisher syndrome. J Infect Dis 176(2):S150–S153

97.4 Heliobacter-Infektionen

Fischbach W, Malfertheimer P, Hoffmann JC et al (2009) S3-Guideline „Helicobacter pylori and gastroduodenal ulcer disease" of the German Society for Digestive and Metabolic Diseases (DGVS) in cooperation with the German Society for Hygiene and Microbiology, Society for Pediatric Gastroenterology and Nutrition, German Society for Rheumatology, AWMF-Registration-no 021/001. Z Gastroenterol 47:1230–1263

97.5 Legionellen

Höffken G, Lorenz J, Kern W et al (2009) Epidemiologie, Diagnostik, antimikrobielle Therapie und Management von erwachsenen Patienten mit ambulant erworbenen unteren Atemwegsinfektionen sowie ambulant erworbenen Pneumonien. – Update 2009, S3-Leitlinie. Pneumologie 63:e1–e68
eldsnet@ecdc.europa.eu

97.6 Pseudomonaden-Infektionen

Brady MT, Feigin RD (2009) Pseudomonas and related species. In: Feigin RD, Cherry J, Demmler-Harrison GJ, Kaplan S (Hrsg) Textbook of pediatric infectious diseases, 6. Aufl. Saunders, Philadelphia
Cheng K, Smyth RL, Govan JR et al (1996) Spread of β-lactam-resistent Pseudomonas aeruginosa in a cystic fibrosis clinic. Lancet 348:639–642
Hogardt M, Heesemann J (2012) Microevolution of Pseudomonas aeruginosa to a Chronic Pathogen of the Cystic Fibrosis Lung. Curr Top Microbio Immunol 2013; 358:91–118
Lau LS, Bin G, Jaovisidua S et al (1997) Cost effectiveness of magnetic resonance imaging in diagnosing Pseudomonas aeruginosa infection after puncture wound. J Foot Ankle Surg 36:36–43

97.7 Infektionen durch Escherichia coli, Klebsiellen und Proteus

Acheson DWK, Keusch GT (2009) Diarrhea- and dysentery-causing Escherichia coli. In: Feigin RD, Cherry J, Demmler-Harrison GJ, Kaplan S (Hrsg) Textbook of pediatric infectious diseases, 6. Aufl. Saunders, Philadelphia
Huppertz HI, Busch D, Schmidt H et al (1996) Diarrhea in young children associated with Escherichia coli non-O157 organisms that produce Shiga-like toxin. J Pediatr 128:341–346
Huppertz HI et al (1997) Acute and chronic diarrhoea and abdominal colic associated with enteroaggregative Escherichia coli in young children living in western Europe. Lancet 349:1660–1662
Mellmann A, Harmsen D, Cummings CA et al (2011) Prospective genomic characterization of the German enterohemorrhagic Escherichia coli O104:H4 outbreak by rapid next generation sequencing technology. PLoS One 6:e22751
Nataro JP, Kaper JB (1998) Diarrheagenic Escherichia coli. Clin Microbiol Rev 11:142–201

97.8 Shigellen-Infektionen

Kosek M, Yori PP, Olortegui MP (2010) Shigellosis update: advancing antibiotic resistance, investment empowered vaccine development, and green bananas. Curr Opin Infect Dis 23:475–80

97.9 Salmonellen-Infektionen

Bitzan M (2009) Typhus und Paratyphus. In: Deutsche Gesellschaft für Pädiatrische Infektiologie (Hrsg) Handbuch. Infektionen bei Kindern und Jugendlichen, 5. Aufl. Thieme-Verlag, Stuttgart, S 547–552
Jones BD, Falkow S (1996) Salmonellosis, host immune responses and bacterial virulence determinants. Ann Rev Immunol 14:533–561
Schutze GE, Schutze SE, Kirby RS (1997) Extraintestinal salmonellosis in a children's hospital. Pediatr Infect Dis J 16:482–485
Sendrik J, Lode H, Stahlmann R (2009) Quinolone-induced arthropathy: an update focusing on new mechanistic and clinical data. Int J Antimicrob Agents 33:194–200

97.10 Enterobakteriazeen: Yersiniosen

Benenson AS (1995) Control of communicable diseases manual. American Public Health Association, Washington, S 353–358 (524–527)
Kihlstrom E, Foberg U, Bengtsson A (1992) Intestinal symptoms and serological response in patients with complicated and uncomplicated Yersinia enterocolitica infections. Scand J Infect Dis 24:57–63
Rosner B et al (2012) Yersiniose – Risikofaktoren in Deutschland. Epidem Bulletin 6:47–51

97.12 Brucellose

Lubani MM, Dudin KI, Sharda DC et al (1989) A multicenter therapeutic study of 1100 children with brucellosis. Pediatr Infect Dis J 8:75–78
http://www.who.int/csr/resources/publications/Brucellosis.pdf

98 Bakterielle Infektionen: Anaerobier

H.-J. Schmitt, K.-M. Keller

98.1 Tetanus

H.-J. Schmitt

Definition Tetanus ist charakterisiert durch intermittierende tonische Spasmen der Skelettmuskulatur, hervorgerufen durch ein Proteintoxin, das nach Infektion einer Wunde von *Clostridium tetani* produziert wird.

Epidemiologie Clostridium tetani kommt weltweit im Erdreich und in Tierexkrementen vor. Die Übertragung des Erregers erfolgt durch Kontamination von Wunden mit erregerhaltiger Erde oder mit Fäzes. In Deutschland wurden 1970 noch mehr als 100, zuletzt weniger als 15 Fälle pro Jahr gemeldet. Neben Ungeimpften erkranken vor allem alte Menschen, die keine regelmäßigen Booster-Impfungen erhalten haben. Weltweit versterben jährlich 290.000 Menschen an der Krankheit, 250.000 davon sind Neugeborene.

Mikrobiologie Clostridium tetani ist ein grampositives, obligat anaerobes Stäbchen. Reife Bakterien verlieren ihre Flagellen und bilden eine terminale Spore, die extrem widerstandsfähig ist gegen viele verschiedene Umwelteinflüsse wie Alkohol, Phenol, Formalin, extreme Temperaturen und Austrocknung. Jod, Glutaraldehyd, H_2O_2 und Autoklavieren bei 121 °C für 15 min inaktivieren den Erreger. Das Toxin Tetanospasmin (=Tetanustoxin) ist auf einem allen toxigenen Stämmen eigenen Plasmid kodiert.

Pathogenese Mehr als 70 % aller Tetanusfälle sind Folge einer akuten Verletzung. Erregerhaltiges Material gelangt in die Wunde und produziert dort Tetanospasmin. Dieses wird von einer extrazellulären Protease in ein kleineres A- und ein größeres B-C-Fragment gespalten. Das B-C-Fragment ist für die Bindung an Rezeptoren der Zelloberfläche verantwortlich, das A-Fragment führt zu einer präsynaptischen Inhibition der Transmitterfreisetzung. Das zentrale Nervensystem wird über periphere Motoneurone erreicht, was zur Störung der lokalen neuromuskulären Übertragung führen kann. Durch Ausnutzung des retrograden axonalen Transports gelangt das Tetanospasmin zu Neuronen im Hirnstamm und im Rückenmark, wo es seine Hauptwirkung entfaltet: Aus der Hemmung der Transmitterfreisetzung inhibitorischer Zellen resultiert ein Muskelspasmus. Ist das autonome Nervensystem betroffen, kommt es durch fehlende Hemmung der Freisetzung von Katecholaminen aus der Nebenniere zur vermehrten Sympathikusaktivität.

Klinische Symptome und Verlauf Je nach Eintrittspforte des Toxins und Eigenschaften des Wirts kann es klinisch betrachtet zum generalisierten, zum lokalen, zum Hirnnerven- oder zum Neugeborenen-Tetanus kommen.

Die am häufigsten diagnostizierte Form ist der generalisierte Tetanus. Er beginnt nach einer Inkubationszeit von 2–50 Tagen oft mit Trismus (Spasmus der Kiefermuskulatur) und Risus sardonicus (Spasmus der Gesichtsmuskulatur). Ein Spasmus der Abdominalmuskulatur kann hinzukommen. Ein generalisierter Muskelspasmus mit Flexion der Arme und Extension der Beine erinnert an die Körperhaltung bei Dekortikation, tritt bei Tetanus aber intermittierend auf. Die Spasmen können durch Obstruktion der Atemwege oder durch Beteiligung des Zwerchfells zur Ateminsuffizienz führen. Bereits die erste Episode kann tödlich verlaufen. Der Patient ist bei vollem Bewusstsein und erleidet größte Schmerzen. Einzelne Spasmusattacken sind durch externe Reize auslösbar. Häufig treten Frakturen, besonders der Wirbelkörper auf.

Durch die Verfügbarkeit von Beatmungsgeräten ist die Ateminsuffizienz nur noch in Entwicklungsländern eine relevante Todesursache. In Industriestaaten ist die Dysfunktion autonomer Regulationen die wichtigste Todesursache bei Tetanus geworden. Die Krankheit schreitet etwa 2 Wochen lang fort. Treten keine Komplikationen auf, kommt es dann innerhalb von etwa 4 Wochen zur vollständigen Heilung. Die Krankheit hinterlässt keine schützende Immunität, Rezidive kommen vor.

Lokaler Tetanus Beim lokalen Tetanus sind nur die Muskelgruppen im Gebiet um den Toxineintritt betroffen, oft ist dies aber nur der Vorbote für einen generalisierten Verlauf.

Hirnnerventetanus Man nahm früher an, dass der Hirnnerventetanus mit einer schlechten Prognose einhergeht. In neueren Arbeiten wurden aber auch leicht verlaufende Fälle dokumentiert.

Neugeborenentetanus Der Neugeborenentetanus folgt aus einer Infektion des Nabelstumpfs, wenn die Mutter nicht adäquat immunisiert war und das Neugeborene daher über keine passive Immunität verfügt. Erste Zeichen sind Trinkschwäche und generalisierte Schwäche, dann treten Spasmen hinzu.

Diagnose und Differenzialdiagnose Die Diagnose wird allein durch die klinische Beobachtung des Patienten gestellt. Ein Versuch der Erregeranzüchtung aus der Wunde ist nicht sinnvoll, weil einerseits die Kultur oft negativ bleibt und weil andererseits der Erreger auch bei Gesunden nachgewiesen werden kann. Dystone Reaktionen nach Neuroleptika gehen oft mit einer Seitwärtsbewegung des Kopfs einher, was beim Tetanus selten ist. Auch lässt sich die Neuroleptikanebenwirkung durch Anticholinergika rasch aufheben, was beim Tetanus nicht gelingt. Nach Zahninfektionen sollte man fahnden – diese können einen Trismus, nicht aber die anderen Zeichen des Tetanus vortäuschen. Meningitis, Peritonitis, hypokalzämische Tetanie, Epilepsie, Dezerebration, Rauschgiftentzug oder Rabies sollten selten differenzialdiagnostisch Schwierigkeiten bereiten. Die einzige Krankheit, die vom klinischen Bild her mit Tetanus verwechselt werden kann, ist eine Strychninvergiftung. Diese lässt sich durch eine Untersuchung von Urin und Serum ausschließen.

Therapie Nach Diagnosesicherung eines generalisierten Tetanus steht die Aufrechterhaltung der Atmung im Vordergrund. Da bereits die erste Episode einer Atemwegsobstruktion letal sein kann, sollte der Patient frühzeitig nach Gabe eines Benzodiazepins und ggf. neuromuskulärer Blockade intubiert werden. Er erhält eine Magensonde. Zur weiteren Sedierung werden ebenfalls Benzodiazepine verwendet, weil sie GABA-Agonisten sind und als solche indirekt Tetanospasmin antagonisieren. Die Resorption von Medikamenten kann z. B. wegen gestörter Darmmotilität reduziert sein, weswegen eine intravenöse Therapie vorzuziehen ist. Reichen Diazepine zur Kontrolle der Spasmen nicht aus, so ist zusätzlich eine neuromus-

G.F. Hoffmann, M.J. Lentze, J. Spranger, F. Zepp (Hrsg.), *Pädiatrie*,
DOI 10.1007/978-3-642-41866-2_98,

kuläre Blockade indiziert. Einmal täglich sollte ein Auslassversuch unternommen werden, um den Zustand des Patienten und ggf. auch mögliche Komplikationen erkennen zu können.

Nach Sicherstellung der Atmung und Kontrolle der Muskelspasmen kann dann bei Bedarf die Wunde revidiert werden. Der Krankheitsverlauf lässt sich hierdurch aber nicht beeinflussen. Die passive Immunisierung mit Tetanusimmunglobulin verkürzt möglicherweise Krankheitsverlauf und -schwere (5000–10.000 IE i. m., gefolgt von 3000 IE an den folgenden Tagen). Eine aktive Immunisierung sollte gleichzeitig begonnen werden.

In einer Studie war Metronidazol i. v.-appliziertem Procain-Penicillin hinsichtlich Überlebensrate, Hospitalisierungsdauer und Krankheitsprogression überlegen. Eine autonome Dysregulation kann mit einer kombinierten α- und β-adrenergen Blockade unterbunden werden. Hypertension, (seltener) Hypotension und myokardiale Depression werden ebenfalls symptomatisch behandelt. Eine parenterale Ernährung ist angezeigt. Überlebende Patienten bedürfen einer psychotherapeutischen Behandlung.

Prophylaxe Alle Formen des Tetanus lassen sich durch aktive und passive Immunisierung vermeiden (▶ Kap. 10).

Prognose Die Letalität leichter Fälle wird mit 6 % angegeben, für schwere Fälle liegt sie bei 60 %, beim Neugeborenentetanus sogar bei 90 %. Überlebende Kinder zeigen oft eine Entwicklungsverzögerung.

98.2 Botulismus

K.-M. Keller

Definition Der Botulismus ist eine schwere, lebensbedrohliche Krankheit infolge von Intoxikation mit dem stärksten derzeit bekannten biologischen Gift, dem Exotoxin von *Clostridium botulinum*. Dieser ist ein grampositiver, sporenbildender, obligater Anaerobier. Man unterscheidet den klassischen Nahrungsmittelbotulismus nach Ingestion von in Nahrungsmitteln präformiertem Botulinustoxin (botulus, lat. Wurst) vom seltenen Säuglings- und Wundbotulismus (erdverschmutzte Wunden, i. v.-Drogenmissbrauch). Bei Letzterem werden die Toxine in vivo gebildet.

Epidemiologie Der Botulismus kann überall und in jeder Altersgruppe auftreten, da die hitzeresistenten Sporen ubiquitär im Erdboden und in Gewässern vorkommen. Kontaminierte und ungenügend erhitzte Konserven und Geräuchertes sind die typischen Intoxikationsquellen. Die meisten Fälle von Säuglingsbotulismus nach Ingestion von Sporen aus kontaminierter Erde, Staub oder Honig werden aus den südlichen USA berichtet, vereinzelt kommen sie auch bei uns vor. Dennoch ist von einer hohen Dunkelziffer auszugehen. Wahrscheinlich sind auch einige Fälle von plötzlichem Kindstod auf Säuglingsbotulismus zurückzuführen. Der Altersgipfel beider Erkrankungen fällt mit 2–4 Monaten genau zusammen.

Ätiopathogenese Die Botulinustoxine A, B und E – sehr selten auch F und G – blockieren nach enteraler oder parenteraler Aufnahme und hämatogenem/lymphogenem Transport die Freisetzung von Acetylcholin aus den cholinergen Synapsen. Daraus resultiert ein genereller Acetylcholinmangel. Verdauungsenzyme wie Trypsin verstärken die Toxizität zusätzlich.

Klinische Symptome und Verlauf Nach einer Latenz von 12–36 h (selten Tage) nach Ingestion entstehen Übelkeit, Erbrechen, Obstipation, paralytischer Ileus ohne Fieber und charakteristische neurologische Symptome bei intaktem Sensorium: Mydriasis, Seh- und Sprachstörungen, Hirnnervenlähmungen, Muskelschwäche, absteigende schlaffe Paralyse und zunehmende Atemlähmung.

Diagnose Die Diagnose erfolgt klinisch. Das Toxin kann in Nahrungsresten, Erbrochenem, Magensaft, Stuhl und Serum nachgewiesen werden. Dazu ist ein Tierversuch erforderlich (Dauer 4 Tage!). Negative Befunde schließen Botulismus nicht aus.

Differenzialdiagnose Abzugrenzen sind Guillain-Barré-Syndrom, Myasthenie, Porphyrie, Poliomyelitis, multiple Sklerose, myatrophe Lateralsklerose und Enzephalitis.

Therapie Erforderlich sind intensivmedizinische Maßnahmen, Detoxikation (Prokinetika, Cholinergika, Einläufe, Aktivkohle) und Antitoxininfusion nach intrakutaner Vortestung. Antibiotika sind kontraindiziert.

Prophylaxe Vorbeugende Maßnahmen sind: striktes Einhalten der vorgeschriebenen Temperaturen und Einwirkungszeiten in Industrie und Haushalt, Verwerfen verdächtiger Nahrungsmittel (ausgebeulte, „bombierte" Konserven) – ohne Verköstigung! – oder Erhitzung auf 100 °C für 10 min, kein Bienenhonig in der Säuglingsernährung, auch nicht zum Nachsüßen von Tees; bei Trinkschwierigkeiten kein Bestreichen von Brustwarzen oder Schnullern mit Honig. Hände-/Stuhldesinfektion sowie adäquate chirurgische Wundversorgung sind wichtig.

Es besteht Meldepflicht bei Verdacht, Erkrankung und Tod.

Prognose Die Mortalität beträgt bis zu 25 % (Toxin A). Bei rechtzeitiger Einleitung der Intensivtherapie ist die Prognose gut, u. U. ist aber eine monatelange Rehabilitation erforderlich.

Literatur

Ahmadsyah J, Salim A (1985) Treatment of tetanus: an open study to compare the efficacy of procaine penicillin and metronidazole. Br Med J 291:648–650

Behring E, Kitasato S (1890) Ueber das Zustandekommen der Diphtherie-Immunität und der Tetanus-Immunität bei Thieren. Dtsch Med Wochenschr 16:1113–1114

Koepke R, Sobel J, Arnon SS (2008) Global occurrence of infant botulism, 1976–2006. Pediatrics 122:e73–e82

Schreiner MS, Field E, Ruddy R (1991) Infant botulism: a review of 12 years' experience at the Children's Hospital of Philadelphia. Pediatrics 87:159–165

99 Bakterielle Infektionen: Atypische Bakterien

M. Hufnagel, H.-J. Schmitt, D. Nadal, H.-J. Christen, H. Eiffert, H.-J. Huppertz

99.1 Chlamydien-Infektionen

M. Hufnagel, H.-J. Schmitt

99.1.1 Chlamydophila pneumoniae

Definition *Chlamydophila* (früher *Chlamydia) pneumoniae* ist im Kindesalter ein seltener Erreger respiratorischer Infektionen, vor allem der Pneumonie, wenn die PCR als direkte Nachweismethode herangezogen wird. Die höhere Nachweisrate von Antikörpern gegen C. pneumoniae deutet auf eine hohe Rate asymptomatischer oder unspezifischer Infektionen durch C. pneumoniae hin.

Epidemiologie Der Mensch ist weltweit das einzige Erregerreservoir. Kranke, seltener auch asymptomatische Ausscheider (Wochen bis 1 Jahr) sind die Ansteckungsquelle. Die Übertragung erfolgt als „Tröpfcheninfektion" mit respiratorischen Sekreten. Eine epidemische Krankheitshäufung ist beschrieben. In feuchtem Milieu können Chlamydien bis zu 30 h auf unbelebtem Material überleben.

Im Erwachsenenalter haben 50–75 % der Bevölkerung Antikörper gegen C. pneumoniae. Die höchsten Titer werden in der Altersklasse der 5- bis 14-Jährigen gefunden – ein Indiz für das Hauptmanifestationsalter der Primärinfektion. Seroprävalenzdaten aus Deutschland decken sich mit den Angaben aus der internationalen Literatur (5 % der unter 10-Jährigen, 64 % der unter 18-Jährigen besitzen Antikörper gegen C. pneumoniae). Ambulant erworbene Pneumonien werden im Kindesalter möglicherweise in bis zu 18 % der Fälle (serologische Diagnose) durch C. pneumoniae verursacht. Untersuchungen mittels PCR hingegen weisen C. pneumoniae nur in sporadischen Fällen nach. Koinfektionen mit Mykoplasmen, aber auch Pneumokokken und Adenoviren sind keine Seltenheit.

Mikrobiologie Chlamydien sind obligat intrazelluläre, gramnegative Bakterien. Ihnen fehlt die enzymatische Ausstattung zur Produktion von ATP, sie sind daher „Energieparasiten". Anhand morphologischer, genetischer und serologischer Eigenschaften lassen sich 2 Genera und 5 humanpathogene Spezies unterscheiden:

- Zum Genus Chlamydia gehört:
  - C. trachomatis
- Zum Genus Chlamydophila gehören:
  - C. pneumoniae
  - C. psittaci
  - C. abortus
  - C. felis

Zusätzlich gibt es noch Umwelt-Chlamydien, wie Simkania negevensis und Parachlamydia acantamoeba, die ebenfalls Infektionen beim Menschen auslösen können. Chlamydien durchlaufen einen charakteristischen zweiphasigen Entwicklungszyklus.

Die kleinere, extrazelluläre Form (Durchmesser 0,2–0,4 µm) wird „Elementarkörper" genannt. Es ist die infektiöse, stoffwechselinaktive und nicht durch Antibiotika hemmbare Ruheform, die sich an die Wirtszelle anheftet und mittels Endozytose in die Zelle aufgenommen wird. Intrazellulär findet eine Transformation zum „Retikularkörper" statt. Diese größere Form (Durchmesser 0,7–1,0 µm) ist stoffwechselaktiv, nicht infektiös und durch Antibiotika hemmbar; sie ruft eine Entzündungsreaktion des Körpers hervor. Zur Gattung C. pneumoniae gehört nur ein Serotyp, der sog. TWAR-Stamm. Diese Abkürzung kombiniert die Bezeichnung für 2 mikrobiologisch identische Isolate: TW steht für ein Chlamydienisolat aus dem Konjunktivalabstrich eines taiwanesischen Mädchens und AR für ein Isolat aus dem Respirationstrakt eines amerikanischen Studenten mit akuten respiratorischen Symptomen.

Klinische Symptome und Verlauf Die meisten Infektionen verlaufen asymptomatisch. Nach einer Inkubationszeit von mehreren Wochen (in der Regel 3 Wochen) entwickeln die Patienten ein grippeähnliches Krankheitsbild. Im Vordergrund stehen Pharyngitis mit Heiserkeit und starke Halsschmerzen. Die zervikalen Lymphknoten sind geschwollen. Produktiver Husten weist auf eine Infektion des unteren Respirationstrakts hin. Myalgien und Arthralgien sind weitere unspezifische Symptome, die Körpertemperatur ist nur mäßig erhöht. Symptome einer Sinusitis oder Otitis media können auftreten. Die Patienten erholen sich nur langsam.

In 10 % der Fälle schließt sich eine zweite Krankheitsphase an, die durch eine Pneumonie gekennzeichnet ist. Diese beginnt schleichend mit erneutem, nun trockenem, nichtproduktivem Husten, begleitet von einer Tachypnoe. Fieber tritt in dieser Phase selten auf. Auskultatorisch imponieren feinblasige Rasselgeräusche. Klinisch ist eine durch C. pneumoniae verursachte Pneumonie von Pneumonien anderer Ursache nicht zu unterscheiden. Das Röntgenbild der Lunge zeigt eine meist einseitige segmentale Verschattung, seltener bilaterale, ausgedehnte Infiltrate und selten einen Pleuraerguss. Der Krankheitsverlauf ist meist leicht, eine stationäre Behandlung ist selten notwendig.

Schwere Verläufe sind im hohen Alter und bei chronischen Grundkrankheiten möglich, z. B. Mukoviszidose, Asthma bronchiale, Sichelzellanämie (mit akutem Thorax-Syndrom), schwerem T-Zell-Defekt. Die Erholung verläuft in diesen Fällen verzögert, die Patienten klagen über wochenlangen Husten und eine reduzierte Belastbarkeit. Bakterielle Superinfektionen (vor allem Pneumokokken) können den Verlauf komplizieren. Eine Rarität stellen schwere, gelegentlich letal verlaufende, systemische Infektionen dar (Endokarditis, Myokarditis, Perikarditis, Meningoenzephalitis, Guillain-Barré-Syndrom). Betroffen sind davon in erster Linie Patienten mit schwerer Grundkrankheit (Immundefekt; Sarkoidose, systemischer Lupus erythematodes) oder auch gesunde Hochleistungssportler.

Neben akuten Krankheiten des Respirationstrakts ist C. pneumoniae mit reaktiver Arthritis, Erythema nodosum, Sarkoidose und Asthma bronchiale assoziiert. Mögliche ätiologische Zusammenhänge mit multipler Sklerose, Alzheimer-Erkrankung und Atherosklerose werden in der Literatur kontrovers diskutiert. Die Assoziationen basieren vornehmlich auf seroepidemiologischen Untersuchungen mit erhöhten Antikörperraten im Vergleich zu Kontrollgruppen. Für die Koronarsklerose weisen morphologische Daten auf einen möglichen kausalen Zusammenhang hin. Mehrere große Interventionsstudien mit Antibiotika gegen C. peumoniae haben jedoch keinen Effekt auf den Verlauf einer Koronarsklerose im Erwachsenenalter gezeigt.

Da keine lang andauernde Immunität besteht und die Durchseuchung in der Bevölkerung hoch ist, sind Reinfektionen die Regel.

G.F. Hoffmann, M.J. Lentze, J. Spranger, F. Zepp (Hrsg.), *Pädiatrie*,
DOI 10.1007/978-3-642-41866-2_99, © Springer-Verlag Berlin Heidelberg 2014

Diagnose Die Diagnose C.-pneumonia-Infektion ist problematisch, ein Goldstandard ist nicht definiert. Zur Diagnose herangezogen werden der Erregernachweis mittels Kultur, DNA-Nachweis oder die Serologie. Der Erreger kann aus Nasopharyngealsekret, Rachenabstrich, Rachenspülwasser, Sputum, Trachealsekret oder bronchoalveolärer Lavage isoliert werden. Für den kulturellen Nachweis benötigt man spezielle Transportmedien, bei nicht sofortiger Verarbeitung ist eine Lagerung der Probe im Kühlschrank angezeigt. Der kulturelle Erregernachweis im Dottersack von Hühnerembryonen oder in einer Zellkultur ist schwierig, wenig sensitiv und langwierig (3 Wochen). Am sensitivsten und am schnellsten wird der Erregernachweis über den DNA-Nachweis mittels PCR geführt. Allerdings ist die Technik nicht standardisiert und weist bislang hohe Variabilitäten auf. Neben den oben genannten Untersuchungsmaterialien können auch Biopsate (in Formalin oder Paraffin fixiert) verwendet werden.

Für den serologischen Nachweis stehen 2 Verfahren zur Verfügung:

- Komplementbindungsreaktion (KBR) und
- Mikroimmunfluoreszenz (MIF).

99

Enzymimmunassays sind kommerziell erhältlich, aber bisher nicht ausreichend validiert. Mit der KBR können ganz allgemein Chlamydien-Infektionen nachgewiesen werden, eine Differenzierung der verschiedenen Spezies ist nur mittels MIF möglich. Die MIF gilt derzeit als einzig empfohlenes serologisches Verfahren, trotz einer niedrigen Sensitivität (nur 30 % bei kulturell gesicherten Infektionen), einer Variabilität der Untersuchungsergebnisse zwischen unterschiedlichen Laboren und des technischen Aufwandes (► Übersicht). Falsch-positive IgM-Ergebnisse werden bei Rheumafaktor-positiven Patienten oder bei anderen intrazellulären Erregern (Bartonellen, Bordetellen, Mykoplasmen, Yersinien, Picornaviren) beobachtet. Eine serologische Unterscheidung zwischen einer Primärinfektion und einer Reinfektion ist nicht zuverlässig möglich. Einzelne IgG-Titer-Bestimmungen werden nicht empfohlen, nur Titerverläufe und -anstiege (innerhalb von 3–4 Wochen) beweisen – retrospektiv – eine Infektion. In der Akutinfektion spielt die Serologie eine untergeordnete Rolle.

Serologische Diagnosekriterien (nach Dowell et al. 2001)

Gesicherte akute Infektion:

- MIF-IgM: ≥1:16 (ab 2.–3. Woche)
- MIF-IgG: ≥4-facher Titeranstieg (ab 6.–8. Woche)

Verdacht auf abgelaufene Infektion:

- MIF-IgG: ≥1:16 und <1:512

Therapie Kontrollierte Studien zur klinischen Wirksamkeit von Antibiotika existieren nicht. Therapieempfehlungen basieren auf 2 Multicenterstudien im Kindesalter und dem Nachweis der In-vitro-Aktivität, der mit folgenden Substanzen gelingt: Erythromycin, Clarithromycin, Azithromycin, Tetrazykline, Doxycyclin, Fluorochinolone.

Die Therapiedauer für Standardpräparate (Erythromycin oder Clarithromycin bei Kindern unter 9 Jahren und Doxycyclin bei Kindern über 9 Jahren) liegt bei mindestens 14 Tagen, zu Dosierungen ► Kap. 113. Sollten nach einem Therapiezyklus weiter Symptome bestehen, wird ein zweiter Therapiezyklus, ggf. mit einem alternativen Medikament, angeschlossen. Die Isolierung stationärer Patienten ist nicht notwendig.

Prophylaxe Es existieren weder spezielle prophylaktische Maßnahmen noch eine Impfung.

99.1.2 Chlamydophilia psittaci

Definition Chlamydophilia (früher Chlamydia) psittaci ist Ursache der Psittakose oder Ornithose, einer weltweit vorkommenden Zoonose, die beim Menschen als akute Krankheit des Respirationstrakts mit systemischen Symptomen verläuft.

Epidemiologie Hauptreservoir für Infektionen des Menschen sind Vögel (Tauben, Finken, Wellensittiche, Papageien, aber auch Hühner, Gänse, Schwäne) und kleine Säugetiere. In 75% der Fälle lässt sich anamnestisch ein Kontakt zu Vögeln eruieren. Die häufig ebenfalls erkrankten Vögel leiden an Durchfall, Anorexie oder Ausfall der Federn. Der Erreger wird als Aerosol aus Sekreten der Vögel vom Menschen eingeatmet und ist hochinfektiös. Ein besonders hohes Infektionsrisiko haben Menschen mit engem Kontakt zu Vögeln (Vogelbesitzer, Tierhändler, Taubenzüchter, Geflügelhalter, Laborpersonal). Erkrankungen im Kindesalter sind eine Rarität.

Die Krankheit kommt weltweit vor, ihr Auftreten ist sporadisch, selten epidemisch (z. B. in Geflügelzuchtanlagen). Nur schwer kranke Personen mit ausgeprägtem Auswurf können die Erreger mittels Tröpfcheninfektion direkt weitergeben. In Deutschland werden pro Jahr 15–150 Fälle der meldepflichtigen Krankheit dokumentiert. Seitdem die Falldefinition einen serologischen Antikörpernachweis (Mikroimmunfluoreszenz, MIF) fordert, ist die Zahl der gemeldeten Fälle rückläufig.

Mikrobiologie Chlamydien sind intrazelluläre Energieparasiten (unter „Mikrobiologie" im ► Abschn. 99.1.1). Im Tierreich werden 8 Serotypen unterschieden.

Klinische Symptome und Verlauf Die Inkubationszeit beträgt (5–) 7–14 (–21) Tage. Die Krankheit beginnt abrupt und verläuft selten asymptomatisch. Klinisch imponieren grippeähnliche Beschwerden mit einer Körpertemperatur bis 40,5°C (Kontinua über 2–3 Wochen), Schüttelfrost, Rigor, Myalgien und Arthralgien sowie als charakteristisches Symptom heftige frontale Kopfschmerzen. Am Ende der 1. Krankheitswoche entwickeln die Betroffenen die klinischen Zeichen einer Pneumonie mit trockenem Husten, Dyspnoe, Tachypnoe und evtl. Pleuraschmerzen. Abdominelle Symptome wie Übelkeit, Erbrechen oder Durchfall sind möglich. Ein begleitendes makulopapulöses, blassrosafarbenes Exanthem wird als „Horder's spots" bezeichnet. Rund 70% der Patienten entwickeln eine Splenomegalie.

Im Blutbild fallen eine Linksverschiebung ohne Leukozytose und eine Eosinophilie auf, die Blutsenkung ist mäßig beschleunigt. Radiologisch zeigt sich eine ausgeprägte interstitielle Zeichnungsvermehrung der Lungen mit variablen fleckig-konfluierenden Infiltraten, evtl. ein Pleuraerguss. Die Patienten sind 2–3 Wochen lang schwer krank, die Rekonvaleszenz geht über Wochen. Häufige Komplikationen sind Nasenbluten und Leberbeteiligung (Transaminasenanstieg, Cholestase), seltener Endo-, Peri- oder Myokarditis, Glomerulonephritis, Thyreoiditis, Sepsis mit ARDS, DIC, Lungenembolie, schwere Anämie und Erythema nodosum. Die Letalität wird mit <1% angegeben. Die Infektion hinterlässt keine lebenslange Immunität, Reinfektionen sind möglich.

Diagnose Die Isolierung des Erregers aus Sputum oder Blut mittels Kultur ist schwierig und Speziallabors vorbehalten. Die Diagnose wird fast immer serologisch gestellt. Kommerziell zur Verfügung stehen eine Komplementbindungsreaktion (KBR), die jedoch nicht speziesspezifisch ist (Kreuzreaktion mit C. pneumoniae und C. trachomatis) und ein speziesspezifischer Mikroimmunfluoreszenztest (MIF). Die Diagnose ist gesichert, wenn bei passender Klinik folgende Parameter nachzuweisen sind:

◘ **Tab. 99.1** Humanpathogene Mykoplasmen: Vorkommen und Assoziation zu Krankheiten des Menschen. (Mod. nach Baum 1995)

Subgruppe	Nachweis aus	Häufigkeit	Assoziierte Krankheiten
Genus Mycoplasma			
M. hominis	Urogenitaltrakt	Häufig	Zervizitis, Vaginitis, Prostatitis?, „obere" Harnwegsinfektion
	Operationswunde, Gelenk		Sternotomie-Infektion, Arthritis
	Konjunktiven (Neugeborene)		Konjunktivitis
	Blut (peripartal)		Peripartale Sepsis
M. orale	Oropharynx		?
M. pneumoniae	Respirationstrakt		Infektionen des oberen Respirationstrakts, Pneumonie
M. salivarium	Oropharynx, Gingiva		Zahnfleischinfektionen?
M. genitalium	Urogenitaltrakt		Urethritis, Zervizitis, pelvic inflammatory disease (PID), extragenitale Krankheiten
Genus Uroplasmea			
U. urealyticum U. parvum	Urogenitaltrakt Neugeborene	Häufig	Urethritis, Infektionen des oberen Urogenitaltrakts Frühgeburtlichkeit, Abort, extragenitale Krankheiten

- ein 4-facher Titeranstieg (mind. ≥ 1:32, innerhalb von ≥ 2 Wochen) oder
- ein MIF-IgM-Titer ≥ 1:16 oder
- eine positive Kultur.

Die Verdachtsdiagnose ist zu stellen, wenn bei passendem klinischem Erscheinungsbild trotz negativer Serologie ein Vogelkontakt vorangegangen ist. PCR-Untersuchungen von respiratorischen Materialen, Blut oder Gewebe sind bisher unzureichend standardisiert.

Therapie Mangels kontrollierter Studien zur klinischen Wirksamkeit basieren Antibiotika-Therapieempfehlungen auf dem In-vitro-Aktivitätsnachweis. In-vitro aktiv sind: Erythromycin (Mittel der Wahl <9 Jahre), neuere Makrolide (Clarithromycin, Roxithromycin), Doxycyclin und Tetrazykline (>9 Jahre). Die Therapiedauer beträgt mindestens 10–14 (–28) Tage. Rückfälle nach Therapieende sind möglich.

Bei hospitalisierten Patienten gelten die allgemeinen Hygienevorschriften beim Umgang mit Sekreten des Respirationstrakts. Der Erregernachweis ist für Labore meldepflichtig.

Prophylaxe Im Erkrankungsfall sollte nach der Ansteckungsquelle gesucht werden. Verdächtige Vögel sollten vom Tierarzt getötet, in einer Desinfektionslösung eingelegt und in einem Speziallabor untersucht werden. Käfige und Umgebung der Tiere sind zu desinfizieren (mit Atemschutzmaske). Kontaktpersonen müssen beobachtet werden, um bei ersten Krankheitszeichen Diagnostik und Therapie zu veranlassen.

99.2 Mykoplasmen-Infektionen

H.-J. Schmitt

Definition Mykoplasmen sind zellwandlose Bakterien mit einer sterolhaltigen Membran. Sie rufen Krankheiten des Respirationstrakts, des Urogenitaltrakts, Bakteriämien und – möglicherweise immunologisch bedingt – sekundäre Krankheiten wie Exantheme, Morbus Raynaud oder Arthropathien hervor.

Epidemiologie Mykoplasmen kommen ubiquitär vor und können Pflanzen, Tiere und Menschen sowohl kolonisieren als auch Krankheiten verursachen.

Mycoplasma pneumoniae kommt weltweit vor, allerdings ist für diese Spezies der Mensch das einzige Reservoir. Die Übertragung erfolgt durch Inhalation infektiöser Tröpfchen von Kranken oder durch kontaminierte Gegenstände. Kranke scheiden den Erreger bis zu 13 Wochen lang aus, selbst nach effektiver antibiotischer Therapie. Die Krankheit tritt sporadisch auf mit kleinen Epidemien innerhalb von Familien oder in Gemeinschaftseinrichtungen. Die „attack rate" liegt zwischen 1–3/1000 in der Normalbevölkerung und 5–50/1000 in Kasernen (▶ Kap. 90). Kinder im Alter bis 3 Jahre entwickeln meist eine Infektion des oberen Respirationstrakts, 5- bis 20-Jährige meist eine Bronchitis oder eine Pneumonie. Die Inkubationszeit ist mit 6–32 Tagen (meist 2–3 Wochen) ausgesprochen lang.

Ureaplasma urealyticum und *M. hominis* kolonisieren den Genitaltrakt von bis zu 30 % aller Frauen. Die Erreger lassen sich auf der Nasen- oder Rachenschleimhaut von bis zu 15 % aller Neugeborenen nachweisen. Selten persistiert diese Kolonisation über das 2. Lebensjahr hinaus. Nach der Pubertät reflektiert die Kolonisationsrate die Anzahl der Geschlechtspartner.

Mikrobiologie Mycoplasmataceae gehören zur Klasse der Mollicutes und kolonisieren/infizieren Menschen, Tiere und Pflanzen. Zu den Genera Mycoplasma und Ureaplasma zählen die in ◘ Tab. 99.1 wiedergegebenen Subgruppen. Mykoplasmen sind mit 150–200 nm Größe die kleinsten frei vorkommenden Lebewesen. Dies unterscheidet sie sowohl von den ebenfalls zellwandlosen bakteriellen L-Formen als auch von Viren. Sie haben komplexe Nährstoffansprüche und lassen sich auf isotonen Nährmedien anzüchten, wo sie nach 2–8 Tagen oft typische „spiegeleiartige" Kolonien bilden.

Pathogenese Als extrazelluläre Pathogene lagern sich Mykoplasmen an die Oberfläche zilientragender und zilienfreier Epithelien an. Über die folgenden Schritte in der Pathogenese ist wenig bekannt. Es wird vermutet, dass direkte zytotoxische Effekte oder die induzierte entzündliche Reaktion mit Zytolyse Folgen der Infektion sind. Als Kontaminanten von Zellkulturen sind Mykoplasmen intrazelluläre Parasiten, die nur schwer zu beseitigen sind.

Klinische Symptome und Verlauf Mycoplasma pneumoniae kann Infektionen der Atemwege hervorrufen. Der Begriff „atypische Pneumonie" stammt aus den frühen 1940er Jahren, als man feststellte, dass einige Patienten mit Pneumonie nicht auf eine antibiotische Therapie ansprachen und dass im Gram-Präparat ihres Sputums kein ursächlicher Erreger nachweisbar war. Zwar macht M. pneumoniae einen großen Teil der „atypischen Pneumonien" aus, doch weiß man heute, dass so unterschiedliche Mikroorganismen wie Influenzaviren, Adenoviren, RSV, Zytomegalieviren, Chlamydien, Legionellen und Pneumocystis carinii ebenfalls deren Ursache sein können. Der Begriff ist mit dem heutigen Kenntnisstand überholt, man sollte bei einem Patienten mit Pneumonie den (vermuteten) Erreger nennen.

Mykoplasmenbedingte Infektionskrankheiten des Respirationstrakts (Bronchitis, Pneumonie) beginnen schleichend mit geringgradigem Fieber, Krankheitsgefühl und Kopfschmerzen. Husten folgt innerhalb von 3–4 Tagen, ist dann aber prominent und kann über 4 Wochen persistieren. Er ist oft so ausgeprägt, dass die Patienten extreme Brustschmerzen durch die hustenbedingte Muskelanspannung entwickeln. Ansonsten wirken die Patienten nicht schwer krank. Myalgien, Übelkeit und Erbrechen wie bei Influenza oder Diarrhö, wie oft bei Adenovirus-Pneumonie, fehlt meist.

Bei der körperlichen Untersuchung fallen eine Pharyngitis und eine ausgeprägte zervikale Lymphadenopathie auf. Die klinische Untersuchung der Lunge zeigt kaum Auffälligkeiten, selbst bei Mykoplasmen-Pneumonie sind feinblasige Rasselgeräusche oder eine Klopfschalldämpfung nur selten nachzuweisen. Geringgradige Pleuraergüsse sind bei bis zu 20 % aller Patienten nachweisbar. Rund jedes 10. Kind mit Mykoplasmen-Pneumonie entwickelt einen makulopapulösen Hautausschlag. Im Blut finden sich unterschiedlich ausgeprägte Infektionszeichen, auch die Röntgenaufnahme des Thorax ist unspezifisch.

Pharyngitis, Otitis media, Sinusitis und Pseudokrupp sind weitere mögliche Manifestationen einer M.-pneumoniae-Infektion.

Neben den Infektionskrankheiten des Respirationstrakts ist M. pneumoniae assoziiert mit makulären, morbilliformen und papulovesikulären Exanthemen. Das Erythema exsudativum multiforme major soll bei bis zu 7 % aller Patienten mit Mykoplasmen-Pneumonie vorkommen. Ein Raynaud-Phänomen kann auf die Entwicklung von Kälteagglutininen im Rahmen einer Mykoplasmen-Pneumonie zurückgeführt werden. EKG-Veränderungen, wie Reizleitungsstörungen, Arrhythmien, und Brustschmerzen kommen bei bis zu 10 % aller M.-pneumoniae-Infektionen vor.

Der Beweis für einen kausalen Zusammenhang zwischen einer M.-pneumoniae-Infektion und neurologischen Krankheiten und Symptomen ist bisher weniger überzeugend – beschrieben sind Assoziationen mit aseptischer Meningitis, Meningoenzephalitis, transverser Myelitis, Guillain-Barré-Syndrom, Hirnstammstörungen und peripherer Neuritis. Polyarthralgien – selten eine Monarthritis – waren ebenfalls mit M.-pneumoniae-Infektionen assoziiert.

Patienten mit Hämoglobinopathien und anderen Ursachen einer – anatomischen oder funktionellen – Asplenie haben gehäuft sehr schwere Krankheitsverläufe mit großen Pleuraergüssen, extremer Dyspnoe oder Nekrosen der Akren.

Die Dauer der Immunität nach M.-pneumoniae-Infektion ist unbekannt – Rezidive kommen vor.

Ureaplasmen sind assoziiert mit nichtgonorrhoischer Urethritis, Prostatitis, Epididymitis, Fieber unter der Geburt, Infertilität, Spontanabort und Totgeburt, Chorioamnionitis und niedrigem Geburtsgewicht.

Mycoplasma hominis ist assoziiert mit Pyelonephritis, Entzündungen des weiblichen Beckens und Fieber nach der Geburt.

Diagnose und Differenzialdiagnose Standard für den Nachweis einer Infektion mit M. pneumoniae ist heute die PCR. Der standardisierte Nachweis von Kälteagglutininen in einem Titer von >1:32 ist ein einfacher und früher Hinweis auf eine Mykoplasmen-Infektion. Falsch-negative Befunde kommen vor, falsch-positive Resultate werden bei Infektionen durch das Epstein-Barr-Virus (Anti-i), das Zytomegalievirus (Anti-I), verschiedene andere Viren und bei Lymphomen gefunden.

Als einfache Modifikation des Kälteagglutininnachweises in Klinik und Praxis füllt man 1 ml Patientenblut in ein „Gerinnungsröhrchen". Nach Abkühlung im Kühlschrank (4 °C) beobachtet man Verklumpungen, die nach Aufwärmen der Probe (z. B. in der Hosentasche) reversibel sind. Ein derart „positiver Schnelltest" korreliert mit einem Kälteagglutinintiter von 1:64 in standardisierten Tests.

Die Kultur ist aufwendig und zeitintensiv (1–2 Wochen). Spezifisches IgM ist oft erst 1–2 Wochen nach Krankheitsbeginn nachweisbar und damit in der Frühphase der Krankheit diagnostisch nicht hilfreich.

Bei anhaltendem Husten (>7 Tage) ohne Fieber ist differenzialdiagnostisch auch an eine Infektion durch Bordetella pertussis, Bordetella parapertussis, Adenoviren und das RSV zu denken.

Zur Diagnose und Differenzialdiagnose von Ureaplasma- und M.-hominis-Infektionen der Harnwege ► Kap. 192.

Therapie Mykoplasmen-Infektionen des oberen Respirationstrakts werden praktisch nie als solche erkannt und bleiben daher – zu Recht – ohne spezifische Behandlung. Auch die Mykoplasmen-Pneumonie heilt meist spontan aus, doch kann die Dauer der Krankheit durch Makrolide oder Tetrazykline reduziert werden. Fluorochinolone, Ketolide, Streptogramine haben ebenfalls In-vitro-Aktivität gegen Mykoplasmen.

Zur Therapie urogenitaler Infektionen ► Kap. 192.

Prophylaxe Eine spezifische Prophylaxe ist nicht bekannt. Zusammenleben auf engem Raum erhöht die Infektionsrate.

Prognose Die Prognose ist ausgezeichnet.

99.3 Tularämie

H.-J. Schmitt

Definition Die Tularämie ist eine durch *Francisella tularensis* hervorgerufene akute Infektionskrankheit, die je nach Virulenz des Erregers und Eintrittspforte klinisch als vorwiegend lokal ulzerierende Krankheit, regionale Lymphadenopathie, Krankheit eines Organs, Sepsis mit typhoidem Verlauf oder als Mischform auftritt.

Epidemiologie Erregerreservoir sind verschiedene Tierarten wie Hasen und andere Nager, von denen F. tularensis durch direkten Kontakt, über blutsaugende Arthropoden oder Insekten, über Aerosole und selten wohl auch über unbelebte Materialien wie Wasser und Schlamm auf den Menschen übertragen wird. In Deutschland wurde durchschnittlich von 3–5 Fällen pro Jahr berichtet, 2005 nahm die Zahl aber zu und 2010 wurde der bisherige Höchststand erreicht (31 Fälle). Francisella tularensis ist unter dem Aspekt einer möglichen bioterroristischen Bedrohung von Bedeutung und alle Fälle sind nach IfSG meldepflichtig.

Mikrobiologie und Pathogenese Francisella tularensis ist ein fakultativ intrazelluläres, kokkoides, bipolar anfärbbares gramnegatives Stäbchen mit komplexen Wachstumsanforderungen. Die Kapsel scheint einen der wichtigsten Virulenzfaktoren darzustellen. Nach lokaler Infektion und Vermehrung an der Infektionsstelle in der Haut beobachtet man eine Papel, die nach 2–4 Tagen ulzeriert. Der Erreger gelangt in die regionalen Lymphknoten und breitet sich dann lymphohämatogen aus. In infizierten Organen sieht man histologisch Granulome, die gelegentlich auch verkäsen können. Während der 2.–3. Krankheitswoche werden spezifische IgM- und IgG-Antikörper gebildet, die über Jahrzehnte hinweg persistieren können. Für die Heilung wird eine spezifische T-Zell-Aktivierung benötigt.

Klinische Symptome und Verlauf Typisch ist nach einer Inkubationsbszeit von 3–5 Tagen ein plötzlicher Krankheitsbeginn mit hohem Fieber und schwerem Krankheitsgefühl, gefolgt von lokalen Symptomen. Je nach Eintrittspforte, Virulenz des Erregers und Grundkrankheit des Wirts gibt es auch leichte Verläufe. Überlappungen zwischen den Formen kommen vor:

- Bei der häufigen ulzeroglandulären Tularämie beobachtet man an der Eintrittspforte der Haut eine Papel, die ulzeriert und mit Vergrößerung der regionalen Lymphknoten einhergeht.
- Bei der rein glandulären Form fehlt eine Hautläsion.
- Die typhoide Form wird vor allem bei Patienten mit einer Grundkrankheit beobachtet, verläuft fulminant und kann rasch zum Tode führen. Fieber, Schüttelfrost, Kopfschmerzen, Muskelschmerzen, Halsschmerzen, Anorexie, Übelkeit, Erbrechen, Diarrhö, Hepatosplenomegalie, Meningismus, Verwirrtheit, roseoliformes Exanthem und Subileus sind mögliche Symptome und Befunde.
- Eine eitrige oder ulzerierende Konjunktivitis mit regionaler Lymphadenopathie ist Zeichen einer okuloglandulären Tularämie.
- Die oropharyngeale Tularämie ist meist auf den Genuss kontaminierter Speisen zurückzuführen.
- Bei der pulmonalen Form ist die Ursache meist in der Inhalation des Erregers, z. B. im mikrobiologischen Labor, zu suchen.

Die Krankheit hinterlässt eine lebenslange Immunität. Rückfälle kommen bei inadäquater antibiotischer Behandlung vor.

Diagnose und Differenzialdiagnose Die Diagnose sollte bei plötzlichem Krankheitsbeginn mit hohem Fieber differenzialdiagnostisch erwogen werden, Hautbefunde und ggf. eine passende Reiseanamnese sind dann diagnostisch wegweisend. Der Erreger kann aus lokalen Läsionen, Lymphknotenaspirat, Sputum oder Blutkultur angezüchtet werden. Serologische Verfahren und PCR stehen in Speziallabors zur Verfügung.

Zur Differenzialdiagnose der glandulären Form gehören pyogene Infektionen, Katzenkratzkrankheit, Syphilis, Chancroid, Lymphogranuloma venereum, Toxoplasmose, Mykobakteriosen, Sporotrichose, Rattenbissfieber, Anthrax, Pest und Herpes-simplex-Infektionen. Bei Augenbeteiligung ist auch an eine Adenovirus-Infektion zu denken, bei pharyngealer Form außerdem an eine Streptococcus-pyogenes-Infektion, an infektiöse Mononukleose und Diphtherie.

Zur Differenzialdiagnose des typhösen Verlaufs zählen Salmonellose, Brucellose, Legionellose, Q-Fieber, disseminierte Mykobakteriosen, Pilzinfektionen, Rickettsiosen, Malaria und Endokarditis. Bei pulmonaler Verlaufsform ist an Legionella, Chlamydia pneumoniae und Chlamydia psittaci, Mycoplasma pneumoniae, Tuberkulose, tiefe Mykosen und Q-Fieber zu denken.

Therapie Streptomycin ist unverändert Mittel der Wahl (30–40 mg/kg KG in 2 ED, Maximaldosis 2 g/Tag für 7–14 Tage), alternativ Gentamicin (3–5 mg/kg KG in 2–3 ED). Bei meningealer Form ist zusätzlich Chloramphenicol (100 mg/kg KG/Tag in 2 ED) indiziert. Große Abszesse sollten drainiert werden.

Prophylaxe Zur Vermeidung einer Exposition ist in Endemiegebieten eine Prophylaxe gegen Zecken sinnvoll. Beruflich möglicherweise Exponierte (Jäger) sollten Handschuhe beim Enthäuten von Wildtieren tragen. Bislang sind keine wirksamen Impfstoffe verfügbar. Nach wahrscheinlicher Exposition ist die Gabe von Doxycyclin oder Ciprofloxacin p.o. für 2 Wochen empfohlen.

Prognose Die Letalität lag in der Vor-Antibiotika-Ära bei 60 %, heute beträgt sie ≤4 %.

99.4 Bartonella henselae: Katzenkratzkrankheit

D. Nadal

Definition Die Katzenkratzkrankheit (KKK) ist eine mit Katzenexposition assoziierte bakterielle, lokalisiert oder mit Ausbreitung auf multiple Organsysteme verlaufende Infektionskrankheit.

Epidemiologie Die Isolation von *Bartonella henselae* aus Blut von meist asymptomatischen Katzen von Patienten mit B.-henselae-Infektion weist auf die Rolle von Katzen als Reservoir für dieses Bakterium hin. Jüngere (<12 Monate) Katzen sind häufiger bakteriämisch als ältere. Der Übertragungsmodus von B. henselae auf den Menschen ist nicht geklärt. Katzenflöhe scheinen eine wichtige Rolle zu spielen. Die Prävalenz von KKK beim Menschen hängt von der Dichte der Katzenpopulation, der Exposition mit Katzen, dem Alter der Katzen, dem Grad des Befalls der Katzen mit Flöhen, der geografische Lage, der Jahreszeit und dem Klima ab. Die Seroprävalenz der Katzen für B. henselae ist in warmen und feuchten Regionen am höchsten (bis 55 %). In den USA rechnet man jährlich mit 9,3 KKK-Fällen/100.000 Einwohner.

Ätiologie Die Ätiologie der 1931 erstmals beschriebenen KKK wurde 1983 durch den Nachweis von Bakterien in betroffenen Lymphknoten mittels Silberfärbung ermittelt. Die Bakterien wurden 1991 fälschlich als Afipia felis identifiziert. Seit 1992 gilt Bartonella (anfänglich *Rochalimea* genannt) henselae als der Haupterreger der KKK.

Pathogenese Die Pathogenese der KKK ist unklar und hängt vom Immunstatus des Wirts ab: Der Immunkompetente zeigt granulomatöse und eitrige Prozesse, der Immungeschwächte Vasoproliferation. B. henselae ist ein intrazellulärer Erreger. Er dürfte ähnlich wie Salmonellen durch eine mittels Flagellen eingeleitete Endozytose in die Wirtszelle eindringen. Zu Beginn der Infektion entwickeln sich im befallenen Lymphknoten lymphoide Hyperplasie, arterioläre Proliferation, Erweiterung der Arteriolenwände und Hyperplasie der Retikulumzellen. Später bilden sich Granulome, manche mit zentraler Nekrose und mehrkernigen Riesenzellen. Multiple Mikroabszesse reifen heran und verschmelzen zu größeren Abszessen. Granulome und Abszesse können nebeneinander bestehen. Bei Immunkompromittierten kann die Infektion zur bazillären Angiomatose oder Peliosis hepatis fortschreiten. Angiogene Zytokine produzierende Immuneffektorzellen scheinen dabei eine pathogenetische Rolle zu spielen.

Klinische Symptome und Verlauf Die Symptome hängen vom Immunstatus des Patienten ab. Beim Immunkompetenten unterscheidet man zwischen:

- typischer KKK und
- atypischer KKK.

Bei der typischen KKK besteht meist eine Anamnese mit Kratz- oder Bissverletzung durch eine Katze oder von Kontakt mit (meist

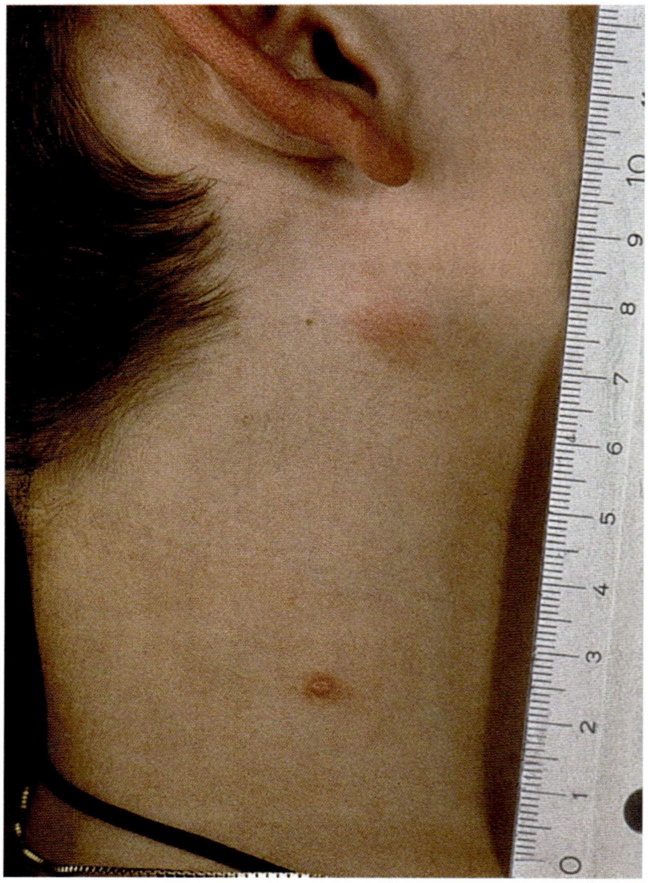

Abb. 99.1 Bild einer typischen Katzenkratzkrankheit bei einem 11-jährigen Jungen mit unilateraler Lymphadenitis colli. Beachte die ipsilateral und kaudal gelegene Primärläsion

jungen) Katzen. Meist entwickelt sich am Ort der Verletzung nach 3–10 Tagen eine runde, rötlich-braune, wenige Tage bis 3 Wochen persistierende Papel. Nach 1–2 Wochen kommt es zum Anschwellen eines oder mehrerer regionärer Lymphknoten, die binnen 2–3 Wochen bis zu mehreren Zentimetern im Durchmesser groß werden (Abb. 99.1). Nach weiteren 2–3 Wochen verkleinern sie sich. Rund 15 % der befallenen Lymphknoten abszedieren und entleeren sich. Fieber und Unwohlsein treten bei 30 % der Patienten auf. Die Krankheit dauert höchstens 2–4 Monate.

Die atypische KKK wird seltener beobachtet. Mit Verbesserung der Diagnostik ist der Anteil nachgewiesener atypischer KKK von 5 auf 25 % angestiegen. Die meisten Patienten entwickeln schwere systemische Symptome wie über 2 Wochen anhaltendes Fieber, Unwohlsein, Müdigkeit, Myalgien und Arthralgien. Manche Patienten zeigen zudem Hepato- und/oder Splenomegalie, Hauteruptionen und Gewichtsverlust. Leber, Milz und Knochen können mit Abszessen befallen sein. Bei disseminierter KKK ist die periphere Lymphadenopathie nicht obligat.

Das okuloglanduläre Syndrom nach Parinaud – unilaterale Konjunktivitis mit ipsilateraler präaurikulärer Lymphadenopathie – kommt in 4–6 % aller Fälle von KKK vor. Es entwickelt sich meist nach Kontakt mit Katzen und indirekter Inokulation von B. henselae in das Auge. Nach Wochen bis Monaten erfolgt die komplikationslose Heilung.

Neurologische Komplikationen der KKK können wenige Tage bis 2 Monate nach Beginn der Lymphadenitis in Form von Enzephalitis sowie von kranialer und peripherer Neuritis auftreten. Sie werden bei älteren Kindern und Jugendlichen öfter beobachtet als bei jüngeren Kindern. Etwa 50 % dieser Patienten zeigen zerebrale Krämpfe. Neuroradiologische Abklärungen fallen meist normal aus. Im Liquor cerebrospinalis findet man nur in der Minderzahl der Fälle geringe Pleozytose und gering erhöhtes Eiweiß. Die Abheilung erfolgt nach einer bis mehreren Wochen, meist ohne Restfolgen. Optikusneuritis und Retinitis – idiopathische sternförmige Retinopathie – werden seit Einführung der Serodiagnostik häufiger als Komplikation der KKK erkannt. Die Patienten präsentieren sich mehrere Wochen nach Beginn der Lymphadenitis mit schmerzlosem unilateralem Visusverlust. Das Sehvermögen erholt sich spontan innerhalb von Monaten komplett. Seltenere Komplikationen der KKK sind Endokarditis, Fieber unklarer Genese, Erythema nodosum, nichtthrombozytopenische Purpura, Anämie, Pneumonie, Pleuritis und Glomerulonephritis.

Immunkompromittierte können eine kutane bazilläre Angiomatose entwickeln. Dabei handelt es sich um einzelne oder multiple stecknadelkopfgroße rot-livide Papeln, die zu Knötchen oder Tumoren anwachsen können. Sie gleichen Granulomen, Hämangiomen oder dem Kaposi-Sarkom. Histologisch finden sich proliferierende, mit plumpen Endothelzellen ausgekleidete Gefäße sowie Neutrophile mit Debris um eosinophile Aggregate. Die Silberfärbung zeigt Bazillen. Innere Organe können auch betroffen sein. Fieber, Schüttelfrost, Nachtschweiß und Gewichtsverlust dominieren dann die Symptomatik. Die Abgrenzung gegenüber Mykobakterien- und Pilzinfektionen oder Neoplasien ist schwierig. Kommt es zu zystischer Vasoproliferation in der Leber, spricht man von Peliosis hepatis. Die blutgefüllten Räume sind von B. henselae enthaltendem fibromyxoidem Stroma umgeben. Simultane kutane bazilläre Angiomatose muss nicht bestehen. Die Infektion mit B. henselae kann sich bei Immunkompromittierten ebenfalls als Fieber unklarer Ätiologie oder Endokarditis manifestieren.

In der ► Übersicht sind die beschriebenen Krankheitsbilder noch einmal zusammengefasst.

Durch Bartonella henselae verursachte Krankheitsbilder

Immunkompetenter Wirt:

- Typische KKK: regionäre Lymphadenitis
- Atypische KKK: Enzephalitis, Myelitis, Neuritis, Parinaud-Syndrom, Optikusneuritis, Retinitis, granulomatöse Hepatitis, Leber-/Milzabzesse, Pneumonie, Pleuritis, Osteitis, Osteolyse, unklares Fieber, Endokarditis

Immunkompromittierter Wirt:

- Bazilläre Angiomatose, Peliosis hepatis, rezidivierende Bakteriämie mit Fieber, Endokarditis

Diagnose und Differenzialdiagnose Während die Diagnose der typischen KKK klinisch mit großer Sicherheit gestellt werden kann, sind bei atypischer KKK, insbesondere bei fehlender peripherer Lymphadenopathie, die Verdachtsmomente gering. Pathologische Veränderungen des Blutbildes oder des Liquor cerebrospinalis (bei neurologischen Komplikationen) werden nur in der Minderheit der Fälle beobachtet. Der Befall von inneren Organen und Knochen wird mit bildgebenden Verfahren erfasst. Gesichert wird die Diagnose durch den Nachweis spezifischer Antikörper (IgM in der Frühphase) gegen B. henselae. Obwohl je nach Methode Sensitivität und Spezifität variieren, erlaubt die Serodiagnostik oft den Verzicht auf invasive Diagnostik mit Biopsien.

Differenzialdiagnostisch müssen bei der typischen KKK Lymphadenopathien anderer infektiöser oder neoplastischer Genese in Betracht gezogen werden. Bei der atypischen KKK ist die Differenzierung gegenüber anderen systemischen bakteriellen oder viralen

Tab. 99.2 Epidemiologie und klinische Manifestationen humanpathogener Bartonellen. (Mod. nach Maurin et al. 1997)

	B. bacilliformis	B. quintana	B. henselae	B. elisabethae
Reservoir	Mensch	Mensch	Katzen	?
Vorkommen	Peru, Ecuador, Kolumbien in 600–2800 m Höhe	Weltweit	Weltweit	?
Vektoren	Sandfliegen (Lutzomyia verrucarum)	Körperlaus	Katzenflöhe (Ctenocephalides felis)	?
Morbus Carrión (Orayafieber und Verruga peruana)	+	–	–	–
Fünftagefieber, Grabenfieber	–	+	–	–
Katzenkratzkrankheit	–	–	+	–
Chronische Lymphadenitis	–	+	–	–
Bazilläre Angiomatose	–	+	+	–
Peliosis hepatis	–	–	+	–
Sepsis	+	+	+	–
Endokarditis	–	+ Auch ohne präexistierenden Klappenschaden (Obdachlose, Alkoholismus)	+ Präexistierender Klappenschaden	+
Neurologische Manifestationen	–	+	+	–

Infektionen notwendig. Blutkulturen können bei Verwendung korrekter Medien und Bebrütung zum Nachweis von B. henselae führen. Die Anzüchtung des Erregers kann eine bis mehrere Wochen dauern. Im befallenen Gewebe können die Bakterien mittels Silberfärbung oder Polymerasekettenreaktion nachgewiesen werden.

Therapie Sowohl die typische wie auch die atypische KKK heilen meist spontan. Azithromycin (10 mg/kg KG am 1. Tag, 5 mg/kg KG am 2.–5. Tag) bedingt innerhalb 30 Tagen nach Therapiebeginn, jedoch nicht darüber hinaus, eine raschere Reduktion des Volumens befallener Lymphknoten. Eine antibiotische Therapie ist einzig bei Endokarditis und bei immunkompromittierten Patienten indiziert. Alle Bartonellen-Stämme sind in vitro hoch empfindlich auf eine ganze Reihe von Antibiotika. Aminoglykoside wirken als einzige bakterizid, wobei Gentamicin am wirksamsten ist. Bei Immunkompromittierten haben sich Makrolide und Tetrazykline über mindestens 2–3 Monate am besten bewährt.

Prognose Trotz möglicherweise dramatischem Verlauf ist die Prognose aller Formen der KKK gut. Sie heilen bei fast allen Immunkompetenten ohne spezifische Therapie und bei Immunkompromittierten nach Antibiotikatherapie.

99.5 Andere Bartonellosen

H.-J. Schmitt

Neben der Katzenkratzkrankheit (KKK) gibt es 3 weitere Bartonellosen, von denen in Europa neben der KKK nur die durch *B. quintana* verursachte vorkommt (Tab. 99.2). Allen gemeinsam ist die enge Assoziation zu Erythrozyten und zu Endothelien. Interessant ist, dass *B. quintana, B. henselae* und *B. elizabethae* häufig bei HIV-Infizierten, Obdachlosen oder Alkoholikern gefunden werden. Bei diesen verursachen die Bakterien schwere chronische Endokarditiden mit Zerstörung der Klappen. Bei HIV-Infizierten ist eine ZNS-Beteiligung mit B. henselae oder/und B. quintana bekannt.

99.6 Coxiella burnetti: Q-Fieber

M. Hufnagel, H.-J. Schmitt

Definition Das Q-Fieber wird verursacht durch einen obligat intrazellulären Erreger (Coxiella burnetii), der beim Menschen meist subklinische Verläufe, gelegentlich auch eine akute, hoch fieberhafte, grippeähnliche und selten eine chronische Krankheit (meist eine „kulturnegative Endokarditis") hervorruft. Der Erreger wird als potentielles Bioterrorismus-Agens der Kategorie B eingestuft.

Epidemiologie und Ätiologie Das Q-Fieber ist eine weltweit (Ausnahme: Neuseeland) vorkommende Zoonose. Neben Haustieren, in erster Linie Rindern, Schafen und Ziegen, aber auch Hunden, können Nager, Fische, Vögel und Zecken – meist asymptomatisch – infiziert sein. Höchste Keimzahlen werden in Plazentagewebe erreicht (bis 10^{12} Erreger/g). Die Übertragung auf den Menschen erfolgt durch Inhalation kontagiösen Staubs, Ingestion nicht pasteurisierter Milch oder selten durch direkten Kontakt, z. B. über eine Hautwunde oder einen Zeckenstich. In Einzelfällen sind vertikale Übertragungen (transplazentar bzw. Muttermilch) beschrieben, die zu einem Abort,

Totgeburt oder einer Frühgeburt führen können. Auch eine Übertragung durch Geschlechtsverkehr scheint möglich zu sein.

In Deutschland werden jährlich etwa 20–100 Fälle gemeldet, es treten regelmäßige lokale Kleinepidemien auf. Die Inzidenz der Erkrankung ist in Deutschland im letzten Jahrzehnt angestiegen (0,4–0,5 Fälle auf 100.000 Bewohner in 2010). Serologisch lassen sich bei 7–30 % der Deutschen Antikörper gegen Coxiella burnetii nachweisen. Erkrankungsfälle im Kindesalter sind selten, am ehesten sind beruflich exponierte Erwachsene betroffen.

Mikrobiologie Coxiella burnetii ist ein pleomorphes, unbewegliches, gramnegatives Bakterium der γ-Untergruppe der Proteobakterien (nicht mehr Rickettsien aufgrund der 16S rDNA-Struktur). Es besteht eine Verwandtschaft zu Legionellen und Francisella spp.. Coxiella burnetii zeigt einen Tropismus für Monozyten/Makrophagen und vermehrt sich obligat intrazellulär innerhalb von Phagolysosomen bei einem pH von 4,5. Serologisch, morphologisch und biochemisch ist eine Lipopolysaccharid-Phasenvariation nachweisbar. Phase-I- und Phase-II-Antigene korrelieren mit chronischer bzw. akuter Krankheit. Morphologisch lassen sich eine „small cell variant" und eine „large cell variant" unterscheiden, letztere nur in Phase II. Eine endosporenähnliche Struktur wird für die extreme Resistenz gegen physikalische Umwelteinflüsse verantwortlich gemacht.

Pathogenese Die Erreger werden inhaliert, vermehren sich in der Lunge und gelangen dann im Rahmen einer Bakteriämie in verschiedene Organe. Die Variabilität der klinischen Symptomatik lässt sich durch unterschiedliche Inokula, Erregervirulenz und Wirtseigenschaften erklären.

Klinische Symptome und Verlauf Die Mehrzahl der Infektionen – vor allem im Kindesalter – bleibt asymptomatisch. Die Inkubationszeit beträgt 2–3 Wochen. Die Krankheit kann sich mit sehr wenigen Symptomen manifestieren, aber auch als akut beginnende, hoch fieberhafte „grippale Infektion" mit schwerer Beeinträchtigung des Allgemeinzustandes, starken Kopfschmerzen (vor allem retrobulbär), Übelkeit, Erbrechen und Durchfall. Ein Exanthem fehlt normalerweise, ist aber, wenn es auftritt, bei Kindern häufiger als bei Erwachsenen zu finden. Eine Pneumonie ist die häufigste Organmanifestation (vor allem bei Erwachsenen oder Immunsupprimierten), gefolgt von Hepatitis und Meningoenzephalitis. Selten sind Perikarditis, Myokarditis, Orchitis, Erythema nodosum, Lymphadenitis, hämolytische Anämie und Panzytopenie. Die akute Krankheit ist selbstlimitierend und dauert 1–2, selten bis zu 4 Wochen. Eine verlängerte Rekonvaleszenz ist häufig und kann bis zu einem Jahr andauern.

Vor allem bei Patienten mit einer Grunderkrankung – Malignome, chronische Niereninsuffizienz, Kortisontherapie, Schwangerschaft – können die Erreger persistieren und noch nach Jahren zum chronischen Q-Fieber führen. Die zuvor stattgehabte Primärinfektion ist in der Regel asymptomatisch verlaufen oder aufgrund einer unspezifischen Klinik nicht als Q-Fieber-Primärinfektion diagnostiziert worden. Die häufigste Manifestation ist die Endokarditis, vor allem bei vorbestehendem Klappendefekt. Vegetationen sind nur gering ausgeprägt und daher sonografisch schwer nachweisbar. Das Leitsymptom sind subfebrile Temperaturen. Zweithäufigste Organmanifestation im Kindesalter ist eine chronische, evtl. multifokale Osteomyelitis. Im Erwachsenenalter treten noch Vaskulitis und granulomatöse Hepatitis auf.

Diagnose Der anamnestische Hinweis auf Tierkontakte (vor allem mit schwangeren und neugeborenen Schafen, Ziegen und Kühen) ist wegweisend für die Diagnose. Diese Diagnose wird serologisch mittels IFT oder ELISA gesichert, die beide sowohl spezifische IgM- als auch IgG-Antikörper erfassen, aber erst ab der 2. Krankheitswoche nachweisbar werden. Die Immunfluoreszenz gilt als der Goldstandard:

- IgM-Titer ≥50 oder IgG-Titer ≥200 gegen das Phase-II-Antigen sprechen für eine akute Infektion (positiver Vorhersagewert 100 %)
- IgG-Titer ≥800 gegen das Phase-I-Antigen für eine chronische Infektion (positiver Vorhersagewert 98 %)

Die KBR ist zwar hoch spezifisch, aber wenig sensitiv, nur ein 4-facher Titeranstieg ist beweisend. Kreuzreaktionen mit Bartonellen, Brucellen, Ehrlichia spp., Legionellen und Leptospiren kommen vor. In den ersten 2 Wochen der Infektion – bei noch negativer Serologie – hilft eine RT-PCR aus Serum in der Diagnosestellung, nach der 4. Woche ist die PCR regelmäßig negativ. Im Gewebe lässt sich Coxiella-Antigen mittels direktem IFT oder PCR nachweisen. Die Erregeranzüchtung auf Zellkulturen oder in Hühnerembryonen ist wegen der erforderlichen Sicherheitsvorkehrungen Speziallaboratorien vorbehalten.

Therapie Doxycyclin (2–4 mg/kg KG in 2 ED für 2–3 Wochen) gilt als Mittel der Wahl bei akutem Q-Fieber. Alternativ werden neuere Fluoroquinolone, vor allem bei ZNS-Befall, wegen der besseren Liquorgängigkeit empfohlen. Im Kindesalter unterhalb des 8. Lebensjahres sind Cotrimoxazol oder neuere Makrolide empfohlen. Bei Endokarditis oder Herzklappenfehlern werden eine Therapiedauer von 1 Jahr und die Hinzunahme von Hydroxychloroquin empfohlen, um den pH in den Phagolysosomen anzuheben und die Antibiotikawirksamkeit zu erhöhen. Klinische und serologische Nachuntersuchungen erfolgen alle 3–6 Monate, um chronische Verläufe rechtzeitig zu erfassen. Chronisches Q-Fieber sollte wenigstens für 1,5–3 Jahre mit Doxycyclin unter Hinzunahme von Hydroxychloroquin unter Spiegelkontrollen behandelt werden. Im Rahmen der mindestens 3-monatlichen Kontrolluntersuchungen gelten abfallende Titer (IgG-Titer gegen Phase-I-Antigen <400 bzw. negativ werdende IgA-Titer) als Hinweis für eine Heilung.

Ein operativer Klappenersatz ist nur bei hämodynamischen Problemen indiziert, da die Erreger häufig auch im Gewebe außerhalb der Klappe sitzen und somit chirurgisch nicht zu eliminieren sind.

Prophylaxe Ein praktikabler, sicherer Schutz vor Übertragung durch Aerosole existiert nicht. Der Umgang mit potenziell infektiösen Tieren kann gemieden werden, Milch sollte nur nach Pasteurisation konsumiert werden. Eine Isolierung von Patienten ist nicht notwendig. Nach dem Infektionsschutzgesetz ist der Nachweis von Coxiella burnetii durch Labore meldepflichtig. In Australien existiert ein gut wirksamer Totimpfstoff, der bei beruflich exponierten Personen eingesetzt wird.

99.7 Rickettsiosen

D. Nadal

Definition Rickettsiosen sind meist durch Arthropoden und nur selten aerogen oder durch Bluttransfusion übertragene bakterielle Krankheiten des Menschen.

Epidemiologie *Rickettsia prowazekii* wird durch Läuse, *R. akari* durch Milben, *R. typhi* und *R. felis* durch Flöhe, die restlichen Rickettsien werden durch Zecken übertragen. Die Arthropoden scheiden die Bakterien mit dem Speichel oder den Fäzes aus. Der Mensch spielt im natürlichen Zyklus der Rickettsien außer für R. prowazekii nur eine sekundäre Rolle. Die geografische Verbreitung der einzelnen Erreger ist in ◘ Tab. 99.3 aufgelistet.

Ätiologie
Bisher wurden 14 Serotypen von Rickettsien beim Menschen isoliert (◘ Tab. 99.3). Das durch Coxiella burnetii verursachte Q-Fieber, das durch Bartonella quintana bedingte Grabenfieber und das durch Orientia tsutsugamushi induzierte japanische Fleckfieber werden nicht mehr den Rickettsiosen zugeordnet.

Pathogenese Im Wirt vermehren sich die Rickettsien vorwiegend in den Endothelzellen der Gefäße. Dabei gehen die Endothelzellen zugrunde. Die Erreger gelangen schubweise in die Blutbahn.

Klinische Symptome und Verlauf Die Krankheitsbilder der verschiedenen Rickettsiosen sind in ◘ Tab. 99.3 zusammengefasst. Das typische klinische Bild besteht in hohem Fieber (39,5–40 °C), Kopfschmerzen und Exanthem. Die Krankheit verläuft leicht oder schwer und dauert rund 2–3 Wochen. Komplikationen wie Pneumonie, Meningitis, Sepsis und Myokarditis sind selten.

Diagnose und Differenzialdiagnose Serologische Untersuchungen sind die einfachste Methode zur Sicherung der aufgrund von Anamnese und Klinik gestellten Verdachtsdiagnose. Der Weil-Felix-Test war der erste Test. Er beruht auf serologischen Kreuzreaktionen mit 3 Proteusbakterienspezies. Da Sensitivität und Spezifität des Tests ungenügend sind, wurde er zugunsten von Mikroimmunfluoreszenz- oder Enzymimmunadsorbenttests verlassen. Diese werden von Speziallaboratorien angeboten, die auch über die Grenzen dieser Diagnostik Auskunft geben können. Man kann versuchen, in Hautbiopsien oder zirkulierenden Epithelzellen die Rickettsien mittels Immunfluoreszenz, Polymerasekettenreaktion oder kulturell nachzuweisen. Eine vorherige Absprache mit dem Speziallabor ist zu empfehlen.

Therapie Die Therapie der Wahl für alle Rickettsien-Infektionen bei Kindern über 8 Jahren sind Tetrazykline (40 mg/kg KG/Tag in 4 ED) oder Doxycyclin (2-mal 100 mg/Tag) für 10–14 Tage. Bei jüngeren Kindern werden Chloramphenicol (50–75 mg/kg KG/Tag in 4 ED) oder neuere Makrolide wie Azithromycin oder Clarithromycin empfohlen. Eine Alternative bietet Ciprofloxacin (15 mg/kg KG/Tag in 2 ED).

Prophylaxe Impfungen gibt es noch keine. Deshalb muss der Kontakt mit Arthropoden durch schützende Kleidung und Benutzung von Insektenvertreibungsmittel bzw. Entlausung vermieden werden.

99.8 Spirochäten-Infektionen

H.-J. Christen, H. Eiffert

99.8.1 Definition

Spirochäten sind Bakterien der Ordnung Spirochaetales. Spiralige Morphologie, Beweglichkeit und hohe Ansprüche an das Kultivierungsmedium sind besondere Kennzeichen dieser Bakterien, die sich zum Teil ausschließlich im tierischen oder menschlichen Organismus vermehren. Humanpathogene Relevanz haben insbesondere Bakterien der Familie Spirochaetaceae mit den Gattungen Borrelia und Treponema sowie der Familie Leptospiraceae mit der Gattung Leptospira. In der Pädiatrie besitzt die Lyme-Borreliose die größte Bedeutung unter den durch Spirochäten verursachten Krankheitsbildern. Nur vereinzelt ist momentan in Westeuropa mit Rückfallfieber, verursacht durch andere Borrelien, angeborener Syphilis durch Treponema pallidum (▶ Kap. 31) oder Leptospirose zu rechnen.

99.8.2 Lyme-Borreliose

Definition Die Lyme-Borreliose ist die häufigste durch Zecken übertragene Infektionskrankheit des Menschen und wird durch Borrelia burgdorferi sensu lato verursacht. Die Erstbeschreibung als nosologische Entität erfolgte 1977 in der Ortschaft Lyme/Connecticut in den USA. Als Erreger wurde 1982 eine Spirochäte identifiziert und nach dem Entdecker, Willi Burgdorfer, benannt. Klinische Symptomatik und Verlauf der Lyme-Borreliose entsprechen einer Infektionskrankheit mit multipler Organmanifestation, die überwiegend die Haut und – deutlicher seltener – das Nervensystem und die Gelenke betrifft. Die Infektion ist einer kausalen antibiotischen Therapie zugänglich. Im Kindesalter ist die Lyme-Borreliose eine Krankheit mit meist akutem Verlauf und guter Prognose.

Epidemiologie In Mitteleuropa ist die Zecke Ixodes ricinus (Holzbock) der Vektor von *Borrelia burgdorferi*. Die Entwicklung von Ixodes ricinus vollzieht sich über 1–2 Jahre in 3 Phasen (Larve-Nymphe-Imago), die jeweils mit einer Blutmahlzeit verbunden ist. Als Erregerreservoir von B. burgdorferi gelten Nager, Wild, Vögel, Igel und Haustiere. Die Zecke bevorzugt als Lebensraum eine feuchte Umgebung. Ihre Stechaktivität ist an eine ausreichend hohe Luftfeuchtigkeit und Temperatur gebunden (bimodale saisonale Stechaktivität im Frühjahr und Herbst). Die Verbreitung von B. burgdorferi entspricht in Europa dem geografischen Lebensraum von Ixodes ricinus. Die Zecken halten sich im hohen Gras und niedrigen Gebüsch auf. Prädilektionsstelle für Zeckenstiche ist bei Kindern die Kopf-Hals-Region einschließlich der behaarten Kopfhaut. Das Infektionsrisiko mit B. burgdorferi korreliert mit der Dauer des Saugakts der Zecke und steigt ab einer Haftzeit von mehr als 24 h deutlich an. Aufgrund anästhesierender Eigenschaften des Zeckenspeichels wird der Zeckenstich häufig nicht oder erst spät bemerkt.

In Relation zur Häufigkeit von Zeckenstichen ist die Lyme-Borreliose eine seltene Krankheit. In einem Hochendemiegebiet in Südschweden wurde für alle Manifestationen ein Wert von 69 Krankheitsfällen/100.000 Einwohner/Jahr ermittelt. Die Inzidenz für die Neuroborreliose bei Kindern betrug in Südniedersachsen 5,8/100.000 Kinder im Alter von 1–13 Jahren.

Die Durchseuchung der Zecken mit B. burgdorferi ist regional unterschiedlich und beträgt in Mitteleuropa bis zu 30 %. Die Infektionsrate (Serokonversion) nach dem Stich einer infizierten Zecke wird auf 10 % geschätzt. Die Prävalenz von Antikörpern gegen B. burgdorferi bei Kindern steigt ab dem 6. Lebensjahr an und beträgt im Schulalter ungefähr 5 %. Mit einer klinischen Manifestation muss lediglich nach ca. 1 % der Zeckenstiche gerechnet werden.

In der jahreszeitlichen Verteilung der Lyme-Borreliose besteht eine saisonale Häufung im Frühsommer und Herbst für die dermatologischen Manifestationen (Erythema migrans, Borrelien-Lymphozytom) und die akute Neuroborreliose. Das Auftreten der Lyme-Arthritis ist nicht jahreszeitlich gebunden.

Ätiologie Der Erreger, B. burgdorferi sensu lato, wird in Europa molekulargenetisch in folgende humanpathogene Genospezies un-

99

Tab. 99.3 Synopsis der Rickettsiosen und der früher den Rickettsiosen zugeordneten Krankheiten

Krankheit	Erreger	Vektoren	Verbreitung	Übertragung	Reservoir	Inkubation	Symptome	Exanthem	Verlauf
Fleckfiebergruppe									
Mittelmeerfleckfieber (MFF, Fièvre boutonneuse)	R. conorii	Schildzecke/ Nagetiere	(Süd)Afrika, Mittelmeer, Schwarzes Meer, Indien	Zeckenstich	Hunde, Nagetiere, Zecke	5–28 Tage	Fieber, Kopfschmerzen, nekrotische Primärläsion, Lymphadenitis, Enzephalitis	Makulopapulös: Stamm, Extremitäten, Gesicht	Meist leicht
Rocky-Mountain-Fleckfieber	R. rickettsii	Zecke	Westliche Hemisphäre	Zeckenstich	Wild lebende Nager, Hunde	6–8 Tage	Fieber, Kopfschmerzen, Unwohlsein, Myalgie, Schüttelfrost	Petechial bis nekrotisch oder gangränös, ab 3. Tag, von Extremitäten zu Stamm	Ohne frühe Therapie schwere Verläufe möglich
Astrakhan-Fieber	Astrakhan-Fieber-Rickettsie	Zecke	Astrakhan, Kaspisches Meer	Zeckenstich	Hunde, Zecke	?	s. MFF	s. MFF	Meist leicht
Israelisches Fleckfieber	Israel-Zeckentyphus-Rickettsie	Zecke	Israel, Portugal, Sizilien	Zeckenstich	Hunde, Zecken	7–8 Tage	s. MFF, jedoch keine Primärläsion	s. MFF	Schwere Verläufe möglich
Sibirischer Zeckentyphus	R. sibirica	Schildzecke	Sibirien, Mongolei	Zeckenstich	Wild lebende Nager	4–7 Tage	Fieber, Kopfschmerzen, Myalgie, ulzerierende Primärläsion	Makulopapulös: Stamm, Extremitäten, Gesicht	Verschieden schwere Verläufe möglich
Mongolischer Zeckentyphus	R. mongolotimonae	Zecke	Innere Mongolei	Zeckenstich	Vögel	?	s. sibirischer Zeckentyphus	s. sibirischer Zeckentyphus	s. sibirischer Zeckentyphus
Afrikanisches Zeckenbissfieber	R. africae	Zecke	Zimbabwe, Südafrika	Zeckenstich	?	?	s. MFF	s. MFF	s. MFF
Queensland-Zeckentyphus	R. australis	Schildzecke	Australien	Zeckenstich	Kleine Beuteltiere	?	Fieber, Kopfschmerzen, Myalgie, Lymphadenopathie	Makulopapulös: Stamm, Extremitäten, Gesicht	Meist leicht
Rickettsien-Pocken	R. akari	Milbe	Afrika, Korea, Russland, USA	Milbenstich	Mäuse, Ratten, Hausmilben	?	Fieber, Lymphadenopathie	Bläschen: Stamm, Extremitäten, Gesicht	Meist leicht
Japanisches Fieber	R. japonica	Zecke	Japan	Zeckenstich	?	?	Fieber, Kopfschmerzen, Exanthem		Meist leicht

■ **Tab. 99.3** (*Fortsetzung*) Synopsis der Rickettsiosen und der früher den Rickettsiosen zugeordneten Krankheiten

Krankheit	Erreger	Vektoren	Verbreitung	Übertragung	Reservoir	Inkubation	Symptome	Exanthem	Verlauf
Flinder-Insel-Fleckfieber	R. honei	Zecke	Flinder-Insel	Zeckenstich	?	?	Fieber	Erythem	Meist leicht
Kalifornische Flohrickettsiose	R. felis	Floh	Kalifornien	Flohstich	Katzen	?	Fieber und Kopfschmerzen	Exanthem?	Meist leicht
Typhusgruppe									
Epidemischer Typhus	R. prowazekii	Kleiderlaus, Kopflaus	Weltweit, epidemisch, selten	Kot (Hautkontakt)	Mensch	8–12 Tage	Fieber, Kopfschmerzen, Myalgien, Enzephalitis, Pneumonie	90 %; makulös bis makulopapulös, selten petechial bis hämorrhagisch, von Stamm zu Extremiäten	Meist schwer, Spätrezidive als leichte Verlaufsform möglich (Brill-Zinsser)
Muriner Typhus	R. typhi	Rattenfloh	Weltweit, sporadisch	Kot (Hautkontakt)	Kleine Nagetiere	6–12 Tage	Fieber, Kopfschmerzen, Myalgien	60 %; papulös, ab 5.–8. Tag, von Stamm zu Extremitäten	Meist leicht
Früher als Rickettsiose klassifiziert									
Q-Fieber (▶ Abschn. 99.6)	Coxiella burnetti	Zecke	Weltweit	Aerogen (Staub, Zeckenkot)	Schaf, Ziege, Rind	14–21 Tage	Fieber, Kopfschmerzen, Myalgien, Pneumonie	Selten, makulös (flüchtig)	Leicht bis mittelschwer, oft über Wochen
Grabenfieber (▶ Abschn. 99.5, ■ Tab. 99.2), Fünftagefieber, Wohlhynisches Fieber	B. quintana	Läuse	Weltweit	Kot (Hautkontakt)	Mensch	15–25 Tage	Fieber, Kopf- und Beinknochenschmerzen	Kein	Prolongierte Schwäche, nicht letal
Japanisches Fleckfieber	Orientia tsutsugamushi	Milbe	Südpazifik, Asien, Australien	Kot (Hautkontakt)	Wilde Nagetiere	?	Wie epidemischer Typhus, lokale Läsion an Bissstelle, Lymphademitis	Von Stamm zu Extremitäten	Schwere Fälle möglich

terteilt: B. burgdorferi sensu stricto, B. garinii, B. afzelii, B. spielmanii und B. bavariensis, während in Nordamerika bisher nur B. burgdorferi sensu stricto gefunden wurde.

Eine Krankheitsspezifität besteht nur für die Acrodermatitis chronica atrophicans, die offenbar ausschließlich durch B. afzelii verursacht wird. Dagegen sind bei den anderen dermatologischen Manifestationen ebenso wie bei der Neuroborreliose und der Lyme-Arthritis alle humanpathogenen Spezies nachweisbar.

Pathogenese Die Inokulation des Erregers erfolgt durch den Zeckenstich über die Haut und induziert eine lokale Entzündungsreaktion u. a. mit Makrophagen und Monozyten. Eine hämatogene Disseminierung mit multiplem Organbefall kann folgen. Bei der Neuroborreliose besteht ein klarer topografischer Zusammenhang zwischen der Lokalisation des Zeckenstichs und der nachfolgenden neurologischen Symptomatik. So manifestiert sich die Fazialisparese in der Regel ipsilateral auf der Seite eines vorausgegangenen Zeckenstichs im Kopf-Hals-Bereich. Neben einem hämatogenen Infektionsmodus wird deshalb bei der Neuroborreliose auch eine lokale Erregerinvasion postuliert, die initial eine periphere Neuritis verursacht und sekundär retrograd zu einer Meningoradikulitis führt. Borrelia burgdorferi weist eine hohe Affinität zu den Endothelzellen auf, so dass die bakteriämischen Phasen kurz sind. Die entzündlichen Organveränderungen sind durch eine Perivaskulitis charakterisiert. Chroni-

Tab. 99.4 Klinische Systematik der Lyme-Borreliose

Organsystem	Frühstadium	Spätstadium
Haut	Erythema migrans Lymphozyten	Acrodermatitis chronica athropicans
Nervensystem		Fazialisparese Meningitis Meningoradikulitis Chronische Enzephalomyelitis
Gelenke		Arthralgien Oligoarthritis Chronisch-rezidivierende Arthritis
Andere		Karditis Myositis Ophthalmologische Manifestationen

sche Verläufe, wie die Acrodermatitis chronica atrophicans, lassen sich möglicherweise durch eine verminderte Expression von HLA-Klasse-II-Molekülen auf infizierten Zellen erklären, die somit der Immunabwehr entgehen. Bei therapierefraktären Verläufen der Lyme-Arthritis finden sich Hinweise auf autoaggressive T-Zell-Aktivitäten.

Klinische Symptome und Verlauf In der Systematik der vielfältigen Manifestationen der Lyme-Borreliose wird zwischen einem frühen und einem späten Krankheitsstadium – mit allerdings fließenden Übergängen – differenziert (Tab. 99.4). Symptome der Haut, des Nervensystems und der Gelenke prägen das klinische Spektrum der Lyme-Borreliose und können in jedem Stadium vorkommen. Dermatologische Manifestationen, insbesondere das Erythema migrans, sind am häufigsten, sie treten bei ungefähr 90 % der Krankheitsfälle auf. Der Anteil der neurologischen Symptome und der Gelenkmanifestationen beträgt jeweils ungefähr 5 %. Der Verlauf ist variabel, meist beschränkt sich die Erkrankung jedoch auf ein Organsystem. So wird eine Neuroborreliose nicht selten ohne vorausgegangene dermatologische Frühsymptome beobachtet.

Erythema migrans Das Erythema migrans ist das lokale Leitsymptom der Lyme-Borreliose im Frühstadium. Mit einer Latenz von 1–3 Wochen entwickelt sich diese Effloreszenz an der Zeckenstichstelle, breitet sich zentrifugal aus und zeigt dann eine zentrale Abblassung oder eine livide Verfärbung (Abb. 99.2). Das Erythema migrans geht nur selten mit Allgemeinsymptomen wie Fieber oder Kopfschmerzen einher. Eine Spontanremission ist häufig, aber Rezidive an gleicher Stelle oder anderen Körperregionen werden beobachtet.

Borrelien-Lymphozytom Das Borrelien-Lymphozytom wird bevorzugt bei Kindern und Jugendlichen beobachtet, ist jedoch wesentlich seltener als das Erythema migrans. Es handelt sich um solitäre Tumoren der Haut mit Prädilektion des Ohrläppchens, der Mamillen und des Skrotums. Die Effloreszenz imponiert mit einer Rötung und einer derben Infiltration (Abb. 99.3), der histopathologisch eine gutartige lymphoretikuläre Gewebsproliferation zugrunde liegt. Im Unterschied zum Erythema migrans persistiert das Lymphozytom häufig über Wochen und Monate.

Acrodermatitis chronica atrophicans Die Acrodermatitis chronica atrophicans wurde bei Kindern bislang nur kasuistisch beschrieben. Sie wird dem Spätstadium der Lyme-Borreliose zugerechnet und manifestiert sich nach einer langen Inkubationszeit von Monaten bis Jahren ausschließlich nach Infektion mit B. afzelii. Prädilektionsstellen sind die Akren und die Haut über den großen Gelenken. Nach einer initialen akut-entzündlichen Hautveränderung entwickelt sich eine Atrophie der Epidermis (gefältetes Zigarettenpapier).

Neuroborreliose Die akute periphere Fazialisparese und die lymphozytäre Meningitis prägen mit einem Anteil von über 80 % der Krankheitsfälle das klinische Spektrum der Neuroborreliose im Kindesalter (Abb. 99.4). Die Lyme-Borreliose ist die häufigste Ursache der akuten peripheren Fazialisparese bei Kindern. In den Sommer- und Herbstmonaten ist jeder 2. Fall dieser Krankheit auf eine Infektion mit B. burgdorferi zurückzuführen. In der Mehrzahl der Fälle manifestiert sich die Fazialisparese monosymptomatisch ohne meningitische Zeichen, obwohl fast immer eine Pleozytose im Liquor nachweisbar ist. Eine bilaterale Fazialisparese, die sich konsekutiv mit mehrtägigem Intervall manifestiert, gilt als spezifischer Befund einer Neuroborreliose, ist insgesamt jedoch selten.

Die Borrelien-Meningitis ist mit einem Anteil von ungefähr 25 % die zweithäufigste Manifestation der Neuroborreliose im Kindesalter. Neben Enterovirus-Infektionen ist die Lyme-Borreliose die häufigste verifizierbare Ursache der lymphozytären Meningitis im Kindesalter. Weder anamnestisch noch anhand des klinischen Befundes ist die Borrelien-Meningitis im Einzelfall von der lymphozytären Meningitis viraler Genese zuverlässig zu unterscheiden. Neben der überwiegend akuten Manifestation der Borrelien-Meningitis ist auch eine protrahierte Verlaufsform mit unspezifischen Beschwerden möglich, die im älteren Schrifttum als subakut-chronische lymphozytäre Meningitis bekannt ist. Bei diesen Patienten imponieren ein beeinträchtigtes Allgemeinbefinden, eine Inappetenz mit der Folge einer deutlichen Gewichtsabnahme und rezidivierende Kopfschmerzen mit über Wochen fluktuierender Ausprägung. Fakultativ kann dieses Krankheitsbild auch mit einer Stauungspapille, Abduzensparese und/oder deutlichen Liquordruckerhöhung (>20 cm Wassersäule) einhergehen, so dass die Lyme-Borreliose eine wichtige Differenzialdiagnose beim Pseudotumor cerebri darstellt.

Die lymphozytäre Meningoradikuloneuritis mit Beteiligung des peripheren Nervensystems (Bannwarth-Syndrom), die die typische Manifestation der Neuroborreliose bei Erwachsenen darstellt, wird bei Kindern nur vereinzelt beobachtet. Dieses Krankheitsbild ist durch radikuläre Schmerzen charakterisiert und manifestiert sich bei Kindern nicht selten mit Bauchschmerzen, Rückenschmerzen oder einer monosymptomatischen Strecksteife der Wirbelsäule. Weitere, jedoch seltene Manifestationen einer Neuroborreliose sind isolierte Hirnnervenausfälle (vor allem Okulomotorius-, Trochlearis- und Abduzensparese, Vestibularisaffektion), fokale Enzephalitis, akute Ataxie, akute Querschnittmyelitis und Guillain-Barré-Syndrom. Dem Spätstadium einer Neuroborreliose im Kindesalter sind seltene zerebrovaskuläre Verlaufsformen zuzuordnen, die sich mit einer akuten Hemiparese manifestieren können.

Lyme-Arthritis Die Systematik der Gelenkmanifestationen der Lyme-Borreliose unterscheidet zwischen Arthralgie, akuter Arthritis und chronischer Arthritis. Intermittierende Arthralgien wechselnder Lokalisation mit Beteiligung gelenknaher Strukturen sind im frühen Stadium der Lyme-Borreliose häufig. Die eigentliche Lyme-Arthritis besteht in einer Monarthritis oder Oligoarthritis mit intermittierender Manifestation. Sie betrifft am häufigsten die großen Gelenke, bevorzugt das Kniegelenk. Klinisch stehen Gelenkschwellung und Ergussbildung im Vordergrund, während schmerz-

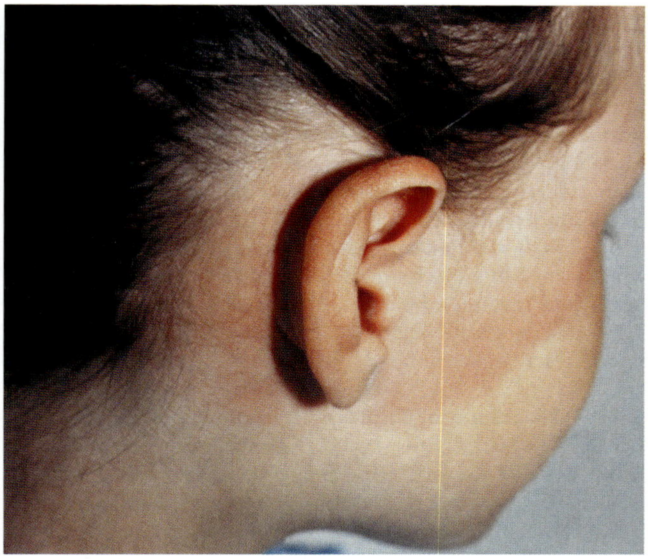

Abb. 99.2 Erythema migrans

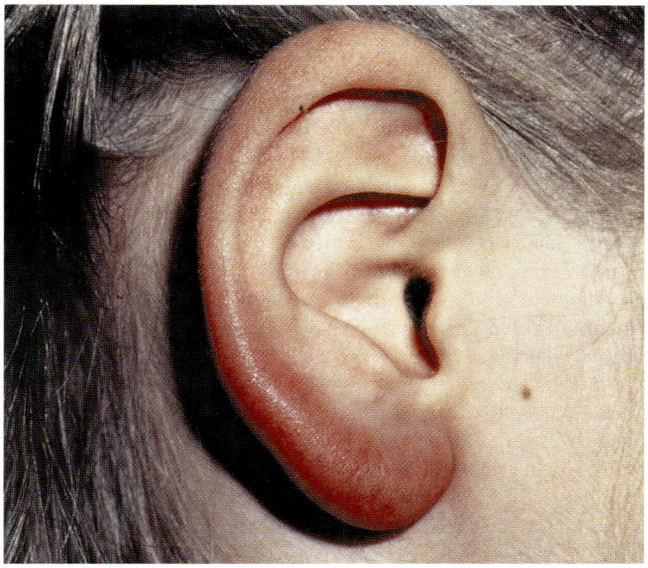

Abb. 99.3 Borrelien-Lymphozytom

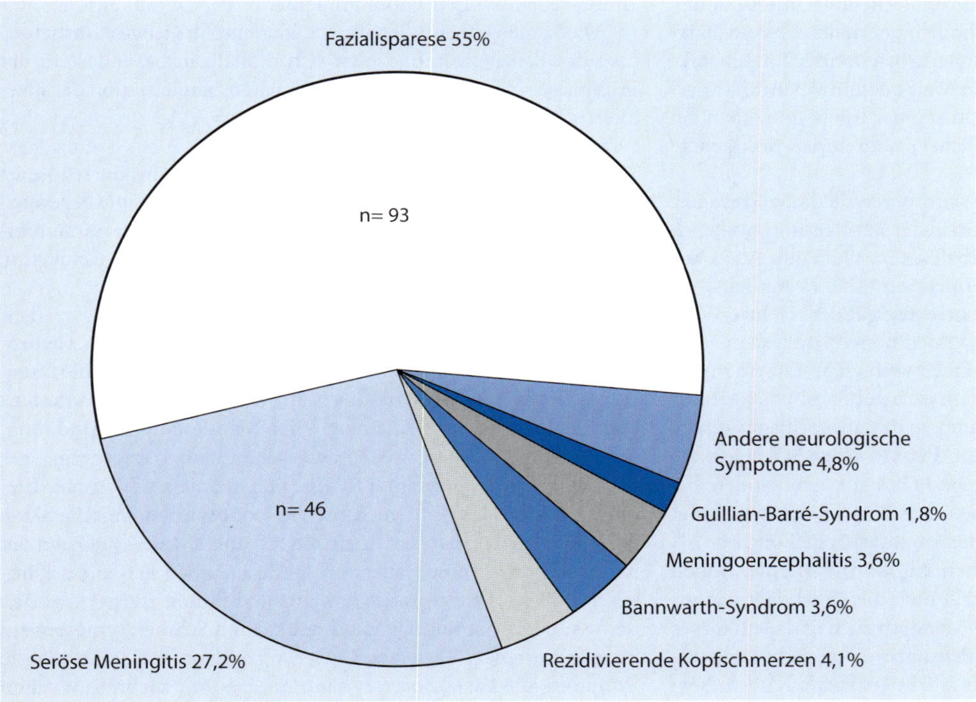

Abb. 99.4 Klinisches Spektrum der Neuroborreliose im Kindesalter; n=169. (Aus: Christen et al. 1993)

hafte Bewegungseinschränkungen eher gering ausgeprägt sind. Der Verlauf ist häufig monophasisch. Die Arthritis sistiert nach 1–2 Wochen, kann aber nach Monaten rezidivieren. Der Übergang in eine chronische Arthritis wird bei ungefähr 10 % der Patienten beschrieben. In diesen Fällen können sich irreversible Gelenkveränderungen mit destruktiven Erosionen und funktionellen Defiziten ausbilden. Die relative Häufigkeit der Lyme-Borreliose als Ursache der Arthritis im Kindesalter ist in Europa gering und wird mit 3–5 % angegeben.

Seltene Manifestationen der Lyme-Borreliose Kardiale Manifestationen der Lyme-Borreliose sind sehr selten. Die Lyme-Karditis manifestiert sich am häufigsten mit Herzrhythmusstörungen, typischerweise einer atrioventrikulären Reizleitungsstörung mit rasch wechselnder Ausprägung. Auch eine Myokarditis und ein Perikarderguss werden als Komplikationen berichtet. Klinisch kann sich die Lyme-Karditis in unspezifischen Allgemeinsymptomen, synkopalen Anfällen, Schwindelgefühlen und Palpitationen äußern.

Ophthalmologische Manifestationen der Lyme-Borreliose, die kasuistisch mitgeteilt wurden, sind Chorioretinitis, Uveitis, Papillitis und Optikusneuritis.

Diagnose Die Diagnose einer Lyme-Borreliose basiert auf anamnestischen Daten, klinischen Befunden und dem Nachweis spezifischer Antikörper gegen B. burgdorferi. Anamnestische Hinweise auf einen Zeckenstich oder – bei Manifestation im fortgeschrittenen Stadium der Lyme-Borreliose – ein Erythema migrans stützen die Diagnose einer Lyme-Borreliose. Eine diesbezüglich negative Anamnese besteht jedoch bei mindestens der Hälfte der Patienten und schließt eine Lyme-Borreliose nicht aus. Die dermatologischen Symptome einer Lyme-Borreliose sind charakteristisch und erlauben in der Regel eine klinische Diagnose. Beim Erythema migrans und beim Borrelien-Lymphozytom ist die Untersuchung auf spezifische Antikörper von geringer differenzialdiagnostischer Bedeutung, da sie bei der Hälfte der Patienten negative Befunde ergibt. Im Unterschied zu den dermatologischen Manifestationen sind die neurologischen Symptome einer Lyme-Borreliose und auch die Gelenkmanifestationen unspezifisch, so dass hier die erregerspezifische Diagnostik entscheidende Bedeutung besitzt.

Wegen der geringen Keimzahl im Untersuchungsmaterial (Blut, Liquor, Gelenkpunktat, Hautbiopsat) und der langen Generationszeit von B. burgdorferi (12–18 h) eignet sich weder der Direktnachweis (dies gilt nicht nur für die Mikroskopie, sondern auch für die PCR) noch die Kultivierung des Erregers für die Routinediagnostik. Diese Methoden sollten begründeten Einzelfällen vorbehalten bleiben. Die Labordiagnose basiert in erster Linie auf dem Nachweis spezifischer IgM- und IgG-Antikörper gegen B. burgdorferi im Blut mittels Enzymimmunoassays. Positive und grenzwertige Befunde erfordern eine Bestätigung mittels Western-Blot-Untersuchung. Falsch-positive Befunde sind vornehmlich bei akuten Epstein-Barr- und Varicella-Zoster-Virus-Infektionen sowie durch Rheumafaktoren möglich. Da die serologischen Methoden in der Antikörperdiagnostik der Lyme-Borreliose nicht standardisiert sind, kann ein Vergleich der Befunde unterschiedlicher Laboratorien diskrepante Ergebnisse zeigen.

Die Interpretation der Befunde wird durch die hohe Prävalenz von Antikörpern gegen B. burgdorferi in der Bevölkerung zusätzlich erschwert. Ein positiver Antikörperbefund im Blut kann Ausdruck einer früheren asymptomatischen Infektion ohne Krankheitswert sein. Für die Diagnose einer Neuroborreliose gilt der Nachweis spezifischer Antikörper im Liquor mit autochthoner Synthese im ZNS als diagnostischer Goldstandard. Aktuell verfügbare Enzymimmunoassays sind jedoch mit dem Problem geringer Sensitivität für den Antikörpernachweis im Liquor behaftet, so dass dieses diagnostische Kriterium nicht selten unerfüllt bleibt. So ist in vielen Fällen nur der Antikörpernachweis im Serum gegeben Dies gilt insbesondere bei kurzem Intervall von wenigen Tagen zwischen Manifestation der neurologischen Symptomatik und der Liquoruntersuchung.

Der Titerverlauf der spezifischen Antikörper erlaubt keinen Rückschluss auf die Infektionsaktivität oder die Effektivität der antibiotischen Therapie. Nicht nur IgG-, sondern auch IgM-Antikörper im Serum als auch im Liquor können nach einer effektiven antibiotischen Therapie über Monate bis Jahre persistieren. Aus diesem Grund ist eine Verlaufsuntersuchung der Antikörper nach Abschluss der Therapie einer Neuroborreliose weder im Serum noch im Liquor erforderlich, sofern die Patienten beschwerdefrei sind. Als unspezifischer Verlaufsparameter einer Neuroborreliose scheint sich gemäß aktuellen Studien das Chemokin CXCL13 im Liquor zu eignen.

Neben den spezifischen Antikörperbefunden ist bei der Neuroborreliose der Liquorbefund diagnostisch wegweisend. Entzündliche Liquorveränderungen (lymphozytäre Liquorpleozytose, Störung der Blut-Liquor-Schranke und intrathekale IgM-Synthese) sind mit nur wenigen Ausnahmen ein obligater Befund, so dass dies in der Routinediagnostik eine conditio sine qua non für die Diagnose einer Neuroborreliose darstellt und als Plausibilitätskriterium genutzt werden kann. Dies gilt auch für jene Krankheitsfälle mit Fazialisparese, bei denen jegliche klinische Hinweise auf eine Meningitis fehlen. Obwohl nur ein Viertel der Kinder mit Fazialisparese infolge einer Borrelien-Infektion meningitische Begleitsymptome bietet, sind fast ausnahmslos entzündliche Liquorveränderungen nachzuweisen. Bei Nachweis einer Liquorpleozytose ist eine Lyme-Borreliose bis zum Beweis des Gegenteils anzunehmen. Dagegen ist bei der lymphozytären Meningitis ohne Fazialisparese eine Abgrenzung z. B. gegen eine virale Meningitis nur durch den spezifischen Nachweis von Antikörpern gegen B. burgdorferi in Serum und Liquor möglich. Diese Untersuchung zählt deshalb zur Routinediagnostik bei der lymphozytären Meningitis im Kindesalter, um die Möglichkeit einer gezielten antibiotischen Therapie zu wahren.

Der serologische Befund bei der Lyme-Arthritis zeichnet sich durch in der Regel sehr hohe spezifische IgG-Antikörper-Titer aus.

Differenzialdiagnose Beim Erythema migrans besteht die Möglichkeit der Verwechslung mit Granuloma anulare, Hautmykosen mit anulären Effloreszenzen, Erysipel, Dermatomyositis und Lupus erythematodes. Abzugrenzen ist ferner eine mögliche lokale Reaktion der Haut auf den Zecken- oder Insektenstich, die jedoch im Unterschied zum Erythema migrans innerhalb der ersten 48 h auftritt und selten die Größe eines 1-Euro-Stücks überschreitet. Ein Fremdkörpergranulom bei in situ verbliebenem Zeckenkopf kann ein Borrelien-Lymphozytom imitieren.

Die Lyme-Arthritis betrifft vor allem große Gelenke, insbesondere das Kniegelenk, und lässt sich deshalb insbesondere in der Frühphase schwer von der oligoartikulären Manifestation der juvenilen idiopathischen Arthritis abgrenzen.

Therapie und Prognose Die Prognose einer Lyme-Borreliose ist umso günstiger, je frühzeitiger die antibiotische Therapie begonnen wird. In-vitro- und In-vivo-Studien belegen eine gute antimikrobielle Wirksamkeit gegen B. burgdorferi für Doxycyclin, Cefotaxim, Ceftriaxon, Penicillin, Amoxycillin und Azithromycin.

Für die Behandlung des Erythema migrans und des Borrelien-Lymphozytoms hat sich die orale Therapie mit Amoxycillin, Cefuroxim oder – bei Kindern über 8 Jahren – mit Doxycyclin für die Dauer von 14 Tagen bewährt (zur Dosierung ▶ Kap. 113). Eine Persistenz oder Rezidive dieser dermatologischen Manifestationen sind möglich und können einen zweiten Behandlungszyklus erfordern.

Bei der Neuroborreliose ist eine parenterale antibiotische Therapie indiziert. Dies gilt auch für die monosymptomatische akute periphere Fazialisparese. Penicillin G und Cephalosporine der 3. Generation für eine Dauer von 14 Tagen haben sich in der klinischen Praxis als gleichwertig bewährt und führen zu einer raschen Remission der meningealen und radikulären Schmerzsymptomatik innerhalb weniger Tage (zur Dosierung ▶ Kap. 113). Das häufigste Symptom, die Fazialisparese, kann dagegen für mehrere Wochen persistieren, wenn die Funktionsstörung nicht auf einer Neurapraxie (Druckschädigung), sondern einer Axonotmesis (Durchtrennung/Schädigung des Axons) beruht. Der Nachweis einer Liquorpleozytose bei einer Fazialisparese rechtfertigt den Beginn der antibiotischen Therapie noch vor Erhalt der Antikörperbefunde. Analog zu Erfahrungen bei erwachsenen Patienten bildet bei der akuten unkomplizierten Neuroborreliose die orale Doxycyclin-Therapie eine Behandlungsalternative für Kinder im Alter von über 8 Jahren (200 mg/Tag für 14 Tage).

Die größten Probleme bestehen in der Behandlung der Lyme-Arthritis, bei der primär eine parenterale Therapie mit Cephalosporinen der 3. Generation über mindestens 14 Tage indiziert ist. Alternativ kann ein Behandlungsversuch mit Doxycyclin – bzw. bei Kindern im Alter von unter 8 Jahren Amoxicillin – über 4 Wochen erwogen werden.

Die Lyme-Borreliose im Kindesalter ist eine Krankheit mit meist akutem Verlauf und guter Prognose. Wenngleich die Rate der Spontanremissionen hoch sein dürfte, ist eine individuelle Abschätzung des Risikos für chronisch-rezidivierende Verläufe nicht möglich, so dass bei jedem Erkrankungsfall eine frühzeitige und konsequente antibiotische Therapie indiziert ist. Der Therapieeffekt ist allein anhand der klinischen Symptomatik zu beurteilen, während Verlaufsuntersuchungen der Antikörper keine prognostischen Rückschlüsse zulassen. Eine Persistenz erhöhter Antikörpertiter nach Abklingen der Symptomatik rechtfertigt keine Wiederholung der antibiotischen Therapie.

Eine Infektion mit B. burgdorferi hinterlässt keine bleibende Immunität. Gesicherte Reinfektionen nach einem mehrjährigen Intervall wurden beschrieben.

Prophylaxe Die Haftzeit der Zecken bestimmt maßgeblich das Infektionsrisiko, das jenseits von 24 h ansteigt. Die effektivste Vorsorge besteht damit im täglichen Absuchen der Haut auf Zecken am Abend und deren sofortigen Entfernung. Dabei ist insbesondere auf intertriginöse Hautregionen und auf die behaarte Kopfhaut zu achten. Nymphen, die als Hauptvektor für den Menschen gelten, sind vor der Blutmahlzeit nicht größer als 1 mm und können häufig nur durch Abtasten der Haut entdeckt werden. Für die Entfernung der Zecke ist eine Pinzette am besten geeignet, mit der die Zecke am Kopf gefasst und unter kontinuierlichem Zug herausgezogen wird.

Eine prophylaktische antibiotische Therapie nach einem Zeckenstich ist nicht indiziert.

Eine bundesweite Meldepflicht nach Infektionsschutzgesetz besteht nicht. In den Bundesländern Berlin, Brandenburg, Mecklenburg-Vorpommern, Sachsen-Anhalt und Thüringen sind allerdings das Erythema migrans, die akute Neuroborreliose und die Lyme-Arthritis meldepflichtige Erkrankungen.

99.8.3 Rückfallfieber

Definition Das Rückfallfieber ist eine akute, mit periodischen Fieberschüben auftretende Infektionskrankheit. Erreger sind Borrelien, die durch Arthropoden übertragen werden. Man unterscheidet zwischen epidemischem und endemischem Rückfallfieber. Das epidemische Rückfallfieber wird von B. recurrentis verursacht und durch Läuse übertragen. Erreger des endemischen Rückfallfiebers sind verschiedene Borrelia-Spezies, vor allem B. hermsi und B. duttoni, die durch Zecken übertragen werden.

Epidemiologie Das Rückfallfieber ist weltweit anzutreffen, kommt aber momentan bevorzugt begrenzt im Sudan und in Äthiopien, im Bereich des Mittelmeers, in Zentralasien, in tropischen sowie subtropischen Regionen der USA und in Mittel- und Südamerika vor. Die Verbreitung der epidemischen Form durch Kleider- oder Kopfläuse ist von sozioökonomischen Faktoren abhängig, während das endemische Rückfallfieber mit der regionalen Verbreitung infizierter Zecken korreliert.

Es handelt sich um eine seltene Infektionskrankheit, deren Inzidenz nicht genau bekannt ist. Die letzten Meldungen in Deutschland mit jeweils einem Fall erfolgten 2002 und 2004.

Ätiologie Erreger der akuten Infektionskrankheit sind verschiedene Borrelia-Spezies. Borrelia recurrentis wird in der Bakteriämiephase durch blutsaugende Läuse aufgenommen. Die weitere Übertragung erfolgt nach Zerquetschen der infizierten Läuse und Eindringen der Bakterien über Wunden und Bisse (epidemisches Rückfallfieber). Borrelia hermsi, B. duttoni und andere verwandte Borrelienarten haben Nagetiere oder Nutztiere als Reservoir und werden durch Zecken übertragen (endemisches Rückfallfieber). Alle Borrelia-Spezies, die Rückfallfieber verursachen können, verfügen über einen genetisch gesteuerten Mechanismus, mit dem das wesentliche Oberflächenantigen variiert werden kann. So können bis zu 30 neue Antigenvarianten entstehen, die jeweils eine neue Bakteriämie und auf diese Weise den zyklischen Krankheitsverlauf erklären.

Klinische Symptome Nach einer Inkubationszeit von 4–18 Tagen beginnt die Krankheit ohne bemerkenswerte Prodromi mit plötzlichem Schüttelfrost und hohem Fieber. Begleitend können Kopf- und Gliederschmerzen, Schwindel und Übelkeit, Ikterus, petechiale Blutungen sowie Nasenbluten auftreten. Nach 4–10 Tagen fällt das Fieber, und es folgt ein symptomfreies Intervall von ca. 5–9 Tagen, bevor es, bedingt durch den nächsten Bakteriämieschub, zum erneuten Fieberanstieg kommt. In der Folge wird die Dauer der freien Intervalle länger und die der Fieberschübe kürzer mit geringeren Temperaturspitzen. Durchschnittlich werden etwa 5 Zyklen beobachtet. Die sich entwickelnde protektive Immunantwort beendet die Infektion. Als Komplikationen können Myokarditis, Hepatitis, Bronchopneumonie, Meningitis, Erytheme und multiple Blutungen auftreten. Diese Komplikationen erklären eine relativ hohe Letalität. Rückfallfieber in der Schwangerschaft bedeutet ein hohes Risiko für Frühgeburt und Abort.

Das durch Zecken übertragene Rückfallfieber verläuft leichter als das Läuserückfallfieber.

Die Letalität unbehandelter Fälle liegt unter 5 %, kann aber bei geschwächter Immunabwehr deutlich ansteigen. Bei Kindern wird über besonders schwere Fälle berichtet.

Diagnose Die klinische Verdachtsdiagnose ergibt sich aus rezidivierenden Fieberschüben und einer entsprechenden Anamnese; hier ist speziell die Reiseanamnese von differenzialdiagnostischer Bedeutung. Im Blutbild wird eine Leukozytose bis 30.000/µl beobachtet. Beweisend ist die mikroskopische Darstellung der Borrelien im Blut oder Liquor während der Fieberphase durch Phasenkontrast- oder Dunkelfeldtechnik, in fixierten Blutausstrichen oder „dicken Tropfen". Anreicherungsverfahren, eine Polymerasekettenreaktion sowie serologische Untersuchungen können in spezialisierten Laboratorien durchgeführt werden.

Differenzialdiagnose Ähnliche klinische Manifestationen werden bei Leptospirose, Typhus, Dengue-Fieber, Brucellose, Fleckfieber, Rattenbisskrankheit, Gelbfieber oder Malaria beobachtet.

Therapie Die kausale antibiotische Therapie soll möglichst frühzeitig im afebrilen Intervall oder zu Beginn des Fieberstadiums erfolgen, da in der späten Fieberphase die Zahl der Bakterien am höchsten ist und eine Herxheimer-Reaktion möglich ist. Als Antibiotika werden Doxycyclin oder Erythromycin oral über eine Dauer von 14–21 Tagen empfohlen. Bei meningitischer Verlaufsform ist eine bis zu 28 Tage andauernde intravenöse Therapie mit Penicillin G, Cefotaxim oder Ceftriaxon indiziert. Eine Anti-TNF-α-Gabe vor Beginn der Antibiotikatherapie scheint die Herxheimer-Reaktion zu reduzieren.

Prophylaxe Die effektivste Prophylaxe ist die Vermeidung des Kontakts zu den Vektoren. Doxycyclin vor Erregerkontakt kann die Infektion verhindern. Meldepflicht besteht bei epidemischem Rückfallfieber durch B. recurrentis.

99.8.4 Leptospirose

Definition Die Leptospirose ist eine akute, systemische Infektion bei Menschen und Tieren, die von Spirochäten der Gattung Leptospira verursacht wird. In Europa stellen hauptsächlich Ratten, Mäuse und Haustiere das Erregerreservoir dar. Die Übertragung erfolgt meist über den Urin infizierter Tiere.

Epidemiologie
Die Infektionskrankheit ist weltweit verbreitet und tritt besonders in tropischen und subtropischen Regionen auf. In Deutschland wurden in den Jahren 2009, 2010, 2011 jeweils 92, 70 bzw. 51 Fälle gemeldet; hier ist allerdings eine hohe Dunkelziffer anzunehmen, da die Erkrankung nicht selten untypisch oder auch blande verläuft. Gefährdet sind Personen, die in Kontakt mit Urin von infizierten Tieren oder entsprechend kontaminiertem Wasser kommen. Kinder sind offenbar seltener betroffen, als es ihr erhöhtes Expositionsrisiko erwarten lässt. In der Pädiatrie werden Erkrankungsfälle fast ausnahmslos erst ab dem Alter von 10 Jahren berichtet.

Ätiologie Bakterien der Spezies L. interrogans mit bisher 24 Serogruppen und über 250 Serovaren sind ursächlich an der Krankheit beteiligt. Im Menschen werden am häufigsten die Serogruppen pomona, canicola und icterohaemorrhagiae nachgewiesen. Die Mikroorganismen sind in vielen Säugetierarten nachweisbar, besonders in Ratten. Infizierte Tiere scheiden die Leptospiren in ihrem Urin aus. Die Übertragung auf den Menschen erfolgt nach Kontakt mit Urin oder entsprechend kontaminiertem Wasser über Hautverletzungen, Schleimhäute oder Konjunktiven.

Pathogenese Nach Penetration der Haut gelangen die Leptospiren in die Blutbahn, disseminieren und können alle Organe erreichen. Ihre Beweglichkeit erleichtert das Eindringen in das Gewebe. Die hämorrhagische Diathese, die bei schweren Verläufen beobachtet wird, ist weniger auf eine Thrombozytopenie oder eine Verbrauchskoagulopathie als auf eine Vaskulitis mit Endothelschäden zurückzuführen. In der Leber sind fokale hepatozelluläre Nekrosen nachweisbar. Funktionseinschränkungen der Niere finden ihr Korrelat in tubulären Schäden durch Nekrosen, Vaskulitis und lymphozytäre Infiltrate. Eine rezidivierende Uveitis kann durch die Persistenz des Erregers im Kammerwasser über mehrere Monate erklärt werden.

Klinische Symptome Die Infektion mit Leptospiren verläuft häufig asymptomatisch. Bei klinischer Manifestation werden 2 Verlaufsvarianten unterschieden. Der anikterische Verlauf ist mit einem Anteil von ca. 90 % am häufigsten und meist selbstlimitierend. Bei ca. 10 % der Infektionen kommt es zum schwereren ikterischen Verlauf (Morbus Weil).

Nach einer Inkubationszeit von 1–2 Wochen manifestiert sich die anikterische Leptospirose mit einem hochfieberhaften, septischen Krankheitsbild unter unspezifischen Allgemeinsymptomen: Kopfschmerzen, Erbrechen, Bauchschmerzen, makulopapulöses Exanthem, Pharyngitis, Lymphadenopathie, Spleno- und Hepatomegalie. Es folgt ein 1- bis 3-tägiges Intervall der relativen Erholung. In der 2. Krankheitsphase sind Fieber und Allgemeinbeschwerden geringer ausgeprägt. Typisch in diesem Stadium ist eine aseptische Meningitis mit milder Pleozytose.

Die ikterische Leptospirose (Morbus Weil) ist durch hämorrhagische Vaskulitis und Hepatopathie sowie Nephropathie geprägt. Ein biphasischer Verlauf wie bei der anikterischen Krankheit ist wegen der Persistenz des Fiebers kaum erkennbar. In der 2. Krankheitswoche kann eine Nierenschädigung mit Proteinurie, Hämaturie, Azotaemie oder Oligurie manifest werden. Eine Anurie ist ein prognostisch ungünstiges Zeichen.

Diagnose Die Verdachtsdiagnose ergibt sich bei Patienten mit septischem Krankheitsbild und anamnestischen Hinweisen, die auf einen möglichen Kontakt mit dem Urin von Säugetieren, insbesondere Ratten, schließen lassen; wegweisend kann eine gezielte Reiseanamnese sein. Eine eindeutige Diagnose bietet der Nachweis von Leptospiren aus Körperflüssigkeiten mittel Kulturen oder mittels PCR. In Blut und Liquor ist die Erfolgsaussicht innerhalb von 10 Tagen nach Beginn der Symptomatik am größten, im Urin erst ab der 2. Krankheitswoche.

Der kulturelle Nachweis von Leptospiren aus Blut, Liquor oder Urin gelingt nicht mit bakteriologischen Routinemethoden, sondern dauert länger als 1 Woche und erfordert spezielle Kulturbedingungen. Deshalb ist zusätzlich die Möglichkeit des Antikörpernachweises zu nutzen. Eine Serokonversion oder ein signifikanter Titeranstieg zwischen akuter und Rekonvaleszenzphase belegt die Infektion.

Differenzialdiagnosen Abzugrenzen sind Hepatitis, Hantavirus-Infektionen, hämorrhagische Fieber unterschiedlicher Genese, Typhus.

Therapie Neben Penicillin G sind Ampicillin, Ceftriaxon oder Tetrazyklin (ab dem 8. Lebensjahr) für die antibiotische Therapie geeignet, die 7–10 Tage umfassen soll. Die Antibiose sollte möglichst früh eingeleitet werden.

Prophylaxe In Deutschland ist der Nachweis einer Infektion mit L. interrogans meldepflichtig. Dies eröffnet die Möglichkeit einer Expositionsprophylaxe. oder prophylaktischen Gabe von Doxycyclin. Ein aktiver Impfstoff, über den bisher nur begrenzte Erfahrungen vorliegen, ist in einigen Ländern (z. B. China, Russland, Kuba, Frankreich) zugelassen.

Prognose Verlauf und Prognose der Krankheit hängen von der frühzeitigen Diagnose, der Virulenz des Erregers und dem Alter der Patienten ab. Die Wirksamkeit der antibiotischen Therapie wurde auch bei Kindern, die eine bessere Prognose als Erwachsene haben, für alle Stadien gezeigt. Die Therapie hat die Letalität der schweren ikterischen Verläufe auf 5–10 % reduziert.

99.9 Mykobakteriosen

H.-I. Huppertz, H.-J. Schmitt

Mikrobiologie Mykobakterien sind aerobe, sporenlose, unbewegliche Stäbchen und gehören zusammen mit Nocardia, Streptomyces, Rhodococcus, Corynebacterium und anderen Genera zur Ordnung der Actinomycetales. In ihrer Zellwand enthalten sie unterschiedliche Mengen an Mykolsäuren, die den Farbstoff Karbolfuchsin binden. Selbst unter Einwirkung schwacher Säuren kann dieser nicht mehr aus der Zellwand herausgelöst werden, und dies bezeichnet man als „Säurefestigkeit" in der Ziehl-Neelsen-Färbung.

Mykobakterien haben eine Generationszeit von 2 bis >20 h (Mycobacterium leprae: 14 Tage). Erste Kolonien zeigen sich nach einer Bebrütungszeit von 2 Tagen bis 8 Wochen. Die Wachstumsansprüche sind extrem unterschiedlich. Mycobacterium leprae wurde bisher noch nicht auf zellfreien Medien angezüchtet.

Aus klinischer Sicht kann man Mykobakterien in 3 Gruppen einteilen (■ Tab. 99.5):

Tab. 99.5 Einteilung von Mykobakterien nach klinischer Symptomatik

Spezies	Krankheit
M. tuberculosis-Komplex	
M. tuberculosis	Häufigster Erreger der Tuberkulose in Deutschland
M. bovis[a]	Rindertuberkulose; heute selten auf Menschen übertragen
M. africanum, M. canetti	Seltene Tuberkuloseerreger in Afrika
M. microti	Seltener Tuberkuloseerreger; tierpathogen
Nicht-Tuberkulose-Mykobakterien	
M.-avium-intracellulare-Komplex (MAC)	Chronische Lymphadenitis des Kleinkindes; chronische disseminierte Infektionen bei T-Zell-Defekt, chronische Lungeninfektion
M. kansasii	Tuberkuloseähnliche Symptome bei chronischer Lungenkrankheit; Infektion anderer Organe
M. marinum	Papulöse, dann ulzerierende Hautinfektion; Lymphadenitis; „tiefe Infektionen" nach Kontakt zu kontaminiertem Wasser/Wassertieren
M. scrofulaceum	Lymphadenitis des Kleinkindes; selten andere Infektionen
M. ulcerans	Chronische Ulzeration nach Trauma in Afrika (Buruli-Ulkus), Australien (Bairnsdale-Ulkus) oder Südamerika
M. haemophilum	Knötchen, Abszesse, Fisteln bei T-Zell-Defekt; Lymphadenitis bei Kindern
M.-fortuitum-Komplex[b]	Infektionen nach Verletzung: Haut, Skelett, Weichteile, Dissemination; chronische Lungenentzündung
M. xenopi	Meist Lungeninfektion bei konsumierender Grundkrankheit
M. szulgai	Sehr selten: chronische Lungeninfektion bei Männern im mittleren Alter
M. malmoense	Sehr selten: chronische Lungeninfektion bei Männern im mittleren Alter
M. simiae	Lungeninfektionen, vor allem in Israel beschrieben
M. genavense	Disseminierte Infektion bei AIDS
Lepra	
M. leprae	

[a] Der Tuberkulose-Impfstamm (Bacille-Calmette-Guérin, BCG) ist ein attenuierter Bovis-Stamm.
[b] Beinhaltet die 3 schnell wachsenden Spezies M. fortuitum, chelonae und abcessus. Daneben gibt es wenigstens 19 schnell wachsende Spezies mit rein saprophytärem Charakter

1. Erreger der Tuberkulose
2. Erreger einer Vielzahl „unspezifischer" Krankheiten wie Lymphadenitis, Sepsis oder Osteomyelitis
3. Erreger der Lepra

„Tuberkelbazillus" ist der Trivialname für die Erreger der Tuberkulose des Menschen, nämlich M. tuberculosis, M. bovis und selten M. microti, M. africanum und M. canetti. In Deutschland wird die Tuberkulose fast ausschließlich von M. tuberculosis hervorgerufen.

Die lipidreiche Zellwand enthält Glykoplipide und mykolsäurehaltige Glykopeptide und schützt Tuberkulosebakterien vor Umweltfaktoren, vor Komplement und Makrophagen. Sie hemmt die Fusion von Phagosom und Lysosom und ermöglicht es Mykobakterien, in nichtaktivierten Makrophagen zu überleben. Der Cordfaktor (mykobakterielle Mykolsäure verbunden mit Trehalose, ein wichtiger Virulenzfaktor), bewirkt die für M. tuberculosis charakteristische, zopfartige, parallele Anordnung der Bakterien in einer Reihe, hemmt die Leukozytenchemotaxis und führt zur Granulombildung im Makroorganismus. Zu diagnostischen Zwecken wird Tuberkulin, ein Protein der Zellwand, verwendet.

Nicht-Tuberkulose-Mykobakterien (NTM) oder mycobacteria other than tuberculosis (MOTT) sind weit verbreitet in der Umwelt. Sie sind im Gegensatz zu Tuberkulose-Mykobakterien nicht pathogen für Meerschweinchen, wurden daher lange Zeit auch als apathogen für den Menschen betrachtet und hießen „atypische Mykobakterien". Sie sind jedoch durchaus menschenpathogen und keinesfalls „atypisch" für das Genus Mycobacterium – daher ist dieser Begriff obsolet.

Leprabakterien können weder auf unbelebten Medien noch in Zellkulturen angezüchtet werden: Es gelingt hingegen, sie in Spezialkulturen für eine gewisse Zeit metabolisch aktiv zu halten. Vitale Leprabakterien färben sich klar und einheitlich an, während sich abgestorbene Erreger nur irregulär darstellen. Die Diagnose Lepra wird in Nichtendemiegebieten oft histopathologisch gestellt. Der „morphologische Index" gibt die Prozentzahl der gleichmäßig angefärbten Leprabakterien an und erlaubt so eine Aussage über die Zahl der lebenden Bakterien im Gewebe. Mycobacterium leprae wächst am besten bei Temperaturen zwischen 20 und 30 °C, daher liegt die Prädilektionsstelle von Lepraläsionen im Bereich der kälteren Körperregionen. Es vermehrt sich außer im Menschen nur noch im Armadillo und in den distalen Extremitäten von Nagern.

Mikrobiologische Diagnostik (außer M. leprae)

Mikroskopie Der Nachweis der Säurefestigkeit erfolgt mit der Ziehl-Neelsen-Färbung und/oder mit dem Fluorochrom Auramin. Der wichtigste Vorteil der Mikroskopie ist die rasche Verfügbarkeit des Ergebnisses. Nachteile sind die niedrige Sensitivität – Erregernachweis erst ab 10^4 Bakterien/ml – und die fehlende Aussage über die nachgewiesene Spezies.

Klassische Kultur Diese erfolgt auf Spezialnährböden, benötigt 4–8 Wochen und ist weniger sensitiv als neuere Verfahren. Hinzu kommen weitere 1–3 Wochen für die biochemische Differenzierung und Resistenztestung.

Schnellkultur Die Anzüchtung in speziellen Flüssigmedien erlaubt den frühzeitigen Erregernachweis durch halbautomatische Bestimmung von mykobakteriellen Stoffwechselprodukten innerhalb von 1–2 Wochen. Ist Stoffwechselaktivität nachweisbar, so erlauben DNA-Sonden die Speziesdifferenzierung innerhalb von Stunden. Wenn die molekulare Grundlage von Resistenzen gegen Tuberkulostatika bekannt ist, kann diese auch rasch genotypisch erkannt werden.

PCR aus klinischem Untersuchungsmaterial Entsprechende Verfahren stehen zur Verfügung, zeigen aber häufig falsch-positive oder falsch-negative Befunde.

99.9.1 Tuberkulose

Definition Die Tuberkulose ist eine Infektionskrankheit, die bei einem Teil der Menschen nach Infektion durch Bakterien des M.-tuberculosis-Komplexes auftritt und die klinisch meist als Pneumonie, seltener als Krankheit eines anderen Organs, in Erscheinung tritt. Die Infektion persistiert lebenslang.

Epidemiologie Noch 1895 starben jährlich 25 von 10.000 Menschen in Deutschland an Tuberkulose. Mit der Verbesserung der sozialen Situation der Bevölkerung nahm die Zahl der Neuerkrankungen ab. Dieser Trend wurde weiterhin gefördert durch die Ausrottung der Rindertuberkulose in den 20er Jahren des letzten Jahrhunderts. Wirksame Medikamente zur Behandlung der Tuberkulose haben diese auch heute noch anhaltende Abnahme der Tuberkuloseinzidenz nur beschleunigt. Im Jahr 2010 wurden nach Daten des RKI in Deutschland nur noch 5,3 Tuberkulosefälle pro 100.000 Menschen registriert, die Fallzahl bei Kindern bis 15 Jahren lag bei 158 Fällen, womit sie erneut leicht zunahm. Weniger als zwei Drittel haben die deutsche Staatsbürgerschaft.

Weltweit nimmt die Tuberkulose zu. Etwa ein Drittel der Weltbevölkerung ist mit M. tuberculosis infiziert. Daraus resultieren rund 9,2 Mio. Neuinfektionen und 1,7 Mio. Todesfälle jährlich.

In den industrialisierten Ländern ist die Tuberkulose durch Migration wieder in das Blickfeld der Öffentlichkeit gerückt. Immigranten haben weltweit ein erhöhtes Tuberkuloserisiko. Auch die AIDS-Pandemie hat einen – regional stark unterschiedlichen – Beitrag zur weltweiten Zunahme der Tuberkulose geleistet.

Nach Kontakt mit Tuberkulosebakterien erkranken rund 10 % der Infizierten. Etwa die Hälfte davon wird dann selbst zur potenziellen Infektionsquelle. Dies sind praktisch ausschließlich Erwachsene mit kavernöser Lungentuberkulose. Nur falls ein Infizierter wiederum wenigstens 20 empfängliche Personen ansteckt, bleibt demnach die Durchseuchung konstant. Liegt die Zahl der Infizierten niedriger, so nimmt die Tuberkulose weiter ab. Frühzeitige „Fallfindung" und ein intaktes, rasch und konsequent handelndes öffentliches Gesundheitssystem sind daher die wichtigsten Maßnahmen zur Eindämmung der Tuberkulose.

Tuberkulosebakterien werden vorwiegend durch Tröpfcheninfektion von Mensch zu Mensch übertragen. Milch (M. bovis), kontaminierte Kleidung, Bronchoskope und andere Gegenstände spielen hierzulande eine untergeordnete Rolle. Kinder infizieren sich vornehmlich bei Erwachsenen oder älteren Geschwistern. Kleinere Endemien wurden beschrieben, in denen Babysitter, Lehrer, Schulbusfahrer, Pflegepersonal, Gärtner oder Süßwarenverkäufer die Infektionsquelle waren. Gelegentlich erkrankten Kinder nach dem Besuch ihrer Großeltern in einem Altersheim. Gefährdet sind vor allem Säuglinge, Kleinkinder und Teenager, während 6- bis 12-Jährige seltener krank werden.

Pathogenese Für die Verbreitung der menschlichen Tuberkulose ist die Lungenkaverne bedeutsam. Aus ihr kann ein Kranker bei einem einzigen Hustenstoß mehr als 3000 erregerhaltige Tröpfchen (Durchmesser 2–5 µm) expektorieren. Diese können stundenlang in der Luft suspendiert bleiben. Ein Infektionsrisiko besteht somit selbst dann noch, wenn der Kranke den Raum schon lange verlassen hat. Im Vergleich zur Infektion über die Lungen ist in den Industriestaaten heute eine Erstinfektion über den Gastrointestinaltrakt sehr selten geworden.

Nach erster Infektion (Primärinfektion) kann sich der Erreger zunächst ungehemmt im Makroorganismus vermehren und in alle Organe verstreut werden. Diese „frühe Aussaat" im Rahmen der Erstinfektion ist die Grundlage dafür, dass im Rahmen einer relativen Abwehrschwäche im späteren Leben eine postprimäre Organtuberkulose entstehen kann. Etwa 3–8 Wochen nach erster Infektion setzt die zelluläre Immunität gegen M. tuberculosis ein, nachweisbar durch eine Hypersensitivitätsreaktion gegen das Erregerprotein Tuberkulin, die mithilfe eines Hauttests festgestellt werden kann.

Spezifische CD4-positive Lymphozyten aktivieren Makrophagen über Zytokine (z. B. IFN-γ), intrazelluläre Mykobakterien können jetzt abgetötet werden. Spezifische CD8-positive Lymphozyten können Tuberkelbazillen enthaltende Zellen (z. B. Alveolarzellen) zerstören und fördern Aufnahme und Abtötung der Erreger durch Makrophagen. Die verschiedenen immunologischen Mechanismen führen auch zur Bildung von Granulomen. Diese können schließlich vernarben und verkalken – die Infektion bleibt klinisch ansonsten „stumm".

Die pathologisch-anatomischen Veränderungen und Vorgänge hängen entscheidend ab von der Menge des vorhandenen Erregerantigens und von der Immunitätslage des Wirts. Bei guter Immunitätslage und geringen Mengen an Antigen entsteht ein Granulom (proliferative oder produktive Form). Bei Infektion mit großen Mengen an Antigen und gleichfalls guter Immunitätslage ist die entzündliche Reaktion weniger gut organisiert, durch lytische Enzyme von degenerierenden Makrophagen entstehen Nekrosen. Diese haben ein charakteristisches käseartiges Aussehen, man spricht von „Verkäsung". Bei schlechter Abwehrlage des Wirts finden sich nur wenige Granulozyten und Makrophagen, man spricht von nichtreaktiver Tuberkulose.

Lungentuberkulose im Kindesalter
Nach Inhalation gelangen infektiöse Tröpfchen vorwiegend in die vorderen Segmente der Oberlappen, den Mittellappen und die Lingula sowie in den unteren Anteil der Unterlappen (Gohn-Fokus). In den Alveoli werden die Mykobakterien von Makrophagen phagozytiert, können aber nicht abgetötet werden. Infizierte Makrophagen transportieren die Tuberkelbakterien zu den regionalen Lymphknoten. Radiologisch sieht man ein „hantelförmiges Infiltrat" aus parenchymatösem Herd und vergrößertem Hilus, den Ranke-Primär-Komplex. Erstinfizierte ohne aktivierte zelluläre Abwehr können die Infektion auch an dieser Stelle noch nicht begrenzen, es erfolgt eine lymphohämatogene Dissemination mit metastatischer Absiedlung vor allem in apikal-posteriore Lungenanteile (Simon-Spitzenherde), Lymphknoten, Nieren und Meningen. Eine lymphohämatogene Streuung nach Erstinfektion ist besonders bei Säuglingen häufig und kann zum Bild der „Miliartuberkulose" führen, mit einer Vielzahl von Herden in allen Organen (◘ Abb. 99.5). Zu jeder Zeit im späteren Leben können solche Herde im Rahmen einer Abwehrschwäche gleich welcher Ursache reaktiviert und Ausgang einer „aktiven postprimären Tuberkulose" werden.

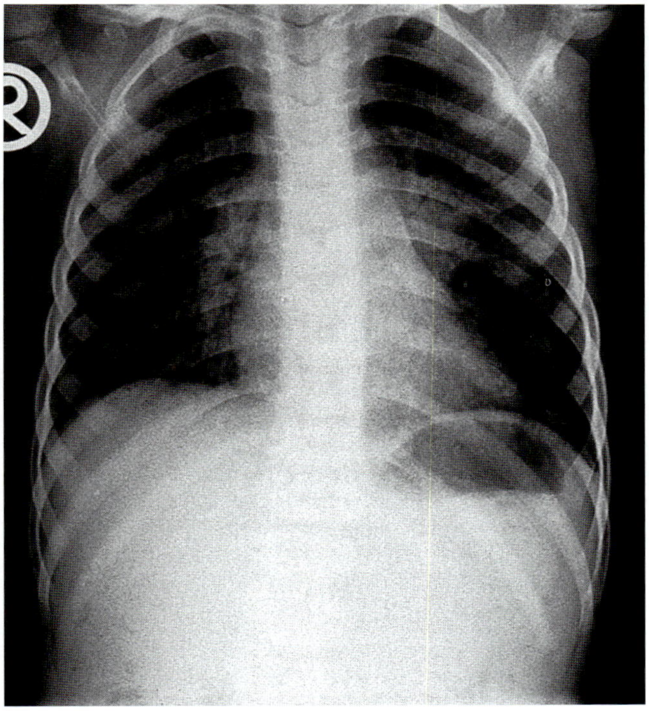

Abb. 99.5 Miliartuberkulose: disseminiert, feinfleckig-kleine Infiltrate und Verbreiterung der Hiluslymphknoten

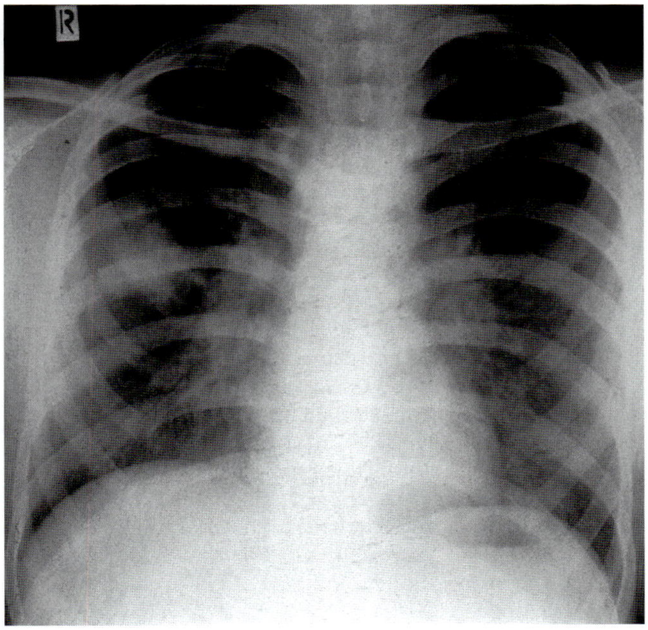

Abb. 99.6 Primär progrediente Pneumonie: Infiltrat der rechten Lunge und verbreiterte Hiluslymphknoten. (Mit freundlicher Genehmigung von Prof. Dr. Schumacher, Kinderradiologie, Universitätsmedizin Mainz)

Am primären Infektionsherd können sich die Mykobakterien gerade im frühen Kindesalter bei unzureichender zellvermittelter Immunität oft weiter ausbreiten, es entsteht eine „primäre progrediente Pneumonie". Röntgenologisch imponiert diese mit massiver mediastinaler Lymphadenopathie und einer Infiltration meist in den unteren oder mittleren Lungenabschnitten (Abb. 99.6). Hilus und Mediastinallymphknoten können extrem groß werden und zum Bronchialkollaps mit distaler Atelektase führen. Aus dem Einbruch von infizierten Lymphknoten in das Bronchialsystem kann eine schwere Pneumonie in den sekundär infizierten Lungenbezirken resultieren.

Jenseits des Kleinkindesalters sind Kinder relativ resistent gegenüber einem Fortschreiten der Krankheit. Die Herde werden durch Rückbildung, Einkapselung und Kalzifizierung eingedämmt. In den allermeisten Fällen persistieren die Erreger jedoch latent in den primär infizierten Herden, ohne dass eine klinisch erkennbare Krankheit manifest wird. Die wesentliche Bedeutung der Infektion mit Tuberkulosebakterien in der Kindheit resultiert aus der Entstehung von Infektionsherden, von denen im späteren Leben eine „aktive Tuberkulose" ausgehen kann.

Lungentuberkulose bei Jugendlichen und Erwachsenen Früher fanden die meisten Erstinfektionen mit M. tuberculosis während der Kindheit statt. Mit Abnahme der Häufigkeit einer primären Tuberkuloseinfektion in der Kindheit wird in den Industrienationen auch bei Jugendlichen und Erwachsenen häufiger eine Erstinfektion beobachtet. Noch immer ist aber die Tuberkulose in dieser Altersgruppe meist eine postprimäre Tuberkulose. Bedingungen, die das Entstehen einer klinisch manifesten (reaktivierten) Tuberkulose fördern, sind: alle Formen von Stress, konsumierende Krankheiten, Krankheiten mit T-Zell-Defekt (z. B. Morbus Hodgkin, AIDS), Krankheiten des RES, Kortikosteroide, Virusinfektionen (Masern, Varizellen), Schwangerschaft, Krebstherapie, Gastrektomie, ileojejunaler Bypass, terminale Niereninsuffizienz, destruierende Lungenkrankheiten, Trauma.

Radiologisch sieht man meist (posteriore) apikale oder subapikale Infiltrate mit oder ohne Kavitation und ohne Vergrößerung von Hiluslymphknoten. Die initialen Lungenherde der unteren und anterioren Lungenfelder und die Hiluslymphknotenvergrößerung sind nicht mehr nachweisbar. Nekrotische Lungenherde haben die Tendenz zur Verflüssigung, ihr Inhalt kann schließlich nach Anschluss an das Bronchialsystem abgehustet werden. So entstehen Kavernen, aus denen sich M. tuberculosis in 5–6 Logarithmen höherer Konzentration isolieren lässt als aus anderen infizierten Lungenabschnitten. Dies ist ein Grund dafür, weshalb Erwachsene mit Tuberkulose wesentlich infektiöser sind als Kinder. Durch Expektoration infektiösen Materials können im oberen Respirationstrakt und im Gastrointestinaltrakt weitere intrakanikuläre Tuberkuloseherde entstehen. Persistierende Kavernen können sekundär mit Aspergillusarten oder mit NTM (vor allem M.-avium-intracellulare) kolonisiert werden.

Klinische Symptome und Verlauf Bei der primären Tuberkulose im Kindesalter beobachtet man zum Zeitpunkt der Tuberkulinkonversion neben unspezifischen Befunden wie Fieber und Abgeschlagenheit gelegentlich ein Erythema nodosum oder eine Keratoconjunctivitis phlyktaenulosa. Beide Krankheiten werden als allergische Reaktion auf Tuberkulosebakterien interpretiert. Ein serofibrinöser Pleuraerguss ist die Folge von Nekrosen in der Lunge mit Einbruch in den Pleuraspalt. Bis zum 5. Lebensjahr sind primäre, progrediente Verläufe häufig, Tuberkulose vor der Pubertät ist selten Folge einer postprimären Infektion. Die Reaktivierung eines Tuberkuloseherdes kann asymptomatisch verlaufen und zufällig entdeckt werden.

Patienten mit Tuberkulose klagen über Anorexie, Abgeschlagenheit, Gewichtsverlust, Schüttelfrost und/oder Nachtschweiß. Da diese Symptome erst langsam und schleichend auftreten, werden sie oft erstaunlich spät bemerkt und über lange Zeit von Patient und Eltern toleriert. Beim Adoleszenten sind Husten und vermehrte Sputumproduktion Folge einer Kavitation und einer Reizung der Bronchialschleimhaut. Das Sputum ist mukopurulent und weist keine Besonderheiten im Vergleich zum Sputum bei Pneumonie anderer

Ursache auf. Gelegentlich wird fälschlicherweise die Diagnose „chronische Bronchitis“ oder „chronischer Raucherhusten“ gestellt.

Eine Hämoptoe kann durch endobronchiale Erosionen, Gewebeabriss aus einer Kaverne oder durch eine Arrosion der A. pulmonalis (Rasmussen-Aneurysma) entstehen. Eine Hämoptoe kann auch Folge einer Superinfektion mit Aspergillusarten sein. Brustschmerzen sind meist durch eine entzündliche Pleurabeteiligung bedingt. In der Nachbarschaft zu einer Kaverne entsteht eine „trockene Pleuritis“ ohne Erguss. Ein serofibrinöses Exsudat tritt meist früh im Laufe der Infektion auf. Ein Tuberkuloseempyem ist selten. Heiserkeit und Dysphagie weisen auf eine laryngeale Infektion hin. Späte Symptome sind auch Darmperforation, Bildung großer tuberkulöser Tumoren, perirektaler Abszess und Fistelbildung.

Bei der körperlichen Untersuchung gibt es keinen pathognomonischen Befund. Klopfschalldämpfung und verminderter Stimmfremitus weisen auf eine pleurale Verdickung hin. Rasselgeräusche treten oft erst kurz nach einem Hustenstoß auf. Über großen Kavernen lässt sich ein amphorisches Atemgeräusch auskultieren.

Laborbefunde sind üblicherweise uncharakteristisch im Sinne einer Entzündungsreaktion verändert. Im Blutbild sieht man bei fortgeschrittener Krankheit eine normochrome, normozytäre Anämie. Die Leukozytenzahl liegt zwischen 10.000 und 15.000/µl. Eine Monozytose beobachtet man bei weniger als 10 % aller Patienten. Sehr selten verursacht die Tuberkulose eine „leukämoide Reaktion“ im Differenzialblutbild. Die BSG ist stark beschleunigt, sie eignet sich vor allem als Verlaufsparameter zur Kontrolle des Therapieerfolgs. Hämaturie oder „sterile Pyurie“ weisen auf eine Nierentuberkulose hin. Bei sehr starker Albuminurie ist an eine sekundäre Amyloidose zu denken. Eine Hyponatriämie kann Folge einer inadäquaten Sekretion von antidiuretischem Hormon sein. Differenzialdiagnostisch ist an einen tuberkulosebedingten Morbus Addison zu denken. In den ersten Wochen der Behandlung einer Tuberkulose beobachtet man gelegentlich eine Hyperkalzämie. Sehr selten resultiert daraus ein renaler Kaliumverlust.

Extrapulmonale Tuberkulose Etwa jeder 5. Patient mit „aktiver“ Tuberkulose leidet hierzulande an einer nichtpulmonalen Form. „Intrakanalikulär“ entstandene Infektionen betreffen vorwiegend den Gastrointestinaltrakt. Sie waren früher eine häufige Komplikation der kavernösen Tuberkulose oder Folge einer Ingestion von M. bovis. Lymphohämatogen bedingte extrapulmonale Tuberkulosen sind Folge einer Reaktivierung von Herden, die zum Zeitpunkt der Erstinfektion entstanden. Sie machen derzeit die große Mehrzahl der nichtpulmonalen Lungentuberkulosen aus.

Miliartuberkulose Die gewöhnlich transitorische und leicht verlaufende hämatogene Streuung bei Erstinfektion kann vor allem bei Säuglingen und Kleinkindern zu einer rasch progredienten Aussaat mit „Tausenden von Herden“ führen. Die Kinder erkranken akut mit hohem, intermittierendem Fieber, Nachtschweiß und gelegentlich Schüttelfrost. Bei Erwachsenen ist das Krankheitsbild zumindest initial weniger dramatisch. Kopfschmerzen weisen auf eine Meningitis hin, Bauchschmerzen auf eine Peritonitis und Brustschmerzen auf eine Pleuritis. Der Röntgenbefund ist meist wegweisend (■ Abb. 99.5). Der Tuberkulinhauttest ist bei wenigstens einem Viertel der Patienten negativ. Unter den Laborwerten kann eine Anämie, selten auch eine Neutrophilie auffallen. Direktpräparat und Kultur von Sputum und Magensaft sind bei mehr als der Hälfte der Patienten negativ (!). Gut geeignet für einen raschen mikroskopischen Erregernachweis sind Biopsate von Lymphknoten, Leber oder Knochenmark.

Tuberkulose des ZNS Die tuberkulöse Meningitis ist in der Regel Folge der Ruptur eines subdural gelegenen Herdes in den Arachnoidalraum, seltener Folge einer hämatogenen Aussaat. Drei Viertel der Kinder leiden gleichzeitig an einer pulmonalen Tuberkulose. Die meningeale Entzündung findet sich vor allem an der Hirnbasis. Man findet ein dickes, gelatinöses Exsudat, das später fast fibrösen Charakter annimmt und die Hirnnerven ummauert. Bei Beteiligung von Hirnarterien kann ein Infarkt entstehen, bei Beteiligung kleinerer Arterien ein variables neurologisches Bild, das an eine Enzephalitis erinnert.

Klinisch beobachtet man eine Vielzahl von Symptomen, die von leichten, Wochen andauernden Kopfschmerzen bis hin zum Bild einer akuten Meningoenzephalitis reichen. Eine Hyponatriämie ist Folge einer inadäquaten ADH-Sekretion; weitere Laborbefunde sind uncharakteristisch. Im Liquor findet man überwiegend eine Pleozytose mit einer Zellzahl zwischen 100 und 500/mm^3, vorwiegend Lymphozyten und einen Proteingehalt zwischen 100 und 500 mg/dl. Der Liquorzucker ist bei nur 17 % der Patienten erniedrigt (<45 mg/dl). Mit CT oder MRT des Schädels lassen sich Tuberkulome, basale Meningitis, Hirninfarkt und ggf. ein (beginnender) Hydrocephalus internus diagnostizieren. Eine hochgradige basale Exsudation geht mit einer schlechten Prognose einher. Die tuberkulöse spinale Meningitis ist selten und kommt mit oder ohne intrazerebrale Tuberkulose vor. Tuberkulome können raumfordernd wirken und zu den Zeichen der Kompression des Rückenmarks oder der Nervenwurzeln führen.

Skeletttuberkulose Die Hälfte der Skeletttuberkulosen betrifft die Wirbelsäule, meist als Folge einer hämatogenen Infektion. Diese beginnt an den anterioren Teilen der Wirbelkörper, die zusammenbrechen. Es entsteht ein Gibbus. Tuberkulöses Material entleert sich in einen paraspinalen Abszess, der sich entlang dem M. ileopsoas ausbreitet. Die Tuberkulose peripherer Skelettabschnitte tritt klinisch meist als eine Kombination aus monartikulärer Arthritis und Osteomyelitis in Erscheinung, ohne dass Zeichen der Tuberkulose eines anderen Organs auffindbar wären.

Nierentuberkulose Bei der Mehrzahl der Patienten mit Lungentuberkulose findet man in einer Nierenbiopsie auch Herde in der Nierenrinde, die klinisch unentdeckt bleiben. Die Diagnose ist leicht zu stellen, wenn bei Patienten mit Dysurie, Makrohämaturie und ggf. Flankenschmerz eine Kultur für Mykobakterien angelegt wird. Eine sterile Leukozyturie gilt zwar als klassisch für eine renale Tuberkulose, doch hat ein beachtlicher Prozentsatz der Patienten gleichzeitig eine Harnwegsinfektion mit einem „gewöhnlichen“ Erreger.

Gastrointestinale Tuberkulose Ulzera, Perforation, Obstruktion, Fistelbildung, Blutungen und Malabsorption sind mögliche Symptome einer gastrointestinalen Tuberkulose. Die häufigste Fehldiagnose ist ein Morbus Crohn. Typisch ist eine Infektion des Zäkums, oft wird hier ein Karzinom vermutet. Mycobacterium tuberculosis ist die häufigste Ursache einer granulomatösen Hepatitis. Die tuberkulöse Peritonitis wird meist durch rupturierende Abdominallymphknoten verursacht. Häufig klagen die Patienten über Fieber, Bauchschmerz, Gewichtsverlust und Anorexie. Die Diagnose wird häufig erst intraoperativ vermutet.

Lymphknotentuberkulose Die tuberkulöse Lymphadenitis tritt vorzugsweise bei sonst asymtomatischen Patienten auf. Fast immer sind die zervikalen oder supraklavikulären Lymphknoten betroffen. Die Diagnose wird durch Biopsie gesichert, die Therapie ist ansonsten konservativ.

Tuberkulose bei Patienten mit AIDS Die Tuberkulose ist nach der Pneumocystis-carinii-Pneumonie und der Infektion mit M. avium-intracellulare (MAI) vielerorts die dritthäufigste Infektionskrankheit bei Patienten mit AIDS. Im Gegensatz zu HIV-negativen Patienten manifestiert sich die Krankheit bei etwa 50 % der Patienten extrapulmonal. Nur durch eine aggressive Diagnostik – Knochenmarkpunktion; Lymphknotenbiopsie – lässt sich die Diagnose frühzeitig sichern; der Behandlungserfolg mit üblichen Medikamenten ist gut.

Diagnose und Differenzialdiagnose Zur Sicherung der Diagnose ist der Nachweis des Erregers unentbehrlich. Bei Erwachsenen und älteren Kindern kann dieses Ziel mit 3–5 Sputumproben erreicht werden. Die Aspiration von Magensaft ist eine adäquate Alternative, besonders bei jüngeren Kindern. Alternativ kann man mittels Inhalation von β-Mimetika und hypertoner Kochsalzlösung Sputum induzieren. Gelegentlich ist eine Bronchoskopie indiziert, sie erlaubt auch das Absaugen aufgestauten Sekrets. Bei Miliartuberkulose liefert die transbronchiale Lungenbiopsie den differenzialdiagnostisch wichtigen Hinweis der Granulombildung. In einem Drittel der Fälle mit tuberkulöser Meningitis lassen sich mikroskopisch säurefeste Stäbchen im Liquor nachweisen. Diese Zahl erhöht sich auf 87 %, wenn der Patient 4-mal lumbalpunktiert wird.

Die Auseinandersetzung des Organismus mit Tuberkulosebakterien wird durch einen intrakutanen Tuberkulosehauttest nach Mendel-Mantoux nachgewiesen. Man appliziert 2 Einheiten (TU) in 0,1 ml RT23 streng intradermal in die Volarseite eines Unterarms. Diese Menge entspricht den früheren 10 Einheiten „gereinigtes Tuberkulin" (GT) und dieses wiederum entspricht 5 IE des z. B. in den USA verwendeten *purified protein derivative* (PPD). Das Ablesen – genauer gesagt: Abfühlen – erfolgt nach 72 h.

Eine maximale Induration (nicht Rötung!) bis 5 mm Durchmesser ist negativ, 6–14 mm positiv, und über 15 mm wird als „Starkreaktion" bezeichnet. Falsch-positive Befunde (bis 10 mm) können durch eine Infektion mit NTM bedingt sein, aber auch durch eine Tuberkuloseimpfung. Der Vorhersagewert des Tuberkulinhauttests hängt ab von der Prävalenz der Infektion in der Population (► Kap. 90). Ist die Prävalenz niedrig, sind die meisten Fälle mit einer Induration von bis zu 10 mm falsch-positiv. Daher sollte in Gebieten mit niedriger Tuberkuloseinzidenz und bei Patienten mit niedrigem Tuberkuloserisiko ein Test erst ab 10 mm Induration als positiv bewertet werden.

Derzeit wird der Hauttest bei 8 % der Infizierten innerhalb eines Jahres wieder negativ. Diese Patienten kann man dennoch als „infiziert" erfassen, wenn man sie eine Woche nach einem negativen Testergebnis erneut mit der gleichen Dosis RT23 prüft. Durch die „Boosterung" kommt es dann zu einer positiven Reaktion. In industrialisierten Ländern ist heute ein Tuberkulinhauttest demnach nur dann negativ, wenn 2 Testungen im Abstand von 1 Woche negativ ausfallen. Falsch-negative Hauttestergebnisse beobachtet man bei Sarkoidose, Virusinfektionen – Masern/Varizellen –, Krankheiten des RES und unter Therapie mit Glukokortikoiden. Negative Mendel-Mantoux-Tests werden auch in den ersten 3 Monaten nach Infektion mit M. tuberculosis und bei Miliartuberkulose beobachtet.

Zunehmende Bedeutung haben die Interferon-Gamma-Freisetzungstests (IGRA) erlangt. Dabei wird den isolierten Lymphozyten des Patienten hochspezifisches M. tuberculosis-Antigen zugesetzt und die produzierte Menge an IFN-γ oder die Zahl der IFN-γ produzierenden Lymphozyten gemessen. Obwohl abschließende Studien gerade für Kinder fehlen, gilt der IGRA dem Tuberkulinhauttest leicht überlegen: In der Spezifität nach BCG-Impfung oder Infektion mit NTM; in der Sensitivität bei Lymphopenie, zellulärem Immundefekt oder unter immunsuppressiver Therapie.

Das diagnostische Problem besteht darin herauszufinden, ob erstens ein Kind mit M. tuberculosis infiziert ist und ob zweitens eine behandlungsbedürftige „aktive" Krankheit besteht. Hierzu gibt es 4 Kriterien:

1. Kontakt zu einem Patienten mit (kavernöser) Lungentuberkulose
2. Kultureller Nachweis von M. tuberculosis
3. Positiver Tuberkulinhauttest oder positiver IGRA
4. Auffällige Röntgenaufnahme des Thorax oder klinische Symptome

Die Diagnose einer „aktiven" Tuberkulose gilt als gesichert, wenn neben dem 4. Kriterium wenigstens ein weiteres Kriterium zutrifft. Wenn beim klinisch gesunden Patienten nur das erste und das 3. Zeichen positiv sind, spricht man von latenter Tuberkulose.

Therapie Vor Verfügbarkeit einer effektiven Chemotherapie lag die Letalität der Tuberkulose bei 50 %, und nur 25 % der Patienten wurden geheilt. Die lange Generationszeit der Tuberkulosebakterien hat 3 therapeutisch relevante Konsequenzen:

1. Es ist ausreichend, die Medikamente nur einmal täglich oder sogar nur 2-mal pro Woche zu geben.
2. Die Therapie muss über viele Monate erfolgen.
3. Eine adäquate Compliance ist notwendig, um Heilung zu ermöglichen und um Resistenzen zu verhindern.

Folgende Medikamente gelten als Erstrang-Therapeutika:

Isoniazid (INH) Die empfohlene Dosis liegt bei 10 mg/kg KG/Tag p.o. bei Kindern bis zum Vorschulalter, bei Adoleszenten 5 mg/kg; maximal 300 mg. Isoniazid hemmt kompetitiv den Pyridoxin-Metabolismus, weswegen zur Vermeidung einer peripheren Neuropathie prophylaktisch 10 mg Pyridoxin verordnet werden. Eine geringgradige Erhöhung der Leberenzyme wird häufig beobachtet und verschwindet oft auch unter Fortführung der Therapie. Eine akute Lebernekrose ist bei Kindern selten und kündigt sich durch eine klinische Symptomatik an: Eltern und ältere Kinder sind darauf hinzuweisen, dass beim Auftreten von Schmerzen im rechten Oberbauch, bei Übelkeit und Appetitlosigkeit, bei Braunverfärbung des Urins oder bei einer unerklärten Temperaturerhöhung auf >38,3 °C für mehr als 3 Tage der Arzt aufzusuchen ist. Die Leberenzyme sollen vor dem Beginn einer Chemotherapie gegen Tuberkulose überprüft werden und dann in seltener werdenden Abständen, es sei denn, eines der vorangehend genannten Symptome wird beobachtet.

Rifampicin (RMP) RMP ist nach INH das zweitwichtigste Medikament zur Tuberkulosetherapie (10–15 mg/kg KG/Tag p.o., maximal 600 mg/Tag). Es ist ebenfalls potenziell hepatotoxisch. Der Patient ist ausdrücklich auf die RMP-bedingte Rotverfärbung von Urin, Tränen und anderen Körpersekreten hinzuweisen. Kontaktlinsen können sich unter RMP permanent rot färben und werden dadurch unbrauchbar.

Pyrazinamid (PZA) PZA hat bakterizide Aktivität, erzielt gute Konzentrationen auch im Liquor und ist selten lebertoxisch. Es wird auch von Kindern gut vertragen und in der Initialphase der Tuberkulosetherapie verwendet (30 mg/kg KG/Tag p.o., maximal 2 g/Tag).

Ethambutol (EMB) EMB kann Ursache einer Neuritis nervi optici sein. Erstes Zeichen ist oft eine Störung des Rot-grün-Sehens. Da diese Nebenwirkung erst bei älteren Kindern diagnostiziert werden kann, wird EMB meist erst jenseits des Kleinkindalters eingesetzt (25–30 mg/kg KG/Tag p.o., maximal 1,75 g). Vierwöchentliche Kontrollen des Farbsehvermögens sind indiziert.

Ersatzmedikamente Daneben gibt es Ersatzmedikamente, Zweitrang-Anti-Tuberkulotika, die bei Resistenz oder Unverträglichkeit zum Einsatz kommen:

- Streptomycin (SM)
- Ethionamid
- Prothionamid (PTH)
- Paraaminosalicylsäure (PAS)
- Kanamycin
- Cycloserin
- Capreomycin
- Thiazetazon

Einige Gyrasehemmer können wirksam sein, allerdings besteht nur begrenzte Erfahrung, und sie sind für Kinder nicht zugelassen.

Therapeutisches Vorgehen Je massiver und schwerer die Infektion verläuft, desto größer wird die Anzahl von Bakterien im Körper des Patienten und desto wahrscheinlicher muss mit der Anwesenheit resistenter Mykobakterien gerechnet werden. Daher hängt die Anzahl der einzusetzenden Medikamente bei Tuberkulose auch von der Schwere der Krankheit ab.

Präventive Therapie Eine Monotherapie für 9 Monate mit INH als präventive Chemotherapie ist indiziert,
- wenn der Krankheitsverdächtige asymptomatisch ist,
- einen normalen Befund bei der körperlichen Untersuchung aufweist,
- eine unauffällige Röntgenaufnahme des Thorax bietet,
- kein Hinweis für eine INH-Resistenz bei der Kontaktperson vorliegt und
- wenn der einzige Grund für die Therapie die Konversion eines Tuberkulosehauttests ist oder ein positiver IGRA gefunden wurde.

Diese Personen sind mit M. tuberculosis infiziert, aber nicht an Tuberkulose erkrankt und haben eine latente Tuberkulose. Auch Patienten, die mit TNF-α-Antagonisten behandelt werden sollen und im Hauttest oder im IGRA positiv sind, erhalten eine präventive Chemotherapie. Möglichweise ist eine 3-monatige Behandlung ausreichend, wenn man INH in erhöhter Dosis mit Rifapentin kombiniert, das gegenüber RMP eine verstärkte antituberkulöse Wirkung und eine verlängerte Halbwertszeit besitzt.

Nach Exposition zu offener Tuberkulose mit INH-sensiblem Erreger und negativem Hauttest/negativem IGRA erhalten alle Kinder ohne Krankheitszeichen für 3 Monate INH. Die Hauttestung ist nach 3 Monaten zu wiederholen; fällt sie negativ aus, kann INH abgesetzt werden. Bei Erwachsenen reduziert eine Therapiedauer von 6 Monaten in diesen Fällen das Erkrankungsrisiko um 65 %. Auch für infizierte, nicht erkrankte Kinder wird diese kurze Behandlungsdauer statt der früher üblichen 12 Monate empfohlen. HIV-Infizierte sollten weiterhin für 12 Monate behandelt werden. Erfolgte die Infektion mit einem bekanntermaßen INH-resistenten Stamm, so empfehlen die meisten Autoren alternativ RIF, wenn auch dessen Wirksamkeit für diese Indikation nicht sicher belegt ist.

Therapie der aktiven Tuberkulose Die Standardtherapie der aktiven Tuberkulose besteht aus INH, RMP, PZA für 2 Monate, dann folgen weitere 4 Monate INH, RMP. Bei komplizierter Primärtuberkulose wie Lymphknoteneinbruch oder Ventilationsstörung durch Kompression eines Bronchus wird initial zusätzlich für 2 Monate EMB gegeben, danach für 6 Monate INH und RMP. Das gleiche Schema gilt auch für extrapulmonale Tuberkulosen mit den im Folgenden genannten Ausnahmen. Falls die tägliche Medikamenteneinnahme nicht sicher gewährleistet ist, kann man auch die Gesamtdosis auf 2 Tage einer Woche verteilen und den Patienten in der Praxis oder dem Gesundheitsamt unter Aufsicht die Medikamente einnehmen lassen (direct observed therapy, DOT).

Eine intiale Vierfachtherapie ist indiziert bei Erwachsenen sowie bei Skeletttuberkulose, Miliartuberkulose, tuberkulöser Meningitis sowie bei vermuteter oder dokumentierter Resistenz gegenüber einem der verwendeten Medikamente. Als zusätzliches Medikament wird für Kinder SM empfohlen, das meist über die ersten 1–2 Monate hinweg gegeben wird. Die Gesamtbehandlungsdauer bei schweren Formen der Tuberkulose sollte 9–12 Monate betragen.

Bei Mehrfach-Resistenz (resistent gegen INH und RMP) oder höhergradiger Resistenz müssen Medikamente mit nachgewiesener Empfindlichkeit eingesetzt werden, mindestens 4 Präparate, darunter ein injizierbares Aminoglykosid und ein Fluorochinolon für mindestens 12 Monate Gesamtdauer unter DOT.

Der mögliche Nutzen einer Therapie mit Glukokortikoiden bei Tuberkulose ist bis heute nicht belegt. Prednisongaben werden bei Meningitis empfohlen, um die entzündliche Reaktion zu reduzieren und um so eine Liquorzirkulationsstörung zu vermeiden.

Chirurgische Therapie Gelegentlich ist eine chirurgische Therapie indiziert, etwa bei Spondylitis tuberculosa mit Ausfallsymptomatik im Bereich der Extremitäten oder bei Ileus im Rahmen einer Darmtuberkulose. Ergüsse und Empyeme sollten – auch aus diagnostischen Gründen – abpunktiert werden. Die operative Therapie dient immer nur der Verhinderung von Komplikationen, nur eine antituberkulöse Chemotherapie ist kurativ.

Prophylaxe Die meisten Kinder mit Tuberkulose sind nicht infektiös. Kinder mit kavernöser Lungentuberkulose müssen isoliert werden, bis die Zahl der Erreger im Sputum unter antimikrobieller Therapie signifikant abnimmt. Zur Versorgung muss das Personal FFP3-Masken tragen. Neugeborene von Müttern mit offener Tuberkulose müssen abgestillt und von der Mutter getrennt werden.

Prognose Die Prognose der Tuberkulose ist bei frühzeitiger Therapie vor Einsetzen von Komplikationen ausgezeichnet. Bei Resistenz gegen Medikamente kommen aber auch – wieder – Todesfälle vor. Die Letalität der Tuberkulosemeningitis ist besonders bei Säuglingen und alten Menschen hoch (20–60 %). Bei 25 % der Überlebenden bleiben neurologische Ausfälle.

Die Tuberkulose ist eine meldepflichtige Krankheit. Jeweils aktuelle Details zur Epidemiologie, dem Vorgehen bei Kontaktpersonen, der Diagnostik und Therapie findet sich auf der Website des Robert Koch-Institutes (▶ http://www.rki.de). Es empfiehlt sich, die Behandlung eines Kindes mit Tuberkulose in Absprache mit einem Experten zu planen und durchzuführen.

99.9.2 Krankheiten durch Nicht-Tuberkulose-Mykobakterien

Mycobacterium avium und *M. intracellulare* werden zum M.-avium-intracellulare-Komplex (MAC) zusammengefasst. Sie können weltweit aus Erde, Wasserquellen, Hausstaub, Wildtieren, Haustieren oder verschiedenen Nahrungsmitteln isoliert werden. Mycobacterium avium ist ein wichtiger Krankheitserreger bei Geflügel.

NTM-bedingte Lymphadenitis Bei Kindern sind MAC-Bakterien heute die bei weitem häufigsten Ursachen für die durch Nicht-Tuberkulose-Mykobakterien (NTM) bedingte Lymphadenitis. Dies ist eine Krankheit vorwiegend des Kleinkindesalters, wenn auch Fälle bei Erwachsenen beschrieben sind. Meist sind zervikale, submandibuläre, prä- oder postaurikuläre Lymphknoten betroffen. Die Lymphadenitis beginnt langsam, ist meist einseitig und indolent. Gelegentlich entleert sich spontan eitriges Material aus dem infizierten Gebiet. Eine Therapie mit oralen Cephalosporinen wird wegen des Verdachts auf eine Infektion mit Staphylokokken oder Streptokokken oft begonnen, führt aber nur bei Superinfektion zur vorübergehenden Besserung. Die Kinder sind in gutem Allgemeinzustand. Differenzialdiagnostisch sind Aktinomykose, Katzenkratzkrankheit, pyogene Abszesse, Mumps, Parotissteine, Halszysten und Malignome zu bedenken. Die Diagnose wird histologisch und kulturell gesichert. Die Therapie besteht in der möglichst vollständigen Exzision des infizierten Gewebes. Ist dies nicht vollständig möglich, sollte die durch langsam wachsende MAC hervorgerufene Lymphadenitis über 12 Monate mit Clarithromycin, RMP und EMB behandelt werden, evtl. sogar länger. Finden sich andere NTM, muss die Therapie entsprechend modifiziert werden.

Andere Infektionen Bei Patienten mit chronischen Lungenkrankheiten rufen MAC-Bakterien eine schleichende, indolente Pneumonie hervor. Oft werden Tuberkuloselungenkavernen infiziert. Selten verursachen MAC-Bakterien noduläre Hautveränderungen, Ekthyma, Nephritis, Prostatitis, Peritonitis, Mastoiditis, Endokarditis, Knochen- und Weichteilinfektionen. Eine Erregerdissemination kommt auch bei immunkompetenten Menschen vor. Bei Patienten mit AIDS sind Fieber, Nachtschweiß und Gewichtsverlust die Kennzeichen einer disseminierten MAC-Infektion mit extrem hoher Erregerzahl vor allem im Blut und anderen Organen des RES (► Kap. 75). Die optimale Therapie ist nicht etabliert, je nach Ergebnis der In-vitro-Resistenztestung wird entweder Clarithromycin oder aber Azithromycin kombiniert mit Ethambutol und Rifabutin, Rifampicin, Clofazimin oder Ciprofloxacin. Eine Monotherapie ist kontraindiziert.

Mycobacterium kansasii verursacht ein von der Tuberkulose kaum zu unterscheidendes Krankheitsbild bei Erwachsenen mit chronischer Lungenkrankheit. Darüber hinaus sind Osteomyelitis, granulierende Hautentzündungen, Phlegmone, Perikarditis sowie eine disseminierte Infektion vor allem bei nichtimmunkompetenten Patienten beschrieben. Selten ist das Bakterium Ursache einer Lymphadenitis beim Kind. Die Therapie besteht in der Gabe von Isoniazid, Rifampicin und Ethambutol für wenigstens 12 Monate.

Mycobacterium marinum führt nach einer Inkubationszeit von 2–8 Wochen bei Menschen mit kleineren Hautulzerationen nach Kontakt mit kontaminiertem Wasser, Fischen oder Krustentieren zu einer oberflächlichen Hautinfektion. Zunächst beobachtet man kleine Papeln, die sich dann vergrößern und schließlich ulzerieren. Eine zweite Form manifestiert sich als lokaler Abszess an der Infektionsstelle, der sich lymphogen ausbreitet. „Tiefe" Infektionen von Knochen, Gelenken, Bindegewebe und (selten) auch eine Erregerdissemination sind beschrieben worden. Einige Patienten sprechen auf eine 4- bis 12-wöchige Therapie mit Cotrimoxazol oder Tetrazyklin an, auch Kombinationen aus RMP, EMB und Clarithromycin wurden angewendet. Eine operative Intervention kann hilfreich sein.

Mycobacterium scrofulaceum war früher der häufigste Erreger der Lymphadenitis durch NTM bei Kindern. Selten werden andere Krankheiten wie Konjunktivitis, Pneumonie, Osteomyelitis oder granulomatöse Hepatitis hervorgerufen.

Mycobacterium ulcerans ist Ursache des „Buruli-Ulkus" in Afrika bzw. des Bairnsdale-Ulkus in Australien und Ulzera in Südamerika: Nach einem Trauma entsteht eine lokale Induration, die ulzeriert und sich subkutan ausbreitet. Die Patienten sind dabei unbeeinträchtigt.

Mycobacterium haemophilum verursacht granulomatöse Hautinfektionen vor allem bei Patienten mit einem T-Zell-Defekt (Transplantatempfänger, AIDS). Man sieht multiple Knötchen, oft in Clustern, meist an den Extremitäten, aber auch im Gesicht, aus denen sich Abszesse und Fisteln entwickeln können. Gelegentlich ist das Bakterium Erreger einer Lymphadenitis bei Kleinkindern. Wegen spezieller Wachstumsbedingungen (Hämin) ist bei Krankheitsverdacht das Labor zu unterrichten.

Zu den schnell wachsenden Mykobakterien zählen das in der Umwelt ubiquitär vorkommende *M. fortuitum* und *M. chelonae*, dessen Verbreitung kaum bekannt ist. Vor allem nach Verletzungen treten Weichteil- und Skelettinfektionen auf. Hautinfektionen, chronische Lungeninfektion, Dissemination, Otitis media und Kornealulzera sind beschrieben.

99.9.3 Lepra

Definition Lepra ist eine chronische Krankheit der Haut, der Nerven und der Schleimhaut des oberen Respirationstrakts.

Epidemiologie Weltweit leiden 6 Mio. Menschen an Lepra, davon ist die Hälfte unbehandelt. Endemiegebiete existieren in Asien, Afrika, Lateinamerika und im pazifischen Raum. Polymorphismen des angeborenen und adaptiven Immunsystems einschließlich HLA-Assoziationen sind mit der Empfänglichkeit und der Form verbunden. In Indien und Afrika sind 90 % der Fälle „tuberkuloid", in Asien nur 50 %. Man schätzt, dass 90 % der Menschen über eine natürliche Immunität verfügen. Die Übertragung von *M. leprae* ist bis heute nicht sicher geklärt, wahrscheinlich aber erfolgt sie über Aerosoltröpfchen, die durch Niesen Infizierter freigesetzt werden, wie auch über kontaminierte Erde.

Mikrobiologie Hierzu ► Abschn. 99.9, Abschnitt Mikrobiologie (s. oben).

Pathogenese Mycobacterium leprae wird zwar von Makrophagen Erkrankter phagozytiert, kann aber nicht abgetötet werden und vermehrt sich intrazellulär in Histiozyten der Haut und in Schwann-Zellen. Man findet einen Mangel an M.-leprae-responsiven T-Zell-Vorläufern und eine Vermehrung von T-Suppressorzellen.

Klinische Symptome und Verlauf Nach einer Inkubationszeit von 5–7 Jahren entstehen bei der tuberkuloiden paucibacillären Lepra – gute Immunitätslage – einige gut demarkierte, hypopigmentierte und empfindungsfreie Hautareale mit zentraler Abheilung und Ausbreitungstendenz an den Rändern. Bei der lepromatösen multibacillären Lepra – geringe zelluläre Immunität, histologisch Nachweis vieler säurefester Stäbchen – werden Papeln, Knötchen und Infiltrate an Händen, Füßen und im Gesicht in symmetrischer Verteilung beobachtet. Beim Grenz- oder Mischtyp der Lepra gibt es beide Läsionsformen nebeneinander. Im Frühstadium findet man lediglich hypopigmentierte Bezirke. Wiederholte und von Patienten nicht bemerkte, weil schmerzlose Traumen, Ulzerationen und Frakturen führen zu Deformitäten. Nervenabszesse, akute Orchitis, tibiale Periostitis, Amyloidose, Erythema nodosum, Konjunktivitis, Keratitis und Iridozyklitis sind weitere typische Komplikationen.

Diagnose und Differenzialdiagnose Der Erfahrene wird klinisch kaum Schwierigkeiten haben. Ärzte in Nichtendemiegebieten sollten differenzialdiagnostisch u. a. Sarkoidose, Leishmaniose, Lupus vulgaris, Lymphom, Syphilis und Granuloma anulare beachten. Bei typischen klinischen Symptomen ist eine Hautbiopsie vom Rand einer Läsion zum Erregernachweis indiziert.

Therapie Bei tuberkuloider Lepra wird Dapson (1 mg/kg KG/Tag; Erwachsene 100 mg) nach Ausschluss eines Glukose-6-Phosphat-Dehydrogenase-Mangels zur Vermeidung von Resistenzen kombiniert mit RMP (10 mg/kg KG/Tag; Erwachsene 600 mg/Tag) für 6 Monate gegeben. Bei lepromatöser Lepra oder Mischform wird zusätzlich Clofazimin (1 mg/kg KG/Tag; Erwachsene 50 mg/Tag) für wenigstens 2 Jahre appliziert, bis die Hautbiopsie negativ ausfällt. Kortikosteroide und ggf. Thalidomid sind bei Erythema nodosum indiziert. Die Betreuung eines Kindes mit Lepra sollte in Absprache mit einem hierin erfahrenen Tropenmediziner erfolgen.

Prophylaxe Desinfektion von Nasensekreten und Händewaschen nach Kontakt mit Erkrankten sind empfohlene Maßnahmen. Haushaltskontaktpersonen Erkrankter sollten initial und dann jährlich über wenigstens 5 Jahre hinweg auf das Vorliegen von Krankheitszeichen hin untersucht werden. Kontaktpersonen von Patienten mit Mischform oder lepromatöser Lepra sowie Kontaktpersonen im Alter bis 25 Jahre sollten prophylaktisch für 3 Jahre Dapson (Dosis wie zur Therapie) erhalten.

99

Prognose Bei der lepromatösen Form nehmen unter Therapie die Hautinfiltrate innerhalb von Monaten ab, sie verschwinden innerhalb von Jahren. Auch die neurologische Symptomatik bessert sich oft. Bei mehr als 90 % der Patienten ist die Hautbiopsie nach 6 Jahren negativ. Tuberkuloide Läsionen können abnehmen und sogar verschwinden, Hyp- und Anästhesie bleiben oft bestehen.

Literatur

99.1 Chlamydien-Infektionen

Dowell SF, Peeling RW, Boman J et al and the C. pneumoniae Workshop Participants (2001) Standardizing Chlamydia pneumoniae assays: recommendations from the Centers of Disease Control and Prevention (USA) and the Laboratory Centre for Disease Control (Canada)

Hammerschlag MR (2003) Pneumonia due to *Chlamydia pneumonia* in children: Epidemiology, diagnosis, and treatment. Pediatr Pulmonol 36:384–390

Stewardson AJ, Grayson ML (2010) Psittacosis. Infect Dis Clin N Am 24:7–25

99.2 Mykoplasmen-Infektionen

Baum SG (1995) Mycoplasma diseases. In: Mandell GL, Bennett JE, Dolin R (Hrsg) Principles and practice of infectious diseases, 7. Aufl. Churchill Livingstone, New York, S 2477–2493

Jacobs E (1993) Serological diagnosis of Mycoplasma pneumoniae infections: a critical review of current procedures. Clin Infec Dis 17(1):79–82

Taylor-Robinson D (1996) Infections due to species of Mycoplasma and Ureaplasma: an update. Clin Infect Dis 23: 671–682; quiz 683–684

99.3 Tularämie

Jacobs RF, Narain JP (1983) Tularemia in children. Pediatr Infect Dis 2:487–491

Schubert A (2011) Tularämie: Reiseassoziierte Erkrankungen in Berlin nach Türkei-Aufenthalt. Epi Bull 15:117–119

99.4 Bartonella henselae: Katzenkratzkrankheit

Dehio C (2005) Bartonella-host-cell interactions and vascular tumour formation. Nat Rev Microbiol 3(621):631

English R (2006) Cat-scratch disease. Pediatr Rev 27:123–128

Florin TA, Zaoutis TE, Zaoutis LB (2008) Beyond cat scratch disease: widening spectrum of Bartonella henselae infection. Pediatrics 121:e1413–e1425

99.5 Andere Bartonellosen

Maguina C, Guerra H, Ventosilla P (2009) Bartonellosis. Clinics in Dermatology 27:271–280

Maurin M, Birtles R, Raoult D (1997) Current knowledge of Bartonella species. Eur J Clin Microbiol Infect Dis 16:487–506

99.6 Coxiella burnetti: Q-Fieber

Hellenbrand W, Breuer T, Petersen L (2001) Changing epidemiology of Q fever in Germany, 1947-1999. Emerg Infect Dis 7(789):796

Maltezou HC, Raoult D (2002) Q fever in children. Lancet Infect Dis 2:686–691

Tissot-Dupont H, Raoult D (2008) Q fever. Infect Dis Clin N Am 22:505–514

99.7 Rickettsiosen

Botelho-Nevers E, Raoult D (2011) Host, pathogen and treatment-related prognostic factors in rickettsioses. Eur J Clin Microbiol Infect Dis 30:1139–1150

Galanakis E, Bitsori M (2011) Rickettsioses in children: a clinical approach. Adv Exp Med Biol 719:145–162

99.8 Spirochäten-Infektionen

Christen HJ, Eiffert H (2003) Lyme-Borreliose. Monatsschr Kinderheilkd 151:1146–1155

Christen HJ, Hanefeld F, Eiffert H et al (1993) Epidemiology and clinical manifestations of Lyme borreliosis in childhood. A prospective multicentre study with special regard to neuroborreliosis. Acta Paediatr Suppl 386:1–75

Cutler SJ (2010) Relapsing fever--a forgotten disease revealed. J Appl Microbiol 108:1115–1122

Hartskeerl RA, Collares-Pereira M, Ellis WA (2011) Emergence, control and re-emerging leptospirosis: dynamics of infection in the changing world. Clin Microbiol Infect 17:494–501

Huppertz HI, Karch H, Suschke HJ et al (1995) Lyme arthritis in European children and adolescents. Arthritis Rheum 38:361–368

Jansen A, Schöneberg I, Frank C et al (2005) Leptospirosis in Germany, 1962–2003. Emerg Infect Dis 11:1048–1054

Larsson C, Andersson M, Bergström S (2009) Current issues in relapsing fever. Curr Opin Infect Dis 22:443–449

Leshem E, Meltzer E, Schwartz E (2011) Travel-associated zoonotic bacterial diseases. Curr Opin Infect Dis 24:457–463

Nau R, Christen H-J, Eiffert H (2009) Lyme-Borreliose – aktueller Kenntnisstand. Dtsch Ärzteblatt 106:72–82

O'Connell S (2010) Lyme borreliosis: current issues in diagnosis and management. Curr Opin Infect Dis 23:231–235

Stanek G, Fingerle V, Hunfeld KP et al (2011) Lyme borreliosis clinical case definitions for diagnosis and management in Europe. Clin Microbiol Infect 17:69–79

Urganci N et al (2011) Acute liver failure, autoimmune hepatitis, and leptospirosis: a case report. Pediatr Emerg Care 27:963–5

99.9 Mykobakteriosen

Al-Dabbagh M, Lapphra K, McGloin R et al (2011) Drug-resistant tuberculosis. Pediatr Infect Dis J 30:501–505

Lobue P, Menzies D (2010) Treatment of latent tuberculosis infection: an update. Respirology 15:603–622

Nolte FS, Metchock B et al (1995) Mycobacterium. In: Murray PR, Baron EJ, Pfaller MA (Hrsg) Manual of clinical microbiology. American Society for Microbiology, Washington, S 400–437

Ridley DS, Jopli WH (1966) Classification of leprosy according to immunity. A five-group system. Int J Lepr Other Mycobact Dis 34:255–273

Schaberg T, Bauer T, Castell S et al (2012) Deutsches Zentralkomittee zur Bekämpfung der Tuberkulose und Deutsche Gesellschaft für Pneumologie und Beatmungsmedizin: Empfehlungen zur Therapie, Chemoprävention und Chemoprophylaxe der Tuberkulose im Erwachsenen- und Kindesalter. Pneumologie 66:133–171

Sester M, Sotgiu G, Lange C et al (2011) Interferon-γ release assays for the diagnosis of active tuberculosis: a systematic review and meta-analysis. Eur Respir J 37:100–111

Solovic I, Sester M, Gomez-Reino JJ et al (2010) The risk of tuberculosis related to tumor necrosis factor antagonist therapies: a TBNET consensus statement. Eur Respir J 36:1185–1206

100 Virale Infektionen: DNA-Viren

J. Forster, V. Schuster, H. W. Kreth

100.1 Adenovirus-Infektionen

J. Forster

Epidemiologie Adenoviren verursachen im Kindesalter Krankheiten der Atemwege und des Darms, aber auch Krankheiten der Harnwege, der Lymphorgane, kardiologische und neurologische Manifestationen werden beobachtet. Einige typische Krankheitsbilder können klinisch diagnostiziert werden.

Adenovirus-Infektionen werden nur von Mensch zu Mensch übertragen. Sie treten das ganze Jahr über auf, insbesondere mit gastroenteritischen Symptomen. Konjunktivale/pharyngeale Krankheiten kommen häufiger im Sommer, Infektionen der Atemwege häufiger im Winter vor.

Durch diaplazentar übertragene mütterliche neutralisierende Antikörper sind die meisten Kinder bis etwa zum 6. Lebensmonat vor klinisch schweren Manifestationen geschützt. Wenn Neugeborene und junge Säuglinge erkranken, verläuft die Infektion überwiegend sehr schwer. Die meisten Adenovirus-Infektionen treten zwischen dem 6. Lebensmonat und dem 5. Lebensjahr auf. Mit 5 Jahren haben 70–80 % der Kinder neutralisierende Antikörper gegen Typ 1 und 2 sowie 50 % gegen Typ 5.

Insgesamt sind Adenoviren für etwa 25 % der Atemwegsinfektionen und 10–15 % der gastrointestinalen Infektionen im Kindesalter verantwortlich.

Ätiologie Adenoviren sind hüllenlose Doppelstrang-DNA-Viren. Die DNA liegt in einem Kapsid (Eikosaeder) aus 240 sechseckigen Untereinheiten (Hexone) vor, welche das gruppenspezifische Antigen tragen; 12 Untereinheiten sind fünfeckig (Pentone) und tragen mit den Fibern das typenspezifische Antigen. Dieses wird im Neutralisationstest nachgewiesen. Frühere Klassifizierungen benutzten daneben die Eigenschaften des Virus zur Hämagglutination (Gruppe I–IV) sowie den Basengehalt der DNA und biochemische sowie biophysikalische Kriterien (Subgruppen A–F). Moderne Methoden sind die Analyse von DNA-Bruchstücken aus Restriktionsenzymverdau sowie die Sequenzierung der DNA selbst. Gegenwärtig (2011) sind 53 humanpathogene Adenovirustypen bekannt. Tab. 100.1 stellt eine Auswahl der durch sie ausgelösten Krankheitsbilder dar.

Pathogenese Primär infiziert werden die Schleimhäute des Auges und der oberen Atemwege. Von dort aus gelangt das Virus an das Epithel der Bronchien und des Darms. Es führt zu zytopathogenen Effekten und ruft dadurch eine Nekrose des Epithels hervor. Es ist in den Zellkernen dieser Zellen als Einschlusskörper oder durch DNA-Nachweis zu finden. Der Entzündungsort wird durch ein mononukleäres Infiltrat umschlossen. Virämie findet statt, führt jedoch nur bei immunsupprimierten Patienten zu allgemeiner Organbeteiligung. Immungesunde Patienten entwickeln gelegentlich ein Exanthem, das auf Gefäßschädigung im Rahmen der Virämie zurückgeht.

Klinische Symptome Akute respiratorische Krankheiten. Diese treten 2–4 Tage nach der Ansteckung auf und sind klinisch von Krankheiten, die durch andere Erreger hervorgerufen sind, nicht zu unterscheiden. Die häufigsten Erreger sind die Typen 1, 2, 3, 5 und 6.

Obere Atemwege Eine typische Manifestation ist die isolierte Pharyngitis mit Fieber und Exsudation.

Das pharyngokonjunktivale Fieber ist ein typisches Syndrom, das häufig durch Typ 3 ausgelöst wird: 4- bis 5-tägiges hohes Fieber, zusammen mit ausgeprägter Pharyngitis und entsprechender präaurikulärer und zervikaler Adenopathie sowie nichteitrige Konjunktivitis und Rhinitis.

Pneumonie In 5–10 % der Fälle sind Adenoviren für Pneumonien verantwortlich, die Verläufe sind oft kompliziert. Aus der oben beschriebenen Pathogenese lässt sich das Entstehen von Restzuständen wie Bronchiektasen, Bronchiolitis obliterans oder, selten vorkommend, der „einseitigen hellen Lunge“ und von Lungenfibrose erklären.

Konjunktivitis und Keratokonjunktivitis Die typische follikuläre Konjunktivitis und Keratokonjunktivitis tritt oft epidemisch (Typ 8, 19, 37) im Sommer und in Gemeinschaftseinrichtungen auf. Zu beachten ist, dass Virusnachweise von der Bindehaut bei Keratokonjunktivitis (ICD10 B30.0 und 30.1) meldepflichtig sind (IFSG 2007).

Gastrointestinale Infektionen Adenoviren (Typ 40 und 41) werden als Gastroenteritiserreger ganzjährig gefunden, es treten jedoch auch viele asymptomatische Fälle auf, so dass die Ätiologie immer etwas zweifelhaft bleibt. Eine mechanische Ursache für Invaginationen können die durch Adenovirus-Infektionen angeschwollenen Lymphfollikel des Darms sein. Adenoviren sind auch im lymphatischen Gewebe bei Appendizitis gefunden worden.

Hämorrhagische Zystitis Hier findet sich ein typisches, plötzlich einsetzendes Krankheitsbild mit Hämaturie (Typ 11 und 21) und Dysurie für 1–2 Wochen.

Tab. 100.1 Gruppen und Serotypen humaner Adenoviren

Subgruppen	Typ	Infektionsort und Krankheitsbild
A	12, 18, 31	Gastroenteritis, z. B. bei Kindern
B1	3, 7, 16, 21	Atemwege, Auge, Darm
B2	11, 14, 34, 35	Harnwege (hauptsächlich bei immunsupprimierten Patienten) und Atemwege
C	1, 2, 5, 6	Atemwege und generalisiert (vor allem mit Hepatitis) bei immunsupprimierten Patienten
D	8–10, 13, 15, 17, 19, 20, 22–30, 32, 33, 36–39, 42–49	Augeninfektion allgemein; gastrointestinale Krankheiten bei immunsupprimierten Patienten
E	4	Augen und Atemwege
F	40, 41	Gastroenteritis

G.F. Hoffmann, M.J. Lentze, J. Spranger, F. Zepp (Hrsg.), *Pädiatrie*,
DOI 10.1007/978-3-642-41866-2_100, © Springer-Verlag Berlin Heidelberg 2014

Reye-Syndrom und ähnliche Syndrome Typische Reye-Syndrome sind nach Infektionen mit verschiedenen Adenovirus-Serotypen gefunden worden, ein Reye-ähnliches Syndrom nach Adenovirus-Typ-7-Infektion mit Bronchopneumonie, Krämpfen, Hepatitis und disseminierter intravasaler Gerinnung.

Infektionen bei Neugeborenen und immundefizienten Patienten Bei Neugeborenen und Menschen mit T-Zell-Defekten führt ein Multiorganbefall (Lunge, Leber, Niere, ZNS) mit Adenoviren zu schweren und oft tödlichen Krankheiten. Kinder mit B-Zell-Defekt können chronische Meningoenzephalitiden durchmachen.

Diagnose Für die Enteritistypen 40 und 41 sind Enzymimmuntests im Handel, mittels derer das Antigen im Stuhl nachgewiesen werden kann. Die Diagnostik bei akuter Atemwegsinfektion gelingt mit Multiplex-PCR (Weigl 2001). Die Diagnostik und Bestimmung der Viruslast bei schwer erkrankten Patienten geschieht mit spezifischer PCR. Bei allen Virusnachweisverfahren ist zu bedenken, dass klinisch asymptomatische Infektionen im Darm und chronische Virusausscheidung aus lymphatischem Gewebe (Tonsillen) vorkommen können, so dass positive Tests nicht immer zwingend auch die Ätiologie beweisen.

Serologische Tests mit Serumpaaren (Komplementbindungsreaktion) oder mit spezifischem IgM-Nachweis können die Ätiologie untermauern, ihr Ergebnis kommt für aktuelle Behandlungsindikationen jedoch in der Regel zu spät.

Differenzialdiagnose Die durch Adenovirus ausgelösten Krankheiten der Atemwege können in ähnlicher Form auch durch Parainfluenzaviren, RS-Virus und Influenzaviren ausgelöst werden, prominente Adenopathien durch Epstein-Barr-Virus oder Zytomegalievirus. Pulmonale Krankheiten, vor allem beim Schulkind, können gleichermaßen durch *Mycoplasma pneumoniae* oder *Chlamydia pneumoniae* hervorgerufen sein.

Konjunktivale und korneale Krankheiten werden durch Herpes-simplex-Virus, Varicella-Zoster-Virus und Chlamydien ausgelöst.

Therapie Eine spezifische Behandlung der leichten Krankheitsformen ist nicht nötig, bei schweren systemischen Verläufen ist die virustatische Therapie immer noch experimentell und mit deutlichen Nebenwirkungen belastet. Die günstigste Nutzen/Schaden-Relation scheint eine niedrigdosierte Cidofovir-Therapie (3-mal 1 mg/kg KG 3-mal pro Woche mit begleitender Nephroprotektion) zu haben. Bei immunsupprimierten Patienten kann es nötig sein, die Immunsuppression zu lockern.

Prognose Die Prognose der Adenovirus-Infektionen ist im Allgemeinen gut, zweifelhaft aber bei schweren Pneumonien in jedem Lebensalter wie auch bei generalisierten Infektionen im Neugeborenen- und frühen Säuglingsalter sowie bei immunsupprimierten Patienten. Bei Letzteren ist die Prognose von der Zahl der funktionellen T-Zellen bestimmt.

100.2 Epstein-Barr-Virus-Infektionen

V. Schuster, H. W. Kreth

Definition Das Epstein-Barr-Virus (EBV) ist der Erreger der infektiösen Mononukleose (Pfeiffer-Drüsenfieber). Dies ist eine akute, meist selbstlimitierende lymphoproliferative Krankheit, die mit der Trias aus hohem Fieber, Tonsillopharyngitis und Lymphadenopathie einhergeht.

Epidemiologie Das Epstein-Barr-Virus kommt ubiquitär vor. Erregerreservoir ist nur der Mensch. Die Ansteckung erfolgt überwiegend durch infektiösen Speichel, selten durch Organtransplantation oder Bluttransfusionen.

Abhängig von Lebensstandard und Hygieneverhältnissen infiziert sich in ärmeren Ländern ein Großteil der Bevölkerung bereits im frühen Kleinkindesalter, während in reichen Industrieländern eine EBV-Infektion gehäuft erst im Adoleszentenalter (kissing disease) auftritt. Allgemein gilt: Die klinische Symptomatik nach einer EBV-Infektion ist meist umso stärker ausgeprägt, je älter der Patient ist. Bei kleinen Kindern kann eine EBV-Primärinfektion auch wie ein Atemwegsinfekt oder vollkommen asymptomatisch verlaufen.

Eine infektiöse Mononukleose tritt nur einmal im Leben auf, Zweitmanifestationen sind extrem selten. Konnatale EBV-Infektionen nach einer Primärinfektion einer Schwangeren sind eine Rarität. Diaplazentar übertragene mütterliche Antikörper gegen EBV bilden einen gewissen Nestschutz des Säuglings während der ersten 6 Lebensmonate.

Die intermittierende Ausscheidung von infektiösem EBV im Speichel kann auch nach Verschwinden der Krankheitssymptome noch Monate oder Jahre andauern. Die Inkubationszeit schwankt zwischen 10 und 50 Tagen.

Ätiologie Das Epstein-Barr-Virus gehört zur Gruppe der humanpathogenen γ-Herpesviren. Man kennt 2 immunologisch unterscheidbare EBV-Typen, EBV-1 und EBV-2, die sich in vivo bezüglich ihrer Virulenz wahrscheinlich nicht voneinander unterscheiden; EBV infiziert vor allem Rachenepithelzellen und periphere B-Lymphozyten, in seltenen Fällen auch NK- und T-Zellen.

Pathogenese Eintrittspforte für EBV ist der Rachenraum, wo es zunächst zu einer sog. lytischen Infektion des lymphoepithelialen Gewebes (B-Zellen, Epithelzellen) mit Produktion von infektiösem Virus kommt. Später findet sich in den im Blut zirkulierenden EBV-infizierten B-Zellen überwiegend eine latente Infektion, d. h. es werden nur wenige Virusantigene wie die Kernantigene EBNA1–6 und die Membranantigene LMP1 und -2 exprimiert. Diese B-Zellen werden u. a. durch Expression des Membranantigens LMP1 zu lymphoblastoiden Zellen „transformiert" und erwerben die Fähigkeit zur unbegrenzten Teilung und Vermehrung (Immortalisation).

Beim immunkompetenten Menschen werden nach einer EBV-Infektion sehr schnell aktivierte zytotoxische T-Zellen vom $CD8^+$-Typ gebildet, die selektiv nur die proliferierenden und expandierenden EBV-infizierten B-Zellen weitestgehend eliminieren.

Diese aktivierten T-Zellen bilden einen großen Anteil der typischen Pfeiffer-Zellen (Synonyme: atypische Lymphozyten, lymphatische Reizformen, Virozyten) und der teilweise extremen Lymphozytose im Blutbild von Patienten mit akuter infektiöser Mononukleose (◘ Abb. 100.1).

Nach durchgemachter EBV-Infektion persistiert EBV lebenslang in sog. ruhenden B-Zellen im Knochenmark. Diese Zellen, die meist nur noch ein einziges EBV-Antigen (EBNA1) exprimieren, werden vom Immunsystem nicht mehr als infiziert erkannt und folglich auch nicht eliminiert. In diesen Zellen kann EBV jederzeit reaktiviert werden. Bei eingeschränkter zellulärer Immunität (z. B. nach medikamentöser Immunsuppression, AIDS) können diese B-Zellen – abhängig vom Ausmaß der Immunsuppression – expandieren und so zu schweren lymphoproliferativen Krankheitsbildern und Lymphomen führen.

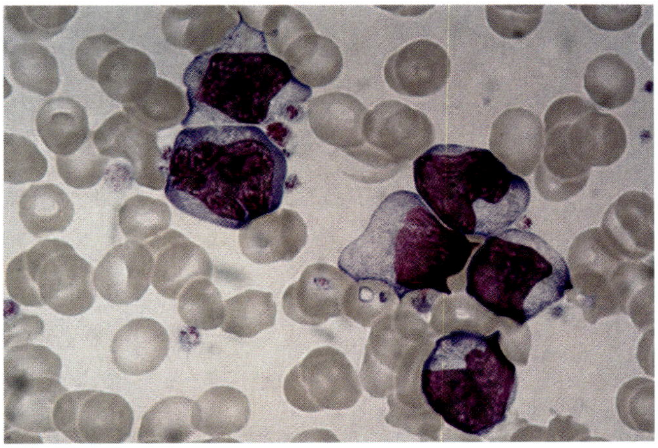

Abb. 100.1 Aktivierte Lymphozyten (lymphatische Reizformen, atypische Lymphozyten, Pfeiffer-Zellen) im peripheren Blut eines Patienten mit infektiöser Mononukleose. Ein Großteil dieser Zellen besteht aus EBV-spezifischen zytotoxischen $CD8^{+}$-T-Lymphozyten

Klinische Symptome

Akute infektiöse Mononukleose (Pfeiffer-Drüsenfieber) Die infektiöse Mononukleose ist in Europa vor allem eine Krankheit des Adoleszenten und jungen Erwachsenen (Altersgipfel 15–19 Jahre, kissing disease), die das Allgemeinbefinden für Wochen stark beeinträchtigen kann. In dieser Altersgruppe manifestiert sich die Krankheit nach einer meist etwa 2-wöchigen Inkubationszeit typischerweise durch hohes re- oder intermittierendes Fieber für wenige Tage bis 2 Wochen, in seltenen Fällen auch bis zu 6 Wochen (Tab. 100.2). Hinzu kommt immer eine generalisierte Lymphknotenschwellung, die im Halsbereich und im Kieferwinkel besonders ausgeprägt ist (bull neck). Die Lymphadenopathie bildet sich im Allgemeinen nach der 2. Krankheitswoche langsam zurück.

In 70–90 % der Fälle tritt initial eine ausgeprägte Tonsillopharyngitis mit Fibrinbelägen auf, die in der 2. Krankheitswoche meist rasch abheilt. Eine Splenomegalie findet sich bei 50–60 % der Patienten in der 2. und 3. Krankheitswoche. Seltener (15–25 %) ist eine Hepatitis mit und ohne Ikterus. In 5–10 % der Fälle treten meist flüchtige morbilliforme Exantheme auf. Bei bis zu 100 % der Patienten mit Mononukleose, die mit Ampicillin behandelt werden, findet sich ein meist sehr ausgeprägtes makulopapulöses Exanthem.

Komplikationen einer infektiösen Mononukleose können praktisch alle Organsysteme betreffen (Tab. 100.3), das ZNS steht hier an erster Stelle (ca. 5 %).

Die Ausprägung und die Dauer der klinischen Symptomatik bei einer infektiösen Mononukleose sowie von assoziierten Komplikationen ist in erster Linie von der mehr oder weniger heftigen Immunreaktion des Wirtes mit Expansion und Infiltration von aktivierten T-Zellen sowie Ausschüttung von Zytokinen und anderen Entzündungsmediatoren abhängig. Bei Patienten mit eingeschränkter Immunität kann die Symptomatik daher schwächer ausgeprägt sein oder gänzlich fehlen.

Weiterhin ist die Symptomatik altersabhängig: Bei kleinen Kindern kann eine EBV-Primärinfektion wie ein hoch fieberhafter Infekt, monosymptomatisch nur mit Lymphadenitis colli oder Hepatitis oder auch klinisch völlig inapparent verlaufen.

Akute fatale Mononukleose In seltenen Fällen (ca. 1:3000) verläuft eine infektiöse Mononukleose im Kindesalter fulminant und tödlich. In fast 90 % der Fälle tritt hierbei eine schwere Hepatitis auf, sehr häufig ist auch eine Meningoenzephalitis. Fast immer zeigt sich im Knochenmark und in anderem lymphatischem Gewebe ein EBV-assoziiertes Hämophagozytosesyndrom (VAHS) als Folge einer massiven Aktivierung von Makrophagen und Histiozyten. Sind Jungen betroffen, kann als Prädisposition für diese schwere Verlaufsform ein angeborener Immundefekt (XLP, X-chromosomales lymphoproliferatives Syndrom) vorliegen.

Tab. 100.2 Symptomatik bei infektiöser Mononukleose bei immunkompetenten Kindern und Erwachsenen

Symptome	Häufigkeit (%)
Fieber	80–100
Lymphknotenschwellung	80–100
Tonsillopharyngitis	70–90
Splenomegalie	50–60
Hepatomegalie	15–25
Enanthem (Gaumen)	25–35
Exanthem	5–10

Chronisch-aktive EBV-Infektion (CAEBV) Dieses meist sehr schwere, insgesamt seltene Krankheitsbild einer EBV-Infektion betrifft vor allem Kinder und Jugendliche aus dem asiatischen Raum, der Verlauf ist häufig letal. Klinisch imponiert eine chronische oder rezidivierende ausgeprägte Mononukleosesymptomatik mit Lymphadenopathie, Hepatosplenomegalie und persistierendem Fieber für mindestens 1 Jahr. Zusätzlich treten folgende zum Teil ungewöhnliche Symptome und Laborbefunde auf:

- Überempfindlichkeit gegenüber Moskitostichen (43 %)
- Exanthem (28 %)
- Aneurysmen, vor allem der Koronararterien (21 %)
- Leberversagen (18 %)
- Maligne Lymphome, vor allem T-Zell-Lymphome (16 %)
- Verkalkungen im Bereich der Basalganglien (18 %)
- Orale Ulzera (18 %)
- Hydroa vacciniforme (14 %)
- Interstitielle Pneumonie (12 %)
- EBV-assoziiertes Hämophagozytose-Syndrom (bis 24 %)

Typischerweise findet man bei den Patienten eine sehr hohe EBV-Last im Blut. Dabei sind praktisch ausschließlich T- und/oder NK-Zellen mit dem Virus infiziert.

Lymphoproliferative Krankheitsbilder bei eingeschränkter zellulärer Immunität Kinder und Jugendliche mit bestimmten angeborenen Immundefekten (z. B. schwerer kombinierter Immundefekt [SCID], Ataxia teleangiectatica [AT], Wiskott- Aldrich-Syndrom [WAS], X-chromosomale lymphoproliferative Krankheit Typ 1 und 2, ITK-, CD25-, CD27-, MAGT1-, Coronin-1A-Mangel), aber auch mit erworbener Immundefizienz bei Organtransplantation, immunsuppressiver Therapie oder HIV-Infektion zeigen eine eingeschränkte Immunkompetenz gegenüber EBV. Hierdurch kommt es zu einer Verschiebung des Virus-Wirt-Gleichgewichts zugunsten des Virus; EBV-immortalisierte B-Zellen können unkontrolliert auswachsen und zu poly-oligoklonalen B-Zell-Lymphoproliferationen bis hin zu monoklonalen malignen Lymphomen führen. Die Inzidenz dieser Komplikationen ist direkt abhängig von der Schwere der Immunsuppression.

Tab. 100.3 Komplikationen bei infektiöser Mononukleose

Lokalisation	Komplikation
Blut	Hämolytische und aplastische Anämie, Thrombozytopenie, Granulozytopenie, virusassoziiertes Hämophagozytosesyndrom
ZNS	Meningoenzephalitis, Zerebellitis, Guillain-Barré-Syndrom, Hirnnervenparesen, Neuritiden, Querschnittsmyelitis, psychotische Krankheitsbilder („Alice-im-Wunderland-Syndrom")
Herz	Myo- und Perikarditis
Respirationstrakt	Obere Atemwegsobstruktion, lymphozytäre interstitielle Pneumonie, Pleuritis
Haut	Exanthem (vor allem nach Ampicillingabe), Kälteurtikaria, Vaskulitis, Akrozyanose, Gianotti-Crosti-Syndrom
Nieren	Interstitielle Nephritis, Glomerulonephritis
Leber	Hepatitis, Leberversagen
Milz	Ruptur
Intestinaltrakt	Pankreatitis
Immunsystem[a]	Anergie, Hypo- und Hypergammaglobulinämie, lymphoproliferative Krankheitsbilder, maligne B- und T-Zell-Lymphome

[a] Meist in Verbindung mit einer bereits bestehenden Immundefizienz

Tab. 100.4 „Serologisches Profil" im Verlauf verschiedener EBV-Infektionen

Infektion	Anti-VCA			Anti-EA		Anti-EBNA
	IgM	IgG	IgA	(D)	(R)	
Keine frühere EBV-Infektion	–	–	–	–	–	–
Akute infektiöse Mononukleose	+	++	+/–	+	–	–
Länger zurückliegende, „immunologisch bewältigte" EBV-Infektion	–	+	–	–	–	+
Chronisch-aktive Mononukleose	–	+++	–/+	+	++	–/+
Lymphoproliferative Krankheitsbilder nach Organtransplantation, „EBV-Reaktivierung"	–	++	–/+	+	+	–/+

VCA: Viruskapsidantigen; *EA:* „frühes" Antigen; *EBNA:* Epstein-Barr-Virus-Kernantigen; *D:* homogen (Immunfluoreszenzmuster); *R:* restricted (Immunfluoreszenzmuster)

EBV-assoziierte maligne Krankheiten Das Epstein-Barr-Virus findet sich zu 100 % in Tumorzellen des endemischen Burkitt-Lymphoms und des Nasopharynxkarzinoms. Darüber hinaus lässt sich EBV in geringerer Häufigkeit auch in anderen Malignomen (Morbus Hodgkin, B- und T-Zell-Lymphome etc.) nachweisen. Bei Kindern mit AIDS können EBV-assoziierte Leiomyosarkome auftreten. Trotz intensiver Forschung ist die Rolle von EBV bei der Tumorentstehung und/oder -progression noch weitgehend unbekannt.

Diagnose Bei typischer Symptomatik kann eine infektiöse Mononukleose klinisch diagnostiziert werden (Tab. 100.2). Im Blutausstrich lassen sich zu diesem Zeitpunkt meist zahlreiche aktivierte Lymphozyten (atypische Lymphozyten, Pfeiffer-Zellen) nachweisen. In Zweifelsfällen kann bei immunkompetenten Patienten die Diagnose serologisch durch indirekte Immunfluoreszenz oder ELISA gesichert werden. Anhand des „serologischen Profils" kann meist relativ eindeutig bestimmt werden, ob eine akute, eine chronisch-aktive oder eine früher abgelaufene EBV-Infektion stattgefunden hat (Tab. 100.4). Der Mononukleoseschnelltest zum Nachweis von heterophilen Antikörpern ist im Kindes- und Kleinkindesalter nur sehr wenig sensitiv und spielt in der Pädiatrie deshalb kaum eine Rolle.

In Einzelfällen (z. B. bei Verdacht auf eine chronische EBV-Infektion) kann es unter Umständen sehr schwierig sein, eine unklare Krankheit tatsächlich auf EBV zurückzuführen: Hier ist neben einer sorgfältigen klinischen Evaluation und einer virologischen Diagnostik unter Umständen auch eine immunologische Abklärung erforderlich.

Der Nachweis von EBV mittels der sehr sensitiven PCR allein beweist nicht eine floride EBV-Infektion!

Therapie und Prophylaxe Patienten mit unkomplizierter infektiöser Mononukleose werden rein symptomatisch mit Bettruhe und Gabe von nichtsteroidalen Antiphlogistika behandelt. Aciclovir hat bei der Behandlung der infektiösen Mononukleose keine therapeutische Wirkung.

Die kurzzeitige Gabe von Kortikosteroiden kann bei bestimmten Komplikationen einer Mononukleose wirksam sein. Eine Tonsillektomie während der akuten Phase einer infektiösen Mononukleose *(en chaud)* sollte bei schwerer Atemwegsobstruktion nur dann durchgeführt werden, wenn andere Therapiemaßnahmen versagt haben. Bei schwerer EBV-assoziierter Hämophagozytose (EBVAHS) kann ein Therapieversuch mit Etoposide (VP-16) und Steroiden zur

Remission führen. Bei der insgesamt sehr seltenen Milzruptur ist eine Splenektomie meist erforderlich. Bei fulminanter infektiöser Mononukleose (z. B. im Rahmen von XLP) kann der frühzeitige Einsatz von Rituximab (MabThera, monoklonaler Anti-CD20-Antikörper) erfolgreich und lebensrettend sein.

Eine etablierte Therapie bei chronischer Mononukleose gibt es derzeit noch nicht. Bei angeborenen Immundefekten kann eine frühzeitige Stammzelltransplantation zu einer Immunrekonstitution führen und so spätere Komplikationen durch EBV verhindern. Bei EBV-Lymphomen unter immunsuppressiver Therapie kann eine rechtzeitige Reduktion der Medikamentendosis zu einer Rückbildung der Tumoren führen.

Frühzeitig eingesetzt ist Rituximab derzeit das Mittel der Wahl zur Verhütung (präemptive Therapie) und Behandlung des EBV-assoziierten lymphoproliferativen Syndroms bei transplantierten Patienten.

Bei organtransplantierten Patienten kann alternativ oder ergänzend die Infusion von EBV-spezifischen zytotoxischen T-Zellen des Organspenders (sog. adoptiver Immuntransfer) EBV-positive Lymphome zur Rückbildung bringen oder die Neuentstehung von Lymphomen verhindern. Der Wert von Virostatika (Ganciclovir, Aciclovir, Cidofovir etc.) bei der Behandlung von EBV-assoziierten lymphoproliferativen Erkrankungen ist umstritten.

100.3 Zytomegalievirus-Infektionen

V. Schuster, H. W. Kreth

Definition Das Zytomegalievirus (CMV) ist der häufigste Erreger konnataler Infektionen. In den meisten Fällen verläuft eine CMV-Infektion asymptomatisch oder mild. Bei ca. 10 % aller konnatal infizierten Kinder, bei sehr unreifen postnatal infizierten Frühgeborenen und bei Kindern und Jugendlichen mit schwerer T-Zell-Immundefizienz kommen schwere symptomatische Manifestationen vor. Charakteristisch für eine CMV-Infektion ist das Auftreten von Riesen- bzw. Eulenaugenzellen („Zytomegalie"), die sich in Urin oder Speichel nachweisen lassen.

Epidemiologie Das Zytomegalievirus wird horizontal über Speichel (salivary gland disease) oder andere infektiöse Körperflüssigkeiten wie Urin und Muttermilch, über Blutprodukte oder transplantierte Organe oder vertikal diaplazentar (konnatale Infektion) übertragen. Infektiöses CMV kann von CMV-positiven Säuglingen und Kleinkindern über Wochen in Speichel und Urin ausgeschieden werden.

Die Durchseuchungsrate in der Bevölkerung ist abhängig von Alter und Lebensstandard. In Deutschland sind ungefähr 50 % der erwachsenen Gesamtbevölkerung seropositiv für CMV.

Als Folge von Organtransplantationen treten CMV-Infektionen meist nach 4 Wochen bis 4 Monaten auf, als Folge einer Bluttransfusion bereits nach 3–12 Wochen.

Ätiologie, Pathogenese und Immunität Wie HHV-6 und HHV-7 gehört CMV zur Untergruppe der β-Herpesviren. Es existiert nur ein Serotyp. Speziesspezifische Zytomegalieviren findet man bei fast allen Vertebraten. Menschenpathogen ist allerdings nur das humane CMV und gelegentlich das CMV von Affen.

Das Zytomegalievirus repliziert sich vor allem in epithelialen Zellen der Speicheldrüsen und der Nieren, bei schweren generalisierten Infektionen auch in Leber, Genitaltrakt, Lunge und anderen Organen. Die produktive CMV-Infektion führt in diesen Zellen zu charakteristischen intranukleären Einschlüssen (Eulenaugenzellen) und zu massiver Vergrößerung der betroffenen infizierten Zellen („Zytomegalie"). Nach der CMV-Infektion kann ein Kind noch für lange Zeit infektiöses CMV über Speichel oder Urin ausscheiden. Während der virämischen Phase findet sich CMV überwiegend zellassoziiert in der Fraktion der polymorphkernigen Granulozyten.

Nach überstandener Primärinfektion persistiert CMV lebenslang im Blut nur in Monozyten/Makrophagen ($CD13^+$, $CD14^+$) sowie in anderen infizierten Organen wie Speicheldrüsen, Nieren etc. Das Virus kann bei Immunsuppression jederzeit reaktiviert werden. Bei der immunologischen Bewältigung einer CMV-Infektion spielt die zelluläre Immunität durch CMV-spezifische $CD8^+$-T-Zellen und natürliche Killerzellen eine entscheidende Rolle. Neutralisierende CMV-spezifische Antikörper können eine CMV-Infektion zwar nicht verhindern, sie können aber den Krankheitsverlauf mildern.

Bei Immundefekten oder Immunsuppression kann es abhängig vom Ausmaß der zellulären Immundefizienz jederzeit zu einer CMV-Reaktivierung und damit zu schwerer, symptomatischer Erkrankung kommen.

Klinische Manifestationen Die meisten CMV-Infektionen verlaufen bei immunkompetenten Kindern asymptomatisch oder subklinisch. Von der Ansteckung bis zum Auftreten von ersten Krankheitssymptomen können zwei bis sechs Wochen vergehen. In seltenen Fällen (1:1000) manifestiert sich eine CMV-Infektion als mononukleoseähnliches Krankheitsbild mit entsprechenden klinischen Symptomen und Blutbildveränderungen (Lymphozytose, atypische Lymphozyten). Heterophile Antikörper (Mononukleoseschnelltest) lassen sich in diesem Fall nicht nachweisen.

Bei Patienten mit eingeschränkter T-Zell-Reaktivität (immunsuppressive Therapie, Organ- oder Stammzelltransplantation, primärer Immundefekt) führt eine CMV-Primärinfektion, aber auch eine CMV-Reaktivierung gehäuft zu schweren Krankheitsbildern mit Chorioretinitis, Enzephalitis, interstitieller Pneumonie, Hepatitis, Ösophagitis und Kolitis. Die Schwere des Krankheitsverlaufs korreliert dabei direkt mit dem Ausmaß der Immunsuppression.

Eine akute Graft-versus-host-Krankheit (GvHD) erhöht das Risiko für eine CMV-Infektion und -erkrankung. Umgekehrt scheint eine CMV-Infektion nicht das Risiko für eine akute oder chronische GvHD zu erhöhen.

Konnatale symptomatische CMV-Infektionen sind in ▶ Kap. 31.2 beschrieben.

Diagnose Sensitiver und spezifischer Parameter für eine floride CMV-Infektion ist der quantitative CMV-DNA-Nachweis (PCR) im peripheren Blut oder anderen Körperflüssigkeiten. Diese Methode erlaubt die Bestimmung der Viruslast und somit auch das Monitoring einer virostatischen Therapie. Der klassische Nachweis von CMV besteht in der Isolierung aus Urin und Speichel. Die Diagnose einer CMV-Erkrankung erfordert den Nachweis einer aktiven CMV-Infektion („Eulenaugenzellen", CMV-DNA) in Verbindung mit der klinischen Symptomatik.

Mithilfe von ELISA und indirekter Immunfluoreszenz kann bei immunkompetenten Personen eine CMV-Primärinfektion anhand einer Serokonversion dokumentiert werden. Dies ist besonders wichtig bei Infektionen in der Schwangerschaft, da praktisch nur eine CMV-Primärinfektion, nicht aber die CMV-Reaktivierung zu einer schweren, symptomatischen Infektion des Feten führt. Aus diesem Grund sollten möglichst alle Frauen im gebärfähigen Alter bereits vor einer Schwangerschaft hinsichtlich ihres CMV-Antikörperstatus untersucht werden.

Therapie

Konnatale Zytomegalie Bei einer schweren, symptomatischen konnatalen Zytomegalie mit Beteiligung von Augen und ZNS sollte zur Vermeidung einer progredienten Innenohrschwerhörigkeit ein Therapieversuch mit Ganciclovir (2-mal 4–6 mg/kg KG/Tag i.v.) oder Valgancyclovir (2-mal 16 mg/kg KG/Tag p.o.) für insgesamt 6 Wochen unternommen werden. Danach kann sich ggf. eine Erhaltungstherapie anschließen. In einer Studie konnte gezeigt werden, dass eine Ganciclovir-Therapie bei 21 von 25 Kindern (84 %) zu einer Verbesserung des Hörvermögens sowie zu einer Stabilisierung der Grunderkrankung führte. In Zukunft kann wahrscheinlich anstelle von Ganciclovir gleichwertig Valganciclovir (p.o.; mittlere Dosis 16 mg/kg KG/Tag) gegeben werden.

CMV-Infektionen bei immunsupprimierten Patienten Bei der Therapie der CMV-Retinitis und gastrointestinaler CMV-Infektionen sind Ganciclovir und Foscarnet annähernd gleich wirksam. In Zukunft wird wahrscheinlich Valganciclovir auch hier Ganciclovir ersetzen. Die Prognose einer CMV-Pneumonie oder -Enzephalitis ist trotz Therapie mit Ganciclovir und/oder Foscarnet mit und ohne zusätzliches CMV-Immunglobulin meist sehr schlecht.

Prophylaxe Transfusionspflichtige Früh- und Neugeborene sowie immunsupprimierte Patienten sollten nur leukozytenfreie, d. h. gefilterte Blutprodukte von möglichst CMV-seronegativen Spendern erhalten. Aufgrund des hohen Infektionsrisikos durch CMV-positive Muttermilch sollten sehr kleine Frühgeborene CMV-seropositiver Mütter grundsätzlich nur pasteurisierte Muttermilch (10 s bei 72 °C) erhalten.

Durch prophylaktische oder frühzeitige Gabe (sog. präemptive Therapie) von Ganciclovir, Valganciclovir oder Aciclovir kann die Inzidenz von symptomatischen CMV-Erkankungen bei Patienten nach Organ- oder Stammzelltransplantationen herabgesetzt werden.

Die prophylaktische oder therapeutische Gabe von CMV-Immunglobulinen in der Schwangerschaft kann die Rate von konnatalen CMV-Infektionen senken.

Zur Impfung ▶ Kap. 10.

100.4 Varicella-Zoster-Virus-Infektionen

V. Schuster, H. W. Kreth

Definition Die Primärinfektion mit dem Varicella-Zoster-Virus (VZV) ist die Ursache für Windpocken (Varizellen), die Reaktivierung von latentem VZV führt zum Krankheitsbild des Zoster (Gürtelrose).

Epidemiologie Das Varicella-Zoster-Virus kommt ubiquitär vor und ist hoch kontagiös. Der Mensch ist höchstwahrscheinlich das einzige Erregerreservoir. Eine Krankheitshäufung findet sich in gemäßigten Klimazonen in den späten Wintermonaten und im Frühjahr. Varizellen treten überwiegend im Kindesalter auf, bis zum 14. Lebensjahr sind über 90 % aller Kinder infiziert. Die Ansteckung mit VZV erfolgt meist durch direkten Kontakt von Mensch zu Mensch, seltener aerogen („fliegende Infektion“). Die Infektiosität bei Varizellen beginnt bereits 1–2 Tage vor Auftreten des Exanthems und endet in der Regel 5 Tage nach Beginn des Exanthems. Der Herpes zoster ist weniger kontagiös als Varizellen. Der Kontakt mit einem Zosterpatienten führt bei einer seronegativen Person zu Windpocken.

Die Inkubationszeit bei Varizellen beträgt in den meisten Fällen 12–16 (8–28) Tage.

Ätiologie Das Varicella-Zoster-Virus gehört zur Untergruppe der humanpathogenen α-Herpesviren (Herpesvirus Typ 3). Es existiert nur ein Serotyp.

Pathogenese und Immunität Eintrittspforte für VZV bei einer Primärinfektion sind die Schleimhäute der oberen Atemwege. Nach initialer Virusvermehrung kommt es nach 3–4 Tagen zur sog. primären Virämie. Hierbei wird VZV in T-Zellen über den Blutstrom im ganzen Körper verteilt. In mononukleären Zellen von Leber und Milz findet anschließend eine massive Virusvermehrung statt.

Am 6. bis 7. Tag p. i. kommt es zur sekundären Virämie: Hierbei wird VZV auch zur Haut und zu den Schleimhäuten transportiert. Infizierte Haut- und Schleimhautzellen gehen zugrunde, es bilden sich die typischen Bläschen mit virushaltigem Inhalt.

Nach „durchgemachten“ Varizellen wandert VZV entlang der peripheren sensorischen Nerven zu den Spinalganglien des Rückenmarks, wo es lebenslang persistiert. In diesen Spinalganglien liegt eine latente VZV-Infektion vor, d. h. es wird kein komplettes Virus produziert. Bei nachlassender zellulärer Immunität sowie durch noch unbekannte Mechanismen kann VZV allerdings jederzeit reaktiviert werden: Das Virus wandert nun aus den betroffenen Ganglien entlang der sensorischen peripheren Nerven anterograd an die Hautoberfläche, wo es im Bereich der betroffenen Dermatome zur Virusvermehrung mit Bläschenbildung (Herpes zoster) kommt. Im Gegensatz zu Varizellen, bei denen es im Rahmen der Virämie zu einem schubweisen Auftreten von Bläschen kommt, befinden sich die Bläschen beim Herpes zoster im gleichen Entwicklungsstadium: Es liegt ein uniformes Exanthem vor.

Eine Virämie mit VZV-infizierten T-Zellen wird nicht nur bei floriden Varizellen, sondern vor allem bei immuninkompetenten Individuen auch im Rahmen eines Herpes zoster gefunden.

Für die immunologische Bewältigung und lebenslange „Kontrolle“ einer VZV-Infektion ist das zelluläre Immunsystem mit VZV-spezifischen $CD8^+$- und $CD4^+$-T-Zellen sowie natürlichen Killer-Zellen entscheidend – VZV-neutralisierende Antikörper können aber den Verlauf von Varizellen mildern und u. U. auch eine VZV-Infektion verhindern, insbesondere, wenn sie vor Eintritt der primären Virämie verabreicht werden.

Windpocken treten meist nur einmal im Leben auf; Zweitmanifestationen sind mit 1–2 % sehr selten.

Klinische Symptome

Varizellen (Windpocken) Nach einem meist uncharakteristischem Vorstadium mit katarrhalischen Symptomen manifestieren sich Windpocken als typisches bläschenförmiges Exanthem mit nur leichtem Fieber in den ersten 2–3 Krankheitstagen. Bei immunkompetenten Kindern fehlen in den meisten Fällen weitere systemische Manifestationen.

Die Windpockeneffloreszenzen treten zunächst meist am behaarten Kopf, im Gesicht und am Stamm auf, weniger häufig kommt es zu einer zentrifugalen Ausbreitung auf die Extremitäten. Die Handinnenflächen sind ausgespart. Effloreszenzen an den Schleimhäuten betreffen besonders die Mundhöhle und die Konjunktiven.

Frisch aufgetretene Bläschen, die klare virushaltige Flüssigkeit enthalten, trocknen rasch ein und bilden Krusten. Daneben treten immer wieder neue Bläschen auf. Diese Hautveränderungen entwickeln sich schubweise mit einer Dauer von bis zu 8 Tagen und sind von einem starken Juckreiz begleitet. Durch Kratzen kann es in betroffenen Hautregionen zu Exkoriationen und späterer Narbenbildung kommen. Charakteristisch für Varizellen ist das Nebeneinander von alten, eingetrockneten und frischen Effloreszenzen unterschiedlicher Größe (Sternenhimmelmuster). Neben der Haut

Tab. 100.5 Komplikationen bei Windpocken

Lokalisation	Komplikation
Haut	Bakterielle Sekundärinfektion mit Staphylo- oder Streptokokken
ZNS	Zerebellitis, Enzephalitis, zerebrale Insulte, Meningitis, Myelitis, Guillain-Barré-Syndrom
Andere Organsysteme	Pneumonie (viral, bakteriell), Hämorrhagien (postinfektiöse thrombozytopenische Purpura, Purpura fulminans (bei zusätzlichem Protein-S-Mangel?), Myokarditis, Arthritis, Hepatitis, Glomerulonephritis, Pankreatitis
Bei zellulärem Immundefekt oder Immunsuppression	Schwere Verlaufsform, häufig viszerale Organbeteiligung mit Pneumonie (hohe Letalität, ca. 20 %), Enzephalitis, Hepatitis, Pankreatitis

sind auch die Mund- und Genitalschleimhaut sowie die Konjunktiven betroffen.

Komplikationen im Rahmen von Varizellen sind auch bei immunkompetenten Kindern nicht selten. Die häufigste Komplikation sind bakterielle Superinfektionen der Haut, vor allem durch Streptokokken oder Staphylokokken, häufig begünstigt durch schlechte hygienische Verhältnisse, hohe Temperaturen und hohe Luftfeuchtigkeit.

Schwerwiegender sind zentralnervöse Komplikationen. Das Risiko, an einer Zerebellitis zu erkranken, beträgt ca. 1:4000. Diese sehr eindrucksvolle mit Ataxie, Tremor und Nystagmus einhergehende Erkrankung heilt in der Regel folgenlos aus. Dagegen hat die viel seltenere Varizellenenzephalitis (Risiko ca. 1:35.000), die sich mit zerebralen Krampfanfällen, Bewusstseinsstörungen und Lähmungen manifestiert, eine schlechte Prognose. In letzter Zeit wurden auch zerebrovaskuläre Komplikationen in Form von akut einsetzenden Hemiplegien infolge thrombotischer Gefäßverschlüsse (besonders A. cerebri media) nach Varizellen beschrieben.

Ob auch bei uns pathogenetisch Zusammenhänge zwischen Varizellen und Salicylaten einerseits und dem Reye-Syndrom andererseits bestehen, ist bisher nicht gesichert. Die genannten sowie die in anderen Organsystemen und bei zellulären Immundefekten und Immunsuppression auftretenden Komplikationen sind in der Tab. 100.5 zusammengefasst.

Konnatale Varizellen sind in ► Kap. 45.3 beschrieben.

Herpes zoster Der Herpes zoster ist die klinische Manifestation einer Reaktivierung von VZV. Er kommt bei Kindern seltener vor als bei Erwachsenen. In den meisten Fällen tritt der Zoster unilateral in Form von multiplen uniformen Bläschen in einem oder mehreren Dermatomen auf. Häufig sind die Versorgungsgebiete der thorakalen Nerven (Gürtelrose) oder des N. trigeminus (Zoster opthalmicus, Zoster oticus) betroffen. Neuralgiforme Schmerzen können dem Exanthem um mehrere Tage vorausgehen. Der Verlauf ist bei Kindern meist gutartig. Die postzosterische Neuralgie (PZN), eine häufige Komplikation des Zoster im Erwachsenenalter, ist im Kindesalter sehr selten!

Ein Herpes zoster wird gehäuft bei seropositiven Kindern mit Leukämien und Lymphomen beobachtet.

Ein disseminierter Herpes zoster (Zoster generalisatus) kann bei immunsupprimierten Patienten auftreten: 2–3 Tage nach Auftreten des lokalisierten Zosters breitet sich das bläschenförmige Exanthem am gesamten Integumentum aus. Gefürchtet ist die viszerale Beteiligung mit Pneumonie, Meningoenzephalitis und Hepatitis. Von dieser schweren Verlaufsform scheinen besonders Kinder nach einer Knochenmarktransplantation betroffen zu sein.

Diagnose Die Diagnose Windpocken bzw. Herpes zoster wird in den meisten Fällen anhand des typischen Exanthems klinisch gestellt. In Zweifelsfällen kann aus Bläscheninhalt oder virushaltigen Körperflüssigkeiten VZV mittels PCR nachgewiesen werden. Die serologische Untersuchung auf VZV-spezifische Antikörper der Klassen IgM, IgA und IgG erfolgt meist mittels ELISA oder indirekter Immunfluoreszenz.

Therapie Gegen den Juckreiz hilft symptomatisch die lokale Anwendung einer Zinkschüttelmixtur oder Tannosynt-Lotio, falls erforderlich auch die Gabe eines Antihistaminikums. Während florider Varizellen darf wegen des erhöhten Risikos für ein Reye-Syndrom keine Acetylsalicylsäure verabreicht werden.

Wirksam bei VZV-Infektionen ist das Virostatikum Aciclovir. Aufgrund der geringen Bioverfügbarkeit von nur 15 % muss die Substanz immer ausreichend hoch dosiert werden, d. h. 3-mal 10 (–15) mg/kg KG/Tag i.v. oder in Ausnahmefällen 4-mal 20 mg/kg KG/Tag p.o. für insgesamt 7 Tage.

Varizellen bei immunkompetenten Kindern werden im Allgemeinen nicht virostatisch behandelt.

Bei zu erwartenden schweren Varizellen kann der Krankheitsverlauf durch frühzeitige Behandlung mit Aciclovir innerhalb der ersten 24 h nach Auftreten des Exanthems deutlich gemildert werden. Durch „prophylaktische" Aciclovir-Gabe in der späten Inkubationszeit (6.–10. Tag) kann der Ausbruch von Varizellen unter Umständen unterdrückt werden, bzw. es treten nur noch mitigierte Varizellen auf.

Indikationen für eine Aciclovir-Therapie sind:

- Varizellen bei Frühgeborenen in den ersten 6 Lebenswochen
- Neonatale Varizellen mit Exanthembeginn zwischen dem 5. und 12. Lebenstag
- Komplikationen von Varizellen (Enzephalitis, Pneumonie)
- Floride Varizellen oder ein Herpes zoster bei immunsupprimierten Kindern und Jugendlichen.

Expositionsprophylaxe Stationäre Kinder mit floriden Varizellen, aber auch mit Herpes zoster sind bis zur Verkrustung aller Effloreszenzen zu isolieren oder zu kohortieren. Bei immunkompetenten Kindern ist das meist der 6. Krankheitstag. Empfängliche, d. h. seronegative Patienten müssen vom 8.–21. (–28.) Tag nach einer VZV-Exposition isoliert oder, wenn dies medizinisch vertretbar ist, nach Hause entlassen werden. „Lüften" nach Besuch eines Patienten mit floriden Varizellen ist eine sinnlose Maßnahme.

Immunprophylaxe Die Schwere einer Varizelleninfektion lässt sich durch VZV-Immunglobulin deutlich mildern, sofern es innerhalb von 24 h (bis max. 72 h) nach Exposition verabreicht wird. Indikationen für eine solche Prophylaxe nach Varizellenexposition sind:

- Seronegative Schwangere
- Neugeborene von Müttern, bei denen Varizellen um den Geburtszeitpunkt (5 Tage vor bis 2 Tage nach Entbindung) auftreten,

- Frühgeborene seronegativer Mütter sowie alle sehr unreifen Frühgeborenen (<28 Gestationswochen und/oder ≤1000 g KG) innerhalb der ersten 6 Lebenswochen
- Seronegative abwehrgeschwächte Kinder

Es sollte nach Möglichkeit ein intravenös zu applizierendes Immunglobulinpräparat eingesetzt werden.

Zur Impfung ► Kap. 10.

100.5 Herpes-simplex-Virus-Infektionen

V. Schuster, H. W. Kreth

Definition Die Stomatitis aphthosa und der Herpes genitalis sind Folge einer Erstinfektion mit dem Herpes-simplex-Virus (HSV). Später kann es jederzeit zu rekurrierenden Krankheitsbildern in Form eines Herpes labialis bzw. genitalis kommen.

Epidemiologie Infektionen mit HSV treten weltweit auf. Überträger ist nur der Mensch. Saisonale Häufungen existieren nicht. Die Ansteckung erfolgt bei Kindern vor allem durch virushaltige Körperflüssigkeiten wie Speichel und durch engen Körperkontakt zwischen Mutter und Kind oder Kind und Kind, die Infektion von Neugeborenen geschieht im Geburtskanal. Das Herpes-simplex-Virus kann darüber hinaus auch durch Organtransplantation übertragen werden. Die Seroprävalenz von HSV-1 schwankt zwischen 30 % bei wohlhabenden und 90 % bei ärmeren Bevölkerungsschichten. Die Häufigkeit von HSV-2-Infektionen ist abhängig von der sexuellen Aktivität der jeweils untersuchten Bevölkerungsgruppe. Die Inkubationszeit schwankt zwischen 2 und 12 Tagen.

Ätiologie Es existieren 2 humanpathogene Herpes-simplex-Viren, Typ 1 (HSV-1) und Typ 2 (HSV-2). Infektionen mit HSV-2 sind häufig mit Krankheiten im Genitalbereich assoziiert, HSV-1-Infektionen sind im Allgemeinen oberhalb des Nabels lokalisiert. Beide HSV-Typen können allerdings – nach entsprechendem Kontakt – auch an praktisch jeder anderen Hautregion zu einer Infektion führen. Herpesinfektionen des Feten und des Neugeborenen werden meist durch HSV-2 verursacht.

Pathogenese und Immunreaktion Das Herpes-simplex-Virus repliziert sich in Mukosazellen des Rachenraums, der Genitalschleimhaut und bei Immunsuppression auch im Respirations- und im oberen und unteren Gastrointestinaltrakt. Anschließend dringt das Virus in die Nervenendigungen von peripheren sensorischen Nerven ein und wandert in ihnen retrograd bis zu den spinalen Hinterstrangganglien – bei HSV-1 meist zum Ganglion des N. trigeminus, bei HSV-2 häufig zu den Sakralganglien. An diesem Ort liegt HSV überwiegend in latenter Form vor, also ohne Produktion von infektiösem Virus, und persistiert lebenslang im Wirt. Durch unterschiedliche „Stimuli" wie Immunsuppression, Stress oder andere Virusinfektionen kann das Virus über noch nicht genau bekannte Mechanismen jederzeit reaktiviert werden. Nach Reaktivierung „wandert" HSV anterograd von den infizierten Ganglien über die peripheren sensorischen Nerven zur Mukosaoberfläche des entsprechenden Dermatoms und führt dort zur Bläschenbildung mit aktiver Virusreplikation. Bei immunsupprimierten Patienten und bei Neugeborenen mit disseminierter HSV-Infektion kann HSV auch in mononukleären Zellen des Blutes nachgewiesen werden.

Entscheidend für die immunologische Bewältigung einer HSV-Infektion ist die zelluläre Immunität durch HSV-spezifische zytotoxische $CD8^+$-T-Zellen. Diaplazentar übertragene HSV-neutralisierende Antikörper können bei exponierten Neugeborenen eine HSV-Infektion unter Umständen verhindern oder zumindest ihren Verlauf mildern. Dagegen können HSV-spezifische Antikörper weder rekurrierende noch exogene HSV-Infektionen verhindern.

Klinische Symptome Neonatale HSV-Infektionen werden in ► Kap. 45.3 beschrieben.

Mukokutane HSV-Infektionen Die meisten primären HSV-Infektionen verlaufen bei Kindern inapparent und führen zu einer virusspezifischen Immunreaktion.

Die Gingivostomatitis oder Stomatitis aphthosa tritt bei Kleinkindern meist innerhalb der ersten 4 Lebensjahre auf. Nach einer Inkubationszeit von meist nur wenigen Tagen beginnt eine akute, oft hoch fieberhafte Krankheit mit ausgeprägter submandibulärer und zervikaler Lymphadenopathie. Gleichzeitig treten zahlreiche Bläschen, schmerzhafte Aphthen und Ulzerationen auf der Wangenschleimhaut, dem Zahnfleisch, der Zunge, dem Gaumen sowie auf den Lippen und perioral auf. Betroffene Kinder verweigern aufgrund der Schmerzhaftigkeit Essen und Trinken. Häufig besteht ein fötider Foetor ex ore. Die akute Symptomatik dauert im Allgemeinen 4–5 Tage an und bildet sich dann langsam zurück. Die Kinder können allerdings über bis zu 23 Tage (Median 7–10 Tage) infektiöses Virus über den Speichel ausscheiden.

Bei älteren Jugendlichen kann eine HSV-Primärinfektion ein mononukleoseähnliches Krankheitsbild mit ausgeprägter Pharyngitis und zervikalen Lymphknotenschwellungen verursachen.

In vorgeschädigten Hautarealen nach Verletzung oder Verbrennung und bei Neurodermitis kann es nach Kontakt mit infektiösem HSV-haltigem Material zu lokalen, unterschiedlich schweren Hautinfektionen mit Ausbildung von HSV-typischen, in Gruppen stehenden linsengroßen bläschenförmigen Effloreszenzen kommen, die verkrusten, eintrocknen und meist innerhalb einer Woche verschwinden.

Bei bestehender Neurodermitis kann sich ein Eczema herpeticatum ausbilden. Die sich ausbreitenden Effloreszenzen können einem lokalen oder auch generalisierten Zoster ähneln. Betroffene Kinder sind häufig schwer krank. Gefürchtet sind bakterielle Superinfektionen der Effloreszenzen.

Die HSV-Keratokonjunktivitis geht klinisch einher mit vermehrtem Tränenfluss, Chemosis und Lichtscheu. Gefürchtet ist vor allem die Mitbeteiligung der Hornhaut.

Eine primäre symptomatische HSV-Infektion im Genitalbereich, die klinisch mit Fieber, lokalen Bläschen und Ulzera sowie lokaler Lymphadenopathie einhergeht, betrifft überwiegend ältere Jugendliche und Erwachsene. Die Ansteckung mit HSV-2 erfolgt praktisch ausschließlich durch Geschlechtsverkehr. Bei genitalen HSV-Infektionen im Kleinkindesalter muss ein sexueller Missbrauch ausgeschlossen werden.

Herpesenzephalitis Dieses äußerst schwere Krankheitsbild tritt nach einer HSV-Primärinfektion (ca. 30 %) oder nach einer HSV-Reaktivierung (ca. 70 %) auf. In den meisten Fällen handelt es sich um HSV-1, bei Neugeborenen auch um HSV-2.

Die Infektion beginnt mit unspezifischen Symptomen wie Fieber, Kopfschmerzen und Krankheitsgefühl. Nach 1–7 Tagen kommt es zu einer schweren und progressiven neurologischen Symptomatik mit fokalen oder generalisierten Krampfanfällen, Verhaltensauffälligkeiten, Vigilanzstörungen bis hin zum Koma. Bildgebende Verfahren und EEG zeigen im „typischen" Fall fokale Veränderungen uni- oder bilateral vor allem im Bereich der Temporallappen. Der Liquor zeigt meist eine Pleozytose (überwiegend Lymphozyten) und eine starke Eiweißerhöhung. In bis zu 85 % der Fälle ist der Liquor als Folge der ausgedehnten Nekrosen im ZNS hämorrhagisch. Im Frühstadium einer HSV-Enzephalitis kann der Liquor allerdings in bis zu 3 % der Fälle vollkommen unauffällig sein. Unbehandelt sterben über 70 % der Patienten mit Herpesenzephalitis. Die Aciclovir-Therapie hat die Letalilät auf ca. 29 % gesenkt. Eine vollständige Ausheilung ohne Residualfolgen findet sich bei 38 % der mit Aciclovir behandelten Enzephalitispatienten, bei Kindern liegt der Prozentsatz höher. Bei unbehandelten Patienten mit einer Herpesenzephalitis kommt es dagegen nur in 2,5 % der Fälle zu einer Restitutio ad integrum. Genetische Prädispositionsfaktoren sind u. a. Mutationen im TLR3-, UNC-93B- und TRIF-Gen.

Rekurrierende HSV-Infektionen Nach einer Primärinfektion persistiert HSV lebenslang im Wirtsorganismus in latent infizierten sensiblen Spinalganglien. Hier kann das Virus jederzeit reaktiviert werden. Diese Reaktivierung zeigt sich unter Umständen klinisch in Form eines Herpes labialis, einer Keratitis dendritica oder eines rekurrierenden Herpes genitalis.

HSV-Infektionen bei immunsupprimierten Patienten Bei Kindern mit zellulärer Immundefizienz können HSV-Primärinfektionen, aber auch -Reaktivierungen schwer und disseminiert verlaufen. Häufig sind auch Gastrointestinaltrakt, Respirationstrakt, ZNS und andere Organe wie Leber, Nieren, Milz oder Nebennieren betroffen. Die Schwere der Komplikationen scheint direkt mit dem Ausmaß und der zeitlichen Dauer der immunsuppressiven Therapie zu korrelieren.

Diagnose In den meisten Fällen wird die Diagnose einer Herpesinfektion der Haut oder der Schleimhäute aufgrund der typischen Herpeseffloreszenzen klinisch gestellt. In Zweifelsfällen kann HSV relativ leicht aus Bläscheninhalt, Schleimhautabstrichen und bioptischem Material isoliert werden. Die Methode der Wahl für die Diagnose einer vermuteten HSV-Enzephalitis ist der HSV-Genom-Nachweis im Liquor mittels PCR. Der serologische Nachweis von spezifischen HSV-Antikörpern in Serum oder Liquor spielt in der Frühdiagnostik von HSV-Infektionen nur eine sekundäre Rolle. Bei einer unklaren Enzephalitis kann der Nachweis von intrathekal produzierten HSV-Antikörpern am 7. bis 10. Tag nach Auftreten der Symptome die Krankheitsursache nachträglich beweisen.

Therapie Das Mittel der Wahl bei HSV-Infektionen im Kindesalter ist das Nukleosidanalogon Aciclovir. Eine Aciclovir-Therapie muss schnellstmöglich bei jedem Verdacht auf eine Herpesenzephalitis begonnen werden. Es darf nicht auf virologische Ergebnisse oder „typische" CT- oder MRT-Befunde gewartet werden!

Zur Behandlung von neonatalen HSV-Infektionen sowie der Herpesenzephalitis wird Aciclovir in einer Dosierung von 3-mal 15 (–20) mg/kg KG/Tag i.v. (Frühgeborene nur 2-mal 10 mg/kg KG/Tag i.v.) für 21 Tage eingesetzt. HSV-infizierte Neonaten mit ZNS-Beteiligung sollten im Anschluss noch eine suppressive Therapie mit Aciclovir (3-mal 300 mg/m^2 KO/Tag p.o.) für 6 Monate erhalten.

Bei einer ausgeprägten Gingivostomatitis wird die frühzeitige Therapie mit Aciclovir in einer Dosierung von 5-mal 15 mg/kg KG/Tag p.o. für 7 Tage (maximale Tagesdosis 5-mal 200 mg) empfohlen. Zusätzlich erfolgt eine symptomatische Behandlung (z. B. mit Dynexan Mundgel oder Bepanthen-Lösung).

Ein Herpes labialis beim immunkompetenten Kind wird im Normalfall nur symptomatisch behandelt.

Bei allen komplizierten HSV-Infektionen einschließlich Herpes genitalis ist Aciclovir derzeit das Mittel der Wahl. Bei Patienten >18 Jahren kann ein genitaler Herpes auch gleichwertig mit Famciclovir oder Valaciclovir behandelt werden.

Für die topische Behandung einer HSV-Keratokonjunktivitis stehen verschiedene wirksame Medikamente zur Verfügung: Trifluridin-Augentropfen und Aciclovir-Augensalbe.

Prophylaxe Bei Schwangeren mit aktiver genitaler Herpesinfektion am Geburtstermin sollte die Geburt per Sectio erfolgen, sofern der Blasensprung nicht länger als 4–6 h zurückliegt.

Mütter mit florider HSV-1-Infektion dürfen nur dann stillen, wenn die Brust frei von frischen HSV-Effloreszenzen ist und andere aktive Läsionen abgedeckt sind.

Eine Langzeitchemoprophylaxe mit Aciclovir kann bei immunsupprimierten und transplantierten Patienten die Häufigkeit (und Schwere) von HSV-Infektionen und -Reaktivierungen signifikant senken.

100.6 Herpesvirus-Typ-6-Infektionen

V. Schuster, H. W. Kreth

Definition Das humane Herpesvirus Typ 6 (HHV-6) ist der Erreger des Exanthema subitum (Dreitagefieber, Roseola infantum, sechste Krankheit).

Epidemiologie Das Herpesvirus Typ 6 kommt ubiquitär vor. Die Seroprävalenz in der Bevölkerung in Industrieländern schwankt zwischen 80 und 100 %. Die meisten HHV-6-Infektionen treten bereits in den ersten 12 Monaten auf. Neutralisierende mütterliche Antikörper gegen HHV-6 bieten nur einen unvollständigen Nestschutz. Konnatale HHV-6-Infektionen treten in ca. 1 % der Fälle auf. Für die immunologische Bewältigung einer HHV-6-Infektion scheinen HHV-6-spezifische zytotoxische CD8$^+$-T-Zellen eine entscheidende Rolle zu spielen. Nach bewältigter HHV-6-Infektion besteht bei immunkompetenten Personen eine lebenslange Immunität.

Die Übertragung erfolgt in den meisten Fällen über infektiösen Speichel von der Mutter zum Kind, möglicherweise auch aerogen durch Tröpfchen. Symptomatische HHV-6-Infektionen durch Muttermilch, Transfusion von Blutprodukten, Organtransplantation und Geschlechtsverkehr sowie prä- und perinatale HHV-6-Infektionen sind sehr selten. Die Inkubationszeit beträgt 5–15 Tage.

Ätiologie Wie CMV und HHV-7 gehört HHV-6 zur Untergruppe der humanpathogenen β-Herpesviren. Es existieren 2 HHV-6-Varianten (HHV-6A und HHV-6B), von denen praktisch nur HHV-6B mit Krankheiten bei Kindern assoziiert ist. Während einer floriden Infektion kann HHV-6 vor allem in CD4$^+$-T-Zellen nachgewiesen werden. Später findet sich das Virus nur noch in Makrophagen, wo es lebenslang im Organismus persistiert. Weitere Lokalisationen der Persistenz von HHV-6 sind wahrscheinlich die Speicheldrüsen im Rachenraum und möglicherweise auch das ZNS.

Bei Immunsuppression kann HHV-6 jederzeit reaktiviert werden.

Klinische Symptome

Exanthema subitum Das Exanthema subitum ist eine Krankheit des Säuglings- und frühen Kleinkindesalters und wird in den meisten Fällen durch eine HHV-6-Primärinfektion, seltener durch HHV-7 verursacht. Der Verlauf ist charakterisiert durch hohes Fieber, das meist für 3–5 Tage persistiert. Bei Entfieberung tritt häufig ein makulöses oder leicht makulopapulöses Exanthem auf, das überwiegend im Bereich von Stamm und Nacken lokalisiert ist. Es kann konfluieren und sich auf Extremitäten und Gesicht ausbreiten.

Zu den Begleitsymptomen und Komplikationen, die meist schon im Frühstadium (Tag 1–4) auftreten, gehören:
- Gastroenteritis (68 %)
- Lidödeme (30 %)
- Nagayama-Flecken (Papeln auf dem weichen Gaumen und der Uvula; 65 %)
- Husten (50 %)
- Zervikale Lymphadenopathie (31 %)
- Vorgewölbte (gespannte) Fontanelle (26 %)
- Fieberkrämpfe (8 %)

Die Angaben über die Inzidenz eines Exanthema subitum nach einer Primärinfektion mit HHV-6 schwanken zwischen 10 % und 98 %. Primärinfektionen mit HHV-6 sind insgesamt häufig die Ursache (14 %) von hoch fieberhaften Infekten mit und ohne Exanthem bei Kleinkindern.

Fieberkrämpfe und andere klinische Manifestationen Während einer HHV-6-Primärinfektion kommt es häufig zu einer Invasion des Virus in das ZNS. Bei bis zu 40 % der Kinder mit florider HHV-6-Infektion kann das Virus im Liquor nachgewiesen werden. Fieberkrämpfe treten bei bis zu 20 % der HHV-6-Primärinfektionen auf. Zu den seltenen neurologischen Komplikationen gehören die HHV-6-Meningoenzephalitis und das Guillain-Barré-Syndrom. In seltenen Fällen kann eine HHV-6-Primärinfektion vor allem bei älteren Kindern auch mit einer mononukleoseähnlichen Symptomatik oder mit einem Hämophagozytose-Syndrom (VAHS) assoziiert sein. Eine HHV-6-Reaktivierung bei immunkompetenten Kindern scheint klinisch stumm zu verlaufen.

Klinische Symptome bei immunsupprimierten Patienten Nach Organtransplantation kommt es in bis zu 80 % der Fälle zu einer Reaktivierung von HHV-6, die möglicherweise zu einer vermehrten Transplantatabstoßung führt. Nach HHV-6-Infektion bzw. -Reaktivierung können folgende klinische Komplikationen auftreten:
- Fieber
- Sinusitis
- Interstitielle Pneumonie
- Graft-versus-host-Krankheit (GvHD) mit und ohne Exanthem
- Enzephalopathie
- Knochenmarksuppression

Ob diese Komplikationen tatsächlich nur durch HHV-6 oder möglicherweise erst in Verbindung mit zusätzlichen Infektionen (HIV, andere Herpesviren) hervorgerufen werden, ist letztlich nicht bekannt.

Assoziation von HHV-6 mit Neoplasien In Tumorzellen verschiedener Lymphome und des Kaposi-Sarkoms lässt sich HHV-6 gehäuft nachweisen. Es ist allerdings unbekannt, ob HHV-6 überhaupt eine Rolle in der Tumorentstehung und/oder -progression spielt.

Diagnose Die Diagnose eines Exanthema subitum wird bei typischer Symptomatik klinisch gestellt. Im Blutbild fällt initial häufig eine Leukopenie mit relativer Lymphozytose auf. Falls aus medizinischer Sicht überhaupt erforderlich, wird eine HHV-6-Primärinfektion durch den serologischen Nachweis von HHV-6-spezifischen Antikörpern (Anti-HHV-6-IgM- und/oder Anti-HHV-6-IgG-Serokonversion) mittels indirekter Immunfluoreszenz oder ELISA bestätigt. Eine HHV-6-Reaktivierung bei immunsupprimierten Kindern kann bei akut ansteigenden Anti-HHV-6-Antikörpertitern vermutet werden. Mittels PCR kann HHV-6-DNA qualitativ und quantitativ aus Speichel, peripherem Blut, Urin oder Liquor nachgewiesen werden. Die Interpretation einer positiven HHV-6-Serologie und/oder -PCR kann sehr schwierig sein: Sie darf daher immer nur in Verbindung mit dem klinischen Bild gewertet werden.

Therapie Die meisten HHV-6-Infektionen bei immunkompetenten Kindern und Jugendlichen erfordern keine Therapie. Bei (immunsupprimierten) Patienten mit schweren HHV-6-assoziierten Komplikationen wie Pneumonie oder Enzephalitis ist ein Therapieversuch mit Foscarnet und/oder Ganciclovir, die auch in vitro wirksam sind, zu erwägen. Gegebenenfalls ist nach Organ- oder Stammzelltransplantation auch die Infusion von HHV-6-spezifischen zytotoxischen T-Zellen (Lymphozyten des Organspenders, „adoptiver Immuntransfer") erfolgreich. Eine Prophylaxe mit Ganciclovir vor und nach Stammzelltransplantation reduziert die Häufigkeit von HHV-6-Reaktivierungen.

100.7 Herpesvirus-Typ-7-Infektionen

V. Schuster, H. W. Kreth

Definition und klinische Symptome Das humane Herpesvirus Typ 7 (HHV-7) ist neben HHV-6 der Erreger des Exanthema subitum (Dreitagefieber, Roseola infantum). Im Vergleich zu HHV-6 scheinen Fieberkrämpfe im Verlauf von HHV-7 Infektionen häufiger aufzutreten (bis zu 75 %). Meist führt HHV-7 allerdings nur zu einer unspezifischen fieberhaften Infektion. In seltenen Fällen kann sie sich auch zu einer Enzephalitis entwickeln. Derzeit ist noch unklar, welche Rolle HHV-7-Reaktivierungen bei transplantierten Patienten spielt.

Epidemiologie Das Herpesvirus Typ 7 kommt ubiquitär vor. Die Seroprävalenz in der Bevölkerung liegt bei über 85 %. Die Primärinfektion mit HHV-7 erfolgt meist im Kleinkindesalter, im Allgemeinen deutlich später als die mit HHV-6. Es gibt Anhaltspunkte dafür, dass eine frühere HHV-6-Infektion einen gewissen immunologischen Schutz gegen eine spätere HHV-7-Infektion bietet. In manchen Fällen kann es schwierig oder unmöglich sein, die klinische Symptomatik eindeutig auf HHV-7 anstelle von HHV-6 zurückzuführen. Die Übertragung erfolgt über infektiösen Speichel, vor allem innerhalb der Familie.

Ätiologie Wie HHV-6 und CMV gehört HHV-7 zur Untergruppe der menschenpathogenen β-Herpesviren. Es infiziert $CD4^+$-T-Zellen. Nach durchgemachter Infektion persistiert HHV-7 lebenslang in mononukleären Blutzellen und Epithelien des Rachenraums.

Diagnose Mittels PCR kann HHV-7 im Speichel und im peripheren Blut nachgewiesen werden. Der Nachweis von HHV-7-spezifischen Antikörpern erfolgt mittels indirekter Immunfluoreszenz oder ELISA. Zu berücksichtigen ist hierbei, dass Antikörper gegen HHV-7 zum Teil auch mit HHV-6 kreuzreagieren können.

Therapie Eine spezifische antivirale Therapie existiert noch nicht.

100.8 Herpesvirus-Typ-8-Infektionen

V. Schuster, H. W. Kreth

Definition und klinische Symptome Bei immunkompetenten Kleinkindern kann sich eine Primärinfektion mit dem humanen Herpesvirus Typ 8 (HHV-8) durch ein fieberhaftes Krankheitsbild mit makulopapulösem Exanthem, bei älteren Kindern auch durch eine Mononukleose-ähnliche Klinik manifestieren. Die Primärinfektion bei immunsupprimierten Patienten kann zu schweren klinischen Manifestationen mit Fieber, Arthralgien, Lymphadenopathien, Splenomegalie und Zytopenien führen. HHV-8 verursacht beim immunsupprimierten Menschen (HIV-Infektion, Organtransplantation, angeborener Immundefekt) das Kaposi-Sarkom (KS). In bestimmten Regionen Afrikas kommt das HHV-8-assoziierte KS auch in endemischer Form bei HIV-negativen Kindern vor. Darüber hinaus ist HHV-8 mit bestimmten B-Zell-Lymphomen assoziiert. HHV-8 spielt möglicherweise eine Rolle bei der Entstehung interstitieller Lungenerkrankungen und Lymphomen bei Patienten mit variablem Immundefekt (CVID). In seltenen Fällen ist HHV-8 mit einem Hämophagozytosesyndrom assoziiert.

Epidemiologie HHV-8 kommt ubiquitär vor. Die Seroprävalenz in der Bevölkerung ist in afrikanischen Ländern und in Japan mit bis zu 100 % deutlich höher als in Europa und in den USA (20–30 %). Praktisch alle Patienten mit Kaposi-Sarkom sowie homosexuelle HIV-positive Männer sind HHV-8-seropositiv. In den USA und Deutschland liegt die HHV-8-Seroprävalenz von Kindern zwischen 38 Monaten und 18 Jahren bei 3 %.

Die Übertragung erfolgt überwiegend (homo-)sexuell, die Ansteckung von Kindern und Jugendlichen wahrscheinlich über infektiösen Speichel. Eine Infektion über kontaminierte Blutprodukte scheint selten zu sein. Eine Übertragung durch Organtransplantation erfolgt in bis zu 5 % der Fälle. Zu den genetischen Prädispositionsfaktoren für eine schwere HHV-8-Infektion (Kaposi-Sarkom) gehören Mutationen im *STIM1*-Gen.

Ätiologie HHV-8 gehört zur Untergruppe der menschenpathogenen γ-Herpesviren.

Diagnose Mittels PCR kann HHV-8 im Speichel, im peripheren Blut sowie in betroffenem Tumorgewebe nachgewiesen werden. Der Nachweis von HHV-8-spezifischen Antikörpern erfolgt mittels indirekter Immunfluoreszenz.

Therapie Eine etablierte antivirale Therapie existiert nicht. Kaposi-Sarkome sprechen zum Teil auf eine Therapie mit Interferon-α oder Chemotherapeutika an. Bei AIDS-Patienten wirkt die hoch dosierte antiretrovirale Therapie (HAART) prophylaktisch gegen die Entwicklung von Kaposi-Sarkomen.

100.9 Parvovirus-B19-Infektionen

V. Schuster, H. W. Kreth

Definition Parvovirus B19, das kleinste humanpathogene Virus, ist verantwortlich für ein weites Spektrum von Krankheiten, von Ringelröteln bis zum Hydrops fetalis.

Epidemiologie Einziges Erregerreservoir ist der Mensch. Die Seroprävalenz beträgt bei kleinen Kindern 5–10 %, bei Erwachsenen 40–60 %. In den späten Winter- und Frühjahrsmonaten treten häufig kleine Epidemien in Kindergärten, Schulen oder anderen Gemeinschaftseinrichtungen auf. Die Übertragung erfolgt durch Direktkontakt über Tröpfchen, aber auch durch kontaminierte Hände und in seltenen Fällen über infizierte Blutprodukte. In ca. 30 % der Fälle wird die Infektion auch vertikal von der infizierten Schwangeren auf den Fetus übertragen (▶ Kap. 31, 45). Die Infektion geht mit sehr hohen Virämien einher (bis zu 10^{12} Viruspartikel/ml).

Die Infektiosität ist in den ersten 4–10 Tagen nach Inokulation am höchsten. Kinder mit Exanthem (Ringelröteln) sind praktisch nicht mehr ansteckungsfähig. Dagegen sind Patienten mit Parvovirus-B19-bedingten aplastischen Krisen hoch infektiös. Die Inkubationszeit beträgt 4–14 Tage (max. 21 Tage). Die Infektion hinterlässt vermutlich eine lebenslange Immunität.

Ätiologie Parvovirus B19 ist ein nichtumhülltes, sehr kleines Virus aus der Familie der Parvoviridae im Genus Erythrovirus. Das Genom besteht aus einer einzelsträngigen DNA. Es sind bisher 3 Genotypen bekannt. Das Virus vermehrt sich nur in mitotischen Zellen, bevorzugt in Erythroblasten. Der virale Rezeptor, die Blutgruppensubstanz P, findet sich außer auf Erythroblasten auch auf Endothelzellen, fetalen Leberzellen, Megakaryozyten, Plazenta- und Herzzellen. Individuen ohne P-Antigen sind resistent gegenüber Parvovirus-B19-Infektionen.

Pathogenese Die Eintrittspforte für Parvovirus B19 ist der obere Respirationstrakt. Durch lytische Infektionen der Erythroblasten im Knochenmark resultiert ein Reifungsstopp der Erythropoese (Retikulozytopenie!), der ca. 5–10 Tage anhält. Beim hämatologisch gesunden Patienten kommt es dadurch zu einem Absinken des Hämoglobins um 1–2 g/dl (Umrechnung: g/dl × 0,62 = mmol/l), was klinisch nicht in Erscheinung tritt. Nicht selten wird auch eine leichte Neutro- und Thrombozytopenie beobachtet. Die Krankheitsmanifestationen Exanthem und Arthritis, die bevorzugt 17–21 Tage nach Infektion auftreten, sind höchstwahrscheinlich durch Ablagerung von Immunkomplexen in Haut und Gelenken bedingt. Entscheidend für die Bewältigung einer Parvovirus-B19-Infektion ist das humorale Immunsystem.

Patienten mit eingeschränkter humoraler Immunität aufgrund angeborener oder erworbener Immundefekte können das Virus nicht eliminieren. Dadurch resultieren chronisch-persistierende Parvovirus-B19-Infektionen. Die Entstehung eines Hydrops fetalis nach intrauteriner Infektion wird vor allem mit der Infektion von fetalen Erythroblasten und der daraus resultierenden Anämie und Hypoxämie erklärt. Zudem spielt möglicherweise auch die direkte Infektion von Endothelzellen durch Parvovirus B19 eine Rolle. In bestimmten Fällen kann möglicherweise die Infektion des fetalen Myokards durch Parvovirus B19 zu einer eingeschränkten Herzfunktion ebenfalls mit der Folge eines Hydrops fetalis führen.

Klinische Symptome Parvovirus B19 erzeugt ein weites Spektrum von Krankheiten (◘ Tab. 100.6). Bei der Mehrzahl der infizierten Individuen verläuft die Infektion asymptomatisch oder unter dem klinischen Bild einer grippalen Infektion.

Ringelröteln (Erythema infectiosum) Die typische Exanthemkrankheit wird nur bei 15–20 % aller Infizierten beobachtet, und zwar hauptsächlich bei Kindern. Nach einem 2–3 Tage andauernden Prodromalstadium mit unspezifischen Symptomen wie Fieber, Abgeschlagenheit, Muskel- und Kopfschmerzen (zeitgleich mit der Virämie) und einem anschließenden beschwerdefreien Intervall von ca. einer Woche treten plötzlich an den Wangen große rote

Tab. 100.6 Mit Parvovirus B19 assoziierte Krankheiten

Krankheit	Wirtsfaktoren
Asymptomatische Infektionen	Seronegative Individuen
Infektionen des Respirationstraktes	Seronegative Individuen
Erythema infectiosum (Ringelröteln)	Seronegative Individuen
Arthralgie/Arthritis	Frauen > Männer
Aplastische Krisen	Chronisch-hämolytische Anämien
Chronisch-rezidivierende Anämien	Angeborene oder erworbene Immundefekte
Hydrops fetalis	Schwangerschaft

Flecken auf, die zu einer erysipelartigen Röte konfluieren (slapped cheek). An den folgenden Tagen treten an Schultern, Oberarmen, Oberschenkeln und Gesäß makulopapulöse, zur Konfluenz neigende Effloreszenzen auf. Durch zentrales Abblassen entstehen die typischen girlanden- und gitterförmigen Muster. In den folgenden Tagen und Wochen (bis Monaten) können immer neue pleomorphe Exantheme auftreten, mitunter provoziert durch Sonnenlicht oder hohe Temperatur. Das Allgemeinbefinden ist wenig beeinträchtigt. Bei jungen Erwachsenen wurden auch Exantheme mit strenger Begrenzung auf Hände und Füße (glove and sock syndrome) beschrieben.

Arthralgie/Arthritis Entzündliche Gelenkbeschwerden (Dauer 2 Wochen bis mehrere Monate) treten hauptsächlich bei Mädchen und jungen Frauen auf. Ein Exanthem kann mitunter fehlen. Befallen sind bevorzugt die Knie-, Sprung- und proximalen Interphalangealgelenke, oft in symmetrischer Ausprägung. Die Prognose der Parvovirus-B19-assoziierten Polyarthritis ist in der Regel gut. Ob es pathogenetische Beziehungen zur chronischen rheumatoiden Arthritis gibt, ist Gegenstand der Diskussion.

Aplastische Krise Bei Patienten mit chronischen hämolytischen Anämien und verkürzter Erythrozytenüberlebenszeit (Sphärozytose, Sichelzellanämie, Thalassämie u. a.) oder mit verminderter Erythrozytenproduktion (schwere Eisenmangelanämie u. a.) kann eine Parvovirus-B19-Infektion zu einer lebensbedrohlichen aplastischen Krise führen. Eine aplastische Krise durch Parvovirus B19 ist oft die Erstmanifestation einer Sphärozytose! Ein Exanthem fehlt bei diesen Patienten fast immer.

Chronisch-rezidivierende Anämien Bei Patienten mit angeborenen oder erworbenen Immundefekten (Antikörpermangelsyndrome, AIDS, zytostatische/immunsuppressive Therapie) und gestörter Viruselimination kann es zu chronisch-rezidivierenden, hyporegeneratorischen Anämien kommen. Typischerweise fehlt bei diesen Patienten die spezifische Antikörperbildung gegen Parvovirus B19.

Der Hydrops fetalis wird in ▶ Kap. 31 dargestellt.

Seltene Manifestationen Durch Parvovirus B19 kann Hepatitis (vor allem bei Kleinkindern), Myokarditis, aseptische Meningitis oder Enzephalitis hervorgerufen werden. Keine Assoziationen bestehen mit folgenden Krankheiten: idiopathische thrombozytopenische Purpura, Immunneutropenie, Schoenlein-Henoch-Purpura, Kawasaki-Krankheit, Wegener-Granulomatose und periphere Neuropathien. Ob und welche Rolle Parvovirus B19 bei Autoimmunerkrankungen spielt, ist noch nicht geklärt.

Diagnose Bei Vorliegen des typischen Exanthems wird die Verdachtsdiagnose klinisch gestellt. In diagnostisch unklaren Fällen, vor allem wenn die genaue Diagnose Konsequenzen nach sich zieht (z. B. Inkubation einer Schwangeren) sollte eine akute Parvovirus-B19-Infektion serologisch durch Bestimmung virusspezifischer IgM- und IgG-Antikörper gesichert werden. In besonderen Fällen, z. B. bei immuninsuffizienten Patienten mit chronischer Anämie, kann B19-Virus-DNA auch mittels PCR aus Blut und/oder Knochenmark nachgewiesen werden. Bei fetaler Infektion sind die spezifischen IgM-Antikörper häufig negativ. Bei einem nicht immunologisch bedingten Hydrops fetalis und Verdacht auf eine Parvovirus-B19-Infektion sollte deshalb der DNA-Nachweis aus Knochenmark versucht werden.

Therapie Es existiert keine virusspezifische Therapie. Bei immuninsuffizienten Patienten mit chronischer Anämie und B19-Virus-Persistenz sollten Immunglobuline (IVIG) therapeutisch eingesetzt werden.

Maßnahmen bei einer frischen Parvovirus-B19-Infektion in der Schwangerschaft und bei einem Hydrops fetalis sind in ▶ Kap. 31 beschrieben.

Prophylaxe Es gibt bisher keinen Impfstoff. Auch über die prophylaktische Wirkung von Immunglobulinen ist bisher nichts bekannt.

Patienten mit aplastischen Krisen sind längere Zeit (mindestens über 7 Tage nach Krankheitsbeginn) hoch infektiös; sie müssen daher isoliert werden. Dagegen sind immunkompetente und hämatologisch gesunde Kinder mit Exanthem nicht mehr infektiös. Sie dürfen öffentliche Gemeinschaftseinrichtungen wieder besuchen.

Parvoviren sind äußerst stabil. Gründliche Händedesinfektion ist daher sehr wichtig, um nosokomiale Infektionen zu verhindern.

Literatur

100.1 Adenovirus-Infektionen

Lenaerts L, De Clercq E, Naesens L (2008) Clinical features and treatment of adenovirus infections. Rev Med Virol 18:357–374

Sivaprakasam P, Carr TF, Coussons M et al (2007) Improved outcome from invasive adenovirus infection in pediatric patients after hemopoietic stem cell transplantation using intensive clinical surveillance and early intervention. J Pediatr Hematol Oncol 29:81–85

Weigl JA, Puppe W, Meyer CU et al (2007) Ten years' experience with year-round active surveillance of up to 19 respiratory pathogens in children. Eur J Pediatr 166:957–966

100.2 Epstein-Barr-Virus-Infektionen

Clave E, Agbalika F, Bajzik V et al. (2004) Epstein-Barr virus (EBV) reactivation in allogeneic stem-cell transplantation: relationship between viral load, EBV-specific T-cell reconstitution and rituximab therapy. Transplantation 77: 76–84

Gruhn B, Meerbach A, Hafer R et al (2003) Pre-emptive therapy with rituximab for prevention of Epstein-Barr virus-associated lymphoproliferative disease after hematopoietic stem cell transplantation. Bone Marrow Transplant 31:1023–1025

Heslop HE, Slobod KS, Pule MA et al (2010) Long-term outcome of EBV-specific T-cell infusions to prevent or treat EBV-related lymphoproliferative disease in transplant recipients. Blood 115(5):925–935

Hislop AD et al (2007) Cellular responses to viral infection in humans: lessons from Epstein-Barr virus. Annu Rev Immunol 25:587–617

Imashuku S, Hibi S, Ohara T et al (1999) Effective control of Epstein-Barr virus related hemophagocytic lymphohistiocytosis with immunochemotherapy. Histiocyte Society. Blood 93:1869–1874

Jenson HB (2000) Acute complications of Epstein-Barr virus infectious mononucleosis. Curr Opin Pediatr 12:263–268

Milone MC, Tsai DE, Hodinka RL et al. (2005) Treatment of primary Epstein-Barr virus infection in patients with X-linked lymphoproliferative disease using B-cell-directed therapy. Blood 105: 994–996

Schuster V, Hügle B, Tefs K, Borte M (2002) Atypische Epstein-Barr-Virus (EBV)-Infektionen im Kindes- und Jugendalter. Monatsschr Kinderheilkd 150:1154–1167

100.3 Zytomegalievirus-Infektionen

Boppana SB, Pass RF, Britt WJ et al (1992) Symptomatic congenital cytomegalovirus infection: neonatal morbidity and mortality. Pediatr Infect Dis J 11:93–99

Fowler KB, Stagno S, Pass RF et al (1992) The outcome of congenital cytomegalovirus infection in relation to maternal antibody status. N Engl J Med 326:663–667

Frenkel LM, Capparelli EV, Dankner WM et al (2000) Oral ganciclovir in children: pharmacokinetics, safety, tolerance, and antiviral effects. The Pediatric AIDS Clinical Trials Group. J Infect Dis 182:1616–1624

Hamprecht K, Maschmann J, Muller D et al. (2004) Cytomegalovirus (CMV) inactivation in breast milk: reassessment of pasteurization and freeze-thawing. Pediatr Res 56: 529–535

Hilgendorff A, Daiminger A, Dangel V et al (2009) Oral Valganciclovir treatment in a CMV congenital infected infant with sensorineural hearing loss (SNHL) first detected at 4 months of age. Klin Padiatr 221(7):448–449

Kimberlin DW, Lin CY, Sanchez PJ et al. (2003) Effect of ganciclovir therapy on hearing in symptomatic congenital cytomegalovirus disease involving the central nervous system: a randomized, controlled trial. J Pediatr 143: 16–25

Meijer E, Boland GJ, Verdonck LF (2003) Prevention of cytomegalovirus disease in recipients of allogeneic stem cell transplants. Clin Microbiol Rev 16: 647–657

Nigro G et al (2005) Passive immunization during pregnancy for congenital cytomegalovirus infection. N Engl J Med 353(13):1350–62

Vollmer B, Seibold-Weiger K, Schmitz-Salue C et al (2004) Postnatally acquired cytomegalovirus infection via breast milk: effects on hearing and development in preterm infants. Pediatr Infect Dis J 23: 322–327

100.4 Varicella-Zoster-Virus-Infektionen

Enders G, Miller E, Cradock-Watson J et al (1994) Consequences of varicella and herpes zoster in pregnancy: prospective study of 1739 cases. Lancet 343:1548–1551

Gilden D (2004) Varicella zoster virus and central nervous system syndromes. Herpes 11(2):89A–94A

Leung TF, Chik KW, Li CK et al. (2000) Incidence, risk factors and outcome of varicella-zoster virus infection in children after haematopoietic stem cell transplantation. Bone Marrow Transplant 25: 167–172

Lin TY et al (1997) Oral acyclovir prophylaxis of varicella after intimate contact. Pediatr Infect Dis J 16:1162–1165

Ozaki T, Kajita Y, Asano Y et al (1994) Detection of varicella-zoster virus DNA in blood of children with varicella. J Med Virol 44:263–265

Spackova M, Muehlen M, Siedler A (2010) Complications of varicella after implementation of routine childhood varicella vaccination in Germany. Pediatr Infect Dis J 29(9):884–886

Wutzler P, Farber I, Wagenpfeil S et al. (2001) Seroprevalence of varicella-zoster virus in the German population. Vaccine 20: 121–124

100.5 Herpes-simplex-Virus-Infektionen

Hollier LM, Wendel GD (2008) Third trimester antiviral prophylaxis for preventing maternal genital herpes simplex virus (HSV) recurrences and neonatal infection. Cochrane Database Syst Rev 1:CD004946

Kimberlin DW et al (2011) Oral acyclovir suppression and neurodevelopment after neonatal herpes. N Engl J Med 365(14):1284–1292

Kimura H, Aso K, Kuzushima K et al (1992) Relapse of herpes simplex encephalitis in children. Pediatrics 89:891–894

Sancho-Shimizu V, Pérez de Diego R et al (2011) Herpes simplex encephalitis in children with autosomal recessive and dominant TRIF deficiency. J Clin Invest 121(12):4889–4902

Schuster V et al (2007) Herpes-simplex-Virus-Infektionen. In: Scholz H, Belohradsky BH, Heininger U et al (Hrsg) DGPI-Handbuch Infektionen bei Kindern und Jugendlichen, 5. Aufl. Thieme-Verlag, Stuttgart, S 286–291

Wagstaff AJ, Faulds D, Goa KL (1994) Aciclovir. A reappraisal of its antiviral activity, pharmacokinetic properties and therapeutic efficacy. Drugs 47:153–205

100.6 Herpesvirus-Typ-6-Infektionen

Agut H (2011) Deciphering the clinical impact of acute human herpesvirus 6 (HHV-6) infections. J Clin Virol 52(3):164–171 (Epub 2011 Jul 22. Review)

Asano Y, Yoshikawa T, Suga S et al (1994) Clinical features of infants with primary human herpesvirus 6 infection (exanthem subitum, roseola infantum). Pediatrics 93:104–108

Caserta MT, McDermott MP, Dewhurst S et al. (2004) Human herpesvirus 6 (HHV6) DNA persistence and reactivation in healthy children. J Pediatr 145: 478–484

Hall CB, Caserta MT, Schnabel KC et al (2004).Congenital infections with human herpesvirus 6 (HHV6) and human herpesvirus 7 (HHV7).J Pediatr 145: 472–477

Suga S, Suzuki K, Ihira M et al (2000) Clinical characteristics of febrile convulsions during primary HHV-6 infection. Arch Dis Child 82:62–66

Tokimasa S, Hara J, Osugi Y et al. (2002) Ganciclovir is effective for prophylaxis and treatment of human herpesvirus-6 in allogeneic stem cell transplantation. Bone Marrow Transplant 29: 595–598

Ward KN, Andrews NJ, Verity CM et al. (2005) Human herpesviruses-6 and -7 each cause significant neurological morbidity in Britain and Ireland. Arch Dis Child 90: 619–623

Yoshihara S, Kato R, Inoue T et al. (2004) Successful treatment of life-threatening human herpesvirus-6 encephalitis with donor lymphocyte infusion in a patient who had undergone human leukocyte antigen-haploidentical nonmyeloablative stem cell transplantation. Transplantation 77: 835–838

Zerr DM, Meier AS, Selke SS et al. (2005) A population-based study of primary human herpesvirus 6 infection. N Engl J Med 352: 768–776

100.7 Herpesvirus-Typ-7-Infektionen

Boutolleau D, Fernandez C, Andre E et al. (2003) Human herpesvirus (HHV)-6 and HHV-7: two closely related viruses with different infection profiles in stem cell transplantation recipients. J Infect Dis 187: 179–186

Caserta MT, Hall CB, Schnabel K et al (1998) Primary human herpesvirus 7 infection: a comparisation of human herpesvirus 7 and human herpesvirus 6 infections in children. J Pediatr 133:386–389

Chan PK, Li CK, Chik KW et al. (2004) Risk factors and clinical consequences of human herpesvirus 7 infection in paediatric haematopoietic stem cell transplant recipients. J Med Virol 72: 668–674

Levy JA (1997) Three new human herpesviruses (HHV6, 7, and 8). Lancet 349:558–563

Takahashi Y, Yamada M, Nakamura J et al (1997) Transmission of human herpesvirus 7 through multigenerational families in the same household. Pediatr Infect Dis J 16:975–978

Torigoe S, Kumamoto T, Koide W et al (1995) Clinical manifestations associated with human herpesvirus 7 infection. Arch Dis Child 72:518–519

100.8 Herpesvirus-Typ-8-Infektionen

Bhaduri-McIntosh S (2005) Human herpesvirus-8: clinical features of an emerging viral pathogen. Pediatr Infect Dis J 24: 81–82

Byun M, Abhyankar A, Lelarge V et al (2010) Whole-exome sequencing-based discovery of STIM1 deficiency in a child with fatal classic Kaposi sarcoma. J Exp Med 207(11):2307–2312

Camcioglu Y, Picard C, Lacoste V et al. (2004) HHV-8-associated Kaposi sarcoma in a child with IFNgammaR1 deficiency. J Pediatr 144: 519–523

Chen RL, Lin JC, Wang PJ et al. (2004) Human herpesvirus 8-related childhood mononucleosis: a series of three cases. Pediatr Infect Dis J 23: 671–674

Plancoulaine S, Abel L, van Beveren M et al (2000) Human herpesvirus 8 transmission from mother to child and between siblings in an endemic population. Lancet 356:1062–1065

Wheat WH, Cool CD, Morimoto Y et al. (2005) Possible role of human herpesvirus 8 in the lymphoproliferative disorders in common variable immunodeficiency. J Exp Med 202: 479–484

100.9 Parovirus-B19-Infektionen

Anderson MJ, Higgins PG, David LR et al (1985) Experimental parvoviral infection in humans. J Infect Dis 152:257–265

Brown KE, Hibbs JR, Gallinella G et al (1994) Resistance to parvovirus B19 infection due to lack of virus receptor (erythrocyte P antigen). N Engl J Med 330:1192–1196

Fretzayas A et al (2009) Papular-purpuric gloves and socks syndrome in children and adolescents. Pediatr Infect Dis J 28(3):250–252

Heegaard ED, Hornsleth A (1995) Parvovirus: the expanding spectrum of disease. Acta Paediatr 84:109–117

Lackner H, Sovinz P, Benesch M et al (2011) The spectrum of parvovirus B19 infection in a pediatric hemato-oncologic ward. Pediatr Infect Dis J 30(5):440–442

Lehmann HW, Landenberg P von, Modrow S (2003) Parvovirus B19 infection and autoimmune disease. Autoimmun Rev 2: 218–223

Levy R et al (1997) Infection by parvovirus B19 during pregnancy: a review. Obstet Gynecol Surv 52:254–259

Servant A, Laperche S, Lallemand F et al. (2002) Genetic diversity within human erythroviruses: identification of three genotypes. J Virol 76: 9124–9134

Young NS, Brown KE (2004) Parvovirus B19. N Engl J Med 350: 586–597

101 Virale Infektionen: RNA-Viren

J. Forster, V. Schuster, W. Kreth, D. Nadal, H.-J. Schmitt

101.1 Rhinovirus-Infektionen

J. Forster

Definition Rhinoviren sind die Haupterreger der sog. Erkältungskrankheiten. Eine wichtige Rolle spielen sie auch als Auslöser von Asthmaattacken.

Epidemiologie Es findet eine stete Kozirkulation mehrerer Serotypen statt, im gemäßigten Klima gibt es Herbst-, Winter- und Frühjahrsepidemien, die Übertragung geschieht weit häufiger über infizierte Sekrete als durch Aerosole.

Ätiologie Rhinoviren gehören zu den Picornaviren. Rhinoviren sind sehr kleine Viren mit einem positiven Einzelstrang-RNA-Genom ohne Lipidhülle und daher gegen Detergens enthaltende Desinfektionsmittel sehr resistent. Sie sind empfindlich gegen Umgebungs-pH außerhalb des Bereichs 5,0–7,5.

Zurzeit bilden sie zusammen mit den Enteroviren das Genus Enterovirus der Picornaviren. Serologisch lassen sich über 100 Typen unterscheiden. Kennzeichnend ist die Bindungsfähigkeit an das von den meisten Rhinoviren für die Zelladsorption genützte ICAM-1 (interzelluläres Adhäsionsmolekül).

Pathogenese Nach einer Inkubationszeit von 1–3 Tagen tritt Schnupfen auf, die höchste Viruskonzentration im Nasensekret nach 2–4 Tagen, wiederum nach 2–4 Tagen bei disponierten Patienten auch bronchiale Obstruktion. Es konnte gezeigt werden, dass zu dieser Zeit auch Virus-RNA im Bronchialepithel vorhanden ist. Die postinfektiöse bronchiale Hyperreagibilität korreliert mit der Dauer des Virus-RNA-Nachweises im Nasopharynx. Die Immunität ist im Wesentlichen abhängig von der nur sehr kurzen Anwesenheit sekretorischer spezifischer IgA-Antikörper. Die bei den Serotypen beobachtbare Kreuzreaktivität spiegelt sich nicht in Kreuzimmunität wider.

Klinische Symptome Umgangssprachlich werden die klinischen Symptome mit Schnupfen, Erkältung oder Grippe beschrieben, je nach Ausbreitung und Auftreten von Allgemeinsymptomen. Ab dem Kleinkindesalter sind Rhinoviren die häufigsten Auslöser von obstruktive Bronchitis bzw. Asthma-Exazerbationen.

Die Diagnostik kann mit PCR aus Nasopharynxsekret (üblicherweise Multiplex-PCR bei Luftwegsinfektionen (s. unten)) durchgeführt werden.

Differenzialdiagnose Infrage kommen Erreger von akuten Krankheiten der Atemwege, im Speziellen Influenza-, Parainfluenza- sowie Adeno- und RS-Virus-Infektion mit leichten klinischen Verläufen.

Therapie und Prognose Die Behandlung erfolgt symptomatisch. Die prinzipielle Prognose ist gutartig, lediglich durch die Infektion ausgelöste Asthmaereignisse können gefährlich werden. Die obstruktive Bronchitis (Bronchiolitis in der englischsprachigen Literatur) ist ein eigenständiger Risikofaktor für infektausgelöste Asthma-Episoden bis ins Schulalter. Eine vorsorgliche Behandlung von Kleinkindern, die zu obstruktiver Bronchitis neigen, mit inhalativem Kortison im infektionsfreien Intervall hat sich als wirkungslos erwiesen.

101.2 Enterovirus-Infektionen

J. Forster

Ätiologie Enteroviren haben ihren primären Vermehrungsort im menschlichen Darm. Relevante Krankheiten entstehen jedoch nur bei Befall weiterer Organe (ZNS, Muskeln, Herz).

Die Viren gehören zur Familie der Picornaviren. Ihr Genom besteht aus einem positiven RNA-Einzelstrang, die Hülle enthält keine Lipide. Sie sind daher sehr stabil gegen Umwelteinflüsse. Das Genus Enterovirus enthält neben den Rhinoviren (Species A–C) auch die Polioviren (3 Typen) und die eigentlichen Enterovirus-Spezies A–C. Geläufiger sind die früheren Namen: Coxsackie-Viren (Subgruppen A und B, benannt nach der Stadt der beschriebenen Ersterkrankung), ECHO-Viren (enteric cytopathogenic human orphan viruses), anderweitig nicht zugeordnete Enteroviren 68–71 sowie das Hepatitis-A-Virus (jetzt ein eigenes Genus Hepatovirus, ehemals Enterovirus 72). Über die moderne Methode der Sequenzierung des Genoms lassen sich einerseits Stammbäume der Viren in die Vergangenheit zurückverfolgen, andererseits können fortwährende Veränderungen des Genoms dargestellt werden, die bei Replikation von RNA-Viren häufiger sind als bei DNA-Viren.

Der Übertragungsweg von Mensch zu Mensch erfolgt fäkal-oral, regelmäßig werden vermehrungsfähige Enteroviren auch in Abwässern gefunden.

Aufgrund der Polioimpfung sind in Deutschland im letzten Jahrzehnt nur noch Polio-Infektionen durch importierte Wildviren aufgetreten. Coxsackie- und ECHO-Viren haben wegen ihrer hohen Kontagiosität häufige nosokomiale Infektionen zur Folge, was besonders im Bereich der Neonatologie und bei immunsupprimierten Patienten bedeutsam ist.

Anhand der Zahlen von Polioepidemien wird geschätzt, dass von allen immungesunden Infizierten nur etwa 5 % überhaupt erkranken, 1 % mit einer Beteiligung eines Organs, das dem Organotropismus des Virus entspricht. Nur 1 % dieser Patienten erleidet bleibende Schäden oder stirbt.

Pathogenese Die Inkubationszeit bei Enteroviren beträgt 3–6 Tage, bei einer nennenswerten Zahl von Fällen auch bis zu 35 Tage. Das erste Kranksein ist uncharakteristisch mit fieberhafter Allgemeinerkrankung und Entzündungszeichen der oberen Atemwege und des oberen Gastrointestinaltrakts. Einzig der zweigipfelige Fieberverlauf kann Hinweis auf eine Enterovirus-Infektion sein.

In dieser Zeit sind die Viren aus dem Rachen isolierbar, gegen Ende beginnt dann die Ausscheidung über den Stuhl, die einige Wochen, selten wenige Monate dauert. Dauerausscheider werden nicht gefunden.

In der ersten Krankheitsphase gelangen Viren über das lymphatische System ins Blut. Hierüber erreichen sie ihre Zielorgane. Eine Liste der Viren, die häufig für die betreffende Organmanifestation verantwortlich gemacht werden können, enthält Tab. 101.1.

G.F. Hoffmann, M.J. Lentze, J. Spranger, F. Zepp (Hrsg.), *Pädiatrie*,
DOI 10.1007/978-3-642-41866-2_101,

Tab. 101.1 Durch Enteroviren verursachte Krankheiten und Prävalenz einzelner Serotypen

Krankheit	Serotyp
Herpangina	Coxsackie A1–10, -16, -22, seltener: Coxsackie-B- und ECHO-Viren
Pharyngitis	Alle Typen
Hand-Fuß-Mund-Krankheit	Coxsackie A16, seltener A5, -9, -10, B2 -5, verschiedene ECHO-Viren
Exantheme (rubeoliform, morbiliform)	ECHO 4, 9, 16, Coxsackie A5, -9, B5, Enterovirus 71
Hämorrhagische Konjunktivitis	Überwiegend durch Enterovirus 71
Myalgia epidemica	Coxsackie B1–6, verschiedene Coxsackie-A- und ECHO-Viren
Myoperikarditis	Coxsackie B1–5, ECHO 6 und 9, seltener Coxsackie-A- und andere ECHO-Viren
Seröse Meningitis	Coxsackie A9, B2, -4, -5, verschiedene ECHO- und andere Coxsackie-Viren
Enzephalitis	Coxsackie B5, A9, ECHO 4, 6, 9, 11, 30, Enterovirus 71
Spinale Muskellähmungen	Enterovirus 70, Coxsackie A4, -7, -9, ECHO-Virus 9, 11, 30, 71
Schwere Neugeborenenkrankheiten	Coxsackie B1–5, verschiedene ECHO-Viren

Es werden dort die historischen Namen benutzt, weil noch keine umfängliche Zuordnung der Erkrankungsformen zu den neu definierten Spezies vorliegt.

In der zweiten Krankheitsphase können auch seltene neurologische Manifestationen wie Guillain-Barré-Syndrom, zerebellare Ataxie sowie Orchitis und Nephritis auftreten. Der epidemiologische Zusammenhang von Coxsackie-Virus-Infektionen und Diabetes mellitus Typ I ist nicht durch direkten Organotropismus allein zu erklären. Alle Enteroviren weisen eine unterschiedlich ausgeprägte Neurotropie auf.

Klinische Symptome

Poliomyelitis Nach dem Initialstadium mit allgemeinen Krankheitszeichen wie Übelkeit, Erbrechen, Kopfschmerzen, Obstipation und Bauchschmerzen folgt ein meningitisches und präparalytisch-adynamisches Stadium, dem das paralytische Stadium folgt. Das klassische Krankheitsbild der Poliomyelitis wird seltener als 10-mal pro Jahr in Deutschland gesehen. Die Ausrottung der Poliomyelitis durch Impfung ist ein wichtiges Ziel der WHO, dementsprechend ist die Sammlung und Bewertung aller schlaffen Paresen von eminenter Bedeutung. Poliomyelitis, aber auch schon jede nicht traumatisch erklärbare schlaffe Lähmung ist nach § 6 IfSG meldepflichtig.

Neben dieser typischen Krankheit sind weitere Krankheitsbilder klinisch mit hoher Sicherheit Enterovirus-Infektionen zuzuordnen.

Herpangina Verantwortliche Erreger sind Coxsackie- und ECHO-Viren. Typisch ist plötzlich einsetzendes hohes Fieber mit 1–2 mm im Durchmesser messenden Bläschen, später Geschwüren am harten und weichen Gaumen mit einem umgebenden Erythem. Gleichzeitig bestehen im Bereich der Effloreszenzen deutliche Schmerzen. Die Krankheit dauert 4–6 Tage.

Hand-Fuß-Mund-Krankheit Im Mund werden Ulzera von einigen Millimetern Durchmesser mit einem roten Hof gefunden, Wangenschleimhaut und Zunge sind gleichermaßen befallen. An den Palmarseiten von Händen und Füßen werden Papeln, nach wenigen Stunden Pusteln von 3–5 mm gefunden. Es bestehen Juckreiz und ein leichtes lokales Ödem.

Pleurodynie Die Pleurodynie (Bornholmer Krankheit, Myalgia epidemica) beginnt mit hohem Fieber und ist gekennzeichnet durch schwerste krampfartige Schmerzen in der oberen Bauchmuskulatur. Im Deutschen wird der Schmerz auch beschrieben als „Teufelsgriff".

Akute hämorrhagische Konjunktivitis Epidemien betreffen eher ältere Erwachsene, können jedoch auch Kinder einbeziehen. Die Krankheit beginnt fulminant mit deutlicher Beeinträchtigung des Sehens (Tränenfluss, Keratitis und Fremdkörpergefühl durch Konjunktivalfollikel).

Die masern- oder rötelnartigen Hauterscheinungen treten meist in sommerlichen Epidemien auf, desgleichen grippeartige oder pharyngeale Verlaufsformen, die ZNS-Krankheiten, wie seröse Meningitis, Enzephalitis, Paralyse, sowie die schwer verlaufende Myokarditisform kommen eher sporadisch vor.

Diagnose Akute tiefe Atemwegsinfektionen im Alter bis zu 4 Jahren werden zu etwa 20 % durch Enteroviren verursacht. Klinisch stellen sie keine Besonderheiten dar. Spezifisch ist der Nachweis von Virus (PCR, Anzüchtung) an üblicherweise virusfreien Körperstellen oder Liquor. Ausscheidung von Virus mit dem Stuhl ist nicht beweisend für die Krankheitsursache, außer bei gleichzeitigem Anstieg des neutralisierenden Serumantikörpertiters aus einem Serumpaar des Patienten.

Differenzialdiagnose Für die ZNS-Symptome, insbesondere schlaffe Lähmungen, müssen Guillain-Barré-Syndrom oder periphere Neuritiden abgegrenzt werden. Auch für die anderen Organmanifestationen müssen differenzialdiagnostisch toxische, parainfektiöse und vaskulitische Ursachen in Betracht gezogen werden.

Therapie Luftwegs- und Darminfektionen werden symptomatisch behandelt. Für die Poliomyelitis konnte gezeigt werden, dass eine Ruhigstellung des Patienten die Prognose verbessert. Pleconaril (Virostatikum, ein oral applizierbarer Capsidblocker) kann bei lebensgefährlicher Erkrankung eingesetzt werden.

In den sehr seltenen Fällen von chronischer Meningitis bei antikörperdefizienten Patienten war die intrathekale Gabe von Antikörpern (7 s-IgG) hilfreich.

Verlauf und Prognose Die Prognose für das allgemeine Krankheitsgefühl zu Beginn der Enterovirus-Infektion und für die Verläufe mit leichten Symptomen an Atemwegen und Gastrointestinaltrakt ist sehr gut.

Bei der Polio wie bei den schweren Organmanifestationen der übrigen Enterovirus-Infektionen ist die Prognose am ehesten aus dem persönlichen Krankheitsverlauf ablesbar. Lediglich bei den systemischen Enterovirus-Infektionen von Neugeborenen ist eine hohe Letalität von etwa 50 % voraussagbar.

Prophylaxe Gegen Polioviren stehen wirksame Impfstoffe zur Verfügung.

101.3 Influenzavirus-Infektionen

J. Forster

Epidemiologie Influenzaviren rufen Krankheiten der Atemwege hervor mit hoher Morbidität und auch im Kindesalter bedeutsamer Letalität.

Influenza ist eine hoch kontagiöse Krankheit, die hauptsächlich durch Tröpfcheninfektion übertragen wird. Dies geschieht im gemäßigten Klima überwiegend in der Winterzeit. Influenza Typ A verläuft pan- und epidemisch, Typ B epidemisch, Typ C tritt überwiegend sporadisch auf. Der Antigenwandel bei Typ A geschieht langsam durch Punktmutationen (Antigendrift) oder durch Austausch des gesamten Gens (Antigenshift). Bedeutsam ist, dass menschenpathogene Typ-A-Viren ihre Gene mit denen für andere Warmblütler spezifischen Influenzaviren austauschen können. Nach einer ersten winterlichen Pandemie (dieser Begriff ist zurzeit für den Ausbreitungsmodus definiert, nicht für die Morbidität) erfolgt meist während eines guten Jahrzehnts die nahezu vollständige Durchseuchung der Weltbevölkerung.

Ein Netz von WHO-Laboratorien überwacht das Auftauchen neuer Stämme und gibt jeweils zu Jahresbeginn anhand der Einschätzung der kommenden Virusentwicklung eine Empfehlung zur Zusammenstellung der aktuellen Impfstoffe für die nächste Wintersaison.

Ätiologie Influenzaviren sind Orthomyxoviren. Die RNA liegt als negativer, segmentierter Einzelstrang vor, von einem Schlauch des Nukleokapsidproteins eingehüllt. Die eigentliche polymorphe Hülle des Virus enthält das Hämagglutinin (H) sowie die Neuraminidase (N). Das Kapsidantigen bestimmt den Typ (A, B, C), die Eigenschaften der Hülle den Subtyp. Die Bezeichnung der Viren erfolgt nach einer Formel, z. B. A/Hongkong/1/68 (H3N2). Dabei ist A der Typ, der Ortsname der Fundort, die Ziffer 1 die laufende Nummer des Isolierungsjahres (68), H3N2 gibt die Subtypenkomposition wieder.

Pathogenese Die Inkubationszeit beträgt 2–3 Tage. Die Infektion betrifft die Epithelien der Atemwege und ist zytotoxisch. Damit verschwindet die Zilienfunktion in der obersten Zellschicht und bakterieller Superinfektion wird der Weg bereitet. Virusausscheidung besteht für etwa 1 Woche bei Typ A und für 2 Wochen bei Typ B und C.

Klinische Symptome Die Virusgrippe beginnt schlagartig mit hohem Fieber und Zeichen der Atemwegsinfektion wie Schnupfen, Pharyngitis und Husten, dazu Glieder- und Kopfschmerzen; diese bei Erwachsenen typische ILI = influenza like illness wird bei Kindern je jünger, desto seltener angetroffen.

Zwar sind in der Epidemiezeit bis zu 25 % der hospitalisationspflichtigen Pneumonien durch Influenza bedingt, die primäre hämorrhagische und die schwere bakterielle Sekundärpneumonie sind im Kindesalter jedoch selten.

Diagnose Goldstandard ist die Anzüchtung aus Rachenspülwasser. In Nichtepidemiezeiten wird die therapieleitende Diagnose durch PCR aus dem Nasopharynxsekret gestellt. In Epidemiezeiten genügt die typische Klinik. Seit der H1N1-Pandemie sind auch verlässliche Schnelltests auf dem Markt.

Differenzialdiagnose Aufgrund der ähnlichen klinischen Befunde kommen differenzialdiagnostisch Infektionen mit Parainfluenzavirus, Adenovirus, RS-Virus, Rhinoviren, Mycoplasma pneumoniae (Multiplex-PCR) sowie Coronavirus (SARS) in Betracht.

Therapie Eine spezifische antivirale Therapie gegen Typ A ist mit Amantadin während der ersten beiden Krankheitstage möglich. In der symptomatischen Therapie ist die Verwendung von Salicylaten wegen der Gefahr eines Reye-Syndroms kontraindiziert. Die Neuraminidasehemmer Zanamivir (inhalativ) und Oseltamivir (oral) wirken gegen Typ A und B und können auch zur Prophylaxe eingesetzt werden. Beide Produkte sind für das Säuglingsalter hinsichtlich Dosierung und Sicherheit allerdings nur eingeschränkt untersucht.

Verlauf und Prognose Influenzaviren lösen bei Kindern mit Asthma bronchiale Exazerbationen aus, ein Risiko für einen schweren klinischen Verlauf haben Kinder mit angeborenen Herzfehlern, bronchopulmonaler Dysplasie, zystischer Fibrose und neuromuskulären Krankheiten. Bekannte, häufig auftretende Komplikationen sind bakterielle Otitis media und Pneumonie. Diese und andere bakterielle Folgekrankheiten sind zu vermuten, wenn 3–4 Tage nach Krankheitsbeginn noch keine klinische Besserung zu beobachten ist.

Seltene Komplikationen sind Myositis, Myokarditis, ZNS-Befall und toxisches Schocksyndrom sowie das Reye-Syndrom.

Bei nicht vorerkrankten Patienten, die die Krankheit ohne Komplikation durchmachen, ist eine Restitutio ad integrum zu erwarten.

Prophylaxe Wegen des Wechsels der antigenen Eigenschaften der Viren ist eine jährliche, bei Pandemien punktuelle Neuformulierung der Zusammensetzung des Impfstoffes unumgänglich. Kinder mit chronischen Erkrankungen, insbesondere Asthma sollten jährlich geimpft werden. Neben den bekannten Totimpfstoffen stehen seit 2012 hierfür auch adjuvantierte Influenzaimpfstoffe und attenuierte Lebensimpfstoffe mit höherer Wirksamkeit im Kindesalter zur Verfügung. Die Neuraminidasehemmer stehen erst in der zweiten Reihe (u. a. bei Antigen-Shift).

101.4 Parainfluenzavirus-Infektionen

J. Forster

Epidemiologie Parainfluenzaviren verursachen im frühen Kindesalter in der Regel gutartige Krankheiten der Atemwege, am häufigsten Laryngotracheitis (Pseudokrupp).

Ein begrenzter Schutz vor schwerer Erkrankung besteht durch diaplazentar übertragene mütterliche, neutralisierende Antikörper. Der Erkrankungsgipfel für Parainfluenza 3 liegt in der Altersgruppe 6–24 Monate, der für Parainfluenza 1 und 2 im 3.–5. Lebensjahr. Typ 1 und 2 zeigen ein saisonales Auftreten im Herbst und Frühwinter in einem meist 2-jährigen Zyklus, Typ 3 eher ein endemisches Verhalten.

Ätiologie Parainfluenzaviren sind Paramyxoviren mit negativ orientierter, unsegmentierter Einzelstrang-RNA, darum das Nukleokapsid, im Virus selbst das L-Protein (RNA-Polymerase), Phospho- und Matrixprotein. Die Hüllproteine sind eine Hämagglutinin-Neuraminidase (HN) und ein Fusionsprotein (F). Die Familie der Parainfluenzaviren enthält 4 Typen (1–4), von denen die ersten 3 auch in Nagern und Meerschweinchen gefunden werden, der letzte nur beim Menschen. Obwohl es auch primär animale Paramyxoviren gibt, ist ein entsprechender Genaustausch wie bei Influenzaviren nicht üblich.

Pathogenese Die Infektionsübertragung erfolgt durch Tröpfchen, die Inkubationszeit beträgt 2–4 Tage. Das Virus vermehrt sich in den Epithelien der Atemwege. Die entzündliche Immunreaktion bestimmt ganz wesentlich das Krankheitsbild. Bakterielle Folgeinfektionen wie Otitis media oder Bronchopneumonie sind selten.

Die Virusausscheidung für Parainfluenzavirus Typ 1 dauert im Durchschnitt 1 Woche, bei den anderen Typen 2 Wochen. Immunität ist am engsten verkoppelt mit IgA-Schleimhautantikörpern gegen HN- und F-Protein.

Klinische Symptome Die Parainfluenzaviren verursachen etwa 50 % der Fälle von Hospitalisation mit Laryngotracheitis (Pseudokrupp) und bis zu 30 % der Fälle von Bronchiolitis und Viruspneumonie. Parainfluenza 1 ist am häufigsten für die Laryngotracheitis verantwortlich, die übrigen Manifestationen werden von den Typen 1-4 in gleicher Häufigkeit ausgelöst; sie umfassen Rhinitis, Pharyngitis, Bronchitis und bei Asthmatikern die Auslösung von Asthmaanfällen. Geringes Fieber ist die Regel, allgemeines Kranksein fehlt. Die mittlere Krankheitsdauer beträgt 3–4 Tage.

101

Diagnose Die Diagnose erfolgt durch Multiplex-PCR.

Differenzialdiagnose Vergleichbare Krankheiten entstehen durch Influenza-, Adeno-, RS- und Metapneumo-Viren. Die wichtigste klinische Differenzialdiagnose der Laryngotracheitis ist die Epiglottitis.

Therapie Die Therapie ist symptomatisch. Bei der Laryngotracheitis ist die systemische Kortisongabe und Adrenalin-Inhalation erwiesenermaßen wirksam, Atemluftanfeuchtung aus Erfahrung. Nur wenige Kinder benötigen Sauerstoff-Supplementation, weniger als 1 % eine Intubation.

Verlauf und Prognose Der Verlauf ist kurz bis sehr kurz. Bleibende Schäden durch die lokale Infektion sind nicht beschrieben, können jedoch indirekt durch Hypoxämie auftreten. Beim Pseudokrupp halten die Krankheitserscheinungen 1–2 Nächte an. Dann sollte auch das Fieber verschwunden sein. Bei fortbestehendem Fieber und Krankheitssymptomen besteht der Verdacht auf eine bakterielle Superinfektion, häufig durch *Branhamella catarrhalis*. Allgemeine Entzündungsparameter sind für diesen Zustand nur wenig sensitiv.

Prophylaxe Impfstoffe liegen zurzeit nicht vor.

101.5 Respiratory-Syncytial-Virus-Infektionen

J. Forster

Epidemiologie *Respiratory syncytial virus* (RSV) ist der wichtigste Erreger von Krankheiten der Atemwege im 1. Lebensjahr, besonders der Bronchiolitis und der obstruktiven Bronchitis.

Epidemiologie Diaplazentar übertragene mütterliche Antikörper schützen in den ersten 4-6 Lebenswochen vor schweren Erkrankungen, subklinische Schleimhautinfektionen können gleichwohl vorkommen. Im 1. Lebenshalbjahr treten die Bronchiolitis sensu strictu und die RS-Virus-Pneumonie am häufigsten auf, danach das Krankheitsbild der obstruktiven Bronchitis (in der englischsprachigen Literatur: bronchiolitis). Die Krankheit tritt gehäuft in den Wintermonaten auf, üblicherweise dominiert der Subtyp A, in größeren Abständen treten Subtyp-B-Epidemien auf. Antikörper gegen das Virus haben am Ende des 1. Lebensjahrs mehr als 50 % aller Kinder, zum Ende des 2. Lebensjahrs nahezu alle entwickelt. Da die Empfänglichkeit jedoch von der Anwesenheit von Schleimhautantikörpern abhängig ist, treten nahezu jährlich neue Infektionen auf, üblicherweise jedoch mit geringerer Morbidität, lediglich bei Asthmatikern können Anfälle ausgelöst werden.

Ätiologie Das RS-Virus gehört zur Familie der Paramyxoviren und zum Genus der Pneumoviren, zusammen mit dem RSV des Rindes und der Ziege. Das Genom besteht aus einem negativen Einzelstrang von RNA und kodiert für 10 virale Proteine: das Nukleokapsid entsteht durch Assoziation von Nukleoprotein, Phosphoprotein und L-Protein, die Verbindung zur Lipidhülle schaffen die Matrixproteine. Die Lipidhülle selbst entstammt der Wirtszelle, daraus hervor ragen das SH-Protein sowie das Glyko- (G-) und das Fusionsprotein (F). Anhand des Glykoproteins lassen sich 2 Virussubgruppen unterscheiden, das Fusionsprotein ist wesentliches Ziel von neutralisierenden Antikörpern.

Pathogenese Das RS-Virus schädigt die infizierten Zellen zunächst funktionell (Synzytienbildung), die wesentliche Rolle in der Pathogenese kommt der Immunantwort des Wirts zu. Es ist auch für den Menschen gezeigt worden, dass Antikörper gegen die Nichthüllproteine nicht nur nicht neutralisierend wirken, sondern auch einen deutlichen Risikofaktor für einen schweren klinischen Verlauf darstellen. Diese Konstellation ist z. B. gegeben nach einer sehr frühen Infektion, bei dem der Organismus eher Antikörper gegen diese Proteinantigene als gegen die glykosylierten Hüllantigene bildet. Eine Typ-1-allergische Reaktion, durch spezifische IgE-Antikörper vermittelt, ist prinzipiell möglich, erklärt aber nicht die lymphomonozytären Infiltrate, die zusammen mit der im Verlauf entstehenden Epithelnekrose in den schwer verlaufenden Krankheitsfällen zur Verstopfung der Bronchien und Bronchiolen führen.

Bei Immunsupprimierten wird die Morbidität durch die ungehemmte Virusvermehrung und Zellzerstörung bestimmt.

Klinische Symptome Die Inkubationszeit bis zur pulmonalen Erkrankung beträgt 3–5 Tage, zuvor können Krankheitszeichen an den oberen Atemwegen auftreten. Die Bronchiolitis im strengen Sinne bietet das Bild einer stummen Überblähung. Die jungen Säuglinge (2–6 Monate) fallen auf durch „geräuschlose" Tachypnoe, schlechte periphere Kreislaufperfusion und Trinkunfähigkeit. Sie sind in der akuten Krankheitsphase auch gefährdet durch Apnoen. Patienten mit obstruktiver Bronchitis (4–24 Monate) bieten klinisch exspiratorisches Giemen, inspiratorisch mehr oder minder deutliches Einziehen. Feinblasige Rasselgeräusche lassen sich sowohl bei der Bronchiolitis als auch bei der Pneumonie auskultieren. Fieber ist ein inkonstantes Krankheitszeichen. Bei allen Erkrankten besteht die Gefahr einer Hypoxämie. Hyperkapnie ist Zeichen einer schweren Erkrankung, die der Intensivüberwachung und Therapie bedarf.

Schwer immunsupprimierte Patienten, z. B. solche nach Organtransplantationen, können an RSV-Pneumonien mit hoher Letalität erkranken.

Diagnose Die ätiologische Diagnose kann durch immunologischen Schnelltest auf Antigen im Nasopharynxsekret gestellt werden. RSV wird bei allen Multiplex-PCR für Luftwegsinfektionen miterfasst. Laborbefunde (Blutbild, CRP) sind uncharakteristisch. Zur Erfassung der Krankheitsschwere soll eine Blutgasbestimmung erfolgen. Bei typischem Krankheitsbild und fehlendem Verdacht auf klinische Komplikationen kann auf ein Röntgenbild der Lunge verzichtet werden.

Differenzialdiagnose In den ersten beiden Lebensjahren kommen als differenzialdiagnostisch wichtige Erreger Metapneumo-, Parainfluenza-, Influenza-, Adenoviren und Chlamydien in Betracht. Hinsichtlich der Asthmaauslösung bei Klein- und Schulkindern auch Rhinoviren und *Mycoplasma pneumoniae*.

Therapie Die Therapie der Bronchiolitis und der obstruktiven Bronchitis erfolgt symptomatisch. Gesichert wirksam ist die Sauerstoff-Supplementation, die Adrenalin-Inhalation, die Inhalation von hyperosmolarer Kochsalzlösung und wahrscheinlich die Kombination von systemischem Kortikoid mit inhalativem Adrenalin sowie die CPAP-Atemunterstützung (▶ Kap. 151). Die meisten der genannten Studien sind an Patienten durchgeführt worden, bei denen eine RSV-Ätiologie gesichert war. Die RS-Virus-Pneumonie, insbesondere bei immunsupprimierten Patienten, kann auch parenteral mit Ribavirin behandelt werden (30 mg/kg KG in 3 Dosen am 1. Tag, 15 mg/kg KG/Tag an den folgenden Tagen – analog zu Fallserien bei Erwachsenen). Der monoklonale Antikörper Palivizumab ist zur Therapie nicht geeignet.

Verlauf und Prognose Verlauf und Prognose der RSV-Infektion haben sich in den vergangenen Jahren durch die angemessene Anwendung intensivmedizinischer Techniken deutlich verbessert. Die Mortalität bei nicht vorerkrankten hospitalisierten Patienten beträgt unter 1 %, diejenige von Patienten mit Vorerkrankungen (Herzfehler, bronchopulmonale Dysplasie) etwa 1,5 %.

Die obstruktive Bronchitis in den ersten 2 Lebensjahren hat für sich genommen keinerlei prädiktiven Wert für die Entstehung eines Asthma bronchiale. Dieses hat lediglich eine erhöhte Inzidenz bei pulmonal schwer Erkrankten und bei Patienten aus atopischen Familien.

Prophylaxe Extrem wichtig, besonders für die Prävention von nosokomialen Infektionen, sind Hygienemaßnahmen (▶ Kap. 91). Für Patienten mit hohem Morbiditäts- und Letalitätsrisiko (sehr unreife Frühgeborene, Kinder mit bronchopulmonaler Dysplasie und Herzfehlern) ist eine Prophylaxe im Winter mit monatlicher Immunglobulininjektion möglich (Palivizumab). Für die Anwendung liegen in Österreich, Deutschland und der Schweiz unterschiedliche Empfehlungen der pädiatrisch-infektiologischen und pädiatrisch-kardiologischen Gesellschaften vor.

101.6 Masern

V. Schuster, H. W. Kreth

Definition Masern sind eine systemische Virusinfektion von hoher Kontagiosität und mit einem hohen Manifestationsindex. Die Krankheitsmanifestationen sind primär Fieber, Exanthem und katarrhalische Symptome. Häufige Komplikationen betreffen das Zentralnervensystem (Enzephalitis) und weitere Organsysteme (u. a. Myokarditis, Pneumonie).

Epidemiologie Masern sind weltweit verbreitet. Der Mensch ist der einzige Wirt. Durch konsequente Impfprogramme konnten Masern in einigen Ländern fast vollständig eliminiert werden (Nord- und Südamerika, Schweden und Finnland). Aufgrund immer noch bestehender mangelnder Durchimpfungsraten vor allem in den „alten" Bundesändern (2. Masern-Impfung) sowie Einschleppung aus anderen Ländern treten Masern in Deutschland immer wieder in größeren Epidemien auf. Die Übertragung erfolgt durch direkten Kontakt über Tröpfchen, in seltenen Fällen aerogen durch Luftzug über weitere Entfernungen. Die Patienten sind 3–5 Tage vor Ausbruch des Exanthems bis 4 Tage danach infektiös. Die Inkubationszeit beträgt 8–12 Tage. Nach überstandener Krankheit besteht lebenslange Immunität. Die passive Immunität bei Säuglingen, deren Mütter die Krankheit durchmachten, hält etwa 6 Monate lang an.

Ätiologie Das Masernvirus ist ein umhülltes, einzelsträngiges RNA-Virus aus der Familie der Paramyxoviren im Genus Morbillivirus. Es gibt nur einen Serotyp. Das Virus ist lympho- und neurotrop und besitzt einen ausgeprägten immunsuppressiven Effekt.

Pathogenese Die Eintrittspforten des Virus sind der Nasen-Rachen-Raum oder die Konjunktiven. Nach initialer Virusvermehrung im oberen Respirationstrakt kommt es 2–4 Tage p.i. zur primären Virämie. Dadurch wird das Virus in entferntere lymphatische Organe abgesiedelt, z. B. in Tonsillen, Thymus, Milz, Knochenmark, Lymphknoten, Peyer-Plaques u. a., wo eine massive Virusvermehrung stattfindet. Etwa 7 Tage p.i. erfolgt von hier aus die sekundäre Virämie mit Virusaussaat in Schleimhäute, Haut und kleine Gefäße. Das Masernvirus hat die Fähigkeit, Zellen zu fusionieren, wodurch mehrkernige Riesenzellen (Synzytien) mit häufig >100 Kernen auftreten.

Die Prodromi mit Fieber und katarrhalischen Symptomen (8–12 Tage p.i.) signalisieren den Beginn der immunologischen Abwehrreaktion. Auch das Exanthem ist Folge der Auseinandersetzung zwischen virusspezifischen T-Zellen und virusinfizierten Epithel- und Endothelzellen. Spezifische Antikörper scheinen bei der Überwindung der akuten Phase keine Rolle zu spielen. Kinder mit isoliertem humoralem Immundefekt (Agammaglobulinämie) überstehen Masern komplikationslos.

Masern gehen immer mit einer vorübergehenden, 4–6 Wochen dauernden Immunschwäche einher. Hauttests vom verzögerten Typ (Tuberkulinprobe!) werden vorübergehend negativ. Infolge der Immunschwäche kann es zu bakteriellen Zweitinfektionen oder zur Aktivierung chronischer Krankheitsprozesse (früher auch Reaktivierung von Tuberkulose) kommen.

Die Pathogenese der para-(post-)infektiösen Masernenzephalitis ist bisher nicht geklärt. Histopathologisch finden sich im Gehirn perivaskuläre Demyelinisierungen und perivaskuläre Lymphozyteninfiltrate. Virale Antigene oder RNA-Sequenzen lassen sich aber nicht nachweisen. Deshalb wird zurzeit ein immunologischer Pathomechanismus vermutet, der allerdings bisher nicht bewiesen wurde.

Klinische Symptome Die Krankheit beginnt mit hohem Fieber und uncharakteristischen katarrhalischen Symptomen wie Schnupfen, Halsschmerzen, Heiserkeit und bellendem Husten (Prodromalstadium). Die Patienten sind aufgrund einer Konjunktivitis und einer milden Keratitis ausgesprochen lichtscheu. Gleichzeitig, oder 1–2 Tage später, treten feine, kalkspritzerartige Stippchen, bevorzugt an der Wangenschleimhaut gegenüber den Molaren, auf (Koplik-Flecken). Außerdem entwickelt sich ein fleckiges, dunkelrotes Enanthem am weichen Gaumen. Nach leichtem Fieberabfall geht das Prodromalstadium nach 3–4 Tagen unter erneutem hohem Fieberanstieg in das Exanthemstadium über. Das makulopapulöse Exanthem beginnt hinter den Ohren und im Gesicht und breitet sich weiter zentrifugal über den ganzen Körper bis zu den Füßen aus. Nach dem 3. Exanthemtag folgen bei unkomplizierten Verläufen rasche Entfieberung und Abblassen des Exanthems. Meist besteht eine generalisierte Lymphadenopathie, wobei auch die hilären, paratrachealen und mesenterialen Lymphknoten betroffen sind. Bei ca. 50 % der Infizierten treten pathologische EEG-Veränderungen auf, die später in den allermeisten Fällen verschwinden.

Mitigierte Masern treten bei jungen Säuglingen auf, die noch maternale Antikörper besitzen und auch bei Kindern nach Gabe von Immunglobulinen.

Atypische Masern werden heutzutage nur noch bei jungen Erwachsenen beobachtet, die in ihrer Kindheit mit Maserntotimpfstoffen immunisiert wurden und die daraufhin nur eine Teilimmunität entwickelten. Charakteristisch für atypische Masern: sehr hohes Fieber, ein distal an den Extremitäten beginnendes und sich zentripetal ausbreitendes Exanthem und hartnäckige pneumonische Infiltrate.

Bei Patienten mit angeborenen oder erworbenen T-Zell-Defekten (z. B. DiGeorge-Syndrom, symptomatische HIV-Infektion) kann das Exanthem völlig fehlen („weiße Masern"). Es entwickelt sich eine Riesenzellpneumonie, die fast immer zum Tode führt.

Bei Patienten unter massiver Immunsuppression wurde außerdem eine besondere Enzephalitisform beobachtet (measles inclusion body encephalitis, MIBE), die auf direkter Virusinvasion beruht, sich aber – im Gegensatz zur subakuten sklerosierenden Panenzephalitis – bereits nach einer Latenz von 5 Wochen bis 6 Monaten klinisch manifestiert.

101

Komplikationen Am häufigsten sind bakterielle Sekundärinfektionen, vor allem Bronchopneumonien, Otitis media und Diarrhöen. Die früher gefürchtete Masernbronchiolitis bei Kleinkindern und die Laryngotracheobronchitis (Masernkrupp) werden heutzutage nur noch selten beobachtet. Weitere Komplikationen betreffen das ZNS. Fieberkrämpfe treten in bis zu 2 % der Fälle auf. Die Masernenzephalitis (Häufigkeit 1:500–1:2000) tritt bevorzugt am 3.–9. Tag nach Exanthembeginn auf. Typisch sind Bewusstseinsstörungen (Somnolenz, Koma), zerebrale Krampfanfälle, neurologische Herdsymptome (Hemiplegien, Hirnnervenparesen) und gelegentlich auch myelitische Symptome. Die Masernenzephalitis hat auch heute noch eine Letalität von 30 % und eine Defektheilungsrate von über 30 %.

Eine weitere, sehr seltene Komplikation ist die subakute sklerosierende Panenzephalitis ▶ Abschn. 101.10.

Diagnose Im Rahmen einer Epidemie wird die Diagnose meistens klinisch gestellt. Ein typischer Laborbefund ist die Leukopenie mit Erniedrigung sowohl der Granulozyten als auch der Lymphozyten. Bei Einzelerkrankungen sollte die Diagnose serologisch bestätigt werden. Das masernspezifische IgM ist in der Regel bereits nach den ersten 3 Exanthemtagen mittels Enzymimmunassay (ELISA) nachweisbar.

Bei trotz Impfung an Masern Erkrankten ist nur ein 4-facher Titeranstieg im IgG-ELISA oder im Hämagglutinationshemmtest (HHT) diagnosesichernd. Bei Geimpften findet sich oft keine IgM-Antwort. In fraglichen Fällen, z. B. bei immunsupprimierten Patienten, Verdacht auf Riesenzellpneumonie oder MIBE, ist zur Diagnosestellung der Virusdirektnachweis erforderlich, und zwar mittels PCR oder Virusisolierung aus Lymphozyten, bronchoalveolärer Lavage, Urin, Liquor oder Hirnbiopsie.

Die Diagnose einer Masernenzephalitis beruht allein auf dem zeitlichen Zusammentreffen der Enzephalitis mit einer akuten Maserninfektion (IgM-Nachweis!), da sich im Liquor in der Regel weder das Virus noch eine intrathekale Antikörpersynthese nachweisen lässt.

Zum diagnostischen Vorgehen bei Verdacht auf subakute sklerosierende Panenzephalitis (SSPE) (▶ Abschn. 101.10).

Therapie Es gibt keine etablierte antivirale Therapie. Da das Virostatikum Ribavirin die Virusreplikation in vitro hemmt, wurde in Einzelfällen Ribavirin i.v. zusammen mit Immunglobulinen bei der Masernpneumonie eingesetzt. Es gibt allerdings keine kontrollierten Studien.

In Entwicklungsländern wird von der WHO die Gabe von Vitamin A bei akuten Masern empfohlen (Dosierung: Säuglinge 1-mal 100.000 IE p.o.; Kleinkinder und ältere Kinder 1-mal 200.000 IE p.o.). Hintergrund ist, dass bei Vitamin-A-Mangel Masern sehr schwer verlaufen können. Durch diese Maßnahme konnte die Letalität beträchtlich gesenkt werden.

Bakterielle Zweitinfektionen erfordern den Einsatz von Antibiotika.

Prophylaxe Alle Kinder mit Ausnahme von Patienten mit angeborenen oder erworbenen Störungen der zellulären Immunität sollten unbedingt 2-mal gegen Masern geimpft werden (▶ Kap. 10).

Durch den Lebendimpfstoff kann auch der Ausbruch von Wildmasern wirksam unterdrückt werden, wenn die Impfung innerhalb der ersten 3 Tage nach Exposition erfolgt (Riegelungsimpfung).

Bei abwehrgeschwächten Patienten und chronisch kranken Kindern ist die Masernprophylaxe auch mit humanen Immunglobulinen möglich. Durch Gabe von 0,25–0,5 ml/kg KG Standard-Ig i.m. (oder 1–2 ml/kg KG eines i.v. zu verabreichenden normalen Immunglobulins) innerhalb von 2–3 Tagen nach Kontakt lässt sich mit relativ großer Wahrscheinlichkeit vermeiden, dass diese Patienten an Masern erkranken, insbesondere wenn die eingesetzten Präparate hohe Masern-spezifische Antikörperkonzentrationen aufweisen. Bei späterer Gabe bis zum 6. Tag ist noch Mitigierung der Krankheit möglich.

Inkubierte Patienten sind im Krankenhaus ab dem 7. Tag p.i. bis zum 5. Exanthemtag zu isolieren.

Prognose Masern sind immer eine ernste und gefährliche Krankheit. Komplikationen wie die Enzephalitis treten bei einem unter durchschnittlich 1000 Erkrankten auf, in einem unter 700–1000 Fällen führt die Infektion zum Tode. Todesfälle kommen besonders im Säuglingsalter, bei älteren Menschen und besonders bei immundefizienten Patienten vor. Die Krankheit verläuft besonders schwer in Entwicklungsländern bei unterernährten Kindern. Während man früher davon ausging, dass die Subakute Sklerosierende Panenzephalitis etwa einmal unter 80.000–100.000 Erkrankten auftritt, sprechen aktuelle Daten dafür, dass diese immer letale Spätkomplikation wesentlich häufiger (1 in 1700–3500 Fällen) zu erwarten ist. Namentlich sind zu melden der Krankheitsverdacht, die Erkrankung sowie der Tod an Masern.

101.7 Mumps

V. Schuster, H. W. Kreth

Definition Mumps (Parotitis epidemica) ist eine hoch kontagiöse, systemische Virusinfektion mit einem niedrigen Manifestationsindex. Die häufigsten Krankheitsmanifestationen sind Parotitis, aseptische Meningitis und Orchitis.

Epidemiologie Das Mumpsvirus ist ubiquitär. Der Mensch ist das einzige Erregerreservoir. Vor der Impfära lag das Prädilektionsalter für Mumps zwischen dem 2. und 15. Lebensjahr. Jungen erkranken häufiger als Mädchen. Nach Einführung der Mumpsvakzine ging die Häufigkeit drastisch zurück. In den letzten Jahren kam es immer wieder zu lokalen Ausbrüchen (zuletzt Nordbayern 2010) bevorzugt bei jungen Erwachsenen in Schulen, Gemeinschaftseinrichtungen oder Sportvereinen. Die Übertragung erfolgt vor allem aerogen durch Tröpfchen und durch direkten Kontakt. Der Speichel ist hoch kontagiös. Die Patienten sind 3–5 (–7) Tage vor Auftreten der Parotitis bis maximal 9 Tage danach infektiös. Die Inkubationszeit variiert zwischen 12 und 25 Tagen und beträgt im Durchschnitt 16–18 Tage. Mumps hinterlässt eine lebenslange Immunität. So genannte Zweitinfektionen haben meist andere Ursachen.

Ätiologie Das Mumpsvirus ist ein umhülltes RNA-Virus aus der Familie Paramyxoviridae im Genus Paramyxovirus. Es existieren 6 Genotypen.

Pathogenese Die Eintrittspforte ist der obere Respirationstrakt. Nach initialer Virusvermehrung in den Schleimhäuten und regionalen Lymphknoten kommt es zu einer Virämie mit sekundärer Infektion von Speicheldrüsen, Tränendrüsen, Schilddrüse, Brustdrüsen, Pankreas, Testes, Ovarien und Nieren. Auch Innenohr, Gelenke, Herz und Leber können betroffen sein. Virale Neuroinvasion ist die Regel! Bis zu 70 % der Mumpsfälle zeigen eine Liquorpleozytose ohne die typischen Zeichen der Mumpsmeningitis.

In den infizierten Organen finden sich diskrete, virusbedingte Parenchymschäden. Diese lösen heftige entzündliche Reaktionen aus. Die Krankheitssymptome werden vermutlich hauptsächlich durch die immunologischen Wirtreaktionen verursacht, wobei spezifische T-Zellen eine entscheidende Rolle spielen. Sind die immunologischen Abwehrfunktionen gestört, wie bei Patienten unter zytostatischer/immunsuppressiver Therapie, verläuft die Infektion in den allermeisten Fällen subklinisch.

Mumps ist in den meisten Fällen eine akute, selbstlimitierende Krankheit. Chronische Verläufe wurden nur vereinzelt beschrieben.

Nach Mumps können zwar in vereinzelten Fällen transitorische Glukoseverwertungsstörungen und Inselzellantikörper auftreten, nach heutiger Auffassung besteht dennoch kein direkter, kausaler Zusammenhang zwischen Mumps und Diabetes mellitus Typ 1.

Klinische Symptome Mumps zeigt eine große Variabilität im klinischen Erscheinungsbild und in der Reihenfolge der Organmanifestationen. In bis zu 50 % der Fälle verläuft die Infektion entweder klinisch stumm oder unter dem Bild einer grippalen Infektion mit Fieber und leichten katarrhalischen Symptomen. Nur in ca. 30–40 % der Fälle tritt 16–18 Tage nach Infektion eine bilaterale oder (weniger häufig) unilaterale Parotitis auf, begleitet von Fieber über 3–4 Tage. Nicht selten sind auch die anderen Speicheldrüsen betroffen. Bei der Inspektion der Mundhöhle findet sich häufig eine Rötung und Schwellung der Mündung des Ductus parotideus. Eine Pharyngitis fehlt fast immer.

Häufig besteht auch eine Pankreatitis. Sie äußert sich klinisch durch Appetitlosigkeit, Erbrechen, Oberbauchschmerzen, Stearrhö, mitunter transitorische Glukosurie und Acetonurie. Serumamylase und -lipase sind erhöht.

In ca. 4–6 % der Fälle kommt es zu einer aseptischen (serösen) Meningitis. Sie kann bereits eine Woche vor Ausbruch oder bis zu 3 Wochen nach Beginn der Parotitis manifest werden oder (nicht selten) isoliert auftreten. Bei jeder aseptischen Meningitis sollte deshalb an eine Mumpsinfektion gedacht werden!

Die Mumpsorchitis manifestiert sich erst während oder nach der Pubertät bei bis zu 30 % der mumpsinfizierten Adoleszenten und jungen Männer. Sie beginnt in der Regel am Ende der 1. Krankheitswoche unter erneutem Fieberanstieg mit starker Schwellung und Druckschmerzhaftigkeit der Hoden (meist einseitig). Eine vorangehende Parotitis kann auch fehlen.

Weitere seltene Manifestationen sind: Mumpsenzephalitis mit Bewusstseinsstörungen, zerebralen Krampfanfällen, Hirnnervenlähmungen und Hemiplegien, Oophoritis, Thyreoiditis, Uveitis, Myokarditis und Arthritis.

Eine Mumpsinfektion im ersten Drittel der Schwangerschaft kann zum Absterben der Frucht und zum Abort führen. Eine Mumpsembryopathie ist nicht bekannt.

Diagnose Die akute Infektion kann durch die Bestimmung spezifischer IgM-Antikörper mittels ELISA nachgewiesen werden. In besonderen Fällen ist auch die Virusanzucht aus Rachenspülwasser, Speichel, Liquor, Urin oder Biopsiematerial möglich oder der Nachweis mumpsspezifischer Nukleotidsequenzen mittels PCR. Bei Mumpsmeningitis zeigt der Liquor eine mäßige lymphozytäre Pleozytose (10–2000 Zellen/μl) bei normalem bis leicht erhöhtem Eiweiß und normalem bis leicht erniedrigtem Liquorzucker. Im Liquor treten 2–3 Wochen später virusspezifische oligoklonale Mumpsantikörper auf als Ausdruck einer intrathekalen Immunreaktion.

Differenzialdiagnose Infrage kommen Parotitiden anderer viraler (Parainfluenzavirus Typ 1 und 3, Zytomegalievirus, EBV, Coxsackie-Viren) oder bakterieller Genese, ferner entzündliche und neoplastische Lymphknotenvergrößerungen und bei Mumpsmeningitis sine parotitide aseptische Meningitiden anderer viraler oder bakterieller Genese (Borreliose). Rezidivierende Parotisschwellungen haben mit Mumps nichts zu tun. Sie sind meistens durch Stenosen der Ausführungsgänge bedingt oder kommen bei Immundefekten (z. B. HIV) vor.

Therapie Eine spezifische Therapie existiert nicht. Auch eine symptomatische Behandlung ist selten erforderlich. Bei schweren Verläufen (Mumpsenzephalitis, Orchitis) sind u. U. Kortikosteroide indiziert.

Prophylaxe Alle Kinder und seronegative Adoleszenten und Erwachsene sollten gegen Mumps geimpft werden (► Kap. 10). Spezielle Immunglobuline zur passiven Immunisierung stehen nicht zur Verfügung. Gemeinschaftseinrichtungen dürfen 9 Tage nach Beginn der Parotitis wieder besucht werden.

Seit 29.3.2013 besteht namentliche Meldepflicht für Mumps nach § 6 und § 7 Infektionsschutzgesetz.

Prognose Mumps hat im Allgemeinen eine gute Prognose. Nach Mumpsmeningitis kann in 1:10.000 Fällen eine Innenohrschwerhörigkeit auftreten, oft nur partiell oder unilateral. Auch die Mumpsenzephalitis kann bleibende Schäden wie Hemiparesen oder Hydrocephalus internus aufgrund einer Aquäduktstenose verursachen. Nach Mumpsorchitis kann es zu einer einseitigen Hodenatrophie kommen; Sterilität ist jedoch selten.

101.8 Röteln

V. Schuster, H. W. Kreth

Definition Röteln sind eine akute systemische Virusinfektion, die mit Fieber, Lymphadenopathie und Exanthem einhergeht.

Epidemiologie Der Mensch ist das einzige Erregerreservoir. Die Übertragung erfolgt durch Tröpfchen oder direkten Kontakt (zur vertikalen Übertragung in der Schwangerschaft ► Kap. 31). Die Patienten sind bereits 7 Tage vor Auftreten des Exanthems bis 7 Tage danach infektiös. Der genaue Zeitpunkt der Infektion ist daher bei Rötelnkontaktpersonen oft schwer bestimmbar. Vor der Impfära lag der Altersgipfel der Infektion bei den 5- bis 9-Jährigen. Bei nach Einführung der Impfung zunächst unzureichenden Durchimpfungsraten verschob sich der Infektionszeitpunkt ins höhere Lebensalter zu den Adoleszenten und jungen Erwachsenen. In Deutschland besitzen 5–10 % der Frauen im gebärfähigen Alter keine spezifischen Antikörper.

Heute werden Röteln gemeinsam mit Masern und Mumps als Kombinationsimpfstoff verimpft, die Durchimpfungsrate liegt zwischenzeitlich für die erste Impfung im 11.-15. Lebensmonat über 90 %. Die Inkubationszeit beträgt in der Regel 14–21 Tage. Röteln hinterlassen eine lebenslange Immunität. Reinfektionen kommen in seltenen Fällen vor.

Ätiologie Das Rötelnvirus ist ein umhülltes, einzelsträngiges RNA-Virus aus der Familie der Togaviridae im Genus Rubivirus. Das Virus ist lymphotrop, mitunter neurotrop und nur geringfügig oder gar nicht zytopathogen. Im Gegensatz zu Masern kommt es nach Röteln zu keiner vorübergehenden Immunsuppression.

101

Pathogenese Die Eintrittspforte des Virus ist der obere Respirationstrakt. Nach initialer Virusvermehrung in der Mukosa kommt es lymphogen zur Infektion der zervikalen und okzipitalen Lymphknoten. Infektiöses Virus kann frühestens 7–9 Tage p.i. im Blut und im Nasopharyngealsekret nachgewiesen werden. Im Rahmen der Virämie gelangt das Virus auch in die Haut und andere Organe, z. B. die Gelenke. Das Exanthem ist Ausdruck der immunologischen Interaktion.

Klinische Symptome In 25–50 % der Fälle verläuft die Infektion klinisch stumm. Bei symptomatischen Verläufen kommt es ca. 7 Tage p.i. zu einer symmetrischen Schwellung der zervikalen und nuchalen Lymphknoten mit mäßigen Allgemeinsymptomen (Prodromi) wie leichtem Fieber, Kopf- und Gliederschmerzen, Halsschmerzen und Konjunktivitis. Einige Tage später folgt dann ein zartrosa gefärbtes, kleinfleckiges Exanthem, das hinter den Ohren beginnt und sich rasch über den Körper ausbreitet. Verläufe ohne Exanthem, aber mit Fieber und Lymphadenopathie, sind möglich.

Bei bis zu 50 % der Fälle kann eine transitorische Polyarthralgie/Polyarthritis auftreten. Finger- und Kniegelenke sind bevorzugt betroffen. Die Beschwerden, die durch direkte Erregerinvasion und/oder Ablagerung von Immunkomplexen bedingt sind, verschwinden in der Regel nach einigen Wochen. Ob sich daraus gelegentlich eine chronische Polyarthritis entwickeln kann, ist Gegenstand der wissenschaftlichen Diskussion.

Weitere Komplikationen sind die postinfektiöse, thrombozytopenische Purpura (Häufigkeit 1:3000) und die akute Rötelnenzephalitis in einer Häufigkeit von 1:6000. In sehr seltenen Fällen wurde auch eine progressive Rötelnpanenzephalitis (PRP) als Folge einer postnatalen Rötelninfektion beobachtet (▶ Abschn. 101.10).

Die Hauptkomplikation von Röteln bei Schwangeren ist die Rötelnembryofetopathie (▶ Kap. 31).

Diagnose Wegen der Ähnlichkeit mit anderen viralen und nichtviralen Exanthemen ist die klinische Diagnose oft schwierig. Charakteristische Blutbildveränderungen (Leukopenie mit relativer Lymphozytose und Auftreten von Plasmazellen) können von diagnostischer Bedeutung sein. Ansonsten muss die Infektion serologisch bestätigt werden. Beweisend ist ein 4-facher Titeranstieg im Hämagglutinationstest aus 2 Serumproben oder der Nachweis von rötelnspezifischem IgM mittels Enzymimmunassay (ELISA). Je nach Empfindlichkeit der Testmethode sind spezifische IgM-Antikörper mitunter bis zu 1 Jahr im Serum nachweisbar. Um zwischen einer primären Infektion und der seltenen Reinfektion bei Schwangeren zu unterscheiden, stehen spezielle Tests zur Verfügung. Bei der akuten Rötelnenzephalitis findet man im Liquor eine leichte lymphozytäre Pleozytose. Das Liquoreiweiß ist normal. Virale RNA und oligoklonale Banden lassen sich in der Regel nicht nachweisen.

Differenzialdiagnose Die klinischen Symptome der Röteln sind oft wenig charakteristisch und leicht mit anderen exanthematischen Krankheiten durch Parvo-, Masern-, Entero-, Adeno-, Epstein-Barr-Viren oder Mykoplasmen sowie mit Scharlach zu verwechseln.

Therapie Es gibt keine spezifische antivirale Therapie.

Prophylaxe Alle Jungen und Mädchen sollten 2-mal entsprechend den Empfehlungen der Ständigen Impfkommission gegen Röteln geimpft werden (Rötelnimpfung ▶ Kap. 10). Hinzu kommt die Überprüfung der Rötelnserologie bei allen Frauen im gebärfähigen Alter. Bei Seronegativen ist eine Impfung mit Erfolgskontrolle geboten. Ein Titer von >1:32 im Hämagglutinationshemmtest gilt als sicherer Schutz.

Ob eine Rötelninfektion durch passive Immunisierung (z. B. nach Rötelnkontakt in der Frühschwangerschaft) verhindert werden kann, ist unsicher.

Kinder mit Röteln werden im Krankenhaus bis zum 7. Tag nach Exanthembeginn isoliert. Säuglinge mit konnatalen Röteln müssen bis zum Ende des 1. Lebensjahrs als infektiös betrachtet werden.

Seit 29.3.2013 besteht namentliche Meldepflicht für Röteln nach § 6 und § 7 Infektionsschutzgesetz.

Prognose Postnatal erworbene Röteln sind fast immer eine milde, gutartig verlaufende Infektionskrankheit, auch bei Patienten unter immunsuppressiver/zytostatischer Therapie. Lediglich bei Rötelnenzephalitis kann es zu Todesfällen oder Defektheilungen kommen.

101.9 Metapneumovirus-Infektionen

J. Forster

Definition Humane Metapneumoviren wurden 2001 bei der Aufarbeitung von eingefrorenen Nasopharynxsekreten von Kindern entdeckt, für deren Bronchiolitis beziehungsweise obstruktive Bronchitis bis dahin kein Erreger hatte nachgewiesen werden können.

Epidemiologie Metapneumoviren treten in Winter-Epidemien auf. Im Säuglings- und Kleinkindesalter sind sie durchschnittlich für etwa 5 % der Hospitalisierungen aufgrund von Luftwegsinfektionen verantwortlich. Die Durchseuchung erfolgt etwas später als bei RS-Virus. Mit 4 Jahren haben alle Kinder – serologisch nachweisbar – mindestens eine Infektion durchgemacht.

Ätiologie Metapneumoviren sind Paramyxoviren mit Verwandten im Tierreich, die aber keine bisher bekannten Genaustausche haben.

Pathogenese
Die Infektion und akute Erkrankung entspricht – soweit bekannt – den Wegen und Mechanismen des RS-Virus. Lediglich die Dauer der nachfolgenden bronchialen Hyperreagibilität ist kürzer. Umstritten ist, ob die Erkrankungen, an den Metapneumoviren in Form von Ko-Infektionen mit den differenzialdiagnostisch gelisteten Viren beteiligt sind, schwerer als singuläre Infektionen ablaufen.

Klinische Symptome Wesentliche Erkrankungsformen sind die Bronchiolitis/obstruktive Bronchitis, gefolgt von Laryngotracheitis und grippeähnlichen Erkrankungen.

Diagnose Moderne Multiplex-PCR zur Diagnostik von frühkindlichen Atemwegserkrankungen weisen auch dieses Virus nach.

Differenzialdiagnose RS-, Influenza-, Parainfluenza- und Adeno-Viren sowie alle neu entdeckten Atemwegsviren sind zu differenzieren.

Therapie Die Therapie erfolgt symptomatisch. Bei lebensgefährlichen Erkrankungen besteht aufgrund von In-vitro-Daten die Option der Ribavirin-Behandlung.

Verlauf und Prognose Der durchschnittliche klinische Verlauf ist etwas milder als bei RSV. Die langfristige Prognose hinsichtlich der Entstehung von Asthma erscheint ebenfalls günstiger.

Prophylaxe Impfstoffe liegen zurzeit nicht vor.

101.10 Slow-virus-Infektionen

V. Schuster, H. W. Kreth

Definition Es handelt sich um chronische Infektionen des Zentralnervensystems mit den folgenden Charakteristika:
- monate- bis jahrelange Inkubationszeit,
- zum Exitus letalis führender, langsam progredienter Krankheitsverlauf,
- Beschränkung der Infektion auf eine Spezies und ein Organ bzw. Organsystem.

Aufgrund erregerspezifischer Merkmale werden 2 Gruppen von Krankheiten unterschieden:
- die subakuten chronischen Enzephalomyelitiden und
- die subakuten spongioformen Enzephalopathien (Prionkrankheiten).

Die erste Gruppe, die durch konventionelle Viren hervorgerufen wird, umfasst die subakute sklerosierende Panenzephalitis (SSPE), die progressive Rötelnpanenzephalitis (PRP) und die progressive multifokale Leukenzephalopathie (PML). Zur zweiten Gruppe gehören die klassische und die neue Variante der Creutzfeldt-Jakob-Krankheit (CJK), das Gerstmann-Sträussler-Scheinker-Syndrom (GSS) und die fatale familiäre Insomnie (FFI).

Aufgrund biochemischer, molekularbiologischer und genetischer Befunde wird heute davon ausgegangen, dass diese Krankheiten nicht durch ein Virus, sondern durch ein „infektiöses Protein" (proteinaceous infectious agent; Prion) hervorgerufen werden.

101.10.1 Subakute sklerosierende Panenzephalitis

Definition Die Subakute sklerosierende Panenzephalitis (SSPE) ist eine chronisch-progrediente, entzündliche Krankheit des ZNS bei Kindern und Jugendlichen, die durch eine persistierende Maserninfektion hervorgerufen wird.

Epidemiologie Die SSPE kommt weltweit in allen untersuchten ethnischen Gruppen vor. Die Angaben über die Häufigkeit sind sehr variabel. In England und Wales wurde für den Zeitraum von 1970–1989 ein Risiko von 4 Fällen pro 100.000 masernerkrankte Kinder berechnet. Nach neueren Untersuchungen scheint das Risiko mit 6,5–11 Fällen pro 100.000 Masernerkrankte wesentlich höher zu sein. Eine aktuelle Untersuchung aus Deutschland kommt sogar zu dem Ergebnis, dass das Risiko bei 1 Fall pro 1700–3300 Erkrankten liegt. Aus dieser Studie geht auch hervor, dass zwischen 2003 und 2009 insgesamt 31 Menschen mit einer SSPE dokumentiert behandelt wurden. Jungen sind 3-mal so häufig betroffen wie Mädchen.

Zwischen der vorausgegangenen Maserninfektion und dem Krankheitsbeginn liegen in der Regel 5–10 Jahre. Das durchschnittliche Erkrankungsalter wird mit 8–11 Jahren angegeben. Der jüngste bisher beschriebene Patient erkrankte nach einer perinatalen Infektion im Alter von 4 Monaten. In Ländern mit einer konsequenten Impfpolitik und einem drastischen Rückgang der natürlichen Masern ist die SSPE fast verschwunden.

Ätiologie und Pathogenese Molekulargenetische Untersuchungen zeigen eindeutig, dass es sich bei dem im Gehirn persistierenden Virus um das Masernvirus handelt. Infolge von Mutationen ist allerdings die virale Genexpression eingeschränkt. Es werden relativ große Mengen der internen viralen Proteine (Nukleokapsid, Phosphorprotein) produziert, während das Matrixprotein und die äußeren Proteine (Fusionsprotein, Hämagglutinin) entweder gar nicht oder in nur sehr kleinen Mengen exprimiert werden. Das Virus scheint sich als infektiöser Nukleokapsidkomplex von Zelle zu Zelle auszubreiten, möglicherweise über Synapsen. Vollinfektiöses Virus wird nicht gebildet.

Wie das Virus in das ZNS gelangt und wodurch die lange Inkubationszeit zwischen der akuten Maserninfektion und dem Ausbruch der SSPE bestimmt wird, ist nach wie vor nicht klar. Fast immer lässt sich anamnestisch eine vorausgegangene Maserninfektion erfassen. Bei einem hohen Prozentsatz (ca. 50 %) der an SSPE Erkrankten erfolgte die Maserninfektion vor dem 2. Lebensjahr. Weitere Risikofaktoren sind nicht bekannt. Es gibt bisher keine Hinweise für einen spezifischen zellulären oder humoralen Immundefekt. Im Gegenteil, Patienten mit SSPE besitzen in der Regel hohe Titer an neutralisierenden Antikörpern, die man sowohl im Serum als auch im Liquor oder im Hirngewebe nachweisen kann.

Neuropathologie Der neuropathologische Befund zeigt diffuse und perivaskuläre, entzündliche Infiltrate, Proliferationen von Makro- und Mikroglia sowie ausgeprägte Entmarkungsbereiche. Ein weiterer charakteristischer Befund sind intranukleäre Einschlusskörperchen in Glia- und Ganglienzellen, in denen sich immunhistochemisch oder elektronenmikroskopisch Masernnukleokapside nachweisen lassen. Zytopathogene Effekte mit Riesenzellbildung liegen im Gehirn nicht vor.

Klinische Symptome Die Krankheit zeigt eine große Variabilität hinsichtlich ihrer klinischen Manifestationen, Dauer und Intensität. Typischerweise werden 4 Krankheitsstadien beobachtet. Die Erkrankung beginnt mit Veränderungen der Persönlichkeit und des Verhaltens, ältere Kinder fallen beispielsweise durch Verschlechterung der schulischen Leistungen oder Verlust früher erworbener Fähigkeiten auf. Mitunter finden sich in diesem Stadium charakteristische Augenhintergrundveränderungen als Folge der zentralnervösen Masernvirus-Infektion. Die zweite Stufe der SSPE ist durch massive, wiederkehrende Myoklonien (abrupt einsetzende rhythmische Zuckungen an einzelnen Gliedern oder am ganzen Körper), Krampfanfälle und Demenz gekennzeichnet. In der dritten Phase entwickeln die Patienten Muskel-Steifigkeit, extrapyramidale Symptome (Bewegungsstörungen ähnlich Parkinson)und progressive Teilnahmslosigkeit. Der letzte Abschnitt der Erkrankung geht mit (Wach-)Koma, vegetativem Ausfall oder akinetischen Mutismus (Schweigen – Kommunikationslosigkeit) einher.

In ca. 80 % der Fälle finden sich charakteristische EEG-Muster (Radermecker-Komplexe): periodische, hochvoltige Slow-wave-Komplexe, die nach Intervallen von 3,5–12 s wiederkehren.

Die Krankheit führt meistens innerhalb von 3–5 Jahren nach Krankheitsbeginn zum Tode; es gibt jedoch auch sehr rasch progrediente und extrem langsame Verläufe. In ca. 5 % der Fälle werden auch Spontanremissionen beobachtet.

Diagnose Die Diagnose basiert auf der klinischen Symptomatologie, den charakteristischen EEG-Veränderungen und dem Nachweis hoher Titer masernvirusspezifischer Antikörper in Serum und Liquor. Der Liquor zeigt eine normale Zellzahl und ein normales Gesamteiweiß, aber immer eine starke Zunahme der γ-Globuline. Das Liquor-IgG ist oligoklonal und besteht zu 70–80 % aus masernvirusspezifischen Antikörpern. Das Virus lässt sich weder im Serum noch im Liquor nachweisen.

101

Therapie Es existiert bisher keine spezifische Therapie. Der therapeutische Effekt von Isoprinosine und Interferon ist umstritten. Steroide führen meist zu einer Verschlechterung des Krankheitsbildes. Intrathekal verabreichtes Ribavirin kann möglicherweise zu einer klinischen Besserung führen.

Prophylaxe Die Masernimpfung schützt mit großer Sicherheit vor dem Auftreten einer SSPE.

101.10.2 Progressive Rötelnpanenzephalitis

Es handelt sich bei der Progressiven Rötelnpanenzephalitis (PRP) um eine chronisch-progrediente, entzündliche Krankheit des ZNS, die als Folge einer konnatalen oder einer postnatal erworbenen Rötelninfektion auftritt. Die Krankheit ist extrem selten mit nicht mehr als 10 publizierten Fällen in der Weltliteratur.

Aus welchem Grund das Rötelnvirus im ZNS persistiert und später reaktiviert wird, ist nicht bekannt. Ein spezifischer Immundefekt liegt nicht vor.

Die neurologischen Symptome, die in der Regel 8–12 Jahre nach Infektion auftreten, zeigen große Ähnlichkeit mit denen einer SSPE. In Serum und Liquor lassen sich in Analogie zur SSPE hohe Titer rötelnvirusspezifischer Antikörper nachweisen. Im Unterschied zur SSPE zeigt der Liquor meistens eine mäßige lymphozytäre Pleozytose.

Die Prognose der Krankheit ist ungünstig. Es existiert keine spezifische Therapie.

101.10.3 Progressive multifokale Leukenzephalopathie

Definition Die Progressive multifokale Leukenzephalopathie (PML) ist eine stets tödlich verlaufende, subakute demyelinisierende Krankheit bei Patienten mit schwerer Immuninsuffizienz. Die Krankheit wurde vereinzelt bei Kindern mit angeborenen Immundefekten beschrieben. Vor Einführung der hochaktiven antiretroviralen Therapie trat sie hauptsächlich bei Kindern und Erwachsenen mit fortgeschrittener HIV-Infektion auf. Möglicherweise kann die Therapie mit den monoklonalen Antikörpern Natalizumab und Efalizumab, die bei der Behandlung der multiplen Sklerose bzw. schwerer Psoriasis vulgaris erfolgreich eingesetzt werden, die Entwicklung einer PML induzieren.

Ätiologie und Pathogenese Der Erreger ist das Papovavirus JC. Das Virus ist weit verbreitet. Die Seroprävalenzen betragen bei Einschulung ca. 50 % und im Erwachsenenalter ca. 80–90 %. Die Infektion verläuft bei immunkompetenten Individuen immer asymptomatisch. Bei Patienten mit schwerer Immuninsuffizienz, wobei vor allem das T-Zell-System betroffen ist, kommt es infolge von Primärinfektion bei Kindern oder lokaler Reaktivierung bei Erwachsenen zur zytolytischen Infektion der Oligodendrozyten mit nachfolgender Demyelinisierung. Die Entmarkungsherde sind frei von entzündlichen Infiltraten.

Klinische Symptome Die klinischen Symptome sind in den meisten Fällen sehr unspezifisch. Systemische Entzündungszeichen wie Fieber und Akute-Phase-Proteine fehlen immer. Die Krankheit beginnt schleichend mit Wesensveränderung, kognitiven Dysfunktionen und motorischen Störungen in Form von Ataxien, Hemiparesen und bulbären Symptomen. Die Krankheit führt meistens innerhalb von 12–24 Monaten zum Tode.

Wenn bei einem Patienten mit schwerer Immuninsuffizienz neurologische Auffälligkeiten auftreten, sollte immer an eine PML gedacht werden!

Diagnose Die Methode der Wahl ist der Nachweis Papovavirus-JC-spezifischer Sequenzen im Liquor mittels PCR. Der Liquor ist ansonsten unauffällig.

Wegen des hohen Durchseuchungsgrades sind serologische Nachweisverfahren in den allermeisten Fällen nicht aussagekräftig.

Therapie Eine spezifische Therapie steht nicht zur Verfügung.

101.10.4 Übertragbare spongiforme Enzephalopathien

Definition Übertragbare spongiforme Enzephalopathien (Prionkrankheiten) sind infektiöse, neurodegenerative Krankheiten des ZNS, die nach kurzem klinischem Verlauf innerhalb von 2 Monaten bis 2 Jahren zum Tode führen. Dazu gehören beim Menschen die Creutzfeldt-Jakob-Krankheit, Scrapie beim Schaf und die bovine spongiforme Enzephalopathie (BSE).

Epidemiologie Die Creutzfeldt-Jakob-Krankheit (CJK) tritt mit einer Häufigkeit von 1:1 Mio. Einwohner weltweit auf. Man unterscheidet zwischen einer sporadischen (ca. 90 %) und einer familiären Form (ca. 10 %, verursacht durch Mutationen im Prion-Protein, PrP). Bis auf wenige Ausnahmen sind ältere Menschen betroffen (Altersgipfel bei 65 Jahren). Die Inkubationszeit beträgt in der Regel 10 (–30) Jahre. CJK ist keine ansteckende Krankheit im üblichen Sinn. Der Erreger wird von den Erkrankten nicht ausgeschieden. Lediglich nach therapeutischen Eingriffen wie Dura-mater- oder Hornhauttransplantationen, nach Verwendung kontaminierter Instrumente und nach Therapie mit erregerhaltigen Wachstumshormonen wurde von einer Übertragung berichtet. Infektionen durch Blut und Blutprodukte von Erkrankten sind bisher nicht bekannt geworden.

Neben der seit Langem bekannten klassischen Form wurde 1996 erstmalig eine neue Variante der Creutzfeldt-Jakob-Krankheit (nvCJK) bei Patienten in England beschrieben. Unter den Betroffenen waren Jugendliche und junge Erwachsene. Es ist nicht auszuschließen, dass es sich bei dieser neuen Variante um eine durch Verzehr von prionenverseuchtem Rindfleisch hervorgerufene BSE-Infektion beim Menschen handelt.

Ätiologie Die übertragbaren spongiösen Enzephalopathien haben gewisse Ähnlichkeit mit Viruskrankheiten. Virale Nukleinsäuren wurden aber bisher in erregerhaltigen Präparationen nicht gefunden. Nach heutiger Auffassung handelt es sich bei den infektiösen Erregern um Prionen, infektiöse Eiweißmoleküle mit einem Molekulargewicht von 28.000 und der Fähigkeit zur Selbstreplikation ohne eigenes nukleinsäurehaltiges Genom.

Prionprotein oder Präamyloid ist bei Mensch und Tier in der „gesunden" Isoform ein normaler Membranbestandteil von Neuronen, Astrozyten und anderen Zellen. Die Prionhypothese geht davon aus, dass aus dieser Form durch Konformationsänderung eine infektiöse abnorme Isoform (Prionprotein vom Scrapietyp) hervorgehen kann. Mutationen scheinen diese Umlagerung zu begünstigen. Offenbar kann der „Erreger" seine pathologische Konformation auf normales Präamyloid weitergeben und so zur Pseudovermehrung des infektiösen und krankmachenden Prinzips führen. Die abnorm gefalteten infektiösen Prionproteine sind außerordentlich stabil. Sie weisen vor allem eine hohe Hitze-, Detergenzien- und Strahlenresistenz auf und lassen sich weder durch Formalin noch durch Alkohol inaktivieren.

Histopathologie Durch die Vermehrung des infektiösen „Erregers" im Gehirn kommt es zum Absterben von Neuronen, zu ausgeprägter astrozytärer Gliose und zur Bildung von Mikrovesikeln. Dadurch entsteht eine schwammartige Auflockerung des Hirnparenchyms. Charakteristisch sind ferner regional unterschiedliche Ablagerungen von Amyloid. In den Plaques lassen sich die abnormen Prionproteine mit monoklonalen Antikörpern immunhistochemisch nachweisen. Die neue Variante der CJK geht mit besonders auffälligen und extensiven Amyloidablagerungen einher. Im Gegensatz zur klassischen CJK wurde bei der nvCJK auch verändertes Prionprotein außerhalb des Gehirns im Körper nachgewiesen, z. B. in den Tonsillen und in der Milz. Bemerkenswert ist das Fehlen jeglicher lokaler (und systemischer) Entzündungsreaktionen. Die Infektion führt offenbar zu keiner immunologischen Abwehrreaktion.

Klinische Symptome Im Frühstadium der klassischen CJK stehen psychopathologische Symptome im Vordergrund: Gedächtnis-, Konzentrations- und Merkfähigkeitsstörungen, erhöhte Reizbarkeit und ängstlich agitierte oder depressive Zustandsbilder. Im weiteren Verlauf zeigt sich immer deutlicher eine progrediente Demenz. Hinzu kommen vielfältige neurologische Symptome wie Myoklonien, visuelle oder zerebellare Veränderungen, pyramidale und extrapyramidale Symptome. Mitunter finden sich typische EEG-Veränderungen in Form von periodischen scharfen Wellen. Das Gerstmann-Sträussler-Scheinker-Syndrom und die tödliche familiäre Insomnie sind besondere klinische Verlaufsformen der CJK.

Diagnose Die Diagnose wird in der Regel nach klinischen Symptomen und dem EEG-Befund gestellt. Gestützt wird die Diagnose durch den Nachweis von neuronalen Destruktions- und glialen Aktivierungsmarkern im Liquor (neuronenspezifische Enolase, Proteine 14-3-3, S100-β-Protein). Die genannten Marker sind allerdings nicht spezifisch für die CJK. Ansonsten ist der Liquor unauffällig. Eine definitive Diagnose kann nur durch die Untersuchung von Hirngewebe gestellt werden. Bei Verdacht auf die neue Form der CJK sollte eine Tonsillenbiopsie erwogen werden. Bei der familiären Form kann der Mutationsnachweis im Prion-Gen die Diagnose sichern.

Therapie Es gibt bisher keine wirksame Therapie.

Prophylaxe Iatrogene Übertragungen durch chirurgische Instrumente können durch adäquate Dekontaminationsmaßnahmen vermieden werden (▶ Kap. 91).

Prionenverseuchte Nahrungsmittel dürfen auf keinen Fall in den Verkehr gebracht werden. Das kann nur durch rigorose Kontrollen von Tierhaltung und Futtermittelwirtschaft vermieden werden.

101.11 Virale hämorrhagische Fieber

D. Nadal

Definition Es handelt sich um teilweise schwer verlaufende, hoch fieberhafte Virusinfektionen, die durch multisystemische, grippeähnliche Allgemeinsymptome und hämorrhagische Diathese charakterisiert sind.

Epidemiologie Je nach Erreger besteht eine unterschiedliche geografische Verbreitung. Die Art der Übertragung ist nicht bei allen hämorrhagischen Fiebern (HF) bekannt. Während gewisse HF nur durch Vektoren auf den Menschen übertragen werden, können andere HF nosokomiale oder Laborinfektionen bedingen. Die häufigsten HF sind Dengue- und Gelbfieber.

Ätiologie Als Erreger von HF wurden mindestens 12 verschiedene einsträngige RNA-Viren identifiziert. Sie werden den 4 Familien Arenaviridae, Bunyaviridae, Flaviviridae und Filoviridae zugeordnet (▪ Tab. 101.2). Die zu den ARBO-Viren (arthropode-borne viruses) gehörenden Arena-, Bunya- und Flaviviren werden durch Insekten übertragen und vermehren sich in diesen sowie in Wirbeltier und Mensch.

Pathogenese Bei den schweren Krankheitsformen spielen Kapillarendothelschäden und Störungen der Hämostase eine wichtige Rolle. Die ablaufenden Mechanismen sind nicht genau bekannt. Am besten untersucht wurde die Infektion mit Dengue-Virus (s. unten und ▪ Abb. 101.1).

Klinische Symptome und Verlauf Infektionen mit HF-Viren zeigen ein breites klinisches Spektrum. Dieses reicht von der häufigen asymptomatischen Infektion oder milden Form bis zum seltenen schweren Krankheitsbild mit multisystemischen, grippeähnlichen Symptomen, hämorrhagischer Diathese, Schock und disseminierter intravasaler Gerinnung. Typische Laborbefunde sind Leuko- und Thrombozytopenie sowie Thrombozytenfunktionsstörungen und Hämokonzentration.

Diagnose und Differenzialdiagnose Bei den typischen Formen von HF lässt sich die Diagnose anhand von Klinik und Reiseanamnese stellen. Die Diagnose wird durch Nachweis des Erregers im Blut und in Sekreten während der Akutphase und/oder serologisch gesichert. Leichte Verlaufsformen von HF sind klinisch schwierig von anderen viralen Infektionen abzugrenzen.

Therapie Eine spezifische Therapie mit dem Virostatikum Ribavirin kann nur bei Lassa-Fieber, dem argentinischen, dem Hantaan- und dem Kongo-Krim-HF mit Erfolg durchgeführt werden. Bei der

Tab. 101.2 Hämorrhagische Fieber: ursächliche Viren und Epidemiologie (Auswahl)

Krankheit	Virus (Familie)	Endemiegebiete	Reservoir	Übertragung
Lassa-Fieber	Lassa (Arenaviren)	Westafrika	Ratte	Inhalation infektiöser Sekrete; Mensch-zu-Mensch, nosokomiale und Laborinfektionen
HF mit renalem Syndrom	Hantaan (Bunyaviren)	Asien	Nagetiere (Ratten, Mäuse): Brandmaus (Apodemus agrarius), Wanderratte (Rattus norvegicus), Gelbhalsmaus (Apodemus flavicollis)	Exkrete
	Seoul	Kosmopolitisch		
	Belgrad	Zentraleuropa		
Nephropathia epidemica	Puumula (Bunyaviren)	Skandinavien, Mitteleuropa	Wühlmäuse (Clethrionomys)	
Nichtkardiogenes Lungenödem (Hantaan-Virus-Lungensyndrom)	Sin nombre (Bunyaviren)	Nordamerika	Nagetiere, Hirschmäuse (Peromyscus maniculatus)	Exkrete
Dengue	Dengue (Flaviviren)	Südostasien, Ozeanien, (sub-) tropisches Amerika	Infizierte Menschen, Affen	Mücken (Aedes aegypti)
Gelbfieber	Gelbfieber (Flaviviren)	Afrika, Südamerika	Infizierte Menschen, Affen	Mücken (Aedes aegypti)
Ebola	Ebola (Flaviviren)	Sudan, Zentral- und Westafrika	Unbekannt (Primaten?)	Enger ungeschützter Kontakt (Blut, Sekrete), nosokomiale und Laborinfektionen
Marburg	Marburg (Filoviren)	Zentralafrika	Unbekannt (Primaten?)	Enger ungeschützter Kontakt (Blut, Sekrete), nosokomiale und Laborinfektionen
Omsker HF	Omsk (Filoviren)	Zentralsibirien, Rumänien	Zecken	Zeckenstich
Kyasanur-Wald-Fieber	Kyasanur Forest (Filoviren)	Indien (regional begrenzt)	Zecken	Zeckenstich

Marburg-Virus-Krankheit kann Hyperimmunserum (Rekonvaleszentenserum) versucht werden. Schockprophylaxe und -therapie sowie Korrektur der hämorrhagischen Diathese und von Störungen des Elektrolyt- und Säure-Basen-Haushalts müssen in jedem Fall vorgenommen werden.

Prophylaxe Impfungen gibt es bislang nur gegen Gelbfieber. Kleidung sowie Insektenvertreibungsmittel und Moskitonetze können vor Mücken- und Zeckenstichen schützen. Die Kontrolle von Vektoren durch Versprühen von Insektiziden oder durch Eindämmung der Brutplätze für Mücken bzw. Dezimierung von infizierten Nagern hat nur teiweise Erfolg gebracht. Bei Patienten mit Lassa-, Ebola- oder Marburg-Fieber ist wegen der Gefahr nosokomialer Infektionen und Laborinfektionen auf strikte Isolation bzw. Sicherheitskautelen bei der Verarbeitung von Patientenproben zu achten.

Prognose Sie ist je nach HF verschieden. Die Letalität schwerer Verläufe kann bis zu 84 % betragen.

101.11.1 Dengue-Virus-Infektionen

Epidemiologie Weltweit sind die meisten durch Arthropoden übertragenen Infektionskrankheiten Dengue-Virus-(DV-) Infektionen. Die Wirte des DV sind Menschen, niedere Primaten und Mücken. Auf den Menschen wird DV durch die in urbanen und ländlichen Gebieten lebenden Mücken *Aedes aegypti* und *A. albopticus* übertragen. Die Weibchen ernähren sich zur Tageszeit mit Spitzen am Morgen und späten Nachmittag. Nach einer Blutmahlzeit bei einem virämischen Wirt kann die Mücke das Pathogen unmittelbar oder erst nach 8–10 Tagen, während derer sich das DV in den Speicheldrüsen des Vektors vermehrt, auf einen anderen Wirt übertragen. Infizierte Mücken bleiben Zeit ihres Lebens infektiös und können das DV in ihren Eiern auf die nächste Generation übertragen.

Die Inzidenz von DV-Infektionen nimmt in den tropischen Regionen Asiens, Afrikas sowie Zentral- und Südamerikas zu. Dies wird auf die wachsende Verbreitung des Vektors A. aegypti zurückgeführt, die sich aus dem Mangel an effektiven Programmen zu dessen Eingrenzung, erhöhter Flugreisetätigkeit und dem Zuwachs der urbanen Bevölkerung in den „Megastädten" Südostasiens ergibt. Man schätzt, dass weltweit pro Jahr 100 Mio. Infektionen mit dem DV erfolgen. Von 1986–1990 wurden der Weltgesundheitsorganisation 15.940 Todesfälle nach Infektion mit DV gemeldet.

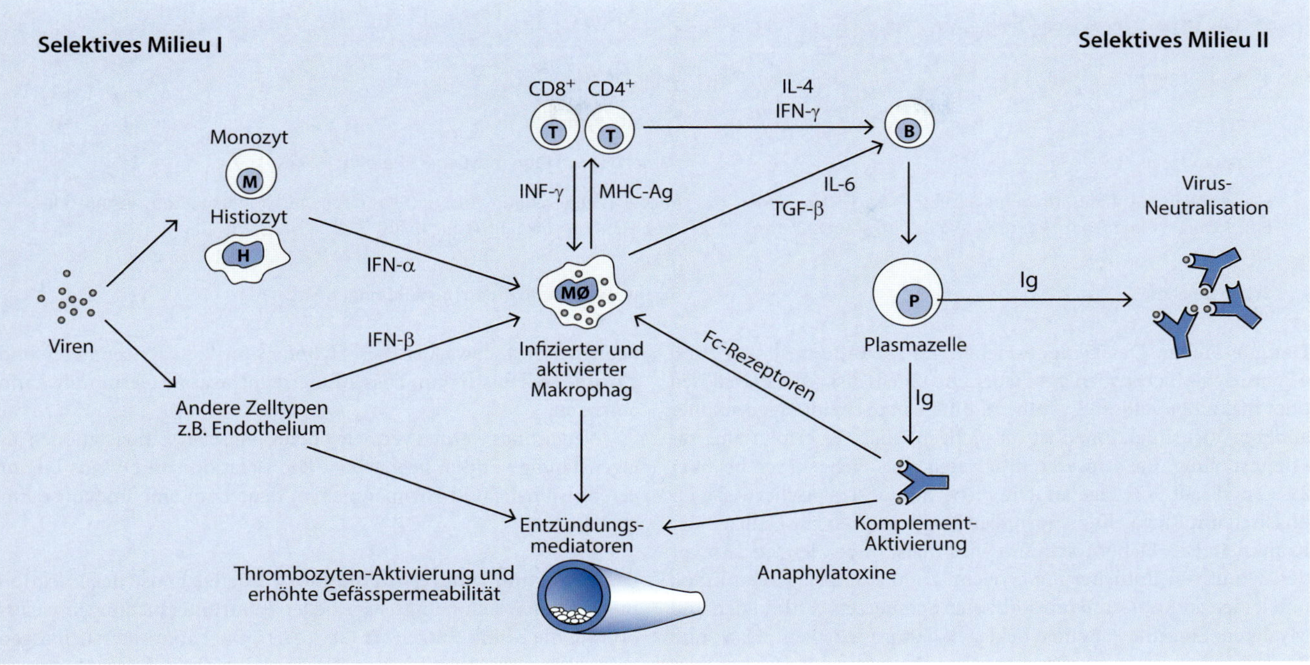

Abb. 101.1 Schematische Darstellung der Immunantwort und der Entzündungsvorgänge bei Infektion mit Dengue-Virus (DV). Es wird angenommen, dass vor allem bei kleinen Kindern ein für Virusvarianten mit erhöhter Virulenz (verstärkte Zytopathogenität und/oder Entzündungsförderung) selektives Milieu I wirksam ist, bevor sich die meisten DV-spezifischen und -unspezifischen Immunantworten abspielen. Entzündungs- und Immunreaktionen, wie die Bildung von Virus-Antikörper-Immunkomplexen und die Zytokinproduktion durch aktivierte T-Lymphozyten, können bei gewissen Individuen die a priori selektiven Kräfte verstärken und ein selektives Milieu II erzeugen. (Ag: Antigen, IFN: Interferon, Ig: Immunglobulin, IL: Interleukin, MHC: major histocompatibility complex, TGF: transforming growth factor)

Infektionen mit DV kommen in endemischer und epidemischer Form vor. Frühere Epidemien erzeugten vorwiegend unkomplizierte Verläufe mit hohem Fieber sowie starken Kopf- und Rückenschmerzen. In den vergangenen Jahren wurden in Ländern mit lang andauernder Aktivität des DV erstmals HF-Epidemien verzeichnet. In mehreren Ländern Europas wurden „importierte" Fälle von DV-Infektionen beobachtet.

Ätiologie Das Dengue-Virus gehört zusammen mit dem japanischen Enzephalitis- und dem Gelbfiebervirus zum Genus der Flaviviriden, einer Gruppe von rund 70 Vertretern von Viren mit einsträngiger, positiv gerichteter RNA. Die Mehrzahl dieser Viren wird durch Arthropoden übertragen. Wichtige Ausnahmen bilden das Hepatitis-C-Virus und die Pestiviren. In der Natur zirkulieren 4 verschiedene Serotypen (1–4) des DV und deren verschiedene Biotypen. Das Hauptstrukturprotein der Virushülle ist an den biologischen Hauptfunktionen der Viruspartikel wie Zelltropismus, Fusion an der Wirtszellmembran und Induktion von die Hämagglutination hemmenden, neutralisierenden sowie schützenden Antikörpern beteiligt.

Pathogenese Sie ist für das HF unklar. Eine Infektion mit einem DV-Serotyp hinterlässt lebenslange homologe, jedoch nur limitierte heterologe Immunität. Da die meisten Patienten mit Dengue-hämorrhagischem Fieber (DHF) vor dessen Auftreten Kontakt mit einem oder mehreren Serotypen von DV hatten, geht man heute hauptsächlich von der Hypothese aus, dass eine vorangehende DV-Infektion die erhöhte Vermehrung des Erregers in mononukleären Leukozyten begünstigt (Abb. 101.1). Ein solches Phänomen wird antikörperabhängige Verstärkung der Infektion genannt.

Auf die Elimination von mit DV infizierten Zellen zielende Immunantworten können die Ausschüttung von Zytokinen mit Vaso- und Prokoagulanzienaktivität sowie von Interferon-γ und die Aktivierung von Komplement zur Folge haben (Abb. 101.1). Die Gefäßpermeabilität wird erhöht. Dies führt zu Hämokonzentration, vermindertem Blutvolumen, schlechter Gewebsperfusion sowie ausgeprägter Hypoxie und Schock. Die Ursachen für die Hämorrhagie scheinen komplex zu sein. Sie wird durch Thrombozytopenie, mikrovaskulären Schaden, Plättchendysfunktion und/oder disseminierte intravasale Gerinnung hervorgerufen.

Die pathologischen Befunde bei DHF sind Vaskulitis der kleinen Gefäße der Weichteile und inneren Organe, Lymphknotenhyperplasie, fokale Nekrosen in Milz, Leber und Knochenmark sowie Reifungsstop der Megakaryopoese. Makroskopisch finden sich petechiale Blutungen, Ekchymosen und Effusionen in Pleura- und Peritonealhöhle.

Die epidemische Verbreitung des DHF suggeriert, dass gewisse ethnische Gruppen empfänglicher bzw. resistenter gegenüber der Infektion sind.

Klinische Symptome und Verlauf Die Infektion mit DV kann inapparent verlaufen oder sich als Dengue-Fieber (DF), DHF oder Dengue-Schocksyndrom (DSS) manifestieren. Alter, Geschlecht, Ernährungs- und Immunstatus scheinen die Variation der klinischen Bilder mitzubestimmen. Während die Infektion mit DV beim jungen Säugling meist nur ein mildes Krankheitsbild verursacht, können Säuglinge von immunen Müttern bei Verlust passiv erworbener mütterlicher Antikörper DHF und DSS entwickeln. Immunkompetente Mädchen im Alter von 7–12 Jahren sind für DHF am meisten gefährdet. Eine vertikale Übertragung von DV von der infizierten Mutter auf das Kind in der Zeit um den Geburtstermin ist beschrieben.

Tab. 101.3 Diagnose der Dengue-Virus-Infektion

Klinische Kriterien	Laborkriterien
Fieber	Thrombozytopenie
Hepatomegalie	Hämokonzentration (Anstieg Hämatokrit ≥20 %)
Hämorrhagische Manifestationen wie Petechien, Ekchymosen, Effusionen in Pleura- oder Peritonealhöhle und Magen-Darm-Blutung	Nachweis von Dengue-Virus mittels Kultur, Moskitoinokulationstechnik oder Amplifikation viraler RNA durch PCR
Schockzeichen	Nachweis von Antikörpern gegen Dengue-Virus

101

Dengue-Fieber Das Dengue-Fieber (DF) manifestiert sich rund 4 Tage nach Mückenstich mit Fieber und einem diskreten makulösen oder makulopapulösen Exanthem. Eine Unterscheidung gegenüber anderen Virusinfektionen ist oft nicht möglich. Es erfolgt eine rasche Erholung. Bei schwererem DF steigt das Fieber rasch bis über 39 °C und hält 5–6 Tage an. Die Fieberkurve ist typischerweise biphasisch mit Rückkehr zu normalen Temperaturen zur Halbzeit der Krankheit. Das Fiebermaximum wird meist in den letzten 24 h vor der definitiven Entfieberung erreicht. Die Patienten wirken krank und leiden an Kopf- und retroorbitalen Schmerzen, Arthralgien und Myalgien. Einzelne Patienten beklagen heftigste Rücken-, Hals- und Bauchschmerzen. Das anfängliche Exanthem wandelt sich um zum diffusen Erythem mit verstreuten aufgehellten Arealen („weiße Inseln in einem roten Meer").

Lethargie, Anorexie und Nausea ebenso wie Hepatomegalie können auftreten. Splenomegalie liegt selten vor. Die Thrombozytenzahl kann vermindert (<100 G/l), die Serumwerte der Alaninaminotransferase können erhöht sein (<100 IE/l). Eine Abgrenzung gegenüber anderen viralen oder gar bakteriellen Infektionen und dem Kawasaki-Syndrom kann schwierig sein. Die Patienten erholen sich innerhalb von 7–10 Tagen.

Dengue-hämorrhagisches Fieber Die Inkubationszeit des Dengue-hämorrhagischen Fiebers (DHF) ist nicht bekannt. Es beginnt mit hohem Fieber und vielen der Symptome von DF. Schwindel und Lethargie sind jedoch ausgeprägter. Erhöhte Gefäßpermeabilität und abnorme Blutgerinnung können zu Hypovolämie und Hypotension und in schweren Fällen zu hypovolämischem Schock und inneren Blutungen führen. Die hämorrhagischen Komplikationen manifestieren sich in der Regel in den ersten 3 Tagen als an Stamm, Gliedern und Axillae verstreute Petechien. Diese können auch durch einen Rumpel-Leede-Test ausgelöst werden. Blutungen an Punktionsstellen sind die Regel, Blutungen in Magen-Darm-Trakt, Nase und Zahnfleisch sind möglich.

Nach 2–7 Tagen kann Kreislaufinsuffizienz eintreten. Der Patient wird unruhig und zeigt Schweißausbrüche und kalte Extremitäten. Pleuraerguss und Aszites können entstehen. Diese klinischen Zeichen sind fast diagnostisch für DHF.

Laboruntersuchungen zeigen Thrombozytenzahlen ≤20 G/l und – abhängig von Hämokonzentration und Schweregrad des Schocks – Erhöhung des Hämatokrits um ≥20 %, Hypalbuminämie sowie leicht erhöhte Serumkonzentrationen von Alaninaminotransferase und Harnstoff. Die partielle Prothrombin- und die Thrombinzeit können verlängert sein. Hypofibrinogenämie und Komplementverbrauch korrelieren mit der Schwere des Krankheitsverlaufs. Bei adäquater Therapie endet diese Phase innerhalb von 24–48 h.

Dengue-Schocksyndrom Das Dengue-Schocksyndrom (DSS) ist die Folge des Austritts von Plasma in den extravaskulären Raum. Schneller und schwacher Puls, Hypotension, kalte Extremitäten und Unruhe stellen sich ein. Disseminierte intravasale Gerinnung kann auftreten.

Neuerdings werden vermehrt neurologische Manifestationen als eigenständige Entität beobachtet. Die Isolation von DV aus Liquor cerebrospinalis und Hirnparenchym deutet auf eine infektiöse Enzephalitis.

Diagnose und Differenzialdiagnose Die Diagnose der Infektion mit DV muss sich mangels spezieller Laboruntersuchungen vielerorts auf die Klinik stützen (Tab. 101.3). Die Laboruntersuchungen beinhalten den Nachweis des DV im Blut während der Akutphase oder den Nachweis von spezifischen Antikörpern. Die Identifikation des Virus mit PCR oder Kultur ist möglich.

Die am häufigsten angewendete serologische Untersuchung ist der Hämagglutinationshemmtest. Bei Primärinfektion liegen die Titer in der Akutphase in der Regel <1:20. Serokonversion oder ein 4-facher Titeranstieg innerhalb von 3–4 Wochen beweisen eine Primärinfektion. Im Gegensatz dazu sind sekundäre Infektionen durch einen raschen Anstieg der spezifischen Antikörper in den ersten Krankheitstagen gekennzeichnet. Antikörpertiter >1:1280 bereits in der Akutphase sprechen für eine kurz zuvor erfolgte Infektion mit DV. Neuerdings können mittels verschiedener kommerziell erhältlicher Tests in der Akutphase spezifische IgM nachgewiesen werden.

Therapie Die Behandlung des DF ist supportiv und besteht in Bettruhe, adäquater Flüssigkeitszufuhr sowie Kontrolle des Fiebers und der Schmerzen mittels Antipyretika bzw. Analgetika. Salicylate sind wegen möglicher Verstärkung der Blutungsneigung kontraindiziert. Bei DHF/DSS ist das Hauptproblem eher der Flüssigkeits- als der Blutverlust. Demnach sind therapeutische Maßnahmen auf die Erhaltung von Blutvolumen und -druck auszurichten. Dabei sind Ringer-Laktat-Lösung für Kinder mit mittelschwerem DSS und 6 % Hydroxyethylstärke für Kinder mit schwerem DSS am besten geeignet.

Prophylaxe Eine Impfung ist nicht bekannt. Deshalb kann bisher die Ausbreitung von DF und DHF einzig durch Kontrolle der Vektorpopulationen mittels Anwendung von Insektiziden und Eindämmung der Brutplätze für A. aegypti wie stehende Gewässer und Wasserbehälter eingeschränkt werden.

Prognose Die Letalität von DHF variiert in Abhängigkeit von der Verfügbarkeit supportiver Maßnahmen zwischen 1 % und 30 %.

Tab. 101.4 Serovare des Hantavirus, Krankheiten, Endemiegebiete und Reservoire. (Mod. nach Bitzan 1997)

Virus/Serovar	Krankheit	Schweregrad	Endemiegebiet	Reservoir
Hämorrhagisches Fieber mit renalem Syndrom (HFRS)				
Hantaan	Koreanisches HF, epidemisches HF	Schwer	China, Korea, Ostsibirien	Brandmaus (Apodemus agrarius)
Seoul	HFRS	Mäßig	Ostasien	Wanderratte (Rattus norvegicus)
Dobrova/Belgrad	HFRS	Schwer	Südosteuropa	Gelbhalsmaus (Apodemus flavocillis)
Puumula	Nephropathia epidemica	Leicht	Nord-, Ost-, Südosteuropa, selten Mitteleuropa	Wühlmäuse (Clethrionomys)
Hantavirus-bedingtes pulmonales Syndrom (HPS)				
Sin nombre	Pulmonales Syndrom	Schwer	Nordamerika	Hirschmäuse (Peromyscus)

101.11.2 Gelbfieber

Epidemiologie Infektionen mit dem Gelbfiebervirus haben seit den 80er Jahren des letzten Jahrhunderts zugenommen und kommen vereinzelt endemisch in Südamerika und Afrika vor (Tab. 101.2). Die WHO schätzt die Anzahl der Fälle auf rund 200.000 pro Jahr. Es gibt 2 Typen von Übertragungszyklen:

- Im Dschungelzyklus wird das Gelbfiebervirus zwischen Affen durch verschiedene Vektoren übertragen. Menschen werden nur zufällig infiziert.
- Dagegen wird im Stadtzyklus das Virus von infizierten auf empfängliche Menschen durch die Mücke A. aegypti übertragen.

Periodisch treten hyperendemische und epidemische Übertragungen bei empfänglichen Bewohnern von ländlichen Dörfern oder Städten auf.

Klinische Symptome und Verlauf Nach einer Inkubationszeit von 3–6 Tagen treten Fieber, Ikterus, Kopfschmerzen, Nausea, Myalgien und Rückenschmerzen auf. In den meisten Fällen verläuft die Krankheit mild. Sie beschränkt sich auf die initialen Symptome und dauert nur wenige Tage. Rund 15 % der Infizierten entwickeln schwere Verläufe mit mehreren Phasen. Die akute Phase dauert rund 3 Tage. Labortests zeigen Leukozytose, Proteinurie, abnorme Leberfunktionstests und erhöhte Prothrombinzeit. Nach einer kurz dauernden Remission kommt es bei einzelnen dieser Patienten zu einer Verschlechterung mit sich verstärkendem Ikterus, gastrointestinalen und generalisierten Blutungen, Enzephalopathie, Niereninsuffizienz und Myokarditis.

Diagnose und Differenzialdiagnose Die Verdachtsdiagnose muss aufgrund der Anamnese und der klinischen Symptome gestellt werden. Differenzialdiagnostisch müssen andere Virusinfektionen einschließlich Virus-Hepatitiden und hämorrhagischer Fieber sowie Leptospirose und Typhus in Betracht gezogen werden. Die Diagnose des Gelbfiebers wird gesichert durch den Nachweis des Virus im Blut oder durch den Nachweis spezifischer IgM während der Akutphase. Ein 4-facher Titeranstieg der Antikörpertiter im Häamagglutinationstest oder in der Komplementbindungsreaktion gilt ebenfalls als beweisend.

Therapie Es gibt keine kausale Therapie. Die intensive supportive Behandlung kann lebensrettend sein.

Prophylaxe Die beste Prophylaxe ist die Impfung (► Kap. 10).

Geeignete Kleidung, Insektenvertreibungsmittel sowie die Benutzung von Moskitonetzen können vor Mückenstichen schützen.

Prognose Ein letaler Ausgang wird bei 5 % aller symptomatischen Fälle und bei 25–50 % der Fälle mit schweren Symptomen beobachtet. Kinder unter 10 Jahren zeigen fatale Verläufe in bis zu 84 %. Späte Todesfälle ereignen sich infolge kardialer Komplikationen oder chronischen Nierenversagens.

101.11.3 Hantavirus-Infektionen

Ätiologie Im Gegensatz zu den übrigen Mitgliedern der Familie der Bunyaviridae werden Hantaviren nicht über Vektoren, sondern über kontaminierte Aerosole auf den Menschen übertragen. Die 5 bekannten menschenpathogenen Hantaviren verursachen im Wesentlichen 2 Krankheiten, die unterschiedlich schwer verlaufen (Tab. 101.4).

Klinische Symptome Das hämorrhagische Fieber mit renalem Syndrom (HFRS) beginnt mit akutem Fieber, Schüttelfrost, Myalgie und Krankheitsgefühl. In einer zweiten Phase treten Schock und Blutungen hinzu, im Blut findet man Thrombopenie und Gerinnungsstörungen. Die dritte Phase ist durch eine Oligurie gekennzeichnet, Lungen- und Hirnödem, Kreatininanstieg und Elektrolytstörungen stehen im Vordergrund. Es folgt eine Phase der Polyurie und schließlich die Rekonvaleszenz, wobei eine chronische Niereninsuffizienz persistieren kann.

Die Nephropathia epidemica ist eine leichte Verlaufsform des HFRS, schwerste Formen werden durch Hantaviren in Ostasien und im ehemaligen Jugoslawien beobachtet.

Das Hantavirus-bedingte pulmonale Syndrom (HPS) wurde erstmals 1993 im Südosten der USA bekannt. Es beginnt mit Fieber und Myalgien, denen nach 4–5 Tagen eine Steigerung der vaskulären Permeabilität in der Lunge folgt. Es kann innerhalb weniger Stunden zum Lungenversagen kommen. Werden Schock und Hypoxie überlebt, kommt es innerhalb weniger Tage zur Restitutio ad integrum.

Besteht der Verdacht auf eine Hantavirus-Infektion, lässt sich die Diagnose oft serologisch (spezifisches IgM) sichern. Neben einer intensivmedizinischen Supportivtherapie ist bei HFRS eine spezifische Therapie mit Ribavirin indiziert (initial 30 mg/kg kG, dann 15 mg/kg KG alle 6 h für 4 Tage, schließlich 7,5 mg/kg KG alle 8 h für 3–6 Tage). Bei der leicht verlaufenden Nephropathia epidemica ist Ribavirin nicht indiziert.

101.11.4 Ebola- und Marburg-Fieber

Epidemiologie Die Endemiegebiete des Ebola-Virus liegen im Sudan und in Zentral- und Westafrika, jene des Marburg-Virus in Zentralafrika (Tab. 101.2). Die Übertragungsmechanismen und die Reservoirs dieser Viren sind noch unbekannt. Die Übertragung von Mensch zu Mensch kann durch direkten Kontakt mit infektiösem Blut, hauptsächlich in Krankenhäusern, geschehen.

Klinische Symptome und Verlauf Beide Krankheiten beginnen nach einer Inkubation von 2–21 Tagen plötzlich mit heftigen Kopfschmerzen, Myalgien, Konjunktivitis und Fieber. Es folgen rasche Verschlechterung des Bewusstseinszustandes, Pharyngitis, Bauchschmerzen, Nausea und Erbrechen. Nach mehreren Tagen offenbart sich am Stamm ein feinfleckiges, erhabenes Exanthem, das bei Überlebenden schuppend wird. Unkontrollierte mukokutane und gastrointestinale Blutungen, Schock und Multiorganversagen führen meist innerhalb von 6–9 Tagen zum Tod.

Diagnose und Differenzialdiagnose Beide hämorrhagischen Fieber müssen aufgrund der klinischen Symptome vermutet werden. Bei Ikterus und Hämatemesis ist eine Verwechslung mit Gelbfieber möglich. Blut und Gewebe (Hautbiopsie) können auf virales Antigen mittels Enzymimmunassay oder elektronenmikroskopisch untersucht werden. Serologische Untersuchungen sind wegen möglicher Kreuzreaktionen zu Paramyxoviren zuweilen schwierig zu interpretieren. Neuere Tests zum Nachweis virusspezifischer IgM sind zuverlässiger.

Therapie Sie besteht in supportiven Maßnahmen. Die Gabe von Hyperimmunseren (Rekonvaleszentenseren) kann versucht werden.

Prophylaxe Besondere Vorsichtsmaßnahmen sind bei Kontakt mit Indexfällen und bei Verarbeitung von Blut- und Sekretproben dieser Individuen im Labor geboten, da sehr hohe Infektiosität besteht.

101.11.5 Lassa-Fieber und südamerikanische hämorrhagische Fieber

Klinische Symptome und Verlauf Bis zu 90 % der Infektionen verlaufen asymptomatisch. In Endemiegebieten machen schwere Krankheitsbilder bis zu 20 % der Einweisungen in pädiatrische Kliniken aus. Die Krankheit beginnt mit Fieber, Kopfschmerzen, Unwohlsein, Arthralgien, Rückenschmerzen, Husten und Pharyngitis. Bei Einweisung bestehen meist Thorax- und Bauchschmerzen sowie Erbrechen. Rasches Fortschreiten zu Hypotension, Enzephalopathie, erhöhter Gefäßpermeabilität mit Effusionen und peripheren Ödemen sowie Blutungen an Schleimhäuten und inneren Organen ist möglich.

Diagnose und Differenzialdiagnose Die Schwere des Krankheitsbildes muss ein HF vermuten lassen und erlaubt die Abgrenzung gegenüber anderen viralen Infektionen. Laboruntersuchungen zeigen erhöhte Leberenzyme und Gerinnungsstörung. Nachweis des Erregers oder virusspezifischer IgM sichern die Diagnose.

Therapie Bei Lassa-Fieber ist der frühzeitige Therapiebeginn mit Ribavirin entscheidend (initial 30 mg/kg KG, dann 15 mg/kg KG alle 6 h für 4 Tage, schließlich 7,5 mg/kg KG alle 8 h für weitere 6 Tage). Demgegenüber ist die Wirkung von Ribavirin bei den südamerikanischen HF nicht bewiesen. Supportive Maßnahmen (s. oben) sind notwendig.

Prognose Unbehandelt beträgt die Letalität bis 55 % und behandelt bis 20 %. Schwangere und Neugeborene sind besonders gefährdet. Die Schädigung des 8. Hirnnervs kann zu den Spätkomplikationen Tinnitus und sensorineuraler Schwerhörigkeit führen.

101.12 Rabiesvirus-Infektionen

H.-J. Schmitt

Definition Rabies (Tollwut, Lyssa) ist eine durch infizierte Tiere übertragene, in Stadien ablaufende, obligat tödliche Enzephalitis.

Epidemiologie Rabies kommt weltweit vor. Man unterscheidet eine vorwiegend silvatische („den Wald betreffend") Form mit Wildtieren als wichtigstem Erregerreservoir (Fuchs, Wolf, Dachs, Marder, Waschbär, Fledermaus) von einer urbanen Form (hauptsächlich Hund), wobei letztere in Entwicklungsländern dominiert. Neben den genannten Spezies können noch andere Säugetierarten wie die Katze als Vektor fungieren, sie stellen aber kein Erreger-Reservoir dar.

Theoretisch kann jedes Säugetier Tollwut übertragen, andere Wirbeltiere (Fische, Vögel, Reptilien, Amphibien) können aber nicht infiziert werden. Die Übertragung des Virus auf den Menschen erfolgt durch direkte Inokulation von erregerhaltigem Speichel mittels Biss- oder Kratzwunde in die Haut oder auf die intakte Schleimhaut. Sehr selten erfolgte eine Infektion durch eine Organtransplantation oder durch Aerosole.

Infizierte Tiere sind bis zu 4 Tage vor den ersten Krankheitszeichen infektiös, in wenigen Ausnahmefällen ist eine Inkubationszeit von bis zu 14 Tagen beschrieben.

Mikrobiologie Rabies wird hervorgerufen durch einsträngige RNA-Viren aus der Familie der Rhabdoviridae, Genus Lyssavirus. Die Tollwut wird praktisch ausschließlich von Rabies-Virus Serotyp 1 (klassisches Rabiesvirus) hervorgerufen, wenige Fälle sind durch Serotyp 5, 6 oder 7 (European bat lyssavirus 1 u. 2, Australian bat lyssavirus) verursacht worden.

Pathogenese Meist durch Biss eines infizierten Tieres übertragen, vermehrt sich das Virus an der Eintrittspforte in Muskelzellen und nach Eintritt in periphere Nerven in Nervenzellen. Der Erreger wandert dann entlang von Nervenfasern zu den Spinalganglien. Dort findet eine weitere Replikation statt. Das Virus breitet sich dann in Richtung ZNS aus. Während der von Erregerstamm, Infektionsdosis, Grad der lokalen Innervation und Nähe zum ZNS abhängigen Inkubationszeit kann die Krankheit noch durch Impfung verhindert werden. Ist das Virus ins ZNS übergetreten, lässt sich der Krankheitsprozess nicht mehr aufhalten. Dort führt seine Vermehrung klinisch zu einer rasch progredienten Enzephalitis. Schließlich kommt es zur zentrifugalen Streuung des Virus vor allem in die Speicheldrüsen, aber auch in andere Organe. Nach natürlicher Infektion kann eine Immunreaktion nicht stattfinden, da das Virus im Nervensystem den immunkompetenten Zellen nicht zugänglich ist.

Klinische Symptome und Verlauf Während der Inkubationszeit von durchschnittlich 20–90 Tagen gibt es außer der evtl. vorhandenen Wunde keine Symptome. Mit dem Viruseintritt in das Nervensystem treten im 1. Stadium Krankheitsgefühl, Abgeschlagenheit, Übelkeit, Erbrechen, Fieber als Prodromi auf. Rund die Hälfte der

Patienten klagt in diesem Stadium über Schmerzen und Parästhesien an der Bissstelle.

Das akute neurologische 2. Stadium beginnt 2–10 Tage nach dem Prodromalstadium mit Zeichen einer Infektion des ZNS und dauert 2–7 Tage. Man unterscheidet 2 Formen.

- Bei der „wilden" oder „rasenden Wut" stehen Hyperaktivität mit Rennen und Beißen, Halluzinationen und bizarrem Verhalten im Vordergrund. Nach Stunden oder Tagen wechseln derartige Phasen mit Ruheperioden, die durch verschiedenartige Reize unterbrechbar sind. Hydrophobie und Aerophobie - Trinkversuch oder Luftzug führt zu Spasmen von Larynx, Pharynx, Diaphragma – , Fieber, Faszikulationen, Hyperventilation, fokale oder generalisierte Krampfanfälle kennzeichnen dieses Stadium, das entweder mit dem plötzlichem Tod oder mit generalisierten Lähmungen endet.
- Die „stille Wut" entwickeln 20 % der Patienten – hier stehen Fieber, Kopfschmerzen und Lähmungen im Vordergrund. Der initial voll orientierte Patient wird langsam komatös.

Das 3. Stadium (Koma) dauert Stunden bis Monate. Es tritt meist rasch der Atemstillstand ein. Unter intensivmedizinischen Maßnahmen sind vielfältige Komplikationen beschrieben, z. B. Hirndrucksteigerung, inadäquate ADH-Sekretion, Diabetes insipidus, autonome Dysregulation mit Bluthochdruck, Hypotension, Arrhythmie, Atemversagen und Hypoxämie.

Diagnose und Differenzialdiagnose Vor Erreichen des ZNS-Stadiums ist Rabies klinisch nicht diagnostizierbar. Differenzialdiagnostisch sind Tetanus, Psychosen, Poliomyelitis, Guillain-Barré-Krankheit und Enzephalitiden anderer Ursache zu bedenken. Nuchale Hautbiopsie, Speichel, Liquor, Blut und eine post mortem gewonnene Hirnbiopsie ermöglichen die mikrobiologische Sicherung der Diagnose mittels direkter Immunfluoreszenz, Virusanzüchtung, Tierversuch oder Antikörpernachweis.

Therapie Eine spezifische Therapie ist nicht bekannt.

Prophylaxe Zur Immunprophylaxe ► Kap. 10. Die Impfung von Haustieren wie auch Programme zur Impfung von Wildtieren haben in Westeuropa und den USA die Zahl der Tollwutfälle reduziert. Tollwutverdächtige Haustiere sollten 10 Tage lang beobachtet werden, um Verhaltensauffälligkeiten zu erkennen. Bei Wildtieren oder bei konkretem Tollwutverdacht wird eine fluoreszenzserologische Untersuchung des Gehirns vorgenommen.

Bisswunden durch tollwutverdächtige Tiere sollten unverzüglich mit Wasser gespült und mit Seife oder Detergenzien ausgewaschen werden. Die Versorgung mit Wundnähten sollte frühestens nach lokaler Infiltration mit spezifischem Immunglobulin erfolgen. Die frühestmögliche aktive Immunisierung ist lebensrettend.

Prognose Sobald das Koma eingetreten ist, beträgt die mittlere Überlebenszeit 1-2 Wochen. Nur in einigen wenigen gut dokumentierten Fällen wurde die Krankheit überlebt, wenn auch mit gravierenden neurologischen Defiziten.

Literatur

101.1 Rhinovirus-Infektionen

Guilbert TW, Morgan WJ, Zeiger RS et al (2006) Long-term inhaled corticosteroids in preschool children at high risk for asthma. N Engl J Med 354:1985–97

Jartti T, Korppi M (2011) Rhinovirus-induced bronchiolitis and asthma development. Pediatr Allergy Immunol 22:350–355

Mansbach JM, Piedra PA, Teach SJ et al (2012) for the MARC-30 Investigators. Prospective Multicenter Study of Viral Etiology and Hospital Length of Stay in Children With Severe Bronchiolitis. Arch Pediatr Adolesc Med 166(8):700–706

101.2 Enterovirus-Infektionen

Abzug MJ, Cloud G, Bradley J et al (2003) National Institute of Allergy and Infectious Diseases Collaborative Antiviral Study Group. Double blind placebo-controlled trial of pleconaril in infants with enterovirus meningitis. Pediatr Infect Dis J 22(335):341

Aktuelle Hilfestellungen und Informationen bei Enterovirus-Infektionen, insbesondere bei Poliomyelitisverdacht: http://www.rki.de/DE/Content/Infekt/NRZ/Polio/NLGA_Hannover.html?nn=2371012. Aufgerufen am 12. April 2012

Aktuelle Klassifikation der Picorna-Viren: http://www.picornastudygroup.com. Aufgerufen am 12. April 2012

Lo CW, Wu KG, Lin MC et al (2010) Application of a molecular method for the classification of human enteroviruses and its correlation with clinical manifestations. J Microbiol Immunol Infect 43:354–359

Thibaut HJ, De Palma AM, Neyts J (2012) Combating enterovirus replication: state-of-the-art on antiviral research. Biochem Pharmacol 83:185–192

101.3 Influenzavirus-Infektionen

Bueving HJ, Bernsen RM, de Jongste JC et al (2004) Influenza vaccination in children with asthma: randomized double-blind placebo-controlled trial. Am J Respir Crit Care Med 169(488):493

Landry ML (2011) Diagnostic tests for influenza infection. Curr Opin Pediatr 23:91–97

Osterholm MT et al (2012) Efficacy and effectiveness of influenza vaccines: a systematic review and meta-analysis. Lancet Infect Dis 12:36–44

101.4 Parainfluenzavirus-Infektionen

Johnson D Croup. Clin Evid (Online). Mar 10; 2009. pii: 0321. PMCID: PMC2907784. Aufgerufen am 13. April 2012

Knott AM, Long CE, Hall CB (1994) Parainfluenza viral infections in pediatric outpatients: seasonal patterns and clinical characteristics. Pediatr Infect Dis J 13:269–273

101.5 Respiratory-syncytial-virus-Infektionen

Donlan M, Fontela PS, Puligandla PS (2011) Use of continuous positive airway pressure (CPAP) in acute viral bronchiolitis: a systematic review. Pediatr Pulmonol 46:736–746

Feltes TF, Cabalka AK, Meissner HC et al.; Cardiac Synagis Study Group (2003) Palivizumab prophylaxis reduces hospitalization due to respiratory syncytial virus in young children with hemodynamically significant congenital heart disease. J Pediatr 143: 532–540

Gueller S, Duenzinger U, Wolf T et al (2013) Successful systemic high-dose ribavirin treatment of respiratory syncytial virus-induced infections occurring pre-engraftment in allogeneic hematopoietic stem cell transplant recipients. Transpl Infect Dis 15:435–40

Hartling L, Fernandes RM, Bialy L et al (2011) Steroids and bronchodilators for acute bronchiolitis in the first two years of life: systematic review and meta-analysis. BMJ 342:d1714

IMpact-RSV Study Group (1998) Palivizumab, a humanized respiratory syncytial virus monoclonal antibody, reduces hospitalization from respiratory syncytial virus infection in high-risk infants. Pediatrics 102: 531–537

Wang EE, Law BJ, Stephens D (1995) Pediatric Investigators Collaborative Network on Infections in Canada (PICNIC) prospective study of risk factors and outcomes in patients hospitalized with respiratory syncytial viral lower respiratory tract infection. J Pediatr 126:212–219

Zhang L, Mendoza-Sassi RA, Wainwright C, Klassen TP. (2008) Nebulized hypertonic saline solution for acute bronchiolitis in infants. Cochrane Database Syst Rev: CD006458

101.6 Masern

Arenz S et al (2005) Effectiveness of measles vaccination after household exposure during a measles outbreak: a household contact study in Coburg, Bavaria. Pediatr Infect Dis J 24:697–699

Avota E, Avots A, Niewiesk S et al (2001) Disruption of Akt Kinase activation is important for immunosuppression induced by measles virus. Nat Med 7:725–731

Brodsky AL (1972) Atypical measles: severe illness in recipients of killed measles virus vaccine upon exposure to natural infection. JAMA 222:1415–1416

Forni AL, Schluger NW, Robert RB (1994) Severe measles pneumonitis in adults: evaluation of clinical characteristics and therapy with intravenous ribavirin. Clin Infect Dis 19:454–462

Gendelman KE, Wolinsky JS, Johnson RT et al (1984) Measles encephalitis: lack of evidence of viral invasion of the central nervous system and quantitative study of the nature of demyelination. Ann Neurol 15:353–360

Markowitz LE, Chandler FW, Roldan EO et al (1988) Fatal measles pneumonia without rash in a child with AIDS. J Infect Dis 158:480–483

Perry RT, Halsey NA (2004) The clinical significance of measles: a review. J Infect Dis 189(1):4–16

Schönberger K, Ludwig MS, Wildner M, Weissbrich B (2013) Epidemiology of subacute sclerosing panencephalitis (SSPE) in Germany from 2003 to 2009: a risk estimation. PLoS One 8(7):e68909

Siedler A, Mankertz A, Feil F et al (2011) Closer to the goal: efforts in measles elimination in Germany 2010. J Infect Dis 204(1):373–380

WHO (2009) Measles vaccines: WHO position paper. Wkly Epidemiol Rec 84(35):349–360

101

101.7 Mumps

Heininger U, Bonhoeffer J (2008) Interstrain antigenic variability of mumps viruses. Clin Infect Dis 46(1):150–151

Hviid A et al (2004) Childhood vaccination and type 1 diabetes. N Engl J Med 350:1398–1404

Otto W, Mankertz A, Santibanez S et al. (2010) Ongoing outbreak of mumps affecting adolescents and young adults in Bavaria, Germany, August to October 2010. Euro Surveill 15(50). pii: 19748

Vaheri A, Julkunen I, Koskiniemi ML (1982) Chronic encephalomyelitis with specific increase in intrathecal mumps antibodies. Lancet 2:685–688

Vandvik B, Norrby E, Steen-Johnson J, Stensvold K (1978) Mumps meningitis: prolonged pleocytosis and occurrence of mumps-specific oligoclonal IgG in the cerebrospinal fluid. Eur Neurol 17:13–22

101.8 Röteln

Bayer WL, Sherman FE, Michaels RH et al (1965) Purpura in congenital and acquired rubella. N Engl J Med 273:1362–1366

Bitzan M (1987) Rubella myelitis and encephalitis in childhood.A report of two cases with magnetic resonance imaging. Neuropediatrics 18:84–87

Dwyer DE, Hueston L, Field PR et al (1992) Acute encephalitis complicating rubella virus infection. Pediatr Infect Dis J 11:238–240

Enders G, Knotek F (1989) Rubella IgG total antibody avidity and IgG subclass-specific antibody avidity assay and their role in the differentiation between primary rubella and rubella reinfection. Infection 17:218–226

Frenkel LM, Nielsen K, Garakian A et al (1996) A search for persistent rubella virus infection in persons with chronic symptoms after rubella and rubella immunization and in patients with juvenile rheumatoid arthritis. Clin Infect Dis 22:287–294

Tingle AJ et al (1986) Rubella-associated arthritis. I. Comparative study of joint manifestations associated with naturalrubella infection and RA 27/3 rubella immunisation. Ann Rheum Dis 45(2):110–114

101.9 Metapneumovirus-Infektionen

Hoogen BG van den, Jong JC de, Groen J et al. (2001) A newly discovered human pneumovirus isolated from young children with respiratory tract disease. Nat Med 7: 719–724

Pavia AT (2011) Viral infections of the lower respiratory tract: old viruses, new viruses, and the role of diagnosis. Clin Infect Dis 52(4):284–289

Ruuskanen O et al (2011) Viral pneumonia. Lancet 377:1264–1275

101.10 Slow-virus-Infektionen

Belay ED, Holman RC, Schonberger LB (2005) Creutzfeldt-Jakob disease surveillance and diagnosis. Clin Infect Dis 41:834–836

Bellini WJ, Rota JS, Lowe LE et al (2005) Subacute sclerosing panencephalitis: more cases of this fatal disease are prevented by measles immunization than was previously recognized. J Infect Dis 192:1686–1693

Brown P (1988) Human growth hormone therapy and Creutzfeldt-Jakob disease: a drama in three acts. Pediatrics 81:85–92

Dörries K (1997) New aspects in the pathogenesis of polyomavirus-induced disease. Adv Virus Res 48:205–261

Flechsig E, Weissmann C (2004) The role of PrP in health and disease. Curr Mol Med 4: 337–353

Gutierrez J, Issacson RS, Koppel BS (2010) Subacute sclerosing panencephalitis: an update. Dev Med Child Neurol 52(10):901–907

Hosoya M, Mori S, Tomoda A et al. (2004) Pharmacokinetics and effects of ribavirin following intraventricular administration for treatment of subacute sclerosing panencephalitis. Antimicrob Agents Chemother 48: 4631–4635

Kretzschmar H (1999) Transmissible spongiforme Enzephalopathien (Prionkrankheiten). In: Hopf HC, Deuschl G, Diener HC (Hrsg) Neurologie in Praxis und Klinik, 2. Aufl. Thieme, Stuttgart

Langer-Gould A, Atlas SW, Green AJ et al. (2005) Progressive multifocal leukoencephalopathy in a patient treated with natalizumab. N Engl J Med 353: 375–381

Martin R, Marquardt P, O'Shea S et al (1989) Virus specific and autoreactive T cell lines isolated from cerebrospinal fluid of a patient with chronic rubella panencephalitis. J Neuroimmunol 23:1–10

Miller C, Farrington CP, Harbert K (1992) The epidemiology of subacute sclerosing panencephalitis in England and Wales. Int J Epidemiol 21:998–1006

Nasemann JE, Schmid C, Schneider A et al (1996) Äußere Retinitis als Frühsymptom bei subakut sklerosierender Panenzephalitis (SSPE). Klin Monatsbl Augenheilkd 206:122–127

Prusiner SB (1991) Molecular biology of prion diseases. Science 252:1515–1522

Redfearn A et al (1993) Progressive multifocal leukoencephalopathy in a child with immunodeficiency and hyperimmunoglobulinemia M. Pediatr Infect Dis J 12:399–401

Schönberger K, Ludwig MS, Wildner M, Weissbrich B (2013) Epidemiology of Subacute Sclerosing Panencephalitis (SSPE) in Germany from 2003 to 2009: A Risk Estimation. PLoS ONE 8(7):e68909 doi:10.1371/journal.pone.0068909)

Steelman VM (1994) Creutzfeldt-Jakob disease: recommendations for infection control. Am J Infect Control 22:312–318

Vandersteenhoven JJ, Dbaibo G, Boyko OB et al (1992) Progressive multifocal leukoencephalopathy in pediatric acquired immunodeficiency syndrome. Pediatr Infect Dis J 11:232–237

Will RG, Ironside JW, Zeidler M et al (1996) A new variant of Creutzfeldt-Jakob disease in the UK. Lancet 347:921–925

Zwiauer K, Forstenpointner E, Popow-Kraupp T et al (1995) Rapid progressive subacute sclerosing panencephalitis after perinatally acquired measles virus infections. Lancet 345:1124

101.11 Virale hämorrhagische Fieber

Kortepeter MG, Bausch DG, Bray M (2011) Basic clinical and laboratory features of filoviral hemorrhagic fever. J Infect Dis 204(3):810–816

Leroy EM, Gonzalez JP, Baize S (2011) Ebola and Marburg haemorrhagic fever viruses: major scientific advances, but a relatively minor public health threat for Africa. Clin Microbiol Infect 17:964–976

Macneil A, Nichol ST, Spiropoulou CF (2011) Hantavirus pulmonary syndrome. Virus Res 162:138–147

Rothman AL (2011) Immunity to dengue virus: a tale of original antigenic sin and tropical cytokine storms. Nat Rev Immunol 11:532–543

Whitehorn J, Simmons CP (2011) The pathogenesis of dengue. Vaccine 29:7221–7228

101.12 Rabiesvirus-Infektionen

Baer GM (Hrsg) (1991) The natural history of rabies, 2. Aufl. CRC, Boca Raton

Jackson AC, Wunner WH (Hrsg) (2007) Rabies, 2. Aufl. Academic Press, San Diego/CA, London/UK

Roß RS, Kruppenbacher JP, Schiller WG et al (1997) Menschliche Tollwuterkrankung in Deutschland. Dtsch Arztebl 94:29–32

102 Mykosen und Parasitosen

H.-J. Schmitt, M.B. Krawinkel, R. Kobbe

102.1 Mykosen

H.-J. Schmitt

102.1.1 Klassifikation

Pilze (Mycota, Fungi) sind im Gegensatz zu Bakterien Eukaryonten. Sie verfügen über eine starre Zellwand, die zu fast 90 % aus Kohlenhydraten besteht (Chitin, Mannane und Glukane). Sie sind bewegungsunfähig, verfügen über keine Möglichkeit zur Photosynthese und sind Kohlenstoff-heterotroph. Zur Ernährung benötigen sie daher organische Substrate, und zwar entweder unbelebte (saprophytäre Pilze) oder belebte (biotrophe Pilze). Praktisch alle Pilze sind obligat aerob, sie wachsen meist auf einfachen Nährmedien. Produkte des Stoffwechsels von Pilzen werden in der Lebensmittelindustrie bei der Herstellung von Bier, Brot, Käse und Wein sowie in der Pharmaindustrie zur Erzeugung von Antibiotika und Enzymen angewendet. Von den mehr als 100.000 Pilzarten sind nur rund 300 mit Infektionen des Menschen in Zusammenhang gebracht worden, nicht mehr als ein Dutzend machen mehr als 90 % aller Mykosen aus.

Die Taxonomie von Pilzen ist komplex und beruht auch heute noch im Wesentlichen auf ihrer Morphologie. Für medizinische Zwecke ist es sinnvoll und ausreichend, eine Unterscheidung in folgende 4 Gruppen vorzunehmen:

- Hefen
- Schimmelpilze
- Dermatophyten
- dimorphe Pilze

Hefen Hefen sind Einzelzellen, die sich durch einfache Teilung (Sprossung) vermehren. Bei einzelnen Arten kann sich die Hefezelle elongieren, so dass eine fadenförmige Einzelzelle entsteht (Pseudohyphe).

Schimmelpilze Schimmelpilze bestehen aus einer fadenförmigen „Grundeinheit", die verzweigte Strukturen bilden kann (Hyphe). Hyphen sind septiert oder nicht septiert. Ein Geflecht aus Hyphen nennt man „Myzel", die Gesamtheit eines Myzels „Thallus". Entwickelt sich Myzel „in die Luft" statt nach unten oder zur Seite in das Nährsubstrat, so bilden sich dort an der Spitze oft Sporen (s. unten), die von der Luftströmung losgelöst und in der Umwelt verbreitet werden können.

Dermatophyten Dermatophyten sind prinzipiell aus Hyphen aufgebaut, bilden aber jeweils charakteristische Sporen, die eine morphologische Unterscheidung erlauben. In der Medizin sind Dermatophyten ausschließlich als Erreger oberflächlicher Hautkrankheiten von Bedeutung.

Dimorphe Pilze Dimorphe Pilze können, abhängig von der Art der Vermehrung, als imperfekte Hefe oder auch in einer perfekten Form (mit sexueller Vermehrung) vorkommen.

Vermehrung Bei der asexuellen Vermehrung entsteht eine Tochterzelle entweder durch Zellteilung – bei Hyphen z. B. direkt in der Zone hinter der Spitze oder durch Ausstülpungen seitlich, bei Hefen durch Zellsprossung – oder durch die Bildung asexueller Sporen (Fruktifikation). Diese sind umweltresistent und werden je nach Morphologie und Herkunft als Konidien, Sporangiosporen, Arthrosporen oder Blastosporen bezeichnet.

Bei der sexuellen Vermehrung fusionieren die Kerne zweier haploider Partner, es entstehen eine diploide Zygote und nach einer Meiose sexuelle Sporen (sexuelle Fruktifikation), die je nach Herkunft und Morphologie als Zygosporen, Askosporen oder Basidiosporen bezeichnet werden.

Pilze, die sich nur asexuell vermehren, heißen „Fungi imperfecti". Nur ausnahmsweise werden sexuelle Sporen von Pilzen nach Infektion im Menschen gebildet. Dimorphe Pilze liegen im Menschen in der Regel in der Hefeform vor.

Vom klinischen Erscheinungsbild her lassen sich folgende Erreger unterscheiden (◘ Tab. 102.1):

- Systemmykosen durch „endemische", dimorphe Pilze,
- Systemmykosen durch ubiquitär vorkommende Pilze,
- subkutane Mykosen (► Kap. 278),
- Haut- und Schleimhautmykosen (► Kap. 278).

Die erstgenannte Gruppe hat gemeinsam,

- dass die Ursache ein dimorpher Pilz ist,
- dass die Infektion vorzugsweise durch Inhalation von sporenhaltigem Material wie Erde und Staub erfolgt,
- dass nach Inhalation einer großen Sporenzahl initial eine allergische Reaktion beobachtet werden kann, selten eine progrediente Pneumonie,
- dass der Pilz von der Lunge auf lymphohämatogenem Weg in praktisch alle anderen Organe disseminieren und dann eine chronische oder eine fulminante Infektion induzieren kann,
- dass eine Therapie oft nur bei schwerem Verlauf und/oder Progredienz notwendig ist,
- dass die Therapie aus der langfristigen Gabe von systemisch wirksamen Antimykotika besteht,
- dass Relapse vor allem bei Patienten mit einem T-Zell-Defekt vorkommen.

Pilze sind gelegentlich Ursache einer Allergie (z. B. allergische bronchopulomonale Aspergillose, ► Kap. 158; exogen-allergische Alveolitis, ► Kap. 164, etc.). Pilztoxine (z. B. Aflatoxin B_1) können mit der Nahrung aufgenommen werden, einige stehen auch im Verdacht, Krankheiten zu induzieren (z. B. Leberzellkarzinom).

Auf die Diagnostik von Mykosen wird bei jedem einzelnen Erreger getrennt und spezifisch eingegangen. Grundsätzlich ist festzustellen, dass die „Pilzserologie" eine bis heute nicht hinreichend validierte Methode darstellt, die für die Diagnostik einer invasiven Mykose (Ausnahmen s. unten) daher auch keine Rolle spielt: Der Nachweis verschiedener Antikörper gegen Candida oder Aspergillus ist keinesfalls beweisend für eine Infektion, noch schließt das Fehlen solcher Antikörper eine Infektion aus.

Die Resistenztestung gegen Pilze ist bis heute nicht gut standardisiert, und die Ergebnisse verschiedener Labors variieren erheblich, selbst wenn die gleichen Methoden verwendet werden. Das Ergebnis der Resistenztestung gegen einen Pilz ist daher stets nur unter Vorbehalt zu bewerten.

G.F. Hoffmann, M.J. Lentze, J. Spranger, F. Zepp (Hrsg.), *Pädiatrie*,
DOI 10.1007/978-3-642-41866-2_102, © Springer-Verlag Berlin Heidelberg 2014

Tab. 102.1 Übersicht und Klassifikation von Mykosen und deren Erreger

Lokalisation der Mykose	Erreger	Krankheiten
Systemmykosen durch dimorphe Pilze	Cryptococcus neoformans	Kryptokokkose
	Coccidioides immitis, Coccidioides posadasii	Kokzidioidomykose
	Histoplasma capsulatum	Histoplasmose
	Blastomyces dermatitidis	Blastomykose
	Paracoccidioides brasiliensis	Parakokzidioidomykose
Systemmykosen durch ubiquitär vorkommende Pilze	Hefen (Candida spp., Malasezzia spp., …)	
	Aspergillus spp.	Aspergillose
	Mucorales	Mucormykosen
	Pseudoallescheria boydii Madurella spp.	Eumycetom
	Sporothrix schenkii	Sporotrichose
	Phialophora, Fonsecaea Cladosporium	Chromomykose
Haut- und Schleimhautmykosen	Malassezia furfur	Pityriasis versicolor
	Trichophyton, Microsporum, Epidermophyton	Dermatomykosen (Tinea)

102.1.2 Kryptokokkose

Definition Die Kryptokokkose wird hervorgerufen durch die Hefe Cryptococcus neoformans und manifestiert sich nach Infektion über die Lungen meist als Meningitis oder Meningoenzephalitis vorwiegend, aber nicht ausschließlich bei Patienten mit einem T-Zell-Defekt.

Epidemiologie Der Erreger kommt weltweit vor. Die Serotypen A und D werden vor allem aus Taubenkot isoliert, ohne dass die Tiere krank sind, während die Serotypen B und C in der Umgebung (Luft, Erde) blühender Eukalyptusbäume in tropischen und subtropischen Ländern vorkommen. Der Pilz kann auch in Erde enthalten sein, seltener hingegen in Früchten. Die Übertragung auf den Menschen erfolgt wahrscheinlich nur über Aerosole, eine Übertragung von Mensch zu Mensch oder von kranken Tieren auf den Menschen ist bisher nicht beschrieben. Ausnahmen sind die Übertragung im Rahmen einer Organtransplantation oder eine akzidentelle Inokulation.

Mikrobiologie Cryptococcus neoformans ist eine bekapselte Hefe. Es lassen sich 4 Kapseltypen (A, B, C, D) unterscheiden. Nach neuerem Vorschlag gibt es distinkte Spezies, nämlich C. neoformans (Kapseltypen A und D), C. gattii (Kapseltypen B und C) und C. neoformans var. grubii (Kapseltyp A). Neben der Kapsel gibt es eine Vielzahl weiterer Pathogenitäts- und Virulenzfaktoren, deren Bedeutung im Einzelnen aber noch nicht hinreichend geklärt ist.

Pathogenese Der Erreger ist ubiquitär, und Hauttestuntersuchungen lassen vermuten, dass eine Exposition häufig vorkommt. Ein hohes Risiko für eine Kryptokokkose haben Patienten mit zellulären Funktionsstörungen vor allem Menschen mit AIDS und Transplantatempfänger, Patienten mit lymphoretikulärem Malignom, Patienten mit Sarkoidose oder angeborenem T-Zell-Defekt. Patienten unter Kortisontherapie erkranken ebenfalls gehäuft, während das Immunsupressivum Ciclosporin A das Wachstum von C. neoformans in vitro und in vivo inhibiert. In einer Population ohne Transplantatempfänger und ohne HIV-Infektion hat die Hälfte der Patienten mit Kryptokokkose keinen erkennbaren T-Zell-Defekt, weswegen auch eine genetische Prädisposition als infektionsbegünstigender Faktor vermutet wird.

Cryptococcus neoformans wird inhaliert und gelangt in die Lungen, wo er zunächst von neutrophilen Granulozyten und dann auch von Makrophagen phagozytiert wird. Ein entzündlicher Herd entsteht nur ausnahmsweise. Gelegentlich resultiert ein umschriebenes Granulom, das als Zufallsbefund in einer Röntgenaufnahme des Thorax beobachtet wird. Bei T-Zell-Defekt oder aus unbekanntem Grund auch ohne erkennbaren Defekt verbreitet sich der Erreger weiter ins ZNS, hier besonders in die Basalganglien und in die graue Substanz.

Klinische Symptome und Verlauf

Meningoenzephalitis Die Krankheit beginnt entweder akut oder schleichend. Bei einem schleichenden Verlauf klagt der Patient über Wochen bis Monate bestehende, wechselnd starke Kopfschmerzen, Übelkeit, Erbrechen, Somnolenz, Verwirrtheit oder Verhaltensänderungen. Sind Hirnnerven betroffen, so können Sehverlust, Diplopie oder Sensibilitätsstörungen im Bereich des N. facialis im Vordergrund stehen. Die Körpertemperatur ist meist nur wenig erhöht, Meningismus kann sogar fehlen. Große Granulome im ZNS führen gelegentlich zu fokalen neurologischen Symptomen, diese sind aber insgesamt selten. Ein rasch progredienter Verlauf korreliert mit dem Ausmaß eines evtl. vorhandenen T-Zell-Defekts. Im gesamten Krankheitsverlauf kann sich auch noch unter erfolgreicher Therapie ein Hydrocephalus internus ausbilden.

Lungenkryptokokkose Die pulmonale Kryptokokkose verläuft oft asymptomatisch, gelegentlich produziert der Patient blutig tingiertes Sputum. Husten, Dyspnoe und ggf. Brustschmerzen stehen im Vordergrund der klinischen Symptomatik, während nur ausnahmsweise pathologische Geräusche auskultiert werden können. Bei schwerem T-Zell-Defekt kann die Krankheit aber auch rasch progredient verlaufen, wie die Letalitätsrate von 42 % in einer Serie HIV-Infizierter belegt.

Kryptokokkose anderer Organe Praktisch jedes andere Organ kann im Rahmen einer hämatogenen Dissemination mit C. neoformans infiziert sein. Häufig sind Hautbeteiligung (einzelne oder multiple Papeln, Pusteln, subkutane Schwellungen) und Osteomyelitis.

Diagnose und Differenzialdiagnose Die üblichen Laborparameter im Blut für entzündliche Prozesse können bei Kryptokokkose normal ausfallen. Im Rahmen der Lumbalpunktion kann man hingegen erhöhten Liquordruck, erniedrigte Glukose und erhöhtes Eiweiß feststellen. Die Zellzahl im Liquor liegt bei rund 20/µl.

Zur Sicherung der Diagnose muss der Erreger nachgewiesen werden. Hierzu eignet sich ein einfaches Tuschepräparat des Liquors. Cryptococcus neoformans ist aufgrund seiner Größe und seiner Kapsel vom Geübten leicht von körpereigenen Zellen und von anderen Mikroorganismen zu unterscheiden. Das Nativpräparat und ggf. ein Gram-Präparat sollten lange und vollständig durchmustert werden, die Sensitivität liegt zwischen 20 und 50 %. Für die Liquorkultur sollten (beim Erwachsenen) wenigstens 5, besser 10 ml Material verwendet werden. Blutkultur, Urinkultur und Sputum sind weiterhin geeignete Untersuchungsmaterialien, selbst wenn klinisch kein Hinweis auf eine Beteiligung dieser Organe vorliegt. Der Krankheitsverdacht sollte an das mikrobiologische Labor weitergegeben werden. Die Mitteilung „Verdacht auf eine Pilzinfektion" reicht nicht aus, weil C. neoformans auf üblichen Pilznährböden mit Actidione nicht anwächst. In histologischen Präparaten lässt sich der Erreger aufgrund von Färbeeigenschaften seiner Kapsel von anderen Pilzarten unterscheiden.

Bei mehr als 90 % der Patienten mit Meningoenzephalitis kann man das Kapselpolysaccharid des Erregers im Liquor nachweisen. Die entsprechenden kommerziellen Tests sind allerdings wenig standardisiert, die ermittelten Titer sind daher schlecht miteinander vergleichbar. Falsch-positive Reaktionen kommen z. B. durch Kreuzreaktion mit *Trichosporon beigelii* vor. Der Titerverlauf in Serum und Liquor ist ein guter Verlaufsparameter für den Therapieerfolg.

Differenzialdiagnostisch ist bei ZNS-Kryptokokkose an andere Ursachen einer „chronischen Meningitis" zu denken, ferner an Malignom, Blutung, Abszess, Tuberkulose oder Toxoplasmose. Bei Lungenkryptokokkose stehen *Pneumocystis carinii, Mycobacterium tuberculosis* und *Histoplasma capsulatum* differenzialdiagnostisch im Vordergrund.

Therapie „Alter Therapiestandard" ist Amphotericin B (0,7 mg/kg KG/Tag i.v. in 1 ED) in Kombination mit 5-Flucytosin (75–100 mg/kg KG/Tag in 4 ED, anzustrebende Serumkonzentration: 25–60 µg/ml). Es ist in besonderem Maße auf die Flucytosin-Serumspiegel zu achten (2 h nach Infusion um 100 µg/ml). Thrombopenie kann erstes Zeichen der Knochenmarktoxizität von Flucytosin sein, Erbrechen und Diarrhö sind als Vorboten schwerer gastrointestinaler Nebenwirkungen zu werten.

Alternativen sind liposomales Amphotericin B und Azole. Letztere penetrieren gut in den Liquor, allerdings wirken sie nur fungistatisch. Ihr Einsatzgebiet liegt daher vorzugsweise in der langfristigen Suppression von Relapsen, wenn die initiale Therapie die größte Menge an Erregern bereits zerstört hat.

Üblicherweise behandelt man die Cryptococcus-Meningitis bei einem HIV-positiven Patienten mit Amphotericin B und 5-Flucytosin für 2 Wochen, die größte Erregermenge ist dann zerstört. Es folgt eine Therapiedauer von 8–10 Wochen mit Fluconazol (400–800 mg/Tag) und dieser Phase folgt eine langfristige Suppressionstherapie mit 200 mg Fluconazol/Tag. Die Gesamttherapiedauer beträgt beim Immunkompetenten wenigstens 4–6 Wochen.

Prophylaxe Eine spezifische Prophylaxe ist nicht verfügbar.

Prognose Die Letalität der Meningoenzephalitis durch C. neoformans liegt bei Patienten mit T-Zell-Defekt bei 55 %, ansonsten zwischen 25 und 30 %. In der letztgenannten Gruppe treten nach anfänglicher Heilung bei 20–25 % der Patienten Rückfälle auf, 40 % der Überlebenden haben persistierende schwere neurologische Defizite.

102.1.3 Kokzidioidomykose

Definition Die in einigen Gegenden Amerikas endemische Kokzidioidomykose verläuft entweder als benigne Lungeninfektion oder aber als chronisch-progrediente, oft letale Organinfektion (Meningen, ZNS, Haut, Knochen, Leber, Milz, Lymphknoten). Sie wird durch den dimorphen Pilz Coccidioides immitis (Infektionsort meist Kalifornien) oder Coccidioides posadasii (Infektionsort meist außerhalb der USA) hervorgerufen.

Epidemiologie Der Erreger ist in der Erde im Südwesten der Vereinigten Staaten, im Norden Mexikos und in einigen Gebieten Zentral- und Südamerikas nachweisbar. Menschen infizieren sich durch Inhalation arthrokonidienhaltigen Staubes. Eine Übertragung von Mensch zu Mensch ist nicht beschrieben. Asiaten, Schwangere, schwarze Amerikaner und Menschen mit T-Zell-Defekten haben ein erhöhtes Risiko für einen schweren letalen Krankheitsverlauf durch Erregerdissemination.

Mikrobiologie und Pathogenese Coccidioides immitis lebt in der Myzelform in der Erde und bildet Arthrokonidien. Diese gelangen mit Staub in die Luft, werden inhaliert (oder inokuliert) und bilden sich im Gewebe zu zystenartigen Gebilden, sog. Sphärulen. Reife Sphärulen setzen Endosporen frei, die zur Bildung neuer Sphärulen führen.

Klinische Symptome und Verlauf Die primäre Lungenkokzidioidomykose wird oft als Influenza oder als banale Erkältungskrankheit mit Husten und Fieber verkannt. In der Folge findet man häufig Gelenkbeschwerden, einen unspezifischen Hautausschlag, ein Erythema multiforme oder ein Erythema nodosum. Die Prognose ist ausgezeichnet. Wochen bis Jahre nach der Primärinfektion kann es allerdings zu einer disseminierten Kokzidioidomykose mit Infektion von Haut, Knochen, Gelenken, Lungen (sekundär!) und ZNS kommen. Gerade bei Kindern kann auch nur ein einzelnes Organ betroffen sein. Die unbehandelte Coccidioides-Meningitis führt oft zu einem Hydrozephalus, die Letalität ist hoch. Konnatale Infektionen sind selten.

Diagnose und Differenzialdiagnose Die Reiseanamnese und die Kenntnis der Erregerverbreitung sind die zentralen Elemente der Diagnose. Sie lässt sich sichern:
- durch Nachweis der Sphärulen aus einer klinischen Probe bzw. Kultur des Erregers,
- durch Nachweis spezifischer Antikörper in Serum, Liquor oder anderen Körperflüssigkeiten oder
- durch einen Hauttest (initial oft Anergie; bleibt lebenslang positiv, daher eingeschränkte Bewertbarkeit).

Der Umgang mit C. immitis ist ausgesprochen gefährlich und darf nur in speziellen Labors geschehen.

Therapie Zunächst ist zu klären, ob eine therapeutische Intervention notwendig ist, welches Antimykotikum individuell infrage kommt und schließlich ob eine Operation indiziert ist. Praxis-Richtlinien hierzu sind auf der Startseite der Infectious Diseases Society verfügbar (▶ www.IDSociety.org). Fluconazol ist eine mittlerweile akzeptierte Initialtherapie auch der Meningitis (Erwachsene: 400 mg/Tag), während intrathekal appliziertes Amphotericin B weiterhin bei fehlendem Ansprechen verwendet wird. Bei Osteomyelitis kann durch Entfernen des infizierten Gewebes die Infektion rascher unter Kontrolle gebracht werden. Die optimale Therapiedauer muss individuell festgelegt werden und reicht von einem Monat bis zu einigen Jahren. HIV-Infizierte benötigen eine lebenslange suppressive Therapie.

Prophylaxe Außer einer Expositionsprophylaxe sind keine weiteren Maßnahmen verfügbar.

Prognose Die primäre Lungenkokzidioidomykose heilt ohne Therapie spontan aus, während die progressive Verlaufsform mit einer Letalität von mehr als 60 % einhergeht.

102.1.4 Histoplasmose

Definition Histoplasma capsulatum ist ein dimorpher Pilz, dessen Sporen über die Lungen aufgenommen werden und der bei einigen Menschen lymphohämatogen vor allem in das retikuloendotheliale System (RES) disseminiert.

Epidemiologie Histoplasma capsulatum kommt in nitratreicher Erde vor (z. B. Vogelexkremente oder verfaulendes Holz). Durch Aerosolbildung bei Bauarbeiten werden Sporen in die Luft gebracht und können vom Menschen inhaliert werden. Fledermäuse können – im Gegensatz zu Vögeln – auch an Histoplasmose erkranken.

Mikrobiologie und Pathogenese Sporen des Pilzes (Konidien) werden inhaliert, von Alveolarmakrophagen aufgenommen und entwickeln sich zu sprossenden Hefen. Über eine lymphohämatogene Dissemination wird vor allem das RES in Milz, Leber und Knochenmark befallen. Die Reinfektion führt bei immunen Patienten zu einer überschießenden Reaktion.

Klinische Symptome und Verlauf Die akute pulmonale Histoplasmose ist durch Inhalation von Konidien bedingt und durch Kopfschmerzen, Fieber, Husten, Brustschmerzen sowie, besonders bei Kindern, durch Hepatosplenomegalie gekennzeichnet. Die Reaktion kann so heftig sein, dass eine kontrollierte Beatmung und die Gabe von Kortison notwendig werden. Ein Teil der Fälle verläuft langsam progredient mit Fieber, Gewichtsverlust, Dyspnoe und Abgeschlagenheit. Verläufe ähnlich denen einer Sarkoidose sind beschrieben (Arthralgie, Erythema nodosum, Keratokonjunktivitis, Iridozyklitis, Perikarditis). Das Röntgenbild der Lunge kann unauffällig sein. Mediastinale Veränderungen mit Granulomen können extrem groß werden und dadurch Beschwerden bereiten. Die Mediastinalfibrose ist eine langfristige Folge der Histoplasma-Infektion.

Die chronische pulmonale Histoplasmose ist eine Krankheit erwachsener Menschen mit einem Emphysem, sie kommt im Kindesalter nicht vor.

Die progressive disseminierte Histoplasmose betrifft Säuglinge und Patienten mit einem T-Zell-Defekt. Nach aerogener Infektion kann sehr hohes Fieber über Wochen hinweg bestehen, ferner Hepatosplenomegalie, Anämie und Thrombopenie. Das Röntgenbild der Lungen ist bei rund der Hälfte der Säuglinge unauffällig. Bei T-Zell-Defekt sind Gewichtsverlust, Fieber und interstitielle Lungeninfiltrate Symptome einer disseminierten Histoplasmose, die sich auch durch oropharyngeale Ulzerationen, Knochendestruktion, Morbus Addison, Meningitis, Endokarditis oder Hautbeteiligung zeigen kann.

Diagnose Die Diagnose kann durch Anzüchtung des Erregers aus Knochenmark, Blut, Sputum oder Biopsaten gesichert werden. Die mikroskopische Untersuchung des Knochenmarkpunktates ermöglicht die frühzeitige Verdachtsdiagnose. Ein Verfahren zum Antigennachweis in Urin und im Serum gilt derzeit bei einer Sensitivität von rund 90 % als Standard. Serologische Verfahren sind verfügbar, allerdings kommen rund 15 % falsch-positive Befunde vor, gerade bei Patienten mit schwerem Immundefekt kann die Serologie falsch-negativ sein. Der Hauttest ist für epidemiologische Zwecke (Durchseuchungsrate) geeignet, nicht für die Diagnose einer akuten Infektion. Mit verschiedenen PCR-Verfahren wurden vielversprechende Ergebnisse erzielt.

Therapie Unkomplizierte Fälle bedürfen keiner Therapie, mediastinale Komplikationen rechtfertigen gelegentlich ein operatives Vorgehen. Die akute, disseminierende Histoplasmose kann man mit liposomalem Amphotericin B (3–5 mg/kg KG/Tag i.v.) oder mit Amphotericin B (0,7 mg/kg KG/Tag) behandeln bis die Symtome verschwinden. Bei stabilem Patienten kann auch Itraconazol (200 mg 3-mal tgl., dann 1–2-mal tgl.) für insgesamt 3 Monate gegeben werden.

Prognose Die Prognose hängt ab von der Infektionsdosis, dem jeweiligen Krankheitsbild und dem Funktionszustand des Immunsystems. Sie ist gut bei der primären Infektion, aber ggf. letal bei hoher Infektionsdosis und/oder T-Zell-Defekt.

102.1.5 Blastomykose

Definition Die Blastomykose verläuft entweder als rein pulmonale oder als disseminierte Infektionskrankheit.

Epidemiologie Konidien von Blastomyces dermatitidis werden aus dem Erdreich aufgewirbelt und vom Menschen inhaliert. Es sind nur sporadische Fälle bei Menschen und bei Hunden in Nordamerika, Afrika und Indien bekannt geworden sowie insgesamt 16 „case clusters". Die Mehrzahl der Patienten ist zwischen 20 und 40 Jahre alt und männlich.

Mikrobiologie und Pathogenese Die perfekte Form (sexuelle Spore) des dimorphen Erregers heißt Ajellomyces dermatitidis. Die pathogene Hefephase ruft eine chronisch-granulomatöse Entzündung zunächst in den Lungen, nach Dissemination auch in anderen Organen hervor.

Klinische Symptome, Verlauf und Differenzialdiagnose Die Mehrzahl der Infektionen bleibt asymptomatisch, klinisch apparente Verläufe sind chronisch, akut oder fulminant. Kinder erkranken meist an einer pulmonalen Blastomykose. Symptome und Befunde sind unspezifisch, häufige Fehldiagnosen sind Tuberkulose, Sarkoidose oder Malignom. Hautläsionen imponieren als Noduli, Verrucae, subkutane Abszesse oder Ulzera. Eine disseminierte Blastomykose beginnt als Pneumonie und manifestiert sich später an Haut, Knochen, Nieren, ZNS und abdominale Organe. Intrauterine und konnatale Infektionen sind beschrieben.

Diagnose Der Erreger kann mikroskopisch oder kulturell nachgewiesen werden. Serologische Verfahren haben eine variable und unzureichende Sensitivität. PCR-Verfahren liefern erste vielversprechende Ergebnisse, sind aber noch nicht hinreichend validiert. Dagegen ist der Antigennachweis (Urin, Blut) mit einer Sensitivität von 89 % bei disseminierter Infektion vielversprechend. Der Antigennachweis ist auch im Urin und in anderen Körperflüssigkeiten möglich und erlaubt sogar im Verlauf eine Beurteilung des Therapieerfolgs.

Therapie Für schwere, rasch progrediente Verläufe bei Patienten mit T-Zell-Defekt ist Amphotericin B unverändert das Mittel der Wahl. Itraconazol ist für leichtere Verläufe speziell bei Immunkompetenten geeignet, nicht aber bei ZNS-Beteiligung. Leichte pulmonale Verläufe benötigen evtl. keine Therapie.

Prophylaxe Sinnvolle Maßnahmen zur Prophylaxe sind nicht bekannt.

Prognose Zwar haben viele leichte Infektionen der Haut und oder der Lunge auch ohne Therapie eine gute Prognose, meist aber verläuft die Krankheit progredient und führt ohne Therapie zum Tod. Daher sollten heute alle Patienten mit Blastomykose antimykotisch behandelt werden.

102.1.6 Parakokzidioidomykose

Definition Paracoccidioides brasiliensis führt vor allem bei Kaffeebauern in Brasilien und Kolumbien zu einer Infektion von Haut, Schleimhäuten, inneren Organen und/oder Lymphknoten.

Epidemiologie Die Krankheit ist in Südamerika die häufigste endemische Pilzinfektion. Es wurden auch Fälle in Zentralamerika und in Mexiko beschrieben. Der Erreger lebt wahrscheinlich im Erdreich und wird durch Inhalation von Sporen, nicht aber von Mensch zu Mensch, übertragen.

Mikrobiologie und Pathogenese Der dimorphe Pilz wird durch Inhalation akquiriert und ruft eine granulomatöse Entzündung hervor.

Klinische Symptome Man findet inapparente Infektionen, eine chronische Form beim Erwachsenen (unifokal oder multifokal) und eine akute/subakute juvenile Form (15 % der Fälle). Letztgenannte tritt nach kurz vorangegangener Infektion mit anschließender Progression unter Beteiligung speziell des retikuloendothelialen Systems auf. Die adulte Form ist demgegenüber Folge der Reaktivierung einer (früher erworbenen) latenten Infektion und manifestiert sich meist als extensive Lungenbeteiligung oder als Läsion an anderer Stelle. Reaktivierungen und Spontanheilung mit Fibrosierung kommen vor.

Diagnose Der Pilz kann mikroskopisch und kulturell in Biopsaten nachgewiesen werden, serologische Verfahren sind hilfreich, speziell für die Verlaufskontrolle, während der Hauttest wenig nützt.

Therapie Sulfonamide, Amphotericin B, Ketoconazol, Itraconazol, Posaconazol oder Voriconazol sind wirksame Substanzen bei Parakokzidioidomykose. Die Therapiedauer beträgt Monate bis Jahre, um Rückfälle zu vermeiden.

Prophylaxe Eine sinnvolle Prophylaxe ist nicht bekannt.

Prognose Eine Krankheitsprogression ist häufig, letale Verläufe bei Immunkompetenten sind jedoch eher selten.

102.1.7 Infektionen durch Candida spp. und andere Hefen

Definition Hefen sind opportunistische Mikroorganismen, die verschiedene pathologische Gegebenheiten wie Neutropenie, Phagozytosedefekt oder Plastikmaterialien nutzen, um einerseits oft harmlose Infektionen der Haut oder der Schleimhaut, andererseits aber auch schwere invasive Infektionen hervorzurufen.

Epidemiologie Hefen der Gattung Candida kommen in der Erde vor, auf unbelebten Gegenständen, in zahlreichen Nahrungsmitteln und bei Tieren. Sie kolonisieren die Haut und alle Schleimhäute des Menschen. Eine Übertragung von Mensch zu Mensch ist möglich (Mundsoor des Säuglings; genitale Infektionen durch Geschlechtsverkehr). *Malassezia furfur* ist eine lipophile Hefe, die auf der Haut des Menschen vorkommt.

Mikrobiologie und Pathogenese Es gibt mehr als 150 Candidaarten, von denen aber nur wenige mit Krankheit beim Menschen assoziiert sind. *Candida albicans,* C. dubliniensis (kürzlich von C. albicans als eigene Spezies abgetrennt), C. guilliermondii, C. krusei, C. parapsilosis, C. tropicalis, C. pseudotropicalis, C. lusitaniae, C. rugosa und C. glabrata. Weitere Hefen werden vergleichsweise selten isoliert: *Trichosporon beigelii*, *Rhodotorula spp*., Saccharomyces, *Hansenula* u. a. Candida albicans wird mit Abstand am häufigsten nachgewiesen und lässt sich von den übrigen Arten durch Nachweis der Keimschlauchbildung bei Bebrütung in Serum innerhalb von nur 90 min unterscheiden. Eine exakte Differenzierung ist klinisch relevant und geschieht durch Kolonie-Eigenschaften, Mikroskopie, Nachweis der Assimilation und Fermentation verschiedener Zucker und weiterer biochemischer Eigenschaften. Da Hefen regelmäßig auf Haut und Schleimhäuten des Menschen vorkommen, gilt als Beweis für eine hefebedingte Infektion nur der mikroskopische und/oder kulturelle Nachweis in einem normalerweise sterilen Körpergewebe. Zusammen mit den typischen klinischen Befunden eines Soor kann auch die mikroskopische Untersuchung von Material einer sichtlich erkrankten Haut- oder Schleimhautstelle als Beleg für eine Infektion aufgefasst werden.

Andere Hefen, wie Malassezia furfur, können systemische Krankheiten hervorrufen, die klinisch nicht von einer invasiven Kandidose zu unterscheiden sind. Diese Hefe lässt sich nur anzüchten, wenn der Pilzagar mit einem Tropfen sterilem Olivenöl beträufelt wird.

Die Hefen verursachen Krankheiten ausschließlich dann, wenn eine „begünstigende Grundkrankheit" vorliegt, d. h. irgendein pathologischer Zustand muss bestehen, bevor sie invasiv werden können. Es steht bis heute der Beweis aus, dass Hefen eine Diarrhö verursachen können: Die Keimzahl von Candida im Stuhl korreliert nicht mit Krankheit oder mit irgendwelchen unspezifischen Beschwerden.

Krankheiten, klinische Symptome und Verlauf Mundsoor und Windelsoor sind typische Krankheiten des Säuglings, die bevorzugt auch bei Patienten mit einem T-Zell-Defekt auftreten (▶ Kap. 45.2). Die Candida-Ösophagitis zeigt sich durch retrosternale Schmerzen besonders bei der Nahrungsaufnahme; die Krankheit ist typisch für Patienten mit einem T-Zell-Defekt. Weitere speziell mit Candida assoziierte Krankheiten sind Magen-Darm-Infektion bei Patienten mit Krebs, Vaginitis, Balanitis, Hautinfektionen wie Erosio interdigitalis, Follikulitis, Intertrigo, generalisierte primäre Hautinfektion, hämatogen bedingte Hautinfektion, Paronychie/Onychomykose oder auch perianale Kandidose.

Hefen haben einen ausgesprochenen Tropismus für Plastikmaterialien. Praktisch jede Patientengruppe, die mit einem Verweilkatheter gleich welcher Größe in Gefäßen, in der Blase, im Magen oder in einem anderen Organ versorgt werden muss, hat ein erhöhtes Risiko für Hefe-Infektionen. Im Falle der lipophilen Hefe Malassezia furfur kommt es nur dann zu einer systemischen Infektion, wenn Fette durch den Katheter verabreicht werden. Am Plastikmaterial haftend, vermehren sich die Hefen und führen zu lokalen Symptomen (Verschluss, Pilzbezoar), und/oder es erfolgt eine Streuung, z. B. hämatogen, in andere Organe (Retina, Niere) im Rahmen einer Fungämie/Hefe-Sepsis.

Neutropenie ist ein weiterer Risikofaktor für eine Hefe-Infektion, weil die Phagozytosekapazität anderer Zellen (Makrophagen) offensichtlich langfristig nicht ausreicht, Hefen aus einem Organ zu eliminieren. Bei Krebspatienten kommt oft ein T-Zell-Defekt als weiterer Risikofaktor hinzu. Neutropenie ist die grundsätzliche Voraussetzung für eine Candida-Pneumonie. AIDS-Patienten oder beatmete Intensivpatienten haben zwar oft einen Soor, aber nur sehr selten eine Candida-Pneumonie.

Im Rahmen einer Kandidämie können Pilze in praktisch alle Organe streuen. Häufige Prädilektionsstellen sind Auge (Endophthalmitis), Nieren (s. oben) und Haut (makulöse, dann ggf. noduläre Veränderungen), beim Frühgeborenen auch die Gelenke und das ZNS, seltener das Endokard. Bei Krebspatienten kann man in der Leber mittels Ultraschall typische „bull-eye lesions" nachweisen, auch die Milz ist oft infiziert. Mit disseminierter Kandidose assoziiert sind vor allem ein Geburtsgewicht <1500 g, inadäquate Alimentation sowie der Einsatz von Breitspektrumantibiotika und Plastikkathetern. Bei Frühgeborenen beobachtet man Temperaturinstabilität, Apnoe, Bradykardie und Glukoseintoleranz als erste, aber unspezifische Zeichen der Infektion. Ältere Patienten klagen über lokale Schmerzen.

Zur chronisch-mukokutanen Kandidose, ► Kap. 278.

Diagnose und Differenzialdiagnose Die Diagnose lässt sich nur durch den kulturellen und/oder mikroskopischen Erregernachweis in einem normalerweise sterilen Gewebe sichern. Leider sind Blutkulturen oft falsch-negativ. Bei Risikopatienten (s. oben) sind verdächtige Körperstellen großzügig zu punktieren, damit geeignetes Material für Mikroskopie und Kultur gewonnen werden kann. Der Nachweis von Candida an einer Tubusspitze ist diagnostisch von nur geringem Wert.

Therapie Kolonisierte Plastikmaterialien sollten baldmöglichst entfernt werden. Für die Prognose ist im Einzelfall die Grundkrankheit des Patienten entscheidend. Haut- und Schleimhautinfektionen können mit lokalen Medikamenten behandelt werden, (Clotrimazol, Nystatin u. a.) und – soweit altersentsprechend zugelassen – mit oral verfügbaren Azolen wie Fluconazol. Letztgenanntes Azol gilt immer noch als „Standard", allerdings sind „Nicht-C.-albicans-Isolate" wie C. krusei oder C. glabrata oft resistent. Amphotericin B war lange Zeit Mittel der Wahl für schwere, invasive Hefe-Infektionen, mit oder ohne 5-Flucytosin. Wegen der Toxizität dieser beiden Präparate kommen zunehmend liposomales Amphotericin B, Voriconazol, Posaconazol und Echinocnadine (Caspofungin, Micafungin, Anidulafungin) zum Einsatz – allerdings ist die Erfahrung bei Kindern zumindest mit den beiden letztgenannten Substanzen vergleichsweise gering.

Prophylaxe Die Verwendung von Plastikmaterialien sollte so weit wie möglich reduziert werden. Bei bestimmten Risikogruppen, z. B. bei Patienten mit langdauernder Neutropenie infolge von Knochenmarktransplantation oder Leukämie, ist die prophylaktische Gabe von Antimykotika effektiv (z. B. Fluconazol; nicht wirksam gegen C. krusei). Granulozyten-koloniestimulierende Faktoren verkürzen die Neutropeniedauer und reduzieren daher die Inzidenz von invasiven Hefe-Infektionen.

Prognose Haut- und Schleimhautinfektionen durch Hefen haben eine gute Prognose. Für invasive Infektionen hängt diese ab von der Grundkrankheit sowie vom frühzeitigen Einsatz von Antimykotika.

102.1.8 Aspergillose

Definition Die invasive Aspergillose verläuft in der Mehrzahl der Fälle als progrediente Pneumonie, die fast ausschließlich auf dem Boden eines schweren Phagozytosedefekts entsteht, wobei der Erreger gelegentlich in das ZNS disseminiert.

Epidemiologie Aspergillusarten werden weltweit aus Erde, Wasser, Luft, Pflanzen und von einer Vielzahl unbelebter Gegenstände isoliert. Eine einzige Konidiophore kann mehr als 100 Sporen bilden, die vom Wind in die Luft getragen werden und aufgrund exzellenter Schwebeeigenschaften nur langsam sedimentieren. Der „durchschnittliche Erwachsene" atmet täglich etwa 40 Sporen ein, davon gelangen 7 bis in die Alveolen. Bei Vorliegen eines erhöhten Risikos (s. unten) entsteht eine Infektionskrankheit.

Eine invasive pulmonale Aspergillose ließ sich bei 15 % aller Patienten mit akuter Leukämie während der Phase der Induktionschemotherapie diagnostizieren und sogar bei 25 % der Patienten nach allogener Knochenmarktransplantation. Sporadische Fälle sind die Regel. Epidemien in Krankenhäusern waren u. a. mit Bauarbeiten und Klimaanlagen assoziiert.

Die Messung der Anzahl von Aspergillussporen in der Raumluft ist eine unsinnige Maßnahme, weil es keine Normwerte gibt, die Sporenzahl ggf. nur intermittierend z. B. durch einen Windstoß erhöht sein kann und zumindest theoretisch eine einzige Spore genügt, um eine Aspergillose bei einem empfänglichen Patienten hervorzurufen.

Mikrobiologie Es sind rund 900 Aspergillusarten bekannt, von denen in der Literatur 19 als humanpathogen eingeschätzt werden. Die häufigsten menschenpathogenen Spezies sind A. fumigatus, A. flavus und A. niger. Sie wachsen auf einfachen Nährböden innerhalb von wenigen Tagen bis Wochen.

Aus den septierten Hyphen bildet sich ein Luftmyzel, an dessen Spitze sich eine Erweiterung (Vesicula) ausbildet. Aus dieser Vesicula treten flaschenförmige Phialiden hervor, aus denen sich dann kettenförmig Sporen abschnüren. Bei einigen Arten ist zwischen Vesicula und Phialiden eine Reihe sog. Metulae zwischengeschaltet. Mit Beginn der Sporenbildung verfärbt sich A. fumigatus hellgrün, A. flavus gelb-grün und A. niger schwarz.

Die Speziesidentifizierung erfolgt morphologisch durch Nachweis der genannten Strukturen. Aspergillusarten können in vitro Toxine produzieren (Aflatoxine, Ochratoxine, Clavacin), doch kommt dies nach Infektion des Menschen wohl nicht vor.

Pathogenese Inhalierte Aspergillussporen werden rasch von Makrophagen phagozytiert und zerstört. Bei extrem hoher Infektionsdosis oder bei einem Funktionsdefekt der Makrophagen können sich einzelne Sporen in der Lunge in Hyphen umwandeln. Neutrophile Granulozyten bilden jetzt eine zweite Abwehrkette, die diese Hyphen phagozytieren können. Versagt auch dieser Abwehrmechanismus, so können Pilzhyphen ungehemmt in das Gewebe hinein proliferieren, es resultiert eine invasive Aspergillose. Eine Dissemination aus der

Lunge heraus ist möglich, das ZNS ist das häufigste Organ, in das hinein eine „metastatische Absiedlung“ erfolgt. Es ist noch unbekannt, ob direkt die Sporen (z. B. in Makrophagen) oder aber Hyphen für die Streuung verantwortlich sind. Eine Aspergillus-Sepsis oder -Fungämie ist bisher nicht überzeugend beschrieben worden. Aspergillusarten haben einen ausgesprochenen Gefäßtropismus. Infarkte im Rahmen einer invasiven Aspergillose sind darauf zurückzuführen.

Selten infizieren Aspergillusarten Wunden, defekte Haut oder den äußeren Gehörgang bei Patienten ohne gravierende Grundkrankheit.

Klinische Symptome und Verlauf Aspergillusarten verursachen je nach Grundkrankheit des Patienten und Infektionsdosis folgende Krankheiten:

- allergische Reaktionen nach Inhalation von Sporen (z. B. allergische bronchopulmonale Aspergillose, Alveolitis, Asthma bronchiale),
- Kolonisation pathologischer Körperhöhlen (z. B. Tuberkulosekavernen),
- chronisch-granulomatöse, invasive Organinfektion (Phagozytosefähigkeit des Wirts noch teilweise vorhanden),
- akute, invasive, nekrotisierende und gelegentlich disseminierte Infektion (keine ausreichende Phagozytosekapazität des Wirts),
- Krankheiten bei Immunkompetenten (selten; Sinusitis, Otomykose).

Hier wird nur auf die 3 letztgenannten Gruppen eingegangen. Ein hohes Risiko für eine invasive Aspergillose haben vor allem Menschen mit hämatologischer Neoplasie, Fremdtransplantat, septischer Granulomatose und Menschen unter langdauernder, hoch dosierter Kortisontherapie. Selten erkranken Patienten mit AIDS, Mukoviszidose, Diabetes oder alkoholischer Leberzirrhose.

Der „typische“ Patient mit invasiver Aspergillose leidet an einer über Wochen bestehenden Neutropenie und hat Fieber. Er wird schleichend oder auch akut dyspnoisch und klagt über Brustschmerzen. Gelegentlich tritt eine Hämoptoe auf. Eine Röntgenaufnahme der Lunge kann initial unauffällig sein, weil bei eingeschränkter Phagozytenfunktion und/oder Neutropenie Lungeninfiltrate kaum ausgebildet werden können. Im weiteren Verlauf kann eine progressive Verschattung vorzugsweise in den Oberlappen oder den oberen Segmenten der Unterlappen nachgewiesen werden. Bei gut der Hälfte der Patienten entsteht eine Kaverne. Nicht selten kommt es im weiteren Verlauf zu einem Krampfanfall – eine Folge der Dissemination ins ZNS. Die Krankheit verläuft auch unter Therapie progredient, bis die Zahl der neutrophilen Granulozyten wieder ansteigt.

Eine kutane Aspergillose ist Folge einer direkten Inokulation des Erregers z. B. in eine Wunde neutropenischer Patienten. Es imponiert zunächst nur ein roter Fleck, der später induriert, zu einer Blase und schließlich zu einem Ulkus wird. Die Aspergillus-Endophthalmitis im Rahmen einer Erregerdissemination macht sich initial durch Schmerzen und Sehverlust bemerkbar. Epiduralabszess, Osteomyelitis und Endokarditis sind seltene Formen der invasiven Aspergillose.

Bei Immunkompetenten vor allem in den Tropen und Subtropen rufen Aspergillusarten charakteristische Läsionen („Konidienwälder“ und ausgedehntes, mattenförmiges Myzelwachstum) im äußeren Gehörgang hervor. Eine chronische Sinusitis und sehr selten ein Sinusaspergillom können ebenfalls Folge lokalen Wachstums von Aspergillusarten bei nichtneutropenischen Menschen sein.

Diagnose und Differenzialdiagnose Die Diagnose lässt sich oft anhand des geschilderten klinischen Verlaufs vermuten, aber nur selten „sicher beweisen“. Dies erfordert den mikroskopischen Nachweis des Erregers in einem normalerweise sterilen Gewebe plus kulturelle Anzucht. Eine Gewebebiopsie verbietet sich aber oft wegen gleichzeitig bestehender Thrombopenie. Kann eine Bronchoskopie mit transbronchialer Biopsie durchgeführt werden, so findet man infiltrierend wachsende Hyphen nur bei rund 50 % der Patienten mit invasiver pulmonaler Aspergillose. Der kulturelle Erregernachweis aus Material einer Lavage bei einem Hochrisikopatienten wird heute als „wahrscheinliche invasive Aspergillose“ definiert. Antikörper gegen Aspergillus haben keinen diagnostischen Stellenwert, PCR-Methoden sind speziell wegen häufig falsch-positiver Befunde bisher auch wenig hilfreich. Die Ergebnisse mit Enzym-Immunoassays und ELISA-Verfahren zum Nachweis von Galactomannan sind widersprüchlich. In einer Studie fand man eine Sensitivität und Spezifität von wenigstens 90 %, in einer anderen von 30–50 %. Einfache Röntgenaufnahmen sind meist nicht weiterführend, im CT der Lunge findet man ggf. noduläre Läsionen umgeben von einem „Kranz“ oder mit einer Luftsichel.

Therapie In einer klinischen Studie war Voriconazol der Therapie mit Amphotericin B überlegen und gilt heute als Mittel der ersten Wahl. Auf Arzneimittelinteraktionen (Cyclosporin, Tacrolimus etc.) ist zu achten (Sirolimus ist bei Voriconazol-Therapie kontraindiziert). Reversible Sehstörungen werden dosisabhängig bei bis zu 30 % der Patienten beobachtet. Leberenzymerhöhung (bis 15 %), Hautausschlag (6 %) und gastrointestinale Unverträglichkeit (2 %) sind weitere Nebenwirkungen.

Liposomales Amphotericin B wird besser toleriert als Amphotericin-B-Desoxycholat, weswegen höhere Dosen appliziert werden können. Allerdings fehlen bis heute gut und adäquat große kontrollierte klinische Studien, die den Nutzen höherer Dosen zweifelsfrei belegen.

Itraconazol wird schlecht resorbiert, und Arzneimittelinteraktionen erschweren seine Anwendung. Eine intravenös zu applizierende Lösung steht zur Verfügung. Die Anwendung ist indiziert, wenn die Standardtherapie nicht den gewünschten Erfolg zeigt bzw. nicht gegeben werden kann. Posaconazol, Ravuconazol und Isavuconazol sind Antimykotika mit in In-vitro- und In-vivo Aktivität gegen Aspergillus.

Echinocandine haben Erfolg versprechende Wirksamkeit gegen die invasive Aspergillose in ersten klinischen Studien.

Verschiedene Kombinationen von Antimykotika sind in der Vergangenheit immer wieder empfohlen worden, es gibt aber keine Belege, dass sie tatsächlich einen Nutzen für den Patienten haben. Negative Interaktionen sind zumindest theoretisch plausibel begründbar.

Prophylaxe Hochrisikopatienten sollten Regionen mit Bauarbeiten meiden. Patientenzimmer mit HEPA-Luftfiltern, häufigem Luftaustausch und positivem Luftdruck im Raum reduzieren die Infektionsrate. Wartung und Pflege der Klimaanlage, regelmäßiges Reinigen von Badezimmer/Duschkabine könnten das Risiko für eine Aspergillose weiter reduzieren. Niedrig dosiertes Amphotericin B, Amphotericin-Inhalationen oder Itraconazol während Phasen eines hohen Aspergillus-Risikos sind pharmakologische Optionen, allerdings mit wenig gut dokumentierter Wirksamkeit.

Prognose Die Prognose der invasiven pulmonalen Aspergillose hängt davon ab, ob die Grundkrankheit unter Kontrolle gebracht werden kann. Gelingt dies nicht, kann eine Heilung kaum erwartet werden.

102.1.9 Mucorales und verwandte Spezies

Definition Die Nomenklatur dieser Gruppe von Pilzen hat sich gewandelt, und frühere Begriffe wie Phycomykose oder Zygomykose werden nicht mehr verwendet. Die häufigsten Isolate nach ihrer Häufigkeit sind (aus der Ordnung der Mucorales): *Rhizopus, Rhizomucor, Cunninghamella, Apophysomyces, Saksenaea, Absidia, Mucor, Syncephalastrum, Cokeromyces, Mortierella* und (aus der Ordnung Entomophtorales) *Conidiobolus* und *Basidiobolus*. Sie sind ubiquitär in der Umwelt anzutreffen, können aber fast ausschließlich bei Patienten mit gravierender Grundkrankheit Infektionskrankheiten hervorrufen.

Epidemiologie Die Erreger dieser Gruppe lassen sich vor allem auf verfaulendem organischem Material oder im Erdreich nachweisen.

Mikrobiologie und Pathogenese Mucor-, Rhizopus- und Absidiaarten besitzen breite, nichtseptierte Hyphen. Sie werden über kontaminierten Staub in den Respirationstrakt und vor allem in den Nasen-Rachen-Raum aufgenommen. Sie haben Tropismus für Gefäße, in denen sie wachsen können und die dadurch thrombosieren. Infarkte abhängiger Gefäßgebiete sind die Folge. Patienten mit lang dauernder, tiefer Neutropenie sowie mit diabetischer Acidose sind besonders häufig betroffen.

Klinische Symptome und Verlauf Man unterscheidet klinisch rhinozerebrale, pulmonale, kutane, gastrointestinale, disseminierte und sonstige Mucormykosen.

Die Krankheiten verlaufen oft selbst unter Therapie progredient, in Abhängigkeit von der Reversibilität der Grundkrankheit. Der amerikanische Begriff „sterile mycelia" fasst Krankheiten zusammen, bei denen nach einem schweren Trauma meist im Gesichtsbereich progrediente Ulzerationen entstehen, in denen mikroskopisch der Nachweis von typischen Pilzmyzelien gelingt, aber keine Erregeranzüchtung.

Diagnose Die Diagnose lässt sich ausschließlich durch mikroskopischen und/oder kulturellen Nachweis der Hyphen des jeweiligen Pilzes in einem Punktat sichern.

Therapie Wegen der Seltenheit der Krankheitsbilder fehlen kontrollierte Untersuchungen. Je nach Lokalisation der Infektion und je nach Grundkrankheit ist eine kombinierte chirurgische und antimykotische Therapie (Amphotericin B) indiziert. Oft lässt sich der Krankheitsverlauf dadurch aber nicht positiv beeinflussen.

Prognose Der wichtigste Faktor für die Heilung ist die Beseitigung der die Infektion begünstigenden Grundkrankheit. Ansonsten ist die Prognose schlecht.

102.1.10 Myzetom

Das Myzetom ist klinisch durch eine chronisch-progrediente entzündliche Schwellung mit Fistelbildung meist im Bereich der unteren Extremität gekennzeichnet. Erreger des „Eumyzetoms" sind *Pseudoallescheria boydii, Madurella spp.* und viele andere mehr. Sie kommen in der Erde vor und gelangen durch direkte Inokulation in die Haut. Aus einer initialen Papel entsteht ein tiefsitzendes Knötchen oder ein Abszess, der sich unter Fistelbildung entleert. Bakterielle Superinfektionen kommen vor. Die Krankheit verläuft progredient, was zu teilweise entstellender Schwellung der betroffenen Extremität führt.

Die Diagnose wird durch Punktion mit Mikroskopie und Kultur des gewonnen Materials ätiologisch gesichert. Differenzialdiagnostisch sind „bakterielle Myzetome" (Nocardia, Actinomyces) auszuschließen.

Ohne Therapie können Superinfektionen mit Sepsis zum Tod des Patienten führen. Eine Verstümmelung ist häufig. Operative Korrekturen und antimikrobielle Chemotherapie – gezielt nach Erreger – werden in der Regel kombiniert angewendet.

102.1.11 Sporotrichose

Der Erreger ist Sporothrix *schenckii*, ein pflanzlicher Fäulniserreger, der weltweit, vor allem aber in tropischen Ländern vorkommt. Er gelangt über eine Verletzung direkt in die Haut, wo er schmerzlose Knoten, Ulzera und Abszesse hervorruft. Die Infektion bleibt meist eher oberflächlich. Selten werden auch Lungen und Gelenke infiziert.

Die Diagnose wird durch Erregernachweis gesichert. Itraconazol für 3–6 Wochen ist das Mittel der Wahl.

102.1.12 Chromomykose

Die Erreger der weltweit, vor allem aber in den Tropen vorkommenden Chromomykose (*Phialophora, Fonsecaea* und *Cladosporium*) rufen charakteristische, warzenförmige Noduli in der Haut meist im Bereich der unteren Extremität hervor. Diese wachsen langsam progredient zu papillomatösen Wucherungen.

Die ursächlichen Pilze lassen sich durch Mikroskopie und Kultur nachweisen. Therapie der Wahl ist Itraconazol, ggf. zusammen mit lokaler Therapie.

102.2 Protozoen-Infektionen

M. B. Krawinkel, R. Kobbe

102.2.1 Amöbiasis

Epidemiologie Entamoeba histolytica und E. dispar kommen prinzipiell weltweit vor, spielen aber als Krankheitserreger überwiegend im Zusammenhang mit Aufenthalten in tropischen Ländern eine Rolle. Für die Verbreitung ist eher ein niedriges Niveau der Abwasserhygiene als das warme Klima von Bedeutung.

Da nur eine von zahlreichen Arten von Entamoeben humanpathogen ist, im Darm aber eine Besiedlung mit pathogenen und apathogenen Amöben vorliegen kann, sagt die Tatsache, dass weltweit 500 Mio. Menschen mit E. histolytica und E. dispar besiedelt sind, wenig über das Vorkommen der Amöbenruhr aus. Gleichwohl sind Amöben eine häufige Ursache akuter und chronischer Diarrhöen mit Meläna. Eine Infektion mit E. histolytica ist in Deutschland nicht meldepflichtig. Hinsichtlich der Keratitis durch Acanthamoeba spp. wird auf die ophthalmologische Literatur verwiesen.

Infektionsweg Reife Amöbenzysten mit 4 Zellkernen werden fäkal ausgeschieden. Bei mangelhafter Klärung von Abwässern bzw. unkontrollierter Stuhlplatzierung können die Zysten mit kontaminierter Nahrung oral aufgenommen werden. Aus den Zysten entwickeln sich im Darm vermehrungsfähige Trophozoiten (Minutaform). Diese reifen im Darm erneut zu infektiösen Zysten heran. Es ist unklar, unter welchen Umständen die pathogenen Formen von E. histolytica an der Schleimhaut adhärieren, sie penetrieren und so die typische Kolitis (Amöbenruhr) verursachen.

Pathogenese Für die Entwicklung der Kolitis spielen neben erreger- auch wirtspezifische Eigenschaften eine Rolle. Die schleimhautgebundene Immunität (u. a. sekretorisches Immunglobulin A) scheint vor der Adhärenz der Amöben zu schützen. Auf Seiten des Erregers sind Proteinasen und die Fähigkeit, Membranen zu schädigen, für die Pathogenität von Bedeutung. E. histolytica verursacht ulzerative Läsionen, die bis in das submuköse Gewebe reichen, sich dort rascher ausbreiten als an der Schleimhautoberfläche und auch die Kolonwand perforieren können. Prädilektionsstelle ist das Rektum. Selten entstehen Granulome (Amöbom).

Ausgehend von Ulzera können Amöben in die Pfortader gelangen und es kommt zur Verschleppung in die Leber, bevorzugt in den rechten Leberlappen. Selten verursachen Amöben über den großen Kreislauf Läsionen an Pleura, Milz, Gehirn, Nieren oder Haut. Diese Läsionen werden als Amöbenabszesse bezeichnet, obwohl die Amöben lediglich durch ihre zytolytische Aktivität die Hohlräume schaffen, in denen sich Detritus sammelt. Neutrophile Granulozyten und Makrophagen sowie die alternative Komplementaktivierung tragen zu dem Entzündungsprozess bei. Eine Abszessmembran findet sich nicht; die Amöben sind marginal, aber nicht im sterilen Zentrum der Abszesse nachweisbar.

Obwohl Antikörper gegen pathogene Amöben gebildet werden, haben sie keine protektive Wirkung, wenn der Erreger die Schleimhautbarriere passiert hat. Eine malnutritiv oder medikamentös bedingte Immunsuppression kann das Eindringen von Amöben in die Schleimhaut begünstigen.

Klinische Symptome Krampfartige Bauchschmerzen, Fieber und Diarrhöen mit Schleim- und Blutbeimengungen („himbeergeleeartig") sind die Leitsymptome einer Amöbenruhr. In leichteren Fällen ist der Stuhl von breiiger bis wässriger Konsistenz ohne Blutbeimengung. Den – in ihrer Ausprägung sehr variablen – Beschwerden geht eine unterschiedlich lange Inkubationszeit voraus. Die Dauer hängt wiederum sowohl von wirt- als auch von erregerspezifischen Voraussetzungen ab, die im Einzelnen nicht bekannt sind. Das Vollbild kann sich protrahiert über einen längeren Zeitraum ausbilden.

Neben der Perforation und Verschleppung von Amöben über die Blutbahn ist die Entwicklung eines toxischen Megakolons eine gefürchtete Komplikation. Sowohl durch die Perforation eines betroffenen Darmabschnitts als auch durch einen Leberabszess kann das Bild eines „akuten Abdomens" entstehen. Fieber und Schmerzen im rechten Oberbauch sind klinische Hinweise auf eine intrahepatische Abszedierung. Wie die Ulzera in der Darmwand kann auch ein Leberabszess in benachbarte Hohlräume perforieren (Peritoneum, Pleura, Perikard) und ein Pleuraempyem, einen Lungenabszess oder sogar eine hepatobronchiale Fistel verursachen.

Differenzialdiagnostisch ist an bakterielle Darminfektionen mit Salmonellen, Shigellen, Campylobacter und Yersinien, aber auch chronisch inflammatorische Darmerkrankungen wie Morbus Crohn oder Colitis ulcerosa zu denken. Insbesondere perianale Hautveränderungen können bei Amöbiasis und Morbus Crohn sehr ähnlich aussehen. Leberabszesse können durch Bakterien sowie – selten – durch eine hepatobiliäre Askariasis oder eine Faszioliasis verursacht werden.

Diagnose Der Nachweis einer Amöben-Infektion erfolgt durch den mikroskopischen Nachweis von E.-histolytica-Zysten und Minutaformen der Trophozoiten im nativen Stuhlpräparat. Morphologisch kann nicht zwischen pathogenen und apathogenen Zysten unterschieden werden. Eine Differenzierung und generelle Diagnosestellung gelingt durch den Nachweis von E. histolytica-DNA mittels PCR aus Stuhlproben in einem parasitologischen Labor mit entsprechender Erfahrung. Die mikroskopische Diagnose der Amöbenruhr ist ansonsten an das Vorkommen von Trophozoiten gebunden, die Erythrozyten phagozytiert haben (Magnaformen). Diese sind ebenfalls im frisch gewonnenen, nativen Stuhlpräparat nachweisbar. Stuhlproben, die zur Untersuchung eingesandt werden, müssen, mit einer Lösung versetzt werden, die die Trophozoiten fixiert (z. B. 5 % Formalin und 1 % Glyzerin in Wasser). Um eine Infektion auszuschließen oder den Erfolg einer Therapie zu kontrollieren, werden 3 Stuhlproben von 3 aufeinander folgenden Tagen untersucht.

Die Sonografie ist die Methode der Wahl zur Darstellung des „reifen" Leberabzesses. Im Frühstadium ist die Computertomografie sensitiver; zur Verminderung der Strahlenexposition kommt auch eine Kernspintomografie infrage. Darmwandveränderungen können ebenfalls sonografisch dargestellt werden. Der serologische Nachweis ist durch einen spezifischen ELISA für E. histolytica möglich; er beweist die pathogene Rolle der Amöben für den Abszess. Auf Punktionen des Abszesses kann und sollte wegen der Verschleppungsgefahr von Trophozoiten verzichtet werden.

Klinisch-chemisch findet sich bei allen Formen der Amöbiasis eine Entzündungsreaktion mit beschleunigter BSG und Leukozytose. Bei Leberabszessen kann eine Erhöhung der für Cholestase spezifischen Enzyme sowie des Bilirubins und der Gallensäuren abhängig vom Ausmaß der Behinderung des Galleflusses auftreten. Der lokalisierte hepatische Zellzerfall führt nur zu einem geringen Anstieg der Transaminasen.

Therapie Invasive E.-histolytica-Arten sind sensibel gegenüber Metronidazol und Tinidazol. Auch reine Darmlumenbesiedlung mit Nachweis von Zysten und Minutaformen sollten wegen der Gefahr der enterogenen Infektion behandelt werden.

Die Therapie erfolgt mit Metronidazol (30 mg/kg KG/Tag in 3 ED p.o. über 10 Tage). Zusätzlich wird bei Leberabzess Chloroquin gegeben (10 mg/kg KG, max. 300 mg/Tag in 2 ED über 14–21 Tage). Eine Behandlung mit Paramomycin (20–40 mg/kg KG/Tag in 3 ED, max. 2,25 g/Tag in 3 ED über 10 Tage) sollte angeschlossen werden, um pathogene Amöben im Darmlumen zu eliminieren.

Der Therapieerfolg wird zunächst anhand des Rückgangs der Symptome und der klinisch-chemischen Entzündungszeichen (BSG, CRP, Leukozytose) beurteilt. Stuhlproben auf Parasiten sollten nach ca. 6 Wochen negativ sein. Die vollständige Rückbildung eines oder mehrerer Leberabszesse kann Monate dauern. Nur bei drohender oder erfolgter Perforation sollte unter gleichzeitiger medikamentöser Therapie operativ vorgegangen werden. Die Größe von Abszessen allein ist keine Indikation für eine Punktion oder Drainage.

Prophylaxe In Anbetracht des Infektionswegs kommt der hygienischen Zubereitung der Nahrungsmittel größte Bedeutung für die Prophylaxe der Amöbiasis zu. Filtrieren oder Abkochen von Wasser zum Trinken und für den Gebrauch in der Küche sowie gründliches Waschen von Obst und Gemüse – auch vor dem Schälen – entfernt die meisten Zysten. Bei Fleisch, Fisch oder anderen offen verkauften Nahrungsmitteln werden die Zysten durch Kochen, Braten oder Backen zerstört. Wichtig ist, dass die fertig zubereiteten Speisen nicht durch Fliegen erneut kontaminiert werden. Kühlen der Nahrungsmittel (z. B. Speiseeis oder Milchprodukte) zerstört die Zysten nicht. Wenn die Nahrung nicht selbst zubereitet wird, sind rohes Gemüse und Salat, unbehandeltes Wasser und damit hergestellte Limonaden oder Säfte zu meiden. Bei Eiswürfeln ist Vorsicht geboten, wenn nicht sicher ist, dass sie aus gereinigtem Wasser hergestellt wurden.

Im Rahmen der öffentlichen Gesundheitspflege ist die gründliche Klärung von fäkalienhaltigem Abwasser eine effektive Maßnahme zur Prophylaxe der Amöbiasis. Wo keine zentralisierte

Abwasserbehandlung möglich ist, sind „Ventilated-improved-pit-Latrinen" oder Maßnahmen zur Vermeidung offen liegender Fäkalien mit Aufklärung über Lebensmittelhygiene zu verbinden.

102.2.2 Lambliasis

Epidemiologie und Infektionsweg Giardia lamblia ist ein weltweit vorkommender Enteritiserreger, der besondere Bedeutung bei immunsupprimierten Kindern hat. Die Prävalenz der chronisch verlaufenden Infektion wird mit regionalen Unterschieden zwischen 0,5 und 18 % angegeben.

Die Zysten werden mit dem Stuhl ausgeschieden und können monatelang außerhalb eines Wirtsorganismus überleben. Mit kontaminierter Nahrung, Trinkwasser oder – im Kleinkindalter – mit Schmutz werden sie oral aufgenommen. Als Reservoir gelten Menschen und Tiere, wobei Infektionen durch Genuss von kontaminiertem Wasser, selten durch Kontakt mit Haustieren hervorgerufen werden.

Pathogenese, klinische Symptome und Diagnose Im Dünndarm entwickeln sich aus jeder Zyste Trophozoiten, die eine chronische Entzündung der Darmschleimhaut verursachen (Abb. 102.1).

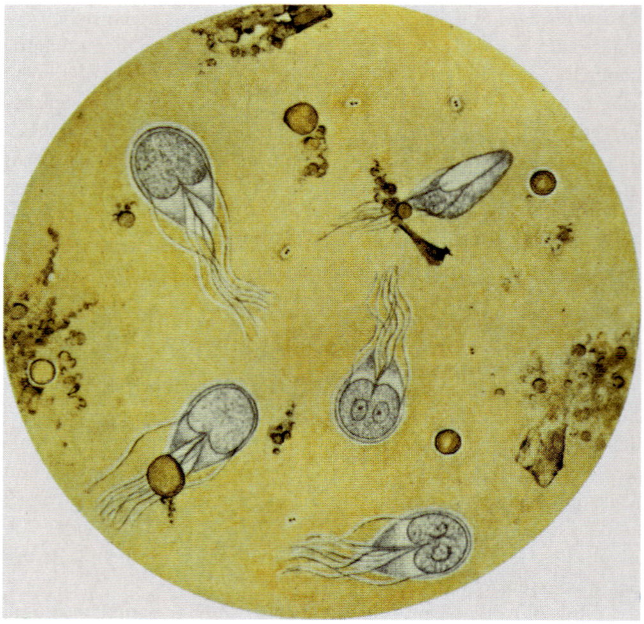

Abb. 102.1 Giardia lamblia in Duodenalsaft; Aufsicht mit Nuklei und Nukleoli, Seitenansicht; nativ, Vergr. 1500:1. (Aus: Gönnert u. Koening 1968)

Akuter und chronischer Durchfall mit Meteorismus, sowie Gedeihstörung bzw. Gewichtsverlust sind die Leitsymptome der Infektion mit G. lamblia. Nicht bekannt ist, in welchem Umfang Störungen der Immunfunktion zur Schwere der Enteritis beitragen. Eventuell handelt es sich auch um ein Epiphänomen, das mit dem häufig schlechten Ernährungszustand und Malabsorption von Kindern mit primären, insbesondere Mangel an sekretorischem IgA, oder sekundären Immundefizienzen assoziiert ist.

Die Krankheit manifestiert sich akut oder schleichend, Spontanheilungen sind bei primär gesunden Kindern wahrscheinlich häufig. Bei chronischem Verlauf kommt es zu Schleimhautläsionen mit konsekutiver Maldigestion und Malabsorption.

Die Diagnose wird durch den mikroskopischen Nachweis von Zysten im Stuhl oder Trophozoiten im Dünndarmsekret gestellt. Gelegentlich werden die Erreger in Schleimhautbiopsaten nachgewiesen. Es kann auch ein Giardia-Antigen-ELISA in Stuhlproben mit hoher Sensitivität und Spezifität durchgeführt werden.

Therapie und Prophylaxe Die Eradikation der Lamblien erfolgt mit Metronidazol (15 mg/kg KG, max. 750 mg/Tag p.o. in 2 ED für 10 Tage). Bei Therapieversagen kann Albendazol (15 mg/kg KG p.o. für 7 Tage) eingesetzt werden.

Wichtig für die Prophylaxe ist die Unterbrechung der fäko-oralen Übertragung durch sorgfältiges Händewaschen, sowie das Waschen oder Schälen von Obst und Gemüse, das Filtern oder Abkochen von Trinkwasser und das Schützen zubereiteter Nahrung vor Fliegen.

102.2.3 Weitere Protozoendiarrhöen

Die in Tab. 102.2 genannten Erreger haben als Ursache von Durchfallkrankheiten bei immunsupprimierten Patienten, insbesondere auch im Zusammenhang mit HIV-Infektionen, an Bedeutung gewonnen.

102.2.4 Malaria

Epidemiologie Die Erreger der verschiedenen Malariaformen sind Plasmodien. Zusätzlich zu den 4 klassischen Arten ist Plasmodium knowlesi, der Erreger einer Affenmalaria in Südostasie als humanpathogen erkannt worden (Tab. 102.3).

Nach Angaben der WHO erkranken weltweit jährlich über 200 Mio. Menschen, von denen über 600.000, meist afrikanische Kinder unter 5 Jahren, an den Folgen einer schweren Malaria tropica versterben. Der klinische Verlauf einer Infektion ist von vielen Faktoren abhängig, u. a. auch der Genetik von Erreger und Wirt. In hyperendemischen Gebieten wird durch die Ausbildung einer erregerspezifischen Immunität oft eine asymptomatische Parasitämie beobachtet. In Tab. 102.3 sind lediglich die wichtigsten Verbreitungsgebiete der einzelnen Erregerarten aufgeführt.

Das Risiko einer Infektion mit Plasmodien ist nicht nur regional, sondern in einigen Gebieten auch saisonal unterschiedlich. In trockenen Höhenlagen über 1000 m ist das Risiko deutlich niedriger als in feuchtwarmen Gebieten auf Höhe des Meeresspiegels.

Infektionsweg Den Menschen erreichen die Plasmodien durch den Stich von Mücken *(Anopheles)*. Selten kommt es zu diaplazentaren Infektionen (▶ Kap. 31) sowie zu Übertragungen durch Bluttransfusionen oder kontaminierte Injektions- bzw. Infusionsbestecke. Menschen, die an Malaria erkrankt sind, stellen ein Reservoir dar. In Deutschland werden jährlich ca. 500–600 importierte Malariafälle gemeldet; die Dunkelziffer ist vermutlich höher. Da infektionsfähige Mücken auch Reisen in Flugzeugen überstehen, kann es auch in Europa selten zu einer „Airport-Malaria" kommen, bei der Menschen infiziert werden, die sich in der Nähe eines Flughafens aufhalten ohne selbst eine Reise unternommen zu haben. Historisch gab es bis zum 2. Weltkrieg auch in Mitteleuropa Malariaendemien.

Pathogenese Plasmodien durchlaufen eine geschlechtliche Vermehrung in der Stechmücke und eine ungeschlechtliche Teilung und Differenzierung in der Leber sowie im Blut des Menschen. Bei *Plasmodium ovale*, *Pl. vivax* und *Pl. malariae* kann es in der Leber bei einem Teil der Plasmodien zur Ausbildung von persistierenden Formen (Hypnozoiten) kommen, die auch nach langer Zeit noch Erreger ins Blut abgeben.

Tab. 102.2 Weitere Protozoen als Ursache von Diarrhöen

Art	Infektionsweg	Klinische Symptome	Diagnose	Therapie
Balantidium coli	Fäko-oral, Schweinedarm und -kot	Kolitis mit Blut und Schleim im Stuhl	Trophozoiten in flüssigem Stuhl, sonst Zysten	Metronidazol (40 mg/kg KG täglich in 3 ED p.o. für 5 Tage)
Blastocystis hominis	Fäko-oral, kontaminiertes Wasser	Diarrhö	–	Metronidazol
Cryptosporidium	Fäko-oral und Tierkot, -darm	(Inkubationszeit ca. 8 Tage)	Im Stuhl Zysten nach Konzentration, Kinyoun-Färbung	Versuch mit SMX/TMP oder Metronidazol
Cyclospora cayetanensis	Fäko-oral	Diarrhö	Konzentration, Kinyoun-Färbung, >Cryptosporidium	Abwarten oder 10 mg/kg KG Cotrimoxazol über 10 Tage
Isospora belli, I. hominis	Fäko-oral, Vorkommen weltweit in den Tropen	Nach 1 Woche Fieber und grippale Symptome und Bauchschmerz	Im Stuhl Zysten nach Konzentration, Sporozoiten im Dünndarm auch intrazellulär	Abwarten oder 10 mg/kg KG Cotrimoxazol über 10 Tage

ED: Einzeldosis, SMX: Sulfamethoxazol, TMP: Trimethoprim

Tab. 102.3 Plasmodienarten, Erkrankungen und wichtigste Verbreitung. (Aktueller Stand und Details: ▸ http://www.who.int/ctd/)

Art	Krankheit	Wichtigste Verbreitung
Pl. falciparum	Malaria tropica	Subsaharisches Afrika, Südamerika, Süd- und Südostasien, Süden der arabischen Halbinsel
Pl. vivax/Pl. ovale	Malaria tertiana	Nordafrika, Mittel- und Südamerika, Nahost, Mittelost, Südasien
Pl. malariae	Malaria quartana	Afrika
Pl. knowlesi	schwere Malaria	Südasien (Malaysia)

Der Befall der Erythrozyten mit den daraus resultierenden Fieberschüben beginnt nach 8 Tagen bei Pl. falciparum, nach 13 Tagen bei Pl. vivax/ovale und nach 28 Tagen bei Pl. malariae. Ab ca. 22 Tagen nach einer Infektion sind im Blut Gametozyten nachweisbar, die von der Stechmücke aufgenommen werden können.

Die Hämolyse der befallenen Erythrozyten mit Freisetzung von Malariatoxin löst eine komplexe Entzündungsreaktion mit Bildung von Tumornekrosefaktor und anderen proinflammatorischen Zytokinen aus und führt zu den charakteristischen Fieberschüben. Bei zerebraler Malaria oder anderem besonders schwerem Organbefall im Rahmen einer Infektion mit Pl. falciparum oder seltener mit Pl. knowlesi kommt es zu Interaktionen zwischen Endothel und Erythrozyten, die zu lokalen Entzündungsreaktionen und Durchblutungsstörungen führen.

Immunsuppression durch Abnahme von T-Zellen aufgrund der Infektion und Nierenversagen aufgrund der Hämolyse sowie Hypoglykämien aufgrund des Energieverbrauchs der Plasmodien und Anorexie tragen zu der hohen Letalität der Malaria tropica bei. Die einzelnen Formen der Malaria schließen sich nicht gegenseitig aus, sondern es gibt Mischinfektionen mit verschiedenen Plasmodienarten.

Eine teilweise Immunität gegen Malaria entwickelt sich nur bei Langzeitaufenthalt in einem hyper- oder holoendemischen Malariagebiet. Bei Verlassen des Gebiets mit Wegfall von Neuinfektionen geht sie nach einiger Zeit verloren. Neben der teilweisen Immunität können genetische Faktoren die Schwere der Erkrankung bei Malariainfektion beeinflussen: Heterozygotie für HbS, β-Thalassämie oder Glukose-6-phosphat-Dehydrogenase-Mangel und Ovalozytose bieten einen Schutz vor schweren Krankheitsverläufen. Nach Transfusion von Erythrozyten gesunder Spender sind aber auch schwere Malariaverläufe bei HbS-Trägern beschrieben.

Klinische Symptome Bei Malaria tropica treten nach einer Inkubationszeit von 6–14 Tagen bei Nichtimmunen die charakteristischen Fieberschübe auf; sie sind allerdings nicht obligat (Malaria algida). Eine Chemoprophylaxe kann zu einer Verlängerung der Inkubationszeit führen. Neben den Fieberschüben kommt es zu Kopf- und Gliederschmerzen, Erbrechen, Durchfall, Husten und Hinfälligkeit. Eine akute Milzschwellung verursacht Oberbauchschmerzen.

Für eine schwere oder komplizierte Malaria tropica sprechen: Bewusstseinsstörung bis zum Koma, Krampfanfälle, Lähmungen, Verwirrtheit, Oligo- oder Anurie, Dyspnoe bei Lungenödem, Kreislaufschock, Ikterus, Meläna und intraokuläre Blutungen. Bei bis zu 10 % der überlebenden Kinder hinterlässt die zerebrale Malaria eine neurologische Restsymptomatik, insbesondere wenn tiefes Koma und Krampfanfälle den Verlauf prägten. Die Letalität der zerebralen Malaria wird mit über 20 % angegeben. Exazerbationen einer Malaria tropica stammen nicht von Hypnozoiten aus der Leber, sondern von resistenten Erregern.

Das klinische Bild der Malaria tertiana und quartana ist in der Regel weniger dramatisch; einzelne Fälle mit Verbrauchskoagulopathie oder zerebraler Malaria wurden beschrieben, scheinen aber nicht hinreichend gesichert. Die Inkubationszeit beträgt 2–4 Wochen. Fieber und Splenomegalie sind Leitsymptome. Die Fieberanfälle können spontan sistieren, treten aber aufgrund von persistierenden Leberformen (Hypnozoiten) bei Pl. vivax/ovale oder durch persistierende Erreger in Endothelzellen bei Pl. malariae auch nach langer Zeit wieder auf. Bei Malaria tertiana sind Milzrupturen beschrieben. Als Komplikation der Malaria quartana kann eine Steroid-refraktäre membranoproliferative Glomerulonephritis mit ungünstiger Prognose auftreten. Infektionen mit Pl. knowlesi können zu komplizierten Krankheitsverläufen führen.

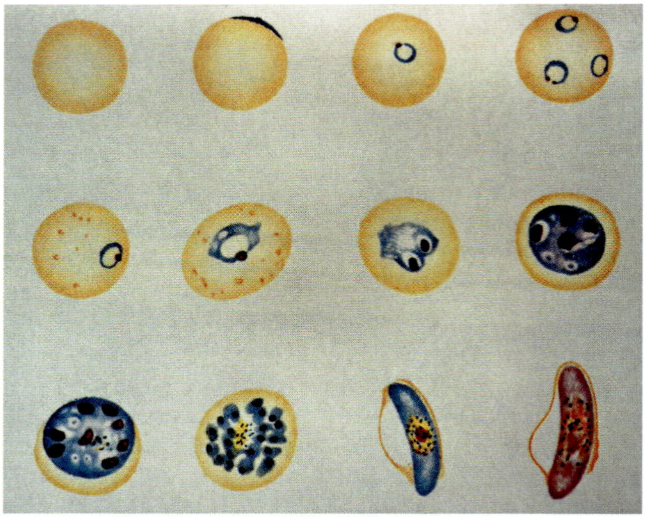

Abb. 102.2 Plasmodium falciparum in Erythrozyten: unreife Ringformen mit 1 und 2 Chromatinflecken *(obere Reihe)*; reife Ringform, Trophozoit, Kernteilung, früher Merozoit *(mittlere Reihe)*; fortgeschrittenes Merozoitenstadium mit beginnender Pigmentbildung, reife Schizonten, weiblicher und männlicher Gametozyt *(untere Reihe)*; Giemsa-Färbung, Vergr. 2000:1. (Aus: Gönnert u. Koening 1968)

Diagnose Malaria ist eine Diagnose, die aufgrund der Anamnese (Exposition) und der Symptomatik gestellt und parasitologisch durch den Erregernachweis gesichert wird.

Bei der Anamnese ist darauf zu achten, dass durch eine Chemo-Prophylaxe die Inkubationszeit erheblich verlängert werden kann. Keine Art der Malariaprophylaxe (s. unten) schließt eine Infektion sicher aus. Bei Adoptionskindern aus tropischen Ländern kann eine Malaria tertiana der Untersuchung bei der Einreise entgehen, wenn gerade nur Hypnozoiten vorhanden sind.

Bei jeder klinisch verdächtigen Symptomatik muss unverzüglich die Diagnose gesichert oder ausgeschlossen werden, denn die Letalität bei schweren Verlaufsformen ist hoch, und das Risiko für einen tödlichen Verlauf steigt bei einer Malaria tropica stündlich. Zum Nachweis der Erreger werden nach Giemsa gefärbte Anreicherungsverfahren, der „Dicke-Tropfen", verwendet. Zur Methode wird auf hämatologisch-parasitologische Anleitungen verwiesen. Als Minimum wird die Beurteilung von mindestens 200 Gesichtsfeldern im dicken Tropfen angesehen. In Blutausstrichen werden zur Differenzierung der Spezies befallene Erythrozyten abgesucht (Abb. 102.2).

Bei Befall von mehr als 5 % der Erythrozyten ist von einer schweren Malaria auszugehen. Finden sich bei dringend verdächtigem klinischem Bild keine Parasiten im Blut, so ist die mikroskopische Untersuchung spätestens nach 12 h, für einen definitiven Ausschluss insgesamt 3-mal, zu wiederholen. Die Blutentnahme im Fieberschub bietet keine Vorteile gegenüber der Untersuchung im Intervall.

Die Mitbeurteilung der Präparate durch ein parasitologisches Labor hilft bei der Differenzierung der Erreger (Abb. 102.2; Tab. 102.4); die Diagnose selbst duldet keinen Verzug durch Versand von Ausstrichen und Warten auf das Ergebnis. Malaria-Schnelltests mit hoher Sensitivität und Spezifität, die auf dem Nachweis von Antigenen oder Enzymen beruhen, können eingesetzt werden, wenn eine qualifizierte mikroskopische Untersuchung nur verzögert möglich ist. Die serologische Diagnostik bei Malaria ist ausschließlich von epidemiologischem Interesse und hat keine Bedeutung für die medizinische Betreuung der Patienten.

Neben der Erregerdiagnostik stehen hämatologische Parameter (Hämolyse, Anämie, Thrombozytopenie) sowie die Kontrolle von Nieren- und Leberfunktion (Cholestase), Elektrolytverschiebungen und ggf. eine Verbrauchskoagulopathie im Mittelpunkt der Diagnostik. Eine Leukozytenzahl von über 20.000/µl gilt als prognostisch ungünstig.

Therapie Für die Behandlung der Malaria steht eine Vielzahl von Medikamenten zur Verfügung, jedoch ist weltweit die Verwendung von auf Artemisinin basierender Kombinationstherapie empfohlen (Tab. 102.5), da durch den unkontrollierten Einsatz von Medikamenten Resistenzen gegen einzelne Therapeutika aufgetreten sind. Werden aus einzelnen Regionen Resistenzen gegen Malariamittel berichtet, so heißt dies nicht, dass die betreffenden Medikamente in dieser Region automatisch unwirksam wären. Es gibt nach wie vor bewährte Arzneimittel, die in Kombination eine sichere Therapie ermöglichen. Bei modernen Therapeutika bedeutet das Entdecken einer möglichen Resistenz daher nicht, dass dieses Medikament generell nicht mehr eingesetzt werden könnte.

Für die Behandlung der Malaria in Deutschland gibt die Deutsche Gesellschaft für Tropenmedizin und Internationale Gesundheit (DTG) aktuelle Empfehlungen heraus. Bei schweren Fällen wird empfohlen, auf eine Beratung durch eine in der Malariatherapie erfahrene Institution zurückzugreifen. Hinsichtlich möglicher Risiken und Nebenwirkungen ist vor einer Chloroquin-Überdosierung zu warnen, da Chloroquin-Intoxikationen eine hohe Letalität haben.

Jede Behandlung einer Malaria tropica (s. oben) muss wegen der möglichen Entwicklung lebensbedrohlicher Komplikationen im Krankenhaus durchgeführt werden. Bei Hyperparasitämie (>5 % der Erythrozyten von Plasmodien befallen), schwerer Anämie, Schock, respiratorischer Insuffizienz oder Zeichen der zerebralen Beteiligung, Acidose, Hyperkaliämie, Dehydratation, Hypoglykämie oder Spontanblutungen ist eine sofortige Verlegung auf eine Intensivstation zur schnellstmöglichen hochwirksamen intravenösen antiparasitären Therapie zu veranlassen. Weitere Warnzeichen eines schweren Verlaufs sind Niereninsuffizienz, Ikterus, und Transaminasenanstieg.

Entscheidend für den Verlauf der Erkrankung ist eine gute supportive Therapie. Komplikationen werden symptomatisch behandelt (Nierenersatztherapie, Beatmung, Glukose, Antikonvulsiva, Transfusionen, Diuretika, Katecholamine, Antibiotika, Antithrombin III [AT III]). Eine Splenomegalie kann nach erfolgreicher Therapie über Monate fortbestehen.

Prophylaxe Keine Prophylaxe der Malaria ist so effektiv, dass sie eine Infektion sicher ausschließt. Daher muss auch bei sorgfältig durchgeführter Prophylaxe immer eine Malaria in Betracht gezogen werden, wenn sich anamnestisch und klinisch der Verdacht ergibt. Eine individuelle reisemedizinische Beratung vor einem Aufenthalt mit Kindern in Ländern in denen die Malaria endemisch ist wird dringend angeraten. An erster Stelle bei der individuellen Malariaprophylaxe rangiert die Vermeidung des Mückenstichs (Expositionsprophylaxe). In Ergänzung dazu können vorbeugend Medikamente eingenommen werden (Chemoprophylaxe).

Die Expositionsprophylaxe umfasst geeignete Kleidung, Mückendraht an Türen und Fenstern, Aufenthalt in klimatisierten Räumlichkeiten, mit einem Kontakt-Insektizid imprägnierte Moskitonetze sowie Repellenzien und insektizidhaltige Mittel.

In Gebieten in denen nach Empfehlungen der DTG eine Chemoprophylaxe empfohlen wird, können Kinder Atovaquon/Proguanil ab einem Körpergewicht von 11 kg und Mefloquin ab einem Kör-

Tab. 102.4 Mikromorphologie der 4 klassischen humanpathogenen Plasmodien-Arten

	Pl. falciparum	Pl. vivax	Pl. ovale	Pl. malariae
Trophozoit	Ringformen mit einem Fünftel des Durchmessers des Erythrozyten, ausgeprägte Vakuole, 1 oder 2 Kerne	Mit zunehmender Reife mehr gelb-braunes Malariapigment	Wachsendes Pl. verformt den Erythrozyten oval	Befällt reifere (kleinere) Erythrozyten, viel Pigment im Eryhrozyten, Bandformen
Tüpfelung	Grobe Tüpfelung der Erythrozyten (Maurer-Flecken)	Feine Tüpfelung der Erythrozyten (Schüffner-Tüpfelung)	Ausgeprägtere Tüpfelung der Erythrozyten (James' dots)	Keine oder zarte runde Tüpfelung (Ziemann's dots)
Schizonten	Ca. 20 Tochterparasiten (nicht im peripheren Blut	Ca. 16 Tochterparasiten	Ca. 8–12 Tochterparasiten	Ca. 8–12 Tochterparasiten (Rosette)
Gametozyten	Gametozyten mit „Bananenform"	Runde Gametozyten füllen den gesamten Erythrozyten aus	Ovalisierter Gametozyt, Verformung des Erythrozyten	Runde Gametozyten füllen den Erythrozyten weitgehend aus

Tab. 102.5 Spezifische Therapie der Malaria im Kindesalter

Erkrankung	Medikament	Dosis	Kommentar
M. tropica, unkompliziert	Artemether-Lumefantrine	Insgesamt 6 Dosen: initial, nach 8, 24, 36, 48, 60 h: 5 bis <15 kg KG 1 Tablette pro Dosis 15 bis <25 kg KG 2 Tabletten pro Dosis 25 bis <35 kg KG 3 Tabletten pro Dosis >35 kg KG 4 Tabletten pro Dosis	Ab 5 kg KG Insgesamt 3 Tage Zur Verbesserung der Resorption mit Nahrung einzunehmen In der Schweiz für Kinder als „dispersible" zugelassen.
	Piperaquin-Dihydroartemisinin	Insgesamt 3 Dosen über 3 Tage: initial, nach 24 und 48 h: 5 bis <7 kg KG tgl. 0,5 Tablette (160/20 mg) 7 bis <13 kg KG tgl.1 Tablette (160/20 mg) 13 bis <24 kg KG tgl. 1 Tablette (320/40 mg) 24 bis <36 kg KG tgl. 2 Tabletten (320/40 mg) 36 bis <75 kg KG tgl. 3 Tabletten (320/40 mg) 75–100 kg KG tgl. 4 Tabletten (320/40 mg)	Ab 5 kg KG Nüchtern mit Wasser einzunehmen Kontraindiziert bei QT-Zeit Verlängerungen, Bradykardie, kardialen Vorerkrankungen und gleichzeitiger Einnahme von Medikamenten die eine QT Zeit Verlängerung begünstigen (cave: Mefloquin Prophylaxe), EKG Kontrolle
	Atovaquon/Proguanil	Atovaquon/Proguanil: 250/100 mg pro 10 kg KG in 3 ED im Abstand von 24 h p.o. (max. 1000/400 mg)	Resistenzen in Westafrika beschrieben Kein Metoclopramid, senkt Atovaquon-Spiegel
M. tropica, kompliziert	Artesunat i.v.	2,4 mg/kg KG i.v. als Bolus bei Aufnahme, nach 12 und 24 h, dann einmal täglich bis Parasitämie <5 % und orale Anschlusstherapie für 3 Tage mit Artemether-Lumefantrine, oder Piperaquin-Dihydroartemisinin, oder Atovaquon/Proguanil	Aufklärung über fehlende Zulassung Vom Hersteller Guilin Pharmaceutical Factory, Guangxi, China zu beziehen Kombination mit Clindamycin (initial 10 mg/kg KG, dann alle 8 h 5 mg/kg KG)
	Chinin i.v.	Chinindihydrochlorid: initial 20 mg/kg KG per infusionem in 5–10 ml 5%iger Glukose/kg KG über 4 h, dann 10 mg/kg KG per infusionem alle 8 h in 5–10 ml 5%iger Glukose/kg KG über 4 h	Umstellung auf Chinin oral Gesamtbehandlungsdauer 7 Tage Kombination mit Clindamycin (s. oben) Bei Unverträglichkeit andere orale Anschlussbehandlung (s. oben)
M. quartana	Chloroquin	Initial 10 mg/kg KG, dann nach 6, 24 und 48 h je 5 mg/kg KG p.o.	Insgesamt 3 Tage
M. tertiana	Chloroquin und Nachbehandlung mit Primaquin	Chloroquin s. oben Primaquin: 0,5 mg/kg KG (max. 15 mg) – täglich in 1 ED bei Kindern >1 Jahr	Chloroquin 3 Tage Primaquin 14 Tage, zuvor G-6-PDH-Mangel ausschließen
M. tertiana, bei vermutet resistenten Erregern (s. Kommentar)	Therapie wie bei unkomplizierter M. tropica, dann Nachbehandlung mit Primaquin	s. oben, Artemether-Lumefantrine, oder Piperaquin-Dihydroartemisinin, oder Atovaquon/Proguanil, anschließend Primaquin: 0,25 mg/kg KG (max. 15 mg) – täglich in 1 ED bei Kindern >1 Jahr	Erworben in Indonesien, Papua-Neuguinea, Pazifik, Brasilien oder Peru Therapie über 3 Tage Primaquin 14 Tage, zuvor G-6-PDH-Mangel ausschließen

ED: Einzeldosis

Tab. 102.6 Vorkommen der Leishmanien und spezifischer Krankheitsbilder

Erreger	Vorkommen	Krankheitsbild
L. infantum	Mediterran	Viszerale und kutane Leishmaniosen
L. donovani	Nahost, Afrika	Viszerale und kutane Leishmaniosen
L. chagasi	Mittel- und Südamerika	Viszerale Leishmaniosen
L. tropica	Nahost	Kutane (und viszerale) Leishmaniosen
L. major	Mediterran, Afrika, Nahost	Kutane Leishmaniosen
L. aethiopica	Ostafrika	Kutane Leishmaniosen
L. (Viannia) mexicana spp., L. (Viannia) braziliensis spp.	Mittel- und Südamerika	Kutane Leishmaniosen

pergewicht von 5 kg einnehmen. Doxycyclin ist aufgrund von Nebenwirkungen auf Zahnreifung und Knochenbildung bei jüngeren Kindern relativ kontraindiziert und darf zur Behandlung erst ab dem 9. Lebensjahr eingesetzt werden. Eine Prophylaxe mit Chloroquin oder Proguanil wird generell nicht mehr empfohlen. (Die aktuellen Empfehlungen der DTG inklusive der Einnahmemodalitäten finden sich unter der Internet-Adresse: ► www.dtg.org).

Die Impfstoffentwicklung zeigt in den letzten Jahren erste Erfolge (vor allem RTS-S, Glaxo Smith Kline), jedoch steht eine wirksame kommerzielle Malariavakzine derzeit (Oktober 2012) nicht zur Verfügung.

102.2.5 Babesiose

Die ubiquitär vorkommende Rinderkrankheit wird durch plasmodienähnliche Protozoen verursacht. Babesia bovis, B. divergens und B. microti können auch für den Menschen pathogen werden. Überträger ist eine Zecke (*Ixodes scapularis*). Die Krankheit kommt sehr selten vor. Serologische Befunde deuten auf 10 % Koinfektionen von Babesia mit *Borrelia burgdorferi* in amerikanischen Endemiegebieten hin. Übertragungen durch Bluttransfusion sind beschrieben. Pathogenese und Klinik der humanen Babesiose sind der schweren Malaria sehr ähnlich mit hoher Letalität bei den berichteten Fällen. Der Erreger kann mikroskopisch und serologisch nachgewiesen werden.

In einem 1997 berichteten Fall einer konnatalen Babesiose war eine Kombination aus Chinidin, Clindamycin und Azithromycin kurativ wirksam. Die Prophylaxe besteht in der Vermeidung von Zeckenbissen.

102.2.6 Leishmaniose

Epidemiologie Von 14 humanpathogenen Leishmanienarten verursachen 11 eine viszerale Krankheit (Kala-Azar), 10 eine kutane oder mukokutane Manifestation und 3 sowohl eine viszerale als auch eine kutane/mukokutane Verlaufsform. Anhand von DNA-Polymorphismen kann das regionale Vorkommen der verschiedenen Leishmanien-Spezies untersucht und beschrieben werden. Tab. 102.6 zeigt die geografische Verbreitung.

Infektionsweg Leishmanien werden durch den Stich der Schmetterlingsmücken (*Phlebotomus*, *Lutzomyia spp.*) übertragen, die ein feuchtwarmes Milieu bevorzugen. Daher findet in (Süd-) Europa die Übertragung vor allem in den Sommermonaten statt. Die Mücken stechen meist morgens oder abends, bevorzugt im Freien. Der Stich ist schmerzhaft.

In den Mücken findet man promastigote Entwicklungsstadien mit Geißeln. Bei Säugetieren und auch beim Menschen liegen die Parasiten im amastigoten Stadium intrazellulär in Monozyten oder Makrophagen, bei kutaner Leishmaniose auch in Langerhans-Zellen in der Haut. Wichtigstes Erregerreservoir sind Hunde, Kaninchen und Nagetiere sowie Erkrankte, in Amerika auch Ameisenbären und Faultiere.

Der Erreger kann bei latenter Infektion des Spenders durch Bluttransfusion übertragen werden.

Pathogenese Bei Kala-Azar werden die Leishmanien von der Haut über die regionalen Lymphknoten zu Milz, Leber und Knochenmark transportiert. Bei schweren Verläufen können sie schließlich in allen Organen nachgewiesen werden. Immunologisch wird eine starke Aktivierung der B-Lymphozyten ausgelöst, die T-zelluläre Immunantwort hingegen gehemmt. Eine Leukozytopenie begünstigt bakterielle Infektionen. Leishmanien können auch asymptomatisch im Organismus vorkommen; Malnutrition, Masern- oder HIV-Infektion begünstigen dann die Manifestation.

Bei den kutanen und mukokutanen Verlaufsformen bilden sich in Haut und/oder Schleimhaut Infiltrate aus neutrophilen Granulozyten und Monozyten einschließlich Langerhans-Riesenzellen, die sich zu einem Ulkus entwickeln. Eine lokale Perfusionsstörung führt zu umschriebenen Nekrosen. Das Immunsystem wird bei unkompliziertem Verlauf dieser Formen nicht beeinträchtigt.

Klinische Symptome Nach einer mehrmonatigen Inkubationszeit oder ausgehend von einer latenten Infektion sind undulierendes Fieber, Bauchschmerzen aufgrund der (Hepato-)Splenomegalie und eventuelle Milzinfarkte sowie Blässe bei Panzytopenie die Leitsymptome der Kala-Azar. Je nach Schweregrad der Thrombozytopenie treten Blutungen auf. Das klinische Bild kann dem Beginn einer akuten Leukämie gleichen. Bakterielle Infektionen komplizieren den Verlauf. HIV-Infizierte erleiden häufig Rückfälle im ersten Jahr nach einer initial erfolgreichen Therapie. Unbehandelt verläuft die viszerale Leishmaniose in der Regel letal.

An der Haut kommen neben der „einfachen" kutanen Leishmaniose (Orientbeule) die diffuse kutane Form (L. aethiopica) und die rezidivierende Form (L. tropica) als besondere Verlaufsformen vor. Bei der kutanen Form bildet sich nach einer Inkubationszeit von ca. 1 Monat eine juckende papulöse Effloreszenz, die in ein indolentes Ulkus übergeht. Die Formen auf dem amerikanischen Kontinent zeigen mehrere perifokale Ulzera mit Beteiligung der regionalen Lymphknoten. Gemeinsam ist allen kutanen Formen die schlechte

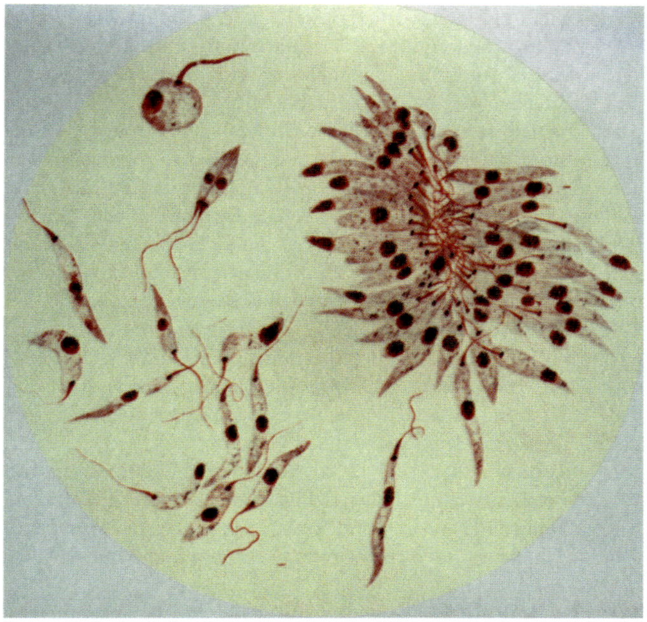

■ **Abb. 102.3** Leishmania donovani in Kultur mit typischen Clustern, Nukleus, Blepharoplast, Flagellum und Volutingranula; Giemsa-Färbung, Vergr. 1100:1. (Aus: Gönnert u. Koening)

Heilungstendenz. Nach Monaten bis Jahren kann eine mukokutane Manifestation mit nekrotisierender Entzündung im Nasenrachenraum beginnen und sich unbehandelt bis in die Trachea ausdehnen.

Diagnose Der Nachweis von Leishmanien ist der Grundstein der Diagnostik. Bei der viszeralen Form sind die Erreger mikroskopisch eher im Knochenmark (Giemsa-Färbung) als im peripheren Blutausstrich nachweisbar. Bei der kutanen Form finden sie sich im Randwall der Ulzerationen. Der Parasit ist typisch intrazellulär in Monozyten/Makrophagen zu erkennen. Bei geringer Erregerdichte müssen in den Ausstrichen einige Gesichtsfelder durchgemustert werden (■ Abb. 102.3). Diese Verfahren sind bei Kala-Azar hoch, bei kutanen Formen wenig sensitiv. Neben dem Erregernachweis sollen serologische Untersuchungen eingesetzt werden und der PCR-Nachweis von Leishmanien-DNA ist schnell und zuverlässig. Kulturelle Nachweise auf speziellen Nährböden sind aufwendig.

Klinisch-chemische, hämatologische und sonografische Untersuchungen erfassen das Ausmaß des Befalls. Hämophagozytose bei Leishmaniasis ist beschrieben.

Verschiedene Leishmanien-Arten können für wissenschaftliche Zwecke durch DNA-Untersuchung, monoklonale Antikörper oder biochemisch differenziert werden.

Therapie Das Mittel der ersten Wahl zur Therapie der Kala-Azar ist liposomales Amphotericin B (3 mg/kg KG in 1 ED per inf. für 7 Tage (Tag 1–5, 14 und 21), insgesamt 21 mg/kg KG, bei Immunsuppression 4 mg/kg/Tag über 10 Tage (Tag 1–5, 10, 17, 24, 31 und 38), insgesamt 40 mg/kg KG. Alternativ können Miltefosin (zugelassen ab 3 Jahren) 2,5 mg/kg KG oral für 28 Tage oder die schlechter verträglichen fünfwertigen Antimonpräparate (Natrium-Stibogluconat oder N-Methyl-Glucaminantimonat) eingesetzt werden. Regelmäßige klinische und serologische Kontrollen (Titerabfall) dienen der Dokumentation eines Behandlungserfolgs. Zu früher Behandlungsabbruch oder Immundefizienz sind häufige Ursachen für ein Therapieversagen.

Kutane Formen heilen unter Narbenbildung entweder binnen 6–24 Monaten spontan aus oder werden mit Kryotherapie und/oder lokalen antimon- oder paromomycinhaltigen Präparaten behandelt. Komplexe Läsionen, kutane und mukokutane Leismaniosen der neuen Welt sollten in Absprache mit tropenmedizinischen Zentren systemisch behandelt werden.

Prophylaxe Der Schutz vor dem Stich der Phlebotomen ist die wichtigste individualprophylaktische Maßnahme. Eine Impfung steht nicht zur Verfügung; die präexpositionelle Chemoprophylaxe kann aufgrund der Nebenwirkungen der geeigneten Medikamente nicht empfohlen werden. In Endemiegebieten ist der Nutzen von mit einem Kontaktinsektizid imprägnierten Bettnetzen nachgewiesen.

102.2.7 Toxoplasmose

Epidemiologie und Infektionsweg Toxoplasma gondii kommt weltweit vor. Ca. 30 % der Kinder und Jugendlichen werden infiziert. Toxoplasma gondii wird mit rohem oder ungenügend gegartem Fleisch von Schwein, Rind oder Schaf aufgenommen. Katzen – der Zwischenwirt für die Vermehrung der Erreger (Schizogonie und anschließende Gamogonie) – infizieren sich ebenfalls mit rohem Fleisch. Der Kot infizierter Katzen stellt eine weitere Infektionsquelle dar.

Pathogenese und klinische Symptome Nach oraler Aufnahme von Oozysten dringen die Erreger in die Darmwand ein und erscheinen als Tachyzoiten (Trophozoiten) im Blut. Dieser initialen Parasitämie mit Aussaat der Erreger schließt sich eine blande Phase der Enzystierung in Körperzellen an; ohne diese Enzystierung werden die Tachyzoiten durch intrazelluläre Abwehr (lysosomale Enzyme, Sauerstoffradikale u. a.) abgetötet. Durch Ausbildung von intrazellulären Pseudozysten voller Tachyzoiten können Wirtszellen zerstört werden, es kommt zu Nekrosen im Gewebe. Eine Chorioretinitis kann als Folge einer okulären hyperergischen Reaktion auftreten. Bei primärer oder sekundärer Immunschwäche kommt es immer wieder zur Auflösung von Zysten, zur erneuten Vermehrung der Erreger und zu einer Symptomatik, die von dem betroffenen Organ abhängt. Die konnatale Toxoplasmose ist meldepflichtig.

Die postnatale Erstinfektion (► Kap. 45) verläuft in der Regel asymptomatisch. Manchmal treten Kopf- und Gliederschmerzen sowie Fieber auf, und es kann eine derbe Lymphknotenschwellung im Hals- und Nackenbereich folgen. Bei Befall der mesenterialen Lymphknoten treten Bauchschmerzen auf. Nach Monaten bilden sich die Lymphome zurück, und die Infektion wird latent. Bei immunkompetenten Kindern kommt es sehr selten zu toxoplasmabedingter Chorioretinitis, Meningoenzephalitis, Hepatitis, Myokarditis oder Myositis. Bei immundefizienten Kindern kann die Krankheit akut oder subakut mit neurologischen Symptomen, den Folgen der inadäquaten ADH-Sekretion oder einem Diabetes insipidus beginnen.

Diagnose, Therapie und Prophylaxe Eine T.-gondii-Infektion wird in der Regel klinisch und serologisch diagnostiziert. Etwa 1–2 Wochen nach der Infektion erfolgt die Konversion der IgG- und IgM-Antikörper, die durch einen zweiten Test bestätigt wird. Nach weiteren 1–3 Wochen sind IgA-Antikörper nachweisbar. Auch IgM bleibt über Jahre positiv. In Liquor, bronchoalveolärer Lavage, Blut, oder Kammerwasser kann erregerspezifische DNS mittels PCR nachgewiesen werden. In Biopsien ist T. gondii mikroskopisch auffindbar. Im Lymphknoten weisen Trophozoiten auf eine aktive Toxoplasmose, Pseudozysten auf eine latente Toxoplasmose hin. Der Nachweis einer aktiven Infektion durch Infizieren von Mäusen oder durch Erregeranzucht in der Zellkultur sind keine Routineverfahren.

Bei immunkompetenten Patienten heilt die Toxoplasmose in der Regel ohne medikamentöse Therapie aus. Bei prolongierter Erkrankung, konnatal infizierten Kindern und solchen mit Immundefizienz besteht eine Behandlungsnotwendigkeit.

Die Therapie der Toxoplasmose erfolgt bei Lymphknotenbefall, Chorioretinitis und Reaktivierung mit Pyrimethamin (1 mg/kg KG/Tag in 1 ED), Sulfadiazin (100 mg/kg KG/Tag in 2 ED) und Folinsäure (2-mal 5 mg/Woche, cave Sulfadiazin-Hypersensitivität). Alternativ können Kombinationen von Pyrimethamin mit Clindamycin, Clarithromycin oder Azithromycin eingesetzt werden. Bei ZNS-Befall und Chorioretinitis wird zusätzlich Prednison (1–2 mg/kg KG/Tag in 2–3 ED) und im Anschluss an die Initialtherapie Clindamycin (10–20 mg/kg KG/Tag in 3–4 ED) gegeben. Nach 7–10 Tagen ist eine deutliche Besserung zu erwarten. Die Behandlung wird 4–6 Wochen über den Zeitpunkt der Rückbildung der Symptome hinaus durchgeführt und dauert in der Regel 6 Monate. Die Anschlusstherapie bei Chorioretinitis erstreckt sich über 3–4 Wochen.

Bei Immundefizienz oder nach ZNS-Befall erfolgt eine Dauertherapie mit Cotrimoxazol (30–40 mg/kg KG/Tag in 2 ED) oder Atovaquone, die zugleich als Chemoprophylaxe dient. Cotrimoxazol ist dabei sowohl gegen T. gondii als auch gegen Pneumocystis carinii und jirovecii wirksam. Als generelle Prophylaxe wird der Verzicht auf nicht vollständig durchgegartes Fleisch (mindestens 66 °C im Innern) empfohlen, ebenso gründliches Händewaschen nach der Zubereitung von Fleischgerichten. Seropositive Personen sollten nicht als Blut- oder Organspender herangezogen werden.

102.2.8 Trypanosomiasis

Epidemiologie Drei Trypanosomenarten sind humanpathogen:
- Trypanosoma brucei gambiense und T. brucei rhodesiense verursachen die Schlafkrankheit;
- T. cruzi ist Erreger der Chagas-Krankheit.

Trypanosoma gambiense und rhodesiense kommen im subsaharischen Afrika vor (afrikanische Trypanosomiasis); T. cruzi gibt es in Mittel- und Südamerika, jedoch nicht auf den karibischen Inseln (amerikanische Trypanosomiasis). Zahlreiche Foci sind beschrieben. Infektionsorte für die Schlafkrankheit liegen in der Nähe rasch fließender Flüsse und Bäche, in denen die Tsetsefliegen brüten. Art und Reservoir bestimmen die Infektionsrate. Die Raubwanzen leben in Wäldern oder Holzbauten.

Infektionsweg Trypanosoma brucei gambiense und rhodesiense werden durch den Stich der blutsaugenden Tsetsefliege (Glossina) übertragen. Diaplazentare sowie transfusionsbedingte Infektionen sind beschrieben. Das Infektionsrisiko hängt mit der Erregerdichte im Blut des Säugetier- oder menschlichen Reservoirs zusammen und ist für T. rhodesiense größer als für T. gambiense. Die Bedeutung der Trypanosomiasis als Reiseinfektion ist gering.

Trypanosoma cruzi wird mit dem Kot von Raubwanzen (Triatoma-Spezies), den die Insekten während des Bisses absetzen, auf den Menschen gebracht. Über Haut- oder Schleimhautläsionen gelangen die Erreger in den Organismus. Trypanosoma cruzi kann auch diaplazentar und mit der Muttermilch übertragen werden.

Pathogenese Im Bereich des Einstichs der Tsetsefliege kommt es zu einer lokalen Entzündung, der nach 3–10 Tagen über Blut-und Lymphgefäße eine generalisierte Infektion folgt. Im frühen Stadium der Schlafkrankheit findet eine Vaskulitis mit Immunkomplexablagerungen und Autoimmunphänomenen statt, die u. a. das Myokard und das neuronale Gewebe betreffen. Später – bei T. rhodesiense nach Wochen, bei T. gambiense nach Monaten – übertreten die Trypanosomen die Blut-Hirn-Schranke, befallen die Meningen und verursachen schließlich perivaskuläre lymphozytäre Infiltrate in der weißen Substanz sowie eine Proliferation der neuronalen Glia.

Trypanosoma cruzi verursachen ebenfalls eine lokale unspezifische Entzündung, von der aus sie ins Blut gelangen und von Makrophagen aufgenommen werden. Trypanosomen vermehren sich im Zytoplasma und können die Zellen wieder verlassen. Es kommt zu einer zellulären und humoralen Immunreaktion. T-Zellen sind dann auch an der Pathogenese der Chagas-Myokarditis und an der Schädigung des kardialen Erregungsleitungssystems beteiligt. Im Bereich des Magen-Darm-Trakts werden die Nervenplexus der Darmwand befallen und zerstört. Schließlich werden auch Endothelien von T. cruzi befallen, was Störungen der lokalen Perfusion zur Folge hat.

Die Fähigkeit, variable Oberflächenantigene zu exprimieren, entzieht die Trypanosomen einer protektiven Immunabwehr.

Klinische Symptome Die Stadien der Schlafkrankheit beginnen ca. 10 Tage nach der Infektion mit dem lokalen Trypanosomenschanker an der Einstichstelle. Der Schanker ist eine druckdolente verschiebliche Papel mit Rötung; er wird häufig übersehen. Grippale Symptome einschließlich Fieber kennzeichnen das hämolymphatische Stadium, das nach ca. 1–3 Wochen folgt und 2–3 Wochen andauert. Bei Infektionen mit Trypanosoma brucei rhodesiense ist eine fulminant verlaufende tödliche Myokarditis beschrieben.

Indolente, weiche und gut verschiebliche Lymphknotenschwellungen hinter dem M. sternocleidomastoideus werden Winterbottom-Zeichen genannt. Hinzu kommt eine Druckempfindlichkeit der langen Röhrenknochen im epiphysennahen Bereich (Karandel-Zeichen). Weiterhin entwickeln sich Splenomegalie, bei längerem Verlauf mit allen Zeichen des Hypersplenismus (Hämolyse, Thrombozytopenie), und Herzrhythmusstörungen. Anuläre Exantheme sind beschrieben. Das chronische meningoenzephalitische Stadium geht nach Unruhephasen und Schlafstörungen mit zunehmender Einschränkung der Vigilanz und Demenz einher. Hinzu kommen epileptische Anfälle, Ataxie sowie sensorische und motorische Störungen. Die EEG-Veränderungen sind unspezifisch. Unbehandelt endet die Schlafkrankheit nach progredienter Degeneration des ZNS tödlich.

Bei Trypanosoma-cruzi-Infektionen erkranken wenige der Infizierten akut, ganz wenige werden chronisch krank. Offensichtlich ist die Phagozytose der Erreger sehr effektiv. Männer sind häufiger von der Chagas-Krankheit betroffen als Frauen.

An der Eintrittspforte auf der Haut oder Schleimhaut bildet sich ein entzündliches Infiltrat, das Chagom. Ein einseitiges Lidödem bei periorbitaler Infektion wird Romana-Zeichen genannt. Die Generalisation der Trypanosomen in der Blutbahn geht mit Fieber, Durchfällen und Muskelschmerzen einher. Nach 2 Wochen können ein Exanthem, eine disseminierte Lymphknotenschwellung sowie eine Leber- und Milzschwellung auftreten. Selten finden sich subkutan gelegene dolente Knötchen (Lipochagome). Kardiale Manifestationen sind Herzrhythmusstörungen (AV-Block) und Myokarditis; auch Thyreoiditiden und Orchitiden sind beschrieben. Hinzu kommen Schlafstörungen und Krampfanfälle, im schlimmsten Fall entsteht das Vollbild einer Meningoenzephalitis.

Pränatale Infektionen manifestieren sich unspezifisch durch Frühgeburt sowie postnatal durch Leber- und Milzschwellung und Fieber.

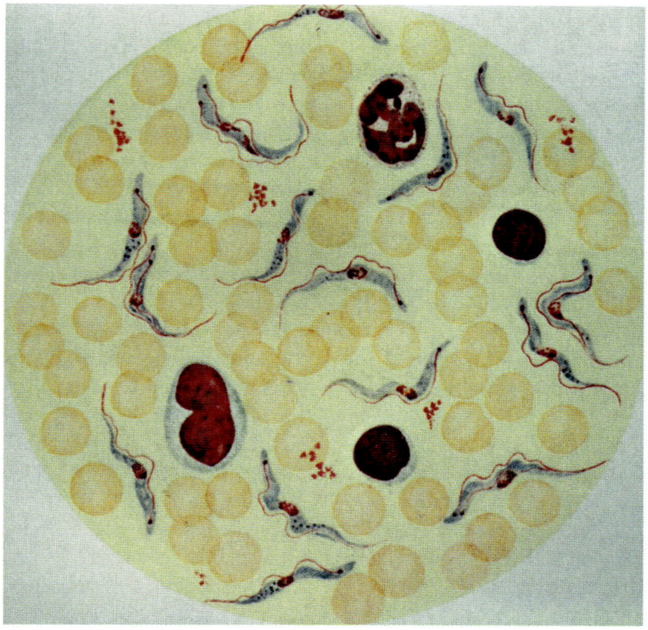

Abb. 102.4 Trypanosoma brucei rhodesiense im Blutausstrich mit blau angefärbtem Zytoplasma und rot angefärbtem Kern sowie undulierender Membran, Leukozyten; Giemsa-Färbung, Vergr. 1100:1. (Aus: Gönnert u. Koening 1968)

Bei chronischem Verlauf entsteht nach vielen Jahren eine dilatative Kardiomyopathie mit Bildung von Aneurysmen und intrakardialen Thromben. Die fortschreitende Zerstörung der Nervenplexus des Magen-Darm-Trakts führt über Schluckstörungen, Achalasie, Reflux und Obstipation zum Vollbild einer generalisierten sekundären neuronalen intestinalen Dysplasie.

Diagnose Trypanosomen werden im frisch angefertigten Nativpräparat aus Lymphknotenpunktat, Blut oder Liquor unter dem Mikroskop nachgewiesen. Durch ihre Geißel bewegen sie sich rasch und fallen leicht auf. Die Erregerdichte im Blut ist im hämolymphatischen Stadium bei T. rhodesiense hoch, bei T. gambiense niedrig (Abb. 102.4). Bei klinischem Verdacht sind ggf. Anreicherungstechniken (Zytozentrifuge, Dicker Tropfen) anzuwenden. Daneben ist die Mini-Anionen-Austauschzentrifugation (nach Lanham) zu erwähnen. Mithilfe spezieller Kulturmedien ist es möglich, die Erreger zu transportieren und anzuzüchten. Serumantikörpertiter gegen Trypanosomen steigen im Verlauf der Krankheit auf mittlere bis hohe Werte, sind aber durch Kreuzreaktionen mit apathogenen Trypanosomenarten und Leishmanien unzuverlässig. Trypanosomenspezifische IgM-Antikörper im Liquor beweisen die Diagnose Schlafkrankheit, bei der im Liquor auch alterierte Lymphozyten (Mott-Zellen) mit eosinophilen Einschlüssen und Vakuolen sowie eine erhöhte Eiweißkonzentration gefunden werden.

Trypanosoma cruzi muss im akuten Stadium im Blut mikroskopisch nachgewiesen werden. Im chronischen Stadium ist die Mikroskopie schwierig. Mit höchster Sensitivität können spezifische DNS-Sequenzen mittels PCR nachgewiesen werden. PCR-Verfahren werden auch zum Erregernachweis in Geweben angewandt. EKG und Echokardiografie erfassen die für Chagas spezifischen Veränderungen der Erregungsleitung und der Kontraktilität des Myokards.

Therapie Die Therapie der afrikanischen Trypanosomiasis muss möglichst früh begonnen werden. Ohne meningoenzephalitische Beteiligung kann Pentamidin, vor allem bei früher T.-gambiense-Infektion, oder Suramin eingesetzt werden; dabei kann es zu erheblichen Nebenwirkungen kommen. Im Spätstadium mit Erregernachweis im Liquor muss mit einer hoch toxischen Arsenverbindung (Melarsoprol) in Kombination mit Steroiden behandelt werden. Zuvor ist eine Infektion mit Amöben oder Strongyloides auszuschließen bzw. zu behandeln. Eflornithin ist eine besser verträgliche, effektive Therapieoption bei meningoenzephalitischen T. gambiense Infektionen, die in Kombination mit Nifurtimox angewendet wird. Bei T. rhodesiense-Infektion ist dies nicht ausreichend wirksam. Wegen der Seltenheit der Schlafkrankheit in Mitteleuropa sollte die Behandlung spezifischen tropenmedizinischen Einrichtungen überlassen werden.

Die durch 2 konkordante Tests bestätigte chronische Trypanosoma-cruzi-Infektion im Kindesalter ist einer Therapie mit Benznidazol (5–10 mg/kg KG/Tag in 2 ED über 30–60 Tage) oder Nifurtimox (15-20 µg/kg KG/Tag in 3 ED über 60–90 Tage) zugänglich. Hier kann es zu gastrointestinalen und hämatologischen (cave G-6-PDH-Mangel), aber auch zu neurologisch-psychiatrischen Nebenwirkungen kommen. Die Anwendung von Allopurinol (8,5 mg/kg KG, max. 600 mg/Tag in 2 ED für 2 Monate) und Itraconazol (6 mg/kg KG, max. 400 mg/Tag für 4 Monate) mit Erfolgsraten von 44 bzw. 53 % wurde berichtet.

Myokarditis und Kardiomyopathie werden symptomatisch behandelt. Der Therapieerfolg wird klinisch und parasitologisch im Abstand von zunächst 3, später 6 Monaten über 3 Jahre nach Therapieende beurteilt; dabei sollte keine Parasiten-DNS mehr nachweisbar sein. Serologische Verfahren sind wegen der Persistenz von Antikörpern nicht aussagekräftig.

Prophylaxe In der Reisemedizin spielen Infektionen mit Trypanosomen eine geringe Rolle. Eine Individualprophylaxe wird nicht empfohlen. Ziel von vorbeugenden Maßnahmen sind die Vektoren und die Reservoire. Tsetse-Fliegen werden durch Fliegenfallen und Insektizide bekämpft. Gegen die Besiedlung von Raubwanzen in Haushalten helfen glatte Oberflächen ohne Fugen, in denen sich Triatomen bevorzugt aufhalten. Einwanderer aus Endemiegebieten sollten serologisch auf Chagas untersucht werden. Zur Erkennung von Trypanosomen in Blut oder Blutprodukten können ELISA-Verfahren eingesetzt werden. Eine Trypanosomen-Impfung ist Gegenstand wissenschaftlicher Grundlagenforschung.

102.3 Helminthosen

M. B. Krawinkel, R. Kobbe

102.3.1 Lymphatische Filariosen

Epidemiologie und Infektionsweg Die Erreger der lymphatischen Filariosen, Wuchereria bancrofti, Brugia malayi und B. timori, kommen bevorzugt in Süd- und Südostasien vor. Daneben findet sich W. bancrofti auch in zahlreichen feuchtwarmen Endemiegebieten Amerikas und Afrikas einschließlich Nordafrika. Nach Schätzungen waren 2006 weltweit etwa 120 Mio. (90 % Wuchereria bancrofti*)* infiziert, etwa 40 Mio. wiesen Symptome auf.

Die Mikrofilarien werden von Stechmücken der Arten Aedes, Anopheles, Mansonia und Culex übertragen. Der Mensch ist das Reservoir für W. bancrofti, bei Brugia sind es Säugetiere. Die Pathogenität der Infektionslarven wird nur durch den Wechsel zwischen Wirtsorganismus und Mücke gewährleistet. Mit Transfusionen übertragene Mikrofilarien reifen nicht zu Filarien heran. Auf Reisen und diaplazentar werden sehr selten Filariosen akquiriert, da wohl eine kritische Zahl an Filarien, die zur Ausbildung der klinischen Symptomatik erforderlich ist, nicht erreicht wird.

Pathogenese und klinische Symptome Nach einer extrem variablen Inkubationszeit von 4–64 Wochen befallen die Mikrofilarien die regionalen Lymphwege und -knoten. Akut kommt es zu einer Entzündung mit Beteiligung eosinophiler Granulozyten und Monozyten. In den Lymphgefäßen entwickeln sich die Mikrofilarien zu adulten Filarien, die die Lymphwege weiter schädigen. Abgestorbene adulte Filarien lösen eine Fremdkörperreaktion mit Makrophagenaktivierung, Stimulation von Fibroblasten und schließlich Kalzifizierung der toten Larven aus. Die Folgen sind Lymphangiektasien, Verlust des Klappenapparates der Lymphbahnen und ein chronisches Lymphödem. Neben den Beinen (Elephantiasis) ist häufig das Skrotum betroffen: es kommt zu Orchitis, Epididymitis und Funikulitis sowie zu einer Hydrocele testis. Bei Befall tiefer mesenterialer Lymphknoten durch Verschleppung der Filarien kann das Bild eines akuten Abdomens auftreten. Durch Ruptur von Lymphknoten können äußere Ulzera oder Lymphabflüsse in den Harntrakt (Chylurie) oder in die freie Bauchhöhle (chylöser Aszites) entstehen.

Nach dem Befall der inguinalen Lymphknoten breitet sich die Entzündung der Lymphbahnen zentrifugal aus. An die akute Manifestation der Filariose schließt sich ein chronisches Stadium an: zwischenzeitlich auftretende Phasen der Besserung werden kürzer und seltener, ein chronisches Lymphödem prägt sich immer stärker aus.

Aufgrund einer immunologischen Hyperreaktion kann sich ein tropisches eosinophiles Lungeninfiltrat (tropische pulmonale Eosinophilie, TPE; Löffler-Syndrom) ausbilden, bei dem sich in Lunge, Leber und Milz im Durchmesser bis zu 5 mm große eosinophile Granulome finden. Husten, eitriges Sputum und Dyspnoe sind die unmittelbaren Symptome; selten entwickelt sich eine Lungenfibrose mit pulmonaler Hypertonie.

Diagnose Die Diagnose basiert auf dem klinischen Bild, dem serologischem Nachweis von spezifischen Antikörpern und dem Erregernachweis. Bei *Wuchereria bancrofti* können auch zirkulierende Filarienantigene im Blut mittels ELISA nachgewiesen werden. Mikrofilarien finden sich 3–7 Monate nach der Infektion im Blut. Neben der nativen Untersuchung sind Giemsa-gefärbte Blutausstriche oder Konzentrationsverfahren hilfreich. Nach Gabe von Diethylcarbamazin (DEC) werden Mikrofilarien in die Blutbahn ausgeschwemmt. Eine artspezifisch variable tageszeitliche Aktivität erfordert Blutentnahmen zwischen 22 und 24 Uhr, um Erreger im Blut nachzuweisen. Apathogene Arten können von den pathogenen Arten morphologisch und mittels PCR aus EDTA-Blut unterschieden werden. Serologische Verfahren sind durch Kreuzreaktionen belastet. Bereits 1–2 Wochen nach der Infektion fällt im Blutbild eine Eosinophilie auf. Adulte Filarien können von erfahrenen Untersuchern auch sonografisch in erweiterten Lymphgefäßen des Skrotum oder inguinal (filarial dance sign) erfasst werden.

Therapie und Prophylaxe Lymphatische Filariosen werden mit Diethylcarbamazin (DEC) behandelt; die Dosierung beträgt 6 mg/kg KG/Tag in 3 ED p.o. über 12 Tage (bei hoher Wurmlast einschleichende Dosierung mit gleich bleibender Gesamtdosis von 72 mg/kg KG, bei Brugia 6 Tage, bzw. Gesamtdosis 36 mg/kg KG). Obwohl DEC gegen Mikro- und Makrofilarien wirkt, können einzelne adulte Filarien überleben und neue Krankheitsschübe auslösen. Daher muss das Behandlungsregime oft mehrfach wiederholt werden. Bei hoher Mikrofilariendichte stellen sich unter der Therapie grippale Symptome, Urtikaria und eine reversible Bronchialobstruktion ein.

Im Jahre 2000 konnten Wolbachia-Bakterien, die als Endosymbionten in Makrofilarien leben, als therapeutisches Ziel identifiziert werden, da diese für die Vitalität der Würmer und die Reifung der Mikrofilarien notwendig sind. Für eine Depletion dieser obligat intrazellulären Bakterien in adulten *Wuchereria bancrofti* kann alternativ mit Doxycyclin über 4 Wochen therapiert werden. Diese Therapie gilt bei Kindern unter dem 9. Lebensjahr als relativ kontraindiziert

Zur Milderung allergischer Symptome kann Kortison (z. B. 3-mal täglich 2 mg Betamethason) verabreicht werden. Gegen die Mikrofilarien allein kann auch eine Einzeldosis von 6 mg/kg KG DEC oder 400 µg/kg KG Ivermectin, evtl. in Kombination mit Albendazol (400 mg) gegeben werden. Dieses Verfahren wird in den endemischen Gebieten zur Massenbehandlung angewandt. Dabei muss vorher eine Infektion mit Onchocerca volvulus ausgeschlossen werden. Das tropische eosinophile Lungeninfiltrat bessert sich, obwohl es ein Immunphänomen ist, nur nach Gabe von DEC über 12 Tage. Eine evtl. vorliegende subklinische Malaria kann unter DEC klinisch manifest werden.

Eine individuelle Expositionsprophylaxe – wie gegen Malaria – ist sinnvoll, auch wenn bei Reisen die Zahl der übertragenen Mikrofilarien in der Regel nicht für die Entstehung einer Filariose ausreicht.

102.3.2 Onchozerkose

Epidemiologie und Infektionsweg Die großen weiblichen (15–20 cm) und die kleinen männlichen (2–8 cm) Formen von Onchocerca volvulus kommen im Tropengürtel von Afrika und in kleineren Endemiegebieten in Amerika sowie auf der arabischen Halbinsel vor. Nach Schätzungen sind 37 Mio. Menschen in Afrika infiziert, über 100 Mio. leben in Endemiegebieten. Lokal sind die Endemiegebiete entlang von fließenden Gewässern, in denen der Überträger, die Kriebelmücke der Gattung *Simulium*, Brutplätze anlegt. Der infizierte Mensch ist zugleich das Reservoir.

Simulien stechen tagsüber und infizieren dabei den Menschen mit Onchocercalarven, die sich in 1–2 Jahren zu männlichen und weiblichen reifen Würmern entwickeln. Die reifen Würmer platzieren sich thermotaktisch unter der Haut in Onchozerkomen. Die weiblichen Formen entlassen bis zu 1000 Mikrofilarien pro Tag in die Haut und in das subkutane Gewebe.

Simulien nehmen bei der Blutmahlzeit Mikrofilarien aus der Haut des Infizierten auf; binnen etwa 1 Woche entwickeln sich in der Mücke die infektiösen Larven.

In Endemiegebieten schlägt sich die mit der Onchozerkose assoziierte Morbidität auch wirtschaftlich nieder. Auf Reisen werden extrem selten Infektionen mit O. volvulus erworben.

Pathogenese und klinische Symptome Die adulten Würmer lösen eine Fremdkörperreaktion aus, bei der die Parasiten mit einer Bindegewebskapsel umgeben werden. In den afrikanischen Endemiegebieten sind diese derben und indolenten, verschieblichen oder fixierten Onchozerkome meist inguinal, laterofemoral oder sakral lokalisiert – selten auch an Brustwand, Kopf, Knie oder Fuß – und erreichen eine Größe von 0,5–10 cm im Durchmesser. In den amerikanischen Verbreitungsgebieten finden sich ca. 50 % aller Onchozerkome an Brustkorb oder Kopf.

In der Haut verursachen die Mikrofilarien zunächst eine juckende Onchodermatitis mit teilweiser Depigmentierung (leopard skin, oft prätibial). Später entwickeln sich Verhornungsstörungen sowie perivaskuläre Infiltrate. Langfristig kommt es zur Hautatrophie.

Neben der generalisierten Onchozerkose kommt eine regional begrenzte Form vor (Sowda), die vermutlich als Folge einer Immunreaktion begrenzt bleibt. Ein faziales ödematöses Erythem mit Fieber findet sich bei Infizierten in Zentralamerika. Kürzlich konnten Wolbachia-Bakterien als Endosymbionten der Makrofilarien identifiziert werden, die für die Vitalität der Würmer und die Reifung der Mikrofilarien notwendig sind.

Diagnose Bei klinischem Verdacht auf Onchozerkose können spezifische Antikörper bestimmt werden. Ab der 2. Krankheitswoche findet sich im Differenzialblutbild eine Eosinophilie.

Die Diagnose der kutanen Manifestation einer Onchozerkose erfolgt durch den Nachweis von Mikrofilarien in der Haut (Präpatenzzeit: Zeitdauer von der Aufnahme der infektiösen Parasiten bis zum Auftreten von ersten Geschlechtsprodukten 10–30 Monate nach Infektion!), für den ein oberflächliches Biopsat (skin snip) in 0,9 % NaCl-Lösung für 6–12 h eingelegt wird. Die mobilen Mikrofilarien sind mit dem Mikroskop in der Lösung erkennbar. Führt dies nicht zum Erfolg und besteht der Verdacht weiter, kann topisch 10 % Diethylcarbazin (DEC) in Zinklotion (z. B. Niveamilch) auf 10×10 cm große Hautareale aufgebracht werden, was zu einer typischen Reaktion mit Ödemen, Pruritus und Exanthem führt (positive Mazzotti-Reaktion).

Bei klinischem Verdacht auf Onchozerkose können spezifische Antikörper bestimmt werden. Ab der 2. Krankheitswoche findet sich im Differenzialblutbild eine Eosinophilie.

Im Auge sind Mikrofilarien überall verbreitet und verursachen lokal entzündliche Veränderungen (Keratitis, Iridozyklitis, Retinitis, Neuritis). Mit der Spaltlampe können Mikrofilarien im Kammerwasser sowie in der Kornea nachgewiesen werden. Weiterhin finden sich Keratitiden und Narben.

Therapie und Prophylaxe Doxycyclin in Kombination mit Ivermectin ist heute Standardtherapie der Onchozerkose. Durch eine Einmalgabe von 150 µg Ivermectin pro kg KG werden die Mikrofilarien zuverlässig abgetötet und die Neubildung zumindest zeitweise und ohne schwere Nebenwirkungen unterbunden. Über die Anwendung in Schwangerschaft und Stillperiode sowie bei Kindern unter 5 Jahren liegen noch wenige Erfahrungen vor.

Da von einer wieder auflebenden Aktivität der adulten Würmer auszugehen ist, muss in Abständen von 6 Monaten nachuntersucht und ggf. -behandelt werden. Doxycyclin (relativ kontraindiziert bei Kindern unter dem 9. Lebensjahr) über 6 Wochen führt durch Depletion der obligat intrazellulären Wolbachia-Bakterien zur Sterilität der adulten weiblichen Würmer. Doxycyclin wird in Kombination mit 2 Einzelgaben Ivermectin am Ende und nach 3 Monaten angewandt.

Adulte Würmer in zugänglichen Lokalisationen werden chirurgisch entfernt; eine systemische Therapie mit DEC oder Suramin ist wegen schwerer Nebenwirkungen kontraindiziert.

Eine spezifische individuelle Prophylaxe der Onchozerkose wird nicht empfohlen. Wie bei den anderen Filariosen ist eine Expositionsprophylaxe (z. B. durch Repellentien) sinnvoll, bei tagaktiven Insekten jedoch nur bedingt möglich. Auf Bevölkerungsebene sind Massenbehandlung und Vektorkontrolle die wichtigsten Ansatzpunkte. Da infizierte Menschen Reservoirfunktion haben, ist deren Behandlung zugleich eine prophylaktische Maßnahme.

102.3.3 Loiasis

Epidemiologie und Infektionsweg Loa-Loa ist verbeitet in den Regenwäldern des zentralafrikanischen Tropengürtels. Dort finden sich an einzelnen Orten Prävalenzraten bis zu 30 % der Bevölkerung. Die Larven werden von tagaktiven Bremsen (Chrysops) übertragen. Das Reservoir sind infizierte Menschen.

Pathogenese, klinische Symptome und Diagnose Aus den bei der Infektion übertragenen Larven entwickeln sich binnen 0,5–1 Jahr adulte 5–7 cm lange weibliche und kleinere männliche Formen. Absterbende Mikrofilarien im Blut und adulte Filarien im subkutanen Bindegewebe lösen allergische Reaktionen aus. Klinisch finden sich Pruritus und lokalisierte Ödeme (Calabar-Schwellungen) mit spontaner Regression. In den Konjunktiven verursachen Loa-Loa-Filarien einen Juckreiz und können dort für kurze Zeit äußerlich sichtbar sein.

Blutuntersuchungen auf Mikrofilarien zur Mittagszeit und die Beobachtung der adulten Filarien am Auge sichern die Diagnose.

Therapie und Prophylaxe Die Behandlung der Loiasis erfolgt mit Diethylcarbazin (DEC), das beginnend mit 1,5 mg/kg KG langsam auf 6 mg/kg KG/Tag gesteigert und für 3 Wochen angewandt wird. Bei hoher Dichte der Mikrofilarien ist mit erheblichen Nebenwirkungen (u. a. Enzephalopathie) zu rechnen; daher sollte initial eine antiphlogistische Begleitmedikation mit Antihistaminika und Steroiden erfolgen. Zu einer deutlichen Reduktion der Mikrofilariendichte führt Ivermectin; auch Mebendazol oder Albendazol können vor der DEC-Behandlung gegeben werden.

Eine spezifische Prophylaxe wird nicht empfohlen.

102.3.4 Drakunkulose

Epidemiologie und Infektionsweg Dracunculus medinensis, der Guinea-Wurm, ist der Erreger dieser Krankheit, die nur noch in wenigen Trockengebieten Afrikas, insbesondere im Sudan und in Nigeria vorkommen soll. Zwischenwirt ist ein ca. 13 mm großer Süßwasserkrebs, mit dem die Larven durch kontaminiertes Trinkwasser in den menschlichen Organismus gelangen.

Pathogenese, klinische Symptome und Diagnose Nach Perforation der Darmwand und Passage des Peritoneums wandern die Larven thermotaktisch ins subkutane Gewebe. Die weiblichen Formen erreichen eine Länge von bis zu 80 cm, die männlichen, die nach der Befruchtung der Weibchen absterben, lediglich 4 cm. Die befruchteten Weibchen setzen ihren Weg subkutan fort in Richtung auf die untere Extremität. Nach ca. 1 Jahr penetriert der bis zu 100 cm lange Wurm bei Kontakt mit Wasser die Haut – oft im Bereich des Sprunggelenks – und entlässt durch Aufplatzen des Endes die Larven.

Klinisch imponiert schon vor dem äußeren Erscheinen des Wurms seine filiforme Struktur mit schlängelnden Bewegungen in der Subkutis. Unmittelbar vor dem Austreten des Wurms kommt es zur Bildung einer Blase, deren Übergang in ein Geschwür Juckreiz und Schmerz verursacht. In diesem Stadium kommt es infolge toxischer und immunologischer Phänomene zu Fieber, Übelkeit, Erbrechen, Dyspnoe und Ödemen im Gesicht. Lokal kann eine vorzeitige Abgabe von Larven zu sterilen Abszessen und/oder Arthritiden führen. Bakterien können das Ulkus superinfizieren.

Therapie und Prophylaxe Eine spezifische Therapie ist mit 25 mg/kg KG (max. 750 mg) Metronidazol/Tag p.o. in 3 ED für 10 Tage möglich. Nachteilig ist, dass absterbende Würmer lokale Entzündungen verursachen und evtl. verkalken. Dies kann besonders bei atypischen Lokalisationen in inneren Organen Probleme verursachen. Im typischen Fall wird der Wurm vorsichtig gefasst und um

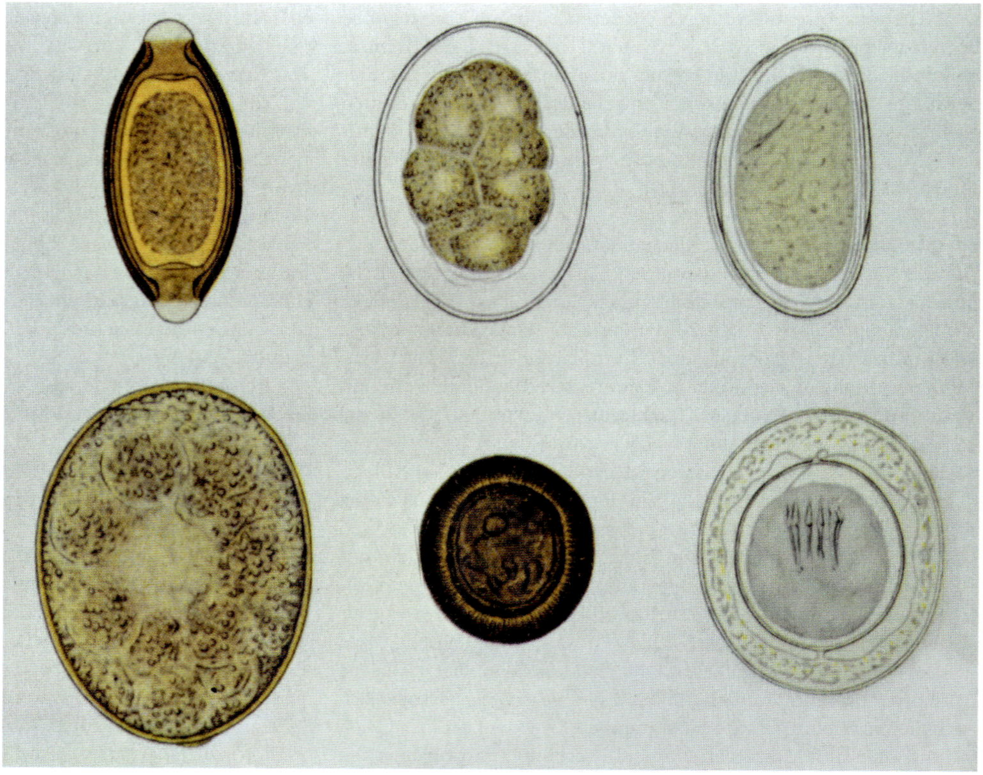

Abb. 102.5 Helmintheneier: Trichuris trichiura, Ancylostoma duodenale, Enterobius vermicularis *(obere Reihe von links nach rechts)*; Diphyllobothrium latum, Taenia saginata und Taenia solium, Hymenolepis nana *(untere Reihe von links nach rechts)*; nativ, Vergr. 650:1. (Aus: Gönnert u. Koening 1968)

ein Hölzchen gewickelt. Damit der Wurm nicht reißt und der Rest nicht im Körper verbleibt, darf kein Zug ausgeübt werden, d. h. die Prozedur dauert je nach Länge des Wurms Tage und Wochen. Gegen lokale Infektionen hilft Betupfen mit antiseptischen Lösungen; ggf. sollte zudem gegen Tetanus geimpft werden. Die Prophylaxe besteht in der Aufbereitung des Trinkwassers.

102.3.5 Askariasis

Epidemiologie und Infektionsweg Erreger ist der Spulwurm Ascaris lumbricoides, selten A. suum. Er kommt weltweit vor und wird fäko-oral übertragen. Die Ableitung ungeklärter Fäkalien, das unregulierte Absetzen von Stuhl außerhalb geeigneter Latrinen und die Verwendung von Stuhl als Düngemittel kontaminieren Böden, Gemüse und Salate. Fliegen übertragen Wurmeier auf exponierte Nahrungsmittel.

Die weiblichen Formen legen ca. 2–3 Monate nach der Infektion die ersten Eier (über 100.000/Tag). Die mit dem Stuhl ausgeschiedenen Eier müssen einen extrakorporalen Entwicklungsschritt (Embryonierung) durchlaufen, bevor sie, je nach Temperatur, nach Wochen bis Monaten infektiös werden.

Pathogenese, klinische Symptome und Diagnose Nach der Ingestion schlüpfen die Larven im Dünndarm und gelangen über die Pfortader, die Leber und das Herz in den Lungenkreislauf. Aus den Kapillaren dringen die Larven in die Alveolen und Bronchien ein. Über die Trachea via Kehlkopf und Ösophagus erreichen die Larven dann erneut den Dünndarm. Dort entwickeln sich die 15–45 cm langen geschlechtsreifen Würmer. Während die Pathogenität der adulten Würmer überwiegend darin besteht, dass sie ein mechanisches Hindernis im Darmlumen bilden oder in die Gallengänge einwandern können, verursachen die heranreifenden Würmer während der Lungenpassage eosinophile Infiltrate entlang der Bronchien (Löffler-Syndrom). Die immunologische Abwehr kommt durch Bildung von IgE und Stimulation eosinophiler Granulozyten und Mastzellen zustande; dies kann eine parainfektiöse Immunerkrankung auslösen, z. B. in Form einer Keratokonjunktivitis.

Symptome der Askariasis sind Husten, Dyspnoe und evtl. Fieber in der 2. Woche nach der Infektion. Nach ca. 1–2 Monaten treten Übelkeit, Erbrechen und Bauchschmerzen auf. Dies kann zum einen auf eine Behinderung der Darmpassage bis hin zum mechanischen Ileus zurückzuführen sein, zum anderen können hepatobiliäre Komplikationen der Grund sein. Sie reichen von der einfachen mechanischen Cholestase bis zu Cholangitis, zur Ausbildung von Leberabszessen oder einer granulomatösen Hepatitis. Selten dringen Askariden auch in den Ductus pancreaticus ein.

Pathognomonisch ist das Aushusten oder Erbrechen der Larven während der Trachea- und Ösophaguspassage oder die Ausscheidung von Würmern mit dem Stuhl. Wurmeier können lichtmikroskopisch identifiziert werden (Abb. 102.5). Bei der Sonografie des Abdomens können die reifen Würmer im Darm oder in den Gallenwegen dargestellt werden.

Therapie und Prophylaxe Zahlreiche Anthelmintika sind wirksam gegen Ascaris (Piperazin, Pyrantel, Levamisol, Flubendazol und Fenbendazol). Empfohlen wird Pyrantelembonat 10 mg/kg KG als Einmaldosis oder bei Kindern über 2 Jahre Mebendazol (200 mg/Tag in 2 ED über 3 Tage). In der Schweiz zugelassen und in seiner Wirksamkeit gut erprobt ist Albendazol (Einmaldosis von 15 mg/kg KG, max. 400 mg). Bei Befall der Gallenwege oder Ileus müssen die Würmer evtl. endoskopisch oder operativ entfernt werden. Zur Linderung der Beschwerden während der Lungenpassage können Steroide systemisch oder inhalativ eingesetzt werden.

Als Individualprophylaxe sind alle Maßnahmen zur Unterbindung der fäko-oralen Übertragung sinnvoll. Massenbehandlungen reduzieren die Prävalenz kurzzeitig, müssen aber von Verbesserungen der Hygiene begleitet sein.

102.3.6 Ankylostomiasis

Epidemiologie und Infektionsweg Die Ankylostomiasis wird durch regional unterschiedliche Wurmarten verursacht:

Ancylostoma duodenale kommt im gesamten Mittelmeerraum und Südamerika, Necator americanus in Amerika, Süd- und Südostasien sowie im Pazifikraum und A. ceylonicum in Süd- und Ostasien vor. Ancylostoma braziliense ist weltweit als Erreger von Larva migrans cutanea zu finden.

Die Larven penetrieren intakte Haut oder werden mit Trinkwasser oder kontaminierter Nahrung aufgenommen. Auch Muttermilch kommt als seltene Infektionsquelle in Betracht. Vom Infektionsort gelangt die Larve über den venösen Blutstrom in den Lungenkreislauf, wo sie das Gefäßbett durchbricht, mit dem Schlag des Flimmerepithels die Trachea aufwärts transportiert wird und dann über die Speiseröhre in den Darm gelangt. Dort erfolgt die Entwicklung der geschlechtsreifen Formen. Etwa 6–9 Wochen, manchmal aber auch erst Monate nach der Primärinfektion, beginnt das ca. 1 cm lange Weibchen, täglich bis zu 30.000 Eier abzugeben. Ausgeschiedene Eier reifen im feuchtwarmen Boden zu den infektiösen Larven heran.

Pathogenese, klinische Symptome und Diagnose An der Eintrittsstelle der Larven tritt eine lokale Entzündung mit Juckreiz und Erythem auf. Die Lungenpassage kann von Symptomen einer Bronchitis begleitet sein. Die reifen Würmer setzen sich an der Dünndarmschleimhaut fest und saugen Blut. Dabei reichen 10 Würmer aus, um einen Verlust von 1–5 ml/Tag herbeizuführen. Das klinische Bild ist gekennzeichnet von den Folgen der Anämie und des Eiweißverlusts, die sich über Wochen und Monate entwickeln. Bei sehr gutem Ernährungszustand und geringer Anzahl von Würmern kommt es bei einer Lebensspanne von 1–5 Jahren in der Regel zur Spontanheilung bzw. zu einem subklinischen Verlauf.

Wurmeier im Stuhl sichern die Diagnose. Daneben ist eine Anzucht der Larven aus den Eiern möglich (Röhrchenkultur nach Harada-Mori).

Bei der Larva migrans cutanea durchlaufen die eingedrungenen Larven keine weitere Entwicklung, sondern wandern für einige Wochen im subkutanen Gewebe nahe der Eingangsstelle an der unteren Extremität umher und verursachen eine lokale Entzündung.

Therapie und Prophylaxe Zur Therapie der Ankylostomiasis wird entweder Mebendazol (200 mg p.o. in 2 ED für 3 Tage) oder Albendazol (Einmaldosis von 15 mg/kg KG, max. 400 mg p.o.) gegeben. Bei A. braziliense wird lokal mit Tiabendazol-Suspension (10 %) mehrfach täglich über 2–7 Tage behandelt. In hartnäckigen Fällen kann Ivermectin oral gegeben werden.

Die Prophylaxe besteht im Tragen von Schuhen oder Sandalen und im Vermeiden der Aufnahme von Larven mit Nahrung und Trinkwasser.

102.3.7 Trichuriasis

Epidemiologie und Infektionsweg Die Prävalenz der Peitschenwurm-Infektion (Trichuris trichura, seltener T. suis und T. vulpis) ist in einzelnen Regionen tropischer Länder mit bis zu 90 % sehr hoch. Menschen und Affen sind natürliche Reservoire. Die Eier mit den infektiösen Larven werden mit kontaminierter Nahrung aufgenommen. Im Dünndarm entwickeln sich die Larven, teilweise intrazellulär und teilweise intraluminal, bevor sie ins Kolon vordringen. Die Weibchen legen täglich mehr als 1000 Eier, in denen sich extrakorporal embryonale infektiöse Larven entwickeln.

Pathogenese, klinische Symptome und Diagnose Die adulten Würmer verursachen eine Kolitis mit Infiltraten eosinophiler Granulo-, Mono- und Lymphozyten. Im peripheren Differenzialblutbild kann eine Eosinophilie auffallen. Nichtwässrige Diarrhö mit oder ohne Schleim und Blut sind klinische Zeichen der Trichuriasis im Kindesalter. Eine ileozökale Invagination bei schwerem Trichiurisbefall ist beschrieben. Anämie, Unterernährung mit Rektumprolaps und Entwicklungsverzögerung sind Folgen einer Trichuriasis. Die Diagnose wird durch den Nachweis der Wurmeier im Stuhl gesichert. Die 3–5 cm langen Peitschenwürmer sind bei Rektumprolaps auch äußerlich zu sehen.

Therapie und Prophylaxe Es gelten die unter Askariasis beschriebenen Maßnahmen, allerdings wird in schweren Fällen auch Albendazol 3-mal an 3 aufeinanderfolgenden Tagen gegeben.

102.3.8 Strongyloidiasis

Epidemiologie und Infektionsweg Strongyloides stercoralis kommt in feuchtwarmen Regionen der Tropen und Subtropen vor. Selten ist *S. fuelleborni* für Infektionen des Menschen verantwortlich.

Mit dem Stuhl werden infektiöse Larven ausgeschieden, die entweder extrakorporal heranreifen und Eier produzieren (indirekter Entwicklungszyklus) oder die Haut bei Kontakt mit Stuhl durchdringen und über die Blutbahn in den kleinen Kreislauf gelangen; nach Übertritt in die Alveolen wandern die Larven über Trachea und Ösophagus in den Dünndarm. Dort entstehen reife 2 mm lange weibliche und 0,7 mm lange männliche Formen. Etwa 2–3 Wochen nach Infektion werden Eier abgelegt (direkter Entwicklungszyklus), aus denen schon im Darm Larven schlüpfen. Die im Darm geschlüpften Larven können auch zu infektiösen Formen reifen, die durch die Mukosa (interne Autoinfektion) oder bei Stuhlverschmieren auf der Haut (externe Autoinfektion) eine Wiederinfektion verursachen. Auch bei Arbeiten mit infizierten Affen oder im Labor kommen Infektionen mit Strongyloides vor, wenn kontaminiertes Material ohne Handschuhe bearbeitet wird.

Pathogenese, klinische Symptome und Diagnose Sowohl im Bereich der Penetrationsstelle der Haut (Larva currens) als auch während der Passage durch Lunge und Bronchien entwickelt sich eine transiente lokale Entzündung. Die Lungenpassage ist – ähnlich wie bei Ascaris – von Husten, Dyspnoe und/oder Fieber begleitet. Im Darm treten entzündliche Schleimhautveränderungen und Blutungen auf.

Die Stimulation des Immunsystems führt zu einer Antikörperantwort, die nicht protektiv ist und keine anhaltende Immunität hinterlässt. Bei Immundefizienz kann sich aus einer chronisch-persistierenden Infektion ein Hyperinfektionssyndrom der Strongyloidiasis mit hoher Erregerdichte und Generalisierung mit Befall innerer Organe entwickeln.

Klinisch kann – bei externer Autoinfektion perianal – die Larva currens als serpinginöses Exanthem imponieren. Epigastrische Schmerzen, zeitweilige Diarrhöen und eine Eosinophilie im peripheren Blutbild sind weitere klinische Hinweise. Unter immunsuppressiver Therapie und bei HIV/AIDS, führt die Krankheit zu einem Malabsorptionssyndrom mit chronischen Durchfällen und Steatorrhö, im Extremfall zu nekrotisierender Entzündung der Darmwand. Unter Immunsuppression kommt auch eine Verschleppung der Larven ins ZNS mit konsekutiver Meningitis oder Abszessen vor.

Die Diagnose beruht klinisch auf der Kombination aus Urtikaria, Bauchschmerzen und Durchfällen; im Blutbild findet sich eine Eosinophilie, das Serum-IgE ist meist stark erhöht; der Erreger wird in Stuhl oder Duodenalsekret nachgewiesen. Eventuell sind Konzentrationsverfahren (nach Baermann) erforderlich. Bei hyperinfektiöser Strongyloidiasis können auch Larven in Sputum oder Liquor auftreten. Ein serologischer Nachweis ist mit hoher Sensitivität möglich und kann insbesondere als Screeningtest vor geplanter Immunsuppression sinnvoll sein.

Therapie und Prophylaxe Ivermectin (200 µg/kg KG/Tag p.o. in 1 ED über 2 Tage) ist das Mittel der Wahl bei Kindern über 5 Jahren. Recht gut wirksam ist auch Albendazol (15 mg/kg KG, max. 400 mg/Tag p.o. in 1 ED über 3 Tage). Stuhlkontrollen und ggf. eine Wiederholung der Therapie nach 3 Wochen werden empfohlen, da Autoinfektionen häufig sind.

Bei hyperinfektiver Strongyloidiasis können längere Behandlungszeiten erforderlich werden. Albendazol in der genannten Dosierung kann bei primärem Therapieversagen eingesetzt werden.

Die prophylaktischen Maßnahmen sind dieselben wie bei der Ankylostomiasis. Wegen der besonderen Gefahr für immundefiziente Patienten sollte in Risikogebieten vor einer immunsuppressiven Therapie oder bei Verdacht auf AIDS immer ein parasitologischer und serologischer Ausschluss von Strongyloides und ggf. eine Therapie erfolgen.

102.3.9 Enterobiasis/Oxyuriasis

Epidemiologie und Infektionsweg Enterobius vermicularis (Oxyuris) kommt weltweit vor. Er wird fäko-oral übertragen und verbreitet sich rasch in Gruppen von Kindern im Kleinkindalter.

Die infektiösen Eier werden durch kontaminierte Gegenstände oder Nahrung oral aufgenommen; im Duodenum schlüpfen die Larven und erreichen im Zökalbereich des Kolons die Geschlechtsreife. Weibliche Formen sind 8–12 mm lang, männliche 2–5 mm. Zur Eiablage wandern die weiblichen Würmer transanal bis in die Perianalregion. Die ca. 10.000 Eier einer Ablage werden binnen Stunden infektiös und bleiben es für Tage bis Wochen.

Pathogenese, klinische Symptome und Diagnose Wo die Würmer adhärieren, entwickelt sich in der Darmmukosa eine leichte bis mäßiggradige Entzündung. Perianal, perineal und im Vulvabereich treten Juckreiz und Rötung auf. Bei Befall der Appendix, des Uterus, der Salpingen und evtl. der Bauchhöhle bilden sich im Rahmen einer entzündlichen Reaktion eosinophile Granulome. Bei Vulvovaginitis ist im Kindesalter immer auch an Oxyuren zu denken.

Der Nachweis der Eier erfolgt mittels eines perianal für eine Nacht angebrachten Klebestreifens oder direkt im Stuhl.

Therapie und Prophylaxe Pyrantel 10 mg/kg KG), bei Kindern über 2 Jahren Mebendazol (100 mg) als Einmaltherapie reichen in der Regel aus. Bei erneutem oder persistierendem Befall sollte eines der angegebenen Medikamente in gleicher Dosierung 3-mal an den Tagen 1, 14 und 28 gegeben werden. Oxyuren treten häufig als Gruppeninfektion auf. Daher sollte neben dem Indexfall auch die Umgebung untersucht und ggf. behandelt werden. Bei hartnäckigem Befall, sowie wegen seiner besseren enteralen Resorption bei Vulvovaginitis (an den Tagen 1, 14 und 28) wird Albendazol in der Dosierung von 15 mg/kg KG, maximal 400 mg 1-mal monatlich für 6 Monate als Tabletten oder Suspension (in der Schweiz zugelassen) empfohlen.

Die Prophylaxe – auch der Reinfektion – besteht in konsequenter Unterbindung eines Kontakts zwischen Stuhl bzw. Perianalregion und Händen. Konsequentes Händewaschen nach jedem Stuhlgang, kurzgeschnittene Fingernägel, sowie häufiges Waschen und Wechseln der Bettwäsche und Schlafbekleidung, jeweils nach abendlicher Einnahme der Medikamente, werden empfohlen.

102.3.10 Toxocariasis

Epidemiologie und Infektionsweg Toxocara canis kommt weltweit als Ursache der okulären oder viszeralen Larva migrans vor. Infizierte Hunde scheiden die Eier mit dem Kot aus. Extrakorporal müssen sie 3–4 Wochen zu infektiösen „embryonierten" Eiern reifen. Bei Kleinkindern, die mit Hundekot in Berührung kommen, besteht die Gefahr, dass sie die Eier mit Nahrung, Trinkwasser oder Erde/Sand aufnehmen.

Pathogenese, klinische Symptome und Diagnose Die Larven schlüpfen im Dünndarm und penetrieren die Mukosa. Im menschlichen Organismus reifen sie nicht zu adulten Würmern heran. Bevor und wenn die Larven absterben, können sie jedoch granulomatöse Entzündungen mit Infiltraten eosinophiler Granulozyten in Leber, Lunge, Gehirn und/oder Auge verursachen. Die Zahl der Larven, die Entzündungsreaktion und die befallene Organstruktur determinieren die Schwere des Krankheitsbildes. Besonders gefürchtet sind die Komplikationen am Auge (Retinitis, Uveitis, Iridozyklitis), die zur Erblindung führen können.

Diagnostisch ist die ausgeprägte Eosinophilie im Differenzialblutbild wegweisend. Ein direkter Erregernachweis ist die Ausnahme. Gesichert wird die Diagnose serologisch.

Therapie und Prophylaxe Ein sicher larvizides Medikament kann nicht empfohlen werden. Albendazol (15 mg/kg KG, max. 800 mg p.o. in 2 ED über 4 Wochen) und Mebendazol sind in Einzelfällen mit klinischem Erfolg angewandt worden. Weiterhin wird auch die Therapie mit Diethylcarbamazin (9 mg/kg KG/Tag in 3 ED über 21 Tage) oder Tiabendazol (50 mg/kg KG/Tag in 2 ED über 6 Tage) versucht.

Vor jeder kausal orientierten Therapie ist ein evtl. Befall des Auges zu prüfen, da in diesem Fall systemisch mit Prednison (2 mg/kg KG/Tag) vorbehandelt werden sollte, um die Entzündungsreaktion auf absterbende Larven im Auge so gering wie möglich zu halten.

Als Prophylaxe für den Menschen werden Hunde und Katzen in der Umgebung behandelt. Hunde sollten von Kinderspielplätzen ferngehalten werden. Durch Boden- bzw. Sandaustausch kann das Risiko einer Infektion vermindert werden.

102.3.11 Trichinose

Epidemiologie und Infektionsweg Trichinella spiralis ist der weltweit verbreitete Erreger der Trichinose. Wild- und Haustiere sind Zwischenwirte. Da die Larven in Zysten in der Muskulatur der Tiere leben, werden sie mit unzureichend gekochtem oder gebratenem Fleisch aufgenommen. Aus den in den Zysten sitzenden Larven entwickeln sich im Dünndarm geschlechtsreife männliche und weibliche Würmer. Die weiblichen Formen produzieren bereits ca. 1 Woche nach der Infektion Larven, die die Mukosa penetrieren und über die Blutbahn in alle Organe sowie in die quergestreifte Muskulatur gelangen. Nur dort bilden sie die typischen Zysten.

Pathogenese, klinische Symptome und Diagnose Auch Trichinellalarven lösen eine Entzündungsreaktion mit lokalem Ödem

Tab. 102.7 Weitere Nematoden-Infektionen als seltene Krankheitsursache

Art	Vorkommen; Infektionsweg	Klinische Symptome	Diagnostik	Therapie
Capillaria philippinensis	Thailand und Philippinen; Verzehr von rohem/ungarem Fisch	Enteritis mit Schleimhautatrophie; Symptome: Diarrhö mit Bauchschmerz	Eier oder Würmer im Stuhl (2–5 mm lang), Eosinophilie	Für die aufgeführten Infektionen: Mebendazol: (400 mg p.o. in 2 ED täglich über 21 Tage) oder Albendazol: (15 mg/kg KG, max. 400 mg p.o. in 2 ED täglich über 3 Tage) (Zusätzlich ggf. chirurgische Behandlung der Komplikationen
Haemonchus	Global	Diarrhö	Eier im Stuhl	
Oesophagostomum	Subsaharisches Afrika, Brasilien	Schleimhauthyperplasie im Kolon	Manchmal Eier im Stuhl	
Nanophyetus	Nordamerika, Nordasien	Bauchschmerz	Eier im Stuhl	Einmal 15 mg/kg KG Praziquantel
Angiostrongylus costaricensis	Mittel- und Südamerika	Arteriitis mesenterialis	Eosinophilie, evtl. Eier oder Larven in Darmmukosabiopsien	Keine spezifische Therapie empfohlen; absterbende Würmer verstärken die Symptomatik
Angiostrongylus cantonensis	Südostasien, Pazifikraum	Meningoenzephalitis	Eosinophilie, Antikörpernachweis	Symptomatisch, evtl. Albendazol, Mebendazol in oben genannter Dosierung
Ternidens deminutus	Afrika	Diarrhö	Eier im Stuhl	Mebendazol wie bei Hakenwürmern (200 mg/Tag in 2 ED p.o. über 3 Tage)
Trichostrongylus orientalis	Global, besonders in Asien	Diarrhö	Eier im Stuhl	

ED: Einzeldosen

und Infiltraten eosinophiler Granulozyten aus. Die Zysten können verkalken oder auch nach jahrelangem Verlauf noch vitale Larven enthalten.

Die reifen Würmer können eine unspezifische gastrointestinale Symptomatik verursachen. Später treten Muskelschmerzen, Quincke-Ödeme, Fieber und Konjunktivitis auf. Urtikarielle Exantheme und petechiale Hautblutungen sind nicht selten. Myokardbefall führt zu Erregungsrückbildungsstörungen im EKG. Bei ZNS-Befall ist mit neurologischen Symptomen und evtl. mit Krampfanfällen zu rechnen.

Eosinophilie im Differenzialblutbild sowie der Nachweis von Antikörpern der Klassen IgG und IgE sind diagnostisch wegweisend; der Befall der Muskulatur führt zu einem Anstieg der Kreatinkinase. Larven können nach Filtration im Blut, evtl. im Liquor und im Muskelgewebe nachgewiesen werden.

Therapie und Prophylaxe Die Therapie der Wahl ist die Gabe von Albendazol (15 mg/kg KG, max. 400 mg/Tag in 2 ED) oder Mebendazol (60 mg/kg KG, max. 1,5 g/Tag in 3 ED) über 10–15 Tage. Bei fortgeschrittener Krankheit sollte mit Prednison (1–2 mg/kg KG/Tag) vorbehandelt werden, um die lokale Entzündungsreaktion abzuschwächen.

Die Individualprophylaxe besteht darin, ungenügend gegartes Fleisch konsequent zu meiden; Erhitzen auf 60 °C reicht aus, um die Larven abzutöten. Durch Einfrieren von Fleisch ist dies nicht garantiert. Die Massenprophylaxe besteht in der Fleischbeschau von Schlachttieren.

102.3.12 Weitere Nematoden-Infektionen

Die meisten Infektionen mit enteralen Nematoden verlaufen asymptomatisch (Tab. 102.7).

102.3.13 Schistosomiasis/Bilharziose

Epidemiologie Die Schistosomiasis (Bilharziose) wird beim Menschen durch 5 Arten von Schistosomen hervorgerufen (Tab. 102.8). Zahlreiche andere Zerkarienarten von Tiertrematoden, die in Süßwasserseen auch in Deutschland vorkommen, verursachen eine oberflächliche Zerkariendermatitis (swimmer's itch).

In Afrika, besonders im Niltal, kommen *Schistosoma haematobium* und *Sch. mansoni* nebeneinander vor und können im Individuum häufig als Doppelinfektion nachgewiesen werden, während der dritthäufigste Krankheitsverusacher dieser Gruppe, Sch. Japonicum, in Südostasien anzutreffen ist. Nach Schätzungen der WHO sind 200 Mio. weltweit infiziert, wobei Neuerkrankungen vorwiegend Kinder betreffen.

Infektionsweg Menschen werden perkutan oder durch die Schleimhaut mit Zerkarien infiziert, wenn sie in kontaminiertem Wasser baden oder es trinken. Die eingedrungenen Zerkarien werden nach Verlust des Ruderschwanzes Schistosomulae. Von der Eintrittstelle über die venösen Blutgefäße gelangen sie in den kleinen und später in den großen Kreislauf. Die Entwicklung zu den reifen weiblichen und männlichen Formen erfolgt dann in den Venen des Beckenraums und im Pfortadersystem. Die männlichen Formen halten je ein Weibchen in einer ventralen Rille des ca. 15 mm langen Wurmkörpers. Die Weibchen sind dünner und ca. 1,5-mal so lang wie die Männchen und legen bis zu 3000 Eier pro Tag ab. Als Nahrung dienen Erythrozyten und Globuline. Die Eier gelangen mithilfe von proteolytischen Enzymen aus der Blutbahn in das Lumen von Darm oder Harnwegen und werden mit der Miktion oder Defäkation ausgeschieden. In den Eiern sind Larven (Mirazidien) bereits entwickelt. Sie müssen im Wasser eine als Zwischenwirt geeignete Süßwasserschnecke finden und in sie eindringen. Dort entwickeln sich über Sporozysten Zerkarien, die dann über Monate in großen Mengen freigesetzt werden und erneut Menschen infizieren können.

Tab. 102.8 Humanpathogene Schistosomen, Vorkommen und Lokalisation

Art	Vorkommen	Lokalisation der adulten Würmer
Sch. haematobium	Afrika, westliches Asien	Harnblasenvenen
Sch. mansoni	Afrika, Süd- und Mittelamerika	Untere Mesenterialvenen
Sch. intercalatum	Zentralafrika	Mesenterialvenen
Sch. japonicum	Ostasien	Obere Mesenterialvenen
Sch. mekongi	Indochina	Mesenterialvenen

Pathogenese Neben den stark immunogenen Eiern geben auch die adulten Würmer immunogene Substanzen ab; beide lösen sowohl eine humorale als auch eine zelluläre Immunantwort aus, die die Zahl der Schistosomulae bei Neu- oder Reinfektionen dezimiert. Die reifen Würmer können sich durch immunmodulierende Effekte schützen. Die Pathogenese wird nicht von den reifen Würmern, sondern von den penetrierenden Eiern bzw. der resultierenden Entzündung und deren Folgen bestimmt. Um die Eier entsteht – Zytokin- und TNF-α-vermittelt – eine eosinophile granulomatöse Entzündung, die mit fibrotischen Veränderungen in der Leber bzw. in der Wand des Urogenitaltrakts abheilt.

Klinische Symptome Im Bereich der Eintrittstelle der Zerkarien kommt es – bei humanpathogenen Schistosomenarten selten – zu einer unspezifischen Dermatitis, die mit heftigem Pruritus einhergeht und nach einigen Tagen folgenlos abheilt. Eine Woche bis zu 2 Monate nach der Infektion kann, bei Sch. japonicum häufiger als bei Sch. mansoni oder Sch. haematobium, eine akute Allgemeinreaktion folgen, das Katayama-Fieber. Es handelt sich dabei um eine systemische eosinophile Hypersensitivitätsreaktion, die durch Kopfschmerzen, Fieber mit Schüttelfrost und Husten gekennzeichnet ist. Im Röntgenbild des Thorax zeigen sich typischerweise flüchtige Infiltrate. Außerdem können Erbrechen und Diarrhö, Urtikaria und Arthralgien sowie Ödeme auftreten. Die klinische Untersuchung ergibt Lymphknotenschwellungen und eine mäßige Hepatosplenomegalie. Nach Tagen – manchmal Wochen – tritt eine spontane Besserung ein. Einzelne letale Verläufe sind beschrieben.

Urogenitale Schistosomiasis Bei der urogenitalen Schistosomiasis tritt eine Zystitis mit den Symptomen der Dysurie, Pollakisurie und Hämaturie auf. Bei chronischem Verlauf und Befall mit zahlreichen Würmern kommt es zu irreversiblen Veränderungen der Blasenwand.

Im Spätstadium zeigen sich Verkalkungen der Blasenwand. Geht die Entzündung auf die Ureteren über, so kommt es zu Harntransportstörungen, vesikoureteralem Reflux und Ureterstenosen im distalen Drittel, mit konsekutiver Ausbildung von Megaureteren und ggf. einer Hydronephrose. Die Bilharziose des Harntrakts disponiert für sekundäre bakterielle Harnwegsinfektionen. Werden die Genitalorgane befallen, so kann nach einem chronischen Verlauf mit Fibrose und evtl. Verkalkungen Infertilität folgen; im Fall einer Beteiligung der Plazenta bei maternaler Schistosomiasis sind keine konnatalen Infektionen beschrieben. In Hochendemiegebieten wurde bei Erwachsenen mit chronischer urogenitaler Schistosomiasis ein erhöhtes Auftreten von Blasenkrebs berichtet.

Intestinale Schistosomiasis Leichte Formen der intestinalen Schistosomiasis verlaufen meist asymptomatisch mit spontaner Ausheilung. In Abhängigkeit von der Intensität der Infektion und der individuellen Immunantwort kann es zu schweren Formen kommen. Kinder erkranken an einer Kolitis mit schleimig-blutigen Durchfällen und kolikartigen Bauchschmerzen. Selten entwickelt sich eine Invagination oder ein Rektumprolaps. Bei chronischem Verlauf bilden sich auch gutartige polypöse Schleimhautveränderungen. Bei Infektion mit Sch. japonicum kann eine Enterokolitis auftreten. Die Sch.-mansoni-Infektion kann durch eine Glomerulonephritis mit Ablagerung von Immunkomplexen kompliziert werden.

Hepatolienale Schistosomiasis Im Fall des chronischen Verlaufs einer Bilharziose der Mesenterialvenen kommt es zur hepatolienalen Schistosomiasis mit einer frühen entzündlich bedingten Hepatosplenomegalie und später zur Ausbildung einer Leberfibrose (Symmer-Fibrose) mit sekundärer portaler Hypertension mit Splenomegalie, Ösophagusvarizen und Aszites. Die biochemische Leistung der Leberzellen ist – im Gegensatz zu primären Leberparenchymkrankheiten – zunächst meist wenig beeinträchtigt, eine Cholestase ist selten. Bei Infektion mit Sch. japonicum sind häufiger Störungen der Leberfunktion zu erwarten als bei Sch. mansoni.

Schistosomiasis des Rückenmarks oder ZNS Schistosoma mansoni und Sch. haematobium können durch dystop gelegene reife Würmer eine Schistosomiasis des Rückenmarks verursachen, die sich mit dem Bild einer Myelitis oder einer Querschnittssymptomatik manifestiert. Schistosoma japonicum führt manchmal zu einer zerebralen Schistosomiasis, deren Symptome von Krampfanfällen über Hemiplegien bis zu einer generalisierten Enzephalitis reichen können.

Pulmonale Schistosomiasis Schließlich ist auch eine pulmonale Schistosomiasis möglich, bei der Wurmeier in den kleinen Kreislauf gelangen und dort Embolien mit unspezifischer Symptomatik verursachen.

Diagnose Die Diagnose der Schistosomiasis beruht in erster Linie auf dem Erregernachweis, der ca. 6–12 Wochen nach der Infektion anhand der Eier geführt werden kann (Abb. 102.6). Solange noch keine Eier ausgeschieden werden, kann die Diagnose durch Nachweis spezifischer Antikörper serologisch gestellt werden. Im Blutbild fällt eine Eosinophilie auf.

Im Urin kann bei Bilharziose des Harntrakts neben der Hämaturie eine Proteinurie mit Ausscheidung von Albumin und Immunglobulinen nachgewiesen werden. Diagnostisch beweisend sind Sch.-haematobium-Eier, die im Harnsediment oder nach Filtration unter dem Mikroskop identifiziert und gezählt werden. Die Eiausscheidung hat eine diurnale Variation mit einem Maximum am frühen Nachmittag. Sch.-haematobium-Eier können ebenfalls in Biopsaten der Blasen- oder Rektumschleimhaut nachgewiesen werden.

Sonografisch fallen eine Verdickung der Blasenwand, Restharnbildung und ggf. Hinweise auf Harntransportstörungen auf. Die Zystoskopie zeigt das Bild einer schweren Zystitis mit Rötung, granulomatösen Veränderungen der Blasenwand (sandy patches),

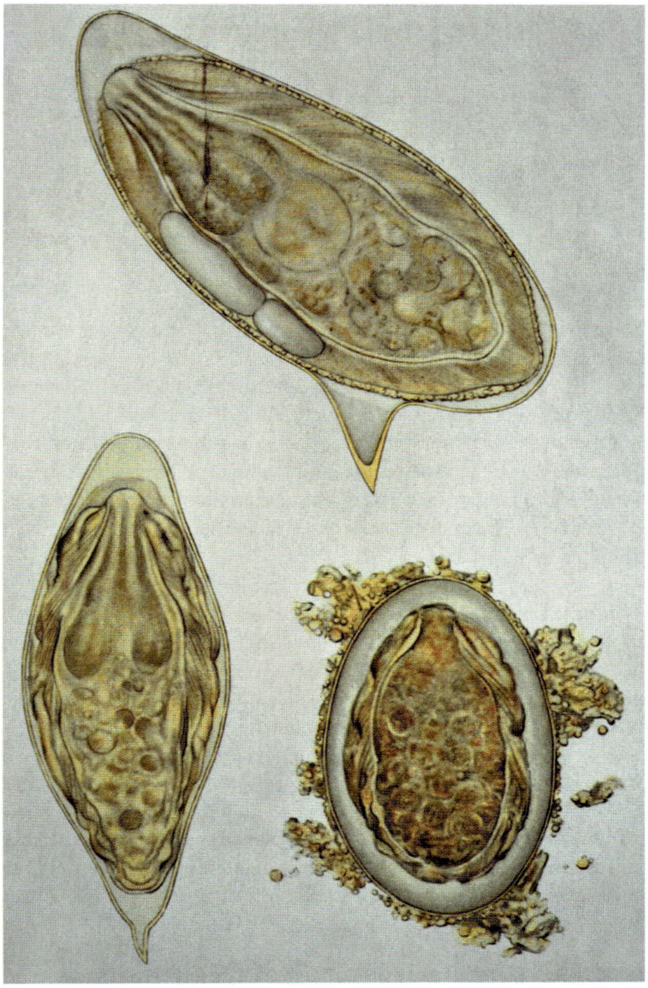

Abb. 102.6 Schistosomeneier: Sch. mansoni mit Mirazidien im Stuhl *(oben)*, Sch. haematobium mit Mirazidien im Urin *(unten links)* und Sch. japonicum mit Mirazidien sowie umgebenden Gewebspartikeln *(unten rechts)*; nativ, Vergr. 650:1. (Aus: Gönnert u. Koening 1968)

Ulzerationen und papillomatösen Schleimhautregeneraten. Durch Nativröntgenbilder des Beckens lassen sich im Spätstadium Verkalkungen aufdecken. Bei Verdacht auf eine Harntransportstörung ist ein Miktionszysturethrogramm und ggf. weiterführende Diagnostik angezeigt.

Bei der Bilharziose-Kolitis finden sich Eier der Schistosomen im Stuhl oder in Schleimhautbiopsaten. Die Biopsie ist bei geringer Eiausscheidung sensitiver, erlaubt aber nicht immer die Unterscheidung zwischen vitalen und abgestorbenen Eiern. Ein Quetschpräparat kann sofort nativ untersucht werden, bei negativem Befund ist eine histologische Aufarbeitung erforderlich. Um die Vitalität von Eiern zu prüfen, kann ein Mirazidienschlüpfversuch durchgeführt werden. Darmwandveränderungen können sonografisch erfasst werden. Koloskopisch sind neben unspezifischen entzündlichen Schleimhautveränderungen typische Flecken und Granulome zu sehen.

Die hepatolienale Bilharziose wird durch die sonografischen, biochemischen und hämatologischen Befunde aufgrund der Leberfibrose, der portalen Hypertension und des Hypersplenismus in Verbindung mit dem Auffinden von Eiern der Schistosomen in Urin oder Stuhl diagnostiziert. Die Transaminasen und die Cholestaseparameter sind nur mäßig erhöht, die Syntheseparameter sind normal. Gelingt der Erregernachweis bei klinischem Verdacht nicht, ist die Serodiagnostik auch in späteren Krankheitsstadien möglich. Die Fluoreszenz-in-situ-Hybridisation (FISH) erlaubt in schwierigen Fällen einen hoch sensitiven Erregernachweis aus Biopsaten.

Therapie Bevor eine Bilharziose behandelt wird, muss das Ausmaß des Organbefalls genau erfasst werden. Das Katayama-Fieber spricht zunächst auf eine symptomatische Therapie an, während bei primärer antiparasitärer Therapie Verschlechterungen beobachtet wurden. Bei selten auftretendem lebensbedrohendem Verlauf können intravenös injizierte Kortikosteroide lebensrettend sein. Nach einigen Wochen kann dann die kausale Therapie angeschlossen werden.

Praziquantel ist das Mittel der Wahl bei allen Formen der Bilharziose. Es schädigt die reifen Würmer so stark, dass sie anschließend durch immunkompetente Zellen abgetötet werden können. Die Dosis beträgt 60 mg/kg KG pro Tag in 3 ED im Abstand von 6 h über 3 Tage. Die enterale Resorption ist zuverlässig, die Metabolisierung erfolgt in der Leber und die Ausscheidung durch die Niere. Trotz der Schädigung und anschließenden Abtötung der reifen Würmer sind nur leichte Übelkeit, Erbrechen oder Diarrhö als Nebenwirkungen der Therapie beschrieben.

Zur Behandlung irreversibler Veränderungen können Medikamente zur Prophylaxe von Harnwegsinfekten, chirurgische Eingriffe an den Harnwegen oder im Einzelfall eine Splenektomie bei ausgeprägtem Hypersplenismus notwendig werden.

Prophylaxe Die individuelle Prophylaxe besteht darin, den Kontakt mit kontaminiertem Wasser strikt zu meiden. In der Regel genügt es, nicht in stehenden oder langsam fließenden Gewässern in Endemiegebieten zu waten oder zu baden.

Die Massenprophylaxe beinhaltet sowohl die Aufklärung und die regelmäßige Behandlung der Bevölkerung in Endemiegebieten als auch den Einsatz des Molluskizids Niclosamid in kontaminierten Gewässern. Eine biologische Bekämpfung der als Zwischenwirt fungierenden Schnecken durch den gezielten Einsatz natürlicher Feinde ist in Entwicklung.

102.3.14 Fasziolose

Epidemiologie und Infektionsweg Infektionen mit Fasciola hepatica treten bevorzugt in Viehzuchtgebieten Mittelamerikas sowie im Mittelmeerraum auf. Aus Asien, Hawai und Zentralafrika sind Infektionen mit F. gigantica berichtet worden.

Der Parasit befällt herbivore Säugetiere; der Mensch ist irregulärer Wirt, z. B. wenn Kleinkinder kontaminierte Pflanzenteile in den Mund stecken. Im Säugetier entwickelt sich der reife Wurm, der Eier und begleitende Dotterzellen abgibt. Nach Exkretion werden daraus im feuchtwarmen Milieu Mirazidien, die eine geeignete Schlammschnecke infizieren müssen, um sich zu infektiösen Zerkarien entwickeln zu können.

Pathogenese, klinische Symptome und Diagnose Die Leberegel penetrieren das Leberparenchym durch die Kapsel; die meisten sterben dort ab und verursachen Infiltrate eosinophiler Granulozyten (Granulome) oder kleine sterile Abszesse. Reife Egel, die die Gallenwege erreichen, führen zu Veränderungen der Gallengangswände mit periduktaler Fibrosierung. Unreife Egel können fehlgeleitet in Peritoneum, Bauchorgane, Lunge, Gehirn, Auge oder subkutanes Bindegewebe gelangen und dort lokale Entzündungsreaktionen auslösen.

Im akuten Stadium dominieren unspezifische Allgemeinsymptome wie Fieber, Schwäche, Kopfschmerzen, Inappetenz, Erbrechen und Diarrhö. Eventuell treten Symptome einer allergischen Reaktion mit Urtikaria und reversibler Bronchialobstruktion auf. Bauchschmerzen werden meist im rechten Oberbauch lokalisiert. Diese Krankheitsphase kann 3–4 Monate andauern.

Nach einer unterschiedlich langen Latenzzeit folgt das chronische Stadium der Fasziolose mit einer ausgeprägten Hepatopathie, die bis zu einer sklerosierenden Cholangitis mit konsekutiver Cholestase führen kann. Die Leber ist druckdolent und vergrößert, ihre Konsistenz ist vermehrt.

Während des akuten Stadiums können laborchemisch unspezifische Entzündungsmarker wie Leukozytose mit Eosinophilie und Beschleunigung der BSG nachgewiesen werden. Ein ELISA zur Detektion von spezifischem IgG gegen Fasciola ermöglicht die Diagnose zu einem Zeitpunkt, zu dem noch keine Eier in Stuhl oder Duodenalsekret nachweisbar sind. Die Sonografie deckt im akuten Stadium fokale Parenchymläsionen auf; im chronischen Stadium ist sie geeignet, die Gallengangsalterationen darzustellen. Auch computertomografische und kernspintomografische Untersuchungen können hilfreich sein.

Therapie und Prophylaxe Triclabendazol (10 mg/kg KG in 2 ED im Abstand von 6–8 h) gilt als gut wirksam. Es ist bisher nur für die veterinärmedizinische Anwendung zugelassen, muss im Einzelfall vom Hersteller bezogen werden und es gilt eine spezielle Aufklärungspflicht. Der Wurmabgang nach der medikamentösen Therapie kann Bauchschmerzen verursachen, die ggf. symptomatisch behandelt werden. Bei schwerem Befall der Leber ist eine Begleitmedikation mit Prednison indiziert.

Die Prophylaxe besteht darin, in Endemiegebieten konsequent zu vermeiden, dass Pflanzenteile in den Mund genommen werden. Neben Pflanzen am Ufer von Gewässern können Salate aus Wasserkresse und Fallobst kontaminiert sein. Für die Bevölkerungsprophylaxe werden Molluskizide eingesetzt.

102

102.3.15 Paragonimiasis

Epidemiologie und Infektionsweg Der Lungenegel Paragonimus hat sich mit verschiedenen humanpathogenen Arten im Tropengürtel Asiens, Afrikas und Amerikas verbreitet (◘ Tab. 102.9).

Die Übertragung ist an den Verzehr von Metazerkarien mit infizierten Krebsen und Krabben (Crustaceae) gebunden, die dem Erreger nach Passage einer Schnecke als zweiter Zwischenwirt dienen. Krebs- und krabbenfressende Tiere sind häufiger betroffen als der Mensch. Auch die Aufnahme von unreifen Würmern mit dem Fleisch infizierter Schweine und Hühner ist beschrieben.

Pathogenese, klinische Symptome und Diagnose Die Metazerkarien lösen ihre Zysten im Dünndarm auf und perforieren die Darmwand. Sie entwickeln sich in der Leber oder in der Bauchwand, bevor sie durch das Diaphragma und die Pleura in die Lungen einwandern. Dort lösen die Würmer eine entzündliche Reaktion mit eosinophilen Granulozyten aus. Es bildet sich eine Zyste um die Würmer, die nach der Eiablage platzt. Die Eier verursachen dann lokal oder nach endobronchialer Verschleppung eine perifokale granulomatöse Entzündung. Über die Lungenvenen kann es zu einer Verschleppung der Eier in den großen Kreislauf und zum Befall weiterer Organe kommen.

Husten deutet auf die Bronchitis, die Pneumonie oder den Lungenabszess hin, die sich als Folge der Paragonimus-Infektion ausbilden. Eine Pleurabeteiligung kommt regelmäßig vor. Klinisch und im Röntgenbild ist die Paragonimiasis schlecht von der Lungentuberkulose zu differenzieren; beide können auch nebeneinander vorkommen. Die Verschleppung in Abdominalorgane oder in das Gehirn löst organspezifische Symptome aus.

◘ **Tab. 102.9** Verbreitung der Paragonimus-Arten

Art	Verbreitungsgebiet
P. westermani	Ostasien
P. miyazakii	Japan
P. africanus, P. uterobilateralis	Subsaharisches Afrika
P. kelicotti, P. mexicanus	Mittel- und Südamerika

Die Paragonimuseier sind in Sputum oder Bronchiallavageflüssigkeit nachweisbar, wenn die Zysten in den Bronchialbaum drainieren. Auch Pleurapunktat oder Lungenbiopsate können Eier enthalten. Das Material muss nativ untersucht werden. Manche Färbeverfahren zerstören Paragonimuseier. Serologische Verfahren identifizieren spezifische Antikörper. Die Titer bleiben auch nach Therapie lange hoch.

Therapie und Prophylaxe Praziquantel (75 mg/kg KG/Tag p.o. in 3 ED über 3 Tage) sollte eine Paragonimus-Infektion zuverlässig beenden. Alternativ kann Triclabendazol eingesetzt werden. Der Ei-Nachweis im Sputum wird rasch negativ, die eosinophilen Lungeninfiltrate können hingegen noch monatelang fortbestehen.

Die Prophylaxe besteht darin, nur gekochte oder durchgebratene Krustentiere zu verzehren; Räuchern oder Einlegen reicht nicht sicher aus. In Endemiegebieten ist darauf zu achten, dass keine Kontamination von Nahrungsmitteln in der Küche dadurch zustande kommt, dass nach Vorbereitung roher Krustentiere die Hände nicht gewaschen werden.

102.3.16 Weitere Trematoden-Infektionen

Weitere Trematoden-Infektionen sind in ◘ Tab. 102.10 aufgeführt.

102.3.17 Echinokokkose

Epidemiologie und Infektionsweg Der Hundebandwurm, Echinococcus granulosus, und der Fuchsbandwurm, E. multilocularis, sind die beiden wichtigsten humanpathogenen Echinokokken. Sie kommen weltweit vor. Der Norden Nordamerikas, Asien nördlich des Himalaya und Mitteleuropa sind die wichtigsten Verbreitungsgebiete. Das Infektionsrisiko steigt mit sinkender Hygiene bei Tierhaltung und beim Schlachten.

Hund oder Fuchs infizieren sich beim Fressen von Huftieren (E. granulosus) oder Nagetieren (E. multilocularis) und scheiden infektiöse Eier aus. Sie werden entweder direkt oder mit kontaminierten Nahrungsmitteln aufgenommen, z. B. mit Beeren und Pilzen.

Pathogenese, klinische Symptome und Diagnose Nach der Ingestion von Eiern schlüpfen die Larven im Dünndarm, dringen in die portalen Blutgefäße ein und gelangen so in die Leber. Bei E. granulosus können die Larven über die Lebervenen in den großen Kreislauf und andere Organe vordringen (z. B. Lunge, Gehirn, Knochen). Am Zielort bildet sich eine Zyste mit Brutkapsel und Kopfanlagen (Protoskolices). Die Zystenwand ist zweischichtig mit einer Endozyste und einer Perizyste. Die Endozyste besteht aus einer Keimschicht mit vielen Zellen und einer Laminarschicht, die zellfrei ist. Die Perizyste

Tab. 102.10 Weitere Trematoden als humapathogene Erreger

Art	Vorkommen; Infektionsweg	Klinische Symptome	Diagnostik	Therapie
Echinostoma	Südostasien	Enteritis, Diarrhö	Eier im Stuhl	Einmal 15 mg/kg KG Praziquantel
Fasciolopsis buski	Süd- und Ostasien, Verzehr kontaminierter Süßwasserpflanzen	Enteritis mit Ulzerationen, Diarrhö und epigastrische Schmerzen	Eier im Stuhl	Einmal 15 mg/kg KG Praziquantel
Gastrodiscoides hominis	Süd- und Südostasien	Leichte Diarrhö	Eier im Stuhl	Einmal 15 mg/kg KG Praziquantel
Gnathostoma	Thailand, Japan, China; Verzehr von rohem/ungarem Fisch, Geflügel oder Fröschen	Bild der Larva migrans viszeralis oder cutanea; Pruritus, Organsymptomatik beim Befall innerer Organe, des ZNS oder des Auges	Klinischer Befund und Anamnese; Serologie; nur selten Erregernachweis möglich	Albendazol über 21 Tage
Heterophyes	Nahost, Iran, Pakistan, Indien Südostasien	Bauchschmerz, Inappetenz, spez. Organsymptomatik	Eier im Stuhl	Einmal 15 mg/kg KG Praziquantel
Metagonimus	Balkan, Nahost, Asien	Bauchschmerz, Inappetenz, spezifische Organsymptomatik	Eier im Stuhl	Einmal 15 mg/kg KG Praziquantel
Metagonimus	Balkan, Nahost, Asien	Bauchschmerz, Inappetenz, spezifische Organsymptomatik	Eier im Stuhl	Einmal 15 mg/kg KG Praziquantel
Clonorchis sinensis	Ost- und Südost-Asien, Verzehr infizierten Fischs	Choangitiden mit Bauchschmerz, Fieber, Erbrechen, Cholestase	Eier im Stuhl oder Duodenalsekret	75 mg/kg KG Praziquantel in 3 ED mit 4- bis 6-h-Abstand, bei Infektionen Antibiotika und ggf. chirurgische Maßnahmen
Opisthorchis viverrini	Laos, Vietnam, Thailand, Verzehr von infiziertem Fisch			

bildet der Wirtsorganismus aus Bindegewebe. Pathogenetisch bedeutsam sind die Zysten in erster Linie aufgrund der raumfordernden Wirkung, die beträchtliche Ausmaße annehmen kann. Echinococcus granulosus verursacht die zystische Echinokokkose. Die Zysten wachsen ohne Rücksicht auf umgebende Strukturen. Die Ausbreitung erfolgt per continuitatem und lympho- oder haematogen auch über Organgrenzen hinaus. Bei zystischer Echinokokkose kommen spontane Regressionen vor; dagegen schreitet die von E. multilocularis ausgelöste alveoläre Echinokokkose immer weiter fort.

Die Symptomatik der Echinokokkose wird durch die Lokalisation der Zyste bestimmt. Druck auf das umgebende Gewebe führt z. B. in der Leber zum cholestatischen Ikterus, in der Lunge zu Dystelektasen, im Gehirn zu zerebralen Krampfanfällen und im Knochen zu Frakturen. Geplatzte Zysten können „Sekundär-Echinokokkosen“ in Peritoneum, Pleura oder anderen präformierten Hohlräumen verursachen. Die Ruptur kann auch eine anaphylaktische Reaktion bis hin zum Schock zur Folge haben. Meist verlaufen Echinokokkosen chronisch über viele Jahre.

Die Diagnostik geht zunächst von der sonografischen oder radiologischen Darstellung der raumfordernden Prozesse aus. Bei der Sonografie von Leberzysten können sich Septen, „Hydatidensand“ und Wandverkalkungen darstellen. Lungenzysten neigen dagegen nicht zu Verkalkungen.

Die serologische Diagnostik beruht auf dem Nachweis spezifischer Antikörper im Serum, die auch nach radikaler Operation noch jahrelang nachweisbar bleiben.

Therapie und Prophylaxe Die chirurgische Entfernung „im Gesunden“ ist bei beiden Formen der Echinokokkose anzustreben; die Operation sollte nur unter parasitologischer Beratung erfolgen. Zystenreste im Organismus führen obligatorisch zu Rezidiven. Eine Echinokokkose, bei der die Leber nicht organerhaltend zu operieren ist, kann eine Indikation zur Lebertransplantation darstellen. Ein Befall der Aorta oder der Hohlvene bedeutet in der Regel eine infauste Prognose. Perkutane ultraschallgesteuerte Punktionen von geeigneten Zysten, Aspiration, Injektion von 95%igem Ethanol und anschließende Reaspiration (PAIR-Verfahren) dürfen nur von erfahrenen Behandlern durchgeführt werden. Zysten können Anschluss an Gallenwege haben, wo Alkohol eine sklerosierende Cholangitis verursacht.

Die antiparasitäre Therapie ist bei Inoperabilität oder inkompletter Entfernung des Zystenmaterials angezeigt. Albendazol (12–15 mg/kg KG/Tag in 2 ED über Monate) oder Mebendazol (40–60 mg/kg KG/Tag in 3 ED über Monate) werden als Therapieversuch empfohlen. Bei alveolärer Echinokokkose oder Knochenzysten ist eine Dauertherapie über Jahre erforderlich.

Die Prophylaxe besteht darin, den Hautkontakt mit Hunde-, Katzen- oder Fuchskot zu vermeiden bzw. danach die Hände gründlich zu waschen. In Endemiegebieten dürfen Kleinkinder nicht auf möglicherweise kontaminiertem Boden spielen. Veterinärmedizinische Maßnahmen helfen, Katzen und Hunde wurmfrei zu halten.

102.3.18 Zystizerkose

Epidemiologie und Infektionsweg Taenia solium verursacht bei Infektion mit der Larve oder Generalisation des Larvenstadiums das Krankheitsbild der Zystizerkose; dies geht häufig als Autoinfektion von dem mit Taenia Infizierten selbst aus.

Tab. 102.11 Manifestationen der Neurozystizerkose

Manifestation	Folgen
Parenchymatöse N.	Fokale Symptome, Krampfanfälle
Intraventrikuläre N.	Ventrikulitis, Hydrocephalus internus
Enzephalitische N.	Unspezifisches Enzephalitisbild
Subarachnoidale N.	Basale Meningitis, Hirnnervenausfälle, Liquorzirkulationsstörungen
Spinale N.	Radikulitis, Querschnittslähmung

Tab. 102.12 Weitere Zestoden als humanpathogene Erreger

Art	Vorkommen, Infektionsweg	Klinische Symptome	Diagnostik	Therapie
Taenia saginata	Weltweit; Verzehr von nichtgarem Rindfleisch	Asymptomatisch	Proglottiden im Stuhl mit >12 Uterusästen	Praziquantel 1-mal 10 mg/kg KG
Taenia solium	Afrika, Ost- und Südasien, Zentral- und Südamerika; Verzehr von nichtgarem Schweinefleisch	Asymptomatisch, aber Risiko der Zystizerkose (s. oben)	Proglottiden im Stuhl mit <11 Uterusästen	Praziquantel 1-mal 10 mg/kg KG
Diphyllobothrium latum	weltweit; Verzehr von nichtgaren infizierten Fischen	Asymptomatisch, Anämie (Vitamin-B_{12}-Mangel), Wurm bis 12 m lang	Eier im Stuhl	Praziquantel 1-mal 10 mg/kg KG
Hymenolepis nana, H. diminuta	Weltweit, besonders Kinder in den Tropen; fäko-orale Übertragung	Asymptomatisch, Bauchschmerz, Diarrhö, Inappetenz	Eier im Stuhl	Praziquantel 1-mal 25 mg/kg KG
Dipylidium caninum	Weltweit; orale Aufnahme von infizierten Hunde- oder Katzenflöhen bzw.-haarlingen	Asymptomatisch, perianaler Pruritus, Übelkeit, Völlegefühl	Proglottiden oder Eipakete im Stuhl	Praziquantel 1-mal 10 mg/kg KG

102

Pathogenese, klinische Symptome und Diagnose Nachdem die Hakenlarve, die sich nach Autoinfektion oder aus dem Ei im Dünndarm entwickelt, die Mukosa durchwandert hat, wird sie hämatogen im Organismus verbreitet. Im subkutanen Bindegewebe, in der Muskulatur oder im Gehirn entwickeln sich Zystizerken, die im Gehirn eine Größe von bis zu 5 cm im Durchmesser erreichen können. Das klinische Bild wird durch Verdrängungseffekte der umgebenden Strukturen und Entzündungsreaktionen geprägt. Die mit der Immunabwehr einhergehende Entzündung persistiert auch nach dem Zugrundegehen der Zystizerken über Wochen, Monaten oder sogar Jahren, so dass sich die Symptomatik im Behandlungsverlauf verschlechtern kann.

Die Zystizerkose kann initial durch kleine subkutane, derbe Tumoren manifest werden. Nicht selten ergibt die dann durchgeführte Diagnostik auch einen zerebralen Befall. Außer dem ZNS (Tab. 102.11) können das Auge und innere Organe von Zystizerken betroffen sein.

Die Organdiagnostik zur Beurteilung des Ausmaßes der Zystizerkose umfasst alle bildgebenden Verfahren; eine Überlegenheit der MRT gegenüber der CT bei der Erkennung früher Läsionen wird diskutiert.

Die Lumbalpunktion ist in weniger als 50 % der Fälle diagnostisch informativ (mäßige Lymphozytose, erhöhte Eiweiß- und evtl. niedrige Glukosekonzentration). In der Regel sind bei gleichzeitiger Bestimmung Zystizerkenantikörper in Blut oder Liquor nachzuweisen. Bei länger bestehender, isolierter Neurozystizerkose kann aber die Serologie falsch-negativ ausfallen.

Therapie und Prophylaxe Die Therapie der Zystizerkose muss individuell angepasst mit Albendazol oder Praziquantel durchgeführt werden. Eine Behandlung der aktiven Infektion des Auges oder des ZNS wird kontrovers diskutiert. Eine gleichzeitige antiphlogistische Therapie mit Prednison empfohlen, bei enzephalitischer Verlaufsform und großen Zysten ist eine Hirnödemprophylaxe mit Dexamethason angezeigt. Wenn Krampfanfälle aufgetreten oder zu erwarten sind erfolgt eine antiepileptische Therapie, auch bei inaktiver Infektion, Hydrozephalus oder andere Organkomplikationen können ein (neuro-) chirurgisches Vorgehen erforderlich machen.

Zur Prophylaxe ist auf den Verzehr von nicht ausreichend gegartem Fleisch zu verzichten.

102.3.19 Weitere Zestoden-Infektionen

Weitere Zestoden-Arten, ihr Vorkommen sowie Symptome, Diagnose und Therapie bei Infektionen sind in Tab. 102.12 zusammengefasst.

Literatur

102.1 Mykosen

Armstrong D, Schmitt HJ (1990) Older drugs. Amphotericin B and 5-fluorocytosine. In: Ryley JF (Hrsg) Chemotherapy of fungal diseases. Handbook of experimental pharmacology, Bd. 96. Springer, Berlin Heidelberg New York Tokyo, S 439–454

Groll AH, Piscitelli SC, Walsh TJ (1998) Clinical pharmacology of systemic antifungal agents: a comprehensive review of agents in clinical use, current investigational compounds, and putative targets for antifungal drug development. Adv Pharmacol 44:343–500

Larone DH (1987) Medically important fungi. A guide to identification. Elsevier, New York
Löscher S, Burchardt G (Hrsg) (2010) Tropenmedizin in Klinik und Praxis, 4. Aufl. Thieme, Stuttgart
Price TA, Tuazon CU, Simon GL (1993) Fascioliasis: case reports and review. Clin Infect Dis 17: 426–430
Schmitt HJ, Armstrong D (1990) Antifungal chemotherapy. In: Kass EH, Platt R (Hrsg) Current therapy in infectious diseases-3. Decker, Toronto, S 12–17
Seeliger HPR, Heymer T (1981) Diagnostik pathogener Pilze des Menschen und seiner Umwelt. Thieme, Stuttgart

102.2 Protozoen-Infektionen

Apt W, Aguilera X, Arribada A et al. (1998) Treatment of chronic Chagas' disease with itraconazole and allopurinol. Am J Trop Med Hyg 59: 133–138
Ballou WP (1994) Clinical trials of Plasmodium falciparum erythrocytic stage vaccines. Am J Trop Med Hyg 50(4):59–65
Bern C (2011) Antitrypanosomal therapy for chronic Chagas' disease. N Engl J Med 364:2527–2534
Burchard GD (1997) Erkrankungen bei Immigranten. Diagnostik, Therapie, Begutachtung. Fischer, Stuttgart
Burchard GD (1998) Amöbiasis im Kindesalter. Padiatr Prax 54:471–483
Clattenburg RN, Donnelly CL (1997) Case study: neuropsychiatric symptoms associated with the antimalarial agent mefloquine. J Am Acad Child Adolesc Psychiatry 36:1606–1608
Croft SL, Olliaro P (2011) Leishmaniasis chemotherapy – challenges and opportunities. Clin Microbiol Infect 17:1478–1483
Feigin RD, Cherry JD (1998) Textbook of pediatric infectious diseases, 4. Aufl. Saunders, Philadelphia
Gardner TB, Hill DR (2001) Treatment of Giardiasis. Clin Microbiol Rev 14:114–128
Gönnert R, Koenig K (1968) The microscopic diagnosis of tropical diseases. Bayer, Leverkusen
Hendricks MK, Moore SW, Milla AJ (1997) Epidemiological aspects of liver abscesses in children in the Western Cape Province of South Africa. J Trop Pediatr 43: 103–105
Jong EC, McMullen R (Hrsg) (1995) The travel and tropical medicine manual. Saunders, Philadelphia
Martino L di, Davidson RN, Giacchino R et al. (1997) Treatment of visceral leishmaniasis in children with liposomal amphotericin B. J Pediatr 131: 271–277
Ravdin JI (1995) Amebiasis. Clin Infect Dis 20:1453–1464 (quiz 1465–1466)
Steele RW, Baffoe-Bonnie B (1995) Cerebral malaria in children. Pediatr Infect Dis J 14: 281–285
Thompson RC, Reynoldson JA, Mendis AH (1993) Giardia and giardiasis. Adv Parasitol 32: 71–160
Weiss JB (1995) DNA-probes and PCR for diagnosis of parasitic infections. Clin Microbiol Rev 8: 113–130

102.3 Helminthosen

Arjona R, Riancho JA, Aguado JM et al. (1995) Fascioliasis in developed countries: a review of classic and aberrant forms of the disease. Medicine 74: 13–23
Baum J (1995) Infections of the eye. Clin Infect Dis 21:479–488 (quiz 487–488)
Bockarie MJ, Taylor MJ, Gyapong JO (2009) Current practice in the managemant of lymphatic filariasis. Expert Rev Anti Infect Ther 7:595–605
Boussinesq Q, Gardon J (1997) Prevalences of Loa loa microfilaraemia throughout the area endemic for the infection. Ann Trop Med Parasitol 91: 573–589
Brattig NW, Buttner DW, Hoerauf A (2001) Neutrophil accumulation around Onchocerca worms and chemotaxis of neutrophils are dependent on Wolbachia endobacteria. Microbes Infect 3: 439–446
Capo V, Despommier DD (1996) Clinical aspects of infection with Trichinella spp. Clin Microbiol Rev 9: 47–54
Donovan SM, Mickiewicz N, Meyer RD, Panosian CB (1995) Imported echinococcosis in southern California. Am J Trop Med Hyg 53: 668–671
Feigin RD, Cherry JD (Hrsg) (1998) Textbook of pediatric infectious diseases, 4. Aufl. Saunders, Philadelphia
Gillespie SH, Dinning WJ, Voller A, Crowcroft NS (1993) The spectrum of ocular toxocariasis. Eye 7: 415–418
Glickman LT, Magnaval JF (1993) Zoonotic roundworm infections. Infect Dis Clin North Am 7: 717–732
Gönnert R, Koenig K (1968) The microscopic diagnosis of tropical diseases. Bayer, Leverkusen
Harinasuta T, Pungpak S, Keystone JS (1993) Trematode infections: opisthorchiasis, clonorchiasis, fascioliasis, and paragonimiasis. Infect Dis Clin North Am 7: 699–716
Hoerauf A (2008) Filariasis: new drugs and new opportunities for lymphatic filariasis and onchocerciasis. Curr Opin Infect Dis 21:295–311
Kammerer WS, Schantz PM (1993) Echinococcal disease. Infect Dis Clin North Am 7: 605–618
Kenney RT (1994) Parasitic causes of diarrhea. Pediatr Ann 23: 414–422
Liu LX, Weller PF (1993) Strongyloidiasis and other intestinal nematode infections. Infect Dis Clin North Am 7: 655–682
Lowichik A, Ruff AJ (1995) Parasitic infections of the central nervous system in children. Part II: Disseminated infections. J Child Neurol 10: 77–87
Lowichik A, Ruff AJ (1995) Parasitic infections of the central nervous system in children. Part III: Space-occupying lesions. J Child Neurol 10: 177–190
Lowichik A, Siegel JD (1995) Parasitic infections of the central nervous system in children. Part I: Congential infections and meningoencephalitis. J Child Neurol 10: 4–17
Michael E, Bundy DA, Grenfell BT (1996) Re-assessing the global prevalence and distribution of lymphatic filariasis. Parasitology 112: 409–428
Monteiro L, Coelho T, Stocker A (1992) Neurocysticercosis – a review of 231 cases. Infection 20(2):61–65
Moon TD, Oberhelman RA (2005) Antiparasitic therapy in children. Pediatr Clin North Am 52: 917–948
Ottesen EA (1995) Immune responsiveness and the pathogenesis of human onchocerciasis. J Infect Dis 171: 659–671
Taratuto AL, Venturiello SM (1997) Trichinosis. Brain Pathol 7: 663–672
Toscano C, Yu SH, Nunn P, Mott KE (1995) Paragonimiasis and tuberculosis, diagnostic confusion: a review of the literature. Trop Dis Bull 92: 1–26

XIV Notfall- und Intensivmedizin

103 Allgemeine Intensivmedizin

B. P. Wagner

Definition Intensivmedizin umfasst Diagnose, Prävention sowie kurz-, mittel- und langfristige Behandlung aller Formen des Versagens von vitalen Funktionen bei lebensbedrohlich gefährdeten Patienten. Ein Team von speziell geschulten und qualifizierten ärztlichen, pflegerischen und technischen Mitarbeitern aus verschiedenen Fachrichtungen ermöglicht dabei rund um die Uhr eine optimale Betreuung des Kranken oder Verunfallten. Intensivmedizin wird in umschriebenen, dafür geeigneten Räumen praktiziert, welche klar von Notfallstation oder normaler Bettenstation zu trennen sind. Im Interesse des kritisch Kranken und des Betriebs ist jedoch eine enge Integration in eine Kinderklinik wichtig, damit das intensivmedizinische Fachwissen (Früherkennung und adäquate Frühbehandlung) dem vital gefährdeten Kind frühzeitig angeboten werden kann („outreach intensive care", z. B. in Form vom „pediatric medical emergency team" innerhalb der Klinik). Einer adäquaten und aufwendigen apparativen Ausrüstung und einer hohen personellen Ausstattung kommt eine große Bedeutung zu. Die häufigsten lebensbedrohlichen Probleme, die Säuglinge und Kinder betreffen, können unterteilt werden in drohende oder manifeste Insuffizienz der Atmung, des Herz-Kreislauf-Systems und des Nervensystems.

Quantifizierung des Schweregrades der Krankheit Viele Teilgebiete der Medizin nutzen klinische Scoringsysteme, die es erlauben, den Schweregrad einer Krankheit zu erfassen und damit die Prognose abzuschätzen (Apgar-Schema, u. a.). Das wohl bekannteste Quantifizierungsmodell für den Schweregrad einer Krankheit in der pädiatrischen Intensivmedizin ist der PRISM-Score (pediatric risk of mortality), der ursprünglich 14 physiologische Variablen umfasste. Der PRISM-Score basiert auf der Annahme, dass das Ausmaß der gestörten Funktion verschiedener wichtiger Organe und Systeme mit dem Behandlungsergebnis (Überleben bzw. Tod) korreliert. Mit der ersten Version des PRISM-Scores ließ sich in über 90 % der Fälle eine korrekte Voraussage machen.

Mittlerweile ist ein noch zuverlässigerer PRISM-III-Score kommerziell erhältlich, der 18 physiologische Variablen sowie andere wichtige klinische Daten (Vorliegen einer Chromosomenanomalie oder eines onkologischen Grundleidens, durchgemachte kardiopulmonale Reanimation u. a.) umfasst. Die Daten werden in den ersten 24 h nach Aufnahme in einer Intensivstation erhoben. Hervorzuheben ist, dass sich der PRISM-Score wie auch alle anderen Scores wohl zur Beurteilung eines Kollektivs, nicht aber für den individuellen Fall eignet.

Als einfachere Alternative hat sich der PIM2-Score (pediatric index of mortality) erwiesen, der sich auf 8 Kriterien bei Aufnahme in die Intensivstation stützt und sich unabhängig von der Performance des intensivmedizinischen Teams gestaltet.

Für das kritisch kranke Neugeborene wurden ebenfalls Scoringsysteme entwickelt. Die bekanntesten sind der SNAP-Score („score for neonatal acute physiology") und der besonders auf kleine Frühgeborene zugeschnittene CRIB-Score („clinical risk index for babies").

Literatur

Straney L, Clements A, Parslow RC, ANZICS Paediatric Study Group and the Paediatric Intensive Care Audit Network et al (2013) Paediatric index of mortality 3: an updated model for predicting mortality in pediatric intensive care. Pediatr Crit Care Med 14(7):673–681. doi:10.1097/PCC.0b013e31829760cf

G.F. Hoffmann, M.J. Lentze, J. Spranger, F. Zepp (Hrsg.), *Pädiatrie*,
DOI 10.1007/978-3-642-41866-2_103, © Springer-Verlag Berlin Heidelberg 2014

104 Atemnot und respiratorische Insuffizienz

B. P. Wagner

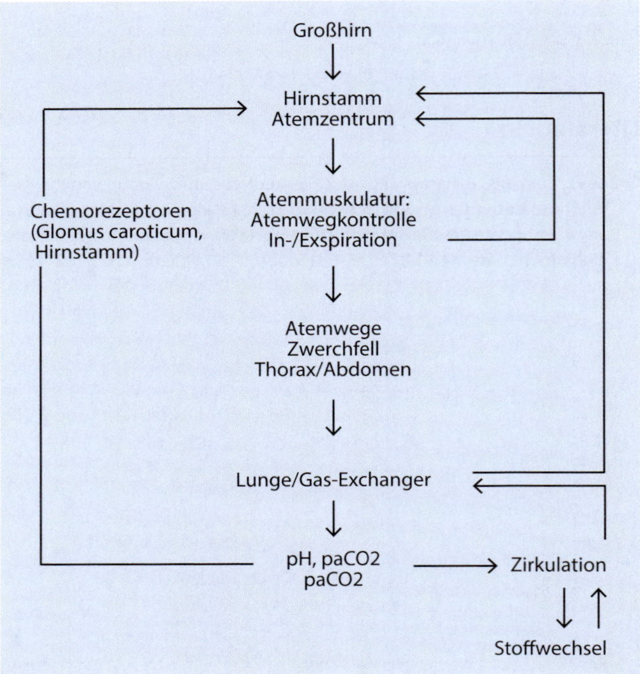

Abb. 104.1 Schematische Darstellung der Atmung

Definition Der Begriff der Atemnot umschreibt eine klinische Situation, in der folgende Symptome auftreten können:

- Tachypnoe (präterminal Bradypnoe, terminal Apnoe),
- Nasenflügeln,
- Einziehungen,
- Einsatz der Atemhilfsmuskulatur,
- Zyanose,
- Stridor, Stertor (Röcheln), Giemen und Pfeifen,
- Stöhnen (grunting),
- Tachykardie (präterminal Bradykardie, terminal Asystolie),
- arterielle Hypertonie,
- paradoxer Puls,
- Schwitzen,
- Unruhe – Krämpfe,
- Lethargie – Koma,
- vorgewölbte Fontanelle.

Der Begriff der respiratorischen Insuffizienz hingegen setzt die Bestimmung der arteriellen Blutgase oder ihrer Äquivalente voraus. Gasaustauschstörungen mit arterieller Hypoxämie oder Hyperkapnie können durch folgende Ursachen bedingt sein:

- gestörte mechanische Eigenschaften der Atemwege und Lungen oder der Pleura bzw. Brustwand,
- gestörte Funktion des efferenten Teils des neuromuskulären Apparats oder
- gestörte Funktion des Atemzentrums.

Da die meisten Probleme durch abnorme Eigenschaften der Atemwege/Lungen verursacht sind, treten Atemnot und respiratorische Insuffizienz meist gleichzeitig auf. Eine schematische Darstellung des Atmungsapparats und dessen Anteilen zeigt Abb. 104.1.

Ätiologie Mechanische Dysfunktion: Krankheiten mit abnormen mechanischen Eigenschaften des Atmungsapparats können in die Gruppen restriktive und obstruktive Affektionen der Atemwege und Lungen eingeteilt werden.

Restriktion Restriktive Lungenkrankheiten liegen vor, wenn die die Lungen umgebenden Strukturen deren Ausdehnung einschränken (Pneumothorax, Pleuraerguss, massiver Aszites oder Meteorismus des Abdomens) oder wenn das Lungenparenchym selbst betroffen ist – sei dies ein statisches Lungenödem (z. B. bei Linksherzinsuffizienz) oder ein inflammatorisches Lungenödem (z. B. bei „acute respiratory distress syndrome", ARDS [s. unten Diagnose]). Die Folgen einer restriktiven Veränderung haben 2 Aspekte: Einerseits ist während der Inspiration mehr Kraft erforderlich, um das Atemzugvolumen zu halten, andererseits sind Volumina und Kapazitäten vermindert. Vor allem die verminderte funktionelle Residualkapazität hat zur Folge, dass respiratorische Einheiten (Azini) endexspiratorisch oder während des gesamten Atemzyklus kollabieren und vom Gasaustausch mehr oder weniger ausgeschlossen bleiben. Je nach Anpassung der Lungendurchblutung führt dies zu einem intrapulmonalen Rechts-links-Shunt bzw. einer Ventilation/Perfusion-(V/Q-)Störung. In den arteriellen Blutgasen findet sich vor allem eine Hypoxämie.

Klinisch manifestiert sich die vermehrte Atemanstrengung im Einsatz der Atemhilfsmuskulatur und besonders bei Säuglingen und Kleinkindern in Form von Einziehungen. Es kommt somit zu vermehrter, zum Teil ineffizient aufgewendeter Atemarbeit („wasted energy" in Thoraxverformungen). Wenn der Patient diese Arbeit nicht mehr erbringen kann, spricht man von Erschöpfung (fatigue), und es kommt zu einem Anstieg der arteriellen Kohlensäurespannung (Abb. 104.2). Neben dem vermehrten Einsatz der Atemmuskulatur versucht der erkrankte Organismus, mit endexspiratorischem Glottisverschluss (Stöhnen) die funktionelle Residualkapazität zu verbessern und durch Nasenflügeln den inspiratorischen Widerstand zu senken. Bei nachlassender Effizienz der Atemmuskulatur nimmt das Atemzugvolumen ab, und die Atemfrequenz muss gesteigert werden (Tachypnoe), um die alveoläre Ventilation zu halten.

Obstruktion Obstruktive Lungenkrankheiten liegen vor, wenn die zyklische Ausdehnung oder Entleerung der Lungen in gasflussabhängiger Weise behindert ist. Sie sind bedingt durch Einengung der intra- und/oder extrathorakalen Atemwege (die anatomische Grenze zur Unterteilung in intra- und extrathorakal liegt auf Höhe mittlere Trachea). Bei einer Obstruktion der oberen oder extrathorakalen Atemwege (Epiglottitis, alle Formen von Krupp, Fremdkörper, Tonsillen- und Adenoidhyperplasie, Laryngomalazie u. a.) werden die Inspirationszeiten relativ verlängert und der muskuläre Atemapparat verstärkt eingesetzt. Turbulente Gasflüsse führen vor allem bei Säuglingen mit relativ instabiler Trachea zu einer zusätzlichen, dynamischen Stenose im Bereich der extrathorakal gelegenen Abschnitte der Trachea. Solche zusätzlichen Belastungen können durch Aufregung, Schmerz und Angst ausgelöst werden und sind deshalb zumindest partiell vermeidbar. Weitere wichtige Zeichen können helfen, die Lokalisation der Obstruktion zu bestimmen:

G.F. Hoffmann, M.J. Lentze, J. Spranger, F. Zepp (Hrsg.), *Pädiatrie*,
DOI 10.1007/978-3-642-41866-2_104, © Springer-Verlag Berlin Heidelberg 2014

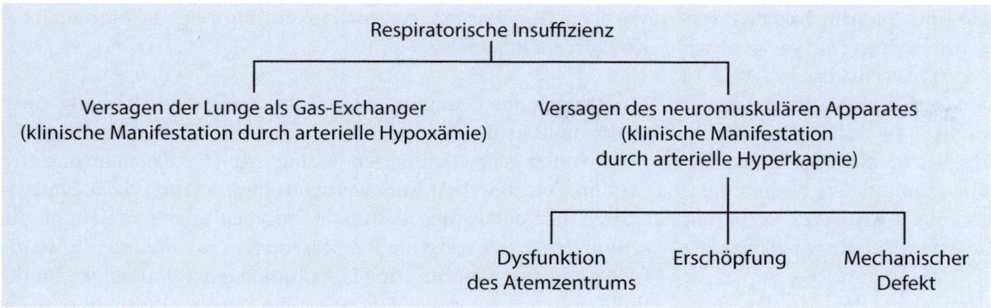

Abb. 104.2 Einteilung der respiratorischen Insuffizienz

- Ein hochfrequenter inspiratorischer Stridor, eine heisere Stimme sowie ein bellender Husten weisen auf eine laryngeale oder subglottische Stenose hin (viraler Krupp).
- Eine stertoröse (röchelnde) Atmung (niederfrequente, gurgelnde inspiratorische Nebengeräusche) ist typisch für eine supraglottische Obstruktion (Epiglottitis, Retropharyngealabszess).
- Beim Vorliegen einer intrathorakalen Atemwegsobstruktion (Asthma bronchiale, Bronchiolitis, Bronchomalazie u. a.) besteht eine Gasflusslimitierung vorwiegend in der Exspiration. Die Exspirationszeit wird verlängert, und interkostale und abdominale exspiratorische Muskeln werden aktiviert. Die unvollständige Entleerung der Lungen führt zu einer Überblähung mit Abflachung des Zwerchfells, was die Effizienz dieses inspiratorischen Muskels massiv beeinträchtigen kann.

Störung des neuromuskulären Apparats Der Beginn einer solchen Störung kann schleichend sein. Die Krankheit ist dann klinisch oft schwer zu erkennen, weil der betroffene Patient keine Zeichen von Atemnot zeigt. Erst das gezielte Suchen von Hypoventilation verschafft Klarheit. In diese Kategorie fallen Kinder mit Muskeldystrophien, spinaler Muskelatrophie, Guillain-Barré-Syndrom, Myasthenia gravis, „critical illness polyneuropathy" etc. Tritt ein partieller oder totaler Ausfall des neuromuskulären Apparats aber plötzlich auf, so zeigt der Patient durchaus Zeichen von Atemnot, indem Hinweise auf eine maximale Aktivität des Atemzentrums („respiratory drive") mit Nasenflügeln und Einsatz der auxiliären Atemmuskulatur vorliegen, die alveoläre Ventilation aber ungenügend ist (z. B. bei Zwerchfellparese, hoher Tetraplegie u. a.).

Dysfunktion des Atemzentrums Eine verminderte Aktivität des Atemzentrums wird bei Patienten mit verminderter Bewusstseinslage infolge toxischer, metabolischer, medikamentöser oder traumatischer Einflüsse gesehen. Auch intrakranielle Raumforderungen mit Kompression des Hirnstamms können zu einem Ausfall des Atemzentrums führen. Typischerweise zeigen diese Patienten keinerlei Zeichen von Atemnot.

Pathophysiologie, Störungen des Gasaustauschs Jede alveolokapilläre Einheit (Azinus) ist ein Ort für den Austausch von Sauerstoff und Kohlensäure, wo idealerweise für jedes Gas ein Druckausgleich zwischen Gas- und Blutphase erreicht wird, sofern eine genügende Äquilibrierungszeit gegeben ist. Der Fluss des Sauerstoffs ist abhängig vom Sauerstoffpartialdruck in den eingeatmeten Gasen und der alveolären Ventilation einerseits sowie vom Sauerstoffpartialdruck im gemischt venösen Blut, der Hämoglobinkonzentration und der Lungendurchblutung andererseits. Ist die alveoläre Ventilation (V) im Verhältnis zur Lungendurchblutung (Q) hoch (hoher V/Q-Quotient), so wird der O_2-Partialdruck in den Lungenkapillaren bzw. Lungenvenen hoch sein. Ist jedoch die alveoläre Ventilation im Ver-

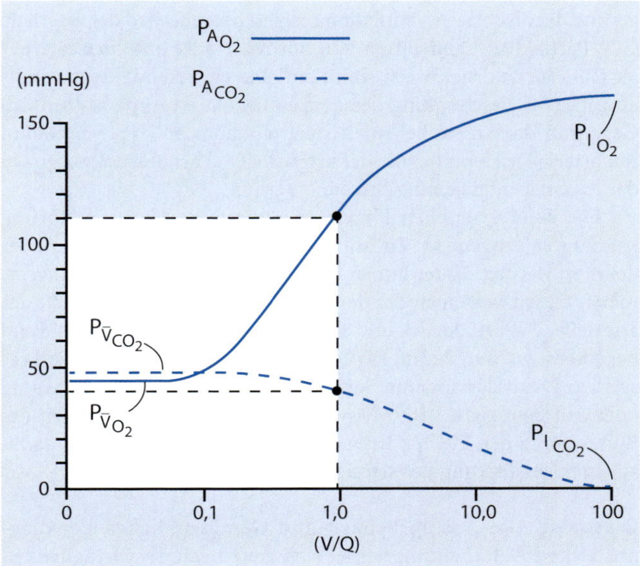

Abb. 104.3 $pAO_2/pACO_2$-Diagramm. Die alveolären (A) Partialdrucke von Sauerstoff *(durchgezogene Linie)* und Kohlensäure *(gestrichelte Linie)* sind in Funktion des Ventilation/Perfusion-Verhältnisses *(V/Q)* einzelner Azini von 0,01–100 dargestellt. Die Drucke sind limitiert einerseits durch die gemischtvenösen Partialdrucke in Azini mit vernachlässigbarer Ventilation und andererseits durch die Zusammensetzung der eingeatmeten Luft in Azini ohne Durchblutung

hältnis zur Durchblutung tief, ist der kapilläre bzw. pulmonalvenöse O_2-Partialdruck tief. Ähnlich wie der Sauerstoff verhält sich auch die Kohlensäure: Je höher der V/Q-Quotient, desto mehr wird sich der pulmonalvenöse CO_2-Partialdruck den inspirierten Gasen angleichen, je tiefer der V/Q-Quotient, desto eher wird er auf der Seite des gemischt venösen CO_2-Partialdrucks liegen (Abb. 104.3).

Extremsituationen des V/Q-Verhältnisses sind einerseits der Shunt (erhaltene Durchblutung nicht belüfteter Abschnitte, V/Q=0), andererseits die Totraumventilation (erhaltene Belüftung nicht durchbluteter Einheiten, V/Q=∞). Mit der pulmonalen hypoxischen Vasokonstriktion versucht der Organismus, durch Drosselung der Durchblutung minderbelüfteter Lungenabschnitte, den arteriellen O_2-Gehalt möglichst normal zu halten (Euler-Liljestrand-Mechanismus). Der arterielle O_2-Gehalt ist bestimmt durch den gewichteten Durchschnitt aus jeder respiratorischen Einheit. Wäre die Lunge uniform in Bezug auf das V/Q-Verhältnis, könnte der ideale alveoläre O_2-Partialdruck (pAO^2) und somit der Partialdruck in den Lungenkapillaren mit der Alveolarluftgleichung berechnet werden.

Nach Ausschluss eines extrapulmonalen Rechts-links-Shunts (zyanotische Herzvitien und Ähnliches) muss eine arterielle Hypoxämie entweder durch einen intrapulmonalen Rechts-links-Shunt, eine ausgeprägte V/Q-Heterogenität oder selten durch eine reine globale

Hypoventilation bedingt sein. Im Falle eines Lungenparenchymversagens kann das Ausmaß der Gasaustauschstörung am geeignetsten mit der alveoloarteriellen Differenz des O_2-Partialdrucks ($AaDO_2$) bzw. dem arterioalveolären Quotienten der beiden O_2-Partialdrucke quantifiziert werden. (Unter Raumluft liegt die $AaDO_2$ bei Säuglingen normalerweise bei 10–20 mmHg, bei 12- bis 20-jährigen Gesunden bei 5–8 mmHg. Säuglinge haben somit tiefere Normalwerte des arteriellen O_2-Partialdrucks, was auf ein kritisches Verhältnis zwischen „closing capacity" und funktioneller Residualkapazität zurückzuführen ist.)

Wenn im Falle einer arteriellen Hypoxämie der betroffene Patient auf die vermehrte Chemorezeptorenstimulation mit einer Steigerung der alveolären Ventilation reagieren kann, wird der arterielle CO_2-Partialdruck abnehmen. Ein normaler oder erhöhter arterieller CO_2-Partialdruck weist somit auf eine eintretende oder bereits eingetretene Erschöpfung des neuromuskulären Apparats hin. Im Gegensatz dazu muss bei einer isolierten globalen Hypoventilation mit arterieller Hyperkapnie der arterielle O_2-Partialdruck aufgrund der Alveolarluftgleichung sinken.

Die einer arteriellen Hypoxämie zugrunde liegende Störung kann durch exogene O_2-Zufuhr bzw. körperliche Belastung genauer definiert werden: Unter hohen O_2-Konzentrationen in den eingeatmeten Gasen verschwindet der Effekt der V/Q-Heterogenität, der arterielle O_2-Partialdruck und die O_2-Sättigung steigen an, während bei einem „wahren" Shunt (V/Q=0) die Oxygenierung nicht verbessert wird. Auf der anderen Seite akzentuiert körperliche Belastung oder Aufregung ein V/Q-Missverhältnis, indem die Transitzeit des Blutes durch den kleinen Kreislauf verkürzt wird. Es kommt somit zu einer Verstärkung der arteriellen Hypoxämie.

Diagnose Die Ausführlichkeit und Geschwindigkeit der diagnostischen Aufarbeitung richtet sich ganz nach der Dringlichkeit der Situation. An einem Ende des Spektrums mag ein eingetretener Atmungs- und Herz-Kreislauf-Stillstand stehen, bei dem unverzüglich mit einer kardiopulmonalen Reanimation begonnen werden muss, am anderen Ende beispielsweise eine kleinere Lungenembolie, bei der erst die Lungenszintigrafie Klarheit verschafft. Die Evaluation der Atemnot umfasst die Anamnese und klinische Untersuchung, die Abschätzung des Ausmaßes einer respiratorischen Insuffizienz mit arteriellen Blutgasen oder deren Äquivalente sowie eine Bildgebung in Form von Thoraxröntgen oder -CT, evtl. ergänzt durch Röntgen- bzw CT-Aufnahmen der oberen Atemwege, Durchleuchtung oder Endoskopie. Damit sollte es grundsätzlich möglich sein, eine Diagnose oder zumindest eine Arbeitshypothese aufzustellen und das Ausmaß der funktionellen Störung festzulegen.

Diagnosekriterien des „acute respiratory distress syndrome" (ARDS) Im Jahr 2012 wurden die Kriterien zur Definition vom ARDS optimiert. Diese beinhalten:

1. Es besteht ein Zeitfenster von maximal 1 Woche zwischen bekanntem klinischem Insult (z. B. Pneumonie, Sepsis, Trauma etc.) und Auftreten bzw. Verschlechterung der respiratorischen Insuffizienz.
2. Im Thoraxröntgenbild zeigen sich bilaterale Lungeninfiltrate, welche nicht auf Atelektase bzw. noduläre Veränderungen zurückzuführen sind.
3. Die respiratorische Insuffizienz ist nicht auf Herzinsuffizienz oder Flüssigkeitsüberlastung zurückzuführen.
4. Die Oxygenierung ist trotz Applikation von positivem endexpiratorischen Druck leicht, mittel bzw. schwer eingeschränkt (gemessen am Verhältnis PaO_2/FiO_2).

Vor allem bei schwerer Oxygenationsstörung steigt die Mortalität bei Kindern auf knappe 30 %.

Monitoring des Gasaustauschs Goldstandard zur Klärung einer Gasaustauschstörung sind immer noch die arteriellen Blutgase, welche unter genau definierten Bedingungen bezüglich inspirierter O_2-Konzentration bestimmt werden sollten. Während der Blutentnahme darf der Patient sich nicht aufregen oder schreien, da die ermittelten Werte sonst nicht repräsentativ sind. Für eine einwandfreie und komplikationsarme Lokalisation einer einmaligen Punktion kommt die A. radialis infrage. Eine gängige Alternative zu der einmaligen arteriellen Punktion stellen kapilläre Blutgase dar. Dabei muss aber sichergestellt sein, dass die periphere Durchblutung ausreichend ist (Rekapillarisierungszeit <1 s). Nicht repräsentativ für den pulmonalen Gasaustausch sind venöse Blutgase, die viel stärker durch die Verhältnisse der peripheren Zirkulation bestimmt sind. Bei Patienten mit wiederholt notwendiger Bestimmung der Blutgase bzw. in sehr unstabilen Verhältnissen lohnt sich das Legen eines Arterienkatheters. Wiederum bietet sich die A. radialis als komplikationsärmste Kanülierungsstelle an. Moderne Blutgasgeräte bestimmen auf direkte Weise pH, pCO_2, pO_2 und O_2-Sättigung bei 37 °C, die Werte werden auf Meereshöhe normalisiert, Bicarbonat und Basenüberschuss werden rechnerisch ermittelt. Nichtinvasive Alternativen zu den arteriellen Blutgasen stellen die perkutan gemessenen Blutgase, die Pulsoximetrie und die endexspiratorisch gemessene Kohlensäure dar. Letztere entspricht im Idealfall dem alveolären CO_2.

Therapie

Maßnahmen allgemeiner Art Die Behandlung des Patienten mit respiratorischer Dysfunktion erfolgt immer nach zwei Gesichtspunkten: Zum einen geht es darum, das Grundleiden ursächlich zu behandeln, sofern dies überhaupt möglich ist (Antibiotika bei bakteriellen Infekten und Ähnliches), zum anderen muss ein adäquater Gasaustausch sichergestellt werden. Letzteres sollte für den Patienten mit einer minimalen Belastung hinsichtlich Schmerzen, Unwohlsein und Komplikationen verbunden sein. Während das beste therapeutische Vorgehen geplant wird, ist unbedingt zu beachten, dass die größte unmittelbare Gefahr in Form der hypoxämischen Hypoxie droht. Sie muss unverzüglich durch Steigerung der O_2-Konzentration in der Einatmungsluft behoben werden, wobei auf eine hohe Befeuchtung des Einatmungsgases zu achten ist. Bei Apnoe bzw. schwerer Hypoventilation ist dies durch Maskenbeatmung zu unterstützen. In ◘ Tab. 104.1 sind die zur Verbesserung der respiratorischen Situation des Patienten geeigneten Maßnahmen zusammengestellt. Sie sind sinngemäß und je nach klinischer Situation anzuwenden.

Künstliche Beatmung Hauptindikation zur künstlichen Beatmung ist eine drohende oder manifeste respiratorische Insuffizienz mit vitaler Gefährdung. Grundsätzlich wird zwischen nichtinvasiver, schonender Beatmung (via Gesichtsmaske oder extern applizierte Unterdruckbeatmung) und invasiver Beatmung (via intratrachealem Tubus oder via Tracheostoma) unterschieden. Die nichtinvasive Beatmung ist einfacher zu applizieren und in vielen Fällen ausreichend. Die invasive Beatmung wird häufig erst im zweiten Schritt angewendet, wenn die nichtinvasive Beatmung ungenügend bleibt. In der Regel werden bei Kindern gecuffte (mit aufblasbarer Dichtungsmanschette) orotracheale Tuben und bei Neugeborenen ungecuffte Tuben verwendet. Die Tubusgröße ist dann ideal, wenn bei einem Überdruck von 20–30 cm H_2O zwischen Tubusaußenwand und Schleimhaut der Subglottis ein Luftleck auftritt. Damit wird das Auftreten von Schädigung Drucknekrosen in dieser Region vermieden.

Tab. 104.1 Maßnahmen zur Verbesserung des Gasaustauschs (ausgenommen künstliche Beatmung)

Maßnahme	Effekt
Erhöhung des FiO_2 über Glocke, Maske, Nasenbrille	Erhöhung der alveolären O_2-Spannung, Überspielen der V/Q-Inhomogenitäten
Dekompression des Abdomens	Verbesserung der funktionellen Residualkapazität
Aufrechte Körperlage bzw. Oberkörperhochlagerung	Verbesserung der funktionellen Residualkapazität
Umlagern, Bauchlage	Wechsel der Zonen III nach West (mit tiefem V/Q-Quotienten), Verminderung der Atelektaseneigung
Physiotherapie mit Stimulierung zur maximalen Inspiration	Rekrutierung atelektatischer Lungenabschnitte Verbesserung des Hustenstosses
Anfeuchtung der Atemgase, Spülung der oberen Atemwege mit NaCl 0,9 %, Absaugen	Verflüssigung und Entfernung von Sekreten, Reduktion des Atemwegwiderstands und der Atelektaseneigung
Nasopharyngealer Tubus	Freihalten der oberen Atemwege
Nasaler oder pharyngealer kontinuierlicher positiver Atemwegdruck (CPAP)	Verbesserung der funktionellen Residualkapazität, Verminderung der Atemarbeit, Stabilisierung der Atemwege
Aminophyllin, Koffein, Doxapram	Zentrale Atemstimulation
Adrenalin, Steroide	Abschwellung der Schleimhaut, Reduktion des Atemwegwiderstandes
β_2-Stimulation	Bronchodilatation

Alle im Handel erhältlichen Beatmungsgeräte basieren auf dem einfachen Prinzip, dass durch einen positiven Überdruck in den Atemwegen eine Inspiration erzeugt wird, die Exspiration hingegen geschieht rein passiv aufgrund der elastischen Eigenschaften der Lungen. Das Ausmaß der Inspiration (Atemzugvolumen) kann durch Festlegung der Inspirationszeit und des Inspirationsflusses (zeitgesteuerter Respirator), des Atemzugvolumens (volumengesteuerter Respirator) oder des Spitzendrucks (druckgesteuerter Respirator) reguliert werden. In der Neonatologie und Pädiatrie haben sich Geräte mit Zeitsteuerung und Druckbegrenzung mittels Überdruckventil durchgesetzt. Damit werden leckende Tuben (s. oben) kompensiert, und die Gefahr des Barotraumas wird vermindert. Das endexspiratorische Lungenvolumen (funktionelle Residualkapazität) wird durch den positiven endexspiratorischen Druck (PEEP) bestimmt. Ist der Patient relaxiert oder sehr stark analgosediert, so übernimmt das Beatmungsgerät die gesamte Atemarbeit, man spricht dann von kontrollierter Beatmung. Unternimmt der Patient Anstrengungen, selber zu atmen, und werden diese vom Beatmungsgerät unterstützt, spricht man von assistierter Beatmung. Ältere Geräte werden dabei durch einen Druckabfall im System getriggert, womit vor allem bei tachypnoischen Patienten wegen der relativ großen Latenzzeit eine schlechte Synchronisierung zu erzielen ist. Neuere Geräte sind mit Flusssensoren ausgerüstet, die bereits auf minimale inspiratorische Flüsse reagieren und durch elektronische Koppelung sehr rasch einen mechanischen Atemzug auslösen können. Erfolgversprechend zeigt sich die Synchronisation mithilfe der Messung der elektrischen Aktivität des Zwerchfells (sog. Neurally Adjusted Ventilatory Assist, NAVA) (◘ Abb. 104.4). Beatmungsformen, die vor allem in der Entwöhnungsphase eingesetzt werden, umfassen die synchronisierte „intermittent mandatory ventilation" (SIMV) und die druckunterstützte Beatmung mit Anpassung an den vom Patienten erzeugten inspiratorischen Fluss.

Ziele und Effekte der künstlichen Beatmung Die Versuchung, mit der Beatmung einfach wieder „normale" arterielle Blutgase herzustellen, ist groß, doch ist dies nicht das eigentliche Ziel. Die künstliche Beatmung hat vielmehr die Aufgabe, mit geringstmöglichen Nebenwirkungen und mit dem größtmöglichen Komfort für den Patienten während der kritischen Krankheitssituation die Oxygenierung sicherzustellen. Das Sauerstoffangebot an die peripheren Organe ist im Prinzip bestimmt durch das Produkt von Herzminutenvolumen, Hämoglobinkonzentration und arterieller O_2-Sättigung. Die arterielle Sättigung ist bestimmt durch den arteriellen O_2-Partialdruck und die Lage der O_2-Dissoziationskurve. Mit der Einstellung von FiO_2, Rekrutierungsmanövern und PEEP („open lung strategy") kann der arterielle O_2-Partialdruck in den gewünschten Bereich gebracht werden, das Angebot an die peripheren Gewebe kann aber dabei infolge eines abnehmenden Herzminutenvolumens (verminderter venöser Rückfluss durch PEEP-Applikation) durchaus schlechter werden. Aus diesem Grunde müssen bei jedem Einsatz der künstlichen Beatmung kardiopulmonale Interaktionen berücksichtigt werden. Hinsichtlich arterieller O_2- und CO_2-Spannung haben sich die Ansichten in den letzten Jahren geändert. Vor allem zur Verminderung von Baro- und Volutrauma (Volumenüberdehnung) bei schwer erkranktem Lungenparenchym haben sich die Prinzipien der permissiven Hyperkapnie und Hypoxämie etabliert. Damit aber ist Vorsicht geboten bei Patienten mit intrakranieller Hypertonie oder erhöhter pulmonaler vaskulärer Resistenz.

Entwöhnung vom Respirator Die Entscheidung, mit der Entwöhnung (weaning) zu beginnen und die künstliche Beatmung zu beenden, muss alle Aspekte sowohl des Grundleidens als auch der Atmung berücksichtigen, d. h. die Funktion des Atemzentrums, des neuromuskulären Apparates und des Gasaustauschs. Beatmungsformen wie (S)IMV sind geeignet, stufenweise und zunehmend die Atemarbeit dem Patienten zu übertragen, sie erlauben es auch, spontane Atemzüge hinsichtlich Atemzugvolumen und Frequenz zu beobachten. Vor der Extubation der Atemwege wird in der Regel eine Spontanatmungsphase eingelegt, welche eine zuverlässige Beurteilung der Gesamtsituation erlauben sollte. Kriterien sind Komfort des Patienten, mehr oder weniger normale Körpertemperatur, geringe Mengen von klarem Bronchialsekret, vernünftige Atemmechanik in bezug auf Atemzugvolumen und Frequenz, FiO_2 unter 0,3 sowie fehlende Zeichen einer Erschöpfung (klinisch und hinsichtlich arterieller CO_2-Spannung).

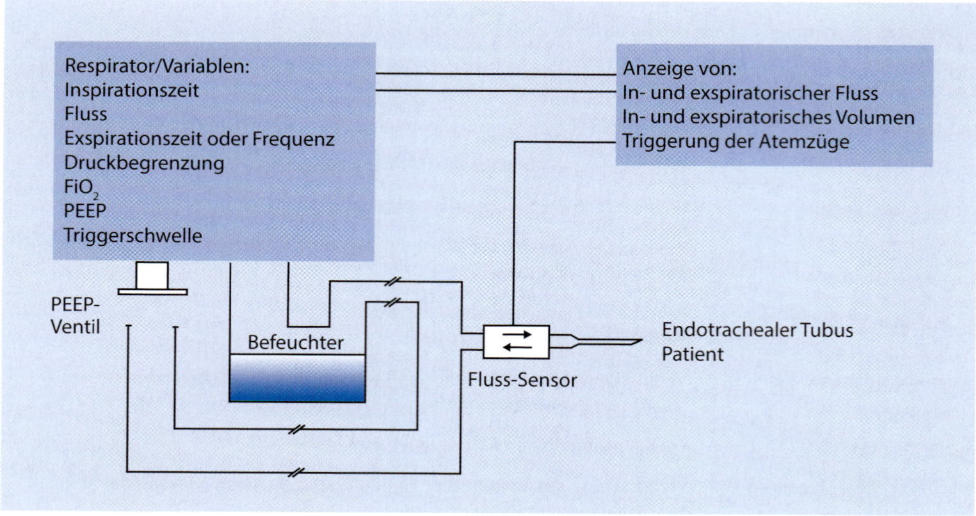

Abb. 104.4 Aufbau eines modernen konventionellen Beatmungsgeräts

Komplikationen Die Komplikationsmöglichkeiten bei künstlicher Beatmung sind zahlreich und hängen sowohl von der Grundkrankheit als auch von der Güte der medizinischen und pflegerischen Maßnahmen ab. Sie können die Atemwege (einseitige Intubation, Tubusobstruktion, Postextubationskrupp, erworbene narbige subglottische Stenose) und das Lungenparenchym betreffen (Barotrauma mit pulmonalem interstitiellem Emphysem, Pneumothorax, Pneumoperikard und Volutrauma in Form eines Permeabilitätslungenödems führen beide zu „ventilation induced lung injury", Biotrauma und schlussendlich multiplem Organdysfunktionssyndrom; Sauerstofftoxizität; chronische Lungenschädigung im Sinne einer bronchopulmonalen Dysplasie). Der Endotrachealtubus als Fremdkörper und die Durchbrechung der laryngealen Barrierefunktion erhöhen das Risiko nosokomialer Infekte (respiratorassoziierte Pneumonie, Sinusitis). Schließlich kann es infolge des Einsatzes von Opiaten, Sedativa und Muskelrelaxanzien zu Entzugssyndromen oder, wenn auch sehr selten, zu diversen Arten von Polyneuromyopathien kommen.

Mit der Überdruckbeatmung werden die Druckverhältnisse im Thorax gegenüber dem Normalzustand umgekehrt. Die Folge ist ein verminderter venöser Rückfluss zum rechten Herzen, meist verbunden mit einer Abnahme des Herzminutenvolumens. Damit kann der positive Effekt der Beatmung auf die arterielle O_2-Spannung mehr als zunichte gemacht werden.

Neuere unkonventionelle Verfahren Bei Kindern mit Rechtsherzversagen oder Fontan-Zirkulation verbessert die „airway pressure release ventilation" (Spontanatmung während biphasischer Druckbeatmung mit langem Hochdruck- und kurzem Tiefdruck-Plateau) nicht nur den Gasaustausch, sondern auch das Herzminutenvolumen. Bei einem kleinen Prozentsatz kritisch kranker Neugeborener, Säuglinge und Kinder lässt sich mit der oben dargestellten konventionellen Beatmung kein adäquater Gastaustausch erzielen. In diesen kritischen Situationen sind Hochfrequenzbeatmung, Stickoxid (NO) und extrakorporale Membranoxygenation bereits breit eingesetzt worden, allerdings meist ohne den Test einer randomisierten kontrollierten Studie bestanden zu haben. Bei der Hochfrequenzoszillationsbeatmung wird die restriktiv erkrankte Lunge mit einem hohen Atemwegmitteldruck geöffnet und offengehalten, und darauf werden minimale Atemzugvolumina in einer Frequenz von 10–15 Hz appliziert. NO wirkt als pulmonaler Vasodilatator (persistierende pulmonale Hypertonie des Neugeborenen, postoperativ nach gewissen Korrekturoperationen am Herzen) oder zur Verbesserung der V/Q-Quotienten bei schweren Fällen von „acute respiratory distress syndrome" (ARDS). Bei der extrakorporalen Membranoxygenation wird der Gasaustausch über eine künstliche Lungen-Maschine (oder kombinierte Herz-Lungen-Maschine) gewährleistet. Die Lunge wird ruhiggestellt und bleibt von respiratorassoziierten Schädigungen verschont.

Literatur

Lumb B (2010) Nunn's Applied Respiratory Physiology, 7. Aufl. Elsevier, Edingburgh, London, New York, Philadelphia, St. Louis, Sydney, Toronto

Cheifetz I (2008) Respiratory Monitoring. In: Rogers'Textbook of Pediatric Intensive Care. Forth Edition, Wolters Kluwer, Lippincott, Wiliams & Wilkins, Philadelphia VS

Randolph A (2009) Management of acute lung injury and acute respiratory distress syndrome in children. Crit Care Med 37:2448–2454

Rimensberger P (2009) Mechanical ventilation in paediatric intensive care. Ann Fr Anesth Reanim 28:682–684

105 Akute Herz-Kreislauf-Insuffizienz und Schock

B.P. Wagner

Definition und Einteilung Der Schock steht am Ende eines Spektrums, das im Angelsächsischen als „impaired perfusion" beschrieben wird, also eine verminderte Perfusion. Schock ist definiert als ein Zustand akuter Herz-Kreislauf-Dysfunktion, deren Folge eine ungenügende Organversorgung mit Sauerstoff und Nährstoffen mit drohender Lebensgefahr darstellt. Es handelt sich dabei, im Gegensatz zum Begriff Herzinsuffizienz, immer um einen instabilen Zustand. Unbehandelt, leider oft aber auch trotz Therapie, kommt es zu einer progressiven Dysfunktion verschiedener Organe und Systeme mit zunehmender Laktatacidose. Der Schockzustand kann somit aus dem kompensierten in ein dekompensiertes und schließlich irreversibles Stadium abgleiten (■ Abb. 105.1). Da es die Aufgabe des Herz-Kreislauf-Systems ist, die Versorgung des Organismus mit Sauerstoff und Nährstoffen sicherzustellen, folgt daraus, dass ein Schockzustand die Folge eines verminderten Herzminutenvolumens, einer inadäquaten Verteilung des Blutflusses oder auch beider Zustände ist. Eine Einteilung der verschiedenen Schockformen nach neueren Gesichtspunkten ist in ■ Tab. 105.1 dargestellt.

Pathophysiologie Unter normalen Umständen liegen Blutfluss und Angebot von Sauerstoff und Nährstoffen weit über den metabolischen Bedürfnissen der Organe. Diese Reserve erlaubt ein metabolisches Gleichgewicht, das auch dann besteht, wenn kurzfristig die Herzleistung abnimmt oder die metabolischen Bedürfnisse steigen. Bei progressivem Missverhältnis von Angebot und Nachfrage werden eine Reihe von Gegenregulationsmechanismen in Gang gesetzt mit Redistribution des Blutflusses und Steigerung der Extraktionsrate von Sauerstoff und Nährstoffen. Im Allgemeinen ist der Blutfluss so verteilt, dass alle Organe ausreichend versorgt sind, und der Blutdruck ist eng reguliert, damit Organe wie Herz und Gehirn auch bei Lagewechsel (hydrostatische Druckdifferenz) oder Anstrengung genügend durchblutet sind. Organe wie Haut und Nieren sind im Verhältnis zu ihren metabolischen Bedürfnissen im Überschuss durchblutet, weil sie besondere Aufgaben erfüllen, die eine hohe Perfusion erfordern (Wärmeabfuhr, glomeruläre Filtration). Falls das Herzminutenvolumen abnimmt, führen lokale und systemische Anpassungsvorgänge dazu, dass der Blutdruck und damit die Durchblutung der vitalen Organe aufrechterhalten werden. Die Umverteilung des Blutflusses weg von Organen wie Haut, Nieren und Gastrointestinaltrakt bewirkt typische klinische Zeichen (Zentralisierung), die für das Erkennen der eingeschränkten Herz-Kreislauf-Funktion essenziell sind.

Der Blutdruck (Produkt aus Herzminutenvolumen und peripherem Gefäßwiderstand) ist die treibende Kraft für die Durchblutung von Organen und Geweben. Die Durchblutung einzelner Organe wird bestimmt durch den Perfusionsdruck und den lokalen Gefäßwiderstand. Der Blutdruck wird durch neurohumorale Einflüsse konstant gehalten, um den Organperfusionsdruck über einen weiten Bereich von Herzminutenvolumina aufrechtzuerhalten. Die Überwachung des Blutdrucks erfolgt durch Barorezeptoren im Sinus caroticus und im Aortenbogen, der Füllungszustand des Herzens wird durch Volumenrezeptoren in den Vorhöfen registriert. Bei einem Druckabfall im Systemkreislauf bzw. einer Abnahme der normalen Dehnung der Vorhöfe kommt es zur Aktivierung des sympathischen Nervensystems mit Ausschüttung von Adrenalin und Noradrenalin, was eine arterielle und venöse Vasokonstriktion zur Folge hat. Letztere bewirkt einen vermehrten venösen Rückfluss und eine Anpassung der Gefäßkapazität an die neuen Verhältnisse.

Der Blutdruckabfall reduziert die Nierenperfusion und stimuliert somit das Renin-Angiotensin-System sowie die Ausschüttung von Aldosteron. Die Meldung „Hypovolämie" der Vorhöfe aktiviert das antidiuretische Hormonsystem, und schließlich wird über einen „transcapillary refill" Flüssigkeit aus dem Interstitium in das intravaskuläre Kompartiment verschoben. Die Aktivierung des adrenergen Systems hat aber nicht nur eine Vasokonstriktion zur Folge, über eine Zunahme der Herzfrequenz und -kontraktilität wird auch das Herzminutenvolumen gesteigert (falls der venöse Rückfluss adäquat ist).

Eine entscheidende Rolle in der Frühphase oder dem voll etablierten Bild des Schocks kommt dem Herzen zu und seiner Fähigkeit, das Herzminutenvolumen zu steigern. Da das Herzminutenvolumen das Produkt von Herzfrequenz und Schlagvolumen darstellt, sind 3 Größen unmittelbar maßgebend: das enddiastolische oder Füllungsvolumen, die Auswurffraktion und die Herzfrequenz. In ■ Tab. 105.2 sind diese Zusammenhänge mit klinischen Beispielen umfassend dargestellt.

Klinische Symptome und Diagnose Einer der Gründe für die hohe Morbidität und Mortalität des Schocks ist das mangelhafte oder fehlende Erkennen der Frühstadien. Für die meisten Ärzte ist es in der Regel nicht schwierig, bei einem grau-blassen hypotonen und tachypnoischen Kind mit fehlenden peripheren Pulsen und kalter Peripherie einen Schock zu diagnostizieren. Leider entspricht diese Klinik aber oft bereits einem dekompensierten Schockzustand, bei dem trotz aller therapeutischen Maßnahmen ein letaler Ausgang nicht vermeidbar ist. Aus diesem Grund sind Früherkennung des Schocks und die unmittelbare Einleitung von Gegenmaßnahmen entscheidend. Dies bedeutet eine dauerhafte Sensibilität (high index of suspicion) und die gute Kenntnis der klinischen Zustände, die häufig mit Schock assoziiert sind. In ■ Tab. 105.3 sind die wichtigen klinischen Zeichen des Schocks in den verschiedenen Schweregraden der gestörten Perfusion zusammengestellt.

Ist der Schockzustand klinisch erkannt, geht es von vorrangiger Bedeutung darum, die Form des Schocks zu ermitteln, was meist durch die Kenntnis des Grundleidens erleichtert wird. Insbesondere der kardiogene Schock kann sich aber auch als Erstmanifestation eines neu auftretenden Grundleidens präsentieren, was die akute Versorgungssituation natürlich wesentlich erschwert. Bei der klinischen Untersuchung des Patienten im Schock wird man daher besonders nach vergrößerter Leber und gestauten Halsvenen suchen müssen. Beide Befunde weisen auf einen erhöhten rechtsatrialen Druck hin, wie er bei einer Herztamponade oder einem Myokardversagen (Myokarditis) gefunden wird.

Zu den sinnvollen technischen Untersuchungen gehört auch das Röntgenbild des Thorax: Hypovoläme Zustände und distributiver Schock (Sepsis) sind mit normaler oder kleiner Herzgröße assoziiert. Eine vergrößerte Herzsilhouette spricht für ein Myokardversagen bzw. eine Herzbeuteltamponade. In diesen Fällen ist eine Echokardiografie zur weiteren diagnostischen Klärung erforderlich. In der Thoraxaufnahme werden zudem alle Formen von extraalveolärer Luft erkannt, die, unter Spannung stehend, zu einem obstruktiven Schock führen können (Pneumothorax, Pneumoperikard u. a).

G.F. Hoffmann, M.J. Lentze, J. Spranger, F. Zepp (Hrsg.), *Pädiatrie*,
DOI 10.1007/978-3-642-41866-2_105, © Springer-Verlag Berlin Heidelberg 2014

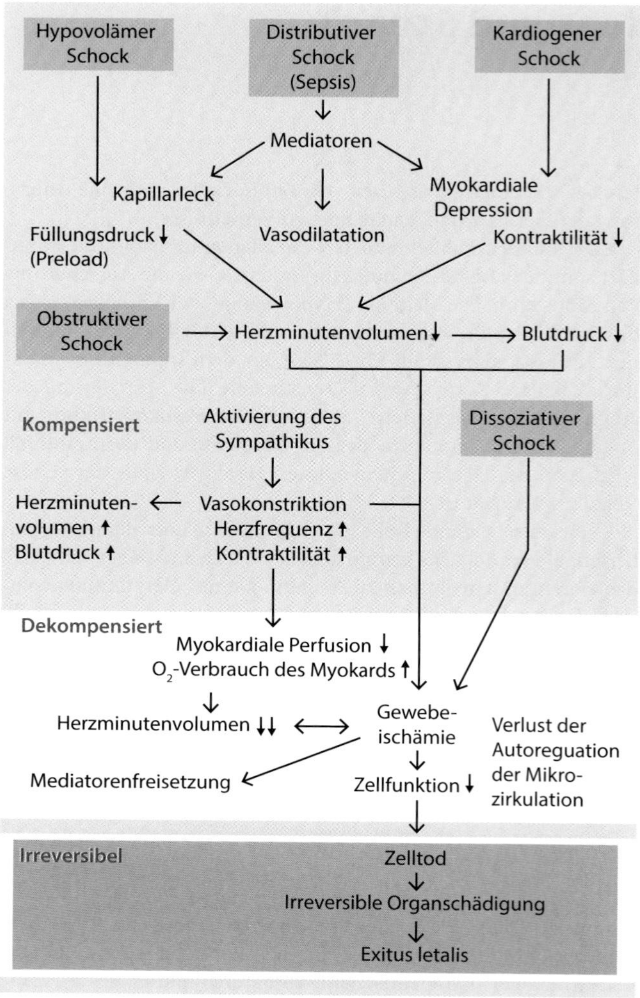

Abb. 105.1 Einteilung der verschiedenen Formen des Schocks nach Ursache und Schockzustand; pathogenetische Mechanismen

Tab. 105.1 Einteilung der verschiedenen Schockformen

Typ	Primäre Störung	Klinische Situation und Präsentation
Hypovolämisch	Vermindertes zirkulierendes Blutvolumen	Blutung, renale oder gastrointestinale Verluste, Kapillarleck
Distributiv	Venöses Pooling, Maldistribution des regionalen Blutflusses	Sepsis, Anaphylaxie, Querschnittsläsion, Ausfall des Vasomotorenzentrums, Medikamente
Kardiogen	Verminderte Kontraktilität des Myokards	Herzchirurgie, Asphyxie, Rhythmusstörungen, Medikamente
Obstruktiv	Mechanische Obstruktion	Herztamponade, Lungenembolie, Spannungspneumothorax
Dissoziativ	O_2 nicht an Hämoglobin gebunden bzw. freigesetzt oder verwendbar	CO-Vergiftung, Methämoglobinämie, Zyanidvergiftung

Tab. 105.2 Ursachen eines ungenügenden Herzminutenvolumens

Pathophysiologie	Mechanismus	Klinische Beispiele
Ungenügendes Füllungsvolumen	Hypovolämie durch äußere Verluste	Blutung, Brechdurchfall, Hitzschlag, Diabetes insipidus oder mellitus
	Hypovolämie durch Drittraumverluste	Blutung, Ileus, Peritonitis, Sepsis
	Relative Hypovolämie durch Vasodilatation	Sepsis, Anaphylaxie, Querschnittläsion, Ausfall des Vasomotorenzentrums, Medikamente
	Behinderter venöser Rückfluss	Herztamponade, Tachyarrhythmien, Spannungspneumothorax, Überdruckbeatmung mit positivem endexspiratorischem Druck
Verminderte Auswurffraktion	Erhöhter Afterload	Aorten- oder Isthmusstenose, systemische oder pulmonalarterielle Hypertonie, Lungenembolie
	Verminderte Kontraktilität	Asphyxie, Herzoperation an Herz-Lungen-Maschine, Myokarditis, Sepsis
Gestörtes Verhältnis von O_2-Angebot und O_2-Nachfrage	Gestörte Reizbildung oder Reizleitung	Hypoxämie, Hyperkaliämie, Medikamente, kompletter AV-Block
	Niedriger O_2-Gehalt des Bluts	Anämie, Hypoxämie
	Gestörte Substratverwertung	Zyanidvergiftung, Salicylatvergiftung, entzündlich bedingte Mitochondriopathie z. B. bei Sepsis
	Maldistribution des Blutflusses	Sepsis, AV-Fistel
	Erhöhter Stoffwechsel	Fieber, maligne Hyperthermie, Thyreotoxikose

Tab. 105.3 Klinische Zeichen des Schocks

Organ/System	Verminderung des Perfusionszustands		
	Leicht	Mäßig	Schwer
Herz-Kreislauf-System	Herzfrequenz ↑	Herzfrequenz ↑↑, periphere Pulse ↓	Herzfrequenz ↑↑, periphere Pulse fehlend, Blutdruck ↓
Haut	Rekapillarisierungszeit ↑ (normal 1–3 s)	Kalte Extremitäten	Kalte, blau verfärbte Extremitäten
Nieren	Rückgang der Diurese, Konzentration des Urins ↑	Oligurie	Oligurie/Anurie
Atmung	Tachypnoe	Atemminutenvolumen ↑ (Hyperpnoe)	Atemminutenvolumen ↑↑
ZNS	–	Unruhe – Apathiesyndrom	Unruhe – Apathiesyndrom ↑↑ Stupor, Koma und Krämpfe
Magen-Darm-Trakt	–	Motilität ↓	Ileus
Stoffwechsel	–	Kompensierte metabolische Acidose, Laktat ↑	Unkompensierte metabolische Acidose, Laktat ↑↑

Tab. 105.4 Sekundäre Organ-/Systemdysfunktionen

Organ/System	Krankheitsbild	Monitoring
Lungen	"Acute lung injury" und "Acute respiratory distress syndrome (ARDS)" (► Kap. 104)	Thoraxröntgen, Blutgasanalyse (pH, $paCO_2$, paO_2 in Relation zu FiO_2)
Nieren	„Acute kidney injury" und Akutes Nierenversagen (prärenal oder intrinsisch)	Diurese, Harnstoff und Kreatinin im Serum und Urin, Urinnatrium und Osmolalität
Blut	Anämie	Hämoglobinkonzentration oder Hämatokrit
	Verbrauchskoagulopathie	Prothrombinzeit, aktivierte Thromoplastinzeit, Fibrinogen, Fibrinspaltprodukte, Thrombozytenzahl
Leber, Pankreas, Gastrointestinaltrakt	Ischämische Hepatitis	Transaminasen, Bilirubin
	Pankreatitis	Amylase, Lipase
	Ulkuskrankheit	Magensaft-pH und -aspekt
	Ileus	Wiederholte klinische Untersuchung
Stoffwechsel	Laktatacidose, Hyperkaliämie, Dysnatriämien, Hypokalzämie, Hypophosphatämie, Hypomagnesiämie, Hyper-/Hypoglykämie	Natrium, Kalium, Chlorid, pH, Bicarbonat, Laktat, Kalzium, Magnesium, Phosphat

Bei Arrhythmie, Bradykardie oder extremer Tachykardie hilft das Elektrokardiogramm in der Diagnosestellung weiter (totaler AV-Block, länger dauernde paroxysmale supraventrikuläre Tachykardie). Gelingt es nicht, den Schockzustand rasch und mit einfachen Mitteln zu beheben, müssen die Überwachung und Stabilisierungsbestrebungen des Herz-Kreislauf-Systems intensiviert werden. Dazu gehören die Anlage eines Arterienkatheters zur laufenden invasiven Überwachung des Blutdrucks, Pulsoxymetrie und EKG, evtl. ergänzt durch die Bestimmung der Füllungsdrucke des Herzens (Zentralvenendruck, linker Vorhofdruck bzw. pulmonaler Wedge-Druck), des Herzminutenvolumens, der pulmonalen bzw. systemischen Gefäßwiderstände, der gemischt-venösen Sauerstoffsättigungen bzw. Blutgase und die wiederholte Echokardiografie. Zudem ist im weiteren Verlauf besonders auf sekundäre Organversagen zu achten im Rahmen des sog. „multiple organ dysfunction syndrome" und der Patient entsprechend zu überwachen (Tab. 105.4).

Therapie Die eigentliche Schocktherapie ist in ihrem Charakter rein supportiv und hat, mit Ausnahmen, keinen Einfluss auf das zugrunde liegende Leiden. Vor allem im Rahmen des septischen und hämorrhagischen Schocks ist der Kontrolle des Grundleidens (antimikrobielle Therapie, Drainage von Abszessen, chirurgische Blutstillung) entsprechende Aufmerksamkeit zu widmen. Unbestritten sollten zudem die Erhaltung einer genügenden O_2-Spannung bzw. Sättigung im arteriellen Blut und eine genügende Substratzufuhr (Glykämie) sein. In der Regel sind Schockpatienten aufgrund der Stresssituation hyperglykämisch, Neugeborene und dystrophe Säuglinge können aufgrund ungenügender Glykogenreserven bzw. einer eingeschränkten Glukoneogenese hypoglykämisch werden. Therapeutische Zielgrößen der supportiven Schocktherapien sind die rasche Revertierung der Laktatacidose und die Normalisierung der gemischtvenösen O_2-Sättigung >70 %.

Um einen Schockzustand rasch und effizient bekämpfen zu können, ist ein guter und sicherer Gefäßzugang von größter Bedeutung. Für die Notfallsituation kommen alle peripheren Venen in Frage, beim Neugeborenen auch die Nabelvene. Von Punktionsversuchen der zentralen Venen (Vv. jugularis interna, subclavia, femoralis) ist abzuraten, da sie in der Phase der Hypotension von einer hohen Komplikationsrate begleitet sind. Steht keine periphere oder umbilikale Vene zur Verfügung, sollte unverzüglich ein intraossärer Zugang geschaffen werden.

Volumenzufuhr/Manipulation der Vorlast (preload) Praktisch alle Schockzustände, auch der kardiogene und obstruktive Schock, haben eine gewisse hypovoläme Komponente zumindest als Nebenproblem. Verantwortlich hierfür sind meist Kapillarleck, Vasodilatation durch Schockmediatoren, fehlende oder mangelhafte Flüssigkeitszufuhr oder Erbrechen und die Tatsache, dass das Herz primär „preload-sensitiv" ist, d. h. das Herzminutenvolumen nimmt nach Volumengabe zu. Aus diesem Grund ist eine initiale Volumenexpansion häufig die richtige primäre Therapieentscheidung. Allerdings sollte dies beim kardiogenen Schock wesentlich vorsichtiger geschehen, da Volumenzufuhr alleine das Herzminutenvolumen kaum mehr steigern kann. Als geeignete Präparate stehen kristalloide Lösungen (0,9 % NaCl, Ringer-Laktat), kolloidale Plasmaersatzpräparate (auf der Basis von Gelatine, Stärke oder Dextran) oder Blutprodukte zur Verfügung (Albumin 5 %, Fresh Frozen Plasma, Plättchenkonzentrate, Erythrozytenkonzentrat). Intravenös zugeführte Kristalloide verschieben sich rasch in den interstitiellen Raum, sie sind deshalb besonders für Zustände mit Hypovolämie und konstringiertem Interstitium geeignet (schwere Dehydratation). Im Gegensatz dazu erzielen kolloidale Ersatzlösungen und vor allem Blutpräparate einen höheren Volumeneffekt und eignen sich deshalb besser für hämorrhagische Hypovolämien (Blutungen und Ähnliches).

Ein zweiter wesentlicher Gesichtspunkt betrifft den Natriumgehalt der zugeführten Lösung: Ringer-Laktat (130 mmol Natrium/l) kann bei sehr großer Zufuhr zu einem deutlichen Abfall des Serumnatriums führen und so eine Hirnschwellung begünstigen (Schädel-Hirn-Trauma, schwere hypertone Dehydratation), was bei 0,9 % NaCl (154 mmol Natrium/l) praktisch nie der Fall ist. Natriumarme oder -freie Flüssigkeiten dürfen in der Schockbehandlung nicht eingesetzt werden. Das im Rahmen des Schockzustandes aktivierte antidiuretische Hormonsystem hemmt jede freie Wasserausscheidung, und so kann die Verabreichung hypotoner Lösungen rasch eine Wasserintoxikation zur Folge haben. Bei massivem Volumenersatz kann es zu wesentlichen Veränderungen der Zusammensetzung des Bluts kommen, die als erste die O_2-Transportkapazität (Hämoglobin), dann die plasmatische Gerinnung, den kolloidosmotischen Druck und schließlich die Thrombozyten betreffen. Durch gezielte Maßnahmen (Komponententherapie mit Erythrozytenkonzentrat, Fresh Frozen Plasma, 20 % Albumin und Plättchenkonzentrat) muss in dieser Situation versucht werden, die entsprechenden Werte in einem akzeptablen Rahmen zu halten (Hämoglobin 70–90 g/l, Fibrinogen >1 g/l, Albumin >20 g/l, Thrombozyten >50 G/l).

Die Dosis des zugeführten Volumens beträgt in der Regel 10–20 ml/kg KG, die Geschwindigkeit der Zufuhr richtet sich nach dem Schweregrad des Schockzustands (1–15 min). Die Gesamtmenge der zugeführten Flüssigkeit wird nach dem Dose-Response-Prinzip bemessen: In der Notfallsituation ist dies die Wiederherstellung einer peripheren Zirkulation, die Abnahme der Tachykardie und Tachypnoe unter Volumentherapie. Falls aber feuchte Rasselgeräusche oder eine zunehmende Hepatomegalie auftreten, sollte die Volumenzufuhr unverzüglich gestoppt und Vasoaktiva eingesetzt werden.

Nach Einrichtung eines vollständigen Monitorings orientiert sich das Dose-Response-Prinzip am Erreichen von atrialen Füllungsdrucken, die für die entsprechende Situation als adäquat erachtet werden (8–16 mmHg) und vor allem an der Normalisierung der Schlagvolumenvariabilität beim beatmeten Patienten. Als Zeichen einer optimalen bis maximal erlaubten Füllung des Kreislaufs mag ebenfalls der Anstieg der zentralen Füllungsdrucke über das geschätzte Optimum nach einer erneuten Testdosis von Volumen dienen. Die Gesamtmenge des Volumenersatzes kann bei einem septischen oder hypovolämen Schock ohne Weiteres 60–100 ml/kg KG betragen.

Die Hauptgefahr einer unkontrollierten Volumentherapie, welche sich nicht nach dem Dose-Response-Prinzip richtet, ist das „fluid overload syndrome" mit Lungenödem, Herzversagen und Kapillarschaden.

Medikamentöse Therapie Die medikamentöse Therapie zielt in der Regel auf eine Steigerung der Kontraktilität des Myokards (positive Inotropie), der Preis dafür ist in der Regel allerdings auch ein erhöhter O_2-Verbrauch des Herzmuskels. Bei der Wahl der Medikamente (■ Tab. 105.5) ist zu berücksichtigen, dass sie ebenfalls das periphere Gefäßsystem beeinflussen. Inodilatatoren (Dobutamin, Milrinone, usw.) wirken vorzugsweise im Rahmen des kardiogenen Schocks; Inokonstriktoren (Adrenalin, Dopamin, Noradrenalin) eher in der Situation des distributiven Schocks. Dopamin und Adrenalin wirken in niedriger Dosierung als Inodilatatoren, in höherer Dosierung als Inokonstriktoren (je nach Überwiegen der β- bzw. der α-Wirkung). Dopamin induziert innerhalb von 24 h eine vollständige Hypophysensuppression, welche sich in der Genesungsphase ungünstig auswirkt. Ein Wechsel von initial eingesetztem Dopamin auf andere Vasoaktiva scheint daher im Verlauf günstig.

Reine Vasodilatatoren (Nitroprussid, Nitroglyzerin), als Monotherapie eingesetzt, haben nur einen Platz im Rahmen einer leichten bis mäßigen kardiogenen Störung, da die Erhaltung eines allgemeinen kritischen Perfusionsdrucks oft problematisch ist. Ihr Vorteil ist, dass der myokardiale O_2-Verbrauch nicht gesteigert wird. Eine besondere Rolle kommt dem Prostaglandin E_1 zu, das nicht so sehr als allgemeiner Vasodilatator, sondern zur Eröffnung des Ductus arteriosus in der Neugeborenenperiode eingesetzt wird (kritische Aortenstenose, Linksherzhypoplasie, Koarktationssyndrom und Isthmusstenose).

Neu etabliert sich auch Levosimendan, welcher als sog. Kalzium-Sensitizer den myokardialen O_2-Verbrauch nicht erhöht und entsprechend bei schwerer Herzinsuffizienz als Inodilatator günstig erscheint.

Weitere Maßnahmen Therapeutisch unbestritten ist die Entlastung eines Spannungspneumothorax oder einer Herztamponade im Falle des obstruktiven Schocks. Ebenso wenig wird die Konversion einer supraventrikulären Tachykardie oder das Pacing bei einem vollständigen bradykarden AV-Block zu Diskussionen Anlass geben. Während eine künstliche Beatmung mit positivem endexspiratorischem Druck im Falle des hypovolämischen Schocks die allgemeine Situation durch Behinderung des venösen Rückflusses eher verschlechtern kann, wird im Falle des kardiogenen oder distributiven Schocks (Sepsis) unter Beatmung oft eine Verbesserung beobachtet. Dies ist auf eine Afterloadreduktion des linken Ventrikels (das Herz kann aus einem Raum mit höherem Druck auswerfen), auf eine Entlastung der Atemmuskulatur (die in diesen Fällen bis 50 % des Herzminutenvolumens beanspruchen kann), auf eine Afterload-Reduktion des rechten Ventrikels und eine verbesserte O_2-Spannung und -Sättigung zurückzuführen (beides bedingt durch eine verbesserte funktionelle Residualkapazität). Bei erhöhter pulmonaler vaskulärer Resistenz ist neben einer guten Entfaltung der Lunge die Anwendung von inhaliertem Stickoxid (iNO) als pulmonaler Vasodilatator zu erwägen. NO führt nicht nur zur pulmonalen Vasodilatation, sondern kann durch Entlastung des rechten

Tab. 105.5 Medikamente mit inotroper und peripherer vaskulärer Wirkung

Substanz	Übliche Dosis (µg/kg KG/min)	Wirkungskategorie, Indikationen, Kommentare
Dopamin	5–15	Inodilatator (β_1-Wirkung vorwiegend), ab 12–15 µg/kg KG/min meist Inokonstriktor (α-Wirkung überwiegend). Wirkt via Freisetzung von Noradrenalin. Via dopaminerge Rezeptoren der Nieren wird die renale Durchblutung gesteigert, klinischer Nutzen allerdings fraglich
Dobutamin	5–15 (20)	Inodilatator (β_1-Wirkung), auch bei erschöpften präsynaptischen Vorräten wirksam. Im Vergleich zu Dopamin in der Regel mehr positive Chronotropie
Adrenalin	0,01–2	In niedriger Dosierung β-Wirkung, in höherer Dosierung α-Wirkung vorwiegend (Inokonstriktor). Mittel erster Wahl beim anaphylaktischen Schock, sonst oft als Zweitmedikament neben Dopamin oder Dobutamin eingesetzt
Noradrenalin	0,01–0,5	Vorwiegend Vasokonstriktor (α-Wirkung ohne wesentliche Wirkung auf den Herzmuskel). Einsatz im Rahmen des distributiven Schocks mit sehr tiefer vaskulärer Resistenz
Milrinone	50 µg/kg KG über 10 min (= Sättigung), 0,375–1,0	Phopsphodiesterase-Inhibitor mit peripherer Vasodilatation (Inodilatator)
Nitroglyzerin	1–10	Vasodilatator mit vorwiegender Wirkung auf das venöse System
Nitroprussid	0,5–10	Vasodilatator mit vorwiegender Wirkung auf der arteriellen Seite. gut steuerbares, akut wirkendes Antihypertensivum. Höhere Dosen und länger dauernde Anwendung können zu einer Zyanidvergiftung führen. Lichtschutz notwendig
Prostaglandin E_1	0,005–0,1	Eröffnung des Ductus arteriosus, Vasodilatator
Levosimendan	0,1–0,2 µg/kg KG/h	Neuer Inodilatator als Kalzium-Sensitizer, welcher den myokardialen O_2-Verbrauch nicht erhöht.

Ventrikels auch eine innere Tamponade (Kompression des linken Ventrikels durch überdehnten rechten Ventrikel) verbessern. Beim therapierefraktären Schock etabliert sich zunehmend die ergänzende hormonelle Substitution von Hydrokortison, Thyrotardin in physiologischen Dosen und bei extremer Vasoplegie ebenfalls die Gabe von Vasopressin.

Literatur

Brierley J et al (2009) Clinical practice parameters for hemodynamic support of pediatric and neonatal septic shock. Crit Care Med 37:666–688

Cecconi M et al (2011) The Fluid Challence. In: Vincent J-L (Hrsg) Annual Update in Intensive Care and Emergency Medicine, S 332–339

Ravishankar C, Tabbutt S, Wernovsky G (2003) Critical care in cardiovascular medicine. Curr Opin Pediatr 15: 443–453

Zingarelli B (2008) Shock and reperfusion injury. In: Rogers Textbook of pediatric intensive care, 4. Aufl. Williams & Wilkins, Baltimore, S 252–265

106 Akutes Versagen des Zentralnervensystems, Koma und intrakranielle Hypertension

B.P. Wagner

Einleitung Die regelgerechte Funktion des ZNS ist entscheidend für die Aufrechterhaltung vitaler Funktionen. Daher können krankhafte Prozesse des Nervensystems das Kind rasch in eine lebensgefährliche Situation bringen. Neurologische Affektionen mit akuter Lebensgefahr, und insbesondere die intrakranielle Hypertension bzw. die zerebrale Herniation, gehen praktisch immer mit einer Bewusstseinsveränderung einher, d. h. mit Zeichen der akuten Enzephalopathie. Oft wird die intrakranielle Hypertension als Grund für die eindrückliche Bewusstseinseinschränkung verkannt und daher werden beim komatösen Kind im Notfall kaum je hirndrucksenkende Sofortmaßnahmen empirisch eingeleitet. Außerdem erfasst die klassische neurologische Untersuchung manchmal nicht das genaue Ausmaß der Bewusstseinsalteration und damit der vitalen Gefährdung. Deshalb muss ein komaadaptiertes klinisches Management des Kindes mit akuter Enzephalopathie frühzeitig die vitalen Funktionen und die intrakranielle Hypertension mit einbeziehen, um Mortalität und neuropsychologische Langzeitfolgen zu vermindern.

Pathophysiologie, klinische Symptome und Diagnose Bewusstseinsalterationen umfassen das ganze Spektrum von erhaltener Wahrnehmung bis hin zum Hirntod. Leichtere und weniger klar definierte Vigilanzminderungen sind umschrieben mit Delirium, Lethargie, Somnolenz und Stupor. Das Koma hingegen ist eindeutig definiert und gleichbedeutend mit dem Verlust jeglicher Kommunikations- bzw. Reaktionsmöglichkeit, d. h. beispielsweise auch kein Augenöffnen auf Schmerzreiz, keine verbale Antwort und kein Ausführen von Befehlen, wobei die gezielte motorische Abwehr noch intakt sein kann. In der Glasgow-Komaskala (◘ Tab. 106.1) entspricht der komatöse Zustand einem Wert von weniger als 9 Punkten. Bewusstseinsalterationen entstehen bei Funktionseinbußen beider Großhirnhemisphären bzw. der Formatio reticularis des Hirnstamms. Die wichtigsten Ursachen für die Entstehung des Komas sind in der ► Übersicht aufgeführt.

Differenzialdiagnose des Komas
- Schädel-Hirn-Trauma inklusive Kindesmisshandlung
- Hämorrhagische und ischämische zerebrale Gefäßkrankheiten (Malformationen, Gerinnungsstörungen)
- Postiktal
- Akuter Hydrozephalus
- Enzephalitis/Meningitis, Hirnabszess, Sepsis
- Hirntumor
- Stoffwechselbedingt
  - Hypoxisch-ischämische Enzephalopathie
  - Hypoglykämie
  - Hyponatriämie
  - Hyperosmolarität inklusive diabetische Ketoazidose
  - Leberversagen inklusive Reye-Syndrom
  - Nierenversagen inklusive hämolytisch-urämisches Syndrom
  - Intoxikation
  - Angeborene Stoffwechselstörungen der Aminosäuren, der Kohlenhydrate, der Fettsäuren usw.

Globale Enzephalopathie Paradigma einer globalen Enzephalopathie ist die toxisch-metabolische Enzephalopathie. Die fortschreitende globale Beeinträchtigung des ZNS führt zum Verlust von Funktionen in typischer Reihenfolge von rostral nach kaudal:
- Einschränkung des Bewusstseinszustandes,
- Verlust gezielter Abwehrreaktionen,
- Verlust ungezielter Abwehrreaktionen (Beuge- bzw. Strecksynergismen, Myokloni),
- Verlust von Hirnstammreflexen,
- Verlust der spontanen Atemtätigkeit.

Nicht selten treten fokale oder generalisierte Krampfanfälle auf.

Fokale Enzephalopathie Fokale Enzephalopathien können ebenfalls zum Koma führen, falls sie den intrakraniellen Druck erhöhen, was wiederum zu globalen Funktionseinbußen führen kann. Da das ZNS verschiedene Kompartimente aufweist, haben fokale Enzephalopathien mit intrakranieller Hypertonie je nach Lokalisation unterschiedliche klinische Verläufe.

Intrakranielle Hypertonie Die intrakranielle Hypertonie ist ein häufiger Begleitbefund fokaler, aber auch globaler Enzephalopathien. Sie entsteht durch Volumenzunahme einer oder mehrerer Komponenten des ZNS (Gewebe, Liquor cerebrospinalis, Blut). Eine relativ geringe Volumenzunahme führt infolge des starren knöchernen Schädels bereits zu Druckerhöhungen und somit konsekutiv auch zu einer verminderten Hirnperfusion (CPP: zerebraler Perfusionsdruck = arterieller Mitteldruck minus intrakranieller Druck). Eine suboptimale Hirnperfusion beeinträchtigt die zerebralen Funktionen und führt schließlich zu neuronaler und glialer Zellschädigung mit Hirnödem.

Der Schweregrad der intrakraniellen Hypertonie hängt ab von der Volumenzunahme und von der Fähigkeit der verschiedenen Schädelkompartimente, sich anzupassen. Letztere ist u. a. abhängig von der Verformbarkeit bzw. vom Ossifikationsgrad des Schädels sowie von der Geschwindigkeit und von der Lokalisation der Volumenzunahme. Eine langsame Volumenzunahme (Hirntumor, obstruktiver Hydrozephalus, Pseudotumor cerebri) bei offener Fontanelle und/oder Verlagerung des Liquors in den Spinalkanal erlauben eine wesentlich höhere Volumentoleranz.

Klinische Zeichen der langsam fortschreitenden intrakraniellen Hypertonie sind: Antriebs- und Orientierungsstörungen, Diplopie, Kopfschmerzen, Erbrechen, arterielle Hypertonie, Strabismus und Stauungspapillen; beim Säugling Trinkfaulheit, Irritabilität und Sonnenuntergangsphänomen der Augen.

Bei rasch progredienter intrakranieller Hypertonie (Hirnblutung, Hirnschwellung nach Trauma, Hirnödem nach hypoxisch-ischämischer Enzephalopathie oder nach Wasserintoxikation) kommt es bei zunehmender globaler zellulärer Dysfunktion zum rasch progredienten Koma mit den typischen Symptomen der globalen Enzephalopathie.

Bei jeder akuten Enzephalopathie mit Bewusstseinsalteration oder gar Koma muss daher eine intrakranielle Hypertonie ausgeschlossen werden, da es bei weiterer Zunahme unweigerlich zu lebensbedrohlichen Herniationszuständen von Hirnstrukturen mit irreversibler Zellschädigung kommt.

G.F. Hoffmann, M.J. Lentze, J. Spranger, F. Zepp (Hrsg.), *Pädiatrie*,
DOI 10.1007/978-3-642-41866-2_106,

Zerebrale Herniation Die zerebrale Herniation umschreibt eine Massenverschiebung aus einem Schädelkompartiment ins nächstgelegene Kompartiment. Bei primär supratentorieller Raumforderung (typisch für globale Enzephalopathien), charakterisiert durch initiale Bewusstseinsalteration und darauf folgende Hirnstammdysfunktion, kommt es zur transtentoriellen oder zentralen Herniation, bei der das Zwischenhirn (Thalamus, Hypothalamus) durch den Tentoriumschlitz in die hintere Schädelgrube verschoben wird mit Kompression von subtentoriellem Zwischenhirn, Mittelhirn und Pons. Schließlich kommt es zur Herniation der Medulla oblongata durch das Foramen occipitale magnum. Die Folgen sind eine von rostral nach kaudal fortschreitende partielle oder komplette Unterbrechung der afferenten und efferenten Bahnen im Hirnstamm und ein Ausfall der Hirnstammreflexe, was zu folgenden klinischen Zuständen führt:

- Zwischenhirnsyndrom: Bei zunehmendem Vigilanzverlust bis zum Koma kommt es zuerst zur Dekortikationsrigidität mit erhöhtem Extensorentonus in den unteren und erhöhtem Flexorentonus in den oberen Extremitäten. Die Pupillen sind klein, aber reagieren noch auf Licht. Bei fortschreitender Herniation kommt es häufig primär zur einseitigen Herniation des Temporallappens (Unkus) mit Kompression des 3. Hirnnervs und zur einseitigen lichtstarren, weiten und entrundeten Pupille. Die Atmung ist häufig noch normal, manchmal aber bereits vom Cheyne-Stokes-Typ.
- Mittelhirnsyndrom: Bei darauffolgender Kompression von Mesenzephalon/Pons kommt es zur Dezerebrationsrigidität mit Extension aller Extremitäten. Durch Ausfall der sympathischen und parasympathischen Bahnen werden nun beide Pupillen lichtstarr und mittelweit. Ebenso fallen okulozephale und okulovestibuläre Reflexe aus. Bei Mittelhirndysfunktion kommt es zur Hyperventilation, bei Ponskompression zur apneuistischen Atmung mit langer Inspiration und plötzlicher kurzer Expiration. Zusätzlich können Tachykardie, arterielle Hypertonie und Hyperthermie auftreten.
- Bulbärhirnsyndrom: Die Kompression der Medulla oblongata führt zu Muskelatonie, ataktischer, irregulärer Atmung und zudem zur Cushing-Trias arterielle Hypertension-Apnoe-Bradykardie sowie Hypothermie.

Bei primär infratentorieller Raumforderung mit Herniation kommt es durch Kompression des retikulären Systems ebenfalls zu Vigilanzverlust und Koma. Die Kompression der kortikospinalen Bahnen und der Hirnnervenkerne verursacht zusätzlich Hirnnervenausfälle und Muskelhypotonie. Im Vergleich zur supratentoriellen Hirndruckerhöhung treten bei der infratentoriellen Hirndruckerhöhung Koma oder Beeinträchtigung des autonomen Nervensystems (abnorme Atmung und Kreislauf, Hypothermie) früher auf – manchmal bei noch normalen Pupillenreaktionen und noch vor der Herniation durch das Foramen magnum. Daher wird die infratentorielle Hirndruckerhöhung häufig erst im Stadium der Herniation erkannt.

Die klinische Untersuchung des komatösen Kindes beinhaltet die repetitive Bewertung des Bewusstseinszustandes anhand einer Komaskala, die Untersuchung der Hirnnervenfunktionen (Pupillenreaktion, Kornealreflex, okulozephaler und okulovestibulärer Reflex, Würg- und Hustenreflex), der Atmung, des Kreislaufs und der Temperatur. Der Sinn einer Komaskala ist weder die Bestimmung der Ätiologie noch die genaue Lokalisierung des zerebralen Prozesses, sondern die Objektivierung der Komatiefe, so dass der zeitliche Verlauf und somit die Malignität der Ursache erfasst werden können. Allgemein anerkannt und leicht anzuwenden ist die Glasgow-Komaskala (▣ Tab. 106.1). Zu beachten sind Fehlbeurteilungen durch unvollständige psychomotorische Entwicklung, Lidödeme (z. B. beim Säugling oder Kleinkind), tracheale Intubation, Lähmungen, Sedierung u. a.

▣ **Tab. 106.1** Glasgow-Komaskala

Kriterium	Reaktion	Punktzahl
Augen öffnen	Fehlt	1
	Auf Schmerzreiz	2
	Auf Anruf	3
	Spontan	4
Beste verbale Reaktion	Fehlt	1
	Unverständliche Laute	2
	Unzusammenhängende Worte	3
	Verwirrt	4
	Orientiert	5
Beste motorische Antwort	Keine Reaktion	1
	Extension aller Extremitäten	2
	Abnorme Flexion mit Pronation des Unterarms	3
	Ungezielte Abwehr/normale Flexion der Arme	4
	Gezielte Abwehr	5
	Führt Befehle aus	6

Therapie

Notfallmaßnahmen zur Vermeidung sekundärer hypoxisch-ischämischer Schädigungen des ZNS Die Betreuung eines Kindes mit akutem Koma muss mit der notfallmäßigen Korrektur jeglicher suboptimaler Komponente der zerebralen Sauerstoffversorgung beginnen. Jede Form der Hypoxie, sei sie nun hypoxämisch, stagnierend, anämisch oder zytotoxisch (häufig kombiniert), muss rasch und effizient behandelt werden, damit sekundäre hypoxisch-ischämische Schädigungen vermieden werden. Eine respiratorische Insuffizienz wird meist durch eine zentral bedingte Hypoventilation oder durch eine Obstruktion der Atemwege verursacht. Bei Beeinträchtigung der Schutzreflexe besteht zudem die Gefahr der Aspiration. Bei fehlendem Schluck- und Hustenreflex oder bei einem Score <8 nach der Glasgow-Komaskala sollte daher der Patient prophylaktisch intubiert und mit einer künstlichen Beatmung begonnen werden. Eine ungenügende Perfusion kann durch jede Schockform verursacht werden und muss rasch und gezielt korrigiert werden (▶ Kap. 105). Zerebrale Krampfanfälle sind durch einen sofortigen Einsatz von Antikonvulsiva (Benzodiazepine, Phenytoin) unter Kontrolle zu bringen.

In Bezug auf das ZNS selbst muss beim komatösen Kind unverzüglich die intrakranielle Hypertension bzw. zerebrale Einklemmung ausgeschlossen werden. Werden entsprechende Zeichen bei der klinischen Untersuchung gefunden, sollte mit der empirischen Notfalltherapie der Einklemmung begonnen werden: Der Oberkörper wird hochgelagert (15–30°), um den venösen Rückfluss zu optimieren und das zerebrale Blutvolumen bzw. den Hirndruck zu senken. Nach Intubation und durch Beatmung werden hypoxämische Hypoxie und Hyperkapnie korrigiert; beide Zustände führen zur zerebralen Vasodilatation und erhöhen den Hirndruck. Adäquate Sedierung und Analgesie vermindern den zerebralen Metabolismus und dementsprechend den zerebralen Blutfluss und das zerebrale Blutvolumen. Hyperosmolare Therapie mit Mannitol bzw. mit hypertonem NaCl vermindern den Hirndruck bei gleichzeitiger zerebraler Blutflusssteigerung. Bei Hirntumoren können Steroide zu einer Verminderung des peritumoralen Ödems beitragen.

Bereits während oder unmittelbar nach der initialen Stabilisierung des komatösen Patienten müssen Überlegungen zur Differenzialdiagnose der Ursache der Bewusstseinsstörung angestellt werden. Hinsichtlich der Dringlichkeit hat sich die Einteilung des Komas in sofort behandelbare Ursachen (Hypoglykämie, Meningitis u. a.), rasch progrediente Raumforderungen (Blutungen, Hirnschwellung u. a.) und stabiles Koma bewährt. Gelingt die ursächliche Diagnose, in der Regel immer auch unter Nutzung der Computertomografie, muss unverzüglich mit der spezifischen kausalen Therapie begonnen werden. Die allgemeinen Behandlungsgrundsätze werden in der Folge kurz beschrieben.

Allgemeine neurointensive Maßnahmen Um die strukturelle und funktionelle Integrität des ZNS wiederzuerlangen und aufrechtzuerhalten, muss eine möglichst optimale zerebrale Sauerstoffversorgung sichergestellt werden. Letztere hängt vom zerebralen Blutfluss, vom Hämoglobingehalt und von der Sauerstoffsättigung ab. Der Blutfluss wiederum ist bestimmt durch den Perfusionsdruck und den Durchmesser der Hirngefäße. Seine kritische Grenze (ischemic threshold) liegt bei Kindern bei 15–20 ml/min/100 g Hirngewebe. Dies entspricht einem zerebralen Perfusionsdruck von 35–50 mmHg. Bei Säuglingen sind diese Werte etwas tiefer. Durch Stützung des arteriellen Mitteldrucks (Volumenexpansion, Sympathomimetika) und gleichzeitige Kontrolle des Hirndrucks kann der zerebrale Perfusionsdruck beeinflusst werden. Physiologische zerebrovaskuläre Kopplungen garantieren einen genügenden zerebralen Blutfluss auch bei großen Variationen des arteriellen Blutdrucks (zerebrale Blutdruck-Autoregulation) oder des zerebralen Stoffwechsels (zerebrale metabolische Kopplung). Bei akuten Enzephalopathien kann es zu zerebrovaskulären Entkopplungen kommen: Am häufigsten ist die metabolische Entkopplung; hier ist der Blutfluss nicht mehr dem zerebralen Energiebedarf angepasst. Es kommt somit zur relativen Minderdurchblutung mit zerebralvenöser Entsättigung, zur zellulären Dysfunktion und schließlich zum zytotoxischen Hirnödem. Andererseits ist auch eine zerebrale Hyperämie mit Hirndrucksteigerung und hoher zerebralvenöser Sättigung möglich. Die zerebrale Blutdruck-Autoregulation kann ebenfalls gestört sein, wobei ein normaler Perfusionsdruck nicht mehr einen genügenden Fluss sicherstellt. Selten gestört ist die Reaktivität zerebraler Gefäße auf veränderte CO_2-Spannungen.

Alle diese Entkopplungsvorgänge können nicht nur verschiedene Ausmaße annehmen, sondern auch topografisch regional verschieden ausgeprägt sein. Diese komplexen Zusammenhänge erfordern komplexe Überwachungsmethoden. Der Perfusionsdruck kann relativ einfach mit der invasiven intrakraniellen und intraarteriellen Druckmessung kontinuierlich errechnet werden. Zerebrale Blutflussbestimmungen bleiben vorerst noch sehr aufwendig (Kety-Schmidt-Methode, Xenon-CT, Positronenemissionstomografie, MR-Perfusion). Ein klinisch einfach anwendbarer, aber umstrittener Ersatz ist die transkranielle Doppler-Flussgeschwindigkeitsmessung (Flussgeschwindigkeit vorwiegend durch den Gefäßdurchmesser und nicht nur durch die Flussgröße bestimmt).

Wertvolle Informationen liefert die venöse Sauerstoffsättigung im Bulbus jugularis ($SvjO_2$). Ein retrograd über die V. jugularis interna in den Bulbus jugularis eingeführter Katheter ermöglicht die Bestimmung der zerebralvenösen Sauerstoffsättigung, mit der sich zusammen mit der arteriellen Sauerstoffsättigung die arteriovenöse Sauerstoffdifferenz bestimmen lässt. Diese dient wiederum als Maß der Kopplung von Metabolismus mit Blutfluss. Schließlich kann die zelluläre Funktion direkt mithilfe von Elektroenzephalogramm und evozierten Potenzialen überwacht werden.

Die Therapie der intrakraniellen Hypertonie ist vielfältig und teilweise auch kontrovers. In der folgenden Zusammenstellung sind die wichtigsten hirndrucksenkenden Maßnahmen zusammengestellt:

- Sicherstellung eines freien zerebrovenösen Abflusses durch Kopflagerung in Mittelstellung,
- künstliche Beatmung mit tiefer Normokapnie und mäßiger Hyperoxämie,
- Sedierung und Analgesie, Muskelrelaxation,
- antikonvulsive Therapie (Phenytoin, Phenobarbital).

Etablierte hirndrucksenkende Behandlungen, welche den zerebralen Blutfluss bzw. das Verhältnis Blutfluss/ Metabolismus verbessern, sind:

- Hyperosmolare Therapie (Mannitol, hypertones NaCl),
- Temperaturkontrolle – tief normotherm, evtl. hypotherm,
- Liquordrainage ventrikulär oder lumbal, chirurgische Ausräumung intrakranieller Blutungen,
- große bifrontale Kraniektomie (cave: Infekt, Blutung).

Umstrittene hirndrucksenkende Behandlungen, da nicht frei von Nebenwirkungen, beinhalten:

- Barbituratkoma (cave: kardiozirkulatorische Depression),
- kontrollierte Hyperventilation unter zusätzlichem Blutfluss- oder $SvjO_2$-Monitoring (cave: zerebrale Ischämie),
- Blutdruck- und CPP-Erhöhung bei intakter Blutdruck-Autoregulation (cave: Zunahme des Hirnödems),
- Blutdruck- und CPP-Senkung bei gestörter Blutdruck-Autoregulation, solange CPP >50 mmHg (cave: Ischämie-Risiko)

Spezifische neuroprotektive Maßnahmen Die bisher einzige effektive neuroprotektive Therapie ist die induzierte Hypothermie-Behandlung bei Hypoxisch-ischämischer Enzephalopathie (HIE), z. B. nach perinataler Asphyxie oder nach Herzkreislaufstillstand und Kammerflimmern im Erwachsenenalter. Um eine neuroprotektive Wirkung zu erzielen, wird die Hypothermie-Behandlung gemäß strikten Kriterien durchgeführt. Erfolg versprechend ist die Hypothermie-Therapie der HIE auch nach anderen Ätiologien des Herzkreislaufstillstandes, z. B. nach „near-drowning".

Literatur

Abend N (2008) Evaluation of the comatose child. In: Rogers MC Textbook of pediatric intensive care, 4. Aufl. Williams & Wilkins, Baltimore, S 846–861

Kochanek P (2012) Guidelines for the Acute Medical Management of Severe Traumatic Brain Injury in Infants, Children, and Adolescents. Pediatr Crit Care Med 13:S1–S82

Plum F, Posner JB (2007) Diagnosis of stupor and coma. In: Contemporary Neurology Series, 4. Aufl. Oxford University Press

107 Hitzeschäden

B.P. Wagner

107.1 Hitzestauung, Hitzschlag und Hyperthermie

Definition und Umstände Grundsätzlich ist jeder Temperaturanstieg über die Norm von 37,0+0,5 °C als Hyperthermie zu bezeichnen. Hitzeschäden entstehen, wenn hohe Umgebungstemperaturen die Kompensationsmechanismen des Körpers überfordern. Von Hitzestauung spricht man, wenn klinische Symptome bei Körpertemperaturen zwischen 38 und 40 °C auftreten. Hitzschlag wird meist definiert als die Kombination von lebensgefährlichen Entgleisungen bei Körpertemperaturen >40 °C; wobei der Übergang von Hitzestauung und Hitzschlag fließend sein kann.

Folgende Situationen und Krankheiten begünstigen eine Hitzestauung oder Hitzschlag:

- Hohe Umgebungstemperatur und hohe Luftfeuchtigkeit,
- ungenügende Flüssigkeitszufuhr,
- hohe körperliche Aktivität,
- dicke Bekleidung,
- fehlende Akklimatisation,
- Alter <2 Jahre, Kindesmisshandlung oder Vernachlässigung,
- zystische Fibrose,
- neuropsychiatrische Grundleiden,
- Alkohol- oder Drogenabusus,
- febrile Grundkrankheiten u. a.

Vor allem für Kleinkinder sind abgestellte Automobile mit geschlossenen Fenstern eine gefährliche Hitzefalle. Weitere Ursachen einer lebensgefährlichen Hyperthermie können die maligne Hyperthermie (ausgelöst durch Inhalationsanästhetika, Succinyl-Cholin u. a.), das maligne neuroleptische Syndrom, die thyreotoxische Krise und die Salicylatvergiftung sein.

Pathophysiologie und Klinik Normalerweise kann der Organismus über einen weiten Temperaturbereich die Kerntemperatur eng reguliert halten. Mechanismen zur Wärmeabfuhr umfassen Konduktion, Konvektion, Abstrahlung und Evaporation (Verdunstung), sie werden gefördert durch kutane Vasodilatation und Schwitzen (bis 1 $l/m^2/h$). Bei einer Umgebungstemperatur von über 37 °C bleibt die Evaporation als einziges Mittel, bei einer Luftfeuchtigkeit über 75 % nimmt auch deren Effizienz ab.

Flüssigkeitsverluste durch die Haut und kutane Vasodilatation führen zu einer Hypovolämie, welche initial durch Tachykardie und gesteigerte Kontraktilität des Myokards kompensiert wird. Der verminderte renale Blutfluss führt zu Oligurie und Harnstoffanstieg. Durch Hämokonzentration nimmt die Viskosität des Bluts zu.

Bei Körperkerntemperaturen >40 °C versagt in der Regel die gesamte Thermoregulation, und das Schwitzen hört auf. Neurologische Zeichen des Hitzschlags sind Kopfschmerzen, Erbrechen, Unruhe, Koma oder zerebrale Krampfanfälle. Das hämodynamische Profil entspricht demjenigen eines distributiven Schocks. Wegen der metabolischen Acidose ist die Atmung vertieft und beschleunigt, meist besteht auch eine Hypoxämie (aufgrund eines „acute respiratory distress syndrome“, ARDS) (▶ Kap. 104). Laborchemisch imponieren eine Hyperglykämie und Hypophosphatämie. Liegt der Hyperthermie eine massive körperliche Anstrengung zugrunde, kann es zu Rhabdomyolyse, Hyperkaliämie, Nierenversagen und typisch zu Leberversagen kommen.

Therapie Das Opfer eines Hitzschlags muss möglichst rasch in eine kühle Umgebung gebracht werden. Die Erstversorgung richtet sich nach dem ABC der Reanimation (airway, breathing, circulation). Größte Dringlichkeit ist dem Wiederauffüllen des Kreislaufs zuzumessen, wofür sich NaCl 0,9 % oder Ringer-Laktat eignen (bolusweise 20 ml/kg KG). Zur Senkung der Körperkerntemperatur eignen sich Magen- oder Peritonealspülungen mit gekühlten (10 °C) Ringer- oder NaCl-0,9 %-Lösungen. Von Ganzkörpertauchbädern in Eiswasser ist abzuraten (schlechter Zugang zum Patienten, kutane Vasokonstriktion), jedoch kann mit Alkoholsprays der evaporative Wärmeverlust gesteigert werden. Bei Kältezittern und/oder kutaner Vasokonstriktion kann Chlorpromazin 0,3–0,5 mg/kg KG hilfreich sein, wobei der Blutdruck gut überwacht werden muss. Die kühlenden Maßnahmen sollten bis zum Erreichen einer Temperatur von 38,5 °C weitergeführt werden.

Antipyretika (Paracetamol, Salicylate) und Dantrolene sind beim Hitzschlag nutzlos.

Die weitere supportive Therapie richtet sich nach den auftretenden klinischen Problemen (zerebrale Krampfanfälle, ARDS, Rhabdomyolyse, Nierenversagen, Koagulopathie, Leberversagen, u. a.).

107.2 Verbrennungen und Verbrühungen

Definition Es handelt sich dabei um lokale Einwirkungen von Hitze auf Haut und Schleimhäute mit nachfolgender Verbrennungskrankheit. Im Rahmen dieses Kapitels soll lediglich auf die intensivmedizinische Initialbehandlung von „major burns“ eingegangen werden. Sie umfassen: Verbrennung über 20 % der gesamten Körperoberfläche (KO); tiefe, in die Subkutis reichende Verbrennung über 10 % KO; Verbrennung von Gesicht und Halsregion; Beteiligung der Atemwege und andere, durch Gewalteinwirkung bedingte Begleitverletzungen.

Pathophysiologie und Klinik Die Verbrennungsverletzung führt zu Nekrosen und lokaler und systemischer Entzündungsreaktion. Angrenzend an das abgestorbene Gewebe gibt es eine Zone der Ischämie, welche bei nicht optimaler Therapie durch Hypoperfusion, massive Ödembildung, Hypoxämie oder sekundäre Infektion nekrotisch werden kann. An der verbrannten Stelle wird zudem eine Reihe von entzündlichen Mediatoren freigesetzt, welche die Gefäßpermeabilität lokal und systemisch erhöht. Diese mikrovaskulären Lecke führen zu massiven Verlusten von eiweißreicher Flüssigkeit aus dem vaskulären ins interstitielle Kompartiment. Somit sind Hypovolämie und Hämokonzentration initial die zwingende Konsequenz der Verbrennung. Bei übermäßigem Volumenersatz wird dieses Problem durch Bildung von massiven Ödemen ersetzt, welche zu erhöhtem Druck im Gewebe oder lokaler Hypoxie führen können.

Alle Patienten mit schweren Verbrennungen entwickeln einen Verbrennungsschock. Er ist in den ersten 12–24 h bedingt durch Hypovolämie, erhöhte periphere vaskuläre Resistenz und vermindertes Herzminutenvolumen (ebb phase – Beginn des metabolischen Stress). Vom 2.–5. Tag nach Verbrennung kommt es zu einer hyper-

G.F. Hoffmann, M.J. Lentze, J. Spranger, F. Zepp (Hrsg.), *Pädiatrie*,
DOI 10.1007/978-3-642-41866-2_107, © Springer-Verlag Berlin Heidelberg 2014

dynamen Kreislaufreaktion mit tiefer peripherer Resistenz. Diese fällt mit einem massiven Anstieg von Interleukin-6 zusammen (flow phase). Parallel zu dieser Entzündungsreaktion wird eine massive neurohumorale Stressreaktion ausgelöst mit Ausschüttung vorwiegend von Adrenalin, Kortisol, Aldosteron und antidiuretischem Hormon. Besondere Probleme entstehen bei Beteiligung der oberen Atemwege und Rauchgasinhalation (Verbrennung in geschlossenen Räumen). Neben der Hitzeeinwirkung spielen Rußpartikel, Kohlenmonoxid (CO) und durch chemische Reaktionen entstandene Toxine (Cyanid u. a.) eine Rolle. Zudem kann die O_2-Konzentration in der Einatmungsluft massiv absinken und so zu einer Hypoxie führen. CO-Vergiftung, obstruktive Schleimhautschwellungen der oberen Atemwege und Permeabilitätslungenödem (ARDS) sind gefürchtete Folgen.

Hervorzuheben ist, dass die CO-Vergiftung weder mit der Pulsoxymetrie noch mit arteriellen Blutgasen diagnostiziert werden kann, das Entscheidende ist die Bestimmung des HbCO.

Therapie

Kühlung und Volumenzufuhr Für die erste Hilfe bei Verbrennungen ist die lokale Kühlung mit kaltem Wasser während mindestens 10–15 min essenziell (unter Vermeidung einer globalen Hypothermie).

Möglichst rasch sollte dann mit intravenöser Zufuhr von NaCl 0,9 % oder Ringer-Laktat begonnen werden, wobei die klassischen Empfehlungen zur Flüssigkeitsberechnung regelmäßig zum „fluid overload syndrome“ mit Wundheilungsstörungen und erhöhter Mortalität führen. Diese klassische Flüssigkeitsberechnung basiert auf die Ausdehnung der Verbrennung gemäß folgender Formel:

1500 ml/m²KO/24 h (Erhaltung) plus 2–4 ml/kg/% verbrannte KO/24 h (Ersatz).

Strategie der minimalen Flüssigkeitszufuhr Günstiger erscheint die Strategie der minimalen Flüssigkeitszufuhr, welche aber kombiniert wird mit repetitiver und gezielter Volumen-Bolusgabe nach dem Dose-Response-Prinzip (▶ Kap. 105). Periphere Durchblutung und Temperatur, negativer Basenüberschuss und Hämatokrit sind bessere Kriterien für die Flüssigkeitstherapie als die stündliche Diurese. Zusätzliche Kriterien zur Beurteilung der Volämie sind Zentralvenendruck und atemabhängige Schlagvolumenvariabilität. Über die optimale Zusammensetzung der Infusionslösungen bestehen ebenfalls verschiedene Ansichten (NaCl 0,9 %, Ringer-Laktat, hypertone NaCl-Lösungen, kolloidale Lösungen, Albumin 5 %). In der Regel ist damit zu rechnen, dass nach ungefähr 12 h nach Verbrennung das Gefäßleck abnimmt und somit durchaus kolloidale Lösungen mit besserem intravaskulärem Volumeneffekt verwendet werden können. Nach den ersten 24 h sind die meisten Patienten hämodynamisch stabil. Nun kann auch mit einer enteralen Ernährung begonnen werden, etwaige massive onkotische Defizite (Albumin <20 g/l) sollten aber kompensiert sein. Die benötigte Flüssigkeitsmenge beträgt unter Umständen für diesen Zeitraum immer noch mehr als 1500 ml/m²KO/24 h (Erhaltung).

Atemwege und Atmung Indikationen zur trachealen Intubation und künstlichen Beatmung stellen Läsionen der oberen Atemwege mit massiver Schwellung, Bewusstseinsstörungen (CO-Vergiftung?), ein Atemnotsyndrom mit Hypoxämie und schwere Verbrennungen über 60 % KO dar.

Analgesie Vor allem zweitgradige Verbrennungen können sehr schmerzhaft sein. Daneben spielen das traumatische Erlebnis und die Angst des Kindes eine große Rolle. Somit besteht die optimale Therapie meist in einer Kombination von Morphin und einem Benzodiazepin bzw. Chlorpromazin.

Pflege und Ernährung Eine hohe Umgebungstemperatur (26–30 °C) hilft, die metabolischen Bedürfnisse des Patienten zu reduzieren. Spätestens nach den ersten 24 h wird mit enteraler Ernährung begonnen. Verbrennungspatienten in der Aufbauphase profitieren wahrscheinlich von der Behandlung des Hypermetabolismus mithilfe von Betablockern. Ebenfalls günstig erscheint die hohe Eiweiß- und Kohlenhydratzufuhr kombiniert mit Anabolika wie Insulin und Oxandrolone; und schlussendlich die Frühmobilisation.

Lokale Behandlung. Im Gegensatz zur intensivmedizinischen Therapie steht diese zu Beginn nicht im Vordergrund. Unumstrittene Notfalleingriffe stellen Escharotomien bei Kompartmentsyndromen oder zirkulären Verbrennungen dar. Verbandwechsel finden idealerweise mindestens einmal täglich statt. Mit aggressiven Nekrosektomien wird in der Regel 24–48 h nach Unfall begonnen.

Literatur

Gauglitz GG (2011) Burns: where are we standing with propranolol, oxandrolone, recombinant human growth hormone? Curr Opin Clin Nutr Metab Care 14:176–181
Gueugniaud PY, Carsin H, Bertin-Maghit M, Petit P (2000) Current advances in the initial management of major thermal burns. Intensive Care Med 26(848):856
Halloran LL (2004) Management of drug-induced hyperthermia. Curr Opin Pediatr 16: 211–215
Jardine D (2007) Heat illness and Heat Stroke. Pediatrics in Review 28:249–258
Sheridan RL (2002) Burns. Crit Care Med 30:S500–S514

108 Akzidentelle Hypothermie

B.P. Wagner

Definition und Umstände Ein Abfall der Körperkerntemperatur <35 °C wird als Hypothermie bezeichnet. Risikosituationen zur Entstehung einer Hypothermie sind die Neugeborenenperiode (bei Reanimationen im Kreißsaal, bei schwerer Sepsis und perioperativ), Intoxikationen (Alkohol, Barbiturate u. a.), Kindesmisshandlungen, (Ertrinkungs-)unfälle in den Wintermonaten oder im Gebirge. Von der globalen Hypothermie müssen lokale Erfrierungen (Ohren, Nase, Finger und Zehen) abgegrenzt werden, welche bei Normo- oder Hypothermie des Körperkerns auftreten können und auf welche in diesem Rahmen nicht eingegangen wird.

Pathophysiologie und Klinik Wärmeverluste finden aufgrund von Konvektion (Wind), Konduktion (direkter Kontakt mit kaltem Wasser) und Evaporation (nasse Haut oder Kleider) statt. Das folgende Absinken der Körperkerntemperatur löst eine Reihe von physiologischen Reaktionen aus. Der hypothalamische Thermostat registriert den Temperaturabfall und aktiviert das sympathische Nervensystem, wodurch der Muskeltonus bis zum Muskelzittern (shivering) und Stoffwechselaktivität gesteigert werden. Gleichzeitig kommt es zu einer ausgeprägten kutanen Vasokonstriktion. Falls die homöostatischen Mechanismen die Wärmeverluste nicht mehr kompensieren können, sinkt die Körperkerntemperatur. Beim Abfall von 35 °C bis 32 °C wird ein Exzitationsstadium durchlaufen, in dem der Organismus durch vermehrte Wärmeproduktion und kutane Vasokonstriktion die Kerntemperatur zu steigern versucht. Unter 32 °C werden Organ-/Systemfunktionen verlangsamt, und der Sauerstoffverbrauch sinkt drastisch (bei 28 °C beträgt der Sauerstoffverbrauch noch 50 %, bei 18 °C 22 % der Normalwerte bei 37 °C). Atrioventrikuläre Überleitungsstörungen und Arrhythmien treten in der Regel ab 30 °C auf, und unter 26 °C ist mit Kammerflimmern zu rechnen. Durch Flüssigkeitsverschiebungen ins Interstitium und Kältediurese entsteht eine Hypovolämie.

Unter 32 °C schränkt sich die Bewusstseinslage ein und macht einem Verwirrtheitszustand Platz, unter 30 °C wird das Individuum komatös, eine bilaterale areaktive Mydriasis folgt, und bei 24 °C kommt es meist zum Atmungsstillstand. In der Hypothermie gerinnt das Blut nicht mehr normal (In-vivo-Kältekoagulopathie), und durch die erwähnten Flüssigkeitsverluste steigt der Hämatokrit.

Therapie Die Bergung von Opfern mit Hypothermie muss sehr sorgfältig geschehen, da durch den Einstrom von kaltem Blut aus der Körperperipherie ein Kammerflimmern ausgelöst werden kann. Der Patient sollte dann möglichst rasch in eine warme, windgeschützte und trockene Umgebung gebracht werden. Bei erhaltendem Bewusstsein können warme Getränke verabreicht werden. Im Fall von Koma und Bradypnoe sollten die Atemwege mit einem Trachealtubus gesichert und die Atmung mechanisch unterstützt, beim Vorliegen einer Asystolie oder eines Kammerflimmerns (Diagnose mithilfe eines Elektrokardiogramms) mit äußerer Herzmassage begonnen werden. Der Volumenersatz wird mit isotonen Lösungen in Form von NaCl 0,9 % bzw. Ringer-Laktat durchgeführt.

Anlässlich der Notfallaufnahme kann meist erst mit einem Spezialthermometer die Temperatur korrekt festgestellt werden. Bei Patienten mit Temperaturen über 32 °C genügen in der Regel einfache Maßnahmen zum Wiederaufwärmen (warme Getränke, warme Decken u. a.). Schwieriger ist die Situation bei Temperatur unter 30 °C mit Koma, instabiler Atmung und gestörter Kreislauffunktion. Hier muss alles daran gesetzt werden, die Temperatur durch aktives Aufwärmen in einen Bereich von 32–34 °C zu bringen (Beatmung mit warmen und angefeuchteten Gasen, Zufuhr von warmer, isotoner NaCl-Lösung bzw. Ringer-Laktat, Peritoneal- und Magenspülungen mit warmen Spüllösungen, Wärmestrahler, Wärmematratze, Warmluftgebläse). Die Temperatur der zugeführten Gase oder Flüssigkeiten sollten 42 °C nicht überschreiten, lokale Wärmeapplikation (Bettflaschen u. a.) kann leicht zu Verbrennungen führen. In der Phase des Aufwärmens können Ösophagus- und Rektaltemperatur um 2–3 °C differieren, in der Regel wird die Kontrolle der Ösophagustemperatur vorgezogen, da sie ein rasch reagierendes Kompartiment repräsentiert.

Bei größeren Kindern (>25 kg Körpergewicht) mit tiefer Hypothermie (<25 °C) und Kreislaufstillstand steht als Alternative das Aufwärmen mittels Herz-Lungen-Maschine in einem Herzzentrum zur Diskussion (cave: meist Vollheparinisierung notwendig).

Welche Technik des Aufwärmens auch immer angewandt wird, das Aufwärmen muss wegen der Möglichkeit eines Scheintodes immer bis zum Erreichen von 30–32 °C fortgeführt werden. Erst zu diesem Zeitpunkt ist es sinnvoll, Rhythmusstörungen (Kammerflimmern) zu behandeln, und auch erst dann kann über eine Weiterführung bzw. den Abbruch einer kardiopulmonalen Reanimation entschieden werden („no one is dead, unless warm and dead"). In wirklich desolaten Fällen mit tiefer Hypothermie, Apnoe und Kreislaufstillstand, welche durch eine prolongierte Hypoxie kompliziert sind (Ertrinkungs- und Lawinenunfälle), kann bei Krankenhauseintritt aufgrund von wenigen Laborwerten die Gesamtsituation mehr oder weniger zuverlässig beurteilt werden. Bei einem pH <6,5, einem Serumkalium >10 mmol/l und einer schweren Koagulopathie darf eine Reanimation ohne Erreichen von 32–34 °C Kerntemperatur abgebrochen werden.

Literatur

Bernard SA (2003) Induced hypothermia in critical care medicine: a review. Crit Care Med 31:2041–2051

Larach MG (1995) Accidental hypothermia. Lancet 345:493–498

G.F. Hoffmann, M.J. Lentze, J. Spranger, F. Zepp (Hrsg.), *Pädiatrie*,
DOI 10.1007/978-3-642-41866-2_108, © Springer-Verlag Berlin Heidelberg 2014

109 Ertrinkungsunfälle

B.P. Wagner

Definition Das wesentliche pathogenetische Element bei Ertrinkungsunfällen ist das Eintauchen (Submersion) des ganzen Körpers, vor allem aber des Gesichts mit den Atemwegsöffnungen in Wasser. Wird ein Opfer tot geborgen und sind alle Wiederbelebungsversuche erfolglos, wird von Ertrinken („drowning") gesprochen. Sind noch Vitalfunktionen vorhanden oder können solche durch eine Reanimation vielleicht auch nur vorübergehend wiederhergestellt werden, so wird dies als Beinahe-Ertrinken („near-drowning") bezeichnet. Weiter zu unterscheiden ist die Situation, bei welcher das Gesicht des Opfers aus dem Wasser ragt, der Organismus jedoch durch kaltes Wasser massiv unterkühlt wird (Immersionshypothermie).

Pathophysiologie und Klinik Der Ablauf der Ereignisse bei einem Ertrinkungsunfall ist in ◘ Abb. 109.1 schematisch dargestellt. Entscheidend für die Prognose ist das Ausmaß der hypoxisch-ischämischen Enzephalopathie (HIE). Protektiv für das Gehirn wirken die Hypothermie und der kontrovers diskutierte „diving reflex" (Tauchreflex), negativ eine globale Sauerstoffschuld durch den Kampf gegen das Ertrinken und die Lungenschädigung durch Aspiration und Lungenödem. Eine weitere Möglichkeit bei Ertrinkungsunfällen besteht darin, dass durch Glottisschluss gar kein Wasser aspiriert wird, dass aber Einatmungsversuche gegen die geschlossene Glottis zum Lungenödem e vacuo führen können („dry drowning"). Eine wichtige Rolle für die spätere Behandlung spielt gelegentlich die große Menge von geschlucktem Wasser.

Therapie Nach der Bergung des Opfers müssen die Retter unverzüglich die Vitalfunktionen beurteilen und falls notwendig mit dem ABC (airway, breathing, circulation) der Reanimation beginnen. Lang dauernde Versuche, aspiriertes Wasser aus den Lungen zu quetschen sind nutzlos und verzögern eine effiziente Wiederbelebung.

Bei der Notfallaufnahme ist neben der Beurteilung und evtl. notwendigen Unterstützung der Vitalfunktionen (tracheale Intubation, Beatmung, Gabe von Sauerstoff, Kreislaufunterstützung, Aufwärmen, antikonvulsive Therapie u. a.) besonders auf Begleitverletzungen zu achten. Vor allem Schädel-Hirn-Traumata sowie Verletzungen der Halswirbelsäule und des Halsmarks spielen bei sportaktiven Jugendlichen gelegentlich eine wichtige Rolle. Jedes Kind mit auch nur banalem Ertrinkungsunfall und unauffälligem Status bei Aufnahme sollte zumindest während 4–6 h in einer Notfallstation überwacht werden. Mäßig kranke Patienten (unbeeinträchtigte Bewusstseinslage, leichte respiratorische Symptome mit geringem Sauerstoffbedarf) können bei adäquater Überwachung anschließend in einer normalen Bettenstation behandelt werden.

Schwerkranke Kinder (eingeschränkte Bewusstseinslage, zerebrale Krampfanfälle, Sauerstoffbedarf über 40 %) benötigen Intensivbehandlung. Hauptgewicht wird dabei auf eine exzellente respiratorische und kardiovaskuläre Unterstützung gelegt, wie sie in den vorangegangenen ▶ Kap. 104 bis ▶ Kap. 106 beschrieben wird. Auf eine Überwachung des intrakraniellen Drucks und Barbituratkoma wird heutzutage verzichtet, da deren Wirksamkeit bei der HIE nicht erwiesen und mit relevanten Nebenwirkungen zu rechnen ist. Erfolg versprechend erscheint hingegen die möglichst frühe Applikation einer kontrollierten Hypothermie auf 33 °C (rektal) über 24 h, wobei die thermoregulatorische Antwort des Patienten mit tiefer Sedation/Analgesie unterdrückt, die Herz-Kreislauf-Situation sorgfältig monitoriert und ggf. mit Volumensubstitution und Inodilatatoren unterstützt werden soll (cave: vermindertes Herzminutenvolumen und erhöhter systemischer/pulmonaler Gefäßwiderstand).

Bakterielle Infekte der Atemwege und Lungen werden gezielt gesucht und behandelt. Patienten mit schwerem Ertrinkungsunfall haben ein erhöhtes Risiko für fulminant verlaufende Infektionen mit Pneumokokken.

Prognose Anhand einiger weniger und einfacher Parameter lässt sich die Prognose nach Ertrinkungsunfall zuverlässig beurteilen. Für eine gute Prognose unmittelbar nach dem Unfall sprechen eine intakte oder rasch sich normalisierende Bewusstseinslage sowie eine erhaltene oder rasch einsetzende spontane Atmung. Anlässlich der Notfallaufnahme (30–60 min nach Unfall) weisen persistierende Asystolie und Apnoe auf eine schlechte Prognose hin. In dieser Situation muss eine Körperkerntemperatur über 32 °C nachgewiesen werden, bevor eine Reanimation als erfolglos abgebrochen wird (▶ Kap. 108). Allgemein ist eine gleichzeitig vorliegende Hypothermie meist ein Hinweis auf eine schlechte Prognose, da sie eher mit einer langen Submersionszeit (d. h. langer Dauer der Hypoxie) als mit einer zerebralen Protektion durch Hypothermie korreliert. Es gibt aber wenige Ausnahmen, in denen sich Kinder nach Ertrinkungsunfall in kaltem Wasser und kalter Jahreszeit sehr gut erholt haben.

Wenn sich Gasaustausch und Herz-Kreislauf-Funktion rasch stabilisieren lassen, der Patient aber tief komatös bleibt, ergibt sich ein wichtiger Zeitpunkt zur Beurteilung der Prognose 24 h nach dem Unfall. Ein persistierendes Koma (Glasgow-Komaskala <9) und persistierende Ausfälle von Hirnstammreflexen sind ein klarer Hinweis auf eine schlechte Prognose (Tod oder Überleben in vegetativem Zustand oder mit schwerer Behinderung). Sehr zuverlässig für die Beurteilung erweisen sich in dieser Situation somatosensorisch evozierte Potenziale. Bei bilateral fehlender kortikaler Antwort ist die Prognose unweigerlich schlecht. Nach Meinung des Autors sollte in dieser infausten Situation der Abbruch der supportiven Maßnahmen ernsthaft erwogen werden.

G.F. Hoffmann, M.J. Lentze, J. Spranger, F. Zepp (Hrsg.), *Pädiatrie*,
DOI 10.1007/978-3-642-41866-2_109, © Springer-Verlag Berlin Heidelberg 2014

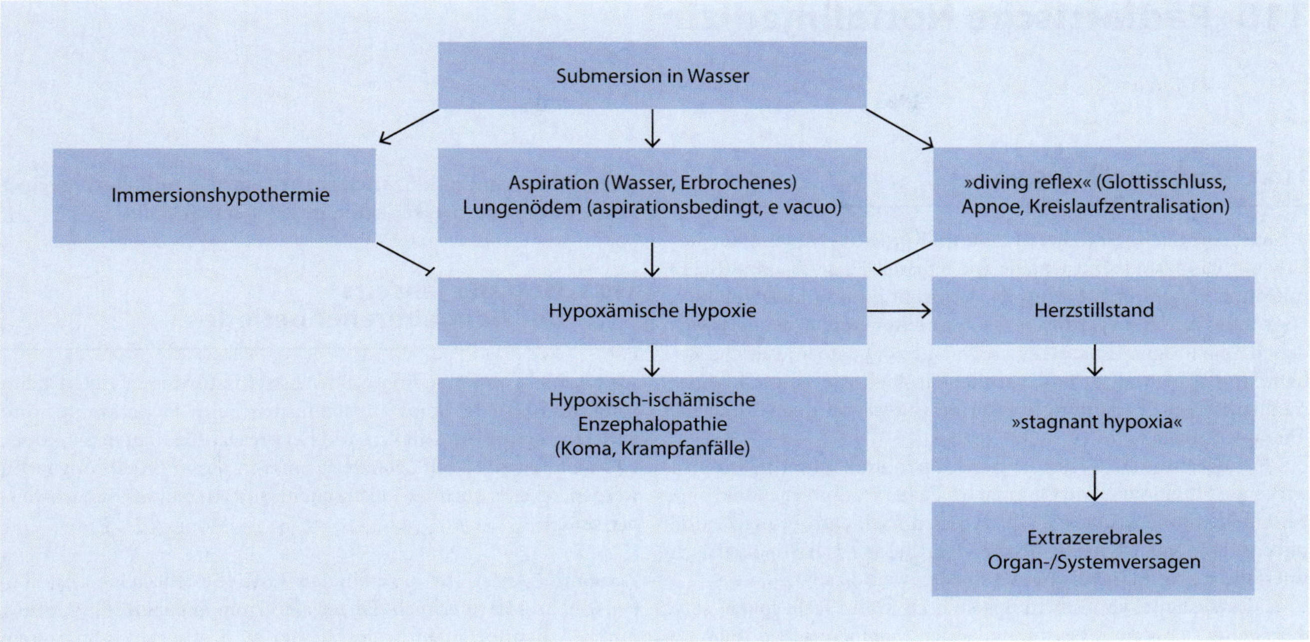

Abb. 109.1 Pathophysiologische Vorgänge bei Ertrinkungsunfällen. –| hemmender (protektiver) Einfluss

Literatur

Holzer M et al. (2005) Hypothermia for neuroprotection after cardiac arrest: systematic review and individual patient data meta-analysis. Crit Care Med 33: 414–418

Kemp AM, Sibert JR (1991) Outcome in children who nearly drown: a British Isles study. Br Med J 302:931–933

110 Pädiatrische Notfallmedizin

G. Jorch

110.1 Vorbemerkungen

Lebensbedrohliche Notfallereignisse im Kindesalter sind selten. Relativ am häufigsten sind Unfälle wie Schädel-Hirn-Trauma (SHT) mit/ohne Polytrauma, Ertrinken, Verbrühung und Strangulation. Hier muss notfallmedizinisch rasch und kompetent reagiert werden, da die Prognose meistens durch eine adäquate und rasche Behandlung am Unfallort und unmittelbar nach Aufnahme in einer medizinischen Einrichtung stärker beeinflusst wird als durch die Therapie danach.

Häufiger sind für Eltern, Erzieherinnen und Lehrer bedrohlich wirkende Situationen wie Ohnmacht, Fieberkrampf, Pseudokrupp, Nasenbluten und leichtes SHT, bei denen nach dem Prinzip „nihil nocere" eine intensivmedizinische Übertherapie durch pädiatrisch unerfahrene Notfallmediziner vermieden werden sollte.

Dieses Kapitel kann nicht nosologisch in die Tiefe gehen, sondern muss sich darauf beschränken, den therapeutischen Rahmen bei typischen kindlichen Notfällen darzustellen.

Die Themen Atemnot, Schock, Koma, Hitzeschäden, Verbrennungen, Unterkühlung, und Ertrinken werden in den vorangehenden Kapiteln behandelt.

110.2 Bedrohliche Symptome und Situationen bei Neugeborenen und jungen Säuglingen

Bei Geburt außerhalb der Klinik muss Ruhe bewahrt werden. Ein Charakteristikum einer unerwarteten Geburt ist meistens, dass sie rasch und komplikationslos erfolgt. Das Neugeborene wird abgetrocknet, auf den Bauch der Mutter gelegt und mit einem trockenen Tuch bedeckt. Die Nabelschnur wird nicht zu dicht am Bauchansatz durchtrennt und abgebunden. Bei Atemstörungen wird das Fruchtwasser aus dem Mund gewischt oder abgesaugt. Ein guter Beugetonus zeigt an, dass es dem Kind gut geht. Eine Zyanose ist in den ersten Minuten nach der Geburt normal.

Eine sichtbare Gelbfärbung der Haut in den ersten 24 Lebensstunden (Icterus praecox) ist ein Warnzeichen und erfordert zur sofortigen Abklärung und Behandlung einer wahrscheinlichen Hämolyse bei Blutgruppeninkompatibilität die sofortige Einweisung in eine Kinderklinik.

Die Trias Erbrechen, Stuhlverhalt und aufgetriebener Bauch ist verdächtig auf eine Darmobstruktion und muss unverzüglich abgeklärt werden. Auffällige Stuhlfarben sind schwarz, weiß und rot. Alle anderen Farben (gelb, braun, grün) sind normal.

Fieber (>38,0 °C rektal) muss beim Neugeborenen und jungen Säugling den Verdacht auf eine behandlungspflichtige Infektion wecken, wenn sie nicht eindeutig auf akzidentelle Überwärmung zurückgeführt werden kann.

Eine akute Bewusstseinsstörung oder Muskeltonusverlust muss unverzüglich abgeklärt werden (Hypoglykämie, Infektion, Kreislaufschock).

Ohne Stethoskop hörbare Atemgeräusche (Stridor, Knorksen) sind in den ersten Lebenstunden und -wochen wegen der anatomisch kleinkalibrigen Atemwege nicht so selten. Bedrohlich sind sie zu werten, wenn Zyanose, Tachypnoe, Tachykardie und/oder Bewusstseinsstörungen hinzutreten. Die sofortige Aufnahme in einer Kinderklinik mit Intensivstation ist dann erforderlich.

110.3 Notfälle jenseits der Neugeborenenperiode

Akute, nicht unfallbedingte Bewusstseinsstörungen treten beim Säugling und Kleinkind am häufigsten beim Fieberkrampf und anderen zerebralen Anfällen und bei kreislaufbedingten Synkopen beim älteren Kind auf. Zunächst muss in dieser Situation geprüft werden, ob eine normale Pulsfrequenz und Atemtätigkeit nachweisbar sind.

Zerebraler Anfall Beim zerebralen Anfall besteht keine akute Lebensgefahr, sofern er nicht länger als 30 min andauert, die Atmung durch Aspiration nicht beeinträchtigt wird und durch Sturz kein Schädel-Hirn-Trauma eingetreten ist. Eine verletzungsgeschützte und aspirationssichere Lagerung und die sorgfältige Beobachtung der Anfallssymptome stehen zunächst im Vordergrund. Die klinische Charakteristik des Anfalls ist für die diagnostische und therapeutische Einordnung meistens wichtiger als das Elektroenzephalogramm. Wenn der Anfall länger als 3 min dauert, sollte die medikamentöse Anfallsunterbrechung z. B. mit Diazepam 5–10 mg rektal oder Midazolam 2,5–10 mg bukkal angestrebt werden. Bei fehlender Wirksamkeit muss an eine persistierende Hyperthermie und an eine Hypoglykämie gedacht werden. Beide Abweichungen müssen durch externe Kühlung bzw. Glukosezufuhr behandelt werden. Eine Intubation und Beatmung ist beim kindlichen Anfall als Übertherapie meistens kontraindiziert. Ein peripherer Zugang und Sauerstoffgabe sind – wenn machbar – während des Rettungstransports sinnvoll.

Meningokokkensepsis Zunächst flohstichartige Blutungen, die in typischen Fällen mit der Trias Kopfschmerzen, Nackensteifigkeit und Fieber auftreten, müssen an eine Meningokokkensepsis(-meningitis) denken lassen. Die Akuttherapie besteht hier im unverzüglichen Rettungstransport in eine Kinderklinik mit pädiatrischer Intensivstation. Schon vor bzw. während des Transports sollte über einen peripheren venösen Zugang die antibiotische Therapie mit z. B. 70 mg/kg KG Cefotaxim und die Volumensubstitution mit einer Infusion von 30 ml/kg KG isotone NaCl-Lösung begonnen werden.

Neurogene und kardiogene Synkope Von der akuten Bewusstlosigkeit beim zerebralen Anfall muss der Bewusstseinsverlust bei neurogener und kardiogener Synkope wegen Unterschieden in der Akut- und Langzeittherapie und bei der Prognose differenzialdiagnostisch abgegrenzt werden. Bei der neurogenen Synkope führen u. a. Aufregung, Hitze, Flüssigkeitsmangel zu einem Blutdruckabfall mit Ohnmacht und Tonusverlust. Die kardiogene Synkope beruht auf Herzrhythmusstörungen mit/ohne Myokard- bzw. Herzklappenerkrankung. Im Gegensatz zum epileptischen Anfall dauert das Ereignis meistens nur wenige Minuten mit rascher Reorientierung und ist mit blassem Hautkolorit statt Zyanose verbunden. Tonische oder myoklonische Muskelaktionen können vorkommen, sind aber meist nur von kurzer Dauer. Im Zweifelsfall erfordert die Differen-

G.F. Hoffmann, M.J. Lentze, J. Spranger, F. Zepp (Hrsg.), *Pädiatrie*,
DOI 10.1007/978-3-642-41866-2_110, © Springer-Verlag Berlin Heidelberg 2014

zierung einer kardiologischen oder epileptischen Ursache spezifische Diagnostik mit mindestens EKG, Echokardiografie und EEG.

Herz-Kreislauf-Stillstand Ein Herz-Kreislauf-Stillstand ist im Kindesalter selten. Die Hauptursachen sind Ertrinken, Strangulation, Verletzungsblutungen und entzündliche oder angeborene Herzerkrankungen.

Die aktuellen international konsentierten Basismaßnahmen sehen für die Reanimation nach initial 5 Beatmungshüben eine kontinuierliche tiefe (4–5 cm) und hochfrequente (100–120/min) Kompression des Brustbeins (sog. Herzdruckmassage) vor, die nur jedes 30. Mal (bei 2 Helfern jedes 15. Mal) für 2 Beatmungshübe kurz unterbrochen werden soll. Auch der Einsatz eines Defibrillators darf nur mit kurzen Unterbrechungen der Herzdruckmassage verbunden sein. Vor bzw. zu Beginn der Reanimation muss über Telefon 112 die Rettungskette aktiviert werden.

Wenn ein Säugling unerwartet leblos aufgefunden wird, sollte zunächst mit der Reanimation begonnen werden, wenn nicht sichere Todeszeichen vorliegen (Totenflecken, Totenstarre). Die erforderlichen Maßnahmen nach Todesfeststellung werden in ► Kap. 15.1 (Plötzlicher Kindstod) beschrieben.

Affektkrämpfe Nur scheinbar bedrohlich sind die sog. Affektkrämpfe. Hier kommt es beim Säugling bzw. Kleinkind meist im Kontext von Schmerz, Ärger oder Angst zu Apnoe, Bewusstseinsverlust und evtl. sogar auch zu myoklonischen Zuckungen oder Tonusverlust. Die „blauen" Affektkrämpfe gehen in der Regel mit einer Tachykardie einher, die „blassen" mit einer eine Bradykardie. Diese Zustände sistieren spontan und bedürfen keiner Therapie.

Hyperventilationstetanie Das Äquivalent bei Jugendlichen sind die Hyperventilationstetanien. Hier führen Angst, Freude, Schreck oder Überraschung zur selbst kaum wahrgenommenen Hyperventilation mit Bewusstseinseintrübung durch zerebrale Minderperfusion und Tetanie durch vorübergehenden alkalosebedingten Mangel an ionisiertem Kalzium.

Anaphylaktischer Schock Das Vollbild eines anaphylaktischen Schocks geht mit Blutdruckabfall und Atemnot einher. Dieses lebensgefährliche Ereignis kann völlig überraschend nach banalen Eingriffen oder Ereignissen wie Impfungen, Insektenstichen oder Kontakt mit Nahrungsallergenen eintreten, so dass mindestens in jeder Klinik und ärztlichen Praxis die Voraussetzungen für sofortige Notfallmaßnahmen vorliegen müssen. Die wichtigsten Primärmaßnahmen sind Kreislaufvolumenauffüllung durch Hinlegen mit Beinhochlagerung bzw. Infusion von 30 ml/kg KG isotoner NaCl, Freihalten der Atemwege und Sauerstoffgabe, Infusion von Adrenalin 1–10 µg/kg KG i.v. und Inhalation von Betamimetika, z. B. als Fenoterol-Dosieraerosol. Kortikoide, z. B. Prednisolon 5 mg/kg KG i.v. und Antihistaminika, z. B. als Clemastin 0,05 mg/kg KG i.v. sind indiziert, helfen aber nicht sofort und hinreichend.

Akute inspiratorische Atemnot Ursache akuter inspiratorischer Atemnot (Stridor) sind u. a. die akute Laryngitis (Pseudokrupp), die bakterielle Epiglottitis und die Fremdkörperaspiration. Ruhe bewahren und sitzende Körperhaltung des Patienten sind die wichtigsten einfachen Maßnahmen. Inhalieren mit Adrenalin und Sauerstoffgabe hilft beim Pseudokrupp, Antibiotikainfusion im Frühstadium der Epiglottitis und Aushusten unter Beklopfen des Rückens in Kopftieflage bei Fremdkörpern in den oberen Atemwegen. In lebensbedrohlichen Situationen sind eine Notfallintubation in tiefer Analgosedierung und ggf. Muskelrelaxierung, instrumentelles Entfernen des Fremdkörpers oder sogar eine Notfalltracheotomie erforderlich.

Verbrennung/Verbrühung Die verbrannte Hautregion muss sofort mit Wasser gekühlt werden. Bei frühzeitigem Beginn kann das Ausmaß der Schäden vermindert werden.

Akute Blutung Bei akuter Blutung ist die Kompression des verletzten Gefäßgebiets die wichtigste Maßnahme. Sie muss ausreichend lange (3–5 min ohne Unterbrechung) erfolgen.

Schädel-Hirn-Trauma Hier erfolgt die umgehende Einweisung in eine Notfallambulanz bzw. Klinik mit der Möglichkeit zur kinderneurologischen Befunderhebung und Bildgebung durch Schädel-CT im Bedarfsfall. Bei Vorliegen von Bewusstlosigkeit ist eine Intubation und Transport unter Beatmung indiziert, wenn die Voraussetzungen dafür vorliegen. In diesen Fällen sollte schon der Primärtransport in eine Klinik erfolgen, in der Kraniotomien bei Kindern, z. B. mit epiduralem Hämatom, durchgeführt und eine Intensivbehandlung auf einer Kinderintensivstation durchgeführt werden können.

Literatur

European Resuscitation Council (2010) Full version of the 2010 European Resuscitation Guidelines

111 Vergiftungen

A. Hahn

Vergiftungen sind Gesundheitsstörungen, die durch die Einwirkung von chemischen Stoffen, Produkten oder auch natürlichen Stoffen beim Menschen ausgelöst werden. Bei den meisten Vergiftungen handelt es sich nicht um einzelne Stoffe, sondern um die Einwirkung von Produkten z. B. im Haushalt, die sich wiederum aus verschiedenen chemischen Stoffen (Rezeptur) zusammensetzen. Bei tierischen und pflanzlichen Giften ist häufig auch heute noch die genaue stoffliche Giftwirkung nicht ausreichend bekannt, oft werden nur Gruppenbezeichnungen angegeben, z. B. Alkaloide, Terpene, Glykoside usw. In der Humantoxikologie sind spezielle wissenschaftliche Kenntnisse und langjährige Erfahrung erforderlich, vor allem dann, wenn es sich um Bewertungen von Vergiftungsfällen handelt. Tiertoxikologische Erkenntnisse sind für die Bewertung von Vergiftungen beim Menschen nur in einem eingeschränkten Umfang hilfreich.

111.1 Ingestionen

Die meisten Vergiftungen, gerade im Kindesalter, sind unbeabsichtigt. Es handelt sich um eine nicht gewollte Einnahme von potenziell schädigenden Substanzen oder Noxen. Anstatt von Vergiftungen ist es meist richtiger von Ingestionen oder Ingestionsunfällen zu sprechen. Bei Kindern ist es oft nicht eindeutig zu eruieren, ob sie tatsachlich etwas zu sich genommen haben, etwa Beeren, Tabletten, Haushaltsmittel. Vielfach handelt es sich um so kleine Mengen, dass keine Symptome auftreten. Von Vergiftungen oder Vergiftungserscheinungen sollte erst dann gesprochen werden, wenn es zu einer deutlichen Gesundheitsbeeinträchtigung kommt.

Zur Einschätzung von Vergiftungen sollten die folgenden Fragen geklärt werden:

- Liegt eine Gesundheitsstörung mit genau zu beschreibenden Symptomen vor?
- Gibt es eine nachweisliche oder gut einzuschätzende Exposition mit Stoffen oder Produkten? Kann diese Exposition durch Labornachweise bestätigt werden?
- Gibt es einen nachweisbaren Zusammenhang, d. h. einen kausalen Zusammenhang zwischen Gesundheitsstörung/Symptomen und der Exposition?

Epidemiologie In Deutschland gibt es keine amtliche Statistik von Vergiftungen. Einschätzungen zu Vergiftungen im Kindesalter können nur über die Jahresberichte der neun deutschen Giftinformationszentren, der jährlichen Berichte der Dokumentations- und Bewertungsstelle für Vergiftungen des Bundesinstituts für Risikobewertung (BfR) und aus der Todesursachenstatistik des Statistischen Bundesamts vorgenommen werden. Nach einer letzten Abschätzung aus dem Jahr 2007 kann man unter Annahme einer Dunkelziffer von 100 % mit ca. 200.000 Ingestionsunfällen bei Kindern jährlich rechnen. Unter den dokumentierten Fällen verlaufen bis zu 40.000 Fälle leicht, etwa 20.000 Kinder müssen stationär behandelt werden. Bei rund 500 Fällen handelt es sich um gefährliche Intoxikationen, bei denen es zu 20–40 Todesfällen pro Jahr kommt. Rund 90 % aller Ingestionsunfälle betreffen Kleinkinder im Alter von 10 Monaten bis 4,5 Jahren, mit einem deutlichen Altersgipfel bei 1–2,5 Jahren.

Suizidale Vergiftungen sind bei Kindern unter 10 Jahren selten, bei Kindern und Jugendlichen in der Altersgruppe von 10–19 Jahren hingegen kommen Suizidversuche häufiger vor. Allein die Berliner Giftberatungsstelle wird jährlich wegen rund 1000 solcher Ereignisse konsultiert.

Die meisten Ingestionsunfälle bei Kleinkindern ereignen sich in Haus und Garten, manche auch in Hobbyräumen, dem Keller und in elterlichen Betrieben. Die gefährlichsten Räume in der Wohnung sind Küche und Badezimmer; hier geschehen 40 % aller Vergiftungsunfälle. Altersbedingt passieren die meisten Fälle im 1. Lebensjahr im Wohnzimmer, meist mit Pflanzen, im 2. und 3. Jahr sind es Küche und Badezimmer (Reinigungsmittel, Lampenöle, Kontrazeptiva usw.) und im 4. Jahr erobern die Kinder Kellerräume, Garage und Garten. In 80 % der Fälle sind die eingenommenen giftigen Produkte nicht höher als 1,60 m über dem Boden aufbewahrt worden, besonders gefährlich sind Noxen, die auf Wohnzimmertischen und Fensterbrettern stehen.

Unterschätzt werden von Eltern und Großeltern die Neugier und der Unternehmungsgeist des Kindes, sowie die Fähigkeit, durch Klettern an scheinbar Unerreichbares zu gelangen. Auch bei der besten Betreuung wird es im Kinderhaushalt zur Ablenkung der Aufmerksamkeit durch die eine oder andere Möglichkeit kommen. Die Vorstellung, alles aus Kinderreichweite zu verbannen, ist in der Praxis schwer durchführbar. Jedes Lebensalter beinhaltet besondere Gefährdungen.

Besonders häufig ereignen sich Ingestionsunfälle am späten Vormittag und in den frühen Abendstunden. Die Aufsichtspersonen sind in der Regel in einem anderen Raum tätig gewesen, Telefonanrufe, plötzliche Besuche, Abfahrt und Ankunft bei Reisen und Umzug sind begünstigende Umstände. Ältere Besucher bringen fast immer Medikamente für den Eigengebrauch mit, und auch bei Krankheit von Familienangehörigen sind Medikamente für Kinder oft leicht erreichbar. Besondere Gefahren können auch im kinderreichen Haushalt entstehen. Ein Haushalt mit mehreren Kindern ist meist lebhafter, hat viele unvorhersehbare Momente und macht es den Erwachsenen schwer, immer einen ausreichenden Überblick zu behalten. Möglicherweise gibt es auch Augenblicke der Überforderung und gerade in Stresssituationen steigt die Unfallgefahr. Eifersucht eines Kindes auf seine Geschwister, der Wunsch nachzuahmen oder Trost zu spenden, können das ältere Kind veranlassen, dem jüngeren ein Haushaltsprodukt oder Medikament zu verabreichen.

Ein chronisch krankes Kind, aber auch gesunde lebhafte, fordernde Geschwister bedeuten für die ganze Familie nicht selten eine erhebliche Belastung, der durch klare Aufgabenverteilung und entsprechendes Management, inklusive Annahme von Hilfsangeboten, begegnet werden kann. Besondere Vorsicht ist bei den gefährlichen Medikamenten geboten. Diese sollten unbedingt getrennt nach innerlicher oder äußerlicher Anwendung und nach Anwendungsalter (Medikamente für Erwachsene oder für Kinder) in einem verschließbaren Medikamentenschrank aufbewahrt werden.

Aus diesen Angaben lassen sich wesentliche Hinweise für primäre Präventionsmaßnahmen ableiten. Besonders gefährliche Produkte sind in der ► Übersicht (Rangfolge) dargestellt.

Noxen

Häufige Noxen Im Vergleich zu Erwachsenen ist die Noxenvielfalt bei Kindern um ein Vielfaches höher. Kinder, insbesondere Kleinkinder, können wenn sich die Gelegenheit bietet, nahezu alle Haushaltsmittel, Hobbyartikel, Kosmetika, Insektizide, Pflanzen, Pilze

G.F. Hoffmann, M.J. Lentze, J. Spranger, F. Zepp (Hrsg.), *Pädiatrie*,
DOI 10.1007/978-3-642-41866-2_111,

usw. in den Mund stecken. Die ▶ Übersicht zeigt eine Rangfolge der häufigsten ingestierten Substanzen bezogen auf das Jahr 2007.

Rangfolge der Häufigkeiten bezogen auf das Jahr 2007

- Rang 1:
  - Haushaltschemikalien: Schäumende oder nicht schäumende Haushaltsreiniger, insbesondere Maschinengeschirrspülmittel, Handgeschirrspülmittel, Entkalker, Allzweckreiniger, Waschmittel für Wäsche und Sanitärreiniger.
- Rang 2: Medikamente: Entzündungshemmer, Husten-, Erkältungsmittel, Herz-, Kreislaufmittel (z. B. Betablocker), Psychopharmaka, Sexualhormone und ihre Hemmstoffe, Antibiotika, Magen-, Darmmittel.
- Rang 3:
  - Pflanzen, vor allem Pflanzenarten mit attraktiven Beeren wie Kirschlorbeer, Physalis, Liguster, Vogelbeere, Holunder, Heckenkirsche, Maiglöckchen.
- Rang 4:
  - Kosmetika wie Haarpflegemittel, Hautpflegemittel wie Badezusatz, Creme, Seife, Nagelpflegemittel

Besondere gefährliche Vergiftungen für Kinder können bei den in der ▶ Übersicht (Besonders gefährliche Noxen) genannten Produkten auftreten.

Für Kinder besonders gefährliche Noxen

Abbeizer, Abflussreiniger, Ammoniakzubereitungen, Bleichlaugen, Backofen-/Grillreiniger, Benzin, Chemikalien, Desinfektionsmittel, Entkalker, Essigessenz, Lampenöle, flüssige Grillanzünder, Kalk, Laugen, Melkmaschinenreiniger, Methanol, methanolhaltige Brennstoffe für Heizkamine/ Brennstoffzellen, Puder, Rohrreiniger, Schädlingsbekämpfungsmittel (z. B. Wühlmausgifte), Unkrautvernichter, Kühlerfrostschutz/Bremsflüssigkeit, Steinreiniger, WC-Reiniger, Zement.

Harmlose Ingestionen Etwa 20 % aller Auskünfte einer Vergiftungsberatungsstelle kann ein erfahrener Auskunftsarzt sofort erteilen. Eine altersentsprechende therapeutische Einzeldosis bedarf keiner Therapie. Bei entsprechender therapeutischer Breite wird auch die Tagesmaximaldosis, auf einmal eingenommen, unproblematisch vertragen.

Aus praktischer Erfahrung gelten die in der ▶ Übersicht (Wenig toxische oder ungiftige Substanzen) genannten Medikamente, Substanzen oder Pflanzen usw. als wenig toxisch oder sogar als ungiftig, wenn sie oral aufgenommen werden. Treten Symptome auf, so sind die Patienten immer bis zur vollständigen Beschwerdefreiheit zu überwachen.

Wenig toxische oder ungiftige Substanzen nach oraler Aufnahme

(Mengenangaben in Klammern bezeichnen die Menge, bis zu der keine Maßnahmen erforderlich sind)

- Pharmaka (Vorsicht bei Kombinationspräparaten):
  - Acetylcystein, Ambroxol, Bromhexin, Carbocystein (10 Tabletten), Kortikosteroide, Enzympräparate, Fluoride (100 mg), Homöopathika (ab D4 und höher, nur Aconitum Napellus erst ab D5, Alkoholgehalt bei Tropfen berücksichtigen), Kalziumpräparate (10 Tabletten), Ovulationshemmer (1 Monatspackung), Vitamin A (50.000 E), Vitamin B, C, K, Vitaminkomplexe (1 OP), Vitamin D (50.000 E)
- Haushaltsmittel, Genussmittel, Kosmetika:
  - Beißringflüssigkeit, Bleistiftminen, Buntstiftminen, Blumenwasser, Düngemittel (0,5 g/kg KG, gilt nicht bei gewerblichen Produkten), Faserstifte, Filzstifte, Fingerfarben, Gesichtswasser (ein Schluck, zu beachten ist der Alkoholgehalt), Heizkostenverteilerröhrchen (Inhalt eines Röhrchens), Kieselgur, Kreide, Kühlflüssigkeit aus Kühlakkus, Lebensmittelfarben, Lippenstifte, Ostereierfarben, Parfum (ein Schluck, zu beachten ist der Alkoholgehalt), Pflegecremes, Quecksilber, metallisch (bis zum Inhalt eines Fieberthermometers 1 ml), Rasierwasser (ein Schluck, zu beachten ist der Alkoholgehalt), Salben, Seifenblasenflüssigkeit (ggf. Entschäumer), Shampoo (ggf. Entschäumer), Schminken, Speiseessig (Vorsicht bei größeren Mengen), Spülmittel für manuelles Spülen (ggf. Entschäumer), Streichholzköpfe (1 Schachtel), Styropor, Süßstofftabletten (20 Tabletten), Tinte (1 ml/kg KG), Trockentabletten (Silicagel, Kieselgur), Tuschen, Wachsmalstifte, Waschpulver (ggf. Entschäumer)
- Pflanzen und Früchte:
  - Berberitze, Bergpalme, Blutpflaume, Cotoneaster (10 Beeren), Dattelpalme, Deutzie, Dreimasterblume, Eberesche (Handvoll), Eicheln (3 Früchte), Felsenbirne, Feuerdorn, Ficusarten, Fleißiges Lieschen, Flieder, Fuchsie, Gänseblümchen, Geldbaum, gemeiner Schneeball (10 Beeren), Geranie, Grünlilie, Gummibaumarten, Hagebutte, Hartriegelarten, Hibiskus, Howeia-Palme, Jasmin, falscher, Judenkirsche, Kapuzinerkresse, Knackebeere (5 Beeren), Kornelkirsche, Liguster (5 Beeren), Löwenzahn, Mahonie, Maiglöckchen (3 Früchte), Maulbeeren, Mehlbeeren, Nachtschatten, bittersüßer (5 Beeren), Nachtschatten, schwarzer (5 Beeren), Osterkaktus, Pantoffelblume, Pelargonie, Rosskastanie (2 Früchte), Rotdorn, Sanddorn, Schlehe, Schneeball (10 Beeren), Schneebeere (5 Beeren), Stiefmütterchen, Usambaraveilchen, Veilchen, Vogelbeere (Handvoll), Wachsblume, Weihnachtskaktus, Weisdorn, Zierapfel, Zierkirsche, Zierpflaume, Zierquitte, Zwergmispel (10 Beeren)

Klinische Symptome Bei den meisten schweren Vergiftungen ist die klinische Symptomatik uncharakteristisch. Es kommt zu Koma, Krämpfen, Kreislauf- und Organversagen, einer Konstellation, die eine schnelle ätiologische Diagnose nicht stellen lässt. Leichtere Vergiftungen führen oft zur Beeinträchtigung von zentralnervösen Funktionen (Verwirrung, Somnolenz, Ataxie, Hypotonie). Gelegentlich werden unspezifische Symptome seitens des Magen-Darm-Traktes und Veränderungen am Herz-Kreislauf-System beobachtet. Nur einige Substanzen führen bei mittelschweren und schweren Intoxikationen zu charakteristischen Symptomkonstellationen, die eine Diagnose hinsichtlich der verantwortlichen Noxe(n) ermöglichen. Dazu zählen manche Pharmaka, insbesondere solche, die cholinerge oder adrenerge Synapsen beeinflussen, sowie einige Schwermetalle.

Beispiele für charakteristische Vergiftungssyndrome sind:

Anticholinerges Syndrom Ursachen sind Atropin und atropinähnlich wirkende Pharmaka und Pflanzen wie Tollkirsche und Stechapfel. Folgen sind Mydriasis, Tachykardie, trockene Schleimhäute, Harnverhaltung, rote Wangen, leichtes Fieber, Halluzinationen.

Cholinerges Syndrom Als Ursachen kommen Organophosphate, Cholinergikaüberdosierung und manche Pilze infrage. Symptome sind Miosis, Bradykardie, Hypotension, vermehrte Speichel- und Schleimsekretion, Erbrechen, Stuhl- und Urinabgang, Schwitzen, Hypothermie, Muskelfaszikulationen, erst spät Koma und Krämpfe.

Sympathikomimetisches Syndrom Als Ursachen kommen Amphetamin und Amphetaminabkömmlinge, Adrenalin und Adrenalinderivate, Kokain infrage. Folgen sind Tachykardie, Hypertonie, Mydriasis, Schwitzen, Hautblässe, Tremor, Unruhe.

Opiatsyndrom Ausgelöst durch Opiate, Kodein kommt es zu Miosis, Halluzinationen, Sedierung bis hin zum Koma, Atemdepression.

Extrapyramidales Syndrom Infolge von Neuroleptika, insbesondere Phenothiazine und Metoclopramid entwickeln sich beim Kind Tortikollis, Zungen- und Schlundkrämpfe bei erhaltenem Bewusstsein.

Thalliumvergiftung Symptome sind Haarausfall, Obstipation, periphere Neuropathie und eine enzephalitisähnliche Symptomatik.

Quecksilbervergiftung Bei akuter Vergiftung sind schwerer Durchfall, Nierenversagen, Schock und Hypersalivation typisch. Bei chronischer Vergiftung im Säuglingsalter entwickelt sich die Feer-Krankheit mit Enzephalopathie, vegetativen Symptomen (Schwitzen, Appetitverlust, Schlafstörungen, Blutdruckerhöhung) und Hautsymptomen (Akrodynie, flüchtige Exantheme, Urticaria rubra, Schuppung).

Bleivergiftung Diese äußert sich in Darmkoliken, Anämie, basophiler Tüpfelung, Enzephalopathie, Bleisaum am Zahnfleisch, Bleilinien (radiologisch, in den Metaphysen) und Bleikolorit (aschgraue Hautfarbe).

Botulismus Hier entwickeln sich Hirnnervenausfälle (Doppelbilder, Schluckstörungen, Akkomodationsstörungen mit weiten Pupillen), Obstipation sowie Muskelschwäche.

Vorgehen bei Giftunfällen Ingestionen oder Vergiftungen, z. B. im Haushalt, fallen im Allgemeinen bei oder kurz nach Einnahme einer Noxe auf. In der ärztlichen Praxis ist noch während dieser symptomfreien Zeit die Entscheidung notwendig, ob eine primäre Giftentfernung durchgeführt werden kann. Giftinformationszentren (s. unten ► Übersicht über Adressen) können dabei eine konkrete Entscheidungshilfe geben, und zwar:

- anhand der Zusammensetzung des eingenommenen Stoffs,
- aus der zu erwartenden toxischen Gefährdung aufgrund der Dosis-Wirkungs-Relation,
- aus konkreter Erfahrung bei ähnlich gelagerten Vergiftungsfällen und deren Verlauf.

Die Notwendigkeit und die Möglichkeiten der sekundären Giftentfernung bei schweren Vergiftungen sind abhängig von der Resorptionsquote und der Kinetik der einzelnen Stoffe unter Berücksichtigung des Verteilungsraums, der Metabolisierung und des Ausscheidungswegs, immer unter Beachtung der bestehenden oder der noch zu erwartenden Symptomatik.

Telefonberatung durch Giftinformationszentren Giftinformationszentren beraten ausschließlich telefonisch. Sie sind über 24 h erreichbar. Zur konkreten Beratung eines Vergiftungsfalls sollten durch den Arzt bereits folgende Fragestellungen geklärt sein:

- Wer (Säugling, Kleinkind, Schulkind, Erwachsener) hat
- was (Medikamente, Chemikalien, Pflanzen usw.),
- wie viel (Anzahl Tabletten, mehrere Milliliter, einen Schluck usw.),
- wann (Uhrzeit, Tag) wie (oral, parenteral, inhalativ, rektal, dermal usw.) aufgenommen?
- Welche Symptome (Ataxis, Somnolenz, Tachykardie usw.) sind aufgetreten?
- Welche Therapie (erbrechen lassen, Atemspende usw.) ist bereits erfolgt?

Bei der Arzt- oder Krankenhausvorstellung sollten auf jeden Fall das verursachende Produkt mit der Originalpackung oder -flasche, der Zweig einer Pflanze mit Beeren, Pilze usw. mitgebracht werden oder ggf. Digitalaufnahmen, z. B. mit dem Handy, vorgenommen worden sein. Maßnahmen durch Laien müssen in jedem Fall erfragt werden, wie Gabe von Salzwasser als Emetikum. Es wurden Todesfälle durch hypertone Dehydratation nach unkontrollierter Salzapplikation dokumentiert.

Milchgaben haben bei Vergiftungen keinen praktischen Nutzen. Insbesondere ist Milch kein Emetikum, sondern ein ideales Transportmittel für Gifte, da Gifte entweder fett- oder wasserlöslich sind. Auch bei der Neutralisation (bei Verätzungen) hat die Milch nur untergeordnete Bedeutung, weil die Pufferkapazität für Säuren minimal ist. Lediglich bei akzidenteller Einnahme von Fluoriden oder Tetrazyklinen fällt der Milch bei der Entgiftung eine Rolle zu: Durch Kalziumionen in der Milch entsteht durch Ausfälle ein schwer resorbierbarer Chelatkomplex.

Die toxikologische Anamnese Die Anamnese ist das wichtigste Element zur ärztlichen Informationsbeschaffung und die Voraussetzung zur plausiblen Beurteilung einer Intoxikation. Bei toxikologischen Gesundheitsbeeinträchtigungen gelten prinzipiell die gleichen Grundsätze, wie bei allgemeinen Erkrankungen. Die Fremdanamnese, Familienvorgeschichte und soziale Anamnese spielen bei der toxikologischen Anamnese in der Regel zunächst nur eine nachgeordnete Rolle. Besondere Bedeutung haben aber folgende Fakten:

- Aufnahmeweg (oral, dermal, inhalativ usw.),
- Expositionsmenge und -art (akut/chronisch),
- identifizierte Noxe(n), die zu gesundheitlichen Beeinträchtigungen geführt haben und
- der räumliche und zeitliche Zusammenhang zur Noxe(n), unter dem die Symptome aufgetreten sind.

Erst nach der Klärung der speziellen toxikologischen Daten kann eine sorgfältige und plausible toxikologische Bewertung der gesundheitlichen Beeinträchtigungen vorgenommen werden.

Originalpackung Die wichtigste Voraussetzung bei der Produktidentifizierung ist die genaue Kenntnis der Noxe idealerweise anhand der Originalpackung oder des Originalbehälters, d. h. der behandelnde Arzt muss die Originalverpackung oder den Originalbehälter zur Verfügung haben. Dies ist bei akuten Gesundheitsbeeinträchtigungen durch chemische Produkte meist nicht der Fall! So versteht es sich von selbst, dass bei akuten Gesundheitsbeeinträchtigungen die korrekten Produktinformationen so schnell wie möglich beschafft werden müssen, wobei natürlich Eltern, Beteiligte und Patienten unbedingt um verlässliche Angaben ersucht werden müssen.

Grundsätzlich sollte es im Zeitalter der elektronischen Informationsübertragung keine besonderen Schwierigkeiten mehr verursachen, derartige Informationen zu gewinnen. Bekanntlich entstehen aber sehr leicht Irrtümer bei der Weitergabe von mündlichen Informationen („Stille Post"-Prinzip). Deshalb müssen Produktinformationen auf der Basis von Etikettangaben per FAX, E-Mail oder notfalls auch im engen telefonischen Kontakt mit entsprechenden Rückfragen beim behandelnden Arzt so schnell wie möglich zur Verfügung gestellt werden. Den höchsten Informationswert hat in jedem Falle eine per FAX oder E-Mail übermittelte Kopie des Etiketts oder der Originalverpackung. Wichtig bei der Identifizierung ist dann eine genaue Produktkenntnis. Hier sollte der Arzt im Zweifelsfalle frühzeitig auf die „produkterfahrenen" Berater in einem Giftinformationszentrum zurückgreifen.

Ärztliche Einschätzung der Vergiftung Um schnell entscheiden zu können, ob es sich wahrscheinlich um eine harmlose oder möglicherweise um eine bedrohliche Vergiftung handelt, werden folgende Angaben benötigt: Alter und Gewicht des Kindes, Noxen, vermutete Menge, Zeitpunkt, Zufuhrweg, Vergiftungsumstände, beobachtete Symptome, eingeleitete Maßnahmen. Bei telefonischer Konsultation notiert man sich dann Namen, Wohnort und Telefonnummer und veranlasst, dass Originalpackungen, Pflanzen usw. mitgebracht werden. Die Zeitangaben sind vielfach unpräzise, und die Angaben können unvollständig sein, da mitunter ja nur die Situation beschrieben wird, in der das Kind aufgefunden wurde. Gelegentlich wird die Ingestion bagatellisiert (etwa aus Angst der Eltern vor juristischen Konsequenzen oder wegen ihrer Selbstvorwürfe), mitunter aber auch dramatisiert, mit übertriebenen Angaben, denn manche Eltern bringen ihr vergiftetes Kind in großer Panik in ärztliche Behandlung.

Die Exaktheit anamnestischer Angaben sollte also grundsätzlich kritisch hinterfragt werden, insbesondere dann, wenn Vorgeschichte und Symptomatik nicht zusammenpassen. Differenzialdiagnostisch muss auch die Möglichkeit einer Kindesmisshandlung oder, insbesondere bei wiederholten Fällen innerhalb einer Familie, an ein Münchhausen-by-proxy-Syndrom gedacht werden.

Erstmaßnahmen bei Vergiftungsunfällen Wer Vergiftungen behandelt, muss über die Eigenschaften der infrage kommenden Noxen gut informiert sein. Der schnelle Zugang zu guter und hinreichender Information ist deshalb besonders wichtig. Es muss sehr schnell eine erste Entscheidung darüber gefällt werden, ob:
- die Situation so unbedenklich ist, dass weitere Maßnahmen nicht erforderlich sind und eine Überbehandlung vermieden werden muss, oder
- ob eine bedrohliche Situation vorliegt oder entstehen wird.

Bei den Erstmaßnahmen bei Vergiftungsunfällen ist die Sicherung der Vitalfunktionen, wie bei anderen Erste-Hilfe-Maßnahmen, oberstes Gebot. Wesentlich ist dabei, dass vor einer Selbstgefährdung (z. B. bei inhalativen Vergiftungen) gewarnt werden muss. Bei bewusstlosen Patienten wird man eine stabile Seitenlage veranlassen. Bei Einnahme von ätzenden flüssigen Substanzen kann man mit einem kleinen Schluck leicht verfügbarer Flüssigkeit (Wasser, Saft usw.) den Mund spülen lassen. Weitere Maßnahmen sollten nur in Absprache mit einer Giftinformationszentrale erfolgen.

Da Verätzungen im Allgemeinen innerhalb kurzer Zeit vorangeschritten oder sogar auch abgeschlossen sind, muss bei Verätzungen am Auge besonders rasch gehandelt werden: Das betroffene Auge muss unmittelbar unter Aufhaltung der Lider (oft nur mit einem weiteren Helfer möglich) unter fließendem Wasser reichlich gespült werden. Danach ist eine sofortige Augenarztvorstellung nötig.

Transport Bei gravierenden Ingestionsunfällen ist es wichtig, unter Verzicht auf zumeist uneffektive, zeitraubende häusliche Behandlungsversuche sofort einen Transport in eine medizinische Notaufnahme zu veranlassen. Lassen Dosis und Art des Gifts es annehmen, dass das Kind während der Fahrt bewusstlos werden könnte, oder ist es bereits zum Zeitpunkt des Anrufs ohne Bewusstsein, dann gilt: Sicherheit geht vor Schnelligkeit. In diesen Fällen muss der Transport in ärztlicher Begleitung erfolgen. Hier gelten die allgemeinen Regeln für den Transport komatöser Patienten.

Primäre Giftentfernung Die primäre Giftentfernung ist die Elimination einer Substanz aus dem Magen-Darm-Trakt vor erfolgter Resorption. Im Gegensatz steht dazu die sekundärer Giftentfernung, wobei die resorbierte toxische Substanz aus dem Körper entfernt wird. Standard der primären Giftentfernung ist heute die die frühzeitige Kohlegabe.

Magenentleerung In den letzten Jahren hat sich nach Abwägung aller Risiken die Erkenntnis durchgesetzt, dass bei einem sehr großen Teil der kindlichen Ingestionsfälle das provozierte Erbrechen mit Ipecac keinen therapeutischen Vorteil bietet. Unter klinischen Bedingungen ist heute auch sehr selten eine Magenspülung erforderlich. Die früher oft praktizierte Gabe von Salzwasser ist sehr gefährlich und obsolet. Auch der Versuch, Erbrechen mechanisch, etwa mit dem Finger oder durch einen Löffelstiel hervorzurufen, ist nahezu immer ineffektiv und sollte unterlassen werden.

Nur unter ganz bestimmten Voraussetzungen (sehr giftige Substanzen, z. B. Organophosphate) innerhalb eines sehr begrenzten Zeitintervalls und unter intensivmedizinischen Bedingungen mit erfahrenem Fachpersonal ist eine Magenspülung überhaupt indiziert. Bei nicht vorhandenem Schluckreflex darf eine Magenspülung nur unter Intubationsschutz vorgenommen werden. Kontraindikationen gegen die Magenspülung sind dabei unbedingt zu beachten ▶ Übersicht aufgeführt.

Eine Magenspülung darf nicht vorgenommen werden:
- bei ätzenden Substanzen
- bei den meisten organischen Lösemitteln
- bei schäumenden Substanzen

Durchführung der Magenspülung Das Schlauchvolumen muss so groß wie möglich sein und im Innendurchmesser mindestens 9–11 mm betragen. Die Länge des Schlauchs entspricht dem Abstand von Nasenwurzel bis zum Schwertfortsatz des Brustbeins zuzüglich 10 cm. Nach Einführen wird das Schlauchende tief gehalten und der Mageninhalt abgelassen und asserviert. Es folgen im Wechsel Einlaufen und Ablassen von physiologischer Kochsalzlösung als Spülflüssigkeit. Die Menge für eine Einzelspülung beträgt 5–10 ml/kg KG. Nach Ablassen der letzten Spülflüssigkeit, die ganz klar sein sollte, wird Aktivkohle (0,5–1 g/kg KG, wenn möglich mindestens 1 g Kohle pro 100 mg Gift) gegeben. Die Magenspülung muss in Seitenlage, möglichst auch in Kopftieflage erfolgen, damit das häufig dabei eintretende Erbrechen nicht zu Aspirationen führt.

Aktivkohle Bei Verdacht auf relevante Intoxikationen dürfen nur wache und kooperative Patienten frühzeitig Aktivkohle bekommen, die Gabe per Nasensonde ist zu bevorzugen. Bei Kindern sollte die Indikation möglichst in Kooperation mit einem Giftinformationszentrum gestellt werden. Wenn nur leichte Intoxikationen zu erwarten sind, sollte Kohle nur im Ausnahmefall und zur Minimierung von unangenehmen Symptomen gegeben werden, aber nur bei unmittelbarer Verfügbarkeit. Droht eine lebensbedrohliche Intoxika-

Tab. 111.1 Antidote und Medikamente (Auszug) zur Behandlung von Vergiftungen (Rücksprache mit Giftinformationszentren)

Freiname	Indikation	Dosierung
N-Acetylcystein	Vergiftung mit Paracetamol	Initialdosis: 150 mg/kg KG in 5%iger Glukose in 60 min infundieren Erhaltungsdosis: 50 mg/kg KG in 5%iger Glukose in 4 h, danach 100 mg/kg KG in 5%iger Glukose in 16 h infundieren Genau überwachen cave: Überwässerung! Gesamtdosis: 300 mg/kg KG in 20 h
Atropinsulfat	Vergiftung mit Alkylphosphaten und Carbamaten	(0,5–) 1 (–2) mg i.v. („biologische" Titration) in Rücksprache mit Giftinformationszentren
Biperidenlaktat	Durch Psychopharmaka ausgelöste extrapyramidale Symptomatik	0,04 mg/kg KG langsam i.v. 3- bis 4-mal pro Tag wiederholbar
Carbo medicinalis	Adsorbens	0,5–1 g/kg KG, , mindestens 1 g Kohle für 100 mg Gift
Ethanol (1 ml Ethanol=0,8 g)	Vergiftungen mit Methanol, Ethylenglykol	1. Wahl: Fomepizol, Initialdosis: 15 mg/kg KG in 0,9%iger NaCl bzw. 5%iger Glukose 2. Wahl: Ethanolgabe Initialdosis: 7,5 ml/kg KG einer 10%igen Lösung in 5%iger Glukose Erhaltungsdosis: 1,25 ml/kg KG/h einer 10%igen Lösung in 5%iger Glukose. Die Ethanolkonzentration im Blut soll zwischen 0,5 und 1 ‰ liegen
Naloxon-HCl	Vergiftungen mit Opiaten (z. B. Kodein, Methadon, Pentazocin)	10–100 µg/kg KG i.v. oder s.c., kann nach Bedarf wiederholt werden, ggf. Dauerinfusion
Physostigminsalicylat	Vergiftungen mit Atropin und anderen Anticholinergika, Belladonna, Pantherina, Antihistaminika, trizyklischen Antidepressiva	0,02–0,06 mg/kg KG langsam i.v. Atropin bereithalten (cave: Bradykardien)
Vitamin K	Vergiftung bzw. Überdosierung von Cumarinderivaten	2 mg/Tag p.o. Säugling 5 mg/Tag p.o. Kleinkind 10 mg/Tag p.o. Schulkind 0,3 mg/kg KG i.v. (cave: bei i.v.-Gabe Schockgefahr)

tion ggf. mit Bewusstseinseintrübung, darf Kohle nur per Magensonde und unter Intubationsschutz gegeben werden.

Kontraindikationen für die Kohlegabe sind: Bestimmte Stoffe wie Säuren/Laugen, Alkohole/Glykole, organische Lösemittel usw., Noxen mit hohem Aspirationsrisiko (z. B. Benzine, Lampenöle), unmittelbar drohender Krampfanfall, Schluckstörungen und rezidivierendes Erbrechen. Kohle sollte in einem Zeitfenster von 1–(2) h gegeben werden. Kohle wird reichlich dosiert. Eine realistische Dosierungsempfehlung lautet: So viel Kohle wie möglich, mindestens mit 10-fachem Überschuss zum Gift bis zu einer Dosis von 1 g/kg KG, mindestens 2–3 g. Bei Kindern kann die Kohle in beliebigen Flüssigkeiten (Saft, Tee, Cola usw.) suspensiert werden, wobei die Gabe in einem undurchsichtigen Gefäß mit Strohhalm empfehlenswert ist.

Sekundäre Giftentfernung Alle Maßnahmen der sekundären Giftentfernung sind eingreifend, erfordern einen hohen technischen Aufwand und bleiben spezialisierten Zentren vorbehalten. Als Methoden kommen nur noch die Hämodialyse ggf. die Hämoperfusion infrage. Für die sog. forcierte Diurese gibt es im Kindesalter keine Indikation mehr. Indikationen der sekundären Giftentfernung sind:
- therapierefraktäre zunehmende respiratorische oder hämodynamische Insuffizienz,
- zunehmende, schwere neurologische Symptomatik (Koma, Krämpfe),
- EEG mit schweren medikamentös bedingten spezifischen Veränderungen sowie
- kritische Blutkonzentrationen.

Hämodialyse und Hämoperfusion Gut geeignet für Entfernung durch Hämodialyse sind:
- Ethanol, Lithium, Methanol, Salicylate, Thallium

Nicht geeignet für Elimination durch Hämodialyse sind alle Substanzen mit einem hohen Verteilungsvolumen und hoher Proteinbindung.

Eine Hämoperfusion kommt infrage für:
- Insektizide (z. B. Organophosphate in der Frühphase), Knollenblätterpilze, Methotrexat und ggf. als ultima ratio (z. B. beim Nierenversagen)

Antidotbehandlung Nur für wenige Noxen ist eine gezielte Behandlung mit Antidoten möglich, deren Einsatz lebensrettend sein und dann auch vor der Giftentfernung den Vorrang haben kann. Bei der Mehrzahl der behandlungsbedürftigen Vergiftungen besteht allerdings nach der Giftentfernung nur die Möglichkeit einer symptomatischen Behandlung.

Antidote wirken auf verschiedenen Wegen:
- Adsorption von Substanzen im Magen-Darm-Trakt, um deren Resorption zu unterbinden (Kohle),
- Bildung von nichttoxischen Komplexen (Chelatbildner bei Schwermetallvergiftungen, Digitalisantikörper),
- Verhinderung oder Verlangsamung der Metabolisierung, wenn z. B. kaum giftige oder untoxische Ausgangssubstanzen zu hochtoxischen Stoffwechselprodukten metabolisiert werden (z. B. Ethanolgabe bei Vergiftungen mit Methanol oder Ethylenglykol),

- Unterstützung körpereigener Entgiftungsvorgänge (N-Acetylcystein bei Paracetamolintoxikationen, Wirkung über Bereitstellung von SH-Gruppen, oder von Natriumthiosulfat bei Cyanidvergiftungen),
- Konkurrenz am Rezeptor (Naloxon bei Opiaten, Atropin bei Organophosphatintoxikation),
- gezielte Beeinflussung von Enzymsystemen (Physostigminbehandlung bei Atropinvergiftung, Wirkung durch Hemmung der Acetylcholinesterase).

Daneben gibt es einige etablierte Maßnahmen, deren Wirkungsmechanismen bisher nicht hinreichend geklärt sind. So kann die hoch dosierte Gabe von Diazepam lebensrettend bei Herzrhythmusstörungen nach Chloroquinintoxikationen sein.

Der Einsatz von Antidoten bedarf einer strengen Indikationsstellung und sollte nur nach Rücksprache mit Giftinformationszentren erfolgen. Eine rein probatorische Gabe ist nicht zu rechtfertigen. Während Naloxon auch bei falscher Indikation keine wesentlichen Nebenwirkungen aufweist, kann die nicht indizierte Gabe von Physostigmin ohne gesichertes anticholinerges Syndrom zu lebensbedrohender Bradykardie, Hypersalivation und Krampfanfällen führen. Die wichtigsten in der Pädiatrie verwendeten Antidote sind mit Indikationen und Dosierungsangaben in ◘ Tab. 111.1 aufgeführt.

Verfügbarkeit von Antidoten und Medikamenten zur Behandlung von Vergiftungen In Praxen von niedergelassenen Ärzten, die Kinder behandeln, sollten vorhanden sein:

- Atropinsulfat, Biperidenlaktat, Carbo medicinalis, Dexamethason zur Inhalation, Diazepam, Dimeticon, Naloxon, Prednison oder Prednisolon, Vitamin K.

In Kinderkliniken sollten neben den oben genannten Medikamenten vorgehalten werden:

- 4-DMAP (Dimethylaminophenol), Ethanol, Folinsäure, N-Acetylcystein, Natriumthiosulfat, Physostigminsalicylat.

Innerhalb von 30 min sollen verfügbar, also z. B. in einer nächsten größeren Krankenhausapotheke oder in einer Zentralapotheke vorhanden sein:

- Deferoxamin, Digitalisantitoxin, Dimercaptopropansulfonat (DMPS), Eisen(III)-Hexacyanoferrat(II) (Berliner Blau), Ethylendiamintetraacetat (CaNa2-EDTA), Folsäure, Methylenblau, Obidoxim-HCl, Polyethylenglykol, Silibin.

Verzeichnis der Informations- und Dokumentationszentren in Deutschland (Stand 2014)

Giftinformationszentren in Deutschland

Giftnotruf der Charité
Universitätsmedizin Berlin
Charité Centrum 5
Oranienburger Str. 285
13437 Berlin
Notruf: +49-30-19 24 0
Fax: +49-30-30 68 6-799
Email: mail@giftnotruf.de
www: http://giftnotruf.charite.de

Informationszentrale gegen Vergiftungen
Zentrum für Kinderheilkunde - Universitätsklinikum Bonn
Adenauerallee 119
53113 Bonn
Notruf: +49-228-19 24 0
Fax: +49-228-28 7-3 32 78 / +49-228-28 7-3 33 14
Email: gizbn@ukb.uni-bonn.de
www: http://www.gizbonn.de

Gemeinsames Giftinformationszentrum der Länder Mecklenburg-Vorpommern, Sachsen, Sachsen-Anhalt und Thüringen (GGIZ)
Nordhäuser Str. 74
99089 Erfurt
Tel.: +49-361-73 07 30
Fax: +49-361-73 07 31 7
Email: ggiz@ggiz-erfurt.de
www: http://www.ggiz-erfurt.de

Vergiftungs-Informations-Zentrale Freiburg (VIZ)
Universitätsklinikum Freiburg – Zentrum für Kinder- und Jugendmedizin
Mathildenstraße 1
79106 Freiburg
Tel.: +49-761-19 24 0
Fax: +49-761-27 0-4 45 70
Email: giftinfo@uniklinik-freiburg.de
www: http://www.giftberatung.de

Giftinformationszentrum-Nord der Länder Bremen, Hamburg, Niedersachsen und Schleswig-Holstein (GIZ-Nord)
Universitätsmedizin Göttingen – Georg-August-Universität
Robert-Koch-Str. 40
37075 Göttingen
Tel.: +49-551-19 24 0
Fax: +49-551-38 31 8-8 1
Email: giznord@giz-nord.de
www: http://www.giz-nord.de

Informations- und Behandlungszentrum für Vergiftungen des Saarlandes
Universitätsklinik für Kinder- und Jugendmedizin, Gebäude 9
Kirrberger Straße 100
66421 Homburg/Saar
Tel.: +49-6841-19 24 0
Fax: +49-6841-16 28 43 8
Email: giftberatung@uniklinikum-saarland.de
www: http://www.uniklinikum-saarland.de/giftzentrale

Giftinformationszentrum der Länder Rheinland-Pfalz und Hessen
Klinische Toxikologie
Universitätsmedizin der Johannes Gutenberg-Universität
Langenbeckstr. 1
55131 Mainz
Tel.: +49-6131-19 24 0 / +49-6131-23 24 66
Fax: +49-6131-17 66 05 / +49 6131 23 24 68
Email: giftinfo@giftinfo.uni-mainz.de
www: http://www.giftinfo.uni-mainz.de

Giftnotruf München
Toxikologische Abteilung der II. Medizinischen Klinik des Klinikums rechts der Isar – Technische Universität München
Ismaninger Str. 22

81675 München
Tel.: +49-89-19 24 0
Fax: +49-89-41 40 24 67
Email: tox@lrz.tum.de
www: http://www.toxinfo.med.tum.de/inhalt/giftnotrufmuenchen

Giftinformationszentrale Nürnberg, Medizinische Klinik 1, Klinikum Nürnberg
Universität Erlangen-Nürnberg
Prof.-Ernst-Nathan-Str. 1
90419 Nürnberg
Tel.: +49-911-39 8-2 45 1
Fax: +49-911-39 8-2205
Email: giftnotruf@klinikum-nuernberg.de

Medikamente und Schwangerschaft
Pharmakovigilanz- und Beratungszentrum für Embryonaltoxikologie
Institut für Klinische Pharmakologie und Toxikologie
Charité - Universitätsmedizin Berlin
Spandauer Damm 130, Haus 10
14050 Berlin
Tel. 030 / 30308-111 Fax 030 / 30308-122
www.embryotox.de

Ärztliche Meldepflicht bei Vergiftungen
Für Ärzte gibt es eine gesetzliche Meldepflicht für Vergiftungen an:
Bundesinstitut für Risikobewertung (BfR)
Erfassungs- und Bewertungsstelle für Vergiftungen
Max-Dohrn-Str. 8–10
10589 Berlin
giftdok@bfr.bund.de
Tel. 030 18412 3460 FAX 030 18412 3929
www.bfr.bund.de/de/vergiftungen-7467.html

Literatur

Aichele D, Golte-Bechtle M (2005) Was blüht denn da, 57. Aufl. Franck-Kosmos, Stuttgart

Baselt RC, Cravey RH (2004) Disposition of toxic drugs and chemicals in man, 7. Aufl. Year Book Medical Publishers, Chicago

Bresinsky A, Besl H (1985) Gift Pilze. Ein Handbuch für Apotheker, Ärzte und Biologen. Mit einer Einführung in die Pilzbestimmung. Wissenschaftliche Verlagsgesellschaft, Stuttgart

Ellenhorn JM, Barceloux DG (1997) Ellenhorn's Medical Toxicology: Diagnosis and Treatment of Human Poisoning, 2. Aufl. Elsevier, Amsterdam

Frohne D, Pfänder HJ (2005) Giftpflanzen, 5. Aufl. Wissenschaftliche Verlagsgesellschaft, Stuttgart

Gerhard E (2010) Der große BLV Pilzführer für unterwegs, 5. Aufl. BLV Buchverlag, BLV Buchverlag München

Haddad LM, Winchester JF (1998) Clinical management of poisoning and drug overdose, 3. Aufl. Saunders, Philadelphia

Mebs D (2000) Gifttiere. Ein Handbuch für Biologen, Toxikologen, Ärzte und Apotheker, 2. Aufl. Wissenschaftliche Verlagsgesellschaft, Stuttgart

von Mühlendahl KE, Oberdisse U, Bunjes R, Brockstedt M (2003) Vergiftungen im Kindesalter, 4. Aufl. Thieme, Stuttgart

Schaefer C, Peters P, Miller RKM (2007) Drugs during pregnancy and lactation. Treatment options and risk assessment, 2. Aufl. Elsevier/Academic Press, Amsterdam

Schaefer C, Spielmann H, Vetter K, Weber-Schöndorfer C (2012) Arzneimittel in Schwangerschaft und Stillzeit, 8. Aufl. Urban&Fischer, München

Sweetman S (2011) Martindale: The Complete Drug Reference, 37. Aufl. Pharmaceutical Press, London

Teuscher E, Lindequist U (2010) Biogene Gifte - Biologie-Chemie-Pharmakologie-Toxikologie, 3. Aufl. Wissenschaftliche Verlagsgesellschaft, Stuttgart

Wexler P, Gilbert SG (2009) Information Resources in Toxicology, 4. Aufl. Elsevier, Amsterdam

XV Pharmakotherapie

112 Pädiatrische Pharmakologie und Arzneimittelanwendung

H. W. Seyberth, M. Schwab

Siehe auch ▶ Kap. 291.

112.1 Historische Bestandsaufnahme

Eine sichere und wirksame Arzneimittelanwendung bei Kindern und Jugendlichen erfordert fundierte Kenntnisse zur Bedeutung der Ontogenese bei der Aufnahme, Verteilung, Verstoffwechselung, Ausscheidung und Wirkung von Arzneimitteln. Als oberstes Prinzip muss beachtet werden, dass Kinder nicht als kleine Erwachsene betrachtet werden können. Obwohl dieser Sachverhalt schon zum Ende des 19. Jahrhunderts offenkundig war, ist auch heute noch dieser Aspekt bei der Arzneimitteltherapie im Kindesalter zu wenig oder manchmal überhaupt nicht berücksichtigt.

Historisch entwickelte sich die pädiatrische Pharmakologie aus drei Komponenten: Pädiatrie, medizinische Poliklinik und Pharmakologie. So ist es verständlich, dass pharmakotherapeutische Kapitel in den ersten Hand- und Lehrbüchern der Kinderheilkunde von pädiatrisch interessierten Pharmakologen geschrieben wurden. Schon damals findet man erwähnt, dass z. B. das Verteilungsvolumen vieler Arzneimittel bei Neugeborenen größer als bei älteren Kindern und Erwachsenen ist und dass Säuglinge und Kleinkinder teilweise ganz anders auf Medikamente wie Opiate, Aspirin oder Koffein reagieren.

Leider hat sich diese interdisziplinäre Zusammenarbeit in Deutschland nach dem 1. Weltkrieg nicht fortentwickelt. Während die Pharmakologen sich mehr dem gut planbaren Experiment am Tier oder isolierten Organ, z. B. der Erforschung des vegetativen Nervensystems, zuwandten, interessierten sich die Pädiater vielfach für die Mikrobiologie und Immunologie sowie die Biochemie und Ernährungslehre. Mit Hilfe dieser Disziplinen erhoffte man sich, neue Konzepte zur Verhütung und Behandlung von Infektionskrankheiten, Fehlernährung und zur Diagnostik konnataler Stoffwechselstörungen entwickeln zu können.

Gerade als am Anfang des letzten Jahrhunderts – stimuliert durch die neuen Erkenntnisse der experimentellen Pharmakologie – die stürmische Entwicklung der industriellen Arzneimittelforschung einsetzte, zeigten Pädiater nur bedingt Interesse an der Pharmakologie und Arzneimittelanwendung. Da die industrielle Forschung schon damals primär marktorientiert war, bestand von industrieller Seite kein allzu großes Interesse an der Entwicklung von Kinderarzneimitteln. Dieser Mangel an Unterstützung mag mit dazu geführt haben, dass sich in der Kinderheilkunde ein pharmakotherapeutischer Nihilismus ausbreitete und für Kinder Mitte der 1960er Jahre von dem Amerikaner Harry C. Shirkey der Ausdruck „therapeutische Waisen" geprägt wurde. Begründet wurde diese große Zurückhaltung gegenüber der Arzneimittelanwendung auch u. a. mit den Schwierigkeiten der Arzneimittelverabreichung bei Kindern, mit dem Fehlen von kindgerechten Darreichungsformen und geprüften Dosierungsempfehlungen, dem Vorliegen unterschiedlicher Wirksamkeit und Verträglichkeit von Arzneimitteln in frühen Lebensjahren, der Unkenntnis, wie sich Arzneimittel auf die Entwicklung auswirken, und letztendlich mit dem Fehlen der sprachlichen Kommunikation bei Säuglingen und Kleinkindern, die essenziell zur Erfassung von Nebenwirkungen und subjektivem Wohlbefinden zu sein schien. Kinder unter einem Jahr sollten daher am besten zur Vermeidung von Medikamentenschäden möglichst überhaupt keine Arzneimittel erhalten.

Die Situation änderte sich, als sich in den 70er Jahren des letzten Jahrhunderts mehrere pädiatrische Subspezialitäten mit einem hohem Arzneimitteleinsatz entwickelten, wie die Epileptologie, Onkologie, neonatale Intensivmedizin, Kardiologie und Transplantationsmedizin. Dies hatte allerdings bei dieser Vorgeschichte zur Folge, dass sowohl auf akademischer als auch industrieller Seite so gut wie keine spezifische Forschung und Entwicklung auf dem Gebiet der pädiatrischen Pharmakologie bestand. Eine Ausnahme war die bahnbrechende Veröffentlichung „Der Blutspiegel" von dem Pädiater und „Steckenpferd-Mathematiker" Friedrich Hartmut Dost, mit der er die Pharmakokinetik begründete und diesen Begriff in die wissenschaftliche Terminologie einführte. Trotz dieser Leistung der Dost'schen Arbeitsgruppe führte der allgemeine Mangel an pharmakologischer Forschung und Expertise in der Pädiatrie notgedrungen zu einer weitverbreiteten, nicht sehr wissenschaftlich begründeten und daher auch nicht zugelassenen Arzneimittelanwendung („off label drug use") in der Kinder- und Jugendmedizin. Dies betraf vor allem auch die Behandlung der sehr jungen und sehr kranken Kinder.

Als Ersatz und teilweise auch aus Unwissenheit griff man bei der Festlegung der Indikation und der Dosierung von Arzneimitteln bei Kindern auf Erfahrungen zurück, die man bei Erwachsenen gewonnen hatte. So wurde z. B. die Dosis für Kinder unter Zugrundelegung des Gewichts bzw. der Körpergröße durch lineare Extrapolation der Erwachsenendosierung „heruntergerechnet". Vergessen war der Ausspruch des Prager Pädiaters und Pharmakologen Rudolf Fischl aus dem Jahre 1902: „Die Therapie des Kindesalters bedeutet nicht lediglich eine Restriktion der Behandlung der Erwachsenen, sondern baut sich auf genaue Kenntnisse der Physiologie und Pathologie dieser Lebensperiode auf." Es war dann auch nicht sehr verwunderlich, dass über die letzten 60 Jahre zahlreiche z. T. gravierende unerwünschte Arzneimittelwirkungen (UAW) in allen pädiatrischen Altersgruppen beobachtet werden mussten, wie z. B. das durch Chloramphenicol ausgelöste Gray-Baby-Syndrom, der durch Sulfonamide verursachte Kernikterus, die nicht sachgerechte Anwendung von Phenobarbital und Morphin, die zur lebensgefährdenden Atemlähmung führte.

Zur Verbesserung der pädiatrischen Arzneimittelanwendung ist es notwendig, physiologisch und pharmakologisch bedeutsame Unterschiede für die pädiatrischen Subpopulationen zu erkennen und daraus Konsequenzen für eine rationale Arzneimitteltherapie im Kindes- und Jugendalter zu ziehen. Zahlreiche sehr dynamische Reifungsprozesse verlaufen keineswegs linear. Diese ontogenetisch bedingten Entwicklungsprozesse können wichtige Hinweise darauf geben, warum in den einzelnen kindlichen Entwicklungsphasen z. T. sehr unterschiedliche Arzneimittelreaktionen beobachtet werden. Darüber hinaus müssen alterstypische Erkrankungen und pathophysiologische Besonderheiten berücksichtigt werden.

G.F. Hoffmann, M.J. Lentze, J. Spranger, F. Zepp (Hrsg.), *Pädiatrie*,
DOI 10.1007/978-3-642-41866-2_112,

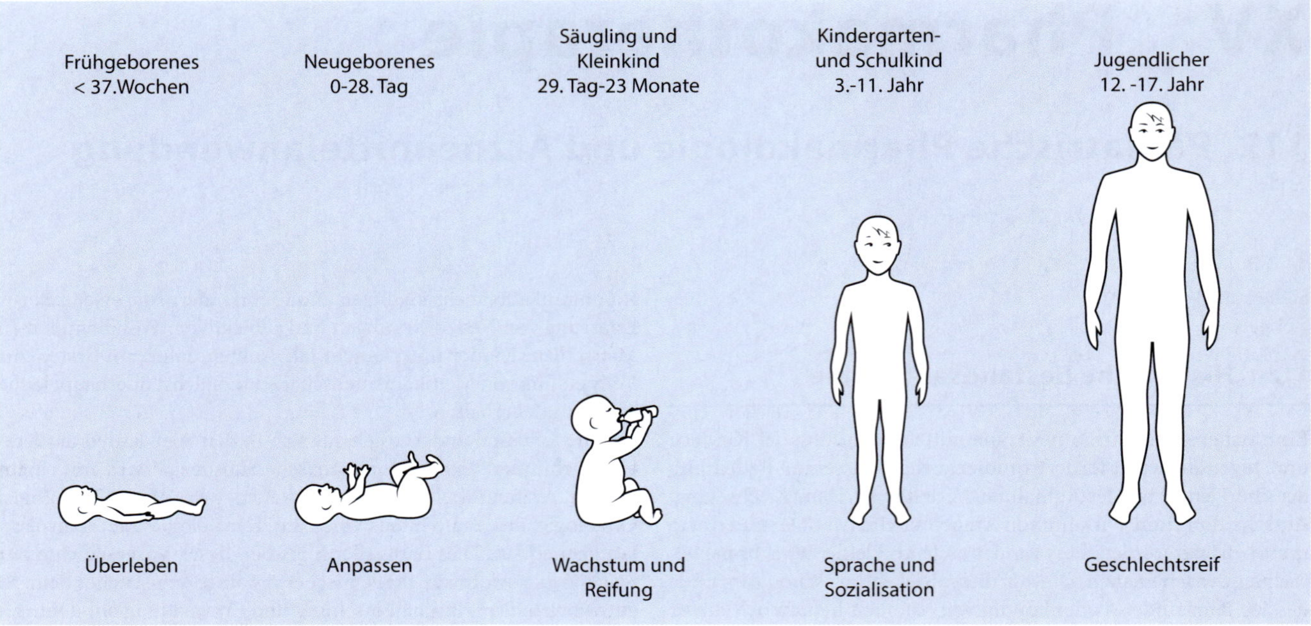

Abb. 112.1 Die von der International Conference on Harmonisation (ICH) festgelegten pharmakotherapeutisch bedeutsamen Entwicklungsphasen des Kindes

112.2 Entwicklungsphasen

Im Rahmen der pädiatrischen Arzneimittelentwicklung sind auf internationaler Ebene die nachfolgenden Entwicklungsphasen definiert worden:
- das Frühgeborene (<37. Schwangerschaftswoche),
- das Reifgeborene (0–28. Lebenstag),
- der Säugling und das Kleinkind (29. Lebenstag bis einschließlich 23. Lebensmonat),
- das Kindergarten- und Schulkind (3. bis einschließlich 11. Lebensjahr) und
- der Jugendliche (12. bis einschließlich 17. Lebensjahr) (Abb. 112.1).

In Folgenden werden die physiologischen und pathophysiologischen Besonderheiten der einzelnen Entwicklungsphasen dargestellt, von denen sich die am häufigsten eingesetzten Arzneimittel und deren pharmakologische Besonderheiten für diese Phasen ableiten lassen.

112.2.1 Frühgeborene

Bei dem sehr kleinen und unreifen Frühgeborenen, das noch vor Erreichen der 28. Schwangerschaftswoche geboren wurde, stehen zahlreiche schwere, z. T. lebensbedrohliche Erkrankungen im Vordergrund. Die noch ausbleibende Surfactant-Synthese in der Lunge bewirkt ein schweres Atemnotsyndrom, die Persistenz fetaler Kreislaufverhältnisse führt zum hämodynamisch bedeutsamen duktalen Links-rechts-Shunt und zur pulmonalen Hypertonie sowie respiratorischen Insuffizienz, die fehlende Autoregulation der Durchblutung wichtiger Organe hat Hirnblutungen und Nierenversagen zur Folge, die Unreife des Atemzentrums ist Ursache von Apnoen, der unreife Gastrointestinaltrakt prädisponiert für eine nekrotisierende Enterokolitis und die unvollständige Netzhautvaskularistion führt zur Frühgeborenenretinopathie. Neben umfangreichen intensivmedizinischen Maßnahmen kommen hoch wirksame Arzneimittel zur Anwendung, wie z. B. Surfactant-Inhalation, Sauerstoff- und Stickstoffmonoxydbeatmung sowie Behandlungen mit Prostaglandin(PG)-Analogen, PG-Synthese- und Phosphodiesterase(PDE)-Inhibitoren, Diuretika, zentral wirkende Stimulanzien (Theophyllin und Koffein), Antikonvulsiva und Antibiotika sowie Antimykotika.

112.2.2 Reifgeborene

Das am Termin geborene Reifgeborene ist unmittelbar nach der Geburt zahlreichen Adaptationsprozessen ausgesetzt, um extrauterin die Homöostase im Organismus aufrechtzuerhalten. Zu den wichtigen konstant zu haltenden Größen zählen sowohl physikalische Parameter, wie Temperatur- und Feuchtigkeitskonstanz, als auch metabolische Zielgrößen wie Glukose- und Kalziumgewebskonzentration. Deswegen ist bei Früh- und Reifgeborenen besonderes Augenmerk auf den Ausgleich beträchtlicher postnataler Wärme- und Wasserverluste, die Verhinderung von Hypoglykämie und Hypokalzämie sowie die Therapie von Krampfanfällen, Sepsis und Hyperbilirubinämie zu legen. Angeborene Fehlbildungen, die intrauterin keine oder nur eine geringe Bedeutung haben, wie gastrointestinale Stenosen oder Atresien, werden postnatal beim Nahrungsaufbau problematisch und bedürfen einer operativen Intervention. Die häufigsten in dieser Altersgruppe eingesetzten Arzneimittel sind daher außer Glukose- und Elektrolytinfusionen Antikonvulsiva, Antibiotika sowie Analgetika und Sedativa.

112.2.3 Säuglinge und Kleinkinder

In dieser Entwicklungsphase stehen schnelles Wachstum und Reifungsprozesse im Vordergrund. Sowohl die zerebrale Myelinisierung als auch die Konditionierung des Immunsystems durch zahlreiche Infektionskrankheiten schreitet fort. Als anatomische Besonderheit in dieser Phase sind die relativ engen Atemwege zu erwähnen.

Entsprechend zählen zu den altersspezifischen Krankheitsbildern „kruppöse" Erkrankungen und obstruktive Bronchitiden. Darüber hinaus sind Mittelohrentzündungen, Fieberkrämpfe und eitrige Meningitiden wichtige Erkrankungen. Die in dieser Altersstufe am häufigsten eingesetzten Arzneimittel sind Katecholamine, Glukokortikosteroide, Analgetika/Antipyretika (z. B. Paracetamol, Ibuprofen), Antibiotika, Sedativa/Antiemetika und Antikonvulsiva.

112.2.4 Kindergarten- und Schulkinder

Bei geringerem Längenwachstum stehen in diesem Entwicklungsstadium die Sprachentwicklung und Sozialisation im Vordergrund. Die spezifische Immunabwehr entwickelt sich weiter und kognitive Fähigkeiten sowie die Hinwendung zum logischen Denken und Handeln werden durch schulische Einflüsse positiv beeinflusst. Eine wachsende Selbstständigkeit ist die Folge, die auch zu Unfällen und Fehlverhalten führen kann. Alterspezifische Erkrankungen sind Dysfunktionen des Immunsystems wie Asthma, Allergien und rheumatische Erkrankungen. Zu den durch Fehlernährung verursachten „new pediatric morbidities" zählen z. B. Adipositas, Diabetes Typ 2 und arterielle Hypertonie. Ebenfalls haben in den letzten Jahrzehnten das hyperkinetische Syndrom (ADHS) und aggressive Verhaltensstörungen zugenommen. Neben zentralwirksamen Stimulanzien gehören daher zu den in dieser Altersgruppe eingesetzten Arzneimitteln Antiallergika, Antirheumatika, Immunsupressiva bzw. Immunmodulatoren, Antimetabolite, Antihypertensiva, Antidiabetika und Statine.

112.2.5 Jugendliche

In dieser letzten Entwicklungsphase kommt es neben dem Abschlusswachstum zum Erreichen der Geschlechtsreife. Dies ist verbunden mit ausgeprägten somatischen und zentralnervösen Veränderungen („Phase der Metamorphose"). Die entsprechenden altersspezifischen Gesundheitsprobleme und Erkrankungen der Jugendlichen sind Wachstumsstörungen, orthostatische Kreislaufdysregulationen, Pubertäts- und Menstruationsstörungen, Depressionen und Essstörungen sowie Nikotin- und Alkoholkonsum und Drogenmissbrauch. Besonders zum Einsatz kommen in dieser Phase peripher und zentral wirksame Geschlechtshormone und deren Derivate, hormonelle Kontrazeptiva und Psychopharmaka wie Antidepressiva und zentralwirksame Stimulanzien.

112.3 Pharmakokinetik

Pharmakokinetik, ein wichtiges Teilgebiet der Pharmakologie, beschreibt die Gesamtheit aller Prozesse im Körper, denen ein Arzneimittel nach Aufnahme unterliegt. Dazu gehören die Resorption, die Verteilung, die Metabolisierung (auch Biotransformation genannt) und die Elimination des Arzneimittels aus dem Körper. Es ist daher verständlich, dass die Ontogenese je nach Entwicklungsphase teilweise erheblich die Pharmakokinetik eines Arzneimittels verändert.

112.3.1 Resorption

Bei sehr kleinen Frühgeborenen, vor allem wenn sie intensiv medizinisch betreut werden, spielt die enterale Resorption von Arzneimitteln keine Rolle, da diese Medikamente parenteral verabreicht werden. In der postnatalen Adaptationsphase reiferer Früh- und Reifgeborener, bei denen ein oraler Nahrungsaufbau möglich ist, werden Arzneimittel auch oral verabreicht. Dabei sind zahlreiche quantitative und qualitative Besonderheiten des Gastrointestinaltrakts zu beachten, die die Resorption von Arzneimitteln beeinflussen und damit die orale Bioverfügbarkeit (F) eines Arzneimittels, d. h. den Anteil des verabreichten Arzneistoffs, der tatsächlich über den Intestinaltrakt resorbiert wird. In der Regel ist die orale Bioverfügbarkeit kleiner als nach intravenöser Gabe, d. h. sie liegt unter 100 %. Die systemische Bioverfügbarkeit eines Arzneistoffs hängt aber nicht nur von der unvollständigen Wirkstoffresorption aus dem Darm ab, sondern wird auch wesentlich von der präsystemischen Metabolisierung bzw. Elimination des Arzneimittels bestimmt.

Magensäureproduktion Bereits in den ersten Lebensstunden verdoppelt sich die enterale Resoprtionskapazität durch im Kolostrum enthaltene Wachstumsfaktoren („gastrointestinal growth spurt"). Im Gegensatz hierzu entwickeln sich die Säureproduktion des Magens und die biliäre und pankreatische Sekretion erst in den folgenden Wochen. Obwohl die Belegzellen bei Geburt vorhanden sind, ist der pH-Wert im Magen neutral. Die unzureichende Wasserstoffionensekretion persistiert noch bis ins Säuglingsalter. Häufiges Füttern puffert darüber hinaus die freigesetzte Magensäure. Die reduzierte Magenacidität beeinflusst sowohl die Stabilität als auch den ionisierten Anteil des Arzneimittels und somit auch seine Bioverfügbarkeit. Säureempfindliche Arzneimittel, wie Penicilline und Makrolidantibiotika, werden daher in der Neonatalperiode besser absorbiert. Demgegenüber werden schwache organische Säuren, wie Phenobarbital und Phenytoin, wegen ihres hohen Ionisationsgrads aus dem neutralen Magenmilieu kaum aufgenommen.

Gallensekretion Die niedrige Gallensekretion hat ebenfalls Auswirkungen auf die Resorption von Wirkstoffen aus dem Gastrointestinaltrakt. So werden die fettlöslichen Vitamine D, E und K schlecht resorbiert. Auch der Mangel an Lipasen oder Carboxylasen, die sog. Prodrugs wie Choramphenicol-Palmitat oder Oseltamir-Carboxylat zu aktiven Wirkstoffen umsetzen, kann zu einer eingeschränkten systemischen Bioverfügbarkeit des Wirkstoffs führen. Die längere intestinale Transitzeit und damit auch längere Resorptionszeit bewirkt wiederum, dass Arzneimittel besser systemisch verfügbar sind.

Mukosa Ähnliches trifft auch für die gesteigerte Permeabilität der noch unreifen gastrointestinalen Mukosabarriere zu, die die enterale Resorption schlecht resorbierbarer Makromoleküle (z. B. Aminoglykoside) überhaupt ermöglicht. Auch der im Erwachsenenalter klinisch relevante Rücktransport von bereits intrazellulär aufgenommenen Arzneistoffen aus den Enterozyten zurück ins Darmlumen ist bei Säuglingen nur bedingt vorhanden, da im Darmepithel die für den Rücktransport notwendigen Transportproteine, wie z. B. P-Glykoprotein, entwicklungsphysiologisch noch nicht ausreichend exprimiert sind.

First-Pass-Effekt Weiteren Einfluss auf die systemische Verfügbarkeit eines oral verabreichten Arzneimittels hat der sog. First-Pass-Effekt, der das Ausmaß von Metabolisierung und Elimination eines Arzneimittels beschreibt, die präsystemisch im Darmepithel und der Leber stattfinden. Eine zusätzliche Besonderheit stellt der noch offene Ductus venosus dar. Hierbei handelt es sich um eine fetale Kurzschlussverbindung zwischen der Pfortader und der unteren Hohlvene, die sich zumeist erst einige Tage nach der Geburt verschießt, z. B. bei liegendem Nabelvenenkatheter. Über diese Verbindung wird etwa die Hälfte des Blutflusses der Umbilikalvene bzw. Pfortader an der Leber vorbeigeleitet und kann somit den First-Pass-Effekt teilweise aufheben.

Aufgrund der beschriebenen Unterschiede in der Struktur und Funktion des Magen-Darm-Trakts im Neugeborenen- und Säuglingsalter ist es daher nur bedingt möglich, von der Bioverfügbarkeit älterer Kinder und Jugendlicher auf die Bioverfügbarkeit von Arzneistoffe im Neugeborenen- und Säuglingsalter zu schließen.

112.3.2 Verteilung

Nach Resorption und systemischer Verfügbarkeit verteilt sich das Arzneimittel im Organismus. Zunächst befindet es sich noch im intravaskulären Raum, in dem es abhängig von seiner Plasmaeiweißbindung von einer weiteren Verteilung in andere Gewebe bzw. tiefere Kompartimente, wie z. B. Muskulatur, Fett und Knochen zurückgehalten wird. Da bei Früh- und Reifgeborenen sowohl die Konzentration wichtiger Plasmaproteine (z. B. Albumin, α1-Glykoprotein) als auch die Bindungsaffinität von Arzneistoffen an diese Plasmaproteine vermindert sind, verteilt sich dementsprechend das Arzneimittel rasch in die verfügbaren Kompartimente. Dieser Prozess wird im Neugeborenenalter dadurch verstärkt, dass der Anteil des unkonjugierten Bilirubins, der in >80–90 % an Plasmaproteine gebunden ist, mit Arzneimitteln um die Eiweißbindung konkurriert. Dadurch verschiebt sich das Gleichgewicht zwischen gebundenem und ungebundenem Anteil des Arzneistoffs zugunsten des freien Anteils, der sowohl in tiefere Kompartimente, wie den Liquorraum, eindringen als auch durch eine direkte Interaktion mit dem pharmakologischen Zielorgan eine stärkere Arzneimittelwirkung auslösen kann. Dieses Prinzip ist u. a. auch für die Anfangsdosierung eines Arzneimittels bedeutsam (s. unten). Der umgekehrte Fall allerdings, dass ein Arzneistoff Bilirubin aus der Proteinbindung verdrängt, kann eintreten, wenn der Arzneistoff eine höhere Plasmaproteinbindung hat. So sind bei ikterischen Neugeborenen eine Reihe von Wirkstoffen mit einer hohen Plasmaeiweißbindung, wie Ceftriaxon, Sulfonamide und Diazepam, aber auch Ibuprofen, Furosemid und Digoxin, in der Lage, durch Verdrängen des sehr lipophilen Bilirubins eine Bilirubinenzephalopathie bzw. einen Kernikterus auszulösen.

Verteilungsvolumen Das Verteilungsvolumen (V_d) eines Medikaments ist aber auch von entwicklungsbedingten Veränderungen wie der Körperzusammensetzung abhängig. Für das Neonaten- und Säuglingsalter sind sowohl der hohe Körperwassergehalt als auch der extrazelluläre/intrazelluläre Wasserquotient charakteristisch. So ist der hohe Wassergehalt des Neugeborenen von ungefähr 80 % gegenüber 60 % im 5. Lebensmonat dafür ausschlaggebend, dass eine hohe Sättigungsdosis (D_S) für gut wasserlösliche Arzneimittel, wie Aminoglykoside, notwendig ist. Darüber hinaus bedingen niedriges Körperfett und Muskelmasse ein im Vergleich zu Erwachsenen unterschiedliches V_d von hydrophilen und lipophilen Arzneimitteln.

Der relativ große Schädel und die noch unzureichend ausgebildete Blut-Liquor-Schranke sorgen dafür, dass das Gehirn des Früh- und Reifgeborenen einem höheren Anteil der Dosis eines ZNS-wirksamen Arzneimittels (z. B. Anästhetikum) als in späteren Entwicklungsphasen ausgesetzt ist. Vermutlich ist für diesen physiologischen Schrankendefekt auch hier, wie im Falle des Darmepithels, die niedrigere Expression von Transportproteinen, wie z. B. des P-Glykoproteins, verantwortlich. Durch diesen Schutzmechanismus werden Wirkstoffe aus den Kapillarendothelzellen zurück in den Blutstrom transportiert. Die ZNS-Wirkung wird beim Frühgeborenen noch dadurch verstärkt, dass dieses anfänglich noch über keine größeren Fettdepots verfügt, in denen sich meist lipophile, ZNS-wirksame Wirkstoffe zusätzlich zum Liquorraum verteilen können.

Körperzusammensetzung bei Jugendlichen Bei Jugendlichen müssen auf Grund der sich rasch ändernden Körperzusammensetzung bezüglich der Arzneimittelverteilung sowohl allgemeine als auch geschlechtsspezifische Besonderheiten berücksichtigt werden. Bei beiden Geschlechtern verringern sich der Wassergehalt und der Fettanteil, während die Muskulatur zunimmt. Der geschlechtsspezifische Unterschied besteht darin, dass die Virilisierung mit einem ausgeprägteren Muskulaturzuwachs und einer stärkeren Fettgewebsreduktion verbunden ist. Dies hat Auswirkungen auf V_d und damit auch auf die Höhe der D_s, wenn eine rasch einsetzende Wirkung erwünscht ist. So benötigt ein männlicher Jugendlicher in einem guten Trainingszustand und einer mittelschweren asthmatischen Erkrankung auf Grund seiner größeren mageren Körpermasse („lean body-mass", LBM) eine höhere D_s von dem stark an Muskelgewebe bindenden Theophyllin als untrainierte und adipösere präpubertäre Kinder oder weibliche Jugendliche. Umgekehrt ist die Situation bei diesen beiden Patientenkollektiven, wenn bei ihnen für eine rasche Intervention der Einsatz mit lipophilen Psychopharmaka (Haloperidol) oder Anästhetika (Thiopental, Propofol) geplant ist. Wegen des größeren V_d kann hier die D_s höher angesetzt werden als bei männlichen Jugendlichen. Abweichungen von der normalen Körperzusammensetzung wie Dystrophie oder Adipositas müssen ebenfalls in allen Altersgruppen berücksichtigt werden.

Konzentration-Zeit-Verlauf Obwohl V_d sich für die Wahl von D_s bewährt hat, sollte beachtet werden, dass es keinem realen physiologischen Volumen zugeordnet ist. V_d ist eine virtuelle Größe, die aus dem linearen Verlauf des Logarithmus des Plasmaspiegels gegen die Zeit nach intravenöser Bolusapplikation eines Wirkstoffs ermittelt wird (◘ Abb. 112.2). Durch Extrapolation erhält man einen Schnittpunkt auf der Konzentrationsachse (y-Achse). Die dort abgelesene Konzentration stellt den virtuellen Ausgangswert des Plasmaspiegels zum Zeitpunkt 0 (Cp_0) dar, die sich ohne Zeitverzögerung durch die Verteilung direkt nach der Applikation des Arzneimittels einstellen würde. Das virtuelle V_d errechnet sich aus dem Quotient der applizierten Dosis und Cp_0 nach der folgenden Gleichung:

$$V_d(l) = \mathrm{Dosis}(mg) / Cp_0(mg/l)$$

Ist die gewünschte Plasmakonzentration eines Arzneimittels bei Therapiebeginn erreicht, ist für die Dauertherapie nicht mehr V_d, sondern die Metabolisierungskapazität, den Wirkstoff zu inaktivieren und anschließend auszuscheiden, von Bedeutung.

112.3.3 Metabolismus (Biotransformation)

Obwohl auch Darmepithel, Niere oder Lunge an der Verstoffwechselung von Arzneistoffen beteiligt sind, ist die Leber das hauptverstoffwechselnde Organ des Menschen. Das Ziel der Metabolisierung ist, unpolare Arzneistoffe so zu verändern, dass diese polarer werden und damit besser eliminierbar. Prinzipiell unterscheidet man Reaktionen der Phase I, bei der Arzneistoffe durch Einführung funktioneller Gruppen z. B. durch Oxidation mittels sog. Monooxygenasen, wie den Zytochrom-P450-Enzymen (CYP), verändert werden. Phase-II-Reaktionen sind Konjugationsreaktionen, in denen eine Konjugation

112

der Arzneistoffe oder bereits gebildeter Metabolite mit Molekülen des Intermediärstoffwechsels erfolgt. Phase-II-Reaktionen werden in der Regel durch Glukuronyl-, Acetyl-, Sulfo- und Methyltransferasen katalysiert.

Quantitative Unterschiede Besonders umfangreich wurden bisher die Monooxygenasen der CYP450-Familie untersucht. Es handelt sich hierbei um eine sog. Supergenfamilie mit einer großen Zahl von Isoenzymen, die vielfach im Arzneimittelmetabolismus involviert sind. Die wichtigsten dieser CYP450-Isoenzyme sind CYP3A4/5, CYP2C9, CYP2D6, CYP2C19, CYP2B6, CYP1A2 und CYP2E1. Die postnatale Reifungsphase hat einen erheblichen Einfluss auf die Expression und damit Aktivität dieser CYP450-Isoenzyme. Untersuchungen der letzten Jahre haben gezeigt, dass die Enzymaktivitäten in der Neonatal- und Säuglingsperiode im Vergleich zu Erwachsenen z. T. erheblich reduziert sind, aber auch noch im Kleinkindesalter Enzymaktivitäten verringert sein können. Es ist davon auszugehen, dass eine verminderte Verstoffwechselungsleistung zu einer altersentsprechenden Anpassung der Dosierung führt. Pharmakokinetische Untersuchungen bei Früh- und Termingeborenen weisen darauf hin, dass solche Unterschiede bei einer Reihe von Arzneimitteln tatsächlich vorliegen. So konnten solche Unterschiede z. B. für Indomethacin, verstoffwechselt über das Isoenzym CYP2C9, nachgewiesen werden. Ebenso trifft dies für Phenobarbital zu, das als Substrat nicht nur von CYP2C9, sondern auch noch von CYP2C19 metabolisiert wird. Koffein wird durch das Enzym CYP1A2 und die N-Acetyltransferase 2 verstoffwechselt, und Morphin ist ein spezifisches Substrat für die UDP-Glucuronosyltransferase 2B7. Da all diese Metabolisierungsschritte bei Früh-, aber auch noch bei Reifgeborenen verzögert sind, ist die Verweildauer dieser Arzneimittel entsprechend verlängert. Bei Einführung des Antibiotikums Chloramphenicol lagen solche Informationen nicht vor, und man verwendete deswegen eine empirisch ermittelte Dosis zur Behandlung von Neugeborenen und Säuglingen durch Anpassung der Erwachsenendosierung bezogen auf das Körpergewicht. Die so ermittelte Dosis war wegen der reifungsbedingten erheblich eingeschränkten UDP-Glukoronosyltransferase-Aktivität zehnfach zu hoch. In der Folge trat unter Chloramphenicol-Behandlung das sog. Gray-Baby-Syndrom bei Neugeborenen auf, gekennzeichnet durch Herz-Kreislauf-Versagen mit Zusammenbruch der Mikrozirkulation („aschgraues Aussehen") und Todesfolge.

Qualitative Unterschiede Außer diesen quantitativen Unterschieden bestehen auch noch qualitative Besonderheiten im Arzneimittelmetabolismus des frühkindlichen Organismus. So entsteht bei Frühgeborenen bei der Verstoffwechselung von Theophyllin durch die noch weitgehend fehlende oxidative N-Demethylierung und der bereits aktiven Methyltransferase das ebenso wirksame aber länger im Körper verweilende Koffein. Durch ähnlich zeitlich verschobene Reifungsprozesse der O- und N- Demethylierung im Phase-I-Metabolismus von Tramadol entsteht im frühen Säuglingsalter bevorzugt das pharmakologisch wirksame O-Desmethyl-Tramadol. Wie bereits erwähnt, treten zeitlich versetzt auch noch bei Säuglingen und Kleinkindern Entwicklungsprozesse im Arzneimittelmetabolismus auf. So bewirken die noch verminderte CYP3A4- und CYP2E1-vermittelte Oxidation und das Überwiegen der Sulfatierung gegenüber der Glukuronisierung in der Phase-II-Reaktion, dass weniger von dem toxischen Intermediärprodukt des Paracetamols, dem N-Acetyl-p-benzochinonimin (NAPQ1), entstehen. Auf diesem besonderen Metabolitenprofil beruht offensichtlich die höhere Resistenz dieser Altersgruppe gegenüber der durch Paracetamol ausgelösten Hepatotoxizität.

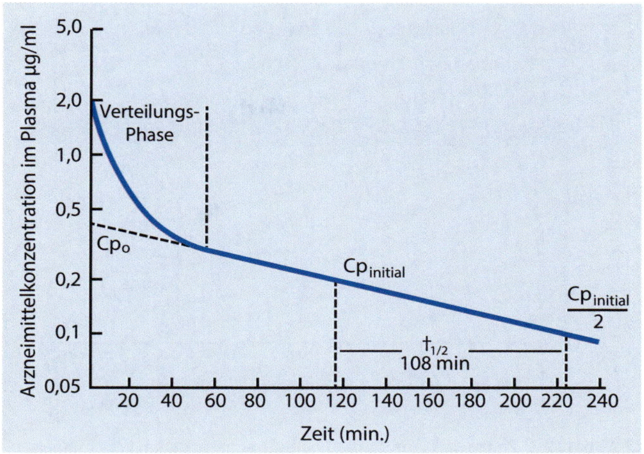

Abb. 112.2 Semilogarithmische Darstellung des Konzentration-Zeit-Verlaufs mit Verteilungsphase nach intravenöser Bolusapplikation eines Arzneimittels. Cp_0 virtueller Ausgangswert des Plasmaspiegels zum Zeitpunkt 0 (extrapoliert als Schnittpunkt mit der Konzentrationsachse), $Cp_{initial}$ anfänglich gemessene Konzentration, $Cp_{initial}/2$ auf die Hälfte abgefallene initial gemessene Konzentration; $t_{1/2}$ Eliminationshalbwertzeit, z. B. hier 108 min

112.3.4 Elimination

Bei der Metabolisierung und letztendlich der Elimination von Arzneimitteln nimmt neben der Leber die Niere eine entscheidende Stellung ein. Dies gilt vor allem für primär gut wasserlösliche Arzneimittel sowie für polare Metabolite und Konjugate. Da aber bei Geburt die Niere eine deutlich reifungsbedingte reduzierte glomeruläre Filtrationsrate (GFR) von nur 1–24 ml/min/kg KG bzw.15–40 ml/min/1,73 m^2 KOF aufweist, ist die renale Ausscheidungskapazität von Arzneimitteln bzw. deren Metaboliten bei Neugeborenen erheblich eingeschränkt. Erst nach 3–6 Monaten werden Filtrationsraten erreicht, wie sie bei nierengesunden Erwachsenen vorliegen. Bedingt durch eine langsamere entwicklungsphysiologische Reifung der tubulären Funktion ist eine dem Erwachsenenalter vergleichbare tubuläre und glomeruläre Nierenfunktion erst im 2. bzw. 3. Lebensjahr erreicht.

Die eingeschränkte Nierenfunktion der Neugeborenen zeigt sich z. B. für Furosemid, das überwiegend mittels des Paraaminohippursäure(PAH)-Transportwegs unverändert ausgeschieden wird. Die Elimination eines Arzneimittels wird durch die Eliminationshalbwertzeit ($t_{1/2}$) bestimmt. Sie ist diejenige Zeit, die notwendig ist, bis eine gegebene Plasmakonzentration auf die Hälfte abgefallen ist, d. h. von $Cp_{initial}$ auf $Cp_{initial}/2$ (Abb. 112.2). Beträgt $t_{1/2}$ bei nierengesunden Erwachsenen für Furosemid ca. 1 h, ist diese bei Frühgeborene ungefähr 24 h. Auch für schwache organische Säuren, wie die häufig bei Neugeborenen angewandten Cephalosporine, verlängert sich $t_{1/2}$ erheblich, da diese Wirkstoffe fast ausschließlich über einen aktiven Transportmechanismus für organische Anionen ausgeschieden werden. Dieser erreicht seine volle Leistungsfähigkeit nicht vor dem 7. Lebensmonat. Der verzögerte Reifungsprozess der Niere kann aber auch von Vorteil sein. So ist die aminoglykosidassoziierte Nephrotoxizität bei Neugeborenen weniger häufig, da Aminoglykoside aktiv in proximale Tubuluszellen aufgenommen werden müssen, um toxisch wirken zu können.

In der Entwicklung von unreifen Frühgeborenen bis hin zum Jugendlichen nimmt der Reifungsprozess hinsichtlich Metabolisierung und Elimination keinen linear ansteigenden Verlauf. In diesem Zusammenhang ist von besonderer Bedeutung, dass beim älteren Säugling und Kleinkind das Gewicht der Leber und Niere, bezo-

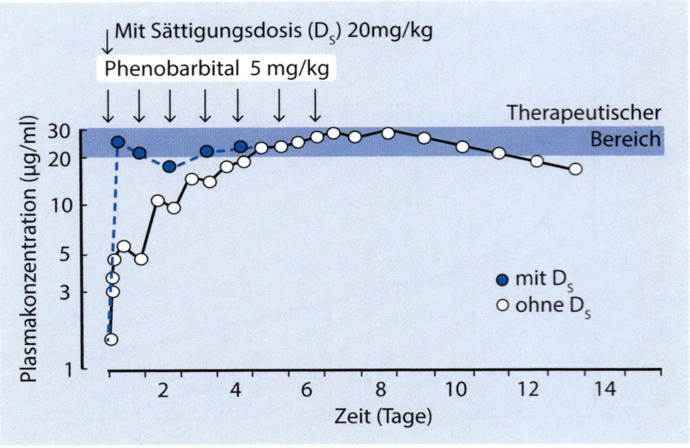

Abb. 112.3 Zeitbedarf zum Aufbau eines therapeutischen Wirkspiegels von Phenobarbital mit oder ohne Sättigungsdosis *(DS)* von 20 mg/kg KG bei Verwendung der Erhaltungsdosis *(DE)* von 5 mg/kg KG/Tag, die aufgrund der niedrigen Ganzkörper-Clearance des Früh- und Reifgeborenen für eine Dauerbehandlung angebracht ist. Der therapeutische Bereich für Phenobarbital liegt zwischen 20 und 30 µg/ml

gen auf das Gesamtkörpergewicht, größer ist als bei Jugendlichen und Erwachsenen. Die damit einhergehende Zunahme der Metabolisierung- und Eliminationskapazität führt zu dem sog. Toddler-Overshoot, was direkte Auswirkungen auf die Dosierung von Arzneimitteln in dieser Altersgruppe von Kindern haben kann. So ist beim älteren Säugling und Kleinkind beispielsweise $t_{1/2}$ für Diazepam am kürzesten, während $t_{1/2}$ sowohl beim Frühgeborenen als auch beim Erwachsenen dreifach länger ist. Ähnliche hohe Eliminationsraten sind in dieser Entwicklungsphase auch für weitere Arzneimittel bekannt, die primär durch die Leber metabolisiert und/oder über die Niere ausgeschieden werden. Erst zu Beginn der Pubertät gleichen sich die Metabolisierung- und Eliminationskapazität den Werten des Erwachsenen an. Unabhängig von Reifungsprozessen kann z. B. durch chronische Erkrankungen im Jugendlichenalter die Elimination via Leber und Darm eingeschränkt sein, was zur Dosisanpassung führen kann. Ohne diese Anpassungen der Arzneimitteldosis besteht die Gefahr, dass der Säugling und das Kleinkind unter- und der Jugendliche übertherapiert werden.

112.3.5 Dosisberechnung

Ein stark vereinfachtes pharmakokinetisches Modell kann für die alters- und entwicklungsgerechte Dosisberechnung herangezogen werden. Dieses Modell geht davon aus, dass ein Wirkstoff mit einer Einmalgabe (Bolus) in ein bestimmtes Kompartiment gelangt und dass die Eliminationsgeschwindigkeit des Wirkstoffs aus diesem Kompartiment von der noch verbliebenen Arzneimittelmenge abhängig ist. Der Eliminationsprozess folgt einer Kinetik erster Ordnung, die am besten durch eine negativ exponentielle Abbaufunktion (e-Funktion) beschrieben wird. Ausgehend von dieser Funktion ist der Eliminationsprozess nach 4–5 Halbwertszeiten faktisch beendet. Dementsprechend folgt der Anstieg des Plasmaspiegels in der Aufdosierungsphase einer positiv exponentiellen Aufbaufunktion, die nach 4–5 Halbwertzeiten mit einem Plateau abgeschlossen ist. Zu diesem Zeitpunkt halten sich die Zufuhr und die Elimination des Arzneimittels die Waage. Es besteht ein sog. Steady State (SS).

Ganzkörper-Clearance Eine der wichtigsten Kenngrößen zur Berechnung der Dosis ist die Ganzkörper-Clearance (CL) jedes Arzneimittels. Sie setzt sich in der Regel aus der hepatischen und renalen Clearance zusammen und errechnet sich aus dem Produkt von V_d und der Eliminationskonstante (K_{el}). Die entsprechende Gleichung lautet:

$$CL(l/h) = V_d(l) \times K_{el}$$

V_d ist bereits mittels der Gleichung (112.3.2) bekannt. K_{el} erhält man aus der Neigung des linearen halblogarithmisch dargestellten Verlaufs des Plasmaspiegels (Abb. 112.2) bzw. aus dem Quotienten aus dem natürlichen Logarithmus von 2 und der Halbwertzeit $t_{1/2}$ nach folgender Gleichung:

$$K_{el} = 0{,}693 / t_{1/2}$$

Wenn nun die CL und die gewünschte Plasmakonzentration im C_{SS} gegeben sind, kann aus dem Produkt von CL und C_{SS} die Erhaltungsdosis (D_E) für ein vorgesehenes Dosisintervall (τ) nach folgenden Gleichungen berechnet werden:

$$D_E(mg) = CL(l/h) \times C_{SS}(mg/l) \times \tau(h)$$

Meist verteilen sich Wirkstoffe aber nicht nur in einem, sondern in mehreren Kompartimenten, d. h. in einem Mehrkompartimentsystem. Dies trifft vor allem für Arzneimittel zu, die sich im weniger gut durchbluteten Fettgewebe anreichern, wie Thiopental und Amiodaron. Bei der Ermittlung ihrer Sättigungsdosierung D_S sollte dieses tiefe Kompartiment berücksichtigt werden. Entsprechend wird die Berechnung für D_S sowie auch für D_E komplexer und umfangreicher. Die hierfür notwendigen Formelableitungen müssen einschlägiger Fachliteratur vorbehalten bleiben.

Berechnung nach Entwicklungsphase Bei der praktischen Berechnung der Arzneimitteldosis sind das Alter und damit die Entwicklungsphase des Kindes, der gewünschte Wirkungseintritt und die Behandlungsdauer von Bedeutung. Da V_d bei Früh- und Reifgeborenen für viele Arzneimittel relativ groß ist, sollte die D_S bezogen auf das Körpergewicht hoch sein. Für Phenobarbital wäre diese Dosis z. B. 20 mg/kg KG. Für die sich anschließende Dauerbehandlung wäre die D_E wegen der niedrigen CL nur 5 mg/kg KG/Tag. Hätte man in der Akutsituation die Therapie mit der D_E begonnen, wäre bei einer 24-stündigen $t_{1/2}$ für Phenobarbital mit einem ausreichendem Wirkspiegel erst in 4–5 Tagen zu rechnen (Abb. 112.3). Da Erkrankungen vor allem in der Neonatalperiode eine akute und effektive Behandlung ohne Zeitverzögerung erfordern, müssen bestimmte entwicklungsphysiologische Dosierungen bei Therapiebeginn berücksichtigt werden. Für die neonatologische Arzneimitteltherapie sind dafür zahlreiche weitere Beispiele bekannt, die ein ähnliches Vorgehen wie für Phenobarbital erforderlich machen. Dazu gehören Phenytoin, Indomethacin, Chloramphenicol und die beiden Methyxanthine Theophyllin und Koffein, die hepatisch metabolisiert werden bzw. die primär renal ausgeschiedenen Arzneistoffe Aminoglykoside, Furosemid und Digoxin.

Bei älteren Säuglingen, Klein- und präpubertären Schulkindern, bei denen die totale CL stark erhöht ist (Toddler-Overshoot) muss eine entsprechende Dosiserhöhung erfolgen. Hierzu zählen sowohl Arzneimittel mit starker hepatischer Metabolisierung wie Theophyllin, Omeprazol und Midazolam als auch überwiegend durch die Niere ausgeschiedene Wirkstoffe wie Digoxin, Sotalol und Amino-

112

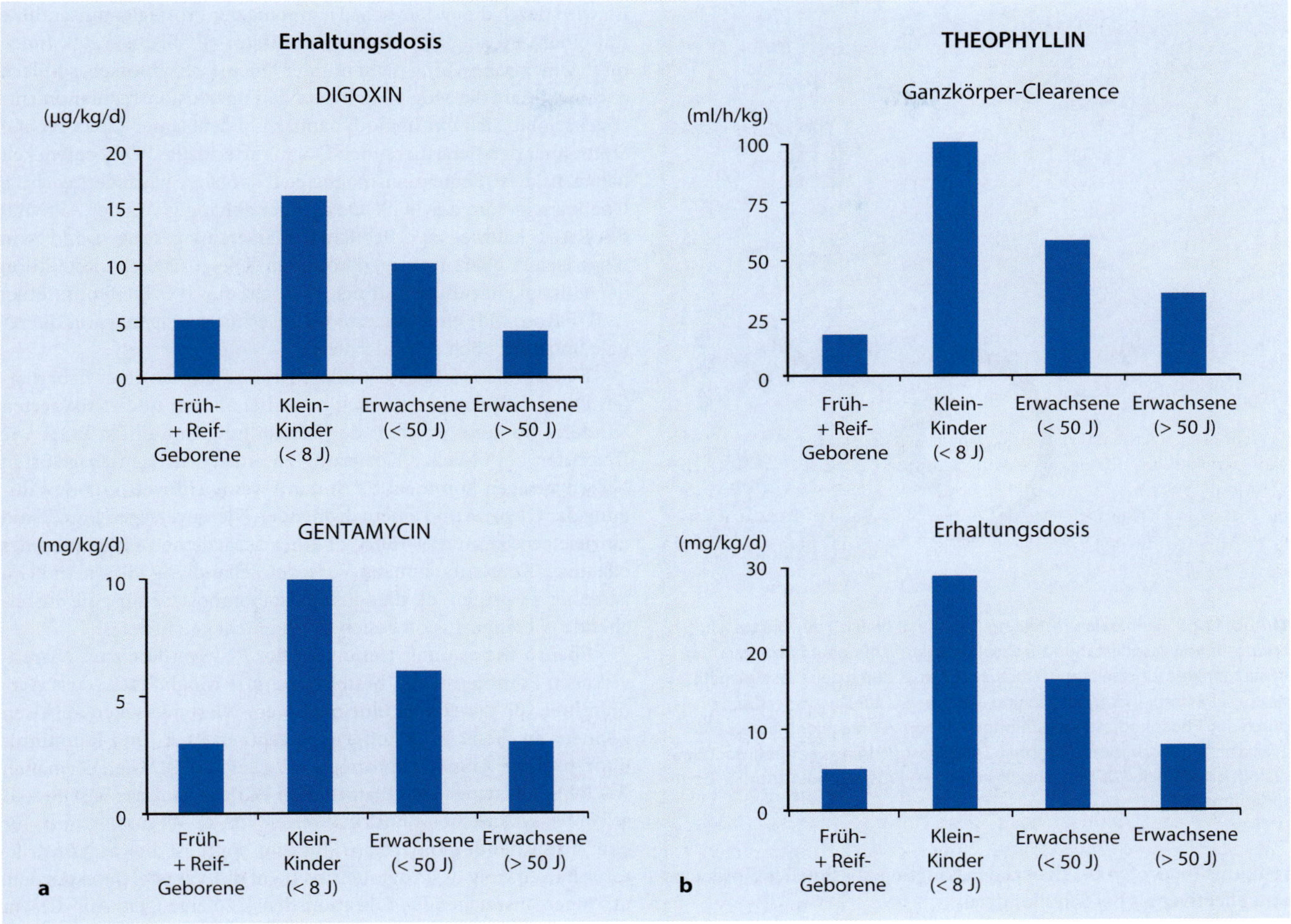

Abb. 112.4a,b Bedeutung der Ganzkörper-Clearance für die Berechnung der Erhaltungsdosis. **a** Erhaltungsdosis in Bezug auf die Altersgruppen von Digoxin und Gentamycin, beides Arzneimittel, die primär durch die Niere ausgeschieden werden. **b** Beziehung der überwiegend hepatischen Ganzkörper-Clearence zu der Erhaltungsdosis von Theophyllin in den Altersgruppen vom Neugeborenen bis zum älteren Erwachsenen

glykoside. Im Vergleich zu anderen Altersgruppen muss bei diesen Kindern die tägliche Erhaltungsdosis D_E entweder durch Anhebung der Einzeldosis oder Verkürzung des Dosisintervalls gesteigert werden. Ausgehend vom Früh- und Reifgeborenen bedeutet dies z. B. eine Verdreifachung der Dosis für Digoxin und Gentamycin und sogar eine Vervierfachung der Dosis für Theophyllin (Abb. 112.4).

Beim Übergang vom präpubertären Schulkind zum Jugendlichen tritt noch einmal eine kritische Phase der Dosisadjustierung ein. Bei der Langzeittherapie von bereits seit der Kindheit bestehenden Krankheiten, wie Asthma, Epilepsie oder Erkrankungen aus dem rheumatischen Formenkreis, sollte bei der Festlegung der Dosis an den sukzessiven Abfall der totalen CL für die verwendeten Arzneistoffe während der Pubertätsentwicklung gedacht werden.

In der Phase der jugendlichen Metamorphose mit ausgeprägten hormonellen Änderungen scheint ein inverses Verhältnis zwischen den Plasmaspiegeln der Wachstums- und Geschlechtshormone einerseits und der Aktivität der Arzneimittelmetabolisierung andererseits zu bestehen. So ist die Abnahme der CYP1A2-vermittelten Koffein-Clearance bei gesunden Jugendlichen direkt von deren Tanner-Stadium abhängig. Auch bei der Substitution mit Wachstumshormon konnte als Ausdruck einer eingeschränkten CL eine zweifach verlängerte $t_{1/2}$ von Amobarbital, einem Marker für den hepatischen Arzneimittelmetabolismus, beobachtet werden. Obwohl keine nennenswerte Änderung der globalen Nierenfunktion während der Geschlechtsreifung eintritt, fällt die renale Clearance z. B. von Digoxin und Methotrexat in der Pubertät ab.

112.4 Pharmakodynamik

Eine Dosisermittlung von Arzneimitteln unter Berücksichtigung der Pharmakokinetik setzt voraus, dass beim pharmakologischen Zielorgan keine entwicklungsbedingten Veränderungen eintreten. Untersuchungen in der Perinatalperiode weisen aber darauf hin, dass vor allem bei Früh- und Neugeborenen fundamentale pharmakodynamische Besonderheiten bestehen und damit Informationen zur Wirkung von Arzneimitteln vom Erwachsenenalter nicht übertragen werden können.

112.4.1 Extrazellulärraum

Zur Aufrechterhaltung der Homöostase im extrazellulären Raum sind zahlreiche Regulationsprozesse notwendig. Bereits die relativ größere Körperoberfläche des Früh- und Reifgeborenen stellt zur Aufrechterhaltung der Körpertemperatur besondere Anforderungen. Diese muss aber nicht immer von Nachteil sein. So ist trotz vergleichbarer Plasmaspiegel der fiebersenkende Effekt des Antipy-

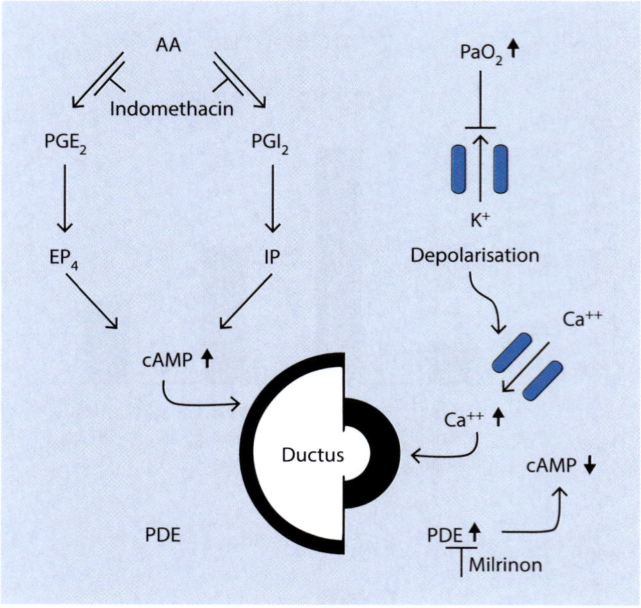

Abb. 112.5 Perinatale Umstellung („perinatal switch") des Ductus arteriosus von Vasodilatation zur Vasokonstriktion mit pharmakologischen Ansatzpunkten einerseits zum Ductusverschluss durch den Prostaglandinsyntheseinhibitor Indomethacin und andererseits zur Ductuspersistenz durch den Phosphodiesteraseinhibitor Milrinon. *AA* Arachidonsäure, *cAMP* zyklisches Adenosinmonophosphat, *EP/IP* prostglandinrezeptoren, *PaO$_2$* Sauerstoffpartialdruck, *PDE* Phosphodiesterase, *PG* Prostaglandin. (Aus Seyberth u. Kauffman 2011)

retikums Ibuprofen bei fiebernden Säuglingen schneller einsetzend und effektiver als bei Schulkindern.

Zu den vielfältigen Adaptationsmechanismen in der Perinatalperiode gehören u. a. die Aktivierung hormoneller Systeme, um den Glukose-, Wasser-, Elektrolyt- und Mineralhaushalt im Gleichgewicht zu halten. Arzneimittel, die in diese Regelmechanismen eingreifen, weisen daher auch entwicklungsbedingte Unterschiede in der Pharmakodynamik auf. In dieser Adaptationssituation haben sowohl die humoral-adrenokortikalen als auch die sympathisch-adrenomedullären Stressreaktionen, in deren Rahmen vermehrt Gluko- und Mineralokortikoide bzw. Katecholamine freigesetzt werden, eine besondere Bedeutung. So haben Katecholamine neben ihrer Herz-Kreislauf-Wirkung wegen ihrer glykolytischen Aktivität auch eine bedeutsame Funktion bei der Aufrechterhaltung der physiologischen Glukosekonzentration im Blut. In der Postnatalperiode ist daher vor dem Einsatz von nichtkardioselektiven und die Glykolyse hemmenden β-Blockern sorgfältig der Nutzen und das Risiko dieser Behandlung abzuwägen. Auch noch Kinder im Vorschulalter entwickeln unter der β-Blocker-Therapie häufiger hypoglykämische Synkopen als ältere Kinder und Jugendliche.

In der Perinatalperiode ist die Aktivität der vasodilatorisch wirksamen Prostaglandine PGE$_2$ und PGI$_2$ deutlich gesteigert. Zusammen mit dem Renin-Angiotensin-Aldosteron-System (RAAS) sind sie für die Etablierung und Aufrechterhaltung eines effektiven Kreislaufvolumens und der renalen Perfusion notwendig und damit für die Aufrechterhaltung der Wasser- und Elektrolythomöostase. Dies gilt im besonderen Maße in den Tagen nach der Geburt, wenn es beim Frühgeborenen noch nicht zum funktionellen Verschluss des Ductus arteriosus gekommen ist. Da in dieser Situation die postnatale Prostaglandinhyperaktivität sowohl an der Vasodilatation des Ductus arteriosus als auch an der Regulation der renalen Perfusion beteiligt ist, wird durch die systemische Hemmung der Prostaglandinsynthese mit einem Prostaglandinsyntheseinhibitor (PGSI), wie z. B. Indomethacin, zwangsläufig nicht nur der Ductus verschlossen, sondern auch der Niere die Möglichkeit der Nierenperfusionsregulation entzogen. Sollte sich ein hämodynamisch bedeutsamer Links-rechts-Shunt über den persistierenden Ductus arteriosus (PDA) entwickelt haben, ist diese Regulationsmöglichkeit der Niere besonders wichtig. Unabhängig vom der PGSI-Dosis, aber abhängig von der Aktivität des RAAS kann es zu erheblichen Wassereinlagerungen und zum oligurischen Nierenversagen kommen. Die zusätzliche Reduktion der Flüssigkeitszufuhr und der Versuch, durch Schleifendiuretika (z. B. Furosemid) eine forcierte Diurese zu erzwingen, kann die renale Situation noch verschlechtern.

Eine ähnliche Situation findet man im Rahmen einer fieberhaften Durchfallerkrankung auch noch bei älteren und exsikkierten Kindern. So kann es unter der Behandlung mit einem PGSI wie Ibuprofen bei üblicher Dosierung zu einem iatrogen ausgelösten Nierenversagen kommen. Es ist dann wenig sinnvoll, zur Bewältigung der Oligurie und einem drohenden Nierenversagen Furosemid einzusetzen, denn dies führt zu einer zusätzlichen Einengung des effektiven Kreislaufvolumens. Vor jeder Behandlung mit einem PGSI ist daher zu prüfen, ob die Flüssigkeitshomöostase für eine ausreichende Nierenperfusion gesichert und nicht gefährdet ist.

Ebenso wie es unter Hemmung der PG-Synthese zum Nierenversagen kommen kann, besteht auch die Möglichkeit, dass Arzneimittel, die das RAAS blockieren, ein Nierenversagen auslösen können. Zu dieser Wirkstoffgruppe gehören ACE- und Renininhibitoren sowie Angiotensinrezeptorblocker (ARB). Gleichermaßen wie PGE$_2$ mit seiner vasodilatorischen Wirkung auf das Vas afferens selbst bei systolischen Blutdruckwerten von 25–40 mmHg noch für eine ausreichende glomeruläre Filtration sorgt, ist die vasokonstriktorische Wirkung des Angiotensins II auf das Vas efferens essenziell, um einen ausreichenden Filtrationsdruck zu erzeugen. Aus diesem Grund sind alle diese Wirkstoffe, die in der Erwachsenenmedizin zur Standardbehandlung der Herzinsuffizienz und arteriellen Hypertonie gehören, bei Früh- und Reifgeborenen nur mit großem Vorbehalt einzusetzen. Ähnliche Vorbehalte sind auch im Vorschulalter vor einer ARB-Behandlung, z. B. bei Kindern mit nephrotischem Syndrom und renalem Eiweißverlust, angebracht.

112.4.2 Zelluläre und molekulare Ebene

Zu den zellulären und molekularen Angriffspunkten (Targets) für Arzneimittel, die bisher unter ontogenetischen Aspekten untersucht wurden, zählen adrenerge und cholinerge Rezeptoren, Opioid- und Prostaglandinrezeptoren, Transporter, Kanäle und Enzyme. Die folgenden Beispiele hierzu beschäftigen sich insbesondere mit den frühen Entwicklungsphasen.

Das Bespiel des Ductus arteriosus, der wesentlich an der Umstellung vom fetalen zum postnatalen Kreislaufverhältnis beteiligt ist, zeigt anschaulich den Einfluss der Entwicklungsphysiologie auf pharmakodynamische Prozesse. Der „perinatal switch", der den Übergang von Vasodilatation auf Vasokonstriktion des duktalen Gefäßabschnitts zwischen Aorta und Pulmonalarterie beschreibt, wird erst dadurch ermöglicht, dass spezifische Veränderungen bei der Expression von Rezeptoren, Kanälen und Enzymen eintreten. Nur so ist sichergestellt, dass die angrenzende Aorta und Pulmonalarterie am postnatalen Gefäßverschluss des Ductus nicht teilnehmen. In utero wird der Ductus arteriosus durch einen niedrigen Sauerstoffpartialdruck PaO$_2$ und hohe Konzentrationen der vasodilatorischen Prostaglandine PGE$_2$ und PGI$_2$ zur Umgehung des Pulmonalkreislaufs offen gehalten (Abb. 112.5). Durch die Bindung von PGE_2 und PGI_2 an die spezifischen Prostaglandinrezeptoren EP_4 und IP_2 kommt es zu einem Anstieg des intrazellulären Second Messengers cAMP (zyklisches Adenosinmonophosphat), der für die anhaltende Relaxation der duktalen Gefäßmuskulatur Voraussetzung ist. Postnatal steigt der Sauerstoffpartialdruck (PaO_2) auf atmosphärische Werte an, und PGE_2 und PGI_2 werden während der Passage durch die entfaltete und belüftete Lunge so gut wie vollständig abgebaut. Beide Ereignisse bewirken den funktionellen Ductusverschluss. Auf molekularer Ebene lassen sich drei Schritte nachweisen:

1. Der PaO_2-Anstieg aktiviert auswärts gerichtete O_2-sensitive Kaliumkanäle, die den für die Vasokonstriktion notwendigen intrazellulären Ca^{++}-Einstrom ermöglichen.
2. Durch den PGE_2- und PGI_2-Abbau fällt die für die duktale Vasodilatation notwendige intrazelluläre cAMP-Konzentration ab.
3. Dieser Abfall und damit auch der funktionelle Ductusverschluss wird durch die postnatale Aktivierung einer cAMP-abbauenden Phosphodiesterase (PDE) verstärkt.

Zur Reduktion oder gar Vermeidung von schwerwiegenden UAW, wie sie durch unselektive Inhibitoren der PG-Synthese (z. B. Indomethacin und Ibuprofen) verursacht werden (Abb. 112.5), wird nach neuen ductusspezifischeren Wirkstoffen gesucht. Die neuen erfolgversprechenden Targets könnten die PG-Rezeptoren, die O_2-sensitiven Kaliumkanäle oder die PDE sein.

Nicht nur die Rückentwicklung von Targets, wie z. B. nach dem abgeschlossenen Ductusverschluss, sondern auch die Unreife von pharmakodynamischen Targets kann zu einer fehlenden Arzneimittelwirkung führen. So ist z. B. bei Frühgeborenen noch keine nennenswerte diuretische Wirkung von Hydrochlorothiazid nachweisbar. Gestützt wird diese Aussage dadurch, dass der renale Salzverlust von Patienten mit einem genetischen Defekt des thiazidsensiblen Natrium-Chlor-Kotransporters (NCCT) meist erst im Schulalter diagnostizierbar wird. Es besteht daher die berechtigte Annahme, dass bestimmte Transportprozesse wie der NCCT in der Niere des Frühgeborenen nur unzureichend vorhanden sind und erst nach Ablauf der ersten Lebensjahre im distalen Nierentubulusepithel ausreichend exprimiert werden.

Die stark abgeschwächte zentral-analgetische Wirkung von Morphin kann als ein weiteres Beispiel für die verzögerte Rezeptorreifung angeführt werden. Die kaudal nach rostral fortschreitende Expression von Opioidrezeptoren wird als Ursache hierfür angesehen. Da die Rezeptorexpression in der Medulla, dem Sitz des Atemzentrums, ihren Ausgang nimmt, macht sich die atemdepressive Wirkung des Morphins auch schon bei Neugeborenen und jungen Säuglingen bemerkbar. Diese zeitliche Diskrepanz der Expression der für die Analgesie und Atemdepression verantwortlichen Rezeptoren erklärt, warum in dieser Altersgruppe zur ausreichenden Schmerzstillung deutlich höhere Blutspiegel des Morphins benötigt werden (Abb. 112.6) und dass bei diesen Spiegeln aber leider eher mit der gefürchteten Atemdepression zu rechnen ist.

Auf der Suche nach einer Erklärung für das schlechte Ansprechen auf inhalierte β-adrenerge Rezeptoragonisten (β-Sympathomimetika) bei älteren Säuglingen und Kleinkindern (<2 Jahren) mit obstruktiven Bronchialerkrankungen ging man ursprünglich auch von der Hypothese aus, dass dieses Therapieversagen hauptsächlich durch eine verminderte Anzahl der β-adrenergen Rezeptoren im Bronchialbaum verursacht würde. Die engen peripheren Luftwege und die infektbedingte ödematös geschwollene Bronchialschleimhaut sind für das Therapieversagen von β-Sympathomimetika allerdings eher verantwortlich zu machen. Das Therapieversagen ist damit primär nicht ein pharmakodynamisches, sondern ein pharmakokinetisches Problem.

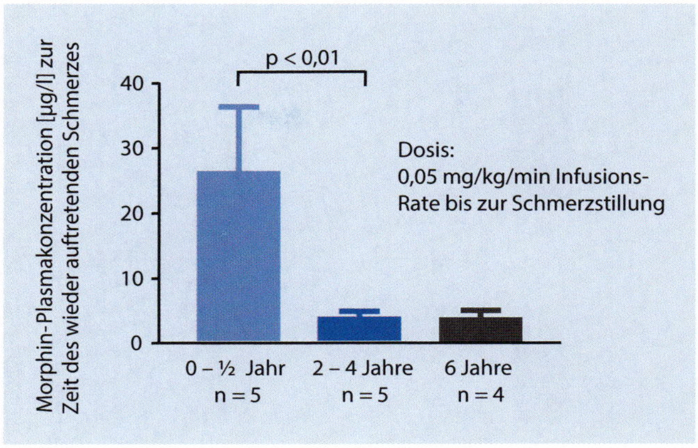

Abb. 112.6 Mittlere analgetische Dosierung von Morphin bei Kindern im Alter zwischen 0 und 6 Jahren. (Nach Angaben aus Olkkola et al.1988)

112.4.3 Signalverarbeitung

Auf der Ebene der Signalverarbeitung und zellulären Reaktion können ebenfalls ontogenetische Unterschiede klinisch relevant sein. Beim Früh- und auch noch beim Reifgeborenen wird die erhöhte Krampfbereitschaft auf eine „paradoxe“ rezeptorvermittelte Signalverarbeitung zurückgeführt. In dieser Entwicklungsphase ist γ-Aminobuttersäure (GABA) keine inhibitorische, sondern eine exzitatorische Neurotransmittersubstanz. Erst im Säuglingsalter kommt es in den GABA-empfindlichen Neuronen zum Umschalten von depolarisierenden zu hyperpolarisierenden Chloridströmen, zum „postnatal excitatory to inhibitory switch“. Dieser ebenfalls von kaudal nach rostral fortschreitende Prozess kommt durch die Zurückentwicklung des einwärts gerichteten NKCC1-Kotransporters und einer gleichzeitig vermehrten Expression des auswärts gerichteten KCC2-Kotransporters zustande (s. zur näheren Erläuterung Abb. 112.7). Leider besteht derzeit noch keine ausreichende Abstimmung zwischen der molekularen Pathophysiologie und der klinischen Praxis. So werden z. B. Phenobarbital und Midazolam, beides GABAerge antikonvulsive Wirkstoffe, noch häufig in der Neonatologie eingesetzt, obwohl sie nur mäßig antiepileptisch wirksam sind. Der dennoch positive klinische Eindruck bezüglich ihrer Wirksamkeit mag dadurch begründet sein, dass sie im Wesentlichen nur die motorische Manifestation, nicht aber die kortikale Krampfaktivität bei Neugeborenen unterdrücken; sie sind antikonvulsiv, aber weniger antiepileptisch wirksam. Erst in Kombination mit dem NKCC1-Kotransporter-Inhibitor Bumetanid sind GABAerge Antikonvulsiva erfolgreiche Antiepileptika. Zu dieser nur eingeschränkt wirksamen Phenobarbitalmonotherapie kommt noch in der kritischen zerebralen Umbau- und Wachstumsphase des Neugeborenengehirns die Phenobarbitalneurotoxizität hinzu. Diese Neurotoxizität – tierexperimentell durch eine apoptotische Neurodegeneration nachgewiesen – steht vermutlich in kausalem Zusammenhang mit einer später im Leben auftretenden Beeinträchtigung der kognitiven Fähigkeiten und weiterer psychiatrischer und neurologischer Auffälligkeiten.

Unter der Rubrik pharmakodynamische und toxikologische Besonderheiten werden noch eine Reihe speziell bei Kindern im Säuglings- und Kleinkindalter auftretende UAW eingeordnet. Hierzu zählen die motelinomimetische Wirkung des Erythromycins auf die Funktion der glatten Muskulatur des Magenantrums, die für die Entwicklung der hypertrophen Pylorusstenose verantwortlich gemacht wird, die gesteigerte anthracyclin-induzierte akute Kardiotoxizität

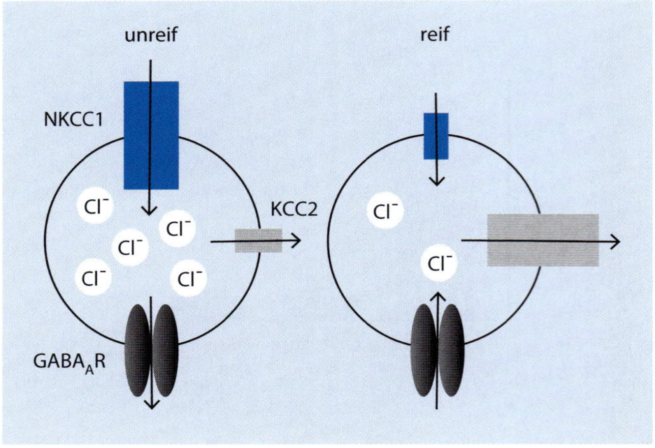

Abb. 112.7 Postnatale Umstellung in den GABA-empfindlichen Neuronen von depolarisierenden zu hyperpolarisierenden Chloridströmen: „postnatal excitatory to inhibitory switch". Beim Früh- und Reifgeborenen liegt noch eine unreife bzw. paradoxe rezeptorvermittelte Signalverarbeitung vor. In dieser Altersgruppe ist GABA kein inhibitorischer, sondern ein exzitatorischer Neurotransmitter. Die in den unreifen Neuronen vorliegende hohe intrazelluläre Cl^--Konzentration entsteht durch die unterschiedliche Expression des Cl^--importierenden Natrium-Kalium-Chlorid-Kotransporters *NKCC1* gegenüber dem Cl-exportierenden Kalium-Chlorid-Kotransporter *KCC2*. Bei Bindung von GABA an seinen ionotropischen Rezeptor *GABA$_A$R* kommt es zum Efflux (Depolarisation) aus der unreifen Zelle. Die *Pfeile* geben die Richtung des Flux bzw. Transports an. Erst im Laufe des Säuglingsalters kommt es durch die Zurückentwicklung des einwärts gerichteten NKCC1-Kotransporters und einer gleichzeitig vermehrten Expression des auswärts gerichteten KCC2-Kotransporters zu der sonst üblichen inhibitorisch wirksamen Signalverarbeitung von GABA. (Nach Kirmse et al. 2011, mit freundl. Genehmigung)

und Kardiomyopathie als Spätfolge dieser zytotoxischen Behandlung, die gesteigerte Warfarin-Überempfindlichkeit, bedingt durch physiologisch niedrige Spiegel von Vitamin-K-abhängigen Gerinnungsfaktoren, und die erhöhte Hepatotoxizität von Valproat und Acetylsalicylsäure (ASS).

112.4.4 Zeitfenster erhöhter Vulnerabilität

Seit Längerem bekannt sind Spätfolgen von Arzneimittelbehandlungen, die in vulnerablen Zeitfenstern einer Schwangerschaft durchgeführt wurden. Hierzu zählen

- Spätfolgen durch eine in der Frühschwangerschaft durchgeführte Behandlung mit dem Schlafmittel Thalidomid, die das Auftreten von schweren Dysmelien und Gliedmaßenaplasien zur Folge hat;
- die Behandlung von Schwangeren und Stillenden mit Tetracyclinbreitbandantibiotika, die zusammen mit Kalzium in den kindlichen Zahnschmelz und Knochen eingebaut werden und so später zur erhöhten Frakturanfälligkeit und irreversiblen Zahnschmelzverfärbung führen;
- das zur Prophylaxe von Aborten eingesetzte synthetische Östrogenen Diethylstibestrol (DES), das bei weiblichen Jugendlichen und jungen Frauen mit intrauteriner DES-Exposition seltene bösartige Vaginaltumoren verursacht.

Wenn auch nicht immer so dramatisch, so lassen sich doch auch postnatal, insbesondere in den sehr dynamischen Entwicklungsphasen des Früh- und Reifgeborenen und des Jugendlichen, weitere vulnerable Zeitfenster für später eintretende UAW feststellen. In dieser Hinsicht wurden schon die Phenobarbitalneurotoxizität im Neugeborenenalter und die sich daraus ergebenden zerebralen Spätfolgen angesprochen.

Auch eine verfehlte Pharmakotherapie in einem vulnerablen Fenster kann eine gestörte Entwicklung zur Folge haben. So verursacht eine unzureichende analgetische Therapie bei schmerzhaften Interventionen eine übermäßige Schmerzempfindlichkeit später im Säuglingsalter. Auch die verfehlte Pharmakotherapie eines Anfallsleidens bei Neugeborenen, die sich in einer Phase des „brain growth spurt" befinden, verhindert eine geordnet ablaufende Synapsenentwicklung und Netzwerkbildung, die später zu Verhaltensstörungen und weiteren zerebralen Handicaps führen können.

Beim Jugendlichen, der in der Phase des Abschlusswachstums und unmittelbar vor dem Gewinn der Geschlechtsreife steht, spielen verständlicherweise andere Wirksubstanzgruppen bezüglich des Auftretens von Spätfolgen eine wichtige Rolle. Zu diesen Substanzgruppen gehören Arzneimittel, Drogen und Suchtmittel. Zu den Arzneimitteln mit hohem Missbrauchspotenzial zählen bei Jugendlichen die androgenen Steroide. Diese Steroide sind nicht nur im Leistungssport, sondern auch in der Jugendszene als Doping sehr populär. Sie sind nicht nur Auslöser für akute UAW, wie gewalttätiges Verhalten, sondern führen auch zu zahlreichen gravierenden und oft irreversiblen Spätfolgen, wie Wachstumsstillstand, bedingt durch vorzeitigen Verschluss der Wachstumsfuge, Hodenatrophie bei den Jungen, Amenorrhö bei den Mädchen sowie Myokardhypertrophie und arterielle Hypertonie.

Leider wird immer noch zu wenig bedacht, dass bei Jugendlichen das Suchtmittel Nikotin direkt und indirekt in das „zerebrale Remodelling" der acetylcholinergen, dopaminergen oder serotonergen Systeme eingreift. Diese langfristig wirkenden Funktionsänderungen im limbischen System haben negative Folgen auf das spätere Suchtverhalten. Nikotin kann daher als eine Einstiegsdroge betrachtet werden. Ebenfalls als Einstiegsdrogen müssen möglicherweise die zentralen Stimulanzien (z. B. Amphetamin und Methylphenidat) angesehen werden, denn neben den kardiovaskulären Risiken steigern sie später Straffälligkeit, Alkoholismus und Drogenkonsum. Allerdings muss bedacht werden, dass letztendlich nicht mit Bestimmtheit zwischen arzneimittelbedingten Spätfolgen und dem natürlichen Krankheitsverlauf unterschieden werden kann. Dies mag auch ein Grund sein, dass der Versuch, Spätfolgen zu erfassen, oft nicht unternommen wird. Hinzu kommt, dass kein umfangreiches Datenmaterial zur Langzeitsicherheit bei der Neuzulassung vieler Arzneimittel vorliegt und auch später leider nur noch selten nachgereicht wird. So mussten mehrere Jahrzehnte nach der Zulassung der kombinierten oralen Kontrazeptiva (KOK) vergehen, ehe die Datenlage gerade bei Jugendlichen und jungen Frauen so belastend war, dass erst kürzlich von den Zulassungsbehörden und der nationalen Arzneimittelkommission (AkdÄ) auf das erhöhte Risiko der venösen Thromboembolien bei drospirenonhaltigen KOK (z. B. Yasmin®) hingewiesen wurde. Überhaupt bisher nicht angesprochen – geschweige denn untersucht – wurden denkbare Spätfolgen, die diese weitverbreiteten/populären Kontrazeptiva auf das durch Geschlechtshormone beeinflusste zerebrale Remodelling in der Adoleszenz haben könnten. Bereits angesprochen und in kleineren Studien untersucht sind dagegen die Folgen der Behandlung mit dem Depotkontrazeptivum Medroxyprogesteronacetat auf den Knochenmetabolismus, wenn es bei Jugendlichen über mehrere Jahre verabreicht wurde. Der durch diese Behandlung hervorgerufene Östrogenmangel in der entscheidenden Phase des Knochenzuwachses bewirkt eine Verringerung der Knochendichte und erhöht möglicherweise damit das Osteoporoserisiko später im Leben.

112.5 Pharmakogenetik und Pharmakogenomik

Neben der bereits oben erwähnten ontogenetischen Betrachtungsweise, die zu einer mehr individualisierten bzw. personalisierten Pharmakotherapie führt, nimmt die in den letzten Jahren sich schnell entwickelnde Pharmakogenetik und Pharmakogenomik eine immer bedeutendere Rolle ein. Mit der abgeschlossenen Sequenzierung des menschlichen Genoms konnten nicht nur krankheitsrelevante Gene, sondern auch relevante Gene für die Pharmakokinetik bzw. -dynamik von Arzneistoffen identifiziert werden. Veränderungen in diesen Genloci, sog. genetische Varianten oder Polymorphismen, können eine unterschiedliche Arzneimittelwirkung über eine veränderte Expression bzw. Funktion dieser Gene erklären, was sich z. B. signifikant in unterschiedlichen Plasmakonzentrationen widerspiegeln kann. Auch für Kinder und Jugendliche sind klinisch relevante pharmakogenetische Beispiele bekannt, wie z. B. im Falle von Zytochrom P450 2D6 und Codein und der Thiopurin-S-Methyltransferase bei der Behandlung mit Azathioprin bzw. 6-Mercaptopurin. Die Kenntnis dieser funktionell wichtigen Genvarianten ist die Grundlage für das Paradigma einer personalisierten, d. h. einer für den individuellen Patienten am besten geeigneten Arzneimitteltherapie. Insgesamt spielen aber im Vergleich zu den ontogenetischen Besonderheiten derzeit die pharmakogenetischen und pharmakogenomischen Aspekte in der Pädiatrie noch eine untergeordnete Rolle.

112.6 Therapeutisches Drugmonitoring (TDM)

112.6.1 Konzept und Voraussetzungen

Mittels des TDM wird versucht, die individuelle Dosis so anzupassen, dass die Arzneimittelwirkung optimal erreicht und unerwünschte Wirkungen möglichst vermieden werden, d. h. die damit erzielte Plasmakonzentration des Arzneimittels liegt im therapeutischen Bereich (Abb. 112.8). Bei diesem Konzept geht man davon aus, dass sich mit ansteigenden Konzentrationen bei Patienten zunächst erwünschte, später jedoch zunehmend unerwünschte Arzneimittelwirkungen (UAW) einstellen. Der Zeitabschnitt, in dem der Arzneimittelspiegel bei den meisten Patienten den erwünschten therapeutischen Erfolg bewirkt und dabei nur ein geringer prozentualer Anteil der Patienten unerwünschten oder sogar toxischen Wirkungen des Arzneimittels ausgesetzt wird, ist der therapeutische Bereich.

Für das erfolgreiche TDM sollten jedoch drei wesentliche Grundvoraussetzungen gegeben sein:

- Eine akzeptable Konzentrations-Wirkungs-Beziehung sollte gegeben sein.
- Der therapeutische Bereich des Wirkstoffs ist für die entsprechende Altersgruppe bekannt und hinreichend validiert worden.
- Eine schnelle und zuverlässige Nachweismethode für den Wirkstoff und seine pharmakologisch wirksamen Metabolite ist verfügbar.

112.6.2 Indikationen

Sind die Voraussetzungen für ein TDM gegeben, kann es für mehrere Indikationen empfohlen werden.

1. Für Arzneimittel mit einem engen therapeutischen Bereich, wie z. B. für Antiepileptika, Antibiotika und Immunsupressiva, ist das TDM absolut notwendig.

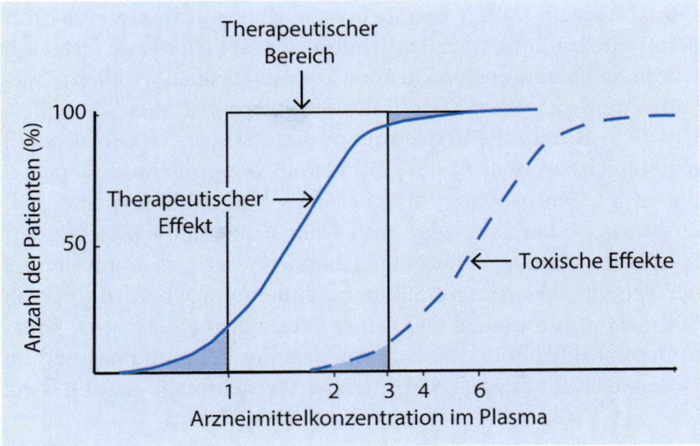

Abb. 112.8 Prozentualer Anteil der Patienten, die bei ansteigender Arzneimittelkonzentration im Plasma therapeutische bzw. toxische Effekte zeigen. Im therapeutischen Bereich profitieren möglichst viele Patienten ohne allzu große Gefährdung durch toxische Effekte

2. Dies gilt insbesondere, wenn kein geeignetes pharmakodynamisches Monitoring verfügbar ist, wie es z. B. durch Messen der Körpertemperatur bei Antipyretika, des Blutdrucks bei Antihypertensiva oder des Blutzuckers bei Antidiabetika gegeben ist.
3. In Phasen sehr dynamisch verlaufender Entwicklungen kann eine hohe inter- und intraindividuelle Variabilität die Dosisfindung sehr erschweren, so z. B. beim Übergang vom Neugeborenen zum Säugling oder vom Kind zum geschlechtsreifen Jugendlichen.
4. Auch kann das TDM sehr hilfreich sein, Therapieversagen von Überdosierungen zu unterscheiden. So ist die Tachykardie bei theophyllinbehandelten Asthmatikern sowohl ein Symptom der Unter- als auch der Überdosierung. Ähnliches trifft für Krampfanfälle bei mit Phenytoin behandelten Epileptikern zu.
5. Bei Arzneimitteln wie Theophyllin und Phenytoin mit einer Sättigungskinetik kann schon im üblichen Dosierungsbereich die Metabolisierungsgeschwindigkeit nicht mehr ausreichend sein, um mit nur geringen Dosissteigerungen Schritt zu halten.
6. Gar nicht mehr wegzudenken ist das TDM beim Verdacht auf Verordnungsverstöße (Non-Compliance-Probleme).
7. Im Rahmen der „Polypharmazie" bestehen Möglichkeiten zahlreicher pharmakokinetischer Interaktionen, die Dosisanpassungen erfordern.
8. Auch pathophysiologische Zustände können, bedingt durch Erkrankungen der Leber, Niere oder des Magen-Darm-Trakts, die Pharmakokinetik eines Wirkstoffs empfindlich verändern und zu Fehldosierungen führen, die durch TDM vermeidbar sind.
9. Letztendlich kann bei der prophylaktischen Behandlung die Wirkung und Verträglichkeit, z. B. von einem Antiepileptikum oder einem Immunsuppressivum, nicht unmittelbar überprüft werden.

112.6.3 Fallstricke

Um Fallstricke und Fehlinterpretationen beim Durchführen des TDM zu vermeiden, sollte der korrekte Zeitpunkt zur Probengewinnung im Dosisintervall τ und im Steady State SS gewählt sowie der Allgemeinzustand des Patienten mit Überprüfung der Wirksamkeit und Verträglich des Arzneimittels berücksichtigt werden. Auch bei der Probengewinnung selbst können leicht vermeidbare Fehler unterlaufen.

Dosisintervall Da der therapeutische Konzentrationsbereich für definierte Zeitpunkte im Dosisintervall τ üblicherweise festgelegt wurde, sollten die entsprechenden Zeitpunkte auch wirklich eingehalten werden. Dadurch lassen sich Fehlinterpretationen vermeiden. Um nicht allzu große Konzentrationsunterschiede zu haben, wählt man üblicherweise für τ ein Zeitintervall, das größenordnungsmäßig etwa $t_{1/2}$ entspricht, d. h. es besteht schon ein beachtlicher Unterschied, ob man vor oder nach einer Arzneimittelgabe Blut zur Spiegelbestimmung abnimmt. Es empfiehlt sich, zur Minimierung der Patientenbelastung die Blutentnahmen zur Überprüfung von Plasmakonzentrationen endogener Substanzen (Elektrolyte, Kreatinin oder Bilirubin) so zu wählen, dass der Zeitpunkt passend im Dosisintervall τ des zu überprüfenden Arzneimittels gewählt wird.

Spitzen- und Talspiegel Bei Arzneimitteln mit langem $t_{1/2}$ (>24 h) wird üblicherweise zur Probeentnahme der Zeitpunkt unmittelbar vor der nächsten Tagesdosis gewählt (Beispiel Phenobarbital). Dieser sog. Talspiegel stellt sicher, dass die Plasmakonzentration des Wirkstoffs nicht in den subtherapeutischen Bereich abfällt. Bei Arzneimitteln mit einer relativ kurzen $t_{1/2}$ (<6 h) ist der Zeitpunkt des maximal zu erwartenden Spitzenspiegels repräsentativer für die systemisch wirksame Wirkstoffmenge (siehe als Beispiele Chloramphenicol, Ciclosporin und Theophyllin in ◘ Tab. 112.1). Dies gilt umso mehr, wenn die maximal erreichte Konzentration für die Arzneimitteltoxizität verantwortlich ist. Allerdings sollte der Zeitpunkt nicht zu nahe an die letzte Dosisgabe gelegt werden, da sonst das TDM wegen der noch nicht abgeschlossenen gastrointestinalen Absorption und Verteilung in alle verfügbaren Kompartimente verfälscht wird. Im ersten Fall kann durch verzögerte Magenentleerung der Spitzenspiegel des Ciclosporins 2 h nach Gabe falsch-niedrig und im zweiten Fall der Plasmaspiegel von Digoxins in den ersten 8 h nach Gabe durch die verzögerte Verteilung im Muskelgewebe falsch-hoch sein (◘ Tab. 112.1).

Aber auch die Kombination aus Spitzen- und Talspiegel kann sinnvoll sein, wenn sowohl die Höhe des Spitzenspiegel für die Überprüfung der Wirksamkeit als auch der Talspiegel zur Vermeidung der Toxizität bedeutsam sind, wie z. B. bei den Aminoglykosiden, bei denen ein ausreichender Spitzenspiegel für die bakterizide Wirkung und ein Talspiegel für das ausreichende Konzentrationsgefälle zwischen den gefährdeten Organen (Nieren und Innenohr) und dem Blut zum Abfluten des Wirkstoffs sichergestellt werden müssen. Manchmal kann für eine optimale Arzneimitteldosierung eine über mehre Messpunkte erstellte Fläche unter der Konzentration-Zeit-Kurve (AUC, „area under the curve"), notwendig sein (siehe als Beispiele Amikacin und Mycophenolat-Mofetil in ◘ Tab. 112.1). Ein solches Vorgehen ist allerdings unter ambulanten Bedingungen nicht immer möglich.

Steady State bei Erhaltungstherapie Beim Überwachen einer über mehrere Tage und Wochen durchgeführten Erhaltungstherapie wird vorausgesetzt, dass die Arzneimittelzufuhr mit der Geschwindigkeit der Arzneimittelmetabolisierung und Elimination im Gleichgewicht ist, im Steady State (SS). Dies bedeutet, dass das TDM erst nach 4–5 Halbwertszeiten ($t_{1/2}$) nach Therapiebeginn bzw. nach letzter Dosisänderung durchgeführt werden kann. Wenn dieser Zeitabstand des SS noch nicht eingetreten ist, ergibt die Messung des Plasmaspiegels einen falsch-niedrigen Wert, der Anlass zu einer voreiligen Dosiserhöhung geben könnte. Später, wenn der Patient nicht mehr unter ärztlicher Aufsicht steht, werden in solch einem Fall toxische Spiegel erreicht.

Überprüfung der Wirksamkeit und Verträglichkeit Bei der Routineanwendung des TDM besteht weiterhin die Gefahr, dass die Einstellung eines „normalen" Plasmaspiegels in einen vorgegebenen therapeutischen Bereich als oberstes therapeutisches Ziel betrachtet und dabei die klinische und laborchemische Überprüfung der Wirksamkeit und Verträglich des Arzneimittels beim Patienten vernachlässigt wird. Es kann durchaus vorkommen, dass das therapeutische Ziel, z. B. das Sistieren der Krampfanfälle, bereits erreicht wurde, bevor der aktuell gemessene Plasmaspiegel des Antikonvulsivums im therapeutischen Bereich zu liegen kommt. Dies ist vor allem dann der Fall, wenn bei einer hepatisch oder renal bedingten Hypalbuminämie das therapeutische Fenster für das stark an Plasmaeiweiß gebundene Phenytoin nach links in den unteren Konzentrationsbereich verschoben ist. Üblicherweise wird beim TDM die Gesamtkonzentration des Wirkstoffs im Plasma gemessen, die in diesem Fall erniedrigt ist. Für die pharmakologischen Wirkung ist aber nur der ungebundene und nicht vermindert vorliegende Wirkstoffanteil relevant.

Probengewinnung Bei der Probengewinnung auf Station ist unbedingt darauf zu achten, dass die Blutprobe für TDM keinesfalls über eine liegende Verweilkanüle bzw. den Infusionsschlauch, über die bzw. den das zu monitorisierende Arzneimittel appliziert wurde, entnommen wird. Die Analyse erheblich störende Kontaminationen sind so gut wie nie auszuschließen. Weiterhin sollte mit dem TDM-Labor vor der Probenentnahme Rücksprache gehalten werden, um zu klären, in welchem Gefäß die Blutprobe gesammelt, aufbewahrt und transportiert werden soll und welche Angaben zum Patient, seiner Komedikation und zur Abnahmemodalität bei der Probengewinnung erforderlich sind. Bei all diesen Fallstricken ist es wichtig, den Grundsatz zu beherzigen: Es wird der Patient und nicht der Spiegel therapiert.

112.6.4 Alternativen zur Venenpunktion

Speichel Außer Blut- bzw. Plasmaproben scheinen auch Speichelproben für das TDM geeignet zu sein. So wurden sehr gute Korrelationen zwischen Speichel- und Plasmakonzentration über einen großen Konzentrationsbereich für Carbamazepin, Ethosuximid, Phenytoin und Theophyllin gefunden. Dieses TDM aus Speichel ist sicher für ältere und kooperative Kinder wegen der nichtinvasiven und schmerzlosen Probengewinnung durchaus geeignet. Folgende Störfaktoren wie die Variabilität des Speichelflusses, des pH-Werts und der Proteinbindung sowie die Kontamination mit Speiseresten sind aber zu beachten bzw. zu kontrollieren. All diese Variablen können das Messergebnis beeinflussen.

Trockenblut Die Trockenblutmethode unter Zuhilfenahme der HPLC-Tandem-Massenspektrometrie hat ebenfalls den Vorteil der weniger invasiven Probengewinnung. Zusätzliche Vorteile sind die sehr geringen benötigten Blutmengen (<100 µl) und das leichte Lagern und Verschicken der Proben sowie die technisch leichte Blutentnahme mit Lanzette. Sie kommt allerdings an ihre Grenzen, wenn wegen des hohen Hämatokritwerts das Probenvolumen für die Probenaufnahme und Probendiffusion auf dem Filterpapier bei neugeborenen oder exsikkierten Patienten nicht ausreicht.

■ **Tab. 112.1** Therapeutische Konzentrationen verschiedener Arzneimittelgruppen. (Mod. nach Zhao u. Jacqz-Aigrin 2011)

Gruppe	Arzneimittel	$T_{1/2}$	Abnahmezeit nach Dosis	Therapeutischer Bereich
Antiepileptika	Carbamazepin[a]	10–12 h	vor der Dosis (Talspiegel)	4–12 µg/ml
	Ethosuximid	30–60 h	vor der Dosis (Talspiegel)	40–50 µg/ml
	Phenobarbital	40–70 h (NG: 100–130 h)	>8 h	20–30 µg/ml
	Phenytoin[b]	5–20 h (NG: 75–160 h)	>4 h	6–11(20) µg/ml
	Valproinsäure	5–15 h	vor der Dosis (Talspiegel)	50–120 µg/l
Antibiotika	Amikacin	1–3 h (NG: 5–7 h)	1 h (Spitzenspiegel)	24–35 µg/l
			AUC_{24h}	130–590 µg·h/ml
	Gentamycin	1–3 h (NG: 3–7 h)	1 h (Spitzenspiegel)	10–12 µg/ml
			vor der Dosis (Talspiegel)	0,5–1 µg/ml
	Tobramycin	1–2 h (NG: 4–9 h)	1 h (Spitzenspiegel)	10–12 µg/ml
			vor der Dosis (Talspiegel)	0,5–1 µg/ml
	Vancomycin	3–10 h (NG: 9–30 h)	1 h (Spitzenspiegel)	20–40 µg/ml
			vor der Dosis (Talspiegel)	5–10 µg/ml
	Chloramphenicol	2–12 h	2 h (Spitzenspiegel)	15–25 µg/ml
			vor der Dosis (Talspiegel)	>10 µg/ml
Immunsupres-siva	Ciclosporin	6–20 h		Initialtherapie (Niere)
			2 h (Spitzenspiegel)	1300–1800 µg/l
			vor der Dosis	150–250 µg/l
				Erhaltungstherapie
			vor der Dosis	100–150 µg/l
	Tacrolimus	4–41 h		Initialtherapie
			vor der Dosis	10–20 ng/ml
				Erhaltungstherapie
			vor der Dosis	5–15 ng/ml
	MPA (nach Gabe von Mycophenolat-Mofetil)	16–18 h	AUC_{12h}	30–60 mg·h/l
Verschiedenes	Digoxin	18–36 h (NG: 35–70 h)	>8 h	1–2 ng/l
	Theophyllin[a,b]	2–6 h (NG: 20–40 h)	1–2 h oder	10–20 µg/ml (Asthma)
			jederzeit bei i.v.-Infusion	5–10 µg/ml (Apnoe)
	Indomethacin	NG: 20–40 h	vor der Dosis (Talspiegel)	0,4–0,8 µg/ml (PDA)

[a] Wirkstoff mit pharmakologisch aktiven Metaboliten: Carbamazepin wird oxidiert zum aktiven Carbamazepin-10,11-Epoxid und Theophyllin wird bei Frühgeborenen zu Koffein methyliert.

[b] Wirkstoff mit Sättigungskinetik, d. h. wegen Sättigung der enzymatischen Biotransformation steigt der Plasmaspiegel bei linearer Dosissteigerung überproportional an.

AUC „area under the curve", *MPA* Mycophenolsäure, *NG* Neugeborene (Früh- und Reifgeborene), *PDA* persistierender Ductus arteriosus, $T_{1/2}$ Halbwertszeit.

112.7 Kindgerechte Darreichungsformen

112.7.1 Problemstellung

Noch bis zur Mitte des letzten Jahrhunderts wurde in den meisten Lehrbüchern der Kinderheilkunde in den Kapiteln zu Arzneimitteltherapie und Arzneimittelverordnung relativ wenig Grundlegendes zur pädiatrischen Pharmakotherapie und Arzneimittelverordnung bei Kindern abgehandelt. Wohl aber wurden detaillierte Anleitungen gegeben, wie bei Säuglingen und Kleinkindern bei der Verabreichung von schlecht schmeckender und schlecht zu schluckender Medizin vorzugehen ist. So wurde u. a. bei nicht kooperativen Kindern empfohlen, das Öffnen des Mundes durch Zuhalten der Nasenlöcher zu erzwingen. Dies ist aus der Sicht der damals verfügbaren Arzneimittel vielleicht verständlich. Nun sah sich die WHO veranlasst, wieder einmal auf die Gefahren hinzuweisen, die mit der erzwungenen Verabreichung von Arzneimitteln verbunden sind. Anlass war eine schmerzliche Erfahrung bei einer Entwurmungskampagne in Äthiopien. Im Rahmen dieser Kampagne musste man auf das Breitspektrum-Anthelminthikum Albendazol zurückgreifen, das nur als 200-mg-Filmtablette im Handel und nur für Kinder von 6–13 Jahren mit einer Dosis von 10 mg/kg KG zugelassen ist. Für 4 Kinder unter 36 Monaten (<15 kg KG) wurde dies zum Verhängnis. Um eine orale Applikation zu ermöglichen, mussten die 200-mg-Tabletten vorher gebrochen werden. Die offensichtlich zu großen Tablettenbruchstücke führten im Rahmen des erzwungenen Schluckens zu Würgattacken, Aspiration und letztendlich zum Ersticken. Auch die daraufhin erfolgte Empfehlung, die Tabletten zu zerreiben und mit Flüssigkeit vor der Verabreichung aufzunehmen, ist sicherlich nicht generell als ideale Lösung zu betrachten. Durch dieses Zerreiben wird der galenische Aufbau und die Struktur der Tablette zerstört. Weiterhin wird durch diese Vorgehensweise der wenig ansprechende Geschmack dieses zerriebenen Wirk- und Hilfsstoffgemischs sicherlich nicht verbessert. Hinzu kommt, dass belastbare Angaben über Haltbarkeit und Bioverfügbarkeit dieser oft nicht zertifizierten, extemporanen Zubereitung fehlen.

Dieses Beispiel aus neuerer Zeit weist darauf hin, dass auch heute noch die Herstellung einer gebrauchsfertigen Darreichungsform eines für alle Kinder tauglichen Arzneimittels nach wie vor eine besondere Herausforderung für den Arzneimittelhersteller darstellt. Eine universelle Applikationsform für alle Altersgruppen wird es vermutlich nie geben. Wegen unüberwindbarer galenischer Schwierigkeiten beim Erfüllen wichtiger Kriterien musste schon die gesamte Weiterentwicklung eines Kinderarzneimittels eingestellt werden. Zu den wesentlichen Voraussetzungen für kindgerechte Arzneimittel zählen nach Vorstellungen der pädiatrischen Pharmazeuten folgende Kriterien:

- Eine akzeptable Bioverfügbarkeit für die jeweils empfohlene Applikationsform ist vom Hersteller zu gewährleisten.
- Das Fertigarzneimittel sollte eine genießbare Geschmackseigenschaft aufweisen.
- Zur Vermeidung von Medikationsfehlern und Verordnungsverstößen sollte das Arzneimittel leicht und sicher zu verabreichen sein.
- Die verwendeten Hilfsstoffe des in den Verkehr gebrachten Arzneimittels (Handelspräparat) sollten einer ebenso kritischen pharmakologischen und toxikologischen Prüfung unterzogen worden sein, wie sie auch für den Wirkstoff selbst gefordert wird. So sind Wirkstoffträger und Lösungsvermittler wie Polyäthylenglykol und Benzylalkohol für Neugeborene und Säuglinge wegen toxikologischer Bedenken (metabolische Acidose bzw. Neurotoxizität) nicht zulässig.

Um diese Kriterien erfüllen bzw. umgehen zu können, sucht man in der pharmakologisch-pharmazeutischen Forschung und galenischen Entwicklung immer auch nach neuen Alternativen zur oralen Arzneimittelapplikationsform.

112.7.2 Orale Applikation

In fester und flüssiger Formulierung ist die orale Applikation die am weitesten verbreitete Darreichungsform. Besonders beliebt ist für Kinder (<6 Jahre) die flüssige Applikationsform, da sie wegen der geringeren Schluckprobleme leichter zu verabreichen ist, und die Dosis über einen weiten Dosisbereich angepasst werden kann. Nachteilig für den Hersteller ist jedoch, dass für die flüssige Darreichungsform nach geeigneten Hilfsstoffen und Konservierungsmitteln gesucht werden muss. Weiterhin sollten die zu schluckende Menge und der Geschmack akzeptabel und ein leicht zu handhabendes genaues Abmessen der Dosis, so z. B. durch eine skalierte Applikationsspritze, gut möglich sein. Nicht praktikabel ist das Abmessen mit Tee- und Esslöffeln, die wenig standardisiert sind. Im Fall, dass keine kindgerechte Darreichungsform verfügbar ist, ist es Aufgabe des Herstellers, eine detaillierte Anweisung für die sachgerechte Zubereitung durch einen Apotheker mitzuliefern. Beim Zerreiben von Tabletten oder Öffnen von Kapseln zu Hause sind eine genaue Quantifizierung des Wirkstoffs und die Sicherheit des so modifizierten Handelspräparats nicht mehr gegeben.

Durch die Herstellung von leicht teilbaren und auflösbaren multifunktionellen Tabletten oder durch die Entwicklung von Minitabletten, Granulaten und Pellets, die kurz vor der Applikation mit einem definierten Verdünnungs- bzw. Dispersionsmittel flüssig zubereitet werden, versucht man, den Bedürfnissen der Kinder besser gerecht zu werden.

112.7.3 Rektale Applikation

Wenn trotz aller Bemühungen die orale Applikation versagt, kann die rektale Darreichung eine Alternative sein. Klassische Indikationen für Zäpfchen sind die antipyretische Pharmakotherapie mit Paracetamol beim hoch fiebernden Kind mit infektbedingtem Erbrechen und die schnelle antikonvulsive Intervention mit Diazepamrektiolen bei bewusstlosen und nicht kooperativen Patienten in der präklinischen Notfallmedizin. Ein zusätzlicher Nutzen kann bei der rektalen Applikation darin bestehen, dass durch Umgehung des Pfortadersystems die rektale Bioverfügbarkeit besser ist als nach oraler Applikation. Allerdings ist die rektale Applikation ungeeignet bei Durchfallerkrankungen, bei niedriger Akzeptanz (z. B. älteren Kindern und Jugendlichen) und bei Wirkstoffen mit enger therapeutischer Breite und unsicherer sowie geringer rektaler Bioverfügbarkeit (z. B. Theophyllin und β-Sympathomimetika).

112.7.4 Oromukosale Applikation

Nachdem gezeigt werden konnte, dass die oromukosale Lösung von Midazolam schnell und sicher zum Erfolg führt, wird geprüft, ob diese Applikationsform für die Anwendung bei akuten und prolongierten Krampfanfällen für den 3 Monate alten Säugling bis zum Jugendlichen zugelassen werden soll. Auch für die schmerzlose und nichtinvasive Prämedikation zur Narkoseeinleitung bietet sich diese Darreichungsform an.

112.7.5 Perkutane (topische/transdermale) Applikation

Bei der perkutanen Applikation ist nicht so sehr die therapeutische Darreichung pädiatrisch so bedeutsam, sondern die Gefahr der unbeabsichtigten Aufnahme von Xenobiotika und Arzneistoffen bei Neugeborenen, die noch nicht über eine voll funktionsfähige Epidermisbarriere verfügen. Obwohl ihre Haut bereits über ein Stratum corneum (Hornschicht) verfügt, ist sie wegen ihres hohen Hydrationszustandes und der guten Hautdurchblutung sehr gut aufnahmefähig für Substanzen wie Desinfektionsmittel (Hexachlorophen). Die Gefahren der unbeabsichtigten Wirkstoffaufnahme bestehen auch bei älteren Kindern, wenn die Haut durch Unfälle oder Krankheit in ihrer Schutzfunktion beeinträchtigt ist, wie es nach Verbrennung und Verbrühung oder im akuten Neurodermitisschub der Fall sein kann. So konnten systemisch wirksame Arzneimittelkonzentrationen während der antibiotischen Aminoglykosidbehandlung bzw. während der antiinflammatorischen Salbentherapie mit Glukokortikosteroiden im Blut gemessen werden. Ansonsten hat sich die perkutane Applikation als nichtinvasive Darreichungsform bei älteren Kindern und Jugendlichen bewährt bzw. Anwendung gefunden, so z. B. bei der Schmerzbehandlung in der Palliativmedizin mit Fentanylpflastern, bei der Prophylaxe von Reisekrankheiten mit der perkutanen Scopulaminapplikation, bei Kindern und Jugendlichen mit ADHS mit verzögerter transdermaler Freisetzung von Methylphenidat oder in besonderen Fällen bei der Empfängnisverhütung mit transdermalem Pflaster von hormonalen Kontrazeptiva.

112.7.6 Parenterale Applikation

Intravenöse Applikation Auf der neonatologischen Intensivstation ist die intravenöse Applikation wegen der schnellen und sicheren Arzneimittelzufuhr die mit Abstand gebräuchlichste Darreichungsform. Oft können aber durch Mischen und Applikation in eine laufende Infusion zwischen Arzneimitteln, Lösungsmitteln und pharmazeutischen Hilfsstoffen Interaktionen ablaufen, die zu ernsten und lebensbedrohlichen Inkompatibilitätsproblemen in Form von Agglutination und Präzipitation führen (Beispiel: Ceftriaxon und Phenytoin in kalziumhaltigen Infusionslösungen).

Intramuskuläre Applikation Neben den intravenösen gibt es noch zahlreiche andere weniger gebräuchliche Darreichungsformen für Arzneimittel wie die subkutane, intraarterielle, intrathekale, epidurale, intraossäre und intrakardiale Applikationen, die vor allem in der Intensivmedizin und Anästhesie verwendet werden. Weit häufiger ist neben der intravenösen noch die intramuskuläre Applikation, so z. B. bei der antibiotischen Behandlung mit Ceftriaxon in der Ambulanz und in Entwicklungsländern oder bei der antikonvulsiven Notfalltherapie mit Midazolam zu Hause oder auf dem Weg ins Krankenhaus. Wenig geeignet ist die intramuskuläre Applikationsform im Schock mit unsicherer Muskeldurchblutung und bei Muskelatrophie. Zu beachten ist auch, dass für die intramuskuläre Applikation die Injektionsflüssigkeit eine hohe Gewebeverträglichkeit aufweisen muss. Aus diesem Grund ist die wiederholt vorgenommene intramuskuläre Applikation von Penicillinen – wie früher bei Neugeborenen geschehen – nicht zu tolerieren. In diesem Fall ist es ratsamer, wegen des großen Verdünnungseffekts im Blutstrom die intravenöse Applikation vorzuziehen.

112.7.7 Nasale Applikation

Neben den gewünschten lokalen Effekten bietet die Nasenschleimhaut auch die Möglichkeit, Wirkstoffe mit dem Ziel systemischer Verfügbarkeit schnell und effektiv sowie relativ leicht anwendbar für die Analgosedierung, z. B. mit Fentanyl und Midazolam, in der Notfallsituation zu verabreichen. Wie bei den rektalen, oromukosalen und parenteralen Anwendungen wird auch bei der nasalen Applikation der First-Pass-Metabolismus weitgehend umgangen. Daher können beispielsweise auch kleine Peptide und Hormone auf diesem Weg verabreicht werden.

So ist das Gonadotropin-Releasing-Hormon Gonadorelin als Nasenspray zur Behandlung des Hodenhochstands bereits für die Ein- und Zweijährigen zugelassen. Für den Jugendlichen ist zur Behandlung von Migräneanfällen der selektive 5-Hydroxytryptamin-Rezeptor-Agonist Sumatriptan ebenfalls als Nasenspray zugelassen. Weitere nasal zu applizierende Handelspräparate werden sicherlich noch folgen, obwohl sich dieser Weg der Darreichung – ähnlich wie bei der rektalen Applikation – bei Arzneimitteln mit enger therapeutischer Breite nicht immer bewährt. So kam es nach nasaler Anwendung von Desmopressin-Nasenspray bei älteren eunuretischen Jungen wegen der schlechten Dosierbarkeit zur akuten Wasserretention mit Hyponatriämie und Krampfanfall. Jetzt ist dieser Wirkstoff trotz seiner schlechten enteralen Bioverfügbarkeit bei Enuresis nur noch zur oralen Verabreichung zugelassen. Solche „systemischen Überdosierungen" können auch bei der unkontrollierten topischen Anwendung sowohl von Nasen- als auch Augentropfen (z. B. metazolinhaltige Nasentropfen oder diverse Mydriatika) in der Neugeborenenmedizin auftreten.

112.7.8 Bronchopulmonale (inhalative) Applikation

Die inhalative Applikation von Wirkstoffen findet ihre hauptsächliche Anwendung bei bronchopulmonalen Erkrankungen. Durch diese selektiv topische Darreichungsform lassen sich bei sachgerechter Anwendung oft systemische Wirkungen weitgehend vermeiden. Die Behandlung mit inhalativen Glukokortikosteroiden ist unter weitgehender Vermeidung von Wachstumsstörungen die effektivste antiinflammatorische Asthmabehandlung. Auch die inhalativ verabreichten β-Sympathomimetika sind wegen ihrer hohen pulmonalen Bioverfügbarkeit wesentlich besser bronchodilatorisch wirksam als ihre oralen und rektalen Darreichungsformen. Auch werden hierdurch kardiovaskuläre UAW am besten vermieden. Allerdings kommt diese Applikationsform bei fehlender Bereitschaft und/oder Fähigkeit zur Kooperation, wie es bei Kleinkindern der Fall sein kann, an ihre Grenzen.

Literatur

Anderson GD, Lynn AM (2009) Optimizing pediatric dosing: A developmental pharmacologic approach. Pharmacotherapy 29:680–690

van den Anker JN, Schwab M, Kearns GL (2011) Developmental pharmacokinetics. Handb Exp Pharmacol 205:51–75

Breitkreutz J, Boos J (2011) Drug delivery and formulation. Handb Exp Pharmacol 205:91–107

Dost FH (1953) Der Blutspiegel, Kinetik der Konzentrationsabläufe in der Kreislaufflüssigkeit. Thieme, Leipzig

Fitzgerald M, Walker SM (2009) Infant pain management: A developmental neurobiological approach. Nat Clin Pract Neurol 5:35–50

Gugler N, Klotz U (2000) Einführung in die Pharmakokinetik. Govi, Frankfurt/Main

Hausner E, Fiszman ML, Hanig J, Harlow P, Zornberg G, Sobel S (2008) Long-term consequences of drugs on the paediatric cardiovascular system. Drug Saf 31:1083–1096

Hines RN (2008) The ontogeny of drug metabolism enzymes and implications of adverse drug events. Pharmacol Ther 118:250–267

Johnson TN, Thomson M (2008) Intestinal metabolism and transport of drugs in children: The effect of age and disease. J Pediatr Gastroenterol Nutr 47:3–10

Kennedy M (2008) Hormonal regulation of hepatic drug-metabolizing enzyme activity during adolescence. Clin Pharmacol Ther 84:662–673

Kirmse K, Witte OW, Holthoff K (2011) GABAergic depolarization during early cortical development and implications for anticonvulsive therapy in neonates. Epilepsia 52:1532–1543

Latasch L, Freye E (2002) Schmerz und Opioide bei Neugeborenen und Säuglingen. Anaesthesist 51:272–284

Olkkola KT, Maunuksela EL, Korpela R, Rosenberg PH (1988) Kinetics and dynamics of postoperative intravenous morphine in children. Clin Pharmacol Ther 44:128–136

Piñeiro-Carrero VM, Piñeiro EO (2004) (Suppl. Liver Pediatrics 113(4):1097–1106

Seyberth HW (2008) Paradigmawechsel in der pädiatrischen Arzneimittelanwendung. Monatsschr Kinderheilkd 156:791–797

Seyberth HW, Kauffman RE (2011) Basics and dynamics of neonatal and pediatric pharmacology. Handb Exp Pharmacol 205:3–49

Seyberth HW, Schlingmann KP (2011) Bartter- and Gitelman-like syndromes: Salt-losing tubulopathies with loop or DCT defects. Pediatr Nephrol 26:1789–1802

Sjöqvist F, Garle M, Rane A (2008) Use of doping agents, particularly anabolic steroids, in sports and society. Lancet 371:1872–1882

Smith GC (1998) The pharmacology of the ductus arteriosus. Pharmacol Rev 50:35–58

Subbarao P, Ratjen F (2006) β_2-Agonists in asthma: The pediatric perspective. Clin Rev Allergy Immunol 31:209–218

Vigil P, Orellana RF, Cortés ME et al (2011) Endocrine modulation of adolescent brain: A review. J Pediatr Adolesc Gynecol 24:330–337

World Health Organisation (2007) Promoting safety of medicines for children. WHO, Genf

Wright DH, Abran D, Bhattacharya M et al (2001) Prostanoid receptors: Ontogeny and implications in vascular physiology. Am J Physiol Regul Integr Comp Physiol 281:R1343–R1360

Yaffe SJ, Aranda JV (2010) Neonatal and pediatric pharmacology: Therapeutic principles in practice. Lippincott Williams & Wilkins, Philadelphia

Zanger UM, Schwab M (2013) Cytochrome P450 enzymes in drug metabolism: Regulation of gene expression, enzyme activities, and impact of genetic variation. Pharmacol Ther 138:103–141

Zhao W, Jacqz-Aigrain E (2011) Principles of therapeutic drug monitoring. Handb Exp Pharmacol 205:77–90

113 Antimikrobielle Therapie

R. Berner, T. Lehrnbecher

113.1 Antibakterielle Therapie

R. Berner

113.1.1 Grundlagen

Um antibakterielle Therapie effektiv und rational zu gestalten, müssen das Spektrum der antimikrobiellen Aktivität eines Antibiotikums oder Chemotherapeutikums ebenso bekannt sein wie dessen pharmakokinetische Eigenschaften und Nebenwirkungen. Die klinische Wirksamkeit eines von seinem Spektrum her geeignet scheinenden Präparats wird wesentlich von der Frage bestimmt, ob die in vivo erreichbare Serum- bzw. Gewebekonzentration die minimale Hemmkonzentration (MHK) des betreffenden Erregers am Infektionsort übersteigen wird. Die Auswahl des geeigneten Medikaments hängt daher neben dem antimikrobiellen Spektrum entscheidend von klinischen Aspekten wie Infektionsort, Grundkrankheit, Alter, Vortherapie und möglicher Toxizität ab. Aufgrund der vielfältigen Einflüsse ist es nicht verwunderlich, dass nur in Ausnahmefällen ein einziges Antibiotikum als allein mögliche Wahl angesehen werden kann. Klinische Studien zum Nachweis der Wirksamkeit sollten Voraussetzung für den Einsatz eines Antibiotikums in der Kinderheilkunde sein.

Pharmakokinetik

Bei der oralen Gabe von Antibiotika ist zunächst die Resorptionsrate zu berücksichtigen. Gleichzeitige Nahrungsaufnahme verzögert die Resorption für viele Antibiotika (z. B. Makrolide) bei erhaltener Gesamtaufnahme, andere dagegen werden vermindert aufgenommen (z. B. Penicilline), wieder andere werden nahrungsunabhängig resorbiert (z. B. Clindamycin). Unter biologischer Verfügbarkeit versteht man den Anteil eines oral verabreichten Präparats, der nach Resorption aus dem Magen-Darm-Trakt aktuell zur Verfügung steht. Sie hängt von der Zubereitung des Medikaments durch den Hersteller ebenso wie von Einflüssen aus dem Verdauungstrakt ab. In Präparationen für Kinder werden beispielsweise β-Laktam-Antibiotika aus wässrigen Suspensionen (sog. Trockensäfte) wesentlich besser resorbiert als aus Fertigsuspensionen auf Triglycerid- oder Ölbasis. Nach Resorption aus dem Darm oder nach parenteraler Zufuhr gelangt das Pharmakon zunächst in den intravasalen Raum und verteilt sich zwar schnell im Blut, nicht aber gleichmäßig in allen Kompartimenten und Geweben. Die Gewebeverteilung hängt neben der Lipidlöslichkeit des Medikaments von Faktoren wie der Proteinbindung, der Anwesenheit von aktiven Transportmechanismen, die das Antibiotikum aus dem Gewebe herauszupumpen vermögen, oder der Durchgängigkeit der Kapillaren (Fensterung) ab. Diese Faktoren wiederum können durch die Erkrankung selbst beeinflusst werden (z. B. erhöhte Permeabilität der Blut-Liquor-Schranke bei Meningitis). Der Grad der Proteinbindung an Serum- oder Gewebseiweißstoff ist je nach Wirkstoff unterschiedlich. Der gebundene Anteil befindet sich im Gleichgewicht mit dem freien Anteil. Einfluss auf die Bindung haben das Lebensalter (beim Neugeborenen geringer als beim Erwachsenen), der pH-Wert, die Verdrängung durch ein zweites Medikament und der Eiweißgehalt des Serums (z. B. Hypalbuminämie). Neben der Gewebepenetration spielt bei fakultativ oder obligat intrazellulären Erregern auch die intrazelluläre Aktivität des Antibiotikums eine wesentliche Rolle. Eine eingeschränkte Penetration oder intrazelluläre Inaktivierung kann die antimikrobielle Aktivität behindern oder aufheben (z. B. intrazelluläre Protonierung von Aminoglykosiden). Die Elimination von Antibiotika umfasst Biotransformation (z. B. Glukuronidierung von Chloramphenicol in der Leber) und Ausscheidung. Die Ausscheidung der meisten Antibiotika erfolgt über die Nieren, seltener über die Galle (▶ Kap. 112).

Postantibiotischer Effekt

Bestimmte Antibiotika, z. B. Aminoglykoside, erzielen einen sog. postantibiotischen Effekt (PAE). Damit ist die Wirksamkeit eines Antibiotikums über die Periode der Exposition eines Keims gegenüber dem wirksamen Spiegel eines Antibiotikums hinaus gemeint. Der PAE erlaubt beispielsweise bei Aminoglykosiden die Einmaldosierung pro Tag bei gleicher Wirksamkeit und geringerer Toxizität im Vergleich zur Gabe in mehreren Einzeldosen.

Wirkung versus Aktivität

Zu unterscheiden ist die klinische Wirksamkeit von der In-vitro-Aktivität eines Antibiotikums. Ein in vitro aktives Präparat kann klinisch unwirksam sein und umgekehrt. Die Aktivität eines Antibiotikums ist durch die Aspekte antimikrobielles Spektrum, Wirktyp und Wirkmechanismus charakterisierbar. Das Aktivitätsspektrum gibt an, bei welchen Erregern ein Effekt im Sinne von Wachstumshemmung oder Keimabtötung erzielt wird. Der Wirktyp ist entweder bakteriostatisch oder bakterizid. Bakteriostase bedeutet, dass der Erreger in seiner Vermehrung gehemmt, jedoch nicht abgetötet wird. Bakterizidie bedeutet Abtötung der Bakterienzelle; sie ist bei bestimmten Antibiotika (z. B. Aminoglykoside) konzentrationsabhängig. Bakterizide zellwandaktive (z. B. β-Laktam-)Antibiotika wirken in der Regel nach einer unterschiedlich langen Latenzphase abtötend auf proliferierende Keime. Ruhende Keime werden nicht erfasst, aber im Zustand der Ruhe festgehalten. Sie werden als Persister bezeichnet. Nach Ende der Antibiotikaeinwirkung sind die bei neuerlichem Wachstum entstehenden Tochterzellen wieder voll empfindlich. Als Maß für die Aktivität eines Antibiotikums in vitro dient die minimale Hemmkonzentration (MHK); sie gibt diejenige Konzentration an, bei der ein Bakterienwachstum nicht mehr möglich ist. Demgegenüber gibt die – nur mit großem Aufwand bestimmbare – minimale bakterizide Konzentration (MBK) die geringste Konzentration an, die nach 24 h in flüssiger Kultur zum Absterben von 99,9 % der bakteriellen Ausgangspopulation geführt hat. Der Begriff Toleranz beschreibt ein Phänomen, bei dem die MBK eines Antibiotikums mehr als 32-fach über der MHK liegt. Sie wird vor allem bei Streptokokken gegenüber β-Laktam-Antibiotika beobachtet. Mögliche Angriffspunkte von Antibiotika sind Hemmung der Zellwandsynthese, Schädigung der Zellmembran, Veränderung der Zytoplasmamembran, Hemmung der Proteinsynthese, Hemmung von mRNA-Polymerase oder von DNA-Isomerasen sowie Hemmung der Folsäuresynthese.

Resistenz

Resistenz im klinischen Sinne liegt vor, wenn die MHK eines Antibiotikums für den entsprechenden Erreger im Serum oder im Gewebe nicht erreicht bzw. nicht überschritten wird. Natürliche

G.F. Hoffmann, M.J. Lentze, J. Spranger, F. Zepp (Hrsg.), *Pädiatrie*,
DOI 10.1007/978-3-642-41866-2_113,

Tab. 113.1 Klassifizierung multiresistenter gramnegativer Stäbchen auf Basis ihrer phänotypischen Resistenzeigenschaften. (Aus RKI 2011, Epidemiol Bull 36, mit freundl. Genehmigung)

Antibiotika-gruppe	Leitsubstanz	Enterobacteriaceae		Pseudomonas aeruginosa		Acinetobacter spp.	
		3MRGN	4MRGN	3MRGN	4MRGN	3MRGN	4MRGN
Acylureido-penicilline	Piperacillin/ Tazobactam	R	R	Nur eine der vier Antibiotika-gruppen wirksam (sensibel)	R	R	R
Cephalosporine der 3./4. Generation	Cefotaxim und/oder Ceftazidim	R	R		R	R	R
Carbapeneme	Imipenem und/oder Meropenem	S	R		R	S	R
Fluorchinolone	Ciprofloxacin	R	R		R	R	R

3MRGN multiresistente gramnegative Stäbchen mit Resistenz gegen 3 der 4 Antibiotikagruppen, *4MGRN* multiresistente gramnegative Stäbchen mit Resistenz gegen 4 der 4 Antibiotikagruppen, *R* resistent oder intermediär sensibel, *S* sensibel.

Resistenz bedeutet, dass ein Keim a priori für ein bestimmtes Antibiotikum nicht empfindlich ist, d. h. keinen Angriffspunkt für das Antibiotikum bietet oder aber Enzyme besitzt, die das Medikament inaktivieren. Demgegenüber heißt primäre Resistenz, dass einige Stämme einer Bakterienspezies empfindlich, andere jedoch resistent sind. Sekundäre Resistenz tritt durch Mutation und Selektion unter Antibiotikawirkung ein. Eine Übertragung von resistenzvermittelndem genetischem Material ist speziesübergreifend von einer Bakterienart auf die andere möglich.

Mechanismen der Resistenz

Bakterien können durch chromosomale und extrachromosomale genetische Determinanten Resistenz tragen oder erwerben. Plasmide sind extrachromosomale DNA-Elemente, die genetische Information für Antibiotikaresistenz innerhalb einer Spezies, aber auch von einer auf die andere Bakterienart übertragen können, z. B. durch Transduktion oder Konjugation. Auch chromosomale Informationen können z. B. durch Transposons („springende Gene") übertragen werden. Auf molekularer Ebene entsteht Resistenz durch Punktmutationen, Transposition von DNA-Sequenzen oder den Erwerb größerer DNA-Abschnitte. Phänotypische Mechanismen der bakteriellen Antibiotikaresistenz sind u. a.:

- eine veränderte Permeabilität der Bakterienzellwand,
- veränderte Bindungsproteine, über die das Antibiotikum seine Wirkung nicht mehr entfalten kann,
- veränderte Enzyme, die durch das Antibiotikum nicht mehr inaktiviert werden können,
- Änderung des intrazellulären Bindungsorts,
- antibiotikainaktivierende Enzyme,
- Transportmechanismen, die einen aktiven Auswärtsstrom des Antibiotikums aus der Zelle bewirken,
- Bypassmetabolismus, d. h. Stoffwechselzielprodukte werden über einen alternativen Stoffwechselweg gebildet.

Kreuzresistenz bedeutet, dass Bakterien gleichzeitig gegen mehrere Antibiotika derselben Wirkstoffgruppe resistent sind.

Bedeutung der Resistenz

Die Entstehung hochresistenter pathogener Bakterienstämme droht zu einem wesentlichen Problem der modernen Medizin zu werden. Beispiele sind gegenüber Penicillin und Cephalosporin resistente Pneumokokken als Meningitiserreger, gegen Oxacillin bzw. Methicillin resistente *Staphylococcus-aureus*-Stämme (MRSA) oder gegen Vancomycin resistente Enterokokken (VRE) bei onkologischen Patienten, multiresistente gramnegative Stäbchen (sog. MRGN) bei Intensivpatienten (z. B. Extended-Spectrum-β-Laktamase [ESBL] oder Carbapenemase produzierende Klebsiellen) (Tab. 113.1). Rationale Antibiotikatherapie im Sinne einer Vorgabe von Therapiestrategien im regionalen und im überregionalen Rahmen („antibiotic stewardship"), das Verbot von Antibiotika als Futterzusatz in der Tiermast, Hygienekontrollprogramme, aber auch der zurückhaltende Einsatz von Antibiotika in der täglichen Praxis sind essenzielle Voraussetzungen für die Wirksamkeit von Antibiotika auch in der Zukunft.

Antibiotische Behandlung von bakteriellen Infektionskrankheiten

Das adäquate Management einer bakteriellen Infektionskrankheit erfordert die Klärung der folgenden Fragen:

1. Welches ist der ursächliche oder wahrscheinlichste Infektionserreger, und wie ist die zu vermutende Empfindlichkeit des Erregers?
2. Welches ist der Infektionsfokus bzw. welche Organe sind betroffen?
3. Liegt eine besondere Disposition des Patienten vor, und wie ist die klinische Situation des Patienten (z. B. Grundkrankheit, spezifische Erregerexposition, Lebensalter)?

Darüber hinaus sollte bekannt sein, welche Eigenschaften das einzusetzende Antibiotikum aufweist (bakterizide oder bakteriostatische Aktivität, intrazelluläre Aktivität, Gewebepenetration, Pharmakokinetik, Verträglichkeit) und welche klinischen Studienerfahrungen zur Wirksamkeit vorliegen.

Strategien der Antibiotikatherapie

Liegt eine behandlungswürdige bakterielle Infektion vor, sollte grundsätzlich ein Präparat mit möglichst engem Spektrum eingesetzt werden, da Breitspektrumantibiotika die natürliche mikrobielle Flora des Wirts verändern und der Kolonisation mit Pilzen und hochresistenten Bakterien Vorschub leisten können.

Gezielte Therapie Die gezielte Therapie ist die Idealform, bei der nach Kulturergebnis und Resistenz mit einem möglichst schmal wirksamen Mittel behandelt wird. Sie ist z. B. bei der Behandlung der A-Streptokokken-Pharyngitis mit Penicillin sinnvoll, und sie ist für den Therapieerfolg z. B. bei der Behandlung der Endocarditis lenta oder der Osteomyelitis essenziell.

Kalkulierte oder empirische Therapie Der klinische Alltag erfordert am häufigsten die kalkulierte oder empirische Therapie, bei der ein Mittel ausgewählt werden soll, das das zu erwartende Erregerspektrum möglichst spezifisch umfasst, passende pharmakokinetische Eigenschaften besitzt und mit den geringsten Nebenwirkungen ausgestattet ist.

Interventionstherapie Die Interventionstherapie ist bei lebensbedrohlichen Infektionen notwendig. Auch sie ist eine kalkulierte Therapie, die die erwarteten Keime einer Krankheit mit einem breiten Spektrum erfassen soll und insbesondere auf Erreger zielt, die mit einer hohen Letalität assoziiert sind. Beispiel sind das Fieber unklarer Ursache beim Patienten mit Neutropenie oder die Initialbehandlung der Sepsis des Neugeborenen. Dabei muss das Erregerspektrum des Krankenhauses bzw. der entsprechenden Station berücksichtigt werden.

Eskalations- und Deeskalationstherapie Unter Eskalationstherapie versteht man den Behandlungsbeginn mit einem Antibiotikum, das die typischen Erreger einer Krankheit erfasst. Beim Nichtansprechen wird auf ein Antibiotikum oder eine Antibiotikakombination umgestellt, die ein breiteres Erregerspektrum einbezieht. Die Deeskalationstherapie, bei der man mit der breitest möglichen Kombination beginnt und in der Folge reduziert, birgt die Gefahr in sich, bei der breiten Initialtherapie zu verbleiben, sofern diese erfolgreich war. Diese Therapiestrategie sollte nur in Einzelfällen angewandt und stets kritisch hinterfragt werden.

Therapiedauer

In der Regel wird die antibiotische Therapie bei einer schweren Infektionskrankheit in der Klinik parenteral begonnen. In den meisten Fällen kann etwa 48 h nach Besserung des Allgemeinzustands und Entfieberung des Patienten auf eine enterale Therapie umgestellt werden. Ausnahmen stellen die Behandlung der Meningitis, Endokarditis oder Osteomyelitis dar. Die Gesamttherapiedauer hängt vom Ort und der Art der Infektion ab. In den meisten Fällen wird der Therapieerfolg durch die ersten Antibiotikagaben bestimmt; die weitere Therapie dient im Wesentlichen der Rückfallprophylaxe. Wichtig ist eine Evaluation des Therapieerfolgs in der Regel 48–72 h nach Behandlungsbeginn (Ausnahmen wiederum chronische oder subakute Infektionen). Ist ein Therapieerfolg nicht zu verzeichnen, muss die Behandlung modifiziert oder die Verdachtsdiagnose überdacht werden.

113.1.2 Einteilung der für die Pädiatrie wichtigsten Antibiotikastoffgruppen

Dosierungen in ◘ Tab. 113.2 und ◘ Tab. 113.3, Nebenwirkungen in ◘ Tab. 113.4.

β-Laktam-Antibiotika

Penicilline und Cephalosporine sind die wichtigsten Vertreter dieser Gruppe. Gemeinsam ist ihnen der β-Laktam-Ring. Durch Modifikation des Grundmoleküls und das Anhängen von Seitenketten entstehen Gruppen von verwandten Substanzen mit unterschiedlichem antimikrobiellem Spektrum und unterschiedlicher Pharmakokinetik. β-Laktam-Antibiotika hemmen die Peptidoglykansynthese der Bakterienzellwand; sie wirken bakterizid bei proliferierenden Keimen, sind aber nicht aktiv bei ruhenden oder zellwandlosen Bakterien. Sie werden über verschiedene Arten von Rezeptoren, Penicillinbindeproteine (PBP), an die Bakterienzelle gebunden. Resistenz kann über fehlende oder veränderte PBP oder aber die Produktion unterschiedlicher β-Laktamasen, die den β-Laktam-Ring enzymatisch spalten, vermittelt sein. Besondere Bedeutung hat in den letzten Jahren das vermehrte Auftreten von gramnegativen Stäbchen (insbesondere E. coli und Klebsiella spp.) gewonnen, die die Fähigkeit besitzen, praktisch alle β-Laktam-Antibiotika enzymatisch zu hydrolysieren; sog. Extended-Spectrum-β-Laktamase (ESBL) produzierende Keime. Infektionen mit ESBL-bildenden Keimen sind mit einer deutlich erhöhten Letalität assoziiert.

Neben der Resistenzentstehung bzw. klinischen Unwirksamkeit ist die wichtigste Therapiekomplikation die Sensibilisierung und die Entstehung einer Allergie; diese tritt insgesamt jedoch nur sehr selten auf. Wegen der Ähnlichkeit der Molekülstruktur von Penicillinen und Cephalosporinen besteht in bis zu 30 % der Fälle eine Kreuzallergie. Eine allergische Kreuzreaktivität zu Carbapenemen und Monobactamen besteht nicht.

Aufgrund der Fülle der verschiedenen Penicilline und Cephalosporine kann hier nur eine Auswahl der wichtigsten Vertreter besprochen werden.

Penicilline

Penicilline stellen aufgrund der einzigartigen Kombination aus hoher Wirksamkeit und geringer Toxizität nach wie vor die wichtigste Antibiotikastoffgruppe für die Pädiatrie dar. Innerhalb der Penicilline unterscheidet man nach der chemischen Struktur der Seitenketten verschiedene Untergruppen:

Benzylpenicillin (Penicillin G)

Das Wirkspektrum des klassischen Penicillin G erstreckt sich im Wesentlichen auf grampositive Kokken und Stäbchen. Empfindlich sind in der Regel aerobe und anaerobe Streptokokken, Pneumokokken, Clostridien (nicht Clostridium difficile), Bacillus anthracis, Aktinomyzeten, Corynebacterium diphtheriae, aber auch gramnegative Keime wie Meningokokken, Gonokokken und Fusobakterien. Ebenfalls erfasst werden Spirochäten wie Treponema pallidum, Borrelien und Pasteurellen. Staphylokokken sind mit Ausnahme der seltenen penicillinase-negativen Stämme resistent. Die Wirkung gegen Listerien und Enterokokken ist mäßig. Penicillin G besitzt keine Stabilität gegen bakterielle β-Laktamasen, hat jedoch eine außerordentlich starke antimikrobielle Aktivität gegen empfindliche Keime und ist daher dort als Mittel der Wahl anzusehen. In den letzten Jahren hat sich in europäischen Nachbarländern eine zunehmende Penicillinresistenz bei Pneumokokken entwickelt (Resistenzraten bis zu 70 %), die bisher in Deutschland nur in etwa 10 % beobachtet wird. Bei schweren Infektionen mit potenziell toleranten Keimen, z. B. neonataler Meningitis durch Gruppe-B-Streptokokken, ist eine Kombinationsbehandlung mit Aminoglykosiden empfohlen. Die wichtigste Nebenwirkung von Penicillin ist die anaphylaktische Reaktion. Sehr selten können bei höchsten Dosierungen ZNS-Symptome, Neutropenie und Thrombozytopenie auftreten sowie eine unstillbare Blutungsneigung, die jedoch direkt nach Absetzen von Penicillin sistiert. Der wesentliche Nachteil in der Behandlung von schweren Infektionen ist die Notwendigkeit, das Medikament in 4-stündlichen Intervallen zu applizieren. Indikationen für die Behandlung mit Penicillin stellen alle Infektionskrankheiten durch penicillinempfindliche Erreger dar.

Phenoxypenicillin (Penicillin V)

Phenoxypenicillin besitzt die gleiche Aktivität wie Penicillin G, ist jedoch resistent gegenüber Magensäure und daher oral applizierbar. Indikationen sind wie bei Penicillin V alle oral behandelbaren Infektionskrankheiten durch empfindliche Erreger, insbesondere Infektionen durch A-Streptokokken und Pneumokokken. Zusätzlich wird Penicillin zur Infektionsprophylaxe bei Kindern mit tatsächlicher

Tab. 113.2 Empfohlene Dosierungen ausgewählter Antibiotika und Chemotherapeutika jenseits der Neugeborenenperiode

Medikament	Applikation	Einzeldosen/Tag	Kinderdosierung/kg KG und Tag	Maximale Tagesdosis
Parenterales und orales Penicillin				
Penicillin G	i.v.	4–6	100.000–200.000 E	24 Mio. E
(Bei Meningitis)	i.v.	4–6	300.000–1.000.000 E	24 Mio. E
Penicillin V	p.o.	3	100.000 E	6 Mio. E
Penicillinasefeste Penicilline				
Flucloxacillin	i.v., p.o.	3–4	100(–200) mg	8 g
Aminopenicilline				
Ampicillin	i.v.	4	100(–200) mg	12 g
(Bei Meningitis)	i.v.	4	200–400 mg	12 g
Amoxicillin	p.o.	2–3	50(–100) mg	6 g
Acylaminopenicilline				
Azlo-, Mezlo-, Piperacillin	i.v.	3–4	200(–300) mg	12 g
Enzymgeschützte Peniclline (Kombination mit β-Laktamase-Inhibitoren)				
Ampicillin/Sulbactam	i.v.	3–4	150 mg	12 g
Amoxicillin/Clavulansäure	p.o.	2–3	75 mg	3,75 g
Piperacillin/Tazobactam	i.v.	3–4	225 mg	13,5 g
Carbapeneme und Monobactame				
Imipenem[a]	i.v.	4	40–60 mg	4 g
Meropenem[a]	i.v.	3	60 mg	6 g
(Bei Meningitis)	i.v.	3	120 mg	6 g
Aztreonam	i.v.	3	45–90(–120) mg	6 g
Parenterale Cephalosporine				
Cefazolin	i.v.	9	50–100(–150) mg	6 g
Cefamandol	i.v.	3–4	75–100 mg	12 g
Cefotiam	i.v.	3	60–100(–150) mg	6 g
Cefuroxim	i.v.	3	75–150 mg	6 g
Cefotaxim	i.v.	3–4	100 mg	9 g
(Bei Meningitis)	i.v.	4	200 mg	9 g
Ceftriaxon	i.v.	1	50 mg	4 g
(Bei Meningitis)	i.v.	1	80–100 mg	4 g
Ceftazidim	i.v.	3–4	100 mg	6 g
(Bei Meningitis)	i.v.	4	200 mg	6 g
Oralcephalosporine				
Cefalexin	p.o.	4	50–100 mg	4 g

K.A. keine Angabe.

[a] Bisher für die Anwendung bei Säuglingen unter 3 Monaten nicht zugelassen. Einsatz nur bei fehlenden Alternativpräparaten im Rahmen eines Heilversuchs.

[b] Bei Einmaldosierung Bestimmung der Talspiegel empfohlen (<1 mg/l; s. Text).

[c] Bestimmung der Serumspiegel empfohlen, üblicherweise vor der 3. Gabe. Talspiegel: 10–15 mg/l.

[d] Bisher bei Kindern noch nicht zugelassen. Einsatz nur bei fehlenden Alternativpräparaten im Rahmen eines Heilversuchs.

[e] Bestimmung der Serumspiegel empfohlen (Soll: 10–25 mg/l).

[f] Nicht zugelassen für Kinder; Dosierungsangaben gelten unter Vorbehalt.

Tab. 113.2 (*Fortsetzung*) Empfohlene Dosierungen ausgewählter Antibiotika und Chemotherapeutika jenseits der Neugeborenenperiode

Medikament	Applikation	Einzeldosen/Tag	Kinderdosierung/kg KG und Tag	Maximale Tagesdosis
Cefadroxil	p.o.	2	50–100 mg	4 g
Cefaclor	p.o.	3	40–60(–100) mg	4 g
Loracarbef	p.o.	2	15–30 mg	0,8 g
Cefuroxim	p.o.	2–3	20–30 mg	1 g
Cefixim	p.o.	2	8 mg	0,4 g
Cefpodoxim	p.o.	2	5–12 mg	0,4 g
Ceftibuten	p.o.	1	9 mg	0,4 g
Ceftetamet	p.o.	2	20 mg	2 g
Aminoglykoside				
Gentamicin[b]	i.v.	1	5–7,5 mg	0,4 g
Tobramycin[b]	i.v.	1	5–7,5 mg	0,4 g
Netilmicin[b]	i.v.	1	5–7,5 mg	0,6 g
Amikacin[b]	i.v.	1	10–15 mg	1,5 g
Tetrazykline				
Doxycyclin	i.v., p.o.	1	2–4 mg	0,2 g
Makrolide				
Erythromycin	i.v., p.o.	2–3	40–60 mg	4 g
Clarithromycin	p.o.	2	10–15 mg	1 g
Azithromycin	p.o.	1	10 mg (für 3 Tage)	0,5 g
Roxythromycin	p.o.	2	5–7,5 mg	1 g
Lincosamide				
Clindamycin	p.o., i.v.	3	20(–40) mg	2,4 g
Glykopeptide				
Vancomycin[c]	i.v.	3	20–40 mg	3 g
(Bei Meningitis)	i.v.	3	60 mg	3 g
Teicoplanin	i.v.	1	Initial 20 mg, dann 10 mg	0,8 g
Gyrasehemmer (Chinolone)				
Ciprofloxacin[d]	i.v., p.o.	2	20(–30) mg	1,5 g
Folsäureantagonisten				
Trimethroprim/Sulfamethoxazol (TMP/SMZ)	i.v., p.o.	2	8 mg TMP/40 mg SMZ	K.A.
(Bei Pneumocystis-Infektion)	–	4	20 mg TMP/100 mg SMZ	K.A.
Trimethoprim	p.o.	2	5 mg	K.A.
(Zur Prophylaxe)	p.o.	1	2 mg	K.A.

K.A. keine Angabe.

[a] Bisher für die Anwendung bei Säuglingen unter 3 Monaten nicht zugelassen. Einsatz nur bei fehlenden Alternativpräparaten im Rahmen eines Heilversuchs.

[b] Bei Einmaldosierung Bestimmung der Talspiegel empfohlen (<1 mg/l; s. Text).

[c] Bestimmung der Serumspiegel empfohlen, üblicherweise vor der 3. Gabe. Talspiegel: 10–15 mg/l.

[d] Bisher bei Kindern noch nicht zugelassen. Einsatz nur bei fehlenden Alternativpräparaten im Rahmen eines Heilversuchs.

[e] Bestimmung der Serumspiegel empfohlen (Soll: 10–25 mg/l).

[f] Nicht zugelassen für Kinder; Dosierungsangaben gelten unter Vorbehalt.

Tab. 113.2 (*Fortsetzung*) Empfohlene Dosierungen ausgewählter Antibiotika und Chemotherapeutika jenseits der Neugeborenenperiode

Medikament	Applikation	Einzeldosen/Tag	Kinderdosierung/kg KG und Tag	Maximale Tagesdosis
Antibiotika unterschiedlicher Stoffklassen				
Fosfomycin	i.v.	3	150(–300) mg	20 g
Rifampicin	i.v., p.o.	1–2	10–20 mg	0,6 g
Metronidazol	i.v., p.o.	3	15–30 mg	2,25 g
Nitrofurantoin	p.o.	2	3–5 mg	0,4 g
(Zur Prophylaxe)	p.o.	1–2	1 mg	0,4 g
Chloramphenicol[e]	i.v.	3–4	50(–100) mg	3 g
Linezolid[f]				
Kinder >12 Jahre	i.v., p.o	2	20 mg	K.A.
Kinder <12 Jahre	i.v., p.o.	3	30 mg	K.A.

K.A. keine Angabe.
[a] Bisher für die Anwendung bei Säuglingen unter 3 Monaten nicht zugelassen. Einsatz nur bei fehlenden Alternativpräparaten im Rahmen eines Heilversuchs.
[b] Bei Einmaldosierung Bestimmung der Talspiegel empfohlen (<1 mg/l; s. Text).
[c] Bestimmung der Serumspiegel empfohlen, üblicherweise vor der 3. Gabe. Talspiegel: 10–15 mg/l.
[d] Bisher bei Kindern noch nicht zugelassen. Einsatz nur bei fehlenden Alternativpräparaten im Rahmen eines Heilversuchs.
[e] Bestimmung der Serumspiegel empfohlen (Soll: 10–25 mg/l).
[f] Nicht zugelassen für Kinder; Dosierungsangaben gelten unter Vorbehalt.

Tab. 113.3 Empfohlene Dosierungen ausgewählter Antibiotika in der Neugeborenenperiode

Medikament	Applikation	Einzeldosen/Tag	Dosierung/kg KG und Tag	Bemerkungen
Penicillin G	i.v.	4–6	100.000–300.000 E	–
(Bei Meningitis)	i.v.	4–6	500.000 E	–
Flucloxacillin	i.v.	3	50–100 mg	–
Ampicillin	i.v.	3	150–200 mg	–
(Bei Meningitis)	i.v.	3	200–300 mg	–
Azlo-, Mezlo-, Piperacillin	i.v.	3	150–200 mg	–
(Bei Meningitis)	i.v.	3	200–300 mg	–
Cefotiam	i.v.	2–3	100 mg	–
Cefotaxim	i.v.	2–3	100–150 mg	–
(Bei Meningitis)	i.v.	4	200 mg	–
Ceftazidim	i.v.	2–3	100 mg	–
(Bei Meningitis)	i.v.	4	200 mg	–
Imipenem[a]	i.v.	4	60–80 mg	–
Meropenem[a]	i.v.	3	60–80 mg	–
(Bei Meningitis)	i.v.	3	90–120 mg	–

FG Frühgeborene, *NG* Neugeborene, *SSW* Schwangerschaftswoche.
[a] Bisher für die Anwendung bei Säuglingen unter 3 Monaten nicht zugelassen. Einsatz nur bei fehlenden Alternativpräparaten im Rahmen eines Heilversuchs.
[b] Dosisanpassung nach Serumspiegelbestimmung. Bestimmung üblicherweise am 3. Therapietag bzw. vor und nach der 3. Gabe.
[c] Bei Einmaldosierung nur Bestimmung der Talspiegel empfohlen (s. Text).
[d] Nicht zugelassen für Kinder; Dosierungsangaben gelten unter Vorbehalt.

Tab. 113.3 (*Fortsetzung*) Empfohlene Dosierungen ausgewählter Antibiotika in der Neugeborenenperiode

Medikament	Applikation	Einzeldosen/Tag	Dosierung/kg KG und Tag	Bemerkungen
Amikacin[b]	i.v.			Talspiegel: <4 mg/l
<30 SSW		1	7,5 mg	
30–37 SSW				
<28 Tage		1	10 mg	
≥28 Tage[c]		1	15 mg	
>37 SSW[c]		1	15 mg	
Genta-, Netilmicin, Tobramycin[b]	i.v.			Talspiegel: <2 mg/l
<30 SSW		1	3,5 mg	
30–37 SSW		18-stündlich	3,5 mg	
>37 SSW[c]		1	7,5 mg	
Erythromycin	i.v.	3	40 mg	–
Clindamycin	i.v.			–
FG<4 Wochen		3	15 mg	
FG≥4 Wochen		3	20 mg	
NG>1 Woche		3	20–40 mg	
Metronidazol	i.v.	1–3	20–30 mg	
Fosfomycin	i.v.			Hoher Natriumgehalt
NG<4 Wochen		2	100 mg	
Säuglinge		3	200–250 mg	
Vancomycin[b]	i.v.			Talspiegel: 10–15 mg/l
<30 SSW		1	15 mg	
30–37 SSW		18-stündlich	15 mg	
>37 SSW		2	30 mg	
Teicoplanin	i.v.	1	Initial 16 mg	–
	i.v.	1	dann 8 mg	
Chloramphenicol[b]	i.v.			Serumspiegel: 10–25 mg/l
1. und 2. Lebenswoche		1	25 mg	
3. und 4. Lebenswoche		2	50 mg	
>4. Lebenswoche		3–4	50–100 mg	
Linezolid[d]	i.v., p.o.			–
<34 SSW und <7 Tage		2	20 mg	
>34 SSW und 7 Tage		3	30 mg	

FG Frühgeborene, *NG* Neugeborene, *SSW* Schwangerschaftswoche.

[a] Bisher für die Anwendung bei Säuglingen unter 3 Monaten nicht zugelassen. Einsatz nur bei fehlenden Alternativpräparaten im Rahmen eines Heilversuchs.

[b] Dosisanpassung nach Serumspiegelbestimmung. Bestimmung üblicherweise am 3. Therapietag bzw. vor und nach der 3. Gabe.

[c] Bei Einmaldosierung nur Bestimmung der Talspiegel empfohlen (s. Text).

[d] Nicht zugelassen für Kinder; Dosierungsangaben gelten unter Vorbehalt.

Tab. 113.4 Häufige Nebenwirkungen wichtiger Antibiotika und Chemotherapeutika

Medikamentengruppe	Allergie	Nervensystem	Nieren	Leber	Hämatopoese	Gastrointestinaltrakt
Penicilline	+	(+)	–	–	(+)	(+)
Cephalosporine	+	–	(+)	(+)	(+)	(+)
Makrolide	(+)	–	–	(+)	–	(+)
Tetrazykline	+	–	(+)	+	(+)	+
Sulfonamide	+	(+)	+	+	+	+
Glykopeptide	(+)	(+)	(+)	–	–	(+)
Chinolone	(+)	(+)	(+)	(+)	(+)	+
Aminoglykoside	(+)	+	+	–	–	(+)
Metronidazol	(+)	–	–	–	–	(+)
Chloramphenicol	(+)	(+)	–	–	+	(+)
Clindamycin	(+)	–	–	(+)	–	+

+ häufig (5–10 %) oder schwerwiegend; (+) selten (<5 %); – fraglich.

oder funktioneller Asplenie sowie zur Prophylaxe des rheumatischen Fiebers (2-mal 200.000 E/Tag bis zum 5. Lebensjahr, 2-mal 400.000 E/Tag ab dem 5. Lebensjahr) eingesetzt. Wegen der besonderen Pharmakokinetik kann bei A-Streptokokken-Angina dem Phenoxymethylpenicillin-Benzathin der Vorzug gegeben werden, das mit 50.000 E/kg KG/Tag in 2 Einzeldosen/Tag patientenfreundlicher dosiert werden kann.

Isoxazolylpenicilline

Isoxazolylpenicilline (Oxacillin, Dicloxacillin, Flucloxacillin) werden als penicillinasefeste Penicilline bezeichnet. Sie sind stabil gegenüber den von Staphylokokken gebildeten β-Laktamasen, haben jedoch eine etwas geringere Aktivität als Penicillin G gegenüber penicillinempfindlichen Keimen. Der klinische Einsatz dieser Präparate ist auf Staphylokokken-Infektionen beschränkt. Bei Infektionen, die durch Streptokokken oder Staphylokokken verursacht sein können (z. B. Pyodermien), ist eine Behandlung mit einem Oxacillinpräparat sinnvoll. Wird ein penicillinempfindlicher Keim isoliert, sollte auf das weniger toxische und billigere Penicillin umgestellt werden. Die Resorption nach oraler Gabe ist in der Regel schlecht, sodass hohe Dosierungen notwendig sind. Gegenüber Oxacillin bzw. Methicillin resistente Staphylokokken sind gegen alle β-Laktam-Antibiotika, einschließlich Imipenem, resistent.

Aminopenicilline

Aminopenicilline (Ampicillin, Amoxicillin) sind wie Penicillin G nicht penicillinasefest. Die Aktivität gegen grampositive Keime wie Pneumokokken oder Gruppe-A- oder Gruppe-B-Streptokokken entspricht in etwa der des Penicillins, das Spektrum ist jedoch gegen eine ganze Reihe gramnegativer Stäbchen erweitert. Ampicillin wirkt bakterizid gegen *Haemophilus influenzae*, Meningokokken, *Proteus* mirabilis und viele *Escherichia(E.)-coli*-Stämme. Trotz guter In-vitro-Aktivität findet sich klinisch keine Wirksamkeit gegenüber *Bordetella pertussis*. Eine gute Wirksamkeit weist Ampicillin gegenüber Enterokokken und Listerien auf. In den letzten Jahren wird eine zunehmende, allerdings regional sehr unterschiedliche Rate β-Laktamase-produzierender Stämme von E. coli, Salmonellen und Shigellen beobachtet. Bei Harnwegsinfektionen beträgt die Resistenzrate von E. coli heute in Deutschland mancherorts über 50 %. Primär ampicillinresistent sind indol-positive Proteus-Stämme *(Proteus vulgaris)*, *Enterobacter*, Klebsiellen und Pseudomonaden. Da die Empfindlichkeit von Enterobakterien sehr unterschiedlich ist, sollte Ampicillin bis zum Nachweis der Empfindlichkeit des ursächlichen Erregers bei schweren Infektionen nur in Kombination mit einem Aminoglykosid eingesetzt werden. Die orale Bioverfügbarkeit von Ampicillin liegt bei etwa 30 %, die von Amoxicillin bei etwa 60 %, daher wird oral vorwiegend das Amoxicillin eingesetzt. Die Einnahme von Amoxicillin (in Form von Trockensäften) mit viel Flüssigkeit verbessert die Resorption und reduziert die Rate intestinaler Nebenwirkungen. Wie Penicillin kann Ampicillin allergische Nebenwirkungen zeigen, üblicherweise als rötelnähnliches Exanthem mit Pruritus und Urtikaria. Deutlich häufiger treten nichtjuckende Hautausschläge mit makulopapulösem Charakter auf, deren Ursache keine Allergie ist und deren Auftreten in der Regel keinen Hinderungsgrund für die Fortsetzung der Therapie darstellt. Möglicherweise liegen bei einer ganzen Reihe von Virusinfektionen (einschließlich Epstein-Barr-Virus) subklinische Vaskulitiden vor, die sich durch Ampicillingabe demaskieren. Dies würde erklären, warum bei der Behandlung gewöhnlicher Infektionen des Respirationstrakts so häufig Hautausschläge beobachtet werden, während dies bei der Behandlung von schweren bakteriellen Infektionen wie Meningitis oder Urosepsis praktisch nie auftritt. Ampicillin und Amoxicillin sind die wichtigsten Medikamente bei der Behandlung von Infektionen des Respirations- und Harntrakts sowie invasiver Infektionen durch empfindliche *Haemophilus*- und Salmonellen-Stämme. Daneben kann die Frühmanifestation der Lyme-Borreliose (Erythema chronicum migrans und Lymphozytom) erfolgreich mit Amoxicillin behandelt werden.

Acylaminopenicilline

Im Unterschied zum Ampicillin besitzen die Acylaminopenicilline (Azlo-, Mezlo-, Piperacillin) Aktivität gegenüber Pseudomonaden, manchen indol-positiven Proteusarten und gegenüber β-Laktamase-negativen Anaerobiern. Abgesehen davon sind ampicillinresistente Enterobakterien in der Regel auch gegen die Vertreter dieser Gruppe resistent. Acylaminopenicilline sind nicht penicillinasestabil und nur parenteral anwendbar. Innerhalb der Gruppe zeichnen sich Piperacillin und Mezlocillin durch eine gegenüber dem Azlocillin höhere Aktiviät gegen Enterobakterien aus, während die Aktiviät von Piperacillin und Azlocillin gegen Pseudomonaden höher ist als die des Mezlocillins. Indikationen stellen Infektionen mit dem Verdacht auf die Beteiligung von *Pseudomonas aeruginosa* dar. Häufig werden Acylaminopenicilline mit einem Aminoglykosid kombiniert.

Enzymgeschützte Penicilline

Aufgrund ihrer fehlenden β-Laktamase-Stabilität sind verschiedene Kombinationen von Amino- bzw. Acylaminopenicillinen mit β-Laktamase-Hemmstoffen (Clavulansäure, Sulbactam, Tazobactam) als sog. enzymgeschützte Penicilline im Handel. Damit erweitert sich das Spektrum der jeweiligen Penicilline auf solche Keime, die aufgrund von β-Laktamase-Produktion sonst resistent wären, so z. B. β-Laktamase-produzierende *Haemophilus*-Stämme, *Staphylococcus aureus*, viele Enterobakterien sowie die große Gruppe β-Laktamase-produzierender Anaerobier. Nicht alle β-Laktamasen werden jedoch durch die verfügbaren Inhibitoren gehemmt, und nicht jede Resistenz gegenüber Penicillinen ist β-Laktamase-vermittelt wie z. B. die Oxacillinresistenz von Staphylokokken. Bei der oralen Anwendung von Amoxicillin + Clavulansäure treten in 10–20 % z. T. erhebliche gastrointestinale Nebenwirkungen auf, die dem Clavulansäureanteil zugeschrieben werden und höhere Dosierungen limitieren. Nicht zuletzt kann es wie bei jeder Kombinationstherapie zu einem unterschiedlichen Mischungsverhältnis der Kombinationspartner am Wirkungsort in den Geweben kommen. Hierdurch ist nicht immer gewährleistet, dass das bakterielle Enzym gehemmt wird, noch bevor das Antibiotikum zerstört werden kann. Die erhältlichen festen Kombinationen sind Ampicillin + Sulbactam, Amoxicillin + Clavulansäure, Piperacillin + Tazobactam. Die Dosierung orientiert sich jeweils am Penicillinanteil. Als Indikationen für den Einsatz von Ampicillin + Sulbactam werden Mischinfektionen mit Anaerobiern z. B. nach Hundebiss oder Aspirationspneumonien angesehen, für Piperacillin + Sulbactam schwere intraabdominale Infektionen, aber auch die empirische Initialtherapie z. B. bei onkologischen Patienten. Der Einsatz von Amoxicillin + Clavulansäure ist gleichwertig zu oralen Cephalosporinen bei Infektionen des Respirations- oder Harntrakts anzusehen, für die eine Behandlung mit Amoxicillin alleine nicht ausreicht.

Cephalosporine

Die Einteilung der Cephalosporine in unterschiedliche „Generationen“ wird trotz des problematischen Begriffs weiterhin verwendet. Im Allgemeinen sind „Erstgenerationscephalosporine“ sehr gut aktiv gegen grampositive Kokken und nur eingeschränkt aktiv im gramnegativen Bereich, „Zweitgenerationscephalosporine“ zeigen in der Regel gleiche Aktivität im grampositiven und bessere Aktivität im gramnegativen Bereich, „Drittgenerationscephalosporine“ weniger gute Aktivität im grampositiven als im erweiterten gramnegativen Spektrum. Neuere „Viertgenerationscephalosporine“ sollen beide Spektren gleichermaßen umfassen. Im Unterschied zu den Penicillinen sind alle Cephalosporine mehr oder weniger gut β-Laktamase-stabil. Grundsätzlich unwirksam sind Cephalosporine sowohl gegen Enterokokken, Listerien, Bordetellen und oxacillinresistente Staphylokokken als auch – wie alle β-Laktam-Antibiotika – gegen Chlamydien, Mykoplasmen und Legionellen. Cephalosporine sind nicht zur Eradikation von Corynebacterium diphtheriae oder Bordetella pertussis bei Erkrankten oder Trägern geeignet.

Basiscephalosporine oder Cephlosporine der Gruppe 1, Cefazolingruppe (parenteral)

Cefazolin hat die beste Staphylokokken-Aktivität aller Cephalosporine. Nicht aktiv ist Cefazolin gegen oxacillinresistente Staphylokokken, ebensowenig gegen einen Teil der Pneumokokken-Stämme. Die Wirksamkeit gegen gramnegative Stäbchen ist mäßig. Resistent sind Pseudomonaden, meist auch *Haemophilus influenzae*, Klebsiellen, *Proteus*, *Enterobacter* und viele andere Enterobakterien. Der Einsatz im Kindesalter ist daher auf wenige Ausnahmen, z. B. bei Staphylokokken-Infektionen und zur perioperativen Prophylaxe, beschränkt.

Intermediärcephalosporine oder Cephlosporine der Gruppe 2

Zur Cefuroximgruppe (parenteral) gehören Cefuroxim, Cefamandol und Cefotiam. Das Spektrum ist im Vergleich zur Cefazolingruppe in den gramnegativen Bereich erweitert. Hervorzuheben ist die gute Aktivität gegen *Haemophilus influenzae* bei erhaltener Wirksamkeit gegen grampositive Kokken, insbesondere Staphylokokken. Vom pädiatrischen Standpunkt ist dies von besonderem Interesse, da es vor Erhalt der bakteriologischen Kulturergebnisse die kalkulierte Initialbehandlung von Infektionen erlaubt, die typischerweise durch Staphylococcus aureus, Haemophilus influenzae oder Streptococcus pneumoniae hervorgerufen werden, wie z. B. Pneumonie, Knochen- und Gelenkinfektion, Orbitalphlegmone und andere Weichteilinfektionen. Nicht eingesetzt werden sollten Zweitgenerationscephalosporine zur Behandlung der bakteriellen Meningitis, der Epiglottitis durch *Haemophilus influenzae* sowie septischer Manifestationen von Salmonellen-Infektionen wegen unzuverlässiger klinischer Wirksamkeit trotz in vitro nachgewiesener Aktivität. Resistent sind u. a. Pseudomonaden, *Proteus vulgaris*, *Citrobacter* und *Bacteroides fragilis*. Geeignet sind Cefuroxim und Cefotiam für die perioperative Prophylaxe. Die aktivste Substanz der Gruppe ist Cefotiam.

Cephamycine, Cefoxitingruppe (parenteral)

Cefoxitin gehört ebenfalls in die zweite Cephalosporingeneration mit einer jedoch deutlich verminderten Aktivität gegen grampositive Kokken und *Haemophilus influenzae* bei ähnlicher Wirksamkeit gegen Enterobakterien. Hervorzuheben ist die hohe β-Laktamase-Stabilität mit einer guten Wirksamkeit gegen Anaerobier insbesondere gegen *Bacteroides fragilis*. Hauptindikation ist daher die Prophylaxe und Behandlung von (Abdominal-)Infektionen mit Verdacht auf die Beteiligung von Anaerobiern.

Cephalosporine der Gruppe 3, Cefotaximgruppe (parenteral)

Die wichtigsten Vertreter dieser Gruppe sind Cefotaxim und Ceftriaxon. Sie zeichnen sich im Vergleich zu den Zweitgenerationscephalosporinen durch eine höhere antimikrobielle Aktivität, ein breiteres gramnegatives Spektrum und eine bei entzündeten Meningen gute Liquorgängigkeit aus. Die Aktivität gegen *Haemophilus influenzae* und grampositive und gramnegative Kokken ist hervorragend, abgesehen von einer im Vergleich zu den Basis- und Zweitgenerationscephalosporinen etwas geringeren Aktivität gegen *Staphylococcus aureus*. Die Wirksamkeit bei Infektionen durch koagulase-negative Staphylokokken ist aufgrund der hohen Rate an Oxacillinresistenz sehr eingeschränkt. Nicht aktiv ist die Cefotaximgruppe gegen Pseudomonaden, Clostridium difficile und Bacteroides fragilis. Ampicillinresistente Salmonellen und Shigellen sind gut empfindlich. Die wichtigsten Indikationen in der Pädiatrie sind die Initialbehandlung der bakteriellen Meningitis und anderer schwerer lebensbedrohlicher Infektionen auch bei Patienten unter Immunsuppression. Bei Verdacht auf Beteiligung von Listerien, Enterokokken, Pseudomonaden oder Anaerobiern muss entsprechend mit Ampicillin, einem Acylaminopenicillin und Aminoglykosid, oder Metronidazol kombiniert werden. Das Spätstadium der Lyme-Borreliose (Arthritis, Neuroborreliose) kann ebenfalls mit Ceftriaxon oder Cefotaxim behandelt werden. Der Vorteil von Ceftriaxon liegt in der Einmaldosierung pro Tag und der damit verbundenen Möglichkeit einer ambulanten

Therapie. Allerdings wird bei Ceftriaxon unter höherer Dosierung nicht selten eine Pseudocholelithiasis beobachtet, welche die Therapie limitieren kann, in der Regel jedoch nach Absetzen reversibel ist.

Cephalosporine der Gruppe 3, Ceftazidimgruppe (parenteral)

Ceftazidim gehört im Prinzip zu den Drittgenerationscephalosporinen, ist zusätzlich jedoch gegen die meisten Stämme von Pseudomonas aeruginosa sowie gegen Burkholderia cepacia, Acinetobacter und andere Nonfermenter wirksam. Die Wirksamkeit gegenüber Staphylococcus aureus ist etwa 2- bis 3-fach schwächer als die von Cefotaxim, ansonsten ist Ceftazidim neben Cefepim das Cephalosporin mit dem derzeit breitesten antibakteriellen Wirkspektrum. Ceftazidim stellt das wirksamste und am besten erprobte Medikament in der Behandlung von Pseudomonas-Infektionen einschließlich Meningitis, Sepsis, Pneumonie, Osteomyelitis und Weichteilinfektionen dar. Einen wichtigen Stellenwert hat Ceftazidim auch bei der Behandlung von Infektionen bei Patienten mit Neutropenie; eine Vielzahl von Studien belegt die klinische Ebenbürtigkeit der Monotherapie mit Ceftazidim gegenüber verschiedenen etablierten Kombinationstherapien. In vitro scheint ein Synergismus zwischen Ceftazidim und Aminoglykosiden zu bestehen, der sich klinisch jedoch nicht bemerkbar macht. Cefsulodin hat ein schmales Spektrum mit starker Aktivität gegen *Pseudomonas aeruginosa*, jedoch nur schwacher Aktivität gegen Enterobakterien; Staphylokokken und Streptokokken werden in vitro ebenfalls gehemmt. Da klinische Studien fehlen, kommt Cefsulodin ausschließlich als Alternative bei nachgewiesenen Pseudomonas-Infektionen infrage. Cefepim ist in seiner Pseudomonas-Aktivität dem Ceftazidim, in seiner Staphylokokken-Wirksamkeit dem Cefotaxim vergleichbar. Es stellt das heute verfügbare Cephalosporin mit dem breitesten Wirkspektrum dar und wird als „Viertgenerationscephalosporin" bezeichnet. Ein Problem stellt die ESBL-Produktion verschiedener gramnegativer Stäbchenbakterien dar; ESBL-produzierende Bakterien sind klinisch als resistent gegen alle Cephalosporine einzustufen. Es besteht eine klare Assoziation zwischen dem Einsatz von Cephalosporinen (insbesondere der Ceftazidimgruppe) in Krankenhäusern und der zunehmenden Häufigkeit von ESBL-Bildnern.

Neuere (parenterale) Cephalosporine wie Ceftobiprol und Ceftarolin befinden sich derzeit in klinischer Erprobung. Ihr Vorteil ist die Wirksamkeit gegen MRSA und MRSE (Methicillin-resistente Staphylococcus epidermidis) sowie penicillinresistente Streptokokken und VRE. Das breite Aktivitätsspektrum beinhaltet ebenfalls gramnegative Erreger, aber keine ESBL-bildenden Enterobacteriaceae und nur bedingt Anaerobier. Die klinischen Prüfungen schließen Patienten mit komplizierten Haut- und Weichteilinfektionen sowie ambulant erworbener Pneumonie ein.

Klassische Oralcephalosporine, Cefalexingruppe

Cefalexin und Cefadroxil entsprechen in ihrem Wirkspektrum den Basiscephalosporinen mit einer guten Wirksamkeit gegenüber Staphylokokken, jedoch relativ schwacher Aktivität gegen gramnegative Stäbchen einschließlich Haemophilus influenzae. Die Verträglichkeit und die Resorption nach oraler Gabe sind gut, sogar bei Gabe zu den Mahlzeiten. Die Penetration in das Mittelohr oder in die Nebenhöhlen allerdings ist schlecht. Als Indikation gilt insbesondere die orale Fortsetzung der Antibiotikatherapie von schweren Staphylokokken-Infektionen wie z. B. Osteomyelitis oder septische Arthritis, unter Berücksichtigung der entsprechenden Behandlungskriterien. Cefaclor, Loracarbef, Cefprozil und Cefuroximaxetil entsprechen von ihrem Spektrum her den „Zweitgenerationscephalosporinen". Cefaclor wirkt gegenüber den Basiscephalosporinen 4- bis 8-mal stärker auf Streptokokken, Pneumokokken und empfindliche gramnegative Stäbchen (E. coli, Proteus mirabilis, Klebsiella), wobei es weniger aktiv ist als die anderen Vertreter der Gruppe, deren Vorteil aus pädiatrischer Sicht die gute Aktivität gegenüber allen aeroben Keimen (nicht Mycoplasma pneumoniae) ist, die akute Infektionen des Respirationstrakts auslösen können, einschließlich Moraxella catarrhalis und β-Laktamase-negativen und -positiven Haemophilus-influenzae-Stämmen. Allerdings finden sich heute in bis zu 15 % β-Laktamase-negative, cephalosporinresistente Haemophilus-influenzae-Stämme. Spezifischer Nachteil des Cefaclors ist das Risiko der Entstehung einer serumkrankheitähnlichen Symptomatik mit Hautveränderungen, Fieber und Gelenkbeschwerden.

Oralcephalosporine mit erweitertem Spektrum, Cefiximgruppe

Die wichtigsten Vertreter sind Cefixim, Cefpodoxim und Ceftibuten, die sich vom Cefotaxim ableiten und damit den „Drittgenerationscephalosporinen" zuzuordnen sind. Im Vergleich zu Cefaclor ist Cefixim gegen Haemophilus influenzae 6-fach stärker aktiv, gegen A-Streptokokken 10-fach, gegen Klebsiella pneumoniae 30-fach, gegen Proteus mirabilis 130-fach. Gegen Proteus vulgaris, Enterobacter cloacae, Salmonellen und Shigellen zeigt Cefixim gute Aktivität, während Cefalexin und Cefaclor nicht aktiv sind. Gegen Pneumokokken ist die Aktivität in vitro gleich gut. Staphylokokken sind nahezu resistent gegenüber Cefixim. Nicht aktiv ist Cefixim gegenüber Pseudomonaden und Bacteroides fragilis. Das Spektrum von Cefpodoxim ist ähnlich dem von Cefixim. Cefpodoxim ist jedoch gegenüber A-Streptokokken und Pneumokokken 10- bis 20-fach stärker aktiv als Cefaclor, gegen Haemophilus influenzae 30-fach stärker. Oxacillinempfindliche Staphylokokken sind gegen Cefpodoxim und Cefaclor gleich empfindlich. Die Aktivität von Ceftibuten entspricht in etwa der von Cefixim mit stärkerer Aktivität gegen die meisten Enterobakterien, bei jedoch fehlender Aktivität gegen Staphylokokken und schwächerer Aktivität gegen Pneumokokken. Aufgrund der höheren Aktivität können die Oralcephalosporine mit erweitertem Spektrum erheblich niedriger dosiert werden als die klassischen Oralcephalosporine mit dadurch z. T. besserer Verträglichkeit; Ceftibuten kann obendrein einmal pro Tag dosiert werden. Die Bioverfügbarkeit nach oraler Gabe liegt bei 90 %. Nichtsdestoweniger ist die Indikation sehr streng zu stellen. In der Regel sollten die Medikamente dieser Gruppe nur bei Therapieversagen konventioneller Präparate oder aber bei Infektionen mit nachgewiesenermaßen resistenten Erregern eingesetzt werden. Dies ist sehr wichtig, um nicht einer weiteren Resistenzentwicklung Vorschub zu leisten.

Andere β-Laktam-Antibiotika

Carbapeneme

Bei Carbapenemen (Imipenem und Meropenem) handelt es sich um β-Laktam-Antibiotika, die weder den Penicillinen noch den Cephalosporinen zuzuordnen sind. Carbapeneme hemmen die Zellwandsynthese und besitzen bereits bei niedrigen Konzentrationen eine starke bakterizide Aktivität. Eine allergische Kreuzreaktivität mit Cephalosporinen oder Penicillinen besteht nicht. Sie vereinigen die Eigenschaften von breitwirksamen Penicillinen und Cephalosporinen und erfassen das mit Abstand breiteste Spektrum aller verfügbaren Antibiotika einschließlich grampositiver Kokken, gramnegativer Enterobakterien, Enterokokken, Listerien, Pseudomonaden und Anaerobier. Keime mit erworbener multipler Resistenz sind in der Regel empfindlich gegenüber Imipenem. Die einzigen regelmäßig resistenten Bakterien sind Enterococcus faecium, Burkholderia cepacia und Stenotrophomonas maltophilia, Clostridium difficile,

Mykoplasmen, Chlamydien und Mykobakterien. Carbapeneme sind Mittel der Wahl bei Infektionen durch ESBL. Sorge bereitet heute die zunehmende Verbreitung von Carbapenemasebildung bei gramnegativen Stäbchen, allen voran bei Acinetobacter spp., aber auch bei Enterobakterien wie Klebsiella spp., sog. KPC-Resistenz. Diese wird vermittelt durch einen Porinverlust in der äußeren Bakterienzellmembran und gleichzeitige Bildung von β-Laktamasen, sei es ESBL- oder AmpC-vermittelt. Die Letalität bei Infektionen mit KPC-resistenten Erregern ist enorm hoch.

Imipenem

Imipenem ist ein Derivat des natürlich vorkommenden Thienamycins. Da es bei alleiniger Gabe durch das körpereigene Enzym Dehydropeptidase 1 rasch in den Nieren abgebaut wird, muss die Gabe kombiniert mit Cilastatin, einem reversiblen, kompetitiven Hemmstoff dieses Enzyms, erfolgen. In der verfügbaren Darreichungsform ist Imipenem mit Cilastatin im Verhältnis 1:1 gemischt. Die Menge des Cilastatins wird bei Dosierungsangaben nicht berücksichtigt. Die Liquorgängigkeit von Imipenem ist gering. Es wird nur in geringer Menge in der Galle ausgeschieden. Die Verträglichkeit bei Kindern ist gut. Bei höherer Dosierung werden insgesamt selten, insbesondere aber bei älteren Kindern und Erwachsenen zentralnervöse Nebenwirkungen wie Übelkeit, Schwindel, Verwirrtheit, Tremor bis hin zu Krampfanfällen beobachtet. Imipenem ist bei lebensbedrohlichen Mischinfektionen mit Verdacht auf Anaerobierbeteiligung, bei Infektionen durch multiresistente Erreger mit nachgewiesener Empfindlichkeit, bei schwerer Sepsis in Neutropenie und Versagen einer Therapie mit anderen Breitspektrumantibiotika indiziert. Bei der ungezielten Therapie sind Kombinationen mit anderen Antibiotika möglich, die gegen resistente Staphylokokken, Enterokokken oder Pseudomonaden sowie gegen Erreger von intrazellulären Infektionen wirken.

Meropenem

Meropenem besitzt ein ähnliches Wirkungsspektrum wie Imipenem. Es benötigt keine Kombination mit Cilastatin. Gegen *Pseudomonas aeruginosa* ist die Wirksamkeit stärker, gegen Anaerobier gleich gut, gegen grampositive Kokken (insbesondere Staphylokokken und Enterokokken) schwächer als bei Imipenem. Hervorzuheben ist die gute Liquorgängigkeit. Sehr erfolgreich eingesetzt und gut toleriert wurde Meropenem bei der Behandlung von Kindern mit bakterieller Meningitis durch penicillin- und cephalosporinresistente Erreger.

Ertapenem

Ertapenem ist ein neueres Carbapenem mit einem ähnlichen Wirkungsspektrum wie Imipenem und Meropenem. Spezifische Indikationen, die über die von Imipenem oder Meropenem hinausgehen, bestehen in der Pädiatrie nicht.

Monobactame

Aztreonam zeichnet sich durch eine hohe Stabilität gegenüber β-Laktamasen gramnegativer Bakterien aus. Es wirkt bakterizid auf fast alle aeroben gramnegativen Stäbchen (Ausnahme Acinetobacter, Alcaligenes), hat jedoch keine Aktivität gegen grampositive Bakterien, Anaerobier und zellwandlose Bakterien. Klinische Erfahrungen mit Aztreonam sind gering, die Indikationen in der Pädiatrie limitiert auf die gezielte Behandlung von Infektionen durch sonst resistente Bakterien und bei Allergie gegen andere β-Laktam-Antibiotika.

Makrolide

Erythromycin ist die Leitsubstanz der Makrolide, von der sich die anderen, für die Pädiatrie wichtigen Makrolide Roxithromycin, Clarithromycin und Azithromycin ableiten. Der antibakterielle Effekt der Makrolide beruht auf der Hemmung der bakteriellen Proteinsynthese. Die Zielstruktur stellt wie auch bei Chloramphenicol und Clindamycin die 50S-Untereinheit der Ribosomen mit nachfolgender Hemmung der mRNA-Synthese dar. Die Bindungsaffinität zur 50S-Untereinheit ist relevant für die antibakterielle Aktivität, in der sich die verschiedenen Makrolidderivate unterscheiden. Der Wirktyp der Makrolide ist bakteriostatisch. Im Unterschied zu den β-Laktam-Antibiotika nehmen Bakterien in der stationären Wachstumsphase – z. B. in einem Abszess – deutlich mehr Makrolidantibiotikum als in der logarithmischen Wachstumsphase auf. Eine weitere wichtige Eigenschaft ist der PAE, der über mehrere Stunden anhält. Der Schwerpunkt der antibakteriellen Aktivität der Makrolide liegt bei grampositiven, aeroben und anaeroben Kokken und Stäbchen sowie bei gramnegativen Kokken. Gramnegative Stäbchenbakterien wie Enterobakterien und Pseudomonaden sind resistent, während Bordetella pertussis, Legionellen und die meisten Stämme von Haemophilus influenzae relativ empfindlich sind. Ebenfalls empfindlich sind Spiralbakterien wie Campylobacter, Helicobacter, Treponemen und Borrelien sowie zellwandlose Bakterien wie Chlamydien, Mykoplasmen und Rickettsien. Erythromycin und die neueren Makrolidderivate unterscheiden sich nur z. T. in vitro in ihrer antibakteriellen Aktivität, die Besonderheiten liegen vor allem in den unterschiedlichen pharmakologischen Eigenschaften.

Erythromycin

Wegen der Säurelabilität des Erythromycins sind verschiedene Derivate wie Erythromycinäthlylsuccinat, -stearat und -estolat sowie für die i.v.-Applikation das Lactobionat im klinischen Gebrauch. Antibiotisch wirksam ist ausschließlich die freie Base. Die Bioverfügbarkeit und die Plasmaspiegel der verschiedenen Präparate unterscheiden sich zwar, Unterschiede in der klinischen Wirksamkeit sind jedoch – mit Ausnahme der besseren Wirksamkeit des Estolats z. B. bei Pertussis – nicht relevant. Wegen der guten Resorption, der Möglichkeit der Verlängerung des Dosierungintervalls auf 12 h und des fehlenden Eigengeschmacks wird dem Estolat heute häufig der Vorzug gegeben. Es sollte wie die anderen Erythromycinester zusammen mit den Mahlzeiten verabreicht werden; hierdurch werden die gastrointestinalen Nebenwirkungen deutlich reduziert. Nebenwirkungen des Erythromycins sind z. T. ausgeprägte gastrointestinale Beschwerden, insbesondere bei Jugendlichen und Erwachsenen, und sehr selten allergische Reaktionen. Die i.v.-Präparate führen häufig zur Phlebitis und sollten als Kurzinfusion über mindestens 30–60 min verabreicht werden. Erythromycin kann bei Patienten, die eine QT-Verlängerung im EKG haben, gefährliche Rhythmusstörungen hervorrufen. Insgesamt gilt jedoch Erythromycin in der Pädiatrie als das Antibiotikum mit der niedrigsten Toxizität. Indikationen stellen insbesondere banale Krankheiten wie die A-Streptokokken-Pharyngitis bei Penicillinallergie oder die Otitis media dar. Darüber hinaus hat sich Erythromycin auch bei der ambulanten Therapie von Atemwegsinfektionen sowie Haut- und Weichteilinfektionen durch Staphylococcus aureus und A-Streptokokken bewährt. Allerdings spielt eine erheblich zunehmende Makrolidresistenz eine wichtige Rolle, so dass Makrolide heute in diesen Indikationen nicht mehr als Mittel der Wahl anzusehen sind. Weitere mögliche Indikationen sind Pneumonien durch Chlamydien, Mykoplasmen, Ureaplasmen, Legionellen sowie Pertussis. Erythromycin ist das Mittel der Wahl zur Behandlung der Diphtherie sowie zur Eradikation von Corynebacterium diphtheriae und Bordetella pertussis bei Trägern. Noch kontrovers wird der Einsatz bei Infektionen durch Bartonella henselae diskutiert.

Roxithromycin

Roxithromycin ist in vitro ähnlich aktiv wie Erythromycin, jedoch weniger aktiv gegen *Haemophilus influenzae*. Aufgrund der verlängerten Halbwertszeit kann es einmal pro Tag appliziert werden. Hervorzuheben sind die sehr gute intrazelluläre Aktivität und die gute enterale Resorption. Die Indikationen sind ähnlich wie bei Erythromycin.

Clarithromycin

Clarithromycin ist stärker aktiv gegen Legionellen, Chlamydien und grampositive Erreger und etwa gleich wirksam gegen Haemophilus influenzae. Es ist zusätzlich aktiv gegen Mycobacterium-avium-Komplex und kann, ggf. kombiniert mit Rifabutin/Rifampicin und Propionamid, zur Behandlung von Infektionen durch atypische Mykobakterien eingesetzt werden. Ebenfalls wird Clarithromycin zur einwöchigen Tripletherapie gemeinsam mit Amoxicillin und Omeprazol zur Behandlung der Helicobacter-pylori-Infektion verwendet. Gastrointestinale Resorption und Verträglichkeit sind gut. Es kann 2-mal/Tag verabreicht werden.

Azithromycin

Azithromycin gehört formal zu den sog. Azaliden. Es hat eine bessere Aktivität gegen Haemophilus influenzae und Moraxella catarrhalis, jedoch eine geringere Aktivität gegen Staphylokokken und Streptokokken einschließlich Pneumokokken. Es erreicht hohe Konzentrationen in Geweben ebenso wie intrazellulär. Die außerordentlich lange Halbwertszeit von ca. 100 h bewirkt, dass Azithromycin bei einer Applikation über 3 Tage mehr als eine Woche in wirksamer Konzentration im Körper bleibt. Allerdings besteht die Gefahr der Resistenzentwicklung durch lange aufrechterhaltene subinhibitorische Konzentrationen im Gewebe.

Lincosamide

Lincosamide unterscheiden sich strukturell deutlich von den Makroliden, haben jedoch bezüglich Spektrum und Wirkungsmechanismus viele Gemeinsamkeiten. Der einzige klinisch relevante Vertreter ist Clindamycin. Clindamycin hemmt die Proteinsynthese empfindlicher Keime durch Bindung an die ribosomale 50S-Untereinheit und wirkt bakteriostatisch oder bakterizid in Abhängigkeit von der Konzentration am Ort der Infektion und der Empfindlichkeit des Erregers. Das Spektrum umfasst grampositive Kokken und Anaerobier. Gut empfindlich sind Staphylokokken, Pneumokokken, A-Streptokokken und vergrünende Streptokokken. Enterokokken und Listerien sind stets resistent. Unter den Anaerobiern sind *Bacteroides-*, *Fusobacterium*-Arten, anaerobe Streptokokken und Propionibakterien empfindlich. Es besteht eine gewisse Kreuzresistenz zu den Makroliden. Die Bioverfügbarkeit nach oraler Gabe liegt bei etwa 75 % und ist unabhängig von der Nahrungszufuhr. Clindamycin besitzt eine gute Gewebegängigkeit mit guter Penetration in den Knochen. Wirksame Liquorspiegel werden nicht erreicht. Gastrointestinale Nebenwirkungen werden bei 5–20 % berichtet; selten entwickelt sich die gefürchtete pseudomembranöse Enterokolitis. Indikationen für Clindamycin in der Pädiatrie sind Anaerobierinfektionen (z. B. Lungenabszess), schwere Staphylokokken-Infektionen oder die orale Nachbehandlung der Staphylokokken-Osteomyelitis; hier geben viele Autoren allerdings staphylokokkenwirksamen Cephalosporinen den Vorzug. Da primär clindamycinresistente Staphylokokken vorkommen, muss die Empfindlichkeit in vitro stets nachgewiesen sein. Clindamycin stellt in Kombination mit Penicillin G das Mittel der Wahl zur Behandlung des „toxic shock“ und des „toxic shock-like syndrome“ dar unter der Vorstellung, dass Clindamycin die Toxinproduktion von Staphylokokken bzw. Streptokokken über die Hemmung der Proteinsynthese blockiert. Ebenfalls wird Clindamycin zur Eradikationsbehandlung bei rezidivierenden A-Streptokokken-Infektionen eingesetzt. Clindamycin kann zur Therapie der ZNS-Toxoplasmose bei AIDS oder bei chloroquinresistenter Malaria in Kombination mit Chinin herangezogen werden.

Tetrazykline

Die wichtigsten Vertreter der unter sich nahe verwandten Tetrazykline sind die sog. neueren Tetrazykline, Doxyzyklin und Minozyklin. Tetrazykline wirken bakteriostatisch durch Hemmung der bakteriellen Proteinsynthese. Sie gelten als Breitspektrumantibiotika und sind extra- sowie intrazellulär wirksam. Das Spektrum erstreckt sich auf grampositive und gramnegative Erreger wie Streptokokken, Pneumokokken, Staphylokokken, Haemophilus influenzae, Bordetella pertussis, Borrelien und Enterobakterien. Der Anteil resistenter Stämme, insbesondere von Pneumokokken und Haemophilus, ist regional unterschiedlich. Immer resistent sind u. a. Pseudomonas aeruginosa und Proteus-Arten. Hervorzuheben ist die gute Wirksamkeit gegenüber intrazellulären Erregern wie Mykoplasmen, Chlamydien und Rickettsien. Die Applikation ist bevorzugt oral, kann aber auch parenteral erfolgen. Die orale Bioverfügbarkeit liegt bei über 75 %. Die häufigsten Nebenwirkungen betreffen – wie bei anderen Antibiotika – den Gastrointestinaltrakt. Daneben können ausgeprägte, nicht immer reversible Photodermatosen bei Sonneneinstrahlung unter Tetrazyklintherapie entstehen. Tetrazykline sollten nicht an Kinder jünger als 9 Jahre verabreicht werden, da es zu einer irreversiblen Gelbfärbung der Zähne mit Schmelzdefekten und erhöhter Kariesanfälligkeit kommen kann. Indikationen für Tetrazykline in der Pädiatrie sind wegen der guten Mykoplasmenaktivität die Behandlung der ambulant erworbenen Pneumonie des älteren Kindes, Erkrankungen durch Mykoplasmen, Chlamydien, Rickettsien sowie die Behandlung der Lyme-Borreliose im Frühstadium.

Tigezyklin ist eine neue, vom Minozyklin abgeleitete Substanz mit erweitertem Wirkspektrum gegenüber vielen minozyklinresistenten Mikroorganismen. Sein Wirkspektrum umfasst grampositive und gramnegative Bakterien und sog. atypische Bakterien. Besonders wichtig ist die Wirkung gegen methicillinresistente Staphylokokken, vancomycinresistente Enterokokken, Klebsiellen mit Bildung von Breitspektrum-β-Laktamasen und tetrazyklinresistente Bakterien.

Aminoglykoside

Aminoglykoside hemmen die bakterielle ribosomale Proteinsynthese. Sie wirken nicht nur in der Proliferations-, sondern auch in der Ruhephase von Bakterien. Der Wirktyp ist bakterizid. Aminoglykoside werden oral kaum resorbiert und können daher nur parenteral verabreicht werden. Die wichtigsten Nebenwirkungen betreffen Niere und Hörorgan. In der Kombinationsbehandlung mit β-Laktam-Antibiotika wird heute die Einmaldosierung pro Tag bevorzugt. Aufgrund der höheren Spitzenspiegel wird eine höhere bakterizide Aktivität erreicht, während aufgrund des über einen längeren Zeitraum niedrigen Talspiegels die Nephro- und die Ototoxizität reduziert sind. Ein ausgeprägter PAE gewährleistet die anhaltende Hemmung des Bakterienwachstums auch während der Periode des niedrigen Talspiegels. Je höher die initiale Aminoglykosidkonzentration, desto länger anhaltend ist der PAE. Üblicherweise werden Serumspiegelkontrollen durchgeführt, insbesondere bei Neugeborenen und Patienten mit eingeschränkter Nierenfunktion. Bei ansonsten gesunden Patienten genügt bei der Einmaldosierung pro Tag die Bestimmung eines Talspiegels, der 18–24 h nach der letzten Gabe entnommen wird und unter 1 mg/l liegen sollte. Bei Patienten mit Mukoviszidose sind höhere Dosierungen erforderlich. Hier muss das Erreichen eines wirksamen Spiegels durch Bestimmung des Peakspiegels dokumentiert werden.

Von klinischer Bedeutung sind heute lediglich die neueren Aminoglykoside Gentamicin, Tobramycin, Netilmicin und Amikacin, deren Spektrum sehr ähnlich ist. Es umfasst Enterobakterien, Pseudomonaden, etliche Nonfermenter und Staphylokokken. Gegen Streptokokken, Enterokokken und Listerien sind Aminoglykoside meist nur in Kombination mit β-Laktam-Antibiotika aktiv. Darüber hinaus zeigt sich in Kombination mit β-Laktam-Antibiotika bei einigen Bakterienarten ein synergistischer Effekt, z. B. mit Piperacillin gegen Pseudomonaden oder mit Cephalosporinen gegen Klebsiellen. Tobramycin ist bei Pseudomonas aeruginosa dem Gentamicin in vitro überlegen. Amikacin zeichnet sich durch das breiteste Spektrum und die geringste Resistenzrate aus, d. h. es ist gegen die meisten gentamicinresistenten Stämme von E. coli, Klebsiella, Proteus, Enterobacter, Citrobacter, Serratia, aber auch Pseudomonas, Acinetobacter und Staphylococcus aureus wirksam. Nichtempfindlich sind die meisten Anaerobier, Burkholderia cepacia und Stenotrophomonas maltophilia. Aufgrund der geringeren antimikrobiellen Aktivität muss Amikacin wesentlich höher dosiert werden als Gentamicin.

Sulfonamide und Trimethoprim

Sulfonamide werden heute aufgrund der relativ geringen antimikrobiellen Aktivität sowie der schnellen Resistenzentwicklung nicht mehr als Monotherapeutika eingesetzt, finden jedoch weiterhin als Kombinationspartner von Folsäureantagonisten wie Trimethoprim oder Pyrimethamin Anwendung bei der Therapie von Infektionen durch Bakterien und eukaryote Erreger (Toxoplasma gondii und Pneumocystis carinii, heute: Pneumocystis jiroveci). Sulfonamide hemmen die bakterielle Folsäuresynthese über einen anderen Angriffspunkt als die Hemmstoffe der Dihydrofolatreduktase wie z. B. Trimethoprim. Die klinisch gebräuchlichste Kombination ist Trimethoprim mit Sulfamethoxazol (Cotrimoxazol) in einem Mischungsverhältnis von 1:5. Die doppelte Hemmung der bakteriellen Folsäuresynthese bewirkt eine synergistische Wirkungssteigerung mit einem je nach Bakterienart bakteriziden Effekt. Das Spektrum erstreckt sich auf die meisten aeroben Bakterienarten; ein nicht unerheblicher Anteil an Isolaten kann resistent sein. Grundsätzlich unwirksam ist Cotrimoxazol gegen Mykoplasmen, Chlamydien und Pseudomonas aeruginosa, dagegen sind Burkholderia cepacia und Stenotrophomonas maltophilia meist empfindlich. Zur Behandlung von Pneumocystis jiroveci ist eine 4-fache Dosissteigerung notwendig. Nach oraler Gabe wird Cotrimoxazol nahezu vollständig resorbiert. Es werden hohe Gewebespiegel insbesondere in den Nieren und in der Lunge erzielt. Liquorkonzentrationen liegen deutlich niedriger, bei entsprechender Dosiserhöhung werden jedoch wirksame Spiegel erzielt. An Nebenwirkungen sind insbesondere die Allergie bis hin zum seltenen Lyell-Syndrom (Epidermolysis acuta toxica) zu beachten. Darüber hinaus wird bei längerer Anwendung eine reversible Knochenmarkdepression beobachtet. Kontraindikationen sind die Anwendung bei bekannter Allergie, Hepatitis und Leberschäden. Im ersten Lebensmonat sollten Sulfonamide nicht eingesetzt werden, ausgenommen zur Behandlung der konnatalen Toxoplasmose in Kombination mit Pyrimethamin. Weitere Indikationen sind die Behandlung unkomplizierter Harnwegsinfektionen, gastrointestinaler Infektionen durch Shigellen oder Salmonellen, die gezielte Behandlung von empfindlichen Erregern sowie Prophylaxe und Therapie der Pneumocystis-jiroveci-Infektion bei Patienten mit angeborenem oder erworbenem T-Zell-Defekt. Trimethoprim als Monosubstanz wird wegen des fehlenden Sulfonamidanteils besser vertragen und kann zur Behandlung unkomplizierter Harnwegsinfektionen und zur Reinfektionsprophylaxe eingesetzt werden.

Gyrasehemmer

Chinolone, von denen nur die neueren Fluochinolone eine Rolle spielen, hemmen die für die Nukleinsäuresynthese notwendige bakterielle DNA-Topoisomerase. Sie wirken bakterizid und können oral sowie parenteral appliziert werden. Die orale Resorptionsrate liegt bei 90 %. Die Liquorgängigkeit ist gering. Die Ausscheidung erfolgt überwiegend über die Nieren. Nebenwirkungen sind selten. Am häufigsten treten gastrointestinale Nebenwirkungen auf, seltener Überempfindlichkeitsreaktionen. Gyrasehemmer sind – außer bei Patienten mit Mukoviszidose, die älter als 5 Jahre sind – bisher nicht für die Anwendung bei Kindern zugelassen. Bei Untersuchungen an jungen Hunden wurden nach hohen Dosen und unter starker Belastung irreversible Knorpelschäden festgestellt. Diese sind bisher bei Kindern trotz umfangreicher Anwendungsbeobachtungen nicht aufgetreten. Bei älteren Kindern können reversible Arthralgien beobachtet werden. Der Einsatz im Kindesalter im Rahmen eines Heilversuchs ist bisher dennoch auf Situationen beschränkt, in denen adäquate Alternativtherapien fehlen. Chinolone werden in die Gruppen I–IV eingeteilt. Zur Gruppe I gehört das Norfloxacin, zur Gruppe II Ofloxacin und Ciprofloxacin, zur Gruppe III Levofloxacin, zur Gruppe IV Moxifloxacin. Für die Pädiatrie ist gegenwärtig praktisch nur Ciprofloxacin relevant, auch wenn Moxifloxacin durch seine hohe Aktivität gegen grampositive (einschließlich Pneumokokken) und atypische Erreger, sowie Levofloxacillin durch seine Aktivität ebenfalls gegen „atypische" Erreger möglicherweise in Zukunft auch für die Behandlung von schweren Infektionen der unteren Atemwege bei Kindern und Jugendlichen eine Rolle spielen könnte.

Das Spektrum von Ciprofloxacin umfasst die meisten aeroben gramnegativen und grampositiven Bakterien; die Aktivität gegenüber gramnegativen ist deutlich besser als gegenüber grampositiven Bakterien. Pneumokokken, Enterokokken, A- und B-Streptokokken sind nur mäßig empfindlich. Die Aktivität gegenüber Neisserien und Haemophilus influenzae ist gut. Ein regional unterschiedlicher Teil von Staphylokokken, Pseudomonaden, Stenotrophomonas maltophilia und Acinetobacter-Stämmen ist resistent. Bei längerer Behandlungsdauer kann es insbesondere bei Infektionen durch Pseudomonaden und Staphylokokken zur sekundären Resistenzentwicklung kommen. Die Aktivität von Ofloxacin gegenüber gramnegativen Bakterien ist etwas geringer als die von Ciprofloxacin, gegenüber grampositiven etwa gleich. Ciprofloxacin und Norfloxacin besitzen eine gewisse Aktivität gegenüber Mykobakterien. Der Schwerpunkt der antimikrobiellen Aktivität der Gyrasehemmer liegt bei den Enterobakterien. Als Indikation sind unter Berücksichtigung der oben angeführten Einschränkungen Infektionen durch Pseudomonas aeruginosa oder andere multiresistente Keime anzusehen, die oral behandelt werden können, z. B. bei Mukoviszidose, Osteomyelitis und chronischer Otitis media. Sie sind auch zur Behandlung von Typhus, Salmonellosen, Shigellosen und zur Sanierung von Salmonellen-Dauerausscheidern sowie Ciprofloxacin zur Prophylaxe bei Meningokokken-Exposition geeignet. Aufgrund der hohen Resorptionsrate ist die Wirksamkeit der oralen der der parenteralen Therapie vergleichbar; dies birgt nicht zuletzt in den Behandlungskosten erhebliche Vorteile.

Glykopeptide

Die heute verfügbaren Glykopeptide sind Vancomycin und Teicoplanin. Sie greifen durch Hemmung der Peptidoglykanpolymerisation in die Zellwandsythese grampositiver Bakterien ein. Sie treten anders als β-Laktam-Antibiotika nicht in Wechselwirkung mit Enzymen der Zellwandsynthese, sondern mit Bausteinen der Zellwand selbst. Bakterizidie tritt ebenso wie bei β-Laktam-Antibiotika nur bei proliferierenden Keimpopulationen auf. Vancomycin und Teicoplanin müssen parenteral appliziert werden. An Nebenwirkungen werden am häufigsten Thrombophlebitis und Schmerzen während der Infusion beobachtet, daher muss Vancomycin insbesondere bei Kindern langsam (>30 min) und nicht zu hoch konzentriert verabreicht werden. Bei zu rascher Gabe können Schüttelfrost und Fieber bis hin zum Blutdruckabfall und zum Herzstillstand auftreten. Das Auftreten von Hautrötung mit Juckreiz insbesondere an Oberkörper und Gesicht bis hin zum generalisierten *Flush* („red man syndrome") wird ebenfalls nach zu rascher Gabe beobachtet. Vancomycin wird zu 80–90 % renal ausgeschieden. Die gefürchteten Nephro- und Ototoxizitäten treten bei den neuen Vancomycinpräparationen sehr selten und nur bei sehr hohen Serumkonzentrationen, z. B. infolge Niereninsuffizienz, auf. Daher sind unter Therapie die Nierenfunktion und Serumspiegel (Talspiegel) zu kontrollieren; dies gilt in besonderer Weise für Neugeborene und Patienten mit eingeschränkter Nierenfunktion. Teicoplanin wird im Allgemeinen gut vertragen, Serumspiegelbestimmungen sind nicht notwendig. Aufgrund der langen Halbwertszeit kann es einmal am Tag appliziert werden. Die Gewebegängigkeit der Glykopeptide mit Ausnahme des Knochens ist gut. Vancomycin ist bei nichtentzündeten Meningen schlecht liquorgängig, nur bei Meningitis können wirksame Spiegel erreicht werden. Teicoplanin ist nicht liquorgängig. Glykopeptide sind in vitro gegenüber praktisch allen grampositiven Kokken und Stäbchen, auch gegenüber oxacillinresistenten Staphylococcus-aureus-Stämmen und koagulase-negativen Staphylokokken, Enterokokken sowie Corynebacterium jeikeium wirksam. Sie haben aufgrund der wachsenden Zahl von fremdkörperassoziierten Krankenhausinfektionen durch multiresistente grampositive Bakterien erheblich an Bedeutung gewonnen. In den letzten Jahren sind infolge des häufigen Einsatzes jedoch vermehrt Infektionen durch glykopeptidresistente Enterokokken und koagulase-negative Staphylokokken beobachtet worden. Bei schweren Staphylokokken-Infektionen scheint ein Synergismus mit Rifampicin zu bestehen, bei schweren Enterokokken- oder Streptococcus-viridans-Infektionen ein Synergismus mit Gentamicin. Zwischen Vancomycin und Teicoplanin besteht eine inkomplette Kreuzresistenz, so können Enterokokken gegenüber Vancomycin resistent und gegenüber Teicoplanin empfindlich und koagulase-negative Staphylokokken gegenüber Teicoplanin resistent und gegenüber Vancomycin empfindlich sein. Aufgrund der zunehmenden Resistenzentwicklung und der Tatsache, dass bei Glykopeptidresistenz nur wenige neue, im Kindesalter kaum evaluierte Antibiotika gegenüber grampositiven Erregern zur Verfügung stehen, ist die Indikation zur Anwendung der Glykopeptide streng zu stellen. Als Indikationen können nur nachgewiesene Infektionen durch entsprechend resistente Erreger gelten. Regelhaft sind Infektionen durch glykopeptidempfindliche Keime wenig foudroyant, so dass der Erregernachweis vor Therapiebeginn abgewartet werden kann. Zur Behandlung der antibiotikainduzierten pseudomembranösen Enterokolitis kann Vancomyin oral eingesetzt werden.

Chloramphenicol

Chloramphenicol war das erste klinisch eingesetzte Breitspektrumantibiotikum, das synthetisch hergestellt wurde. Wegen der niedrigen Produktionskosten wird Chloramphenicol insbesondere in Teilen der Welt, in denen weniger toxische und wirksamere Antibiotika zu teuer sind, weiterhin breit angewendet. Chloramphenicol hemmt die bakterielle Proteinsynthese; die Wirkungsweise ist bakteriostatisch. Die Resorption nach oraler Gabe ist rasch und liegt bei ca. 90 %. Chloramphenicol penetriert gut in alle Organe einschließlich des Glaskörpers und des Kammerwassers des Auges sowie in Abszesse. Auch intrazellulär gelegene Keime werden erfasst. Im Liquor werden 50 % der Serumkonzentration erreicht, bei entzündeten Meningen sogar 100 %. Die Ausscheidung erfolgt überwiegend renal (90 %). Die Anwendung von Chloramphenicol kann mit erheblichen Nebenwirkungen belastet sein. Am gefürchtetsten ist die aplastische Anämie mit Panzytopenie, jedoch können auch isoliert einzelne Reihen der Blutbildung betroffen sein. Die aplastische Anämie kann sowohl nach kurzer als auch nach längerer Behandlungsdauer auftreten, scheint am häufigsten nach intermittierenden kurzen Behandlungszyklen zu sein und tritt meist etwa eine Woche nach Therapieende auf. Die Häufigkeit wird mit 1:10.000 bis 1:50.000 angegeben. Sie kann nach oraler und nach parenteraler Gabe auftreten. Bei Früh- und Neugeborenen kann es durch eine noch mangelnde Glukuronidierungsfähigkeit der Leber zu einer Akkumulation von unkonjugiertem aktivem Chloramphenicol kommen, das zu schwerer akuter Toxizität mit irreversiblem Kreislaufversagen führt (Gray-Syndrom). Daher sollte Chloramphenicol in dieser Altersgruppe nicht eingesetzt werden. Ist dies dennoch notwendig, sind engmaschige Kontrollen des Serumspiegels erforderlich, z. T. mehrfach täglich. Häufigere, aber weniger schwerwiegende Nebenwirkungen von Chloramphenicol betreffen den Magen-Darm-Trakt. Die Indikation für Chloramphenicol ist streng zu stellen, da andere wirksame und weniger toxische Medikamente zur Verfügung stehen. Verbliebene Indikationen sind schwere intraokuläre Infektionen durch empfindliche Erreger, bei denen nebenwirkungsärmere Antibiotika (z. B. Chinolone) unwirksam sind, sowie in bestimmten Situationen die Behandlung von Hirnabszessen oder therapierefraktären Meningitiden. Die Gesamtdosis von 25–30 g bei Erwachsenen und 700 mg/kg KG bei Kindern, entsprechend einer Behandlungsdauer von ca. 14 Tagen, darf nicht überschritten werden.

Nitrofurane

Der Hauptvertreter Nitrofurantoin wirkt bakteriostatisch durch Enzymhemmung im bakteriellen Zuckerstoffwechsel. Nitrofurantoin wird rasch und vollständig aus dem Darm resorbiert und ebenso rasch wieder über die Nieren eliminiert, so dass keine wirksamen Serumspiegel erreicht werden. Bei Patienten mit eingeschränkter Nierenfunktion kann es aber zu einer Akkumulation mit toxischen Nebenwirkungen kommen. Die häufigsten Nebenwirkungen sind Erbrechen und Übelkeit sowie allergische Hautreaktionen. Gefürchtet ist die Polyneuropathie, die insbesondere bei Langzeittherapie oder Niereninsuffizienz beobachtet wird und nur teilweise reversibel ist. In vitro ist Nitrofurantoin aktiv gegen die Mehrzahl der üblichen gramnegativen und grampositiven Erreger von Harnwegsinfektionen mit Ausnahme der meisten Proteus- und Pseudomonas-Arten. Im Gegensatz zu anderen Substanzen, die zur Behandlung von Harnwegsinfektionen üblicherweise eingesetzt werden, entstehen Resistenzen unter Therapie nur selten. Dennoch ist die Indikation streng zu stellen. Es sollte nur zur Langzeitprophylaxe von Harnwegsinfektionen eingesetzt werden, bei der andere, weniger toxische Medikamente nicht wirksam sind. Bei jungen Säuglingen (1. Trimenon) darf Nitrofurantoin wegen der Gefahr einer hämolytischen Anämie nicht verwendet werden.

Metronidazol

Metronidazol gehört zur Gruppe der Nitroimidazole, die in ihrer Struktur den Nitrofuranen ähneln. Sie hemmen die Nukleinsäuresynthese anaerober Bakterien und wirken stark bakterizid. Daneben sind sie bereits in niedrigen Konzentrationen gegen Protozoen wie Amöben, Lamblien und Trichomonaden wirksam. Metronidazol wird enteral rasch und gut resorbiert. Die Ausscheidung erfolgt überwiegend über die Nieren. Häufig werden gastrointestinale Nebenwirkungen beobachtet, die jedoch nur selten eine Therapieunterbrechung erforderlich machen. Schwerwiegender sind periphere

Neuropathien und zentralnervöse Symptome. Metronidazol erzielt hohe Konzentrationen im Liquor sowie eine exzellente Gewebepenetration einschließlich Gehirn und Abszesshöhlen. Das Spektrum umfasst fast alle obligat anaeroben Bakterien einschließlich Bacteroides-Arten und Clostridien. Daher wird es erfolgreich bei der Behandlung von Hirnabszessen als Kombinationspartner von Penicillinen und Cephalosporinen eingesetzt. Weitere Indikationen sind Abdominal- oder andere Infektionen mit Beteiligung von Anaerobiern. Daneben ist Metronidazol das Mittel der Wahl zur oralen Behandlung der Enterokolitis durch toxinbildende Clostridium-difficile-Stämme.

Fosfomycin

Fosfomycin ist ein sehr einfach aufgebautes, kleines Molekül, das sich in keine der bekannten Antibiotikagruppen einteilen lässt. Es wirkt durch Blockade der Zellwandsynthese bakterizid in der Wachstumsphase von Bakterien. Aufgrund der schlechten oralen Resorption muss es bei systemischen Infektionen parenteral appliziert werden. An Nebenwirkungen sind neben gastrointestinalen Beschwerden, Hautausschlag und Venenreizung insbesondere die starke Natriumbelastung bei höherer Dosierung zu beachten. Das antibakterielle Spektrum umfasst Staphylokokken, Haemophilus influenzae, E. coli und andere Enterobakterien sowie einen Teil von Pseudomonas-Stämmen und Anaerobiern. Sekundäre Resistenzentwicklung ist möglich. Die kleine Molekülgröße bewirkt eine gute Gewebegängigkeit, insbesondere in den Knochen. Indikationen für die Anwendung von Fosfomycin sind schwere Infektionskrankheiten, z. B. Osteomyelitis, Mastoiditis oder Meningitis. Bei schweren Staphylokokken-Infektionen kann Fosfomycin auch mit β-Laktam-Antibiotika und Vancomycin kombiniert werden. Da nur wenige Studien zur klinischen Wirksamkeit vorliegen, ist Fosfomycin als Reserveantibiotikum beim Versagen anderer Alternativen anzusehen.

Rifampicin und Rifabutin

Rifampicin und Rifabutin gehören in die Gruppe der Ansamycine. Sie hemmen die bakterielle RNA-Polymerase mit einer breiten antimikrobiellen und stark bakteriziden Aktivität. Sie werden nach oraler Gabe fast vollständig resorbiert. Die Gewebegängigkeit ist gut, ebenso die intrazelluläre Penetration und Aktivität. Die Liquorgängigkeit ist gering. Häufig sind gastrointestinale Nebenwirkungen sowie ein geringer Transaminasenanstieg. Bei Transaminasen über 100 U/l und Anstieg des Bilirubins muss Rifampicin abgesetzt werden, da insbesondere bei Vorschädigung der Leber letale Leberdystrophien auftreten können. Selten beobachtet man Blutbildveränderungen sowie ein grippeähnliches Krankheitsbild. Zu beachten ist die Orangeverfärbung von Körperflüssigkeiten (Urin, Speichel, Tränenflüssigkeit usw.) unter Therapie, die auch zu einer permanenten Verfärbung von Kontaktlinsen führen kann. Das Spektrum von Rifampicin umfasst insbesondere bestimmte Mykobakterien (u. a. Mycobacterium tuberculosis), grampositive Kokken einschließlich oxacillinresistenter Staphylokokken und penicillinresistenter Pneumokokken, Meningokokken, Haemophilus influenzae, Legionellen und Chlamydien. Aufgrund der raschen Resistenzentwicklung unter Rifampicinmonotherapie muss eine Kombinationsbehandlung mit anderen Antibiotika bzw. Tuberkulostatika erfolgen. Zur kurzfristigen Eradikationstherapie bzw. Prophylaxe bei Haemophilus-influenzae- oder Meningokokken-Exposition kann Rifampicin, üblicherweise 10 mg/kg KG alle 12 h über 2 Tage oder 20 mg/kg KG alle 24 h über 4 Tage, allein eingesetzt werden (maximal 600 mg/Tag). Weitere Indikationen sind neben der Tuberkulosetherapie (▶ Abschn. 113.1.3) die Behandlung von schweren Staphylokokken-Infektionen (z. B. Endokarditis oder Shuntinfektionen) sowie Meningitis durch penicillin- und cephalosporinresistente Pneumokokken als Kombinationspartner von β-Laktam-Antibiotika bzw. Vancomycin. Rifabutin, das über einen zweiten Mechanismus bakterizid wirkt, kann bei Rifampicinresistenz versucht werden. Daneben ist seine Aktivität gegen atypische Mykobakterien deutlich besser als die von Rifampicin. Ob dies klinisch eine Rolle spielt, ist offen. Als Kombinationspartner von Clarithromycin und ggf. Protionamid wird es alternativ zu Rifampicin zur Therapie von atypischen Mykobakterien-Infektionen eingesetzt. Hierbei ist das Auftreten von reversiblen Uveitiden (regelmäßige augenärztliche Untersuchung notwendig) und einer reversiblen Braunverfärbung der Zähne zu beachten. Rifabutin wird bei AIDS-Patienten zur Prophylaxe von *Mycobacterium-avium-intracellulare*-Infektionen verwendet.

Fusidinsäure

Fusidinsäure ist keiner der bekannten Antibiotikaklassen zuzuordnen und in der Pädiatrie von untergeordneter Bedeutung. Es wirkt bakteriostatisch durch Hemmung der Proteinsynthese. Die Resorption nach oraler Gabe ist langsam. Es werden gute Gewebespiegel insbesondere im Knochen, in der Synovia sowie im Eiter erzeugt. Die Aktivität beschränkt sich im Wesentlichen auf Staphylokokken. Klinische Studien zur Wirksamkeit fehlen. Bei Staphylokokken-Infektionen kann es bei Penicillinallergie oder Versagen anderer Antibiotika eingesetzt werden, bei schweren Infektionen auch als Kombinationspartner konventioneller Antibiotika. Darüber hinaus wird es lokal bei Hautinfektionen durch Staphylokokken angewendet.

Mupirocin

Mupirocin ist eine von Pseudomonas fluorescens sezernierte Substanz mit bakteriostatischer Wirkung durch Hemmung der bakteriellen Proteinsynthese. Es besteht keine Verwandtschaft zu anderen Antibiotika. Die antibakterielle Aktivität schließt die typischen Erreger von Hautinfektionen, Staphylococcus aureus und Gruppe-A-Streptokokken, ein. Es wird daher lokal zur Behandlung von Hautinfektionen mit gelegentlichen örtlichen Reizungserscheinungen eingesetzt. Daneben kann es zur Elimination von nasaler Besiedlung mit oxacillinresistenten Staphylokokken verwendet werden, allerdings ist die Rekolonisierungsrate erheblich.

Polymyxine

Polymyxine (Colistin, Polymyxin B) besitzen keine Verwandtschaft zu anderen Antibiotika. Sie werden enteral praktisch nicht resorbiert, besitzen aber erhebliche Neuro- und Nephrotoxizität bei parenteraler Anwendung sowie eine schlechte Gewebepenetration. Heftige allergische Reaktionen können auftreten. Die Wirkungsweise ist bakterizid bei ruhenden und sich teilenden Bakterien durch Veränderung der Zytoplasmamembran. Das Spektrum erstreckt sich ausschließlich auf gramnegative Bakterien einschließlich Pseudomonaden. Der Einsatz ist im Wesentlichen auf lokale Anwendungen beschränkt, z. B. zur nicht unumstrittenen selektiven Darmdekontamination bei onkologischen Patienten, zur topischen Behandlung der Otitis externa oder Konjunktivitis durch Pseudomonaden. Aufgrund zunehmender Resistenzentwicklung bei gramnegativen Stäbchen wird Colistin heute auch zur Inhalationstherapie bei Patienten mit Mukoviszidose sowie in parenteraler Form bei schweren Infektionen durch multiresistente gramnegative Bakterien eingesetzt.

Pristinamycinderivate

Die Pristamycine gehören in die Gruppe der Streptogramine. Erhältlich ist heute das Kombinationspräparat Synercid, bestehend aus den Einzelkomponenten Quinupristin und Dalfopristin, die stark synergistisch wirken. Das Aktivitätsspektrum umfasst alle grampositiven Kokken. Von besonderer Bedeutung ist seine Aktivität auch gegen oxacillinresistente Staphylokokken, vancomycinresistente Enterokokken und penicillinresistente Pneumokokken. Die Aktivität in vitro gegen Enterococcus faecalis ist deutlich geringer als die gegen Enterococcus faecium. Weiterhin ist Quinupristin/Dalfopristin aktiv gegen Legionellen, Mykoplasmen und Chlamydien sowie gegen einige Anaerobier (nicht Bacteroides fragilis). Eine Kreuzresistenz zu Antibiotika anderer Klassen besteht nicht. Quinupristin/Dalfopristin wird i.v. appliziert (Dosierung 3-mal täglich je 7,5 mg/kg KG). An Nebenwirkungen ist besonders die starke Venenwandreizung relevant; deswegen muss es stark verdünnt appliziert werden. Die Bedeutung von Quinupristin/Dalfopristin liegt in der Aktivität auch gegen multiresistente Staphylokokken, Enterokokken und Pneumokokken Für Kinder und Jugendliche ist die Kombination nicht zugelassen. Das Präparat ist derzeit nicht erhältlich.

Oxazolidinone

Oxazolidinone stellen eine neue Klasse vollsynthetischer Antibiotika dar, deren bisher wichtigster Vertreter das Linezolid ist. Sie hemmen die bakterielle Proteinsynthese; bei einer Bioverfügbarkeit von 100 % sind sie oral und parenteral gleichermaßen anwendbar. Ihre besondere Bedeutung liegt wie bei Quinupristin/Dalfopristin in der Aktivität gegen multiresistente grampositive Bakterien einschließlich oxacillinresistenter Staphylokokken, vancomycinresistenter Enterokokken und penicillinresistenter Pneumokokken. Eine Kreuzresistenz zu Antibiotika anderer Klassen besteht nicht. Sie könnten damit auch bei Kindern als Reserveantibiotika zur Therapie ansonsten nicht behandelbarer Infektionen durch grampositive Erreger eine erhebliche Bedeutung gewinnen. Die Penetration in Gewebe wie Lunge, Haut, Knochen und Liquor ist ausgezeichnet. Linezolid wird überwiegend renal ausgeschieden. Die Dosierung wird für Kinder >12 Jahren mit 10 mg/kg KG alle 12 h, bei Kindern <12 Jahren mit 10 mg/kg KG alle 8 h und bei Frühgeborenen <34 SSW und jünger als 7 Tagen mit 10 mg/kg KG alle 12 h angegeben. An Nebenwirkungen stehen gastrointestinale Beschwerden, hämatologische Veränderungen und allergische Hautreaktionen im Vordergrund.

Everninomycine

Die Everninomycinfamilie besteht aus einer Gruppe von Oligosaccharidantibiotika, deren wichtigster Vertreter das Ziracin darstellt. Die antimikrobielle Aktivität richtet sich ganz überwiegend gegen grampositive Kokken, der Wirktyp ist bakteriostatisch. Die Bedeutung liegt ebenfalls in ihrer Aktivität gegen multiresistente Staphylokokken, Enterokokken und Pneumokokken. Klinische Erfahrungen in der Pädiatrie bestehen bisher nicht.

Neuentwicklungen

Echte Neuentwicklungen hat es mit Ausnahme des Linezolids in den letzten Jahrzehnten nicht gegeben. Die meisten „neuen“ Antibiotikagruppen wurden bereits Anfang der 1950er und Anfang der 1960er Jahre entdeckt. Danach gab es zwar klinisch relevante Weiterentwicklungen in den einzelnen Substanzklassen, aber keine wirklich neuen Antibiotika mit neuer chemischer Struktur und neuen Angriffspunkten im Bakterienstoffwechsel. Zu diesen Weiterentwicklungen gehört z. B. das Daptomycin aus der Gruppe der Lipopeptide, ebenfalls mit Wirksamkeit gegen MRSA, Vancomycin-resistente *Staphylococcus aureus* (VRSA), Vancomycin-intermediäre Staphylococcus aureus (VISA), z. B. Gemifloxacin, ein Chinolon mit guter Wirksamkeit gegen penicillinresistente Pneumokokken, z. B. Telavancin aus der Gruppe der Lipoglykopeptide mit Wirksamkeit gegen MRSA und zuletzt Tigecyclin aus der Gruppe der Glycylzykline mit breiter Wirksamkeit gegen grampositive und gramnegative Erreger, MRSA, VRE, ESBL-Bildner sowie atypische Erreger. All diese Präparate mit Ausnahme des Linezolids kommen bisher für den begründeten Einsatz in der Pädiatrie nicht infrage.

113.1.3 Medikamente zur Behandlung der Tuberkulose

Man unterscheidet bei den Mitteln zur Behandlung der Tuberkulose (► Abschn. 99.9) Substanzen der ersten Wahl mit höherer Effektivität und niedrigerer Toxizität sowie Substanzen der Reserve mit geringerer Effektivität und teilweise zahlreicheren oder schwerwiegenderen Nebenwirkungen. Nur die Tuberkulostatika der ersten Wahl sollen hier besprochen werden; zu ihnen gehören Isoniazid, Rifampicin (► Abschn. 113.1.2, „Rifampicin und Rifabutin“), Pyrazinamid, Streptomycin und Ethambutol. Die empfohlenen Dosierungen sind in ◘ Tab. 113.5 aufgelistet.

Isoniazid

Isoniazid (INH) hemmt die bakterielle Nukleinsäure- und Mykolsäuresynthese in konzentrationsabhängig entweder bakterizider oder bakteriostatischer Form. Isoniazid wirkt ausschließlich auf Mykobakterien vom *Mycobacterium-tuberculosis*-Komplex. Es wird nach oraler Gabe gut resorbiert und im Organismus durch Acetylierung entweder schnell oder langsam inaktiviert. Gewebe- und Liquorgängigkeit sind gut. An Nebenwirkungen kann es insbesondere bei vorgeschädigter Leber und zu Therapiebeginn zu vorübergehenden Transaminasenanstiegen bis hin zu klinisch manifester Hepatitis kommen. Das bei Erwachsenen beobachtete Leberversagen kommt bei Kindern nicht vor. Darüber hinaus können zentralnervöse Störungen und periphere Neuritiden auftreten. Prophylaktisch sollte Vitamin B_6 verabreicht werden. Isoniazid gehört zu den wichtigen, gut wirksamen Medikamenten in der Tuberkulosebehandlung. Es ist das Mittel der Wahl zur prophylaktischen Behandlung bei gefährdeten Personen oder Tuberkulinkonvertern.

Rifampicin

► Abschn. 113.1.2, „Rifampicin und Rifabutin“.

Pyrazinamid

Pyrazinamid wirkt bakterizid auf humane Tuberkelbakterien. Es wird enteral gut resorbiert und weist eine gute Gewebediffusion und Liquorgängigkeit auf. Nebenwirkungen treten sehr selten auf und betreffen die Blutbildung und die Leber. Es gehört zu den essenziellen Medikamenten in der initialen Kombinationsbehandlung der Tuberkulose.

Rifabutin

► Abschn. 113.1.2, „Rifampicin und Rifabutin“.

Ethambutol

Ethambutol hat eine bakteriostatische Wirkung auf proliferierende Tuberkelbakterien. Es wird nach oraler Gabe gut resorbiert und ist gut liquorgängig. Die wichtigste Nebenwirkung ist die meist reversible Retrobulbärneuritis, daher sind regelmäßige augenärztliche Untersuchungen notwendig.

Streptomycin

Streptomycin wirkt als Aminoglykosid bakterizid auf extrazellulär gelegene Tuberkelbakterien. Die Resorption nach oraler Gabe ist minimal. Die Anreicherung in den Geweben, einschließlich Lunge,

Tab. 113.5 Empfohlene Dosierungen ausgewählter Antituberkulostatika

Medikament	Applikation	Einzeldosen/Tag	Kinderdosierung/kg KG und Tag	Maximale Tagesdosis
Isoniazid	p.o.	1	200 mg/m² KOF entsprechend	0,3 g
0–5 Jahre	p.o.	1	8–10 mg	
6–9 Jahre	p.o.	1	7–8 mg	
10–14 Jahre	p.o.	1	6–7 mg	
15–18 Jahre	p.o.	1	5–6 mg	
Pyrazinamid[a]	p.o.	1	30 mg	2 g
Rifampicin	p.o.	1	350 g/m² KOF entsprechend	0,6 g
0–5 Jahre	p.o.	1	15 mg	
6–9 Jahre	p.o.	1	12 mg	
10–14 Jahre	p.o.	1	10 mg	
15–18 Jahre	p.o.	1	10 mg	
Rifabutin	p.o.	1	5 mg	
Ethambutol	p.o.	1	850 mg/m² KOF entsprechend	1,75 g
0–5 Jahre	p.o.	1	30 mg	
>5 Jahre	p.o.	1	25 mg	
Streptomycin[b]	i.m., i.v.	1	20 mg	0,75 g

[a] Maximale Therapiedauer 2–3 Monate.
[b] Maximale Gesamtdosis 30 g/m² KOF.

ist gut, die Penetration in den Liquor gering. Die Nebenwirkungen entsprechen denen der anderen Aminoglykoside (▶ Abschn. 113.1.2, „Aminoglykoside“). Wegen der parenteralen Applikation und den nicht unerheblichen Nebenwirkungen bei langer Therapiedauer wird Streptomycin heute nur noch selten gebraucht.

113.2 Antimykotische Therapie

T. Lehrnbecher

Durch die Entwicklung neuer Breitspektrumantimykotika konnten die therapeutischen Optionen bei Patienten mit invasiven Pilzinfektionen deutlich erweitert werden. Allerdings ist bisher nur ein Teil der antimykotischen Substanzen für Kinder zugelassen und es bestehen nicht für alle Antimykotika Dosisempfehlungen für alle pädiatrische Altersgruppen (◘ Tab. 113.6). Im Gegensatz zu erwachsenen Patienten ist aufgrund der dramatischen Veränderungen im Verhältnis zwischen Körperoberfläche und Körpergewicht von Geburt bis hin zum Jugendalter sowie der altersabhängigen funktionellen Charakteristika von Leber und Niere hinsichtlich der Verstoffwechselung und Elimination des Medikaments bei Kindern eine einheitliche Dosierung der antimykotischen Medikamente nach Körperoberfläche oder nach Körpergewicht in vielen Fällen nicht möglich.

113.2.1 Polyene: Amphotericin B

Für viele Jahre war das zur Substanzklasse der Polyene gehörende Amphotericin B die Standardsubstanz in der Behandlung invasiver Mykosen. Aufgrund der hohen Rate an infusionsassoziierten Nebenwirkungen sowie der ausgeprägten Nephrotoxizität (Kaliumverlust, Kreatininanstieg) ist das konventionelle Amphotericin-B-Deoxycholat nur noch bei der Kryptokokken-Meningoenzephalitis in Kombination mit 5-Flucytosin Substanz der ersten Wahl und wird ansonsten nicht mehr empfohlen. Dahingegen sind Amphotericinlipidformulierungen aufgrund des deutlich besseren Nebenwirkungsprofils weit verbreitet. Das liposomale Amphotericin B ist eine für das Kindesalter zugelassene Option der empirischen antimykotischen Therapie bei Fieber und Granulozytopenie. Außerdem ist die Substanz für pädiatrische Patienten zugelassen als Erstlinientherapie invasiver Infektionen durch Candida spp., Aspergillus spp. und andere Pilzarten wie z. B. Mucormyceten. Bei einer ZNS-Beteiligung wird eine Dosissteigerung auf mindestens 5 mg/kg KG pro Tag empfohlen. Amphotericin-B-Lipidkomplex besitzt gegenüber dem liposomalem Amphotericin B ein ungünstigeres Nebenwirkungsprofil und ist im Kindesalter als Zweitlinientherapie invasiver Infektionen sowohl durch Candida und Aspergillus spp. als auch durch andere Pilzarten zugelassen.

113.2.2 Triazole

Antimykotische Triazole sind insgesamt besser verträglich als konventionelles Amphotericin B. Der Wirkmechanismus dieser Substanzen besteht in einer Hemmung der Zytochrom-P450-abhängigen Umwandlung von Lanosterol in Ergosterol, was zur Hemmung des Zellwachstums führt. Gemeinsam sind den Triazolen mehr oder weniger stark ausgeprägte Arzneimittelinteraktionen mit zahlreichen Substanzen, was bei der Anwendung unbedingt beachtet werden muss. Bis auf Posaconazol sind die derzeit verfügbaren Triazole wie

Tab. 113.6 Empfohlene Dosierungen ausgewählter Antimykotika

Substanz (Handelsname)[a]	Tagesdosis	Bemerkungen[b]
Amphotericin-B-Deoxycholat	0,7 mg/kg KG in 1 ED i.v.	
Liposomales Amphotericin B (AmBisome)	(1–)3(–5) mg/kg KG in 1 ED i.v.	1 mg/kg KG entsprechend kleineren Studien als Option für die empirische Therapie ≥5 mg/kg KG bei Mucormykose
Amphotericin-B-Lipidkomplex (Abelcet)	5 mg/kg KG in 1 ED i.v.	≥5 mg/kg KG bei Mucormykose
Fluconazol (Diflucan)	8(–12) mg/kg KG in 1 ED i.v. (max. 400/800 mg)	Max. Tagesdosis 400 mg für Prophylaxe, 800 mg für Therapie
Itraconazol (Sempera)	5 mg/kg KG in 2 ED p.o. (Suspension)	TDM empfohlen
Voriconazol (VFend)	2–<12 Jahre bzw. 12–14 Jahre und <50 kg: 16 mg/kg KG in 2 ED (Tag 1: 18 mg/kg KG) i.v. und 18 mg/kg KG in 2 ED p.o.; ≥15 Jahre bzw. 12–14 Jahre und ≥50 kg: 8 mg/kg KG in 2 ED (Tag 1: 12 mg/kg KG) i.v.; 400–600 mg in 2 ED p.o.	TDM empfohlen
Posaconazol (Noxafil)	Therapie: 800 mg in 2 bzw. 4 ED p.o. (>12 Jahre) Prophylaxe: 600 mg in 3 ED p.o. (>12 Jahre)	TDM empfohlen
Caspofungin (Cancidas)	50 mg/m² KOF (Tag 1: 70 mg/m² KOF) in 1 ED i.v. (max. 70 mg)	
Micafungin (Mycamine)	Therapie: 2–4 mg/kg KG (>50 kg: 100–200 mg) in 1 ED i.v. Prophylaxe: 1 mg/kg KG (>50 kg: 50 mg) in 1 ED i.v.	
Anidulafungin (Ecalta)	5 mg/kg KG (Tag 1: 3 mg/kg KG) in 1 ED i.v.	
5-Flucytosin (Ancotil)	100 mg/kg KG in 3–4 ED i.v.	TDM empfohlen

[a] Die für das Kindesalter zugelassenen Substanzen sind *fett* gedruckt.
[b] Weitere Anmerkungen im Text sowie in den jeweiligen Fachinformationen sind zu beachten.
ED Einzeldosis, *i.v.* intravenöse Gabe; *p.o.* orale Gabe; *TDM* therapeutisches Drugmonitoring.

Fluconazol, Itraconazol und Voriconazol sowohl oral als auch parenteral verfügbar.

Fluconazol

Das Wirkspektrum von Fluconazol umfasst u. a. Candida-Arten und Cryptococcus neoformans, nicht jedoch Aspergillus spp. und andere opportunistische Fadenpilze. C. krusei ist intrinsisch resistent, C. glabrata besitzt eine eingeschränkte Empfindlichkeit. Die Substanz ist für das Kindesalter zugelassen und insbesondere eine Option in der Primärprophylaxe und Erstlinientherapie invasiver Candida-Infektionen, wobei Letzteres nur für nicht-granulozytopene Patienten in stabilem klinischem Zustand gilt.

Itraconazol

Itraconazol ist für das Kindesalter nicht zugelassen und besitzt über die für Fluconazol beschriebene Aktivität hinaus eine antimykotische Wirkung gegen Aspergillus-Arten und einige andere opportunistische Schimmelpilze. Bei oraler Verabreichung werden häufig gastrointestinale Nebenwirkungen beobachtet, und aufgrund der variablen Resorption sollte ein therapeutisches Monitoring (Talspiegel ≥0,5 µg/ml) durchgeführt werden. Itraconazol ist eine Option für die Primärprophylaxe invasiver Pilzinfektionen bei Hochrisikopatienten sowie für die orale Zweitlinientherapie invasiver Aspergillus-Infektionen und der oralen Konsolidierungs- und Erhaltungstherapie invasiver Infektionen durch Aspergillus spp. und andere Fadenpilze.

Voriconazol

Voriconazol ist ein neues synthetisches Triazol mit Breitspektrumaktivität gegenüber Hefe- und Schimmelpilzen, wobei Mucormyceten nicht erfasst werden. Die Substanz ist für Kinder ab 2 Jahren zugelassen. Zu den wichtigsten unerwünschten Nebenwirkungen gehören vorübergehende Transaminasenerhöhungen (<20 %), Hautreaktionen (<10 %), Halluzinationen (<10 %) und vorübergehende Sehstörungen (<45 %). Aufgrund des variablen Metabolismus wird ein therapeutisches Monitoring angeraten (Talspiegel ≥1–6 µg/ml). Die Substanz wird empfohlen für die Erstlinientherapie invasiver Infektionen durch Candida- und Aspergillus-Arten und ist eine Option zur Therapie invasiver Infektionen durch Fusarium spp., Scedosporium prolificans und anderer Fadenpilze. Weit verbreitet, jedoch nicht für diese Indikation zugelassen, ist der Einsatz von Voriconazol zur Primärprophylaxe invasiver Pilzinfektionen bei Hochrisikopatienten.

Posaconazol

Posaconazol ist ein bisher nur oral verfügbares antimykotisches Triazol, das im Gegensatz zu Voriconazol auch Aktivität gegen Mucormyceten aufweist. Die Substanz ist für Patienten <18 Jahre nicht zugelassen. Jugendliche ≥13 Jahren weisen eine ähnliche Pharmakokinetik wie Erwachsene auf; die Dosierung für jüngere Kinder ist nicht etabliert und Gegenstand derzeitiger Studien. Neben der Primärprophylaxe invasiver Pilzinfektionen bei Hochrisikopatienten wird die Substanz vor allem als orale Zweitlinientherapie invasiver

Aspergillus-Infektionen und zur oralen Konsolidierungs- und Erhaltungstherapie invasiver Infektionen durch Aspergillus spp., Erreger der Mucormykose und andere Fadenpilzen eingesetzt.

113.2.3 Echinocandine

Die Echinocandine sind eine neue Klasse systemischer Antimykotika, die über eine Hemmung der Synthese von 1,3-β-D-Glucan wirken, einem wesentlichen Zellwandbestandteil vieler pathogener Pilze. Die vorliegenden Daten legen nahe, dass die derzeit verfügbaren Echinocandine sich hinsichtlich ihres Wirkspektrums, ihrer antimykotischen Aktivität sowie ihrer insgesamt sehr guten Verträglichkeit nicht fundamental unterscheiden. Echinocandine, die nur intravenös verabreicht werden können, haben eine breite antimykotische Wirkung gegenüber Candida- und Aspergillus-Arten; allerdings fehlt den Substanzen eine Aktivität gegenüber Mucormyceten. Für pädiatrische Patienten sind Caspofungin und Micafungin zugelassen, Anidulafungin bisher nicht. Caspofungin hat eine Indikation für die empirische antimykotische Therapie bei Fieber und Granulozytopenie und ist eine Option der Erstlinientherapie invasiver Candida-Infektionen sowie der Zweitlinientherapie invasiver Aspergillus-Infektionen. Micafungin ist für die Primärprophylaxe invasiver Candida-Infektionen sowie als Option der Erstlinientherapie invasiver Candida-Infektionen indiziert.

5-Flucytosin

5-Flucytosin (5-FC) ist für pädiatrische Patienten zugelassen und besitzt eine antimykotische Aktivität insbesondere bei Hefepilzen. Ein therapeutisches Monitoring wird empfohlen (Talspiegel <100 µg/ml). Aufgrund der raschen Resistenzbildung wird 5-FC generell nicht als alleinige Substanz eingesetzt. Indikationen bestehen für die Kombination mit Amphotericin B bei der Kryptokokken-Meningitis und der Behandlung schwerer Candida-Infektionen, insbesondere der Candida-Meningoenzephalitis.

113.2.4 Kombinationstherapie

Generell kann wie bei der antibiotischen Therapie bei individuellen Patienten eine Kombinationstherapie mit verschiedenen Antimykotika erwogen werden, insbesondere eine Kombination von Echinocandinen mit Polyenen oder mit Triazolen. Einer potenziell, jedoch bisher nicht überzeugend nachgewiesenen verbesserten Prognose stehen jedoch Nachteile wie eine höhere Toxizität und höhere Kosten gegenüber.

113.2.5 Therapieprinzipien

Aufgrund der Schwierigkeit, invasive Pilzinfektionen frühzeitig und sicher zu diagnostizieren und zu behandeln, sind über die letzten Dekaden Algorithmen der antimykotischen Chemotherapie entwickelt worden. Eine antimykotische Chemoprophylaxe kann bei Patienten mit hohem Risiko für invasive Pilzinfektionen (in der Regel >10 %) erwogen werden. Die Gabe von antimykotischen Substanzen bei granulozytopenen Patienten mit persistierendem Fieber (>96 h) oder neu auftretendem Fieber unter adäquater empirischer antibakterieller Therapie ist als empirische Therapie Standardverfahren in vielen Kliniken. Dahingegen gibt es für die präemptive Gabe von antimykotischen Substanzen (Zielgruppe: Patientenkollektiv wie bei der empirischen Therapie, jedoch zusätzlich Nachweis von Galaktomannan im Serum und/oder Lungeninfiltrate in der Computertomografie) bisher wenig Daten bei Kindern. Entsprechend den Kriterien der EORTC/MSG (European Organisation for Research and Treatment of Cancer/Mycoses Study Group) wird die Gabe antimykotischer Substanzen bei Risikopatienten mit kompatiblen klinischen, radiologischen und mikrobiologischen Befunden bzw. mikrobiologischem und/oder mikroskopischem Nachweis eines Pilzerregers aus sterilen Geweben bzw. Körperflüssigkeiten als Therapie wahrscheinlicher bzw. gesicherter Pilzinfektionen bezeichnet.

Literatur

American Academy of Pediatrics (2009) Antimicrobials and related therapy. In: Peter G (Hrsg) Red book: Report of the Committee of Infectious Diseases, 27. Aufl. American Academy of Pediatrics, Elk Grove Village, S 738–763

De Pauw B, Walsh TJ, Donnelly JP et al (2008) Revised definitions of invasive fungal disease from the European Organization for Research and Treatment of Cancer/Invasive Fungal Infections Cooperative Group and the National Institute of Allergy and Infectious Diseases Mycoses Study Group (EORTC/MSG) Consensus Group. Clin Infect Dis 46:1813–1821

Deutsche Gesellschaft für Pädiatrische Infektiologie (2009) Handbuch Infektionen bei Kindern und Jugendlichen, 5. Aufl. Futuramed, München, S 81–121

Groll AH, Lehrnbecher T (2005) New antifungal drugs and the pediatric cancer patient: Current status of clinical development. Klin Padiatr 217:158–168

Groll AH, Castagnola E, Cesaro S et al (2012) ECIL 4 – Pediatric group: considerations for fungal diseases and antifungal treatment in children

Lehrnbecher T, Phillips R, Alexander S et al (2012) Guidelines for the management of fever and neutropenia in children with cancer and/or undergoing hematopoietic stem cell transplantation. J Clin Oncol 30:4427–4438

Michelow IC, McCracken GH Jr (2004) Antibacterial therapeutic agents. In: Feigin RD, Cherry JD (Hrsg) Textbook of pediatric infectious diseases, 4. Aufl. Saunders, Philadelphia, S 2987–3029

RKI (2011) Definition der Multiresistenz gegenüber Antibiotika bei gramnegativen Stäbchen im Hinblick auf Maßnahmen zur Vermeidung der Weiterverarbeitung. Epidemiol Bull 36:337–339

Tragiannidis A, Dokos C, Lehrnbecher T, Groll AH (2012) Antifungal chemoprophylaxis in children and adolescents with haematological malignancies and following allogeneic haematopoietic stem cell transplantation: Review of the literature and options for clinical practice. Drugs 72:685–704

114 Schmerztherapie

F. Ebinger

114.1 Grundlagen

Bei einer Verletzung oder einer umschriebenen Entzündung werden lokale nozizeptorische Nervenfasern stimuliert, die nach Verschaltung in Rückenmark und Thalamus zu einer Aktvierung des sensiblen Kortex führen. Gleichzeitig aktivieren die nozizeptorischen Afferenzen große Areale des limbischen Kortex, und sie werden im gesamten Verlauf durch anti- (oder auch pro-)nozizeptive Einflüsse des Zentralnervensystems modifiziert. Schmerzen führen zu einem Schmerzgedächtnis, welches sich sowohl biochemisch als auch psychologisch charakterisieren lässt. Psychischer Schmerz aktiviert dieselben Hirnregionen wie physischer Schmerz, und dieser hat immer auch emotionale und vegetative Komponenten. Schmerzerleben ist geprägt von Erfahrungen, Erwartungen, kulturellen Normen und psychosozialen Begleitumständen. All dies beeinflusst auch die Möglichkeiten, Schmerz therapeutisch zu beeinflussen.

Schmerzen treten bei Kindern und Jugendlichen z. B. bei akuten oder chronischen entzündlichen Erkrankungen, bei onkologischen Erkrankungen, nach Unfällen und Operationen, bei diagnostischen Prozeduren oder in Form von chronischen oder chronisch-rezidivierenden funktionellen Schmerzen (in Kopf [▶ Kap. 213], Bauch oder Bewegungssystem) auf. Nach dem Mechanismus der Schmerzentstehung lassen sich drei Haupttypen unterscheiden:

- sog. Nozizeptorschmerzen, die primär durch die Reizung somatischer (lokalisierbare, helle, ziehende Schmerzen) oder viszeraler (diffuse, tiefe, drückende Schmerzen) Nozizeptoren entstehen,
- neuropathische Schmerzen nach Schädigung neuronaler Strukturen (Trauma, Engpass-Syndrome, Tumor) und
- Schmerzen, bei denen eine Störung der Schmerzverarbeitung führend ist.

Akute und chronische Schmerzen, Nozizeptorschmerzen und neuropathische Schmerzen, postoperative oder prozedural verursachte Schmerzen erfordern jeweils unterschiedliche Therapiekonzepte. Bei akuten Schmerzen geht es in der Regel darum, rasch eine wirksame Schmerzlinderung zu erreichen, wobei sich die Schmerztherapie nach dem aktuellen Bedarf des Patienten richtet und eine sedierende Komponente oft nicht unerwünscht ist. Dagegen stehen bei chronischen Schmerzen multimodale schmerztherapeutische Ansätze im Vordergrund, in deren Rahmen eine eventuell notwendige analgetische Pharmakotherapie nach festem Plan, wenn möglich mit retardierten Präparaten und unter Vermeidung sedierender Effekte erfolgen sollte. Bei schmerzhaften Prozeduren ist es das Ziel, die Wahrnehmung von Schmerz durch psychologische und pharmakologische Ansätze zu reduzieren.

Voraussetzung für eine Schmerztherapie ist es, die Schmerzen eines Patienten überhaupt als behandlungswürdiges Problem zu erkennen. Dies ist leider nach wie vor nicht selbstverständlich. Unzureichend behandelte starke Schmerzen können jedoch zu einer langfristigen Störung der Schmerzverarbeitung, zu erhöhter Schmerzsensibilität und zu chronischen Schmerzen führen.

Eine Einschätzung von Schmerzen hinsichtlich Intensität, Dauer, Lokalisation etc. ist je nach Alter und Entwicklungsstand des Patienten in unterschiedlicher Weise möglich. Für die Messung der Schmerzintensität stehen verschiedene Schmerzskalen zur Verfügung. Im jüngeren Alter kommen Fremdbeurteilungsskalen zur Anwendung. So werden in der Neonatalperiode oft die „Neonatal Infant Pain Scale (NIPS)“ (◘ Tab. 114.1) und im Kleinkindalter meist die in Deutschland entwickelte und validierte „Kindliche Unbehagens- und Schmerzskala nach Büttner (KUSS)“ (◘ Tab. 114.2) eingesetzt. Letztere ist auch für ältere Kindern und Jugendlichen mit eingeschränkten kommunikativen Möglichkeiten geeignet. Ansonsten werden ab dem (Vor-)Schulalter Selbsteinschätzungsskalen z. B. die gut validierte und breit etablierte „Revidierte Gesichterskala“ nach Bieri (◘ Abb. 114.1) verwandt. Je nach Situation sollte die Schmerzmessung mit diesen Skalen mehrfach täglich erfolgen. Bei einer Skala von 0–10 besteht ab einer Stärke von 4 Handlungsbedarf.

114.2 Analgetika

114.2.1 Nichtopioid-Analgetika

Die wichtigsten bei Kindern und Jugendlichen eingesetzten Nichtopioid-Analgetika sind die nichtsteroidalen Antiphlogistika (NSAID) Ibuprofen und Diclofenac sowie Paracetamol und Metamizol (◘ Tab. 114.3). Alle genannten Medikamente sind auch antipyretisch wirksam.

Ibuprofen und Diclofenac

Ibuprofen und Diclofenac hemmen durch Blockade der Cyclooxygenasen COX1 und COX2 die Prostaglandinsynthese. COX1 kommt nahezu ubiquitär vor und spielt eine Rolle z. B. beim Schutz der Magenschleimhaut, bei der Thrombozytenaggregation und bei der Aufrechterhaltung des renalen Blutflusses. Hingegen tritt COX2 vorwiegend im Bereich einer Entzündung auf. Die pathophysiologischen Effekte der Prostaglandine, die therapeutisch blockiert werden sollen, sind für das Auftreten oder die Verstärkung von Schmerz, Fieber und Entzündungsreaktionen verantwortlich. Dies erklärt den analgetischen, antipyretischen und antiphlogistischen Effekt der NSAID. Die Funktionen von COX1 erklären auch die potenziellen Nebenwirkungen wie Thrombozytenaggregationshemmung oder – bei längerfristiger Anwendung – Gastritis oder Nephrotoxizität. Bei Operationen mit erhöhtem Blutungsrisiko wird Ibuprofen zurückhaltend eingesetzt, wobei die Studienlage kein erhöhtes Blutungsrisiko ergibt. Acetylsalicylsäure ist ebenfalls ein COX1- und COX2-Hemmer.Es wird wegen der umstrittenen Assoziation mit dem Reye-Syndrom bei Kindern nur bei speziellen Indikationen gegeben (z. B. Behandlung des Kawasaki-Syndrom oder erwünschter Thrombozytenaggregationshemmung). In der Hoffnung, die genannten Nebenwirkungen zu vermeiden, wurden selektive COX2-Hemmer (Coxibe) entwickelt. Diese verursachen jedoch kardiovaskuläre Nebenwirkungen und sind bei Kindern und Jugendlichen noch wenig etabliert.

Paracetamol

Auch Paracetamol und Metamizol scheinen auf Cyclooxygenasen zu wirken, wobei der genaue Wirkmechanismus noch unklar ist. Paracetamol war lange Zeit das meist genutzte Nichtopioid-Analgetikum in der Pädiatrie. Es ist gut antipyretisch wirksam, zeigt jedoch keinen antiphlogistischen Effekt. Die Thrombozytenaggre-

G.F. Hoffmann, M.J. Lentze, J. Spranger, F. Zepp (Hrsg.), *Pädiatrie*,
DOI 10.1007/978-3-642-41866-2_114, © Springer-Verlag Berlin Heidelberg 2014

Tab. 114.1 Neonatal Infant Pain Scale (NIPS)

	0	1	2
Gesichtsausdruck	Entspannt	Grimassieren, angespannt	
Weinen/Schreien	Ruhig	Wimmern, leises Stöhnen	Energisches Schreien
Atemmuster	Entspannt	Tachypnoe, Dyspnoe, Apnoen	
Arme	Ruhig, entspannt	Gebeugt oder gestreckt, angespannt	
Beine	Ruhig, entspannt	Gebeugt oder gestreckt, angespannt	
Wachheit	Ruhig schlafend oder wach und aufmerksam	Unruhig, irritiert	

gation wird nicht beeinflusst. Vorteilhaft ist die Möglichkeit der intravenösen Applikation. Paracetamol hat jedoch eine sehr geringe therapeutische Breite und bereits bei mäßiger Überdosierung eine ausgeprägte Hepatotoxizität. In den empfohlenen Dosen hat Paracetamol nur eine schwache analgetische Wirkung. Wichtig sind insbesondere bei ambulanter Verordnung klare Dosierungsanleitungen (Tab. 114.4). Hinweise, dass die Einnahme von Paracetamol das Auftreten von Asthma oder anderen atopischen Erkrankungen begünstigen kann, sind gegenwärtig noch nicht abschließend zu bewerten.

Metamizol

Metamizol ist sehr gut analgetisch wirksam und hat zudem einen spasmolytischen Effekt. Die Thrombozytenaggregation wird nicht beeinflusst. Eine intravenöse Applikation sollte als Kurzinfusion oder als Dauertropfinfusion und nicht zu rasch erfolgen, weil sonst die Gefahr eines ggf. massiven Blutdruckabfalls besteht. Metamizol wurde wegen einer potenziellen Myelotoxizität lange sehr kritisch gesehen. Eine metamizolbedingte Agranulozytose ist bei Kindern und Jugendlichen jedoch eine absolute Rarität, die unter Berücksichtigung seiner guten Effektivität und angesichts der Nebenwirkungen der anderen Analgetika einen Verzicht auf Metamizol in keiner Weise begründen kann.

Flupirtin

Flupirtin hat einen völlig anderen Wirkmechanismus und beruht auf einer selektiven Öffnung neuronaler Kaliumkanäle, welche über eine indirekte Hemmung des NMDA-Rezeptors Neuronen desensibilisiert. Flupirtin wirkt auch bei stärkeren Schmerzen und hat auch muskelrelaxierende Effekte. Bei längerer Einnahme müssen wegen potenzieller hepatotoxischer Nebenwirkungen die Leberwerte kontrolliert werden.

114.2.2 Opioide

Opioidanalgetika binden ebenso wie endogene Opioide an diversen Opioirezeptoren, die vorwiegend im Zentralnervensystem zu finden sind. Die Aktivierung dieser Rezeptoren führt zur Analgesie, aber ggf. auch zu Sedierung, Euphorisierung, Hemmung der Magen-

Tab. 114.2 Kindliche Unbehagens- und Schmerzskala nach Büttner (KUSS)

	0	1	2
Weinen	Gar nicht	Stöhnen, Jammern, Wimmern	Schreien
Gesichtsausdruck	Entspannt, Lächeln	Mund verzerrt	Mund und Augen grimassieren
Rumpfhaltung	Neutral	Unstet	Aufbäumen, Krümmen
Beinhaltung	Neutral	Strampelnd, tretend	An den Körper gezogen
Motorische Unruhe	Nicht vorhanden	Mäßig	Ruhelos

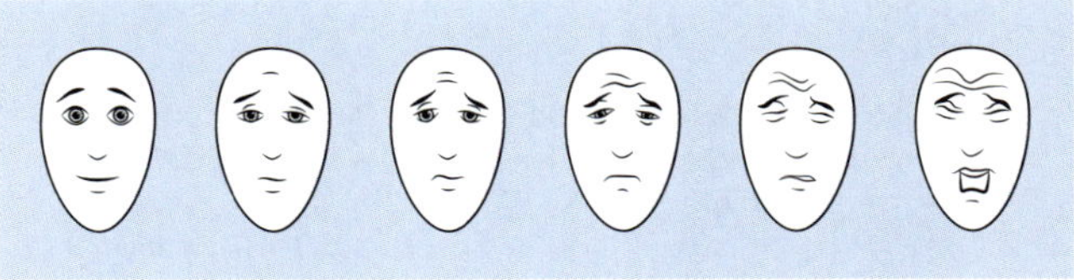

Abb. 114.1 Revidierte Gesichterskala nach Bieri. Anleitung: „Diese Gesichter zeigen unterschiedliche Schmerzintensitäten. Dieses Gesicht hier *(auf das Gesicht ganz links zeigen)* zeigt, dass es gar nicht weh tut. Die anderen Gesichter zeigen, dass es mehr und mehr weh tut *(auf die Gesichter der Reihe nach zeigen)* bis hin zu diesem Gesicht, das zeigt, dass es ganz stark weh tut. Zeig mir mal das Gesicht, das am besten zeigt, wie sehr es dir (gerade) weh tut. Vergeben Sie die Punkte 0, 2, 4, 6, 8 oder 10 für die Gesichter von links nach rechts, so dass 0 = ‚kein Schmerz' und 10 = ‚sehr starker Schmerz' bedeutet. Vermeiden Sie Worte wie ‚glücklich' und ‚traurig'. Ziel dieser Skala ist es, zu messen, wie die Kinder sich innerlich fühlen, und nicht wie ihr Gesichtsausdruck ist". (Aus International Association for the Study of Pain 2001, mit freundl. Genehmigung)

Darm-Motilität, Pruritus oder – wahrscheinlich indirekt – zu Miosis, Harnverhalt oder Übelkeit.

Schwache Opioide

Im Unterschied zu den starken Opioiden müssen die schwachen Opioide Tramadol und Tilidin nicht auf einem Betäubungsmittelrezept verordnet werden (Tab. 114.5). Tramadol wird gerne postoperativ oder bei abdominalen Schmerzen eingesetzt. Häufiges Problem sind jedoch Übelkeit und Erbrechen. Tilidin ist in Kombination mit dem Antagonisten Naloxon im Handel. Sinn einer solchen Kombination ist die Erwartung einer dadurch reduzierten Suchtgefahr. Bei Kombinationen von Opioidagonisten und -antagonisten kommt es – ebenso wie beim Einsatz eines partiellen Agonisten wie Buprenorphin – zum Ceiling-Effekt, welcher bedeutet, dass ab einer bestimmten Dosis trotz weiterer Dosissteigerung keine Wirkungszunahme erfolgt. Auch Codein ist ein schwaches Opioid, das seinen Haupteffekt aber erst nach Metabolisierung zu Morphin entfaltet. Für diesen Umbau gibt es unterschiedliche genetisch festgelegte Enzymaktivitäten, so dass die Wirkung von Codein extrem unterschiedlich sein kann. Codein kann z. B. als Kombinationspräparat mit Paracetamol durchaus hilfreich sein; die genannten Probleme sind jedoch zu beachten.

Starke Opioide

Das starke Opioid der ersten Wahl ist für Kinder und Jugendliche Morphin (Tab. 114.6). Bei traumatischen Schmerzen oder post-

Tab. 114.3 Nichtopioid-Analgetika

Substanz	Paracetamol	Ibuprofen	Diclofenac	Metamizol
Applikation	Oral/rektal/intravenös	Oral/rektal	Oral/rektal	Oral/rektal/intravenös[a]
Einzeldosis (mg/kg KG)	Tab. 114.4	10–15	1–2	10–15 DTI 2,5–3 mg/kg KG/h
Applikationsintervall (h)	Tab. 114.4	6	4–6	4–6
Tageshöchstdosis (mg/kg KG/Tag/≤ mg/Tag)	60–90/≤4000	40/≤2400	3/≤150	100/≤5000
Zulassung	Ab Geburt (i.v. ab 10 kg)	Ab 3 Monaten	Ab 9 Jahren	Ab 3 Monaten (i.v. ab 1 Jahr)
Nebenwirkungen	Bei Überdosierung hepatotoxisch	Gastritis, Asthma, TAH	Gastritis, Asthma, TAH	Granulopenie (sehr selten), bei rascher Injektion arterielle Hypotonie/Schock

[a] Als Kurzinfusion oder als Dauertropfinfusion.
DTI Dauertropfinfusion, *TAH* reversible Thrombozytenaggregationshemmung.

Tab. 114.4 Dosierung von Paracetamol

		Erstdosis (mg/kg KG)	Applikationsintervall (h)	Folgedosis (mg/kg KG)	Tageshöchstdosis (mg/kg KG/Tag)
Rektal	Frühgeborene	20	12	15	35–45
	<6. Lebensmonat	30	8	15	60
	>6. Lebensmonat	35–45	4–6	15	75–90
Oral		20	6	10–20	60–90
Intravenös[a]	<10 kg KG	7,5	4–6	7,5	30
	>10 kg KG	15	4–6	15	60

Das Bundesinstitut für Arzneimittel und Medizinprodukte (BfArM) sieht im Mustertext für Paracetamol generell eine Einzeldosis von 10–15 mg/kg KG und eine Tageshöchstdosis von 60 mg/kg KG/Tag vor. Höhere Dosierungen liegen demnach in der Verantwortung des Arztes. Die vom BfArM aus Sicherheitsgründen empfohlenen Dosierungen liegen damit nicht sicher in einem analgetisch wirksamen Bereich. Als hepatotoxisch gilt eine Dosis von ≥125 mg/kg KG. Wegen der geringen therapeutischen Breite sollte die maximale Oberdosis eingehalten und Paracetamol in dieser Dosis nicht länger als 48 h verabfolgt werden.

operativ wird oft auch Piritramid eingesetzt. Das kurzwirksame Fentanyl ist besonders für die Analgesie bei Operationen oder anderen schmerzhaften Prozeduren geeignet. Insbesondere bei länger dauerndem Opioidbedarf, z. B. bei onkologischen Erkrankungen, bei Unverträglichkeit von Morphin oder bei allmählichem Wirkverlust kommen – oft im Sinne einer Opioidrotation – Hydromorphon oder auch Oxycodon zum Einsatz.

Anwendung

Opioide werden wenn möglich oral appliziert – als Tropfen oder (ggf. retardierte) Tabletten. Bei intravenöser Gabe ist oft auch eine patientenkontrollierte Analgesie mit einer Basisflussrate und vom Patienten abrufbaren Boli sinnvoll. Bei chronischem Bedarf sind auch bei Kindern und Jugendlichen Opioidpflaster zur transdermalen Applikation einsetzbar.

Kindern und Jugendlichen darf nicht aus Angst vor Nebenwirkungen oder Suchtentstehung eine ausreichende Analgesie vorenthalten werden. Die Gefahr der Suchtentstehung ist bei analgetischer Verwendung von Opioiden gering. Bei langzeitiger Gabe sind Retardpräparate sinnvoll, um den „Kick-Effekt" zu vermeiden. Auch die Sorge vor einer Atemdepression ist bei adäquater analgetischer Dosierung unbegründet. Übelkeit ist in der Regel mit Dimenhydrinat oder Domperidon zu behandeln; meist bessert sie sich im Verlauf. Eine eventuelle Obstipation muss konsequent – z. B. mit Makrogol – behandelt werden. Gegen Pruritus können Neuroleptika hilfreich sein.

114.2.3 Cannabinoide

Das Cannabinoid Dronabinol zeigt gute Effekte bei Schmerzen, Spastik, Anorexie und Unruhezuständen. Es steht in Deutschland auf Betäubungsmittelrezept als Rezepturmedikament in öliger Lösung zur Verfügung. Es wird einschleichend dosiert bis zu einer Tagesdosis von in der Regel 0,1–0,4 mg/kg KG/Tag. Die Verordnung muss gegenüber dem medizinischen Dienst im Einzelfall gut begründet werden und kann nur bei anderweitig therapieresistenten Symptomen – oft bei Patienten mit palliativem Therapieansatz – erfolgen.

114.2.4 Intravenöse Anästhetika

Ketamin ist ein kurzwirksames starkes Analgetikum und Hypnotikum. Ohne Begleitmedikation sind „bad trips" mit unangenehmen Halluzinationen häufig. Sie können durch die begleitende Gabe von Midazolam vermieden werden. Ketamin wirkt nicht blutdruckdepressiv und kann den intrakraniellen Druck erhöhen. Das Hypnotikum Propofol wirkt nicht analgetisch, muss also bei schmerzhaften Interventionen mit einem Analgetikum kombiniert werden. Eine Langzeitsedierung sollte damit nicht erfolgen.

114.2.5 Koanalgetika

Koanalgetika sind Medikamente, deren primäre Indikation nicht die Analgesie ist, die aber unter bestimmten Bedingungen schmerzlin-

Substanz	Tramadol	Tilidin/Naloxon
Einzeldosis (mg/kg KG)	i.v. oder oral unretardiert: 1 Oral retardiert: 2	Oral unretardiert: 1 Oral retardiert: 2
Applikationsintervall (h)	4 Retardiert: 8	4 Retardiert: 8
Dauertropfinfusion (mg/kg KG/h)	0,25	

Tab. 114.5 Schwache Opioide

dernd wirken. Sie gehören zu sehr unterschiedlichen Substanzgruppen.

Antiepileptika

Antiepileptika werden bei einschießenden neuropathischen Schmerzen angewendet. Der Kalziumkanalblocker Gabapentin wird beginnend mit 10 mg/kg KG/Tag einschleichend bis zu einer Dosis von 30–60 mg/kg KG/Tag gesteigert. Pregabalin ist eine mögliche Alternative. Die Natriumkanalblocker Carbamazepin und Oxcarbazepin spielen vor allem bei der im Kindesalter sehr seltenen Trigeminusneuralgie eine Rolle.

Antidepressiva

Trizyklische Antidepressiva, insbesondere Amitriptylin, können bei brennenden neuropathischen Schmerzen sowie bei chronischen Schmerzen mit einer Störung der Schmerzverarbeitung hilfreich sein.

Weitere Koanalgetika

Kortikoide werden bei entzündlich bedingten Schmerzen, peritumoralen Ödemen, bei Kapselspannungsschmerzen oder Knochenmetastasen eingesetzt. Bei Knochenschmerzen durch Osteoporose oder Metastasen können auch Bisphosphonate versucht werden. Schmerzhafte Muskelspastik kann mit dem GABA-B-Rezeptoragonisten Baclofen behandelt werden. Auf Dronabinol wurde schon hingewiesen (▶ Abschn. 114.2.3). Neuroleptika und Tranquilanzien werden bei starker Unruhe angewandt.

114.2.6 Topische Analgesie

Bei schmerzhaften Eingriffen an der Haut (Blutabnahme, Legen eines venösen Zugangs, Lumbalpunktion) eignet sich EMLA-Creme („eutectic mixture of local anaesthetics") gut zur Lokalanästhesie. Wichtig ist es, eine Einwirkzeit von 60 min einzuhalten. Für die Schleimhautanalgesie eignen sich Xylocain-Gel oder -Spray. Auf die intra- und postoperativ wichtigen Verfahren der Regional- oder Leitungsanästhesie sei nur kurz hingewiesen.

114.3 Analgesie im klinischen Kontext

Bei akuten Erkrankungen oder Verletzungen ist immer auch die Frage einer ausreichenden Schmerztherapie zu bedenken. Bei einer Otitis media z. B. ist in aller Regel eine begleitende Analgetikagabe notwendig. Auch bei akuten Bauchschmerzen ist es nicht begründet, aus Angst, „die Diagnose zu verwischen", eine Analgesie zu vernachlässigen. Wichtig ist es in der Regel, fest nach Plan, ggf. ergänzt um zusätzliche Gabe, bei Bedarf zu behandeln. Generell gilt bei akuten und chronischen Nozizeptorschmerzen das WHO-Stufenschema

- Stufe 1: Nichtopioid-Analgetika,
- Stufe 2: schwache Opioide kombiniert mit Nichtopioid-Analgetika,
- Stufe 3: starke Opioide kombiniert mit Nichtopioid-Analgetika.

Substanz	Morphin	Piritramid	Oxycodon	Hydromorphon	Fentanyl
Einzeldosis oral (mg/kg KG)	0,25 Retardiert: 0,4		0,1 Retardiert: 0,2	0,03 Retardiert:0,06	0,01–0,02 (Stick)
Einzeldosis i.v. (mg/kg KG)	0,05–0,1	0,05–0,1	0,04	0,015	0,001
Applikationsintervall (h)	4–6 Retardiert: 8	4–6	4 Retardiert: 8	4 Retardiert: 8	
Dauertropfinfusion (mg/kg KG/h)	0,02	0,02	0,02	0,005	0,001–0,003

Tab. 114.6 Starke Opioide – Startdosen

Auch an den Einsatz von Koanalgetika oder von Triptanen (bei einer Migräneattacke, ▶ Kap. 213) ist zu denken.

Bei chronischen funktionellen Schmerzen stehen verhaltensmedizinische Konzepte (Edukation, Tagesstrukturierung, Entspannungstechniken, Stressmodifikation, Aufmerksamkeitslenkung, hypnotherapeutische Techniken) eine große Rolle. Trizyklische Antidepressiva können helfen, eine gestörte Schmerzverarbeitung einzuregulieren. Da chronische Nozizeptorschmerzen langfristig auch die Schmerzverarbeitung beeinflussen, sind auch da in Ergänzung zu ggf. notwendigen Analgetika die genannten verhaltensmedizinischen Maßnahmen, eventuell auch kombiniert mit Physiotherapie, im Sinne einer multimodalen Schmerztherapie sinnvoll.

Auch bei akuten Schmerzen helfen psychologische Techniken, den Schmerz zu reduzieren. Insbesondere bei schmerzhaften Prozeduren ist es – neben der Lokalanästhesie mit EMLA – wichtig, ein Setting zu gestalten, in dem der Patient frühzeitig aufgeklärt und angeleitet wird, sich durch Ablenkung und z. B. Atemtechniken nicht auf den Schmerz zu konzentrieren.

Bei Früh- und Neugeborenen stehen bei leicht bis mäßig schmerzhaften Interventionen Glukosegabe, Schnullern und spezielle Wickeltechniken („Pucken") als analgetisch wirksame Maßnahmen im Vordergrund.

Literatur

Anand KJS, Stevens BJ, McGrath PJ (2007) Pain in Neonates and Infants, 3. Aufl. Elsevier, Philadelphia

Ebinger F (Hrsg) (2011) Schmerzen bei Kindern und Jugendlichen. Thieme, Stuttgart

Frei FJ, Erb T, Jonmarker C et al (2009) Kinderanästhesie, 4. Aufl. Springer, Heidelberg

International Association for the Study of Pain (2001) Faces Pain Scale – Revised

Kretz FJ, Becke K (Hrsg) (2007) Anästhesie und Intensivmedizin bei Kindern, 2. Aufl. Thieme, Stuttgart

Maier-Michalitsch NJ (Hrsg) (2009) Leben pur – Schmerz bei Menschen mit schweren und mehrfachen Behinderungen. Selbstbestimmtes Leben, Düsseldorf

Oberlander TF, Symons FJ (Hrsg) (2006) Pain in children and adults with developmental disabilities. Brookes, Baltimore

Schechter NL, Berde CB, Yaster M (Hrsg) (2003) Pain in infants, children and adolescents. Lippincott Williams & Wilkins, Philadelphia

Twycross A, Dowden SJ, Bruce E (Hrsg) (2009) Managing pain in children – a clinical guide. Blackwell, Chichester

Zernikow B (Hrsg) (2009) Schmerztherapie bei Kindern, Jugendlichen und jungen Erwachsenen, 4. Aufl. Springer, Heidelberg

Zernikow B, Hechler T (2008) Schmerztherapie bei Kindern und Jugendlichen. Dtsch Ärztebl 105:511–522

115 Fieber und fiebersenkende Maßnahmen

F. Riedel

Das Leitsymptom Fieber ist einer der häufigsten Gründe für die Inanspruchnahme des Gesundheitssystems in der Pädiatrie. In den meisten Fällen handelt es sich um harmlose und selbstlimitierende, meist durch eine Infektion bedingte Erkrankungen.

Definition und Pathogenese Definitionsgemäß spricht man von Fieber ab einer Körperkerntemperatur von 38 °C, Temperaturen zwischen 37,5 und 38 °C werden als „subfebril" bezeichnet. Die Körperkerntemperatur wird von hypothalamischen Zentren im Bereich um 37 °C (± 0,5–0,75 °C) mit einer zirkadianen Rhythmik (morgens niedrig, früh abends hoch) konstant gehalten. Pathophysiologisch kommt es beim Fieber zu einer Sollwertverstellung im Hypothalamus, bedingt durch eine Reihe von Zytokinen (endogene Pyrogene) wie Interleukine oder Turmor-Nekrose-Faktoren (TNF), die durch Bakterien und deren Toxine bzw. bei Malignomen, immunologischen, rheumatologischen sowie anderen entzündlichen Erkrankungen aus Entzündungszellen freigesetzt werden. Diese Zytokine bewirken über die Cyclooxygenase die Bildung von Prostaglandin E2 aus Arachidonsäure mit der Folge einer Temperatursollwertverstellung im Hypothalamus.

Folgende Ursachen einer Produktion von endogenen Pyrogenen müssen erwogen werden:

- Infektionen,
- Entzündungen (rheumatisch, immunologisch, granulomatös),
- Gewebsverletzungen/Toxine,
- Malignome,
- Medikamente und
- Impfungen.

Die verschiedenen Fieberformen (remittierend, septisch-intermittierend, kontinuierlich, hektisch) sind diagnostisch wenig hilfreich. Ausgenommen hiervon sind die „periodischen Fiebersyndrome" (familiäres Mittelmeerfieber; Hyper-IgD-Syndrom; TNF-Rezeptor-assoziiertes periodisches Syndrom [TRAPS]; PFAPA-Syndrom [**pe**riodisches **F**ieber, **a**phthöse Stomatitis, **P**haryngitis und zervikale **A**denitis]; ▶ Kap. 84). Auch die Höhe des Fiebers oder das Ansprechen auf verschiedene Antipyretika führen selten zu einer Diagnose.

Als Hyperpyrexie werden Zustände mit Erhöhung der Körperkerntemperatur über 41 °C bezeichnet. Selten ist hierfür eine Infektion der Grund, häufiger sind zentralnervöse Erkrankungen wie z. B. eine Hirnblutung verantwortlich. Die Hyperpyrexie ist zu unterscheiden von der „Hyperthermie", einer vom Sollwert des hypothalamischen Regelkreises unabhängigen und unkontrollierten Temperaturerhöhung wie z. B. bei extremer Hitzeeinwirkung oder bei der „malignen Hyperthermie" im Rahmen von Muskelerkrankungen und Zufuhr von bestimmten Medikamenten. Bei der Hyperthermie gelten andere therapeutische Richtlinien als bei Fieber und Hyperpyrexie (▶ Kap. 107 und 228).

Diagnose Die Körperkerntemperatur wird üblicherweise rektal oder ab dem Schulkindalter auch oral gemessen. Bedingt durch Tachypnoe, kann der orale Wert bis zu 0,5 °C unter der eigentlichen Körperkerntemperatur liegen. Die ungenaueste Messtechnik ist die axilläre Fiebermessung; hierbei liegt die Körpertemperatur meistens um 1 °C höher. In der letzten Zeit werden zunehmend Infrarot-Ohrthermometer eingesetzt, die bei Patienten jenseits des frühen Säuglingsalters verlässliche Werte anzeigen.

Therapie

Physikalische Maßnahmen Zur Fiebersenkung werden oft physikalische Maßnahmen wie Flüssigkeitszufuhr, Reduktion der Wärmeretention (Bekleidung) sowie Verbesserung der Wärmeabgabe (Feuchtumschläge, Bad mit Temperatur von 29–32°) eingesetzt. Zahlreiche Studien haben jedoch nur einen geringen Nutzen alleiniger physikalischer Maßnahmen gezeigt. Additiv zur Pharmakotherapie kann hierdurch jedoch das Fieber rascher gesenkt werden. Da durch physikalische Maßnahmen keine Sollwertverstellung des Hypothalamus erfolgt, sollte bei signifikantem Fieber (über 39 °C) auch eine pharmakologische Fiebersenkung erfolgen. Bei Neigung zu Fieberkrämpfen und bekannten Stoffwechselerkrankungen, Herz- und Lungenerkrankungen sowie zentralnervösen Erkrankungen sollte eine medikamentöse Fiebersenkung schon ab 38,5 °C durchgeführt werden, da Fieber den Stoffwechsel anregt und damit Herz und Kreislauf belastet.

Medikamentöse Maßnahmen Medikamentös werden Paracetamol oder nichtsteroidale Antiphlogistika (Ibuprofen, Metamizol) eingesetzt; Acetylsalicylsäure ist bei Kindern unter 12 Jahren wegen des beschriebenen Reye-Syndroms zur Antipyrese obsolet. Paracetamol ist das am längsten bekannte Antipyretikum, oral und rektal problemlos zu verabreichen und führt über eine Hemmung der zentralen Cyclooxygenase zu einer Verringerung der Prostaglandinkonzentration (Dosierung ▶ Kap. 114). Die therapeutische Breite des Paracetamols ist eingeschränkt und akute Intoxikationen mit Hepatopathie werden immer wieder beobachtet. Auch tritt Asthma offensichtlich häufiger nach großzügigem Paracetamolgebrauch in der frühen Kindheit auf.

Die nichtsteroidalen Antiphlogistika wirken über Hemmung der peripheren Cyclooxygenasen und haben deshalb neben der antipyretischen und analgetischen auch eine antiinflammatorische Wirkung, die das Paracetamol nicht hat. Ibuprofen wird in der Regel hervorragend vertragen (Dosierung ▶ Kap. 114), zeigt aber gelegentlich als Nebenwirkung gastrointestinale Symptome bis hin zur seltenen gastrointestinalen Blutung. Das stärker wirksame Metamizol ist auch i.v. verfügbar, jedoch rezeptpflichtig (Dosierung ▶ Kap. 114).

Eltern sollten über das Vorgehen bei Fieber beraten werden. Eine nachteilige Wirkung von einer erhöhten Körpertemperatur konnte bei sonst gesunden Kindern bisher nicht nachgewiesen werden. Einige wenige Hinweise sprechen dafür, dass die Erhöhung der Körpertemperatur ein Bestandteil der körpereigenen Abwehr darstellt und evtl. den Verlauf von Infektionskrankheiten auch günstig beeinflussen kann. Die Indikation zu einer Fiebersenkung sollte somit nur am Wohlbefinden des Kindes orientiert sein, von bestimmten Risikogruppen für hohes Fieber (z. B. Fieberkrämpfe) abgesehen. Die Fieberreaktion hat in der Immunabwehr eine Funktion; so werden nach einen Impfung unter Paracetamolprophylaxe niedrigere Impftiter erreicht. Physikalische Maßnahmen allein (z. B. Kühlung bei heißen Extremitäten) ohne eine medikamentöse Sollwertverstellung zeigen einen raschen, aber nur leichten und nicht anhaltenden Effekt.

G.F. Hoffmann, M.J. Lentze, J. Spranger, F. Zepp (Hrsg.), *Pädiatrie*,
DOI 10.1007/978-3-642-41866-2_115,

Literatur

Axelrod P (2000) External cooling in the management of fever. Clin Infect Dis 31(5):224–229

Greisman LA, Mackowiak PA (2002) Fever: beneficial and detrimental effects of antipyretics. Curr Opin Infect Dis 15:241–245

National Institute for Health and Clinical Excellence (2007) Clinical Guideline 47: Feverish illness in children – Assessment and initial management in children younger than 5 years

Sullivan JE, Farrar HC (2011) American Academy of Pediatrics, Clinical report – Fever and antipyretic use in children. Pediatrics 127:580–587

116 Komplementärmedizinische/alternative Verfahren

J. Spranger

Der Begriff „Komplementärmedizin" umfasst Verfahren, welche die Schulmedizin ergänzen. Der Begriff „alternative Medizin" bezeichnet Verfahren, welche die Schulmedizin ersetzen.

116.1 Komplementärmedizin

Verfahren, die sich der exakten wissenschaftlichen Überprüfung entziehen, ergänzen traditionell den naturwissenschaftlichen Teil der Schulmedizin. Zu diesen, häufig auch als „naturheilkundlich" bezeichneten Verfahren gehören beispielhaft die physikalische Therapie und Phytotherapie.

116.1.1 Physikalische Therapie

In der Kinderheilkunde vielfach angewendete physikalische Verfahren sind in ◘ Tab. 116.1 zusammengefasst. Einige Wirkprinzipien, wie Gewebekühlung oder -erwärmung, sind gut begründet, andere eher theoretischer Natur. Das Gleiche gilt für die Therapieeffekte. Die lokale Temperatursenkung durch Wadenwickel ist leicht, eine verbesserte Leberdurchblutung durch warme Leibwickel kaum nachzuweisen. Die Wirksamkeit spezieller physiotherapeutischer Verfahren – z. B. nach Bobath und Vojta – beruht eher auf subjektiven Eindrücken als auf kontrollierten, randomisierten Studien. Effektivität, Spezifität und Unspezifität der Maßnahmen sind schwer zu prüfen aufgrund der Heterogenität der behandelten Störungen, der schwierigen Quantifizierung des Behandlungserfolgs und der unterschiedlichen Tendenz zur Spontanbesserung. Schwere Nebenwirkungen sind bei ordnungsgemäßer Anwendung der Behandlungsverfahren selten, aber nicht ausgeschlossen (z. B. Knochenbrüche oder Hirnblutungen bei Vojta-Therapie).

116.1.2 Phytotherapie

Pflanzliche Arzneimittel genießen laut § 105 Abs. 4c des Arzneimittelgesetzes eine Sonderstellung. Abhängig davon, ob das Wirkprinzip eines pflanzlichen Wirkstoffs biochemisch und pharmakologisch definiert und die Wirksamkeit mit wissenschaftlicher Methodik nachgewiesen ist, unterscheidet das Arzneimittelgesetz zwischen traditionellen und rationalen Phytopharmaka. Rationale Phytopharmaka sollen ähnliche Anforderungen erfüllen wie synthetische Arzneimittel. Hierzu gehören die Vorlage und Prüfung wissenschaftlicher Erkenntnisse zu Toxikologie, pharmakologischem Wirkprofil, Wirksamkeit und Unbedenklichkeit des Präparats. Für synthetische Arzneimittel unerlässliche epidemiologisch-statistische Wirksamkeitsnachweise sind jedoch nicht Voraussetzung der Zulassung. Spärliche placebokontrollierte, randomisierte Untersuchungen bestätigen eine gewisse Wirksamkeit der indischen Echinacea (Andrographis paniculata) bei Kindern mit Durchfall, die hustenlindernde Wirkung von Efeu (Hedera helix) bei Asthma und die beruhigende Wirkung von Baldrian (Valeriana officinalis) bei Schlafstörungen. Die Situation hinsichtlich „traditioneller Wirkstoffe" ist noch weniger befriedigend. Zumindest bis 2011 genügt die Registrierung und Kennzeichnung als Mittel „zur Stärkung, Kräftigung, Besserung des Befindens, zur Unterstützung der Organfunktion, zur Vorbeugung oder als mild wirkendes Arzneimittel bei definierten Indikationen" (§ 109 [3] AMG). In Deutschland zugelassen sind derzeit mehr als 1000 traditionelle Phytopharmaka. Ihre Registrierung besagt nichts über ihre Wirksamkeit. Gefahren gehen von unzureichend überprüften, häufig exotischen Phytopharmaka aus, die undeklariert hochwirksame oder giftige Bestandteile wie Kortikoide und andere Steroide enthalten können. Vergiftungen mit Blei sind beschrieben.

116.2 Alternative Medizin

Neben der in Universitäten gelehrten Schulmedizin gibt es humanmedizinische Denk- und Verfahrensweisen, die sich der natur- und geisteswissenschaftlichen Methodik der westlichen Kultur entziehen. Sie werden unter dem Begriff der alternativen Medizin zusammengefasst. Etwa 20 % aller kranken Kinder und bis zu 70 % der Kinder mit chronischen Krankheiten werden allein oder in Kombination mit schulmedizinischen Verfahren alternativ behandelt. Zu den Gründen hierfür gehört die Ablehnung des in der wissenschaftlichen Medizin unumgänglichen Reduktionismus, der Wunsch vieler Menschen nach einer heilen, „natürlichen" Welt und ihre stille Sehnsucht nach geheimnisvollen, überrationalen Kräften. Patienten suchen mehr als körperliche Heilung. Sie suchen Zuwendung, die über evidenzbasierte Verfahren und Anwendungen hinausgeht. Sind die Möglichkeiten der Schulmedizin erschöpft, Krankheiten chronifiziert, mit evidenzbasierter Methodik nicht mehr beeinflussbar, ist die Zuflucht zu alternativen Heilsversprechen nur zu gut verständlich.

Dem Wunsch nach einer sanften und ganzheitlichen Medizin kommt das eigenständige, häufig anthropologisch geprägte Denkgebäude vieler alternativmedizinischer Richtungen entgegen. Aus der Vielzahl von Verfahren seien drei Beispiele genannt:

116.2.1 Homöopathie

Grundprinzip der Homöopathie ist die Behandlung von Symptomen mit hochgradig verdünnten Substanzen, die in höherer Dosierung eben diese Symptome hervorrufen. Nach Metaanalysen von randomisierten, verblindeten, placebokontrollierten Wirksamkeitsstudien muss geschlossen werden, dass die meisten homöopathischen Medikamente nicht besser wirken als Scheinpräparate. Unter den oben genannten Kriterien durchgeführte Studien bei Kindern ergaben eine bessere Wirkung der homöopathischen als der Placebobehandlung bei Durchfallkrankheiten und Aufmerksamkeitsdefizit-/Hyperaktivitätsstörung (ADHS).

116.2.2 Akupunktur

Durch Reizung spezifischer Punkte soll nach altchinesischer Auffassung die in Meridianen fließende Lebensenergie mit ihren Anteilen Ying und Yang harmonisiert werden. Große randomisierte Studien zeigen bei Erwachsenen deutliche Effekte bei chronischen Kopfschmerzen, Schmerzen der Wirbelsäule, Arthrosen, postope-

G.F. Hoffmann, M.J. Lentze, J. Spranger, F. Zepp (Hrsg.), *Pädiatrie*,
DOI 10.1007/978-3-642-41866-2_116,

Tab. 116.1 Komplementäre Behandlungsverfahren

Pysikalische Maßnahme	Wirkprinzip	Indikation
Kalte Wickel, kalte Packungen	Erniedrigung der Gewebetemperatur; umschriebene Dämpfung der Erregbarkeit von Schmerzsensoren	Fieber, chronische Entzündung
Umschriebene Hautreizung durch Güsse, Bürsten, Klopfmassage, Wickel und Packungen (kalt/warm)	Tonisierung oder Hemmung nervös-reflektorisch verbundener (segmentaler) Gewebe (Haut, Muskel, innere Organe, Binde- und Stützgewebe) generell oder im Ausbreitungsgebiet einzelner Spinalnerven	Umschriebene Durchblutungsstörung, umschriebene oder generelle Muskelverspannung
Hautreizung durch Güsse, Bürsten, Abreibungen, Bäder, kontinuierliche Bewegungsübungen (z. B. Motorschienen)	Analgetische Gegenreizung: Unterdrückung der Erregungsüberleitung in langsamen Nervenfasern durch Aktivierung schnell leitender afferenter Nervenfasersysteme; Provokation extern und propiozeptiver Reize	Chronische (dumpfe) Schmerzzustände, trophische Störungen
Diathermie (Ultraschall oder Kurzwelle)	Gewebserwärmung unter Umgebung dermaler Thermoregulation	Chronische Myosen, chronische Tendinitis, chronische Bursitis
Spezielle Krankengymnastik	Motorische Aktivierung, Freilegung primitiver Bewegungsmuster, z. B. von Gleichgewichtsreaktionen (Bobath), Umdrehen, Kriechen (Vojta); Unterdrückung spastischer Muskelreaktionen	Zerebrale Bewegungsstörungen
Dehnungsübungen (Stretching), Muskelmassagen	Anpassung mesenchymaler Strukturen an chronische Beanspruchung	Kontrakturen, Fehlhaltungen, Muskelverhärtung
Herz-Kreislauf-Training, Atmungsschulung, Harnblasentraining	Vegetatives Training über kortikal-absteigende vegetativmotorische Bahnen und/oder spinale Reflexkreise	Orthostatische Dysregulation, Asthma, zystische Fibrose, Blasenentleerungsstörungen u. a.
Sportliche Aktivität, evtl. stilisierte Bewegungsübungen	Adaptation von Körpergeweben an Belastung, auch Hemmung afferenter Schmerzbahnen durch Aktivierung des motorischen Systems	Verminderte körperliche Belastbarkeit, erhöhte Schmerzempfindlichkeit, Überempfindlichkeit, Wehleidigkeit

rativer Übelkeit, Zahnschmerzen und Tennisellenbogen. Beliebige Nadelung unter Missachtung spezifischer Meridianpunkte (Scheinakupunktur) verbesserte viele Krankheitsverläufe in gleichem Maß wie die kunstgerechte Akupunktur. Als pädiatrische Indikationen werden atopische Krankheiten, Verhaltensstörungen einschließlich ADHS und Infektanfälligkeit genannt. Kontrollierte Studien liegen hierzu nicht vor.

116.2.3 Osteopathie

Theoretische Grundlage der Osteopathie ist die Annahme, dass die Bewegungsabläufe des Organismus – Herzschlag, Lymphfluss, Atmung, Peristaltik usw. – in einem harmonischen Gleichgewicht stehen. Osteopathisches Hineinfühlen decke Dysharmonien (Blockaden) auf, deren Lösung gesundheitsförderlich sei. Randomisierte Untersuchungen bei Säuglingen mit angeborener Schiefhaltung zeigten eine signifikante Überlegenheit der osteopathischen gegenüber einer verblindeten Scheinbehandlung.

116.3 Abwägung therapeutischer Systeme

Technische Systeme und Dienstleitungen (elektrische Geräte, Verkehrsmittel, Bauvorhaben usw.) werden in der selbstverständlichen Annahme genutzt, dass ihre Effektivität und Sicherheit eingehend geprüft ist. Diesem Anspruch unterliegt die Schulmedizin. Der alternativen Medizin genügen dagegen ganz überwiegend episodische Erfolgsberichte. Zugegebenermaßen sind die Prüfverfahren der Schulmedizin, d. h. rational begründbare, objektivierende, widerlegbare und reproduzierbare Wirkungs- und Nebenwirkungsanalysen, bei individualisierenden Behandlungsformen schwer anwendbar. Ohne solche Prüfungen ist jedoch die Übertragung von Einzelbeobachtungen auf die Pathobiologie insgesamt, d. h. ihre Generalisierung und Lehrbarkeit, nicht möglich, die Irrtumsmöglichkeit hoch. Allein die Zahl und Vielfalt alternativer Verfahren, z. B. zur Behandlung der ADHS, wecken Zweifel an ihrer Heilsbotschaft. Welcher der Ansätze (▶ Übersicht) ist biologisch wirksam, welcher nur Behauptung und Schein? Jeder von ihnen erhebt den Anspruch umfassend, richtig und (einzig) wahr zu sein.

In Deutschland angewandte alternative Behandlungssysteme (Mod. nach Dorsch u. Ring 2002)

- Akupunktur, einschließlich Ohrpunktur
- Alexander-Technik
- Aromatherapie
- Astromedizin
- Atemtherapie
- Ausleitende Verfahren, Lymphdrainage
- Autosuggestion
- Bach-Blütentherapie
- Bioresonanz-Mora-Therapie
- Chelat-Therapie
- Chirophonetik
- Diätetische Verfahren
- Edelsteintherapie
- Elimination von Umweltgiften
- Enzymtherapie
- Farbtherapie
- Feldenkrais-Methode

- Fokussuche, Herdsanierung
- Fernheilung, Geistheilung, Halotherapie
- Handauflegen
- Haptonomie, Tonusregulation
- Homöopathie
- Magnetfeldtherapie/Magnetbänder
- Mikrobiologische Therapie
- Neuraltherapie
- Orgabnotherapie
- Orgontherapie (Reich)
- Osteopathie
- Peptidtherapie
- Perkutane Regulationstherapie (Ionensalbe)
- RNS-Therapie
- Sauerstoff/Ozontherapie
- Spagyrik
- Zelltherapie
- Zytoplasmatische Therapie

Bei der Abwägung dieser Systeme, insbesondere ihrem Vergleich zur Schulmedizin, ist Folgendes bedenkenswert:

1. Die schwierige Prüfbarkeit alternativer Verfahren mit naturwissenschaftlicher Methodik entheben nicht von der Pflicht, Wirkung und Unschädlichkeit nachzuweisen. Diese Aufgabe obliegt der alternativen, nicht der Schulmedizin.
2. Prüfergebnisse, die mit wissenschaftlich anerkannter Methodik erzielt wurden, sind neutral zu bewerten, unabhängig davon, ob es sich um schulmedizinische oder alternative Verfahren handelt. Serielle Akupunkturerfolge bei Kopfschmerzen und Gonarthrose sind wissenschaftlich ebenso zu werten wie die Ergebnisse einer Arzneimittelprüfung
3. Für konventionelle wie für alternative Interventionen gilt, dass positive Effekte umso häufiger gesehen werden, je schlechter die Studienmethodik ist. Vorteile und Grenzen der sog. evidenzbasierten Medizin sind bekannt (▶ Kap. 1).
4. Auch für viele Verfahren der Schulmedizin fehlen wissenschaftliche Wirksamkeitsnachweise („evidence"). In der Pädiatrie liegen sie vor für alle Impfungen, aber nur für ca. 40 % sonstiger Vorsorgemaßnahmen und ca. 60 % der medikamentösen Verordnungen. Die Effektivität von traditionellen komplementären Verfahren oder von Beratungs- und Aufklärungsgesprächen, d. h. dem „pastoralen Teil ärztlicher Tätigkeit", ist weitgehend ungeprüft (◘ Abb. 116.1). Das Fehlen von Wirksamkeitsnachweisen bei einem Teil des schulmedizinischen Angebots begründet jedoch nicht den prinzipiellen Verzicht auf solche. Entscheidend ist die Bereitschaft dazu. In dieser Bereitschaft zur Überprüfung und den daraus folgenden Veränderungen unterscheiden sich Schulmedizin und die in sich geschlossenen, kaum verändernden alternativen Verfahren.
5. Eine ganzheitliche Medizin bezieht definitionsgemäß die Persönlichkeit des Hilfesuchenden, seine Biografie und sein soziales Umfeld ein. Die empathisch entstehende Arzt-Patienten-Beziehung beeinflusst das Krankheitsbild und seine Verarbeitung. Effekte aus dieser Beziehung können die Wirksamkeit des gewählten Verfahrens vortäuschen oder überlagern. Dies gilt für schulmedizinische wie für alternative Verfahren. Zweifellos nutzen jedoch alternative Richtungen diesen humanitären Aspekt in höherem Maße als die Schulmedizin. Die Herausstellung geheimnisvoller Kräfte – Ying-Yang, Magnetfeld, molekulare Erinnerung des Wassers, fernöstliche Mystik – spricht den Archetyp aus Mythen und Märchen an. Andererseits limitieren ökonomische Zwänge die humanitären Aspekte ärztlicher Tätigkeit in der solidarisch finanzierten Schulmedizin.

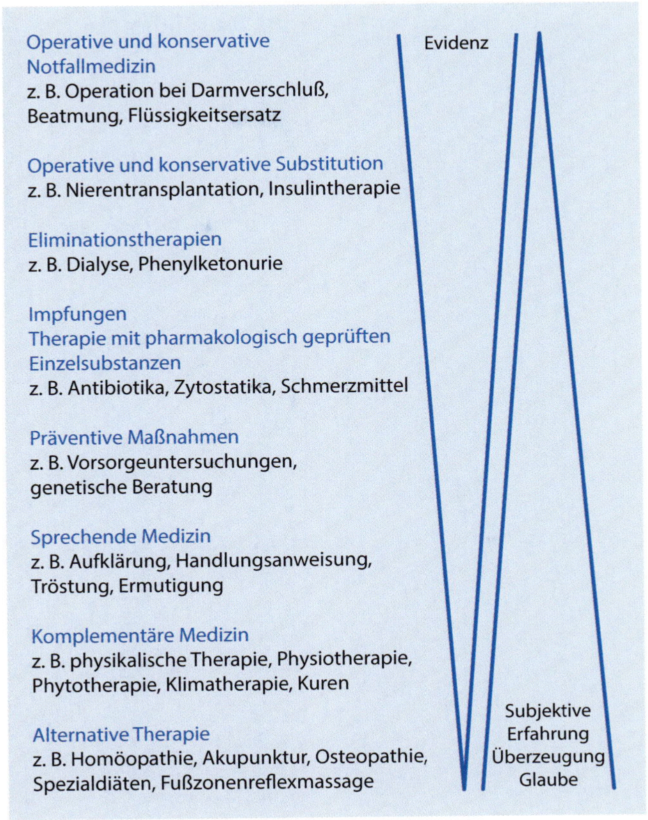

◘ **Abb. 116.1** Schema zur Verdeutlichung der naturwissenschaftlichen Bestimmtheit verschiedener Therapiesysteme. *Evidenz:* Naturwissenschaftlich erbrachter Wirksamkeitsnachweis mit den Kriterien der Plausibilität, Wiederholbarkeit, Quantifizierbarkeit und Ergebnisoffenheit

Literatur

Bader A, Adesman A (2012) Complementary and alternative therapies for children and adolescents with ADHD. Curr Op Pediatr 24:760–769

Ernst E (2003) Serious adverse effect of unconventional therapies for children and adolescents: A systematic review of recent evidence. Eur J Pediatr 162(2):72–80

Frei H, Everts R, von Ammon K et al (2005) Homeopathic treatment of children with attention deficit hyperactivity disorder: A randomised, double blind, placebo controlled crossover trial. Eur J Pediatr 164:758–767

Hrastinger A, Dietz B, Bauer R et al (2005) Is there clinical evidence supporting the use of botanical dietary supplements in children? J Pediatr 146:311–317

Irnich D (2006) Akupunktur für alle? Dtsch Ärztebl 103:C157–C158

Senn E (1999) Prinzipien der physikalischen Therapiemaßnahmen. In: Domschke W, Hohenberger W, Meinertz P, Possinger K, Reinhardt D, Tölle R (Hrsg) Therapie der Gegenwart. Urban & Schwarzenberg, München, S A9–A17

Shang A, Huwiler-Müntener K, Nartey L et al (2005) Are the clinical effects of homoeopathy placebo effects? Comparative study of placebo-controlled trials of homoeopathy and allopathy. Lancet 366:726–732

Snyder J, Brown P (2012) Complementary and alternative medicine in children: An analysis of the recent literature. Curr Opin Pediatr 24:539–546

Spranger J (2004) Homöopathie und Schulmedizin. Mschr Kinderheilk 152:758–761

Serviceteil

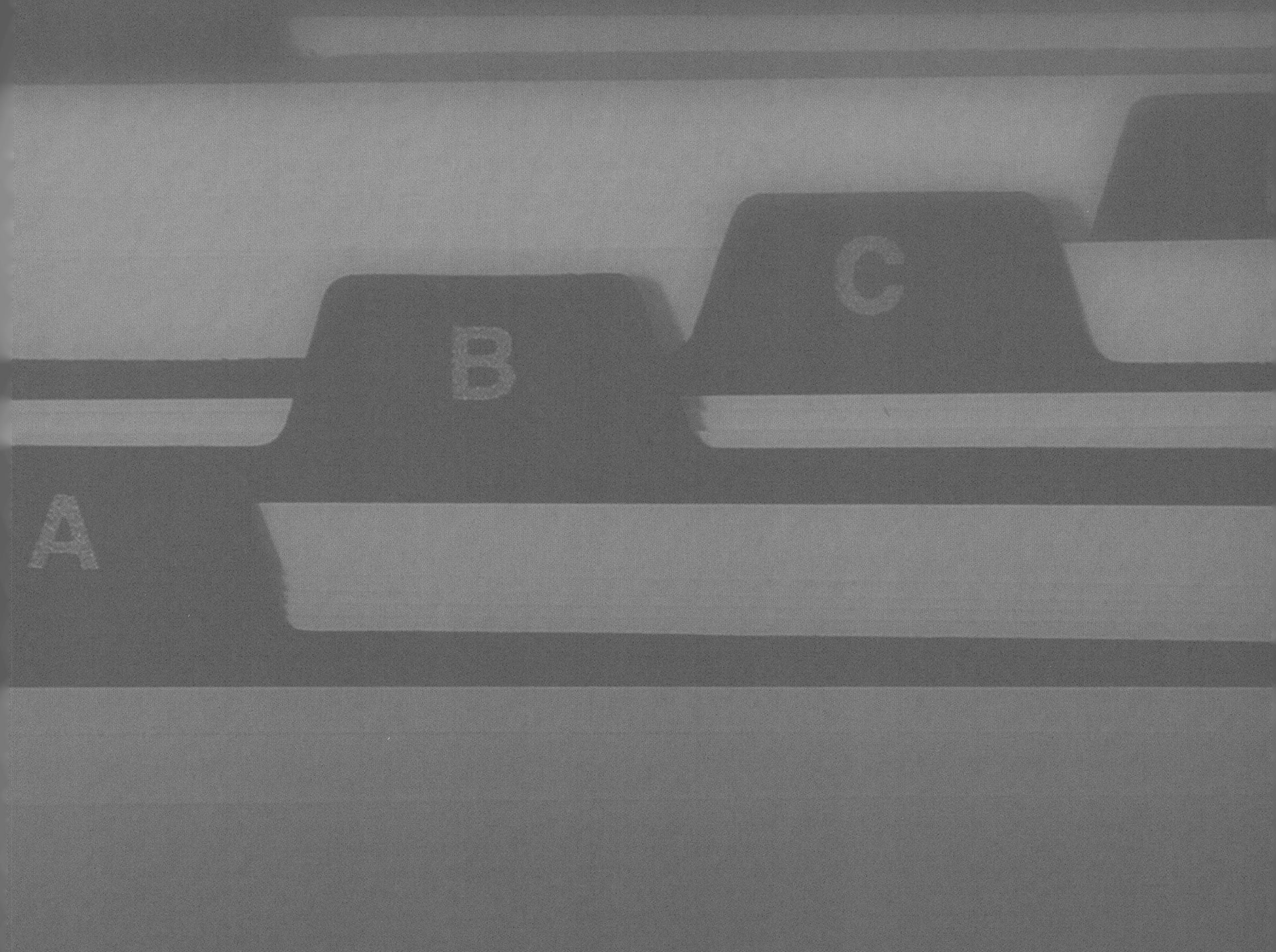

G.F. Hoffmann, M.J. Lentze, J. Spranger, F. Zepp (Hrsg.), *Pädiatrie,*
DOI 10.1007/978-3-642-41866-2, © Springer-Verlag Berlin Heidelberg 2014

Stichwortverzeichnis

A

B

C

D

E

F

G

H

I

L

M

N

O

P

Q

R

S

T

U

V

W

X

Y

Z